《外科手术学》首版于1975年出版，历经3次修订，成为中国外科医师案头必备的经典工具书，伴随了一代又一代中国外科医师的成长，对我国外科手术技术普及、水平提升起到重要推动作用，是中国外科学发展史上具有里程碑意义的事件。本次修订具有两个显著特点：传承了第1~3版的编写宗旨和理念，再现了实用性原则和风格，内容丰富、图文并茂，系统全面地呈现了各专科领域常见病外科治疗的理论与方法，着重于各类手术的原理、技术要点和难点，易于各级外科医生理解、掌握和运用；强化传统经验与循证实践的融合、传统技法与现代技术的整合，将精准外科、数字外科、微创外科、加速康复外科等新理念、新技术和新器材导入本书，使之富有当代外科风貌，令人耳目一新。

OPERATIVE SURGERY

外科手术学

第4版
4th Edition

■主　　编　董家鸿　金锡御　黄志强
■主编助理　冷建军　项灿宏

人民卫生出版社
·北　京·

图书在版编目（CIP）数据

外科手术学 / 董家鸿，金锡御，黄志强主编. —4版 . —北京：人民卫生出版社，2022.7
ISBN 978-7-117-25324-6

Ⅰ. ①外… Ⅱ. ①董… ②金… ③黄… Ⅲ. ①外科手术 Ⅳ. ①R61

中国版本图书馆 CIP 数据核字（2017）第 245855 号

人卫智网	www.ipmph.com	医学教育、学术、考试、健康，购书智慧智能综合服务平台
人卫官网	www.pmph.com	人卫官方资讯发布平台

外科手术学
Waike Shoushuxue
第 4 版

主　　编：董家鸿　金锡御　黄志强
出版发行：人民卫生出版社（中继线 010-59780011）
地　　址：北京市朝阳区潘家园南里 19 号
邮　　编：100021
E - mail：pmph @ pmph.com
购书热线：010-59787592　010-59787584　010-65264830
印　　刷：三河市宏达印刷有限公司（胜利）
经　　销：新华书店
开　　本：889 × 1194　1/16　　印张：105
字　　数：3400 千字
版　　次：1975 年 5 月第 1 版　　2022 年 7 月第 4 版
印　　次：2022 年 9 月第 1 次印刷
标准书号：ISBN 978-7-117-25324-6
定　　价：368.00 元
打击盗版举报电话：010-59787491　E-mail：WQ @ pmph.com
质量问题联系电话：010-59787234　E-mail：zhiliang @ pmph.com

编委（以姓氏汉语拼音为序）

别　平　中国人民解放军陆军军医大学第一附属医院

陈　凛　中国人民解放军总医院

董家鸿　清华大学临床医学院　清华大学附属北京清华长庚医院

樊　嘉　复旦大学附属中山医院

冯　华　中国人民解放军陆军军医大学第一附属医院

耿小平　安徽医科大学第二附属医院

顾　晋　北京大学肿瘤医院　北京大学首钢医院

郭　伟　中国人民解放军总医院

黄晓强　中国人民解放军总医院

黄志强　中国人民解放军总医院

姜　军　中国人民解放军陆军军医大学第一附属医院

金锡御　中国人民解放军陆军军医大学第一附属医院

冷建军　中国人民解放军总医院　北京大学首钢医院

李　龙　北京大学第一医院　首都儿科研究所

苗　毅　南京医科大学第一附属医院

秦新裕　复旦大学附属中山医院

宋　波　中国人民解放军陆军军医大学第一附属医院

唐健雄　复旦大学附属华东医院

王　岩　中国人民解放军总医院

王秋生　北京大学人民医院

温　浩　新疆医科大学第一附属医院

吴志勇　上海交通大学医学院附属仁济医院

项灿宏　清华大学附属北京清华长庚医院

肖颖彬　中国人民解放军陆军军医大学第二附属医院

徐　军　中国人民解放军总医院

许建中　中国人民解放军陆军军医大学第一附属医院

余佩武　中国人民解放军陆军军医大学第一附属医院

郑民华　上海交通大学医学院附属瑞金医院

编者（以姓氏汉语拼音为序）

别 平 蔡 谞 蔡守旺 陈 飞 陈 革 陈 耿 陈 功 陈 华 陈 凛 陈 双 陈 志 陈建敏
陈明易 储卫华 崔 庚 崔高宇 董家鸿 杜 昕 樊 嘉 范林军 冯 华 冯晓彬 高文涛 耿小平
顾 晋 郭 林 郭 伟 郝 嘉 郝迎学 何 蕾 何 锐 何裕隆 胡 荣 黄晓强 黄志强 纪文斌
贾 鑫 姜 军 蒋奎荣 金敏克 金锡御 冷建军 李 飞 李 龙 李基业 李健文 李世拥 李索林
梁 斌 林洪远 林江凯 刘 博 刘 宏 刘 彤 刘 哲 刘 智 刘志伟 栾韶亮 罗 英 马继东
马宽生 马丽霜 马颂章 马晓辉 梅芳瑞 孟 辉 孟翔飞 苗 毅 闵 凯 潘伟华 彭亦凡 钱 峰
秦新裕 任先军 单治堂 沈坤堂 沈文浩 石 军 石 彦 史宪杰 宋 波 苏茂生 孙益红 谈景旺
谭嘉鑫 汤绍涛 唐 波 唐健雄 唐康来 唐卫华 陶国才 田 文 王 林 王 伟 王 岩 王洪义
王槐志 王秋生 王曙光 王维林 王宪荣 王序全 王学栋 王延召 卫 任 温 浩 吴 军 吴 南
吴峻立 吴秋平 吴荣德 吴巍巍 吴雄飞 吴志勇 夏 锋 项灿宏 肖颖彬 谢 菲 邢宝才 熊 江
徐 格 徐 军 徐永清 许 媛 许建中 许永乐 杨 柳 姚咏明 叶 晟 余佩武 曾建平 詹天成
张 佳 张 宁 张 峡 张常华 张宏鹏 张敏宏 张泽华 赵 军 赵永亮 郑 珊 郑骏松 郑民华
郑树国 郑秀海 朱 刚 朱雅亭 朱跃良 左尚维

编写秘书组（以姓氏汉语拼音为序）

刘 兵(组长)
郭 毅 卢 倩 沈冬焱 宋 飞 汤 睿 唐浩文 王 良 肖 博 闫 军 杨世忠 曾建平 张 宁

主编简介

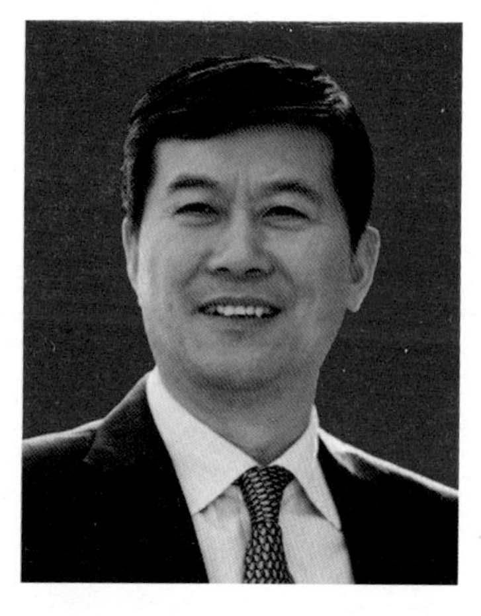

董家鸿　教授

1960 年 3 月出生，师从黄志强院士，1993 年于第三军医大学获外科学博士学位。美国匹兹堡大学移植研究所、法国巴黎大学 Paul Brousse 医院肝胆中心、日本名古屋大学医学肿瘤外科、中国香港大学玛丽医院肝胆胰中心和中国台湾高雄长庚纪念医院肝脏移植中心等多家著名肝胆外科和肝脏移植中心访问学者。

现任清华大学临床医学院院长、清华大学医学院副院长、清华大学精准医学研究院院长，北京清华长庚医院执行院长、肝胆胰中心首席专家。兼任中华医学会外科学分会胆道外科学组荣誉组长、中国医师协会器官移植医师分会副会长、中国研究型医院学会肝胆胰外科专业委员会主任委员、中国医疗保健国际交流促进会肝脏肿瘤分会主任委员、《中华消化外科杂志》总编辑。受聘法国国家外科科学院（ANC）外籍荣誉院士、美国外科协会（ASA）荣誉会士、欧洲外科协会（ESA）荣誉会士、美国外科医师学院（ACS）会士，历任国际外科、消化科和肿瘤科医师协会（IASGO）外科分会主席、国际肝胆胰协会（IHPBA）学术委员会委员、国际消化外科学会（ISDS）执行委员等学术职务。

在肝胆胰外科和肝移植领域，尤其在复杂胆道病的外科治疗方面卓有建树，是国际知名肝胆外科专家和我国胆道外科领军人。2006 年在国际上首先提出精准外科理念，创立了具有国际影响的精准肝脏外科范式，为优化复杂肝胆病的外科治疗奠定了理论和技术基础，并应用于肝内胆管病变的手术处理使之取得了突破性进展，推动了当代肝胆外科从传统经验外科向现代精准外科的范式转变和技术革新。创用精准肝脏外科术式根除肝内胆管病变，实现复杂胆道病治疗从缓解症状向治愈疾病的转变。创用 4 种精准肝切除新术式，改善了肝胆管结石、肝内外胆管囊肿和肝门胆管癌等疾病的治疗效果；主持制定 9 部全国性胆道外科临床实践指南；以合作完成人获得国家科技进步奖一等奖。以精准肝脏外科范式优化肝移植的策略和方法，提高了终末期胆病的治疗效果。确立了终末期胆病的定义和诊断标准；提出了“移植物胆病(graft cholangiopathy)”的新概念和防治策略，在国际上率先以体外肝切除术替代同种异体肝移植，治疗广泛侵犯肝内胆管和血管的终末期肝包虫病，取得显著疗效；率领团队高质量完成 1 142 例各类肝移植手术，作为第一完成人获得国家科技进步奖二等奖。

先后主刀完成复杂疑难肝胆外科手术 5 700 余例。主持国家科技支撑计划等科研项目 16 项；以第一或通信作者发表论文 347 篇，含 *Ann Surg*、*Am J Transplant*、*Semin Liver Dis* 等外科学、移植学和肝病学领域顶级 SCI 期刊论文 87 篇，被 *NEJM*、*BMJ*、*Ann Surg*、中华系列杂志等他引 3 792 次；主编中文和英文专著 5 部。作为主席主办 12 次国际性学术大会。34 次应邀在国际会议上作专题报告。

在业师黄志强院士工作基础上，将原第三军医大学附属西南医院和中国人民解放军总医院肝胆外科中心相继建成为国家重点学科和国家重点专科，为全国全军培养了大批专科骨干和学科带头人，为提升我国肝胆外科的整体实力和国际影响力作出了突出贡献。近年，创建了北京清华长庚医院整合式肝胆胰中心，探索全球化背景下医工结合、临床转化科学的新路径和新模式。

主 编 简 介

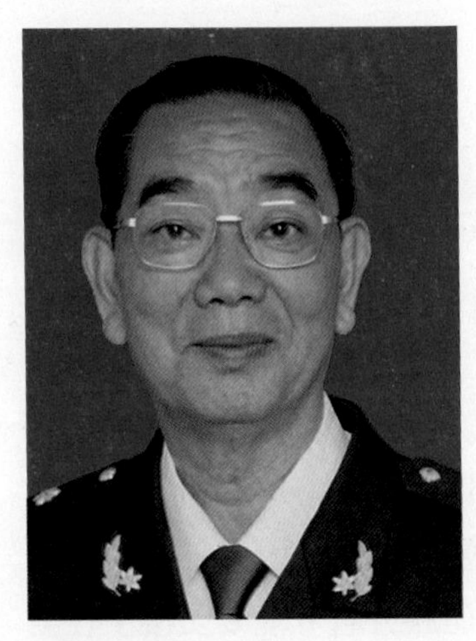

金锡御　教授

1933年出生，浙江绍兴籍，1956年毕业于中国医科大学医疗系军医期。中国人民解放军陆军军医大学第一附属医院（原第三军医大学附属西南医院）全军泌尿外科研究所名誉所长。教授、主任医师、博士生导师、专业技术一级、文职特级，享受国务院政府特殊津贴。历任重庆市医学会常务理事兼泌尿外科专业委员会主任委员、中华医学会泌尿外科学分会常务委员兼尿控学组主任委员、中华医学会创伤学分会副主任委员、全军泌尿外科专业委员会主任委员。《中华泌尿外科杂志》副总编辑、《中华创伤杂志》《解放军医学杂志》《临床泌尿外科杂志》等8种专业杂志常务编委及编委，北京大学泌尿外科医师培训学院专家委员会委员、顾问。国际泌尿外科学会会员、国际尿控协会会员、美国泌尿外科学会通信会员。

从事泌尿外科医、教、研工作50余年，主编《尿道外科学》《临床尿动力学》《泌尿外科手术学》《外科手术学》等6部专著。参编《吴阶平泌尿外科学》、《黄家驷外科学》、《现代创伤学》（黎鳌主编）、《创伤外科学》（王正国主编）等近20部大型医学专著。获国家科技进步奖二等奖1项，军队科技进步奖二等奖3项。

主 编 简 介

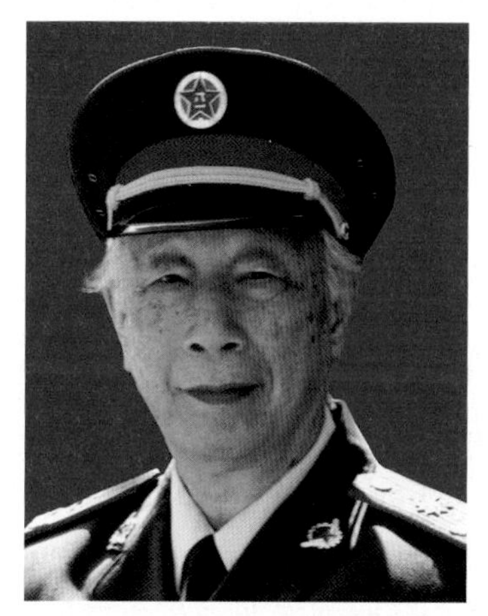

黄志强　院士(1922—2015)

1944 年毕业于“国立中正医学院”,抗日战争时期在重庆“中央医院”任外科住院医师。历任原重庆大学医学院、中国人民解放军第七军医大学及第三军医大学助教、讲师、副教授、教授。1985 年起于中国人民解放军总医院 / 军医进修学院工作。任中国人民解放军总医院一级教授、专家组组长,全军肝胆外科研究所所长,原西南肝胆外科医院名誉院长,中国工程院院士、英国爱丁堡皇家外科学院荣誉院士。

黄志强院士是我国最具盛名的外科学家之一,也是国际著名的肝胆外科专家。从医七十载,潜心致力于外科临床、科研和教学工作,为我国外科学特别是肝胆外科学的发展作出了卓越贡献。早在 20 世纪 50 年代,率先开展了肝胆管结石病的全国性流行病和临床病理学调查研究,在国际上首次全面系统地论述了肝胆管结石病,提出了“肝胆管结石可呈肝内节段性分布”“高位胆管狭窄是影响肝胆结石手术治疗效果的主要病因”等一系列科学论断;创用了一系列治疗肝胆结石及其并发症的有效手术方法,突破了肝胆外科的手术禁区,显著提高了肝胆管结石病的治疗效果,并以肝胆管结石的诊治理论和技术为核心内容,创建了具有中国特色的胆道外科学,确立了中国胆道外科学的国际领先地位。同时,在肝脏外科、胰腺外科、微创外科、休克和多器官功能衰竭等领域也有诸多建树,极大地丰富了我国外科学的内涵。黄志强院士从医七十载,以其圣心仁术挽救了无数患者的生命,其渊博的学识与精湛的技艺使他特别乐于挑战疑难病症并能驾驭各种复杂手术,解决了诸多临床难题。

1963 年 3 月,黄志强院士在原第三军医大学附属西南医院创建了中国第一个集医疗、科研和教学于一体的肝胆外科,从而开启了我国肝胆外科快速发展的时代。该中心现已发展为中国人民解放军陆军军医大学第一附属医院肝胆外科、全军肝胆外科研究所和国家重点学科,为全国全军培育输送了一大批专业骨干和学科带头人。

黄志强院士曾担任中华医学会外科学分会常委、中华医学会外科学分会胆道外科学组主任委员、中国人民解放军医学科学技术委员会荣誉委员、中国医学基金会理事、《中华外科杂志》编辑委员会顾问、《美国医学会杂志(中文版)》总编辑。作为我国肝胆外科学的奠基人之一和中华医学会外科学分会胆道外科学组的创始人,始终站在国际外科学的前沿,不断引领我国肝胆外科学的发展。鉴于在胆道外科领域的卓越成就,以及对外科学界产生的巨大影响,黄志强院士被同行们尊称为我国“胆道外科之父”。

黄志强院士撰写了大量具有重要学术价值的论著和述评,先后发表学术论文 220 余篇,编著《外科手术学》《胆道外科》《肝脏外科》《腹部外科基础》《黄志强胆道外科手术学》《肝脏外科手术学》《当代胆道外科学》《黄志强胆道外科》等 16 部外科学领域经典专著,影响了几代外科医生的成长。先后获得各类成果奖励逾 40 项,其中涵盖国家科技进步奖一等奖 1 项,全国科学大会著作奖 1 项,军队科技进步奖一等奖 1 项、二等奖 4 项。被原中国人民解放军三总部评为“全军优秀教师”,原中国人民解放军总后勤部授予“科学技术一代名师”,2007 年荣立一等功。2015 年 4 月黄志强院士逝世,党和国家领导人、中国工程院和中华医学会均高度评价了黄志强院士的科学成就与贡献。

主编助理简介

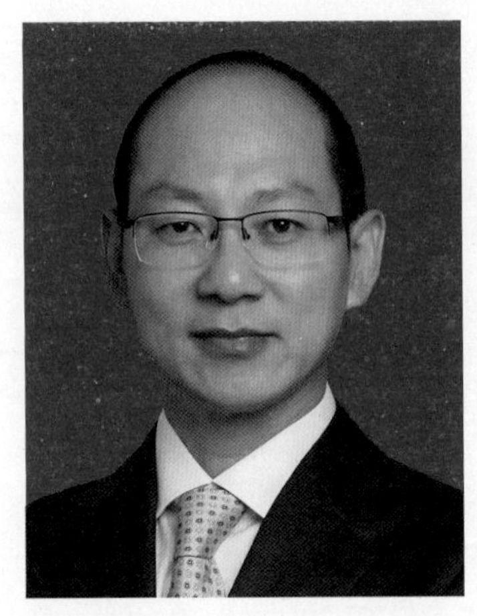

冷建军　教授

1966 年 8 月出生，毕业于九江学院医学院和中国人民解放军第三军医大学，医学博士学位。先后师承我国著名外科应用解剖学家陈维佩教授，肝胆外科学家韩本立教授、董家鸿教授，并得到我国肝胆外科创始人、"胆道外科之父"黄志强院士多年的亲切教诲。从事腹部外科临床 30 年，先后在原中国人民解放军第 174 医院（现中国人民解放军陆军第七十三集团军医院）、中国人民解放军总医院和北京大学首钢医院工作，现任北京大学首钢医院外科临床部主任、外科教研室主任和肝胆胰外科主任。担任国际外科、消化科和肿瘤科医师协会（IASGO）会员、中华医学会器官移植学分会胰腺小肠学组委员、中国研究型医院学会肝胆胰专业委员会委员、中国抗癌协会大肠癌专业委员会肝转移学组委员，《中国普通外科杂志》《中华实验外科杂志》和《中华普通外科学文献》等多种期刊杂志编委或审稿专家。主译《腹部器官外科获取技术》、副主编《肝脏移植手术图解》、参编或参译《胆道与胆胰十二指肠区域外科手术图谱》《要点与盲点·胆道外科》等专著 6 部，在国内外专业期刊发表论文 40 余篇。

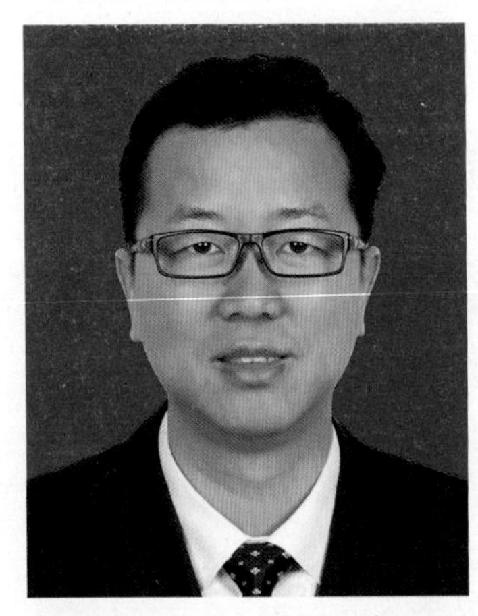

项灿宏　教授

1974 年 1 月出生于江苏省靖江市。毕业于北京医科大学（学士）、中国协和医科大学（现北京协和医学院）（硕士）和解放军医学院（博士）。先后工作于中日友好医院、中国人民解放军总医院及清华大学附属北京清华长庚医院。曾先后赴东京大学、名古屋大学研修肝脏外科、胆道外科。曾主持翻译《要点与盲点·肝脏外科》《要点与盲点·胆道外科》《要点与盲点·胰脾外科》。主要研究方向包括：肝脏储备功能的评估、肝门部胆管癌的外科治疗、肝癌的解剖性切除和肿瘤标记物的研究。相关研究成果曾获中国人民解放军总医院医疗成果奖一等奖和中华外科青年学者奖二等奖。担任中华医学会外科学分会胆道外科学组委员、中国医师协会外科医师分会胆道外科医师委员会青年委员、中国医疗保健国际交流促进会肝脏肿瘤分会青年委员会副主任委员、《中华外科杂志》审稿专家和《中华消化外科杂志》通信编委。

第 4 版　序一

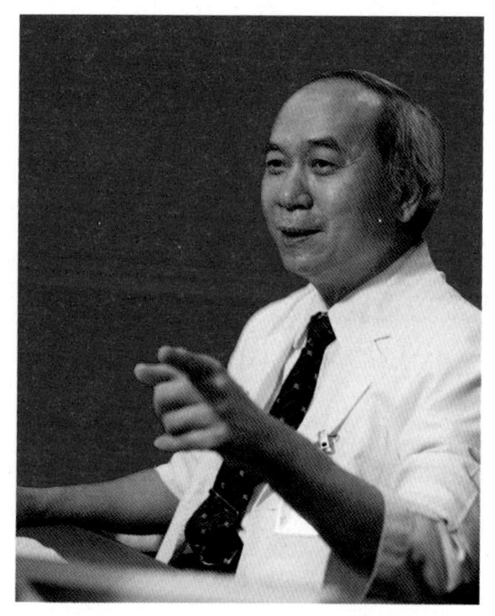

中国工程院院士　陈肇隆

外科学作为现代医学的重要组成元素，是治疗伤病最为重要的手段之一。时代的发展必将赋予外科学新的内涵。现代科技和生物医学的突飞猛进、循证医学的日渐兴起、人文关怀的备受重视均显著地推动着外科学理念和范式革新。在精准医学时代，外科学的理论和技术体系正在重塑。本书契合当代医学时代特征，以精准理念为主线，在编撰过程中，外科学老、中、青三代专家学者呕心沥血、通力配合，兼顾统合外科各亚专科，汇集了外科学领域近年来的新理论、新技术、新经验，反映了学科的现状和进展，具有很高的实用价值。

三位主编中，黄志强院士是我非常敬仰的外科学前辈，他深厚的学术底蕴、严谨的治学态度和精湛的外科技艺为广大外科同道所折服。20 世纪 60 年代，黄老就创建了中国第一个肝胆外科专科中心，在国际上开辟了肝胆外科专业化发展之先河，它的建立为中国肝胆外科的发展奠定了基础。20 世纪 80 年代，黄老又创建了我国北方第一个肝胆胰外科中心。如今，两家中心人才济济，成就卓著。黄老毕其一生创建了具有中国特色、领先于世界的胆道外科学理论和技术体系，被誉为中国“胆道外科之父”。初识黄老高足董家鸿教授是在 1998 年重庆中国人民解放军第三军医大学附属西南医院。之后 20 多年，我多次受董教授邀请赴大陆讲学和手术示范，交流台湾肝脏移植和肝胆外科的技术和经验，在外科技术上切磋相长、亦师亦友。董教授不仅继承和发扬了黄老的治学风范，还提出了具有深远国际影响的“精准外科”理念并应用于肝胆外科实践，成为在医学领域探索与实践“精准”理念的先导。他在肝胆外科和肝脏移植领域，尤其在复杂胆道病外科治疗领域卓有建树，得到了国际同行的认可和推崇。虽因外科专业的差别，我对金锡御教授专业领域不甚熟悉，但金教授高尚的医德、精湛的医术，特别是在泌尿外科方面的卓越成就早已蜚声整个外科学界。

本书于 1975 年发行第 1 版，至今四十余年，广受读者欢迎，伴随了几代外科医生的成长。值此《外科手术学》(第 4 版)即将付印之际，我谨借此序，向已故黄志强院士表示深切缅怀，向以金锡御教授和董家鸿教授为主编的作者团队表示热烈祝贺，对他们付出的辛勤工作表示崇高敬意。同时，诚挚地向广大外科同道推荐此书，相信读之将受益匪浅。

陳肇隆

2017 年 6 月

第4版　序二

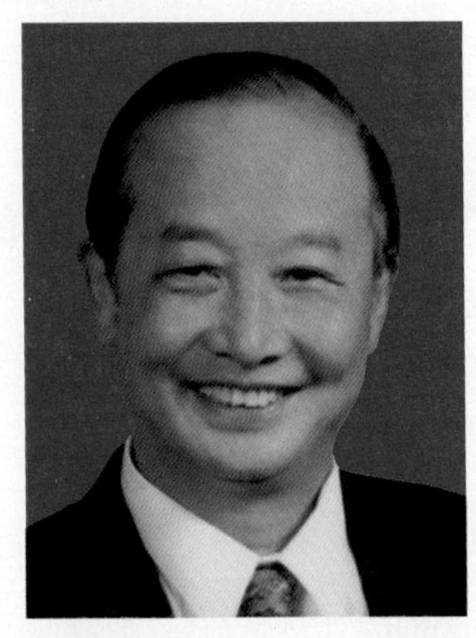

中国工程院院士　王正国

在我国外科学界，《外科手术学》是一本具有优秀传承和独特风格的经典学术著作。该书首版由黄志强、黎鳌、张肇祥三位外科学家主编，一批医学精英参与编撰，于1975年出版发行即被广大外科医生奉为经典，并于1996年、2005年两次再版。作为人民卫生出版社连续40余年畅销不衰的外科手术学专著，这部历久弥新的外科学专著伴随了我国几代外科医生的成长，为推动我国医疗卫生事业发展作出了历史性贡献。

《外科手术学》每次再版，都既能准确表达传统外科手术的精髓，又能与时俱进把握时代发展的脉搏。21世纪的科技发展日新月异，海量信息扑面而来。近年来，随着解剖影像技术、功能影像技术、器官移植技术、微创外科技术、计算机辅助外科技术的发展和应用，现代外科的临床实践发生了巨大改变，一种基于确定性实践的“精准外科”理念和范式业已形成。本版《外科手术学》具有两个显著特点：①传承本书第1~3版的编写宗旨和理念，再现了实用性原则和风格，内容丰富、图文并茂，系统全面地呈现了各专科领域常见病外科治疗的理论与方法，着重于各类手术的原理、技术要点和难点，易于各级外科医生理解、掌握和运用；②强化传统经验与循证实践的融合、传统技法与现代技术的整合，将精准外科、数字外科、微创外科、加速康复外科等新理念、新技术和新器材导入本书，使之富有当代外科风貌，令人耳目一新。

新版专著由黄志强院士、金锡御教授、董家鸿教授三代外科学家联袂主编，黄志强院士在这部自己主编的、最钟爱的专著中，倾注了毕生积累的学术思想、技术精髓和实践经验。作为泌尿外科权威专家，金锡御教授全程参与了《外科手术学》4个版本编撰工作，起到了承前启后、继往开来的学术纽带作用。作为创立精准外科理念的先导者，董家鸿教授不负恩师重托，传承了外科前辈的学术风范，将精准外科理念作为主线贯穿全书，使之充分体现了现代外科的科学内涵和技术特征。本书作者群体均为全国外科学各领域富有代表性的临床一线中青年专家，所撰写内容能够体现各专科领域发展现状和先进水平，他们以严谨治学的科学态度和无私奉献的敬业精神，历时五年，倾心著述，玉汝于成。值此《外科手术学》(第4版)出版发行之际，谨向已故黄志强院士致敬，向全体编者致贺，向广大外科同道热忱推荐！

王正国

2017年6月

第 4 版 前言

《外科手术学》第 1 版是在“文化大革命”的艰难岁月里孕育出版的手术学巨著。彼时，我国整体医疗卫生条件薄弱，特别缺乏系统的外科学理论及手术学教材。针对当时国家医疗卫生发展的实际需求，黄志强、黎鳌和张肇祥三位外科学大家牵头，组成了第三军医大学专家团队，编写了我国第一部系统论述外科手术学的专著。该书由人民卫生出版社于 1975 年出版，成为中国外科学发展史上具有里程碑意义的事件。该书是在多年外科讲习班的基础上编写而成，囊括普通外科、神经外科、胸外科、泌尿外科、矫形外科等多个专科的内容。书中系统阐述各种手术原理、方法和要点，并配以精美的局部解剖图和手术操作图，形成了系统、规范、简约、实用的风格。一经问世即受青睐，成为外科医师案头必备的经典著作，伴随了一代又一代中国外科医生的成长。作为人民卫生出版社连续 40 余年畅销不衰的外科手术学专著，该书跨越近半个世纪，业已再版 3 次，对我国外科手术学水平的提升起到重要推动作用。

该书的创始人和主编人黄志强院士是我国最具盛名的外科学家之一、国际著名肝胆外科学家、我国胆道外科的创始人。黄老从医七十载，以圣心仁术挽救了无数患者的生命。渊博的学识、精湛的技艺、英雄的情怀使他特别乐于迎接来自疑难病症和复杂手术的挑战，解决了腹部外科学和基本外科学领域的诸多难题。在繁重的医疗服务同时，他长年醉心于学术研究，不断对传统理论和经验进行总结和反思，并在传统外科与现代科技的碰撞交融中，科学地预见外科学未来发展趋势，建立了博大精深的医学思想和外科理论技术体系。他著书立说，笔耕不辍，勉力传播外科学理论、技术与经验。尤其是晚年，黄老以极大的热忱投入《外科手术学》的再版工作，明确要求新版专著要充分反映现代外科理论与技术的进步。

伴随着现代科技和生物医学的发展，3D 影像重建、计算机辅助外科、微创外科、内镜技术、离体手术等一系列先进技术方法的应用极大地改变了当代外科业态，孕育了新的外科学理念。精准外科是产生于 21 世纪的外科学新理念，它集成现代科学技术与传统医学精髓，以确定性外科实践，追求清除病灶、脏器保护和损伤控制三个核心外科要素的精确平衡，达成外科处理安全、高效、微创的多目标优化，最终实现患者获益最大化的目的。为了充分反映当代外科的发展趋势，本版《外科手术学》在保持第 1~3 版精髓与风格的基础上，加入了精准外科相关的新理论与新技术。

第 4 版再版过程中，黄志强院士指示我做第一主编，金御锡教授及他本人担任共同主编，我实感压力巨大，诚惶诚恐，深怕辜负恩师的期望。根据黄院士的要求，本版编写者由过去第三军医大学外科专家扩展为由全国各专业领域的优秀专家组成的强大专家团队。在各位专家的不懈努力下，历时五年，终于高质量完成了书稿。本书代表了当前我国外科学的整体技术水平，在部分专科领域，体现了世界领先水平。在此，对所有参与编写本书专家的无私付出和学术贡献表示衷心的感谢。

在本书成稿之时，黄院士已经离开我们两年有余。犹记得，病榻上，黄老仍念念不忘本书再版工作，敦促我们严格掌握标准、精益求精。而今，本书的成功再版将是对黄志强院士在天之灵的最好告慰！

由于医学在不断发展和进步，同时对一些临床问题还存在争议，所以本书一定仍有值得改进，甚至改正之处，敬请广大读者不吝赐教。

2017 年 3 月

第1版 前言

遵照毛主席关于“把医疗卫生工作的重点放到农村去”的光辉指示，坚持为大多数人服务的方向，走与工农兵相结合的道路，上山下乡，深入农村、厂矿、基层，为广大工农兵群众防病治病，在政治上接受再教育，在业务上进行再学习。我们在农村、基层的巡回医疗、教学实践中，深深感到写一本理论联系实际的，特别是能适应基层需要的外科手术学，以供外科人员在防治外科常见的伤病中作为参考，是很有必要的。经征询了有关基层医疗卫生单位及兄弟医院的意见，进行了一些调查研究以后，在部队党委的领导下，组织起老中青三结合的写作班子，写成这本《外科手术学》。

本书分为总论、神经外科、普通外科、胸部外科、腹部外科、泌尿外科和矫形外科手术七部分。以总论、普通外科和腹部外科手术为主。考虑到地区和县级医院的发展和基层的实际情况，对各专科常见伤病的手术治疗也作了较详细的介绍。编写中，我们注意总结了自己的临床实践体会，同时，也有选择地吸收了近年来国内外的成果，并采用文图并重的方式编写，以求在实际应用中，无论在基础理论或手术操作上均能有所帮助。

编写本书的目的，是为了在正确思想指导下，在当前的认识水平上，正确地应用手术这一方法，以提高治疗效果，更好地为伤病员服务。在选择治疗方法时，必须从伤病员的利益出发，在保证治疗效果的前提下，应当首先选择中西医结合的非手术疗法。必须实行手术治疗时，则应采用方法简便、效果确实的手术方式。要反对“一把刀主义”和“手术至上”的错误思想；反对一味追求手术的资产阶级医疗作风。当然，如果病情确需手术治疗，也应当机立断，以免延误治疗。

针刺麻醉是继承和发扬祖国医药学宝库的重大成果之一，应用中药进行全身麻醉，是继针刺麻醉之后取得的又一项中西医结合的重要成果。几年来的实践证明：针刺麻醉和中药麻醉的效果可靠，安全，方法简便，不仅可以在城市推广，更适用于农村、工矿等基层单位，较之传统的麻醉药物和麻醉方式有更大的优越性。本书尽管在编写过程中，多次征求基层及兄弟单位医药卫生人员的意见，反复进行增删和修改，但由于我们实践经验有限，认识也有一定的局限性，在本书中反映针刺麻醉方面的内容不够详尽，尤其在针刺麻醉下开展手术的特点，还没能总结出自己的较成熟的经验，所以有关这方面的内容还是很初步的；而中药麻醉的具体内容，则未能进行介绍，这是很大的缺点。

我们恳切希望医药卫生战线的同志们对本书的缺点和错误，提出批评和指正，使这本书能够不断地提高质量。最后，在本书出版之际，谨向曾对本书的编写提供宝贵意见的单位和个人表示感谢。

中国人民解放军后字245部队《外科手术学》编写组

1974年10月

第2版　前言

《外科手术学》第1版自1975年出版以来，深受同行读者欢迎，20年来外科学的发展迅速，不论对疾病本质的认识、诊断方法的更新、外科学术思想和治疗观念的革新，均有广泛而深刻的变化。然而，外科学是一门以手术方法治疗疾病的科学，其核心部分仍然是手术学。许多经典的手术方法，经过长期的实践已趋向成熟，它们是外科治疗中不可缺少的部分；新的手术方法亦不断地出现并经历着实践的检验。《外科手术学》第2版仍本着第1版编写时的宗旨，向读者介绍作者等认为行之有效的手术方法和手术经验，增添一些新手术的内容，希望本书能一如既往地为广大的读者服务。

编者

1995年4月

第3版 序

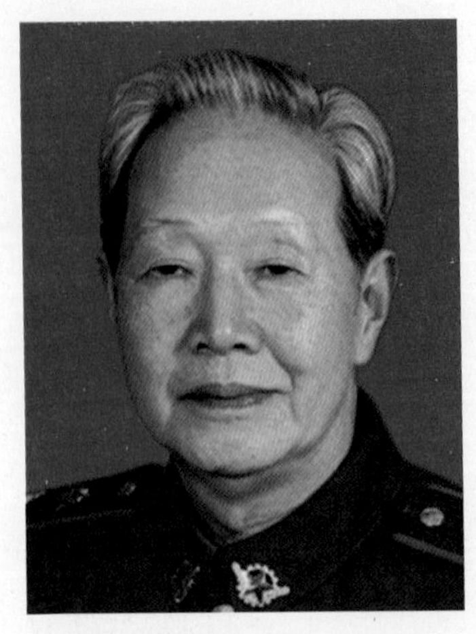

中国工程院院士 程天民

《外科手术学》自1975年第1版与1996年第2版出版以来，深受广大读者的欢迎和厚爱。至今为止此书已销售12万册，而且近年来不断有读者向出版单位咨询有关再版的情况。

近十年来，随着科学技术和医学科学的进展，外科学发展迅速，主要体现在学术思想的进步，治学观念的革新，对疾病本质认识的深化，诊断方法的更新，手术方式的改进，以及医疗器械的完善等方面。在传统经典手术逐渐成熟和广泛推广应用的同时，新技术、新术式也层出不穷，许多开放的巨创手术已逐渐被微创手术所取代；器官移植技术的有效开展为外科学带来了生机和活力；手术器械的革新使外科手术更为安全和快捷；计算机辅助装置的应用也为外科手术提供了更为准确的监控手段。所有这些进展以及《外科手术学》的长期实践应用，为本书的再版提出了需求，提供了基础。

30余年来，《外科手术学》为一代又一代外科医生，特别是基层医院外科医生的成长与进步，作出了重要贡献。第3版的宗旨仍然是面向广大基层外科医生，竭诚为广大读者服务。在第1版、第2版的基础上，第3版的内容将进一步拓展、深化，充分反映外科学的最新进展，特别是更新了一些传统治疗理念，增加了有关的外科技术，偏重常见病、多发病的外科治疗。这部重要著作的再版为广大基层外科医生提供了又一部优质、实用、具有现代外科水准的参考书，将成为广大读者的良师益友。

为了《外科手术学》第3版的再版工作，主编黄志强院士、金锡御教授以及众多的编者，倾注了大量的心血和辛劳。我作为一名读者和熟悉主编的同志，谨对《外科手术学》第3版的顺利出版，致以热烈的祝贺，对主编和编者们致以崇高的敬意和谢意！

中国工程院院士 程天民

第三军医大学教授

2004年10月

第3版 前言

《外科手术学》自1975年第1版出版及1996年再版以来，深受广大读者的欢迎，至今为止，本书销量已突破12万册。近十年来，随着电子计算机技术的发展及信息革命的进步，外科学也取得了飞速的发展。对疾病本质认识的不断深入，诊断方法的不断更新，新技术、新方法的不断涌现，尤其是学术思想及治疗理念的不断进步，使“外科学”的范畴不断拓展；器官移植的广泛开展，微创外科及腔镜下手术等的广泛应用使现代外科学正以崭新面貌展现在人们面前；在新技术新方法不断涌现的同时，一些传统的术式也随之逐渐被取代。所有的这一切都催促着我们不断推陈出新。《外科手术学》的第3版修订工作也势在必行。

第3版的《外科手术学》在原有的章节的基础上，根据外科学发展的近况，增加了21世纪的外科学与外科医师、外科腔镜手术概述、显微外科技术、器官移植导论、立体定向及功能神经外科手术等内容，丰富了本书的内容。

黎鳌院士生前特别关注《外科手术学》第3版的修订工作，对本书的编写深度、篇幅、章节安排、编者人选，以及图片的要求和布局都作了详细的要求。在他患病及住院期间，还多次询问《外科手术学》第3版的编写进展情况，相信《外科手术学》第3版的再版完成也是对尊敬的黎鳌院士在天之灵的安慰。

编者

2004年11月

目　录

第一篇　总　论

第二篇 神经外科手术

第三篇 胸心外科手术

第四篇 血管外科手术

第五篇 普通外科手术

第六篇　肝胆外科手术

第七篇 泌尿外科手术

第八篇 骨科手术

第九篇 小儿外科手术

第十篇 整形外科手术

第一篇

总　　论

第一章 21世纪外科的发展与前景

传统普通外科的极盛时代——20世纪过去了，年长的外科学家都曾见证20世纪后半叶外科学的迅速发展，在这短短的50年中，新领域被开拓、新“禁区”被打开，使人眼花缭乱。外科学的发展带来了医疗上的巨大成就，例如人工心肺机的发明、心脏血管外科的发展、临床器官移植的成功、重症ICU的建立、创伤和感染的代谢研究、肠外营养支持的应用、癌症外科治疗及微创外科思潮的兴起，均标志着外科学所取得的巨大成就。这种技术上的发展，随着尖端科技的发展而加速。21世纪的外科将更缤纷多彩，将在多方面引发重要的技术革命，虽然这些技术的发展与传播还有待时日，但在高科技时代的今天，学科发展的速度与过去完全不可同日而语。20世纪是外科学的辉煌时代。腹部外科的发展最快，也可以作为这个时代变迁的缩影。

自20世纪70年代软质内镜的出现，便开始了微创外科技术向传统外科的渗入。微创外科的概念就是减少创伤的总和。创伤发生在身体表面，也反映在身体的内部。在通常的意义上，外科是一种通过制造创伤来治疗疾病的手段，所以，有手术创伤，也有身体对创伤的反应。对创伤的应激反应表现在分子水平、细胞水平、生理(整体)水平，在人类还包括心理上、精神上和行为状态上。从外科角度看，应激反应是创伤效应的总和(全身、局部、精神、心理)，只有强度之分，并无种类之别。微创外科以其减少创伤而深深得到患者的欢迎。外科发展的盛与衰，也使我们充分认识到，在决定一项治疗方法的生命力上，并没有什么是一成不变的，最终评判者将是患者而不是医生的喜爱。减少损伤自然是对身体最有效的保护，这是当前微创外科手术的基本出发点，亦是21世纪外科的着眼点。

肝、胆、胰外科手术是腹部外科中创伤最大的，自然亦可能从微创外科获得最大的益处。胆道系统以其出口连接至消化道的解剖学特点，所以亦是最早经历微创外科的脏器。传统外科因为无法克服小切口与充分显露的矛盾，所以必须有足够的手术切口。内镜和相关技术与设施的发展使手术入路微型化且能获得有限的充分显露，因此微创外科得到迅速发展。所以，当1987年Mouret完成首例腹腔镜下胆囊切除术后，短短十多年后外科微创化浪潮迅速地向各个领域发展。时至今日，内镜外科已取代了诸如十二指肠乳头括约肌切开术、胆总管内结石的清除术、胆管梗阻的置管术等以往作为高难度的胆道外科手术。人们不再怀疑，甚至通过像锁匙孔洞样的小孔也能将巨脾取出来。不少昔日外科医生曾自豪的精湛技术却悄悄地为微创技术所取代。100多年来胆囊切除术的Langenbuch时代已一去不复返，而以腹腔镜外科为核心技术的微创外科，随着微创外科观念的深入，正不断地扩展、深入，并与传统的开放手术外科融合，形成21世纪外科的新模式。

时代在变迁，传统外科在当前和以后发展中的定位需要重新评估。例如肝、胆、胰外科的发展在很大程度上标志着20世纪外科学的发展；这个领域的外科要解决该领域内较为常见、困难、复杂的问题，当前这方面的知识和成熟的技术，仍然集中在为数不多的医学中心。认识上的欠缺和技术上的欠成熟在广大的基层单位中仍非少见，往往造成病况的复杂化。因而，当前传统外科应致力于知识和技术的普及，防止常见的问题向复杂化发展，同时又能自知传统外科所能达到的限度，不能无所不能。例如，在损伤性胆管狭窄的治疗上，新鲜的、单纯的、低位的狭窄在内镜球囊扩张和支架管的处理下常能获得较好的结果；但对高位、肝门部胆管、长段、晚期的复杂情况，内镜或介入处理则多失败。只有两者有机结合才能获得最好的结果，同时患者也经受最小的损伤。但是，解决问题的前提是要求在两方面均训练有素。因此，处理复杂的情况和研究更有效的方法去解决复杂的问题，似乎注定是传统的外科当前和今后的重要任务。

外科本身是一把“双刃剑”，它是通过造成损伤而治愈疾病，所以必然要有“付出”才能有“收益”。在以往的年代里，尤其是在胆道外科范畴，一些终末期胆病的患者和外科医生一样，将手术作为最后的寄托，也是别无选择。但是，手术给这些患者造成更多的伤害还是带来更多的效益？例如，晚期的胆管狭窄合并严重的胆汁性肝硬化、门静脉高压、肝功能失代偿的患者，我们应该冒着高死亡率的风险行外科修复，或是用微创的介入处理，或是行肝脏移植术？在微创技术和移植外科时代的今天，传统的外科治疗需要走多远和能够走多远，均需要重新思考，这亦是传统外科如何在当前的科技发展水平上重新定位的问题。

微创外科并不改变外科学的实质或治疗的基本原则，但它是代表传统外科的一场技术上和观念上的革命，因为它是建立在以人为本的思想基础上，而不是单以治病为目标的医疗行为。信息化时代高科技的渗入，解决了外科医生梦寐以求的小切口与充分显露间的矛盾。在腹腔镜人工气腹下，几乎再也不谈论显露的问题了，因为我们可以直接到达患处。但是，这种显露的方式亦必然受到内部病变情况的限制，促使手术趋向“早”字。这亦恰恰是当前医学发展的趋向，不单纯是“早”，并且还要防病于未然，如近来提出的基于疾病基因组学的“清空外科”，使注定要发生的疾病无滋生之地。那时需要的更是生理性的手术，在正常的解剖生理环境下施行手术。这一天总会到来的。

一、肝脏外科

肝脏是体内最大的实质性器官，肝脏外科在21世纪将有更大的发展。出血与止血仍然是肝脏外科的永恒主题。肝脏外表上是一浑然一体的实质性器官，但对外科医生来说毋宁是一块“浸透血液的海绵”，无论怎样碰它一下，都会流血不止。Pringle的划时代贡献是发明了控制肝脏出血的方法，一直沿用至今。控制切开肝脏时出血的方法和器械，随着肝外科的发展而层出不穷，但也可以说器械的发明与改革，促进了肝外科的发展。在当前所有的止血方法中，Pringle技术原则和新一代的超声分离器占主要地位，但最后仍然离不开对肝内管道的小心分离和分别处理。因此，最终仍然是外科医生的素质和经受的训练在起作用，这恐怕是无可代替的。当前，传统的肝脏外科手术仍然局限在去除病灶的简单目的，事实上，外科医生只是进行解剖学的临床演绎，尚达不到对肝脏生理功能的干预。因此，熟悉肝内的大体解剖学便非常重要，不然就做不到“游刃有余”。

今日的肝脏外科主要是肝癌外科，在肝癌切除治疗理念上力求保守，不需要切除的组织绝对不要切除，应该保留的组织一定要保留，但是意义上要根治，这两个目的是目前肝癌外科的主要趋势。肝癌外科治疗的发展，反映了肝脏外科的整个进程。我国老一辈外科学家都曾见证肝癌外科治疗发展的三个阶段。20世纪50年代初期，通过对肝内管道灌注铸型的解剖学研究，神秘的肝脏在外科医生眼前豁然开朗，外科医生看到了肝内血管的解剖学结构，Lortat-Jacob（1952）、Quattelbaums（1952）等从而迅速地提出首先处理肝门结构的规则性肝叶切除术。现代的肝脏外科才算真正开始，它比现代胆道外科学晚了半个多世纪，但其发展势头强劲，21世纪，相信仍然是肝脏外科时代。我国是肝癌“大国”，肝癌外科的发展并不落后，至1960年中华医学会第6届全国外科学术会议上，已有100多例肝切除术的报道，并且提出肝硬化对肝癌切除治疗结果影响、治疗结果与肝切除量不成正比、肝癌合并肝硬化时右肝切除（或切除超过肝体积50%）的死亡率高，这是十分慎重的重要结论。显然，我国肝癌外科治疗要走与西方国家不同的道路，因为西方国家的患者伴发肝炎、肝硬化的发病率低。

20世纪70年代，肝切除治疗原发性肝癌曾走入低谷，直至我国阐明临床型肝癌和亚临床型肝癌，提出“早诊断、早治疗”的观念，肝癌外科治疗才摆脱了困惑。小肝癌的手术治疗取得了辉煌成就。然而，不可否认尚有不少的大肝癌或巨大肝癌有待处理。20世纪90年代，现代肝脏外科到了它的成熟阶段，现代影像技术的发展，围手术期处理的进步，特别是受到同种异体肝移植成功的技术上的激励，巨大肝肿瘤切除便体现了20世纪90年代肝脏外科发展的特色。外科随着技术的发展在不断改变，过去以切除肿瘤的大小来衡量外科医生的能力，或者说“切口多大医生就有多伟大”。现在腹腔镜外科已经不是这样了，小切口大手术（small incision，big surgeon）不再是梦想，也不再用切口的大小衡量医生是否伟大。21世纪，肝脏外科又步入一个新的技术革命领域，这次技术革命可能主宰着肝脏外科的发展。

腹腔镜下肝切除术，由于避免了腹部的大切口和切断腹肌（“屋脊切口”或长的右肋缘下切口）的大范围组织创伤，消除术后由腹壁伤激发创伤反应这一环节，所以术后的经过较平稳，患者能较早离床活动、消除了由创口所致的身体和心理上的创伤。但是，腹腔镜下肝切除术亦有其局限性和限制，技术上仍未达成熟。当前，腹腔镜下肝切除术在国内外相继展开，治疗疾病的种类增多，甚至包括了亲属活体供肝获取，可以预计，微创肝脏外科将有较大的发展。根据肝脏外科的特点，手辅助式腹腔镜肝脏手术为跨越腹腔镜与开放式手术间的鸿沟开创了一条新的途径，不论从观念上还是从技术上看都是一项突破。当前，腹腔镜外科包含三个内容：①单纯的腹腔镜手术；②手辅助式腹腔镜手术；③腹腔镜辅助的开腹手术。手辅助式腹腔镜肝脏外科是一项观念突破，其理由是：①跨越了腔镜技术与传统外科的鸿沟；②恢复了不可代替的外科医生的手感；③添加了外科医生的第三只眼睛；④开辟了腹腔镜外科更广阔的领域；⑤解放了创造力。虽然机器人辅助手术正在兴起，但外科医生的手仍然是不可代替的。

微创肝切除已经从梦想成为现实。Kazaryan 报道荷兰单中心 10 年（1998—2008 年）实施的 139 例腹腔镜肝切除术（laparoscopic hepatectomy，LH）中，共 131 次非解剖性切除，46 次解剖性切除，死亡率为 0.7%，结直肠癌肝转移肝切除后 5 年生存率为 46.0%。美国西北大学医院（芝加哥）微创肝切除在肝切除术中的比例从 20 世纪 90 年代的 10% 上升至 2002 年的 80%。重大腹腔镜肝切除术亦日渐增多，外科医生必须精于腹腔镜和肝脏外科。1997—2008 年，6 个肝脏外科中心（欧洲 3 个，美国 2 个，澳大利亚 1 个）进行的 210 例重大肝切除术（右 136 例，左 74 例）中，2 例死于氩气刀止血气体栓塞，术中平均失血量 300ml，术中接受输血率为 14.3%，中转开放手术率为 12.4%、控制肝门率为 11.4%、死亡率为 1.0%。

腹腔镜外科手术的发展需要影像技术的支持。有人说："21 世纪影像学将与外科学平分秋色"，这样的日子终于到来了。腹腔镜、机器人伙伴是肝外科目前的发展前驱，导航系统、实时超声、高场强术中磁共振的应用也是发展趋势。腹腔镜外科可以说从"阿童木"时代到了"阿凡达"时代——从二维（2D）空间到三维（3D）空间的转变，视觉深度的改变是一个飞跃。实时 3D 多普勒超声与导航技术系统结合，使外科医生能看到所使用的器械与肝内结构的相关位置，从而获得准确的切缘，以保护重要结构。目前手术野和超声还不能在同一视野。肝 3D 重建与虚拟肿瘤切除会影响手术前的决策，Lang 在 2004 年选取 21 例腹腔镜肝切除术据 2D CT 作出手术决策，3D 重建并虚拟手术，对剩余有功能的肝体积差异进行估计，分别是：0~19% 14 例，20%~29% 3 例。30%~39% 2 例，40%~50% 2 例，差异最大的是扩大左肝切除。

总之，3D 重建可准确地判断肝内血管等管道的关系，广泛肝切除或有肝功能代偿问题者术前应行 3D 评估。因为我们知道，当前理论中癌细胞是向门静脉系统侵犯的。我们必须很准确地切除肝癌和它周围一定距离的组织，这样才能够达到最小的创伤、最好的效果。在 3D 影像下，肝脏的分叶、位置、前后更清楚，由于肝脏的结构复杂、血管变异常见，肝切除术仍然是难度大的手术，而对肝硬化患者，限制广泛肝切除又要达到足够的无癌边缘以求治愈。当前出现的快速、多层面 CT 扫描、3D 立体重建技术、可视化人体和 3D 可视化人体器官、个体化的虚拟现实、外科手术模拟器、大功率的实时成像设备、智能化手术机器人等，均给肝脏外科微创化的发展铺平了道路。虚拟现场（virtual reality）与实时成像（real-time imaging）可能主导 21 世纪的肝脏外科。因为在一些复杂条件下，外科医生在手术前便可以通过虚拟现场，透视目的肿瘤与邻近血管的关系，设计最佳的手术途径，预习处理手术中可能出现的情况。然而，模拟现实最重要的是成为肝脏外科医生的训练场所，有如模拟现场对培养飞行员所起到的作用。因此，有人认为在当前信息化时代展，将会带来肝脏外科的第二次技术革命。

二、胆道外科

胆道外科虽然是较为成熟的学科，但在世纪之交的时刻发生了巨大的变革。Ludwig 在 170 多年前的详尽研究认为，成年人的肝胆管系统分支可分为 10 级，3 级在肝外，7 级在肝内。每亚支终末胆管引流 $2\sim3mm^3$ 的肝组织。这是肝内胆管结构的基本观念。肝脏内外胆道系统很重要，胆道是"生命的河流"，比肝细胞、肝脏的血管还脆弱，因为胆道是不可以再生的。胆道系统再也不能认为只是一条输胆的通道，而胆管细胞亦再也不能认为只是旁观者，实际上它积极参与各类肝胆疾病的发生与发展。大胆管和小胆管的胆管细胞并非单一的，它们对损伤的应答反应有其各自的特点。这是 20 世纪后期对胆管细胞研究所取得的认识上的突破。近年来对胆管细胞对胆汁生成的调节，胆管细胞复杂的内分泌、旁分泌作用，胆管细胞与胆汁酸的相互作用，胆管细胞的免疫学行为，炎症介质及细胞因子的分泌与作用等均得到进一步的了解，21 世纪正向形成胆道病学的方向迈进。

在后 Langenbuch 时代的胆道外科中，胆石症仍然是胆道外科的永恒主题。在我国，胆管结石的治疗始终是一个突出的问题。肝切除术在肝内胆管结石治疗上的位置，自 1958 年提出肝叶切除术治疗肝内胆管结石后，数十年来此治疗方法已确立了其在胆道外科中的意义；采用以肝切除术为主的手术方法，总的长期优良效果为 91.7%。肝内胆管结石发病率在减少，但尚未消失；当前，肝内胆管结石的临床表现亦有改变，但对此病在现代条件下的自然过程尚知之甚少。早期肝内胆管结石的系统性、选择性规则性肝段切除术治疗的观念，在 21 世纪将得到更多的验证。肝内胆管结石并发肝胆管癌占肝内胆管结石手术病例的 1.5% 或施行肝切除术病例的 5%~10%。非肝内胆管结石的胆肠吻合术后胆管癌发生率明显升高，特别是胆管空肠吻合术后。一连串的事实促使我们在 21 世纪重新审视胆肠吻合术的问题。

肝门部胆管癌虽不常见，但占胆管癌的 58%~75%，并且一直被认为是难以医治的疾病。20 世纪 90 年代曾兴起对肝门部胆管癌扩大根治性切除术，早期诊断、肝门部血管骨骼化切除、扩大肝叶切除等使手术切除率提高至 50% 或更高，手术死亡率降至 5% 以下，手术亦得到进一步定型。然而，经过 10 多年来的实践，得出的结论是：通常的肝门部胆管癌手术能达到 R_0 级切除。根治性切除（切缘不留下癌细胞）者尚属少数，5 年生存率低。更多的研究报道证明，丙型肝炎病毒肝细胞外侵犯与肝门部胆管癌的发生相关。要提高肝门部胆管癌切除后的长期生存率，只能扩大切除范围以增加手术的彻底性，似乎已是不可争辩的事实。因此，肝门部胆管外科治疗的方向，当前仍然是如何安全地扩大手术切除范围。

肝移植时代的胆道外科已引起重视。胆道疾病导致复发性胆管炎、胆管梗阻、肝纤维化、持续黄疸的晚期病象，我们将其总称为“终末期胆病”，以区别于由肝炎、肝硬化所致的肝细胞损伤的终末期肝病。“终末期胆病”一般继发于良性胆道疾病（胆道恶性疾病不包括在内），常见的如弥漫性肝内胆管结石、胆管狭窄、原发性硬化性胆管炎、损伤性胆管狭窄后期、广泛的继发性胆管硬化症（如介入治疗引起胆管损坏）、弥漫性肝内胆管囊肿及感染等。以往对“终末期胆病”多半仍考虑手术治疗，因为医生和患者都别无选择，但往往结果事与愿违；而今，在肝移植时代，外科医生应该认识到防止胆道疾病走向终末期和“终末期胆病”常规手术的作用与限度，使胆道疾病的治疗结果得到改善。在“终末期胆病”观念的指导下，21 世纪里胆道疾病的常规外科治疗，需要有认识更新的必要。

肝移植术是解决“终末期胆病”的最有效手段，但是胆道并发症又成为肝移植术中的致命弱点。当前，胆道并发症仍然是肝移植术中的主要问题。对胆管血供的深入研究可能成为研究热点之一，因为胆管系统接受肝动脉单独供血。研究认为肝移植术后有 35%~50% 发生胆道并发症，如吻合口狭窄、胆瘘等，多是与胆管血供不良和肝动脉栓塞有关的缺血性损伤；又如腹腔镜胆囊切除术胆管损伤初期修复的失败者，多与伴同肝动脉伤有关；估计属于 Bismuth 分类Ⅲ型的患者，伴同肝动脉损伤发生率达 60%，而在Ⅳ型的胆管狭窄中，70% 合并肝动脉伤。另外，关于胆管上皮对创伤的反应、免疫学特性等仍知之甚少，当前对肝移植术中胆道外科的研究，仍然局限于手术的技术方面。因此，对胆道系统的综合研究，应该在 21 世纪的胆道外科中占有重要位置。

腹腔镜外科通过胆道而进入外科领域，带来了一场外科技术革命。从生物学观点看来，开放手术只是多了不可避免的切口瘢痕，但是从社会、心理学的观念，切口瘢痕所造成的心理创伤却是永恒的。然而实践再证明，腹腔镜外科并不能改变传统外科的实质，而是成为外科治疗中可供选择的方法之一。选择的标准自然是以患者的利益为前提，而不是某种偏爱。在不同的时代，同样会有更多的方法可供选择。历史依然在重演。腹腔镜胆囊切除术已走过了它的学习曲线，但胆管损伤仍在继续发生，估计胆管损伤率在 0.5%~1.0%，并且腹腔镜胆囊切除术胆管损伤多发生在肝门部的高位胆管，常合并血管损伤，其引发的问题成为当前的挑战。而胆道狭窄的扩张支架治疗是当前很常用且滥用的一个项目。有人检索关于胆道支架的大量文献资料，术后 3 年通畅率只有 25%，因而提出支架不宜用于预期寿命大于 2 年的良性狭窄，这个结论符合笔者研究所观察到的临床实际情况。一种倾向有时会掩盖另一种倾向，这可能是现实生活中的必然。

在我国肝内胆管结石比较常见，作为微创外科医生如何比较好地治疗肝内胆管结石需要认真研究，也有一个很大的发展空间。腹腔镜可用于肝内胆管结石，但手术远比肝肿瘤切除困难：严重的粘连，解剖结构变化、移位，分离门静脉及肝动脉，断肝有困难，胆管断端应妥为结扎，用内镜切割吻合器（GIA）易发生胆瘘，常需附加手术，延长手术时间。随着图像技术的不断发展，我们不再只看到肝内胆管的平面图，顺磁性造影剂可非常好地显示肝内胆管的结构，因此肝内胆管也已经到了 3D 时代。特别是肝门部胆管癌的疗效有赖于提高根治性切除率，多排 CT（MDCT）可获取胆管、门静脉、肝静脉、肝动脉 4 重数据，通过 McVisLab 软件合成 3D 图像，对胆管的纵向侵犯诊断准确率达 85%，可成为术前评估的有用工具。我们可以通过胆管与肝脏容量的关系，对可以切多少肝脏、手术对肝脏血液循环的影响、胆道切除以后肝脏有无缺血的部位做出比较清楚的估计。

三、21 世纪外科对医生的要求

纵观外科学的发展，有可能使我们触摸外科的现在和将来。Ambroise Pare 是文艺复兴时代最出名的外科医生，也是外科界尊为英雄的历史人物。他始创了用缝合创口、结扎血管的方法止血而不是用烙铁，始创了减轻创伤、保护组织的外科学理念。这虽然看起来简单，但在当时无麻醉和被错误思潮统治下的外科环境中取得这样的突破是非常可贵的，其可贵之处就是观念上的突破。C. A. Theodor Billroth（1829—1894）是维也纳的一位外科医生，他首先打开了腹腔，在当时将腹部外科推到了黄金时期。Emil Theodor Kocher是第一位获得诺贝尔医学或生理学奖（1909）的外科医生，他对外科学发展的影响深远。Williams Steward Halsted（1852—1922）创建了美国医师培养的住院医生培训体系，Halsted发明了手术时使用手套，他的手术体系体现在爱护组织、细致从容、一丝不苟、使用丝线、解剖学分离，强调设置外科实验室。在20世纪上半叶，外科技术已经成熟，限制外科发展的已不是手术技巧本身而是围绕着外科的“软件”。Alfred Blalock（1899—1964）在当时是很年轻的外科医生，他用简单而又巧妙的方法，阐明创伤性休克属于低血容量性休克，随着对休克的病理生理认识的加深和输血、输液治疗的广泛使用，已经没有哪里是腹部外科的“禁区”了。因而到了20世纪中叶以后，外科学出现了鼎盛时期，在这段时间内，不断地开拓新的外科领域和萌发新的外科学分支，专科化的趋向已逐渐显示其雏形。危重医学的兴起，外科重症监护治疗室（intensive care unit，ICU）的普及，重视患者的细胞新陈代谢和胃肠道外的营养支持成为外科日常工作中的核心内容。20世纪70年代，多器官功能衰竭（multiple organ failure，MOF）的提出开辟了危重外科医学的新领域。概括地说，外科学的发展无不是对当时传统概念的突破，回过头看，这些突破起初可能并不是很深奥，其可贵之处是脱离了传统思想的束缚。

20世纪70年代以后，迎来了两个与外科相关学科的高潮，反过来影响外科学的研究与发展。自从第二次世界大战之后，分子生物学的研究便悄悄地发展，在20世纪90年代掀起一个外科领域中的分子生物学研究浪潮，外科医生应不应该和需不需要去“克隆”成为世纪性的议题。与生物技术同步出现的现代四大影像技术的问世，微电子学的发展、计算机的信息处理和实时成像、3D结构重建技术等，使对人体内疾病的诊断和处理发生一次飞跃，于是有人断言下一个世纪应是影像学的时代。到了21世纪，外科从“立马横枪”到了“无孔不入”的时代。外科的目的将不是单纯切除组织或器官，而是以恢复人体生理功能为目的，外科进入生理外科（physiological surgery）时代，传统外科方法与思想将重新受到评议。精准微创外科（minimally invasive precisesurgery）时代存在一种辩证的关系，精准与微创需同时存在，外科医生需要用好他的“第三只眼睛”“第三只手”“第六个感觉（镜像观念、空间定位）”。不少传统的外科操作可能被微创、准确的器械操作和方法所代替。传统的手术设备经过革新，可以用于腹腔镜手术；同时，腹腔镜外科一些设备，亦同样适用于开放性手术。外科微创化概念相信会成为21世纪外科的主流而显示其活力。

21世纪，在向往未来的外科学发展的预期中，还需要传统的外科学的锻炼与教学吗？回答应该是肯定的。但是，如何才能够在新世纪中成为一个合格的外科医生呢？我想有以下的几方面需要注意：首先要转变观念。从历史上，外科治疗是以外科医生为中心的，外科医生以手术台作为他“演出”的舞台，所以手术室也称为operating theater（手术剧场），外科医生在手术室里“表演”他的手术。至于患者是否需要这种手术或是否有其他更好的手术，就不多管了。然而，外科是以恢复患者的健康为目的，所以应该以患者为中心，而不是以外科医生的习惯、喜好为中心。可能这就是为什么我们要提倡“循证外科”。

外科医生应该有为事业、为科学奉献的精神。当前科学技术的发展使许多以往认为的不治之症有了治疗的希望，这些治疗的实施不仅要求外科医生有学术和技术上的准备，而且要求外科医生献出极大的耐心和精力，有的复杂手术耗费大量体力，长达十数小时，需要外科医生全神贯注。

外科医生需要有扎实的基础训练。当前科学技术向着划分越来越细方面发展，但需要更广泛的综合，更坚实的基础，因而加强传统外科的训练就更为必要。

外科医生需要培养创新的精神。创新是见之于行动，但首先要有创新的思维。外科是实践性的科学，离开了实践，往往只是空谈。因而我们强调外科的创新来自实践，着重实践中的第一手资料，注意解决实践中提出的问题。回顾外科学发展的历史，莫不是解决了实践中的问题而使外科学得到发展。但是，实践并不排除想象，有理想的实践往往是创新的开始，而没有理想的实践只不过是实践。创新有时看起来并不复杂，但其影响是深远的。1912年Alcxis Carrell是第二位获得诺贝尔奖的外科医生，他发明了血管吻合的连续缝合方法和用于器官移植实验。从外科发展历史看来，外科医生多是在青年时期做出突出创新。如第三位获得诺贝尔奖（1923）的外科医生是加拿大的Sir Frederick Banting，他发现胰岛素时还是一位医学生；Michael DeBakey创建第一台人工心肺机（1934）时还是美国Tulane大学的医学生，他为此项工作奋斗了20年，很遗憾的是并没有获得诺贝尔奖，这不能不归根于“机遇”了；解决了高价营养输入途径的难题，并证明其可行性，因而做出划时代的贡献者Stan Dudrick当时也只是一位住院医生。

在现实世界中，没有什么是永恒不变的，科学技术在前进，人们的观念也在转变，包括外科学在内。对年轻人，我们满怀希望，希望他们能打好基础、敢于创新、坚持实践！

（黄志强）

参考文献

1. 黄志强.21世纪外科的发展与前景.消化外科，2005，4(1)：1-5.
2. 黄志强.从微创技术到微创观念——今日外科与明日外科.中国微创外科杂志，2007，7(1)：1.
3. 黄志强.论外科医生.肝胆外科杂志，2002，10(2)：81-82.

1

第二章

精准外科

第一节　精准外科诞生的时代背景

外科学是一门历久弥新的科学与艺术。一部外科学发展史，诚然也是一部伴随人类社会进步和科技发展不断选择与适应的进化史。外科学作为对“人”最直接而深刻的探索与改造，在人类历史演进中不断被赋予新的内涵。

19世纪中叶，在战争、贸易和工业化的时代背景下，麻醉法、消毒法和输血法创立，使疼痛、感染和失血三大障碍被相继突破，从而奠定了外科手术安全的基础。在手术安全得到基本保障的前提下，外科学在拓展干预领域、创新手术技术和提高治疗效果方面有了广阔的发展空间。20世纪以来，解剖学、生理学、病理学、微生物学、实验生物学等基础医学的发展及其向外科领域的转化应用，使外科学逐步建立在干预疾病的病理进程和恢复人体生理功能的基础上，从而有力地促进了外科学的持续发展。

20世纪60年代以来，伴随第三次科技革命，生命科学与电子技术突飞猛进，先进的科技手段成为外科医生的另一只“手”，人类的手与科技的“手”共同演绎着一个又一个外科奇迹。从病灶切除、功能重建到器官替代，传统外科的禁区被不断突破。随着各种以根除病灶为目标的积极扩大手术的创新应用，越来越多早先只能选择姑息性治疗的患者接受了治愈性手术。近20年来微创技术的兴起，开辟了外科学的新领域并深刻地改变了外科的业态，微小入路手术迅速渗透至外科临床的各个专科，越来越多的开放手术被腔镜手术所取代。以根除病灶为目标的积极扩大外科和以减轻创伤为追求的微创外科成为外科领域中两种处于主导地位的价值取向，引领着外科学向看似相反的方向极端化发展的潮流。

然而，外科技术的进步难免以手术风险的增加和外科安全性的降低为代价，外科医疗质量的持续改进并未能增加患者和社会的认可度。外科中医疗纠纷的频发和升级已成为当下全球性的重大社会问题，中国的外科也成为医患纠纷的重灾区。这一严峻的现实迫使外科医师对传统外科范式进行反思。

唯技术论是一种流行于传统外科中，只关注手术技术本身以及去除病灶物理效果的思维模式，这种思维模式引发了积极扩大手术的泛化和微小入路手术的滥用。例如，根治性乳房扩大切除术在一定历史时期的程式化应用，给无数患者带来了无可挽回的生理和心理创伤；在胰腺癌扩大根治术中，涉及广泛切除与复杂重建的巨创手术导致手术后并发症和死亡风险显著增加，患者寿命兴许得到短暂延续，但付出了生活质量大幅降低的沉重代价。事实证明，对于“根除病灶”缺乏科学依据的盲目追求和对手术指征违背理性的恣意放宽，造成的过度医疗不仅不能实现改善治疗效果的初衷，反而严重影响患者的手术安全和生活质量，同时也显著增加了不必要的医疗资源耗费。而对微创理念的曲解导致对于微小入路手术的盲目追捧，产生了一些缺乏理性的手术方式，如腹腔镜胆囊切除术的滥用导致众多无症状的良性胆囊病患者接受了不必要的胆囊切除术；经内镜下乳头括约肌切开（EST）途径取除胆总管结石看似微创却是以永久性毁损 Oddi 括约肌功能而造成反流性胆管炎的高风险为代价。诸如腹腔镜胰十二指肠切除术这类手术，虽然有着微小入路表象，但其相对手术部位的巨创已然微不足道，加之传统腔镜对术者操作精确性和可控性的制约，反而影响治疗有效性和危及手术安全性，并不可避免地增加医疗资源的耗费。由此可见，在高技术的驱动下，片面追求彻底去除病灶或是微小创伤侵袭等单一维度的价值取向都可能使医者和患者付出沉痛的代价。

与此同时，流行于传统外科中的经验主义形成了一种依赖经验性准则和理论推断，忽视对科学证据的追寻、评价和应用的行为方式。虽然经验积累和传承在外科实践中具有无可替代的作用，但以经验为主导的外科实践，在病情评估、外科决策、手术规划、手术作业、围手术期管理等各个环节中都充斥着很大的不确定性。例如传统外科对患者肝储备功能缺乏个体化量化评估方法，导致外科医生难以准确把握肝脏切除的安全限量；对恶性肿瘤生物学行为的认知不足，导致外科医生难以精确判断其侵袭转移范围和病理边界并确定充分必要的肝切除范围；对患者耐受创伤侵袭能力缺乏准确评估的方法，导致外科医生难以合理选择手术方式。对外科治疗方法的效果缺乏循证评价和准确预测，导致治疗方法的不合理应用甚至滥用，因而增加不必要的医疗耗费。这种经验外科中的高度不确定性决定了外科临床决策和干预治疗效果的不确定性，因而不仅难以保证患者的手术安全和治疗效果，还可能造成医疗资源的过度耗费。

综上所述，传统外科在追求外科价值的片面性以及外科实践上的高度不确定性决定了实现高质量外科服务的不可及性。只有纠正传统外科价值观的偏倚，构筑多维的价值取向，并在实践领域超越传统外科的不确定性才能克服传统外科的发展瓶颈，实现现代外科的跨越和突破。

随着21世纪的来临，社会、人文、科技和医学的发展，让我们看到了在现代外科学领域实现这种超越和突破的可能。恩格尔倡导的三维（3D）医学模式所引发的对医学目的的追寻与反思导致了现代外科多维价值观的确立，以疾病为中心的理念正被以患者为中心的理念取代，技术至上已转变为疗效优先，单纯追求祛除疾病已经不再是外科治疗的唯一目标，恢复患者精神、心理和生理完整性而达到多维康复，已经成为当代外科的终极目标和行为纲领。最大化清除病灶、最小创伤侵袭、最大脏器保护和最低医疗耗费同被确立为现代外科追求的核心价值元素，唯有在多元价值观主导下统筹兼顾四个要素的外科决策和干预，才有可能以同步提升治疗有效性、手术安全性、干预微创化和合理效费比来实现外科实践最优化和患者获益最大化。20世纪90年代以来，分子生物学、系统生物学、转化医学的发展显著提升了后基因组时代生命科学的基础研究及转化应用能力，对生命现象和疾病本质认识上的突破必将引发外科理论和技术的革新。同时，随着循证医学的兴起，遵从科学法则的理性思维正逐步取代受制于个人主观因素的经验思维，基于最佳临床证据的循证外科决策正在取代以个人经验为主导的传统经验外科决策。第三次生命科学革命浪潮正在有力促进现代科技与传统外科的融合升华，随着解剖影像技术、功能影像技术、计算机辅助外科技术、智能化手术器械以及微创外科技术的发展，现代外科技术呈现出定量化、微创化、可视化、可控化的发展趋势，以相对不确定性为特征的传统外科正在向以相对确定性为基础的现代外科的转变，从而为实现现代外科的多维价值观和终极目标奠定了科学的基础。

时至今日，多维外科价值观的确立和外科实践确定性的显著增加呼唤和催生着新的外科范式。以现代科学技术为支撑平台，革新传统经验外科范式，创新、优化和重组外科技术要素，破解制约外科学发展的难题，构建新型的外科范式及理论和技术体系是实现21世纪外科目标的迫切需求和必由之路。这一新型外科范式应以多维外科价值观为引领，以现代科学技术为支撑，以确定性的外科法则和技术手段为路径，实现传统外科与现代科技的融合、集成和优化，形成低耗、高效、优质的现代外科理论和技术体系，以实现最小创伤侵袭、最大脏器保护和最低医疗耗费获得最佳治疗效果的目标。这一新型外科范式的核心理念和科学内涵是立足于手术安全性、治疗有效性、干预微创化和合理效费比四个维度的交集上，精确定位四者的最佳平衡点并给予准确的干预，以实现外科实践最优化和患者获益最大化。我们将这种以准确决策和精确干预为特点的外科范式称之为“精准外科”。

第二节　精准外科的特征

精准外科以对个体患者病情的精确评估和预后的准确判断为基础，依据循证医学法则，结合患者需求与医者经验进行最优化的临床决策，继而通过高精度、高效度和可控性手术作业及围手术期处理实现预期的治疗目标。精准外科具有一系列与传统经验外科不同的技术特征，其中确定性、预见性、可控性、规范化、个体化、系统化是其核心要素。

一、确定性

确定性是指任何事件的发生都有其确定的原因，在确定的条件下，无任何随机和不可预知的事件发生。确定性是精准外科的基石，追求确定性则是实现精准外科的必由之路。基于确定性原理的精准外科就是追求在确定条件下的理性决策和可控性干预以及可预测的结果。但基于生命的复杂性以及人类对疾病认知和干预能力的局限性，临床医学尤其是外科实践的过程和结果却充满不确定性。外科学发展的历史就是在追求确定性和减小不确定性的过程中，从经验走向科学。

传统外科基于医学发展的阶段性和科技水平的限制，缺乏对生命现象和疾病本质的充分认知；难以对病情做出个体化的精确评估；外科决策常因缺乏循证医学法则而更依赖于未必可靠的经验主导的直觉判断；干预方法和治疗过程缺乏足够的可控性；这些不确定因素造成了外科诊疗过程和结局的不确定性和不可预测性，因而在传统经验外科的模式中常常难以实现治疗有效性和安全性的高度统一。随着医学的发展、科技的进步和经验的积累，既往未知的不确定性因素被逐渐发现，或是对已知因素的认知逐渐趋向于客观事实，促使着以相对不确定性为特征的传统外科向着以相对确定性为基础的现代外科的转变。近年来，循证医学的兴起使得外科决策建立在有可靠证据的科学法则基础之上，先进科学技术与外科临床的融合显著提升了外科技术的水平，合理的外科决策、可控的外科干预以及可预测性的治疗结果极大提高了外科实践的确定性。精准外科正是建立在这种高度确定性基础之上的、可同步实现现代外科多维价值取向的外科范式。

二、预见性

建立于确定性基础之上的精准外科可实现对诊疗过程和结局的高度预见性，包括可准确预测干预治疗后疾病的演变、转归和结局。与传统外科相比，精准外科强调应对以手术为核心的治疗流程和技术要素进行全面考量和规划，形成对治疗过程中各个环节的结果、不良事件的概率和后果以及最终治疗结局都具有高度预见性的治疗方案。肝切除术后肝功能不全的发生与肝脏储备功能、肝切除安全限量、剩余肝脏结构功能的完整性、肝脏缺血再灌注损伤等诸多关键因素相关。传统肝脏外科由于缺乏对这些因素的个体化精确评估和有效控制，难以准确预测手术患者发生肝功能不全的可能性。现代肝脏外科通过各种先进的技术手段实现肝脏储备功能的量化评估、必须功能性肝体积和肝切除安全限量的准确判断、预留肝脏体积及其结构功能的完整性的准确分析、肝脏缺血再灌注损伤的有效控制，可准确预见术后肝功能不全的风险。当前，大范围肝切除术后肝功能不全的发生率已降低至8%左右。

三、可控性

建立于确定性基础之上的精准外科通过高度可控性的干预过程来实现预定的诊疗计划和预期的结局。高度可控性不仅需要事先确定和控制可造成诊疗行为偏离预定目标的关键因素，并针对可造成不良事件的关键不确定性因素制定规避风险的策略和方法。肝段的边界缺乏明确的解剖性标志，传统肝脏外科在实施解剖性肝段切除时对肝实质离断平面的掌控主要依赖于手术医师的经验性判断，术中超声引导下的门静脉分支染色技术能够准确显示目标肝段的解剖边界，从而引导外科医师准确控制肝段切除的平面，辅以高精度的肝实质离断技术，可实现精准的解剖性肝段切除，并能避免损伤剩余肝脏的脉管结构。

四、规范化

与以个人经验主导的传统外科不同，精准外科是遵循证据的临床实践，强调以基于当前最佳证据的外科法则为依据进行临床决策。通过运用经典生物学法则、现代循证医学法则、医学伦理学法则和卫生经济学法则等一系列科学法则，精准外科以明确、普遍的形式为外科实践提供可预见的、理性的行为指导，以避免外科医师由于个人的知识水平、直觉经验、专业能力和情智的不同造成外科实践的不确定性，从而实现外科诊疗的规范化。

五、个体化

外科实践的客体(患者)存在生物学和社会学特征上的高度复杂性和不确定性。实现基于确定性基础上的精准外科不是靠一个预先设计的、包罗万象的完整诊疗规则体系来获得，而是通过一个完整的原则体系以及对这些原则的逻辑阐释和合理运用来获得，即要求在规范化的基础上，同时针对每个患者的确定病情、健康需求、经济能力等因素选择和设计符合疾病个体特征和满足患者个性需求的最优化治疗方案。与规范化强调规则的刚性要求不同，个性化强调规则的弹性适用。

六、系统化

系统化是提升外科实践的确定性，实现精准外科的必要手段。与传统外科不同，精准外科体系的外科治疗目标将同时融合患者对生理、心理和社会的多维度健康需求，以求获得治疗安全性、手术有效性、干预微创化的高度统一。以此为导向，精准外科强调将现代外科与新型科技成果的系统性整合以提升外科诊疗能力，强调多学科诊疗模式以克服外科的局限性；强调在遵循规范化和个体化的基础上，通过对各种诊疗技术手段的合理化应用形成优化的诊断技术、治疗技术、风险控制技术等外科要素，并以手术为核心有机组合这些要素，形成系统化的手术规划和治疗方案。

第三节 精准肝脏外科范式

肝脏作为人体内最大的实质性脏器和腺体，其解剖、生理和病理的复杂性决定了肝脏外科是腹部外科中最具挑战性的领域之一。肝脏外科历经百余年的发展已经取得了长足的进步，特别是近30年来，肝脏外科的安全性和治疗效果得到了显著提高。肝切除术的并发症和死亡率已显著降低，伴手术出血量显著减少、输血率显著降低，甚至有连续1 000例以上大宗肝切除病例零死亡的报道，具有标志性意义的早期肝癌切除术后5年生存率超过50%。然而，大范围肝切除的手术死亡率、肝脏恶性肿瘤的根治切除率及术后长期生存率仍难以令人满意。

精准外科范式在肝脏外科的演绎即精准肝脏外科，是实现肝脏手术安全性、治疗有效性和干预微创化同步提升的必由之路。对肝脏解剖、生理、病理学特征以及肝脏肿瘤生物学行为的深入认识奠定了精准外科的理论基础，数字化解剖和功能技术、计算机辅助外科技术、肝脏储备功能量化评估方法、肝切除手术技术、肝脏移植技术以及专科麻醉和重症监护技术等现代科技方法为精准肝脏外科构建了坚实的技术平台。随着正在兴起的第三次生命科学革命浪潮的推动，肝脏外科有望在精准外科的范式下实现治疗水平质的飞跃。

精准肝脏外科的核心内容和策略是最大化清除目标病灶，最大限度保护剩余肝脏，最大限度减免手术创伤反应，去实现患者最佳康复的终极目标。

一、最大化清除目标病灶的策略

最大化清除目标病灶是获得肝切除后最佳康复效果的前提。目标病灶（target lesion）是指针对消除症状和治愈疾病的预期目标，需要去除的全部或局部要害病变。例如，针对巨大单纯性肝囊肿，只需切除突向肝脏表面足够大的囊肿壁即可达到彻底缓解症状和消除囊肿的目的。针对肝脏良性肿瘤只需沿肿瘤边缘完整切除瘤体，而对于具有浸润转移特性的肝脏恶性肿瘤则须同时切除可能被肿瘤浸润的癌周肝组织。

（一）精确评估目标病灶范围

目标病灶的术前评估是依据病史、临床表现、物理检查、影像学检查、实验室检查、病理学检查结果，系统评价病变的性质、病变在肝内外的分布及肝脏脉管系统受累状况。物理检查和影像学检查是评估明确病灶数量、大小、分布及脉管受累状况的主要手段。对于具有侵袭转移倾向的恶性肿瘤选用高分辨率的影像学手段可以提高肝脏微小病灶的检出率和评估目标病灶的准确性。多排螺旋CT、动脉造影CT、高场强MRI、超声造影等能检出直径<10mm的微小癌灶。采用超顺磁性氧化铁和含钆造影剂双重增强MRI对直径小于1cm和大于1cm的小肝癌诊断敏感性分别可以达到46%和91%。

手术中的物理诊断、影像学诊断和病理诊断有可能检出术前影像未曾发现的肝脏微小病灶、腹膜转移、神经和淋巴结转移、血管和胆管以及其他腹腔脏器侵袭等，对于进一步确定目标病灶的侵袭范围具有不可或缺的重要价值。腹腔镜用于肝胆恶性肿瘤的探查和分期可避免对腹腔广泛转移和局部进展等患者行不必要的剖腹探查。术中超声和超声造影能够检出直径大于2mm的病灶，其敏感性超过90%；能够较术前检查发现10%~50%的新病灶，从而使7%~29.8%原有手术计划得到改变。

对具有浸润转移特性的肝胆系统恶性肿瘤，在物理诊断和影像学诊断所检测出的肿瘤范围基础上，还应依据各类肿瘤的生物学行为及个体病例的肿瘤大小、数目、肿瘤细胞分化级别、血管侵犯、肿瘤标志物表达水平等肿瘤因素进一步推断肿瘤的潜在侵袭和转移范围，从而对肿瘤的病理边界及必要切除范围做出合理的推断。

（二）不可切除肿瘤的降期处理

对于病变范围广泛的肝胆系统恶性肿瘤，可以通过降期治疗如新辅助化疗、肝动脉栓塞化疗、精确放疗等使肿瘤侵袭范围缩小，为治愈性肝切除创造条件。证据显示对于无法切除的结直肠癌肝转移患者，新辅助化疗可使12.5%~47%无法切除的患者最终能获得根治性切除的机会。对于根治性切除困难的肝细胞癌患者可应用经导管动脉化疗栓塞（TACE）、外放射治疗、内放射治疗控制肿瘤生长，缩小肿瘤体积，进而实施根治性切除。已有研究提示降期治疗后10.9%~57.1%的原先不可切除的肝细胞癌（HCC）病例可成功实施补救性肝切除，其5年生存率为24.9%~57%，与初期肝切除者相似。

（三）遵循无瘤手术原则

对于各种肝胆系统恶性肿瘤，精准肝脏外科应遵循无瘤原则，完整切除肿瘤病灶并避免医源性播散。

完整切除目标病灶并获得广泛的阴性切缘（wide tumor-free margin）是肿瘤学切除的基本要求。肝细胞癌的根治切除范围应依据推断的目标病灶的范围在瘤体外无瘤浸润的正常肝组织中将肿瘤整块切除。肝细胞癌的侵袭转移行为与其临床分期密切相关，单发直径小于2cm的极早期肝细胞癌，罕见局部浸润或血管侵犯，可选择肿瘤局部切除术；直径在2~5cm的肝细胞癌，常见荷瘤肝段的门静脉播散，以Couinaud分段为本的解剖性肝段切除术可以清除肝脏原发肿瘤和其邻近的微小转移灶，被认为是可减少肿瘤早期复发和提高无瘤存活率的最佳手术方法。对于直径大于5cm的进展期肝细胞癌可选择切缘充分的不规则性肝切除术，但目前对于切缘的宽度尚缺乏一致的证据。

针对结直肠癌肝转移而言，最新 Meta 分析的证据未能显示解剖性肝切除对非解剖性肝切除具有生存优势，考虑到化疗对肝实质的损伤，推荐采用切缘超过 1cm 的非解剖性肝切除。

无论是对原发性肝癌或是转移性肝癌，区域性淋巴结转移对手术预后的影响明确的。但是否需要常规行淋巴结清扫或是清扫的范围在不同类型的肿瘤是不一致的。胆管细胞起源的恶性肿瘤包括肝门部胆管癌、肝脏胆管细胞癌、进展期胆囊癌具有区域性淋巴转移倾向，应将区域性淋巴结清扫作为根治性切除的内容。

对于侵犯肝脏重要脉管结构的肝胆恶性肿瘤联合血管切除重建可显著提高肿瘤的治愈性切除率。虽然大血管的侵犯是肝细胞癌肝移植的禁忌证，但是严格选择的肝细胞癌患者肝切除联合血管切除和重建可提高肝细胞癌根治性切除率和总体生存率。在肝门部胆管癌，联合门静脉切除可提高 R_0 切除率和长期生存率。

针对肿瘤切除后肝内微小残余病灶可联合术中射频消融或术后放疗等辅助性或补救性治疗以达到完全清除癌灶的目的。临床研究证实，这些手段也可改善肝脏恶性肿瘤患者的长期生存率。

为避免肝切除过程中造成肿瘤的医源性播散，整块切除技术、非接触技术应得到遵循。针对巨大的肝脏肿瘤推荐原位或前入路肝切除方法。预先阻断荷瘤肝脏区段的入肝和(或)出肝血流的血管隔离技术，如 Glisson 蒂横断式肝切除虽然理论上有助于减少肿瘤细胞的血流播散，但其控制肿瘤复发和转移的价值尚未确定。

二、最大限度保护剩余肝脏的策略

剩余肝脏的功能性体积和脉管结构的完整性是决定术后肝脏功能代偿状态和手术安全的关键因素。

（一）肝切除安全限量的个体化评估

肝切除量受制于肝脏功能的代偿极限，而肝切除手术的安全性则是以保证剩余肝脏功能的充分代偿为前提的。因此，肝切除安全限量取决于维持个体肝脏功能充分代偿所必需的最小功能性肝体积即必需功能性肝体积（OFLV）。OFLV 主要取决于每一个体的理想肝脏体积（SLV）以及肝脏储备功能状态。

$$OFLV=\alpha\cdot SLV$$

SLV 指正常个体在健康状态下应该具有的充分功能储备和代偿潜能的理想肝脏体积，每个个体的 SLV 是相对恒定的，其大小取决于人体的体表面积（BSA）或体重。α 值是肝脏储备功能状态的函数，随着肝脏储备功能的减低，α 值相应增大。一般认为，对于正常肝脏，α=20%，对于肝实质损害显著的患者，包括肝硬化、重度脂肪肝和化疗性肝损害，α≥40%。对具体患者病变肝脏的 α 值的准确判断有赖于对患者肝脏储备功能的精确个体化评估。

肝脏切除安全限量（SLLR）是指特定个体仅保留 OFLV 的最大允许肝脏切除量。SLLR=TLV−OFLV=TLV−α·SLV。安全肝切除的必要条件是 RLV≥OFLV=α·SLV。

日本东京大学主要根据腹腔积液、胆红素水平及 ICG R_{15} 3 个参数，确立了肝脏储备功能的分级标准，并基于不同层级肝脏储备功能状态，推测其可耐受的肝段切除数量。因为不同肝段的体积和功能在生理和病理状态下均存在显著变异，以肝切除范围和可切除肝段数来表征肝脏切除安全限量是不可靠的。例如，对于肝右叶萎缩而肝左叶增大、肝脏功能代偿良好的肝硬化患者行肝左三区甚至左半肝切除可能是危险的。

我们采用肝实质病变、Child-Pugh 评分、吲哚菁绿 15min 滞留率（ICG R_{15}）作为肝脏储备功能量化评估标准，以标准化剩余肝脏体积（SRLV），即 OFLV 与 SLV 的比率来设定肝脏切除安全限量，构建了一个安全肝脏切除决策系统。对于 Child A 级肝硬化患者，若 ICG R_{15}<10%，预留肝脏功能性体积须不小于 SLV 的 40%；若 ICG R_{15} 为 10%~20%，预留肝脏功能性体积须不小于 SLV 的 60%；若 ICG R_{15} 为 21%~30%，预留肝脏功能性体积须不小于 SLV 的 80%。若 ICG R_{15} 为 31%~40%，只能行限量肝切除；若 ICG R_{15}>40% 或 Child B 级，只能行肿瘤切除术，Child C 级则为肝切除的禁忌证。前瞻性研究显示该决策系统拓展了肝切除术的适应证，而没有增加肝切除术后肝衰竭的发生。

（二）增加剩余肝脏的功能性体积

如果预留肝脏的功能体积小于 OFLV，可以考虑通过以下途径增加剩余肝脏功能体积：①通过选择性栓塞拟切除肝脏区段的门静脉促使预留肝脏增生，使之体积达到乃至超过 OFLV。门静脉栓塞 2~8 周后预留肝脏体积可增生 20%~46%，Meta 分析显示超过 85% 的患者可以获得根治性肝切除的机会。对于 PVE 诱导再生失败的病例尚可采取腹腔镜门脉结扎和原位肝劈离促进预留肝脏再生。最近有门脉输注 $CD133^+$ 的骨髓干细胞促进 PVE 后肝再生的成功报道。②去除可逆性肝损害因素，改善预留肝脏的功能。对于伴有重度梗阻性黄疸而需大范围肝切除的患者，术前可通过选择性预留肝脏或全肝胆道引流来改善肝脏功能。单纯性脂肪肝患者可通过饮食控制、锻炼使肝损害得到逆转。

（三）节省功能性肝实质

在确保彻底清除目标病灶的前提下应采取合理技术节省功能性肝实质。①优化肝切除术式：对于早期肝细胞癌，要选择解剖性肝段或亚段切除术，既能彻底清除癌灶，又能最大化保留正常功能性肝实质。对于不适合或不需要解剖性肝段切除的肝脏肿瘤病例，选择最小无瘤切除的不规则肝切除，以保留更多的正常功能性肝实质。②合理应用辅助性技术保留肝实质：在主要病灶切除后，采用射频消融清除位于剩余肝脏深部的残余小病灶，有助于保留更多功能性肝实质而不影响根治的效果。③优化肝切除技术：采用微创化精细肝实质离断技术（CUSA、钳扎法、超声止血刀等），避免大块钳夹和缝扎肝断面组织。

（四）剩余肝脏结构和功能保护

剩余肝脏中的流入道和流出道脉管结构完整是其充分发挥功能的先决条件，术前评估、手术规划和手术作业时都应将预留肝脏重要脉管的优先保护和修复重建作为关键内容。针对复杂肝切除病例，联合计算机辅助手术规划系统对预留肝脏的流入道和流出道受损情况进行流域量化分析，可帮助外科医师精确判断脉管重建的指征。

对于缺乏代偿性动脉通路（包括异位肝动脉、肝门板左右交通支、肝周韧带、膈动脉以及腹膜后血供）的急性动脉损伤及术中影像学检查证实动脉血供缺如的剩余肝脏，应进行动脉重建；而任何部分的剩余肝脏门静脉干应予重建，以保证其功能性体积最大化；对于主肝静脉回流受阻且无充分代偿的副肝静脉，排除淤血肝脏体积后，剩余功能性肝体积不足的患者，必须进行淤血部分肝脏回流静脉的重建，如有能充分代偿的副肝静脉（如脐静脉、右后下肝静脉等）或者肝静脉交通支，则主肝静脉切除后无须重建；对于造成肝静脉或肾静脉回流障碍的下腔静脉切除，都必须进行肝后下腔静脉重建。但肝静脉平面以下下腔静脉完全阻塞，而侧支代偿完全者可不重建下腔静脉。

对于剩余肝脏的功能保护，应考虑到低血压、缺血再灌注损伤、小肝综合征、围手术期感染、药物性损害等一系列相关病理因素的影响。

三、最大限度减免手术创伤反应的策略

实施涵盖手术治疗全过程的微创化策略和措施，包括减轻手术入路创伤、控制术中出血和输血、减免剩余肝脏损伤、围手术期加速康复外科处理等一系列手段，从而减低肝切除造成的全身、局部和心理等创伤效应总和。

（一）控制术中出血

出血是影响肝切除术后近期及远期预后的独立危险因素，控制术中出血是肝切除手术的关键技术之一。控制出血的途径主要有：①控制入肝血流。②控制出肝血流。③全肝血流阻断。④控制肝断面出血。⑤纠正凝血功能障碍。应针对肿瘤与脉管解剖关系、肝切除术式、肝实质病变程度和循环系统状态，合理选择不同的肝血流阻断方法。

多数情况下，通过 Pringle 方法肝外解剖阻断肝动脉和门静脉、选择性半肝血流阻断等多种技术控制入肝血流即可有效控制肝切除时的出血。通过各种心肺干预方法降低中心静脉压（<5mmHg）可明显减少肝切除时肝静脉来源的出血。完全血流阻断主要用于累及肝静脉与下腔静脉汇合部的中央型巨大肿瘤。对于需要持续全肝血流阻断的复杂肝脏手术，可考虑体外静脉转流下全肝血流阻断和低温灌注。对于原位手术无法完成的复杂血管切除重建或出血难以控制的病例可选择体外肝切除。

控制术中出血是肝切除手术的关键技术。肝实质正常且预留肝脏功能体积充足的肝切除病例，可选择降低中心静脉压（<5mmHg）联合入肝血流阻断的方法控制术中出血；对于肝实质损害较重、预留肝脏功能体积处于边缘状态的病例，应考虑不阻断肝脏血流或选择性半肝血流阻断下的肝切除。对于困难肝切除，预计需要阻断肝脏血流时间超过肝脏耐受缺血的极限时，可考虑采用在全肝血管隔离和冷灌注下的肝切除。对于主肝静脉和肝后下腔静脉受累需要切除重建者，可能需要实施全肝血流阻断下的肝切除或者体外肝切除。

（二）控制组织损伤

术中应精心呵护肝脏和其他器官组织，精细解剖，轻柔操作避免大块结扎组织，避免粗暴牵拉和强力挤压脏器等“野蛮”操作，最大限度减轻手术创伤。采用微创化的肝实质离断技术减轻肝切除过程中对肝实质和肝内脉管结构的损伤。基于肝内脉管区域性分布特征，对缺乏重要脉管结构的周边带可采用钳夹法或超声止血刀、Ligasure 等“One-step”法离断肝实质，对含重要脉管结构的围肝门区可采用先解剖显露脉管结构再精确处理的“Two-step”法。对两者之间肝实质的离断可酌情交替使用“One-step”法或“Two-step”法。

肝实质离断方法的选择主要根据手术医师的经验、设备条件和对术中精细解剖的要求。在无重要脉管结构的肝脏表浅区域可采用钳夹粉碎法和电凝离断肝实质，也可采用超声止血刀或 PK 刀等热凝固法直接离断肝实质。在肝门区和重要脉管的行程附近可采用有助于精确解剖和控制出血的超声解剖刀和水刀等精密器械与电凝联合应用离断肝实质。

（三）微小入路手术

微创外科理念和技术已在肝脏外科广泛渗透，腹腔镜肝切除是实现减少手术创伤的重要途径。但传统

腹腔镜技术操作的精度较难掌控，其公认的肝切除适应证为：肿瘤单发、直径≤5cm、位于肝脏外周（Ⅱ~Ⅵ）段。达芬奇机器人手术系统能进行精确的肝门解剖、门腔间隙解剖、组织缝合和血管吻合等复杂外科技术，可实现最小入路创伤与精工手术操作的完美结合，使腹腔镜肝切除变为可控性肝切除。中国人民解放军总医院2011年报道了包括右半肝切除、肝门部胆管癌根治切除在内的13例机器人辅助的腹腔镜肝切除，其术中出血量和术后并发症发生率显著低于传统腹腔镜手术。

（四）加速机体康复

基于加速康复外科理念，采用良好镇痛、控制静脉输液量、早期肠内营养等一系列旨在加速创伤愈合和减轻创伤反应的围手术期处理方法，加快患者的康复。针对存在诱发肝功能衰竭的危险因素的患者，包括原有肝实质病变、术前肝储备功能低下、剩余肝脏功能性体积接近安全限量、肝脏长时程血流阻断、术中大出血、腹腔感染、脓毒症等，更需要高度重视围手术期管理并制订完善的处理方案。

第四节　精准胆道外科范式

由于传统经验外科理论和技术的局限性，肝内胆管病变的手术治疗遗留为腹部外科领域跨越世纪的难题，其复杂性主要源自肝内胆管在解剖、生理和病理学改变以及治疗技术上存在的高度“不确定性”。精准胆道外科范式的创立破解了肝内胆管病变手术治疗的关键技术难题，推动胆道外科从肝外胆道、肝门区胆道向着肝内胆道纵深挺进，迈入了以在肝段水平精准处理肝内胆管病变为标志的胆道外科新时代。

一、肝内胆管节段性切除

肝内胆管节段性切除适用于仅累及3级以下肝内胆管和肝外胆管病变的处理。既往认为两侧肝内胆管切除的极限点分别为U点和P点，应用精准外科技术可实现超越两个极限点的肝内胆管切除。针对累及B_2、B_3的肝管病变，可将门静脉矢状部游离，在切断其走向S_4的分支后，将矢状部牵向左侧，进而在其后方乃至左侧将B_2、B_3及其汇合部切除。针对累及B_6、B_7的肝管病变，可通过围肝门切除、围肝门联合肝S_4段切除或肝S_5段+肝S_8段切除的途径，显露和分离门静脉右后支，在其右后方将B_6、B_7及其汇合部连同部分肝实质一并切除。

二、受累及血管切除重建

当门静脉受到胆道肿瘤侵犯时，应考虑切除重建。一般认为门静脉切除重建的极限是肝内3级分支，而肝动脉切除重建的极限多设为其2级分支。

三、病变肝段切除

病变累及3级以上肝管或血管，超越其切除重建的极限点，需将病变脉管连同其支配的肝段一并切除。精准外科倡导定量化肝切除策略和技术，通过规则性肝段切除，彻底清除病变胆管树及受累及肝段，并最大化保留正常肝实质。

四、围肝门切除

针对肝门胆管癌的浸润转移特点，肝外胆管切除、肝门区和两侧1~3级肝管切除、受累及门静脉和肝动脉切除、全尾状叶及S_4、S_5、S_6段的近肝门部分切除、区域淋巴结清扫和神经丛廓清是治愈性手术的基本内容和要求。Bismuth Ⅰ、Ⅱ型癌肿可采用单独围肝门切除，而Bismuth Ⅲ、Ⅳ型，需要围肝门切除联合选择性肝段切除。

五、肿瘤区域性浸润转移组织的清扫

对于胆管癌和胆囊癌，癌肿及转移灶的清除是治疗成功的前提。胆系肿瘤的区域淋巴结和神经丛清扫范围包括肝十二指肠韧带、胰头后方、肝总动脉及腹腔干周围。目前尚缺乏精确评估癌肿浸润转移范围的方法，使该手术具有盲目性。

近年来笔者团队在处理各种复杂胆道疾病中整合应用以上精准肝胆外科技术，积累了成功经验。根据发病原因、病变位置、病变分布及治疗方式等因素提出了以胆管树受累范围为主线的肝胆管结石病、胆管损伤及损伤性胆管狭窄和胆管扩张症的新分型系统，有助于对复杂胆道疾病更加科学合理地辨“型”论治。笔者团队采用最大化保留肝实质的规则性肝段切除术治疗肝胆管结石病，治愈率从60.7%提高到90.4%；针对因增生-萎缩复合征而严重畸形的肝胆系统，建立了精确切除病变胆管树及萎缩肝段的新技术；对于广泛毁损的终末期肝胆管结石病患者，在国际上首创仅保留尾叶肝段的次全肝脏切除术，治愈率达93.8%。针对以往常规手术无法根治的复杂肝内胆管扩张症，笔者团队提出针对3级以上肝内胆管扩张，切除病变肝管及引流肝段的策略和方法；针对3级肝管或远端胆管扩张，则行胆管节段性切除和重建。笔者团队采用定量化肝切除联合节段性肝内胆管切除术根治累及双侧肝叶的胆管扩张症，变革了胆管扩张症治疗模式，远期疗效优良率达95%。笔者团队创建围肝门联合选择性肝段切除根治肝门胆管癌的新策略和新手术方式，提高了肝门部胆管癌一期手术的R_0

切除率，并使过去认为不能治愈的 Bismuth Ⅳ型肝门部胆管癌获得 R_0 切除的机会。笔者团队在国际上率先采用体外肝切除术替代同种异体肝移植，根治广泛侵犯肝内胆管和血管的终末期泡性肝包虫病，施行了肝段和亚肝段水平的胆管、门静脉和肝静脉流出道的切除重建，治愈率达 86.7%，为根治复杂肝包虫病开辟了新途径。

第五节 精准肝胆外科的决策原则与手术规划要点

一、精准肝胆外科的决策原则

肝切除手术的理想目标是治疗有效性、手术安全性和干预微创化的统一。肝切除手术的有效性在于彻底清除目标病灶，安全性在于剩余肝脏功能充分代偿，微创化要求以最小的创伤代价完成安全而有效的手术，三者之间是密切联系又彼此制约的复杂关系。切除足够大范围肝脏以彻底去除目标病灶的病理学要求与最大化保留足够剩余功能性肝脏的生理学原则之间存在矛盾冲突。肝切除术本身是一把通过造成创伤而治愈肝脏疾病的“双刃剑”，安全有效治愈疾病的要求与手术创伤侵袭的风险之间也存在着矛盾。

在获取最佳康复效果的目标下如何实现彻底去除病灶、最大肝脏保护和最小创伤侵袭三者的统一是精准肝脏外科的核心策略。精准肝脏外科的决策就是在多维价值观主导下寻求统筹兼顾病灶清除、脏器保护、创伤侵袭等三个维度之间的最佳平衡点，以达到治疗有效性、手术安全性、干预微创化，最终实现外科实践最优化和患者获益最大化。这一决策过程以追求确定性最大化为基础，以控制关键不确定因素为重点。

精准肝脏外科是在追求确定性和减少不确定性基础上的理性决策。需要充分利用现代科技手段对患者病情做出定性、定量和定时的准确评估，例如确定肝脏解剖变异、肝脏病变特征、肝脏功能储备、必要肝脏切除范围、必需肝脏保留范围等，进而遵循有可靠证据的循证法则，在准确预测治疗后疾病演变、转归和结局条件下选择最优化的治疗方案。

然而，肝脏疾病及其外科治疗的复杂性决定了肝脏外科中的临床决策常需要在不确定条件下进行构建。这就需要正确识别影响治疗结局的关键不确定性因素，如恶性肿瘤的侵袭转移行为、肝实质损害时肝脏的储备功能等。通过对肝脏外科实践中各种不确定性因素进行预见、识别、量化，并通过科学决策分析获得关键不确定性因素及其可能后果的确定性概率，根据治疗的可能结局判断和权衡关键不确定性因素的风险概率及风险值，最终选择认为最可能接近预期效果并且风险可控的外科治疗方案。在不确定性条件下的外科决策中，医者经验与循证法则的结合可以促使循证法则趋向更加合理和完善的运用，从而使得针对个体患者的决策更易于达到其获益最大化的目标。

二、精准肝胆外科的手术规划

精准肝胆外科的手术规划是以外科决策确定的治疗目标和治疗方案为基础，对外科治疗过程及其技术环节进行系统的考量和设计，构建整套的行动方案。其要点包括：

1. 确定目标病灶的病理边界和必要切除范围。
2. 确定必需功能性肝体积和必需保留范围。
3. 确定可切除范围及最佳的肝实质分割层面。
4. 预留肝脏体积、结构和功能的评估与保护策略。
5. 确定合理肝切除范围及最佳肝切除术式。
6. 预见需要切除 / 重建的重要脉管结构。
7. 系统评估手术风险并制订风险控制对策。
8. 确定手术流程、手术入路及关键技术方法。
9. 确定辅助治疗方法及围手术期处理要点。

必要切除范围是目标病灶累及的病变肝组织及病灶切除后结构和功能会遭到损毁的非病变肝组织的总和。必需保留范围是指维持肝脏功能充分代偿(包括正常或病理状态下)的最小功能性肝脏体积。在确定必需切除范围与必需保留范围之后，应该对预留肝脏的体积、结构与功能进行分析，因为剩余肝脏决定手术结局。在必要切除范围和必需保留范围之间的肝脏可切除范围内，基于剩余肝脏功能性体积最大化、治疗疗效最优化、手术风险最小化的原则，确定适当肝切除范围及最佳肝切除术式，同时确定需要切除 / 重建的重要脉管结构。规则性肝切除适用于预留肝脏功能性体积充足、病变依肝脏区段范围分布或需同时切除受累主干脉管的病变；不规则肝切除适用于无须切除肿瘤旁肝实质的良性肿瘤或原位癌、不涉及主干脉管的肝脏周边区域病变的切除以及肝储备功能较差而需要保留更多的功能性肝组织的肝切除。

肝实质分割层面的选择需要综合考虑以下因素：获得足够的无瘤切缘、节约功能性肝实质、顺沿缺乏脉管结构的区段间隙、避免预留肝脏脉管结构的损伤。通过多帧 2D 影像的连续追踪分析，或者基于 3D 重建图像的虚拟手术，比较采取不同虚拟切面时的切缘状况、切面累及的管道、切除的肝脏体积、剩余的肝脏体积及其结构完整性，从而确定最佳分割层面。

需要对手术风险进行系统分析评估，并设计控制风险的策略和方法。重点包括对重要脉管的解剖变异认知，目标脉管结构的处理及误伤防范，术中大出血的控制，肿瘤破裂的危险因素，预留肝脏的缺血损害，病患生理极限的预测和手术安全底线的掌控。

手术入路的选择、手术流程的设计和关键技术方法的选择有赖于肝脏病变性质、手术的复杂性、预留肝脏功能性体积大小、重要脉管受累状况等。当入路创伤大于肝脏手术创伤，且腔镜下手术可实现目标病灶的彻底清除和手术风险的有效掌控时，可选择微小入路的腹腔镜肝脏手术。规则性肝脏区段切除常从解剖和阻断目标肝脏区段的肝蒂开始，显示拟切除肝段的缺血边界后再离断肝实质。对于病变累及肝门部使拟切除侧肝蒂结构解剖分离困难的复杂病例，可先行解剖确认预留肝脏的肝蒂结构，然后沿缺血分界线离断肝实质。对于巨大肝脏肿瘤，为避免游离肝脏时挤压肿瘤造成癌细胞血行播散，可以采用原位或前入路肝切除。关键技术的选择包括肝脏血流阻断技术，肝叶(段)边界的确定，肝实质离断方法，脉管重建技术，术中影像导航技术，辅助性非手术方法等。

传统肝脏手术计划建立在二维(2D)的超声和CT/MRI等影像检查评估以及肝脏功能的半定量评估基础上，对于病灶的解剖定位和与肝内脉管结构的毗邻关系以及肝脏储备功能难以量化分析，因而对于适当肝切除范围、肝切除术式及肝脏分割层面的把握主要依赖临床经验确定，尤其面对复杂的肝切除病例，往往需要剖腹探查才能最后决定手术方案。基于数字外科平台的计算机辅助手术规划系统，可以立体透视肝脏解剖、精确掌握肝段的边界、精确测算肝段乃至任意血管所支配的功能体积、准确定位病灶及其与邻近脉管的解剖关系，进而准确判断病灶的可切除性。通过虚拟肝脏切除，可以对不同手术方案进行比较、筛选和优化。尤其是对于切除范围较大、累及或邻近重要解剖结构的复杂肝脏切除，计算机辅助手术规划系统显得更加具有实用价值。

最后，尚应确定辅助治疗方法及围手术期处理要点。包括预处理改善肝功能、肝脏血流的麻醉调控、维护内环境的稳态、保护剩余肝脏功能、合理的肠外肠内营养支持、监测和处理并发症、加速康复外科措施等。

第六节　精准肝胆外科体系的技术支撑

笔者团队集成应用现代科技手段和传统医学方法，系统优化和创新肝胆外科理论和技术，构建了以可量化、可视化、可控化为基本技术特征的精准肝胆外科范式，显著提高了肝胆外科实践的“确定性”。

一、可量化技术

可量化技术以客观量化评估代替人为主观经验判断，预测和衡量医疗实践中的风险与获益，从而准确选择并精确应用最优化干预策略和方法。精确测算目标病灶及其病理边界、肝脏储备功能及必需功能性肝体积，是施行安全肝切除术外科决策和手术规划的可靠依据。对医疗实践中确定性风险和不确定性风险的概率量化分析，可为以最小化干预风险博取最大化健康收益的循证决策奠定基础。笔者团队通过整合应用肝实质病变、Child-Pugh分级和ICG R_{15}三个参数，个体化准确评估肝脏储备功能和必需功能性肝体积，创立了基于肝功能量化分级的定量肝切除决策系统；并在国际上率先研发出基于 ^{99m}Tc-半乳糖人血清白蛋白闪烁扫描法与多模态影像融合技术的肝段功能区域化定量评估新技术，显著提升了肝胆外科决策的精准性。

二、可视化技术

可视化技术是利用现代光导技术和成像技术，克服人眼不能透视和直视的局限，精确“视诊”靶器官解剖、生理及病理状态，为精准治疗创造有利条件。数字外科技术是对高度复杂的肝内胆管系统实现精准手术处理的高效工具，通过2D影像数集重建肝胆系统的3D可视化模型，可以全景式立体“透视”肝脏及其脉管系统的空间结构，并可应用3D打印技术实体化再现个体肝胆系统，进而在立体构象上准确判定与精准测量病变分布范围及其与毗邻脉管结构的空间关系。计算机辅助的影像导航系统通过术中影像与手术患者解剖结构准确融合对应，以虚拟探针的形式实时跟踪显示手术器械位置及其与患者解剖结构的空间关系，可动态引导手术作业并能及时对操作偏差进行校正，从而保证了手术作业的精准性。借助吲哚菁绿(indocyanine green，ICG)荧光等功能性显像技术，可同时显示胆管行程和肝胆系统肿瘤的边界，从而精确指引手术作业路径。笔者团队研发了基于创新算法的肝胆影像3D可视化技术，并在国际上率先应用3D可视化重建技术和3D打印技术进行胆道系统解剖评估和手术设计，提升了外科决策和干预过程的确定性和预见性。

三、可控化技术

可控化技术是以实现预设外科治疗目标、按照预设手术干预计划，精确掌控的作业流程和技术方法。这种可控性表现在高精度手术作业、最优化损伤控制和外科风险管理上。基于预设手术计划，以见证点和停止点为标识实时监控手术路径和作业层面，保证目标病灶的彻底清除及正常组织的最大化保留。在术中出血风险控制方面，传统手术常采用Pringle法阻断入肝血流，由于阻断时间、次数的限制和背景肝病的复杂性常迫使手术快速粗放地进行，难以清晰显露肝脏脉管结构而容易发生误伤。精准肝切除术选择半肝血流阻断、单独门静脉或肝动脉阻断、下腔静脉阻断及降低中心静脉压等技术组合来减少出血，而超声刀、水刀等精良手术设备的辅助运用可在无须经肝血流阻断或只需部分血流阻断的情况下进行微创化肝实质离断。

第七节 展望

诚然，现代科学为实现精准肝胆外科奠定了坚实的理论基础和技术支撑。但肝脏的结构如此精美、功能如此复杂、病理如此多变，即使在科技高度发达的今天，我们仍然无法全面破解肝脏的复杂功能和深刻认识肝脏疾患的本质，难以全面获取、解读和调控各种肝脏疾病相关的分子信息并将患者个体特异性的分子信息整合应用于肝脏外科实践。诸如肝脏功能的区域性立体定量评估、肝脏肿瘤侵袭转移范围及病理边界的准确界定、病变肝脏耐受血流阻断的安全时限、肝硬化时安全肝脏切除量的准确把握、肝脏手术中影像与信息导航、肝胆外科手术技术的创新、优化和循证评价、基于现代信息技术平台的外科决策支持工具等重要问题仍待深入探索。

精准外科尚不完美，这既是现实，也是推动医学发展的动力。作为新的理念，精准外科将对传统医疗模式、工作方法以及专科医师培训等带来巨大冲击。未来的外科医师会把更多精力放在对患者的精确评估和手术规划上，一些大的外科中心甚至可能会出现在外科领域有专攻的影像学家和计算机图像专家。精准外科理念为创立外科学、肿瘤学、生理学、病理学、影像学、计算机科学等多学科联盟，共同推进医学发展提供了平台，带来了全新的机遇。

（董家鸿）

参考文献

1. 董家鸿，黄志强．精准肝切除——21世纪外科新理念．中华外科杂志，2009，47(21)：1601-1605.
2. Eguchi S, Kanematsu T, Arii S, et al. Comparison of the outcomes between an anatomical subsegmentectomy and a non-anatomical minor hepatectomy for single hepatocellular carcinomas based on a Japanese nationwide survey. Surgery, 2008, 143(4): 469-475.
3. Ji WB, Wang HG, Zhao ZM, et al. Robotic-assisted laparoscopic anatomic hepatectomy in China: initial experience. Ann Surg, 2011, 253(2): 342-348.
4. Dong JH, Yang SZ, Xia HT, et al. Aggressive hepatectomy for the curative treatment of bilobar involvement of type Ⅳ-A bile duct cyst. Ann Surg, 2013, 258(1): 122-128.

1

第三章

外科患者的水、电解质和酸碱平衡

正常情况下进出人体的水是平衡的，及时防治外伤、疾病或手术所致水、电解质和酸碱失衡，才能保证手术顺利进行，降低并发症发生率及手术病死率。本章就有关手术前后常见的一些水、电解质和酸碱失衡及其防治措施作简略介绍。

第一节 围手术期常见的水和电解质失衡

一、体液的正常平衡

（一）体液的分布和含量

体液主要分布于细胞内、外两处。成年男性细胞内液（第一间隙）约占体重的40%，细胞外液（第二间隙）约占体重的20%。细胞外液中，血浆约占体重的5%，组织间液约占15%。此外，在细胞外液中，尚有一小部分与全身体液交换缓慢的液体，如关节液、脑脊液、胸腹腔液等，称为第三间隙液。

一般成年男性含水量约占体重的60%，成年女性约占55%、幼婴儿占70%~80%，儿童约占65%，老年男性约占50%，老年女性约占45%。脂肪组织含水量少，肥胖者体液量较少，对失水耐受力较体瘦者差。

正常成人每日水分出入量为2 000~2 500ml（表3-1）。入量中，饮水1 000~1 500ml，食物分解及氧化的水（内生水）约300ml。

表3-1 成人每日水分出入量

入量/ml		出量/ml	
饮水	1 000~1 500	尿	1 000~1 500
食物	700	皮肤蒸发	500
内生水	300	肺（水蒸发）	350
		粪（含水量）	150
总量	2 000~2 500		2 000~2 500

氧化后产生的水称为“氧化水”。1g脂肪氧化生水1.07ml；1g蛋白质氧化生水0.41ml；1g糖类氧化生水0.55ml。如果患者因高热、严重感染、创伤或消耗性疾病，需要消耗自身组织时，则除氧化水外，组织分解时还要产生一部分水。由于体内糖原储量甚少，很快消耗殆尽，脂肪组织含水量少，仅占25%~30%，故主要系肌肉组织（蛋白含量较高）分解产生的水。若以消耗组织中脂肪和肌肉各半计算，则每消耗1g组织时，产生水约1ml。为了有别于氧化水，将组织消耗所产生的水称为“内生水”，即包括氧化水和组织分解释放出的水。

水的排出途径为肾（尿）、皮肤（蒸发）、肺（水蒸气）及胃肠道（粪）（见表3-1）。由皮肤和肺蒸发的水分称为“不显性丢失”的水分，每日700~1 000ml或12ml/kg。在一般情况下，成人每天最低需水量1 200~1 500ml。除“不显性丢失”外，肾脏每天排泄30~50g的废物，最少需水约500ml。

正常第三间隙的容量约为体重的1%，但在病理时，则显著增大，称之为“第三间隙异常”或“体液体内转移”。这常见于两种情况：①“细胞外液死腔”：如严重创伤或烧伤、腹膜后严重感染、大静脉急性栓塞等，大量血浆样液渗出至组织间，使组织间液积聚。这些体液虽仍属于细胞外液，但暂时不能被利用，故称为“细胞外液死腔”。②“第三间隙”扩大：如各种原因所致胃肠内容物淤积、胸腹腔积液等，这些体液虽亦在扩大的第三间隙内，同样暂时不能被利用。所以，此时患者体重不减轻甚或增加，但有明显的体液缺少的表现。当休克、炎症或胃肠梗阻改善或解除以后，这些异常转移的体液可重被吸收，血容量增多。此时如补液偏多，易导致体液超载，严重者可发生脑、肺水肿及心力衰竭等。

（二）体液的电解质

细胞内液的主要电解质是钾离子、磷酸根及蛋白阴离子，细胞外液的主要电解质是钠、氯离子及碳酸氢根等(表 3-2)。细胞外液中,血浆和组织间液所含电解质的量近似。

表 3-2 体液中电解质含量 单位:mmol/L

	电解质	血浆	细胞内液
阳离子	钠离子	142	10
	钾离子	4	150
	钙离子	2.5	1
	镁离子	1	20
阴离子	氯离子	103	2
	碳酸氢根离子	24	10
	磷酸根离子	1	50
	硫酸根离子	0.5	10
	有机酸	5(离子价)	—
	蛋白质	16(离子价)	40(离子价)

组织间液与血浆的主要区别是组织间液含蛋白质很少,仅为 0.5~3.5g/L,而血浆则为 70g/L。因目前尚无测定细胞内液电解质含量的常规方法,临床通常以检测血浆电解质浓度作为临床处理电解质的依据,故有一定局限性。更应注意的是血浆尚含有约 7% 的固体物质,其中包含蛋白质和脂类,故 1L 血浆仅含水 930ml。故如血脂增高时,则将影响血浆电解质浓度。

钠是细胞外液中最主要的电解质,正常血清钠浓度为 137~147mmol/L,占血清阳离子总量的 90% 左右,是影响细胞外液渗透压的主要因素。血清钠浓度的高低,一般可以反映细胞外液渗透压的高低。成人一般每日摄入 5~10g 钠盐,超出身体所需的钠主要从肾脏排出。肾脏有较好的控制调节钠的能力。停止钠盐的摄入,除最初 1~2 天尿中仍排出一定量的钠盐外,以后逐日减少,以致完全不排钠。

人体的水与电解质平衡是受中枢神经系统 - 内分泌(抗利尿素、醛固酮等)调节,主要通过胃肠道、肾、肺和皮肤四个途径,其中肾脏又是最主要的途径。因此,在处理水与电解质失衡时,及时恢复肾脏血流量及功能为重中之重,如果肾功能受损害,则处理上困难甚多。

除从肺呼出的水蒸气外,所有的分泌物、渗出物、排泄物中均含有不同浓度的钠盐。这些液体的丢失是造成外科水与电解质失衡的重要原因之一。汗液一般含氯化钠较低,约 2g/L。出汗多,浓度高,因此大量出汗不但失水也失盐。消化被每天的分泌量可高达 7 000~10 000ml(表 3-3),但绝大部分在下消化道重被吸收。一般粪便中含水量甚少(150ml 左右),但如果由于呕吐、腹泻、消化道瘘、胃肠减压、肠梗阻等,大量丧失消化液将导致水与电解质的失衡。

(三)体液的渗透压

渗透压是由溶液中溶质所含不能再解离微粒(阳离子、阴离子、分子等)多少决定,而与微粒种类、大小无关。渗透压是溶质微粒对水吸引力,单位体积溶液中所含微粒数越多,则渗透压越大。渗透压是维持各部分体液间平衡的重要因素。渗透压的单位是 mmol/L,血浆渗透压的正常值为 285~295mmol/L。

1mol/L 表示 1L 溶液内溶质含有 6.02×10^{23} 个微粒。容积渗透压摩尔(osmolarity),1mmol 溶质放入水中,加水到 1L,即总容积为 1L,以 1mOsm(毫渗量)/L 表示。重量渗透摩尔(osmolalily),1mmol 溶质放入 1 000g 水中,总容积超过 1L,以 1mOsm/(kg·H_2O)表示。以上两种单位的不同是,一为单位体积(L)溶液中所含溶质(mmol),一为单位重量(kg)水(溶剂)中所含溶质。

表 3-3 消化液电解质含量及分泌量

	Na^+/(mmol/L)	K^+(mmol/L)	Cl^-(mmol/L)	HCO_3^-(mmol/L)	H^+(mmol/L)	pH	24 小时分泌量 /ml	附注
唾液	50	20	40	30	—	7.0~8.0	500~1 000	
胃液(基础状态)	100	10	140	—	30	可低至 1.5	1 000	胃酸缺乏时,可有 HCO_3^-,pH 可达 7.0
胃液(食物刺激)	30	10	140	—	100	可低至 1.0	4 000	应激、恐惧可刺激酸的产生;手术后胃液引流的酸浓度可很高
胆汁	140	5	100	40~60	—	可高达 8.0	500~1 000	胆汁在胆囊内可浓缩许多倍,钠离子可超过 200mmol/L
胰液	140	5	75	80~120	—	8.0	1 000	
小肠液(上段)	120	10	100	15	—	弱碱	2 000	
小肠液(下段)	115	10	70	50	—	弱碱	500	
结肠	50	70	15	30	—	弱碱	少量	

前者受温度影响,因为溶液的体积可随温度而变化;还受高脂血症、高蛋白血症的影响,因为这可使血浆含水量下降,导致血浆所有成分假性降低,以致血浆渗透压计算值降低。

血浆内起渗透压作用的主要物质是电解质、葡萄糖、尿素等颗粒较小而数量较多的物质,蛋白质分子量大,对血浆渗透压影响小。计算血浆渗透压的公式不少,大同小异,大致均以二倍的钠离子计算,现举例如下。

血浆渗透压(mmol/L)=2×血 Na^+(mmol/L)+血糖(mmol/L)+血尿素氮(mmol/L)

血浆蛋白分子量大,微粒数相对较小,对血浆渗透压(晶体)影响小,但血浆胶体渗透压主要由血浆蛋白产生。在血浆蛋白中,以白蛋白分子量较小,微粒数相对较多,故白蛋白在胶体渗透压中有重要的作用。胶体渗透压通过毛细血管壁,将细胞间隙的水分回吸入毛细血管内。血浆胶体渗透压可以胶体渗透压计测定,也可以公式计算。如:血浆胶体渗透压(kPa)=[0.554×白蛋白(g/L)+0.143×球蛋白(g/L)]×0.133 3。血浆胶体渗透压正常值为3.3~3.6kPa(25~27mmHg或34~37cmH_2O)。

尿渗透压通常400~1 000mmol/L,可低至50mmol/L,可高达1 400mmol/L,成人每天尿溶质排量800~1 000mmol/L。

测定及计算渗透压的临床意义:①决定血浆、尿液及其他体液是高渗还是低渗,这可用于区别高渗脱水及低渗脱水;静脉营养监护;判断人工透析的疗效等。②鉴别是否有肾功能不全。③推测疾病的预后。即应用血浆渗差,渗差=测定的渗透压值-公式计算渗透压值。仪器测定渗透压值显著升高,表示血浆中存在许多公式计算已知物质以外的微粒,这些微粒增多一般系因分解代谢加剧所致,分解代谢加剧往往是病变严重的征兆。但由于公式较多,尚无一公认的血浆渗差正常值。但是,若用同一公式计算,在同一患者作连续观察,其影响因素大体相似情况下,血浆渗差是可以提示疾病预后的。若渗差不断增大,尤其是大于40mmo1/L,提示预后不良;反之,渗差变小,则示病情好转。

二、水和钠代谢失衡

(一)脱水

1. 高渗性脱水 高渗性脱水又名缺水,系指机体水分丢失多于盐分,结果体液呈高渗状态。

(1) 病因

1) 水摄入量减少或不足:由于患者失去知觉或疾病导致吞咽困难,不能进食,但机体每天仍需排出一定量的水。

2) 水排出量增多而未及时补充:例如高热、气管切开、胸腹手术时内脏长时间暴露、呼吸增快、大量出汗、甲状腺功能亢进、大面积烧伤患者施行暴露疗法、尿崩症、长期应用溶质性利尿剂、鼻饲综合征(昏迷患者鼻饲高渗饮食,产生细胞外液渗透压升高或溶质性利尿,但由于昏迷,患者不能诉口渴,致饮水不够)及高血糖昏迷等。

(2) 病理生理及临床征象:大量缺水后,细胞外液变为高渗,细胞内水分向细胞外转移,故主要为细胞内缺水。并由于体液高渗引起垂体后叶分泌的抗利尿激素(ADH)增加,肾小管的水分重吸收增多、以代偿水分的丧失。如果缺水严重,不但细胞内,而且细胞外容量也减少,进而刺激醛固酮的分泌增多以保钠,致细胞外液渗透压进一步增高。

临床表现根据缺水的严重程度而异(表3-4)。主要表现口渴,唇舌、口腔黏膜及皮肤干燥,尿少,尿比重高等。缺水量超过体重的10%时,由于脑细胞缺水,则出现精神症状如烦躁、幻觉、惊厥甚至昏迷,且常伴有高热(40℃以上)、呼吸增快等。因为主要系细胞内缺水,血容量减少不显著,除非严重缺水晚期,一般尚不影响循环功能或发生休克。

表3-4 高渗性脱水

缺水程度	缺水量(占体重%)	主要临床表现	血清钠
轻度	2	口渴	变化不大
中度	6	三少一高(液少、皮肤蒸发少、尿少;尿比重高)	增高
重度	10	口渴,三少一高,高热及精神症状(幻觉、谵妄、昏迷等)	明显增高

(3) 诊断:根据病史及临床表现可确诊。除确定是否为高渗性脱水外,还必须估计其严重程度作为治疗依据。血浆渗透压和电解质浓度增高,特别是血清钠(多在150mmol/L以上),有助于诊断。一般缺水越严重,血清钠增高越显著。血尿素氮亦多有增高。由于细胞外液减少不多,血浓缩不明显,故红细胞体积稍有升高(50%左右),如果增高甚多,则表示缺水严重。

(4) 治疗:去除原因。缺水患者主要补水。口服或静脉滴注5%葡萄糖溶液,需要量可根据下列任何一种方法估计。但无论采用何种方法,均先输入估计量的一半(再估算当日正常需要量和额外丢失量),然后根据患者的临床反应,再考虑输入量,以免输入过多导致水中毒。早期不应补盐,但当水分基本补足后,可补充适量 4~6g/d 的盐。

1）根据患者临床表现估计缺水量：若患者临床表现为口渴、唇、舌及皮肤干燥，尿少，比重高等，则缺水量约为体重的 6%。如果体重为 60kg，则需水量约为 60 × 6%=3 600ml（3.6kg）。通常先补充 1 800ml，此法较简便。

2）根据患者丧失的体重进行估计。如果患者原有较准确的体重记录，或每天测量体重者，则较方便。此法多用于小儿，例如小儿原来体重为 15kg，失水后为 13.5kg，则缺水量约 1 500ml（约 1.5kg）。

3）根据血清钠的浓度来估计：以血清钠的浓度与细胞外液的容量成反比（假定单纯缺水，盐未丢失）为理论基础，得出下列公式：

$$Na_1 \times BW_1=Na_2 \times BW_2$$

Na_2 代表已测知的血清钠浓度，BW_2 为现在的体液容量；Na_1 为以往血清钠浓度（假定为正常血清钠 142mmol/L）；BW_1 为原来的体液容量（成人男性假定为体重的 60%，女性为 50%）。

2. 低渗性脱水　低渗性脱水又称缺盐性缺水。系指细胞外液中钠离子丢失或盐分丧失多于水分，体液呈低渗状态。

(1) 病因：导致低渗性脱水的原因甚多，发生在外科手术患者的主要原因是细胞外液（水与盐同时）丧失后，只补充了水（包括内生水）或盐补充不足，故细胞外液钠浓度降低，呈低渗状态。常见细胞外液丧失的原因有：①消化道丢失，如腹泻、呕吐、消化道瘘、肠梗阻、持续胃肠吸引、反复洗胃、急性胃扩张等。②创面丢失，如大面积烧伤、手术后广泛渗液及胸腹腔引流等。③严重创伤，如大块撕裂或撕脱伤、挤压伤、长骨粉碎性骨折、股骨骨折、骨盆骨折、广泛挫伤或挫裂伤等。④严重感染，如急性弥漫性腹膜炎、急性脓胸、腹膜后广泛感染或蜂窝组织炎、气性坏疽等。⑤大静脉血栓形成。⑥大量出汗。⑦尿路丢失，长期使用利尿剂、失钠性肾病等。

(2) 病理生理及临床表现：细胞外液钠浓度降低，呈低渗状态后，机体减少 ADH 分泌、增加醛固酮等的分泌以排水保钠，同时，组织间液中的水分移至血管内，以代偿血容量的不足，维持循环血量。如果失盐过多或继续失盐，一方面水又继续从尿中排出，另一方面由于细胞外液渗透压下降，水由细胞外转移至细胞内，形成细胞内水肿，则血容量及组织间液均明显降低，因而出现低血容量性休克。此时肾血流量及滤过率降低，尿量减少或发生无尿。如补充液体为低渗液，则可发生脑、肺水肿。

临床表现根据失盐的严重程度而异（表 3-5）。主要表现为倦怠、直立性昏倒、皮肤缺乏弹性或出冷汗、静脉萎陷、眼球下陷、收缩压略降低，约 12kPa (90mmHg)，及脉压变窄等。严重者出现休克。早期尿量并不减少，但含钠、氯量甚微，尿比重正常或降低。血压降低后，则发生少尿或无尿。

表 3-5　低渗性脱水

缺盐程度	缺盐量 /（g/kg 体重）	主要临床表现	血钠 /（mmol/L）
轻度	0.3~0.5	直立性昏倒，尿氯化钠减少	<130
中度	0.5~0.75	三陷二低：眼球下陷、静脉萎缩、皮肤瘪陷；脉压低和尿钠低	<120
重度	0.75~1.25	休克，尿中几乎无氯化钠	<110

(3) 诊断：根据病史及临床表现，一般诊断无困难。血常规检查有明显浓缩现象，红细胞、血红蛋白及血细胞比容明显增高，血浆渗透显偏低，血清钠多低于 130mmol/L，血清氯亦降低，严重者，有血尿素氮增高等。这些检查均有助于诊断。应注意的是，贫血患者血浓缩可不明显。

低渗性脱水应与高渗性脱水相鉴别见表 3-6。

表 3-6　高渗性与低渗性脱水的鉴别

	高渗性脱水	低渗性脱水
病理生理	细胞内脱水为主	细胞外脱水为主
口渴	明显	不明显
皮肤	干燥	缺乏弹性
静脉充盈	早期无明显改变	差
血压	正常，晚期下降	开始脉压变窄，严重者收缩压下降
血浓缩	早期不明显	明显
尿量	减少、比重高	不少，晚期减少，比重正常或低
尿氯化物	正常	极少或无
血清钠	正常或增高	明显减低

(4) 治疗：①去除病因。②首先处理休克，除用等渗盐水或平衡盐溶液外，可输入胶体溶液以提高血容量，迅速恢复肾血流量及滤过率。由于血被浓缩，胶体溶液以血浆及代血浆为妥，不宜用全血，但如果一时不能获得其他胶体溶液时，亦可少量应用。③在纠正休克的基础上，补充钠盐。

3. 等渗性脱水　在大量细胞外液急性丢失而尚未稀释前，体液基本上是“等渗”，故称之为“等渗性脱水”。此种情况在外科较常见，其主要病理生理变化仍为细胞外脱水。主要临床表现仍为血浆容量降低，血液明显浓缩，及休克出现较早等。不同于低渗性脱水的是，除眼球下陷、静脉萎陷、皮肤缺乏弹性、血压降低等细胞外液丧失等表现外，尚可能有唇、舌干燥及口渴等细胞内液缺乏的症状；尿少或无尿，尿比重正常或偏高；血清钠可无明显降低。

"等渗性脱水"的治疗与低渗性脱水基本相同，但需注意两点：①由于血清钠浓度可无明显降低，不宜用血清钠浓度的高低来估计补盐或补液量；②将估计的盐量，折算为等渗盐水或平衡盐溶液后再输入，不用高渗液体。

（二）水过多

水过多又称"水中毒"，系指机体摄入或输入水分过多。

1. 病因　正常人如果肾、肾上腺皮质和下丘脑垂体功能正常，即便摄入大量水分一般也不致发生水过多。在外科临床上，遇有下列情况时，如果输入大量水分，则易发生水过多：①ADH 分泌过多时，例如麻醉、手术、外伤、疼痛、感染等；或出现 ADH 分泌失常综合征（SIADH）时。②肾功能障碍或肾血流量降低，水分不能排出时。低渗性脱水时，不但因血容量减少，肾血流量降低，而且由于细胞外液低渗，补入的水分易进入细胞内。③肾上腺皮质功能不全，皮质醇分泌减少，对 ADH 分泌的抑制作用减弱，使 ADH 分泌增多，水的重吸收增加而发生水中毒。

2. 病理生理及临床表现　水分过多后，细胞外液低渗，水向细胞内转移，其结果是细胞内、外液容量增大。临床表现为软弱、嗜睡、恶心、呕吐、流涎、泪多、腹泻、呼吸增快（儿童可出现呼吸不规则或暂停）、精神症状、肌肉颤动、抽搐或癫痫样发作，甚至昏迷。严重者可出现脑、肺水肿。皮下水肿不明显，有时仅表现为球结合膜下水肿。开始尿量可不减少，严重时，尿少、尿比重低。出汗增多现象少见。

3. 诊断　根据病史或临床表现一般多可诊断。在有准确体重和详细出入量记录的患者，体重的增加与水分摄入过多，均有助于诊断。血液稀释、血浆渗透压降低和低钠血症，特别是迅速出现者，对诊断意义较大。但应结合临床表现分析，因为血浆渗透压降低、低钠血症并不是水过多特有的表现。低渗性脱水所致之低钠血症系缺盐所致，细胞外液减少，血液浓缩，并因为循环血量减少而引起一系列症状，如直立晕倒、静脉萎陷、血压降低以致休克等。水中毒患者全身钠量可以正常、偏低、甚至偏高。因此低钠血症是因为水过多引起的稀释性低钠血症，细胞内、外的体液均增多，导致脑、肺水肿。

4. 治疗　预防为主：除非是已确诊为高渗性脱水，一般患者的输水量均不宜过多。去除原因。轻度患者，停止继续给水后，可自行恢复。严重患者，除停止水分摄入外，尚可采用：①静脉滴注溶质性利尿剂，但速度不宜太快，以免增加细胞外液容量过多。除利尿外，尚可减轻脑水肿，改善症状。但利尿剂利水的同时，带出钠与钾，应予补充。②静脉滴注等渗或 3%~5% 高渗盐水（小儿用 3% 盐水）。

将计算补钠克数按需换算成等渗 0.9% 或 3%~5% 高渗盐水毫升数，可分 2~3 次给予，根据病情急缓调整盐水的浓度及数量。输入高渗盐水目的是迅速减轻细胞内水肿，以改善症状，多余的水及盐则从肾脏排出，如果原来即有缺盐及用过利尿剂的患者，尚有补充钠、氯离子的作用。但对肺水肿或心力衰竭的患者，特别是在肾血流量已减少的情况，可加重循环负荷，应慎用或不用。大量发汗或腹泻的方法，虽可排水，但其他离子也被排出。易增加电解质的紊乱，也不易控制，故一般不用。

（三）低钠血症

1. 病因　血清钠低于 130mmol/L。可分为体液容量正常、减少、增多所致低钠血症。累计缺钠的计算公式：

$$Na^+(g)=(142mmol/L-\text{实测}[Na^+]mmol/L)\times 0.6\times \text{体重}(kg)/17$$（1g 氯化钠含 17mmol 的 Na^+）

每天补充钠量的计算公式：

$$Na^+(g)=(\text{目标值}-\text{实测}[Na^+]mmol/L)\times 0.2\times \text{体重}(kg)/17+\text{生理需要量}\ 4.5g$$

（1）体液容量正常的低钠血症

1）假性低钠血症或替代性低钠血症：见于高血糖、氮质血症、高血脂等患者。这类患者的血清钠浓度多属正常，而是由于高血糖、高血尿素氮、高血脂等而引起，造成假象。

2）失钠性低钠血症。由消化液、皮肤、肾脏等失钠，血浆容量减少，刺激 ADH 等分泌，使水潴留和血浆容量扩张，发生低钠血症。

（2）体液容量增多的低钠血症

1）稀释性低钠血症：体内水分潴留而总体水量过多，总体钠不变或稍有增加，而引起低血钠。肾功能正常时通常不致饮水过多而难以排出，形成低钠血症。如发生稀释性低钠血症，应注意有无肾功能障碍或 ADH 分泌增加。手术创伤后，由于 ADH 分泌增加，常引起水潴留，这时应补充适量盐液，避免引起水过多。稀释性低钠血症尚可因 SIADH——慢性细胞内低渗症等引起。它们所引起的低钠血症一般无症状，较易与水中毒鉴别。

2）低血钠伴总体钠增高：如水、钠潴留，且水潴留大于钠潴留，则可引起低钠血症。这常见于充血性心力衰竭以及肝、肾功能障碍。特点是有明显水肿和尿钠低。这是由于肾回吸收钠增多，故全身水、钠增多。

(3) 体液容量减少的低钠血症：可参见低渗性脱水。

2. 治疗　失钠性低钠血症，主要是补钠。稀释性及水钠潴留所致低钠血症，应注意处理肾、肝、心功能障碍。补液速度：补钠速度不可过快，否则易发生渗透性脱髓鞘作用，血钠越低速度越慢，血钠升高的最快速度为每小时1mmol/L，但24小时不要超过12mmol/L。血钠过低者，纠正速度不宜超过每小时0.5mmol/L。每4~6小时测定血钠，以检验补钠的速度是否合适，随时调整。液体选择：可以用生理盐水补充，对于经计算需要液体量较多者，可以加入10%氯化钠配制成3%氯化钠注射液，尽量24小时均匀输注。

(四) 高钠血症

血钠 >150mmol/L，可分为体液容量减少、增多所致高钠血症。

液体量计算公式：

$$需水量(L)=体重(kg)\times 0.6\times(实测[Na^+]mmol/L-142)/142$$

体液容量减少所致高钠血症，多因失水过多而补水不足。体液容量增多所致高钠血症，多因水、钠潴留而钠潴留多于水潴留所引起。纠正速度：按每小时纠正血钠1~2mmol/L的速度补充，高血钠不宜降得过快，一天降10mmol/L即可。液体选择：5%葡萄糖，低张生理盐水，严密监控下可选用灭菌注射用水。

此外，脓毒症常伴有高钠血症，有认为由于脓毒状态使细胞内物质大量分解而处于高渗，为维持细胞内外渗透压平衡以致细胞外液渗透压升高，出现高钠血症。其确切机制尚待进一步阐明。

三、钾代谢

(一) 钾的正常代谢

钾是细胞内主要离子，对维持细胞内渗透压有重要作用。正常血清钾浓度3.5~5.5mmol/L，低于此范围者，为低钾血症。相反，则为高钾血症。虽然钾离子能通过细胞膜，但速度缓慢，而且影响血清钾浓度的因素较多。因此，临床测定的血清钾浓度，不能完全反映全身细胞内钾的含量。一般说来，血清钾低者，全身钾缺乏；全身缺钾者，血清钾浓度不一定低；血清钾高者，全身钾多不高。但钾离子浓度高低所引起的临床症状，主要受血清钾浓度的影响，当然也与细胞内、外钾离子的比值，钠、钙、镁离子的浓度及酸、碱平衡有关。

细胞外液中含钾量仅占全身总钾量的2%。成人每日摄入量一般为60~100mmol。粪便中排钾量甚微，但胃肠液中含量甚高(10~30mmol/L)。汗液中含钾浓度较低(5mmol/L)，但大量出汗时，浓度增加。80%~90%的钾系从肾脏排泄，因此少尿或无尿时，尿钾排泄减少，血清钾浓度升高。肾脏保钾能力远不及保钠有效，钾摄入减少或停止后，最初尿钾排出量不减少，每日仍排出40~60mmol，至两周左右，才明显减少，最少时每日可达10mmol以下，但此时全身缺钾已达200~300mmol以上。

醛固酮是影响钠、钾离子交换的另一重要因素。分泌增多使肾小管排钾保钠；分泌减少则保钾排钠。钾离子自肾小球滤过后，经近段肾小管重被吸收，尿中排出的钾离子系远段肾小管所分泌。远段肾小管分泌钾离子，回吸收钠离子。因此凡影响肾排钠的因素，也将影响钾离子的分泌和排泄。例如，摄入钠量减少，或任何原因引起肾小球滤过率降低，使到达远段肾小管可交换的钠离子减少，则钾离子的分泌也相应地减少。相反，如果钠摄入量增多，或任何原因(例如使用利尿剂)使尿滤液中钠离子增多，则钾离子的分泌亦相应地增多以回吸收钠离子。

远段肾小管中钾离子的分泌与氢离子有关。钾与氢离子有竞争与钠交换的现象。如酸中毒时，体液内氢离子增多，远段肾小管中氢离子与钠离子交换增多(尿酸性)，钾分泌交换便减少(血钾增高)；反之，碱中毒时，体液内氢离子减少，远段肾小管中氢离子交换减少(尿碱性)，而钾分泌、交换却增多(血钾降低)。上述情况，尿与体液的酸碱度是一致的。而在低钾血症时，远段肾小管中钾离子分泌减少，氢离子分泌增多(尿酸性)，细胞外液中氢离子减少(碱中毒)；高钾血症时，远段肾小管中钾离子分泌增多，氢离子分泌减少(尿碱性)，细胞外液中氢离子增多(酸中毒)。这种因钾离子代谢障碍所造成的酸碱平衡失调，尿与体液的酸碱度不一致，称为尿反常现象。此外，细胞内外的钾离子与氢离子在一定条件下可以互相交换。例如酸中毒时，细胞外液中的氢离子转移至细胞内，而细胞内液中的钾离子转移至细胞外，故血钾增高：碱中毒时，氢离子转向细胞外，钾离子转向细胞内，因而血钾降低。如果原发病因系钾代谢障碍，同样可以出现上述交换情况，高钾血症时出现酸中毒，低钾血症时出现碱中毒。

钾与细胞代谢有密切关系。因为细胞内一些酶活动，必须有一定浓度的钾离子，故钾缺乏时将影响伤口愈合。糖原及蛋白质合成与存储时，钾离子随之进入细胞；分解时，则被释放到细胞外。大量注射葡萄糖或胰岛素，钾离子被带至细胞内形成糖原，故血清钾浓度降低。

(二) 钾的代谢紊乱

1. 低钾血症　低钾血症是指血清钾离子浓度 <3.5mmol/L。正常人体钾总量在成年男性为50~

55mmol/kg，女性 40~50mmol/kg，成人每日需要量约 0.4mmol/kg，即 3~4g。血清钾每下降 1mmol/L，意味着体内净失钾 100~200mmol。

(1) 病因：发生低钾血症的主要原因有下列几种

1) 钾的跨细胞分布异常：①碱中毒。②某些药物，如β受体激动剂 - 肾上腺素、舒喘灵（非布丙醇），糖尿病患者使用外源性胰岛素等。③某些中毒，如钡中毒。④低钾性周期性麻痹。

2) 摄入钾不足：如术后长期禁食或进食太少等。

3) 钾丢失增多：①自消化道丢失；如呕吐、腹泻、持续胃肠吸引、肠梗阻、消化道瘘等。②自肾脏丢失：如慢性肾病、长期应用利尿剂、醛固酮增多症（原发或继发）、长期使用皮质激素、碱中毒、脱水、慢性消耗性疾患等。③自皮肤创面丢失：大面积烧伤、大片开放性创伤，以及组织分解与渗出增多，或大量出汗等。

(2) 诊断：主要依据病史及临床表现。临床主要表现为软弱无力，甚至为进行性、对称性软瘫；肌痛、感觉异常及可能的深反射减弱或消失；食欲不振、恶心、呕吐或腹胀、尿潴留；呼吸短促或呼吸肌肉麻痹：心悸、心律不齐、易发生低血压（特别是手术麻醉刺激后更易发生）等。严重缺钾患者可出现倦怠、嗜睡、淡漠甚至精神症状。慢性缺钾患者尚可有多尿，这是因为肾小管上皮细胞退行病变，出现空泡，对 ADH 反应降低，水回吸收功能减退。此外，血清钾测定及心电图检查可以帮助诊断。心电图主要表现为 Q-T 间期延长，S-T 段下降，T 波低平增宽、双相、倒置或出现 U 波等。血清钾降低至 3.5mmol/L 以下，可能出现碱中毒。

(3) 防治措施

1) 及时去除产生低钾的原因：如禁食患者，尽快恢复饮食：有额外钾丧失或摄入减少的患者，及时口服或从静脉补充钾盐；长期大量静脉注射葡萄糖溶液及胰岛素时，应注意同时补充钾盐。

2) 对已出现低钾血症症状或虽无症状但血清钾离子浓度已降低的患者，应及时口服或静脉补充钾盐。口服氯化钾，成人每日 4~8g，分三次给予。10% 氯化钾对口腔、胃肠道刺激均较大，可用 10% 醋酸钾、碳酸氢钾或枸橼酸钾。但后三者含钾离子较氯化钾少，故用量需相应增加。血清钾 2.5~3.0mmol/L，需静脉补钾；血清钾 2.0~2.5mmol/L，需快速静脉补钾，尽快将血钾恢复至 3.0mmol/L 以上，随后继续较快速补充。血钾 <3.0mmol/L 时最好 30~60min 测定一次，随后可以每 4~6 小时测定一次，以检验补钾的速度是否合适，随时调整。静脉用 10% 氯化钾的剂量，成人每日 40~80ml 加在 5%~10% 葡萄糖液中，缓慢均匀滴入。对严重缺钾的患者，可在 10% 葡萄糖液 1 000ml 中，加入胰岛素 20U、10% 氯化钾 30ml。这样可使钾离子迅速转入细胞内，以减少因细胞外钾量太多引起高钾血症的危险。

2. 高钾血症

(1) 病因：常见的有下列几种：①少尿或无尿：如休克、脱水、急性或慢性肾衰竭，尿路梗阻等。②严重酸中毒。③严重缺氧（除因乏氧代谢引起酸中毒外，细胞内钾离子逸出至细胞外）。④严重创伤或感染组织分解大量钾离子从细胞内释出，而肾脏未能及时排出，特别是肾功能有障碍时。⑤肾上腺皮质功能不全及醛固酮减少症，如艾迪生病。⑥静脉输入钾盐太快。

(2) 诊断：由于高钾血症临床表现不明显，诊断多有困难，一旦发现，往往已很严重。因此应详询病史，对可能发生高钾血症的患者应密切观察，并经常做心电图及监测血清钾，及时发现，及早治疗。高钾血症虽与低钾血症一样可使肌肉瘫痪，但少见。其毒性主要作用于心脏，表现为室性期外收缩、心室纤颤及心搏骤停。有时出现心动徐缓，而血压一般无改变。心电图的最早表现为 T 波高尖（特别是在胸导联上），随后 P-R 间期延长，P 波消失、QRS 波增宽，传导阻滞等。除受细胞内外钾离子的浓度比值影响外，心肌尚受其他离子及酸碱度的影响。因此血清钾的浓度高低不能完全代表对心脏的毒害作用与程度。

(3) 防治措施

1) 去除引起高钾血症的原因。例如静脉输注钾盐时速度勿太快；休克时，注意保护肾功能，对肾脏有毒害的药物应慎重使用等。

2) 如已出现高钾血症或急性少尿型肾衰竭，则应尽量设法降低血清钾浓度。①控制钾的摄入，如含钾高的食物（蔬菜、水果）、药物（中草药、青霉素钾盐）或库存血（储存二三周后，钾可高达 30mmol/L）。②给予足够的热量，减少因组织蛋白分解后释出的钾离子。③及时清除坏死组织、积血和及时引流、防治感染，以减少组织破坏后释出的钾离子被吸收。④采用钠型离子交换树脂，一般在 60ml 山梨醇内加 15g 钠型离子交换树脂，可供口服或保留灌肠，每日 4~6 次，口服每次 60~100ml，灌肠每次 200~300ml，每克树脂可移除钾离子约 1mmol。⑤血清钾高于 6.0~6.5mmol/L 时，可考虑透析疗法。简便方法是用无钾溶液洗胃或结肠灌洗，如效果不好，可用腹膜透析或血液透析。

3) 当严重高钾血症危及生命时，应立即采取紧急措施：①静脉注射钙盐以拮抗钾离子。用 10% 葡萄糖酸钙 20~40ml（或 10% 氯化钙 5~10ml）静脉缓慢注射。如仍有心律失常，可重复一次，最好用心电图观察，以防钙过多。如有心搏停止，可用 10% 葡萄糖酸钙 5~10ml 心内注射。②静脉注射 5% 碳酸氢钠 50~100ml，纠正酸中毒，促使钾离子向细胞内转移，扩张细胞外液，稀释血清钾离子浓度，以及拮抗钾离子对心肌作用等。也可重复应用。碳酸氢钠应在钙盐后应用，以免发生低钙血症。③静脉滴注50%葡萄糖液100ml，内加胰岛素12U，0.5~1小时滴注完毕，促使钾离子向细胞内转移。必要时可重复使用。在急性少尿型肾衰竭时，应注意输入液体不要过量，使用高渗糖液、碱液时尤应注意，以免使细胞外液扩张，发生脑水肿、肺水肿或心力衰竭。已用洋地黄者，忌用钙盐。

四、钙代谢

(一) 钙的正常代谢

正常血清钙为2.10~2.55mmol/L，其中游离钙约占总量50%，蛋白结合钙占40%，阴离子结合钙(磷酸钙、碳酸钙、枸橼酸钙)约占10%。钙主要储存于骨骼中，体内可交换的钙仅数克。成人每天每公斤体重摄入5~10mg钙即可达平衡。孕妇及小儿需要量增多。游离钙与肌肉神经兴奋性有关。游离钙降低，兴奋性增加。血浆中游离钙浓度与酸碱度有关。碱中毒时，钙与蛋白质结合增多，游离钙减少；酸中毒时，则相反。

(二) 钙的代谢紊乱

1. 低钙血症 当血清蛋白浓度正常时，血钙低于2.25mmol/L，或血清 Ca^{2+} 低于1mmol/L。

(1) 病因：钙代谢失衡中最常见的是低钙血症，多系钙在体内分布失调。因此低钙血症不完全表示全身缺钙。外科临床中，产生低钙血症的常见原因有：①甲状旁腺功能不足，多见于手术损伤甲状旁腺、恶性甲状腺肿用放射治疗后；②急性坏死性胰腺炎；③大量输血，致血钙与抗凝剂或其他有机阴离子结合；④碱中毒；⑤慢性肾病。

(2) 诊断：一般根据病史及临床表现。诊断不困难。急性低钙血症的主要临床表现为手足搐搦，反射亢进，Trousseau征(以止血带或血压计绑带或双手合拢紧压上臂可产生手肌搐搦)及Chvostek征(以手指轻叩面肌或面神经分支处即产生面肌收缩)阳性等。严重者可发生喉肌及腹肌痉挛、抽搐、谵妄等。血清钙检查可辅助诊断。心电图表现为ST段延长，Q-T间期延长。

(3) 治疗：外科处理水与电解质失衡时，应经常注意低钙血症的发生。如果出现手足搐搦等症状时，每公斤体重可静脉缓慢注射10%葡萄糖酸钙0.5ml(或10%氯化钙0.2ml)。当心率降至60~70次/min以下时，应减慢注射速度或停止注射。注射速度勿超过1.25mmol/min，在没有重复测定血钙前，单次给予钙总量不宜超过2g葡萄糖酸钙(10%葡萄糖酸钙10ml约含钙90mg，10%氯化钙10ml约含钙360mg)。

2. 高钙血症 当血清蛋白浓度正常时，血钙大于2.75mmol/L，或血清 Ca^{2+} 大于1.25mmol/L。

(1) 病因：①甲状旁腺功能亢进；②恶性肿瘤(白血病、恶性肿瘤骨转移等)；③维生素D中毒；④甲状腺功能亢进；⑤其他：肾上腺功能不全(如Addison病)、维生素A摄入过量、类肉瘤病、应用使肾对钙重吸收增多的噻嗪类药物等。

(2) 处理原则：纠正病因；补液同时利尿增加尿钙排出；降钙素皮下或肌内注射。必要时进行血液透析或血液滤过。

五、镁代谢

(一) 镁的正常代谢

正常血清镁浓度(空腹)为0.8~1.2mmol/L。55%为游离镁，30%为蛋白结合镁，15%为非蛋白阴离子络合镁。成人体内镁总量20~30g，绝大部分存在于骨骼(约50%)及细胞内(约45%)，细胞外液约占5%。镁是细胞内最多的二价阳离子。成人每日需镁量约为10mmol。饮食正常时，一般不会缺乏。食物中镁1/3吸入体内，其余由粪便排出。正常成人每天尿镁排量约5mmol。与钾不同，镁从小便中丢失较慢，即使术后数天不摄入镁，也不致出现镁缺乏的表现。除非术前有镁缺乏。镁离子参与维持神经肌肉兴奋性，对心肌有重要作用，为多种酶的重要成分，并参与ATP形成和转化。

(二) 镁的代谢紊乱

1. 低镁血症 血清镁低于0.75mmol/L。

(1) 病因：常见的原因有：

1) 镁摄入不足，如长期禁食、厌食、恶心、经静脉输注无镁的肠外营养液等。

2) 吸收障碍，如广泛小肠切除、吸收不良综合征、脂肪痢、胃肠道瘘、急性胰腺炎等。

3) 镁排出过多：①利尿药；②高钙血症；③严重甲状旁腺功能减退；④原发性和继发性醛固酮增多症；⑤糖尿病酮症酸中毒；⑥酒精中毒；⑦洋地黄类强心苷、ACTH和糖皮质激素；⑧庆大霉素；⑨肾疾患；⑩甲状腺功能亢进。

4) 细胞外液镁转入细胞过多。

5) 其他原因：肝硬化、充血性心力衰竭和心肌梗死；低钾血症。

(2) 诊断：临床上缺镁的表现与低钙血症相似，有躁动不安、肌肉颤动或抽搐等，所不同者静脉注射钙盐后，临床症状仅暂时缓解，而无明显好转。诊断困难时，可测定血、尿镁离子浓度。或用硫酸镁静脉滴注试验性治疗，如系镁缺乏则症状明显改善。

临床有症状的患者，一般血清镁多低于0.6~0.8mmol/L，但亦同钾离子一样，血清镁不能完全反映细胞内镁的情况，可测量尿中镁离子量以助诊断。还可静脉缓慢滴注镁 0.25mmol/kg（每小时不超过 5mmol），正常时 80% 以上注入的镁应于 24 小时内由尿被排出；镁缺乏时，40%~80% 的注入镁量留在体内。因此，根据注射前后 24 小时尿中镁离子量，可判断是否缺镁。

（3）防治

1）长期禁食或其他可能产生镁缺乏的患者，可用 10% 或 25% 硫酸镁肌内注射，或加入静脉输液中缓慢滴注。一般每日补充 1~2g 硫酸镁（1g 硫酸镁约含镁 8mmol）。

2）如诊断为镁缺乏，可给予 25% 硫酸镁 5~10ml，每日 3~4 次，肌内注射，或加至静脉溶液中滴注，速度每小时不超过 5mmol。当发生抽搐时，可用 1%~3% 硫酸镁 100ml，静脉缓慢滴注，至抽搐停止为止。注意不宜过多过快，不再静脉直接推注，以防镁中毒，导致血压下降、心脏停搏。若有镁剂过量，立即静脉注射 10% 氯化钙 5~10ml，必要时日可重复注射。

3）细胞内缺镁的纠正必须有过程，少尿无尿、严重脱水、肾衰竭等均不宜补镁。

2. 高镁血症　高镁血症系血清镁过多，高于 1.25mmol/L，或称镁中毒。

（1）病因

1）镁摄入过多。

2）肾排镁过少：①肾衰竭伴有少尿或无尿；②严重脱水伴有少尿；③黏液水肿（甲状腺素抑制肾小管重吸收镁）；④ Addison 病（醛固酮抑制肾小管重吸收镁）；⑤糖尿病酮症酸中毒昏迷患者治疗前（可因多尿、呕吐、饮水减少而发生严重脱水和少尿；胰岛素治疗前细胞内分解代谢占优势，细胞内镁向细胞外释出）。

3）细胞内镁外移过多。

（2）诊断：镁中毒的主要临床表现为嗜睡，腱反射减低，肌肉软弱，并有进行性瘫痪；严重者出现呼吸减慢，心动徐缓，血压下降，甚至昏迷、呼吸及心跳停止。心电图表现颇似高钾血症。血清镁离子测定多超过 1.5mmol/L，血清镁高于 3mmol/L，中毒症状明显；血清镁超过 4mmol/L，腱反射消失；血清镁 5mmol/L 以上，呼吸肌麻痹；超过 7.5mmol/L，可发生心脏停搏。

（3）治疗：①积极寻找并处理病因；②静脉注射钙剂：5% 氯化钙或 10% 葡萄糖酸钙 10~20ml 缓慢静脉注射；③排钠利尿剂；④增加水的补充；⑤必要时进行血液透析或血液滤过。

第二节　手术前后常见的酸碱失衡

一、正常酸碱平衡

人体正常动脉血 pH 为 7.4±0.05。因此，血液 pH 低于正常范围者，称之为酸中毒（酸血症）；高于正常范围者称碱中毒（碱血症）。正常血液酸碱度为机体维持代谢及生理功能所必需。

如图 3-1 所示，若氢离子多（酸中毒）时，立即起作用的是细胞外缓冲；其次是通过增快呼吸排出过多的二氧化碳（碳酸）；再次是部分氢离子转移至细胞内进行缓冲；最后是肾脏将氢离子排出，回收碳酸氢根（HCO_3^-）。若氢离子减少（碱中毒）时，立即起作用的仍是细胞外缓冲；其次是通过减慢呼吸以保持碳酸；氢离子从细胞内转移至细胞外；最后是通过肾脏增加碳酸氢盐的排出。应该指出，肾脏的调节虽较缓慢，但是最确切有放。因此，维护肾功能是处理酸碱失衡的关键。

人体血液酸碱失衡可由三类指标来判断：①血 pH；②呼吸性指标：二氧化碳分压 PCO_2、氧分压 PO_2；③代谢性指标：标准碳酸氢盐（SB）、实际碳酸氢盐（AB）、剩余碱（BE）、缓冲碱（BB）等。对于单纯型酸碱失衡（即代谢性酸中毒、代谢性碱中毒、呼吸性酸中毒、呼吸性碱中毒只单独存在一种时）的判断必须了解三

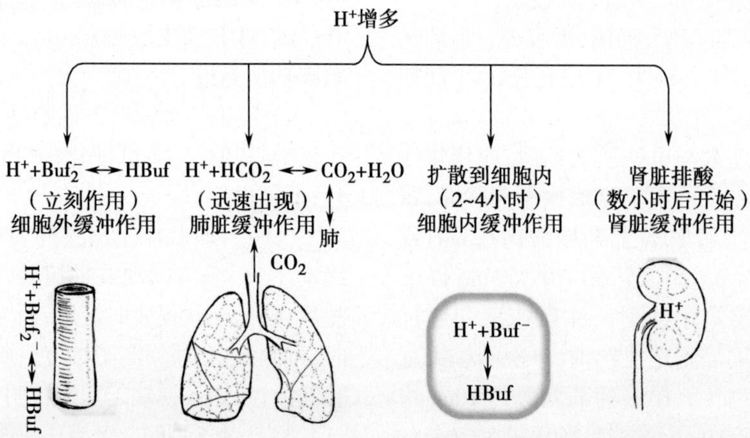

图 3-1　机体调节酸中毒或氢离子增多时的四种方式（Buf^- 为缓冲碱）

类指标中的两项。对于复合型酸碱紊乱(即同时存在上述四型中两种酸碱紊乱)的判断,则必须了解三项指标。但是,血液的缓冲能力仅为全身体液缓冲能力的1/6,因此上述血液指标所反映人体酸碱平衡情况是不全面的,仅能作为参考。据此计算的用药量,当然也只能作为估计。

二、酸碱失衡

(一) 单纯型酸碱失衡

1. 临床类型及发生原因 临床上将酸碱失衡分为两大类型:即呼吸性酸中毒或碱中毒;代谢性酸中毒或碱中毒。外科常见的原因如表3-7。

2. 诊断与鉴别诊断 酸碱失衡时,根据病史及临床表现(表3-8)进行分析。

3. 预防与治疗 及时纠正发生原因,注意保护肾、肺功能,是防治酸碱失衡的首要措施。轻症者,机体一般多可自行调整恢复,不需特殊处理。重度患者则必须根据具体情况进行处理。

(1) 代谢性酸中毒

1) 临床出现明显症状或SB在15mmol/L以下时,

表3-7 酸碱失衡的临床类型

	酸中毒	碱中毒
呼吸性	(1) 呼吸抑制:如麻醉药物过量、上腹部手术切口疼痛、腹水或肠胀气膈肌上升、胸部外伤、颅内压增高等	(1) 缺氧引起过度呼吸:如失血、肺疾患、休克肺、心力衰竭、一氧化碳中毒等
	(2) 呼吸肌麻痹:如高位截瘫、脊髓疾患、高位椎管内麻醉或肌肉松弛等	(2) 中枢神经性过度呼吸:如脑桥病变(出血、外伤、感染、肿瘤等)
	(3) 严重胸廓畸形,如胸廓改形手术后等	(3) 药物刺激呼吸:如阿托品、水杨酸钠过量等
	(4) 脓胸、肺疾患;气胸、血胸、胸腔积液(脓)、肺不张、肺感染、肺气肿、慢性支气管扩张及支气管哮喘、肺梗死、全肺切除后等	(4) 癔症性过度呼吸
	(5) 呼吸道梗阻:如异物、吸入性损伤、喉水肿、气道压迫(肿瘤、水肿、血肿等)、衰弱或昏迷患者排痰障碍等	(5) 呼吸中枢的毒性刺激:如脓毒症、肝性昏迷、水中毒等
	(6) 循环障碍:如严重低血压、肺水肿、休克肺等	(6) 高热(特别是小儿)引起过度呼吸
		(7) 呼吸机过度辅助呼吸
		(8) 呼吸道阻塞突然解除(如气管切开)
代谢性	(1) 酸增多:如长期禁食、休克、缺氧、脱水、糖尿病、肾衰竭、输尿管乙状结肠吻合术后等	(1) 酸减少:如呕吐、洗胃、胃吸引等胃酸丢失
	(2) 碱减少或丢失:自消化道丢失(腹泻、十二指肠瘘、胆瘘、肠瘘、肠梗阻等);自创面或体内渗出(如大面积烧伤体液外渗);自肾脏丢失	(2) 碱增多:如碱性药物摄入或输入过多
	(3) 高钾血症	(3) 低钾血症

表3-8 酸、碱中毒鉴别表

临床类型		代谢性酸中毒	代谢性碱中毒	呼吸性酸中毒	呼吸性碱中毒
HCO_3^- 变化		↓↓	↑	↑	↓
H_2CO_3 变化		↓	↑	↑↑	↓↓
主要体征	呼吸	深快	浅或缓慢	换气不足	过度换气、快、深
	面(唇)色	潮红	发绀或土红色	发绀	发红
	腱反射	弱	强	弱	强
	手足抽搐	-	++	-	++
化验检查	血pH	降低	升高	降低	升高
	SB、AB	降低	升高	↑	↓
	BB、BE	降低(负值)	升高(正值)	不变(↑)	不变(↓)
	PCO_2	↓	↑	升高	降低

应给予碱性药物治疗。如果一时未能获得SB检测结果，脱水患者可将预计输入等渗盐水量的1/3，改用等渗碱液补充。用量计算公式：

$NaHCO_3$(mmol/L)=

(目标[HCO_3^-]-实测[HCO_3^-])×0.4×体重

一般先给计算量的一半，监测血气分析结果，必要时继续补充。

2) 由于酸增多，而血钠正常或偏高的代谢性酸中毒，用含钠碱性药物有可能导致钠过多和细胞外液扩张，可考虑应用氨基缓冲剂氨丁三醇。此药可较迅速地透过细胞膜纠正细胞内酸中毒，常用于急性代谢性及呼吸性酸中毒。但有引起低血糖、低血压、恶心、呕吐、抑制呼吸、刺激静脉等副作用。不适于慢性酸中毒和肝功能不全的患者。

3) 因呼吸心搏骤停、休克、糖尿病等引起的体内乳酸或酮体堆积等所致之代谢酸中毒的处理，主要是去除原因，必要时再使用碱性药物，必须注意勿使用过多，以免导致代谢性碱中毒。

4) 应注意酸中毒患者可能出现的高钾血症，及时予以纠正。

(2) 代谢性碱中毒

1) 在纠正脱水或其他原因后仍有代谢性碱中毒的患者，应注意有无低钾血症。若低钾血症未予处理，则碱中毒不易纠正。

2) 如有手足搐搦等低钙现象，成人可静脉内缓慢注入10%葡萄糖酸钙20~40ml，或5%氯化钙5~10ml。

3) 对于氯反应性代谢性碱中毒可补充氯化钠，用于血容量下降。补充量(g)=0.3×体重(kg)×(100-当前[Cl^-])×58.5/1 000；补充氯化钾：补钾前应同时考虑补充镁离子。对于氯抵抗性代谢性碱中毒，补充Cl^-无效，如原发性醛固酮增多症，通常胞外液增多，因而不宜应用氯化钠；补充钾离子，给予醛固酮拮抗剂如螺内酯或其他保钾利尿剂。应用等渗氯化铵(1.9%)溶液纠正代谢性碱中毒应慎重。对严重代谢性碱中毒患者，可少量(成人每次50~100ml)分次静脉注射，并根据临床反应且血化学检查结果进行调整，以免引起高氯性酸中毒。

(3) 呼吸性酸中毒

1) 呼吸性酸中毒多发生于呼吸道梗阻和呼吸抑制的患者，致二氧化碳难以排出而蓄积在体内。治疗的根本方法是解除梗阻，改善换气功能，使二氧化碳从体内排出后即可改善。解除呼吸道梗阻的方法还必须针对其原因，例如及时解除颈部血肿，移除呼吸道异物等。紧急时，有效的方法是行气管内插管。梗阻不能在短期内解除时，应行气管切开。对于中枢性呼吸抑制的处理是进行机械辅助呼吸，以加大肺通气量，使二氧化碳排出，必要时给以呼吸中枢兴奋剂。对于CO_2蓄积时间较长或已代偿的呼吸性酸中毒，勿使CO_2从体内排除过快，以免血压骤降或引起代谢性碱中毒和出现低钾血症、低钙血症。因为肾脏代偿需一段时间，若PCO_2下降过快，肾脏还来不及代偿，可出现HCO_3^-相对过多而致代谢性碱中毒。

2) 关键是改善换气功能，加深呼吸，使二氧化碳排出，而不是单纯给氧。由于氧浓度过高时可使中枢感受器对缺氧刺激反射减弱而抑制呼吸。

3) 一般不应用碱性药物，因为在通气功能未改善时，碳酸氢钠与氢离子结合后生成的CO_2不能有效地从呼吸道排出，这就有加重呼吸性酸中毒的危险。此外，呼吸性酸中毒pH降至7.2以下，或因高钾血症，有发生心室纤颤可能时，可考虑适量应用碱性药物。

(4) 呼吸性碱中毒

1) 轻度呼吸性碱中毒常见于手术麻醉，高热等，一般多可自行恢复，不需特殊处理。

2) 呼吸性碱中毒的处理关键在于去除病因。吸入5%二氧化碳与95%氧混合气体和使用中枢抑制药物如吗啡等以减慢呼吸等方法，只能起到暂时效果。吸入过多的二氧化碳不但无效而且有时可加重过度呼吸，这是因为呼吸中枢仍保持对二氧化碳的敏感性之故。

3) 对于应用人工辅助呼吸所致呼吸性碱中毒时，可降低呼吸次数，增加呼出管的阻力，如适当增加呼出管长度，以增加无效腔。

(二) 复合型酸碱失衡

上列四种酸碱失衡为单纯型酸碱失衡，如有两种单纯型酸碱失衡同时存在，称复合型酸碱失衡，有代谢性酸中毒+呼吸性酸中毒、代谢性碱中毒+呼吸性碱中毒、代谢性酸中毒+呼吸性碱中毒、代谢性碱中毒+呼吸性酸中毒、代谢性酸中毒+代谢性碱中毒五种类型。这五种复合型失衡如按两种失衡出现的先后，以及系代偿或失偿来区分，则复合型酸碱失衡的类型更多，可参看有关专著。现将判断复合型酸碱失衡有关的主要内容简要综述如下(表3-9)。

(三) 三重酸碱失衡

三重酸碱失衡(triple acid-base disorder，TABD)系指三种原、发单纯型酸碱失衡同时存在于同一患者。通常分为呼吸性酸中毒型三重酸碱失衡(呼吸性酸中毒+代谢性碱中毒+代谢性酸中毒)，以及呼吸性碱中毒型三重酸碱失衡(呼吸性碱中毒+代谢性碱中毒+代谢性酸中毒)两种。

现今尚无判断AG值正常时三重酸碱失衡的可靠方法，目前临床上所指三重酸碱失衡均系指AG值升高者。

表 3-9 单纯型酸碱失衡

类型		pH 7.4 ± 0.05	PCO_2 (40 ± 5)mmHg	HCO_3^- (24 ± 2)mmol
代谢性酸中毒	代偿	正常	↓↓	↓↓
	失代偿	↓	↓	↓↓
代谢性碱中毒	代偿	正常	↑↑	↑↑
	失代偿	↑	↑	↑↑
呼吸性酸中毒	代偿	正常	↑↑	↑↑
	失代偿	↓	↑↑	↑
呼吸性碱中毒	代偿	正常	↓↓	↓↓
	失代偿	↑	↓↓	↓

(1) 呼吸性酸中毒伴有 AG 上升，且实测 HCO_3^-+AG 上升值(AG 上限 16mmol/L)> 正常 HCO_3^-+0.38 × $PaCO_2$ 上升值(mmHg)+3.78，可判断为呼吸性酸中毒型三重酸碱失衡。

(2) 呼吸性碱中毒如伴有 AG 上升，且实测 HCO_3^-+AG 上升值 > 正常 HCO_3^-+0.49 × $PaCO_2$ 上升值(mmHg)+1.72，可判断为呼吸性碱中毒型三重酸碱失衡。

第三节 手术患者水、电解质及酸碱失衡的处理

一、手术对患者水、电解质及酸碱平衡的影响

手术时除麻醉、失血、失液以及休克等对患者的水、电解质及酸碱平衡的影响外，尚有手术创伤对机体的刺激所引起的一系列水与电解质等代谢的变化与反应。反应的程度依手术创伤程度而定。创伤重，反应大。

(一) 水代谢

主要为水潴留。在中大手术后早期，尿量可降至每小时 25ml 或每日 600ml 左右，尿浓缩比重高。少尿的原因，除由于手术及麻醉时丧失水分过多外还因垂体后叶 ADH 分泌增加所致。此时如果给予大量液体不但不能利尿，反而有产生水过多的危险。

由于 ADH 分泌多所致的水潴留一般持续 24~48 小时，少数情况可达数天，依手术创伤严重程度而异。创伤重，持续时间长。多数患者手术 48 小时以后的水潴留与肾上腺皮质功能亢进及其所产生的钠潴留有关。

(二) 钠代谢

主要为钠潴留。术后肾脏有排钠减少现象。24 小时尿中钠量可降至 10mmol 或更低。即使摄入大量钠盐，亦不能增加肾脏的排钠量，还可导致过多的危险。

钠潴留系由于机体对创伤的反应，肾上腺皮质激素及醛固酮分泌增加所致。持续时间的长短亦因手术创伤大小而异。一般手术，通常只有 1~2 天。在中大手术后，钠潴留时间较长，可历时 1 周左右。

在钠潴留阶段，若无缺水，血清钠浓度一般均降低。除非患者在术后有额外钠离子的丧失，如呕吐、肠瘘、胃肠持续吸引等，血清钠降低并非缺钠所致，全身钠量并不少，无须补充，或仅补充少量即可。禁食患者，成人一般每天输入等渗盐水不超过 500ml。

在钠潴留期过后，往往在短期内有尿量增多，尿钠排出增加等现象，然后血清钠趋向正常。

(三) 钾代谢

主要为失钾。其变化有三方面：

1. 肾排钾变化　手术创伤后，由于醛固酮分泌增加，尿中钾排泄增多，钾迅速丢失。失钾量与手术创伤大小有关。通常术后第 1 天钾丢失最多。一般手术后，钾负平衡持续 1 天左右，钾丧失量 20~30mmol：中等手术，如胃切除术后，持续 4~5 天，第 1 天钾丧失量 50~70mmol，以后每天 30~40mmol；而在大手术则往往持续在 1 周以上。当合成代谢期，则钾转为正平衡。

2. 肾外失钾　一般来说，术后肾外失钾不是主要的，但当有大量体液渗出及胃肠液丢失时，则肾外失钾为重要途径。

此外，术后患者发生低钾血症，除大量钾离子从体内丧失外，尚与禁食或食欲减退、钾盐摄入不足有关。

二、手术患者水、电解质及酸碱失衡处理原则及程序

(一) 处理原则

1. 预防为主，早期诊断，早期处理。

2. 及时去除病因　不去除原因，水、电解质及酸碱失衡常不易纠正，有时虽然暂时纠正，但最终不能

维持或难免恶化，甚至死亡。

3. 维护内脏功能 首先是维护肺、肾功能，特别是后者，以增进患者机体本身调节作用。其次是维护胃肠功能，及时恢复口服。口服虽不及静脉输液效果迅速，但较安全，易于为机体调节。此外，对其他内脏功能的保护，如预防脑水肿、心力衰竭等。

4. 做好各种记录 包括病程记录、出入量及体重记录等，供计划补液与修正计划的参考。

5. 分清主次、循序纠正 一般可按下列顺序进行：首先纠正血容量，其次纠正渗透压、酸碱失衡及其他离子代谢失调。当有严重高钾、高镁、低钙等情况危及患者生命时，则应提前紧急处理，或与纠正血容量同时进行。

6. 重视机体的代偿能力，防止矫枉过正。

7. 周密计划补入量 根据“丢失什么，补充什么”“需要多少，补充多少”的原则，每天的输液量可按下列公式计划：当天需要量 = 正常需要量 + 当天额外丧失量 +1/2 以往丧失量。

（二）处理程序

补液包括生理需要量和损失量两部分。生理需要量的补充为维持性液体治疗；损失量的补充为补偿性液体治疗。对于不能正常进食的患者给予维持基本能量代谢所需的水、电解质及糖。

术前液体量的估计：对于禁食禁饮的患者按照公斤体重每小时补充液体量为 1~10kg 者：4ml/（kg·h）；11~20kg 者：2ml/（kg·h）；21kg 以上：1ml/（kg·h）。

术中液体量的估计：麻醉和手术相关的各种情况如麻醉药、机械通气和手术创伤、开放伤口、渗出、体温等导致液体丢失。按照手术大小每小时补充液体量为小手术：4ml/（kg·h）；中等手术：6ml/（kg·h）；大的手术：8ml/（kg·h）。

术后损失量，包括可见的失血和失液的量以及看不见的失血和看不见的失液。术后治疗原则根据病程分三阶段：

第一阶段为活动性出血期：治疗原则用平衡盐液和血液复苏。单纯的容量支持并不一定改善组织缺氧，对部分患者隐匿性休克是持续存在的，应及时应用血管活性药物。一旦容量的补充可以维持心脏的前负荷，就应立即进行循环容量结构的调整。监测血红蛋白、血浆蛋白，电解质，血浆渗透压等，维持内环境稳定。注意心脏前负荷的进一步变化，注意组织灌注是否继续改善。

第二阶段为强制性血管外液扣押期：此期的主要病理生理特点是全身毛细血管通透性增加，大量血管内液进入组织间，出现全身水肿，体重增加。此期的治疗原则是在心肺功能耐受的情况下积极复苏，维持机体足够的有效循环血量，不主张输过多白蛋白，尿量控制 20~40ml/h。

第三阶段为血管充盈期：此期大量组织间液回流入血管内，治疗原则是减少输液量，适当使用利尿剂。临床治疗中，容易忽视的问题是治疗后期的容量负荷过多，加之组织间液的回吸收，出现容量过多，甚至发生肺水肿。

治疗目标为：较快地恢复全身循环和微循环并伴有尽可能好的组织氧合；较少的组织水肿。要进行量控的过程管理。注意定时监测心率、尿量，置入中心静脉导管、肺动脉导管，应用 PICCO，检查血液生化（电解质）、尿液常规、动脉血气分析。注意充足灌注的临床表现、精神状态、毛细血管再充盈、皮肤颜色和体温、脉率、乳酸等。要注意补液的速度。

制约补液的因素有心脏负担、渗透压及肾功能等。

复苏液体需要选择晶体（5% 葡萄糖液、生理盐水、乳酸林格液、醋酸林格液）和胶体（白蛋白、琥珀酰明胶、聚明胶肽、羟乙基淀粉、低分子右旋糖酐及全血）。晶体的输入量一般为缺失量的 3~4 倍，但大量晶体液易导致水肿，包括脑水肿、肺水肿、肠道水肿。胶体溶液的特点是扩容效果好，血管内滞留时间长，可维持有效循环血容量，组织和细胞水肿少，但有过敏、凝血障碍、肾功能影响等副作用，价格也较高。

维持阶段补液有一个特点是营养补给可能占液体量的绝大部分，电解质液多以载液形式供应，另外应充分考虑组织间液体的回吸收，不能单纯量出为入，此时应注意胶体液的补充。

（三）正常需要量

正常需要量是指当天正常水分、电解质的需要量。依患者情况而异。大致分为两类：

1. 一般患者

（1）水分需要量：即正常需水量。一般可以当天不显性丢失量及尿量之和计算。成人平均每天每公斤体重需 35~40ml，老年、体弱及肥胖患者需要量较少；青年及活动较多的患者，则需要量较多。一般而言，中等体格的青壮年，禁食、卧床休息、不发热、气温适宜，每天基本需水量 1 500~2 500ml，平均 2 000ml，依不同条件而异。例如高热、体温在 38℃以上，每增高 1℃，需水量增加 10%；高气温，室温在 32℃以上，每增高 1℃需水量也增加 10%；呼吸增快或气管切开的患者，从肺蒸发的水分比正常多 2~3 倍；长时间手术麻醉，特别是内脏暴露时间过久，水分蒸发量增加，每 2~3 小时约 500ml（表 3-10）；烧伤面积 40% 以下者，平均每天蒸发水丧失量约 1.8ml/（kg·烧伤面积 %）；烧伤面积 40% 以上者，平均每天蒸发水丧失血为 1.2ml/（kg·烧伤面积 %）；水肿、急性肾衰竭，第三间隙异常体液回吸收时等，则水分需要量减少。

表 3-10　基本需水量增减情况

需要量增加的情况	需要量减少的情况
体重高（但非肥胖或水肿）	体重低
高热	肥胖
高气温	老年
呼吸增快，特别是用口呼吸	虚弱
出汗	甲状腺功能减退
甲状腺功能亢进	细胞外液扩张：稀释性低血钠症及各类水肿等
气管切开	第三间隙液体增多后回收
小儿及青年	急性肾衰竭
大面积烧伤施行暴露疗法	手术及创伤后
长时间手术、麻醉，特别是内脏暴露时间过长	肌肉严重损伤或感染，大量组织分解

小儿患者的正常水分需要量因年龄及体重而异（表 3-11）。

表 3-11　小儿每日基本需水量　单位：ml

第一个 10kg 体重每 kg 需水量	第二个 10kg 体重每 kg 需水量	第三个 10kg 体重每 kg 需水量
100	50	20

（2）电解质需要量：如无异常丧失或排出障碍，成人每天需钠 50~80mmol（氯化钠 3.0~4.5g），钾约 40mmol（氯化钾 3g）。钙、镁离子体内贮存较多，一般丢失较少，除非长期禁食或有特殊丧失，短期内不需补充。

综上所述，成人每日基本需要量：水分 1 500~2 500ml，氯化钠 3.0~4.5g，氯化钾 3g。

2. 手术、创伤后患者

（1）术后第 1、2 天，成人需水量 1 500~2 000ml。复杂手术或创伤后期，由于组织分解较多，应将内生水的量估计在内。因为这时肾排水功能下降，不宜给水太多，以免发生水中毒。钠盐的补给亦应控制在正常需要量以内，特别是老年、心血管疾患且慢性消耗性疾患患者，以免发生肺水肿、切口水肿等并发症。术后 3~4 天，待尿量增多后，水与钠量可酌情增加。但应注意，如果患者有第三间隙扩大，此时往往开始回吸收，补充液体时，应估计在内。

（2）手术创伤后，虽然有钾代谢负平衡，但术后 1~2 天内，血清钾浓度并不低，有时甚至偏高，一般不宜补钾，且短暂的钾负平衡对机体影响不大。术后 3~4 天仍不能口服而尿量正常时，则应每天给予氯化钾 4~6g。

（四）额外丧失量

额外丧失量系当天正常排出量以外的丧失。丧失的途径有二：

1. 体外丧失　包括蒸发、大汗、利尿，从消化道和创面丢失。

2. 体内转移　除体液外，有时尚有离子转移，如钠离子或钾离子细胞内转移等。额外丧失的处理原则上是“丢失什么，补充什么”；“丢失多少，补充多少”。

消化道液的成分及量，根据不同部位而异。一般来说，均近似体液的渗透压，其中以胆汁最为接近。但在严重腹泻及慢性肠瘘时，可为低渗，则应注意适当增加补入的水分量。除胃液为酸性外，其他消化液均为碱性，胰液碱性最强，其次为胆汁。补入等渗盐水及等渗碱液的比例，可参看表 3-12。

表 3-12　消化液丧失后静脉补液时各类溶液比例

分泌液	水分（5%~10% 葡萄糖水）	等渗盐水	等渗碱液（1/6mol 乳酸钠或 1.25% 碳酸氢钠溶液）
胃液（正常情况）	1	2	
胆汁		2	1
胰液		1	1
肠液	1	2	1
“新的”小肠造瘘		2	1
“陈旧的”小肠造瘘	2	1	1
腹泻	3	2	1

从创面丧失及向体内转移（第三间隙死腔）的体液，除肠梗阻（按消化液丢失处理）及胸、腹水的成分不同外，大都类似血浆电解质成分。离子成分一般较血浆少，但含一定量的蛋白质。因此静脉输液成分可按 2（等渗盐水）：1（等渗碱液）补给，并适当补给胶体溶液（血、血浆、代血浆、白蛋白等）。严重挤压伤及深度大面积烧伤时，由于有大量酸性肌红蛋白及血红蛋白形成，则碱性药物比例有时可增加为 1（等渗盐水）：1（等渗碱液）。

上述各类分泌液中，都含有不同量的钾，其中胃液含钾最多。在补充水与钠的同时，如无禁忌，应补钾。

（五）以往丧失量

以往丧失量是指当天以前的丧失量，主要根据病史及体征并适当参照化验结果来估计。如为脱水，则须明确其性质——高渗、等渗或低渗性，及程度——轻度、中度或重度等。但计算出来的液体量，当天只补充一半，以免补入过多，引起体液超载。

（何蕾　苏茂生）

参考文献

1. Yang Y, Sun N, Sun P, et al. Clinical Characteristics and Prognosis of Elderly Small Cell Lung Cancer Patients Complicated with Hyponatremia: A Retrospective Analysis. Anticancer Research, 2017, 37(8): 4681-4686.
2. Seow CJ, Young WF. An Overlooked Cause of Hypokalemia. Ame J Med, 2017, 130(10): e433-e435.
3. Bell SG. Minding the Gap: Utility of the Anion Gap in the Differential Diagnosis of Metabolic Acidosis. Neonatal Netw, 2017, 36(4): 229-232.
4. Buckley MS, Leblanc JM, Cawley MJ. Electrolyte disturbances associated with commonly prescribed medications in the intensive care unit. Crit Care Med, 2010, 38(6 Suppl): S253-264.
5. Bruno CM. Acid-base disturbance in liver cirrhosis. Eur J Gastroenterol Hepatol, 2016, 28(3): 363.

1

第四章

创伤与手术后机体的生理稳态

生理稳态(homeostasis)是指正常机体在神经系统和体液的调控下,通过各个器官、系统的协调活动,共同维持内环境的相对稳定状态。在正常生理情况下,内环境的各种物理、化学性质是保持相对稳定的,称为内环境的稳态。这种内环境的稳态不是固定不变的静止状态,而是在微小的波动中保持相对稳定、处于动态平衡状态。

创伤后机体的这种稳态被打破,机体快速作出应激反应,重新调整各器官的功能,以维持身体的内环境稳定,当刺激持续时,此应激反应亦持续下去。等创伤愈合、身体趋于正常时,体内又恢复合成代谢及正常的生理功能。从创伤开始至患者最后复原的整个过程,称之为创伤后应激反应(stress response to trauma),它是机体受到创伤后所出现的以神经内分泌系统反应为主、多个系统参与的一系列非特异性适应反应。手术也属于创伤反应的范畴,手术后反应的基本过程与一般的创伤相类似。

第一节 创伤与手术后机体生理稳态的改变及其调控

创伤与手术后所引起的生理稳态的改变本质上都是机体对外界不良刺激的保护性反应,但如果反应过度使稳态失衡,又会给机体带来不同程度的危害,甚至引起各种并发症,如应激性溃疡、全身炎症反应综合征等。

一、免疫系统反应与炎症

创伤后数小时内就会出现炎症反应,局部小血管先有短暂的收缩,很快变为扩张,毛细血管壁的通透性增高,血浆和血细胞渗至间质内。起初,游出的白细胞以中性粒细胞为主,继而以单核细胞为主,后者在血管外成为巨噬细胞。中性粒细胞在补体和免疫球蛋白的调理下能吞噬和杀灭细菌;巨噬细胞可清除局部的组织碎片和异物等;渗出的血浆纤维蛋白原转变为纤维蛋白后,能在组织间隙内起支架作用。但如炎症反应过度,可使大量的血浆渗出而使血容量减少,组织内压过高,局部血液循环受阻,组织破坏产物和细胞碎片入血后可损害其他器官。

严重创伤或大手术后早期,各种免疫细胞、多种体液介质和补体系统等被激活,激活的补体系统一方面通过产生细胞裂解和促进吞噬作用来抵抗微生物的入侵,另一方面产生的活性补体片段,如C3a、C3b、C5a、C5b具有炎症介质的作用,对中性粒细胞和单核巨噬细胞的功能起调理作用。此时这些免疫细胞处于一种“激发”状态。如病情平稳,则炎性细胞逐渐消退,损伤的组织得以修复;如再次出现致伤因素(如组织坏死、出血、感染等),则可使处于激发状态的炎性细胞释放大量的炎症介质,如TNF-α、IL-1β、IL-6、IL-8等,作用于相应的靶细胞后,一方面可起到杀菌、增强免疫活性、清除受损组织、促进创面愈合的作用;另一方面这些炎性介质又使靶细胞释放新的炎症介质,这样多级的介质释放,称为级联反应,最终可形成全身炎症反应综合征(systemic inflammatory response syndrome,SIRS)。SIRS是“免疫亢进”的表现,此时促炎反应占优势,由于对外界刺激反应过于强烈,因而会对自身组织细胞的结构与功能造成损伤;反之,当抗炎反应占优势时,则表现为“免疫麻痹”或称代偿性抗炎反应综合征(compensatory antiinflammatory response syndrome,CARS),使机体对外界刺激反应低下,因而易于引起感染。SIRS和CARS都是机体炎症反应失控的表现,严重者均可导致多器官功能障碍综合征(multiple organ dysfunction syndrome,MODS)。

二、神经内分泌系统反应

创伤与手术后由于失血、疼痛和精神紧张等因素的作用,可引起一系列的神经内分泌系统的变化,但其应激性刺激主要来自于伤处,并通过神经传导作用于中枢后才引起全身性反应。手术反应亦有相同的表现，患者在全身麻醉下行手术时，手术开始1小时内，血浆促肾上腺皮质激素（adrenocorticotrophic homone，ACTH）和生长激素水平便升高，当手术患者从麻醉状态下恢复痛感时，血浆肾上腺素水平上升至最高。

1. 蓝斑（locus ceruleus，LC）- 交感 - 肾上腺髓质系统　蓝斑位于脑干脑桥中部，其发出去甲肾上腺素（NE）能神经纤维，称之为蓝斑 - 去甲肾上腺素（LC-NE）。机体创伤或复杂的大手术引起的失血、低血容量、组织缺氧等所导致的机体内环境稳态的失衡，成为强烈的刺激源，通过NE能神经元广泛的纤维上传至杏仁体、边缘皮质等促使NE释放，下传至脊髓侧角，调节交感神经及肾上腺髓质兴奋，进而引起血浆中儿茶酚胺浓度迅速上升，介导一系列的代谢和心血管代偿机制以克服应激刺激对机体内环境稳态的损害。

2. 下丘脑 - 垂体系统　下丘脑是创伤反应的中枢调节枢纽，也是机体内稳态的控制中心。电刺激下丘脑的后侧及中部，引起交感神经系统兴奋，而刺激下丘脑的前侧部时，则致副交感神经的兴奋。下丘脑是交感和副交感神经系统的中枢，同时也是调节内脏活动和内分泌活动的较高级中枢，并把内脏活动和其他生理活动联系起来。

（1）下丘脑 - 垂体 - 肾上腺皮质轴：机体受伤后刺激下丘脑腹侧正中隆起部分泌释放促肾上腺皮质激素释放激素（corticotropin releasing hormone，CRH），后者经垂体门脉系统到在腺垂体并促使其释放促肾上腺皮质激素（adrenocorticotrophic hormone，ACTH），ACTH进而刺激肾上腺皮质束状带和网状带细胞，使其分泌糖皮质激素。在低血糖时腺垂体主要分泌释放ACTH和生长激素（growth hormone，GH），GH可促进蛋白质合成、细胞分裂、组织生长、利于修复。低血容量时主要分泌ACTH和抗利尿激素（antidiuretic hormone，ADH），ADH促进水的重吸收，使尿量减少，引起水潴留；也是强效的血管收缩剂。手术后疼痛和精神紧张时可释放ACTH、ADH、GH等。任何创伤均可促进ACTH的分泌亢进，从而使肾上腺皮质激素分泌增加。

（2）下丘脑 - 神经垂体轴：创伤或手术后的低血容量，可刺激心房的容量感受器及颈动脉窦的压力感受器，使神经垂体分泌ADH增加。此外，细胞外液的晶体渗透压增高、疼痛和缺氧等均可引起ADH分泌增多，ADH可激活腺苷酸环化酶使cAMP增加，后者激活肾小管上皮细胞的蛋白激酶使其磷酸化，改变细胞膜的通透性，从而加快肾远曲小管和集合管对水分的重吸收、增加血宽容量，有利于维持循环血量和内环境的稳定。

3. 肾素 - 血管紧张素 - 醛固酮系统　肾素作用于血浆中的血管紧张素原，形成血管紧张素Ⅰ，经血浆转换酶的作用，形成血管紧张素Ⅱ。创伤或大手术后出现心排出量减少或循环血量减少时，肾血流量减少、肾小球旁器分泌肾素增多，以降低肾小球滤过率，从而维持循环血量。血管紧张素Ⅱ增强交感 - 肾上腺髓质系统的升压作用，并促使肾上腺皮质分泌醛固酮。后者使远端肾小管减少钠离子排出、增加肾小管钠离子和碳酸氢根离子的重吸收，转而以钾离子或氢离子排出，从而使体内水钠潴留、维持循环血量。在失血、体液丢失等有效灌注量降低时，这对恢复有效循环血量具有重要意义。

4. 其他激素的作用

（1）β- 内啡肽浓度升高：存在于脑组织中的吗啡样活性物质称为内源性吗啡，亦称为内啡肽。其生理意义在于：①可反馈抑制交感 - 肾上腺髓质系统；②抑制垂体的活性，减少ATCH和糖皮质激素的分泌；③增强机体对疼痛的耐力；④调节免疫功能；⑤对心血管系统具有抑制作用，静脉注入吗啡或β- 内啡肽可致严重的低血压及心率减慢，而鸦片受体阻断剂纳洛酮可使其逆转。

（2）甲状腺素分泌增加：T_4水平与危重患者死亡率间呈负相关，说明甲状腺激素对提高机体生存能力具有重要意义。

（3）胰高血糖素水平明显升高、胰岛素分泌减少：肾上腺素可刺激胰高血糖素的分泌增加，胰高血糖素促进糖原分解和糖异生作用，其升高血糖的作用有赖于健全的肾上腺皮质功能。胰高血糖素水平在手术开始后1小时便升高，至手术结束时有所下降；在中等至大手术时血浆胰高血糖素浓度可上升30%~100%；手术后胰高血糖素可持续升高至1周左右。同时儿茶酚胺抑制胰岛素的释放，使血糖明显升高，高血糖对脑组织提供了充分的能量，并有利于机体对休克的耐受。

（4）生长激素：创伤后血浆中生长激素的水平很快便升高，生长激素可增加肌肉及肝脏对氨基酸摄取和蛋白质合成，促进糖原和脂肪的分解，抑制胰岛素的作用，动员身体内的脂肪贮备，增加血浆中游离脂肪酸，与儿茶酚受有协同作用。

第二节　创伤与手术后机体主要脏器的生理功能变化

手术创伤反应可通过患者的体温、脉搏、基础氧耗量、尿氮排出量等指标反映出来。手术创伤后的抑制期一般较短，随即有体温、脉搏、基础氧耗量、尿氮排出量等升高。无并发症的患者，一般于3~5天内体温、脉搏恢复至接近正常。此外，临床上创伤或大手术后患者的主要脏器及代谢功能也发生重大变化，以提高机体的抗应激反应能力。

一、循环系统改变

创伤后交感神经兴奋和儿茶酚胺浓度升高使心率加快，心排出量增加，血压升高；同时使皮肤、腹腔内脏和肾脏的血管收缩，体内血液再分布，以保证重要器官（如心脏与大脑）的血流灌注；高动力的强度和持续时间，一般与休克、创伤的严重性和手术的大小呈正相关，超过一定的限度时，则可引起心肌损害、心律失常或心功能不全。

二、呼吸系统改变

创伤后儿茶酚胺分泌增多、代谢率增高，使支气管扩张，潮气量增大，呼吸频率加快，从而提高机体的氧输送和二氧化碳的排出。严重创伤或大手术后使机体的免疫细胞处于被激活状态，巨噬细胞首先释放大量的炎性细胞因子、激活中性粒细胞、出现过度的炎症反应，即全身性炎症反应综合征。活化的中性粒细胞和巨噬细胞，其膜上的还原辅酶Ⅱ（NADPH）氧化酶活性增强，引起呼吸暴发，释放大量的氧自由基，可导致严重的急性肺损伤、急性呼吸窘迫综合征等。

三、消化系统改变

1. 创伤后肝细胞、血管内皮细胞、库普弗细胞及其他非实质肝细胞在白介素、TNF-α、INF等细胞因子的作用下能合成舒缩血管的物质，以调节肝脏的微循环。严重创伤或大手术后肝脏的血液灌注如门静脉血流量可减少，肝细胞和库普弗细胞的功能负荷增加，以适应能量产生增加、蛋白质分解和合成、凝血-纤溶系统活化、解毒等功能的需要。TNF-α可通过受体进入肝细胞后与线粒体等结合，诱导肝细胞内产生氧自由基，损伤肝细胞膜性结构，从而引起肝细胞坏死；TNF-α还能与肝窦血管内皮细胞膜的受体结合，促使中性粒细胞在局部聚积和活化，损伤肝血窦的内皮细胞，促使微血栓形成和纤维蛋白沉积，最终导致微循环障碍和缺血缺氧性肝损害。

2. 创伤后或手术后可抑制胃肠道的运动和排空，同时，全身或局部缺血均可使肠系膜血流减少，肠黏膜营养吸收障碍，继而发生肠黏膜萎缩，肠细胞间紧密连接部分离、增宽和损害，肠黏膜的通透性增加、肠黏膜屏障功能障碍，肠道细菌和内毒素进入肠系膜淋巴结或门静脉循环，形成细菌移位（bacterial translocation）。同时，肝库普弗细胞的屏障功能亦受损，出现肠源性内毒素血症，最终可出现血清胆红素和转氨酶升高等肝功能不全的表现。

四、泌尿系统改变

创伤后早期由于血容量不足使肾血流量减少，肾小球滤过率降低。肾素-血管紧张素-醛固酮分泌增多，以及垂体释出的血管加压素，促使肾小管功能改变，通常出现尿量减少，尿中 Na^+、HCO_3^- 减少，而 K^+、H^+、HPO_3^-、Cl^- 增多，尿比重增高等。如血容量明显下降、出现休克时，肾脏血流的持续灌注不足，易发生无明显肾小管结构及功能异常的肾前性急性肾衰竭，创伤或大手术后发生急性肾衰竭的发生率与创伤的严重度、休克程度及持续时间、患者年龄及是否使用肾毒性药物等因素有关。

五、中枢神经系统改变

创伤、出血、疼痛等均可引起中枢神经的反应，通常会发生前述的交感神经和下丘脑的应激反应。炎症较重时产生较多的致热因子，或体温中枢直接受损，体温增高或过低。此外，创伤或手术后患者精神过度紧张，可发生失眠、过度兴奋或抑郁等，有的可出现心动过速、呼吸加快等。在经历重大创伤、强烈的恐惧后，有的患者会出现创伤后应激障碍（posttraumatic stress disorder，PTSD）。

六、代谢改变

1. 高代谢　创伤或大手术后机体在炎症介质和应激反应所分泌的大量皮质醇、胰高血糖素、肾上腺素共同作用下，基础代谢率明显升高，导致机体呈高代谢状态。主要表现有：高氧耗量，氧耗与氧输送依赖，通气量增加，导致患者消瘦，机体免疫力和组织修复能力降低。高代谢致能量消耗大大增加，在饮食不足或禁食的情况下，必须动用体内的能源。

2. 糖、脂肪、蛋白质的代谢改变　创伤或大手术后因应激反应或禁食等原因使机体的能量代谢发生变化。在单纯饥饿状态下持续12小时以上时，机体动用脂肪供能占需求的65%~75%，蛋白质提供25%~30%，碳水化合物提供约5%的能量，但是，当创伤后交感神经系统兴奋或有低灌流状态时，身体所利用的底物在构成上发生改变，机体对脂肪酸的利用有缺陷，故脂肪酸氧化所提供的能量只占总能量消耗的10%~30%，而来自蛋白质的能量占50%~60%，提示创伤后蛋白质分解代谢较单纯饥饿时明显加强。

（1）糖代谢：儿茶酚胺可抑制胰岛素分泌而促进胰高血糖素释出，使糖原分解、糖异生明显增强，血糖升高，但糖的利用率下降。因创伤后组织低灌流，使无氧酵解增加、葡萄糖的利用很不充分。

（2）脂肪代谢：创伤后在ACTH、儿茶酚胺、高血糖素等激素影响下，体内脂肪的动员、分解加强，主要是三酰甘油酶促使三酰甘油分解成脂肪酸，后者可在骨骼肌、心肌等处经充分氧化而供能，若低灌流时其氧化不全产生酮体，脂肪分解产能受限。

(3) 蛋白质代谢：创伤后的皮质激素、儿茶酚胺等均可促使蛋白质分解；除了参与糖异生，还与创伤组织修复、免疫功能等密切相关。轻度创伤时变化不大；中至重度创伤后蛋白质的合成和分解率都明显加快，而分解率增加更明显，呈负氮平衡，此时血浆中的非蛋白氮（nonprotein nitrogen，NPN）增高，尿总氮量排出明显增加，其中85%~90%为尿素氮，蛋白质的分解主要是来自肌肉的蛋白质，胰岛素可调节肌肉摄取或释放氨基酸，而胰高血糖素可致糖原分解和糖异生，创伤后儿茶酚胺升高可抑制胰岛素分泌而促进胰高血糖素释出。血浆蛋白质的成分也发生改变：白蛋白分解加速、血浆浓度下降。白蛋白分解后大多重新组成生物活性前体，一部分经分解产能。如果肝脏不能及时合成补充白蛋白，则可引起白蛋白的缺乏，影响胶原、纤维蛋白原等合成，从而使创伤的修复愈合延迟。

3. 体液改变　创伤或大手术后的体液变化具有重要的意义，它可直接影响血容量和血液的成分，进而影响肾、肝、肺等重要脏器的功能。

(1) 细胞外液减少：创伤后由于失血、血浆渗出等原因使体液丢失增多、细胞外液减少，机体需尽量保留细胞外液以维持有效循环血量。但创伤或大手术后如立即输入大量钠盐，肾的廓清能力下降使尿钠可增加，但机体的体液分布可发生异常，大量液体进入第三间隙，造成体液潴留，局部或全身水肿，机体仍可处于相对的低血容量状态。

(2) 体液的酸碱度变化：创伤后早期体液倾向于偏碱，可能与以下因素有关：肾小管回吸收钠离子和碳酸氢根离子，而钾离子和氢离子作为交换排出体外，胃肠减压使氢离子随胃液排出；过度换气使二氧化碳排出增多。最终导致混合性的碱中毒。pH常为7.5~7.6，如果高于7.6，则可引起心律失常和脑血管收缩，碱中毒又可引起低钾，引起心律失常、肠麻痹、肌无力等表现。创伤后如果长时间的组织低灌流或休克，上述的伤后碱中毒会很快被酸中毒代替。主要是由于葡萄糖的无氧酵解致乳酸在体内积聚；另外，肾或肝功能不全也可引起或加重代谢性酸中毒，肺功能不全致二氧化碳排出障碍引起呼吸性酸中毒。

第三节　创伤与手术后维持机体生理稳态的临床干预

创伤与手术后机体的生理稳态被打破，机体对应激快速做出反应，通过免疫系统、神经内分泌系统、物质代谢和体液等调节作用，以维持身体的内环境稳定。但如刺激持续存在，或强度太大、超出机体的调控能力时，则需及时的临床干预，消除应激源，针对机体代偿不足，促进创伤手术后的机体快速康复。

一、调控炎症反应、维持肾上腺皮质功能的稳态

在手术创伤应激反应下，肾上腺-交感神经系统迅速做出反应，血浆中儿茶酚胺、胰高血糖素、生长激素、皮质醇等水平明显升高，随后又渐次恢复。肾上腺素是应急激素，应激反应时大量释放，对身体多方面起着迅速的调节作用；去甲肾上腺素在调节身体的代谢反应和对血管的效应上有重要的作用；两者均与提供能量和利用能量有关，并能产热。

肾上腺皮质激素分泌是创伤手术后必有的反应，其作用与儿茶酚胺、胰高血糖素等的关系非常密切，一方面它可加强儿茶酚胺的血管效应和代谢效应；另一方面，大剂量的皮质醇又可降低过多儿茶酚胺释放的有害作用，并能减轻血管痉挛。因此，肾上腺皮质激素与儿茶酚胺之间的平衡，是保持机体内环境稳态的必要条件。但在严重创伤或大手术时，一方面大量释放贮备的肾上腺素，而另一方面肾上腺皮质由于血液灌注不足等原因，合成与分泌皮质激素受到一定的影响，有可能出现皮质醇分泌的相对不足、使血浆中的皮质醇含量减少，但机体对皮质醇的需求量却增加，肾上腺对ACTH刺激的反应性降低，造成相对性肾上腺皮质功能不足，称为创伤后相对性肾上腺功能不全（relative adrenal insufficiency，RAI）。

为防止创伤手术后的RAI，有临床试验观察到手术前3天补充ACTH刺激肾上腺皮质分泌，可改善患者手术后的临床症状；或更简单的方法是在手术中或手术后给予3~5天短暂的肾上腺皮质激素的辅助治疗，患者术后反应可明显减轻，容易耐受复杂的大手术，手术后并发症如肺部并发症也减少，并且在皮质激素的治疗下，尿中儿茶酚胺的排出量也下降；而短期、小剂量的皮质激素的应用，并不改变创伤手术反应时的内分泌变化的趋势，只是补充了机体在应激初期、肾上腺皮质分泌出现的相对性不足，并可减少大量儿茶酚胺释放时的一些不良作用，临床上也未发现对切口愈合、胃肠吻合口、术后感染等有明显的影响。但是，肾上腺皮质激素有全面抑制炎症的作用，长期的、大剂量的使用肯定会带来不良的结果，所以应短期小剂量运用。

二、维持体液的生理稳态

保持机体正常的体液容量、渗透压及电解质含

量是维持内环境稳态的重要方面，创伤与手术后除麻醉、失血、失液以及休克等对患者的水、电解质及酸碱平衡影响外，尚有机体的应激反应所引起的一系列水、电解质及酸碱的影响，此时，单靠机体本身的代偿调节机制已不能维持内环境的稳态，因此，及时补充体液、纠正酸碱失衡对维持机体生理稳态具有重要意义，是机体物质代谢和各器官功能恢复正常的基本保证。

1. 精确的补液方案及适宜的治疗时机　严重创伤或巨大手术后经常存在着容量不足，它不仅仅指显性液体丧失导致的不足，还指由于血管扩张或内皮细胞屏障改变导致的毛细血管广泛渗漏引起的液体相对不足。但由于创伤或手术后机体的水、电解质失衡与机体的代偿机制相互作用，机体水、电解质等失衡呈现较复杂的情况，因此，在液体治疗时，如何选择及搭配晶体、胶体液的种类，如何判断补液量的足够与否，如何精确把握补液时机等，对维持体液的生理稳态都具有重要意义。

(1) 液体正平衡：机体在重症外伤、烧伤、大出血、重症感染及大手术等强烈有害刺激下，释放多种炎性介质和细胞因子，可使局部病变或损伤发展成全身性炎症反应综合征(SIRS)，各种炎性介质和细胞因子可引起全身毛细血管内皮细胞损害，内皮细胞间隙扩大、通透性增加，使血浆中的体液成分通过此间隙渗漏至血管外的组织间隙中，引起全身毛细血管渗漏综合征(systemic capillary leak syndrome，SCLS)。此时，血管内液体和血浆蛋白渗漏至组织间隙，表现为低血容量、低白蛋白血症、全身水肿、体重增加和间质液体量(interstitial fluid volume，IFV)增加，其细胞外液量减少是体内液体重新分布所致，称之为“第三间隙效应”(the third space effect)或“细胞外液扣押”(sequestration)。由于SIRS及SCLS使输入的液体部分隔离在血管外，成为“无功能的细胞外液”，表现为输入量大于各种途径排出液体量(包括非显性失水、各种引流及尿量)的总和，即液体正平衡。液体正平衡量是术后并发症和住院死亡率的重要危险因素之一，液体正平衡延迟多预示着病情重、预后不良，与器官功能不全发生率和ICU死亡率呈正相关。

(2) 液体负平衡：较大手术当天和术后第1天主要体现为液体正平衡，一旦原发病得到控制或术后2~3天SIRS减弱或消失，毛细血管通透性逐渐恢复正常，第三间隙扣押的细胞外液逐渐再吸收，积聚的液体重新向血浆容量转移，正平衡逐渐减少或出现负平衡，表现为尿量明显增加和水肿消退，尿量等液体出量明显大于输液量，即液体负平衡。此期输液不该随尿量增加而增加，反而要减慢甚至仅需维持静脉通道，否则可因心血管和肾功能难以代偿导致心衰和肺水肿。负平衡期输液主要是为了维持水电解质平衡和静脉给药，输液量应“入小于出”，使患者液体平衡逐渐恢复正常水平。在正平衡进入负平衡时，有时需用小剂量呋塞米来启动负平衡的出现，并且可使稀释性低钠血症和稀释性低蛋白血症的迅速逆转，尤其是患者有营养不良、肝硬化或慢性心肺功能不全时更显重要。因此，减少液体正平衡量、促进负平衡尽早出现对于提高危重患者的存活率具有重要作用。

(3) 晶体液和胶体液：临床上常用的晶体液为0.9%的生理盐水和乳酸林格液，这两种液体主要分布在细胞外液。在理想情况下，输注的晶体液约有25%存留在血管内，剩余的75%均分布在血管外间隙。另外，晶体液还包括高渗盐水(hypertonic saline，HTS)，其钠含量较高，可以改善心肌收缩力和扩张毛细血管前小动脉，HTS不仅可以吸收组织间隙和细胞内水分以增加血浆容量，还可通过减少毛细血管渗漏增加血浆容量，最终表现为手术后尿量增加、输液量和液体正平衡量减少，还可通过减轻全身和肺的炎症反应，改善组织灌注和氧供。低蛋白血症是危重患者预后不良的高危因素之一，通过静脉补充白蛋白可以有效增加血浆白蛋白浓度以及胶体渗透压，纠正低蛋白血症以改善患者的预后。但由于高渗白蛋白可将大量的组织间隙液体“拉”回血管内，如短期大量输注白蛋白可造成有效循环血量突然剧增，易引起心功能不全或肺水肿的表现，应注意小剂量、间隔使用，以免影响心肺功能、加重病情。

(4) 补液时机：创伤后由于失血和体液丢失，一般应尽早进行液体复苏以维持机体内环境的稳定。但对于因穿透伤、出血引起休克的患者，延迟进行液体复苏可能会改善患者的预后。原因可能是在这类患者出血尚未得到有效控制时，就进行液体复苏，可能会阻断低血压引起的血管收缩、出血部位血栓形成等生理反应，从而加重出血。因此对于严重创伤的患者需要临床医生针对不同的患者寻求一个最佳的平衡点，一方面使患者不会因为血压过低引起继发性的脑损伤甚至死亡，另一方面应尽量避免早期大量液体复苏所致的凝血功能障碍以及进一步增加血液的丢失。

2. 临床处理原则　①及时去除病因。②维持体液的生理稳态首先要维持有效循环血量，只有当血容量无明显缺乏之时，才着重于渗透压及酸碱平衡的调节。③维持内脏，尤其是肺和肾功能，以增进机体本身的调节作用。④重视机体的自身代偿能力、防止矫枉过正。在进行补液治疗时，必须将机体的代偿能力估计在内，不能机械地按公式计算治疗量，要“量出而入”，既要防止补入过多，又要避免不足。

三、维持物质代谢的生理稳态

创伤手术后机体因为应激、缺血缺氧、感染等影响，释放一系列的炎症介质，可引起脏器功能损害和物质代谢紊乱，蛋白质分解加速，出现负氮平衡。分解的蛋白质除用于糖异生供热能消耗外，还由肝脏等合成蛋白质供组织修复及机体应急所用，维护并恢复器官的结构及功能，增强机体免疫力。负氮平衡可持续4~5天，每天失氮约10g，而复杂大手术或严重创伤后负氮平衡可持续10天或更长，每天失氮量可增至20g，如果同时有大量的体液渗出或丧失，则丢失氮更多。同时，糖代谢和脂肪代谢也出现异常，胰岛素抵抗，糖耐量下降，出现高糖血症和糖尿，葡萄糖的利用率也降低，使脂肪酸、酮体及某些酸性代谢产物增加，可引起代谢性酸中毒。因此，术后营养代谢治疗除补充必要的营养素、减少蛋白质的消耗，加快机体从分解代谢向合成代谢的转变，还应降低创伤炎症反应，促进创伤或手术后的修复。

1. 能量和氮量的选择　正常情况下总能量供应在25~30kcal/(kg·d)，蛋白质需要1~1.5g/(kg·d)，非蛋白能量：氮(g)=(125~150)：1，严重创伤者可达100：1；总能量中的三种营养素比例为蛋白质15%~20%，糖50%~60%，脂肪20%~30%。对于营养供给量，不论是肠外还是肠内途径的营养补充，应考虑患者的器官功能及对所供给营养的耐受能力。严重创伤应激、大手术后等患者往往有高代谢，以往一般给予高能量、高氮的营养补充，但近几年来有研究表明，较高能量与营养底物的供给对患者造成不利的临床结局。高能量、高氮营养不利于纠正术后蛋白质的分解代谢，而且提供过多的氮量对累积氮平衡也无益处，仍会出现负氮平衡，并加重患者的应激程度，造成进一步的代谢紊乱。近年来有临床研究显示低氮、低能量肠外营养能更好控制术后的代谢水平，其血糖升高不明显。因在严重创伤、重大手术或感染等应激初期，机体循环、呼吸系统及内环境多不稳定，需积极治疗原发病、维持机体内环境稳定和重要脏器、组织的生理功能，此时，以补充单纯液体、电解质及100~200g葡萄糖为佳，如需进行营养支持，非蛋白能量摄入量控制在每天83.7kJ/kg左右，然后逐渐增加至每天104kJ/kg。临床实践表明，在危重患者应激初期，提倡限制性能量摄入有助于机体平稳度过创伤应激阶段，减少代谢紊乱。

2. 肠内营养(enteral nutrition，EN)还是肠外营养(parenteral nutrition，PN)　首选EN，当胃肠功能紊乱、难以实施EN时，则考虑PN。外科手术、创伤和休克等所产生的血流动力学改变，可导致肠道的低灌注状态，造成肠黏膜损伤。EN能保护肠黏膜屏障，减少细菌和内毒素经肠道进入肝脏，从而减少肝脏负担。而PN时营养物质直接进入体循环，越过门静脉，EN能从门静脉系统供给肝脏营养，符合生理，有利于肝脏代谢。因此，EN能更有效地维护肝脏功能，改善机体蛋白质代谢、促进机体合成内脏结构蛋白(如前白蛋白)，改善机体的负氮平衡。

3. 免疫营养学(immunonutrition)　大量的临床研究已表明，围手术期补充超常剂量的特殊营养底物具有免疫调节、抗炎、促进合成代谢和组织保护作用。这些特殊营养底物中，最引人关注的是谷氨酰胺、精氨酸和ω-3多不饱和脂肪酸(ω-3 polyunsaturated fatty acid，ω-3 PUFA)。这些营养素具有特殊的药理作用，特别是对机体免疫功能的影响和对炎症反应的调理作用。谷氨酰胺是一种条件必需氨基酸，它对肠黏膜和免疫细胞的特殊作用，使其在危重疾病状态下具有特别重要的意义。烧伤及创伤重症患者的临床研究表明经肠内途径给予药理剂量的谷氨酰胺可影响其预后。ω-3 PUFA可通过影响花生四烯酸的代谢，改变脂质代谢产物类型及降低炎症因子的产生。

总之，正常机体在神经系统和体液的调控下，通过各个器官、系统的协调活动，共同维持内环境的生理稳态。创伤或重大手术后这种稳态被打破，机体快速做出应激反应，重新调整各器官的功能，以使身体的内环境达到新的稳态。但当刺激持续、应激反应过强、超出机体的调节能力时，应积极地及时进行临床干预，以促进机体的内环境尽快地恢复原有的生理稳态，保证器官和组织的正常生理功能，从而加快机体的康复。

(叶晟)

参考文献

1. Marik PE, Zaloga GP. Adrenal insufficiency in the critically ill: a new look at an old problem. Chest, 2002, 122: 1784-1796.

2. Rizoli SB. Crystalloids and colloids in trauma resuscitation: a brief overview of the current debate. J Trauma, 2003, 54(5 suppl): S82-S88.

3. Cerantola Y, Hübner M, Grass F, et al. Immunonutrition in gastrointestinal surgery. Br J Surg, 2011, 98(1): 37-48.

4. Konstantin M, Martina BS, Werner S. Fish oil in the critically ill: from experimental to clinical data. Curr Opin Clin Nutr Metab Care, 2006, 9(2): 140-148.

1

第五章

外科休克

一、休克概述

(一) 休克定义

休克是一类由创伤、失血、感染、过敏、心功能障碍等各种致病因素导致的以低血压、低灌注为典型表现的一类综合征,其本质是有效循环血量急剧减少、组织器官灌注不足,并导致细胞缺氧与功能紊乱,进而导致器官功能障碍的全身性病理过程。因此,纠正细胞缺氧、维持线粒体与细胞功能是休克治疗的关键。脓毒症(sepsis)是感染、创伤、烧伤、休克等急危重患者的严重并发症。随着重症医学的进步,脓毒症病死率已显著下降,但仍高达 20%。及早识别诊断并予以有效治疗,是提高脓毒症患者生存率的关键。

(二) 休克分类与发病机制

休克分型有多种方法,早年采用的多是依据导致休克的致病因素进行分类,如失血性休克、创伤性休克、烧伤性休克、感染性休克、过敏性休克、神经源性休克、心源性休克等七类。20 世纪 70 年代后,肺动脉漂浮导管(Swan-Ganz 导管)的临床应用,使得不同病因导致休克时的血流动力学改变特点更加明确,并进一步依据心排血量与血管阻力的血流动力学变化特征,将休克分为:高排低阻型[心排出血量(cardiac output,CO)升高与外周血管阻力降低为特征(systemic vascular resistance,SVR)]、低排(CO 降低)高阻型(高 SVR)与低排低阻型(CO 与 SVR 均降低)三类,它反映了不同病因休克导致的血流动力学改变特点,也推进了基于血流动力学及病理生理特征的、针对性的休克治疗。

基于对这类血流动力学变化特征的认识,此后的休克的分类简化为:分布性休克、低血容量休克、心源性休克与梗阻性休克四种类型。

1. 分布性休克(distributive shock) 血管收缩舒张调节功能异常是诱发分布性休克的主要病理生理机制,体循环阻力降低。循环容量不足常为分布性休克的早期表现。由于血管舒缩调节功能异常使容量血管扩张,导致血管内液体分布于异常部位而出现的相对容量不足,并非循环血容量丢失于体外的绝对丧失。对此,靠单纯容量补充往往不能纠正休克。

根据体循环阻力改变特点,分布性休克临床上又可分为:

(1) 感染性休克(septic shock):也称为“脓毒症休克”。是分布性休克的常见和主要形式,也是病情严重复杂,死亡率高的一类。严重感染状态下,由于毛细血管通透性增加使液体渗漏,导致循环血量的绝对减少,出现类似于低血容量性休克的改变;同时感染与全身炎症反应导致的阻力血管扩张,体循环阻力降低,血流的重新分布是导致此类型休克的根本原因,进而出现心排血量增加与循环流量增高,呈现所谓“高排低阻”的感染性休克典型特征。

(2) 神经源性休克:这是分布性休克的另一个类型,常见致病因素有脊髓损伤等。但血流动力学特点为体循环阻力正常或升高,也见于神经阻滞、麻醉药物过量等因素导致,容量血管扩张及相对性血容量不足,并非血管内外转移与异常分布。

(3) 过敏性休克:也属于分布性休克。指人体接触特异性过敏原后出现的以急性血管扩张、循环灌注不足为主的全身性变态反应,临床表现受机体过敏原侵入途径与量的影响,并会有很大差别。休克的诊断主要依据:过敏史及过敏原接触史。

2. 低血容量休克(hypovolemic shock) 循环血容量的丢失是造成低血容量休克的主要病理生理机制,常见于严重创伤与内脏大出血导致的急性血容量下降,以及由于大面积烧伤、腹泻、呕吐、利尿等原因导致的外源性水与电解质丢失,抑或因过敏、中毒、肠梗阻、内分泌紊乱所造成的内源性液体丢失,后者与血管通透性增加、血管扩张相关。

外源性丢失导致有效循环血量减少,使静脉血回流下降而造成心排血量降低、代偿性体循环阻力升高与组织灌注不良,临床表现为血压下降,心率代偿性增快、中心静脉压、肺动脉嵌顿压降低等前负荷不足的特征。

3. 心源性休克(cardiogenic shock)　心源性休克的病理生理基础是心泵功能障碍或衰竭,临床常见于大面积急性心肌梗死、严重心律失常、弥漫性心肌炎等病变导致的心排出量急剧减少,心率增快、血压下降及氧输送降低。由于心排血量降低,交感神经兴奋与外周小血管收缩导致的体循环阻力代偿性升高,中心静脉压、肺动脉嵌顿压升高。多种心脏病变都可导致心排血量下降,其血流动力学变化受右心与左心功能状态的影响,使心源性休克可能出现不同的血流动力学特征。

4. 梗阻性休克(obstructive shock)　梗阻性休克的基本病理生理基础与特征是:血流的主要流出道受阻,导致心排血量减少,微循环灌注降低与组织缺氧。临床上见于:腔静脉梗阻、肺动脉栓塞及主动脉夹层动脉瘤,心包缩窄、心瓣膜狭窄、心室流出道梗阻等。进一步分为心内梗阻性休克及心外梗阻性休克,血流动力学特点可有所不同。

(三)休克的病理生理特点

有效循环血量减少与组织器官微循环灌注不足是各类型休克共同的病理生理基础,导致了循环功能衰竭综合征。不同于任何一种疾病,休克是以循环功能紊乱、组织灌注不足与细胞缺氧为病理生理特征的一种综合征,这一综合征的临床演变体现了一个渐进的、连续性的进程,最终可导致多器官系统功能障碍(multiple organ dysfunction syndrome,MODS)。因此,早期干预、及时有效的抗休克治疗可逆转病情的发展。

根据微循环的变化,将休克的病理生理变化特点分为代偿期、进展期和难逆期三个阶段,它反映了组织细胞缺氧与功能障碍的逐步改变及其严重程度。导致这一病理生理改变是打击后炎症因子与神经内分泌多元调控的结果,应激后早期通过兴奋交感肾上腺髓质系统,使大量儿茶酚胺释放入血;同时肾素-血管紧张素-醛固酮系统激活,垂体加压素的分泌释放增加,机体通过代偿使外周与内脏血管收缩、心率加快、心肌收缩性增强,心排血量增加,由此代偿保证机体某些器官的组织灌输与氧供。实际上,早期微动脉与毛细血管前括约肌对儿茶酚胺等缩血管物质反应更强于微静脉,导致微循环缺血更为严重,但不同器官对缩血管物质的反应并非一样,心脏与脑部血管收缩不明显,而保证正常状态下的灌注与氧供,但一些内脏血管如肠道、肝脾、肾脏、皮肤等却不同,由于小血管的强烈收缩反而会加重缺血,肠道血流变化最突出,从休克较早的阶段开始持续到复苏后早期血压纠正,肠道的缺血会持续更长的时间。这种内脏器官血管选择性收缩使体内的血液重新分布,更有益于保证重要器官的血液与氧的供应。如果休克过程不能尽快纠正,微循环改变将迅速恶化,酸性物质堆积与大量血液淤积于毛细血管床,使有效循环血量进一步减少甚至微循环衰竭,休克状态恶化,严重时出现不可逆改变。当然,不同类型休克的病生理改变与进展也非依照同样的发展规律。如失血、失液性休克以循环血量骤减、组织细胞低灌注与缺血缺氧导致器官功能损害为发展特征;而感染性休克,微循环衰竭是其突出的病理生理变化特征;严重过敏性休克,早期微循环淤血与缺氧障碍更为突出。所以不同原因与不同程度的休克,体内微循环变化既有共同的规律,又各有其特点。

感染导致的机体失控炎症反应是感染性休克与MODS发生的病理生理基础,感染导致的内毒素释放入血,并通过损伤血管内皮细胞、激活免疫系统(单核细胞、中性粒细胞、补体系统及多种细胞因子、NO等多种途径,影响机体的免疫与炎症反应状态,进而导致血管扩张、通透性增加,血管内液体渗出及组织水肿,这种分布改变更加重了有效循环血量不足。此外,感染启动了内源性凝血过程,促进了DIC发生,更进一步加重组织细胞缺血缺氧与多器官功能衰竭。

总之,休克微循环变化的不同阶段,既有区别,又相互联系,各阶段间并无明显的界限。微循环改变反映了休克发生、发展的病理生理基础,认识这些变化的目的在于更好地理解休克与器官功能损害的临床特点与进程,及时、合理制定干预措施,这才是关键。

二、休克的监测与诊断

在认识休克病理生理特点的基础上,对生命体征变化、血流动力学演变、器官功能状态的动态监测与分析,对早期诊断与目标指导下的治疗非常关键。休克的诊断依据导致休克的诱因与原发疾病、临床与血流动力学特点以及相关实验室检测几方面信息。主要内容:

1. 诱发因素　休克临床诊断包括病因,不同类型休克与其致病诱因相关,其中严重创伤与感染是常见的休克诱因。认识原发疾病的特点对于休克早期判断是必要的,如化脓性梗阻性胆管炎。

2. 临床特点

(1)低血压:表现为收缩压<90mmHg或较原基础值下降幅度>40mmHg至少1小时,或血压依赖输液或血管活性药物维持。

尽管血压下降是诊断休克的代表性指标,但血压已经不再是必需的诊断标准,因为血压由心排量与外周血管阻力决定，不是的敏感指标，在血压降低之前往往先出现少尿、心率呼吸增快等更早的临床变化指标提示有效循环容量与组织灌注不足、细胞乏氧。

(2) 呼吸、心率、尿量、神志：在血压下降之前往往已有这些反应有效循环血量不足的生命体征改变，如心率增快(>100 次 /min)，呼吸增快(>25 次 /min)，尿量减少[<0.5ml/(kg·h)]，神志恍惚、烦躁等变化往往反映脑灌注不足。尿量的减少提示肾脏灌注不足，尿量是早期组织器官灌注的观察窗口，是休克早期与复苏不完全的体现。

(3) 肢体皮肤温度、甲床充盈时间，反映微循环与组织灌注状态：感染性休克体温往往升高，低体温(<36℃)是病情严重的表征。

(4) 全身炎症反应存在(systemic inflammatory response syndromes，SIRS)：即满足以下两项或两项以上表现：①体温 >38℃或 <36℃；②心率 >90 次 /min；③呼吸 >20 次 /min 或过度通气，$PaCO_2$<32mmHg；④血白细胞计数 >12 × 10^9/L 或 <4 × 10^9/L(或未成熟粒细胞 >10%)。感染与非感染重症患者均可以有 SIRS 表现，它反映了应激后的免疫炎症状态，而失控的炎症反应可导致威胁生命的器官功能损害。因此，终点不在于 SIRS 的诊断，而是认识打击后机体发生的炎症反应状态与程度。

3. 血流动力学特点　中心静脉导管、肺动脉漂浮导管、PICCO 与床旁心脏、血管超声检测，可提供病患的心脏前后负荷、心脏收缩力、血管外肺水以及氧代谢与组织灌注指标等，更好地指导休克复苏与治疗。对各类休克及休克的不同阶段的血流动力学变化特点给予更深入的展现，也更及时、恰当地指导目标性治疗，并保证治疗的整体性与连续性。

(1) 分布性休克：由于血管收缩舒张调节功能异常是分布性休克血流动力学改变的基本机制。

1) 感染性休克的血流动力学特点是体循环阻力下降，心排血量正常或增高，肺循环阻力增加(肺动脉压升高)。阻力血管扩张导致血压下降，血管通透性增加进一步加重分布异常及组织灌注不足。这种心排出量增高(或正常)与组织低灌注并存是感染性休克的血流动力学特征。

2) 神经源性损伤(如神经节阻断等)表现为：容量血管扩张、循环血量相对不足，体循环阻力增高或正常。

(2) 低容量休克：循环血量不足导致心脏前负荷降低、心排出量降低，体循环阻力与心率代偿性增高。临床上表现为 CVP 与肺动脉嵌顿压降低，外周血管阻力增高。

(3) 心源性休克：心泵功能衰竭导致心源性休克血流动力学改变的基础，表现为：由于心肌收缩无力，导致心排血量降低，中心静脉压与肺动脉嵌顿压升高，体循环阻力升高等特征性改变，由此导致组织灌注与氧输送减少。

(4) 梗阻性休克：血流动力学改变受梗阻部位的影响，主要源于较大的血流通道急剧受阻，导致心脏排血量减少，循环灌注不足，组织缺血缺氧。根据梗阻部位与心脏的关系分为心外或心内梗阻。

4. 实验室指标

(1) 血气分析检查：除氧分压(PaO_2)、二氧化碳分压($PaCO_2$)、pH、碱剩余等常规参数外，在早期休克的评价与早期复苏中，混合静脉血氧饱和度(SvO_2)或上腔静脉血氧饱和度($ScvO_2$)可以反映组织对氧的摄取量，提供氧输送与氧需求平衡的重要信息。近年来也最为满足容量与灌注压后的一项复苏目标(SvO_2>65%，$ScvO_2$>70%)。

(2) 动态监测血乳酸水平，计算乳酸清除率，能够反映组织灌注及组织代谢的改变常作为休克复苏时的监测指标，乳酸持续增高(>2mmol/L)与乳酸清除率持续降低均提示微循环障碍严重及不良预后。

(3) 黏膜 pH/ 黏膜二氧化碳分压：直接反映组织代谢的指标，消化道黏膜，特别是肠黏膜 pH 监测在休克患者意义更大，肠道作为“牺牲”的器官在血压降低前肠道血流就已经减少，而在血压纠正后的早期，肠道缺血可能并未获得中分的纠正，因此，肠道黏膜二氧化碳分压和 pH 的测定，能够更早和准确地反映组织灌注与复苏终点。

(4) 动静脉二氧化碳分压($Pcv\text{-}aCO_2$)：混合静脉血或中心静脉血与动脉血 CO_2($PaCO_2$)差(pCO_2 间隙)，可作为复苏监测的一项指标，即使 $ScvO_2$>70%，若 pCO_2 间隙 >6mmHg，仍提示血流量不足。动脉血 $PaCO_2$ 与中心静脉血 $PcvCO_2$ 差值(CO_2-gap)，$Pcv\text{-}aCO_2$ 与组织 CO_2 产生量成正比，与心排血量(CO)成反比，并线性相关。$Pcv\text{-}aCO_2$ 增加反映组织缺氧与无氧代谢的程度。

(5) 出凝血指标：血色素的变化是失血性休克时动态检测的指标，但应该结合其他血液成分的变化分析判断。血小板的降低可能与创伤失血后丢失及血凝消耗相关，同时伴有凝血因子大量丢失及容量复苏对血液的稀释所致，即所谓“消耗性凝血病”。在脓毒症患者，感染相关的内皮细胞损伤、内源性凝血激活与广泛微血栓形成导致消耗性凝血病，血小板下降伴有 D- 二聚体的升高常常是重症感染合并凝血异常的信号，是临床值得重视的改变。

5. 病原学诊断　对于感染性休克，查找感染源微生物是有效抗感染治疗的关键，并应在第一剂抗生素使用前获取血液及体液、痰液等标本，进行首次病原学检查。在抗感染治疗中也需要动态对病原菌及其耐药性进行动态评估。病原菌基因学诊断已逐渐进入临床，具有敏感性高、特异性强的优势，为早期快速致病菌诊断提供了一条新的途径。但鉴于特异探针种类与数量等的局限性与检测设备的要求，目前尚不能成为常规普及检测方法，特别是判断病原菌耐药性方面非常有限。

三、休克治疗原则

休克治疗基本原则是尽快纠正组织缺氧，维持最佳组织灌注，减少细胞损伤与器官功能损害。治疗措施分为支持治疗与病因治疗。支持治疗是基于对休克病情及其病理生理改变特点的判断，采取相应的治疗，尽快纠正循环衰竭。病因治疗虽是根本，但休克的病因治疗与支持治疗相互依赖，相互影响，密切相关。有效的休克治疗是整体性治疗，每个环节都非常重要，包括：早期有效休克复苏，积极原发病处理，血流动力学支持，纠正酸碱等内稳态平衡失调，纠正凝血异常与改善微循环等。

（一）早期复苏

目的是尽快纠正有效循环血量的不足与恢复组织灌注，减少组织缺氧导致的器官功能损害。常需要采取的措施有：

1. 氧疗与机械通气治疗　休克患者需要给予不同程度的氧疗，除重症肺炎等呼吸系统原发疾病导致的休克以外，仍有许多休克患者合并不同程度的低氧与呼吸困难，需要进行相应的氧疗或者建立人工气道，以保证气道通畅与氧的供给，也保证其他治疗的有效实施。

2. 建立中心静脉通路　一般首选上腔静脉系统，用于 CVP 监测、血流动力学监测、$ScvO_2$ 与乳酸测量，以及进行补充容量等。

3. 容量评估与容量补充　通过反映前负荷的参数的快速评价，如容量负荷试验、被动抬腿实验、CVP 测量、右心房压与或肺动脉楔顿压等参数。对容量不足的患者进行快速容量补充，晶体液仍然是此时首选和主要的复苏液体。注意在第一个 24 小时后应再次评估容量状态，避免持续大量液体输注导致容量过负荷，这同样也会加重组织器官的水肿，进而导致肺、肾等重要器官的功能损害。

4. 血管活性药使用　见本页（二）中相关内容。

（二）血流动力学支持与抗休克治疗

根本目的是改善组织灌注和细胞缺氧。措施包括：

1. 补充与调整血容量　对于存在容量不足的患者，补充容量是第一步。容量足够的前提下，判断是否存在心排血量不足。

液体种类：扩容液体分为晶体液与胶体液。前者包括各种平衡盐溶液（乳酸与醋酸盐平衡液），生理盐水等。胶体液分为天然胶体，如白蛋白溶液，失血性休克患者酌情补充血浆与红细胞等血液制品。人工胶体包括明胶、羟乙基淀粉、低分子右旋糖酐。

容量复苏液体的选择一直存在争议，晶体溶液是推荐的首选复苏液体，但它比胶体液向组织间隙及细胞内转移更多，增加组织水肿，导致复苏所需的容量也更大。有研究认为，含氯高的平衡盐液可能与急性肾损伤相关，非含氯的平衡盐日渐增多，但需要确定其真正价值。胶体溶液具有扩容效能强、持续时间久、需要液体总量少等特点，鉴于有些人工胶体对凝血功能产生影响，并具有肾脏损害的风险，故临床上的应用受到限制。对于危重患者，特别是脓毒症患者不推荐使用（羟乙基淀粉）。白蛋白溶液是目前主要的胶体液选择，但也存在过敏与高医疗花费等问题。总之，休克时应用何种复苏液体，应结合休克的类型、休克的病情、器官功能状态等具体临床情况综合考虑并做出选择。

2. 血管活性药物使用　目的在于保证心排血量和足够的灌注压力，提高微循环的灌流量。血管活性药物的使用应在血流动力学的持续监测下进行，并且在足够容量补充的基础上才更好地发挥其作用，否则将加重组织缺血。了解各种血管活性药作用部位是合理选择药物及计量的基础，如增加心脏收缩力，提高心排量，还需要了解外周血管阻力。容量与大循环已经达标，还需关注微循环是否得到了改善，最终才能实现改善组织灌注和细胞缺氧的目标。

(1) 去甲肾上腺素：去甲肾上腺素是感染性休克的治疗的首选血管活性药物；是直接作用的肾上腺素能受体激动剂，可作用于 α_1 与 β_1 受体。作用类似肾上腺素，α_1 受体作用较强，通过增加全身血管阻力提升血压。通过 β_1 受体作用增加心肌收缩力，可能有助于严重脓毒症以及感染性休克导致的心肌功能不全，但不具备肾上腺素的 β_2 受体作用。

去甲肾上腺素使用：持续输注，通常剂量范围是 1~20μg/min。小剂量时 β_1 作用更突出；较高剂量时显示 α_1 作用。去甲肾上腺素与多巴酚丁胺联合应用也常常是感染性休克时血管活性药治疗的选择。

(2) 肾上腺素：是直接的 α_1、β_1、β_2 受体激动剂。作用与计量相关，较低剂量时主要作用是 β 受体激动剂，而在较大剂量时，其 α_1 受体作用更为明显，表现为增加全身血管阻力，降低内脏包括肾脏血流。β_1 受体作用体现在心率及心排血量的增加。β_2 受体活性包括支气管与血管平滑肌的舒张作用。

肾上腺素的主要适应证是心搏骤停、严重心源性休克、过敏性及类过敏性反应的治疗没感染性休克合并心泵功能下降时也可考虑联合使用。常规剂量是1~20μg/min。

(3) 血管加压素：是一类强大的缩血管药物，血管加压素外周血管加压素受体结合来产生强大的缩血管作用。不是作用于肾上腺素系统，是儿茶酚胺类药物的有效替代药，在严重酸中毒时血管加压素则依然保持其缩血管作用。严重脓毒症或感染性休克患者血管加压素分泌相对不足，故对血管加压素作用非常敏感。在感染性休克时，推荐剂量为0.04U/min。如果患者有改善，不再持续用药，但也不应立即停药。

(4) 多巴胺：作用于多巴胺$_1$(DA_1)、β_1、α_1受体，其药理作用与剂量有关。在小剂量下[0.5~2μg/(kg·min)]主要作用于DA_1受体，扩张肾小动脉，5~10μg/(kg·min)。多巴胺的β_1作用更加突出，表现为心肌收缩力增加，心率与心排血量都相应增加。其结果是心肌氧耗同样增加。在大剂量[10~20μg/(kg·min)]使用时，α_1-受体拮抗作用最显著，多巴胺增加血管平滑肌张力并提高全身血压。这同时会造成内脏如肾血流下降，类似大剂量去氧肾上腺素的作用。不管什么剂量下，多巴胺都会介导去甲肾上腺素释放，这就可以解释在不同使用剂量时有些患者会出现心率增快。

(5) 多巴酚丁胺：多巴酚丁胺兴奋心肌β_1受体，增强心肌收缩力，其对心肌的正性肌力作用较多巴胺强，能增加CO，降低PCWP，改善心泵功能。而其对外周血管α_1受体兴奋导致的缩血管作用被兴奋β_2受体导致的扩血管作用抵消，表现为弱的血管扩张作用。常用剂量为2.5~10μg/(kg·min)。主要通过兴奋β受体增加心排出量和氧输送，它还是为数不多的可用于降低肺血管阻力并改善右心功能的药物之一。

(三) 病因治疗

针对病因的治疗是休克治疗的根本。及时有效地处理导致各类休克的原因治疗才能控制休克进展、获得理想的复苏效果，如存在活动出血低容量休克治疗，感染灶清除、控制病原微生物及其诱发的失控的全身炎症反应与多器官系统造成的损伤等等。当然，早期阶段，休克的病因可能并不能完全明确，或者即使明确也难以有效祛除，如梗阻性休克，虽然解除梗阻原因的是治疗的关键，但若暂时无法解除梗阻，首先的处理应尽可能缓解病变导致的病生理异常，如减少梗阻两端的压力差。

病因处理也可能暂时是限制性的，如大范围挤压伤时，为了尽快止血、防治休克，没有医疗条件的致伤现场进行止血带约束止血、补液扩容维持血压与转移伤员，可能优于立即在现场进行截肢等根治性治疗。因此，病因处理是休克资料的关键，但保证病患生命安全与有效治疗需要兼顾才是合理选择。

四、外科休克诊治要点

(一) 低血容量休克(hypovolemic shock)

低血容量休克指各种原因引起的显性与不显性容量丢失而导致的有效循环血量减少、组织灌注不足，进而导致细胞代谢障碍与功能受损的病理生理过程。

1. 病因

(1) 创伤：见于严重外伤，如多发骨折，尤其是骨盆、长骨骨折，外伤性大血管破裂，严重挤压伤及大手术所致。

(2) 失血：大血管破裂出血，如胃底食管静脉曲张破裂出血、消化性溃疡血管腐蚀出血，都是临床上导致外科休克的较常见病因。当出血迅速、总量>20%总血量时，即可出现上述休克早期表现。

(3) 严重脱水、液体的第三间隙丢失或消化道丢失(失液性休克)：如热射症、严重肠梗阻、剧烈呕吐与腹泻，消化道穿孔大量液体聚集于腹腔等等。

2. 临床特点与诊断

(1) 病史：存在导致容量丢失与补充不足的各种情况。

(2) 临床特点：皮肤湿冷，尿量<0.5ml/(kg·h)，心率>100次/min，收缩压<90mmHg或较基础血压下降>40mmHg或脉压缩小(<20mmHg)，呼吸频率增快。神志改变预示脑灌注不足。

(3) 血流动力学特征：容量丢失导致心排血量下降，前负荷降低(低CVP)与肺毛细血管充盈压降低，体循环阻力代偿性增加。

(4) 组织灌注与氧代谢指标：血乳酸浓度升高(>2mmol/L)；可合并代谢性酸中毒。

(5) 凝血异常：创伤、急性大出血及严重感染均可伴发凝血障碍，在激活外源性凝血过程同时，也调动了纤维蛋白溶解系统，纤维蛋白原与凝血因子的丢失、稀释，是造成失血性凝血功能障碍的主要问题，从而导致成人“获得性凝血病”的发生，出血是其典型的临床表现，重者出现低温与酸中毒。

在休克早期即进行凝血功能的监测，对选择适当的容量复苏方案及液体种类有重要的临床意义。常规凝血功能监测包括血小板计数、凝血酶原时间(PT)、活化部分凝血活酶时间(APTT)、国际标准化比值(INR)和D-二聚体。

(6) 其他实验室检查：红细胞计数、血红蛋白(Hb)降低(失血性休克)及血细胞比容(HCT)的数值变化，可了解血液有无浓缩或稀释，对低血容量休克的诊断，以及判断是否存在继续失血有参考价值。

3. 治疗

(1) 病因治疗：尽快纠正引起容量丢失的病因是治疗低血容量休克的关键与基本措施。

1) 首先判断休克患者是否存在活动性失血，休克复苏不应因病因处理而延误，尽快纠正威胁生命的循环衰竭。

2) 尽早明确出血部位、应尽快进行手术或介入治疗。迅速利用超声和放射影像等检测手段，检查、判断出血部位。诊断明确并存在活动性失血的患者，应尽快进行手术或介入止血，控制病情。

(2) 液体复苏：可以选择晶体溶液（如等张平衡盐溶液与生理盐水）和胶体溶液（白蛋白溶液与人工胶体）。

1) 常用的晶体液有平衡盐液（乳酸林格液、醋酸平衡盐溶液、生理盐水）：生理盐水虽然等渗，但大量输注可引起血氯升高甚至高氯性代谢性酸中毒，并可能与急性肾损害相关。大量输注乳酸林格液应该考虑到其对血乳酸水平的影响，这在肝功能障碍的患者和休克患者可能会引起血乳酸水平的升高。非乳酸平衡盐液可避免这些潜在影响。

对于严重脱水、失液导致的低容量休克，主要以晶体液补充为主，但应注意不同体液丢失的电解质成分并予以相应的补充，如钾、镁、碳酸氢根等的补充，并配合白蛋白补充。

2) 胶体液：主要复苏治疗胶体液有白蛋白、明胶、羟乙基淀粉和右旋糖酐。尽管这些液体均可达到容量复苏的目的，鉴于药物理化性质以及生理学特性的不同，在药物对凝血功能的影响、肾功能损害等不良作用方面的影响不同，应用中应予考虑。［参见本章三、休克治疗原则中（二）］

3) 血液制品输注：大量血液丢失往往需要补充严重丢失的血液成分，如：悬浮红细胞、新鲜冷冻血浆，以及血小板。美国重症医学会和创伤外科学会与美国血库协会（AABB）有关输血指南中推荐，除外急性冠脉综合征的血流动力学稳定患者，血红蛋白 <70g/L 是临床输血的指征，近年中国麻醉学会推荐将此标准降至 Hb<60g/L。此外 PT 或 APTT> 正常值 1.5 倍或输注红细胞 >10 个单位时，新鲜冷冻血浆与红细胞的输注比例为 1∶4；大量失血致血小板 $<50\times10^9/L$ 时应输注血小板，复合伤和脑外伤的患者血小板计数 $<100\times10^9/L$ 时亦应考虑血小板输注。

研究显示，大量输注外源血浆可成为急性呼吸窘迫综合征（ARDS）与多器官功能障碍（MODS）的独立危险因素，临床应用中应予以重视。因创伤、大手术所致的失血性休克常伴有严重的获得性凝血病，是外科医生围手术期常面临的一个临床问题，且并非少见。与感染导致的凝血障碍在发病原因、病理生理学机制及治疗策略并非相同。创伤所致主要表现为大量失血，其中凝血功能障碍主要是由于凝血因子大量丢失及容量复苏对血液的稀释所致。同时，低体温与酸中毒，也导致凝血因子活性降低，进一步加重出血，出现所谓的“稀释性凝血病”和“功能性凝血病”。由此可见，凝血因子的丢失、稀释与活性降低是造成失血性凝血功能障碍的主要问题。对此，外科医生应有所认识。

(3) 血管活性药物应用：低血容量休克患者血管活性药一般不作为首先选择的治疗，对在容量复苏后仍存在低血压的患者，以及存在严重低血压的患者，可考虑应用缩血管药物，如甲肾上腺素、多巴胺等，避免长时间严重低血压的危害。

(4) 纠正严重低体温：失血性休克合并低体温（T<35℃）是增加出血与病死率的独立危险因素，也是疾病危重的表现。低体温可降低凝血因子活性，影响血小板的功能及纤维蛋白形成，应尽快纠正。

（二）感染性休克（脓毒症休克，septic shock）

1. 基本概念与定义　感染性休克是指脓毒症（septic，或称“全身性感染”）出现严重的循环衰竭与细胞代谢紊乱，临床表现为持续性低血压，在充分容量复苏后仍需血管收缩药以维持平均动脉压≥65mmHg，血清乳酸浓度 >2mmol/L。感染性休克患者的病情更重，死亡风险更高。本质上是由感染诱发的机体生理、病理、生化异常的过程。1991 年脓毒症共识会议首次定义脓毒症为由感染引起的机体全身炎症反应综合征（SIRS），而有器官功能障碍者定义为重症脓毒症，脓毒性休克则定义为“充分液体复苏后持续存在的脓毒症诱导的低血压”。2001 年第二次共识会议虽然认识到这些定义的局限，并且列出了扩展的诊断标准，但由于缺少循证医学证据，并未提出新的定义，事实上，脓毒症及感染性休克定义二十多年来并无根本的改变，但认识在深入，如对感染诱发的不可控制的炎症反应与后续器官功能损害关系的认识。

Sepsis 3.0 新定义和诊断标准的制定旨在有利于规范脓毒症（或全身性感染）的诊断，即改进临床研究。但新的诊断标准来源于复杂的回顾性研究，且感染导致的机体失控炎症反应机制目前尚未完全阐明，序贯性器官功能衰竭评分（SOFA）的敏感性等等，故 Sepsis 3.0 仍然存在质疑与挑战。

2. 临床特点与诊断

(1) 诊断：1991 年美国胸科医师学会（ACCP）和美国重症医学会（SCCM）召开联席会议，定义脓毒症为感染引起的全身炎症反应综合征(SIRS)即为 Sepsis 1.0 定义：感染存在，且全身炎症反应存在(systemic inflammatory response syndromes，SIRS)，即满足以下两项或两项以上表现：①体温 >38℃或 <36℃；②心率 >90 次 /min；③呼吸 >20 次 /min 或过度通气，$PaCO_2$<32mmHg；④血白细胞计数 >12×10^9/L 或 <4×10^9/L(或未成熟粒细胞 >10%)。

感染性休克的诊断标准：感染 +SIRS+ 感染导致的循环衰竭(充分液体复苏仍不能纠正的低血压)，表现为收缩压 <90mmHg 或较原基础值下降幅度 >40mmHg 至少 1 小时，或血压依赖输液或血管活性药物维持。

2001 年 SCCM/ 欧洲危重病医学会(ESICM)/ACCP 对 Sepsis 1.0 进行修订，细化脓毒症的诊断，提出了包括感染或可疑感染、炎症反应、器官功能障碍、血流动力学或组织灌注指标的 21 条诊断标准，即 Sepsis 2.0。但研究显示，基于 SIRS 的脓毒症诊断标准的敏感性和特异性均不理想。因此 SCCM 和 ESICM 专家探讨和修订脓毒症定义与诊断标准，以改善脓毒症的早期诊治。从 Sepsis1.0~2.0 中筛选出最有效预测脓毒症不良预后 3 个指标：呼吸频率(RR)、昏迷评分(GCS)、收缩压(SBP)，并命名为 Quick SOFA［qSOFA，SOFA 即序贯性器官功能衰竭评分(表 5-1)］。qSOFA 评分包括 3 项评价指标：收缩压≤100mmHg，呼吸频率≥22 次 /min，意识改变。脓毒症指宿主对感染产生的失控反应，并出现危及生命的器官功能障碍与细胞代谢异常。新定义 Sepsis 3.0 不再采用 SIRS 概念，但强调了感染导致器官功能损害的机制及其严重性。对于 ICU 的感染或可疑感染患者，当 SOFA 评分≥2 分时，诊断为脓毒症；对于非 ICU 感染(或可疑感染)患者，qSOFA 评分出现两项(收缩压≤100mmHg，呼吸频率≥22 次 /min，意识改变)或两项以上阳性时诊断为脓毒症。专家组认为 SIRS 不能特异性地反映机体对感染产生的失控反应，因此，Sepsis 3.0 不再采用 SIRS 概念。

在此基础上，通过对成年感染性休克患者的观察性研究进行系统回顾及 Meta 分析，探讨影响感染性休克诊断和预后判定的指标(低血压、血乳酸水平及升压药物治疗)，最后制定了感染性休克的诊断标准。

表 5-1　序贯性器官功能衰竭评分(SOFA)

器官系统	指标	得分
呼吸系统	<400mmHg(53.3kPa)	1
PaO_2/FiO_2	<300mmHg(40kPa)	2
	<200mmHg(26.7kPa)+ 机械通气	3
	<100mmHg(13.3kPa)+ 机械通气	4
神经系统系统	13~14	1
Glasgow 昏迷评分	10~12	2
	6~9	3
	<6	4
心血管系统	平均动脉压(MAP)<70mmHg	1
药物剂量	多巴酚丁胺(任何剂量)或多巴胺≤5μg/(kg·min)	2
	多巴胺 >5μg/(kg·min)或(去甲)肾上腺素≤0.1μg/(kg·min)	3
	多巴胺 >15μg/(kg·min)或(去甲)肾上腺素 >0.1μg/(kg·min)	4
肝脏	1.2~1.9mg/dl(20~32μmol/L)	1
胆红素	2.0~5.9mg/dl(33~101μmol/L)	2
	6.0~11.9mg/dl(102~204μmol/L)	3
	>12mg/dl(>204μmol/L)	4
凝血系统	<150×10^9/L	1
血小板	<100×10^9/L	2
	<50×10^9/L	3
	<20×10^9/L	4
肾脏	肌酐 1.2~1.9mg/dl(110~170μmol/L)	1
肌酐	肌酐 2.0~3.4mg/dl(171~299μmol/L)	2
或尿量	肌酐 3.5~4.9mg/dl(300~440μmol/L)或尿量 <500ml/d	3
	肌酐 >5mg/dl(>440μmol/L)或尿量 <200ml/d	4

(2) 临床特点：严重感染是此型休克的致病因素，患者也往往伴随有感染的一般表现，如体温升高，心率呼吸增快可能更突出，肢体皮肤温度也和发热相一致。其他尿量、血压等与低容量休克基本相似。尿量<0.5ml/(kg·h)，心率>100次/min，收缩压<90mmHg或较基础血压下降>40mmHg或脉压缩少(<20mmHg)，呼吸频率增快。神志改变预示脑灌注不足。

(3) 血流动力学特征：感染性休克的血流动力学特点是体循环阻力下降，心排血量正常或增高，肺循环阻力增加(肺动脉压升高)。阻力血管扩张导致血压下降，血管通透性增加进一步加重分布异常及组织灌注不足。这种心排出量增加(或正常)与组织低灌注并存是感染性休克的血流动力学特征。

(4) 凝血功能障碍：与创伤所致的凝血功能障碍不同，严重感染与感染性休克时大量炎性因子释放，产生过度的炎性反应，同时内皮细胞的损伤，进一步激活了凝血系统，使促凝途径上调，纤溶途径受抑制。早期血液表现为高凝状态，随着病程的进展导致血管内广泛微血栓形成，伴随着血小板与凝血因子的大量消耗，表现为血小板降低，D-二聚体升高，出现所谓的"消耗性凝血病"。由此导致微循环功能障碍，最终发生难以控制的器官功能衰竭。临床表现为弥漫性血管内凝血(DIC)。

3. 感染性休克治疗原则

(1) 液体复苏：液体种类选择并无特殊，但要求予以积极的液体复苏，以改进组织感染与感染性休克患者的临床预后。2004年开始制定的"拯救脓毒运动：脓毒症和感染性休克管理的国际指南"对严重感染与感染性休克的早期复苏治疗提出了一系列推荐，2016年又做了更新，对全身性感染与感染性休克的治疗旨在为成人脓毒症和感染性休克的处理提供指导。

1) 2016年更新的"拯救脓毒运动：脓毒症和感染性休克的管理国际指南"指出：对于感染筛查阳性的患者若满足qSOFA评分三项指标：神志改变，呼吸频率≥22次/min，收缩压≤100mmHg中的两项，即可进一步筛查以发现具有临床病情恶化风险的患者。医务人员应考虑对这些高危患者进行密切监测。

2) 对于合并低血压或乳酸水平≥4mmol/L的感染患者，应输注给予30ml/kg晶体液，并重新评估容量反应性或组织灌注。应完成6小时集束化治疗方案。其中，若初始乳酸水平≥2mmol/L，仍推荐应重复监测乳酸水平变化。

(2) 感染源监测与控制：密切查找与监测感染源是有感染效控制的保障，2016年更新"拯救脓毒运动：脓毒症和感染性休克的管理国际指南"指出：筛查的首要步骤应是识别感染。医院应继续根据感染的相关症状、体征，促进对疑似或确诊感染患者的早期识别。

对确认罹患感染的患者，初始治疗应包括留取血液和其他部位培养，应用适当的抗生素，同时留取实验室检查以评估感染相关器官功能障碍。

一旦发现患者存在器官功能障碍(qSOFA)，应确保立即开始实施3小时集束化治疗方案。例如，若器官功能障碍的患者此前仅留取血培养以外的其他标本培养，此时需要留取血培养，若此前仅使用窄谱抗生素，此时则应选择广谱抗生素治疗。

当实验室检测明确治病病原微生物后，应根据提供的药物结果更换为针对性强的抗菌药物。

(3) 抗凝治疗：凝血功能障碍贯穿于脓毒症发生发展全过程，广泛的血管内微小血栓形成与全身性感染导致的凝血功能障碍的密切相关。理论上抗凝治疗是有益的，但至今可依循的临床试验尚未取得，明确存在高凝或DIC倾向全身性感染与感染性休克患者，小剂量抗凝治疗(肝素)可以考虑，但需要严密监测APTT与血小板、D-二聚体。

(许媛)

参考文献

1. 王辰，席修明．危重病医学(全国高等学校规划教材 供研究生使用教材)．北京：人民卫生出版社，2017.
2. 刘大为．实用重症医学．北京：人民卫生出版社，2017.
3. 邱海波，管向东．重症医学高级教程．北京：人民军医出版社，2013.
4. Levy MM，Fink MP，Marshall JC，et al.2001 SCCM/ESICM/ACCP/ATS/SIS International Sepsis Definitions Conference. Intensive Care Med，2003，29(4)：530-538.
5. Singer M，Deutschman CS，Seymour CW，et al. The Third International Consensus Definitions for Sepsis and Septic Shock(Sepsis-3). JAMA，2016，315(8)：801-810.
6. Rhodes A，Evans L，AlhazzaniW，et al. Surviving Sepsis Campaign：international guidelines for management of sepsis and septic shock. Crit Care Med，2017，45(3)：486-552.
7. Levy MM. Early goal-directed therapy：what do we do now? Crit Care，2014，18(6)：705.
8. Churpek MM，Zadravecz FJ，Winslow C，et al. Incidence and prognostic value of the systemic inflammatory response syndrome and organ dysfunctions in ward patients. Am J Respir Crit Care Med，2015，192：958-964.

第六章

全身炎症反应综合征与多器官功能障碍综合征

多器官功能障碍综合征（multiple organ dysfunction syndrome，MODS）及其前驱表现——脓毒症（sepsis）或全身炎症反应综合征（systemic inflammatory response syndrome，SIRS）已成为当前危重病医学所面临的最大挑战。在创伤外科领域，脓毒症和MODS已成为继急性颅脑损伤和难以控制的大出血之后，导致患者死亡的第三位主因。

第一节　失控性炎症反应和MODS发病机制

SIRS及MODS的发病机制非常复杂，广泛涉及炎症、神经、体液、内分泌、免疫、凝血、营养代谢等方面，近年来又在遗传基因学方面有所发现。但目前较全面的，同时也是主流的看法认为，全身炎症反应和免疫功能紊乱很可能在SIRS及MODS发生上起着主要作用。这一认识得到以下事实的支持：

1. 全身炎症反应不仅始终伴随MODS，而且是MODS的前驱，如SIRS或脓毒症。

2. 在SIRS、脓毒症和MODS的动物模型或患者可以大量发现免疫反应紊乱的证据，包括特异性免疫抑制和非特异性免疫亢进，以及促炎介质与抗炎介质的平衡失调等。

3. 给予实验动物某些炎性介质或其拮抗剂，可以有效地复制出与临床相似的SIRS、脓毒症和MODS，或使这些综合征得到缓解。

一、全身炎症反应的启动

严重创伤、休克和感染过程可以产生启动全身炎症反应的环境和许多刺激物，如氧应激、菌血症或内毒素血症、坏死组织、凝血因子激活、抗原抗体复合物形成、补体活化等。在上述环境和刺激物作用下，中性粒细胞、淋巴细胞、单核/巨噬细胞等炎性细胞被激活，这些细胞激活后可以产生一系列化学或具有生物活性的炎性物质。此外，内皮细胞也是一种炎性细胞，在其他炎性介质作用下，可由常态转化为“前炎症表现型”（pro-inflammatory phenotype），同样具有分泌炎性细胞因子的功能。

炎性介质可大致分为两类：一类具有直接的生物学毒性，如溶酶体酶、弹性蛋白酶、髓过氧化物酶、胶原酶、氧自由基等，可以直接攻击和破坏靶物质，如入侵的微生物；另外一类无生物学毒性，但能作为调节因子对器官和系统的功能活动产生深刻的影响，它们通常被称作“细胞因子”（cytokine），如肿瘤坏死因子（TNF-α）、白介素（IL）-1、IL-6、血小板活化因子（PAF）、集落刺激因子（CSF）等。这些介质广泛作用于循环、呼吸、代谢、凝血、体温调节等系统，同时也作用于免疫-内皮系统的本身，反馈地调节自身介质的分泌，因此细胞因子具有十分重要的生物学意义。

全身炎症反应有助于机体对病原的局限、清除，促进受损组织的修复，加强和动员各系统和器官的代偿潜能适应机体与病损斗争中的消耗和需要。因此，全身炎症反应在本质上是机体抗病的一种保护性反应。

二、失控炎症反应的后果

炎症反应的积极意义体现在它是适度和可控制的，如果炎症持续发展甚至失去控制，则炎症反应的性质便会发生质的转变，由对机体保护转变为对机体自残，最后形成MODS。因此，人们常形象地把炎症反应比作“双刃剑”。失控的炎症反应可导致低血压与氧弥散和利用障碍、心肌抑制、内皮细胞受损及血管通透性增加、血液高凝状态及微血栓形成、持续高代谢和蛋白质营养不良等重要的病理生理变化。

（一）低血压与氧弥散和利用障碍

在过度炎症状态下，内源性扩血管物质明显增加，如前列环素（PGI_2）、腺苷、组织胺、缓激肽等，其中作用最强的是一氧化氮（NO），也称为内皮源性舒张因子。这些强烈的扩血管物质可以造成血管对缩血管物质失去反应性而陷于麻痹和瘫痪，这是导致全身炎症反应中循环阻力过低甚至休克的重要原因。

机体在释放扩血管物质的同时也释放大量的缩血管物质。除血栓素（TXA_2）、血管紧张素和5-羟色胺等外，由内皮细胞释放的内皮素-1缩血管作用更强烈。局部舒、缩血管物质平衡及血管的反应性对维持器官氧需求与灌注相匹配、器官内血流分布具有决定性影响。由于舒、缩血管物质分泌紊乱和血管反应性低下，因此在过度炎症状态下，正常的血流分配机制丧失。一部分组织器官过度灌注而出现"盗血"（vascular steal）现象；另一部分组织器官则严重缺血。即使在高灌注的组织器官，也可由于内部血流分布异常、微循环闭塞等原因而导致氧供应障碍。

除了氧供应的问题以外，氧在组织中弥散和细胞的氧利用障碍也是导致MODS存在缺氧风险的重要原因。氧弥散障碍可以归咎于氧自由基损伤造成红细胞变形性下降和内皮细胞水肿，使红细胞难以通过直径更小的毛细血管，进而不能完成氧下载。同样的后果似乎也与器官过度灌注使循环加速，红细胞卸载氧的时间缩短有关。另外，组织水肿使单位体积中的血管密度降低，造成氧弥散距离增加。细胞氧利用障碍主要归咎于一些炎性介质，如NO及其衍生物$ONOO^-$等对线粒体氧化还原反应的抑制和损害，此被称作为"细胞病性缺氧"。

（二）心肌抑制

目前已知，TNF-α、PAF和白三烯C_4、D_4、E_4等均有抑制心肌收缩力的负性作用，而且后者还可降低冠脉血流量。因此，脓毒症和过度炎症反应时，患者的心脏射血分数和做功指数均有明显降低，部分还伴有GOT、LDH、CK-MB等心肌酶学指标的异常。与此同时，心脏却需要高负荷地做功，以维持较高的心排量和氧输送，使业已损伤的心肌蒙受发生衰竭的风险。因此，一部分患者，尤其是老年患者可以出现急性心力衰竭，并由"高心排"演变为"低心排"。值得注意的是，有学者观察到，预后较好的MODS患者在早期往往有较明显的心脏扩大，因而射血分数下降更显著，病程后期扩大的心脏可以恢复。相反，预后不良的患者早期心脏扩大不明显。如何解释这一差异还不清楚，或许前者体现了心肌具有较高的顺应性。

（三）内皮细胞损伤及血管通透性增加

失控性炎症反应时，绝大多数介质如TNF-α、PAF、ILs、TXA_2、补体C_3、C_5、氧自由基等均可导致内皮细胞损伤并使血管通透性增加，形成组织和器官水肿，临床将此状态称为"渗漏综合征"。组织、器官水肿不但使单位体积血管密度减少、氧弥散距离增加，参与和加重细胞缺氧，而且直接损害其功能。临床上日趋增加的液体正平衡，可以提示全身炎症反应加剧，是患者预后不良征兆。反之，如果炎症得以控制，则先前潴留的液体会逐日排出体外而表现为液体负平衡。液体正平衡的重要性已被学者们高度重视，2001年新制订的脓毒症诊断标准也已经将该参数列入。

（四）血液高凝状态及微血栓形成

TNF-α、IL-1、IL-6和来自巨噬细胞的前凝血质等均可活化凝血系统。正常情况下，几乎在凝血活化的每一步骤都有相应的抗凝物质存在，凝血活化必然导致抗凝物质被过度消耗。同时，在全身炎症反应状态下，抗凝机制也受到损害，如弹性蛋白酶可降解抗凝血酶Ⅲ；IL-1能抑制C蛋白的肝素合成；TNF-α和IL-1使纤溶酶原激活物质减少和抑制物（PAI-1）增加而导致纤溶活性降低。这样，在脓毒症状态下，患者的血液系统处在凝血激活和抗凝、纤溶抑制三重共同作用之下的高凝状态，再加上血管内皮炎症和损伤使内膜下胶原裸露，极易导致微血栓形成，进一步加剧组织器官灌注障碍（图6-1）。

（五）持续高代谢和蛋白质营养不良

脓毒症和MODS的代谢具有"自噬"性和强制性的特点，这种强烈的促体内蛋白质分解、抑制糖和脂类利用的高代谢反应，是神经内分泌和体液介质共同作用的结果，且主要与TNF-α、IL-1、IL-6等细胞因子有关。由于蛋白质大量地被消耗，机体可在短期地陷入重度营养不良，组织器官以及各种酶的结构和功能均会全面受损。临床观察发现，持续高代谢的脓毒症患者将有90%以上发展为MODS。

三、失控全身炎症反应的发生机制

炎症反应是人类在漫长进化中所形成的一种抗损伤保护机制，并且具有自限能力，那么是什么原因促使这部分患者走向炎症失控呢？对此问题目前尚没有确切的答案，学者们提出的一些假说具有重要参考价值。

（一）"两次打击"（biphasic strike）或"双相预激"假说

该假说由Schlag提出，他把创伤、休克、感染等早期损伤视为第一次打击，此阶段可以造成器官损害，但不严重，称为"早期器官功能障碍"（early organ dysfunction）。最重要的是，在这一阶段炎性细胞被动员起来，处于一种"预激状态"（pre-primed）。此后，如果病情继续进展或再次出现病损侵袭，便构成第二次打击。此阶段突出的特点是使已处于"预激状态"

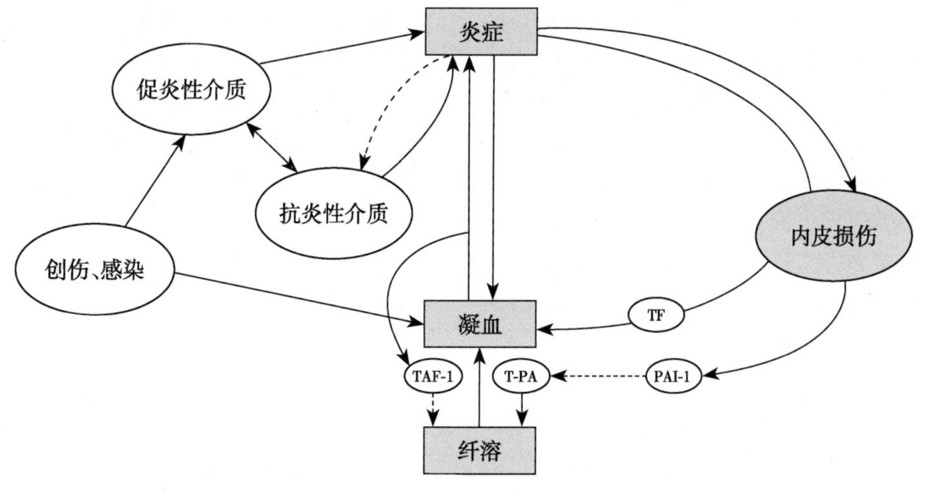

图 6-1　创伤及脓毒症中凝血及炎症反应过程

该图表明创伤与脓毒症可以同时启动炎症与凝血系统，且二者为正反馈反应。TF. 组织因子；PAI-1. Ⅰ型纤溶酶原活化抑制因子；TAF-1. Ⅰ型凝血酶激活的纤溶抑制因子；T-PA. 组织型纤溶酶激活因子。实线表示促进作用；虚线表示抑制效应

的炎性细胞大量释放介质使炎症反应放大，直接由炎性细胞释放的介质只不过是全部炎性介质的一部分，它们作用于靶细胞后还可以导致次级介质的产生，从而形成“瀑布样反应”（或称“级联反应”，cascade），免疫系统，内皮系统、凝血系统等均被累及。这种失控的炎症反应不断发展，直至导致组织细胞损伤和器官功能障碍，并被称为“后期器官功能障碍”（late organ dysfunction）。构成第二次打击的因素很多，如坏死组织或感染的刺激，低氧血症、低容量血症、休克等。

（二）肠道细菌 / 内毒素移位

提出该假说的主要依据是：临床上近半数，尸检中约 1/3 生前诊断为脓毒症和 MODS 的患者并无明确的感染病灶发现。但胃肠道则是体内最大的潜伏性感染灶，并被一些学者视为“未引流的脓腔”（undrained abscess）；胃肠道血供以及在病理环境下机体对循环系统调节的特性，使胃肠道成为在遭受打击时最为脆弱的内脏器官。肠道细菌和毒素移位为炎症反应提供了源源不断的刺激物质，导致炎症反应持续发展。鉴于此，有学者称胃肠道为 MODS 的“始动器官”（motor）。目前，细菌和毒素移位学说已在实验研究中获得广泛支持，但临床还需要进一步证明。

（三）代偿性抗炎反应综合征

在临床抗炎治疗屡遭失败的背景下，Bone 于 1996 年提出 CARS 的假说以解释 MODS 的发生机制。CARS 假说认为，机体促炎与抗炎机制的平衡是影响炎症反应预后的决定因素。在脓毒症早期，往往过度炎症反应占优势。但随病程进展，由过度炎症反应诱导出以抗炎机制占优势的免疫抑制状态，两者均可以导致 MODS（图 6-2）。

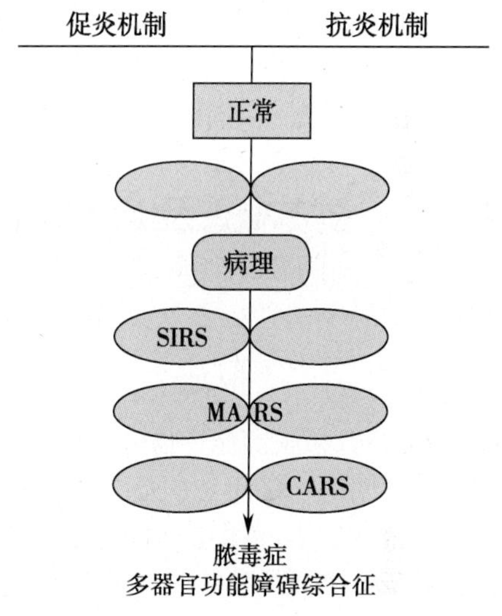

图 6-2　Bone 假说（CARS 假说）示意图

注：SIRS. 全身炎症反应综合征；MARS. 失代偿性炎症反应综合征；CARS. 代偿性抗炎反应综合征

（四）细胞凋亡学说

全身炎症反应中所释放的某些促炎物质，如 TNF-α、FasL、颗粒酶等均可以通过活化细胞内一种被称作天冬氨酸特异性半胱氨酸蛋白酶（cysteinyl aspartate-specific protease，Caspase）而加速细胞的凋亡。尽管这种影响几乎可以累及所有器官的细胞，但胸腺和脾脏尤其严重，因此淋巴细胞（主要是 B 淋巴细胞和 Th1 淋巴细胞）凋亡最严重。

除淋巴细胞外，树突状细胞也大量凋亡。众所周知，淋巴细胞行使特异性免疫功能；树突状细胞与单核细胞相似，行使向淋巴细胞提呈抗原的功能，对促进淋巴细胞特异性免疫功能发挥具有重要影响。所

以，淋巴细胞与树突状细胞凋亡加速必然使特异性免疫功能受损。从本质上来说，脓毒症免疫抑制，至少部分甚至主要是细胞免疫抑制，并对脓毒症状态下患者感染易感性增强发挥主要作用。

（五）基因多态性

随着人类基因组研究的不断深入，人们逐渐认识到遗传学机制的差异性是许多疾病发生、发展中内因的物质基础。有资料证实，基因多态性（polymorphisms，基因组序列上的变异）是决定人体对应激打击易感性与耐受性、临床表型多样性及药物治疗反应差异性的重要因素，基因多态性与感染并发症关系的研究日益受到人们的重视。

目前已经证实，炎症表达的控制基因确实存在多态性，TNF-α 的表达差异与人白细胞抗原（HLA）-DR等位基因有关。在烧伤患者中，CD14-159C/T 多态性可明显影响患者免疫麻痹状态，其中 TT 纯合子与烧伤后机体免疫应答反应异常密切相关。由此可见，基因多态性和个体基因特征在全身炎症反应中确实发挥着作用，至于它们在炎症失控和 MODS 发生中的确切临床意义仍有待于进一步探讨。

第二节 基本概念及 MODS 的临床特征

一、概述

感染（infection）和脓毒症是临床上常用的名词术语，是当前烧伤、创伤外科和 ICU 所面临的棘手难题。特别是由其诱发的脓毒性休克及 MODS，已成为外科危重患者的主要死亡原因之一。

二、基本概念及相关定义

1991 年美国胸科医师学会和重症医学会（ACCP/SCCM）联席会议委员会经共同商讨，对脓毒症、SIRS 及其相关的术语作出明确定义，并推荐在今后临床与基础研究中应用新的概念及标准，下面作一简要介绍。

（一）感染

指微生物在体内存在或侵入正常组织，并在体内定植和产生炎性病灶。这一定义旨在说明一种微生物源性的临床现象。

（二）菌血症

指循环血液中存在活体细菌，其诊断依据主要为阳性血培养。同样也适用于病毒血症（viremia）、真菌血症（fungemia）和寄生虫血症（parasitemia）等。

（三）败血症

以往泛指血中存在微生物或其毒素。这一命名不够准确，歧义较多，容易造成概念混乱。为此建议不宜再使用这一名词。

（四）全身炎症反应综合征

SIRS 指任何致病因素作用于机体所引起的全身性炎症反应，具备以下两项或两项以上体征：①体温 >38℃或 <36℃；②心率 >90 次 /min；③呼吸频率 >20 次 /min 或 $PaCO_2$<32mmHg（4.27kPa）；④外周血白细胞计数 >12 × 10^9/L 或 <4 × 10^9/L，或未成熟粒细胞 >10%。

产生 SIRS 的病因是多方面的，它既可以由细菌、病毒、真菌、寄生虫等病原微生物引起，亦可由大手术、创伤、烧伤、急性胰腺炎等非感染因素造成。SIRS 是感染或非感染因素导致机体过度炎症反应的共同特点，MODS 则是 SIRS 进行性加重的最终后果。因此，就本质而言，SIRS 作为一临床病理生理反应是 MODS 产生的基础，也是导致 MODS 的共同途径。从临床发病过程来看，SIRS 既可以一开始就是全身性的，也可先是局部的，而后发展为全身性的。后者表现为在初始打击之后有一短暂的稳定期，以后又进行性加剧造成自身的不断损害。有人称前者为“单相速发型”，后者为“双相迟发型”，其中以后者尤为多见。SIRS 如经积极有效治疗可恢复，并不一定发生机体组织器官的广泛性损害；但如炎症失控，则可出现难以遏制的病理生理改变，最终发展为 MODS，甚至死亡。

（五）脓毒症

脓毒症指由感染引起的 SIRS，证实有细菌存在或有高度可疑感染灶。其诊断标准包括下列两项或两项以上体征：①体温 >38℃或 <36℃；②心率 >90 次 /min；③呼吸频率 >20 次 /min 或 $PaCO_2$<32mmHg（4.27kPa）；④外周血白细胞计数 >12 × 10^9/L 或 <4 × 10^9/L，或未成熟粒细胞 >10%。有资料表明，脓毒症反应者中，菌血症阳性率约为 45%；菌血症者也不一定表现为脓毒症，约 26% 呈现体温正常。

（六）严重脓毒症

严重脓毒症（severe sepsis）指脓毒症伴有器官功能障碍、组织灌注不良或低血压。低灌注或灌注不良包括乳酸酸中毒、少尿或急性意识状态改变。

（七）脓毒症休克

脓毒症休克指严重脓毒症患者在给予足量液体复苏仍无法纠正的持续性低血压，常伴有低灌流状态（包括乳酸酸中毒、少尿或急性意识状态改变等）或器官功能障碍。所谓脓毒症引起的低血压是指收缩压 <90mmHg（12kPa）或在无明确造成低血压原因（如心源性休克、失血性休克等）情况下血压下降幅度超过 40mmHg（5.3kPa）。值得注意的是，某些患者由于应用了影响心肌变力的药物或血管收缩剂，在有低灌流状态和器官功能障碍时可以没有低血压，但仍应视为脓

毒症休克。

脓毒症、严重脓毒症及脓毒症休克是反映机体内一系列病理生理改变及临床病情严重程度变化的动态过程，其实质是SIRS不断加剧、持续恶化的结果。其中脓毒性休克可以认为是严重脓毒症的一种特殊类型，以伴有组织灌注不良为主要特征。脓毒性休克是在脓毒症情况下所特有的，与其他类型休克的血流动力学改变有明显不同。其主要特点为：体循环阻力下降，心排血量正常或增多，肺循环阻力增加，组织血流灌注减少等。

（八）多器官功能障碍综合征

MODS指机体遭受严重创伤、休克、感染及外科大手术等急性损害24小时后，同时或序贯出现两个或两个以上的系统或器官功能障碍或衰竭，即急性损伤患者多个器官功能改变不能维持内环境稳定的临床综合征。

三、临床意义

作为全身炎症反应或脓毒症的一个阶段，MODS必然具有能够反映全身炎症或脓毒症的某些特征性的临床表现，如高动力型循环、高代谢和机体缺氧等。

（一）高动力型循环

几乎所有病例至少在病程的早、中期会表现出“高排低阻”的高动力型循环状态。心排出量可达10L/min以上，外周阻力可低至500dyne·sec·cm^{-5}以下，并可因此造成休克而需要用升压药维持血压，这种类型的循环和休克在其他病症中是不多见的。

（二）高代谢

脓毒症和MODS患者多伴有严重营养不良，但与饥饿状态有本质区别，其代谢模式有三个突出的特点：

(1) 持续性高代谢：代谢率可达到正常值的1.5倍以上，即使静息也不能降低。虽然创伤和感染有因创面修复、体温升高等因素造成较高的能量丧失，但耗能大于这些能量的实际需要；

(2) 耗能途径异常：机体通过大量分解蛋白质获取能量；糖的利用受到限制；脂肪利用可能是早期增加，后期下降。所以，患者往往呈现严重的低蛋白血症和高糖血症；

(3) 对外源性营养底物反应差：补充外源营养并不能有效地阻止自身消耗，提示高代谢对自身具有“强制性”，故有学者称其为“自噬代谢”（auto-cannibalism）。

（三）组织细胞缺氧

高代谢和循环系统功能紊乱往往造成氧供与氧需不匹配，因此使机体组织细胞处于缺氧状态，临床主要表现是“氧供依赖”和高乳酸性酸中毒。即使氧供充足，也可以因氧弥散和利用障碍使组织细胞难以避免缺氧。氧供不足的临床标志是$ScvO_2$<70%；而氧弥散和利用障碍的标志是$ScvO_2$≥70%。持续发展的氧提取率下降/$ScvO_2$升高和高乳酸血症/代谢性酸中毒提示外周氧利用已近衰竭，是预后不良乃至濒临死亡的征兆。

进一步明确和澄清上述基本概念与定义无疑具有重要的临床意义，它能使我们从根本上更深刻、更全面地理解感染的本质，并为临床和基础研究中采用统一的标准、尺度，充分利用与比较相关的资料、保证试验性治疗脓毒症、MODS的有效性与可靠性等奠定了基础。从总体来看，防治策略应当是通过多水平阻断过度释放的炎症介质，抑制激活的炎性细胞；同时积极补充内源性抑制物，尽可能恢复促炎因子与抗炎介质的平衡，从而使炎症反应局限，并注重机体免疫功能的调理，以合理干预SIRS和脓毒症、防止MODS的发生与发展。

第三节 MODS的诊断

2001年12月在美国华盛顿召开的“国际脓毒症定义会议”的共识性会议，重新审议了与脓毒症相关的术语、概念和诊断标准。其中，脓毒症仍然维持原定义，但诊断标准却加入了器官损害的表现（表6-1）。

表6-1 脓毒症诊断新标准

已明确或疑似的感染[a]，并伴有下列某些征象[b]：
(1) 一般指标：
发热（中心体温>38.3℃）
低温（中心体温<36.0℃）
心率>90次/min或大于不同年龄段正常心率范围+2个标准差
气促>30次/min
意识改变
明显水肿或液体正平衡（>20ml/kg超过24小时）
高糖血症（血糖>110mg/dl或7.7mmol/L）而无糖尿病史
(2) 炎症反应参数：
白细胞增多症（白细胞计数>12×10^9/L）
白细胞减少症（白细胞计数<4×10^9/L）
白细胞计数正常，但不成熟白细胞>10%
血浆C反应蛋白>正常值+2个标准差
前降钙素>正常值+2个标准差
(3) 血流动力学参数：
低血压[b]（收缩压<90mmHg，平均动脉压<70mmHg，或成人收缩压下降>40mmHg，或按年龄下降>2个标准差）
混合静脉血氧饱和度>70%[b]
心排指数>3.5L/（min·m^2）[c,d]
(4) 器官功能障碍指标：
低氧血症（PaO_2/FiO_2<300）

续表

急性少尿［尿量 <0.5ml/(kg·h)至少 2 小时］
肌苷增加≥0.5mg/dl
凝血异常(国际标准化比率 >1.5 或活化部分凝血激酶时间 >60 秒)
腹胀(肠鸣音消失)
血小板减少症(血小板计数 $<100\times10^9$/L)
高胆红素血症(总胆红素 >4mg/L,或 70mmol/L)
(5) 组织灌流参数:
高乳酸血症(>3mmol/L)
毛细血管再充盈时间延长或皮肤出现花斑

注:a:定义为一个由微生物所引发的病理过程。

b:在儿童,>70% 是正常的(正常值为 75%~80%),因此在新生儿和儿童不应被视为脓毒症的征象。

c:对于儿童来讲,3.5~5.5 是正常的,因此在新生儿和儿童不应被视为脓毒症表现。

d:对于婴幼儿患者,脓毒症的诊断标准是机体炎症反应的体征 / 症状再加上感染,并且伴有发热或低温(直肠温度 >38.5℃或 <35℃)、心动过速(在低温时可以缺乏)以及至少下列一项器官功能改变的提示:意识改变、低氧血症、血高乳酸升高和跳跃式脉搏。

对于 MODS 器官损害的严重性,2001 年华盛顿会议主张 Marshall 等人设计的 MODS 器官评分系统(表 6-2、表 6-3)。

表 6-2 MODS 评分系统(Marshall,1995)

器官或系统	0	1	2	3	4
肺(PaO_2/FiO_2)	>300	226~300	151~225	76~150	≤75
肾(Cr,μmol/L)	≤100	101~200	201~350	351~500	>500
肝(Br,μmol/L)	≤20	21~60	61~120	121~240	>240
心(PAR,mmHg)	≤10	10.1~15	15.1~20	20.1~30	>30
血(PC/L)	>120	81~120	51~80	21~50	≤20
脑(GCS)	15	13~14	10~12	7~9	≤6

注:PAR. 压力校正心率(pressure-adjusted heart rate)=HR × RAP/mABP;GCS. 如使用镇静剂或肌松剂,除非存在内在神经障碍证据,否则应正常计分

表 6-3 MODS 评分(Marshall,1995)计分与死亡率的关系

单位:%

分数	死亡率	分数	死亡率
0	0	17~20	75
9~12	25	>20	100
13~16	50		

第四节 MODS 的治疗

目前对 MODS 的治疗策略仍然以“支持治疗”为主,有效的支持治疗可以纠正器官功能障碍造成的生理紊乱、防止或减轻器官进一步损害、延长患者生命,其成功将能够为进行决定性或更有效的治疗赢得机会和时间。支持治疗的措施主要包括血流动力学支持、呼吸支持、控制病灶、使用抗菌药、肾替代治疗、抗凝治疗、营养支持、恰当使用镇静剂 / 麻醉剂、免疫调理以及其他支持治疗等。

一、循环支持

目前,在 MODS 的循环支持治疗中能够做到的主要包括三个方面:①提供足够的氧输送;②维持血管正常的反应性和张力;③保护心肌。

MODS 患者存在一系列威胁氧输送,并造成氧输送与氧耗不匹配的情况。一方面,高代谢需要较高的氧供给;另一方面,低容量血症、低氧血症、贫血和心功能不全限制氧供应增加。所以,积极和有效地纠正低容量血症、低氧血症、贫血和心功能不全都是循环支持的重点。

在决定氧输送的几个参数中,提高心排出量的代偿潜力最大。高动力型循环本身即可以使心排出量大幅度增加,为了满足这种循环状态和保证其有效性,给予足够的容量负荷是基本条件,足够的容量不但有助于提高心排出量,而且对心脏也是保护。

评估容量水平简单且可靠的方法是容量负荷试验,即在短时间内用较大量的液体进行冲击治疗,然后观察压力、心率、血压等参数的反应。如果一次反应不明显,该试验可以重复进行,直至反应被明确“改善”或“恶化”。氧输送与氧耗匹配的标志是 $ScvO_2$≥70%,该标准应该被视为维持氧输送的低限。但 $ScvO_2$ 达到 70% 以上未必表明机体就一定解除了缺氧状态,外周氧利用障碍是 MODS 具有特征性的病理改变,纠正这种异常不是用提高氧输送方法能够解决的。

正常的外周血管反应性和张力对于维持血压、器官灌注、血流在器官间和器官内的分布至关重要。如果血管对中枢(神经 - 内分泌)和局部(局部代谢产物)的调节丧失反应或者钝化(blunt),便导致血流分配与器官的代谢和氧需求不匹配,进而造成组织细胞缺血和缺氧。

脓毒症和 MODS 患者血管反应性受损是十分明显的,直接表现是外周血管阻力下降、血压低,甚至休克并且对血管加压药物反应迟钝。目前认为,脓毒症和 MODS 患者上述的血管变化是大量释放的扩血管物质直接作用的结果,或许也有神经调节紊乱的参与,并与芳香族氨基酸蓄积有关。目前还缺乏有效拮抗这些扩血管物质的治疗药物,曾经一度看好的 NO 合酶抑制剂并未能证明可以改善患者的预后。所以,

目前临床仍主要使用血管加压药物提高血管张力。主要有两个血管加压药供临床选择:去甲肾上腺素和多巴胺。前者缩血管作用强大,升压可靠,对心率影响小;后者兼具强心作用,但增加心率和升压作用较差是其缺点。因此,去甲肾上腺素应该作为首选。近年来,还有学者推荐在使用去甲肾上腺素无效的病例使用加压素,由于后者收缩血管的作用更强大,故对存在心脏功能不全的病例应该慎重。

值得注意的是,研究发现脓毒性休克中70%以上病例存在肾上腺皮质功能损害。肾上腺皮质激素下降可以导致血管对加压药物不敏感,因此对脓毒性休克患者,在使用血管加压剂的同时持续给予低剂量的肾上腺皮质激素(包括糖皮质激素和盐皮质激素)是必要和合理的。但目前尚没有证据证明非休克患者也有使用皮质激素的指征。

二、呼吸支持

在MODS中,呼吸衰竭表现为急性肺损伤(ALI)/急性呼吸窘迫综合征(ARDS),而且发生频率最高、症状最明显、发现最早,这些特点与肺脏本身的生理解剖特点有关:循环的终末循环器官;低压系统;含有大量巨噬细胞;可以灭活、转化和分泌许多激素和体液介质。ARDS的严重性在于可以导致严重和难以纠正的低氧血症,直接引起机体缺氧。

高通气量、低碳酸血症与低氧血症并存,并且低氧血症难以被高浓度吸氧所纠正是ARDS的典型表现,结合风险因素不难做出诊断。导致ARDS低氧血症的主要原因是分流所致换气障碍,而分流又被归咎于肺泡塌陷和水肿渗出液浸没肺泡,使受累的肺泡完全丧失换气功能。因此,重新开启塌陷的肺泡、克服肺泡水肿液形成的气体交换屏障是成功治疗ARDS的基础。目前,临床上能够实现这一目的方便而可靠的方法就是使用PEEP(呼气末正压)。PEEP减少分流的机制可以简单地归纳为两个主要方面:一、重新开启和支撑塌陷的肺泡和气道;二、使肺泡内渗出液重新分布并变薄。这两方面的作用可以有效地改善肺泡的换气能力。

在早期,ARDS患者有强大的通气能力,无须由呼吸机提供额外的通气量,因此通常采用CPAP通气模式,5~10cmH_2O的PEEP便可令多数低氧血症得到缓解。

虽然长期以来人们已经意识到机械通气可以加重肺损伤,但基于治疗观念的束缚,始终没有良好的对策,这种情况近年来已经发生了重大改变。首先,在治疗理念上已经将“使血气正常化”的旧理念转变为“避免肺进一步损伤”的新理念。其次,对所谓ARDS的“婴儿肺”和机械通气中的“剪力伤”给予了更深刻的重视,不仅在理论而且在临床方面提出切实的解决办法。因此,采用6ml/kg小潮气量通气和严格限制气道压力(<30~35cmH_2O)的方法已经成为当前主要的潮流,并且已被证实能够改善该类患者的预后。除了小潮气量通气以外,还有学者主张首先用高达50cmH_2O压力扩张塌陷的肺泡和气道,继而以25cmH_2O水平的PEEP给予维持。这种通气方法有助于气道和肺泡充分开放,更有效地改善氧合和防止剪力损伤,被称作“保护性肺通气”。初步研究显示,保护性肺通气能够取得较小潮气量通气更满意的预后,但由于样本量小仍需要更广泛的研究才能得到可靠结论。目前,多数学者已经接受使用较传统更高的PEEP的治疗方法,但通常不推荐采用超过20cmH_2O的水平,主要顾虑仍然担心过高的PEEP所致气压伤和对循环的负性影响。

总之,出于肺保护的考虑,近年机械通气的目标和手段都有许多新的变化,虽然已有不少临床试验资料对此进行支持,但毕竟使用时间尚短,问题可能尚未充分暴露,所以欲使其成为成熟的方法还需要更深入和广泛的研究。

三、代谢支持治疗

脓毒症和MODS患者往往处于高代谢状态,有较高的营养需要。但同时又存在不同程度的器官损害和营养底物代谢途径异常,因此,对代谢支持方法不同于普通饥饿状态的营养支持,更复杂并有着特殊的要求。

目前认为,脓毒症的高代谢状态是由多种因素促成的,其中促炎细胞因子,如TNF-α、IL-1、IL-6改变细胞代谢方式是最主要的原因,只要脓毒症和炎症反应不被控制,高代谢状态就不能解除。从代谢角度看,有学者认为,伴有持续高代谢的脓毒症患者病死率高达90%以上,反映了代谢紊乱和支持治疗的重要性。

由于脓毒症对外源性营养底物存在抵抗,并往往伴有不同程度的代谢器官功能损害,使为患者提供外源性营养物质的量受到极大限制。不恰当地摄入过高的能源物质不但达不到代谢支持的初衷,反而增加机体代谢负荷,进一步损害代谢器官和功能。因此,代谢支持的原则应该是“能用多少给多少”,而不是“需要多少给多少”。在感染未被控制的情况下,患者处在负氮平衡和“饥饿”状态看来无法避免。按照多数学者意见,成人给予1 000~1 200kcal/d是比较恰当的,并应该对肝、肾功能、血糖、蛋白等指标进行严密观察以对不同个体进行调整。

除了注意营养物的摄入总量和成分以外,还应该

1

重视摄入途径。经胃肠道摄入营养不但更安全和均衡,而且保护和调动胃肠道乃至全身功能的良性作用是静脉营养无法实现的。所以,在多数较严重的脓毒症及 MODS 患者往往不得不同时采用胃肠道和静脉两条途径提供营养,此时静脉营养可以作为胃肠道营养不足的补充。

谷氨酰胺是胃肠道黏膜上皮细胞重要的营养物质,进一步研究证明,谷氨酰胺的作用远不限于保护黏膜细胞,实际对所有代谢率较高的细胞,包括免疫细胞,均促进其更新和代谢。所以,目前许多专家主张把谷氨酰胺作为代谢支持的重要成分,谷氨酰胺一般的推荐剂量为 0.4g/(kg·d),但脓毒症需要量更高。

第五节 MODS 的预防

MODS 治疗的困境凸显了预防 MODS 发生的重要性。因此,应该采取一切措施消除诱发全身炎症反应的可能因素,这是目前降低严重创伤、休克和感染患者 MODS 发生率和死亡率的最有效途径。

1. 休克患者要早复苏,争取在"治疗窗"早期即开始处理。在此阶段,复苏的主要风险是氧自由基损伤,因此,应该使用抗氧化剂。基本原则是"早用"和"量足"。所谓"早用"是指尽可能在即将开始复苏的时候就给予抗氧化剂,或至少伴随复苏的同时给予。所谓"量足"是指要使用超大剂量。若干抗氧化剂的推荐剂量如下:维生素 C 2~10g/d,β 胡萝卜素 >800mg/d,硒 40mg/d,锌 20mg/d(通过胃肠道给药)。

2. 提高复苏质量,不但要纠正"显型失代偿性休克"(overt uncompensated shock),而且要纠正"隐型代偿性休克"(covert compensated shock),后者对于维护胃肠黏膜屏障功能完整,防止细菌和内毒素移位尤其重要。纠正隐型代偿性休克方法是充分复苏,补液量要足。防止"隐型代偿性休克"的关键仍然是足够补液。目前,能够证实隐型代偿性休克存在,并指导复苏的主要监测工具是使用胃张力计(tonometery)间接测量黏膜内 PCO_2,并据此计算出黏膜内 pH,复苏的末点是使 pH>7.320。

3. 对临床上高度怀疑感染的病例要不懈地寻找感染灶,一旦发现必须及时引流。创伤坏死组织最好在早期清创时一次彻底清除。凡暂时保留的间生态组织要密切观察,一旦发现坏死趋势,也应及尽早清除。

4. 使用抗菌药物应注意对肠道厌氧菌的保护,因为这是一道有效抑制肠道需氧致病菌黏附黏膜并获得入侵位点的生物学屏障。因此,除非有明确指征,一般不宜使用有抗厌氧菌活性的抗菌药物。慎用主要经胆道排泄的抗菌药物,也尽量不使用口服抗菌药物,以避免肠道菌群紊乱,但 SDD 方案除外。

5. 选择性消化道去污染(SDD)的概念是荷兰学者 Stoutanbeek 在 20 世纪 80 年代提出的,旨在通过抑制肠道中的革兰阴性需氧致病菌和真菌,达到预防肠源性感染的目的。SDD 选用抗菌药物的原则是:对大部分潜在致病菌(主要指兼性或需氧的革兰阴性菌)敏感、MIC 低;对原籍菌,即专性厌氧菌不敏感;口服不易吸收,能维持较高的腔内浓度。欧洲八个研究中心的联合研究确认,SDD 可明显抑制口腔、上消化道和直肠内的革兰阴性菌和真菌生长;明显降低呼吸道感染和脓毒症发生;迄今没有发现耐药和菌群紊乱。因此,SDD 看来对预防感染确实有效。但是,SDD 并未显示能够降低病死率。

6. 提倡尽可能早地使用胃肠道进食,胃肠道进食不仅有益于全身营养和保护黏膜屏障,而且可以减轻应激反应,但这种效应必须在 48~72 小时内摄食才有可能取得。针对应激性溃疡的预防和治疗,使用制酸剂或 H_2 受体阻滞剂不宜使胃内过度碱化,pH 控制在 4~5 为宜,以避免细菌过度生长。硫糖铝(Sucralfate)是黏膜保护剂,不抑制胃酸分泌、故不会改变胃内酸度,是一较好的预防和治疗应激性溃疡的药物,值得推荐。用法为:口服,1g,6 小时 1 次。

(姚咏明 林洪远)

参考文献

1. 姚咏明,柴家科,林洪远. 现代脓毒症理论与实践. 北京:科学出版社,2005:1-340.
2. 姚咏明. 创伤感染并发症免疫功能障碍及其诊治的若干问题. 中华外科杂志,2009,47(1):37-39.
3. 姚咏明,刘辉,盛志勇. 提高对神经 - 内分泌 - 免疫网络与创伤脓毒症的认识. 中华创伤杂志,2006,22(8):561-564.
4. Deitch EA,Xu D,Kaise VL. Role of the gut in the development of injury and shock induced SIRS and MODS:the gut-lymph hypothesis:a review. Front Biosci,2006,11:520-528.
5. Dellinger PR,Levy MM,Carlet JM,et al. Surviving sepsis campaign:international guidelines for management of severe sepsis and septic shock 2008. Crit Care Med,2008,36:296-327.

第七章

凝血、止血与输血

第一节 凝血与止血

外科临床上经常遇到各种急性或慢病症所致止血或凝血异常。血友病等先天性凝血障碍虽然少见，但对这些患者施行手术却是具有挑战性的问题；获得性止凝血障碍常见于感染、全身炎症反应、低体温、重度营养不良、肝功能不全和应用抗凝血药物等病理状况。这些先天性和获得性止凝血障碍可导致术中或术后异常出血。与之相反，恶性肿瘤、病理性血小板增多、输注凝血因子等因素可导致术中和术后血管吻合口血栓和下肢深静脉血栓形成。因此，对于外科医师应该了解正常的凝血机制、出凝血风险的评估以及各种常见出凝血异常的预防和处理，这对于保证手术及围手术期的成功至关重要。

一、正常凝血与抗凝血平衡机制

(一) 凝血激活的级联反应

各种血浆凝血因子以一定浓度作为蛋白酶原存在于血浆中。生理条件下，凝血因子(表 7-1)一般处于无活性状态，当它们被激活后形成瀑布样凝血过程。凝血过程可分外源性凝血途径和内源性凝血途径，前者以组织因子的释放为起始，后者以 FⅫ被激活为起始。但两条途径并非截然分开的，凝血过程开始时同时启动两条途径，并相互影响。最近的发现强调组织因子(TF)的作用，TF 广泛存在于各种组织中，一旦进入血液可明显促进凝血反应过程。

(二) 抗凝系统

血液中存在这么多的凝血因子，却又能在封闭的循环系统中维持正常流动而不发生凝固，主要是体内尚存在抗凝系统。起抗凝作用的成分主要有：①AT-Ⅲ：抗凝血酶Ⅲ，是拮抗凝血酶活性的最重要物质，体内 80% 的抗凝活性由其完成。AT-Ⅲ主要由肝脏和血管内皮细胞合成，与肝素结合后，其抗凝活性明显升高。它可灭活 FⅨa、FⅩa、FⅪa、Ⅻa 等，从而起到抗凝作用。②肝素：体内由肥大细胞合成，作为 AT-Ⅲ的辅助因子，可加强 AT-Ⅲ的抗凝作用。除了有抗凝作用外，肝素尚能增强蛋白质 C 的活性和刺激血管内皮细

表 7-1 凝血因子

凝血因子	名称	半衰期 /h	缺乏症治疗
Ⅰ	纤维蛋白原	100~150	FFP，冷沉淀，血小板
Ⅱ	凝血酶原	50~80	FFP，血小板
Ⅲ	组织因子		
Ⅳ	钙离子		
Ⅴ	易变因子	24	FFP，少量血小板
Ⅶ	稳定因子	6	FFP，血小板
Ⅷ	抗血友病因子	42	FFP，冷沉淀，血小板
Ⅸ	血浆凝血活酶成分	24	FFP，浓缩凝血酶原复合物，血小板，Ⅸ因子
Ⅹ	Stuart 因子	25~60	FFP，血小板
Ⅺ	血浆凝血活酶前质	40~80	FFP，少量血小板
Ⅻ	解除因子	50~70	FFP，血小板
ⅩⅢ	纤维蛋白稳定因子	150	

胞释放纤溶酶原激活物，增强纤维蛋白溶解。此外，具有体外抗凝作用的成分还有蛋白C(PC)和组织因子途径抑制物(TFPI)等。

(三)纤维蛋白溶解系统

纤维蛋白溶解系统是使凝血过程中所产生的纤维蛋白凝块随时溶解，从而防止血栓形成。正常时体内凝血和抗凝处于相对平衡状态。纤溶系统由纤溶酶原(plasminogen，PLg)、纤溶酶原激活物(PAs)、纤溶酶原激活物抑制物PAIs和抗纤溶酶a2-AP等构成。这一系统不仅在血液，而且在各器官组织内也有较广泛的生理作用。纤溶过程分两个阶段，其一为Plg的激活，其二为Fbn的降解，从这一作用出发，纤溶过程既是机体抗凝功能的组成部分，也是血栓形成后损伤修复过程的关键机制之一。

二、外科常见的凝血障碍及其处置

(一)原因

1. 手术外科最常见的出血是术中止血不彻底造成的，容易与其他凝血疾病引起的出血相鉴别。如果手术患者出血不止，首先应对手术区进行探查，寻找并结扎出血点。

2. 血小板异常包括血小板计数不足或功能低下。常见的血小板减少的原因有骨髓生成血小板障碍、消耗或破坏增多以及血液稀释等；常见的血小板功能不全的原因多为免疫系统疾病，如特发性血小板减少性紫癜。肝硬化门脉高压的患者可引起脾肿大进而造成血小板减少。血小板异常主要依靠针对病因治疗。

3. 药物性因素导致凝血功能障碍常为医源性。香豆素和肝素都可引起出血，香豆素阻止了维生素K依赖的凝血因子Ⅱ、Ⅶ、Ⅸ、Ⅹ，进而阻止外源性凝血途径，可通过检测PT得以明确。肝素通过加速抗凝血酶Ⅲ的作用而阻碍内源性凝血途径，抑制Ⅹ因子的活性而达到抗凝效果，可通过检测APTT得以明确。

4. 凝血因子的稀释和消耗所引起的出血常常不易诊断，治疗上常经验性给予新鲜冷冻血浆、冷沉淀和血小板，治疗时必须有实验室检查作为保证，如果肝功能不全不能产生足够量的凝血因子，治疗时间应适当延长。

5. 遗传性疾病是外科中少见的出血原因，主要包括血友病甲、乙和血管性血友病，血友病甲、乙分别是遗传性凝血因子Ⅷ、Ⅸ缺乏所致，血管性血友病主要是血管性血友病因子(vWF)多聚体的含量和结构异常所致。上述的凝血疾病通过详细地询问病史和检测PT和APTT可筛查。

6. 弥散性血管内凝血(DIC)是多种原因引起的一个共同病理过程，表现为凝血因子的大量消耗、不足和广泛出血。DIC的常见原因包括创伤、感染、缺氧，病理状态下大量的凝血因子释放入血超过了血液的清除速度，导致DIC。治疗原则是尽可能去除原发病，必要时补充凝血因子，以及少数情况下适度使用肝素。

7. 肝脏是合成或产生许多凝血物质的场所，除了纤维蛋白原、凝血酶原的合成外，还产生多种凝血因子。肝脏疾病时这些凝血物质生成不足，可导致凝血功能障碍。肝脏可利用维生素K合成凝血因子Ⅱ、Ⅶ、Ⅸ、Ⅹ，梗阻性黄疸时因胆盐分泌障碍，导致维生素K吸收不良，不能合成这些凝血因子，造成凝血酶原时间延长。

(二)处置

对创伤和面临手术的患者，如果有凝血异常又已找到明确的原因，必须补充足量的血液中缺少的成分以预防出血。通常在手术前的12~24小时使其达到正常活性的40%~60%，此后7~10天维持在较此略低的水平，然后维持在正常活性的15%~30%即可，并监测凝血功能，治疗计划最好在血液科医生的帮助下随时调整。

三、外科常见高凝状态及处置

(一)血栓高危因素及外科患者血栓风险评估

1. Virchow三联征 高凝状态、血流瘀滞、内皮损伤是导致静脉血栓形成的三大因素，也称为Virchow三联征。因此，任何导致以上三大因素形成的情况均属于血栓的危险因素。

2. 血栓危险因素

(1) 高凝状态：包括恶性肿瘤、妊娠、雌激素的应用、手术史(尤其是下肢、髋关节、腹部及盆腔)、炎性肠病、肾病综合征、免疫性疾病如系统性红斑狼疮、严重感染、遗传性易栓症等(如Ⅴ因子Leiden突变、蛋白C缺乏、蛋白S缺乏、抗凝血酶Ⅲ缺乏等)。

(2) 血流瘀滞：包括房颤、卧床或制动、长途旅行("经济舱综合征")、静脉瓣膜功能不全、肥胖等。

(3) 内皮损伤：包括手术、创伤、静脉穿刺、化疗药物输注、心脏机械瓣膜置换等。

3. 外科患者的血栓风险评估 根据美国胸科医师学会抗栓指南第9版(ACCP 9指南)，对于外科患者建议采用Caprini风险评估量表进行围手术期血栓风险评估(表7-2)，其中包含年龄、基础疾病、易栓因素、疾病类型、手术因素等多方面影响因素，通过综合评估后对患者进行静脉血栓危险分层，同时结合患者本身出血风险进行全面评估，以决定围手术期采取何种血栓预防措施。通常，对于血栓极低危患者采取包括宣教、鼓励早期下地及适当踝泵运动等在内的基础预防措施；对于低危患者，除基础预防外可加用弹力袜或循环驱动泵等物理预防措施；对于中危或高危患者，除基本预防和物理预防外，还应通过对患者出血风险评估后决定是否应用药物预防抗凝治疗。

表 7-2　外科住院患者 VTE 风险评估表(Caprini 评分)

危险因素	分值
年龄 41~60 岁 肥胖(BMI>25kg/m^2) 不能解释或反复自然流产病史(≥3 次) 妊娠期或产后 1 个月 口服避孕药或激素代替治疗 下肢水肿 静脉曲张 严重肺部疾病,包括肺炎(1 个月内) 肺功能异常(COPD) 急性心肌梗死 充血性心力衰竭(1 个月内) 炎症性肠病史 脓毒症(1 个月内) 内科患者需要卧床 大手术(1 个月内) 小手术(<45min)	1 分 / 项
年龄 61~74 岁 关节镜手术 大手术(>45min) 腹腔镜手术(>45min) 中心静脉置管 石膏固定(<1 个月) 卧床或制动(>72h) 恶性肿瘤(既往或现患)	2 分 / 项
年龄≥75 岁 VTE 病史 VTE 家族史 肝素诱导的血小板减少症(HIT) 其他先天或获得性易栓倾向 抗磷脂抗体阳性 凝血酶原 20210A 或因子Ⅴ Leiden 阳性 狼疮抗凝物阳性 血清同型半胱氨酸升高	3 分 / 项
脑卒中(1 个月内) 急性脊髓损伤(瘫痪)(1 个月内) 择期人工髋或者人工膝关节置换术 多发性创伤(1 个月内)	5 分 / 项

总分	风险等级	推荐预防方案
0	极低危	基本预防
1~2	低危	基本预防 + 物理预防
3~4	中危	基本预防 + 物理或药物预防
≥5 分	高危	基本预防 + 物理预防 + 药物预防

(二)中高危血栓风险患者的围手术期预防性抗凝

未行预防性抗凝的高凝患者围手术期出现血栓栓塞的比例较高,建议必要时通过药物方式进行抗凝。虽然抗凝药物种类繁多,包括华法林、低分子肝素、新型口服抗凝药物等多种类型,但由于低分子肝素半衰期较短且使用较简单,常作为围手术期抗凝的首选药物。临床常用的低分子肝素制剂包括依诺肝素、那屈肝素等,通常以 1mg/kg 体重或 100U/kg 体重,每日一次皮下注射作为预防剂量。

1. 普通外科　根据 ACCP 9 指南,对于普通外科及腹盆腔手术患者,经 Caprini 风险评估后考虑存在:①血栓极低风险,除术后早期下地外无需特殊物理或药物预防;②血栓低风险,建议物理预防;③血栓中风险,但无明显出血风险,建议低分子肝素药物抗凝或物理预防;④血栓中风险且存在出血风险,建议物理预防;⑤血栓高风险且无出血风险,建议低分子肝素预防同时加用物理预防;⑥血栓高风险及出血风险者,建议物理预防,待出血风险减低后再加用药物预防。故需综合考虑血栓及出血风险,血栓风险越高而出血风险越低,则越推荐低分子肝素围手术期预防性抗凝。

2. 脊柱手术　对于脊柱或脊髓手术患者,由于术后本身出血风险较高,常首选物理预防;但对于部分血栓高风险患者(如恶性肿瘤或前后路联合手术患者),一旦循环稳定或出血风险减低,可考虑物理预防基础上加用药物预防。

3. 大创伤　对于大创伤患者,建议应用低分子肝素进行预防性抗凝;若患者存在血栓高风险(包括急性脊髓损伤、创伤性脑损伤或脊柱创伤手术患者),在不影响下肢创伤前提下建议同时加用物理预防措施;对于存在抗凝禁忌的创伤患者,在不影响下肢创伤前提下应尽早加用物理预防措施。

4. 关节置换或髋关节损伤患者　关节置换或髋关节骨折患者,由于其疾病本身的特殊性及术后制动等因素的影响,围手术期血栓风险明显增高,而围手术期的药物预防抗凝也早已被写入指南,指南中建议患者于术前 12 小时前开始接受预防性抗凝并延长抗凝至术后 35 天以减少围手术期血栓的发生。同时随着直接口服抗凝剂的出现,对于关节置换患者出院后的抗凝也可采用直接口服抗凝剂,如利伐沙班 10mg QD 至术后 35 天。

(三)抗凝患者的围手术期管理

1. 常用抗凝药物　抗凝药物包括普通肝素、华法林、低分子肝素及直接口服抗凝药如利伐沙班、达比加群等,是包括房颤、机械瓣膜置换、下肢静脉血栓、肺栓塞等疾病治疗的基石,其中仍以华法林及低分子肝素最为常见。抗凝期间需密切关注患者有无皮肤黏膜瘀青、血尿、黑便,甚至脑出血、术区出血等情况。

2. 肝素的围手术期管理　合并血栓栓塞疾病,围手术期需接受肝素或低分子肝素抗凝治疗者，择期手术患者，术前宜提前12~24小时停用肝素，降低手术出血风险，急诊手术患者，必要时可用鱼精蛋白拮抗普通肝素和低分子量肝素。术后出血风险降低后宜尽早恢复抗凝治疗。

3. 华法林的围手术期桥接治疗　华法林是一种双香豆素衍生物，主要通过抑制维生素K依赖性凝血因子Ⅱ、Ⅶ、Ⅸ、Ⅹ起到抗凝作用，但华法林同时也会抑制抗凝蛋白S、蛋白C的活性，导致用药初期血栓风险，因此华法林围手术期与低分子肝素的桥接至关重要。

(1) 华法林桥接为低分子肝素：对于长期应用华法林抗凝的患者，若需行手术者术前应纠正INR<1.5后再进行手术治疗较为安全。急诊手术可使用注射维生素K或输注血浆、凝血因子纠正凝血功能，维生素K单次注射剂量为5~10mg，效应在6~8小时后发生，可通过复查INR确定纠正效果，必要时可重复，血浆和凝血因子的拮抗效果可即刻显现；立刻达到高峰，随后的24小时逐步降低，监测INR来决定是否继续使用血浆和凝血因子；而对于择期手术患者，术前需停用华法林并动态监测INR，待INR<2后可根据患者体重加用低分子肝素1mg/kg体重每12小时1次抗凝治疗，并于术前12~24小时停用肝素抗凝。

术后根据患者出血风险及恢复情况，尽快恢复普通肝素或低分子肝素抗凝治疗。

(2) 低分子肝素桥接为华法林：术后患者病情稳定后，若仍需继续抗凝治疗，通常需桥接低分子肝素为华法林口服治疗。由于华法林使用初期存在血栓高风险，故需与低分子肝素重叠数日。通常在维持原有低分子肝素抗凝基础上，加用华法林口服抗凝治疗，每2~3天需动态监测INR水平至目标值后停用低分子肝素，并长期维持INR在目标值范围。

4. 抗血小板药物　合并动脉硬化闭塞疾病患者往往需要长期口服抗血小板类药物，术前宜请相应科室会诊讨论抗血小板药物的调整方案，包括停用抗血小板药物或围手术期采取肝素替代疗法。对于择期的外科大手术，如创面较大的腹盆腔手术、后腹膜手术等，一般需要停用抗血小板药物1周，以降低出血风险；急诊手术者，术中需仔细操作，保证创面止血确切，降低出血风险。

第二节　输血

一、输血原则与适应证

(一) 输血原则

1. 严格掌握输血适应证，可输可不输的，坚决不输。

2. 大力开展自体输血，不用或少用异体血。

3. 积极应用成分输血，少用全血。

4. 节约用血术中出血量在10ml/kg体重(或成人约600ml)以下者，原则上不输血；术中适当采用控制性低血压等措施，减少出血。

(二) 输血适应证

1. 失血性休克　正常成人的血容量约为75ml/kg，急性失血量少于15%血容量，心率轻度增快，但血压、呼吸均正常，出血量在600ml(或10ml/kg)以下，一般不必输血。

2. 低蛋白血症如烧伤，通常可输白蛋白、普通冷冻血浆；肝硬化等因伴有凝血障碍者，宜输新鲜冷冻血浆等。

3. 严重感染单用抗生素无效时，可并用静脉注射丙种球蛋白、浓缩白细胞(患者WBC<0.5×10^9/L时)等。

4. 凝血障碍

(1) 凝血因子：由于大多数凝血因子达到止血目的所需活性水平小于正常值的30%；不稳定的Ⅴ、Ⅷ因子约需正常值的35%。因此，若无影响凝血因子合成的疾病如肝病等，当PT或PPT>正常值的1.5倍、创面弥漫性渗血、急性出血超过60%血容量、已输入大量贮存全血或红细胞制剂时，才考虑输注凝血因子制品。可选用新鲜冷冻血浆、冷沉淀、冻干Ⅷ因子、纤维蛋白原、凝血酶原复合物等。同时伴有血容量减少者，可输新鲜冷冻血浆、新鲜全血等。

(2) 血小板：除眼、脑等大手术，伤口渗血或自发性出血外，多数手术只要维持血小板不低于50×10^9/L即可。血小板功能低下(如术前阿司匹林治疗)对出血的影响比数量更重要。宜根据手术类型和范围、出血速率、控制出血能力、出血所致后果的大小以及影响血小板功能的相关因素(如体外循环、肾衰竭、用药)等决定是否输注血小板。一般可选用浓缩血小板。

(3) 肝病、持续低血压、低灌注导致消耗性凝血病，凝血因子和血小板过度稀释，或血小板功能障碍等，引起止血或凝血障碍，可输注血小板和凝血因子制品或新鲜全血。

二、输血不良反应

输血可引起不良反应和并发症，其中由免疫引起者过半。输血反应又可分为即发性和迟发性反应。

(一) 发热反应

是最常见的不良反应。

1. 原因

(1) 血液保存液或采血输血器材沾染热原。

(2) 免疫抗体反复输血致受血者产生白细胞及血

小板抗体，与输入的白细胞血小板发生反应。有时是输入的血浆中有白细胞抗体引起反应。

2. 临床病象 以畏寒，寒战，发热为主。体温升高至 38~40℃。可伴有头痛，面色潮红，心悸，恶心呕吐，持续 1~2 小时，严重的可达 8~10 小时。与输入血液中白细胞浓度及受血者抗体特异性和效价有关。一般不引起血压下降，寒战时血压可稍有升高。在全麻状态下，发热反应很少出现。

3. 防治 发热反应有可能是细菌污染反应或溶血反应的早期表现，需警惕并注意鉴别。密切观察病情变化，每 15~30 分钟测体温、血压 1 次。

(1) 立即停止输血，但保持静脉输液通畅。反应较重者，将剩余血送输血科检验。

(2) 对症处理：寒战时保暖，发热时物理降温，烦躁紧张者服镇静剂。

(3) 解热药：阿司匹林 0.5g，输血小板时改用醋氨芬 0.5g。

(4) 改输去白细胞的血液成分制剂，洗涤红细胞或用带白细胞滤器的输血器输注。

(5) 反复输血，易发生反应的病员，输血前可肌内注射哌替啶 50mg 或异丙嗪 25mg。

(6) 严格无热原和灭菌技术操作。

(二) 过敏反应

1. 原因

(1) 受血者因反复输血，体内 IgA 抗体或 IgG 抗体，与输入的含有 IgA 或 IgG 的血液发生反应。

(2) 有过敏体质的病员，对血液中某些物质或药物过敏。

2. 临床病象

(1) 轻者表现为荨麻疹、全身皮肤瘙痒。

(2) 重者表现为喉头水肿、哮喘、过敏性休克，可伴有严重的胃肠道症状。在输血开始几分钟内，突发面色潮红，血压升高，随即显著下降，胸闷，呼吸困难。胃肠道症状如恶心呕吐，腹泻，腹部绞痛。

3. 防治

(1) 立即停止输血，改输等渗盐水维持静脉通道。

(2) 用 1∶1 000 肾上腺素 0.4ml 皮下或肌内注射，15 分钟 1 次，直至症状改善，紧急时，可用 0.1ml 稀释于 10ml 等渗盐水中，缓慢静脉注射。

(3) 抗组胺药异丙嗪 25~50mg 肌内注射。

(4) 静脉滴注皮质类固醇，如氢化可的松 100mg。

(5) 吸氧，喉头水肿可作喉插管或气管切开。给利尿剂。

(6) 使用间羟胺、去甲肾上腺素等抗休克药物。

(7) 改用自体输血；不能自体输血，而必须再输血不可时，改输洗涤红细胞、去白细胞的红细胞、冰冻红细胞等。或将血液分成小袋，以很慢的速度试输，严密观察，同时作好急救准备，若有反应，立即停输。

(三) 溶血反应

由于输入的或受血者的红细胞发生破坏所致。分即发性和迟发性。

1. 即发性溶血反应

(1) 原因：血型错误，输入了不配合血液。其中以 ABO 系统主侧不配合占大多数，后果最严重，引起血管内溶血，次侧不配合反应一般较轻；由 Rh 等其他系统不配合引起的，以免疫性抗体较多见，红细胞破坏主要不在血管内而在单核 - 巨噬细胞系统，称为血管外溶血，但严重时也可伴有血管内溶血。此外，血液保存或运输不当，剧烈振荡，过度加温，滥加药液，某些细菌(如溶血性链球菌)污染，输入前即已发生溶血，输后也可引起溶血反应。

(2) 临床病象

1) 血管内溶血，主要表现为休克、DIC、肾衰竭。输入量超过 25ml 即可引起发热，伴有寒战，头晕，头痛，腰痛，面色苍白或潮红，出汗，血压下降，脉率和呼吸加快，发绀，呼吸困难，胸闷。有明显出血现象(呕血、便血、穿刺针眼流血、手术创面广泛渗血)，随后出现血红蛋白尿及黄疸，高钾血症，少尿，甚至无尿等。输血量超过 200ml，反应多严重而危险。血浆游离血红蛋白在发生反应后 2 小时即可明显升高，10 小时后逐渐下降，24 小时后消退，血红蛋白尿一般在溶血反应发生 4 小时左右达高峰。黄疸出现稍晚。

2) Rh 引起的溶血反应，以血管外溶血为主，溶血过程比较缓慢，高胆红素血症比血红蛋白血症更明显。主要表现为寒战，发热，黄疸，贫血，直接抗球蛋白试验阳性，也可有血红蛋白尿。如果输血量大，超过单核 - 巨噬细胞系统的承受力，致使部分受损红细胞得以在血流中循环一段时间，也可发生部分血管内溶血。

(3) 诊断

1) 根据症状，输血时突然发作腰背部剧痛，血压下降或休克，血红蛋白尿，是早期诊断的重要依据，轻者早期不易与发热反应鉴别，全身麻醉病员可无腰痛等主诉症状，因此手术中发生休克、广泛渗血应疑及溶血反应，首先必须查对病员及所输血液有无错误。如有，若系配血标本错误(张冠李戴)，还应想到另一病员或另一袋血也有输错的危险(即“张”输错血，“李”也有可能输错)，应立即停输。

2) 实验室检查：取病员血标本和输剩余血标本(包括已输前几袋)检查。①离心观察血浆颜色：并与输前标本对比。输入不配合血 10ml，游离血红蛋白可达 260mg/L，血浆呈粉红色。如果余血标本血浆呈红色，说明血液输入前已有溶血，系非免疫性原因所致。②复查血型：包括受血者与献血者，作正反定型对照，病员输血前后血型对照，袋内余血和献血者配血标本血型对照等。③直接抗球蛋白试验：病员输血后标本如为阳性，说明红细胞上有不完全抗体，导致溶血反应。以上试验短时内即可完成，应尽快先作，大多数可明确原因。但若直接抗球蛋白试验阴性，不能排除溶血反应，因为不配合的红细胞可能已全部溶解。下列检查有助于进一步明确溶血反应原因：①配血试验(盐水、凝聚胺、木瓜酶、抗球蛋白试验或卡式配血法)。②抗体鉴定(包括 Rh 及其他系统)，IgM 还是 IgG？抗体效价及其在不同时期变化情况。③其他：A. 血管内溶血的化验结果是血浆游离血红蛋白升高，高铁血红蛋白增加，尿含铁血黄素试验阳性。B. 血管外溶血的化验结果是红细胞形态异常，血清胆红素显著升高，红细胞脆性试验阳性，单核 - 巨噬细胞有含铁血黄素沉着。

(4) 治疗：一旦确诊或怀疑输了不配合的血液，防治措施即应开始。

1) 立即停止输血，保留静脉通道，改输晶体液、右旋糖酐、新鲜冷冻血浆、白蛋白等，维持血压和尿量。病情严重者立即组织抢救和特护小组，观察并记录体温、血压、脉搏、呼吸、出入液量、留置导尿管，监控中心静脉压。因为免疫性溶血反应系抗原抗体引起，可给 1∶1 000 肾上腺素 0.5mg，皮下或肌内注射；或地塞米松 5mg 静脉注射；或氢化可的松 200~500mg，每 100mg 加在生理盐水或高渗葡萄糖溶液 500ml 中，静脉缓慢滴注。

2) 如果输错血量较多(200ml 以上)，宜及早作换血治疗，换血量宜较大(>2 000ml)。

3) 若血容量不足，不宜给收缩血管的升压药，以免降低肾血流量，损害肾小管。可选用多巴胺，因其能增强心肌收缩力，增加心排血量和肾血流量。开始用 20mg 溶于 5% 葡萄糖溶液 200~300ml 中，静脉滴注，起初 20 滴 /min，以后根据血压和尿量加大速度或浓度。

4) 静脉滴注 5% 碳酸氢钠 250ml，或口服(2g/4h)，必要时重复应用，维持尿液呈碱性，可用pH试纸测试，便于观察。

5) 对严重反应，除非有绝对禁忌，为了预防 DIC 可给肝素，70kg 体重成人可给肝素 5 000U，然后按 1 500U/h，根据病情持续滴入 6~12 小时，有相对禁忌(如手术后)者，可按半量给药，已有 DIC 者，还可输给新鲜冷冻血浆、浓缩血小板或新鲜全血。

6) 肾衰竭是其严重并发症，如果发现早，治疗及时，肾小管上皮细胞可以修复再生，否则继续恶化，并发水和电解质紊乱、感染或因尿毒症而死亡。防治措施主要是纠正低血压，维持肾脏足够的血液灌流，保持尿量 >100ml/h。纠正水、电解质失调和控制感染。静脉滴注呋塞米 40~60mg 利尿，可重复使用至血红蛋白尿基本消失。

7) 注意水与电解质平衡，纠正高血钾，若出现酸中毒，应限制液体，防止肺水肿，或行透析治疗。

(5) 预防：输血前严格查对；仔细观察血液质量；鉴定血型双查双签；若非急救，输血开始时速度宜慢，输入 50ml 后若无不良反应，再调整至需要速度；输血时严密观察病情，及早发现和处理。

2. 迟发性溶血反应

(1) 原因：红细胞血型除了 ABO 系统以外，还有 Rh、MNSs、P、Kell、Kidd、Duffy 等 26 个血型系统，血型抗原约 400 种。Rh 等血型系统以免疫抗体较多见，若无妊娠史，初次输血一般不发生急性溶血反应，但可发生迟发性溶血反应，因为受输入抗原的刺激，于 10 天后可能产生相应抗体(初次同种免疫结果)，破坏输入的存活的红细胞，引起以血管外溶血为主的反应，由于这种抗体形成较慢，症状较轻，容易漏诊；如果受血者以前有过妊娠或输血，产生过免疫性抗体，因时间较久，抗体已下降至测不出的水平，此时如果输血，配血试验是相合的，但血液输入后，可引起记忆反应，迅速产生大量抗体。与初次免疫比较，再次免疫产生的抗体要强得多，快得多，输血后 1~5 天即可发生溶血反应。迟发性溶血反应以 Rh、JK 系统较多，Fy、Kell 系统其次，MNSs 等较少。

(2) 临床病象：初次免疫引起的溶血反应出现较晚(输血后 10~14 天)，溶血是“悄悄地”进行的，多无明显症状，直至血红蛋白下降比估计的快，血清胆红素升高，直接抗球蛋白试验阳性时，才引起注意。

再次免疫引起的溶血反应主要症状是发热、贫血、黄疸，发热最常见，于输后 1~2 周出现，8 天左右可出现血红蛋白尿，5~10 天出现黄疸，较少发生肾衰竭，病员多因其他严重疾病死亡，迟发性溶血反应不是直接死因，但可加重病情。

(3) 诊断：输血后有难以解释的发热、血红蛋白下降、直接抗球蛋白试验阳性时，应考虑到迟发性溶血反应，查明原因，以便配输相合的血液。

(4) 治疗：多数因症状轻，进展缓慢，危险较小，不需特殊治疗。个别严重病例，发生 DIC、肾衰竭，治疗大致同急性溶血反应。

(5) 预防

1) 用木瓜酶、凝聚胺、抗球蛋白试验等能检测不完全抗体的方法配血，尤其对有妊娠或输血史的受血者。

2）输血 48 小时后若需再输血，宜重抽配血标本，以便发现输血后是否产生免疫性抗体。

（四）细菌污染反应

1. 原因 输入污染细菌的血所致，多为革兰阴性杆菌，如嗜冷性细菌可在血液冷藏时生长繁殖，或血液自冰箱取出后在室温中放置过久。

2. 临床病象 轻者以发热为主。重者出现中毒性休克，急性肾衰竭、肺水肿或短期内死亡。表现为输入少量血（10~20ml）后立即发生剧烈寒战、高热、烦躁不安、头痛腹痛、呕吐腹泻、呼吸困难、干咳、发绀、大汗、血压下降，休克，急性肾衰竭和 DIC。亦可发生血红蛋白尿和肺部并发症。因细菌毒素不同，皮肤表现不同，有的外周血管扩张，皮肤潮红，肢体温暖；有的血管收缩，皮肤苍白，肢体发凉，后者预后较差。在全麻状态下可只有血压下降，手术野渗血不止等征象。

3. 治疗 疑为细菌污染反应，在诊断明确前，即应迅速着手抗感染和抗休克治疗，同时预防急性肾功衰竭和 DIC。

（1）立即停止输血，保持静脉输液通畅。

（2）应尽早联合使用大剂量、强效、广谱抗生素。由于阴性杆菌污染最多见，危险最大，选用抗生素对此应有所侧重。病原菌一旦明确，根据药物敏感试验结果，立即改用最敏感的抗生素。

（3）氢化可的松 500~1 000mg 或地塞米松 25~50mg 静脉滴注，必要时还可加大剂量。

（4）加强支持疗法。病员体质差，免疫功能低者，输注新鲜血液，静注大剂量免疫球蛋白等。

（5）调整水、电解质与酸碱平衡。根据血管扩张或收缩情况选用血管活性药物。

（6）利尿、吸氧及物理降温及其他对症治疗。

4. 预防 预防为主，严格操作规程和无菌技术，输血前仔细肉眼质量检查，输血中注意观察病情变化。

（五）大量输血反应

24 小时内输入血量达到或超过全身血容量为大量输血，可能引起生理紊乱，应注意及时纠正。

1. 出血倾向

（1）原因：输入大量贮存全血，引起血小板减少，纤维蛋白原含量降低，纤维蛋白溶解增强，低钙、凝血因子Ⅴ、Ⅷ及凝血酶原缺乏等，手术、创伤、麻醉、缺氧、休克、低温等又可加重凝血障碍，输入大量肝素血也可引起出血倾向。

（2）临床病象：主要表现为手术野大量渗血，皮肤黏膜、牙龈出血，血尿，PTT 延长。

（3）防治

1）血小板减少，输浓缩血小板等；凝血因子减少，输给新鲜冷冻血浆、冷沉淀、纤维蛋白原、浓缩Ⅷ因子、凝血酶原复合物或新鲜全血等。

2）有纤溶现象者给 6- 氨基己酸。

3）发生 DIC 者肝素治疗。

4）肝素血引起者，注射鱼精蛋白。

5）每输 1 000ml 血液，可注射 10% 氯化钙 5ml，或 10% 葡萄糖酸钙 10ml。此外，尚可用氢化可的松、对羧基苄胺等。

2. 柠檬酸盐中毒

（1）原因：输入大量柠檬酸盐抗凝血或血浆，引起受血者体内柠檬酸盐过高，超过肝脏代谢能力，枸橼酸钠和血清钙离子结合，使游离钙下降，尤其是低体温、肝病或休克病员，可能引起柠檬酸盐中毒。

（2）临床病象：轻者口周麻木、手足抽搐，肌肉震颤；重者惊厥，血压下降，心律失常，血钙下降，手术野渗血增多，甚或心搏骤停。

（3）防治：大量快速输血或有低钙症状、低体温、肝肾功能不全、阻断门静脉等，每输 1 000ml 血液，宜静注 10% 葡萄糖酸钙 10~20ml 作为预防。已经出现症状者，可增加钙剂用量。

3. 循环负荷过重

（1）原因：输血太多或太快，可引起循环负荷过重。尤其是心功能不全的老年、小儿或心脏病病员，易引起急性肺水肿或充血性心力衰竭。

（2）临床病象：突感头剧痛，胸紧、咳嗽、大量血性泡沫状痰、发绀、全身水肿、肺部大量湿啰音、颈静脉怒张，中心静脉压增高，出现奔马律，严重者可因心脏纤颤或心房扑动迅速死亡。

（3）防治：预防为主，大量输血时最好监测中心静脉压，将冷血适当加温，老年、心血管疾患病员作心电监护。

1）立即停止输血输液。

2）四肢轮流扎止血带，阻止静脉回流。

3）改为斜坡卧位，加压吸氧或进高压氧舱治疗。

4）心力衰竭者给予毛花苷 C 0.4mg 静脉注射。

5）呋塞米 20~40mg 静脉注射。

6）必要时可放血。

4. 高钾血症

（1）原因：血液保存过程中，血细胞内的钾部分地移向血浆中，少量破坏的红细胞释放钾，使血浆钾升高。血浆钾含量新鲜血为 4~5mmol/L，库存 14 天后升至 15mmol/L，28 天后可达 30mmol/L，但因输血引起高钾血症者不多，实际上输血后红细胞从病员血液循环中摄取钾来弥补贮存期中的丢失，还可能引起低钾血症。不过对严重创伤，尤其有肾功能障碍者，输入大量库存时间长的血后，有可能引起高钾血症。

(2) 临床病象：乏力，四肢躯干麻木或软瘫，呼吸肌软瘫引起窒息，心率缓慢，心律失常。血清钾 >8mmol/L，心电图改变；血清钾 >10mmol/L，可致心室纤颤，心脏停搏而死亡。

(3) 防治

1) 静脉注射 5% 碳酸氢钠，纠正酸中毒，促进钾离子向细胞内转移，或从尿排出。

2) 静脉注射 10% 葡萄糖酸钙 20ml，钙能对抗钾对心肌的毒性作用。

3) 腹膜或血液透析。

4) 严重创伤、有肾功能障碍病员需大量输血时，宜输比较新鲜（保存 1 周内）的血液。

（刘哲）

参考文献

1. Spahn DR, Goodnough LT. Alternatives to blood transfusion. Lancet, 2013, 381(9880): 1855-1865.
2. Clevenger B, Mallett SV. Transfusion and coagulation management in liver transplantation. World J Gastroenterol, 2014, 20(20): 6146-6158.
3. Klages M, Zacharowski K, Weber CF. Coagulation management in trauma-associated coagulopathy: allogenic blood products versus coagulation factor concentrates in trauma care. Curr Opin Anaesthesiol, 2016, 29(2): 245-249.

1

第八章

伤口愈合与组织修复

伤口是正常皮肤(组织)在外界致伤因子如外科手术、外力、热、电流、化学物质、低温以及机体内在因素如局部血液供应障碍等作用下所导致的损害。常伴有皮肤完整性的破坏以及一定量正常组织的丢失,同时,皮肤的正常功能受损,也称创伤。

根据伤口的愈合时间,可分为急性伤口和慢性伤口。急性伤口:指愈合过程符合经典的创伤修复时间能自愈的伤口,能快速正常地愈合,愈合起于止血阶段,一般指自创面形成的前2周内的所有创面。主要是手术切口、创伤后的清洁伤口和部分沾染伤口。常见的急性创面有:①手术切口;②皮肤擦伤;③烧伤;④供皮区。慢性伤口:由于某些不利的影响因素如感染、异物等导致创面愈合过程受阻,愈合过程部分或完全停止,不能正常愈合,愈合时限延长(超过2周)、需借助外力才能愈合的伤口;或因血液供应匮乏,缺少止血阶段,如沾染或污染的伤口,发生感染后形成。所有慢性创面都是由急性创面发展而来。常见的慢性创面有:①压疮;②下肢血管性(动脉性/静脉性)溃疡;③糖尿病性足溃疡;④其他难愈合创面。

创面一旦形成,机体就会迅速做出反应,启动愈合过程进行修复。然而不同的创面具有不同的特点,其愈合过程也有差异,这就导致了创面愈合的不同方式。

第一节 伤口和伤口愈合类型

一、伤口分类

根据伤口被细菌污染程度,伤口分为:清洁伤口、污染伤口、感染伤口3类:

1. 清洁伤口(Ⅰ类) 指未受细菌感染,可达一期愈合的伤口。

2. 污染伤口(Ⅱ类) 指沾染了异物或细菌而未发生感染的伤口,早期处理得当,可达一期愈合。

3. 感染伤口(Ⅲ类) 包括继发性感染的手术切口,损伤后时间较长已发生感染化脓的伤口,须外科手术去除坏死组织,充分引流伤口分泌物,加强换药,减轻感染,促进伤口肉芽组织生长后愈合,属于二期愈合。

二、伤口愈合类型

1. 一期愈合 通常指创口小、清洁、无感染、不产生或产生很少肉芽组织的愈合,如外科切口的愈合。皮肤和皮下组织被切开后会发生出血,刀口之间形成凝血块,将断离两端连接。伤后24小时内,血凝块被中性粒细胞崩解后释放出的酶所溶解;第3~4天,巨噬细胞吞噬和清除残留的纤维蛋白、红细胞和细胞碎片。约在伤后第3天,毛细血管每天以2mm左右的速度从伤口边缘长入,形成血液循环。同时,邻近的成纤维细胞增生并移行进入伤口。伤后1周,胶原纤维跨越切口,将其连接。一期愈合过程中,最初跨越伤口的往往是表皮,伤后24小时,伤缘周围3~4mm范围内的表皮基底细胞移行,呈扁形,形成继续向前伸延的一层"薄膜",即一单层扁平上皮细胞。在这些移动的表皮中,很少见到有丝分裂,细胞增生主要发生于表皮基底层和邻近的汗腺及皮脂腺上皮。新生的表皮在血凝块下面长入真皮,伤后48小时,表皮跨越伤口搭桥,形成复层上皮,长入真皮的表皮细胞以后被吸收消失(图8-1)。

2. 二期愈合 多发生于创口较大、坏死组织较多、伴有感染或未经及时外科处理的伤口。因伤口不能直接对合,而需经肉芽组织填补缺损后方能愈合,其过程包括炎症反应-肉芽组织增生-瘢痕形成(图8-2)。在伤口愈合中上皮细胞活动包括细胞的移行、分裂和分化三个过程。较小的伤口,其上皮形成主要依靠细胞移行。细胞移行从基底开始,细胞先变大,出现大量伪足突起,并平行排列在伤口表面,依靠这些伪足突起和细胞桥粒,细胞可固定在纤维蛋白渗出物

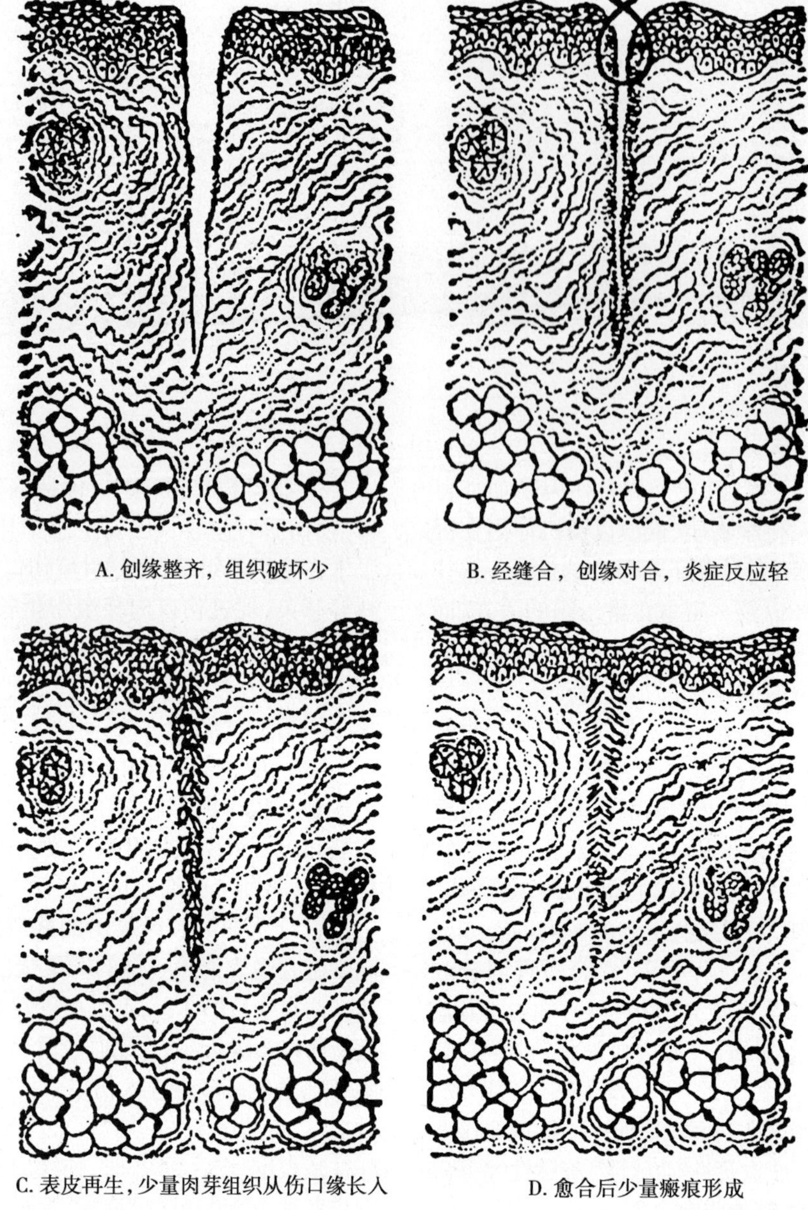

A. 创缘整齐，组织破坏少　　B. 经缝合，创缘对合，炎症反应轻

C. 表皮再生，少量肉芽组织从伤口缘长入　　D. 愈合后少量瘢痕形成

图 8-1　创伤一期愈合

或其下的间质上。较大的伤口,其上皮形成不仅有赖于上皮移行,而且要进行有丝分裂,远离伤口的表皮中就可看到有较多的有丝分裂。基底细胞是上皮再生的来源。再生的上皮细胞具有吞噬纤维蛋白和组织碎屑的功能,并能生成胶原分解酶,参与伤口的清理和改建。通常,上皮形成与肉芽组织生长成熟同步,如肉芽凹陷于或凸出于伤口平面,上皮细胞难以移行、伸展和覆盖,从而延缓伤口的愈合。

3. 三期愈合　某些开放性伤口,观察 48~72 小时后无明显感染,再行缝合,达到近似一期的愈合。

4. 痂下愈合(healing under scab)　伤口表面的血液、渗出液及坏死物质干燥后形成黑褐色硬痂,在痂下进行上述愈合过程。待上皮再生完成后,痂皮即脱落。痂下愈合所需时间通常较无痂者长,因此时的表皮再生必须首先将痂皮溶解,然后才能向前生长。痂皮由于干燥不利于细菌生长,故对伤口有一定的保护作用。但如果痂下渗出物较多,尤其是已有细菌感染时,痂皮反而成了渗出物引流排出的障碍,加重感染,不利于愈合。

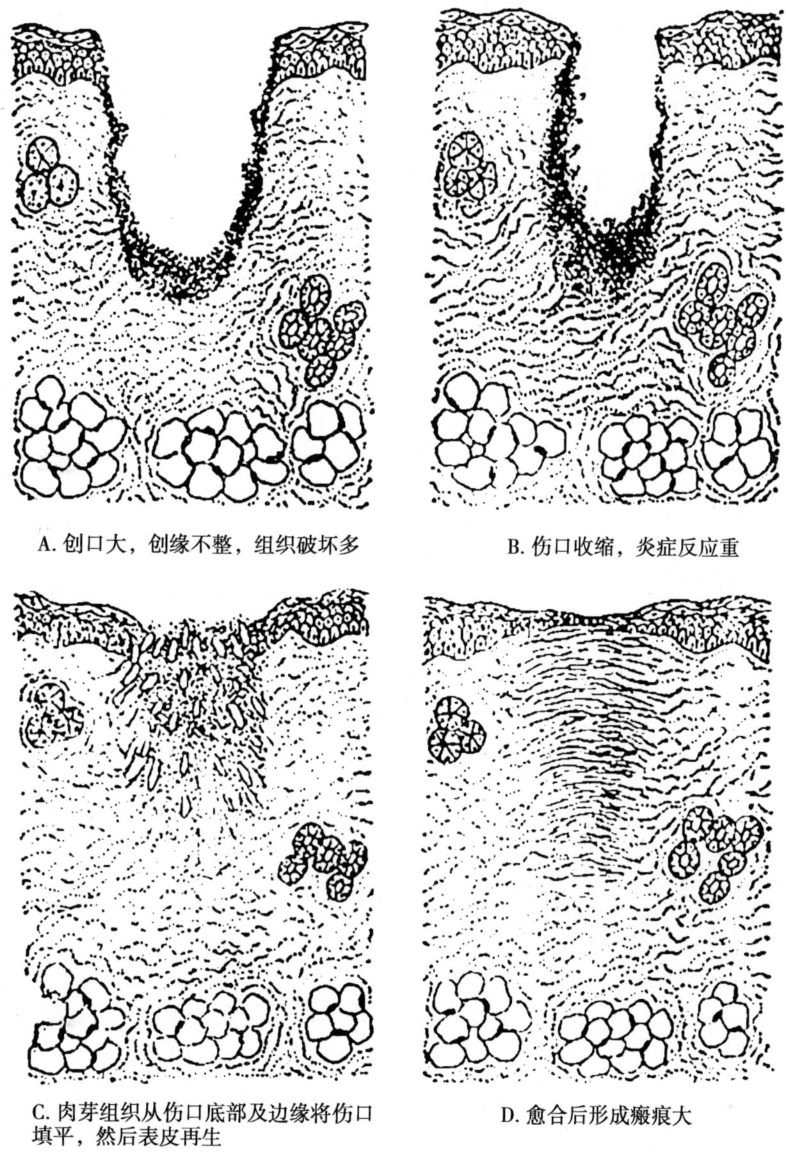

图 8-2 创伤二期愈合

第二节 伤口愈合与组织修复的机制及过程

损伤造成机体局部细胞和组织丧失，由周围存活的健康细胞对所形成的缺损在结构和功能上进行修补恢复的过程称为修复(repair)。修复是通过细胞的再生(regeneration)来实现的，再生是对于丧失组织和细胞的补偿，是伤口创面愈合的始动和基础。

一、损伤后的再生和修复

生命过程中，有些组织和细胞会不断地消耗、老化和死亡，又不断地由同种细胞分裂增生加以补充，称之为生理性再生(physiological regeneration)，如表皮脱落由基底细胞增生、补充；血细胞的更新；月经期子宫内膜脱落后又被新生内膜代替。其特征是再生后的细胞完全保持了原有的结构与功能，故称之为完全性再生(complete regeneration)。而损伤所致的组织细胞丢失后的再生，称之为病理性再生(pathological regeneration)或修复性再生。病理性再生有完全性和不完全性再生之分：组织受损很轻，死亡细胞由同种组织细胞分裂增生来补充，完全恢复了原有的结构和功能称完全性再生；如果组织受损严重，缺损过大，或再生能力弱的细胞死亡，则常由新生的结缔组织(肉芽组织)再生、修补，不能恢复原有的结构和功能，最后形成瘢痕，称不完全性再生。

1. 细胞的再生潜能　一般而言，低等动物组织的再生能力较高等动物强；分化程度低的组织较分化高的组织再生能力强；幼稚期的组织较老年期的组织再生能力强；平常易受损的组织以及生理状态下需经常更新的组织有较强的再生能力。按再生能力的强弱可将人体细胞分为三类。①不稳定细胞：这类细胞在一生中不断地在衰老和新生，其损伤后具有较强的再生能力。如表皮细胞、呼吸道、消化道和泌尿生殖器的黏膜以及淋巴、造血细胞。②稳定细胞：在正常情况下不表现出再生能力，但是当其受损时，也具有较强的再生能力。包括各种腺体或腺样器官，如肝、胰、涎腺、内分泌腺、汗腺、肾小管的上皮等；还包括间叶组织如成纤维细胞、血管内皮细胞等。③永久性细胞：再生能力弱或无再生能力。如神经细胞、骨骼肌细胞和心肌细胞。

2. 纤维性修复　组织结构的破坏，包括实质细胞与间质细胞的损伤，即使损伤器官的实质细胞具有再生能力，其修复也不能单独由实质细胞的再生来完成，还需由肉芽组织增生，溶解并吸收损伤局部的坏死组织及其他异物，并填补组织缺损，而后肉芽组织转化为瘢痕组织，称为纤维性修复或瘢痕性修复。

(1) 肉芽组织(granulation tissue)：当组织损伤较多，不可能用同类细胞再生修复时，即由肉芽组织取代。在组织损伤后2~3天内肉芽组织即可出现，自下而上(如体表创口)或从周围向中心(如坏死组织内)生长推进填补创口或机化异物。肉芽组织主要由新生的薄壁毛细血管和增生的成纤维细胞组成，伴有炎症细胞浸润。健康肉芽组织呈鲜红色细颗粒状，触之易出血。不健康肉芽组织呈苍白或色暗，有脓苔、水肿，松弛无弹性，表面颗粒不均，分泌物多、触之不易出血，需及时外科清除以利于创口的愈合。

(2) 肉芽组织在伤口愈合中的作用和结局：①抗感染保护创面：伤口中的细菌可通过肉芽组织中的中性粒细胞、巨噬细胞的吞噬、水解酶的消化而分解，并通过毛细血管吸收，清除异物，达到消除感染、保护创面的作用。②填补伤口、连接缺损、增加张力强度。③机化或包裹坏死组织、血凝块、炎症渗出物和其他异物。

(3) 瘢痕组织：随着时间的推移，在组织损伤后1~2周，肉芽组织逐渐成熟改建为纤维结缔组织，并且转化为瘢痕组织。肉眼上局部呈收缩状态，瘢痕组织颜色苍白或灰白半透明，质地坚韧并缺乏弹性。镜下主要由大量平行排列或交错分布的胶原纤维束组成，纤维束常发生玻璃样变而呈均质性红染。纤维走向与创口表面平行，以适应伤口张力强度增加的需要；开始出现神经纤维；组织内血管减少。瘢痕组织的作用及对机体的影响可概括为以下两个方面。

对机体有利：①可长期填补连接组织缺损，保持器官完整性。②抗拉力虽不如正常皮肤但优于肉芽组织，使器官保持坚固性。

对机体不利：①瘢痕收缩。由于水分丧失和肌成纤维细胞的收缩作用，可引起组织挛缩或腔道狭窄，如心瓣膜变形、胆道狭窄、关节运动障碍和胃肠梗阻等。②瘢痕性粘连。各器官之间或器官与体腔壁之间发生的纤维性粘连，常不同程度地影响脏器的功能。③器官硬化。器官内广泛损伤导致广泛纤维化玻璃样变，可致器官硬化如肝硬化等。④瘢痕疙瘩。瘢痕组织生长过度突出于皮肤表面形成肥大性瘢痕，并向周围不规则地扩延。临床上又称为"蟹足肿"。其发生机制一般认为与体质有关。⑤瘢痕膨出。若胶原形成不足或承受力大而持久，加之瘢痕组织缺乏弹性，可使愈合口向外膨出，如心肌梗死瘢痕处向外凸出形成室壁瘤；腹壁瘢痕处因腹内压增大引起腹壁疝。

二、创伤愈合的基本过程

因外力作用引起的组织缺损或断离，通过细胞再生进行修复的过程称创伤愈合(wound healing)。创伤愈合可分为四期：凝血期、炎症期、修复期、成熟期，各期之间彼此有重叠。

1. 凝血期(coagulation phase)　从创面形成的一瞬间开始，机体首先出现的反应是自身的止血过程。先是创面周围的小血管、毛细血管等反应性收缩使局部血流量减少，随之而来的是暴露的胶原纤维吸引血小板聚集形成血凝块；然后血小板释放血管活性物质如5-羟色胺及前列腺素等，使血管进一步收缩，血流减慢，同时释放的磷脂和ADP将吸引更多的血小板聚集。最后，内源性及外源性凝血过程也将被启动。凝血过程结束后，机体即开始进行创面的愈合。

2. 炎症期(inflammation phase)　这一时期自创面形成开始的前2~3天。由于局部血管的收缩，导致局部组织缺血，引起组胺和其他血管活性物质的释放，使创面局部的血管扩张；同时，因坏死组织及可能的致病微生物存在，引发机体的防御反应(炎症反应)：免疫细胞如粒细胞和巨噬细胞向创面迁移和聚集。表现为充血、浆液渗出及白细胞浸润，故局部红肿。此时，伤口边缘的皮肤和皮下组织向中心移行收缩使创面缩小，主要是肌成纤维细胞的牵拉作用所致。

3. 增生期(proliferation)　包括上皮再生(epithelialization)和肉芽组织(granulation)形成两个阶段。这一时期从创面形成之后2~24天。

上皮细胞再生：上皮损伤24小时后，创面修复首先是创面周缘健存的基底细胞开始增生，先形成单层上皮，覆盖于肉芽组织的表面，并向中心部位移行。随着健康的肉芽组织不断形成，创面组织的缺失被填充，其表面由再生上皮完全覆盖后上皮细胞增生即停止并开始上皮化生，分化为鳞状上皮覆盖创面。若伤口过大(直径>20cm)再生的表皮很难将伤口完全覆盖，往往需要植皮。与此同时，基底细胞的增殖刺激创面基底部毛细血管和结缔组织的反应性增生。

肉芽组织形成：受伤后第2~3天，伤口底部和周边开始新生肉芽组织，沿血凝块内的纤维素支架伸入，直至上皮下。肉芽组织主要由增生的成纤维细胞和新生的毛细胞血管组成，血管发生主要是由已有的血管"发芽"长出新的毛细血管：首先，在血管形成刺激物的作用下内皮细胞产生某些蛋白酶，降解受刺激一侧的血管基膜；约24小时后内皮细胞穿过基膜向刺激物的方向迁移并开始分裂增殖，形成实心的细胞条束；随后由于内皮细胞成熟和血流的冲击，新生细胞条束的中间部分开通，血流由此进入、形成新生的毛细胞血管。巨噬细胞释放的生长因子如血小板衍生生长因子(PDGF)、转化生长因子β(TGF-β)和α(TGF-α)等，均可加速肉芽组织的形成。创缘缝合密切且无感染的伤口，第2天上皮即可覆盖创面，第3天肉芽组织长满缺口。坏死多、感染重的伤口，肉芽组织中聚集大量中性粒细胞、巨噬细胞浸润，起抗感染、清除异物的作用，在此基础上，健康的肉芽组织才得以填满伤口。以上过程所需时日取决于局部损伤程度、感染严重度及全身状况。

4. 重塑期(remodeling phase) 当创面被再生的上皮细胞完全覆盖后，创面的愈合过程并没有完全结束，因为新生的肉芽组织和上皮细胞还需要进一步分裂分化、转型，使创面最后得以完全愈合。主要表现在：①新形成的上皮细胞不断分裂，使表皮层增厚；②肉芽组织中的成纤维细胞随着新的毛细血管增殖而出现并大量合成、分泌原胶原蛋白，在细胞外形成胶原纤维，同时，胶原纤维排列发生改变，使新生的结缔组织力量增强；随着胶原纤维大量增加，毛细血管和纤维细胞也减少，使创面局部颜色减退，肉芽组织变为致密的瘢痕组织。在此期，胶原纤维处于合成和分解的动态过程中，胶原分解可清除损伤的结缔组织、调整新形成的胶原纤维的结构，使伤口在早期愈合时无秩序的胶原沉积变成有规则和更坚韧。伤后4~6天时伤口内出现纤细的胶原纤维；第1周内胶原纤维合成最为活跃，而分解、吸收作用很弱；伤后2周左右，纤维增殖达高峰；第3周以后，伤处的结缔组织成熟、收缩、血管减少，胶原合成作用逐渐减弱，分解作用逐渐增强；3个月以后，分解、吸收作用占优势，瘢痕组织可逐渐缩小、变软，但大面积的瘢痕组织目前尚无可能使之完全消退。

三、创伤愈合与组织修复的细胞和分子机制

创伤后机体局部缺损的细胞和组织，由周围健存细胞对其进行修复。修复是通过细胞的再生来实现的，再生是对于丧失组织和细胞的补偿，是伤口创面愈合的始动和基础。同时，炎症细胞如巨噬细胞、中性粒细胞以及修复细胞如成纤维细胞、表皮细胞及细胞外基质等的一系列生物学活动，也参与创面愈合。

1. 细胞因子/生长因子与创伤修复 细胞的再生增殖受基因活化与表达的调控，包括原癌基因和细胞分裂周期基因等。同时，细胞再生还受到生长因子、生长抑素、细胞外基质等因素的调控(表8-1)。机体内

表8-1 伤口愈合过程中主要的生长因子、趋化因子和血管活性物质

介质分子	全称	缩写
生长因子(growth factor)	血小板来源的生长因子(platelet-derived growth factor)	PDGF
	成纤维细胞生长因子(fibroblast growth factor)	FGF
	胰岛素样生长因子(insulin-like growth factor)	IGF-1, IGF-2
	表皮生长因子(epidermal growth factor)	EGF
	转化生长因子(transforming growth factor)	TGF-α, TGF-β
花生四烯酸代谢产物(arachidonic acid metabolite)	12-羟二十烷四烯酸(12-hydroxyeicosatetranoic acid)	12-HETE
	血栓烷类(thromboxanes)	TXA_2
	白三烯类(leukotrienes)	
	前列环素(prostacyclin)	PGI_2
	前列腺素(prostaglandin)	PGE_2, $PGF_{2\alpha}$, 6-Keto F_{12}
细胞因子(cytokine)	肿瘤坏死因子(tumor necrosis factor)	TNF-α
	白介素(interleukin)	IL-1, IL-6, etc
	干扰素-γ(interferon gamma)	IFN-γ

注：引自 From Iocono JA, Ehrlich HP, Gottrup F, et al. The biology of healing. //Leaper DJ, Harding KG. Wounds: biology and management. Oxford (UK): Oxford University Press, 1998: 12.

存在促进和抑制细胞再生的两种机制，其动态消长决定了组织再生的强弱。如PDGF、表皮生长因子(EGF)、TGF-β、胰岛素样生长因子(IGF-1)等可作为炎症介质或趋化剂而发挥作用，这些因子可刺激成纤维细胞、表皮细胞和血管内皮细胞向伤口迁移，刺激细胞增生、促进修复过程。同时，组织能产生一种抑素抑制本身的增殖。例如表皮细胞受损后，抑素分泌停止，基底细胞分裂增生，直到增生的细胞达到足够的数量或抑素达到足够的浓度为止。这时细胞停止生长繁殖，这种现象称为生长的接触抑制。

2. 细胞成分与创伤修复　①中性粒细胞：在花生四烯酸衍生物、PDGF、血凝块中的血清等物质的化学趋化作用诱导下，最早进入损伤部位，通过吞噬、产生氧自由基抗菌效应和补体激活等方式清除坏死组织和异物、防止感染；还可释放各种介质和酶，如白三烯、硫酸软骨素、肝素等，趋化成纤维细胞、内皮细胞和单核细胞等迁移和基质的降解。②巨噬细胞：除可吞噬清除坏死组织和细菌产物，还可通过释放各种生物活性物质，如TGF-α和TGF-β、PDGF-A、IGF等，调节成纤维细胞的增殖；此外，巨噬细胞分泌的EGF可促进血管内皮细胞增生、分泌的胶原酶、弹性蛋白酶等可降解基质中的纤维蛋白，对伤口的重建起重要作用。③血小板：使出血凝固、凝血块填塞伤口；活化的血小板可启动和驱动整个愈合过程，其分泌的PDGF可促进成纤维细胞的迁移和增殖。④肥大细胞：可由网状细胞、淋巴细胞和成纤维细胞分化而来；肥大细胞颗粒内有ATP酶、磷酸酶、蛋白酶等，细胞质内有肝素、5-羟色胺、组胺等生物活性物质，主要分泌组胺和肝素，一方面作为炎症介质起作用，另一方面，肝素是组胺的拮抗剂，可使酶失活、抗毒和刺激原纤维的形成；此外，肥大细胞还参与肉芽组织的黏多糖合成和后期的纤维化过程，肥大细胞可作为一种正常和病理状态下创伤愈合的内源性调节剂。⑤成纤维细胞：不同来源的成纤维细胞在组织修复中的不同时相点其形态与功能(增殖、分化、趋化活性、合成胶原与纤维连接蛋白FN)均不相同：创伤后成纤维细胞在最初的24小时有显著的收缩特征，30%~40%的成纤维细胞内有α肌动蛋白活性，而这种蛋白质在一般成纤维细胞内是没有的，表明创伤源性成纤维细胞具有肌成纤维细胞的特征。伤后3~6天的肉芽组织成纤维细胞有较高的增殖能力，合成胶原与FN的能力也显著增强。

3. 纤维连接蛋白(fibronectin，FN)　是一组大分子蛋白质，多种上皮细胞、软骨细胞、神经细胞等均可产生FN，而成纤维细胞的粗面内质网、胞质内小泡和高尔基复合体中均有FN。在创伤愈合过程中，FN最早出现于凝血块内，随着成纤维细胞的长入，伤口内的FN含量增加，沿胶原分布于肉芽组织中。当新生上皮覆盖创面和胶原成熟时，FN逐渐消失。其在创伤修复中的作用：①参与凝血过程，血小板被激活后可排泌FN，和纤维蛋白等物质结合，促进血小板聚集和血液凝固。②化学趋化作用：在肝素的辅助下，FN可使巨噬细胞吞噬变性胶原、纤维蛋白和细胞碎片的功能明显增强，并促使其释放FGF。③促进成纤维细胞和内皮细胞和伤口迁移，前者可合成分泌大量的FN和Ⅲ型胶原，二者有很强的亲和性，并都沉积于基质内。当肉芽成熟时，FN和Ⅲ型胶原减少并为Ⅰ型胶原所取代。④单核细胞在FN作用下大量合成生长因子，刺激内皮细胞生长、促进新生血管形成。⑤促进上皮细胞向伤处迁移，肉芽中的FN可引导和促进上皮细胞迁移以覆盖创面。

第三节　影响伤口愈合的因素

创伤后多种不同的细胞及分子介质程序性出现并保持最佳的结构与功能状态，是伤口成功愈合的必要条件，任何导致这些功能紊乱的因素均可影响伤口的正常愈合。

一、局部因素

1. 感染或异物残留　许多化脓菌产生一些毒素和酶，能引起组织坏死、基质或胶原纤维溶解。这不仅加重局部组织损伤，也妨碍愈合。细菌和炎症细胞增加了氧和其他营养物质的消耗，成纤维细胞代谢受损，引起伤口延迟愈合。同时感染导致渗出物增多，增加了伤口的局部张力，常使正在愈合的伤口或已缝合的伤口裂开，或者导致感染扩散、加重损伤。因此，对于感染的伤口，不能缝合，应及早引流，只有感染被控制后，修复才能进行。此外，异物及坏死组织也妨碍愈合并有利于感染。因此，伤口如有感染，或有较多的坏死组织及异物，必然是二期愈合。临床上对于创面较大、已被细菌污染但尚未发生明显感染的伤口，施行清创术以清除坏死组织、缩小创面，可使本来应是二期愈合的伤口愈合的时间缩短，甚至可能达到一期愈合。

2. 局部血液循环及氧分压　伤口内早期炎性细胞及成纤维细胞的聚集使伤处对氧的需求增高；另外，炎性细胞渗出在吞噬及消化细菌时，细胞的耗氧量增加，由此造成缺氧的环境。①缺氧影响成纤维细胞的增殖。②合成胶原纤维时的脯氨酰基羟化酶及赖氨酰基羟化酶需氧分子作为辅因子，缺氧使胶原合成速度明显下降。③严重缺血或低氧还直接抑制其他创伤的愈合过程如血管生成和上皮化。许多疾患导致组织灌注不良，如周围血管性疾病（下肢血管有动脉粥样硬化或静脉曲张等）、充血性心力衰竭等，周围毛细血管灌注减少使局部细胞低氧，导致该处伤口愈合迟缓并易感染。

3. 机械因素　①局部制动不够，如固定体位对于骨、神经、血管、肌腱的修复很重要，伤口过早活动会加重炎症渗出而影响血供，过早活动也易损伤新生的肉芽组织。②机械因素至组织修复时间延长。如持续的重力压（gravitational pressure）如卧床不起或脊髓损伤的患者，由于剪切力、反复损伤，或由于组织重力压超过毛细胞血管灌注压而继发伤口缺氧等原因，直接阻碍伤口的愈合。

4. 神经支配受损　自主神经受损时可致局部血液供应发生障碍，影响组织细胞再生。例如麻风因为神经受累，麻风性皮肤溃疡长期不易愈合。

5. 手术操作　手术中牵拉皮缘或使用器械夹持皮缘；皮瓣分离失当；伤口包扎压力过大；出/渗血形成血肿或失活组织过多，容易并发感染等，均对伤口愈合产生不利影响。严格遵守手术原则，如无菌技术、轻柔操作、合理使用电凝止血，正确的清创和缝合等，均有利于伤口愈合。

6. 换药方法　换药是为了及时清除伤口的分泌物和坏死组织，观察伤口愈合情况，应遵循无菌操作原则。

二、全身因素

1. 年龄　青少年的组织再生能力强、愈合快。老年人则相反，组织再生能力差、愈合慢，与老年人血管硬化、血液供应减少有很大的关系。

2. 营养状况　营养不良如低蛋白血症和维生素（特别是B族和C族维生素）缺乏影响伤口的愈合。①严重的蛋白质缺乏，尤其是含硫氨基酸（如甲硫氨酸、胱氨酸）缺乏时，肉芽组织及胶原形成不良，伤口愈合延缓。②维生素中以维生素C对愈合最重要。缺乏维生素C时伤口呈现水肿、易出血、胶原形成减少，其切口裂开的发生率明显升高。③维生素A是正常细胞分化和上皮角化所必需的，维生素A缺乏导致胶原合成和交联不足，伤口关闭和上皮化延迟，伤口的免疫屏障也受影响。④维生素B（如维生素B_1、维生素B_2等）是胶原交联反应的活性辅因子，其水平下降也影响伤口的愈合。⑤维生素K是几种凝血因子如凝血酶原合成必需的辅因子，其缺乏会导致伤口出血过多、异常基质形成、增加伤口感染的概率。⑥微量元素缺乏也影响伤口愈合，与之有关的微量元素主要有锌、铁、铜、锰等，其中以锌最重要。

3. 药物和射线　抗癌药物抑制细胞增生和蛋白合成，延缓伤口正常愈合。肾上腺皮质激素明显抑制创伤后初期的炎症反应，提高毛细血管壁的稳定性，减少黏蛋白、抑制毛细血管的生发，阻止蛋白水解及其他组织炎症介质的释放，增加胶原的降解，抑制巨噬细胞和成纤维细胞的增殖和功能。抗凝剂使皮下出血或形成血肿，降低了愈合伤口的抗拉强度。射线会损伤小血管，造成闭塞性动脉内膜炎，并直接损伤各类细胞，影响伤口愈合。

4. 全身性疾病

（1）糖尿病，其伤口愈合延迟除胰岛素缺乏外，还与生长因子改变有关。①糖尿病患者创面渗液中的IGF-1与IGF-2分别比非糖尿病对照组减少42%，TGF-β浓度减少55%。而这几种生长因子对细胞的增殖再生、组织修复、细胞外基质的产生有重要作用。②糖尿病患者成纤维细胞和内皮细胞的增殖受影响，其创面的透明质酸较正常减少而胶原酶含量明显增加，糖胺聚糖和胶原的聚集减少、影响愈合组织的张力强度。③糖尿病患者由于中性粒细胞的功能受抑制，缺乏巨噬细胞等炎症细胞浸润，创面炎症反应弱、易致伤口感染。④糖尿病患者由于隐匿性周围血管和微血管病使局部组织血流灌注低，组织缺氧，影响愈合。⑤糖尿病患者周围感觉神经病变使其失去感觉神经的保护作用，尤其是在足部，易于反复损伤形成溃疡。⑥在慢性高血糖和胰岛素缺乏环境下，伤口后期的塑形也大受影响。这些因素均造成其创口组织修复较慢、愈合延迟。

（2）急性或慢性肝病与伤口延迟愈合相关。据报道临床上黄疸患者剖腹手术后更易发生筋膜裂开，尤其是在那些恶性黄疸患者中。另有多变量分析提示，术前血细胞比容小于28%、白蛋白小于3.6g/dl、恶性胆道梗阻是筋膜裂开的独立危险因素。但目前仍不清楚黄疸患者的组织修复不良是由于高胆红素血症还是营养不良引起。

（3）免疫缺陷状态，包括艾滋病等。完整的免疫功能是合成、释放和调节各种促进组织愈合的内源性细胞因子、生长因子、炎症反应性和增殖性细胞所必需的。免疫防御功能的损害，会导致伤口的细菌无法控制、伤口迁延不愈。伤口巨噬细胞数量的缺失或减少明显损害组织的修复。

此外，其他疾病如晚期肿瘤、尿毒症、剧烈咳嗽、白血病、变态反应性疾病等均影响伤口愈合过程。

5. 吸烟　吸烟者血液循环中一氧化碳含量增加，一氧化碳与血红蛋白结合降低了氧的运输能力。另尼古丁会使血管收缩，影响伤口愈合。

6. 心理疾病　社会因素，职业不稳定等造成的心理压力，影响机体的神经内分泌和免疫功能，使伤口愈合延长。

第四节 病理性创伤修复的临床干预

慢性难愈性溃疡、糖尿病患者溃疡创面的愈合是组织修复的一个难题。此外，增生性瘢痕或瘢痕疙瘩的形成导致局部功能障碍也是临床上创伤愈合的难点。

一、优化伤口愈合的细胞和/或分子环境

主要是尝试通过应用重组技术和生物工程来生产可影响修复过程的各种制剂来实现优化的。现已清楚很多细胞可合成和分泌生长因子，如血小板、炎症性细胞、成纤维细胞、上皮细胞和血管内皮细胞，通过自分泌(autocrine)、旁分泌(paracrine)和内分泌(endocrine)刺激发挥作用。临床上应用外源性重组生长因子治疗慢性难愈性伤口已取得了一定的成功。临床上现已证明有效的生长因子主要有以下几种：

1. PDGF　是美国FDA批准的首个可局部应用于伤口、促进其愈合的重组生长因子。临床试验首先是局部应用PDGF-BB用于治疗压疮，为了使局部应用生长因子具有更长的效果，随后有报道PDGF-BB溶于羟甲基纤维素钠凝胶中用于124例慢性压力性溃疡(pressure ulcer)患者中效果更好。PDGF-BB在临床更多的经验是用于治疗糖尿病患者的足部深层溃疡，应用PDGF-BB治疗的痊愈率为48%(29/61)为而对照组为25%(14/57)。

2. bFGF　碱性FGF是成纤维细胞和内皮细胞的趋化和促有丝有裂剂，也可促进血管的形成。临床上有大量的应用报道。临床上首次应用bFGF的随机对照双盲试验是治疗50例压力性溃疡患者，采用8种不同剂量、3种不同的bFGF浓度方案，结果提示局部应用bFGF组伤口愈合更快。

3. EGF　临床上首次应用重组EGF是将其加入磺胺嘧啶银乳剂中。一小样本的临床试验表明，采用磺胺嘧啶银+EGF治疗慢性伤口，8例(8/9)患者痊愈，而单独应用磺胺嘧啶银的9例患者无一人伤口愈合。

4. TGF-β　包括三种亚型：TGF-β_1、TGF-β_2、TGF-β_3。动物实验研究提示，TGF-β_3具有抗炎特性并可抑制瘢痕形成。临床研究提示，TGF-β_2用于治疗慢性静脉淤滞性溃疡(chronic venous stasis ulcer)，每周3次共6周，治疗后其溃疡面积减少73%，而对照组溃疡反而增加9%。TGF-β_2也用于治疗糖尿病周围神经病性溃疡，一双盲研究提示3个剂量的治疗组均较对照组伤口愈合更快。

5. GM-CSF(granulocyte-macrophage colony stimulating factor)　粒细胞-巨噬细胞集落刺激因子，能刺激白细胞、巨噬细胞、角化细胞和成纤维细胞的活性，被局部用于治疗癌症外科手术后的不愈性腹部伤口，或注射在静脉淤滞性溃疡的病变周围以促进其愈合。

6. IGFs　胰岛素样生长因子包括IGF-1和IGF-2。作为生长调节素，它们与胰岛素的氨基酸高度同源。IGF-1在促进蛋白质合成和多种细胞包括成纤维细胞的增殖中具有重要作用。在临床试验中，给糖尿病患者溃疡创面采用胰岛素样生长因子治疗，2个月左右可使82%的创面完全愈合，这种促愈合作用可能是一种局部效应。

7. 活组织替代物　大面积创伤或重度烧伤患者往往需要皮肤移植术。但植皮在很多情况下并不合适转而应用皮肤替代物来关闭伤口、促进组织修复。应用组织工程技术生产的活组织替代物对促进上皮再生和再上皮化等具有重要作用。活组织皮肤替代物通过刺激上皮细胞的迁移、携带生长因子、触发受体伤口内的细胞分泌生长因子和基质蛋白等促进伤口的愈合。在一项随机前瞻性的临床研究中应用活组织替代物治疗293例静脉淤滞性溃疡患者，发现治疗组伤口完全关闭的时间更短、痊愈率更高。因此，适用于大面积、深度或长久不愈的伤口。

二、增生性瘢痕和瘢痕疙瘩

增生性瘢痕的形成是创伤修复过度的一种不良反应。在临床上可造成许多病理性改变，如肌腱粘连、胆管狭窄、肝硬化和肾小球肾炎等。

1. 增生性瘢痕(proliferative scarring)和瘢痕疙瘩(keloid)的病理生理　增生性瘢痕由胶原、细胞空穴及新生的血管所构成。研究表明，增生性瘢痕的伤口在一开始的凝血、炎症、血管发生、纤维增生/收缩、重塑等进程与“正常”的伤口愈合不同：①凝血障碍使出血过多或形成血肿，可导致过多的胶原沉积。②炎症持续时间延长和(或)炎症强度增加，激活的巨噬细胞在创面聚集，并持续释放多种生长因子，促进肉芽组织过度生长而形成增生性瘢痕。③血管发生和血管形成也不同，血管内皮外膜细胞过度增生会引起微血管阻塞或渗漏，最后导致低氧。④肥大细胞和炎症性介质-组胺也增加。⑤炎症期被激活的机体免疫系统，使免疫活性细胞(如巨噬细胞和淋巴细胞等)释放可调节成纤维细胞的多种细胞因子，如在生长的肉芽组织中存在较强的bFGF、PDGF、TGF-β等生长因子，这些生长因子主要位于细胞外基质、新生的毛细胞血管基底膜以及聚集的巨噬细胞等部位；最重要的是可触发很多细胞与细胞、细胞与基质之间相互作用，导致增生

性瘢痕形成的 TGF-β。⑥胶原合成/沉积增加而降解减少的不平衡持续存在，胶原降解减少可能与胶原酶抑制剂如 α-巨球蛋白和 α1-抗胰蛋白酶增加，或因在细胞外基质中合成蛋白聚糖/黏蛋白有关，增生性瘢痕中的黏蛋白基质主要是硫酸软骨素，后者可干扰胶原的降解；相反在胎儿的无痕性愈合中，其主要的糖胺聚糖是透明质酸。

2. 增生性瘢痕和瘢痕疙瘩的治疗　目前仍没有确定性的治疗方法。

(1) 物理治疗：最典型的是应用压力疗法，虽然此法对肥厚性瘢痕(hypertrophic scarring)的治疗非常有益，但其对瘢痕疙瘩几乎无治疗作用。

(2) 外科手术：如早期切除烧伤的创面并关闭伤口，可减少愈合时炎症的时间和强度，外科医生尽可能减少或消除任何组织缺损以减少瘢痕收缩。在有明显组织缺损的伤口中，通过皮瓣或植皮术进行重建、缩短伤口炎症或收缩的进程，达到一期愈合。张力是另一个产生过多瘢痕的原因之一，外科医生可通过设计切口走行、使愈合时的张力最小，从而减少愈合时瘢痕。

(3) 激素治疗：糖皮质激素尤其是曲安西龙，已被用于增生性瘢痕的治疗 30 多年。治疗效果各家报道差异较大。其机制可能是：激素是抗炎剂；注射曲安西龙后胶原合成无改变，可能与其增加胶原降解有关；另外，糖皮质激素可调节增生性瘢痕中的成纤维细胞的氨基酸转运。

(4) 生物毒物：致山黧豆中毒物质(lathyrogens)可抑制细胞外胶原分子交联，其他化合物如 β-氨基丙腈、青霉胺也被用于减少瘢痕的过度增生。秋水仙碱可增加胶原酶的活性、限制前胶原的分泌，可用于治疗增生性瘢痕。联合应用致山黧豆中毒物质和秋水仙碱似乎更科学，一小样本研究提示其联用效果较好。

(5) 细胞因子的阻断和中和法：胎儿创伤愈合很少形成瘢痕，胎儿伤口的炎症反应弱甚至无炎症反应，生长因子尤其是 TGF-β 水平与成人有很大差异。因此，采用生长因子抗体中和法可能减少肉芽组织的过度生长及瘢痕形成。动物实验中发现注射 PDGF 抗体可以明显减少肉芽组织中的胶原含量；注射 TGF-β_1 和 TGF-β_2 可显著减少巨噬细胞与单核细胞浸润、下调增生性瘢痕中成纤维细胞活性，激活的巨噬细胞在创面聚集可持续释放多种生长因子、促进肉芽组织过度生长而形成增生性瘢痕。

总之，自从人类出现以来，创伤与伤口愈合和组织修复始终伴随着人类的历史进程。随着当代的卫生保健、无菌外科和伤口护理技术的发展，现今正常成人的伤口愈合可通过减少过多分泌的特异的细胞因子而不损害创伤修复的速度或强度，并且可减少瘢痕的形成。通过进一步对伤口愈合的生物学特性的理解，外科医生可与其他的医学专家和基础科学家合作，来探索促进伤口愈合得更好的新疗法。

(叶晟)

参考文献

1. Singer AJ, Clark RAF. Mechanisms of disease: Cutaneous wound healing. N Engl J Med, 1999, 341: 738-746.
2. Robson MC. Growth factors as wound healing agents. Curr Opin Biotechnol, 1991, 2: 863-867.
3. Mustoe TA, Pierce GF, Thomason A, et al. Accelerated healing of incisional wounds in rats induced by transforming growth factor-beta. Science, 1987, 237: 1333-1336.
4. Lauffenburger DA, Schaffer DV. The matrix delivers: gene therapy and tissue engineering team up to speed bone regeneration. Nature Med, 1999, 5: 733-734.
5. Shah M, Foreman DM, Ferguson MWJ. Control of scarring in adult wounds by neutralizing antibody to transforming growth factor. Lancet, 1992, 339: 213-214.

1

第九章

外科感染

感染是手术后主要并发症之一，包括手术所致的切口感染、器官/腔隙感染以及与手术操作无关的肺部感染、尿路感染、导管感染等。轻者增加患者痛苦，延长住院时间与耗费，重者导致手术失败乃至死亡，外科医生必须倍加重视。

手术部位感染（surgical site infection，SSI）是指围手术期（个别情况在围手术期以后）发生在切口或手术深部器官或腔隙的感染（如切口感染、脑脓肿、腹膜炎）。SSI 约占全部医院感染的 15%，占外科患者医院感染的 35%~40%。SSI 的概念比创口感染要宽，因为它包含了手术曾经涉及的器官和腔隙的感染，又比“手术后感染”的概念要窄而且具体，因为它不包括那些与手术没有直接关系的感染，如肺炎、尿路感染等。

第一节　手术部位感染的诊断标准与分类

一、手术部位感染的定义

1. 切口浅部组织感染。手术后 30 天以内发生的仅累及切口皮肤或者皮下组织的感染，并符合下列条件之一：①切口浅部组织有化脓性液体；②从切口浅部组织的液体或者组织中培养出病原体；③具有感染的症状或者体征，包括局部发红、肿胀、发热、疼痛和触痛，外科医师开放的切口浅层组织。下列情形不属于切口浅部组织感染：①针眼处脓点（仅限于缝线通过处的轻微炎症和少许分泌物）；②外阴切开术或包皮环切术部位或肛门周围手术部位感染；③感染的烧伤创面，及溶痂的Ⅱ、Ⅲ度烧伤创面。

2. 切口深部组织感染。无植入物者手术后 30 天以内、有植入物者手术后 1 年以内发生的累及深部软组织（如筋膜和肌层）的感染，并符合下列条件之一：①从切口深部引流或穿刺出脓液，但脓液不是来自器官/腔隙部分。②切口深部组织自行裂开或者由外科医师开放的切口。同时，患者具有感染的症状或者体征，包括局部发热，肿胀，疼痛及压痛。③经直接检查、再次手术探查、病理学或者影像学检查，发现切口深部组织脓肿或者其他感染证据。同时累及切口浅部组织和深部组织的感染归为切口深部组织感染；经切口引流所致器官/腔隙感染，无须再次手术归为深部组织感染。

3. 器官/腔隙感染。无植入物者手术后 30 天以内、有植入物者手术后 1 年以内发生的累及术中解剖部位（如器官或者腔隙）的感染，并符合下列条件之一：①器官或者腔隙引流或穿刺出脓液；②从器官或者腔隙的分泌物或组织中培养分离出致病菌；③经直接检查、再次手术、病理学或者影像学检查，发现器官、腔隙脓肿或者其他器官、腔隙感染的证据。

二、手术切口的分类

SSI 的发生与在手术过程中手术野所受污染的程度有关。既往多将手术切口分为三类：Ⅰ类，清洁切口；Ⅱ类，可能污染切口；Ⅲ类，污染切口。然后将切口愈合情况以及是否感染分为甲、乙、丙三级。这作为手术科室医疗质量考核指标之一沿用已久。在实践中发现这种分类方法不够完善。为了更好地评估手术切口的污染情况，目前普遍将切口分为 4 类（表 9-1）。

表 9-1　手术切口分类

类别	分类标准
Ⅰ类：清洁切口	手术未进入炎症区，未进入呼吸、消化及泌尿生殖道，以及闭合性创伤手术符合上述条件者
Ⅱ类：清洁-污染切口	手术进入呼吸、消化或泌尿生殖道但无明显污染，例如无感染且顺利完成的胆道、胃肠道、阴道、口咽部手术
Ⅲ类：污染切口	新鲜开放性创伤手术；手术进入急性炎症但未化脓区域；胃肠道内容有明显溢出污染；术中无菌技术有明显缺陷（如开胸心脏按压）者

续表

类别	分类标准
Ⅳ类：污秽-感染切口	有失活组织的陈旧创伤手术；已有临床感染或脏器穿孔的手术；脓肿引流术

按上述方法分类，不同切口的感染率有显著不同：据Cruse统计清洁切口感染发生率为1%，清洁-污染切口为7%，污染切口为20%，污秽-感染切口为40%。因此，切口分类是决定是否需进行抗生素预防的重要依据。

第二节　全身情况与术后感染的关系

全身情况与术后感染有密切关系，凡存在机体防御功能低下或代谢紊乱等因素都将影响感染的发生与发展。

1. 糖尿病　糖尿病患者术后的主要威胁是感染，特别容易遭受金黄色葡萄球菌感染。糖尿病患者术后感染率为10.4%，高于一般感染率（7.1%）。

2. 长期使用激素　激素可能掩盖患者的症状，潜在的危险是抑制了机体对感染的反应，包括抗体形成、血管反应性、白细胞功能以及愈合过程中新生毛细血管与纤维细胞的形成。长期使用激素的患者，术后感染率几乎是未用激素的同类患者的两倍。

3. 营养不良　即使是亚临床性质的营养不良，也能明显削弱机体的防御机制。这是因为许多抗体的合成需要蛋白质。提高血浆蛋白，许多免疫功能指标均得到改善，并能减少感染的发生。

4. 身体远位存在感染病灶　根据调查材料，术后感染率为18.4%，高于无远位感染者的6.7%。所以选择性手术者，应尽可能先治愈远位感染灶。

5. 休克、血管闭塞状态或使用血管收缩药物因影响到各个部位的血流灌注，引起组织氧张力降低，进而影响感染的发生与发展。

6. 年龄因素　婴幼儿免疫功能未臻完善，包括白细胞吞噬，趋化功能以及白细胞内杀菌功能均低。老年人因形成抗体的能力下降，术后感染率也较高。

7. 肿瘤和创伤　这两者可能与补体活动、组织源性和补体裂片产物源性的功能性抑制因子的产生有关，因为它们影响T细胞和吞噬细胞的功能。

8. 特别肥胖的患者　因脂肪组织就单位重量而言，血容量与血流量均较低，是相对缺血的组织，所以对感染有易感性。

第三节　手术操作与术后感染的关系

感染的形成决定于两方面的因素：细菌的量和毒力；机体抵抗力。两方抗衡的结果，决定感染是否发生或发展。临床发现手术切口常存在少量皮肤常驻菌，随后何以有的发生感染，有的不发生？已有许多研究证明，手术所在的组织生理状态非常重要，有时甚至超过细菌因素。下列是影响局部组织生理状态的几个重要因素。

1. 留有不健康或坏死的组织　健康组织能限制细菌的繁殖；反之，失去活力的组织却能提供细菌的繁殖条件。所以坏死组织未彻底清除往往是术后感染的基础。手术时操作粗暴可导致组织损伤，术中使用过热的盐水纱布垫可造成细胞损伤。

2. 异物　实验表明，在留置缝线的情况下，造成一个脓肿所需要接种的金黄色葡萄球菌的数量为不留异物者的万分之一，所以非必要的过多缝扎应避免。在污染伤口中使用单股丝线要好于多股丝线，丝线不应用于结扎或修补那些很可能发生感染的大血管，因为丝线的感染能使血管破裂并引起致命的大出血。目前，越来越多应用可吸收缝线，以免手术部位异物和感染。

3. 血肿与死腔　切口下任何平面的积血或血浆淤积，不但因形成死腔而影响愈合，而且创造一个有利于细菌侵入与繁殖的条件。有学者报道高达30%的切口感染与血肿有关。有学者做皮下血肿接种大肠杆菌的实验研究，与没有血肿的动物比较，局部菌量的增长与全身播散的情况都有明显差别。

4. 局部血流障碍　实验证明，压迫切口边缘30分钟，虽然肉眼还未能看出组织活力有什么特殊改变，但局部感染的发生率可明显增加。提示长时间的、持续的牵开器压迫切口也要避免。还有实验提示局部不恰当地使用肾上腺素等血管收缩药物从而加重局部感染。创伤愈合需要胶原纤维的合成，后者需要良好的供氧，局部循环良好是创伤愈合的重要保证。大腿部的挫伤，所以容易感染，除肌肉本身遭受挫伤外，还常伴有筋膜腔张力增加，压迫肌肉的营养血管，造成供血障碍，机体抗御感染的能力无从发挥，这时局部减压就成为防治感染的重要措施。

5. 手术时间　国外已进行了大量的临床研究，证明手术时间每增加1小时，感染率可成倍增加。因为：①手术时间长，细菌污染的数量增加；②手术野的组织细胞因暴露、干燥或牵开器的压迫易受到损伤；③止血与结扎增多，后者将降低局部的抵抗力；④长时间手术，总是伴有失血、休克等降低全身抵抗力的因素。

此外，术前住院时间长短和皮肤准备方法也可影响术后感染率。有学者分析清洁手术的感染率，术前住院1天者，术后感染率为1.2%；住院1周者，术后感染率为 2.1%，住院超过两周者，感染率增至 3.4%，认为住院时间越长，感染医院内细菌的机会越多。术前一天局部备皮应予改进，因为皮肤表面有皱褶，传统的术前备皮如在扫描电镜下观察，总是造成不少割伤，次日手术，局部感染的机会就会增多，因此应废弃传统的皮肤准备方法，只修剪邻近手术野的毛发，而强调术前局部认真的擦洗与术时的消毒。最好将皮肤准备放在患者进入手术室前或患者麻醉后手术开始前进行。

第四节 手术感染的致病菌及其来源

手术感染的致病菌可来自外界环境（外源性感染），也可来自身体本身的常驻菌（内源性感染）。

1. 外源性感染 确定是否外源性感染是个复杂的问题，一般多通过“清洁手术”感染的调查。“清洁手术”术前经过正确的皮肤准备后，本身带菌的可能性较小，如果发生感染，较大可能是来自外界。外源性感染最重要的致病菌是金黄色葡萄球菌，其他菌种多属散在。外源性感染不同于内源性感染的另一特点是致病菌比较单一，而后者混合感染者多。金黄色葡萄球菌所以较易传播，这和该菌的性质（耐干燥、在灰尘中可存活数月、易被携带）有关。革兰阴性杆菌则不同，不耐干燥，却喜潮湿，如发生流行，并不是空气传播，而经常来自医院环境中的洗涤槽、水管、雾化器以及其他潮湿的医疗用品，包括不按时更换的洗手消毒液等。关于防止外源性感染，近百年来外科实践中逐步形成的一套消毒、无菌、隔离的原则与制度，仍然是关键措施。国外一度盛行的空气层流装置，经实践证明并不理想。空气层流装置可以减少空气中细菌量的 5~9 倍，但手术切口的感染并未因之下降。层流装置美国外科学会已经宣称不予提倡，因为其不但造价昂贵，而且收效甚微。

2. 内源性感染 对防止外源性感染经历长时间努力，已取得很大的成效。但是近二十年来，在一些公认为条件好、设备先进、管理严格的现代化医院中，术后感染的发生率一直保持在一个不易再降的限度（irreducible minimum of infection）。通过许多医院的调查分析发现，这些致病菌主要来自患者自身的常驻菌，如胃肠道、呼吸道等。特别是 20 世纪 70 年代以来，发现外科感染中大量存在着非芽孢的厌氧菌，这类厌氧菌高度忌氧，如暴露于空气，很快死亡，所以不易造成交叉感染，但在外科感染中又如此多见，说明其来源是患者自身。厌氧菌在人体中广泛存在，就结肠而言，其数量是需氧菌的 1 000 倍。自内源性感染的重要性被认识后，防治手术感染有了更全面的认识，既然人体不可能达到完全无菌，当手术涉及常驻有细菌的器官或部位时，就要更加注意保护全身与局部的良好生理状态，以便发挥最佳的防御功能。

特别值得重视来自肠道的内源性感染。危重患者施行大手术，可造成严重应激。肠道是应激反应的敏感器官，特别在机体缺血、缺氧时。近代研究已证明应激性溃疡不仅限于上消化道，下消化道也明显存在，该处正是体内最大的“储菌所”和“内毒素库”，可发生肠黏膜糜烂、出血、急性溃疡等。生理状态下，肠黏膜屏障主要由机械屏障（完整肠黏膜上皮、正常的黏液分泌及肠蠕动）、化学屏障（消化液、消化酶）、免疫屏障（GALT、Kuffer 细胞等肠道免疫细胞、IgA 等免疫蛋白分泌）、生物屏障（肠道原籍菌）构成。在严重手术创伤应激或严重感染的病理生理状态下，肠黏膜屏障发生损害，可发生肠腔内致病菌和毒素的易位，也就是细菌易位，并播散全身，成为手术野以外的潜在感染途径。为此，术中保持有效的循环量不可忽视。

外科医生对不同部位手术可能导致 SSI 的病原菌应有所认识，以便在防治感染或用药时，更有预见性与针对性（表 9-2）。

表 9-2 各类手术最易引起 SSI 的病原菌及预防用药选择

手术类型	最可能的病原菌	预防用药选择
心脏手术	金黄色葡萄球菌，凝固酶阴性葡萄球菌	头孢唑啉或头孢拉定；头孢呋辛
神经外科手术	金黄色葡萄球菌，凝固酶阴性葡萄球菌	头孢唑啉或头孢拉定；头孢曲松
血管外科手术	金黄色葡萄球菌，凝固酶阴性葡萄球菌	头孢唑啉或头孢拉定
乳房手术	金黄色葡萄球菌，凝固酶阴性葡萄球菌	头孢唑啉或头孢拉定
头颈外科手术	金黄色葡萄球菌，凝固酶阴性葡萄球菌	头孢唑啉或头孢拉定
经口咽部黏膜切口的大手术	金黄色葡萄球菌，链球菌，口咽部厌氧菌（如消化链球菌）	头孢唑啉（或头孢拉定）+ 甲硝唑
腹外疝手术	金黄色葡萄球菌，凝固酶阴性葡萄球菌	头孢唑啉或头孢拉定

续表

手术类型	最可能的病原菌	预防用药选择
应用植入物或假体的手术	金黄色葡萄球菌，凝固酶阴性葡萄球菌	头孢唑啉或头孢拉定；头孢呋辛
矫形外科手术*	金黄色葡萄球菌，凝固酶阴性葡萄球菌，革兰阴性杆菌	头孢拉定或头孢唑啉；头孢呋辛
胸外科手术(食管、肺)	金黄色葡萄球菌，凝固酶阴性葡萄球菌，肺炎链球菌，革兰阴性杆菌	头孢唑啉或头孢拉定；头孢呋辛；头孢曲松
胃十二指肠手术	革兰阴性杆菌，链球菌，口咽部厌氧菌（如消化链球菌）	头孢呋辛；头孢美他醇
胆道手术	革兰阴性杆菌，厌氧菌（如脆弱类杆菌）	头孢曲松或头孢哌酮；头孢呋辛
阑尾手术	革兰阴性杆菌，厌氧菌（如脆弱类杆菌）	头孢呋辛或头孢噻肟 + 甲硝唑
结、直肠手术	革兰阴性杆菌，厌氧菌（如脆弱类杆菌）	头孢曲松或头孢呋辛或头孢噻肟 + 甲硝唑
泌尿外科手术	革兰阴性杆菌	头孢呋辛；环丙沙星
妇产科手术	革兰阴性杆菌，肠球菌，B 族链球菌，厌氧菌	头孢呋辛或头孢曲松或头孢噻肟 + 甲硝唑

注：* 包括用螺钉、钢板及金属关节置换

第五节　术后感染的诊断及处理

1. 手术部位感染　切口浅部感染表现为伤口疼痛，局部红、肿、热与压痛。如深部感染，皮肤可无明显红肿，但可有压痛，有时伴有发热。如感染发展，伤口有炎症渗出，进而有脓性分泌物外溢。此时应拆除 1~2 针缝线，撑开切口探查，脓液送细菌培养，做药物敏感试验。已形成脓肿者应拆除缝线或切开引流。待创面清洁，再作二期缝合。

腹腔感染多数在术后 5 天后才被发现，热型多为弛张型，伴有寒战，较多见在膈下、盆腔。通常有腹膜炎体征，如此时还存在术中放置的各种腹腔引流管，则可从感染灶附近的腹腔引流管中可观察到脓性液体或消化液引流出。若形成脓肿，B 超和 CT 可有助诊断，需行穿刺引流或手术引流。

2. 肺部感染　肺部感染是外科术后最常见的并发症。由于麻醉、镇痛剂的使用以及患者因疼痛而限制的正常呼吸运动和咳嗽反射等，使气道分泌物未能及时排出。黏稠的分泌物阻塞气道导致肺泡萎陷，重者可导致整个肺段甚至肺叶的肺不张，在全麻患者最为常见，应及时发现并予解除。术后应注意体位引流，鼓励咳嗽；无力咳痰者，应协助吸痰；有肺段肺不张者，应及时在纤支镜直视下清除二级或三级支气管内的黏稠分泌物。胃内容物的误吸也应避免，因吸入的内容物除有细菌因素又有化学因素，引发的吸入性肺炎可以是坏死性的，所以应强调术前 6 小时禁食，急诊手术者应留置胃管。

3. 静脉导管感染　危重患者术后的一段时间常有赖于静脉营养支持，静脉导管感染已居当前医源性感染的首位。静脉导管虽经改进，但塑料制品对人体仍属异物，对血管内膜有机械性损害，输入的液体或药物可有化学性刺激，其营养物质如高糖、氨基酸、脂肪乳剂等分别适合于某些微生物的生长，如护理不慎或留置时间长，很易形成血栓性静脉炎甚至成为一个脓性血栓，不断散播病菌或毒素。近年，表皮葡萄球菌菌血症的发生率所以增加，与该菌易附着于塑料制品，并能形成生物膜有关。中心静脉置管由于输液通畅，医护人员乐于留用，但其潜在的危险应充分认识。一旦发现导管感染的迹象（如不明原因的发热），拔管是关键措施，管端作细菌培养与药物敏感试验，以便处理。

4. 导尿管感染　手术后因伤口疼痛、卧床、无力排尿等易有尿潴留，过多的残余尿、多次导尿以及过长时间留置尿管也易诱发尿路感染。

第六节　预防性抗生素应用

外科医生对手术感染的防治，曾过分依赖抗生素，有学者统计目前医院中预防性用药者几乎占总用药量的三分之一，其中有很大部分是不合理的。自 20 世纪 70 年代起，已严格规定预防性用药的适应证、时机与方法。

（一）应用指征

不同类型的手术，术后感染的可能性各不相同，如所谓“干净手术”，术后的感染率只有 1%~2%，而结肠手术的术后感染率可达40%，所以预防性抗生素的应用指征主要是术后感染可能性较高的手术。或者，术后感染率虽不高，但一旦感染，后果相当严重者，例如心血管手术中移植或置换人工材料，骨科手术中置换人工关节等。同属一个部位的手术，也要有所区别，例如胃、十二指肠手术也不能笼统地划定应该或不应该预防性应用抗生素，主要依据胃酸分泌和胃肠功能状况。因胃酸是抑制细菌生长的有利因素。如果胃酸分泌正常，胃与小肠近端的细菌数量是很低的。但当胃酸分泌减少，尤其是在出血、梗阻时，就大不一样。Ⅰ类切口如无异物植入，只要遵循严格的无菌技术及细致的手术操作，大多无须使用抗生素。预防性应用抗生素主要适用于Ⅱ类切口及部分污染较轻的Ⅲ类切口。已有严重污染的多数Ⅲ类切口及Ⅳ类切口手术(如开放创伤、消化道穿孔等)，应在手术前即开始治疗性应用抗生素，术中及术后继续应用，不列为预防性应用。

预防性应用抗生素的具体适应证是：①Ⅱ类及部分Ⅲ类切口手术，主要是进入胃肠道(从口咽部开始)、呼吸道、女性生殖道的手术；②使用人工材料或人工装置的手术，如心脏人工瓣膜置换术、人工血管移植术、人工关节置换术、腹壁切口疝大块人工材料修补术；③清洁大手术，手术时间长，创伤较大，或一旦感染后果严重者，如开颅手术、心脏和大血管手术、门体静脉分流术或断流术、脾切除术；④患者有感染高危因素如高龄、糖尿病、免疫功能低下、营养不良等。

(二)用药的时机与时限

近年预防抗生素应用的一个重要进步是明确了用药的时机，缩短用药的时间。应用预防性抗生素的目的，在于保证手术当时，切口与邻近组织内有足够的抑菌浓度的药物，因为抗生素控制感染的最佳时机是细菌污染的当时。所以，预防性抗生素能否发挥作用，并不在于用药时间的长短，而在于用药是否适时。外科医生较普遍的错误是用药时间长，但在关键时刻，药物浓度却不足。例如手术前晚就给予抗生素注射，至手术当时，血液与组织中的药物浓度已所剩无几；另一错误是术后长期使用，反而导致耐药菌株与菌群失调。目前对预防性抗生素的使用方法已有共识，强调用药的时机应针对手术暴露的当时，即最可能遭受细菌污染的时刻。应在手术开始前20~30分钟(麻醉诱导时)给药，以保证在发生污染前血清及组织中的药物已达到有效浓度(>MIC90)。不应在病房给药而应在手术室给药。应静脉给药，20~30分钟内滴完，不宜放在大瓶液体内慢慢滴入，否则达不到有效浓度。常用的头孢菌素血清半衰期为1~2小时，为了保证药物有效浓度能覆盖手术全过程，当手术延长到3~4小时，应补充一个剂量，必要时还可用第3次。需长时间手术的可选用半衰期长达7~8小时的头孢曲松，则无须追加剂量。一般应短程使用，手术后不必再用。若患者有明显感染高危因素及应用假体及植入物时，可再用一次或二次，但继续用数天甚至直到拆线是没有必要的，并不能进一步降低SSI发生率。

(三)抗生素的选择

选择抗生素时要根据手术种类的常见病原菌(见表9-2)、切口类别(见表9-1)、患者有无易感因素综合考虑。原则上应选择广谱、有效(杀菌剂而非抑菌剂)、能覆盖SSI大多数病原菌的抗生素，并兼顾安全、价廉。头孢菌素最符合上述条件。心血管、头颈、胸腹壁、四肢软组织手术和矫形手术，主要感染病原菌是葡萄球菌，一般首选第一代头孢菌素如头孢唑啉、头孢拉定。进入腹、盆腔空腔脏器的手术，主要感染病原菌是革兰阴性杆菌，则多使用二、三代头孢菌素如头孢呋辛、头孢曲松、头孢噻肟。下消化道手术、某些妇产科手术及经口咽部黏膜的头颈手术易有厌氧菌感染，需要同时覆盖肠道杆菌及厌氧菌。一般是在第二、三代头孢菌素基础上加用针对厌氧菌的甲硝唑；或用同时具有抗厌氧菌活性的哌拉西林。肝、胆系统手术，可用能在肝、胆组织和胆汁中形成较高浓度的头孢曲松或头孢哌酮。表9-2所列药物可供选药时参考，但不同地区和医院SSI病原菌的分布及其耐药状况存在差异，选择预防药物时应充分考虑各自的特点。

患者对青霉素过敏不宜使用头孢菌素时，针对葡萄球菌、链球菌可用克林霉素，针对革兰阴性杆菌可用氨曲南，或二者联合应用。国外不主张把具有耳、肾毒性的氨基糖苷类作为预防药物。但因其价廉易得，在我国耐药情况不严重的基层医院，在密切监控防止不良反应的情况下，氨基糖苷类抗生素(庆大霉素、阿米卡星)仍有实用价值。

万古霉素一般不作预防用药，除非有特殊适应证，例如已证明有MRSA所致的SSI流行时。

喹诺酮类在国内滥用造成恶果，革兰阴性杆菌耐药率高，一般不宜用作预防，除非药物敏感试验证明有效。

(吴志勇)

参考文献

1. Dubberke ER, Carling P, Carrico R, et al. Strategies to prevent Clostridium difficile infections in acute care hospitals: 2014 update. Infect Control Hosp Epidemiol, 2014, 35(suppl 2): 48-65.

2. Mehta JA, Sable SA, Nagral S. Updated recommendations for

control of surgical site infections. Ann Surg, 2015, 261(3): e65.

3. Leaper D, Burman-Roy S, Palanca A, et al. Prevention and treatment of surgical site infection: summary of NICE guidance. BMJ, 2008, 337: a1924.

4. HCAI. Reducing healthcare associated infections. High impact intervention. Care bundle to prevent surgical site infection for prevention of SSI. London: Department of Health, 2010.

1

1

第十章

现代外科技术平台

第一节　外科手术室

外科手术的历史可以追溯到遥远的新石器时代。随着时代的变迁，外科学飞速进步，并带动了无菌法和消毒法的发展。19 世纪，美国的一位口腔科医生首先在麻醉下为患者实施了手术，至此，麻醉学便登上了外科手术的历史舞台。此外，尽管当时的场地设在图书馆的教室内，尽管没有一个人身着白大衣，但这也的确揭开了手术室历史的序幕。

手术室是医疗单位对患者进行手术治疗、诊断检查和抢救的特殊场所。现代手术室应具备手术治疗、预防院内交叉感染、教学和科学研究的综合功能。手术室的总体设计上，选址、布局要合理，建筑规模要与医院相适应，要有示教和科研的场所与设施。随着现代科技的进步，洁净手术部和洁净手术室已在国内医院相继建成并投入使用，为手术治疗质量的提高和医学事业的发展提供了有利的条件和保障。

一、手术室的布局与设施

手术室应选址于安静、清洁、便于与病理科、输血科、影像科、实验诊断科等相关科室相交通的位置。手术室内部建筑时应充分考虑材料的坚固、耐用性，清洁与消毒的便利性、排水的通畅性以及消音和防震效果。应配备发电装置，确保停电时照明设施以及电气设备的正常运行。为便于手术室内、外的通讯联系，手术室内应设置对讲系统。闭路电视设施有利于病情传达、医院管理和开展教学工作。为预防麻醉气体点燃意外，除换气通风外，所有电源设备均应采用暗式结构，以免产生电火花，手术室内应安装消火栓，备有灭火器。

二、手术室的区划与配房

一个完整的手术室包括以下几部分：

1. 卫生通过用房　包括换鞋处、更衣室、淋浴间、风淋室等。

2. 手术用房　包括普通手术间、无菌手术间、层流净化手术间等。

3. 手术辅助用房　包括洗手间、麻醉间、复苏间、清创间、石膏间等。

4. 消毒供应用房　包括消毒间、供应间、器械间、敷料间等。

5. 实验诊断用房　包括 X 线、内镜、病理、超声等检查室。

6. 教学用房　包括手术观察台、闭路电视示教室等。

手术室须严格划分为限制区（无菌手术间）、半限制区（污染手术间）和非限制区。限制区包括无菌手术间、洗手间、无菌室、贮药室等。半限制区包括急诊手术间或污染手术间、器械敷料准备室、麻醉准备室、消毒室。非限制区设更衣室、石膏室、标本间、污物处理间、麻醉复苏室和护士办公室、医护人员休息室、餐厅、手术患者家属休息室等。值班室和护士办公室，应设在入口近处。

手术室内手术间的数量根据医院的床位数量以及患者周转情况而定，一般每百张床位设 3~4 个手术间为宜。手术间的面积一般以 25~40m^2 为度，过小易造成拥挤和接触污染，过大则人员流动多，亦增加污染机会。每个手术间设置一张手术台，应避免在一个手术间内同时进行两个以上患者的手术。

手术室用房及通道的布局既应符合无菌、防污原则，又应便于开展工作。洗手间应与手术间相连。在附属用房中一般设有器械室、敷料室、麻醉室、消毒室和污物间等。手术室的通道设计应符合避免污染、出入方便和便于平车通过等原则。污物通过的路线更应严格设计和配置。较先进的手术室净化无菌区的入口处装有电动门与风淋室，工作人员通过换鞋区、更衣区后须经风淋室清洁后才能进入净化无菌区。

三、手术间的分类与设备

(一) 手术间的分类

按手术有菌或无菌的程度，手术间可划分成以下5类：

1. Ⅰ类手术间　即无菌净化手术间，主要接受颅脑、心脏、脏器移植等手术。

2. Ⅱ类手术间　即无菌手术间，主要接受脾切除手术、闭合性骨折切开复位术、眼内手术、甲状腺切除术等无菌手术。

3. Ⅲ类手术间　即有菌手术间，接受胃、胆囊、肝、阑尾、肾、肺等部位的手术。

4. Ⅳ类手术间　即感染手术间，主要接受阑尾穿孔腹膜炎手术、结核性脓肿、脓肿切开引流等手术。

5. Ⅴ类手术间　即特殊感染手术间，主要接受绿脓杆菌、气性坏疽杆菌、破伤风杆菌等感染的手术。

按不同专科，手术间又可分为普外、骨科、妇产科、脑外科、心胸外科、泌尿外科。烧伤科、耳鼻咽喉头颈外科等手术间。由于各专科的手术往往需要配置专门的设备及器械，因此，专科手术的手术间宜相对固定。

(二) 手术间的设备

手术间的设备应以简便适用为原则，不可过于拥挤。每个手术间一般备有万能手术台、电切刀、麻醉台、麻醉机、氧气管道、吸引管道、无影挂灯、无影侧灯、药品敷料橱、输液架、时钟、坐凳等。专科手术可按需要增加一些特殊设备。电子监护仪可随时测定和提供患者生理功能改变的情况和数据。条件允许可配置手术示教室和电视、影像设备，以便教学和参观。

目前先进的手术室配有专用麻醉间和复苏间，对手术患者实施麻醉、手术后复苏和心肺功能监护，不但提高了手术间的使用率，也保证了麻醉、手术、复苏和意外情况处理的质量。

四、手术室的清洁与消毒

(一) 手术室的清洁

保持手术室的清洁和无菌环境，是预防和杜绝手术污染与手术感染的重要措施。流通空气是简便有效的空气清洁方法。手术间应在手术完毕后使室内外空气对流，保证手术间空气清洁。通风换气常受室外空气清洁程度和气象等影响，不够理想。

每日手术前用清洁湿抹布擦拭手术间窗台、地面、无影灯、敷料桌、托盘、输液架、手术床及走廊地面等。每台手术后应立即洗净地面上污液，清除地面上的线头，纸屑等杂物。污染手术后，室内物品及地面应彻底清洁与消毒。每月应定期对手术间地面、墙壁、室内各处进行彻底清洁。

(二) 手术室的消毒

用化学药液喷雾消毒室内空气及物品是简单而常用的方法，可用1‰苯扎溴铵(新洁尔灭)溶液、1∶2 000氯已定(洗必泰)溶液、0.2%~0.3%过氧乙酸溶液。墙围、地面的消毒可选用2%~3%来苏儿、1%~3%漂白粉、0.5%氯已定溶液擦洗。使用过氧乙酸时，避免接触金属物品以防生锈。

熏蒸法消毒常用的药液有甲醛、乳酸和过氧乙酸。甲醛熏蒸法较为常用，其缺点为刺激性较大。用量每立方米用40%甲醛(福尔马林)1~2ml(加水至20ml)。加热蒸发熏蒸，密闭6~12小时后开窗通风。乳酸用量为每立方米用80%溶液12ml(加水至20ml)熏蒸后密闭4~6小时。过氧乙酸用量为每立方米用20%溶液0.75ml，加热熏蒸，密闭1小时。

紫外线照射消毒简便而常用，功率选择为每立方米每小时2~2.5W。

手术间空气应定期做细菌培养，以检测其洁净程度。

五、现代手术室的空气净化

手术室的空气压力根据其不同区域(如手术间、无菌准备间、刷手间、麻醉间和周围干净区域等)洁净度不同要求而不同。不同级别的层流手术室其空气洁净度标准不同。手术室通风的主要目的是排除各工作间内的废气，确保各工作间必要的新鲜空气量，去除尘埃和微生物，保持室内必要的正压。手术室的洁净级别主要是以空气中的尘埃粒子数和生物粒子数来区分。净化技术通过正压净化送风气流控制洁净度来达到无菌的目的。

(一) 手术用房的洁净标准

洁净手术部(bio-clean operating department)由洁净手术室(bio-clean operating room)及辅助用房组成。洁净手术部的各种洁净用房是以细菌浓度来分级，而以空气洁净度级别作保障条件。我国现行洁净手术室的分级标准见表10-1。

(二) 空气洁净度及其等级划分

空气洁净度(the degree of air clean)表示空气洁净的程度，以含尘浓度衡量，含尘浓度高则洁净度低；反之则高。

空气洁净度级别(the grade of air clean)是以数字表示的空气洁净度等级，级别越高，数字越小，洁净度则越高；反之洁净度越低。

洁净度100级(grade-100 bio-clean)大于等于0.5μm的尘粒数大于350个/m^3(0.35个/L)到小于等于3 500个/m^3(3.5个/L)。

表 10-1　洁净手术室的等级标准

等级	手术室名称	沉降法（浮游法）细菌最大平均浓度		表面最大染菌密度（个 /cm²）	空气洁净度级别	
		手术区	周边区		手术区	周边区
Ⅰ	特别洁净手术室	0.2 个 /30 分钟 · φ90 皿（5 个 /m³）	0.4 个 /30 分钟 · φ90 皿（10 个 /m³）	5	100 级	1 000 级
Ⅱ	标准洁净手术室	0.75 个 /30 分钟 · φ90 皿（25 个 /m³）	1.5 个 /30 分钟 · φ90 皿（50 个 /m³）	5	1 000 级	10 000 级
Ⅲ	一般洁净手术室	2 个 /30 分钟 · φ90 皿（75 个 /m³）	4 个 /30 分钟 · φ90 皿（150 个 /m³）	5	10 000 级	100 000 级

洁净度 1 000 级（grade-1 000 bio-clean）大于等于 0.5μm 的尘粒数大于 3 500 个 /m³（3.5 个 /L）到小于等于 35×10³ 个 /m³（35 个 /L）。

洁净度 10 000 级（grade-10 000 bio-clean）大于等于 0.5μm 的尘粒数大于 35×10³ 个 /m³（35 个 /L）到小于等于 350×10³ 个 /m³（350 个 /L）。

洁净度 100 000 级（grade-100 000 bio-clean）大于等于 0.5μm 的尘粒数大于 350×10³ 个 /m³（350 个 /L）到小于等于 350×10⁴ 个 /m³（3 500 个 /L）。

洁净度 300 000 级（grade-300 000 bio-clean）大于等于 0.5μm 的尘粒数大于 350×10⁴ 个 /m³（3 500 个 /L）到小于等于 1 050×10⁴ 个 /m³（10 500 个 /L）。

洁净手术室空气洁净度应不低于 100 000 级。

（三）洁净手术室的机械通风与层流系统

洁净手术室是通过机械通风进行室内空气交流的。其机械通风方式有两种，一种是机械送风与机械排风结合式，另一种是机械送风与自然排风结合式。

洁净手术室的层流系统（multi-directional manner）利用分布均匀和流速适当的气流，将微粒、尘埃通过回风口带出手术室，不产生涡流，故没有浮动的尘埃，以控制室内的洁净度。每小时可换气 500~600 次，空气洁净度可达 99.98%，从而显著降低了手术感染率。

洁净手术室的净化空调系统宜采用中央控制，使既能保证洁净手术部移体控制，又能使各洁净手术室灵活使用。洁净手术室不设外窗，采用人工照明。进入洁净手术部的人员与物品，应按规定的净化程序进行操作。手术人员退出洁净手术部时应从进入的净化流程退出。

六、手术室的无菌管理

手术室无菌管理的重点内容是：

（一）人员管理

手术室内除手术者、巡回护士、麻醉师外，其他人员严格控制进入。加强手术室医务人员无菌观念。

（二）行为管理

洁净手术室工作人员采用的更衣物品都应该以减少尘埃粒子为原则，避免裸露皮肤，尽量减少走动，一切动作要轻。

（三）空间管理

手术室要有明确的分区系统，即患者入手术室路线，工作人员路线，包括手术间的中心区域、麻醉室和洗手区等均应划分明确，严格管理。

（四）监测管理

为了准确地掌握手术室的空气洁净度，可用微生物监测仪及尘埃粒子计数器取代传统的平板自然沉降法，对手术室空气进行定期监测。

（五）物品管理

除手术室消毒物品的常规管理外，近年来开始提倡用手术室无菌物品传送系统，即物品消毒后直接由传送系统送往无菌敷料间，避免无菌物品人为接触污染。我国医院近几年来开始在无菌敷料间安装空气自净机，减少了空气中的尘埃粒子，以利于无菌物品的保存。无菌物品灭菌指示卡过去仅在敷料包内安放，

对于一次性无菌物品，在使用中应做到如下要求：①专人定期请领，灭菌有效期要标记清楚；②定人、定期查过期物品，严格掌握失效期；③正确掌握使用方法，操作中要遵守物品有关使用规则，严格遵守无菌操作要求。

七、数字手术室的建立

随着计算机技术和网络技术的快速发展，许多医院都建立了医院信息系统，数字化建设已成为医院发展的必然趋势。数字化手术室作为其重要组成部分之一，越来越受到重视，实现手术室的数字化也是医院信息化发展的必然趋势。

数字化手术室的理念起源于 20 世纪 90 年代初，其设计建设的要求和目标在不断扩充。目前，数字化手术室还没有一个明确的概念，从广义上讲，数字化手术室就是整合手术室各种先进的数字化手术设备，通过将先进的信息化技术运用到手术室，使医生能够实时获得大量与患者相关的重要信息，从而便于操作，提高效率和安全性。从狭义上讲，数字化手术室

是将计算机网络技术、自动控制技术、生物医学工程技术、现代医学技术、图像信号处理技术及综合布线等技术融为一体，将与手术有关的各种系统有机的结合，实时记录设备运行数据和手术过程，为医护人员诊疗活动提供有效、安全的信息工具。

（一）数字化手术室的功能

1. 手术麻醉系统　手术麻醉系统是指围绕手术各个环节，进行标准化、规范化、智能化管理的临床信息系统。通过手术麻醉系统与医院信息系统进行联网，将手术室相关信息进行采集、传输、显示、管理与控制，实现多系统信息的共享，实现手术设备与耗材的信息管理，手术安排与过程管理等。

2. 数据采集和集中控制　数字化手术室采用计算机和通信技术，通过设备数据采集接口，对监护仪、呼吸机、麻醉机、输液泵、内镜等设备输出数据进行自动采集，根据采集结果，自动生成护理记录和治疗措施。对手术室设备集中控制，如手术灯、手术床、手术室照明、术野摄像机、内镜设备、窗帘等，使医护工作人员在无菌区内通过一个触摸显示屏或在消毒区通过操作平台即可轻易地控制手术室内的医疗设备、影像记录设备等。

3. 视频、音频传输　中央控制中心是整个手术室的视频、音频系统的中心结点。在中央控制中心建立交互式视频网络集成系统，与医院信息系统联网，相互共享影像和数据，在各手术室之间、手术室和示教室之间进行自主互动的视频、音频通信。

（二）数字化手术室的建设

数字化手术室的建设涉及的技术领域主要有数字信号接入、模拟信号接入、信息系统接入、网络通信、网络嗅探、视音频编解码、视频压缩、数据存储和非线性编辑等。这些技术领域的具体应用叙述如下。

1. 监护设备接入技术　监护类设备是指手术室生命体征监测、维系类设备简称，包括监护仪、麻醉机、输注泵、体外循环机和电子尿量计等。监护类设备通常有多个接口，用以衔接检测模块、输出生命体征数据、输出生命体征波形和连接其他设备。采集电脑首先要做到与被采集设备硬件接口相匹配，实现采集电脑与设备的对接，完成数据采集，并正确解析出数据。

2. 视音频设备接入技术　数字化手术室视频设备主要有全景摄像头、术野摄像头以及各种内镜显微镜如胸腔镜、腹腔镜、支气管镜、关节镜和机器人等。图像的采集与压缩需要用到视频线缆、视频采集卡或专用视频编码机器等。视频设备的接入除了实现单向的视频采集外，还需要实现反向的云台焦距的调节与控制，控制摄像的角度、距离等作用。

3. 影像设备接入技术　数字化手术室设备中DSA视频、MR设备的采集略有特殊性，这些医学影像设备通过两种接口采集数据，PACS系统通常从DICOM标准接口采集，手术示教系统既要支持从其视频接门采集，也要能支持将PALS系统直接接入。

4. 化验设备接入技术　手术室和监护病房常用的化验设备是血气分析仪、血小板检测仪、凝血检测仪和血栓弹力仪等。化验设备通常在其操作手册中描述了输出接口或者厂家愿意提供的数据输出接口，采集通常不存在太多技术困难。

5. 环境类设备接入技术　环境类设备主要包括灯光控制、温度监测和湿度监测。灯光控制建设需要在安装选型以前进行，选择可以调节的灯光设备，建设红外控制链路，并将控制功能集成到数字化平台中。

6. 视音频编解码技术　因此，目前视频编码技术一方面继续以混合编码为框架研究如何进一步提高压缩特性，另一方面不断地向可伸缩编码、多视点编码等分支方向发展。更多考虑网络适应性和灵活性的可伸缩编码技术，具有立体感知和交互操作功能的多视点编码技术，无线视频编码技术等。

音频编码技术主要分为两类，一类为基于线性预测技术的混合编码；另一类为基于变换的感知音频编码。

手术示教系统的视音频编码需要将视频编码数据与音频编码数据集成后在网络上传输，接收端将码流分离后作解码处理，再行播放已达到示教的作用。

7. 手术数据超媒体存储技术　手术室的数据不局限于视音频数据，可分为动态数据和静态数据。动态数据包括麻醉过程记录、患者生命体征波形、手术视频记录等，静态数据包括检查化验结果等电子病历信息以及化验结果、体征结果变化趋势等。这些数据既包括格式化数据如电子医疗文书等，也包括非格式化数据如临床生命体征、音视频流等。

手术室的数据必须实现相关存储，以支持检索时可以以任何临床信息为条件，手术室的数据存储必须支持时间戳，亦即回放手术过程时可以选定任意时间点展示，做到任何时间点的手术医生动作、麻醉医生操作、手术护士操作、患者生理信息变化都可以完整展现，以实现医疗举证与临床分析。

8. 虚拟现实技术和增强现实技术　虚拟现实技术主要应用于数字化手术室的手术导航，以患者自身的CT，磁共振等医学影像学数据为依据，利用三维立体模型，建立虚拟现实空间。可以对立体三维图像进行互动操作工作，可以模拟手术的真实过程，既有虚拟性又有交互性。虚拟性表现在如计算机技术可以个体化三维还原每个病例的实际脑部解剖，摆脱千篇一律的解剖图谱和手术图谱，使术者对该患者的病变大小、形状与周围血管、骨骼、神经有充分、直观、立体、动态的了解；交互性主要体现在系统可以按操作者的意图去执行，即按手术步骤进行操作，类似于真实的手术过程，并能产生及时可见的结果。其最大优势在于可逆性，可以在术前无数次修改并确认哪种模拟手术计划为最佳手术方案。

增强现实技术在手术机器人中有落地应用。医生在利用机器人做手术时，由计算机生成的3D解剖图像将使医生看见治疗手术器械进入到人体的位置，如何进行调整等。

随着外科手术技术和信息技术的不断发展，数字化手术室将得到越来越多的重视，相对于传统的手术室，数字化手术室的意义显而易见，它使得原来的“信息孤岛”变成了名副其实的信息中心，所有关于患者的信息都在这里得到了最佳的融合。

第二节　手术无菌技术

手术伤口感染与细菌的污染以及患者机体抗感染能力低下两方面的因素均密切相关。手术伤口污染的来源主要是存在于患者体表和内部的细菌，包括皮肤、鼻咽腔、感染病灶和有腔器官，其次是手术人员。由空气中微粒所携带的细菌作为伤口污染的来源是少见的，旨在减少空气中细菌污染伤口的各种空气净化措施收效甚微。从地板散布到空气中的细菌量很少，地板污染的程度一般也不会增加手术患者的感染发生率。

无菌术是指凡与患者伤口或手术区域接触的任何东西，包括敷料、器械、药品、手术者的手等均应是无菌的。手术无菌术涉及的范围很广，包括手术室的消毒和管理，手术器械的消毒，术前、术中和术后患者的处理及手术人员的准备，污物和废物处置等多个方面和诸多细节。无菌术的目的就是防止细菌感染，但为了防止伤口从细菌污染发展成感染，尚需处理伤口内助长细菌繁殖侵袭的各种条件。本节就其中几个主要问题阐述如下。

一、手术室的消毒和管理

手术室应该提供一个尽可能无细菌污染的空间，最小空间应该是6m × 6m，以保证手术者穿戴手术衣和手术区敷料的展开，并留有空间允许手术室内其他人员的走动而不会污染无菌区域。适当的通气可以迅速地清洁空气中的病菌，手术室内相对室外空气的正压能阻止室外颗粒和细菌进入室内。手术台的上方安装超滤层流通气装置可以显著降低空气中的细菌和真菌的含量，使手术台上的空气平稳流动并防止外围空气的滞留。手术室内要定期用紫外线消毒或用过氧乙酸蒸，消毒时房间密闭。对于涉及破伤风、气性坏疽等特殊感染的手术，术后须用福尔马林蒸，房间密闭12小时。对于涉及肝炎的手术，术后要用次氯酸钠或优安净喷洒手术台和地面。

应重视手术室的一般清洁工作和人员管理，经常保持地面、墙壁、门窗和设备物品清洁无污，清洁物品与污染物品应该分流。应限制进入手术室的人数，参观人员按规定着装，尤其要戴好口罩，以阻止外面的微粒和病菌进入手术室。手术室里的门应该始终保持关闭，只有在器械、手术者及患者出入时可以开启。

二、器械消毒

手术中用的器械物品可以用高压蒸汽、化学试剂和消毒剂蒸等消毒，这要依据所消毒物品的性质而决定。高压蒸汽灭菌常用于一般金属器械和敷料的消毒。化学试剂灭菌适用于能耐水且不适合高压蒸汽的物品的消毒，如锐利器械、内镜、塑料制品等。常用灭菌剂有0.1%新洁尔灭、0.1%氯己定、70%乙醇，一般浸泡30分钟即可。消毒剂蒸用于易腐蚀的精细物品或易融化的塑料或非金属制品，常用消毒剂有环氧乙烷和40%甲醛。化学试剂和消毒剂蒸适应于不宜高压消毒的物品，但是化学灭菌浸湿了物品，蒸法一般需要较长的时间消毒，两者都不便于多量处理物品，因此一般的器械物品仍需要高压蒸汽消毒。物品消毒完后应该妥善保管，可重复使用的物品用完后应清洗处理以便再用。

三、手术人员的准备

手术人员的无菌准备和无菌操作在无菌术中是至关重要的。手术人员手和前臂的消毒应该以肥皂水刷洗为基础，认真的刷洗可以清除皮肤表面50%以上的暂存细菌，而且清除皮肤上的油脂和其他微粒，能帮助消毒剂深入皮脂腺管和毛孔内以杀灭常存细菌。消毒应自手掌到肘关节区域。洗手常用的消毒剂有酒精、新洁尔灭、碘附、氯己定等，洗手时间为3~5分钟，洗更长的时间没有必要，用棉球还是刷子洗手对伤口感染率没有区别。

手术过程中，口罩应该盖住口鼻并阻挡谈话和呼吸时的气流。手套具有双重功能，既保护患者又保护手术者。手术过程中一般有50%~70%的手套破损率，而且往往不易发现，因此手术中最好每两个小时更换一次手套。手术衣应隔水，因为浸湿的衣服的虹吸作用可以将病菌从衣服的一侧传至另一侧。预计出血少、手术时间短的手术一层手术衣即可；出血多、手术时间长的手术或者是腹腔或胸腔的手术应加厚手术衣。穿戴好的洗手人员可以从一个消毒区到另一个消毒区域，如果要交换位置，彼此要保持一定距离面对面或背对背移动。

四、患者的处理

1. 术前准备　发生于清洁手术的感染经常是来自患者的体表或鼻孔携带的葡萄球菌或其他细菌，因此切开皮肤前患者皮肤的准备是降低感染的重要措施之一。择期手术的患者手术前一天晚上要洗澡，采用抗菌制品淋浴能有效降低术后感染。影响手术操作的毛发应在术前剪去。

2. 手术部位消毒　用环形钳夹纱布球沾化学消毒液涂擦手术区，一般以拟订的切口区为中心，向周围涂擦，范围应超过切口以外 20cm。如系肛门或感染病灶手术，则涂擦由四周到中心，最后消毒感染灶或肛门。无论由中心向外或由外向中心，均不允许再返回涂擦。夹持消毒纱球的钳子应视为被污染，不能再放到清洁区域。消毒腹部皮肤时，应先将消毒溶液滴入脐部，待皮肤涂擦完后，再将脐部消毒液擦净。

碘可以非常有效地杀灭真菌、病毒、革兰阴性菌和革兰阳性菌，常用消毒皮肤的药品为 2.5% 碘酊，由于碘酊对皮肤有刺激，所以涂擦碘酊后要用 70% 的酒精涂擦两遍去碘。也可用碘附（络合碘）涂擦两遍，碘附与碘酊相比稳定、无味，对组织的刺激小，涂皮肤后缓慢释放碘，维持杀毒的时间长。对黏膜、会阴、阴囊皮肤、小儿皮肤，或对碘过敏者，可改用刺激性较小的药品，常用新洁尔灭、氯已定溶液等涂擦 2~3 遍。重复涂擦时，必须待前次药品干后再涂。完整皮肤能耐受消毒剂，但新鲜伤口上的细胞却易受灭菌剂损害，含碘试剂和六氯酚直接用于外科伤口是不安全的，用这些灭菌剂处理污染的伤口较之生理盐水处理伤口更容易感染。对于高度污染的伤口高压冲洗有利于减少伤口内的细菌、异物颗粒和油污。

3. 手术部位铺巾　消毒巾单的作用是保护手术过程中的消毒区域。由于织物巾单有透水性较易通过细菌，故最好加粘性塑料薄膜，这样切开皮肤后薄膜仍贴合在伤口边缘，形成无菌屏障以防止皮肤常存细菌进入伤口。铺无菌单时操作应该高于腰，从手术区域向外围铺，单子放下后就不要再移动。手术台上使用的电线、吸引管等应该用无损伤器械在消毒区域固定好。未消毒物品放到消毒区域应该用无菌罩包好。

4. 手术中的处理

(1) 防止伤口内正常组织受到沾染。一般在打开有菌的管腔（如胃肠）时，应用纱布隔离周围组织并用氯已定等消毒切口或残端，然后撤去沾染的纱布和器械。皮下脂肪组织的抗感染力较差，更应注意保护。

(2) 减轻组织创伤和保持局部血液循环。避免止血时结扎大块组织，分离或切除组织时勿残留失去血液供应的组织。缝合应松紧疏密适度，缝合过于紧密反而愈合不良，且易发生感染。伤口内的死腔容易形成积液并继发感染，应予消灭。

(3) 清除伤口内异物和坏死组织。术中要随时清除伤口内的血块、组织碎片、线头等。有明显感染或沾染的伤口，可以用生理盐水冲洗，但要控制冲洗范围，以免将细菌扩散到无沾染的区域。

5. 手术后伤口的处理　缝合的伤口应保持干燥，避免敷料潮湿，伤口潮湿或积液时易发生感染。任何伤口内的引流管（条），如果无异常液体引出，均应及时取出或更换，否则增加感染机会。皮肤的缝线在不造成伤口裂开的前提下应及早拆除，如此可减少针孔感染的机会。

第三节　常用外科手术器械

一、常用外科手术器械

外科手术器械为手术必需的工具，外科医生应该熟悉各种器械的特性和用途。本节介绍一般外科手术的基本器械及其使用方法。

（一）手术刀

手术时根据实际需要，选择长度不同的刀柄及形状、大小不同的刀片（图 10-1）。大号刀片用于浅表组织的大幅度切割，10 号以下刀片用于精细的切割和解剖，尖刀片用于皮肤戳孔和细小管道的切开。刀片宜用血管钳（或持针器）夹持安装，以免割伤手指（图 10-2）。持刀的方式有多种，根据实际需要而定（图 10-3）。

（二）手术剪刀

手术剪有弯头和直头、钝头及尖头之分。按用途可分为外科剪、解剖剪、精细解剖剪、深部手术剪、血管剪等（图 10-4）。粗壮的外科剪用于浅层组织以及肌腱、筋膜、骨膜等致密组织的解剖；解剖剪用于一般组织的锐性和钝性分离，包括大血管、系膜、腹膜、韧带、胃肠、粘连组织等较大范围的组织解剖；精细解剖剪用于小血管、神经、胆管、输尿管等精细结构和较小范围的钝性和锐性分离；深部手术剪多用于胸、腹腔的深部手术；精细制作的血管剪有各种不同的弯曲角度，用于血管壁的切开及切口的延长。

（三）手术镊

手术镊可以替代外科医生的手指，用于夹持组

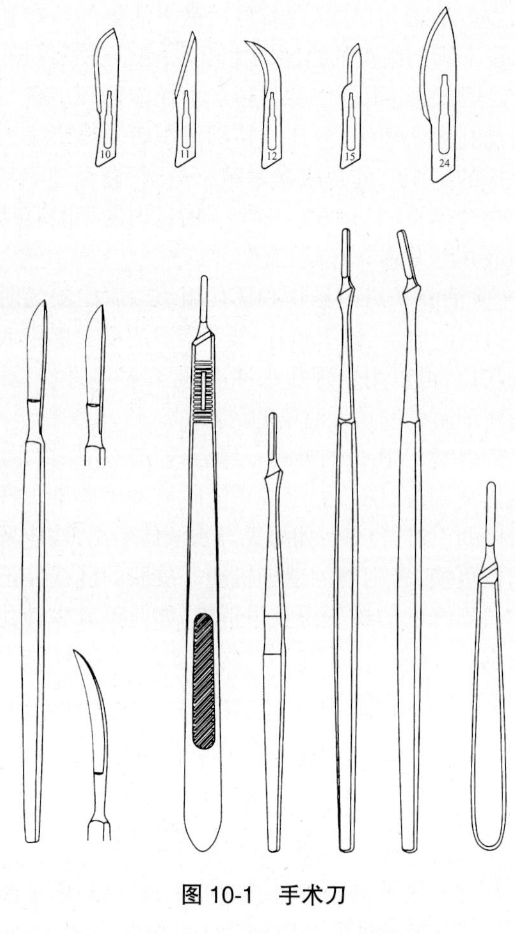

图 10-1 手术刀

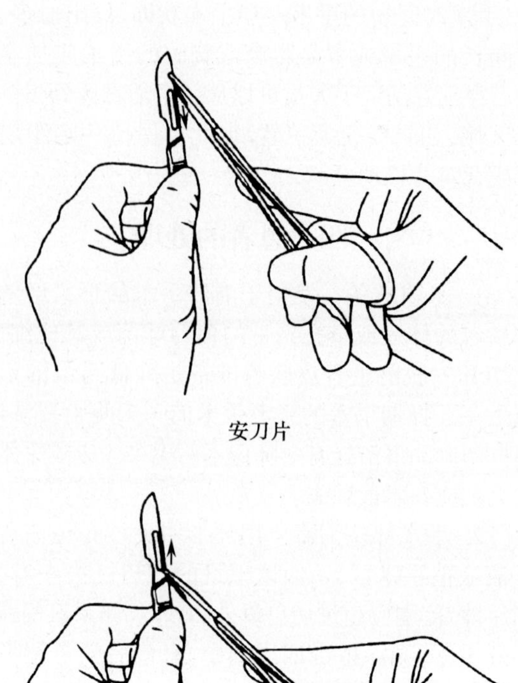

安刀片

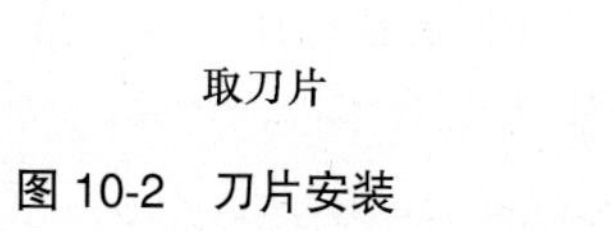

取刀片

图 10-2 刀片安装

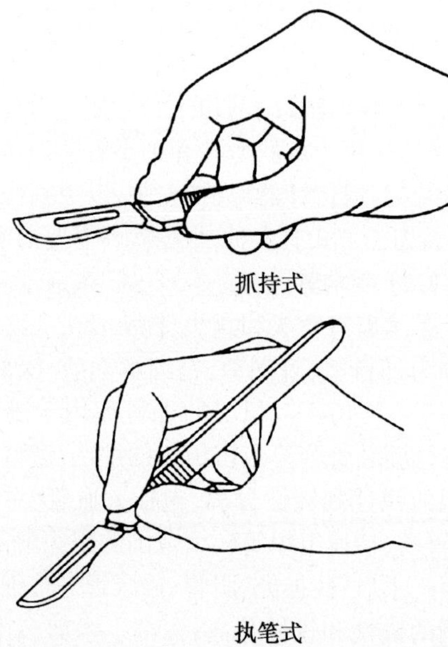

抓持式

执笔式

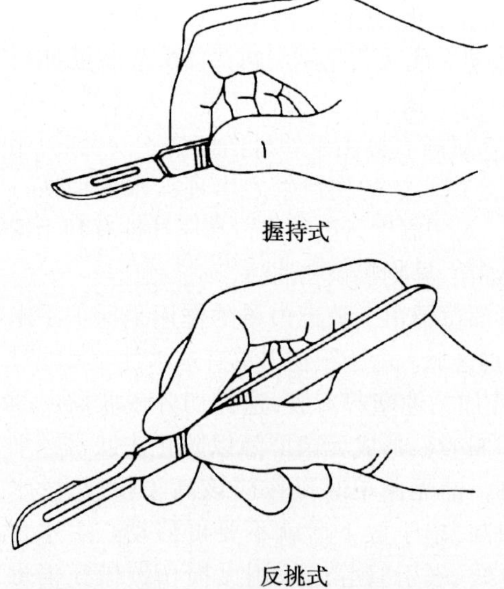

握持式

反挑式

图 10-3 持刀

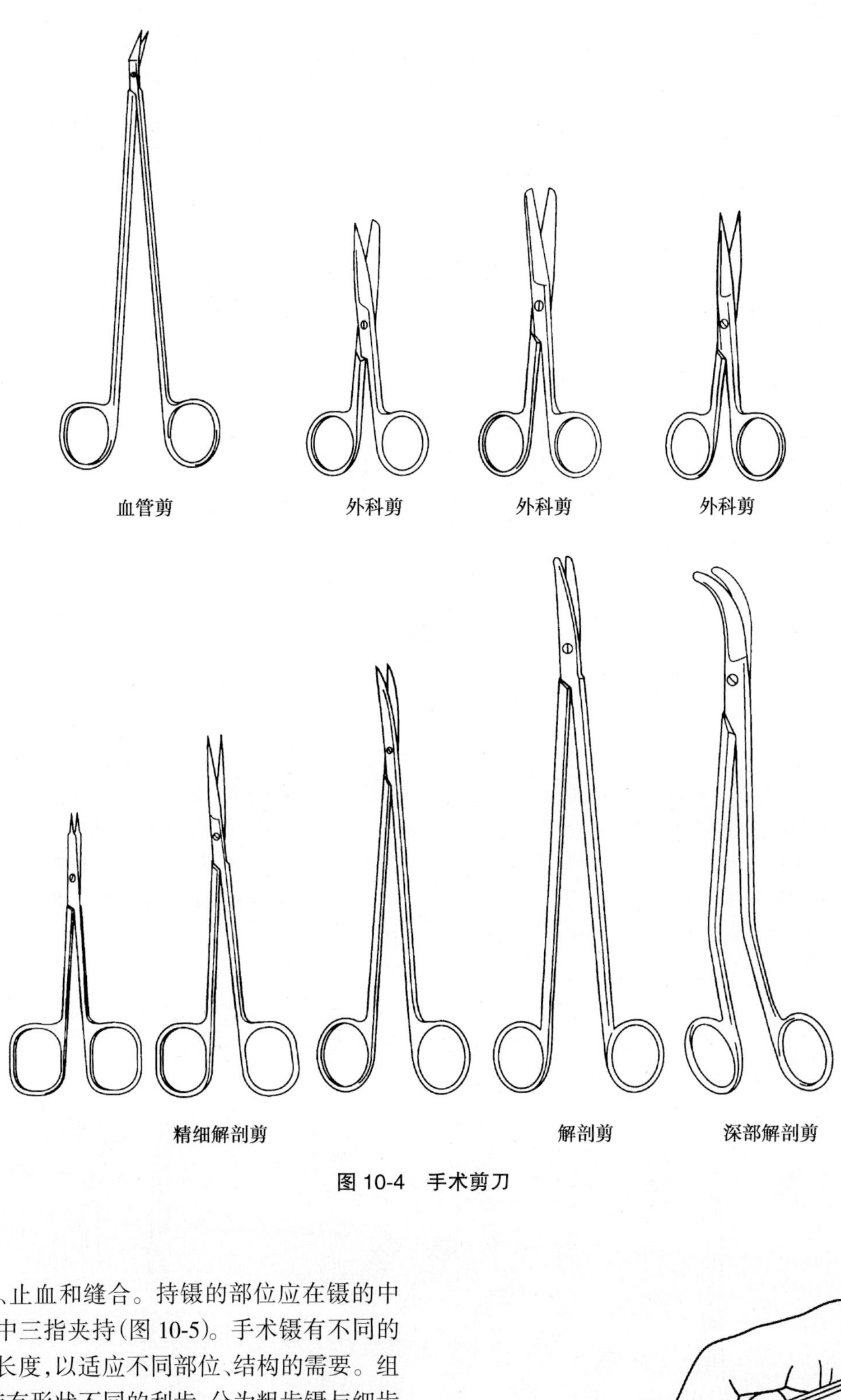

血管剪　外科剪　外科剪　外科剪

精细解剖剪　解剖剪　深部解剖剪

图 10-4　手术剪刀

织，以利解剖、止血和缝合。持镊的部位应在镊的中部，用拇、示、中三指夹持（图 10-5）。手术镊有不同的形态、大小和长度，以适应不同部位、结构的需要。组织镊的尖端带有形状不同的利齿，分为粗齿镊与细齿镊；粗齿镊用于夹持较坚硬的组织，损伤性较大；细齿镊用于精细的手术，此外尚有用于特定器官组织的各种专用组织镊，如肺镊、肠镊等。解剖镊为头部带有各种纹路的无齿镊，带横纹或纵纹的解剖镊用于皮肤、皮下组织、肌肉和肠管等一般组织的夹持；带有精细齿纹的 de Bakey 解剖镊对组织损伤轻微，广泛用于各

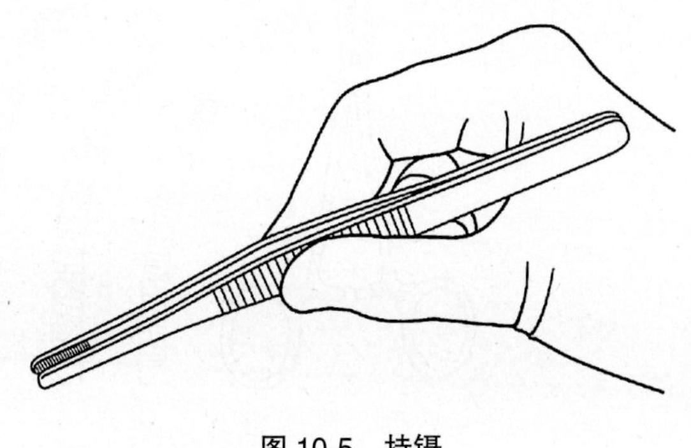

图 10-5　持镊

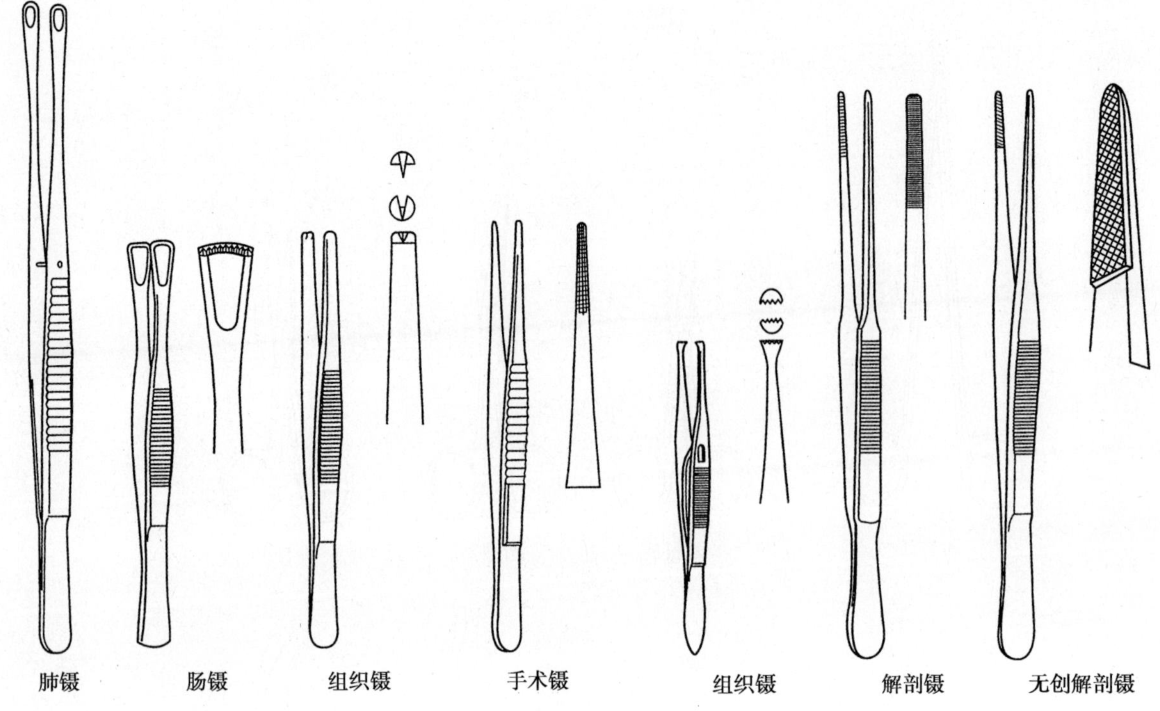

图 10-6　手术镊

种组织的夹持和解剖；带细密平纹的无创解剖镊用于夹持血管、神经等娇嫩易损伤的组织（图 10-6）。

（四）止血钳和组织钳

止血钳的头部及把柄有直、弯、弧形等各种形状，又有大、中、小蚊式钳之分。一般的止血钳头部呈直或弯形，主要用于钳夹出血点、离断组织和血管；解剖分离钳头部尖细并有较大的弯曲度甚或呈直角，适用于组织的解剖分离；用于血管手术的止血钳，其头部带有浅细柔韧的锯齿层，其钳夹作用牢固，而对组织的压榨作用和对血管壁的损伤轻微，又称血管阻断钳。组织钳尖端带齿，头部的齿槽一般较粗较深，夹持力量大，用于夹持较坚韧组织以防滑脱。

一般的止血钳和组织钳对组织有压榨作用，不可用以夹持皮肤、脏器及脆弱的组织。有各种组织钳用于夹持各种脏器，如肺钳、肾钳、肠钳、气管钳等（图 10-7）。

（五）持针器

又称针持，是缝针的运行工具。持针器有无齿和有齿两种，其钳口也有多种不同形状（图 10-8）。无齿钳口可使缝针有所摇动或摆动，有齿钳口咬合紧，但

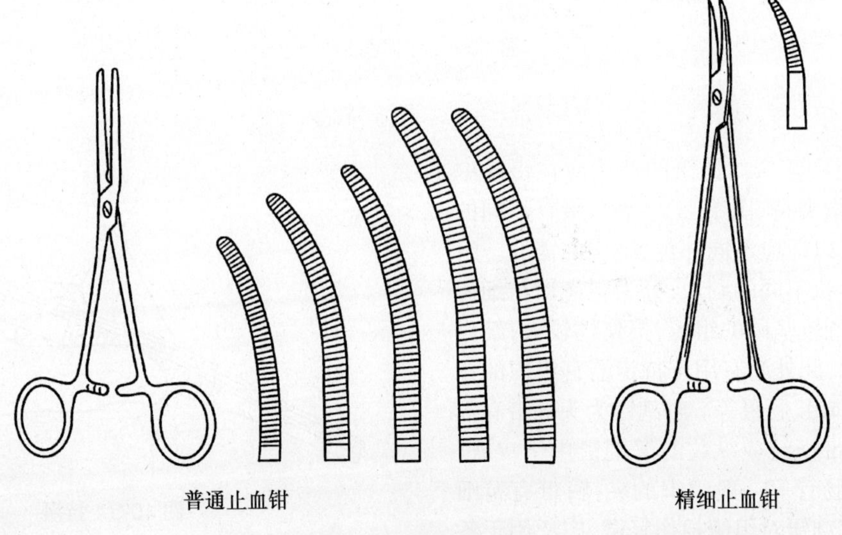

图 10-7　止血钳和组织钳

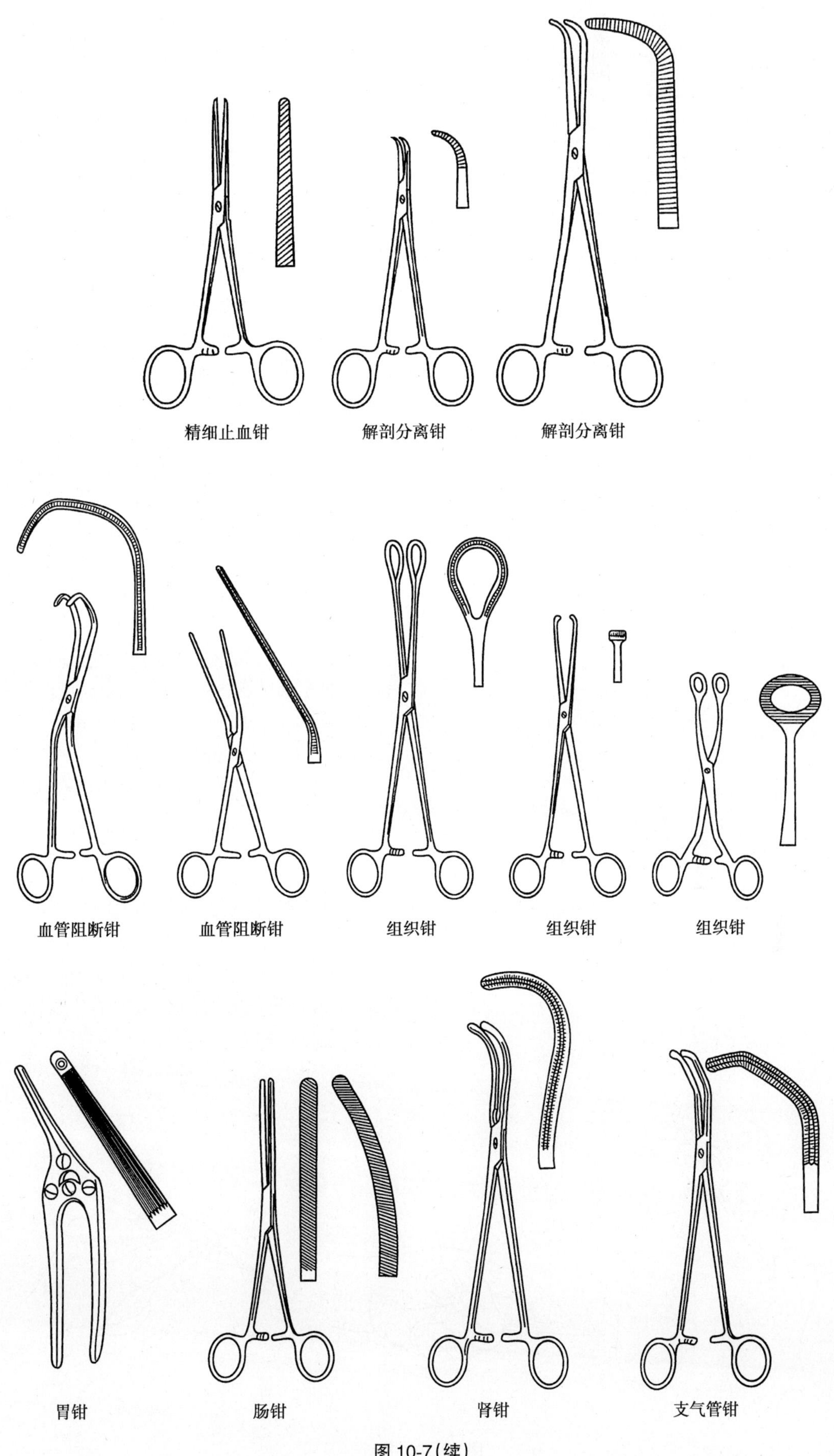

图 10-7（续）

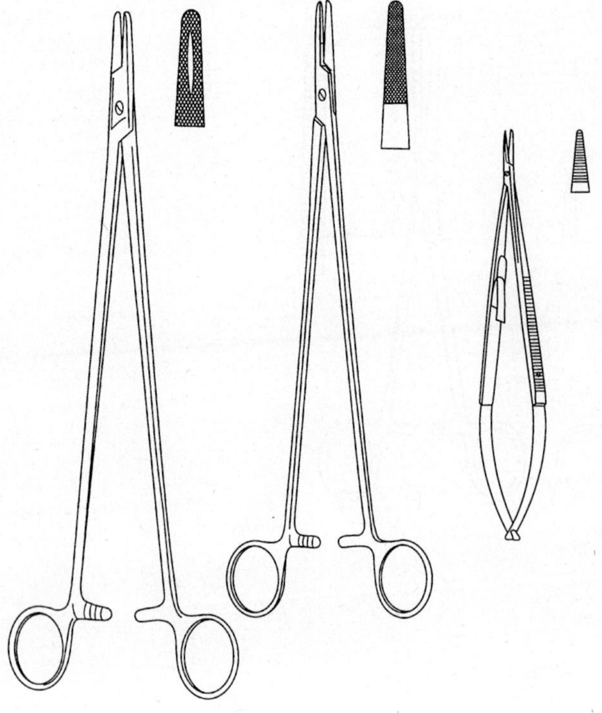

图 10-8　持针器

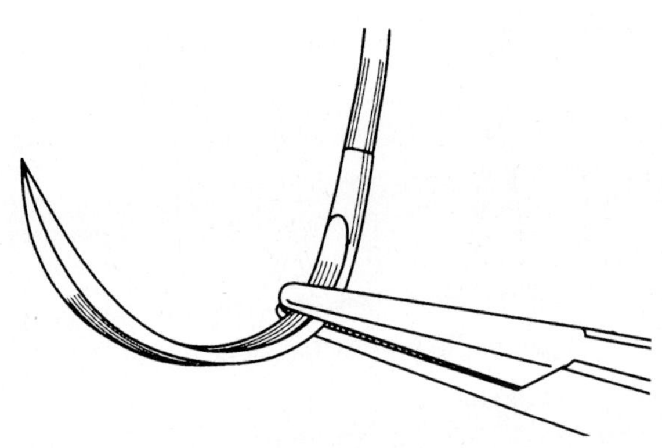

图 10-9　夹针

用力过度易损伤缝针。选用持针器的尺寸、钳口的形状或类型应与缝针大小、手术深度及缝合组织的特性相匹配。持针器一般夹在嵌线端到针尖距离约 1/3~1/2 的区域内(图 10-9),避免用持针器夹在嵌线端,那是缝针的薄弱处;也不要将缝针钳夹的过紧,因为持针器的钳口可能使缝针不可逆转的变形或损坏。

执持针器的方法有抓持式、握持式和执笔式三种(图 10-10),抓持式是将拇指和无名指套入针持指环,同时示指放在针持柄部起稳定作用;握持式是将针持的指环握于手掌后部,夹于大小鱼际肌之间。执笔式是用拇指、示指、中指夹持针持。握持式方便于皮肤、筋膜和肌肉等组织的缝合,缝合时快速、有力。抓持式运针稳健、准确,对缝合组织的牵扯小,用于较精细的缝合,如缝合血管、胆管等。这两种持针方法主要靠前臂的旋转,带动针持及缝针穿过组织。执笔式用于夹持显微针持进行微细血管的缝合,主要借助腕部及手指的旋转力量运针完成高精度的缝合。

(六) 拉钩

拉钩也称牵开器,有手动拉钩和固定牵开器两种(图 10-11)。针对一些手术特殊设计的胸腹部固定牵开器,能够提供强力持久的牵开功能,保证大型深部手术野的充分显露,并可节省人力。正确手持拉钩的方法应掌心向上,以利于较持久牵拉(图 10-12)。在使用拉钩时,应以湿纱布将拉钩与组织隔开,拉力应均匀,不可突然猛烈用力,以免损伤组织或脏器。

二、组织对合器材

(一) 缝针

缝针由针尖、针体和嵌线端三部分组成(图 10-13)。嵌线端可以是有眼式或嵌线式。有眼缝针带有用于引线的针眼,优点是可重复使用,缺点是费时,有脱线可能,双股缝线穿过组织增大了针道和组织损伤。

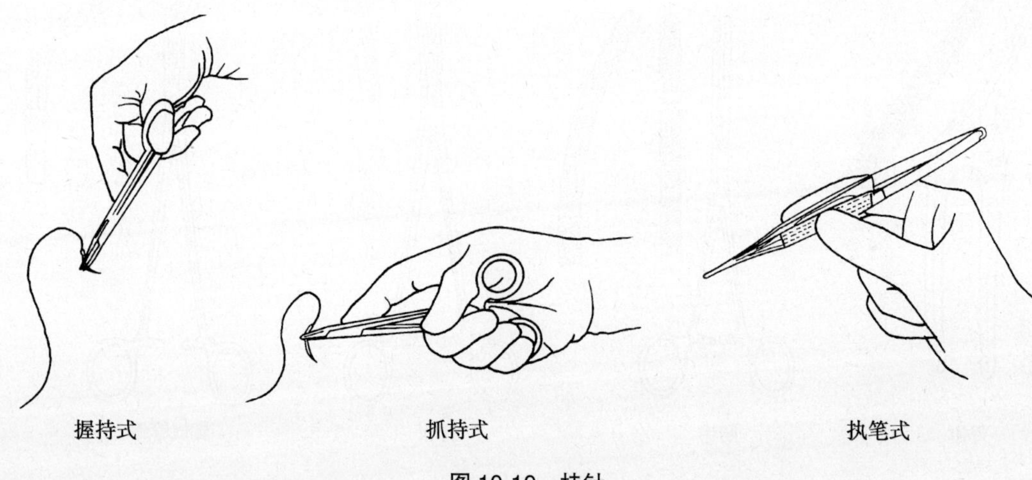

图 10-10　持针

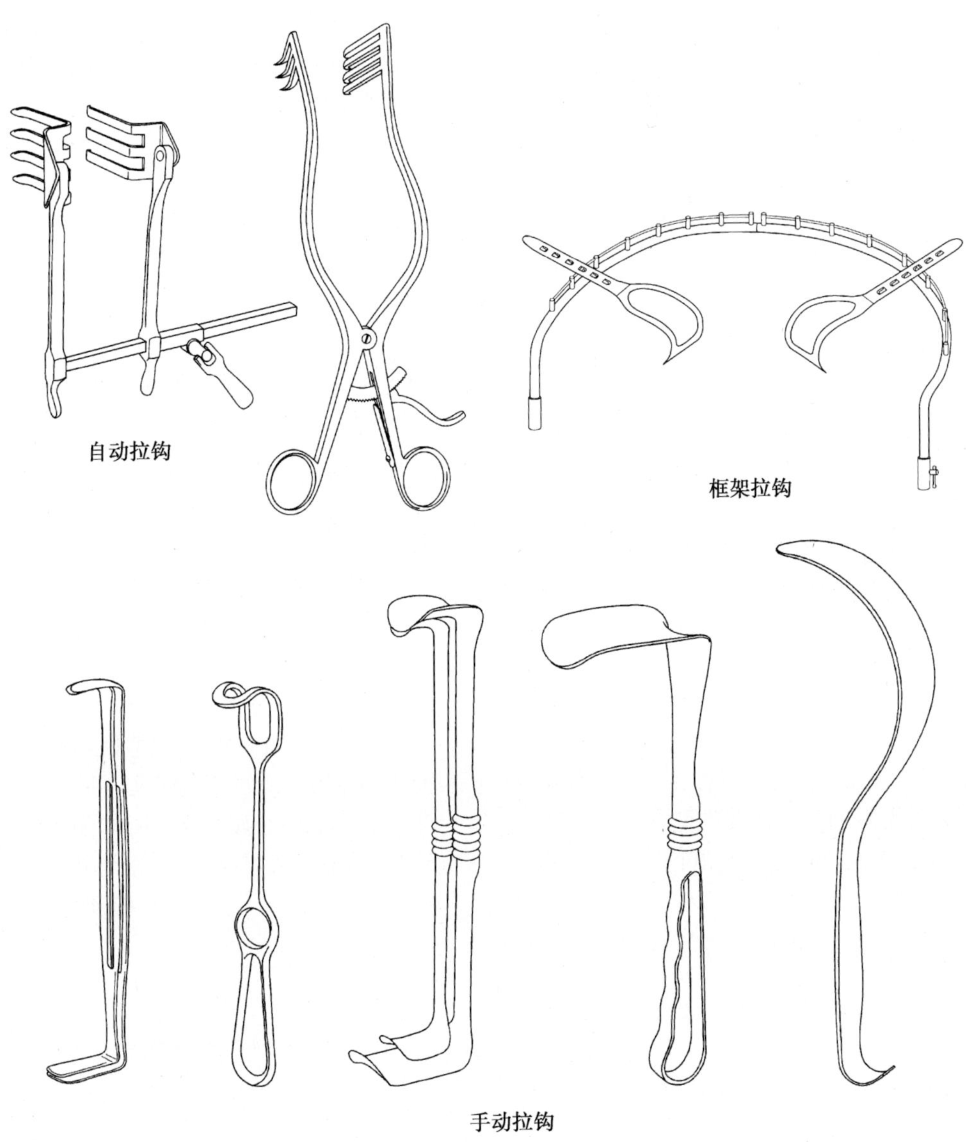

图 10-11　拉钩

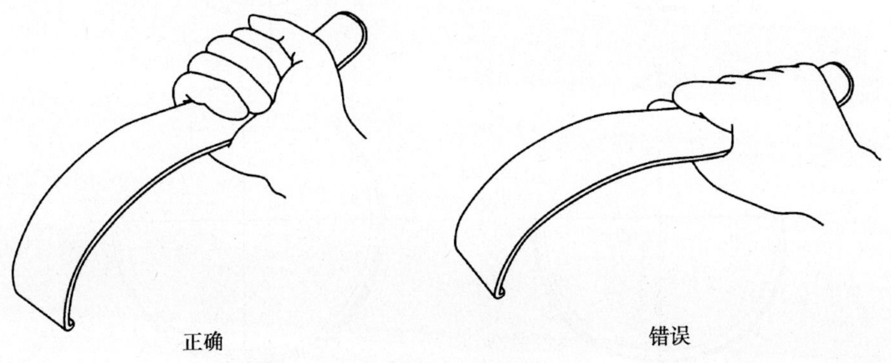

图 10-12　牵拉方法

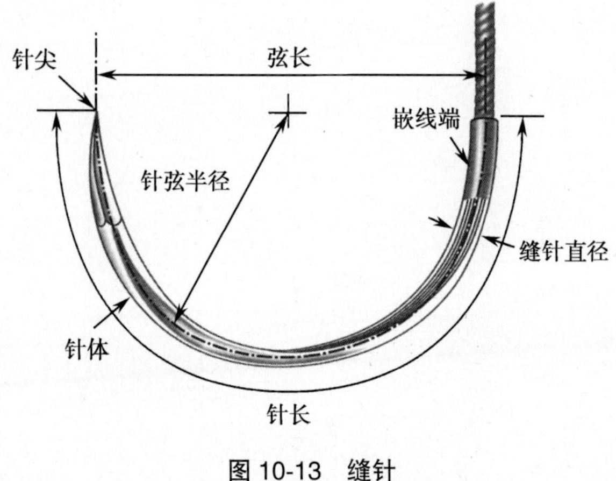

图 10-13　缝针

嵌线式缝针又称无损伤缝针，与缝线融为一体，使用方便，组织损伤小，且缝针与嵌入的缝线的直径相匹配，能有效封闭针线孔，特别适合于心脏和血管手术。

针体是持针器钳夹的部位。针体的弯曲呈现不同的形状，从而赋予缝针不同的特性（图 10-14）。直针用于操作空间大且容易穿透的组织，如缝合肝脏的肝针。半弯针可用于皮肤的缝合，由于难以掌握，目前已极少使用。弯针的曲率有 1/4、3/8、1/2 和 5/8 等不同弧度。3/8 弧度弯针最常用于缝合较大而浅表的伤口；1/2 弧度弯针用于受限的深部体腔的缝合；5/8 弧度针更适合于深部狭小的空间，尤其是肛门、泌尿生殖系统、口腔及心血管系统的手术。使用弯针时，术者借助针持，通过前臂和腕部的旋转易于精确运针，缝合时应顺针的弧度运针穿过组织，依针尖的切线方向刺入组织，这样缝合的阻力最小，组织损伤最轻，且缝针不易折断（图 10-15）。

针尖的形状是根据穿刺不同组织的需要而设计的。圆针的针尖呈逐渐尖细的圆锥形，在组织中留下的针道较小，组织切割损伤较轻，通常用于较易穿透的组织；角针至少有两个反向针刃，其针刃锋利，可以穿过坚韧的组织。

（二）缝线

1. 手术用缝线应具备的条件目前，适用于各种外科手术的理想缝线尚不存在，外科医生应尽可能选用具备以下特性的缝线：①抗张强度大，柔韧性强，打结牢靠；②平滑穿越组织，组织拖曳拉伤轻微；③组织反应轻微，不利细菌定植；④组织愈合后能被及时吸收而不遗留异物。

2. 缝线的特性了解各种缝线的力学特性、生物学特性和外科特性有助于合理选择适当的缝合材料。

缝线的力学特性取决于材质、粗细、编织方式和表面涂层，其最重要的力学特性是抗张强度、弹性和表面摩擦系数。缝线的抗张强度是指其在断裂前所能承受的拉力，抗张强度越大所需使用的缝线就越细。缝线抗张强度与缝线的型号密切相关，“0”号以上的

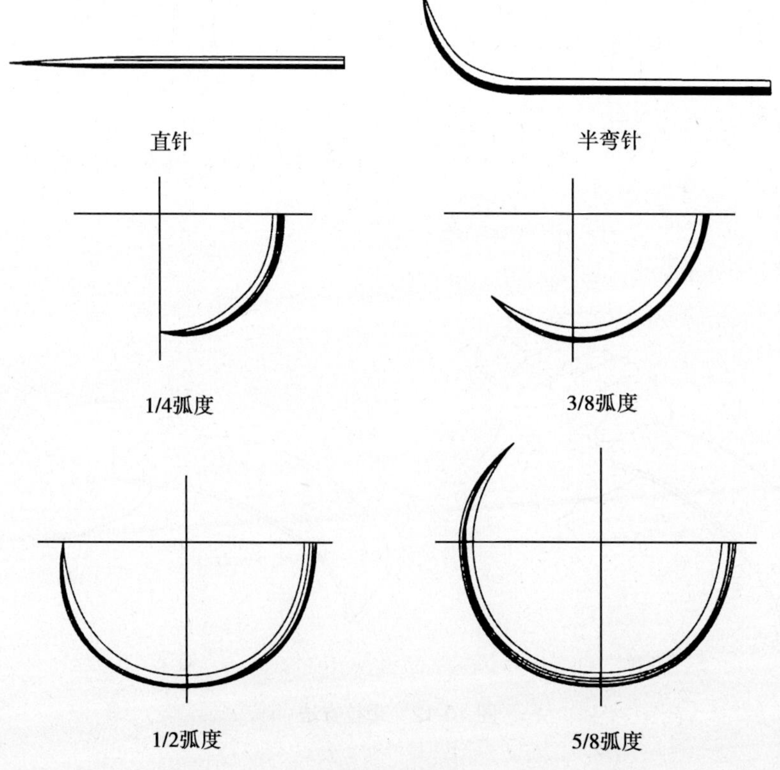

图 10-14　针体

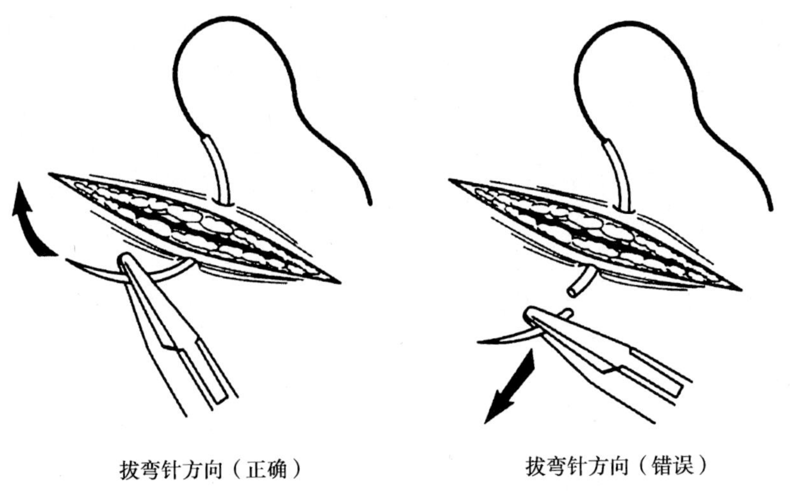

拔弯针方向（正确）　　拔弯针方向（错误）

图 10-15　拔针方向

缝线,数码越大,缝线越粗,抗张强度越大;从“0”开始,“0”字越多,缝线越细,抗张强度越小。缝线的弹性使得缝线在作结时可通过弹性形变而增强作结的紧缩性和牢固性。缝线的表面摩擦系数决定其穿越组织的顺畅性和线结滑脱的阻力。

缝线的生物学特性有赖于其成分、结构和表面电荷,包括生物降解性、组织反应性、组织相容性、致感染作用以及与缝线滞留部位有关的不良作用。缝线的生物降解性决定其在体内降解速率、程度和抗张强度、保留时间。滞留在尿道和胆道内的不可吸收缝线分别可导致草酸钙盐和胆红素钙盐沉淀形成结石。

缝线的外科特性是由其力学特性和生物学特性所决定的,包括操作难易、作结紧固性、穿行组织的阻力、体内抗张强度保留时间、组织反应性及致感染作用等。单纤维缝线穿越组织的阻力低,组织拉伤轻,可避免细菌附着和定植,特别适用于血管外科;但单纤维缝线易切割组织,作结紧固性差,在扭折后形成薄弱点处易于断裂。多纤维缝线是由多股纤维搓捻或编制而成,具有更大的抗张强度、柔韧性和弹性,线结较紧固;但较易为细菌附着和定植,且其表面粗糙,穿过组织的阻力大易撕裂脆弱的组织。多纤维缝线表面加以涂层后能显著减低其表面摩擦力,穿越组织顺畅,但也减低了线结滑动的阻力,因而增加了线结滑脱的可能。在用低表面摩擦力缝线作结时必须增加线结的扣数。

非吸收缝线是由金属、有机纤维或人工合成纤维制作而成,不被机体组织消化或水解,其抗张强度高而持久,但作为异物会永久或长期存留体内。合成的非吸收缝线尚具有柔韧性好,表面光滑,穿透组织顺畅,组织反应轻微,其疏水性使之在组织内不会膨胀等特点。可吸收缝线是由天然的胶原或人工合成的多聚体制备而成,可在体内降解而不遗留为永久异物,没有永久线结给患者带来的不适。天然的可吸收缝线在组织内可诱发较强烈的炎症反应,在体内通过组织酶的消化而降解,抗张强度一般只能维持 7~10 天。合成的可吸收缝线具有良好的机械强度和生物相容性,在组织内所致炎症反应轻微,通过水解作用自行缓慢降解,其抗张强度保留时间可达数周。在选择一种可吸收缝线时要确定这种缝线在体内能保持其抗张强度足以承受来自所缝合组织的张力直至伤口充分愈合,如果在伤口愈合以前可吸收线就因降解而降低其抗张强度,就会增加切口裂开和切口疝的发生率。

3. 各种缝线及其特点

(1) 非吸收缝线:包括天然材质及人工合成的非吸收缝线,用于体表伤口愈合后可拆除的缝合、体腔内被组织永久包埋的缝合、需要长期保持的缝合、愈合能力差的组织以及对可吸收性缝线有过敏和瘢痕体质的患者。

丝线:医用丝线是由蚕丝经编织或捻织成的多股线,具有较高而持久的抗张强度、良好的柔韧性和打结的安全性,在组织内可吸水分膨胀而增加线结的牢固性。其中以编织型外科丝线操作性能最佳,主要用于组织和血管结扎、结缔组织和筋膜的缝合,特别适用于减张缝合和皮肤缝合。虽然外科丝线被看成是不吸收性缝线,事实上这是一种吸收异常缓慢的丝线,在体内 1 年左右即失去其大部或全部的抗张强度,正常情况下 2 年后在组织内消失。由于丝线吸收缓慢,成为长期留存体内的异物,因此应尽量选用细丝线,在感染或易感染的手术部位不宜选用丝线。1 号和 0 号丝线,尤其是编织型丝线的抗张强度足以用作一般组织的结扎和缝合;3-0 和 5-0 的细丝线常用于血管和神经等精细手术的结扎和缝合;4 号丝线主要用于筋膜、集束组织和大血管的缝合和结扎；4号以上粗丝线一般很少使用，主要用于粗大血管的结扎和减张缝合。

金属缝线：为不锈钢金属制成，有单股和捻织型多股纤维两类，具有无毒、易弯、纤细、抗张强度大、组织反应小等特点。其抗张强度超过其他各种缝线，只要缝线不断裂，其抗张强度就不会丧失。可用于高张力伤口的缝合如胸骨接合、固定骨折、腹壁缝合、减张缝合以及各种矫形外科手术，用于污染及感染伤口缝合的效果最佳。但由于其操作困难、有切割组织的可能和可形成扭结、当置入另外一种合金异体后可出现电解反应等缺陷，故金属缝线在一般外科手术中已不常用。

合成的非吸收缝线：常用的有聚丙烯线、尼龙线及聚酯线。

聚丙烯线：为不饱和的丙烯高聚化而成的单股缝线，单股、表面光滑，易于穿过组织，最小组织拖曳，具有生物学惰性，组织反应轻微，不易被组织酶降解，抗张强度可在体内维持达2年之久。缺点是摩擦力小、柔韧性和持结性较差，结扎时至少需要5重结，以防松脱。常用产品有普理灵(Prolene)、威士福(Vaocufil)、速捷普(Surgipro Ⅱ)等。广泛用于心血管外科、普通外科、整形外科、器官移植和眼科手术的缝合，也可用于污染和感染伤口的缝合。

尼龙线：是一种化学合成的聚酰胺聚合物。产品有单股和编织型两类，单股尼龙缝线如爱惜良(Ethilon)是经挤压塑形而成，抗张强度及弹性大，有恢复其原来直线形状的倾向，结节易于松脱，平滑穿越组织，组织反应特别轻微。在体内以每年15%~20%的速度水解，6个月内其抗张强度降低三分之一。常用于皮肤和眼科手术。编织型尼龙线如纽儿龙(Nurolon)是由纤维细丝紧密编织而成，并在表面加以涂层以改善其操作特性，操作性能及手感与丝线无异，结节牢固。在组织中每年损失15%~20%。可用于适合多股不吸收缝线的任何组织，广泛用于胃肠道的单层吻合，在神经外科是丝线的理想替代品。

聚酯线：是由聚对苯二甲酸乙二醇酯纤维紧密编织而成的非吸收性多股纤维缝线，有带和不带表面涂层两种类型，无表面涂层者穿越组织时有轻度的拖曳损伤作用，表面涂层使这种编织型缝线易于穿越组织。具有优越的柔韧性和可操作性，抗张强度仅次于不锈钢丝线且能在体内长久保持。组织的反应轻微，被组织包裹后不被吸收。用于包括心血管、眼科、神经组织等滞留缝线的缝合。常用的产品有爱惜邦(Ethibond)、泰龙(Tri-Cron)、Mersilene等。

聚丁酯线：为化学合成的聚丁酯单股缝线，表面经Polytribolate涂层润滑处理，组织反应轻微，表面平滑，组织拖曳损伤作用很小。与聚丙烯缝线相比，线体更柔顺，结节较牢固。聚丁酯缝线适应证范围与聚丙烯缝线相同。

(2) 可吸收缝线：包括天然材质和人工合成两类可吸收缝线。

天然可吸收性缝线：外科羊肠线是由羊肠道的黏膜下层或牛肠道的浆膜层加工制成的单股纤维缝线，其吸收速率取决于所用肠线类型、所缝合组织的类型和状况以及患者的全身健康状态等。普通肠线吸收速度快，抗张强度只能维持7~10天，70天内全部吸收，在组织内可诱发较强烈的炎症反应。而经铬盐溶液处理后的铬化肠线的胶原纤维黏合较紧密，可保持抗张强度14~21天，延长吸收时间达90天以上，所导致组织炎症反应较轻。外科肠线主要用于愈合迅速、张力小的组织及结扎浅层血管、缝合皮下组织等。用肠线修复皮肤伤口可免除拆线，对于那些对拆线疼痛感到恐惧的儿童以及手术后不久就要外出旅行的患者尤具实用价值。选择外科羊肠线时要注意其抗张强度保持的时间，例如约10天内吸收的羊肠线不能用于大范围的修补。

合成可吸收性线：此类缝线为单股或多股，后者表面可带有涂层或不带涂层。由于其具有良好的力学特性、生物学特性和外科学特性，近年来已逐步取代了天然可吸收缝线。

聚糖乙内酰酯线：为单纤维缝线，如单乔(Monocryl)。1周后抗张强度保留约60%，2周时保留约30%，4周时张力完全丧失，有效伤口支撑时间为20天，材质在91~119天时完全水解吸收。用于整形、胃肠、泌尿及妇科。

聚糖乳酸线：为多股带涂层的编织线，如保护薇乔(Coated Vicryl)。初始抗张强度为丝线的2倍；缝合第14天时抗张强度约保留75%；缝合后第21天，6-0或更粗型号缝线的抗张强度约保留50%；56~70天材质几乎完全吸收。有效伤口支撑时间为30天。组织反应轻微，平滑穿过组织，但它的持结性较差，需5~6重结。在普外、妇产科、骨科、眼科等外科手术中应用广泛。

聚甘醇酸线：为多股带涂层的编织线，如德胜(Dexon)。植入组织后15天开始吸收，30天后大量吸收，完全吸收时间为60~90天，远远超过多数伤口愈合所需要的5~8天。柔韧性处于肠线和丝线之间，持结性良好，表面经涂层处理后平滑顺畅，组织拖曳损伤轻，组织反应轻微，感染率低于肠线，兼具肠线和丝线的优点，广泛用于多种手术。

聚二氧六环酰胺线：为第二代单股可吸收缝线，

如普迪丝(PDS)。较德胜和薇乔具有更强的抗张强度和在体内更长时间保留的抗张强度,缝合后第 14 天保留大约 70% 的抗张强度,28 天时为 50%,42 天时为 25%,56 天后仍保持张力,完全吸收 180 天,有效伤口支撑时间为 60 天。具有组织反应轻微、对细菌的亲和性低的特性,且柔韧光滑、持结性良好、操作方便。适用于多种组织的缝合,常用于胸、腹部切口筋膜缝合以及小儿心血管、妇产科、眼科、整形外科、胆管、消化道手术。

聚甘醇碳酸线:为可吸收单股缝线,如迈胜(Maxon)。与其他可吸收缝线相比,具有最佳抗张强度和柔韧性。在体内的抗张强度下降率较慢,在 28 天时仍可维持其原始强度的 59%。局部组织反应极小,操作性能良好,结节牢固。可用于所有软组织伤口缝合、食管和肠管吻合、气管关闭等。

聚 GlycomerTM631 线:为可吸收单股缝线,具有强劲的初始抗张强度,并能在体内得到充分可靠的维持,植入组织后 90~110 天完全吸收。操作性能类似多股缝线,线体柔软平滑,结节牢固。适用于各种软组织缝合、消化道吻合、输尿管缝合、妇产科和小儿外科手术。

4. 选择缝线的一般原则 许多因素都可以影响外科医师对缝线的选择,包括对组织和器官愈合特性的了解,对影响创伤愈合的各种患者因素的认知(年龄、体重、全身健康情况及有无感染存在等),对各种缝合材料力学、生物学及外科特性的了解,所从事外科专业领域和专业手术经验等。最重要的是要遵循促进伤口愈合的原则,根据手术性质、受损组织类型、预期愈合结果以及影响愈合的各种病理因素确定对伤口维系的要求,选择具有适当物理和生化特性的缝线。选择缝线时应遵循的基本原则如下:

(1) 适当的缝线张力对于伤口愈合是必要的,因而缝线抗张强度必须胜过被缝合的组织的张力。同时应当选用能使组织可靠对合的最细的缝线,尽量减少缝线的用量,因为缝线本身是异物,将不必要的过多缝线植入体内可能是有害的。

(2) 缝线在体内必须持续承受缝合组织的张力直至伤口充分愈合。对于愈合较快的组织(如胃、结肠、膀胱等)可用可吸收性缝线缝合。愈合缓慢的组织(如皮肤、筋膜、肌腱等)要用不吸收性缝线或在体内抗张强度维持充分时效的可吸收缝线来缝合。

(3) 在缝合已污染或可能污染的组织时要使用不容易存留细菌的单股纤维缝线,避免使用易附着细菌的多股纤维缝线。

(4) 对于伤口修复质量要求高的缝合,应首选组织反应轻微的合成缝线及纤细滑利的单纤维缝线,这对于血管、神经、胆管、胰管、输尿管等纤细管束结构的吻合尤为重要。

(5) 在修复输尿管、胆管、胰管时不可在管腔内留存不可吸收缝线,否则留存的缝线异物会引起结石形成,应选择可吸收缝线或采用不吸收缝线作腔内不留异物的连续缝合。

(三) 缝合器

当前有各种类型的皮肤和内部组织缝合器用于外科缝合。缝合器所用缝合材料主要为钛合金材料制成的钛钉。皮肤筋膜缝合器的机械部分将钛钉挤压成 C 形,以咬合对拢皮肤和筋膜伤口;内部吻合器的机械部分则将钛钉冲压成 B 形以钉合全层组织。钛钉具有良好的组织相容性,不会引起组织反应。最近问世的一种可吸收材料制成的缝钉已用于妇科手术的机械缝合,减少了术后感染和肉芽肿等并发症的发生率。

常用的缝合器有以下几种类型:

1. 圆形吻合器 国产系列以 CF-1 型管状吻合器为代表,相当于强生公司生产的 ILS 及美国外科公司生产的 EEA 系列(图 10-16)。圆形吻合器主要由吻合器身和钉砧头两部分组成,吻合器身主要由驱动部分、缝钉和环形刀片构成;钉砧头含有打结凹槽。圆形吻合器可分为一次性使用与可重复使用两种,二者使用原理和方法基本相同。圆形吻合器有各种不同的型号,以适应不同内径的管道吻合。为适应不同部位的需要,圆形吻合器还有直轴型、弯曲型和可曲型之分。圆形吻合器用于端 - 端或端 - 侧吻合,内置的驱动设备将缝钉和环形刀推出,在缝钉钉合两端时,环形刀同步完成腔内多余组织的环切,同步完成组织的缝合与切割。

2. 直线形切割吻合器 又称侧 - 侧吻合器,国产以 CF-1 为代表,相当于强生公司的 LC 系列和美国外科公司的 GIA 系列(图 10-17)。这种可以同时进行切割和缝合的器械采用横向订书机原理,能在组织两边各打入 2 排相互交错排列的缝钉,同时用内置刀将缝钉之间的组织进行离断,这样在切断组织的同时闭合了两断端。主要用于胃肠道的侧 - 侧吻合,也可用于胃离断、肠离断以及器官切除时血管蒂的离断。

3. 直线形缝合器 国产系列以 XF 残端缝合器为代表,相当于美国外科公司 TA 系列及强生公司的 TL、TLK、TX 三个系列(图 10-18)。为直线形无切割功能缝合器,广泛用于各种残端的闭合。为适应不同缝合长度的需要有各种不同的型号可供选择。依据钉合组织厚度的不同可更换不同高度的钉仓;可曲式直线形吻合器适用于深部组织缝合;内装钛钉紧密排布的直线形吻合器用于肝叶切除、肺叶切除和脾切除等手

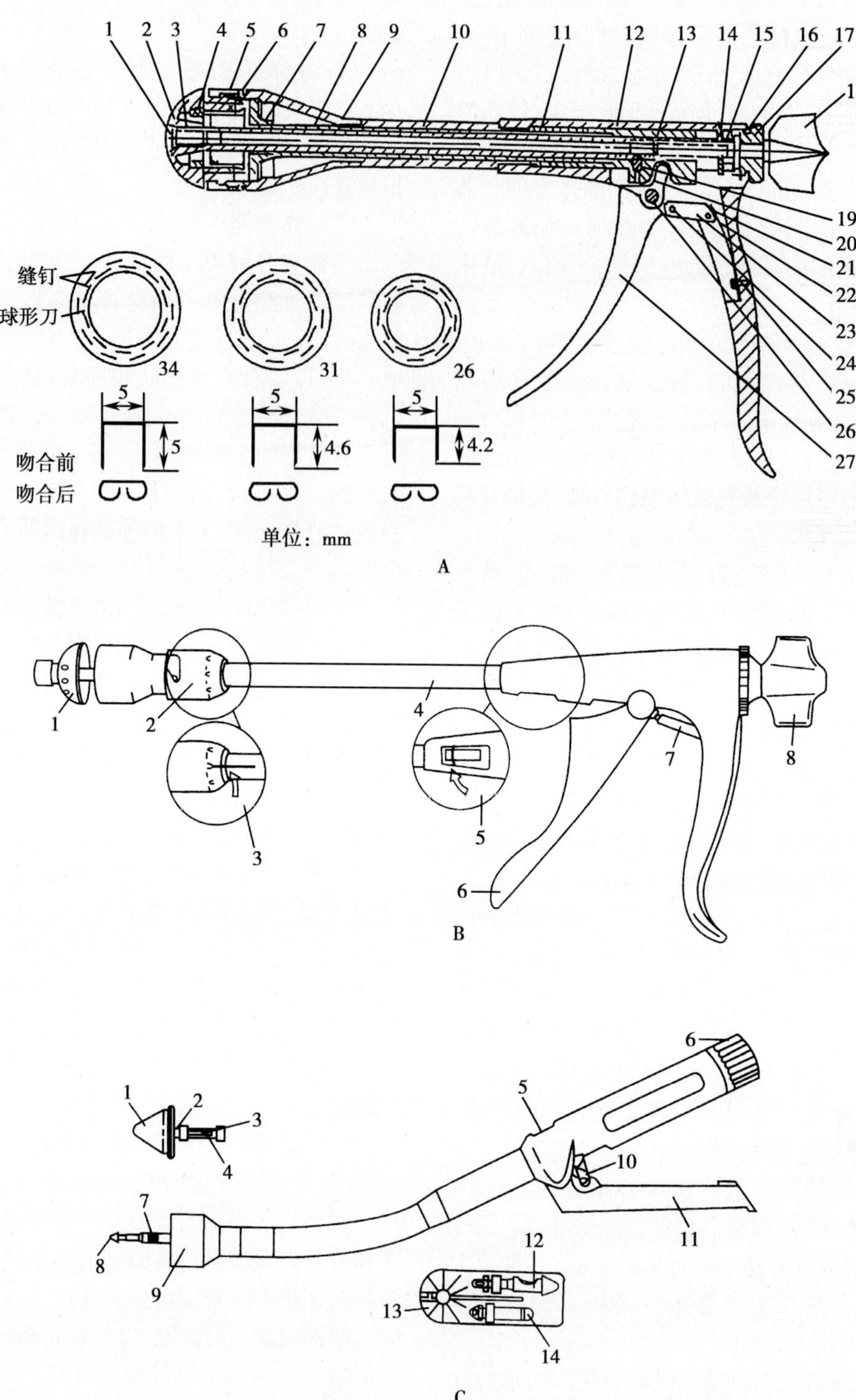

图 10-16　圆形吻合器

A. GF-1 圆形吻合器的基本结构：1. 端头螺钉　2. 抵钉座　3. 中心杆　4. 刀座　5. 钉架　6. 钉座外罩　7. 推板　8. 推杆　9. 钉座套　10. 连接套　11. 复位弹簧　12. 右柄　13. 滑块　14. 指示针　15. 小弹簧　16. 销钉　17. 尾翼螺钉　18. 调节螺杆　19. 定位塞块　20. 塞块螺钉　21. 弹簧　22. 保险杆销钉　23. 保险杆　24. 保险钮　25. 螺钉　26. 鳃轴螺钉　27. 左柄；B. 可重复使用圆形吻合器：1. 抵钉座　2. 钉座套　3. 钉座套指示针　4. 套杆　5. 指示针　6. 击发柄　7. 保险杆　8. 调节螺杆；C. 弯轴型圆形吻合器：1. 抵钉座　2. 荷包结槽　3. 弹簧锁　4. 中心杆　5. 指示窗　6. 调节旋钮　7. 橙色结扎区　8. 器身穿刺头　9. 钉仓套　10. 保险杆　11. 击发杆　12. 辅助穿刺器　13. 保护板　14. 保护罩

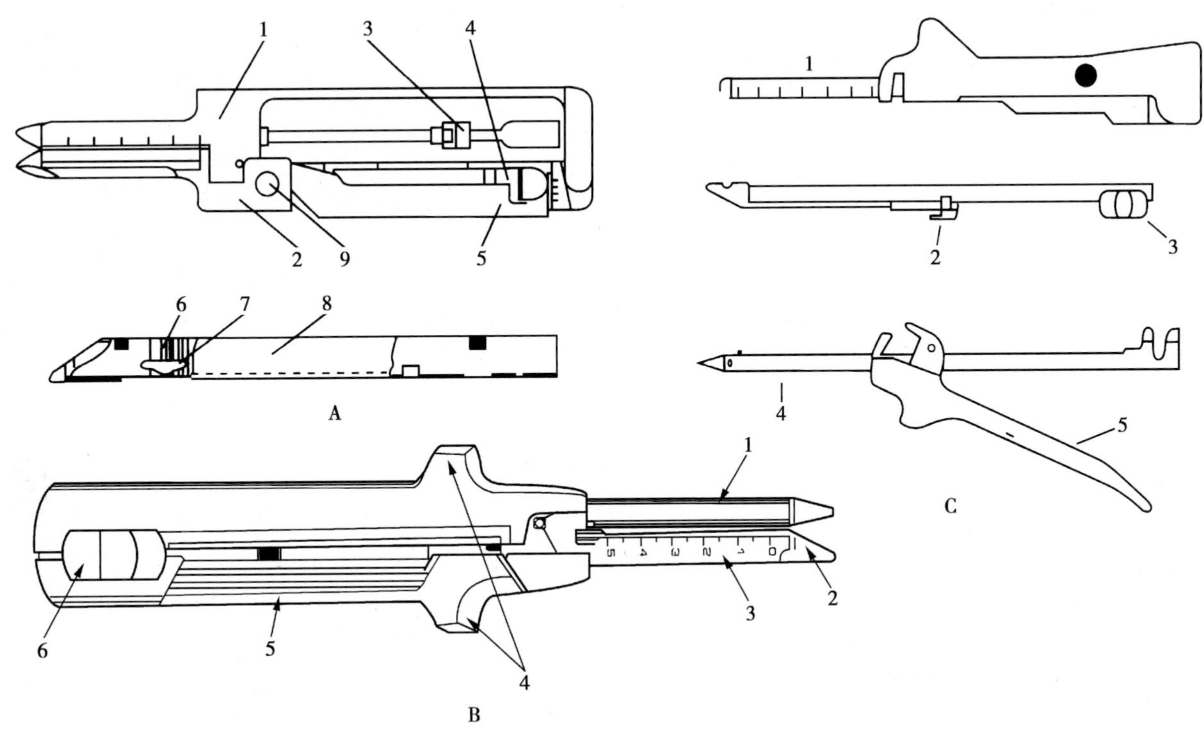

图 10-17　直线形切割吻合器

A. CF-1 侧侧吻合器：1. 钉仓臂　2. 抵钉臂　3. 推刀　4. 锁紧弹簧　5. 锁柄　6. 缝合钉　7. 顶钉粒　8. 钉仓　9. 固定螺钉；B. LC 侧侧吻合器：1. 钉砧叉　2. 钉仓调整口　3. 钉仓叉　4. 肩　5. 锁定杆　6. 击发钮；C. GIA 侧侧吻合器：1. 钉仓臂　2. 组织间隙制钮　3. 推刀把手　4. 抵钉臂　5. 锁杆

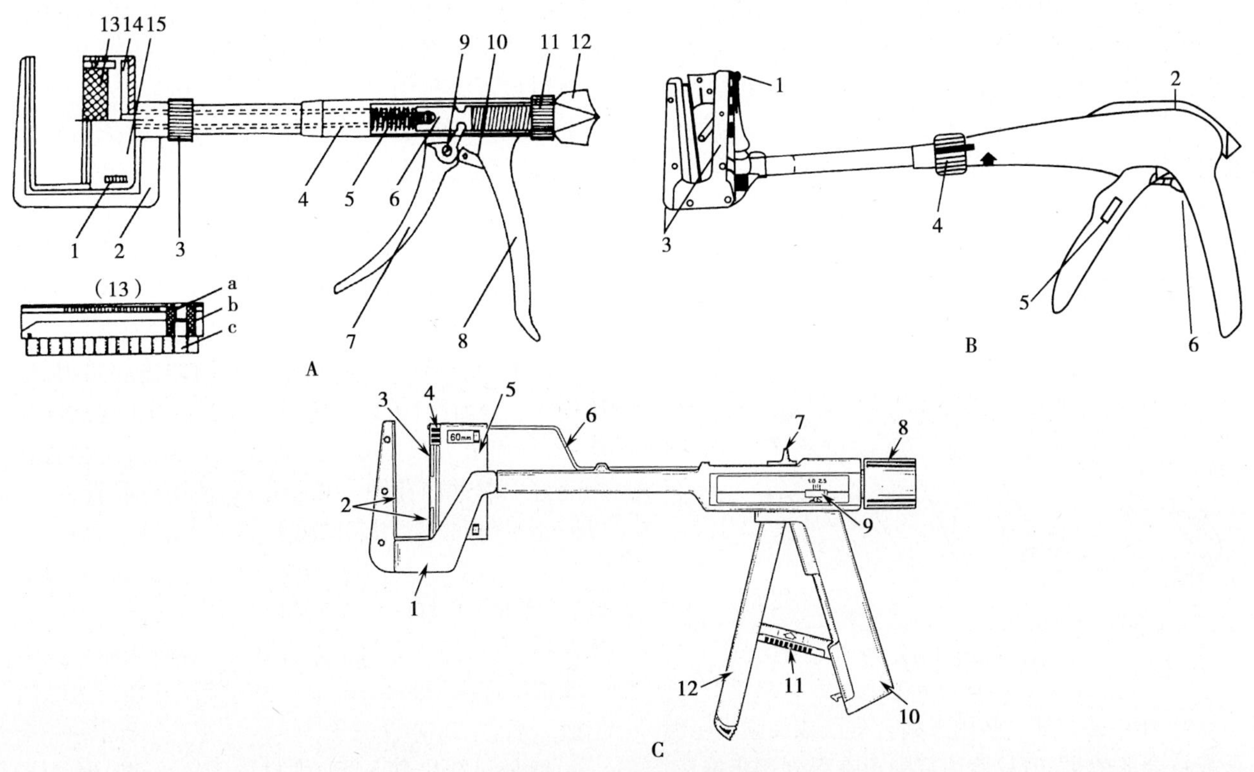

图 10-18　直线形缝合器

A. XF 线型缝合器：1. 定位钮　2. 弓形架　3. 紧固螺母　4. 外套管　5. 复位弹簧　6. 滑块　7. 左柄　8. 右柄　9. 鳃轴螺钉　10. 保险钮　11. 尾翼螺钮　12. 调节螺钉　13. 塑料组件　14. 推钉板　15. 组件架　(13) a. 缝钉　b. 钉仓　c. 推钉片；B. 可曲式线型缝合器：1. 推杆　2. 合拢杆　3. 鳄嘴　4. 锁钮　5. 锁柄　6. 保险杆；C. 线形缝合器：1. 钉砧　2. 咬合部　3. 钉仓　4. 可握面　5. 钉仓套　6. 定位针　7. 定位针钮　8. 可调旋钮　9. 间隙调节指示窗　10. 手柄　11. 保险杆　12. 激发柄

术时血管蒂的闭合。

4. 皮肤筋膜缝合器　用于皮肤和筋膜(如腹直肌前后鞘)的缝合(图 10-19),有端型和侧型施钉两种基本类型。侧型缝合器用来关闭皮肤伤口和皮片缝合,对皮缘血供干扰小,操作简便快捷,对于较长切口缝合能节省时间,缝钉易于拆除,缝钉拆除后不会留有蜈蚣样的瘢痕。端型缝合器是进行精确疝修补的理想器械,广泛用于腹腔镜下的疝修补。

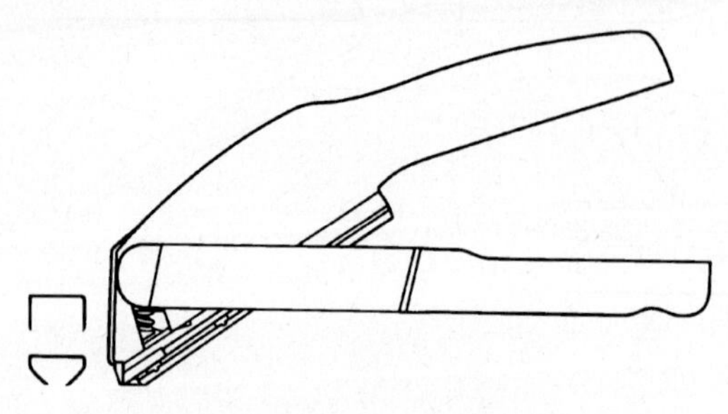

图 10-19　皮肤筋膜缝合器

(四)其他对合材料

1. 结扎夹　根据其材质可分为金属结扎夹和聚合物结扎夹(图 10-20)。金属夹借助其钉腿的变形咬合组织束,钛夹的夹闭力度大而牢固,在外科手术中得到广泛应用;银夹的夹闭力度较小且易滑脱,现已少用。聚合物结扎夹借两钉臂尖端的安全扣锁及咬合面的防滑齿而实现安全闭合组织束的功能,此类结扎夹有可吸收和不可吸收夹两种,均为无组织反应性的惰性材质,且可透射线而无影像学干扰。

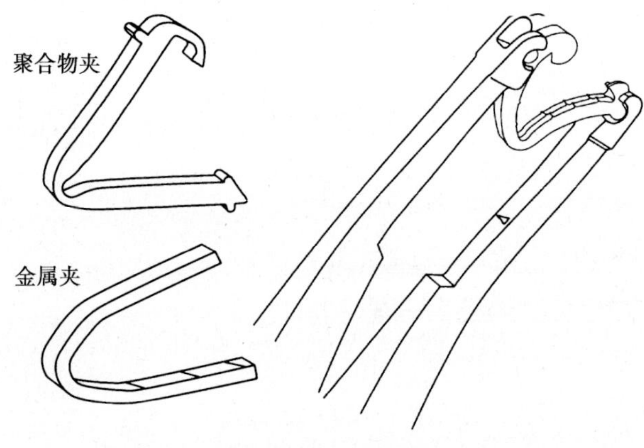

图 10-20　结扎夹

2. 外科粘合剂　多用来粘合皮肤或加强手工缝合或钉合的效果,但其使用范围正在得到逐步推广。外科粘合剂可分为生物粘合剂和化学粘合剂两种。

生物粘合剂:目前使用最广泛且最有效的是纤维蛋白粘合剂(纤维蛋白胶)。纤维蛋白胶从人或动物血中提取,以纤维蛋白原和凝血酶原为主要成分外加钙离子及其他添加剂。纤维蛋白原和凝血酶原的混合使纤维蛋白原变成凝胶状纤维蛋白聚合物而产生粘结和封闭作用。由异体或异种血制备的纤维蛋白胶的主要缺点是可能传播病毒,在手术早期采取 200ml 自体血制备纤维蛋白胶可避免这种异体或异种血引起病毒传播的危险。纤维蛋白粘合剂主要临床用途是:①强化消化道吻合口,预防术后吻合口瘘的形成。②封闭组织创面、控制创面渗血和渗液、促进伤口愈合。③封闭脑脊液渗漏和肺脏漏气。

化学粘合剂:氰基丙烯酸聚合物形成的胶膜能提供等同于皮肤愈合后 7 天的抗张强度,对于低张力的创缘(包括手术切口和割裂伤口)可产生与缝合相同的对合作用和愈合效果,可以替代缝线、皮肤钉等其他皮肤闭合材料。能有效消除缝针缝线的组织损伤和异物反应,减少皮肤瘢痕达到美容效果。这种皮肤粘合剂形成的胶膜还能防止细菌污染伤口并保持有利于伤口愈合的湿润环境。

使用粘合剂时伤口必须彻底清创和止血,伤口边缘和附近皮肤必须干燥,浅表皮肤裂口用粘合剂直接粘合,深达真皮或皮下组织的裂口,须先进行皮内或皮下缝合以闭合死腔和减少皮肤创缘组织张力后再以粘合剂粘合皮肤伤口。应用手指或镊子将皮肤创缘对拢整齐后轻轻涂布粘合剂使之覆盖大于伤口四周 5mm。粘合剂只可应用于皮肤表面上,防止药液渗入伤口内以阻碍创缘对合和延缓组织愈合。使用粘合剂的伤口不需覆盖敷料,胶膜将在 5~10 天后随着表皮再生而自行脱落。皮肤粘合剂禁用于感染、坏疽、压疮伤口以及术后需要承受张力、经常摩擦或湿润部位的伤口。

3. 皮肤闭合胶带是狭长的、反面具有粘合剂的无菌条带,有微孔,可通过汗液,但不通过血液和分泌物。皮下缝合后使用皮肤胶带,可减轻皮肤张力,加快皮肤愈合时间,可以避免因压榨皮肤而引起的皮肤坏死,从而最大限度减少皮肤裂开的发生,不会有异物反应引起的肉芽肿。对于儿童,使用皮肤胶带,可以避免换药和拆线引起的恐惧。与缝合或钉合相比,切口的对合更平整,炎症反应更轻微、切口感染率更低、美容效果更好。一般粘结胶带在第一个 24 小时必须保持干燥,通常保留 1 周或更长。但皮肤闭合胶带不能把深部组织粘合在一起,也不能阻止伤口边缘的出血。

4. 外科补片由不吸收性材料(聚酯纤维、聚丙烯)或可吸收性材料(polyglactin 910)制造而成。它柔软、多孔,具有足够的弹性回缩力,用于修补疝和其他筋膜或组织的缺损。不吸收性外科网常用于覆盖或加强创伤或外科伤口,周围的结缔组织能穿透网的小间隙生长出来，把网与邻近组织结合在一起；可吸收性外科网作为一种基垫在伤口愈合过程中提供支撑，起到临时支架的作用，在需要大面积支托的伤口部位则不应用可吸收性外科网。不吸收性外科网应该用不吸收性缝线加以固定，可吸收性外科网可用可吸收性或不吸收性缝线固定。

第四节　能量外科

外科医师利用电流进行切割和凝结组织的历史已长达 70 余年。当代外科手术对先进的能量外科器械的依赖性越来越大。尽管能量外科器械已成为外科手术中最重要的工具之一，但长期以来很少有人受到这方面的正规训练，因此在开放手术或腹腔镜手术中因能量外科器械使用不当所致的事故时有发生。了解能量外科器械的原理、性能和潜在危险性，掌握能量外科手术技巧是外科医生的重要基本功。

能量外科器械对组织的切割和凝结效应取决于其作用于组织的能量密度，即施加于单位组织面积上的能量。换言之，能量外科器械的组织效应依赖于器械所释放的能量及其与组织的接触面积。当能量外科器械以高能量密度作用于组织时，其强大的热效应导致水分汽化和细胞崩解，从而产生切割组织的作用；而以相对较低的能量密度作用于组织时，所产生的温和热效应则导致细胞脱水、蛋白变性、组织失活和小血管封闭，于是产生凝固组织的作用。

（一）高频电刀

高频电刀的工作原理是通过有效电极尖端产生的高频高压电流与肌体接触时产生热效应，导致组织脱水、崩解或凝结。超过 100Hz/S 的高频电流对神经肌肉的刺激停止，高频电刀的工作频率为 200~300MHz/S，对人体不会产生损伤。使用电刀时可根据切割和凝结的功能需要在正弦波到脉冲电流间变调。常用的高频电刀有单极电刀、双极电刀和氩气刀三类。

1. 单极高频电刀　一般由电发生器、电刀头、负极板三部分组成，电刀头和负极板分别以导线与发生器相连，电流路线是电流通过电刀头流经其所接触的组织，再经患者身上的负性电极到发生器形成回路，此外在发生器上还应有接地电极连到地面（图 10-21）。由于接触患者体表的负性电极板表面面积较大，这一区域的电流密度和热效应都很小，因而不会损伤这一区域的体表组织。

高频电刀具有切割组织和凝固组织的双重作用，其功能模式取决于输出电压和电流频谱。电压足够强大（200~500V）的连续非变频正弦波电流能够在电刀头与组织之间产生电弧，使与之接触的组织汽化，细胞崩解，最终导致组织断裂，实现切割组织的作用。峰电压低于 200V 的非变频电流和峰电压高于 500V 的变频电流只产生相对缓和的热效应，可导致细胞脱水、蛋白变性、组织失活和小血管封闭，从而实现凝固组织的作用。

电切：高频电刀产生的电弧在切割组织的同时，也造成切缘附近的组织轻度的热损伤和血管闭塞。在安全的电压范围内，电切时对切缘组织凝结的深度随电压和电弧密度的增强而增加。事实上这也决定于电刀头的厚度、切割的速度和深度、肌体组织的阻抗这三个因素。峰电压高于 500V 的非变频电流产生过强电弧，造成组织炭化且易损坏电极。传统的电刀随着切割深度和速度的变化，电压、电流和电弧密度也有所变化，这可能造成切缘周围的组织炭化，特别是在电切启用和终止时更是如此。而带有微处理器的现代智能型电刀在切割时能自动调节最佳输出功率，在保证最佳切割效果的前提下减轻了对周围组织器官的

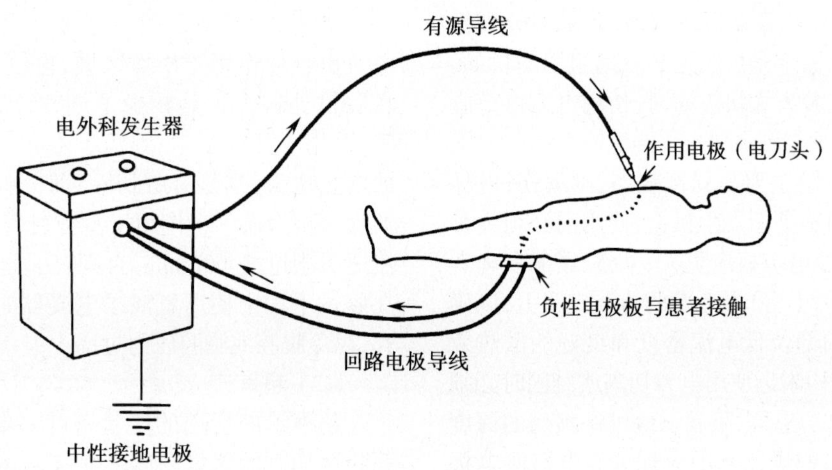

图 10-21　高频电刀

热损伤。

电凝:高频变频电流作用于组织时产生的热效应随组织的阻抗、作用时间、能量密度的增加而增强。由于与电刀头接触的组织温度最高,离电刀头越远温度越低,也就是说对远离凝结区的组织损伤小,因此使用电凝凝结组织是比较安全的。一旦电凝区组织的温度达到沸点,在组织和电刀头之间形成的一层薄雾可阻止电流通过,这时依据峰电压的不同而出现不同结果。如果峰电压低于200V,凝结过程逐渐减慢直到与电刀头接触的组织干燥;若继续电凝,凝结物就黏着在电刀头上,移除电刀头将撕下凝结物引起新的出血。如果峰电压超过200V,一旦电刀头接触的组织干燥,就产生电弧,从而引起凝结物炭化并进一步引起深部组织的凝结,直到电刀关闭或干燥的凝结物增厚到足以阻止电弧的穿透为止。

高频电刀有三种电凝模式可供选择:①柔和电凝:当峰电压低于200V时,在刀头和组织之间不会产生电弧,只有浅表组织的干燥收缩而无炭化现象,组织坏死很少且电极黏附少。对开腹和腔镜手术都是最安全的电凝模式。②强力电凝:当峰电压大于500V时产生的电弧可以实现具有显著止血效果的深度电凝,对于富含血管的组织有必要采用强力电凝,但造成的副损伤的危险也显著增大,因而禁忌用于重要结构如血管、胆管、输尿管的周围。③喷射电凝:电极与组织之间不需要任何接触,几千伏的高频变频电压产生的长电弧能对出血创面实现凝固止血。特别适用于有活动性出血的创面,也适用于手术野难以达到的血管的止血,如经尿道前列腺切除手术的止血。与电切相比,电凝对邻近组织的损伤作用较大,所以电凝的功率要设定在最低有效水平上。

根据不同的组织类型选择最适电切或电凝模式,不仅能够实现快速高效的组织切割和分离,而且能够进行精细的组织解剖。在实际手术操作中,除了皮肤、皮下脂肪和胆管、胰管等重要结构外,多采用电凝模式凝固组织结合机械牵张组织达到分离组织的目的。在切割大块组织或游离大块皮瓣时,使用电刀可节省大量时间并减少出血量。

电刀的潜在危险主要是局部烧伤、副损伤、电休克以及增加积液和感染的发生机会,使用前必须妥善安置负电极板,负性电极板应宽大、平整、紧靠在患者大腿上部(血管肌肉丰富)无毛发的清洁皮肤上,以确保患者与之接触的部位低电流密度和良好的散热效果。在重要解剖结构附近使用电刀切割或凝固时必须选择最低有效输出功率,以限制切缘组织损伤的深度和范围。单极电刀的操作范围应远离心电监测电极15cm以上。由于电刀可引起电磁干扰,故对装有心脏起搏器的患者应避免使用电刀。

2. 双极电凝器和电凝钳 双极电凝器的两个电极均在电凝器头上,这样两极之间的组织就是电路的一部分,高频电流仅在电凝器的两极之间流动。双极电凝器可以非常精确地作用于组织或出血点上,因此对周围组织的热损伤小。主要用于显微血管外科、显微神经外科、肝脏外科和腔镜外科。由于电流在两个电极之间,不流经患者身体,因此双极电凝器比单极电刀更安全。使用中应避免与金属器械接触,电极应始终保持清洁,尽管不需有与患者相连的负性电极板,但要保持有中性接地电极。

专用于闭合血管的双极电凝钳输出高频电能,结合血管钳口的压力,可以一次钳夹较多组织,使组织产生大面积快速凝固和血管壁熔合,有效地用于血管丰富组织的完全凝固和单根血管的有效闭合。双极电凝钳造成的组织闭合带可以承受3倍于正常人动脉收缩压的压力,能安全和永久性闭合直径大致7mm的动脉、静脉或组织束,闭合效果等同于结扎夹和缝线。移开电凝钳时切断凝固带,无须进行附加的结扎或其他处理。

3. 氩气刀 氩气刀是利用高频电刀提供的高频、高压电流及氩气的惰性气体特性实现了一种比一般电刀更完善的凝切效果。氩气刀有电凝和电切两种模式:①在电凝模式下,氩气流受高频高压电流的作用在组织和电刀头之间电离形成了呈锥形的氩等离子区;电极产生的电弧在氩气锥的中央造成氩离子导电隧道,后者将电流定向传导作用于目标区域,从而产生高效快速的喷射电凝效应。②在电切模式下,氩气流在电极周围形成氩气隔离区,妨碍了氧气的燃烧,这样在切割组织时所形成的焦痂和组织坏死较少,负损伤的深度降至2~3mm以下。由于氧化反应减少,电能转化成热能的量减少,使电极输出的高频电能集中于切割,增强了对高阻抗组织的切割作用。

氩气流将渗血区的血液和组织碎片吹去,不仅使电流更直接作用于出血区域,也使手术野更为清晰。在腔镜外科由于其减少了烟雾,因而缩短了手术时间,适用于开放手术、腔镜手术和内镜手术中组织表面的止血,特别是肝脏切除、部分脾切除或肾切除时的大面积渗血。当作用于富含血管的组织时,气体的流速不能超过4.0L/min,否则有引起气体栓塞的危险。在腔镜手术中使用氩离子电凝器时要开放一个穿刺孔,以免腹腔或胸腔压力过高。

(二)超声刀

超声诊断所用的能量密度一般低于0.01W/cm^2,而超声切割的能量密度一般高于100W/cm^2。与电刀和激光刀相比,超声刀释放的能量较小,因此引起的组织热损伤最小。

超声刀由供电器、换能器和金属刀头三部分组成，后两部分在手柄上并通过电缆与供电器相连。供电器提供的电能通过在换能器内的瓷质晶体振动转换成超声波，超声波振动频率随晶体极化程度不同而不同，手柄上的硅材料起保护作用，有利于使大部分超声波传导至刀头。

超声刀可分为低能超声刀和高能超声刀两种。低能超声刀（超声吸引器）以较低频率的声波振动，它不能产生直接的切割或凝结作用，而是通过振动细胞内的水分子，使富含水分的细胞空化，空化的细胞与震动杆（刀头）发生共振最终破裂。低能超声刀不能切割富含胶原蛋白和纤维蛋白的组织结构（如血管、胆管、输尿管等），而且对周围组织的副损伤作用小，在各种电外科器械中是最安全的一种。在分离肝实质的过程中保留了肝组织中的血管和胆管以便于结扎，因而广泛用于肝切除手术。

高能超声刀（超声止血刀）的超声震动频率较高，高频率的振动摩擦和外科医生的外力压榨可以产生高效的切割和凝结作用，已广泛用于各种开放手术和腔镜手术。与低能超声刀相比，对周围的血管、胆管等有一定副损伤，这种副损伤在使用其最大能级时更易发生。尽管高能超声刀振动频率是不可改变的，但每个供电器有多个能量级，刀头的振幅随能量级的递增而递增，只要将最大能量级设置在中间值就不会对主要组织产生副损伤。使用凝血功能时能量级应设置为较小值（小于中间值），轻轻施压逐步闭合小血管壁（可以闭合 3mm 以下的血管），造成一个无血的组织区带。

（三）激光刀

激光具有光谱纯、方向性好、相干性强和能量密度高的特点，激光刀利用激光束的热作用达到切割、凝血、汽化、焊接和去除皮肤色素沉着等多种用途。不同的激光器发出的激光有不同的特点，从而用于不同的治疗目的，常用的有：

Ar^+ 激光器：能发出波长 488~514nm 的蓝绿色可见光，被红细胞中的血红蛋白吸收后转变成热量导致细胞的热损伤。业已用于治疗皮肤血管瘤和眼内出血，也有用于焊接组织和血管吻合。

CO_2 激光器：能获得较大的输出功率，可使细胞内水分快速达到沸点，细胞汽化、炭化，达到切割组织的目的。切割线的坏死区域仅 0.1mm，相当于手术刀切割时对周围组织的损伤。比使用电刀时的出血量少，特别适用于大块组织的切割，但易导致切口感染，限制了其应用。

ND-YAG 激光器：即掺钕钇铝石榴石激光器，对组织的热作用较上述两种激光器都大，用于凝固组织，但对周围组织有一定的损伤。ND-YAG 激光可经光导纤维传导，用于鼻腔、气管或支气管等腔内手术。

第五节　微创外科

一、微创外科的新概念

英国泌尿外科医师 Wickhanm 于 1983 年首次提出了“微创外科”（minimally invasive surgery，MIS）的概念，也叫“微侵袭外科”，或叫“微侵入外科”（minimally invasive procedure，MIP）、“最小切口外科”（minimally access surgery）等。1987 年法国外科医师 Mouret 施行了世界首例腹腔镜胆囊切除术（laparoscopic cholecystectomy，LC）。成功后，微创外科的概念才逐渐被广泛接受。1991 年，我国国内独立施行首例 LC 手术后，标志着微创外科在我国的开始。微创外科一词是在腹腔镜外科发展之后提出的，微创外科是通过微小创伤或微小入路，将特殊器械、物理能量或化学药剂送入人体内部，完成对人体内病变、畸形、创伤的灭活、切除、修复或重建等外科手术操作，以达到治疗目的的医学科学分支，其特点是对患者的创伤明显小于相应的传统外科手术。

二、微创外科的范畴和目的

微创外科的范畴，目前常指那些采用的非传统手术方法，凡是能减少组织损伤、有利于功能恢复的治疗措施都应属于微创外科的范围，包括内镜、腔镜、导管治疗（超声引导、放射引导、CT 引导的栓塞、支架及血管内异物取出术）、各种刀（γ 刀、X 刀、微波刀、细胞刀）、放射消融、高能聚焦超声、脑立体定向、立体放射外科（SRS）、适形放射治疗和粒子种植放射等。

微创外科的目标是：对患者机体所造成的局部和全身创伤达到最小，使患者处于最佳的内环境稳定状态、最小的手术切口、最轻的全身炎症反应、最小的和最美观的疤痕愈合。

三、微创外科的优缺点

（一）微创外科的优点

1. 局部创伤小　手术切口小，损伤轻，愈合的疤痕小，全身炎症反应最轻，且避免了脏器在空气中的暴露。

2. 探查范围广泛　可以从不同角度和方向检查，甚至可以看到一些很深的位置，达到直观检查的效果，相对传统手术探查而言创伤小，而探查范围广泛。

3. 安全有效　微创手术的治疗效果等于或高于

传统外科。

4. 患者痛苦少 患者的疼痛轻，特别是减少了患者手术后的痛苦。

5. 患者康复快 大大减少了对脏器的损伤和功能的干扰，患者可以在术后短期内恢复正常活动，主要表现在：并发症少、进食早、出院早。

6. 兼有诊断和治疗作用。

7. 操作简单 熟练地掌握了微创外科技术后，要比传统外科的技术相对简单。

（二）微创外科的缺点

1. 仍需进一步普及 我国的微创外科已逐渐走向成熟，人才培养、队伍建设正在积极努力，目前，大部分的医院仍处于未成熟阶段，广大的外科医师还需要专门培训。

2. 昂贵及复杂的设备 设备复杂，价格昂贵，一次性消耗性材料较多，费用大。

3. 危险性增多 潜在危险性增加，并发症有增高趋势，有传统外科手术没有的并发症，即并发症的种类有增高趋势。

4. 癌手术的安全性和根治性尚待研究 微创手术治疗恶性肿瘤是安全可行的，但缺乏长期的患者临床预后远期效果观察研究。

5. 有其局限性 目前还只适应一些可选择的患者，部分患者还暂为禁忌，如巨大的腹腔内肿瘤就难以在微创下进行。

四、腹腔镜手术的仪器设备和基本器械

腹腔镜手术的仪器设备主要包括摄像显像系统、人工气腹系统、冲洗吸引系统、电凝电切系统和手术器械5大部分。

（一）摄像显像系统

腹腔镜的摄像显像系统包括内镜、摄像机、荧屏监视器、冷光源和图像记录设备等。

1. 内镜 腹腔镜的内镜与摄像头相连接，它通过传导冷光源的光束照亮手术野，同时又把手术野图像传至摄像头。内镜的镜管直径2~14mm，镜管直径越大，透光度越强，最常用的腹腔镜内镜的镜管直径是10mm。

2. 摄像机 摄像机由摄像头、电缆和摄像机主体组成。

3. 荧屏监视器 接收摄像机输入的视频信号，显示电视图像，供医师观察，以便手术操作。荧屏监视器分辨率400线可达手术要求，但分辨率最好在600线以上。荧屏监视器一般为14~24英寸（1英寸＝2.54cm）。

4. 冷光源和光缆 冷光源可为腹腔镜手术视野提供照明，通过微机分析影像信号后，自动调节光度，可达到光线最佳，使影像鲜明。光缆又称为导光束，用于连接腹腔镜和冷光源。它将冷光源的光传导到内镜，照亮术野。

5. 图像记录设备 为了复习、总结、交流、教学和科研的需要，可把手术全过程的图像记录下来，制成录像片或幻灯片，积累资料，予以保存。

（二）人工气腹系统

人工气腹是腹腔镜技术的重要组成部分。腹腔镜手术的人工气腹系统由二氧化碳气腹机、二氧化碳钢瓶、硅胶连接管和弹簧气腹针组成。全电脑控制的二氧化碳气腹机对镜下手术时气腹的产生和维持起了保障作用，有微电脑连续不断地监测腹腔压力，有调控装置和电子数字显示，能自动调控气流量和压力，设有气量和故障自动报警装置，通常腹腔镜的工作气腹压力是12~15mmHg。当腹腔内压力达到预先选定的压力时，二氧化碳气腹机就会自动停止充气；若术中气腹压力过低时，又会自动快速充气，使腹压始终保持稳定，若压力过高时会自动报警，使用十分方便，大大提高了手术的安全性和手术效率。二氧化碳气腹机还可对使用的二氧化碳气体进行加温，并设有自动排烟和保持术野清晰功能，以提高手术的安全性。

（三）冲洗吸引系统

腹腔冲洗吸引系统用于冲洗和吸引腹腔内的积血、积液，除去烟雾，保持术野干净和清晰，方便手术操作。它是微创外科腹腔手术十分重要的设备。由冲洗吸引头、冲洗管、吸引管、冲洗瓶、吸引瓶和电动装置所组成。冲洗液起到以下作用：①观察；②水中切除；③保护组织；④止血（45℃）；⑤预防粘连；⑥组织修复。冲洗抽吸器的标准必须满足以下要求：①高注入压，大约1bar；②高抽吸压（0.4至0.6bar）；③可选择热度；④可暂停。

（四）电凝电切系统

微创外科腹腔镜手术可选用高频电凝电切系统、氩气刀、超声刀和激光等，进行组织凝固止血和切开分离组织。

1. 高频电凝电切系统可分为单极高频电凝电切和双极高频电凝电切。①单极高频电凝电切：作用机制是使细胞脱水变干，蛋白质凝固，而达到止血作用。在临床手术中最为常用，主要用于组织凝固止血和切开分离组织。②双极高频电凝电切：对人体组织损伤小，危险性小，其缺点是作用速度慢，效果不及单极高频电凝电切好。

2. 氩气刀是通过氩气来传递单极电能进行止血的装置，其优点是凝血效果好，焦痂薄，热传导损伤小。

3. 超声刀切割精确，烟雾少，焦痂薄，能保持手术视野清晰，安全度高，不会造成传导性组织损伤。

4. 激光主要有 Nd:YAG 激光、Argon 激光、CO_2 激光和 KTP 激光。

（五）腹腔镜手术器械

根据使用的需要，腹腔镜手术器械可分为基本器械和选配器械。

1. 基本器械　包括气腹针、套管针、电钩电铲、抓钳、剪刀、施夹器和夹钉等。

（1）气腹针是建立气腹必备手术器械，由尖锐的针鞘和钝头的针芯组成。针芯的前端圆钝、中空、有侧孔，可以通过针芯注水、注气和抽吸，以确定气腹针是否已进入腹腔。针芯带有弹簧，可防止气腹针误刺伤脏器。气腹针长度有 12cm 和 15cm，后者主要用于肥胖患者。

（2）套管针是腹腔镜及器械进入腹腔的通道。由套管鞘和针芯组成。套管针的长度 10~12cm，直径 3~20mm。套管针有多次性套管针和一次性套管针两种。

（3）电钩和电铲：其头部加杆部一般长 33~35cm，杆部的直径为 5mm。电钩和电铲的功能主要用于解剖、分离、电切和电凝。有的电钩和电铲带有中空通道，可兼有冲洗、排烟作用，使术野保持清晰。

（4）分离钳根据分离钳头端的形状，将分离钳分为直、弯和直角分离钳。分离钳的头部加钳身一般长 33~35cm，其钳身直径为 5mm，可以 360°旋转，以方便操作。在腹腔镜手术中，由于应用电凝止血较多，分离钳均装有单极电凝接头，接上电凝系统，术中可电凝止血。分离钳的功能很多，应用分离钳可进行分离、牵引、止血和缝合打结等操作。

（5）抓钳用于夹持组织，分有齿抓钳和无齿抓钳两种。有齿抓钳具有损伤性，用于抓持壁厚的器官或将被切除的组织，抓钳的手把上有扣齿，可使抓持牢固稳定。

（6）剪刀种类较多，有直头、弯头、钩形、左弯、右弯、单关节或双关节等绝缘分离剪。有的剪刀装有单极电凝接头，接上电凝系统，可先电凝止血，再剪断组织。术中根据组织的厚薄、韧性和硬度，而选用适合的剪刀。

（7）施夹器和夹钉，施夹器配上夹钉，可有效夹闭血管和其他管道组织。施夹器有旋转功能，以方便手术操作。施夹器有单发施夹器和连发施夹器两种。夹钉有不吸收的金属钛夹和可吸收性夹钉等品种。夹钉分大、中、小 3 种型号，以配合相应型号的施夹器。用以夹闭血管止血和夹闭胆囊管、输卵管和阑尾等管道器官组织的残端。

2. 选配器械　包括持针器和缝针、打结推杆、牵开器、单针线缝合器、缝合器、标本粉碎器和标本袋等。

（1）持针器和缝针，持针器的结构和抓钳相似，但其区别是抓持的力量更大。它的头部有不同的形状，以满足不同角度操作的需要。腹腔镜手术使用的缝针有直形、雪橇形和弯形，缝针都带线。

（2）打结推杆为体外打结时使用的推杆，有一次使用的塑料推杆，即路德（Roader）结圈套器，又有重复使用的头端呈 X 形、C 形、O 形的金属推杆。

（3）牵开器，可将邻近的器官组织牵开或扒开，能够更好地显露手术部位。常用的牵开器有扇形牵开器（有 2 叶、3 叶和 5 叶）、可旋转的钩形牵开器、杠杆式牵开器、带翼观察牵开器和球囊牵引袋等。

（4）单针线缝合器（endo-stitch）适用于大多数微创外科内镜下缝合操作，其外形像持针器，其夹头采用弹簧方式并装上单个带线缝针，使缝针来回穿行于缝合器两夹之间。缝针为双刃、尖锥形，易于穿透组织。在腹腔镜手术中，用单针线缝合器可进行连续缝合，并可在连续缝合的两端进行打结。

（5）缝合器（stapler）缝合器的原理像订书机，它可将两层片状组织（如腹膜、肠壁、血管壁等）钉合在一起，其夹钉将两层组织咬合紧，起着缝合作用。缝合器有 3 种。①单发缝合器：如疝修补缝合器（hernia stapler），它可将疝修补的补片和疝囊口周围的腹膜钉合在一起，以关闭疝囊口。②内镜胃肠吻合器（endo-GIA）：又称内镜缝合切开器。Endo-GIA 用于胃肠的侧 - 侧吻合，也用于胃肠或大血管的横断并封闭其两端切口，也常用于切断肠系膜、脾带、肾带、子宫阔韧带和胸腔镜肺切除。③内镜端 - 端吻合器（endo-end to anastomasis，Endo-EEA）：为环形吻合器，Endo-EEA 为环形缝合切开，其吻合器头通过前后活动，完成缝合切开。Endo-EEA 吻合器头的直径在 25~30mm，用于不同直径的胃肠端 - 端吻合。

（6）标本粉碎器和标本袋，如果切除的标本较大（如肝、脾），须把标本放入标本袋内，用标本粉碎器弄碎后，方能取出。标本袋要求袋口要大、质地坚韧牢固、结构密封和表面光滑，以方便放入标本和顺利从腹内取出。

五、其他微创外科手术的仪器设备和基本器械

（一）胸腔镜手术的仪器设备和基本器械

1. 仪器设备　胸腔镜手术的仪器设备中，摄像显像系统同样包含胸腔镜、摄像机、荧屏监视器、冷光源和图像记录设备等。电凝电切系统同样可选用高频电

凝电切系统、氩气刀、超声刀和激光。冲洗吸引系统与腹腔镜手术使用的要求相同。胸腔镜手术无须注气，不须使用人工气腹系统。

2. 基本器械　胸腔镜包含套管针和开放式套管、电钩和电铲、抓钳、分离钳、剪刀、施夹器和夹钉。持针器和缝针、打结推杆、各种牵开器、标本粉碎器和标本袋、单针线缝合器（endo-stitch）和缝合器（stapler）。在缝合器中，由于缝合切开器（Endo-GIA）能切开组织和缝合切口缘一次完成，使用方便、安全、可靠，在胸腔镜手术中广泛应用。

（二）泌尿微创外科手术的仪器设备和基本器械

1. 仪器设备

（1）内镜：泌尿微创外科有多种内镜。①膀胱镜：有硬性和软性两种；②经尿道电切镜；③尿道切开镜；④输尿管镜：有硬性和软性两种；⑤经皮肾盂镜；⑥经皮输尿管切开镜。

（2）腔镜：腹腔镜。

2. 基本器械

（1）泌尿导管：导尿管、扩张尿道导管、前列腺尿道支架管、输尿管导管、输尿管持续引流管、输尿管扩张导管、经皮肾造口扩张导管、经皮肾造口引流导管。

（2）光源装置：目前常用冷光源。

（3）高频电源装置：适用单极电凝、双极电凝和电切。

（4）碎石装置：有超声波碎石装置、液电碎石装置、钬激光碎石装置和气压弹道碎石装置。

（5）其他摄像显像和图像记录装置。

（三）关节镜与椎间盘镜的手术仪器设备和基本器械

1. 关节镜手术的仪器设备和手术器械

（1）仪器设备包括关节内镜、摄像显像监视系统、图像记录仪器和手术器械。

（2）手术器械：探针、灌注针、剪刀、各种关节手术刀、篮钳、髓核钳、咬骨钳、垂体钳、游离体钳、刮匙、半月板刀、电动刨削系统、负离子刀等。

2. 椎间盘镜手术的仪器设备和手术器械　椎间盘镜手术又分颈椎间盘镜手术和腰椎间盘镜手术，它们有着共同的仪器设备和手术器械，也另有各自特色的手术器械。

（1）仪器设备：颈椎间盘镜手术和腰间盘镜手术的共同仪器设备包括：椎间盘内镜、摄像头、光导纤维、荧屏监视器、冷光源和图像记录仪。

（2）手术器械：颈椎间盘与腰间盘镜手术的共同器械有：带齿手术操作通道管、软组织分离器、10~14mm 系列环钻、骨间盘取出器、植入器、枪钳、弯剪、带鞘小尖刀、髓核钳、神经拉钩、探头、弯形解剖器、吸引管、双极电凝、刮匙、气动钻、自由臂定位导针、直径 5.3~16.8mm 系列扩张管等。

（四）脑立体定向术与神经内镜手术的仪器设备和基本器械

1. 脑立体定向术的仪器设备和基本器械　立体定向仪和影像扫描设备（如 CT、MRI）。

2. 无框架立体定向导航的仪器设备　影像扫描设备（如 CT、MRI）和数字化仪（①声波数字化仪；②遥感关节臂；③光学数字化仪；④电磁数字化仪）。

3. 神经内镜手术的仪器设备和手术器械

（1）仪器设备：硬质内镜、纤维内镜、内镜的导向和稳定系统（①立体定向技术设备；②术中 B 超设备；③自动牵开器固定直接导入仪器）、摄像显像系统。

（2）手术器械：活检钳、显微剪、显微镊、单极和双极电凝针、激光光导显微、球囊导管、超声刀等。

第六节　内镜外科

随着现代生命科学技术的突飞猛进，内镜术已经发展成为现代临床外科学中主要的诊断和治疗方法之一，逐渐地改变着人们的一些传统外科思维方式，并成为传统手术方法的重要补充，在此背景下，一门新兴的交叉学科——内镜外科逐步形成。

一、内镜外科概念

内镜外科是指将内镜通过人体正常通道或人工建立的通道送到或接近体内病灶处，在内镜直视、X 线透视或 B 超辅助下，对局部病灶进行观察、止血、切除、清除结石、引流或重建通道等手术，以达到明确诊断、治愈疾病或缓解症状的目的。内镜治疗可以主动而有效地解决内科保守治疗难以解决的问题，简化复杂而危险的治疗方法或替代某些手术，能够为难以进行常规手术治疗的患者进行有效的姑息或者根治性治疗，可在明确诊断的同时进行治疗，具有简便、高效、安全、损伤小、并发症少、死亡率低等优点。

二、内镜外科设备

内镜外科的基本设施由三部分组成：内镜系统、手术设备和手术器械。内镜系统包括内镜、主机 - 光源和内镜监视器。内镜包括硬质内镜和纤维内镜，分别应用为消化内镜、胸腔镜、腹腔镜、呼吸内镜、膀胱镜、肾盂镜、宫腔镜、关节镜、脊柱内镜、脑室镜、鼻咽镜、血管镜以及心镜等。此外，还包括融合超声和内镜技术的超声内镜，以及内置摄像与信号传输装置的智能胶囊消化道内镜系统。内镜手术的基本设备是高频电发生器，其他设备有氩气刀、液电碎石器、微波机、激光机、热凝器和内镜冷冻机及其辅助探头等。手术器械主要有各种类型的活检钳、注射针、息肉圈套器、抓钳、多连发曲张静脉结扎器、狭窄扩张器(有气囊扩张器和探条扩张器两种)、导线、囊肿穿刺器、内镜穿刺针、机械碎石器等。用于治疗的支架和导管有食管支架、胆道内引流支架、胰管内引流支架、鼻-胆(胰、囊肿)外引流管及呼吸道支架等。

三、内镜外科基本技术

内镜外科手术的基本操作技术包括:

1. 注射术　使用内镜注射针,在内镜直视下对病灶,如出血点、病灶基底、肿瘤瘤体等,穿刺注射药物以达到止血、托起病灶、使肿瘤坏死或局部封闭等目的。

2. 钳夹术　使用内镜止血夹,对准出血点、息肉基底或裂开的黏膜边缘钳夹,起到止血、预防出血或闭合创面的作用。

3. 切除术　使用内镜圈套器,直接或剖开病灶表面的黏膜后将病灶套住,接通高频电流,以切除病灶。

4. 导线置入或扩张术　在内镜直视下将导线前端对准狭窄的腔道口,捻动导线,依据阻力感觉盲视下或在X线透视监视下使导管通过狭窄段。然后经导线引导下用探条扩张器或气囊扩张器在内镜直视下或X线监视下对狭窄部位进行逐步扩张,以重建通道。

5. 十二指肠乳头切开术　使用特殊内镜切开刀,采用直接选择性插管成功后切开或直接剖开十二指肠乳头括约肌,以打开通入胰管或胆道通路。

6. 支架放置术　在单独内镜或内镜联合X线监视下,对狭窄的通道置入塑料或金属支架以维持管腔的通畅性。

7. 氩气刀凝切术　使用APC探头,在内镜下对准目标物(肿瘤、狭窄环、出血点及异物等)行凝切,使目标物凝固、坏死和汽化。

8. 超声内镜穿刺术　使用内镜穿刺针,在超声内镜下确定目标物,在单独超声内镜或联合X线监视下对目标物进行穿刺,以针吸组织、注射药物或建立通道。

9. 引流术　内镜下对经内镜穿刺的液性囊腔或梗阻段以上的体液进行引流,使液体引入正常人体内腔道或体外。

10. 碎石术　使用专用机械碎石器或液电碎石器、激光碎石器、弹道碎石器及超声碎石器等特殊设备,内镜直视下或辅以X线透视破碎各种结石、粪石等。

四、内镜外科的应用

(一) 呼吸系统内镜

所用的内镜包括硬质气管镜和纤维气管镜,呼吸内科内镜外科主要技术是:氩气刀凝切术,支架放置术和异物清除术。呼吸内镜外科可应用于恶性气道梗阻、癌性出血、良性肉芽肿、呼吸道异物以及手术后吻合门狭窄和术后缝线异物。对于恶性肿瘤内镜治疗的主要目的是姑息性对症止血、再通呼吸道以缓解呼吸困难及痰液引流不畅。以CT检查结果为基础、内镜直视下或在气管超声内镜介导下可对气管外占位病灶进行穿刺针吸组织活检。

(二) 纤维胃镜、十二指肠镜

对于食管、胃、十二指肠的炎症、糜烂、溃疡、息肉、肿瘤、憩室、静脉曲张等均可直接观察和做必要处理。对胃癌、食管癌、十二指肠癌可直接活检,对上消化道出血可迅速作出定位诊断和病因诊断。除诊断作用外,纤维胃镜、十二指肠镜还可用于多种治疗。

1. 经内镜电凝切除　用于治疗息肉等良性病变。

2. 经内镜下止血　包括有电凝止血、注射硬化剂和曲张静脉结扎等,后二者临床应用更广泛,主要用于食管曲张静脉破裂出血时紧急止血。硬化剂注射是在内镜下,配合应用特殊的外套管,向曲张静脉内或其周围注射硬化剂,以使血管内血栓形成并机化,以及静脉周围水肿、纤维增生使静脉瘪陷,从而达到止血的目的。食管曲张静脉结扎术是采用特殊的装置将橡皮圈套扎在曲张静脉基部,此方法也简单有效。

3. 逆行胰胆管造影及Oddi括约肌切开术　逆行胰胆管造影(ERCP)是将内镜插至十二指肠降段,找到十二指肠乳头以后,由内镜活检孔插入造影管至乳头开口部,注入造影剂,作胆胰管X线造影、胆汁细菌学和细胞学、胆道压力及乳头括约肌功能测定等检查,此外,可作乳头括约肌切开术、胆胰管碎石取石术、胆胰管内支架安置引流术、鼻胆管引流术及胆道蛔虫取出术等治疗。主要于胆总管端结石、胆道蛔虫症、良恶性胆道狭窄、Oddi括约肌功能障碍、胰管结石、急性胆源性胰腺炎、慢性胰腺炎、胰瘘及胰腺囊肿等疾病,与传统外科手术相比,具有创伤小、恢复快、费用低等优点,已成为胆胰疾病治疗的重要手段。Oddi括约肌切开术是在纤维十二指肠镜下,经乳头插入特制十二指肠乳头切开刀,予以切开,主要用于局限于乳头部的良性狭窄或较小的胆总管结石,特别是因高龄或其他严重器质性疾病不能耐受胆道大手术的患者。其并发症为急性胆管炎、急性胰腺炎、乳头区出血、十二指肠乳头部腹膜后穿孔等。

（三）纤维结肠镜

纤维结肠镜可检查整个结肠，甚至可达末端回肠20~50cm。通过肉眼观察结肠腔内黏膜表面变化，结合病理作出诊断，也可用于治疗，如肠内息肉切除等。凡有原因不明的便血、慢性腹泻、排便异常、钡灌肠异常、结肠术前确定病变原因，术后追查吻合情况等，可做此检查以达到诊断和治疗的目的。

适用于：

1. 原因不明的下消化道出血的定位和病因诊断。

2. 结肠良性或恶性新生物，可明确病变范围，并取活检以确定其性质。

3. 对单发结肠息肉可用电凝圈套摘除，对多发息肉可明确其范围以便动态观察。

4. 对钡灌肠不能确诊的如溃疡性结肠炎等可协助诊断。

5. 结肠癌术后复查。

结肠镜最主要和严重的并发症是引起穿孔，穿孔多发生在乙状结肠与降结肠交界和结肠脾区等处。

（四）纤维胆道镜

纤维胆道内镜是一种直视下观察胆管、肝管、处理病变的特制的器械，可在胆道手术中或胆道术后带有“T”管者中直视胆道内部情况，向上可以看到肝内胆道深达Ⅲ、Ⅳ级的胆管，向下可见到胆总管下部十二指肠乳头，甚至十二指肠内，并能直接看到胆管里的黏膜是否充血、水肿、糜烂及胆石的形状、颜色、大小、数目及是否嵌顿，还可区分胆道中的血块、气泡、息肉及蛔虫，取活检做病理检查，可作胆道疾病的诊断，了解病变的部位及性质，是否有残余结石等，是一种较好方法。并且可以通过取石钳、取石网、活检钳等在术中或术后通过T管窦道清除肝内外胆管结石，采取活组织检查以明确肝内外胆管狭窄的性质以及发现肿瘤。其常见并发症有发热、窦道穿破、膈下及肝下胆汁积聚等。

（五）泌尿系统内镜

用于泌尿系的内镜主要有膀胱镜、输尿管镜、经皮内镜。在传统的硬性膀胱镜基础上，近年来又发明了输尿管肾盂镜、经皮肾镜及可曲性的纤维膀胱尿道镜等。

1. 膀胱镜　①做诊断用通过检查窥镜可以观察到膀胱内情况；通过输尿管插管窥镜，可向输尿管插入细长的输尿管导管至肾盂，分别搜集尿液，进行常规检查和培养；静脉注入靛胭脂溶液，观察两侧输尿管的排蓝时间，可以分别估计两侧肾功能；经导管向肾盂或输尿管注入12.5%碘化钠造影剂，施行逆行肾盂造影术，可以了解肾、肾盂和输尿管的情况。②做治疗用如膀胱内有出血点或乳头状瘤，可通过膀胱镜用电灼器治疗；膀胱内结石可用碎石器来碎后冲洗出来；膀胱内小异物和病变组织可用异物钳或活组织钳取出；输尿管口狭窄，可通过膀胱镜用剪开器剪开（或用扩张器进行扩张）。

2. 输尿管镜　通过一细长的窥镜，经尿道、膀胱、输尿管口进入0.2~0.5cm直径的输尿管，在直视下或借助电视监视系统，可以很清晰地观察到输尿管内的病变，如有结石、肿瘤等，对输尿管疾病进行诊断与治疗。

3. 经皮肾镜　经皮肾镜技术是通过经皮肾盂通道对肾盂、肾盏和输尿管上段的疾病进行诊断和治疗的技术，主要应用于各种肾、输尿管上段结石，输尿管上段或连接部狭窄，取肾盂、输尿管上段异物，是腔内泌尿外科的重要组成部分。

（六）关节腔内镜

通过该技术，医生不打开关节就可以检查到关节内的各种结构和病变，并可在关节镜监控下治疗骨性关节炎、滑膜炎、创伤性关节炎、类风湿性关节炎、结核、化脓性关节炎、剥脱性骨软骨炎、髌骨软化症、骨刺、游离体、滑膜皱襞、半月板损伤、关节囊粘连、十字交叉韧带损伤、关节内骨折、关节囊肿、肩脱位、肩周炎、各种不明原因的关节痛等关节疾病。

（七）超声内镜

超声内镜可对消化道管壁黏膜下生长的病变性质进行鉴别诊断，并可对消化道肿瘤进行术前分期，判断其侵袭深度和范围，鉴别溃疡的良恶性，并可诊断胰胆系统肿瘤，特别是对于较小肿瘤精确度高，对慢性胰腺炎等诊断亦优于其他影像学检查。另外，在超声内镜介导下，应用细针穿刺抽吸活检术也明显提高了病变的确诊率。

第七节　计算机辅助外科

计算机辅助外科是一种基于计算机对大量数据信息的高速处理及控制能力，通过虚拟的手术环境为外科医生从技术上提供支援，使手术更安全、更准确的一门新技术。计算机辅助外科的涵盖范围广泛，三维可视化技术、影像引导手术、手术导航技术、虚拟现实技术、手术模拟技术、机器人手术技术和远程手术技术等均属于其范畴。其目的是：使用计算机技术（主要是计算机图形学技术）来模拟医学手术所涉及的各种过程，包括手术规划、手术导航、辅助性治疗规划等。

（一）术前诊断

传统外科中，医师往往依据CT/MRI等影像学资料，以及个人的临床经验及技能，对病变进行综合评估。而计算机辅助外科则利用计算机图像重建技术将采集的原始医学图像等信息进行重建,对病灶进行更为准确地诊断与评估。例如通过肝脏图像的三维重建,可准确了解患者肝脏解剖结构、病灶部位、大小、毗邻结构关系等,有助于肝脏病变的诊断以及可切除性的判断等。此外,虚拟胆道镜技术在对胆管结石的诊断中具有较好的特异性和敏感性。虚拟现实技术还可以根据时间的变化动态描绘出肿瘤体积和形态学的变化,这种增加了时间变量的三维虚拟图像即四维虚拟现实技术。该技术可对肿瘤患者的肿瘤生长以及对治疗的反应进行客观的跟踪随访。

(二) 手术规划

用计算机辅助图像数据三维虚拟再现某一特定患者的正常和病变部位的解剖结构(包括外科异常),以此代替外科医生在大脑中依据经验和技术进行手术方案的三维构思,能帮助外科医生更充分地理解将要实施的手术方案、预测术中可能发生的危险、选择最佳手术路径和适当的切除平面、减小手术损伤、减少对邻近组织损害、提高定位精度、执行复杂外科手术,提高手术的安全性和成功率。且其信息可供整个手术组成员共享。如果引入 CT 等三维图像,就可对具体图像在虚拟的空间进行三维手术模拟,并制订出较为完善的手术方案。VS 系统可以预演手术的整个过程,以便事先发现手术中的问题。这种系统可使医生能够依靠术前获得的医学影像信息,建立三维模型,在计算机建立的虚拟的环境中设计手术过程,提高手术的成功率。

(三) 手术实施

计算机辅助技术将手术导航技术引入外科手术。手术导航最早起源于"立体定向神经外科技术",这一技术是通过适时地将计算机所产生的虚拟图像叠加到真实的图像上去,即"配准"过程,在手术中随时将手术进展的情况(即手术野的图像)与手术前的计划(即术前的虚拟三维图像)进行比较,便于根据手术前的计划及时校正手术操作。

各种医用图像技术相关的技术为外科医生提供了全面、立体的眼睛,而手术机器人等则为外科医生提供了灵活、精准的手。20 世纪 80 年代起,由于机器人物理空间定位的精度高、动作的重复性和稳定性好、不易疲劳性,人们开始尝试用机器人来协助手术的完成。随着腹腔镜手术的成功实现,外科手术的机器化操作又有了崭新的平台,目前临床广泛应用的完整的手术机器人系统有 Zeus 和 da Vinci 系统。以 da Vinci 系统为例。外科医师通过一个像双目望远镜的视像显示系统实时获得手术野高清晰度的三维图像,通过操控"控制台"上的操控手柄移动手术台上的各种手术器械。机械臂自由度的"内腕关节"和先进的"电—机转换"功能,能将外科医师的各种动作实时、精确、连贯地"翻译、传输"到手术器械的末端,从而极大限度地保留了医师双手的灵活性,并且克服了动作震颤和不精确等问题。目前手术机器人的应用日渐广泛,已能完成心胸外科、泌尿外科、普通外科、妇科、矫形外科等多学科手术。

(四) 外科解剖教学及手术教学训练

对于结构复杂且不透明的组织器官,计算机辅助外科中的三维可视化技术能使外科解剖教学更为立体、透明、可重复,使医学生或外科医师对人体脏器的解剖知识具有更为深入和全面的掌握。不仅如此,计算机辅助外科在手术教学训练中的应用及其优势也显而易见。与传统外科中在临床实践中进行手术教学训练不同,虚拟现实技术为受训者提供了一个安全的培训环境,不用担心因为受训者的失误而对患者产生直接伤害,而且还可以实时监测和显示受训者操作动作,及时对受训者动作的准确性、正确性进行客观的评价、分析,并且还能根据需要设置个体化的培训程序,未来的虚拟现实软件还能将各种不同的临床病理状况编入模拟程序,以便受训者进行特殊病例的训练。虚拟现实技术还将有助于建立一套针对外科医师操作技能的客观评估系统。

(五) 为远程医疗提供平台

通过外科机器人介导的远程指导和远程手术系统,医生可以跨越长短不等(几米乃至几千公里)的距离来实现会诊和手术,如 2001 年 9 月 7 日,法国医生 Marescaux 领导的小组完成了跨大西洋远程 Zeus 机器人胆囊切除术。外科医生规定动作可以通过控制台上的监视器所显示的虚拟手术视野来进行手术,手术医生的指令通过电子传感器传给患者身边的机器人。这种用来进行远程外科操作的机器人称作遥控操作机器人。

计算机辅助外科的技术发展还在继续,临床适用范围也在进一步扩大。机器人技术向更加灵敏传感器技术发展,以保证复杂手术的精确度,手术导航技术也将向术中实时导航深入。在当今对医疗服务质量要求日益提高的情况下,我们有理由相信,计算机辅助技术将在外科手术发挥越来越重要的作用。

第八节 实验外科

实验外科(experimental surgery)是外科学的基础与先导,是联系基础医学和外科临床的"纽带"与"桥梁"。实验外科并不仅包括动物实验,还包括经过严格设计的随机对照的外科临床研究。实验外科是探讨疾病发病机制、评定和预测手术效果的重要手段，通过归纳、分析、比较和实验验证等科学方法，促进解决外科临床实践中遇到的各种问题。

动物实验属于比较医学的范畴，指在实验室内，为了获得有关生物学、医学等方面的新知识或解决具体问题而使用动物进行的科学研究。动物实验必须由经过培训的、具备研究学位或专业技术能力的人员进行或在其指导下进行。动物实验的宗旨是探讨不同种系动物的生物学特征和疾病特点，并与人类的健康和疾病进行类比研究以寻求规律。物保护法的前提下，通过实验动物遗传背景、模型性状、饲养条件以及基本操作的标准化，以确保动物实验的科学性。

动物实验的结果不能直接推论及人体。外科学在论证和创立各种新的理论和学说、提出和完善各种新的手术术式和治疗方法、试用和评价各种新的设备、材料和药物时，要在动物实验研究的基础上，按照随机、对照和盲法的原则，在循证医学的范畴内进行以患者为中心的外科临床研究。外科临床研究包括小规模临床试验和大规模临床试验。小规模临床试验是指经生命伦理委员会的审查、监控和评估，证实动物实验结果具有有效性和生物安全性以后，可在国家规定的医疗单位先进行小规模临床试验，评价其有效性和毒副作用。这是动物实验的结果推论及人体的第一步。大规模的临床试验：只有当小规模临床试验取得成功后才可进行大样本的随机对照试验。然后再开展全程监控和后效评价，即以终点指标、重大事件、生存期、生活质量等作为评价指标。

还应当重视的是，医学统计学是实验外科的重要手段和工具。在正确的统计学思想和方法的指导下去运用统计学，有助于合理设计动物实验及临床研究，进行深层次或多因素的综合分析和因果推论，揭示事物内部的规律性，使研究结论符合可检验性、可证实性和可重复性的标准。

目前，实验外科在心脏、脑、肺、肝、胆、胰、胃肠、骨关节、泌尿系等领域取得了巨大的成绩，积累了丰富的经验，如肝癌、胆管癌、神经胶质瘤、膀胱癌、前列腺癌等的发病机制和转移或复发的研究，胆道外科中血管学、终末期胆病和胆石成因的研究，门静脉高压症基础理论研究，胰腺疾病的发病机制和转归的研究等。并且当前我国普外科已开始运用流行病学的方法，对许多临床问题进行探讨，并取得可喜的成绩。此外，实验外科还广泛应用了各种新技术和新业务。如在微创外科方面，一系列基础理论的研究促进了介入治疗、腔镜外科和内镜治疗在临床外科的普及。遥控手术机器人动物模型的建立，也使得机器人技术顺利成功地应用于人体。干细胞是当今细胞生物学研究的热点之一，提出“再生医学”的新概念，使组织、器官的再生与修复的研究达到更新的境界。在生物技术、信息技术、精密加工技术、材料科学以及系统工程等方面的实验研究成果，也使得组织工程科学飞速发展。学科交叉和技术融合是科技发展的必然趋势。纳米技术、芯片技术，蛋白组学技术和基因组学技术均广泛应用于实验外科。在动物模型制作上也开始应用比较基因组学技术。生物信息学为储存、处理、分析和整合信息提供了强大的技术平台，这些进展均有助于逐步实现医学实验方法的现代化，最终有力推动实验外科的发展。

作为外科临床医师，我们还应明白，实验外科的目标是解决临床问题，必将服务于临床，我们应充分认识实验外科发展对临床外科发展的推动作用，在临床实践中勤思考，发现问题，提出问题，再通过科学设计，采取正确的方法和先进的理论技术，在确保实验研究的科学性、先进性和实用性的前提下，去研究问题、解决问题，并将科研成果转化应用于临床。实验外科应顺应“生物—心理—社会医学”的发展模式，强调微观与宏观的研究相互补充和密切结合，应由技术医学、人文医学、管理医学三方结合，在分子、细胞、整体、社会多个层次进行。此外，虽然循证医学的发展历程十分短暂，但其针对问题，立足于用，让证据说话，随新证据产生而不断更新的科学理念已在医学领域内外受到越来越多的应用和认可。实验外科的实践中应充分运用循证医学方法和理论，最大程度提升每一实验研究的科学价值。

（张宁　董家鸿）

参考文献

1. 卢鹏，田文．3D 打印技术在骨科及手外科领域的应用研究进展．中国骨与关节杂志，2017，6（5）：348-351.
2. 张臣瞬，张涛，李明，等．医院数字化手术室建设的发展趋势．中国医学装备，2012，9（12）：67-69.
3. 杨晓萍．层流洁净手术间的环境控制管理．实用医药杂志，2014，31（7）：762-763.
4. 尤灏，杨谦．电外科手术设备的进展．中国医疗器械杂志，2012，36（4）：285-287.

第十一章

外科手术基本技术

第一节　切开分离

一、切开

较大的切口由术者与助手用手在切口两旁及上下将皮肤绷紧固定，小切口则由术者用拇指及示指在切口两旁固定。切开时刀刃与皮肤垂直，用力适度均匀，一次将皮肤和皮下组织在同一深度切开，避免多次切割造成切口边缘参差不齐，影响愈合及愈后的瘢痕（图 11-1）。切勿用力过猛、刺入过深而损伤深部组织。对皮下脂肪较厚的切口，切开时应避免将皮下脂肪向一侧牵拉而使切线偏斜。深筋膜和肌肉组织按解剖层次逐层切开，在肌层可沿肌纤维方向钝性分离，尽量不切断肌纤维。

用电刀切开时，应根据各种组织的不同特性，选择相应的最佳模式和输出功率。切开皮肤时应选择足够功率的电切，切开皮下脂肪时应选择高能电切。皮肤及皮下脂肪层均应快速电切以减少组织烫伤和脂肪液化的发生。切断深筋膜和肌肉则需选择低输出功率的电凝模式进行缓慢切割，以保证充分的凝血作用。在电切和电凝切割的全过程中均需保持切割区域组织的适度张力。

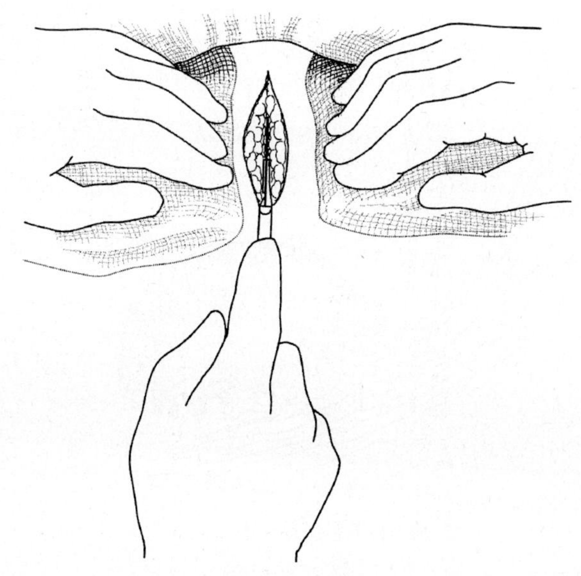

图 11-1　切开

二、解剖分离

外科分离方法有钝性剥离和锐性剥离两类，根据局部解剖及病理改变而选择，手术时通过联合运用两类方法达到显露、游离和切除等目的。

（一）钝性剥离

钝性剥离是借助器械和手指对组织的牵张、扩张和推离作用使组织间隙和疏松组织分离，常用于疏松组织的解剖，如正常的解剖间隙、较疏松的粘连、良性肿瘤或囊肿包膜外间隙等。对较致密的组织，可先用锐性剥离，切开一个小口后，再用钝性剥离，在解剖结构密集或重要解剖结构难以辨明的区域钝性剥离尤为重要。

钝性剥离常用的器械为止血钳、闭合的解剖剪、刀柄、剥离子、海绵钳夹纱布团、剥离器及手指等。使用钝性剥离器时应轻柔，否则容易造成组织裂伤和血管神经的损伤。手指剥离是钝性剥离常用的方法之一，在非直视下借助手指的感觉，深入阻力小的疏松组织间隙，然后向周围扩展，使较疏松组织自行分离（图 11-2），再逐步深入。在深部非直视下的手指钝性剥离时，手指大幅度的动作应少用或慎用，除非确认为疏松的纤维蛋白性粘连，否则易导致组织及脏器的严重撕裂或大出血。

（二）锐性剥离

锐性剥离是用锐利的刀刃或剪刀的切割作用离断组织和分离组织间隙，常用于致密的组织如腱膜、鞘膜和瘢痕组织等的分离。锐性剥离的创缘整齐，组织损伤轻，但必须在直视下进行，动作应精细准确。无

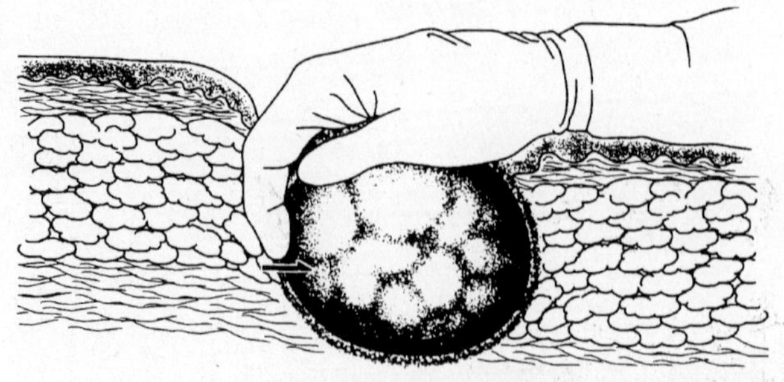

图 11-2　钝性剥离

论使用何种器械进行分离或离断组织均需要适当力度的组织牵张，这对于减少分离时的出血和精确操作非常重要，常用手或无损伤解剖镊牵拉组织和分开组织间隙。对于血管丰富的组织或血管性粘连，应予以结扎后切断。用手术刀分离时可采用执笔式执刀法，利用手指的伸缩动作（而不是手腕或上肢的动作）进行切割，刀刃应与所需切开的组织平面垂直。若在两层组织间进行平面解剖（如皮瓣剥离），可横执刀柄，使刀刃与组织平面呈钝角（图 11-3）。

用剪刀剥离时，可将钝性分离与锐性分离相结合使用。一般是将剪刀闭合深入组织间隙（不可太深），然后张开进行钝性分离，仔细观察有无重要结构，再剪断；用剪刀进行锐性分离时可采用推剪的方法，即将剪刀端微张，轻轻向前推进（图 11-3），此法一般不会损伤重要组织结构，解剖速度也快。锐性分离所致组织出血可用电凝进行补救处理后再继续分离。

（三）电刀分离

一般采用电凝或凝切模式行解剖分离，操作时需在组织切割线两侧保持适度张力，使凝结的组织分离，但牵张力度不易过大，否则会造成组织撕裂和出血。为了避免损伤邻近或深部的组织结构，电刀分离时可用解剖镊夹持牵张拟切割的组织。对于血管较丰富组织的分离可用解剖镊夹持并提起拟切割组织，予以间接电凝，继而用解剖镊撕裂或剪刀切断凝结的组织。对于分离过程中的出血点，采用直接或间接电凝止血。

电刀在关闭状态下尚可用电刀头进行精细的钝性分离，一般是在保持组织张力的情况下，将电刀头插入组织间隙并轻轻推离以扩张组织间隙，如此方法依次分出几个相邻的组织间隙，最后对于相邻间隙间的纤维网格以电凝切断或钳夹切断（图 11-4）。在解剖分离过程中，交替地使用电刀的钝性分离、锐性凝切和电凝止血功能，有助于在保持清晰手术野的条件下进行快速分离。

在血管、胆管和神经等重要结构周围进行电刀分离时，应尽量调低输出功率并辅以适当的解剖镊牵引技法，以保证安全精确地切割。对于直径在 2mm 以下的微细血管，可直接电凝切割。含有较粗血管的组织，凝切分离往往出血较多，应予结扎后切断。

（四）解剖分离的一般原则

1. 辨明局部解剖结构　在进行解剖剥离时，必须清楚地辨明组织的解剖结构，在组织间隙或疏松组织层内进行分离。例如显露甲状腺时应沿着甲状腺纤维被膜表面分离，而游离血管时则应切开血管外的纤维膜并在纤维膜内分离。在未辨清组织结构以前，不要轻易切割或钳夹，锐性分离时尤需辨明解剖关系，控制利刃抵达的组织层次，以防止副损伤。

2. 认清病变组织特性　良性占位性病变一般与

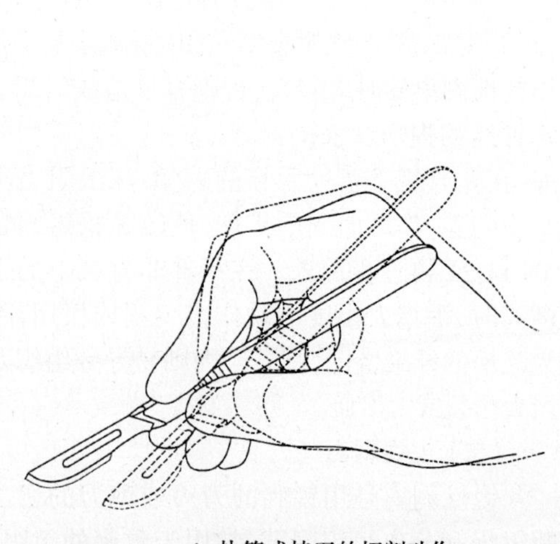

A. 执笔式持刀的切割动作

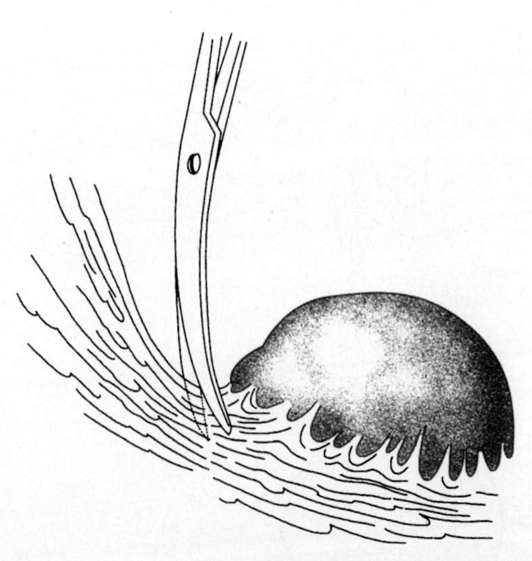

B. 剪刀推开组织解剖法

图 11-3　锐性剥离

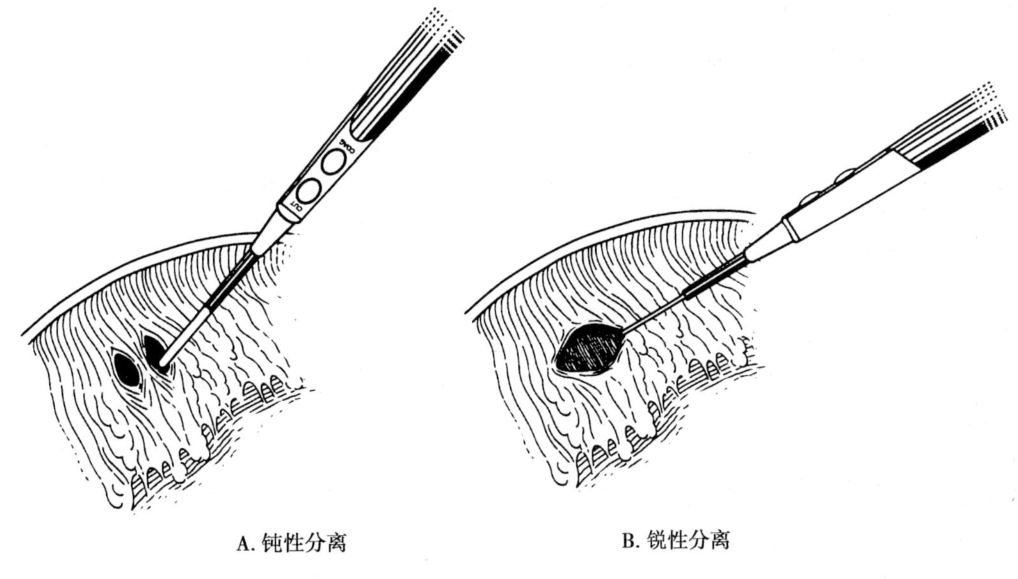

A. 钝性分离　　　　B. 锐性分离

图 11-4　电刀分离

周围组织分界清楚，常有完整包膜或假包膜，可沿包膜进行分离切除。恶性肿瘤边界不清，包膜不完整，常浸润周围组织结构，应尽量在肉眼可见的肿瘤边缘以外的部位进行锐性分离，尤其要妥善处理受癌肿浸润的重要解剖结构。急性炎症时，病变及其周围组织充血水肿，并与周围组织疏松粘连，可沿着病变组织周围进行钝性分离。慢性炎症时严重的粘连可造成组织周围解剖不清，需要耐心细致地寻找辨认组织间隙，采用钝性和锐性相结合的分离方法。

3. 掌握精巧的血管分离方法　显露血管需要掌握精巧的手术技术。分离大血管应在血管鞘内进行，先将血管浅面的鞘膜牵起、切开，沿血管纵轴用钝头剪刀在血管周围间隙内交替进行钝性和锐性分离，然后用直角钳分离血管的深面，分离时解剖镊夹持牵引血管外膜及周围组织以方便操作。若动静脉并行，血管钳应从两血管间深入再在血管的深面转向外侧。在鞘内分离血管较容易，且不易损伤并行的血管和邻近的组织结构，但应避免伤及血管的分支特别是来自后侧的血管支。当血管炎症、外伤或多次手术造成血管周围粘连和解剖层次不清时，必须熟悉血管解剖和细心操作，用剪刀逐渐进行锐性分离，尽可能避免损伤血管壁。用束带环绕悬吊已游离的血管及其分支，有助于进一步的血管分离和处理。

4. 掌握重度粘连的分离技法　①重度粘连的分离应采取由浅入深、由外围到核心、由易到难的程序。一般先从粘连较轻或较疏松的部位开始，或由比较正常的部位逐渐接近病变部位，将周围的解剖关系基本弄清楚后，再处理困难部位，切忌盲目剥离。②实质器官与空腔器官之间界限不清时，可沿易于鉴别的实质器官边缘进行解剖分离，这样不致将空腔脏器穿破；如肠与肝粘连，沿肝脏表面剥离较稳妥。空腔脏器例如肠与肠之间致密粘连时，先将附近疏松粘连分离后，用手指深入病变之间进行触诊，摸清可能的分界，并在手指感觉引导下进行分离，一般是沿较易辨明的一侧肠壁表面进行分离。③某些有包膜的脏器由于炎症粘连严重，在包膜外无法分离，或分离时渗血过多，则可进行包膜下剥离。例如，肾包膜外粘连致密无法剥离，可行肾包膜下剥离；肺与壁层胸膜粘连紧密，可进行胸膜外分离；脾与后腹膜粘连紧密，则可行腹膜外分离等。

第二节　术野显露

手术野的充分显露不仅能清楚显示病变的性质、范围和局部解剖层次，且便利手术操作和防止手术的副损伤，因而是安全有效地施行手术的关键。深部手术的显露更为重要，显露不佳，不但增加操作难度，延长手术时间，而且还可能误伤重要器官结构、导致大出血或其他严重后果。

一、开放手术的显露

（一）体位的选择

合适的体位，常有助于深部手术野的良好显露。一般应根据手术路径、病变部位、手术的性质和需要，选择合适的体位。如右半结肠手术时可将手术台的平面偏向左侧，使大部小肠坠向左侧，再用大盐水纱布垫隔开，则可得到较满意的显露。又如右肝手术时可将右侧腰背部垫高 30°，以利于显露肝右叶及肝后下腔静脉。但体位的选择应同时考虑到患者的舒适以及体位对局部或全身的影响，如时间较长的过伸或过屈的体位会影响呼吸运动及气体交换量，侧卧时间过久可影响肢体的循环或发生神经压迫等。

（二）麻醉的选择

只有良好的肌肉松弛，才能获得良好的显露，尤其是深部手术，应该选择充分肌肉松弛的麻醉。胸腹部手术选择气管插管加全身麻醉往往可以获得良好的肌肉松弛，增进手术野的显露，而且也便于术中处理各种异常情况。

（三）手术路径的选择

1. 选择手术路径的一般原则正确选择手术路径即切口是做好手术的重要环节之一，针对不同部位手术的需要，可采用各种常规的和非常规的切口。

切口的选择应遵守以下原则：

(1) 切口应尽量接近病变部位，通过最短的路径显露病灶，且便于在必要时延伸切口完成手术。

(2) 手术时需采用足够大的切口充分显露手术区域，小切口手术是在特定条件下施行的，并不与该原则相违背。

(3) 切口不应损伤重要的解剖结构，不影响局部的生理功能，不遗留难看的瘢痕。在颜面、关节、手部的切口应与皮纹和关节轴相平行，切口应避免垂直通过腋窝、腘窝、肘窝等部位，不应做在手掌、足底和截肢残端等负重的部位。

2. 腹部手术的路径选择腹部切口时还应考虑以下因素　决定切口的长度时要考虑到患者皮下脂肪的厚度，肥胖患者应选择较长的手术切口。患者的体型和体格也是选择切口时应考虑的重要因素。女性的腹腔和盆腔一般较宽阔；而男性，特别是年轻和肌肉发达的男性，腹腔和盆腔相对狭小，且男性腹腔的上部较深，因而到达膈下间隙比较困难，特别是慢性阻塞性肺疾病和桶状胸的患者更是如此。男性有发达的肌肉和腱膜，因而显露时必须强力牵拉切口。体格强健且肋角长而窄的患者，最好是选择正中切口，这种情况下选用上腹部横切口或斜切口常难以充分暴露腹腔上部。

开腹手术常用的切口有纵切口（经腹直肌切口和正中切口）、斜切口、横切口或联合使用几种切口。由于腹前壁的外斜肌、内斜肌和横肌的合力为水平方向且腹直肌有腱划，所以横切口和斜切口比纵切口所受的牵张力小，伤口疼痛轻，术后愈合好，伤口裂开和切口疝的机会较少，但横切口和斜切口需要较长的切口才能达到满意的显露。腹部纵切口（正中切口、旁正中切口和经腹直肌切口）不必切断肌肉，出血较少，切开和缝合简单快捷。如果选择纵向腹部切口，通过腹白线的正中切口是较好的途径，而且正中切口还适合诊断不明时的剖腹探查。为达到满意的暴露可联合使用上述几种切口，双侧肋缘下斜切口是典型的联合切口，通常还附加一延伸至剑突（可以劈开胸骨下部分）的正中线切口，这种联合切口称 Mercedes 切口（图 11-5）。上腹部一长的弧形横切口称“马刀”切口，也可认作是联合切口。

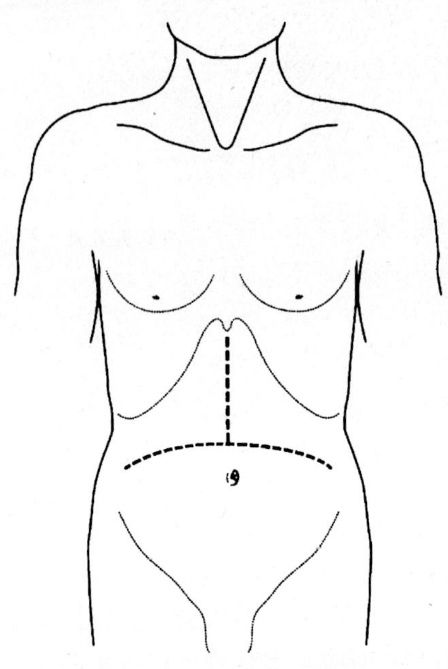

图 11-5　Mercedes 切口

各种切口都会对腹壁造成一定损伤，但应尽可能避免切断腹壁的主要神经，以免腹肌去神经萎缩。斜切口或横切口要切断一些肌肉，但一般不会造成去神经问题。相反，纵切口不切断肌肉，但会切断腹壁神经。过去盛行的旁正中切口和经腹直肌切口可导致靠近中线一侧的腹直肌去神经萎缩，因而目前已很少使用。开腹胆囊切除和右肝切除常用的右肋缘下斜切口是一个例外，该切口可损伤或切断右肋缘下神经，造成术后神经痛。开腹阑尾切除用的经麦氏点切口，可损伤髂腹神经，削弱腹股沟区的肌腱力量，易引起同侧腹股沟疝。

3. 进胸手术路径常用的进胸手术路径有后外侧路径、前外侧路径和正中路径 3 种。

(1) 后外侧路径：这是经典的开胸路径，患者侧卧，胸部的下方垫高以扩大切口处的肋间隙，适当固定或保护好上肢、后背和颈部。切口沿第六肋间向后斜行，背面应远离肩胛下角 2cm，以免造成术后肩胛骨的粘连固定。后外侧路径开胸可以达到很好的显露，但会损伤传入神经，致术后神经痛。术中以双腔气管插管持续或间断阻断手术侧肺脏通气，使该侧肺萎缩塌陷以利于手术操作。

(2) 前外侧路径：患者仰卧位，从前胸壁的一侧，通常沿第五或第六肋骨进胸。前外侧路径小切口进胸通常用于腔镜辅助下的胸外科手术。

(3) 胸骨劈开的正中路径：采用正中切口并劈开胸骨可以到达心脏、大血管、气管和双侧胸腔，用于开放性的心肺分流术和心脏骤停的紧急处理等。

(四) 切口牵开

利用牵开器牵开切口是增加显露的常用方法。框架拉钩的应用大大改善了上腹部手术的显露(图 11-6)。

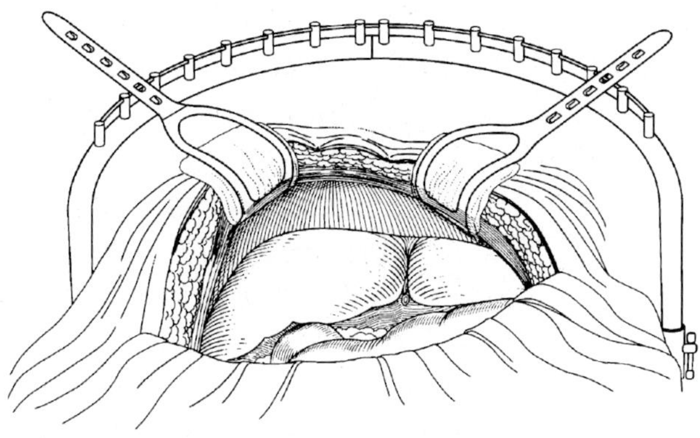

图 11-6　切口牵开

牵开切口时应注意：

1. 将附近组织或脏器牵开时，拉钩下方应衬以湿盐水纱布垫，以加强拉钩的作用，阻止附近脏器(如肠、胃等)涌入手术区域妨碍手术野的显露及操作，同时也保护周围器官或组织免受损伤。

2. 拉钩的动作要轻柔，尤其是在局麻、针麻或硬膜外阻滞麻醉时，由于内脏神经敏感性仍存在，牵拉或刺激内脏过重时，可引起反射性疼痛、肌肉紧张、恶心、呕吐等，致使内脏涌入手术野，妨碍操作。采用 1% 普鲁卡因在肠系膜根部、肝十二指肠韧带或内脏神经丛部位封闭，可减轻或消除上述现象，改善显露。

3. 正确把持拉钩的方法一般是手心向上，如果手心向下，则掌握拉钩的助手难以持久在恒定的位置。

4. 助手应了解手术的进程及手术者的意图，及时调整拉钩的位置以主动配合手术，故在术前详细讨论及术中沟通是很重要的。

(五) 内脏的移位与减容

移动内脏的位置或减少内脏的体积或容量也是改善显露的一种方法，常用方法有：

1. 利用实质脏器本身的特点将其托起，使深处的手术部位变浅。例如肝脏和胆道手术时，可在肝周韧带离断后，在肝上和肝后放置纱布垫，使肝脏和肝外胆道向前下移位。

2. 利用某些组织结构牵拉内脏。例如利用肝圆韧带将肝脏向上轻轻牵引，可使肝门部结构变浅。

3. 通过减少内脏的体积或内容物，使手术野更加开阔。例如颅内手术可行脱水使脑容积减少，盆腔手术留置导尿管排空膀胱，腹部手术留置胃管将胃内容物排空。

4. 将胃肠推移至手术野外以增加腹内空间。腹腔深部手术时，可用大盐水纱垫将胃肠推移至手术野之外，也可将小肠置于切口外，以增加腹内空间和显露深部术野。但应妥善保护外置的小肠。

(六) 手术野照明

手术尤其是深部手术时需随时调整灯光的照明方向以利于手术野显露。空间狭小的深部手术野可借助术者佩戴的头灯予以充分照明和显露。无论开放手术或腔镜手术均切忌在昏暗的手术野中盲目进行重要操作，以免误伤重要组织或器官。

二、腹腔镜手术的显露

1. 正压气腹辅助显露标准的腹腔镜手术的显露方法是通过创造一个正压气腹来实现的，常用气体是 CO_2，也可用 NO 气体，后者常用于局麻下的诊断性腹腔镜检查，因 NO 气腹可以减轻疼痛。正压(10~12mmHg)气腹下手术野的显露比开放手术更好，特别是横膈下及盆腔。

正压气腹的腹腔镜手术也有一些缺点：①手术视野仅是腔镜头所能到达的局部区域。②CO_2 气体的流动可引起脱落的肿瘤细胞或细菌的扩散。③腹腔内压力升高可影响呼吸、心血管、内分泌和代谢系统。因此要使用能充分暴露的最低压力，在儿童气腹压力一般不要超过 6mmHg。

2. 非气腹腔镜的显露　非气腹腔镜是一个正在发展中的技术，它用机械拉力拉起前腹壁创造需要的手术操作空间，其目的是避免(完全无气腹)或减少(低压气腹)正压气腹的压力，从而避免气腹并发症、增加手术安全性、降低手术费用。目前制造非气腹的装置多种多样，但其基本方法可分为两类，一是在腹正中线用吊带或钩状物将前腹壁提起，这样气腹压力在 4mmHg 时，即可完成标准的腹腔镜手术。这种方法创造的圆锥状的手术空间较小，很难施行大的手术，而且对前腹壁的损伤也较大。另一种方法是将扇形提拉器或伞形提拉器(图 11-7)置于腹壁后并提起腹壁成腹腔隆起的空间，这种方法可以基本解决前一种方法存在的缺点。

3. 腹膜外或后腹膜区的显露在腹膜外或后腹膜区域没有自然的空腔，但可以用器械或球囊在疏松组织内人工造一个空腔，一旦创造了这样的空腔，即可

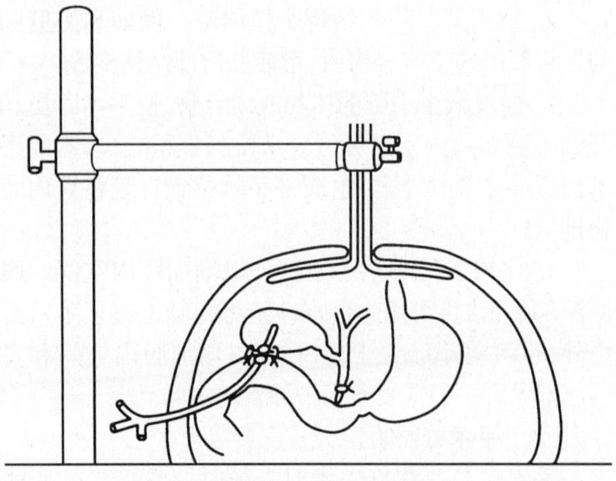

图 11-7　伞形提拉器

导入 CO_2 气体维持扩张的空间。这种操作常用于肾外科手术、腰交感神经切断术和腹膜外腹股沟疝修补术等，但与腹腔内的腔镜手术相比，这种显露方法增加了 CO_2 气体栓塞的危险。

4. 腹腔镜辅助手术的显露腹腔镜辅助手术可减少开腹手术的切口长度，一般是在常规的腹腔镜手术操作孔之外再加作一个小切口，通过这一切口放入手术者的一只手以辅助完成腔镜下复杂的手术操作，如大块肝切除或结肠部分切除后的消化道重建。

三、胸腔镜手术的显露

胸腔镜设备类似腹腔镜，创造胸腔内需要的操作空间有两种方法：

1. 以双腔管阻塞一侧肺脏，该侧肺脏萎陷后出现的胸腔空间即可实行胸腔镜手术。

2. 双侧肺脏仍保持通气，向胸腔内通入 CO_2 气体，气体压力达到 6~8mmHg 时压缩肺脏出现的胸腔空间也可行胸腔镜手术，一般大部分患者可以耐受这种胸腔内正压。

胸腔镜手术入路依据具体手术和术者的爱好选择前侧、后外侧或后侧路径。胸腔镜辅助手术入路依据具体手术选择适当位置作一 5.0cm 的开胸切口。

第三节　出血控制

一、手术出血的类型

外科手术时遇见的出血有三种类型：

1. 原发性出血为术前创伤和手术创伤造成的出血。

2. 反应性出血手术创面、轻度损伤的脏器包膜或吻合口由于术后血压的升高而引起出血。血管断端的线结或金属夹松脱可导致严重的反应性出血。

3. 继发性出血由于感染侵蚀手术创面或其附近血管而引起的出血，如血管移植物感染引起的出血，胰腺部分切除术后断面感染导致胰周血管腐蚀破裂出血。

二、止血方法

通过迅速彻底止血以减少术中和术后出血不仅是保持清晰无血的手术野以便准确手术操作的需要，同时对于减少输血量、促进创面愈合、维持器官正常功能以及防止术后继发感染也是十分重要的。在多数手术中，通过细致解剖操作和正确运用各种止血方法能有效地预防和控制出血。外科常用的止血方法有压迫止血法、电凝止血法、结扎止血法、血管阻断法及表面止血剂法等。

1. 压迫止血法　在创面上施以一定的压力促使血管破口或断端缩小或闭合，促使血栓形成而使出血停止。对于凝血功能正常的患者，在使用纱布轻压手术创面 15~20 秒后，离断后的微小血管断端即可形成小血栓而止血。较广泛的创面渗血可用 50~70℃温热盐水纱布或肾上腺素（2~4mg/dl）盐水纱布压迫止血，持续压迫 5 分钟以后，从垂直方向轻轻取除纱布。压迫止血法可免除过多的组织钳夹和电灼，减少组织损伤和结扎线存留。

用纱布填塞法暂时性压迫止血可用于深部手术野大出血的处理。当体腔深部或难以到达的区域发生大出血时，可首先采用纱布填塞压迫出血创面，迅速制止出血，然后再从容不迫地做出确定性止血处理。

对于发生难以控制的大出血需要及时终止手术的危重患者，纱布填塞术还可作为决定性止血方法。采用无菌纱布垫或绷带，密实地填塞在出血部位，不留空隙，保持充分的压力，迫使出血停止。填塞物一般于手术后 3~5 日逐步松动取出，过早取出可能再度出血，但体内纱布留置过久易引起感染。

2. 电凝止血法　常用于表浅的组织出血，止血快速且无异物存留（图 11-8）。应根据出血点大小及出血范围选择适当的电凝模式和方法。小出血点可直接用电凝器烧灼止血。对于较大的出血点以止血钳或镊子准确夹持出血点组织，将电刀与器械接触以烧灼与凝固器械接触的组织，从而起凝血作用，采用此种间接电凝法止血时应避免电凝器械接触的组织过多或接触其他结构，否则烧伤范围过大，影响组织愈合。对于较大范围的创面渗血可使用氩气喷凝法进行止血。电凝前应吸去电灼部位的血液，焦痂应随时清除。在空腔脏器、大血管和神经附近及皮肤等处，应慎用电凝止血，以免重要组织结构受到损伤。对于有凝血功

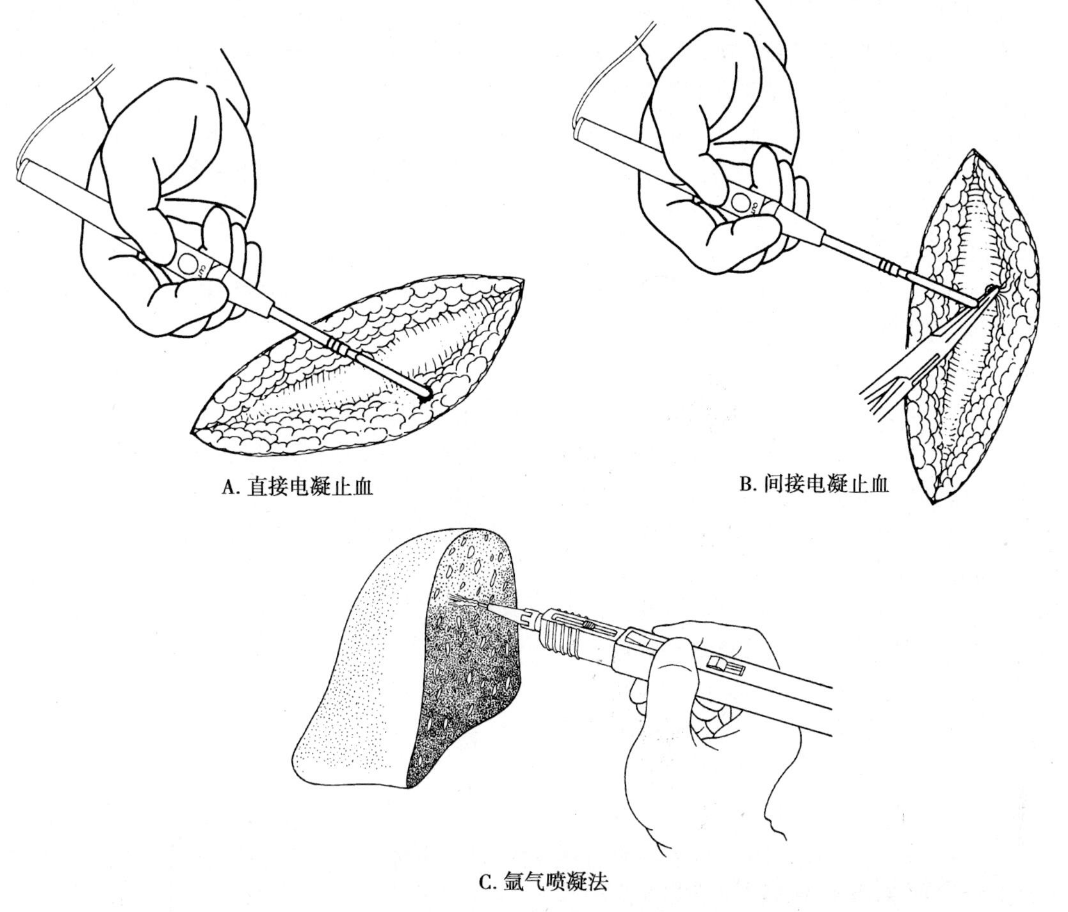

A. 直接电凝止血

B. 间接电凝止血

C. 氩气喷凝法

图 11-8　电凝止血法

能障碍的患者、较大的血管出血或创面深部的出血，电凝止血效果差，应以结扎或缝扎止血为宜，以免术后发生反应性出血。

3. 结扎止血法　包括单纯结扎法和缝合结扎法。使用单纯结扎法止血时助手将止血钳轻轻直立提起，术者将结扎线绕过止血钳，助手将止血钳略偏向一侧露出钳端，术者在钳端的深面作结；在术者持续收紧结扎线时，助手徐徐松开止血钳，以保证可靠结扎。

缝扎止血法多用于钳夹的组织较多、组织残端过短、单纯结扎困难或线结容易滑脱时，方法是将钳夹组织轻轻提起，从止血钳的深面组织中穿过缝针，拉出缝线后绕过钳端，再次从第一次针道附近组织中穿过(注意前后两次穿针处应靠近，否则有可能遗漏未结扎的组织)，将缝线收紧后在血管钳后方打结，此法也称为“8”字缝合。也可以对出血点直接做“8”字缝合或连续缝合，达到止血目的(图 11-9)。

4. 血管阻断法　在解剖分离大血管、与大血管粘连的病变或切开血流丰富的实质器官时，为制止出血或预防出血，可采用手指、血管阻断钳或血管阻断带暂时性阻断手术野或器官的主要供血血管。如在处理

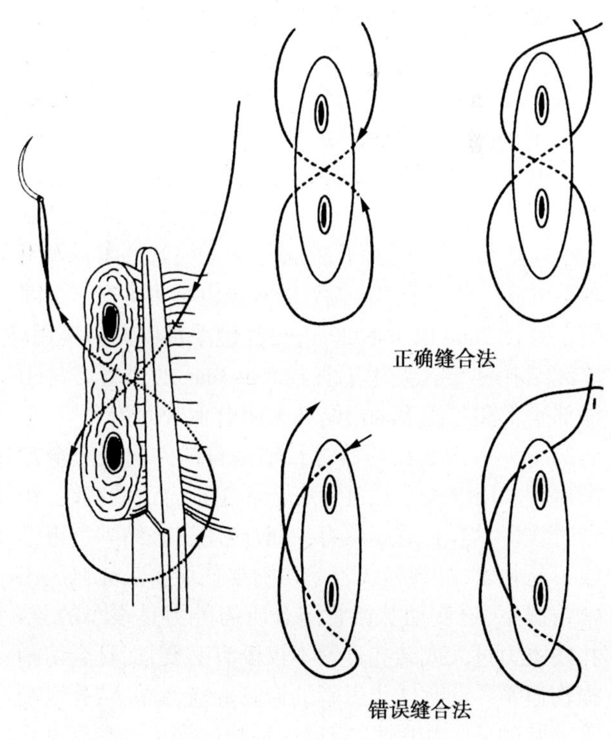

图 11-9　缝扎止血法

肝脏破裂时阻断肝十二指肠韧带内的肝动脉和门静脉以控制出血，阻断入肝血流甚至全肝血流可减少大块肝切除术时的出血，四肢手术时以止血带阻断手术区的血流。这种方法可以创造"无血"手术野，减少术中失血量并便于精细的手术处理。但其不良影响是组织的缺血再灌流损伤，因而需根据所涉及器官的生理特性来限制血流阻断时间。

5. 表面止血剂法用一般方法难以控制的创面持续小量渗血，可考虑采用可吸收性表面止血药物来促进血液凝固。常用的有止血纤维、止血纱布、明胶海绵和纤维蛋白胶等。用时应清除积血并用纱布吸拭渗血创面后，将止血材料覆盖、填塞于渗血创面并加压，也可用纤维蛋白胶喷洒于渗血创面，从而起止血作用。这些表面止血药物容易被渗血推离创面，故要用纱布压迫数分钟使之吸附于渗血创面而起止血作用。对于肝脏、脾脏等实质脏器的破裂出血，用加厚的止血纱布缝合在裂伤部位，或缝合成袋状包裹破裂脏器也是一种可选择的止血方法。血管吻合后，吻合口的渗血可采用可吸收止血纱布缝合包绕吻合口周围进行止血。骨质渗血可用骨蜡，它通过产生一个机械性屏障阻止骨骼表面的局灶性出血，骨蜡不被吸收且抑制骨骼的发生和修复，故应尽量减少使用。必须注意表面止血剂的止血作用是有限的，对于活动性出血点的止血效果多不满意。

三、血管的闭合方法与血管破裂的处理

在血管离断前可采用各种手术方法将其闭合，包括电外科器械的热凝固、结扎、贯穿缝扎、钉合和纤维蛋白胶封闭等，应根据血管的大小和部位来选择适当的处理方法。

电外科器械如电凝器、激光手术器或超声止血刀的强力凝固功能都能安全可靠地闭合直径2mm以下的小动脉和静脉，但对于2mm以上的血管的闭合作用则不可靠。专用于闭合血管的双极电凝钳可安全凝固闭合直径7mm以下的血管，在腔镜手术中尤为实用。单纯结扎和结扎夹用于直径2.0~3mm的血管。对于深部手术和腔镜手术用结扎夹闭合血管尤为实用，正确的施夹方法是在与血管长轴垂直的方向上完全包围血管。用缝线结扎血管应选择粗细合适的缝线，作结时缓慢、均匀、适度用力，一般应用三叠结。过粗缝线不易扎紧，过细缝线容易切割损伤血管。在血压正常情况下，迫使动脉血管闭合所需外力是很小的，结扎线张力过大或结扎过紧不仅没有必要，而且会切割损伤血管。动脉硬化患者的血管顺应性差，结扎线割破动脉的危险性更大，需避免结扎过深。线结离血管残端不要太近，线头应留稍长以防线结滑脱。对于包含在大块组织内血管，应将血管游离或看清血管走行后再行结扎。大块组织结扎不甚牢靠，且术后组织坏死后尚可继发出血。

对于直径3.0~4.0mm的动脉，特别是从主动脉和腹腔动脉上直接发出的动脉支，可靠的闭合方法是贯穿缝扎或双重结扎。

闭合直径4.0mm以上的大血管的最可靠方法是在拟切断点的两侧置血管阻断钳后切断血管，其近心端以4-0不吸收血管缝线连续缝合关闭，其远端予以双重结扎。大血管残端的闭合也可采用直线形切割缝合器。无论采取何种方法闭合大血管，均必须保证在主干血管壁已离断的分支部位实现齐平修复，避免主干血管的狭窄或遗留盲腔而形成血栓（图11-10），这一点对于大静脉的处理尤为重要，例如脾静脉与门静脉汇合部。

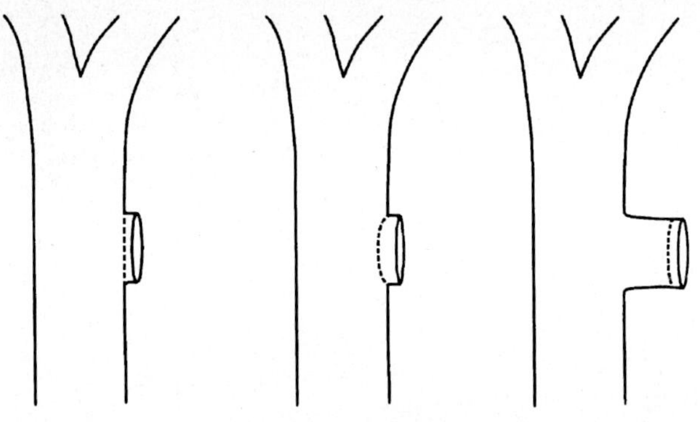

图11-10 齐平修复

手术中遭遇大血管破裂出血时，应迅速用手指或纱布压迫破裂出血的部位，暂时制止出血，尔后再适当扩充血容量、从容地分析出血情况、确定止血对策和措施并做好处理破裂大血管的充分准备之后，清除局部积血，移出纱布，看清出血部位及破损的血管，以无创血管阻断钳或无损伤组织钳在手指深面夹住血管破口，对于不需重建的血管也可直接用止血钳钳夹，之后酌情选择结扎、缝扎或缝合修复的方法处理破裂血管。也可以在用手指或纱布暂时控制住出血后，分离出破裂口两侧血管段，用血管阻断钳控制两侧血流，在无血状态下看清血管裂口予以精确缝合修复。对于静脉破裂出血也可在出血静脉的远近两端用纱布或手指压迫止血后直接缝合修补血管壁。对于大血管采用连续外翻褥式缝合法修复血管破口；对于中等大小血管采用连续贯穿缝合法；对于小血管则应采用间断缝合法。如此，在保证可靠止血效果的同时又可避免血管狭窄。遇到这种意外大出血，切勿惊慌失措，未看清出血部位即盲目钳夹，以致加重血管的损伤造成更多的出血并有误伤其他重要组织结构的危险（图11-11）。

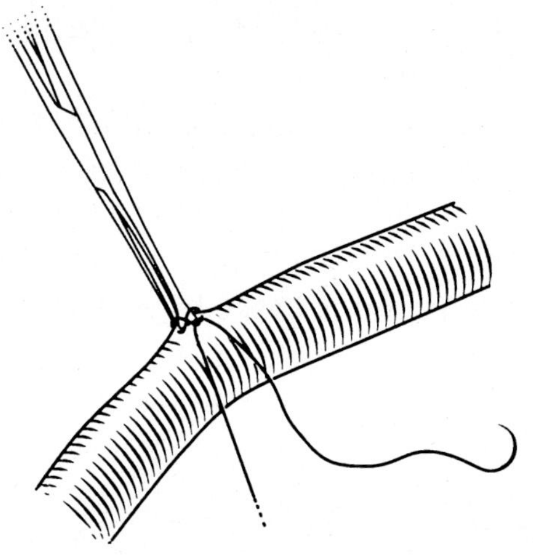

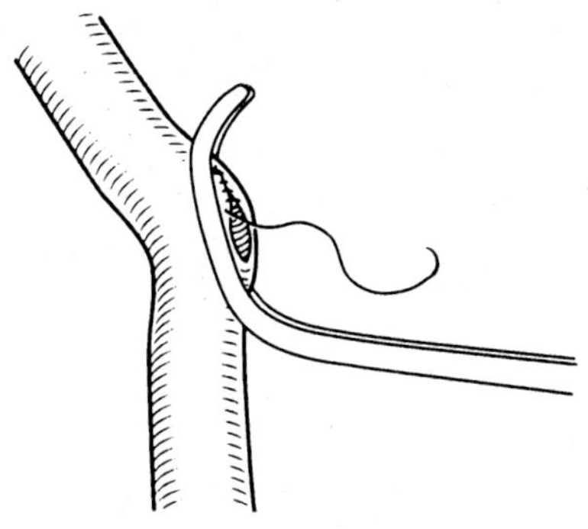

图 11-11　血管修复

第四节　结扎

外科手术中的结扎方法有两类，即缝线结扎和结扎夹结扎。

一、缝线结扎

(一) 结的种类

常用的有方结、三重结、多重结和外科结四种（图 11-12）。

1. 方结是手术中最常用和可靠的一种。第一个结和第二个结的方向相反，故不易滑脱。用于结扎较小血管和各种缝合的结扎。

2. 三重结是在方结的基础上再加一个结，第二个结与第三个结的方向相反，以加强节的牢固性。用于大血管的结扎及有张力组织的缝合结扎。

3. 多重结即在三重结的基础上再打几个结。用于摩擦系数小的单股或多股合成缝线的打结，因为这

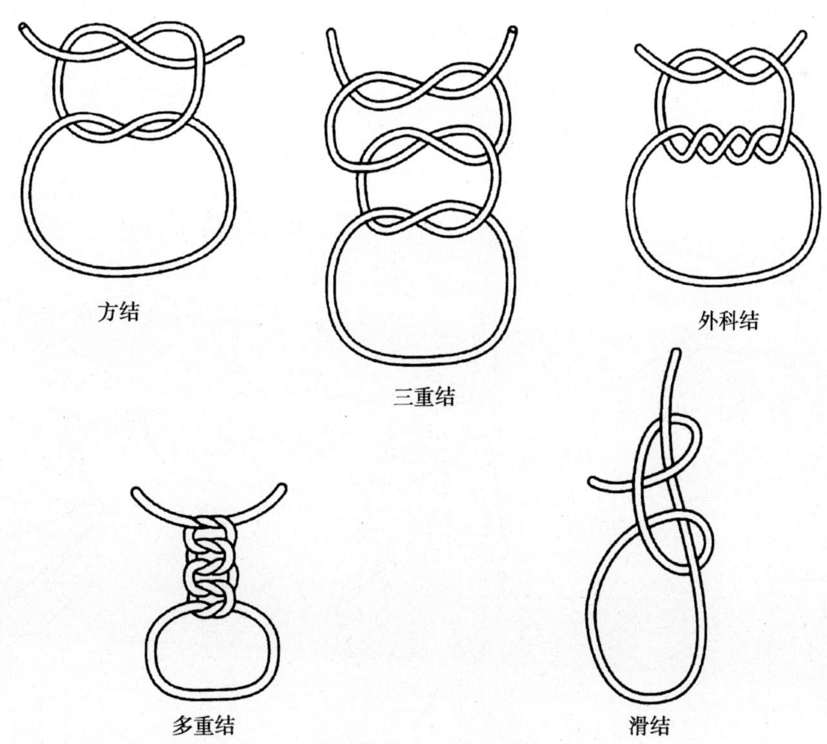

图 11-12　结的种类

类缝线持结性差，具有恢复原状的记忆特性，至少要打 5~6 扣数。

4. 外科结打第一个结时缝线缠绕两次，使其摩擦力增大，故打第二个结时不易滑脱与松动，比较可靠。平时一般不用，多用于大血管或有张力组织的缝合结扎以及一些合成缝线的打结。

（二）打结的方法

常用的有三种：

1. 单手打结法为常用的一种，简捷迅速，左右手均可做结。虽各人打结的习惯常有不同，但基本动作却相似（图 11-13）。

2. 双手打结法除用于一般结扎外，对深部或组织张力较大的缝合结扎较方便可靠（图 11-14）。

3. 器械打结法用持针钳或血管钳打结。用于深部结扎或线头短而徒手打结有困难时。此法的缺点是当缝合组织张力大时不易扎紧（图 11-15）。

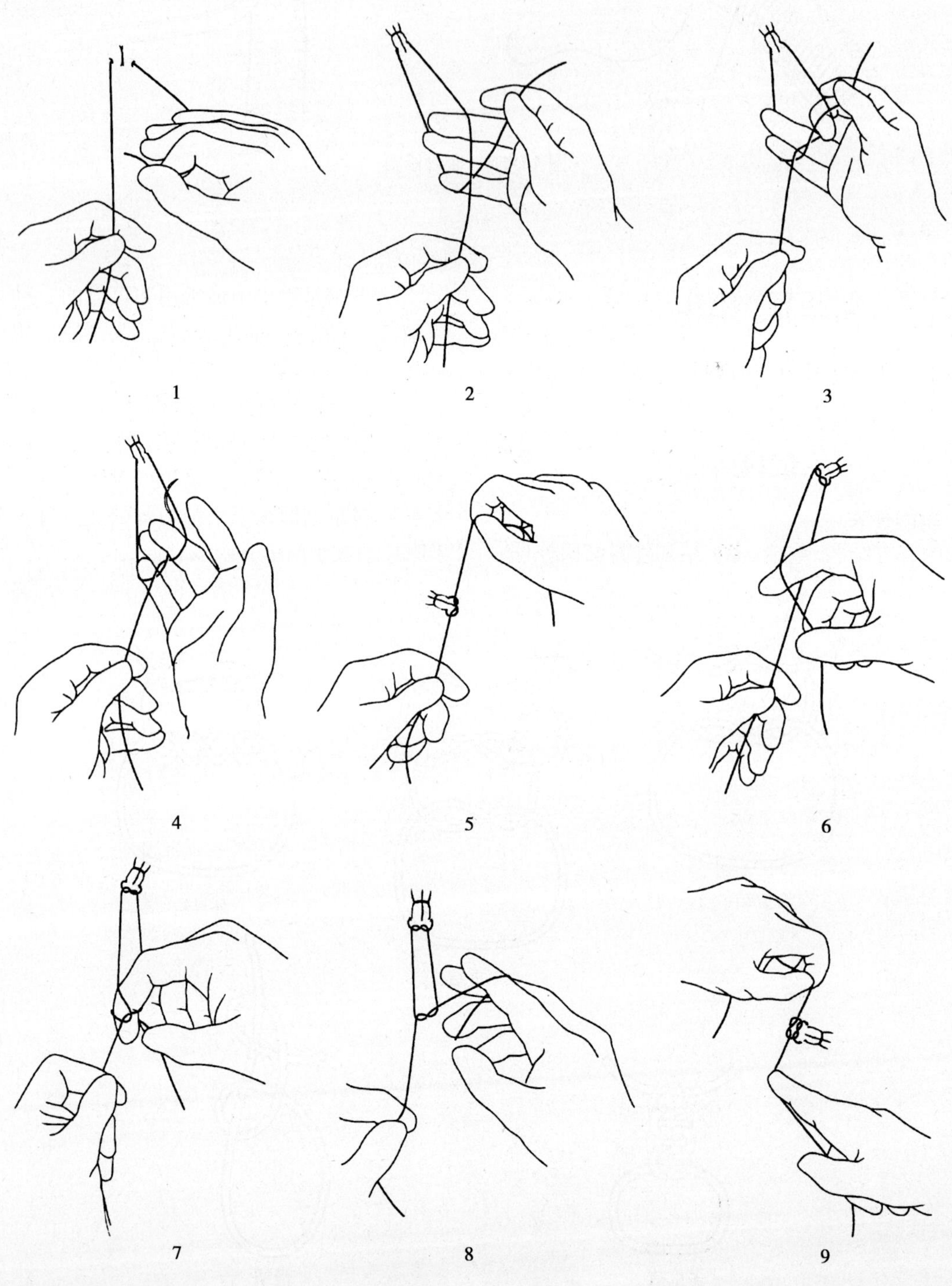

图 11-13　单手打结法

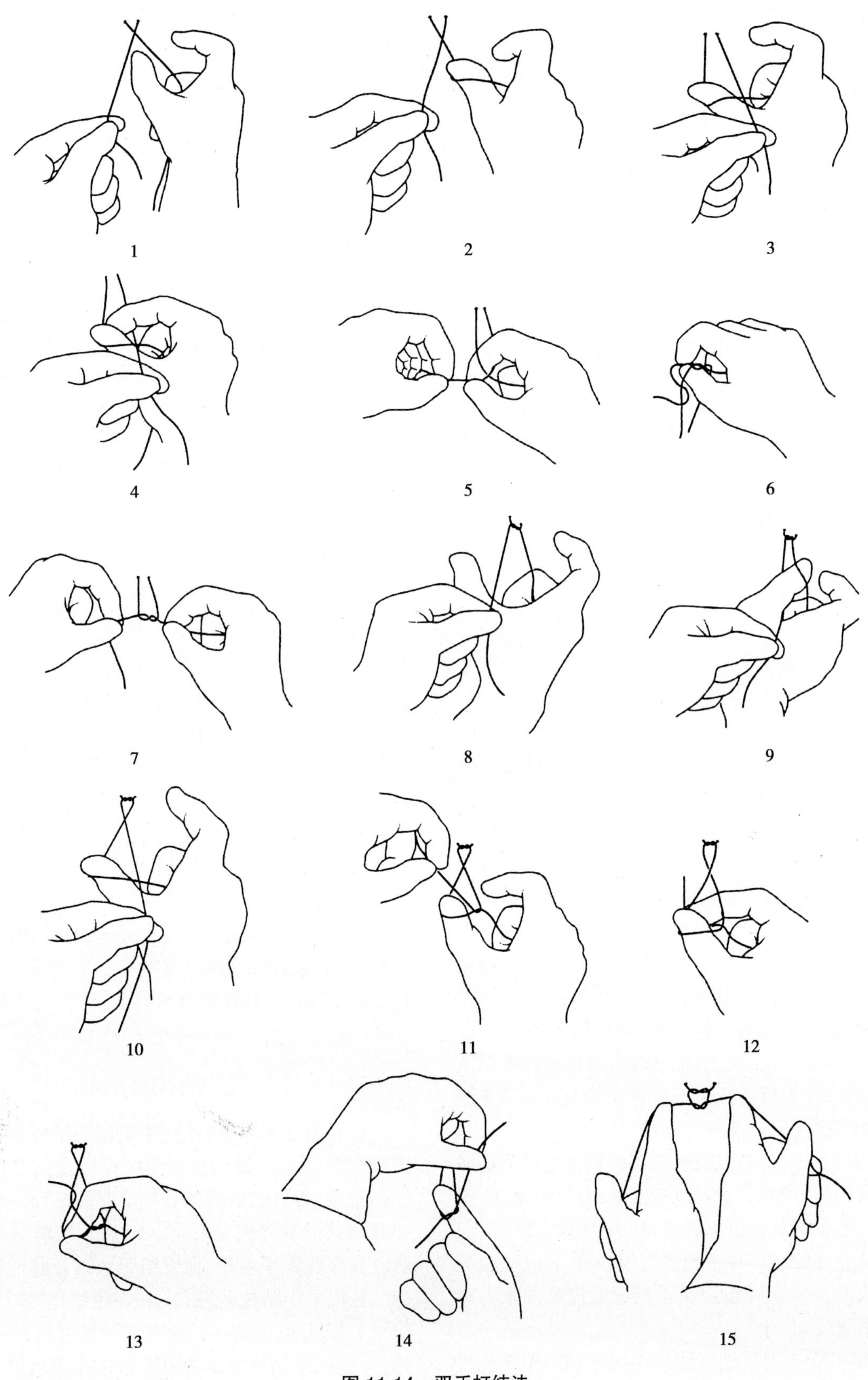

图 11-14　双手打结法

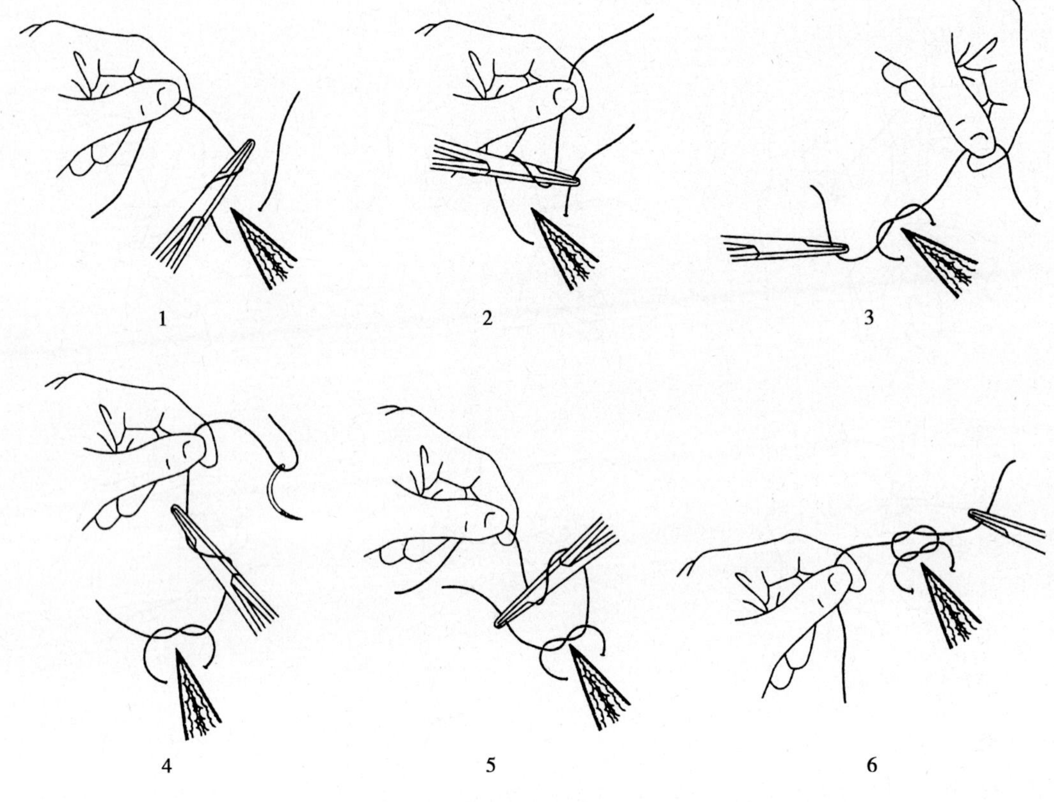

图 11-15　器械打结法

(三) 打结的一般原则

1. 打结类型的选择取决于所用缝线特性、结扎组织的内容、切口深度和位置以及伤口所承受的张力等。在所用缝线的特性要求范围内以最简单的结为佳,过多的结并不会增加线结的强度和可靠性。

2. 打结时牵拉并收紧两根缝线的着力点距线结不应过远,特别是深部打结时应将深部一指头持在线结近处。每一结均应将缝线两个着力点与结扎点置于一条直线后再以均衡的速度和张力徐徐拉紧,以避免对结扎组织产生拉扯作用。

3. 在第一个线结打好后牵拉住缝线的一端,以免线结松懈,在结扎的组织张力较大时可由助手用血管钳、解剖镊或手指轻轻夹持拉紧线结上方的两支缝线,以防线结松动。

4. 打结的速度应该沉稳,以持续适度的拉力施加于缝线及组织,避免过大或突然的拉力拉断缝线,割破组织。不要将对合组织的缝线结扎太紧,以免引起组织的缺血和绞窄。对于脆弱组织如肝、肾、脾、胰等实质器官和炎症水肿组织更需持续适度施加张力和缓慢收紧缝线。

5. 尽可能选用较细缝线打小线结和剪短结扎线头,以减少组织内存留的异物。丝线可留 3~4mm,合成缝线留 6~10mm,较大血管的线头应稍长于一般组织的结扎线头以防线结滑脱。

6. 缝线的表面摩擦力、弹性和回复原状的记忆性影响线结的稳定性。丝线的摩擦系数较高,弹性差,并能吸收组织中水分而膨胀,因而丝线线结可始终保持其原打结状态;单股合成缝线的摩擦力较低,弹性强,并具有记忆性,所打的线结有松懈和难以维持平展状态的倾向,因此用单股合成缝线打结时一定要打多重结;多股合成纤维缝线一般比单股纤维缝线易于打结,其持结性仍低于天然丝线,因此也需要酌情增加结扣数。

二、结扎夹结扎

在开放手术中,结扎夹主要用于结扎显露或缝扎困难的深部手术野的血管组织束以及需要结扎众多细小管束的结构,后者如肝切除时肝断面的管束结构和背驮式肝移植时结扎汇入肝后下腔静脉的肝短静脉。在腹腔镜手术中,血管组织束以及其他管道结构的结扎以采用结扎夹为主。在应用结扎夹时应完全环绕血管或组织束结扎。现有多种尺寸的结扎夹可供选择,应根据结扎组织的范围来选择适当尺寸的结扎夹,重要血管应予双重结扎(图 11-16)。

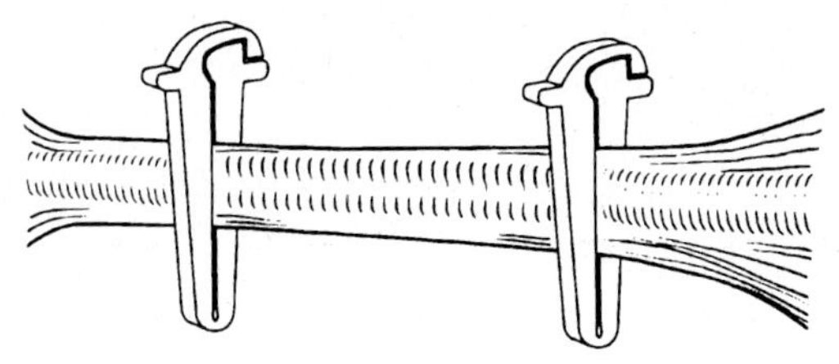
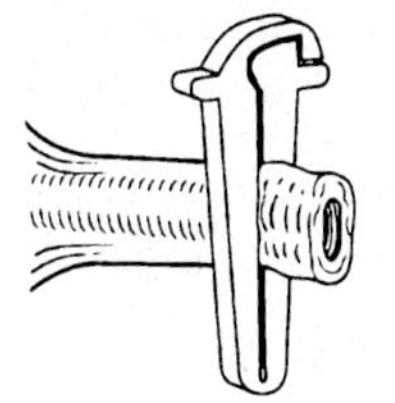
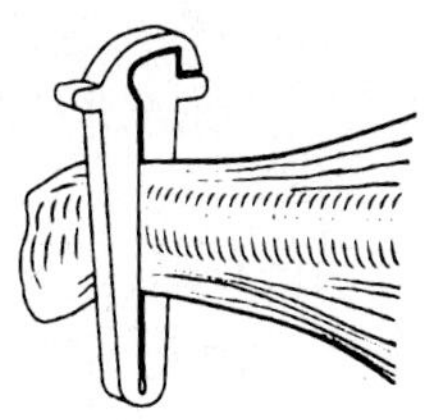

图 11-16　结扎夹结扎

第五节　组织对合

组织对合是封闭创伤、修复缺损及吻合重建的基本外科技术。组织对合可通过用缝线手工缝合、吻合器或钉合器接合等方法来完成。

一、手法缝合

(一) 手法缝合的基本方法

手法缝合可分为间断缝合和连续缝合两个基本类型，每类又有单纯、内翻、外翻缝合法三种。大多数组织在伤口对合后即可愈合，但有时会因为组织内翻或外翻而影响愈合。

1. 间断缝合法利用多根缝线对合伤口，每根缝线分别结扎。此种缝合牢固可靠，因为即使有一根缝线断裂，其余缝线仍能维系组织的对合(图 11-17)。

(1) 单纯间断缝合法：最常用，常用于皮肤、肌膜、皮下组织等的缝合。

(2) 间断内翻缝合法：又分间断垂直褥式内翻缝合法和间断水平褥式内翻缝合法两种。间断垂直褥式内翻缝合法在胃肠道吻合时，用以缝合浆肌层；间断水平褥式内翻缝合法用于缝合浆肌层和小的胃肠道穿孔。

(3) 间断外翻缝合法：又分间断垂直褥式外翻缝

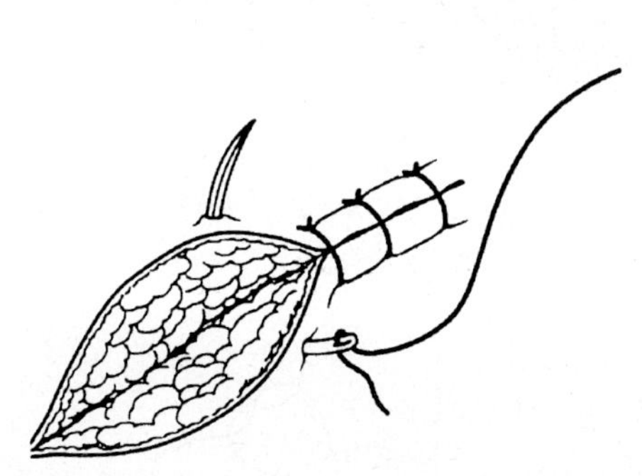

单纯间断缝合法

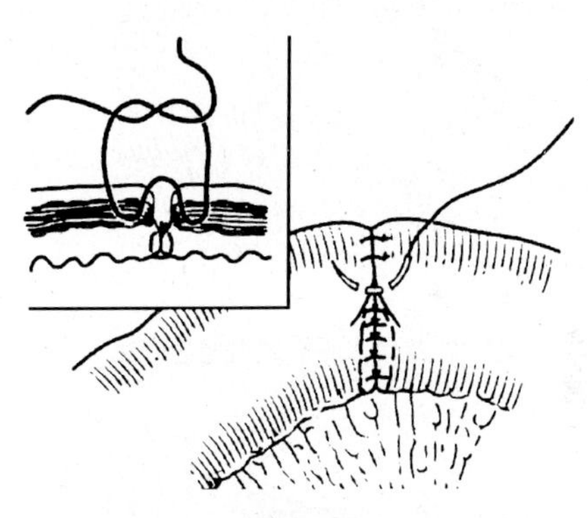

间断垂直褥式内翻缝合法

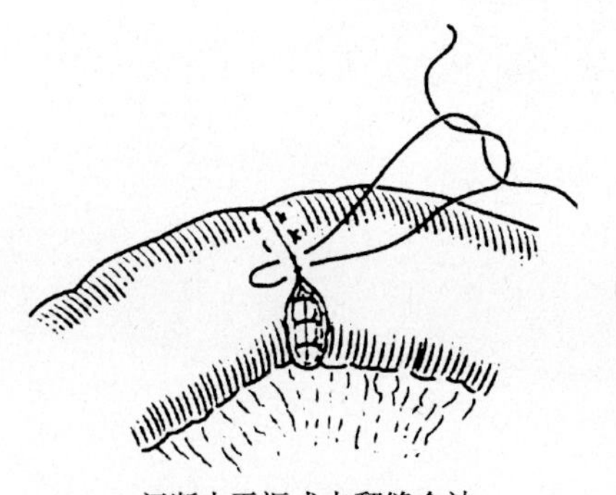

间断水平褥式内翻缝合法

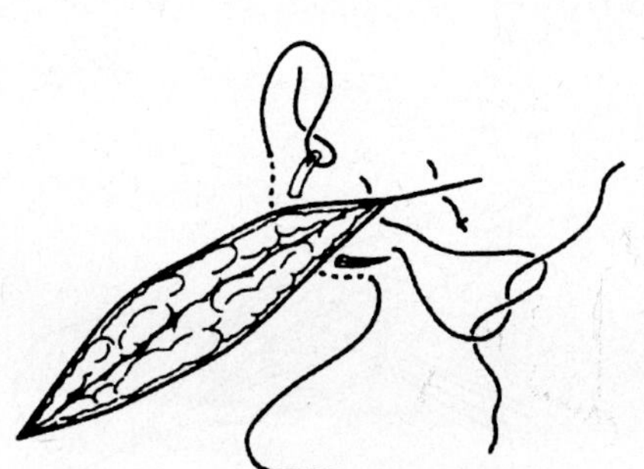
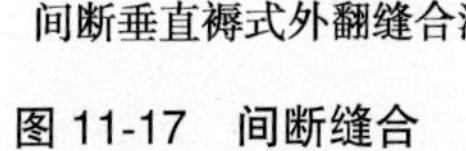

间断垂直褥式外翻缝合法

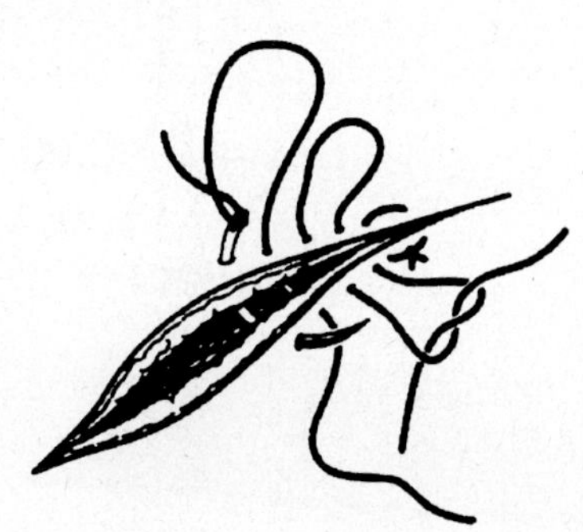

间断水平褥式外翻缝合法

图 11-17　间断缝合

合法和间断水平褥式外翻缝合法两种。间断垂直褥式外翻缝合法常用松弛的皮肤缝合；间断水平褥式外翻缝合法用于腹壁的减张缝合。

2. 连续缝合法是用一根缝线所做的一系列缝合，缝线在其两端打结。连续缝合法快捷且伤口内几乎无异物存留，其强度来源于沿整条缝线均匀分布的张力。连续缝合可用于腹膜、筋膜的关闭及消化道、血管的吻合和闭合（图 11-18）。

（1）单纯连续缝合法：用于血管、胃肠、胆管的吻合和闭合以及筋膜的缝合。

（2）连续水平褥式外翻缝合法：用于吻合血管或缝合腹膜。

（3）连续水平褥式内翻缝合法：多用于连续缝合浆肌层。

（4）“8”字缝合法：常用于出血点及筋膜的缝合，结扎较牢靠而且节省时间。

（5）绞锁缝合法：又称毯边缝合法，可用于肠道吻合时的后壁全层缝合。

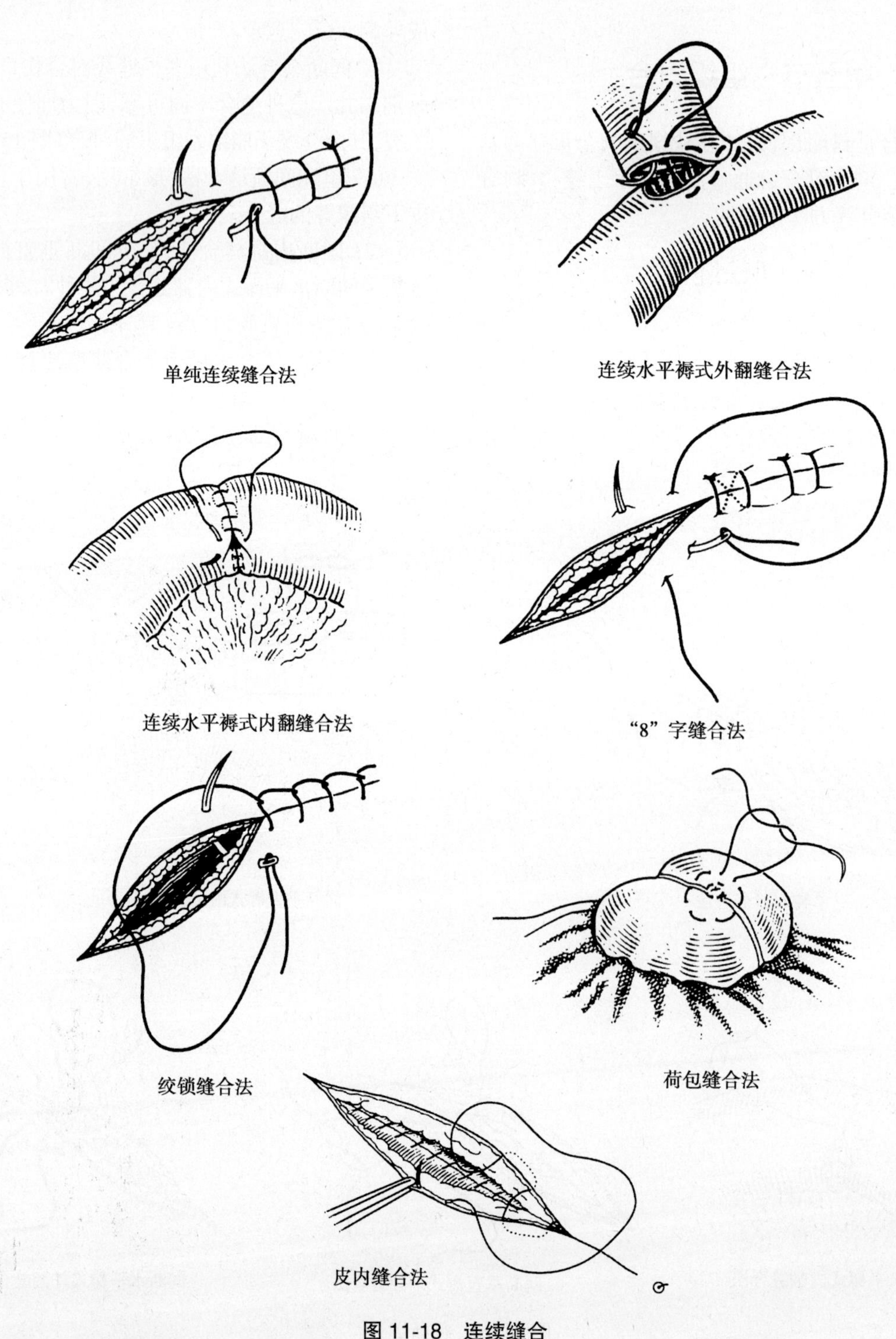

图 11-18 连续缝合

(6) 荷包缝合法：是围绕管腔所作连续缝合，主要用于包埋阑尾残端，固定消化道或膀胱的造瘘管。

(7) 皮内缝合法：缝合线与伤口平行，沿着整个伤口侧缘在真皮内进行的短小水平褥式缝合。当缝线拉紧后，分别在两端皮外（用不可吸收线）或皮内（用可吸收线时）作结。这种方法愈合后瘢痕小，美容效果好。

（二）缝合方法的选择和应用

1. 一般的伤口缝合　一般伤口缝合的层次是深筋膜、肌膜、腱膜、皮下组织和皮肤。腹部切口的解剖位置和类型影响着需要缝合的解剖层次。

腹膜是否需要缝合尚有争议，若深筋膜缝合牢固，缝合腹膜与否并不影响切口的愈合及切口疝的发生。缝合腹膜可选用可吸收线作连续缝合或间断缝合。

筋膜作为被覆肌肉的坚韧结缔组织层是机体的主要支持结构，筋膜的愈合速度缓慢，术后2个月时筋膜强度只有原来强度的40%，获得最大强度则需耗费一年以上的时程。筋膜的缝合必须将创缘靠拢，当筋膜缺损或薄弱时，可使用合成的移植材料进行修补或加强。由于筋膜缝线必须承受伤口的最大张力且其愈合缓慢，筋膜的缝合常采用中等规格1-0或2-0的不吸收缝线或抗张强度维持时效较长的可吸收缝线（如PDS Ⅱ和保护薇乔）作间断缝合或连续缝合。无论采用何类缝线，线结应包埋在筋膜内而不是皮下组织。

肌肉一般不能很好地耐受缝合，需要缝合的是覆盖着肌肉的筋膜。

几无抗张强度的皮下组织也不能很好的耐受缝合，但对于较厚的皮下筋膜层可稀疏缝合以消除死腔。皮下组织缝合最好选用可吸收缝线。

皮肤非常坚韧，缝合时常需要锐利的缝针以使组织创伤减小到最低限度。由于施加在缝合伤口上的应力绝大多数由维系伤口闭合的筋膜来承受，故皮肤缝合张力只需能耐受皮肤张力及牵拉皮肤边缘使之对合即可；尽管皮肤切口的抗张强度恢复缓慢，但在术后7~10天只恢复其抗张强度的5%~10%时即可拆线。一般首选单股不吸收缝线作间断外翻缝合，因为单股纤维缝线不易为细菌定植且引起的组织反应明显比多股纤维缝线轻微。皮肤缝线型号的选择取决于施于伤口上的应力。颜面和颈部手术可使用微细型号的缝线，而承受较大应力的腹部伤口则应选用较粗型号的缝线。为了减少瘢痕的形成，可采用皮内缝合法，可吸收缝线如铬化外科肠线、单乔和不可吸收线Prolene等均可用于真皮层的缝合。缝合真皮的不可吸收缝线的两端要分别从伤口的每一端露出皮肤并作结以便将来抽除。在缝合真皮层之后，要细致对合皮肤边缘，必要时可加用皮肤闭合胶带。

有人推崇全层大块缝合技术用于腹部伤口的缝合，这种技术是一种通过腹壁的筋膜、腹肌、腹膜和前筋膜层所做的类似“8”字的单层间断缝合技术，通常使用可吸收性PDS Ⅱ缝线或薇乔缝线进行缝合。这种缝合技术在伤口愈合早期能提供强固的支持，伤口裂开的发生率低及切口晚期并发症少。

2. 胃肠道缝合　胃、小肠、结肠富于血供，伤口愈合速度快，在术后14~21天即可获得最大强度。管壁的结构均分为浆膜层、肌层、黏膜下层和黏膜层，其中黏膜脆弱，而浆膜菲薄，实际可供缝合的肠壁组织是肌层和黏膜下层。

胃肠道伤口闭合的主要问题是吻合口和缝合部位的渗漏，正确的单层缝合完全可以避免吻合口漏的发生。单层缝合的针距大约5~6mm，缝线应穿透浆肌层及黏膜下层，将缝线置于黏膜下层而不穿透黏膜有助于防止感染。缝线牵拉和结扎不应太紧，缝合不宜过密，否则会导致伤口缺血、组织坏死及缝线直接切割组织引起渗漏。双层缝合法是在浆肌层缝合外再加一层间断缝合以增加闭合管腔的严密性和增加缝线张力而防止渗漏。目前胃肠吻合均倾向于单层缝合，因为双层缝合有导致缝合的内层血运不良和缝合处肠腔狭窄等缺点。

胃肠手术常用缝合材料是薇乔、DG、PDS Ⅱ、Prolene、铬化肠线以及多股丝线。采用可吸收缝线连续缝合常作为胃肠吻合的首选缝合方法，主要是由于其不会造成永久性肠腔内径受限。用不可吸收缝线作胃肠吻合时不应将线结留在腔内。

3. 胆道缝合　胆囊和肝外胆管的愈合速度相对较快。胆道应采用单层间断或连续缝合，其针距和边距依胆管内径和壁厚来决定。避免将促使结石形成的非吸收缝线遗留在腔内。在吻合重建细小胆管时应尽可能选择光滑、柔顺、纤细的单纤维缝线使胆管组织拖曳拉伤的程度降至最低限度，缝合的针距和边距应疏密适当，精确对合。

4. 实质性脏器缝合　肝、脾、肾等实质性器官的创伤愈合迅速，通常新生的纤维组织在7~10天即可覆盖创面。这些器官内结缔组织含量稀少，组织脆弱易被缝线切割，所以在缝合实质器官的创缘时应尽量接合其外层的纤维包膜。在缝合这些器官前应首先结扎或缝扎器官内破裂的血管、胆管等管道结构，创面上出血点可选用较细型号的丝线、薇乔、DG或Prolene作“8”字缝合结扎，对于有活动性出血的较大创面可选用大弯顿针或圆针以中号丝线、薇乔或DG缝线作大块间断褥式缝合。缝线不应过度牵拉或结扎过紧以避免切割撕裂组织。

5. 血管的缝合

(1) 血管缝合的技术要点：血管内膜对内膜的外

翻缝合是血管缝合的基本要求，必须确保缝合的两侧血管内膜正确对合，缝合完成后没有渗漏或管腔狭窄，血流平稳顺畅。

血管吻合常首选不可吸收的单股纤维缝线如尼龙、聚丙烯和聚酯等。这些合成缝合材料的优点在于其抗张强度大、生物学惰性良好、表面光滑流利、不会拖曳损伤血管、组织和血液反应轻微、不易引起血管内血栓形成。

大血管吻合时连续外翻缝合比间断缝合更能防止血液渗漏，这是因为缝线的张力可均匀分布于血管的一周。在吻合幼儿的血管时，应采用间断缝合或缓慢吸收缝线如 PDS Ⅱ以适应伴随幼儿生长的血管扩张。

血管缝合时一般仅用一把针持和一把血管镊子。缝针穿刺血管壁时可借助于血管壁外膜牵拉或者用镊子轻柔抵挡血管壁，运针方向须沿缝针的弧度，以免扩大血管壁的针孔（图 11-19）。

缝线最好不用器械钳夹、固定，可由助手以适度的牵引力手牵固定，牵拉过紧或过松均会影响缝合质量。缝合血管开放后发生吻合口针孔或针距之间的漏血可用小纱布块、棉球或止血纱布填压片刻即能止血，必要时对喷射性出血添加缝合而止血。

血管缝合中易导致手术失败的常见错误有：血管扭曲或压迫；静脉冗长或曲折；血管外膜嵌入吻合口内；血管吻合口两侧的血流不畅；静脉分支结扎过近根部导致主干狭窄。

（2）血管吻合法

1）端 - 端吻合：大口径血管的端 - 端吻合可采用连续贯穿缝合法，即先在两血管的一角缝合一针，继而作腔内后壁连续贯穿缝合至另一角，再作前壁连续缝合（图 11-20）。若血管腔足够大也可采用连续水平褥式外翻缝合法（图 11-21）。

小血管端 - 端吻合（图 11-22）可采用二定点缝合法或三定点缝合法，二定点缝合法（图 11-22）是先在血管的两侧各缝合一针牵引线，在牵拉缝线使吻合口适当扩大的情况下，用间断缝合法或连续贯穿缝合法缝合血管前壁和后壁。一般先缝合血管前壁，然后通过牵引缝线或血管夹将血管后壁翻转至前方后进行缝合。

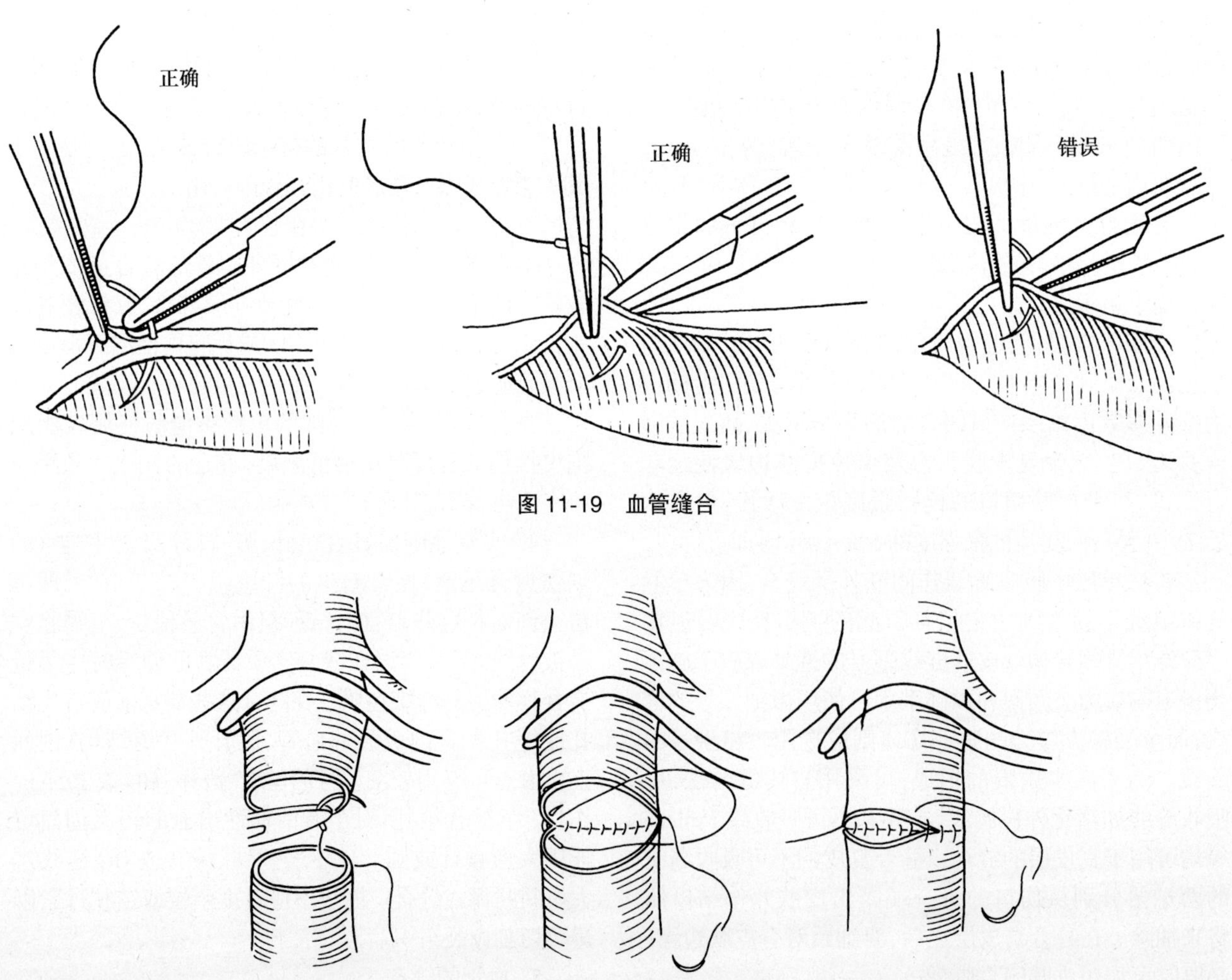

图 11-19　血管缝合

图 11-20　血管端 - 端连续吻合

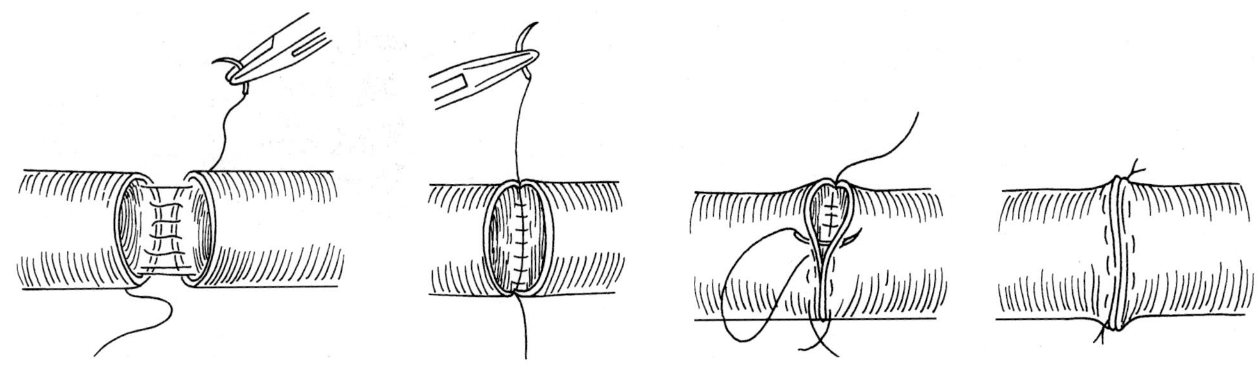

图 11-21　血管连续水平褥式外翻缝合

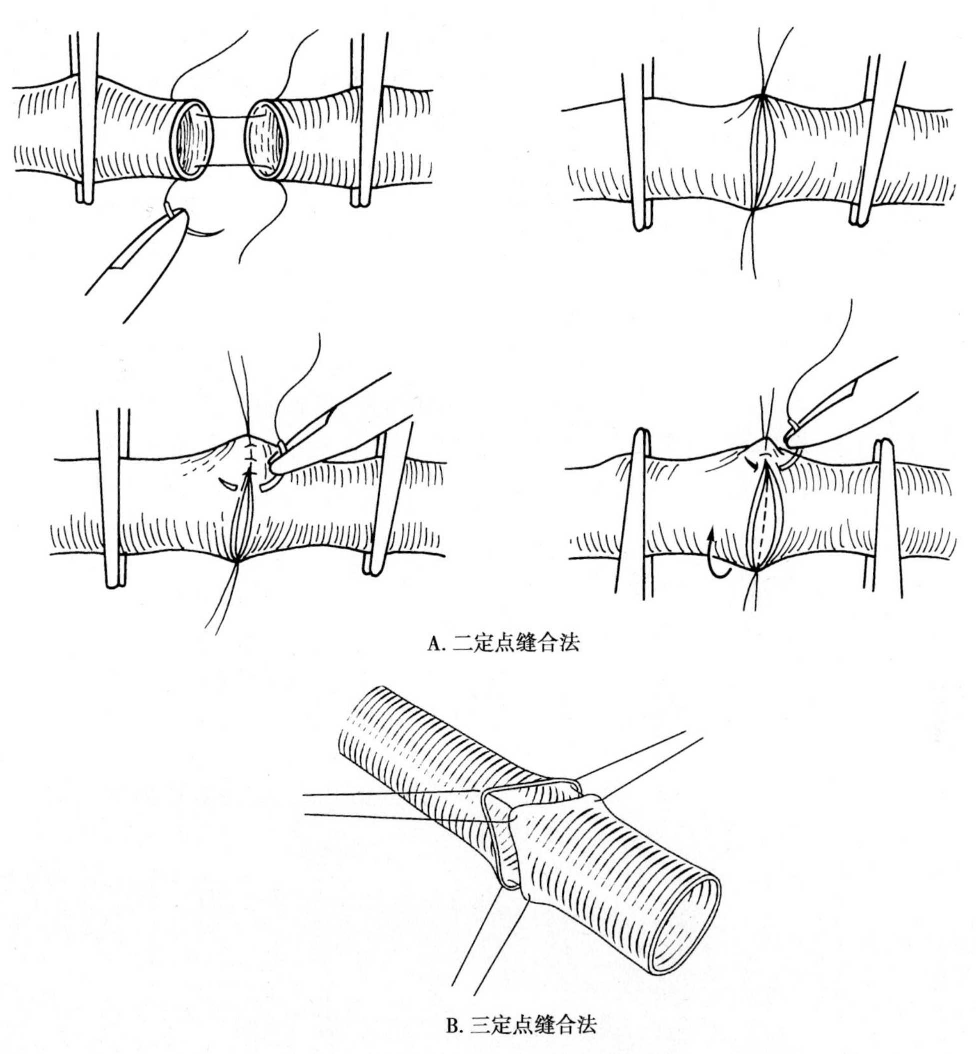

A. 二定点缝合法

B. 三定点缝合法

图 11-22　小血管端 - 端吻合

三定点缝合法(图 11-22)是先在血管的周径等距离缝合三针,在牵拉三定点的缝线时血管腔张开利于缝合。

若两血管端距离较远或位于深部而不易翻转时,则可在血管腔内进行连续缝合,缝合后壁时可暂不拉紧每针缝线,在缝线松弛的情况下看清血管边缘准确进针至缝合完成后再一起拉紧缝线(图 11-23)。

如果血管两端的口径不一致,则可将口径小的血管断端剪成斜面或切去一小块呈楔形切口以适应管腔口径一致(图 11-24)。

2) 端 - 侧和侧 - 侧吻合:端 - 侧吻合时两侧血管吻合口的直径必须一致,后者长度为前者直径的 3 倍。

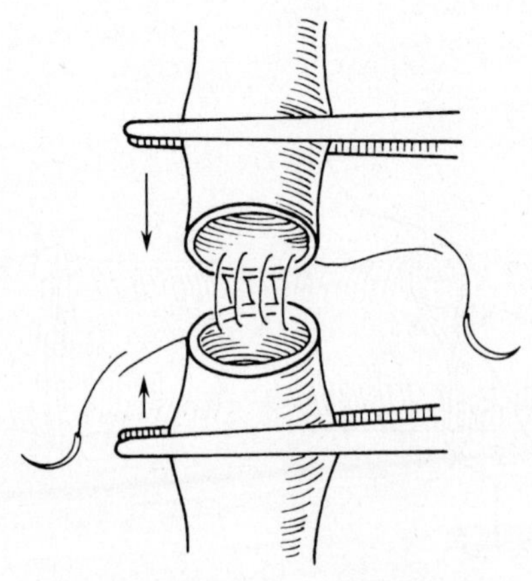

图 11-23　端 - 端吻合技巧(一)

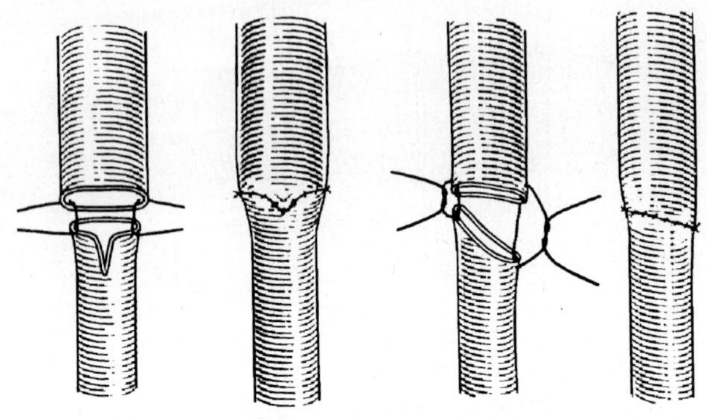

图 11-24　端 - 端吻合技巧(二)

可采用连续贯穿或褥式缝合法,两边角可先做一间断褥式缝合或单纯贯穿缝合,使内膜整齐对合,血管后壁的吻合采用腔内缝合法(图 11-25)。侧 - 侧吻合一般也采用连续贯穿或褥式缝合法(图 11-26),同时吻合口两端血管要并行一段距离,以减少吻合口的张力。

二、机械缝合

机械缝合法以其简便、快速、安全等优点正在外科许多领域替代传统的手工缝合法。机械缝合的优点:①可以达到深部手术区和手工缝合难以达到的区域,如直肠癌根治术中低位直结肠的吻合;②不会影响缝合部位的血液循环并可减少感染发生的机会;③缝合简便快速,吻合部位均匀一致、平整舒展。

机械缝合可以实现胃肠吻合、残端闭合、血管蒂的离断以及皮肤筋膜的缝合等。

(一)胃肠吻合

1. 侧 - 侧吻合采用直线形切割吻合器,以胃空肠侧 - 侧吻合为例　在拟定吻合部提起空肠,在胃和系膜对缘的空肠壁上各做一约 1cm 的切口。为保证吻合口的血供,应将吻合线设定于离胃大弯约 2.5cm 处,并和胃大弯平行。在两个点缝上牵引线可便于操作。分别插入侧 - 侧吻合器的两个钉臂,将两者合拢后切割吻合。最后以直线形缝合器关闭插入部(图 11-27)。

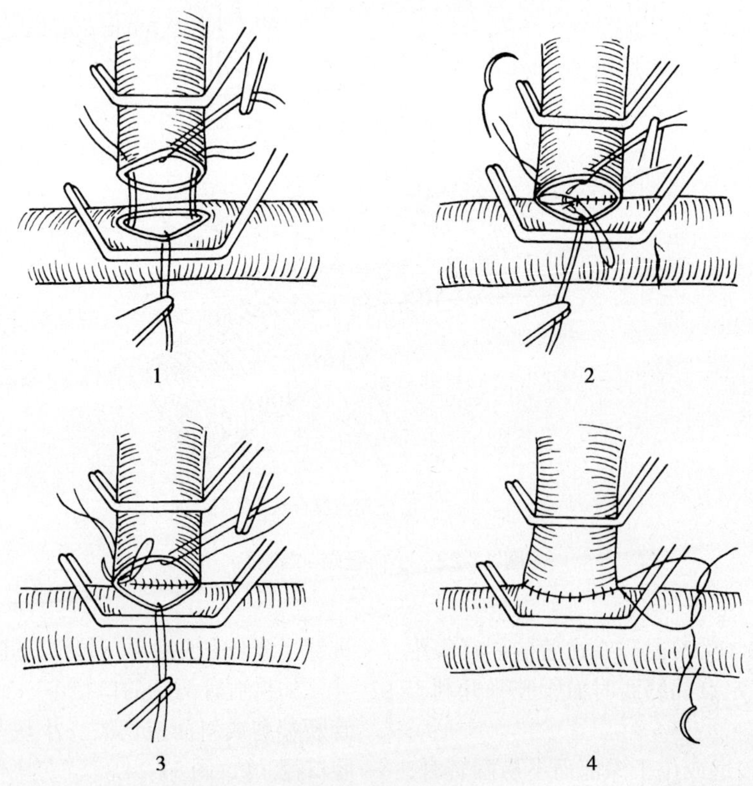

图 11-25　腔内缝合法

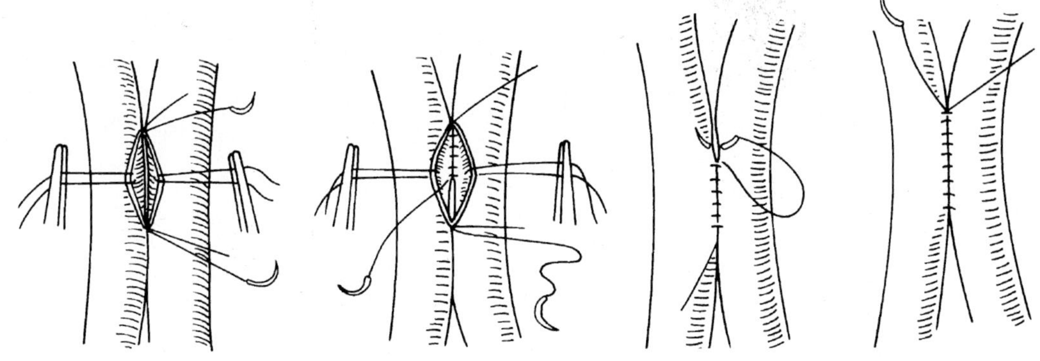

图 11-26　连续贯穿或褥式缝合法

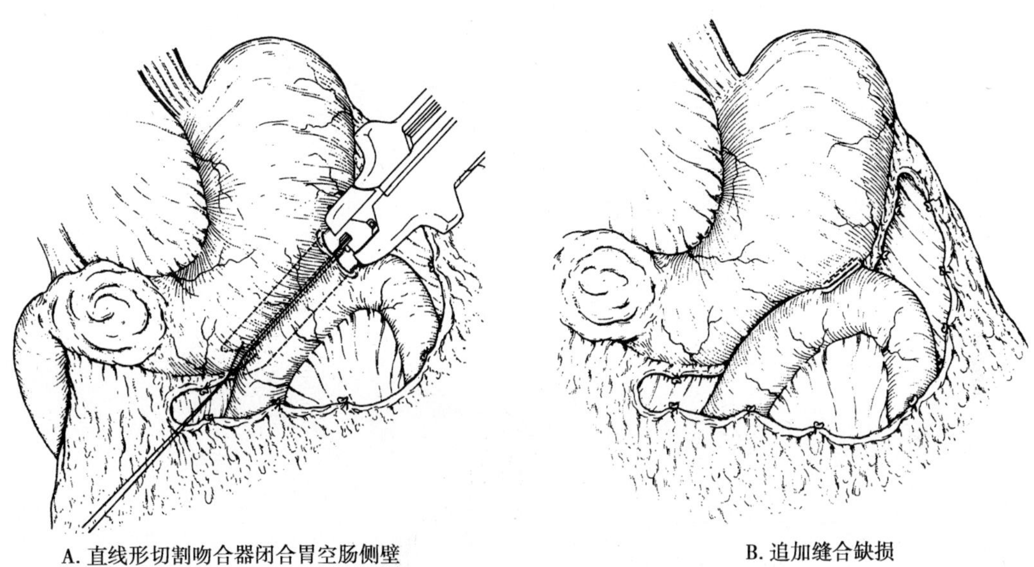

A. 直线形切割吻合器闭合胃空肠侧壁　　B. 追加缝合缺损

图 11-27　胃肠侧 - 侧吻合

2. 端 - 侧吻合采用圆形吻合器，以回结肠端 - 侧吻合为例　在回肠断端作荷包缝合（手工缝合或荷包缝合器缝合），将圆形吻合器的钉砧头插入回肠肠腔内，在砧头轴的底部将荷包线收紧打结，切除多余的组织。将吻合器的器身插入结肠内，用内置穿刺器贯穿肠管壁。将穿刺器充分伸出并套在穿刺器上使二者合为一体。在确认完全对合，无肠管扭曲，没有多余的组织被夹入吻合部后实行吻合。取出吻合器后，拔下钉砧头后，检查被切下的组织片是否完整无缺，万一发现被切下的组织片上有缺损时，就有必要对相应的部分追加缝合。最后关闭肠壁上的侧切口（图 11-28）。

3. 端 - 端吻合采用圆形吻合器，以结直肠端 - 端吻合为例　荷包缝合结直肠的两个断端（由于直肠的位置较深也可用圈套器缝合），从结肠的断端插入圆形吻合器的钉砧头，将荷包线在钉针轴的底部牢固打结，切除多余组织。将圆形吻合器的器身插入直肠内，使内置穿刺器完全伸出，进行荷包打结。将穿刺器充分伸出并套在穿刺器上使二者合为一体。在确认完全对合，无肠管扭曲，没有多余的组织被夹入吻合部后吻合（图 11-29）。

（二）残端闭合

机械缝合过程中可以在离断胃肠时直接闭合残端，也可在消化道吻合后再闭合残端。如以直线形切割吻合器离断结肠过程中，两个残端即同时闭合（图 11-30）。消化道吻合后残端的吻合多采用直线形缝合器进行残端闭合。这时，为了使吻合线上的全层组织都钉上缝钉，宜采用 3 点牵引法，即在消化道残端的两端和中间缝牵引线，牵引残端使之均匀整齐闭合（图 11-30）。

（三）血管蒂的离断

血管蒂的离断可以用直线形切割吻合器或直线形缝合器，前者多用于腔镜手术，在离端血管蒂的同时关闭了两断端（图 11-31）；后者多用于开腹手术，闭合血管蒂时需要用手术刀沿咬合部切断血管蒂（图 11-31）。多用于肝切除、脾切除和肾切除时血管蒂的离断。

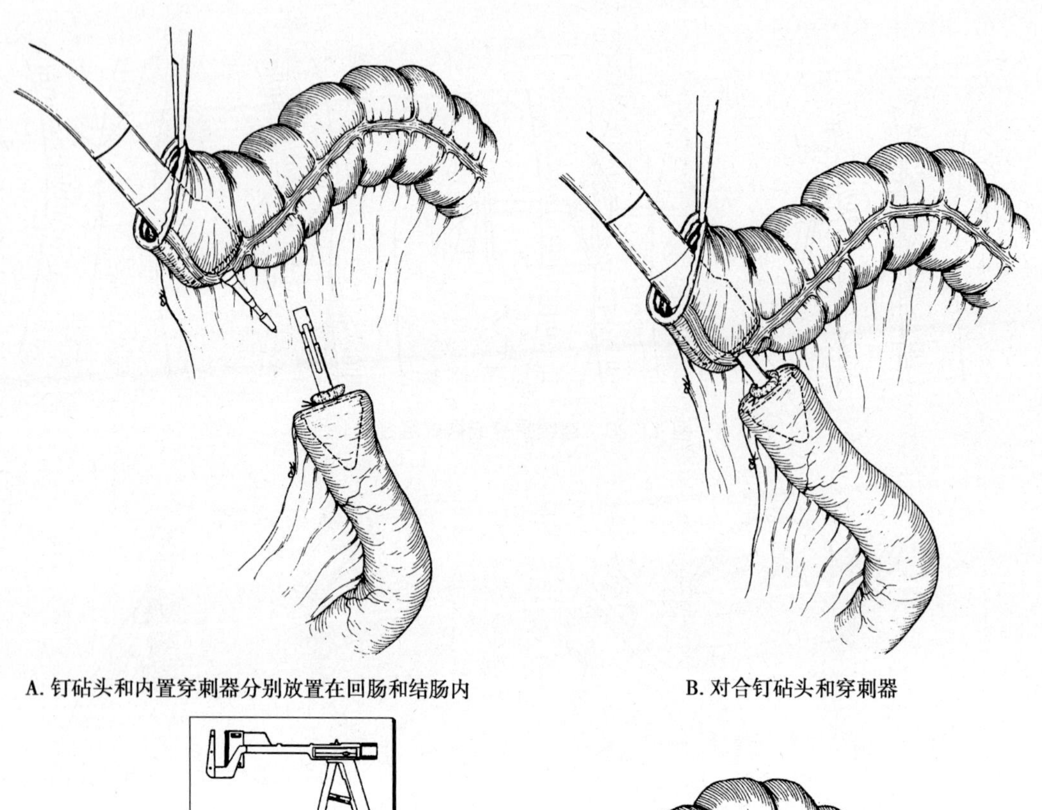

A. 钉砧头和内置穿刺器分别放置在回肠和结肠内

B. 对合钉砧头和穿刺器

C. 取出吻合器，追加缝合缺损

图 11-28 胃肠端 - 侧吻合

(四) 皮肤筋膜的缝合

缝合时两侧皮肤或筋膜要对齐，张力要小，张力过大时可用丝线间断缝合数针。缝合皮肤时可以用一把或两把带齿镊子将两侧皮肤靠拢，缝合器腭部中部对准拉拢后的皮肤稍向下压，即可击发(图 11-32)。单人操作时，可以左手持镊，右手击发。与皮肤缝合器配套使用的起钉器，基本原理是将头部的两个尖杆插入缝合钉下，将另一压杆向中部下压，迫使缝钉两端向外翘起退出(图 11-32)。

三、组织对合原则

无论采取何种方式，良好的组织对合必须遵循以下原则：

1. 保护组织愈合所需的血供　任何方式的手法缝合或机械缝合都会造成缝合区域内组织的局灶性缺血，在保证伤口足够缝合张力和充分对合的前提下，应尽可能减少缝合密度、骑跨组织量和缝线的拉力。

2. 清除坏死组织和异物　清除所有失活组织、去除外来异物是伤口愈合过程所必需的，这在外伤性伤口尤为重要。

3. 伤口边缘密合而不留死腔　伤口内死腔是影响伤口愈合过程的一个重要病理因素，缺乏血供的脂肪层尤其容易形成死腔。

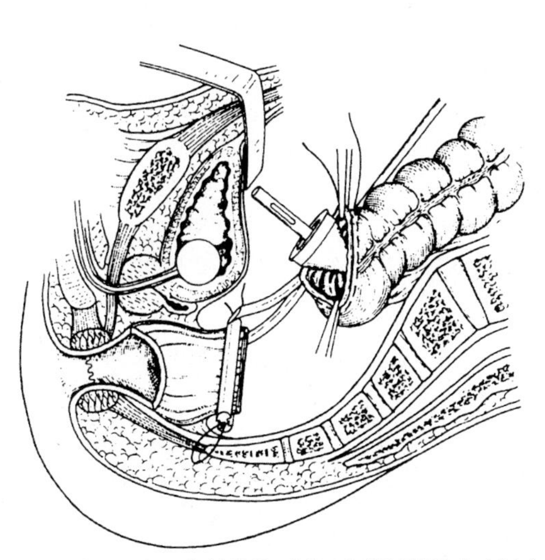
A. 钉砧头和内置穿刺器分别放置在结肠断端和直肠内

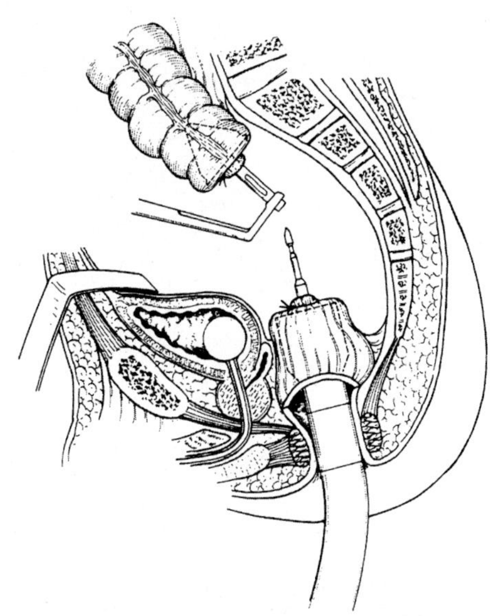
B. 对合钉砧头和穿刺器

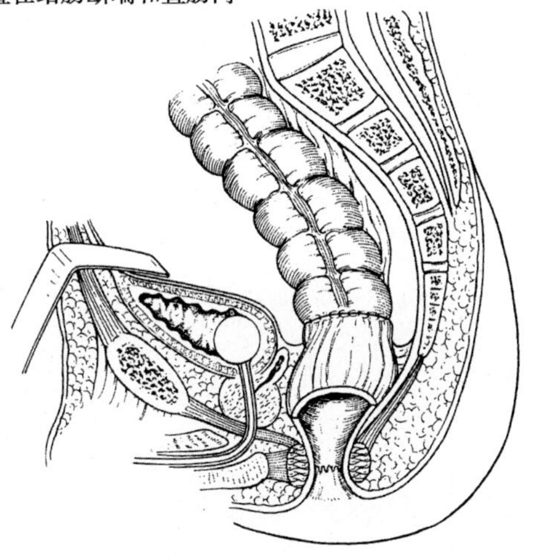
C. 取出吻合器，检查有无缺陷

图 11-29　胃肠端 - 端吻合

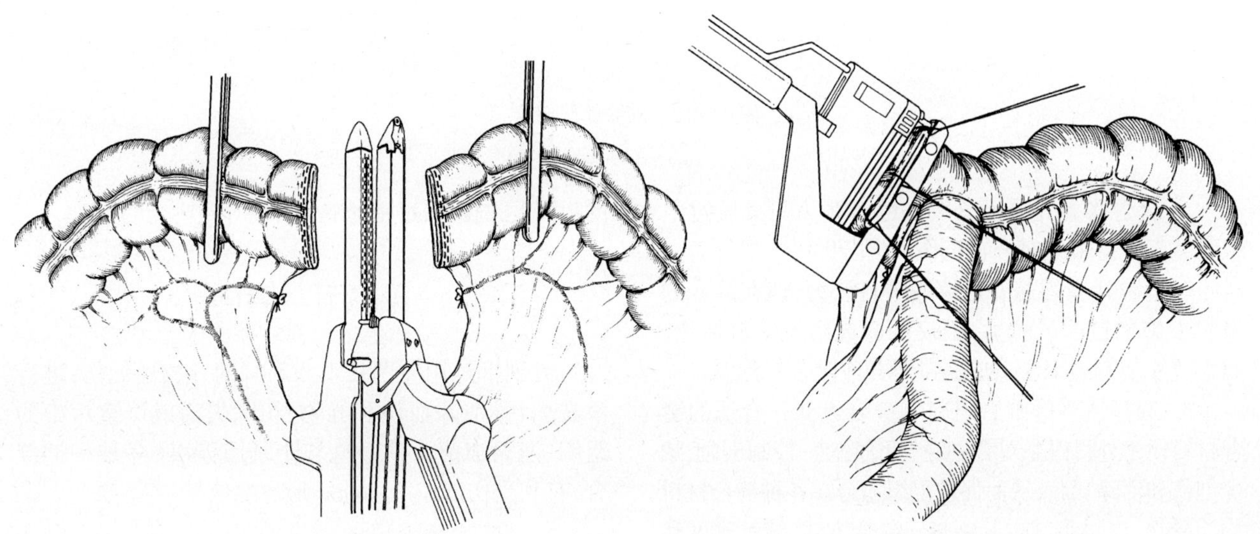
A. 直线形切割吻合器离断结肠

B. 3点牵引法整齐闭合残端

图 11-30　残端闭合

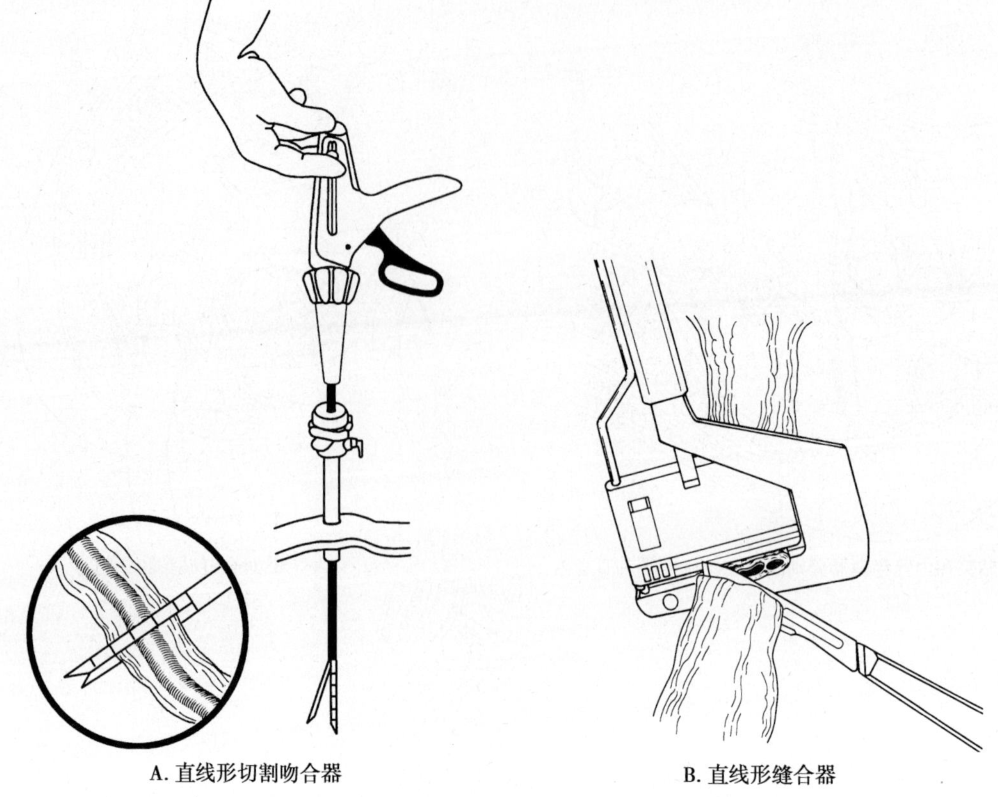

A. 直线形切割吻合器

B. 直线形缝合器

图 11-31　血管蒂离断

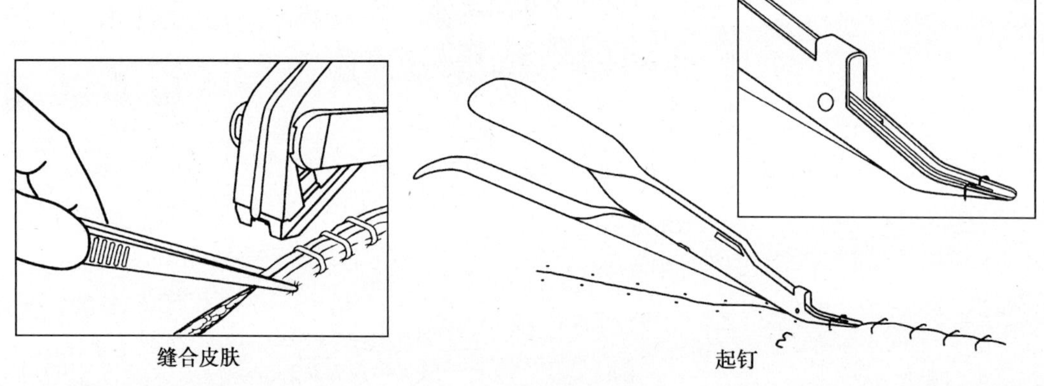

缝合皮肤

起钉

图 11-32　皮肤筋膜缝合

4. 缝合张力充分而必要　缝合张力只要胜过组织张力而维持组织对合直至伤口愈合即可。尽管对合组织和消除死腔均需要足够的缝合张力，但在缝合的组织上施加过度的张力，不仅可造成组织缺血坏死，而且缝线切割组织会造成伤口裂开或吻合口渗漏。

5. 选择适当的缝合材料和缝合方式　合适的缝合材料便于外科医生对合创缘、精确吻合、控制出血、减少创伤和消除死腔，从而促进组织愈合。各种缝合材料均为异物，应尽量减少其用量。缝合方式、缝针密度和缝合张力应根据对合组织的特性、抗张强度等因素合理选择。一般情况下，缝合的针距应与伤口到每针缝线间的距离大致相等，过密的缝合容易导致吻合的失败。

第六节　清创

清创术是用无菌技术对新鲜的开放性创伤，进行清洗去污、清除血块和异物、切除失活或严重污染的组织、消灭细菌及其繁殖条件，避免感染，争取一期缝合，有利受伤部位的功能和形态的恢复。

一、清创术的时机

开放性损伤常伴有一定程度的污染，清创术的最佳时机即为伤后 6~8 小时以内，此时细菌尚未侵入深层组织，但这一时间限制并不绝对，对于像头面部、手等血供丰富或污染程度较轻的创面，可适当延长清创术的时限。如受伤时间较长，伤口污染情况较重，或创伤已有明显感染时，则不应进行清创，手术仅限于通畅引流，扩大伤口或做对侧引流等，按开放性损伤处理。

二、术前准备

1. 迅速对伤员全面评估，应首先处理关系患者生命安危的颅脑、胸、腹部重要脏器损伤，如有休克表现，积极抗休克治疗，维持生命体征平稳。

2. 如颅脑、胸、腹部有严重损伤，应先予以处理。如四肢有开放性损伤，应注意是否同时合并骨折，摄 X 线片协助诊断。

3. 术前适当应用镇痛药物。

4. 对于伤口较大，污染严重的创伤，可于术前即开始预防性应用抗生素，尽早肌内注射破伤风抗毒素。

三、麻醉

较为表浅的小范围创伤可选择局部浸润麻醉，上肢清创可用臂丛或腕部神经阻滞麻醉；下肢可用硬膜外麻醉，较大复杂严重的则可选用全麻。

四、手术步骤

1. 清洗去污

(1) 清洗皮肤：用无菌纱布覆盖伤口，剃除创伤周围毛发，如表面有油污则再用汽油、松节油或乙醚擦去伤口周围皮肤的油污。在用棉球、纱布或软毛刷蘸消毒皂水刷洗自内向外擦拭创伤周围皮肤，然后用冷开水或者等渗盐水冲洗干净。依据伤口污染情况，反复刷洗 1~3 次，用消毒纱布擦干皮肤。

(2) 清洗伤口：去掉覆盖伤口的纱布，稍加张力暴露创伤，以大量生理盐水冲洗伤口，不留死角，可配合棉球轻轻擦拭伤口，用消毒镊子除去伤口内的污物、血凝块和异物，直至组织清洗干净为止。如发现血管损伤，则暂用止血钳止血，待手术时再加以处理。

清洗伤口完毕后，擦干四周皮肤，伤口内填入无菌纱布，更换手术器械后按无菌操作要求清创。

2. 清创　施行麻醉，擦干皮肤，由内向外消毒皮肤，范围足够大，常规铺盖消毒手术巾准备手术。术者重新洗手，穿手术衣，戴手套后即可清理伤口。

清除血凝块和异物，切除失活组织和明显挫伤的创缘组织(包括皮肤和皮下组织等)，并随时用无菌盐水冲洗。对皮肤及浅层结缔组织或浅筋膜，切除范围一般以 0.2~0.3cm 为宜，手部及头面部则应尽量保留。对于深层组织，应彻底切除失活的肌肉，保留具有活力的组织。深筋膜清创时，可切开呈“十”字形或“工”字形，彻底去除坏死组织，充分暴露并减轻筋膜腔压力。对于贯通伤，可从伤口的两头分别进行处理，对于较深的盲管伤，需要时可从对侧切开进行清创。清创过程中，应随时用盐水冲洗，较大的创面可一部分一部分处理，以清创部分用纱布覆盖避免污染。

清创过程中应注意彻底止血，避免术后血肿的形成，造成感染。切除失活组织时，要减少对正常组织的损伤，避免损伤重要的管道结构及神经。对于损伤的肌腱，边缘整齐、污染较轻的，可切除损伤部分后做一期缝合，毁损或污染较重的，只清理伤口，用附近软组织包裹断端提供血供，备择期重建。对于损伤的神经，一期缝合的适应证同肌腱损伤，对于污染较重者，用附近肌肉予以覆盖，备二期手术。对于损伤的重要血管，在清创后应做血管早期吻合术，其他的可予以结扎，血管修复后，也需要用周围软组织或肌肉予以覆盖。有骨损伤时，游离的小骨片应当取出，较大的游离骨片，应清洁后放回原处，起到支架和防止骨缺损的作用，伤及关节囊时，清创完毕应尽量缝合，如缺损较大无法缝合时，应用周围软组织覆盖密合，囊内予以抗感染治疗，并留置引流。

3. 修复伤口　清创后再次用生理盐水清洗伤口。依据污染程度、伤口大小和深度等具体情况，决定开放伤口、一期或延期缝合。未超过 12 小时的清洁伤口多可一期缝合；大而深的伤口，在一期缝合时应放置引流条；污染重的或特殊部位不能彻底清创的伤口，在清创后先于伤口内放置凡士林纱布条引流，待 4~7 日后，如伤口组织红润，无感染或水肿时，再行二期缝合。头、面部血运丰富，愈合力强，损伤时间虽长，只要无明显感染，仍应争取一期缝合。缝合伤口时，不应留有死腔，张力不能太大。

4. 术后处理　根据全身情况继续采用输液或输血、抗休克、抗感染等措施。注射破伤风抗毒素；如伤口深，污染重，应同时肌内注射气性坏疽抗毒血清。手术后应将患侧肢体抬高，有助血液循环，减轻局部肿胀，应注意保持有利于引流和关节的功能位。

第七节　引流物和引流

引流是使器官组织腔隙或体腔的内容物引出体外的方法，其作用主要是：排除体内不适当蓄积的炎性渗出液、消化液、血液和坏死组织；促使脓腔或手术野死腔缩小或闭合。

(一) 引流的指征

1. 治疗性引流包括脓肿或化脓性感染切开或穿

刺引流，感染或严重污染伤口的引流，坏死组织、积液或积血清除后残余坏死组织以及积液或积血再度形成的引流，广泛剥离的渗血渗液创面的引流，消化道破裂或瘘的引流。

2. 预防性引流用于术后血液、消化液、尿液的可能外渗积聚者或可能继发感染者。预防性引流有及时发现术后出血、肠瘘、胆瘘、预防伤口感染等优点，但引流不能代替完善手术处理和术中充分止血，而且引流不当可带来许多严重并发症，如压迫肠管或血管而致穿孔或出血，引起逆行感染，加重浆膜腔内纤维粘连甚至肠梗阻及促进切口疝形成等。因此，手术后常规放置引流已很少使用，而术后一律不放引流也是危险的，故应根据不同脏器的不同病理改变和某些手术的特殊需要，有目的地选择预防性引流。

腹腔放置的引流并不能引流整个腹腔，因为引流物很快就被大网膜和肠管包裹封闭，而失去引流的作用。所以针对整个腹腔的引流无论从生理上或物理上讲都是不可能的，目前对于整个腹膜腔的引流已经被放弃。

（二）引流物的种类

引流物的材质应柔软以免造成组织的机械损伤，表面应光滑而易于拔除，组织刺激性要小以免加重组织损伤，引流管要有适当硬度以防受压闭塞。常用的有以下几种：

(1) 乳胶片：用于表浅伤口的引流。

(2) 管状乳胶片（Penrose 引流）：光滑，柔软，可曲折，富于虹吸管作用，刺激性小，常用于腹腔和盆腔引流。

(3) 纱条：用纱布或油纱布折卷而成，常用于表浅化脓伤口，特制的碘仿纱条可用于引流慢性脓腔。

(4) 引流管：是质韧、多孔的塑料管、硅胶管或橡胶管，其中硅胶管材质较柔软，组织刺激性小，引起感染的可能性也小。多用于深部组织或体腔，根据用途不同制成 Y 形管、T 形管、双套管、三套管和 Penrose 负压引流管等（图 11-33）。

（三）引流方式

1. 被动引流液体靠重力或虹吸作用通过引流管引出体外，常用的引流方式有管状乳胶片引流（Penrose 引流）、烟卷引流、橡胶管（或乳胶管）引流和水封引流。被动引流多为开放式，外端与敷料接触；也可是密闭式，引流物连接至一密封的消毒容器。开放式引流有增加继发感染的危险。

管状乳胶片引流是最有效的被动引流方法，常用于体腔内脓液、血液和渗液引流，用于腹腔内引流时不可从手术切口引出，以免引起切口感染和引发切口疝，须通过腹壁另戳孔引出体外并用缝线妥善固定于皮肤以防引流物回缩于伤口内。同时放置 2 根管状乳胶片引流有利于液体顺两根引流物之间的腔隙流出体外。

水封引流是为防止气体进入体内，引流管的一端没入水封瓶内的水面下，水封瓶位置放低，引流管内的水柱可以阻止空气进入引流管，常用于胸腔手术后的胸腔引流。

2. 主动引流利用外源的负压吸引能够吸出大量

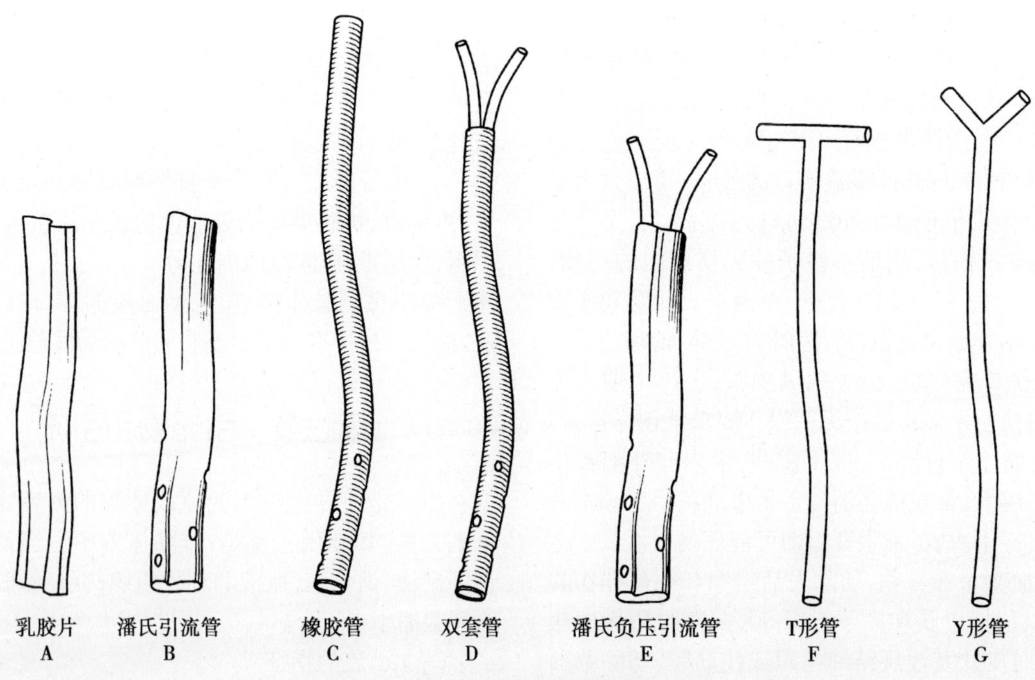

图 11-33　常用引流物

的液体并促进死腔的闭合，可分为闭式负压引流、双套管负压引流和闭式管状乳胶片负压引流3种方式。

闭式负压引流的继发感染率低，但易被阻塞使其在术后早期即会丧失引流作用。此种引流方式对于大块皮瓣（如颈癌和乳癌根治切除术）下的引流特别有效。

双套管负压引流的有效工作依赖于持续空气内流，套管内有两个通道，分别用于进气或灌洗和负压吸引。由于导管内压始终保持在大气压水平，同时负压吸引和持续液体灌洗能有效清除组织碎片和黏稠物质，因而引流管不易被堵塞。此种引流对于高流量肠漏、坏死组织的引流有显著作用。

闭式管状乳胶片负压引流是管状乳胶片引流与闭式负压引流的结合，由类似管状乳胶片引流的外套管头和闭式负压吸引装置相连的多孔导管组成。具有毛细作用的管状乳胶片引流管连接于闭式负压引流可避免引流物对伤口的浸染，是一种理想的引流方式，广泛用于体腔内血液、渗液和脓液的引流。

（四）引流物的放置

1. 引流物应放在低垂位置和接近需要引流的部位，即遵循捷径和低位原则。引流物在引流组织内的部分须剪成多个侧孔，以利引流。引出体外部分应妥善固定，防止滑脱。体表出口不要太紧，不要扭折，以保证引流通畅。

2. 任何引流物不应直接放在吻合口或修补缝合处，而是放于附近，以防刺激缝合口增加破裂的机会。较硬的管状引流物切不可放在大血管、神经或肠管旁，以防压迫损伤，造成严重后果。引流时间较长或外面采用加压包扎者，尤应注意。

3. 负压吸引引流应采用持续低负压吸引，负压过高时周围组织受到强力吸引易堵塞引流管，而且也有可能导致邻近组织坏死。

（五）引流物的取除

引流物放置的时程应视引流的指征、引流液性状和量、有无异物存留和患者的全身情况而定。

1. 对于治疗性引流，当出血停止、感染控制、漏口愈合、积液或积脓被清除后即应拔除引流，脓腔内的引流物应放至脓腔缩小接近愈合为止。

2. 对于预防性引流，术后出血或渗漏的主要危险已经解除后即应拔除引流物。一般预防性引流若无异常液体流出，应于24~48小时内拔除。肝切除后的胆漏应发生在术后1~2天内，所以一般应在第3天拔除引流管。膀胱手术后的尿漏只有在导尿管拔除后才可被发现，因此，引流管应在导尿管拔除1天后方可拔除。

3. 若引流的目的是对重建部位的减压，一旦组织可靠愈合就应拔出引流管。一般的胆道探查放置的T形管是为了在术后Oddi括约肌痉挛期间向体外引流胆汁，当胆道造影证实胆汁可通畅地向十二指肠排出，且T形管瘘道完整形成后就应拔除T形管。胃大部切除Billroth Ⅱ重建术在十二指肠内放置引流的目的是对肠腔减压以避免十二指肠残端破裂；若术后患者恢复顺利，无十二指肠残端瘘的征象，术后2~4周就应拔除引流管。

第八节　腔镜下操作

一、腔镜下牵引暴露技术

术前服用泻药排空胃肠道，术中调节体位使肠管远离手术野，使用腔镜手术专用的三叶钳、五叶钳、蛇形钳、7字形拉钩等，再辅助以套置胶皮管、纱布块（最好用含硫酸钡线的）大多可以获得优良的暴露效果。

二、组织分离

1. 电分离　用电分离器进行组织分离，主要有电钩、电铲、电剪和电分离钳的分离，其中以电钩分离最方便、灵活和容易掌握。①电钩可通过钩、挑、压、推、拔等动作，有效地分离各种组织。②电剪分离，可先电凝再剪开或剪断组织，使止血和分离同时完成，但电剪经常使用电凝，很容易变钝。③对大网膜的粘连，可用分离钳钳夹粘连组织，电凝后再撕脱。能获得良好的分离效果。

2. 钝性分离　通过用分离钳撕开和撑开要分离的组织，也可用分离棒甚至冲洗管等进行分离。用分离钳插入间隙进行扩张，扩张时用力要适度，逐渐进入，避免撕破相邻的血管和脏器。

3. 剪刀分离　用电剪分离，先电凝后剪开，止血和分离可一次同时完成，但可使剪刀容易变钝。对不厚的片状组织，可用剪刀直接剪开，如遇出血再予电凝止血。对条索组织，则应仔细辨明结构。若是管道结构须先在两端上钛夹，然后在中间剪断。

4. 超声刀分离　超声刀分离切割组织精确，安全可靠，烟雾少，能保持视野清晰，不会造成传导性组织损伤。

三、止血技术

腹腔镜手术止血方法简述如下：

1. 电凝止血　适用于渗血和小血管出血。电凝可用电铲、电钩或分离钳接触出血点，通电后即可止血。

2. 夹闭止血　对出血较多的点状出血或小动脉

出血，可采用夹闭止血，使用施夹器将夹钉夹闭出血点。如遇到小血管，应先夹闭血管的两端，然后在中间剪断，可预防出血。

3. 圈套器结扎止血 常用于游离的组织或管道组织残端的结扎止血。将圈套器经套管鞘置入腹腔，把线圈套入被结扎的组织根部，通过圈套器的推杆把路德结推入，并扎紧组织根部，剪去被切除的组织。优点是止血可靠，适用于较大的血管或用其他方法无法止血时。缺点是：成品套圈只能结扎直径<5cm的组织。

4. 缝合器止血 由切割吻合器和钉夹两部分组成。钉夹的工作长度为3~6cm，宽为1cm，两侧各有3排细小的钛钉，两侧钛钉中间有一小槽，为刀片工作区。当缝合器夹闭切割时，钉夹的钛钉类似订书机的工作原理，在切割组织的同时，被切割的组织两侧残端用钛钉闭合达到切割止血目的。

5. 超声刀止血 超声止血刀通过高频率的振动摩擦和外科医生的外力压榨可以产生高效的切割和凝结作用，可以闭合3mm以下的血管。在使用最大能级时，超声止血刀会对周围的血管、胆管等有一定副损伤，因此，要将能量设置在中间值以避免对主要组织产生副损伤。

6. 缝扎止血 不是应急的好方法，只有在出血不明显，又有组织切割创伤，需要缝合时使用。优点是：①止血可靠，适用于较大的血管或用其他方法无法止血时；②组织有切割伤时，可选用缝扎。缺点是：①操作困难、费时；②易致误损伤。

四、缝合技术

手工缝合和缝合器缝合2种：

1. 手工缝合 是单纯用手使用持针器和缝针，进行人工缝合，分为间断缝合和连续缝合两种。①间断缝合：缝针到达缝合部位后，先用左手抓持钳夹住针，再用右手的针持夹在针体的中段，使针尖朝上，左手用无创抓钳抓住欲缝合的组织的边缘，使其有一定张力，便于进针，针尖以适当的角度刺入进针点，右手腕按顺时针方向旋转，将针穿过组织，在适当的出针点穿出，再用左手抓持钳抓住针尖，拔出针。将针上的缝线渐次拉出组织，直到可以做体内打结时为止，进行体内打结，多余的线头剪断后连同缝针一起移出。②连续缝合：连续缝合的第一针与间断缝合是一样的，使用一把抓钳帮助拉紧缝合线，防止缝合线不紧，再继续进行缝合，连续缝合结束时的体内打结手法和间断缝合时相同。

2. 单针线缝合器 适用于大多数微创外科内镜下缝合操作，其外形像持针器，其夹头采用弹簧方式并装上单个带线缝针，使缝针来回穿行于缝合器两夹之间。

3. 缝合器(stapler)缝合 采用缝合切开器(Endo-GIA)止血，在Endo-GIA的夹头中央，装有纵行的刀刃，刀刃的两侧为三排相互交错的夹钉。使用时，将吻合器的夹头对准两层须吻合或须缝合切开的片状组织，用力按下手柄，这时缝合与切开即一次完成。夹钉的深度有2.5mm、3.5mm和4.8mm不等。使用时，根据不同的组织厚度而选用合适的夹钉，并根据组织缝合切开长度的需要，可选用30mm、35mm或60mm夹头的Endo-GIA。常用于切断肠系膜、脾蒂、肾蒂等含有大血管的片状组织，其缝合止血和切开一次完成。

五、打结技术

1. 体外打结法 在体外先将结打好，然后用推杆将结推人腹腔内的结扎处收紧。有2种常用体外打结法。①路德结：圈套器是路德结的现成产品，使用方法详见本节“圈套器结扎止血”的描述。②传统结体外打法：用抓钳夹住缝合针线的针线头，从套管鞘送入腹腔内，绕过结扎点或缝合组织后，再从同、一套管鞘拉出体外，剪去缝针，在体外打一个外科结。然后用V形或C形打结推杆，将线结经套管鞘推入，至结扎点或缝合处，使外科结两端成一直线，拉紧线结。用同法再打一个或两个方结，即完成结扎。

2. 体内打结法 常用两种体内打结法。①传统法：打结需用两把抓持钳或持针钳，结扎线的短臂置于预结扎结构的某一侧，并处于视野之内，左手抓持钳提起结扎线的长臂，右手抓持钳或持针钳在结扎线的长臂上绕线环后，再用右手抓持钳或持针钳经此线环抓住短臂，左右抓持钳拉紧后即打好了第一个结。将已转至对侧的长臂再绕成线环短臂穿过此线环做成第二个结，重复此动作便可做出一个三叠结了。②方便结：在腹腔内用两把抓钳将缝线的一端扭转成一个环，而夹住线尾的抓钳保持不变，将另一抓钳穿过形成的环去抓住缝线的另一端，拉紧便可打成第1个结，用同法再打第2个结，或者再加打第3个结。

六、吻合技术

腔镜下主要是使用吻合器行管腔脏器吻合。切割吻合器有两种，一种是线型切割吻合器，一种是环形切割吻合器。线型切割吻合器钉合法：切割组织时，切割吻合器的长度应足以横跨预切断的组织，闭合的两爪末端应超出该组织一小部分，以确保充分地切割和钉合。如果因组织太厚或切割吻合器太短而无法做到这一点，应越过已钉合的部分再次击发钉合。钉合时切割吻合器要与肠管相互垂直。圆形吻合器钉合法：圆形吻合器多用于空腔脏器之间的吻合，它有一个可拆开的头部，能导入切断部位的近端，以荷包缝合定位，切割吻合器的主体插入后与头部对合，击发后打出两排钉子，并切掉一小圈组织，完成吻合。

七、标本取出

标本取出的方法：直接经套管鞘内取出标本、将套管鞘与标本一起取出、扩大戳孔取出标本和用标本袋取出标本。

(1) 直接经套管鞘内取出标本：活检取材的标本细小，可用活检钳或抓钳夹紧标本，直接经套管鞘内取出。

(2) 将套管鞘与标本一起取出：如果组织标本不大，可用抓钳夹紧标本拖入套管鞘内，将套管鞘连同标本一起取出。

(3) 扩大戳孔取出标本：如果标本较大于戳孔，质地又较硬无法缩小时。可用大弯钳扩大戳孔，再取出组织标本。如果标本比戳孔大得多时，须切开皮肤、肌膜和腹膜，扩大戳孔，才能顺利取出标本。

(4) 用标本袋取出标本：有的标本必须放入标本袋内，然后把标本袋连同标本一起取出。①使用标本袋的指征：凡是炎症性标本、被污染标本和肿瘤标本，必须放入标本袋内取出，以免炎症扩散污染戳孔，或肿瘤种植于戳孔。实质性脏器大标本(如肝脾)，须放在标本袋内弄碎取出，而不要把实质性脏器大标本直接在腹腔内分割弄碎，以避免污染腹腔。避免标本碎块失落，残留在腹腔内。②对标本袋的要求：标本袋要求开口要大、质地坚韧牢固、结构密封和表面光滑。③用标本袋取出标本的方法：把标本袋经 10mm 的套管鞘置入腹腔内，张开袋口，将标本置入袋内，用抓钳收紧袋口，并拖入 10mm 的套管鞘内。如果标本不大，标本袋可装着标本随套管鞘一起取出。如系实质性脏器大标本，则需将戳孔切开扩大到 3~5cm，把标本袋部分拉出腹壁，并将袋口外翻露出标本，在直视下借助标本粉碎器把标本弄碎取出，或用剪刀剪碎标本，逐块取出。

八、冲洗和吸引

有力、有效地冲洗和吸引，才能及时吸出腹腔内的积血、积液，才能将污染部位彻底冲洗干净和彻底吸出冲洗液。先吸出积血、积液，再用生理盐水少量多次地冲洗污染部位，这样反复进行多次的冲洗—吸引—冲洗—吸引。应用少量多次冲洗吸引法，能反复冲洗、稀释和吸出积血积液，能做到冲洗干净，吸引彻底。要将吸引头尽量侵入液体中，尽量减少吸出 CO_2 气体，避免气腹容量缩小，腹腔术野空间消失，影响手术操作口。术毕，摇动手术床，调整体位，在监视器荧屏监视下，观察冲洗液集中到视野部位，以便吸引干净，避免残留。

九、引流管的放置

1. 指征和要求　对术中污染较重的病例，或有可能发生消化道瘘的病例，或手术创面较大致渗血较多者，手术结束前应放置引流管。引流管要质软而有韧性，可选用硅胶管、橡胶管或枪液用的软塑料管等，管径的粗细应视手术需要而定。

2. 置管方法　事先估计引流管置入腹内的长度，剪好侧孔。置管方法有两种。

(1) 通过套管鞘置入：将引流管的尾端，通过一个工作套管鞘置入腹腔。然后从拟置引流管处的套管鞘拉出，用抓钳将引流管的头端置于合适位置，调整引流管在腹内、腹外的长度，使引流管不屈曲折叠，引流管在体外应缝合固定。

(2) 通过戳孔置入：选定拟置引流管处的套管戳孔，拔出该套管鞘，用大弯钳夹着引流管的头端，直接通过戳孔将引流管置入腹腔，在监视器荧屏的监视下，摆好引流管在腹内的位置，并在体外皮肤缝合固定引流管。

第九节　助手技术

外科手术的成功完成，需要由主刀医生、助手、麻醉医生、手术室护士等组成的团队通力协作，对于复杂程度较高的高难手术，主刀医生和助手之间熟练默契的配合则显得更为重要。

总体来讲，助手首先应具有主动配合的意识，不能仅满足于暴露术野或者完成主刀医师授意的操作，而应从主刀医生的角度考虑，紧跟手术的节奏，适时调整，积极主动地配合，使主刀的操作更便捷、舒适，使手术进行更为流畅。其次，助手应对患者疾病、局部解剖以及手术操作技术具有较深入的认知，与主刀医生具有一致的手术思路，具有过硬的手术操作技能，协助主刀医师完成关键步骤的操作。

随着微创外科的发展，腔镜手术在外科领域占据着越来越重要的地位。与传统外科相比，腔镜手术对于助手技术的要求更高，直接影响到手术完成的各个环节。我们将以腹腔镜手术为例，对助手技术做一阐述。

一、手术准备

完成术区消毒、铺巾后，在手术护士的协助下，助手将腹腔镜系统、气腹装置、超声刀、高频电刀等术中应用设备采用无菌保护套固定在手术无菌区并调试正常。准备并检查手术中应用器械，必要时建立气腹并置入 Trocar。

二、术中配合

1. 在操作局部形成较好的张力　腹腔镜下操作部位张力的形成，主要通过助手与术者所持器械牵拉组织对抗完成，可以利用组织周围固定韧带，与固定部位进行对抗形成较好的张力。手术中，助手配合主刀在操作部位形成较好的张力有利于术者完成结构的辨认、组织的离断，血管的游离。如张力不够或者不稳定，则会影响术者操作，并带来周围组织器官、血管的副损伤。如张力过大，则可能造成牵拉组织的损伤、撕裂，管道结构的断裂、出血。

2. 控制好暴露过程中器械的移动　助手在操作过程中，充分利用钳夹的一处部位能大大缩短手术时间。反复移动器械钳夹、暴露会耗时并影响术者操作，延长手术时间。例如，可于钳夹住组织后旋转器械，将组织向术者器械对立的方向牵引。

3. 主动参与术中的止血　腹腔镜下止血时，关键点是能寻找到出血部位并给予相应处理，若助手能做好出血部位的暴露，则能提高止血效率。一般情况下，术者用吸引器和分离钳进行止血，吸引器吸出血液，分离钳钳夹住止血处后，再以超声刀或钛夹夹闭止血。助手在暴露时，若术者持吸引器，则尽量展开出血部位，必要时可右手分离钳钳夹纱布条沾干创面，帮助术者寻找出血部位，切忌盲目钳夹出血部位，影响术者判断并导致更大出血。若术者未持吸引器，则助手左手钳夹暴露，右手持吸引器吸引出血部位保持创面清晰，协助术者寻找出血点。

4. 熟悉手术操作流程、选择合理器械、充分暴露术野对手术协助至关重要。

作为手术团队的“眼睛”，腹腔镜手术中扶镜助手也发挥着至关重要的作用。优秀的扶镜助手不仅能提供良好的术野和清晰的图像，更能紧跟手术者的思路，灵活调整，提供符合要求的手术视野。①确保术野的正确和清晰。正确的术野能够使术者获得正确的手术区解剖层次。术中保持镜头底座水平，利用视镜获取合理角度，是获得正确术野的关键。此外，在某些场景进行操作时，必须提供邻近脏器的画面以作为手术者参照物，以防解剖层次分离错误引起额外损伤。水雾、液滴和能量器械产生的烟雾会影响视野的清晰程度，应及时利用手术的间歇期、场景转换或更换器械的时机进行清洁。②提供稳定的视野：腹腔镜具有1~6 倍的放大效果，快速地移动视镜，会使术者和观看者产生视觉疲劳甚至眩晕的感觉。扶镜助手在调整时持镜动作要慢而稳，避免剧烈摇晃。③熟悉手术局部解剖层次和手术进程，了解术者意图，为腹腔镜手术者提供一个较为全面而细腻的手术区解剖层次的显露。处理好这些看似简单的细节可减少手术的无效时间，使手术进程更显紧凑而具有观赏性。

总体来讲，完善的手术应形成固定的操作程序，主刀、助手应思路统一，各司其职；助手应成为主刀的第三、第四只手，甚至术者的眼睛，使手术团队成为一个有机整体，从而使手术安全、有效、流畅地开展。

（张宁　冷建军）

参考文献

1. 黄志强 . 外科手术学 . 北京：人民卫生出版社，2005.
2. 吴孟超，吴在德 . 黄家驷外科学 .7 版 . 北京：人民卫生出版社，2008.

第十二章

腹腔镜外科基本技术

第一节　概述

现代腹腔镜外科手术主要涉及普外科、妇科、泌尿外科三个学科，还涉及小儿外科、血管外科、骨科、腹部成形科的部分手术。20 多年来，腹腔镜外科先锋们已将腹部外科手术图谱中描述的近乎所有的腹腔内手术进行了全方位的探索。目前，腹腔镜技术在腹部外科业已沿着由全腹腔镜式手术到腹腔镜辅助式手术再到手助腹腔镜式手术稳步推进发展。全腹腔镜式手术（totally laparoscopic surgery）指的是完全在腹腔镜下进行操作的一类腹腔镜手术，大多为一些单纯切除类或单纯重建类的手术。在普外科主要有腹腔镜胆囊切除术、肝囊肿开窗引流术、阑尾切除术、探查活检术、腹盆腔粘连松解术、胃肠穿孔修补术、食管裂孔疝修补胃底折叠术、Heller-Dor 手术、腹股沟疝修补术、胆肠或胃肠短路内引流术、胆总管切开探查取石术、胃肠造瘘术、急性胰腺炎被膜切开减张引流术、胰岛细胞瘤切除术、胰体尾切除术、脾切除术、肝转移癌射频消融术等。在妇产科主要有腹腔镜附件切除术、卵巢肿物或卵巢切除术、子宫肌瘤切除术、筋膜内子宫次全切除术、输卵管造口成型术等。在泌尿科主要有精索静脉曲张高位结扎术、输尿管切开取石术、肾上腺切除术、萎缩肾切除术、肾盂成形术等。此外，在整形外科有腹壁膨胀吸脂后进行的腹腔镜腹壁紧缩成型术、胃减容术、袖状胃切除术、胃束带术等。腹腔镜辅助式手术（laparoscopic-assisted surgery）是指需要腹腔镜技术与开腹手术结合起来共同完成整个操作过程的腹腔镜手术，它大多用于既需切除也要重建且标本较大的胃肠道手术。如腹腔镜全胃或胃大部切除术、小肠切除术、结直肠切除术，以及腹腔镜辅助的阴式子宫全切术等。手助式腹腔镜手术（hand-assisted laparoscopic surgery）是将术者的一只非优势手通过精选的 7cm 切口伸入腹腔协助腹腔镜下进行高难度操作的一类腹腔镜手术，它主要适用于难度高、风险大的实质性脏器（肝脾胰肾）实施腹腔镜手术。如手助腹腔镜肝切除术、胰十二指肠切除术等。手助腹腔镜技术不仅使外科医生重拾手的“第二眼睛”功能，大大增强其信心，而且使之重新拥有紧急处置能力，有力地提高了复杂手术的安全性。

随着腹腔镜外科技术的不断提高，微创观念日益深入人心，腔镜外科的概念范畴也逐步拓展。非气腹腹腔镜手术（gasless laparoscopic surgery）、后腹膜腔镜的泌尿外科手术和胰腺体尾手术、颈腔镜甲状腺和甲状旁腺手术、腋腔镜乳腺手术、股腔镜血管外科手术、单孔腹腔镜手术、经自然腔道内镜手术（NOTES）、机器人腹腔镜手术（robotic laparoscopic surgery）等无疑为腔镜外科注入了新的活力。

第二节　腹腔镜外科基本准则

腹腔镜手术在现代腹部外科中占有越来越重要的地位。21 世纪腹腔镜手术无论是种类还是数量都将替代一半以上的开腹手术，成为许多腹部外科疾病的首选治疗手段。腹腔镜技术应用越广泛越需要基本准则把控发展方向，否则高发的严重并发症将会戕害业已奠定的腹腔镜外科发展基础。

总结 20 多年的腹腔镜外科实践，三项应用总则和十项基本原则是保障腹腔镜技术顺利应用、不断拓展的指南针。

1. 腹腔镜外科三项应用总则

(1) 辩证地选择手术指征：充分考虑切口创伤与手术本身内在创伤的比值，首选单纯切除或重建类手术，再选切除、重建并存类手术。

(2) 正确认识中转开腹手术：能在发生严重并发症之前及时、果断地掌握中转时机是一名腹腔镜外科医生成熟的标志。

(3) 综合考虑患者利益和社会经济效益：这两方

面不但体现了所选腹腔镜手术项目的应用价值，而且还决定其推广应用前景。

2. 腹腔镜外科十项基本原则

(1) 镜视轴枢原则：以腹腔镜、靶目标和监视器构成整台手术的中轴线。人员站位和穿刺孔均应围绕着该中轴线设计、实施。

(2) 平肘站位原则：调节手术台使患者造气腹后前腹壁的高度与术者 90°屈肘持平，可最大限度地减轻术者操作时的疲劳程度，最符合人体工程学基本原理。

(3) 上肢等长原则：手术台上的各种缆线(冲吸管线、电外科缆线、光缆、摄像缆线等)固定点以上的长度与术者上肢等长，大致等于术者身高减去 100cm。

(4) 三角分布原则：腹腔镜与术者左右手操作孔尽可能地分布成倒的等边三角形，其他辅助操作孔围绕着该核心三角根据手术需要灵活布孔。

(5) 60°交角原则：指术者左右手器械在靶目标区域配合操作时的交角越接近 60°就越符合人体工程学原理。

(6) 自下而上原则：由于腹腔镜手术的视角中心轴与传统开腹手术的视角中心轴发生了 90°的转移，因此，腹腔镜手术多从靶目标的正下方开始向其前下和后下方解剖游离，而开腹手术则多自靶目标的正前方开始向其前下和前上方分离解剖。

(7) 梯度凝固原则：使用电刀、超声刀等电外科设备凝切管状组织结构时采用 6-8-10 的凝切手法可使其断端形成较长且有梯度的蛋白凝固带，尽可能地减少术中和术后因管腔内压力变化导致的断端凝痂脱落而发生手术并发症的危险性。

(8) 血供守恒原则：当某一靶目标的主供血管较经典解剖中通常所见的血管细小时应高度警惕其侧支、变异支或穿通支血管的存在。

(9) 阶段递进原则：开展腹腔镜手术时应本着由易到难、由简到繁、循序渐进的原则逐步进行。切忌在基本功不扎实时的“大跃进”，否则会放“卫星”不成、成“流星”。

(10) 全面优化原则：本着个体化原则充分考虑患者的实际病情、术者拥有的技能和各种客观的物质条件，为每一位患者优化设计理念与手术目的、优化麻醉与手术方式、优化应用程序与围手术期管理。这也是精准腔镜外科的一个重要体现。

第三节　腹腔镜外科基本技术

腹腔镜外科实质上是微创理念指导下的腹腔镜技术在外科领域发扬光大结出的硕果之一。作为腹腔镜外科的旗舰技术，20 多年来的现代腹腔镜外科实践表明腹腔镜手术的基本原则与操作技术源于传统外科又高于传统外科。传统外科的基本原则与操作技术掌握得越扎实越有利于平顺地开展腹腔镜外科工作，腹腔镜手术质量才有基本保障，腹腔镜手术范围才会不断拓展。

任何手术基本上都是暴露、切开、止血、缝合、打结五项操作基本操作技术的有机组合与完整体现。一方面原来开腹手术需在半盲状态下操作的部位(膈顶、盆腔)在腹腔镜手术时由于图像放大、光照良好，以及腹腔镜手术器械善于在狭小腔隙内操作的优势而变得较为容易。另一方面，腹腔镜手术失去了立体视觉变成了平面视觉，失去了传统手术中手垫并用暴露手术野代之以气腹和腹腔镜手术专用器械暴露，失去了手指直接触诊和紧急处理功用变成了较为依赖现代电外科设备和长杆器械远程操作。原来在开腹手术中易于操作的缝合打结技术因穿刺套管将操作器械限制于立体锥形的空间内而在腹腔镜手术中变得困难费时。原本在开腹手术不成问题的取标本操作在腹腔镜外科演变成必须重视的十项基本操作技术之一。

1. 造气腹技术　有闭合式与开放式造气腹两种。

(1) 闭合式造气腹技术：最好选择脐上缘或脐下缘 1~1.5cm 纵切口，较易于切开皮肤与皮下组织，用弯血管钳钝性分离至脐周筋膜层夹住提起。两把巾钳呈八字形向下按夹住，以 45° 角钩提起脐周腹壁。距针尖 2cm 以持毛笔式捏住 Veress 气腹针杆斜向脐窝正下方捻转着插入，依次穿经筋膜和壁腹膜使针的侧孔进入游离腹腔。注意体会针尖穿刺腹壁筋膜与腹膜时的突破感和针芯弹入的震动感。按程序完成测压管试验、抽吸注水试验、负压试验、初期充气压试验、容量试验和改良探针试验。

测压管试验：气腹针尾安置一 10ml 注射器针筒，内盛 8~10ml 生理盐水。针尖刺入腹壁筋膜层后打开气腹针阀门，一旦针尖突破壁腹膜进入游离腹腔，即会明确看到测压管内的液柱自然下降。

抽吸、注水试验：取下针筒，安装上注射器芯，重新连接气腹针。首先抽吸未见血液或肠内容物确认未误入腹内血管或肠腔，然后轻松注入剩余的生理盐水。若易于注入且不能抽回，说明气腹针尖位于游离腹腔内，注入的生理盐水已散布于肠间隙；若较难注入且易于抽回，则提示气腹针很可能误入腹膜前间隙或腹腔内由于粘连构成的狭小腔隙。此时，多需更换穿刺部位至双侧肋缘下和髂窝或改用开放式腹腔镜技术置入穿刺套管后直接造气腹。一旦误穿进入腹内脏器，不应盲目拔出气腹针以免为寻找受伤部位造成困难。

负压试验：气腹针置入游离腹腔后接通气腹管，与全自动气腹机连接后充气前提起腹壁，通常在气腹机上显示的是低度负压（-2mmHg 左右），且随着提升腹壁使负压有所增加。若首先测得的腹内压不是负压，应转动气腹针使其针尖的侧孔（标准的气腹针侧孔与针柄阀门开关方向一致）不被腹膜或腹内脏器所堵造成假象。若仍不能测得负压，而腹内压在短期内迅速升高，应考虑气腹针尖移位离开了游离腹腔。

初期充气压试验：以 1L/min 的注气率充气初期，腹内压不应超过 8mmHg。若短期内腹内压骤然升高并停止充气，应考虑气腹针尖位置不当。

容量试验：一般成人腹内压达到 10~12mmHg 需要 3L 左右的气体。如果腹内压已达到此值时的用气量不足 1L，则提示气腹针有可能误入腹膜外间隙或肠腔，此时常可导致前腹壁不对称地膨隆。

改良探针试验：对于有腹部手术史，怀疑脐周有腹内脏器粘连的患者，参考探针试验的原理在充气过程中利用气腹针尖的侧孔作环绕脐周的探测。若侧孔被粘连的脏器或粘连带所堵，气腹机上的腹内压显示即会突然升高，再根据体外剩余气腹针的长度推测出粘连与脐部的距离。如此探测一周即可初步了解脐周粘连的范围和方向，为首枚穿刺套管的安全置入做好准备。

在整个充气过程中还应观察腹部是否均匀对称地膨隆，肝浊音界是否逐渐消失，有无皮下气肿，患者生命体征是否平稳，特别是心律有无明显变化。通过上述 6 个试验一旦确定气腹针正确地置入出了游离腹腔并注入 1L 以上的气体后，可换成中高流量注气，以尽快完成造气腹，使腹内压达到设定的 12~14mmHg。充气初期不宜使用高流量（20~40L/min）注气，以免腹内压迅速升高影响心肺功能，诱发心律失常等。另外，万一针尖位置有误，高流量注气会加大损伤程度或造成气体栓塞。

(2) 开放式造气腹技术：该技术用于闭合式造气腹失败或既往腹部切口距离脐缘不足两横指而高度怀疑脐周有腹内脏器粘连者。

首先根据患者的腹壁厚度将脐部纵切口适当延长至 2cm 左右，交替钳夹各层组织，依次切开皮下、筋膜和壁腹膜。先用示指进行脐周指诊探查脐下有无腹腔粘连，再用小拉钩提起腹壁。以 7# 丝线分别在切口的上下 1/3 处缝合腹膜与筋膜，置入 Hasson 套管或缠有湿纱布的 10mm 套管后收紧两针缝线并打鞋带结暂时固定密封该切口，连通气腹管以低流量缓慢充起腹腔。

此外，直视插入技术（visually guided insertion）也是安全置入首枚套管的一种技术。先切开或穿刺至腹膜前间隙，将内插一 5mm 直径、0° 前视镜的 5.5mm 套管（前端为斜面）插入。直视下慢慢旋进 5.5mm 套管通过腹膜外脂肪层到腹膜外，无粘连的腹膜为半透明状。如与肠管有粘连则不透明，应变换套管方向，直至看到清晰半透明的腹膜。然后，循此“安全窗”（safety window）插入 5.5mm 套管，接着用套管扩张装置更换 11mm 的套管和 10mm 的腹腔镜。还有一种直视弹绷套管（surgiview）可供直视下安全地插入腹腔镜套管。11mm 的套管顶部装有一个扳机启动的弹绷丝。在同时插入的 10mm 腹腔镜直视下反复弹绷腹膜，即可安全地引入腹腔镜及其套管。该装置还被用于后腹膜腔腹腔镜手术。

2. 套管安置技术　腹腔镜手术用的穿刺套管由穿刺锥和套管组成。最好选择小钝头圆锥形穿刺套管，造成戳口出血的概率最小。其他的穿刺锥由尖头圆锥形、尖头棱锥形到刀刃形导致戳口出血的危险性依次增加。

(1) 置入腹腔镜套管：一般常规在脐部造气腹处，盲穿置入首枚穿刺套管。建议首选有安全保护装置的穿刺套管。技术要点是先用两把巾钳提起脐周腹壁，尖刀纵向切开 5mm 筋膜，掌心顶住穿刺锥柄，伸展的示指紧贴套管杆（作为卡位点以防用力过猛时刺入过深），腕部旋转用力刺入腹壁。一旦穿刺套管进入已充气的高压气腹内即会有气体从打开的阀门或中空的锥芯柄尾逸出（呼啸声试验阳性），操作者应闻声而止。连接气腹管并以气腹机所拥有的最大注气率维持手术中腹内压的相对稳定。

(2) 腹腔镜探查腹腔：插入腹腔镜后首先探查穿刺点下方有无意外损伤，如出血、血肿、肠管穿刺伤等。然后按顺时针或逆时针方向探查全腹腔，注意有无意外的隐匿疾病（如腹股沟隐匿疝、导致肠管成角的粘连带等）。最后重点探查病灶区，确定能否实施腹腔镜手术。

(3) 直视下置入操作套管：先遵照安置穿刺套管的三角分布原则和 60° 交角原则选择主操作套管和辅助操作套管的穿刺部位。然后用尖刀顺皮纹戳开 5mm、10mm 皮肤后再在腹腔镜直视下安全置入。首先使穿刺锥垂直于腹壁旋转稳进，待穿刺锥尖顶起壁腹膜时转向没有腹腔脏器的手术野上空刺入，直至看见套管进入腹腔 2~3cm 后取出穿刺锥芯，调转锥尖朝向操作者手腕方向，使穿刺锥柄朝向器械护士递回。

各操作套管的腹腔段不宜留置太长以免影响器械张开，一般 3cm 左右即可，使用套管固定器者还可短些。在置入侧方辅助套管时（特别是有胃肠胀气的情况下），可用主操作器械拨开拟行戳口周围的脏器或张开器械头端从腹腔内迎着穿刺锥尖协助其突破壁腹膜，以免伤及腹内脏器。

3. 腹腔镜牵引暴露技术　腹腔镜暴露技术既包括术前服用泻药排空胃肠道（尽量减少胀气胃肠的干扰），术中调节体位靠重力使肠管远离手术野，也包括使用腹腔镜手术专用的三叶钳、五叶钳、蛇形钳、“7”字拉钩（seven-upper）套置胶皮管等直接牵引显露，再辅助纱布条（最好用含硫酸钡线的）大多可以获得优良的暴露效果。与进口的机械臂固定脏器拉钩相比，我们自行研制的“7”字拉钩（用一胶皮管固定于手术单）具有弹性牵拉、相对固定、简便易行的半自动牵引优点，业已广泛用于腹腔镜抗反流手术、Heller-Dor/Toupet 手术、减重手术、胆总管切开探查术、胃癌根治术、女性直肠癌根治术等，取得良好的暴露效果。

4. 腹腔镜分离止血技术　与传统开腹手术相比腹腔镜手术对电外科设备的依赖性大大增加。因为腹腔镜手术时的出血量以及对后续分离的阻碍程度都有所放大，出血后的处理难度也相应增大，所以，腹腔镜手术中特别强调先凝后断的原则以尽量保持手术野的清楚干净和解剖层次。

电刀是最为常用的电外科设备，配以电钩、电铲、电凝棒、双极电凝钳等工具可以满足大多数腹腔镜手术的需求。少量多次、循层递进是克服电刀烟雾大、热损伤范围广等缺点的基本原则与有效方法。日渐广泛应用的还有超声刀、PK 刀、力确刀（LigaSure）、低温（40~70℃）等离子射频刀、热凝刀、水刀（Hydrojet）、微波刀、氩气刀及综合电刀（电刀工作站）等。本着安全最大化原则，建议处理有名血管前尽可能先夹闭或结扎，处理时尽量遵循梯度凝固原则。

机器人腔镜手术中通常使用左手持双极电凝钳，右手持单极电钩或超声刀的高效组合方式也逐渐为经典腹腔镜手术所采用。一般情况下左手双极电凝钳用作无创抓钳负责精准牵引暴露，右手电钩或超声刀作为快速分离推进工具，一旦遇到右手器械难以止住的出血，左手器械立即跟进采用双极电凝止血。

5. 腹腔镜施夹技术　腹腔镜施夹闭合管状组织结构简便易行、安全可靠，技术要点为夹子垂直于管状结构、直视下看到夹子出头、闭合时适当放松管状结构的绷紧度、最近端施夹用八分力、次近端施夹用十分力。只是在闭合炎性水肿增粗的管状结构时最好先结扎再施夹。腹腔镜手术用的夹子既有不可吸收的钛夹，也有可吸收的生物夹。施夹钳分为一次性和可重复用两种，10mm 直径和 5mm 直径两型。

6. 腹腔镜钉合吻合技术　腹腔镜钉合切割器（12mm 直径）主要用来闭合离断胃肠或重要管状组织结构（如脾蒂、肾蒂等），以及侧 - 侧吻合或功能性端 - 端吻合。一定要根据组织厚度选择相应钉腿长度的钉匣，在完成数排相互交错、均匀分布的钛钉线中间推进刀片切割离断。管状吻合器与传统开腹手术相同，常用于腹腔镜结直肠手术、胃食管手术和胃肠部分切除或旷置的减重手术等。

此外，腹腔镜疝修补钉合器（hernia stapler）现已有多种，B 形钉、螺旋钉（可吸收与不可吸收，absorbatack，sorbafix）、Q 钉和带钩 U 形钉（ethicon securestrap），主要用于腹腔镜腹股沟疝修补术、腹腔镜切口疝修补术和腹腔镜食管裂孔疝修补术固定补片。

7. 腹腔镜缝合打结技术　此乃腹腔镜手术的高级基本功之一。与传统开腹手术相比增加了进出针线、体内拾针、失去立体视觉不易绕线等许多方面的技术难度。1997 年由中华医学音像出版社发行的《内镜外科缝合打结技术》录像带详细介绍了腹腔镜缝合针线的选择、安全进出针线技巧、单手与双手拾针技术、5 种缝合法，以及体内和体外 21 种打结法。目前，用于腹腔镜手术的打结法包括我们 1991 年以来设计的 11 种“中国结”在内共约 30 种。20 多年的腹腔镜缝合打结实践证明腹腔镜手术所用持针器以带传统锁扣装置的枪式针持和左轮手枪式针持最符合人体工程学原理（操作时最省力、最稳准）。掌握 1~2 种体外打结法和 2~3 种体内打结法多可应对大多数复杂的腹腔镜手术难题。缝合线尾预制一个套马结、连续缝合间断打结并用器械挫线替代剪线、使用滑线连续缝合时自锁结等方法既可避免缝线脱失又可大大节约时间，绕线较短或器械交角较小时针持夹住针尖可以大大减低绕线难度。

对腹腔镜缝合打结技术依赖性较大的腹腔镜手术主要有腹腔镜胆总管切开探查术、腹腔镜食管裂孔疝修补胃底折叠术、腹腔镜 Heller-Dor 手术、腹腔镜胆总管囊肿切除胆肠吻合术、腹腔镜近端胃大部切除食管胃吻合术、腹腔镜胰十二指肠切除术等。

具体的操作技巧是首先用针持夹住靠近针尾的线进出套管，进入手术野后，左手持另一针持或一抓钳夹住针尖，然后与右手针持协作，使针持夹在 1/2 或中后 1/3 处，进行间断，“8”字或连续缝合。欲在体内打结者，缝线不宜过长（15cm 左右），以免理不清浪费时间。拔针用针持垂直夹住针前 1/3 处。在左手器械头上绕 1~2 圈，打出标准的方结或外科结。剪线后夹住针尾处的缝线，直视下抽回转换套管内一并拔出。

内镜缝合器（Endo-Stitch）为两头尖、中间连线，缝合打结时左右穿梭的内镜手术专门用具。特别适合于连续缝合，但因一次性的一针一线价格昂贵而未能广泛应用。

下面简单介绍几种常用的体外打结法和体内打结法：

(1) 路德结(Roeder knot):1918 年 Roeder 首先用于扁桃体摘除术,后在 20 世纪 70 年代中期由 Semm 教授引入妇科腹腔镜手术和阑尾切除术。现在应用于腔镜手术的一次性结扎线套(Surgi-tie/Endoloop)均采用此结。

(2) 套马结:该结为简化杰明结(Jamming knot),从日常生活中借鉴而来。其功用除用于连续缝合的起始结外,还可用作自制针线的固定结。

(3) 滑正结:用打结器进行体外打结时均要先使之变为滑结,然后滑着推进,待要收紧线结时摆正后再扎紧。简言之即"滑着推进,正着打紧"。

(4) 传统结:打结方法与开放手术中的传统打法一样。但在腔镜手术中由于立体视觉变成了平面视觉,传统器械变成了长杆远距离操作器械等不利因素的影响,以及视觉角度与开放手术比发生了 90°转位,此种打结法最好采用先下绕再上绕的打结程序最为合理。

(5) 时钟结:打法为用针持或分离钳夹住一端线头在自身头端顺时针转绕 2~3 圈,另一器械从钳口中取出此线头,针持或分离钳则去夹住另一线头,然后收紧线结。同法逆时针再自身转绕 2~3 圈,即可打出标准的方结或外科结。

(6) 中国结:1993 年我们在动物实验中自行设计的内打结法。具有线路清楚、简便易学的特点,特别适合于初学者。即使是在两把器械呈近似平行的"筷子现象"时也很实用。具体方法为一端线尾经套管留在体外,左手器械在距针尾 3~5cm 处抓线与针持垂直夹针形成一个直角三角形的线襻。垂直夹针的针持在线襻内顺或逆时针转绕 2~3 圈,然后交给左手器械即可打出标准的方结或外科结。另外,使用转头钳时可不用针帮忙也能打出"中国结"。

(7) 自锁结:用于使用普罗林之类的滑线进行连续锁边缝合时为克服线结松滑而设计。技术要点为将针线穿经左手器械夹住线襻旋转 1~2 圈后的线襻再收紧,即可达到每针均可收紧的效果。

8. 非气腹腹腔镜技术　这是一种以机械方式提拉或拱升起前腹壁替代气腹营造腹腔镜手术所需空间的技术。与气腹形成的球形膨隆所不同的是它所建立的是梯形或半球形空间。它在全腹腔镜式手术仅对那些因心肺疾病不能耐受气腹的患者有 3%~5% 的补充应用价值,对腹腔镜辅助式手术则会有 50% 左右的主要应用价值,对手助式腹腔镜手术则应有 80% 的重要应用价值。

国际上非气腹腹腔镜技术应用于临床始于 1991 年,国内则是我们于 1993 年率先开始自行研制非气腹装置并从动物实验逐步应用于临床,现已研制六代九型非气腹装置并成功地开展了 40 余种 300 余例非气腹腹腔镜手术。

目前使用的非气腹装置(由腹壁提拉器和机械臂组成)主要有提拉类和拱升类两大类。非气腹装置安装技术主要有直接置入法和低压气腹腹腔镜直视下置入法两种。

(1) 直接置入法:提拉类腹壁提拉器一般需要先在脐周直接做一 2cm 左右的切口,再在腹腔镜引导下放置到位,然后安装于机械臂上。也有在手术野上方的前腹壁皮下穿置 2 根弹性钢条,不进入游离腹腔,弓状拱起前腹壁后固定于床旁支架。然后在脐部切口置入套管和腹腔镜,腹腔镜直视下插入其余的穿刺套管和操作器械。

(2) 直视置入法:先造 6~8mmHg 的低压气腹,插入 10mm 套管和腹腔镜,直视下引入 2 根弹性钢条,固定于床旁支架后先解除气腹,必要时临时辅以低压气腹。

非气腹腹腔镜手术的适应证为:①有腹腔镜手术指征,而心肺功能欠佳不能耐受气腹的手术,如:胆囊切除、肝囊肿开窗引流、食管裂孔疝修补和胃底折叠术等一些已经成熟、定型而又不能在气腹下实施的腹腔镜手术;②本需在腹壁造口或为取标本需扩口的腹腔镜手术,如:腹会阴联合直肠切除术,胆囊、空肠、结肠造瘘术;胃、肠切除术、脾切除术等;③操作难度较大、缝合打结较多、需减低术中费用和难度的手助腹腔镜手术,如:标本块较大(≥10cm)的胃肠道肿瘤手术、肝切除、胰腺切除等。

非气腹腹腔镜手术的禁忌证有:①全身情况差,不能耐受全身麻醉或硬膜外麻醉者;②有重度出血倾向者;③极度病态肥胖或腹肌发达者。

9. 手助腹腔镜技术　对于那些肿块超过 10cm 的腹腔镜肿瘤根治术以及腹腔镜肝胰脾肾等实质性脏器切除术,手助腹腔镜技术不仅可以大大减低手术难度、提高手术安全性,而且能节省手术时间、降低手术花费。手助口(7cm 左右)原则上应选在避开腹直肌又便于左手操作的部位,如腹白线上的腹正中切口、左右下腹部的麦氏切口或类麦氏切口。手助装置现已有 7~8 种之多,但以蓝碟最为简便实用,国人也有用灭菌镜套(30cm 左右)和一段吸引管盘成圈后自制的简易手助器。对于非肿瘤根治性的手助式腹腔镜手术为节约成本也可以直接经手助口伸入非优势手,手腕周围适度塞绕湿纱布即可有效地防止气体逸失维持气腹。

10. 腹腔镜取标本技术　原则上所有腹腔镜手术切除的标本均应装入标本袋后取出,尤其是肿瘤标本必须常规使用以免肿瘤种植于切口。除了手助式腹腔镜手术和腹腔镜辅助式手术的标本装袋后分别经手助口和辅助口直接取出外，全腹腔镜式手术最好常规装袋经脐部戳口拉出或送出。这是因为脐部纵行切口便于延长且缝合后大部分切口瘢痕掩蔽于脐窝皱襞内对美观影响最小。标本袋既可使用一次性的商用成品，也可根据标本大小用医用手套自行制作。具体制作方法为将手套纵向折叠、在其拇指根部水平贯穿缝扎后剪去手套的手指部分，仅留其掌腕部，蘸水后用5mm弯分离钳经10mm套管送入腹腔。

总之，以史为镜可以知腹腔镜外科之中兴，以原则为灯可以照亮腹腔镜外科的行进征程，以操作规范为路可以在循规蹈矩基础上更加稳健地独辟蹊径。

（王秋生）

参考文献

1. Lee WJ, Chan CP, Wang BY. Recent advances in laparoscopic surgery. Asian J Endosc Surg, 2013, 6(1): 1-8.
2. Steffey MA. Laparoscopic-Assisted Surgical Procedures. Vet Clin North Am Small Anim Pract, 2016, 46(1): 45-61.
3. Rivas H, Díaz-Calderón D. Present and future advanced laparoscopic surgery. Asian J Endosc Surg, 2013, 6(2): 59-67.

第十三章

肿瘤的外科治疗原则

第一节　概述

手术是治疗肿瘤最传统的方法，时至今日，手术仍然是实体肿瘤最主要的治疗手段之一。单独进行外科手术能治愈的肿瘤比单独使用其他方法能治愈的肿瘤要多。虽然大家已经认识到肿瘤需要多学科综合治疗，但在整个治疗过程中不需要手术参与的患者还是少之又少。目前患者就诊时，首诊往往是肿瘤外科，因此，肿瘤外科医生在患者的整个治疗决策中起到重要的指导作用。

在过去的二十年间，手术技术的进步和多学科综合治疗，已经显著降低了实体肿瘤的手术并发症和死亡率。肿瘤外科也能更好地保留患者的正常功能：如有些乳腺癌患者可以进行保乳手术而不需要乳房全切，有些骨及软组织肉瘤患者可以保留肢体。有些前列腺癌患者可以保留性功能及排尿功能。这些治疗中，手术往往需要联合其他治疗方法。所以，肿瘤患者的治疗计划应该由多学科团队共同制订，如包括放疗科、肿瘤内科及肿瘤外科等。只有能与整个团队进行配合，融合各科室的努力，才能在治疗中获得最大的成功。

合理、有计划的多学科综合治疗已在相当多的肿瘤中取得较好的疗效。近年来肿瘤多学科综合治疗已经取代单一治疗。而一个理想的多学科综合治疗组需要很多科室的参与，其专业人员组成见表 13-1。

表 13-1　理想的肿瘤多学科综合治疗所需的科室及专业人员

临床肿瘤学医生
肿瘤外科
肿瘤内科 / 儿科肿瘤学家
放射治疗肿瘤专家
非肿瘤学医生
病理学家
放射学家
物理医学
内科医生
麻醉学家
精神病学家
其他专业人员
护士
社会工作者
营养师
心理医生
药师
物理治疗

（一）预防性手术

为了预防将来癌变而对某个尚未发病的组织或器官实施手术称预防性手术。由于肿瘤的发生发展是一个长期慢性演变的过程，某些癌前病变或先天性病变在发展过程中，可发生恶变。在恶变之前预防性切除这些病变就可以预防肿瘤的发生。需要注意的是，预防性手术既可能是“未雨绸缪”的明智之举，也可能是“杞人忧天”的过度医疗。在实行预防性手术前，应充分评估切除的风险及获益。随着基因检测及分子流行病学发展，此类手术在预防癌症发生方面所起作用会越来越明显。目前已有研究表明 *BRCA* 突变基因携带者接受预防性手术，可降低乳腺癌和卵巢癌风险并改善生存。

（二）肿瘤活检

肿瘤在治疗前常需要活检以明确诊断。肿瘤活检能够获得组织或细胞，是确定肿物性质直接而可靠的依据，也是制定肿瘤治疗方案重要步骤。靠近体表或体内自然腔道的肿瘤较易活检。如乳腺癌可以通过触诊穿刺取标本，结肠肿瘤可以通过内镜咬取活检。深在肿物常需要超声、CT、MRI 引导下穿刺获得组织学证据。尽管影像引导穿刺技术越来越成熟，但目前仍有一些病变需要手术探查获得组织学标本来明确诊断。幸运的是，此类病变大多数可采用微创手术如腹腔镜手术来获得最终诊断。

可疑病变活检方法分为三类：穿刺活检、切取活检、切除活检。穿刺及切取活检只能获取可疑病变的一小部分组织，可能没有取到病变组织，结果可能会为假阴性，因此，外科医生在取活检时应尽量取足够的组织。

1. 细针抽吸活检（fine-needle aspiration）　细针抽吸活检是指用细针对可疑肿块进行穿刺负压抽吸，进行细胞学诊断的一种技术。当肿物深在无法触及时如内脏肿瘤，可以在影像引导下抽吸活检。该方法所取标本是细胞，主要通过观察细胞内特点，如核异质性来确诊良恶性。由于不能对肿瘤进行组织学检查，本方法存在一定的假阴性和假阳性率。此外，由于标本无法提供肿瘤细胞周围结构，因此，无法区分侵袭性及非侵袭性病变如原位癌及浸润性癌。

2. 穿刺切割活检（cutting core biopsy）　穿刺切割活检是获取组织病理学诊断的最简单方法，常用于皮下肿物、肌肉肿物及一些内脏如肝、肾、胰腺肿物活检。该方法副损伤小且性价比高。一般在局部麻醉下应用长的粗针（如 Vim Silverman 或 Tru Cut）对可疑肿块进行穿刺，以获得一小块完整组织条进行病理切片检查。该方法所取标本能够让病理科医生观察到癌细胞是否侵犯肿瘤基质。穿刺中针道转移的风险极小。此外，对穿刺针道进行标记，在此后的手术时完整切除可以避免针道转移。需要注意的是，该方法也存在一定的假阴性。例如穿刺组织过小，可能会未取到真正的病变部位或无法代表整个肿瘤的真实情况。在临床中，如果穿刺结果与临床不符，应考虑切取活检或切除活检。

3. 切取活检（incisional biopsy）　切取活检是指切取肿瘤部分组织行病理检查以明确诊断。施行切取活检时，需要注意手术切口与手术入路。切取活检后，如进行根治性手术应完整切除整个切口及入路以避免活检过程中造成的肿瘤种植。内镜（结肠镜、气管镜、未经、膀胱镜）下肿物活检及子宫内膜诊刮均属于切取活检。较深的皮下肿物或肌肉间肿物穿刺切割活检未取到病理时也可考虑采用该方法。此外，因肿块过大无法根治切除时，为了明确其病理性质，也常切取一小块肿瘤组织送病理。条件允许的话，切取活检时应尽量深切，并包括周边正常组织。与穿刺活检一样，切取活检也无法代表整个肿瘤的真实情况，因此切取活检结果阴性不能除外残存组织恶性可能。

4. 切除活检（excisional biopsy）　切除活检是指切除整个肿瘤送病理检查以明确诊断。该方法常适用于孤立、较小肿物（直径 2~3cm），但不适用于较大肿物的活检。较小肿物切除活检后一般不会影响此后的根治手术局部控制效果。而大肿物在切除活检中肿瘤细胞播散区域较大，此后根治手术时需要切除过大范围组织才能达到根治效果。因此，皮肤基底细胞癌或恶性黑色素瘤活检常用切除活检，骨与软组织肉瘤则不推荐。结肠息肉、甲状腺及乳腺结节、皮肤较小病变以及切取活检后仍不能诊断的肿物也可以采用切除活检方法明确诊断。

切除活检的标本需要标记切缘，这样在有肿瘤残留需要扩大切除时可以判断切除部位。活检的切口选择也很重要。切口选择不当会不必要的切开一些组织，当行进一步治疗如根治手术或放疗时造成治疗范围的扩大。四肢肿物活检切口最好平行于肢体长轴。这种切口利于包括切检入路的肿瘤整块切除。缝合切口前应仔细止血，血肿会造成肿瘤播散。如活检后需要再次手术应重新铺单、更换手术器械及手套等。

淋巴结活检时应仔细选择活检部位。腋窝和腹股沟淋巴结都肿大时应行腋窝淋巴结活检，因为该部位不容易感染。此外，还有其他一些注意事项。例如，保存在甲醛里的淋巴结不能用于细胞遗传学分析，确诊淋巴瘤时所需组织要求无菌。发现颈部淋巴结肿大时，应首先完善鼻咽镜、气管镜、胃镜，未发现异常时再进行活检。上颈部淋巴结转移常见于喉癌、口咽癌和鼻咽癌。锁骨上淋巴结转移常发生于胸腔、腹腔或乳腺恶性肿瘤。

活检标本可以用于冰冻或常规病理检查。活检冰冻病理可以在 10~20 分钟内出结果，常用于判断是否需要扩大手术或评价切缘。有些时候，为了明确疾病诊断或分期临床还需要用纵隔镜、胸腔镜、腹腔镜甚至开腹、开胸手段进行活检。肿瘤活检理论上会造成恶性肿瘤扩散，因此应在治疗前短期或手术中进行。

（三）肿瘤分期

恶性肿瘤确定治疗方案时需要对疾病严重程度及预后进行判断。临床中常用“分期”这一客观指标来指导治疗方案选择及评估预后。目前国内外常用的为 TNM 分期系统。该系统是由国际抗癌联盟（Union for International Cancer Control，UICC）以及美国癌症协会（American Joint Committee on Cancer，AJCC）制定，绝大多数实体肿瘤均采用此种分期方法，如肾癌、乳腺癌、大部分消化道肿瘤等。该分期系统是由 T、N、M 3 个元素组成的，T（primary tumor）表示原发肿瘤的发展程度，分为 T1、2、3、4，数字越大说明肿瘤局部发展程度越严重。N（regional lymph nodes）表示淋巴结有无转移及范围，M（distant metastasis）表示有无远处转移。T、N、M 分期加以组合就可以得出肿瘤的总的分期。除 TNM 分期外，有一些肿瘤还采用一些特殊的分期系统。如大肠癌的 Duke 分期、肝癌的 BCLC 分期、胆囊癌的 Nevin 分期等。

第二节　肿瘤的外科治疗

（一）术前准备

术前患者一般状态都相对较差。很多恶性肿瘤都给患者带来负面影响，并且这种影响与肿瘤大小并不成正比。口咽、食管、肠道及附属消化腺器官（比如肝、胰腺等）来源的恶性肿瘤经常影响患者正常的消化功能，从而使患者的营养状况变差。疼痛也是肿瘤患者常见的伴随症状，它可能引起患者厌食，并可能引起严重的电解质紊乱。因此，在大手术前，我们应尽最大努力纠正患者的营养不良，恢复血容量，纠正低蛋白血症。在大手术前，对于营养状态差的患者，也可以考虑全肠道外营养（total parenteral nutrition，TPN），它可以通过正氮平衡阻止患者营养状态的继续恶化，逐步恢复患者状态。可以想象，如果在大手术前患者重要的生理和生化指标不能恢复正常，患者术后的并发症和死亡率会明显增加。

基于一些临床及实验室指标对患者可能的手术风险做出评估是非常复杂的，往往也是欠准确的。患者的体力状态，包括心肺功能储备，同时存在的内科疾病，肝肾储备功能及手术类型（根治或姑息）、切除范围等均是需要评估的因素。手术操作的难度、可能的麻醉方式及相关医护人员的经验都会影响术后患者的并发症发生率。各种各样的手术危险评价系统，包括美国麻醉医师协会（ASA）体能状态评分系统（表 13-2）、美国东部肿瘤协作组体能状态评分系统（表 13-3）以及 Karnofsky 体能状态评分系统（表 13-4）均可以用来评价某一特定手术的风险。

手术死亡率一般是指术后 30 天内发生死亡的患者占所有手术患者的比例。对于肿瘤患者而言，其潜在疾病往往是影响患者手术死亡率的主要决定因素。虽然老年人术后更容易有合并症，但是不能因此就把老年患者排除在根治手术的适应人群外。正是因为老年人手术的高风险性，对他们是否需要做姑息性手术有时很难判断。比如，对多发转移的患者或因肠癌引起肠梗阻的患者实施姑息手术时的围手术期死亡率高达 30%。此时，手术目的及风险获益比应在术前向患者本人及家属做出充分的解释。

表 13-2　美国麻醉医师协会（ASA）的体能状态评分系统

评级	内容
Ⅰ级	正常健康。除局部病变外，无系统性疾病
Ⅱ级	有轻度或中度系统性疾病
Ⅲ级	有严重系统性疾病，日常活动受限，但未丧失工作能力
Ⅳ级	有严重系统性疾病，已丧失工作能力，威胁生命安全
Ⅴ级	病情危笃，生命难以维持的濒死患者

表 13-3　美国东部肿瘤协作组（ECOG）体能状态评分系统

级别	体能状态
0	活动能力完全正常，与起病前活动能力无任何差异
1	能自由走动及从事轻体力活动，包括一般家务或办公室工作，但不能从事较重的体力活动
2	能自由走动及生活自理，但已丧失工作能力，日间不少于一半时间可以起床活动
3	生活仅能部分自理，日间一半以上时间卧床或坐轮椅
4	卧床不起，生活不能自理
5	死亡

表 13-4　Karnofsky 体能状态评分系统

评分	体能状态
100	正常，无症状和体征
90	能进行正常活动，有轻微症状和体征
80	勉强可进行正常活动，有一些症状或体征
70	生活可自理，但不能维持正常生活工作
60	生活能大部分自理，但偶尔需要别人帮助
50	常需人照料
40	生活不能自理，需要特别照顾和帮助
30	生活严重不能自理
20	病重，需要住院和积极的支持治疗
10	重危，临近死亡
0	死亡

（二）手术计划

一旦决定要对患者进行手术治疗，应该针对该患者制定详细的手术计划。外科医生必须意识到第一次手术可能是患者获得治愈的最好机会，也可能是唯一的机会。因为在手术过程中，组织切面、淋巴管及血管可能暴露于肿瘤细胞，从而造成手术野内肿瘤种植，而随后的肿瘤复发又很难与术后正常的炎症反应和瘢痕相区别。

如果术前先进行了切取活检，那么整个手术野需要重新准备。在根治性手术的过程中，如果肿瘤无意中被切开，那么肿瘤种植于手术野的风险就会明显增加。以上情况一旦发生，肿瘤切面需要电凝处理，并且和周围手术野做好隔离处理。只有这样手术才能继续进行，最好是取可以获得更大的切缘的新切面切除肿瘤。多种细胞毒药物，包括次氯酸钠溶液、氮芥、塞替派等，用来冲洗手术野以期杀灭可能种植的肿瘤细胞。遗憾的是，除0.5%的福尔马林可以降低宫颈癌的局部复发率外，其他药物或方法都没能被证实可以降低局部复发率。

局部复发患者往往都有远处转移，因此是患者预后不佳的表现。对于所有的恶性肿瘤，大约有20%患者的局部复发灶可以通过手术扩大切除，并且可以至少存活5年。尽管所有可能隔离肿瘤、避免肿瘤种植于手术野的方法都被使用了，仍有部分患者肿瘤会局部复发。比如，初次手术时局部淋巴系统或血管系统内的肿瘤细胞可能会种植于新鲜伤口，引起复发。在手术的任何环节中触碰、搬动或挤压肿瘤都会加大肿瘤细胞向血管内转移的可能性。因此，选择合适的、足够大的切口尽量减少不必要的肿瘤触碰也是至关重要的。有研究发现，术中血管内肿瘤细胞的存在和肿瘤局部复发是相关的。这可能是围手术期肿瘤细胞种植的结果，后者又因为手术和麻醉打击造成的免疫抑制而加速。

（三）肿瘤外科手术原则

1. 不切割原则　手术中不直接切割癌肿组织，由四周向中央解剖，一切操作均应在远离癌肿的正常组织中进行。

2. 整块切除原则　将原发癌灶和所属区域淋巴结作连续性整块切除，而不应将其分别切除。

3. 无瘤技术原则　无瘤技术的目的是防止手术过程中治疗的种植和转移。其主要内容为手术中的任何操作均不应接触治疗本身，包括局部的转移病灶。

（四）肿瘤手术的分类

肿瘤外科手术大致可以分成三类：一是预防性手术，二是诊断性手术，三是治疗性手术。预防性手术是对那些有高危恶变风险的良性病变进行手术切除，最常见的情况包括：隐睾的切除、溃疡性结肠炎的预防切除及家族性腺瘤性息肉病的预防性全结肠切除术等，详见前述肿瘤外科预防部分。诊断性手术是指通过外科手术从肿瘤中取得活组织以进行病理检查，明确诊断。包括针吸活检、空针穿刺活检、切取活检及切除活检等方法，详见前述肿瘤外科活检部分。以下详述治疗性手术的分类。

1. 肿瘤根治性切除　对于那些很少发生区域淋巴结转移和广泛局部浸润的低度恶性肿瘤，比如皮肤基底细胞癌、腮腺混合瘤等，可以通过局部切除获得满意的效果，一并切除肿瘤周围部分正常组织达到足够切缘即可。而对于某些早期较少发生转移的恶性肿瘤，如黑色素瘤，90%都可以通过局部扩大切除获得治愈。相反，对于那些可能向邻近组织广泛浸润的肿瘤，比如软组织肉瘤、胃癌、食管癌，结直肠癌等，必须通过局部扩大切除方可完全切除肿瘤，扩大切除的切缘位于正常组织内，可以避免术中肿瘤细胞进入切断的淋巴管和血管内。如果手术前患者已经进行切取活检，肿瘤细胞很可能已经种植在切口内。因此这类肿瘤需要切除周围大范围的皮肤、皮下脂肪、肌肉和筋膜，切缘需要包括并且超出原切口区域。

恶性肿瘤很少有真正意义上的包膜，大多数情况下肿瘤都有假包膜包裹，后者由被压缩的正常组织和零星的肿瘤细胞组成。如果因为假包膜的存在而对恶性肿瘤只进行局部切除很容易引起肿瘤残余和种植，从而造成肿瘤早期复发，因此，对恶性肿瘤千万不能只沿假包膜行局部切除术。理想情况下，外科医生在手术切除的过程中，应该一直在正常组织内操作，不应该碰到、甚至直接看到肿瘤组织。切除的过程中应该小心操作，避免肿瘤细胞脱落。同时应一并切除周围的皮肤、皮下脂肪和肌肉组织，此时一般很少影响患者功能。如果肿瘤侵及大血管、主要神经、关节或骨头时，这些组织可能也要一并切除。有时为了达到根治性切除，截肢也是必需的。外科切除的范围应该是为了获得阴性切缘，而不是为了随后容易重建脏器功能，后者应该作为一个独立的过程由肿瘤科医生、整形科医生及其他专科医生来完成，因此，肿瘤手术往往需要整形科医生和其他专科医生参与治疗计划的制定。

术中应充分根据肿瘤的边界确定切除线，并且尽量行病理检查评价切缘是否为阳性，进而根据切缘状况改变手术切除范围。实际操作上准确确定肿瘤的切除范围是很难的，需要经验。因此，最好是按根治性切除的范围进行手术，除非组织学检查难以确定切缘状态。

肿瘤常常通过淋巴系统发生转移，因此，肿瘤的外科切除需要一并切除原发灶及局部引流淋巴结及脂肪组织。尤其当区域引流淋巴结位于瘤床附近或仅有一条淋巴引流通路时尤为合适，因为不需要损伤邻近组织器官。术中还应注意尽量不要切断淋巴管，因为这样会增加肿瘤局部复发风险。

目前普遍认为：当临床怀疑区域淋巴结有转移时，应整块切除区域淋巴结。临床上也经常见到淋巴结转移超出区域淋巴结范围的情况，此时根治性切除就比较难达到，但也不应该就此否认此类患者可以进行适宜的手术治疗。受侵淋巴结的整块切除可能是患者唯一的治愈机会，抑或至少能为患者提供显著的肿瘤局部控制。因此，区域淋巴结转移不应视为手术禁忌证，而应视为患者进行术后辅助治疗的指征。

即使临床上原发灶附近的区域淋巴结没有明确转移征象，也推荐在手术中一并切除。因为通过触诊认为没有转移的淋巴结在切除后进行病理检查时往往可见癌转移，此时若只行原发灶切除，术后患者肿瘤极易局部复发。病理检查发现在临床诊断没有转移的癌或黑色素瘤标本中，20%~40% 的患者有区域淋巴结转移。

对于临床上不可触及的亚临床转移淋巴结是否需要进行选择性或预防性清扫目前尚有争议，虽然现在有许多前瞻性随机对照临床研究尚在进行中。淋巴结清扫对于患者除了直接的治疗意义外，尚可提供患者淋巴结转移信息，对肿瘤分期和辅助治疗策略的制订都有重要意义。很多肿瘤的区域淋巴结转移情况决定了患者的预后，比如多数腋窝淋巴结转移的乳腺癌患者都可以从术后辅助化疗或内分泌治疗中获益，对于区域淋巴结有转移的黑色素瘤患者也可以进行试验性辅助治疗。最后，以标准淋巴结清扫后的淋巴结转移情况为基础的肿瘤分期是比较各中心临床试验结果的重要依据。

除了淋巴结清扫的时机外，淋巴结清扫范围也一直存有争议。前哨淋巴结是肿瘤按淋巴引流转移的第一个淋巴结，最早由 Morton 在黑色素瘤的治疗中提出，现在已经成功地应用于乳腺癌的治疗，其他肿瘤中也有相关研究。起初，前哨淋巴结的检测是通过在肿瘤内或瘤周注入染料，然后沿着淋巴管追踪至前哨淋巴结的。现在可以通过注入放射性同位素后用手提 γ 射线探测仪来追踪前哨淋巴结。乳腺癌的前哨淋巴结活检可以准确地判断患者腋窝淋巴结有无转移，明确分期，指导治疗。前哨淋巴结活检阴性者可以不行腋窝淋巴结清扫术，而阳性者需要清扫腋窝淋巴结。肿瘤根治手术协同新辅助治疗对部分肿瘤可获得满意的效果。比如横纹肌肉瘤单纯手术治疗 5 年生存率仅为 10%~20%，而术前加以新辅助放化疗后 5 年生存率可达到 80%。

2. 联合脏器切除的扩大根治术　随着外科技术的进步，麻醉水平的提高及支持治疗手段(输血技术、抗生素的使用及水电解质平衡的维持)的进展，越来越多的高难度手术可以安全完成。在没有远处转移的前提下，这类手术可以为部分患者提供治愈的机会。比如某些肿瘤生长速度很慢的肿瘤可以逐渐生长至很大体积，广泛侵及周围组织而没有远处转移，此类肿瘤可以从扩大根治切除中获益，但是最好在有经验的中心进行手术。全盆腔脏器切除术需要切除盆腔内所有脏器，包括膀胱、子宫及直肠和软组织，行乙状结肠造瘘和输尿管皮肤造瘘或输尿管回肠或乙状结肠吻合术。可以用来治疗放疗后复发的宫颈癌和分化较好的局部晚期的直肠癌，少数患者尚有治愈的希望。文献报道全盆腔脏器切除术后的 5 年无复发生存率为 25%。当然，在进行这类大手术前手术者应该帮助患者进行术后的心理和生理适应，因为包括全盆腔脏器切除、半骨盆切除术、截肢术及头颈部致残性手术等大手术往往对患者的心理及生理造成极大的打击。

3. 复发肿瘤二次手术　对局部复发肿瘤的手术切除也可以使部分患者获得较长时间的缓解。一般来说，软组织肉瘤的局部复发、结直肠癌术后吻合口复发、某些复发的皮肤基底细胞癌和鳞状细胞癌、保乳术后局部复发乳腺癌，都可以显著从再次手术中获益，部分患者甚至有治愈的希望。但是对于局部复发伴远处转移的患者一般不建议再次手术治疗，除非原发灶可以完整切除，而转移灶又有有效的治疗方法加以控制。

Gilbertson 和 Wangensteen 曾积极倡导二次开腹探查以早期发现结肠癌术后复发。但是随着肿瘤学的进展和影像技术的进步，CEA 的水平及影像学发现可以选择那些获益最大的患者进行二次开腹手术。

4. 转移灶切除　尽管从理论上讲，肿瘤一旦出现远处转移，就不再可能通过外科切除获得治愈，但是临床实际情况并非完全如此。切除肺、肝甚至脑转移灶可以使部分患者获得治愈的可能。切除生长缓慢的转移灶也可使患者明显获益，尤其是那些只有单发转移灶的患者。对于多发的转移灶，如果术前的新辅助治疗或转化治疗可以有效地控制肿瘤进展，甚至使肿瘤缩小，那么也可以考虑对这些转移灶进行手术切除，术后患者生存期可以获得明显的延长。尤其重要的是，在进行转移灶切除之前，必须完善检查除外手术野外还存在其他转移灶。

肝脏单发转移灶的切除可以使很多患者获益。因此，推荐对于原发灶已得到有效控制、无肝外转移灶且肝转移灶为单发或多发病灶局限于一个肝叶的患者进行积极的手术治疗。文献报道，实际上有机会行肝转移灶切除的结直肠癌患者仍占少数，近年来，随着新的化疗药物及靶向治疗药物的出现及肝切除技术的进步，肝转移癌切除术后的结直肠癌患者的 5 年生存率可以超过 50%。同样，对于某些患者进行肺转移灶的切除也可以明显延长其生存。比如对骨肉瘤患者的单发或局限性肺转移行手术切除后，患者的 5 年生存期可达 30%，可能高于原发支气管肺癌。对于多发的肺转移癌也可进行手术切除，只要术前或术后有有效的全身或局部治疗方法。对于乳腺癌脑转移患者，如病情稳定，手术切除脑转移灶后 5 年生存率可达 16%。

5. 减症手术　有时虽然不能达到根治，但对于一些肿瘤患者实施外科手术还可以缓解其症状，延长患者有质量的生存期，此类手术称之为减症手术。如果没有特殊的风险，可以实施减症手术以缓解疼痛、控制出血、解除梗阻及控制感染。当非手术方法不能缓解患者症状，即使不能延长患者生存期，也应可以实施减症手术提高患者生活质量。相反，如果术后患者的生活质量很差，患者则无法从该手术中获益。减症手术的适应证包括以下几类：

(1) 为缓解肠梗阻行结肠造瘘术、肠肠吻合术或胃空肠吻合术；

(2) 腹腔神经节切除术以患者疼痛；

(3) 为控制膀胱癌引起的出血行膀胱切除术；

(4) 为四肢不可控制的疼痛患者实施截肢术；

(5) 当巨大乳腺癌引起感染、溃疡又有远处转移时，只要原发灶可切除，可以考虑实施减症手术切除该侧乳腺；

(6) 结直肠癌或胃癌患者如有消化道梗阻或慢性出血，应先行减症手术切除原发灶，解除患者消化道梗阻或慢性出血；

(7) 为有症状的肝转移癌患者实施射频消融(RFA)治疗；

(8) 胆道梗阻者通过支架、外引流或胆肠吻合术解除梗阻。

6. 减瘤手术　对于一些肿瘤局部晚期或有远处转移无法手术根治切除的患者，只要术后有有效的内科治疗方法，可以对他们实施减瘤手术，即残留部分肿瘤。这些患者可以从手术中明显获益，因为术后患者的肿瘤负荷减少，对化疗的敏感性也会增加，患者生存期可能得到明显延长。典型的例子就是卵巢癌的减瘤手术辅以铂类为基础的全身化疗可以显著延长患者的生存，虽然80%~90%的患者最终可能还会复发，但是再次减瘤手术仍可使患者获益，虽然手术时机可能目前尚有争议。

7. 急症手术　对于实质脏器出血，空腔脏器的穿孔，脓肿形成，或急性空腔脏器、管道的梗阻(包括胃肠道、大血管、呼吸管腔等)的患者也有指征进行急诊手术。当肿瘤侵及中枢神经或压迫重要神经组织时也应行急诊减压手术挽救患者生命。但是这类患者经常会因为化疗引起的骨髓抑制而出现白细胞减少或血小板减少，因此，对于这类患者进行急诊手术最好是待其度过骨髓抑制最低点后实施，否则可能会有灾难性后果发生。并且术前应向患者本人及其家属充分交待手术的利弊，尤其是巨大的手术风险；如果术后还有其他有效治疗方法，患者急诊手术后生存期可能获得延长。对于此类手术应该本着以最小创伤解除影响患者生命的紧急状况为原则，如有可能，待患者病情稳定后再行根治手术。因此，对于脓肿引流尽量避免切开引流，而可以选择穿刺引流；对于消化道或呼吸道内出血，可考虑内镜下止血治疗；对于血管出血可以考虑介入下血管造影明确诊断后行栓塞治疗。

8. 整形重建手术　肿瘤切除术后整形重建手术可以显著的提高患者的生活质量。微血管吻合技术的常规使用使得包含皮肤、肌肉，甚至骨头的复杂移植物可以自由转移至手术切除的缺损部位。比如乳腺切除术后的腹直肌皮瓣转移重建乳腺，四肢肉瘤手术后的肢体缺损通过组织移植替代，应用非空肠转移物进行消化呼吸道重建都使得复杂肿瘤切除成为可能。在将来，随着组织工程学的发展，重建材料也将会得到迅猛发展。随着技术的发展，复杂肿瘤切除手术后的组织可以通过个人的神经、脂肪、肌肉、软骨或其他的身体成分来替代。切除后还可以植入组织工程假体，从而可以避免重建手术只能使用自体移植物的限制。

术后支持治疗在维持患者重要脏器功能，营养状态及伤口愈合方面的作用至关重要。适当的止疼治疗也是必需的，这一点经常被人们忽视。切除的肿瘤组织应该送病理科进行组织学诊断，明确肿瘤的类型、分期和切缘状态等。如有疑问应同诊断的病理科医生进行讨论。患者术后还应加强随访，以期早期发现肿瘤复发，并早期治疗以获得满意的效果。

(金敏克　邢宝才)

参考文献

1. Al Omar SY, Marshall E, Middleton D, et al. Increased killer immunoglobulin-like receptor expression and functional defects in natural killer cells in lung cancer. Immunology, 2011, 133(1): 94-104.
2. Hotta K, Sho M, Fujimoto K, et al. Prognostic significance of CD45RO+ memory T cells in renal cell carcinoma. Br J Cancer, 2011, 105(8): 1191-1196.
3. Giuliano AE, Kirgan DM, Guenther JM, et al. Lymphatic mapping and sentinel lymphadenectomy for breast cancer. Ann Surg, 1994, 220: 391-398.
4. Ramirez I, Chon HS, Apte SM. The role of surgery in the management of epithelial ovarian cancer. Cancer Control, 2011, 18(1): 22-30.
5. Pollock RE. Surgical oncology at the crossroads: the future is now. Ann Surg Oncol, 2007, 15(3): 661-669.

1

第十四章

器官移植概论

第一节　器官移植的历史和概念

器官移植是用一个健康的器官换下另一个功能破坏而无法救治的损毁脏器，以治疗疾病和挽救患者生命的一项临床医疗技术，是20世纪生物医学工程领域中具有划时代意义的技术，是近代医学最伟大的成就之一。早在19世纪，人们便开展了器官移植的实验研究。维也纳心外科医生Ullman进行了首次肾移植试验，他把摘取的肾移植到同一条狗的颈部，这是器官移植开展具有划时代意义的一步。1905年法国里昂Carral医生用丝线缝合技术完成了器官移植中最重要的血管吻合术。人体器官移植的研究开始于1906年，当时同种异体移植，因排异反应失败；1936年，苏联的Vorny医生进行了最早的同种移植，他把尸体肾异体移植于急性肾功能衰竭患者的腹股沟，患者术后存活84小时后死亡。1954年美国波士顿医院Joseph Moni首次在一对孪生兄弟间移植肾脏成功，开创了人类器官移植的新时代。1963年，美国的Starzi医生第一次在临床上试行原位肝移植。1967年，南非Barnard医生进行了临床首例心脏移植。人体器官移植是20世纪后期医学发展中一个国际化的倾向，由于与器官移植相关三大技术的发展，即免疫抑制剂的改进、低温保存供体器官和移植手术技术的提高，给临床器官移植的开展带来了巨大的促进，才使脏器移植作为某些疾病的治疗手段运用于临床。各种类型的器官移植已相继开展，器官移植的开展总体上经历了从实验早期、临床试用和临床运用逐步发展阶段，多数器官的临床移植技术已趋于成熟。但临床治疗和移植效果的进一步提高更多依赖于随后的免疫抑制剂药效学完善，诱导免疫耐受方法的开展和应用。现今移植医学的发展对人类的贡献可主要归纳为：①发现人类各种常用的实验动物的主要组织相容性抗原系统，并明确其为移植治疗的基本障碍；②各类器官移植手术技术的发展和完善，以及各种显微外科移植动物模型的建立及应用；③免疫抑制剂的开发及临床应用，使器官移植得以成为稳定的常规治疗手段，并获得了公众及舆论的支持；④从细胞水平到亚细胞水平，直到DNA水平的不断深入的基础研究对揭示排斥机制、寻求药理对策打下基础，使临床诊断、治疗水平达到了新的高度；⑤对新型疾病的认识挑战，如移植物抗宿主病和Xenosis、微嵌合体与自身免疫疾病的关系等；⑥基因治疗在移植学中的应用有可能预示用克隆技术开发无抗原生物器官替代物的兴起。最近，国内外不少学者提出移植学的最终出路在于免疫耐受和异种移植，而现在正兴起的生物工程器官可能一箭双雕。

我国人体器官移植最初始于20世纪60年代，1974年第一例肾移植成功，1978年上海第一例心脏移植成功，患者存活109天。可临床移植的器官种类已由肾、肝、心脏、小肠移植等发展到胰岛、肺、脾、肾上腺、骨髓、胸腺、睾丸等，以及双器官及多器官联合移植。器官移植在我国虽然起步晚，但近年来发展迅速，目前肾移植已突破1万例，受者长期康复率逐年上升，已接近发达国家水平。胚胎胰岛移植、脾移植等一直处于国际领先地位。虽然我国器官移植已经取得了一些成绩，并显示了我国的特点，仍低于国际水平。

第二节　移植免疫耐受研究进展

一、耐受的基本概念

免疫耐受(immunological tolerance)指机体免疫系统在接触某种抗原后产生的特异性免疫无反应状态，表现为当再次接触同一种抗原时，不发生可检测的免疫反应，但对其他抗原仍保持正常的免疫反应。免疫耐受与免疫抑制截然不同，前者为特异性，后者为非特异性。

移植免疫耐受具有三个功能上的标志：①对外来移植抗原缺乏有效的免疫反应性；②对其他外来的抗原存在有效的免疫功能；③移植物的存活与维持不需要全身应用免疫抑制剂。

此外，基于移植的后果，耐受还有"临床功能上的"定义，即在缺乏免疫抑制剂的情况下，外来(包括同种或异种)组织可在正常受体内存活。大量研究表明在缺乏免疫抑制剂的情况下，移植物可在动物和人体中保持完整，并发挥正常的功能，但同时具有可检测的宿主抗原移植物的免疫反应力。因此，并不能在所有成功移植受体中诱导出"免疫学"意义上的耐受。

二、耐受诱导机制

T 细胞耐受可发生在中枢(即胸腺，T 细胞发育中枢器官)或外周，诱导 T 细胞和 B 细胞耐受的机制可分为无能、抑制及克隆排除等。由于在移植条件下 B 细胞的耐受机制甚少被研究，故在此主要讨论研究较充分的 T 细胞耐受诱导机制。对于 T 细胞依赖的 B 细胞反应，T 细胞的耐受状态应该确保抗体反应的缺乏。但是，对于在异种移植排斥过程中起作用的天然抗体和其他 T 细胞非依赖 B 细胞反应，特异性诱导 B 细胞耐受就显得十分的必要。

(一) 中枢耐受

T 细胞在胸腺内发育的过程中可发生针对自身抗原的耐受，在胸腺，T 细胞发育 TCR 库，并通过阴性和阳性选择过程清除自身反应性 T 细胞。T 细胞必须首先识别自身 MHC 分子才能存活并继续发育(阳性选择)，若 TCR 与自身 MHC 的亲和力过强，则被克隆排除(阴性选择)。

1. 克隆排除内源性自身耐受的形成需要在胸腺清除自身反应性淋巴细胞。发育中 T 细胞的克隆排除包括在它们首次表达 TCR 后排除未成熟的 $CD4^+$、$CD8^+$ 胸腺细胞。耐受的克隆排除机制是假定所有的自身反应性 T 细胞在迁移至外周前被清除。当把移植抗原引入胸腺后导致选择性清除与此抗原发生反应的 T 细胞，因此诱导耐受。这个假说已被实验证实，是一种诱导移植耐受的强有力的方法。

但是，免疫系统完全依靠克隆排除维持耐受是不可能的。实际上，自身反应性 T 细胞能够从胸腺逃逸至外周，但在大多数个体，他们不引起自身抗原的免疫反应力。而且，中枢耐受不能完全解释下述现象：①如果自身抗原不在胸腺内表达，自身反应性细胞如何被清除；②如何完成细胞内隐蔽抗原的免疫耐受；③如何完成对生命晚期才暴露于免疫系统的抗原的耐受。因此，毫不奇怪，无论在胸腺内或胸腺外还存在着耐受诱导的其他途径。免疫学家已经利用多种方法成功诱导出移植耐受。胸腺内的另一机制是克隆无能。

2. 克隆无能是胸腺内发生自身耐受的非删除性机制。放射抵抗胸腺上皮细胞可能参与了无能诱导。通过这个过程耐受的自身反应性细胞被称为"克隆无能"。这些无能的抗原反应性细胞在宿主中长期存在，但它们在与递呈抗原反应时不能被激活。这种形式的 T 细胞无反应性已被用于在外周免疫系统诱导移植耐受。

(二) 外周耐受

由于自身反应性 T 细胞可逃逸至外周，但不引起自身的损害，说明外周存在免疫调节机制，基于这些观察提出了机体免疫系统存在外周耐受机制。外周耐受过程的多种机制已被明确，并已形成多种方法诱导移植耐受。每种方法的特异性和安全性均稳步提高。

1. 无能　无能被定义为一种状态，即 T 细胞难于激活，在外周，缺乏共刺激信号的情况下，T 细胞与配基结合导致无能。一旦一个细胞被认为"无能"，当遇到它的 TCR 可特异性识别的抗原时，不能诱导增殖。此外，它们缺乏 IL-2 的产生，并可下调 TCR 的表达，但在 IL-2 存在的情况下，无能 T 细胞对抗原的反应力可被恢复。在同种移植的动物模型中已证明有多种方式可诱导 T 细胞无能。供体的淋巴细胞输注有利于耐受诱导，阻断共刺激途径(如 B7/CD28)在体外可抑制同种反应，并可诱导 T 细胞无能。此外，阻断黏附分子，如用针对 LFA-1 的单克隆抗体，阻断与其配基 ICAM-1 的结合，也可诱导无能。无能可在胸腺内和外周淋巴细胞中被诱导，但是，到目前为止，没有证据表明通过无能诱导的耐受可在活体内应用于抗原刺激的记忆 T 细胞。研究表明，无能 T 细胞不仅在接受抗原再刺激时丧失反应力，而且还可作为抑制细胞发挥功能。这种抑制机制可能是由于其参与竞争 APC 表面呈递的抗原和消耗局部产生的 IL-2。只要阻断抗原反应细胞增殖，这些细胞即可用为抑制细胞发挥作用。

2. 外周细胞抑制　对于外周抑制细胞的鉴定以及功能存在很多争论。不清楚抑制作用是由独特的细胞群体介导，还是由在一定条件下的可介导抑制、辅助或细胞毒作用的细胞介导。现有研究表明，抑制细胞能够通过细胞因子介导的免疫调节或通过细胞毒作用直接杀伤其他免疫细胞。抑制细胞调节免疫反应的机制存在几种假说。一种假说认为抑制细胞通过分泌细胞因子如 IL-4 和 TGF-β 在局部微环境中调节反应。TGF-β 的这种作用被称为"细胞因子介导的旁路抑制作用"。另一种可能是活化的 T 细胞表达 FasL 在免疫反应部位杀伤所有的活化的 T 细胞，有效地下调免疫反应。第三种假说认为 $CD4^+$ 抑制细胞通过阻断同种抗原识别的间接途径，有效地阻止免疫系统的激活。究竟何种机制或几种机制联合介导抑制作用尚不清楚，但目前的资料均强有力的支持抑制细胞的存在以及在耐受诱导中的重要性。

3. 免疫偏移　1986 年，Mosmann 等发现小鼠 $CD4^+$ Th 细胞根据其分泌细胞因子的不同可分为 Th1 和 Th2 两类功能不同的亚群，随后研究证明，人类亦存在 Th1 和 Th2 细胞。Th1 细胞分泌 IL-2、IFN-γ 和 TNF-β，引起细胞免疫；Th2 细胞分泌 IL-4、IL-10 以及 IL-13 等，参与体液免疫。当机体受到异体抗原攻击时，Th1 和 Th2 细胞中某一亚群功能升高，而另一亚群功能降低，这种现象称为“克隆转移”。近年来的大量研究表明，同种移植中 Th1 细胞通过促进同种抗原特异的细胞毒 T 细胞（CTL）和延迟型超敏反应（DTH）启动排斥反应；Th2 细胞下调 Th1 驱动的排斥反应而促进移植物接受。Th2 型细胞因子 IL-10 在免疫偏移相关的移植耐受中起多种作用。已证实 IL-10 可阻止 APC 活化和共刺激，允许在缺乏刺激和黏附因子表达的情况下呈递抗原。同时，IL-10 也可诱导 $CD4^+$ 细胞的无能，抑制 T 细胞增殖以及通过单核细胞和 DC 调节 IFN-γ 和 IL-4 的表达。但是，大多数检测 Th1 和 Th2 细胞因子的数据仅仅证实 Th2 优势反应与移植存活具有一定的相关性，仅少量的数据说明 Th2 型细胞在耐受诱导中起主动作用。已有研究证实，Th2 型反应与同种或异种移植的排斥相关。而且，通过阻断 IL-12 抑制 Th2 型反应，并不能诱导耐受。

4. 嵌合体　现已明确移植物内的过客白细胞可在受体诱导微嵌合状态。在这些形成微嵌合状态的移植物受体内，存在供体组织特异性低反应性。这种低反应性与移植组织中供体细胞的定植以及移植物的存活相关。据推测供体源 DC 可从供体移植物迁移至宿主的淋巴细胞，并介导耐受诱导。在受体进行肾、肝、心和胰腺移植时，已利用供体骨髓移植作为一种辅助治疗增强供体细胞在受体中的嵌合。最近，这种措施已用于人体胰岛和肺移植，并推荐用于诱导异种移植的耐受。

应用微嵌合体诱导耐受存在很多争论。争论中的问题主要是围绕在长期移植物存活的受体中观察到微嵌合现象是移植物存活的原因还是结果。此外，一些研究者不能证实在长期移植物存活的受体中外周嵌合现象的存在。这些研究者对在移植耐受的受体中供体源细胞的存在提出了另一种解释。他们认为在骨髓移植观察到的耐受实际上是“高剂量的、活化相关的耐受”，是克隆排除的一种形式，即移植物反应细胞被强烈激活，导致克隆排除。嵌合现象在移植耐受中的重要性尚需进一步研究证实。

5. 否决细胞（veto cell）　否决细胞可参与移植耐受。这些细胞被功能定义为具有杀伤同种抗原特异性细胞毒性 T 细胞的能力，否决自身具有细胞溶解能力。在很多试验模型中均证实否决现象的存在，但否决细胞调节 CTL 活性的机制尚不清楚，可能通过 Fas-FasL 间的作用诱导凋亡，从而杀伤活化的 CTL。细胞因子也参与否决活性。在一项灵长类的研究中发现通过恒河猴骨髓细胞，TGF-β 参与否决 CTL 的活性。

6. 调节性 T 细胞（Tregulatong cell，Treg）产生和形成　Treg 细胞是胸腺除外阴阳性选择以外的第三功能。Treg 细胞对逃脱胸腺阴性选择的自身反应 T 细胞的休眠状态的维持，是 Treg 细胞参与形成外周耐受的重要机制。虽然 Treg 细胞的发现和研究主要集中在自身免疫疾病和肿瘤的治疗方面，但由于 Treg 细胞对效应性 T 细胞的巨大抑制作用，可以预言，Treg 细胞也将被改造成为移植耐受诱导和自身免疫性疾病治疗的重要工具细胞。

三、活体内诱导移植耐受

由于耐受诱导和维持存在多种理论和机制，导致有很多方法可以达到增强移植物存活的目标，但最有希望取代免疫抑制的替代方法是寻求诱导供体特异的免疫耐受。目前，诱导免疫耐受的方案进展迅速，但在临床上，尚没有任何一种耐受诱导方案可以取代全身的免疫抑制。

1. 移植物 + 全身免疫抑制　全身免疫抑制是目前防止急性移植排斥反应的常用方法，也常用于维持同种移植物的存活。从理论上讲，器官移植诱导微嵌合体可允许撤除这种治疗。目前已报道了少数这样的病例。但在临床中撤除免疫抑制仍很少进行尝试。较一致的看法是利用全身免疫抑制治疗的移植受体较少能诱导耐受，持续免疫抑制治疗对移植物的存活是必需的。

但大多数耐受诱导方案需要免疫系统的激活，或者至少在免疫应答起始阶段。应用全身免疫抑制防止移植物排斥，也将阻止耐受的诱导。在这方面临床医师将面临困难的选择是否值得冒不应用全身免疫抑制剂的危险来诱导免疫耐受。

2. 供体特异性输血（DST）　输血源于矫正贫血，但现在认识输血也可以影响免疫系统，早在 1974 年，就已认识到肾移植前输血可改善移植物的存活。DST 已用于诱导移植免疫耐受。在小鼠和大鼠移植模型中发现，DST 可能消除或减慢移植排斥的发展。DST 能够诱导无反应性状态的机制和否决细胞的活性。DST 的耐受诱导成分未能明确证实，可能依赖于供体——

宿主 MHC 错配的程度而有所不同。在一项研究中，照射敏感的供体 T 细胞（否决细胞）对 MHC-Ⅰ类抗原耐受诱导是必需的，而 DST 照射抵抗的非 T 细胞对 HMC-Ⅱ类抗原耐受诱导是必需的。DST 中可能对耐受诱导起重要作用的一个细胞类型是小 B 淋巴细胞。因为小 B 淋巴细胞仅表达低水平的 B7-1/2 共刺激分子，除非受刺激，它们作为 APC 是无效的。而且，小的静止 B 细胞也能介导 DST 的耐受诱导。

3. 基于肽的治疗　DST 富于肽抗原和 APC，是一个复杂的生物学过程。为了研究在耐受诱导中起重要作用的供体抗原特异性，研究人员已集中于肽诱导的低反应性。应用肽而不是 DST 可允许集中研究同种识别过程中间接抗原呈递的作用，因为通过设计供体抗原可不被供体 APC 通过直接呈递途径所呈递。当给受体口服，或与 CsA 合用时，MHC-Ⅰ类和 MHC-Ⅱ类抗原肽已成功用于诱导耐受。

4. 胸腺内抗原注射　在成年动物中通过将抗原引入胸腺，胸腺可被再训练识别外来抗原从而接受并视为自身抗原。Posselt 等应用这个策略在成年动物移植模型中，通过胸腺内注射小鼠供体胰岛或骨髓细胞，诱导了对随后胰岛细胞移植的无反应性。胸腺内注射供体实质细胞或造血细胞也证实了可有效诱导供体特异性的无反应性。但是，胸腺耐受的诱导机制目前仍不完全清楚。目前认为胸腺内注射供体抗原诱导耐受的几种可能机制包括克隆排除、无能以及供体特异性调节性 T 细胞的产生等。最近研究显示，对血管化器官和非血管化皮肤或胰岛同种移植供体特异性的无反应性不仅可通过胸腺内注射细胞性供体抗原诱导，而且也可通过胸腺内注射可溶性抗原、人工合成 MHC-Ⅱ类同种肽和表达供体 MHC-Ⅰ类抗原的基因工程受体细胞诱导移植耐受。Oluwole 等发现将供体型 DC 和可溶性供体抗原混合物质进行胸腺内注射不影响移植的长期存活，提示在胸腺内发生的淋巴细胞对外来 MHC 抗原的耐受是通过受体 APCs 进行同种肽间接递呈。Garrovillo 等在体外利用免疫优势肽孵育受体 DC，然后将此 DC 注射到成年 ACI 受体胸腺内，可诱导供体特异的耐受，首次阐明了胸腺 T 细胞识别自身 DC 递呈的处理抗原和获得胸腺耐受直接相关，但不能除外直接同种识别作用。Knechtle 等应用将转 MHC-Ⅰ类基因的受体型成肌细胞注射到胸腺，耐受发生作用，排除了表达不同抗原决定簇供体细胞的影响，证实了单独供体 MHC-Ⅰ类抗原可在大鼠完全同种异基因肝移植后诱导供体特异性的无反应性。进一步研究发现，将编码同种 MHC-Ⅰ类抗原的 cDNA 直接注射到胸腺，供体型 cDNA 可在胸腺内表达，并可诱导供体特异性的耐受。这个结果说明即使一个差异抗原在移植前引入胸腺就可达到完全 MHC 差异的同种差异被忽略，为将来基因治疗提供了一个可行的诱导耐受的生物学方法。总之，胸腺内注射同种抗原结合清除预存的同种反应性的外周 T 细胞可诱导针对许多组织的持久耐受，并在临床上是可行的。但是这种方案在大动物和灵长类中发挥作用尚未见报道。此外，人类随年龄发生的胸腺进行性退化，使这一方法至少对需要器官移植的老年个体造成理论上的障碍。

5. 单克隆抗体治疗　针对在免疫激活和免疫反应中起重要作用的细胞表面分子的单克隆抗体，可用于操纵免疫系统。这种方法具有吸引力有几种原因。首先，单克隆抗体在多种个体中有一致的效用。其次，它们仅针对单一靶分子上的单一表位。最后，免疫细胞上的表面分子可跨种属存在，使在啮齿动物中发展的基于单克隆抗体的治疗可能应用于灵长类。

(1) 抗 CD4：抗原给予结合抗 CD4mAb 可诱导针对此抗原的耐受。这种耐受诱导可能是由于抗 CD4mAb 是删除性抗体，可以清除 $CD4^+$ 辅助 / 诱导同种反应性 T 细胞，导致宿主不能与外来移植物反应。但后来证实，利用非删除性抗体 CD4mAb 也可诱导耐受。此方法诱导耐受有两种可能的机制：免疫偏移和诱导抑制细胞活性。传染性耐受已用来限定抗 CD4mAb 治疗诱导产生的抑制细胞活性。无能诱导机制也在抗 CD4mAb 诱导的抑制中起作用，原因在于此种耐受状态可被外源性给予 IL-2 所破坏。抗 CD4mAb 也可诱导 Fas 介导的 $CD4^+$T 细胞的凋亡。尽管有多种机制参与，抗 CD4mAb 治疗已在小鼠和大鼠中诱导了胰岛和心脏同种移植物的长期存活。在临床移植中，抗 CD4mAb 作用辅助治疗的潜能仍需进一步评价。

(2) 抗 CD45：CD45 家族是跨膜的蛋白酪氨酸磷酸酶，在 T 细胞的信号传导中起重要作用。在 CD45 鉴定后不久，即观察到针对 CD45 的抗体抑制体外 MLR。进一步研究发现，针对 CD45RB 的抗体能阻碍小鼠肾同种移植物的排斥。抗 CD45RB 抗体诱导耐受的机制目前仍不清楚。

(3) 抗 LFA 和抗 ICAM-1：针对黏附分子 LFA 和 ICAM-1 的抗体可诱导小鼠心脏同种移植物的长期存活和延长皮肤同种移植物的存活时间。抗 LFA 和抗 ICAM-1 抗体也能延长大鼠至小鼠异种心脏移植物的存活和人至小鼠胰岛同种移植物的存活。目前研究发现这些抗体介导移植物存活延长，不是通过耐受诱导，而是通过抑制宿主免疫细胞向移植物迁移所形成的。

6. 干扰共刺激　现已认识到在 TCR 与 MHC 抗原复合物结合后，要完全激活 T 细胞，必须要有共刺激信号。CTLA4 的融合蛋白，可有效阻断 CD28 与 APC 上 B7-1/2 的结合。延长肾脏、心脏及胰岛同种移植物的存活时间。给予 CTLA4 免疫球蛋白诱导耐受的机制可能包括抑制和选择性抑制 Th1 型免疫反应的免疫偏移。

7. 干扰共活化 APC 上的 CD40 和 T 细胞上的 CD154 的相互作用是先于共刺激诱导的重要步骤。在移植物存在的情况下，阻断共活化将导致在缺乏共刺激的情况下呈递抗原。抗 CD154 的单克隆抗体可延长胰岛同种移植物，但不延长皮肤同种移植物和大鼠至小鼠异种移植物的存活，原因尚不清楚。可能是由于皮肤中存在大量的朗格汉斯细胞，可更加有效地提供共刺激信号。

8. 细胞疫苗 目前，在移植耐受诱导所采用的细胞疫苗方面的研究方面集中在：①CTLA4Lg-DC（即 CTLA4Ig 基因转染 DC）；②调节性 T 细胞（regulatory T cell）；③多聚甲醛处理的抗原递呈细胞（APC）。这三类细胞疫苗诱导移植耐受的机制主要包括：降低 DC 或 APC 细胞的抗原递呈能力（如①③），抑制效应性 T 细胞对移植物的破坏性攻击（如②）等。

9. 复合方法 在防止急性移植物排斥反应中，联合应用免疫抑制剂优于单一用药。同样，耐受诱导有多种方法，但没有任何一种方法可成功应用于所有种属以及所有移植物，这就导致了复合方案对耐受诱导的理论形成。阻止急性移植物排斥的复合方法分为两大类。一类是免疫抑制 + 免疫调节；另一类是两种或以上的针对参与移植物排斥免疫不同成分的免疫调节方法。

(1) DST+ 抗 CD154mAb：诱导耐受的双元素模型：给予 DST 诱导主动免疫反应，阻断 CD40 和 CD154 的共活化作用诱导同种反应性细胞的耐受。这种诱导耐受的方法针对伴随 T 细胞活化的早期事件。DST 启动 T 细胞的活化（信号 1），但由于干扰了 CD154 依赖的共活化信号，而阻断了共刺激信号，因此可诱导宿主 T 细胞对供体同种抗原的无反应性。这个方案首次在胰岛同种移植物模型中得到证实。给予单次的 DCT 和两周的抗 CD154 单克隆抗体（总共 4 次注射）可诱导大于 95% 的胰岛同种移植物长期存活。这个结果表明一旦针对同种移植物的耐受被诱导，进一步调节免疫系统是不必要的。进一步研究发现这一方案也可诱导皮肤同种移植物的耐受。最近，此方案应用于协调性大鼠至小鼠异种移植也是有效的。但此方法应用于临床尚需考虑四个方面的问题。

1）免疫系统中受影响的成分：抗 CD154mAb 对免疫系统的作用本质上主要是针对 $CD4^+$T 细胞。在同种移植中，这个效应主要是通过影响 CD40 和 CD154 的结合，阻断 T 细胞和 APC 的相互作用，阻止随后 APC 上 B7-1/2 共刺激分子上调。抗 CD154mAb 结合，多种细胞类型均可用做 DST 的成分，包括小 B 细胞以及富于 DC 细胞的细胞碎片。

2）作用机制：$CD4^+$T 细胞在耐受的诱导和维持中起重要作用。若在这一方案应用之前，给予抗 CD4 单克隆抗体，而不是抗 CD8 单克隆抗体，可消除耐受诱导，表明 $CD4^+$T 细胞介导的主要过程参与了对此方案诱导的免疫耐受。最后，CD28 和 B7-1/2 的相互作用在耐受诱导的早期也起关键作用。给予抗 CTLA4 单克隆抗体可阻止耐受诱导。

3）诱导期和维持期：这一方案诱导耐受可能存在两个不同的关键时期，诱导期和维持期。诱导期发生在给予 DST 和抗 CD154mAb 的治疗期间，需 $CD4^+$T 细胞的活化，可能是抑制细胞。$CD4^+$ 抑制细胞与同种反应性细胞的相对平衡最终决定移植物的长期存活。诱导期是相对不稳定的，依赖于 DST 的给予和抗 CD154mAb 的持续存在，而且易于被环境因素所破坏。一旦耐受被诱导，即进入相对稳定的维持期。

4）持久性：移植耐受的持久性部分依赖于抑制细胞和同种反应性细胞的相对平衡，也依赖于移植期间外科操作在宿主中所致炎症的程度，以及移植物从外科和移植炎症创伤中的恢复能力。

(2) CTAL4 免疫球蛋白：由于具有强大的亲和力，有能力阻断 B7-1/2 协同刺激分子与 CD28 的相互作用。这些特性预示在同种移植物排斥中它是一个强有力的免疫调节剂。单纯给予 CTLA4 免疫球蛋白不足以防止心脏同种移植物的排斥，但与 DST 相结合，血管化的心脏同种移植物的存活被显著延长。这一方案包括多种机制，如微嵌合体、无能以及免疫偏移。

(3) CTAL4-Ig 和抗 CD154mAb：这一方案基于一种考虑，即抗 CD154mAb 阻止 CD154 与 CD40 的相互作用，同时 CTAL4-Ig 阻止 CD28 与 BF 分子的结合，从而阻断两种最重要的共刺激分子途径。这两种分子相结合可显著延长同种异基因皮肤和血管化心脏同种移植物的存活。在皮肤移植中显示，同时阻断两个辅助信号通路是必要的，只阻断其中之一，效果不佳。

(4) CDAL4-Ig 和其他免疫调节剂或免疫抑制剂：CTAL4-Ig 和 CsA，以及 CTAL4-Ig 和胸腺内注射同种抗原，这些方法均可延长移植物的存活，但都不能持久。

四、研究免疫耐受的意义

免疫耐受的诱导、维持和破坏与机体的调节密切相关，深入阐明免疫耐受的形成机制，有助于治疗自身免疫性疾病、移植排斥以及肿瘤等。

1. 自身免疫病 自身免疫病的发生主要与自身耐受的破坏有关。去除导致耐受破坏的因素，有助于控制自身免疫病的发生和发展。近几年利用自身免疫病动物模型进行人工特异性免疫调节的研究，包括Th1/Th2的偏移、共刺激分子的阻断、口服自身靶抗原诱导免疫耐受等。上述方法均为探索自身免疫病的特异性治疗提供了有益的线索。近年来研究认为自身免疫病的发生可能与体内某些特殊细胞如NK T细胞、调节性T细胞的数量减少或功能缺陷有关。

2. 肿瘤 肿瘤免疫包括两方面，即肿瘤监视及肿瘤逃逸。肿瘤可能是通过改变效应细胞的活性或改变肿瘤微环境内效应细胞的组成来逃避免疫监视。若终止受体对肿瘤抗原的免疫耐受，诱导肿瘤抗原特异性效应细胞的激活，有可能产生有效的抗肿瘤免疫应答，近年研究发现，将共刺激分子B7基因转染黑色素瘤细胞，并用这种表达外源B7分子的瘤进行主动免疫，从而防治黑色素瘤。

3. 移植排斥反应 诱导供体特异性的免疫耐受是防止器官移植排斥、延长移植物存活时间的重要策略。阻断B7-CD28共刺激途径可诱导抗原特异性的免疫耐受，无须使用其他免疫抑制剂，即可有效延长同种移植物的存活时间。在同种移植排斥反应中，间接识别起更重要的作用。间接识别所激活的T细胞，其TCR仅识别供者MHC分子上少数显性决定簇。因此可利用人工合成的供者MHC分子上的某些优势肽，阻断间接识别诱导移植免疫耐受。

此外，胸腺选择是诱导T细胞耐受的重要方式，利用胎胸腺移植，可有效地重建受体中的T细胞。这些T细胞对供体组织抗原不应答，而对第三方的同种或异种抗原产生有效的应答。通过胸腺移植诱导免疫耐受有望在异种移植中发挥重要作用。

第三节 异种移植的研究进展

随着器官移植广泛应用于临床，同种异基因器官供体远远不能满足受体的需要。异种移植有可能解决这一矛盾。由于生物学技术的迅猛发展，也为异种器官移植的研究提供了可能。例如，借助于分子生物学技术和动物育种技术，已有可能培育出适合于人类使用的转基因动物。当前，异种移植的基础研究已成为器官移植学的新领域。

一、异种移植的历史

1964年，Reemtsma、Hitchcock、Starzl先后施行了猩猩、猴、狒狒对人的异种肾移植，有功能存活最长者达9个月，此例死于感染而非排斥。同年，Hardy施行第一例猩猩对人的异种心脏移植，但因心排血量不足而失败。1969—1974年，Starzl施行了2例猩猩对人的肝移植，最长者达14天，其中有一例可能发生了超急性排斥反应。此后随着同种移植进入现代免疫治疗时期，移植效果显著优于异种移植，异种移植进入停滞时期。尽管早期的异种移植仅是一种尝试，但从中可以得到一些启示，即非人类器官可在人体内短暂存活，并发挥一定的功能；种系关系较近的移植如猩猩和人，移植排斥反应类似于同种排斥反应，而种系关系较远的异种移植如猪和人则完全不一样，这种异种移植因发生超急性排斥反应而致失败。

由于同种移植的飞速发展，供体器官短缺的矛盾日益突出。近年来，每年等待器官移植的人数往往是实际能得到移植人数的5倍以上。停顿多年后，临床异种移植又于1992年重新兴起。临床上，以美国Starzl中心的2例狒狒对人的肝移植为标志。患者为活动性乙型肝炎，晚期肝硬化，考虑到同种肝移植后极易复发，Starzl认为狒狒肝对乙型肝炎病毒不易感，从而决定施行异种肝移植，术后使用FK506、泼尼松、环磷酰胺和前列腺素进行免疫抑制。术后第5天可自行进食，1个月内血生化和组织活检肝功能正常，无排斥反应。术后第55天和第61天血管造影及胆系造影均示肝代谢良好。但可能由于免疫抑制剂用量过大，于术后70天死于真菌感染引起的脑出血，尸检未发现狒狒肝有肝炎样损害。第二例患者，术前已进入肝昏迷期，狒狒肝移植后26天死于腹膜炎、败血症。

由于异种移植困难重重，移植界又重新回到了对异种移植价值和基本理论再度深入探讨的平静时期，除基础研究外再也没有任何鲁莽的异种移植临床报告。

但人类可以从这些尝试中得出以下结论并对异种移植怀有信心：①异种移植曾在人体内发挥过功能并能维持一段时间生命；②异种排斥可以用抗同种排斥的方法逆转，说明异种排斥过程至少在某些方面与同种排斥相同；③有些异种移植患者可以长期存活(9个月)，说明异种移植有可能获得成功。

二、异种移植供体(动物)的选择

目前地球上存有4 000余种哺乳类动物，其中仅有极少可能被用作异种移植，异种移植供者的解剖、遗传、生理及生化代谢特征都应与人体状态相接近，而且不仅要考虑二者的组织相容性，还应注意二者体形的差异。

1. 灵长类动物不是异种移植动物的最佳选择 究竟哪种动物或哪一种属的动物可以被长期用作异种移植的供体尚有争论。从理论上讲，最适合用于异种移植的理想动物应是不包括人类的其他灵长类动物，如黑猩猩、狒狒以及猴子等。但是这类动物数量有限，繁育周期长，尤其是黑猩猩等大型灵长类动物。同时，与人类的体格相比，猴子甚至狒狒显得体格较小。最重要的是目前很难确认，用上述动物作器官移植会不会导致病毒等病原体的传播？

2. 选择异种移植动物供体的基本原则　正是出于上述考虑，为了能寻找可用于异种移植的动物，应首先确立选择异种移植动物的基本原则：①能够大量获得，而且较为便宜。②易于饲养和管理。③解剖、生理及生化代谢与人体相近。④保证不会传染疾病。⑤能被公众所接受。因此，人们不得不放弃与人类有亲缘关系的灵长类动物，而转向非灵长类动物中进行选择。

3. 为什么选择猪为异种移植的供体动物？实际上除去猪，其他家畜如羊、犬以及强壮的小型马等，由于其某些独特的优势，都曾考虑用作异种移植。但是，猪仍是最具吸引力的动物。首先，猪的繁育、生长都较快，足以满足未来大量器官移植的需要；其次，猪易于饲养和管理，而且可以做到无菌条件下的繁育生长，以防止其携带危及人群的病毒等。有文献报道，猪几乎没有传染病，也没有可以危及人类的恶性肿瘤，猪脏器的体积与人体大致相同，其生理指标与生化代谢也与人体相近。最重要的是猪的肾脏结构与人类相似，其肾小球滤过率、肾血流量以及尿液的浓缩功能也与人类相同。Hammer 报道，猪与人的红细胞体积大致相同，二者红细胞的直径分别为 6.1μm 和 7.1μm。这样可以保证受体的红细胞可以顺利地通过猪肾的毛细血管丛。所以，就解剖、生理与生化代谢而言，猪肾最适合于人体移植。

此外，选择猪作为异种移植的供体，使得人们可以对其进行生物工程的研究，在移植物被植入人体之前就可完成免疫修饰。猪是绝大多数人群肉食的主要来源。因此，选择猪作为供体也使公众易于接受。

三、异种排斥反应

1. 超急性排斥反应　超急性排斥反应(hyperacute rejection，HAR)以血管吻合后数小时内出现内皮细胞激活和损伤、补体沉积、血小板聚集和激活凝血瀑布反应引起血栓形成、出血及异种移植物破坏为特征。在猪 - 灵长类种源组合中经补体途径是引起 HAR 的原因。天然抗体(natural antibody，Nab)可识别表达于几乎所有种属动物糖蛋白上的碳化合物 α-1，3- 半乳糖表位。在人和旧世纪灵长类动物中，由于编码形成这种表位的 α-1，3- 半乳糖苷转移酶的基因存在的缺陷，因此体内始终含有高滴度的抗半乳糖天然抗体。避免 HAR 的未来策略很可能包括这种特异性的天然抗体或利用基因处理方法消除供体组织中的表位。

2. 迟发型异种移植排斥反应　迟发型异种移植排斥反应(delayed xeno-transplantation rejection，DXR)像 HAR 一样也以内皮细胞活化和激活凝血瀑布反应为特征。非特异性效应细胞如单核细胞、粒细胞和 NK 细胞在 DXR 中起作用。细胞因子 INF-γ、IL-1 和 TNF-α 也参与 DXR。表面蛋白糖基化模式上的种属差异很可能在激活 NK 细胞和其他参与天然免疫的细胞类型中起作用。已观察到在条件相似的鼠模型中，宿主 NK 细胞抵抗骨髓异种移植物的作用强于对同种移植物。IgG 天然抗体可通过 ADCC 启动 NK 细胞介导的排斥。

3. 急性及慢性异种排斥反应　主要由 T 细胞介导，尽管早期体外研究表明 T 细胞介导的异种排斥反应与同种排斥反应相比被减弱，但最近研究显示异种排斥反应强度取决于特定的种属组合。鼠抗人异种排斥反应减弱可能是由于异种供体和受体间黏附分子、共受体、细胞因子及协同刺激分子存在巨大差异，致使鼠 T 细胞与人 APC 相互作用困难。但最近在人和猪种属组合中研究显示，这些增殖性和细胞溶解性异种排斥反应强于同种反应。

四、异种移植排斥的防治策略

尽管目前的免疫抑制方法对同种异体移植提供了满意的短期和中(远)期结果，但考虑到免疫抑制剂的应用可引起诸如感染、肿瘤、器官毒性等严重并发症，以及异种移植排斥反应不易被同种移植中有效的免疫抑制剂所抑制，单纯增加免疫抑制剂的剂量不可能完成成功的异种移植。因此，在异种器官移植前诱导供体特异性的耐受以及利用基因疗法修饰供体器官以减轻他们的排斥倾向和 / 或增加它们的耐受原性已成为异种移植研究的重点。

1. 供体基因修饰在导致器官、组织移植物排斥的过程中起重要作用的是 T 细胞黏附于血管壁及随后迁移至组织中。为了阻止异种移植物排斥，供体动物(如猪等)可被基因修饰：①表达阻止或减轻异种排斥的分子，如 FasL 或人补体调节蛋白，诸如同源限制因子(CD59)、促衰变因子(DAF)等。Kroshus 等建立了一个转染人 CD59 基因的猪模型，这种动物的心脏、肾脏以及大血管和毛细血管的内皮细胞表面表达大量的人 CD59。心脏存活期较对照组长 5 倍，肾脏存活时间也较对照组明显延长。②不表达免疫刺激分子，如 α1，3- 半乳糖残基、主要组织相容性复合体(MHC)、血管细胞黏附分子 -1(VCAM-1)。Tearle 等利用基因敲除的方法除去小鼠 α1，3- 半乳糖苷转移酶，使 α1，

3-半乳糖不表达，将此种小鼠的细胞与人血清培养，发现细胞表面 IgG 和 IgM 较正常小鼠减少 60% 左右，提示靶细胞缺乏 α1，3-半乳糖表达，可降低超排反应程度。

2. 建立混合性嵌合体诱导异种移植耐受　成功建立混合性嵌合体，必须克服两种障碍即生理和免疫障碍，以前研究表明对宿主骨髓进行抑制是必要的，以便创造外源性骨髓移植物生长的"空间"。其机制可能包括，骨髓抑制后创建的生理空间和上调促进造血的细胞因子。Sharabi 等通过对宿主进行条件限制建立了一个混合性嵌合体和供体特异性的耐受。这些条件包括利用单克隆抗体（mAb）清除受体 $CD4^+$ 和 $CD8^+$T 细胞，7Gy 胸腺照射（thymic irradiation，T1）清除残余未被单克隆抗体排除的胸腺细胞以及给予 3Gy 全身照射（whole-body irradiation，WBI）创造造血"空间"。对这一方面进行一定改进，额外给予抗-NK1.1 及抗-Hhy1.2 单克隆抗体，可在协调型（concordant）大鼠至小鼠异种移植中诱导出混合性嵌合体和供体特异性移植耐受。供体特异性耐受被显著延长供体特异性大鼠皮肤移植物以及快速排斥第三方非供体大鼠皮肤移植物所证实。这些结果表明，与同种骨髓移植相比，NK 细胞和 αβTCR+T 细胞在抵抗异种骨髓移植中起更重要的作用。通过建立混合性嵌合体诱导耐受的机制，主要是通过胸腺内排除机制来完成。主动抑制和外周无能机制在维持和长期耐受中不起重要作用。Yang 等研究表明，除了 T 细胞耐受外，混合性造血嵌合体也可有效地诱导 B 细胞耐受。

但是，混合性嵌合体未显示出跨越非协调型（discordant）异种种源组合，诱导供体特异性的耐受。一个重要的障碍是在非协调型种源组合中很难完成长期稳定的造血嵌合体。研究显示，宿主造血细胞强有力的生理优势是对供体造血细胞重建的主要限定因素。尽管给予外源性重组猪 IL-3 和（或）GM-CSF 及干细胞因子（stem cell factor，SCF）可增强猪造血细胞在小鼠中的生长，但需要每天注射细胞因子。而且，这些鼠中的嵌合体水平不能被保持，骨髓移植 6 周后迅速下降。最近 Chen 等建立了表达猪 IL-3、GM-CSF 和 SCF 的转基因小鼠，在这些小鼠中，内源性供体特异性细胞因子可在猪至小鼠的非协调型异种源组合中完成长期的造血嵌合体。这个结果表明，建立产生高水平猪细胞因子表达人造血细胞因子受体的转基因猪，有望在人体中允许持久的猪造血生成和维持耐受。

3. 异种胸腺/肝脏移植诱导耐受研究显示，成年胸腺切除小鼠在植入胎猪胸腺/肝脏前，接受一定条件处理包括 mAbs、3-Gy 的 WBI 和 7-Gy 的 T1 等，小鼠 CD^+T 细胞可在胎猪腺移植物内正常成熟，并注入外周淋巴组织。这些细胞显示出正常的免疫功能，包括体内外同种异体反应性和有能力与宿主 MHCs 呈递的肽抗原反应。Zhao 等评价猪胸腺移植物内影响小鼠 T 细胞阳性和阴性选择因素表明，在这些移植物内猪 MHC 是唯一对阳性选择起作用的，被选择的细胞对小鼠 MHCs 有足够的交叉反应性，因此具有极好的宿主 MHC-依赖的免疫反应力。最显著地是，这种猪胸腺/肝脏移植的方法可跨越非协调型猪-小鼠种源障碍诱导特异性的 T 细胞耐受。免疫组化染色证实，移植物内存在具有树突样形态的细胞，表达高水平的猪 MHC-Ⅱ类分子，这些细胞参与了猪反应性小鼠 T 细胞的阴性选择。此外，在移植物内也检测到具有相似形态的宿主Ⅱ类细胞，可能对观察到的针对宿主特异性抗原的排除耐受起作用。在这些移植物内，猪和小鼠 APCs 可相互捕获和呈递对方肽抗原，因此通过抗原呈递间接途径，耐受识别供体和宿主抗原的 T 细胞。

五、异种移植存在的问题

1. 异种感染　现已知 150 多种感染物可以从动物传染给人类，病毒感染可能是术后主要并发症，尤其是在使用强大的免疫抑制剂之后。目前关心的问题是动物病毒经移植物传染给患者；移植患者再将这些病毒在人群中传播。这种病毒本身或通过与人类病毒的基因重组有可能产生一种难以控制的新病毒，这种病毒在人类中传播后果十分严重。为此，英国政府曾于 1997 年底明确确定，在没有充分安全保证的情况下，禁止转基因动物器官在人体使用。

2. 分子不相容性　机体的组织器官是一个在功能上协调一致的整体，各组织器官之间的信息是通过各种分子与其相应的细胞膜分子受体的结合来传递的。不同种属的动物，其分子结构上存在差异。异种移植排斥和种属间分子不相容性是生物长期进化过程中为保护种属稳定而形成的种属障碍，这是异种移植面临的严重挑战。

3. 社会伦理学问题　最直接的考虑莫过于移植异种心脏、肝脏以及肾脏组织后，是否也将动物的某些属性"传染"给人。受者性格、行为等有无明显改变，特别是卵巢、睾丸等会不会被人秘密用于试验或临床，引起伦理紊乱。

六、异种移植展望

异种移植为开拓器官来源提供了一个现实可能性，但同时也面临诸多挑战。通过分析宿主抵抗异种移植物的各种因素，有理由希望建立临床可行的方法逾越非协调型异种障碍，诱导供体特异性的 T 细胞和 B 细胞耐受在不远的将来终将实现。这种耐受可不需要长期免疫抑制治疗即可避免排斥反应的发生。

第四节　器官移植患者感染合并症的诊断与治疗

感染是器官移植患者最常见的危及生命的合并症，50% 以上的患者在病程中罹患活动性感染。感染除其直接作用外，还可通过释放一系列炎症介质（细胞因子、化学趋化因子以及生长因子等）间接地发挥作用，如使机体整个防御功能降低，增加混合性感染的概率，在急、慢性排斥反应中发挥病理生理作用以及在某些肿瘤的发病机制中发挥作用等。显然，成功的器官移植，需积极地预防、有效地治疗感染合并症。器官移植术后，患者由于长期使用免疫抑制剂治疗，机体的免疫功能长期处于低下状态，由此决定了器官移植患者发生的感染与免疫功能正常者有诸多不同之处，①致病微生物广泛多样，从正常情况下处于静息状态的病毒，到存在于医院内外的常见病原微生物都可导致感染，各种感染的发生概率明显增加。②因为机体长期处于免疫抑制状态，针对感染的炎症性反应降低，故即使已发生了感染，其临床症状可不明显、体征可不典型，增加了临床诊断救治的难度。由此要求临床医师不仅要熟悉器官移植患者感染的临床特点，而且还要熟悉某些有助于早期诊断的特殊检查，如影像检查，特殊病原学检查等。③用于预防、治疗感染的抗生素，不仅有其本身的副作用而且因与使用的免疫抑制剂（环孢素 A、FK506 等）相互作用，还可带来一些特殊的副作用，如使环孢素 A（CsA）血药浓度升高或降低等，由此再与排斥反应相关。④从发生感染的时间上讲，由于现今器官移植患者所采用的免疫抑制方案都比较相近，故不同器官移植患者发生感染的类型，以及不同类型感染发生的时间，都极为相近。目前，国内对器官移植患者感染合并症，虽然临床上经常遇到，但实际认识水平大都不高，研究也不多，诊断手段还不全，治疗水平也还有待进一步提高。器官移植患者是否发生感染，主要取决于三方面的因素：一是机体与可能具有致病性微生物的接触程度及病原微生物的致病性，即流行病学因素。二是患者体内真实的免疫功能状态，即机体对感染的易感性。临床上，如若是免疫功能近乎正常者发生了感染，要么说明患者体内真实的免疫功能状态远比临床判断要低，要么说明机体与病原微生物有过密切接触，病原微生物的毒力较强。器官移植患者由于免疫功能低下，即使毒力很低的病原微生物有时也可导致严重感染，并且发生感染后易于播散，混合性感染的发生率也明显增加。三是对于器官移植患者易于发生的感染，是否能及时采取有效预防性治疗，也是决定是否发生感染的重要因素。

防治器官移植术后感染应用抗生素的注意事项：器官移植患者术后发生感染合并症，在应用抗生素治疗之前，首先必须将免疫抑制药物减少到尽可能小的剂量，同时根据每例患者的具体情况进行治疗。单就防治感染合并症而言，临床治疗的目的可分为三个层次：①治疗临床上已经发生的感染；②就某种特别重要的感染进行预防性治疗（prophylactictherapy）；③提前治疗。由于器官移植患者易于发生感染，故临床上特别强调预防感染，强调进行预防性治疗和提前性治疗。

第五节　器官移植的社会与伦理学

人体器官移植是 20 世纪后期医学发展中一个国际化的技术倾向，给器官功能丧失的患者带来了福音，然而也存在着不少伦理道德问题，直接影响着这项技术的发展，迫切需要我们认真研究、探讨、解决。

（一）器官移植技术的伦理问题

1. 供体的选择问题　移植器官的供体来源问题随着器官移植技术的日臻成熟，移植手术的成功率越来越高，使得移植器官愈加供不应求，因而供体选择成为器官移植的关键性问题。缺乏供体的原因是伦理学方面的问题未能解决。其一，活体器官供给非常有限，仅限于骨髓，肾、肝等有限的几种器官。而且从活人身上摘取器官必须出于自愿，应该视该器官摘除后对供者的寿命和健康影响的程度来考虑，否则，会出现贡献与代价的矛盾。其二，对于单个生长的重要器官（如心），只能来源于尸体，其他器官也可能来源于活体（如肝），但死后能否捐献往往受社会文化、伦理道德和传统观念的制约。

2. 脑死亡立法的问题　器官采集的时间问题直接关系到供体器官的质量与移植后的成功率。从意外或因病死亡的死者身上摘取器官，一般要取得家属同意，但医生如果在死者处于极度悲伤时提出摘取器官的要求，这在道德上有伤感情，而待家属情绪好转后再商量，所摘取的器官往往难以移植成功。科学地确定患者死亡时间也是一个很重要的伦理问题。我国仍沿用心跳呼吸停止作为判断死亡的主要指标，脑死亡没有作为一项独立的指标来确认，所以切取一个尚有心跳的人器官不仅不能为国民所接受，也是不道德和违法的，这成为器官移植的一大障碍。

3. 有限供体器官的分配问题　在生物医学技术高度发展的今天，器官作为稀有的卫生资源必然存在着分配的伦理难题。目前我国存在着患者与设备、器官、资金短缺的矛盾，尤其是器官的供不应求和负担不起器官移植的高昂费用，有限的移植器官如何进行分配，哪些人优先接受移植术，患者应如何选择等，我国目前各医院主要依据适应证、禁忌证、支付医疗费用能力、排队先后等原则进行，尚未规范化。另外受体的道德疑虑往往需要考虑三个方面：一是本人接受器官移植后的家庭价值和社会价值，二是接受移植后存活率，三是由此造成的经济问题可否解决，即如何达到健康效益与经济收益的有机统一成为伦理学研究的重要课题。

（二）对策与建议

1. 转变国人思想意识形态中普遍存在的封建传统观念。当前我国器官移植存在着伦理问题，主要是旧的传统观念影响的传统死亡判断标准。一些人害怕尸体损毁，相信“灵魂不死”，这是一种唯心主义伦理观的教育，摒弃旧的伦理观念，由心死逐渐向脑死亡转变，树立自愿捐献器官的高尚的道德行为观念，同时科学地宣传脑死亡标准的伦理意义，并呼吁全社会尽快在我国确立并逐步实施“大脑死亡”诊断标准，促进医学科学的更大进步。

2. 器官来源及卫生资源分配问题可借鉴发达国家的经验和做法，尽快制定符合我国国情的捐献器官的法律和政策，使这项工作逐步走上规范化法制化的道路，让器官移植技术造福于人类。

3. 加快脑死亡立法并尽可能明晰以下问题 ①证实脑死亡的判断标准和证实脑死亡的个人授权；②关于活体捐赠和死后捐赠的同意原则、家庭同意原则和如何进行记录的规定；③对可能的捐赠者和接受者的登记系统；④对活体和死后器官捐赠的研究和医疗机构的管理制度；⑤对买卖器官进行处罚。

（吴军 郑峻松）

参考文献

1. van der Net JB, Bushell A, Wood KJ. Regulatory T cells: first steps of clinical application in solid organ transplantation. Transpl Int, 2016, 29(1): 3-11.
2. Peloso A, Katari R, Zambon JP. Abdominal organ bioengineering: current status and future perspectives. Minerva Chir, 2015, 70(1): 43-55.
3. Orlando G, Baptista P, Birchall M. Regenerative medicine as applied to solid organ transplantation: current status and future challenges. Transpl Int, 2011, 24(3): 223-232.
4. Papp G, Boros P, Nakken B. Regulatory immune cells and functions in autoimmunity and transplantation immunology. Autoimmun Rev, 2017, 16(5): 435-444.

1

第十五章

手术麻醉与术后镇痛

第一节　现代麻醉学概述

随着科学技术和现代医学的不断进步，麻醉学已从外科学分支学科发展成为临床医学中一个专门的独立学科，主要包括临床麻醉学、急救复苏医学、重症监测治疗学、疼痛诊疗学等，是一门研究麻醉、镇痛、急救复苏及重症医学的综合性学科。其中临床麻醉是现代麻醉学的主要部分，其运用有关麻醉的基础理论、临床知识和技术以消除患者手术疼痛，保证患者安全，为手术创造良好条件的一门科学。

为了做好临床麻醉工作，必须掌握麻醉基础理论和熟练地应用各种麻醉技术操作，还要熟悉各种病情手术的特点。在施行每一例麻醉时，必须进行以下具体工作。

一、麻醉前准备工作

主要是了解病情，对麻醉手术作出正确估计（表15-1），结合病情确定麻醉方案，选择最适当的麻醉方法和药物。充分估计麻醉手术过程中可能发生的问题，为了防患于未然，做好充分的准备工作和预防措施，并对可能发生的问题制定处理的方案。麻醉前处理包括：①访视患者，了解患者的全身情况、有无过敏病史以及检查拟穿刺部位局部情况；②术前8小时禁食，4小时禁饮；③术前根据患者情况给予麻醉前用药。另外，术前与患者及家属作好麻醉前充分的交流与沟通，并签署相关的知情同意书，以帮助患者了解麻醉手术过程，尽最大可能减轻其精神压力。

表15-1　麻醉手术风险评估

ASA分级标准及危险性		
分级	标准	死亡率（%）
Ⅰ	正常健康患者	0.1
Ⅱ	轻度系统疾病，可以完全代偿	0.2
Ⅲ	严重系统疾病，不能完全代偿	1.8
Ⅳ	有严重系统疾病，丧失工作能力，且经常面临生命危险	7.8
Ⅴ	不论手术与否，都难以维持24h的濒死患者	9.4

应注意造成麻醉死亡最大的因素是心血管意外与气道建立失败。因此，术前对患者心血管情况进行准确评估至关重要（表15-2）。预测接受择期非心脏大手术并且病情稳定患者的心脏风险，包括6个独立的危险因素：①缺血性心脏病；②充血性心力衰竭；③脑血管疾病；④高危手术；⑤术前应用胰岛素治疗糖尿病；⑥术前肌酐 >2mg/dl。除上述危险评估中提及的，还有许多其他的危险因素已被证实，如年龄、体重指数（BMI）及功能状态（MET）等。手术的风险差异通常反映在患者进行手术的情况（即是否为急诊或有无机会完善术前准备）和手术的特异性因素两个方面。术前气道评估同样重要，对可能存在气道建立困难的患者应准备好各种急救措施。

表15-2　术前心血管评估

心功能状况	屏气时间	临床表现	对手术麻醉反应
良好	30s以上	能负重或快速步行，上下坡不感心悸气短	能耐受麻醉和手术
较差	20s以上	维持日常活动，但不能做较剧烈运动	麻醉无特殊困难
削弱	10s	必须卧床休息，轻微活动即引起心悸、气促	手术前必须充分准备
严重损害	10s以下	不能平卧，甚至端坐呼吸、肺底可闻及啰音	手术危险性很大，除急症抢救外，手术应推迟

二、麻醉期间工作

按照麻醉操作规程实施麻醉，以取得最佳的麻醉效果，使患者在安静、无痛、无记忆、无不良反应的情况下完成手术。同时为手术创造良好的条件，尽量满足某些手术的特殊要求（如肌肉松弛、低温、低血压等）。做好手术麻醉过程的监测工作，包括循环、呼吸、水和电解质、体温等功能的连续监测，并写好麻醉记录。根据麻醉过程的变化，做出相应有效的处理，如维持血流动力学的平稳，进行呼吸管理等。

三、麻醉后工作

麻醉后将患者送回病房（或麻醉恢复室），做好交接班。根据不同的病情和手术，做好麻醉后的各种处理，包括对患者的连续监测，防止并发症的发生，及时处理意外，协助临床科室对并发症进行治疗，使患者早日痊愈。做好麻醉后随访和总结的记录。根据患者实际情况实施必要的术后镇痛，并做好监测与记录（表15-3）。

表 15-3　术后镇痛表

镇痛药物
药物名称、浓度、剂量
PCA 的设置：需求量、锁定时间、持续输注量
给药总量（包括无效和有效剂量）
限量设定
补充量
常规监测
生命体征：体温、心率、血压、呼吸频率
镇痛：休息和活动时疼痛水平、疼痛缓解情况、额外使用的药物
副作用
心血管系统、呼吸系统、恶心、呕吐、瘙痒、尿潴留、神经系统检查
附加说明
如药物的相互作用等

PCA. 患者自控镇痛

第二节　麻醉方法选择

近十几年，随着麻醉新药物、新技术、新材料、新方法的陆续问世，临床麻醉的安全性、可靠性、舒适性、可控性得到了极大的提升，但仍要遵循下列原则：

1. 手术的要求　除能满足患者麻醉要求外，还应为外科医师的手术操作提供便利。如腹部的手术需要较好的肌肉松弛；胸部的手术需要呼吸平稳或单肺通气；某些出血较多的患者需要作好血液稀释、控制性低血压，自体血回收的准备工作；某些颅脑和脊柱手术需要实施术中唤醒等。

2. 麻醉的安全性　如果各种麻醉方法均能达到手术要求，则应首先选择对患者生理扰乱小、并发症少、恢复快的麻醉方法。

3. 患者的具体情况　例如患者麻醉穿刺部位的皮肤有感染，则不宜采用局部麻醉或椎管内麻醉；上呼吸道感染的患者不宜采用吸入麻醉等。更重要的是要考虑患者的全身情况能否耐受麻醉引起的生理紊乱。

4. 患者的意愿和麻醉人员的知识面和经验、器械、药品的具体情况也要考虑在内。

一、全身麻醉

全身麻醉分为吸入麻醉、静脉麻醉和静吸复合麻醉，各有优缺点（表 15-4）。

表 15-4　静脉麻醉与吸入麻醉对比

	静脉麻醉	吸入麻醉
呼吸道刺激作用	无	有
设备要求	简单	需要特殊挥发器
可控性	较差	与血/气分配系数有关
环境污染	无	有

吸入麻醉是指吸入性麻醉药物经呼吸系统进入体内，从而产生的全身麻醉效应。吸入麻醉的优点是麻醉深浅容易控制，单一药物即可产生不同程度的麻醉、镇痛、肌松等一系列手术要求的效果，药物在体内代谢极少，几乎以原形从体内排出；缺点是需要专门的设备以及对手术环境的污染，术后恶心呕吐的发生率相对较高。

静脉麻醉是将麻醉药物经静脉注射进入体内，通过血液循环作用于中枢神经系统从而产生神志消失、遗忘、痛觉抑制等一系列生理反应。相比于吸入麻醉，静脉麻醉具有诱导平稳、迅速，患者舒适，无诱导期兴奋和躁动，苏醒期可预测，苏醒平稳，苏醒期恶心、呕吐发生率低，对手术室环境无污染，苏醒过程比较被动等优点。缺点是药物进入体内后其代谢被动地依赖于机体的代谢功能。

静脉麻醉药的量效关系与吸入麻醉药相似，但是苏醒质量优于吸入麻醉药。临床研究表明异氟烷麻醉术后呕吐发生率为 40%~59%，丙泊酚仅为 10%。国外非住院患者（day case）麻醉应用丙泊酚后定向力恢复与离院时间仅为异氟烷的 1/3，且患者自我感觉良好。

目前临床可采用全凭静脉麻醉（TIVA），即麻醉药物全部采用静脉麻醉药。丙泊酚是目前临床上最常用的静脉麻醉药之一，具有起效迅速、作用时间短、苏醒迅速而完全、长时间使用体内无蓄积、清醒快而完全、副作用少等优点。靶控输注系统(target controlled infusion，TCI)是以药代动力学和药效动力学原理为基础，以血浆或效应室的药物浓度为指标，由计算机根据药代动力学模型自动计算并控制输注速率，达到按临床需要调节麻醉、镇静和镇痛深度的目的。丙泊酚的药代动力学及临床特性使其适用于TCI，丙泊酚TCI使麻醉诱导、麻醉维持到苏醒是一个连续过程，操作简单，易于调控。

静吸复合麻醉：全凭静脉麻醉的深度缺乏明显的标志，给药时机较难掌握，有时麻醉可突然减浅，因此，常吸入一定量的挥发性麻醉药以保持麻醉的稳定。安氟烷、异氟烷、七氟烷和地氟烷都已经开始广泛应用，而笑气(氧化亚氮)因为安全、稳定、诱导快、苏醒快、在体内几乎不代谢，特别是心血管系统影响小、价格低廉等特点在静吸复合麻醉中具有独特的优势。一般在静脉麻醉的基础上，于麻醉减浅时间断吸入挥发性麻醉药。这样既可维持相对麻醉稳定，又可减少吸入麻醉药的用量，且有利于麻醉后迅速苏醒。也可持续吸入低浓度吸入麻醉药或50%~70%笑气，以减少静脉麻醉药的用量。静吸复合麻醉适应范围较广，麻醉操作和管理都较容易掌握，极少发生麻醉突然减浅的被动局面。但如果掌握不好，也容易发生术后苏醒延迟。

二、椎管内麻醉

虽然随着安全、舒适的全身平衡麻醉理念的深入，全身麻醉越来越为人们所接受，但是对于局限于中下腹部手术的麻醉，安全、简单又经济的椎管内麻醉仍然占有很大的优势。近年来，椎管内麻醉在国外得到越来越多的重视，其适用范围也越来越广。椎管内的间隙有三个，由外到内分为硬脊膜外腔、硬脊膜下腔和蛛网膜下腔。其中硬脊膜下腔比较窄，很难穿刺成功。根据药物注入的部位，椎管内麻醉包括硬膜外腔阻滞、蛛网膜下腔阻滞、骶管阻滞(硬膜外阻滞的一种)、鞍麻(蛛网膜下腔阻滞的一种)以及新近开展起来的腰硬联合阻滞(蛛网膜下腔+硬膜外腔联合阻滞)。

(一)硬膜外阻滞

将局麻药物注入硬膜外间隙产生阻滞作用，称为硬膜外阻滞。又分为单次和连续两种，以后者安全、常用，又简称为持续硬膜外麻醉(continuous epidural anesthesia)。按照神经阻滞部位的不同，又可将硬膜外麻醉分为高位、中位、低位和骶管麻醉。

1. 适应证　由于硬膜外阻滞范围广，对呼吸、循环的影响相对较小，术后并发症少，且术后镇痛方便，故适应范围较广，从颈部至腹部以及四肢的手术均可采用此麻醉方法。但是由于操作方法复杂，需要操作者有一定的经验和严格的责任心，一旦操作失误，特别是高位的硬膜外阻滞，将会产生严重的意外事故。故近几年来，国内外高位的硬膜外阻滞临床应用逐渐较少，而被安全舒适的全身麻醉所代替。

2. 禁忌证　出血体质、局部感染、脑膜炎等属严格的禁忌证，呼吸困难的患者不宜采用颈、胸段的硬膜外阻滞，中枢神经系统慢性疾病、肝肾功能不全属相对禁忌证，可根据具体情况适当应用。

(二)蛛网膜下腔阻滞

将局麻药注入蛛网膜下腔，使受阻滞的脊神经根所支配的相应区域产生麻醉作用，称为蛛网膜下腔阻滞(也称为脊麻、腰麻)。阻滞区域局限在肛门会阴区域的称为鞍麻。穿刺时一般使用20~22G穿刺针，穿刺部位位于第2腰椎以下。又分为单次法和连续法，单次法操作简单方便但难于保证长时间麻醉；连续法能保证作用时间，但操作有一定难度，且术后头痛发生率较高。穿刺方法和硬膜外阻滞一样也可分为正入法和侧入法。麻醉前处理基本同硬膜外麻醉。

1. 适应证　所有无禁忌证的中下腹部、会阴部和下肢的手术。

2. 禁忌证　①中枢神经系统疾病、如颅内压增高、脊髓及神经根病变的患者；②严重心功能不全的患者；③全身或穿刺局部感染的患者；④腹内压增高者；⑤血红蛋白50g/L以下的贫血患者；⑥年老体弱和不合作的小儿；⑦精神病患者；⑧严重脊柱畸形者。

(三)腰膜联合阻滞(蛛网膜下腔+硬膜外腔联合阻滞)

蛛网膜下腔+硬膜外腔联合阻滞(combined spinal and epidural anesthesia，CSEA)简称腰硬联合阻滞，是一种新近发展并逐步成熟起来的椎管内阻滞新方法。它结合了腰麻的快速确切、肌松效果好和硬膜外阻滞的可重复给药的双重优点。初期采用双针双间隙或双针单间隙法，操作起来较麻烦，对患者造成的痛苦也较大。1992年Lifschitz等人发明了针内针技术，使这项技术得到了突飞猛进的发展。其起效快、阻滞完全并可随时追加药物，特别适用于中下腹部及下肢的手术。

(四)椎管内阻滞的并发症及处理

全脊髓麻醉：多因硬膜外腔或骶管阻滞穿刺时刺穿硬脊膜和蛛网膜而未能及时发现，致使大量局麻药进入蛛网膜下腔所致。处理以辅助呼吸、循环支持为主，严重时可须进行心肺复苏。

血压下降：多见于阻滞平面较宽、较高，或有低血容量、老年体弱、循环功能不全等情况。处理以扩容及运用血管活性药为主，扩容在麻醉前即可预防性进行，如血压下降幅度达基础值的 30% 以上时，可在迅速扩容的基础上静脉给予麻黄碱 10~20mg。

呼吸抑制：呼吸抑制有两种原因，一种是呼吸肌麻痹，多由阻滞平面过高过宽引起，另一种是中枢抑制，是由低血压致呼吸中枢缺氧引起。处理以吸氧及辅助呼吸为主。

局麻药毒性反应：多由局麻药用量过大或局麻药进入血管引起，表现为头晕、寒战、恶心甚至呼吸循环抑制。处理主要是镇静、辅助呼吸循环，严重时需行气管插管等抢救措施。

恶心呕吐：迷走神经兴奋、低血压或使用了兴奋呕吐中枢的药物、手术牵拉内脏等均可引起，可给予吸氧、升压、止吐等处理。

麻醉后头痛：多由较多脑脊液从穿刺针孔流失引起，异物如滑石粉等进入脑脊液也可引起。处理：麻醉后平卧 3~4 天；静脉补液；对症治疗；硬膜外充填胶体液 15~30ml 或自体血 3~5ml；针灸。

硬膜外间隙出血：多为穿刺针误伤血管引起，如存在凝血功能障碍可有较大量出血形成血肿，压迫脊髓可引起相应区域功能障碍甚至截瘫。少量出血可先进行严密观察，大量出血时可给予止血药或使用含有低浓度肾上腺素的生理盐水进行硬膜外腔冲洗，疑有血肿形成出现压迫症状时应及时进行椎板减压术。

神经损伤：原因①血肿压迫；②误伤；③肾上腺素引起脊髓供血减少；④脊麻药物不纯或异物进入脑脊液；⑤麻醉后长期低血压。

腰背痛：穿刺损伤腰背部组织、长时间强迫体位等均可引起，处理可采用局部理疗、休息、服用止痛药等。

尿潴留：支配膀胱的骶神经恢复较晚，手术刺激、疼痛、使用吗啡等均可引起尿潴留，处理可给予热敷、针灸，严重时可行导尿术并留置尿管。

导管或内针折断：多因导管、内针老化或质量问题或者操作时不遵循规则引起，如发现折断，可先进行观察，如无感染或神经刺激症状，可先进行随访，如反应较重，则需行切开取出，但一般较困难。

感染：不严格遵守无菌操作，一旦穿刺带入传染源，可致硬膜外间隙脓肿或蛛网膜下间隙感染，严重可致脓毒血症甚至死亡，处理重在预防，早期可抗感染治疗。

三、局部麻醉

使用局部麻醉药暂时阻断某些周围神经的冲动传导，使受这些神经支配的相应区域产生麻醉作用，称为局部麻醉（简称局麻）。局麻适用于表浅局限的中小型手术，优点在于局麻下患者保持清醒，对机体重要器官的影响较小，并发症少，简便易行且费用低廉。施行局麻时必须熟悉周围神经的解剖结构，掌握正确的操作技术，熟悉所使用的局麻药的药理性能，避免发生中毒反应。

常用的有表面麻醉、局部浸润麻醉、区域阻滞和神经（干、丛）阻滞。

（一）表面麻醉

将穿透力强的局麻药施用于黏膜表面，使其透过黏膜而阻滞位于黏膜下的神经末梢，使黏膜产生麻醉现象，称表面麻醉。眼、鼻、咽喉、气管、尿道等处的浅表手术或内镜检查常用此法。眼用滴入法，鼻用涂敷法，咽喉气管用喷雾法或环甲膜穿刺注射法，尿道用灌入法。常用药物为 1%~2% 丁卡因或 2%~4% 利多卡因。眼结合膜和角膜组织柔嫩，需降低浓度，滴眼用 0.5%~1% 丁卡因。气管和尿道黏膜吸收较快，须减少剂量。

（二）局部浸润麻醉

将局麻药注射于手术区的组织内，阻滞神经末梢而达到麻醉作用，称局部浸润麻醉。基本操作方法如下：先在手术切口线一端进针，针的斜面向下刺入皮内，注药后形成橘皮样隆起，称皮丘。将针拔出，在第一个皮丘的边缘再进针，如法操作使成第二个皮丘，如此连续进行下去，在切口线上形成皮丘带。目的是使患者只有第一针刺入时的痛感。同法还可向深层边、浸润边切开。常用药物为 0.5% 普鲁卡因或 0.25%~0.5% 利多卡因，为减少药物的吸收入血以及增加作用时间，局麻药中可加入 1∶40 万单位的肾上腺素。

施行局部浸润麻醉应注意以下几点：①每次注药前都要回抽，以免误注入血管内；②如用量较大，可能超过一次限量时，要降低药液浓度，例如用 0.25% 普鲁卡因或复合使用非同类的局麻药；③注入组织内的药液要有一定容积，使在组织内形成张力，以便借水压作用能与神经末梢广泛接触，从而增强麻醉效果；④实质脏器和脑髓等并无痛觉，无须注药。

（三）区域阻滞

在手术区四周和底部注射局麻药，阻滞通入手术区的神经，称区域阻滞。它较适用于一些肿块切除术，特别是乳房良性肿瘤的切除术，以及头皮手术和腹股沟疝修补术等。用药同局部浸润麻醉。由于它不像局部浸润麻醉那样将药液注满手术区域，故用于上述手术时有以下优点：①可避免穿刺肿瘤组织；②不致因局部浸润药液后，使一些小的肿块特别是小的乳房肿块不易被扪及，而增加手术难度；③不会使手术区的局部解剖因注药而难于辨认，这对腹股沟疝之类的手术非常重要。

（四）神经阻滞

在神经干、丛、节的周围注射局麻药，阻滞其冲动传导，使受它支配的区域产生麻醉作用，称神经阻滞。它的操作比较简便，往往只需注射一处，即可获得较大的麻醉区域。操作时必须熟悉局部解剖，了解穿刺针所要经过的组织，以及附近的血管、脏器和体腔等，以免发生严重并发症。常用神经阻滞有肋间、眶下、坐骨、指（趾）神经干阻滞，颈丛、臂丛神经丛阻滞，以及诊疗用的星状神经节和腰交感神经节阻滞等。

第三节　控制性降压

控制性降压（controlled hypotension）是指利用药物和（或）麻醉技术使动脉血压降低并控制在一定水平，以利于手术操作、减少手术出血及改善血流动力的方法。

（一）施行控制性降压的基本原则

1. 保证组织器官的血液灌注量，以满足机体基本代谢功能的需要。降压时主要降低外周血管阻力（SVR），避免或减轻对心排血量（CO）的影响。降压时组织灌流量可由血管扩张来代偿，但必须维持正常的血管内容量。

2. 血压控制标准　一般认为，术前血压正常者，控制收缩血压不低于 80mmHg 或 MAP 在 50~65mmHg，或以降低基础血压的 30% 为标准，并根据手术野渗血情况进行适当调节。以手术野的渗血量有明显减少，但仍有微量渗血为好。如手术野呈现苍白干燥，表明血压过低。应在手术渗血最多或手术最主要步骤时施行降压，尽量缩短降压时间。MAP 降至 50mmHg 时，每次降压时间不宜超过 30 分钟。手术时间长者，若以降低基础收缩血压的 30% 为标准时，每次降压时间最长不宜超过 1.5 小时。

3. 注意体位对局部血压的影响，尽量让手术野位于最高位置，虽然全身血压降低较少，但局部渗血可显著减少。下肢降低 15° 可使血压降低 10~20mmHg，有利于血压的控制；而俯卧或侧卧位可使 CO 锐减，是控制性降压的风险体位。

4. 降压期间应监测心电图、脉搏血氧饱和度（SpO_2）、尿量、动脉血压，最好是直接动脉压监测；手术时间长者，应监测中心静脉压（CVP）、血细胞压积（HCT）、体温及动脉血气分析。

（二）控制性降压的方法

1. 吸入麻醉药降压　加深吸入麻醉可达到一定程度的降压效果。常用氟烷、异氟烷或安氟烷降压。异氟烷和安氟烷对血管平滑肌有明显舒张作用，可明显降低外周血管阻力而降低动脉血压，对心肌力和 CO 的影响较小，有利于保证组织灌注。降压起效快，停药后血压恢复迅速，无反跳作用。适用于短时间的降压。如需长时间降压，多与其他降压药复合应用。

2. 血管扩张药降压　常用药为：①硝普钠（sodium nitropmsside）：主要扩张阻力血管（小动脉），对心肌无直接抑制作用，可降低心肌氧耗量；对脑血流和颅内压的影响不明显。静脉常用量为 0.5~5.0μg/（kg·min），1~2 分钟起效，4~6 分钟可将血压降低到预定值，停药 2~5 分钟后血压即可恢复。最大用量不宜超过 10μg/（kg·min），以免引起氰化物中毒。复合使用吸入麻醉药物、β 受体阻滞剂等可避免用药过量产生的中毒。②硝酸甘油（nitroglycerin）：以扩张静脉血管平滑肌为主，可降低心肌氧耗量，降低心脏前负荷，早期可引起颅内血管扩张，增加颅内压。临床应用可采用 0.1% 溶液泵注或 0.01% 溶液滴注，一般从小剂量开始，视患者反应调节速度，较长时间应用可产生耐药性。③三磷酸腺苷（ATP）：ATP 降解为腺苷和磷酸，腺苷具有扩张外周血管作用，但不影响 CO 及颅内压，增加冠脉血流量。适用于短时间降压，单次静注 0.4~3mg/kg，持续滴注量为 1~1.5mg/（kg·min）。起效时间约 5 分钟，单次静注维持约 2~5 分钟。持续滴注时停药后数分钟血压即可恢复正常。④前列腺素 E1 和 β 受体阻滞剂等单独应用时降压作用有限，可用来作为降压的辅助药物。

3. 广泛椎管内麻醉　为较原始的降低血压的方法，但由于可控性差，现多与泵注升压药物复合使用，适合于中下腹部及下肢的手术。

（三）适应证、禁忌证和并发症

1. 适应证　①降低血管张力，便于施行手术，如动脉导管未闭、颅内动脉瘤及脑膜、血管瘤手术等；②减少手术野的渗血，方便手术操作，同时减少失血量，如髋关节和脊柱的手术、后颅窝及显微外科手术等；③麻醉期间控制血压过度升高，防止发生心血管并发症，如心肌缺血、急性肺水肿等。

2. 禁忌证　有严重器官疾病者，如心脏病、高血压病、脑供血不足及肝、肾功能严重障碍等；酸碱平衡失调、低血容量、休克及严重贫血者。

3. 并发症　可能发生全麻后苏醒延迟，反应性出血和术后视觉模糊；急性肾衰竭，表现为少尿或无尿；血栓形成，包括脑血管、冠状动脉及其他血管。

第四节　术后镇痛

疼痛是由痛感觉和痛知觉两种不同的成分组成，

痛感觉是指机体对外来的伤害性刺激由感觉神经向中枢传递，并引起自主神经的传出反应，如血管收缩、血压升高和心率加快等反应。患者能准确地描述疼痛的部位、范围和强度，也能清楚地知道刺激物的性质和部位。

临床上目前常用术后镇痛方法有肌内注射、单次硬膜外镇痛、患者自控硬膜外镇痛（patient controlled epidural analgesia，PCEA）和患者自控静脉镇痛（patient controlled intravenous analgesia，PCIA）。

（一）传统镇痛术（肌内注射）

肌内注射镇痛是在术后患者麻醉效果消失后进行，一般采用肌注阿片类药物，年老体弱者剂量酌减。这种传统的镇痛方法是当患者需要镇痛时，医护人员给予肌肉或静脉注射镇痛药物。缺点是：①用药剂量不够灵活，而患者对镇痛药需要量个体差异较大；②镇痛不及时，通常需要镇痛时，由患者向医护人员提出要求到下达医嘱、核对药物及注射需要一定时间；③呼吸抑制等副作用较多，肌注或静注阿片类药物后的不同时期血药浓度波动很大，较低时达不到镇痛要求，而高峰时易出现呼吸抑制等并发症。

（二）患者自控镇痛（patient controlled analgesia，PCA）

自从 1976 年第一台 PCA 设备被引入英国临床以后，已有许多更先进的 PCA 设备不断用于临床镇痛，目前使用的主要有电子程序控制的具有多种给药模式的电脑 PCA 泵和一次性使用的简单 PCA 泵（机械泵）。PCA 是一种新型的镇痛给药方法，它较为有效地克服了传统给药法的缺点，其特点是患者不必打扰医护人员，在需要时自行控制使用镇痛药，镇痛效果好而副作用较少。随着术后镇痛的发展，多模式围手术期镇痛在临床工作中发挥出越来越大的作用。

患者自控硬膜外镇痛（PCEA）主要用于施行硬膜外阻滞麻醉后留置硬膜外导管而又要求术后镇痛的患者。硬膜外镇痛法镇痛药物用量少，可以降低围手术期手术应激反应，有益于术后的呼吸功能改善；同时阻滞了交感神经有利于降低术后心肌缺血和心脏病的发生率，是一种镇痛效果比较好的镇痛方法，在开胸术后镇痛方面被誉为“金标准”。

椎管内镇痛的并发症及处理对策：①呼吸抑制：早期抑制一般发生在吗啡注入后 2 小时，是药物吸收入血和重分布的结果，晚期抑制发生在药物注入后 6~12 小时，可能与吗啡进入脑脊液，影响呼吸中枢有关。处理：对年老体弱者减少阿片类药物的用量，加强术后监测，必要时可给予纳洛酮 0.1~0.4mg，加强呼吸支持。②瘙痒：患者应用吗啡硬膜外镇痛最易产生皮肤瘙痒，其具体机制不明，有报道称纳洛酮可部分减轻其症状。③尿潴留：不多见，可使用纳洛酮拮抗，也有报道称镇痛药中加入小剂量新斯的明不仅可提供镇痛效果，同时还可减轻尿潴留。对尿潴留严重者可进行导尿。④恶心呕吐：恶心呕吐的发生原因是阿片类药物随脑脊液扩散到第四脑室顶部浅层的呕吐中枢化学感受器所致。处理：使用抗吐药或将东莨菪碱贴剂贴于乳突区均可改善症状。

患者自控静脉镇痛（PCIA）起效快、效果可靠、适应证广泛，但由于用药针对性差，对全身的影响相对较大。常用药物有阿片类如吗啡、哌替啶及非甾体类抗炎药如酮咯酸、曲马多（tramadol）等。给药的剂量以药物和患者的状况而不同，可采用单一给药也可多种药物联合使用。单次给药容量一般为 0.5~1.0ml，锁定时间为 5~10 分钟。根据所使用泵的种类不同，电子泵可设定背景流量，一般设定为 2ml/h；而机械泵则不能设定，可适当加大单次给药容量和（或）减小锁定时间。

（三）多模式围手术期镇痛

围手术期多模式镇痛可将术后镇痛的优势最大化。围手术期多模式镇痛的原则包括有效镇痛使患者早日活动、早日恢复肠道营养、减少围手术期应激反应。

围手术期多模式镇痛能控制术后的病理生理反应和促进康复，有效加速患者的恢复并缩短住院时间。通过综合应用外科学、麻醉学、疼痛神经生物学、疼痛治疗学的最新技术，围手术期多模式镇痛被看作是改变传统治疗模式的术后康复的“临床途径”或“快通道”。

（四）特殊人群术后镇痛

术后镇痛应根据特殊群体，如日间手术患者、老人、儿科、肥胖、阻塞性睡眠呼吸暂停综合征（obstructive sleep apnea，OSA）调整治疗方法，因为他们存在不同的解剖、生理、药理或社会心理学问题。其中最容易被临床忽视的是门诊及儿科的镇痛。

1. 门诊手术患者　门诊实施的外科手术的百分比在持续攀升。门诊手术的数量、手术的复杂程度以及罹患合并症的门诊手术患者也均有所增加。不能充分控制术后疼痛是导致门诊患者术后留院时间延长或再次入院的原因之一，所以术后和出院后镇痛对门诊手术患者极为重要。实际上，多数门诊患者出院后依赖短效镇痛药物控制术后疼痛，常规使用非甾体类消炎镇痛药（NSAIDs）能改善患者满意度。近年来，多模式镇痛在门诊手术患者术后镇痛已开始运用。

2. 儿科患者　儿科患者镇痛最重要障碍之一是认为小儿和婴儿感觉不到疼痛，对疼痛无记忆，疼痛的经历不会带来任何麻烦。这一认识和其他有关儿科患者疼痛的错误设想可能会阻碍疼痛的有效治疗。

实际上，镇痛不佳会引起病死率和病残率增加，所以术后镇痛对儿科患者极为重要。但在选用镇痛方法及药物时应注意儿童与成年人在解剖、生理、药效和药代学的不同。

（陶国才）

参考文献

1. Hausman LM, Dickstein EJ, Rosenblatt MA. Types of office-based anesthetics. Mt Sinai J Med, 2012, 79(1): 107-115.
2. Chandrakantan A, Glass PS. Multimodal therapies for postoperative nausea and vomiting, and pain. Br J Anaesth, 2011, 107 Suppl 1: i27-i40.
3. Kruijt Spanjer MR, Bakker NA, Absalom AR. Pharmacology in the elderly and newer anaesthesia drugs. Best Pract Res Clin Anaesthesiol, 2011, 25(3): 355-365.
4. Grosu I, de Kock M. New concepts in acute pain management: strategies to prevent chronic postsurgical pain, opioid-induced hyperalgesia, and outcome measures. Anesthesiol Clin, 2011, 29(2): 311-327.
5. Sneyd JR, Rigby-Jones AE. New drugs and technologies, intravenous anaesthesia is on the move (again). Br J Anaesth, 2010, 105(3): 246-254.

1

第十六章

外科患者围手术期肠内肠外营养支持

营养支持的基本目的是提供维持生命和正常功能所需的足够能量和营养物质。饮食中的营养物质需要经过摄入、消化、吸收和加工才能成为营养底物，进而被利用、存储或释放出能量。营养支持治疗依据营养输入途径的不同，可分为肠内营养和肠外营养。

第一节 营养状态评估

外科患者的营养评估包括对先前存在的营养不良和肥胖的评估，医疗状况和代谢性疾病的评估，吸收不良、口腔疾病、药物依赖和酗酒的评估。除了需要全面的病史和体格检查外，营养评估还包括相关的实验室检测、人体测量、身体组成和能量消耗的其他评估，并结合治疗结果和应答的评价。疾病、创伤、炎症过程以及外科干预和手术治疗导致的病理改变和摄取不足是营养不良存在的首要原因。

人体测量是应用最广泛的营养评价方法。人体测量的指标主要包括：体重、体重指数、皮褶厚度和臂围、握力测定。

1. 体重　体重可以反映液体平衡和营养状态，是机体脂肪组织，瘦组织群、水和矿物质的总和。通常采用实际体重占理想体重的百分比来表示体重比例。理想体重的计算方法为：

理想体重(kg)= 身高(cm)-105(男)

理想体重(kg)= 身高(cm)-100(女)

结果判定：80%~90% 为轻度营养不良；70%~79% 为中度营养不良；60%~69% 为重度营养不良；110%~120% 为超重；>120% 为肥胖。

2. 体重指数(body mass index，BMI)　BMI 是反映蛋白能量营养不良及肥胖的主要指标，计算公式为：BMI=体重(kg)/身高^2(m^2)。正常值为 19~25(19~34 岁)，21~27(大于 35 岁)；17.0~18.5 为轻度营养不良，16~17 为中度营养不良，<17 为重度营养不良；27.5~30 为轻度肥胖，30~40 为中度肥胖，>40 为重度肥胖。

3. 皮褶厚度和臂围　通过三头肌皮褶厚度、上臂中点周径及上臂肌肉周径的测定可推测肌肉及脂肪总量，并间接反映热能的变化。

4. 握力　握力是反映肌肉功能十分有效的指标，可客观评价机体的营养状况，并且可在病程中持续测定。

除了上述的人体测量指标外，某些生化及实验室检查也可以反映患者的营养状况：

1. 血浆蛋白测定　主要包括血浆白蛋白，前白蛋白，转铁蛋白及视黄醇结合蛋白等，可客观反映机体蛋白的营养状况、疾病的严重程度，并可用来预测手术的风险。

2. 氮平衡与净氮利用率　氮平衡是评价机体蛋白质营养状况可靠与常用的指标。氮平衡 = 摄入氮 - 排出氮。若摄入氮大于排出氮，代表机体处于正氮平衡，此时机体蛋白质合成代谢大于分解代谢；若摄入氮小于排出氮，代表机体处于负氮平衡，此时机体蛋白质分解代谢大于合成代谢。

3. 免疫功能　总淋巴计数是评价细胞免疫功能的简便方法，测定简便，快速，适用于各年龄段，其正常值为 $(2.5~3.0)\times10^9/L$，$(1.5~1.8)\times10^9/L$ 为轻度营养不良，$(0.9~1.5)\times10^9/L$ 为中度营养不良，$<0.9\times10^9/L$ 为重度营养不良。

对于慢性消耗性疾病或者恶性肿瘤患者，因长期存在营养不良的状况，故需要对患者的营养状态进行评估，并依此进行相应的营养支持治疗。

营养风险筛查(nutrition risk screening，NRS 2002)是欧洲肠外肠内营养学会(ESPEN)推荐使用的住院患者营养风险筛查方法。NRS 2002 总评分计算方法为(表 16-1)三项评分相加，即疾病严重程度评分 + 营养状态受损评分 + 年龄评分。NRS 对于疾病严重程度的定义为：

1 分：慢性疾病患者因出现并发症而住院治疗。患者虚弱但不需卧床。蛋白质需要量略有增加，但可

表 16-1　NRS 2002 总评分计算方法

营养状态受损评分		
没有	0 分	正常营养状态
轻度	1 分	3 个月内体重丢失 >5% 或食物摄入比正常需要量低 25%~50%
中度	2 分	一般情况差或 2 个月内体重丢失 >5%，或食物摄入比正常需要量低 50%~75%
重度	3 分	BMI<18.5 且一般情况差，或 1 个月内体重丢失 >5%（或 3 个月体重下降 15%），或者前 1 周食物摄入比正常需要量低 75%~100%
疾病的严重程度评分		
没有	0 分	正常营养需要量
轻度	1 分	需要量轻度提高：髋关节骨折，慢性疾病有急性并发症者（肝硬化*，COPD*，血液透析，糖尿病，一般肿瘤患者）
中度	2 分	需要量中度增加：腹部大手术*，脑卒中*，重度肺炎，血液恶性肿瘤
重度	3 分	需要量明显增加：颅脑损伤*，骨髓移植，APACHE 评分 >10 的 ICU 患者
年龄	超过 70 岁者总分加 1，即年龄调整后总分值	
总分≥3 分：患者处于营养风险，开始制定营养治疗计划 总分 <3 分：每周复查营养风险筛查		

注：* 表示经过循证医学验证的疾病

应用：对于下列所有 NRS 评分≥3 分的患者应设定营养支持计划。包括：①严重营养状态受损（≥3 分）；②严重疾病（≥3 分）；③中度营养状态受损 + 轻度疾病（2 分 +1 分）；④轻度营养状态受损 + 中度疾病（1 分 +2 分）。

以通过口服和补充来弥补。

2 分：患者需要卧床，如腹部大手术后，蛋白质需要量相应增加，但大多数人仍可以通过人工营养得到恢复。

3 分：患者在加强病房中靠机械通气支持，蛋白质需要量增加而且不能被人工营养支持所弥补，但是通过人工营养可以使蛋白质分解和氮丢失明显减少。

第二节　肠内营养

1. 适应证

（1）手术前准备：如需要肠道准备的手术，可用肠内营养（EN）使术前肠道清洁，降低术后感染的危险。

（2）围手术期营养补充：据统计，外科住院患者中营养不良发生率约 35%~50%。因此，围手术期营养支持十分重要。只要肠道有功能，哪怕是不完全的，也应使用 EN，决不可轻易旷置肠道。

2. 肠内营养的优点

（1）简便易行，可避免使用肠外营养（PN）时中心静脉置管相关并发症（机械、感染）及相关代谢并发症。

（2）营养物质经门静脉系统吸收输送至肝脏，有利于内脏（尤其是肝脏）的蛋白质合成及代谢调节。

（3）肠内营养可以改善和维持肠道黏膜细胞结构与功能的完整性，有防止肠道细菌易位的作用。

（4）在同样能量与氮量的条件下，应用肠内营养的患者的体重增长、氮潴留均优于全肠外营养，而且人体组成的改善也较明显。

3. 禁忌证　EN 的应用范围和适应证非常广泛，先决条件是肠道功能部分或完全正常，且远端肠管无梗阻。任何与此相悖的情况或状态应视为 EN 的禁忌。以下情况应慎用或推迟应用 EN：

（1）不足 3 个月的婴儿，因消化道结构和功能尚不健全，不能耐受高渗的膳食喂养，应慎用。

（2）重症急性胰腺炎患者早期不耐受 EN 者。

（3）腹泻急性期患者，不宜早期应用 EN。

（4）肠梗阻或严重炎性肠病患者不宜用 EN。

（5）严重肠吸收功能不良综合征的患者，不能立即给予 EN，应先行 PN 支持。

（6）严重糖尿病或糖代谢异常的患者亦不宜给予高糖负荷 EN。

当然，这里所讲的禁忌证也多是相对的，如果病情得以控制，EN 支持还是可以实施的。

4. 肠内营养配方的选择

（1）可供临床选用的肠内营养配方很多，成分与营养价值差别很大，选择配方时主要考虑其蛋白质、碳水化合物与脂肪的来源及比例，各配方的膳食纤维、维生素和矿物质含量也可能不同。肠内营养制剂发展迅速，配方常有改变，因此要注意所用产品的具体配方。

（2）根据患者的营养状态及代谢状况确定营养需要量，高代谢患者应选择高能量配方，需要限制水分摄入的患者应选择浓度较高的配方（如能量密度为 1.5kcal/ml），免疫功能异常的患者应选择具有免疫调节作用的配方。

(3) 肠内营养支持提供的非蛋白能量一般取决于患者的静息能量消耗及其活动情况，一般对于无严重感染或烧伤的患者，提供 30~35kcal/(kg·d) 的非蛋白能量较为理想，其中 15%~40% 的非蛋白能量可由脂肪乳剂提供，热氮比一般为(100~150)：1。

(4) 目前常用肠内营养制剂中糖含量一般均较高，容易导致患者体内脂肪堆积而蛋白质合成不足，体细胞群改善不明显。可以考虑同时添加蛋白质组件以弥补蛋白质的不足，或使用以缓释淀粉为碳水化合物的肠内营养制剂以减少单位时间内糖的摄入。目前已有用于预防高血糖的肠内营养配方。

(5) 根据患者的消化吸收能力，确定肠内营养配方中营养物质的化学组成形式。消化功能受损(如胰腺炎、腹部大手术后早期、胆道梗阻)或吸收功能障碍(广泛肠切除、炎症性肠病、放射性肠炎)者，需要简单、易吸收的配方(如水解蛋白、多肽或氨基酸、单糖、低脂等)；如消化道功能完好，则可选择完整蛋白质、复杂碳水化合物和较高脂肪的天然食物制成的肠道营养制剂；如结肠功能障碍，可选择含有高浓度膳食纤维的配方。

(6) 根据输注途径选择肠内营养配方，直接输入小肠的营养液应尽可能选用等渗配方。由于胃具有一定缓冲作用，因此通过鼻胃管输注的营养液对配方浓度的要求不高。

(7) 若患者对某些营养成分有过敏或不能耐受，出现恶心、呕吐、肠痉挛、腹胀或腹痛等症状，轻者可调整速度及浓度，重者则可改用肠外营养。

5. 肠内营养的输入途径

(1) 肠内营养输入途径主要取决于患者胃肠道解剖的连续性、功能的完整性、肠内营养实施的预计时间、有无误吸可能等因素。常用的途径有口服、鼻胃管、鼻肠管、胃造口、空肠造口等多种，临床上应用最多的是鼻胃管和空肠造口。

(2) 口服与管饲的区别在于管饲可以保证营养液的均匀输注，充分发挥胃肠道的消化吸收功能。口服对胃肠道功能的要求较高，只适合于能口服摄食、但摄入量不足者。

(3) 最常用的管饲途径是鼻饲管，管端可置于胃、十二指肠或空肠等处。主要用于短期患者(<4 周)。优点是并发症少，价格低廉，容易放置。此法也可作为长期患者的临时措施。对于营养支持时间需超过 30 天或胃十二指肠远端有梗阻而无法置管者，则采用空肠造口术。

(4) 鼻胃管喂养的优点在于胃的容积大，对营养液的渗透压不敏感，适用于胃肠道连续性完整的患者。缺点是有反流与误吸的危险。而且经鼻放置导管可导致鼻咽部溃疡，鼻中隔坏死、鼻窦炎、耳炎、声嘶以及声带麻痹等并发症。聚氨酯或硅胶树脂制成的细芯导管(型号从 5F 到 12F)比较光滑、柔软、富有弹性，可以增加患者舒适度、减少组织压迫坏死的风险，能保证鼻饲管的长期应用，尤其适于家庭肠内营养患者。从鼻尖到耳垂再到剑突的距离即为喂养管到达胃部的长度，一般为 55cm，再进 30cm 则表示可能已进入十二指肠(但需予证实)。

(5) 鼻十二指肠管或鼻空肠管是指导管尖端位于十二指肠或空肠，主要适用于胃或十二指肠连续性不完整(胃瘘、幽门不全性梗阻、十二指肠瘘、十二指肠不全性梗阻等)和胃或十二指肠动力障碍的患者。此法可基本避免营养液的反流或误吸。

(6) 置管操作可以在患者床旁进行，也可在内镜或 X 线辅助下进行。床旁放置肠内营养管可以先放鼻胃管，然后让其自行蠕动进入小肠。置管前给予胃动力药有一定帮助。导管位置可通过注射空气后听诊、抽取胃液或肠液、X 线透视等方式加以确认。内镜或 X 线辅助下放置鼻肠管的成功率可达 85%~95%。

(7) 经胃造口管喂饲肠内营养避免了鼻腔刺激，而且可用于胃肠减压、pH 监测、给药等。胃造口可采取手术(剖腹探查术或腹腔镜手术)或非手术方式。经皮内镜下胃造口术(PEG)无须全麻，创伤小，术后可立即灌食，可置管数月至数年，满足长期喂养的需求。

(8) 空肠造口可以在剖腹手术时实施，包括空肠穿刺插管造口或空肠切开插管造口，也可以直接在内镜下进行。优点在于可避免反流与误吸，并可同时实行胃肠减压，因此尤其适用于十二指肠或胰腺疾病者，以及需要长期营养支持的患者。为充分利用小肠功能并减少腹泻，插管部位以距 Treitz 韧带 15~20cm 为宜。如患者经济条件允许，应尽量使用配套的穿刺设备。胃肠道切开置管因可引起各种并发症，如穿孔、出血、局部感染、肠梗阻、肠壁坏死及肠瘘等，现已不推荐使用。

6. 肠内营养的应用方法

(1) 应从低浓度、低容量开始，滴注速率与总用量应逐日增加，不足的能量与氮量由静脉补充。通常，肠内营养的起始浓度为 8%~10%，容量为 500ml/d，维持浓度为 20%~25%，容量为 2 000~2 500ml/d，最大浓度为 25%，容量为 3 000ml/d，若能在 3~5 天内达到维持剂量，即说明胃肠道能完全耐受这种肠内营养。

(2) 目前多主张通过重力滴注或蠕动泵连续 12~24 小时输注肠内营养液，特别是危重病患者及空肠造口患者。

(3) 为保证营养物质的充分消化吸收，可将患者丢失的消化液加以收集回输，尤其是消化道外瘘的患者。

(4) 评价肠内营养支持安全性及有效性的一个重要指标是胃肠道有无潴留。放置鼻胃管的危重病者胃底或胃体的允许潴留量应≤200ml，而胃肠造口管的允许潴留量应≤100ml。

(5) 所有肠内营养管均可能堵管，含膳食纤维的混悬液制剂较乳剂型制剂更易发生堵管。因此，在持续输注过程中，应每隔4小时即用20~30ml温水冲洗导管，在输注营养液的前后也应给予冲洗。营养液中的酸性物质可以引发蛋白质沉淀而导致堵管，若温水冲洗无效，则可采用活化的胰酶制剂、碳酸氢钠冲洗，也可采用特制的导丝通管。

7. 完全型肠内营养制剂

(1) 氨基酸单体制剂：氮源为左旋氨基酸，主要特点是无须消化即可直接吸收，成分明确，无残渣。缺点是口感较差，浓度过高或输注速度过快易导致腹泻，刺激肠功能代偿的作用较弱。主要用于肠功能严重障碍、不能耐受整蛋白和短肽类EN制剂的患者。

(2) 短肽类制剂：氮源为乳清蛋白水解后形成的短肽。主要用于肠道吸收功能较差的患者，如短肠综合征。

(3) 整蛋白制剂：氮源为完整的蛋白质，低渣。蛋白质结构完整，口感较好，渗透压较低。对肠道的代偿有较强的刺激作用，但需要有健全的消化吸收功能。适用于消化吸收功能正常或接近正常的患者。

(4) 含膳食纤维制剂：膳食纤维是结肠黏膜的营养物质，能够刺激结肠黏膜增殖，避免肠黏膜萎缩，增加粪便容积，预防便秘和腹泻，并提供大约5%的能量。膳食纤维能够增加肠内营养制剂的黏稠度，管饲时应采用大口径导管，以免堵管。

8. 特殊型肠内营养制剂

(1) 免疫增强型：精氨酸、核糖核酸和ω-3脂肪酸等物质能从不同角度提高机体的免疫功能，肠内营养制剂中添加上述物质可能降低手术和创伤后感染的发病率。

(2) 糖尿病专用型：控制糖尿病的关键是降低肠内营养液中碳水化合物的含量，并减少血糖的剧烈波动。因此糖尿病专用产品中碳水化合物含量低，并且用支链淀粉、果糖和膳食纤维等物质代替直链淀粉和糊精，以减慢葡萄糖的释放和吸收速度，减少对胰岛素的依赖。膳食纤维能够延缓胃排空，进入结肠后可分解为短链脂肪酸，提供部分能量。添加脂肪可以减少葡萄糖的用量，并减慢胃肠道排空速度。部分产品使用单不饱和脂肪酸代替部分多不饱和脂肪酸，以减轻高脂血症。常用产品有肠内营养乳剂及营养配方粉等，市售产品类型众多，所含碳水化合物、蛋白质、脂肪比例不尽相同，使用时可参考产品说明书。

(3) 肺病专用型：肺病专用的营养产品应能提供充足的能量和蛋白质，而且需氧量和CO_2产量少。因此肺病专用肠内营养制剂中碳水化合物含量均较低，脂肪含量高。常用产品是肠内营养混悬液，其碳水化合物：蛋白质：脂肪的比例为28.2：16.7：55.1。中链脂肪酸占脂肪总量的20%，容易为机体所利用。长链脂肪酸中ω-6与ω-3的比例为4：1，具有扩张肺血管和支气管的功效，能量密度为1.5kcal/ml，能够避免肺水肿。

(4) 肿瘤专用型：肿瘤组织缺乏降解脂肪的关键酶，很少利用脂肪供能，而是依赖葡萄糖的酵解而获得能量。减少葡萄糖供给可能减少肿瘤的能量来源。同时，肿瘤机体对葡萄糖的耐受性较差，因此不宜大量使用葡萄糖。

(5) 组件膳食：营养素组件亦称不完全膳食，是仅以某种或某类营养素为主的经肠营养膳食，它可以对完全膳食进行补充或强化，以弥补完全膳食在适应个体差异方面的不足。亦可采用两种或两种以上的组件膳食构成组件配方，以适合患者的特殊需要。组件膳食主要包括蛋白质组件、脂肪组件、糖类组件、维生素组件和矿物质组件，但目前国内临床上尚未见到商品化的组件膳食。

第三节　肠外营养

肠外营养(PN)是经静脉途径供应患者所需要的营养要素，包括能量(碳水化合物、脂肪乳剂)、必需和非必需氨基酸、维生素、电解质及微量元素。肠外营养分为完全肠外营养和部分补充肠外营养。目的是使患者在无法正常进食的状况下仍可以维持营养状况、体重增加和创伤愈合，幼儿可以继续生长、发育。静脉输注途径和输注技术是PN的必要保证。

1. 肠外营养的适应证　PN的基本适应证是胃肠道功能障碍或衰竭者，也包括需家庭PN支持者。

2. 肠外营养的绝对适应证

(1) 胃肠道梗阻或胃肠道吸收功能障碍、肠瘘、严重腹泻、顽固性呕吐>7天。

(2) 重症胰腺炎：先输液抢救休克或MODS，待生命体征平稳后，若肠麻痹未消除、无法完全耐受肠内营养，则属PN适应证。

(3) 高分解代谢状态：大面积烧伤、严重复合伤、感染等。

(4) 严重营养不良：蛋白质-能量缺乏型营养不良常伴胃肠功能障碍，无法耐受肠内营养或肠内营养不能够提供足够能量。

3. 肠外营养的相对适应证

(1) 大手术、创伤的围手术期：营养支持对营养状态良好者无显著作用，相反可能使感染并发症增加，但对于严重营养不良患者可减少术后并发症。严重营养不良者需在术前进行营养支持7~10天；预计大手术后5~7天胃肠功能不能恢复者，应于术后48小时内开始PN支持，直至患者能有充足的肠内营养或进食量。

(2) 肠外瘘：在控制感染、充分和恰当的引流情况下，营养支持已能使过半数的肠外瘘自愈，确定性手术成为最后一种治疗手段。PN支持可减少胃肠液分泌及瘘的流量，有利于控制感染，改善营养状况、提高治愈率、降低手术并发症和死亡率。

(3) 炎性肠道疾病或并发腹腔脓肿、肠瘘、肠道梗阻及出血等，PN是重要的治疗手段。可缓解症状、改善营养，使肠道休息，利于肠黏膜修复。

(4) 伴严重营养不良的肿瘤患者：对于体重丢失≥10%(平时体重)的患者，应于术前7~10天进行肠外或肠内营养支持，直至术后改用肠内营养或恢复进食为止。

(5) 重要脏器功能不全：①肝功能不全：肝硬化患者因进食量不足致营养负平衡，肝硬化或肝肿瘤围手术期、肝性脑病、肝移植后不能进食或接受肠内营养者应给予PN支持。②合并肾功能不全：急性分解代谢性疾病(感染、创伤或多器官功能衰竭)合并急性肾衰竭、慢性肾衰竭透析患者合并营养不良，需PN支持。③心、肺功能不全：常合并蛋白质-能量混合型营养不良。肠内营养能改善慢性阻塞性肺病(COPD)临床状况和胃肠功能。COPD患者理想的葡萄糖与脂肪比例尚未定论，但应提高脂肪比例、控制葡萄糖总量及输注速率、提供蛋白质或氨基酸[至少1g/(kg·d)]，对于危重肺病患者应用足量谷氨酰胺，有利于保护肺泡内皮及肠道相关淋巴组织、减少肺部并发症。

4. 肠外营养的禁忌证

(1) 胃肠功能正常、适应肠内营养或5天内可恢复胃肠功能者。

(2) 不可治愈、无存活希望、临终或不可逆昏迷患者。

(3) 需急诊手术、术前不可能实施营养支持者。

(4) 心血管功能或严重代谢紊乱需要控制者。

5. 肠外营养输注途径　选择合适的PN输注途径取决于患者的血管穿刺史、静脉解剖条件、凝血状态、预期使用PN的时间、护理的环境(住院与否)以及原发疾病的性质等因素。住院患者最常选择短暂的外周静脉或中心静脉穿刺插管；非住院环境的长期治疗患者，以经外周静脉或中心静脉置管，或置入皮下的输液盒最为常用。

(1) 经外周静脉的肠外营养途径

适应证：①短期PN(<2周)、营养液渗透压低于1 200mOsm/L·H_2O者；②中心静脉置管禁忌或不可行者；③导管感染或有脓毒症者。

优缺点：该方法简便易行，可避免中心静脉置管相关并发症，且容易早期发现静脉炎的发生。缺点是输液渗透压不能过高，需反复穿刺，易发生静脉炎。故不宜长期使用。

(2) 经中心静脉的肠外营养途径

适应证：PN超过2周、营养液渗透压高于1 200mOsm/L·H_2O者。

置管途径：经颈内静脉、锁骨下静脉或上肢的外周静脉达上腔静脉。

优缺点：经锁骨下静脉置管易于活动和护理，主要并发症是气胸。经颈内静脉置管使转颈活动和贴敷料稍受限，局部血肿、动脉损伤及置管感染并发症稍多。经外周静脉置中心静脉置管(PICC)：贵要静脉较头静脉宽、易置入，可避免气胸等严重并发症，但增加了血栓性静脉炎和插管错位发生率及操作难度。不宜采用的PN途径为颈外静脉及股静脉，前者的置管错位率高，后者的感染性并发症高。

(3) 经中心静脉置管皮下埋置导管输液(catherter-port)。

6. 肠外营养输注系统

(1) 不同系统的PN：①多瓶串输：多瓶营养液可通过“三通”或Y形输液接管混合串输。虽简便易行，但弊端多，不宜提倡。②全营养混合液(TNA)或全合一(all-in-one)：全营养液无菌混合技术是将所有PN日需成分先混合在一个袋内，然后输注。此法使PN液输入更方便，而且各种营养素的同时输入对合成代谢更合理。③隔膜袋：近年来新技术、新型材质塑料(聚乙烯/聚丙烯聚合物)已用于PN液成品袋生产。新型全营养液产品(两腔袋、三腔袋)可在常温下保存24个月，避免了医院内配制营养液的污染问题。能够更安全便捷用于不同营养需求患者经中心静脉或经周围静脉的PN液输注。缺点是无法做到配方的个体化。

(2) 肠外营养配液的成分：根据患者的营养需求及代谢能力，制订营养制剂组成。

葡萄糖：葡萄糖是PN的主要能源物质。机体所有器官、组织都能利用葡萄糖能量，补充葡萄糖100g/24h就有显著节省蛋白质的作用。来源丰富、价格低廉也是其优点。通过血糖、尿糖的监测能了解其利用情况，相当方便。但葡萄糖的应用也有不少缺点。首先是用于PN的葡萄糖溶液往往是高浓度的，对静脉壁的刺激很大，不可能经周围静脉输注。其次是机体利用葡萄糖的能力有限，为 5mg/(kg · min)，应激后普遍存在“胰岛素抵抗”，糖的利用率更差，过量或过快输入可能导致高血糖、糖尿，甚至高渗性非酮性昏迷。外科患者合并糖尿病者不少，糖代谢紊乱更易发生。另外，多余的糖将转化为脂肪而沉积在器官内，例如肝脂肪浸润，损害其功能。因此，目前 PN 时已基本不用单一的葡萄糖能源。

脂肪乳剂：是 PN 的另一种重要能源。以大豆油或红花油为原料，磷脂为乳化剂，制成的乳剂有良好的理化稳定性，微粒直径与天然乳糜微粒相仿。乳剂的能量密度大，10% 溶液含能量 4.18kJ(1kcal)/ml。还有 20% 及 30% 的产品。应激时其氧化率不变，甚至加快。脂肪乳剂安全无毒，但需注意使用方法，输注太快可致胸闷、心悸或发热等反应。脂肪乳剂的最大用量为 2g/(kg·d)。脂肪乳剂可按其脂肪酸碳链长度分为长链甘油三酯(LCT)及中链甘油三酯(MCT)两种。LCT 内包含人体的必需脂肪酸(EFA)——亚油酸、亚麻酸及花生四烯酸，临床上应用很普遍。MCT 的主要脂肪酸是辛酸及癸酸。MCT 在体内代谢比 LCT 快，代谢过程不依赖肉毒碱，且极少沉积在器官、组织内。但 MCT 内不含 EFA，且大量输入后可致毒性反应。临床上对于特殊患者(例如肝功能不良)常选用兼含 LCT 及 MCT 的脂肪乳剂(两者重量比为 1 : 1)。脂肪乳剂的新制剂还有：以橄榄油为原料的乳剂，其多不饱和脂肪酸(PUFA)较少，可减轻脂质过氧化所致的免疫抑制。另外，还有以鱼油为原料的乳剂也开始用于临床。

复方氨基酸溶液：是按合理模式(人乳或鸡蛋白)配制的结晶、左旋氨基酸溶液。其配方符合人体合成代谢的需要，是肠外营养的唯一氮源。复方氨基酸有平衡型及特殊型两类。特殊氨基酸溶液专用于不同疾病，如用于肾病的制剂主要是含 8 种必需氨基酸，仅含少数非必需氨基酸(精氨酸、组氨酸等)。用于严重创伤或危重患者的制剂都是用其二肽物质(如甘氨酰 - 谷氨酰胺、丙氨酰 - 谷氨酰胺)。

电解质：肠外营养时需补充钾、钠、氯、钙、镁及磷。其中不少是临床常用制剂，例如 10% 氯化钾、10% 氯化钠、10% 葡萄糖酸钙及 25% 硫酸镁等。磷在合成代谢及能量代谢中发挥重要作用，用于 PN 时的有机磷制剂甘油磷酸钠含磷 10mmol/10ml。

维生素：用于 PN 的维生素制剂有水溶性及脂溶性两种，均为复方制剂。每支注射液包含正常人各种维生素的每日基本需要量。

微量元素：每支复方注射液含锌、铜、锰、铁、铬、碘等微量元素的每天需要量。

(3) 肠外营养的特殊基质：现代临床营养采用了新的措施，进一步改进营养制剂以提高患者耐受性。为适应营养治疗的需求，对特殊患者提供特殊营养基质，以提高患者免疫功能、改善肠屏障功能、提高机体抗氧化能力。新型特殊营养制剂有：①脂肪乳剂：包括结构脂肪乳剂、长链、中链脂肪乳剂及富含 ω-3 脂肪酸的脂肪乳剂等，②氨基酸制剂：包括精氨酸、谷氨酰胺双肽和牛磺酸等。

(何蕾)

参考文献

Patel JJ, Martindale RG, McClave SA. Controversies Surrounding Critical Care Nutrition: An Appraisal of Permissive Underfeeding, Protein, and Outcomes. JPEN J Parenter Enteral Nutr, 2018, 42(3): 508-515.

1

第十七章

加速康复外科

围手术期(perioperative peroid)是指从确定行手术治疗开始,到与手术相关的治疗基本结束的这段时间,包含手术前、中、后三个阶段。围手术期处理是从手术整体出发,涵盖了患者的体质与精神状态、手术方案的选择、特殊情况的处理及术后并发症的防治等等,对于良好手术效果的取得非常关键,其重要性甚至超过单纯的手术技巧。因此,一名合格的外科医生,不但要有熟练的手术操作技能,更要有全面的围手术期处理能力。

尽管传统的围手术期处理技术在不断进步,但腹部手术并发症的发生率仍高达15%~40%,一般认为主要与手术创伤、术中低温、麻醉、术后疼痛、长期禁食及卧床有关。由此,加速康复外科(fast track surgery,FTS)的理念应运而生。FTS亦称术后促进康复(enhanced recovery after surgery,ERAS),指采用一系列经循证医学证实有效的围手术期优化措施,缓解手术创伤应激反应,减少术后并发症,缩短住院时间,使患者得以快速康复。它是一系列有效措施的组合应用而产生的协同结果,其中许多措施已经在临床应用,如围手术期营养支持、重视供氧、不常规使用鼻胃管减压、早期进食、应用生长激素、微创手术等。

快速康复外科一般包括以下几个重要内容:术前患者教育;更好的麻醉、止痛及外科技术以减少手术应激反应、疼痛及不适反应;强化术后康复治疗,包括早期下床活动及早期肠内营养。良好而完善的组织实施是保证其成功的重要前提,快速康复外科必须是一个多学科协作的过程,不仅包括外科医生、麻醉师、营养师、康复治疗师和护士,也包括患者及家属的积极参与。同样,快速康复外科也依赖于下列一些重要围手术期治疗方法的综合与良好整合。

第一节 基于ERAS理念的围手术期处理策略

(一)术前准备

1. 术前宣教　手术也是一种创伤,严重者甚至可能危及生命,导致患者产生严重的紧张、恐惧、焦虑甚至抑郁,使患者不能很好地配合手术,增加手术过程的危险性和术后并发症的发生概率。快速康复理念认为,在实施手术前,应向患者介绍围手术期治疗的相关知识,包括告知康复各阶段可能的时间,对促进康复的各种建议等。术前宣教实际上也属于心理护理的一种,目的在于减少患者的焦虑,减轻生理应激反应,使患者能平稳地度过围手术期。因为在ERAS中,一些围手术期的处理措施可能与传统的方法有很大的不同,如术前2小时口服碳水化合物、不再行常规肠道准备等等,这些均需要向患者及其家属详细介绍并取得其理解与配合。

2. 术前肠道准备　传统观念认为,术前应通过口服泻药或清洁灌肠进行机械性肠道准备,结直肠手术甚至术前3~5天就开始。现在的观点认为,在行肝胆和胃肠手术前,无须常规行肠道准备,仅在有严重便秘或需要术中进行结肠镜定位的患者中,进行术前肠道准备,这样可以减少患者液体及电解质的丢失,并不增加感染及吻合口漏的发生率。

3. 胃肠减压　过去在腹部手术前和术后早期常要求放置鼻胃减压管。现代外科认为,腹部外科手术包括胃肠手术,无须常规放置鼻胃减压管。研究表明这样并不会增加患者术后恶心、呕吐、腹胀、瘘等并发症的发生率,而且可以减少术后患者口咽部不适反应,减少肺部感染风险,有利于术后早期恢复进食。

4. 预防性抗感染治疗　术前是否需要预防性应用抗菌药物应根据切口的性质而定,清洁手术通常无须术前预防性应用抗生素,只有清洁-污染手术、污染手术、范围大且时间长的手术、涉及异物植入的手术、存在高危感染因素的手术才需要预防性应用抗生素。大量研究证实,结直肠手术、胸心外科手术、血管外科手术、关节外科手术前预防性使用抗生素可明显减少术后伤口感染的风险。抗菌药物的选用应同时针对厌氧菌和需氧菌,并根据药物半衰期和手术时间及时补充。若手术时间超过3小时或超过所用药物半衰期的2倍以上,或成人出血量超过1 500ml时,术中应及时补充单次剂量抗菌药物。

5. 预防性抗血栓治疗　血管性疾病、恶性肿瘤、涉及血管操作的复杂手术、化疗和长时间卧床是静脉血栓形成的危险因素。存在上述危险因素的患者若无预防性抗血栓治疗,术后深静脉血栓的发生率高达30%。推荐中高危患者术前2~12小时开始预防性抗血栓治疗,并持续用药至出院或术后14天,必要时联合应用机械措施,如间歇性充气压缩泵或弹力袜等。

6. 肺功能评估及锻炼　大量研究显示,37.8%的外科手术患者合并肺部并发症,对于高危患者积极进行干预有助于提高肺功能及对手术的耐受性,明显降低术后并发症的发生率,缩短住院时间。术前肺功能评估方法包括患者的呼吸困难程度、气道炎症、吸烟指数、肺功能检查等。必要时可进行心肺运动试验,有助于识别高危患者。术前在指导下戒烟(至少2周),制定呼吸锻炼计划,通过指导患者进行有效咳嗽、体位引流、胸背部拍击等方法,帮助患者保持呼吸道通畅,及时清除呼吸道分泌物。

(二)营养管理

1. 术前禁食　传统观念认为,术前至少应在10~12小时禁食,如果是结直肠手术,甚至从术前1天就开始禁食。而现代外科认为术前禁食、禁饮时间太长不利于维持机体各个系统的能量需要,同时将导致术后胰岛素抵抗,增加术中及术后的液体输注量。消化外科手术,如胰腺以及肝胆疾病常会存在肝糖原储备不足、胰岛素抵抗等问题,术前过早禁食禁饮易导致低血糖的发生。ERAS主张则患者术前2小时可自由饮水,术前6小时可自由进食,有利于减少患者的饥饿、口渴、烦躁、紧张等不良反应。

2. 术前营养不良的筛查与治疗　营养不良是术后并发症的独立因素,术前对其进行筛查是术前评估的重要内容,在促进快速康复方面有重要意义。欧洲营养与代谢协会建议采用体重指数、进食量、血清白蛋白水平等指标来判断患者是否存在营养不良风险。术前营养支持优先选择经口营养或肠内营养。有研究显示,对严重营养不良患者进行术前营养支持,可将术后并发症发生率降低50%,建议术前7~10天开始进行,如果仍无法满足基本营养需求,可联合肠外营养治疗。

3. 术前口服碳水化合物　现代外科认为,术前进行代谢准备,可以有效减少术后胰岛素抵抗,缓解分解代谢,维持氮平衡及肌肉正常功能,甚至可以减少术后住院时间。术前口服碳水化合物饮品,通常是在术前10小时喝12.5%的碳水化合物饮品800ml,术前2小时喝400ml。

4. 术后早期经口进食　腹部择期手术后早期经口进食已被证实安全有效、耐受性好,可以减少手术感染并发症,促进切口愈合,有效缩短住院时间。一项包括7个随机对照研究的Meta分析提示结直肠手术后早期经口进食安全可靠,可以快速恢复胃肠功能。有研究表明胃癌切除术后第1天行肠内营养较肠外营养组住院时间短,生化指标尤其是血清蛋白水平恢复快,有效降低术后吻合口瘘的发生率。另有研究证实在急诊胃肠手术后术后48小时给予肠内营养是可行的,没有增加感染和吻合口瘘的发生率。

(三)手术、麻醉与镇痛

1. 手术方式　多个随机对照试验证实腹腔镜手术更有优势,术后胃肠蠕动恢复更快,加速临床康复。进一步研究发现,腔镜手术除了具有创伤小的优点,还能避免开腹手术中腹腔体液的丢失、拉钩的强力牵拉等问题,能够显著缩短术后住院时间,并减少患者转入重症监护病房的比例。因此,腹腔镜手术成为ERAS的重要推荐项目。

2. 术前麻醉相关药物的使用　术前药物使用的主要目的是缓解患者焦虑,减轻患者术中应激反应,稳定患者血流动力学以及降低术后并发症发生率,加速患者的早期康复。目前应用的药物主要包括α_2受体激动剂、β受体阻滞剂两类。它们能够增强麻醉效果,减少麻醉及镇痛药用量,减轻术后疼痛,维持患者围手术期血流动力学稳定。有研究显示,术前给予α_2受体激动剂能够减少患者不必要的应激,有利于2型糖尿病患者的血糖控制,进一步减少患者术后的心肌缺血情况,缩短术后肠麻痹时间,降低术后呕吐的发生率。围手术期使用β受体阻滞剂能够稳定麻醉诱导及术后早期的血流动力学,预防围手术期心血管并发症,还可以加快患者苏醒,减少镇痛药物带来的不良反应。此外,有研究显示,小手术前给予单一剂量的糖皮质激素可以减少恶心呕吐及疼痛,减轻炎性反应,促进患者的快速恢复。

3. 快速通道麻醉技术　快速通道麻醉技术包括硬膜外麻醉技术、区域麻醉技术、神经阻滞技术和短效静脉或吸入麻醉药物的应用,是ERAS的重要组成部分。采用全身麻醉联合硬膜外阻滞可以减少全身麻醉药物的使用,术后还可以作为持续硬膜外注药镇痛，不仅可以有效抑制伤害性刺激对机体的影响，而且可以实现肺保护，减轻对血流动力学的影响以及心血管负担，减少术后肠麻痹等并发症的发生。手术切口的局部浸润麻醉可以减少围手术期阿片类药物的应用以及相关不良反应。新型短效麻醉药物的广泛应用，有助于患者术后的快速苏醒，缩短监护室恢复时间，减轻患者应激反应。

4. 液体控制 ERAS主张限制性补液，要求在满足机体需要的基础上，尽量少输注液体，并通过使用利尿剂将患者的体重增长控制在1kg以内。大量研究证实，术中适当限制液体输入将有利于术中重要器官的保护，减少术后并发症，缩短患者住院时间。近年来还提出了所谓以目标为导向的液体治疗（goal directed therapy，GDT）就是在达到组织氧供需平衡最优化的目标下产生的最科学的液体治疗方法。其不再将术中心排血量达到固定超常值作为目标，而是在患者能耐受的前提下，通过液体负荷使每搏量变化等围手术期血流动力学指标达到最大化为治疗目标。总之，虽然限制性补液针对的是身体质量的变化，GDT强调精细的液体调控，但可以认为是同一种补液方法，其根本目的都是在保证机体有效循环量的基础上，避免液体超负荷的出现，已经被越来越多的医护人员所接受。

5. 术中保温与血糖控制 大量研究表明，术中低体温（机体中心温度<35℃）会损害凝血功能、诱发代谢性酸中毒、使心脏事件发生率增加、肝代谢率下降、免疫功能下降及术后切口感染。采用加热床垫、液体加温输注及温水冲洗腹腔等措施会显著降低患者对低体温的应激，降低手术风险。术中由于麻醉和手术创伤及术后疼痛等刺激会使得机体产生较为强烈的应激反应，造成机体糖耐量异常，诱发高血糖。术中血糖升高对患有感染、心血管疾病及肝肾功能不全的患者的预后有诸多不良影响。研究证实围手术期采用胰岛素适度控制血糖，可以有效减轻机体炎症反应，降低并发症的发生率及危重患者死亡率。

6. 疼痛管理 术后疼痛可以增加机体对手术应激的反应，增加器官功能紊乱的发生率，延长患者的康复时间，因此有效的术后镇痛非常重要。近年来提出了多模式镇痛的概念，即联合不同作用机制的镇痛药物和不同的镇痛方法，作用于疼痛生理机制不同靶点和不同时相，以求达到较为理想的镇痛并尽可能减少药物的毒副作用，维持机体内环境的相对稳定。有研究将腹腔镜胃癌根治术的患者分为FTS组和传统组，ERAS组术后采用自控静脉镇痛泵，联合使用双氯芬酸钠盐利多卡因注射液，减少阿片类止痛药的使用，与传统组相比，ERAS组术后肠道功能恢复更快；在另一项研究中，对肠道手术患者围手术期实施包括伤口局部罗哌卡因麻醉，术后硬膜外、自控镇痛泵、非甾体类抗炎镇痛药等多模式镇痛，在术后早期ERAS组的疼痛较传统组明显减轻，且术后通气、排便时间，首次下床活动时间都明显提前。尽管多模式镇痛目前尚有诸多具体问题需要完善，但鉴于其理想的镇痛效果以及对患者术后生命质量保障等方面的优越性，在ERAS领域具有强大的生命力和良好的应用前景。

7. 减少手术应激 应激是神经内分泌系统对疾病及医疗行为的刺激所产生的反应，可以影响多器官和多系统。包括促进分解代谢、减低免疫功能、导致血栓形成、抑制胃肠道功能、加重心血管及呼吸系统负担，甚至诱发多器官功能不全/衰竭等。减少手术应激是ERAS的核心理念，也是患者术后加速康复的基础。其基本原则是精准、微创及损伤控制。采用质子泵抑制剂可以有效防治应激性黏膜病变（stress-related mucosal disease，SRMD），减少术后上消化道出血的风险。采用糖皮质激素、广谱水解酶抑制剂能够抑制多种炎症介质的释放，达到减轻炎症反应、减轻应激的效果。

8. 控制恶心、呕吐和肠麻痹 术后恶心和呕吐（pstoperative nausea and vomiting，PONV）是一种常见的手术麻醉后并发症，其危险因素包括中年女性、吸烟、PONV病史、偏头疼病史等。术后24小时内的发生率约为30%。有效控制PONV是促进患者术后尽早恢复经口进食的重要环节。有报道提示采用5-羟色胺受体拮抗剂、达哌啶醇是有效的方法，传统的甲氧氯普胺常无效，并且多途径的控制比单一使用止吐药更有效。同时，在镇痛中减少阿片类药物的使用也有助于减少PONV的发生。肠麻痹是导致术后恢复延迟的一个重要因素，可以导致术后出现腹痛、腹胀甚至呕吐。针对此问题，多模式的联合治疗方式已经形成，其核心是微创手术、硬膜外自控镇痛、减少阿片类药物用量、不行胃肠减压和术后早期下床活动等措施的联合运用。

（四）护理与下床活动

1. 围手术期心理护理 心理护理是快速康复外科理念中一个重要的组成部分。ERAS理念认为，适当的围手术期心理护理，包括入院宣教、术前指导、术后指导，对临床治疗可以起到辅助和促进作用，有利于患者的康复。术后的护理需要很好的组织，制定护理计划，确定每天的护理治疗目标。

2. 术后早期下床活动 研究表明，术后早期患者不应长期卧床休息。长期卧床会带来诸多问题，如胃肠道功能恢复延迟、肌肉丢失及强度下降、坠积性肺炎、下肢深静脉血栓形成。应想方设法增加患者术后的活动。临床实践中发现，不少患者拒绝早期活动很大程度上与疼痛有关，因此充分的镇痛是早期下床活动的关键。

第二节　ERAS的临床意义

（一）减少住院时间

ERAS可以显著缩短患者的住院时间。对患者、医护人员及医院管理者均有好处。患者可以更快捷的康复，能尽快回归正常的工作、学习和生活。而对于医护人员及医院管理者而言，患者住院时间的缩短，不仅可以加快床位的周转，还可以减少治疗费用。

（二）减少手术并发症

研究表明，ERAS可以降低患者50%的术后并发症。术后并发症不仅与患者的手术死亡率相关，还与患者的长期预后紧密相关。较之术前和术中因素，术后1个月内的并发症发生率对患者的生存率影响更大。有研究显示，术后出现并发症的患者其生存时间将减少5.6~18.4年。因此，减少术后并发症是改善患者预后的中心环节。

（三）减少手术应激反应

手术患者要经历诸如内分泌、代谢、炎性反应方面的手术应激反应，对患者的术后康复乃至长期预后有着重要的影响。术后可能出现大量儿茶酚胺被释放、蛋白质丢失、高糖血症、全身炎症反应及显著的免疫抑制，这些都不利于患者的康复。如前所述，通过采用合理的营养管理措施、恰当的麻醉镇痛方法以及微创的手术方式，可以改善患者的手术应激反应。

（四）改善患者长期预后

有研究提示，麻醉方法与细胞免疫及肿瘤患者的预后具有相关性，区域性麻醉可延长乳腺癌、前列腺癌患者的生存时间，但也有研究发现腹部肿瘤手术时，采用硬膜外麻醉未延长患者无瘤生存时间，因此ERAS对肿瘤患者预后的影响尚待进一步研究。由于ERAS可以使患者更快康复，减少应激反应及术后并发症，有研究提示其可能改善患者的长期预后。如髋关节和膝关节置换手术患者使用ERAS干预后可显著降低患者术后30天、90天的手术死亡率。

（陈耿）

参考文献

1. McLeod RS，Aarts MA，Chung F，et al. Development of an Enhanced Recovery After Surgery Guideline and Implementation Strategy Based on the Knowledge-to-action Cycle. Ann Surg，2015，262（6）：1016-1025.
2. Melloul E，Hübner M，Scott M，et al. Guidelines for Perioperative Care for Liver Surgery：Enhanced Recovery After Surgery（ERAS）Society Recommendations. World J Surg，2016，40（10）：2425-2440.
3. Kehlet H，Wilmore DW. Evidence-based surgical care and the evolution of fast-track surgery. Ann Surg，2008，248：189-198.
4. 中国加速康复外科专家组. 中国加速康复外科围手术期管理专家共识（2016）. 中华外科杂志，2016，54（6）：413-418.

1

第十八章

外科患者的围手术期处理

手术是治疗外科疾病的主要手段，它不单指手术操作，还应该包括术前准备，麻醉和手术操作，以及手术后监测治疗三个部分。在患者治疗的整个过程中，影响手术效果的因素非常多，外科工作者必须掌握更多、更全面的知识，将这三个阶段的处理贯穿起来作为一个整体，以使患者获得最佳的手术治疗效果。本章将以较为特殊的疾病状况及围手术期处理、特殊监测技术为核心作详细的阐述，涵盖糖尿病、心功能不全、肺功能不全、肾功能障碍等。

第一节　糖尿病

目前，我国糖尿病患者数已接近1亿，居世界第一位。由于糖尿病发病率明显增高，临床上接受手术治疗的糖尿病患者也在不断增长。据统计，约50%的糖尿病患者一生中要接受至少1次外科手术，而在接受外科手术的老年患者中约有10%合并有糖尿病，在接受如白内障、截肢、肾移植等手术的患者中糖尿病患者的比率更高。研究显示，糖尿病患者手术后的并发症发生率和死亡率均显著高于非糖尿病患者。因此，糖尿病患者的血糖控制是使患者安全渡过围手术期的关键因素之一。

（一）术前评估

对已确诊糖尿病的待手术患者，术前进行全面充分的评估是保障患者围手术期安全的重要环节。评估内容除空腹和餐后血糖、糖化血红蛋白水平，还应包括心血管、肾脏、神经系统及眼底等重要脏器的评估。研究显示，患者年龄>65岁，糖尿病病程超过5年，空腹血糖>13.9mmol/L，合并心脑血管疾病或糖尿病肾病，手术时间超过90分钟，以及全身麻醉等均是发生手术风险的重要危险因素，而且危险因素越多，术后并发症发生率和死亡率越高。

在外科手术患者当中，一部分患者术前并未诊断糖尿病，故未接受过正规治疗。而糖尿病的漏诊、漏治将使患者的手术风险大大增加，甚至危及生命。研究显示，术前漏诊的糖尿病患者手术死亡率是非糖尿病患者的18倍，是术前已确诊的糖尿病患者的3倍，这与未接受正规胰岛素治疗，血糖未控制相关。因此，所有外科手术患者的完整术前评估均应包括糖代谢水平的检测。

（二）术前及术中处理

对于糖尿病患者手术前的血糖控制应制定个体化的目标。总的原则，建议择期手术患者术前空腹血糖水平应控制在7.8mmol/L以下，餐后血糖控制在10mmol/L以下。眼科手术对血糖要求较为严格，建议控制在5.8~6.7mmol/L。而急诊手术患者的随机血糖最好应控制在14mmol/L以下。如果患者术前空腹血糖大于10mmol/L，或者随机血糖大于14mmol/L，或糖化血红蛋白水平大于9%，则建议推迟非急诊手术，加强饮食控制，调整降糖药物，使血糖控制在理想水平后再安排手术。如糖尿病并发酮症酸中毒或高渗性昏迷则是手术的禁忌证，但对于急诊手术的患者，需要权衡手术的迫切性和糖尿病酸中毒的严重程度。如果手术能稍作延缓，则应争取时间先纠正酸中毒，再进行手术。而对于刻不容缓的手术患者，则应一面进行手术，同时纠正酸中毒。在此种情况下，麻醉药的使用应非常小心，须与麻醉医师充分沟通。

对于单纯通过饮食控制或口服降糖药物血糖控制良好，无糖尿病急、慢性并发症的患者，如接受小型手术，术前当晚及手术当天可停用口服降糖药，在术前、术后监测血糖，因术程较短，不影响患者正常进食和术前降糖方案，一般无须特殊处理。如需接受大、中型手术，应在术前3天停用口服降糖药，改为胰岛素治疗，定时监测血糖，及时调整胰岛素用量，使血糖水平控制在上述理想范围内。需要注意的是，磺脲类药物除易诱发低血糖反应外，还可能增加手术期间心肌缺血的发生率。而双胍类药物也应及时停用，以减低乳酸性酸中毒的发生风险。原来应用胰岛素治疗的糖尿病患者应于手术当日将餐前胰岛素用量减少 1/3~1/2。术中尽量避免静脉输注葡萄糖，必要时可按每 4~6g 葡萄糖加入 1 单位胰岛素的比例进行输注。对于血糖控制不佳，病程较长，或合并有急、慢性并发症的糖尿病患者，也需于术前 3 天强化胰岛素治疗。治疗方案可选用三餐前短效胰岛素，睡前中长效胰岛素，或一天两次预混胰岛素注射治疗，根据监测的空腹，餐后 2 小时及睡前血糖水平及时调整胰岛素用量，禁食期间停止应用餐前胰岛素。

（三）术后注意事项

任何时候都要避免胰岛素过量而致低血糖，因为麻醉和手术创伤可使患者对低血糖的反应性降低，血糖偏高的危险性远不及低血糖大。对于没有糖尿病的患者针对其术后应激性高血糖的治疗策略，我们可以给予较为严格的血糖控制目标；但是对于既往有糖尿病的患者，其术后血压控制需要个体化实施，比如根据其术前糖化血红蛋白的水平不同，目标血糖值也应该不同。有研究提示如果术前患者糖化血红蛋白越高，其低血糖发生率也高，如果将这一类人群术后目标血糖值控制相对高一些，则其血糖波动小，低血糖发生率降低。糖尿病患者本身是存在免疫抑制的群体，其抵抗力较弱，合成代谢降低，手术后发生感染的风险较大。故术前应重视患者的营养状况评估，必要时须给予营养调理，改善患者体质。另外，也要进行感染筛查，术后严密监测感染的各种征象，留取各种标本的微生物学培养，监测感染相关生物学标记物，根据具体情况合理使用抗生素。

第二节　心血管疾病

随着我国卫生保健和生活水平的提高，人均寿命不断延长。目前，临床上合并心脑血管疾病的高龄患者手术也在逐年增多，围手术期患者常常并发高血压、心律失常、心功能不全等症状，甚至出现心肌梗死、心功能衰竭等严重并发症，这大大增加了手术的风险，同时也对围手术期的管理提出了更高要求。

一、高血压患者的术前准备

高血压病是指在静息状态下动脉收缩压和（或）舒张压增高≥140/90mmHg。根据血压升高水平，可进一步将高血压分为 1~3 级，1 级（轻度）140~159/90~99mmHg，2 级（中度）160~179/100~109mmHg，3 级（重度）≥180/110mmHg，单纯收缩期高血压：收缩压≥140mmHg，舒张压 <90mmHg，当收缩压和舒张压分属不同级别时，以较高的级别作为标准。原发性高血压病的病理生理基础是动脉调节功能衰竭。患者常伴有脂肪和糖代谢紊乱，以及心、脑、肾和视网膜等器官的病变。心脏和血管是高血压病理作用的主要靶器官，长期高血压引起的心脏改变主要是左心室肥厚和扩大，小动脉病变主要是管腔内径缩小和壁腔比值增加，导致的重要器官的灌注减少，组织缺血，另外还会促进大动脉粥样硬化的形成和发展。患者情绪紧张，麻醉诱导，气管插管，手术创伤或疼痛刺激等因素均可诱发血压大幅度的波动，引起严重的并发症，如心力衰竭，心肌梗死，脑血管意外等。临床资料显示高血压患者的手术危险性与高血压的程度及病程长短呈正相关，术前如能进行有效的治疗使血压控制在一定的水平，将有利于麻醉和手术中循环的稳定，减少上述并发症的发生。因此，患者术前应充分了解既往的病史，包括发病的时间，高血压程度，合并症以及治疗的情况。术前需行血、尿常规、肝肾功能、电解质、心电图、心脏超声和胸片等检查，评估心、肺、脑、肾等重要脏器的功能状态，注意有无电解质紊乱，特别是有无低钾血症的情况，必要时还需行眼底检查。

术前准备除包括休息，调整饮食，改善生活行为，营养调理及纠正水电解质紊乱等一般措施外，重点是控制血压，为麻醉和手术创造条件。原则上应将血压降到患者能耐受的水平，一般主张血压控制在 <140/90mmHg，而合并慢性肾病或糖尿病的患者，血压应控制 <130/80mmHg。但是具体患者的目标血压需要个体化制定，如果术前患者血压控制不理想，术后突然将血压控制在其平时血压的 80% 以下，可能会导致患者各脏器灌注不足的情况，所以要观察患者的尿量，如果患者血管内有效容量正常，其尿量是较好观察目标血压是否合适的窗口。当然对于术后出血风险高的患者、主动脉手术等的患者其血压控制目标可能要更为严格。颅脑损伤术后患者的血压控制目标值不宜过低亦不能过高，过低容易发生术后脑梗、过高可能会继发出血，还要考虑患者颅内压的情况，过高的颅内压需要更高的血压才能保证脑灌注压，所以也要综合考量术后目标血压值。在降压药物的选择方面建议采用世界卫生组织提出的阶梯式降压治疗方案，根据其血压分级管理控制血压，给予 1 级高血压患者服用利尿剂或 β 肾上腺素能受体阻滞剂，2 级高血压患者采用钙离子拮抗剂或加 β 肾上腺素能受体阻滞剂，3 级高血压患者采用钙离子拮抗剂加转换酶抑制剂。可根据病情先用一种作用缓和及副作用小的药物，需要时可换药或联合用药。降压药物除利尿剂和单胺氧化酶抑制剂外，其他药物可应用至手术当日，术中根据血压监测情况静脉应用常规控制血压的药物，术后继续采用术前用药。对于术后不能应用胃肠道或病情较重的患者，建议静脉应用降压药物，临床上可以选

择硝普钠、乌拉地尔、地尔硫䓬、尼卡地平等。

在所有高血压患者当中约有5%的患者是由于某些疾病引起的继发性血压升高，如嗜铬细胞瘤、肾动脉狭窄、原发性醛固酮增多症、甲状腺功能亢进、妊高征、颅脑疾病等。因此，当临床上遇到以下情况时，需要进行详细的筛查，如中重度高血压的年轻患者，合并其他系统或脏器的疾病表现，降压药物联合治疗效果很差，急进性或恶性高血压患者。一旦明确病因，可根据具体情况采取适宜的治疗措施，将血压控制在合理范围内，为手术创造条件。

二、冠心病患者的术前准备

冠心病统称为冠状动脉性心脏病，是指冠状动脉粥样硬化使血管腔狭窄或阻塞，和(或)因冠状动脉功能性改变(痉挛)导致心肌缺血缺氧或坏死而引起的心脏病，亦称缺血性心脏病。冠心病患者围手术期发生心肌梗死的风险主要取决于冠状动脉病变的程度，但也受手术大小，范围和持续时间，以及围手术期血压变化等因素的影响。术前应详细了解患者病史，特别是既往心脑血管病史、服药史、有无放置血管内支架以及手术麻醉史。除心电图，胸片及常规实验室检查外，还应行动脉血气分析，超声心动图和肺功能检查，必要时须增加放射性核素检查，冠脉增强CT扫描或冠脉介入造影检查，务求全面了解心肺功能，以便为手术危险性做出正确的评价。对围手术期可能发生的并发症要充分考虑，积极预防，并选择最佳的手术时机。

稳定型心绞痛且近期未发作者，手术风险相对较小，完善术前检查后，如心脏功能可耐受相关手术，无重度的冠脉狭窄(≥70%)需要介入下放置支架或冠脉搭桥手术等情况，即可及时安排手术。对于术前服用抗凝药物者，术前3天应停用华法林或阿司匹林，高凝患者可改用低分子肝素，至术前4~6小时停用。洋地黄制剂或β受体阻滞剂等药物可根据心脏情况用至术前一日。不稳定型心绞痛和心肌梗死是非心脏手术主要的危险因素之一，原则上对此类患者应力争在心脏情况比较稳定时再手术。陈旧性心肌梗死并非手术的禁忌证，但急性心肌梗死患者近期手术发生再梗死的风险较高，故择期手术，特别是胸、腹部手术，应尽量推迟至六个月以后进行。对于急需手术者，术前应考虑增加冠脉扩张药物的用量或次数，需要心内专科医师协助，准备必要的抢救设备和药物，并在严密的心电和心肺功能监测下进行手术，发现问题及时处理。患者冠状动脉的病变程度不一定和症状平行，所以有些患者术前很难发现比较严重的冠状动脉狭窄，对于这类患者其麻醉中由于血压低、血压流速慢、血色素下降等因素很可能会引起围手术期心肌梗死，当然术后因为疼痛等原因也会诱发冠脉痉挛后的心肌梗死，所以术中术后密切监测心电图和心肌损伤标志物的动态变化非常重要。术前就有抗血小板或抗凝治疗的术后出血风险减小后应尽早恢复。

三、心功能不全的围手术期监护与治疗

心功能不全指在各种致病因素的作用下心脏的收缩或/和舒张功能发生障碍，使心排血量绝对或相对下降，即心泵功能减弱，以至不能满足机体代谢需要的病理过程或综合征。围手术期患者与一般患者是有区别的，可能同时合并有严重感染或者大量体液的隐性丢失等情况，有其自身的发病特点和诱发因素。如何处理围手术期心功能不全成为一个十分棘手而又无法回避的难题。

(一)心功能不全患者的术后处理

一些患者术前即有心功能不全，且可能较为严重，例如不能平卧、伴有咳喘等。但患者又必须接受手术才能改善生活质量或延长生命，这类患者经过充分的术前准备可能进行手术，这就给术中、术后处理增加了难度，患者心血管系统能否在围手术期平稳度过成为问题的关键。在术前我们通常要对心脏功能进行全面的评估，了解患者是右心功能不全为主、左心功能不全为主、还是全心功能不全，这对后期的补液原则会有不同。一般来说，限制液体摄入是心功能不全患者的重要治疗原则，有的患者甚至一天的液体入量在1 500ml以下，否则就可能发生心衰。但必须指出的是，这样做的目的是减少心脏的前负荷，减少心脏的做功从而防止心衰，这适用于一般患者，对术后患者应该有所区别。术后患者常常存在大量的隐性失液，如创口皮下及组织间隙渗出、胃肠道淤血、伤口蒸发等，如果对这类患者进行限制液体输入，有可能造成循环容量严重不足，可能因为休克或休克前反应增加心脏做功，反而引起心功能不全甚至急性心衰。所以，必须准确估计患者的容量状态，适度给予输液，维持一个恰当的循环容量，这样才能有效保证心脏供血、供氧，减轻心脏负担，预防心功能不全的加重。输液、输血过快或过量，血容量突然增加，心脏前负荷过重；或者严重贫血或大出血使心肌缺血缺氧，心率增快，心脏耗氧增加而诱发心力衰竭。精确控制补液速度十分重要，不仅要达到全天液体控制的目标，还要注意均匀补液，每小时的液体出入量要维持平稳，静脉和肠道的液体量都要考虑在内，因为任何一个小时的出入量失控都有可能导致患者心功能衰竭。为了能够更精准地了解患者血管内有效容量和心脏的收缩功能，可以在围手术期给患者进行血流动力学监

测，例如肺动脉漂浮导管或者脉搏指示连续心排监测(PICCO)等，也可以用超声来监测心脏的收缩、舒张功能，这样可以比较有效的治疗临床补液。

(二) 高危心梗患者围手术期心功能不全的预防

很多患者术前有多年的糖尿病、高血压病史，尽管可能没有发生过明确的心梗或心绞痛，但这类患者极有可能在围手术期发生心血管事件。因为这类患者的血管条件可能已经很差，存在严重的血管硬化、斑块狭窄，这都是隐形"杀手"，一旦出现问题，有可能造成生命危险。当然，如果术前对这些患者进行脑血管、心血管造影检查，有可能发现潜在的隐患，从而规避手术风险。然而，常规术前评估并不包括这些特殊的检查项目，很多患者术前并没有明确此类潜在问题。

血压水平控制对于这类既存高血压、糖尿病的患者尤为重要。尤其在手术中及手术后，不能将这类患者的血压控制在偏低的范围内，甚至应该将血压控制在正常偏高的范围，这样才能防止心脏缺血、脑缺血的发生，对于健康人来说是正常的血压对于他们来说就是低血压。因此，收缩压不能低于患者平时血压 30mmHg 以上，平均动脉压不能低于平时水平的 10~15mmHg。如果在术中发生大出血或者血管吻合之类的手术需要维持较低血压时，这类患者发生心脑血管意外的风险较一般人要大得多。总之，如果患者术前发现有高血压、糖尿病病史，则应格外小心，其血压维持应尽量接近患者平时血压。

(三) 镇静、镇痛的心功能保护作用

镇静、镇痛可减少患者的疼痛及躯体不适感，减少不良刺激及交感神经系统的过度兴奋，减轻患者应激，增加患者心、脑、肺等重要脏器对缺血缺氧的耐受能力，可最大限度地保护器官功能。对于心肺脑复苏的患者，镇静已成为常规的脑保护治疗手段之一。同样，对于心功能不全患者，术中及术后镇静、镇痛，可降低患者代谢率，减少耗氧，使机体组织氧耗的需求变化尽可能适应受到损害的氧输送状态，减轻各器官代谢负担，从而减轻心脏的负担，同样起到心功能保护的作用。

保护器官功能在危重症患者的救治中占有十分重要的地位，而机体器官功能的维护有赖于循环(组织灌注)和通气氧合功能的正常，当重症患者的病理损害来势凶猛时，致病因素一时难以立即祛除，器官功能若强行代偿则有可能因为增加代谢氧耗做功而进一步受到损害。因此，通过镇静镇痛的治疗手段使得重症患者处于"休眠"状态，降低代谢和氧需消耗，以适应受到损害的灌注与氧供水平，从而减轻强烈病理因素所造成的损伤，为器官功能恢复赢得时间创造条件。治疗是一个整体，囊括方方面面，任何一个方面做得不好都有可能导致患者病情恶化，镇静、镇痛治疗与其他治疗手段一样，不可忽视，在整个治疗体系中占有重要地位，应引起危重症医师的重视并给予合理应用。

对于有气道保护的心功能严重不全的患者可能需要一定时间的深镇静，但是对于大部分患者我们应该采用浅镇静的原则。镇痛是镇静的基础，目前术后镇痛推荐是以阿片类药物为主的复合镇痛方案，在术后应用 NSAIDs 类镇痛药物有助于患者尽快康复。

(四) 脓毒症休克患者心功能不全处理

如果患者术前就已经处于严重感染状态，就可能发生脓毒症休克。这类患者血管通透性增加，循环容量向感染部位及组织间隙大量渗透，形成分布性休克。血容量减少，心脏做功负荷增加，心率加快，很可能发生心功能不全甚至心衰。对于这类患者，应首先补足容量，纠正休克状态，必要时进行气管插管，进一步减小心脏做功。但在临床上，患者既往心功能不佳的病史会给医师的判断带来干扰，是由于感染刺激导致心衰还是分布性休克导致容量不足最后引起心衰呢？此时，中心静脉压可能受到心率、心衰的影响变得不准确，肺部啰音、尿量减少也不足以判断容量不足，补液试验有可能导致急性肺水肿、实施起来有很大风险，这的确是摆在医师面前的难题，此时被动抬腿试验是比较有效且相对安全的方法。另外，肺动脉漂浮导管、持续脉搏心排量监测可能提供帮助，但不是每个患者都具备这样的监护条件。这就需要临床医师丰富的临床经验、敏锐的判断能力来解决问题了。

研究证实，脓毒症休克患者存在心功能不全。脓毒症休克患者早期可死于心力衰竭，这些患者或表现为心指数(CI)增高和外周血管阻力(SVR)下降的休克，或表现为 CI 降低的心源性休克；晚期一般死于 MODS。针对存活者的可逆性心室扩张以及死亡者缺乏心室扩张的确切机制，存在以下两种解释：

(1) 死亡患者比存活患者 SVR 下降更剧烈，这在严重心肌功能不全的情况下不需要心室扩张即可使 LVEF 和 CO 维持在正常范围内。资料显示，死亡患者 SVR 低于存活者。然而，预后不良者 SVR 降低意味着心血管缺陷更严重，可能存在毛细血管通透性增加导致严重的心肌水肿。同时造成顺应性异常和随之而来的心室不能扩张，这些都对心肌做功产生损害，从而增加了死亡率。

(2) 心肌水肿所致顺应性下降和扩张能力低下并不是死亡的直接原因，却是病情严重程度和患者衰弱的标志。

右室功能与预后之间的关系尚不明确。在脓毒

性休克时，死亡患者的肺动脉压（PAP）常高于存活者。已证实，右室与左室类似，在脓毒症休克的急性期也可发生扩张，并与右室射血分数（RVEF）下降有关。

许多研究提示脓毒症和脓毒症休克患者对正常血管加压素和儿茶酚胺的作用具有耐受性。多巴酚丁胺效应测试可以预测脓毒症休克的预后。与存活者相比，死亡患者表现出对多巴酚丁胺试验效应的低反应性。在进行多变量分析后，发现在应用多巴酚丁胺后 SVI（每搏输出量指数）升高、混合静脉血氧饱和度增加和舒张压下降可以独立地预示患者将康复。而且，应用多巴酚丁胺后心室进一步扩张也表示预后良好。总而言之，急性可逆的左室扩张和 LVEF 下降的脓毒症休克患者预后较好，SVR 持久下降暗示预后不良。多巴酚丁胺试验具有较高的预警价值。

近二三十年的资料更新了对脓毒症休克心血管病理机制的传统认识和理解。如果给予合适的液体复苏，脓毒症休克患者将出现高动力循环状态，表现为 CO 升高和 SVR 下降，并一直持续至死亡。过去曾经认为脓毒症休克晚期或临终前将出现低动力的冷休克状态（低 CO，高 SVR），这种观点并不正确。此外，脓毒症和脓毒症休克患者具有双心室扩张、射血分数下降的特征。存活者这些变化在 7~10 天恢复到正常。脓毒症休克患者对容量复苏反应低下，对儿茶酚胺试验也不敏感。除收缩功能改变外，可能还存在舒张功能的显著改变。

四、围手术期心衰的判断与处理

心力衰竭的临床表现与患侧心室或心房受累有密切关系。左心衰竭的临床特点主要是由于左心房和（或）左心室衰竭引起肺淤血、肺水肿；而右心衰竭的临床特点是由于右心房和（或）右心室衰竭引起体循环静脉淤血和水、钠潴留。在发生左心衰竭后，右心也常相继发生功能损害，有的则是因肺源性心脏病所致，出现肺栓塞所引起。最终导致全心衰竭。出现右心衰竭时，左心衰竭症状可有所减轻。

（1）发生左心衰竭时，常会表现为呼吸困难，这是左心衰竭的最早和最常见的症状。患者端坐呼吸，因坐位可使血液受重力影响，多积聚在低垂部位如下肢与腹部，回心血量较平卧时减少，肺淤血减轻，同时坐位时横膈下降，肺活量增加，使呼吸困难减轻。有些患者还可表现为阵发性夜间呼吸困难和心源性哮喘，甚至咳粉红色泡沫样痰，这是由于肺泡和支气管黏膜淤血所引起，多与呼吸困难并存，其他症状还可能有疲乏无力、失眠、心悸等。严重脑缺氧时可出现陈 - 斯呼吸（由浅到深再至浅，经暂停后复始），嗜睡、眩晕、意识丧失、抽搐等。查体听诊发现除原有心脏病体征外，心尖区可有舒张期奔马律，肺动脉瓣听诊区第二心音亢进，两肺底部可听到散在湿性啰音，重症者两肺满布湿啰音并伴有哮鸣音，常出现交替脉。

（2）右心衰竭时，可发生上腹部胀满，这是右心衰竭的早期症状。肝脏充血、肿大并有压痛，急性右心衰竭肝脏急性淤血肿大者，上腹胀痛急剧，可被误诊为急腹症。肝功能呈现不正常或出现黄疸。严重右心衰竭可出现颈静脉怒张，胸水多见于全心衰竭者，而腹水大多发生于晚期，多由于心源性肝硬化所引起。神经系统表现为失眠，嗜睡等症状，重者可发生精神错乱，此可能由于脑淤血，缺氧或电解质紊乱等原因引起。右心室扩大引起三尖瓣关闭不全时，在三尖瓣听诊可听到吹风性收缩期杂音。由左心衰竭引起的肺淤血症状和肺动脉瓣区第二心音亢进，可因右心衰竭的出现而减轻。

（3）术前诊断明确的慢性心功能不全的患者术中应注意患者的心电图、心肌酶谱及临床症状变化，并且放置有创动脉压监测，随时注意患者的血压变化，有条件的患者还可以放置肺动脉漂浮导管或者脉搏指示剂持续心排量监测（PICCO），实时观察患者心排量、中心静脉压的变化，及时调整监护治疗策略。此类患者在手术中应选择创伤小、手术时间短的手术方法，尽量减小对患者的创伤打击，并选择合适的麻醉方法，术中精确调控患者的容量，在避免增加心脏前、后负荷的同时保证足够的有效循环容量。

对于心功能不全患者的治疗原则是改善心肌氧供、加强心肌收缩力并降低心脏前、后负荷。

1）在改善心肌氧供方面，我们可以适当提高患者的吸氧浓度，可以采用储氧面罩吸氧或者提高呼吸机的给氧浓度，保持患者的血氧分压在一个较高的水平。我们还可以应用硝酸甘油等扩张冠状动脉的药物增加心脏的冠脉血流量，保证心肌的氧气、养分供给。硝酸甘油目前仍是血管扩张剂中治疗心肌缺血的首选药物。它常用来治疗不稳定心绞痛、二尖瓣反流引起的缺血，限制心肌梗死的扩大以及纠正节段性室壁运动异常等。硝酸甘油术中常用来治疗 ST 段下降，麻醉难以控制的高血压，心室功能不全及冠状血管痉挛。术后则常与 α 受体兴奋剂合用以改善冠状血管灌注或与心肌正性肌力药物合用以改善左室功能。硝酸异山梨酯（消心痛）药理作用同硝酸甘油，但作用较弱且持久。需要注意的是在使用扩冠药物的同时，要注意保证冠脉的灌注压，即维持基本的血压。当灌注压过低时使用硝酸盐类药物效果并不好，有时甚至适得其反。必要时硝酸盐类药可与 α 受体激动剂合用，在临床上常取得满意的疗效。我们还应该避免心动过速、快速型心律失常、高血压、左室舒张末压（LVEDP）

升高的情况，如果出现应该适度给予纠正，否则均造成心肌氧耗增加。对于室上性心动过速的处理，我们可采用加深麻醉、适当扩容；纠正电解质 - 酸碱平衡紊乱的策略，优先纠正心率过快的病因，在此基础上慎用抗心律失常药进行对症处理。胺碘酮是常用的纠正心律失常药物，给药方法为先静推 150mg/5~10min，后按 1mg/min 持续静滴 6 小时，再减量至 0.5mg/min，对再发或持续性心律失常，必要时可重复给药 150mg，一般建议，每日最大剂量不超过 2g。利多卡因也较为常用，对频发室早、室速、室颤均有效，包括急性心肌梗死、洋地黄中毒、手术引起者，并可提高室颤阈，室颤除颤不能复律者可用利多卡因后再行除颤，可能复律。静脉给药，先给负荷量 50~100mg，每 5~10 分钟酌情给 50mg，第 1 小时不超过 300mg，维持量 1~3mg/min。此外，去乙酰毛花苷（西地兰）对于心力衰竭合并房颤伴快速心室率患者是首选药物。24 小时内未用过洋地黄类药物者可先经静脉慢推 0.4mg。

2）提高心肌收缩力也是治疗心功能不全的原则之一，正性肌力药按作用机制可分为：非 cAMP 依赖类和 cAMP 依赖类。非 cAMP 依赖类的正性肌力药包括洋地黄类、甲状腺激素及钙致敏剂。常用药物为洋地黄类正性肌力药，其典型代表有去乙酰毛花苷（西地兰），这里特别要注意它的应用禁忌证，包括洋地黄中毒的心力衰竭、预激综合征伴有心房颤动或扑动者、高负荷性心衰或肥厚梗阻型心肌病、房室传导阻滞以及窦性心动过缓者，这些情况都不考虑使用去乙酰毛花苷（西地兰）等洋地黄类药物。cAMP 依赖类药物有 β 受体激动剂、多巴胺受体激动剂及磷酸二酯酶（PDE）Ⅲ抑制剂。其中 β 受体激动剂药物包括多巴酚丁胺、异丙肾上腺素、肾上腺素和去甲肾上腺素。多巴酚丁胺直接兴奋心脏的 β_1 肾上腺素能受体，对 β_2、α_1 受体兴奋较少。增强心肌收缩力和心搏血量。其正性肌力作用较强，副作用少，可与洋地黄或血管扩张剂合用。与肾上腺素比增加心率更明显。用法：每分钟 2.5μg/kg，逐渐增量 10μg/kg 静脉滴注。异丙肾上腺素是强效非选择性 β 受体激动剂，它没有 α 受体兴奋活性。增快心率，增加心肌收缩力，降低外周阻力。用于治疗心动过缓（尤其是心脏移植术后）、肺动脉高压和右心衰竭以及小儿心脏术后的心衰等，其用法为 0.02~0.5μg/（kg·min）。肾上腺素和去甲肾上腺素对 α、β 受体有兴奋作用。去甲肾上腺素是强 α 受体兴奋剂，对 β 受体作用较弱，用法为 0.05~0.2μg/（kg·min）。多巴胺受体激动剂药物为多巴胺，可兴奋多巴胺受体 1 和多巴胺受体 2，以及 β 受体和 α 受体并呈剂量相关。

3）降低心脏前、后负荷的措施有控制入液量、利尿，还包括应用血管扩张药降低心脏负荷。硝酸甘油直接作用于血管平滑肌，扩张容量血管，减少回心血量。硝普钠兼有扩张小动脉和静脉的作用，因而有效地减轻心室前、后负荷。作用强，维持时间短，适用于高血压危象和各种原因所致的急性左心衰竭。硝普钠的用法比较特殊，25~50mg 加入葡萄糖液 500ml 中避光静滴，开始剂量每分钟 8~16μg，以后每 5~10 分钟增加 5~10μg，剂量应因人而异。应用时应注意低血压，长期或输入较大剂量时，应测定血硫氰盐水平，如发生氰化物中毒可出现神经中毒症状。维持用药不宜超过 72 小时。酚妥拉明为 α 肾上腺素能抑制剂，能直接松弛血管平滑肌，对小动脉和静脉、均有扩张作用，但对小动脉的扩张更强，故能降低外周血管阻力，降低左室后负荷，从而增加每搏血量及心排血量，改善左心室功能。酚妥拉明剂量因人而异，一般以 10~20mg 酚妥拉明加入 10% 葡萄糖液 250ml 内静脉缓慢滴入，开始 0.1mg/min，每 10~15 分钟加 0.1mg/min。不超过 2μg/（kg·min）。紧急者也可用 3mg 加入 20~40ml 葡萄糖液中，以每分钟 0.1~0.2mg 的速度缓慢静脉推注，用药过程应密切观察，防止低血压。乌拉地尔也是临床上常用的降压药，它在降血压同时，增加心排血量，不引起反射性心动过速。不兴奋肾素 - 血管紧张素系统，增加肾血流量。降低肺动脉压与肺毛嵌顿压。用于儿茶酚胺过多所致的高血压、可乐定撤药反应；也可用于围手术期高血压危象、充血性心力衰竭；伴有肾功能不全及前列腺肥大者亦可使用。

第三节　肺功能不全

肺部并发症是外科手术后的常见并发症和死亡原因之一，术前已有肺部疾病者，手术后发生肺部并发症的风险更会明显增高，而麻醉，手术创伤，感染，失血性休克等因素均会不同程度地引起肺功能的改变。因此，对高危人群更应加强围手术期的预防和治疗。

首先，术前应详细了解患者过去的病史和一般身体情况，包括有无吸烟史，咳嗽、咳痰、气短和喘息等症状，以及既往手术和麻醉史。在全面查体及胸片检查的基础上，还应行动脉血气分析和肺通气功能检测，并结合身体其他器官系统的情况和手术情况进行综合评估。其次，对拟行大手术，特别是肺部手术的患者，术前应学会深呼吸，包括腹式或深胸式呼吸，对有条件的患者进行呼吸肌功能锻炼，包括吹气球或肺量计等，这是预防术后肺泡萎陷和低氧血症最简单和有效的方法。

对吸烟的患者应督促其戒烟，最好能保持两周以上。有慢性支气管炎、支气管扩张、陈旧性肺结核或肺气肿患者，应采取相应的净化呼吸道的措施，包括应用祛痰剂和雾化吸入等措施。术前连续行痰培养和药物敏感试验，有脓痰者术前须用抗生素治疗，待感染控制后再进行手术。有支气管痉挛和哮喘病史的患者，术前可应用支气管扩张药物，包括茶碱类、β受体兴奋药或肾上腺皮质激素。对于营养不良的患者，术前给予营养支持，纠正低蛋白血症，防止术后出现肺水肿。因急症如急性胰腺炎或脓毒血症引起的急性呼吸功能不全而又急需手术者，术前除抗生素防治感染、祛痰、激素减轻全身炎症反应等常规治疗外，应积极气管插管行机械通气，防止病情进一步恶化，为手术创造条件。而对于慢性呼吸功能不全且术前不易纠正的患者，也应做好术后长期机械通气的准备。

第四节　肾功能不全

正常肾脏的代偿能力很强，但慢性肾病的病变弥漫，常使大部分的肾单位丧失功能，临床上就表现出肾功能不全。一般来讲，慢性肾病（chronic kidney diseases，CKD）是指各种原因引起的慢性肾脏结构和功能障碍，包括肾小球滤过率（GFR）正常和不正常的病理损伤，血液或尿液成分异常，及影像学检查异常，或不明原因的GFR下降（GFR<60ml/min）超过3个月。而广义的慢性肾衰竭（chronic renal failure，CRF）是指慢性肾脏病引起的肾小球滤过率下降及与此相关的代谢紊乱和临床症状组成的综合征。导致慢性肾衰竭的原因主要包括：糖尿病肾病、高血压肾小动脉硬化、原发性和继发性肾小球肾炎、肾小管间质病变（如慢性肾盂肾炎、慢性尿酸性肾病、梗阻性肾病、药物性肾病等）、肾血管病变、遗传性肾病等。文献资料显示，近30年来慢性肾病的发病率呈上升趋势，临床上也时常遇到合并慢性肾病的手术患者。一些手术相关的因素，如血容量不足（脱水、出血、休克），肾毒性药物，感染等，均有可能引起肾功能恶化，如术前准备不充分，术中或术后处理不当，后果非常严重。

慢性肾功能不全患者的术前准备主要包括以下几个方面：

1. 收集详尽的病史，完善相关的术前检查，除尿常规、血尿素氮、肌酐和胱抑素水平外，计算肾小球滤过率，必要时需行酚磺肽排泄试验和同位素肾图检查，对双侧肾脏功能损害的程度做出较为精确的评估。

2. 纠正水、电解质紊乱和酸碱平衡失调　为防止水钠潴留应适当限制钠的摄入量，一般NaCl摄入量应不超过6~8g/d，有明显水肿或高血压者，钠摄入量应控制在2~3g/d。对有明显组织水肿、高血压或心功能不全，甚至出现少尿或无尿时，应严格限制水的入量，必要时还需应用袢利尿剂，如呋塞米、布美他尼等。对严重缺钠的真性低钠血症患者，补充钠盐需要谨慎，应有步骤的逐渐纠正低钠状态。对代谢性酸中毒的处理，应分次给予碳酸氢钠，在48~72小时内逐步纠正酸中毒。对有心功能不全的患者，要防止碳酸氢钠输入量过多，且输液速度宜慢，以免加重心脏负荷。

3. 纠正氮质血症　对有中-重度氮质血症的患者，术前应适当限制蛋白质的摄入，尽量应用含必需氨基酸丰富的蛋白质，同时给予充分的能量，以减少蛋白质的分解。必要时也可应用激素类物质，促进蛋白质的合成。

4. 肾替代治疗　对合并较严重肾功能不全而需手术的患者，术前进行有效的肾替代治疗是非常有益的，不仅可以减轻肾脏的负担，还可以帮助纠正水电解质紊乱和酸碱平衡失调，改善机体的内环境，常用的手段包括腹膜透析和血液透析。

5. 慢性肾功能不全患者对感染的抵抗力较低，围手术期需适当应用抗生素防止感染，抗生素的选择和应用原则与一般感染相同，但由于在慢性肾病基础上，很多抗生素经由肾脏排出减慢，血中浓度较高，因此剂量需要调整，间隔时间也需相应延长。此外，在疗效相近的情况下，应选用肾毒性最小的药物，避免使用氨基糖苷类抗生素。

急性肾功能损伤（AKI）是外科术后较为常见的并发症之一，其往往因为术前或术中患者脏器低灌注引起，当然也有间隔室综合征后大量肌红蛋白入血引起的，可以发生在既往没有肾脏疾病肾功能正常的患者身上，也可是发生在既往肾功能不全而在慢性肾脏病基础上出现急性肾功能损伤的患者身上。AKI的诊断目前仍然多采用RIFLE或AKIN的分级方法，对于大部分AKI的患者因为其肾功能是可以恢复的，所以其治疗原则上应在保证患者总体预后的前提下尽可能地以肾功能恢复为目标。如果AKI不严重，早期给予充分补液及应用血管活性药物就能改善肾脏功能，如果AKI较为严重，造成了水负荷过大、高钾血症、严重代谢性酸中毒时则需要进行肾脏替代治疗，帮助机体维持内环境的稳定，给肾脏恢复的时间。

第五节　外科术后重症监护技术

一、中心静脉穿刺术

（一）适应证

1. 需开放静脉通路，但又不能经外周静脉置管者；

2. 需多腔同时输注几种不相容药物者；

3. 需输注有刺激性、腐蚀性或高渗性药液者；

4. 需血流动力学监测的危重患者；

5. 需快速容量复苏的患者。

（二）操作方法

目前多采用导引钢丝外置管法(seldinger 法)。常用的穿刺部位有颈内静脉、锁骨下静脉和股静脉。

1. 颈内静脉穿刺术　颈内静脉穿刺的进针点和方向可分为前路、中路、后路 3 种。下面重点介绍前路穿刺技术。

(1) 体位:患者仰卧,头低位,右肩部垫起,头后仰使颈部充分伸展,面部略转向对侧。

(2) 穿刺点及进针:操作者以左手示指和中指在中线旁开 3cm,于胸锁乳突肌的中点前缘相当于甲状软骨上缘水平触及颈总动脉搏动,并向内侧推开颈总动脉,在颈总动脉外缘约 0.5cm 处进针,针体与皮肤成 30°~40° 角,针尖指向同侧乳头或锁骨的中、内 1/3 交界处。前路进针造成气胸的机会不多,但易误入颈总动脉。

2. 锁骨下静脉穿刺技术

(1) 体位:平卧,最好取头低足高位,床脚抬高 15°~25°,以提高静脉压使静脉充盈,同时保证静脉内的压力高于大气压,从而使插管时不易发生空气栓塞,但对重症患者不宜勉强。在两肩胛骨之间垫一小枕,使双肩下垂,锁骨中段抬高,借此使锁骨下静脉与肺尖分开。患者面部转向穿刺侧的对侧,借以减小锁骨下静脉与颈内静脉的夹角,使导管易于向中心方向送入,而不致误入颈内静脉。

(2) 穿刺点选择:如选右锁骨下静脉穿刺,穿刺点为锁骨与第 1 肋骨相交处,即锁骨中、外 1/3 交界处,锁骨下缘 1~2cm 处,也可由锁骨中点附近进行穿刺。如选左锁骨下静脉穿刺,穿刺点可较右侧稍偏内,可于左侧锁骨内 1/4~1/3 处,沿锁骨下缘进针。

(3) 操作步骤:术野常规消毒、铺巾;局部麻醉后,用注射器细针做试探性穿刺,针头与皮肤呈 30°~45° 角向内向上穿刺,针头保持朝向胸骨上窝的方向,紧靠锁骨内下缘徐徐推进,边进针边抽动针筒使管内形成负压,一般进针 4cm 可抽到回血(深度与患者的体形有关)。如果以此方向进针已达 4~5cm 时仍不见回血时,不要再向前推进,以免误伤锁骨下动脉。应慢慢向后撤针并边退边抽回血。在撤针过程中仍无回血,可将针尖撤至皮下后改变进针方向,使针尖指向甲状软骨,以同样的方法徐徐进针;试穿确定锁骨下静脉的位置后,即可换用穿刺针置管,穿刺针方向与试探性穿刺相同,一旦进入锁骨下静脉的位置后即可抽得大量回血,此时再轻轻推进 0.1~0.2cm,使穿刺针的整个斜面在静脉腔内,并保持斜面向下。将导丝自穿刺针尾部插孔缓缓送入,使管端达上腔静脉,退出穿刺针。将导管引入中心静脉后退出导丝。抽吸与导管连接的注射器,如回血通畅,说明管端位于静脉内。插管深度:左侧一般不宜超过 15cm,右侧一般不宜超过 12cm,以能进入上腔静脉为宜;取下注射器将导管与输液器连接。缝合固定导管,敷贴覆盖穿刺部位。

3. 股静脉穿刺术

(1) 体位:患者取仰卧位,膝关节微屈,臀部稍垫高,髋关节伸直并稍外展外旋。

(2) 穿刺点选择:穿刺点选在髂前上棘与耻骨结节连线的中、内段交界点下方 2~3cm 处,股动脉搏动处的内侧 0.5~1.0cm。

(3) 进针方法:右手持穿刺针,针尖指向肚脐,斜面向上,针体与皮肤成 30°~45° 角。肥胖患者角度宜偏大。沿股动脉走行进针,一般进针深度 2~5cm。持续负压。见到回血后再作微调。同时下压针柄 10°~20°,以确保导丝顺利进入。基本操作同颈内静脉穿刺或锁骨下静脉穿刺。

（三）并发症

主要有空气栓塞、血肿、气胸、血胸、感染、心脏压塞等。

（四）超声引导下的深静脉穿刺术

预计穿刺困难,需要导向的血管穿刺或置管术。包括特殊体形、生理或病理性异常的血管内置管困难者和高危穿刺并发症发生者;血管内留置导管的监测;四肢急性动脉血管疾病的诊断、监测与介入治疗。

二、中心静脉压监测

通过中心静脉导管测定 CVP 通常是假定 CVP= 右心室舒张末期容积(RVEDV),测定血管内压力的目的是评价循环容量。

（一）适应证

各种急、危、重症患者,尤其循环功能不稳定者都应该进行 CVP 监测。中心静脉导管的适应证包括以下情况:

1. 测定右心充盈压力以估计血管内容量,并指导液体复苏治疗。

2. 经中心静脉置管给药或胃肠外营养。

3. 作为外周血管通路困难患者的静脉通路。

（二）置管方法

最常用的穿刺部位是颈内静脉和锁骨下静脉。导管尖端应位于上腔静脉与右心房交界处。具体参照前一节介绍的穿刺技术。

（三）临床应用

当患者平卧时,静脉压力测定的零点应为第 4 肋间腋中线水平，该点对应于右心房和左心房水平。在随后的测定过程中，传感器应保持在相同位置。应当注意的是即使传感器的参考平面正确，改变体位也能显著影响 CVP 的测定。与所有中心血管相似，应当在呼气末即胸腔内压力接近于零时测定 CVP。CVP 的正常值为 2~6mmHg。

除循环容量状态外，还有很多因素可以影响 CVP 的测定。患者深呼吸、咳嗽、腹胀、烦躁、使用呼吸机及使用呼吸机 PEEP 时，对中心静脉压的测量值均有影响。管道不畅，管道打折，管道内有血栓、杂质会使中心静脉压测量值偏高；管道衔接不牢造成漏液，则中心静脉压测量值偏低。

在实际工作中中心静脉压力的改变在一些危重患者与临床表现的发展并不平行。通常有几种主要生理学异常可能影响 CVP。

心室腔顺应性异常可能影响 CVP。胸腔内压增加也会影响 CVP。心脏瓣膜病也影响对心室压力的准确估计。腹腔高压、大量胸腔积液都会影响 CVP。

尽管有上述原因可能造成测量不准确，中心血管压力测定仍广泛用于诊断低血压的原因以及指导治疗。在进行容量负荷试验前后监测 CVP 与平均动脉压的变化，能够改进对血流动力学的判断。因此应结合患者病情以及其他临床资料，对血流动力学数据进行解释。CVP 动态变化可能比其绝对值意义更大。

三、有创动脉血压监测

(一) 概述

有创压力测量的装置由压力监测仪、压力传感器、延伸管、冲洗装置、三通开关和动脉内的导管或套管针所组成。压力传感器是整个监测系统中最为重要的部分。它的作用是将动脉中的压力转变成微弱的电信号，经过压力监测仪的放大，以曲线和数字的形式表示出来。

(二) 适应证

对于血流动力学不稳定，需要严格控制血压以及频繁取血的患者均可留置动脉导管，它可以及时、准确地反映患者动脉血压的动态变化，指导血管活性药物的使用与调节，避免频繁动脉穿刺带来的疼痛、损伤、感染等。

(三) 置管方法

常选择桡动脉。在腕部进行动脉穿刺难度较低，护理也很方便，而手部则有丰富的侧支循环通过尺动脉。穿刺部位的选取也要兼顾患者病情，对于危重患者桡动脉搏动细弱穿刺不易成功，可选择足背动脉，股动脉和肱动脉。感染性低血压患者采用股动脉置管可能优于桡动脉，因为桡动脉血压可能会低于中心动脉的实际血压，从而导致升压药物用量过大。而对于既往主动脉搭桥手术的患者禁忌进行股动脉穿刺。

进行 ALLEN 试验，判断尺动脉是否有足够的血液供应。ALLEN 试验方法：患者上肢抬高至心脏以上水平，压迫其手腕部尺、桡动脉以阻断血流，让其做松握拳数次，此时手掌发白，将压尺动脉的手松开，患者手掌颜色恢复，根据手掌颜色恢复快慢，判断尺动脉血供情况。

患者取平卧位，将穿刺前臂伸直固定，腕部垫一小枕，手背伸 60°。摸清患者桡动脉搏动，常规消毒皮肤。术者戴无菌手套，铺无菌巾，在腕横纹近心端 1cm 处用粗针头在桡动脉搏动处穿刺皮肤做一引针孔。用带注射器的套管针从引针孔进针，套管针与皮肤成 30°~45° 角，与动脉走行相平行进针，针头穿过动脉前壁时有突破坚韧组织的落空感，并有血液呈搏动性涌出，证明穿刺成功，将针放低与皮肤成 10° 角，将针再向前推进 2mm，使外套管的圆锥口全部进入血管腔，用手固定针芯，将外套管迅速推至所需深度后拔出针芯，接带有 10cm 延长管的三通。妥善固定，必要时用小夹板。

对于大多危重病患者，血压监测的目的在于评价组织灌注的整体情况，因此动脉血压传感器放置在右心房水平。如果患者仰卧位，则相当于腋中线水平。调定零点，使传感器与大气相通，按零点校正键，当屏幕上压力线及显示值为零时，使传感器与动脉测压管相通进行持续测压。测量压力时，应注意保持压力传感器与右心房的这种关系。患者变换体位或床位上下移动时，压力传感器也应做相应移动。

四、PICCO 监测技术

(一) 概述

脉搏指示持续心排血量（PICCO）技术应用于心肺和循环参数的检测和监护，是对重症患者主要血流动力学参数进行更准确监测的工具和方法。可测定全心舒张末期容积指数、血管外肺水指数、每搏量指数、每搏量变异、心功能指数等 26 项血流动力学参数，其中全心舒张末期容积指数、血管外肺水指数 / 肺血管通透指数及心内分流的监测等多项参数为本技术所特有，也为 ICU 医生所最为关心。心排血量采用两种方式得到，一是在连续监测时通过动脉脉搏轮廓分析的方法得到，二是间断测量时通过经肺热稀释技术得到。分析热稀释曲线得到的平均传输时间（MTt）和下降时间（DSt）被用于测量血管内和血管外的液体容量，还可监测胸腔内血容量（ITBV）/ 血管外肺水含量（EVLW）及每搏输出量变异度（SVV）等容量指标以反映机体容量状态，能更准确地反映心脏前负荷与肺水肿情况，更优于中心静脉压和肺动脉嵌顿压测定。与以往的心脏肺动脉漂浮导管相比，除中心静脉导管外，只需留置股动脉 PICCO 导管即可。较 Swan-Ganz 导管等同类有创监测手段而言，创伤更小，并发症少，操作更简便易行，且留置时间更长。

（二）适应证

PICCO 系统适用于需要监测心血管和循环容量的患者。包括：

1. 任何原因引起的血流动力学不稳，或存在可能引起这些变化的危险因素；

2. 任何原因引起的血管外肺水增加，或存在可能引起血管外肺水增加的因素；

3. 肺动脉漂浮导管部分禁忌患者，如完全左束支传导阻滞、心脏附壁血栓、严重心律失常等的患者；

4. 血管外肺水肿增加的患者，如急性呼吸窘迫综合征（ARDS）、心力衰竭、水中毒、严重感染、重症胰腺炎、严重烧伤及围手术期大手术患者等。

（三）血流动力不稳定的综合分析

急性循环衰竭可能源于心排血量降低或系统低血压（压力和流量对于防止器官衰竭都是非常重要的）。系统低血压可能源于血管张力的降低（血管麻痹）或心排血量降低。除非有严重的心动过缓，患者的低心排血量与低每搏输出量密切相关，其原因可能是前负荷不足、心肌收缩功能下降或后负荷增加。急性循环衰竭时了解病理生理反应需要的所有血流动力学参数 PICCO 都能够提供。对于带有中心静脉导管和动脉导管的患者（如大多数血流动力不稳定的 ICU 患者），PICCO 技术足以获得这些参数并用于指导治疗。

五、超声心动图应用

超声心动图可以分为观测心血管形态结构和血流运动状态的两大类技术方法。例如前者包括 M 型、二维、三维超声心动图；后者包括频谱多普勒、彩色多普勒、声学造影。

（一）概述

主要包括经胸超声心动图和经食管超声心动图。经胸超声心动图为常见检查方式。经食管超声心动图类似胃镜操作，经口咽部将超声探头插入食管甚至胃底部进行超声心动图检查。其优点在于避开了肺组织和胸壁对声能的衰减和对成像的干扰，适用于上述各种经胸超声检查困难的情况。而且由于所用探头频率增高，图像分辨率增强。探头角度特殊，还可以显示某些经胸难以观测到的部位。在某些特殊情况下，如人工心肺复苏，心包穿刺等抢救过程中不影响术者的操作，并可给予实时监护引导。

经食管超声心动图的缺点为对于清醒的患者，插管有一定痛苦和不适，存在一定的禁忌证：如食管静脉曲张、狭窄、炎症、憩室或食管癌；胃溃疡、急性炎症、术后，肝硬化，上消化道出血，肝炎病毒携带者或其他经消化道传染的病变，哮喘，咳嗽症状未缓解，肺功能不全，血压过高、过低，严重心衰，体力极度虚弱等。

经食管超声心动图需要经过特殊训练和资质的专业人员进行操作，并有相应的抢救设备和措施准备。

（二）临床应用

1. 心功能异常

(1) 左心室收缩功能（心源性肺水肿）：评估左心室收缩功能是超声心动图最主要用途之一。当前的超声心动图技术可以对左室大小及功能做出全面的评估。二维超声心动图可以直接测量左心室内径并计算左心室容量及射血分数。主动脉流出道多普勒频谱可检测收缩时间间期，主动脉血流峰值速度、加速度、血流流速积分等多种反映左室收缩功能的参数，并可结合二维超声心动图测值进一步计算出心排血量。研究证明超声心动图检测结果与有创性检查结果具有良好的相关性和一致性。

(2) 右心室收缩功能：由于右心室几何形态欠规则，常规超声心动图尚不能准确检测右心室的容量和射血分数。然而，根据右心室的大小，运动幅度，右心室腔在收缩和舒张期的面积变化率，室间隔形态，三尖瓣环在长轴方向的运动幅度和速度，右心房大小，下腔静脉宽度和内径随呼吸的变化率可以对右心室收缩功能做出定性和半定量评估。当存在三尖瓣反流时还可以计算右心室腔收缩期压力，当右心室压力负荷明显增高时，即使右心室收缩功能尚无明显减退也可导致右房扩大，压力增高，进而表现为下腔静脉增宽和体循环淤血。总之，超声心动图通过右心室收缩功能和压力的评估，对于诊断和鉴别诊断以肝脾肿大，下肢水肿，消化道淤血为主要表现的病变有重要作用。

(3) 左心室舒张功能：目前超声心动图有左室舒张功能异常证据一条，主要是根据二尖瓣和肺静脉血流频谱、组织多普勒频谱和左心房大小等一系列参数进行综合分析。紧密结合临床可以对左心室舒张功能异常提供有价值的证据，目前通过超声心动图评估，一般可以把左室舒张功能异常分为舒张功能轻度减低（左室松弛性下降）、舒张功能中度减低（松弛性下降 + 顺应性减低）、舒张功能重度减低（顺应性明显减低，又称限制性充盈异常）。

2. 休克　超声心动图通过检测左心室舒张末期面积（EDA）、左室面积变化率（FAC）、肺静脉和二尖瓣血流频谱(PVF & E/A)、左室节段性室壁运动异常(SWMA)、右心腔大小及功能状态等指标。可以对不同原因的低血压(包括低血容量、败血症、心源性、右室梗死、急性重度二尖瓣关闭不全、肺栓塞、心脏压塞)进行鉴别诊断,为临床治疗决策提供重要依据。

3. 肺动脉压力　超声心动图可以通过三尖瓣反流、肺动脉瓣反流或左、右心室腔间的分流并结合有无肺动脉高压导致的肺动脉增宽、右心扩大、右室壁增厚、室间隔形态和运动异常等继发性改变对肺动脉高压的有无及程度作出定性和定量评估。同时可以根据心脏大小、结构、形态和功能改变对是否由于心脏疾患导致肺动脉高压做出判断。现在临床多用超声心动图替代有创性心导管,作为肺动脉高压诊断和鉴别诊断的重要环节之一。

(三) 血流动力学的超声连续监测

经胸超声心动图由于探测部位不方便以及探头无法固定仅能作为实时检查的技术手段。常规经食道超声心动图通过对探头导管深度和探头扫查角度的固定,可以在一段时间内对心功能和血流动力学进行"连续"动态观测,经食道超声的导管探头在手术中可以连续放置数小时,但每次观测仍离不开操作者。目前在床旁最为常用和经济的超声心动图检查装置是便携式超声。由于超声心动图属于实时动态成像,可根据病情需要随时进行观测,实际上起到了对心功能和血流动力学的准"连续"观测的功用。

(罗英　谢菲　何蕾)

参考文献

1. Kadoi Y. Perioperative considerations in diabetic patients. Curr Diabetes Rev, 2010, 6(4): 236-246.
2. Bai J, Hashimoto J, Nakahara T, et al. Preoperative risk evaluation in diabetic patients without angina. Diabetes Res Clin Pract, 2008, 81(2): 150-154.
3. 袁联文,周建平. 老年心血管系统病理生理改变及常见心血管疾病围手术期处理,中国实用外科杂志,2008,28(2): 97-98.

第十九章

外科手术并发症

外科患者术后发生并发症的因素很多,包括患者的自身条件,疾病的性质和外科医生的水平。一旦出现并发症,必然对患者的机体和精神造成伤害,增加手术死亡率,影响手术效果,加重患者经济负担。为尽可能降低手术并发症的发生率,必须在术前做好正确的诊断,正确掌握手术适应证,选择恰当的手术时机和方式,做好充分的术前准备,熟练掌握外科基本功和规范化操作,预先估计术中可能出现的各种情况,术后严密观察,及时发现并发症并立即正确积极地处理,将并发症对患者造成的危害降到最低点,使患者逐步康复。

第一节　手术后呼吸系统并发症

外科术后呼吸系统并发症是最常见的,也是术后最主要的死亡原因。术前已有呼吸道疾病者,术后呼吸系统并发症的发生率要比其他人群高得多。若不予重视,术后数天便可能因同时有其他诱因而演变为肺部并发症,如肺不张、肺炎、急性呼吸窘迫综合征(ARDS)甚至呼吸衰竭。

一、肺不张和肺炎

肺不张和肺炎是术后呼吸系统最常见的并发症,应引起重视。

(一)原因

大手术后由于疼痛、麻醉及止痛药的影响,患者的呼吸类型必然从间或有自发性深呼吸变为持续表浅呼吸,使呼气末肺容积即功能残气量明显降低,结果造成肺泡膨胀不全及呼吸功能减低。近年的研究业已证明,术后这一特殊通气方式是由手术刺激内脏器官,导致膈肌反射性抑制引起的。膈肌功能抑制使原有的腹式呼吸转为胸式呼吸,下肺活动度减小,有效的咳嗽排痰能力降低,易于发生分泌物潴留。在此基础上感染容易接踵而至。术后腹胀及仰卧体位可进一步限制膈肌下降,促使潮气量持续降低及膈肌上部肺组织膨胀不全。术后患者呼吸道正常的吞噬功能及净化机制受损,使病原菌容易进入并存留于下呼吸道。加上手术时麻醉插管、机械通气、胃肠减压都可使纤毛运动破坏,麻醉药、镇静药的应用,术后昏迷等造成咳嗽反射抑制,使细菌及分泌物在呼吸道潴留,都可使气道阻塞导致肺不张。

(二)诊断

1. 术后肺不张　肺不张指肺泡闭合或萎陷,其范围取决于阻塞气道的所属通气部分。其临床表现较复杂,部分肺不张是亚临床的,症状不明显;继发感染时仅有轻度气短及憋气,有的仅表现原因不明心率增快或低氧血症。胸部X线检查及体格检查十分重要,能发现早期肺不张,肺不张胸部X线表现为线状密度增高、段或叶萎陷或弥漫性改变。术后急性大气道阻塞早期患者,在未出现典型急性肺叶不张或全肺不张情况下,胸部放射线检查可能不是最敏感的诊断技术,应立即考虑支气管镜检查以明确诊断。

2. 术后肺炎　目前,术后肺炎的诊断尚缺乏统一的标准,国内外常用的诊断依据如下:①起病于术后24小时。②发热(体温≥38.5℃)、咳嗽、咯脓痰,肺部啰音。③外周血白细胞数>10 000/mm^3;胸片显示肺部浸润性阴影。④痰或气管吸出物培养、支气管刷检标本、肺活检组织或血培养分离到病原菌。胸片对术后肺炎的诊断价值有限,尤其床边拍片,假阴性率和假阳性率都比较高,而CT诊断正确率较高。

(三)预防

1. 吸烟患者术前2周必须戒烟。对于胸部和上腹部的手术患者,术前指导患者练习深呼吸及有效咳嗽。对老年或有慢性心肺疾病者,应全面行心肺功能检查,准确评估心肺功能。支气管哮喘患者术前1周起激素吸入治疗;慢性阻塞性肺气肿患者术前数月开始支气管舒张剂吸入;慢性支气管炎患者也要在术前积极控制肺部炎症。

2. 术中尽量缩短手术和全身麻醉机械通气的时间，尽量减少全身麻醉药的用量，避免吸入高浓度氧气。建议术中使用呼气末正压通气（PEEP）。

3. 术后尽早拔除气管插管和胃管，床头抬高 30°，鼓励并协助患者翻身、咳嗽、咳痰和早期下床活动。术后咳嗽时应取半卧位，用手从切口两侧按压保护，以免疼痛和切口裂开。

4. 正确应用镇痛、镇静剂，既要有利于减轻患者因疼痛而对咳嗽、早期活动的限制，又要避免抑制呼吸和咳嗽反射。

5. 尽量保持胃液应有的酸度，合理应用 H_2 受体阻断剂或质子泵抑制剂。

6. 合理应用抗菌药物，尽量避免术前广谱抗菌药物的全身应用。术前 30 分钟即麻醉诱导时开始静脉滴注抗菌药物，手术时间超过 4 小时可追加 1 次。

7. 医务人员在患者间操作后经常洗手，避免致病菌的传播和交叉感染。

8. 纠正营养不良，增强机体免疫力。对全身其他并发病（如糖尿病、高血压等）进行有效治疗，尽量在术前把血糖、血压控制在正常范围内。

（四）治疗

1. 术后肺不张或肺炎一旦确定，若不及时治疗就会加重病情甚至于危及生命。但是细菌培养需要一定的时间，这就涉及经验性使用抗生素的问题。近些年院内获得性肺炎的致病菌以革兰氏阴性杆菌为主，其中超广谱 β- 内酰胺酶（ESBL）、等耐药菌增多，可首选加酶抑制剂抗生素。有细菌培养和药敏结果后，根据药敏结果选用抗菌药物是控制术后肺部感染的关键。

2. 对伴有肺不张或分泌物潴留、炎症持久不消散者，可鼓励患者咳痰，使用祛痰措施（如静脉用痰液稀释剂、雾化吸入等）；若无效，可行经纤维支气管镜局部吸引冲洗疗法；如果咳痰无力，痰液稠厚，出现严重低氧血症或伴二氧化碳潴留，需及时气管插管或气管切开，辅以呼吸机辅助通气，既利于吸痰，也能有效缓解机体缺氧状态。

二、急性呼吸窘迫综合征

急性呼吸窘迫综合征（acute respiratory distress syndrome，ARDS）是发生于严重感染、休克、创伤及烧伤等疾病过程中，由于肺毛细血管内皮细胞和肺泡上皮细胞损伤引起弥漫性肺间质及肺泡水肿，并导致的以进行性低氧血症、呼吸窘迫为特征的临床综合征。ARDS 与手术创伤的大小直接相关，多在术后 48 小时内发生。创伤、感染等可导致肺泡 - 毛细血管膜的直接损伤，但主要是通过血液循环中多种效应细胞和炎症介质的参与，间接导致肺泡 - 毛细血管膜的广泛损伤，形成 ARDS。ARDS2012 柏林定义中去除了急性肺损伤（acute lung injury，ALI）的概念，将 ARDS 分为轻中重三度。

（一）病因

1. 术前如果有休克、感染、创伤（特别是下肢、颅脑外伤和脂肪栓塞）、吸入有毒气体、重症胰腺炎或肝肾功能衰竭等情况，术后发生 ARDS 的概率就会明显增加。

2. 麻醉诱导后气管插管困难、气管插管误入食管、导管不慎脱落未能及时发现、麻醉时误吸胃内容物；近期有上呼吸道感染病史者，麻醉过程中易发生支气管痉挛，有哮喘病史者麻醉后可能激发持续性哮喘状态。上述麻醉意外易导致术后出现 ARDS。

3. 术中机械性通气所导致的肺损伤如肺泡过度膨胀和进展性的肺不张。

4. 术前大量使用镇静类药物如巴比妥或长期使用毒品如海洛因，术后 ARDS 的发生率增加。

5. 供者血液内存在 Ⅰ 类、Ⅱ 类 HLA 和特异性粒细胞、淋巴细胞抗体，输给肝功能障碍、心脏病患者、经产妇或输入陈旧血液制品可明显增加输血相关的 ARDS 发生的危险性。

6. 其他因素　手术时间越长，肺部并发症发生率越高。术后的疼痛限制了呼吸，咳痰无力，过快的静脉补液，术后发生弥漫性血管内凝血（DIC）以及术中、术后发生心跳、呼吸骤停均可能为 ARDS 重要的诱因之一。

（二）诊断

ARDS2012 柏林诊断标准：①1 周内急性起病或者加重的呼吸系统症状。②胸部影像学提示双侧浸润影，不能由胸腔积液、结节、肿块、肺叶塌陷完全解释。③呼吸衰竭无法用心功能不全或液体过负荷解释；如无危险因素，需要客观指标（如超声心动图）排除高静水压性肺水肿。④轻度 ARDS 是指 200mmHg< 氧合指数≤300mmHg，且 PEEP/CPAP≥5cmH_2O；中度 ARDS 是指 100mmHg< 氧合指数≤200mmHg，且 PEEP/CPAP ≥5cmH_2O；重度 ARDS 是指氧合指数≤100mmHg，且 PEEP≥5cmH_2O。

（三）预防

1. 术前改善原有肺部疾病不良状况，必要时选用敏感抗生素治疗，待感染控制并稳定 1~2 周后再手术，同时加强全身营养。

2. 手术操作应仔细轻柔，麻醉药物用量要适当，术前、术后均要防止胃液的误吸。术中及术后防止输入过量的液体，需要大量输血时最好用新鲜血，及时发现并处理休克、缺氧，防止长期高浓度的氧吸入。

3. 术后积极鼓励咳嗽排痰，术后积极有效控制肺部感染，防止发生多器官功能衰竭。

4. 对于术前有休克或严重感染，术中手术创伤范围较大，术中因失血而大量输入库血的患者，术后应常规吸氧或适当延长术后机械通气的时间，防止肺泡萎陷。持续监测心率、血压、呼吸频率和动脉血氧饱和度，定期查血气和胸片，当动脉血氧分压或饱和度进行性下降，应尽早行呼吸支持，减少缺氧对全身脏器功能造成的损害。

（四）治疗

ARDS 的治疗原则为纠正缺氧，提高氧输送，维持组织灌注，防止组织器官的进一步损伤。

1. 一般治疗　①积极治疗原发病，控制感染，及时选用有效抗生素。②保持体液平衡，ARDS 需要限制输液，但是严重的感染或创伤使水分和钠潴留于第三间隙，而需要大量的输液，反过来大量的输液又容易加重 ARDS。因而输液的量应因人而异，不可拘于一格，可根据患者的血压、脉搏、中心静脉压、尿量和其他血流动力学监测指标而定。如果液体量过多，中心静脉压过高，应使用利尿剂。③加强营养，纠正低蛋白血症，增强机体的免疫力。④保持电解质、酸碱平衡。⑤应用血管扩张剂，如酚妥拉明、硝普钠或苯氨苄胺等。⑥皮质类固醇具有抗炎、抗休克、抗毒素及减少渗出的作用，但皮质类固醇可抑制内在的感染防御机制，增加易感人群潜在的感染机会，因此选择合适的治疗人群很重要。⑦尽早给予氧自由基清除剂，如维生素 C、维生素 E、谷胱甘肽等，在预防和缓解 ARDS 症状方面具有作用。

2. 机械通气治疗　保持呼吸道通畅，应用机械通气，这是治疗 ARDS 的中心环节。能保证足够的通气量和氧供，以改善气体交换，提高动脉血氧分压和降低动脉血二氧化碳分压，从而减轻全身低氧血症及高碳酸血症，使萎陷肺泡复张，调整通气 / 灌注比例；减少呼吸运动能量的消耗和氧耗量；改善机体的循环，减少右心负荷，提高心肌收缩功能。

无创机械通气：无创通气可尝试用于预计病情能够短期缓解、合并免疫功能低下的早期轻度 ARDS 患者，可避免此类患者的有创机械通气，进而减少气管插管和气管切开引起的并发症。当 ARDS 患者神志清楚、血流动力学稳定，并能够得到严密监测和随时可行气管插管时，可尝试无创机械通气治疗。但如果存在以下情况，则不宜行无创机械通气：①神志不清；②血流动力学不稳定；③气道分泌物明显增加而且气道自洁能力不足；④因脸部畸形、创伤或手术等不能佩戴鼻面罩；⑤上消化道出血、剧烈呕吐、肠梗阻和近期食管及上腹部手术；⑥危及生命的低氧血症。如果在应用无创机械通气时患者低氧血症无法改善或全身情况恶化，应该及时改为有创机械通气。

对于重度 ARDS 应该行有创机械通气治疗。此时应采用小潮气量肺保护性通气，测量气道平台压，如果小于 30cmH$_2$O，则应给予肺复张和（或）使用高 PEEP；如果平台压大于 30cmH$_2$O，则应实施俯卧位通气或高频振荡通气。对于效果仍然不明显的患者可尝试使用 NO 吸入。糖皮质激素治疗治疗能否获益一直存在争议。如果有创机械通气仍然不能满足机体的氧供则需考虑行体外生命支持。

临床上一般认为全身情况好，再加上呼吸、循环和中枢神经系统情况好，就是开始撤除呼吸机的时机。撤除呼吸机的指标见表 19-1。

表 19-1　撤除呼吸机的标准

参数	撤机标准
呼吸频率	<25 次 /min
动脉血氧分压	>70mmHg（FiO$_2$>40%）
动脉血二氧化碳分压	<45mmHg
每分钟通气量	8~9L/min
潮气量	5~6ml/kg
负吸气压力	−25cmH$_2$O

总之，对于 ARDS 的治疗不能寄希望于一种治疗方法，应该合理地综合应用多种治疗手段，使术后 ARDS 的治愈率能明显提高。

三、术后呼吸衰竭

术后呼吸衰竭是外科手术较为严重的并发症，而其他器官并发症的发生又会加重呼吸衰竭的程度并影响结局。患者术后出现心、肝、肾、消化道和血液功能障碍以及电解质紊乱等并发症与预后密切相关，MODS 的发生是导致呼吸衰竭患者死亡的重要原因。

术后呼吸衰竭的预防应从重视患者的术前准备、认真评估手术风险和强化手术后处理入手。对存在慢性气道病变的患者，术前加强呼吸功能锻炼，预防性使用抗生素，可减少术后肺部感染的发病率。高龄、长期吸烟和无力咳痰患者，术后应强化呼吸道管理，充分镇痛、雾化吸入、拍背，结合有效的平喘、祛痰及合理应用抗生素，鼓励患者及早活动，及早减量或停用镇静剂，强调加强咳嗽和深呼吸锻炼。一旦确诊肺部感染，应根据手术及感染部位给予广谱抗生素治疗，防止病变进一步发展。

出现呼吸衰竭的患者，首先应保障呼吸道通畅，解除支气管痉挛，如选用肾上腺皮质激素和（或）茶碱类药物，根据呼吸衰竭的不同类型积极氧疗。如果无效，应尽早建立人工气道及辅助呼吸，以避免因长时间严重缺氧和(或)二氧化碳潴留,导致MODS的发生。一般首选经口气管插管,若估计1周内不能拔管则应尽早气管切开。其次,针对不同病因采取适当的治疗十分重要,也是呼吸衰竭治疗的根本。如上呼吸道阻塞、严重气胸、大量胸腔积液等所引起的呼吸衰竭,只要上述原因解除,呼吸衰竭就有可能自行缓解。最后,还需及时纠正电解质、酸碱平衡紊乱,纠正贫血,补足血容量,提高血液携氧能力,补充足够能量,改善全身营养状况。

第二节　手术后常见心血管系统并发症

一、术后心律失常

心律失常是术后常见并发症之一,尤其好发于本身已经存在器质性心脏病患者。因此,术前心功能评估相当重要:①详细询问病史,包括心脏并发症的危险因素如糖尿病、外周血管疾病、高龄等和全面的体格检查,作出初步的正确判断;②非创伤性的试验和检查,常用的有心电图、动态心电图和超声心动图等;③血液流变学的检查和对凝血机制的监测;④必要时,可加行冠脉CT成像检查或冠脉造影以及血流动力学检查。临床医生应根据患者的客观需要和本单位的设备条件,来为患者选择评价方法,并进行及时有效的处理,是预防术后发生心律失常的重要措施。术后心律失常以窦性心动过速、房性期前收缩、快速心房纤颤最常见,其次为阵发性室上性心动过速、房性紊乱性心律和室性期前收缩。

心律失常对人体影响取决于心律失常类型、持续时间、患者的心功能和心室反应。大多数术后心律失常是短暂的和良性的,不会产生临床症状和生理改变。然而,窦性心动过速偶可促发心肌缺血和室性期前收缩。心律失常也意味着机体血流动力学改变,尤其是存在严重心脏病或心肌病的患者。心动过缓或过速都可以降低心排血量。心律失常引起的症状包括心悸、胸痛、呼吸短促、眩晕、意识丧失、心肌缺血和高血压。

引起术后心律失常的诱因可能是:低氧血症、高碳酸血症、酸中毒、碱中毒、电解质紊乱、低体温、高代谢状态、药物间相互作用、洋地黄毒性反应、儿茶酚胺的影响和心肌缺血等。因此,术中术后除严格监测外,主要的处理包括改善灌注、避免心肌缺血、减少寒冷等应激刺激、保持患者体温、严格维持水、电解质和酸碱平衡、及时对症处理和适当抗凝治疗。往往只要去除这些病因,心律失常即可纠正。如果治疗无效,并引起血流动力学异常,就需要采取抗心律失常药物和电复律等治疗。

二、术后急性心力衰竭

外科手术对患者术后的心功能是很大的创伤,手术打击可造成患者心脏功能的急剧改变,从而引发急性心力衰竭。心力衰竭的特征是功能性或器质性心脏疾患损害了心室充盈或泵血的能力。既往有冠心病病史的患者术后发生心力衰竭的概率要远高于无冠心病史者。术后凝血机制的改变与应激反应可能是其心力衰竭发生的主要原因。手术创伤导致血小板聚集和激活、内源性和外源性途径的凝血因子刺激纤维蛋白形成、纤溶过程失衡,术后血液多呈高凝状态。手术应激可导致血压改变和心律失常,引起血流动力学改变,心肌耗氧量增加,加重冠心病患者的心肌缺血,由此导致的心脏前后负荷的增加进一步影响心脏舒缩功能而诱发心力衰竭。除此之外,容量负荷过重、心脏瓣膜病、既往心肌梗死史、高血压、高龄、严重感染等因素也促发心力衰竭的发生。

术后急性心力衰竭大部分发生在术后1~3天,分析原因可能与术后早期儿茶酚胺水平变化较大,以及疼痛刺激、大量补液、发热等因素有关。麻醉结束后1小时为左心衰发生的一个高峰,与术中液体负荷过重、麻醉诱导的心肌功能不全及术后高血压等因素有关。术后发生心衰的第二个高峰在24~72小时,与间质液体回流进入血管内、体液转移量较大有关。

术后急性心力衰竭常分为左心衰与右心衰,前者多见。急性左心衰竭临床表现为突发呼吸困难,尤其是夜间阵发性呼吸困难明显,患者不能平卧,只能端坐呼吸。呼吸急促,有窒息感,面色灰白、口唇发绀、烦躁不安、大汗淋漓、皮肤湿冷,咳嗽,咳出浆液性泡沫痰,严重时咳出大量红色泡沫痰。右心衰主要表现为体循环回流受阻、水肿、静脉怒张、各脏器淤血、发绀等症状。

术前准确评估患者围手术期发生心力衰竭的风险,并进行合理干预,是减少围手术期心力衰竭等心脏并发症的有效措施之一。液体管理相当重要,尤其针对高龄患者的补液。此时,应在保证灌注的基础上控制输液量,避免液体快速输入,补液量和速度应根据中心静脉压、尿量和尿比重及时调整。补液量宁少勿多,若容量过多,及时使用利尿剂。此外,肺部感染是术后心力衰竭的重要诱因之一,也需及早针对性治疗。

心力衰竭的治疗原则是降低心脏前、后负荷,增强心肌收缩力。应用血管扩张剂能通过扩张周围血管减轻心脏前和/或后负荷,改善心脏功能。根据药物的血流动力学效应，血管扩张剂可分为扩张小动脉为主（如酚妥拉明）、扩张静脉（如硝酸甘油）为主和均衡扩张小动脉和静脉（如哌唑嗪）三类。洋地黄制剂迄今仍是加强心肌收缩力最有效的药物，能对抗升高了的压力负荷，增加心排血量，降低左心室舒张末期压，缩小左室容量负荷，减少心肌张力，从而减少心肌氧耗量、改善心脏功能。利尿治疗主要是减少增加过多的血容量，即减轻心脏的前负荷、缓解肺循环和体循环的充血症状。对于急性左心衰竭，尤其是急性肺水肿患者，可酌选利尿剂以加强疗效。钙通道阻滞剂仅用于合并高血压以及血管紧张素转化酶抑制剂或β受体阻滞剂不能有效控制心绞痛的患者。

三、术后大出血

任何外科手术后并发出血，特别是又经二次或三次手术止血，给患者身心造成很大的负担和痛苦，同时也给医院带来不良影响。所以要求外科医师应具有高度的责任感和娴熟的外科技术，认真处理好手术中的每一个步骤。

（一）原因

手术后出血可发生于术后24小时内（称为原发性出血）和术后7~10天左右（称为继发性出血）。

1. 术中止血不彻底、不完善，如创面渗血在手术结束时还未完全控制、结扎血管的缝线松脱等。

2. 小血管断端的痉挛及血凝块的覆盖，使创面出血暂时停止而使部分出血点被遗漏，术后血管扩张或血凝块脱落出血。

3. 术后结扎的血管组织坏死使结扎线脱落，或水肿组织消退后血管结扎线松脱出血。

4. 后期手术野感染或存在消化道吻合口漏，消化液外渗，腐蚀血管壁发生坏死、破裂，可导致术后继发性出血。

5. 术中处理血管不妥或血管鞘过度剥离等可形成假性动脉瘤，引起破裂出血。

6. 术中大量输血可引起机体凝血功能障碍。

7. 患者存在肝功能障碍、血小板减少或血液系统疾病，凝血功能差，术前未发现，引起术后广泛性手术野渗血，甚至大出血。

（二）诊断

术后出血可有多种表现，表浅手术后的原发性出血，表现为局部渗血多，并逐渐形成血肿，一般不引起严重后果。如果放置引流管，则表现为引流出大量新鲜血液。术后大出血的诊断依据有：①手术后出现休克，意识淡漠，四肢皮肤湿冷，收缩压 <90mmHg 或脉压 <20mmHg，心率 >100 次 /min；②腹腔或胸腔穿刺抽出不凝血；③引流管短时间内流出大量鲜血，每小时流量超过100ml；④血红蛋白进行性降低。以上诊断标准应综合应用，4条标准中具备任意2条或2、3条的任意1条，即可诊断为术后大出血。引流管中有大量血液流出，易于作出出血的诊断。但当血流动力学不稳定，引流管中无大量出血或未放置引流管，则B超检查极有价值。如果B超发现体腔内积血积液，定位穿刺即可明确诊断。严密动态观察病情是最基本但却是最重要的方法。外科医师必须高度重视和认真负责。在许多情况下，严密动态观察病情既可了解有无术后出血，又能估计是否存在活动性出血，而后者对于术后出血的处理特别是选择手术与否至关重要。术后1~2周内，化脓伤口深部突然出现血块或有鲜血涌出，或大量呕血、黑便、尿血和咯血，这些都是继发性出血的主要表现。严重的出血可发展为出血性休克，后果较为严重。

（三）预防

1. 术前准备充分是防止术后出血的前提。术前严格掌握手术指征，对每一例患者都要做到详细全面的检查。特别是肝功能的评估、血液系统和凝血功能的检查，以便了解是否有手术禁忌证，术前应予纠正，并为手术作充分的准备。

2. 手术操作规范。手术人员要有扎实的基本功，操作仔细，血管结扎应牢靠，创面止血要彻底，手术结束前应仔细检查术野。

3. 合理切口，充分暴露。特别是对肥胖患者，不能一味追求小切口而使术野暴露不充分，难以得到彻底止血，同时要求有良好的麻醉。

4. 需要大量输血时，尽量给予新鲜血，减少库血用量，维持凝血功能。

5. 术毕用大量温生理盐水冲洗胸腹腔，仔细观察手术区域（或创面）有无出血点。

6. 妥善放置引流管。有效的引流既可以减少手术并发症，也是外科医生观察术后手术野情况的主要手段。

（四）监测与治疗

1. 严密监测心率、血压、血红蛋白和血细胞比容等变化，如果有引流管，还需严密观察引流液的量和色泽。

2. 有时患者因为术后凝血功能障碍导致大量渗血，应请血液科协同诊治，输注新鲜血浆，补充血小板、凝血酶原复合物、纤维蛋白原或冷沉淀，同时检测DIC指标，以排除此种综合征引起的渗血。

3. 如果脉搏快速而血压下降，引流液量每小时大于100ml，引流液颜色鲜红，经快速输血输液仍不稳定者；或血红蛋白计数呈进行性下降；或持续少量出血，24~48小时输血量超过2 000ml者；或经各种非手术治疗出血仍不能有效控制者，应及时再手术止血，不能失去抢救的时机。再次止血后仍应严密观察，防止再度出血。

四、下肢深静脉血栓形成

下肢深静脉血栓形成（DVT）系指下肢深静脉如股静脉、腘静脉、腓静脉等的血栓形成，使血管闭塞，影响血液回流入心脏。

（一）原因

1. 静脉壁损伤 深静脉置管、输液、感染和刺激性药物等。

2. 血流缓慢 手术后长期卧床，活动少；半坐卧位，因重力影响，或心力衰竭、休克、腔静脉阻塞等使下肢回流受阻。

3. 血液高凝状态 如手术后应激反应、恶性肿瘤、高脂血症、脾切除等，均使血液的凝固性增高。

上述三种因素相互作用，导致下肢深静脉血栓形成。DVT的高危因素包括中老年人、肥胖、复合创伤、恶性肿瘤、下肢静脉曲张、血黏度增高、合并高血压病及糖尿病、口服避孕药、盆腔手术、术后应用止血药、术前及术中输血等，应采取预防性措施。

（二）诊断

患者感到患侧肢体疼痛，行走时加剧。轻者局部仅感沉重，站立时症状加重。体检时可以发现患肢肿胀，凹陷性水肿，肿胀严重时，常致组织张力增高；静脉血栓部位常有压痛。

如果患肢整个静脉系统，几乎全部处于阻塞状态，同时引起动脉强烈痉挛者，特称为“股青肿”。此时，疼痛剧烈，整肢广泛性明显肿胀，皮肤紧张、发亮、呈发绀色，有的可发生水疱，皮温明显降低，足背、胫后动脉搏动消失。全身反应明显，体温常达39℃以上，可出现休克及肢体静脉性坏疽。

辅助检查以彩色多普勒超声最理想，其优点为非创伤性、经济，而且准确率高，据报道其诊断的准确率可接近血管造影。

（三）预防

对有DVT发病倾向的高危对象，应采取预防性措施。防止血流滞缓，强调术后早期下床活动。对卧床者，鼓励在床上作下肢屈伸活动，也可用直流电刺激小腿肌肉收缩；或穿着可以充气的长筒靴，使小腿肌肉间断性受压迫，加速静脉回流；临床上还有下肢静脉泵和抗血栓弹力袜等物理预防DVT的措施。临床上还应减少对下肢血管的刺激，尽量避免下肢深静脉置管输液。对高危对象，术后为防止血液高凝状态，可使用小剂量低分子肝素，每日2次，直至患者下床活动。也可用低分子右旋糖酐加复方丹参注射液静脉滴注。有研究表明，术后预防性应用抗凝治疗，可明显减少手术后DVT的发生。

（四）治疗

有非手术和手术疗法两种。

非手术治疗主要包括急性期卧床休息、抬高患肢、局部热疗、穿弹力袜以及抗炎、抗凝、溶栓、抗血小板疗法等。溶栓治疗越早越好，适用于发病1周以内的病例，但对于刚施行大手术的患者慎用，有引起手术野出血的风险。导管溶栓与全身溶栓相比具有一定的优势，国内有全身和导管溶栓的临床对照研究，认为导管溶栓术与常规的药物治疗相比，显效率高，治疗时间短，并发症少。溶栓治疗结束后，仍应继续使用抗凝疗法。抗凝治疗是DVT的主要治疗方法，一般持续3~6个月。

手术静脉取栓通常的并发症是血栓复发，其远期疗效如血栓形成后遗症、通畅率等仍不确定，因此目前手术取栓应用并不广泛，仅应用于严重患者，如某些严重的髂股静脉血栓形成、股青肿等。手术取栓的目的在于尽早去除血栓，恢复血流，保护瓣膜功能，减少血栓形成后综合征的发生。取栓手术以后仍应辅以抗凝治疗。

（五）预后

大多数DVT患者虽经治疗，但血栓未能完全消融，而转为血栓形成后遗症。再通不完全者，临床表现为各种程度不同的回流障碍病变；完全再通者，则因深静脉瓣膜悉遭破坏，而酿成血液倒流性病变。两者都将导致下肢静脉系统淤血和高压症，严重影响生活质量和工作能力。

DVT主要的危害是血栓脱落引起肺栓塞，导致肺动脉高压和右心衰竭，严重时出现梗阻性休克，甚至猝死。对于已经出现DVT患者，应至少卧床休息、禁止下地2周，防止静脉栓子脱落，或通过周围静脉置入下腔静脉滤器以预防下肢DVT发生肺栓塞。

第三节 常见消化系统并发症

一、急性胃扩张

（一）原因

急性胃扩张常发生在术前患者体质较差或已经存在某些病理因素，如腹腔炎症、低蛋白血症、电解质紊乱或严重感染患者，大多出现在手术后1~3天。65%~70%发生于腹部手术，以胆囊和盆腔手术多见。发病原因和机制目前仍不清楚，可能和下列因素有关：

1. 麻醉药物对胃肠道的抑制，以及麻醉过程中胃内进入过多空气。

2. 手术可通过多种途径激活交感神经反射系统，使胃肠交感神经活动增强，激活的交感神经纤维不仅可通过抑制胃肠神经丛的兴奋神经元抑制胃动力，还可通过交感神经末梢释放儿茶酚胺，抑制平滑肌细胞收缩。

3. 术后伴糖尿病酸中毒、急性胰腺炎、毒血症及电解质紊乱，常引起胃功能性排空障碍，易导致胃扩张。

4. 患者术后长期处于仰卧位，在胃肠道功能未恢复前大量进食导致胃扩张。

（二）诊断

患者表现为腹胀、恶心和持续性呕吐。呕吐物为墨绿色或咖啡色液体，呕吐后症状并不减轻。随着病情的加重，全身情况进行性恶化，严重者可出现脱水、碱中毒。体格检查可发现上腹膨胀，可见胃轮廓，局部有压痛，振水音阳性。实验室检查可发现血液浓缩、低钾血症、低氯血症和碱中毒。立位腹部 X 线片可见左上腹巨大液平面和充满腹腔的特大胃影及左膈肌抬高。可因胃壁坏死发生急性胃穿孔和急性腹膜炎。

根据病史、体征，结合实验室检查和腹部 X 线征象，诊断一般不难。手术后发生的胃扩张常因症状不典型而与术后一般胃肠症状相混淆造成误诊。此外，应和肠梗阻、肠麻痹鉴别。如有疑问，可经鼻插入胃管，能证明有大量气体和液体，症状缓解，则是非常重要的诊断方法，同时也起到直接治疗效果。

（三）预防

1. 术前积极改善患者全身状况和矫正并发症，改善营养，纠正水、电解质和酸碱平衡。

2. 腹部手术患者，必要时术前留置胃管，胃肠减压 2~3 天直到肠蠕动恢复。

3. 如疑诊为本病，应立即插胃管排出胃内容物。

4. 为了恢复胃肠功能，术后尽早让患者离床，做身体活动，促进肠蠕动恢复。

5. 患者特别是较瘦的女性，术后最好调整体位如采取骨盆高位，以减轻因胃下坠牵拉肠系膜上动脉而压迫十二指肠。

（四）治疗

患者一经确诊应充分进行胃肠减压、营养支持，纠正脱水、电解质紊乱和酸碱代谢平衡失调。如伴有其他疾病（如糖尿病），应同时纠正。应用胃肠动力药物如甲氧氯普胺、红霉素等可促进胃蠕动，促进胃排空。高浓度吸氧对改善状况和促进胃肠道功能恢复有一定帮助，也可尝试用高渗盐水洗胃和针灸足三里及上巨虚治疗。

二、呃逆

手术后呃逆多因膈神经末梢受到刺激所致。常见原因有胃扩张、肠胀气、膈下积液、腹膜炎、肠梗阻、胰腺炎、中枢神经系统损伤等。另外，留置胃管或膈肌下引流管等的刺激也能引起呃逆。

对于术后呃逆，首先要通过 B 超、CT 检查确定是器质性还是功能性的。器质性呃逆主要侧重原发病的治疗，如果胃扩张是呃逆的原因时，插入胃管就可解除；如果是膈下积液，需要积极引流；如果是引流管刺激引起，引流量少时尽早拔除。对于功能性的，可采用压迫眼球法、吸入二氧化碳法、药物镇静（如哌甲酯）、中药（如丁香柿蒂汤）和针灸治疗。对于顽固性呃逆，可采用膈神经阻滞。

三、应激性溃疡

应激性溃疡是机体受到严重应激（如大手术、严重烧伤、休克、感染、MODS 等）时使胃黏膜受到破坏，引起胃、十二指肠黏膜发生浅表糜烂和 / 或溃疡性病变，又称急性胃黏膜病变、急性出血性胃炎等。它的主要临场表现是上消化道出血。

（一）原因

1. 神经内分泌失调　下丘脑、室旁核和边缘系统是应激的整合中枢，甲状腺素释放激素（TRH）、5- 羟色胺（5-HT）、儿茶酚胺等中枢介质可能参与并介导了应激性溃疡的发生。

2. 胃黏膜屏障功能降低　在应激状态下，胃黏膜毛细血管微循环发生改变，使胃黏膜下层的有效循环血量减少。胃黏膜层及黏膜上皮细胞广泛受影响，使胃黏膜对损伤的敏感性增加而修复功能下降，易受各种因素攻击而发生糜烂出血。

3. 胃酸分泌增加　在各种损伤因素中，胃酸在发病早期起到了重要作用，其他损伤因子还有胃蛋白酶原分泌增多，以及在缺血情况下产生的各种炎性介质等。

（二）诊断

应激性溃疡一般发生在术后两周内，主要表现为术后上消化道出血，如呕血、解黑便或柏油样便，可同时伴上腹痛、腹胀等表现，出血严重时可出现出血性休克表现。如果有胃肠减压，可从胃管内引出鲜红色液体。纤维内镜检查是最有价值的诊断方法：在发生应激后数小时内可发现胃黏膜苍白，有散在的红色瘀点，局限于胃底。24~48 小时后整个胃体黏膜有 1~2mm 直径的糜烂。如果经过治疗患者情况好转，在 3~4 天后检查 90% 的患者有开始愈合的迹象，一般 10~14 天完全愈合。如果应激加重，则糜烂灶相互融合扩大，全层黏膜脱落，形成溃疡，深达黏膜肌层及黏膜下层，暴露其营养血管。如果血管腐烂破裂，即引起出血。但内镜检查也有一定的局限性，最主要的是胃内积血太多时影响视野，不能满意窥视出血病灶，因此为减少失败率，检查前最好胃肠减压并将胃洗净。

（三）预防

对于高危患者，如休克、败血症、心衰或心肌梗死、急性肾衰竭、中枢神经系统损害、大量使用肾上腺皮质激素、凝血障碍或肝功能不全，术后应积极采取预防措施，降低出血死亡率。

1. 术前、术后应减轻患者思想负担，获得良好的休息，减少应激反应。

2. 抑制胃酸的分泌　可早期应用制酸剂，如 H_2 受体拮抗剂或质子泵抑制剂。

3. 胃黏膜保护剂　如硫糖铝、前列腺素 E 等。

4. 维持水、电解质和酸碱平衡，纠正低蛋白血症。给予足够的晶体及胶体液，合适的有效循环能改善组织灌注，减轻胃黏膜缺血状态，从而促进胃黏膜上皮的修复。鼓励早期进食，有中和胃酸的作用。

（四）治疗

一旦发生应激性溃疡出血，尽可能采用非手术治疗措施，无效时可考虑手术治疗。

1. 尽早行胃肠减压、冰盐水洗胃，使胃处于空虚状态，促进胃黏膜的血液循环，有利于胃黏膜上皮的修复。

2. 应用各种止血药物，如酚磺乙胺、维生素 K_1、垂体后叶素、生长抑素等，输血输液，维持血容量的稳定。

3. 给予制酸剂，如 H_2 受体拮抗剂或质子泵抑制剂等，降低胃酸分泌。

4. 内镜下应用局部止血剂：可喷洒或局部注射组织粘合剂等止血药物，微波或激光照射等方法也有一定的止血作用。

5. 如果发生大出血，经过积极的非手术治疗 24~48 小时未能止血者可考虑手术治疗，尤其并发梗阻、穿孔时更应积极手术治疗。由于术后消化道大出血全身状况已较差，再次手术加重对脏器的打击，术后易导致多器官功能障碍，应严格掌握外科治疗的适应证，采取恰当措施，提高各种治疗的效果。手术方式无统一意见，较多学者主张采用迷走神经切断加胃次全切除术。

四、术后早期炎性肠梗阻

术后 30 天内肠蠕动恢复后再次出现腹痛、呕吐及影像学存在肠梗阻的证据，我们称之为术后早期肠梗阻。术后早期肠梗阻既可以由肠麻痹、腹内疝、肠扭转、吻合口狭窄、肠壁血肿等机械因素造成，也可以是手术操作范围广，创伤重或已有炎症，特别是曾进行手术的病例，腹腔内有广泛粘连，剥离后肠浆膜层有炎性渗出，肠襻相互粘连等因素造成，即术后早期炎性肠梗阻（early postoperative inflammatory small bowel obstruction，EPISBO）。由此可见，EPISBO 是术后早期肠梗阻的一种特殊表现形式。

（一）原因

目前认为，EPISBO 主要发病机制为手术操作及长时间肠管暴露破坏了腹膜和肠管的完整性，或存在腹腔污染造成炎性刺激，引起腹膜及肠管产生免疫反应，释放多种炎症介质。上述因素在术后一方面可引起肠道交感神经反射兴奋，迷走反射抑制，从而引起胃肠道运动功能障碍；另一方面引起肠壁充血水肿，导致肠管增厚，肠腔狭窄，纤维蛋白渗出，引起肠管广泛粘连，加重肠道梗阻。

（二）诊断

EPISBO 的诊断标准为：①近期有明确的腹部手术创伤史，梗阻症状多出现于术后 1~3 周；②术后多有一段肠功能恢复期，已有肛门排便、排气，但再次出现典型肠梗阻症状；③腹痛不明显，多以腹胀为主，多呈对称弥漫性，腹部压痛不明显，位置不固定，一般无肌紧张、反跳痛；④病情一般较平稳，不呈进行性加重；⑤腹部 X 线透视或平片可见多个液气平面，并有肠腔内积液的现象，但无孤立巨大的肠襻；⑥腹部 CT 扫描可见肠壁增厚、肠襻成团、腹腔渗出等。通过动态观察患者腹部症状、体征以及影像学变化，能够了解病变的进展情况。

（三）治疗

EPISBO 的特点是肠壁水肿、炎性渗出、肠襻间相互粘着致蠕动功能障碍，肠腔存在机械性不通畅，炎症、水肿消退后，肠襻间的相互粘连可分解，肠管的通畅得以恢复，该特点决定其治疗方法应是非手术治疗。

1. 胃肠减压，保持水、电解质与酸碱平衡。

2. 充足的能量供应和肠外营养支持，维持患者内稳态，纠正营养不良，减轻肠壁水肿，促进肠蠕动恢复。

3. 应用生长抑素，减少胃肠道液体分泌，减轻梗阻近段肠腔内液体的淤积和肠腔的扩张，有利于肠壁水肿的消退、循环的改善，也有利于肠壁炎症的消退，肠腔的再通。

4. 给予肾上腺皮质激素，能有效减轻腹腔炎症，减轻肠壁水肿。

5. 必要时予以广谱抗生素。

6. 在上述治疗基础上，增加中医药治疗，可取得良好效果。

7. 要有一定的耐心并取得患者和家属配合，不可贸然手术，以免进退两难造成严重后果。

8. 非手术治疗过程中应加强监测，注意全身状况和腹部体征变化，一旦出现肠绞窄的迹象，说明EPISBO诊断有误，应及早进行手术治疗。

绝大多数EPISBO患者经过及时、正确的综合保守治疗可获痊愈，治疗期间肠坏死发生率极少，预后良好。

五、急性肝功能不全和衰竭

（一）原因

正常肝脏的代偿能力与贮备能力是很强的，因而由于外科手术侵袭造成的肝功能损害一般较轻，多为一过性。但术前肝脏已经存在某些病理因素，如急、慢性肝炎、肝硬化、黄疸、急性重症胆管炎等，肝储备功能不足。手术中由于麻醉、输血、手术创伤、低血压、缺氧、大出血等的侵袭，或肝切除过量、术后感染、休克、电解质紊乱、多脏器功能障碍等，术后可发生严重的急性肝功能不全，甚至肝功能衰竭，必须高度警惕。

（二）诊断

患者表现为乏力、厌食、腹胀、恶心等消化道症状，腹水量增多，黄疸进行性加深，血清白蛋白明显降低，凝血功能降低，严重时可出现肝性脑病，少尿、氮质血症，由于肝内凝血因子合成减少，同时肝脏不能清除纤溶酶原激活物而引起纤维蛋白降解，可引起严重出血，如消化道或颅内出血等。

（三）预防

1. 对于需行外科大手术同时伴有肝硬化的患者，术前准确评估患者的肝脏储备功能极其重要。评估的方法主要有Child-Pugh分级、肝脏体积测定、吲哚菁绿（ICG）排泄试验和终末期肝病模型（MELD）评分系统等。其中Child-Pugh分级仍是国内行传统手术治疗时评估肝脏储备功能最常用的方法，肝功能A级者，对手术的耐受性好；肝功能B级者，手术风险较大；肝功能C级者，原则上不能施行外科大手术。由于Child-Pugh分级有时不能准确反映肝脏储备功能，必须结合肝脏体积测定。肝螺旋CT已成为国内外临床测量肝脏体积最常用的方法。肝脏缩小不明显，即使肝功能较差，但对手术的耐受性仍较好。相反，如肝脏体积明显缩小者，即使肝功能较好，说明肝功能也已经处于临界状态，经不住手术打击，手术风险极大。

2. 充分术前准备，改善肝功能和全身营养状况。高糖、高蛋白、充足的维生素饮食，有利于增加肝糖原的储备、提高血浆蛋白、减少糖异生和蛋白质消耗。若血浆蛋白低，血红蛋白不足100g/L者，可经静脉补充血浆、白蛋白以及氨基酸、足量的维生素B、C、K和新鲜血等。

3. 术中应尽可能简化手术操作，缩短手术时间，减少手术并发症。减少术中出血，尤其要避免大出血。要避免术中长时间的低血压、缺氧。要避免术中污染腹腔。行肝切除时每次肝门阻断时间不宜超过20分钟，轻中度肝硬化者应限制在10~15分钟之内。严重肝硬化者最好不阻断肝门。若手术复杂应采取间歇肝门阻断法，两次阻断间歇时间为5分钟。避免使用对肝脏有损害的麻醉剂和药物。术中多输新鲜血和血浆，避免输入过多库存血。

4. 对于合并肝硬化门静脉高压症的腹部手术患者，为预防术后食管胃底曲张静脉破裂出血，在施行其他手术时，可行脾动脉结扎（靠近起始部，以免发生脾梗死）以及胃小弯侧断流术。

5. 术后应继续注意纠正低血压和缺氧，加强营养支持，纠正水电解质紊乱，及时发现和处理术后并发症与感染。肝硬化严重、肝切除范围大时，术后可适量应用激素。术后检查肝功能异常者，加强保肝治疗，禁用对肝脏有损害的药物。

（四）治疗

1. 一般支持治疗。包括：①卧床休息，加强病情监护。②高碳水化合物、低脂、适量蛋白饮食；进食不足者，每日静脉补给足够的液体和维生素。③积极纠正低蛋白血症，补充白蛋白或新鲜血浆，并酌情补充凝血因子。④注意纠正水、电解质及酸碱平衡紊乱。⑤注意无菌操作，预防医院内感染发生。

2. 应用广谱抗生素预防和治疗感染。肝功能不全或衰竭患者容易合并感染，常见原因是机体免疫功能低下、肠道微生态失衡、肠黏膜屏障作用降低及侵袭性操作较多等。常见感染包括自发性腹膜炎、肺部感染和败血症等，常见的病原体有大肠埃希菌等革兰阴性杆菌、葡萄球菌、肺炎链球菌、厌氧菌、肠球菌等细菌以及假丝酵母菌等真菌。一般使用头孢类和甲硝唑等预防和控制感染，对于预防和治疗肝功能衰竭极为重要。

3. 积极保护肝功能，避免使用有损肝功能的药物。静脉输入以支链氨基酸为主的氨基酸混合液，有利于肝脏对氨基酸的代谢和纠正氨基酸代谢的不平衡状态。使用谷氨酸钾或钠、精氨酸等有助于谷氨酸通过血-脑脊液屏障，改善肝性脑病症状。

4. 防治出血。出血以消化道出血为最常见，应输入新鲜全血和血浆，并输入凝血酶原复合物、纤维蛋白原等补充凝血因子。还应使用制酸剂如H_2受体阻滞剂或质子泵抑制剂等。

5. 防治肝性脑病、肝肾综合征和脑水肿等并发症。

6. 近年来有报道应用血浆置换、肝细胞移植和人工肝方法治疗肝衰竭，为术后肝衰的治疗提供了新的途径和希望。但血浆置换、肝细胞移植和人工肝仅能作短期支持。

7. 急诊肝移植。除未控制的感染，以及为肝外恶性肿瘤施行手术外，如果肝功不能在短期内逐渐恢复，最终还需行肝移植。当前肝移植的手术技术、围手术期处理和免疫抑制剂的应用均有很大改进，从而使肝移植成功率大大提高，然而肝移植在我国推广和普遍应用还有许多问题有待解决。

第四节　常见泌尿系统并发症

一、尿潴留

（一）原因

1. 全身麻醉、腰麻及静脉麻醉后，排尿反射初级中枢受到抑制，暂时不能引起排尿反射。

2. 手术直接刺激或损伤排尿反射的传出神经和盆腔神经，排尿反射受损。

3. 会阴部手术致膀胱括约肌反射痉挛或尿道炎症水肿，尿液排出受阻。

4. 腹部手术切口疼痛，影响腹壁肌肉收缩运动，不能产生较高的腹内压协助排尿。

5. 术后患者卧床，不习惯卧床排尿而出现尿潴留。

6. 术前患者缺乏充分的思想准备，术后患者紧张、害羞等心理情绪，加重膀胱括约肌痉挛而致尿潴留。

7. 合并前列腺肥大的老年患者术后更容易发生尿潴留。

（二）诊断

凡术后6~8小时未排尿，耻骨上膀胱区叩诊有明显的浊音区者，应考虑有尿潴留存在。尿潴留患者感觉下腹胀痛难忍，逐渐加重。有时患者表现为术后尿频，反复少量尿液自尿道溢出，但不能减轻下腹疼痛。体格检查是耻骨联合上区常可见到半球形膨胀的膀胱，用手按压有明显尿意，叩诊为实音。超声检查可见膀胱内充满尿液。

（三）治疗

一旦术后发生急性尿潴留，可采用耻骨联合上区热敷、按摩下腹部、利用水流声刺激和诱导排尿反射、协助患者下床小便等方法处理，多能自行排尿。如果经上述方法，患者仍排不出尿，则需在严格无菌操作下进行导尿。由于此时膀胱逼尿肌过度弛张而不能立即恢复，需留置导尿管并持续开放引流数日，使膀胱逼尿肌张力得以恢复。

二、少尿或无尿

每天尿量小于400ml称为少尿，小于100ml称为无尿。少尿或无尿是施行心脏、肾移植、大血管、腹部大手术患者术后早期发生率较高的并发症，最常见原因是相对的血容量不足和肾血流量灌注不充分引起，即“肾前性”原因；除此之外，还有肾实质病变引起的急性肾功能衰竭和尿路梗阻等原因。

一旦出现少尿或无尿，首先需排除尿路梗阻，即“肾后性”因素。留置导尿，保持导尿管通畅，可排除膀胱以下尿路梗阻；膀胱以上梗阻一定是双侧性完全梗阻。如果在术前进行较细致的检查与准备一般多可发现，术后诊断亦不十分困难，超声检查可见输尿管扩张，肾盂、肾盏扩张甚至积水。对于肾前性和肾实质病变的鉴别诊断，可见表19-2。

表19-2　少尿和无尿原因鉴别

指标	肾前性	肾实质病变
尿渗透压（mOsm/L）	>500	<400
尿钠（mmol/L）	<20	>40
钠排泄分数	<1	>2
尿肌酐/血肌酐	>40	<20
肾衰竭指数	<1	>2

此外，当少尿或无尿原因不能确定时，如果中心静脉压低，高度怀疑肾前性因素时，可在30分钟内快速静脉滴注等渗盐水500ml后，如果尿量增多，则考虑肾前性因素引起；或者在根据中心静脉压补充血容量的基础上，20%甘露醇125~250ml快速静脉注入，注射后如果每小时尿量超过40ml，则提示肾前性少尿，也可用呋塞米利尿，如果无效，则提示肾实质病变。

对具有术后急性肾功能不全高危因素的手术患者，进行精心的围手术期处理是预防肾功能不全发生的重要因素。术前需正确评估肾功能，对于已经合并肾功能不全的患者，术前采用血液净化治疗，尽量改善肾功能。术中尽量减少大出血，维持生命平稳，维持肾实质氧供需平衡。对于有高危因素的手术患者，术中、术后尽量避免使用对肾脏有毒性的药物如氨基糖苷类药物。术后积极采取预防感染的措施，积极纠正水、电解质和酸碱平衡失调，及时正确地抗休克治疗，防止有效血容量不足，防治肾血管收缩，避免肾后性梗阻。

一旦发生术后少尿或无尿，根据不同的病因进行相应的处理，保持水、电解质和酸碱平衡。透析治疗(腹膜透析和血液透析）在治疗急性肾损伤和慢性肾衰竭中占重要地位,能有效地纠正水中毒、电解质紊乱、排除尿毒症有害物质。

三、尿路感染

手术后泌尿系的任何部位均可并发感染,但以急性膀胱炎最为常见,其次为急性尿道炎、急性肾盂肾炎和肾盂肾炎。

各种原因所致的尿潴留,多次导尿和长期留置导尿管等,均容易引起膀胱炎。膀胱的感染又可沿输尿管逆行向上,蔓延到肾盂。导尿本身的刺激或无菌操作不严或长期留置导尿管,也可引起尿道的感染。

急性尿道炎主要表现为尿道和尿道口的疼痛,特别是排尿时加重,尿道有脓性分泌物。急性膀胱炎发生后,则出现膀胱刺激征:尿频、尿急和尿痛,有时伴有排尿困难。一般全身症状较少,但有时有发热。尿检查有红细胞及白细胞。如出现畏寒、发热和肾区疼痛,则表示肾盂已有感染。

尿路感染经尿液常规检查即可诊断。但还应做尿液涂片革兰氏染色检查和细菌培养及药敏试验,以利于选择合适的抗菌药物。

为预防尿路感染的发生,需及时处理尿潴留。一旦发现尿潴留,除去器质性因素外,尽可能采用各种办法帮助患者排尿。必要时给予导尿,导尿时要严格遵守无菌技术及避免损伤尿道;如果长期留置导尿管,需定期更换尿管和经常冲洗膀胱,但应防止冲洗膀胱时带来新的感染或二重感染。

如已发生感染,可根据细菌敏感试验,选择使用有效抗生素。嘱患者多饮水,使尿量增加。服用碳酸氢钠碱化尿液以减轻膀胱刺激症状。颠茄类和山莨菪碱等解痉药物能解除膀胱痉挛,缓解尿频、尿急和尿痛。

第五节　切口并发症

一、切口感染

切口感染是外科手术后常见的并发症,一方面增加患者痛苦,延长住院时间;另一方面增加医疗费用,加重患者负担;更为严重者可并发脓毒血症,增加死亡率。因此,外科术后切口感染的预防至关重要。

(一)原因

切口感染主要取决于污染细菌的数量和毒力,以及宿主的防御功能。

1. 切口的外源性和内源性细菌感染　外源性细菌感染主要在手术过程中被污染。通常与患者住院时间的长短,手术过程如空气、器械、导管、敷料以及工作人员带菌,违规备皮方法、手术操作等等有关。

内源性感染主要取决于患者所携带细菌的数量、类型及毒力。切口的类型、手术方式和技巧以及在手术过程中是否注意到采取预防或减少切口污染的措施,是影响内源性细菌污染的主要因素。如腹腔内空腔脏器手术,如阑尾切除、胆囊切除、胃及肠切除等,切口感染的菌种多数同在该器官内的细菌,另一类感染重要来源是远离的感染灶和菌血症。

2. 机体的抵抗能力　分特异性免疫和非特异性免疫,后者对术后感染的发生起着关键作用,影响因素有局部因素和全身因素。多种局部或全身性因素阻断或影响免疫反应的任何一个阶段都会影响切口的感染率。灌注良好的组织有完整的抗感染力,组织创伤、坏死、血流灌注不良、低氧、异物及血肿等多种因素,都会破坏局部的免疫能力,使切口感染率增加。

许多病理状态和疾病如高龄、糖尿病、肥胖、营养不良、消耗性疾病、休克、升压药物的应用、败血症、心力衰竭、肾上腺皮质功能不足、长期激素治疗等都会削弱机体免疫能力,从而提高切口的感染率。

(二)诊断

外科术后24~48小时内可有切口疼痛,逐渐减轻。48小时后在静止情况下切口仍疼痛且体温持续不退或退后复高,往往为切口感染的征兆。临床诊断一般较简单,主要表现为:切口疼痛、切口渗出和少数患者发热。但由于老年人对疼痛反应迟钝,切口感染后白细胞的升高和体温的变化不能及时反映机体炎症的变化,切口表现的体征与切口感染不相符,容易延误诊断。往往等到切口渗出或溢脓后才被发现。这样就延误了切口感染的治疗时机。早期发现和及时正确局部处理是加速感染切口愈合的关键,也是尽早减轻患者痛苦、缩短患者住院时间或切口愈合期的关键。如果诊断不明,可拆除1~2针缝线,撑开切口,进行观察。切口内分泌物和脓液应常规做细菌培养和抗生素敏感试验。

(三)预防

1. 术前措施　手术前一天淋浴,手术当天皮肤准备。对糖尿病患者术前需控制好血糖水平,纠正水、电解质及酸碱平衡紊乱;对营养不良者给予支持治疗,纠正贫血和低蛋白血症,增强患者抵抗力;对手术部位的远处感染术前也需引起重视,并将其治愈。尽量缩短术前住院时间。合理预防性应用抗生素,术前距切开皮肤0. 5~1小时内或麻醉开始时静脉给药,如果手术时间超过3小时需追加给药。对于结直肠手术,术前需清洁肠道和口服肠道杀菌药。

2. 术中措施　严格掌握无菌技术,手术室空气的净化、洗手规则、减少参观人数、手术区皮肤消毒、切口保护、缩短手术时间、减少空腔脏器内容溢出等都是非常重要的。外科操作过程中，动作应轻柔，避免大块地结扎和残留死腔，彻底止血，减少创口渗血和血肿。严格掌握引流指征，引流管应从切口附近另行戳孔引出，避免从切口内引出。在手术结束时用含碘附的生理盐水冲洗切口，有助于减少可能污染的细菌密度，清除细小的血凝块，降低切口感染率。对估计术后切口感染可能性大者可做延迟缝合。

3. 术后措施　术后应及时纠正低血容量，防止组织灌注不足。改善全身营养状态，纠正贫血和低蛋白血症。术后切口要保持干燥，及时清除渗液和血痂。换药时加强医护人员的手卫生。

（四）治疗

如果切口出现感染现象，应采取各种措施，使用对致病菌最有效的抗生素和局部理疗，促进感染消散，防止形成脓肿。对于皮下脂肪液化，尽早拆除数针缝线敞开切口引流。已经形成脓肿者，更应及早敞开或切开引流，待创面清洁时，可考虑二期缝合，缩短愈合时间。如果感染严重且有全身表现时，应注意全身支持治疗，以增强机体的抵抗力。

二、切口裂开

由于局部解剖和病理生理的特点，切口裂开多发生在腹部手术后，胸部切口裂开罕见。

（一）原因

1. 全身性因素　①贫血、营养不良、低蛋白血症、高度腹胀、肥胖、糖尿病、长期应用糖皮质激素等患者组织修复能力下降、器官功能低下。②缺氧、休克、酸中毒、败血症、腹腔感染、腹内压升高均可明显影响胶原合成，降低组织抵抗力，影响切口愈合。③肝肾功能减退或障碍，影响蛋白及胶原的合成。④放、化疗可抑制细胞分裂，减弱切口局部成纤维细胞和上皮细胞的增殖，抑制蛋白质的合成。

2. 局部因素　①手术切口缝合不当，缝线缝合组织太少，缝线断裂；术中麻醉效果差，强行将筋膜拉拢易撕裂筋膜。②大块结扎造成组织坏死过多，污染的切口处理不当，术后切口感染。

3. 诱发因素　术后腹内压增高、腹壁张力增加，如呃逆、咳嗽、恶心呕吐、胃扩张、肠麻痹、腹水、尿潴留、便秘等。

（二）诊断

腹壁切口裂开多发生于术后1周左右。患者在一次突然腹部用力后，随之感觉切口疼痛，并有血性渗出，有时甚至能听到切口崩裂的响声。严重时，有内脏由裂开的切口脱出，常见为大网膜和小肠襻，可发生休克。检查时可见腹部切口有不同程度的裂开，裂开可分为两大类：①完全性裂开——指腹壁各层组织均已裂开，伴内脏和网膜脱出；如果皮肤缝线仅断数针，内脏可不外露，但可经裂口看到内脏并有大量淡红色渗出液。②部分性裂开——皮肤缝合完好，皮下各层裂开，所以无内脏外露，内脏和网膜突出腹腔到达皮下部，此时皮肤外观尚可，但皮下松软，有肿物隆起，皮肤线结处可见淡血性渗出液。

（三）预防

1. 术前　①重视患者的营养，改善营养，纠正低蛋白血症。②纠正贫血，提高血细胞压积，恢复血容量。③纠正水、电解质和酸碱失衡。④切口有污染可能或腹腔已有感染者，应及早给予有效的广谱抗生素。⑤尽可能纠正肝、肾功能异常，降低血胆红素水平。⑥预防术后切口感染，认真做好术前准备。⑦积极纠正、治疗使腹压增加的疾病（如慢性咳嗽等），预防肺部并发症。

2. 术中　①合理选择切口，保持切口良好血供。②术中严格遵循外科基本原则，尽可能采用电灼止血，以减少结扎组织和线结。彻底止血。③认真、确切缝合组织，皮下组织有明显污染时，可考虑做延期缝合。④对有切口裂开倾向的患者应作减张缝合。⑤缝合皮下时应闭合死腔，合理应用引流物。

3. 术后　①加强腹带包扎，以减少作用于切口的外力。②术后咳嗽会增加腹内压，应事先以轻柔而持久动作按压腹部切口两侧腹壁，以减轻咳嗽时切口所受的张力。③对术后腹部张力增加的诱因（如呃逆、咳嗽、恶心、呕吐、胃扩张、肠麻痹、尿潴留等）应及时做有效处理。④重视术后恢复期的营养维持，纠正贫血和低蛋白血症。⑤重视术后伤口检查，如有感染，及早处理。⑥熟悉愈合正常的切口，及时发现、严密观察和处理潜在的部分裂开，如延长切口拆线时间。

（四）治疗

按照不同的切口裂开类型，作出相应的处理。

1. 急性完全性裂开　应让患者安静，绝对卧床。当肠管突出腹外时，立即在尽可能无菌条件下，用无菌敷料或无菌碗将肠襻加以覆盖、保护，裹上腹带，急送手术室。麻醉以全身麻醉为宜，一般采用全层减张缝合，

2. 急性部分性裂开　如果腹胀不严重，也无肠梗阻，可以行非手术治疗。如用凡士林纱布填塞后用绷带包扎，收紧、闭合伤口。对于切口仅肌层或腹膜裂开者用绷带包扎固定，防止皮肤崩裂，并延期拆线。若后期形成切口疝，再择期处理。

3. 继发于切口感染的切口裂开　此时肠襻或网膜已于伤口发生粘连，如无肠梗阻表现，可不必手术，但需注意保护裸露的肠襻，防止发生肠瘘。待感染控

制后，切口往往通过肉芽组织生长而愈合。

第六节　术后体温调节异常

正常人体体温在很小的范围内波动，维持机体各种生理功能。体温下降 2℃或升高 3℃将会引起人体强烈应激反应，甚至威胁生命，需要尽早干预。

一、术后低体温

引起术后低体温的原因很多，主要有：①麻醉药物对体温调节的抑制作用；②手术室温度过低而未注意给患者覆盖保温；③术中大量输入冷藏血或液体。成人每输注 1L 环境温度下液体或 1U（200ml）冷藏血可降温 0.25℃；④术中大量未加温液体冲洗体腔；⑤手术中切口暴露时间过长，水分蒸发；⑥术后患者暴露在低温环境中、保暖不全或快速输入冷血冷液。

由于存在畏寒和寒战，低体温使患者感觉不舒服。持续低体温还会对心血管系统、凝血系统、伤口愈合带来不利影响，加重感染。体温过低引起血管收缩，导致周围组织器官灌注降低，组织缺血，心律失常的发生率增加。低体温也能损害血小板功能，凝血功能降低，导致出血增加。低体温损害机体免疫功能尤其是中性粒细胞的氧化杀伤作用降低，使机体抗感染能力降低，从而导致术后局部和全身感染的发生率的增加。低体温降低机体代谢，氧供减少，导致酸中毒。此外，低体温还可对肝肾等脏器功能造成损害，严重的常可致死。

在围手术期间，轻度低体温是经常发生的。许多患者术后畏寒、寒战，说明患者已经存在低体温。预防低体温需要中心体温监测，尤其是施行体腔手术和长时间手术，或对儿童和老年人施行手术，可通过监测肺动脉血、鼓膜、食管和咽部、直肠或膀胱等部位体温变化来了解中心体温变化。当患者麻醉后和皮肤消毒准备期间，由于体液蒸发，会发生低体温，此时需升高室温以及加温输入的液体来防止体温降低。当消毒铺巾结束后，室温可以适当降低到手术医师感觉舒适的范围内，但仍需保持环境温暖。术中要加强患者覆盖，如加盖保暖毯，避免不必要的暴露。术中对静脉输入的液体或血液需加温，恒温湿化供氧。冲洗体腔时，要用加温的液体冲洗，禁忌环境温度下的液体直接冲洗。

术毕转送患者途中，应为患者保暖，特别是在冬季，根据气温适当添加盖被，在搬患者至床上时，提前做好准备，减少暴露，提前预热被褥，调高室内温度，必要时应用热水袋，外加护套，要注意防止烫伤。术后静脉输入液体和血液最好用恒温箱加热，维持在35~37℃。有研究表明，将液体加温至 37℃时，就可预防低体温的发生。加温后的血液应尽快输入。另外，机体对呼吸道气体的加温、湿化使 10% 左右的代谢产热量通过呼吸道散失，因此术后吸入的氧气也应加温加湿。最后，还需加强心脏监护和防治酸碱平衡失调。

二、术后发热

发热是术后最常见的症状，约 72% 的患者体温超过 37℃，41% 高于 38℃。术后发热一般不一定表示伴发感染，非感染性发热通常比感染性发热来得早。

大、中型手术后，多有数日小于 38℃的发热或略高于 38℃的发热，仅持续 3~5 天，多是缺乏水分和代谢改变的结果。非感染性发热的主要原因有：手术时间长（超过 2 小时），广泛组织损伤，术中输血，药物过敏，麻醉剂（氟烷或安氟醚）引起的肝损伤等。

术后超过 5 天的发热常是感染引起，需引起重视。感染性发热的危险因素包括患者高龄、体弱、营养状况差、糖尿病、使用免疫抑制药物或原已存在的感染病灶。手术因素有止血不彻底、残留死腔、坏死组织等。感染性发热除切口和其他深部组织（如腹腔）感染外，其他常见发热病因包括肺不张、肺炎、尿路感染、血栓性静脉炎、导管相关性感染等。患者的临床表现通常可提示哪些组织器官发生感染：咳嗽和咳痰提示肺炎；尿频、尿急提示尿路感染；切口疼痛伴红肿提示切口感染；术后水样泻伴恶臭可能是难辨梭菌性肠炎；小腿腓肠肌处疼痛提示深静脉血栓形成；腰肋部疼痛提示肾盂肾炎，认真仔细的体格检查往往能发现感染部位。

怀疑术后感染性发热，首先需完成血常规、尿常规和尿液细菌培养、胸部 X 线检查和血培养检查，仔细检查切口排除切口感染。长时间深静脉置管患者需怀疑静脉导管感染，需留置深静脉导管血和外周血同时留取血培养或拔除导管并做细菌培养。腹部手术后持续发热患者，排除外来感染因素，需行腹部超声和腹部 CT 检查以排除是否存在腹腔内感染。

术后发热的处理需要仔细询问病情和详细的检查，根据不同病因相应处理。术后初期发热如体温不超过 38℃，可不予处理。高于 38.5℃，患者感到不适时，可予以退热药，对症处理，严密观察。怀疑肺部感染，先经验性使用广谱抗生素，然后根据痰培养药物敏感结果更改。尿路感染除使用广谱抗生素外，还应尽可能早拔除导尿管，下尿路感染可做膀胱冲洗。切口感染及早敞开伤口引流。腹腔感染应在超声或 CT 引导下穿刺引流，若引流效果不佳，应手术切开引流，引流液常规送细菌培养和药物敏感试验，根据药敏结果改用有效抗生素。不易控制的顽固性高热，又难以找到感染源,应排除深部真菌感染及真菌性全身感染。发热时机体消耗和水分丢失增加,应增加能量和蛋白质摄入,保持水、电解质和酸碱平衡。

(吴志勇)

参考文献

1. 朱蕾.围手术期常见肺部并发症及处理.中国实用外科杂志,2009,29(12):1064-1066.
2. 周荣斌.非心脏手术围术期心血管并发症的临床评价和危险因素干预.心血管病学进展,2002,23(3):151-154.
3. 张培华.重视急性下肢深静脉血栓与肺梗死的防治.中国实用外科杂志,2003,23(4):193-195.
4. 李幼生,黎介寿.再论术后早期炎性肠梗阻.中国实用外科杂志,2006,26(1):38-39.
5. 武正炎.普通外科手术并发症预防与处理.北京:人民军医出版社,2002:48-51.
6. 于凯江,杜斌.重症医学.北京:人民卫生出版社,2015:109-114.

第 二 篇

神经外科手术

2

第二十章

颅脑脊髓解剖概要

第一节　颅外软组织与颅骨

一、颅外软组织

1. 层次　颅顶盖的软组织，由浅入深可分为皮肤、皮下组织、帽状腱膜及其相连的额肌、枕肌、颞浅筋膜和腱膜下蜂窝组织(图20-1)。浅面三层紧密相连，可统称为头皮。皮下组织内含有丰富的血管与神经。由于血管被纤维组织包绕固定，故头皮裂伤时血管壁不易回缩，是出血剧烈原因之一。

腱膜下蜂窝组织层为一潜在腔隙，内含少量疏松结缔组织，头皮撕脱伤即发生在此层，出血或感染也在腱膜下腔扩散。颅骨骨膜在颅缝处附着紧密，其他处则与颅骨附着疏松，手术时易从颅骨剥离。颅骨骨膜可作为硬脑膜缺损的修补材料。

2. 血液供应和神经支配(图20-2)　头皮动脉来自颈外动脉和颈内动脉的分支。每侧各有五条，由前向后分别为额动脉、眶上动脉、颞浅动脉、耳后动脉及枕动脉，两侧血管在颅顶相互吻合沟通。头皮静脉与同名动脉伴行，通过颅骨导静脉与颅内静脉窦沟通。颅内压增高时，头皮静脉呈代偿性增粗及怒张，头皮感染如处理不当，则可沿导静脉向颅内扩散。

头皮神经来自三叉神经及第2、3颈神经。由前向后每侧有额神经、眶上神经、耳颞神经、耳大神经、枕大、小神经等。局部麻醉时，在眶上切迹、耳根前方、乳突根部及枕外隆凸外侧约3cm处阻滞相应神经，可收到较好的止痛效果。

二、颅骨

1. 颅骨穹隆部(图20-3)　系扁平骨，分外板、板障及内板三层，由额骨、顶骨、颞骨、蝶骨及枕骨等组成，各骨间由骨缝相连。当发生凹陷性骨折时，内板损伤程度远较外板严重，除造成骨折的力学因素外，尚与内板较薄有关。板障层系骨松质，内含板障血管，骨折后有时出血较剧，且为硬脑膜外血肿来源之一。颅骨穹隆部以颞骨鳞部最薄，但有丰厚的颞肌附着，故常选择此处行颞肌下减压术。

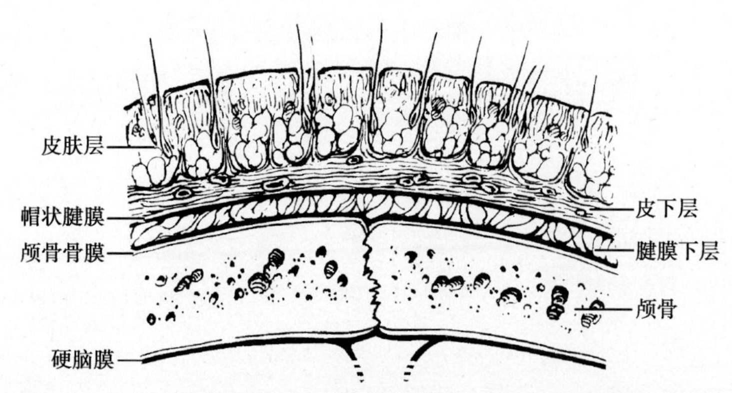

图20-1　颅顶盖软组织层次

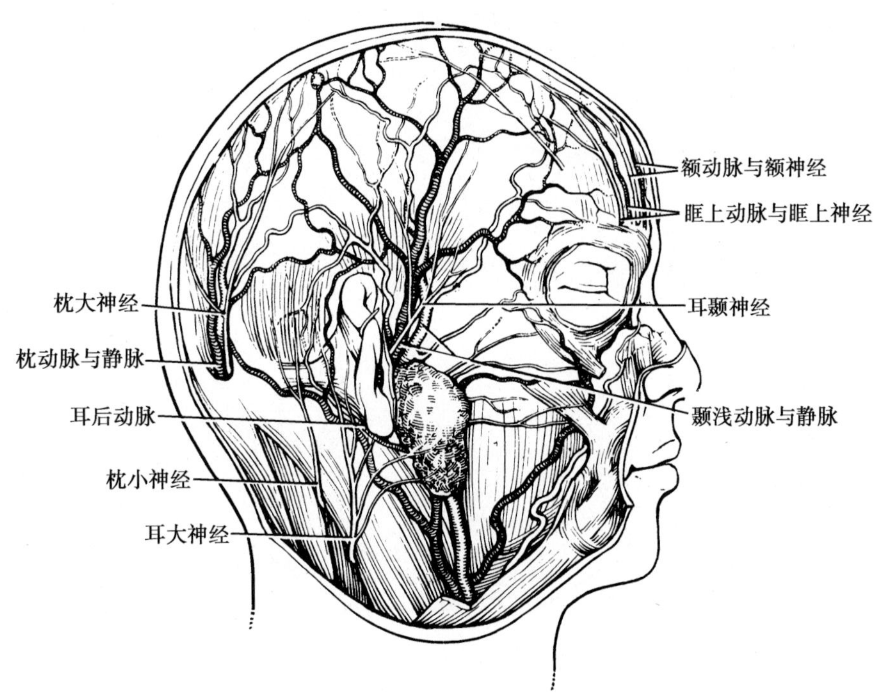

图 20-2　颅顶盖的血管和神经

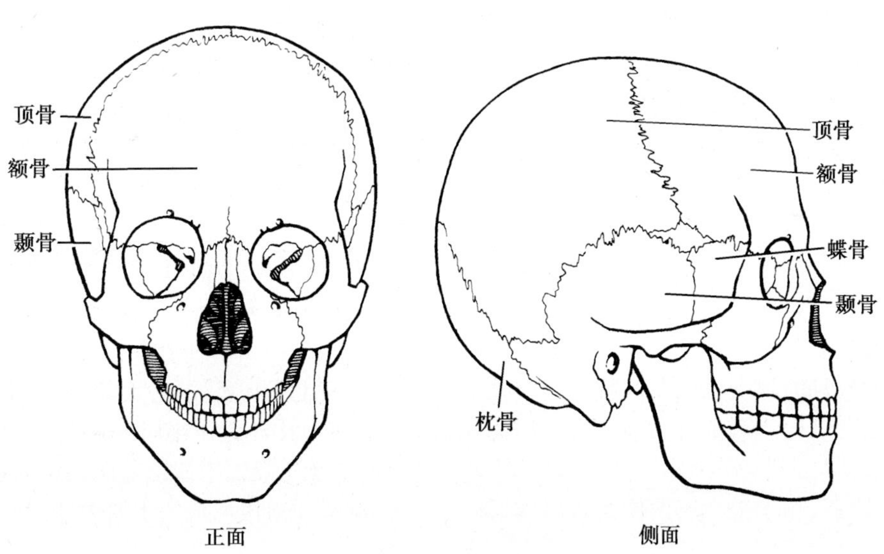

图 20-3　颅骨穹隆部

2. 颅底（图 20-4）　分颅前窝、颅中窝与颅后窝三部分。颅底凹凸不平，厚薄不一，且有许多自然孔道，为神经及血管出入颅腔的通路。此外颅底紧邻副鼻窦，颅底部硬脑膜与颅底粘连紧密。由于上述解剖特点，颅脑外伤时颅底部的脑组织容易发生挫伤，颅底骨折时也常发生脑脊液漏和脑神经损伤。

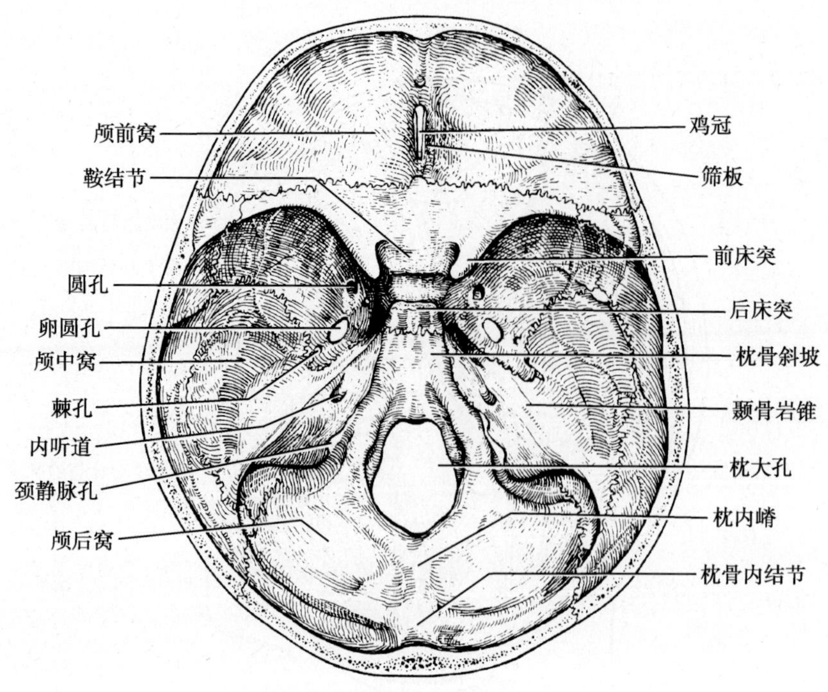

图 20-4　颅底（内面）

第二节　脑膜与颅内静脉窦

一、脑膜

分软脑膜、蛛网膜及硬脑膜三层（图 20-5）。

1. 软脑膜　紧贴于脑的表面，并伸入脑沟。软脑膜下有丰富的血管网，手术时应先用电凝烧灼后方可切开。

2. 蛛网膜　无血管的透明膜，覆盖于软脑膜表面，但不伸入脑沟内。蛛网膜与软脑膜间的腔隙，称蛛网膜下腔，内充满脑脊液。在枕大孔附近、脑桥腹侧、中脑周围、大脑脚间、视交叉区及大脑外侧裂处，蛛网膜下腔明显扩大，分别形成枕大池、桥池、环池、脚间池、视交叉池及大脑外侧裂池等。颅顶部的蛛网膜有许多乳头状突起，由上矢状窦两侧突入窦内，称蛛网膜粒。脑脊液即通过蛛网膜粒渗入静脉窦内。

3. 硬脑膜　为一层厚而坚韧的纤维膜，是脑组织抵御外来感染的屏障。硬脑膜与蛛网膜间亦有一潜在腔隙，称硬脑膜下腔。硬脑膜下血肿或积液即位于此腔内。硬脑膜在颅内形成许多皱襞，将颅腔分为若干部分，如大脑镰将大脑分为左右两半球，小脑幕将颅腔分为幕上幕下两部分。另外尚有鞍膈。硬脑膜缺损时，较小者，可将外层分离后翻转修补缺损。

二、颅内静脉窦

颅内静脉窦由硬膜包绕而成，其内壁为一层内皮细胞，窦壁内无平滑肌组织，伤后出血异常猛烈。主要静脉窦有上矢状窦、下矢状窦、横窦（侧窦）、乙状窦、直窦、海绵窦及岩窦等（图 20-6）。上矢状窦位于大脑镰上缘，沿颅穹隆部中线由前向后逐渐扩大，注入窦汇，是大脑皮质血液回流的主要途径。上矢状窦中后 1/3

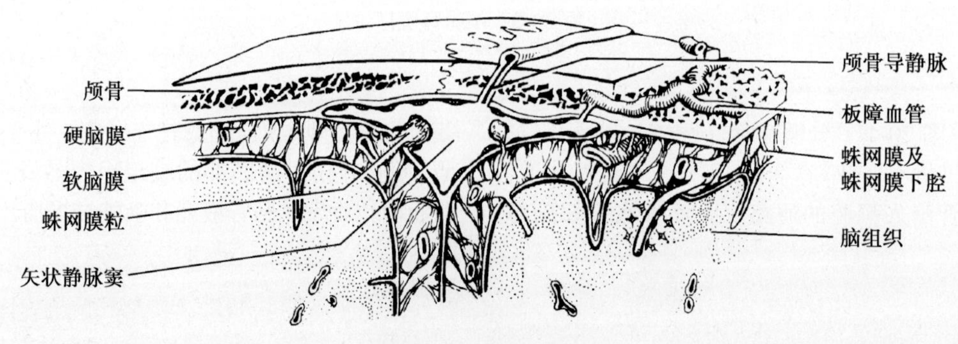

图 20-5　脑膜的构造

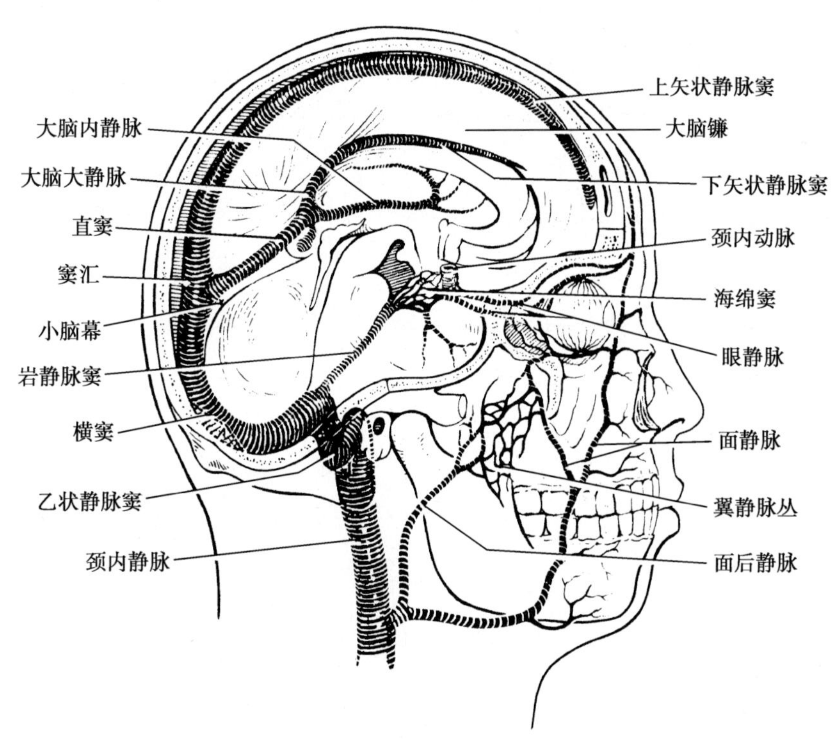

图 20-6　颅内静脉窦(侧面观)

结扎后,则可出现多肢瘫或迅速死亡。上矢状窦后部较宽,且常偏向右侧,做枕角脑室穿刺时,钻孔应在中线外 3cm,以免损伤。横窦位于小脑幕后缘,左右各一,自乳突根部以下形成乙状窦。枕骨骨折并损伤横窦时,是后颅窝硬脑膜外血肿的常见出血源。

第三节　脑神经

脑可分为大脑、间脑、脑干、小脑等四部分。

1. 大脑　由大脑纵裂分成左右两半球,每侧大脑半球又有大脑外侧裂、中央沟、距状裂等。将每个半球再分为额叶、顶叶、颞叶及枕叶(图 20-7)。它们均大致位于相应的颅骨内面。岛叶则埋于大脑外侧裂的深面。

大脑中央沟前后,与其相平行的脑回,分别称为中央前、后回。中央前回是运动区,中央后回是一般感觉区,这两个区域损伤后,将出现对侧肢体不同程度的运动和感觉障碍。惯用右手(右利)的人,左侧额叶下回后部、颞上回后部、顶叶角回,分别为运动性语言中枢、听觉性语言中枢及视觉性语言中枢。损伤后,则分别产生运动性失语、听觉性失语及失读症。枕叶内面距状裂两侧,是视觉的高级中枢,损伤后出现同向性偏盲。上述部位可统称为大脑的主要功能区,手术时应尽量避免损伤。

大脑半球皮质的灰质和基底神经节,均由神经细胞构成。大脑半球深部的白质,由神经纤维构成。神经纤维发自同侧半球者,称联合纤维;大脑皮质与皮质下各种结构之间的纤维,称投射纤维;两半球之间的纤维,称连合纤维。投射纤维有传出纤维(运动纤维)及传入纤维(感觉纤维)两类,在丘脑、尾状核、豆状核之间形成内囊,内囊部位病变,可发生对侧运动、感觉障碍及同向偏盲,即所谓的三偏综合征。

2. 间脑　位于两侧大脑半球和脑干之间,主要由丘脑及下丘脑组成。左右丘脑之间为第三脑室(图 20-8)。丘脑是感觉传导路的主要转送站。下丘脑的功能比较复杂,是自主神经的较高级中枢,管理内脏活动、水和电解质代谢以及体温调节等。此处损伤将出现昏迷、尿崩、高热及消化道出血等;晚期有肥胖障碍。

3. 脑干　包括中脑、脑桥及延髓三个部分(图 20-9)。中脑上连间脑,下接脑桥,内有中脑导水管(或称大脑导水管)通过,背侧为四叠体,腹侧为大脑脚。大脑脚内通过皮质脑干束和皮质脊髓束纤维,大脑脚间的脚间凹内发出动眼神经。颅内占位病变引起小脑幕切迹疝时,因同侧大脑脚内运动纤维受压,同侧动眼神经牵张,而出现对侧偏瘫及同侧瞳孔散大,光反射消失、眼球外展等。脑桥位于中脑和延髓之间,脑桥背侧构成菱形窝的上半部。延髓位于脑干最下部,呈圆锥形。延髓背侧构成菱形窝的下半部。菱形窝下部有呼吸中枢,损伤时可立即发生呼吸停止。

2

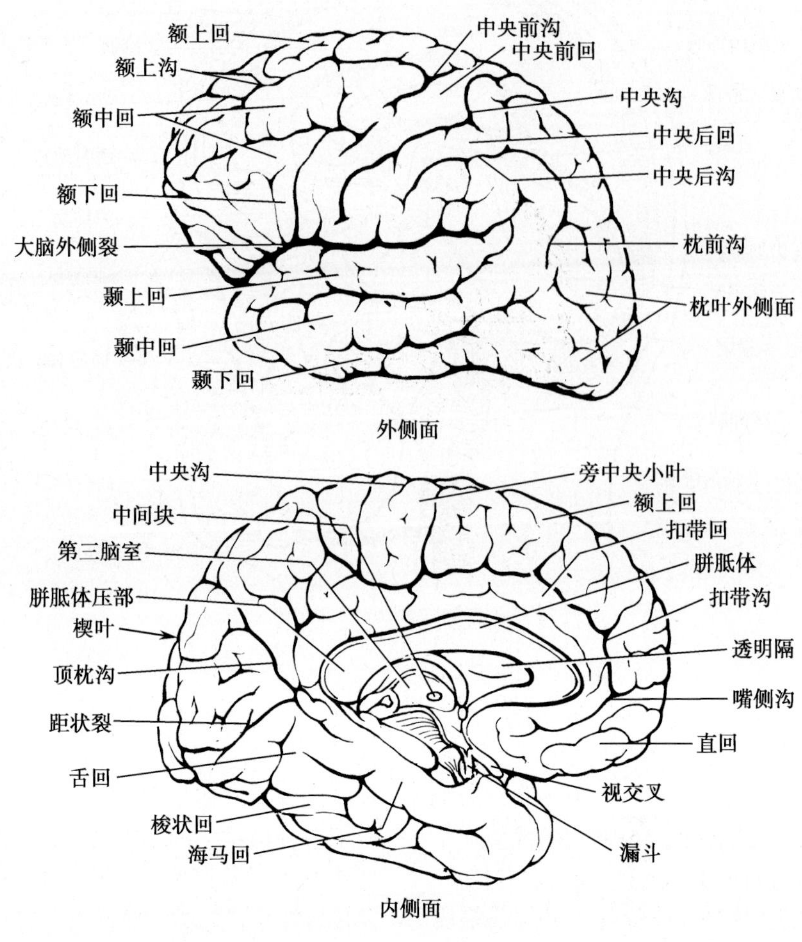

图 20-7 大脑半球(左)

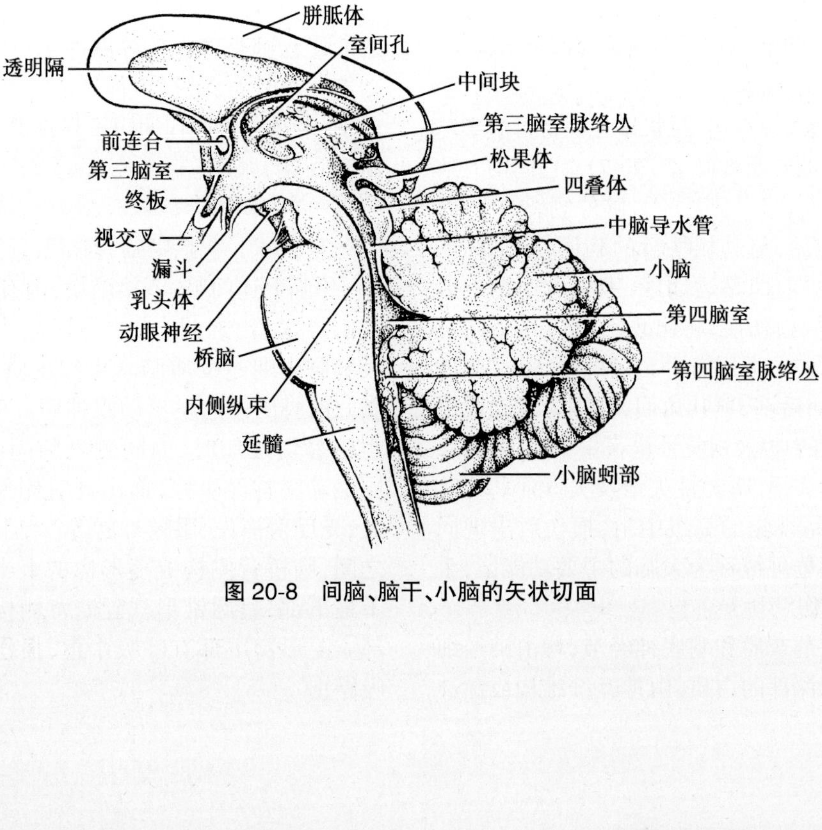

图 20-8 间脑、脑干、小脑的矢状切面

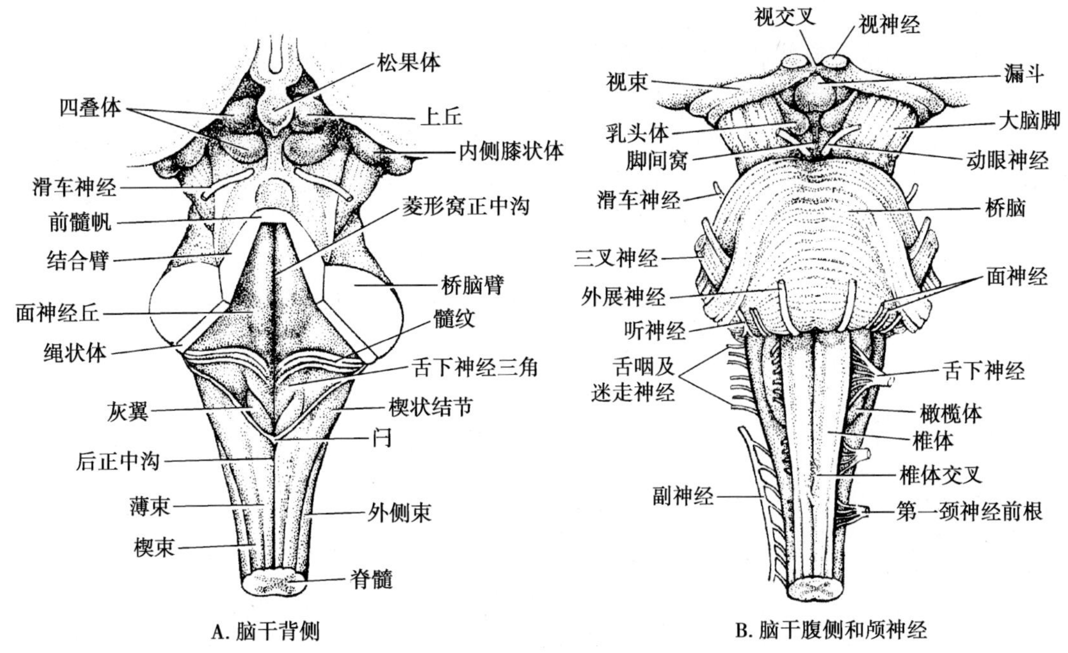

图 20-9　脑干

4. 小脑　位于脑桥、延髓的背侧，由左、右两小脑半球和小脑蚓部构成。通过后外侧沟、小脑上脚和小脑中脚，小脑和延髓、中脑及脑桥相连接。

5. 脑神经　共十二对。嗅神经与视神经直接传入大脑，副神经发自上颈髓前角，其余九对脑神经发自中脑、脑桥及延髓内的同名神经核。十二对脑神经依次为：嗅神经、视神经、动眼神经、滑车神经、三叉神经、外展神经、面神经、听神经、舌咽神经、迷走神经、副神经、舌下神经。

第四节　脑室与脑脊液循环

一、脑室

有四个，即左右侧脑室(第一、二脑室)、第三脑室、第四脑室(图 20-10)。侧脑室位于左右大脑半球内，其体部位于顶叶，向前伸入额叶称额角，向后伸入枕叶称枕角，伸向颞叶部分称颞角。侧脑室体、颞角、枕角

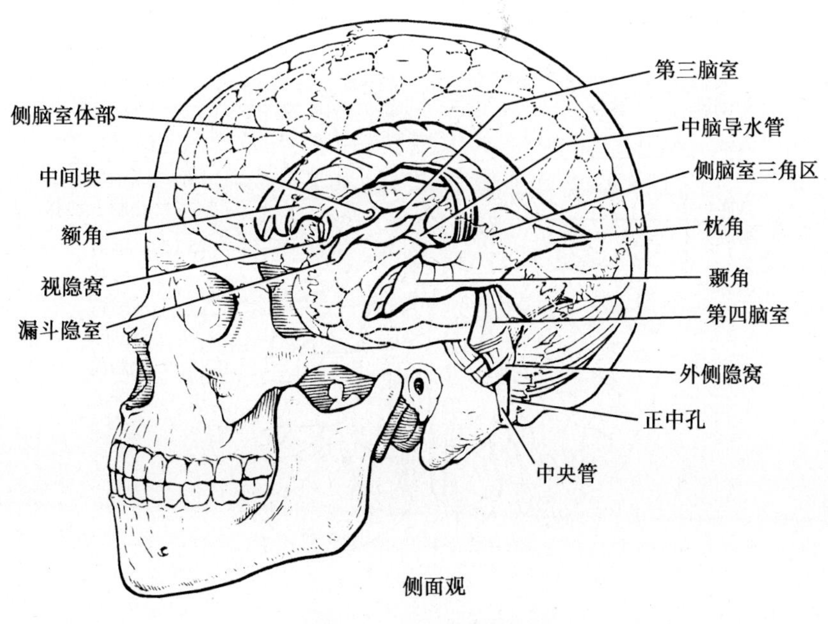

图 20-10　脑室系统构造

交汇处，称侧脑室三角部，此处有丰富的脉络丛组织，是产生脑脊液的主要部位。侧脑室借室间孔与第三脑室沟通。第三脑室位于间脑之间、为一狭窄腔隙，其前界有终板、视交叉隐窝、漏斗隐窝、灰结节及乳头体等，其后部有松果体隐窝及松果体等。第三脑室借中脑导水管与第四脑室相通。第四脑室由小脑腹面，脑桥及延髓背面的菱形窝所构成，并通过正中孔、侧孔与蛛网膜下腔相沟通。

二、脑脊液

为无色透明液体，由各脑室的脉络丛产生，但以侧脑室为主，成人每天分泌量约500ml。脑脊液经侧脑室→室间孔→第三脑室→中脑导水管→第四脑室，再由第四脑室的正中孔及侧孔流入蛛网膜下腔，最后通过环池到达幕上，通过蛛网膜粒渗入上矢状窦内，形成一个循环。生理状态下，脑脊液的产生与吸收保持动态平衡。正常成人颅内脑脊液容量约100ml。上述脑室系统或蛛网膜下腔发生阻塞时，将发生梗阻性或交通性脑积水。

第五节 脑的血管

一、脑动脉

由左右颈内动脉和左右椎动脉构成（图20-11）。椎动脉在颅腔内汇合成基底动脉。颈内动脉通过前、后交通支和基底动脉的大脑后动脉相互吻合，构成脑底动脉环（Willis动脉环）。颈内动脉经破裂孔进入颅腔后，走行于海绵窦内，在海绵窦前端穿过硬脑膜后，分出以下主要分支：①眼动脉；②后交通动脉；③脉络膜前动脉；④大脑中动脉；⑤大脑前动脉等。大脑中动脉走行在大脑外侧裂内，供应大脑半球外侧面的前2/3；大脑前动脉走行在大脑半球内侧面，借前交通支与对侧大脑前动脉吻合，供应大脑内侧面的前1/3。椎动脉由锁骨下动脉发出，在颈椎横突孔上行，入枕大孔后汇合成基底动脉，走行于脑桥腹侧。它发出小脑后下动脉、小脑前下动脉、脑桥支、内听动脉、小脑上动脉及大脑后动脉等分支，供应脑干、小脑、部分间脑及大脑半球后1/3。

二、脑静脉

分浅静脉及深静脉两组。浅静脉位于大脑表面，有上引流静脉和下引流静脉，回流到上矢状窦、横窦、乙状窦、海绵窦、岩窦等（图20-12）。深静脉通过大脑内静脉、基底静脉、汇入大脑大静脉及直窦。大脑大静脉及直窦均为单一血管，手术时损伤后可引起严重后果。

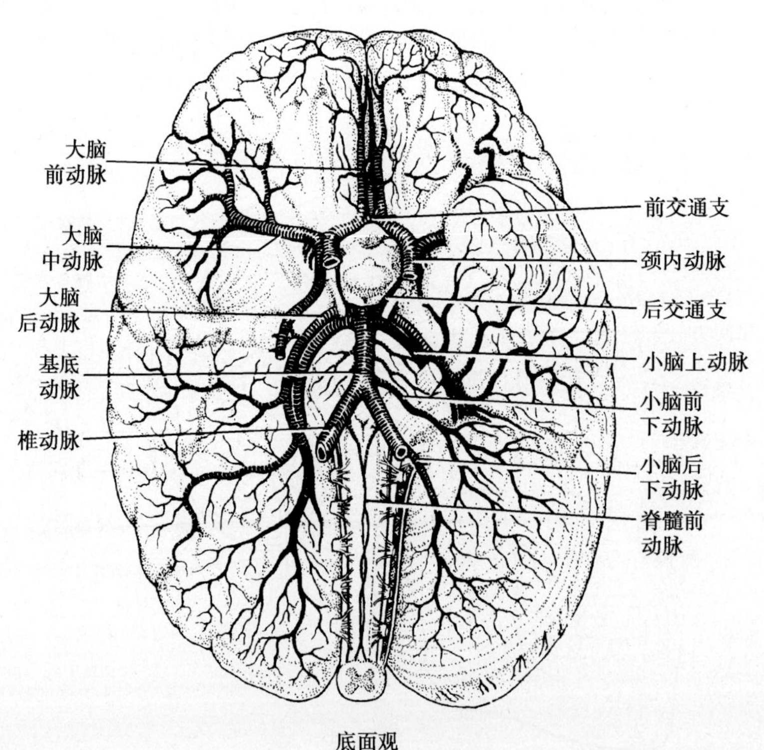

图20-11 脑的动脉供应

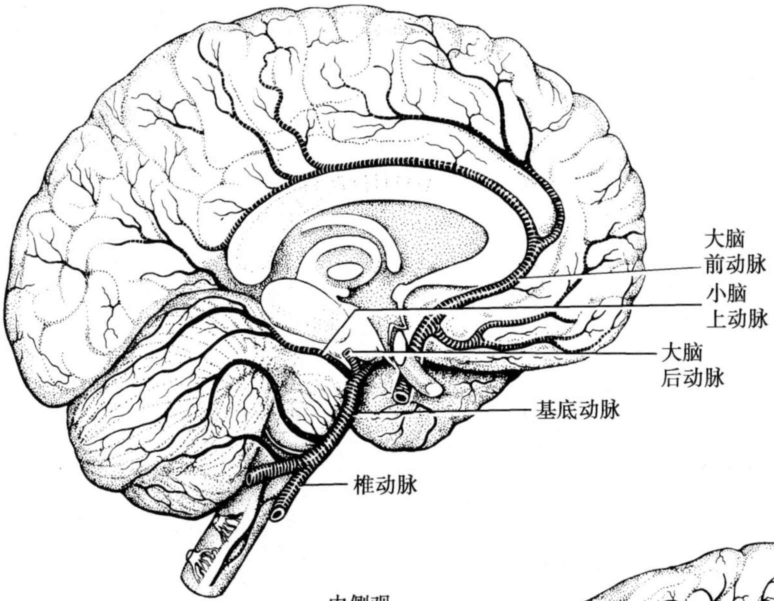

大脑
前动脉
小脑
上动脉
大脑
后动脉
基底动脉
椎动脉

内侧观

大脑中动脉
基底动脉
椎动脉

外侧观

图 20-11（续）

大脑上静脉
上矢状窦
侧裂静脉
横窦

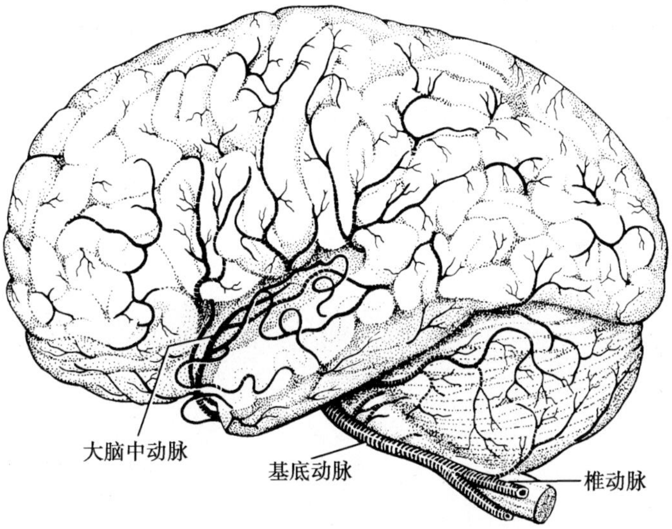

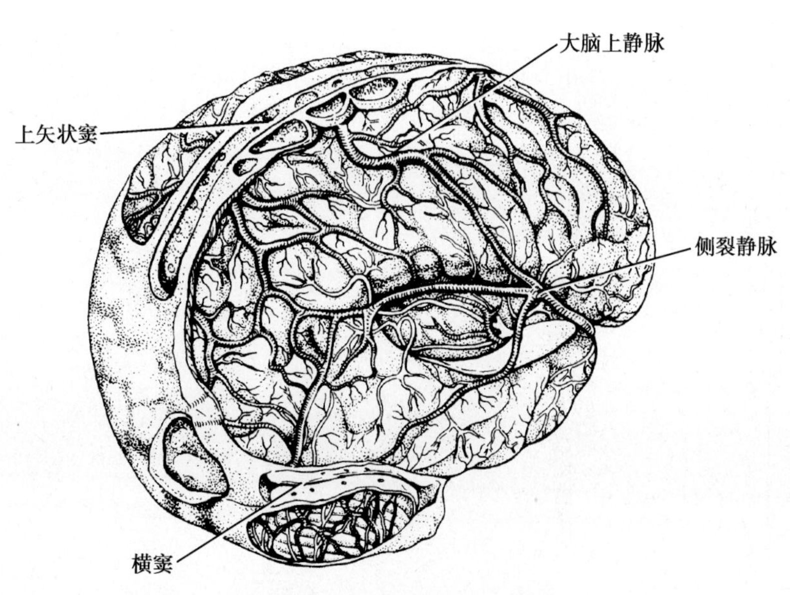

图 20-12　大脑浅静脉和静脉窦

2

第六节　脊髓与脊膜

1. 脊膜由内向外分三层

(1) 软脊膜紧贴脊髓表面，为无色透明膜。在脊髓外侧前后脊神经根之间，软脊膜折叠形成齿状韧带。软脊膜随神经根穿出椎间孔后，形成神经内膜。齿状韧带内缘附着于脊髓外侧，外缘形成齿状突起和游离缘两部分，前者穿过蛛网膜下腔，附着于硬脊膜内面。

(2) 蛛网膜为一半透明膜，位于软脊膜和硬脊膜之间。与脑蛛网膜下腔一样，脊髓蛛网膜下腔内，也有许多蛛网膜小梁，其表面为一层扁平间皮细胞覆盖。蛛网膜下腔充满脑脊液，有许多脊神经根及血管通过。在第1腰椎平面以下，蛛网膜下腔宽大，称腰池，内有马尾神经。

(3) 硬脊膜上端在枕大孔水平与颅后窝硬脑膜相连；下端形成盲囊，终止于第2骶骨水平。在椎间孔处，硬脊膜与骨膜紧贴在一起，出椎间孔后，即形成神经外膜。硬脊膜与椎管间为硬脊膜外腔，内有疏松结缔组织及静脉丛。椎管内占位病变常导致硬脊膜外脂肪及结缔组织萎缩，静脉怒张充血，手术时出血较多，但易于用双极电凝止血或海绵压迫止血。

2. 脊髓　呈圆柱形，前后稍扁，位于椎管内。脊髓上端在第1颈神经根平面与延髓相连，下端（称脊髓圆锥）终止于第2腰椎。脊髓前后两侧各发出一排神经根丝，分别组成前根和后根。前根是运动神经根，从相应的脊髓前角细胞发出；后根是感觉神经根，由脊神经节内感觉细胞发出。前后根在椎间孔处合并为脊神经，共31对。按照神经根发出的位置，可把脊髓分为31个节段，计颈髓8段，胸髓12段、腰髓及骶髓各5段、尾髓1段（图20-13）。

在胚胎发育期，脊髓与椎骨长度的比例，不断发生变化，3个月前的胚胎，脊髓与椎管的长度相等，但由于椎管的生长速度比脊髓快，脊髓下端平面逐渐上升。新生儿的脊髓下端平第3腰椎平面，到成人时，平第2腰椎（图20-14）。随着脊髓与椎管长度比例的改变，椎间孔与相应脊髓节段的距离，亦由上向下逐渐增加。自胸段开始神经根向下行，自第2腰髓以下神经根从脊髓发出后，需在椎管内走行一段距离才能

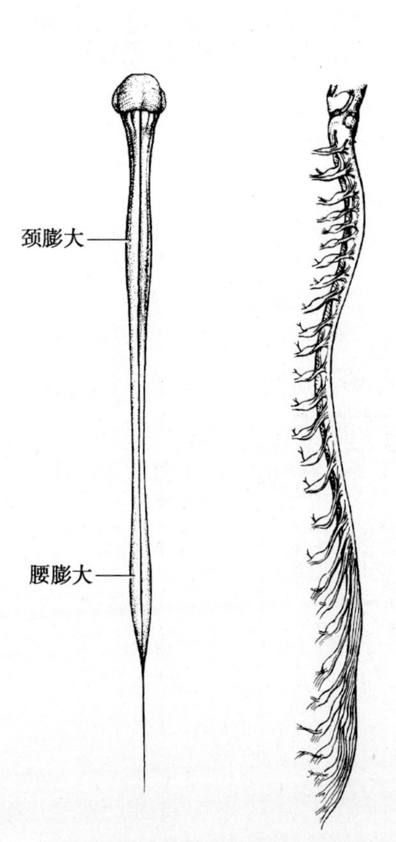

图20-13　脊髓外形

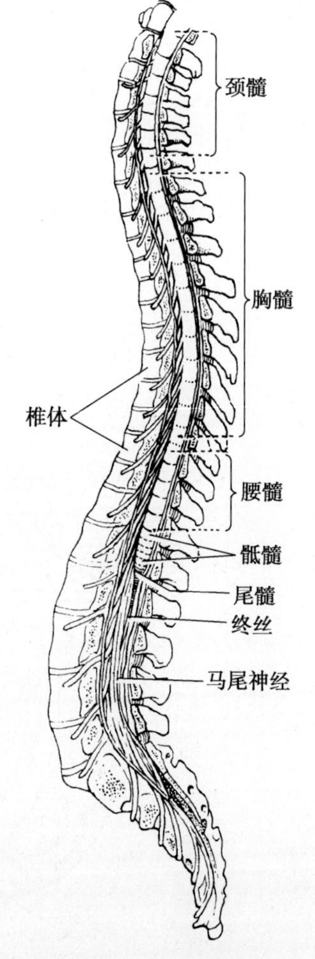

图20-14　脊髓和椎管

到达相应的椎间孔。脊髓末端称脊髓圆锥，自圆锥以下脊髓变为丝状，称终丝，终止于脊膜囊的下端。围绕终丝的神经根称马尾神经。脊髓的动脉供应来自脊髓前、后动脉和神经根动脉。脊髓前动脉走行于脊髓前正中裂内。其最上部由双侧椎动脉分出，在C2，3平面合为一支；在继续下行中，与来自不同节段的根髓动脉上升支吻合，一直延伸到脊髓圆锥。脊髓后动脉上部起源于左、右椎动脉，左右各一，走行于脊髓左右后外侧沟内；与不同节段根髓动脉发出的脊髓后动脉上升和下降支吻合。在肋间动脉和根动脉中，其中以C6、T9、L2神经根动脉较粗大。上述动脉在脊髓表面相互吻合，供应脊髓血液。脊髓静脉与动脉的分布相似，但脊髓前后静脉各为一对，汇入延髓静脉。神经根静脉经椎间孔出椎管。

第七节　颅脑与脊髓的表面标志

一、颅脑表面标志

颅内某些重要结构，可按其表面投影部位，在颅外加以标志，有助于手术时辨认重要功能区。中央沟、外侧裂及脑膜中动脉的表面投影，可在头部划出六条线（图20-15）加以标志：①下横线：由眶下缘至外耳孔上缘的连线；②上横线：自眶上缘向后划一水平线，此线与下横线平行；③矢状线：由鼻根至枕外隆凸之连线，此线亦即上矢状窦的表面标志；④前垂直线：经颧弓中点作一垂直线，与上、下横线呈直角；⑤中垂直线；通过颞下颌关节，与前垂直线相平行；⑥后垂直线：经乳突根部后缘作一垂直线，与中垂直线相平行。

中央沟相当于前垂直线和上横线的交点与后垂直线和矢状线交点的连线。大脑外侧裂相当于中央沟线与上横线之间夹角的平分线。脑膜中动脉主干相当于下横线与下横线之间的一段垂直线。横窦线相当于枕外隆凸至乳突根部的连线。

二、脊髓表面标志

屈颈时，颈胸交界处第一个向后突出最明显的棘突，为第7颈椎棘突，相当于第8颈髓节段水平。两臂自然下垂时，两肩胛下角连线，通过第六胸椎棘突，相当于第8胸髓节段水平。两髂嵴最高点连线，通过第4腰椎棘突，相当于马尾部。

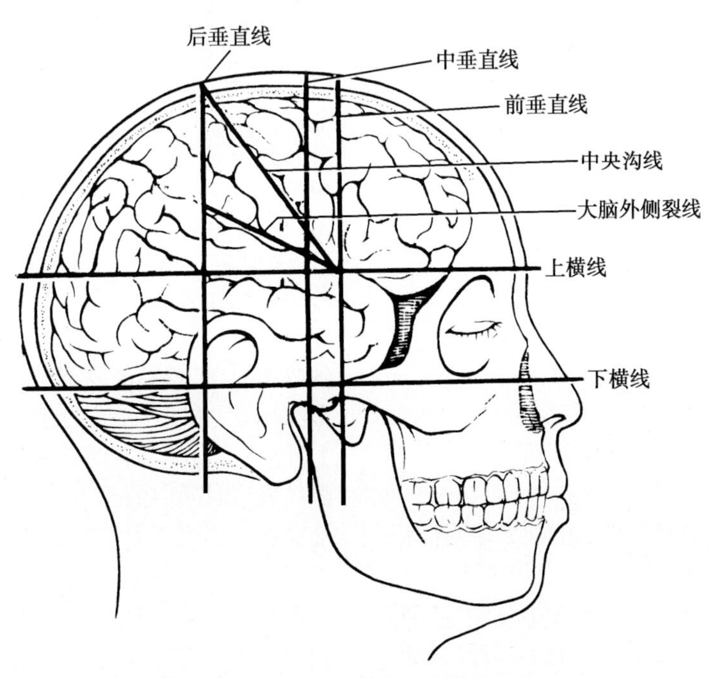

图20-15　中央沟和大脑外侧裂的表面投影

（王宪荣）

参考文献

1. Rhoton AL. RHOTON颅脑解剖与手术入路 . 刘庆良，译 . 北京：中国科学技术出版社，2010.
2. Greenberg MS. 神经外科手册 . 赵继宗，译 . 8版 . 南京：江苏凤凰科学技术出版社，2017.

2

第二十一章

神经外科手术技术

第一节 腰椎穿刺术

腰椎穿刺术(lumbar puncture)是神经科临床常用的检查方法之一,对神经系统疾病的诊断和治疗有重要价值、简便易行,亦比较安全;但如适应证掌握不当,轻者可加重原有病情,重者甚至危及病员安全。

【手术指征】

1. 测定椎管内压力,判断颅内压是否正常。

2. 采集脑脊液标本,进行常规、生化及其他特殊化验,以判断颅内病变性质。

3. 向椎管内注入造影剂进行椎管造影,或注入核素检查脑脊液循环。

4. 引流血性或炎性脑脊液。

5. 向椎管内注入抗生素或抗癌药物,以达到治疗目的。

【禁忌证】

1. 休克、垂危或已具有脑疝的患者。

2. 临床诊断颅内占位病变,有明显视乳头水肿者,如十分必要应慎行之。

3. 穿刺部位皮肤有感染者。

4. 有脑脊液漏者。

【操作步骤】

1. 穿刺方法 患者取侧卧位、屈髋,背部尽量后拱,使椎间隙充分显露(图 21-1)。不合作的患者,由助手协助维持体位。穿刺点一般选在第 3 腰椎间隙(相当于两髂嵴最高点连线),亦可取上下邻近的椎间隙。皮肤消毒范围不应过小,铺盖无菌孔巾,并加以固定防止滑脱。用 2% 利多卡因行皮内、皮下及棘突间浸润麻醉后,术者以左手拇指与示指固定穿刺处皮肤,右手持穿刺针(成人用 20 号,儿童用 22 号),针尖略指向头端,沿中线用力缓慢刺入,成人进针深度约为 4~6cm,儿童则为 2~4cm。针尖穿透黄韧带及硬脊膜时,有阻力突然消失感。进入蛛网膜下腔时,拔出针芯应有脑脊液流出。针尖遇到骨质阻挡时。说明进针方向不对,应将针退到皮下再次按上述方法穿刺。穿刺成功后,患者颈部及下肢可略伸直,全身肌肉放松,平静呼吸。拔出针芯接上测压管或测压表。待脑脊液上升至一定高度,有明显搏动,而又不再继续上升时,即代表当时颅内的压力。凡怀疑颅内占位性病变,腰椎穿刺又证明压力增高者。不能放出太多脑脊液,仅留取少量作必要的生化检查。操作完毕,拔出穿刺针,让患者平卧 4~6 小时。

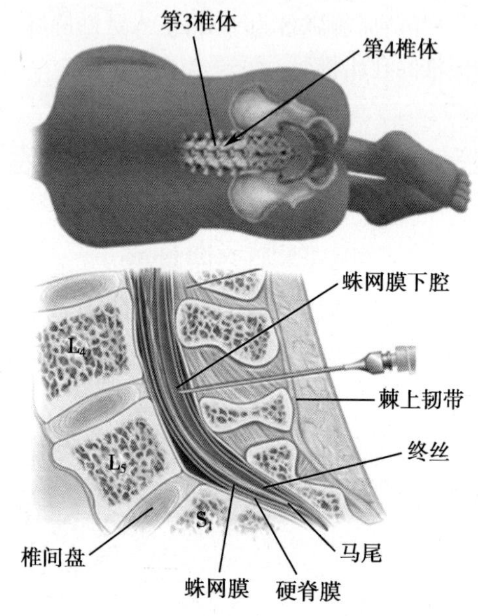

图 21-1 腰椎穿刺示意图

2. 脑脊液动力学检查方法 脑脊液动力学检查用于判断椎管蛛网膜下腔有无阻塞及阻塞程度,颅内压增高者禁用。

(1) 压迫颈静脉试验(Queckenstedt test):腰椎穿刺成功后,嘱患者将颈部伸直,再进行试验。试验有手压法及气囊压迫法两种。

1) 手压法:接好测压表,先测定初压后,用手同时压迫双侧颈静脉 5~10 秒,然后迅速解除压迫,观察加压与减压后，脑脊液压力上升与下降速度。当分别压迫左右颈内静脉（Toby-Ayar test）时，可用于测定横窦和颈静脉有无阻塞。如压迫一侧颈静脉出现正常压力反应，而另外一侧脑脊液压力无改变，即阳性，提示本侧横窦或颈静脉有阻塞。

2）气囊压迫法：系用血压计气囊袋裹于颈部，迅速充气至 20mmHg（2.66kPa），每 5 秒观察脑脊液压力一次，待压力升高至最高点后，迅速将气放出，同样每 5 秒观察脑脊液压力一次，直至下降至初压水平或不再下降为止。按上述方法将气囊袋加压至 40mmHg（5.23kPa）及 60mmHg（8kPa）各测定一次。将各次读数记录制图分析（图 21-2）。蛛网膜下腔无阻塞者，当气囊加压后 15 秒，椎管内压力即可达最高水平。蛛网膜下腔部分阻塞者，加压及减压后，椎管内压力上升及下降均缓慢。蛛网膜下腔完全阻塞者，气囊加压后脑脊液压力不上升。

（2）压腹试验（Stookey test）：腰穿成功后，首先测定初压并记录之，然后用拳压迫上腹部。椎管通畅者，加压后椎管内压力可上升至初压的两倍左右，减压后脑脊液压力迅速降至初压水平。如加压后椎管内压力不上升，说明下胸段以下蛛网膜下腔阻塞。颈段或胸段蛛网膜下腔阻塞时，此试验变化可不明显。

【并发症及其预防】

1. 低颅压综合征　多因穿刺针过粗，穿刺技术不

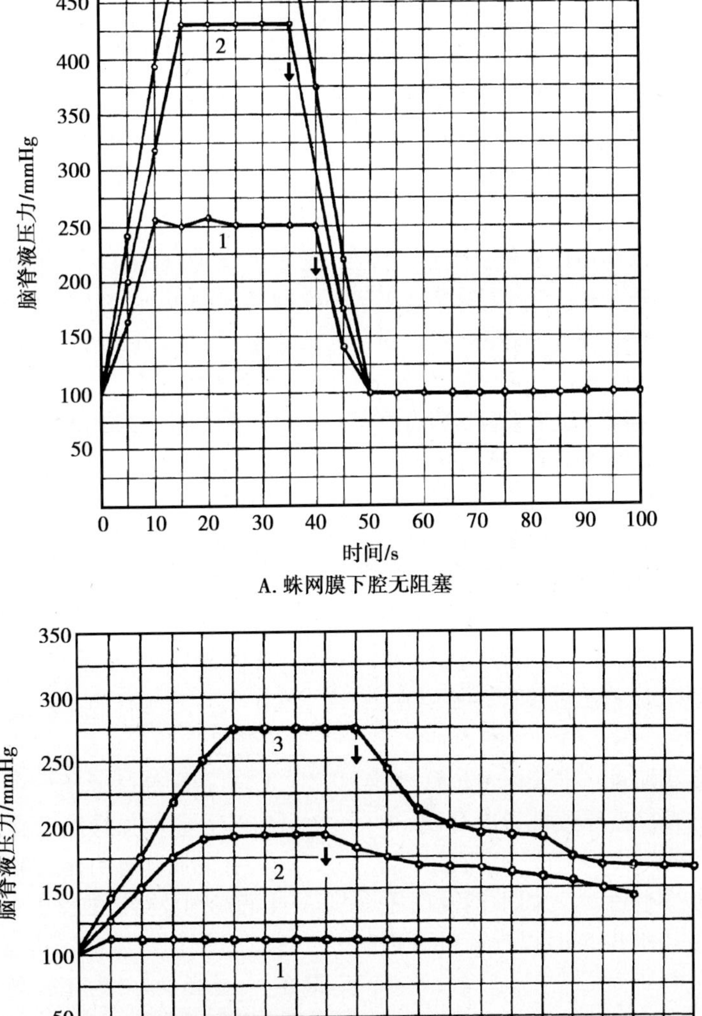

图 21-2　颈静脉压迫试验

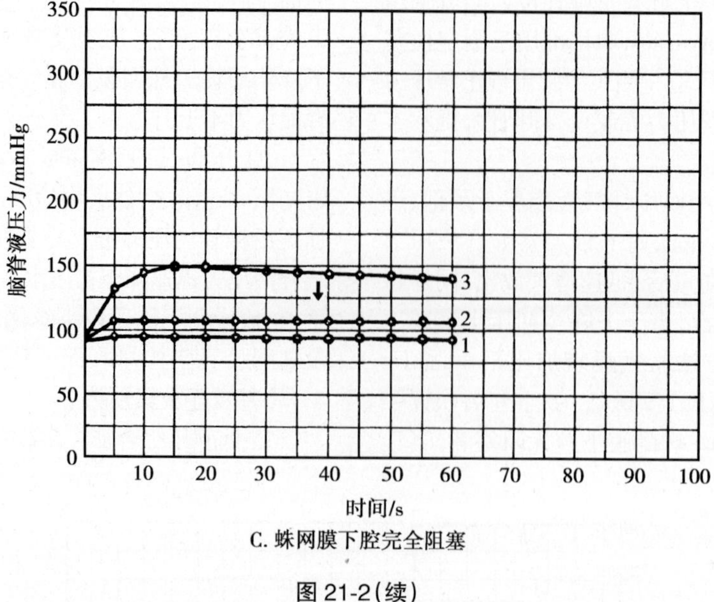

C. 蛛网膜下腔完全阻塞

图 21-2（续）

熟练或术后起床过早，使脑脊液自脊膜穿刺孔不断外流所致患者于坐起后头痛明显加剧，严重者伴有恶心呕吐或眩晕、昏厥、平卧或头低位时头痛等即可减轻或缓解。少数可出现意识障碍、精神症状、脑膜刺激征等，约持续一至数日。因此，术中应使用细针穿刺，术后去枕平卧 4~6 小时，多饮水。如已发生，除继续平卧和多饮开水外，还可酌情增加静脉补液，也可再次腰穿在椎管内注入生理盐水 20~30ml。

2. 脑疝形成　颅内压增高者，尤其是颅后窝占位病变，腰椎穿刺后可因椎管内压力下降，导致或加重枕大孔疝，甚至引起死亡。故应严加注意和预防，必要时，可在术前先快速静脉输入 20% 甘露醇液 250ml 等脱水剂后，以细针穿刺，缓慢滴出数滴脑脊液进行化验检查后即停止放液。对腰椎穿刺压力明显增高者，穿刺后应严密观察病情，抬高床脚 100°~150°，平卧 6~8 小时，并加用脱水药，抓紧时机进行其他检查，明确诊断后及早处理。

3. 脊髓、脊神经根症状加重　椎管内占位病变，因腰穿放液后由于压力的改变，导致椎管内脊髓、神经根、脑脊液和病变之间的压力平衡改变，腰椎穿刺后可使神经症状加重，应尽快手术。如不能及时手术，可向椎管内注入等渗盐水 3~5ml，以提高椎管内压力。

第二节　脑血管造影术

脑血管造影术包括颈动脉造影、椎动脉造影及全脑血管造影，是颅脑疾病，特别是脑血管疾病常用的检查方法之一，不但能清楚地显示颈内动脉、椎基底动脉、颅内大血管及大脑半球的血管，还可测定动脉的血流量，已被应用于脑血管病检查，特别是对于动脉瘤、动静脉畸形等定性定位诊断。另外，对于缺血性脑血管病，也有较高的诊断价值，可清楚地显示动脉管腔狭窄、闭塞、侧支循环建立情况等。对于脑出血、蛛网膜下腔出血，可进一步查明导致出血的病因，如动脉瘤、动静脉畸形、动静脉瘘等。

【手术指征】

1. 蛛网膜下腔出血怀疑有颅内血管性疾病患者，如动脉粥样硬化、栓塞、狭窄、闭塞性疾病、动脉病、动静脉畸形、动静脉瘘等。

2. 经 CT 或 MRI 已证明的颅内占位病变，需要进一步了解其血供情况者。

3. 需要了解脑底动脉环发育及交通情况和侧支循环代偿者。

4. 头皮和颅骨的血管性病变者。

【禁忌证】

1. 对造影剂过敏者。

2. 有严重心血管疾患及肾功能损害者。

3. 穿刺局部有明显感染者。

【造影剂及器材准备】

1. 造影剂　以前国内常用 60% 泛影葡胺，此药毒性小，显影良好，为比较理想的造影剂。其用量每公斤体重不宜超过 1ml。近年倡导使用非离子造影剂，毒性更低，极少过敏，甚至可以不做过敏试验。如碘海醇、碘普罗胺、碘帕醇及碘曲仑等，用量可到每公斤体重 2ml。

2. 器材准备　经股动脉穿刺插管造影，需准备心导管及导引丝（成人用 F6 或 F8，儿童用 F6）两套，尖刀片1个，治疗巾及中单各4块，1∶25单位肝素生理盐水300ml。

【麻醉】

成人一般采用局部浸润麻醉，儿童及不合作患者采用强化麻醉或静脉麻醉。

【术前准备】

1. 做好患者思想工作，讲清造影过程中发生的各种不适，要求患者积极配合，在穿刺过程中保持一定的体位不动，不做吞咽动作等。

2. 进行碘过敏试验取1ml造影剂缓慢静脉注射，密切观察15~20分钟。如出现荨麻疹、恶心、呕吐出汗甚至虚脱或休克者之一者即为碘过敏阳性，反之为阴性。

3. 术前肌内注射鲁米钠0.1g，阿托品0.5mg。全麻者术前需禁食，并缓慢静脉点滴10%葡萄糖液500ml防止低血糖和维持输液通道备用。

【操作步骤】

患者仰卧于DSA床上，大腿稍外展、外旋，会阴部常规消毒铺单。一侧股动脉穿刺（一般多选用右侧），穿刺点位于腹股沟韧带下方1~1.5cm股动脉搏动明显处。2%利多卡因局部阻滞麻醉，先用尖刀片在穿刺点处戳一0.5cm小口，术者左手示指按压在近侧股动脉上，右手持穿刺针，呈45度角穿向股动脉近侧，当穿刺针刺入股动脉时即有动脉血喷出（穿入静脉时仅见静脉血滴出），此时顺势插入引导导丝，保留引导导丝于股动脉，拔除穿刺针，再经引导导丝插入动脉鞘后拔出引导导丝。将动脉鞘侧管与加压输液管连接，缓慢输入生理盐水以防止动脉鞘内血栓形成。经动脉鞘插入造影管至主动脉弓，利用造影导管的角度，选择各条脑血管在主动脉弓上的开口插入造影管，依次进行全脑血管造影。通常颈内动脉造影造影剂速度及剂量为6ml/s，总量8ml。椎动脉为5ml/s，总量7ml。通过DSA数字减影机拍摄动脉期到静脉期的影像。术毕拔出导管及动脉鞘，股部穿刺处压迫10~15分钟。术后穿刺处用沙袋压迫3~6小时，卧床休息8~12小时，注意穿刺侧足背动脉搏动情况。

【并发症及其防治】

1. 局部血肿　多因穿刺次数过多，或拔针后压迫不妥所致。血肿较小者无须特殊处理，血肿巨大引起下肢缺血者，必要时清除血肿。

2. 过敏反应　轻者皮肤出现荨麻疹，重者出现过敏性休克，或中枢神经系统毒性反应。脑血管造影前必须做碘过敏试验，两次造影相距1周以上时，应重新做过敏试验。有时过敏试验为阴性，仍可能出现过敏反应，故仍需做好急救措施。轻度过敏反应，肌内注射苯海拉明20~40mg，多可缓解，严重反应要立即中止造影，肌内注射0.1%肾上腺素1ml，输液及肌注或静滴氢化可的松、地塞米松等。

3. 癫痫发作　多见于癫痫患者，术前应常规肌内注射鲁米钠0.2g，或地西泮10mg，必要时在全身麻醉下造影。

4. 偏瘫　暂时者常为血管痉挛所致，持久性者多为脑血管栓塞或血栓形成。将空气误注入动脉内或造影剂过浓或量过多，是血管痉挛及血管栓塞的重要原因。手术中必须仔细操作，严防空气经注射器或导管中注入。

第三节　脑室穿刺和引流术

侧脑室穿刺有经钻孔额角、枕角穿刺，经眶顶额角穿刺，经前额锥颅额角穿刺多种途径（图21-3）。

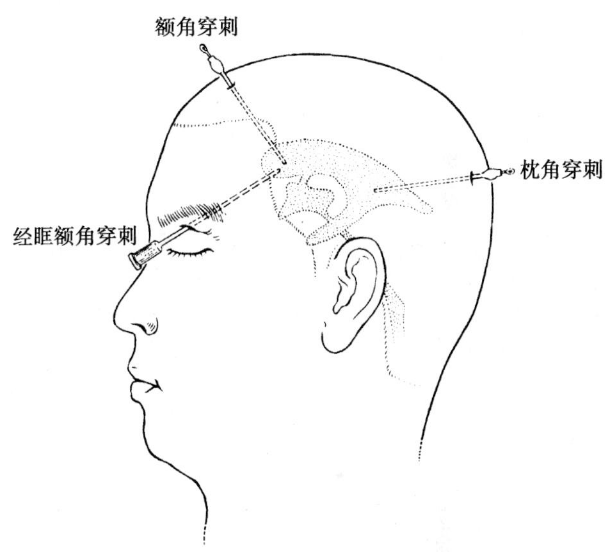

图21-3　侧脑室穿刺

【手术指征】

1. 室内出血或感染，引流血性或炎性脑脊液（CSF）改善症状，同时向脑室内注入药物，溶化血块或消除感染。

2. 术中脑压缓解差，引流CSF以利于病变区暴露。

3. 梗阻性脑积水并发小脑扁桃体疝，急诊穿刺引流CSF改善病情，为进一步检查争取时间。

4. 向脑室内注入亚甲蓝或酚红，用以鉴别交通性或梗阻性脑积水。

【操作步骤】

1. 颅骨钻孔侧脑室穿刺术

(1) 额角穿刺术：患者仰卧，用甲紫标出头颅矢状线，切口线位于冠状缝前、矢状线外3cm。消毒铺巾后，局部浸润麻醉，沿切口线一次切至开直达骨膜，剥离器推开骨膜，乳突牵开器牵开伤口。颅骨钻孔，十字形切开硬脑膜，电凝脑皮质，用脑穿刺针平行矢状线，指向双侧外耳孔连线刺入，脑室扩大者，刺入4~5cm即可达脑室壁。穿过脑室壁有落空感，拔出针芯即有清亮CSF流出，测定压力后，留取CSF进行化验。如欲进行脑室外引流，记下脑皮质至脑室深度，换置内径2~3mm脑室引流管，管的脑室端应加作侧孔。妥善止血后，分层缝合切口，引流管牢牢固定在伤口上(图21-4)。

(2) 枕角穿刺术：取侧卧或俯卧位，通常选右侧枕角，切口位于矢状线外3~5cm，枕外隆凸上5~7cm，钻颅方法同额角穿刺。硬脑膜切开后，穿刺针指向额骨外角，一般进针对5~6cm即达脑室。

2. 经眶顶或前额侧脑室穿刺术

(1) 经眶顶侧脑室穿刺术：该方操作简便迅速，可在床旁进行，故常用于急救。患者取仰卧位，一般选做右侧，剃除眉毛，用酒精消毒眼周，以骨锥或骨髓针穿刺眶顶中部，用18号针，经骨孔指向中线与水平面成45°刺入。扩大的脑室很易刺中，进入脑室后将穿刺针妥善固定，接上引流管，欲持续引流时接上引流瓶。

(2) 经前额锥颅额角穿刺术：穿刺点位于鼻根上方5~6cm，中线旁3cm，先用尖刀片横行切开头皮约3mm，直达骨膜，用钢锥穿透颅骨。用18号穿刺针由骨孔进入，针尖指向中线枕外隆凸上3cm，脑室扩大者，进针5cm左右即达脑室(图21-5)。

3. 脑室持续引流术　用于脑室引流时，以额角穿刺为宜，因容易固定，便于管理。伤口要妥善保护，引流瓶高度保持适当，仰卧位时，出液管上端一般在外耳水平面上30~35cm。患者搬动或坐起时，应夹闭引流管，以防CSF引流过多，造成意外(图21-5)。

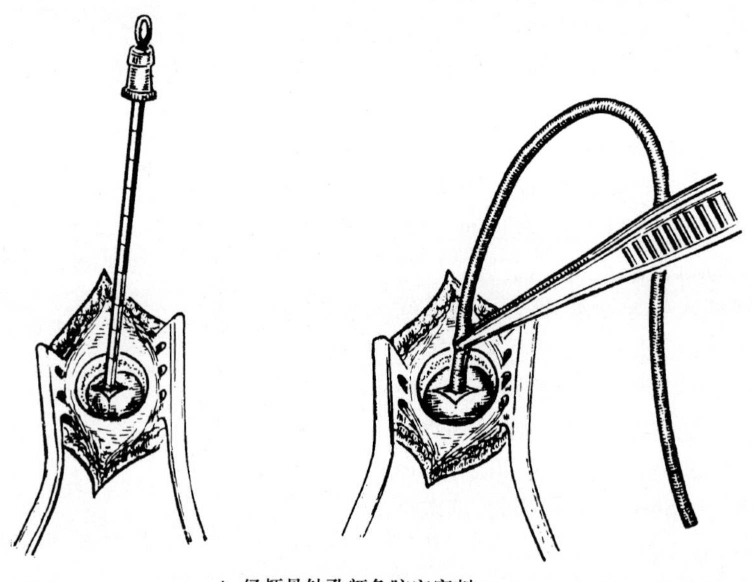

A. 经颅骨钻孔额角脑室穿刺

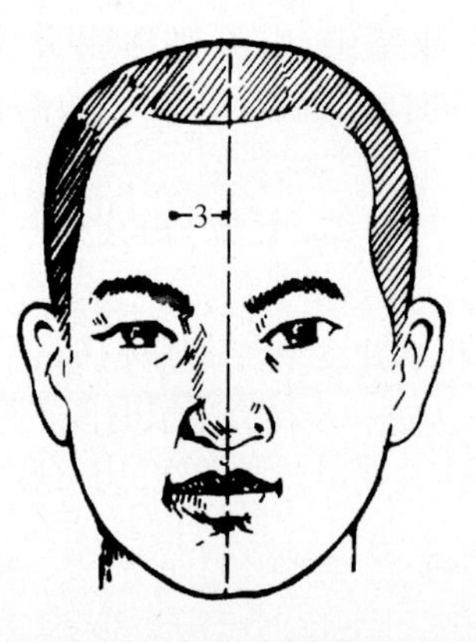

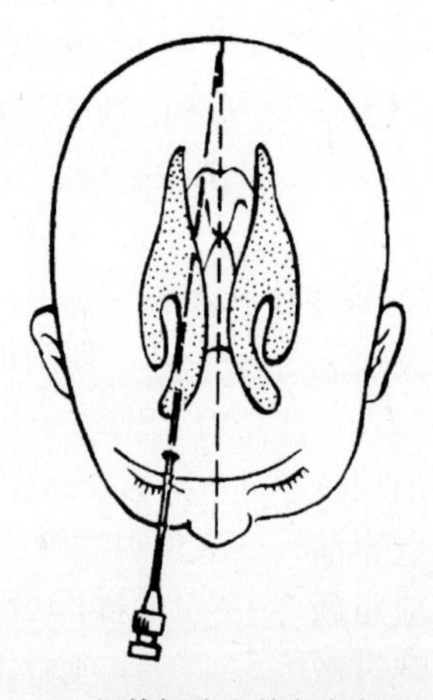

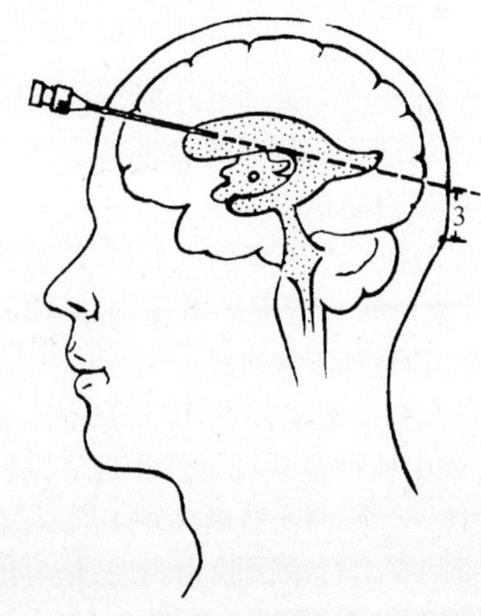

B. 经前额脑室前角穿刺术

图21-4　侧脑室额角穿刺术

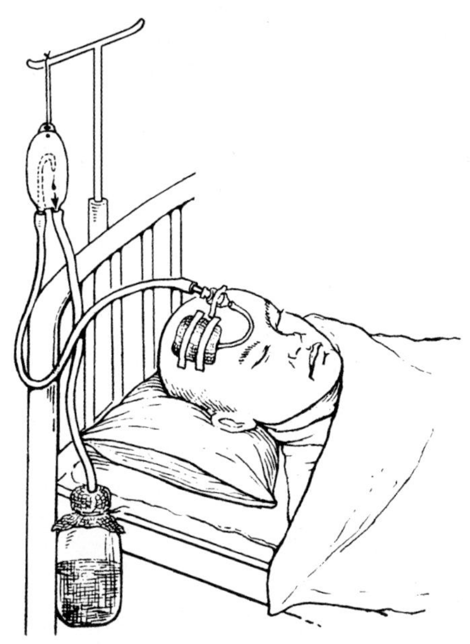

图 21-5　脑室外引流示意图

第四节　神经导航技术

神经导航是近年来神经外科领域出现的一门新技术，它是神经影像技术、立体定向技术、显微神经外科技术与高性能的电子计算机相结合的产物，它可以准确地显示出颅内病变的三维空间位置及邻近的重要结构，通过定位装置能够对空间内任何一点精确定位，又能达到实时跟踪。它的精确定位功能不仅有助于设计手术入路，还可以实时、客观地指导术中操作，使手术达到最准确、精细的目的。神经导航系统由以下部分组成：①计算机工作站；②红外线接收跟踪定位装置；③导航手术显微镜。有条件者，尚可配置术中定位校正仪器如 B 超、术中 MR 等。

【适应证】

1. 颅内占位病变的手术治疗　尤其是颅脑深部体积较小的病变、与正常脑组织肉眼无法分辨的病变以及脑干、丘脑、中线部位的深部病变。

2. 血管畸形手术　神经导航系统可通过病理血管扫描图像的重建或 DSA 与 CT 和 MRI 的影像融合，来获得畸形血管和周围组织的三维结构。

3. 癫痫手术　对于影像学有病变的，可使用神经导航作病灶切除；对于影像学无异常的，可进一步做 EEG、SPECT 及脑磁图检查，来明确癫痫灶位置或决定手术方式：前颞叶切除术、胼胝体切开术、选择性海马杏仁核切开术或深部电极置入术。

【禁忌证】

1. 身体情况极差，无法耐受 CT、MRI 扫描者。

2. 幼儿颅缝未闭，头架无法固定者。

3. 患有克雅氏病患者。

【术前准备】

手术前 1 天剃去头发，以病变区为中心呈伞状粘贴头皮定位标志 8~10 个（定位标志应尽量放在头皮移位小的部位），行 CT 或 MRI 连续无间隔轴位扫描，层厚 1~3mm，将扫描数据输入计算机工作站作术前导航计划，包括如下内容：头皮、病灶、脑室、血管等结构的三维重建；头皮定位标志的确定；手术入路设计等。

【麻醉与体位】

一般采用静脉复合全麻，患者体位应保证开颅部位处于相对较高点，以避免导航系统发射的红外线被手术器械阻挡，影响定位。

【手术步骤】

1. 导航术前头皮定位全麻后头架固定，安装导航参考环，调整红外线接收器，使用探针对患者头皮定位标志进行配准注册，显示出病变的轮廓，根据病变在头皮上的投影来设计最佳的头皮切口。

2. 开颅方法同普通开颅术。

3. 头皮、骨瓣、硬脑膜打开后，导航系统可以为术者提供病变大小、方向、深度等多方面的信息，辅助手术。

【注意要点】

1. 术前 CT、MRI 扫描时应避免患者移动，移动会使扫描层面的解剖结构与相邻层面不一致，影响图像重建的质量。在使用约束带时，不能扭曲患者的头皮，以免影响皮肤定位标志注册时的准确性。

2. 注册过程中应注意　①头架固定应牢固，避免术中所注册的基准点相对位置发生改变，造成定位精度下降。②头钉固定时应避免头皮移位，并与头皮定位标志保持一定距离，以避免标志物位置移动或注册困难引起精度下降。③注册时探针应与头皮垂直并保持适当压力。

3. 术中为了防止头与头架之间的移位，在开颅后可以在骨窗边缘钻 4 个孔，作为固定标志并注册，术中可以利用这些标志来发现和纠正头部移位。

4. 由于脱水剂的应用、脑脊液的流失、病变的切除都会使颅内解剖结构移位和变形，导航所示结构与现有解剖结构不能完全吻合时，应正确认识术中脑移位。目前应用术中 B 超或者术中 CT、MRI 来纠正术中脑移位。

第五节　神经内镜手术

20 世纪 90 年代以来，随着神经内镜技术的进步及各种辅助设备的完善，融合神经影像导航系统、立体定向技术、超声引导技术、计算机三维成像、超声刀、激光刀等新技术，神经内镜手术得到了快速发展和普及，已成为微侵袭神经外科技术的一个重要领域。神经内镜手术近年来在国外的临床应用比较广泛，但在国内仍处于起步和探索阶段，取得了一定的疗效，但技术尚未成形，仍有不少问题有待解决。1998年Nikolai首次将神经内镜手术细分为内镜神经外科（endoscopic neurosurgery，EN）、内镜辅助显微神经外科（endoscope-assisted microneurosurgery，EAM）、内镜控制显微神经外科（endoscope-controlled microneurosurgery，ECM），并总结了各自的手术适应证，标志着神经内镜技术发展到了一个新阶段。

【主要设备】

目前世界上有多家公司制造出性能良好的神经内镜系统应用于临床。大体分为以下几类：

1. 硬质工作镜应用最广泛，由照明、摄像、工作腔、冲洗及吸引通道组成。外径多为4~6mm，视角有0°、30°、70°、120°等多种。

2. 弹性纤维软质内镜较硬镜长、纤细，头部可在操纵下弯曲。

3. 观察镜无工作腔，应用于EAM、ECM手术。

4. 脑室镜内径最细，专用于脑室内观察。

5. 辅助设备

（1）固定设备：可采用徒手固定或固定臂固定，后者有机械固定臂和气动固定臂两种。

（2）手术设备：单极电凝、双极电凝、激光刀系统，微导管扩张球囊及专用显微手术器械如显微剪、剥离子、活检钳、取瘤钳等。

（3）影像及图文处理系统等。

【手术分类】

按手术方式不同可将神经内镜手术细分为内镜神经外科（EN）、内镜辅助显微神经外科（EAM）及内镜控制显微神经外科（ECM）。其主要区别为：内镜神经外科手术不需手术显微镜，手术由神经内镜独立完成，手术器械在工作腔内操作；内镜辅助显微神经外科手术是指内镜作为手术显微镜的辅助设备，同显微镜一起共同完成手术；内镜控制显微神经外科手术不需手术显微镜，由内镜照明、观察等，但器械在工作腔外操作，不同的手术方法适用于不同的颅内病变。

【适应证】

1. 脑积水及脑室畸形。
2. 颅内血肿。
3. 蛛网膜囊肿及透明隔囊肿。
4. 脑室内及脑室旁肿瘤。
5. 颅内囊性肿瘤。
6. 垂体瘤。
7. 脑脓肿。
8. 其他鞍区肿瘤、动脉瘤、表皮样瘤及桥小脑角肿瘤、椎管探查及脊髓空洞症等疾病。

【禁忌证】

脑室过小的脑室内及脑室旁肿瘤；血供丰富的较大的实质性肿瘤等。

【手术步骤】

1. 脑积水及脑室畸形

（1）梗阻性脑积水：第三脑室底造瘘已成为治疗梗阻性脑积水的首选方法。造瘘部位应选择第三脑室底中线双侧乳头体后方无血管的三角区，造瘘可采用多种器械，以Fogarty微导管扩张球囊来扩大瘘口更为安全，瘘口通常应大于4mm。造瘘前可用多普勒超声探头探查第三脑室底部以避免损伤基底动脉。术中脑室造影可证实瘘口是否通畅。中脑导水管扩张术适用于中脑导水管狭窄、闭塞所引起的梗阻性脑积水。

（2）交通性脑积水：第三脑室底造瘘术对于交通性脑积水无效。可行内镜直视下放置分流管脑室端可避免脉络丛包裹、堵塞分流管，若脉络丛较发达加行脉络丛烧灼术有助于交通性脑积水的预后。

（3）脑室畸形：单侧侧脑室脑积水，可行透明隔造瘘，再行分流手术或第三脑室底造瘘。多房性脑积水可打通脑室分隔将多房变为单房以利分流。

（4）透明隔囊肿：透明隔造瘘可取得理想效果，造瘘应选择无血管区。

2. 蛛网膜囊肿　对于侧裂池、枕大池、脑实质内、视交叉池及脑室内囊肿都有理想效果。脑室内囊肿及鞍旁囊肿应采用内镜神经外科手术，而颅后窝及侧裂池囊肿采用。内镜辅助显微神经外科或内镜控制显微神经外科更为有效。通常先切除囊肿外层包膜约2cm×2cm后，内镜探查囊腔，在内镜直视下，将内层包膜部分切除，或使其与邻近脑池相沟通，瘘口直径应在1cm以上。脑室内囊肿使囊肿与脑室沟通即可达到治疗目的。

3. 颅内肿瘤　单纯内镜神经外科手术可行肿瘤活检、肿瘤切除及置管行内放疗等。脑室内肿瘤更适于行内镜神经外科手术。定位应结合CT、MRI、立体定向技术或神经影像导航技术，选择合适的入路，在电视直视下以肿瘤钳、活检钳、显微剪切除肿瘤或活检，出血可用双极电凝、激光刀止血。通过内镜辅助显微神经外科手术可完成颅内动脉瘤；鞍内及鞍旁肿瘤如垂体瘤、颅咽管瘤、鞍区脑膜瘤等；颅后窝及桥小脑角区肿瘤，如胆脂瘤、听神经瘤等。对于血供较丰富或较大的脑肿瘤则不适合内镜手术。

【注意要点】

1. 开展神经内镜手术需要术者具备较好的显微神经外科基础，并熟悉内镜下显微解剖。内镜下解剖与普通显微解剖有本质差别。

2. 应严格掌握适应证，对于脑内较大的实质性或血供较丰富肿瘤，目前尚不能取代显微神经外科手术。

3. 内镜手术最大的问题是止血非常困难，因此重视出血的预防非常关键。主要措施有：始终保持视野清晰不能盲目操作；造瘘选择无血管区；血供丰富之肿瘤应避免行内镜手术；平衡液持续冲洗止血等。

4. 脑积水术前行放射性核素计算机断层扫描（ECT）检查确定脑积水的类型，选择合适的手术方式；术中 TCD 确定基底动脉的位置；术中脑室造影证实瘘口通畅性；术后短期内颅压缓解较差，需行外引流，监测颅内压变化。

5. 婴儿、外伤、出血及感染性的脑积水，脑室内常有胶冻样沉着和絮状分泌物，应加大冲洗流量。

6. 脑室内肿瘤主要还是止血的问题；必要时可用双内镜切除肿瘤；神经影像导航有助于肿瘤的精确定位。

7. 手术器械有待完善和开发。

8. 特别需要保持无菌避免术后感染。

【常见并发症】

1. 发热尤其脑室内手术，多为非感染性高热，一般 3~4 天后可缓解。

2. 继发血肿多为蛛网膜囊肿术中没有处理新生的漂浮血管所致。

3. 癫痫发生较少。

4. 神经功能损害发生极少。

（冯华　孟辉　吴南　胡荣）

参考文献

1. Greenberg MS. 神经外科手册 . 赵继宗，译 . 8 版 . 南京：江苏凤凰科学技术出版社，2017.

2. Winn HR. Youmans and Winn Neurological Surgery. 7th edition. Amsterdam：Elsevier，2016.

2

第二十二章 神经外科手术器械及入路

第一节 神经外科手术器械

一、常用的手术器械

除普通的外科常用器械外，尚需一些神经外科专用器械。

1. 颅骨钻　手动颅骨钻包括钻头(扁形和锥形)、钻架，接长杆等。目前开颅已经常规应用电动开颅钻、颅锯(铣刀)、磨钻等设备。

2. 牵开器　乳突牵开器、颅后窝牵开器、椎板牵开器、自动牵开器等。

3. 脑压板　脑压板(大、中、小)，照明压脑板。

4. 线锯及导引器　线锯、线锯导引器、线锯柄。

5. 骨膜剥离器、脑神经剥离器。

6. 咬骨钳　直、弯双关节咬骨钳、椎板咬骨钳和颅骨咬骨钳。

7. 吸引器大、中、小号。

8. 脑膜剪与神经拉钩。

9. 肿瘤钳与不同型号刮匙。

10. 手术显微镜、冷光源、双极电凝器、单极电凝器等。

二、显微神经外科手术器械

1. 显微剪刀，包括直、弯、枪状等。

2. 显微剥离子用于分离血管、神经等组织。

3. 显微取瘤钳用于夹持、牵引、分块切除肿瘤。

4. 蛛网膜勾、刀用于切开、解剖蛛网膜，打开脑池。

三、神经外科特殊手术装备

1. 手术显微镜　随着手术显微镜技术的不断完善，手术显微镜已经普遍应用于神经外科临床。手术显微镜具有良好的视野、景深和照明，可以清楚地分辨肿瘤组织与正常的脑组织，减少手术的损伤。目前手术显微镜操作简单，一般都配有监视器和手术录像系统，新一代手术显微镜尚可与神经导航系统连接。

2. 手术头架　包括上下两部分，上部分用于固定头颅，下部分通过支持臂和关节将头架固定于手术床。头架可用于不同体位和头位，以使患者保持稳定的手术姿势，方便手术显微镜的使用。

3. 铣刀和磨钻　铣刀开颅方便、灵活，不遗留骨孔。磨钻可以磨除蝶骨嵴、内听道、视神经管等处的骨质，增强病变显露。

4. 自动脑压板　呈蛇形，通过固定软轴保持一定形状和压力，自动牵开脑组织，以加强术野显露，减少对脑组织的牵拉损伤。

5. 超声刀　通过超声波震荡将病变组织粉碎和乳化，达到切除肿瘤的目的。它适用于一些血管较丰富、组织较软的病变。

6. 激光刀、电磁刀等　适用于深部较坚韧病变的切除。

四、神经外科常用材料

神经外科手术尚需准备一些常用材料，如脑棉片、明胶海绵、骨蜡、止血纱、生物蛋白胶、人工硬脑膜、钛板、有机玻璃板、硅橡胶管或聚乙烯管等。

第二节 一般开颅手术过程

开颅术常用两种方式，一种是骨瓣成形术，即作一带肌蒂的骨瓣，掀开骨瓣后进行颅内操作，术毕再将骨瓣复位固定，不遗留颅骨缺损，幕上开颅术常用此法，另一种是减压式开颅术，颅骨钻孔后咬除颅骨扩大成骨窗，手术后遗留骨窗缺损，借头皮、肌肉保护颅内结构，如颞肌下减压术。

一、一般准备

认真复习CT、MRI、DSA等影像学资料，了解病变的正确定位及性质。将手术目的、预计效果、可能发生的残疾及意外等情况，向患者及其家属说明并征得同意。如果采用局麻，术前尚应与患者交代注意事项，解除其顾虑。

1. 开颅手术患者，术前除应做血，尿、大便常规检验外，尚应查出凝血时间、肝肾功能、血液生化、胸部X线片及心电图等。急症手术患者也应做血常规、出、凝血时间及尿常规检查。所有患者均需做血型鉴定及配血。

2. 对营养及全身情况极差的患者，术前应予短期支持疗法，给予高热量、高蛋白、高维生素饮食，必要时少量多次输血。对严重颅内压增高患者，应予短期脱水及激素治疗。后颅窝占位病变合并严重脑积水者，术前2~3天作持续脑室引流，以利缓解颅内高压，便于术中显露及操作。

3. 纠正酸碱平衡失调和电解质紊乱。尤其对长时间用脱水及激素治疗的患者所发生的严重脱水、低钾等应予补充，但应防止因输液速度快及补钠多而引起的脑水肿。

4. 长时间便秘的患者，术前给予缓泻剂，必要时，可低压灌肠，但禁忌高压灌肠，以免加重颅内高压。

5. 对内分泌功能低下患者(如垂体瘤、颅咽管瘤等)，术前口服泼尼松，每次10mg，或地塞米松每次1.5~3mg，每日2次~3次。病情严重而不能口服者，可肌注或静滴地塞米松5~10mg或氢化可的松100~200mg，每日1~2次。

6. 术前一天剪短患者的头发、洗净头皮，术晨再剃光，头皮应无感染、湿疹。对急症手术患者，应一次剃光头发、洗净头皮。

二、麻醉

其要求是，无疼痛，患者能安静耐受手术；防止并能缓解颅内压增高；不影响呼吸、循环功能；术中病情恶化时又便于抢救。

1. 局部浸润麻醉　优点是患者可清醒回答问题，利于手术中定位及观察神经功能，不影响颅内压，又可减少头皮出血，简单易行。常用0.5%~1%普鲁卡因，为了减少头皮切口渗血，每100ml麻药内加入0.1%肾上腺素10滴，但有高血压者忌用，注射时沿切口皮内、皮下、帽状腱膜下逐层浸润，并在神经干处作神经阻滞以增强麻醉效果。

2. 强化麻醉　常用冬眠合剂肌内注射或静脉滴注，待患者入睡后，再辅助局部浸润麻醉，麻醉效果满意.呼吸功能不良时，禁用哌替啶，血压偏低者慎用氯丙嗪。

3. 氯胺酮分离麻醉　氯胺酮应用方便，作用迅速而短暂，不影响呼吸道通畅和不发生直立性低血压，用于神经外科诊断性手术，尤其是脑血管造影更适宜，氯胺酮有显著的升高颅内压作用，故对严重颅内压增高患者应慎用。

4. 气管插管全身麻醉　其优点是既能完全解除患者的紧张与痛苦，又便于术中控制呼吸，清除呼吸道内分泌物及防止呕吐物反流。适用于手术复杂、费时较长、病情严重的患者。必要时，也便于手术中采用控制性低血压或人工低温等措施。

目前在神经外科麻醉中，人工呼吸机及呼吸、循环功能监护仪广泛运用，人工辅助加强通气，适当降低 $PaCO_2$ 减少脑血流量。这些措施运用得当，可达到缓解颅内压、改善显露、便于操作的效果。有条件者，术中可应用电生理仪如诱发电位、肌电图、脑电图和经颅多普勒等监护，进一步增加手术的安全性。

不论用何种麻醉方法，何种麻药，均要诱导平稳、插管顺利、保证呼吸道通畅、通气良好，避免缺氧和二氧化碳蓄积，防止呛咳、屏气、呕吐、躁动等升高颅内压因素，以及合理安排体位，适当掌握输血、输液的量和速度，对于颅脑手术均很重要。

三、体位

开颅术的体位，应按手术部位、患者状况及手术者习惯用的术式，用手术头架固定。无论采用何种体位，均应保证良好显露、操作方便，保持呼吸道通畅，避免胸腹部受压，防止头位过低，以免增加手术中出血及脑水肿。

1. 仰卧位适用于大脑半球前部、额、顶、颞等区及鞍区手术(图22-1A)。

2. 俯卧位适用于颅后窝、大脑枕叶及松果体部位手术(图22-1B)。

3. 侧卧位分全侧及侧俯卧位两种，前者适用于顶部、颞部或颞顶枕部手术，后者用于枕部及单侧后颅窝手术(图22-1C)。

4. 坐位适用于颅后窝、大脑枕叶及松果体区手术，也用于上颈椎管手术。患者坐于特制的手术床上，将双下肢以弹性绷带或纱布绷带包扎，头面部俯于头架上(图22-1D，E)。

四、消毒与铺巾

1. 头皮消毒　先用乙醚擦洗头皮油脂，用甲紫溶液标记矢状窦线、横窦线、侧裂、中央沟和切口线。用3%碘酊消毒，待碘酊干后，再用75%酒精消毒两遍。邻近面部消毒用0.1%硫柳汞酊或红汞。消毒范围超出切口线外周至少5cm。经一侧幕上开颅时，消毒范

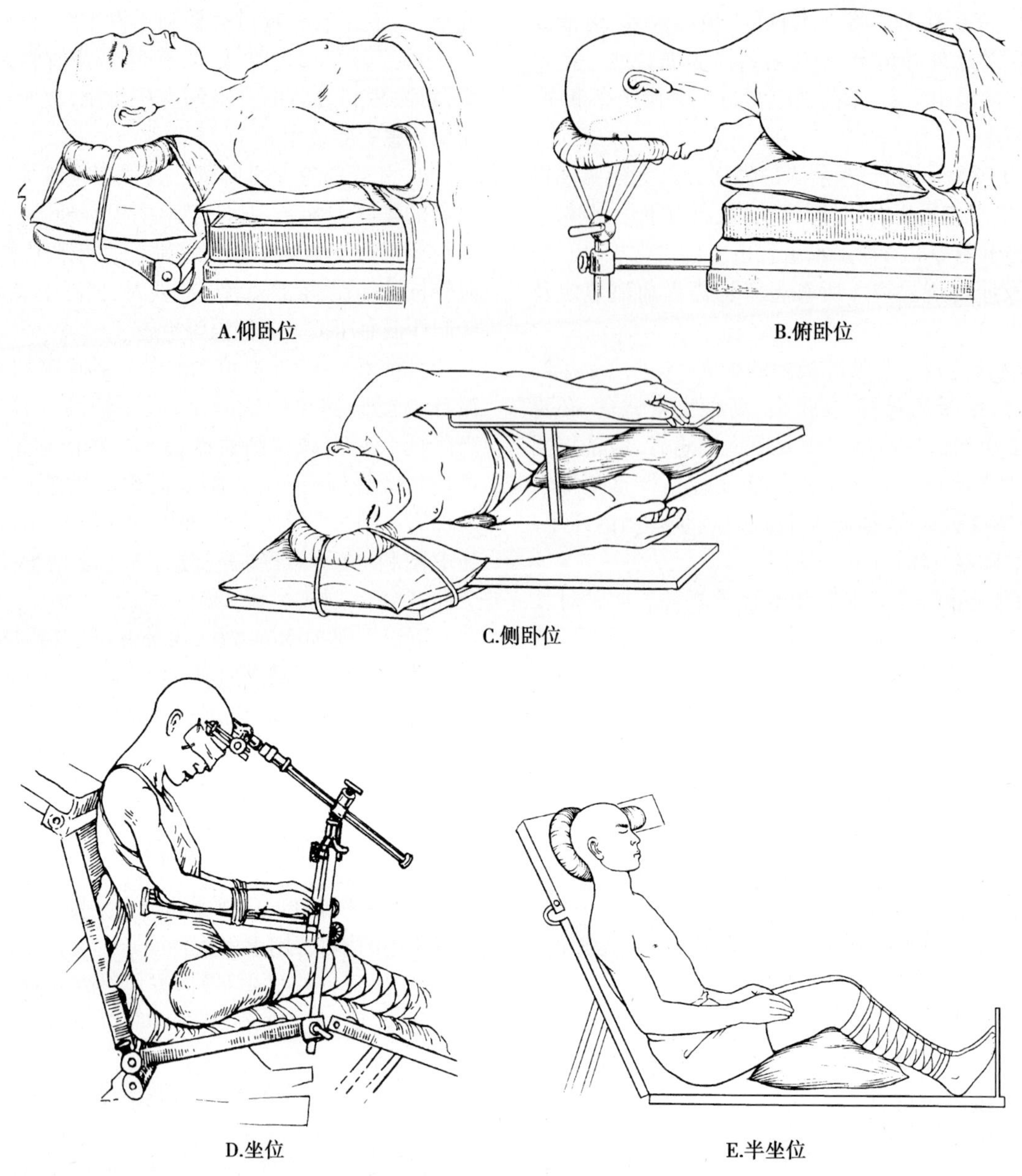

图 22-1　神经外科手术体位

围应超过矢状线 4cm，前止眉弓，后达枕部发际；额部开颅时，颜面上份需要消毒；颞部开颅时，耳郭内外均需消毒，外耳道口用一酒精棉球覆盖，后颅窝开颅时，顶枕部、颈后部及肩背上份均需消毒。

2. 铺消毒巾　卧位开颅时，头面部上方放置器械盘，手术野铺巾同其他部位手术，但需在头下面垫一折叠成双层的中单及一条消毒巾，再将消毒巾覆盖于手术野四周，头面部上方的消毒中一端压于器械盘下方，再以一块消毒中单包裹器械盘。消毒巾单外再覆盖两层开颅大单。三层中单铺盖完毕后，用针线将巾单固定缝合于切口线四周头皮上，以避免消毒巾单移动而污染手术野。

第三节　幕上开颅术

【适应证】

1. 大脑半球、侧脑室、第三脑室及前、颅中窝、鞍区等占位病变手术；

2. 颅内幕上血管疾患手术；

3. 某些脑脊液循环障碍及幕上脑膜膨出手术；

4. 经颅前窝眶板切除摘除眶内肿瘤，及作眼眶减压治疗恶性突眼；

5. 幕上颅脑损伤及癫痫等手术。

【切口选择】

用于幕上开颅术的切口种类繁多，设计切口时需根据病变的准确定位，需显露的范围及手术者的习惯方式。常用切口有：额部切口、颞部切口、额颞部切口、顶部切口、枕顶部切口、前额冠状切口等。形成皮骨瓣的中央一般应为病变部位。皮瓣基底应有足够宽度，不应小于 5~6cm，同时应有 1~2 支供血动脉（图 22-2）。

【手术步骤】

由于病变部位不同，幕上开颅术可分为显露前颅窝、中颅窝、顶部、颞部、枕部等手术。虽显露部位不同，但手术基本步骤大同小异。现以额部开颅术为例介绍如下。

1. 皮瓣形成（图 22-3）

(1) 多选用额部马蹄形切口或前额冠状切口，切口线应尽量藏于发际内。皮瓣的蒂靠额底，骨瓣的蒂连于颞肌。在切口两侧垫以干纱布条，术者及助手将手指并拢紧压在切口两侧之纱布垫上以减少出血。将头皮及帽状腱膜一起分段切开，每段以 4~5cm 长为宜，在头皮和帽状腱膜的游离缘夹上头皮夹止血。切至颞部时，助手以手指紧压耳屏前颞浅动脉可减少出血。

(2) 以锐性和钝性分离法将皮瓣从帽状腱膜下游离并翻向前额。在翻起皮瓣时，注意勿损伤面神经额支，并防止皮瓣切削过薄。两侧皮瓣缘尚有皮下出血点时予电凝止血，但勿烧灼过大，表浅之皮内渗血不需电凝，以避免皮缘坏死，影响切口愈合。

(3) 将皮瓣翻转，外面翻折部位垫以厚纱布，以免影响皮瓣血液循环；内面覆盖盐水纱布保持湿润，以头皮拉钩将皮瓣牵拉固定于消毒巾单上。

2. 骨瓣形成

(1) 皮瓣翻转后，围绕切口切开骨膜，用骨膜剥离器将骨膜向两旁推开，裸露颅骨。用手摇颅钻或电动颅钻作颅骨钻孔，按骨瓣大小决定钻孔部位及数目，一般钻 4~6 孔。如颅骨因颅内压增高或肿瘤压迫变薄或有颅骨骨折时，钻孔应谨慎，切勿用力过猛，以免引起钻头进入颅内，造成意外损伤。

(2) 钻孔完成后，依次将线锯导引板从一孔穿入，在硬脑膜外，经另一邻近的孔穿出，注意切勿穿入硬脑膜下造成脑损伤。如发现导引板穿通硬脑膜，应取出，改从对面钻孔作反方向插入。线锯导引板到达邻近另一钻孔后，用剥离器接引，则易于穿出。将线锯挂在导引板小钩上，一手送入，一手牵拉，线锯即可导出。如颅骨过厚或两钻孔间距太大，导引板穿过钻孔困难时，可用咬骨钳将钻孔一侧边缘咬薄后再穿，线锯导出后，导引板留置原位，线锯两端挂上锯柄，拉紧锯条，使锯条两端间形成大于 90° 夹角，然后左右拉动，使颅骨锯面呈斜形，以便骨瓣复位时牢靠，不致陷入颅内。拉动

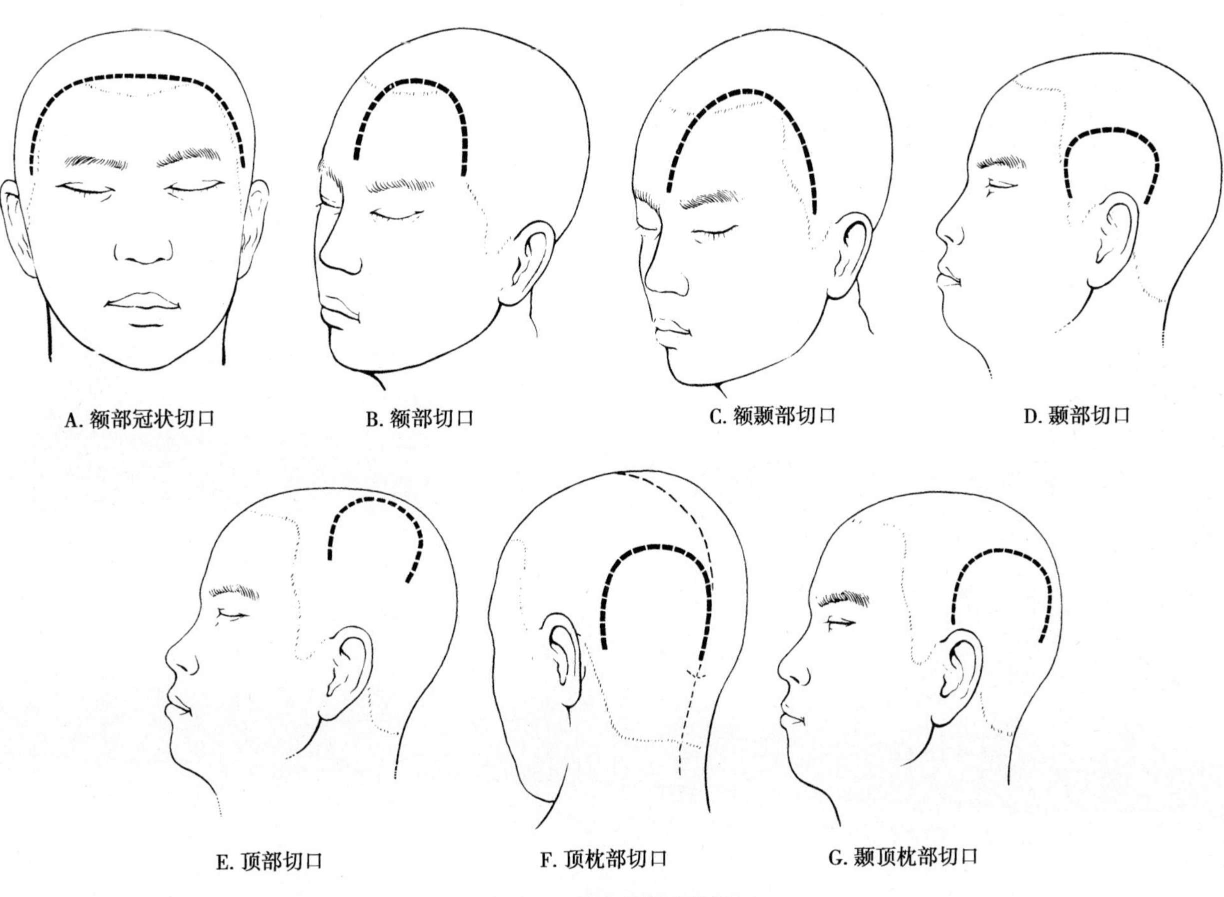

图 22-2　幕上开颅术的切口

线锯时用力应均匀，并常向锯缝内滴入盐水，即将锯断时注意避免锯条丢脱(图 22-4)。也可做游离骨瓣，颅骨钻 1 孔后，用铣刀成形骨瓣(图 22-5)。

(3) 骨瓣翻开前，先用剥离器伸入骨瓣内板与硬脑膜间，轻轻分离粘连，再用两把骨膜剥离器，分别从两旁锯缝伸入骨瓣下撬起骨瓣，骨板障出血用骨蜡封闭止血。

(4) 大脑突面脑膜瘤及其他血液循环丰富的肿瘤，在钻孔和锯骨瓣时，颅骨板障血管丰富，可能大出血。遇此情况，增加钻孔数目，用咬骨钳咬除两钻孔间

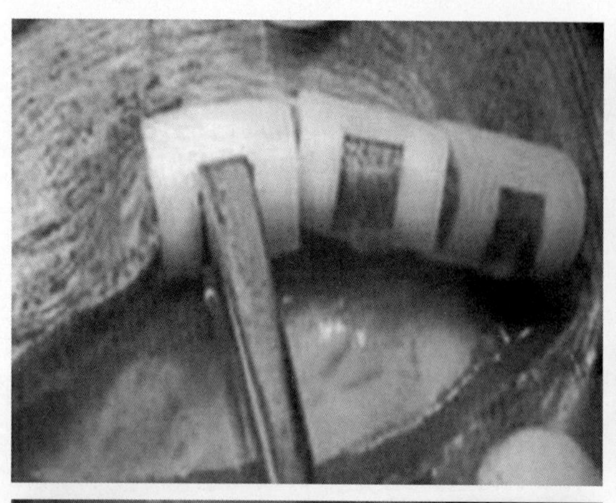

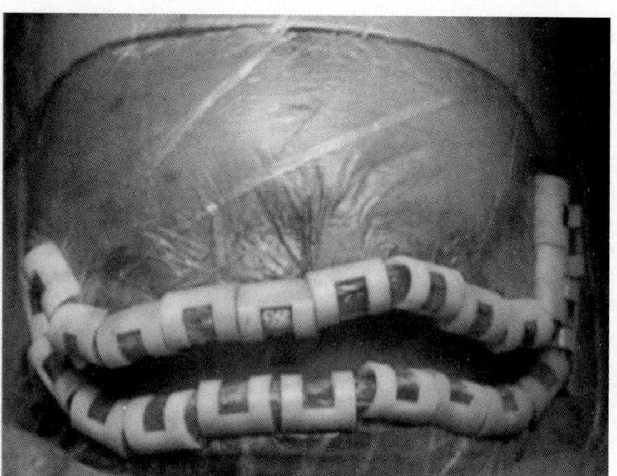

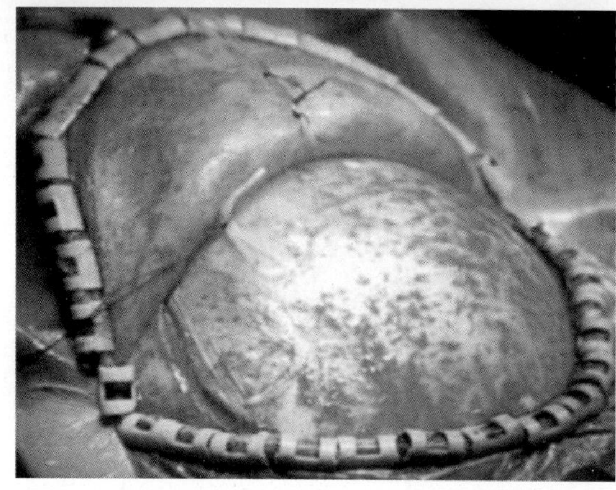

图 22-3 开颅时皮瓣形成

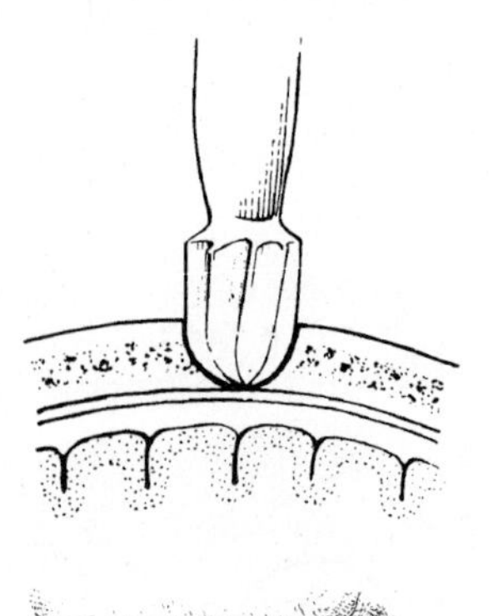

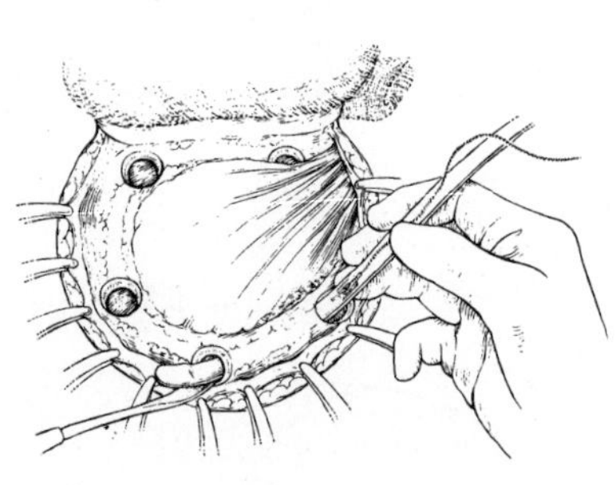

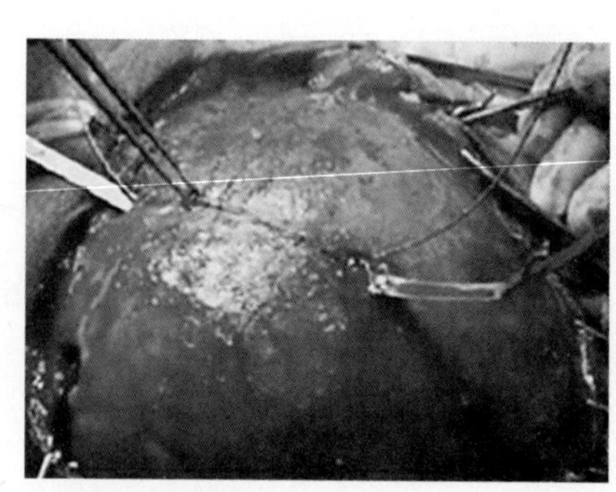

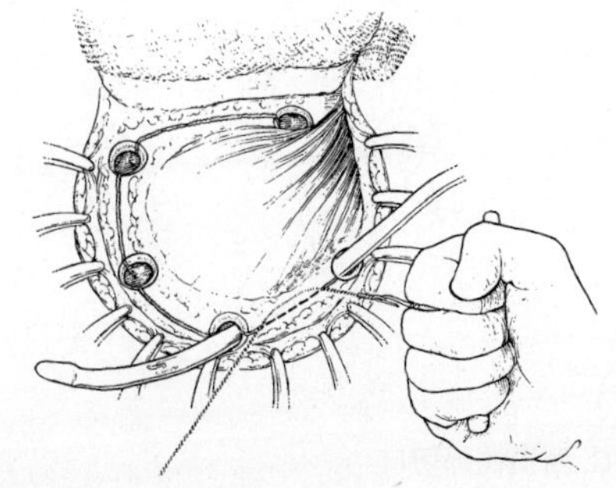

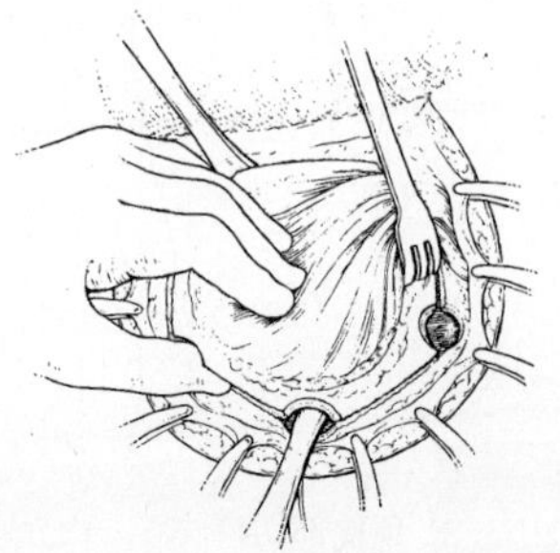

图 22-4 开颅时骨瓣形成，线锯开颅

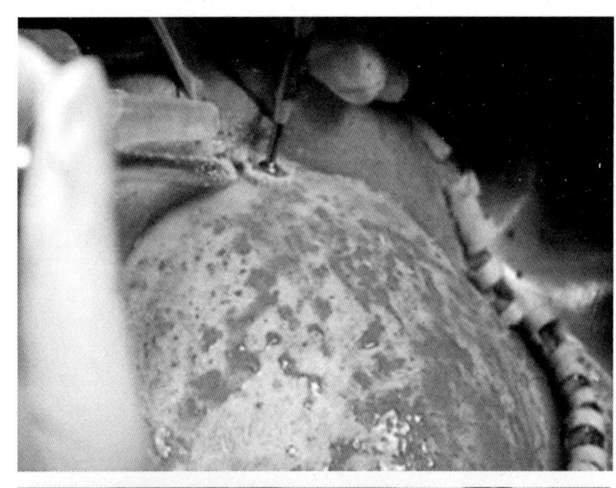

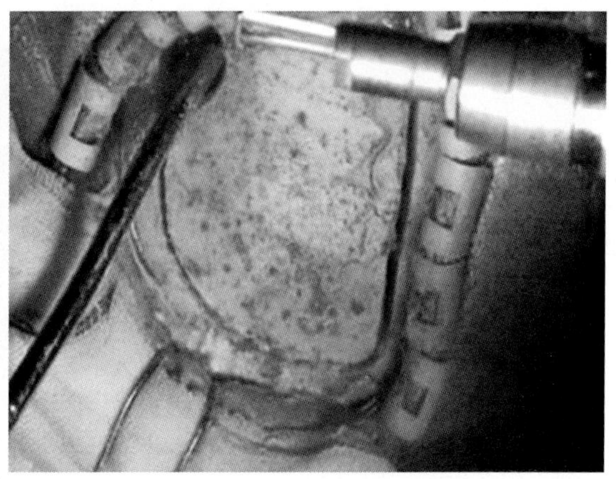

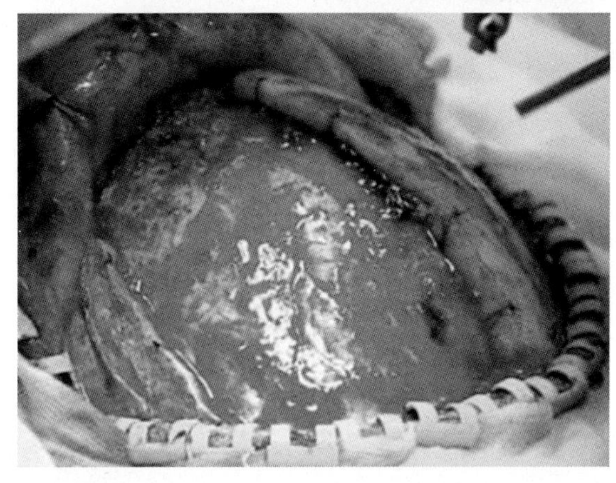

图 22-5　开颅时骨瓣形成，磨钻与铣刀开颅

颅骨，并立即用骨蜡止血，可减少失血。

3. 切开硬脑膜

(1) 切开前，术者更换手套或洗净手套上血迹、骨粉。冲洗术野，清除碎骨渣，用湿棉片覆盖骨窗边缘，切口周围更换或加铺消毒巾或纱布。

(2) 硬脑膜张力高时，如有脑积水，可行侧脑室穿刺；如为囊性肿瘤（或血肿），应先穿刺或切一小孔放液（或积血）以缓解颅内压；如为大脑半球实质性肿瘤，应在开颅时，快速静滴 20% 甘露醇 250ml。

(3) 一般弧形切开硬脑膜，基底在矢状窦侧。先选定一无血管区，用脑膜钩将硬脑膜钩起并切一小口，然后用脑膜剪剪开，注意勿损伤其深面的血管和脑组织，并避开静脉窦及回流入窦的脑静脉。剪开脑膜与脑组织及血管的粘连。遇有粗大脑膜动脉时，应先予缝扎（图 22-6）。

4. 脑部手术操作

(1) 脑部手术操作宜轻柔、细致，脑皮质的重要功能区、重要血管及脑神经等，需妥为保护，力求避免一切可以避免的损伤。

(2) 不轻易切开或切除脑组织，脑切口应尽量选在脑沟内，避开重要功能区。脑切口周围的脑皮质应用湿棉片保护，并经常滴注生理盐水保持湿润。

(3) 止血需彻底，对每一个出血点都应妥善止血，然后才开始进行下一步操作。皮质血管用双极电凝止血；渗血可用小片明胶海绵或湿棉片压敷或用 3% 过氧化氢棉片压敷。

(4) 肿瘤部位脑回增宽，脑表面色泽异常、血管分布有改变、脑膜与脑皮质间有粘连，触之质地较硬或囊性感。如为囊性肿瘤、脓肿抑或血肿，可穿刺探查脑内病变，穿刺部位通常选在脑回增宽部位无血管处。穿刺时，先电灼脑表面，然后缓缓刺入脑针，遇有阻力，表示病变所在；如有落空感，则可能为囊性病变，接上注射器抽吸以证实是否为囊肿、脓肿抑或血肿。实体病变在 CT 或 MRI 影像已定位清楚，不宜穿刺探查病变。有条件时，可使用神经导航或术中 B 超以辅助皮质下病变的定位。

(5) 确定病变部位后，以电凝烧灼脑表面之蛛网膜、软脑膜，遇有较大血管时用电凝后切断。切开脑皮质后，插入一对脑压板轻轻牵开，用细吸引管逐渐向深部分离（图 22-7）。有活动出血时，先用吸引器吸除积血，吸住血管断端后，再用双极电凝止血。操作中应有良好的照明及充分显露，不可盲目填塞或压迫。遇到分界不清、质地脆软的肿瘤，也可用较粗吸引管予以吸除。对包膜完整或分界较好的肿瘤，先沿肿瘤表面放入脑压板，然后再放入另一块脑压板将贴近的脑组织牵开，在肿瘤侧，脑压板用力可稍大，而相对侧脑压板

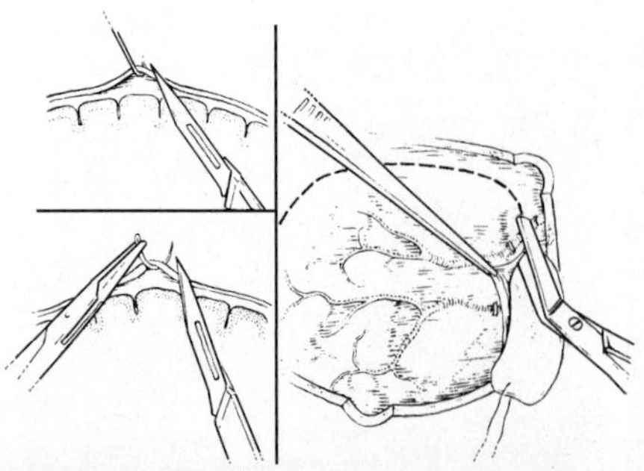

图 22-6 开颅时硬脑膜剪开与悬吊

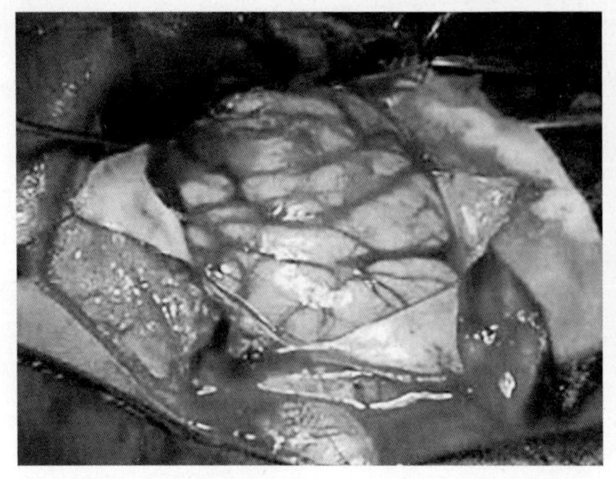

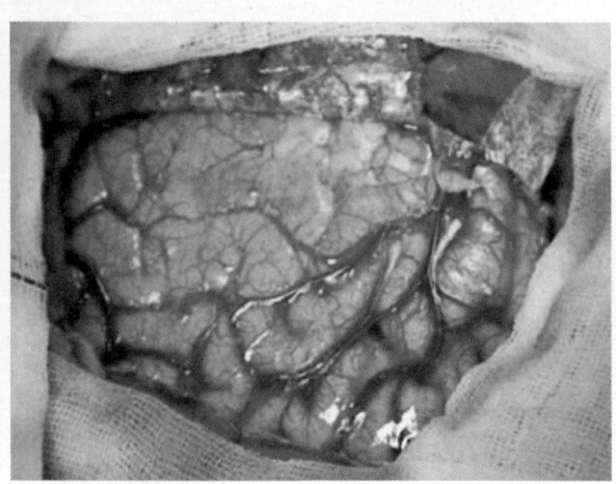

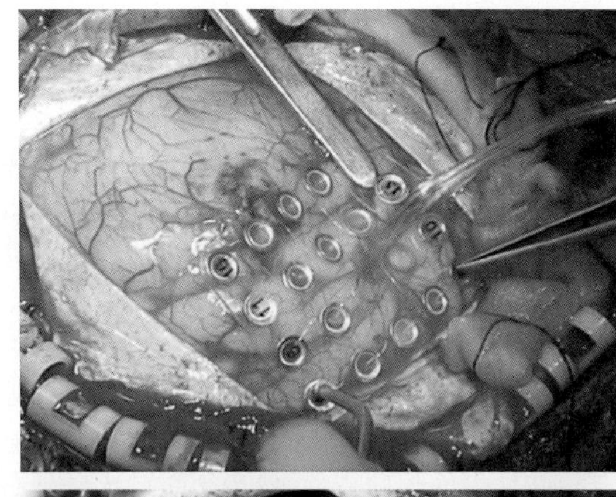

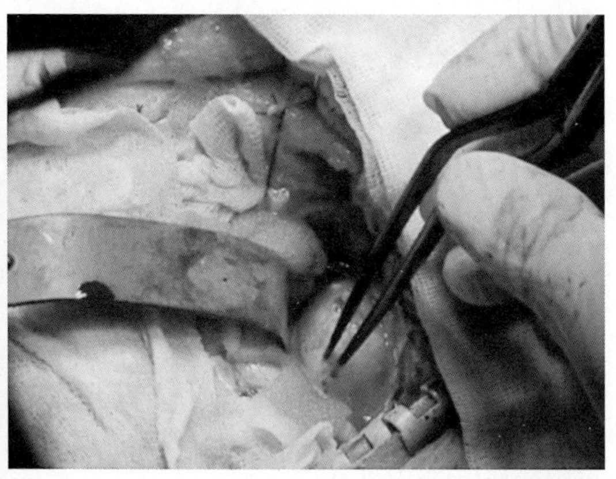

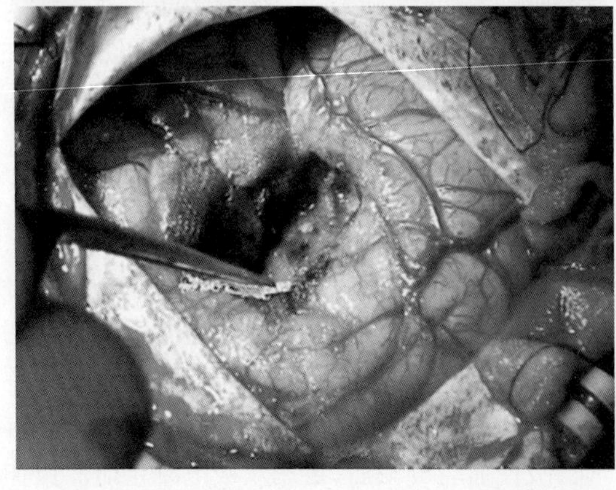

图 22-7 皮层脑电监测、电凝病变止血与术腔止血

用力尽量轻微，以免损伤脑组织。脑压板下放置带线湿棉片，取出脑压板后再切开脑组织或分离肿瘤。

(6) 切除病变后，手术面可粘敷止血纱等，有时遗留很大空腔，皮质塌陷严重，应注意防止皮质表面汇入静脉窦的桥静脉被扯断出血，必要电凝后切断。肿瘤切除后的空腔可充以生理盐水。

5. 缝合硬脑膜

(1) 缝合硬脑膜前，必须仔细检查手术野，尤其是脑深部有无棉片遗留及出血。应将血压回复正常。全身麻醉时，由麻醉师加压气囊；非全身麻醉时，压迫颈静脉，如仍无出血，方可认为止血彻底。

(2) 以生理盐水冲洗术野后，病变切除后不需减压者，尽可能缝合硬脑膜，以减少术后反应，脑脊液漏及颅内感染。用细丝线间断或连续严密缝合硬脑膜。脑膜缺损时应用筋膜或骨膜片修补。脑膜缝合后，其四周应悬吊缝合在骨膜上，避免颅内压降低后形成硬膜外血肿（图 22-8）。硬脑膜与颅骨内板间渗血时，可填入明胶海绵。硬脑膜渗血可电凝止血。

6. 骨瓣复位及头皮切口缝合

(1) 再次冲洗后，硬膜外留置一橡皮片引流条。骨瓣复位时，避免压住引流条，然后缝合骨膜以固定骨瓣。再缝合部分切开之颞肌及颞肌腱膜。对于铣刀开颅者，可在骨窗缘打孔以丝线固定，或者用钛钉直接固定（图 22-8）。

(2) 除去头皮切口之头皮夹，电凝止血后，间断缝合帽状腱膜及皮肤（图 22-8）。

(3) 皮下创面渗血较多者，可行皮下引流，引流条由切口引出，手术后 24 小时内拔除，结扎留置之头皮缝线。术后一周拆除切口缝线。

2

第四节　大骨瓣减压术

急性外伤性硬脑膜下薄层血肿伴弥漫性脑肿胀的患者。位于一侧者主张做一侧额顶颞大骨瓣减压（图 22-9），骨瓣前端达额部眉弓上 2cm，内达额顶近中线处，骨瓣下缘应达中颅底，硬脑膜剪开以达到充分减

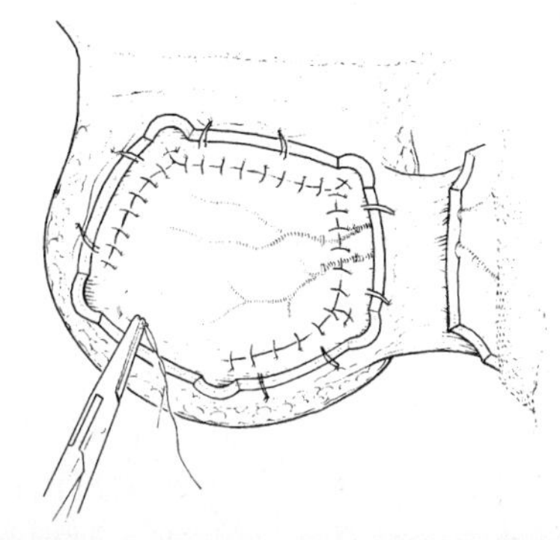

图 22-8　硬脑膜缝合、修补，骨瓣固定，筋膜复位缝合

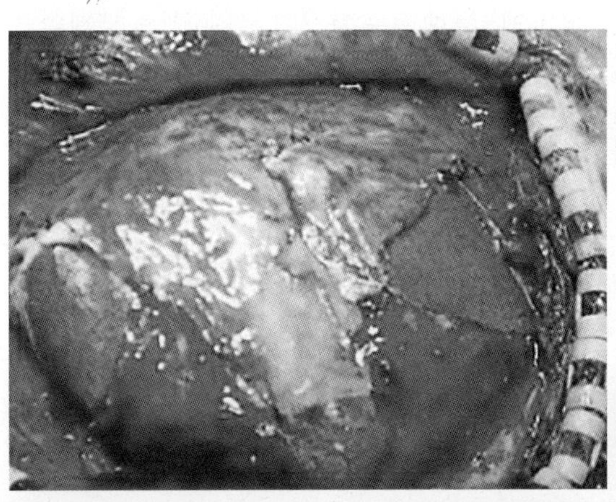

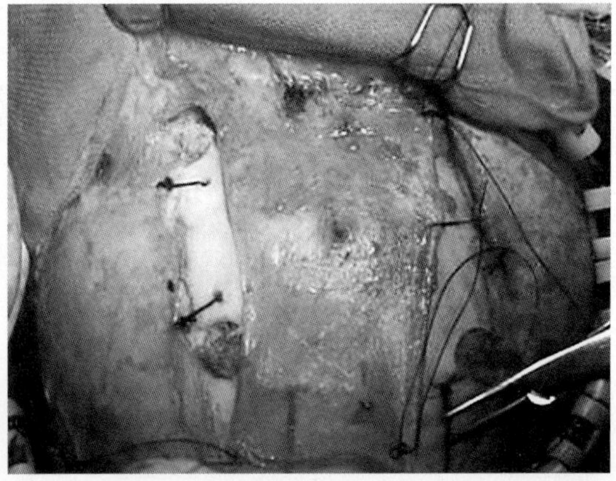

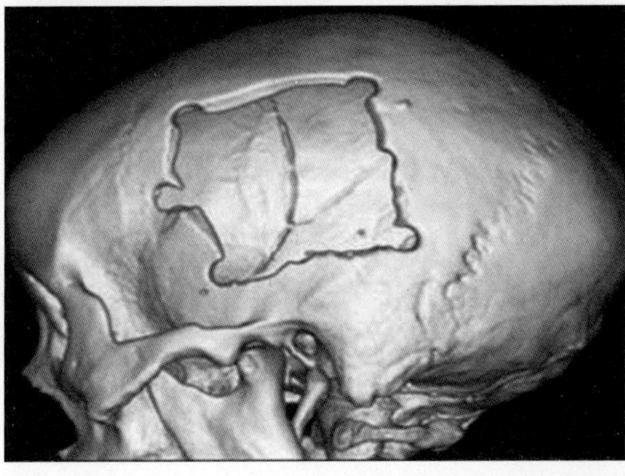

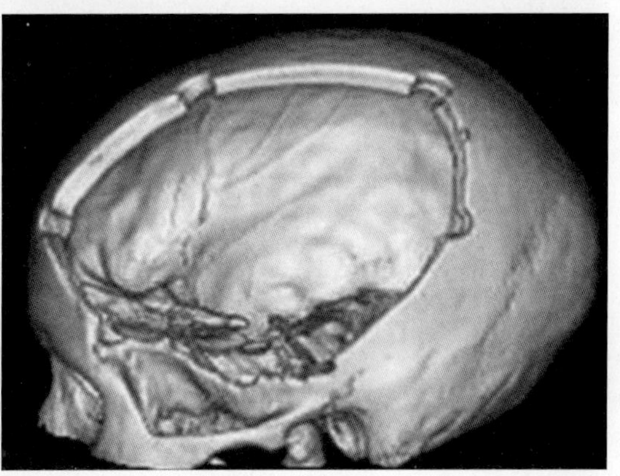

图 22-9　去大骨瓣减压与小骨瓣的骨窗范围

压。为防止术后脑组织过度膨出甚或挫裂，硬脑膜边缘应与颞筋膜缝合或筋膜修补，可减轻脑皮质损伤。

双侧额部急性硬脑下血肿伴脑肿胀，采用冠状皮瓣，先双侧行颞肌下减压，骨窗下缘平中颅底；再行额骨去骨瓣减压，骨瓣范围后方达冠状缝后 3~5cm，骨窗前部接近前颅底，矢状窦两侧钻孔后取除额骨，结扎矢状窦前端，切断大脑镰，剪开硬脑膜充分减压。硬脑膜与人工脑膜或筋膜缝合修补，以保护脑组织。

第五节　小脑幕下开颅术及减压术

【适应证】

1. 小脑幕下开颅术即颅后窝开颅术，常用于颅后窝的占位病变及血管疾病手术。

2. 颅后窝血肿清除术。

3. 三叉神经痛，舌咽神经痛的手术。

4. 痉挛性斜颈中的副神经切断术。

5. 第四脑室中孔粘连分离术。

6. 导水管狭窄的导水管扩张术。

7. 侧脑室 - 枕大池分流术。

8. 颅颈部先天性畸形手术。

【切口选择】

常用的切口有以下几种(图 22-10)

1. 正中切口　自枕外粗隆上 3cm 至第 3 颈椎棘突，为最常用的颅后窝手术切口。适用于小脑蚓部、第四脑室及某些小脑半球等近中线病变的手术。正中切口的主要优点是，可满足较广泛的颅后窝探查及减压，不切断枕大神经及血管，切口出血少，缝合容易，愈合良好。其缺点是不能显露桥小脑角，显露小脑外侧份也差。如病变定位不准确，切口上份可自枕外粗隆开始，证实为偏侧性病变，则将切口上端向横窦、乳突方向延伸，形成抛物线切口。

2. 旁正中切口　切口位于枕外粗隆与乳突之间中点，上端起自上项线上方 2cm，下端止于第 1 颈椎水平。适用于小脑半球或桥小脑角病变的手术。此切口需切开枕肌，出血较多，对颈部较长、软组织较薄者最适用。

3. 小钩形切口　切口长臂位于乳突后内缘，上端在横窦线上缘弯向中线，达枕外粗隆下方，下端止于耳垂下方 1cm 水平。主要用于桥小脑角及小脑半球病变手术。

4. 抛物线切口　切口长臂位于中线，自枕外粗隆至第 3 颈椎水平，横臂位于横窦线上缘，外端止于乳突内侧。多用于小脑半球，桥小脑角病变及后组脑神经等手术。其优点是显露充分，一侧枕下减压效果好。

【手术步骤】

幕下开颅术均采用颅骨切除的方法，借枕颈部丰厚的肌肉与头皮保护颅内结构。现以颅后窝减压术正中切口为例，叙述操作步骤如下(图 22-11)：

1. 切口先以 0.5% 普鲁卡因逐一浸润切口各层组织直抵枕骨，循切口线切开皮肤、皮下组织后，再沿枕颈肌中线间隙切开直抵枕骨。用骨膜剥离器分别向两侧推开枕肌及肌腱与枕骨之附着处，以颅后窝牵开器牵开切口，裸露枕骨，枕骨鳞部可因颅内压增高或肿瘤压迫、侵蚀而变薄，使用骨膜剥离器剥离枕肌时勿用力过猛以免穿通枕骨，损伤颅内结构。颅内压增高的患者的枕骨导血管孔常明显增大，应以骨蜡封闭，减少出血。

2. 枕骨与寰椎切除先于一侧或两侧枕骨鳞部钻孔。后颅窝钻孔比较困难，钻头难与骨面垂直而滑动，助手应以骨膜剥离器挡在钻头下方，以防失手滑动。也可用骨凿将枕骨鳞部凿成一小孔或以椎板咬骨钳

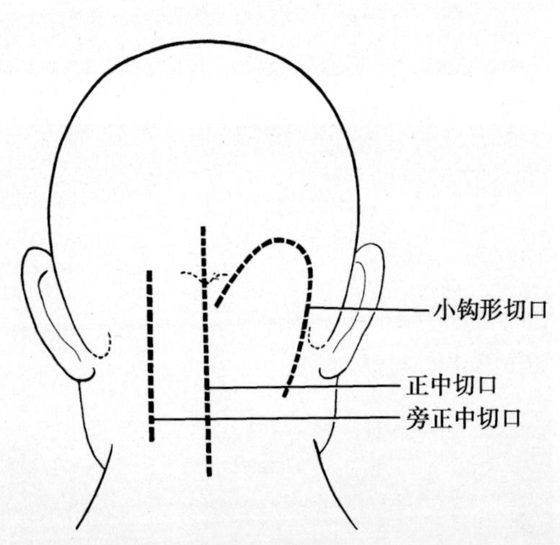

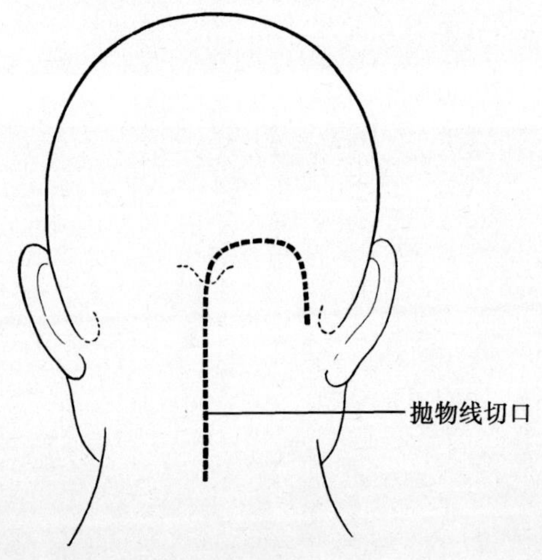

图 22-10　后颅窝开颅切口设计

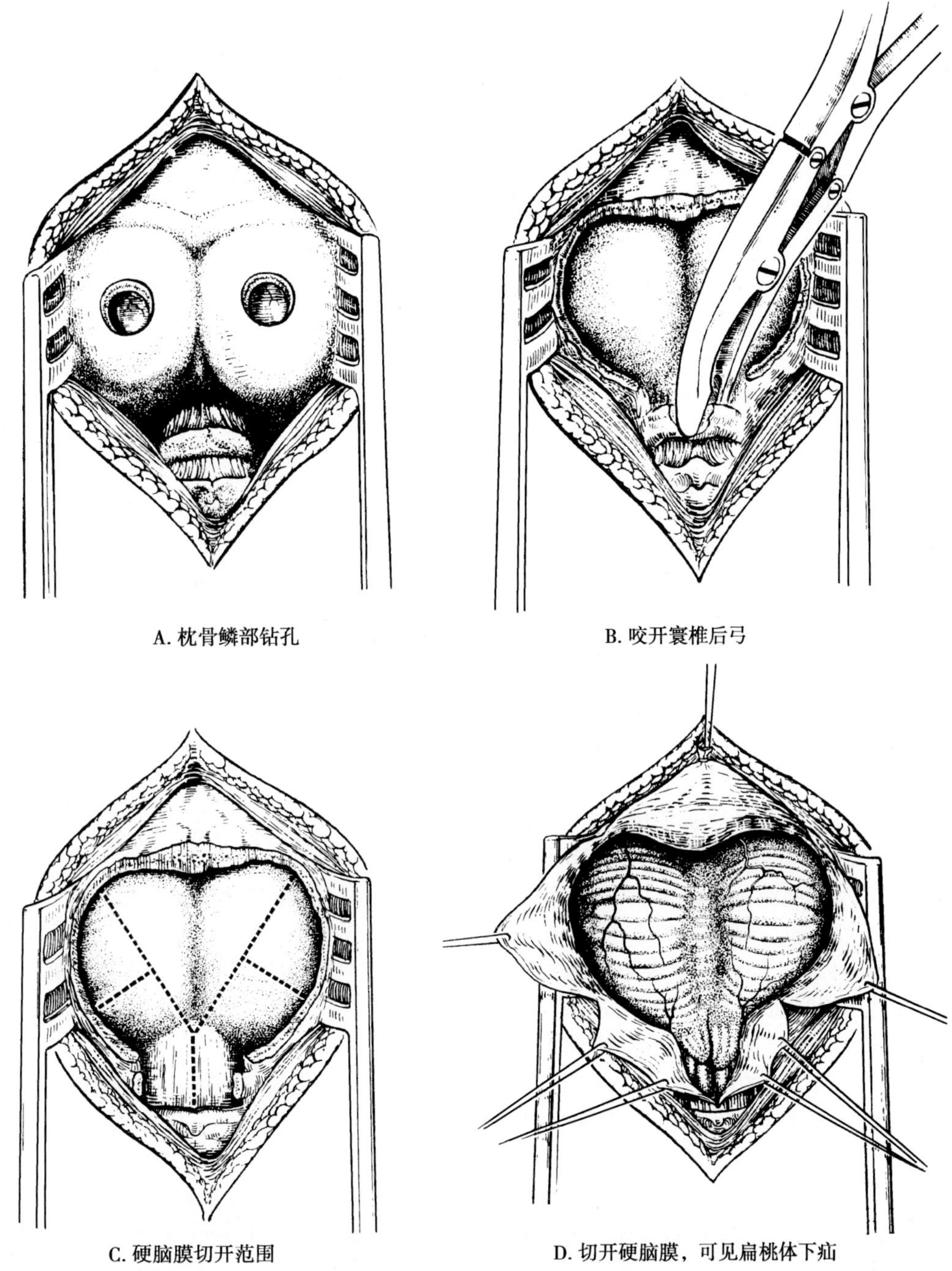

A. 枕骨鳞部钻孔

B. 咬开寰椎后弓

C. 硬脑膜切开范围

D. 切开硬脑膜，可见扁桃体下疝

图 22-11　后正中入路后颅窝开颅

由枕骨大孔后缘向上咬成骨窗。用咬骨钳扩大钻孔，使枕骨开窗范围适合手术需要。一般上方需咬至枕骨隆突及横窦边缘，下方咬开枕骨大孔后缘 2cm。剥离干净寰椎后弓之骨膜，先以双关节窄头咬骨钳咬除寰椎后弓 2cm。用咬骨钳时，注意避免损伤下面重要神经组织。枕大孔后缘及寰椎后弓均不能咬除过宽，以防损伤椎动脉。

3. 硬脑膜切开与探查切开前，应冲洗伤口，清除骨渣。术者更换手套。预先做脑室引流者，开放脑室引流管，缓慢放出脑脊液以降低颅内压力。切开硬脑膜应考虑切口的缝合。为了减压，可做放射形切口；如作侧脑室枕大池分流术可在中线旁做一纵行小切口；为探查后颅窝，考虑术后需缝合硬脑膜时，则做瓣状切口。以脑膜钩钩起一侧硬脑膜切一小口，再用脑膜剪剪成 Y 形切口。当切至下方中线时，宜先缝扎或电灼枕窦，在两线结间将其切断，并以此线牵吊脑膜，作上方切口时勿伤及横窦。硬脑膜切开后，将硬膜向四方牵开，悬吊缝合以利显露。

硬脑膜切开后，应注意观察双侧小脑半球形态、颜色，有无粘连，脑沟，脑回有无改变，小脑蚓部有无增宽及其硬度,小脑扁桃体有无下疝,是否对称,以确定病灶位置,必要时作脑穿刺探查。如果上述探查无异常,则剪开枕大池蛛网膜,用小脑压板向两侧牵开扁桃体,探查第四脑室及 CTL,最后探查小脑外侧。该切口不适宜探查桥小脑角。

4. 缝合硬脑膜及头皮切口,病变切除彻底,冲洗术野,清除棉片,彻底止血后,间断或连续缝合硬脑膜。如需减压,则适当扩大骨切除范围,不缝硬脑膜。软组织及肌肉出血点,应妥善电凝止血。肌肉层对合整齐缝合两层,头皮及帽状腱膜作两层间断缝合。硬脑膜缝合者,在硬脑膜外留置橡皮片引流条,由切口下端引出。减压者不引流。术后保留脑室引流 3~7 天,有利切口一期愈合。

【注意要点】

在开颅手术过程中,可能发生以下情况,需注意防治。

1. 休克　较常见,有失血性休克及非失血性休克两种。

(1) 失血性休克:术中大出血多发生于切除血管丰富的肿瘤、脑血管畸形、脑动脉瘤以及脑深部手术显露不良时。遇此情况,术者应密切配合,沉着冷静,一边加快输血,一边用吸引器迅速吸尽积血,寻找出血点用电凝或银夹夹闭。对幕上病变手术,可由手术台下医生用手指压迫病变侧颈动脉以减少出血。对于血供丰富的病变,预计术中出血较多的手术,应在术中准备自体血液回输装置。如果为血供丰富的脑膜瘤,可在术前行血管内栓塞,以减少术中出血。深部手术在未查清出血源时,压迫填塞止血不仅达不到止血目的,尚可能造成脑重要结构的严重损伤应忌用。对幼儿、老年患者及病情严重、病程较长、营养不良、严重脱水患者,尤应严密观察失血量,并及时补充。

(2) 非失血性休克:多发生在手术粗暴,脑膜等较敏感的组织受到强烈刺激时,甚至在翻折骨瓣的一瞬间,需注意避免。手术操作宜轻柔细致。尤其用局部麻醉的患者应减少疼痛刺激。对衰弱、脱水、血容量不足的患者,术前应予短期积极的支持治疗。

2. 急性脑膨出　机制尚不十分明了,但常与下列因素有关:

(1) 术中阻断某一较大静脉致脑组织血液循环障碍。

(2) 视丘下部或脑干受到损害。

(3) 脑组织暴露过久又未妥善保护。

(4) 肿瘤床或颅内出血。

(5) 手术操作粗暴致脑组织挫伤严重。

(6) 颅脑损伤手术时遗漏血肿。

(7) 术中通气管道不畅引起缺氧。

(8) 术中血压不稳定,低血压时间较长。

(9) 全麻时气管插管不顺利,术中屏气、呛咳、躁动。

(10) 某些麻醉药物有增高脑压作用。

(11) 术中输液过多、速度过快。因此,上述因素均应注意避免,一旦发生,应迅速纠正,以保证手术顺利进行。如经各种措施脑膨出得不到纠正,应迅速扩大骨窗或切除部分膨出脑组织,扩大硬脑膜切口,去除骨瓣以减压。手术后积极抗脑水肿治疗。

3. 脑移位　主要是脑干移位。如因定位诊断错误,将幕上肿瘤误行颅后窝探查而诱发脑疝,则脑干受压并向下移位;切除较大的幕上或颅后窝肿瘤后,突然转向患侧卧位,可引起脑干侧移位,故开颅手术前务求定位诊断准确,否则,不轻易开颅探查。颅内较大肿瘤切除后,硬脑膜下应充满生理盐水,术后应卧向健侧。如发生脑干移位,应加强脱水治疗,如为幕上肿瘤误行颅后窝探查,则应紧急做幕上肿瘤切除。呼吸衰竭者应立即行人工辅助呼吸。CT、MRI 时代,上述定位错误已罕见。

第六节　术后并发症与处理

1. 术后出血　主要原因是术中止血不彻底。尤其是深部肿瘤切除(如桥小脑角、鞍区或脑深部肿瘤切除)、血液循环丰富病变手术(如脑血管畸形、脑膜瘤手术)以及脑肿瘤的部分切除。少数情况有因患者凝血功能障碍,手术后剧烈呕吐或躁动致血压增高而出血。

术中良好的显露、照明、彻底止血是预防术后出血的关键。肿瘤部分切除者,应将肿瘤断面电凝止血,无明显出血后再敷以小片明胶海绵,缝合硬脑膜前,患者血压应恢复正常,再由麻醉师压迫气囊或压迫颈静脉,仔细检查确认无出血或渗血后方可缝合硬脑膜。硬脑膜应悬吊缝合在骨窗边缘的骨膜上,硬脑膜外放置引流条以防硬膜外积血。任何开颅术后均应严密观察或监护 1~2 天,如出现神志恶化,脑压进行性增高,甚而出现脑疝表现,均应高度怀疑术后颅内出血,需进行必要的检查及手术探查。

2. 脑水肿　术后发生脑水肿很常见,一般是手术操作越粗糙,脑挫伤越严重,术后脑水肿越严重。手术中麻醉不平稳或有低血压、脑缺氧存在时,术后发生脑水肿的机会也明显增加。因此,手术操作轻柔,避免不必要的脑损伤,争取肿瘤全切除达到满意的颅内减压及疏通脑脊液循环通道,维持术中麻醉及生命体征平稳,避免低血压、脑缺氧,对减轻术后脑水肿反应十分重要。术前、后给予适量的甘露醇及地塞米松,幕下手术，术前、后予以一段时间的脑室引流。脑肿瘤未能全切，颅内压缓解不满患者加作减压术，对防治因脑水肿而引起的颅内压增高均有帮助。

术后严重的脑水肿反应的表现为意识模糊或昏迷，颅内压增高，甚至出现脑疝，需与术后颅内出血相鉴别。

3. 脑脊液漏　脑室内手术、后颅窝手术或开颅经额窦、乳突后容易发生脑脊液漏。脑脊液经手术切口流出或潴留于皮下，延时日久易造成颅内感染。漏液量少者，需加强头皮瘘口缝合，漏液量多者，一般因脑膜裂隙或缺损所致，需重新修补硬脑膜，以骨蜡密封额窦或乳突气房。幕下脑脊液漏可同时行侧脑室持续引流，以促进瘘口愈合。凡有脑脊液漏者，均应及早检查脑脊液，并作细菌培养及药物敏感试验，选用有效抗生素防治感染。

4. 术后高热多发生于鞍区及脑室内手术患者，常由于丘脑下部损伤、蛛网膜下腔出血及术后脑水肿引起。体温常高达 39~40℃以上且稽留不退。治疗以使用物理降温毯或亚低温治疗。此外，加大肾上腺皮质激素用量，加强脱水治疗。对蛛网膜下腔出血者，待病情稍稳定后，行间断腰穿，放出血性脑脊液以减轻刺激反应。

（冯华　吴南　孟辉）

参考文献

1. Winn HR. Youmans and Winn Neurological Surgery. 7th edition. Amsterdam: Elsevier, 2016.
2. Lehecka M. 赫尔辛基显微神经外科学的基础与技巧 . 毛颖，译 . 上海：复旦大学出版社，2014.

2

第二十三章 颅脑损伤的手术

第一节 概述

颅脑损伤(head injury)是一种常见的损伤,发生率占全身部位损伤的20%左右,死残率居全身创伤的首位。颅脑损伤的主要原因包括交通事故、建筑及工矿事故、运动损伤和高处坠落伤等。根据解剖生理、损伤病理改变、受伤机制、伤情特点等(表23-1)对颅脑损伤进行准确的分类有助于判断伤情和指导治疗。

一、颅脑损伤的诊断

颅脑损伤病情紧急,须通过病史询问、体格检查和必要的辅助检查,迅速明确诊断。

(一)病史询问

包括:

1. 受伤时间、原因、头部外力作用的情况;
2. 伤后意识障碍变化情况;
3. 伤后做过何种处理;
4. 伤前健康情况,主要了解心血管、肾与肝脏重要疾患等。

(二)体格检查

伤情危重者,只作扼要检查,包括:

1. 意识障碍的程度和变化;
2. 头皮损伤,耳鼻出血及渗液情况;
3. 生命体征(呼吸、脉搏、血压和体温)检查;
4. 检查瞳孔大小、形状和对光反射情况;
5. 运动和反射改变。

表23-1 颅脑损伤的分类与伤情判断

分类依据	类别
根据硬脑膜是否完整	(1)开放性颅脑损伤:硬脑膜损伤,脑组织与外界相通 (2)闭合性颅脑损伤:硬脑膜完整,脑组织与外界不相通
根据脑损伤病理	(1)原发性颅脑损伤:外力作用于头部后立即产生的损害,包括脑震荡、脑挫裂伤、弥漫性轴索损伤、原发性脑干伤、下丘脑损伤等 (2)继发性颅脑损伤:在原发损伤基础上经过一定时间形成的病损,包括脑水肿、颅内出血、颅内血肿等
根据致伤机制	(1)直接损伤:外力直接作用于头部产生的损伤,包括:①加速性损伤(injury of acceleration):指头部静止时,突然受到外力的打击,头部由静止状态转变为沿作用力方向加速运动所造成的脑损伤。损伤主要发生在着力部位。②减速性损伤(injury of deceleration):指运动中的头部,突然撞到静止的物体,头部由动态转为静态时造成的损伤。损伤不仅发生于着力部位,对冲伤更严重。③挤压性损伤(crush injury):指两个或两个以上方向不同的外力同时作用于头部,使头部在相对固定的情况下受挤压变形引起的损伤 (2)间接损伤:暴力作用于头部以外的身体其他部位,再传递到颅底及相邻神经结构造成的损伤。①传递性损伤:如高处坠落时患者的两足或臀部着地,暴力通过脊柱传递到颅底部,造成枕骨大孔和邻近颅底部骨折,导致延髓、小脑和颈髓上段的损伤。②挥鞭样损伤:外力作用于躯体,使躯体突然产生加速或减速运动,由于惯性的作用,头部的运动往往落后于身体,引起颅颈交界处发生强烈的过伸或过屈动作,如甩鞭样动作造成脑干和颈髓交界处的损伤。③胸部挤压伤:指因胸部受到猛烈的挤压时,胸内压骤然升高,沿颈静脉传递到脑部致伤

续表

分类依据	类别
根据伤情轻重	(1) 轻型:指单纯脑震荡伴有或无颅骨骨折。①昏迷在0~30分钟内。②仅有头痛、头晕等自觉症状。③神经系统和脑脊液检查无明显改变 (2) 中型:指轻度脑挫裂伤伴有或无颅骨骨折及蛛网膜下腔出血,无脑受压表现。①昏迷在12小时以内。②有轻度神经系统阳性体征。③体温、呼吸、脉搏、血压有轻度改变 (3) 重型:指广泛颅骨骨折、脑挫裂伤、脑干损伤或颅内血肿。①深昏迷12小时以上。②意识障碍逐渐加重或清醒后再次昏迷。③有明显的神经系统阳性体征,生命体征明显改变 (4) 特重型:指重型颅脑损伤中更急、更重者。①原发脑伤重,伤后深昏迷,去皮质强直或伴有其他部位脏器伤、休克等。②已有晚期脑疝,包括双瞳散大、生命体征严重紊乱或呼吸已近停止
根据Glasgow昏迷指数	(1) 轻型:GCS 13~15分,伤后昏迷在30分钟以内 (2) 中型:GCS 9~12分,伤后昏迷时间为30分钟~12小时 (3) 重型:GCS 3~8分,伤后昏迷在12小时以上,或在伤后24小时内意识变化,再次昏迷6小时以上

(三)辅助检查

1. 颅骨X线平片　病情许可的情况下应常规行正、侧位或特殊位摄片,以了解颅骨骨折部位、类型及颅内异物等情况。

2. 腰椎穿刺　了解脑脊液压力和成分改变,但对已有脑疝表现或怀疑有后颅窝血肿者应视为禁忌。

3. 计算机断层扫描(CT)和磁共振扫描(MRI)检查　是目前诊断颅脑损伤的常规检查技术,可明确颅脑损伤的部位、严重程度、出血的量等。

4. 脑血管造影　可发现外伤性的血管损伤或动-静脉瘘。

二、颅脑损伤患者的监护

颅脑损伤患者病情复杂多变,须实行严密的监护,及时准确地掌握病情,以指导治疗和处理,是患者渡过危险期的重要环节,也是神经外科工作的重要组成部分。

(一)神经功能

神经功能的监护主要指对患者意识状态、瞳孔以及肢体运动、感觉和深浅反射、病理反射等的观察和判断。

1. 意识　意识障碍及其程度是反映脑功能状态的可靠指标之一。临床上主要根据患者对语言或疼痛刺激所产生的觉醒反应程度和维持觉醒的时间来判断意识状态,常用Glasgow昏迷评分(GCS,表23-2)反映颅脑损伤患者的昏迷程度。

2. 瞳孔　观察瞳孔的大小和对光反射是判定脑疝以及脑干功能损害程度的主要指标之一。对于颅脑损伤患者应定期观察和对比双侧瞳孔的大小、形状以及直接和间接对光反射等。当瞳孔轻度增大,对光反射迟钝,可能是颅内压增高、一侧小脑幕裂孔疝(颞叶钩回疝)的早期体征。如一侧瞳孔明显或完全散大,直接或间接对光反射均消失,表明同侧动眼神经明显受压,说明已有脑疝形成。虽然动眼神经直接损伤也可造成瞳孔散大,但必须经CT或MRI除外颅内血肿。双侧瞳孔散大固定于中位,是严重脑干损伤的体征。

3. 一般神经功能　一般神经功能监护是指对肢体运动、感觉、反射以及对脑神经的密切观察。如发现患者出现较为明确的神经系统功能障碍,如单瘫、偏瘫等,或原有的神经功能障碍加重,都要考虑病情加重或发生继发性损害的可能。

4. 生命体征观察　是颅脑损伤患者的重要观察内容之一。如动脉收缩压增高或波动常提示颅内压

表23-2　Glasgow昏迷评分(GCS)

睁眼反应	记分	言语反应	记分	运动反应	记分
自动睁眼	4	回答正确	5	按吩咐动作	6
呼唤睁眼	3	回答错误	4	刺痛可定位	5
刺痛睁眼	2	言语含糊	3	刺痛时回避	4
无反应	1	仅能发声	2	刺痛时过屈(去皮质强直)	3
		无反应	1	刺痛时过伸(去皮质强直)	2
				无反应	1

增高或脑干功能障碍；出现陈-施呼吸多见于弥漫性脑功能障碍；快而深的呼吸是脑干上部缺血的早期表现；不规则的呼吸类型，例如长吸气性呼吸或抽泣样呼吸，则提示脑干下部功能受损。

（二）颅内压（intracranial pressure，ICP）监测

颅内压是脑组织对蛛网膜下腔产生的压力，正常成人为70~180mmH_2O，儿童为50~100mmH_2O，颅脑损伤的患者颅内压监测是极为重要的监护内容，可根据颅内压的变化及时判断病情，指导治疗，评估预后。颅内压监护的方法包括：脑室内插管法、蛛网膜下腔插管法、硬脑膜下、硬脑膜外及脑组织内颅内压监测5种方法，以脑室法较可靠，且可通过脑脊液引流降低颅内压，但应防止继发性感染。

（三）血流动力学监测

颅脑损伤患者的血流动力学监测主要包括：心率、心律、动脉血压以及中心静脉压等内容，这些监测可反映心脏动力及身体血流的动态变化，中心静脉压监测对颅脑损伤后脱水及补液治疗有重要指导意义。

（四）呼吸功能监测

颅脑损伤患者行呼吸功能监测十分必要，监测的主要内容包括：呼吸频率、潮气量及血气分析等。

（五）其他监测方法

1. 脑组织氧分压（brain tissue oxygen tension，$PbtO_2$）监测　是一种直接测量局部脑组织中氧分压的有创监测方法，可直接反映脑组织的代谢与供氧水平。

2. 脑血流量（cerebral blood flow，CBF）监测　是一种将激光多普勒探头置入脑组织中测量局部脑组织血流量的有创监测方法，可直接反映局部循环的改变。

3. 经颅多普勒（transcranial Doppler，TCD）　利用多普勒超声无创测量动脉血流的方法，可反映颅内大血管的流速。

4. 脑温（brain temperature）监测　将探头置入脑组织内测量温度，在脑血流量下降或脑死亡时，脑温会低于躯体温度。

5. 脑组织微透析（microdialysis）监测　是将微透析导管分别置入脑创伤病灶相邻的半暗带区、相对正常区和腹部皮下组织，收集微透析液，用生化分析仪测定谷氨酸、葡萄糖、乳酸、丙酮酸、甘油等的浓度，是一种微创、连续的研究细胞间液生化和神经递质等活性物质变化的动态监测方法。

6. 脑电图（electroencephalogram，EEG）和诱发电位（evoked potential）监测颅脑损伤患者脑电波的幅度和分化与预后密切相关。而诱发电位包括脑干听觉反应、视觉诱发电位、运动诱发电位、体感诱发电位等，可检测神经系统受损的部位与程度。

第二节　头皮损伤的手术

头皮损伤需要进行手术者，包括头皮裂伤、头皮撕脱伤。头皮损伤的清创术，应争取在尽早进行，一般不应超过72小时，清创必须彻底。视损伤范围在局麻或全麻下进行，术前应剃光头发。

【手术步骤】

（一）洗刷伤周和冲洗伤口

用等渗盐水或自来水冲洗伤口表面污物，有活动出血者，暂时夹闭或以头皮夹止血，拭干水渍，消毒皮肤。用1%普鲁卡因浸润伤口并阻滞神经干，用肥皂水进一步刷洗伤口，等渗盐水冲净后，消毒铺无菌巾按损伤性质进行清创。

（二）头皮裂伤的处理

创缘整齐、污染不重的伤口，分层缝合伤口。伤口挫伤较重或有泥沙污染，清除表面异物和污染组织，将创缘修剪整齐，但剪除不可过多，以免缝合时张力过大，影响皮肤愈合。视皮肤挫伤程度，行全层或分层缝合。裂伤伴开放性线形骨折，骨折线嵌有头发、泥土异物时，可在骨折线处钻孔，用小嘴咬骨钳扩大骨折线清除异物。颞部头皮裂伤，表面伤口外观不大，但深部可挫伤较重，清创时应予注意。

（三）头皮撕脱伤的处理

头皮部分撕脱伤凡有蒂相连，血运良好者，清创后将头皮瓣复位缝合即可。如撕脱皮瓣较大，皮下应放引流条，术后24小时内拔除。头皮完全撕脱伤，常有大量失血甚至出现休克，手术时应备有血源。完全撕脱未超过12小时，或虽在12小时以上，但在24小时以内，头皮挫伤和污染较轻微者。撕脱头皮彻底清洗、剃发后，用植皮机制成中厚皮片，将整皮片制成网眼状，头皮清创后再植，然后适度加压包扎。术后头皮下有积液时，可用空针抽吸。头皮污染挫伤严重，而又超过12小时，再植后成活机会不多，宜取身体其他部位皮肤进行游离植皮。

（四）头皮缺损的处理

1. 小面积头皮缺损　在帽状腱膜下充分游离松解，一般均可达到无张力缝合。

2. 大片头皮缺损　一般不能采用上法处理，按照头皮缺损面积大小，常需采用不同成形方法进行修复（图23-1）。

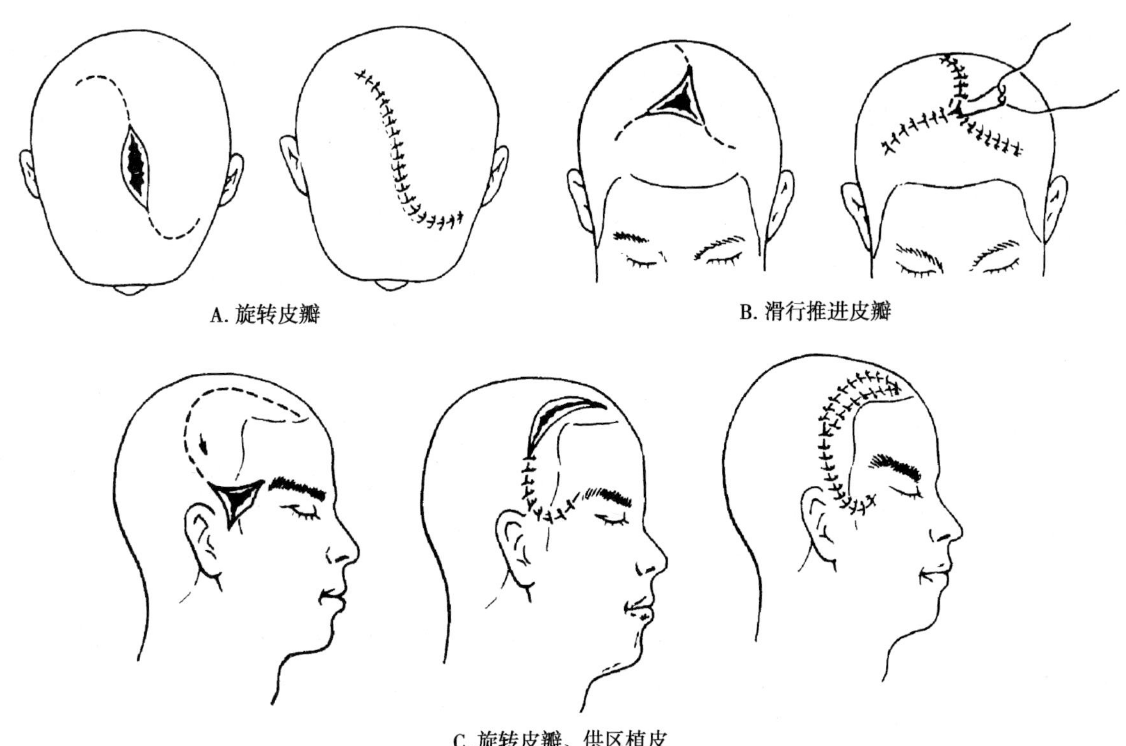

A. 旋转皮瓣

B. 滑行推进皮瓣

C. 旋转皮瓣、供区植皮

图 23-1　头皮缺损成形方法

第三节　凹陷性颅骨骨折的手术

颅骨骨折(skull fracture)是指颅骨受暴力作用所致颅骨结构改变。颅骨骨折的重要性常常不在于骨折本身,而在于颅骨骨折同时并发的脑膜、脑组织、颅骨血管以及脑神经等的损伤,特别是颅骨骨折线跨越硬脑膜中动脉或大静脉窦所引起的颅内血肿,或引起的脑脊液漏或并发感染等。颅骨骨折按骨折部位分为颅盖(fracture of vault of skull)与颅底骨折(fracture of skull base);按骨折形态分为线形(linear fracture)和凹陷性骨折(depressed fracture);按骨折与外界是否相通,分为开放性(open fracture)和闭合性骨折(closed fracture)。

凹陷性骨折多见于致伤物速度快,与头部接触面积小或暴力直接打击头颅。常见于颅盖骨折,好发于额骨及顶骨,多呈全层凹陷,少数仅为内板凹陷。成人凹陷性骨折多为粉碎性、以着力点为中心的放射状骨折;婴幼儿可呈乒乓球凹陷性骨折,一般为闭合性。

1. 凹陷性骨折的临床表现与诊断要点

(1) 明确的头部外伤史,骨折局部有明显的软组织损伤;

(2) 着力点可触及颅骨下陷;

(3) 颅骨 X 线平片、CT 扫描可发现凹陷性骨折并了解合并脑损伤情况。

2. 凹陷性骨折的手术适应证和禁忌证　多数颅骨凹陷性骨折应采取手术清创、清除骨片对脑组织的压迫,恢复局部血液循环,修补硬脑膜以及减少癫痫的发生。手术适应证包括:

(1) 合并脑损伤或大面积的骨折片陷入颅腔深度超过 1cm 者,导致颅内压增高,CT 示中线结构移位,有脑疝可能者,应行急诊开颅去骨瓣减压术;

(2) 因骨折片压迫脑重要部位引起神经功能障碍,如偏瘫、癫痫等,应行骨折片复位或祛除手术;

(3) 位于大静脉窦处的凹陷性骨折,手术应极慎重,如未引起神经体征或颅内压增高,即使陷入较深,也不宜手术;必须手术时,术前和术中都需作好处理大出血的准备;

(4) 开放性骨折的碎骨片易感染,须全部取除;硬脑膜如果破裂应予缝合或修补。

3. 手术禁忌证包括

(1) 非功能区的轻度凹陷骨折;

(2) 静脉窦区凹陷骨折,无脑受压症状及静脉回流障碍;

(3) 婴幼儿无明显局灶症状者。

一、颅骨穹隆部凹陷性骨折的手术

【适应证】

1. 凹陷骨折深度超过 1cm 者。

2. 有硬脑膜和脑损伤者。

3. 凹陷骨折压迫引起偏瘫、失语、癫痫等神经系统症状者。

4. 凹陷骨折压迫颅内静脉窦引起颅内高压症状者。

5. 影响外形美观者。

【禁忌证】

1. 非功能区轻度凹陷骨折。

2. 无脑受压症状的静脉窦区凹陷骨折。

3. 年龄较小的婴幼儿，无神经系统症状者。

【术前准备】

同普通开颅手术。

【麻醉与体位】

局麻或全身麻醉。体位以凹陷骨折部位处于相对高处。

【手术步骤】

1. 切口闭合性骨折，在骨折区做一弧形皮瓣或S状切口（图 23-2A）。开放性骨折，头皮清创后，酌情将伤口扩大。根据凹陷骨折深度和范围可采用：凹陷骨折片整复术和游离骨瓣整复术。

2. 凹陷骨折片整复术　环绕凹陷骨折边缘做一马蹄形皮瓣；在靠近骨折边缘的正常颅骨处钻一孔，并适当予以扩大，咬除部分重叠的骨质；使用鼻中隔剥离器或骨膜剥离器从硬脑膜外将凹陷的骨折片撬起复位；止血后缝合伤口（图 23-2B）。

3. 骨瓣整复术　环绕凹陷骨折边缘做一马蹄形皮瓣；在凹陷骨折周边钻孔后，保留骨膜，形成游离骨瓣（图 23-2C）；检查硬脑膜下有无损伤，有损伤时（如硬脑膜撕破或硬脑膜下有积血），则切开硬脑膜探查；用器械整复凹陷骨折，使之形态正常后将整复后的骨瓣复位，并缝合骨膜，最后分层缝合切口（图 23-2D）。

【术中注意事项】

1. 对于脱离骨膜的小骨折片，应予以摘除。

2. 发现硬脑膜有裂伤或硬膜下呈蓝紫色时，应打开硬脑膜探查。

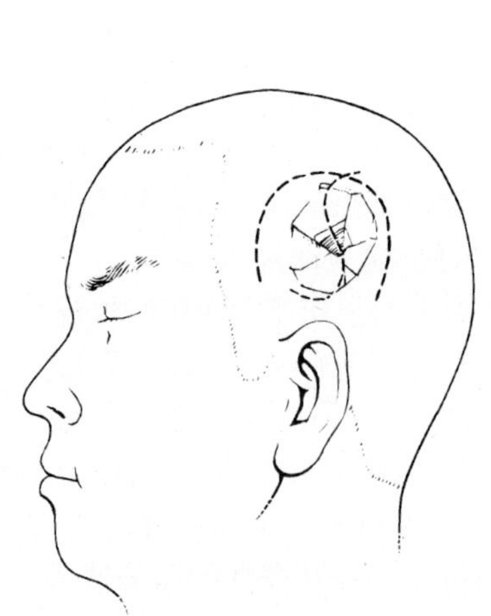

A. 头皮切口

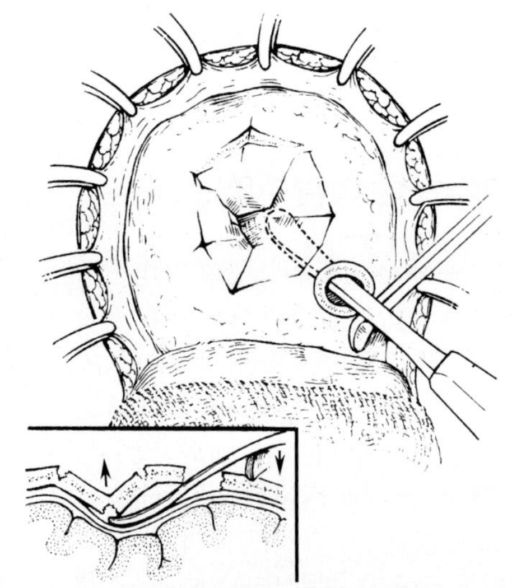

B. 钻孔后撬起凹陷的骨折片

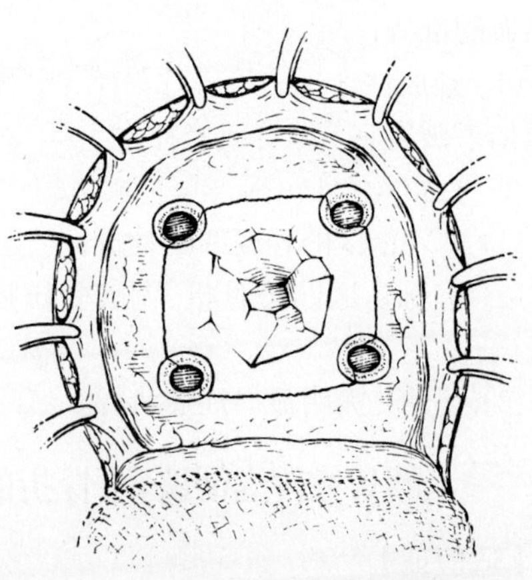

C. 取下骨折片复位后固定

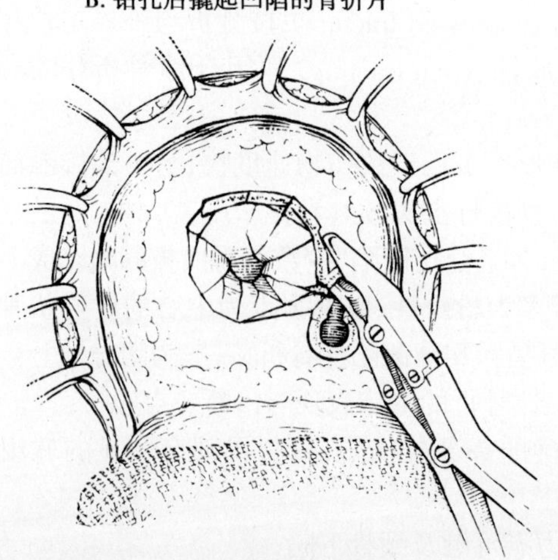

D. 咬除骨折片重叠部位

图 23-2　凹陷性骨折整复术

3. 骨折片不稳定时可适当捆绑固定。

【主要并发症】

1. 伤口感染。

2. 颅骨骨髓炎。

二、静脉窦部凹陷性骨折的手术

【适应证】

静脉窦部位的凹陷性骨折，一般不考虑手术。如果因骨折压迫或损伤矢状窦，造成急性颅内压增高、颅内血肿或开放伤出血不易控制时，则需行急诊手术。术前应备有充足血源，并建立可靠静脉通道，以备术中大量输血用。

【手术步骤】

（一）骨折复位方法

闭合性凹陷性骨折，可做跨越矢状窦的皮瓣；开放性者将原伤口扩大，充分显露骨折区。单纯性凹陷骨折，先在骨折片附近钻孔，然后用铣刀、颅骨剪或咬骨钳围绕骨折区咬开（图 23-3），同时将已显露的硬脑膜悬吊在附近的骨膜上。咬除颅骨时动作应轻柔，勿向颅内挤压，或将骨片强行撬起。仅需将骨片四周游离即可，以免损伤矢状窦导致大出血。

（二）矢状窦损伤的处理方法

1. 矢状窦表面点状出血或蛛网膜粒出血，用明胶海绵或压碎的肌肉贴敷于出血处，再用棉片压迫片刻，出血即止。

2. 矢状窦或横窦裂伤，边缘整齐者，可用针线缝合后表面再盖明胶海绵或肌肉片，然后涂以医用生物蛋白胶，可达到妥善止血。

3. 矢状窦或横窦因骨折片刺伤而呈洞状破损者，缝合多有困难。如有碎骨片刺入静脉窦内，应从周围开始咬除碎骨片，最后才可取出刺入窦内的骨片。在最后取出刺入窦内的骨片前，应将头部略放低，准

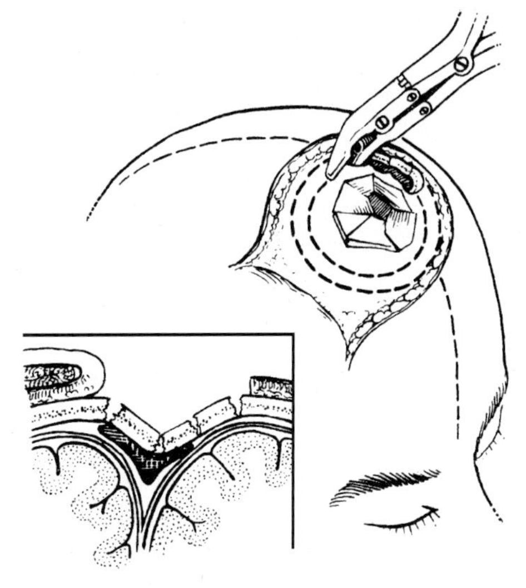

图 23-3　矢状窦凹陷性骨折整复术

备好一大于破口的肌片，取出骨片后，立即用指尖暂时堵住破孔，然后再将肌片置换在裂孔上，并加盖明胶海绵。为防止肌片脱落，可加用缝线固定（图 23-4A、B）。

4. 矢状窦广泛渗血，用一般方法处理无效，可迅速将硬脑膜悬吊在骨膜上，用 1~2 层整块明胶海绵或氧化纤维素覆盖渗血面，必要时再用盐水纱布覆盖表面，缝合头皮以适当力量压迫（图 23-4C）。待 24 小时左右出血停止后，小心去除纱布，保留明胶海绵或氧化纤维素。

5. 矢状窦断裂伤，位于前 1/3（中央回以前者），或横窦断裂另一侧发育良好者，可考虑结扎。剪开静脉窦两侧的硬脑膜，通向结扎段静脉窦的桥静脉，一一电凝后剪断。用弯圆针自静脉窦周围穿过，分别将破裂段两端缝合结扎（图 23-4D）。位于上矢状窦中、后 1/3、窦汇及主侧横窦的断裂伤，因结扎后可能引起多肢瘫痪或颅内压急剧增高导致死亡，故不宜结扎。可

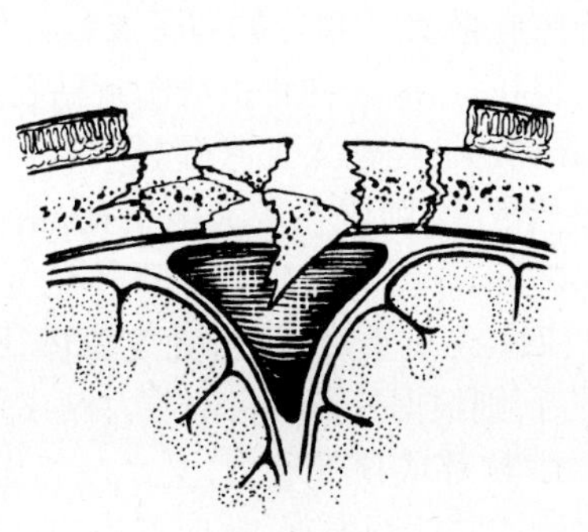

A. 骨折片刺破矢状窦

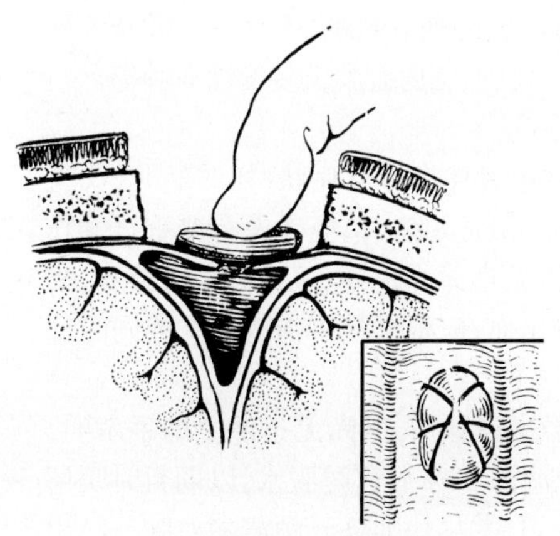

B. 用肌肉片堵塞裂孔

图 23-4　矢状窦出血的止血方法

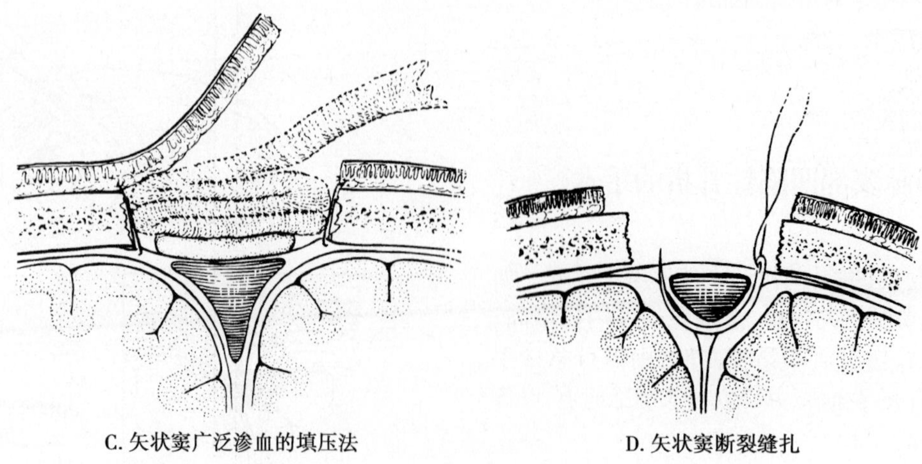

C. 矢状窦广泛渗血的填压法

D. 矢状窦断裂缝孔

图 23-4(续)

采用自体大隐静脉移植或人工硬脑膜材料,重建静脉窦。

三、婴幼儿凹陷性骨折的手术

婴儿颅骨薄、弹性好,多呈乒乓球样骨折,凹陷不深者,随着脑组织发育,有自行复位可能。故骨折在非功能区、凹陷不深、不伴定位体征或颅内压增高及头皮下脑脊液积聚者,亦可观察等待 1 个月左右。确无复位可能时,可在骨折区附近做一皮肤切口,钻孔后,用鼻中隔剥离器伸入骨折片下方,稍用力上撬,骨折片即可弹起复位。处理婴幼儿骨折时,不要轻易把骨片丢掉,宜尽量再植,并注意修复硬脑膜。如幼儿骨折线较宽,且有脑搏动,则警惕硬脑膜已撕裂,应予以探查,修补缝合硬脑膜,以防日后形成生长性骨折。

第四节 颅内血肿的手术

颅内血肿占颅脑外伤总数的 8% 左右,可分为硬膜外血肿、硬膜下血肿、脑内血肿及多发性血肿等。

【术前准备】

1. 颅内血肿患者伴有休克症状,如非幼儿,又无严重头皮损伤亦非濒危患者时,应考虑有严重合并伤存在,须一边积极处理休克,一边扼要行全身检查,如发现有胸腹内脏出血,应根据具体伤情分次或同时分组手术。

2. 术前已经出现脑疝,但尚无条件立即手术时,应先由静脉快速滴注 20% 甘露醇脱水,以期暂时缓解血肿对脑干的压迫,并尽快准备开颅清除血肿。已出现高热及去脑强直者,迅速给予亚低温治疗。

3. 血肿清除术中,常有较多失血,术前应备好血源,以便及时补充。切忌术前低血压过久,增加脑缺氧和脑水肿。

一、钻孔探查术

(一) 钻孔部位的选择

适用于术前未行头颅 CT 检查,或病情紧急无法再行辅助检查者。颅内血肿的定位,可根据神经体征作出判断外,头部外伤时的姿态、着力点及颅骨骨折情况等,对判断血肿部位均有重要意义,了解和掌握这些线索,有助于钻孔部位的选择。

(二) 探查性钻孔的部位和顺序

1. 颞部钻孔 耳屏前、颧弓中点上方 4cm 左右;
2. 额部钻孔 眉弓中点上方 2~3cm;
3. 顶部钻孔 顶部中线外 3cm 左右;
4. 颞后钻孔 乳突根部上方 3cm 左右;
5. 枕顶部钻孔 枕外粗隆上方 5~7cm,中线外 3cm 左右;
6. 后颅窝钻孔 中线旁枕骨鳞部,有骨折者,在骨折线附近钻孔。

(三) 伤员已出现小脑幕切迹疝时,绝大多数血肿位于瞳孔散大一侧。如颅骨 X 线片发现骨折且与临床表现相符,应先在骨折线附近钻孔。入院时双侧瞳孔均已散大,经输入甘露醇脱水后,一侧瞳孔缩小,一侧依然散大,则应在散大侧钻孔,钻孔顺序按颞、额、顶部进行。

(四) 伤员重度昏迷,无定位体征,但又怀疑颅内血肿者,则根据外伤时头部着力点,选择钻孔部位。

1. 枕部或顶部着力,又系减速伤者,血肿常发生在对侧或同侧额颞部,故应首先在着力点对冲部位钻孔。枕顶骨有骨折,必要时局部亦需探查;
2. 额部着力,应先在同侧额颞部钻孔;

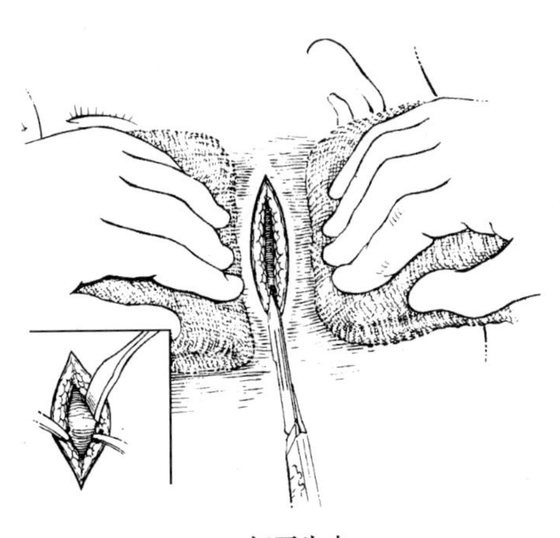
A. 切开头皮

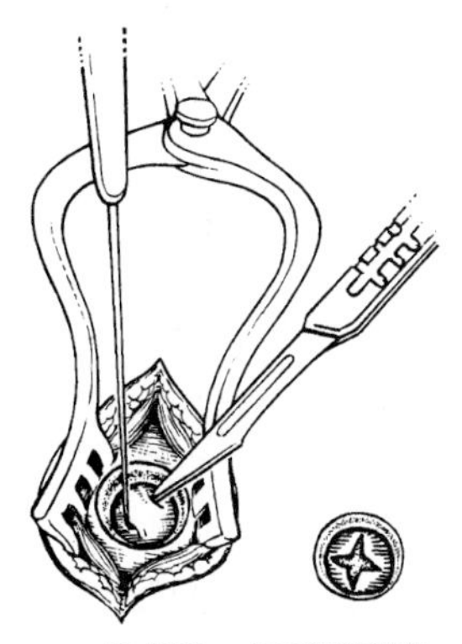
B. 钻骨孔，切开硬脑膜

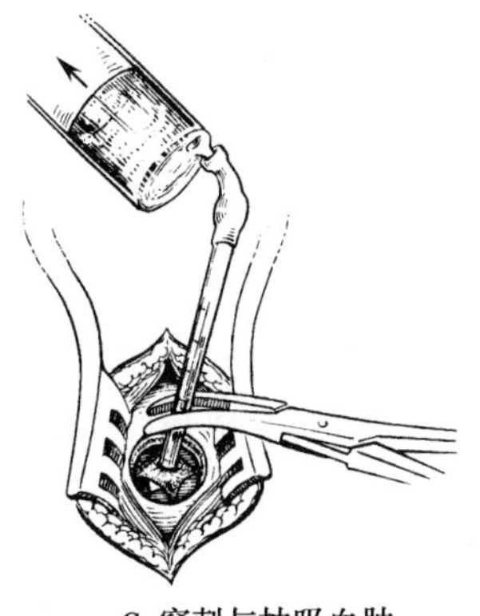
C. 穿刺与抽吸血肿

图 23-5　颅内血肿钻孔探查术

3. 头部一侧撞击并有骨折或头皮伤，应先在伤侧钻孔，必要时，探查对侧额颞部。

（五）手术步骤

取仰卧位，用甲紫标出矢状线及切口线，全头部消毒，一般先探查一侧，必要时再探查另一侧。用手指紧压切口两侧头皮，一次切至骨膜，骨膜剥离器推开骨膜，乳突拉钩牵开，进行钻孔（图 23-5A）。钻透颅骨即有血块者，为硬脑膜外血肿。硬脑膜外正常，而硬脑膜下呈深蓝色，表示有硬脑膜下积血或脑挫伤，可将硬脑膜十字形切开，进一步探查（图 23-5B）。疑有脑内血肿时，电凝脑皮质后，用脑针穿刺，抽出破碎脑组织及血液或血块，即系脑内血肿（图 23-5C）。证实血肿后，可按不同方法清除血肿。如双侧多处钻孔均未见异常，头皮止血并分层缝合。术后应进行头颅 CT 平扫检查，以防钻孔未发现的特殊部位血肿。

二、急性硬膜外血肿清除术

硬膜外血肿（epidural hematoma，EDH）是发生于硬膜和颅骨之间的潜在腔隙的血肿。临床上急性硬膜外血肿以颅脑外伤多见，且多发生于受重击局部，偶为自发因素。硬膜外血肿占所有头部创伤患者的 10%~20%。头伤清醒以后恶化昏迷的患者中硬膜外血肿占 17%。

【解剖与病理生理】

硬膜与颅骨联系较紧密，特别是在骨缝处。主要骨缝为冠状缝（额骨与顶骨）、矢状缝（双侧顶骨）和人字缝（顶骨与枕骨）。硬膜外血肿一般不超过骨缝。由于骨折线穿越上矢状窦或横窦，亦可引起骑跨于窦上的巨大硬膜外血肿，这类血肿的不断扩张，多为硬脑膜与骨内板剥离后，导致新的出血所致，而非仅由静脉压造成继续出血。硬膜外血肿最常见的部位是颞顶部，占 70%~80%。该部位骨质相对较薄，脑膜中动脉紧贴其内板。发生于额部、顶部和枕部的血肿各占 10% 左右，其中部分枕部硬膜外血肿为横窦上下骑跨型。硬膜外血肿较少发生于矢状窦附近。硬膜外血肿的出血来源多见于硬膜血管的破裂，包括脑膜中动脉分支、静脉、硬膜静脉窦和颅骨血管（板障和颅骨导血管）等，颅骨骨折导致脑膜中动脉破裂是最常见的原因。

【影像检查】

1. X 线片　尽管 CT 扫描已逐步替代 X 线片成为颅脑外伤的首选影像学检查，但颅骨 X 线片也能显示骨折线走行及是否跨越脑膜中动脉的血管沟等信息，提示可能的血肿部位。虽然骨折并不意味着硬膜外血肿，然而，90% 以上的硬膜外血肿有颅骨骨折。儿童颅骨的可塑性较大，硬膜外血肿时发生骨折的比例稍低。

2. CT 扫描　CT 是诊断硬膜外血肿最精确而敏感的方法。其表现具有特征性。血肿受骨缝之间硬膜与颅骨内板的限制，血肿在 CT 轴位上呈双面凸镜样，多表现为均匀一致的高密度，有时也可见部分区域由于血清渗出和新鲜出血而呈混杂密度。特急性出血可为低密度，可能表明有活动性出血。血肿中血红蛋白的量决定了射线吸收量。信号强度依时间而改变。急性期为高密度；2~4 周时，变成等密度；时间更长，则变为低密度。头颅顶部（穹隆）和颅底（如中颅底）的出血少见，由于解剖位置的关系，其诊断较困难，容易漏诊，必要时行冠状 CT 扫描或 MRI 发现并判断血肿的位置和大小。

3. MRI　急性出血为等信号，故急性创伤不考虑行 MRI 检查，但对脑挫裂伤的检出率高于 CT 扫描。

【适应证】

硬膜外血肿治疗决策取决于多种因素。当硬膜外血肿具有占位效应并引起脑结构变形、脑疝形成和颅内压增高，或引起神经功能损害时应积极手术治疗。并非所有的急性硬膜外血肿需要立即手术清除血肿。如果病变小，患者神经系统功能良好，可密切观察患者并早期行 CT 扫描，若血肿体积增大或症状恶化，应手术清除血肿。

手术治疗适应证为：幕上硬膜外血肿体积大于 30ml、厚度大于 15mm、中线移位大于 5mm 均应手术清除血肿，符合上述血肿条件的患者多有意识恶化或定位体征。非手术治疗适应证为：幕上血肿体积血肿小于 30ml，厚度小于 15mm，中线移位不超过 5mm，GCS 评分高于 8 且没有局部神经功能障碍；无意识恶化、眼底水肿及新病征出现；非颅中窝或颅后窝血肿者。治疗措施应是在严密观察患者临床表现的前提下，采用降低颅内压、止血及活血化瘀药物治疗，须行 CT 作动态监测，尤其是伤后的头 24 小时。

【手术方式】

常规开颅，注意血肿位置。骨瓣打开后，即见血肿，清除血肿、出血点止血。静脉窦出血一般经过压迫止血，注意抬高床头，避免静脉空气栓塞。

（一）骨瓣开颅硬膜外血肿清除术

适用于大部分病例。由于 CT 扫描检查的普及，能很好了解血肿的部位、大小和伴随的脑损伤情况，并能动态地观察血肿的变化，多数病例诊断明确。根据影像学检查结果，行骨瓣成形开颅。血块可用吸引器吸去或用脑压板剔除。清除血肿同时寻找出血来源。来自静脉窦的出血一般只需用明胶海绵覆盖即能控制。较严重的静脉窦出血可用止血纱布、肌片、生物胶等止血。来自脑膜中动脉的出血则需用双极电凝、结扎控制；若出血来自脑膜中动脉进颅处，须将颞部脑膜自中颅窝底翻起，沿脑膜中动脉找到棘孔，用小棉粒将棘孔塞住。由于出血常来自脑膜中动脉，为了能及早将其控制，清除血肿时应从接近颅底之处开始，发现出血点后立即进行处理。待血肿清除后，宜用生理盐水冲洗创面，仔细检查有无出血点，并逐一止血，防止术后再出血。注意同时伴有其他颅内损伤，如硬膜下血肿或脑内血肿，必要时一并清除。仔细悬吊硬脑膜于骨窗外缘，回置骨瓣并固定，分层缝合头皮，硬膜外置引流管 24~48 小时。颅后窝的硬脑膜外血肿用枕下开颅。皮肤切口采用一侧枕下直切口或正中直切口。找到血肿后按其大小和位置将骨孔扩大，清除血肿。

（二）骨窗开颅硬膜外血肿清除术（图 23-6）

CT 时代之前，经常采用钻孔探查，尤其是患者表现定位体征或症状迅速恶化时。现在的 CT 能快速扫描，一般不需要直接探查，除非患者颅内压极高、全身情况差、血流动力学不稳定。现在适用于病情危急、已有脑疝来不及行影像学诊断及定位，直接送入手术室抢救的患者，先行钻孔探查，然后扩大成骨窗清除血肿。如果患者表现为脑疝，应先在血肿部位快速钻孔，清除部分硬膜外血肿，使颅内压部分缓解。然后，开颅清除全部血肿。急性患者的症状如能提示血肿部位，则探查性钻孔先在该部位施行。如果症状不能提示血肿部位，可先探查颞部，因为这是最常发生血肿的所在。通过颧弓后 1/3 上方 3~4cm 处的钻孔，一般能找到颞部血肿。但少数患者的血肿接近中颅窝底，所以探查时亦应注意颅底部分。如在颞部未发现血肿，可在额、顶和枕部依次钻孔进行探查。这些探查性钻孔的切口都应采取这样的方向，使能延长成减压骨窗，或可将各钻孔连接成骨片成形。如果这些钻孔仍未发现血肿，当在对侧头部的相同部位进行探查。如果仍属阴性，最后应作枕下探查。清除血肿后，宜作硬膜小切口，探查硬膜下情况。发现硬膜下血肿时一并清除之。清除硬膜外血肿后硬膜应松弛塌陷，脑压降低。是时如脑压仍高，或者患者病情全无改善甚或有所恶化，应考虑另有颅内血肿，或有脑水肿 - 脑肿胀存在，应在其他部位再作钻孔探查。

（三）钻孔穿刺清除硬膜外血肿

其适应证为病情相对稳定，出血量 30~50ml，经 CT 检查明确定位，中线移位达 0.5cm 以上，无继续出血者。方法则按 CT 所示血肿最厚处，行锥孔或钻孔，然后插入吸引针管或放入带绞丝的碎吸针管。排出部分血液后再注入尿激酶，或尿激酶加透明质酸酶溶解残留的血凝块，反复数次，留管引流 3~6 天至 CT 复查血肿已排尽为度。该方法也可用于院前急救或脑内血肿的引流。

【术后处理】

患者通常放在监护病房直至病情稳定。处理好相关的颅内或全身损伤。行 CT 扫描，了解血肿清除的程度，并及时发现迟发性血肿。

【并发症】

硬膜外血肿引起颅内压增高，脑疝形成，大脑前和大脑后动脉闭塞，导致脑梗死形成。颞叶钩回疝所致的动眼神经麻痹常常需要数月的时间来恢复。3 岁以内的儿童，颅骨骨折可能导致蛛网膜囊肿、生长性骨折形成。长期脑搏动和膨出形成囊肿，使骨折不能愈合，硬膜撕裂范围扩大，骨折边缘也扩大。通常形成搏动性头皮包块。

【预后】

尽管硬膜外血肿治疗的终极目标是达到零死

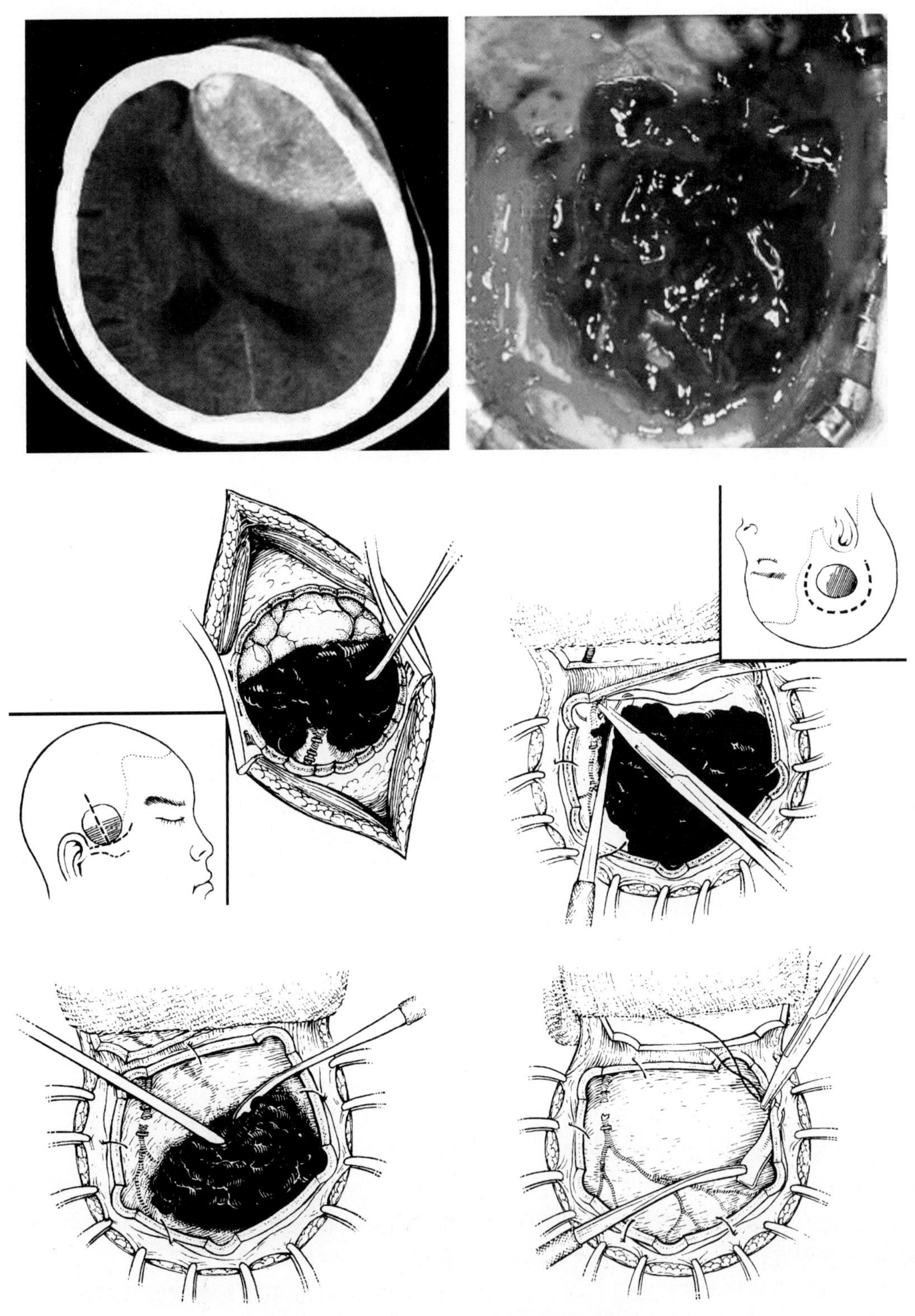

图 23-6　骨窗开颅急性硬膜外血肿清除术

亡率和 100% 的良好功能预后，但报告的死亡率为 9.4%~33%，平均约 10%。若患者生存，则术前的运动功能、GCS 和瞳孔反应与患者的功能预后显著相关。不合并脑损伤的单纯的硬膜外血肿，只要迅速清除血肿，则预后极好。总之，硬膜外血肿是神经外科的紧急情况，需要密切的临床和影像学观察或手术清除。多数病例有颅骨骨折、脑膜中动脉分支破裂。快速的诊断和适当的处理使死亡率极低，获得良好的功能预后。

三、急性硬膜下血肿清除术

急性硬膜下血肿（subdural hematoma，SDH）在 72

小时内出现，一般发生在坠落、交通事故或打击伤以后。CT 扫描通常高密度。临床上，1 周内的血肿表现为急性血肿，1 周以上的血肿表现为慢性血肿。急性硬膜下血肿常常与广泛的原发性脑损伤有关。弥漫性脑实质损伤与患者的预后密切相关，急性硬膜下血肿昏迷患者的 82% 有脑挫裂伤。急性 SDH 是颅脑损伤常见的继发损害，在重型颅脑外伤患者中发生率为 12%~29%，占全部颅内血肿的 40% 左右。SDH 发生的男女比例为 3∶1。急性 SDH 患者年龄比创伤患者的平均年龄大。

【病理生理】

产生急性硬膜下血肿的机制通常是颅骨受到高速撞击，引起脑组织相对于固定的硬膜结构移位，导致脑皮质血管撕裂。同时引起相关的脑挫裂伤，脑水肿和弥漫性轴索损伤。破裂的血管常常是连接皮质表面和静脉窦的静脉。皮质静脉也可能被直接撕裂。皮质动脉破裂引起的急性硬膜下血肿发生于轻度头伤时，可无脑挫裂伤。血肿来源有：①来自脑挫裂伤。在裂伤部位的皮质动脉和静脉破裂，血液流入硬脑膜下腔或先流入脑内形成脑内血肿，再穿破皮质流到硬膜下腔。在贯穿性脑损伤中，这些皮质裂伤位于损伤的途径中。在闭合性脑损伤中，这些皮质裂伤可位于冲击点或对冲点。前者在损伤暴力的着力部位（额、顶、枕和小脑），常伴有颅骨凹陷性骨折，后者常位于大脑额颞叶的尖底。由皮质裂伤所引起的硬脑膜下血肿常局限于损伤部位。②大脑皮质静脉在进入静脉窦处破裂；乃由于额部或枕部受到暴力冲击，使大脑发生前后摇荡的结果。这些静脉损伤可位于大脑上静脉之进入上矢状窦处、大脑下静脉之进入横窦和蝶顶窦处，或大脑中静脉之进入上岩窦处。所引起的血肿常分布于大脑凸面的较大范围。

加速性损伤所致脑挫裂伤，血肿多在同侧；而减速性损伤所引起的对冲性脑挫裂伤出血常在对侧；一侧枕部着力于对侧额、颞部前份发生硬膜下血肿，甚至同时并发脑内血肿；枕部中线着力易致双侧额极、颞尖部血肿；当头颅侧方打击时，可引起伤侧硬膜下血肿和（或）脑内血肿；头颅侧方碰撞或跌伤时，同侧多为硬膜下血肿和（或）硬膜外血肿，对侧可致单纯性和（或）复合型硬膜下血肿；前额部着力时，血肿往往都在额部，很少发生在枕部，而老年人则常引起单侧或双侧单纯性硬膜下血肿。

【影像检查】

1. CT 平扫　怀疑急性硬膜下血肿时，按照标准的高级创伤生命支持指南使患者稳定后，立即行 CT 扫描。急性硬膜下血肿一般为月牙形高密度区，位于颅骨内板和脑表面。单侧多见。有时，急性硬膜下血肿为等密度，见于下列情况：①患者血细胞比容低；②血肿为特急性（小于 1 小时）；③有活动性出血。硬膜下血肿的 CT 表现如下。第 1 周硬膜下血肿为同脑组织相等的高密度；第 2、3 周，血肿表现为等密度；3 周以后血肿为低密度。表现为混杂密度的慢性硬膜下血肿表明反复出血，在急性和慢性成分之间可见液平。

2. MRI　在诊断急性硬膜下血肿中的应用价值不大，因为 MRI 需要花费较多的时间，且患者体内不能有金属异物。但 MRI 对于判断脑实质损伤和预后有价值，但需要稳定和治疗任何威胁生命的病变以后方可进行。

【适应证】

无论 GCS 评分如何，CT 轴位扫描时急性硬膜下血肿厚度大于 10mm，中线移位大于 5mm，和（或）引起神经系统功能障碍，都应急诊手术清除血肿。急性硬膜下血肿厚度小于 10mm、没有明显的占位效应或神经体征时可密切观察患者并动态行 CT 扫描，若血肿体积增大或症状恶化，应手术清除血肿。

急性、亚急性硬脑膜下血肿无论手术与否，均须进行及时、合理的非手术治疗，特别是急性血肿术后，尤为重要。小的急性硬膜下血肿小于 5mm 厚，无明显占位效应和神经症状，可临床观察。保守治疗的急性硬膜下血肿可转变成慢性硬膜下血肿，应行系列 CT 扫描随访。硬膜下血肿导致脑疝时，立即给予甘露醇并急诊清除血肿，注意保持循环的稳定。

【手术方式】

（一）钻孔冲洗引流术

根据 CT 显示血肿所在部位，行钻孔引流。此法优点为手术简便，节省时间，创伤性较小，大多数硬脑膜下血肿都可用此法清除。对于亚急性和慢性血肿，手术时出血已经停止，不存在止血问题，此法尤为适用。缺点是手术显露较差；如继续出血，常常无法止血，较硬的凝血块，因无法清除而残留。术前来不及定位的紧急钻孔探查，应根据致伤机制，结合患者临床表现推测血肿位置，按序钻孔。若属对冲性损伤应首先在颞前部钻孔，其次额部，然后顶部；使连接各切口能组成一个骨片成形术。这样就可能在钻孔冲洗法不能完全清除血肿或发现硬脑膜下有新鲜出血时，改作骨瓣成形术。若系直接冲击伤，则先在着力部，继而于对冲部位钻孔探查。发现血肿后用吸引器吸去血肿内容，用导引流管插入腔内冲洗。血肿清除后在低位留置引流管一根，持续引流 24 小时，分层缝合头皮。小儿急性硬膜下血肿囟门未闭者，可经前囟侧角穿刺反复抽吸逐渐排出，若属固态血肿则需钻孔引流或开颅清除血肿。

（二）骨瓣开颅术（图 23-7）

适用于血肿定位明确的患者；经钻孔探查发现血肿呈凝块状，难以冲洗排出者；于钻孔冲洗引流过程中有活动性出血者；或于清除血肿后，脑组织迅速膨起，颅内压力又复升高者；并存有的脑挫裂伤和脑内血肿常需手术处理，骨瓣开颅是唯一适宜的方法。其优点为手术显露较好，可以清除血肿并进行止血。但手术较复杂，可能费时较多，创伤性较大，因此在病情紧急的患者中，最好先用钻孔法将血肿大部清除，等脑压下降病情稳定后，再将钻孔连成骨瓣，进一步处理。手术方法与一般开颅术相同。开颅范围尽可能包括侧裂，因该处是破裂的皮质血管的主要所在。如同侧脑室存在，行脑室穿刺引流或行脑基底池引流。严重脑伤患者，若同时行对侧脑室引流，当能使患者获益。术毕，如常缝合硬脑膜及头皮各层，硬膜外置引流24 小时。若清除血肿后脑压又增高，应根据受伤机制估计可能的血肿部位，试行钻孔及探查。特别是额极、颞底部及脑内深部，术中 B 超检查有助于病变的定位。在确定无其他血肿后，根据伤情行颞肌下减压术或去骨瓣减压术。有些急性患者伴有较严重的脑实质损伤，脑水肿较为严重，脑压很高。这时如骤然切开硬脑膜，有发生急性脑肿胀、脑膨出和血压骤降的危险。所以如发现脑压极高、硬脑膜极度紧张时，应先用降温和降压麻醉，然后再切开脑膜。切脑膜时先作小切口，放出血液后如脑压即行下降，再扩大切口做进一步处理。

（三）颞肌下减压及枕下减压术

在急性血肿中，用骨瓣成形清除血肿和严重破碎脑组织后，如果脑压较高，缝合硬脑膜较紧张，或者有严重脑挫裂伤较严重，估计术后脑水肿较重时，为安全计，宜行减压术，硬膜敞开或行硬膜扩大成形术。有时甚至需要切除额极和颞极，行内减压，方能关颅。

1. 颞肌下减压　适用于幕上血肿。颞肌下减压术常于弃去骨瓣之后，将颞肌自颅骨表面充分剥离，咬除颞骨鳞部向下到颧弓水平、向前到额骨眶突后面的蝶骨大翼和顶骨相邻部，不超过颞肌覆盖面为度，使颞叶和部分额叶能有向外缓冲的空间，减轻侧裂血管及脑干的压迫。然后放射状剪开硬脑膜达骨窗边缘，缝合颞肌，颞肌筋膜不予缝合，以便减压。分层缝合头皮，不放引流。一般多行单侧减压，如有必要亦可

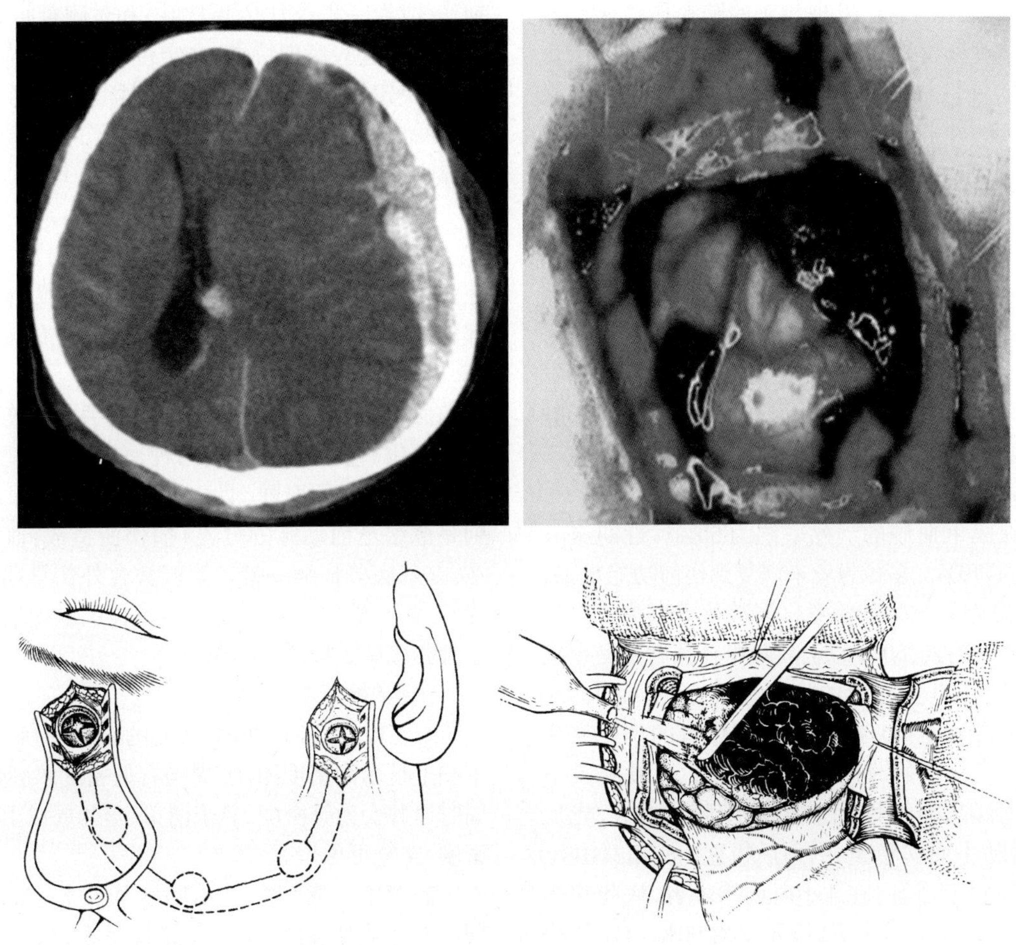

图 23-7　骨窗开颅急性硬膜下血肿清除术

行双侧颞肌下减压。

2. 枕下减压术 适用于后颅窝血肿。方法与一般后颅窝开颅术相同。用正中枕下皮肤切口作枕下减压骨窗。枕骨大孔后缘和寰椎后弓切除，硬脑膜切开。清除血肿后，硬脑膜不予缝合或行扩大成形术。缝合肌肉与皮肤，根据脑伤程度和血肿清除情况决定是否行侧脑室穿刺或放置引流。急性和亚急性硬脑膜下血肿常伴有较严重的脑实质损伤，患者病情多较严重，因此术后 还须给予积极的非手术治疗。由于同一原因，这两种血肿的死亡率均较高。死亡原因有：脑实质损伤太重；手术过迟，手术不彻底，可能另有血肿尚未发现；全身性合并症如循环衰竭、肺炎、脑膜炎、休克等。

【术后处理】

急性硬膜下血肿一般合并存在脑挫裂伤和水肿，应行颅内压监测。清除急性 SDH 后，将 ICP 控制在 20mmHg 以下，维持脑灌注在 60~70mmHg。清除急性血肿的 24 小时内，应常规行 CT 复查。如果术后 ICP 仍高，急诊 CT 扫描，了解是否重新形成硬膜下血肿或其他血肿。术后随访复查凝血问题(PT，APTT)和血小板，及时纠正，减少再出血的危险。如果患者病情稳定，可行脑 MRI 扫描，发现相关的脑实质损伤。急诊处理时一般只用 CT。残留的急性硬膜下血肿可变成无症状的慢性硬膜下血肿，术后或保守治疗的患者，均应动态 CT 扫描观察血肿是否完全消散。仔细地行神经系统检查，了解患者病情是稳定、改善还是恶化。

【并发症】

急性硬膜下血肿常伴随脑实质损伤，可能导致 ICP 增高。术后血肿可能残留或复发，症状未消除时应再次手术清除。严重头伤后有多达 1/3 的患者发生创伤性癫痫。手术后应密切注意脑膜炎或脑脓肿可能。

【预后】

急性硬膜下血肿的病死率约为 50%。近期文献报道为 36%~79%。多数患者未恢复到伤前功能水平，14%~40% 患者的结果较满意。高龄是重型脑外伤预后不良的独立因素，60 岁以上高龄患者预后不良率显著增加。小于 40 岁患者的病死率为 20%，而 40~80 岁患者的病死率为 65%，大于 80 岁患者的病死率为 88%。受伤至手术的时间影响预后。急性硬脑膜下血肿若属老年人对冲性特急血肿，双瞳孔散大、光反应消失，血肿小而病情重，则预后极差。Seelig(1981) 发现急性硬膜下血肿，在 4 小时内手术者，病死率为 30%，而 4 小时以上手术者，病死率为 90%。CT 扫描显示的脑损伤也是重要的预后因素。包括：①血肿体积；②中线结构移位的程度；③其他硬膜下病变；④基底池受压。术后 ICP 升高提示预后不良。病因是重要的预后因素。继发于皮质动脉破裂的急性硬膜下血肿，在迅速手术清除血肿后，预后较好。总之，急性硬膜下血肿多伴有严重脑损伤，故治疗困难。

四、脑内血肿清除术

外伤性脑内血肿(intracerebral hematoma)绝大多数均属急性，少数为亚急性，特别是位于额、颞前份和底部的浅层脑内血肿，往往与脑挫裂伤及硬脑膜下血肿相伴发，临床表现急促。深部血肿，多于脑白质内，系因脑受力变形或剪力作用致使深部血管撕裂出血而致，出血较少、血肿较小时，临床表现亦较缓。血肿较大时，位于脑基底节、丘脑或脑室壁附近的血肿，可向脑室溃破造成脑室内出血，病情往往重笃，预后不良。额颞叶前部的脑内血肿最为常见，约占全数之 80%；顶枕叶次之，占 10%，其他 10% 位于大脑深部、小脑和脑干。以发生部位定，对冲点血肿最为常见，着力点次之，大脑深部与脑干内血肿较少见。在贯穿性损伤中，脑内血肿可发生于损伤途径的任何部位。血肿可为单侧或双侧。双侧血肿或源于两侧额叶的对冲损伤，或为一侧着力点(顶枕叶)和对侧对冲点(额颞叶)的损伤。这些病理特点，在定位诊断尚未确定的病例中，对决定钻孔探查部位有一定意义。与血肿合并存在的头皮和颅骨损伤，通常提示损伤时的暴力着力情况，故对定位亦有一定帮助。

【病理生理】

脑内血肿大多数由脑裂伤部位的出血所造成。在闭合性脑损伤中，脑裂伤可发生于暴力作用的着力部位或对冲部位。如果有较大和较深在的皮质血管损伤，出血流入白质中，即形成脑内血肿。对冲损伤所造成的血肿多位于额颞叶的尖底；着力点损伤可发生于任何部位(包括小脑)。这两种血肿较接近脑表面，并常伴有硬脑膜下血肿。另一类血肿由大脑深部动脉(特别是脉络丛前动脉的分支)损伤所造成，血肿部位深在，在基底节丘脑一带。第四类在外伤早期并无血肿症状，而在数周后突然发生卒中样的脑内出血。这类血肿亦多位于额顶叶的深部。

【影像检查】

1. CT 急性期 90% 以上的脑内血肿均可在 CT 平扫上显示高密度团块，周围有低密度水肿带，但 2~4 周时血肿变为等密度，易于漏诊，至 4 周以上时则呈低密度，又复可见。

2. MRI 能较好显示脑实质损伤情况，但急性期应根据需要和患者病情综合考虑，以免影响急诊救治。

【手术治疗】

对急性脑内血肿的治疗与急性硬脑膜下血肿相同，均属脑挫裂伤复合血肿，两者还时常相伴发。手术方法与外伤性急性硬膜下血肿类似。血肿主要为固体血块，往往合并的脑挫裂伤和水肿较严重，可能有活动性出血，故多采用骨窗或骨瓣开颅术（图 23-8），于清除硬脑膜下血肿及破碎坏死脑组织后，并探查额、颞叶脑内血肿，予以清除。如遇有清除血肿后颅内压缓解不明显，应在脑表面挫伤严重、脑回膨隆变宽、触之有波动感处穿刺。少数脑内血肿可用钻孔穿刺，此时血肿内容以液体为主，其四周并无严重脑挫伤或水肿；血肿清除手术后可能残留的小凝块可液化吸收，一般不再引起临床症状，不需要再次手术。血肿破入脑室者，应行脑室穿刺引流。病情发展较急的患者预后较差，死亡率高达 50%。

骨瓣成形术亦与一般采用者相同。在血肿部位形成骨瓣后，如发现硬脑膜张力很高，则不宜骤然将之切开，以免发生急性脑膨出，引起脑组织嵌顿，加重已有的脑损伤。可在紧急脱水、利尿或适当过度换气等辅助措施下，在硬脑膜上切一小口进行穿刺，吸出血肿；或在血肿表面作 2~3cm 长的直线脑膜切口，再同向切开暴露的脑皮质和白质，将血肿和破碎脑组织吸出部分后，再放射状剪开脑膜，清除血肿及其破碎脑组织。如果脑压仍未显著下降，则表明可能另有血肿存在，应在其他可疑部位另行钻孔探查。在急性期中，脑损伤较严重的患者术后常有脑水肿存在，因此一般须同时行减压术。

【术后处理】

患者术后常有脑水肿存在，应给予积极的抗水肿治疗。癫痫是常见的并发症，应同时行抗癫痫治疗。定期随访，注意有无脑软化、癫痫灶形成、脑积水、脑穿通畸形等晚期改变发生。

【并发症】

急性与亚急性脑内血肿患者常并有其他严重的脑挫裂伤，手术死亡率较高，约为 45%。同时，后遗症也较多，诸如瘫痪、半身感觉减退、偏盲、智能减退、癫痫等的发生率，均较其他血肿为高。影响疗效的因素有：患者的一般情况、脑损伤的程度、病变的部位以及手术的及时与否等。慢性血肿患者因已度过了脑损伤的急性阶段，故死亡率较低。

五、后颅窝血肿清除术

后颅窝血肿较少见，仅占颅内血肿的 3%~5%，其中后颅窝硬膜外血肿报道最多，少部分为后颅窝硬膜下血肿和脑内血肿。但由于后颅窝空间狭小，更容易发生脑干受压而致患者病情急剧恶化，因此一旦怀疑患者存在后颅窝损伤即应尽快行 CT 检查明确诊断，明确诊断为后颅窝血肿应后应引起高度重视。对于具有手术适应证的患者应尽快手术治疗。延误诊断或手术时机则可能导致患者预后不佳。

【适应证】

颅后窝硬脑膜外血肿，多来自静脉及板障血管破裂出血，有时为脑膜后动脉损伤所致。病程进展取决于出血速度，一般多较严重，临床表现不典型，瞳孔变化少，易于忽略。有下列情况时，应怀疑颅后窝血肿，如无头颅 CT 检查，则需及时进行探查。

1. 枕部受伤，有枕骨骨折或枕乳缝分离，伤员烦躁、意识进行性恶化、呕吐频繁，或早期出现呼吸不规则及双侧病理征者。

2. 顶枕部幕上硬脑膜外血肿，向横窦下方蔓延者。

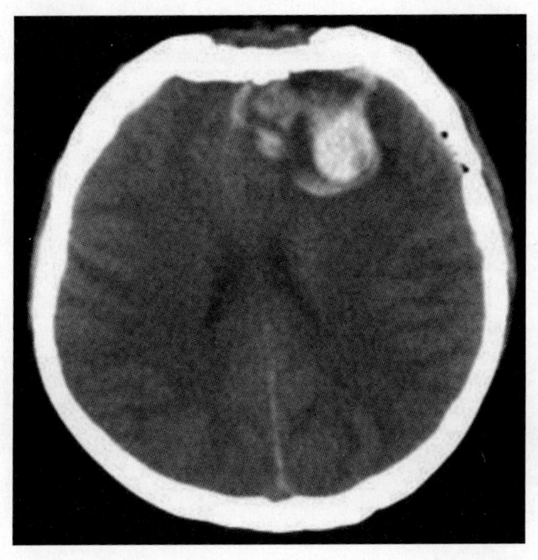

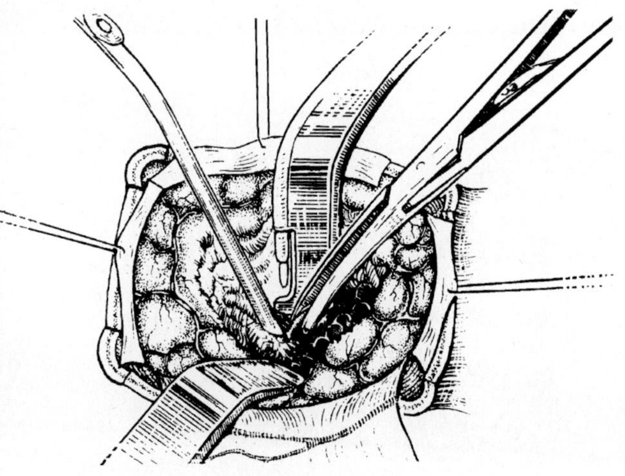

图 23-8　脑内血肿清除术

2

3. 额颞部对冲性血肿清除后，颅内压无明显改善，或小脑幕切迹疝体征改善，而呼吸转坏或昏迷继续加重者。

4. 枕部着力的伤员，伤后逐渐出现小脑体征，如眼球水平震颤、共济障碍等，X线摄片证实枕骨骨折并跨越横窦者。

【手术步骤】

1. 气管插管全身麻醉，取俯卧位或侧卧位均可。骨折范围涉及双侧时，取中线切口，否则，多取骨折线侧的旁正中切口。切开皮肤、枕肌和骨膜，将骨膜推离骨面，用后颅窝牵开器牵开伤口，如骨折线跨越横窦，横窦上下均应钻孔。发现血肿后，按血肿范围扩大切口及钻孔，骨窗直径以能看到血肿边缘为度。用鼻中隔剥离器清除血块，仔细检查出血源。如因横窦损伤出血，出血处已为血凝块堵塞时，可将此处血块保留，并在血块处加敷明胶海绵(图23-9)。冲洗伤口，确认无新鲜出血后，放置橡皮引流条，分层缝合切口。

2. 清除血肿后，如发现硬脑膜呈深蓝色，张力高或呈囊性感时，需切开硬脑膜探查，以便及时清除硬脑膜下积血或积液。

3. 如小脑挫伤严重、水肿明显，应酌情将骨窗扩大并咬除部分寰椎，剪开硬脑膜减压。

4. 如为骑跨型血肿，横窦上方血肿较大者，可将切口向枕顶部延长并弯向颞后，形成皮瓣，在横窦上方另做一骨瓣，以清除幕上部分的血肿。

六、亚急性及慢性硬脑膜下血肿清除术

【适应证】

有症状的患者和(或)影像学上血肿具有占位效应的患者均应手术治疗。

【禁忌证】

血肿量少且无占位效应、没有神经系统症状或体征可持续观察，并动态复查CT扫描。

【手术方式】

(一) 钻孔引流术

通常为首选方法，根据血肿的部位和大小选择一孔或两孔均可。

手术步骤：血肿位于顶颞部凸面者，于耳前、顶部各钻一孔；血肿在额颞部者，将顶部钻孔改为额部钻孔；血肿广泛者，额、顶、颞三处均需钻孔。于局麻下，先行颅骨钻孔或采用颅锥锥孔，进入血肿腔后即有陈旧血及棕褐色碎血块流出，放置引流管，用生理盐水

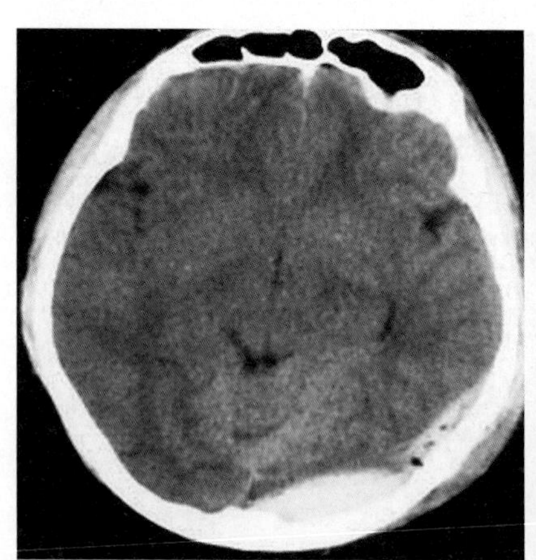

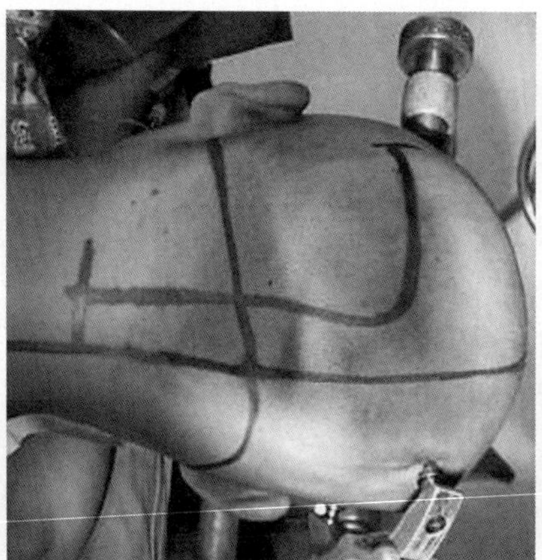

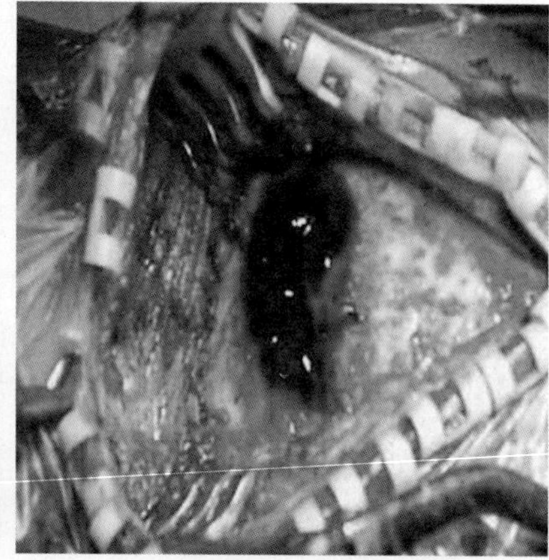

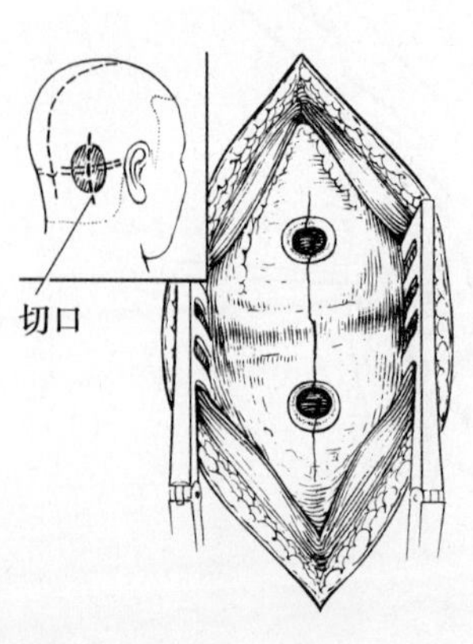

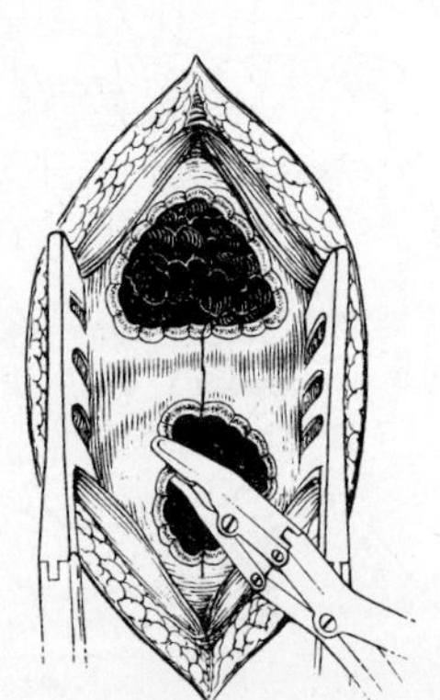

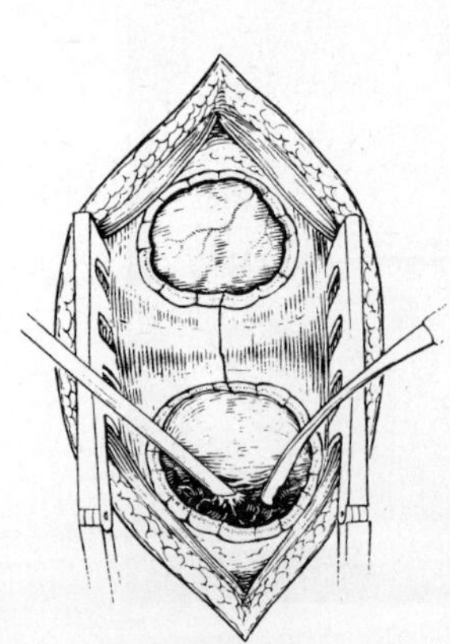

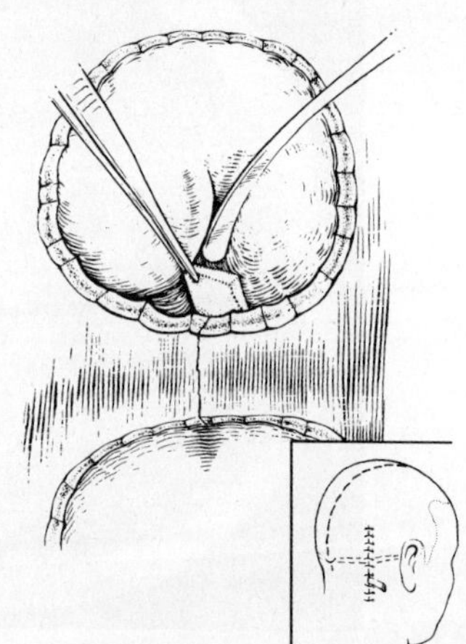

图23-9　后颅窝硬膜外血肿清除手术

轻轻反复冲洗，直至冲洗液变清为止（图 23-10）。术毕，进一步引流液态血肿。在 CT 监测下观察血肿引流情况和脑受压解除、中线结构复位程度。小儿慢性硬脑膜下血肿，前囟未闭者，可经前囟行硬膜下穿刺抽吸积血：选用针尖斜面较短的针头，经前囟外侧沿 45° 角斜行穿向额或顶硬膜下，进针 0.5~1.0cm 即有棕褐色液体抽出，每次抽出量以 15~20ml 为度。若为双侧应左右交替穿刺，抽出血液常逐日变淡，血肿体积亦随之减小，如有鲜血抽出或血肿不见缩小，则需开颅止血。术后持续引流 24~48 小时。

（二）骨瓣开颅血肿清除术

适用于包膜较厚或已有钙化的慢性硬膜下血肿。

手术步骤：根据术前 CT 检查结果，确定血肿范围，设计开颅切口。掀开骨瓣后，可见青紫增厚的硬脑膜。先切开一小孔，缓缓排出积血，待颅内压稍降后瓣状切开硬膜及紧贴其下的血肿外膜，一并翻开可以减少渗血。血肿内膜与蛛网膜易于分离，应予切除，但不能用力牵拉，以免撕破内外膜交界缘，该处容易出血，可在近缘 0.5cm 处剪断。妥善止血，分层缝合硬脑膜及头皮各层，血肿腔置管引流 3~5 天。

注意要点：

1. 清除血肿后，大部病例在 3 周左右中线结构恢复正常，但有些病患血肿腔需数周方能消失。为了观察术后脑组织情况，判断血肿是否复发，可靠方法是血管造影和 CT 扫描。如残腔在 4 周以上仍不消失，应警惕血肿复发。

2. 婴儿慢性硬脑膜下血肿，血肿较大时，可先由前囟穿刺抽吸，使颅内压逐渐减低，改善一般情况，待 1 周左右再钻孔引流血肿。

3. 双侧硬脑膜下血肿，宜分期手术，一般先清除较大一侧，1 周左右再清除另一侧。

4. 血肿清除后复发，多因首次引流不彻底和遗留血块，或开颅手术者硬脑膜面与外膜边缘渗血所致，故术后仍需严密观察。少数病例术后可有明显颅内积气或脑水肿反应，如证实不是血肿复发，应及时给予对症处理。为了防止血肿腔感染，术后引流不宜过长，一般 48 小时。

【并发症】

慢性硬膜下血肿及手术相关并发症的发生率为 5.4%~19%，疾病相关并发症包括癫痫、肺部感染或其他部位感染等，手术并发症包括急性硬膜下血肿、脑内血肿、张力性气颅等。术后 4 天内 CT 扫描，92% 的患者有不同程度的血肿残留，但一般不影响患者症状的改善。文献报道术后血肿复发而需再次手术率为 12%~22%，其中部分患者可能需多次手术。其中 2 例患者形成硬膜下积脓而行第三次手术。慢性硬膜下血肿手术后，4% 患者手术后的 3 天到 6 周形成对侧血肿。术后癫痫的发生率为 3%~10%，预防性抗癫痫是否能降低术后癫痫发生的风险尚不清楚，必要时可使用预防性抗癫痫药物。其他术后并发症还包括硬膜下积脓、脑脓肿和脑膜炎等。

【预后】

慢性硬膜下血肿的治疗结果与术前的神经功能有关。在出现严重的神经功能障碍之前进行早期诊断

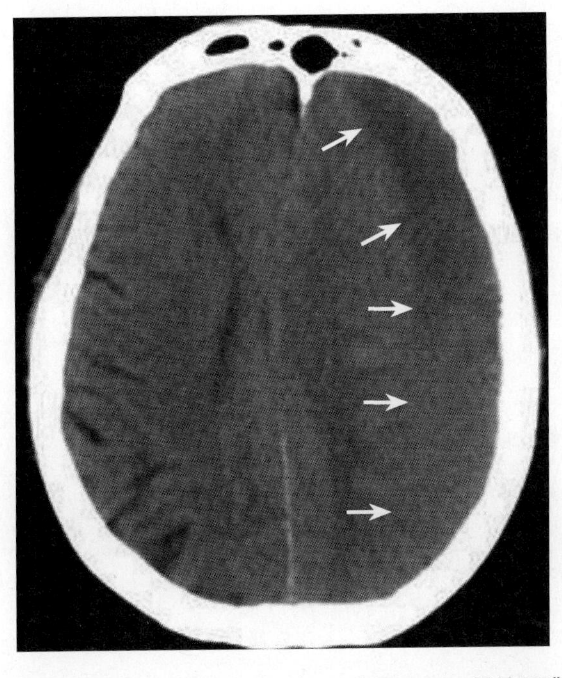

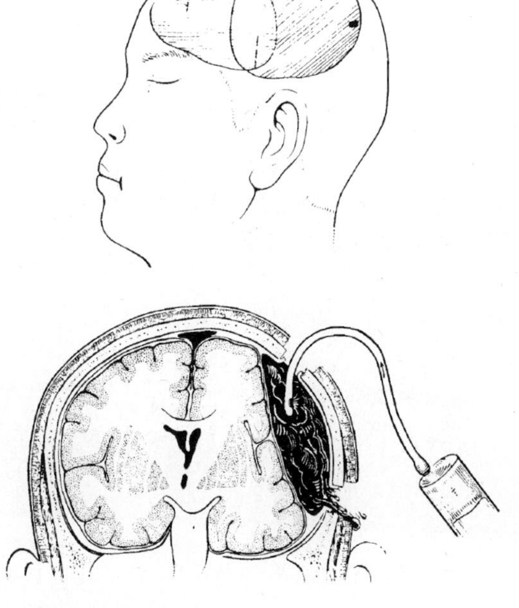

图 23-10　慢性硬膜下血肿钻孔引流术

和治疗是改善预后的关键。一组500例慢性硬膜下血肿研究显示，89.4%的患者接受钻孔引流术后恢复良好，仅有2.2%的患者症状加重。

第五节　颅脑火器伤的手术

2

颅脑火器伤是颅脑战伤中常见的损伤，可分为非穿透伤和穿透伤两类：硬脑膜破裂，脑组织直接和外界沟通者称穿透伤；硬脑膜未破裂者，称非穿透伤。非穿透伤的处理与头皮及颅骨的开放伤处理相同。

穿透伤除具有闭合性颅脑的特点外，因有异物、出血、休克及感染等，伤情更加严重，治疗也较复杂。依据投射物的性质、速度及作用于头部的情况，分贯通伤、盲管伤和切线伤三类，处理亦不相同。

【术前准备】

1. 凡有呼吸阻塞和休克的伤员，应首先解除呼吸道梗阻，改善缺氧，积极救治休克，待伤情稳定后再行手术。如伤道内出血严重，则应在抗休克的同时，迅速进行手术。合并胸腹内脏损伤伴休克，一般应一边纠正休克一边处理合并伤。

2. 术前常规摄头颅X线片和头颅CT扫描，观察脑伤道，异物的位置、数目及性质，以便制定手术计划，以及术后对照。

3. 注射破伤风抗毒血清，应用广谱抗生素。

4. 已出现小脑幕切迹疝者，迅速静注脱水药物并尽快手术。

5. 争取在24~48小时内完成颅脑清创术，最迟不宜超过72小时。

【麻醉】

根据伤情选用全身麻醉或局麻麻醉。合并颈部、面颌及胸部严重创伤者，宜用气管内全麻。

一、盲管伤的颅脑清创术

盲管伤是战伤中最常见的穿透伤，约占80%。

【手术步骤】

通常将伤口向两端延长呈S形，修整污染的伤口边缘，用牵开器牵开伤口，等渗盐水冲洗，取除表浅的碎骨片、泥土、血块、头发及外溢的脑组织碎屑等。用咬骨钳扩大骨孔达直径4~5cm（图23-11A），充分显露硬脑膜伤口边缘。采用骨成形瓣时，先将头皮伤口清创缝合，再按设计的切口开颅。此法选用于头皮伤口小的盲管型穿透伤。

1. 脑组织清创应在镜下或良好照明和直视下进行。骨窗形成后，先清除硬脑膜伤口周围的积血和脑碎屑，硬脑膜边缘一般污染不重，略作修剪后呈放射状剪开（图23-11B），小洞状损伤，可做马蹄状切开。脑伤

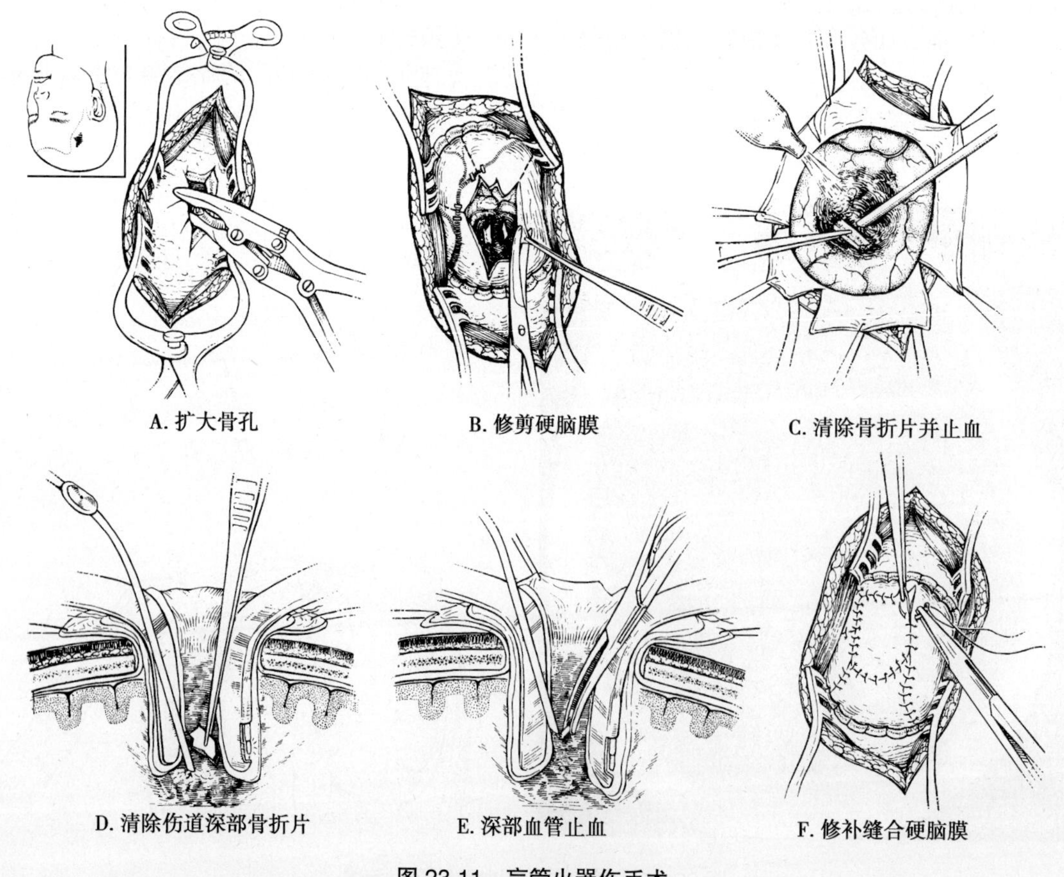

A. 扩大骨孔　B. 修剪硬脑膜　C. 清除骨折片并止血

D. 清除伤道深部骨折片　E. 深部血管止血　F. 修补缝合硬脑膜

图23-11　盲管火器伤手术

道外口常有碎骨片及血块堵塞，予以清除(图 23-11C)。由于伤道内压力较高，伤道外口堵塞物一经取除，伤道深部的脑组织碎屑、血块、甚至细小的碎骨片，均可自行溢出。皮质血管止血后，边用等渗盐水冲洗，边用吸引器由浅入深；吸除液化、失活的脑组织。已清创的伤道用盐水棉片保护，脑板轻轻牵开伤道，再继续向深部清创，遇有骨片或金属异物应予取出。清创及止血彻底的伤道，常较松弛而不易闭合，如伤道清创后迅速闭合，甚或有局限性膨出，如非脑水肿所致，则多因伤道深部，或远隔部位出血。需再探查伤道，或行 CT 检查以明确原因，做出相应处理。

2. 异物的处理常见的伤道异物有泥石碎片、布片、木屑、碎骨片及金属异物等。所有的有机异物和浅部碎骨片，均应取出(图 23-11D)，其数目与形态应与术前 X 线摄片相符。深部小骨片和细小的金属异物，可不考虑取除。直径 1cm 左右的金属异物，位置较深或位于另侧半球，清创时不易取除者，如异物周围不伴血肿，留待以后开颅或用立体定向手术方法取除。手术后应常规摄颅片或 CT 复查，发现有成簇骨片遗留时，应再次手术摘除，具体时间按伤员身体情况及战地条件而定，但以不超过 1 周为宜。

3. 出血的处理伤道深部出血，严禁填塞压迫止血，应在直视下看清出血点，用双极电凝或银夹止血(图 23-11E)；渗血面应用等渗盐水或 3% 过氧化氢溶液棉片压敷止血。

4. 伤口缝合与引流止血良好，清创彻底，如脑压不高，应严密缝合硬脑膜及头皮。伤道内可注入庆大霉素 10 000 单位。硬脑膜缺损时，用附近的骨膜、帽状腱膜、颞肌膜或人工硬脑膜修补(图 23-11F)。硬脑膜下置引流物，头皮缺损较大者，需用转移皮瓣封闭伤口。

二、特殊类型颅脑火器性穿透伤的手术

1. 颅脑贯通伤　此种损伤的特点是入口小，脑内有碎骨片；出口大，颅骨骨折和脑组织裂伤严重，甚至有头皮缺损。一般应先进行出口清创；若入口侧伤道内血肿，出现脑受压时，则应先处理入口侧。

将出口延长，充分显露颅伤道，颅骨片较大与骨膜相连者，尽可能保留，清除小的游离骨片，用双极电凝或银夹夹闭断裂的皮质血管，冲除碎裂脑组织，伤道深部如有出血，在直视下妥善电凝或银夹夹闭。硬脑膜缺损较大时，可用阔肌膜或其他代替物修补，并争取缝合头皮。在少见情况下，脑水肿严重，脑组织膨出、伤口不能关闭，可暂以人工脑膜覆盖膨出脑组织，术后予脱水、腰穿，必要时做对侧颞肌下减压，待脑组织回缩后，作进一步处理。

2. 脑室穿透伤　常有大量脑脊液流失，伤员高热、昏迷、去皮质强直等，应尽快手术。由伤道浅部开始清创直达脑室，将脑室内血块、金属异物清除干净，保证室间孔通畅，妥善处理脑室壁和脉络丛出血。用等渗盐水反复冲洗脑室，脑室内留置直径 3cm 硅橡胶管或 8~10 号引流管，术后持续引流，并可定期注入抗生素。严密缝合硬脑膜，引流管于术后 3~5 天拔除。必要时腰穿引流。

3. 颅面伤　异物入口位于面部，且常通过鼻旁窦、眼部或乳突等，容易并发颅内积气、脑脊瘘及颅内感染，故应和有关专科协同处理。通常取一侧额部或冠状皮骨瓣额部开颅，显露前颅底，尽量保留与软组织相连的骨片，用肌膜及骨膜修补硬脑膜缺损，周边以生物胶封闭。额窦损伤时，应刮除窦内黏膜，保持鼻额管通畅，严密缝合硬脑膜。

【术后处理】

颅脑穿透伤术后处理与闭合伤相同，抗生素应用时间宜适当延长，比较局限和清创彻底的穿透伤，一般不使用肾上腺皮质激素，术后服用抗癫痫药 4~6 个月。

第六节　颅骨缺损修补术

颅骨缺损常由清除凹陷碎骨片、切除病骨、颅脑穿透伤、严重颅脑外伤或颅内肿瘤切除后外减压等原因造成。颅骨缺损直径在 3cm 以上，常出现头痛、头昏、骨缺损边缘疼痛及怕震动等主观症状。大面积颅骨缺损者，在体位剧烈变动时，可产生脑移动影响颅内血液循环，且易受外伤，合并外伤性癫痫者危险性更大。故宜适时做颅骨成形。

颅骨修补时机视缺损原因及伤口愈合情况而定。闭合性损伤或一类伤口，愈合后 3~6 个月；开放伤 6~8 个月；感染伤口应待伤口痊愈 1 年以上修补。颅骨肿瘤切除后遗留的骨缺损，可以即时进行修补。

【术前准备】

1. 材料选择颅骨修补材料可分自体材料和异类材料。目前除特殊原因者外，已不用患者自体肋骨或髂骨作修补材料。但有人将初次手术取下的骨瓣，经贮存后再植者。常用的异类成形材料有金属类，如钽片、钛片及钛合金网等。目前应用的金属修补片中，以钛合金网较多用，该类材料除造型容易、可对抗外力打击，且不影响进行磁共振检查，亦可在术前对修补材料的形状进行三维适形。

2. 头皮必须健康，术前剃光头发。

3. 用局麻或全麻，术前肌内注射苯巴比妥钠 0.1~0.2mg。

【手术步骤】

围绕骨缺损区，用甲紫画好马蹄形切口线，局部

2

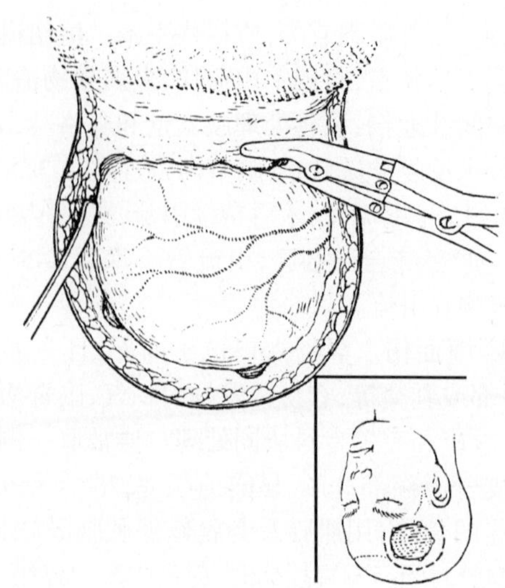

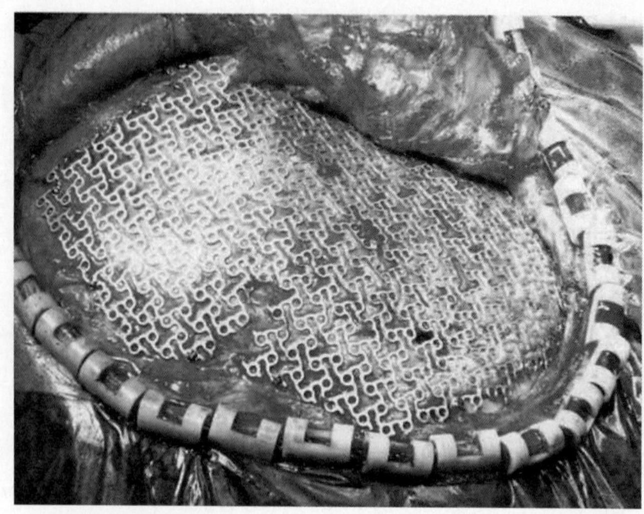

图 23-12　颅骨缺损修补术

麻醉（或全麻），切开头皮，从硬脑膜外分离皮瓣并翻向一侧。某些大面积骨缺损常有硬脑膜缺损，骨膜或筋膜直接贴在脑膜表面并有粘连，将其由表面彻底分离常造成广泛损伤，可仅分离到骨膜或筋膜外为止。沿骨缺损边缘切开骨膜，修整硬化或不规则的骨缘。覆盖适形后的钛合金网，沿骨缺损四周，选好位置用螺丝钉固定钛板（图 23-12）。

【术中注意事项】

1. 分离皮瓣时应避免皮瓣过薄，影响头皮血液循环，造成皮瓣坏死。

2. 有癫痫的患者，可在皮质电图的监测下行癫痫灶切除术，并严密缝合硬脑膜，必要时可使用生物蛋白胶，以避免术后脑脊液漏。

【术后处理】

1. 术后常规加压包扎，皮下积液时，可穿刺抽吸。

2. 有癫痫的患者术后常规使用抗癫痫药物。

【并发症】

1. 术后皮瓣坏死，有感染时，应取除有机玻璃片。

2. 头皮下积液，可穿刺抽吸后加压包扎治疗。

3. 硬膜外血肿，因止血欠佳所致，如出现脑受压症状，应及时清除血肿。

第七节　脑脊液漏修补术

外伤性脑脊液鼻漏与耳漏，是颅底骨折的常见并发症之一，其发生率为 2%~9%，脑脊液经鼻腔、外耳道流出，处理不当可导致颅内感染等严重后果。外伤性脑脊液漏多属急性期脑脊液漏，伤后立即出现或伤后数日内出现，漏口大多数可在 1 周左右自行愈合封闭，脑脊液漏停止；需要手术修补者为数甚少，伤后 4 周左右仍无自愈迹象，则应尽早手术修补。脑脊液耳漏引起颅内感染的机会较少，可观察一月左右再考虑是否手术。

【适应证】

1. 脑脊液漏持续 1 周以上不见减少，或经保守治疗 1 个月以上不愈，或治愈后多次复发者。

2. 颅脑外伤急诊手术中，若发现额窦或筛窦骨折，裂缝及硬膜裂口较大（>4mm），也应同时行颅底硬脑膜修补手术。

3. 前颅底骨折合并脑脊液鼻漏者，若 CT 提示骨折裂缝较宽，或者 MRI 检查发现软组织于漏口疝出者，应及早行手术处理漏口。

【定位方法】

头颅 X 线片及 CT 水平扫描，仅能确定骨折大致位置，难以精确定位，更难以确定漏口大小。颅底冠状位薄层 CT 扫描，对外伤性脑脊液漏有重要诊断价值，有助于确定漏口的位置和大小。

【手术步骤】

传统上有两种入路，一种为硬膜外入路，另一种为硬膜内入路，后一入路较为常用。近年来有人主张经鼻内镜入路。

（一）鼻漏修补术

仰卧位，额部冠状切口，先做一侧额部骨瓣。距骨窗前缘 1.5cm 处，横行切开硬脑膜，两端弯向后方。用脑压板轻轻抬起额叶并向后牵拉，依次探查额窦后壁、眶顶、筛板直到蝶鞍附近，注意骨折线走向，局部粘连情况。鼻漏常位于额窦后壁及筛板处，找到漏口后，用鼻中隔剥离子分离深入骨折线内的粘连，骨折及漏口处大多有脑组织或新生肉芽组织疝入。沿硬脑膜漏口处将粘连和肉芽切断，刮除干净并予以电凝，骨折破裂处以骨蜡封闭，表面以颞肌及筋膜覆盖，周边缝合3~4针，再涂以医用快速生物蛋白胶。硬脑膜缺损大者，用骨膜、颞肌膜或人工硬脑膜覆盖，表面再涂以生物胶，并用明胶海绵粘贴敷表面及四周，呈夹心饼干样，压紧、贴牢，可获得满意效果。如临床表现为双侧鼻漏，或骨折线涉及双侧前颅底时，应探查双侧，发现漏口按上述方法修补(图23-13)。修补完成后，放回骨瓣，严密缝合硬脑膜，分层缝合头皮、皮下。术后禁擤鼻，不用脱水药物。

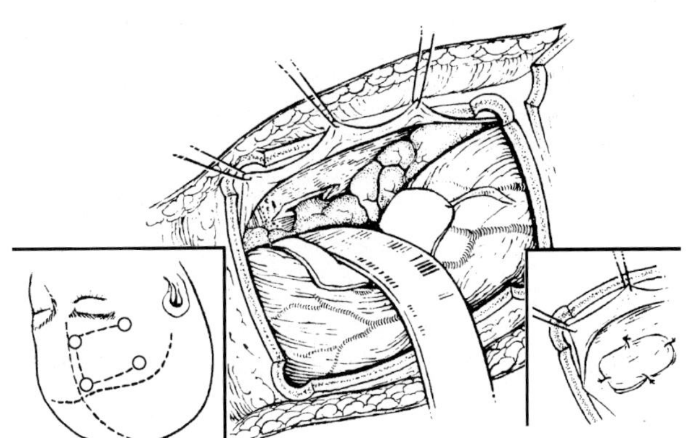

图23-13　脑脊液鼻漏修补术

(二)耳漏修补术

侧卧位，靠近颅底作一颞部骨瓣，沿颞底水平切开硬脑膜，用脑压板抬起颞叶，尽可能保留颞叶底部的静脉。显露岩骨外后侧，如见有骨折线横越岩骨并波及鼓室盖区域，此即可能为漏口区。按上述方法修补漏口。常规关颅。术毕用酒精消毒外耳道，将一干棉球置于外耳道口，术后禁向外耳道内滴药或填塞。

(李飞　吴南　冯华　王宪荣)

参考文献

1. 格林伯格．神经外科手册．赵继宗，译．8版．南京：江苏凤凰科学技术出版社，2017.
2. Carney N, Totten AM, O'Reilly C, et al. Guidelines for the Management of Severe Traumatic Brain Injury, Fourth Edition. Neurosurgery, 2017, 80(1): 6-15.
3. Vieira E, Guimarães TC, Faquini IV, et al. Randomized controlled study comparing 2 surgical techniques for decompressive craniectomy: with watertight duraplasty and without watertight duraplasty. J Neurosurg, 2017, 17: 1-7.

第二十四章

2

颅脑肿瘤的手术

第一节　颅骨病变手术治疗

一、颅骨骨瘤切除手术

颅骨骨瘤是原发于颅骨最常见的良性肿瘤，可分为致密型及松质型两类。前者常发生于颅骨外板，生长缓慢；后者则多侵犯颅骨各层，生长较快，切除不彻底时易复发。

【适应证】

1. 生长于颅骨穹隆部的松质型骨瘤；较大或有症状的致密型骨瘤。

2. 生长于前额部影响外观者。

3. 较大或有症状的额窦内骨瘤。

【手术步骤】

头皮切口视肿瘤大小及部位而定。可做直切口或弧形皮瓣。切开头皮及骨膜后，用骨膜剥离器推开骨膜，显露整个肿瘤及邻近部分正常颅骨。

1. 颅骨穹隆部骨瘤致密型骨瘤手术时，较小者，可用锐利的骨凿沿肿瘤四周凿开外板，继将肿瘤与受侵犯的外板逐步凿除（图 24-1A）。如肿瘤很坚实，且较大者，使用骨凿凿除震动过大，则于肿瘤上先作数个钻孔，钻孔深达板障，而后用咬骨钳分块咬除（图 24-1B）。颅骨创面的出血点，用骨蜡止血。

切除松质型骨瘤时，应将病变颅骨全层切除。肿瘤较小者，先在肿瘤一侧与正常颅骨交界处作一钻孔，再经此孔连同部分正常颅骨咬除一周，将肿瘤切除。肿瘤较大者，宜于其周围作 4~5 个钻孔，用线锯锯开各孔间的颅骨，而后用剥离器伸入肿瘤与硬脑膜间，分开粘连，将病变骨整块移除（图 24-1C）。如此可以避免撕破硬脑膜及因突然翻起颅骨，强烈刺激硬脑膜而引起休克。颅骨缺损处，用有机玻璃或钛板修补。

2. 额窦内骨瘤生长于额窦内的骨瘤，常合并额窦内黏液囊肿及感染，甚至可破坏额窦后壁及，硬脑膜，压迫大脑额叶，引起颅内压增高；或破坏眶壁，压迫眼球。对较大的额窦骨瘤，宜经颅内切除。采用额部冠状切口，一侧前额部骨瓣。如肿瘤已充满整个额窦，显露其蒂部比较困难。由于肿瘤常起源于额骨与筛骨连接处，可于肿瘤的前下方咬开，或高速磨钻磨除其附着部，即可将肿瘤切除。额窦内的黏液囊肿及黏膜应刮除干净。鼻额管较小者，额窦内需要填塞肌肉或脂肪组织。如鼻额管很通畅，可不填塞。有硬脑膜缺损

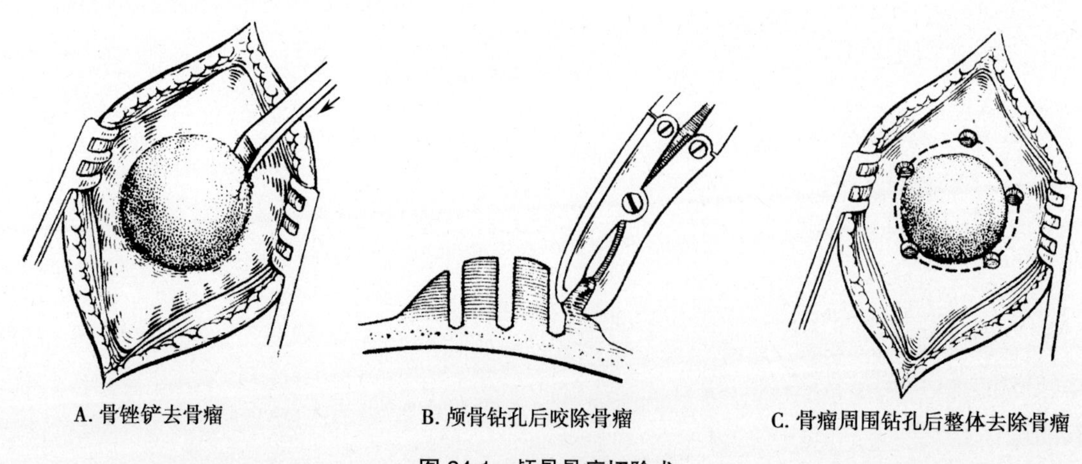

A. 骨锉铲去骨瘤　　B. 颅骨钻孔后咬除骨瘤　　C. 骨瘤周围钻孔后整体去除骨瘤

图 24-1　颅骨骨瘤切除术

时，用骨膜或颞肌膜作严密修补，以防脑脊液漏及颅内感染。

【术后处理】

应用抗生素，预防颅内感染。额窦内骨瘤切除者，取头高位，以利额窦引流。鼻腔内滴入青霉素及麻黄碱，每 4~6 小时一次。

二、颅骨血管性肿瘤切除术

颅骨血管性肿瘤，是颅骨较为常见的肿瘤，好发于额骨和顶骨，生长缓慢，多发于中青年，女性的发病率为男性的两倍。根据血管瘤内毛细血管成分的不同，可分为颅骨海绵状血管瘤、颅骨毛细血管瘤。前者最常见，起源于板障内，主要由扩张的血窦组成，后者由大量毛细血管丛组成。较小的病变未破坏颅骨内板时，可用刮除法刮除肿瘤，但术中可能会有较大的出血，并且可能切除不彻底而致术后复发，因此现多采用病灶全切法。对于部位较深，生长于颅底的肿瘤，可用放射治疗或血管内栓塞治疗。

【适应证】

1. 肿瘤增大引起颅骨内外板膨胀性生长导致头痛者。

2. 出现明显脑受压症状者。

3. 受伤而引起破裂出血者。

4. 生长较大，影响美观者。

【手术步骤】

头皮瓣切口视肿瘤大小及部位而定，通常翻开皮瓣即可见突出的血管瘤。沿血管瘤周边切开骨膜，暴露出肿瘤所侵犯的颅骨，出血处用骨蜡止血。在瘤周 2cm 以外正常颅骨，钻孔 4~5 个，用线锯锯开或用铣刀铣开骨瓣，取下病变骨瓣，骨面出血用骨蜡止血。骨瓣取下后观察是否全部切除病变，若有残留，可咬除病变颅骨，然后用脑棉或纱布保护骨缘周围组织，用 10% 甲醛、75% 酒精或石炭酸溶液涂抹骨缘，再以生理盐水冲洗，止血。颅骨缺损用有机玻璃或钛板修补。

【术后处理】

应用抗生素，预防颅内感染。

三、颅骨嗜酸性肉芽肿

嗜酸性肉芽肿，是一种原因不明的疾病，不是肿瘤。多发生在儿童和青年，男性多见。其特点为颅骨骨质被破坏，呈肉芽肿样改变，内有大量嗜酸性粒细胞浸润，并有结缔组织生成的新骨。嗜酸性肉芽肿属良性病变，对放疗敏感，范围较小者应行手术切除，较大的病灶可行病灶刮除术，术后放疗。

【适应证】

1. 肿瘤生长导致头痛者。

2. 有乏力、低热和体重减轻等临床症状及血象改变者。

3. 病变较大，影响美观者。

【手术步骤】

头皮切口视肿瘤大小及部位作皮瓣或直切口，切开头皮后，可见病变部位的骨质被肉芽样软组织所代替，病变部位血供较丰富，周围骨质疏松。将病变的肉芽组织搔刮，并咬除疏松的病变骨至正常骨质。若病变侵犯到硬脑膜，在行病变清除的同时，将病变的硬脑膜切除，并予以修补。若颅骨的病变部位 >3cm，病变完全切除后，同时行颅骨修补术。

【术后处理】

应用抗生素，预防颅内感染。病灶较大或者合并其他部位肉芽肿者，应同时切除并行放射治疗。

第二节　颅内肿瘤的手术

一、神经胶质瘤手术

神经胶质瘤占颅内肿瘤的 40%~50%，成人好发于幕上，小儿多发于幕下。按病理形态可分为：星形胶质细胞瘤、少突胶质细胞瘤、室管膜瘤、多形性胶质母细胞瘤及髓母细胞瘤等。胶质细胞瘤多浸润性生长，其范围远超出肉眼所见。恶性程度高的胶质瘤血供丰富，生长快速，肿瘤中心常可发生坏死和出血。病变小者，局限于某一脑叶，大者则可侵犯一个脑叶以上，甚至经胼胝体由一侧半球侵犯到对侧半球。脑胶质瘤手术治疗的目的：病理诊断，以指导个性化综合治疗；缓解症状，改善生存质量；延长患者生存时间。微创神经外科手术技术以及术前脑功能区定位技术、术中神经生理监测、术中功能区定位技术及神经导航技术等的应用大大降低了神经功能障碍手术并发症的发生。

（一）手术适应证与原则

1. 低级别胶质瘤　低级别胶质瘤（WHO Ⅰ~Ⅱ级）约占所有原发脑肿瘤的 15%，多发于儿童及青壮年，平均发病年龄为 35~40 岁。低级别胶质瘤患者的临床预后差异极大，有些患者在确诊后随访观察，病灶可多年保持稳定或生长缓慢；而另外一些患者即使行积极的手术、放射治疗及化学治疗等，肿瘤仍在短期内复发，有的甚至进展为高级别胶质瘤。正是由于低级别胶质瘤临床病程存在如此大的差异，低级别胶质瘤的手术治疗仍存在争议，有些患者活检确诊后仅行密切随访，有些患者仅行手术切除，而有些患者在手术切除后，还行辅助放疗或化疗。目前绝大多数研究倾向在保证安全的情况下全切肿瘤；尤其是对于以下几种情况考虑积极手术治疗。

(1) 占位效应导致顽固性癫痫、运动、感觉、语言等局部症状,颅内压增高的患者;

(2) 年龄 >40 岁,肿瘤最大直径 >3cm 者;

(3) 对于随访(wait-and-see)的患者,病情变化或肿瘤增大时;

(4) 临床和影像学资料不能获得确切诊断,为了排除误诊,以免耽误治疗的患者;

(5) 为了推迟辅助性治疗及其不良反应对的儿童患者;

(6) 儿童幕下胶质瘤伴脑积水,视神经胶质瘤。

2. 高级别胶质瘤 目前研究认为手术切除程度仍是高级别胶质瘤(WHO Ⅲ~Ⅳ级)的独立预后因素,因此在无明确手术禁忌证的情况下,主张积极手术治疗。

(1) 对于局限于脑叶的原发性高级别胶质瘤应争取最大范围安全切除肿瘤;

(2) 对于优势半球弥漫浸润性生长,病灶侵及双侧半球,老年患者(>65 岁),术前神经功能状况较差(KPS<70),脑内深部或脑干部位的恶性脑胶质瘤,脑胶质瘤病等,可在系统分析病情前提下,采用肿瘤部分切除术、开颅活检术或立体定向(或导航下)穿刺活检。

3. 复发胶质瘤 低级别脑胶质瘤复发可考虑再次手术;术前神经功能状况差(KPS<70)、年龄大、多灶、仅能达到部分切除、第一次手术后短期内复发(<6~9 个月)的恶性胶质母细胞瘤不推荐再次手术。

(二) 手术禁忌证

1. 患者一般状况差,无法耐受麻醉和手术者;

2. 有其他脏器的原发病,且需要特殊处理者;

3. 肿瘤范围极广泛者;

4. 肿瘤部位深在或累及重要功能区,术前判断手术治疗效果不佳者;

5. 家属或患者拒绝手术者。

(三) 手术前评估

脑胶质瘤确诊后需制订综合治疗方案,手术是综合治疗的一部分,治疗前评估包括临床表现的评估、肿瘤对神经肿瘤功能影响的评估、影像学评估及患者与家属的治疗态度的评估等内容,只有进行缜密的术前评估与分析,才能制定出相对合理的个性化的治疗方案。

1. 临床表现评估 胶质瘤患者的临床表现主要体现在局灶症状和颅内压增高症状。局灶症状的进展如癫痫发作的频率增加、持续时间延长,肢体感觉、运动功能的恶化均可视为病情发展;如患者出现头痛、呕吐、视力下降等颅内压增高症状则说明肿瘤的占位效应已经达到或超过了颅内压代偿的极限。对临床表现的评估可以了解肿瘤生长的速度,预计肿瘤的恶性程度及治疗的迫切性。

2. 神经影像学和电生理评估 神经影像学和电生理评估包括:CT、MRI、功能磁共振(functional magnetic resonance imaging,fMRI)、正电子发射断层扫描(positron emission tomography,PET)脑功能成像、单光子发射计算机断层扫描(single photon emission computed tomography,SPECT)脑功能成像、脑电图(electroencephalogram,EEG)、事件相关诱发电位(event-related potentials,ERP)脑磁图(magnetoencephalography,MEG)、经颅磁刺激(trans cranialmagneticstimulation,TMS)等。主要了解肿瘤的大小、血供、部位与周围功能区的关系等,是确定脑胶质瘤患者手术方案的重要前提,各种神经影像学和电生理评估各有其优势,在应用时可按需要了解的重点内容进行选择。

(1) 电、磁生理学的检查技术:基于电、磁生理学的检查技术可检测神经元活动时产生的电、磁信号,包括脑电图、事件相关诱发电位和脑磁图。电信号多自脑表面检测,干扰较大,而磁信号检测技术则能探测深部磁源,受外界干扰较小,两者均能够很快地记录脑内神经元活动产生的电、磁信号,时间分辨率为毫秒级,但它们对源的空间定位困难,空间分辨率为厘米级。此类检查主要适用于评估胶质瘤对周围神经活动的影响。

(2) 组织结构的检查技术:基于组织结构检查技术包括 CT、MRI、数字减影血管造影(digital subtraction angiography,DSA)、磁共振血管成像(magnetic resonance angiography,MRA)、CT 血管成像(computed tomography angiography,CTA)等;与血流动力学有关的检查包括氙增强 CT(xenon-enhanced CT)、fMRI 和 MRI 灌注成像(perfusion weighted image,PWI)等;与血供或含血量有关的检查包括 PET 和 SPECT 等。目前对结构的测量具有很高的空间分辨率,为 0.1~3mm,但时间分辨率低,大约为 1 秒。此类检查可用于评估胶质瘤与周围脑组织结构及功能的关系。

(3) 基于脑组织内化学物质变化的检查技术:依靠对组织内化学物质变化而成像的技术包括 PET 和磁共振频谱分析(magnetic resonance spectroscopy,MRS)。前者可检测相应部位组织内葡萄糖代谢、蛋白质合成、氨基酸摄取、pH 等的变化情况;MRS 则可检测组织内氢离子、磷原子、碳原子的频谱信息。两者均可对肿瘤的鉴别、恶性程度作出一定的判断。

(4) 基于脑内受体系统的检查:PET 和 SPECT 可检测到脑组织相应部位标记的载体、受体复合物的情况,包括多巴胺系统、氯离子转运系统等的分布情况,从而分析脑功能状态。

3. 脑功能区定位

（1）功能性磁共振（fMRI）：fMRI 是近年来发展的脑功能成像技术，成为研究脑功能的主要手段。目前，一般认为广义的 fMRI 应包括：弥散加权成像（diffusion weighted imaging，DWI）、弥散张量成像（diffusion tensor imaging，DTI）、灌注加权成像（perfusion weighted imaging，PWI）、血氧水平依赖性成像（blood oxygen level dependent imaging，BOLD）和脑磁共振波谱分析（magnetic resonance spectroscopy，MRS）。fMRI 成像不是直接观察大脑皮质内神经元的功能活动或神经元的代谢变化，而是观察皮质功能活跃引起的功能区脑血流量及微循环内血氧含量的改变进而引进的 fMRI 信号变化，所以 MR 信号总体上是滞后于神经和生理反应，也就不能实时地反映人脑的活动，因而 fMRI 通常和时间分辨率较高的 EEG、MEG 等结合分析。

位于运动、感觉、视觉及语言皮质区的胶质瘤由于向周围生长以及水肿等因素，周围正常结构及皮质功能区会发生受压变形、移位及功能区活动下降，造成中央沟及中央前、后沟等手术标志不宜分清，术前对病变附近功能区皮质进行 fMRI 检查，能清晰显示肿瘤与附近功能区皮质的关系（图 24-2），为最大限度地切除胶质瘤同时又保护脑功能提供了准确可靠的依据，对于指导手术及减少术后致残率有重要的意义。另外，fMRI 还可于术前对手术效果进行预测，通过了解皮质功能区与病灶的关系，从而估计术后复发及神经功能障碍的可能性。与其他功能成像相比，fMRI 具有对功能区的定位更准确、不用暴露于放射性核素、空间分辨率更高、可对脑功能活动进行重复研究等优点。弥散张量成像可以显示神经白质纤维的走行和完整性，可用于判断胶质瘤对神经纤维的推挤与破坏作用（图 24-3）。

（2）PET：PET 是一种无创性探测生理性放射性核素在机体内分布的断层显像技术，采用 ^{18}F- 脱氧葡萄糖（^{18}FDG）、^{13}N- 氨水（^{13}N-NH_3）、^{15}O-H_2O 等作为示踪剂，检测不同区域葡萄糖代谢率、血流状态、氧代谢、神经受体分布等方面的变化，反映脑部及肿瘤的功能状态。由于 PET 的分辨率较低，目前多应用集 PET 和 CT 于一体的设备，也就是 PET/CT，实现了分子影像与解剖影像的同机融合，双方信息互补，彼此印证，提高了特异性和准确性，可进行定位、定性、定期和定量分析。

（3）SPECT：SPECT 为利用发射单个光子（单个 γ 射线）的放射性核素进行器官体层显像的技术。与 PET 一样，都是应用核医学的同位素示踪原理进行显像，所不同的是示踪剂为锝 -99m（^{99m}Tc）、铊 -201（^{201}Tl）、和铟 -111（^{111}In）等。SPECT 具有价格低、核素半衰期

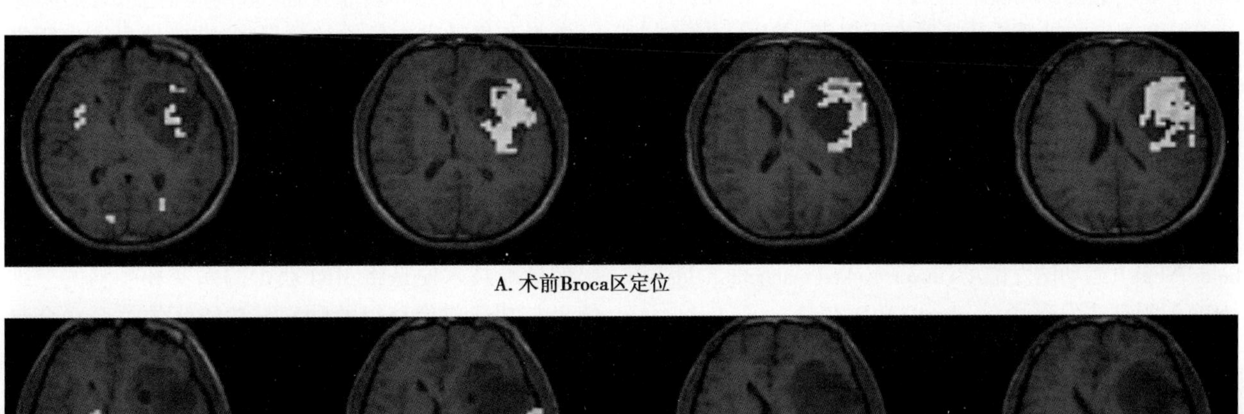

A. 术前Broca区定位

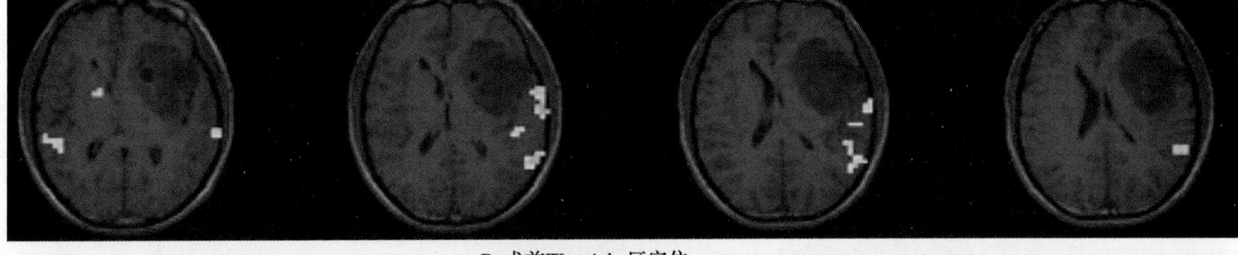

B. 术前Wernicke区定位

C. 术后Wernicke区定位

图 24-2　fMRI 定位语言区

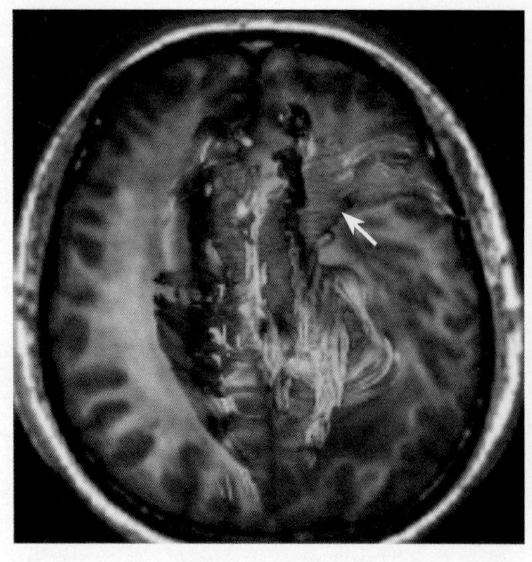

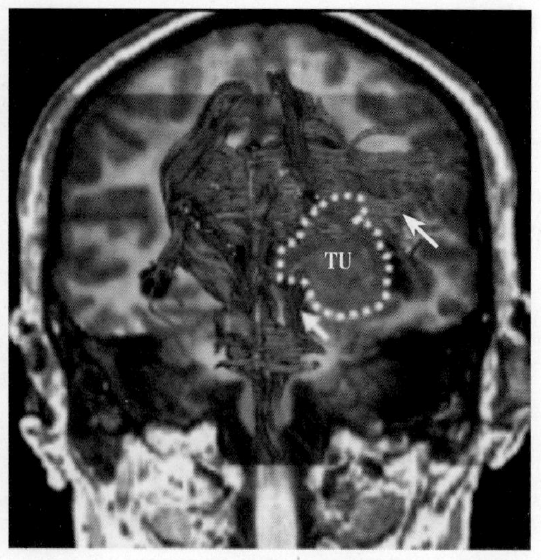

图 24-3　MRI 弥散张量成像观察肿瘤对神经纤维的推挤和破坏作用

长等优势，仍是核医学的重要技术手段。^{99m}Tc-MIBI(甲氧异丁基乙腈)和^{201}TI 作为非特异性肿瘤阳性显像剂，已较为广泛地应用于颅内占位良、恶性的鉴别诊断。

(4) 脑磁图(MEG)：MEG 是通过高灵敏度测定人脑的磁场变化，检查和诊断脑部疾病，具有无创、灵敏度高、定位准确等特点。在神经外科手术中，胶质瘤与重要功能区关系密切或侵犯重要功能区时，常面临着损伤重要功能区的可能。检查诱发电流产生的 MEG，可以得知相应的神经传导通路有无损害。MEG 的无创脑功能区成像是通过 MEG 诱发磁场(evoked magnetic field)与 MRI 影像整合技术来完成，可以在 MRI 图像上明确标记出脑皮质主要功能区，为术前制订手术方案，避免功能区损伤提供依据。目前临床采用的脑诱发磁场包括体感诱发磁场(somatosensory evoked magnetic fields，SEFs)、运动诱发磁场(motor evoked magnetic fields，MEFs)、听觉诱发磁场(audiory evoked magnetic fields，AEFs)、视觉诱发磁场(visual evoked magnetic fields，VEFs)以及语言中枢的诱发定位。

(四) 术中定位与导航

为了切除肿瘤而最大限度保存功能，在脑胶质瘤微创手术过程中需要熟练的显微神经外科技术并且综合应用各种现代技术手段。

1. 神经导航与功能导航　神经导航是近年来神经外科领域出现的技术，是微创神经外科的一个重要组成部分。神经导航系统通过计算机把患者的影像学资料和患者术中位置结合起来，准确地显示出颅内肿瘤的三维空间位置及邻近的重要神经血管结构，通过定位装置能够对空间内任何一点精确定位，又能达到实时跟踪。它的精确定位功能不仅有助于设计手术入路，还可以实时、客观地指导术中操作，使手术达到更准确、精细的目的(图 24-4)。脑功能成像下的神经影像导航技术便是将 MRI 获得的病变和颅脑的三维信息与功能成像获得的肿瘤与功能区的关系融合起来，为手术的入路选择、切除范围的确定提供直观的

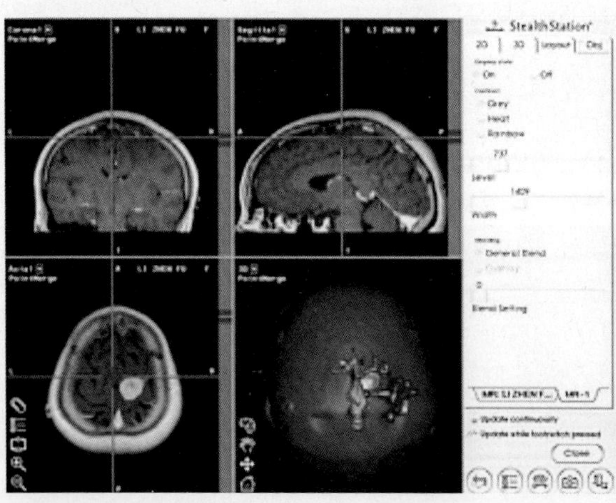

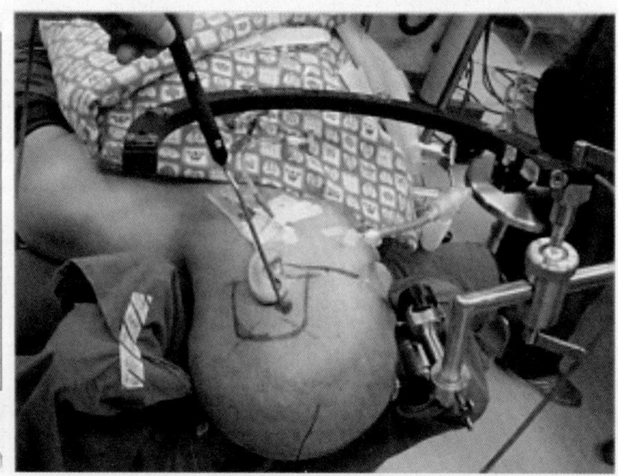

图 24-4　神经导航

参照，不仅可提高手术的精度，而且还可以减少或者避免对功能区的损伤。

2. 术中影像学检查

(1) 术中超声：术中超声可用于颅内胶质瘤的实时定位，可显示胶质瘤切除范围及肿瘤残余情况。在打开骨窗后，超声垂直于骨窗进入，与手术通道成60°~90°，根据颅内肿瘤的深浅选取适当的频率和探头位置，如较深的(3~6cm)病灶选用4~8MHz，浅表病灶选用10MHz。术中超声还可与神经导航相结合，采用神经导航手术时，术中脑脊液的流失会导致依据术前影像信息进行导航的精确性下降，而超声与神经导航的融合，能克服脑移位导致的导航误差(图24-5)，观察脑移位和偏离、偏转特点，纠正神经导航的漂移。

(2) 术中CT与MRI：术中CT与MRI可最大限度地精确定位胶质瘤、明确肿瘤边界与切除程度。术中CT与MRI可以及时反应手术中由于脑脊液的丢失或脑水肿、颅内病变活检及切除后解剖结构和位置的变化，检测到术中可能出现的并发症(如颅内出血)，判定肿瘤切除范围的大小或程度及病变周边的重要血管或神经组织，提高手术质量。

3. 术中唤醒麻醉下脑功能区定位　术中唤醒麻醉脑功能定位是指通过术中唤醒全麻患者，使之在清醒的状态下，运用神经导航和神经电生理技术进行术中神经解剖功能定位，并在其配合下切除胶质瘤，以便术中实时监测可能发生的脑功能区损伤，最大限度地保护脑功能。唤醒麻醉手术须患者高度配合，需要进行详细的术前评估，术中不能配合的患者不能进行唤醒麻醉手术；术前还需要与患者进行详尽的交流，以获得良好的术中功能区判定；术中应随时观察患者的变化，若患者出现烦躁不安、挣扎等情况需要及时给药麻醉，以免出现颅内压骤升、脑膨出、颅内出血等并发症。

患者唤醒后，通过直接电刺激皮质，干扰正常皮质及皮质下传导通路，引出可见的肌肉运动或感觉异常，抑制正常语言功能，确定脑功能区的位置(图24-6)。术中电刺激多采用双极刺激器(图24-6)，参数为：电级头端1mm，间距10mm，双向方波，脉冲波持续时间1ms，频率60Hz，电流刺激强度2~15mA，每次刺激持续时间10~20秒。

(1) 确定中央沟：感觉和运动区的刺激需要先确定中央沟的位置，术中可在皮质记录体感诱发电位，在中央沟的两侧，可以记录到明确的体感诱发电位的位相倒置(逆转)，即N20-P25倒置为P20-N25，借此定位中央沟(图24-6)。

(2) 运动区的定位：运动区的定位在功能区胶质瘤切除过程中应用可提高切除程度和功能保存程度。确定中央沟后，唤醒患者，在中央前回用皮质刺激器进行电流刺激，直至可引出患者对侧手指(趾)、腕关节或前臂收缩位置，则可标记出引出运动的区域，选择肿瘤可能涉及的位置进行刺激，并标记出是否引出运动，根据术中的标记，在可引出运动的区域1cm范围之外进行手术切除，术后出现运动障碍的可能性较小从而达到运动区术中定位的目的。

(3) 语言区定位：语言区定位与运动区定位相似，在颞叶胶质瘤或癫痫灶切除过程中应用最多，清醒状态下，先予最小量的恒流电刺激，直到引出刺激部位附近出现放电，这时的刺激电流强度定为刺激阈值，并以这个刺激阈值下刺激强度为定位语言区的刺激强度，患者出现语言中断或错误时，标记此处为运动性语言中枢。

4. 术中荧光实时导航　实时荧光导航技术是指术前或术中给入可产生荧光的物质，这些物质通过血流或聚集在肿瘤部位，应用荧光手术显微镜便可确定肿瘤所在位置，从而达到实时导航的目的。目前应用

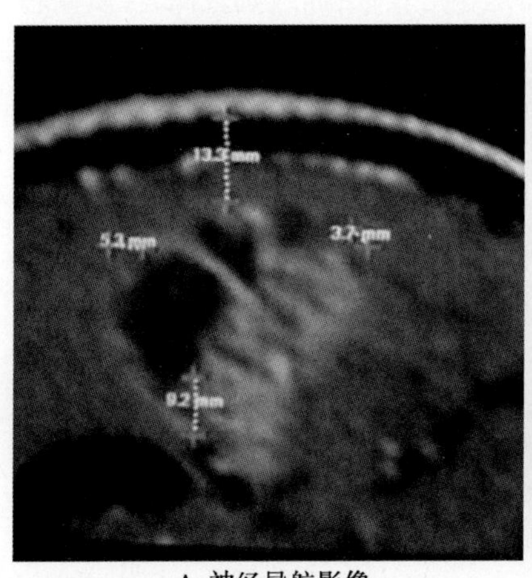

A. 神经导航影像

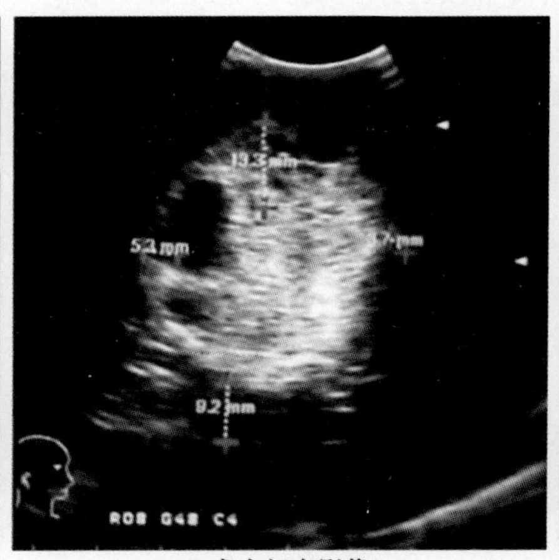

B. 术中超声影像

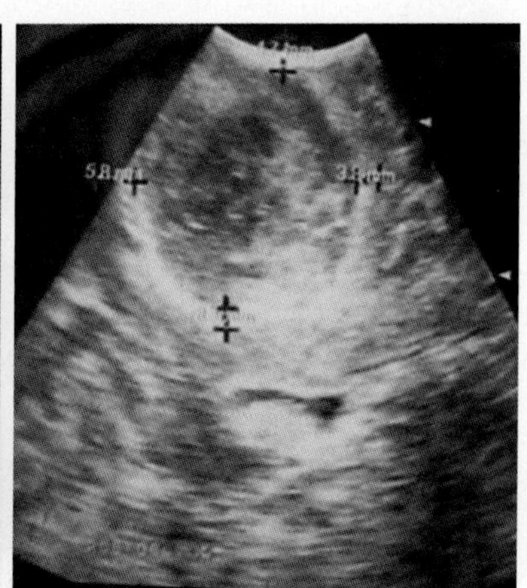

C. 神经导航与超声图像融合

图24-5　术中超声

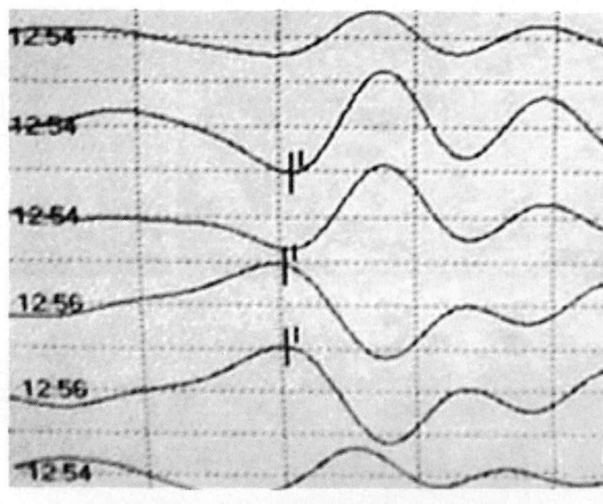

A. 体感诱发电位的位相倒置（逆转）定位中央沟

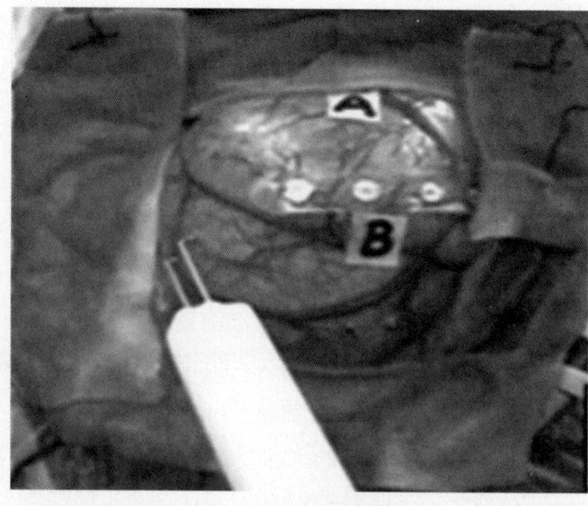

B. 术中双极电刺激

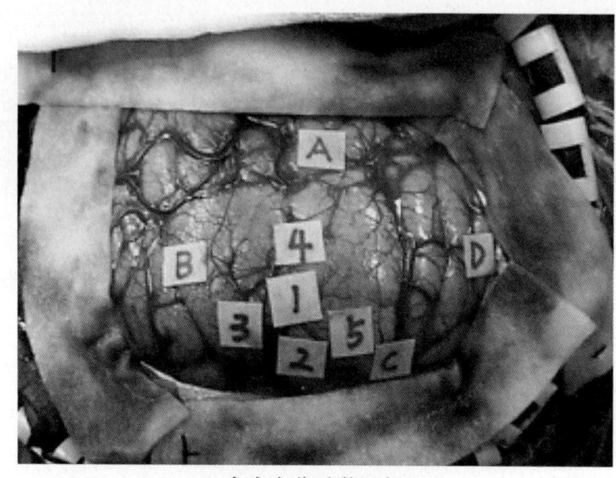

C. 术中定位功能区标记

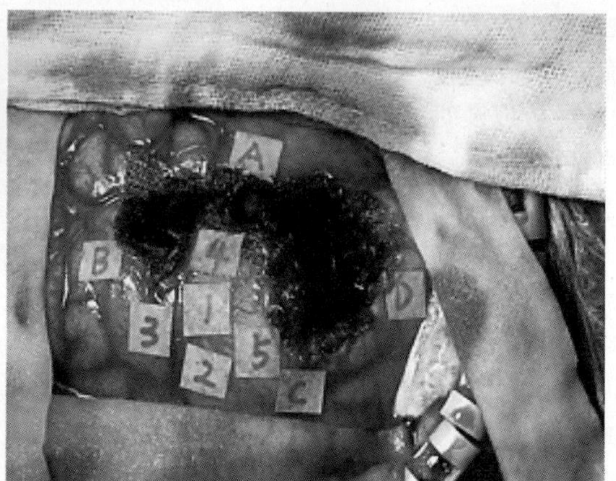

D. 根据定位

图 24-6　术中电刺激

于肿瘤荧光导航的物质主要是光敏剂，如 5- 氨基乙酰丙酸（5-aminolevulinic acid，5-ALA）和血卟啉衍生物（hematoporphyrin derivative，HpD），5-ALA 是血红素代谢中的一种前体物质，给入机体后肿瘤细胞可选择性摄取，转化为原卟啉Ⅸ，原卟啉Ⅸ可在激发光源下产生荧光，显示肿瘤所在位置；HpD 则可直接选择性地被肿瘤摄取，术中可直接在激发光源下产生荧光，显示肿瘤所在位置。

（五）显微神经外科手术

1. 大脑半球胶质瘤手术

【手术步骤】

（1）皮肤切口：按肿瘤所在的部位而异，可在神经导航及磁共振影像引导下精确设计皮肤切口，以避开功能区并且尽可能靠近肿瘤。

（2）活检与减压性手术：分化不良的星形细胞瘤、多形性胶质母细胞瘤，病情发展迅速，肿瘤位于重要脑功能区，或不能达到的手术部位，可采用立体定向活检与减压性手术。减压性手术方式有颞肌下减压和去骨瓣减压。中线肿瘤引起梗阻性脑积水，原发肿瘤又不能手术切除时，可行脑室腹腔分流术。目的是通过减压，使症状缓解，为其他辅助治疗争取时间。

（3）浅表肿瘤：切除位于皮质浅表部位的实质性肿瘤，皮质色泽变白或黄色，脑回增宽，脑沟消失（图 24-7A）。用手触之质地软硬不同，级别偏低的胶质瘤，血管相对较少，质地相对较韧；而级别较高，性质偏恶性时，血运丰富、质地较软。

整块切除：在神经导航和功能区定位的引导下，从肿瘤外围的正常脑组织进入，电凝切开皮质，皮质较粗的血管双极电凝后切断（图 24-7B）。用脑压板分离白质，也可用细吸引头一边吸引一边分离，沿四周逐步深入。所遇的静脉与动脉需用双极电凝后切断。当确认动脉进入肿瘤时，术中应尽早妥善止血，以利于进一步操作。边分离肿瘤边止血，直至分离至肿瘤根部，最后离断肿瘤，达到整块切除肿瘤的目的。这一术式适用于小而浅表的肿瘤。

分块切除：先切除肿瘤内的组织，使肿瘤体积变小，然后逐步扩展到肿瘤周边。这种方法的优点是可以减少对肿瘤周围正常脑组织的牵拉，保留较多的神

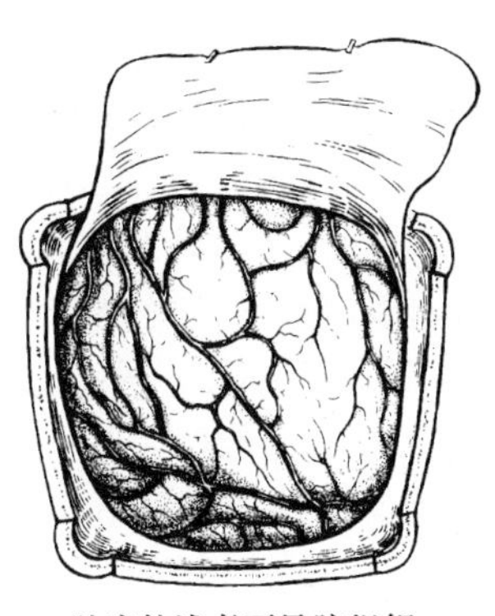
A. 肿瘤较浅者可见脑组织膨隆、脑回变宽、脑沟变浅

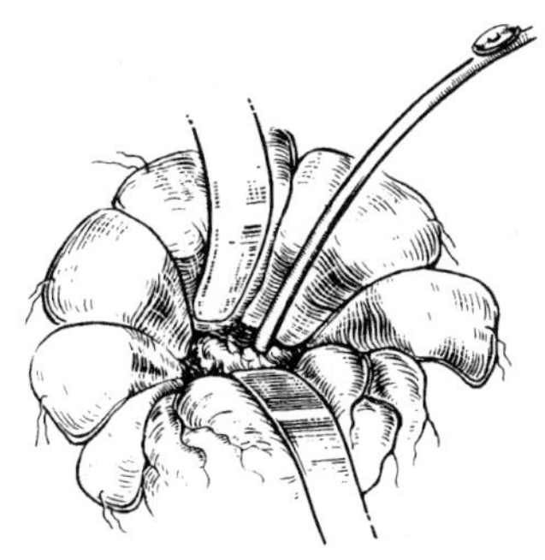
B. 沿肿瘤边缘分离肿瘤

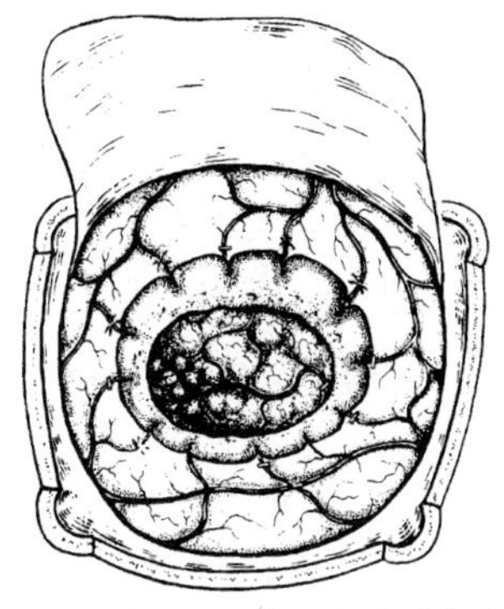
C. 肿瘤位置深者可行皮层造瘘

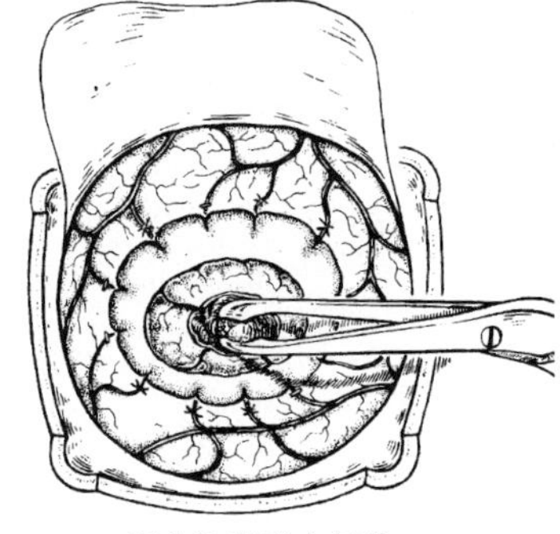
D. 深在肿瘤瘤内切除

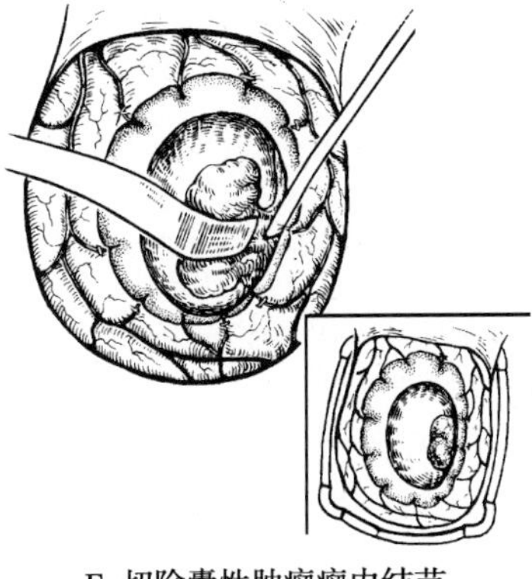
E. 切除囊性肿瘤瘤内结节

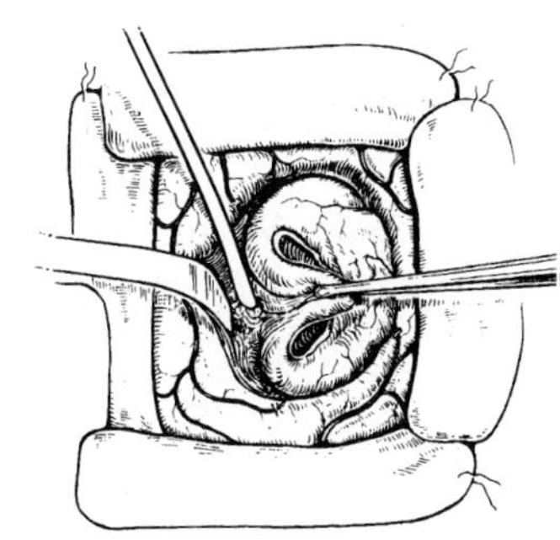
F. 切除肿瘤囊壁

图 24-7　大脑半球胶质瘤切除术

经功能，但出血相对较多。目前，常用超声刀粉碎吸除或肿瘤钳咬除肿瘤，同时用双极电凝止血。待肿瘤基本切除后，用电凝进一步仔细止血，冲洗瘤床，吸尽肿瘤碎屑，覆以止血纱布。

(4) 深部肿瘤：切除肿瘤位置深在者，必须沿脑沟切开，在非功能区亦可将浅面的脑组织切除部分，到达肿瘤部位(图 24-7C)。脑压很高时，切开皮质前应行缓解脑压的措施，以利显露及减轻脑组织因牵引造成的损伤。缓解脑压的方法有过度换气、应用脱水药物或穿刺对侧侧脑室放出脑脊液等。脑压缓解后沿脑沟电凝切开或环形切除一块脑组织进入。一般选择在非功能区的脑回上作切口，即使损伤此处，也不至于出现神经损害症状。先用双极电凝电灼蛛网膜、软脑膜及皮质血管，并用显微剪剪开，然后用双极电凝及吸引器边吸引边止血，逐渐深入达到肿瘤的边缘，显露肿瘤后，其质地较软者，可用吸引器吸除，较硬者用肿瘤钳(图 24-7D)或超声刀切除肿瘤，直到肉眼所见肿瘤组织完全吸尽为止。肿瘤组织被吸除后，出血便立即减少，此时止血亦较容易。肿瘤已侵犯侧脑室者，可将受侵犯的部分侧脑室壁及脉络丛切除，以减少脑脊液的分泌，缓解脑压。

(5) 囊性肿瘤切除：先在肿瘤中心部位用脑室穿刺针进行穿刺，穿刺针进入囊腔时有落空感，抽吸囊液脑压可缓解。如肿瘤位置较浅，抽出囊液后肿瘤部位的脑组织即显塌陷，于塌陷最明显处切开脑组织，进入囊腔。如肿瘤位于囊内，找到囊壁上的肿瘤结节后，在其周围切开脑组织，进行分离，将肿瘤连同部分囊壁整块切除，其余囊壁可不切除(图 24-7E)。如囊性肿瘤的囊壁本身为肿瘤组织所构成，则必须将囊壁完全切除。用镊子提起囊壁，于囊壁与脑组织间进行分离，肿瘤供血动脉电凝处理，整块或分块切除之(图 24-7F)。

(6) 局限于颞及枕极的肿瘤：局限于颞及枕极的脑胶质瘤可行部分或整个脑叶切除。处理皮质血管后，用将皮质作 U 形切开，将肿瘤包括所在的脑叶整块切除。

【术后处理】

目前建议脑胶质瘤患者于术后 6 小时内复查 CT，以明确是否有再出血，术后 1~2 天内复查 MRI 平扫加增强。若患者发生剧烈头痛，烦躁不安或意识障碍，甚至出现脑疝症状，多系血肿所致，应及时 CT 检查，如系瘤腔出血，立即经原切口探查，清除血肿。如为脑水肿所致，加强脱水治疗，病情仍无改善，应去骨瓣减压。

2. 小脑及第四脑室内胶质瘤手术

【手术治疗原则】

(1) 小脑半球、蚓部及第四脑室内与脑干无粘连的肿瘤，应尽可能完全切除。

(2) 肿瘤不能完全切除时，应争取解除脑脊液循环障碍。

(3) 髓母细胞瘤对放射线治疗比较敏感，可做部分切除，使脑脊液循环恢复通畅；或经活体组织检查证实后，进行脑室腹腔分流，术后再行放射线治疗。

【体位】

坐位或侧俯卧位。

【手术步骤】

位于中线的肿瘤做正中切口，小脑半球体征明显者，做旁正中直切口或抛物线切口。如术前未作脑室引流，可于手术时行脑室枕角穿刺引流减压。如为小脑半球肿瘤，先切开病侧小脑半球的硬脑膜，再切开健侧。否则，脑组织向健侧移位，将加重脑干损害。小脑半球肿瘤的征象为，病侧半球膨大，中线向对侧移位，病侧小脑扁桃体较对侧下降更低，脑回纹加宽。位于蚓部的肿瘤，可见蚓部增宽而膨隆。第四脑室内或蚓部深在的肿瘤，有时可见肿瘤向下伸入延髓池，或仅见双侧小脑扁桃体对称性下降。位于上蚓部的肿瘤从第四脑室下部难以见到，须纵行切开小脑蚓部；横行切开小脑半球进行探查。

(1) 髓母细胞瘤切除术：髓母细胞瘤常发生于第四脑室顶部上髓帆处，80%~85% 居于中线，充满整个第四脑室而压迫脑干，色灰红、质地多较脆弱，很少有较韧者。一般纵向切开蚓部皮质数毫米深即见肿瘤(图 24-8A)，在肿瘤的下极外侧近第四脑室下端，可见来自小脑后下动脉的肿瘤供应血管，于其进入肿瘤处双极电凝切断。用吸引器吸除肉眼所见的肿瘤组织，如质地较韧，可用取瘤钳分块咬除，或超声吸除肿瘤。手术中如显露出灰白色的第四脑室底及导水管开口，应用棉片覆盖，防止术中误伤及血液流入。因髓母细胞瘤对放射线敏感，有人主张，当活体组织检查证实为髓母细胞瘤，如肿瘤全切可能导致风险时，则可先行后颅窝减压，然后行脑室腹腔引流。

(2) 小脑星形胶质细胞瘤切除术：小脑星形胶质细胞瘤生长缓慢，多属良性，预后较好。多发生于小脑半球，亦可发生于中线或由中线向一侧小脑半球呈囊性生长。手术步骤与切除大脑半球囊性肿瘤及实质性肿瘤相同。电凝后横行切开小脑皮质，切开囊肿前，用棉片保护周围脑组织及延髓池，避免囊液流入蛛网膜下腔，引起无菌性脑膜炎。引流囊液及切除肿瘤结节后，脑压缓解较好者可缝合硬脑膜。

(3) 第四脑室室管膜瘤切除术：室管膜瘤发生于第四脑室底或顶部，以底部最多见。生长于第四脑室底部者，其基底常较宽，瘤组织可穿过室管膜侵犯脑干，或向下突入枕大池。肿瘤生长缓慢，除生长部位外，与周围组织间界较清楚。肿瘤质地较韧，血液循环较髓母细胞瘤少(图 24-8B)。切除第四脑室顶部肿瘤时，在手术显微镜下先纵行切开蚓部，显露肿瘤，阻断其供应血管，尔后自下而上进行分离，将其整块或分块切除，对第四脑室底部肿瘤进行手术中，要随时判明解剖关系，以免损伤脑干。抬起肿瘤与脑干无粘连部分，其间垫以棉片，然后用脑瘤咬钳分块取除瘤组织。与脑干粘连的肿瘤组织可小心分离切除，如粘连过紧的部分则不宜切除，以免导致脑干损伤。

【术后处理】

(1) 切除肿瘤后，如颅内压不高，脑脊液循环通畅，手术后可将脑室引流管封闭，待有脑压增高症状

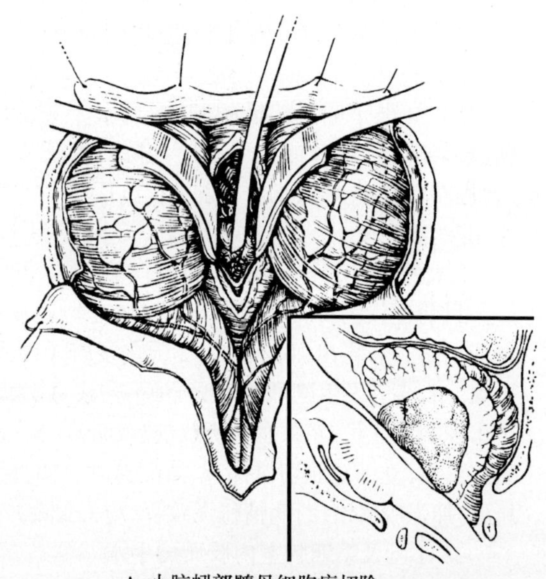

A. 小脑蚓部髓母细胞瘤切除

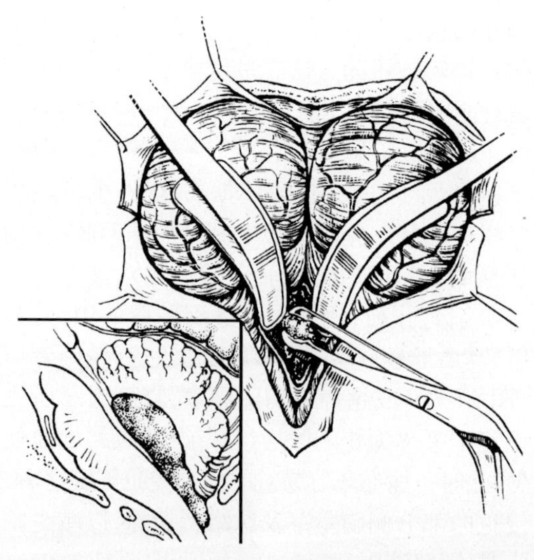

B. 第四脑室底部室管膜瘤切除术

图 24-8　小脑蚓部肿瘤切除术

出现时，再随时开放引流。如手术中见脑水肿较重，手术后可将引流管开放，待2~3天病情好转后拔除。

(2) 手术后出现意识障碍、高热、呼吸浅快或深慢，可能为手术后血肿或脑干损伤所致，应及时行CT检查，明确为血肿及时手术清除血肿。

(3) 意识不佳伴有呼吸道不畅者，应作气管切开术。

(4) 手术后发热，意识清醒，脑脊液细胞数显著增多者，虽脑脊液培养无细菌生长，亦应认为感染所致，宜选用有效抗生素；如培养有细菌，则选用敏感度较高的抗生素。

(5) 髓母细胞瘤和室管膜瘤切除后，须辅以全神经轴放射治疗。

二、脑膜瘤切除术

脑膜瘤占颅内肿瘤的13%~19%。来源于蛛网膜绒毛细胞，与硬脑膜关系密切，常见于大脑突面、矢状窦旁、蝶骨嵴及嗅沟，其次是中颅底、鞍结节、小脑脑桥角、小脑幕及斜坡等部位。脑膜瘤绝大多数为良性、生长缓慢，有完整的包膜，呈球形。位于颅底者，有时呈扁平状生长。肿瘤常侵犯附着部位的硬脑膜、颅骨、甚至骨膜、肌肉及皮下组织，有时也沿硬脑膜的内面向四周播散。虽不侵犯脑组织，但其周围的脑组织因长期受压，而发生水肿、软化及萎缩等改变。有时肿瘤组织侵犯相邻骨组织，引起骨质破坏和骨质增生，后者可表现为内生骨疣和外生骨疣两种形式。CT平扫，呈均匀等密度或稍高密度，边界清楚；CT增强扫描时，肿瘤组织呈均匀性增强。肿瘤周围脑组织可因受压、静脉回流障碍出现水肿带。MRI平描，T1、T2像均为等信号，类似脑皮质，周围脑组织受压；MRI增强扫描，肿瘤呈均匀性增强，边界清楚，肿瘤附着硬脑膜可出现尾征。脑膜瘤血液循环极为丰富，脑血管造影往往有颈外及颈内动脉双重供血；肿瘤组织内血流速度较正常脑组织慢，静脉期常有造影剂瘤内滞留，称为瘤染。

(一) 术前准备

1. 手术前应作脑血管造影，了解肿瘤的主要供应血管，以及颅底部肿瘤与大血管的关系，同时根据静脉窦期影像，了解矢状窦有否栓塞及其部位。双重供血丰富的脑膜瘤，可同时作颈外动脉肿瘤供血动脉栓塞，以减少术中出血。

2. 蝶鞍邻近的脑膜瘤，由于长期压迫其附近组织，对垂体及视丘下部的功能有一定损害，手术前宜给予地塞米松0.75mg口服，1~2次/日，连服5~7天。

3. 脑膜瘤手术时出血较多，尤以矢状窦旁及颅底脑膜瘤手术时为甚，手术前必须作好快速输血措施，并准备术中行控制性低血压。

4. 蝶骨嵴内侧脑膜瘤侵及颈内动脉者，应通过脑血管造影了解颅底动脉环的交通情况，以便必要时术中结扎颈内动脉，作颞浅动脉及大脑中动脉吻合术。

(二) 麻醉和体位

手术在全麻下进行。体位依肿瘤具体部位而定。

(三) 大脑凸面脑膜瘤切除术

大脑凸面脑膜瘤生长部位的颅骨常有增生或破坏。颅骨增生者表现为内生或外生骨疣。40%~50%的患者颅骨X线片显示有颅骨血管纹增多、变宽，且向肿瘤生长部位集中。CT扫描及MRI可确诊。

【手术步骤】

根据肿瘤的部位设计皮骨瓣(图24-9A)。术前未行血管栓塞者，为减少术中出血，翻骨瓣前，于主要脑膜供血动脉部位作一颅骨钻孔并扩大，显露粗大脑膜动脉予以缝扎。肿瘤未侵犯颅骨者，可按一般开颅方法翻起皮、骨瓣。如已侵犯颅骨，则颅骨与硬脑膜之间有较紧密的粘连，应先抬起骨瓣的一侧，用剥离器伸入骨瓣下，紧靠颅骨将粘连分开(图24-9B)，然后翻起骨瓣。如估计翻起骨瓣有困难，可于受侵犯颅骨四周作多数钻孔，咬除各孔间骨质，将病变颅骨保留原处，随肿瘤一并切除。于硬脑膜外查明或触知肿瘤的位置后，从正常硬脑膜处，先垂直于肿瘤边缘切开硬脑膜，找到肿瘤与硬粘连部位。再于粘连外1cm处围绕肿瘤环形切开硬脑膜(图24-9C)。在显微镜下分离肿瘤与蛛网膜间的粘连(图24-9D)。蛛网膜内常有较粗的血管，特别是静脉，行走于肿瘤与脑组织之间，可用小湿棉球仔细分离。然后在肿瘤附着的硬脑膜及肿瘤上缝线牵引肿瘤，便于显露分离肿瘤与脑组织的粘连。用湿棉球及小吸引头分离，电凝并剪断肿瘤供应动脉和粘连，直至取出肿瘤(图24-9E)。如瘤体较大，其深面难以明视下分离，可用超声刀、激光刀或电刀等分块切除肿瘤，待体积缩小后再分离，电凝切断肿瘤深面的粘连及血管，最后全切肿瘤。如脑组织嵌入分叶性肿瘤的缝隙，则难免损伤部分脑组织。有时肿瘤附着于硬脑膜上的蒂很小，而大部瘤体被脑组织所覆盖。如瘤在非重要功能区者，可切开脑组织显露肿瘤；但位于重要功能区者，应先用超声刀、电刀作包膜内切除，待瘤体缩小后再分离周围粘连，将其整个切除。

切除肿瘤后，脑压缓解良好者，应修补缺损的硬脑膜，放回骨瓣；有颅骨缺损颅压不高者，可同时作颅骨修补。某些肿瘤切除后脑压较高，骨瓣不能修复时，则应修补和缝合硬脑膜，暂时取除骨瓣。

(四) 矢状窦旁脑膜瘤切除术

矢状窦旁脑膜瘤发生于矢状窦侧壁或大脑镰侧

2

2

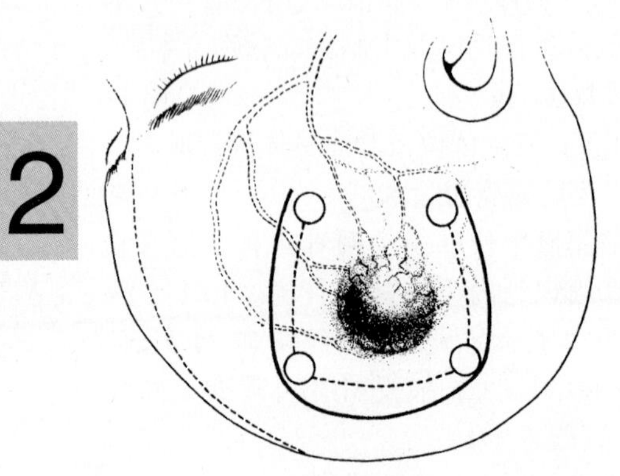
A. 头皮切口与钻孔位置

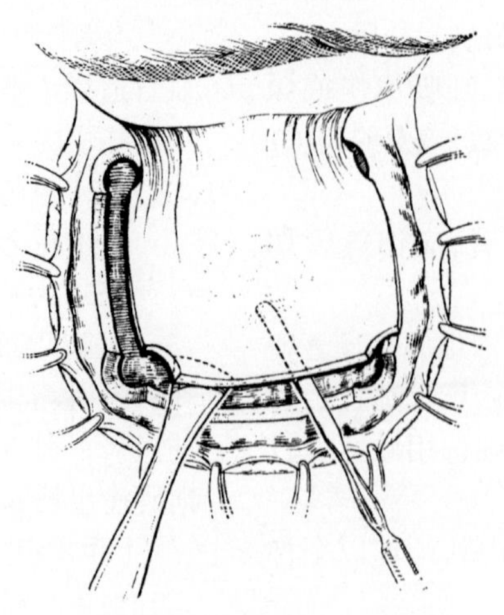
B. 撬开颅骨、分离颅骨与硬膜粘连

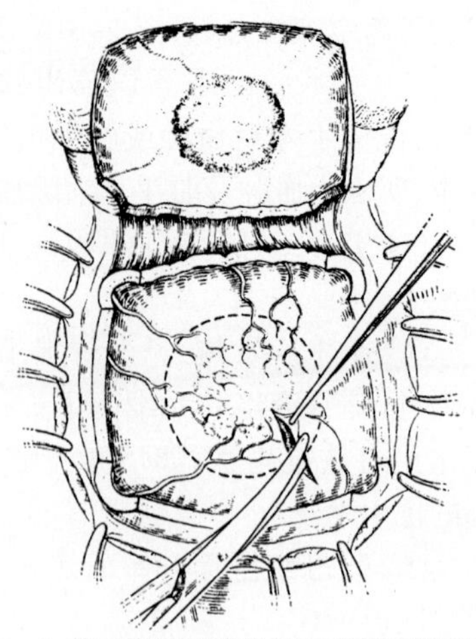
C. 从正常硬脑膜位置环形剪开硬脑膜

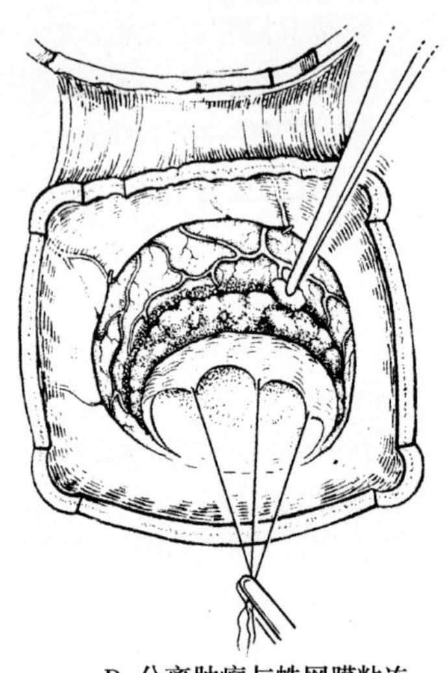
D. 分离肿瘤与蛛网膜粘连

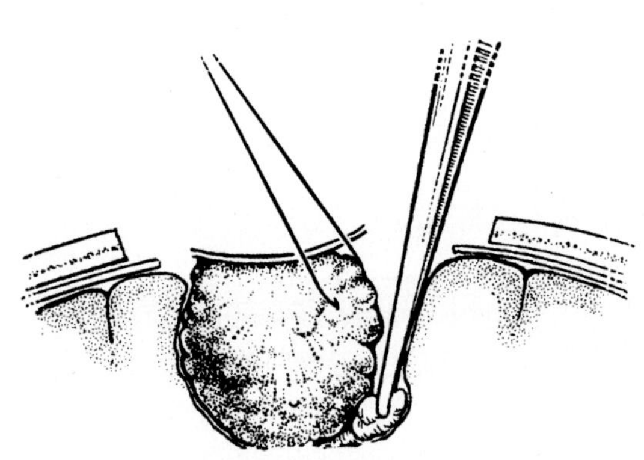
E. 分离肿瘤深部，切除肿瘤

图 24-9　凸面脑膜瘤切除术

壁。肿瘤可单独发生于上述一个部位，或同时生长于两个部位，也可由一侧向对侧发展（图 24-10）。肿瘤部位的颅骨，常受侵犯而增生，甚至范围很广，有时从外观上即可见头顶部隆起。如瘤组织侵入矢状窦，则矢状窦可部分或完全栓塞。矢状窦栓塞后，静脉的回流则靠大脑镰上的静脉、对侧脑膜静脉及脑部浅静脉所形成的侧支循环。按肿瘤生长于矢状窦旁前后的位置不同，而分为前、中、后三个部位。发生于中 1/3 者较多，其次为前 1/3，后 1/3 者较少。肿瘤的血液供应主要来自脑膜中动脉、大脑前动脉及大脑中动脉分支，位于后 1/3 者，尚有大脑后动脉的分支参与。

【手术步骤】

切口及皮瓣根据肿瘤位置、大小而异，皮瓣应越过中线 2cm（图 24-11A）。骨瓣的内侧缘靠近矢状窦，或越过矢状窦。颅骨未受侵犯者，可一次翻起皮、骨瓣，已受侵犯时，颅骨板障血液循环极为丰富，颅骨与肿瘤粘连很紧，一次翻起肿瘤部位的颅骨，常引起难以控制的出血。可先翻起未受侵犯的颅骨，缝扎所显露的脑膜血管，再分离病变颅骨。如有困难，可围绕颅骨病变区作多数钻孔，用咬骨钳咬除二孔间的颅骨，一边咬除一边用骨蜡止血（图 24-11B），同时缝扎已显露的脑膜血管。待咬除一周后，再进行病变颅骨分离。肿瘤表面的出血，用 3% 过氧化氢棉片或明胶海绵压迫止血。于肿瘤外 1cm 处切开硬脑膜，显微镜下烧灼、离断肿瘤与蛛网膜间的粘连。根据脑血管造影所见，首先处理主要的肿瘤供血动脉。如肿瘤仅与矢状窦旁黏附，则以矢状窦旁为蒂，轻轻翻动肿瘤分离，直到将肿瘤完全翻出后（图 24-11C，D），靠近肿瘤侧剪开肿瘤

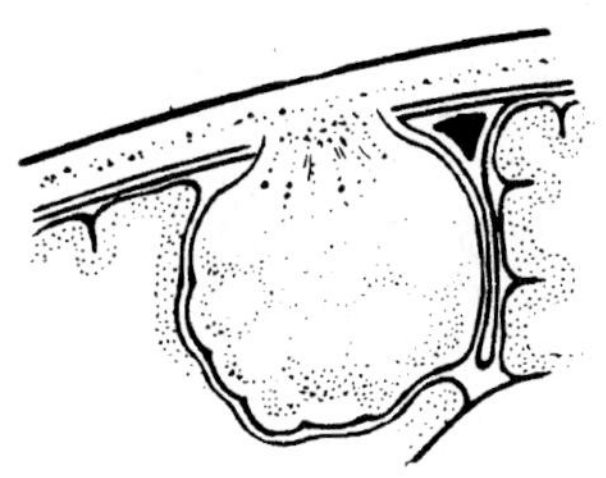

肿瘤生长于矢状窦旁的脑膜上

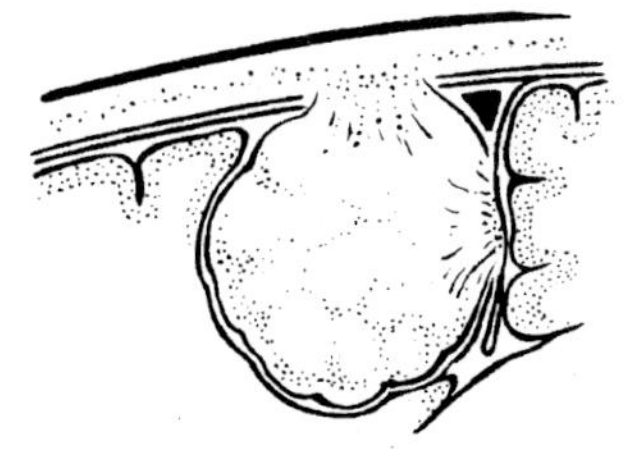

肿瘤生长于矢状窦旁的脑膜及大脑镰上

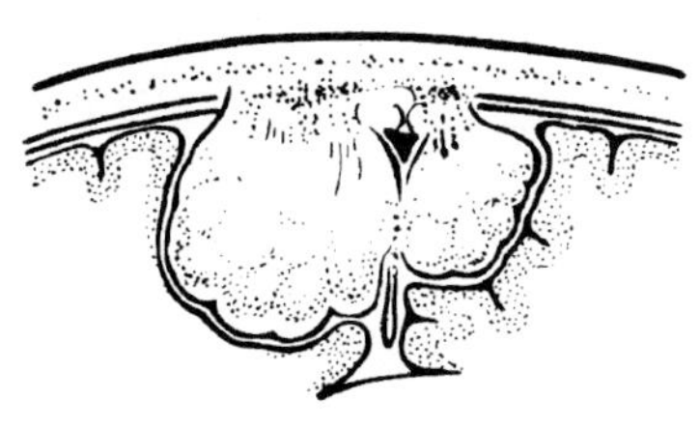

双侧矢状窦旁脑膜瘤

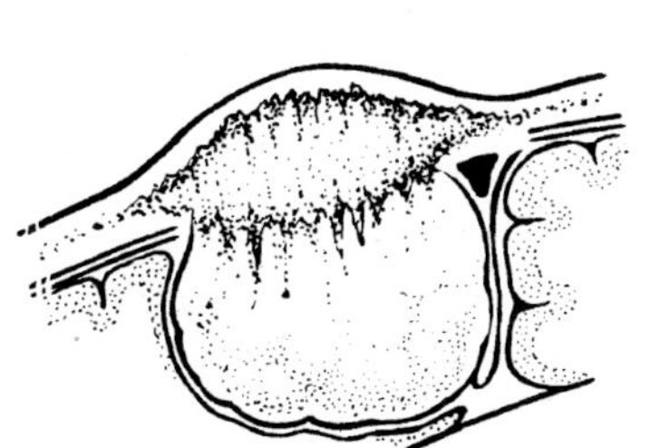

单侧矢状窦旁脑膜瘤伴有颅骨增生

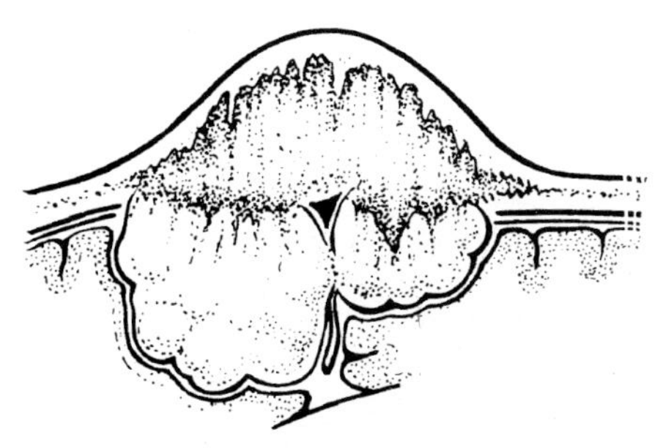

双侧矢状窦旁脑膜瘤伴有颅骨增生

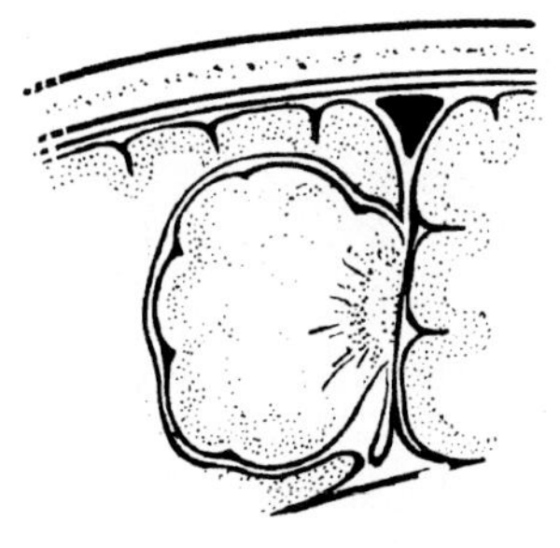

单侧大脑镰旁脑膜瘤

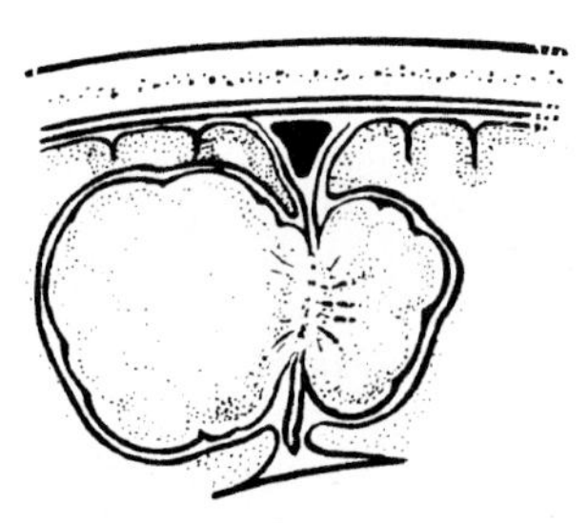

双侧大脑镰旁脑膜瘤

图 24-10　矢状窦旁和大脑镰旁脑膜瘤的生长方式

与矢状窦间的硬脑膜。如肿瘤附着的矢状窦尚未栓塞，剪开其侧壁有血液流出时，则一边剪一边作矢状窦侧壁的间断缝合（图 24-11E）。肿瘤与大脑镰间粘连不多时，可作钝性分离，但如果肿瘤的基部很宽，盲目分离可导致不易控制的出血，则只能将肿瘤分块切除。矢状窦前 1/3 完全栓塞时，可将肿瘤与栓塞部分和受侵犯的大脑镰一同切除，部分栓塞者则应保留。位于中 1/3 的矢状窦完全栓塞及大脑镰同时受累者，因对侧脑部的静脉回流部分通过大脑镰形成侧支循环，是否将二者同时切除应慎重考虑。残存的肿瘤术后可采用立体定向放疗；或待以后复发时，对侧半球已有更多的侧支循环建立再切除。

（五）大脑镰旁脑膜瘤切除术

单纯发生于大脑镰旁的脑膜瘤，早期无明显症状，待有症状而进行手术时，肿瘤常很大，浅面盖有薄层脑组织。切除肿瘤时应在手术显微镜下进行，有术中神经导航条件者，更有利于保护功能区。位于前 1/3 与后 1/3 者，可以切除其浅面的脑组织；位于中 1/3 者，因覆盖的脑组织为运动区，应尽量保留。手术可经运动区与中央静脉的前方或后方进行。如肿瘤的主要部分位于中央沟的前方，可经运动前区进入；如肿瘤主要部分位于中央沟的后方，则由顶叶进入。显露肿瘤后，先行包膜内切除，使肿瘤体积缩小到足以显露大脑镰附着部位时，电凝附着部血管，距病变 1cm 环形切开大脑镰，取除肿瘤（图 24-12）。

（六）蝶骨嵴脑膜瘤切除术

蝶骨嵴为蝶骨小翼的后缘，内起自前床突，外侧达蝶骨翼部，长约 5cm。蝶骨嵴是脑膜瘤的好发部位之一，发病率约占脑膜瘤的 10%。根据脑膜瘤附着部位，通常将其分为蝶骨嵴外 1/3，中 1/3 及内 1/3 脑膜瘤。近年，习惯将其分为外侧型、内侧型和扁平型。该部位脑膜瘤附着于蝶骨嵴，部分在前颅底，部分在中颅窝，

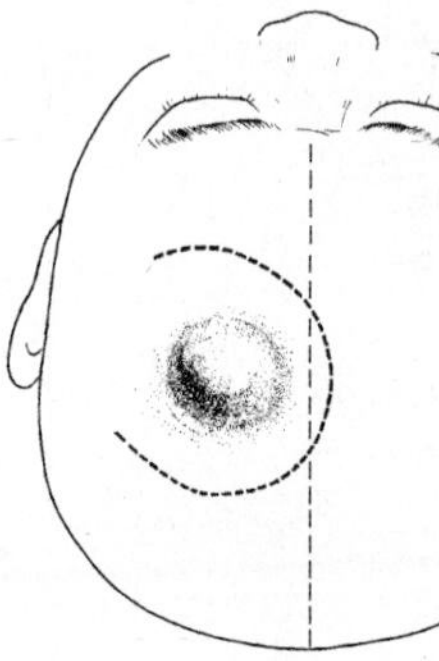

A. 头皮切口 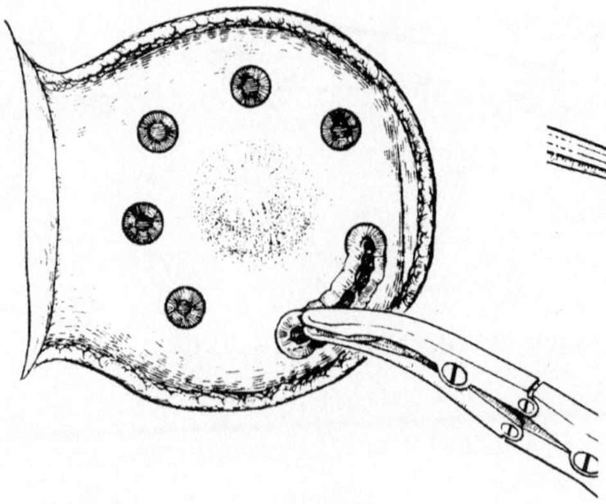　　B. 骨窗 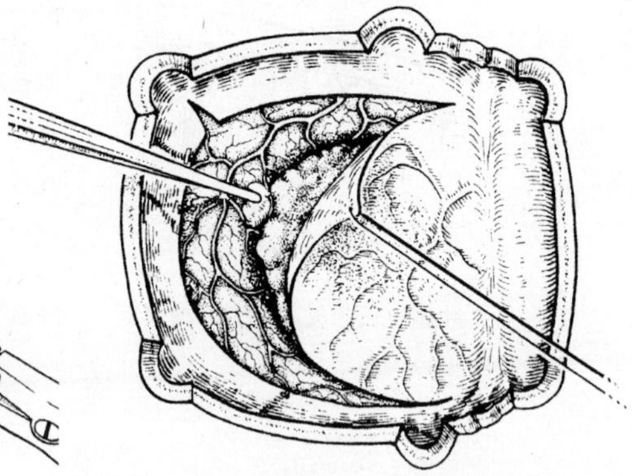　　C. 剪开硬膜、分离肿瘤

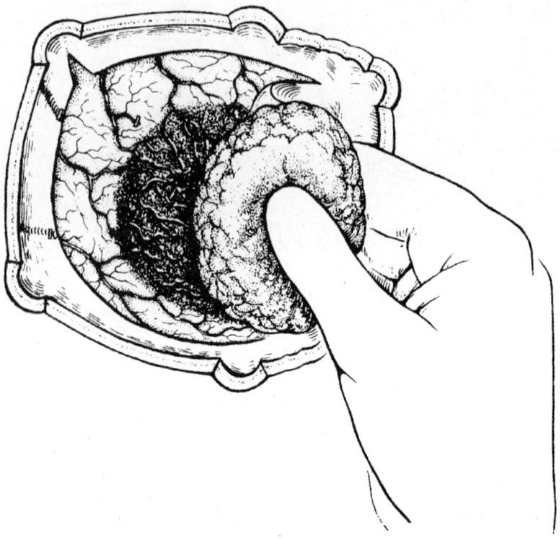

D. 翻开肿瘤 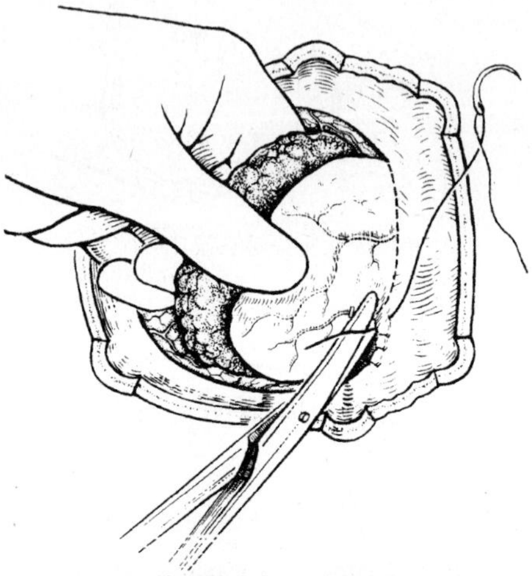　　E. 处理肿瘤与矢状窦连结的基底

图 24-11　矢状窦旁脑膜瘤切除术

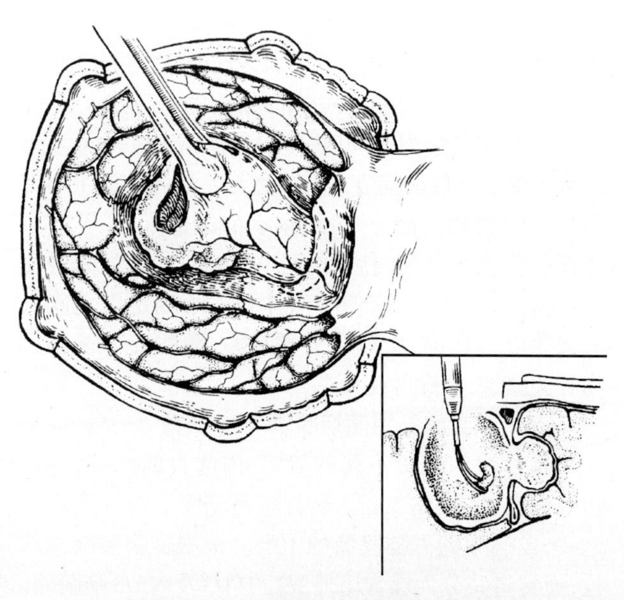

图 24-12　大脑镰旁脑膜瘤切除术

肿瘤附着处骨质常有增生，或侵蚀等病理改变。肿瘤血液供应，主要来自颈外动脉的脑膜中动脉。同时，大脑中动脉、大脑前动脉的分支也参与供血。

由于肿瘤压迫额、颞叶及内侧毗邻结构，如视神经视交叉、嗅神经、颈内动脉及其分支、丘脑下部及眶上裂等。临床上常表现为头痛，视力视野改变，嗅觉丧失，第Ⅲ、Ⅳ、Ⅵ对脑神经及三叉神经第一支损害表现。有时可出现精神、性格、智力改变及癫痫等。

【手术步骤】

翼点入路或扩大的翼点入路，患者仰卧，头偏对侧 30° 使颧突位于最高点。切口起自颧弓上耳前 1.5cm，弧形向上、向前止于额部发际内（图 24-13A）。皮瓣翻向前额部，骨瓣翻向颞部。尽量咬除颞骨鳞部和蝶骨大翼至中颅底。并用磨钻或咬骨钳咬除蝶骨嵴。弧形切开额颞部硬膜，翻向蝶骨嵴并悬吊固定于周边组织。如肿瘤较小显露常不困难，可在显微镜下先从肿瘤后方分离肿瘤与颈内动脉及其分支、视神经及视交叉等重要结构的粘连，并用湿棉片妥善保护。

电凝肿瘤基底部脑膜供血动脉及粘连，整体或分块切除肿瘤。如瘤体较大，或颅内压较高，显露困难时，可先作脑室外引流降低颅内压或切除部分颞极，利以显露肿瘤。用电刀或CUSA分块切除肿瘤。肿瘤附着硬脑膜应最大限度切除，并用双极电凝或电刀作广泛灼烧以防止肿瘤复发。

蝶骨嵴中外1/3脑膜瘤，位置较浅，常可全切。内1/3脑膜瘤，常与视神经、视交叉、颈内动脉、海绵窦等重要结构关系密切，甚至包绕、侵犯这些结构。手术全切肿瘤困难较大，应在显微镜下分块切除肿瘤，逐渐缩小肿瘤体积，然后小心分离肿瘤与周围重要结构的粘连直至全切肿瘤（图24-13B、C）。

（七）嗅沟脑膜瘤切除术

嗅沟脑膜瘤是前颅窝最多见的肿瘤之一，约占整个脑膜瘤的1/10。该肿瘤起自筛板的硬脑膜，呈球形缓慢生长，常向上突向额叶底部，向内经大脑镰下至对侧，向后压迫视神经、视交叉及丘脑下部。临床表现主要有头痛，精神异常，如记忆力减退、欣快、淡漠、注意力不集中和智力下降等。并常有视力、视野改变。严重时可引起Foster-Kennedy综合征：即一侧视神经因肿瘤直接压迫，形成原发萎缩；对侧视神经因肿瘤引起慢性颅内压增高，而形成视盘水肿进而继发萎缩。

【手术步骤】

冠状或单侧半冠状切口，通常取右侧跨中线骨瓣，骨窗前缘尽可能靠近眶顶。在眶上缘后3~4cm处横向切开颅骨骨膜，使之形成一个颅骨膜瓣以备覆盖开放的额窦或用做修补前颅底。骨瓣游离或翻向颞侧。在骨窗前缘后1cm处横向切开硬脑膜，两端向后切开2~3cm硬膜瓣翻向后部，前部脑膜瓣吊悬于骨窗前缘。

打开外侧裂池（如有脑积水者可先作脑室前角穿刺），缓慢放出脑脊液，降低颅内压。用脑压板轻柔抬起额叶前部，探查前颅底。发现肿瘤后，分离肿瘤与额叶的粘连，显露肿瘤的前上部分。分离肿瘤底部与前颅底附着处，应用双极电凝边烧灼，边切除肿瘤，重复进行，以阻断来自前颅底的脑膜血管。若肿瘤较大可用电刀或超声刀等分块囊内切除肿瘤，缩小瘤体，随后分离肿瘤后缘与额叶底部、视神经、视交叉及丘脑下部等重要结构的粘连，辨认并切断来自大脑前动脉分支的肿瘤供应血管，最后彻底切除肿瘤及肿瘤包膜。如肿瘤越过大脑镰至对侧，可切开大脑镰下部显露并切除对侧肿瘤。对嗅沟肿瘤附着处脑膜应作彻底烧灼，若有骨质破坏，应用前面预留筋膜瓣，或颞肌腱膜、颞骨骨片等组织修补前颅底。

（八）脑室内脑膜瘤切除术

脑室内脑膜瘤少见，约占整个脑膜瘤的1%~3%；以侧脑室脑膜瘤最多见，其中，50%~90%的侧脑室脑膜瘤来源于侧脑室三角区脉络丛。侧脑室内脑膜瘤早期可以无任何症状及体征。当肿瘤生长到一定体积，压迫局部神经组织，或妨碍脑脊液循环时，可出现局部神经受压和慢性颅内压增高体征，患者常有头痛，人格改变，视力下降，视野缺失，对侧偏瘫，以及笨拙、共济失调等。肿瘤位于优势半球者可有失语。侧脑室脑膜瘤的供血动脉，主要为脉络膜前动脉和脉络膜后动脉。脑血管造影可见上述动脉增粗、迂曲和向前移位，并有分支进入肿瘤；希氏点抬高，大脑后动脉向下、内移位等改变。第四脑室脑膜瘤很少见，多起源于第四脑室内脉络丛，主要表现为慢性颅内压增高综合征（头痛，呕吐，视盘水肿）及共济失调等。如肿瘤较大，可因脑受压出现偏瘫及脑神经损害的表现。肿瘤血供主要来自小脑后下动脉。

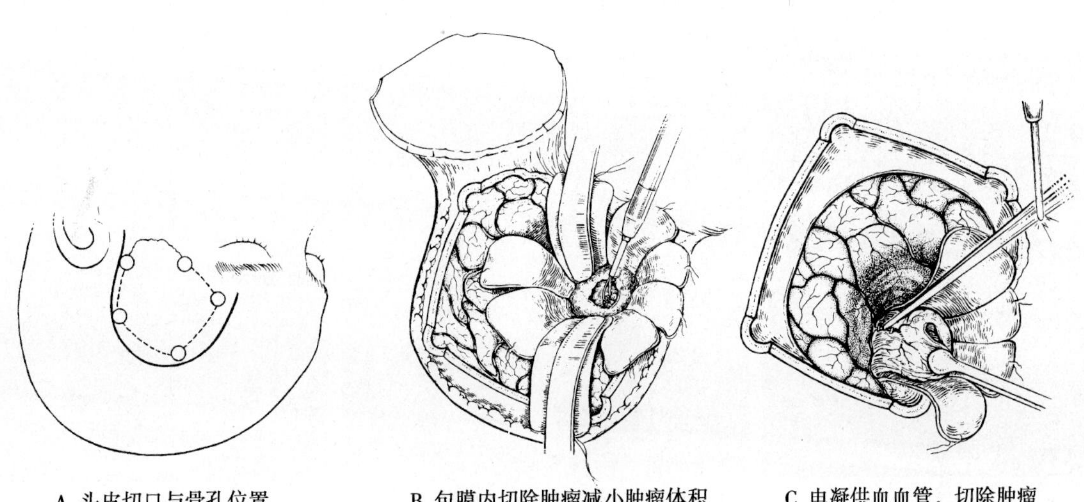

A. 头皮切口与骨孔位置　B. 包膜内切除肿瘤减小肿瘤体积　C. 电凝供血血管，切除肿瘤

图24-13 蝶骨嵴脑膜瘤切除术

2

【手术步骤】

手术入路应根据CT或MRI显示肿瘤的位置而定。如脑膜瘤位于侧脑室前角(额角),可取额部入路,骨瓣翻向颞部,硬脑膜瓣翻向矢状窦。可用脑穿刺针或术中超声(穿刺侧脑室额角)探查脑膜瘤的位置(图24-14),平行矢状窦方向电凝额上、中回及其皮质血管,由脑沟钝性分离脑组织,抵达并切开脑室壁,显露、分离肿瘤边际,并以脑棉片妥善保护肿瘤周围脑组织。烧灼并切断肿瘤供应血管和脉络丛,分离肿瘤与脑室壁,完整切除肿瘤。如肿瘤体积较大,完整切除困难,可先用电刀或超声刀分块切除肿瘤,待缩小肿瘤体积后完整切除肿瘤。位于侧脑室三角区脑膜瘤,手术入路以颞中回入路最常用,患者仰卧,头偏健侧,患侧肩下垫枕,皮肤切口及骨窗位颞顶部。该手术入路具有三个优点:①皮质至肿瘤的距离最近。②可直达扩张的侧脑室三角区。③利于早期阻断肿瘤供血动脉。硬脑膜切开向上翻,在中央回区后方,纵行切开顶、颞部脑回3cm,优势半球手术时,应避免伤及颞上回后部。可先用脑针穿刺脑室,后钝性分离脑组织进入侧脑室三角区,显露肿瘤,轻柔牵拉脑组织,以湿棉片妥善保护,先处理来源于肿瘤附着处的肿瘤供血动脉,减少术区出血。肿瘤较小可直接完整切除,如肿瘤较大,可先分块切除,待缩小瘤体后,电凝并剪断供血动脉,最后完整切除肿瘤(图24-15)。位于侧脑室后角的脑膜瘤,采用顶后入路。肿瘤切除后脑室内应彻底止血,避免在脑室内使用止血海绵或止血纱布以免妨碍脑脊液循环。注意保护室间孔处的纹丘静脉,勿使损伤。对术野可及的脉络丛应用双极电凝予以烧灼,以减少术后脑脊液的分泌。术后脑室内置管持续引流,待引流液变清后拔管。预防性抗癫痫治疗3~6个月。

(九)岩斜区脑膜瘤切除术

岩斜区脑膜瘤是最困难的神经外科手术之一,肿瘤位置深在,周围有基底动脉、脑干、脑神经等重要结构,加之肿瘤生长缓慢、病史长、常被误诊为其他非器质性病变,致使得到诊断时已经很大,对周围结构的粘连甚为紧密。因而肿瘤全切除困难,多数报道切除率为40%~70%,手术致残率较高,术后脑神经损害超过50%。

【手术指征】

显微外科手术治疗仍是治疗岩斜区脑膜瘤的首选。对于年龄较大、基础身体条件差、症状不明显、具有不适合手术的合并症、肿瘤体积较小或者肿瘤残留的患者,才考虑观察或选择伽马刀等放射治疗。

【术前评估的重点】

术前评估对于选择合适的手术入路、采用恰当的手术技术、判断手术难度和预后有重要作用。MRI检查有助于了解肿瘤的大小、位置(图24-16)及肿瘤侵及的范围,与周围结构的关系,有无脑干受压水肿,脑干软膜是否完整等,以便选择手术的入路。MRA、CTA及DSA检查可以观察颅底重要血管与肿瘤的关系,如基底动脉、颈内动脉等是否包裹。术前神经电生理检查亦有助于发现神经功能的损伤,可以发现神经系统查体不明显的功能障碍,可为病情判断提供客观证据。另外,对患者全身基本情况和治疗决心的充分了解也是选择治疗方式和策略的重要依据,伴有肺、心、造血等重要系统器官功能障碍以及治疗决心不坚定等因素往往影响术后治疗效果。

【手术治疗】

与其他颅底脑膜瘤一样,选择正确的手术入路是降低并发症和提高患者生存质量的重要环节。入路的选择须根据肿瘤的生长情况和医生对入路的熟悉程度而定。在充分考虑肿瘤大小、部位、邻近结构(如脑干、海绵窦、中颅窝、基底动脉等)受累情况和术前神经功能损伤程度等因素下,可选择颞枕乙状窦前入

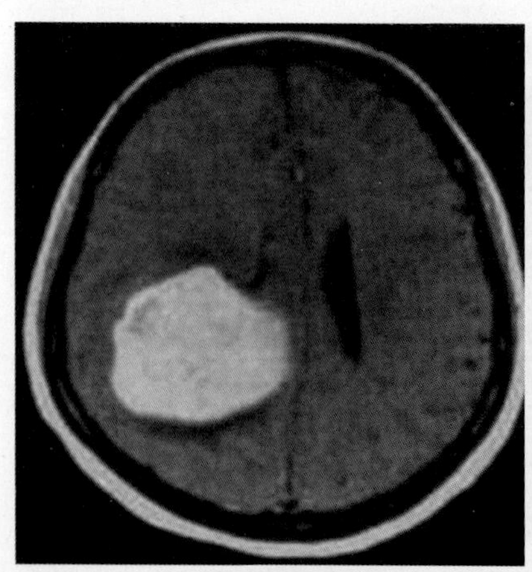

A. MRI示侧脑室肿瘤

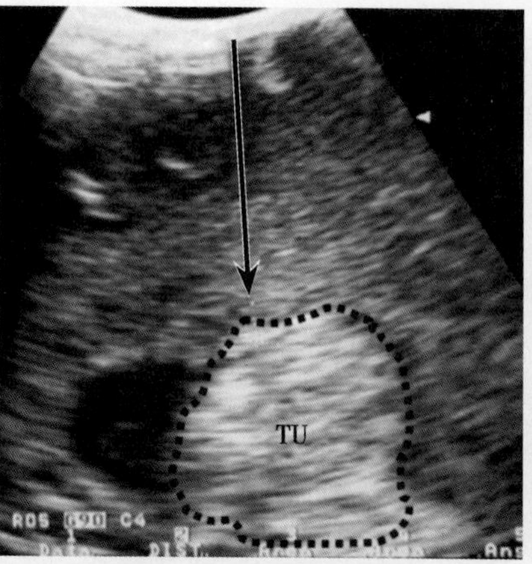

B. 术中超声探测肿瘤部位

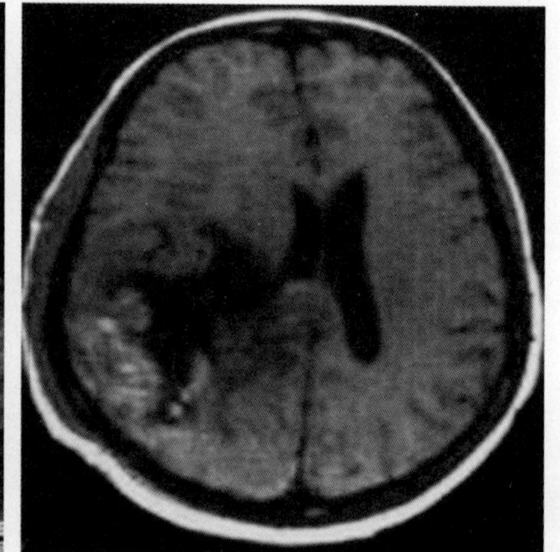

C. 肿瘤切除后MRI检查

图24-14　侧脑室脑膜瘤

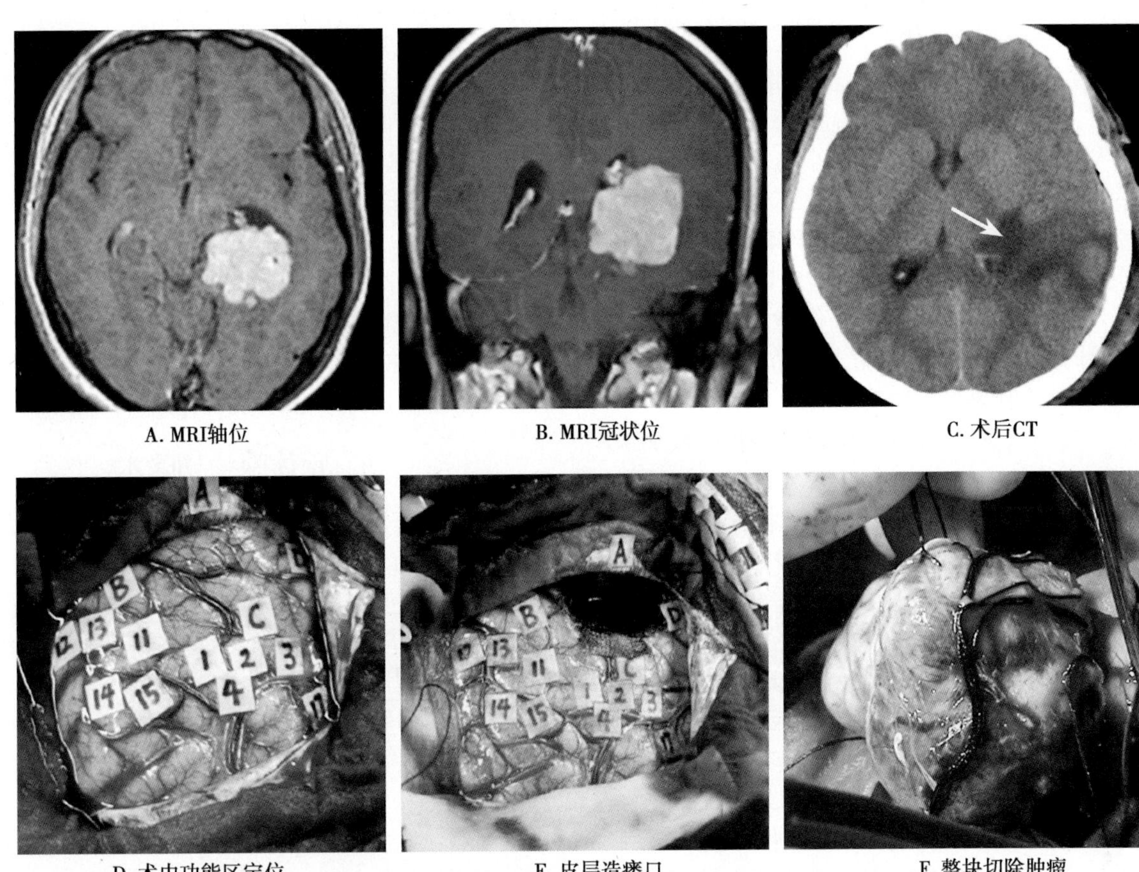

A. MRI轴位　B. MRI冠状位　C. 术后CT

D. 术中功能区定位　E. 皮层造瘘口　F. 整块切除肿瘤

图 24-15　侧脑室三角区肿瘤切除

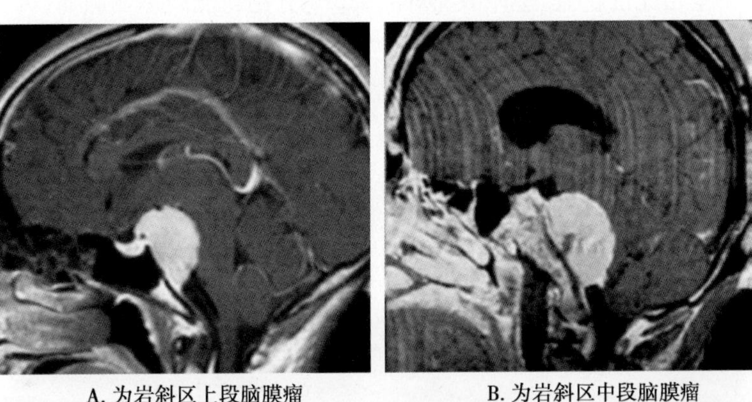

A. 为岩斜区上段脑膜瘤　B. 为岩斜区中段脑膜瘤

C. 为岩斜区下段脑膜瘤　D. 为岩斜区的分段

Zone Ⅰ
Zone Ⅱ
Zone Ⅲ

图 24-16　不同岩斜区部位的脑膜瘤

路、颞下经中颅窝入路、枕下乙状窦后入路等。乙状窦后入路主要用于桥小脑角肿瘤的切除，为大多数神经外科医生所熟悉，可暴露岩斜区后下外侧的病灶。但是该入路也存在不可避免牵拉小脑，在不同程度上造成小脑的损伤，很多时候需要切除小脑外侧；另外位置较深，对脑神经影响较大；对于突出到幕上的肿瘤部分往往难以切除；较小的上斜坡区脑膜瘤，可采用颞下入路，该入路操作简便，损伤小，大多数医生熟悉，但是暴露范围有限，对于岩骨下方的肿瘤存在视野盲区；颞枕乙状窦前入路利用岩骨磨除的空间，缩短手术距离和减少脑干牵拉，从脑干腹侧进行手术，对颞叶和小脑的干扰小，适合于多数岩斜区脑膜瘤，尤其是巨型肿瘤的手术，但是该入路操作复杂，手术时间长，术后脑脊液漏的发生率较高，出现 Labbe 静脉变异时，将明显限制手术操作，本组一例患者术中便由于 Labbe 静脉变异而受牵拉损伤。

尽可能多地切除肿瘤是岩斜区脑膜瘤手术的目标，但仍应以患者神经功能保存和术后生存质量为首要考虑因素，根据术前、术中情况衡量是否全切肿瘤（图 24-17），如：肿瘤与脑干粘连太紧，蛛网膜间隙消失，剥离可能导致术后严重并发症；肿瘤将基底动脉包裹程度重、距离长，全切可能影响术后血供；侵犯海绵窦，包绕颈内动脉的肿瘤往往全切除也相当困难，但有时肿瘤血供丰富，不全切无法止血，这种情况对神经功能的损伤可能较重，因此术前检查发现血供丰富的患者也可行供血动脉的栓塞；术中神经电生理监测对指导手术也有极大的意义，听觉脑干诱发电位及体感诱发电位可以对所监测的神经损伤起来很好的预警作用，若术中监测无明显异常，术后即使出现相应功能障碍，也多可自行恢复。

【术后并发症及处理】

岩斜区脑膜瘤的术后并发症发生率较高，以脑神经损伤为主，可见行走不稳、复视等，但多数为一过性损伤。与手术相关的并发症包括症状性脑水肿、吸入性肺炎、脑脊液漏、颅内继发血肿、术后脑积水等，积极的相应处理是患者渡过危险期的保障。呼吸困难和肺部感染患者积极行气管切开保障呼吸；术中对血管干扰较大的患者应用血管活性药物和抗血管痉挛等治疗；脑积水的患者行脑室外引流或脑室腹腔分流术等；由于颞枕乙状窦前入路位于颅底的脑膜难以缝合，防止脑脊液漏尤为重要，术中需要应用生物胶、自体筋膜等材料进行严密封闭。

三、垂体腺瘤切除术

垂体腺瘤是颅内三大常见的颅内良性肿瘤之一，占颅内肿瘤的 10% 左右。传统分类法将垂体瘤分为五大类，即嫌色性垂体腺瘤、嗜酸性垂体腺瘤、嗜碱性垂体腺瘤、混合性垂体腺瘤和垂体腺癌。20 世纪 70 年代以来，放射免疫分析法（RIA）测定激素应用以来，结合高分辨率的 CT、MRI 检查，垂体腺瘤的早期诊断水平大大提高。现在根据放免测定法及电子显微镜下超微结构等检查，将垂体腺瘤分为：①有分泌功能的垂体腺瘤，约占 2/3。即泌乳素（PRL）腺瘤、生长激素（GH）腺瘤、促肾上腺皮质激素（ACTH）腺瘤、促甲状腺素（TSH）腺瘤、促性腺激素腺瘤和多分泌功能腺瘤。②无分泌功能的垂体腺瘤，占 1/3。主要为无分泌功能的大中性粒细胞腺瘤与裸细胞腺瘤。③恶性垂体腺瘤（可见核分裂象），占 2%~5%。随着诊断技术的发展和手术显微镜、内镜以及神经导航等先进设备的应用，改变了以往垂体腺瘤单纯手术解除视神经受压、挽救视力为主的手术目的，进而达到既切除肿瘤挽救视力，又要改善垂体功能的更高要求。

垂体腺瘤的手术切除主要有经颅入路与经蝶入路两个途径，前者主要适用于巨大垂体腺瘤和不适

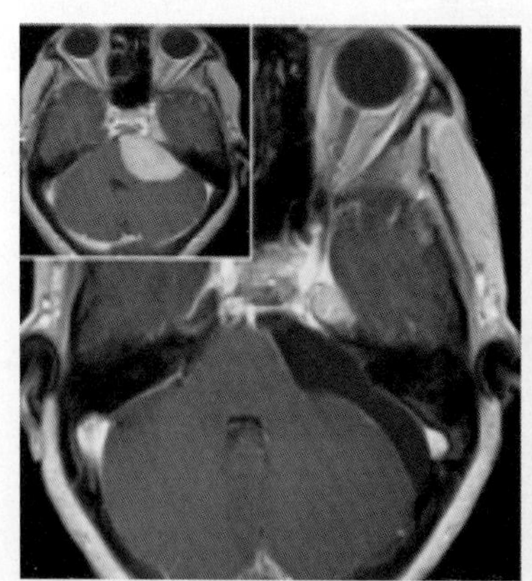

A. 全切

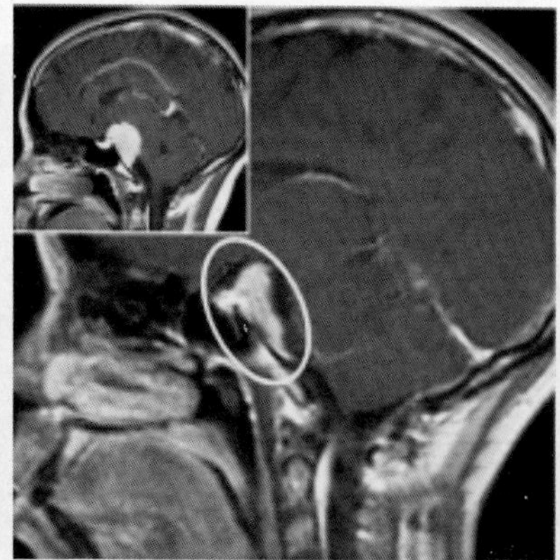

B. 大部切除

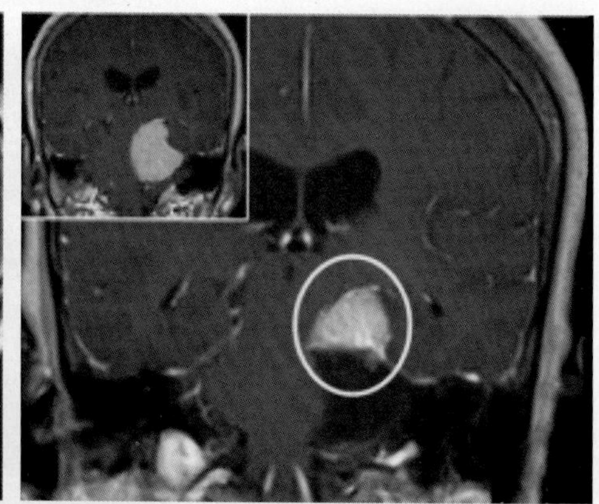

C. 次全切除

图 24-17　岩斜区脑膜瘤的切除程度

于经蝶手术者，后者主要适用于微小和中、大型垂体腺瘤。

(一) 额下入路

近年来，由于显微外科技术的广泛应用，经蝶入路切除垂体瘤逐渐增多，经颅手术的比例已逐渐减少，但由于垂体腺瘤大小、质地的软硬度不一、生长与扩展的方向不同，以及蝶窦气化发育与否和有无蝶窦炎症等，来决定是经额入路或经蝶入路，两种方法各有所长，术前应该权衡利弊，综合考虑。

【适应证】

1. 肿瘤向鞍上生长显著者。
2. 哑铃形肿瘤。
3. 肿瘤质地较硬者。
4. 分叶状的肿瘤。
5. 复发性垂体腺瘤。
6. 蝶窦气化发育不良、蝶窦炎症。

【禁忌证】

1. 全身多器官功能严重障碍者。
2. 微小垂体腺瘤。

【术前准备】

1. 术前内分泌检查应包括泌乳素、生长激素、促肾上腺皮质激素、甲状腺刺激素、滤泡刺激素、黄体生成素等。

2. 影像学检查常规及鞍部薄层平扫及增强 CT、MRI 检查。

3. 药物准备一般给予肾上腺皮质激素如地塞米松 5mg、4~5 天，重症者手术前一日静脉输注地塞米松 10mg。巨大垂体腺瘤术前 2 周可给予溴隐亭 2.5mg/d 口服，以使瘤体缩小及视力改善，有利于手术切除肿瘤。

【手术步骤】

一般均取右侧额颞部入路，如肿瘤向左侧生长，左侧视神经严重损害，也可经左侧额颞部径路。

额部做冠状切口，向前翻起皮瓣，颅骨钻 4 个孔。第 1 个钻孔，位于鼻根部稍上，近中线处，如进入额窦，可用骨蜡填塞封闭。第 2 个钻孔，位于 1 孔后 4cm，距中线旁 1cm 处，另 2 孔作于颞侧，距两内孔约 4cm 处。锯开后向外翻起骨瓣(图 24-18A、B)。如有高速气钻，可在相当于第一钻孔处开始，用铣刀形成游离骨瓣，同时在骨瓣及骨窗相应处四面各钻一小孔，待手术结束后骨瓣复位时丝线固定。切忌骨窗靠近眶上缘。距前方骨缘 1cm 处工字形切开硬脑膜，将前方硬脑膜边缘悬吊于骨膜上。用压脑板轻轻抬起额叶(图 24-18C)，显露外侧裂池，当进一步抬起额叶时，侧裂池的蛛网膜往往被撕破，脑脊液不断涌出，脑压逐渐缓解，沿着侧裂池逐渐向前床突抬起额叶，到达视交叉池，撕开该池蛛网膜，吸除脑脊液，一般均能达到充分的显露(图 24-18D)。如脑压较高，显露有困难时，可行过度换气或穿刺侧脑室额角放出脑脊液，待脑压缓解后，按上述方式逐渐暴露直达鞍区。在暴露过程中，如嗅神经影响显露又无法保留时，可剪断手术同侧的嗅神经，如对侧嗅神经保存完好，一般不影响术后的嗅觉功能。探查至鞍区时，自动压脑板抬起额叶的深度，以视神经交叉的前缘为界，以免压脑板位置过深，损伤丘脑下部。此时便可暴露手术侧的视神经、颈内动脉以及突于视交叉之前的肿瘤，肿瘤较小时，可见对侧视神经；如肿瘤较大，对侧视神经及视交叉均被肿瘤遮住，不可勉强寻找，待切除部分肿瘤后，即可显露。显露的视神经必须用棉片妥加保护。暴露视交叉前方的肿瘤后，在显微镜下，用双极电凝烧灼肿瘤包膜血管，用 22 号长针头穿刺肿瘤(图 24-18E)，抽吸无新鲜血液后，方可切开肿瘤包膜，避免少数突入鞍内的动脉瘤，造成术中大出血。如抽出陈旧性不凝固血液，则为肿瘤卒中。进一步电凝肿瘤壁上的血管后，十字形切开肿瘤壁，用脑垂体刮匙伸入肿瘤内，由后向前刮除肿瘤组织(图 24-18F)。操作时要轻柔，切勿损伤两侧的海绵窦及颈内动脉。刮匙不可伸向视神

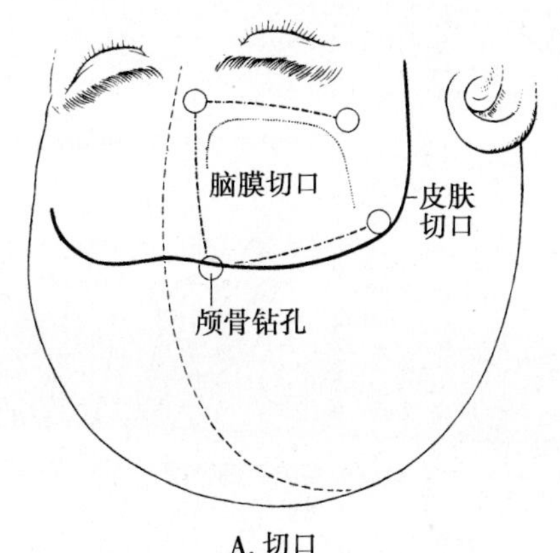

A. 切口

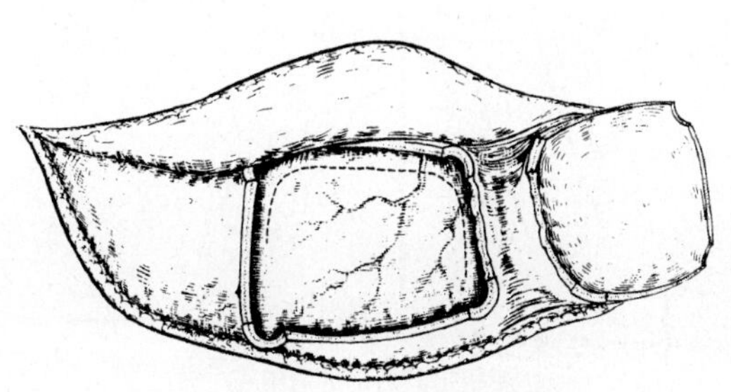

B. 头皮翻向前，骨瓣翻向颞侧

图 24-18　经额下入路垂体瘤切除术

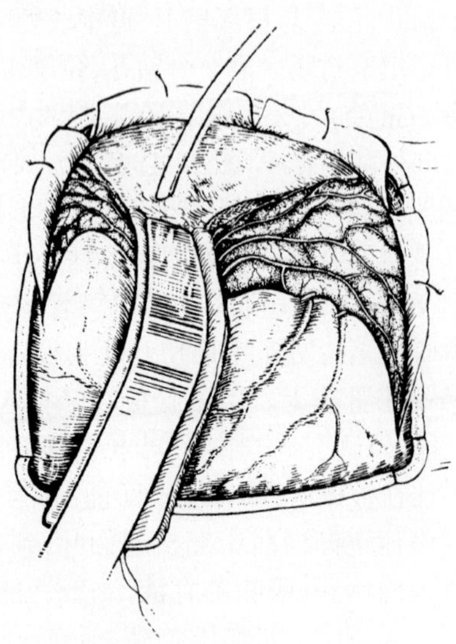

C. 用脑压板经前颅底抬起额叶

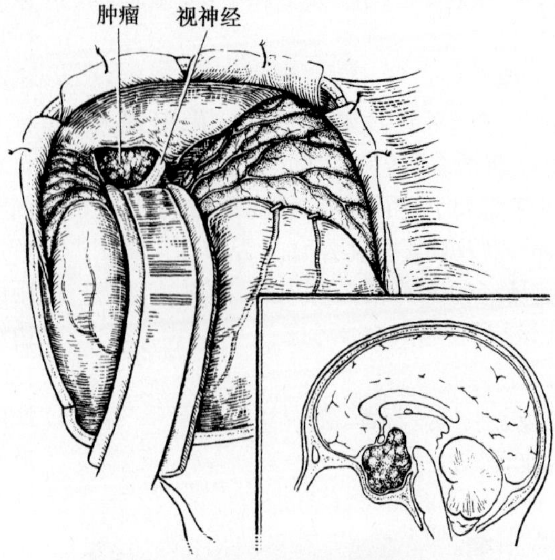

D. 撕开视交叉池的蛛网膜，显露视神经及视神经间的肿瘤（右下图：垂体瘤与邻近组织的关系）

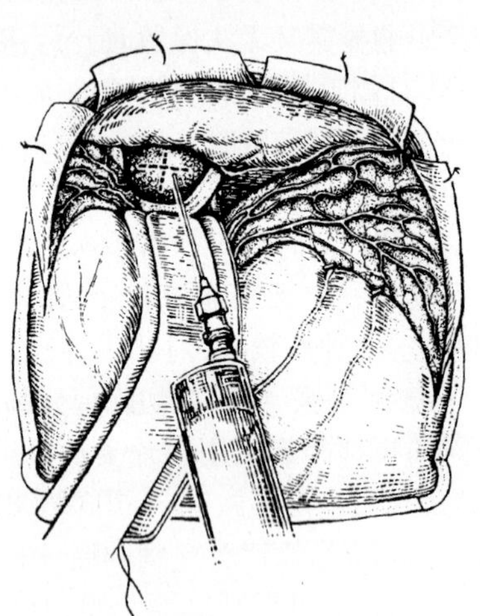

E. 穿刺肿瘤及十字形切开肿瘤壁

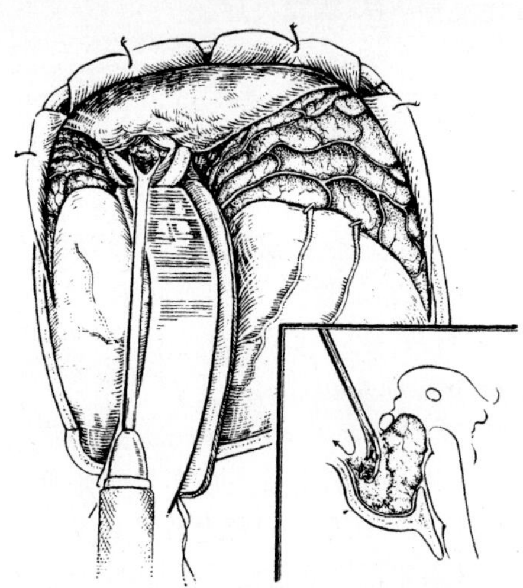

F. 用脑垂体刮匙由后向前刮除包膜内肿瘤组织（右下图：包膜内刮除肿瘤组织的侧面观）

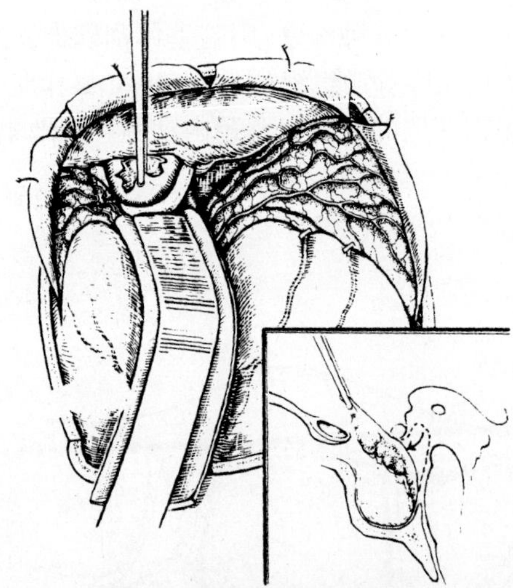

G. 夹住视神经交叉前的肿瘤包膜，牵引出其后的肿瘤组织（右下图：刮除视神经交叉后肿瘤组织的侧面观）

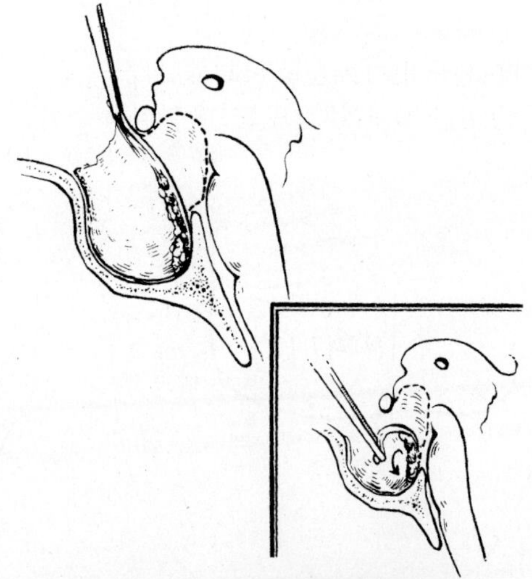

H. 垂体瘤切除后的情况（右下图：从视神经及视神经交叉分离下的包膜，尽量推入鞍内）

图 24-18(续)

经交叉的后方，以免损伤其后上方的脑底动脉环血管及丘脑下部。肿瘤组织较脆弱者，刮后可用吸引器吸除其残余部分，大型肿瘤亦可用超声刀(CUSA)吸除肿瘤；质地较韧的肿瘤，刮匙亦难刮除瘤组织，只能用活检钳逐块咬除，甚至需用激光刀。囊性肿瘤切开囊壁后，先吸除囊液和陈旧性血液，再用刮匙刮除附于囊壁内面的肿瘤组织，当囊内大部肿瘤切除后，此时囊壁与视神经及周围结构粘连松动，边牵肿瘤包膜，边烧灼肿瘤包膜血管，在显微镜下逐一将肿瘤包膜切除(图 24-18G、H)，如与视神经和视神经交叉粘连较紧，则不能勉强分离及牵拉，以免损伤视神经交叉。当肿瘤和包膜切除后，视神经及视神经交叉可获得良好减压。绝大多数肿瘤术中出血不多，易于止血。肿瘤包膜未完全切除时，肿瘤残腔渗血，可用止血纱布压迫止血。个别肿瘤组织切除过程中出血较多，可用激光刀切除肿瘤。如以明胶海绵压迫止血，术后 CT 复查时，可见鞍区高密度影。肿瘤完全切除后，用等渗盐水反复冲洗瘤床，确定无活动性出血后，方可缝合硬脑膜。硬膜外放置引流，放回骨瓣并固定，分层缝合头皮。

【术后处理】

1. 继续使用肾上腺皮质激素，通常使用地塞米松 10mg 每 8 小时或 12 小时静滴 1 次，连续 5 天后逐渐减量，术后 10 天左右停药，对垂体功能低下者，出院后需长期口服肾上腺皮质激素。

2. 术后尿崩的患者不多，大多数给予氢氯噻嗪 50~100mg/d，分次服用，多可治愈。重症术后尿崩，给予垂体后叶素肌注，5~10U/d。

3. 术后 2 周，复查 CT 或 MRI，并开始放射治疗。如肿瘤全切，则不必放疗。

（二）经翼点入路

【适应证】

1. 肿瘤向鞍上生长显著者。

2. 向鞍旁生长者。

3. 分叶状的肿瘤。

【禁忌证】

同额下入路。

【术前准备】

同额下入路。

【手术步骤】

取额下入路时，额颞部翼点切口已为常规。在颅骨上钻 4 孔，第 1 孔在额骨颧突之后，颞嵴之下；第 2 孔在第 1 孔之前上方 3~4cm 处，距眶缘 1~2cm 的额骨上；第 3 孔在顶骨的颞线上；第 4 孔在颞骨鳞部，位于蝶颞缝之后，在第 3 孔之下约 4cm。开颅后，弧形或 Y 形切开额下部和颞部硬脑膜，抬起额叶，剪开侧裂池蛛网膜，脑脊液不断涌出，脑压逐渐缓解。沿侧裂逐渐向鞍旁暴露前床突，显露同侧视神经、视交叉及颈内动脉，安放自动压脑板，在视交叉上方抬起额叶并固定，在显微镜下可清楚显示鞍区重要结构及肿瘤，按肿瘤生长方向的不同，此入路可以暴露鞍区四个间隙，根据肿瘤生长情况，可从以上任何间隙切除肿瘤，尤其有利于切除鞍旁肿瘤。术中如肿瘤质地较硬者，可应用电磁刀、激光刀切除肿瘤，但大多数垂体瘤质地较软，用常规器械可以顺利切除肿瘤，如用超声刀切除肿瘤更好。

（三）经鼻蝶入路

【适应证】

1. 微小垂体腺瘤。

2. 肿瘤向下扩张，侵犯蝶窦。

3. 肿瘤虽已向鞍上发展，但鞍内与鞍上部分之间有较宽连接者。

【禁忌证】

1. 蝶窦及鼻咽部炎症。

2. 肿瘤质地较硬者。

【术前准备】

1. 剪除鼻毛，清洗鼻腔。

2. 其余参照本节经额下入路。

【手术步骤】

麻醉插管后，平卧位，头部后仰 30°，面部、口腔及鼻腔用酒精消毒铺巾，用鼻中隔剥离子在软骨同侧骨膜下分离，用剥离子将鼻中隔软骨向对侧轻轻牵拉，使其与骨性鼻中隔分离，将鼻中隔软骨推向对侧，继续分离直至蝶窦前壁，置入扩张器(图 24-19A)。以犁骨为中线的标志，根据此标志反复校正手术径路的方向，扩张器应严格对准中线。咬除蝶骨前嵴，达蝶窦前壁。用骨凿凿开蝶窦前壁，将其扩大成 1.5cm 的方形骨窗，蝶窦开口为此骨窗之上界。蝶窦中隔常偏向一侧，不能作为中线标志。切开蝶窦黏膜，将其向两侧推开，显露鞍底，鞍底常向蝶窦内隆起。凿开鞍底前，须再次核对中线位置，利用电视屏幕监视，或放置一金属器械于蝶窦后壁，摄取正、侧位 X 线颅骨片。在神经鼻腔扩张器的前方应正对鞍底，其上缘须对准鞍结节。经核实鞍底位置无误后，在显微镜下将其凿开并扩大成 1cm 的方形骨窗。骨窗上缘至海绵窦间窦，侧方近海绵窦及颈内动脉隆突。颈内动脉隆突骨质的厚度多不及 0.5mm，不可误为双鞍底。双侧颈内动脉在垂体区的距离平均为 12~14mm。为避免损伤海绵窦及颈内动脉，在扩大鞍底骨窗前用小钝钩轻轻将脑膜与骨质分开，再咬除骨质。如海绵窦被损伤，应立即用压碎的小干明胶海绵压迫止血。用双极电凝器烧灼鞍底硬膜上血管，向鞍内穿刺，除外鞍内动脉瘤后，对角切开硬脑膜(图 24-19B)。有时肿瘤组织可自行脱出，

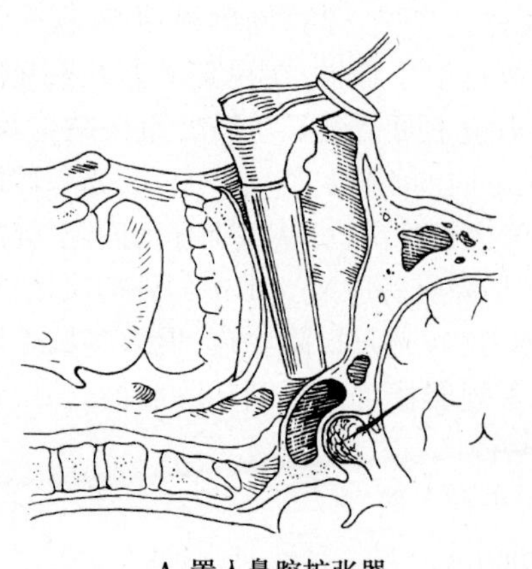

A. 置入鼻腔扩张器

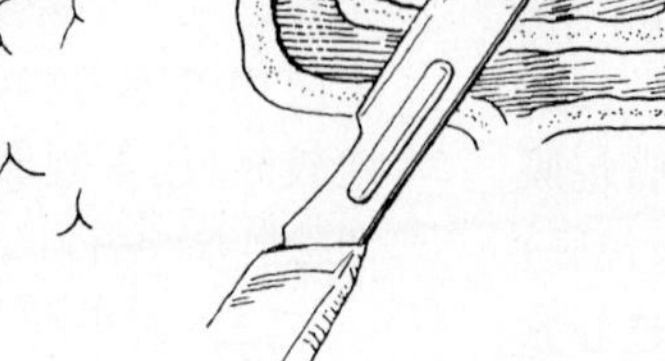

B. 切形颅底硬膜

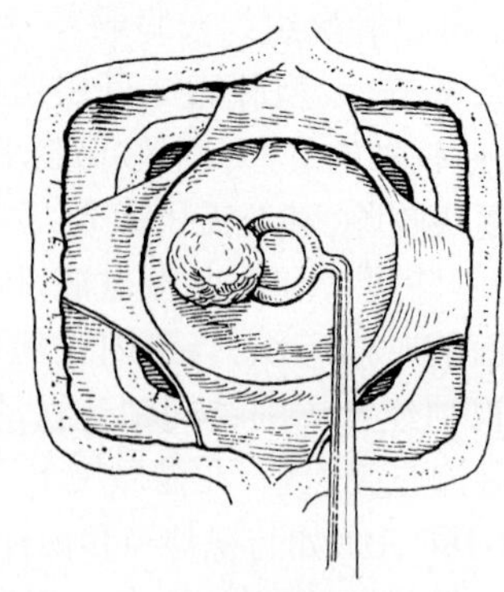

C. 刮除肿瘤组织

图 24-19　经鼻蝶入路垂体瘤切除术

埋藏于垂体内的腺瘤可于垂体表面形成局限性隆起。如未见肿瘤，则探查垂体的侧面及下方。仍未发现异常时，可于垂体正中线或旁正中切开探查。肿瘤组织常呈灰色或紫红色，显微镜下易与正常垂体组织区别。对局限性的瘤组织，用环形刮匙刮除(图 24-19C)。较弥散、质地较软者，可用吸引器吸除，再刮除其残余部分，直至正常橘黄色腺组织出现为止。对大型垂体腺瘤，当肿瘤部分切除后，有人采用腰椎穿刺注入生理盐水，增加脑压，使鞍上部分肿瘤组织逐渐脱出，以便于肿瘤切除。肿瘤窝内出血可用双极电凝器止血。微垂体腺瘤切除后，瘤窝被正常腺体充填，鞍内用止血纱布、明胶海绵止血和覆盖鞍底。大型腺瘤切除后，瘤腔较大，或蛛网膜撕破者，妥善止血后，以明胶海棉充填，用切除的鼻中隔，剪成适当大小重建鞍底，再以生物蛋白胶凝封，以防脑脊液漏。取出扩张器，将软骨中隔复位，双侧鼻腔用碘仿纱条填塞。鼻腔纱条 3~5 天后取出。

【术后处理】

1. 术后常规应用抗生素、止血剂、激素。

2. 有尿崩症时参照本节经颅额下入路。

3. 术后轻度脑脊液漏，多于数日后自行愈合。若脑脊液漏出较多，则可经腰穿椎管内置硅胶管持续引流，数日后漏口大多可以自愈。极少需要再次手术修补鞍底。

4. 肿瘤切除不完全时，术后须行放射线治疗。

5. 术后泌乳素值高者，可使用溴隐亭治疗。

(四) 经单鼻孔蝶窦入路神经内镜手术

随着内镜显微外科的广泛应用，对深部病变提供了良好的照明，改变了以往显微镜下器械操作影响视野暴露的缺点，尤其应用 30° 内镜镜头，可以看清以往无法观察的死角，有利于大型肿瘤的切除，也大大减少了正常结构的损伤。

【适应证】

1. 微小垂体腺瘤以及肿瘤较小者。

2. 肿瘤向下长入蝶窦者。

3. 视交叉前置型。

4. 头颅 CT 及 MRI 检查肿瘤增强不明显，提示肿瘤质地松软者。

【禁忌证】

1. 蝶窦及鼻咽部炎症。

2. 肿瘤质地较硬者。

3. 肿瘤向鞍上发展，其鞍内、外部分间的连接狭窄。

4. 蝶窦气化发育不良者。

【术前准备】

同经口鼻蝶入路。

【手术步骤】

全麻仰卧位，口腔插管，头略抬高稍偏向手术者，通常选用右侧鼻腔，用 1∶1 000 肾上腺素生理盐水棉片压迫术侧鼻黏膜，以减少出血。在内镜下探查鼻中隔与中上鼻甲后方隐窝处寻找蝶窦开口，用尖刀片切开蝶窦前下壁之鼻黏膜，将其推向下鼻甲方向，显露蝶窦前下壁骨质，以微型磨钻从蝶窦开口处磨去蝶窦前下壁骨质，进入蝶窦，刮除蝶窦黏膜，磨开鞍底隆起处的骨质，暴露鞍底硬膜。电凝鞍底硬膜后，用长针头穿刺硬膜内抽吸无血性液体后，十字形切开鞍底硬膜，即见肿瘤，用垂体瘤钳、刮匙，先囊内刮除肿瘤，随着肿瘤的塌陷，逐一切除肿瘤，镜下可见鞍膈的下陷，提示肿瘤切除彻底，鞍底压迫止血纱布，如鞍膈损伤，导致脑脊液漏，则用脂肪辅以生物胶填塞，最后将蝶窦前下壁的鼻黏膜复位，用抗生素软膏油纱条填塞鼻腔。

【术后处理】

同经口鼻蝶入路。

四、颅咽管瘤切除术

颅咽管瘤系颅咽管胚胎发育中残存的上皮细胞增生而形成。出现症状的时间，多在10~20岁，但50~60岁另有一小高峰。患者中儿童与成人各占半数。上自垂体结节，下至鞍膈下蝶骨内均可发生，但以垂体结节至鞍膈间为最多。肿瘤可朝各方向发展，常突入第三脑室，阻塞脑脊液循环。颅咽管瘤大多为囊性，囊液呈草黄至棕色不等，内含胆固醇结晶，实质部分一般较软。80%有钙化，色多灰白，与周围组织间界线清楚，表面光滑或呈结节状。病理发现儿童肿瘤以成釉细胞型为主，成人则乳头样鳞状上皮型稍多。

近90%的颅咽管瘤是主体在鞍上的肿瘤；其中仅少数是从鞍内生长隆起至鞍上的，绝大多数是在鞍膈之上发生和长大，并向鞍旁、鞍后等区域扩展，也可突入第三脑室甚至侧脑室（图24-20）。肿瘤局限于鞍内者，可能将其完全切除，向鞍上发展且体积较大者，由于与重要组织粘连，常只能做部分切除，达到视神经减压或重建脑脊液循环的目的。

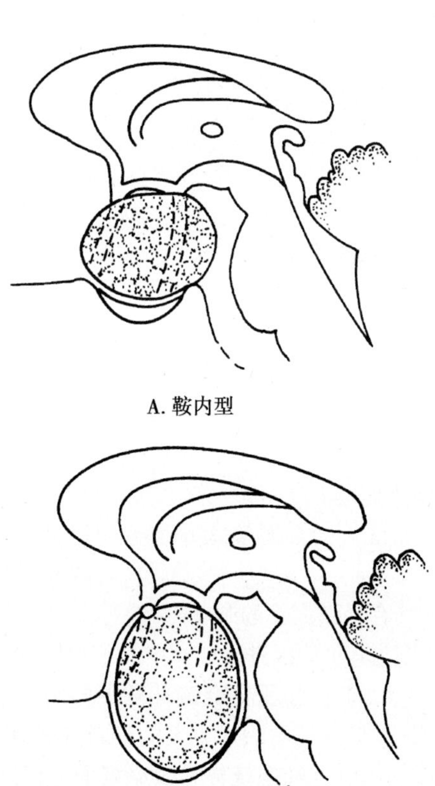

图24-20 颅咽管瘤的不同类型示意图

【术前准备】

同开颅垂体瘤切除术。

【手术步骤】

1. 鞍区颅咽管瘤肿瘤主体在鞍区，向鞍上、鞍旁、鞍后及第三脑室等方向发展。手术皆选用右侧翼点入路。解剖外侧裂与基底脑池，显露鞍区结构与病变；通过选用鞍区的四个解剖间隙（图24-21）（间隙1，视交叉前方；间隙2，视神经、颈内动脉三角；间隙3，颈内动脉、小脑幕切迹三角；间隙4，切开终板）来切除肿瘤。其中，间隙2与间隙1的使用概率最高；若视交叉为前置型，终板往往明显增宽隆起，须选择切开终板（间隙4）的途径。按照肿瘤发生于鞍膈之上或鞍膈之下，鞍区颅咽管瘤又分为膈上型与膈下型：

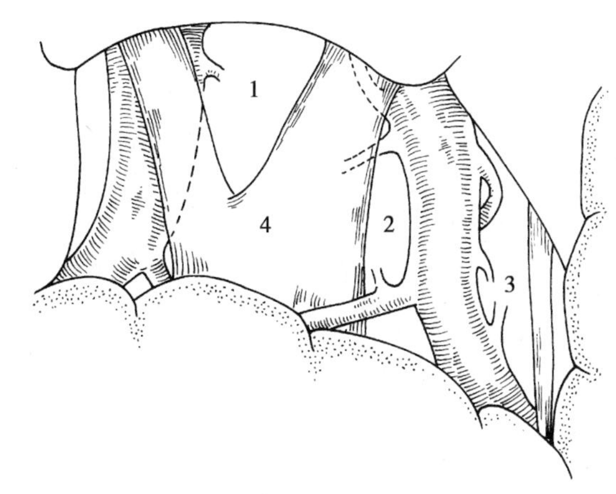

图24-21 鞍区的四个解剖间隙

（1）膈上型肿瘤切除：肿瘤发生于鞍膈之上。影像学检查蝶鞍无扩大，鞍膈及鞍内结构基本正常。肿瘤可向鞍上、鞍旁、鞍后及第三脑室等方向发展，与垂体柄或下丘脑可有紧密粘连。先切开瘤壁，吸出囊液，作瘤内切除，使瘤壁塌陷而与视神经、颈内动脉等周围结构脱开，并由此获得手术操作空间；然后采用边持续牵引瘤壁，边在镜下将瘤壁与周围组织分离，注意辨认垂体柄和下丘脑，并随时电凝切断肿瘤的营养血管；将瘤壁分次或一次切尽。肿瘤切除后，可见到正常或略有下陷的鞍膈。

（2）膈下型肿瘤切除：肿瘤发生于鞍内，影像学检查可见蝶鞍扩大。随着肿瘤的生长，鞍膈被顶起向鞍上、鞍旁及鞍后等方向扩张，并紧紧包在肿瘤的表面；此型肿瘤可视为由鞍内部和隆起部两部分组成。隆起部的瘤壁覆有坚韧的鞍膈，而鞍膈附着于骨性蝶鞍上，增加了全切难度。在切开瘤壁、作瘤内减压后，经间隙1与间隙2，沿蝶鞍上口一周，将隆起部瘤壁连同鞍膈作一整圈离断，成为完全分开的鞍内部和隆起部。然后，就可采用切除膈上型那样的瘤壁牵引方法来切除隆起部；鞍内部的肿瘤易于用搔刮法予以清除。

2. 第三脑室颅咽管瘤肿瘤在第三脑室内并伴有显著侧脑室扩大者。手术以选用经胼胝体入路为主，

2

影像学检查见肿瘤位于扩大的第三脑室内，侧脑室显著扩大；蝶鞍区正常无肿瘤影。MRI矢状位扫描对确定上述特征甚有帮助。

(1) 胼胝体入路：经胼胝体入路切除肿瘤进入纵裂、解剖胼胝体池、认清两侧胼周动脉及在其深面白色的胼胝体，切开胼胝体1~2cm，显露两侧侧脑室体部。切开一侧或两侧侧脑室，见到极度扩大充满肿瘤的室间孔。先切开吸出囊液，或穿刺肿瘤抽除囊液，作瘤内分块切除；最后，对已塌陷之瘤壁或囊膜施以牵引和钝性分离而完成切除。肿瘤切尽后，第三脑室底部应完整与鞍区不相通；后下方可见到被拉长变细的中间块和导水管开口(图24-22)。

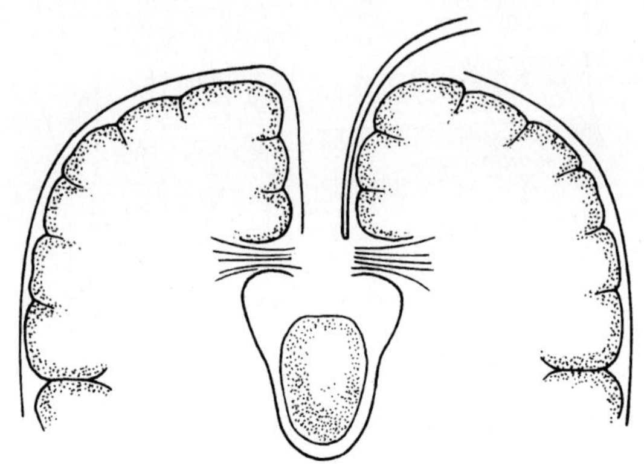

图24-22　经胼胝体入路切除颅咽管瘤示意图

(2) 联合入路：对于肿瘤起源于第三脑室内，部分突至鞍区；或起源于鞍区的肿瘤，向后上发展而突入第三脑室内，有时需与翼点入路组成联合入路。如鞍内也有肿瘤，当第三脑室内手术完毕后，脑压已有较好的缓解，抬起额颞叶探查鞍区较方便，可进行鞍区肿瘤切除，以解除对视神经的压迫(图24-23)。

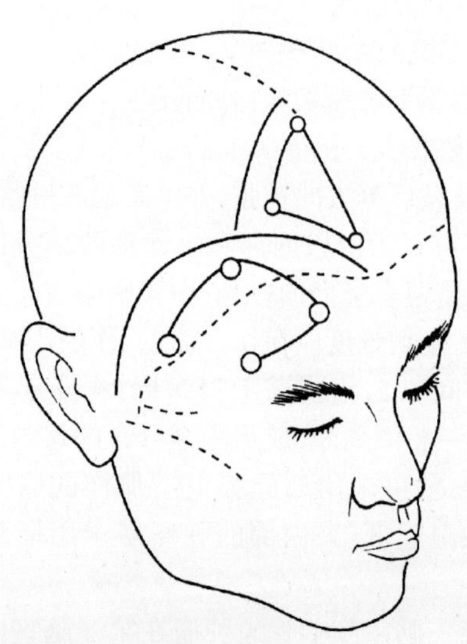

图24-23　翼点与胼胝体联合入路示意图

五、听神经瘤手术

听神经瘤(又叫前庭神经鞘瘤)占颅内肿瘤的8%~10%，占桥小脑角肿瘤的65%~72%，多发生于中年人，为良性肿瘤，有完整包膜，少数有囊性变。大的肿瘤可推移脑干及小脑，造成严重的脑干、小脑及多数脑神经损害，并影响脑脊液循环，导致颅内压增高。面神经常黏附于肿瘤壁上，被牵拉呈长窄带状，绕生于肿瘤的前方；三叉神经被拉长呈弓形，位于肿瘤的上端；舌咽、迷走及副神经，在肿瘤的下端。肿瘤的供应血管主要由小脑前下动脉及小脑后下动脉分支而来，有时基底动脉、椎动脉及小脑上动脉也分支供应。肿瘤的引流静脉为岩静脉，此静脉来自小脑，接受肿瘤静脉后进入岩上窦。近年来神经影像学、显微外科技术、神经电生理监护的广泛应用，使听神经的手术死亡率进一步下降，面神经和听力的保留率进一步提高。目前，听神经瘤的治疗目标，按其重要性依次为：①全切除肿瘤(包括内听道内肿瘤)而无严重手术并发症；②保留完好的面神经功能；③对术前仍保留有用听力的病例力争保留有用听力。显微外科切除听神经瘤可以经枕下乙状窦后、迷路或中颅窝入路完成，但以枕下乙状窦后入路最常用。

【手术指征】

1. 新近症状加重，肿瘤直径大于2cm。
2. 正在观察中的患者，肿瘤直径大于2cm。
3. 放射外科治疗后，水肿反应消退后，肿瘤仍增大。

【放射外科指征】

1. 患者年龄较大，肿瘤虽小于2cm，但肿瘤增大或新近有症状。
2. 肿瘤生长在有听力侧，另侧听力丧失。
3. 肿瘤次全切除术后，肿瘤残留或复发。
4. 有严重全身内科疾病，手术危险性大者。

【观察指征】

1. 无论年龄和肿瘤大小，长期只有听力症状的患者。
2. 具有轻微症状的老年患者。
3. 因为其他原因进行CT检查时，偶然发现的肿瘤。

为了给每位患者制定最佳的治疗方案，医生必须了解有关听神经瘤治疗方案的最新进展，详细询问病史，仔细进行神经系统体检及必要的电生理和影像检查。综合评价所采取的治疗方案，如肿瘤切除后对患者的日常生活有什么样的影响？治疗能否缓解或阻止症状的发展？能否预防肿瘤的进一步生长或复发？治疗有何危险？然后决定采取哪种治疗方案，并向患者说明情况，经患者同意后再施行。

【术前准备】

1. 术前MRI检查根据增强磁共振成像(MRI)大

多数患者可以做出听神经瘤的诊断，在T2加权像上，可以准确判断肿瘤与脑干有无蛛网膜界面，若此界面消失，提示脑干血管参与了肿瘤供血，强行剥离有造成脑干损伤的危险，应残留少量与脑干粘连的肿瘤包膜。

2. 脑积水的处理听神经瘤的患者伴有重度梗阻性脑积水时，术前可先行脑室外引流，并在术后保留几天。少数患者需先行脑室腹腔分流术，待病情改善后，再择期切除肿瘤。老年患者肿瘤和脑室都很大，显示正常颅压脑积水症状，并存在脑神经或脑干受压的症状时，除脑室腹腔分流外，还需行肿瘤次全切除术，两者通常可在同一次手术中完成；如仅有听力障碍，则只需行脑室腹腔分流术。

3. 电生理监测在手术过程中，需用连续电生理方法监测面神经、听神经及脑干功能。面神经监测采用两个记录电极，一个在眼轮匝肌，另一个在口轮匝肌，连续记录肌电活动。听觉及脑干功能监测可以使用耳蜗电图、听觉脑干诱发电位、直接耳蜗神经记录或者联合进行监测。

【体位】

枕下切除听神经瘤手术，可采用半坐、俯卧、侧斜卧、侧卧等体位，并以头架固定。坐位手术有利于肿瘤的显露和减少出血，但偶可遇到空气栓塞和低血压。侧斜卧结合术中转换手术床角度，可改善小脑脑桥角视野，易于肿瘤切除。更适合有低血压危险的老年患者，且无发生气栓之虞。

【手术步骤】

1. 切口和暴露(图24-24A)可取直切口，即在乳突后1cm处，做一个垂直切口，向上跨过上项线，下达枕大孔水平，长5~6cm。或取倒钩形切口，即直切口达上项线后，再转向内下。暴露小脑半球外侧2/3的枕骨鳞部，通常不必到枕骨中线或枕骨大孔的边缘。颅骨钻孔，小心分离硬脑膜与颅骨之间粘连，用铣刀形成直径4cm骨窗，去除游离骨瓣。扩大骨窗，暴露横窦边缘、乙状窦和岩骨外侧边缘，遇到乳突气房，用骨

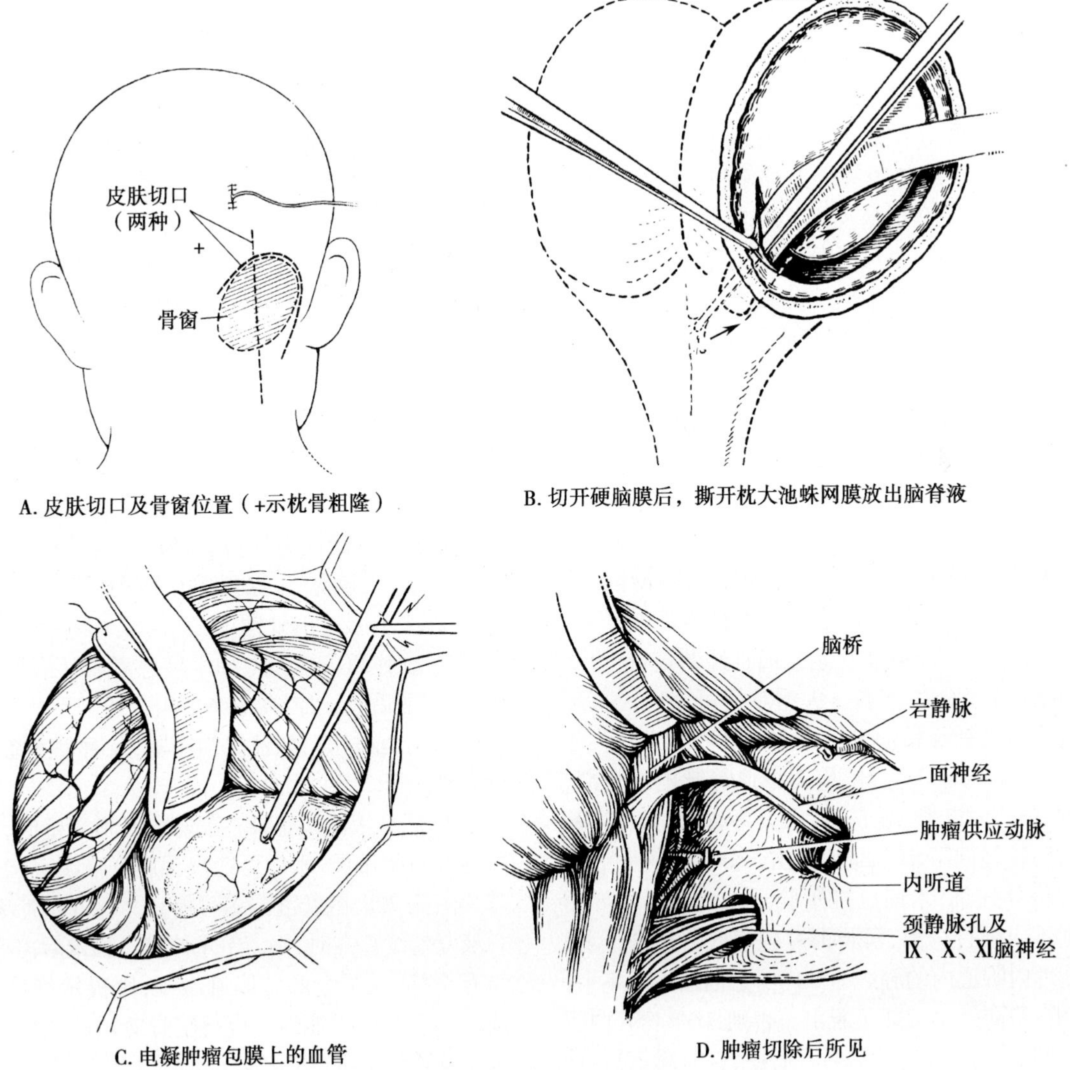

A. 皮肤切口及骨窗位置（+示枕骨粗隆）

B. 切开硬脑膜后，撕开枕大池蛛网膜放出脑脊液

C. 电凝肿瘤包膜上的血管

D. 肿瘤切除后所见

图24-24 听神经瘤切除术

蜡封闭。在颅骨窗硬脑膜中部做一直切口，外侧页放射状剪开，用缝线悬吊。

2. 中、大型肿瘤的切除硬脑膜剪开并缝吊后，轻轻抬高小脑，打开枕大池、小脑脑桥池引流脑脊液，用脑压板逐渐抬起并压迫小脑，以增加操作空间。肿瘤表面常有一淡黄蛛网膜囊肿，可予以撕开引流，一般情况下，脑压即可缓解。如小脑张力仍高，必要时，做侧脑室枕角穿刺，缓慢放出 CSF。待脑压缓解，有适当操作空间后，置入脑自动牵开器，牵开小脑暴露肿瘤（图 24-24B、C），安置手术显微镜。

肿瘤下极与小脑之间的蛛网膜撕开后，后组脑神经即可显露，通向颈静脉孔。在后组脑神经之间，常有 1~2 支由小脑后下动脉发出的分支供应肿瘤，双极电凝后紧靠肿瘤剪断，用棉片妥善保护，避免后组脑神经损伤。电凝肿瘤包膜上血管，靠近肿瘤后壁外侧部切开，用肿瘤镊（钳）、垂体刮匙或超声吸引，依次分块取除肿瘤的外、下、上部分瘤组织，最后分块取除内侧肿瘤，达到囊内充分减压和瘤囊变薄。在切除肿瘤过程中，反复用双极电凝或棉片压迫止血，并不断以生理盐水冲洗。靠近内侧电凝时，电凝功率不宜过大，时间亦不宜过长，以防脑干血管受到损伤。

分离瘤囊时，应在蛛网膜与肿瘤包膜界面间分离，先提起肿瘤下端包膜轻轻向外牵拉，可见到后组脑神经脑干端，及第Ⅷ脑神经在侧隐窝上部进入脑干。此处常有小脑后下动脉分支和小静脉，如非肿瘤供养血管，可分离后用棉片予以保护，小静脉可电凝剪断。在肿瘤上端（极）有离开小脑或小脑中脚进入岩上窦的岩上静脉或其分支，必要时可以电凝后剪断。为继续改善肿瘤显露，必要时可电凝肿瘤边缘的小脑组织，并适时调整自动牵开器，以增加显露。

面神经从脑桥延脑沟发出，走行于肿瘤的前下方，很少在肿瘤的下方或后面穿过，易与后组脑神经和第Ⅴ、Ⅵ脑神经区别。如果肿瘤较大，面神经被挤压变细变薄，甚或分散开与肿瘤包膜粘连不易分辨。此时则需通过面神经刺激仪定位面神经的走行，再从包膜上把面神经分离下来。大型肿瘤可突入天幕裂孔上方，把三叉神经挤向上外方，分离肿瘤上端时，如遇到位于内侧的岩上静脉，应先把此静脉电凝切断，以避免在分离时断裂出血。突入天幕裂孔的瘤组织，粘连较轻，轻轻向下牵引即可脱出。分离内侧肿瘤包膜时，宜格外仔细，术前已提示脑干与蛛网膜的界面消失，则不应强行分离，可将薄片包膜残留在脑干上。最后，处理内听道内的肿瘤。如内听道内瘤组织不大，粘连不重，稍向外牵拉即可脱出。否则，H 形切开内听道后壁硬脑膜，用高速气钻磨开后壁，以显露第Ⅶ、Ⅷ脑神经和肿瘤组织。切开硬脑膜即可看到肿瘤，用显微刀小心切除肿瘤。面神经大多位于肿瘤的前方或外上方，在内听道口面神经多形成角度，或被肿瘤压成薄片状，分离肿瘤时稍不小心即可撕断，故必须倍加仔细。如第八脑神经已无功能，可在内听道处切断。内听道肿瘤完全切除后，取自体脂肪一小块置入内听道，以生物胶固定，硬脑膜粘合复位。

整个肿瘤切除后（图 24-24D），彻底止血，缝合硬脑膜，缺损时用骨膜或人工硬脑膜修补，骨瓣复位，仔细地电凝肌肉和头皮出血，分层严密关闭切口。

3. 小型听神经瘤的切除对于小肿瘤，可以看到第Ⅷ神经从内下侧进入肿瘤。面神经通常位于肿瘤的前面，刺激包膜可以检测面神经行程是否变化。如果肿瘤向颅内生长明显，可用锐性分离肿瘤，必要时肿瘤囊内切除部分内减压。下一步是暴露内听道内的肿瘤。在连续冲洗冷却下，小心地使用气钻去除内听道后壁，在骨壁去除过程中，偶尔会遇见高位颈静脉球暴露；并小心不要进入迷路，以免造成听力丧失。暴露内听道后，打开肿瘤表面的硬脑膜，用锐切割器使肿瘤内部减压。注意肿瘤与前庭和耳蜗神经的解剖关系，大多数患者，前庭神经纤维进入肿瘤内侧缘并被分开，确定耳蜗和面神经后，从内向外侧切除肿瘤。在少数患者中，确定内侧的耳蜗神经比较困难，此时小心地将肿瘤旋转到靠近内听道外侧缘，前上方可见第Ⅶ脑神经，在前下方可看见耳蜗神经。使用锋利的直或弯显微切割器或显微剪，沿着面神经和耳蜗神经，向外上方抬高肿瘤包膜切割肿瘤，并妥善保护神经。在确定，蜗神经和面神经后，可在靠近肿瘤一侧，切断穿入肿瘤的前庭神经。在某些患者由于骨壁切除得不够，肿瘤的内端可能没有暴露，对此，可在靠近内听道的末端，用小刮匙刮出肿瘤的外侧部分。为克服内听道外侧端暴露困难，可用观察神经内镜辅助下剥离，以保证肿瘤的全切，并发现需要封闭的乳突气房。同时，注意保留任何进入内听道的重要动脉，以保护听力不受损害。

【术后并发症的处理】

1. 血肿和小脑栓塞如术后患者未从麻醉状态清醒，或清醒后意识加深，应考虑出血或脑干梗死。立即进行 CT 扫描检查，如证实为血肿，及时手术清除并进行去骨减压。

2. 脑脊液漏与感染在磨除内听道后壁时，乳突气房打开封闭不严，术后可能出现脑脊液漏。腰穿置管持续引流 72h，脑脊液漏多可停止。保守治疗无效，脑脊液漏持续存在时，则需手术修补。如术后出现发热，伴有头痛、颈强直和脑膜刺激征，则提示细菌性或无菌性脑膜炎的可能性。应行脑脊液培养和药敏实验，根据培养结果，选用敏感抗生素。

3. 脑积水术后，患者可能会出现脑积水，大多数患者的脑积水能自行恢复，少数患者需要临时腰穿引流，甚或需要做脑室腹腔分流术。

4. 面神经功能随着显微外科和术中监测面神经功能技术的发展，大多数患者可解剖保留面神经。个别面神经与肿瘤粘连严重，不能解剖保留时，术中根据情况，如断端较近可端端吻合，也可用腓肠神经进行移植，但功能最多仅能恢复到Ⅱ级。术中面神经虽完整保留，但其功能大多在半年内才完全恢复。术后面瘫严重者，必须缝合眼睑，以保护角膜。

5. 后组脑神经损伤术后若出现吞咽发呛、声音嘶哑，提示后组脑神经有损伤，须行鼻饲，必要时气管切开。

六、脑干肿瘤切除术

脑干肿瘤约占颅内肿瘤的2.4%、脑胶质瘤的7.3%，好发于儿童。常见脑干肿瘤有星形细胞瘤、多形性胶质母细胞瘤、室管膜瘤、海绵状血管瘤、血管网织细胞瘤等。肿瘤可发生在中脑、脑桥、延髓等部位，但以脑桥及脑桥、延髓接合部常见，约占70%。胶质瘤一般呈局限或弥漫性生长。海绵状血管瘤、血管网织细胞瘤，则可呈实质性或囊性。

【手术治疗原则】

1. 肿瘤是否能全切，主要取决于肿瘤的具体部位、浸润的程度及肿瘤的病理性质。在手术前应区分哪些肿瘤可以切除，哪些肿瘤需要放射治疗或药物治疗。

2. 尽可能将病变切除，并保留正常的神经功能。

【手术步骤】

1. 中脑的良性肿瘤　中脑肿瘤往往来自顶盖部或被盖部，如果病变局限于中脑顶盖部，影像学增强效应明显，其边缘清楚，则可以考虑手术治疗。通常采用天幕下小脑上入路。患者取半坐位或侧卧位，行中线切口枕下开颅术，显露出双侧横窦，切开硬脑膜，沿着中线达小脑上蚓部，找到Galen静脉及中脑顶盖部，如果有困难，可以劈开部分小脑上蚓部。发现肿瘤后，用激光刀、CUSA或双极电凝下分块切除。

2. 脑桥胶质瘤　临床及CT、MRI表现为典型的弥漫性脑桥胶质瘤，一般不适宜进行开颅活检术或者是手术切除。但局限一侧者，可经枕下入路进行手术，最好用激光刀或CUSA切除肿瘤，亦可用小的吸引器轻轻吸除肿瘤。注意保护好邻近的血管和神经。

3. 血管网状细胞瘤　位于脑桥或脑桥、延髓交界处的血管网状细胞瘤，MRI增强扫描显示：囊性肿瘤，瘤结节增强明显，而囊壁不被强化者，切开囊壁吸出囊液后，切除瘤结节即可；如瘤结节和囊壁均明显强化，瘤结节和囊壁则需一并切除，否则，可能会复发。实质性肿瘤由异常血管团组成，与脑干有明显分界。分块切除时，极易凶猛出血，导致止血困难，影响手术正常操作，甚至因止血造成脑干损伤。故须严格沿瘤壁仔细分离，所有进入肿瘤的供血动脉，均以双极电凝电灼后剪断。分离肿瘤与脑干时，边分离边用较弱电流烧灼肿瘤包膜，使肿瘤体积逐渐缩小，以增加操作空间并可减少脑干受压，最后完整摘除肿瘤。在电凝血管和分离切除肿瘤过程中，必需妥善保护未进入肿瘤的脑干供应血管，避免脑干供血受损。

【注意事项】

1. 脑干手术应在显微镜下精心操作，用双极电凝时，电流强度要小，并同时滴入生理盐水，尽可能减少热效应对周围重要结构的损伤。注意适当控制吸引器的吸引力。

2. 先从脑干表面最浅处入手，切记避免损伤延髓闩部，手术时牵拉轻柔操作仔细。

3. 为了及时发现手术中脑干的功能情况，术中应密切观察患者的脉搏、血压，必要时让患者保留自主呼吸，以便观测呼吸变化。并进行体感诱发电位和脑干听觉诱发电位等电生理监测，一旦出现呼吸变慢，心率、血压下降和电生理监测异常，应暂时中止手术操作，待生命体征恢复正常数分钟后再手术，继续手术时，操作要更轻柔，更仔细。

【术后处理】

脑干任何部位手术，均有生命危险，而手术最危险的部位是延髓的闩部（主要的呼吸中枢部位），严重损伤呼吸常不能恢复。轻微损伤术后易出现三大症状：①呼吸缓慢，屏气和缺氧。清醒患者若呼吸缓慢，血氧不足，须鼓励患者做深呼吸；否则，可行气管插管或气管切开，进行机械通气，务必使血氧饱和度维持在正常范围内。②术后自主神经功能紊乱，消化道血管痉挛，缺血坏死后形成溃疡，导致胃肠道出血，甚至胃穿孔。术后须给予制酸等治疗。③术后长期卧床，呼吸功能差，咳嗽无力，患者易出现呼吸系统感染，进一步加重低氧血症。这些症状中的任何一个都可致命，术后须密切观察，及时处理。

（冯华　林江凯　朱刚　吴南　李飞　王宪荣）

参考文献

1. Winn HR. Youmans and Winn Neurological Surgery. 7th edition. Amsterdam: Elsevier, 2016.
2. Weller M, van den Bent M, Tonn JC. European Association for Neuro-Oncology (EANO) guideline on the diagnosis and treatment of adult astrocytic and oligodendroglial gliomas. Lancet Oncol, 2017, 18(6): e315-e329.
3. Goldbrunner R, Minniti G, Preusser M. EANO guidelines for the diagnosis and treatment of meningiomas. Lancet Oncol, 2016, 17(9): e383- e391.

第二十五章 脑血管疾病的手术

第一节 颅内动脉瘤的手术治疗

颅内动脉瘤以先天性多见，约占90%，以50岁左右常见，女性多于男性。先天性动脉瘤又称囊性动脉瘤，是手术治疗的主要对象。先天性动脉瘤生长于脑动脉的分支部(图25-1)，好发部位依次为颈内动脉颅内段的后交通支、大脑前动脉前交通支、大脑中动脉和基底动脉。动脉瘤的最大危险是破裂出血，据统计自发性蛛网膜下腔出血病例中，约51%是由动脉瘤破裂所致。首次破裂有35%~50%的患者死亡，幸存者中仍有20%~50%可能再出血，且死亡率更高。动脉瘤破裂后内科治疗效果不佳，因而确诊后应积极采取外科治疗。手术的目的在于消除动脉瘤防止再出血，减少和预防脑血管痉挛和脑积水。

一、颅内动脉瘤夹闭术

动脉瘤夹闭术是开颅后进行瘤颈阻闭术、瘤壁加固术、瘤切除术、瘤孤立术、瘤凝固术和瘤切开内口缝合及瘤内填塞等。开颅直视下夹闭瘤颈，将动脉瘤排除在血液循环外，既消除了动脉瘤，又保持载瘤动脉通畅，避免脑缺血发生(图25-2)。瘤孤立术仅适用于颅内交叉循环良好者，瘤壁加固术可用筋膜、特制细纱布或生物粘合剂，主要用于无法夹闭的动脉瘤。

颅内动脉瘤夹闭术的效果，取决于患者在蛛网膜下腔出血(SAH)后的病情等级，动脉瘤的部位、大小、数目和血管痉挛情况，以及手术团队的技术水平和并发症。

动脉瘤性SAH后，病情等级的评估多采用Hunt和Hess分级表示：

0级：指未破裂的动脉瘤；

Ⅰ级：无症状，或仅有轻微头痛和颈项强直；

ⅠA级：无急性脑膜与脑反应，有固定的神经功能缺陷；

Ⅱ级：中度到严重头痛，颈项强直，有脑神经障碍但无其他神经功能缺陷；

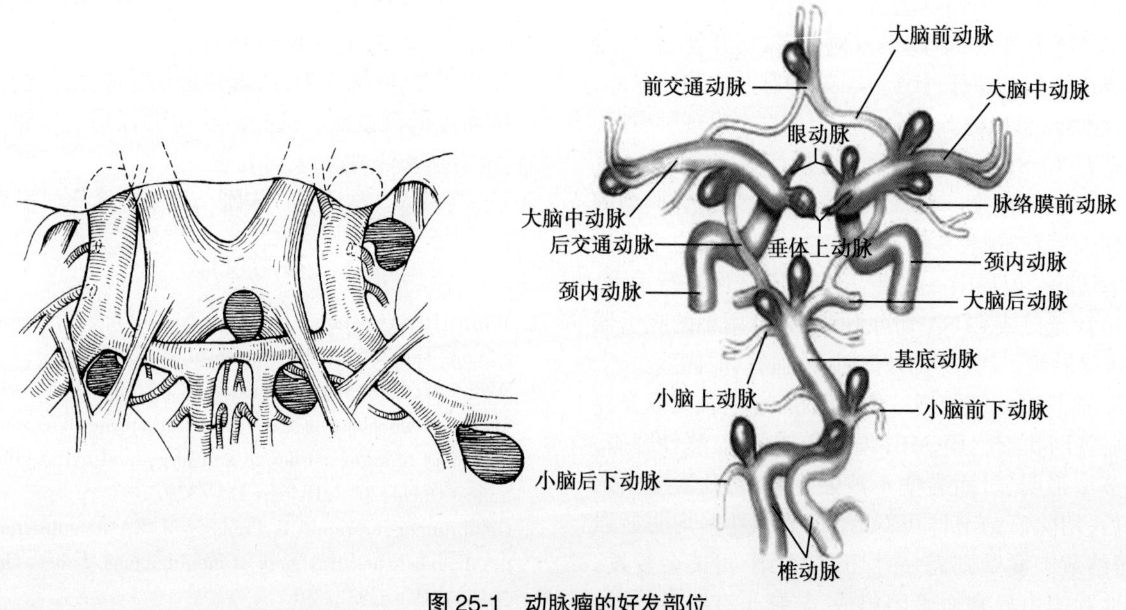

图25-1 动脉瘤的好发部位

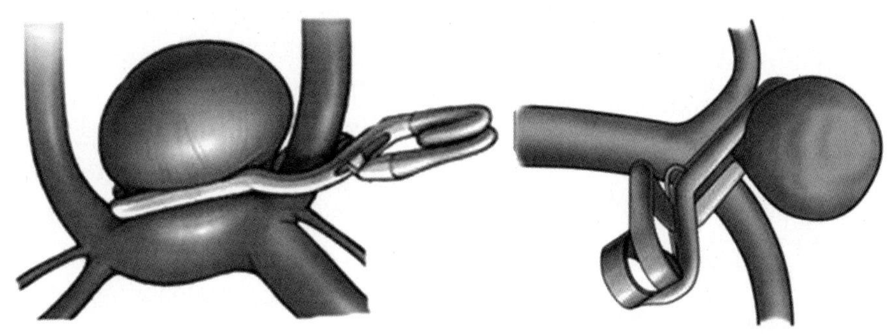

图 25-2 动脉瘤夹闭术

Ⅲ级：嗜睡，意识模糊，有轻度局灶性神经功能损害；

Ⅳ级：昏迷，中度或重度偏瘫，有早期去皮质强直和自主神经功能紊乱；

Ⅴ级：深昏迷，去脑强直，垂危。

关于手术时机，目前多数人认为：如不伴全身严重疾病，SAH 后Ⅰ~Ⅱ级患者，应争取在 72 小时内手术，以防止再出血；Ⅱ~Ⅳ级患者，有危及生命的脑内血肿者，应急诊清除血肿，可能时同时处理动脉瘤；否则，先内科治疗，待病情好转后再手术；Ⅴ级：一般不考虑手术。患者在 SAH 后 3 天以上入院，已失去早期手术时机者，应绝对卧床休息，润肠，适当降低颅内压，口服或静脉给予 6- 氨基己酸或对羧基苄胺，控制高血压和癫痫。待患者渡过出血高峰期，即末次出血后 10 天左右，病情好转、血管痉挛开始消退，尽快进行手术。

手术在全麻下进行，气管插管时力求平稳，应有良好的麻醉监护设备，并备好术中降血压措施。术前可腰穿留管，必要时放脑脊液降颅压。手术开始，静脉滴注头孢曲松钠 2g，术后 24 小时内再静脉滴注 2g，开颅前，静脉快速滴注 20% 甘露醇 200ml，以改善术中暴露。

手术在显微镜下进行，采用显微外科技术操作，可更清楚了解动脉瘤及其周围结构的解剖关系. 减少副损伤和保护重要穿动脉。以上措施应用得当，不仅有利于手术操作，且可减少或防止术中动脉瘤破裂，提高手术成功率。

(一) 颈内动脉床突上段动脉瘤夹闭术

颈内动脉床突上段是动脉瘤好发部位，其中尤以后交通支动脉瘤常见（约占颅内动脉瘤的 32.8%），其次是眼动脉瘤、颈动脉分叉部动脉瘤和脉络膜前动脉瘤。该部位动脉瘤均可取翼点入路手术。下面以后交通支动脉瘤为例。后交通支动脉瘤，多位于与颈内动脉的接交部，瘤顶常指向外前方，压迫动眼神经，并与颞叶内侧粘连。

【手术步骤】

患者取仰卧位，头偏向对侧 30° 左右，颧突位于最高水平，头略后垂，以头架固定。

采用翼点入路，头皮切口位于发际内，起自耳屏前上方 1cm，向上越颞嵴弯向前，终止于额部中线旁。皮瓣由颞浅肌膜深面分离后，牵向额颞侧。沿额骨颧突后面并弯向后方切断颞筋膜和颞肌，以骨膜剥离器将肌肉推向颧弓。颅骨钻孔的第 1 孔，位于额骨颧突后下方；第 2 孔在眶上 2cm，1 孔内上 3cm；第 3 孔位于颞线上，2 孔后方 3~4cm；第 4 孔位于颧弓上颞骨鳞部，距 1 孔后和 3 孔下各 3cm；用铣刀形成游离骨瓣。为利于暴露，骨瓣要紧靠中颅底，并用磨钻磨除蝶骨嵴。硬脑膜于骨窗前缘上 1.5cm 平行剪开，两端向后剪开 2~3cm，前叶缝吊在额侧骨膜上。亦可弧形切开，硬脑膜瓣翻向额侧。硬脑膜开放后，一切手术操作，均应在显微镜下进行。

用棉片保护脑皮质，脑压板轻轻抬起额叶，多数患者外侧裂蛛网膜剪开后，CSF 不断流出，脑张力亦慢慢缓解。输入甘露醇，脑张力仍较高，侧裂池 CSF 也很少，此时切忌勉强用脑压板牵拉以增加暴露。可开放腰椎穿刺管放液，或脑室穿刺放液，多可使脑压得到缓解。沿蝶骨嵴向内达前床突，抬起额叶首先遇到嗅神经予以保护，继续显露视神经，打开视交叉池，即有大量 CSF 流出，脑压进一步得到缓解。剪开视神经与颈内动脉之间蛛网膜，先分离出一段动脉，以便动脉瘤过早破裂时，临时阻断血流。继续沿颈内动脉向远端锐性分离约 1.5cm，许，即达后交通支水平，仔细分离动脉，辨认瘤颈、瘤顶指向和周围结构关系，通常瘤顶指向外前，并常与颞叶内侧粘连。瘤颈与瘤体呈红色，易于辨认。分离瘤颈时，勿向瘤顶相反方向牵拉过重，也不要试图分离瘤顶与颞叶粘连，以免在瘤颈夹闭前过早破裂。瘤颈确认后，锐性分离蒂两侧蛛网膜，以能顺利置入瘤夹即可。按瘤颈具体宽度，选择适当长度和角度动脉瘤夹，置入瘤颈两侧，释放瘤夹予以夹闭。夹叶置入深度，以其前端超出瘤颈 2~3mm 为宜（图 25-3）。有的病例动脉瘤部位粘连严重，瘤颈上界不易辨认，可电凝并切开额颞叶交界处皮质，暴

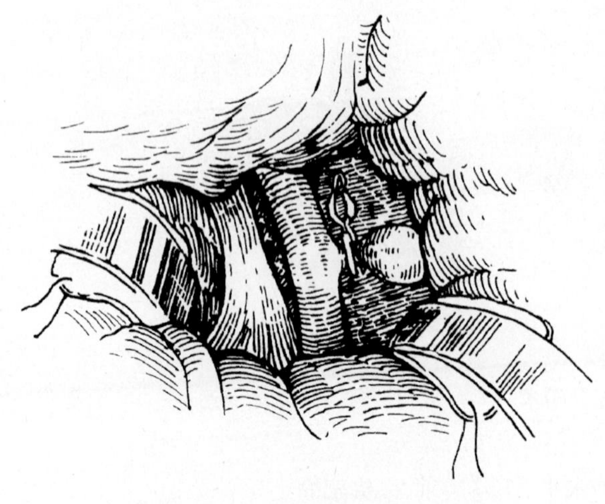

图 25-3　后交通动脉瘤瘤颈夹闭术

露颈内动脉交叉，再逆行找到瘤颈上界，锐性分离予以夹闭。动脉瘤夹位置放置适当，载瘤动脉应无扭曲且充盈良好，用细针头穿刺瘤囊，抽血后不再充盈。否则应重新更正夹位。瘤颈夹闭后，反复冲洗术野，清点棉片，缝合硬脑膜，将游离骨瓣固定，分层缝合头皮切口。

术中动脉瘤破裂，是导致术后死亡和致残的重要原因之一。动脉瘤一旦在术中破裂，术者应保持镇定，切勿填塞止血。请台下人员暂时压迫颈动脉，或从颅内暂时阻闭载瘤动脉，麻醉师立即开始降血压。吸引器吸除术野积血，看清出血处，瘤壁厚者可以小棉片和明胶海绵压迫，在直视下分离瘤颈予以夹闭；瘤颈已分离，仅瘤顶破裂出血，可以吸引器吸引破口处，立即夹闭瘤颈。有时分离时瘤体由根部脱落，载瘤血管破口无法缝补，则只好将破口孤立。颅内侧支循环如未很好建立者，预后不良。

眼动脉瘤、脉络膜前动脉瘤和颈内动脉分叉动脉瘤，均可采用翼点入路。惟眼动脉瘤常被前床突部分掩盖，需要磨除前床突，方能看清瘤颈。分叉部动脉瘤，则沿颈内动脉床突上段，向远侧分离显露出分叉，进而找到动脉瘤夹闭瘤颈。

（二）大脑前动脉瘤夹闭术

大脑前动脉瘤 90% 位于前交通支与大脑前动脉的接合处，其发病率仅次于后交通支动脉瘤，位于大脑前动脉远侧支的动脉瘤少见。大脑前动脉水平段（A1 段），两侧发育多不对称，前交通支动脉瘤常位于 A1 段发育较好的一侧。前交通支动脉瘤的手术入路，可经翼点、前纵裂和眉部锁孔入路，以翼点入路最常用。

【手术步骤】

采用翼点入路时，患者仰卧，头略偏向对侧，头架固定。切口与开颅和后交通支动脉瘤相同。前交通支动脉瘤多位于 A1 段发育较好的一侧，笔者主张手术即从该侧入路，优点是一旦瘤破裂，可随时临时阻闭。打开侧裂池、视交叉池，脑压缓解满意后，显露颈内动脉分叉，分离出 A1 段。粘连不重者，抬起额叶底部，沿 A1 段向中线分离，即易看到 A1 段与前交通支结合部的动脉瘤；如粘连较重，尤其动脉瘤顶与视交叉粘连者，为预防分离中动脉瘤破裂，可暂时夹闭 A1 段，再沿 A1 向内锐性分离，直到显露动脉瘤。合并有脑内血肿者，吸除血肿，则易于暴露 A1 段与前交通支接合部的动脉瘤。动脉瘤位于纵裂内，瘤顶又指向后上者，有时需电凝剪断额眶动脉，吸除直回，暴露两侧前动脉 A2 段，仔细分离瘤与 A1 段间粘连，才能看清动脉瘤。在分离瘤颈时，注意勿损伤视交叉、回返动脉及其他小的穿支。夹闭瘤颈后，确保 A1 段与 A2 段接合部通畅，防止 A2 段扭曲（图 25-4）。

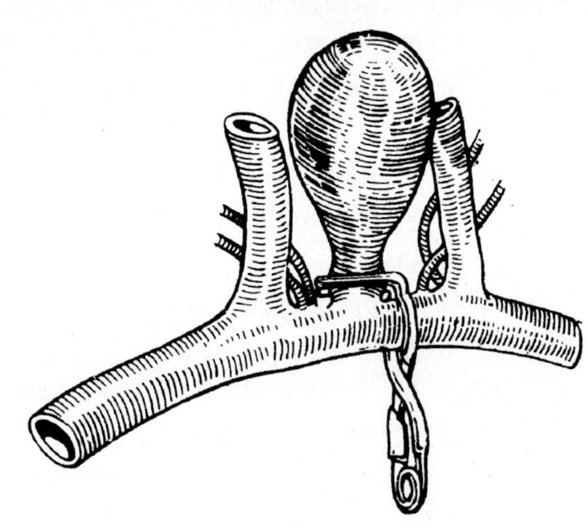

图 25-4　前交通动脉瘤瘤颈夹闭术

采用额部纵裂入路时，患者取水平仰卧位，发际内冠状切口，皮瓣翻向前额。颅骨钻 4 孔或 6 孔，4 孔者第 1、2 孔均位于中线上，1 孔在眉间稍上方，2 孔在后距 1 孔 4~5cm。6 孔者中线对侧加钻 2 孔，距中线钻孔 3cm，做成游离骨瓣。硬脑膜剪开翻向中线，沿纵裂深入，在镜下先找到胼周动脉，向其近端追踪至 A2 段，暂不分离动脉瘤，而改为分离发育较好的 A1 段，如双侧 A1 发育均好，则双侧均应显露，仔细分离动脉瘤颈，予以夹闭。有时因脑张力高暴露困难，除采取放 CSF 外，将矢状窦前端双重结扎切断，大脑镰抗力消失，额叶易两侧牵开，即可改善暴露方便操作。

（三）大脑中动脉瘤夹闭术

大脑中动脉瘤 90% 以上位于主干和分叉部，破裂后常并发额叶内或岛叶内血肿。一般采用扩大的翼点入路，位于中动脉主干水平段（M1）的动脉瘤，可取内侧进入，如显露后交通支动脉瘤一样. 在镜下先分离出床突上段，继续向远端分离，暴露大脑中动 M1 段，此段长 1.5cm 左右，有时动脉瘤与蝶骨嵴粘连，分离时需仔细，避免过早破裂，瘤颈分离清楚后予以夹闭。继续沿中动脉主干向远侧分离，即能到达分叉部。由内部侧进入的优点是，一旦动脉破裂可随时阻断中动脉，减少出血。

位于主干分叉部的动脉瘤，或第二级分支的动脉瘤，沿侧裂向动脉近端追寻，即可到分叉部。如伴有局部血肿，切开颞上回皮质吸除积血，也有助于接近分叉部。小型动脉瘤和位于三级分支的动脉瘤，分离瘤颈夹闭或切除均较容易。大脑中动脉分叉部动脉瘤，常为大型动脉瘤，蒂宽或分支由瘤上发出，在镜下宜小心分离，看到瘤颈予以夹闭。但有的动脉瘤壁厚而硬，与周围分支紧密粘贴，瘤颈有时很难看到，勉强予以分离，常致血管痉挛，术后病残率高，遇此则可考虑行瘤增固术，或改用血管内介入治疗，由血管内栓塞瘤囊。

（四）椎 - 基底动脉瘤手术

此类动脉瘤位于脑底动脉环后半部，发病率约占颅内动脉瘤的 10% 左右，包括位于椎动脉颅内段、基底动脉、大脑后动脉和小脑上、下动脉的动脉瘤。手术入路有经翼点入路、颞下经小脑幕入路、枕下中线入路、枕下远外侧入路等。

位于基底动脉末端动脉瘤，是椎 - 基底动脉系统最多见的动脉瘤。瘤囊位于动脉末端，囊多突向前上方，根据基底动脉分叉的高低，瘤囊可位于鞍背的上方或下方。手术时可经翼点入路或颞下经小脑幕入路，后者适于基底动脉分叉较低和位于主干的动脉瘤。患者取左侧卧位，右颞部骨成形瓣，后缘达耳后，骨瓣尽量靠近颅底，工字形切开硬脑膜，妥善保护位于中后部的 Labbe 静脉。抬起颞叶电凝通向岩窦的小静脉，剪开环池蛛网膜，CSF 流出后，脑压缓解可进一步改善暴露，位于较高的动脉瘤即可看见。分离瘤周蛛网膜，牵开动脉穿支，用动脉瘤夹夹闭瘤颈。如动脉瘤位置较低，或小脑上动脉与基底动脉结合部动脉瘤，需沿岩骨嵴后方，自小脑幕切迹缘切开天幕 3cm，轻轻推移脑干，即可显露动脉瘤予以夹闭。术中特别注意保护动眼神经和滑车神经，以及基底动脉的穿支、脑干等重要结构。

位于小脑前下动脉瘤和小脑后下动脉瘤，可选用枕下远外侧入路，枕下中线入路（用于小脑后下动脉分支的动脉瘤）。手术时取坐位或侧卧位，颅后窝外中 1/3 直线切口，钻孔后扩大成直径 4cm 骨窗。打开硬脑膜进入后，在镜下操作，撕破桥池放出 CSF，将小脑牵向内侧，在脑桥腹面，小脑前下动脉与基底动脉结交处，即可看到动脉瘤，仔细分离瘤颈予以夹闭。小脑后下动脉瘤位于小脑后下动脉和椎动脉结合部，有第一齿状韧带、第Ⅹ、Ⅺ脑神经掩盖，仔细剪断齿状韧带分开上述神经，轻柔向内推开延髓，分离瘤颈夹闭之。手术时动作必须极其轻柔，保护好后组脑神经。否则，术后将出现呼吸障碍、吞咽困难和饮水发呛，容易并发肺部感染。

二、颅内动脉瘤的栓塞术

血管内介入治疗与经典的显微外科手术同为脑动脉瘤的主要确定性治疗方法。自从 Guglielmi 于 1991 年率先将电解可脱式弹簧圈成功应用于脑动脉瘤栓塞以来，介入治疗设备、器械和技术得到了迅猛发展，接受介入治疗的脑动脉瘤患者例数明显增加，疗效不断提高。2012 年美国心脏协会 / 美国卒中协会新版动脉瘤性蛛网膜下腔出血治疗指南中首次建议：脑动脉瘤的治疗应由包括脑血管外科医生及血管内治疗医生的多学科团队根据患者具体病情特点制订方案，当外科手术和介入治疗对破裂动脉瘤患者均适合时，应优先考虑介入栓塞治疗。

【适应证】

随着介入治疗材料和技术的进步，脑动脉瘤介入治疗适应证正不断拓宽，对多数脑动脉瘤而言，即可行显微外科手术夹闭，也适合介入栓塞治疗。一般认为，以下情况可能更多考虑介入治疗。

1. 70 岁以上的高龄体弱患者。

2. 临床分级高（WFNS 分级Ⅳ/Ⅴ级）或患者病情不稳定，难以耐受开颅手术的患者。

3. 外科手术困难或风险较大的病例，如基底动脉动脉瘤、颈内动脉海绵窦段动脉瘤等。

【禁忌证】

1. 血管迂曲、动脉硬化严重，预计栓塞导管和材料难以到位。

2. 相对禁忌证 脑动脉瘤破裂合并较大颅内血肿（>30~50ml）可能需外科手术清除血肿；大脑中动脉动脉瘤解剖显露相对容易，一般更多考虑外科手术夹闭。

【麻醉方式】

大多选择气管插管、全身麻醉，以保证图像稳定和介入操作的准确性；载瘤动脉闭塞术前行球囊闭塞试验时，可选择局麻以评估患者神经功能改变。

【围手术期处理】

抗凝及抗血小板聚集措施：介入栓塞术中给予静脉全身肝素化，维持活化凝血时间（activated clotting time，ACT）在正常基础值的 2~3 倍。支架辅助栓塞术围手术期抗血小板措施尚缺乏统一的规范。本单位常用方法是：首次给予负荷剂量 3 000~5 000U 全身肝素化，此后每小时追加 1 000U，直至治疗结束；对于未破裂脑动脉瘤拟行支架置入者，术前口服抗聚集药物 3~5 天(氯吡格雷 75mg+ 阿司匹林 300mg)，对于破裂脑动脉瘤，仅术前 2 小时顿服 1 次(氯吡格雷 225mg+ 阿司匹林 300mg)。支架置入术后继续给予低分子肝素皮下注射 3 天，氯吡格雷 75mg 及阿司匹林 100mg(1 次 / 日)6 周，继续单服阿司匹林 100mg(1 次 / 日)半年以上。

【手术步骤】

动脉瘤栓塞的关键是将微导管尖端送入动脉瘤囊内。插入微导管前，应根据动脉瘤形态、动脉瘤与载瘤动脉的角度、将微导管末端热力塑形。在显示器和 DSA 监视下插入微导管，当微导管末端接近动脉瘤开口时，应先将微导丝和微导管先插过动脉瘤远段，再缓慢回拔，利用微导丝的弹性使其进入动脉瘤腔，然后跟进微导管。微导管在动脉瘤腔的合适位置是动脉瘤腔的前 1/3。此后，采用电熔解微弹簧圈释放系统(guglielmi detachable coil，GDC)，将一个或多个微弹簧圈放入动脉瘤腔内，直至完全闭塞动脉瘤(高密度填塞)，同时保留载瘤动脉的通畅(图 25-5)。

1. 微弹簧圈栓塞术

(1) 脑血管造影后选择最佳工作角度，使瘤颈和瘤体均显示清楚，置入导引导管。

(2) 根据动脉瘤的位置及形态选择微导管并塑形。

(3) 在微导丝引导下小心将微导管顺行超选送入动脉瘤囊内，也可先将微导管先送至动脉瘤远端载瘤动脉，再采用回撤法使微导管顺塑形方向进入瘤囊，微导管头端应避免紧贴顶动脉瘤壁或朝向可疑薄弱部位。

(4) 根据测量动脉瘤的结果选择合适的弹簧圈进行栓塞，第一个弹簧圈直径应该大于瘤颈，等于或稍大于瘤体最小径，使其能紧贴瘤壁盘成篮，为后续弹簧圈填塞提供框架。在栓塞过程中，应动态血管造影确认弹簧圈位置合适、载瘤动脉通畅，最终尽可能达到弹簧圈填塞致密。

2. 球囊再塑形辅助技术

(1) 根据载瘤动脉直径及动脉瘤位置选择合适的保护球囊，可单侧或双侧股动脉穿刺插管，单侧股动脉插管时，导引导管应能同时容纳微导管及球囊导管。

(2) 首先将微导管送入动脉瘤腔内，再将保护球囊送至载瘤动脉动脉瘤颈处，可试充盈球囊确认球囊位置稳定、瘤颈保护满意。

(3) 需实施球囊保护时，充盈球囊后送入弹簧圈，推送完毕后缓慢泄球囊，确认弹簧圈稳定性再解脱，重复上述步骤直至满意填塞。

(4) 应尽量缩短单次球囊闭塞时间，一般 1~2 分钟以内为宜，不应超过 5 分钟，球囊充盈前先将弹簧圈送至导管开口或部分送入动脉瘤有助于缩短闭塞时间。

3. 支架辅助技术

(1) 根据载瘤动脉直径及动脉瘤颈部宽度选择合适的支架，一般支架两端应各超出动脉瘤 5mm 以上。

(2) 在微导丝引导下使支架导管跨越动脉瘤颈送至载瘤动脉远端，当瘤体大、瘤颈过宽时微导丝或支架导管可能难以跨过动脉瘤颈，可采用瘤腔内预填弹簧圈支撑或球囊辅助导丝跨越瘤颈。

(3) 支架释放可在弹簧圈填塞前、中、后阶段进行，根据支架释放与微导管超选及弹簧圈填塞的次序，技术上可采用支架网眼穿越(through the struts 技

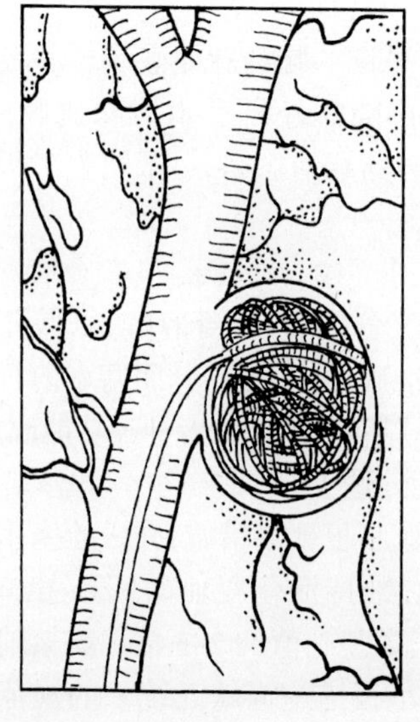
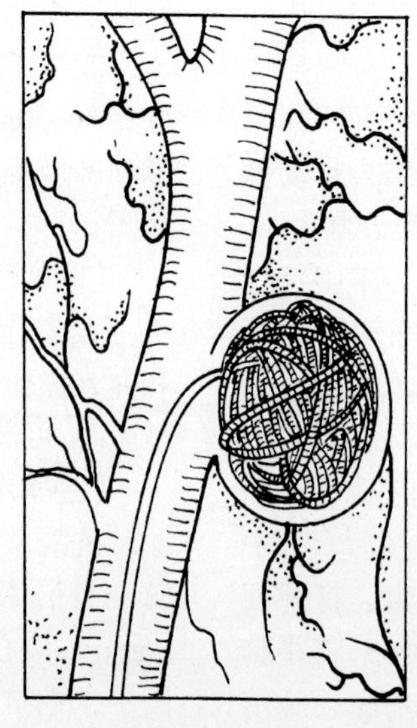
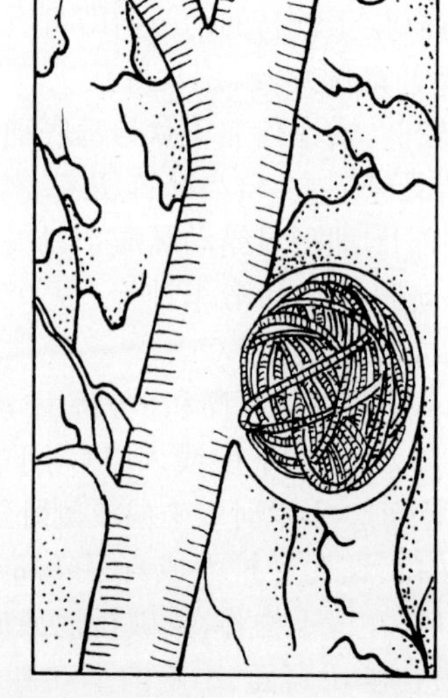

图 25-5 用弹簧圈栓塞颅内动脉瘤

术，即先释放支架，再将微导管通过支架网眼超选择进入动脉瘤内）、支架外导管固定（stent jailing 技术，即先将微导管送入动脉瘤内，再释放支架固定微导管）以及支架半释放（semi-jailing 技术，即先释放部分支架，待弹簧圈推送完毕后，再完全释放支架）等（图 25-6）。

4. 载瘤动脉闭塞术

（1）适于颈内动脉及后循环梭形、宽颈、巨大动脉瘤，难以行瘤内栓塞者，且脑动脉侧支循环代偿充分，球囊闭塞试验（balloon test occlusion，BTO）阴性。

（2）耐受 BTO 临床评价标准为完全闭塞后 30 分钟无神经系统功能障碍，强化试验（降压 20~30mmHg，20~30 分钟）阴性。

（3）球囊闭塞后侧支循环代偿充分的标志为，行健侧脑动脉造影时，患侧毛细血管充盈良好；双侧静脉期同时出现，患侧充盈时间与健侧充盈时间相差小于 1.5 秒。

【并发症及防治】

1. 血栓形成　血栓性并发症是动脉瘤栓塞过程中最常见的并发症，在动脉瘤致密栓塞后可按急症常规溶栓，尽量采用微导管超选择性溶栓，减少溶栓药

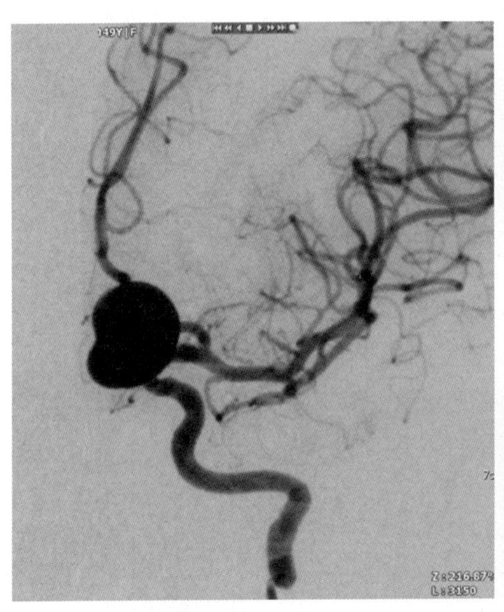

A. 颈内动脉造影显示床突旁大型动脉瘤

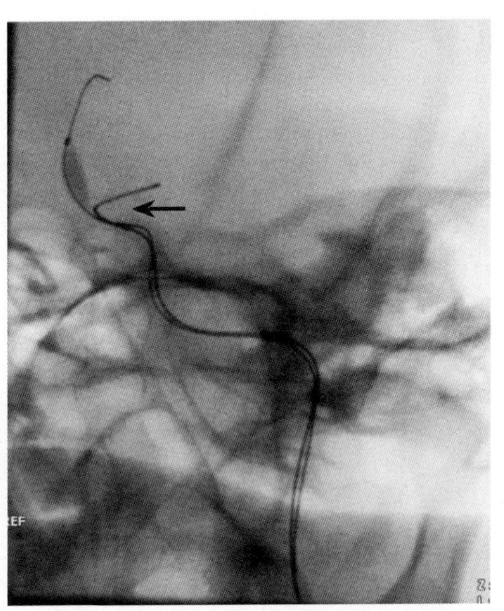

B. 透视显示采用球囊辅助微导丝转向并跨越动脉瘤颈，导丝成角说明瘤颈恰位于载瘤动脉转折部位（箭头）

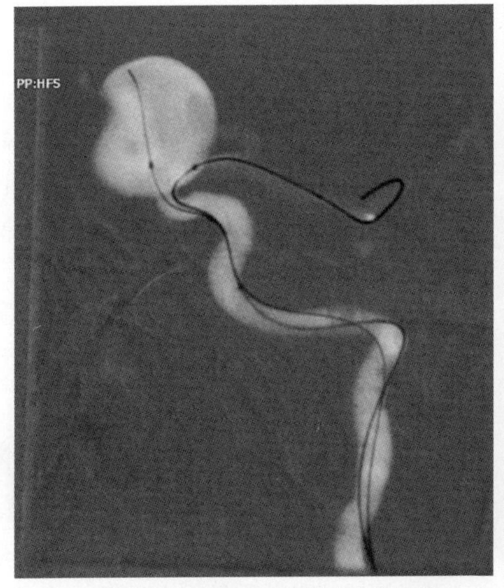

C. 显示导丝已跨过瘤颈进入血管远端

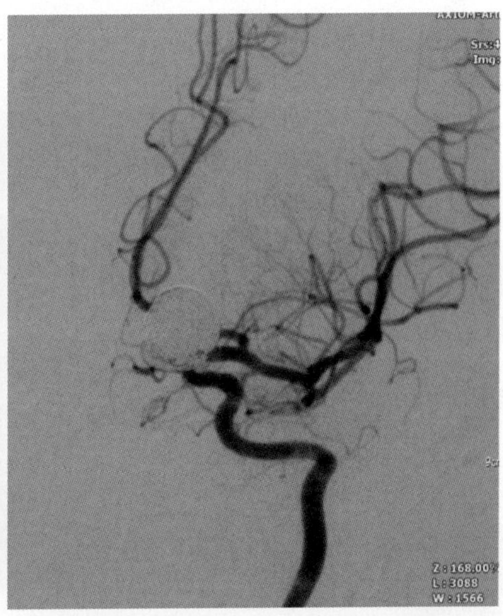

D. 支架辅助弹簧圈栓塞术后造影显示动脉瘤已栓塞满意

图 25-6　支架辅助技术栓塞床突旁大型动脉瘤

物的用量。

2. 术中动脉瘤破裂 应迅速继续弹簧圈填塞是最重要的止血措施,同时中和肝素,保持患者生命体征平稳。术后常规 CT 扫描,如继发脑积水或颅内血肿必要时可酌情选择手术。

3. 弹簧圈解旋、断裂及移位处理 如未解脱前先尽能将弹簧圈从血管内撤出,如无法取出者,可将弹簧圈拉至次要分支如颈外动脉内固定,或用支架将弹簧圈游离部分贴附至动脉壁上,防止堵塞远端血管;游离弹簧圈远端移位时,必要时可采用抓捕器或外科手术移除弹簧圈。

4. 脑血管痉挛 术前 3 天给予口服尼莫地平 20mg/ 次,3 次 / 日。术中注意轻柔操作,尽量减少微导管对脑血管壁的刺激,给予解痉药,如尼莫地平、罂粟碱。术后给予 3H 疗法:高血压(hypertention),高血容量(hypervolume),高度稀释血液(hyperdilution)。

第二节 颈内动脉海绵窦瘘手术

一、海绵窦的解剖及其与颈内动脉关系

海绵窦为两层坚韧硬膜围成的扁平而不规则的腔隙,是颅内重要的静脉窦,更有颈内动脉、眼动神经及三叉神经穿行其中。由于海绵窦内有许多纤维小梁,把海绵窦分成众多相互交通的静脉血窦,形似海绵故名海绵窦。海绵窦位于颅中窝蝶鞍两侧,其前界达眶上裂,与视神经管、颈内动脉床突上段相邻;后界达岩骨尖,与破裂孔和三叉神经半月节相依;内侧紧靠蝶鞍、垂体和蝶窦外侧壁;外侧邻大脑颞叶;下界为蝶骨大翼,与圆孔、卵圆孔相邻。回入海绵窦的静脉主要有眼上静脉、眼下静脉、外侧裂静脉、蝶顶窦和基底静脉。颈内动脉经中颅底颈内动脉管及破裂孔入颅即进入海绵窦,先向上达后床突根旁(C5 段),沿蝶鞍转向前方(C4 段),到前床突内侧转向上(C3 段)穿出海绵窦转向后(C2 段),然后向上至分叉(颈内动脉 C1 段)。颈内动脉在海绵窦内的分支主要有 3 支:脑膜垂体干、海绵窦下动脉和垂体被膜动脉。

二、颈内动脉海绵窦瘘的发病机制

颈内动脉经破裂孔入颅并进入海绵窦时,恰位于鞍背和后床突的下方、颞骨岩尖的前方和蝶骨小翼的内侧。由于颈内动脉被这些骨性突起所包围,当上述骨性突起发生骨折并移位时,可刺破颈内动脉。颈内动脉 C3 段及 C2 段起始部邻近前床突、视神经管,前颅底骨折、移位也易伤及颈内动脉或其分支。此外,前额部的锐器刺入伤或火器伤,也可伤及海绵窦内的颈内动脉及其分支。有人研究瘘口在颈内动脉第 3、4 段最常见。动脉血漏入海绵窦,发生 CCF,造成海绵窦内压力增高,使上下眼静脉、外侧裂静脉及基底静脉和蝶顶窦静脉血回流障碍,甚至产生静脉血逆流所引起的一系列病理生理改变和临床综合征(图 25-7)。

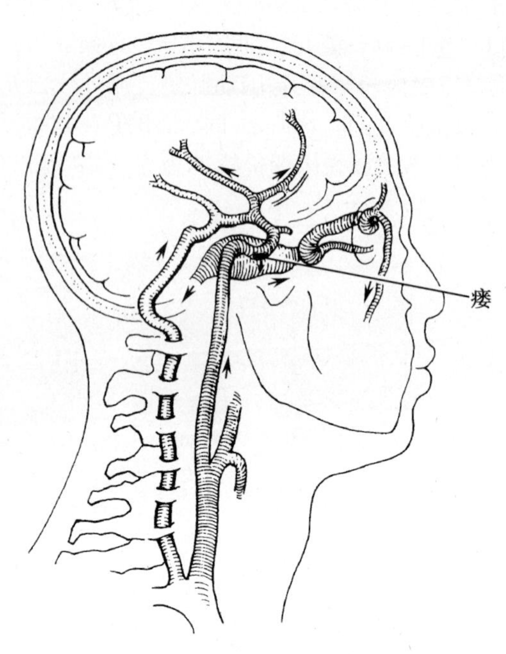

图 25-7 颈内动脉海绵窦瘘

三、颈内动脉海绵窦瘘的临床表现及分型

颈内动脉海绵窦瘘(CCF)常见病因有颅底骨折、眼部锐器伤,以及颅脑火器伤等,称为创伤性颈内动脉 - 海绵窦动静脉瘘(TCCF)。有少数为非外伤性原因,如颈内动脉先天薄弱、海绵窦段颈内动脉瘤破裂,以及感染等,称为先天性或自发性。CCF。另外,根据 CCF 瘘口与颈内动脉的关系,CCF 分为两型:I 型 CCF,由颈内动脉主干本身破裂引起;Ⅱ型 CCF,由位于海绵窦内的颈内动脉分支破裂引起。CCF 的主要临床表现,包括颅内动脉期血管杂音;搏动性突眼,眼球结膜充血水肿,眼球运动受限,及视力下降;少数患者可有蛛网膜下腔出血等。数字减影脑血管造影(DSA)可清楚显示瘘口部位。CT 及 MRI 可显示颅底骨折和海绵窦充血、扩张等。

四、颈内动脉海绵窦瘘的诊断及应注意的问题

通常颅内动脉期血管杂音、搏动性突眼、球结膜水肿及眼球运动受限及视力下降,是临床诊断 CCF 的主要依据。头颅 CT 海绵窦充血扩张、CT 血管造影(CTA)或磁共振血管造影(MRA)可显示海绵窦瘘口及

海绵窦相应形态变化。数字减影脑血管造影（DSA）则是CCF确诊金标准，可准确了解CCF瘘口的位置和血液的引流特点。

五、手术治疗

文献报告少数CCF经压迫颈动脉可自愈，但大多数需要外科治疗。手术方法有：①颈部颈内动脉结扎、颈总+颈外动脉结扎；②肌肉栓子栓塞法；③瘘口旷置术；④窦电凝固术；⑤直接切开海绵窦修补瘘口；⑥经股动脉插入导管，用可脱性球囊或金属丝微弹簧圈堵塞瘘口，目前认为该法是有效和较理想的方法。

1. 肌肉栓子栓塞法　有游离肌肉栓子栓塞法和系线肌肉栓子栓塞法。前者用肌肉做一较瘘口稍大的肌肉栓子，经颈外动脉或颈内动脉注入颈内动脉，以堵塞瘘口，因瘘口大小不易判断准确，栓子过小时有到达远端动脉导致梗死危险，故已很少采用。后者系在肌肉栓子上缚上线以控制肌肉栓子不致流向颅内动脉，此法又称放风筝法。无介入放射治疗条件者，可选用此法。

手术步骤：患者仰卧肩下垫枕，局麻，切口位于胸锁乳突肌前缘，长6~8cm，以甲状软骨上1cm为中点。应显露出颈总动脉、颈内和颈外动脉的起始段。在颈阔肌或胸锁乳突肌取一带有肌膜小肌条，做成直径4mm，长6mm肌肉栓子，肌肉栓子用5-0尼龙线拴系（线长按造影片上颈动脉分叉至瘘口距离再长5cm），肌肉栓子另一端夹半个银夹做标记。肌肉栓子置入Y形管主管内，系线尾端用血管钳暂时固定，Y形管另一臂接上装满生理盐水的20ml空针，制好后备用。颈外、颈内和颈动脉显露后，将颈总和颈内动脉以动脉夹暂时阻闭。在面动脉和甲状腺上动脉间结扎颈外动脉，在其前壁切开，置入Y形管达颈动脉分叉处，并与颈外动脉一同固定（图25-8）。松开颈内动脉和颈动脉上的血管夹，用力将空针内生理盐水注入血管，系线肌肉栓子即可随血流冲向瘘口，将瘘口堵塞。如系线肌肉栓子大小、长度和位置合适，患者可立即感到血管杂音消失。再经台下进一步核实，听诊杂音确已消失，将系线尾端固定在邻近血管筋膜上，分层关闭伤口。术后进行血管造影，观察手术效果和颈内动脉通畅情况。此法相对简单，较游离肌肉栓子安全，不易到达颈内动脉颅内段和分支，唯肌肉栓子大小难于恰到好处，且可阻塞窦段颈内动脉。在不具备血管内治疗条件的单位，不妨选用。

2. 颈内动脉结扎　瘘口较小，颅内侧支循环良好，颈内动脉向瘘反流不明显，结扎瘘侧颈部颈内动脉，可以获得治愈。术时患者体位及血管显露与肌肉栓子栓塞法同，动脉双重结扎。

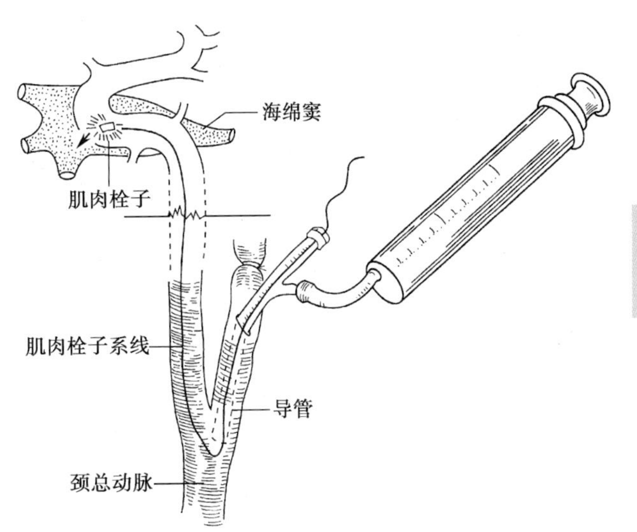

图25-8　肌肉栓塞颈内动脉海绵窦瘘

3. 瘘旷置术（瘘孤立术）　本手术要点是分别阻闭颈内动脉床突上段和颈段。适用于颅内动脉向瘘内逆流严重而又栓塞未果者。先按前述方法显露颈总、颈外和颈内动脉，暂时阻断颈总血流，患者如出现意识模糊，肢体无力或失语，即说明颅内动脉向瘘内逆流严重，松去阻断夹，暂不阻断。按常规取翼部入路开颅，显露颈内动脉床突上段后交通支发出前，分离后用丝线双重结扎，或用动脉瘤夹阻闭，关颅。颅内操作完成后，再打开颈部伤口，按前述方法，暂时阻闭颈外动脉，切开颈总动脉，将肌肉或明胶海绵做成适当大小栓子，导入颈总动脉，松开阻断夹，让血流将栓子冲到瘘口段，然后结扎颈内动脉缝合颈总动脉切口，关闭伤口（图25-9）。

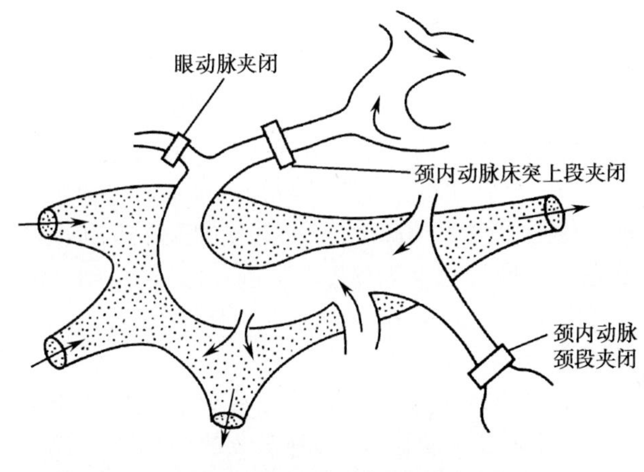

图25-9　颈内动脉海绵窦瘘旷置术

4. 注意事项

（1）颈段颈内动脉受机械刺激后易痉挛，影响栓子导入海绵窦段，除局麻浸润适当外，在“放风筝”时，可仅充分显露颈总和颈外动脉。

(2) 术后仍有可能出现脑缺血症状，应注意观察。有时手术时认为栓塞满意，但术后又逐渐出现颅内杂音，应进一步检查原因并相应处理。

六、血管内介入治疗

即采用神经介入血管内导管技术将栓塞球囊经CCF瘘口送入海绵窦内，然后用等渗造影剂充盈球囊闭塞CCF瘘口，并保持颈内动脉通畅的方法。随着神经介入设备、技术、导管及栓塞材料的不断进步，CCF的神经介入治疗方法已成为治疗CCF的主要方法。根据手术路径的不同分为静脉和动脉两种方法。其中，动脉方法最为常用。

1. 术前准备

(1) 病史、体检、主要器官功能检查及影像学检查。

(2) 向患者解释手术过程，以求患者配合。

(3) Matas试验，每天压闭颈内动脉数次，逐渐增加压闭时间，如每次压闭20分钟以上，患者无脑缺血表现(头痛、对侧肢体神经功能障碍)时，表示患者脑底动脉环交通良好。

(4) 会阴部备皮及留置导尿，应用镇静剂。

(5) 心电及脑电监护。

2. 麻醉方法　麻醉通常采用神经安定麻醉，即给予镇静，患者保持清醒，同时作好急救准备：如气管插管、人工呼吸、心脑复苏等。近年提倡全身麻醉，但全麻后医生不能及时发现有无并发症发生和治疗前后患者的体征及意识的变化。

3. 手术步骤

(1) 全身肝素化：首次剂量2mg/kg，静脉注射，每隔2小时减半量给药。

(2) 抗血管痉挛：①微导管轻柔操作；②罂粟碱动脉内注射或静脉内滴注尼莫地平等；③血管成形术。

(3) 放置防渗动脉鞘：腹股沟股动脉穿刺点通常选择在右侧腹股沟韧带下方1~1.5cm股动脉搏动的正上方。进针角度为45°；有动脉性喷血时将穿刺针的软性导管放入动脉腔内(如右侧穿刺不顺利也可从左侧相同部位穿刺)；拔出穿刺针芯，经穿刺针软性导管放入动脉鞘引导导丝；经引导导丝放入8F动脉鞘。

(4) DSA全脑血管造影：由于患者年龄不同、有无高血压疾病及主动脉弓上动脉分支的个体差异，插入造影管时应根据上述特点选择不同的造影管。如遇困难可先用高流量造影管(如猪尾巴造影管)行主动脉弓造影了解左、右颈总动脉、椎动脉在主动脉弓的开口位置及走行方向，并采用路径示踪的方法帮助造影管插入相应动脉。行DSA全脑血管造影时，要注意了解颈内动脉CCF瘘口的位置、大小、引流静脉的数目和引流方向，以及Willis环的交通代偿情况(通过压迫同侧颈内动脉，行对侧颈内动脉造影可了解同侧脑血管的代偿情况)，以便在必要时通过闭塞颈内动脉及其瘘口治愈CCF。

(5) 通过交替导丝用引导管置换造影管：由于造影管末端有弯曲、较细，不利于微导管和球囊的插入。因此，全脑血管造影后通常应在交替导丝的帮助下用引导管交换造影管。交替导丝是专门用于置换导管的导丝，全长约260cm。交换造影管时先经造影管插入交替导丝并使其前端穿出造影管末端，然后固定交替导丝不动，沿交替导丝将造影管拔出；再顺交替导丝将8F引导管插入治疗所需动脉。

(6) 插入带球囊的微导管：目前使用最多的球囊是美国波士顿科技公司生产的硅胶球囊，其特点是安全、安装简单方便，术前将其直接安装在球囊微导管的末端，即可使用。安装前应注意以下事项：①检查球囊及球囊塞有无泄漏。②配制等渗造影剂。由于硅胶球囊壁有一定的渗透性，因此充盈球囊的造影剂应是等渗造影剂(如造影剂浓度高术后球囊体积增大；如浓度低则术后球囊体积缩小)。通常造影剂的浓度为300mg碘，用生理盐水将其稀释至180mg碘即成为等渗造影剂。用等渗造影剂注入球囊及微导管排除球囊及微导管腔内空气，然后将微导管头端插入球囊塞内。③球囊微导管由内管和外导管组成，通常球囊距外导管头端应保持在15~20cm距离。经引导管尾端的Y形阀插入带球囊的微导管并使其经瘘口进入海绵窦内，用等渗造影剂充盈球囊，如瘘口闭塞(此时患者可感觉颅内血管杂音消失；引导管造影显示瘘消失、患侧脑血管充盈良好)可后拔微导管解脱球囊。如瘘口未闭，可循前法送入球囊直至瘘口闭塞。有时由于患者颈内动脉弯曲太大，球囊到达瘘口有困难时，可将球囊部分充盈，增加球囊阻力；或经引导管快速注射生理盐水增加颈内动脉血流，将球囊带至CCF瘘口；或在瘘口远心端以不可脱球囊临时阻断颈内动脉增加CCF瘘口的血流。如CCF瘘口太小，或CCF是由位于海绵窦内的颈内动脉分支破裂引起(Ⅱ型CCF)时，球囊常常不能进入海绵窦内，此时可采用微导管微弹簧圈法栓塞CCF。如还未成功，则在确定Willis环的交通代偿情况良好下，直接充盈球囊闭塞CCF瘘口及颈内动脉本身。在此情况下通常应在第一个球囊的下方放置一枚保护球囊或游离弹簧圈。

4. 术中注意事项

(1) 防止球囊过早脱落：微导管操作应缓慢，轻柔，尽量减少带球囊微导管来回运动的次数；

(2) 抗血管痉挛：尽量减少微导管对血管壁的刺激；

(3) 术中使用解痉药物，如尼莫地平、罂粟碱等。

5. 术后处理

(1) 拍摄头颅正位及侧位X线片显示术后球囊的位置、形态和大小,以便术后复查对比。

(2) 密切观察病情变化,特别注意患者意识、肢体活动、颅内血管杂音、眼球运动及视力变化等。

(3) 穿刺部位有无出血及血肿形成,脚背动脉搏动情况。

(4) 适当给予脱水剂和激素减轻脑水肿。

(5) 对高血流CCF患者应将其血压降到术前的2/3水平,以防过度灌注综合征的发生。

(6) 对突眼和球结膜水肿明显的患者给予抗生素点眼液和眼膏,防止角膜溃疡的发生。

6. 并发症及其防治

(1) 血管的误栓:球囊过早脱落导致颅内功能血管的误栓,一般认为造成球囊过早脱落的原因主要有两方面,一是手术医生未能根据血流冲击力的大小正确选择栓缚力度的球囊,目前市面出售的球囊有三种栓缚力度,分别以红、白、黑三种颜色表示,通常选择中(红)、高(黑)栓缚力度的球囊不易出现球囊过早脱;二是手术医生过多来回拉动球囊导管,或企图部分充盈球囊增加球囊阻力带动球囊导管上行。

(2) CCF复发或瘘口局部假性动脉瘤形成,主要原因是球囊过早泄漏、瘘口闭塞不全所致。

(3) 脑神经功能障碍:海绵窦壁有眼动神经(如外展神经、动眼神经、滑车神经)和三叉神经穿行,球囊充盈后可压迫海绵窦壁脑神经,引起眼球相应运动受限及患侧头痛,这些脑神经的功能障碍通常是暂时的、可恢复的。

(4) 过度灌注综合征:由于CCF导致患侧大量动脉血漏入静脉系统,使患侧脑组织长期处于低灌流状态,当CCF瘘口闭塞后,患侧脑组织血流量突然增加,可导致过度灌注综合征,脑水肿,颅内压增高,出现相应临床表现。此时,应根据病情,采取控制低血压、脱水、激素等治疗。

第三节　脑动静脉畸形的手术

脑动静脉畸形(cerebral arteriovenous malformation, AVM)为一种先天性脑血管发育异常,其病理特点是脑动脉和静脉之间缺乏正常毛细血管网,使动脉和静脉直接相通,动静脉间盗血导致正常脑动脉灌注不足和高静脉压。病变血管内皮细胞增厚、肌层和弹力层变薄,为胶原组织所取代,自动调节功能下降,甚至消失;承受动脉血流压力后,逐渐扩张增粗,或形成动脉瘤样扩张。其结果是脑组织长期缺血缺氧、癫痫发作、神经功能障碍和自发性颅内出血。本病可发生于脑的任何部位,但以大脑半球居多,尤以大脑中动脉分布区最常见。病变范围悬殊较大,一般为1~5cm直径。较局限者,与正常脑组织间界线清楚,可整块切除,但也有较弥散者,分散于几个脑叶中,畸形血管团之间夹杂正常脑组织。大的病变常呈楔形,基底部朝向皮质表面,尖端朝深部白质,有时可达脑室壁。供血动脉为一条或几条,引流静脉走向上矢状窦、下矢状窦、横窦或大脑大静脉。有时脑内血管畸形与脑膜及颅外血管畸形并存,且彼此沟通。癫痫、头痛及出血是本病的三大主要症状。CT扫描及CT血管造影(CTA)、MRI及MR血管造影(MRA)和数字减影脑血管造影(DSA)为本病的重要诊断手段,其中DSA是主要方法。外科治疗的主要方法有手术切除及人工栓塞等。如手术切除不致造成重要神经功能损害,则切除病变为最理想的治疗方法。

2

一、动静脉畸形血管团切除术

【手术指征】

1. 反复蛛网膜下腔出血或有脑内血肿。
2. 顽固性癫痫。
3. 神经症状、智力或精神症状进行性恶化。
4. 位于额极、枕极及颞极的病变。
5. 浅在、较局限的病变。

【禁忌证】

1. 位于基底节及脑干的病变。
2. 广泛散在分布的病变。

【术前准备】

1. 全脑血管造影,有时还需作选择性颅外血管造影,以判明病变范围、主要供血动脉及引流静脉的部位及数目。

2. 术前、术中检查心功能,尤其是对小儿。

3. 备血要充足,一般在2 000ml以上,且需准备快速输血。

【手术步骤】

1. 手术入路因病变部位而异。按常规翻起皮、骨瓣,范围应比一般脑肿瘤切除手术宽大,以便充分显露有关供血动脉及引流静脉。术中降低颅内压,有助于增加手术操作的空间,减少对病变血管的挤压。但一切降低颅内压的措施,最好在翻开骨瓣后进行,以免脑组织回缩时,撕破脑表面与硬脑膜间可能存在的沟通血管或畸形血管与硬脑膜间的粘连,而引起严重出血。

2. 切开硬脑膜后,要特别注意病变与硬脑膜的关系,发现粘连时,宜靠近硬脑膜侧小心锐性分离。如不能轻易分开或与硬脑膜之间有血管沟通,则将硬脑膜瓣暂时保留原处,待处理完供血动脉后再分离。

3. 显露病变后，沿病变周围正常组织内进行操作（图 25-10A）。手术的关键是，首先阻断主要供血动脉，根据脑血管造影所示，找到供血动脉及引流静脉出入病变的部位。如动、静脉混杂在一起，均显淡红色，从外观难以区别，则用镊子夹持棉球轻压血管暴露部分，根据其颜色及怒张程度的变化，作出判断；术中如能用多普勒超声检查就更为可靠。靠近病变周围正常组织处的各供血动脉一一电凝或用银夹夹闭（粗大者亦可用丝线结扎），再电凝后切断（图 25-10B）。巨大的动静脉畸形，血流速度快，血管造影时正常脑循环显影不良或供血动脉粗大且长者，突然阻断其供血动脉，可能引起原来处于低灌注的脑组织发生过度灌注，表现为脑组织肿胀、充血、血管源性脑水肿，甚至血管破裂出血。突然阻断动静脉瘘，特别是对病儿，尚可引起心力衰竭。故对可能发生上述并发症的患者，应逐条动脉阻断，或先用动脉瘤夹暂时阻断主要供血动脉，一面观察病情变化，一面进行操作，无不良影响后再结扎、切断。

4. 阻断供血动脉后，病变立即收缩变软，在其周围正常组织内切开皮质。畸形血管团与脑组织间界线清楚，在显微镜下沿病变四周仔细分离，逐步深入（图 25-10C）。分离过程中小心处理所遇到的血管，如发生出血，宜沉着处理。病变侧出血点用手指压迫，脑组织侧出血点用银夹夹闭，待大部分离完成后，再行病变侧止血则较容易。正常脑组织有明显灌注不良者，除因出血不易控制外，一般不宜行术中降压，以免加重脑组织缺血性损害。分离基本完成以后，再结扎、切断引流静脉，最后将病变完全切除（图 25-10D）。

【术后处理】

与一般脑肿瘤术后相同。

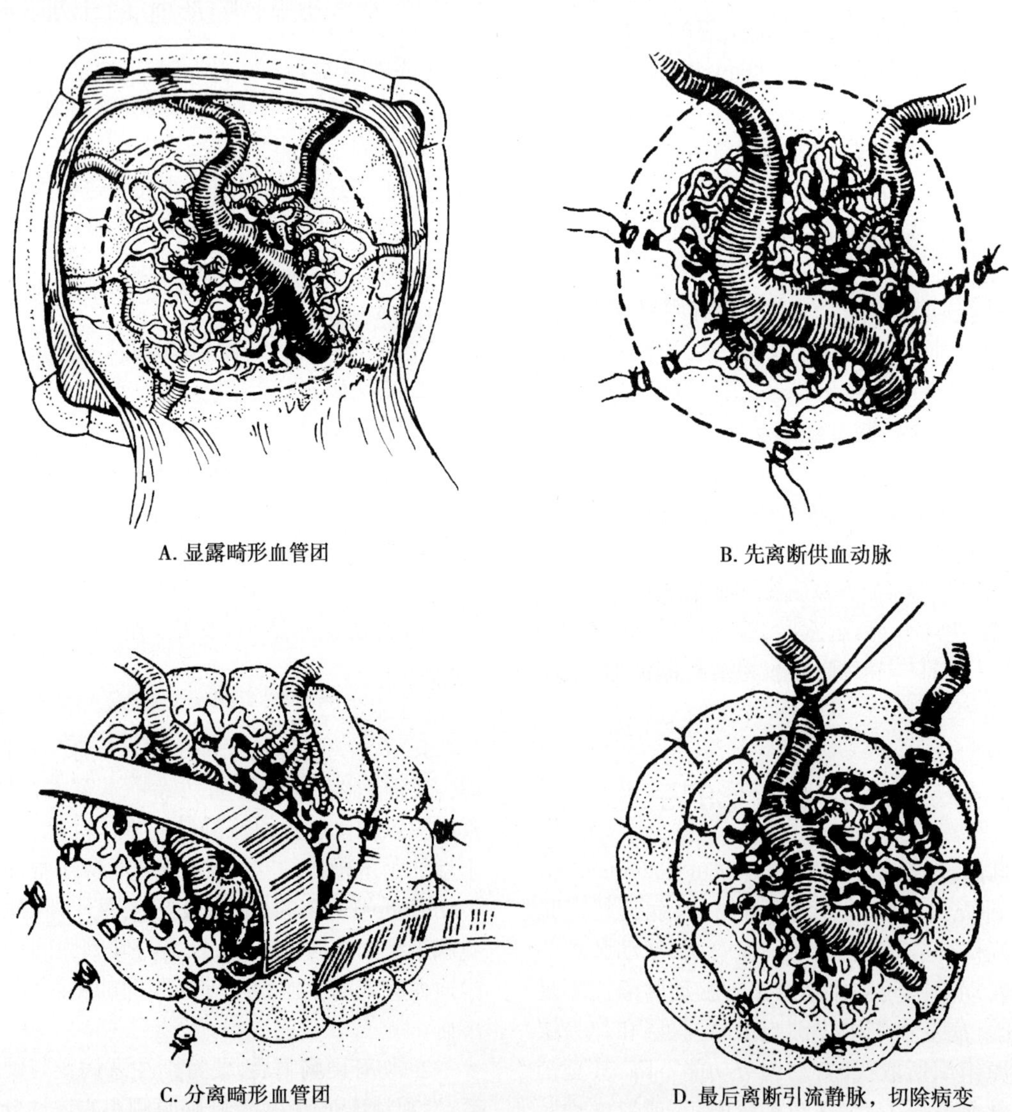

A. 显露畸形血管团　B. 先离断供血动脉

C. 分离畸形血管团　D. 最后离断引流静脉，切除病变

图 25-10　动静脉畸形切除术

二、血管畸形栓塞治疗

外科手术切除病灶是治疗脑 AVM 的根本措施。然而对于大脑深部，累及脑干，中央前回运动区等重要功能脑区，以及巨大型，高血流型 AVM 等，则手术风险很大，甚至不能手术切除。血管内治疗 AVM 是利用神经介入技术，经血管内途径栓塞治疗 AVM，其目的是部分单一动脉供血的中小型 AVM 有望单纯栓塞治愈；缩小大型 AVM 的体积，为手术切除或立体定向放射治疗创造条件；部分性或选择性栓塞，降低脑血流量，消除伴发的动脉瘤等危险因素，降低出血风险；纠正或减少动脉血直接进入静脉系统，改善正常脑区的血流灌注和缺血缺氧状态，降低病灶血管血流及压力，尤其是病灶静脉端压力，减少出血机会和病灶扩张、搏动，及其对周围脑组织的压迫，从而改善神经功能；或为手术切除病灶创造条件。常用栓塞材料包括真丝线段，生物胶，微弹簧圈等，其中生物胶如丁氰脂（IBcA）和蓝色组织胶（NBCA）被认为是最佳栓塞材料，它可以同时闭塞 AVM。病灶的供血动脉及引流静脉，利于完全消灭病灶。

【适应证】

1. 供血动脉可获超选择性插管的 AVM 一般均可进行栓塞。

2. 不适合手术的脑深部 AVM、重要功能区的 AVM。

3. 体积巨大、高血流量 AVM，部分栓塞缓解症状、降低出血风险，或外科手术、立体定向放射治疗前辅助栓塞。

4. 患者不能耐受手术或不愿手术。

【禁忌证】

1. 供血血管迂曲、纤细，微导管难以到位。

2. 病情危重、全身情况差，难以耐受麻醉者。

【术前准备及麻醉】

1. 术前 3 天口服尼莫地平 20mg，3 次 / 日，病变位于功能区，以癫痫发病者，宜予抗癫痫治疗。

2. 常规禁食、水；双侧腹股沟区清洁备皮；留置导尿。

3. 术前半小时肌内注射苯巴比妥钠 0.1g 及阿托品 0.5mg。

4. 行神经安定麻醉，氟哌利多 2.5~5mg、哌替啶 1mg/kg，静脉内缓慢推注，使患者保持清醒，利于术中配合。

5. 为防止血栓形成，应行全身肝素化。首次剂量 2mg/kg；维持剂量为 200~300μg/（kg·h）。

【手术步骤】

采用 Sedinger 技术股动脉前壁穿刺，穿刺成功后，先经动脉鞘插入造影管至颈内动脉或椎动脉做全脑血管造影，通常应配备两种型号的造影管：猎人头造影管易于越过主动脉弓，用做右侧颈内动脉造影；西蒙斯造影管尖端上翘易于进入左侧颈内动脉或左侧椎动脉。如在造影管内预先插入引导导丝，则更易在导丝的引导下将造影管插入想要插入的血管。通过全脑血管造影，术者可了解 AVM 的形态、大小、供血动脉数目、血流速度及盗血程度和静脉引流方向等情况，进而选择治疗方案。

由于造影管前端弯曲度较大，插入微导管易被卡住。因此，在栓塞治疗前利用交替导丝将造影管换成引导管。交替导丝是一根长约 260cm 硬导丝，先将交替导丝插入造影管，并使交替导丝尖端达到或部分穿出造影管末端，保持交替导丝不动，缓慢拔出造影管；然后经交替导丝将引导管插入，其末端应至患侧颈内动脉干第二颈椎平面。经引导管插入微导管，通过血流自由冲击将微导管插至 AVM 病灶的供血动脉；有时需要将微导管末端热蒸气塑形，以利其适应弯曲的血管。微导管末端应尽量靠近 AVM 病灶，通过微导管作超选造影排除正常供血动脉；或行阿米妥钠实验：即 1% 阿米妥钠 2ml 微导管内注射，观察有无不适及神经系统功能障碍。如果没有，说明该供血动脉不参与正常脑区的供血，可以进行栓塞，反之则不能栓塞。如 AVM 病灶盗血量大、血流速度快，则应先用真丝线段、微粒栓塞 AVM 病灶，减缓病灶内血流速度。一般采用 5 个 0 的真丝线段，长度 0.5~1cm（微粒直径应较大，以能通过微导管末端为限），将其装入 1ml 注射器缓慢推注。应边注射边询问患者有无不适，台下医生应检查对比患者术前肢体运动、感觉情况。随时注射造影剂"冒烟"了解栓塞情况。如病灶缩小、血流缓慢说明栓塞有效，如造影剂成一列火车样运行是停止栓塞的指针。

生物胶（如 NBCA、IBCA）栓塞 AVM 的技术难度及危险性较大，微导管到位后应作阿米妥钠实验，无神经系统功能障碍时方可进行栓塞，反之则不能栓塞。生物胶的浓度及注射速度，根据 AVM 病灶内血流速度而定。生物胶的浓度越高凝固时间越短（表 25-1），弥散差，病灶闭塞不完全，且容易粘管；浓度太低则生物胶弥散至引流静脉或静脉窦造成严重后果。通常生物胶浓度用碘苯酯稀释成 25%~33%。注射生物胶前微导管用 5% 葡萄糖水冲洗数遍，注射时应缓慢、用力均匀，边注射边观察，待生物胶弥散至 AVM 末端时，停止注射，迅速拔出微导管。栓塞 ANM 病灶一次最多栓塞 2~3 根供血动脉，以免产生术后过度灌注综合征。对于小型 AVM（直径小于 2cm）可一次闭塞病灶。

采用 NBCA（及 Glubran）胶栓塞时，需根据超选择性血管造影特点以碘油稀释为合适浓度，以5%葡萄糖溶液充分冲洗微导管（一般需5~10ml）后即可在空路途或透视监视下缓慢注胶，栓塞完成后拔除微导管。栓塞中出现异常情况，如NBCA沿导管反流或误栓正常血管时，应立即停止并拔除微导管（图25-11）。Onyx胶（Onyx-18）栓塞前则需缓慢推注DMSO充满微导管死腔，注胶应缓慢（0.1~0.15ml/min），视供血动脉迂曲情况，反流应控制在1~1.5cm以内。高流量的动静脉瘘，可以结合球囊、弹簧圈进行栓塞，合并动脉瘤时，原则上应先闭塞动脉瘤；巨大AVM、高流AVM，可行控制性降压，也可分次栓塞。

表25-1　碘苯酯在IBCA聚合中的作用

单位：秒

IBCA/碘苯酯	聚合时间	IBCA/碘苯酯	聚合时间
10/90	167.0 ± 13.0	60/40	2.1 ± 0.2
25/75	31.0 ± 2.6	66/33	1.2 ± 0.3
33/66	8.4 ± 0.5	75/25	<1.0
40/60	4.4 ± 0.5	100/0	<1.0
50/50	3.2 ± 0.5		

【常见并发症】

1. 颅内出血　介入术中微导丝或微导管可能刺破血管分支导致出血，一旦发现应保持微导管在位不得退回，中和肝素，如远端分支破裂可考虑闭塞血管止血；因拔除粘连的微导管或术后正常灌注压突破引起的严重出血需手术治疗。

2. 脑血管痉挛　蛛网膜下腔出血及微导丝、微导管刺激血管可导致脑血管痉挛。操作应轻柔，防止过多刺激血管壁。术前、术中及术后使用罂粟碱、尼莫地平等抗血管痉挛药物。

3. 误栓正常血管　原因：①穿支供血型AVM；②微导管离AVM病灶较远；③过度血栓形成。处理：①仔细辨认AVM供血动脉，排除正常血管；②微导管末端尽量靠近AVM病灶；③阿米妥钠试验，见前述；④紧急溶栓。

4. 过度灌注综合征　原因：高血流性AVM，一次栓塞过度，原有低灌流脑区突然血流量和灌注压增高，引起脑水肿，甚至脑出血。处理：①每次栓塞供血动脉不超过2~3支；②术后控制性低血压、给予激素和脱水治疗。

5. 导管留置　因反流过长导致导管粘连，强行拔除可能导致严重颅内出血，可考虑留置微导管，评估AVM残留出血风险及残留导管致血栓风险后，采取手术取出或长期留置导管及抗凝措施。

6. 微导管断于颅内　原因：①栓塞胶粘住微导管末端；②畸形血管过度弯曲或严重痉挛。处理：①根据血管造影正确计算AVM病灶内的血流速度，调配NBCA胶的浓度；②用真丝线段或游离微弹簧圈闭塞AVM瘘口，降低病灶内血流后，再用适宜浓度的NBCA胶栓塞AVM病灶。

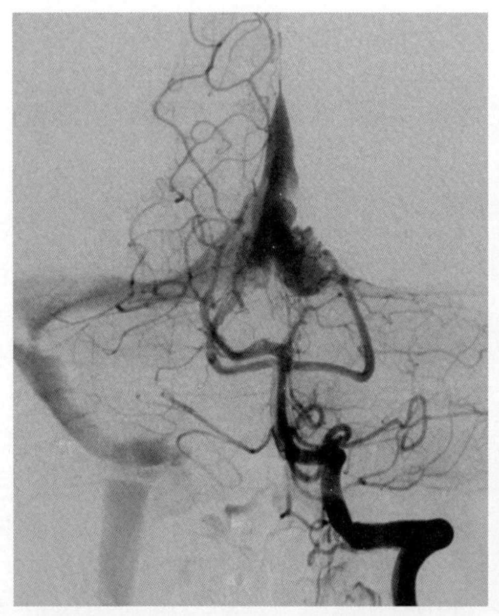

A. 椎动脉造影显示小脑AVM，由双侧小脑上动脉供血

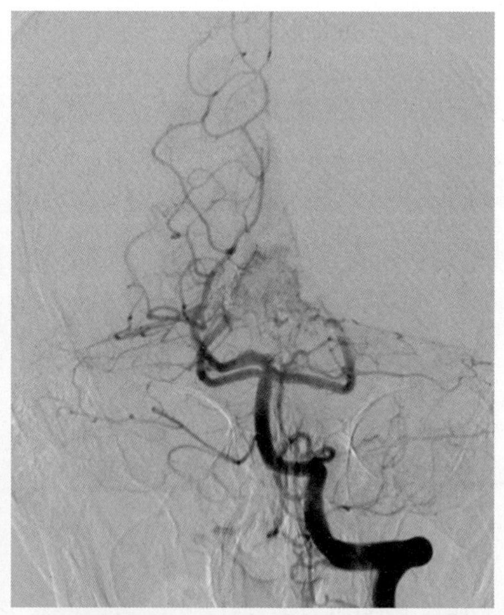

B. 弹簧圈及Glubran栓塞后再次造影显示AVM已基本不显影

图25-11　小脑AVM栓塞

第四节　高血压脑出血的手术

高血压脑出血为自发性脑出血的主要原因，尤其多见于50~60岁以上的老年人，近年来发病年龄有下降趋势。长期高血压患者，脑血管壁发生粥样硬化，小动脉出现微型动脉瘤。激动、兴奋、排便等可使血压升高，病变小血管破裂出血，也有少数出血发生在安静时。容易受累的血管大多是豆纹动脉。因此，出血多见于大脑基底节区；其次是大脑皮质下、脑桥及小脑。基底节区的出血又以外侧型居多，出血可直接破坏及压迫脑组织，而不向脑组织内浸润。目前本病死、残率仍居高不下，死亡多发生在起病后1周内。死亡原因是：①出血直接破坏生命中枢，特别是脑干出血，可在数小时内致死或导致植物生存；②出血破入脑室内，引起脑室填塞，自主神经系统严重紊乱；③血肿压迫周围脑组织，造成脑组织缺血、出血、水肿，以致颅内压进一步增高，最终发生脑疝、脑干继发性损害。手术治疗的目的在于及时、尽快清除血肿，缓解出血局部及整个颅腔内的压力，防止继发性脑干损害，改善脑循环，促使意识恢复及神经功能改善。

【手术指征】

1. 发病时病情较轻，以后逐渐加重，血肿量≥30ml。

2. 发病缓慢或病情稳定，但颅内压增高。

3. 发病时较重，以后好转，继又加重。

4. 病情重或发展迅速，已出现体征，但尚未进入脑疝晚期。

【禁忌证】

1. 血肿小，在30ml以内，病情稳定，无颅内压增高征象。

2. 内科治疗病情好转，血肿已开始吸收。

3. 起病后迅速发生脑干、视丘下部严重损害。

4. 脑疝晚期，双侧瞳孔散大固定，血压下降，自主呼吸停止。

5. 有心、肺、肾等全身严重疾病。

【术前准备】

1. 头部CT扫描，应作为首选的常规检查项目。以明确血肿的部位、大小、脑室移位、有无血肿破入脑室及脑室铸型等。并可了解血肿的动态变化。病情允许时，行MRI检查能更好地了解脑干出血情况。无CT的基层单位可行脑血管造影检查，表现豆纹动脉内移，其远端指向大脑镰下缘，侧裂动脉外移。

2. 查心、肺、肝、肾功能。

【手术步骤】

常用的手术方法有三种：颅骨钻孔穿刺引流、小骨窗开颅及大骨瓣开颅。此外，近几年经神经内镜钻孔清除血肿也逐渐得到应用。

1. 颅骨钻孔穿刺术　适用于：①病情严重或全身情况较差，不能耐受较大手术者；②病情发展迅速，需要快速缓解颅内压，或为开颅手术创造条件者；③慢性血肿、血块已基本液化者。

采用局部麻醉，必要时加强化麻醉。外耳道前、上二横指做头皮纵向小切口，颅骨钻孔，切开硬脑膜，用脑室穿刺针穿刺血肿，或用血肿粉碎器粉碎血肿后，缓慢抽出液态部分积血，用生理盐水反复冲洗血肿腔，血肿腔留置尿管引流，血肿破入脑室者需行脑室穿刺外引流。术后及时复查CT，根据血肿残留情况，术后从引流管注入尿激酶1万IU（加生理盐水5ml）夹管4小时后开放引流，每天二次，连续3~5天，大部分患者血肿腔内的残留血肿都能从引流管内流出。此法简单易行，可在急诊室内操作。对部分液化或全部液化的血肿，治疗效果较好。由于不能完全清除积血，因而缓解颅内压较差，对有继续出血者，难以奏效。

2. 小骨窗开颅术　采用局部麻醉，必要时加强化麻醉。在前述部位作纵向头皮切口（图25-12A），颅骨钻孔后，扩大成4cm直径的小骨窗。切开硬脑膜，于颞上回皮质的无血管区行脑穿刺（图25-12B）。确定血肿部位后拔除穿刺针，在手术显微镜下切开皮质，用脑压板沿穿刺道分开脑组织，进入血肿腔，吸除积血和坏死脑组织（图25-12C）。附于血肿腔壁的薄层血块，不必清除，以免造成损伤，引起新的出血。用生理盐水冲洗血肿腔，冲出未吸尽的血块，至冲洗液转清为止。清除血肿后如脑压仍高，则需扩大骨窗减压。血肿腔以明胶海绵或可吸收止血纱止血，留置细血浆引流管，从切口旁另行引出，缝线固定于头皮上（图25-12D）。血肿破入脑室者需加行脑室穿刺外引流。术后1~2天如无血液流出，复查CT血肿无明显残留或新的出血，可将血肿腔引流管拔除。该手术对机体干扰较小，可完全清除血肿，但显露不好，如仍有活动性出血时，不易彻底止血，或止血过程中易误伤豆纹动脉主干。另外，对于血肿量较大，颅内压增高明显需行去骨瓣减压者不适用。

3. 大骨瓣开颅术　采用全麻插管麻醉。根据术前CT定位作相应的皮骨瓣。对基底节区的血肿，作额颞部皮瓣开颅。切开硬脑膜，穿刺血肿，缓慢抽出血肿的液态部分后，选择非功能区切开皮质，进入血肿。通常血肿距脑表面1~4cm。小心吸出凝血块及坏死脑组织，血肿腔壁渗血用棉片压迫止血。活动性出血大多来自豆纹动脉的分支，止血时应仅限于出血的血管，尽可能不损害豆纹动脉主干。最好在手术显微镜下进行止血，可减少创伤。血肿腔渗血以明胶海绵

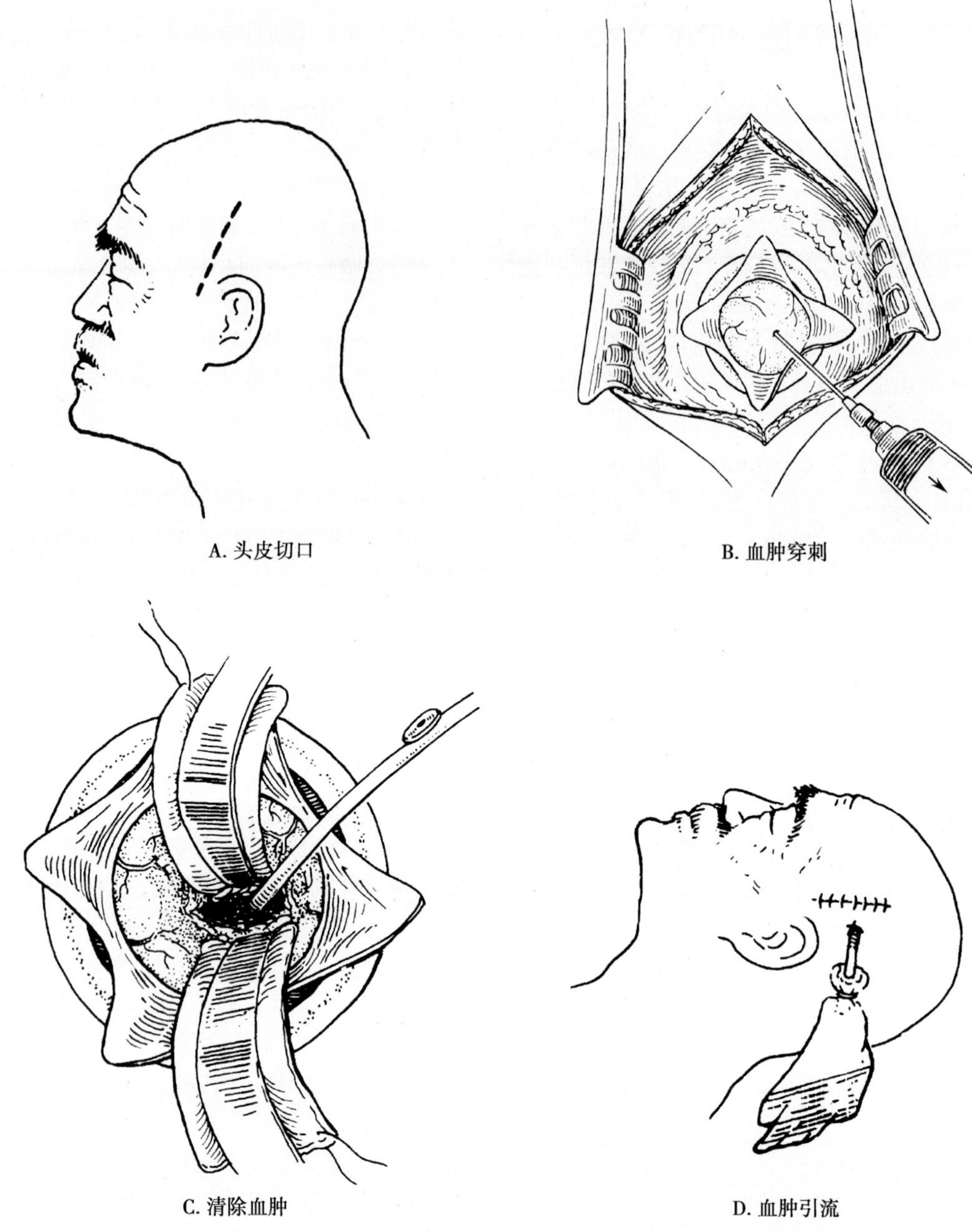

图 25-12　高血压脑出血小骨窗开颅术

或可吸收止血纱敷贴止血，留置细血浆管引流。血肿破入脑室者，扩大脑室破口，吸出其中血块，放置脑室引流管。清除血肿后有下列情况者，需行去骨瓣减压：①术前昏迷深或术前已有脑疝；②术中见基底节破坏严重；③清除血肿后脑压仍高。

该手术显露好，可选捷径进入血肿腔，以减轻对皮质的损害，清除血肿及止血较彻底，脑压缓解较好。但创伤较前述两种手术大，麻醉及手术本身也对机体造成负担。

【术后处理】

1. 控制血压，防止继发出血。

2. 深昏迷，预计短时间内不能清醒者或呼吸道不畅者，作气管切开。

3. 防治消化道出血、肺部感染、泌尿道感染等并发症。

4. 应用脱水药物的同时，注意维持水、电解质平衡。

5. 应用钙离子拮抗剂如尼莫地平，以缓解脑血管痉挛及脑缺血。

6. 适当应用促醒药物如纳洛酮、醒脑静等及神经营养药物。

7. 加强支持治疗和对症处理。

8. 早期行高压氧治疗，及时康复治疗及肢体功能锻炼。

第五节　缺血性脑血管病的手术

缺血性脑血管病的主要原因为：①动脉粥样硬化后，动脉壁产生非炎性、退行性和增生性病变，引起脑动脉管壁增厚、变硬、溃疡和管腔狭窄；②来自心源性赘生物或大动脉的粥样硬化斑块，脱落的栓子阻塞颅内动脉；③其他如脑动脉炎、发育异常、损伤和寄生虫等导致的血管狭窄或闭塞。上述病变最常损害的部位包括：颈内动脉颅外段，大脑中动脉和椎基底动脉。随着动脉血管狭窄的增加或阻塞，颅内血液循环出现异常，一旦侧支循环代偿不足，则出现脑缺血临床症状。

一、颈动脉内膜切除及动脉成形术

颈动脉内膜切除术，在北美国家每年多达数万例，数十年来在手术指征、术中监护、手术技术改进等方面，均已取得重大进展，经验日臻成熟。实践证明，对颈内动脉颅外段，手术可以到达的部位，进行动脉内膜切除术，是治疗颈动脉狭窄最有效的方法。手术目的是：切除动脉粥样硬化增厚的内膜，解除血管梗阻，扩大管腔，必要时进行动脉成形，预防狭窄，增加颅内血流，改善脑缺血症状。

【手术指征】

1. 临床有脑缺血症状，CTA、MRA 与症状相符，DSA 证明颈内动脉狭窄≥50%。

2. 无症状颈内动脉狭窄，管腔狭窄≥70%。

3. 粥样硬化斑已出现溃疡，形成的栓子有脱落可能，即使狭窄较轻，亦应尽早手术。

4. 颈内动脉急性完全性阻塞，病程在 24 小时内，神经体征较轻。

5. 一支以上的颅内血管狭窄，颅内侧支循环良好，先作狭窄重的一侧血管；或接受侧支循环的一侧血管。

6. 双侧颈内动脉对称性狭窄，非优势半球侧狭窄先手术；优势半球侧手术则可待有较好的侧支循环时进行。

【禁忌证】

1. 颈内动脉急性完全性梗死，24 小时以上。

2. 严重慢性阻塞性肺气肿、急性心肌梗死和休息时出现的心绞痛，其他全身性严重疾病，不能承受手术者。

3. 慢性血管梗死，远端血栓已机化者。

【术前准备】

1. 有条件者，术中应备 rCBF（局部脑血流量）、TCD、残端压测量、术中 EEG 等监测设备。

2. 全面进行心、肺、肾功能检查和评估。

3. 做好麻醉选择和各项监测准备。

【麻醉方法】

目前，多数作者主张采用全麻，其优点在于：①全麻可更好地控制手术环境，更精确地控制术中呼吸参数、动脉 CO_2 分压和术中血压变化；②吸入麻醉和静脉巴比妥类药物，可明显降低氧代谢，有利于在血流阻断时，起到脑保护作用。

【手术步骤】

患者仰卧肩下垫枕，局麻，切口位胸锁乳突肌前缘，长 6~8cm，以甲状软骨上 1cm 为中点。应显露出颈总动脉、颈内和颈外动脉的起始段。首先暴露颈总动脉，用动脉夹暂时夹闭，以预防手术操作过程中，粥样硬化斑碎片脱落，流入远端动脉形成栓塞。继而，向远侧暴露出颈外和颈内动脉，结扎甲状腺上动脉，暂时夹闭颈外动脉。再显露颈内动脉，遇到舌下神经时将其拉向上方。病变颈内动脉壁硬、稍呈蜡黄色。颈内动脉上端，要分离到斑块以上 1cm，以无损伤动脉夹临时阻断。血管阻断后，观察有无脑缺血表现，如患者出现脑缺血表现，则需在全身肝素化下，于颈动脉和颈内动脉内置入内径 4mm 硅胶分流管，并以橡皮带分别扎紧颈动脉与颈内动脉，以保证颅内血流。

在显微镜下，沿粥样硬化斑处，纵行切开动脉壁，其长度应超出粥样硬化斑上下端（图 25-13A）。粥样硬化斑呈黄白色，与动脉壁肌层之间有一界面，用小鼻中隔剥离子沿此界面仔细将粥样硬化斑从动脉分离。分离和切除内膜时，先从颈动脉端开始，分离完全后予以切断，用小平镊提起仔细向远侧分离，直到颈外、颈内斑块和增厚内膜远端，然后一并切除（图 25-13B）。内膜完全切除后，血管腔内用含肝素等渗盐水冲洗干净，用 5-0 或 6-0 聚丙烯缝线，分别从切口两端，连续或间断缝合切口。动脉壁如有狭窄，可用补片进行重建（图 25-13C）。如置有分流硅管，缝合余下 3~4 针时，将管两端橡皮带松开，拔出硅管，并立即再阻闭动脉。未置分流者，待最后两针暂不结扎，首先放开颈内动脉阻断夹，让回流血冲走管腔内空气、残存碎片及血块，再夹闭颈内动脉。松开颈总动脉阻断夹，让血流冲出，立即将最后两针缝线结扎。动脉壁缝合完成，观察缝合口无出血后，先除去颈外动脉阻断夹，再松开颈总动脉阻断夹，最后松开颈内动脉血管夹，血流即恢复正常运行。然后，冲洗伤口，分层缝合。

【术后处理】

1. 严密观察生命体征，保持理想的氧分压和二氧化碳分压。

2. 术后继续应用抗凝治疗。口服阿司匹林

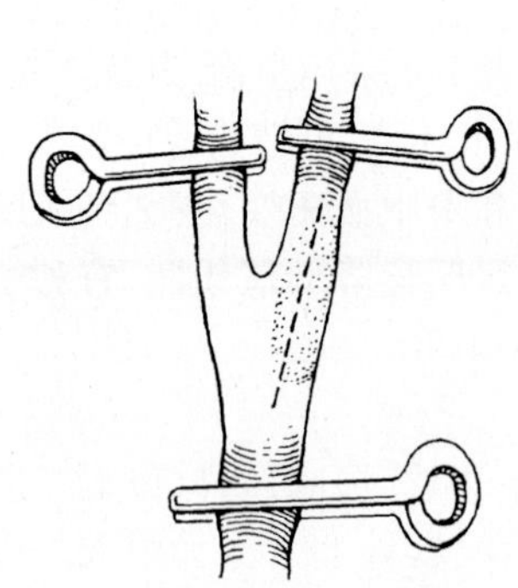

A. 于斑块远、近两端临时阻断颈内动脉

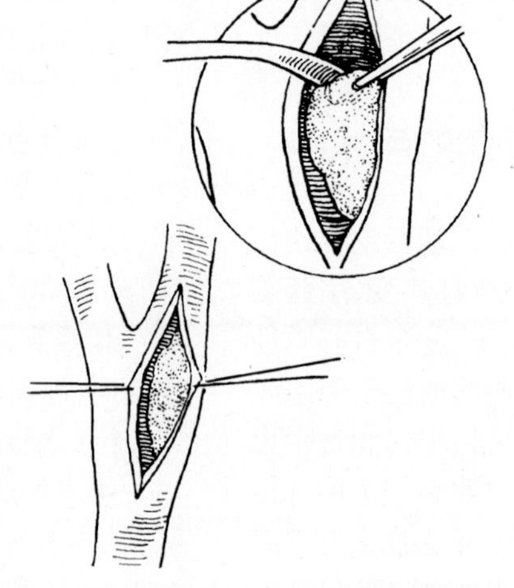

B. 切开动脉壁，自上端开始剥除斑块

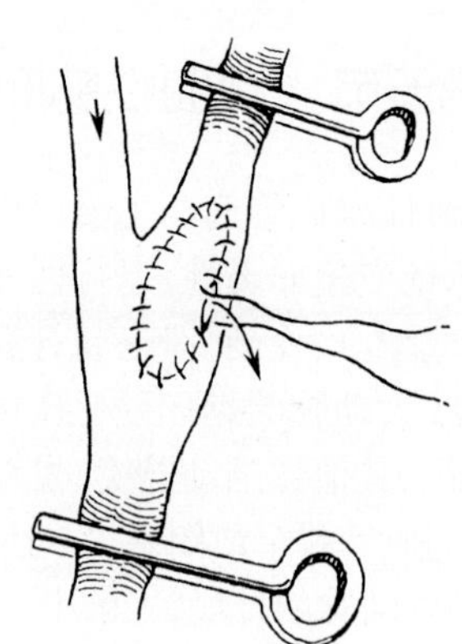

C. 动脉成形

图 25-13 颈内动脉剥除及动脉成形术

50mg，每日 3 次。

3. 维持血压在术前水平或略高，以保证适当的脑灌注压。

4. 如发现神经体征出现异常，应立即进行 TCD 检查，怀疑血栓形成，需立即进行血管造影，确有血栓应手术取出血栓。

二、闭塞性脑血管疾病的支架置入治疗

支架置入是近年兴起的治疗颅内外血管狭窄的新技术，因其创伤小、疗效好和并发症少而被广大患者所接受。

【手术指征】

1. 一侧颈内动脉狭窄，血管腔狭窄 50% 以上，有一过性缺血性发作，有或无较轻的神经体征。

2. 硬化斑块坏死形成溃疡，即使狭窄较轻亦应手术。

3. 颈内动脉急性完全阻塞在 24 小时以内，神经体征较轻。

4. 一支以上的颅内血管受累，颅内侧支循环良好，先作狭窄重的一支血管，或接受侧支循环的一侧血管。

5. 双侧颈内动脉对称性狭窄，先处理非优势半球一侧病灶，待优势半球一侧手术时，则需有较好的侧支供血。

【禁忌证】

1. 12 个月内有颅内出血。

2. 30 天内有新发心肌梗死或较大范围脑梗死。

3. 合并颅内动脉瘤尚未治疗，且不能同期治疗。

4. 对肝素、阿司匹林或其他抗血小板聚集类药物禁忌者。

5. 颈内动脉已完全闭塞。

6. 严重心、肝、肾疾病者。

【术前准备】

1. 术前检查

(1) 神经系统、心、肝、肾功能检查和评估。

(2) 出、凝血时间检查。

(3) 头颈部 CT、CTA、MRI、MRA 和 TCD，以及颈部彩色多普勒超声。

(4) 数字减影脑血管造影。

2. 术前准备

(1) 会阴部备皮，普鲁卡因、碘过敏试验。

(2) 术前 4 小时禁食。

(3) 术前抗凝给予阿司匹林 300mg/d，或迪克力得 250mg/d，3~5 天。

【手术步骤】

1. 体位平卧位，右下肢稍外展、外旋。

2. 麻醉局麻或神经安定麻醉，小儿或配合困难的患者采用全麻。

3. 全脑血管造影了解病变情况及 Willis 环血流代偿情况。

4. 全身肝素化，首次剂量 1mg/kg；维持剂量为 200~300μg/(kg·h)。

5. 透视下经引导管插入 0.014 英寸(0.36mm)导丝超过狭窄病灶远端。用不可脱球囊扩张狭窄段动脉。

6. 经交替导丝送入支架系统，应用的支架长度需保证覆盖整个狭窄动脉段，位置满意后以 12~20atm (1atm 大约为 100kPa) 的压力扩张球囊撑开支架。自动扩张支架则待支架到位后释放于病变段即可。

7. 撤除导丝、微导管后，行血管造影了解支架位

置及扩张情况。

8. 经引导管给予尿激酶 10 万 ~20 万 U，拔除引导管及动脉鞘，局部压迫止血并加压包扎。

【常见并发症】

1. 支架置入梗死血管远端　常见原因为支架扩张引起狭窄血管壁动脉粥样硬化斑块的脱落及继发血栓形成。处理：立即经引导管注射尿激酶 30 万 ~60 万 U；术后经静脉滴注尿激酶 5~10IU/d。

2. 支架移位或动脉壁破裂出血　原因：选择支架直径过小或过大。预防方法：应根据血管造影，准确测量狭窄动脉段附近正常血管的直径，选择大于该直径 1~1.5 倍的支架。

3. 急性或亚急性血栓形成　原因：支架异物激活血小板，以及支架扩张损伤血管壁。预防方法：术中、术后给予溶栓和抗凝治疗。

4. 血管内膜增生和血管再狭窄　为狭窄血管壁中层平滑肌细胞增生、过度合成分泌基质引起。

5. 心动过缓和血压下降　原因：当狭窄位于颈动脉分叉处时，支架扩张可刺激颈动脉窦，引起心动过缓和血压下降。处理：①支架扩张前静脉给予阿托品 0.5mg；血压下降时给予肾上腺素、多巴胺等升压。②严重心动过缓者可安放临时心脏起搏器。

三、颞浅动脉 - 大脑中动脉吻合术

20 世纪 60 年代，Yasargil 等首先创用颞浅动脉一大脑中动脉吻合术（又称颅内外动脉搭桥术），治疗缺血性脑血管病。随后这一手术被许多国家采用，1978 年国内臧人和、刘文耀首先报道，应用该术式治疗闭塞性脑血管病后，很快在国内许多医院推广，20 世纪 80 年代初，有的医院手术病例达百例以上。并衍生出枕动脉 - 小脑后下动脉吻合术、颞浅动脉 - 大脑前动脉吻合术、颞浅动脉 - 小脑上动脉吻合术，以及移植静脉进行颈动脉一床突上颈内动脉吻合术等，用以治疗脑缺血性疾病。自 1985 年新英格杂志发表国际合作研究，证明颅内外动脉搭桥术并不优于非手术治疗后，该类手术方法已少用于脑缺血性疾病，而多用于其他颅内疾病的辅助手术，用以建立侧支循环，改善和预防颅内缺血。

【适应证】

1. 巨大颈内动脉动脉瘤，需阻断颈内动脉，而经过动脉阻闭试验，证明不具有良好侧支循环者。

2. 大脑中动脉近端巨大动脉瘤，须采用孤立术治疗的患者。

3. 颅底肿瘤或海绵窦段动脉瘤手术，术中需要结扎和阻断颈内动脉者。

4. 其他，如颅底血管异网症（moyamoya disease）的选择性病例、大脑中动脉近端完全性狭窄和某些颈动脉闭塞等。

【禁忌证】

1. 有重度全身性疾病，如严重心、肾、肺、肝疾病和糖尿病者。

2. 高龄、恶病质，或大面积脑梗死者。

3. 完全性、持久性神经功能损害，颅内外动脉搭桥术不可能改善其功能者。

4. 暂时性缺血性发作（TIA）。

【术前准备】

1. 术前行头颅 CT 和 MRI 检查，了解有无脑缺血灶及程度；并进行脑血流测定。

2. 术前应行全脑血管造影，了解颅内侧支循环、颞浅动脉充盈和搏动情况及受血动脉状态。

3. 术前 1 周开始口服阿司匹林，50mg，每日 3 次。停用抗凝治疗。

4. 头皮准备同一般开颅术。选用全身麻醉。

【手术步骤】

颞浅动脉 - 大脑中动脉吻合术，一般在全麻下进行。患者取仰卧位，头偏向对侧，以头架固定。应在手术显微镜和双极电凝器下进行手术。

1. 切口取耳上马蹄形头皮瓣，根据颞浅动脉搏动位置，先以甲紫将颞浅动脉及前、后支走行路线标示，颞浅动脉主干及其后支应包含在皮瓣内（图 25-14A）。

2. 分离皮瓣及供血动脉（图 25-14B）。一般选用颞浅动脉后支做供血动脉，自帽状腱膜下分离皮瓣时，注意勿损伤颞浅动脉。结扎并切断颞浅动脉前支，以增加后支血流量。由颞浅筋膜外翻起皮瓣，进一步以手指触摸定位血管走行。沿颞浅动脉后支两侧各 0.5mm 处切开帽状腱膜，遇血管小分支，用双极电凝后切断，连同周围软组织一起，小心将颞浅动脉从血管床上分离，以保存动脉的滋养血管不受损害，最后形成一长 5~6cm，宽 1cm 的血管蒂。颞浅动脉游离端外膜，剥除约 1cm 许，使血管壁裸露，其直径如小于 1mm，末端剪成 45°斜面，血管腔内用肝素溶液冲洗后备用。

3. 开颅和分离受血动脉（图 25-14C）。分开颞肌，在外耳孔上 6cm，以环钻或钻孔后扩大骨孔，至直径 3~4cm。切开硬脑膜后，在大脑外侧裂处找到一段大脑中动脉分支，其直径最好在 1mm 以上，并初步测试供血动脉与受血动脉的距离。选择适当的一段大脑中动脉分支，在显微镜下剪开动脉周围蛛网膜，将通向此段的小分支双极电凝切断，将动脉游离 1~1.5cm，血管与皮质之间置一橡皮条，用以衬托血管和保护脑组织。在该段血管远、近端分别用血管夹阻闭，用显微镊轻轻夹起血管，剪一梭形小口，其大小与颞浅动脉吻合口相适应。以肝素溶液冲洗管腔，准备血管吻合（图

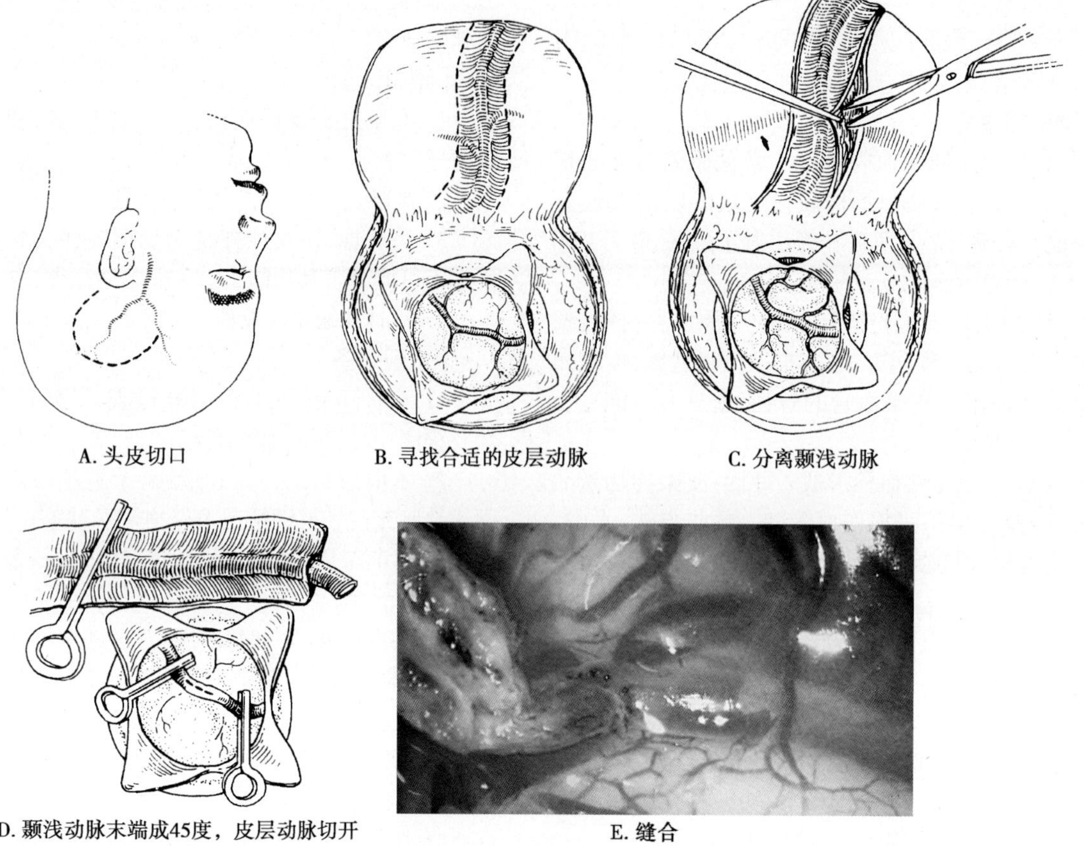

图 25-14　颞浅动脉 - 大脑中动脉皮层支吻合术

25-14D)。

4. 血管吻合将颞浅动脉蒂引入术野，其吻合端与受血动脉吻合口紧接，以 9-0 或 10-0 的单丝尼龙线，作颞浅动脉与皮质动脉的端侧吻合，先缝梭形吻合口两端，再缝两侧面，一般间断缝合 8 针左右(图 25-14E)。吻合成功后，依次放开皮质动脉远端、近端及颞浅动脉的血管夹，应看到受血动脉充盈良好，搏动明显，供血动脉不扭曲。如吻合口有渗血，用棉片稍加压迫即可终止。

5. 关颅确保颞浅动脉在通过颞肌和骨孔处不受压迫，无张力。妥善止血后，部分缝合硬脑膜，未缝处用骨膜片覆盖。最后间断缝合颞肌，分层缝合头皮。

【术后处理】

1. 仔细观察生命体征和神经体征，防止低血压，收缩压不应低于 120mmHg；患者清醒后，注意肢体活动变化，防止术侧受压。

2. 术后次日行头颅 CT，观察术区有无出血。患者如无异常可鼓励提早活动。

3. 术后 1 周内，每日静脉滴注低分子右旋糖酐 500ml，口服阿司匹林 100mg，每日 3 次。

4. 皮下有积液者，腰椎穿刺放脑脊液，数次后即可消失。如头皮切口边缘坏死，经一般换药即可愈合。

5. 术后 10 天左右，进行脑血管造影，了解吻合口畅通情况。

(王宪荣　朱刚　陈志　唐卫华)

参考文献

1. Winn HR. Youmans and Winn Neurological Surgery. 7th edition. Amsterdam: Elsevier, 2016.
2. Lehecka M, Laakso A, Hernesniemi J. 赫尔辛基显微神经外科学的基础与技巧 . 毛颖，译 . 上海：复旦大学出版社，2014.
3. Thompson BG, Brown RD Jr, Amin-Hanjani S. Guidelines for the Management of Patients With Unruptured Intracranial Aneurysms: A Guideline for Healthcare Professionals From the American Heart Association/American Stroke Association. Stroke, 2015, 46(8): 2368-2400.

第二十六章

颅脑感染与寄生虫病的手术

第一节　颅脑感染的手术

一、颅骨骨髓炎的手术

颅骨骨髓炎包括化脓性及特异性两种。特异性颅骨骨髓炎包括颅骨结核、颅骨梅毒、颅骨真菌等病，目前均少见。化脓性颅骨骨髓炎主要来源于头面部感染或颅骨损伤，也有来自血源性感染及鼻旁窦感染等，以额顶部发病最多。治疗原则：彻底清除病灶，包括死骨、肉芽组织、瘘管以及周围不健康的颅骨。

【手术步骤】

手术在局麻或全麻下进行。手术切口应能充分显露病灶，以不影响头皮的血液供应为准。有瘘管者，沿瘘管周围作梭形切口，切除瘘管及瘢痕。无瘘管者，一般取S形、直线形切口或作皮瓣。感染颅骨呈黄色，粗糙无光泽，病变内可见死骨、大小不等的骨缺损及肉芽组织。大面积病骨可作骨瓣整块切除，小面积者，可在其附近钻孔，然后咬除病骨。病骨板障血管多已栓塞，板障内充满脓液及肉芽组织，需彻底清除，并送培养及药敏试验。硬脑膜表面的肉芽组织与脓液亦应清除干净，但勿弄破硬脑膜，以免感染向硬脑膜下扩散。病骨及肉芽组织清除干净后，用庆大霉素溶液冲洗，头皮切口用尼龙线全层缝合，皮下置引流。如病灶清除不彻底，或头皮有急性感染，切口可部分缝合，未缝部分放置盐水纱布条，既利于引流，又便于局部应用抗生素。

【术后处理】

按脓液培养及药敏结果，选用有效的抗生素，并注意全身支持疗法。如系颅骨结核，需行全身抗结核治疗。

二、硬脑膜外脓肿引流术

硬脑膜外脓肿通常继发于鼻旁窦感染、中耳炎，也可继发于损伤性或血源性颅骨骨髓炎。

【手术步骤】

继发于颅骨骨髓炎的硬脑膜外脓肿，多系慢性，处理方法如上述。无颅骨骨髓炎者，可在距原发病灶最近的颅骨钻孔，根据脓肿范围，选用骨瓣或颅骨切除。切开脓肿包膜，吸净脓液，彻底刮除肉芽组织。操作时应注意防止穿破硬脑膜和静脉窦。硬脑膜上渗血应用双极电凝妥善处理。脓腔用抗生素溶液冲洗后，亦可置入青霉素粉剂，放置引流物，伤口部分或全部缝合。

三、硬脑膜下脓肿引流术

硬脑膜下脓肿的主要来源有：①额窦炎、筛窦炎、中耳炎、乳突炎；②化脓性脑膜炎局限后或由脑脓肿破裂而成；③化脓性颅骨骨髓炎、外伤。由于硬脑膜下腔的解剖特点，脓液常广布于大脑凸面，或脓液蓄积于纵裂、额底甚至蔓延到对侧。

【手术步骤】

按术前头颅CT或MRI发现，设计手术切口及钻孔部位。最好行骨瓣开颅，充分显露脓肿；亦可行多个钻孔引流。清除脓液后，用庆大霉素溶液冲洗脓腔，并置乳胶管2~3根，管端作侧孔数个，行持续引流，最后缝合头皮。脓液黏稠引流不畅者，可用负压吸引。

【注意事项】

硬脑膜下脓肿的患者，脑水肿严重者，手术后应脱水及全身支持治疗，根据脓液培养选用有效的抗生素。术后需服用抗癫痫药物。

四、脑脓肿的手术

脑脓肿是脑实质局限性化脓性病灶，感染后两周左右，脓肿壁开始形成，一般4周左右形成完整脓肿壁，周围为水肿的脑组织。按病因和感染途径可分为以下几种：

1. 耳源性脑脓肿位于同侧颞叶或小脑，以单发多见，少数可同时存在于颞叶或小脑，位于颞叶者较小脑多1倍。20世纪80年代前，耳源性脑脓肿约占颅内脓肿的50%。80年代以来，耳源性脑脓肿的发病率，在西方发达国家及我国已明显下降。

2. 血源性脑脓肿近年已有明显增高，主要继发于肺脓肿、脓胸、支气管扩张症、细菌性心内膜炎及发绀型先天性心脏病，亦见于脓毒血症、败血症、头面部感染或颅骨骨髓炎等。脓肿多发生于大脑中动脉分布区，呈单发或多发，多发性脑脓肿占1/3~1/2。

3. 外伤性脑脓肿　常见于开放性或火器性穿透性颅脑损伤，由于清创不及时或不彻底，颅内有骨片等异物继发感染所致。脓肿常以异物为中心。少见情况下可见于手术后感染，颅底骨折也可能产生脑脓肿。

4. 鼻源性脑脓肿　多继发于额窦炎，也可继发于上颌窦炎、筛窦炎或蝶窦炎，但均少见。脓肿多位于额叶前部，或硬脑膜下。

5. 隐源性脑脓肿一般指感染原因不明确，手术时偶然发现的脑脓肿，近年亦有增加趋势。

（一）穿刺抽脓术

穿刺抽脓术损伤小、收效快、操作简单，常用于危重患者，穿刺抽脓后，颅内压可迅速缓解，使患者转危为安。目前仍是脑脓肿最常用的手术方法。穿刺抽脓包括：钻孔穿刺和立体定向穿刺两种方法。前者适用于较大且相对较浅的脓肿；后者是近年兴起的微创手术方法，在CT定位和立体定向仪辅助下穿刺脓肿，主要适用深部小型脓肿和多发脓肿。

【手术指征】

1. 适用于各部位的脑脓肿，尤其是大脑深部或重要功能区的脑脓肿。

2. 年老、体弱、婴幼儿、先天性心脏病或病情危重不能承受较大手术者。

3. 怀疑脑脓肿又无法进行其他方法检查者，尤其是耳源性或鼻源性脑脓肿，可行诊断穿刺。

【手术步骤】

1. 根据脓肿部位，取侧卧或仰卧位。一般选用局部麻醉。

2. 钻孔脓肿穿刺　耳源性脑脓肿病变位于颞叶者，在耳屏前，颧弓上方作一直切口；病变位于小脑者，在颅后窝乳突至中线之间，横窦下方作切口。多发脓肿和深部脓肿，可根据术前头颅CT或MRI发现，选择切口和钻孔位置。

单房脓肿按常规方法进行颅骨钻孔。十字形切开硬脑膜，在CT提示部位或怀疑为脓肿部位，选一无血管区，双极电凝脑皮质，用脑针进行穿刺。穿刺颞叶脓肿时，脑针应指向内下；穿刺小脑脓肿，脑针垂直刺入或指向小脑外侧。脑针抵达脓肿壁时有阻力感，包膜愈厚阻力愈大。穿过脓肿壁后，则阻力突然消失，可将脑穿针再前进1~2cm，并固定脑针。抽脓前用棉片妥善保护脑针周围，拔出针芯后立即接上注射空针，缓缓抽出脓液直至抽不出为止(图26-1)。用等渗盐水，或含庆大霉素等渗盐水(8万~16万U/100ml)，也可用0.5%的甲硝唑冲洗脓腔。视脓腔大小，每次缓慢注入5~6ml，反复冲洗，至冲洗液近清澈为止。如此可将附着在脓肿壁上的脓苔大部洗出。拔出脑针后，遗留的针孔用棉片压迫片刻可望闭合。最后头皮全层缝合。

较浅的多房性脑脓肿，可在CT定位下，应用穿刺针按上述手术方法，分房抽脓治疗(图26-2)。

3. 立体定向穿刺抽脓　位于深部的较小脓肿，或血源性多发小脓肿，可采用立体定向仪辅助下，进行定向穿刺抽脓。术前剃光头发，戴好定向仪，先到CT室进行头颅增强扫描，明确脓肿位置并测定出三维坐标。然后进入手术室，消毒铺单后，在定向仪指导下根据脓肿坐标，对深部脓肿或多发脓肿穿刺抽脓，抽脓和冲洗方法与钻孔穿刺相同。如为血源性多发性脓肿，可仅定向穿刺较大的脓肿，其余小脓肿可采用药物治疗。术后应用抗生素，并进行CT随访，发现脓腔

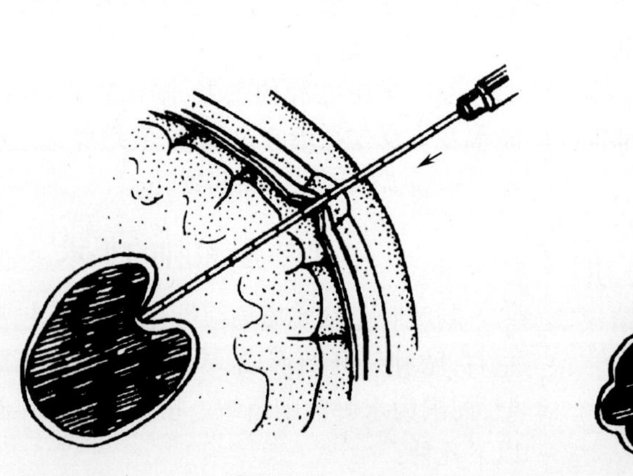

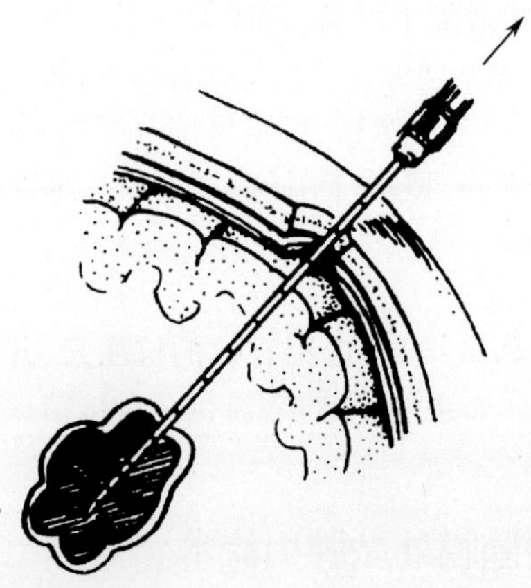

图26-1　脑脓肿穿刺引流

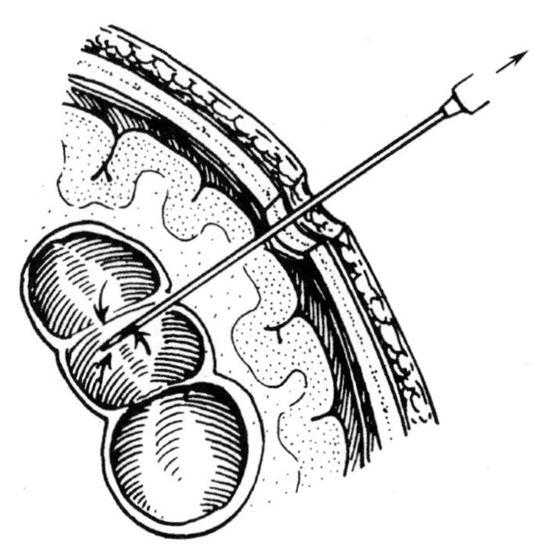

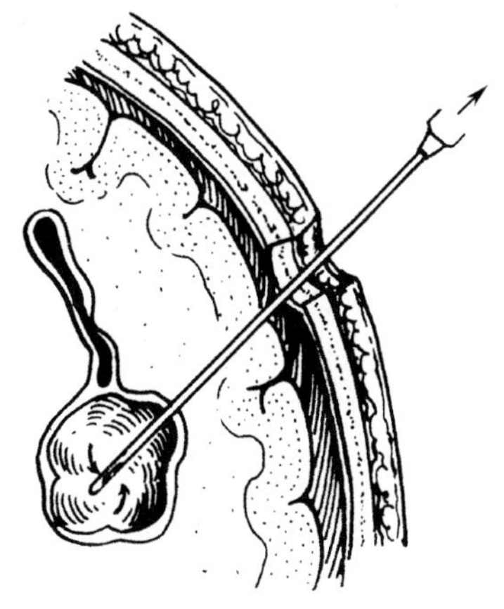

图 26-2　多房性脑脓肿的穿刺

不缩小，或小脓肿扩大时，则需再次穿刺抽脓或在显微镜下手术切除。

【注意事项】

1. 体积较大的脓肿，经大量抽脓后，脑皮质可能发生严重塌陷，桥静脉因而可被扯断，为预防出血，必要时扩大骨孔，将桥静脉用双极电凝。

2. 脓液送普通和厌氧菌培养及药物敏感试验，便于选用有效抗生素。术后必须继续应用有效抗生素 6 周左右，以防脓肿复发。

3. 重复穿刺抽脓时间，应在临床症状再度加重时进行，一般在首次穿刺抽脓后 3 天左右。单个脓肿虽有 1~2 次抽脓即可治愈者，但大脓肿多数需经 3~5 次，方能治愈。一次穿刺抽脓后，由于脑压缓解，症状可大有改善，但不能放松观察。穿刺抽脓后症状好转，结合每次抽出脓量减少，CT 或 X 线证实脓腔逐渐缩小者，方称有效。

4. 有下列情况时不应反复穿刺：①穿刺时脓液不多，但脑积水严重，病情好转缓慢或反而加重者；②抽脓后脓肿不萎缩，尤其是壁厚者应改行切除术；③小脑脓肿一旦形成，病情许可时，宜行切除术。

（二）脑脓肿切除术

【手术指征】

1. 包膜厚的慢性脑脓肿、多房脓肿及肉芽脓肿。

2. 破入脑室或蛛网膜下腔的脑脓肿。

3. 外伤性脑脓肿。

4. 反复穿刺抽脓不愈的脑脓肿。

【手术步骤】

与切除有包膜的良性肿瘤相似。根据头颅 CT 或 MRI 发现，选用相应体位和设计头皮切口。幕上脑脓肿取骨成形瓣；幕下脓肿行颅骨切除。对已有骨缺损的外伤性脑脓肿，可适当扩大骨窗。手术在全麻下进行。

切开硬脑膜后，脓肿部位较浅者，蛛网膜、软脑膜有炎症改变或粘连。部位深在者，脑回增宽，脑沟平坦。选一无血管区电灼后，用脑针进行探查性穿刺，以确定脓肿部位。在镜下，避开功能区，电凝皮质血管用脑压板牵开皮质直达脓肿壁。如脓肿体积大、张力高，分离时易破裂和过多脑组织挫伤，可用脑穿针在脓肿最突出的部位穿刺抽脓，并用抗生素溶液冲洗脓腔，待脓肿体积缩小，脑压缓解后再摘除脓肿壁。体积大且多房的脓肿，如有内镜条件，可用内镜进入脓腔，打通脓肿分隔，清除脓液后，更利于脓肿壁摘除。除个别慢性脓肿壁的血供较丰富外，一般脓肿与正常脑组织分界清楚，供应血管很少。在脓肿包膜和脑组织间，用脑压板牵开，用棉片保护脑组织侧。以细吸引管边吸引边向深部分离，脓肿壁厚者可用平镊轻轻向外牵拉，遇到血管电凝后切断，摘除脓肿壁（图 26-3）。如手术时不慎有脓液污染，术野应以庆大霉素溶液冲洗。

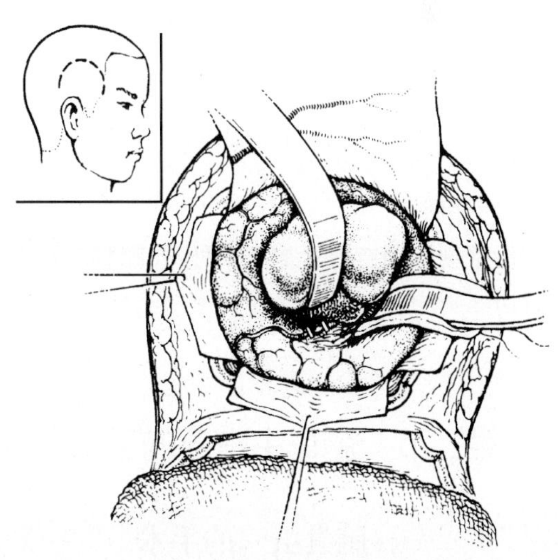

图 26-3　脑脓肿切除术

【注意事项】

1. 脓肿与重要功能区或脑室壁粘连较紧，不能全部切除时，可先将脓液吸净，并反复冲洗脓腔，然后将脓肿壁分块切除，不能切除的残留部分，用电凝烧灼。脓肿已破入脑室者，应将脓肿壁彻底切除，并用含抗生素溶液(如庆大霉素)的等渗盐水，反复冲洗脓肿腔、脑室或蛛网膜下腔，术后行脑室引流，并经引流管注入抗生素。硬脑膜下应放置引流。

2. 小脑脓肿容易发生枕骨大孔疝及阻塞性脑积水，病情常危重，必要时术前可先行脑室外引流，以暂缓高颅压症状，并应尽早处理脓肿。

【术后处理】

脑脓肿切除后，应加强全身支持疗法，继续给予抗生素 3~6 周，适当使用脱水药物、防止水盐失衡等。靠近运动区的脑脓肿，术后应使用抗癫痫药物。

五、脑结核瘤摘除术

脑结核瘤分两类：①粟粒型：脑实质有多发粟粒状结核灶，伴有结核性脑膜炎及身体其他器官的活动性结核，治疗以药物为主，不适宜手术；②肿块型：单发或多发，引起颅内压增高及定位体征，多见于青年及儿童，病变主要位于大脑中动脉分布区，顶叶更常见，有时见于小脑半球，治疗以手术摘除为主。术前应加强全身支持疗法，给予足量抗结核治疗 1~2 周，有利于防止术中病灶扩散并发结核性脑膜炎，降低死亡率。

【手术步骤】

手术方法与切除良性有包膜之脑肿瘤相似。根据影像学发现，选择切口。切开脑皮质不用脑穿针穿刺，直接寻找病变。结核瘤色泽黄白，呈结节状、质地稍硬、周围脑组织水肿明显。切除前应保护好手术野，沿肿瘤与脑组织交界分离完整摘除，忌分块切除，以防瘤内容物溢出污染术野，导致肿瘤复发和术区感染。术终，脑肿胀严重者可行外减压术。位于脑重要功能区或与脑干粘连较紧者，不能全切时，可残留少许用双极电灼。

【术后处理】

术后常规应用链霉素 1~2 个月，异烟肼 3~6 个月，或根据情况采用其他抗结核药物治疗。积极改善全身状况。

第二节　脑寄生虫病的手术

一、脑囊虫病的手术

脑囊虫是最常见的脑寄生虫病。中枢神经系统脑囊虫占囊虫病的 80%，囊虫可寄居于大脑实质内、脑室内、蛛网膜下腔等部位，引起癫痫、颅内压增高等临床症状。脑囊虫病分为：脑实质型、脑室型、蛛网膜下腔型和混合型四种。

(一) 脑实质内囊虫摘除术

脑实质内囊虫占脑囊虫的大多数，囊虫寄居在白质与灰质交界处，少数可在白质深部或软膜下，呈弥散型或单发。此类囊虫以癫痫发作为主要症状，少数病例囊虫集聚成团，或形成囊性占位或硬膜下腔积液。CT 平扫结合对比剂增强，再结合病史和血清学检查，多可在术前确诊。CT 平扫：单发囊虫为圆形或椭圆形低密度区，增强扫描呈环状增强伴周围水肿带，有时可见到高密度头节。多发脑实质囊虫数目不一，由几个、几十个到几百个甚至更多。CT 平扫呈多结节状低密度影，或略高密度灶，增强扫描则为多发环形或结节状增强灶。囊虫死亡后虫体钙化呈多个点状钙化影。MRI 对脑实质囊虫显示率高，T1 加权像呈 2~8mm 大小的囊状低信号，囊内常见小点状影(头节)附在一侧囊壁上。T2 加权像可见到囊壁及周围的水肿带，但确定钙化囊虫不如 CT。

【手术指征】

1. 多发脑囊虫引起广泛性脑水肿和颅压增高，危及患者生命或视力者。

2. 单发囊性病变伴有难控性癫痫，切除病变又不致影响重要神经功能者。

【禁忌证】

1. 以癫痫发作为主要症状，无明显颅压增高，CT 显示大脑有广泛纤维化。

2. 囊虫患者有发热、脑膜刺激征症状，CT 或 MRI 提示有广泛脑水肿，经脱水剂、激素以及抗寄生虫药治疗后，病情稳定不考虑手术。

【麻醉与体位】

采用气管内插管全麻。体位视病变部位而定。

【手术步骤】

1. 颞肌下减压术适用于弥散型脑囊虫，严重颅内压增高，经脱水、皮质激素和抗寄生虫药，依然不能控制脑水肿和颅内压增高。可施行颞肌下减压术或去骨瓣外减压术，以挽救患者的视力和生命。术后颅内高压缓解仍不满意，再行另侧颞肌下减压或去骨瓣减压。行颞肌下减压术时，除进行病理检查的需要，不宜过多摘除囊虫，尤其是靠近功能区者，以免增加脑皮质不必要的损伤。

2. 病灶切除术少数脑实质囊虫，积聚成肿块样占位，如病变不在功能区，在手术显微镜下沿病变周围电凝皮质和血管，用脑压板和吸引器将肉芽肿块与正常脑组织分离摘除(图 26-4)。如为囊性病变，引流囊液时，应注意取除囊虫及头节。伴有癫痫的单发脑囊虫时，有条件者应在皮质脑电图监测下手术。

【术后处理】

1. 脑水肿严重者，术后适当给予脱水剂和激素治疗。

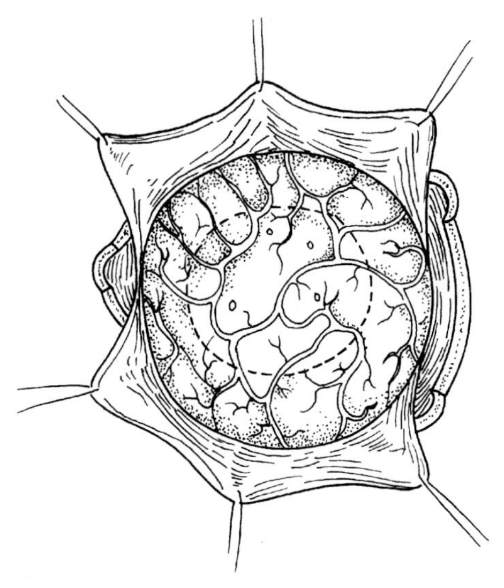

图 26-4 脑内囊虫摘除术

2. 癫痫发作为主的患者，术后继续抗痫治疗和服用抗寄生虫药，尔后依临床症状和 EEG 改变，以决定减药量或停药。

（二）脑室内囊虫摘除术

脑室内囊虫多为单发，亦可多发。寄居脑室系统的不同部位，但以第四脑室内囊虫最常见。由于渗透压的不同，脑脊液不断向囊虫包膜内渗入，囊虫体积一般可达直径 2~3cm。囊虫附着于脑室壁或悬浮于脑室腔内，引起局部室管膜炎、室管膜下胶质增生，脑室系统某一部分产生变形；飘浮于脑室内的囊虫尚可使室间孔、中脑导水管、第四脑室中孔阻塞，产生梗阻性脑积水。临床症状主要为头痛、呕吐、视盘水肿等颅压增高症状。脑室囊虫的诊断主要采用 CT、MR。CT 脑室造影能勾画出囊虫的部位和轮廓，MRI 优于 CT 且无放射性，并可三维成像定位更精确。

【手术指征】

1. 侧脑室内、第三脑室内和第四脑室内囊虫，引起梗阻性脑积水。

2. 中脑导水管闭塞和第四脑室中孔粘连。

3. 脑底池脑囊虫伴蛛网膜炎和交通性脑积水。

【麻醉与体位】

气管内插管全麻。体位依病变部位而定，幕上脑室内囊虫取侧卧位或仰卧；幕下脑室内或脑池内囊虫，可取坐位、侧卧位或俯卧位。

【手术步骤】

1. 侧脑室脑囊虫手术通常采用仰卧位，经额中回皮质切口进入侧脑室，将患者头部略向前下倾，使悬浮于脑室内囊虫因重力作用移向额角。囊虫包膜菲薄，张力较大，可先用细针抽吸囊液，减张后用吸引器吸住囊壁轻轻摘除。第三脑室内囊虫的摘除方法，亦可取额中回皮质入路，或经胼胝体入路。经侧脑室室间孔进入第三脑室，侧脑室明显扩大者多无困难。摘除囊虫方法同侧脑室囊虫。

2. 第四脑室内囊虫手术取侧卧、坐位或俯卧位。颅后窝中线切口，枕骨钻孔后再扩大成直径 4~5cm 骨窗，寰椎后弓可不咬除。硬脑膜呈 Y 形剪开，枕窦和环枕窦应妥善处理。硬脑膜牵向两侧，显露枕大池、小脑扁桃体和小脑下蚓部。枕大池蛛网膜多增厚失去光泽，扁桃体可有不同程度下疝。在镜下剪开枕大池蛛网膜，将扁桃体向两侧牵开，有时即可见囊虫由第四脑室中孔露出。如第四脑室中孔粘连不重，牵开小脑扁桃，小的囊虫即可从第四脑室内脱出，或切开下蚓部达第四脑室顶部，再以脑压板向两侧牵开，囊虫即可显露（图 26-5）。如中孔粘连严重或囊虫巨大，则需

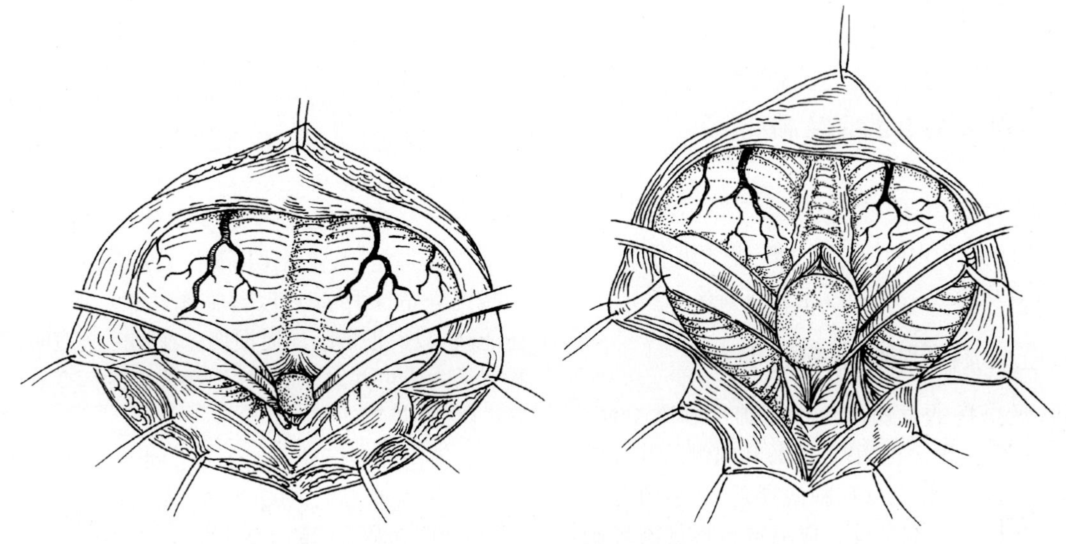

图 26-5 第四脑室内囊虫摘除术

要分离粘连，扩大中孔，或切开下蚓部达第四脑室顶部，再以脑压板向两侧牵开，囊虫即可显露(图 26-5)。因囊虫壁菲薄，张力高，为防破裂，宜先用细针抽吸减压，然后再摘除。在坐位手术时，游离于第四脑室内的囊虫，因自身重力关系，在牵开中孔或下蚓部时，多自行脱出脑室外。如囊虫位于第四脑室上部，或附着于脑室壁，术前有外引流者，亦可向脑室内缓缓注入生理盐水，以助囊虫由脑室壁分离和脱出。

3. 脑池内囊虫的手术枕大池囊虫摘除手术，与摘除第四脑室囊虫的入路相同。在镜下剪开枕大池蛛网膜即可见到囊虫，摘除较容易。脑底池囊虫常有分叶，位于小脑幕裂孔区、桥小脑角或脑干腹侧。囊虫在脑池内形状类似一串葡萄，伸入邻近脑池内、血管和神经之间，并引起脑底蛛网膜炎和纤维化，终致交通性脑积水。手术取后颅窝中线旁直切口，或耳后倒钩状切口，在手术显微镜下仔细分离囊虫与血管、神经、脑干之间粘连，体积大张力高的囊可先穿刺抽液。边用生理盐水冲洗，边以镊子轻轻向外牵拉取出(图 26-6)。摘除脑室内囊虫时，应防止囊虫破裂和头节流失，一旦破裂可用生理盐水反复冲洗。

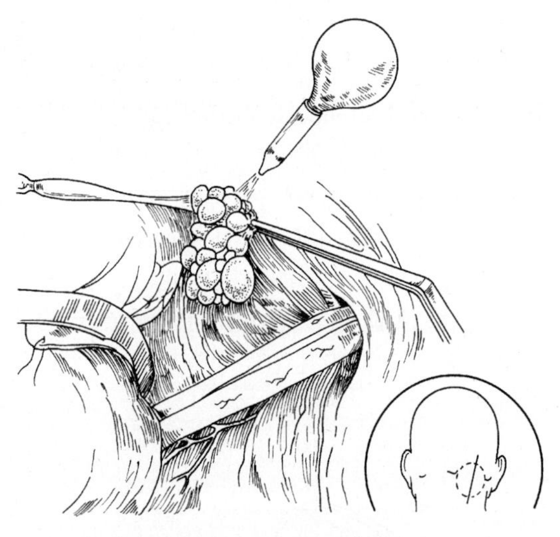

图 26-6　脑池内囊虫摘除术

【术后处理】

1. 伴有明显脑积水者，必要时加行脑脊液分流术。

2. 体内多发囊虫，术后继续应用抗寄生虫药。

二、脑型肺吸虫病的手术

脑型肺吸虫病的发病率仅次于肺部肺吸虫病，病变部位与成虫入颅途径相符，以颞叶内侧及枕叶常见，小脑很少受累。成虫可在脑内穿行，甚至由侧脑室和胼胝体穿行到另侧半球。成虫穿行不仅破坏脑组织，且有大量虫卵在脑内沉积，致脑组织坏死、液化、形成无菌脓肿和肉芽组织，晚期脑实质广泛萎缩。有生食蝲蛄或河蟹史，临床表现主要为癫痫、头痛、呕吐、视盘水肿等颅内压增高症状，以及相应的神经损害体征。痰和粪内查见虫卵，肺吸虫抗原皮内试验阳性，酶联免疫吸附试验阳性等可供诊断参考。CT 检查：在脑炎期，可见数目大小不一的低密度区，边界不清，强化后呈均匀片状或结节状增强，有不同程度水肿和占位效应。在慢性期脑内可出现圆形或椭圆形钙化，其周围脑组织可见低密度灶，局部皮质可有萎缩或脑室扩大。MR 检查：T1 像在大片低信号区内有散在小点状高信号；T2 像在团块状低信号和高信号混杂区外，围绕片状不规则高信号；顺磁剂增强后，原 T2 像团块状低、高信号混杂区明显增强，内有不规则小片状低信号区，其周围为大片低信号。患者如有呼吸道症状存在，尤其痰多者，尚应拍摄胸部平片，以了解肺部病变，及时予以治疗。以癫痫发作为主要表现的患者，术前应行脑电图检查。有条件者，术中行皮质电图定位，可能时切除癫痫灶。

【麻醉与体位】

气管内全麻。体位视病变部位而定。

【手术步骤】

1. 依照术前头颅 CT 或 MRI 所见，在病变相应部位做颅骨成形瓣。

2. 硬脑膜与脑皮质可有不同程度粘连，以双极电凝和剪断。硬脑膜瓣状剪开后翻向矢状窦侧。由于脑内同时存在有坏死、液化、肉芽形成及纤维化等不同病理改变，脑皮质失去光泽、色灰暗，脑沟加深、脑回宽度不一，触之较正常皮质硬，脑针穿刺有一定阻力，穿入脓腔可抽出暗红色、无臭稀薄脓液。

3. 病变切除　①位于功能区较远的肉芽肿病变，可沿病变周围皮质电凝后，整块切除病变。病变剖开后能见到大小不一的脓腔，有长短不同的隧道相互沟通，并可能见到成虫和沉积的虫卵。②邻近功能区的以脓肿为主的病变，全切可加重功能损害，可避开功能区切开脓腔，吸尽脓液并注意取除成虫，生理盐水清洗脓腔，术后常可获良效。③多发性病变并累及重要功能区，或双侧大脑半球受累伴颅内压增高，非手术治疗效果差，又不能切除时，行颞肌下减压或去骨瓣减压等姑息手术，以改善临床症状。术中注意保护功能区，减少正常脑皮质损伤。在切除病变时，注意寻找有活力成虫并取除，以杜绝酿成新的病变。

【术后处理】

1. 脑水肿严重者术后继续脱水和适当应用激素。

2. 术前症状以癫痫为主，术后应继续抗癫痫治疗，依临床和脑电图检查结果减药量或停药。

3. 累及功能区不能切除，或脑内残留病变以及多发病变，或疑有生活力的成虫，应系统给予抗寄生虫药物治疗。

三、脑型包虫病的手术

脑型包虫以细粒棘球蚴病（囊型包虫）占绝对多数，可分布于颅内不同部位，但主要分布在大脑中动脉供应区。包虫位于白质内，大多数为单囊，约占78.57%，多囊约占21.42%。直径3~16cm不等，内囊壁薄，含生发层，囊液清亮无色，含无数头节；外囊较厚，似粉皮样。CT平扫呈圆形低密度影，边缘锐利，周围无水肿带。囊液的密度与脑脊液相似，通常注射对比剂不增强，但有时其包膜可显示环状增强，极少数包膜和囊内可有钙化。MRI检查发现包虫囊壁在T1和T2加权像均为低信号环状影，T2加权像较T1加权像对包虫囊壁显示更好。

【手术指征与禁忌证】

单囊包虫和多囊包虫适合于手术；多发包虫或手术后播散包虫，伴肝、肺包虫病，患者一般状况较差者，宜非手术治疗。

【手术步骤】

手术在全麻下进行。按照CT或MRI提示的病变位置，做一大于包虫直径的皮骨瓣。

1. 包虫摘除法体积较小包虫，又远离功能区者，在包虫相应部位电凝皮质并切开，脑压板分开皮质切口后，见到外观呈粉皮样包膜即为包虫囊壁，沿其周围轻柔向深部分离，多可完整摘除而不致溃破（图26-7）。

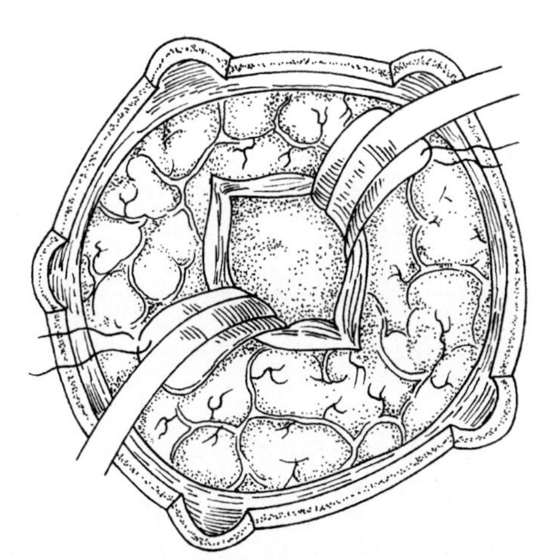

图26-7　脑实质内包虫摘除术

包虫体积较大，部分接近皮质表面时，沿显露的包虫和皮质交界部位，以双极电凝处理粘连及血管，再沿包虫囊与脑组织间分离。若包虫位于较深部位，电凝和切开脑皮质的切口应够大，以免分离包虫时过多挫伤脑实质。当分离到能显露包虫直径时，即可不再向深部分离。此时放低患者头位，使包虫囊位于较低部位，用充满生理盐水的冲洗器，稍加用力注入包虫囊与周围脑组织之间。因包虫囊与周围胶质化的脑组织既无血管沟通又无紧密粘连，故借助水的冲力和包虫自身重力作用，包虫囊即逐渐从囊床分离直到从脑深部脱出（图26-8）。此方法简易实用，相对安全，多数单囊包虫和多囊包虫可用该技术完整摘除。

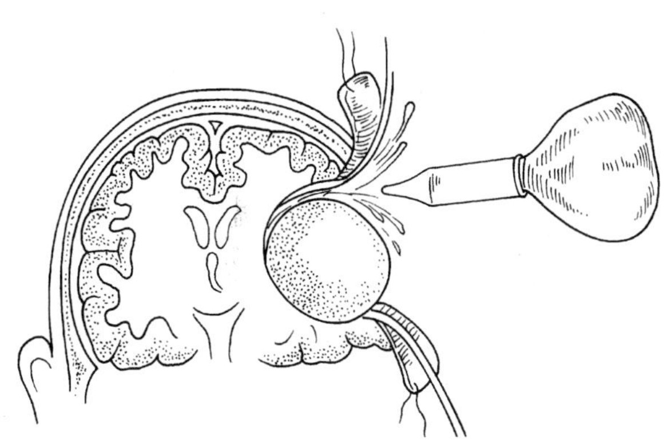

图26-8　水力漂浮分离包虫囊壁

2. 穿刺抽液和包虫囊摘除术适用于较浅部位包虫，包虫囊显露后，以棉片妥善保护四周脑组织，在囊的最高点以细针头穿刺，用空针抽出囊液。视囊液多少，反复向囊内注入适量3%过氧化氢溶液或3%高渗盐水，留滞10分钟以杀灭残留头节。然后再用生理盐水或3%高渗盐水反复冲洗，到抽出液见不到头节，在手术显微镜下，将囊壁与脑组织分离摘除。

儿童颅骨比较薄，有的患者包虫囊已紧贴硬脑膜，在颅骨钻孔和掀开骨瓣时，应注意防止撕破硬脑膜和包虫囊壁，污染术野。

【术后处理】

1. 巨大包虫摘除后颅内压急剧下降，可能引起继发出血，应注意观察。

2. 术中包虫囊破裂或合并有其他器官包虫，术后应系统服用阿苯达唑和吡喹酮，有助于防止包虫复发，上述二药联合使用效果更好。

3. 有癫痫者术后应继续抗痫治疗。

（王宪荣　吴南）

参考文献

1. Brouwer MC, Tunkel AR, McKhann GM 2nd, et al. Brain abscess. N Engl J Med, 2014, 371(5): 447-456.
2. Martinez HR, Rangel-Guerra R, Arredondo-Estrada JH, et al. Medical and surgical treatment in neurocysticercosis a magnetic resonance study of 161 cases. J Neurol Sci, 1995, 130(1): 25-34.

第二十七章

2

脑积水的手术

脑积水(hydrocephalus)是由于颅脑疾患使得脑脊液分泌过多和(或)循环、吸收障碍而致颅内脑脊液量增加,脑室系统扩大和(或)蛛网膜下腔扩大的一种病症,通常以脑脊液循环通路梗阻和吸收不良较为多见,而分泌过多者较为少见。

用于脑积水的手术方法很多:

(1) 解除梗阻原因的手术,如中脑导水管狭窄扩张疏通术、分离第四脑室中孔粘连、切除脑室内或其邻近部位占位病变、纠正先天畸形等。

(2) 减少脑脊液分泌的手术,如脉络丛切除或电灼术。

(3) 脑脊液颅内分流术,如脑室 - 脑池分流术、第三脑室造瘘术等。

(4) 将脑脊液引入血液系统,如脑室 - 上矢状窦、脑室 - 颈静脉、脑室 - 右心房及脑室 - 胸导管分流术。

(5) 将脑脊液引流到其他体腔或器官内,如脑室 - 乳突腔、脑室或腰池 - 腹腔、脑室 - 输尿管、脑室 - 膀胱等。上述方法各有利弊,目前以脑室 - 腹腔分流和第三脑室底造瘘术比较常用,偶可用到侧脑室 - 枕大池分流、脑室 - 心房分流。

第一节　脑室 - 腹腔分流术

【手术指征】

适用于各种梗阻性和交通性脑积水。因其并发症较少,有颅内轻度感染者仍可采用,故目前应用较多。

【禁忌证】

颅内严重活动性感染、引流管经过的皮肤或腹部感染和腹腔内有广泛粘连者。

【手术步骤】

1. 脑室管、控制阀的放置　患者仰卧,头向左偏,肩下垫枕。在右颞区做一弧形皮瓣,在皮瓣中央(相当于外耳道后上方 4~5cm)处钻孔,其大小与控制阀相适应,钻孔底部留部分内板,以防控制阀陷入颅内。脑室穿刺成功后,拔出脑穿针置入脑室管,管端应接近室间孔。将脑室管与控制阀妥善接合,控制阀边缘固定在四周的骨膜上。

2. 腹腔管的放置　先由头部控制阀切口开始,用通条沿耳后至右颈皮下至腹部剑突下打一皮下隧道。将腹腔管剪至适当长度,使腹腔内的长度为 20~30cm,上端与帽盒连接牢固,并证实脑脊液引流通畅后,将其引导到上腹部。再取上腹部正中或正中旁切口,长 5~6cm。切开腹膜进入腹腔后,找到肝圆韧带,显露肝脏,将腹腔管端放置在肝膈面上或腹腔内,并妥善地固定在肝圆韧带上。然后分层缝合腹部切口及其他各个切口(图 27-1)。

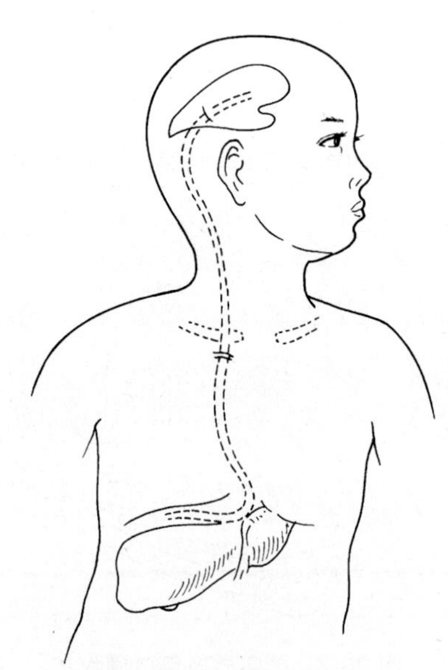

图 27-1　脑室腹腔分流示意图

如无上述分流装置,也可用一根适当长度、内径 2mm 的硅橡胶管代替,脑室端与腹腔端各剪 2~3 个侧孔。行枕部或额部钻孔,做枕角或额角穿刺,放好引流管的脑室端,由枕部或额部切口经耳后、右颈、右胸壁的皮下隧道，将引流管引导到上腹部。然后再按上法做腹部切口，将引流管剪到适当长度，管端亦放在肝膈面上，并妥善固定，缝合各个切口。为防硅管滑出脑室，可在头皮下切口内盘一圈固定在骨膜上。普通硅橡胶管因下端无阀门控制，故手术后早期脑脊液分流量大，术后患者应卧床，逐渐抬高头部直到坐起，无异常感觉时，才开始下床活动。

第二节　神经内镜下第三脑室底造瘘术

近年来，神经内镜第三脑室造瘘术的手术方法日益成熟，适应证不断拓宽，成为非交通性脑积水手术治疗的常规方法。

【适应证】

由于第三脑室造瘘术需要患者的脑脊液吸收能力正常，蛛网膜下腔脑脊液循环通畅，所以第三脑室造瘘术主要适用于非交通性脑积水。第三脑室后半部至第四脑室出口处之间占位引起的阻塞性脑积水是第三脑室造瘘术的最佳适应证。

【术前准备】

1. 根据 CT 和 MRI 等影像确诊非交通性脑积水，判断手术可行性并确定手术钻孔位置（图 27-2A，B）。

2. 神经内镜系统　由脑室镜、光源、摄像机和监视器组成。脑室镜包括工作鞘和硬质内镜。工作鞘

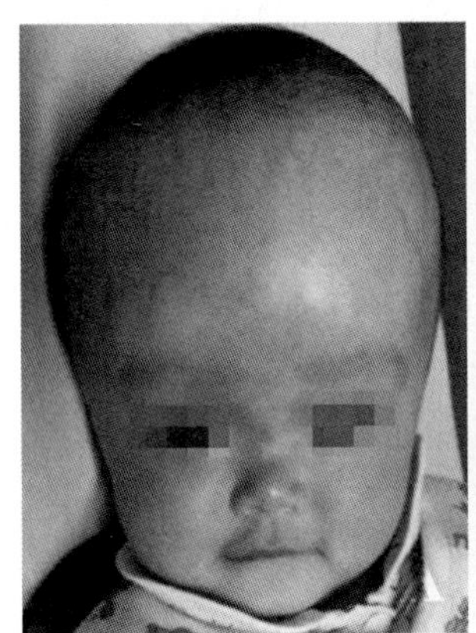
A. 脑积水患儿头颅外观

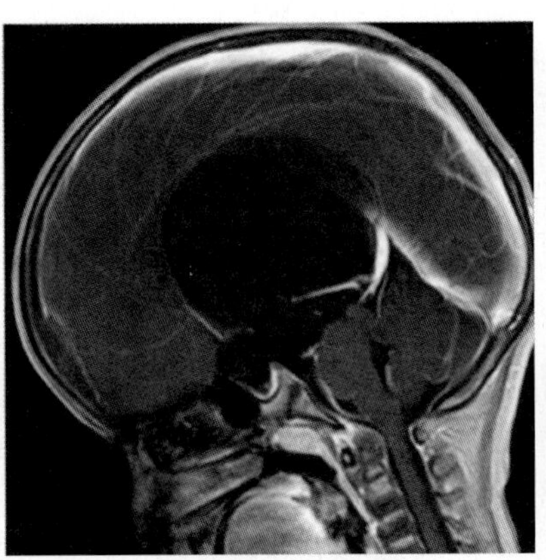
B. 脑积水MRI矢状位

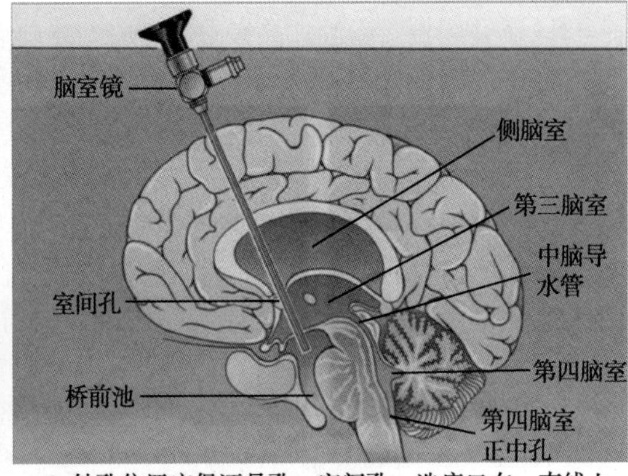

C. 钻孔位置应保证骨孔、室间孔、造瘘口在一直线上

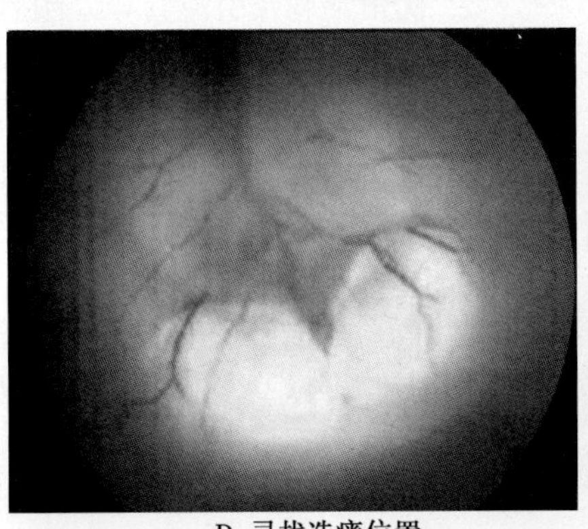
D. 寻找造瘘位置

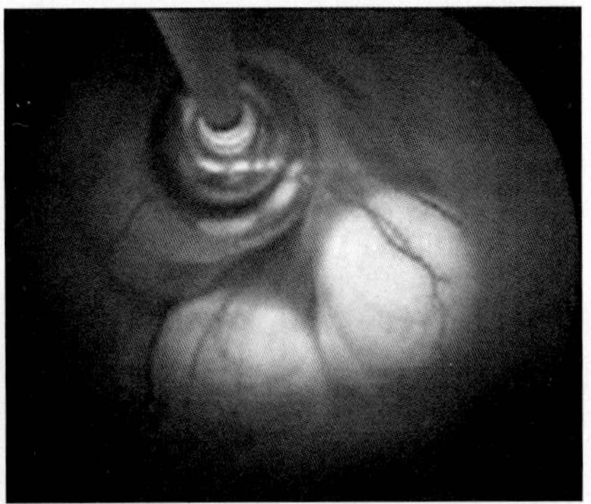
E. 球囊造瘘

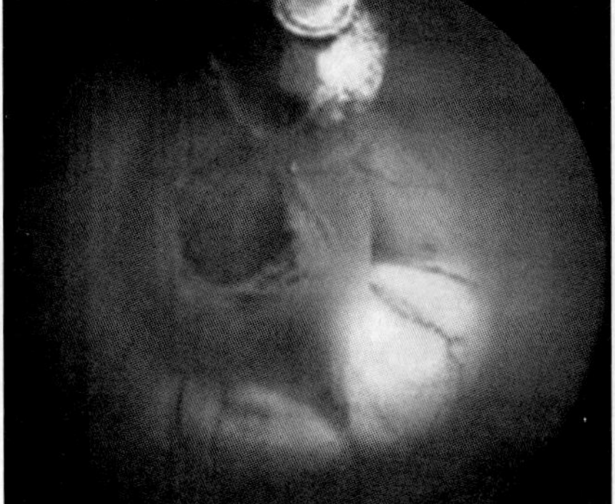
F. 扩大瘘口

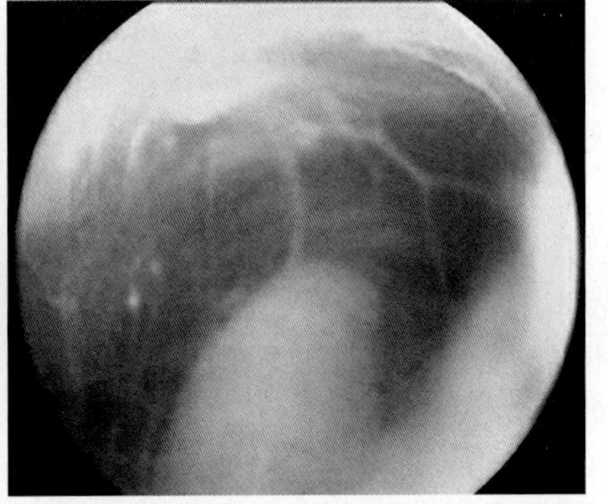
G. 通过造瘘口观察，确保第三脑室与桥前池相通

图 27-2　神经内镜第三脑室底造瘘术

由内镜通道、操作通道、冲洗和引流通道四部分组成。脑室镜工作鞘的外径一般小于 8mm，否则会造成脑组织和小血管的损伤，内镜多应用 0 度和 30 度镜。

3. 操作器械　包括 Fogarty 球囊导管、单极或双极电凝、水切割、微型钳。

【麻醉】

全身麻醉。

【手术步骤】

1. 体位　仰卧位，头略曲，头架固定。

2. 颅骨钻孔　钻孔位置一般位于冠状缝前 1cm、中线旁开 3cm，骨孔直径约 1.5cm，骨孔、室间孔、造瘘口在一直线上（图 27-2C）。

3. 侧脑室前角穿刺　术中脑针常规侧脑室前角穿刺成功后，顺原路将硬质神经内镜插入侧脑室。

4. 确认靶点　室间孔的后界是侧脑室脉络膜丛，前界是穹隆柱，后内侧有脉络膜静脉、丘纹静脉和透明隔静脉的联合。神经内镜进入第三脑室，乳头体前方最窄细的部分是第三脑室底，进一步向前是漏斗隐窝，其表面是粉红色，其边界是视交叉。造瘘口一般选择在漏斗隐窝与乳头体之间，呈半透明的、带蓝色的无血管薄膜是比较理想的穿刺部位；如果斜坡与乳头体间的间隙较为狭窄，造瘘口应在乳头体的正前方。术中可利用微血管 Dopple 探头经内镜进行血管超声探测，对基底动脉和大脑后动脉进行术中实时定位，从而避免造瘘时损伤血管。

5. 造瘘　在直视下定位后，先以 3F 球囊导管钝性头端穿过第三脑室底，再向球囊内缓慢注入 0.2ml 生理盐水，将瘘孔扩大，之后再将球囊抽空，或换用 4F、5F、6F 的球囊，如此反复进行，直至瘘口直径达到 5~6mm（图 27-2D，E，F）。如果第三脑室底膜很韧或很有弹性，可用电凝、弯头探针和微型钳进行锐性造瘘，但需尽量避免损伤基底动脉。造瘘成功后，将内镜通过瘘口观察桥前池结构，确保第三脑室与桥前池相通（图 27-2G）。

【注意事项】

第三脑室造瘘术的并发症发生率较分流术低，包括术中静脉出血、基底动脉破裂、术后颅内出血、感染、短暂意识丧失或下丘脑功能低下，大多为一过性。其中最危险的并发症就是基底动脉及其分支破裂引起大出血。为避免动脉破裂大出血，必须根据第三脑室底的实际情况而选用合适的造瘘方法。当第三脑室底膜较紧张、不易被推动时，钝性造瘘（如球囊导管等）是容易成功的；当第三脑室底膜较松弛或富有弹性时，可采用锐性造瘘。正确选择合适的脑积水病患者，采用良好的手术器械，熟练掌握手术方法和操作技巧，可以提高手术的安全性及有效性。

第三节　侧脑室 - 枕大池分流术

该手术系将脑脊液由脑室引流到蛛网膜下腔，符合脑脊液的循环生理，既往的经验提示疗效也较肯定，但手术创伤较大，已渐为第三脑室底造瘘取代。

【手术指征】

室间孔、中脑导水管或第四脑室中孔先天性闭锁，中脑导水管粘连，第三脑室内或松果体区不能切除的肿瘤等。颅后窝畸形或广泛软膜蛛网膜粘连者禁用。

【麻醉】

全身麻醉。

【体位】

坐位、俯卧或侧卧位。

【手术步骤】

1. 枕部钻孔及显露颅后窝枕部切口同枕角穿刺。颅后窝中线切口，上起枕外粗隆下方，下至第 3 颈椎棘突水平。严格循中线切开皮肤及皮下组织，在左右项肌之间分入，直达枕骨。将肌肉白枕骨推离，用颅后窝开器牵开切口，钻孔后将枕骨咬成直径 4cm 骨窗，如怀疑小脑扁桃体疝存在，可将枕大孔后缘及寰椎后弓一并咬除（图 27-3A）。严密止血，清除所有碎骨屑，用等渗盐水反复清洁切口，硬脑膜暂不切开。

2. 枕角穿刺及引流管导入颅后窝切开枕部钻孔处硬脑膜，电灼皮质后，用脑针穿刺侧脑室枕角，见有清亮脑脊液流出后，将脑针退出直到不流脑脊液为止，此时脑针深度即为皮质表面到脑室的深度，记下此数值。拔出脑针，用内径 2mm 硅橡胶管换置于脑室中，管的脑室端应加做 1~2 个侧孔，管端深度以接近室间孔最好，过浅脑室缩小时管端及侧孔易被脑组织阻塞。引流管外端暂用骨蜡封闭，以免脑脊液过多流失。自枕部切口到颅后窝切口之间帽状腱膜下，用导引管穿一皮下隧道，引流管由此隧道引流入颅后窝（图 27-3B）。在引流管由皮下隧道引入颅后窝前，枕部钻孔下缘咬成槽状，使管子容于槽内，以免在钻孔缘折成角度。引导管子时妥善固定，防止从脑室退出，管子引导到颅后窝切口后，管的脑室端固定在枕部切口骨膜上，分层缝合枕部切口。

3. 显露枕大池及放置引流管将小脑表面硬脑膜做一斜行切口，其下端达枕大池，注意勿损伤枕窦，暂不切开蛛网膜。待枕大池显露后，将蛛网膜刺一小孔，经此孔将引流管导入枕大池内约 1cm，管子下端固定于硬脑膜上，以防游离的管端损伤重要结构，然后缝合硬脑膜切口（图 27-3C）。如引流管周围有脑脊液流出，可取一块枕肌缝扎于管周，漏液多可停止。在颅后

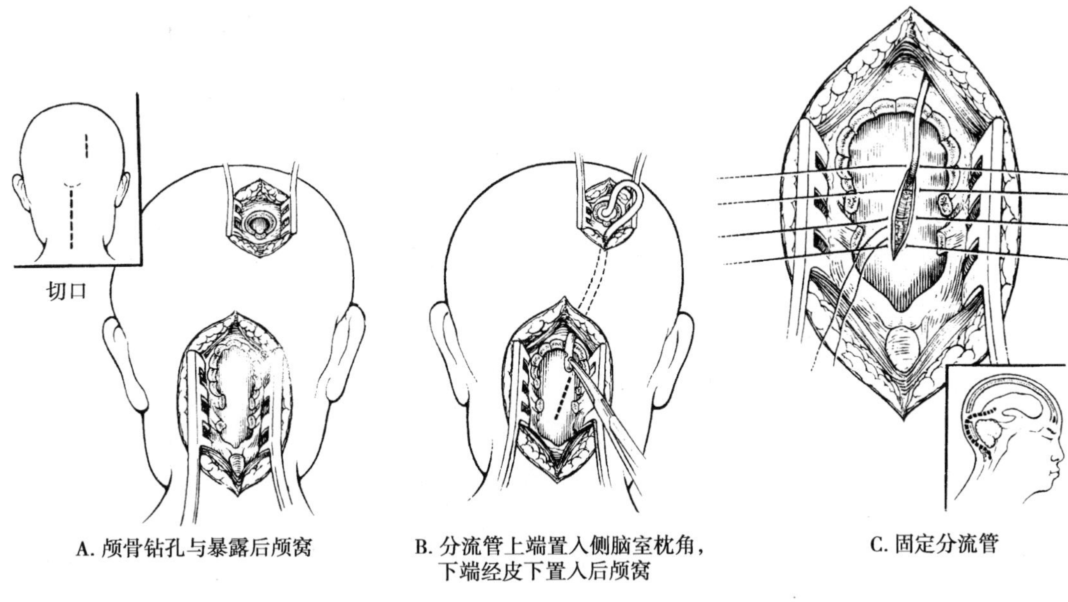

图 27-3 侧脑室枕大池分流术

窝骨窗上缘处，将引流管再固定一针。清洗伤口，确无渗血后，按常规方法缝合伤口。

【注意事项】

1. 引流管下端必须放入枕大池内，切勿置于硬脑膜与蛛网膜之间，以免造成硬脑膜下积液。

2. 引流管以硅橡胶管为好，放入枕大池内的长度要适当，以 1cm 为宜，太长可能影响神经功能，太短可能脱出蛛网膜下腔。管端剪侧孔 1~2 个。

3. 一般只做右侧脑室一枕大池分流，如病变接近室间孔，有迅速阻塞可能时，或室间孔先天性闭锁，则行双侧分流。

4. 术后头几天，每天腰穿放脑脊液，有利于颅压下降。

第四节 脑室 - 心房分流术

【手术指征】

适用于各种梗阻性和交通性脑积水。但自脑室 - 腹腔分流术应用于临床后，脑室心房分流术已很少应用。

【禁忌证】

1. 脑内、心血管系统或引流管经过的皮肤有急性炎症者。

2. 侧脑室内恶性肿瘤所致的脑积水。

3. 心力衰竭及其他心脏病患者。

【术前准备】

应选用质量可靠、组织适应好、高强度、硬度合适的材料的分流装置。该装置具有抗虹吸作用和单向阀门功能，由脑室管、阀门系统及心房管或腹腔管三部分组成，分流装置置入前，应测试液体单向通过性是否正常。

【手术步骤】

脑室管、控制阀的放置到位后，以右下颌角为中心，在胸锁乳突肌前缘，做一 5cm 长切口，仔细分离各层，找到面总静脉及颈静脉，结扎并切断面总静脉，将心房管由面总静脉近端插入颈静脉，直达右心房。心房管端的位置，应平第 5~7 胸椎水平。如管端含有显影材料，在 X 线电视屏下，甚易确定管端位置；否则，可取 60% 泛影葡胺 5~7ml，注入管内摄片观察管端位置。心房管放妥后，在面深静脉处扎紧，剪短到适当长度与帽盒衔接牢靠，并以丝线固定。分别将各切口分层缝合(图 27-4)。

2

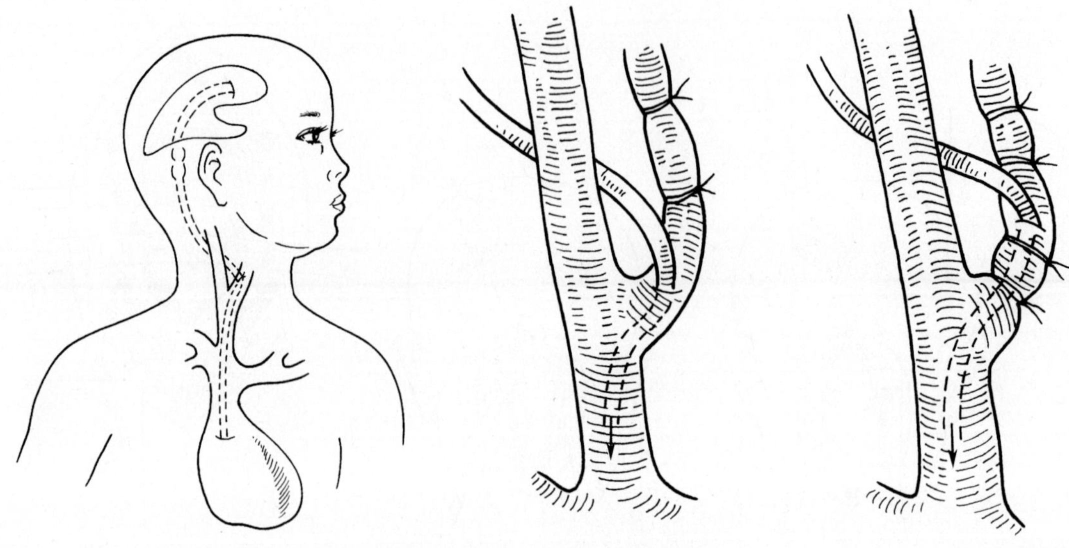

图 27-4　脑室 - 心房分流术示意图

（孟辉　冯华）

参考文献

1. Hung AL, Vivas-Buitrago T, Adam A, et al. Ventriculoatrial versus ventriculoperitoneal shunt complications in idiopathic normal pressure hydrocephalus. Clin Neurol Neurosurg, 2017, 157: 1-6.
2. Paulsen AH, Due-Tønnessen BJ, Lundar T, et al. Cerebrospinal fluid (CSF) shunting and ventriculocisternostomy (ETV) in 400 pediatric patients. Shifts in understanding, diagnostics, case-mix, and surgical management during half a century. Childs Nerv Syst, 2017, 33 (2): 259-268.
3. Dakurah TK, Adams F, Iddrissu M, et al. Management of Hydrocephalus with Ventriculoperitoneal Shunts: Review of 109 Cases of Children. World Neurosurg, 2016, 96: 129-135.

第二十八章

脊髓疾病的手术

第一节　椎板切除与脊髓探查术

【手术指征】

主要用于各种原因引起的脊髓压迫症，如椎管内肿瘤、囊肿、脓肿、肉芽肿、脊髓骨折与脱位、椎管狭窄等。此外，亦用于某些止痛手术，如脊髓前外侧束切断、神经根减压等。

【术前准备】

1. 同一般手术前准备。

2. 手术前一日行清洁灌肠、准备手术野皮肤，其范围应超出切口四周 10cm 以上，颈椎探查应剃光枕部头发。

【麻醉】

气管内插管静脉复合麻醉或局麻。

【体位】

视病情而异，颈髓手术取侧卧或俯卧。不论何种体位，均须使脊柱呈直线，以便切口位于中线减少出血。俯卧位时，应防止腹部受压（图 28-1）。

【手术步骤】

椎板切除术分全椎板切除术及半椎板切除术，脊髓压迫症多用全椎板切除术。颈、胸、腰椎在构造上虽有一定差异，但除个别手术步骤外，椎板切除方法基本一致。下面以胸椎椎板切除为例，介绍手术操作。

1. 切口与椎板显露根据 X 线片、CT、MRI 或脊髓造影所见，结合临床体征，确定病变的椎体平面，用甲紫画出切口线，长短以能显露病变上下各一个椎板为准。为了减少切口出血，常用麻药为 0.5%~1.0% 的普鲁卡因溶液（100ml 内，加入肾上腺素 10 滴）进行切口线、皮下、椎旁肌浸润麻醉。切开皮肤及皮下组织直达棘上韧带，沿棘上韧带一侧切断椎旁肌附着点（图 28-2A）。用骨膜剥离器沿棘突一侧及椎板骨面将肌肉剥离。在肌肉和椎板间用盐水纱布或干纱布填塞止血(图 28-2B)。按同法分离另一侧椎旁肌肉。颈椎棘突短且有分叉，椎板较胸椎小，显露时应循中线作锐性分离。某些椎管内肿瘤，因长期扩张压迫或直接侵蚀，致椎板变薄或破坏，在用骨膜剥离器剥离肌肉时，用力切勿过猛，以免椎板骨折损伤脊髓。

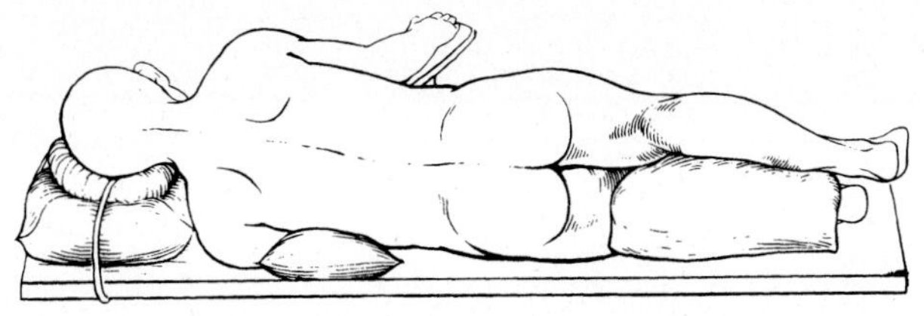

图 28-1　脊髓手术常用体位（侧卧位）

2. 切除椎板双侧椎板显露完毕后，取出填塞纱布，电凝肌肉上的出血点。用椎板牵开器牵开切口，剪断棘突间韧带，用骨剪从棘突根部将其剪断（图 28-2C），用尖头咬骨钳或椎板咬骨钳，先由椎板下缘咬开后，逐渐将椎板完全咬除，上下应超出病变一个椎板，两侧不宜超过上下关节突（图 28-2D）。咬除椎板时，咬骨钳不能向脊髓挤压过重，骨片与软组织相连时，用组织剪剪断。椎板断面用骨蜡止血，静脉丛出血可用棉片或明胶海绵压迫或双极电凝止血。

3. 探查脊髓椎板切除后，即可能看出不同程度的病理改变。正常的脊膜稍呈蓝白色，有与脉搏一致的搏动；发炎的脊膜表现充血，并失去光泽；硬脊膜内有占位病变时，则可见硬脊膜外脂肪组织减少、黄韧带萎缩变薄，正常的脊髓搏动消失，静脉丛增粗迂曲。打开硬脊膜前，所有骨碎屑应清除干净，并进一步止血，用等渗盐水冲洗术野，手术者更换手套。

在硬脊膜中线两侧，缝数针牵引线，在二线间循中线切开硬脊膜，将有槽探针放入硬脊膜下保护脊髓，再扩大硬脊膜切口至需要长度，并将其牵向两侧（图 28-2E）。切开硬脊膜后，注意硬脊膜下有无粘连、蛛网膜有无增厚、脊髓表面的血管有无异常，脊髓是否增粗，以及有无新生物等。正常脊髓呈乳白色，稍红润带光泽，血管分布清楚，蛛网膜无色透明，相邻节段

2

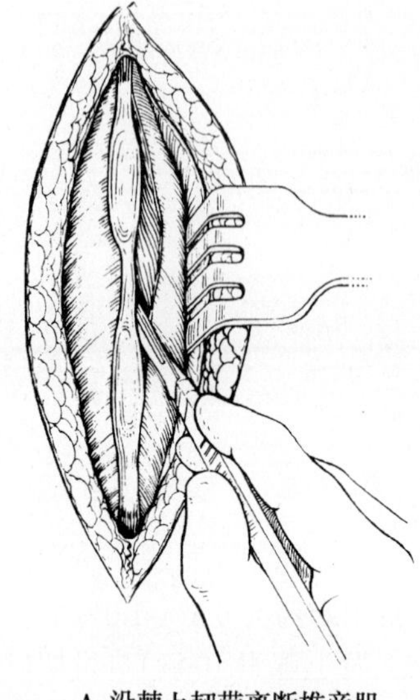
A. 沿棘上韧带离断椎旁肌

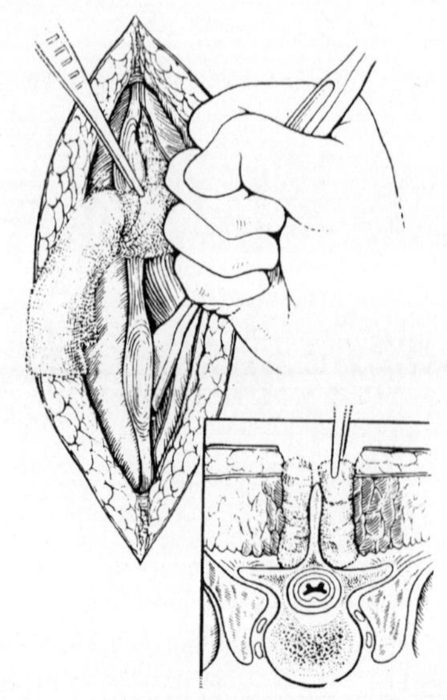
B. 肌肉与棘突间填塞止血

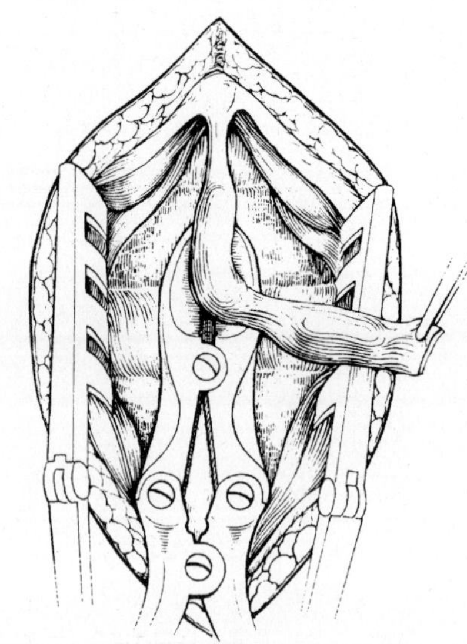
C. 剪断棘突根部

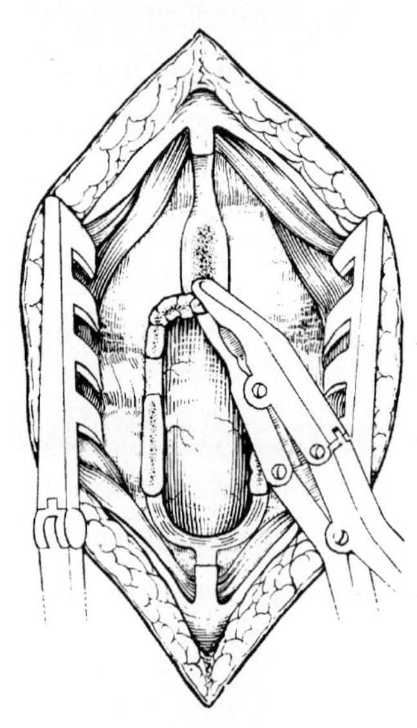
D. 咬除椎板

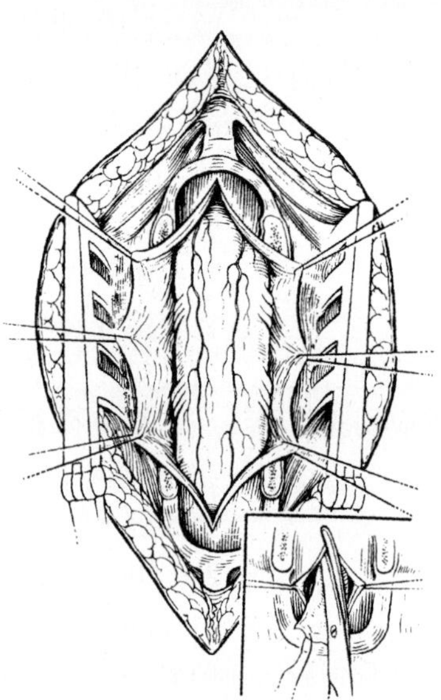
E. 剪开硬脊膜

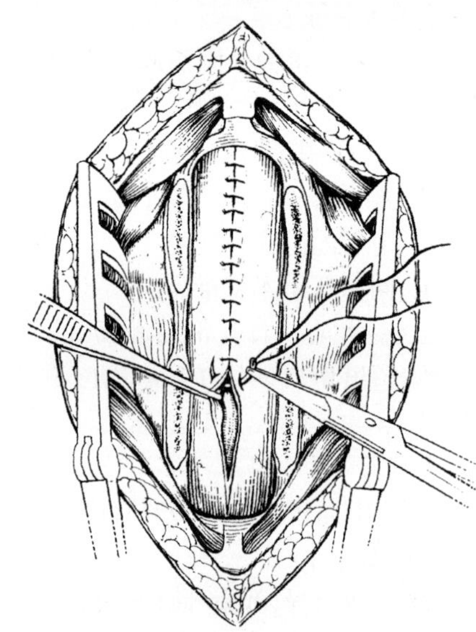
F. 缝合硬脊膜

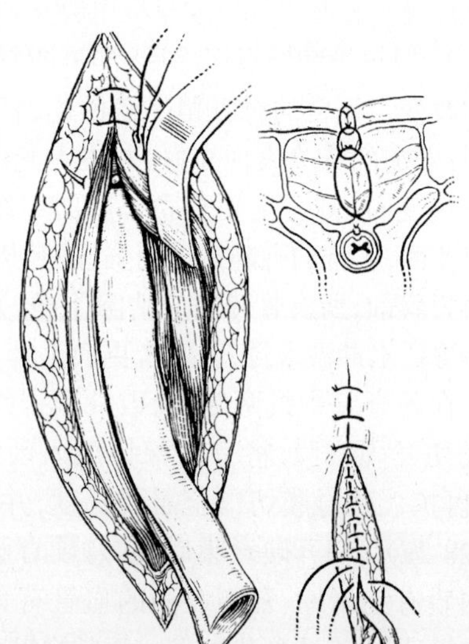
G. 缝合各层，必要时留置引流

图 28-2　椎板切除与脊髓探查术

的脊髓粗细差异不大，位于椎管正中。髓内肿瘤常使脊髓增粗，侧方髓外肿瘤则将脊髓压向一侧。发现肿瘤时，应注意其大小、位置、色泽、硬度以及血液供应情况。如果在椎板切除平面未发现肿瘤，可用盐水湿润后的尿管，放入硬脊膜下向上下探查，如遇阻力，常暗示肿瘤所在，然后按需要扩大椎板切除范围。探查脊髓时必须十分轻柔，脊髓表面出血宜用棉片压敷止血，或用低电流双极电凝器止血。

4. 缝合与引流脊髓探查完毕，经检查确无出血及异物后，用等渗盐水冲洗，如不需作脊髓减压，则严密缝合硬脊膜及其他各层。缝合硬脊膜时，应防止损伤脊髓表面血管。缝合肌肉时注意不留死腔。硬脊膜外留置引流物（图 28-2F，G）。

【术后处理】

先平卧 4~6 小时再侧卧，腰骶部手术应注意防止粪便污染切口，术后 24 小时拔除引流物。

【术后并发症及预防】

1. 呼吸障碍及高热　常见于高位颈髓术后。呼吸障碍系因原脊髓损害平面高，呼吸肌麻痹，加上手术干扰而加重脊髓功能损害；或高位颈髓术后反应性水肿、膈神经中枢受损而影响呼吸。

在炎热季节常常出现高热。主要防治措施是：

(1) 手术中极力避免加重脊髓损伤；

(2) 预防肺部并发症，必要时进行气管切开；

(3) 术后用脱水药及肾上腺皮质激素，以减轻脊髓水肿；

(4) 呼吸障碍严重或呼吸肌完全麻痹者，及早用呼吸机辅助呼吸；

(5) 体温过高要尽早物理降温。

2. 硬脊膜外血肿　系止血不彻底所致。表现术后瘫痪加重，感觉损害平面上升，常于 24~48 小时达高峰。缝合伤口前，应特别注意椎板断面、静脉丛及肌肉出血是否止血妥善，常规于硬脊膜外置引流物。不能排除血肿时，应及早进行 CT 检查，一旦确定出血，应及时再次探查。

3. 脊髓损伤及水肿　脊髓损伤主要因手术操作不当，造成脊髓损伤所致。严重者术后出现脊髓功能障碍，甚至永久不能恢复。脊髓反应性水肿，运动及感觉功能可不同程度损害，有时与硬脊膜外血肿不易鉴别。单纯性水肿对脱水剂和肾上腺皮激素反应良好，用药后症状体征明显改善。与血肿无法区别时，需要行 CT 或 MRI 鉴别，或再次探查。如发现脊髓水肿严重受压明显，应适当扩大椎板切除范围并剪开硬脊膜减压。

4. 脑脊液漏与切口感染　硬脊膜缝合不严，加上软组织内死腔大，即易造成脑脊液伤口漏，发现后及时再探查加强硬脊膜缝合，消除死腔，硬脊膜外置硅橡管引流，由切口旁引出行持续引流，以利伤口愈合。

切口感染常发生于术后 3 天左右，表现为体温升高、切口红肿、压痛、并可见脓性分泌物。切口感染的因素较多，如术中污染、软组织内血肿、异物遗留、伤口脑脊漏等，重在预防、消除这些因素。已发生感染者要及时引流，分泌物送细菌培养及药物敏感实验，同时全身应用抗生素治疗。

2

第二节　椎管内肿瘤的手术

椎管内肿瘤包括脊髓内、脊髓外硬脊膜内、硬脊膜外三种类型，除部分髓内和硬脊膜外肿瘤为恶性外，大多数是良性肿瘤，如能早期诊断、及时治疗，常可获得较好疗效。

一、硬脊膜外肿瘤切除术

硬脊膜外肿瘤可原发于软组织或椎骨。如脂肪瘤、血管瘤、神经母细胞瘤、骨巨细胞瘤、骨软骨瘤及骨髓瘤等；或继发于其他器官的恶性肿瘤，如乳癌、绒毛膜上皮癌、直肠癌及前列腺癌等。

【手术指征】

1. 原发于椎管内软组织的良性肿瘤。

2. 继发性肿瘤，如患者一般情况尚好，原发病灶已切除或尚无多处转移，椎骨破坏较轻，但瘫痪发展迅速，椎管阻塞明显，疼痛剧烈者。

【禁忌证】

1. 年龄过大，全身呈现恶病质。

2. 原发灶已广泛转移或椎骨破坏严重等，均不适合手术。

【手术步骤】

按常规方法行椎板切除。因椎体及椎弓多被肿瘤侵蚀破坏，故出血一般较剧烈，操作时应更仔细，止血要彻底。咬除椎板后，位于椎管背侧的肿瘤，可自行向外膨胀出，切除椎板范围应将肿瘤上下极充分显露。位于椎管背侧的肿瘤切除较易，可先由肿瘤一端开始，用剥离器自硬脊膜上整块剔除（图 28-3）。肿瘤较大时分块切除。肿瘤位于侧方时包绕神经根者，不易整块切除，可用刮匙、活检钳分块切除。肿瘤位于胸段又包绕神经根阻碍全切除者，可切断 1~2 根神经根，但位于颈膨大或腰膨大区，则不宜切断神经根。位于椎管腹侧的巨大肿瘤，全切除更困难，可先行囊内切除，或部分切除，或仅行椎板减压术。位于腹侧的良性肿瘤，局限于马尾部者，也可经硬脊膜内切除。切开硬脊膜后，用剥离器将脊神经根轻轻牵向一侧，在肿瘤

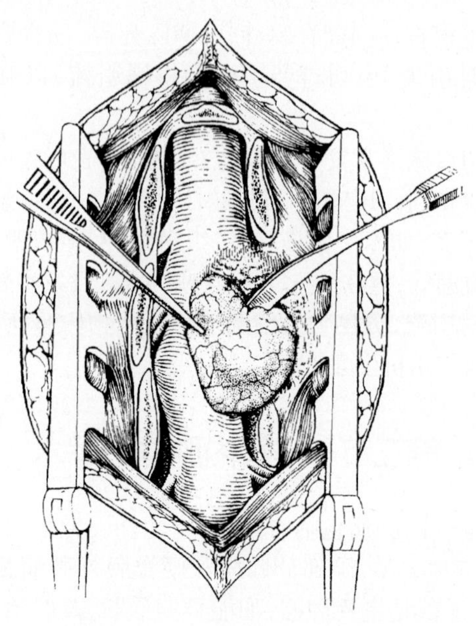

图 28-3　硬脊膜外肿瘤切除术

突出部位切开硬脊膜，刮除肿瘤，彻底止血后，缝合硬脊膜。

二、硬脊膜内髓外肿瘤切除术

硬脊膜内髓外肿瘤是椎管内最常见的肿瘤，其中大部分是可以手术切除的良性神经纤维瘤或脊膜瘤。

（一）神经纤维瘤切除术

神经纤维瘤又称神经鞘瘤，多见于35~45岁，以颈、胸段发生率高，一般为单发，但也可多发，质地较硬，有时可发生囊性变。肿瘤具有包膜，与周围组织分界清楚，肿瘤常与一神经根相连，其表面常被一层蛛网膜覆盖。某些肿瘤部分可生长到硬脊膜外或椎管外，呈哑铃状。因脊髓长期受肿瘤压迫，脊髓移向肿瘤侧或局部凹陷，严重者脊髓呈带状。

手术步骤：切除椎板后，沿中线切开硬脊膜。位于脊髓腹侧的肿瘤，可将脊髓挤向后方紧贴脊膜，故切开硬脊膜时须细心，以免损伤脊髓。剪开硬脊膜后，位于侧方的肿瘤易被发现；但位于脊髓腹部的肿瘤，需剪断1~2条齿状韧带，用小血管钳将其提起，再将脊髓轻轻牵向一侧，始能发现肿瘤。硬脊膜切口须能充分显露肿瘤的上下极。见到肿瘤后，先用注射器穿刺肿瘤（图28-4A），如为实质性肿瘤则无囊液，有囊性变时可抽出草黄色液体，且肿瘤体积也随之缩小。撕破肿瘤表面覆盖的蛛网膜，然后沿包膜分离，先分离肿瘤上下极，再用小剥离子仔细与相邻脊髓分离，最后将肿瘤摘除。肿瘤与神经根相连不能分离保留时，电凝后切断（图28-4B，C）。巨大的实质性肿瘤，整个

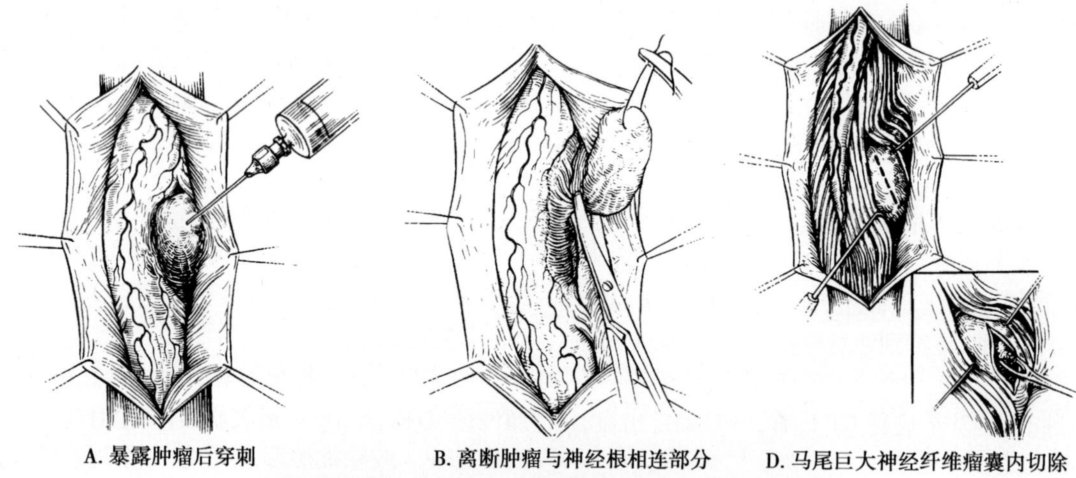

A. 暴露肿瘤后穿刺　　B. 离断肿瘤与神经根相连部分　　D. 马尾巨大神经纤维瘤囊内切除

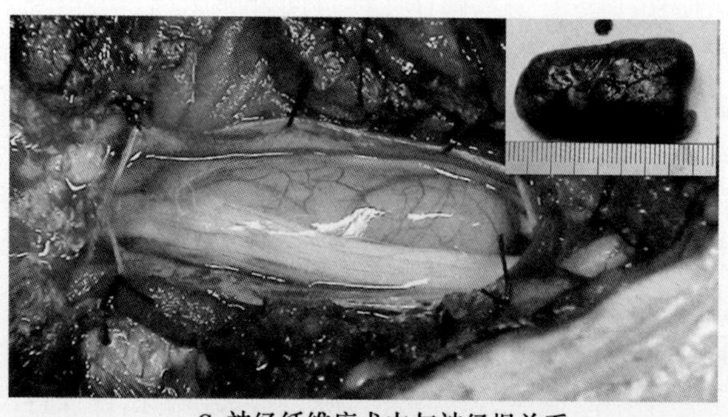

C. 神经纤维瘤术中与神经根关系

图 28-4　神经纤维瘤切除术

切除容易挤压损伤脊髓，宜采取分块切除。先将肿瘤包膜电凝后切开，分块或用肿瘤钳由囊内部分肿瘤，待体积缩小后，再按上述方法与脊髓分离摘除之。少数位于脊髓腹侧的神经纤维瘤不易全切，仅能行包膜内切除，术后常常复发。

位于脊髓马尾部的神经纤维瘤，有的体积可能很大，以致充满腰部椎管。这种肿瘤如神经根未穿入肿瘤，一般仍可完全切除，但包绕马尾部神经的巨大肿瘤完全切除，可能导致马尾神经根广泛损伤，仅行囊内切除和进行椎板切除减压术，仍可使患者症状得到明显改善（图 28-4D）。

（二）脊膜瘤切除术

脊膜瘤的发病率仅次于神经纤维瘤，有完整包膜，与脊髓分界清楚，很少与神经根粘连，但其基底较宽，与硬脊膜粘连不易分离。脊膜瘤虽可发生于任何一段椎管，但以胸段较常见。脊膜瘤血管丰富，囊性变机会较少。

手术步骤：切除椎板后，位于脊髓背侧的脊膜瘤，可见到病变处硬脊膜血管增多、增厚、触诊时硬脊膜可呈实质感。沿中线切开硬脊膜，显露肿瘤后，用镊子撕破蛛网膜，用棉片保护脊髓。肿瘤基底较小者，可用鼻中剥离器和双极电凝，沿肿瘤包膜与脊髓分离即可摘除肿瘤（图 28-5A）。肿瘤基底较宽者，肿瘤与脊髓交界处按上述方法分离后，在肿瘤一端缝线牵引并向外翻转，沿肿瘤基底部，边电凝边分离，肿瘤分下后，瘤床部位的硬脊膜，用电凝烧灼，一方面达到止血作用，另可破坏残存的肿瘤细胞。肿瘤无法从硬脊膜分离时，肿瘤可连同基底部硬脊膜一并切除，缺损的部分用肌膜修补（图 28-5B）。

脊髓腹侧的脊膜瘤，宜先行囊内切除，然后尽量切除包膜，残留的肿瘤包膜及瘤组织，用双极电凝烧灼。如用单极电凝时，应用盐水棉片保护脊髓并轻轻牵开，每烧灼一次，立即用冷等渗盐水冲洗，以防电凝产生的高温损伤脊髓。切除脊膜瘤过程中，出血远较神经纤维瘤多，为减少出血，应先将通向肿瘤的血管，用双极电凝器烧灼切断。囊内摘除时出血较多，压迫止血时，填塞棉片不可过多，以防脊髓受压过重。

三、脊髓髓内肿瘤切除术

髓内肿瘤大多数为神经胶质瘤，其中良性者有分化良好星形细胞瘤，室管膜瘤，少突胶质细胞瘤等；恶性者有成星形胶质细胞瘤、多型性成胶质细胞瘤等。其他的有血管网织细胞瘤，脂肪瘤等。

【手术指征与方法】

1. 髓内恶性胶质细胞瘤，多呈浸润性生长，分界不清。因此，不能彻底切除，一般仅行活组织检查与椎板减压术，术后给予放射治疗或化学治疗。

2. 髓内良性肿瘤较为局限或呈囊性者，应力争手术切除，如室管膜瘤、星形细胞瘤和血管网织细胞瘤，切除后不少患者可获良效。

【手术步骤】

按常规方法行椎板切除。巨大的髓内肿瘤可将椎管完全阻塞，硬脊膜搏动消失，膨大的脊髓紧贴硬脊膜，故在切硬脊膜时，应十分仔细，以防损伤脊髓。良性局限性髓内肿瘤，脊髓呈梭形增粗；囊性髓内肿瘤，脊髓增粗明显，但表面血管减少，触之呈囊性感。恶性肿瘤常向脊髓表面浸润，外观呈紫红色，血管增多、增粗，肿瘤与正常脊髓分界不清。

囊性髓内星形细胞瘤，在脊髓后中线旁无血管处，用注射器穿刺抽出囊液，囊液多为草黄色，蛋白含

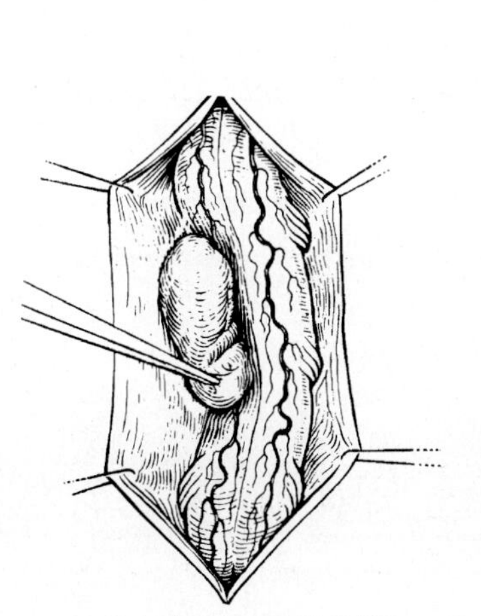

A. 分离肿瘤与脊膜连接部

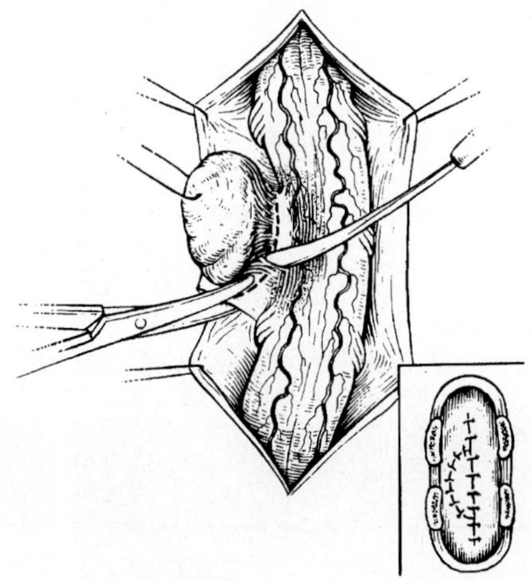

B. 肿瘤与脊膜分离不易时可剪除脊膜，切除肿瘤后行修补

图 28-5　脊膜瘤切除术

2

量高，放置片刻即凝固。囊液抽出后，脊髓即萎陷，椎管恢复通畅，因而有人主张对髓内囊性肿瘤可只抽液减压。然而单纯抽液后，不久即又复发。最好在脊髓萎陷最明显处，沿背正中线切开 1cm 左右，仔细剥除囊壁，不易剥除时不应勉强，可将包膜边缘翻向脊髓切口缘，敞开囊腔，可防止囊腔形成，减少或延缓复发。如为浸润生长的星形细胞瘤，则仅能做到活检，肯定肿瘤性质，进行减压手术。

局限性良性实质性髓内肿瘤，如室管膜瘤，曾有两种切除方法：一种是先将肿瘤部位的脊髓后正中沟切开，任肿瘤自行膨出髓外，暂不做切除，而缝合伤口，2 周左右行第二期手术，将膨出的髓内肿瘤仔细分离切除。目前较通行的手术方法是一期手术切除，即在手术显微镜及双极电凝器或超声吸引的佐助下，沿背侧正中沟旁血管较少处切开脊髓，先由肿瘤一端沿肿瘤包膜外分离，将通向肿瘤的小血管双极电凝后切断，附着于肿瘤表面的血管，则仔细予以分离。用镊子提起肿瘤一端，仔细与脊髓分离摘除之(图 28-6)。

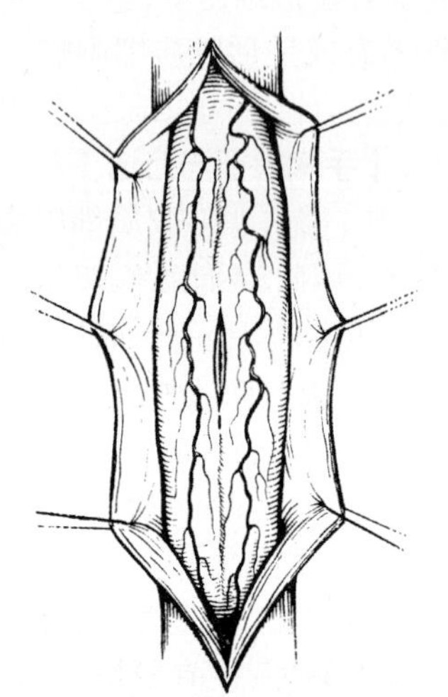

A. 沿中线切开脊髓

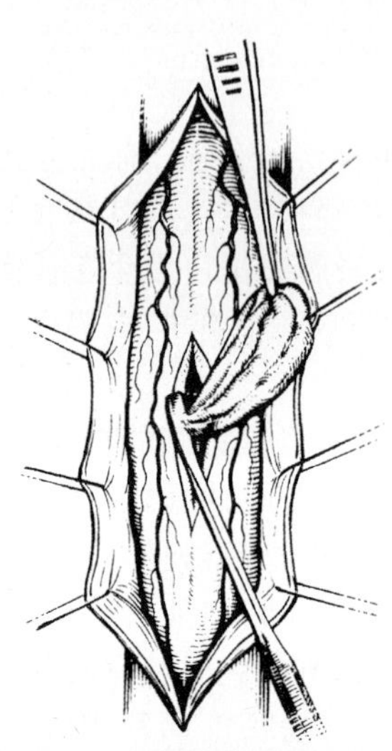

B. 切除肿瘤

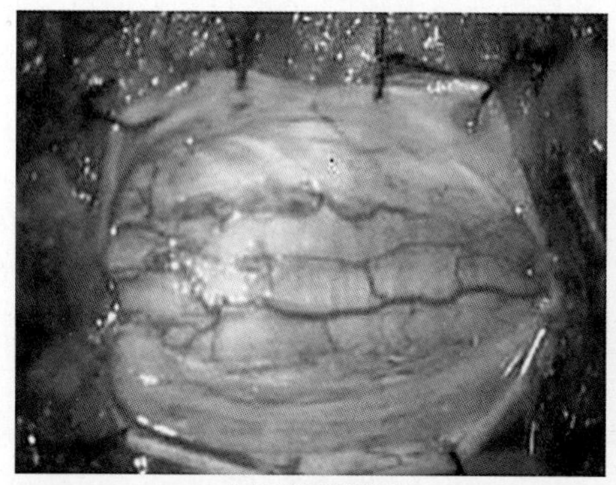

C. 术中见脊髓膨隆

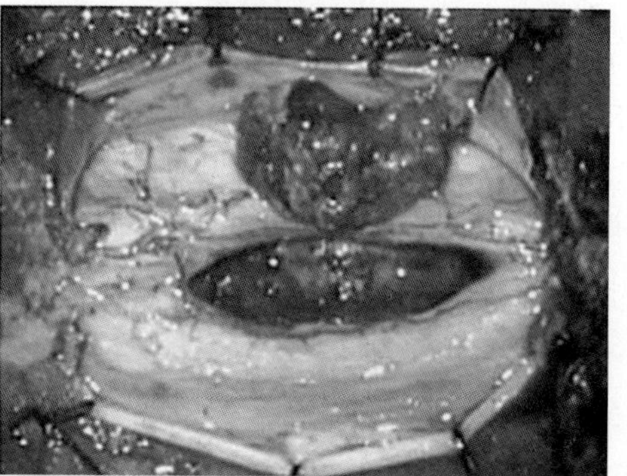

D. 切除肿瘤

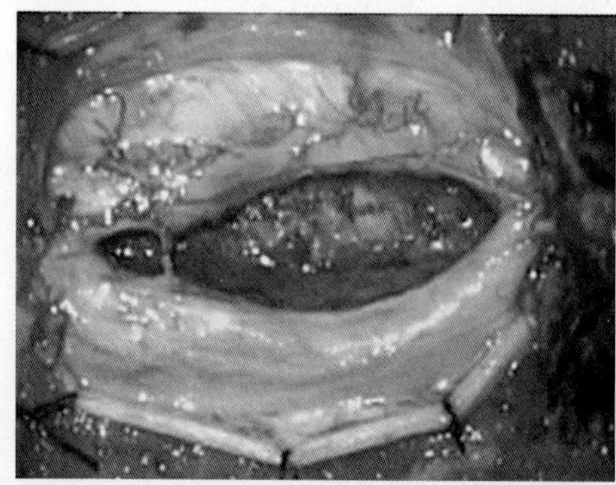

E. 瘤腔仔细止血

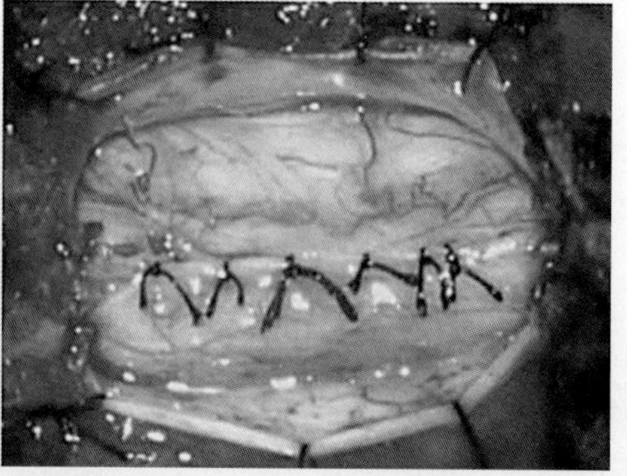

F. 缝合脊髓表面蛛网膜

图 28-6　脊髓髓内肿瘤切除术

较长的室管膜瘤，也可先用超声吸引由包膜内吸除部分，待体积明显缩小后，再按上述方法自包膜外将肿瘤由髓内分离切除。肿瘤切除后瘤腔较大者，也可缝合切口两边蛛网膜以封闭残腔。

切除髓内肿瘤时，因需切开脊髓并从髓内分离肿瘤，故术后症状有加重的可能，位于脊髓圆锥的髓内病变，术后大小便障碍亦可能加重，但多为暂时性。术前应向患者及其家属讲明情况，以取得谅解。手术时以保全神经功能为主，不必过分强调肿瘤切除的彻底性。

四、颅脊型和椎管内外哑铃形肿瘤的手术

(一) 颅颈交界椎管内肿瘤切除术

颅颈交界肿瘤指肿瘤原发于颅颈交界处，肿瘤由椎管内向颅内生长，或颅内肿瘤向椎管内生长。有硬脊内髓外和髓内两种类型。

手术步骤：取俯卧位或坐位，颅后窝正中切口，上端达枕外隆凸上 1cm，下端平第 3 颈椎。严循中线切开，逐层深入，可减少出血。显露枕骨鳞部、寰椎及第 2 颈椎椎板。枕骨钻孔后咬除枕骨鳞部，直达枕大孔后缘，咬除寰椎后弓，视肿瘤在椎管内的大小，决定是否需切除第 2、3 颈椎椎板。切开硬脑膜、环枕筋膜及部分脊膜，如系枕大孔区的脊膜瘤，与延髓及周围重要的血管、神经无明显粘连时，在显微镜下借助激光刀、电磁刀，可将肿瘤全部切除(图 28-7)。神经鞘瘤一般与周围粘连较少，应争取全切除。术中注意勿损伤椎动脉和后组脑神经。

(二) 椎管哑铃形肿瘤切除术

哑铃形肿瘤系指肿瘤向椎管内外生长，以神经纤维瘤最常见。按照肿瘤主要所在，可分为以下几种类型(图 28-8)：①肿瘤主要位于椎管内；②肿瘤在硬脊膜内外及椎管外，各有一膨大部分；③肿瘤主要部分在椎管外。

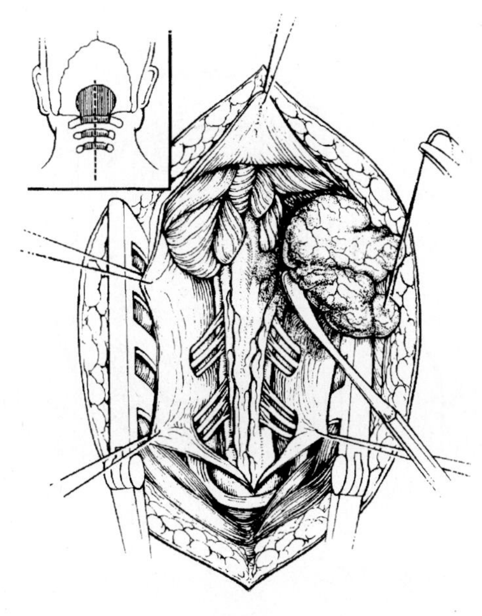

图 28-7　颅颈交界椎管内肿瘤切除术

1. 手术步骤

(1) 虽系哑铃形肿瘤，但肿瘤主要部分在椎管内，未超出椎间孔外，其手术方法与切除一般椎管内肿瘤相同，即按通常手术步骤先切除肿瘤的硬脊膜内部分，以解除脊髓压迫，然后处理椎间孔内的肿瘤，先行包膜内切除，再于肿瘤包膜外轻轻分离，大多肿瘤可以完整切除。如肿瘤位于胸段，肿瘤与神经根和动脉粘连较紧不易分离，可一并予以切除。椎间孔内出血，必要时可以双极电凝电灼止血。

(2) 肿瘤主要位于椎管外，椎管内部分较小者，仍主张先切除肿瘤的椎管内部分，椎管外部分，则视情况行一期或二期(间隔 2~3 周)切除。行一期手术时，肿瘤位于胸段者可取后正中切口，椎管内肿瘤切除后，再做一与中线切口相垂直、长约 6cm 横切口。切断椎旁肌，显露横突及部分肋骨，可牵开肋骨或咬除肿瘤处关节突及横突，沿肋骨纵轴切开肋骨膜，剥离后将肋骨切除 3~4cm，即可显露肿瘤(图 28-9)。整块切除时，将肿块由胸膜上仔细分离后摘除；分块切除时，切开肿瘤包膜，尽量刮除肿瘤，然后将包膜从周围组织中仔细分离切除。如椎旁肿块较小，亦可在切除椎管内肿瘤后，将椎旁肌自横突剥离至肋骨，把肌肉拉向外侧，显露横突及一段肋骨后缘，切除横突及部分肋骨，即可见肿瘤，然后按上法切除。

行二期手术时，根据肿瘤所在部位不同，切口各异。颈部哑铃形肿瘤，于颈后三角、胸锁乳突肌后侧做一斜切口，长 6~8cm。切开颈阔肌，显露前斜角肌并向内侧牵开，即可看到肿瘤，仔细将其从周围组织分离后切除。位于胸段者，以往取背部旁正中切口，距中线 5cm。切开皮肤及背部浅层肌肉，游离骶棘肌外缘，以大号牵开器向内侧拉开，显露肋骨后端及横突。视肿瘤大小决定切除肋骨的长度，一般 4cm 左右即可，显露肿瘤后，按前述方法进行整块或分块切除。现在显微外科的进展，可以不切除肋骨，将两根肋骨撑开，将肿瘤暴露并切除。

2. 注意事项

(1) 切除哑铃形肿瘤的椎管外部分时，应注意勿损伤大血管及防止胸膜破损造成气胸。

(2) 某些哑铃形肿瘤，椎管外部分巨大，椎管内部分较小，脊髓受压症状不太明显，易误诊为单纯性纵隔内或腹膜后肿瘤，手术前应做相应部位的椎管 MRI 检查。手术中如发现肿瘤组织突向扩大的椎间孔内，此时切忌强求切除椎管内部分肿瘤。必要时待术后

2

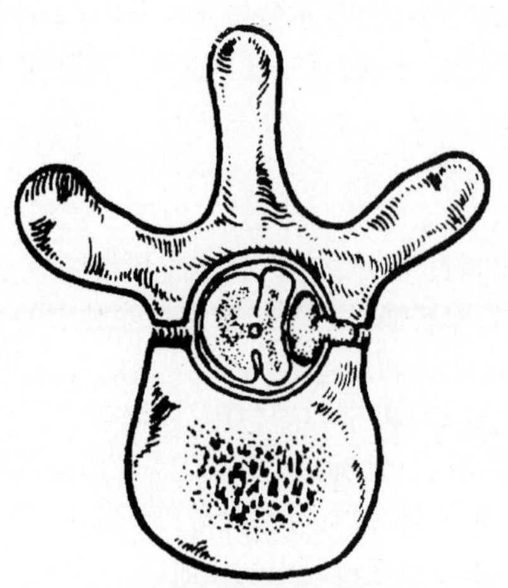

A. 肿瘤主要位于椎管内

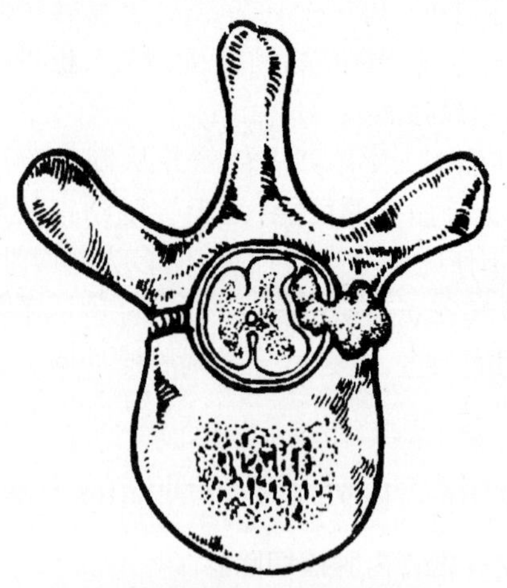

B. 肿瘤在硬脊膜内外各有一膨大部分

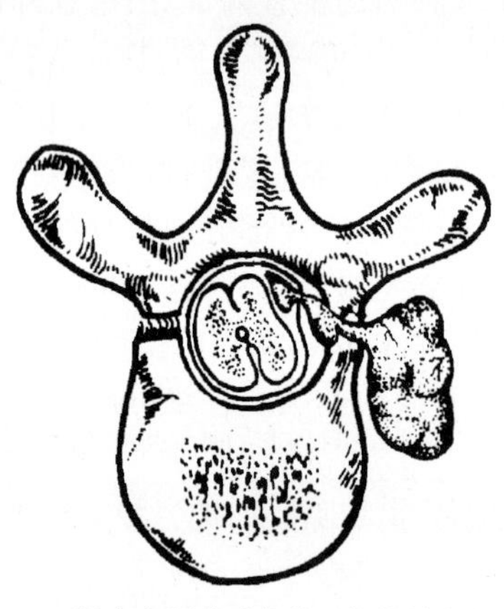

C. 肿瘤在硬脊膜内外及椎管外各有一膨大部分

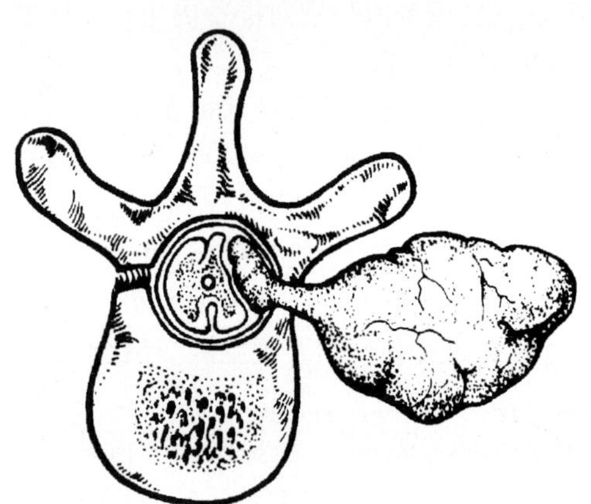

D. 肿瘤主要部分在椎管外

图 28-8　椎管哑铃形肿瘤

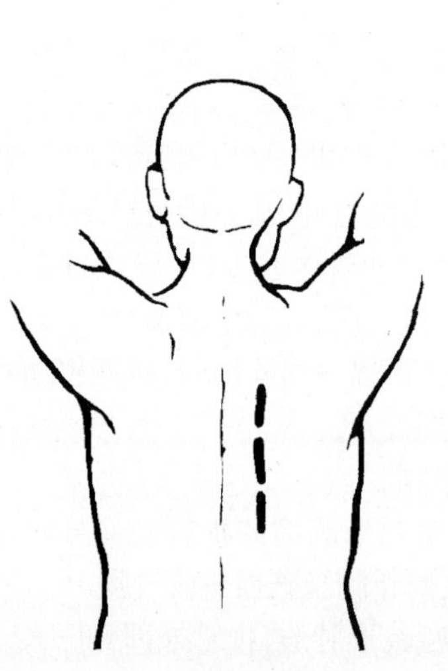

A. 切口位置

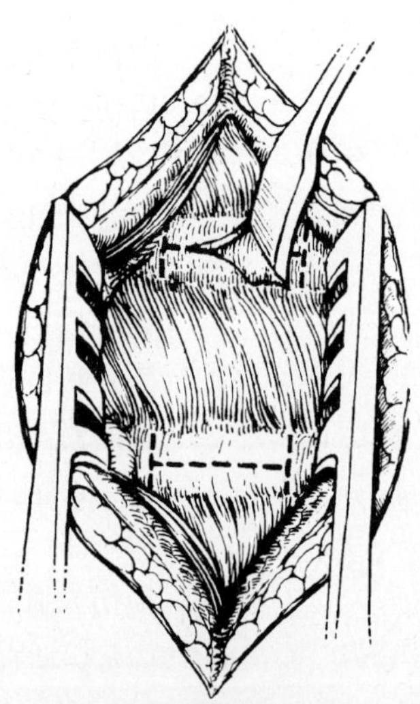

B. 剥开肋骨骨膜

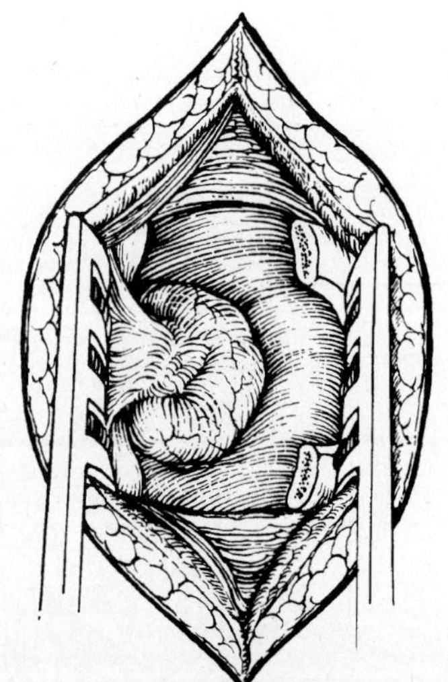

C. 切断肋骨暴露肿瘤

图 28-9　胸段椎管哑铃形肿瘤手术

MRI 检查明确椎管内肿瘤后，做二期手术切除，防止盲目切除肿瘤导致脊髓损伤，造成患者术后瘫痪。

第三节　硬脊膜外脓肿的手术

硬脊膜外脓肿是一种严重的化脓性感染，进展快、症状严重，常在日内造成难以恢复瘫痪。硬膜外脓肿来源于邻近软组织的化脓性感染，化脓性脊椎炎，或全身脓毒血症，好发于胸腰段。

主要诊断依据：①患者有近期化脓性感染史；②进行性脊髓损害症状；③病变区脊椎叩痛；④腰椎穿刺时，在硬膜外抽出脓液。

【麻醉和体位】

局部浸润麻醉或全身麻醉。取侧卧或俯卧位。

【手术步骤】

术前应进行脊柱 MRI 检查，可发现病变确切部位，作背部中线切口。先切除一个椎板将脓液放出，然后按照脓肿大小，扩大椎板切除范围，但一般不宜超过 3 个。有时脓肿范围相当广泛，个别甚至累及七八个椎体长度，则不可能切除过多椎板，用引流管伸入脓腔抽吸脓液后，再用庆大霉素或头孢菌素溶液反复冲洗脓腔。硬脊膜外有较厚肉芽组织时，应清除干净，可更有利于解除对脊髓的压迫(图 28-10)。如肉芽组织不厚；脓液引流后，脊髓压迫即可解除，不打开硬脊膜探查，以防感染扩散。椎旁软组织化脓灶，应予以彻底引流。脓腔冲洗后，置入 T 形引流管，管的两臂剪多个小孔以利引流。也可放置烟卷引流 2~3 根，术后分次拔除。切口一般做全层缝合，软组织感染严重者，可不缝或部分缝合。

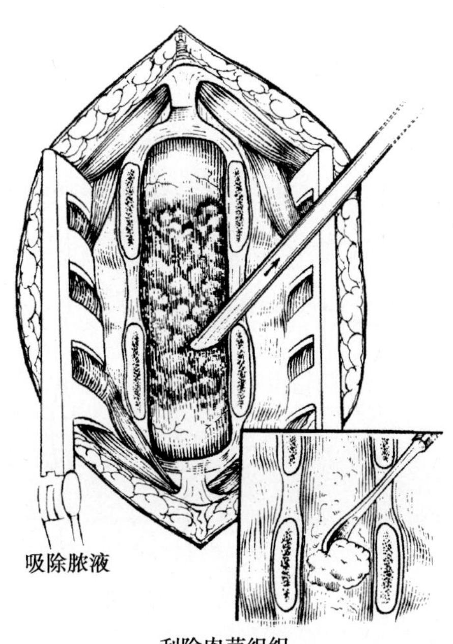

图 28-10　硬脊膜外脓肿手术

【术后处理】

1. 置引流管者术后持续引流，也可利用引流管注抗生素和冲洗。

2. 烟卷引流分次拔除，视脓液多少，3~5 天内拔完。

3. 未缝合伤口，待软组织炎症控制，有新鲜肉芽组织时，进行延期缝合。

4. 术后继续全身应用抗生素，改善全身条件，预防尿路感染和压疮。

5. 及早协助患者进行功能锻炼。

第四节　脊髓、脊膜膨出修补术

脊髓、脊膜膨出(图 28-11A)多见于腰骶部，包块一般位于中线，少数亦可偏于一侧。囊壁从内向外，分别为脊膜囊、皮下组织及皮肤。有时包块中央部分仅为一层菲薄透明的表皮覆盖，极易溃破感染，导致脑脊液漏和中枢神经系统感染。囊内的脊髓、神经根等常与囊壁粘连，产生不同程度的神经症状和膀胱功能障碍。

【手术指征】

1. 包块囊壁菲薄极易穿破，或已溃破尚无明显感染者，应及时手术。

2. 目前有人主张出生后即行手术，若覆盖包块的皮肤完整，无明显神经功能障碍者，亦可延至 1 岁左右手术。手术目的是切除膨出的脊膜、松解与囊壁粘连的神经组织，修补和加强椎管缺损，预防囊壁穿破导致中枢神经系统感染。手术对已存在的神经损害无任何裨益。

【禁忌证】

脊髓、脊膜膨出合并严重脑积水，神经功能严重缺陷，如大小便失禁、瘫痪、严重智能低下等，均为手术禁忌。

【麻醉】

基础麻醉或全身麻醉。

【手术步骤】

俯卧位，臀部稍垫高(图 28-11B)。腰骶部脊膜膨出取梭状切口(图 28-11E)，包块偏向一侧时，按具体情况设计切口。切口尽量离开肛门，以减少污染机会。包块中央皮肤菲薄或已瘢痕化者，均应切除。尽量保留正常皮肤，保证皮肤缝合时无张力。切开皮肤及皮下组织，用锐性分离方法沿囊壁向颈部分离，直达椎管缺损处(图 28-11C，F，G)。分离中如遇有神经组织，可借电刺激法辨认，并加以保护。分离囊壁时牵力不宜过大，以免损伤神经组织。游离至囊颈时，再纵向切

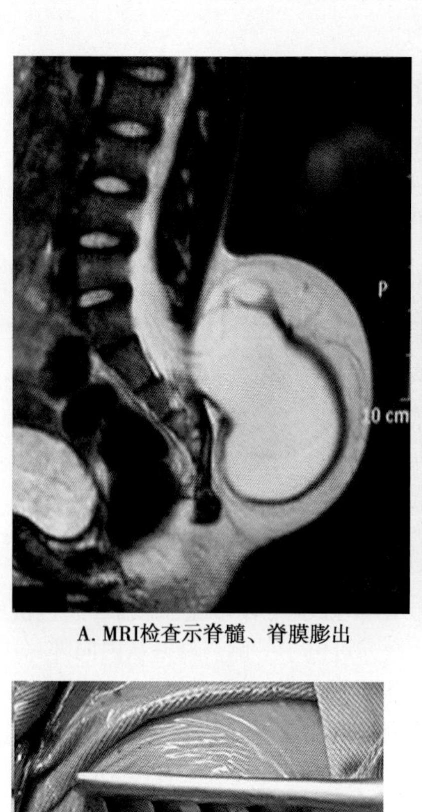

A. MRI检查示脊髓、脊膜膨出

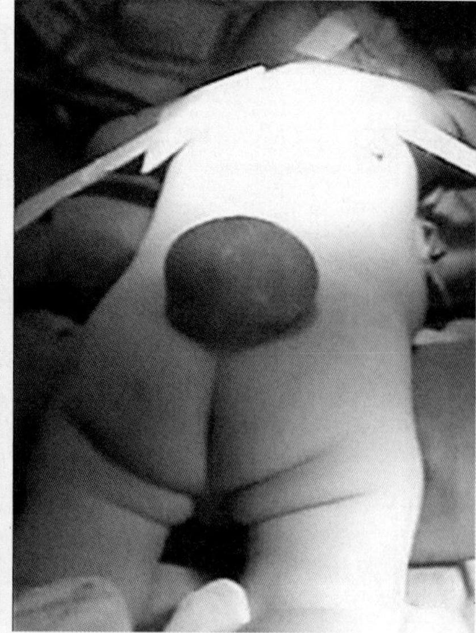

B. 术中体位

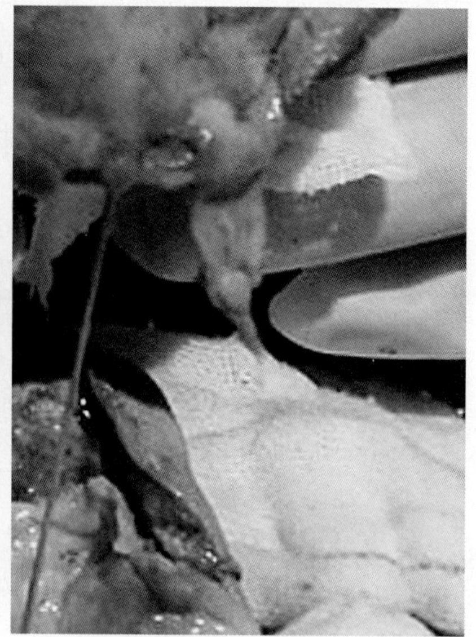

C. 切除包块

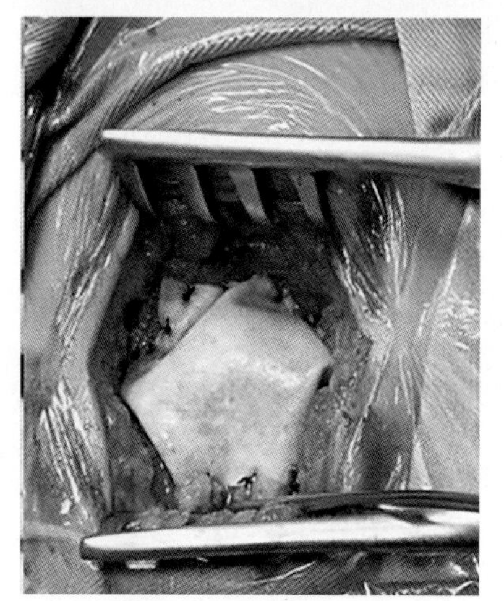

D. 缝合与修补脊膜

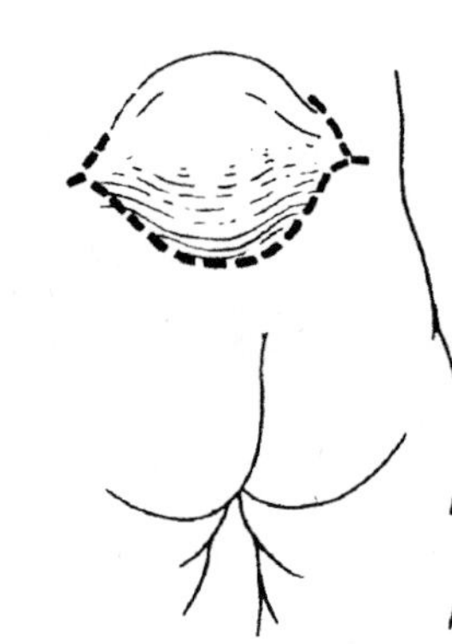

E. 切口示意图

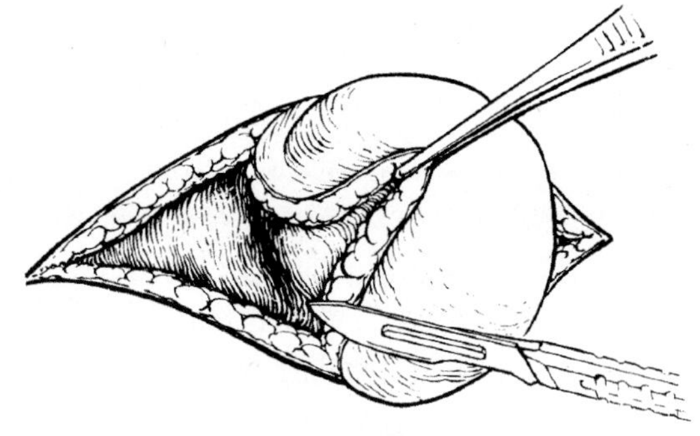

F. 分离皮下

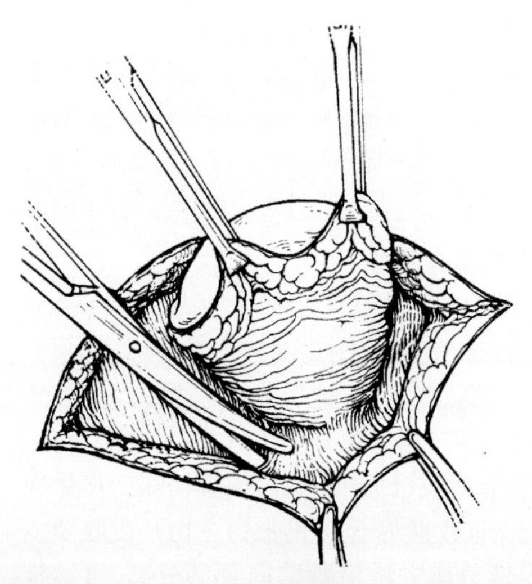

G. 显露囊颈

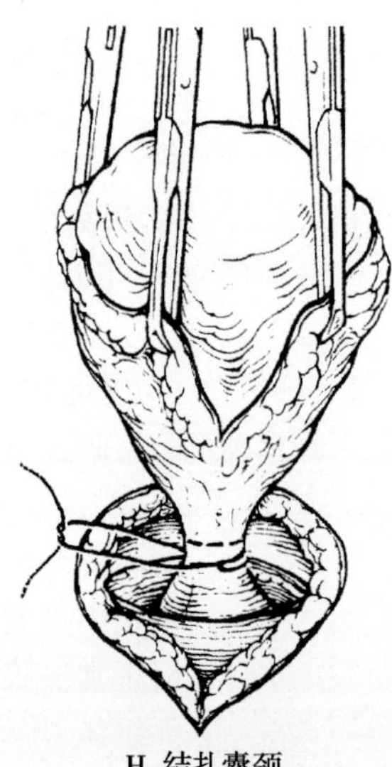

H. 结扎囊颈

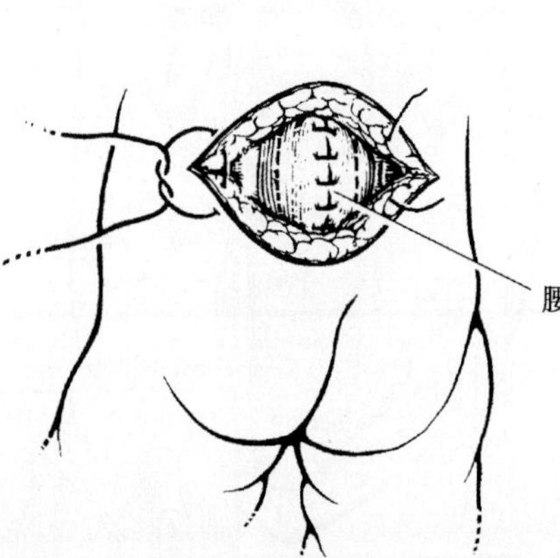

I. 缝合与修补脊膜

图 28-11　脊髓、脊膜膨出手术

开椎管缺损上下端，将囊颈充分松解。

如系单纯性脊膜膨出，囊内无神经组织者，可先将囊颈贯穿结扎，再切除多余囊壁（图 28-11H）。囊内含有神经组织，与囊顶粘连而无功能者，可一并切除；粘连的神经组织，电刺激证明尚有功能时，则应仔细游离松解，放回椎管。然后切除多余囊壁，囊残端间断缝合，或折叠缝合。因椎管发育不良失去正常形态，骨缺损较大时，可在腰背筋膜做减张切口，游离后缝合，以加固椎管缺损。皮下脂肪组织过多者，将其部分切除。分层缝合皮下组织和皮肤时，应不留残腔（图 28-11D，I）。否则，应置引流。不置引流物的切口，纱布覆盖后，用适当大小的创可贴或胶布严密封闭。

【术后处理】

术后继续取臀高俯卧位，严防粪便污染伤口。伴有脑积水者，可视情况作脑室 - 腹腔分流术。切口愈合后，早日进行活动，并辅以物理治疗、针灸等，以促进神经功能改善。

（林江凯　王宪荣　储卫华）

参考文献

1. Boström A, von Lehe M, Hartmann W, et al. Surgery for spinal cord ependymomas: outcome and prognostic factors. Neurosurgery, 2011, 68(2): 302-308.
2. Sciubba DM, Liang D, Kothbauer KF, et al. The evolution of intramedullary spinal cord tumor surgery. Neurosurgery, 2009, 65(6 Suppl): 84-91.
3. Gu BS, Park JH, Roh SW, et al. Surgical strategies for removal of intra- and extraforaminal dumbbell-shaped schwannomas in the subaxial cervical spine. Eur Spine J, 2015, 24(10): 2114-2118.

2

第二十九章 脑神经的手术

第一节 微血管减压术

三叉神经痛（trigeminal neuralgia，TN）、舌咽神经痛（glossopharyngeal neuralgia，GPN）、面肌痉挛（hemifacial spasm，HFS）等是桥小脑角区较常见的功能性神经外科疾病。目前认为微血管对神经出脑干区（root exit zoon，REZ）压迫是其主要病因（图 29-1A）。电镜扫描证实血管对神经长期压迫和波动性冲击可使神经变性，发生脱髓鞘改变。1929 年 Dandy 描述了动脉血管与三叉神经根有接触，压迫时可以导致三叉神经痛。1962 年 Gardner 和 Sava 建议解除面神经的压迫可以治疗面肌痉挛。1967 年 Jannatta 发展了这些理论，并首次提出微血管减压术（MVD）概念，同时他们首次应用微血管减压术治疗有脑神经压迫症状的患者，如三叉神经痛、面肌痉挛、舌咽神经痛、神经源性高血压、原发性眩晕，均取得了良好的效果。目前枕下乙状窦后入路行微血管减压术已广泛应用于治疗原发性三叉神经痛、面肌痉挛、舌咽神经痛，并取得了良好疗效。

【术前评估】

术前行 MRI 用于判断责任血管（图 29-1D），Meaney 等对 45 例三叉神经痛患者术前行磁共振断层血管成像（MRA），其中 42 例发现血管压迫并在术中得到证实。赵卫国等对面肌痉挛患者术前行 MRA，阳性率达 82.8%，认为 MRA 是面肌痉挛术前病因诊断的最佳手段。但由于血管压迫的复杂性、隐蔽性、多重性等特点，MRA 呈假阴性始终存在。

【麻醉】

全麻。

【体位】

侧卧位或坐位。

【手术步骤】

1. 切口取乳突后枕下皮肤直切口长约 5cm，切开软组织，以后颅凹拉钩牵开暴露枕骨鳞部（图 29-1B）。

2. 钻一骨孔，作直径 3~4cm 骨窗，骨窗上缘达横窦，外侧达乳突根部（图 29-1C）。

3. 开放硬脑膜放射状切开，硬脑膜边缘悬吊于骨窗软组织，暴露小脑半球外上部。

4. 在显微镜下，用自动压脑板将小脑半球牵向下内方，打开桥池放出脑脊液，待脑压缓解后，用鼻中隔剥离子小心分离出岩静脉，电凝后切断，显露神经根。在神经根入脑干处，剪开附着在神经根上的蛛网膜，并充分游离出神经根，在显微镜下仔细探查压迫血管。

5. 游离压迫神经根的血管镜下仔细寻找血管，可见一根或多根小动脉血管，压迫或跨过神经根，用显微剥离子将压迫血管与神经根仔细分开，如有粘连可用显微剪刀剪开，在压迫血管与神经之间垫以 Teflon 片（图 29-1E，F），如仅为静脉压迫，可将该静脉游离后电凝切断。如术中未发现异常血管压迫三叉神经感觉根，可作感觉根后下 2/3 纤维切断。

6. 缝合硬脑膜，常规关颅。

【术中注意要点】

1. 为了降低脑压、利于暴露，可在骨窗形成前输入 20% 甘露醇 250ml。

2. 要求将三叉神经神经根充分显露，尤其是神经根进入脑干处。

3. 在显微镜下仔细寻找血管，发现多数病例为单支血管压迫，也可以为多支血管压迫，切不可遗漏。术中发现单纯动脉压迫仅占 57%，其中 SCA 来源 70%，AICA 22%，VA 8%，静脉单独压迫或与动脉共同参与压迫占 32%。

4. 术中电生理监测　术中牵拉小脑和进行神经减压时，容易损伤蜗神经，导致术后听力下降。术中应用脑干听觉诱发电位（BAEP）监测，可以随时了解前庭蜗神经状态。BAEP 中 V 波的延迟出现时间与术后听力关系密切，当 V 波延迟出现时间达到 0.4ms 时为

2

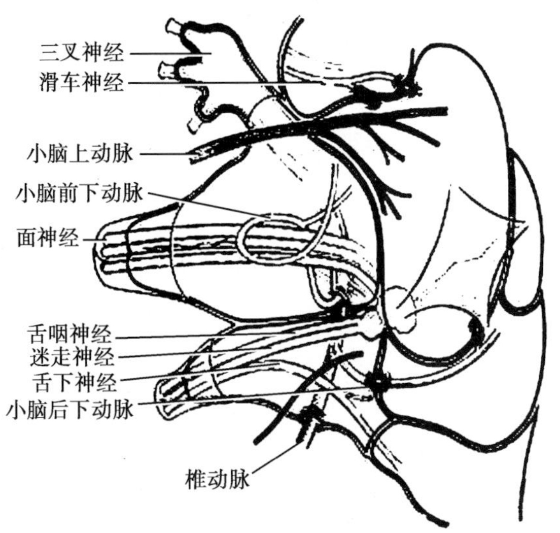

A. 桥小脑角血管与神经关系

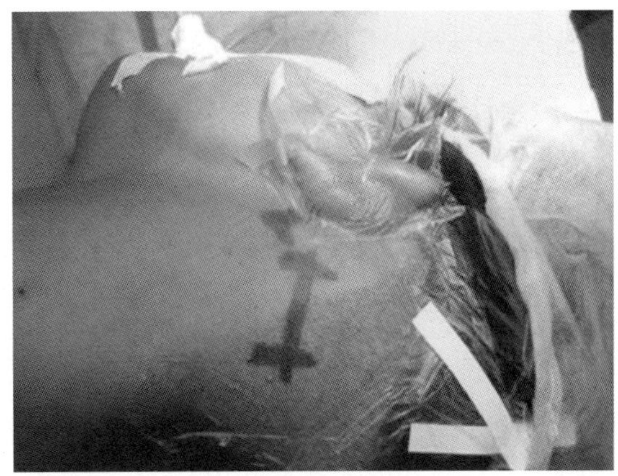

B. 微血管减压术的头皮切口

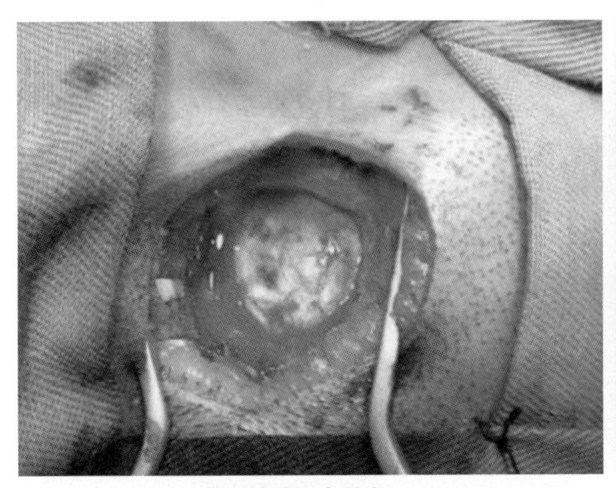

C. 微血管减压术骨窗

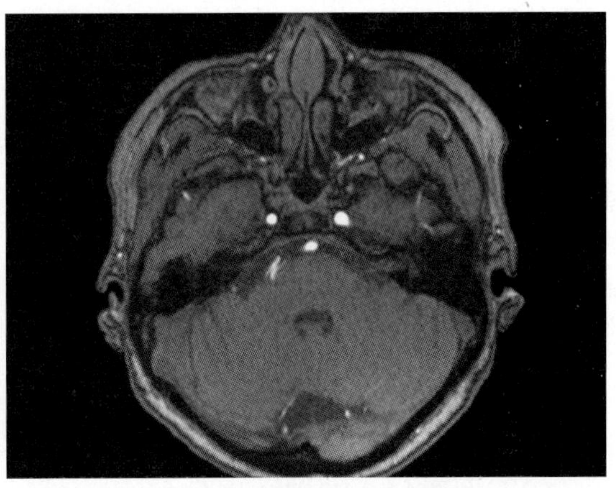

D. MRA显示迂曲的责任血管

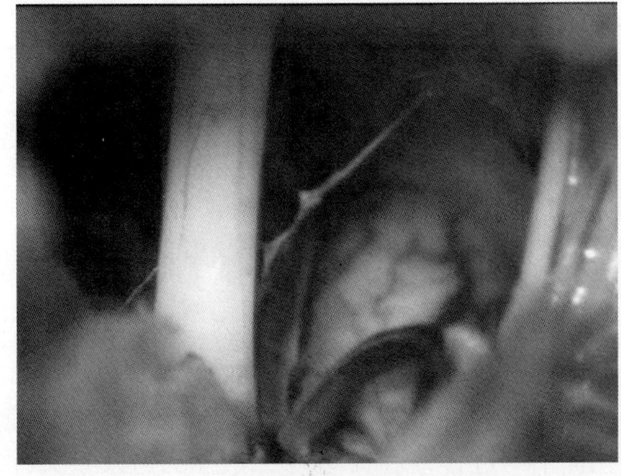

E. 寻找压迫神经根的责任血管

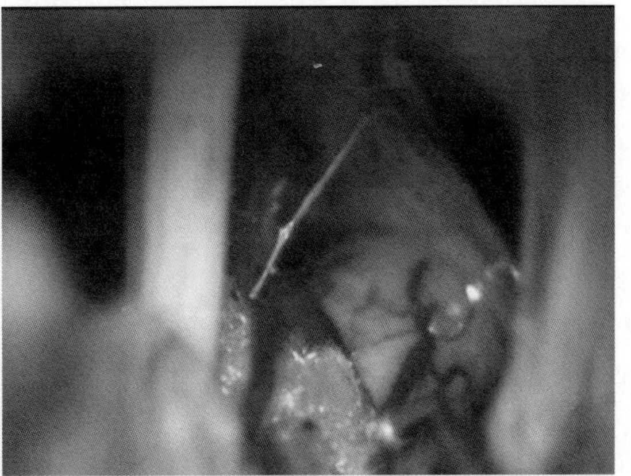

F. 用Teflon片将责任血管与神经根隔离减压

图 29-1　微血管减压术

提示信号，达到 0.6ms 时为危险警告信号，达到 1.0ms 则表明极可能已发生神经受损。

【术后并发症】

脑神经功能影响是微血管减压术后主要的并发症：包括面瘫（暂时性、迟发性、永久性）、听力损伤（耳聋、耳鸣）、术后头晕、脑脊液漏、小脑脑内血肿等，总体而言，永久并发症小于 1%。

【预后】

国外文献报道其平均有效率约为 85%，国内报道有效率约为 78%~98%。由于 MVD 手术操作在脑干旁血管神经密集的区域进行，存在一定风险，国外文献报道手术死亡率为 0.2%~0.4%。

第二节　面神经损伤修复术

面神经吻合术主要用于面神经损伤或炎症引起的面神经麻痹。目前，采用的方法有颅内修复术，或颅外面神经与其他神经吻合术。前者用于小脑桥脑角肿瘤手术中，面神经损伤后即时修复；后者通常在面神经损伤后 1~2 个月内，择期与其他脑神经在颅外进行吻合。

一、面神经颅内修复术

主要用于巨大听神经瘤切除过程中，面神经与肿瘤粘贴过紧，甚或被压呈薄片状，切除肿瘤时不慎断裂。面神经长度合适，宜争取进行面神经直接吻合。将两断端加以修剪后，远近端对合外膜缝合 2 针，行端端吻合。长度不够无法对端吻合时，可取部分腓肠神经进行桥接移植，但其效果不如面神经端 - 端吻合。

二、面神经 - 副神经吻合术

术前应常规行面肌电生理检查，以了解面神经损伤程度，便于观察神经吻合术后，面肌功能恢复状况。副神经出颅后，走行于二腹肌深面，继而分成两个分支，在胸锁乳突肌中点处，一支止于该肌，另一支由胸锁乳突肌后缘穿出，支配斜方肌。

【麻醉】

局部浸润麻醉或全身麻醉。

【体位】

仰卧，术侧肩下垫软枕，头转向健侧 15 度。

【手术步骤】

1. 由乳突基部起沿胸锁乳突肌前缘，做长约 7cm 皮肤切口，止于该肌中点。

2. 切开皮肤和颈阔肌，在腮腺后缘与胸锁乳突肌之间，仔细分离后向两侧牵开，在二腹肌后腹表面即可见到面神经，在镜下分离出面神经干，再逆行分离至茎乳孔，长约 1.5cm，用锐利刀片切断备用（图 29-2A）。

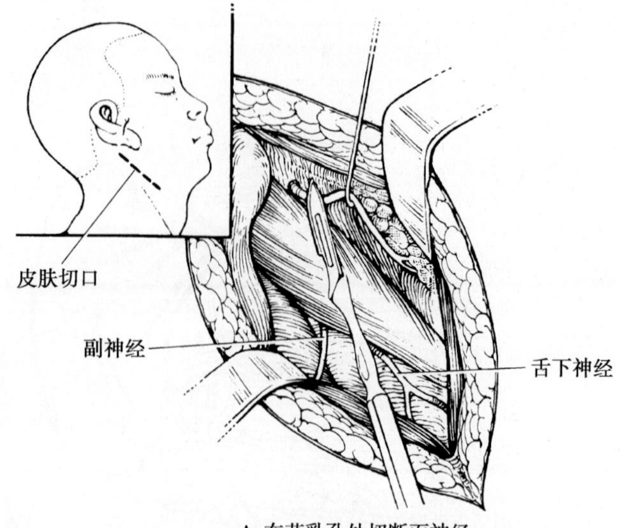

A. 在茎乳孔处切断面神经

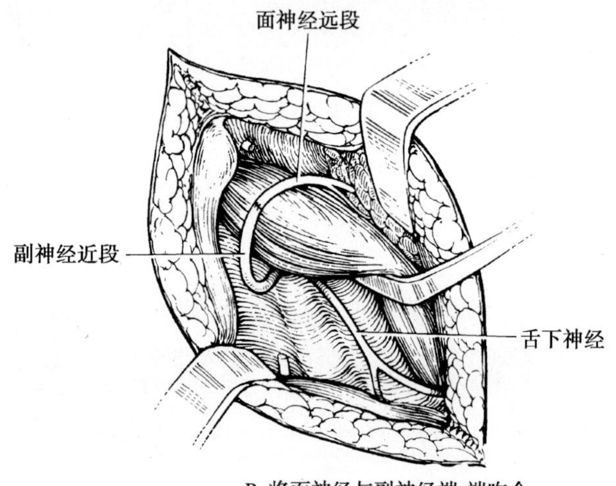

B. 将面神经与副神经端-端吻合

图 29-2　面神经 - 副神经吻合术

3. 游离胸锁乳突肌将其向外牵开，在二腹肌深面可见走向胸锁乳突肌的副神经分支。提起二腹肌在该肌的浅面，找到副神经并选其与面神经粗细相当的分支或主干，用锐刀切断，用无损伤血管吻合针，将副神经近段与面神经远段吻合（图 29-2B）。为保证吻合效果，两神经吻合后应无张力。

三、面神经 - 舌下神经吻合术

舌下神经出颅后，在颈内、外动脉和静脉内侧下行，达二腹肌后腹下缘即走行于颈内动脉前面。分出舌下神经的降支后，可见其主干越过颈外动脉表面，向前跨过舌骨舌肌，位于二腹肌后腹及茎突舌骨肌深面，最后经过下颌舌骨肌深面进入舌肌。

【体位与麻醉】

同面神经副神经吻合术。

【手术步骤】

1. 在乳突基部与下颌角间，沿胸锁乳突前缘做一切口，达下颌角水平转向处，其长度约 7cm。

2. 切开皮肤和颈阔肌。依前述方法显露面神经并将其切断。将胸锁乳突肌向外牵开，仔细将颈内、外动脉显露和分离，在两动脉表面可见到舌下神经向前下走行与舌动脉交叉。进一步向远侧分离舌下神经，然后用锐刀片将舌下神经第一分支切断，将其近段与面神经干远段吻合（图 29-3）。舌下神经切除后，常致舌肌萎缩，影响说话和咀嚼功能，为减轻其损害程度，可将舌下神经降支切断，将其近段与舌下神经远段吻合。近来也有把舌下神经劈成两半，将其部分残端与面神经远端吻合。术中配合电刺激应用，可保证神经正确辨认，确保吻合顺利。

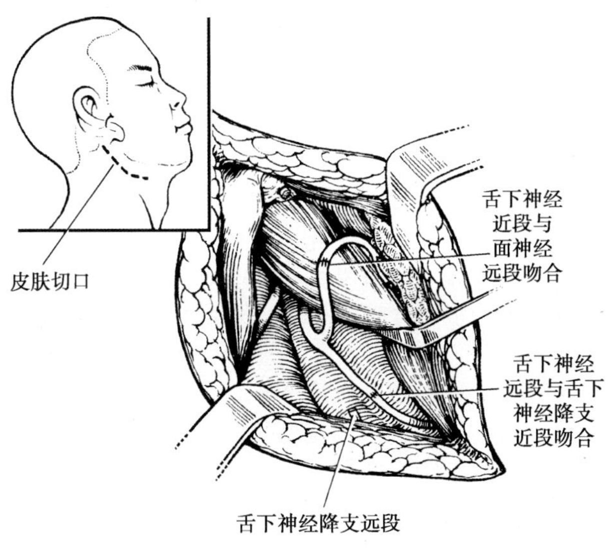

图 29-3　面神经 - 舌下神经吻合术

四、跨面神经移植术

一般的神经吻合不能实现双侧面肌同步协调收缩，对侧面神经移植术可以解决这个问题。此手术是取其他部位的神经组织分Ⅰ、Ⅱ期吻合于健侧面神经分支和患侧面神经之间，以健侧面神经的非重要分支来修复患侧的重要面神经分支，重建患侧表情肌的部分功能。主要用于修复的神经有腓肠神经、前臂外侧皮神经、前臂内侧皮神经、桡神经浅支、股外侧皮神经等。Ⅰ期手术将移植神经与健侧面神经吻合，待神经轴突生长至游离端即 Tinel 征阳性时行Ⅱ期手术，将移植神经的远端植入患侧肌肉内。但它可能会带来不可预计的结果，如加重面部的不对称，减弱健侧面肌功能，所以还不能取代面神经 - 舌下神经吻合术。

五、肌肉转移术

因面瘫时间较长，面部肌肉容易出现萎缩，此时即使行神经吻合也不能改善面瘫，这时就需要行肌肉转移术。利用局部的颞肌、咬肌、颈阔肌、胸锁乳突肌或额肌等邻近组织，翻转或直接转移替代，以矫正面部畸形。最常见的肌肉转移术是颞肌肌腱转移，以及股薄肌微神经血管游离组织转移术，早先此术式需要附加筋膜条，现在取颞肌前缘的帽状腱膜直接翻转修补。这样可直接将肌肉插入矫正部位，填充萎缩的面部，提高支配颞肌的神经长入面神经的机会，是动力矫正面瘫晚期患者最直接和简洁的方法。但此手术术后易出现动作不协调，患者咀嚼时出现眨眼。

第三节　外周神经减压术

外周神经减压术不仅适用于因各种原因造成的周围神经损伤，还适用于糖尿病性周围神经病变。外周神经减压术是通过切开压迫神经的韧带或纤维组织，扩大神经周围腔隙，缓解神经卡压，缓解神经水肿和缺血症状，为神经修复创造条件，从而恢复感觉和肌力，减轻疼痛。

【适应证】

1. 肢体麻木、疼痛等周围神经症状确实由外周神经压迫造成的，排除了炎症性、免疫性、感染性、中毒性、肿瘤性、营养性、遗传性、先天性、血管性、放射性、代谢性的周围神经病变，排除了中枢神经的病变。

2. 血糖控制稳定，外周血管情况理想，无明显血管狭窄的征象。

3. 有随神经支配的局部区域出现肌力下降、肌肉萎缩、疼痛、两点辨识觉下降和 Tinel 征阳性几种征象中的一种或几种。

4. 患者无足部水肿，体重低于 140kg。

【手术部位】

手术部位主要有肘部尺神经沟减压、腕部腕管减压、膝外侧腓神经管的腓总神经减压、踝内侧跗管的胫神经减压和第 1、2 足趾间腓深神经减压。

一、尺神经沟减压

【体位与麻醉】

平卧位，臂丛麻醉。

【手术步骤】

此手术的术式多样，除单纯减压外，还可行内上髁切除术、皮下前移术、肌下前移术、肌内前移术和经肌前移术，目前比较推崇的是经肌前移术。

其方法为肱骨内上髁后开一纵向切口，长度 6~8cm。分离软组织，识别出前臂内侧皮神经（MABC 神经）的分支，将其游离，暴露旋前圆肌的近端，打开内侧肌间隔即见其下方的尺神经，切断 Osborne 带，横向切开尺侧腕屈肌肌肉和韧带。充分游离尺神经主干及支配尺侧腕屈肌的运动支。将旋前圆肌阶梯状切开，剔除其腱膜成分，将尺神经置于旋前圆肌中，延长缝合旋前圆肌，避免尺神经成角或弯曲。

二、腕管正中神经减压

【体位与麻醉】

平卧位，臂丛麻醉。

【手术步骤】

于远端腕横纹与掌长肌腱尺侧向第3、4指之间做一直切口，远端延续至拇指基底部，长约4cm。识别并显露腕横韧带，将其与前臂浅筋膜及掌腱膜充分游离后部分切除，即见正中神经，彻底松解正中神经周围结缔组织，注意保护拇掌返支，打开神经外膜行神经内松解术减压后，按层缝合皮下及皮肤。

三、腓总神经减压

【体位与麻醉】

平卧位患肢抬高或侧卧位患肢朝上，硬膜外或硬腰复合麻醉。

【手术步骤】

患者膝关节屈曲，做膝外侧腓骨小头处S形切口，于腓骨后方切开深筋膜，分离显露腓总神经，最常构成压迫的是腓骨长肌，将其深浅筋膜及最外侧肌束切断，有时拇长伸肌外侧也会对神经构成压迫，充分松解周围的压迫，最后在显微镜下应用显微器械切开神经外膜松解并行神经束内切开减压，按层缝合皮下及皮肤。

四、踝管胫神经减压

【体位与麻醉】

平卧位患肢抬高或侧卧位患肢朝上，硬膜外或硬腰复合麻醉。

【手术步骤】

沿胫神经走行做内踝下弧形切口，打开屈肌支持带，分离蹈展肌浅筋膜，显露胫神经主干及其三个分支(足底内、外侧神经以及足跟神经)并松解其各自的神经管，在很多情况下蹈展肌深筋膜对神经构成压迫，需将其彻底分离松解，最后在显微镜下应用显微器械切开神经外膜松解并行神经束内切开减压后，按层缝合皮下及皮肤。

五、第1、2足趾间腓深神经减压

【体位与麻醉】

平卧位，硬膜外或硬腰复合麻醉。

【手术步骤】

取足背第1、2足趾间纵向切口长3~4cm，最常构成压迫的是蹈短伸肌腱，分离后于切口远侧端将其肌腱离断，再向近侧端分离至肌腱肌肉移行处切断，从而将该肌切除，蹈短伸肌下方即为腓深神经，彻底松解周围结缔组织，最后在显微镜下应用显微器械切开神经外膜松解并行神经束内切开减压。

【手术要求和注意事项】

1. 减压应在手术显微镜下进行，以减少术中神经的损伤。

2. 减压的程度要求能够通中弯止血。因长期的压迫神经多水肿变性，故应切开神经外膜，此时多有液体流出，一般还应行束膜减压。

3. 减压应充分，行多腔隙，多部位减压。

4. 有条件可剥露术区周围动脉行外膜切除，以减轻交感神经兴奋，改善血管狭窄。

5. 在出现神经结构变异时，可使用神经刺激器，帮助判断神经部位。

(崔高宇　刘智　冯华)

参考文献

1. Sade B, Lee JH. Microvascular decompression for trigeminal neuralgia. Neurosurg Clin N Am, 2014, 25(4): 743-749.

2. Zhong J, Zhu J, Sun H, et al. Microvascular decompression surgery: surgical principles and technical nuances based on 4 000 cases. Neurol Res, 2014, 36(10): 882-893.

3. Tatagiba MS, Roser F, Hirt B, et al. The retrosigmoid endoscopic approach for cerebellopontine-angle tumors and microvascular decompression. World Neurosurg, 2014, 82(6 Suppl): S171-S176.

第三十章

2

脑膜膨出与脑膜脑膨出的手术

脑膜膨出、脑膜脑膨出是婴幼儿和儿童的一种先天性畸形，由于中央管闭合不全形成颅裂，伴有脑组织及其被膜膨出，常见于枕部及鼻部。膨出包块由外向内，分别为皮肤、皮下组织及脑膜囊。仅为脑膜膨出时囊内充满脑脊液，若含有脑组织则为脑膜脑膨出。鼻部脑膜膨出、脑膜脑膨出可发生于鼻骨与筛骨间，鼻骨与额骨间，或经筛骨横板及蝶骨、筛骨之间，突入鼻腔或鼻咽腔，其中以鼻根部者较常见。枕部脑、脑膜膨出有时甚大，侧脑室枕角亦可同时膨出。

【手术指征】

脑膜膨出、脑膜脑膨出的手术（图 30-1），原则上早期进行，以减少神经损害。如囊肿不大、膨出不重可根据情况在 1 岁左右或年龄稍大时进行，此时可判断有无严重智力异常，同时病儿对手术耐受性亦提高。但对单纯性脑膜膨出或囊壁薄易于破溃的脑膜膨出，手术时机则不应受年龄所限，可根据情况适当提前。鼻根部脑膜膨出、脑膜脑膨出由于破溃机会少，手术可推迟到 2 岁后进行。

【禁忌证】

严重脑发育不全、进行性加重的脑积水、局部或颅内感染、颅骨缺损过大等，均不宜手术治疗。

一、枕部脑膜膨出、脑膜脑膨出修补术

1. 麻醉　全身麻醉。

2. 体位　俯卧位或侧俯卧位。

3. 手术步骤

(1) 切开头皮组织后，仔细分离显露脑膜囊，进一步分离囊颈周围组织，直达囊颈及其周围的颅骨缺损看清为止（图 30-1A）。

(2) 脑膜囊切除：先在囊颈部切一小口，缓慢放出脑脊液。放出脑脊液速度勿过快，以防脑组织迅速萎陷，导致脑表面桥静脉撕裂出血。扩大囊壁切口，探查囊内容，如系单纯性脑膜膨出，或仅含少量没有功能的脑组织，可在囊颈处切除多余囊壁及无功能的脑组织，脑膜囊残端妥善止血后，用丝线间断或连续缝合。若脑膨出较多，估计有神经功能时，则应尽可能还纳脑组织。

(3) 颅骨及软组织缺损修补：颅骨缺损一般均较小，不需修补，为加强颅骨缺损区，应将邻近颅骨膜充分游离后缝合；帽状腱膜亦应充分游离，做到无张力缝合。切除多余头皮，行无张力缝合（图 30-1B）。

4. 术后处理　严防脑脊液漏及切口感染，术后采取半坐位。合并有脑积水者，术后如有进展，可通过前囟穿刺抽液，或腰穿放脑脊液，以确保切口一期愈合。

二、鼻根部脑膜脑膨出修补术

鼻根部脑膜脑膨出少见，其手术有颅内及颅外两种途径。颅外途径系直接切开鼻部包块，结扎脑膜囊颈，此手术虽不开颅，但如发生感染则有向颅内扩散危险，特别是不能修补颅骨缺损，手术后容易复发。颅内径路为修补鼻根部脑、脑膜膨出常用方法。手术原则是切除囊内容物、修补骨缺损和硬膜缺损。

1. 麻醉　全身麻醉。

2. 手术步骤　发际做一冠状切口，将皮瓣翻向面部。额骨钻 6 孔，其中 2 个位于矢状窦左侧，骨瓣锯开后向右侧翻转，必要时可采用双额部骨瓣（图 30-2A）。沿骨窗下缘剪开硬脑膜，矢状窦前端缝扎后剪断，剪断大脑镰前端，用压脑板轻轻抬起额叶，顺额骨内板向筛板方向探查。骨缺损多位于筛板附近，可见到硬脑膜及部分显示退变的脑组织突入骨缺损内。用鼻中隔剥离器分离突入脑膜囊内脑组织，剥出或烧灼切断，骨缺损下缘的组织电凝止血。取适当大小的额骨、颞骨或合成材料，嵌入骨缺损内，硬脑膜缺损用颅底硬脑膜游离、翻转或另取颞肌膜、骨膜，修补（图 30-2B）。按常规方法分层关闭颅腔，骨瓣下应置引流。

2

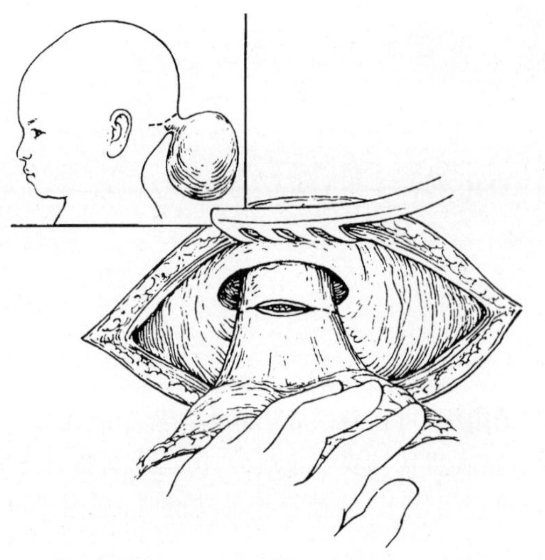

A. 枕部脑膜脑膨出显露囊颈、探查囊内容物

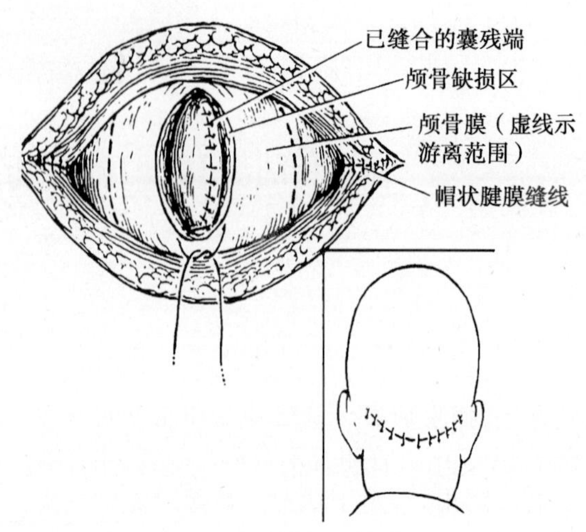

B. 缝合修补脑组织缺损

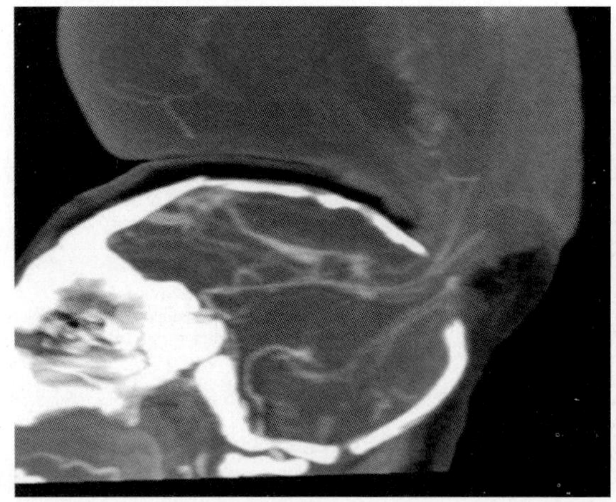

C. 顶部脑膜脑膨出CT检查

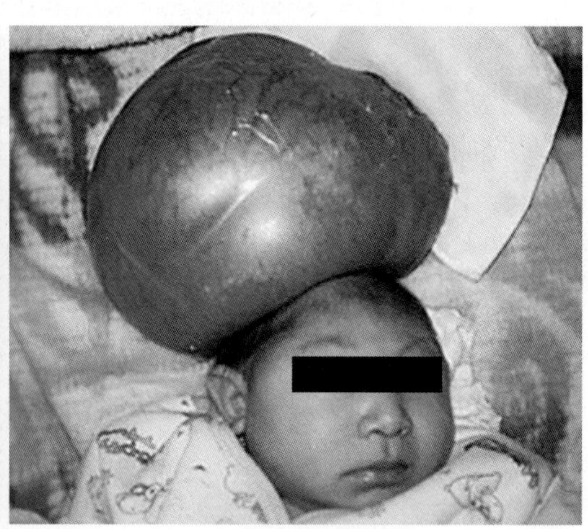

D. 顶部脑膜脑膨出

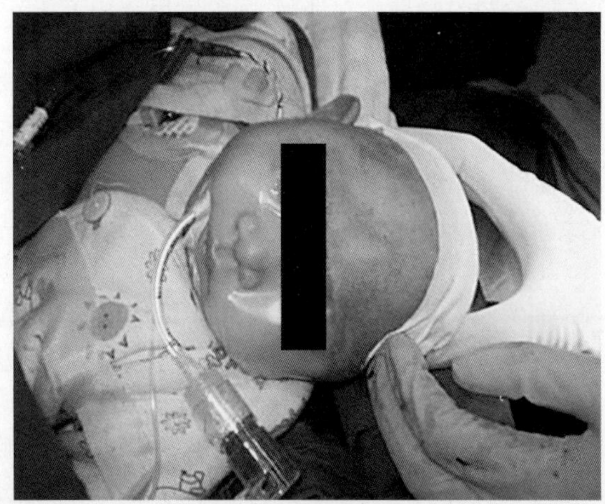

E. 切除膨出组织，缝合修补手术后

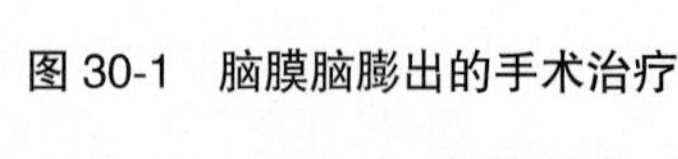

图 30-1　脑膜脑膨出的手术治疗

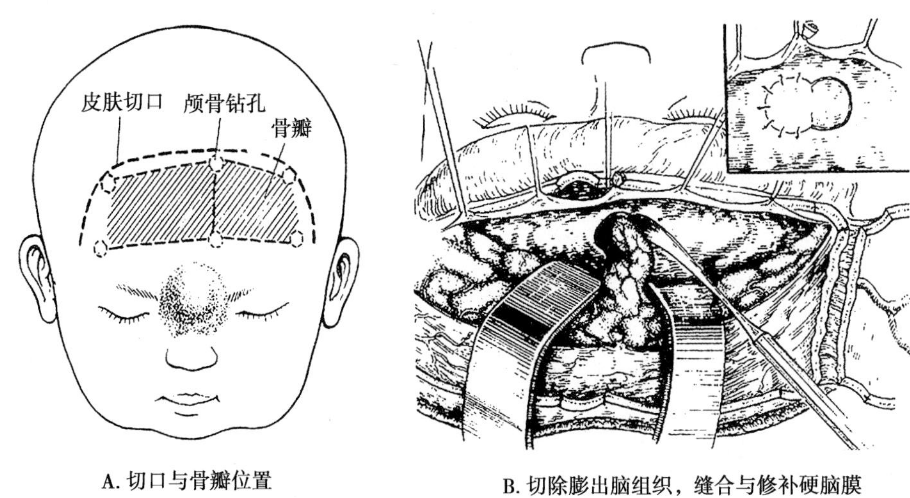

A. 切口与骨瓣位置

B. 切除膨出脑组织，缝合与修补硬脑膜

图 30-2　鼻根部脑膜脑膨出的手术治疗

（林江凯　胡荣　冯华）

参考文献

1. Shamji MF, Ibrahim A. Images in clinical medicine. Cervical Meningocele. N Engl J Med, 2015, 373(4): e4.
2. Zoli M, Farneti P, Ghirelli M, et al. Meningocele and Meningoencephalocele of the Lateral Wall of Sphenoidal Sinus: The Role of the Endoscopic Endonasal Surgery. World Neurosurg, 2016, 87: 91-97.
3. Bindal AK, Storrs BB, McLone DG. Occipital meningoceles in patients with the Dandy-Walker syndrome. Neurosurgery, 1991, 28(6): 844-847.

第 三 篇

胸心外科手术

3

第三十一章

常见心血管外科手术

第一节 体外循环术

自 1953 年美国外科医生 Gibbon 发明了人工心肺机，才使外科医生能够矫正心内畸形。国内在 20 世纪 60 年代初开始试制人工心肺机，体外循环现在国内心脏外科已普遍应用。

体外循环是心脏外科的一项重要手段，是指应用人工管道将人体大血管与人工心肺机连接，从静脉系统引出静脉血，并在体外氧合，再经血泵将氧合血输回动脉系统的全过程，又称心肺转流，主要应用于心脏、大血管手术。现代的人工心肺机已具有非常高的技术标准和部分人工智能化的功能，具有精确的流量控制功能和数字化的运转监测功能，血液破坏和全身脏器损伤已减少到尽可能低的程度。

一、体外循环的组成

除体外循环管路和流量、压力、温度、电压、时间等电子监测和安全报警系统外，主要由以下部分组成（图 31-1）：

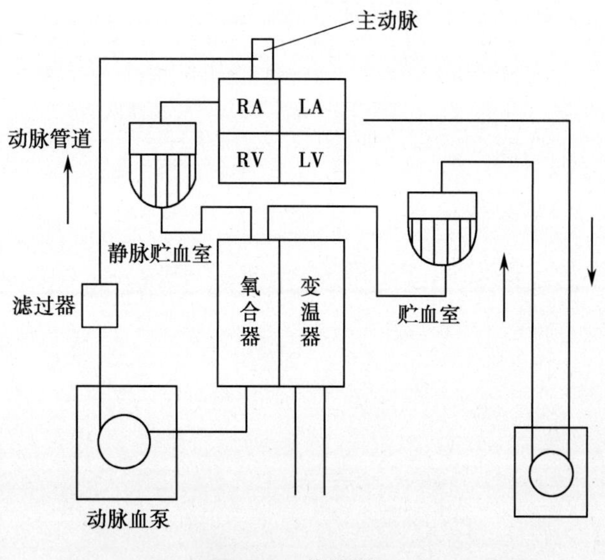

图 31-1 体外循环

RA. 右心房；LA. 左心房；RV. 右心室；LV. 左心室

血泵（人工心）：现在主要分为滚压泵和离心泵。

氧合器：即人工肺。代替肺脏使静脉血氧合并排出二氧化碳。目前使用的主要有：①鼓泡式，血液被氧气（或氧与二氧化碳混合气）吹散过程中进行气体交换，血液中形成的气泡用硅类除泡剂消除，根据形态有筒式和袋式；②膜式，用高分子渗透膜制成，血液和气体通过半透膜进行气体交换，血、气互相不直接接触，血液有形成分破坏少，其外形有平膜式和中空纤维式。

变温器：是调节体外循环中血液温度的装置，可作单独部件存在，但多与氧合器组成一体。变温器的水温与血温差应小于 10~15℃，水温最高不得超过 42℃。

贮血室：是一容器，内含滤过网和去泡装置，用作贮存预充液、心内回血等。

过滤器：滤过体外循环过程中可能产生的气泡、血小板凝块、纤维素、脂肪粒、硅油栓以及患者体内脱落的微小组织块等，不同部位应用滤过器的网眼各异。

二、体外循环的建立

体外循环心内直视手术，一般采用纵劈胸骨入路，纵向切开心包显露心脏，从心内注射肝素 2~3mg/kg，经检测血液不凝后，顺序插升主动脉灌注管和上、下腔静脉引流管，分别与已预充好的人工心肺机相应管道连接，即可开始外循环转流。体外循环预充，现在常规采用血液稀释法，预充液应考虑渗透压、电解质含量和血液稀释度三方面。血液稀释程度，各家掌握不一，血红蛋白在 50~100g/L，血细胞比容在 10%~30% 不等。预充用的晶体液通常有乳酸林格液、生理盐水、50% 葡萄糖液等，胶体液可选用全血、血浆、白蛋白等，还需加入钾、镁、碳酸氢钠以及抗生素等。心内操作结束后，心脏复苏，停止体外循环，待循环稳定后，拔除心内插管，用鱼精蛋白中和肝素。

三、常用的体外循环方法

1. 常温体外循环　用于心内操作简单，转机时间短者。要求体外循环氧合性能好，能满足高流量灌注需要。

2. 浅低温体外循环　采用体外循环血流降温，心内操作期间鼻咽温维持在28℃左右。心内操作即将结束时开始血液复温，鼻咽温至35~36℃时停止复温。

3. 深低温微流量体外循环　多在心功能差，心内畸形复杂，侧支循环丰富的患者应用。鼻咽温降至20℃左右，心内操作关键步骤可将灌注流量降低，最低可达50~10ml/(kg·min)。既保持手术野清晰又防止空气进入体循环发生气栓。

4. 深低温停循环　主要用于婴幼儿心内直视手术和成人主动脉瘤手术。术中将体温降至20℃以下，停止血液循环，可提供良好的手术野，但需具备良好条件和熟练的灌注技术。

四、体外循环常见并发症

1. 代谢与电解质变化　体外循环中，常可见有酸血症。原因是低灌注流量、低血压、低血容量等引起组织缺氧。低温引起周围组织中的氧耗，亦可导致代谢性酸血症。处理除可采用高灌注量和避免术中低血压和血容量改变，还可用碳酸氢钠静脉滴入。另外体外循环后血清钾减少，有时可导致代谢性碱血症和心律失常，或利尿后低钾血症，应给予补钾。还应注意术后低血清镁，它与某些心律失常和神经症状有关。

2. 血液变化　各种机械因素可使血液成分破坏，红细胞破坏较严重，血浆血红蛋白增加，血小板破坏。转流时间长可由于溶血，凝血活酶释放，血小板第Ⅲ因子释放，引起弥散性血管内凝血(DIC)的产生。一旦确诊必须及早用适量肝素，并用尿激酶和血管解痉挛剂等，加速微血栓吸收和改善微循环，并输给新血液，采取预防感染等措施。

3. 大脑　体外循环时，如二氧化碳张力过低可使脑血管收缩，阻力增加，所以灌注血液中二氧化碳的张力最好保持在4.0~5.3kPa。血压平均压低于6.65kPa时脑血流量受影响，但脑静脉压力不能太高，任何影响脑静脉回流淤积的情况都可产生脑水肿。血压过低，缺氧、酸血症等都可使脑功能受抑制。脑血管中的微栓是产生脑并发症主要原因，大都由于鼓泡氧合器中的硅油或气泡引起，应使用微孔过滤器减少微栓发生的机会。

4. 肾脏　如术中低血压将影响肾脏功能，低温、低灌注量、酸血症和红细胞破坏过多均可导致肾衰竭。术后应适量使用利尿剂，采取改善微循环，提高血压，避免肾血管收缩痉挛等措施，以预防肾并发症。

5. 肺　术中灌注时间过长、灌注量不足及红细胞破坏可导肺部并发症，称为"灌注肺"。表现为肺间质出血、水肿和片状肺不张。安置左心引流管，可防止因左心室膨胀导致肺血管压力升高，以及在主动脉、肺动脉阻断心搏停止期间，使肺处于膨胀状态均有助于防止和减少这种并发症。

6. 心脏　在严重心脏病或灌注不良的患者中，常可发生低心排出量综合征，影响患者血压，进而引起组织缺氧、酸血症等连锁反应。处理是根据左心房压(或肺毛细血管嵌入压)及中心静脉压给予输血，其次是辅助呼吸供给全身耗氧量，纠正酸中毒及给予强心药物，必要时再给予镇静剂。早期经过这些处理大部分可恢复，如药物无效，就必须给予辅助循环，包括主动脉内气囊反搏，甚至左心辅助循环术等。

第二节　动脉导管未闭的手术治疗

动脉导管未闭是最常见的先天性心脏病之一，发病率约占先天性心脏病的15%~21%，女性多见，高原地区发病率明显高于平原地区。通常位于主动脉峡部和肺总动脉分叉偏左肺动脉侧。少数情况下导管可在右侧、双侧或缺失。动脉导管由第6对鳃弓的左背侧部演变而成，它是胎儿期胎儿赖以生存的肺动脉与主动脉之间的生理性血流通道(图31-2)。

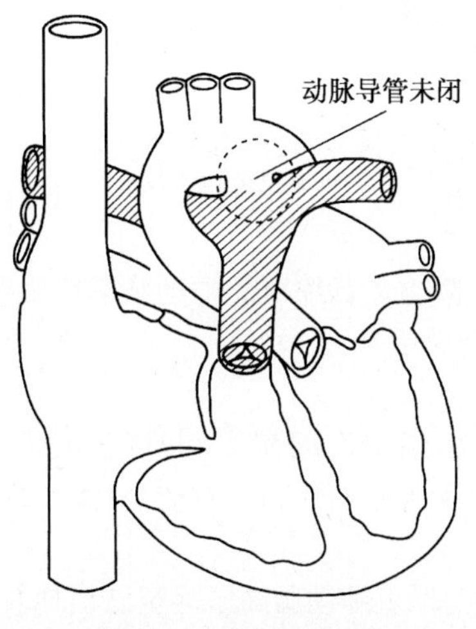

图31-2　动脉导管未闭

它在出生后48小时完成功能性闭合，在生后2~3周出现导管纤维化的解剖闭合。部分患儿可在出生的6个月后闭合，1岁以后闭合者所占比例极小。Abbott(1936)报告该病的平均死亡年龄是24岁，未经治疗

3

的动脉导管未闭的自然病程中可能出现细菌性心内膜炎、充血性心力衰竭，特别是部分病例因长期的动力性肺动脉高压出现肺小血管内膜增生、管腔狭窄，最终导致肺动脉压超过主动脉压，即发生肺动脉内未氧合血通过动脉导管逆向流入主动脉，临床上出现发绀，即出现艾森曼格综合征。

因此，及时地做导管闭合手术，可避免或遏制肺小动脉病变的发生或发展。1938 年 Gross 成功地施行了动脉导管结扎术，1944 年吴英恺教授在我国首次结扎动脉导管未闭成功。1967 年 Porstmann 等首先采用介入疗法对动脉导管未闭进行了封堵。

【适应证】

一般情况下，一经确诊原则上应及早作手术治疗。

1. 早产婴儿动脉导管未闭的自然闭合率较高，新近研究表明常使用的环氧合酶抑制剂如布洛芬、吲哚美辛等药物可能增加气管、肺发育不良的风险。且目前多项研究不支持在早产儿中结扎未闭导管。

2. 婴儿期如反复出现肺炎、难以控制的心力衰竭，应及时手术。

3. 幼儿以上年龄的患者一经确诊应及早手术。如合并严重肺动脉高压及双向分流但以左向右分流为主，也应考虑手术治疗。

4. 患细菌性动脉内膜炎时，原则上应行抗生素治疗以控制感染，待感染控制 2~3 个月后再行手术。但由于新型抗生素的出现，抗感染的时间不再十分严格。但若药物控制感染不力，特别是赘生物形成或脱落时，应争取限期手术。

【禁忌证】

1. 艾森曼格综合征是手术禁忌。临床上患者表现为以右向左分流为主、出现发绀和杵状指。

2. 在某些先天性心血管疾病中，动脉导管起着代偿作用，如大动脉错位、永存动脉干、法洛四联症、肺动脉闭锁、降主动脉缩窄及肺动脉瓣狭窄等，不宜单独做动脉导管手术。

【术前准备】

1. 全面细致询问病史和进行相关、必要的检查，明确有无合并畸形和并发症，根据结果确定手术方案。

2. 合并严重肺动脉高压甚至已出现右向左分流的患者，术前可给予吸氧治疗和应用血管扩张药（可给予卡托普利口服，或酚妥拉明静脉滴注），有利于肺血管阻力下降。

3. 合并心衰者，应给予积极强心、利尿治疗，除新生儿急性充血性心衰不能控制时行限期手术外，绝大多数患者应在心衰得以控制后手术。

4. 肺部和呼吸道感染者，应给予有效抗感染治疗。

5. 并发细菌性心内膜炎患者，术前应做细菌培养和药物敏感试验，采用有效抗生素治疗。感染不能控制或反复出现肺栓塞者，应在抗感染的同时，限期手术治疗。

【麻醉与体位】

采用气管内插管、静脉复合麻醉的全麻方式。处理导管时，根据情况可辅加控制性低血压。行动脉导管结扎或切断缝合术时取右侧卧位，右腋下用软垫垫高，左手臂置于前方。经心包内或在体外循环下经肺动脉切口封闭动脉导管，则取背部略垫高的仰卧位。

【手术步骤】

1. 动脉导管未闭结扎术（图 31-3）

(1) 后外侧切口，切口从肩胛骨下角一横指处绕过。幼儿经左胸第 3 肋间、儿童或成人经左胸第 4 肋间进胸。

近年来有部分学者采用 Denis-Browne 切口即腋下小切口（自腋窝相当于腋中线处向下做直切口，长约 5~7cm）进胸，它具有组织损伤小，切口隐蔽、美观、手术野显露好等优点。

(2) 撑开胸部切口，请麻醉师适当减小通气量，将左肺用湿纱布向前下压迫，在主动脉峡部多数可见一膨出部并向肺动脉侧延伸，在动脉导管的肺动脉端可触及连续性细震颤。并认清左迷走神经和左膈神经（图 31-3A）。

(3) 切开纵隔胸膜：沿降主动脉纵轴中线切开纵隔胸膜，上端自左锁骨下动脉起始部，下端至肺门。左锁骨下动脉起始部仅需切开纵隔胸膜即可，如分离太深可能伤及淋巴管导致术后淋巴漏，因此可疑者应妥善结扎。对最上肋间静脉可结扎切断。

(4) 暴露导管：将切开的纵隔胸膜向肺动脉侧分离，至动脉导管肺动脉端。用血管钳或 4 号丝线缝合牵引纵隔胸膜边缘，将肺组织与手术野隔开。明确主动脉、左锁骨下动脉、肺动脉、动脉导管、左迷走神经和左膈神经的解剖关系。注意勿过分向肺动脉侧牵拉诸神经所在的纵隔胸膜，以免伤及动脉导管后面的喉返神经（图 31-3B）。

(5) 游离导管：先从导管前壁开始（图 31-3C），再下缘、上缘，最后分离后壁（图 31-3D）。

上缘间隙小，剪开导管上纤维带即可显露上缘。用钝头的直角钳沿着主动脉壁分离导管后壁，分离导管上下方到达导管的右侧面。再用直角解剖钳由上方将导管后壁间隔适当扩大，注意在导管上下方的游离足够深时再试图将直角钳完全通过导管。

(6) 套线：用直角钳引导，套过浸泡过的双重双股

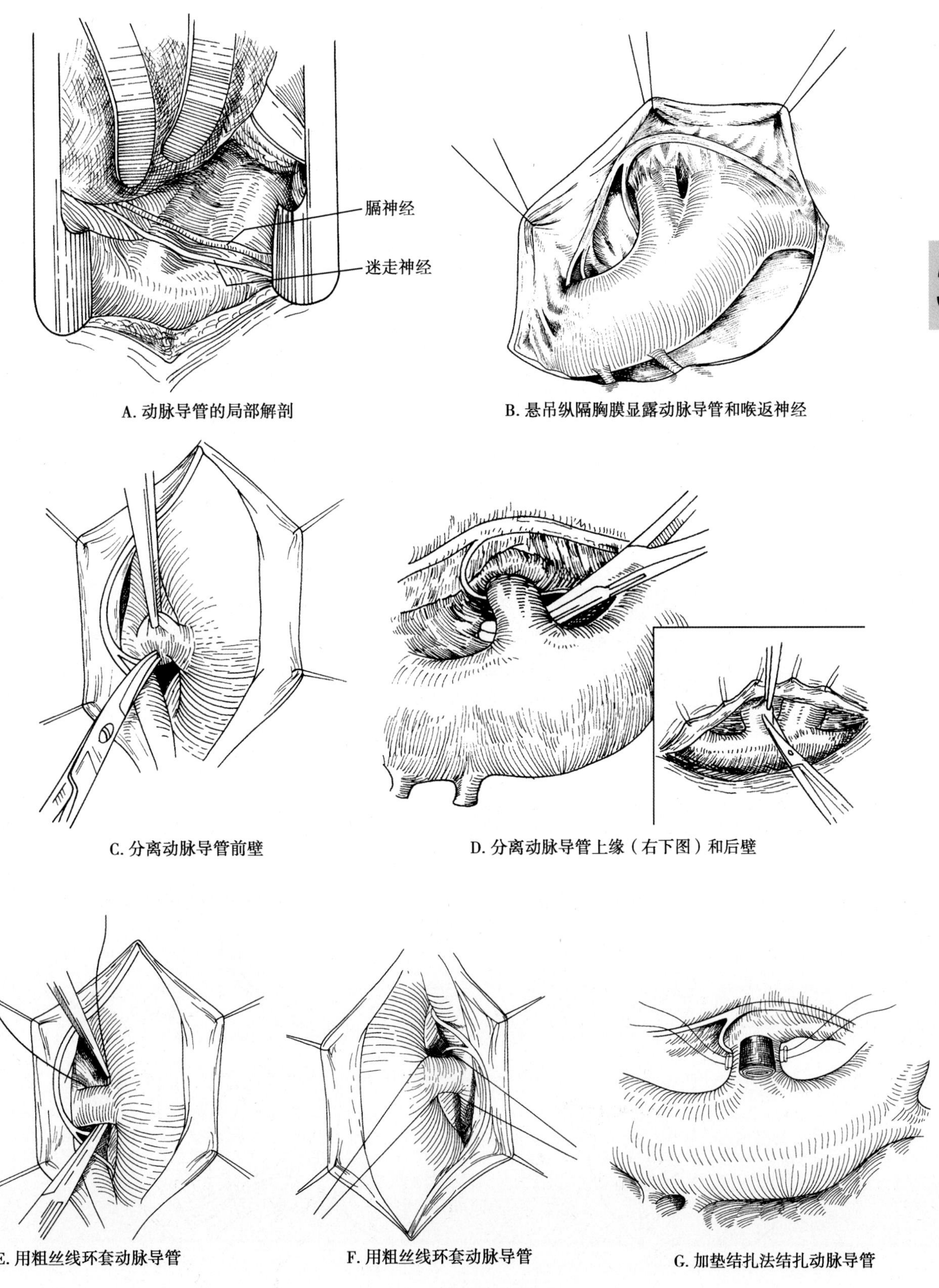

A. 动脉导管的局部解剖

B. 悬吊纵隔胸膜显露动脉导管和喉返神经

C. 分离动脉导管前壁

D. 分离动脉导管上缘（右下图）和后壁

E. 用粗丝线环套动脉导管

F. 用粗丝线环套动脉导管

G. 加垫结扎法结扎动脉导管

图 31-3 动脉导管未闭结扎术

10 号丝线或单股结合双股 10 号线，绕过动脉导管后壁(图 31-3E、F)。

(7) 结扎导管前准备：嘱麻醉师将动脉压降至 70~80mmHg，检查是否有随时可用的配好的血，检查台上有无备好的无损伤血管钳，检查吸引器是否可靠。

(8) 结扎导管：先结扎主动脉端，然后结扎肺动脉端，注意两道结扎线之间应有一定距离。结扎时应使两示指与导管三点成一线，逐渐分次均匀用力结扎，手指千万不能滑脱，结扎时不能太紧或太松，太紧易撕伤或切割管壁，太松则易再通，以导管内震颤消失为宜。如导管较长，可在两结扎线间再结扎一次或加用贯穿结扎。导管粗大、导管壁弹性较差(如并发肺动脉高压或曾患导管内膜炎)的病例可考虑用加垫结扎法，用宽如导管长度的涤纶布片，卷成略细于导管直径的圆柱状，将其游离缘与卷体缝固，并保留布卷中段作结后的线备用，缝拢布卷两端以防其松散。将布卷顺置于导管上，以绕过导管的两根粗线将其结扎于导管上，并将两结扎线分别与留置于布卷上的缝线相互作结，以防卷垫滑动(图 31-3G)。

此法系结扎线着力于卷垫上将导管腔压闭，而结扎线对导管壁的扯割力甚微，可避免像单纯结扎法导管壁有被结扎线扯裂和导管复通的危险。

(9) 检查震颤是否完全消失，缝合切开的纵隔胸膜，充分止血，冲洗胸腔，置胸腔引流管，请麻醉师膨肺后逐层关胸。

2. 动脉导管未闭切断缝合术(图 31-4)多适用于成年患者，较粗大动脉导管并有严重肺动脉高压患者。导管切断缝合术要求有质量可靠的导管钳和良好的血管缝合技术，否则手术时有出血致死的危险。

(1) 手术切口及导管显露与动脉导管结扎术相同。

(2) 分离动脉导管前先在导管上下方分离降主动脉，用大弯钳引导两根阻断带，备阻断止血用。

(3) 选用 4 把优质无损伤血管钳，与动脉导管垂直，主、肺动脉侧各放置 2 把，先夹主动脉端，后夹肺动脉端。两把钳均应尽量靠近两端，使中间有较大的距

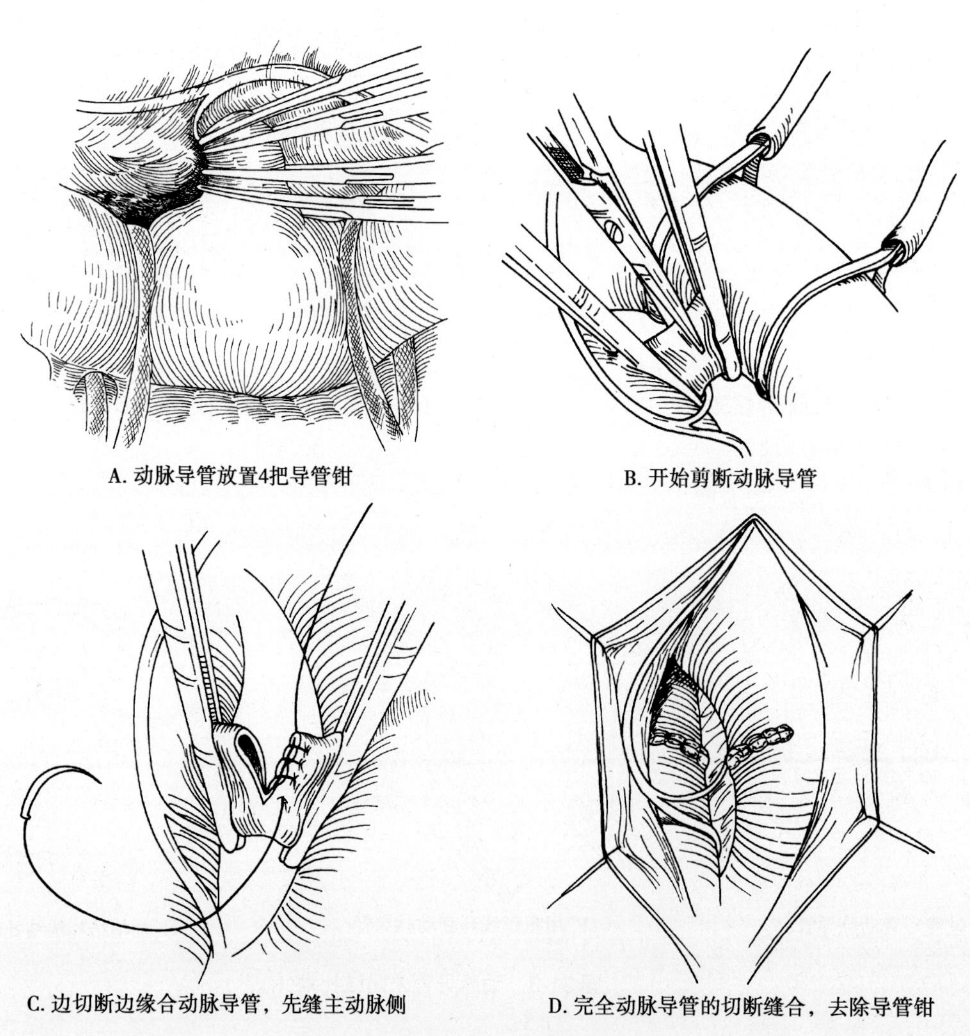

A. 动脉导管放置4把导管钳　B. 开始剪断动脉导管

C. 边切断边缝合动脉导管，先缝主动脉侧　D. 完全动脉导管的切断缝合，去除导管钳

图 31-4　动脉导管未闭切断缝合术

离足以切断、缝合之用(图 31-4A)。如导管较短,其主动脉端可选用 Potts Smith 钳,以扩大导管的长度。

(4) 助手持导管钳时,应注意分别将钳压向主动脉和肺动脉侧,以防止导管钳滑脱,并注意防止钳扣松开,以免发生大出血。

(5) 进行导管切断、缝合时宜边切边缝,万一出血易于处理。可先切断导管一半(图 31-4B),用 3-0~5-0 缝线作连续缝合,先缝主动脉侧的断端,后缝肺动脉侧的断端,然后继续边切边缝合(图 31-4C)。

缝完第一道后,转回来继续缝合第二道。第二道要更加靠近导管钳,避免损伤第一道缝线。如导管较长,导管钳间距离充裕,也可一次性切断导管再行缝合。

(6) 完成缝合后,放开导管钳,观察有无漏血。如有漏血,可用温盐水纱布压迫止血;较大的漏血则加间断缝合(图 31-4D)。

(7) 缝合切开的纵隔胸膜,充分止血,冲洗胸腔,置胸腔引流管,请麻醉师膨肺后逐层关胸。

3. 经前纵隔动脉导管结扎术(图 31-5) 心内畸形合并动脉导管未闭同期手术治疗时,需按心内直视手术处理。

(1) 胸部正中切口,逐层开胸(图 31-5A)。撑开胸骨,纵向切开心包。

(2) 探查导管:用手指压迫肺动脉主干近端,在肺动脉远端可触及连续性细震颤,可借以明确诊断(图 31-5B)。

(3) 如合并有粗大动脉导管、肺动脉高压、肺动脉干瘤样扩张、肺动脉分叉位置较深、心脏顺时针转位等,可在完成体外循环或辅助循环后进行导管游离,避免长时间压迫肺动脉造成心律失常或心搏骤停。

(4) 显露导管:助手用手指或纱布向下牵压肺动脉干,显露肺动脉干远端之心包返折,纵向切开壁层心包,在肺动脉分叉前上方的心包分离,在左肺动脉头侧,主动脉与肺动脉相连的血管即未闭动脉导管。

(5) 游离导管:先分离升主动脉侧之导管上窝,再分离左肺动脉侧之导管下窝,用直角钳由导管下窝向上窝引导双 10 号线,做双重结扎(图 31-5C)。如在体外循环下结扎者,应嘱灌注师先降低灌注流量后再行结扎。

(6) 按心内畸形种类采用相应的矫治方法。

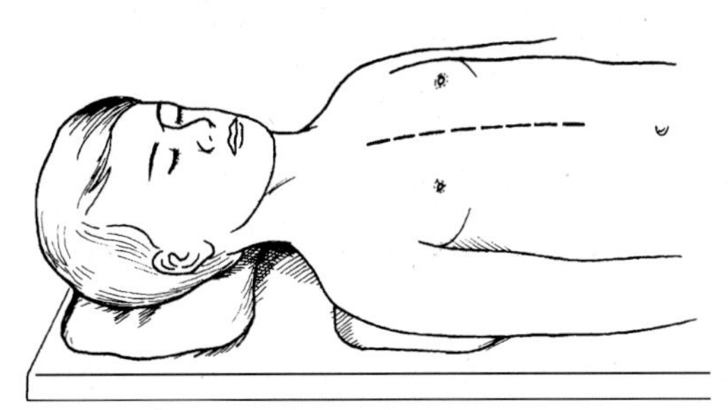

A. 胸部正中切口

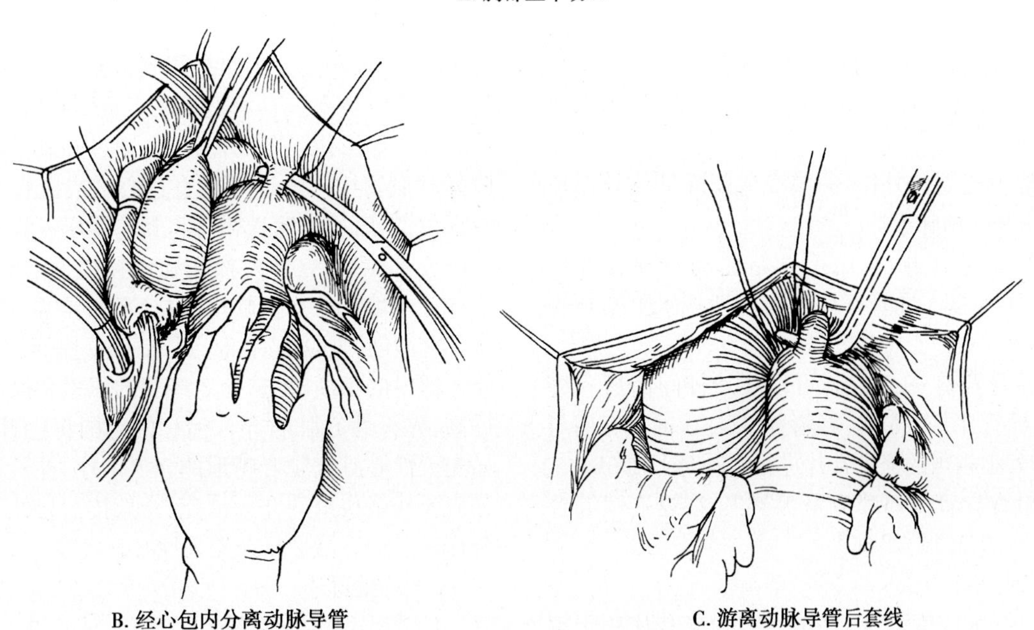

B. 经心包内分离动脉导管

C. 游离动脉导管后套线

图 31-5　经前纵隔动脉导管结扎术

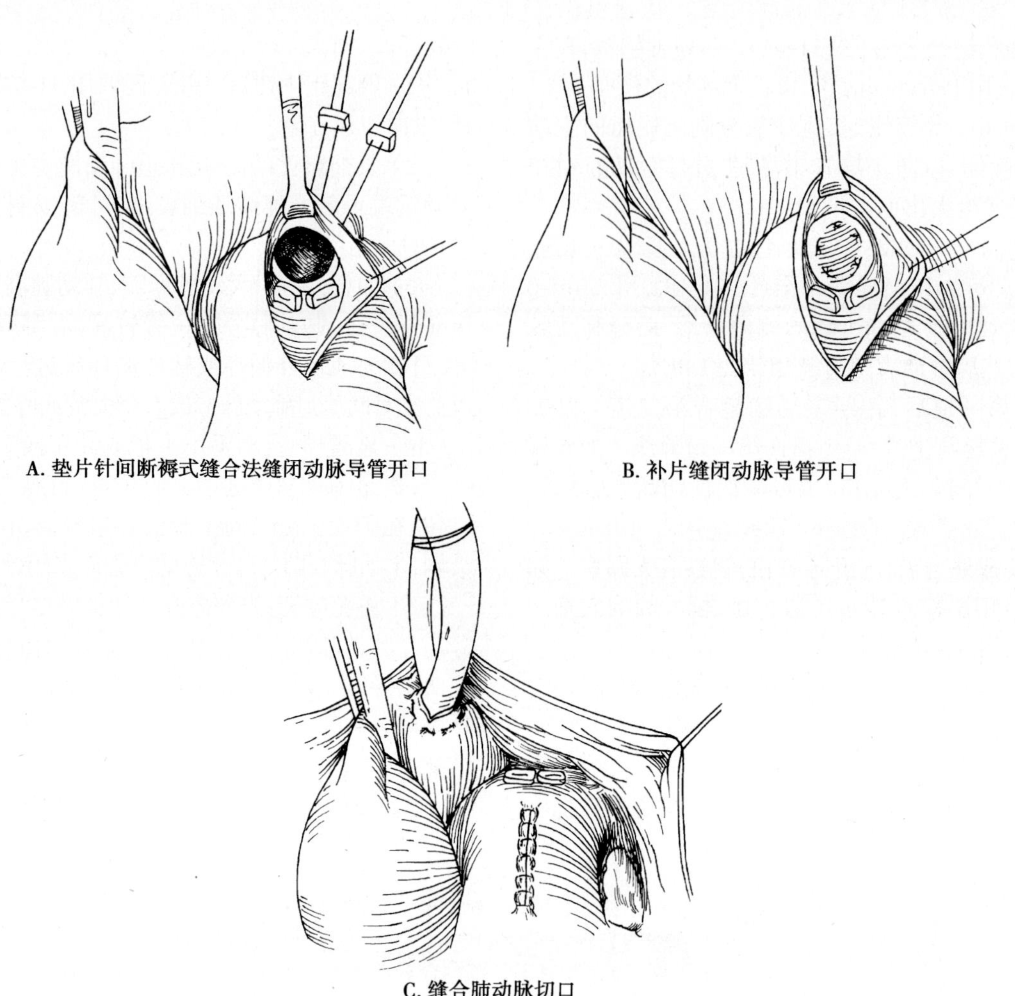

A. 垫片针间断褥式缝合法缝闭动脉导管开口

B. 补片缝闭动脉导管开口

C. 缝合肺动脉切口

图 31-6　体外循环下经肺动脉缝闭未闭动脉导管术

4. 体外循环下经肺动脉缝闭未闭动脉导管术(图31-6)适用于有肺动脉高压、肺动脉侧有赘生物形成、动脉瘤样改变、导管再通、合并其他心脏疾患或诊断为心内其他畸形而漏诊动脉导管的患者。

(1) 胸部正中切口,逐层开胸。撑开胸骨,纵向切开心包。

(2) 常规建立体外循环,嘱灌注师降低体外循环灌流量,切开肺动脉远端。

(3) 显露导管开口:用手指堵住动脉导管开口或带球囊尿管置入导管开口并充生理盐水阻断导管血流。

(4) 导管开口 <1.0cm 者可以垫片针间断褥式缝合法缝闭导管(图 31-6A)。导管开口 >1.0cm 者宜用与导管开口大小相当的涤纶补片进行修补(图 31-6B)。

(5) 检查导管开口喷血是否消失,往返连续缝合关闭肺动脉切口(图 31-6C)。

5. 其他治疗方法

(1) 电视胸腔镜手术于 20 世纪 90 年代应用于动脉导管未闭的治疗,该方法具有创伤小、疼痛轻、恢复快、切口隐蔽易被家属和患者接受等优点。本手术操作前必须熟练掌握在电视监视仪下手术操作技巧,否则可造成副损伤或致命性大出血。

(2) 介入治疗是近年来得到迅速发展的一种先进的临床治疗技术。手术是在数字减影心血管造影、超声心动图等影像设备的监视下,通过穿刺从股动脉或股静脉血管插入输送导管直达心脏或血管内中的病变部位,然后通过输送鞘管将封堵器压入推送鞘管送至病变部位后,在体外操作缆丝释放封堵器,使之定位并完全填充在病变缺损部位,阻塞异常血流。该技术具有微创、风险小、省时、可靠、康复快等优点。随着介入器材的不断改进、介入经验的积累和操作技术的提高,先天性心脏病介入治疗的范围将会日趋扩大,如先天性心脏病复合畸形的介入治疗、外科术后残余分流或残余狭窄的介入治疗、介入技术与外科手术联合(杂交技术)治疗复杂先天性心脏病等。

【术后处理】

1. 严密观察是否有继发出血　术后 24 小时内应严密观察引流量。

2. 严密注意心率与血压　少数患者术后血压升高很多,心率可增快到160~180次/min,应予适当处理。应把收缩压控制在120mmHg(16kPa)以下,或与平时血压相差不大为适宜。

3. 注意肺部并发症　儿童尤其是幼儿易发生肺部感染或肺不张等,应加强呼吸道护理,给予药物雾化吸入,定期叩背,鼓励咳嗽,合理应用抗生素。

【主要并发症】

1. 术中大出血　这是最严重的并发症。主要是在分离导管的后侧时发生出血(尤其在靠近肺动脉端的后下缘最容易分破),其次是在结扎时发生撕裂出血,或因导管钳脱落而致大出血。如一旦发生出血,术者必须镇静,先用手指压迫止血,看清出血点后,仔细进行修复;或用两把导管钳各自夹住导管的两端,甚至也可夹住部分主动脉或肺动脉壁。如出血较大,或由于部位显露不利,止血困难,则可分离主动脉,切断、结扎附近几支肋间动脉,在导管近端和远端的主动脉套带或上动脉导管钳控制出血;如肺动脉端出血不能控制,则可切开心包,夹住肺动脉阻断血流。立即吸尽手术区血液,迅速将导管切断缝合,尽快恢复主、肺动脉血流。一般降主动脉常温下阻断15分钟尚不致引起严重后果,如采用低温麻醉,阻断降主动脉时间可大大延长,只要镇静抢救,缝合时间是足够的。

2. 左喉返神经损伤　术后患者出现声音嘶哑、饮水呛咳等症状,是未闭动脉导管术后常见的并发症。防治主要是应明确解剖,少做不必要的分离,应在喉返神经表面留一层纤维结缔组织。游离导管时应注意左喉返神经行径。如能将导管周围的软组织分离干净,则喉返神经已排除在导管包膜之外,无论切断或结扎导管均不致损伤喉返神经。

3. 胸导管损伤　可能导致乳糜胸,应注意在左锁骨下动脉根部和导管上窝分离时勿伤及乳白色的胸导管,可疑者应结扎。

4. 术后导管再通　应再次手术治疗。

5. 术后高血压　少数患者术后血压明显升高,应把收缩压控制在16kPa(120mmHg)以下,或与平时血压相差不大为宜。

【疗效评价】

动脉导管闭合术中大出血所致的手术死亡率,视导管壁质地、采用闭合导管的手术方式以及手术者技术的高低等而异,一般应在1%以内。导管单纯结扎术或钳闭术有术后导管再通可能,其再通率一般在1%以上,加垫结扎术后复通率低于前两者。动脉导管闭合术的远期效果,与术前有无肺血管继发性病变及其程度有关。在尚未发生肺血管病变之前接受手术的患者,可完全康复,寿命如常人;肺血管病变严重呈不可逆转者,术后肺血管阻力仍高,右心负荷仍重,效果较差。

第三节　继发孔房间隔缺损的外科治疗

房间隔缺损是先天性心脏病中最常见的一种,是在胚胎发育过程中房间隔的发生、吸收或融合出现异常而形成继发孔房间隔缺损、原发孔房间隔缺损、房间隔缺如或卵圆孔未闭(图31-7),其中继发孔房间隔缺损最为常见。它是由于继发房间隔发育障碍,或原始房间隔吸收过多,造成上下边缘不能接触而遗留的缺口。临床上分为中央型缺损、下腔型缺损、上腔型缺损及混合型缺损四种。

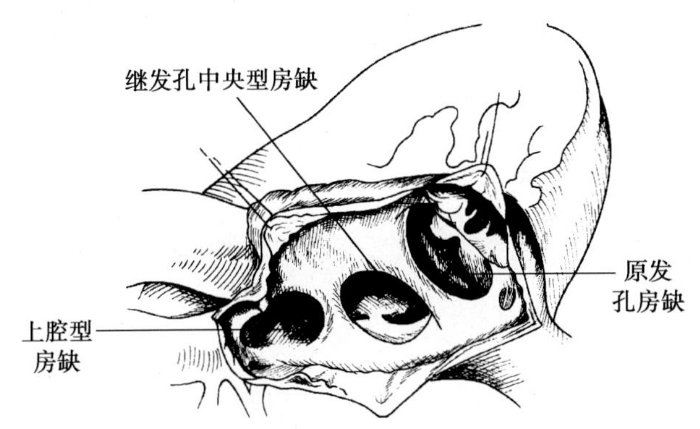

图31-7　房间隔缺损类型

【适应证】

1. 房间隔缺损诊断明确,不管有无症状,都应施行手术。任何年龄均应手术,但应尽早手术,以学龄前儿童期为最适宜。

2. 肺动脉高压仍以左向右分流为主者,应争取手术。

3. 合并心力衰竭的患者,术前应积极控制心力衰竭,争取时间积极手术。

4. 合并心律失常者,应在药物治疗及控制心律条件下进行手术。

【禁忌证】

艾森曼格综合征是手术禁忌。患者合并不可逆的肺动脉高压,肺动脉阻力8~12U/m^2,肺/体循环血流量小于1.2(Qp/Qs<1.2),患者因右向左分流出现发绀和杵状指。

【术前准备】

1. 全面细致询问病史和进行相关、必要的检查,明确有无合并畸形,防止漏诊或误诊。

2. 合并有肺动脉高压者,术前可给予吸氧治疗和应用血管扩张药(可给予卡托普利口服或酚妥拉明静脉滴注),治疗期间间断了解血气是否改善,必要时可行右心导管检查明确肺小血管病变程度。

3. 合并心功能不全者应给予内科治疗,待心功能改善后手术。

4. 肺部和呼吸道感染在儿童期常见,应给予有效抗感染治疗,待感染治愈后再手术。

【麻醉与体位】

采用气管内插管、静脉复合麻醉的全麻方式,以芬太尼和肌松剂为主要措施,效果平稳、可靠。

一般采用仰卧位胸部正中切口,近年发展起来的右前外切口、右腋窝切口需用仰卧位,右侧垫高30°~60°,右上肢悬吊。

【手术步骤】

1. 房间隔缺损直接缝合修复术(图 31-8)　适用于缺损较小的儿童病例和左心房发育较好的中央型房间隔缺损。

(1) 胸部正中切口,逐层开胸。

(2) 撑开胸骨,纵向切开心包。

(3) 心外探查有无肺静脉异位连接、左上腔静脉及合并动脉导管未闭等。

(4) 肝素化后常规建立体外循环,插左心引流管。此处可采用不阻断升主动脉和常用的阻断升主动脉两种方式。

(5) 行右心房斜切口(图 31-8A),拉钩将右心房切口向左牵拉,检查房间隔缺损类型、冠状静脉窦开口的位置、三尖瓣情况,探查有无三房心、肺静脉异位连接和肺动脉瓣狭窄等合并畸形。

(6) 在缺损下缘缝一 8 字缝合,再在上缘行一同样的 8 字缝合,交助手提起,使缺损呈一裂隙状(图 31-8B)。

(7) 上下两针间的缺损采用 8 字间断缝合或无创涤纶线往返连续缝合(图 31-8C)。

(8) 最后一针收紧前,请麻醉师胀肺,排出左心气体。

(9) 关闭右心房切口,循环稳定后停机拔除插管。

(10) 彻底止血,置引流管后逐层关胸。

2. 房间隔缺损补片修复术(图 31-9)　适用于缺损较大或左心房发育偏小的病例,上腔型房间隔缺损合并部分肺静脉异位连接者,还适用于中年以上的成人,可避免直接缝合造成的张力过大导致的术后房性心律失常。

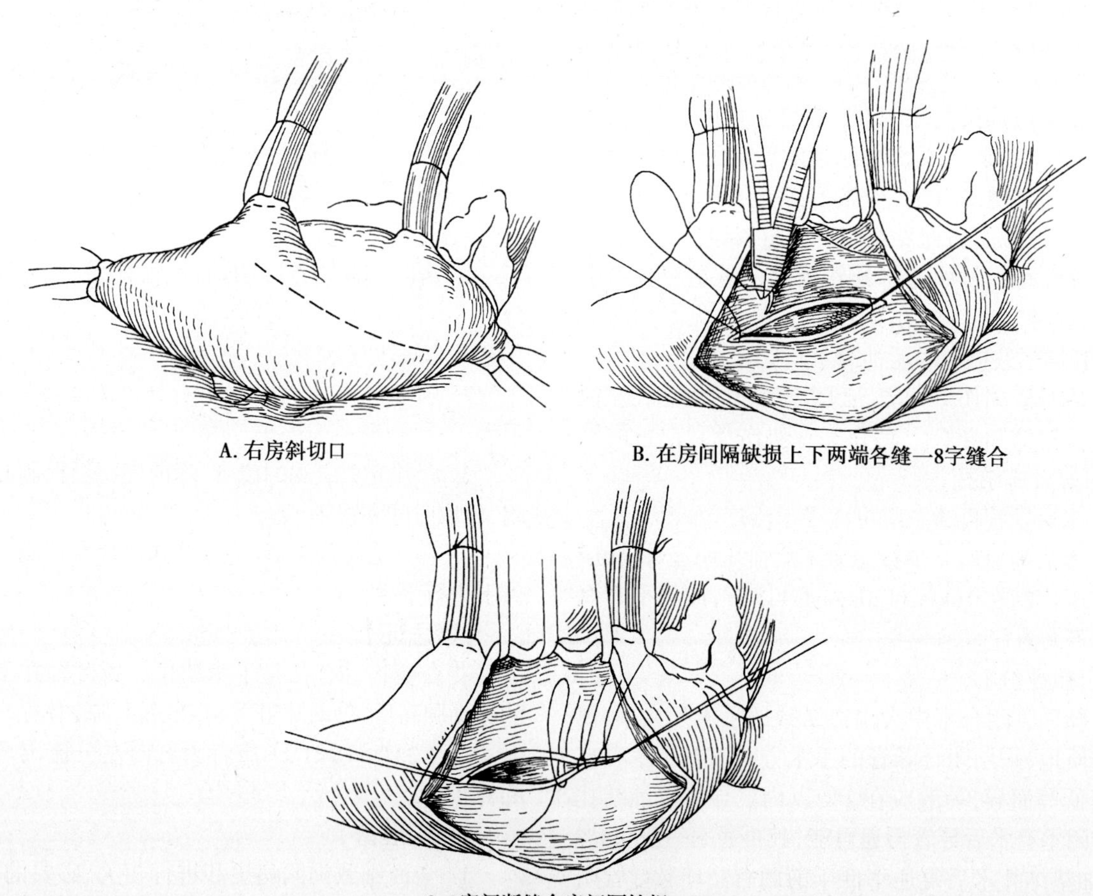

A. 右房斜切口

B. 在房间隔缺损上下两端各缝一8字缝合

C. 8字间断缝合房间隔缺损

图 31-8　房间隔缺损直接缝合修复术

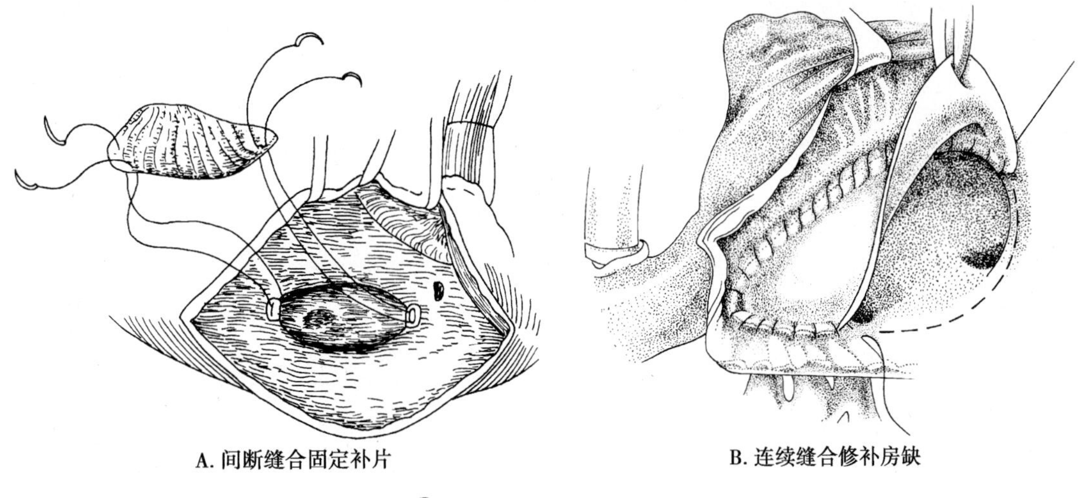

A. 间断缝合固定补片　　B. 连续缝合修补房缺

C. 房缺修补完毕血流方向恢复正常

图 31-9　房间隔缺损补片修复术

(1) 开胸、建立体外循环、探查与房间隔缺损直接缝合修复术相同，注意纵向切开心包尽量近左侧，以便预留作心包补片(亦可用涤纶补片，不需做预凝处理)。

(2) 剪一略小于缺损面积的补片，在缺损上下端或四个角各缝一针，穿过补片并结扎固定(图 31-9A)。

如有合并右肺静脉异位连接者，需部分切除肺静脉开口附近的房间隔，扩大房间隔缺损，剪一较缺损口面积稍大的补片修补(图 31-9B)。

(3) 连续缝合补片修补房间隔缺损(图 31-9C)。

(4) 排气、关闭切口、停机拔管、置引流管、逐层关胸同房间隔缺损直接缝合修复术。

3. 特殊情况的修补方法

(1) 对多个房间隔缺损，剪成单孔，再行修补。

(2) 上腔型房间隔缺损合并部分右肺静脉异位连接的手术特殊点是(图 31-10)：

1) 上腔静脉插管前应向上解剖上腔静脉至奇静脉开口处，宜用金属直角管插管。

2) 套上腔阻断带时位置宜偏高，超过右上肺静脉水平。

3) 右心房切口常延伸到右心房与上腔静脉交界处，应避免损伤位于界沟与上腔静脉交界处的窦房结(图 31-10A)。

4) 显露上腔型房间隔缺损(图 31-10B)，一般常需行补片修补，目前多采用自体心包作为补片材料。

5) 补片修补时要保证两个通畅：第一是保证异位肺静脉导入左心房的途径通畅(图 31-10C)，第二是保证上腔静脉回流通畅(图 31-10D)。

6) 第 1 针缝于心房与上腔静脉交界处。如伴有右肺静脉异位连续，应将所有异位的肺静脉开口隔于左心房侧。

(3) 下腔型房间隔缺损的手术特殊点是：

1) 一般常需行补片修补。

2) 认清是否有特殊发育的大下腔瓣(eustachian

3

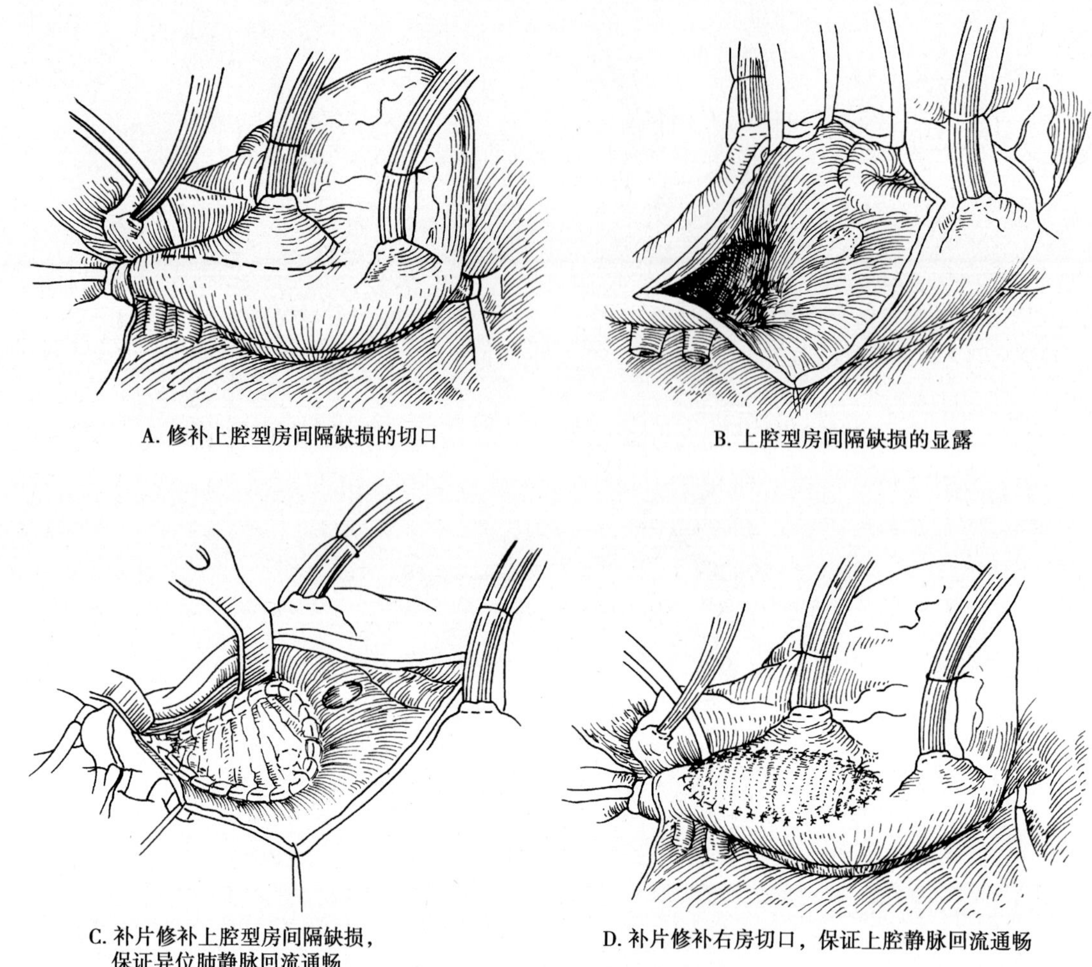

A. 修补上腔型房间隔缺损的切口

B. 上腔型房间隔缺损的显露

C. 补片修补上腔型房间隔缺损，保证异位肺静脉回流通畅

D. 补片修补右房切口，保证上腔静脉回流通畅

图 31-10　上腔型房间隔缺损的修补方法

valve），应避免将此瓣当做缺损的前缘予以缝合造成下腔静脉血流入左心房。

3）缺损下缘的缝合需由房间隔到左心房后壁组织，以防残余缺损（图 31-11）。

（4）混合型缺损：此型缺损房间隔几乎完全缺如，宜用补片修补，缝合其前下缘时进针不能过宽，以免损伤传导束。

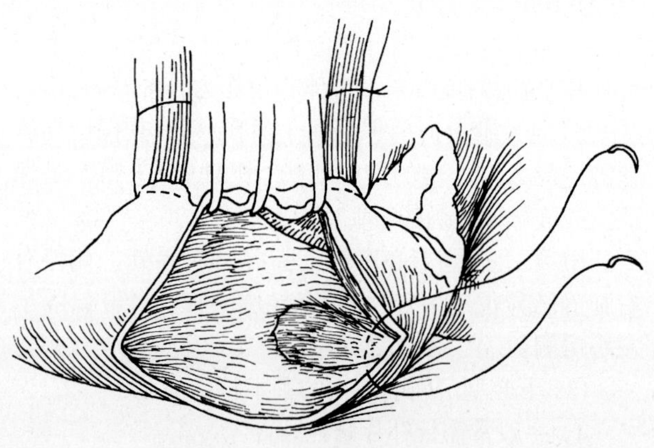

图 31-11　下腔型房间隔缺损

4. 其他治疗方法同动脉导管未闭的治疗一样，近年来电视胸腔镜手术、介入性治疗、机器人手术也越来越广泛地应用到房间隔缺损的治疗中，这些方法具有微创、省时、康复快等优点。

【术中注意要点】

1. 缝合房间隔缺损时一定要缝在前后肌缘上，如只缝在卵圆窝底部易撕裂。

2. 应注意右心房内的 Koch 三角解剖标志，即三尖瓣隔瓣瓣环、冠状静脉窦、Todaro 腱围成的三角区，房室结在三角区尖部，希氏束从三角区与三尖瓣隔瓣瓣环交界处穿入中心纤维体，应避免直接夹持、损伤而引起的传导阻滞。

3. 较大缺损的前上缘与主动脉窦相距很近，缝针不可太深以免损伤主动脉。

4. 体外循环停机后应严格控制输血和输液速度，避免在左心容量负荷过重而出现左心功能衰竭和急性肺水肿。

【术后处理】

除按一般心脏手术后处理外，无特殊疗法。

1. 术前若有肺动脉高压，可酌情使用扩血管药物治疗。

2. 术前有心功能不全者，术后应给予正性肌力药物治疗。

3. 术前有心动过缓或术中心跳欠佳者或成人患者，关胸前应安置临时起搏导线，术后可予以临时心脏起搏支持并予以异丙肾上腺素治疗。

4. 40 岁以上患者合并心房纤颤发生率较高，有学者推荐补片修复后应予 2~3 个月小剂量华法林抗凝治疗。

【主要并发症】

1. 心律失常　少数患者术后出现房性期前收缩、窦性心动过缓和心房纤颤，多为短暂发生，及时处理后易消失。术中发生顽固性的心律失常可能有冠脉内气栓、左心发育不全、心肌保护不佳或缺损缘缝线张力过大等原因。

2. 心力衰竭　较少见，特别要注意左心发育差的患者输液速度不能过快，可适当延长呼吸机支持时间。

3. 残余分流　凡成人或大儿童，缺损边缘很薄或缺损很大时均应补片修复。下腔型缺损修补时应注意缝好缺损下极的两个边缘向左心房后壁过渡的部分。

【疗效评价】

单纯继发孔房间隔缺损手术治疗效果良好，手术死亡率已渐接近于零。继发孔房间隔缺损手术闭合后，立即获得血流动力学改善，症状减轻或消失，儿童病例生长发育速度加快。

第四节　室间隔缺损修补术

室间隔缺损是存在于室间隔异常交通的单个或多个孔洞，可合并多种心脏畸形，也可以是某些复杂心脏畸形的一部分。以先天性为常见，也可由外伤或心肌梗死后室间隔穿孔所致。

室间隔缺损按解剖部位分类：

1. 膜部间隔缺损（包括膜部室间隔缺损和膜周型室间隔缺损）

2. 流入道室间隔缺损

3. 流出道室间隔缺损（包括嵴内型和干下型室间隔缺损）

4. 肌部室间隔缺损（图 31-12）

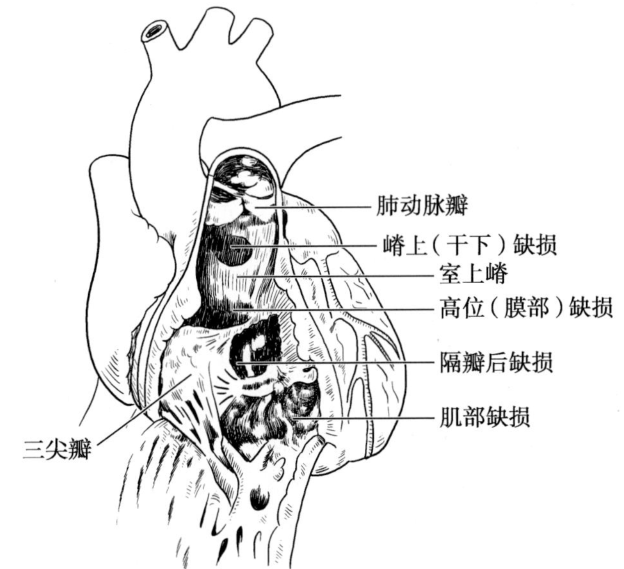

图 31-12　室间隔缺损的类型

室间隔缺损按血流动力学分型：

1. 小型室间隔缺损　缺损小于主动脉口的 1/3，右心室收缩压无明显变化，肺 / 体循环量（QP/Qs）小于 1.75，室间隔缺损阻力指数大于 $20U/m^2$。

2. 中型室间隔缺损　缺损大小约为主动脉口的 2/3，右心室压升高接近左心室压一半，肺 / 体循环量（QP/Qs）在 2.5~3.0。

3. 大型室间隔缺损　其大小接近或大于主动脉瓣口，室间隔缺损阻力指数小于 $20U/m^2$。左右心室收缩压接近，肺 / 体循环量（QP/Qs）的大小依赖于肺血管阻力状况。

室间隔缺损有自行愈合及缩小的可能，其可能性与缺损大小、患者年龄成反比。6 岁以后则很少有自行愈合的病例。大型室间隔缺损在 2 岁以内就可能发生严重的肺血管病变，甚至发展为艾森曼格综合征。干下型室间隔缺损患者有发生主动脉瓣脱垂、关闭不全的可能性，此类患者还有发生细菌性心内膜炎的危险。因此，手术修补缺损是有效的治疗措施。1954 年美国 Lillehei 利用交叉循环首次成功地修补了室间隔缺损，1958 年我国苏鸿熙等在体外循环下修复室间隔缺损成功。

【适应证】

1. 小型室间隔缺损如症状轻、肺血管压力不高，手术可稍延迟。可定期复查心脏彩超，观察有无自然闭合倾向，并警惕肺动脉压力和房室腔增大及心内膜炎发生。

2. 大型室间隔缺损　新生儿或婴幼儿分流量大，特别是合并顽固性心衰、肺功能不全或发育迟缓，内科治疗效果不佳，应及早手术。

3. 干下型室间隔缺损　宜早期行修补术，以免并发主动脉瓣脱垂或关闭不全。

【禁忌证】

室间隔缺损发生艾森曼格综合征者属心内修补术禁忌。

【术前准备】

1. 全面细致询问病史和进行相关、必要的检查，明确有无合并畸形和并发症，根据结果确定手术方案。

2. 合并有严重肺动脉高压的患者，术前应常规予以吸氧和血管扩张药治疗。

3. 合并心衰者应给予积极强心、利尿治疗，在心衰得以控制后手术。

4. 肺部和呼吸道感染者应给予有效抗感染治疗，待感染治愈后再手术。

5. 并发细菌性心内膜炎患者，术前应做细菌培养和药物敏感试验，采用有效抗生素治疗。感染不能控制者应在抗感染的同时，限期手术治疗。

【麻醉与体位】

采用气管内插管、静脉复合麻醉的全麻方式。

一般采用仰卧位胸部正中切口，近年发展起来的右前外切口、右腋窝切口需用仰卧位，右侧垫高30°~60°，右上肢悬吊。

【手术步骤】

1. 经右心房修复室间隔缺损（图 31-13）适用于膜部间隔缺损和流入道室间隔缺损。

（1）胸部正中切口，逐层开胸。

（2）撑开胸骨，纵向切开心包。

（3）心外探查有无肺静脉异位连接、左上腔静脉及动脉导管未闭等合并畸形。

（4）肝素化后常规建立体外循环，插左心引流管。此处可采用不阻断升主动脉心脏跳动下手术和常用的阻断升主动脉心脏停搏下手术两种方式。

（5）行右心房斜切口（图 31-13A）：平行房室沟并距离 2cm 行右心房斜切口，上起右心耳，下至下腔静脉上方，拉钩将右心房切口向前牵拉，显露三尖瓣环。

（6）显露室间隔缺损：探查并明确室间隔缺损类型、大小、边缘情况。寻找时一般在三尖瓣隔瓣和前瓣交界处附近寻找，膜部间隔缺损四周往往为增厚的白色纤维环。有时需平行或垂直切开缺损上方三尖瓣隔瓣以助显露。

（7）修补室间隔缺损：根据室间隔缺损的大小、部位与邻近关系采用不同的修补方法。

1）膜部小缺损：多采用间断带小垫片缝线缝合，注意勿损伤缺损后下缘的传导组织。

2）膜周部缺损：一般需补片修补。补片略大于缺损。一般用带小垫片缝线间断褥式缝合（图 31-13B）。第一针缝线从圆锥乳头肌止点开始，顺时针方向缝合，距缺损肌肉缘 5~7mm 进针，缝线不应超过室间隔厚度的 1/2，注意勿损伤缺损后下缘的传导组织。缝合至三尖瓣隔瓣止点时，带垫片缝线可置于三尖瓣根部，缝线均需置于腱索下方。缺损后上缘，缝线应从三尖瓣前瓣根部和心室漏斗皱褶进针，勿损伤主动脉瓣膜，然后转至室上嵴。推下补片打结（图 31-13C）。

3）流入道室间隔缺损：此处缺损常被隔瓣掩盖，如显露不佳，可在距隔瓣根部 2mm 处切开三尖瓣即可显露（图 31-13D、E）。

补片修补方法与膜周部缺损补片修补相似，注意勿损伤缺损后下缘的传导组织。缝合隔瓣根部切口(图 31-13F)。

有时也可经垂直隔瓣环切口切开隔瓣修补室间隔缺损（图 31-13G、H）

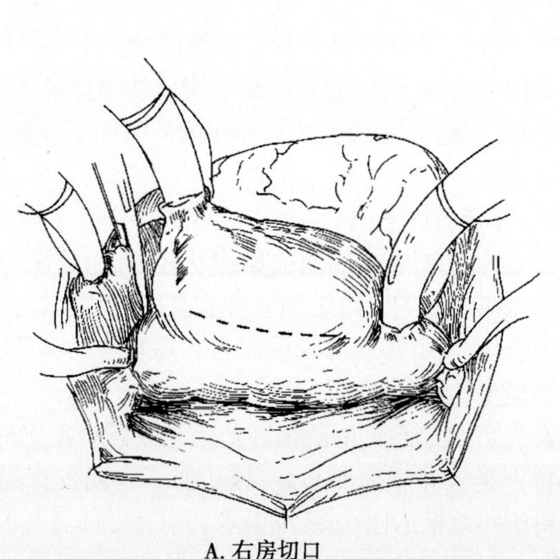

A. 右房切口

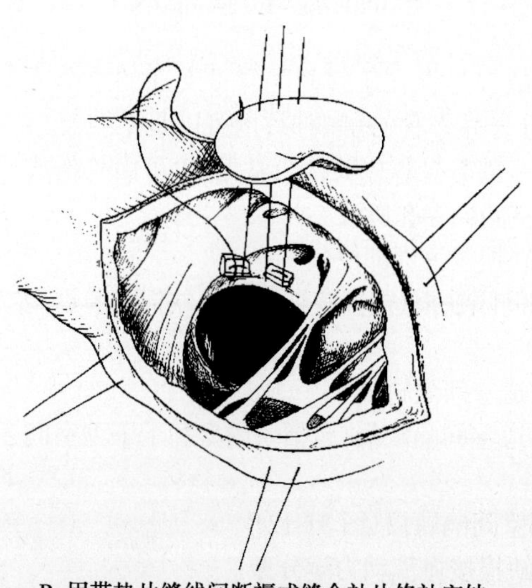

B. 用带垫片缝线间断褥式缝合补片修补室缺

图 31-13　经右房修复室间隔缺损

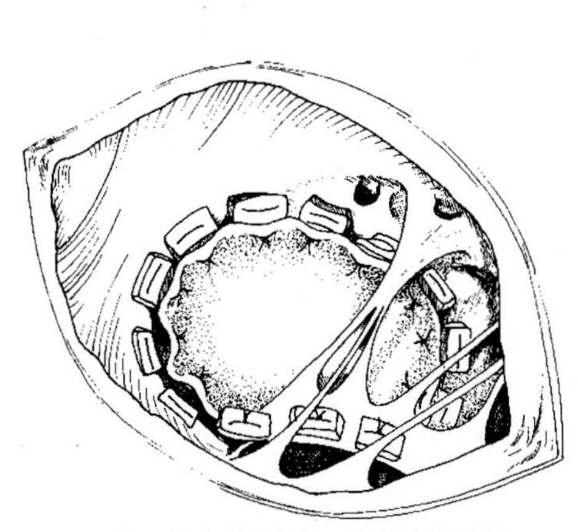

C. 推下补片技术打结，修补室缺完毕

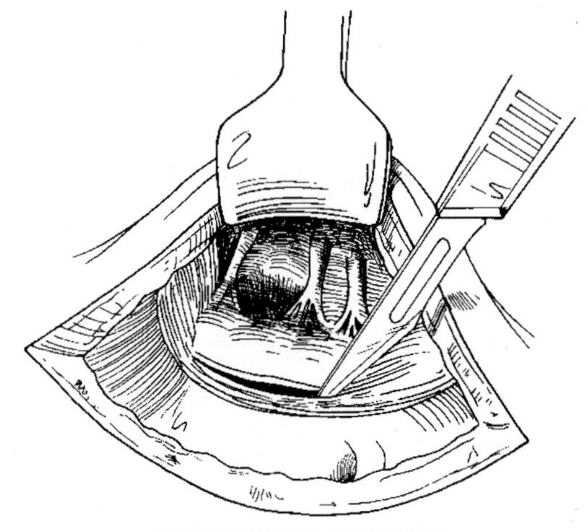

D. 沿平行隔瓣方向切开隔瓣

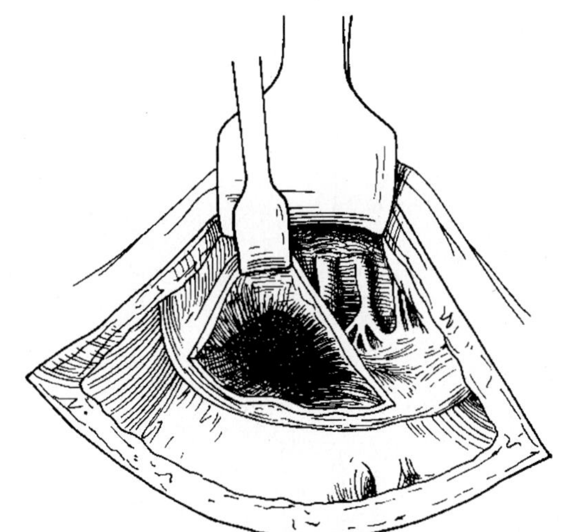

E. 拉开切开的隔瓣显露室缺

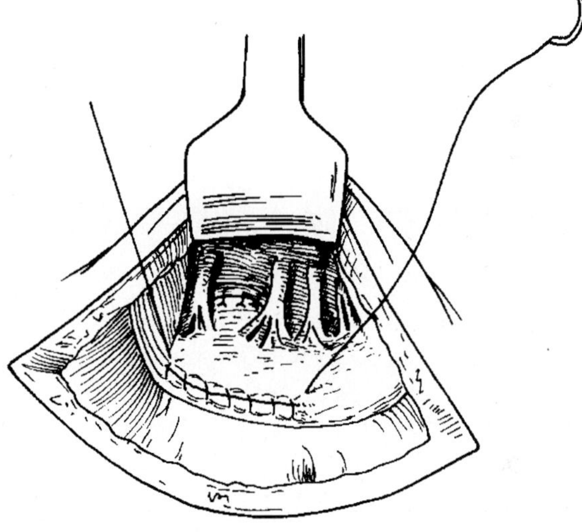

F. 室缺修补完毕后修复切开的隔瓣

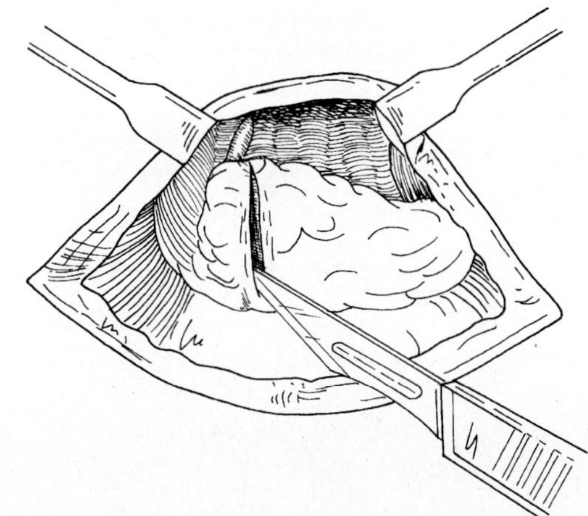

G. 垂直隔瓣环切开隔瓣显露室缺

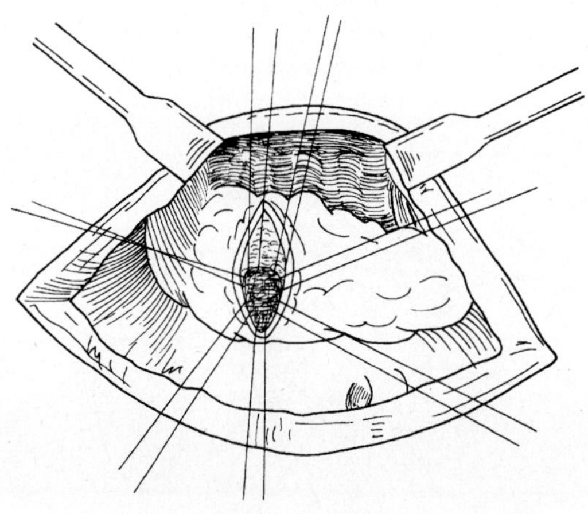

H. 通过切开的隔瓣间断褥式缝合法补片修补室缺

图 31-13(续)

(8) 彻底排气,闭合心房切口。

(9) 循环稳定后停机拔除插管。

(10) 彻底止血,置引流管后逐层关胸。

2. 经肺动脉干切口修复室间隔缺损(图 31-14)适用于流出道室间隔缺损,特别是干下型室间隔缺损,一般均应补片修补。

(1) 开胸、建立体外循环与经右心房修复室间隔缺损相同。

(2) 于肺动脉干下方行 2~3cm 的纵切口,直达肺动脉瓣环,显露缺损(图 31-14A)。

(3) 补片与缺损大小相适应,一般用带小垫片缝线间断褥式缝合。注意缺损上缘的缝针应从肺动脉瓣兜内穿出后再缝到补片上,小垫片留在肺动脉瓣窦内(图 31-14B、C)。

(4) 推下补片打结(图 31-14D)。用无创缝线对肺动脉切口做往返连续缝合。

(5) 排气、关闭切口、停机拔管、置引流管、逐层关胸同经右心房修复室间隔缺损。

3. 经右心室切口修复室间隔缺损(图 31-15)多适用于肌部室间隔缺损、流出道缺损中的嵴内缺损,膜部间隔缺损经右心房切口显露不佳时也可考虑用此切口。

(1) 开胸、建立体外循环与经右心房修复室间隔缺损相同。

(2) 如不需加宽右心室流出道则用右心室斜切口(图 31-15A),否则应用纵切口。在右心室漏斗部少血管区先缝两根牵引线,注意切口应距左前降支 1cm 以上。

(3) 在两牵引线间切开右心室,小拉钩拉开切口寻找缺损(图 31-15B)。

(4) 肌部室间隔缺损、嵴内室间隔缺损距传导组织较远,根据其大小可用带小垫片缝线间断褥式缝合

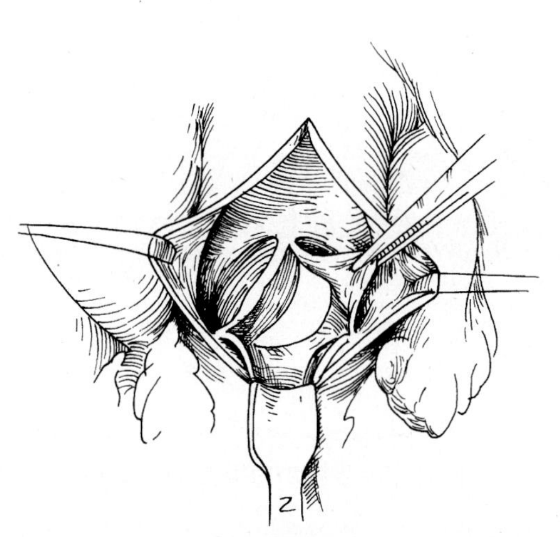

A. 经肺动脉纵形切口

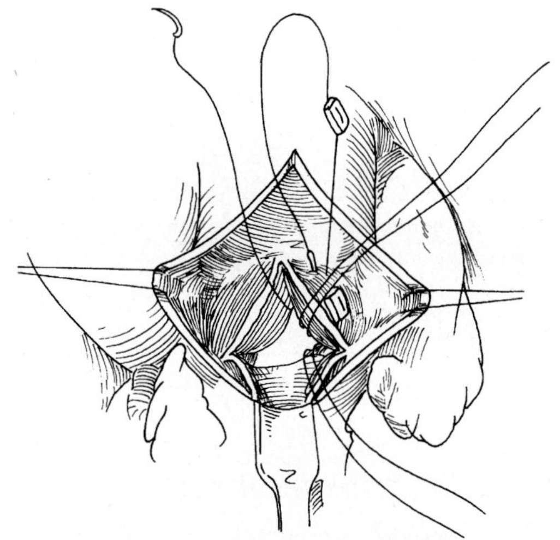

B. 修补干下型室缺时缺损上缘的缝针从肺动脉瓣兜内穿出

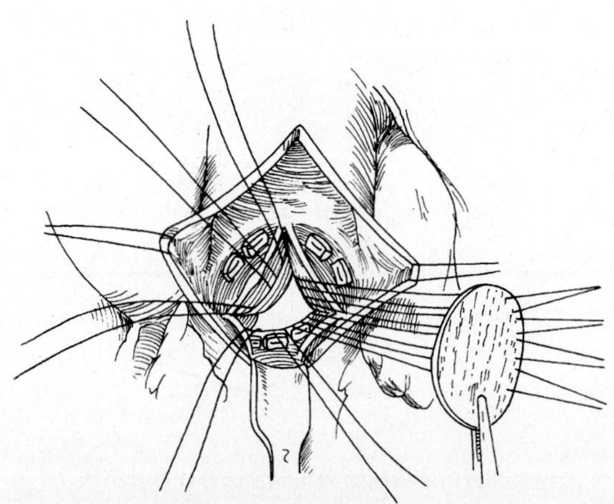

C. 室缺周边采用间断褥式缝合吊线逐一缝合于补片上

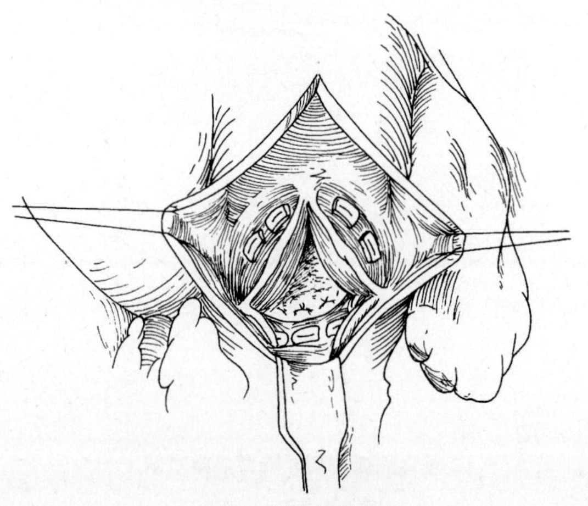

D. 打结,室缺修补完毕

图 31-14 经肺动脉干切口修复室间隔缺损

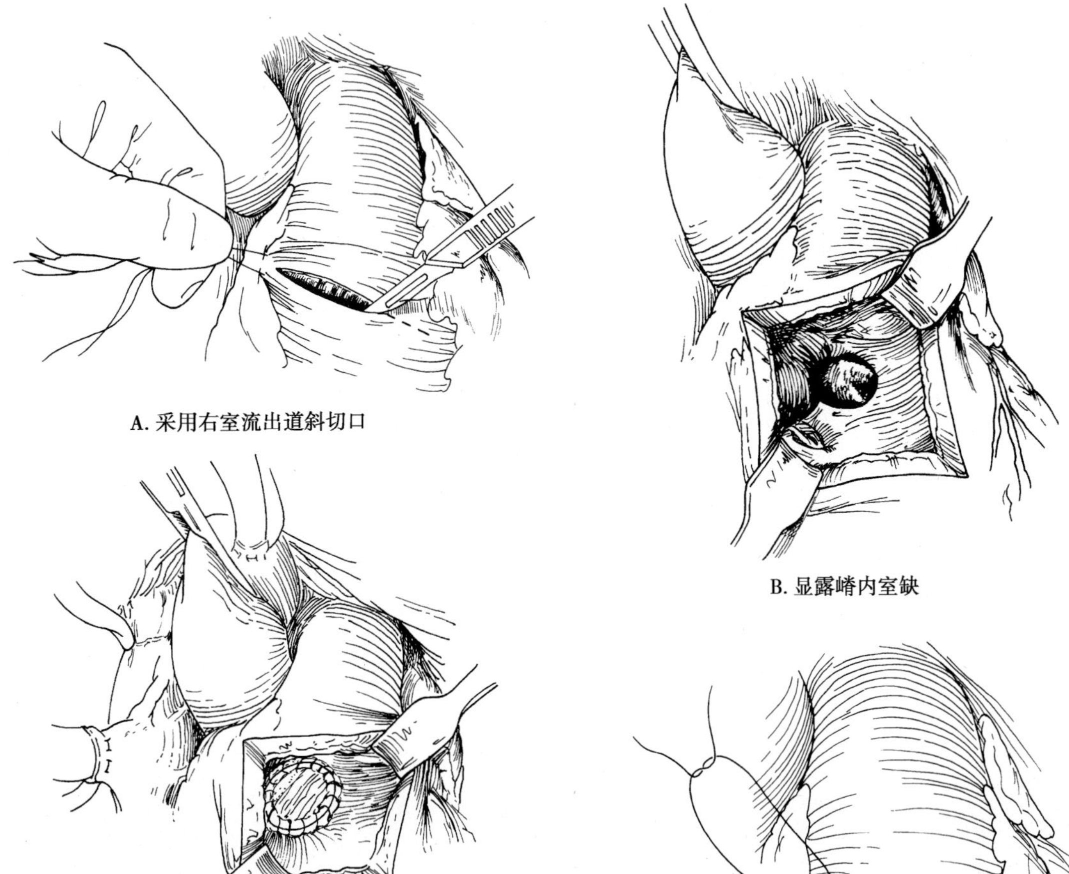

A. 采用右室流出道斜切口

B. 显露嵴内室缺

C. 嵴内室缺修补完毕

D. 间断缝合右室流出道切口

图 31-15　经右室切口修复室间隔缺损

或补片修补(图 31-15C)。

(5) 用间断缝合右心室切口,缝线需贯穿右心室壁全层(图 31-15D)。

(6) 排气、关闭切口、停机拔管、置引流管、逐层关胸同经右心房修复室间隔缺损。

4. 经左心室切口修复室间隔缺损(图 31-16)适用于肌部室间隔缺损,特别是心尖部多发性缺损。

(1) 开胸、建立体外循环与经右心房修复室间隔缺损相同。

(2) 可先经右心房切口探查缺损部位,然后用纱布垫将心尖垫高,于左心室尖部少血管区距左前降支 1cm 处做一短切口,向上延长切口时勿损伤二尖瓣前乳头肌(图 31-16A)。

(3) 此类缺损均需用带小垫片缝线间断褥式缝合穿过补片进行修补。

(4) 用带小垫片缝线或采用长条 Teflon 垫片间断褥式缝合左心室切口,缝线必须穿过室壁全层(图 31-16B)。

(5) 排气、关闭切口、停机拔管、置引流管、逐层关胸同经右心房修复室间隔缺损。

5. 其他治疗方法同动脉导管未闭的治疗一样,近年来电视胸腔镜手术和介入性治疗也应用到室间隔缺损的治疗中,这些方法具有微创、省时、康复快等优点。

【术中注意要点】

1. 室间隔缺损修补术中,围术期完全性传导阻滞的发生率已明显下降,但尚有一定发生率,原因是多方面的,除手术损伤外,尚可能与局部组织水肿、牵拉和出血有关,手术中应特别留意。

2. 膜周型室间隔缺损,特别是干下型缺损其上缘邻近主动脉瓣环,手术修补缺损时,缝线有时要缝在主动脉瓣环上,必要时可在主动脉根部灌注心脏停搏液,认清其结构后再下针。

3. 缺损修补是否完善或有无第二个缺损,可先在

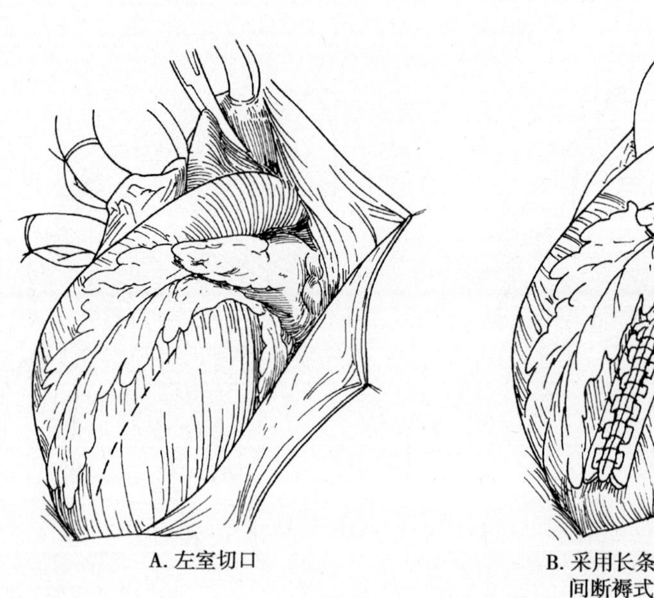

图 31-16　经左室切口修复室间隔缺损

3

直视下检查;心脏复搏后,再认真行心外探查,观察在心脏表面是否存在收缩期震颤,如发现有残余缺损,应再次转流修复。

4. 应防止损伤三尖瓣及其腱索。三尖瓣隔瓣根部缝线,距瓣环不要过远,间距勿过大。以补片修复时,应将补片推放到确切位置上,防止将三尖瓣或腱索压于补片下。

【术后处理】

除按一般心脏手术后处理外,无特殊疗法。

1. 对大型室间隔缺损合并严重肺动脉高压者,术后可使用扩血管药物(硝普钠和酚妥拉明)、前列腺素E 和一氧化氮等治疗。此类患者痰液黏稠,应加强吸痰和翻身、叩背,适当延长呼吸机支持时间,密切监测血气变化,防止肺高压危象发生。

2. 低心排出量综合征有时见于严重病例或严重肺动脉高压患者,应寻找原因及时处理,应以全血或血浆为主补充血容量,应用正性肌力药物多巴胺、多巴酚丁胺及米力农等,酌情应用血管扩张药物如硝普钠等。

3. 术后心脏传导阻滞术后可予以临时心脏起搏器支持并予以异丙肾上腺素治疗,如出现完全性房室传导阻滞且治疗 1 个月无好转、发生阿斯综合征者应安放永久性起搏器。

【主要并发症】

1. 完全性房室传导阻滞　多种因素可出现完全性心脏传导阻滞,如非直接损伤,于术后 2~3 周内能逐渐恢复正常心律,少数需安放永久性起搏器。

2. 残余分流　可能与修补不全有关,也可能是室间隔缺损修补术后的撕裂再通或多个缺损中遗漏缺损。小的残余分流可自行闭合,大的应尽早再做手术。

3. 主动脉瓣关闭不全　与术中缝针损伤到主动脉瓣有关,严重的主动脉关闭不全患者应尽早再做手术。

4. 三尖瓣关闭不全或狭窄　术中应防止损伤或压迫三尖瓣及其腱索。

【疗效评价】

单纯室间隔缺损手术治疗疗效良好,手术死亡率已逐渐下降到 1% 以下。室间隔缺损手术闭合后,立即获得血流动力学改善,症状减轻或消失,儿童病例生长发育改善。大多数患者可充分恢复活力并达到或接近正常的预期寿命。但合并高肺血管阻力的大龄患者由于肺血管病变的进展,长期预后不良。

第五节　二尖瓣置换术

绝大多数二尖瓣狭窄是风湿热的后遗症,极少数为先天性狭窄或老年性二尖瓣环或环下钙化。二尖瓣狭窄患者中 2/3 为女性。约 40% 的风湿性心脏病(风心病)患者为单纯性二尖瓣狭窄。正常二尖瓣质地柔软,瓣口面积约 4~6cm^2。当瓣口面积减小为 1.5~2.0cm^2 时为轻度狭窄;1.0~1.5cm^2 时为中度狭窄;<1.0cm^2 时为重度狭窄。通常情况下,从初次风湿性心脏炎到出现明显二尖瓣狭窄的症状可长达 10 年,此后 10~20 年逐渐丧失活动能力,并可能出现心房颤动等心律失常、充血性心力衰竭和急性肺水肿、栓塞、肺部感染和亚急性感染性心内膜炎。二尖瓣置换术常用的有机械

瓣和生物瓣。机械瓣经久耐用，不致钙化或感染，但需终身抗凝治疗；生物瓣不需抗凝治疗，但可因感染性心内膜炎或数年后瓣膜钙化或机械性损伤而失效。

【适应证】

1. 二尖瓣狭窄，瓣膜严重钙化。

2. 二尖瓣狭窄，瓣膜严重挛缩，瓣下病变重，不能用成形方法修复者。

3. 二尖瓣狭窄并关闭不全，后者不能用成形手术解决者。

4. 单纯二尖瓣关闭不全，不能用成形手术纠正者。

【禁忌证】

1. 风湿活动　二尖瓣狭窄适合做二尖瓣替换者，如有风湿活动，一般应在控制后3~6个月行择期手术。若风湿活动经内科治疗无法控制，且心衰难以改善者，可作限期手术。

2. 脑栓塞与脑血栓形成　脑栓塞为风湿性心脏瓣膜病较常出现的并发症，其愈合过程可分为坏死水肿期、吸收期及瘢痕期。为避免体外循环可能增加脑损害和二尖瓣替换术后处理的困难，如抗凝治疗，此类患者一般宜在2个月后择期手术。

3. 高危因素　①左心室功能：二尖瓣狭窄患者的左心功能受损者较少，但如狭窄的病史很长，风湿热多次发作，心肌高度纤维化，左心室重度萎缩和功能损害，应考虑到左心室对二尖瓣替换术的承受能力；②肺动脉高压：如右心导管检查提示肺血管阻力和肺动脉平均压明显升高，或严重肺动脉高压且用吸氧、扩血管药物无法使压力降低，提示肺小动脉已有器质性病变，不但手术死亡率高，而且长期效果不良。③心源性恶病质：全身重要器官如肝、肾、肺、心脏等均受损害，此类患者能否经受手术与术前准备、术后处理密切相关。

【术前准备】

1. 控制心力衰竭　减少心脏做功、强心利尿，静脉滴注心肌极化液。

2. 为体外循环作相应的准备　加强营养，对肝功差，伴三尖瓣关闭不全、肝脾大、凝血机制较差者，或为再次手术二尖瓣替换者，手术时间一般较长，渗血较多，尤其应多准备新鲜血，酌情准备纤维蛋白原、抑肽酶、血小板或凝血酶原复合物。术前静注维生素K_1，但不应在术前过多过早使用，尤其对心房纤颤患者，因维生素K_1有促进血栓形成的作用。

3. 慢性感染病灶的处理　对全身慢性感染病灶如中耳炎等应适当治疗，防止术后感染性心内膜炎发生。

4. 二尖瓣狭窄并伴有其他疾病、慢性病灶需手术治疗，或有潜在的出血病灶，如消化性溃疡，一般应在择期二尖瓣替换术术前手术或治愈。

【麻醉与体位】

采用气管内插管、静脉复合麻醉的全麻方式。

一般采用仰卧位胸部正中切口，近年发展起来的右前外切口、右腋窝切口需用仰卧位，右侧垫高30°~60°，右上肢悬吊。

【手术步骤】

1. 不保留二尖瓣瓣下结构的二尖瓣置换术（图31-17）

(1) 胸部正中切口，逐层开胸。

(2) 撑开胸骨，纵向切开心包。

(3) 心外探查有无肺静脉异位连接、左上腔静脉及动脉导管未闭等合并畸形。

(4) 肝素化后常规建立体外循环，插左心引流管（如有左心房血栓，应暂不插入左心引流管）。此处可采用不阻断升主动脉心脏跳动下手术和常用的阻断升主动脉心脏停搏下手术两种方式。

(5) 显露二尖瓣

1) 右心房 - 房间隔径路：平行房室沟并距离2cm行右心房斜切口，上起右心耳，下至下腔静脉上方，拉钩将右心房切口向前牵拉，切开房间隔，显露二尖瓣，注意勿伤及左心房（图31-17A）。

2) 房间沟径路：适用于左心房扩大的患者，上下端各向后方延伸，使切口位于上下腔静脉左后方（图31-17B）。

(6) 切除二尖瓣：钳夹或缝一粗线于二尖瓣前叶上，在前叶基部中点距瓣环3mm用尖刀切开（图31-17C），再逐步切除前后瓣叶，在乳头肌顶部剪断与之相连的腱索（图31-17D），去除二尖瓣，并切除残留漂浮的细长腱索。

(7) 置换人工瓣膜：用带垫片缝线间断褥式外翻缝合，心房面进针，心室面出针（图31-17E），然后缝合于人工瓣膜缝环上，共12~16针（图31-17F）。注意瓣膜入座良好，并牢固打结。检查人工瓣膜活动是否正常。

(8) 闭合房间隔或房间沟切口前注意彻底排气。

(9) 循环稳定后停机拔除插管。

(10) 彻底止血，置引流管后逐层关胸。

2. 保留二尖瓣后瓣叶及瓣下结构的二尖瓣置换术手术步骤如下：

(1) 开胸、建立体外循环与不保留二尖瓣瓣下结构的二尖瓣置换术相同。

(2) 切除二尖瓣：切除瓣膜时沿前瓣环行环形切口至前后两个交界，并切除前瓣叶及瓣下腱索，保留二尖瓣后瓣叶及瓣下结构。

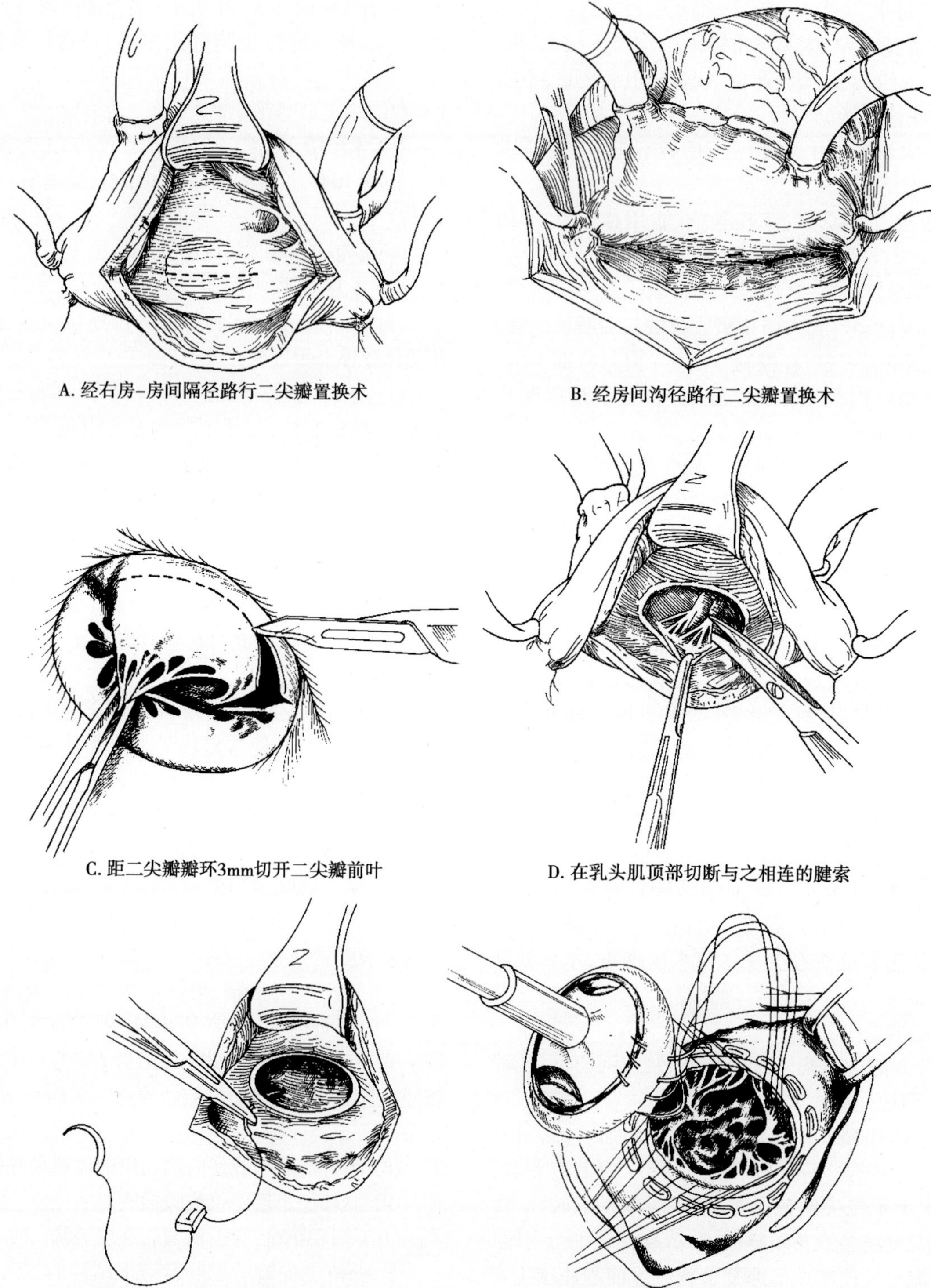
A. 经右房-房间隔径路行二尖瓣置换术

B. 经房间沟径路行二尖瓣置换术

C. 距二尖瓣瓣环3mm切开二尖瓣前叶

D. 在乳头肌顶部切断与之相连的腱索

E. 缝针方向：心房面进针，心室面出针

F. 将带垫片缝线缝在二尖瓣缝环上

图 31-17　不保留二尖瓣瓣下结构的二尖瓣置换术

(3) 置换人工瓣膜：用带垫片缝线间断褥式外翻缝合，心房面进针，心室面出针，再从距后瓣叶游离缘2~3mm处进针至左心房面出针，然后缝合于人工瓣膜缝环上，共12~16针。

(4) 排气、关闭切口、停机拔管、置引流管、逐层关胸同不保留二尖瓣瓣下结构的二尖瓣置换术。

【术中注意要点】

1. 术野显露注意事项　防止显露二尖瓣时破损右心房与撕裂二尖瓣狭窄。前者是用拉钩显露二尖瓣时，用力过猛，撕裂或穿破房间沟附近的右心房壁。后者常为提拉二尖瓣和（或）乳头肌用力过猛，或误用钳夹瓣环引起，在左心房小、显露难、再手术时，尤应注意避免。使用拉钩和吸引器时也要注意避免损伤左心室后壁。

2. 剪瓣注意事项　如瓣环本身有钙化，应仔细予以剔除。适当保留瓣叶残边，二尖瓣前叶处因无瓣环，而留瓣叶基部应为4mm，后叶则为2~3mm。一般在乳头肌顶尖处剪断。剪除小瓣及其腱索时要避免损伤左心室后壁，小瓣的第三排腱索可不剪，使对左心室后壁起保护作用，避免发生左心室后壁破裂的并发症。保留瓣下结构的二尖瓣置换术需防止左心室流出道梗阻，并应不影响瓣叶的活动，更不应影响置入人工瓣膜的型号。

3. 缝合注意事项　①大瓣的前、中部与主动脉瓣相邻，缝合时要避免缝及主动脉瓣，导致主动脉瓣关闭不全。②左冠状动脉的回旋支与小瓣瓣环伴行，如缝合过深可能损伤该支冠状动脉。③后交界紧靠右纤维三角，要避免缝合过深而伤及传导束。

4. 如合并巨大左心房，应施行巨大左心房折叠术，否则易出现低心排出量综合征和呼吸功能衰竭。

【术后处理】

加强强心、利尿和营养支持治疗，其余按一般心脏手术后处理。

1. 置换机械瓣的患者需要终身服用抗凝药（通常使用华法林），定期到医院复查PT，对抗凝效果进行监测；置换生物瓣的患者服抗凝药3~6个月后逐渐减量，于1~2周内停用。抗凝期间如出现黑便、血尿、咯血、牙龈出血、晕厥、偏瘫或突发心前区闷痛，因立即到就近医院检查治疗。应避免受伤，如受伤或需要进行手术，应告诉接诊医生正在服用抗凝药。如需要妊娠，需要提前与医院进行联系，调整抗凝方案。

2. 由于细菌易在人造瓣膜处繁殖，造成人造瓣膜心内膜炎，因此在进行拔牙、尿道扩张、导尿、肠镜检查时应及时使用抗生素；发生感染性疾病如皮肤疖肿、扁桃体炎等应及时治疗。

3. 心脏瓣膜手术后心肺功能的恢复一般需要6个月到1年，因此一般术后休息6~8个月后才考虑恢复工作，劳动强度与工作量逐渐增加。心功能达到Ⅰ级的患者可逐渐停用强心利尿药，恢复正常工作，但应避免强体力劳动。心功能不能达到Ⅰ级的患者应继续服用强心利尿药，并根据自身情况从事强度不大的工作。

【主要并发症】

1. 左心室后壁破裂　分为三型：Ⅰ型破裂：破裂位于左心室后壁房室沟部位。Ⅱ型破裂：破裂位于二尖瓣后乳头肌在左心室后壁的附着处。Ⅲ型破裂：破裂位于左心室后壁房室沟与乳头肌附着部的中间处。发生的原因为：过分提拉或过多地切除乳头肌，伤及左心室；瓣下显露欠佳，在左心室深处剪割瓣下组织时伤及室壁。切除瓣膜过多而损伤后瓣环，置换机械瓣型号过大。

2. 低心排出量综合征　应寻找原因及时处理，应以全血或血浆为主补充血容量，应用正性肌力药物多巴胺、多巴酚丁胺及米力农等，酌情应用血管扩张药物如硝普钠等，药物不能控制心力衰竭时，可应用主动脉内气囊反搏或离心泵左心转流。

3. 抗凝不当可导致出血或栓塞。

4. 人造瓣膜功能障碍必须行急诊手术，果断重新换瓣。瓣周漏患者如有心力衰竭症状、溶血应予手术治疗，可直接修补，大多数患者需重新换瓣。如出现人造瓣膜心内膜炎，一经确诊，应尽早手术。

【疗效评价】

二尖瓣置换术的患者手术疗效和远期的效果与术前病程、病变程度、心肺功能情况和全身营养状况密切相关，同时与术后抗凝是否得当也很相关。术后早期死亡率一般为1%~5%。

第六节　心包开窗减压术

Hippocrates于公元前460年即已首次描述了人类的心包。心包液正常约15~20ml，心包积液是由于心包液生成的速度大于吸收的速度所产生的。其性质可分为浆液性、脓液性、血性或三种类型的混合。心包积液影响心脏舒张期充盈，从而影响到心脏和循环的正常功能。近来在超声或透视引导下穿刺减压也被认为是行之有效的办法。

【适应证】

心包腔内脓液增长迅速或脓液黏稠，心包穿刺不能有效地引流积脓；患者持续有发冷发热等全身中毒症状；或出现心脏压塞征象者，应迅速行心包开窗减压术。

【术前准备】

1. 用高效广谱抗生素抗感染治疗。

2. 全身支持疗法，少量多次输新鲜血，高蛋白、高维生素饮食，纠正贫血、低血浆蛋白和电解质紊乱等。

3. 腹水严重，影响呼吸和循环明显者，可适当抽腹水减轻压迫，一般宜在手术前2、3日进行。

4. 如心脏受压严重又不能立即进行心包切开引流，可于引流前行心包穿刺减压，以改善心肺功能。

【麻醉与体位】

宜用局麻，或肋间神经阻滞加局麻，亦可用静脉麻醉，但要避免用易致血压下降的麻醉剂。

【手术步骤】

1. 胸骨剑突下心包开窗减压术（图 31-18）

(1) 体位：半坐位。

(2) 切口：在剑突下 2cm 的上腹部行一长约 4~5cm 的横切口（图 31-18A）。

(3) 切除胸骨剑突。

(4) 钝性分离与膈肌有纤维的腹横筋膜（图 31-18B）。

(5) 显露心包膈面，穿刺心包抽吸脓液（图 31-18C）。

(6) 横行切开心包（图 31-18D），立即将吸引器伸入心包腔内吸引脓液，以免溢出，吸尽脓液后用手指伸入心包内，向四周探查，分开所有纤维素隔，剥离附着于心包或心表的纤维素块，并将其掏出。

(7) 可考虑置管于心包腔内，选择抗生素、链激酶或聚维酮液等冲洗心包腔。

(8) 切除一块心包（图 31-18E）并将其切缘缝于皮下，以利引流。

(9) 缝合切口：缝合引流口后用结扎线固定引流管。将切口分两层缝合，即肌肉为一层，皮下组织与皮肤为另一层。缝合肌肉后要彻底冲洗伤口，最后再缝合皮肤。

2. 胸骨旁心包开窗减压术（图 31-19）

(1) 体位：半卧位。

(2) 切口：沿胸骨左缘第 5 或第 6 肋软骨下缘做

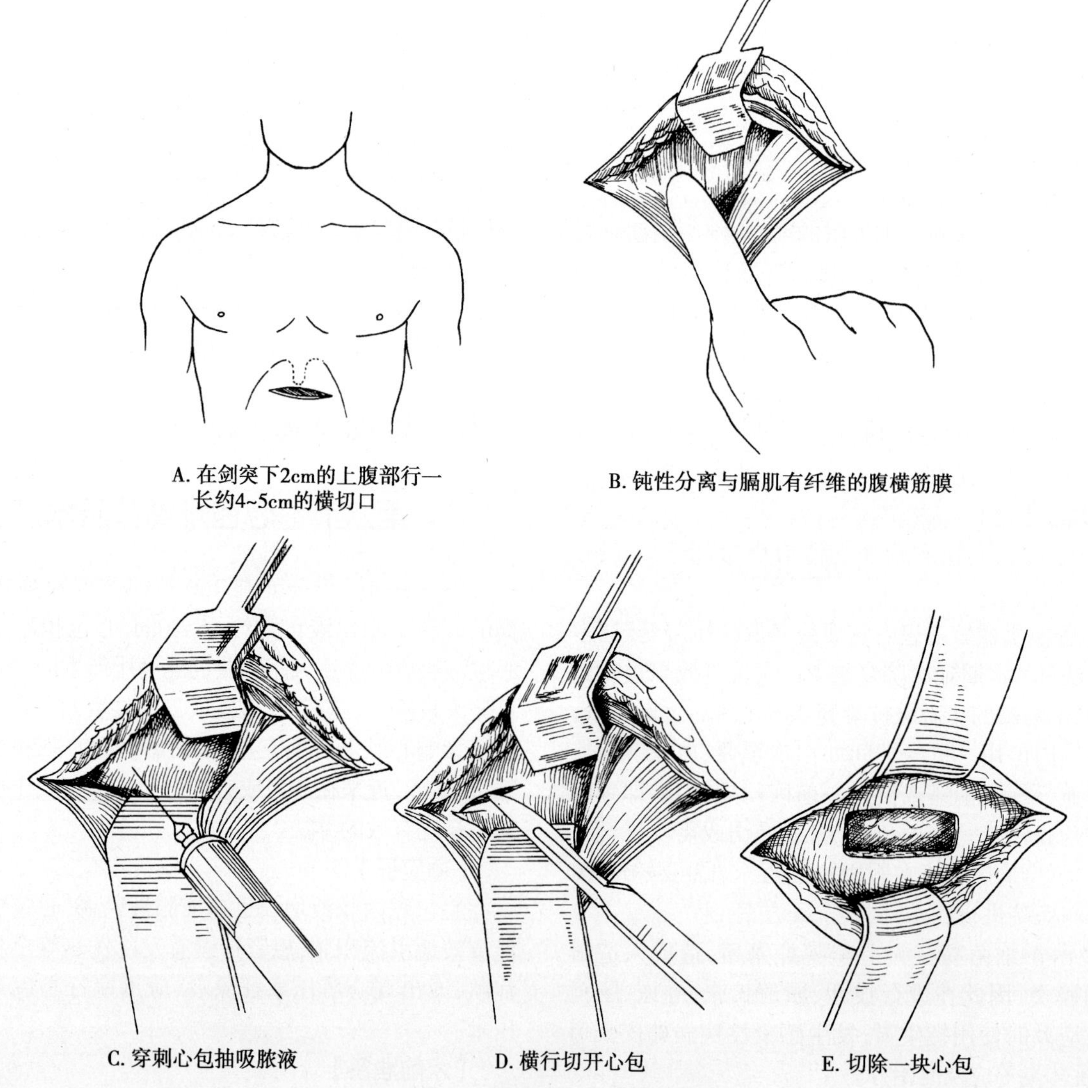

A. 在剑突下2cm的上腹部行一长约4~5cm的横切口　B. 钝性分离与膈肌有纤维的腹横筋膜

C. 穿刺心包抽吸脓液　D. 横行切开心包　E. 切除一块心包

图 31-18　胸骨剑突下心包开窗减压术

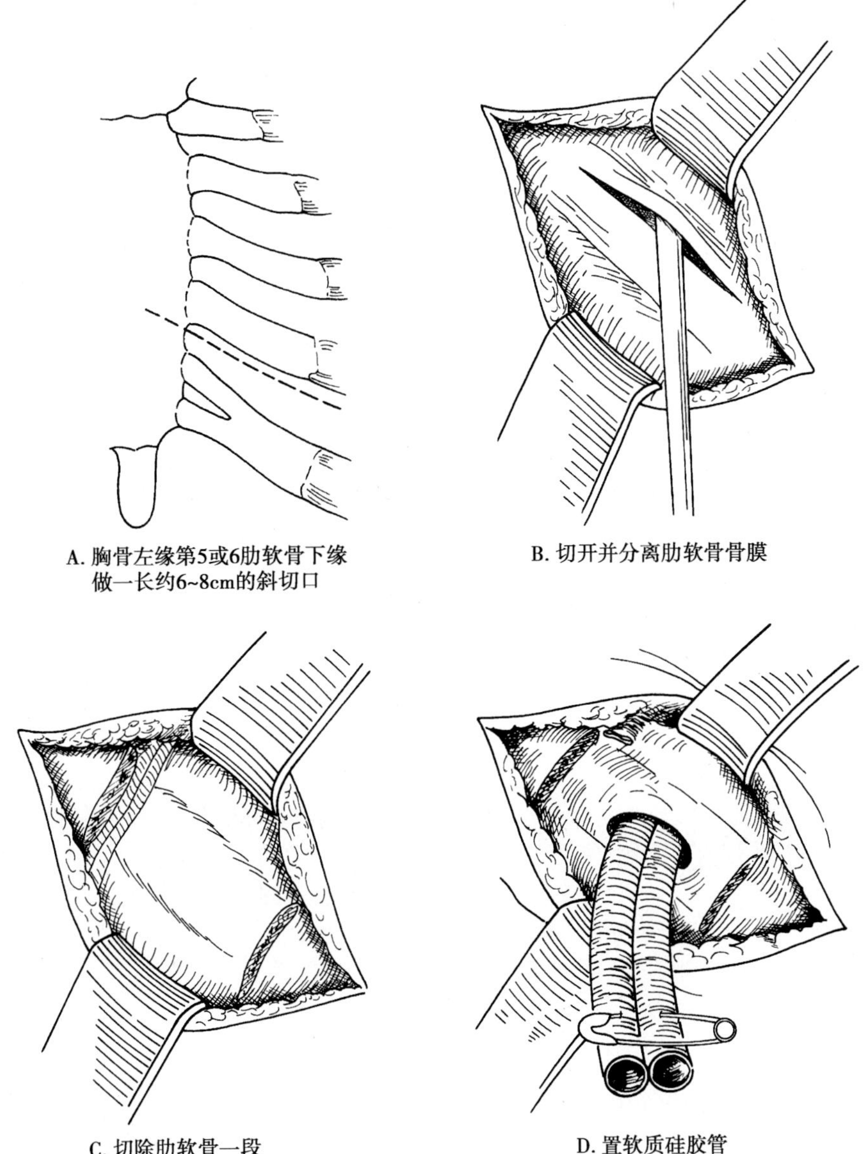
A. 胸骨左缘第5或6肋软骨下缘做一长约6~8cm的斜切口

B. 切开并分离肋软骨骨膜

C. 切除肋软骨一段

D. 置软质硅胶管

图 31-19 胸骨旁心包开窗减压术

一长约 6~8cm 的斜切口(图 31-19A)。

(3) 分离组织直达骨膜,切开并分离肋软骨骨膜(图 31-19B),切除肋软骨一段(图 31-19C)。

(4) 双重结扎并切断乳内动脉,推开左侧胸膜。

(5) 穿刺心包抽得脓液后,切开心包,立即将吸引器伸入心包腔内吸引脓液,以免溢出,放出脓液。

(6) 吸尽脓液后用手指伸入心包内,向四周探查,分开所有纤维素隔,剥离附着于心包或心表的纤维素块,并将其掏出。

(7) 可考虑置管于心包腔内,选择抗生素、链激酶或聚维酮液等冲洗心包腔。

(8) 置软质硅胶管供引流和冲洗用(图 31-19D)。

(9) 缝合切口:缝合引流口后用结扎线固定引流管。将切口分两层缝合,即肌肉为一层,皮下组织与皮肤为另一层。缝合肌肉后要彻底冲洗伤口,最后再缝合皮肤。

【术中注意要点】

1. 胸骨旁心包开窗减压术时应避免损伤左侧胸膜,以免感染扩散导致脓胸。如胸膜破损,应尽量修复。

2. 彻底分开心包内纤维素隔,清除纤维素和脓苔,冲洗心包腔和前纵隔。

3. 引流管的侧孔必须处于患者半卧位时的最低位。

【术后处理】

1. 继续用高效广谱抗生素抗感染治疗。

2. 全身支持疗法,少量多次输新鲜血,高蛋白、高维生素饮食,纠正贫血、低血浆蛋白和电解质紊乱等。

3. 保持引流管通畅，如果为脓苔或纤维素所阻塞，可用吸引器吸引、冲洗，必要时在严格消毒下手指入心包腔内分离粘连及分隔的小脓腔。

4. 拔管的指征　①体温和白细胞正常；② X 线及超声检查证明前纵隔及心包内没有积液征；③肝不大，静脉压不高；④引流量减少达每日不超过 10ml，拔管之后可改为开放引流，之后每 3~4 天退出引流管 1~2cm，直到完全拔除。

5. 应长期随访，如发生心包缩窄需行心包切除术。

3

【主要并发症】

主要并发症为心脏出血，也有文献报道心包开窗减压术偶有急性右心室扩张、急性肺水肿和神经介导性晕厥发生，甚至可能出现可逆的左心室功能不全。

【疗效评价】

心包开窗减压术是治疗化脓性心包炎操作简单、安全、有效的治疗方法，多数学者认为心包开窗减压术不能完全防止心包缩窄，特别当致病菌为金黄色葡萄球菌和流感嗜血杆菌时，心包缩窄发生率较高，需行心包切除术。

第七节　心脏外伤的外科治疗

心脏创伤分为闭合性损伤和穿透性损伤两大类，伤情重、发展快，无论平时和战时都不少见。绝大多数患者在到达医院前死亡，随着急救医疗系统和交通运输的发展，能得以送达医院者的比例也在增加，若能及时进行抢救，生存率仍很高。对心脏外伤的治疗原则是早期作出诊断，密切观察病情变化，并及时和果断采取手术治疗。即便心脏已停跳也应开胸抢救，从而可使部分伤员得以挽救。

一、闭合性心脏损伤

心脏闭合伤约占胸部伤的 10%~20%，但由于常对其缺乏警惕、轻者表现不明显、或被其他损伤所掩盖而致漏诊，受伤机制有：

1. 直接作用　一定强度的单向力量直接作用于心前区造成损伤，或可伴随胸骨和肋骨骨折的刺伤。

2. 间接作用　腹部遭受突然挤压，大量血液骤然涌入心脏和大血管，通过血管内液压作用引起破裂性损伤。

3. 减速作用　高速运动的人体突受减速，因惯性作用，心脏可冲撞于前胸壁或脊柱上，或因不等同的减速而使心脏发生扭转，引起损伤。

4. 挤压作用　心脏被挤压于坚硬的胸骨与脊柱之间而受伤。

5. 爆震作用　冲击波直接作用于心脏所致损伤。临床上心脏闭合伤常为几种因素联合作用所致，大多数为交通事故伤引起。

心脏钝性伤可引起不同程度和类型的损伤，包括：

1. 心包损伤　挫伤或破裂。单纯心包破裂很少见，一般合并于心脏其他部位损伤。

2. 心肌挫伤　从小片心外膜或内膜下出血瘀斑（心肌振荡），直至全层心肌的撕裂、出血、水肿和坏死等。

3. 心脏破裂　大多数发生在受伤即刻，引起大出血或心脏压塞；极少数为伤后数日或数周后由于心肌挫伤区的软化、坏死而发生延迟性破裂，在病情相对平稳后突发严重胸痛和心脏压塞。

4. 创伤性心脏间隔缺损　多为室间隔破裂，在舒张末期和收缩早期心腔充盈和瓣膜均关闭时突受暴力，使心脏压力骤升而引起的间隔撕裂，或继之心肌挫伤后的软化坏死所致延迟性穿孔。

5. 瓣膜损伤　以主动脉瓣最多，常为撕裂或穿孔，其次为二尖瓣，常为腱索或乳头肌断裂。

6. 冠状动脉损伤　多为左冠前降支裂伤。

7. 创伤性室壁瘤　为心肌挫伤后坏死或冠状动脉阻塞引起的真性室壁瘤。心脏闭合伤常有合并伤，如胸骨和肋骨骨折及血气胸等。

【适应证】

1. 心肌挫伤的治疗主要为非手术疗法，行对症处理、控制心律失常和防治心力衰竭等，严密监护。

2. 创伤性室间隔破裂和瓣膜损伤，若不因其他严重合并伤而死亡，患者有机会送到医院进一步确诊，并争取在伤情相对稳定后及早在体外循环下行心脏直视修复手术。

3. 一旦考虑有心脏破裂和冠状动脉、大血管损伤，应立即手术探查。

【术前准备】

1. 严密监护包括心电、血气分析及生化测定，注意伤情变化，床旁备有电除颤和开胸急救设备。

2. 及时作静脉切开，要准备大量血源，并做好血液回收准备。

3. 在手术准备期间如心脏受压症状过重，可进行心包穿刺术暂时缓解症状，可以增加伤员对手术的耐受性。

4. 心脏闭合性损伤可能是全身多发伤的一部分，要注意仔细检查，全面诊断，防止漏诊。

【麻醉与体位】

快速气管内插管镇痛期麻醉，如遇昏迷患者，可直接气管内插管全麻，采用小剂量麻药、肌肉松弛剂、

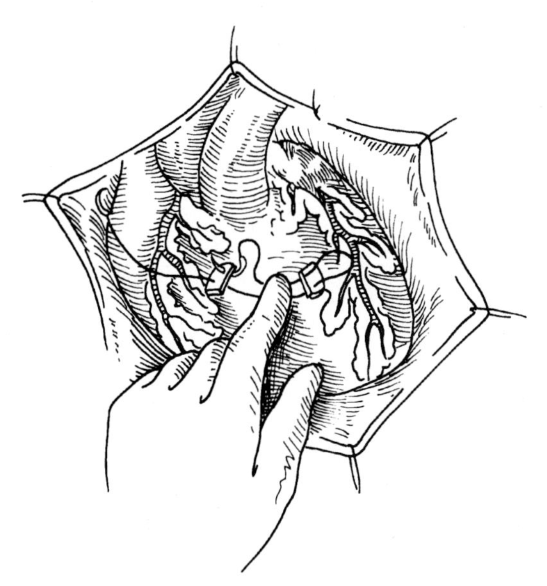

图 31-20　指压止血缝合法

正压通气的方法。

【手术步骤】

1. 体位、切口　由于闭合性心脏伤的部位在术前难以确定，一般选用胸骨正中切口。但左前外侧切口也有进胸快而简便、不需特殊撑开胸骨器械的优点。

2. 对心脏裂伤的止血和缝合可采取以下方法：

(1) 指压止血缝合法　心脏裂伤较小，术者可用左手示指轻压裂口临时止血，以 3-0 无创伤缝线在手指下间断缝合，助手立即打结，手指下移继续缝合(图 31-20)。

(2) 预置交叉褥式缝线止血缝合法　手指压住伤口后，在心脏裂口两侧各作一褥式牵引线，将此两牵引线相互交叉牵拉，封闭出血点，再作伤口缝合(图 31-21)。

(3) 冠状动脉下缝合止血法　裂伤位于冠状动脉附近，缝合止血时应小心避开冠状血管，通过冠状血管深层作间断褥式缝合，以防缝住冠状血管导致心肌缺血的不良后果。

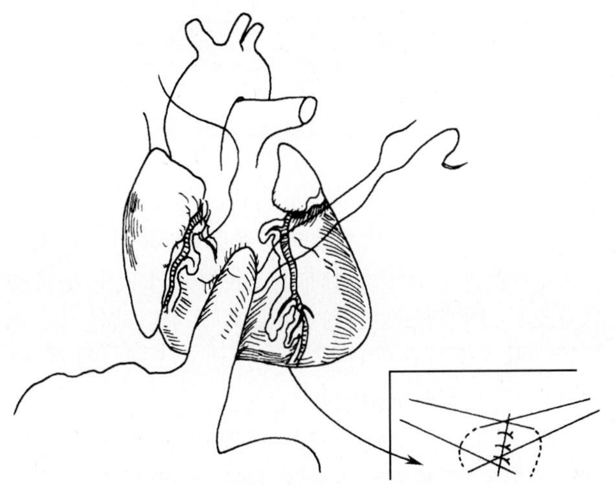

图 31-21　预置交叉褥式缝线止血缝合法

3. 置心包引流管。

4. 冲洗心包腔，疏松缝合心包切口。

5. 逐层关胸。

【术中注意要点】

1. 注意扪诊和探查有无合并心内结构损伤，如室间隔穿孔、瓣膜损伤等，如伤情未对生命造成威胁者，则宜待患者康复后经超声心动图或心导管检查明确诊断后，再择期在体外循环下作缝合修补术。

2. 术中出血多，可用自体血液回收装置输血，避免丢失大量血液。

【术后处理】

1. 术后常规放置心包或胸腔引流管 48~72 小时，并按心脏手术常规处理。

2. 注意严密观察创伤反应及积极治疗合并伤。

【疗效评价】

闭合性心脏伤的预后取决于心脏损伤的程度和抢救是否及时，多数心脏挫伤症状不明显，恢复后也不留后遗症。如心脏结构受到了严重损害，患者常于伤后短时间内死亡，主要的死亡原因是严重心律失常、进行性心衰和心脏破裂。

二、心脏穿透伤

心脏穿透伤是极为严重的损伤，它包括穿透性心包伤、心房和室壁伤、间隔穿孔、瓣膜及乳头肌损伤、冠脉损伤。心包创口很小或被邻近组织闭塞则呈现血心包和心脏压塞的症状和体征。少数穿透性心脏伤损伤部位心腔裂口被血块暂时堵塞，则可延迟于创伤后数小时或数日，血栓脱落后呈现心脏压塞。

心包膜创口的临床表现是出血性休克和胸膜腔大量积液。穿入伤导致心脏破裂的部位最多见的是右心室，其后依次为左心室、右心房、左心房(图 31-22)。

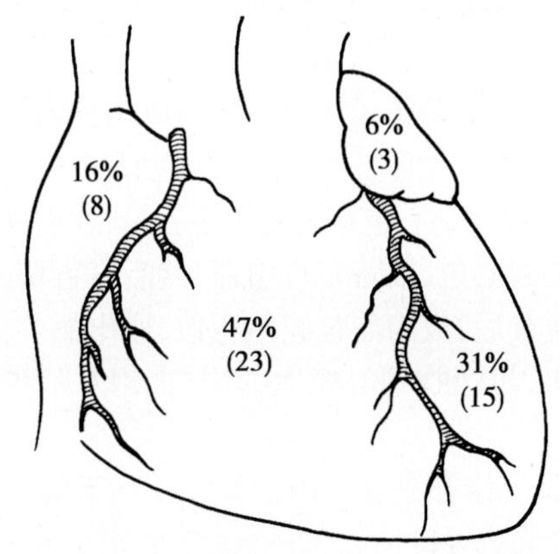

图 31-22　穿入伤引致心脏破裂的部位

根据胸壁创伤的致伤物、部位、伤道、临床上呈现休克和心脏压塞等征象，一般即可诊断心脏创伤。“心脏损伤危险区”上界自锁骨，下界至肋弓，两侧为锁骨中线。凡在此危险区内和剑突下的穿透伤均应想到可能致心脏损伤，颈根部、左季肋部和腋、后胸部的枪弹伤亦可能引起心脏损伤。心包穿刺术、胸部X线检查和心电图检查虽有诊断意义，但进行这些检查会延误紧急治疗的时机，对伤情危急的患者不宜采用。

【适应证】

1. 胸部穿透伤后几分钟或1小时内即出现严重休克或大量血胸，应急诊开胸探查。

2. 心脏压塞时行心包穿刺后发现大量血液积存或穿刺后症状稍改善但又迅速恶化者应立即手术。

3. 伤情重、心脏濒于停搏者，应在监护室或急诊室行抢救手术。

【术前准备】

1. 术前准备（包括输血、输液、抢救休克、准备大量血源等）要尽量缩短时间，动作要敏捷，并将伤员立刻送手术室，不等休克纠正即行手术。

2. 术前准备以快速大量输血为主，适量给予多巴胺和肾上腺素以增强心肌收缩力。

3. 如心脏受压症状过重，可在诱导麻醉前，迅速由心包抽出一部分血液以改善心脏严重受压。如在急诊室发生心搏骤停，可在现场开胸心脏按压，边心脏复苏边作心肌缝合止血。

4. 创道经过胸膜腔时，要注意肺损伤和张力型气胸的出现，及时进行胸腔闭式引流。

5. 严密监护，注意伤情变化，床旁备有电击除颤和开胸急救设备。

【麻醉与体位】

快速气管内插管镇痛期麻醉，如遇昏迷患者，可直接气管内插管全麻，采用小剂量麻药、肌肉松弛剂、正压通气的方法，防止麻醉剂量过大，抑制循环功能和保证足够供氧，防止二氧化碳积蓄。

【手术步骤】

1. 体位、切口　根据伤口部位选用前外侧或正中切口，并随时准备扩大切口。一般以前外侧切口进胸最快，多经第5肋间切开，切断第5肋软骨。

2. 仔细找到心包穿破的小裂孔后，在裂孔两边用止血钳提起心包，准备好吸引器，然后纵行切开心包，向两边拉开后，吸出心包腔内积血，取出血块，充分显露手术野，迅速找到心肌上的裂口，用左示指轻压临时止血。

3. 裂孔修补缝合　用丝线在手指下间断或褥式全层缝合心肌裂口。

(1) 若为心房穿透伤时，可先用心房钳或心耳钳夹住裂口周围的心房壁，然后再做修补缝合（图31-23）。

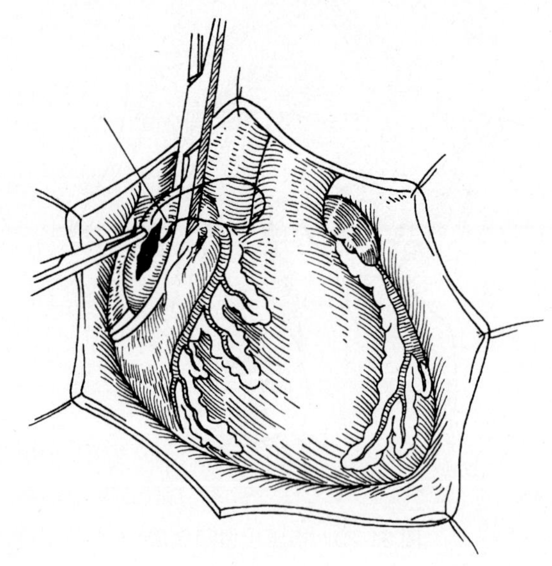

图31-23　心房钳或心耳钳夹住裂口周围的心房壁再做修补缝合

(2) 若为室壁损伤，可应用带小垫片的双针无创缝线沿手指压住的伤缘两侧作贯穿心壁全层的缝合，边缝合边结扎止血。裂损较大时应补片修补（图31-24）。

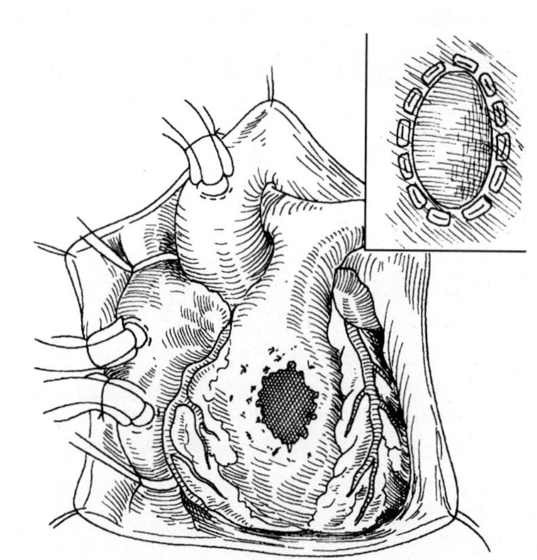

图31-24　补片修补室壁较大裂损

(3) 若裂口位于冠状动脉附近，应作冠状动脉下褥式缝合，以免结扎冠状动脉而影响心肌血运（图31-25）。

(4) 若伴有冠状动脉损伤，常为心外膜下冠状动脉分支，可用心外膜覆盖；如出血明显予以结扎。如为冠状动脉主干损伤，可用6-0无损伤缝线试行修复，必要时只有行冠状动脉搭桥术。

4. 除非能肯定胸膜腔未受损伤，否则应打开两侧纵隔胸膜探查，检查乳内动脉、肺门血管等。

5. 置双侧胸腔引流管和心包引流管。

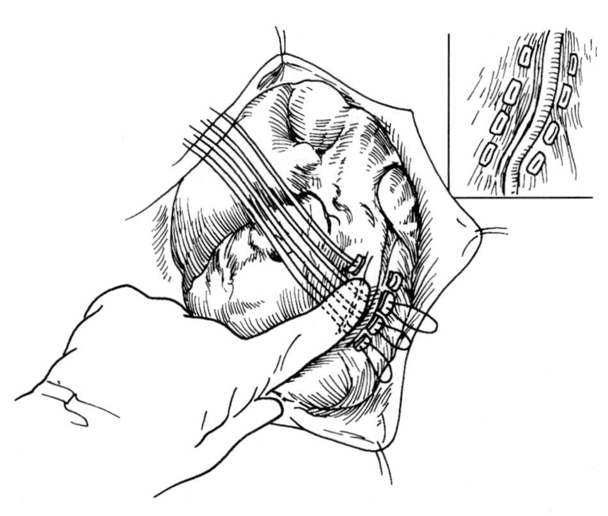

图 31-25　冠状动脉下缝合止血法

6. 缝合心包，检查心脏裂口缝合满意，不再出血后，冲洗心包腔，疏松缝合心包切口。

7. 逐层关胸，如切断第 5 肋软骨入胸，应用 10 号丝线或细钢丝缝合第 5 肋软骨。

【术中注意要点】

1. 心脏穿透伤缝合术中，往往出血量大，并且出血很快，术者应镇静、仔细操作，但动作要敏捷、正确，切不可慌乱。一般沿心包裂口方向，可帮助找到心肌裂口。

2. 心脏前壁伤口修复后要小心检查后壁，注意有无心脏贯通性损伤，以防漏诊。

3. 如为盲管伤，应寻找异物并摘除异物。

4. 注意扪诊和探查有无合并心内结构损伤，如室间隔穿孔、瓣膜损伤等，根据伤情同期在体外循环下做心脏间隔破裂缝补术、瓣膜修补或替换术。但如伤情未对生命造成威胁者，则宜待患者康复后经超声心动图、心导管检查明确诊断后，再择期在体外循环下做缝合修补术。

5. 术中出血多，可用自体血液回收装置输血，避免丢失大量血液。

【术后处理】

1. 术后加强心电图和血流动力学监护，以及复苏后续治疗。严密观察脉搏、血压，注意术后再出血。注意观察有无继发性出血、残余症和并发症。

2. 注意胸腔引流是否通畅，一般在手术后 1~3 天胸腔内渗出液减少或停止后拔除引流管。

3. 常规给予破伤风抗毒素和抗生素，应用高效广谱抗生素。

4. 心肌穿透伤或撕裂伤即便未穿破心腔，也能伤及室间隔，造成外伤性室间隔缺损。术后应注意听诊，检查有无新的心脏杂音出现，因为室间隔穿孔，可于晚期表现出来。

【疗效评价】

心脏穿透伤约有 69%~84% 的伤员在现场或运送途中死亡，主要致死原因为大量失血和心脏压塞。如能及时运送、抢救，尚可挽救生命，到医院仍存活者预后较乐观。

（郝嘉　肖颖彬）

参考文献

1. Ailawadi G，Zacour RK. Cardiopulmonary bypass/extracorporeal membrane oxygenation/left heart bypass: indications，techniques，and complications. Surg Clin North Am，2009，89（4）：781-796，Ⅶ - Ⅷ .
2. Choi DY，Kim NY，Jung MJ，et al. The results of transcatheter occlusion of patent ductus arteriosus：success rate and complications over 12 years in a single center. Korean Circ J，2010，40（5）：230-234.
3. Gervasi L，Basu S. Atrial septal defect devices used in the cardiac catheterization laboratory. Prog Cardiovasc Nurs，2009，24（3）：86-89.

3

第三十二章

胸壁与胸膜腔手术

3

第一节　胸壁手术

胸壁肿瘤包括胸壁软组织及骨骼的原发性肿瘤、转移性胸壁肿瘤和胸内直接侵犯胸壁的肿瘤。其组织来源复杂，病理类别众多，临床表现不一，临床确诊及治疗有一定的困难。

临床上涉及的胸壁肿瘤包括原发性和继发性两大类。原发性肿瘤多数起源于肋骨和胸骨，其中良、恶性各半，而单独发生在胸骨的肿瘤，恶性者占大多数。本章仅对胸壁肿瘤的手术治疗略作阐述。

【适应证】

无论是原发性或转移性、良性或恶性胸壁肿瘤，只要无全身手术禁忌证，均应该手术治疗，虽然个别胸壁肿瘤对放疗较敏感，但目前多数学者认为采用放疗结合手术切除的疗效更满意。对具有浸润性生长特点的肿瘤如软骨瘤、纤维瘤和神经纤维瘤，局部切除后易复发，因此在手术时应与恶性肿瘤的切除要求相符，力求彻底。

【禁忌证】

转移性胸壁肿瘤包括胸内脏器恶性肿瘤直接侵犯，切除也不是绝对禁忌证，只要原发病灶无复发，应力争彻底切除。

【手术步骤】

一般胸壁肿瘤不侵犯皮肤及浅层肌肉者，可选择做肿瘤底部弧形侧切口(图 32-1)，分离足够的肌皮瓣以遮盖胸壁缺损部位，保证切口的愈合。如果手术中考虑做肌瓣转移修补缺损，还要将切口延长至肌瓣切断处的皮肤。应距肿瘤至少一个肋间隙的部位做开胸切口，手指必须进入胸腔先进行探查，一般在距肿瘤下一个肋间或肿瘤前缘 2~3cm 处进入，以确定肿瘤的范围以及内脏受累的程度(图 32-2)。如果肺脏或膈肌受累，必须做相应的切除，对于良性肿瘤来说，仅需切除病变的肋骨，但对恶性或具恶性生物学行为的肿瘤，要切除包括病变上下各一根正常肋骨，所有附着肋骨及肿瘤的肌肉及软组织和壁层胸膜，其前后方的切缘也要距肿瘤边缘 3~5cm，切除距离不够是引起后期复发的主要原因。

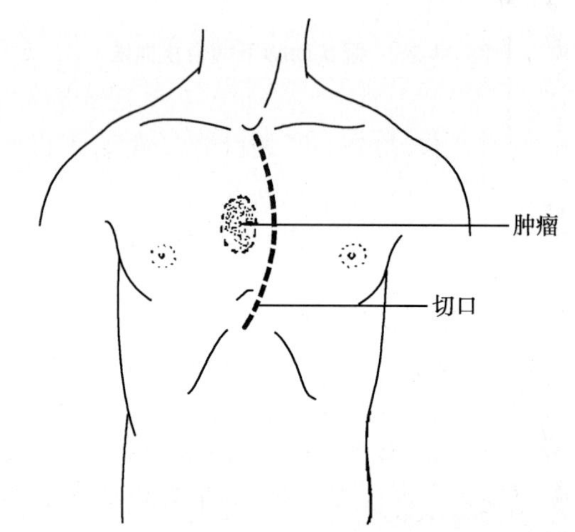

图 32-1　弧形切口

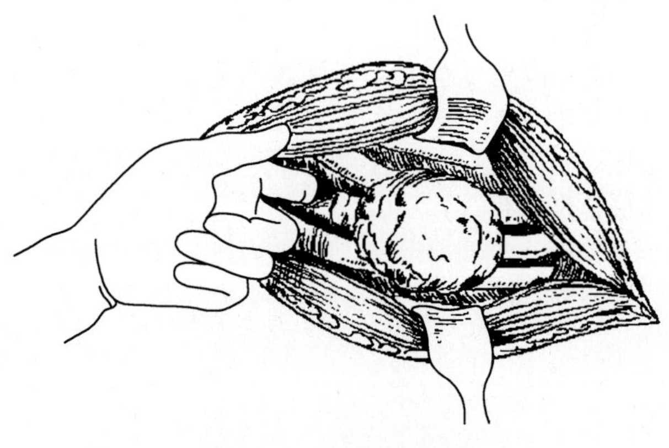
图 32-2　探查肿瘤范围

【注意事项】

由于大部分的胸壁肿瘤切除后留有骨架缺损，因此手术的一项重要任务就是要完成胸壁重建，其目的是完全封闭胸腔，保持胸腔的完整性及维持胸内负压，保护心、肺、纵隔等重要脏器，尽量保持胸廓的原形和美观。

第二节　胸膜腔穿刺术

胸膜腔穿刺术是胸外科最常用的诊疗技术之一，对气胸、血胸、脓胸和胸腔积液的诊断与治疗简单实用。

【适应证】

1. 用于胸腔疾病的诊断　确定各种原因引起的气胸和胸腔积液的性质。

2. 用于胸腔疾病的治疗　穿刺抽液或抽气减轻对肺脏的压迫，抽吸脓液治疗脓胸并可注入抗生素等治疗性药物。

【禁忌证】

出血性疾病及极度衰竭、难于耐受操作者应慎用。

【穿刺部位】

1. 抽气选择一般在锁骨中线第 2 前肋间。

2. 抽液选择一般在腋前线与腋中线第 7 肋间。

【操作方法】

局部消毒、戴无菌手套、检查穿刺器械、铺消毒孔巾。用利多卡因，在肋骨上缘穿刺予以皮肤到胸膜壁层的局部麻醉，注药前应回抽，观察无气体、血液、胸腔积液后，方可推注麻醉药。穿刺针尾接橡皮胶管或接三通，穿刺进用血管钳夹住橡皮管或关闭三通。在局麻处经肋骨上缘垂直向胸腔刺入，有突破感时接上注射器，松开血管钳或转动三通活塞与注射器相通抽吸胸膜腔内容物，速度不宜过快(图 32-3)。注射器吸满后由助手重新夹住橡皮管或半闭三通取下注射器，将内容物推出后，再与橡皮管或三通连接。同前步骤再次抽吸，记量并送化验室检查。穿刺完毕后，拔出

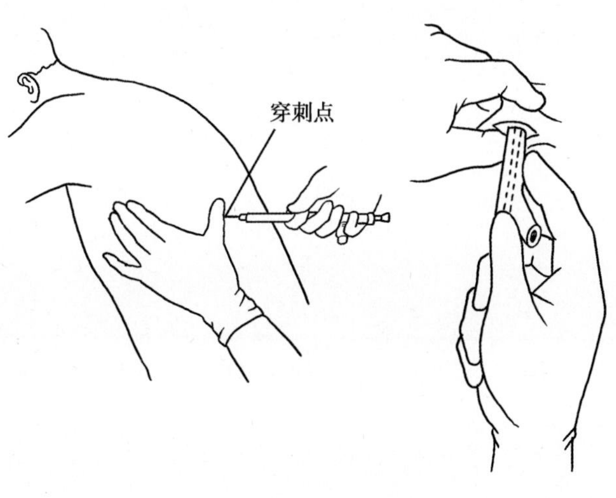

图 32-3　胸膜腔穿刺术

穿刺针，覆盖无菌纱布，稍按压穿刺点片刻，以胶布固定。嘱患者静卧 10 分钟，观察术后反应，注意有无并发症。

【注意事项】

1. 注射麻醉药前应回抽，观察无气体、血液、胸腔积液后，方可推注麻醉药。胸腔穿刺时若抽出鲜红色血液，应变换穿刺部位。

2. 进针太深，可损伤肺组织。

3. 穿刺部位太低下，可损伤肝或脾。

4. 每次抽液量不应超过 1 000ml，避免造成急性肺水肿。

5. 胸腔穿刺中，如果发现患者有头晕、面色苍白、出汗、心悸、呼吸困难、咳嗽、剧痛、肢冷以及昏厥等胸膜过敏反应时，应立即拔出穿刺针，让患者平卧、吸氧，必要时肌注肾上腺素。

第三节　胸膜腔闭式引流术

胸膜腔闭式引流术是胸部外科常用的治疗措施。应用水封瓶虹吸作用使胸膜腔内气体或液体及时引流排出，而不让外界空气和液体进入胸腔，可以促进肺膨胀，控制胸膜腔感染和预防胸膜粘连。

【适应证】

1. 各种剖胸手术均作闭式引流。

2. 中等量以上的气胸。

3. 支气管胸膜瘘，食管胃吻合口瘘，食管破裂时。

4. 胸腔积血较多，难于穿刺抽吸解除者。

5. 脓胸量较多而且黏稠者。

【禁忌证】

1. 非胸腔内积气、积液，如肺大疱、肺囊肿等禁用。

2. 胸膜转移性肿瘤，引起中等量以下积液者禁用闭式引流。

【操作方法】

1. 体位　根据病情可采取坐位或半坐位，上肢抬高抱头或置于胸前。

2. 根据病情，选定插管部位，如系包裹性脓胸，经超声检查定位。

3. 引流部位常规消毒，铺无菌孔巾。局部用利多卡因浸润麻醉，并将针尖刺入胸腔，试抽以确定有无积液、气体等。

4. 可选用肋间切开插管法或套管针插管法，脓液黏稠之脓胸可选用肋骨切除插管法。

(1) 肋间切开插管法(图 32-4)：局麻处用刀切开皮肤，以中弯血管钳在肋骨上缘伸入切口穿通肌层并逐渐分离，最后穿进胸腔，撑开血管钳，扩大创口。用血

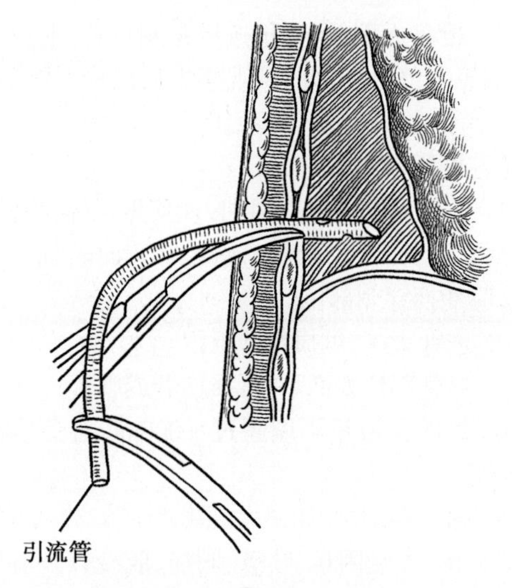

图 32-4　肋间切开插管法

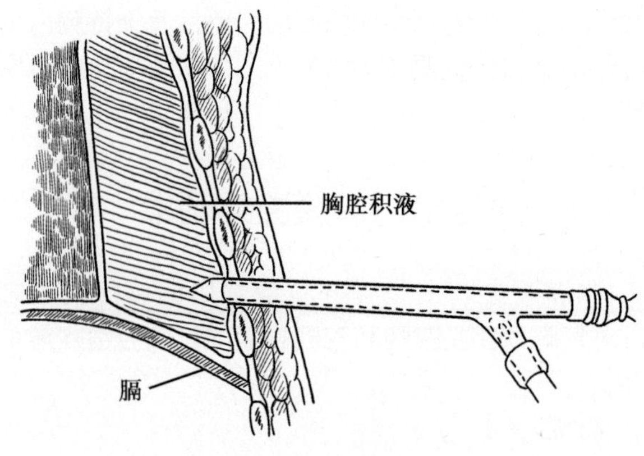

图 32-5　套管针插管法

管钳夹住引流插管末端，再用另一血管钳纵行夹持引流管的前端，经切口插进胸腔内，使侧孔全部进入胸腔至少 2cm 切口缝合，并将引流管固定在胸壁上，末端连接水封瓶，此时可见有液体或气体溢入瓶内。

⑵ 套管针插管法（图 32-5）：皮肤消毒和局麻后，皮肤切开 1cm 大小，用套管针紧贴肋骨上缘，用持续的力量转动使之逐渐刺入，进胸膜腔时有刺破感。拔出针芯，将外套管往胸腔内送入预定深度，靠近皮肤用血管钳夹住引流管，完全退出针芯，缝合皮肤并固定引流管，末端连接水封瓶。

⑶ 肋骨切除插管法：在手术室进行，需切除小段肋骨，这样可插入较粗的引流管，使引流通畅。

【注意事项】

1. 分离肋间肌肉组织时，血管钳要紧贴肋骨上缘，避免损伤肋间血管和神经。

2. 引流管侧孔不能太浅，否则容易脱出至胸膜腔以外引起开放性气胸或侧孔脱出至皮下肌肉之间，引起皮下气肿。

3. 缝皮肤固定线时，进针要深，直到肌肉层，关闭肌肉与皮下之间的间隙，皮肤缝合不宜太严密，否则易引起皮下气肿。

4. 保持引流管通畅，不使之受压和扭曲。

5. 水封瓶内玻璃管下段在水平面下为宜，如果过深，胸内气体则不易逸出。

6. 注意观察玻璃管的水柱波动情况，注意反复挤压引流管，如引流管受阻，扭曲或插管太浅都可无呼吸波，此时要分析寻找原因。

7. 移动患者或患者行走时，要用血管钳夹住近端引流管，防止水封瓶的液体倒流入胸腔或引流管脱落。

8. 有拔管指征后，应先复查胸片，拔除引流管时，要嘱患者深吸气后屏气，用凡士林纱布盖住引流口，迅速拔管，压紧纱布避免空气进入胸腔。

（闵家新）

第三十三章

纵 隔 手 术

第一节 纵隔引流术

气管、支气管或食管损伤后出现的明显纵隔气肿，纵隔感染或脓肿形成，需做纵隔引流术。

纵隔气肿是纵隔内气体积聚。量少时，仅仅有轻度不适感，大量积气时，纵隔内器官受压，上腔静脉受到影响，患者有呼吸困难、发绀、脉快而弱、血压下降等。切开引流后，可使上述器官免于受压，缓解或消除症状。

纵隔感染是一种严重的疾病。除了因纵隔内有很多重要的器官受累外，还由于纵隔内复杂的病理生理改变和神经感受器的受累而导致严重的后果。因此早期采用切开引流，可使脓液和积液排出，从而使炎症局限。

【适应证】

1. 纵隔气肿，导致纵隔器官受压、呼吸循环功能紊乱者。
2. 纵隔脓肿已局限者。

【禁忌证】

纵隔有手术史，有广泛粘连，病变累及血管者。

【术前准备】

1. 摄胸部后前位、侧位片；
2. 呼吸困难者，给予吸氧；
3. 超声波检查，协助定位诊断。

【麻醉与体位】

1. 全身麻醉，气管插管或局部麻醉。
2. 仰卧位，肩背部垫高。

一、纵隔气肿引流术

【手术步骤】（图 33-1~ 图 33-4）

1. 胸骨切迹上一横指处做横切口，依次切开皮肤、皮肤组织。
2. 在两侧胸骨舌骨肌之间纵向切开颈深筋膜浅

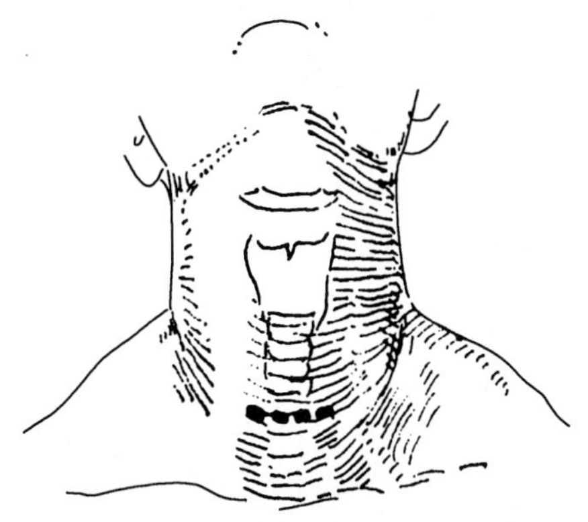

图 33-1　切口

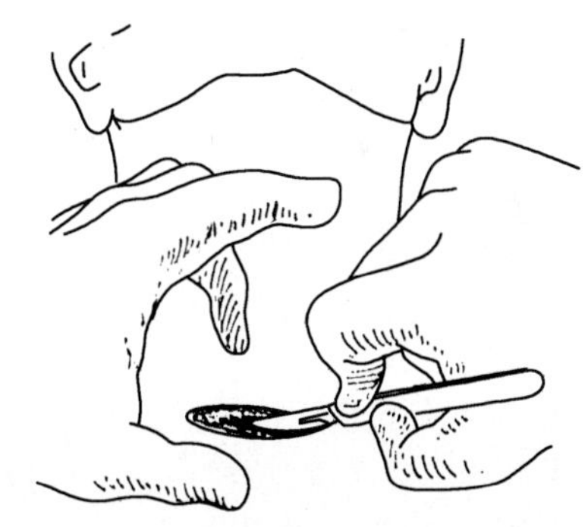

图 33-2　切开皮肤

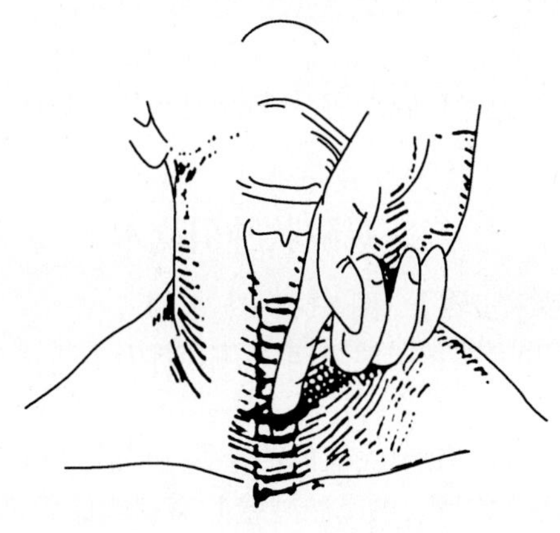

图 33-3　沿气管前壁钝性分离

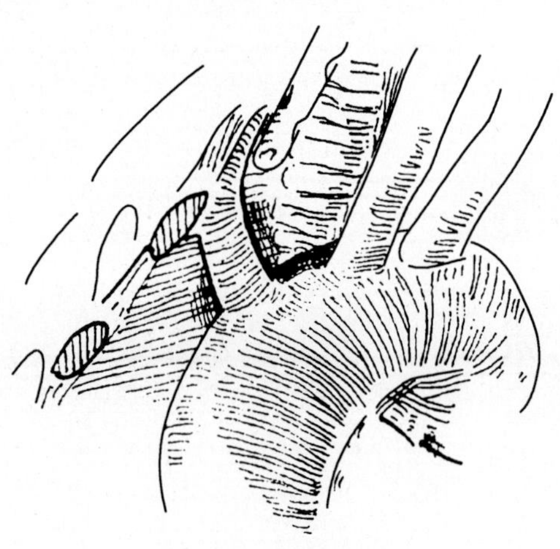

图 33-4　置入引流管

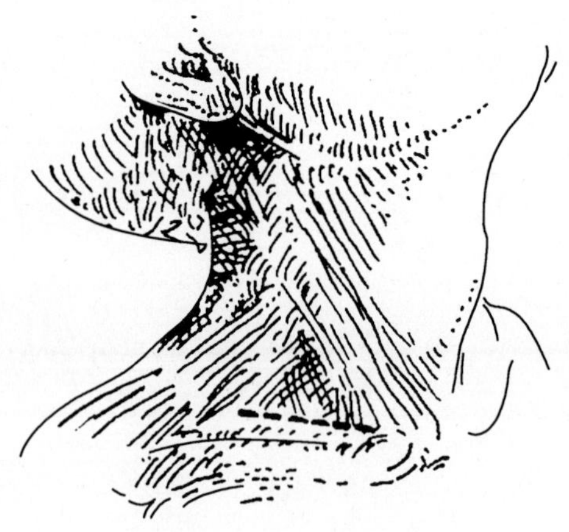

图 33-5　锁骨上切口

层和中层。

3. 钝性和锐性分离并切开气管前筋膜，用示指沿气管前壁稍加分离有气体逸出即可。引流的关键在于气管前筋膜是否切开，如无气体逸出多因气管前筋膜未被切开。

4. 置入橡皮引流管，缝合切口皮肤 2~3 针，结扎后留一缝线固定引流管。

【注意事项】

1. 小儿纵隔气肿，可以在锁骨上窝穿刺抽气，或经皮插入一小导管至前纵隔，持续抽气。

2. 严重的纵隔气肿，需做气管切开。

3. 皮下气肿严重明显者，可在气肿明显处做多个小切口排气。

4. 做气管切开的患者，可在两侧锁骨上窝做切口以排气减压。其目的是防止气管分泌物感染纵隔。

5. 气管、食管破裂引起的纵隔气肿，常常合并纵隔感染，因此，应大剂量应用抗生素。

6. 患者多数病情严重，故要一边积极抢救患者，诸如吸痰、吸氧、输液等，一边积极准备手术。

7. 纵隔气肿的治疗，首选治疗原发病，一般采取保守治疗。若积气发展迅速，出现呼吸循环功能障碍时，可行纵隔气肿引流术。纵隔气肿进行外科治疗的同时应积极治疗原发病，其效果是与原发病的治疗效果呈正相关的。

二、纵隔脓肿引流术

【手术步骤】（图 33-5~ 图 33-8）

1. 患者头偏向健侧，于患侧锁骨上 1~2cm 处做横切口。

2. 切断胸锁乳突肌的锁骨头，沿气管旁用手指钝性分离纵隔组织，触及脓肿壁并穿刺确诊后，以较圆钝的长弯钳刺破脓肿壁，并扩大之。然后用手指探查脓腔并再次扩大引流口。

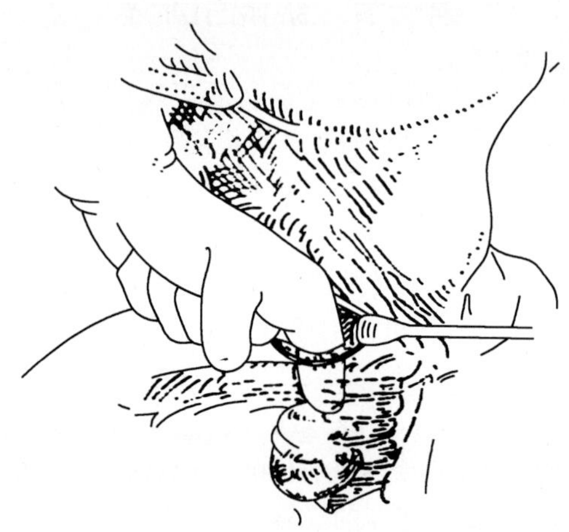

图 33-6　沿气管旁钝性分离

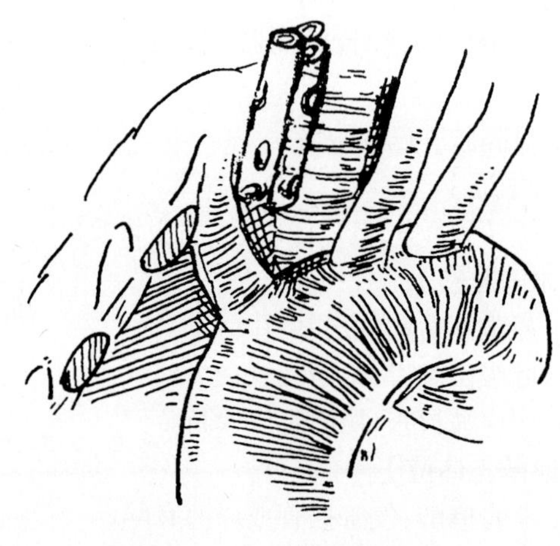

图 33-7　中、上纵隔脓肿引流

3. 吸尽脓液并用生理盐水冲洗脓腔后，插入多孔乳胶管。

4. 切口用油纱布疏松填塞，置管两三天后，逐步取出，伤口自行愈合。

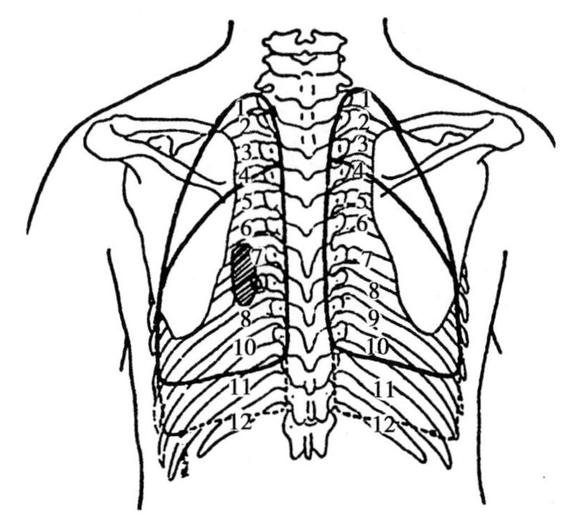

图 33-8　低位纵隔脓肿椎旁引流

5. 主动脉弓平面以上的中、上部位的纵隔脓肿，均可采用上述方法引流。部位过低者，如破入胸膜腔则可做胸腔闭式引流术，未破入胸腔，沿椎旁做直切口，切除相应肋骨（由肋骨结节至肋骨角）。沿脊柱旁做试探性穿刺抽脓，在脓液抽出处分离壁层胸膜，将纵隔胸膜由内到外推开，以免进入胸腔。然后在穿刺处切开脓腔，吸取脓液，用手指探查脓腔，分离间隔，再吸净脓液。最后，放置多孔橡胶引流管，缝合固定。引流管可用于冲洗引流或负压引流。

【术后处理】

1. 根据血液或脓液细菌培养及药敏结果，全身应用抗生素。

2. 每日更换敷料。

3. 纵隔脓肿随着脓腔的缩小，分期逐根拔除引流管，一般术后 14 天即可痊愈。

【主要并发症】

1. 胸腔感染　多因误伤纵隔胸膜所致。切开脓腔时，一定要推开纵隔胸膜。发生感染后，加强抗感染治疗，必要时行胸腔穿刺或胸腔闭式引流。

2. 出血　多系炎症严重、粘连明显、分离创面过大造成。在手术过程中要仔细止血。

【纵隔脓肿治疗注意事项】

1. 积极治疗原发病，消除感染原因。

2. 给予足量有效的抗生素。

3. 患者取半卧位或者侧卧位以利引流。前上纵隔脓肿引流取仰卧位。

4. 肋骨缺如部位，加压包扎，以缩小死腔。

5. 加强营养支持疗法。

6. 纵隔感染早期，胸骨组织疏松，引流管容易置入，充分引流效果较好。

【纵隔引流术意义】

纵隔直接引流具有操作简便、创伤小、迅速改善全身中毒症状的优点，基本保护了机体形成的抗感染界面，防止感染进一步扩散，治愈时间较清创、封闭灌洗法短。

第二节　纵隔肿瘤、囊肿切除术

纵隔肿瘤（mediastinal tumor）的种类很多，但各有其较固定的好发部位，如前上纵隔最常见的是胸腺瘤、胸骨后甲状腺肿。畸胎瘤常位于前纵隔，神经源性肿瘤、气管囊肿及肠源性囊肿多见于后纵隔，中纵隔常见的是淋巴瘤、心包囊肿、支气管囊肿（图 33-9、图 33-10）。

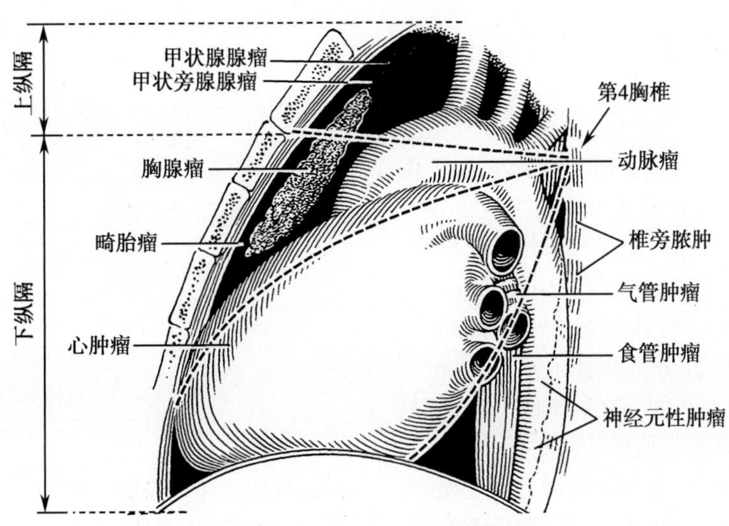

图 33-9　纵隔解剖和常见肿瘤分布

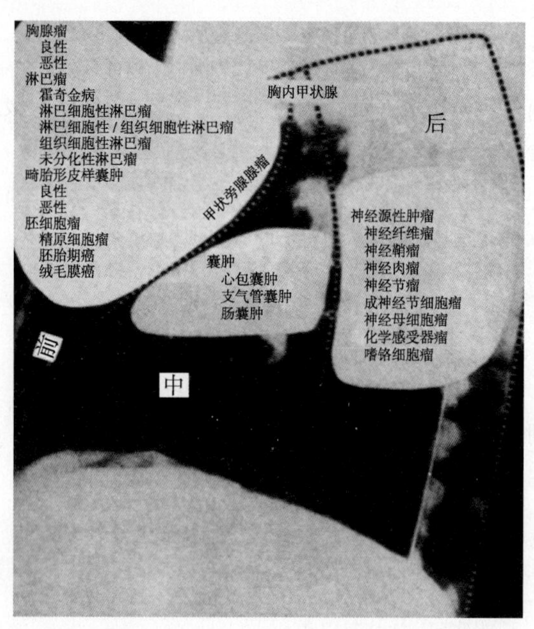

图 33-10　肿瘤与囊肿多发部位在侧位胸片上形成三个解剖区域

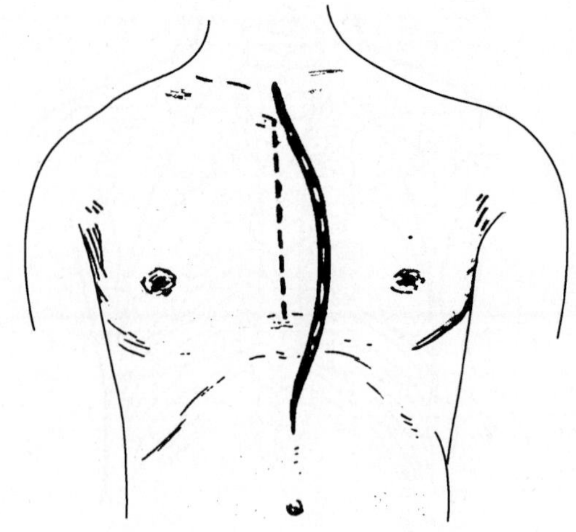

图 33-11　正中开胸手术切口

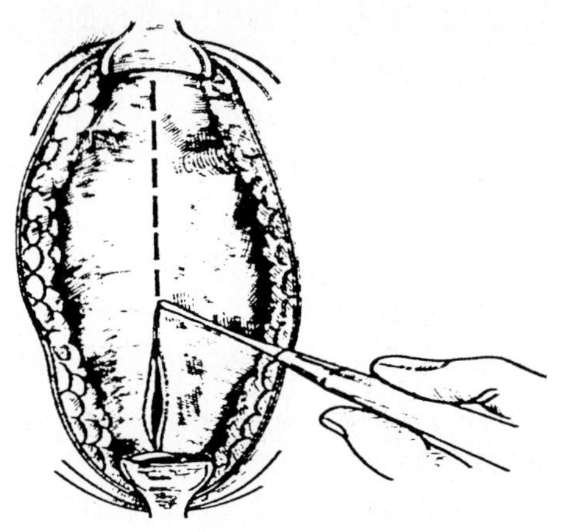

图 33-12　切开胸骨正中骨膜

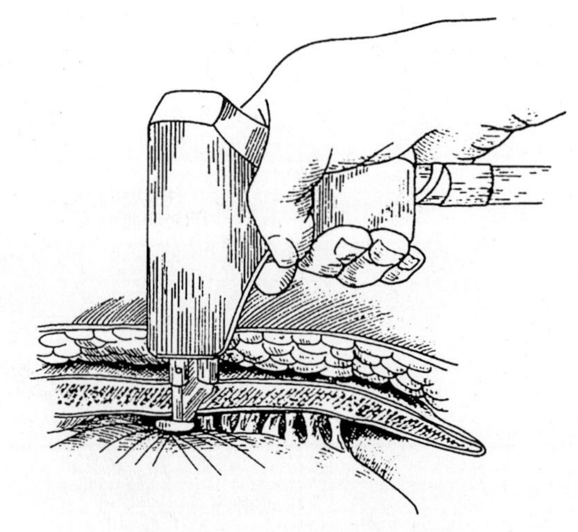

图 33-13　电锯纵行劈开胸骨

一、前纵隔切开术(胸骨正中劈开术)

【适应证】

1. 胸腺瘤、胸内甲状腺腺肿及其他前纵隔内肿瘤。

2. 巨大或复发性胸内甲状腺肿。

3. 胸内甲状腺未分化癌。

4. 心包部分切除术。

5. 心脏、大血管手术。

6. 某些肺脏手术,如双侧肺大疱切除术,多发性双侧肺转移灶的切除等。

【麻醉与体位】

1. 静脉复合麻醉,气管内插管。

2. 患者仰卧位,在背部肩胛间放一小枕,使颈项稍向后仰。

【手术步骤】

1. 切口及劈开胸骨　自胸骨切迹稍下方,向下做一稍偏离正中线的弧形切口(图 33-11),在剑突处返回中线并向下切至剑突下 2cm。如仅需劈开部分胸骨,切口可酌情减短。分离皮瓣,沿胸骨正中线切开胸骨骨膜和腹白线(图 33-12)。切除剑突,分离胸骨下端膈肌附着点,伸入手指钝性分离胸骨后方,在心包和胸骨背侧之间形成一个剥离面。在胸骨的上端,解剖颈前肌胸骨附着处,分离胸骨切迹的胸筋膜和颈横静脉。手指伸入胸骨切迹后方,使胸骨柄后方完全松解,保证主动脉弓及其分支完全游离。辨清胸骨正中线,用电锯或风动锯自下而上纵行劈开胸骨(若无电锯可用胸骨刀代替)(图 33-13)。劈开胸骨时,麻醉师应停止通气以避免撕裂侧胸膜和肺组织。不需完全劈开胸骨,可按需要自胸骨柄上缘向下部分劈开,再将其横断。此时,需注意防止左右胸廓内动脉的损伤和出血。胸骨髓腔用骨蜡填塞止血,胸骨膜电凝止血。用纱布垫护盖胸骨断面。以肋骨牵开器，将两侧胸骨断缘撑开（图 33-14）。

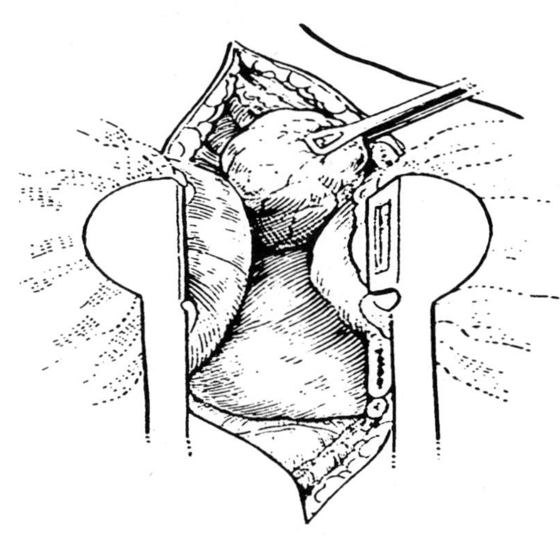

图 33-14 以胸骨牵开器撑开胸骨

从中线剪开纵隔浅层蜂窝组织，向两侧推开胸膜返折，扩大前纵隔的显露。推开胸膜时，注意避免撕破，一旦撕破，可用细丝线修补。左无名静脉斜越上纵隔，注意勿损伤。然后，根据术前手术设计，进一步完成各种手术。

2. 缝合前，纵隔面需仔细止血。若胸膜破口大无法缝合修补时，可让其开放并扩大，在相应的胸腔安放闭式引流。如胸膜完整，则在原切口下侧方做一戳口，置一橡皮管引流，经剑突下或胸骨旁入前纵隔。对劈开的胸骨，通常用两根钢丝固定胸骨柄部，3 或 4 根钢丝固定胸骨体。将胸骨断面拉拢拧紧，钢丝结头倒折埋入软组织中。最后缝合骨膜、胸大肌筋膜和皮肤（图 33-15、图 33-16）。

【术后处理】

1. 采用半卧位，以利引流。

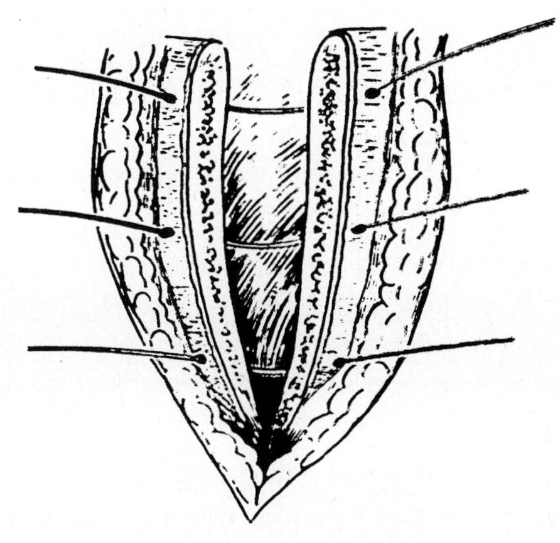

图 33-15 钢丝缝合胸骨

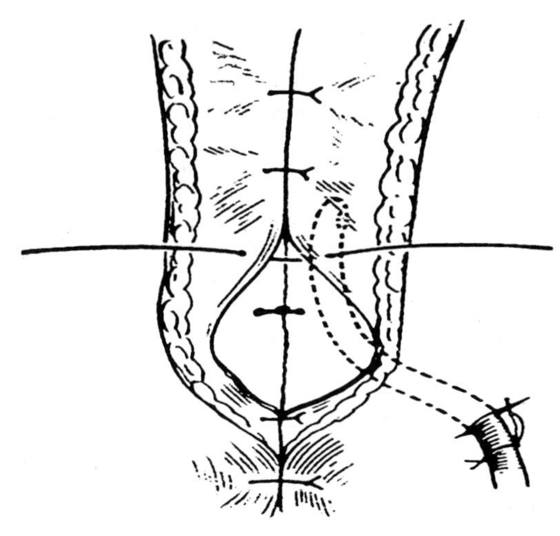

图 33-16 留置纵隔引流管并关闭切口

2. 用胸带包扎胸部，以减轻疼痛，利于咳嗽，排痰。

3. 36~48 小时后拔除前纵隔引流管。

二、纵隔肿瘤切除术

【适应证】

原发性纵隔肿瘤不论良性或恶性，只要没有明显的远处转移和呼吸循环功能不全，都应及早手术，争取摘除肿瘤，以明确诊断和续以合理的治疗。恶性淋巴瘤或肿瘤已侵犯食管、气管、大血管、喉返神经者，为手术禁忌证。

【术前准备】

1. 术者应熟悉肿瘤邻近部位重要脏器的解剖，防止意外发生。

2. 摄胸部正、侧位片，必要时加摄胸部 CT 片。少数病例需行主动脉造影，以明确诊断。

3. 甲状腺功能亢进者，内科治疗控制症状后或症状有所缓解后手术；对胸腺瘤并发重症肌无力的患者，需与内科医师密切配合，术前使用能控制症状的维持剂量抗胆碱能酯酶药，如溴吡斯的明。术前早晨加用一个剂量，保证患者安全度过麻醉诱导关。术前一小时肌注阿托品 0.5mg。

4. 肺部有感染者，应用抗生素，控制感染。

【麻醉与体位】

1. 静脉复合麻醉，双腔气管内插管。对重症肌无力患者，麻醉中禁用氯琥珀胆碱、箭毒等肌肉松弛剂。

2. 前纵隔肿瘤切除采用仰卧位，中、后纵隔肿瘤手术多采用侧卧位。

【手术切口】

应选择暴露好、创伤小、便于采取应急措施的手术切口。多数肿瘤偏居一侧，前纵隔肿瘤通常选用相应侧的前外侧开胸切口，后纵隔肿瘤则选用后外侧开胸切口。双侧性前纵隔肿瘤，宜采用正中劈骨切口。胸骨后甲状腺腺瘤，如紧靠颈部，采用颈部横切口，必要时采用颈胸（部分胸骨劈开）联合切口进行肿瘤摘除。

（一）纵隔良性肿瘤与囊肿切除术（中、后纵隔）

【手术步骤】

1. 麻醉生效后，嘱麻醉师再次确定插管位置。

2. 沿预定切线行后外侧切口。

3. 皮下组织，胸壁肌肉及肋间肌肉均用电刀电凝切开止血。

4. 嘱麻醉师单肺通气，经肋间进入胸腔。

5. 肋骨骨膜详细止血后，用牵开器牵开肋间入胸。

6. 距肿瘤基底部 2cm 处切开胸膜，紧贴肿瘤解剖结扎肿瘤的营养血管，切除肿瘤（图 33-17）。

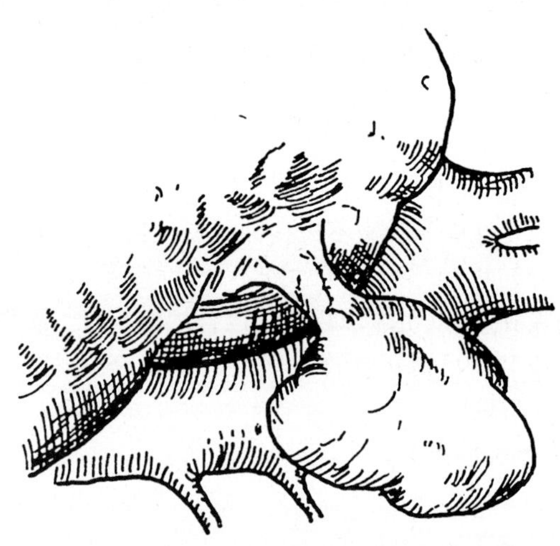

图 33-17　紧贴肿瘤解剖结扎肿瘤的营养血管

7. 巨大畸胎瘤与重要脏器粘连紧密，不易分离者，可先切除部分肿瘤组织，残留在瘤壁的组织用刮匙刮除，再用碘酊烧灼，或冷冻，以减少肿瘤复发（图 33-18）。

8. 位于脊柱旁的肿瘤穿刺抽出清亮液体应切开肿瘤探查，如为硬脊膜膨出，可切断终止于囊壁的神经根，在无张力的情况下结扎或缝合囊颈部。对骨质缺损较大者，用带蒂胸膜修补，对于瘤蒂紧靠椎间孔者，应特别注意止血（图 33-19）。

9. 经第 7 或 8 肋间放置闭式引流管一根。

10. 患者仰卧位，气管内充分吸痰后，手动加压充气，促进肺膨胀。

（二）胸腺瘤切除术

【手术步骤】

1. 麻醉生效后，仰卧位或侧卧位，嘱麻醉师再次

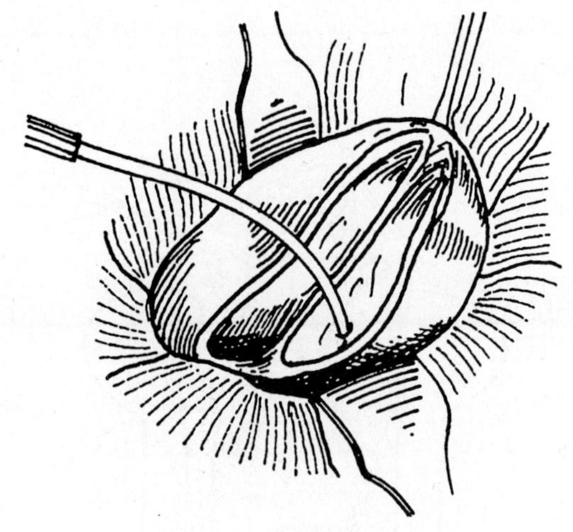

图 33-18　处理残余瘤壁组织

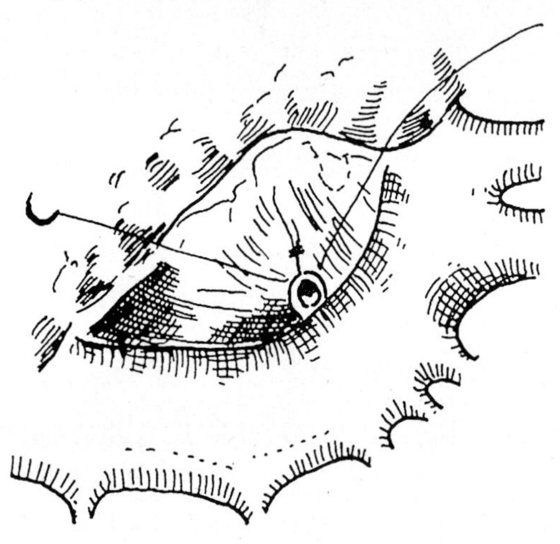

图 33-19　脊柱旁肿瘤瘤蒂的处理

确定插管位置；

2. 沿预订切线行胸骨正中切口或胸前外侧切口；

3. 皮下组织、胸壁肌肉及肋间肌肉均用电刀电凝切开、止血；

4. 单肺通气，经肋间进入胸腔或停止呼吸电锯劈开胸骨；

5. 肋骨骨膜止血后，用牵开器牵开肋间入胸；注意胸腺位置的变异（图 33-20）；

6. 推开左右纵隔胸膜，自一侧胸腺下极开始由下而上游离胸腺（图 33-21、图 33-22）；

7. 分离胸腺两叶上角切除胸腺，分离过程中要结扎左、右及中间胸腺动脉，在腺体后方结扎后切断可流至无名静脉的胸腺静脉；胸腺瘤或重症肌无力需完整摘除肿瘤、胸腺以及剔除纵隔内所有脂肪组织（图 33-23）；

8. 经腹直肌鞘后放置闭式引流管 2 根；

9. 患者仰卧位，气管内充分吸痰后，手动加压充气，促进肺膨胀。

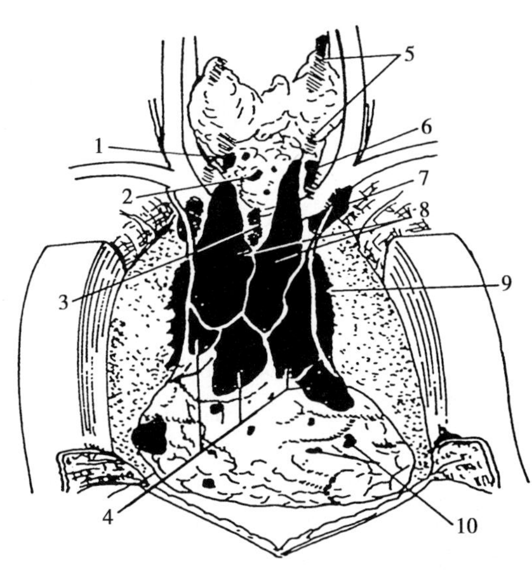

图 33-20　常见胸腺变异位置

1. 甲状腺后异位胸腺；2. 颈部脂肪组织内异位胸腺；3. 无名静脉后异位胸腺；4. 包膜外异位胸腺；5. 甲状腺内异位胸腺；6. 胸腺颈部附叶；7. 动脉窗异位胸腺；8. 双侧胸腺；9. 膈神经外侧异位胸腺；10. 纵隔脂肪组织内异位胸腺

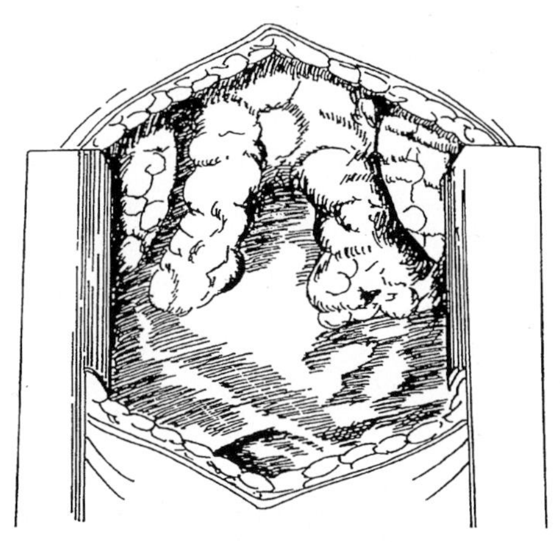

图 33-21　推开左右纵隔胸膜

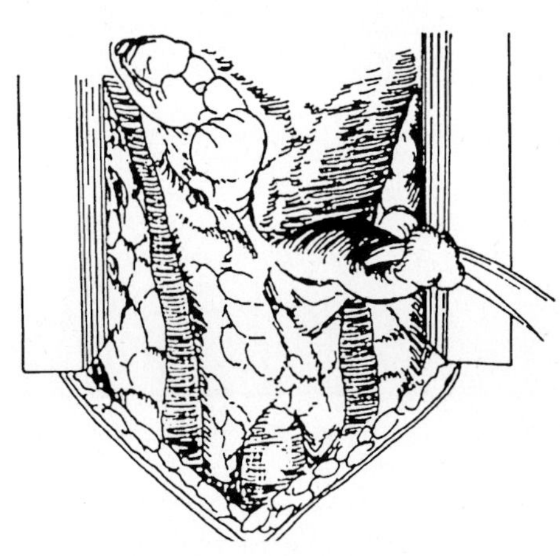

图 33-22　由下而上游离胸腺

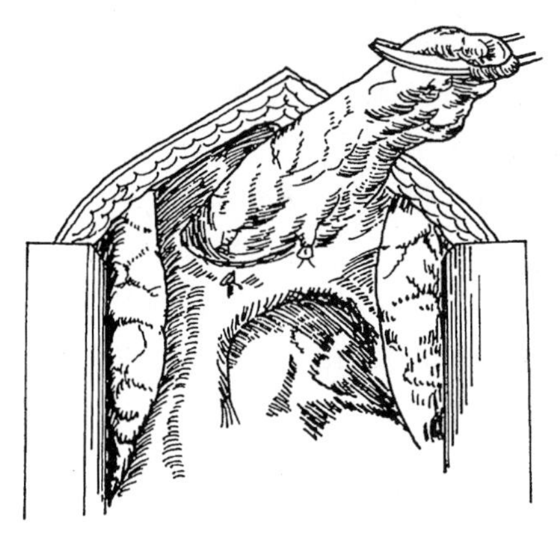

图 33-23　结扎流入无名静脉的胸腺静脉

【术后处理】

1. 预防性应用抗生素；

2. 术后 48 小时拔除引流管；

3. 甲状腺功能亢进或胸腺瘤合并重症肌无力者，术后继续药物治疗。对胸腺瘤合并重症肌无力者，必要时术后呼吸机辅助呼吸；

4. 恶性胸腺瘤，术后做化疗或放疗，以提高生存率。

（三）纵隔肿瘤及囊肿切除术操作注意事项

1. 一般良性肿瘤周围粘连甚少，切开纵隔胸膜，钝性剥离，结扎来自纵隔的血管后，大多数可以成功摘除。若肿瘤基底位置较深，或与心脏、大血管粘连紧密，应十分小心地在被膜内剥离，避免损伤主动脉、无名静脉或其他血管。如畸胎瘤瘤体较大，暴露困难，实质瘤可以分解切除，皮样囊肿则可切开囊腔，清除部分内容物，在被膜内直视剥离。

2. 后纵隔以神经源肿瘤居多，肿瘤多数与神经相连，术中避免过度牵拉损伤神经。对呈“哑铃状”生长的肿瘤，如有可能，应与神经外科医师协作，先切除椎管内肿瘤（图 33-24），再切除胸内肿瘤。若无此条件，

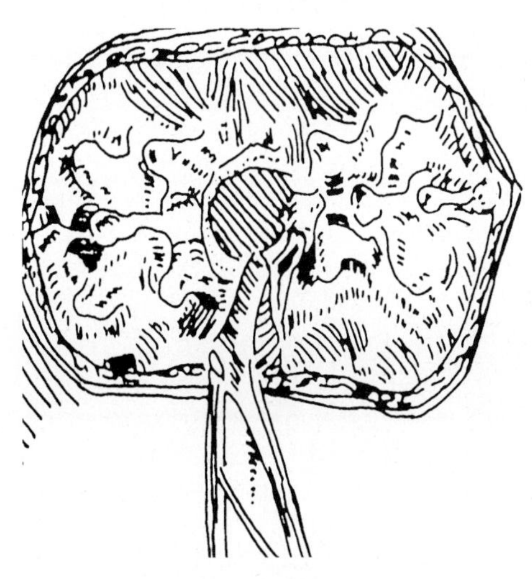

图 33-24　切除椎管内肿瘤

只能在椎孔外的蒂部结扎切除，切勿使其营养血管缩回椎管内，以免出血形成血肿引起截瘫。

3. 纵隔囊肿几乎全属良性，分离多不困难，支气管源性和食管源性囊肿，易与支气管或食管相交通，如有感染，则粘连较重，增加了剥离的困难，这时可将囊肿切开，吸尽囊内液体，然后将手指置于囊内为引导，以助解剖切除肿瘤（图 33-25）。

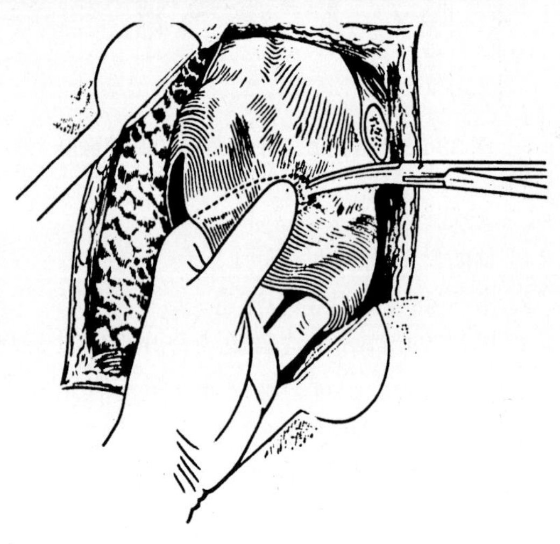

图 33-25　手指进入囊肿引导解剖和切除肿瘤

手术完毕后，自气管插管内加压，仔细检查纵隔内气管、支气管有无损伤漏气，如发现损伤，应给予缝合修补，并以邻近胸膜覆盖缝合。

4. 经肋间常规安放胸腔闭式引流，关闭胸腔前，尽量使肺复张。

（吴秋平）

参考文献

1. Larry RK, Irving LK, Thomas LS. 心胸外科学精要. 解基严，周清华，译. 天津：天津科技翻译出版公司，2010.
2. Margaritora S, Cesafio A, Cusumano G, et al. Thirty-five-year follow-up analysis of clinical and pathologic outcomes of thymoma surgery. Ann Thorae Surg, 2010, 89(1): 245-252.
3. Kondo K, Mouden Y. Therapy for thymic epithelial tumors: a clinical study of 1 320 patients from Japan. Ann Thorac Surg, 2003, 76(3): 878-884.

第三十四章

气管和肺手术

3

第一节 肺叶切除术

肺切除术是治疗某些肺内或支气管疾病的有效手段。根据病变的性质、范围和患者肺功能的情况，可以切除一侧全部肺脏（即全肺切除术）；也可以进行肺部分切除（包括肺叶切除、肺段切除或楔形切除）；还可以切除两个肺叶，或做肺叶加肺段（或楔形）切除；有时也可一次（或分期）做两侧肺叶或肺段切除。对某些患者常在切除肺叶或全肺的同时，切除纵隔淋巴结、胸膜壁层或部分膈肌。原则上，肺切除的范围应该足够，使肺内病灶被完全切除，不能残留复发；但又应尽量少切，使能保存尽量多的正常肺组织，以维持较好的肺功能。

【适应证与禁忌证】

1. 肺裂伤　肺严重裂伤，无法进行修补术者，应做局部肺叶或全肺切除术。

2. 支气管肺内肿瘤　对于恶性肿瘤的切除范围，意见尚未一致，多数人认为只要没有远距离转移，切除肿瘤所在的一叶或两叶肺和肺门、气管旁以及隆凸下的淋巴组织，能得到与全肺切除同样的疗效，而手术损伤和并发症却可减少，术后肺功能也能保存得更多一些。对于局限于一叶的转移癌，或肿瘤性质未定，不能排除良性瘤或结核瘤者，则应做肺叶切除术。总之，在考虑切除范围时，应全面评估肿瘤类型、部位、转移情况、呼吸、循环功能以及患者对手术的耐受力等情况。如肺癌患者已有恶病质，剧烈胸痛，发热；X线检查见隆凸已增宽，肿瘤影与胸壁或纵隔已连成一片，没有间隙，或已见胸腔积液；气管镜检查见隆凸增宽、固定，肿瘤离隆突不到2cm；乳酸脱氢酶测定高于400U等情况，手术切除的可能性将很小，或不能切除。如肺癌有远距离转移，或已侵入膈神经、喉返神经及纵隔血管者，禁忌手术。

3. 肺结核　肺结核的外科治疗是肺结核综合治疗的一个组成部分，只适用于一部分肺结核患者。应选择适当时机，而且必须和其他疗法密切配合，才能缩短治疗时间，扩大治疗范围，减少复发率。在选择治疗方法时，必须全面考虑患者的一般情况、病变类型、病程发展过程和对以往治疗的反应，并根据最近3周内的X线正侧位片慎重决定。一般情况下，肺结核患者应先进行一定时期的药物治疗，如病灶不能治愈，而又适合外科手术的，即应及时手术，不要等到一切抗结核药物都试用无效后才做手术，以免错过时机。此外，在考虑手术方法时，必须评估手术效果、患者负担、肺功能丧失的程度和余肺病灶复发的可能性，采用最安全、最简易而收效好的手术。目前，肺切除术的危险性和并发症虽已大为减少，但不宜做肺切除术者不应勉强，仍可采用萎陷手术。

(1) 结核球：直径在2cm以上，药物治疗6个月以上不见消失，甚至中心发现液化空洞或有扩大趋势者，均应切除。球形病灶性质不肯定者，则不宜等待，应即做切除手术。

(2) 干酪病灶：干酪病灶或一堆干酪病灶大于2cm，药物治疗6个月~1年以上无效，继续排菌者，应考虑手术。

(3) 空洞：由于支气管结核引起肉芽增生或瘢痕造成管腔狭窄，使远侧空洞形成张力性空洞；或因病变时间较久，空洞周围纤维组织增生，形成厚壁空洞，均应切除。一般空洞经药物积极治疗6个月~1年仍不关闭者，不论痰中是否排菌，都应考虑手术，以免日后咯血、播散。

(4) 支气管结核：经药物积极治疗6个月~1年以上无效，甚至因管腔狭窄（或完全阻塞）造成肺不张；或因广泛管壁破坏，形成支气管扩张者，应做切除。

(5) 毁损肺：一侧或一叶肺全部或绝大部分被破坏，形成干酪病灶、空洞、肺萎缩、纤维化、支气管扩张和肺气肿等，应考虑切除。如对侧尚有干酪病灶、结核球或空洞等病变，则应慎重研究手术问题。

(6) 外科萎陷疗法后6个月~1年，空洞仍不闭合，查痰抗酸杆菌阳性或间断阳性，患者一般健康状况允许时，可再做肺切除术。

4. 支气管扩张症　支气管造影证实病变局限，有明显症状者，应手术切除有病的肺段、肺叶或全肺；如症状不明显，可不必手术。如双侧支气管均有局限性病变，且范围较小，可分期切除，先切除病变较重的一侧；术后如仍有症状，经造影再次证实来自对侧者，再做第2期手术。范围过于广泛，无手术机会者，只能用体位引流和中西药物治疗。

3

5. 肺脓肿　经积极内科治疗3个月以上，临床症状和X线片不见好转者，应做肺叶或全肺切除术。因炎症范围往往广泛，不宜考虑肺段切除，以免残留病肺。对个别极度虚弱的患者，中毒症状严重，不能耐受切肺手术而病变位于肺表浅部者，可先做切开引流术。

6. 其他　先天性肺囊肿、肺大疱或肺隔离症，如出现症状，均宜做肺叶、肺段或局部切除术。

上述各类患者，在决定肺切除术前，都应进行肺功能测定。如术前肺活量和最大通气量占预计值60%以上者，切肺手术比较安全；在60%以下者，即应慎重对待。此外，如患者有慢性心、肾功能不全，则将难以耐受手术。

【术前准备】

除一般手术的术前准备外，应着重注意下列各项：

1. 必须有术前3周以内的胸部正、侧位X线摄片，以便明确病变部位、范围和性质；如系恶性肿瘤患者，则应有2周内的胸片。此外，还应做胸部透视，观察膈肌活动度，以便估计是否有膈神经受累和胸膜粘连情况。

2. 肺切除术后对呼吸功能有一定的影响；尤其在切除后做胸廓成形术，影响将更严重。切除的范围越多，影响也就越大。因此，对肺切除的患者，应详细询问以往呼吸系统疾病史，检查呼吸功能，必要时进行分侧肺功能检查，以便正确评估术后的呼吸功能。

3. 肺结核患者，尤其是有刺激性咳嗽、痰抗酸杆菌阳性者，应做支气管镜检查，便于确定即将切除的支气管残端黏膜是否正常，以免因有残存支气管内膜结核，术后发生支气管胸膜瘘和脓胸等严重并发症。

4. 对肺化脓症(包括支气管扩张)的患者，应加强体位引流，并根据痰培养和抗生素敏感试验结果，选用适当的抗生素治疗，争取将每日痰量减至最低量(最好能在50ml以下)。手术当天早晨应再引流一次，以免术中痰液阻塞，发生窒息，或流入对侧肺脏继发感染。必要时，可每周做支气管镜检查及吸痰。体位引流效果的好坏，决定于引流的支气管是否通畅，患者体位是否正确，以及引流体位维持时间和次数是否足够。此外，还可配合应用祛痰剂和支气管解痉剂。

5. 除化脓性疾病患者在术前已经应用相应的抗生素外，一般择期做肺切除手术前，应先注射1日青霉素、链霉素；肺结核患者应在术前注射链霉素和口服异烟肼1~2周，术前1日加注青霉素。

6. 术后咳痰和进行深呼吸，可预防并发症和促进余肺的扩张。如果预定做后外侧切口，则应强调术后早期进行术侧手臂高举过头的锻炼，以免日后切口附近瘢痕粘连，影响手臂活动。

【麻醉】

气管内插管吸入麻醉是肺手术必须选择的方法，其优点是可以控制纵隔扑动和反常呼吸，保证足够的气体交换，以及减少纵隔扑动和反常呼吸对循环的影响。保持气道通畅，呼吸道的分泌物可以通过气管内插管吸出。痰量多、咯血多，活动性肺结核者可用双腔气管内插管，或支气管内插管，防止痰或血向对侧灌注。通常多选择静脉复合麻醉，用硫喷妥钠或咪达唑仑、乙托咪脂诱导，氯琥珀胆碱快速气管内插管，普鲁卡因静脉滴注，长效肌肉松弛剂应用或选用氯琥珀胆碱加入普鲁卡因中静脉滴注控制呼吸，吸入少量不易燃烧、电灼时没有爆炸危险、麻醉效能较强、而对呼吸道不刺激、不使分泌物增加、对循环功能抑制较小的麻醉剂，如异氟烷、安氟醚、氟烷、氧化亚氮等。手术结束时麻醉苏醒快，便于术后护理。近年来很少应用乙醚，因为乙醚易使呼吸道分泌物增多，在电灼时有发生爆炸的危险，且有术后呼吸道并发症较多等缺点，故已被其他卤族氟碳化合物所替代。

【手术步骤】

1. 右肺上叶切除术(图34-1)　将右肺向后牵引，切开肺门上部周围的纵隔胸膜，在奇静脉进入上腔静脉处的下缘分离纵隔结缔组织，显露右肺动脉主干及

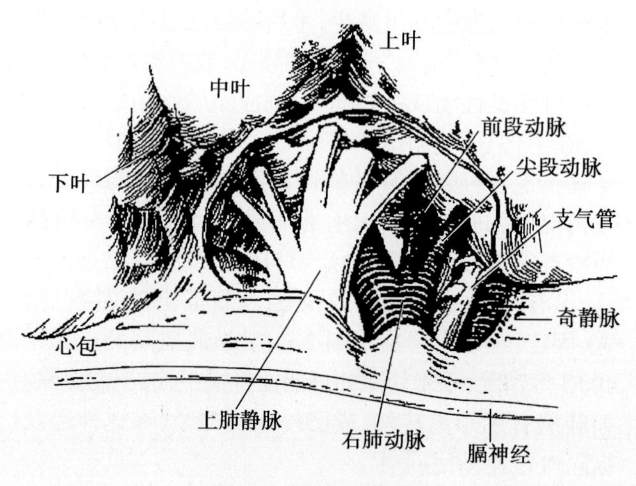

图34-1　右肺门前面观

上叶尖、前段分支,常见的这两条血管来自尖前段动脉的干支,少数患者的尖段和前段分支是分别从肺动脉主干分出的,将尖、前段分支分离、结扎、缝扎和切断。如上肺静脉尖段分支位于尖前段动脉前侧,影响对尖前段动脉的操作,可先切断尖段静脉,或先切断上叶静脉后再处理动脉。将上叶向上牵引,中、下叶向下牵引,在上、中和下叶间肺裂汇合处附近切开叶间胸膜,即可显露右上叶后段动脉 1~3 条,分别予以结扎、缝扎和切断。有时后段动脉可来自下叶背段动脉,应同样结扎、切断。要注意,在右侧,后段动脉起源于叶间裂隙中,而在左侧是前段动脉起源于裂隙中。如上、中叶间肺裂不全,或粘连很紧不能分开,可沿肺动脉主干作鞘膜内分离,即可显露上叶后段动脉。如仍然不能显露,则可先从后侧切断上叶支气管,将远端支气管用组织钳夹住后,向下后方牵引(同时吹胀中、下叶,以便看清叶间裂的部位,予以切开、缝合),沿肺动脉主干向下作鞘膜内分离,即可看清后段动脉,然后加以结扎、缝扎和切断。另一个重要的变异要记住:约有 10% 的患者后段动脉起源于前方,由尖段或前段动脉或邻近尖段与前段动脉处而来。上叶动脉切断后,将肺向后方牵拉,在肺门前侧和膈神经后侧,显露右上肺静脉,分离上叶静脉(分离时注意不要损伤后面的动脉干),保留中叶静脉。根据上叶静脉干的长度,一次结扎或分别结扎尖、前和后段静脉,加缝扎后切断。上叶支气管位于右肺动脉后侧,在用小纱布球和弯止血钳分离清楚后,缝扎上叶支气管动脉。在分离出来的支气管上,先轻夹一把支气管钳,经麻醉机吹胀肺叶,证明所夹确系右上叶支气管后,夹紧支气管钳,切断、闭合器闭合支气管残端,摘除病肺。

2. 右肺中叶切除术(图 34-2)　分离胸膜粘连及不全肺裂。在斜裂与水平裂交界处,将上叶向上牵引,中、下叶向下牵引。切开叶间胸膜,找到肺动脉主干。在上叶后段动脉以下的前侧,可发现中叶动脉分出 1 或 2 支进入中叶。这一动脉一般和下叶背段动脉在同一平面,少数则在下叶背段动脉以下才分出。有时中叶动脉可能有一条分支到上叶去。分离完成后即可结扎、缝扎和切断。在肺门前侧分离上肺静脉中叶支,通常只有一条中叶静脉的干支进入上肺静脉的下三分之一处,将其结扎、缝扎和切断。中叶支气管位于动脉后侧,从右侧中间支气管前分出,较易显露,予以分离、轻夹、吹胀证实后,即可切断、闭合。方法与右上肺叶切除术相同。

3. 右肺下叶切除术(图 34-3)　分开上、中、下叶间胸膜,在中叶动脉同一平面的对侧可见下叶背段动脉。将下叶背段动脉和基底段动脉分支分别在鞘膜内分离、结扎加缝扎后切断。有时,基底段动脉分支在下叶上段动脉及中叶动脉的下方分别发出,并且立刻进入肺实质,在这种情况下,每个结扎都要扎在基底段的动脉分支上,并需从肺组织中将这些动脉游离出相当的长度,以保持足够长的动脉残端。注意勿损伤中叶动脉。将下叶向上牵引,钳夹、切断并结扎肺下韧带。从肺门前侧、后侧和下缘显露下肺静脉,在静脉主干作鞘膜内分离、结扎加缝扎。如主干太短,远端结扎和缝扎可在背段和基底段分别进行,使切断后残端尽量留长呈喇叭状;必要时残端可加做连续缝合。切开上、下叶不全裂后,只剩下支气管连接未断。下叶背段支气管也和中叶支气管在同一平面,有时较中叶支气管反而稍高一些,所以也必须缝扎支气管动脉和基底段支气管分别切断、闭合,以免误伤中叶支气管。检查无漏气、出血后,用纵隔胸膜覆盖残端。

4. 左肺上叶切除术(图 34-4)　将左上叶向下后方牵引,切开肺门上部前、后侧及上缘纵隔胸膜,切断、结扎肺门上部迷走神经分支及伴随的小血管。在

3

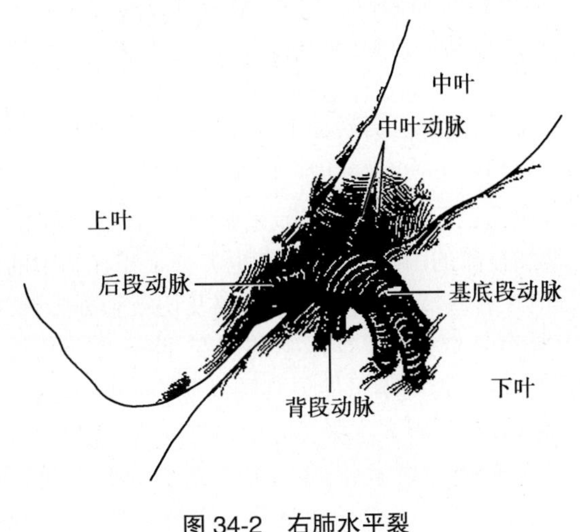

图 34-2　右肺水平裂

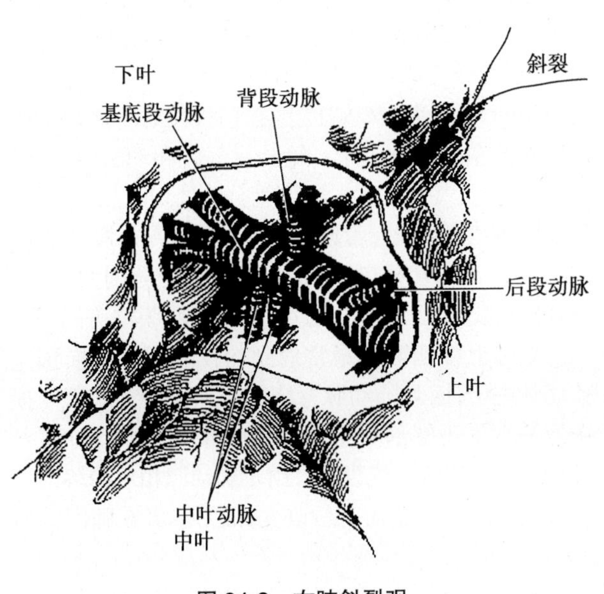

图 34-3　右肺斜裂观

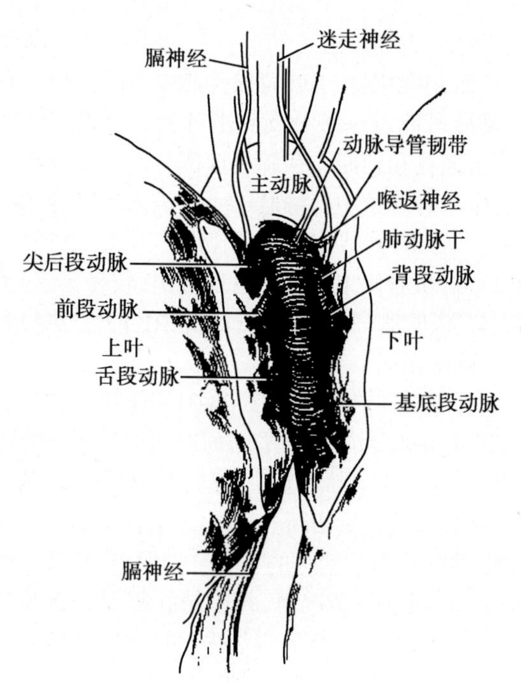

图 34-4　左肺门前面观

主动脉弓下、肺门上内方显露左肺动脉主干和上叶前段或尖后段动脉，将其结扎加缝扎后切断。左肺动脉分支的变异最多，沿左肺动脉主干向肺门后侧检查，可能发现 1~5 条分支，不论多少分支，凡在左肺动脉总干于肺门上部开始弯绕左上叶支气管分出的肺段动脉均应分别切断、结扎。左肺动脉主干从肺门后侧、左上叶支气管后上方经外侧绕向下内侧，在上、下叶间隙转到左总支气管前侧，并分出上叶前段和 1~2 条舌段动脉。在分开上、下叶间胸膜后，即可显露这两条动脉，应分别予以分离、结扎加缝扎后切断。在叶间裂隙的深部分离肺动脉时，必须认清起源于裂隙中的每一支去上叶的动脉，除去异常情况，故一定要将肺动脉的各个分支分离得足够长。将肺牵向后方，在肺门前侧、膈神经后侧显露左上肺静脉，做分离、结扎加缝扎后切断。最后分离左上叶支气管，注意不要损伤贴近后侧的左肺动脉主干。缝扎支气管和动脉，在上叶尖后、前段支气管和舌段支气管分叉处切断、缝合。有时上叶支气管很短，舌段支气管和尖后、前段几乎同时在左总支气管开口，可在各段分叉处分别切断、缝合。检查残端无漏气、出血后，以纵隔胸膜覆盖固定。

左肺上叶切除术最常遇到的技术意外是损伤左肺动脉主干，因为肺动脉弯绕着左肺上叶支气管。损伤最易发生于解剖一个不完全的叶间裂隙或分离一个与周围粘连的支气管时。由于肺动脉相对的解剖位置可能因炎症关系而有所改变，故手术者在肺门的后上部操作时需十分谨慎。

5. 左肺下叶切除术（图 34-5）　如果认为左肺上

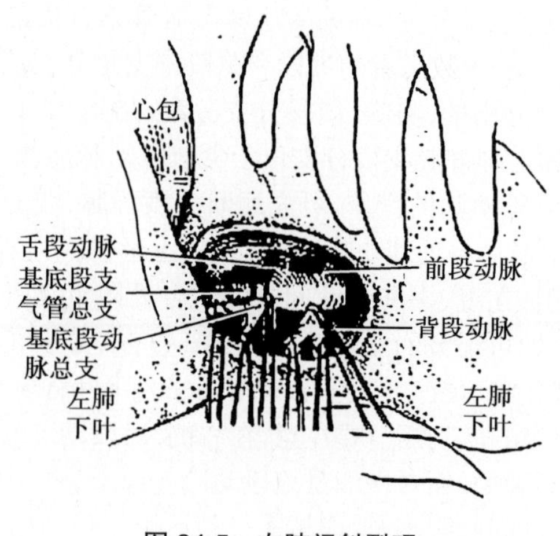

图 34-5　左肺门斜裂观

叶的操作是最困难的，那么与之相反，左肺下叶切除则是最容易的。分开叶间胸膜，一般无需显露到上叶前段去的分支，但舌段动脉则应显露。到下叶上段的一条或两条分支可能起源于较上叶分支更高的地方，应首先结扎及切断。在舌段动脉平面上、下可见下叶背段动脉，其下为基底段动脉。沿着基底段总支向下剥离，即可显露基底段的各分支，将背段和基底段动脉分别分离、结扎加缝扎后切断。注意保护舌段动脉。将下叶向上牵引，钳夹肺下韧带后切断、结扎。将肺门下半部前、后纵隔胸膜切开，显露左下肺静脉，分离静脉主干，结扎加缝扎后切断。清除下叶支气管周围组织，在下叶背段以上缝扎支气管动脉后，切断并闭合支气管残端。如下叶背段与气管、上叶支气管距离很近，则宜分别切断背段及基底段支气管，以免损伤上叶支气管。检查残端无漏气后，用纵隔胸膜或心包、主动脉前胸膜瓣覆盖缝合。

6. 全肺切除术　现在普遍认为，肺癌经仔细选择病例和分期后，对不能行肺叶切除的患者采用全肺切除是正确的。先分离胸膜壁层与脏层间的粘连，使肺脏游离。切断肺韧带。这样，术者可以在万一发生大出血时握住和压迫肺门。肺门结构分离切断的次序可能有若干变化。一般说来，首先处理肺动脉，其次是上肺静脉、下肺静脉，最后处理总支气管。一般不主张先切断肺静脉，再切断肺动脉，因为这样血流入肺的路仍通，而出路已阻断，结果使肺充血，变成没有弹性的组织，增加显露的困难，同时患者也失去了积在肺中的血液。但在有些情况下，必须先分离及切断肺静脉，譬如在上肺有一个大而不能压缩的病变，除非先分离肺门下方的组织，否则不可能得到肺动脉良好的显露。遇到这种情况，也有人主张在心包内结扎大血管。

(1) 右肺全切术（图 34-6）：在完全分离胸膜粘连后，将肺门前、后及上缘的纵隔胸膜全部剪开，将肺向

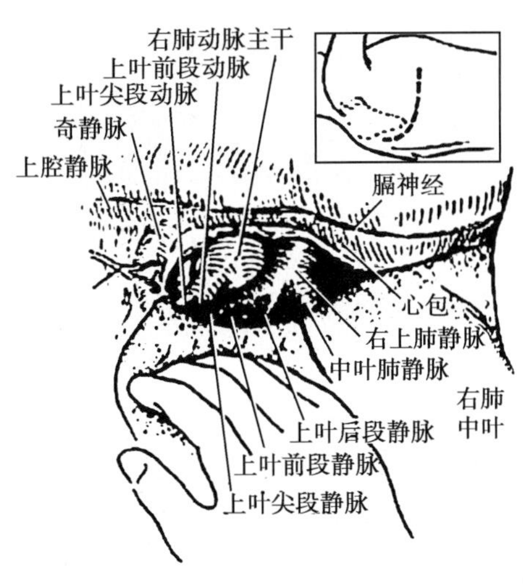

图 34-6　右肺门前面观

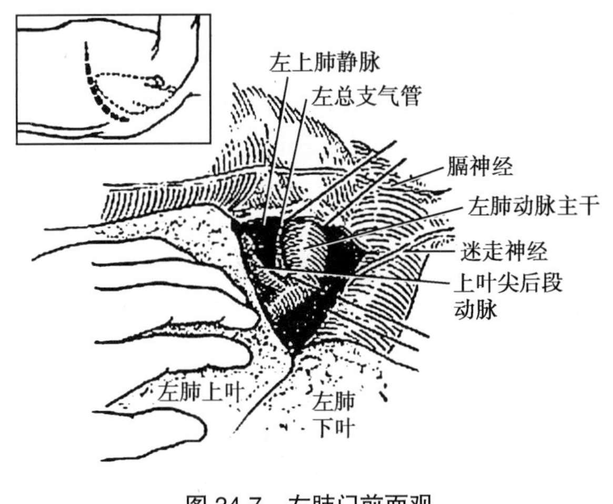

图 34-7　左肺门前面观

下后方牵引，在肺门上方可以见到迷走神经分向肺门的神经丛及伴随的小血管，应予全部切断、结扎。再分离奇静脉与上腔静脉汇合处下方的纵隔结缔组织，即能显露右肺动脉主干及其上叶尖前段动脉分支。右肺动脉下段的前面被右上肺静脉覆盖。

在膈神经后侧显露上肺静脉，上肺静脉是最前面的一根大血管，部分叠盖肺动脉，在其主干做鞘膜内分离。如主干很短，分离长度不够时，可在远侧将分向上叶尖、前、后 3 段的分支主干和中叶内、外段的分支主干分别分离。在分离后侧壁时应特别小心，以免分破静脉或紧贴在其后方的右肺动脉下段。在上肺静脉主干结扎加缝扎后切断；或在主干结扎加缝扎，在上、中叶分支远端切断。右肺动脉主干较短，需分别将右上叶尖前段动脉和右肺动脉主干(包括主干下段)做鞘膜分离、结扎加缝扎后切断，使肺动脉有一较长的残端，结扎线不易滑脱。

然后，将肺向上方牵引，用两把止血钳夹住肺下韧带，在钳间切断后分别结扎。在肺门淋巴结附近找出下肺静脉。下肺静脉心包外部分是右肺 3 条动、静脉中最粗而短的一条，处理时应特别注意，防止分破。如淋巴结影响下肺静脉的显露，可先予摘除。将下肺静脉分离干净后做结扎、缝扎和切断。如残端太短，可加做连续缝合，以免滑脱引起大出血。最后，剩下动脉后面的右总支气管与病肺相连，可用纱布球和弯止血钳将支气管周围组织分离干净；如有淋巴结影响分离，可先摘除。分别缝扎支气管动脉。切断并闭合支气管残端。最后，检查无漏气、出血后，可将支气管和各血管残端用纵隔胸膜覆盖缝合。

(2) 左肺全切术(图 34-7)：切开肺门前、后及上缘纵隔胸膜，将左肺向下后方牵引。切断、结扎肺门上缘迷走神经分支及伴随的小血管。在主动脉弓下和膈神经后侧，显露左肺动脉主干。左侧主干较右侧长，可以一次结扎。但在牵拉左肺时，应注意不要用力过猛，以免撕裂左上叶尖后段动脉从左肺动脉主干分出的分叉处。分离左肺动脉主干，将近、远段主干分别结扎加缝扎后切断。将左肺向后牵引，在肺门前侧、膈神经后方、左侧支气管前方显露左上肺静脉，分离其主干，结扎加缝扎后切断。将肺向上后方牵引，钳夹、切断并结扎肺下韧带。在左侧支气管后下方分离、结扎后切断左下肺静脉。这一血管也是左肺 3 条大血管中最短最粗的一条，操作时应特别注意，残端尽可能保留得长一些，使结扎线不致滑脱。左总支气管较右侧为长，处理与右侧相同。检查无漏气、出血后，用纵隔胸膜覆盖缝合。

【注意事项】

①术中探查及时改变切肺范围。②剥破胸膜粘连下病灶，认真分离周围粘连及不完全肺裂。③出血：肺动、静脉及胸内其他大血管损伤，可以引起致命性出血。万一发生出血，术者最重要的是沉着、冷静，立即用手指压迫止血，先将胸腔内积血吸尽，根据患者情况进行加压输血等抢救措施，使患者一般情况稳定。切勿急于安放止血钳，以免扩大裂口，增加出血量。然后，尽量清除出血点周围不必要的物品，以免影响显露和手术操作。④心包外分离困难：如靠近心包的组织粘连很紧，肺血管太短，不能在心包外结扎；或肺癌患者肿瘤已经侵及心包；或肺血管在贴近心包处受伤出血，可做心包内结扎。

第二节　气管切除术

【适应证】

插管后狭窄包括上呼吸道灼伤、特发性狭窄、良性及恶性肿瘤、某些先天性畸形以及一些较少见的情况如某些气管软化。

【危险因素】

①活动性炎症或感染；②糖尿病；③手术野放疗史；④大剂量类固醇治疗；⑤高龄患者。

【注意事项】

1. 术前必须确定病变部位和切除长度。

2. 必须在正常健康的气管处进行切除，如果在有炎症的组织内重建气道将影响一期吻合的成功。

3. 气管切缘以外环形解剖不要超过 1cm，以保护气管的血液供应。

4. 避免吻合口张力。

【手术步骤】

患者取仰卧位，在双肩下放置充气垫，使颈部过伸，在需要时可以放气使颈部位置复原。涉及气管上三分之一到三分之二的病变，可以通过常规颈部领状切口获得满意的暴露。有时需要延长切口切开胸骨。气管下三分之一病变一般通过第 4 肋间后外侧切口开胸手术。当切除范围有可能延伸至隆突或更远端时，应选择胸骨正中切口(图 34-8)。

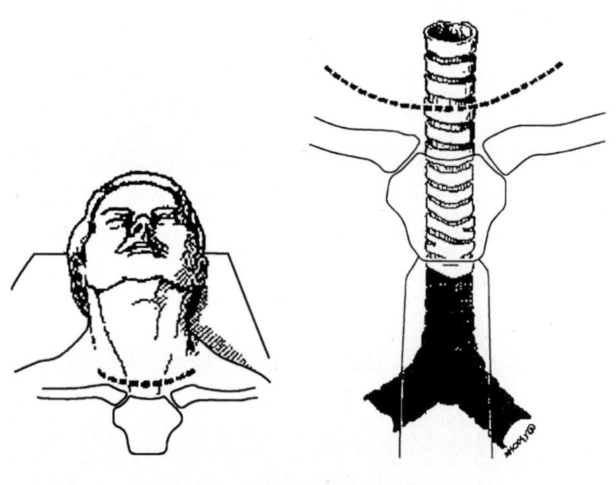

图 34-8　常规领状切口体位

在颈阔肌前方游离皮瓣，暴露由甲状软骨下缘到胸骨上切迹的气管。沿中线分离肌束以显露气管前壁(图 34-9)。良性狭窄应尽量贴近气管壁做锐性解剖，尤其是在喉返神经经过的气管食管沟处更应如此。不要试图解剖和确认喉返神经。紧贴在准备切除的气管下缘，通过无病变正常组织横行切断气管。从前面和侧方切开软骨部气管壁，在前正中线以及两侧软骨和膜部的交界处缝置牵引线，缝针位置离切口约一个软骨环。气管切断后，经口气管插管撤回到近端气管内，远端气管插入一根可弯曲带套囊和接头的气管插管，然后在病变上方正常气道处切断气管，以同样方式留置缝线，作为近端气管边缘的标志(图 34-10)。

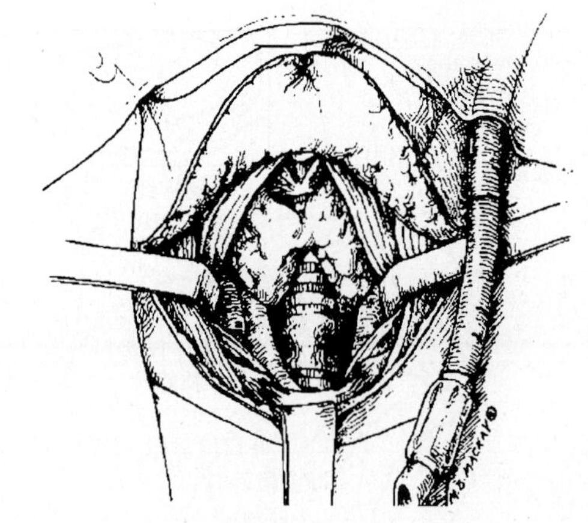

图 34-9　游离颈阔肌下皮瓣以暴露从胸骨上切迹到甲状切迹的气道

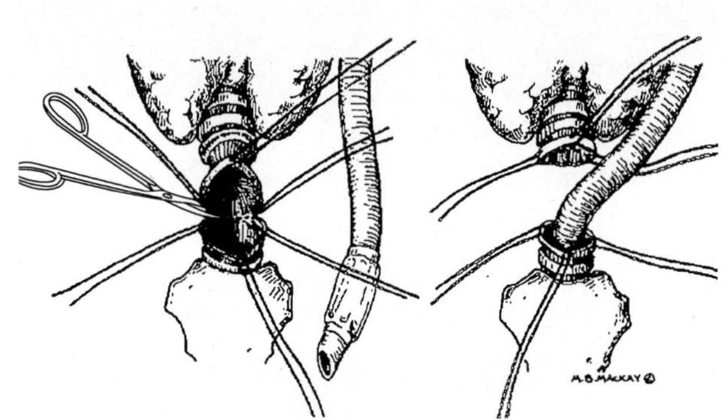

图 34-10　切断气道，远端插入气管插管

先将肩下充气靠垫放气，并屈曲颈部以缩短气管上下断端之间的距离。吻合从后面的膜样部开始，先缝置一排间断缝线，缝线间距 2~3mm，距断端约 3mm。气管内插管按需要间断撤出，再插入，以便更方便缝合这排缝线。打结之前应缝好后壁所有缝线(图 34-11)。后壁缝线打结时，拉拢牵引线可以保证断端在打结过程中完全没有张力。一旦膜部缝线打结完毕，撤出远端气管插管，将原来的经口插管小心通过吻合口送入远端气管。随后以同样的间距和深度完成前外侧

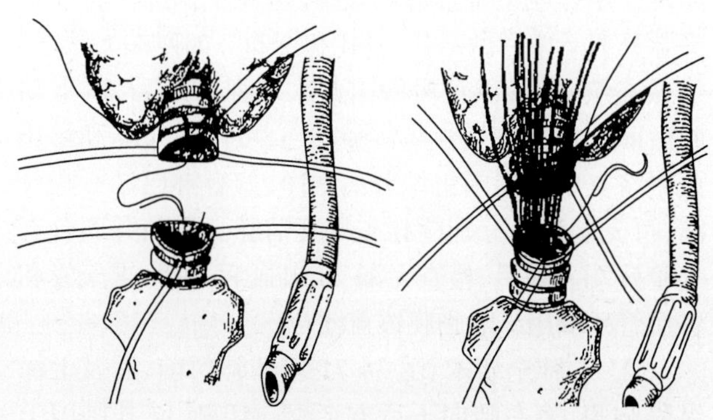

图 34-11　切除气管狭窄部位，吻合口后壁缝入吻合线

软骨部气管壁的吻合，线结打在腔外（图 34-12）。

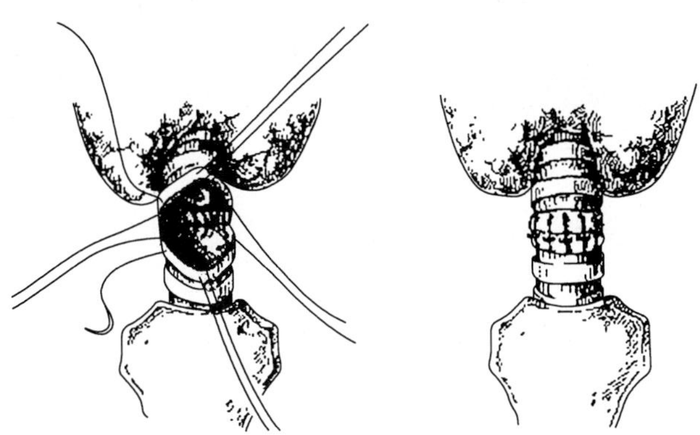

图 34-12　后壁缝线已打结，完成吻合

吻合完成后，吻合口张力应该保持在最低程度，需要时可用细线加强缝合。将气管插管的套囊放气，检查吻合口是否漏气。将甲状腺和条肌束在中线固定，用以保护吻合口。沿气管放置引流条，另外戳孔引出体外。术后必须保持颈部屈曲位。简单有效的方法是用坚固的缝线将下颌和前胸壁皮肤缝在一起（图 34-13）。缝线在术后七天保留，以保护气管吻合口。

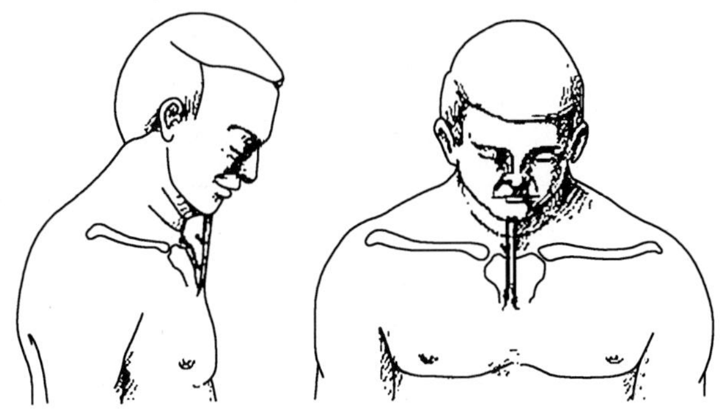

图 34-13　术后保持颈部屈曲位

（吴秋平）

参考文献

1. Larry RK, Irving LK, Thomas LS. 心胸外科学精要. 解基严，周清华，译. 天津：天津科技翻译出版公司，2010.
2. Hecker E, Volmerig J. Extended tracheal resections. Thorac Surg Clin, 2014, 24(1): 85-95.
3. Wynn R, Har-Ei G, Lim JW. Tracheal resection with end-to-end anastomosis for benign tracheal stenosis. Ann Oto Rhinol Laryngol, 2004, 113(8): 613-617.

第三十五章

食管手术

3

食管恶性肿瘤中95%以上为鳞状上皮癌和腺癌。特殊类型的食管恶性肿瘤，如肉瘤、恶性上皮细胞瘤、恶性淋巴瘤、黑色素瘤、恶性纤维组织细胞瘤、食管Paget瘤、APUD瘤等，尽管种类繁多，但病例数很少，但近年来食管小细胞癌有增多趋向。

食管癌的治疗方法有外科手术疗法、放射疗法、化学药物疗法、电化学和激光疗法等。直至目前，外科手术切除是根治食管癌的最主要方法，其次是放射疗法。早期发现、早期诊断、早期手术治疗是提高治疗效果的关键。由于CT、内镜超声、内镜染色等诊断技术和方法的不断完善，外科操作技术的改进，尤其是血管外科操作技术在普胸外科的应用，外科一次性缝合、切割器械的应用，以及微创外科理念的建立和胸腔镜的应用，使得食管癌在早期诊断、术前分期、术前对切除的可行性的评估和外科切除水平等诸多方面都得到很大的提高。本章介绍食管癌手术常见手术路径和食管胃胸内器械吻合技术。

【食管解剖概况】

食管长约25cm（成人），上端在环状软骨下缘平面与咽相接，下端止于胃底部右缘（贲门）。食管的走行过程中自上而下依次穿过颈部、后纵隔、膈肌，最后终止于腹腔内。如下图所示（图35-1）：

【适应证】

1. 无明显远处转移者。

2. 颈段食管癌长度3cm以下，上胸段食管癌在4cm以下；下胸段食管癌病变在5cm以下切除的机会较大。

3. 较大的鳞癌估计切除机会不大而患者全身状

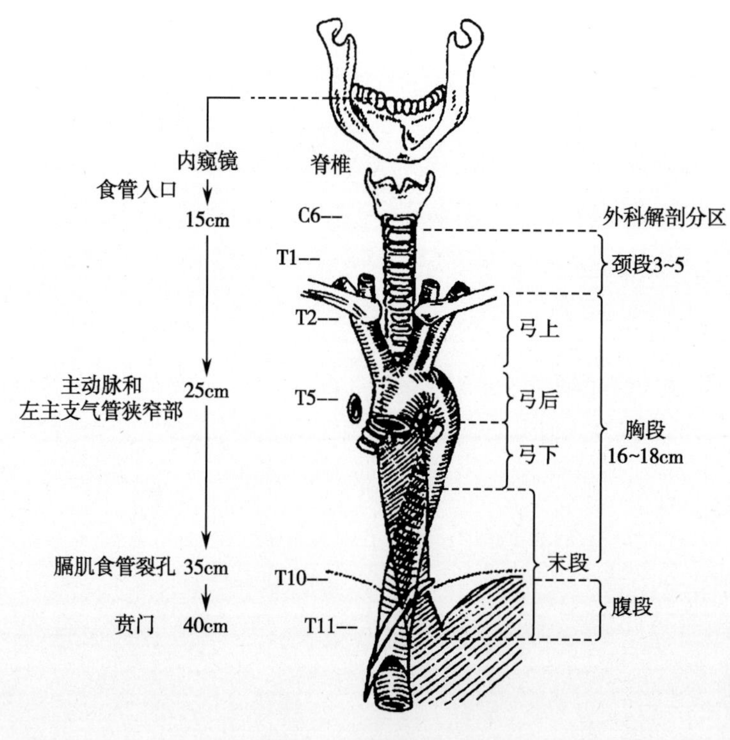

图35-1 食管的解剖

况良好者，可术前放疗，待瘤体缩小再手术。

4. 已有锁骨上淋巴结转移，但瘤体较小，且全身状况良好者亦可考虑手术。

【禁忌证】

1. 食管癌患者近期出现喉返神经麻痹（声音嘶哑或进流质饮食时有呛咳）。

2. 全身情况差。

3. 贲门癌患者已有腹水或上腹部能摸到包块。

4. 心肌梗死后半年内或有明显心脏病变者。

5. 发现其他脏器转移病灶者。

【食管切除术的 4 个主要内涵】

1. 探查决定肿瘤是否可以切除　由于食管是唯一没有浆膜覆盖的消化道器官，肿瘤一旦侵犯肌层就能迅速穿透食管壁而转移到周围组织结构或器官，致使解剖食管侧方发生困难。进胸后首先要了解肿瘤的部位、范围、外侵程度及纵隔转移情况，与术前 B 超、CT 结果核实、比较，从而判断肿瘤切除的可行性，并为正确分期、确定手术方式、术后辅助治疗及评估预后提供依据。病变比较早期而无外侵时，探查过程很易完成，手术方式也很快能被确定；但当病变较晚时，因肿瘤外侵必须认真解剖分离肿瘤所粘连的周围结构，不能遇到一点困难就随便放弃手术，举例说明如下：

(1) 遇到中段食管癌肿瘤与降主动脉紧密粘连时，应该先请麻醉医师将患者的收缩血压控制到 11.9kPa（90mmHg）左右，术者从比较正常的部位开始，剪开主动脉外膜，在主动脉弹力层外钳夹，每钳进展不要太长，以 5~10mm 左右为宜，绝大多数情况下均能将肿瘤连同主动脉的部分膜切断分离。如果肿瘤已侵入主动脉弹力层，在控制性低血压状况下，可扪诊发现主动脉外膜下无间隙可容纳血管钳钳夹，此时，可确定肿瘤侵犯主动脉弹力层。一般情况下应考虑停止手术。

(2) 如果遇到肿瘤与隆突下淋巴结融合时，则应用剪刀将淋巴结从左右支气管夹角中分离下来，与肿瘤一起整块切除，而不应成为终止手术的理由。然而，当肿瘤浸润气管、支气管膜部或软骨部时，则说明食管肿瘤已不能切除，应终止根治性切除术。此时，保留气管支气管的完整性，争取做肿瘤的姑息性切除是明智的选择。

(3) 术中发现腹膜后淋巴结广泛转移并包绕腹腔动脉干是终止食管癌根治手术的另外一种主要原因。不切断腹腔动脉干可以避免患者术后肝脏失功或短期内死亡。

2. 癌切除术　切除包含食管新生物在内的大部或全部食管。鉴于肿瘤在黏膜下层纵向扩散的倾向性，食管切除长度应该广泛，上、下切缘应距肿瘤上下边缘 5~8cm。有人提倡任何的胸段食管癌一律做食管全切除，在颈部做食管胃的吻合术，还能减少胸内吻合所带来的生命危险。

3. 区域淋巴结清扫　清除食管周围所有粘连的纤维脂肪组织和食管区域引流淋巴结。颈段食管癌要清除颈部气管旁淋巴结、颈内静脉淋巴结、锁骨上窝淋巴结。胸上段要清除上纵隔双侧食管旁、气管旁和气管后淋巴结。胸中段要清除食管旁、肺门、隆突下、心包旁淋巴结。胸下段要清除食管旁、主动脉旁、肺下韧带和贲门旁淋巴结。贲门癌要清除贲门旁、胃小旁、胃左动脉旁、胰腺上缘、近侧胃大弯、脾门等处淋巴结。McKfown 提出任何胸段食管癌均应清除上腹部、胸部纵隔和颈部三区淋巴结（three-field lymphadenectomy，3-FL），同时切除胸部食管周围的胸导管、奇静脉、心包后和全部后纵隔的纤维脂肪组织，称之为食管大块切除术。可减少局部和纵隔复发，复发率下降到 5% 以下，提高 5 年生存率至 34%~49%。

4. 食管重建术　切除病变食管后，必须利用有血液供应的胃、空肠、结肠等器官或皮瓣、肌皮瓣等其他组织恢复消化道的连续性。一般均一期完成全部手术。但在特殊情况时，食管成形部分可分期完成。

【术前准备】

1. 呼吸及循环　常规术前胸部平片，了解有无肺部疾患，必要时做呼吸功能检查；有高血压或 50 岁以上的患者，术前常规行心电图检查。

2. 注意口腔卫生，治疗龋齿或牙槽感染。

3. 纠正患者的一般情况，静脉输入必要的营养物质，补充能量及保持水、电解质平衡。

4. 为了减轻局部水肿及感染，促进吻合口愈合，对有明显食管梗阻的患者，术前 3 天每晚用生理盐水或碳酸氢钠溶液冲洗食管。

5. 术前 1 天开始使用抗生素，晚间灌肠 1 次；手术当日早晨置入鼻胃管。

6. 准备用结肠代食管时，应了解有无结肠疾病的病史，如腹泻、脓血便、下腹部疼痛等，必要时做钡灌肠和（或）结肠镜检查，排除结肠疾病。术前 3 天每晚灌肠 1 次，进少渣饮食及口服肠道抗生素；手术当日早晨温生理盐水清洁灌肠，直至排出清水便为止。

【麻醉】

全身麻醉，气管内插双腔气管导管。对食管手术，麻醉管理的优劣直接或间接影响手术效果，因此术中应注意：根据手术进程维持血压，游离食管时，将血压维持在较低水平，避免出血过多；离断食管、食管胃吻合时，必须维持血压于偏高水平，当血压较低时，应避免使用血管收缩剂而采用其他方法如补充血容量等维持血压；充分供氧。

【体位】

根据病变部位、病变长度、吻合部位及食管的重建方式来选择，多采用侧卧位；若行颈、胸、腹部切口，则采用仰卧位，右胸垫高 30°~45°。

一、左胸径路

适用于绝大多数下胸段病变包括贲门癌。

【体位与切口】

右侧卧位，左胸后外侧切口（图 35-2），第 6 肋后外侧切口多用于下段食管癌的切除，第 7 肋切口多用于贲门癌。

3

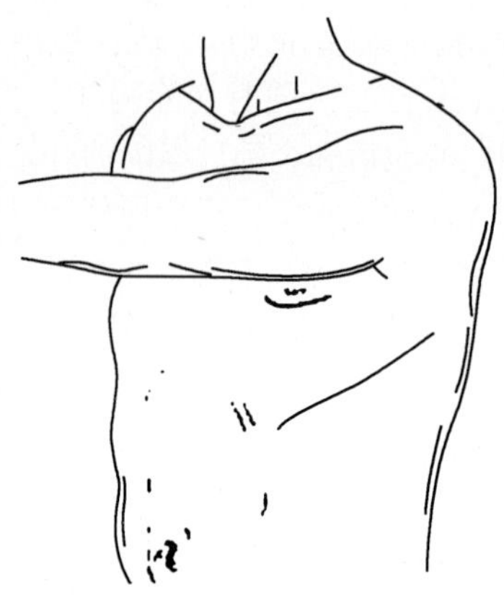

图 35-2　左胸后外侧切口

【手术步骤】

1. 麻醉生效后，嘱麻醉师再次确定插管位置。

2. 沿预定切线行后外侧切口，皮下组织、胸壁肌肉均用电刀电凝切开、止血。

3. 嘱麻醉师行单肺通气，经第 6 或第 7 肋间进胸。

4. 肋骨骨膜仔细止血后，用牵开器撑开肋间入胸腔。

5. 探查肿瘤　进胸后将左肺牵开，观察肿瘤所在纵隔胸膜有无充血水肿、凹陷或隆起，有无肿大或转移的淋巴结。若肿瘤与主动脉弓、降主动脉、左肺门（下肺静脉）、奇静脉、左主支气管膜部有粘连，呈冻结状态，应放弃手术。

6. 肿瘤的游离　将左肺下叶上推，剪断下肺韧带至下肺静脉，显露下段食管三角区（图 35-3）。切开纵隔胸膜（图 35-4），在肿瘤部位先靠近主动脉侧游离（图 35-5），紧贴肿瘤仔细分离所遇到的粘连，免伤主动脉弓，连同纵隔结缔组织一起清除。瘤体与主动脉及奇静脉完全分开后再从肿瘤前侧与肺、心包、气管剪开，此时已明确肿瘤可以切除，即可游离正常食管（图 35-6）。

术中注意：奇静脉位于主动脉弓食管的右面，分

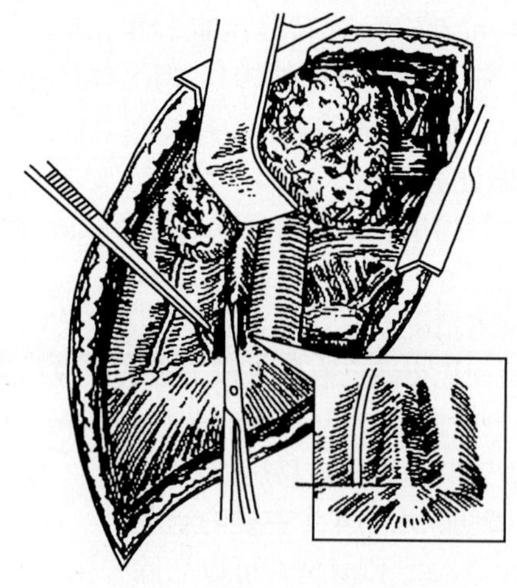

图 35-3　显露下段食管三角区

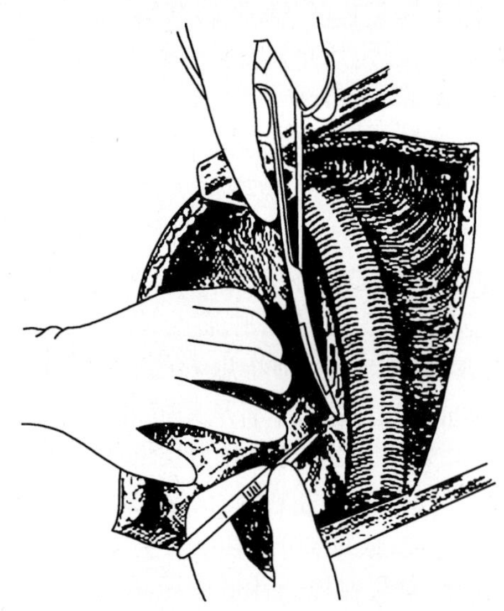

图 35-4　切开纵隔胸膜

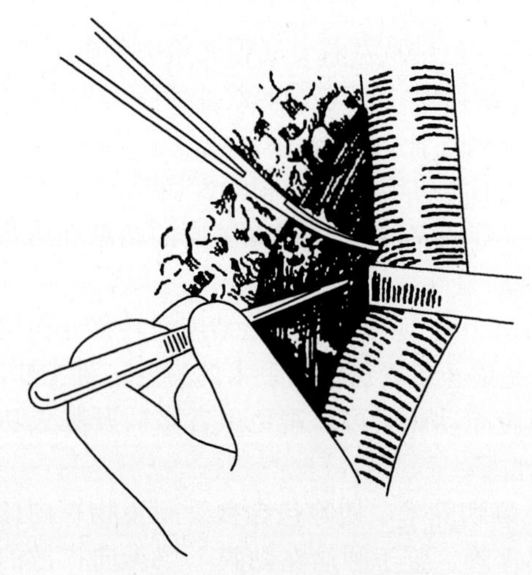

图 35-5　游离肿瘤主动脉侧

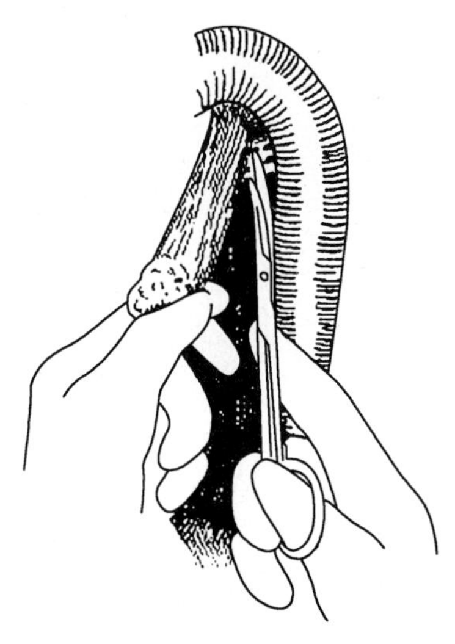

图 35-6　游离正常食管

离时应靠近食管，若不小心伤及奇静脉应从其破口远近侧缝扎之。胸导管损伤，则结扎其上下端；游离主动脉弓后，食管应以示指做钝性分离，如有困难，则可自弓上向下分，或切开主动脉外侧胸膜，切断 1~2 根肋间动脉支，牵开主动脉弓；当癌侵及右侧胸膜、肺及心包时，应做部分切除；中下段食管一定要清除气管隆嵴下的淋巴结，但应结扎 3 个出血点，即左右侧支气管分别与同侧肺静脉相交处、气管隆嵴处。

7. 切开膈肌，入腹探查。选膈肌顶部，肝左叶与脾之间，电刀打开膈肌（图 35-7），向膈食管裂孔及左前肋软骨部，呈弧形延长切口。打开膈肌后，探查有无腹水、肝脾等脏器的情况，可在部分打开大网膜囊后，再对腹腔做全面探查，应包括胃、贲门部、结肠、空肠、腹膜、肝、脾、胰及上腹部淋巴结等。

术中注意：如脾门部有淋巴结转移，可将脾一起切除。裂孔已受侵，应于裂孔周围做环形切除（图 35-8）。若有肝转移或存在不能切除的胃左动脉区、腹腔动脉干的淋巴结转移，应放弃根治术，而行姑息性手术。决定继续手术后，在裂孔附近仔细结扎膈下动脉，打开膈食管裂孔，完成经胸膈肌切口。

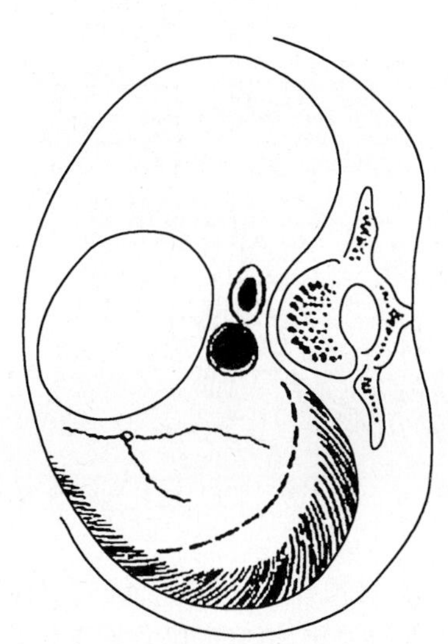

图 35-7　打开膈肌

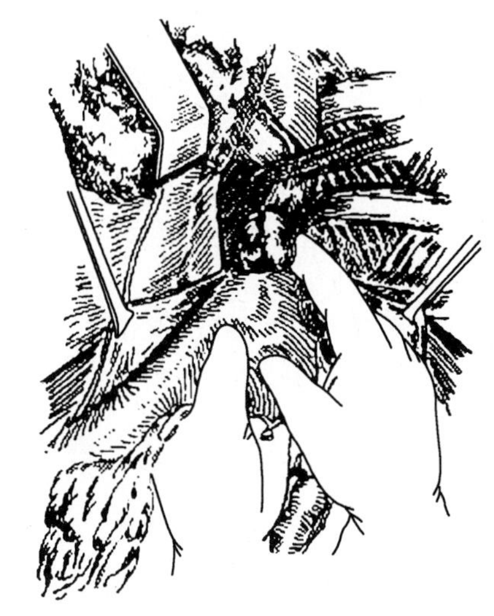

图 35-8　肿瘤侵犯裂孔

8. 证实无手术禁忌后，开始游离胃。入腹后，于靠近肝脏处结扎、切断小网膜囊游离缘（图 35-9）。将胃提至胸腔，切断大网膜。先由横结肠中部向左切断胃结肠韧带，结扎胃网膜左血管，切断脾胃韧带（图 35-10）。于横结肠中部向右在胃网膜右血管弓外侧 2~3cm 处结扎，切断其血管分支及大网膜直至幽门处（图 35-11）。注意勿伤及血管及结肠中动脉。将胃向上向前翻转，显露胃小弯，剪开胃后壁与胰腺间的粘连，游离肝胃韧带，切断、结扎胃左动脉，一般以三道结扎或二道结扎加一道贯穿缝扎。对膈下及胃左动脉附近的淋巴结应全部剔除（图 35-12、图 35-13）。

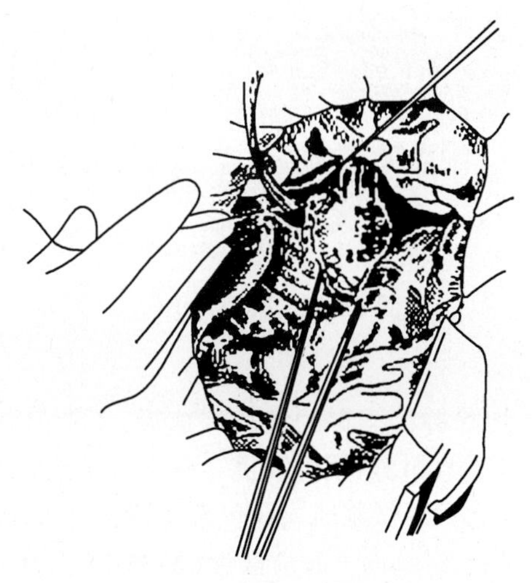

图 35-9　打开小网膜囊

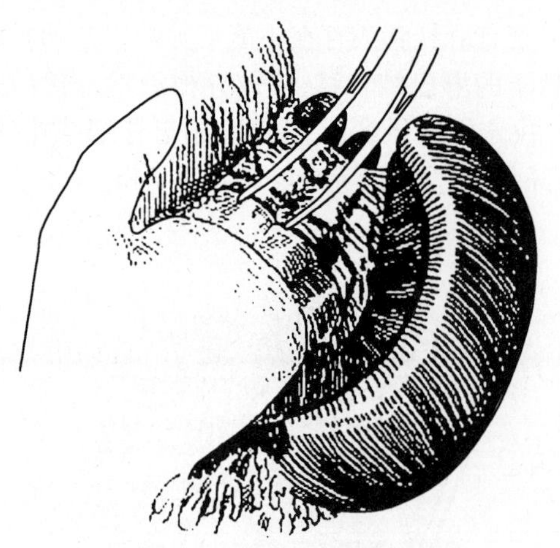

图 35-10　切断脾胃韧带

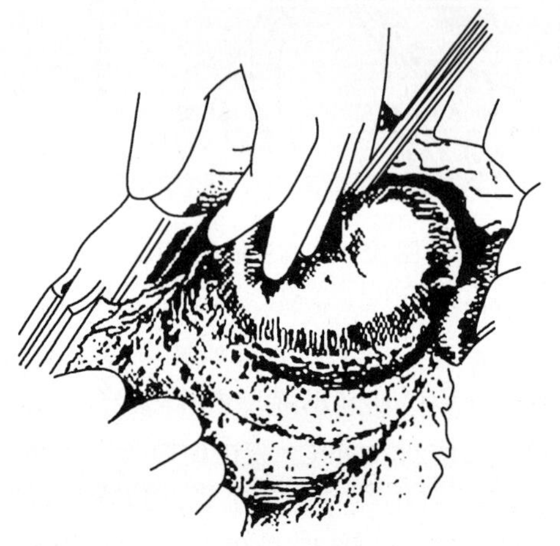

图 35-11　切断胃网膜右血管分支及大网膜

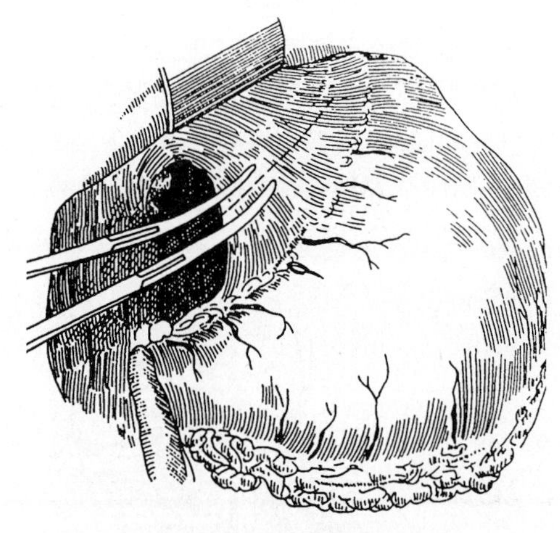

图 35-12　游离胃小弯

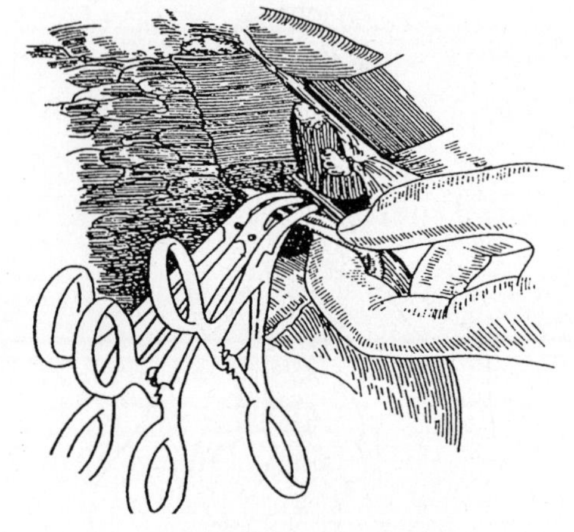

图 35-13　切断胃左动脉

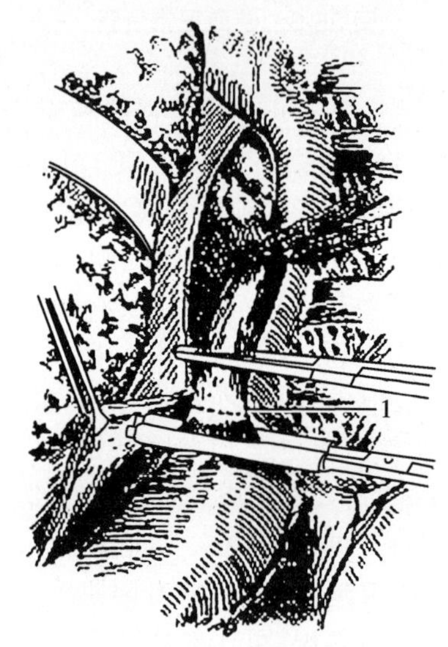

图 35-14　离断贲门

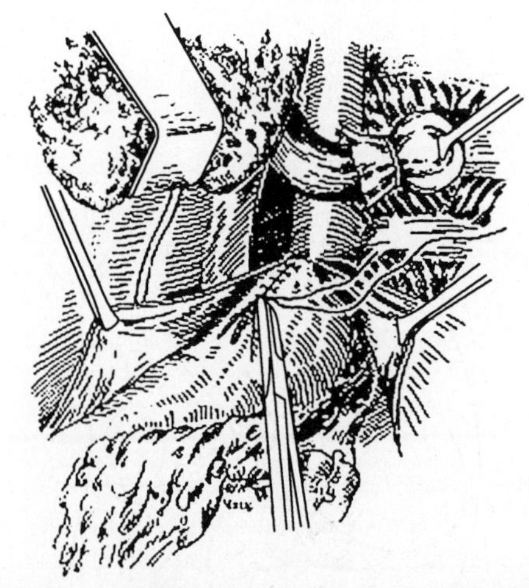

图 35-15　缝合贲门切口，结扎包绕食管断端

9. 切除肿瘤。胃的游离完成后，于贲门部切断(图 35-14)，贲门切口用丝线贯穿缝合结扎或贲门部以闭合器闭合后再做浆肌层荷包翻入缝合，食管断端用粗丝线结扎，继续向上游离食管(图 35-15)。若决定用吻合器行胃食管吻合术，贲门部切口可暂不关闭，用Kocher 钳夹闭，可预置一荷包缝合线后用纱布包绕。

在离断贲门之前，请麻醉师将胃管连接在吸引器上持续吸引，将胃内容物尽量吸净，以减少污染并方便吻合操作，吸引完后将胃管断端向外拔，使尖端置于贲门上方3~4cm处。75%乙醇和碘附消毒食管及胃黏膜，周围置一块纱布保护术野。

10. 食管胃胸内吻合。位置较低和肿瘤较小的食管下段癌可行主动脉弓下吻合，而中段食管癌则应行弓上或胸顶水平吻合。吻合方法可分器械吻合与手术吻合，具体种类较多，本文选择常用的吻合器行食管胃吻合术与套入式食管胃端-侧吻合术，其操作程序图解如下：

(1) 食管(含肿瘤部分)游离完毕，在肿瘤上缘上方5~8cm处，用手工缝合荷包，在荷包缝线与肿瘤之间、近荷包缝线处，将食管壁侧方切开，插入抵钉座(图35-16)，再将荷包缝线打结紧缚在抵钉座的中心杆上，再以剪刀横断食管(图35-17)。

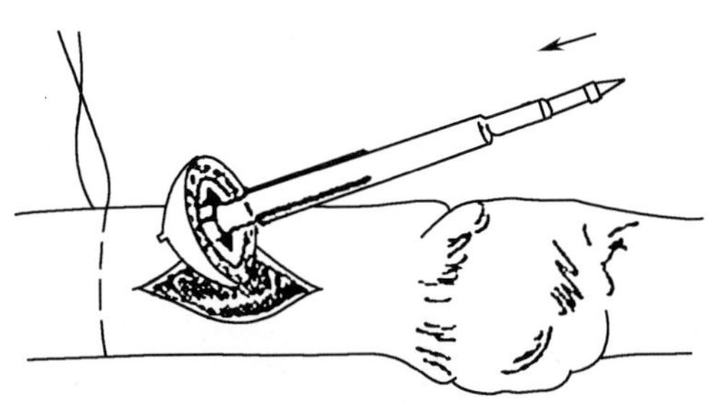

图35-16　插入抵钉座

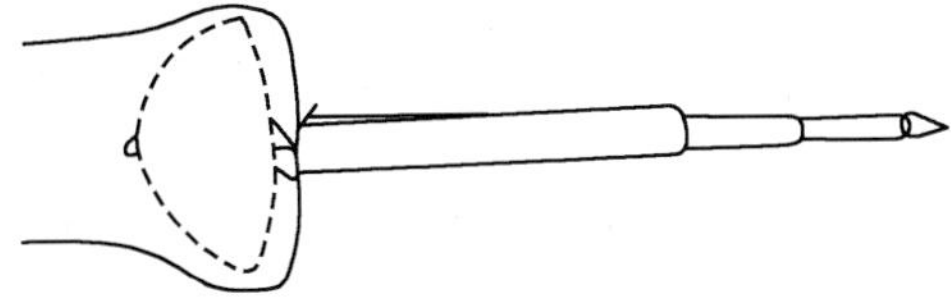

图35-17　结扎固定好的抵钉座

(2) 松开夹闭贲门口的Kocher钳，用3~4把Alis钳从上、下、左、右等四个方向夹住贲门口的边缘；用吸引器经贲门口伸入胃腔内，吸净胃内容物。

(3) 在近胃底的后壁寻找一处地方作为胃的吻合处，以电刀头点一点标志之，从预先留下的贲门口(或在其对应的胃前壁重做小切口)插入主机(图35-18)，从标志点穿出至胃腔外、紧贴中心杆在胃壁上做一荷包，以防止胃腔撕裂继而发生吻合口的胃侧壁失控，摘下主机顶端的锥形棒，将主机中心杆与抵钉座的中心杆相互插入。顺时针方向旋转主机最后边的旋钮，使主机与抵钉座相互贴近，直至两段待吻合组织靠拢、间隙调节指示窗内的红色指针进入绿色范围，即可进行下一步关键性操作(图35-19)。

(4) 松开保险钮，用力掐挤主机手柄一次击发，完成吻合。

(5) 反向旋转旋钮退出吻合器，检查切割下吻合环是否完整，用吻合器关闭贲门口，可在食管胃之间加缝数针以加强吻合，以免发生吻合口瘘。

注意事项：术者击发时，器械吻合完成的最终过程是一边钉合，一边切割，器械吻合的最终效果为两圈(内圈和外圈)环形排列的钉书机式的10~11个横行褥式缝合(图35-20)，将食管和胃全层内翻钉合良好形成一个钛钉钉合的4mm宽边环；每一个订书机钉形成B型成形后的小圈直径2mm，既保证切缘血供，又钉合整齐、严密、切缘内翻无漏隙(图35-21)。如无钉合障碍则可保证对合，不必要再行胃食管(浆)肌层包埋套叠缝合，以预防器械吻合口狭窄。

吻合结束后先从食管胃腔外检查吻合口：钉合是否完善，若有对合欠佳或有组织外翻(尤其是黏膜外翻)则需补几针食管胃内翻缝合。吻合口直视检查的第二步是从腔内检查吻合口的内壁情况：最好的方法是经口插入纤维食管镜，可有效了解吻合口状况。注意吻合口出血。

11. 胃底部用小圆针穿细丝线间断缝合3~4针，使其悬吊固定于胸膜顶和纵隔胸膜上，预防吻合口产生张力。

12. 常规缝合膈肌切口，固定胸胃，重建食管裂孔。

13. 冲洗胸腔，左腋中线第8或第7肋间安装胸

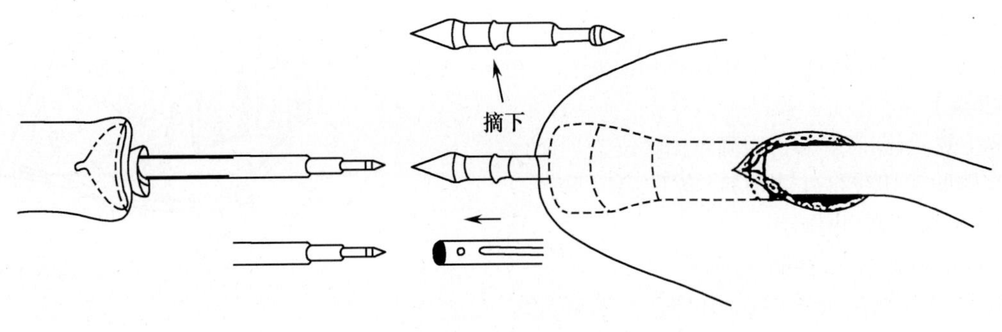

图35-18　插入主机

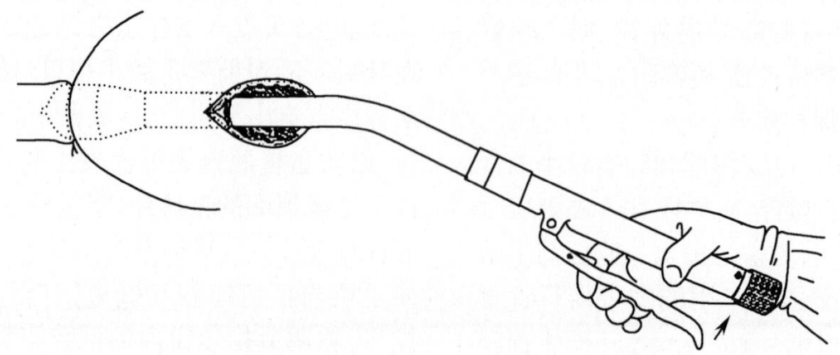
图 35-19　主机中心杆插入抵钉座

3

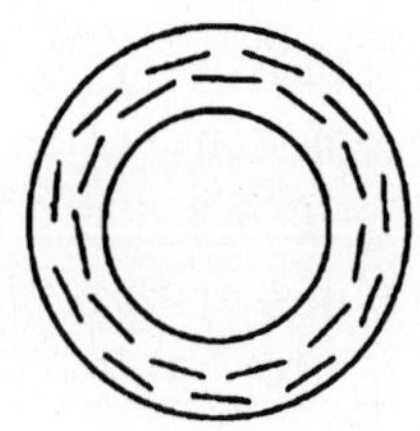
图 35-20　器械吻合的最终效果

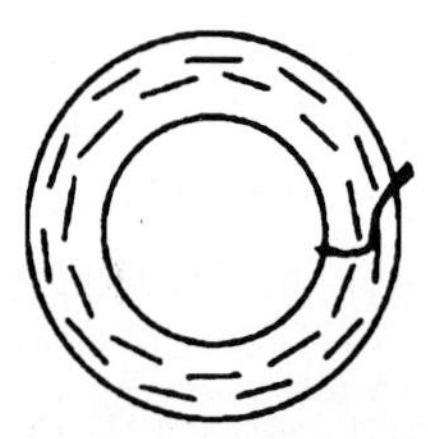
图 35-21　小动脉从交错的两排钛钉的间隙中曲折行走，躲过了钛钉的钉合

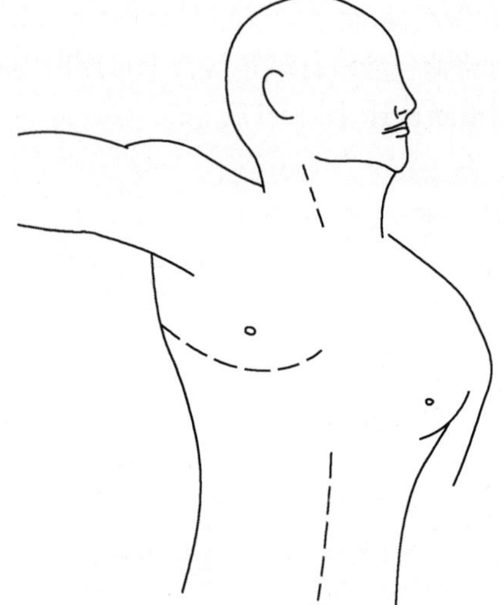
图 35-22　三切口手术体位及切口

腔引流管一根并接闭式引流袋（水封瓶），逐层缝合胸壁各层组织，手术结束。

二、颈、胸、腹三切口径路

适用于病变的位置较高，在胸内无法进行吻合或感到吻合比较勉强或上段食管的病例。尤其肿块或淋巴结偏向右胸，与奇静脉关系密切者。

【体位与切口】

仰卧位，右胸抬高 30°~45°，头转向左侧（图 35-22）。颈、胸、腹三切口，第 4 肋间右前外侧或第 6 肋间右后外侧切口进胸，腹部取正中切口，颈部切口循胸锁乳突肌内侧，向上达甲状软骨平面，下端抵胸锁关节。

【手术步骤】

1. 麻醉生效后，嘱麻醉师再次确定插管位置。

2. 沿右侧肋间切线行外侧切口，皮下组织、胸壁肌肉均用电刀电凝切开、止血。

3. 嘱麻醉师单肺通气，经肋间进胸。

4. 肋骨骨膜仔细止血后，用牵开器牵开肋间入胸腔。

5. 将右肺推向前上方，切断右肺三角韧带，在肿瘤上下方剪开纵隔胸膜，探查肿瘤能否切除（图 35-23）。

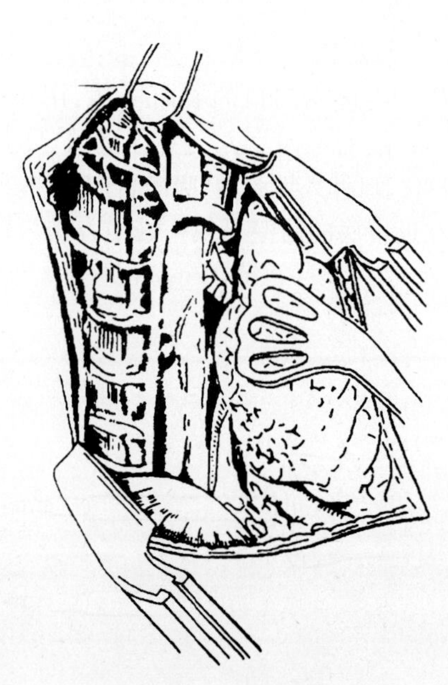
图 35-23　探查肿瘤

6. 确定肿瘤可以切除，先结扎、切断奇静脉，然后扩大纵隔胸膜切口，暴露食管(图 35-24)。

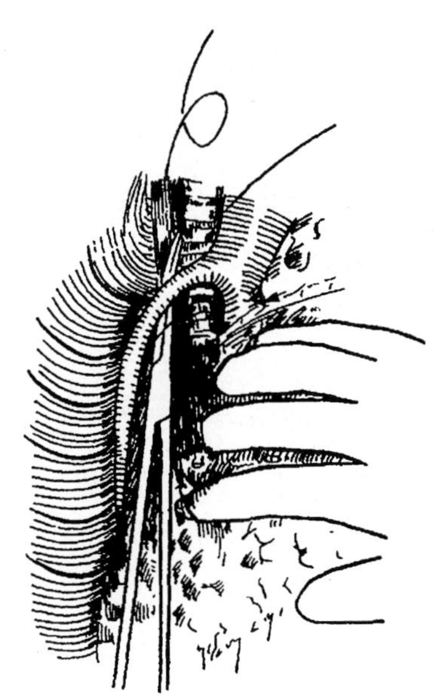

图 35-24　结扎切断奇静脉

7. 游离食管，顺序为自下而上、从前向后，最后为左侧，自下胸部解剖后纵隔，继而向肺门处，直达主动脉弓下，再上胸顶部。

(1) 食管前方的解剖：自上而下分别沿心包、下肺静脉、右支气管、气管后面解剖，并行隆突下淋巴结清扫，并循隆突解剖到左主支气管(图 35-25)。在支气管上方，切断迷走神经，循气管后间隙向胸顶部游离，注意保护喉返神经(图 35-26)。

(2) 食管后方的解剖：循胸主动脉进行游离，于下胸部结扎切断胸导管(图 35-27)，沿奇静脉左缘的脊柱前间隙向上解剖至胸主动脉右缘。循主动脉前侧的主动脉外膜向深侧游离，达左侧纵隔胸膜。纵隔的清扫

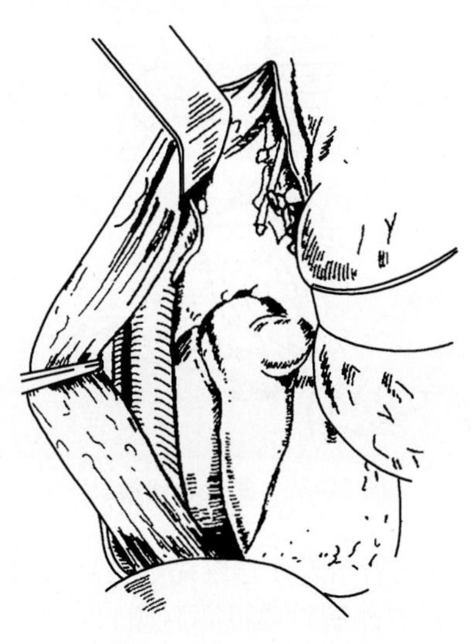

图 35-25　解剖游离食管

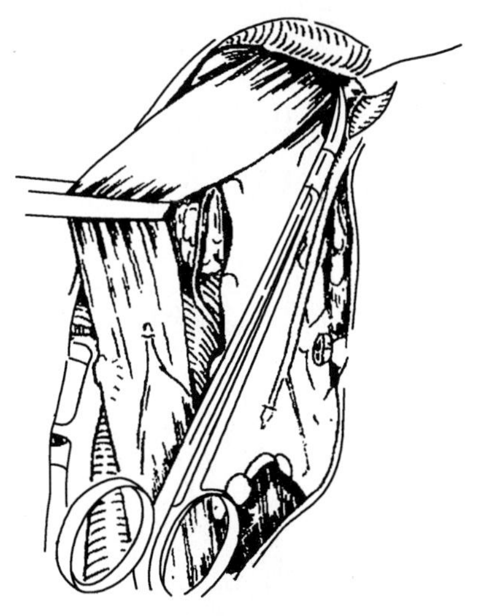

图 35-26　游离食管至颈部

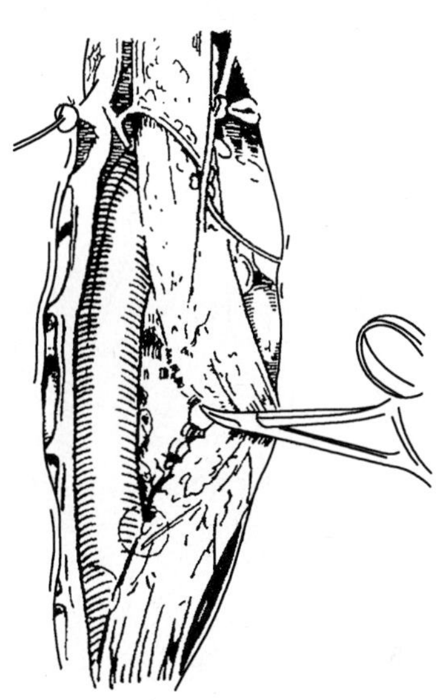

图 35-27　结扎切断胸导管

自下而上直达主动脉弓。在此处注意结扎横行于食管前的右支气管动脉、肋间动脉分支、迷走神经及发自主动脉弓，分布于食管、支气管的动脉分支(图 35-28)。越过主动脉弓，于食管的左后缘结扎切断胸导管。

(3) 食管左侧的游离：先用一牵引带将食管牵起。循左侧纵隔胸膜向上解离，向上至主动脉弓下缘，跨越主动脉弓向上游离。

(4) 食管向下至食管裂孔，于裂孔上方切断，近端橡皮套包扎，远端消毒结扎后自食管裂孔下推至腹腔。向上游离至胸顶、颈下部，经颈部切口引出，将其周围淋巴结及结缔组织连食管一起切除。

8. 腹部正中切口，经腹切断结扎胃结肠韧带，保留胃网膜右动脉。切断脾胃韧带，切断、结扎胃短动脉。胃大弯侧全部游离后，翻转胃体，剪开胃后壁与胰腺间的粘连，游离肝胃韧带，切断、结扎胃左动脉，保

3

留胃右动脉(图 35-29)。

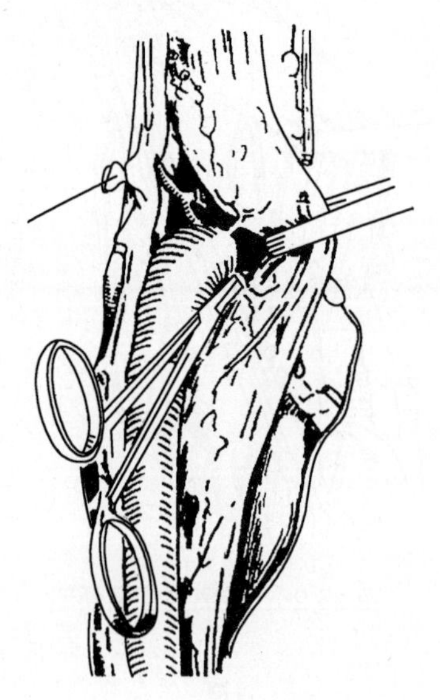

图 35-28　处理主动脉弓的食管支

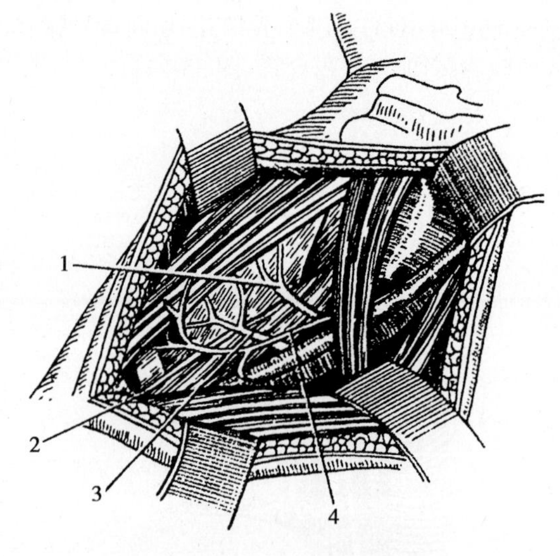

图 35-30　颈部切口局部解剖

1. 甲状腺中静脉;2. 喉返神经;3. 甲状腺下静脉;4. 舌下神经降支

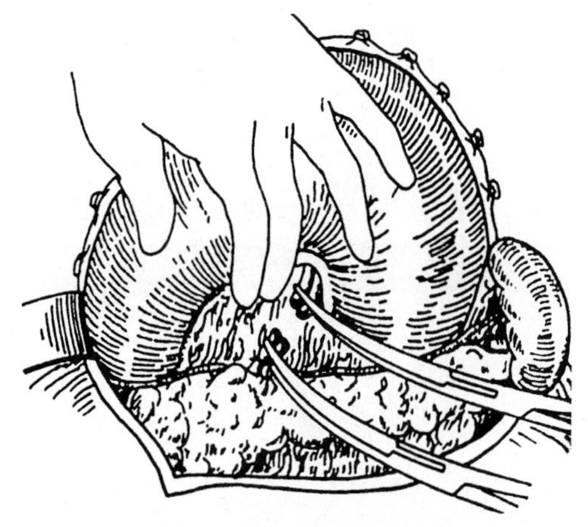

图 35-29　切断结扎胃左动脉

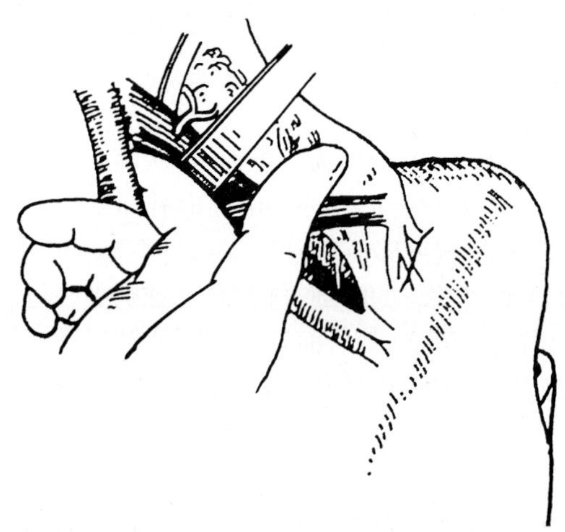

图 35-31　游离颈部食管

9. 颈部切口,切开颈阔肌,用锐分离法将胸锁乳突肌内侧缘分出,在其后下方用手指可触及颈动脉鞘内颈总动脉的搏动。切断肩胛舌骨肌,此时可见甲状腺下动脉及甲状腺中静脉由颈动脉鞘中分出,分布于甲状腺中下部(图 35-30)。分别结扎后切断,甲状腺牵向内侧,循食管后壁紧贴脊柱前缘用手指向内侧施力,将食管与椎前筋膜之间的组织推开。用示指将食管周围先分开一处,再循纵行方向,紧贴食管壁用手指向上向下分离,扩大游离面。如此时术者经胸部切口循食管向上分离,可以感觉到出颈部切口向下分离的指端(图 35-31)。

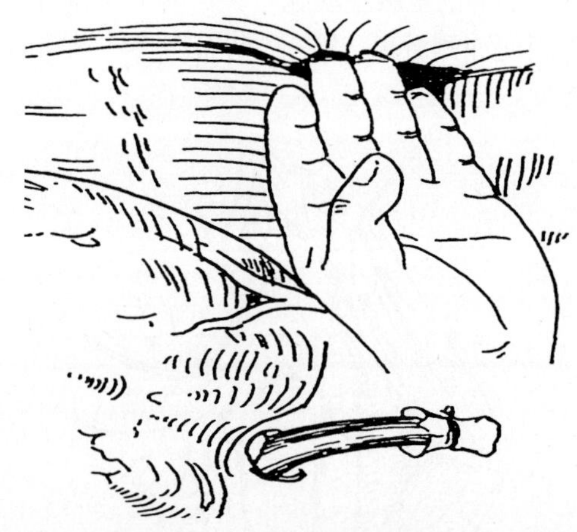

图 35-32　扩大食管裂孔

10. 胃游离处理完毕,术者用手指扩大食管裂孔,以能通过 4 个横指为宜(图 35-32)。用环形钳通过食管裂孔将胃拉入胸腔,送达颈部切口做胃食管吻合(图 35-33)。胃壁缝合固定于胸顶出口的胸壁上,多余胃送入腹腔,胸内胃沿胃小弯缝缩数针后再固定于右胸壁,分别缝于椎前筋膜或纵隔胸膜,自胃进去纵隔左侧食管床稍下方至膈上方,共缝 3~4 针。

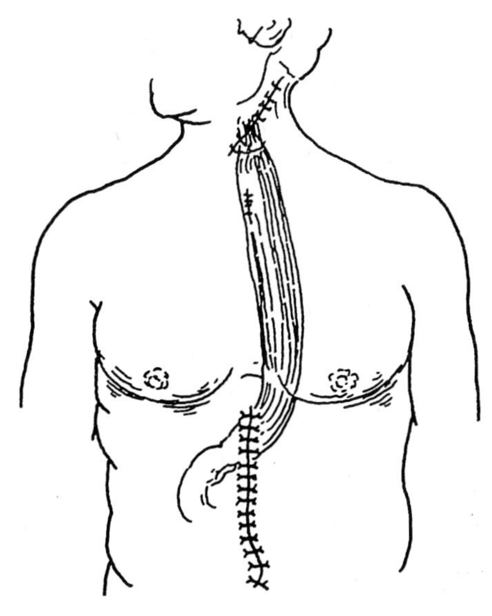
图 35-33　吻合后示意图

11. 手术结束，颈、胸、腹 3 个切口全部缝合。

三、非开胸路径

适用于高龄及合并心、肺、肝、脑等重要脏器病变或严重脊柱畸形的食管癌，且为局限的贲门癌、早期食管癌、颈段食管癌和下咽部癌。

【体位与切口】

仰卧位，颈、腹两切口；腹部取正中切口，颈部取胸锁乳突肌内侧，向上达甲状腺软骨平面，向下抵胸锁关节。

【手术步骤】

1. 麻醉生效后，嘱麻醉师再次确定插管位置。
2. 沿腹部正中切口切开腹部皮肤。
3. 皮下组织、腹壁肌肉均用电刀电凝切开、止血。
4. 经腹部正中进腹腔。腹壁、腹膜仔细止血后。
5. 经腹切断、结扎胃结肠韧带，保留胃网膜右动脉，脾胃间垫以大纱布垫，切断脾胃韧带，切断、结扎胃短动脉。胃大弯侧全部游离后，翻转胃体，剪开胃后壁与胰腺间的粘连，游离肝胃韧带，切断、结扎胃左动脉，保留胃右动脉。
6. 钝性游离贲门以及经食管裂孔游离胸内食管周围的软组织。钳夹切断结扎手术野内的血管（图 35-34）。

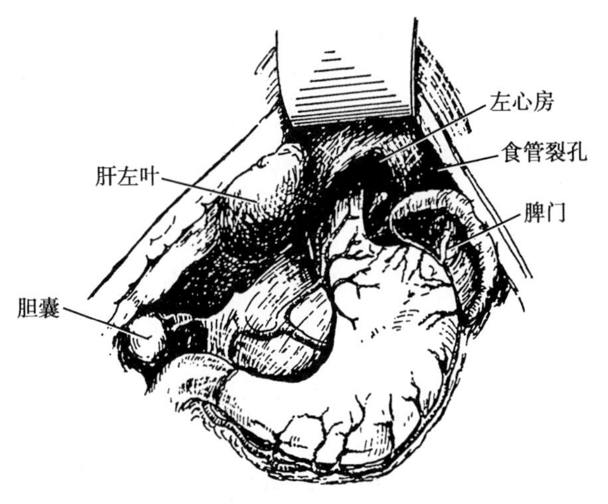

图 35-34　经食管裂孔游离胸内食管

7. 颈部切口，切开颈阔肌，用锐分离法将胸锁乳突肌内侧缘分出，在其后下方用手指可触及颈动脉鞘内颈总动脉的搏动。切断肩胛舌骨肌，分出甲状腺下动脉及甲状腺中静脉，分别结扎后切断。循食管后壁紧贴脊柱前缘，用手指向内侧施力，将食管与椎前筋膜之间的组织推开。循食管前壁将食管与气管之间的组织分开。用示指将食管周围先分开一处，穿过一根纱布带将食管提起，再循纵行方向紧贴食管壁，用手指向下游离胸部上段食管（图 35-35）。

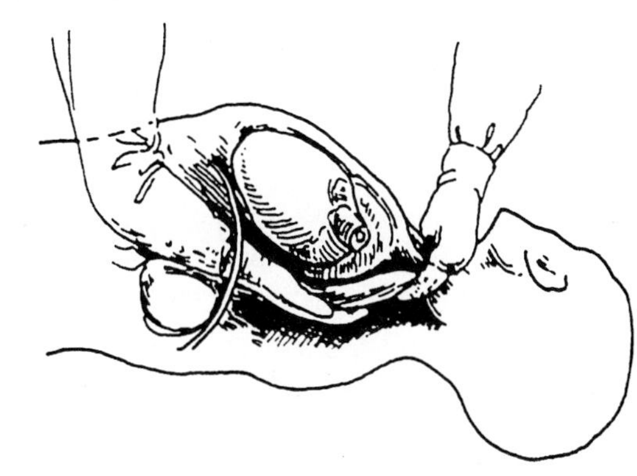
图 35-35　游离胸内食管

8. 食管游离并经颈部拔出后，胃也随之被提到颈部切口内，最上部分的胃底经食管床通过胸腔提至颈部切口（图 35-36）。

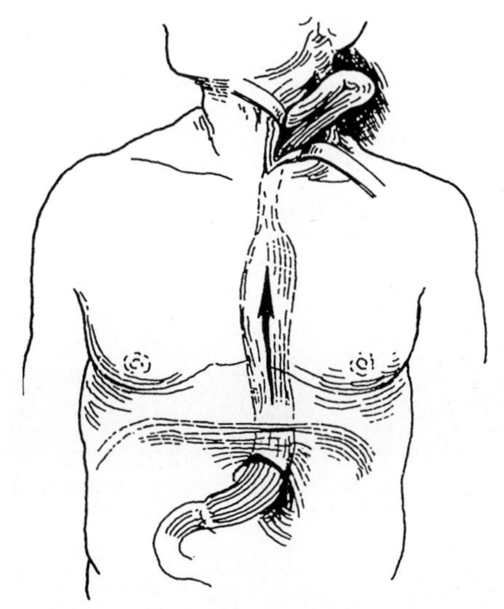
图 35-36　将胃经胸部食管床提拉至颈部切口

3

9. 足够胃组织拉入颈部后做胃食管吻合。胃底固定于椎前筋膜。

10. 手术结束，颈、胸两切口逐层缝合。

【术后处理】

1. 保持鼻胃管通畅，持续负压引流，但应每 2~4 小时温生理盐水 50ml 冲洗 1 次；胃肠功能恢复（肛门排气）以后当天可经鼻胃管注入生理盐水 50ml，每天 1~2 次；如无不适，可从胃肠功能恢复后第二天，适当增加注温生理盐水的次数及注入量。

2. 在胃肠功能恢复以前，应静脉补足生理需要的水、电解质及能量。每天经静脉补钾 6g、肌内注射维生素 B_1 100mg，促进胃肠功能的恢复。

3. 及时给予肠道灭菌剂、助消化药物等，帮助患者恢复胃肠道功能。

4. 若已实行胃造口或空肠造口术，则在出现肠蠕动、闻及肠鸣音以后开始注入温生理盐水 50ml，2 次 / 天，以后逐日增加，以刺激肠蠕动、促进胃肠功能恢复。

5. 注意胸腔引流管护理，以及胸腔引流液的性状和数量，若出现引流量过多，颜色混浊，应检查是否有乳糜胸或胸腔感染可能。

（闵家新）

参考文献

1. Larry RK, Irving LK, Thomas LS. 心胸外科学精要 . 解基严，周清华，译 . 天津：天津科技翻译出版公司，2010.

2. Chen HQ, Lu JJ, Zhou JH, et al. Anterior versus posterior routes of reconstruction after esophagectomy: a comparative anatomic study. Ann Thorac Surg, 2009, 87(2): 400-404.

3. 郝捷 . 食管癌综合治疗的现状与展望 . 中华胃肠外科杂志，2011(9): 657-659.

第 四 篇

血管外科手术

第三十六章

周围血管的解剖和显露

4

周围血管指的是除颅内血管和心血管以外的全身所有血管，在血管外科专业，周围血管主要指颈部血管、腹部血管和四肢血管，周围血管外科手术已经成为血管外科最常见的手术类型，因此血管外科医生必须具备周围血管解剖知识。而对于不从事血管外科专业的外科医生，拥有丰富的周围血管解剖知识将会使手术操作更加游刃有余。

周围血管手术经常需要显露血管，显露周围血管的关键有两点：第一是显露的径路，更合理的显露径路能缩短显露时间，避免周围脏器副损伤；第二是显露的技术，周围血管操作应该精细和轻柔，通常应从血管的外表面小心分离，能及时发现血管变异，结扎细小分支，避免损伤血管壁。本节主要介绍主要周围血管的解剖和标准显露方式。

第一节　颈动脉的解剖及显露

（一）颈动脉的解剖

颈动脉是供应头、面及颈部的主要血管。左侧颈总动脉发自主动脉弓，右侧发自无名动脉，双侧颈总动脉经过胸锁关节后方进入颈部，在甲状软骨上缘（平第4颈椎横突）分为颈内和颈外动脉。颈总动脉的体表投影为下颌角与乳突尖连线的中点与胸锁关节的连线。在颈动脉三角处的颈总动脉上段位置表浅，可以触及，浅层结构依次为皮肤、浅筋膜、颈阔肌和深筋膜。颈总动脉下段浅层结构，除了皮肤、浅筋膜和颈阔肌外，还有胸锁乳突肌、舌骨下肌群及其后方的颈深筋膜中层。在颈阔肌深面，有颈外静脉、面神经的分支和颈部皮神经（图36-1）。颈总动脉的内侧是食管、气管、喉、甲状腺侧叶和喉返神经，外侧有颈内静脉。颈总动脉和颈内静脉之间的后方是迷走神经，三者被共同包绕在颈动脉鞘内。第6颈椎横突前结节称为颈动脉结节，在胸锁乳突肌前缘与环状软骨交界处，将颈总动脉压向颈动脉结节可作为止血压迫点。

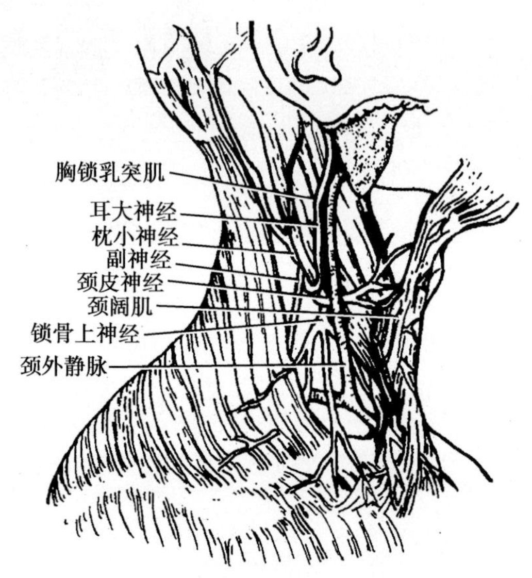

图36-1　颈部浅层神经血管局部解剖

在颈总动脉分为颈内动脉和颈外动脉分叉处，有称为颈动脉窦的压力感受器，还有称为颈动脉体的化学感受器，这两个感受器均由舌咽神经的分支Hering窦神经所支配。颈外动脉起始部先位于颈内动脉内侧，后经过颈内动脉前方转至外侧。颈外动脉的分支包括甲状腺上动脉、舌动脉、面动脉、颞浅动脉、上颌动脉、枕动脉、耳后动脉和咽升动脉。颈内动脉由颈总动脉发出后，垂直上升至颅底，经颈动脉管进入颅腔，供应脑和视器，颈内动脉在颅外一般没有分支，可作为与颈外动脉鉴别的标志。

颈动脉附近的神经分布见图36-2。

（二）颈动脉的显露

1. 体位　仰卧位，肩下垫橡皮圈，头颈伸展，颜面向健侧倾斜。

2. 切口　从下颌角至胸锁关节之间，沿胸锁乳突肌前缘切口，切口可上下延长，尽可能远离下颌角，可向乳突方向延伸（图36-3）。

3. 血管的显露　切开皮肤、浅筋膜和颈阔肌，将胸

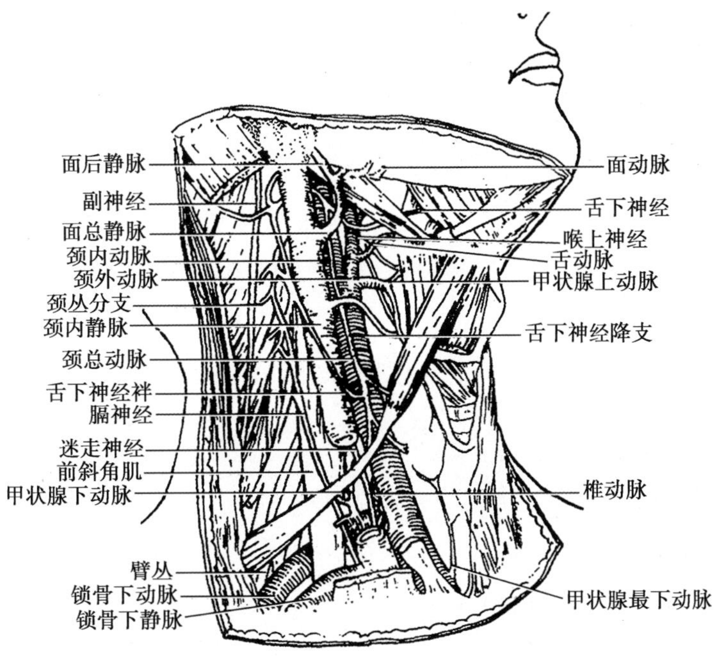

图 36-2　颈部深层血管神经局部解剖

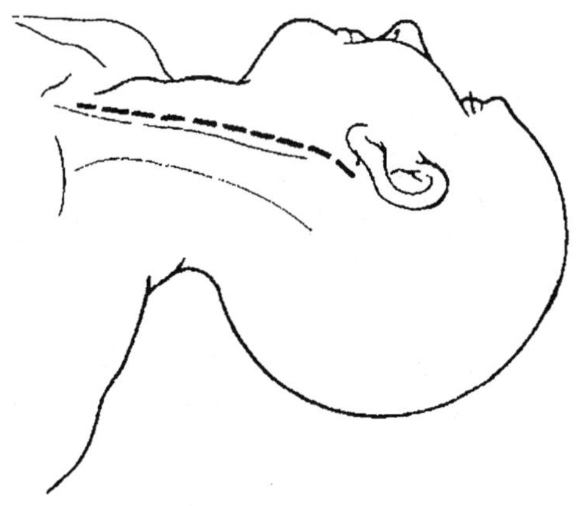

图 36-3　显露颈动脉切口

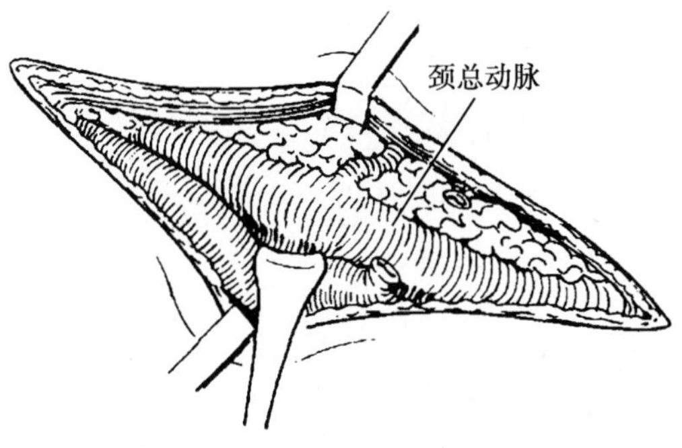

图 36-5　颈总动脉显露

锁乳突肌牵向后方。在胸锁乳突肌深面，可见面静脉汇入颈内静脉（图 36-4）、面神经和颈丛的分支。切断面静脉，将颈内静脉拉向后方即可见被覆结缔组织的颈总动脉（图 36-5）。在下颌骨浅层应注意避免面神经下颌缘支的损伤，在胸锁乳突肌中间浅层应避免损伤颈横神经（图 36-6），在耳郭前下方应避免损伤耳大神经。

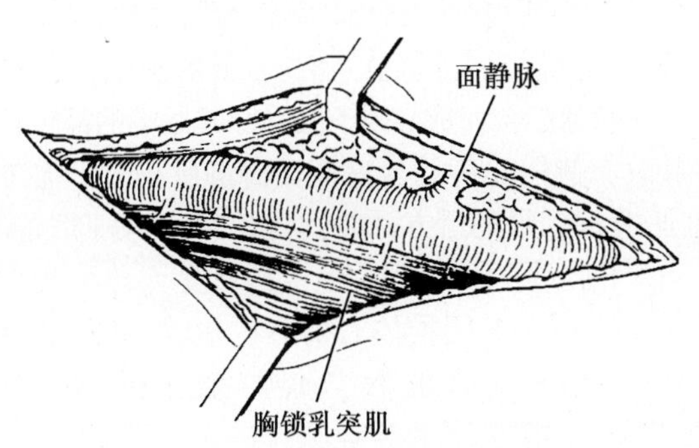

图 36-4　面静脉汇入颈内静脉

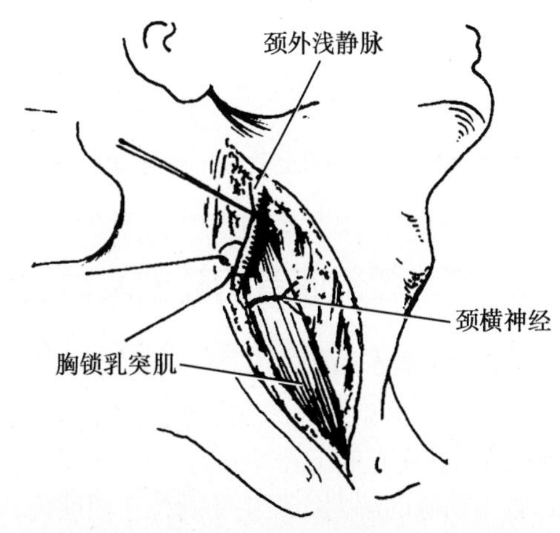

图 36-6　颈横神经位于胸锁乳突肌中间浅层

沿颈总动脉内侧缘向上分离，可显露甲状腺上动脉和颈外动脉，应避免损伤横跨颈外动脉的舌下神经。将颈外动脉和甲状腺上动脉拉牵向内侧，可显露颈内动脉，在游离颈内动脉时，应避免损伤颈内动脉后方的迷走神经(图 36-7)。在处理甲状腺上动脉时，应避免损伤喉上神经(图 36-8)。在游离颈动脉时，应注意避开对颈动脉分叉处的分离，因为此处有丰富血管，而且颈动脉窦受牵拉后容易引起反射性心动过缓和血压降低，可以用阿托品或局部利多卡因浸润后缓解颈动脉窦的神经反射。

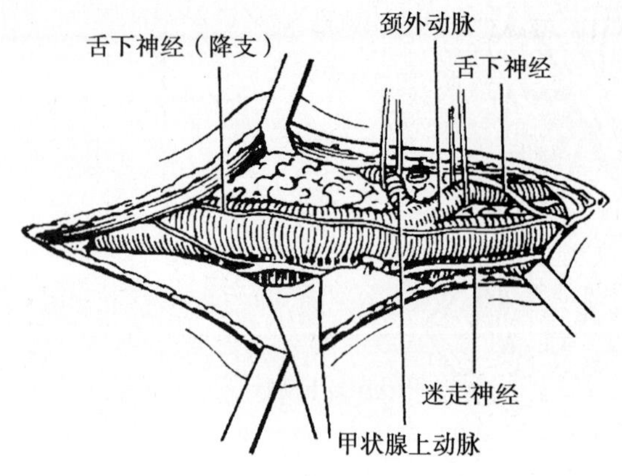

图 36-7　颈动脉周围重要神经局部解剖

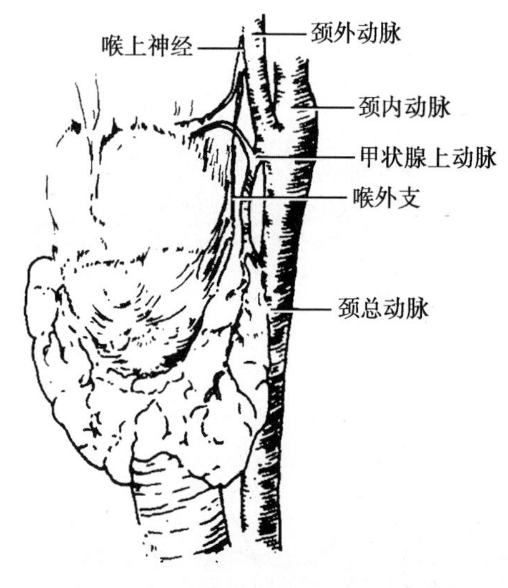

图 36-8　甲状腺上动脉和喉上神经

第二节　腹部血管的解剖及显露

(一) 腹部血管的解剖

血管外科手术相关的腹部血管主要包括腹主动脉、内脏动脉、髂血管和下腔静脉。

1. 腹主动脉的解剖　腹主动脉位于腹腔内，在腹膜外面，沿着脊柱左前方下降，至第 4 腰椎体下缘处分为左、右髂总动脉。腹主动脉右侧有下腔静脉伴行，前方有肝左叶、胰、十二指肠水平部和小肠系膜横过。腹主动脉在腹前壁的体表投影，从胸骨颈静脉切迹至耻骨联合上缘连线的中点以上 2.5cm 处开始，向下至脐左下方 2cm 处，划一条宽约 2cm 的带状区。在十二指肠水平之下，通过壁腹膜，容易显露腹主动脉。

2. 内脏动脉的解剖　内脏动脉属于腹主动脉的分支，分为成对脏支和不成对脏支(图 36-9)。腹主动脉成对脏支中，最重要的是肾动脉。肾动脉约平第 1~2 腰椎椎间盘高度起于腹主动脉，横行向外，到肾门附近分为前、后两干，经肾门入肾，在肾内再分为肾段动脉。由于腹主动脉位置偏左，故左肾动脉较短，右肾动脉较长，并经下腔静脉的后面右行入肾。腹主动脉不成对脏支主要包括腹腔干、肠系膜上动脉和肠系膜下动脉。腹腔干为一粗短动脉干，在动脉裂孔稍下方起自腹主动脉前壁，迅即分为胃左动脉、肝总动脉和脾动脉。肠系膜上动脉多平第 1 腰椎水平起于腹主动脉前壁，向前下由胰颈下缘穿出，跨十二指肠水平部前方，入肠系膜走向右下。肠系膜下动脉在第 3 腰椎水平，距腹主动脉分叉上约 3~4cm 处发自腹主动脉的前壁，之后在后腹壁腹膜深面行向左下方，经乙状结肠系膜进入盆腔，最后移行为直肠上动脉。

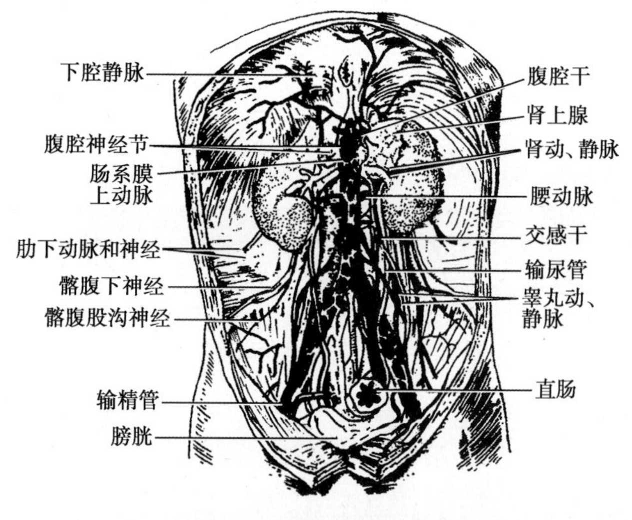

图 36-9　内脏动脉局部解剖

3. 髂血管的解剖　髂总动脉和髂外动脉：髂总动脉平第 4 腰椎下缘，自腹主动脉末端分出，左、右各一，沿骨盆缘向外下方走行，至骶髂关节的前方分为髂内、外动脉(图 36-10)。髂外动脉沿骨盆缘继续前行，于腹股沟韧带后方进入股部，移行为股动脉。

髂总静脉和髂外静脉：髂总静脉在骶髂关节处由髂内、外静脉汇合而成。因下腔静脉起始端的部位偏向右侧，故右侧髂总静脉较左侧髂总静脉稍短。髂外静脉在腹股沟韧带的后方，同名动脉的内侧续于股静脉。

4. 下腔静脉的解剖　下腔静脉是人体最粗大的静脉干，于第 4~5 腰椎体右前方由左、右髂总静脉汇合而成，沿脊柱右前方、腹主动脉右侧上行，经肝后面的腔静脉窝，穿过膈的腔静脉孔进入胸腔后，穿心包注入右心房。

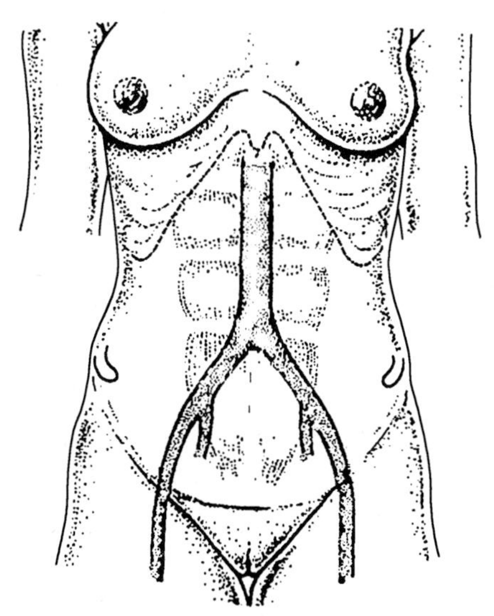

图 36-10　髂动脉和髂内、外动脉

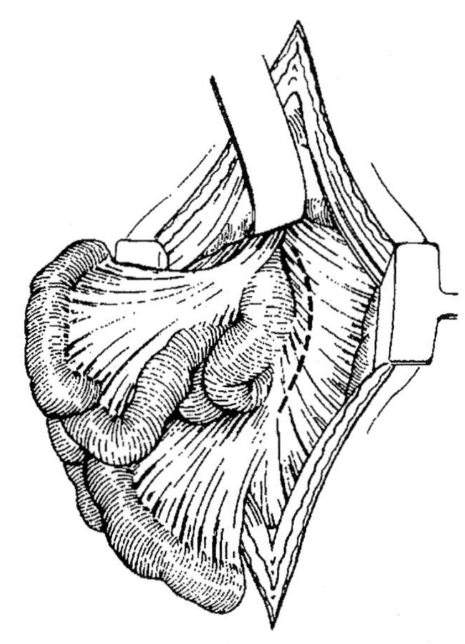

图 36-12　切开十二指肠空肠曲左侧腹膜显露肾动脉以上腹主动脉

(二) 腹部血管的显露

1. 腹主动脉及内脏动脉显露

(1) 体位:仰卧位。

(2) 切口:(图 36-11)①腹部正中切口:自剑突下至耻骨联合上缘,较常用。②腹部旁正中切口:自肋弓下至耻骨联合水平。③斜形切口:自锁骨中线肋缘下至耻骨联合水平。④横向切口:可根据情况选择髂前下棘、髂前上棘和肋弓下三个水平。

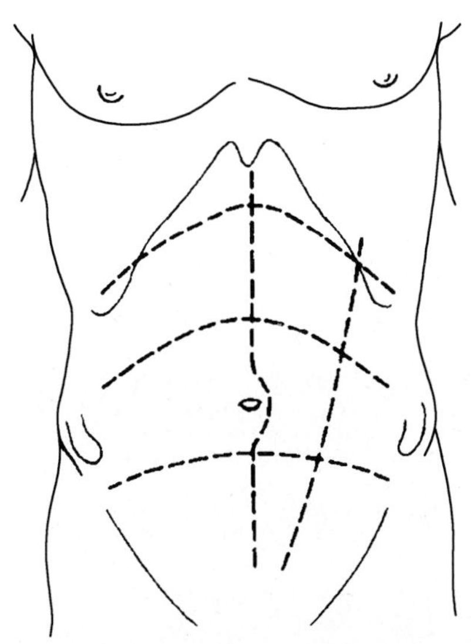

图 36-11　显露腹主动脉的手术切口

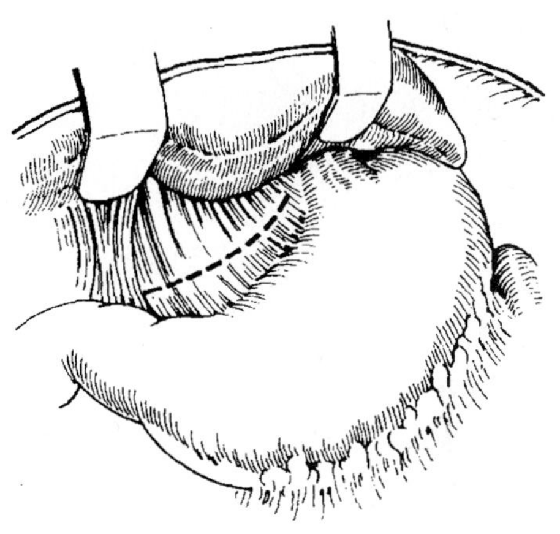

图 36-13　打开小网膜

(3) 血管的显露:①肾动脉以上腹主动脉的显露:仔细切开十二指肠空肠曲左侧的腹膜,将肠管向右推开,即可显露肾动脉以上腹主动脉(图 36-12)。②腹腔干的显露:打开小网膜向下方游离即可显露腹腔干及其各个分支(图 36-13~ 图 36-16)。③肠系膜上动脉的

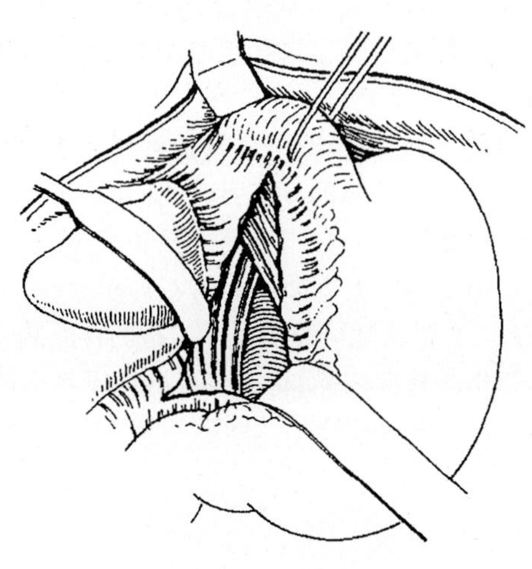

图 36-14　显露腹主动脉

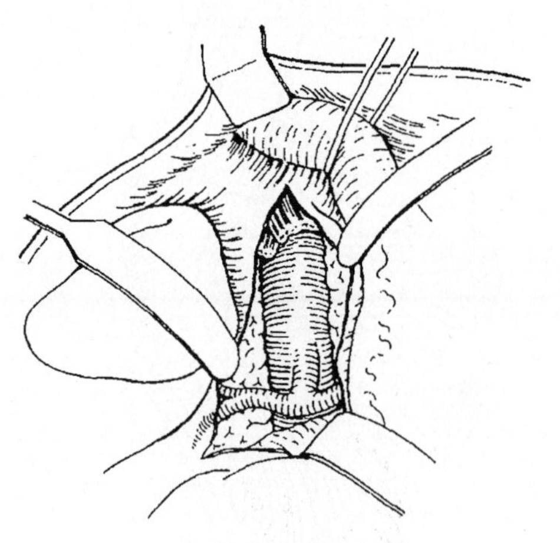

图 36-15　显露腹腔干

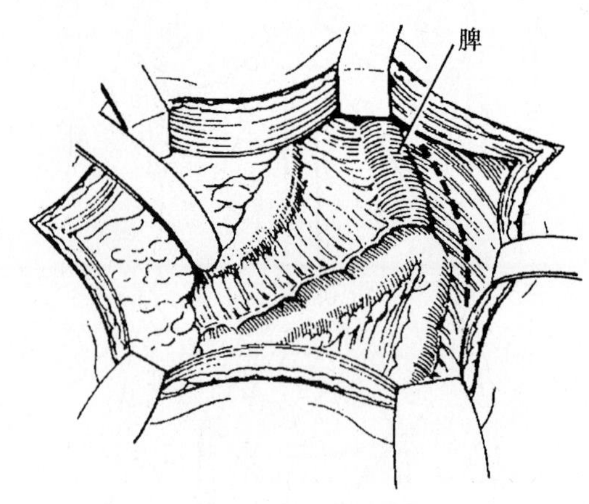

图 36-17　纵向切开脾和结肠外侧的腹膜以显露肠系膜上动脉

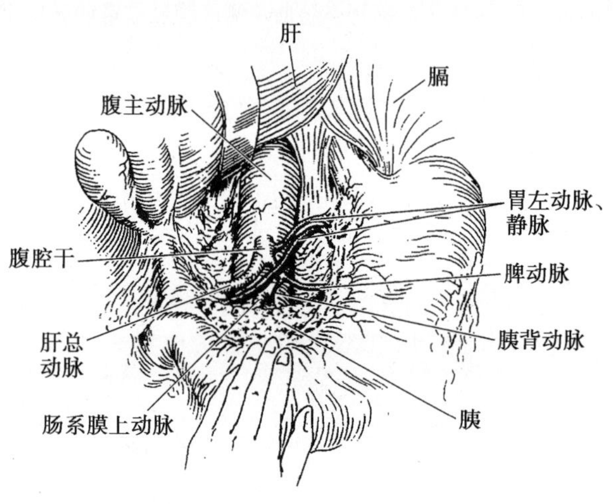

图 36-16　腹腔干血管局部解剖

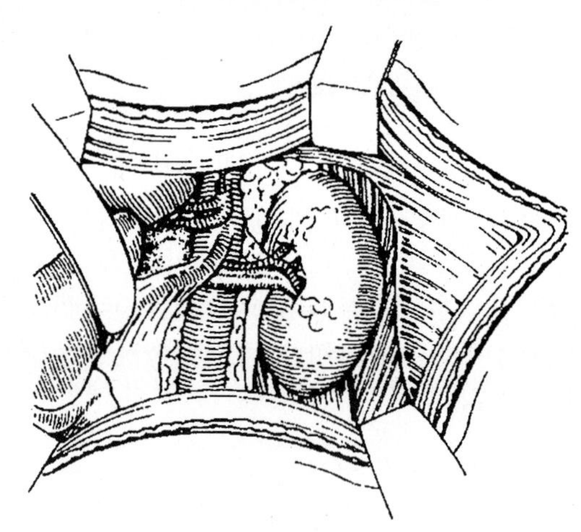

图 36-18　肠系膜上动脉及肾血管的显露

显露：要显露肠系膜上动脉的起始部，需横行或纵向切开脾和结肠外侧的腹膜（图 36-17），将脾、胰和胃推向右侧，显露肾脏、腹主动脉及其主要分支和肾静脉（图 36-18）。如需更多显露肠系膜上动脉，可将小肠移向右侧，沿肠系膜上静脉在空肠上方的系膜缘可扪及此动脉搏动，切开系膜即可显露肠系膜上动脉中远段（图 36-19）。④肾动脉的显露：切开脾和结肠外侧的腹膜，将脾、胰和胃推向右侧显露左肾和腹主动脉，将左肾静脉用吊带拉向下方即可显露左肾动脉（图 36-20~图 36-22）。右肾动脉可经切开十二指肠袢外侧的腹膜并将十二指肠移向内侧，将右肾静脉向下牵引即可显露（图 36-23~ 图 36-25）。

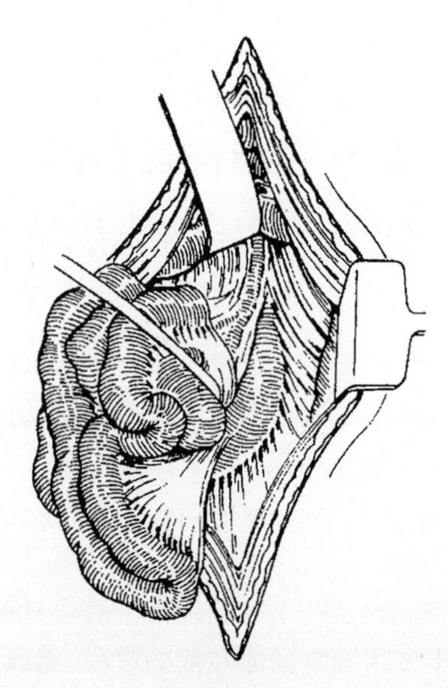

图 36-19　显露肠系膜上动脉中远段

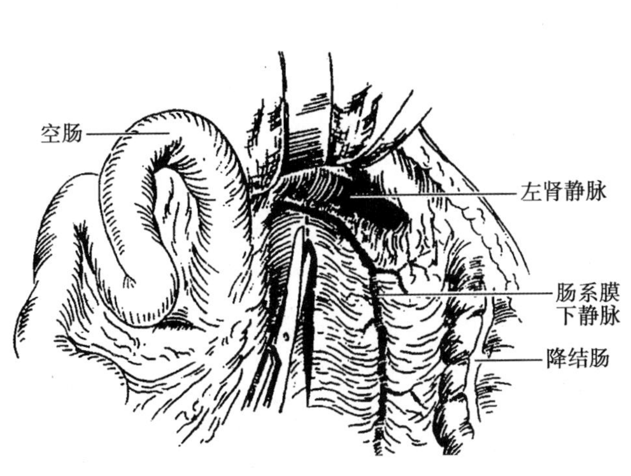

图 36-20　切开后腹膜

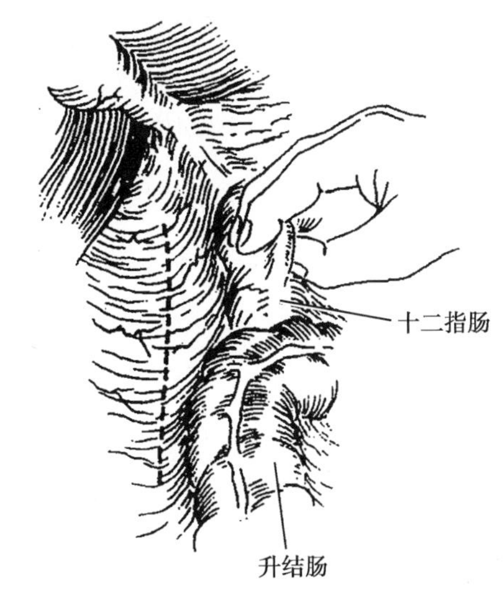

图 36-23　十二指肠袢外侧切开腹膜以显露右肾血管

4

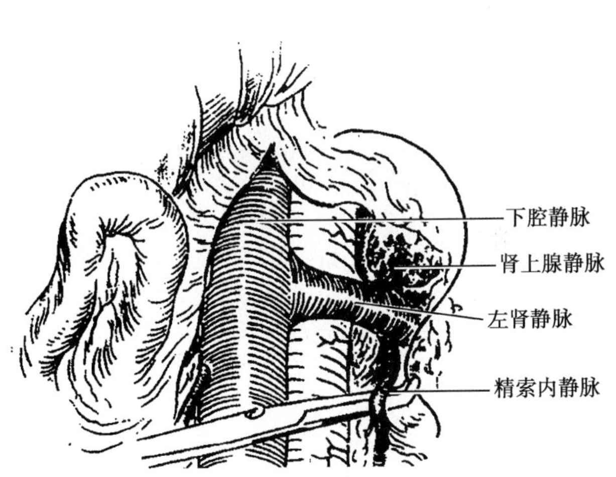

图 36-21　显露左侧肾静脉

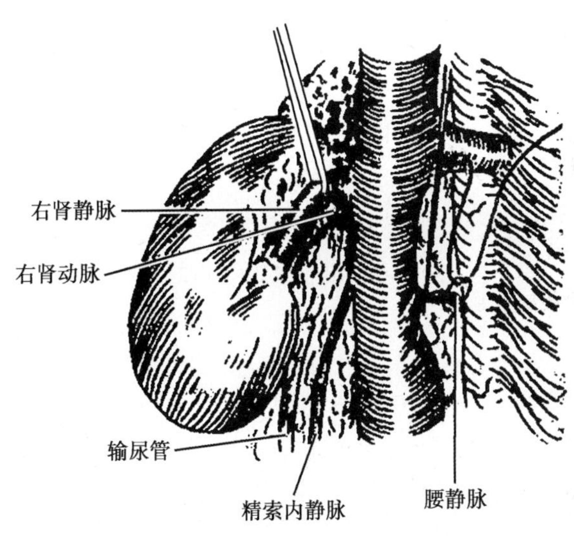

图 36-24　显露右侧肾血管

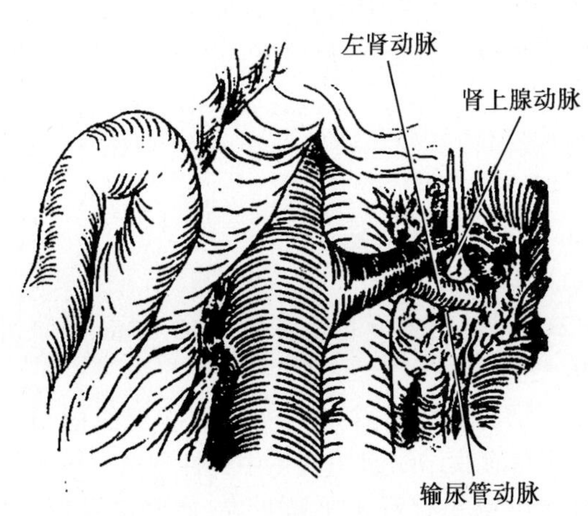

图 36-22　将左肾静脉用吊带向下方即可显露左肾动脉

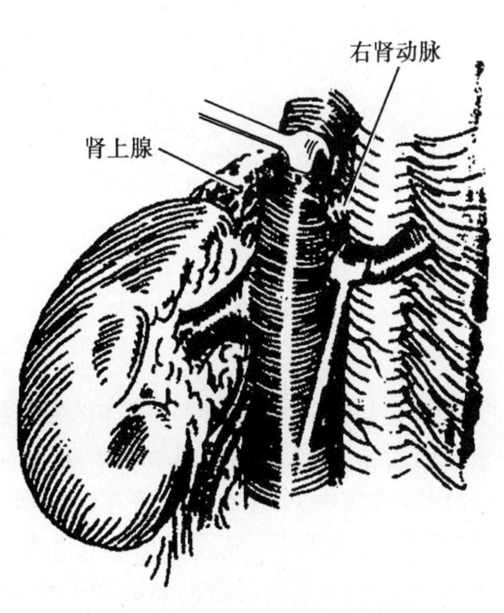

图 36-25　显露右肾动脉的起始部位

2. 髂血管的显露

(1) 体位：仰卧位。

(2) 切口：①腹部正中切口；②腹部旁正中切口；③髂前上棘至耻骨联合斜切口。

(3) 髂血管显露：

1) 腹部正中切口：参照腹主动脉肾动脉下段操作标准(图36-26、图36-27)。

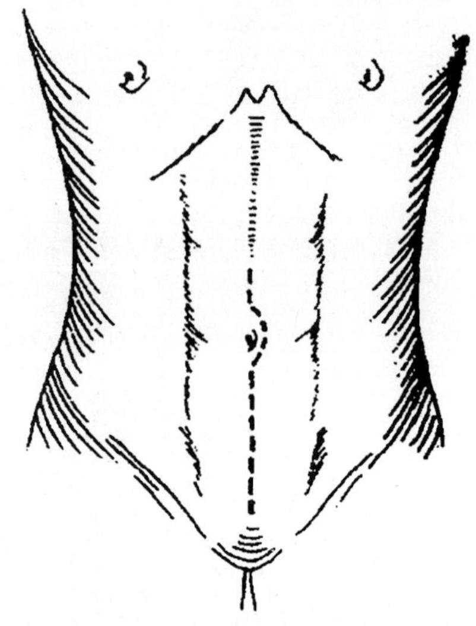

图36-26　下腹部正中切口

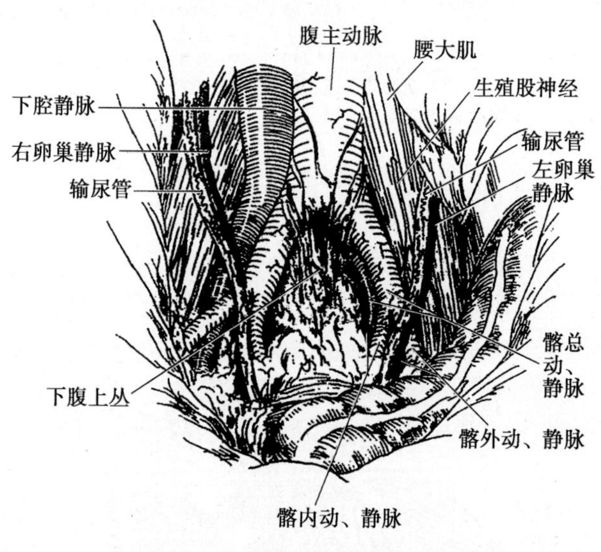

图36-27　暴露髂血管局部解剖

2) 腹部旁正中切口：切开腹直肌前鞘，分离腹直肌，切开腹直肌后鞘，钝性剥离腹膜至腰大肌前面，将腹膜及腹腔内脏推向中央，注意输尿管在髂总动脉分叉部位前面下行，避免损伤，显露髂总动脉和髂外动脉，髂总静脉和髂外静脉在同名动脉的内侧深面(图36-28、图36-29)。

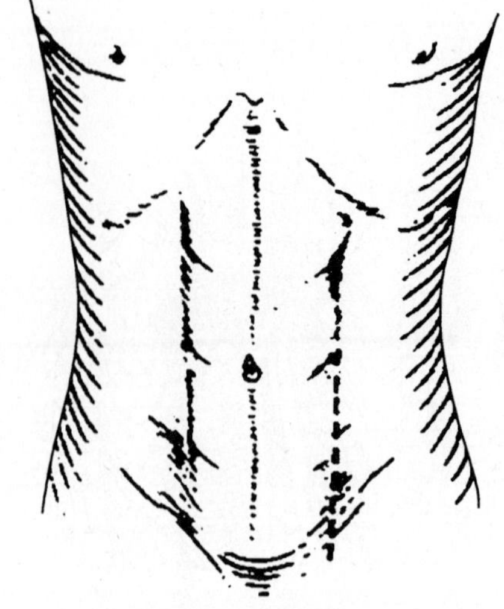

图36-28　腹部旁正中切口

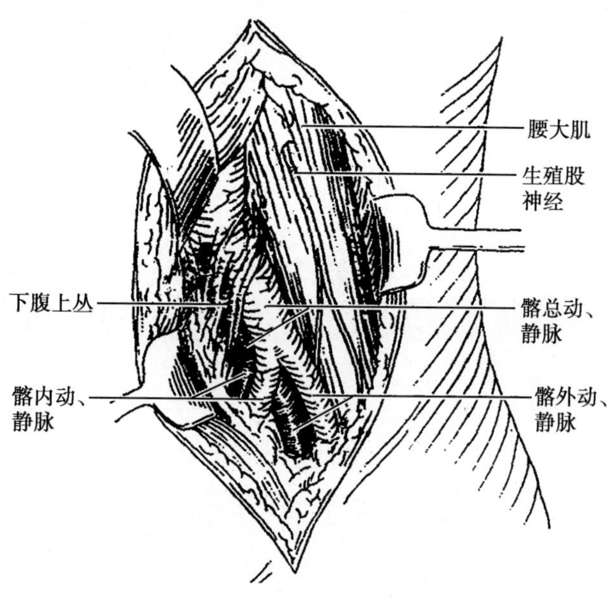

图36-29　旁正中切口暴露髂血管局部

3) 髂前上棘至耻骨联合斜切口：以此切开腹外斜肌腱膜、腹内斜肌及腹横肌，显露腹膜，钝性分离腰大肌前腹膜，显露髂血管。注意腰大肌前的髂腹下神经和髂腹股沟神经及生殖股神经，避免损伤(图36-30、图36-31)。

3. 下腔静脉的显露

(1) 体位：仰卧位。

(2) 切口：剑突下起至脐下长12~15cm纵向切口(图36-32)。

(3) 下腔静脉显露：在升结肠外侧缘纵向切开后腹膜，将后腹膜结缔组织向正中钝性剥离至下腔静脉(图36-33)，第一腰椎水平可见左、右肾静脉汇合(图36-34)。

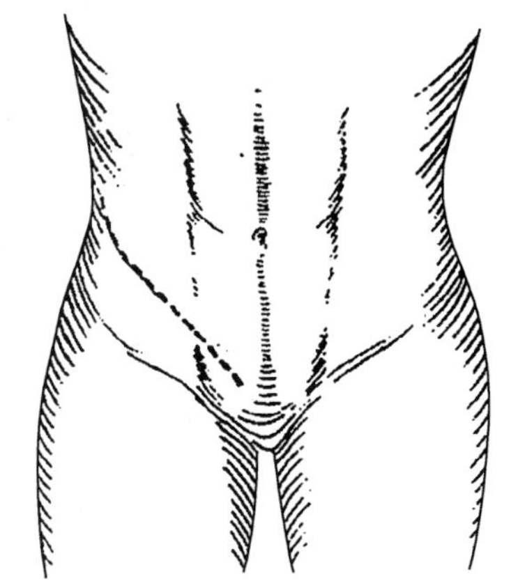

图 36-30　髂前上棘至耻骨联合斜切口

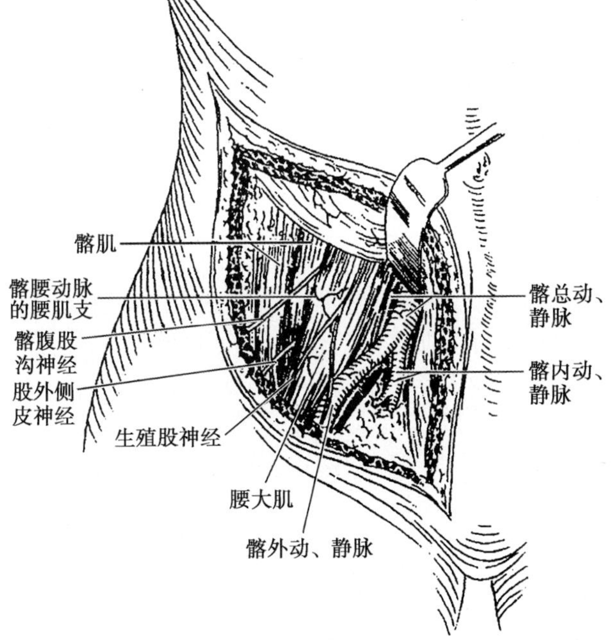

图 36-31　髂前上棘至耻骨联合斜切口暴露髂血管局部

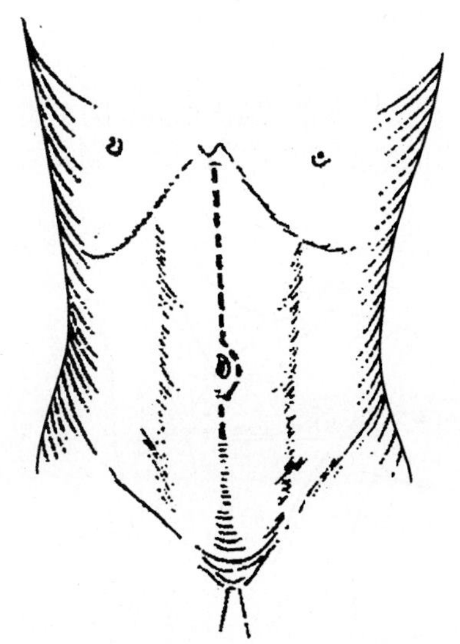

图 36-32　下腔静脉的显露切口（上腹部正中切口）

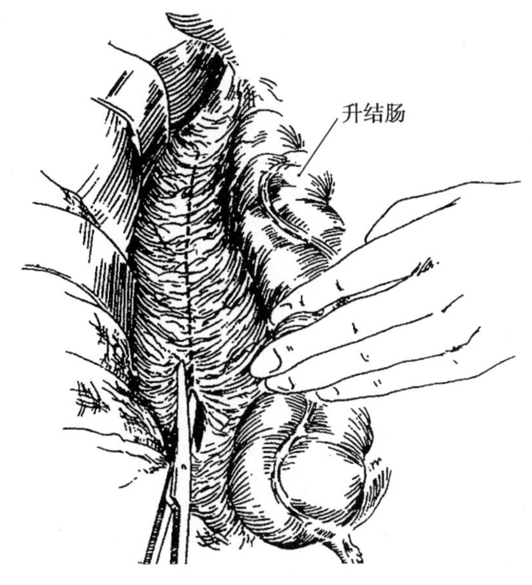

图 36-33　在升结肠外侧缘纵向切开腹膜

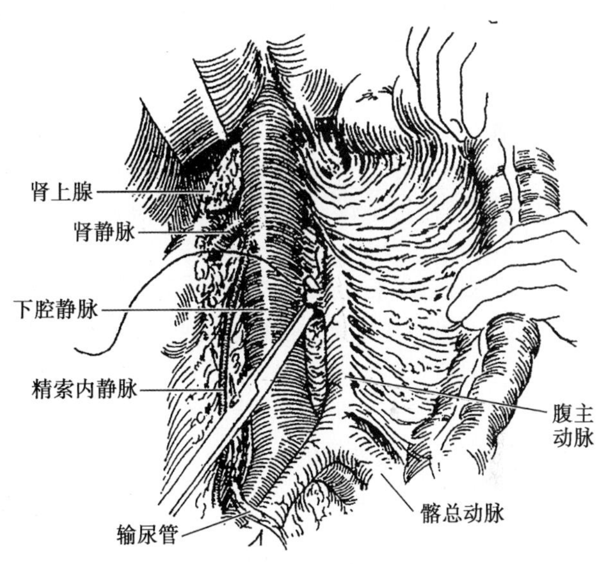

图 36-34　显露下腔静脉

第三节　上肢动脉的解剖及显露

（一）上肢动脉的解剖

上肢动脉左侧起于主动脉弓，右侧起于头臂干，近端称为锁骨下动脉。锁骨下动脉从胸锁关节后方斜向外至颈根部，呈弓状经胸膜顶前方，穿斜角肌间隙，至第1肋外缘延续为腋动脉。从胸锁关节至锁骨下缘中点划一弓形线（弓的最高点距锁骨上缘约1.5cm），该线为锁骨下动脉的体表投影（图 36-35）。上肢出血可以在锁骨中点上方的锁骨上窝向后下方将该动脉压向第1肋进行止血。锁骨下动脉主要分支有椎动脉、胸廓内动脉和甲状颈干。腋动脉走行于腋窝深部，至

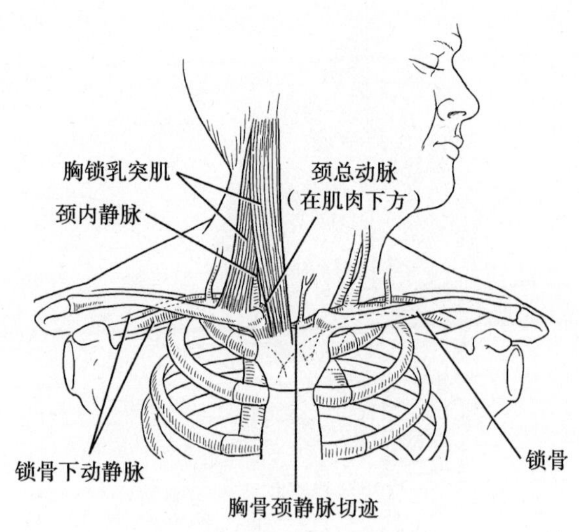

图 36-35 锁骨下动脉局部解剖标志

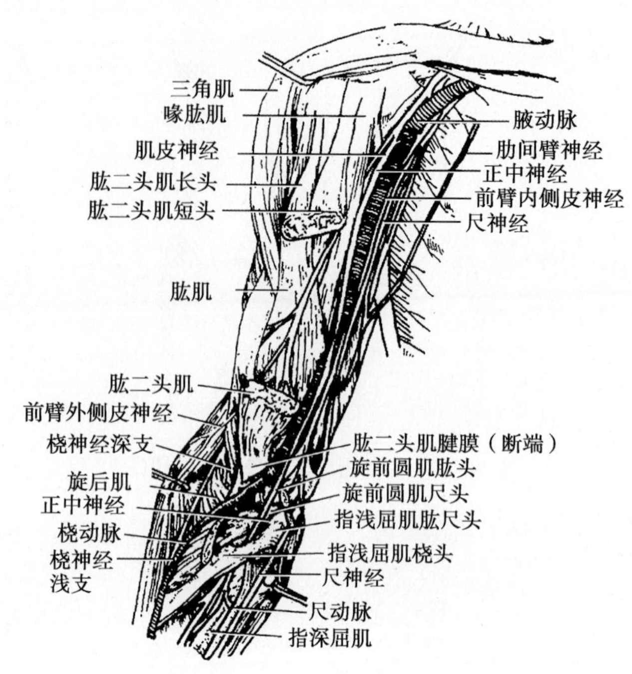

图 36-36 上肢动脉及其分支

4

大圆肌下缘移行为肱动脉，主要分支有胸肩峰动脉、胸外侧动脉、肩胛下动脉和旋肱后动脉。肱动脉沿肱二头肌内侧下行至肘窝，平桡骨颈分为桡动脉和尺动脉，肱动脉位置表浅，可以触及搏动，并可在臂中部将该动脉压向肱骨用于臂和手部的止血。肱动脉最主要的分支是肱深动脉。桡动脉和尺动脉分别在桡侧肌群和尺侧肌群下行，至第 1 掌骨间隙构成掌深弓（图 36-36）。

腋动脉以远上肢动脉的体表投影：上肢外展 90°，掌心向上，从锁骨中点至肘前横纹中点以远 2cm 处的连线，为腋、肱动脉的投影。从肘窝中点以远 2cm 处，分别至桡骨茎突前方和豌豆骨桡侧的连线，为桡动脉和尺动脉的投影（图 36-37）。

上肢三大神经：正中神经、尺神经和桡神经的体表投影见图 36-37。

（二）上肢动脉的显露

1. 锁骨下动脉的显露

(1) 体位：仰卧位，肩下垫橡皮圈，头颈伸展，颜面向健侧倾斜（图 36-38）。

(2) 切口：胸锁乳突肌外侧锁骨上窝切口（图 36-38）。

(3) 近端锁骨下动脉显露：切开颈阔肌和浅筋膜，显露肩胛舌骨肌和淋巴脂肪组织（图 36-39），在深筋膜下可见到斜角肌之上的膈神经向下内侧走行，在其外侧可见到臂丛神经（图 36-40）。挑起前斜角肌并切断（图 36-41），可显露锁骨下动脉，在内侧可见到重要的分支动脉椎动脉（图 36-42）。

(4) 远端锁骨下动脉显露：同前方法显露锁骨下动脉，并延长切口跨越锁骨（图 36-43），分离切断锁骨并向下牵引，可显露锁骨下动脉远端（图 36-44）。

2. 腋动脉的显露

(1) 体位：仰卧位，肩下垫橡皮圈，头颈伸展，颜面向健侧倾斜（图 36-45）。

(2) 切口：锁骨下方中 1/3 切口。

(3) 腋动脉显露：切开皮肤和浅筋膜，分离胸大肌及其筋膜、胸大肌深部的脂肪组织、胸小肌及筋膜，可结扎胸大肌的肌支动脉（图 36-46）。切断胸大肌纤维，

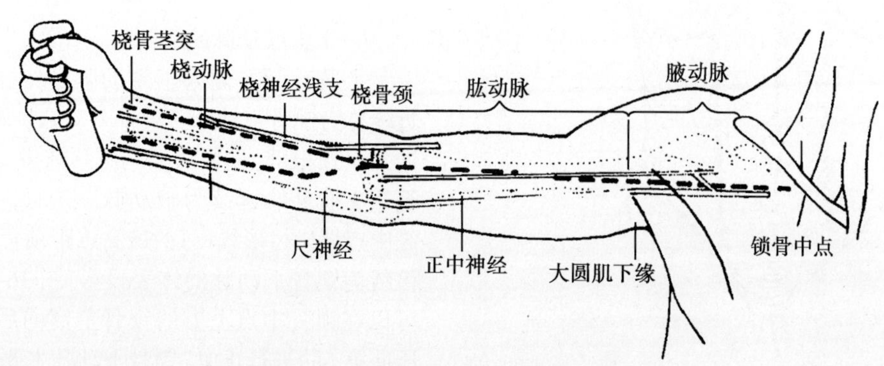

图 36-37 上肢动脉及神经的体表投影

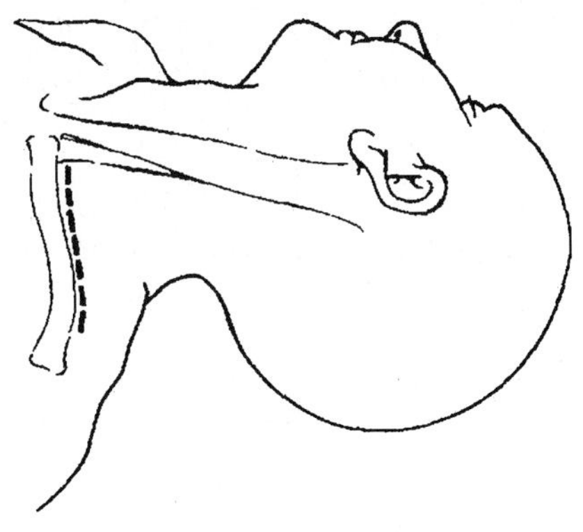
图 36-38　锁骨下动脉显露的体位和切口

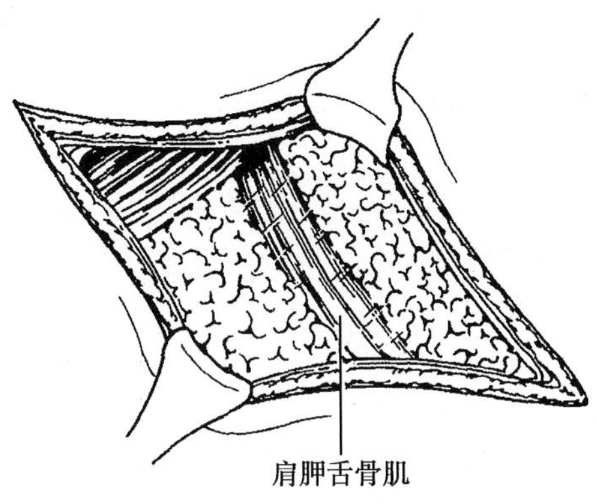

图 36-39　切开颈阔肌和浅筋膜显露肩胛舌骨肌和淋巴脂肪组织

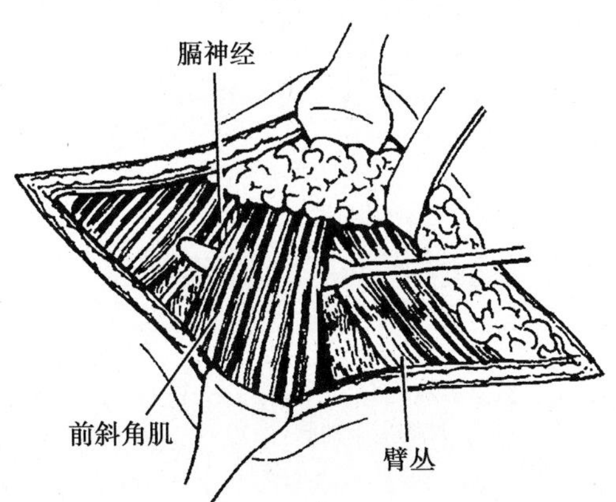

图 36-40　前斜角肌及膈神经、臂丛神经

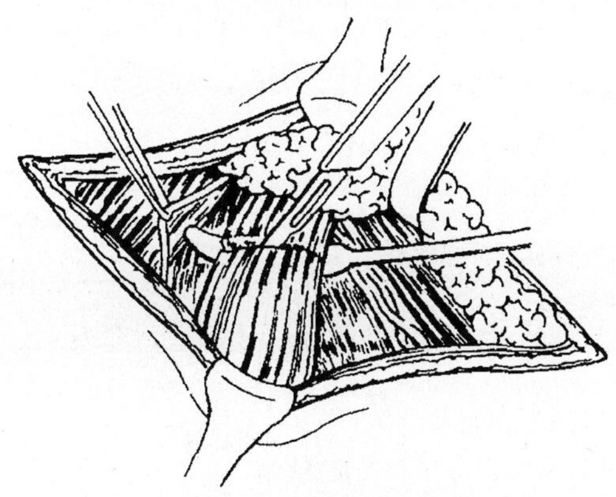
图 36-41　切断前斜角肌

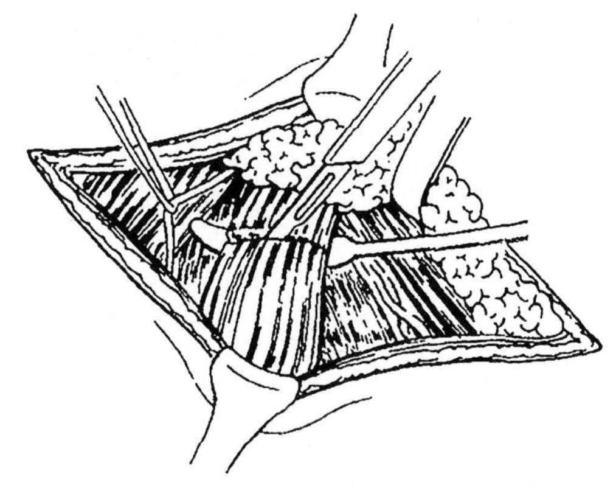
图 36-42　显露锁骨下动脉及内侧分支椎动脉

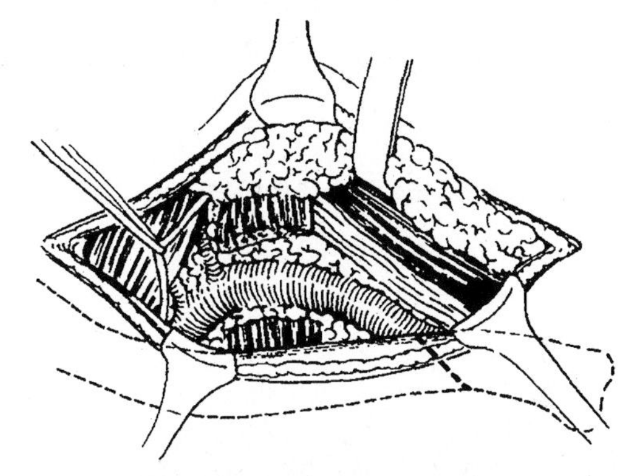
图 36-43　延长切口跨越锁骨

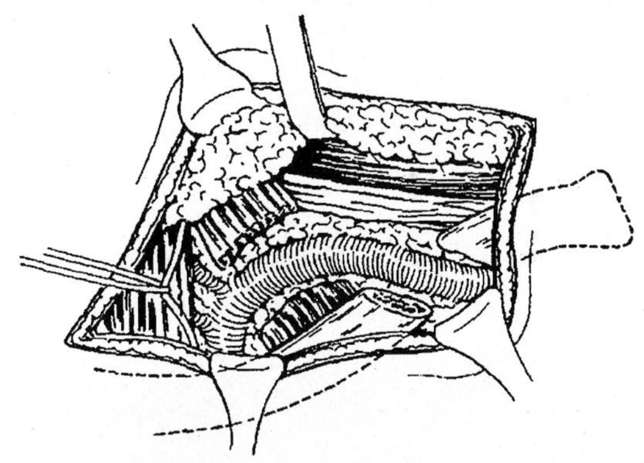
图 36-44　切断锁骨显露远端锁骨下动脉远段

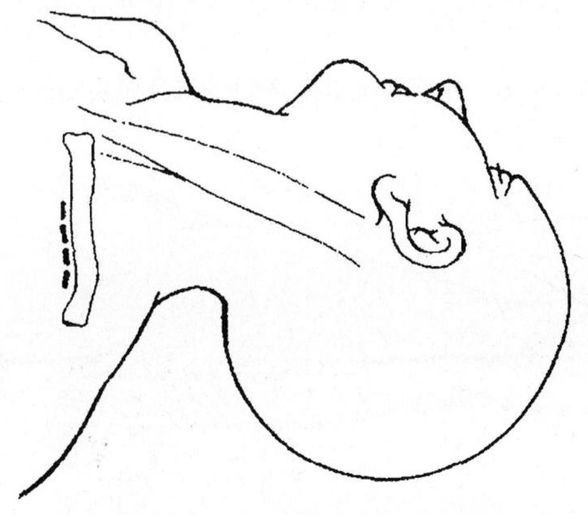
图 36-45　锁骨下切口显露腋动脉

4

在深部可触及腋动脉(图 36-47),为了更好显露远端腋动脉,可将外侧胸小肌完全切断(图 36-48)。

3. 近端肱动脉的显露

(1) 体位:上臂外展,外旋。

(2) 切口:肱二头肌内侧缘纵向切口(图 36-49)。

(3) 近端肱动脉显露:切开皮肤及浅筋膜,可见尺侧皮静脉及伴行的臂内侧皮神经(图 36-50)。尺侧皮静脉前方是正中神经,后侧是尺神经(图 36-51)。将正中神经、尺侧皮静脉、前臂尺侧皮神经向后拉,可见近端肱动脉。肱动脉旁边有两条肱静脉伴行(图 36-52),桡神经在肱动脉深处走行。注意避免损伤前臂内侧皮神经。

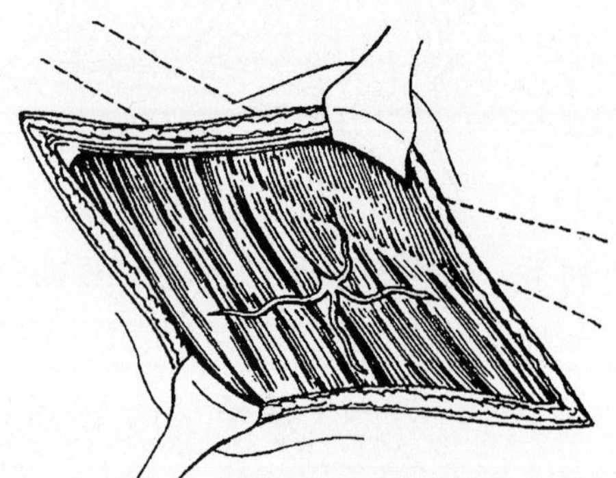

图 36-46　胸大肌的肌支动脉

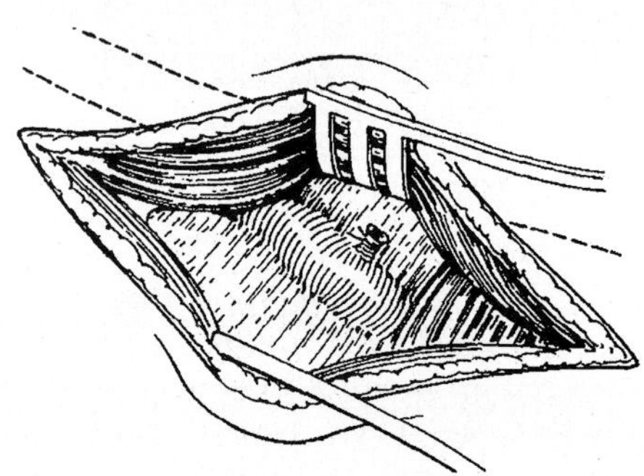

图 36-47　切断胸大肌纤维可触及腋动脉

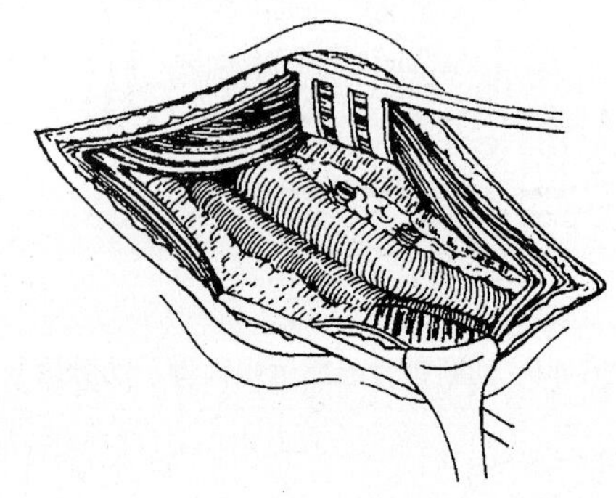

图 36-48　外侧胸小肌完全切断充分显露腋动脉

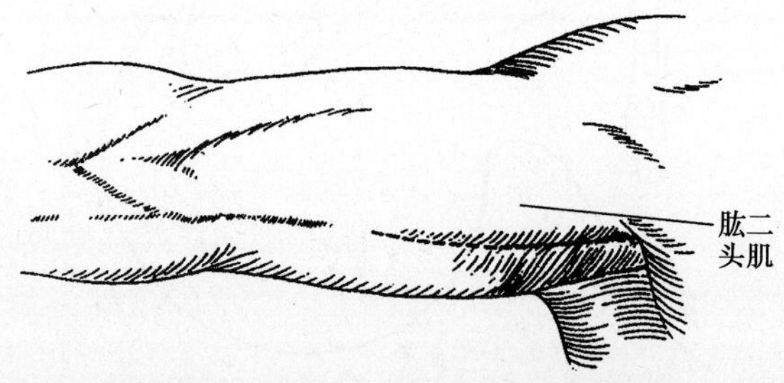

图 36-49　近段肱动脉显露的体位和切口

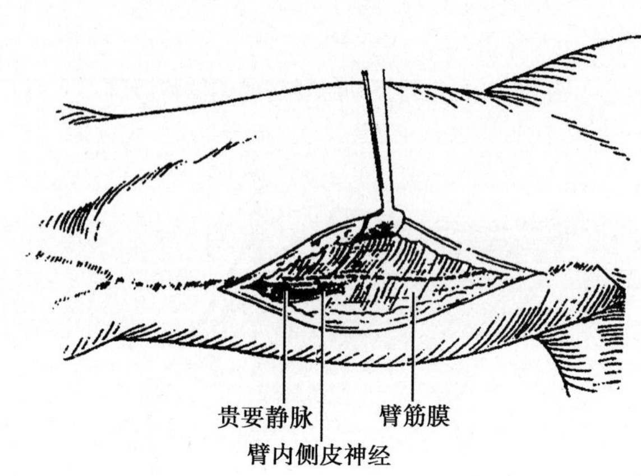

图 36-50　切开浅筋膜可见尺侧皮静脉及伴行的前臂内侧皮神经

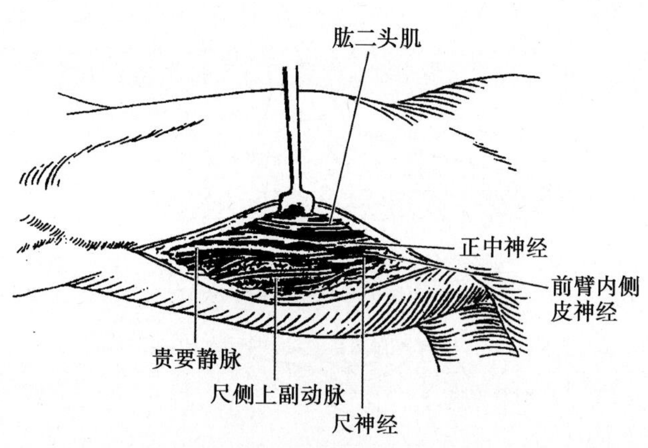

图 36-51　正中神经及尺神经

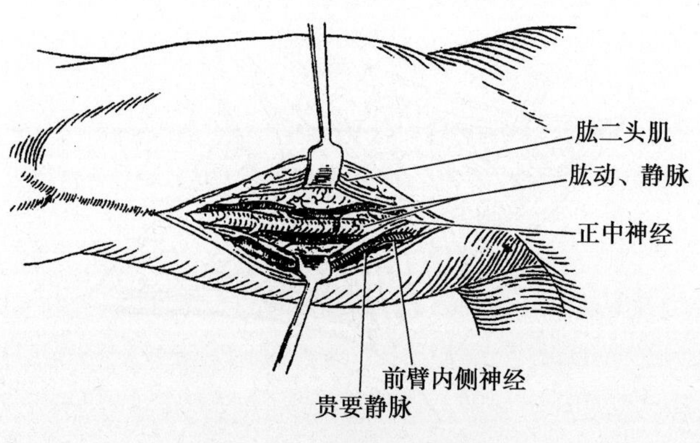

图 36-52　肱动脉及肱静脉

4. 远端肱动脉的显露

(1) 体位：上臂外展、外旋（图 36-49）。

(2) 切口：肱二头肌沟至前臂正中线的 S 形切口（图 36-53）。

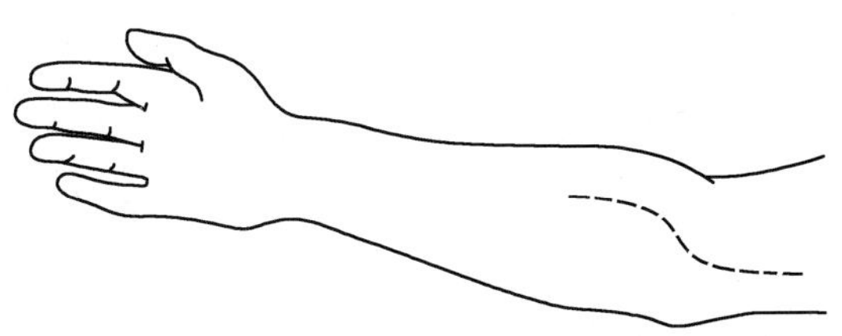

图 36-53　远段肱动脉显露的体位和 S 形切口

(3) 远端肱动脉显露：切口下方可见尺侧正中皮静脉，该静脉位于切口的尺侧（图 36-54），切开上臂及前臂筋膜，切断肱二头肌腱膜（图 36-55），可显露远端肱动脉。肱动脉尺侧有正中神经伴行，注意避免损伤（图 36-56）。将肘关节远端的旋前圆肌牵向尺侧，可见肱动脉的分支（图 36-57）。肱动脉距肘关节远端约 5cm，分出桡动脉和尺动脉（图 36-58）。

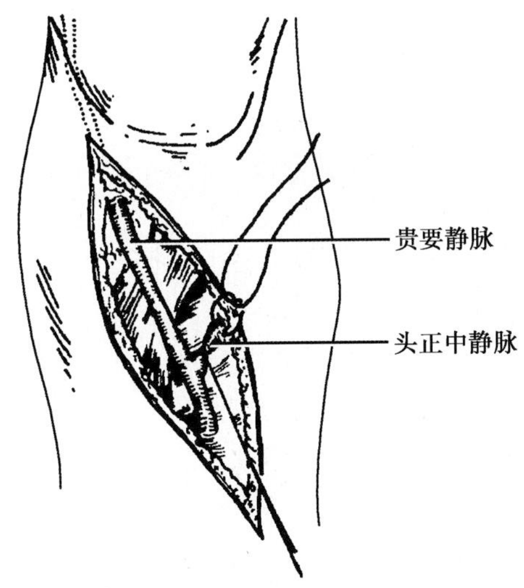

图 36-54　尺侧正中皮静脉

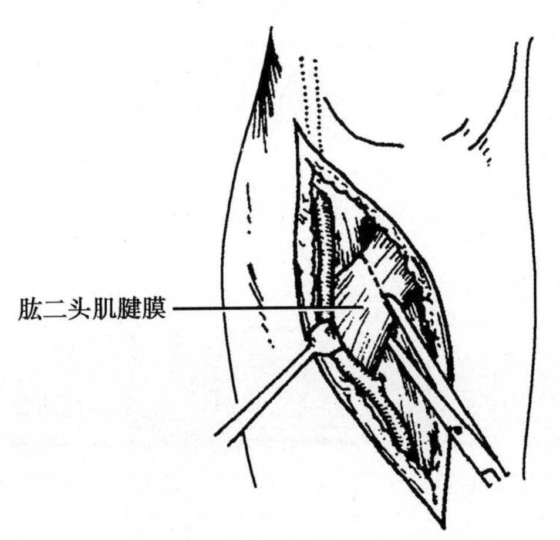

图 36-55　切断肱二头肌腱膜

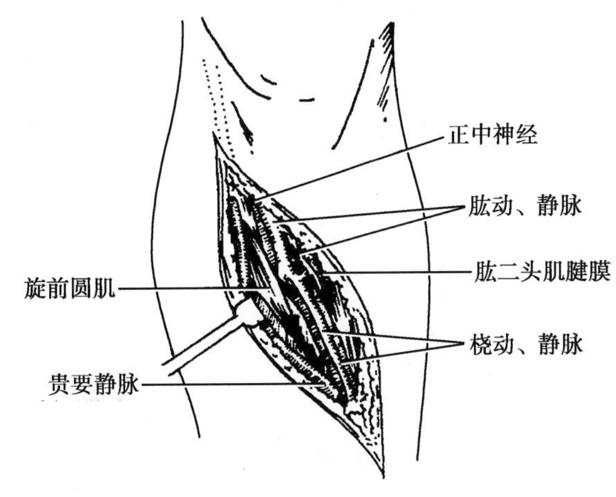

图 36-56　远段肱动脉伴行正中神经

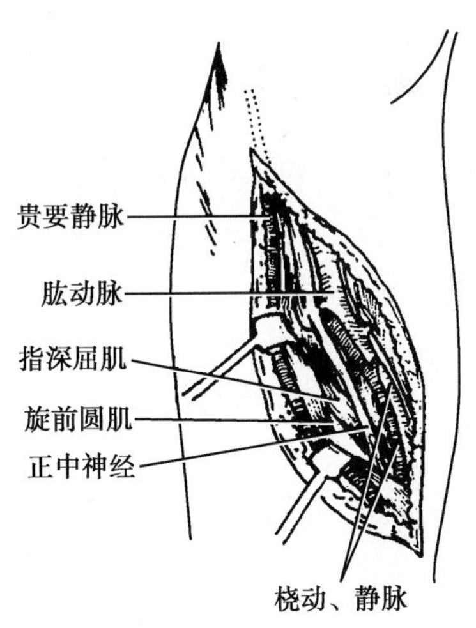

图 36-57　旋前圆肌牵向尺侧显露肱动脉

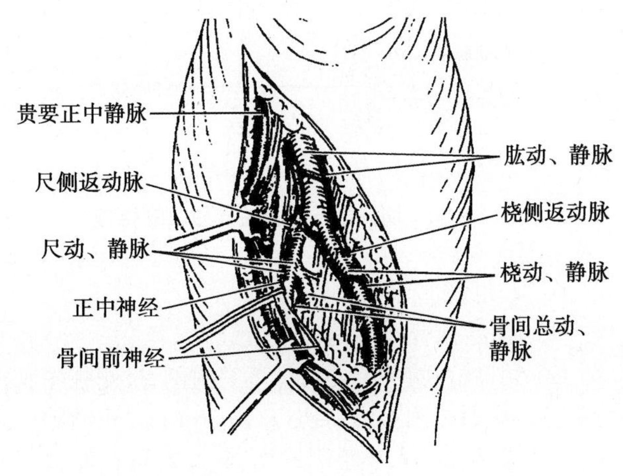

图 36-58　肱动脉分出桡动脉和尺动脉

4

5. 桡动脉的显露

(1) 体位:前臂外展,掌心向上。

(2) 切口:腕关节处,桡骨茎突和桡侧腕屈肌肌腱之间纵向切口(图 36-59),桡动脉位置较浅,可触及搏动,也可根据桡动脉走行选择切口。

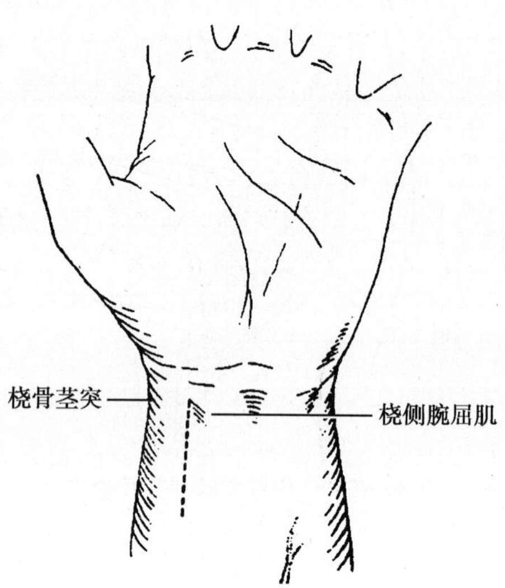

图 36-59　桡动脉显露的体位和切口

(3) 桡动脉显露:在切口下切开横行的腕关节屈肌支持带,可见桡动脉(图 36-60)。桡动脉两侧有两条桡静脉伴行,无神经伴行。

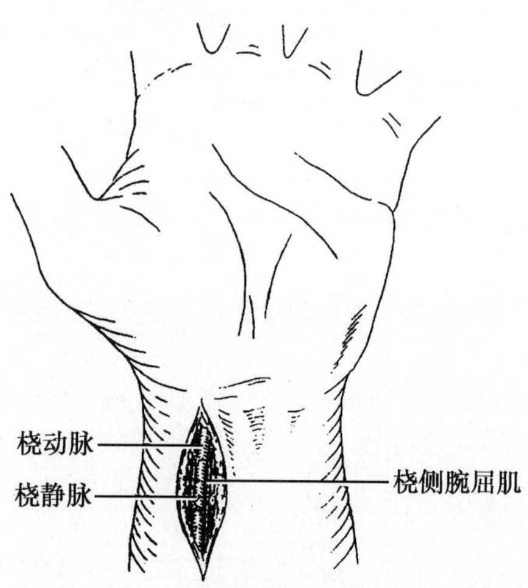

图 36-60　切开横行的腕关节屈肌支持带

6. 尺动脉的显露

(1) 体位:前臂外展,掌心向上。

(2) 切口:在腕关节处尺骨茎突内侧,尺侧腕屈肌腱和指浅屈肌之间做纵向切口(图 36-61)。尺动脉位置较深,但其在进入小鱼际深面前较浅,可在此显露(图 36-62)。

(3) 尺动脉显露:在切口下切开屈肌支持带,在尺侧腕屈肌腱的桡侧可见尺动脉,有两条尺静脉伴行(图 36-63)。尺动脉尺侧有尺神经伴行,注意避免损伤尺

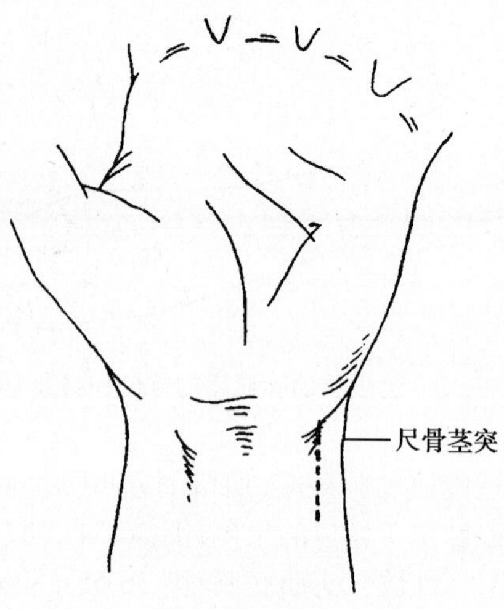

图 36-61　尺动脉显露的体位和切口

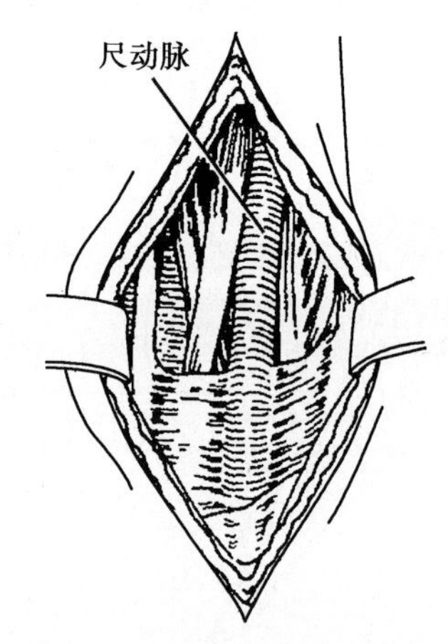

图 36-62　小鱼际深面显露尺动脉

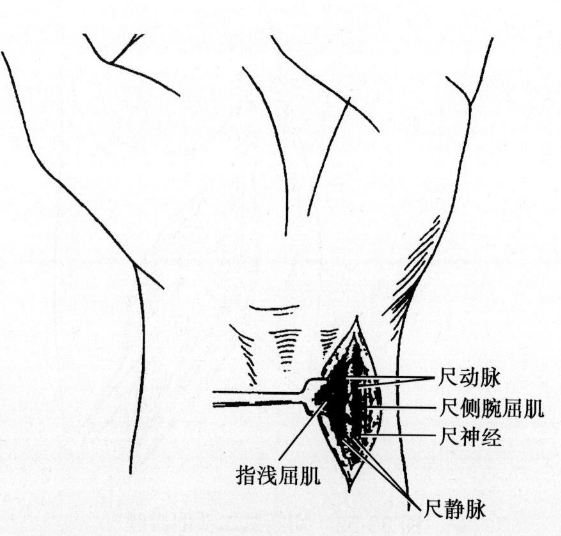

图 36-63　切开屈肌支持带显露尺动脉和尺静脉

神经而形成“爪形手”。

第四节　下肢血管的解剖及显露

(一) 下肢血管的解剖

下肢动脉源于髂外动脉的延续，自腹股沟韧带深面以远，称为股总动脉，股总动脉位置表浅，可以触及，当下肢出血时，可在此处将股总动脉压向耻骨下支进行压迫止血。股总动脉在腹股沟韧带下方 2~5cm 处发出股深动脉和股浅动脉，股深动脉分支供应大腿肌群，主要有旋股内侧动脉、旋股外侧动脉和穿动脉(图 36-64)。股浅动脉在股三角下行，经收肌管，出收肌裂孔至腘窝，移行为腘动脉。腘动脉在腘窝下行，至腘肌下缘分为胫前动脉和胫后动脉(图 36-65)。胫前动脉向前经胫骨后肌及骨间膜进入小腿前区下行延续为足背动脉(图 36-66)。胫后动脉经比目鱼肌深面，沿小腿后区浅、深层肌间下行至内踝后侧，胫后动脉在起始部稍下方发出腓动脉(图 36-67)。

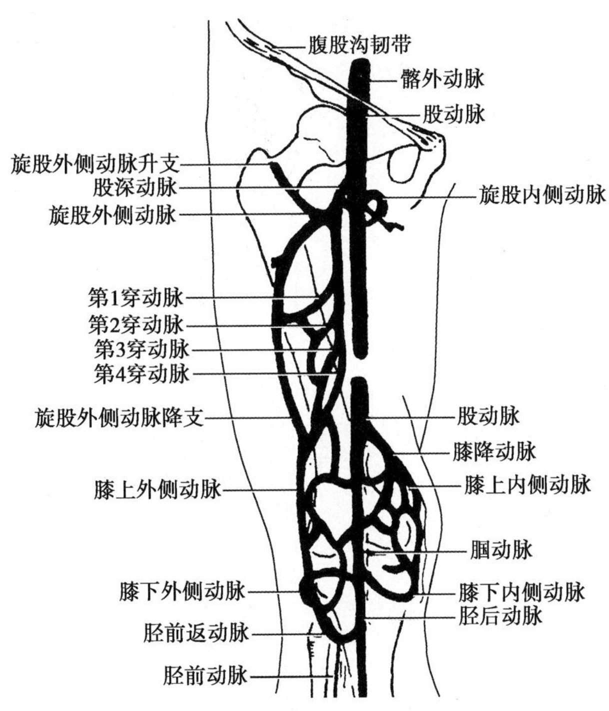

图 36-65　腘动脉及胫前动脉、胫后动脉

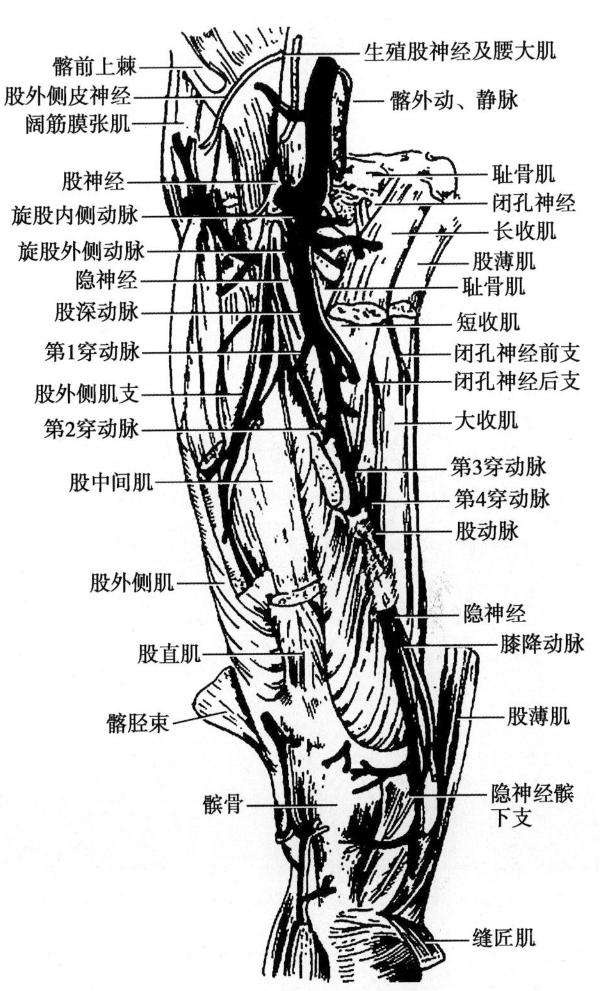

图 36-64　股动脉局部解剖

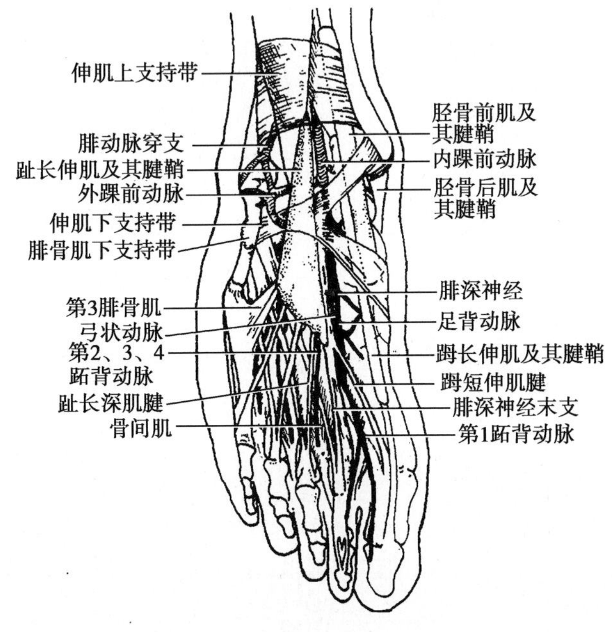

图 36-66　足背动脉局部解剖

下肢静脉分为深静脉(图 36-68)和浅静脉，深静脉与下肢动脉伴行，每一条动脉伴有相同的两条静脉。下肢浅静脉主干包括大隐静脉和小隐静脉。大隐静脉自足背静脉弓内侧端起始，经内踝前方，沿小腿内侧伴隐神经上行，过膝关节内后方，再沿大腿内侧转至大腿前面上行，于耻骨结节下外方 3~4cm 处，穿过阔筋膜的隐静脉裂口注入股静脉，在注入前收集 5 条属支，分别为股内侧浅静脉、股外侧浅静脉、腹壁浅静脉、旋髂浅静脉和阴部外静脉(图 36-69)。小隐静脉起自足背

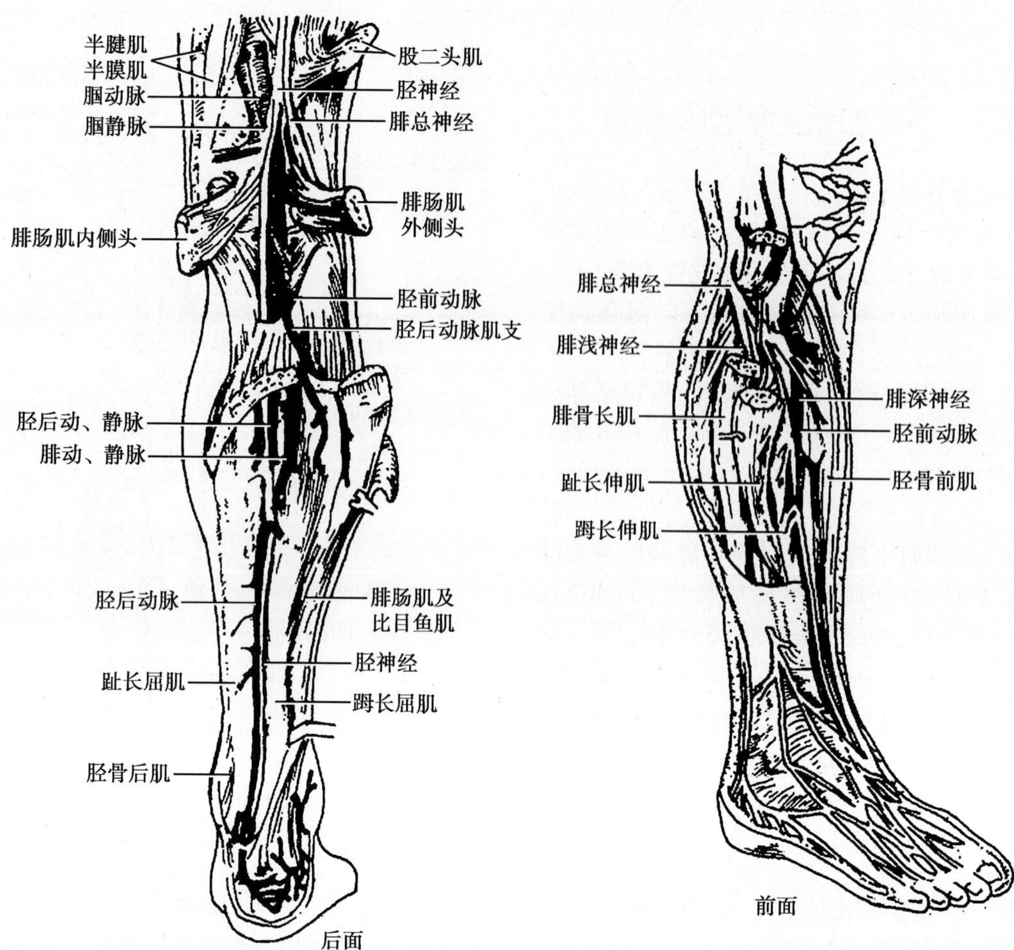

图 36-67 胫后动脉局部解剖

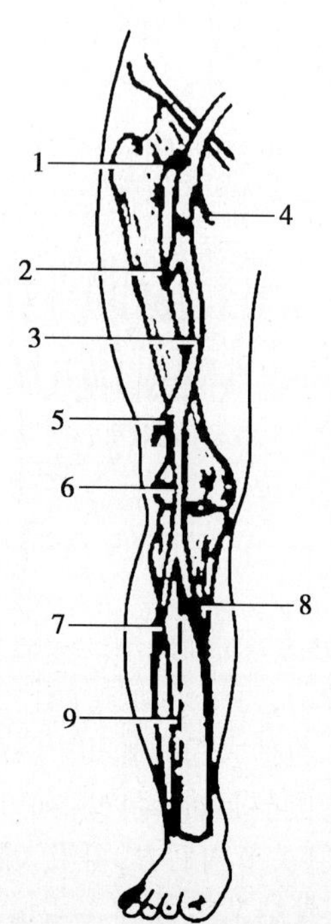

图 36-68 下肢深静脉系统

1. 股总静脉；2. 股深静脉；3. 股浅静脉；4. 大隐静脉；5. 小隐静脉；6. 腘静脉；7. 胫前静脉；8. 胫腓干静脉；9. 腓静脉

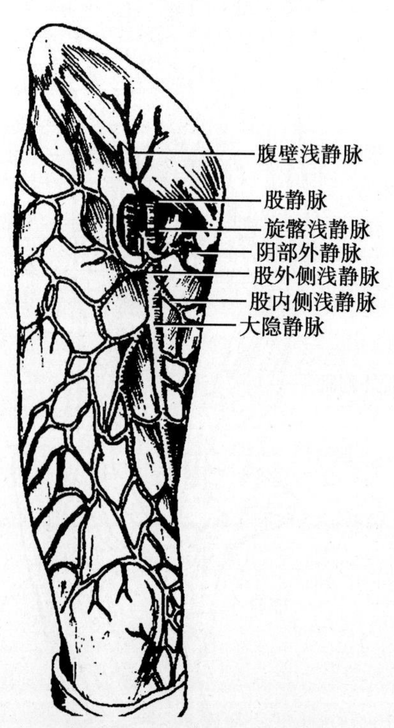

图 36-69 股静脉重要属支

静脉弓外侧，经外踝后方，沿小腿后面上行，经腓肠肌两头之间至腘窝，穿过深筋膜注入腘静脉（图 36-70）。

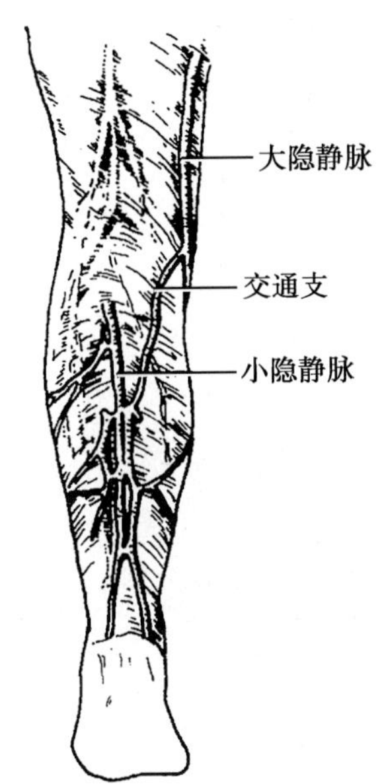

图 36-70　小隐静脉注入腘静脉

（二）下肢血管的显露

1. 股浅动脉和股深动脉的显露

（1）体位：仰卧位，下肢略外展外旋。

（2）切口：腹股沟纵行或斜行切口（图 36-71）。

（3）股浅动脉和股深动脉显露：切开皮下组织、大腿筋膜（图 36-72），大腿筋膜表面有股神经皮支，损伤后可导致大腿内侧面皮肤感觉丧失。环形游离出股总动脉（图 36-73），沿股总动脉向远端分离大约 3~5cm，显露出股浅动脉，股浅动脉内后侧为股静脉。将股总动脉及股浅动脉悬吊并向内侧牵引，显露出股深动脉（图 36-74）。股浅动脉前面有隐神经走行，注意避免损伤。

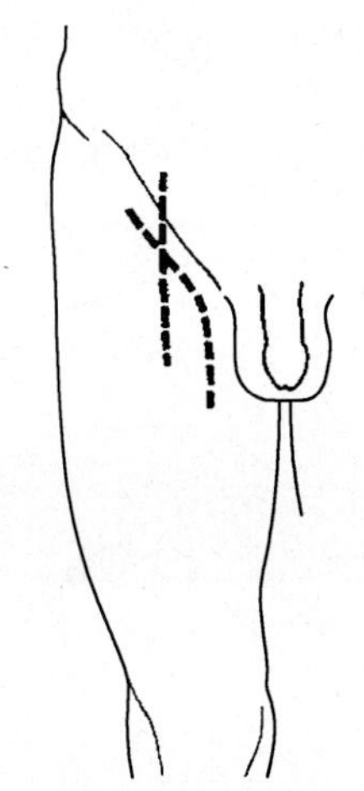

图 36-71　股浅动脉和股深动脉显露的体位和切口

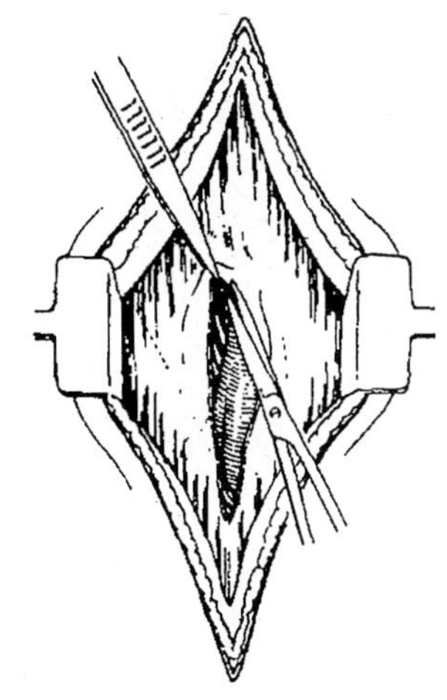

图 36-72　切开皮下组织、大腿筋膜显露股动脉

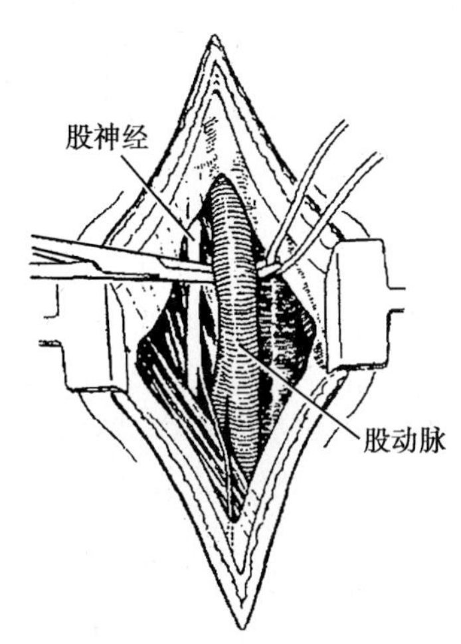

图 36-73　环形游离股总动脉

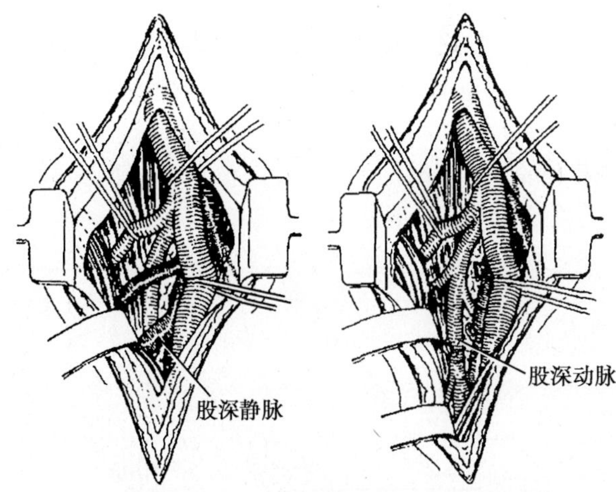

图 36-74　股深静脉和股深动脉的显露

2. 股浅动脉中远端的显露

（1）体位：仰卧位，膝关节轻度屈曲，大腿外展、外旋。

（2）切口：髂前上棘与股骨内上髁连线向内下方斜行切开（图 36-75）。

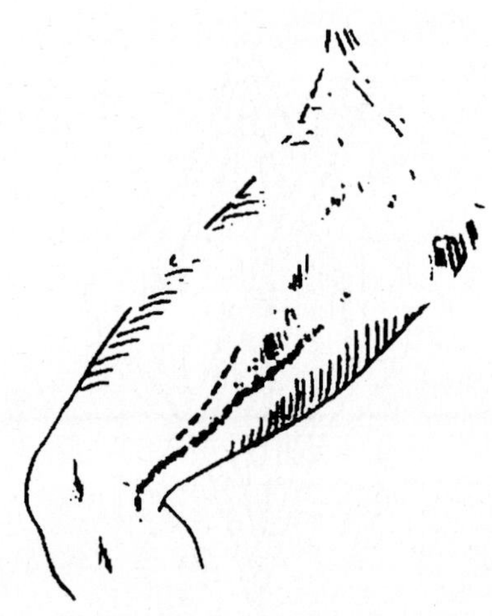
图 36-75　股浅动脉中远端显露的体位和切口

(3) 中远端股浅动脉显露：切开皮肤，注意皮下有大隐静脉走行，将大隐静脉向切口后方牵引。分离皮下组织，避开大腿筋膜表面的股神经前皮支，沿缝匠肌前缘纵向切开(图 36-76)。将缝匠肌向后牵引，切开阔筋膜张肌打开内收肌管，下方可见股浅动脉(图 36-77)，股浅动脉的表面有隐神经伴行，避免损伤，股浅静脉在股浅动脉的后外方伴行。股浅动脉出内收肌管后向下发出膝降动脉(图 36-78)。隐神经与膝降动脉伴行后，至皮下与大隐静脉伴行，如损伤可引起小腿内侧皮肤感觉丧失。

3. 上段腘动脉的显露

(1) 体位：膝关节轻度屈曲，大腿外展、外旋，膝关节下垫枕。

(2) 切口：大腿下部沿缝匠肌前缘做切口(图 36-79)。

(3) 上段腘动脉显露：切断半腱肌及半膜肌(图 36-80)，将腓肠肌内侧头拉开，钝性分离腘窝后面的脂肪组织，自浅向深依次显露腘动脉、腘静脉、胫神经及腓总神经(图 36-81)。

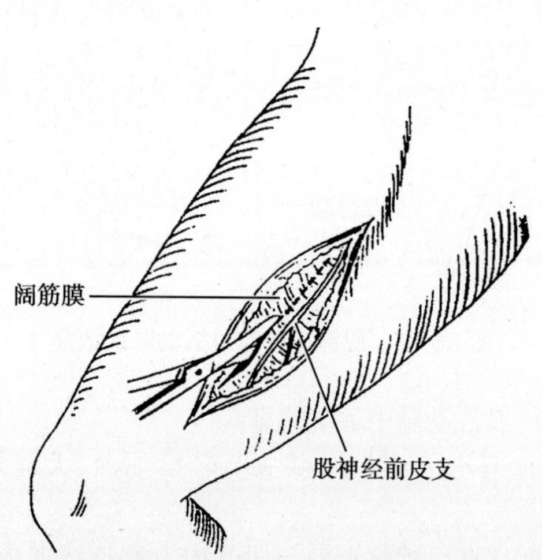

图 36-76　沿缝匠肌前缘纵向切开阔筋膜，保护股神经前皮支

4. 中段腘动脉的显露

(1) 体位：俯卧位。

(2) 切口：从大腿下部内侧开始至腘窝内侧沿腘窝后正中线横行一直至小腿下 1/3 做 S 形切口(图 36-82)。

(3) 中段腘动脉显露：切开小腿筋膜，游离上下缘皮瓣，在小腿正中线处有小隐静脉纵行走行(图 36-83)。

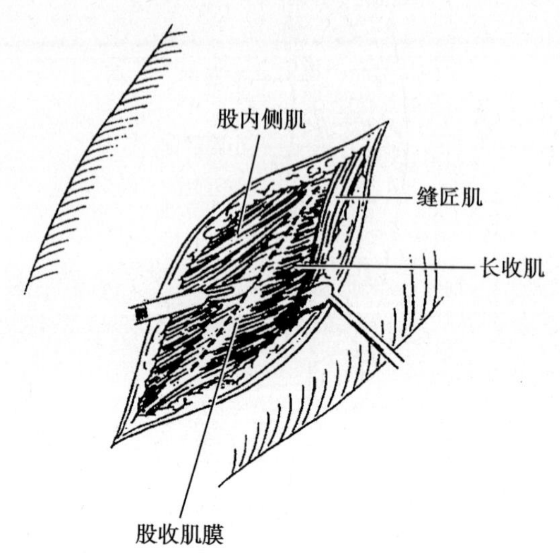

图 36-77　切开阔筋膜张肌

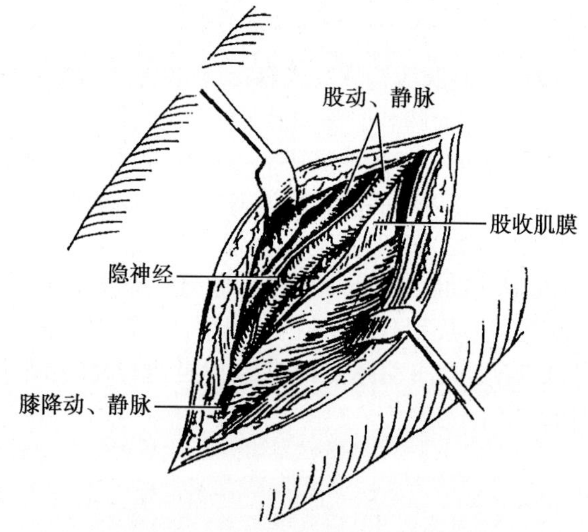

图 36-78　股浅动脉中下段局部解剖

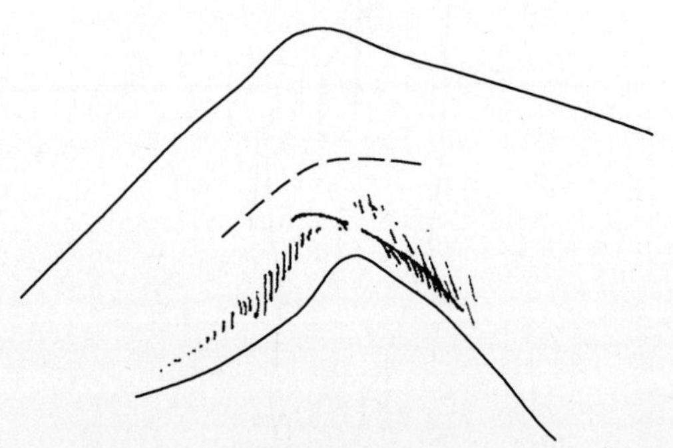
图 36-79　上段腘动脉显露的体位和切口

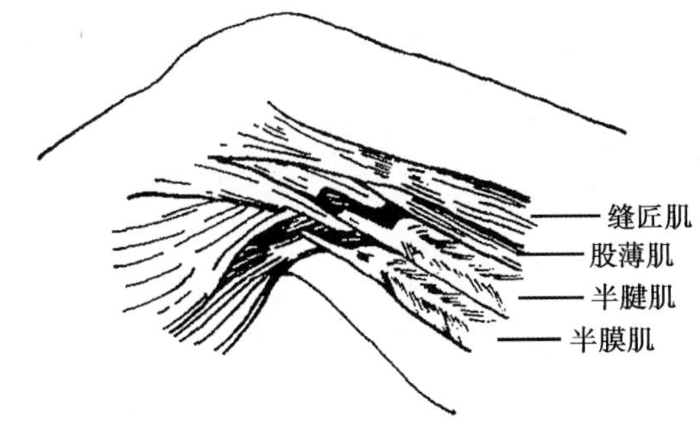

图 36-80 切断半腱肌及半膜肌显露血管

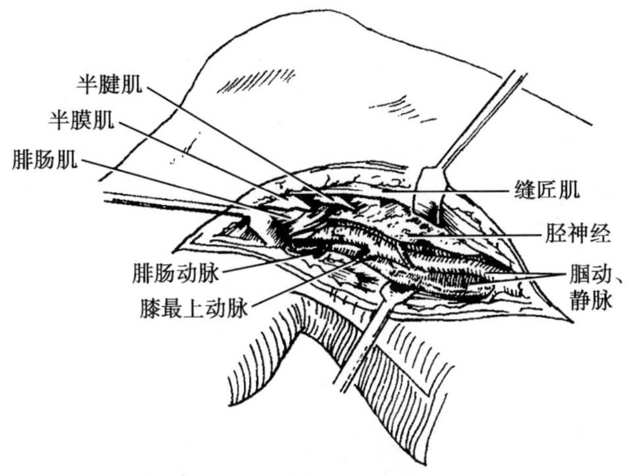

图 36-81 钝性分离腘窝后面的脂肪组织显露腘动脉上段

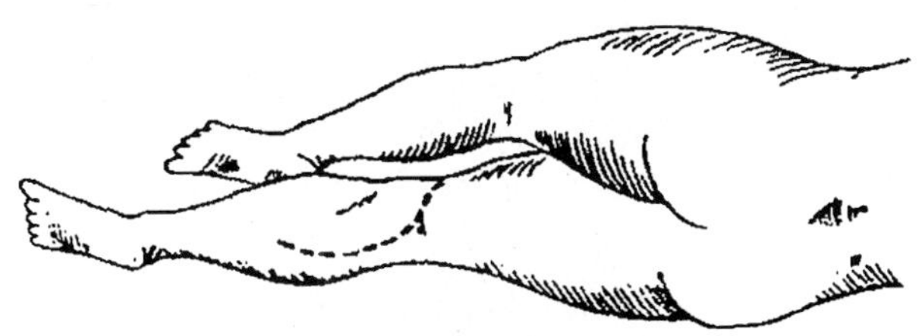
图 36-82 中段腘动脉显露的体位和 S 形切口

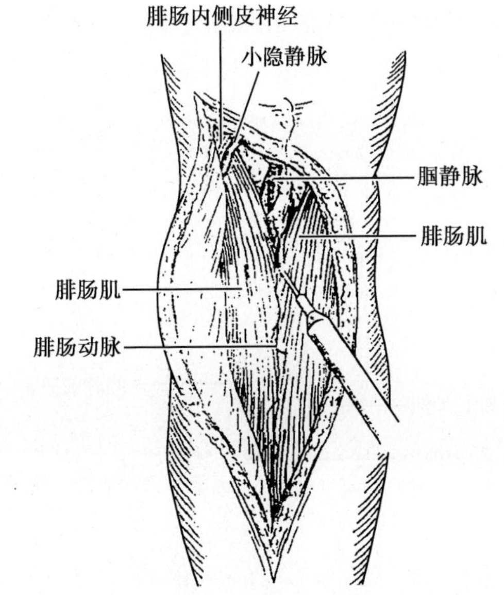

图 36-83 切口浅层可见小隐静脉，纵向分开腓肠肌

从比目鱼肌上缘分离与胫骨附着处（图 36-84），分离腘窝的脂肪，显露腘动脉、腘静脉和胫神经，腘动脉最深，稍浅的内侧为腘静脉，外侧为最浅的胫神经（图 36-85）。

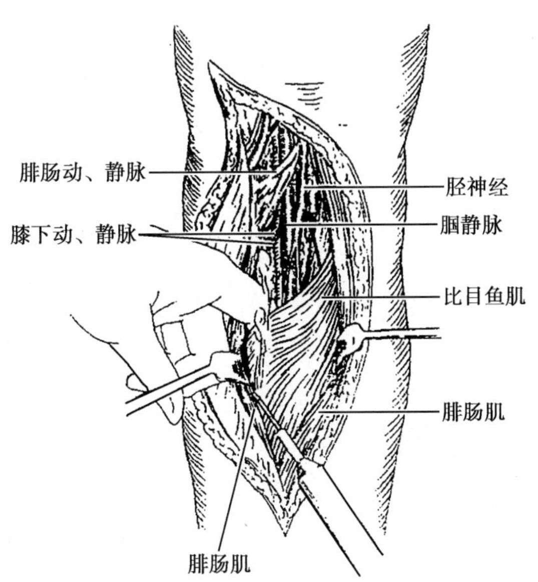

图 36-84 分离比目鱼肌显露腘动脉

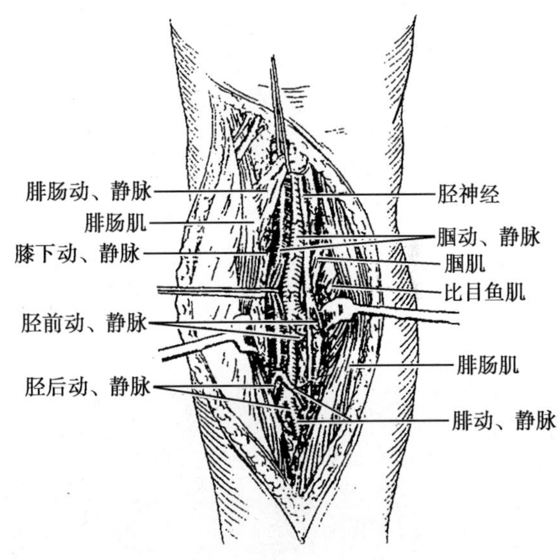

图 36-85 腘动脉中段局部解剖

5. 膝下腘动脉的显露

（1）体位：仰卧位，膝关节轻度屈曲，大腿外展、外旋，膝下垫枕。

（2）切口：沿胫骨后缘到内侧髁做弧形切口，注意大隐静脉走行，将大隐静脉拉向切口后方（图 36-86）。

（3）膝下腘动脉显露：切断大隐静脉属支，切开小腿筋膜（图 36-87），将腓肠肌内侧头向后推，钝性分离腘窝后的脂肪组织（图 36-88）。由内向外依次是腘静脉、腘动脉，腘动脉后方是胫神经，膝关节远端 10cm

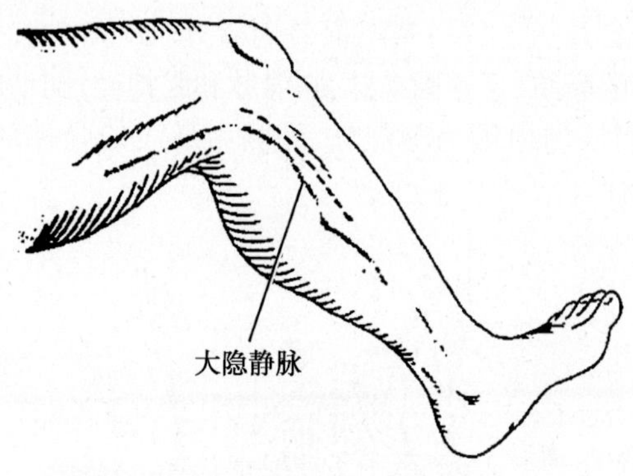

图 36-86　膝下腘动脉显露的体位和切口

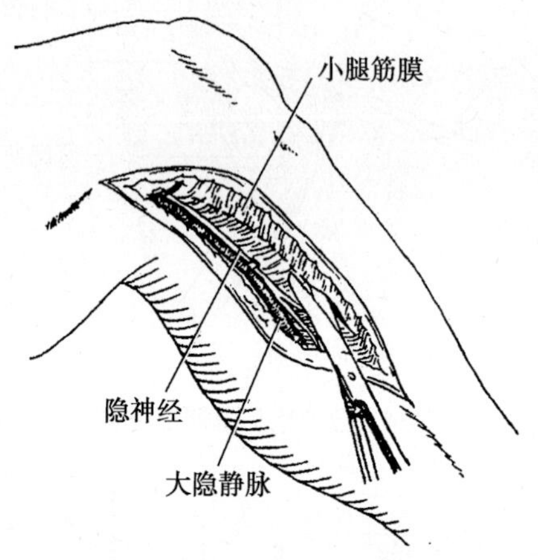

图 36-87　剪开小腿筋膜，保护大隐静脉及隐神经

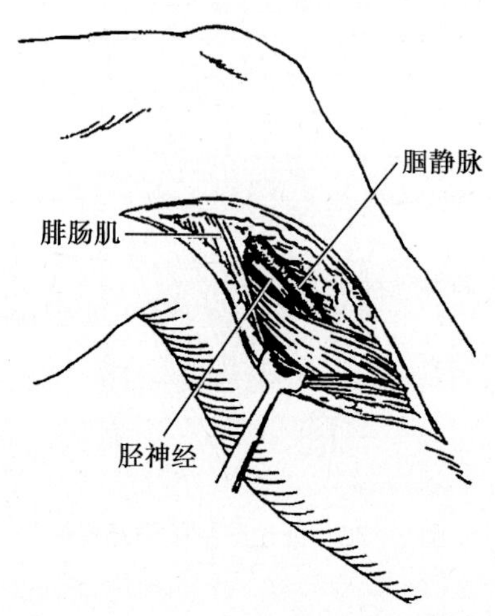

图 36-88　牵开腓肠肌内侧头，显露膝下腘血管

腘动脉分出胫前动脉（图 36-89），可将比目鱼肌附着胫骨处切断，扩大术野。

6. 胫前动脉的显露

（1）体位：仰卧位。

（2）切口：从小腿上部外侧腓骨头沿胫骨前肌外缘做长纵向切口。

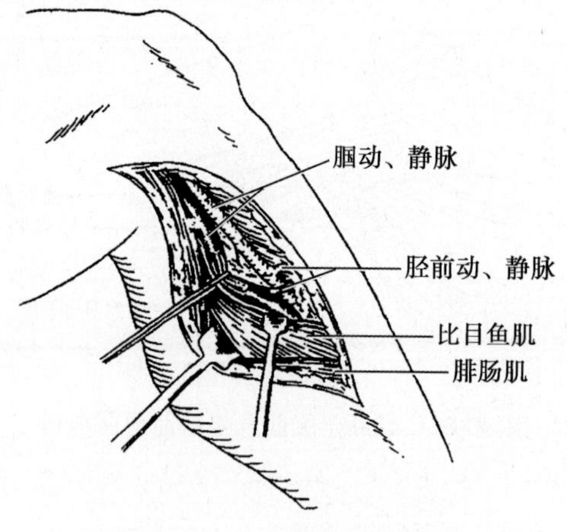

图 36-89　膝下腘动脉局部解剖

（3）胫前动脉显露：切开胫骨前肌外缘的小腿筋膜（图 36-90），在胫骨前肌和趾长伸肌之间钝性分离，显露胫前动脉、静脉（图 36-91）。

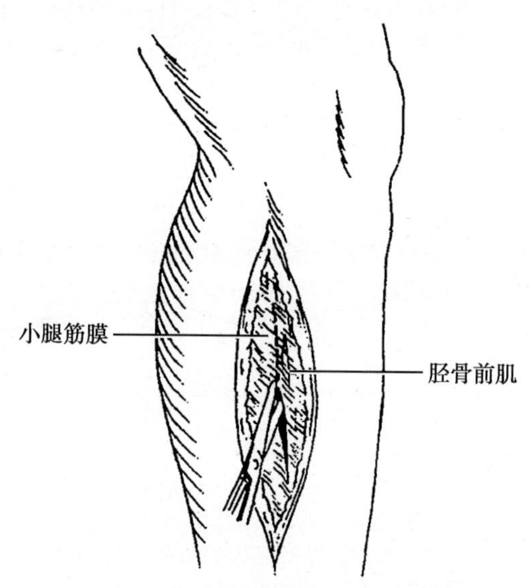

图 36-90　切开胫骨前肌外缘的小腿筋膜

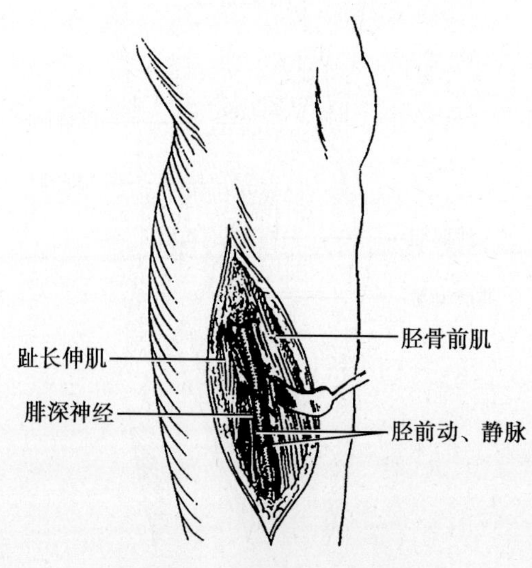

图 36-91　胫前血管局部解剖

7. 胫后动脉的显露

(1) 体位：仰卧位，小腿外展、外旋。

(2) 切口：沿胫骨后缘切开，注意勿损伤胫骨后缘约一横指处的筋膜浅层大隐静脉（图 36-92）。

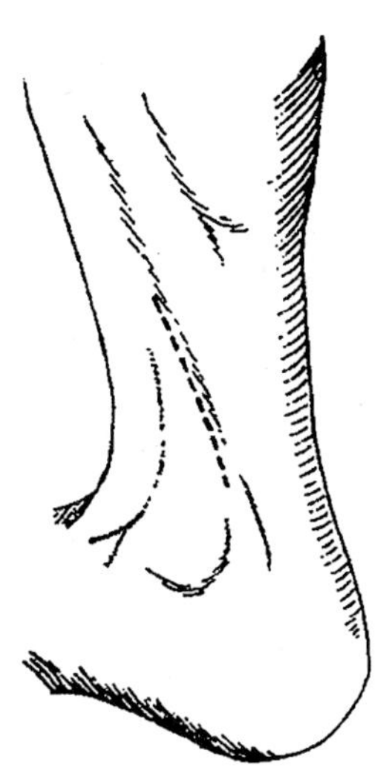

图 36-92　胫后动脉显露的体位和切口

(3) 胫后动脉显露：沿切口切开小腿筋膜（图 36-93），自后向前确认比目鱼肌、趾长屈肌、胫骨后肌（图 36-94），钝性分离趾长屈肌，将其向后牵引，显露胫后动脉、胫后静脉和胫神经，避免神经损伤（图 36-95）。

8. 股静脉和腘静脉的显露　见股总动脉、股浅动脉和腘动脉的显露方式。

9. 大隐静脉的显露

(1) 体位：仰卧位，大腿稍外展外旋。

(2) 切口：腹股沟下方卵圆窝斜切口（图 36-96），根据术前超声标记的大隐静脉走行做多个横行或纵行小切口（图 36-97）。

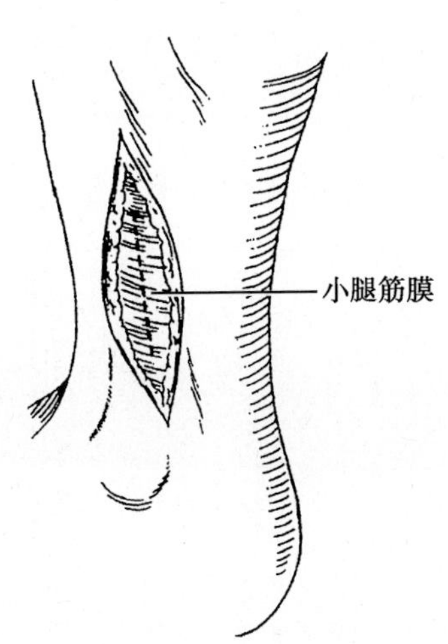

图 36-93　切开小腿筋膜

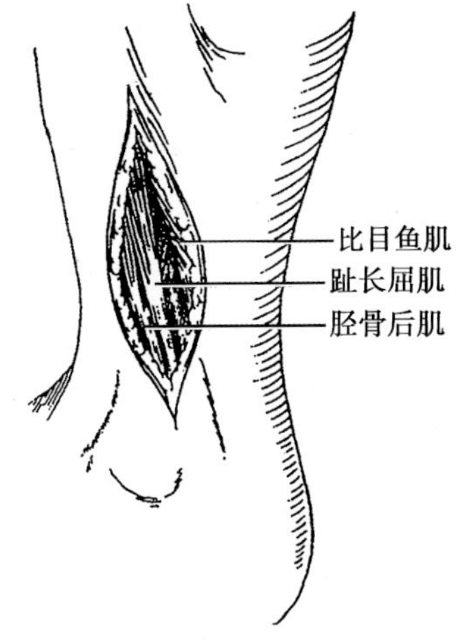

图 36-94　确认比目鱼肌、趾长屈肌、胫骨后肌

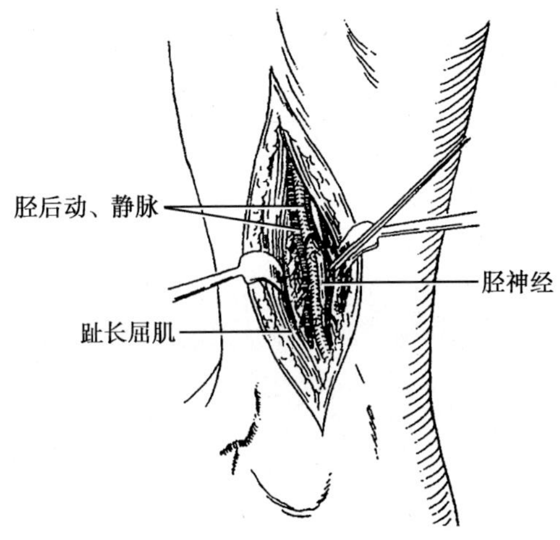

图 36-95　胫后动脉局部解剖

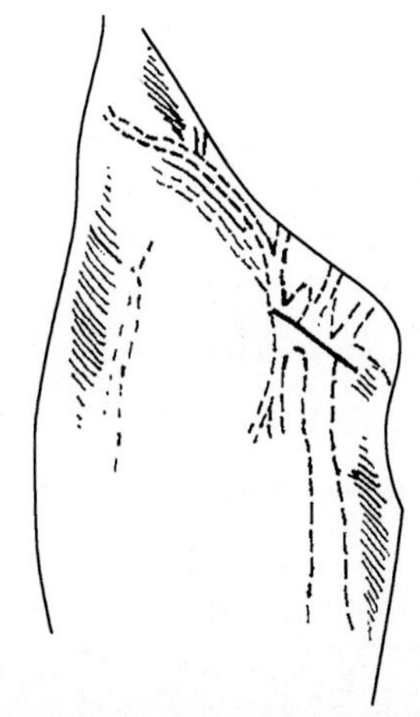

图 36-96　腹股沟处大隐静脉显露的切口

(3) 大隐静脉显露：腹股沟切开皮下脂肪和浅筋膜，在卵圆窝处分离脂肪组织，游离大隐静脉及 5 个属支（图 36-98），悬吊后显露大隐静脉汇入股静脉的

4

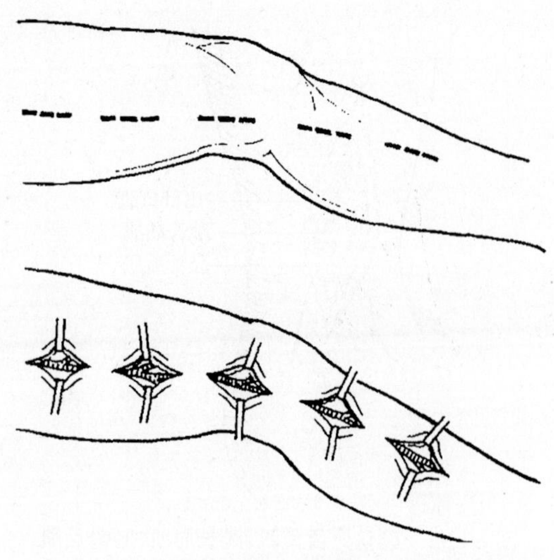

图 36-97　沿大隐静脉走行做多个纵向小切口

4

部位。大隐静脉主干多个小切口切开后，在皮下游离大隐静脉主干，在内踝前方 1~2cm 处和内侧髁后方 1~2cm 处是大隐静脉主干比较固定的位置。

10. 小隐静脉的显露

(1) 体位：俯卧位。

(2) 切口：腘窝横纹切口(图 36-99)。

(3) 小隐静脉显露：切开皮肤，游离皮下脂肪，在比目鱼肌两个头之间显露小隐静脉，悬吊后显露小隐静脉汇入腘静脉的部位。

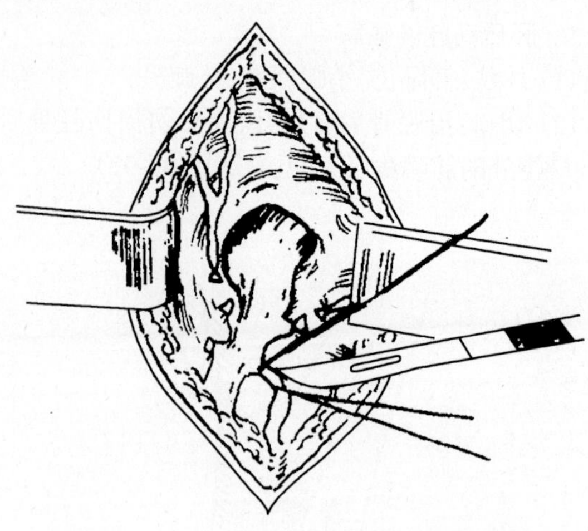

图 36-98　大隐静脉靠近卵圆窝的重要属支

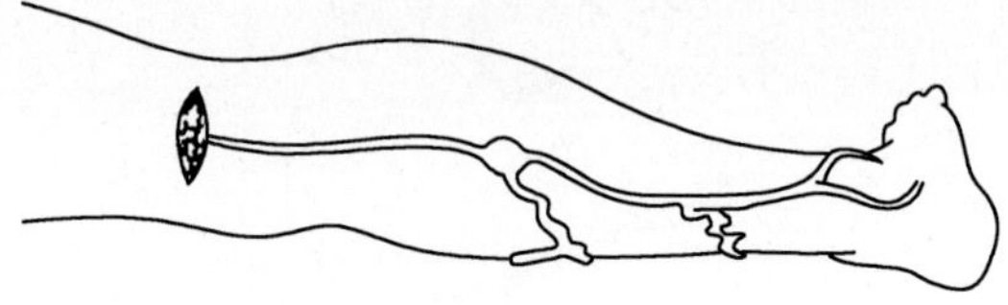

图 36-99　腘窝横纹切口显露小隐静脉

(熊江)

参考文献

1. 段志泉，张强 . 实用血管外科学 . 沈阳：辽宁科学技术出版社，1999：21-61.
2. 景在平 . 现代血管外科手术学 . 上海：上海第二军医大学出版社，2004：1-17.

第三十七章

周围血管手术的基本方法

第一节　血管吻合、修复、重建和移植技术

一、血管吻合术

（一）端 - 端吻合

端 - 端吻合术通常适用于动脉节段切除及置换的手术中，如动脉瘤样扩张的血管或因外伤破损的血管修复重建的病例，以及血管锐性横断性切割损伤的修复或复合旁路、断肢再植手术等。常用二定点和三定点吻合法，并均可行间断缝合与连续缝合。吻合中应注意清除血管外膜组织，防止将外膜带入管腔引起血栓形成，并保证内膜严密对合。

1. 二定点间断缝合法　主要适用于中、小血管吻合。血流阻断后，将血管两断端置于自然位置上靠拢，首先在血管上下缘两个相对的顶点各作一单纯贯穿或褥式外翻缝合，打结后缝线作为牵引，然后在两定点线之间间断缝合。一般先缝合血管前壁，然后交换牵引线，反转血管夹，将血管反转 180°，继续行后壁间断缝合。缝合至最后 2 针时，需暂时开放血管夹排除腔内空气或凝血块，方法为动脉开放近端，静脉开放远端，血液充盈管腔后重新夹闭血管，迅速完成缝合并打结，使血管回复原位。然后开放远、近端血管夹恢复血流，顺序为动脉先开放远端，静脉先开放近端。如有较大量吻合口出血时，重新阻断血流，间断增补缝合，轻微渗血用温盐水纱布或干纱布敷于吻合口数分钟即可（图 37-1）。

2. 二定点连续缝合法　该法的优点是缝合简单、迅速、漏血少，缺点是缝合过紧会引起吻合口狭窄。首先在血管上下缘作二定点缝合并打结，然后将缝线的短头作为牵引，用带针长线连续贯穿缝合血管前壁，缝合至另一端时与该处的短头牵引线打结，剪去带针线后短头仍留作牵引。交换牵引线，反转血管夹，同样方法用另一侧带针长线连续缝合后壁并与对侧短头牵引线打结（图 37-2）。

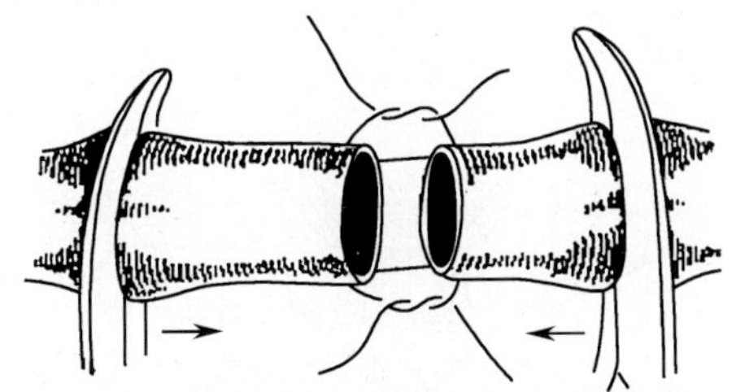

A. 先在两定点处各缝一针作牵引

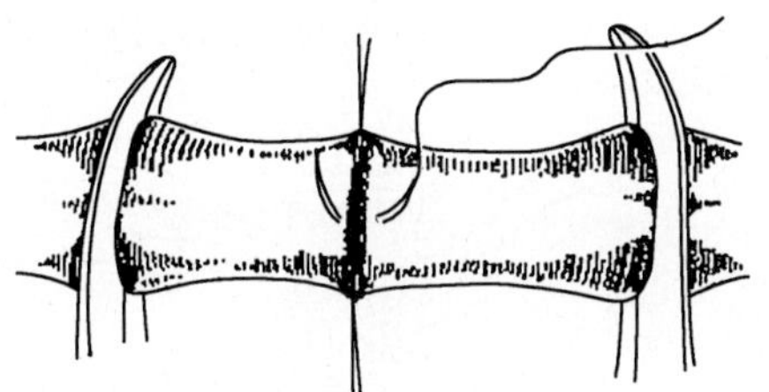

B. 于两定点之间再缝一针

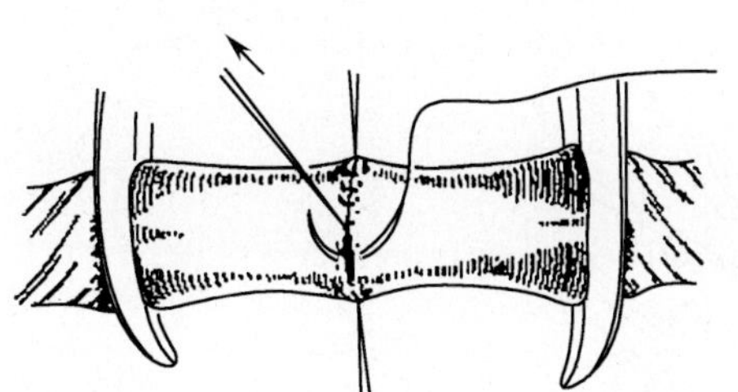

C. 前侧缝毕，将血管夹翻转180°，缝合背侧

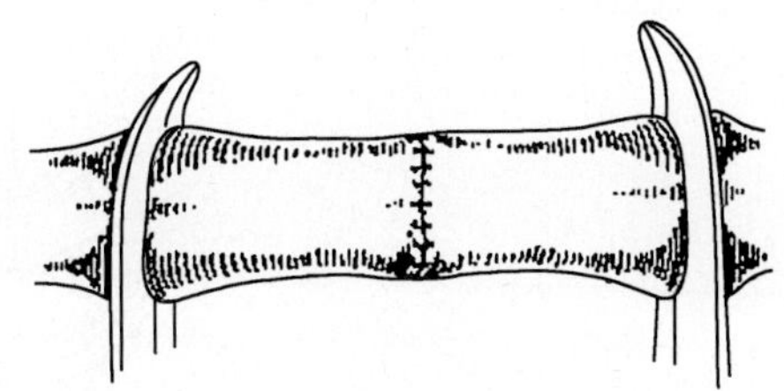

D. 手术完毕

图 37-1　二定点间断缝合法

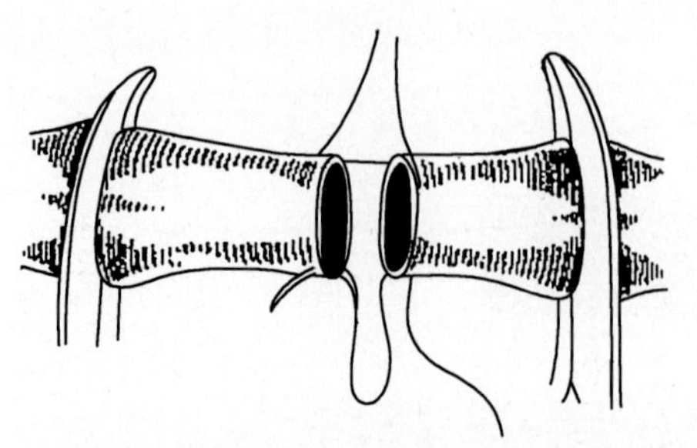

A. 先在两定点处各缝一针作牵引

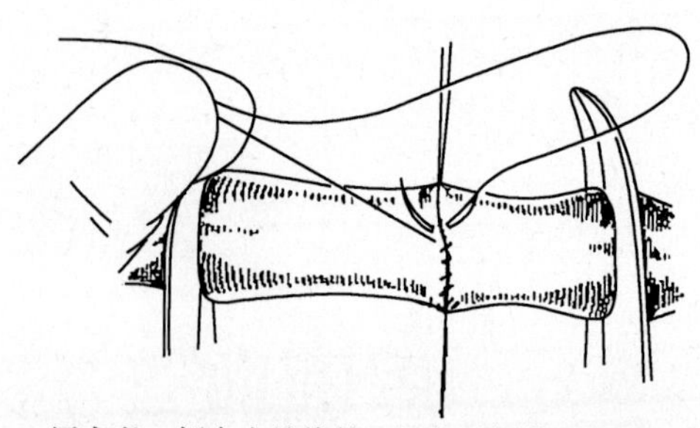

B. 用术者一侧定点缝线的一股向对侧作连续缝合

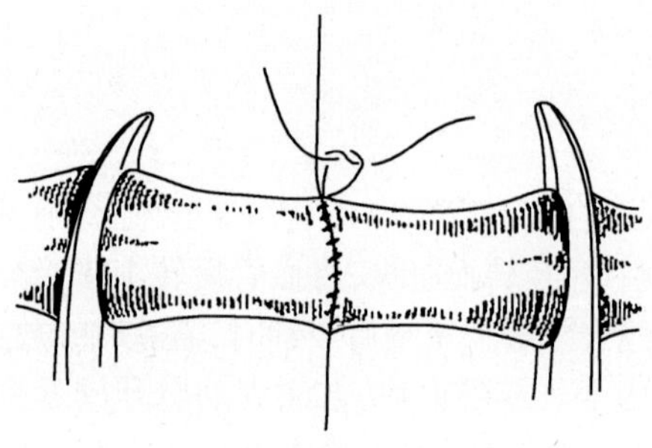

C. 打结

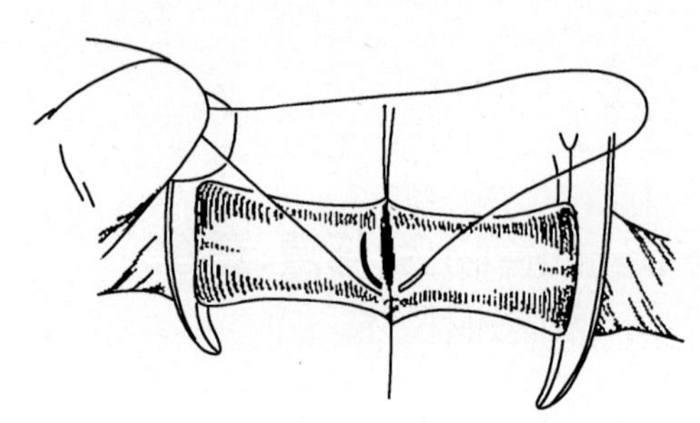

D. 将血管夹翻转180°，缝合背侧

图 37-2　二定点连续缝合法

3. 三定点缝合法　适用于口径较大血管，尤其静脉的吻合。由于静脉弹性差，两定点吻合时血管前后壁容易贴合。在三定点技术中，吻合口被分为三部分，而不是由前、后壁组成，三定点牵引可将管腔牵开，避免缝至对侧血管壁。方法是将血管壁三等分，每处各缝一牵引线，然后在三定点间分别间断或连续缝合。连续贯穿缝合时，每缝至牵引线处即与牵引线短头打结，之后带针长线继续缝合，如此可减轻连续缝合引起的吻合口狭窄。

（二）端 - 侧吻合

端 - 侧吻合术常用于动脉搭桥、门体静脉分流等手术，其吻合基本技术与端 - 端吻合相似。进行端 - 侧吻合的一个重要步骤是吻合的血管要对齐，管腔不能弯曲或扭结。因此修剪旁路血管远端时应保证其与旁路血管的长轴平行，否则，吻合时会发生管腔弯曲变形。旁路血管通常剪成 S 形斜面，这样可使其口径为旁路血管自身直径的 1.5~2 倍，同时斜面两端不致成尖角。受体血管应作纵向切开或纵行椭圆形切除，并保证其口径与旁路血管口径一致。根据血管的深度及游离程度，常采用以下两种方式吻合。

1. 血管腔内缝合法　适用于血管深在且固定、无法翻转，后壁需在血管腔内缝合的病例。如脾 - 肾静脉分流、脾 - 腔静脉分流及肠 - 腔静脉分流等（图 37-3）。

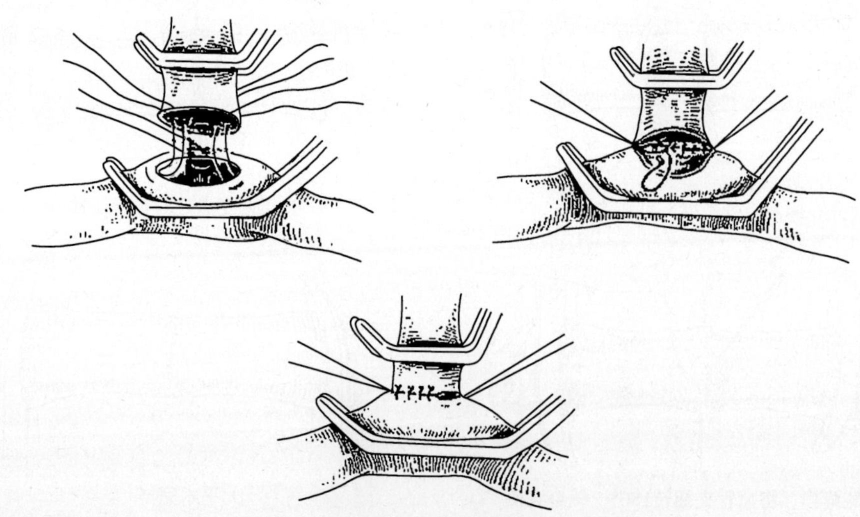

图 37-3　端侧吻合：血管腔内缝合后壁

先以 Blalock 钳在旁路血管断端上方阻断血流，再以 Satinsk 钳置于受体血管侧壁阻断。梭形切开血管侧壁，将旁路血管断端口于侧壁做二定点褥式外翻缝合打结并做牵引，再分别在端、侧血管的前壁各缝合一针另做牵引，以充分显露血管后壁。将一侧带针长线由血管后壁自腔外向腔内穿入，连续褥式或连续贯穿外翻法缝合至另一端，将缝针穿过后壁在血管外出针，与该处的牵引线短头打结后剪去。再用另一带针长线连续贯穿外翻缝合血管前壁，缝至最后 1~2 针时，部分开放阻断钳充盈血管并排出气泡及凝血块，再次阻断血流后完成缝合，腔外与另一侧牵引线短头打结。松开阻断钳恢复血流，顺序同端 - 端吻合术。检查有无出血，小的出血经局部纱布轻微压迫可以自止，较大的出血需补加缝针止血。

2. 血管腔外缝合法　适用于血管前后壁均可翻转显露的血管吻合。常用于血管旁路移植术或器官移植手术，如肾脏移植、胰腺移植等。

将血管断端剪成 30°斜面或利用带有腔静脉的袖片及带有腹主动脉的袖片剪成喇叭口状端口，以便增加吻合口径。根据端口的长度，梭形剪除与其吻合的另一血管侧壁，使其成椭圆形孔。做二定点褥式外翻缝合并牵引，然后用间断外翻或连续贯穿外翻缝合法行血管腔外前后壁缝合。

（三）侧 - 侧吻合

侧 - 侧吻合术临床应用较少，一般见于门腔及肠腔血管侧 - 侧分流术，以及血液透析建立侧 - 侧吻合的桡动脉 - 头静脉瘘，或为提高移植物的远期通畅率而在移植物远端应用侧 - 侧吻合技术辅助建立人工血管动 - 静脉瘘以降低流出道的阻力。施行侧 - 侧吻合需要切开和修剪血管，使其能以最小的张力吻合。切口一般沿动脉或静脉长轴方向。以两把 Satinsky 血管钳平行夹住两血管部分侧壁，在钳夹两血管两端各缝合一条牵引线，两线之间分别纵向切开或椭圆形切除部分血管壁，吻合口一般取 6~10mm。先吻合后侧壁，以一侧牵引线的带针长线由血管壁外进入腔内，行连续贯穿或连续褥式缝合，至对侧与牵引线短头打结并剪去。同法以另一侧带针长线缝合前壁。松钳原则同端 - 端吻合术。

（四）注意事项

1. 保持吻合血管间无张力、无扭曲、无旋转，否则影响血流通畅，甚至术后早期会形成血栓。

2. 术中严禁用镊子夹持血管内膜，以减少术后吻合口血栓形成的机会。

3. 吻合前应剥除吻合口附近的血管外膜，以防止吻合时外膜进入管腔，长度距端口约 0.5cm，一般不超过 1cm，剥除过长可能影响血管壁的滋养血管。

4. 吻合时必须使血管内膜对内膜。在做定点缝合时，应从血管腔内向腔外缝针。这样可准确地缝合内膜，便于内膜与内膜对合，同时也可避免外膜带入血管腔内。

5. 缝合时必须垂直进针，确保全层缝合。缝合的针距及边距根据血管的口径而定。通常缝合主动脉时，缝针的间距一般 2~3mm。口径在 3mm 以上的血管，缝针的间距及边距一般各为 0.6~1mm。

6. 缝线的型号应参照血管的口径及种类选择。通常行髂动脉、股动脉、腘动脉、肱动脉或髂静脉等吻合时，常采用 5-0 或 6-0 无损伤带针血管缝线。吻合胫动脉、尺动脉、足背动脉或股静脉、肱静脉时，多选用 7-0 或 8-0 无损伤带针血管缝线。

7. 吻合中避免直接用器械钳夹血管及其切端，可夹持血管外膜或进针时用解剖镊抵住管壁。牵拉缝线应轻柔均匀，拉线方向应与血管垂直呈直角，以免血管撕裂。

8. 整个吻合过程中，应不断用 0.1% 肝素盐水冲洗局部管腔及吻合口，以防止血块黏附及血栓形成。

9. 小儿血管多采用间断缝合法，而不宜采取连续缝合。否则随着血管的增长，吻合口有可能出现环状狭窄。

10. 器官移植时，供体器官的移植血管不能过长，以防止扭曲。吻合顺序以及开放阻断钳恢复血流的顺序，一般先静脉后动脉。

11. 动脉缺损 <2cm 时，可通过游离上下两血管断端加改变肢体位置的方法，进行对端吻合。缺损 >2cm 时，一般难以用上述方法完成吻合，多数情况下，需行自体大隐静脉或人造血管移植术。

12. 行血管旁路移植时，吻合口的角度应接近正常人体血管分支的角度，一般以动脉成 30°~45°锐角，大静脉成 60°以内角为宜。否则血液将发生动力学改变，在局部产生涡流，容易导致血栓形成。

13. 由于普罗纶缝线较为光滑，张力强度较高，而且在组织内的反应性极小，故对大、中口径血管的吻合，目前临床上多使用普罗纶缝线。

二、血管修复与重建术

血管损伤后，应力争进行修复以恢复血管的连续性，尤其在动脉系统，修复术更为重要。对主要动脉的损伤，越早修复越好，一般应在伤后 6~8 小时内进行。修复的方法主要有以下几种。

1. 对合缝合术　适用于尖锐利器造成的血管裂伤，如创口清洁、边缘较整齐、缺损小于血管周径的 1/3 且无明显挫伤，则此类创口清创后多可直接原位对合缝合。缝合应尽量保证与血管纵轴垂直，以防止吻合术后血管腔狭窄。

2. 补片修复术　适用于血管裂口较大，清创修剪管壁后缺损较大或局部挫伤较重的病例。此种情况需行补片修复术，否则修补后将造成管腔狭窄。补片材料常用人造血管或自体静脉，其中以自体静脉最为理想。它既可修复动脉，又能修复静脉的损伤。此外，也有采用自体腹膜作补片材料的成功报道。补片的大小要适宜，过小将造成血管腔狭窄，过大则容易出现补片膨出，从而改变血液流变学，增加血栓形成的机会。一般将补片制成卵圆形，两端不宜过尖，以免造成血管腔狭窄。

3. 对端吻合术　适用于缺损长度在 2cm 以内者。可通过游离两断端血管并改变体位等方法，将两端口对端吻合。

动脉损伤后，原则上应力争修复，以保证组织的血液供应。动脉结扎术仅允许运用在某些对供血器官血运无重要影响的动脉受到损伤时。主要考虑结扎该血管后原供血区有无其他血管的侧支向该区代偿供血，并能维持生理功能等情况。通常将这些动脉分为以下三类。

(1) 允许结扎类：此类动脉多是源于主动脉的第二级分支，它们一般都有 2~3 支动脉同时分叉而行，然后进入各自供应的器官或区域组织。因此，允许结扎的动脉，常常是第二级动脉多个分支中的某一支。它既与同级动脉分支间有着丰富的侧支沟通，又与邻近其他动脉之间存在侧支供血，故血液循环较为丰富。结扎后很快由附近动脉的侧支向被扎区域代偿供血，所以一般不会引起组织的缺血坏死等改变。这些动脉主要有：肝总动脉、脾动脉、髂内动脉、肾上腺动脉、精索(卵巢)内动脉、颈外动脉等。

(2) 禁忌结扎类：此类动脉多为源于主动脉的第一级分支或虽非第一级分支，但为肢体或重要器官供血的主干动脉，具有管腔粗、血流量大，供血范围广泛，与周围血管少有侧支沟通或虽有沟通，但不能满足被扎区域组织需求的供血量等特点。一旦结扎，侧支血管不能马上代偿供血，将导致一系列的缺血症状，甚至造成肢体或器官的缺血坏死。因此，这些动脉禁忌结扎，一旦损伤后应尽全力修复重建，否则将导致较高的肢体或器官的坏死率。它们分别为：锁骨下动脉、肱动脉、髂总动脉、髂外动脉、股浅动脉、腘动脉、颈总动脉、颈内动脉、腹腔动脉、肠系膜上动脉及肾动脉等。

(3) 相对允许结扎类：该类血管常为两支并行的主干动脉中的某一支。在血管发育无异常时，两支主干血管在肢体末端部借助弓形动脉相互沟通。因此，当其中一支血管损伤特别严重实在无法修复时，可考虑予以结扎，结扎后将由另一条动脉通过动脉弓供血，多数能够满足组织的血液供应。但结扎前必须确保另一条动脉为供血正常时，方可实施。当动脉发育异常情况下，两支动脉间常常互不沟通，一旦结扎其中一支将出现肢端部血供障碍或坏死。加之外伤后临床上一般难以确定该动脉发育有无异常，因此对该类血管同样也应力争尽量修复重建。这些血管主要有：尺动脉或桡动脉、胫前动脉或胫后动脉等。

三、血管移植术

【手术指征】

1. 严重的血管损伤或血管病变切除后，不能自身修补。

2. 血管闭塞性疾病，行转流或旁路移植术。

3. 动脉瘤病变，必须切除瘤体并重建动脉者。

4. 肿瘤侵犯血管，为切除肿瘤需切除受累血管并重建者。

【移植的材料】

目前临床上常用自体血管、同种异体血管及人造血管作为血管移植材料。

【手术方法】

1. 自体血管移植术　在血管移植中，自体血管移植是目前效果最好的一种材料。通常选取大隐静脉、小隐静脉、头静脉或贵要静脉等，其中以大隐静脉最常用。大隐静脉长度较长，管壁强度较高，但限于口径，只能用作股动脉、颈动脉或冠脉搭桥的材料；或将两条大隐静脉剪开后缝合成管状，形成一条口径较粗的血管用于门腔分流术中。其管壁强度不足以承受大动脉内的压力，因此首选用于中、小动脉移植。移植后的自体大隐静脉可在较长时间内保持静脉壁的正常结构，但长期的随访研究发现移植的大隐静脉会发生管壁纤维组织增生、管壁僵硬、管腔缩小等改变，这种改变与手术创伤及静脉壁营养血管被破坏有关。因此，作为移植材料，大隐静脉也有其自身的局限性。

(1) 大隐静脉的切取：通常取对侧下肢纵向切口，肢体略外展外旋，在腹股沟韧带中点下方约 2cm 处、股动脉内侧纵向切开皮肤，解剖并游离大隐静脉干，结扎其分支，根据所需替换的动脉长度切取，通常应长于切下的动脉段 1~2cm。截取目标段大隐静脉前应结扎并切断该段静脉上的所有分支，截取后按血管纵轴方向剥除两断端的外膜，标记出远、近端，将大隐静脉置于肝素生理盐水纱布中备用(图 37-4)。用于移植物的自体大隐静脉，应在原发病灶局部解剖显露完毕只待移植时再行切取，否则可因离体的时间过长而造成血管内皮细胞变性坏死。据资料报道，静脉内膜暴露于空气中约 10 分钟，即可造成内皮细胞明显损害。

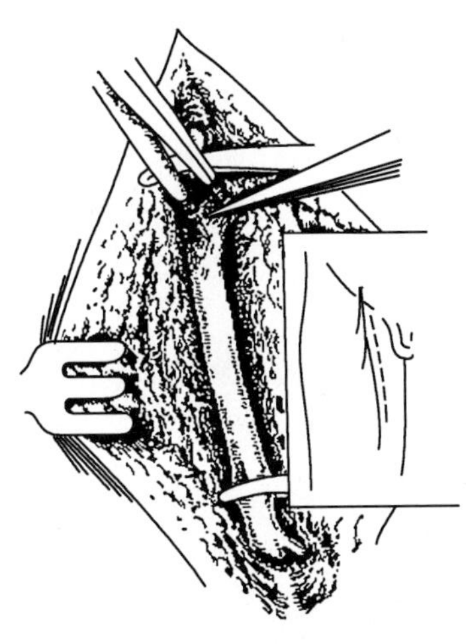

图 37-4　大隐静脉移植术：切取静脉

因此，用于移植的血管，离体时间越短越好。

(2) 移植与吻合：静脉移植物本身的瓣膜对血流具有限制作用，当用于动脉修复时，移植的静脉必须倒置。即将静脉远心端对动脉的近端，进行对端吻合。若用于静脉间的移植，则应顺置吻合，以免血流受阻。吻合方法通常采用三定点间断或连续缝合法（图 37-5）。自体静脉移植常有不同方式，如直接移植于切除了病变血管的缺损处；用于股 - 股动脉搭桥，自体静脉两端分别端 - 侧吻合于双侧股动脉；用于病变血管远近端的转流手术；以及将两段静脉拼接成口径较大的静脉用于门腔静脉分流等。

2. 同种异体血管移植术　同种异体血管移植较少采用。血管来源于青年成人新鲜尸体。由于供体血管保存困难，移植后排斥反应等原因，同种异体血管移植效果远不如自体血管移植。血管移植后期动脉结构逐渐消失，并为纤维组织所替代，常出现动脉粥样硬化或动脉瘤样改变，甚至破裂。

3. 人造血管移植术　自体血管移植多数仅适用于中、小动脉，对较大血管需要应用人造血管作为移植材料。目前临床上最常使用膨体聚四氟乙烯(ePTFE)材料的人造血管，其他人造血管材料包括尼龙、涤纶、泰氟纶(Teflon)、真丝等。人造血管本身遍布无数网孔，不同材料制成的人造血管网孔大小不同。网孔的作用在于管腔外的成纤维细胞及毛细血管能透过人造血管壁迅速长入血管内，形成肉芽内膜层供内皮细胞及平滑肌细胞爬行。人造血管两端的正常血管内膜会跨越吻合口向移植血管延伸，但长度一般在 2cm 以内，其余部分并非真正的内膜。

涤纶人造血管网孔大，由于动脉内压力高，容易自孔隙漏血，因此移植前应先进行预凝，即用 36~40℃生理盐水浸泡，使其变软，再用患者的新鲜血液浸泡人造血管，使血液中的纤维蛋白将网孔填塞，以减少移植后出血。膨体四氟乙烯人造血管网孔较小，但数量多，即网孔度大，新内膜形成快，移植前不需预凝。

人造血管用于较大动脉的重建具有一定优势，但当用于中小动脉，如股、腘动脉重建时 3 年通畅率不到 50%，远低于自体大隐静脉，移植物常在术后短期内闭塞。因此，直径小于 8mm 的人造血管，一般较少采用。人造血管作静脉重建时，即使下腔静脉也易并发血栓形成。

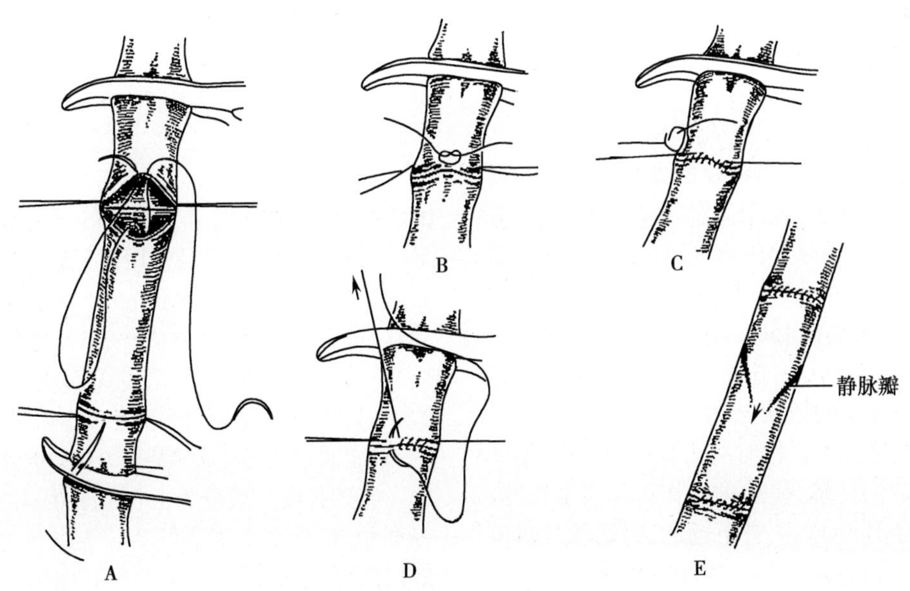

图 37-5　大隐静脉移植术：静脉移植

A、B. 三定点褥式缝合；C、D. 连续缝合；E. 移植完毕

【术后处理】

1. 术后三天内密切观察移植血管远端血供情况，注意肢体远端血管如胫后、足背动脉搏动及皮肤温度、颜色等。如发现远端动脉搏动减弱或消失，皮温降低，皮色苍白，应及时手术探查，必要时再次重建血管。

2. 肢体制动　移植部位跨关节或血管吻合有一定张力时，需将患肢制动，时间一般为2~3周。之后逐渐开始适量的关节锻炼及活动，但不可作过大的伸屈及负重性运动，以免将血管吻合口撕裂。

3. 动脉手术后患肢置于水平位或低于水平位，以促进肢体侧支循环；静脉手术后应抬高患肢15°~20°，以利静脉回流，减轻水肿。

4. 抗凝治疗　大、中型血管经移植物重建后一般不需全身抗凝治疗。小血管的重建手术后，术后应给予抗血小板药物（阿司匹林或氯吡格雷）。术后第一天开始皮下注射肝素预防深静脉血栓。对移植血管条件不理想（如腘动脉已远人工血管移植），远端流出道不佳，多处血管重建，或高凝状态的患者应使用肝素或香豆素类药物充分抗凝治疗，肝素一般从小剂量开始使用，逐渐增加到治疗剂量（APTT维持在50~60秒）。

第二节　腔内血管外科器材及基本技术

一、导鞘

导鞘内部装有可防止漏血的单向活瓣，穿刺动脉成功后经导丝将导鞘送入血管，拔出鞘芯，即在皮肤表面和血管腔之间建立了一条安全的过渡通道，保证在进行随后的造影和腔内操作时避免无谓的血液丢失，而且减少了导管和导丝交换时对血管壁损伤。导鞘适用于几乎所有造影及腔内治疗操作。

导鞘的大小取决于腔内治疗的方案和相应通过器械的直径。一般来说，导鞘直径从4F到10F不等（3F=1mm），在进行主动脉腔内修复术时，由于支架血管直径粗大，常需要应用20F甚至更粗的导鞘。通常情况下，导鞘长度大都在15cm左右。有时，导鞘长度可以达到60cm，甚至90cm，这就是所谓的长鞘。长鞘的作用是可以将弯曲的动脉（如髂股动脉）拉直，还可以减少反复交换导管等器械时对血管壁的损伤，便于球囊导管和支架的传输，使腔内操作更加安全快捷。长鞘适合应用于颈动脉、锁骨下动脉、肾动脉及对侧下肢动脉的腔内治疗操作。

二、导丝

导丝可以分为多种类型，主要根据直径、长度、尖端形状、内芯硬度、防摩擦外涂层等不同来区分（图37-6）。但所有导丝共同的基本作用是可以通过各种不同情况的血管，包括扭曲、狭窄甚至闭塞的血管，从而辅助导管及其他腔内治疗器械进入目标血管，因此导丝在血管腔内治疗中发挥着至关重要的作用。

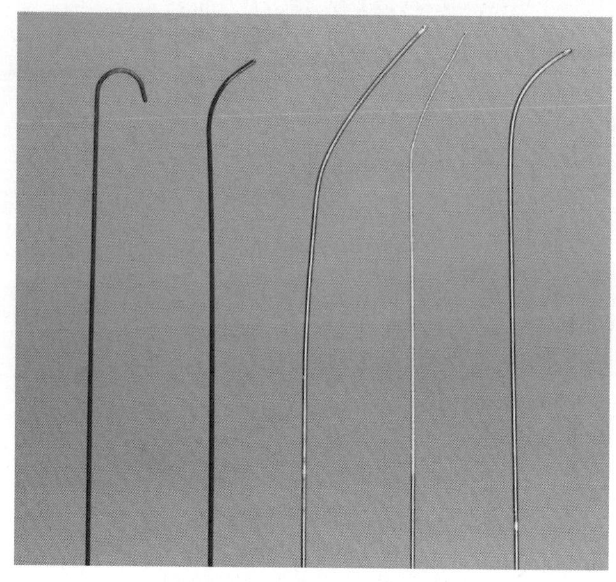

图37-6　各种不同类型导丝

各种导丝均至少由两层结构组成，内部芯轴和外套。内部芯轴保证导丝的整体硬度和旋转操控性。内芯自导丝主体至尖端逐渐移行变细，因此导丝尖端比主干柔软。有些导丝的内芯可以抽出，以此来调整导丝的强度，或者从中心腔内注射药物。导丝外套大多为细不锈钢丝绕成的弹簧状套管，使导丝具有一定的柔顺度和减少摩擦。有些导丝外表面有一层亲水性涂层，如聚四氟乙烯（TEFLON）等，可以进一步减少摩擦。所有导丝的尖端3~20cm较柔软，可以避免推进时损伤血管。

导丝直径一般有0.038英寸（1英寸=2.54厘米）、0.035英寸，0.025英寸，0.018英寸和0.014英寸等型号。其中0.035英寸最常用，可适用于大多数造影及腔内治疗需要，直径小于0.018英寸的一般被称为微导丝，适合于处理一些直径细小动脉的严重狭窄甚病变。一般来说，标准的球囊导管或支架都可以通过0.035英寸以上导丝，而适用于小血管的腔内治疗器械，只能通过0.018英寸甚至0.014英寸的微导丝。

导丝长度一般分为150cm，180cm，260cm和300cm等型号，绝大多数部位的动脉造影都可以采用180cm以内的导丝来完成，但如果需要应用球囊或支架进行腔内治疗时，往往需要应用260cm甚至300cm的长导丝。除非目标血管距入路穿刺点在30~40cm左右，或是应用快速交换型球囊或支架，此时也可以使用短导丝来进行器械的交换，从而完成腔内治疗。

根据尖端形状不同，导丝可以分为柔软型、直头和弯头等类型。一般来说，初始造影和病变血管评估时选用弯头的J形导丝，可以减少损伤血管的可能。在经过造影，明确病变部位和特点后，可以更换为柔软型、直头或尖端塑形的导丝通过病变。

根据内芯硬度不同，导丝又可以分为标准型、加硬型和超硬型等。在导丝通过病变后，可以提供内支撑力，保证随后的球囊导管及支架等器械的通过。导丝的硬度决定了随后跟进的腔内器械的容易程度，特别是需要通过严重狭窄或扭曲的病变血管，或是需要跟进直径比较大的球囊、支架或支架血管时，常常需要高硬度的导丝作为支撑。如果单纯依靠导丝仍不能提供足够的内支撑力，通常需要导引导管（guiding catheter）或长鞘来提供和加强外支撑力，从而便于腔内器械到达目标血管。

【应用导丝技巧】

1. 在操作过程中，随时用肝素盐水擦洗、湿润导丝，可以减少摩擦力，提高导丝的通过性，尤其是对于表面附有亲水涂层的导丝。亲水性导丝在通过穿刺针时，外涂层很容易划伤，因此在穿刺时尽量使用导鞘配带的导丝。

2. 导丝在前进时一定要在透视下进行，注意观察导丝尖端的形状，尤其在处理动脉硬化狭窄的血管时。导丝前方有阻力时切不可强行通过，防止损伤血管壁形成夹层或动脉破裂。

3. 在导丝通过严重硬化狭窄病变时，为防止导丝尖端引起夹层，可以将导丝尖端形成一个回弯，待通过狭窄病变恢复原状。

4. 导丝一旦到达目标位置，一定保证导丝位置不动，直到所有检查和治疗完成。交换导管时助手扶住导丝，如果导丝在体外过长，为防止导丝尾部易位被污染，可以用无菌单压住导丝。一旦导丝污染，需要重新更换。

三、导管

导管的作用是提供一个进入目标血管的通道，便于下一步进行造影或腔内治疗。导管一般长度在65cm和150cm之间，短者用于腹主动脉近端内脏分支或分叉处病变的造影，长者可以用于远距离的头臂动脉分支或对侧下肢远端血管到达。与导鞘不同，导管有外径和内径两个参数。导管用外径表示其粗细，单位也用F，一般在4F和6F之间，6F导管可以通过6F导鞘或指引导管；内径用英寸表示，表明容许通过的导丝直径，如0.038英寸或0.035英寸。微导管外径一般只有2F或3F，可以通过普通的4F导管内部，用于进行分支血管的超选择性操作。

导管种类繁多，主要根据尖端不同形状、长度、硬度及顶端是否有侧孔等分类。其中，导管头端形状是在选择各种导管时最重要的参数（图37-7）。

导管按其用途不同可以分为三类：诊断性导管、选择性导管和指引导管。

(1) 诊断性导管：通常置于大血管内进行血管造影，材料一般为尼龙，可以承受高压。导管头端有一个端孔和多个侧孔，这样对比剂可以向各个方向散开，大动脉血流速快，局部可以形成对比剂高浓度区域，显影效果好，而且减少对血管损伤，可以用于高压注射器造影。最常用的诊断性导管有猪尾导管和腔静脉导管等。猪尾导管头端卷曲呈猪尾样，一般用于各主动脉等大动脉造影，有时也可以用于髂总动脉等中等血管造影，此时由于血管直径小，导管尖端没有完全弯曲成形。腔静脉导管头端为直型，适用于上、下腔静脉的造影。

(2) 选择性导管的头端形状各异，只有一个端孔，可以协助导丝选择进入血管及其分支，也可以用来进行节段性测压、局部取血或注射各种药物等。材料一般为聚乙烯，因此更加柔软，便于配合导丝前进和后退。目前常用的有椎动脉导管（VER）、眼镜蛇导管（COBRA）、席梦思导管（SIMMONS）、多功能导管（MPA）等。

(3) 指引导管：是一类特殊的导管，与其他造影导管相比，管腔内径至少增大一倍，管壁支撑力强，可提供一个固定管腔用于导丝导管的交换和其他腔内治疗器械的通过，其作用与长鞘类似。尤其适用于对内脏动脉及头臂动脉等分支动脉病变腔内治疗时，应用指引导管可以简化操作，减少反复交换器械的阻力，避免可能造成的血管损伤。指引导管长度一般为45~100cm，内径为6~9F。

【应用导管技巧】

1. 导管在前进和后撤时必须在导丝指引下进行，以防止导管尖端损伤血管壁。

2. 导管在前进和后撤时一定要控制住导丝，防止导丝移动。助手应不断用盐水擦洗导丝，减少其阻力。每次用导管前要用肝素盐水冲洗管腔，撤回的导管也要将内外积血冲洗干净。

3. 在将导管连接至高压注射器造影前，应该用普通注射器手推少量对比剂以确认导管头端位置，确保在血管腔内。如果导管尖端顶住血管壁，在高压造影时可能会导致血管壁损伤。

4. 造影时尽量将导管靠近目标血管，一方面可以减少其他血管的干扰，使目标血管显影更加清楚；另一方面，也可以减少对比剂的应用。

5. 在腔内治疗过程中，需要保持导丝通过病变血管，直到确认治疗结束，期间需要反复造影，明确球囊

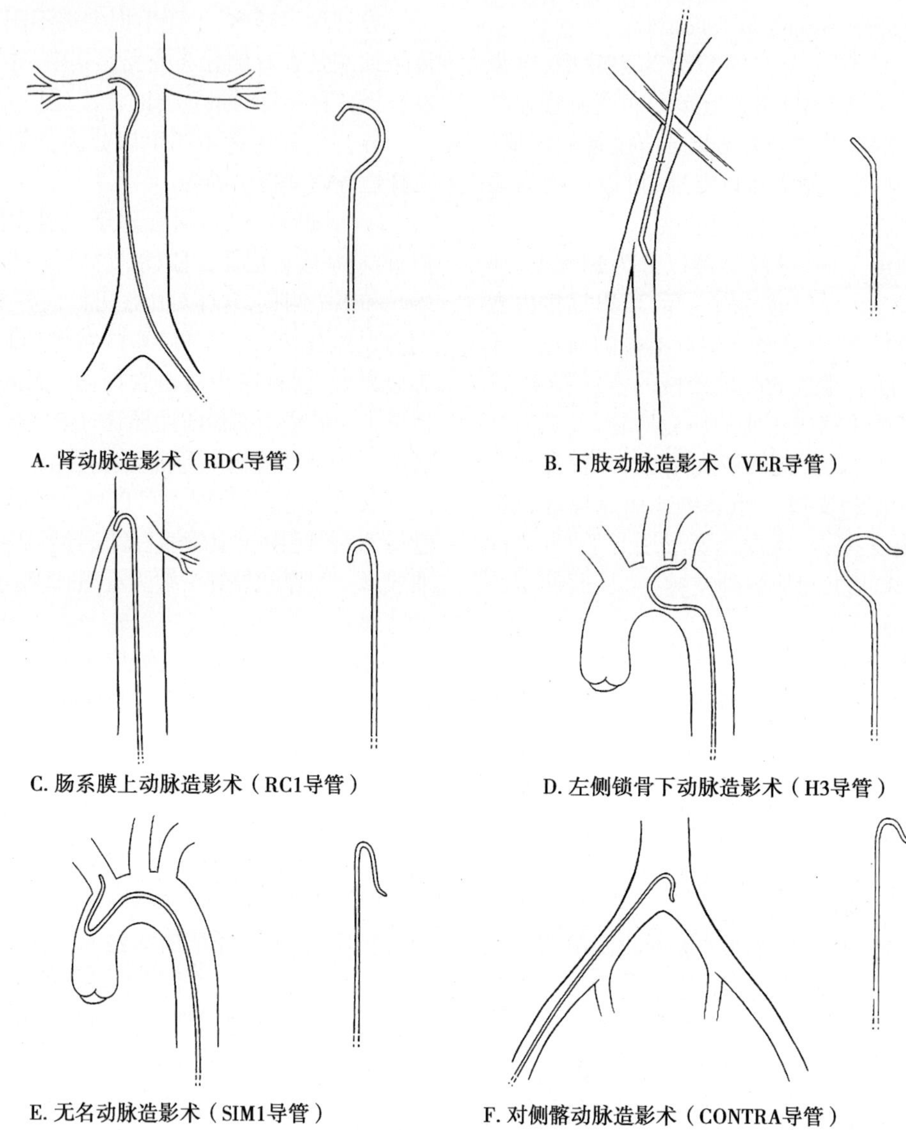

图 37-7　各种不同类型导管

和支架的位置，此时，指引导管可以发挥重要作用。

6. 在处理肾动脉等成角大的分支病变时，由于跨病变导丝长度短，无法为随后的球囊和支架等腔内器材提供足够的内支撑力，此时指引导管可以提供很好的外支撑力。

7. 与长鞘不同，指引导管头端没有渐细的扩张器，因此前进时需要在 X 线引导下小心进行，防止对血管壁的损伤；另外，指引导管也没有止血阀，因此尾端需要加装 Y 型头，从而减少出血，便于造影。

8. 应用席梦思（SIMMONS）等"∩"形头端的导管时，由于主动脉直径小，有时头端难以塑形。此时可以利用髂动脉或锁骨下动脉等分支，把导管尖端挂住分支，然后前进导管主体，从而完成头端折叠塑形。但是这种塑形方法有可能会造成斑块脱落，远端栓塞风险，最安全的塑形方法还是把导管前进到升主动脉，此处主动脉直径宽，一般可以成功塑形（图 37-8、图 37-9）。

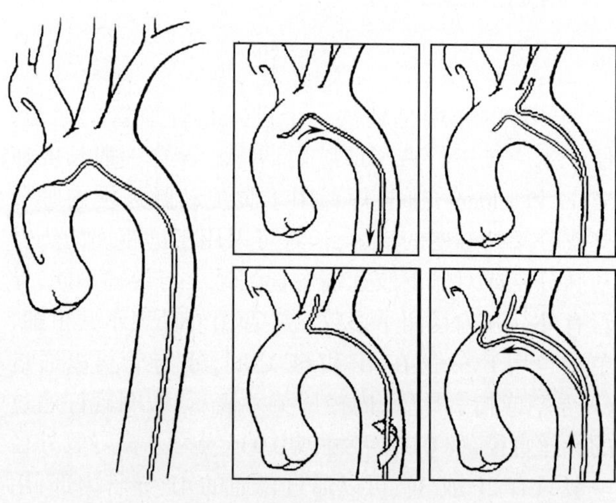

图 37-8　SIMMONS 导管于左侧锁骨下动脉开口塑形

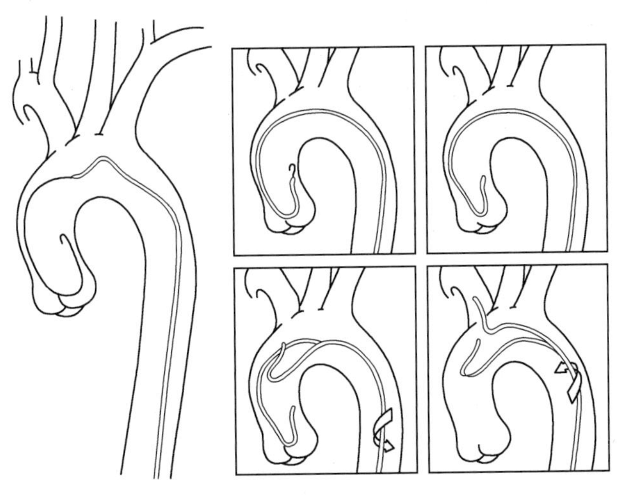

图 37-9　SIMMONS 导管于升主动脉塑形

四、球囊导管

球囊导管是腔内治疗中应用很广泛的器械，其作用是将狭窄或闭塞的动脉扩张成形，重新恢复动脉管腔的通畅性。理想的球囊导管都有一个重要特性，即在设定的压力下球囊可以膨胀达到规定的直径。

球囊导管可以分为顺应性球囊和非顺应性球囊两大类。顺应性球囊由普通弹性材料制成，球囊在压力作用下会不断膨胀增大，当遇到阻力时，球囊会发生变形，向阻力小处扩张，导致对周围作用压力减少，而且容易损伤到正常血管壁，因此限制了其应用。目前主要用于主动脉腔内修复术后扩张支架型血管，使其与血管壁贴合更紧密。非顺应性球囊由聚对苯二甲酸乙二醇酯等合成材料制成，可以承受很高的压力。当球囊在压力作用下膨胀达到设定直径后不会继续增大，因此可以保持对周围狭窄部位施以较高的压力，这对于治疗严重钙化狭窄的外周动脉病变是十分必要的。目前临床应用的绝大部分腔内治疗球囊都是非顺应性球囊。

一般来说，球囊导管有如下一些常用参数：扩张后球囊的直径（mm）与长度（cm）；球囊推送杆主体长度（cm）；可以通过的导鞘直径（F）；允许通过的最粗导丝（英寸）；球囊容许最大爆破压（atm）等。

球囊直径的选择是通过造影后测量病变段动脉附近正常动脉直径来决定，可以选择 2~25mm 不等。一般直径超过参考血管直径的 10%~20%。球囊的长度根据病变长度来选择，应该完全覆盖动脉病变段。为增加可通过性，绝大多数球囊外表面有亲水涂层，但对于球囊扩张型支架，为了防止支架中途脱落，外表面则无亲水涂层（表 37-1）。

球囊推送杆的长度在 60~150cm 不等，一般根据病变距离远近来选择。应该尽量选用推送杆短的球囊导管，这样便于交换和输送。长推送杆的球囊，由于推送阻力大，交换时需要应用质硬导丝加强内支撑，或应用长鞘或指引导管作为外支撑。

切割球囊是一类特殊的球囊导管，其球囊表面有三到四条刀片沿长轴纵行分布，主要应用于一些顽固性质硬动脉病变，此时应用普通球囊无法扩张成形，比如支架内再狭窄或移植物再狭窄等。切割球囊有时也可以应用于一些细小血管病变，不适宜放置支架时，如胫腓动脉等处的病变。应用切割球囊时需要注意，不能过度扩张，防止血管破裂；也不能应用于闭塞病变，防止血管破裂；由于球囊质硬，扩张和回缩时要缓慢，减少对血管壁的损伤，压力一定不能超过爆破压力。

表 37-1　不同部位血管的球囊选择

目标血管	球囊直径（mm）	球囊长度（cm）
颈内动脉	4~6	2
颈总动脉	5~7	2~4
锁骨下动脉	5~8	2~4
椎动脉	3~5	2
腹主动脉	10~25	2~4
肾动脉	4~8	2
内脏动脉	4~6	2
髂总动脉	6~10	2~4
股总、股浅动脉	4~6	2~10
腘动脉	3~5	2~4
胫腓动脉	<4	2~10

【应用球囊导管的技巧】

1. 在完全覆盖病变的前提下尽量选用短球囊，球囊刻度两端“肩部（shoulder）”应尽量短，以减少对正常血管的损伤。

2. 在对动脉分叉处病变扩张时，为避免影响其他分支动脉，可以在两分支动脉内同时应用球囊扩张，这称为“对吻”球囊（kissing balloon）技术。

3. 球囊扩张时应逐渐增加压力，扩张时间一般为30 秒 ~3 分钟，以减少对血管壁的损伤。各型号球囊的最大爆破压不同，应注意不要超过限定压力，避免球囊破裂。

4. 对长病变段血管扩张时，尽量选用长球囊一次扩张，避免用短球囊反复扩张，以减少远端栓塞的可能性和血流阻断时间。但是在处理髂外动脉等迂曲血管病变时，可以选用短球囊扩张，防止长球囊拉伸血管导致的血管壁损伤。

五、支架

单纯行球囊扩张血管成形术容易产生一系列问题,如血管弹性回缩、形成夹层和术后再狭窄等。为了解决这些问题,血管内支架应运而生。所有血管支架的共同特点是都对血管腔有支撑和扩大的作用,因此可以防止血管回缩,提高血管远期通畅率。

目前临床应用的支架分类很多,按照制作材料不同,支架可以分为不锈钢支架和镍钛合金支架。按照制作方式分为编织型、激光镂刻型和弹簧圈型支架。按照表面涂层不同,可以分为裸支架和药物涂层支架。

最具有临床意义的是按照释放方式不同将支架分为自膨式支架和球囊扩张式支架(图 37-10、图 37-11)。自膨式支架特点是柔顺度高,不容易发生晚期支架变形,但定位欠佳,存在释放后短缩现象。适用较迂曲的血管,主要用于治疗髂动脉、股动脉和颈动脉的病变。影响自膨式支架膨胀性的因素有支架结构和材料,目前常用材料为不锈钢和镍钛合金。早期的支架皆为不锈钢材料,最具代表性的是 Wallstent™(BOSTON),但后期的大部分支架都采用常温记忆金属—镍钛合金。这种镍钛合金支架当温度降低时可以变形,压缩到很小的推送杆内,在体内定位释放后,在常温下会自动塑形为支架形状。不锈钢编织支架的优点是,当释放部分小于 85% 时,可以回收支架,重新定位释放,这是即使到目前大多数支架都没有的优点。不锈钢编织支架的缺点是体内释放后长度回缩大,即回缩比大,因此定位不准确;而且支架两端径向支撑力小于镍钛合金支架。镍钛合金支架为激光镂刻制成,其显著优点是回缩比小,因此其释放定位比较准确,适用于一些重要分支血管病变的治疗。

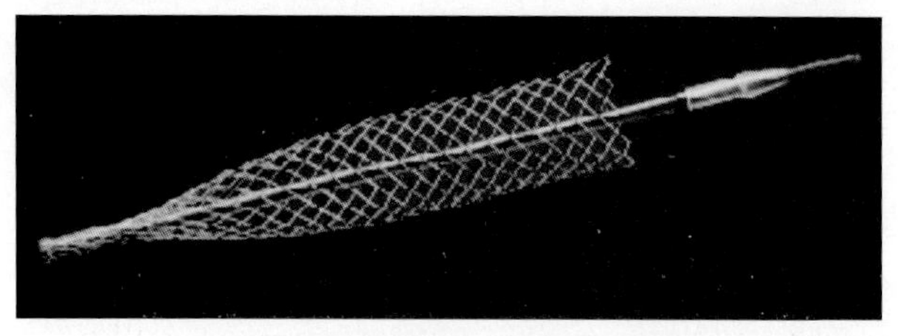

图 37-10　自膨式支架释放过程

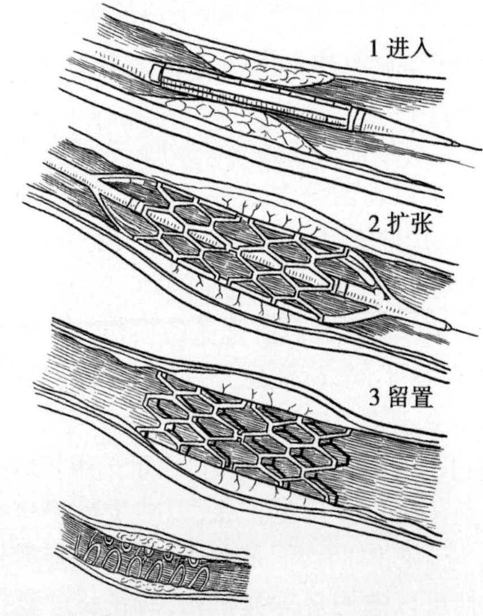

图 37-11　球囊扩张式支架释放过程

球囊扩张式支架特点是定位非常准确,支撑力强。球囊膨胀的直径不同,决定了支架的最后直径大小,如果预估直径过小,可以再次扩张。球囊扩张式支架缺点首先是直径固定,因此不能用于跨过动脉分支等直径改变的血管,比如髂总动脉、髂外动脉,或颈总动脉、颈内动脉。另外,由于球囊扩张式支架弹性差,在动脉壁长期压力下可能会发生不可逆变形,因此不能用于迂曲血管病变。球囊扩张式支架一般适用于肾动脉、内脏动脉和椎动脉等动脉开口处病变。PALMAZ 支架是最早的球囊扩张式支架,目前第五代产品 Genesis™(CORDIS)已经在临床应用,其支架网格趋向更小,架构趋向更薄,而径向支撑力保持不变。

另外,腘动脉等关节处适合应用柔顺性更高的弹簧圈型支架,如 Intracoil™(EV3)支架。对于膝下动脉等细小分支动脉,可以应用药物洗脱支架,来抑制血管内皮过度增生,从而提高血管远期通畅率。药物洗脱支架代表了支架治疗领域的最新进展,主要着力于解决支架术后再狭窄的问题。外涂层药物包括抑制细胞增生、免疫抑制和促进内皮细胞修复等几类。目前最常用的药物有西罗莫司和紫杉醇,前者是一种大环内酯类抗生素,还具有免疫抑制的作用。后者是一种抗肿瘤药物,可以有效抑制细胞的分裂和增殖。外涂于支架表面的药物通过孔隙缓慢释放于周围血管壁组织,可以抑制局部的体液免疫,从而避免由此诱发的炎症因子和生长因子的活化。临床循证医学证实,药物洗脱支架可以明显降低冠脉支架术后的再狭窄率,但是可以应用于外周动脉的药物洗脱支架仍在临床试验中(表 37-2)。

表 37-2　血管腔内治疗常用支架类型

支架名称	支架类别	适用部位
Smartcontrol™(CORDIS) Luminex™(BARD)	自膨式支架	髂股动脉和颈动脉
Genesis™(CORDIS)	球囊扩张式支架	肾动脉等内脏动脉
Intracoil™(EV3)	弹簧圈型支架	腘动脉等
Cypher™(CORDIS)	药物涂层支架	膝下动脉等分支动脉

在应用支架时，需要注意以下一些常用参数：支架直径（mm）与长度（cm）；释放系统推送杆长度（cm）；可以通过的导鞘或指引导管内径（F）；允许通过的导丝（英寸）。选择支架的直径和长度的测量方法和应用球囊的方法基本相同，但选择支架时一般应该比使用的球囊长 1~2cm，以保证球囊扩张时被破坏的血管内皮层能够得到完全覆盖。大部分支架可以通过 6~8F 的导鞘，还要根据病变血管离穿刺点距离选择适合的推送杆。

【应用支架的注意事项】

1. 应用球扩式支架时，在通过迂曲狭窄的病变血管时，支架容易发生脱落，这点和自膨式支架不同，因为自膨式支架一般有外鞘保护。预防方法是，应用长鞘或指引导管作为外保护，同时可以减少支架传输过程中的阻力。

2. 应用自膨式支架时，一般比目标血管直径稍大 1~2mm，如果测量值过小，会导致支架贴壁不好，即使用球囊后扩张也无法完全贴壁，除非在内部再放置一个直径更大的支架作为支撑，这点和球囊扩张式支架不同。

六、支架血管

支架血管是将血管内支架和外科旁路移植术相结合的产物，它是把血管移植物外衬或内附于血管支架上，用来治疗血管疾病（图 37-12）。目前，支架血管已经广泛用于动脉瘤、动脉夹层或破裂、动静脉瘘等疾病的治疗。还有人将支架型血管用于长段的下肢动脉闭塞，但其远期通畅率有待进一步观察。与裸支架相比，由于有血管移植物的存在，其输送器直径更粗，一般需要 8F 以上的导鞘。当输送器直径超过 10F 时，往往需要行入路动脉切开。

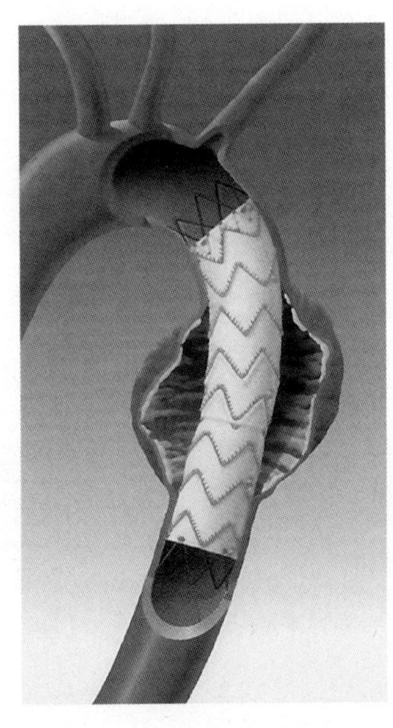

图 37-12 支架血管治疗胸主动脉瘤

目前，在国内上市的应用于周围动脉的支架血管主要有 Wallgraft™（Boston），和 Fluency™（BARD）等。Wallgraft 被覆的是涤纶血管，而 Fluency 被覆的是 ePTFE 血管。应用于大动脉的支架血管主要有进口的 Talent™（Medtronic）和 Zenith™（Cook），国产的有 Ancura™（深圳先健）和 Microport™（上海微创）。

七、经皮血管缝合装置

血管缝合装置主要用于血管的腔内治疗结束后，在动脉导鞘撤出时对动脉穿刺点进行封堵止血。一般认为，穿刺动脉导鞘小于 6F 时可以通过压迫止血，而导鞘在 6F 以上的则需要应用血管缝合装置，尤其是当腔内治疗过程中应用了大量抗凝药物时也需要考虑应用血管缝合装置。目前临床应用比较广泛的经皮血管缝合装置有：利用胶原塞压迫动脉外壁达到止血的 AngioSealTM（St.Jude）；还有通过缝合动脉穿刺点进行止血的 PercloseTM（Abbott）等，可以应用于绝大多数 6F~8F 的动脉穿刺点封闭。

【常见并发症及防治】

1. 穿刺点出血、血肿、假性动脉瘤和动静脉瘘形成 这是血管腔内操作最常见的并发症。主要原因为穿刺点压迫止血不充分，肝素用量过大，或凝血机制障碍等。其防治有下列几方面措施：

(1) 腔内操作后，穿刺点压迫止血时间应足够，一般 4F 动脉鞘压迫时间不小于 10 分钟，导管鞘较粗时应适当延长压迫时间。使用肝素剂量较大时可以带动脉鞘回病房，等肝素代谢完后再拔管。如导管鞘 >10F、患者局部皮下脂肪较厚无法有效压迫止血或患者有凝血机制障碍时，尽量采用直视下血管切开导入。

(2) 患者术后应该用沙袋压迫穿刺点，卧床制动 24 小时（视导管鞘粗细而定），避免剧烈咳嗽等增加腹压行为。

(3) 一旦发生该并发症，应立即给予加压包扎，停用抗凝药物，患肢固定 36~48 小时，然后随访局部肿块大小和彩超。如果血肿或假性动脉瘤持续增大时，应及时手术切开行血肿清除及血管破口修补。

2. 急性动脉血栓形成和远端动脉栓塞

主要原因：动脉壁损伤、动脉持久痉挛、操作时间过长导管鞘及导管促血栓形成、动脉附壁血栓及动脉硬化斑块向远端脱落等。这些均可诱发动脉血栓或栓塞，造成肢体远端缺血，甚至坏死。

治疗策略：症状轻者，可用溶栓、抗凝、扩血管等保守治疗；如肢体严重缺血应尽早手术取栓并修复损伤的动脉，必要时可能需要动脉旁路或人工血管移植。

3. 动脉夹层形成

主要原因：血管扭曲、硬化、狭窄，致使导丝导管前进困难，如果操作手法不当，过于暴力，可能使导丝导管插破动脉内膜，形成夹层。若此时在夹层内进行高速对比剂注射或注入过量对比剂，可能导致血管破裂。此外，夹层形成还会导致远端动脉管腔闭塞引起急性缺血。

治疗策略：在操作中前进导丝时需轻柔仔细，造影前仔细了解导管头端位置，切忌在动脉夹层内进行造影。一旦夹层形成，导致远端动脉管腔闭塞引起急性缺血，有条件者可以置入支架把夹层内膜片固定，重新开放管腔，否则需要手术把局部夹层破口切除，行血管重建。

4. 动脉穿孔出血　当患者血管扭曲、硬化严重时，如果操作过于暴力，可能会发生血管穿孔和破裂。穿孔较小时，会发生局部出血和血肿，穿孔较大时，可致大量出血，甚至出现休克和死亡。如果系导丝引起的小穿孔，回撤导丝后再次造影，一般可以自行愈合。如果为大的穿孔，需要立即紧急处理，原则同上述发生夹层时的策略。

5. 腔内治疗器械折断

原因：如导丝或导管多次使用，反复塑形，会导致磨损乃至老化；或在前进后退时导丝或导管弯曲，操作过于暴力，有可能导致导丝导管的折断。

处理策略：可用血管抓捕器及时取出，必要时切开血管取出。

6. 中枢神经损伤

原因：在进行全脑造影时，如果大剂量、高浓度对比剂通过颈动脉到达大脑时，可能破坏血－脑屏障，损伤脑组织，患者可出现头痛、烦躁不安、一过性失明，重者可引起昏迷或癫痫样抽搐。在进行主动脉或其他分支动脉造影时，如导管头端恰巧对准脊髓动脉开口，高浓度对比剂可造成脊髓损伤，轻者会发生感觉运动功能减退，重者可引起截瘫。

预防措施：应尽量选用与血浆等渗或低渗的非离子型对比剂，并在不影响诊断的前提下，尽可能减少对比剂的用量及降低对比剂浓度。在进行主动脉或其他分支动脉造影时，应确认导管尖端的位置，确保导管头端不应置于脊髓动脉开口。

（朱雅亭　贾鑫）

参考文献

1. Saltzman J, Probst P. A new puncture needle (Seldinger technique) for easy antegrade catheterization of the superficial femoral artery. Eur J Radiol, 1987, 7: 54-55.
2. Dangas G, Mehran R, Kokolis S, et al. Vascular complications after percutaneous coronary interventions following hemostasis with manual compression versus arteriotomy closure devices. J Am Coll Cardiol, 2001, 38: 638-641.
3. Toursarkissian B, Mejia A, Smilanich RP, et al. Changing patterns of access site complications with the use of percutaneous closure devices. Vasc Surg, 2001, 35: 203-206.
4. Singh H, Cardella JF, Cole PE, et al. SCVIR Standards of Practice Committee, Society of Cardiovascular and Interventional Radiology: Quality improvement guidelines for diagnostic arteriography. J Vasc Interv Radiol, 2002, 13: 1-6.
5. Engelke C, Sandhu C, Morgan RA, et al. Using 6-mm cutting balloon angioplasty in patients with resistant peripheral artery stenosis: Preliminary results. AJR Am J Roentgenol, 2002, 179: 619-623.

第三十八章

主动脉手术

4

第一节　胸腹主动脉瘤、腹主动脉瘤人工血管置换术

一、胸腹主动脉瘤人工血管置换术

1954 年 Etheredge 医生和他的同事报道了第 1 例胸腹主动脉瘤(thoracoabdominal aortic aneurysm,TAAA)的开刀手术治疗,他们应用了临时转流管,分别放置于胸主动脉和腹主动脉。然后采用自体移植物进行重建,内脏动脉吻合于移植物上。DeBakey 医生和他的同事将聚酯管状人工血管作为移植物代替主动脉,将其吻合于动脉瘤的近远端,然后将内脏动脉逐个吻合于涤纶人工血管上。1974 年 Crawford 医生改进了 TAAA 的手术方法,将内脏动脉开口连同部分主动脉瘤壁补片样一起吻合于主动脉人工血管上。此外,他还开始将肋间动脉进行重建以预防截瘫。

TAAA 术中主动脉阻断时间是预测末端脏器缺血损伤及截瘫的最重要因素。随着手术技术的改进,逐步应用一些新的保护措施,以增加主动脉阻断缺血的耐受性和减少手术并发症,其中包括:深低温、神经保护药物、硬脊膜冷灌注以及脑脊液(cerebrospinal fluid,CSF)引流。各种主动脉远端灌注技术进一步降低了 TAAA 术后的死亡率和并发症率。TAAA 术后并发症与动脉瘤累及的范围密切相关。Crawford 医生将胸腹主动脉瘤进行了分类(图 38-1),根据不同的病变类型可能引起的相关并发症,我们可以调整手术策略。目前,在 TAAA 治疗中依然无法广泛开展完全依靠腔内技术进行修复,所以血管重建技术仍占有很重要的地位,而且这样的格局在未来 10 年甚至更久都无法打破。

【适应证和禁忌证】

外科治疗 TAAA 的目标是防止瘤体破裂造成死亡。患者近期出现胸痛或背痛,因 TAAA 可能发生破

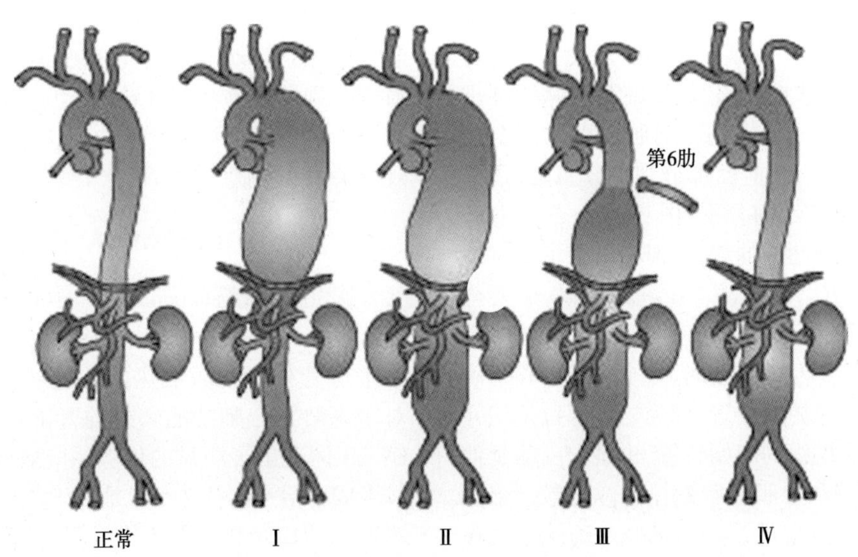

图 38-1　正常胸腹主动脉及动脉瘤的分型

Ⅰ型动脉瘤位于左锁骨下动脉远端至肾动脉以上。Ⅱ型为左锁骨下动脉远端至腹主动脉,累及肾动脉。Ⅲ型瘤体累及第 6 肋间隙(或对应节段的胸降主动脉)以下的主动脉。Ⅳ型瘤体累及第 12 肋间隙以下至髂动脉分叉(腹主动脉全程动脉瘤)

裂，所以患者近期出现胸痛或背痛被认为是外科手术的适应证。但是，一些非典型的或不明确的疼痛也可能预示着瘤体即将破裂。另外，TAAA 病变能够引起慢性疼痛综合征，典型疼痛部位是在脊柱的左侧，特别是椎孔部位存在一个巨大瘤体的时候。其他不常见的症状如由于气管或左侧支气管主干受压于瘤体及椎骨之间引起的呼吸困难，或由于食管在膈肌水平受压引起的吞咽困难，这些都是手术适应证。不同于腔内治疗，直接开刀切除瘤体将立即解除这些压迫的症状。在临床工作中，我们通常将瘤体最大直径超过 6cm 作为退行性 TAAA 治疗的界限。但是，有些破裂的危险因素能够影响患者进行外科治疗的适应证，例如慢性阻塞性肺病等。但由于马方综合征患者降主动脉瘤出现夹层及破裂的风险要高，所以建议进行干预治疗的瘤体直径是 5.0~5.5cm。

4

TAAA 开刀手术治疗的禁忌证主要是手术危险因素导致的，例如年龄、心肺功能受损、机体一般状态差、肾功能不全。解剖学方面主要包括：既往曾经接受过开胸手术和腹部切口存在禁忌；近年来的临床工作中，这些特点将影响开刀和腔内治疗方式的选择。对于 TAAA 患者，既往曾行主动脉人工血管置换手术是常见的，这就增加了解剖的复杂性。

【手术方式】

对于Ⅰ、Ⅱ及Ⅲ型 TAAA 患者，横行胸廓切开（通常是经第 6 肋间）直到肋缘，能够满足暴露动脉瘤的要求。Ⅰ型病变腹部的切口可止于脐以上，而Ⅳ型病变胸廓切口需要经第 8 肋间。将肋骨拉开后，可以选择腹膜后或经腹膜的途径来暴露主动脉。腹主动脉的暴露是经过降结肠、脾脏和左肾背侧的旁边进入，并将它们进行翻转；但是对于二次手术的患者，由于上次手术进行了肾脏固定，所以不能采用此入路。这种情况下，如果继续选择原路，就要在肾静脉周围进行操作，可能会造成肾脏损伤。膈肌可以被完全切开，但是我们更愿意切开前面部分和部分肌肉，这样就可以避免损伤膈神经的分支（图 38-2）。部分切开膈肌将有助于术后肺功能的恢复，但有时为了更好地暴露，特别是需要进行肋间动脉重建的时候，需要全部切开。继续往远端解剖，沿主动脉切口上方的所有组织都要进行横断。左肾旋前时，一个关键步骤是确认肾动脉在主动脉起源的位置，因为这个部位是切开肾下主动脉腹膜后组织的起始位置，也是向头端延伸切开正中弓状韧带和膈肌的解剖标志。通常一个大的后侧肾静脉分支位置就是左肾动脉。确认左侧输尿管，阻断的时候避免损伤。如果动脉瘤累及髂动脉，需要将髂总动脉、髂外动脉、髂内动脉游离并预备阻断。

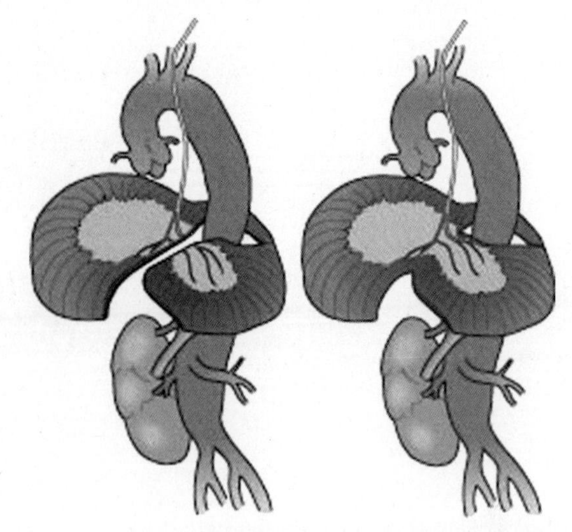

图 38-2　原先需要将膈肌切断（左侧），目前仅需将肌肉部分切断即可（右侧）

一般来说，手术是从瘤体近端到远端进行吻合。多数的退行性病变（包括很多夹层患者），可以应用 Crawford 提出的补片技术重建内脏血管。如果可行的话，Ⅰ型 TAAA 患者，远端阻断钳可放置于肠系膜上动脉和双肾动脉之间，或肾动脉的远端。远端吻合在肾动脉水平可以采用主动脉斜形切口，这样就可以保留内脏和肾动脉，通常不必分别单独地纽扣式重建这些动脉。我们治疗Ⅱ、Ⅲ及Ⅳ型 TAAA 的经验是：所有患者的左肾动脉均采用 8mm 直径的聚酯或聚四氟乙烯人工血管进行重建。因此，在阻断腹主动脉前，我们首先重建左肾动脉。退行性 TAAA 患者脊髓前动脉的灌注更多是依靠腰动脉和髂内动脉的侧支循环来代偿，因此，腰$_1$至腰$_5$节段的肋间动脉可能是非常重要的，需要进行重建。根据瘤体累及的范围，进行远端的吻合。如果髂动脉受累及，那么需要使用分叉的人工血管分别予以吻合。最后，将动脉瘤在人工血管外层进行缝合，并将膈肌脚缝合，防止出现疝，然后进行常规的关胸和关腹。

二、腹主动脉瘤人工血管置换术

腹主动脉瘤（abdominal aortic aneurysm，AAA）腔内修复技术（endovascular aortic repair，EVAR）是近 20 年来血管外科领域最热门和进展最快的治疗技术。对于高龄及心肺功能较差的肾下退行性 AAA 患者，EVAR 体现出了明显的优势，并已逐渐替代传统开刀技术成为治疗的首选。但是对于年轻、累及内脏动脉、非退行性病变及解剖条件不合适腔内治疗的 AAA 患者，开刀技术仍然具有重要的地位。当然相比较前文中的 TAAA 开刀治疗技术，AAA 开刀治疗的难度及风险是明显降低的。

【适应证】

传统外科手术对AAA适应证的选择基于瘤体破裂的可能性和手术带来的风险。不同直径的腹主动脉瘤1年内破裂发生率：直径<40mm为0，40~50mm为<1%，50~60mm约为10%，60~70mm约为20%，70~80mm约为30%，>80mm约为40%。对于直径>50~60mm的患者，破裂的危险性大大增加。另外，高血压、瘤体形态、生活方式以及家族史等与破裂也有一定关系。对有症状的患者提示破裂先兆或伴有严重并发症如下肢动脉栓塞、腹主动脉肠瘘者应尽早进行手术治疗。对于无症状患者手术时机的选择争议较多。目前一般标准是瘤体直径<5cm可暂不进行手术治疗，定期随访观察瘤体情况；瘤体直径≥5cm或增长速度>0.5cm/6个月时，应行手术治疗。手术适应证是相对的，临床实践中不仅要结合上述指标，还需要结合患者全身状况、瘤体形态、生命预期等多方面进行综合考虑。

【手术及并发症】

绝大部分患者在全身麻醉下接受手术，肾下AAA、肾上AAA及破裂性AAA的处理方式略有不同。对于肾下型AAA处理相对容易，选用长度和直径适宜的PTFE或涤纶人造血管对动脉瘤进行人造血管移植。对于肾上型AAA，由于操作比较复杂，暴露范围大，死亡率较高，所以在决定是否进行手术时要相对保守。

出血是最为常见的并发症。术中出血多见于静脉损伤，术后的出血主要原因是术中止血不彻底和吻合口渗血。胃肠道并发症主要是由于术中为暴露血管需要大范围地牵拉、移位肠管以及对肠系膜根部的游离，导致肠外露时间较长。术后应进行胃肠减压以及肠外营养支持。下肢动脉栓塞多数是由于瘤体附壁血栓或动脉粥样硬化斑块脱落而引起的，患者表现为下肢片状肤色青紫，严重时可出现静息痛或皮肤坏死等。感染是腹主动脉瘤传统外科治疗术后的非常棘手的并发症，一旦发生可危及生命。其他如心肌缺血、肾功能不全等。中远期并发症如移植物感染、移植物内血栓形成、吻合口假性动脉瘤形成等。

参考文献

1. Conrad MF, Crawford RS, Davison JK, et al.Thoracoabdominal aneurysm repair: a 20-year perspective .Ann Thorac Surg, 2007, 83: S856-S861.
2. Coselli JS, Lemaire SA, Köksoy C, et al.Cerebrospinal fluid drainage reduces paraplegia after thoracoabdominal aortic aneurysm repair: results of a randomized clinical trial.J Vasc Surg, 2002, 35: 631-639.
3. Griepp RB, Griepp EB.Spinal cord perfusion and protection during descending thoracic and thoracoabdominal aortic surgery: the collateral network concept.Ann Thorac Surg, 2007, 83: S865-S869.
4. Kouchoukos NT, Masetti P, Rokkas CK, et al.Hypothermic cardiopulmonary bypass and circulatory arrest for operations on the descending thoracic and thoracoabdominal aorta.Ann Thorac Surg, 2002, 74: S1885-S1887.

第二节　胸降主动脉瘤、腹主动脉瘤腔内修复术

胸降主动脉瘤和腹主动脉瘤腔内修复术是继传统开放式外科手术修复之外的另一种新兴治疗方法。该方法通过髂、股动脉或主动脉入路导入支架型血管移植物将动脉瘤与体循环相隔绝。这种血管腔内治疗的魅力在于，它能避免传统开放手术因暴露胸主动脉、腹主动脉及暂时阻断主动脉导致的巨大创伤、高并发症率和死亡率。从概念上来讲，主动脉瘤腔内修复就是将圆筒形支架血管移植物置入主动脉，但在实际临床实践中，多种解剖因素和生理因素都给胸主动脉瘤的腔内修复带来了挑战。随着主动脉扭曲程度的增加、动脉瘤与头臂分支血管或内脏分支血管的邻近、髂入路动脉的狭窄或扭曲，以及像栓塞卒中和脊髓缺血等破坏性并发症的发生，主动脉瘤腔内修复的复杂性也不断增加。因此，成功的主动脉瘤腔内修复要求有高质量的术前成像、严格的患者选择、周详的术前计划以及腔内操作的高超技术。

【适应证和禁忌证】

胸主动脉瘤与腹主动脉瘤共同的手术适应证依然遵从外科开放手术的适应证：①瘤体直径>5cm，②生长速度>5mm/6个月，③有症状（包括疼痛、压迫等）。其次必须兼顾患者年龄、病因、形态学、伴发疾病、预期寿命等多方面内容。主动脉瘤的手术适应证是由动脉瘤破裂的可能性和干预措施的风险/收益比来决定的。尤其是胸主动脉瘤的外科手术风险更大，而腔内修复技术的风险更小，因此当应用腔内技术修复胸主动脉瘤时手术适应证可以适当放宽，但对解剖适应证要求却应严格掌握。

除上述适应证外，腹主动脉瘤腔内修复术要求的理想形态学特点包括：近端瘤颈长度应>15mm、直径<30mm、成角<60°。髂动脉长度应>35mm、直径应<22mm并无严重的扭曲和钙化。但随着腔内修复技术的发展，一些不良的解剖形态正逐步被纳入到治疗指征中。

相对禁忌证包括：①主动脉瘤近端锚定区血管长度<15mm；②有严重的并存疾病，如严重的肾功能障碍、严重的凝血功能障碍等；③因恶性肿瘤或其他疾病预期寿命不超过1年的患者；④小于18岁的患者。

【患者评估与术前准备】

合适患者的选择及术前计划对于胸主动脉瘤的腔内修复来说,和外科手术技术一样重要。风险评级通过评估心肺功能,来帮助决定是行开放手术还是腔内修复。由于腔内修复以及之后的随访需要重复进行对比剂给药,所以需要评估患者的基础肾功能。

可以使用小于 2mm 层厚的 CTA 获得详细的病变解剖信息。CTA 扫描范围应当从主动脉弓分支血管起始直至双侧股总动脉,这样在评估治疗区域的同时也能评估入路血管。三维重建图像能用来评估主动脉的扭曲和成角。CTA 还能提供血管钙化和附壁血栓等信息,使得它成为术前影像检查的首选方法。

腔内修复术患者接受与传统手术相同的术前准备。包括:①常规术前检查;②针对并存疾病的特殊检查和合理治疗;③手术前日的准备:包括禁食水 6 小时、常规快速肠道准备、腹会阴部皮肤准备、碘及抗生素过敏试验;④术前 30 分钟应用抗生素一次,是否应用阿托品视麻醉方式及心功能情况而定。

器材准备包括:①常规血管腔内技术器材:如导管、导丝、鞘管、球囊、支架、对比剂等;②主动脉瘤腔内修复需要的特殊器材,包括外科手术器械和不同型号的支架型血管。

【操作技术】

操作前,首先要将支架型血管拆开包装检查,确认选择的支架型血管大小正确。冲洗鞘管和管腔排出所有空气,减小卒中的风险。操作前,术者应当熟悉使用装置的设计和释放方法。

1. 常规胸主动脉瘤腔内修复技术

(1) 经股动脉置入亲水性导丝,将 5F 导管导入升主动脉。随后,将导丝交换为加硬导丝,具有代表性的为 Lunderquist 导丝,可以作为支架型血管的输送平台。

(2) 经加硬导丝放入携带支架型血管的输送系统,循序进入动脉瘤部位。

(3) 输送系统推送到主动脉近端瘤颈。C 形臂摆到左前斜位以获得展开最充分的主动脉弓图像。而后造影确定支架型血管在主动脉内的正确位置。

(4) 控制性降压使收缩压降至 70~80mmHg,逐步释放支架型血管。

(5) 造影检查病变修复情况,必要时球囊扩张近、远端接口或延长支架型血管处理内漏。

(6) 撤除输送系统,缝合股动脉及切口。

2. 常规腹主动脉瘤腔内修复技术

(1) 双侧腹股沟韧带下股动脉前方斜切口(或直切口)长 3~5cm,显露一段股总动脉,两端分别套入血管阻断带预备阻断。经预计放入分体单臂支架型血管的一侧股动脉直视下 Seldinger 方法穿刺放入 6F 鞘管。超滑导丝引导带标记的猪尾造影管进入主动脉,将造影管头端放至第 1 腰椎上缘。同时静脉注射肝素 5 000U。

(2) 造影观察肾动脉、瘤颈、瘤体、腰动脉、肠系膜下动脉、髂股动脉、髂内动脉通畅性、瘤体范围。测量有关部位的血管内径和长度并与术前评估对照,选择合适直径和长度的支架型血管。

(3) 经预计放入主体支架型血管的一侧股动脉直视下穿刺放入 6F 鞘管,超滑导丝引导多功能导管进入胸主动脉,交换为 0.035"260cm 超强导丝。

(4) 经加硬导丝放入携带支架型血管的输送系统,循序进入动脉瘤部位。调整输送系统使支架型血管的短臂朝向对侧,使支架型血管上缘标记位于肾动脉开口下缘。

(5) 将近端支架型血管逐步释放出来。造影证实近端移植物不覆盖回肾动脉,逐步释放短臂和长臂。

(6) 经对侧股动脉导管引导下,指引导丝经短臂进入主干支架型血管,造影确认进入途径正确后放入 0.035"260cm 超强导丝。经该导丝放入分体支架型血管及输送器,保证分体支架与短臂充分重叠。

(7) 释放对侧单臂支架型血管。

(8) 球囊扩张各接口部位。造影检查肾动脉、支架型血管、髂股动脉通畅情况及有无内漏,必要时进一步处理。

(9) 回撤造影管、导丝。缝合股动脉及切口。

【手术要点】

1. 导丝如何通过迂曲成角的近端瘤颈　多数病例用普通 J 头导丝即可通过瘤腔进入瘤体近端颈部血管。但少数困难的病例当近端瘤颈明显成角,或导丝进入瘤腔后没有很好的角度,造成导丝不能进入近端颈部,而总是出现在近端颈部的下端或蜷曲在瘤腔中。此时可试用头端成角的超滑导丝,通过时可轻轻旋转。如仍不能通过可用导管(如 Cobra)引导通过。一旦导丝通过,即可交换成导管。有时猪尾管因其头端卷曲而光滑,在不带导丝时即可以成功。

2. 如何选择主体输送径路　原则上应选择较粗、较直、无严重迂曲成角和狭窄性病变的一侧作为主体支架型血管的输送径路。同时兼顾支架型血管置入后应有良好的稳定性。

3. AAA 修复术中如何确认重要内脏动脉的位置　术者可根据操作习惯和实际需要选择以下几种方法标记肾动脉开口:①利用反复造影确认肾动脉;②利用骨性标记或血管内钙化标记肾动脉开口;③利用显示屏画标记;④利用体外标记物如在脊柱左侧安放不透 X 线的尺子、在皮肤上固定针头或其他金属标记物等;⑤应用路图技术指导释放。

4. 如何确认髂内动脉的位置 髂内动脉开口的定位方法包括以下几方面:①钙化标记法:如果髂内动脉开口有透视下可见的明显的钙化斑块可作为良好的定位标记。②骨性标记法:可利用骶、髂骨的骨性标记物来定位髂内动脉开口,在支架型血管释放之前选择骨性标记是相对精确的。③体外标记法:应用体外标志物,如放置不透X线的尺子或体表固定金属标记物。这种方法在应用时同样应当注意因超强导丝或输送器的置入而造成的髂血管的移位。④术中造影法:即在预保留的髂内动脉一侧股动脉另外穿刺,将4F多功能导管放置在髂内开口水平,在支架型血管释放前随时通过该导管造影检查髂内动脉开口的位置。对多数患者这种方法是非常好的选择。⑤应用Roadmap技术。

5. 严重髂总动脉成角时操作注意事项 髂总动脉严重成角可能会出现以下问题:①输送器无法通过。通常严重髂总动脉成角的一侧被选择输送髂动脉分体支架型血管,因为分体髂动脉支架型血管体积小,所需输送器的直径也小,而且装载分体髂动脉支架型血管的输送器也有更好的柔顺性。尽管如此,通过严重成角的髂总动脉也不一定是顺利的。②输送器头端与对侧主动脉(瘤)壁发生对抗。强行通过会造成血管损伤、瘤体破裂或主体支架型血管的移位。解决办法包括:助手经对侧下腹透视下推挤瘤体使输送器通过头端的弯曲;应用双导丝技术使髂动脉成角变小;应用肱-股导丝牵张技术使输送器能够通过等。

6. 术中肝素的用量 动脉瘤腔内修复过程中应当使用肝素抗凝以防止术中发生急性动脉血栓形成。但这种抗凝并无需正规的全身肝素化。一般在穿刺成功后静脉注射肝素(5 000~7 000U)。术中控制目标活动凝血时间(ACT)在250~300秒。正规的操作是在手术过程中随时监测ACT(每15分钟),根据ACT调整肝素用量。在手术室不具备ACT仪的单位很难做到这一点。通常60kg体重的患者手术过程中肝素的总体用量在60mg左右可以达到上述要求。

【并发症及处理】

1. 内漏 内漏(endoleak)是腔内修复技术中常见、主要而特有的并发症。是指支架型血管置入后,在移植物腔外、被隔绝的瘤体及邻近血管腔内出现活动性血流的现象。可分4种类型,Ⅰ型:因支架型血管与自体血管无法紧密贴合而形成内漏,包括近端和远端接口。Ⅱ型:漏血来自侧支血管血液的反流,包括腰动脉、肠系膜下动脉、骶中动脉、髂内动脉等。Ⅲ型:因支架型血管自身接口无法紧密结合或人工血管破裂而形成内漏。Ⅳ型:经覆盖支架的人造血管编织缝隙形成的渗漏。

内漏的防治是从术前评估开始的。严格的手术适应证选择和充分的设备准备是预防内漏的重要组成部分。不同类型的内漏预后明显不同。Ⅰ型内漏是引起腔内修复失败的主要原因。Ⅱ型内漏术后多能愈合,很少引发瘤体破裂。Ⅳ型内漏发生的机会极少。因此Ⅰ、Ⅲ型内漏成为术中处理的重点。

术中处理Ⅰ、Ⅲ型内漏的理论是增加锚定区支架型血管的支撑力和接触面积。对易发生近端Ⅰ型内漏的病例而言,裸支架跨肾动脉是非常必要的。由于颈部血管长度恒定,除非当支架型血管放置过低外,通常无需附加延长的近端支架型血管。选择直径适当的移植物和反复球囊扩张是纠正此型内漏的主要方法。

值得强调的是:Ⅰ型近端内漏危害最大,与瘤颈解剖有关。如应用常规器材处理没有把握避免内漏,应积极考虑应用“开窗支架型血管”这种特殊器材来处理。

Ⅰ型远端和Ⅲ型内漏的处理相对简单,只要有足够的锚定长度和支撑力,多能使内漏获得纠正。因此球囊扩张和附加支架型血管是稳定而常应用的技术。如果手术方案不容许放延长的支架型血管,经腹膜外径路行髂动脉环缩术是可靠的方法。

2. 瘤体破裂 是腔内修复最严重却很罕见的并发症,直接导致手术失败。引起破裂的原因可能与腔内技术操作和血压波动有关。如果破裂发生在腔内技术操作中,应快速完成EVAR或立即中转手术。这要求有熟练的技术和手术组人员密切配合作保证。对术中发生瘤体破裂,处理方法的选择应根据具体状况,便捷、快速、可靠是选择治疗方法的原则。

3. 移植物移位 术中发生移位与技术操作有关,由于对释放装置不熟悉造成前冲或下拉,因此可以向上或向下移位。控制性降压和固定好输送器可以有效预防移植物的移位。向下移位可因近端锚定不充分造成内漏。处理这种内漏时需在近端加放延长支架型血管。

4. 输送径路血管损伤 血管损伤的形式包括血管夹层、破裂和断裂等。主要原因为腔内器械对径路血管的机械性损伤,包括穿刺、鞘管置入、通过导丝、通过输送器和球囊扩张等操作环节。其中夹层是血管损伤中常见的类型。无论穿刺注射、鞘管置入、操作导丝/导管、球囊扩张和操作输送器均易造成动脉内膜的损伤而形成夹层。这种情况多发生在应用直型导丝或没有应用导丝引导而通过导管时。我们通常先选用超滑导丝,然后在导管通过后交换为超强导丝,这将有利于避免导丝、导管对血管的损伤。同时熟练而轻柔的操作、透视下监测操作过程是必要的。在导丝、导管通过股动脉切口时，同样也可以造成内膜下夹层，因此仔细确认导丝放入真腔非常必要。

5. 栓塞　是指附壁血栓、硬化斑块或术中导管内、外新形成血栓发生脱落造成内脏或下肢血管的栓塞。一些微栓子可栓塞足部末梢动脉，造成足底或足趾出现蓝色或紫色花斑，即"垃圾脚"或"蓝趾征"，严重者可致足趾坏死。预防方法包括术前充分评估可能发生通过困难的病变部位、选择柔顺的输送器、熟练而轻柔的操作、适当的抗凝治疗、腔内修复完成后股动脉顺行和逆行放血处理等。

6. EVAR 后反应综合征　是指 EVAR 后以延迟性发热和血液成分改变为主要特点的综合征。约 80% 的患者出现上述征象。术后发热持续 7~10 天，多在 38.5℃以下。目前发热的原因尚不清楚，可能与支架型血管置入后瘤腔大量血栓形成、异物反应和手术创伤有关。血液成分改变以血红蛋白和血小板明显降低为主，术后第 3 天降至最低水平，1 个月后逐步恢复正常，30% 的患者出现血胆红素升高现象。血红蛋白降低与出血量非正相关，原因可能与手术出血、放射线照射、介入器材对血液成分的破坏有关。体温超过 38.5℃，可应用非甾体类退热药物对症处理，血红蛋白低于 70g/L 或血小板低于 80×10^9/L 需成分输血。

7. 截瘫　是 AAA 腔内修复灾难性并发症，但罕见发生。主要原因与脊髓根大动脉的变异有关。该动脉 85% 起源于胸 8~ 胸 12 肋间动脉，但最低可起源于腰$_2$水平。脊髓根大动脉起源于肾动脉下方腰动脉的比例在 0.4% 左右。当移植物血管覆盖了该血管，则有发生截瘫的可能。遗憾的是该动脉确切起源部位在术前尚无法评定。另一个引起截瘫的可能原因是该血管发生了栓塞或急性血栓形成。

8. 其他并发症　其他少见并发症包括移植物感染、切口感染、切口下血肿、假性动脉瘤、淋巴漏等，处理与传统手术相同。值得引起重视的是行腔内修复的动脉瘤患者多是高危患者，常伴发心、肺、肾、脑、肝等多脏器疾病，对全身疾病的总体把握，尤其是对心血管疾病的及时预防和治疗应当是术后患者和医生关注的重要内容。

参考文献

1. 郭伟 . 腔内血管外科学 . 北京：人民军医出版社，2011.
2. Serracino Inglott F，Bray AE，Myers P.Endovascular abdominal aortic aneurysm repair in patients with common iliac artery aneurysm-initial experience with the Zenith bifurcated iliac side branch device.J Vasc Surg，2007，46：211-217.
3. Dias NV，Resch TA，Sonesson B，et al.EVAR of aorticiliac aneurysm with branched stent-grafts.Eur J Vasc Endovasc Surg，2008，35：677-684.
4. I.F.J.Tielliu，W.T.G.J.Bos，C.J.Zeebregts，et al.The role of branched endografts in preserving internal iliac arteries.J Cardivasc Surg，2009，50：213-218.
5. Tanski W 3rd，Fillinger M.Outcomes of original and low-permeability Gore Excluder endoprosthesis for endovascular abdominal aortic aneurysm repair.J Vasc Surg，2007，45：243-249.

第三节　主动脉夹层腔内修复术

主动脉夹层的特点是主动脉壁发生分离，血液通过主动脉壁撕裂的破口进入主动脉壁之间。应该说主动脉夹层是主动脉最灾难性的病变之一。由于其破坏性广泛，传统外科技术在处理主动脉夹层病变时有很大难度。目前腔内修复技术是治疗胸降主动脉夹层或夹层动脉瘤的主要方法。主动脉夹层多发生于 50 岁以上的人群，男性发病平均年龄在 69 岁，女性发病平均年龄在 76 岁，男性较女性发病率高 2~3 倍。中国夹层患者患病年龄有所提前。

（一）主动脉夹层的分型

主动脉夹层可按发生时间进行分期。一般认为小于 14 天的夹层称急性夹层，大于 14 天的夹层称慢性夹层。亚急性夹层一般指夹层后 14 天至两个月这个时段。

按病变解剖特点可对夹层病变进行分型，这种分型方式是与外科手术方式密切相关的。主动脉夹层的分型方式有多种，但多是根据裂口位置和夹层累及范围进行分类的。DeBakey 分型和 Stanford 分型是常用的两种夹层分型方式。DeBakeyⅠ型夹层指夹层第一裂口位于升主动脉，夹层累及升主动脉和主动脉弓以远。DeBakeyⅡ型夹层指夹层第一裂口位于升主动脉，但夹层病变限于升主动脉。DeBakeyⅢ型夹层指夹层第一裂口位于降主动脉。Stanford 分型将夹层第一裂口位于升主动脉，无论夹层病变限于升主动脉还是同时累及主动脉弓以远均归为 A 型，也即近端型，包括 DeBakeyⅠ型和Ⅱ型。而将夹层第一裂口位于左锁骨下动脉以远，夹层累及胸主动脉或腹主动脉者称为 B 型，也即远端型。（图 38-3）腔内修复术主要针对夹层第一裂口位于胸降主动脉的病变，因此从技术上讲，Stanford 分型与腔内技术关系更密切。

（二）手术适应证

主动脉夹层的腔内修复术主要应用于 DeBakey Ⅲ型或 Stanford B 型夹层病变。以下几类病变被认为是不稳定的主动脉夹层或有并发症的主动脉夹层，具有明确的手术指征。

（1）急性期：①夹层破裂出血；②主动脉周围或纵隔血肿进行性增大；③夹层主动脉直径快速增大；

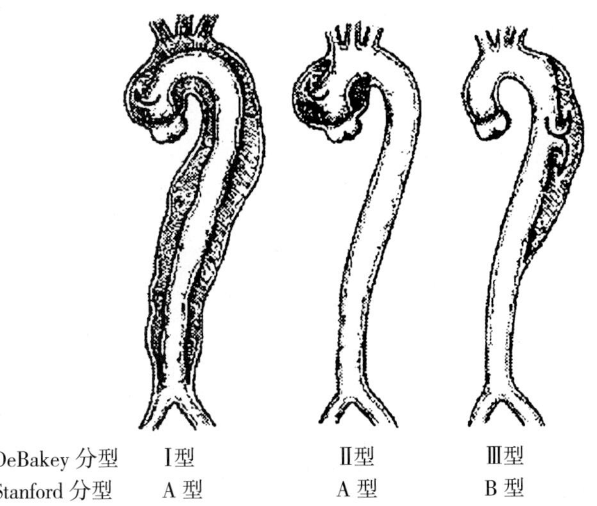

图 38-3　主动脉夹层的分型

④主动脉重要分支的严重缺血；⑤无法控制的疼痛。

(2) 慢性期：①夹层破裂出血；②夹层主动脉直径快速增大(>10mm/ 年)；③形成动脉瘤(>50~60mm)；④主动脉重要分支严重缺血。对于稳定的 Stanford B 型主动脉夹层，多数学者认为，仍然首选药物治疗，其理由是药物治疗的随访结果优于手术治疗。但是，随着腔内修复术技术的成熟，是否要遵循以上这些手术指征，目前仍有争议。

(三) 相对禁忌证

(1) 第一裂口位于升主动脉和主动脉弓；

(2) 径路血管因严重迂曲、狭窄不能容许输送器通过者；

(3) 有严重并存疾病如严重的肾功能障碍、严重的凝血功能障碍等；

(4) 因恶性肿瘤或其他疾病预期寿命不超过 1 年的稳定性夹层患者。

(四) 主动脉夹层腔内修复术

因为术中需要人为地调控血压，建议首选气管插管全麻，部分呼吸功能差的患者可使用神经阻滞麻醉和局麻。首先行全主动脉分次造影，主动脉弓及近端胸主动脉可经左侧或右侧锁骨下动脉造影，了解第一破口的位置，内脏及下肢的供血，并测量各部数值。导入动脉的选择原则是口径够大、易于进入夹层真腔及便于输送器的交换，股动脉依然是首选。

支架型血管通常只需要覆盖夹层的第一破口。如果近端锚定区需要扩展到主动脉弓，那么可以利用“杂交”“烟囱”“开窗”及“分支支架”等新型技术进行处理。多数主动脉夹层患者不止一个裂口，假腔在向远端发展的过程中可能形成第 2 甚至多个裂口。在腔内修复术中，是否处理、如何处理远端的夹层裂口需要根据血流动力学形态具体决定，目前争议较大。

(张宏鹏　张敏宏)

参考文献

1. 郭伟，盖鲁粤，刘小平，等 .Stanford B 型夹层腔内修复术前后内脏动脉供血形式的变化 . 中华外科杂志，2003，24(12)：924-928.
2. 郭伟 . 支架型血管治疗主动脉夹层的有关问题 . 中国现代手术学杂志，2003，7(2)：96-99.
3. 郭伟，盖鲁粤，刘小平，等 . 主动脉夹层腔内修复术 178 例术后早期疗效分析 . 中华外科杂志，2005，43(14)：921-925.
4. 郭伟 . 主动脉夹层腔内修复术的现状与评价 . 中国实用外科杂志，2005，25(4)：208-210.
5. 郭伟，刘小平，尹太，等 . 主动脉弓部病变腔内修复术的研究 . 中国实用外科杂志，2007，27(2)：136-138.

第三十九章

动脉栓塞取栓术

4

第一节　四肢动脉栓塞取栓术

一、下肢动脉栓塞取栓术

肢体动脉栓塞是血管外科的常见急症，其特点为发病急，伤残率高，栓塞均为继发性，由于栓子较血液重，所以下肢动脉栓塞较常见。栓塞可发生于动脉的任何部位，但好发于动脉分叉处，此处也是血栓形成的好发部位。栓子主要来源于心脏，以动脉粥样硬化性心脏病最多见，其次为风湿性心脏病，多数患者伴有心房纤颤，少数患者原因不明。动脉栓塞的理想治疗是取出动脉腔内的栓子。1911 年 Lahey 首次完成动脉切开取栓成功。自 1963 年 Fogarty 设计并应用 Fogarty 球囊导管取栓后，取栓成功率显著提高。

动脉栓塞后，其受累肢体出现六"P"征，即①疼痛(pain)，多为剧痛，部分患者为酸痛；②苍白(paleness)，因组织缺血，肢体苍白而厥冷；③感觉异常(paresthesia)，因周围神经缺血，营养障碍，起初感觉过敏，而后随缺血时间的延长出现麻木，感觉减低或消失；④动脉搏动消失(pulseless)；⑤运动障碍(paralysis)，早期运动障碍，继而麻痹，足下垂；⑥虚脱(prostration)，动脉栓塞后引起严重疼痛、心血管功能紊乱加重而出现虚脱，严重者可发生血压下降甚至休克。根据以上特征，下肢动脉栓塞的诊断比较容易确定，一般不需动脉造影或数字减影，无损伤检查如超声及增强 CT，并结合临床症状和体征，一般都能作出正确诊断。患肢缺血范围比实际动脉栓塞部位低一个关节平面。栓塞后，栓子远侧动脉血流减缓或停止流动，易于继发血栓形成。

【适应证】

一经确诊腘动脉分支以上的动脉栓塞，即应手术取出栓子，以防栓子的近远端血栓形成或血栓延伸，使患肢发生不可逆性缺血，甚至丧失肢体，威胁生命。手术应尽早施行，一般在发病 6~8 小时内手术效果最佳。因在此时间内，血管平滑肌缺血而松弛，引起血管床扩张，随着时间的延长，小血管内可能发生血栓形成，妨碍侧肢血流，导致患肢不可逆性缺血。但在实践中并不完全受这一时间的限制，Hamza 等报告 1 例栓塞后 15 天取栓获得完全成功；与此相反，也有在 6 小时以内手术而致残者，故手术疗效还与栓塞的部位、程度、侧支循环的建立、栓子远端继发血栓形成与否、动脉内膜的病理状态及患者的全身情况等因素有关。目前广泛应用 Fogarty 导管取栓，手术创伤小，较为安全，不受栓塞时间的限制，只要无手术禁忌，均应积极取栓，对减少截肢率或降低截肢平面有重要意义。

腹主动脉骑跨栓引起双下肢缺血，若不及时采取有效措施，将会导致死亡。因此，该病虽属少见，但应高度重视。这类患者若无手术禁忌，均应及时经股动脉切开导管取栓，若无导管，则应开腹取除栓子，但此术式创伤较大，对严重心脏病患者，麻醉和手术都可能使原发病加重，甚至造成死亡，死亡率高达 40%。而经股动脉切开导管取栓是可靠的、安全的选择。

【禁忌证】

1. 肢体已坏疽或出现张力性水疱，感觉完全丧失，无痛性肌肉肿胀，说明细胞组织已属不可逆性，栓子取除不能挽救肢体。

2. 严重心功能不全，如急性心肌梗死、心力衰竭或休克者，应先纠正休克，改善心功能。

3. 患者处于濒死状态，不能耐受麻醉和手术。

4. 趾(指)动脉等小动脉栓塞。

【术前准备】

1. 原发疾病的诊断和治疗　因动脉栓子 85% 以上来源于心脏，术前对心脏功能应作出评价并积极纠正心功能不全。

2. 超声检查　以其快速、准确、经济的特点，已经成为本病诊断的常规检查，尤其作为急诊首选检查。

3. 计算机体层摄影血管造影术(CTA)　观察动

脉栓塞的部位、栓塞远端供血、侧支循环、动脉瘤以及动脉硬化情况，CTA是临床上指导手术治疗的确切有效的辅助检查，如病情允许应常规行此项检查。

4. 相关血生化检查　应查肝、肾功能；电解质、血气分析、血常规、凝血指标等。因缺血后患肢产生肌红蛋白、血活性物质、组织毒素、钾离子和酸性物质增多，对肝、肾和心脏都有危害，可以引起急性肾衰、心功能不全甚至心衰，尽可能予以纠正，必要时应用甘露醇、碳酸氢钠及强心、扩血管药物。同时查凝血酶原时间活动度、出凝血时间，以作为术中、术后抗凝治疗的参考。

5. 患肢的处理　患肢放在略低于心脏水平位，用棉垫包裹，避免外伤和压迫。冷冻会引起血管收缩，加热将增加局部新陈代谢，反而促进组织坏死，均应禁用。确定手术，常规作皮肤准备。

6. 抗凝剂的应用　确诊后即可应用抗凝剂，肝素剂量为1~1.5mg/(kg·d)，分4次静脉注射；或皮下注射低分子肝素。若经腹手术取栓，则应在最后一次应用肝素4小时以后进行，或用等量的鱼精蛋白抵消肝素后再手术，否则，手术中渗血将很难控制。

7. 解痉药物的应用　解痉药物可以解除血管痉挛，改善侧支循环，以栓塞部位近端动脉腔内注射为佳。但在髂股动脉以上的栓塞难以施行，在这种情况下，可作肌内注射或静脉注射。常用药物有罂粟碱、苄唑啉、烟酸等。动脉腔内也可注射1%普鲁卡因或利多卡因5~10ml。

【麻醉】

经股动脉切开取栓常用局部浸润麻醉。作者认为以硬脊膜外麻醉较宜，因此麻醉能解除下肢疼痛，血管扩张，改善侧支血供。经腹施行主动脉骑跨栓子切除，用硬脊膜外或全身麻醉。若全身肝素化时应采用全身麻醉，预防硬脊膜外血肿的发生。

(一) 股动脉切开取栓术

【体位】

体位取仰卧位或头高足低之仰卧位。皮肤消毒范围自脐水平至双大腿中下1/3处及会阴部；也可以消毒全下肢，以便术中观察下肢血运和动脉搏动情况。

【手术步骤】

1. 切口　腹主动脉骑跨栓需做两侧腹股沟纵切口；髂股动脉栓塞在患侧做腹股沟纵切口。一般在腹股沟韧带下方两圆窝处向下，沿股动脉走行做长5.0~7.0cm切口。在皮下组织内遇到大隐静脉之分支予以切断结扎。

2. 控制动脉　切开深筋膜，解剖股动脉，若动脉腔内有继发血栓形成或局部有栓子，股动脉呈蓝色或紫红色，触之呈实性感；若股动脉以上栓塞，股动脉则较细，略苍白，鞘膜毛细血管扩张，无搏动或搏动微弱。切开股动脉鞘膜，游离股总、股浅及股深动脉，分别绕以阻断带，暂不收紧，若股动脉腔内空虚，向动脉腔内注射肝素20mg，收紧阻断带(或用血管钳阻断)，以控制微弱或反向血流并预防血栓形成，否则，直接切开股动脉。

3. 切开动脉　在股总动脉下端前壁横行切开1/2圈，其优点是动脉缝合后不狭窄；也可以在股总动脉前壁做一纵切口或斜切口，在切口近心端横缝一条4-0缝线并打结，防止导管取栓时损伤动脉切口之动脉壁。

4. 取除栓子　用3F或4F Fogarty球囊导管首先插入股动脉远端至小腿动脉支，经导管腔注入肝素盐水，使球囊充盈膨胀与动脉腔大小相当，缓缓将导管从动脉腔内拉出。当球囊通过栓子阻力较大时，可适当抽出球囊内盐水。球囊一旦拉出动脉腔，助手迅速收紧阻断带，预防出血。球囊拉出动脉，栓子和继发性血栓也随球囊拉出并有动脉出血。远端取栓后用5F或6F Fogarty导管经股动脉插向近心端，进入30.0cm已达肾动脉下腹主动脉，球囊内注入生理盐水使其充盈(方法同前)，缓缓拉出球囊，栓子随球囊被拉出，即见动脉有力地搏动性喷血。否则，再行取栓，一般反复2~4次即可取尽栓子。

5. 缝合动脉切口　用5-0 Prolene线连续或间断缝合动脉切口，然后缝合腹股沟部切口。

(二) 腹主动脉骑跨栓取栓术

需解剖出两侧股总、股浅和股深动脉并分别绕以阻断带，分别向动脉腔内注射20mg稀释的肝素，先行右股动脉切开取栓；同时，暂时阻断左股总动脉；然后阻断右股动脉，做左侧股总动脉切开取栓。取栓后，双侧股动脉恢复搏动，血液喷出有力，提示栓子已取尽，否则，需再次取栓。最后缝合动脉切口恢复动脉血流。有时取栓后从股动脉切口有明显喷血，但完成动脉缝合恢复血流后动脉搏动较弱，说明栓子未完全取尽、栓子移位致血流不畅或远端动脉存有栓子，需拆除动脉缝线，再次取栓。在不具备导管取栓的情况下，对腹主动脉骑跨栓，需经腹部途径切开主动脉取除栓子；髂股动脉栓塞，可经下腹切口(大马氏切口)经腹膜外行动脉切开取栓。

有条件时最好术中做动脉造影，进一步证实动脉腔内是否存有血栓。

【术后处理】

1. 解除动脉痉挛　栓子取除、动脉通血后，肢体的供血即开始好转。股动脉扪及有力搏动，肢端的肤色逐渐红润，温度也随之恢复正常，疼痛明显减轻或消失，而足背、胫后动脉之搏动在1~2天后才能扪及。

但术后常因动脉痉挛，患肢血液循环恢复较缓慢，有的出现胫前肌综合征，表现为小腿前外侧剧痛、局部水肿、皮肤紫红、足和趾不能跖屈、胫前神经麻痹等，需做筋膜切开减压，以改善局部血供。动脉痉挛也是术后血栓形成的潜在危险，故术后应常规给予解痉剂，同时每日静脉滴注低分子右旋糖酐500ml，以改善循环。

2. 抗凝治疗　除经腹部手术外，应行抗凝治疗1~2周。开始两天，用肝素治疗（肝素1.5~2mg/(kg·d)持续静脉滴注或分3~4次皮下注射）或低分子肝素0.4ml，每日2次。待进食后改为口服双香豆素类衍化物如新抗凝、华法林钠等；同时口服双嘧达莫、阿司匹林，降低血液黏度，抑制血小板的功能，预防血小板聚集而发生血栓形成。

3. 对冠心病的治疗　对心脏病患者，应严密观察，心电监护，术后需继续纠正心房纤颤、治疗冠心病，必要时请心内科大夫协助处理。

4. 监测凝血指标，预防抗凝剂应用过量。如果肝素过量，可以用鱼精蛋白纠正；双香豆素类过量，用维生素K纠正。

5. 应用抗生素3~5日预防感染。

6. 密切监测肝、肾功能，保持水、电解质平衡，纠正酸中毒，保持酸碱平衡。

7. 截肢　如果肢体发生坏疽，一旦界限分明，需施行截肢（趾）术。

【并发症预防及处理】

1. 术后动脉血栓形成　栓子取出后，栓塞部位的动脉内膜常有一定损伤，尤其栓塞时间较长的髂总动脉以下的动脉，易发生血栓形成。若动脉内膜本身有病变（如动脉粥样硬化），更易血栓形成。为此，术后适当抗凝治疗是必要的。

2. 动脉损伤　球囊取栓时，球囊充盈过大，易损伤动脉内膜，甚至造成动脉破裂。故取栓时避免球囊过度充盈，在拉出血栓的过程中，若遇较大阻力，应放出部分球囊内液体，切勿用力拉出导管。

3. 远端动脉栓塞　球囊导管取除动脉切开远端栓子时，偶尔将栓子推向远端动脉。因足背和胫后动脉搏动恢复较慢，难以凭此判断动脉的通畅性，故条件具备时，对可疑的患者施行术中动脉造影。若证实有栓子存在，经股动脉逆行取栓难以取除，应切开胫后或足背动脉，插入3F Fogarty导管取栓，或插入塑料管，用肝素盐水作逆行加压冲洗，使残存的栓子上行至切口取出。

二、上肢动脉栓塞取栓术

上肢动脉栓塞是指栓子随着血流冲入并停顿在直径与栓子大小相似的上肢动脉内（锁骨下动脉远端以下），以上肢急性缺血为临床表现。多数栓子停留在动脉分叉处，多见于肱动脉分叉处、臂中部尺侧上副动脉分叉处及臂部上1/3肱深动脉分叉处，栓子极少停留在锁骨下动脉及腋动脉。据国外资料统计，急性上肢动脉栓塞约占外周动脉栓塞的16%~32%。随着人群寿命的延长和心血管疾病人群的生存率不断提高，本病在高龄人群中的发生率在不断上升。

急性上肢动脉栓塞最常见的病因也是心源性；其次为血管源性，有动脉瘤的病史或胸廓出口综合征压迫血管等，已有的栓子脱落或急性形成的栓子脱落造成动脉栓塞。但要排除在动脉硬化闭塞引起的慢性缺血基础上形成的原位动脉血栓形成，这类患者通常需要旁路手术或介入治疗；第三种原因是医源性，随着心脏手术和介入治疗的增多，急性上肢动脉栓塞的比例也有所增加。

【适应证】

急性上肢动脉栓塞无明确手术时间限制，只要肢体无明确坏死，均应争取手术取栓。

【禁忌证】

同下肢动脉栓塞。

【术前准备】

同下肢动脉栓塞。

【麻醉】

局部浸润麻醉或臂丛麻醉。

【手术步骤】

1. 切口　肘关节处显露肱动脉采用S形切口或纵切口，也可选择横切口，该处动脉紧贴肱二头肌腱膜下方，在肱二头肌及其腱膜的内侧，部分切断肱二头肌腱膜可以显露肱动脉。

2. 切开动脉　切开血管周径的1/4~1/3，缝合时用6-0或7-0聚丙烯缝线外翻间断或连续缝合。采用纵向切口若缝合后血管狭窄 > 血管直径1/3时，可影响上肢供血，应行自体静脉补片。

3. 取除栓子　取栓时用3F或4F Fogarty球囊导管，先插向血管远端，取出可能存在的继发血栓或栓子。再将取栓管插向近端血管取出血栓。尽量减少取栓次数，减少导管对血管内膜的损伤。取出血栓后近端血管应有搏动性喷血，远端血管应有明显的逆向血流。这种情况下才可以缝合血管。缝合后再观察血管搏动情况，证实血管搏动正常后才可以缝合切口。判断手术效果是根据桡动脉和尺动脉的搏动是否恢复为标准。

4. 缝合切口　用6-0 Prolene线连续缝合动脉切口，然后缝合皮下组织及皮肤。

有条件时最好术中也行动脉造影检查，证实动脉腔内是否存有血栓。

【术后处理】

同下肢动脉栓塞。

上肢不似下肢肌肉丰富，组织对缺氧不敏感；并且上肢动脉侧支循环丰富，故上肢少见因组织缺血肿胀引起的急性骨筋膜室综合征。但缺血时间过长和术后缺血再灌注损伤等常会影响肢体功能恢复，作为严重的术后并发症，骨筋膜室综合征、全身缺血再灌注损伤常在肢体长期缺血后出现，严重者可导致截肢甚至危及生命。

【并发症预防及处理】

同下肢动脉栓塞。

如果术中发生栓子脱落形成远端栓塞，因 Fogarty 导管远端仅能插到腕关节，掌深弓和掌浅弓的血栓不能通过肱动脉切口取出，不必常规行腕部桡动脉或尺动脉切开取栓，向远端灌注尿激酶，术后辅以溶栓抗凝治疗，可获得满意疗效。

第二节 肠系膜上动脉栓塞取栓术

急性肠系膜上动脉栓塞是指由于栓子进入肠系膜上动脉发生栓塞，而造成的急性肠道血供障碍，如不治疗会发展至肠壁肌肉功能障碍、肠缺血、肠坏死。临床需与绞窄性肠梗阻鉴别，急性肠系膜上动脉主干栓塞会导致大面积肠坏死，严重者危及生命，属腹部外科危、急、重症疾病。

急性肠系膜上动脉栓塞的栓子最多为心源性，来自风湿性心脏病、心房纤颤、冠心病和心肌梗死时心内的附壁血栓，亚急性细菌性心内膜炎和人工心脏瓣膜上的赘生物；其次是血管来源的，如动脉硬化斑块或动脉瘤附壁血栓。栓塞好发部位位于结肠中动脉开口上下，而血栓形成多发生于肠系膜上动脉根部。

对于急性肠系膜上动脉栓塞患者，一经明确诊断后需要采取的一般治疗包括：抗凝治疗使用，普通肝素或低分子肝素，防止肠系膜动脉内继发性血栓进一步蔓延，肠道血供进一步恶化；已出现消化道出血患者，消化道内应用凝血酶止血；充分胃肠道休息，包括禁食水、胃肠外营养，以减少胃肠道对血供的需求；解痉扩血管如罂粟碱、前列地尔扩张侧支循环和小动脉。

一经明确诊断急性肠系膜上动脉闭塞患者，需要及时采取积极外科手段重建胃肠道血供。手术治疗包括：

1. 肠系膜上动脉切开取栓　肠系膜根部解剖肠系膜上动脉，取出动脉栓子，重建肠系膜上动脉血供。当动脉硬化基础血栓形成患者单纯取栓可能无法成功，需行搭桥治疗。

2. 腹主动脉 - 肠系膜上动脉搭桥或髂动脉 - 肠系膜上动脉搭桥　采取人工血管或自体大隐静脉材料行转流手术，重建肠系膜上动脉远端血供。

3. 肠切除肠吻合　术中重建动脉血供后，判断肠道活力情况，坏死肠段需切除。当肠道活力无法判断时，有时需要 24 小时后再次开腹探查，或延期 24~48 小时行关腹治疗。

4. 腔内技术重建肠系膜上动脉血供　包括吸栓、溶栓治疗，当未出现肠缺血坏死时可考虑溶栓治疗。溶栓治疗后发现残余狭窄存在时，可行肠系膜上动脉支架置入。

本章主要阐述肠系膜上动脉栓塞取栓术。

【适应证】

1. 急性肠系膜上动脉栓塞，面临肠缺血坏死风险的患者。

2. 急性肠系膜上动脉栓塞，已发生部分肠缺血坏死的患者。

【禁忌证】

对于下列的情况，一般不宜手术：

1. 肠系膜上动脉栓塞已发生大面积肠道不可逆缺血坏死的患者。

2. 全身情况不能耐受手术。

【肠系膜远端分支栓塞的处理】

对于栓塞发生在远侧分支，侧支循环较好，肠管在临界缺血状态下存活而不引起坏死者，可暂时药物保守治疗，在急性发作后可能逐渐缓解。而远侧分支栓塞引起较小范围肠梗死者，可行局限性肠切除而不行肠系膜上动脉切开取栓手术。

【患者评估与手术规划】

肠系膜上动脉栓塞为急症，突发剧烈腹痛、器质性心脏病病史和强烈的胃肠道排空症状是急性肠系膜上动脉栓塞的三联症。早期患者往往症状剧烈，但腹部体征轻微，体征与症状不符合。发病之后 6~12 小时即可发生肠道坏死，故一旦临床怀疑该诊断，即应行相关检查排除。多普勒超声可以了解肠系膜上动脉和腹腔动脉血流，对于诊断具有较大意义，但部分患者体型肥胖，或已发生肠梗阻，充气的肠管会影响超声检查结果。多排螺旋 CT 动脉重建对于肠系膜上动脉栓塞具有确诊价值，除非患者有造影剂过敏病史，否则应尽快完善 CT 评估，但应注意预防造影剂肾病。动脉造影是诊断急性肠系膜上动脉栓塞的可靠手段，还可以同时行溶栓、血栓抽吸等介入治疗。尽快完善急诊术前常规检查，注意检查肾功能、心肌酶指标，合并心脏病病史的有条件时应评价心脏彩超。

术前排查有无合并其他部位脏器或肢体栓塞。触诊下肢动脉搏动。

术前需充分评估肠道坏死程度，如果存在高热、广泛腹膜炎体征多提示肠道坏死范围广，不适合此术式，而应选择直接肠道切除。

一经确诊，如无抗凝禁忌，尽早开始抗凝治疗，怀疑肠道坏死者需开始抗感染治疗，合并休克者应注意补液抗休克治疗。

【麻醉】

全身麻醉。

【切口】

腹正中切口，上界至剑突下，下界位于脐下，必要时可延长。

【手术步骤】(图 39-1)

1. 显露　开腹后，顺序探查腹腔脏器，有无其他脏器器质性疾病存在。自 Treitz 韧带至乙状结肠逐段探查肠道血供情况，将肠道分为已坏死、濒临坏死和血运尚可三种情况。提起横结肠及系膜，找到 Treitz 韧带，在其内侧触诊动脉搏动，或在系膜根部采用双合诊触诊肠系膜上动脉搏动，勿将腹主动脉搏动误认为系膜动脉搏动，有时搏动消失，但仍可触及质硬条索沿系膜根部下行，可能为栓塞的肠系膜上动脉。在十二指肠下方沿动脉方向纵向切开小肠系膜，分离出肠系膜上动脉主干。由于肠系膜活动度较大，动脉位置并不固定，有时显露出肠系膜上静脉，动脉则位于静脉左侧。也可经 Treitz 韧带右侧打开后腹膜，从系膜后方显露肠系膜上动脉，此法在系膜前方无法触及而双合诊后方可触及系膜动脉搏动时可使用。游离一段肠系膜上动脉主干，长约 2~3cm，近端与远端主干分别用直角血管钳从其后方套上血管阻断带备控。肠系膜上动脉主干此处分支较多，注意保护动脉分支。

2. 取栓　全身肝素化后(80~100U/kg)，阻断肠系膜上动脉近端与远端，在动脉干前壁做 6~8mm 纵向切口，有时栓子在松开阻断钳时会被近端血流冲出，或随远端返血流出，血管镊轻轻牵拉血栓或适度挤压系膜远端血管有助于血栓顺血流出。3F 与 4F 动脉取血栓球囊导管是最常用的取栓导管型号：一般用 4F 取栓导管轻柔进入主干近端至主动脉内，打起球囊后向后牵拽可取出近端的血栓，术者应仔细感受连接球囊注射器的力量，当球囊后撤有阻力时可能是从主动脉进入肠系膜上动脉主干开口，或是主干存在狭窄性病变，此时应适度放松球囊，避免过度损伤动脉内膜，需警惕取栓导管将栓子推入主动脉内造成远端肢体栓塞的可能；3F 常用于取出主干远端的栓子；反复数次至近端获得搏动性喷血，远端获得较好的返血，取栓后远端可灌注 10~20ml 肝素生理盐水(10U/ml)。

3. 缝合　6-0 或 7-0 单丝血管缝线连续缝合肠系膜上动脉主干切口，避免缝合后管腔狭窄，当主干直径小于 4mm 时，宜采用静脉或人工血管补片行扩大缝合。完成缝合后排气开放阻断，观察有无漏血及远近端搏动是否恢复。如术前影像提示远端分支广泛栓塞，可穿刺主干缓慢注入尿激酶 10 万 ~25 万 U。

4. 肠道处理　观察肠道血运恢复情况，对已无活力肠道行切除吻合，对仍不能判定活力的肠道可以温盐水纱垫覆盖肠管 10~15 分钟后再观察色泽、蠕动及血供。为避免未切除的残留肠管或有疑问的肠管会继发坏死，可考虑肠外置或于 24~48 小时后再次开腹探查。

5. 关腹　关闭腹腔后，在肠吻合口附近或盆腔放置引流管。

【手术要点】

1. 近端搏动正常或仍有微弱搏动的肠系膜上动脉主干多不难发现，起始部位即栓塞，搏动完全无法触及的动脉解剖存在一定困难，尤其是肠系膜较厚的患者，此时应提起肠系膜仔细双合诊，多可触及质硬的条索，在解剖时如发现肠系膜上静脉主干，动脉一般在其左侧旁开一指距离。

2. 解剖肠系膜时注意结扎淋巴管，防止术后淋巴漏。

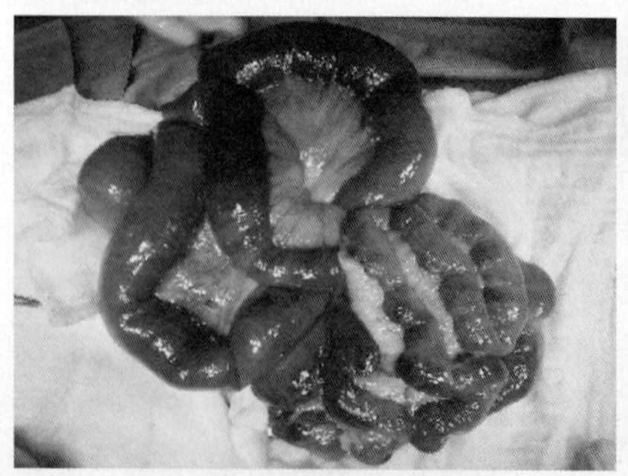

A. 剖腹探查濒临坏死肠管

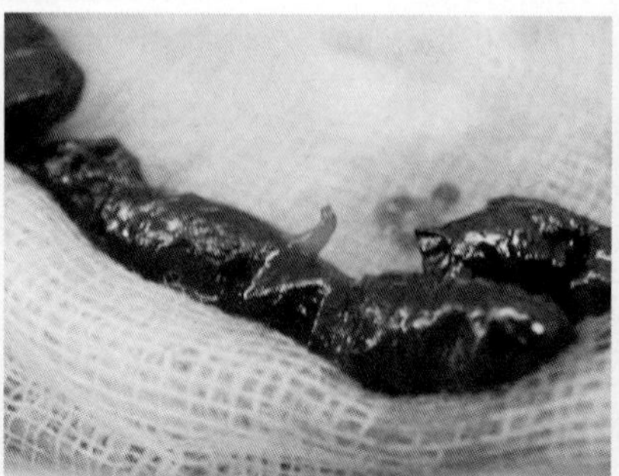

B. 取出的血栓

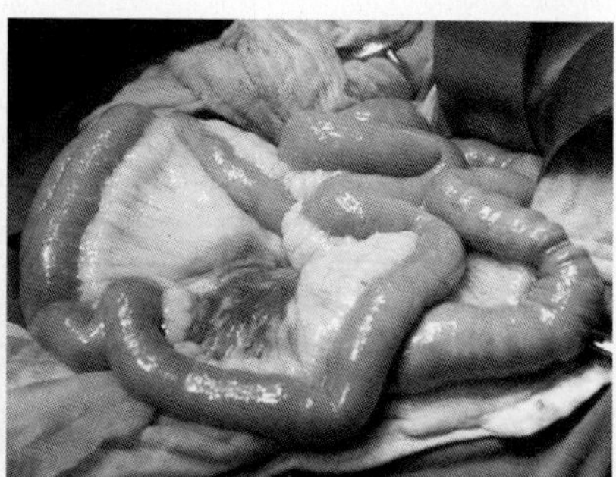

C. 取栓后恢复活力的肠管

图 39-1　肠系膜上动脉栓塞取栓术

3. 取栓时要注意感受头端球囊的压力，取栓动作轻柔，切忌暴力拖拽损伤内膜，避免反复取栓对内膜的损伤。

4. 如近端喷血不畅，有杂交手术室条件者应及时复查动脉造影，必要时采取腔内技术处理残余狭窄。

5. 肠道活力判断是术后能否顺利康复的关键。切除肠道范围过大，术后影响肠道吸收，甚至出现短肠综合征，切除范围过小则会保留坏死的肠道，造成术后腹腔感染，一般如动脉周围的伴行静脉已有血栓，提示病变已较晚，肠管坏死可能性大，有疑问的肠管可考虑肠外置或再次开腹探查。

【术后处理】

1. 积极治疗原发疾病，如合并心脏内附壁血栓，必要时行心脏外科手术取出心脏内血栓。

2. 抗凝治疗　如未合并抗凝禁忌，一般术后早期采取普通肝素持续泵入抗凝治疗，监测 APTT 至目标值，并根据患者情况过渡至华法林抗凝治疗。

3. 扩血管治疗　可给予前列地尔等扩血管药物。

4. 胃肠外营养，待胃肠功能恢复后逐渐恢复进食。

5. 纠正代谢性酸中毒。

6. 肾功能受损患者加强支持治疗。

7. 合并腹腔感染者抗感染治疗。

【并发症及处理】

1. 消化道出血　肠道缺血时间较长，导致黏膜脱落，术后缺血再灌注损伤均会导致消化道出血。应予禁食、胃肠道休息、扩血管、密切监测出血量基础上的抗凝治疗、补充血红蛋白、可给予消化道内凝血酶止血治疗。

2. 肠瘘　未能明确是否有活力的肠管可能逐渐发展为肠坏死造成肠瘘，或肠吻合口血运不佳造成肠瘘，需再次外科处理。

3. 肠缺血坏死　术后逐渐再次出现腹膜炎体征需考虑此情况。需及时再次剖腹探查，切除坏死肠管。

4. 短肠综合征　一般残余小肠少于 150~200cm，即可能造成短肠综合征，患者术后需要长期静脉营养支持治疗，预后不佳。预防短肠综合征的关键是尽早手术治疗急性肠系膜上动脉缺血，尽最大可能挽救濒临坏死的肠管。

5. 节段性肠狭窄　短段肠管坏死造成肠道坏死后瘢痕愈合，会导致局部肠道狭窄，并且反复出现不全肠梗阻症状。处理：再次剖腹探查，切除瘢痕愈合肠管。

(马晓辉　吴巍巍)

参考文献

1. Jack L.Cronenwett, K.Rutherford's Vascular Surgery.8th ed. Wayne Johnston.2013.

2. E.Wahlberg, P.Olofsson, J.Emergency Vascular Surgery, A Practical Guide.Goldstone, 2007.

4

第四十章

下肢动脉硬化闭塞症手术

4

第一节　下肢动脉移植物旁路术

下肢动脉旁路术的移植物可以选用自体大隐静脉，也可以选择人工血管（PTFE 或 Dacron 材质的）。文献报道大隐静脉移植 5 年累计通畅率约 70%，PTFE 移植术约 50%，Dacron 移植术仅 30%。因此，在股 - 腘动脉旁路术时首选自体大隐静脉作为旁路血管，在自体大隐静脉不可得或存在病变的情况下，可选择其他人工移植物。由于动脉硬化性闭塞可发生于不同血管的不同部位，临床上可根据病变的部位及范围决定旁路血管的吻合部位，原则上需跨过闭塞段。在此，仅以最经典的股 - 腘动脉旁路术为例。

【手术指征】

1. 临床指征

1）严重的间歇性跛行，保守治疗无效者。

2）进行性静息痛。

3）局部溃疡及可能出现坏疽者。

2. 形态学指征　动脉造影或数字剪影证明股动脉和（或）腘动脉局部或广泛闭塞，其远端动脉（流出道）通畅，近端供血股动脉（流入道）通畅。

【禁忌证】

1. 晚期恶性肿瘤。

2. 严重心、肺、肝、肾功能不全，不能耐受手术者。

3. 患肢或全身感染未控制者。

【麻醉】

持续硬脊膜外阻滞麻醉或全身麻醉。

【手术步骤】

1. 切口　根据临床症状及动脉造影所显示的阻塞部位而定。对远端吻合口而言，若病变在股 - 腘动脉交界部，应做大腿下部至股骨内上髁弧形切口；如病变位于腘窝部腘动脉，可从大腿下部越过股骨内上髁至小腿上部做弧形切口；若病变在腘动脉远端，可从胫骨内上髁，沿胫骨内缘弧形向下切口。做旁路吻合的上端切口，选择在股部股动脉搏动最明显处。该术式常与腰交感神经节切除术同时进行（图 40-1A）。

2. 探查腘动脉　如进行近端腘动脉显露，取膝上部内侧切口。沿缝匠肌前缘纵向切开深筋膜，将其拉向后方，注意隐神经及大隐静脉的保护。切开内收肌筋膜，解剖出血管神经鞘，显露腘动脉。如需显露腘窝部腘动脉，切断半膜肌及半腱肌，将腓肠肌内侧头拉向后上方，即可见到腘动脉（图 40-1B）。若行腘动脉远端显露，将腓肠肌内侧头拉向后方，为扩大显露，有时需切断比目鱼肌的胫骨附着部分，沿比目鱼肌内缘寻找腘动脉及胫前、后动脉（图 40-1C）。

3. 探查股动脉　在腹股沟下方股动脉搏动明显处，做一纵向切口，切口深筋膜，在股静脉与股神经之间解剖出股动脉、股浅动脉与股深动脉，分别绕一橡胶条或细硅胶管（图 40-1D），以备阻断。

4. 切取大隐静脉　沿大隐静脉走行，自腹股沟至膝关节间做多处切口，在卵圆窝处仔细解剖大隐静脉，结扎并切断各属支，在距股静脉约 0.5cm 处切断大隐静脉主干，结扎近心断端，根据移植所需长度，取下大隐静脉。术中游离大隐静脉时需注意：①各属支结扎时，不可过于靠近主干，以免影响移植后静脉干的扩张，引起管腔狭窄。②不可用力牵拉，以免将主干与分支撕裂。③大隐静脉取下后，可向腔内用圆针头注入肝素盐水，以便使静脉管腔均匀扩张。④标记大隐静脉近端及远端。⑤以往曾有血栓性浅静脉炎病史者，而后虽已经再通的静脉也不可再用。

5. 制备皮下隧道　在股部与腘窝部切口之间，沿缝匠肌下方以手指或长卵圆钳或隧道器潜行制作旁路血管走行隧道，宽度能容一指即可。

6. 吻合（图 40-1E）　首先向股动脉内注入肝素 20mg，然后以无损伤血管阻断钳阻断股总动脉，并同时收紧股浅、股深动脉的阻断带。在股深动脉附近切开股总动脉前壁约 1cm。将大隐静脉远心端后壁纵向切开，长度与动脉切口相等，剪去两角。用 7-0 Perlene

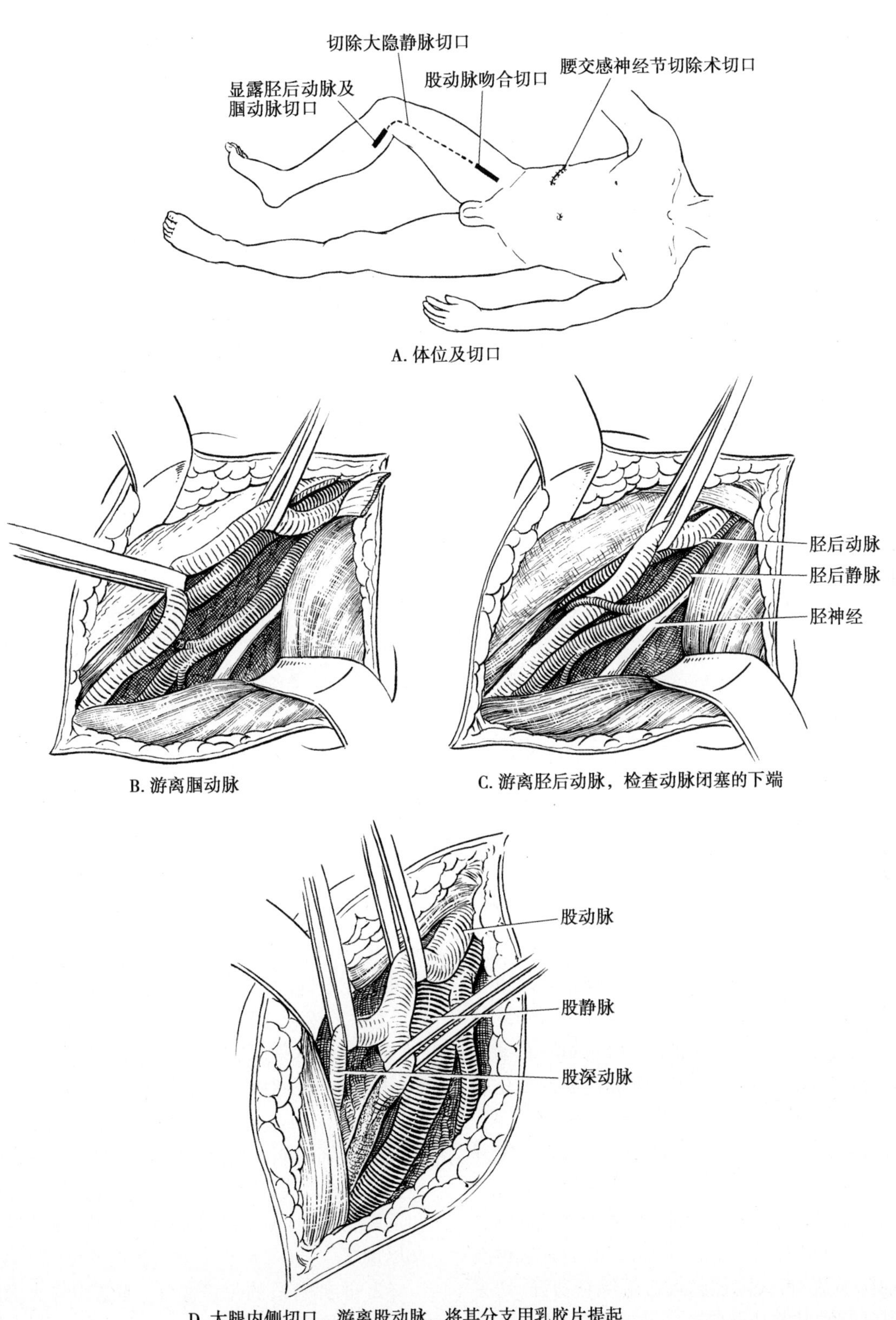

A. 体位及切口

B. 游离腘动脉

C. 游离胫后动脉，检查动脉闭塞的下端

D. 大腿内侧切口，游离股动脉，将其分支用乳胶片提起

图 40-1　股 - 腘动脉大隐静脉旁路术

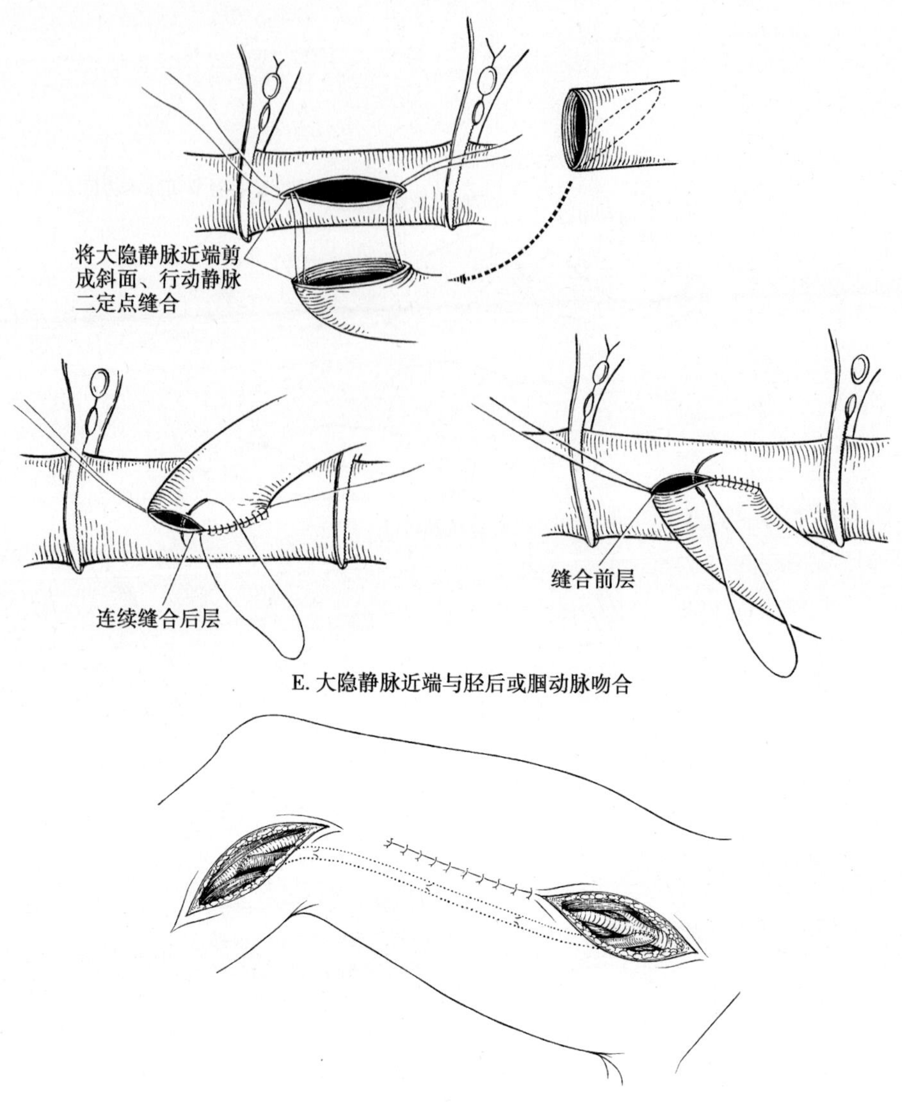

E. 大隐静脉近端与胫后或腘动脉吻合

F. 股-腘动脉大隐静脉旁路移植术完成

图 40-1（续）

线将两定点与股总动脉做端 - 侧吻合，吻合后两血管的角度应成 30°角，以免形成涡流。一般采用连续外翻缝合，自大隐静脉外进针、腔内出针，再由股总动脉腔内进针、腔外出针。由此可防止动脉内膜的硬化斑块剥离，造成活瓣样阻塞或血栓形成。上端吻合完毕后，将大隐静脉另一端通过已做好的隧道拉入腘窝部（此时需注意勿使其扭曲），在大隐静脉备吻合端置血管夹，暂时放开股动脉阻断钳，使大隐静脉在新建的动脉血流冲击下扩张并伸长。选择适当的长度，再次阻断股动脉血流，将大隐静脉近心端纵行剪开，切去两角。阻断腘动脉并切开前壁合适的长度，用上述方法将大隐静脉与腘动脉吻合，缝至最后 2 针时，松开腘动脉阻断钳，冲出凝血块及气泡，再次阻断，迅速完成吻合，移去阻断钳（先开放腘动脉或胫后动脉，后开放股动脉），开通新建血流（图 40-1F）。此时可见大隐静脉即刻充盈饱满，吻合口以下血管搏动明显。

【手术要点与盲点】

评价手术效果的一个非常重要的指标就是通畅率，因此要提高手术质量，需要注意如下要点：

1. 术前做好充分的评估。除全身状况评估外，尤其要有详细的病变血管全程的影像学资料，比如 CTA 等，从而据此选择合适的流入道和流出道，确定近端和远端吻合口的位置。既保证血流能充分供给远端，又尽量短。

2. 选择合适的旁路材料。首选自体大隐静脉，在没有足够长度、直径（大于 4mm）的正常自体静脉的情况下，人工血管也是不错的选择。处理自体大隐静脉要非常轻柔细致，仔细结扎各属支，行原位旁路术时要充分破坏其瓣膜。

3. 选择恰当的吻合技术处理吻合口。尤其是对于人工血管,可以选择一段自体血管做补片或"围脖",包括 Linton 补片吻合法、Taylor 补片吻合法、Miller 围领吻合法、靴式吻合法等。有报道,这样可能明显提高人工血管的远期通畅率。

4. 对于复杂病变,可以联合其他技术手段,比如内膜切除术、股深动脉扩大成形术、辅助性静脉动脉化等。

5. 手术结束时确认远端血流,根据实际情况可以选择 B 超、造影等。

【术后处理】

动脉旁路术术后,患者通常需要恢复到术前的药物治疗,从而控制合并存在的冠心病、高血压、糖尿病、高脂血症、心功能不全、肾功能不全等内科疾病。对于近期有心衰发作的患者,很可能住院时间会延长。因此此类患者应该特别注意限制入量,同时可适当给予利尿治疗。如果没有禁忌证,围术期 β- 受体阻滞剂可不停用。对于肾功能不全或潜在肾功能不全或造影剂用量较大的患者,术后可持续给予水化治疗,减轻造影剂对肾功能的进一步损害,同时可用一些改善肾功能的药物。

关于抗血小板,大多数患者术前已经开始抗血小板(一般是阿司匹林)治疗,抗血小板治疗是动脉旁路术后患者最基本的治疗。阿司匹林有益于改善早期移植物通畅率。氯吡格雷有时也会用到,单用一般用于不能应用阿司匹林的情况;与阿司匹林联用通常用于较细血管的旁路术后。

关于抗凝,目前还没有充分的数据表明下肢动脉旁路术后抗凝是值得推荐的。尽管有部分研究表明抗凝能改善患者生存率以及静脉旁路术后的通畅率和保肢率,但抗凝的出血并发症较单纯抗血小板明显增高,因此抗凝一般用于那些有闭塞高危的患者,比如流出道、旁路条件极差的患者。

【并发症及处理】

最主要的早期术后并发症是伤口问题、出血、移植物闭塞、移植物感染和死亡。涉及 83 个中心的 PREVENT Ⅲ研究很可能反映了临床实践中的真实并发症发生率。文中报道了 1 400 例静脉移植物病例的结果,其中死亡发生率 2.7%,心肌梗死 4.7%,截肢率 1.8%,移植物闭塞率 5.2%,大的伤口并发症发生率 4.8% 和移植物出血发生率 0.4%。晚期并发症包括淋巴性水肿、移植物感染、移植物动脉瘤和移植物狭窄等。在此,重点描述动脉旁路术的特有并发症——移植物闭塞。

早期移植物闭塞　对于有经验的血管外科医师来说,移植物早期闭塞并不常见。因此,一旦出现该并发症,最重要的原则就是寻找可能的原因,比如静脉窦未完全破坏、移植物扭曲、移植物受压、吻合口不良、动脉内膜剥脱或流出道差等。一旦患者因此出现严重缺血的症状,首先应该探查远端吻合口。如果移植物仍在搏动,建议可以进行动脉造影检查;如果没有搏动,则可以切开吻合口,行流出道或移植物取栓术。而对于采用翻转自体大隐静脉做旁路的,近端和远端吻合口都应该仔细探查。一旦发现吻合口狭窄,可采用补片重新吻合。如果发现了远端遗漏的严重狭窄病变,移植物就应该更改到相对好的流出道或者跨过该病变而吻合于其远端。

远期移植物闭塞　因为移植物远期狭窄或闭塞发生率很高,因此只有在患者出现严重的缺血症状时才建议对远期移植物闭塞进一步治疗。如果没有合适的静脉移植物可选,可以尝试溶栓、机械性血栓切除等,或者采用 PTFE 人工血管重新行旁路术也是很好的选择。

第二节　下肢动脉内膜切除术

内膜切除术是血管外科的基本术式,旨在剥除因粥样硬化所造成的动脉管腔狭窄或闭塞的动脉内膜,从而恢复动脉的管腔及血流。对于下肢动脉粥样硬化性闭塞症,内膜切除术可以单独用来处理病变,也可以协同动脉旁路术达到恢复远端血流的目的。内膜切除术具有如下优势:①术后血流动力学符合生理状态;②属自体血管手术,没有人工血管置入;③较少发生感染,尤其用于伴有其他部位感染性疾病易发生脓毒血症者。近些年来,随着人工血管的不断改进,很多原本需行内膜切除术的病例,已由旁路术所替代。因此下肢动脉内膜切除术,仅适用于闭塞病变较短(<6cm)的病例。

【麻醉】

一般选用硬脊膜外腔阻滞麻醉,对于病变非常短的,局部浸润麻醉也可行。

【手术步骤】

根据动脉切口的大小和数量,有学者将内膜切除术分为全开放(传统)式、半开放式、翻转式以及开口处内膜切除术。其中以全开放式最常用,下面重点以股浅动脉为例介绍该全开放式内膜切除术(图 40-2)。

1. 切口及股动脉显露　腹股沟韧带下股部纵切口,切开皮肤、皮下及深筋膜,沿股动脉干向上游离至闭塞性病变上方的正常动脉段,在正常动脉处绕细硅胶管备阻断。然后以同样方法向下游离至病变下方正常动脉,并在该处环绕以硅胶管备阻断。如果闭塞病变跨过股动脉的较大分支,比如股深动脉,分支动脉要以同样方法显露,绕硅胶管备阻断,较细分支动脉

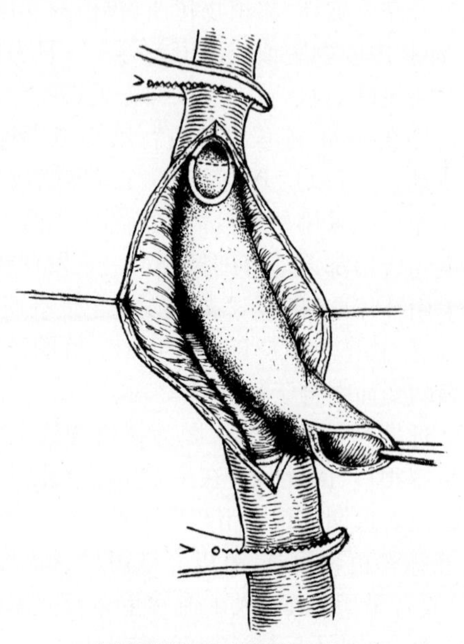

A. 切除粥样硬化增厚的动脉内膜

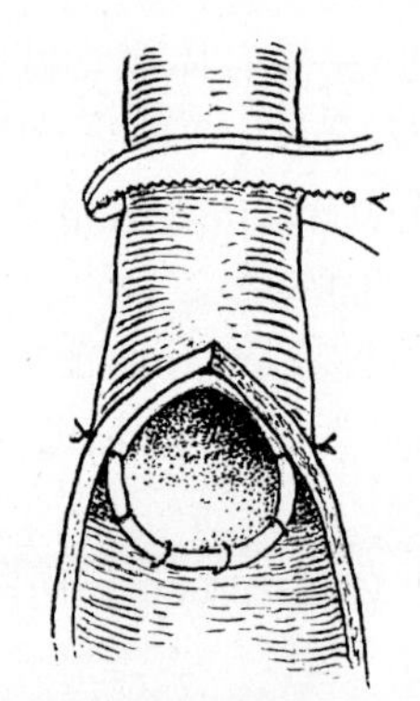

B. 将动脉内膜游离缘固定于动脉壁上，线结打在动脉壁外

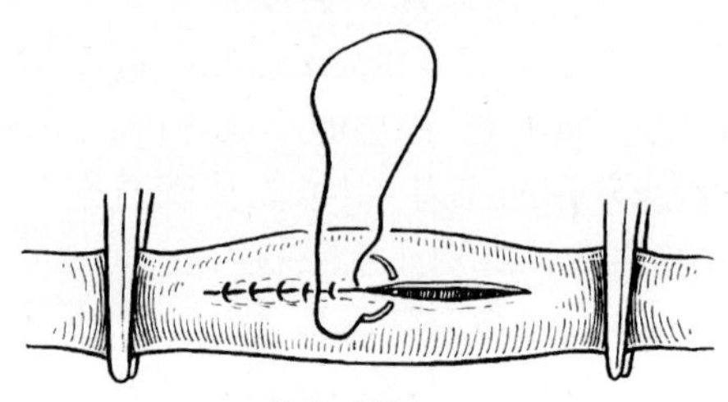

C. 缝合动脉切口

图 40-2　动脉内膜剥除术

可以绕 7 号丝线备阻断。

2. 内膜剥除　阻断闭塞病变上下方及分支动脉的血流，纵向切开闭塞段的动脉前壁至血管中层内环肌纤维深面，用钝性剥离勺或脑膜剥离器沿病变周围轻柔剥离，直至越过粥样硬化斑块的近、远端正常内膜处为止。通常情况下，硬化的斑块自然终止于病变的远处，从而与非病变内膜形成平滑的斜面而无需特殊处理。但是往往还会出现剥离内膜已经较长距离了仍看不到其终点，如此只能选择相对正常的内膜处切断两端内膜（图 40-2A），用 7-0 Prolene 线 U 形缝合固定远端内膜缘，线结打在动脉壁外，使之固定在动脉壁上（图 40-2B），以防止内膜游离缘呈活瓣样阻塞管腔或造成夹层。

3. 闭合动脉切口　病变内膜及血栓剥离后，用 7-0 Prolene 线对合缝合动脉切口（图 40-2C），一般不会出现狭窄。如有狭窄可能时，可取大隐静脉或人造血管补片缝合修复。当缝合至最后 2~3 针时或完全缝合结束而不收紧缝线的情况下，先短暂开放远端血流，再在远端阻断情况下短暂开放近端血流，冲出血管腔内残留碎屑及气体，以防止远端异物或气体栓塞。最后缝合完毕收紧缝线打结。

简单介绍其他方式的内膜切除术，一般来说，其余方式需借助特殊工具达到目的。

半开放内膜切除避免纵向切开动脉壁，而是选择在斑块的近端和远端两处切开动脉壁。之后首先在斑块的近端剥离内膜并横断之，借助特殊工具将内膜成针筒样剥离至远端，再在远端横断之。最后做内膜固定，闭合动脉壁切口。

翻转技术，仅需要在动脉壁打开一个开口，然后将要剥脱的内膜从动脉内“抽”出来，同时动脉外膜翻转。横断要切除的内膜后，翻转的外膜重新复位。该技术通常用于较短的斑块切除过程中，同时要求该段动脉是可活动的。

开口处内膜切除术是翻转技术用于开口处（分叉处）病变的特殊情况。一般在开口的近端打开动脉壁，经开口将斑块从分支血管中“抽”出。之后可用钳子等工具将碎片或参与斑块取出。该方法也仅用于斑块距开口较近的情况。

【注意事项】

1. 手术原则　应将狭窄或闭塞的动脉内膜和附着的血栓以及动脉中层内环肌深面的组织一同剥离切除，单纯血栓去除是错误的做法。

2. 因内膜剥除后，血管腔内面粗糙，为防止血栓再形成，阻断血流前，应向病变动脉远端注射肝素或全身肝素化，术后继续全身抗凝治疗 1~2 周。

3. 病变内膜切除后，应仔细探查剥离面，取出所有碎片、残屑及凝血块，并用肝素盐水冲洗，以防远端栓塞或血栓再形成。

参考文献

1. 段志泉，张强 . 实用血管外科学 . 沈阳：辽宁科学技术出版社，1999：151-152.

2. Klinkert P, Post PN, Breslau PJ, et al. Saphenous vein versus PTFE for above-knee femoropopliteal bypass. A review of literature. Eur Vasc Endovsac Surg. 2004, 27(4): 357-362.
3. 郭伟，符伟国. 血管和腔内血管外科学精要. 天津：天津科技翻译出版公司，2005：413-422.
4. Cronenwett JL, Wayne Johnston. Rutherford's Vascular Surger. 7th ed. Philadephia: Elsevier, 2010.
5. 汪忠镐. 汪忠镐血管外科学. 浙江：浙江科学技术出版社，2010：999-1001.

第三节 下肢动脉腔内治疗术

经皮腔内血管成形术（PTA）是一种微创的治疗选择，随着血管腔内技术及器材的迅猛发展，越来越多的患者能够接受这一术式的治疗，并获得了较满意的临床疗效。

【适应证与禁忌证】

1. 对下肢动脉闭塞症的治疗措施选择取决于缺血对生活质量的影响程度，因此客观评估缺血程度非常重要。Fontaine 和 Rutherford 分级（表 40-1）能很好评估下肢缺血状态，一般 2 级以上的肢体缺血才考虑进行积极的外科手术或腔内治疗。

2. 由于下肢动脉闭塞性病变形式多样、形态复杂、不同治疗方法的结果也不同。为规范下肢动脉治疗方案的选择，泛大西洋介入协会共识委员会（Trans-Atlantic Inter-Society Consensus Committee, TASC）早在 2000 年就制定了下肢动脉闭塞病变的 TASC 分级。制定这个 TASC Ⅰ分级的成员来自于 14 个团体，包括血管外科、介入放射、心血管、卫生经济和流行病学专家。2007 年制定 TASC Ⅱ分级。与第 1 版比较，委员会不仅包括欧美专家，而且吸纳了日本、澳洲和南非的专家，同时还包括了足病学和循证医学专家。TASC Ⅱ（图 40-3）较 TASC Ⅰ进一步扩大了腔内治疗的适应证。TASC 指南的制订基于已有的临床证据及证据级别，将股 - 腘动脉病变分为 A、B、C、D 四型。推荐 A 级病变应该选择腔内治疗，D 级病变应该选择开放手术；B 级病变腔内治疗患者更多获益，部分患者可选择开放手术，C 级病变手术治疗患者获益更多，部分患者可选择腔内重建。这表明正确评估血管病变对患者选择最佳的治疗方案非常重要。尽管 TASC Ⅱ给出了各级病变的治疗建议，但笔者认为临床工作中仍应避免指南的局限性及片面性。必须认识到：①TASC Ⅱ是根据几个不同的因素，如病变类型（狭窄或闭塞）、数量、长度和部位等对病变进行分级的，标准比较繁琐。对于一些较复杂的病变，有时它可能不容易作出正确评价。截至目前，仍缺少该分级在日常临床工作中的实用性调查研究。②对 TASC Ⅱ分级的理解具有专业依从性，并与临床经验有很大关系。对于 B 级或 C 级病变，不同专业间由于技术的倾向性常常做出带有偏倚的病情评估及治疗选择。对 TASC Ⅱ在临床的客观性及实用性方面尚缺乏一级研究证据的支持。③TASC Ⅱ分级的依据是病变的形态学特征，并未考虑患者的病史、全身状况、流出道条件等其他因素，临床上许多治疗选择并不能机械地依据 TASC 分级来决定。作为血管外科医生尤其应当学会应用两类不同的技术处理下肢动脉病变，这样可以扬长避短，取得更大的收益、更小的代价。

4

表 40-1 下肢动脉闭塞症的 Fontaine 和 Rutherford 分级

Fontaine	临床表现	Rutherford	临床表现	客观指标
Ⅰ	无症状	0	无症状	运动试验正常
Ⅱa	轻度的跛行，标准行走试验的步行距离 >200m	1	轻度跛行	可以完成运动试验，运动后 AP<50mmHg，但较 BP 小 25mmHg 以上
Ⅱb	中重度跛行，标准行走试验的步行距离 <200m	2	中度跛行	介于 1 和 3 之间
		3	严重跛行	不能完成运动试验，并且运动后 AP<50mmHg
Ⅲ	缺血性静息痛	4	缺血性静息痛	静息 AP<40mmHg，踝部 PVR 平坦或缺失 足趾压力 <30mmHg
Ⅳ	溃疡或坏疽	5	较小组织的坏死 - 不愈合的溃疡，局限性的坏疽伴弥漫性足部水肿	静息 AP<60mmHg，踝部 PVR 平坦或缺失 足趾压力 <40mmHg
		6	较主要的组织坏死 - 累及跖骨水平以上	同 5

AP：踝部压力，BP：血压，PVR：脉搏容积描记

A型：单病变狭窄，长度≤10cm
单病变闭塞，长度≤5cm

B型：多病变（狭窄或闭塞），每个病变≤5cm
单病变狭窄或闭塞长度≤15cm不累及腘动脉
单个或多个病变远端缺乏连续的胫腓动脉
严重钙化性闭塞长度≤5cm
单个腘动脉狭窄

C型：多个狭窄或闭塞长度＞15cm，伴或不伴有严重钙化
两次腔内干预后需要再次治疗的复发性狭窄与闭塞

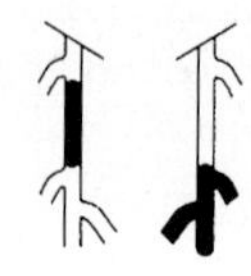

D型：股总、股浅慢性完全阻塞型病变（长度＞20cm，累及腘动脉）
腘动脉慢性完全闭塞性病变或近端三分叉病变

图 40-3　股腘动脉病变 TASC Ⅱ分型

自 2007 年公布以来，TASC Ⅱ已经成为 LEAD 诊断及治疗选择的重要参考。目前的临床应用经验及有限的实用性研究给我们的印象是，TASC Ⅱ在周围动脉闭塞病变的常规临床工作指导方面可能仍不够完善，对其进一步的改进是很重要的；需要更多的随机对照试验和Ⅰ级证据支持，以制订更加平衡的 TASC 指南；此外，需要一个更加紧凑和简明的分类，使非血管专业医师也能做出恰当的分级及治疗选择。

腔内治疗的禁忌证范围远远小于传统开放式手术，几乎没有绝对禁忌证。相对禁忌证包括感染性病变、患者不能配合等。

【患者评估与术前准备】

腔内治疗的操作技术对诊疗的成败虽然是不可缺少的部分，但决定成败的另一重要因素还包括必要的术前准备和恰当的术后处理，对可能发生的并发症要有充分的思想准备，并及时发现和处理。

1. 对患者进行系统而全面的了解。详细询问病史、做必要的检查、了解患者药物过敏史、既往健康状况及现阶段的心、肺、肝、肾功能情况；术前检验血常规，凝血功能，肝、肾功能情况等；心电图、胸片检查。合并心、脑血管疾病者应进行进一步针对性检查和治疗；对病情进行 Fontaine 或 Rutherford 分级，对病变进行 TASC 分级。

2. 加强与患者的沟通　向患者说明检查治疗目的、操作过程、可能并发症、注意的事项等，以消除恐惧心理，争取合作。特别应将可能发生的并发症及意外情况向患者家属讲解清楚，并要求签字。

3. 方案与器材　参加操作的人员在手术前根据病情制订最佳检查或治疗方案，包括穿刺插管途径、操作步骤、药物剂量、并发症的预防、意外情况处理等，明确各自分工和职责。准备好各种手术器材。

4. 患者准备　①术前 3~5 天口服抗血小板药物；②进行碘过敏试验，常采用静脉法，经静脉注射 30% 复方泛影葡胺 1ml，观察 15 分钟，如出现恶心、呕吐、眼睑水肿、流泪、流涕、皮肤潮红、皮疹、心慌、气急等症状为阳性反应；③备皮，剃去穿刺部位的毛发（双侧腹股沟、外阴、大腿上 1/2 范围），除急诊外，一般要求术前洗澡 1 次；④建立静脉通道，以便在应急情况下及时经静脉给药；⑤术前 6 小时内禁食水。

【操作技术】

1. 股腘动脉病变　对于股总动脉、股深动脉、股浅动脉近 / 中 / 远段及腘动脉病变都可以选择对侧逆行股总动脉穿刺入路。我们认为，从对侧股总动脉“翻山”入路可以作为股腘动脉段病变介入治疗的标准入路选择。“翻山”操作均使用长鞘，长鞘有利于保护支架通过和随时造影检查操作后结果。

在插入 4F 动脉鞘后，选择合适指引导管可使导丝比较容易到达对侧髂动脉。这些指引导管包括 IMA 或 Cobra 导管，或者对于分叉角度较大的病例可以选择 Simon、RIM、Hook 或 Omini 等选择性导管，有时猪尾导管也是较好的选择。选用 0.035 英寸软头 Terumo 导丝（Terumo，Tokyo，Japan）。导丝和导管到达对侧股浅动脉或股深动脉后，更换为 0.035 英寸加硬导丝。沿加硬导丝将 40F 短鞘交换成 6F~8F Cook 或 Arrow 翻山导鞘。通常选择 6F 45~55cm 长鞘，因为球囊和大多数自膨式镍钛支架都可通过 6F 鞘。但对钙化严

重或者分叉角度较大的病例，可以选择较大的长鞘(7F甚至8F)，以避免导鞘内器械弯折并减少摩擦。长鞘头端一般放在患侧股总动脉内，避免影响血流。

也可选择进行同侧股总动脉顺行穿刺，对于股浅动脉中、远段病变，此入路较常用。优点在于穿刺部位距离病变近有很好的支撑力，对同时处理膝下病变更有优势。缺点在于穿刺技术稍复杂、并发症略高、压迫止血可能影响远端血流等。

长鞘到位后，可开始尝试将导丝通过病变。应清楚评定是狭窄性病变还是闭塞性病变、是血栓闭塞性病变还是硬化闭塞性病变、是严重钙化性病变还是硬化较轻的病变，以及近端是否有粗大的分支、闭塞段是否有侧支存在、严重钙化的位置、原始病变的位置等。股浅动脉球囊扩张支架成形技术更适用于慢性硬化闭塞性病变。

开始治疗前应有很好的造影，明确病变部位、程度、长度侧支循环情况。闭塞病变近端通常有侧支血管，X线投射角度应尽可能使分支血管与闭塞主干分开，便于导管的指引。应适当放大图像使能看清楚血管开口、钙化、导丝导管的运行轨迹等精细的环节。是直接透视下或在路径图指导下操作，基于术者技术熟练程度和习惯。

导丝是通过病变最重要的工具。熟练掌握各种导丝的性能是必需的。一般对狭窄性病变，通常应用0.035英寸软泥鳅导丝或0.014英寸BMW导丝。对完全闭塞性病变(completely total occlusion，CTO)需要有良好通过性能的导丝。临床常用的多种冠状动脉CTO病变导丝是完全可以用于股动脉CTO病变的，比如Miroco、Osaki、PT2等。这些导丝都是0.014英寸系统。更常用的是0.018英寸V18导丝(Boston scenticific，USA)，常作为第一选择。对于通过失败的闭塞病例可以选用末梢成角度0.035英寸软弯头Terumo导丝。但当发现导丝进入假腔转化为内膜下成形时，尤其是内膜下导丝因严重钙化而无法通过时，0.035英寸加硬弯头Terumo导丝是最好选择。

导管是指引导丝方向、提供更好支撑力的助手。股浅动脉病变的指引导管通常选用4F椎动脉导管。其次可选用多功能导管、腔静脉导管、右冠导管等。

当导管指引导丝成功通过病变段血管后，就可以开始进行球囊扩张血管成形了。经皮腔内血管成形术(percutaneous transluminal angioplasty，PTA)中球囊扩张是股腘动脉重建的基本技术，并且对于大部分股腘动脉短段病变来说，这种技术可以作为标准的独立治疗手段。而是否置入支架取决于球囊扩张后血管形态、残余狭窄、血流、近远端压差等因素。临床最常用的仍是普通非顺应性球囊。球囊导管直径和长度的选择依据参考血管的直径和病变程度。直径以大于参考血管直径0.5~1mm为宜，过大的球囊选择可能会导致血管破裂。股腘动脉常用的球囊直径在4~8mm左右。球囊充盈压力通常在8~10atm(1atm=101.325kPa)。但在严重钙化的病例中，可以选择较短的高压球囊对残余狭窄部位再扩张，其充盈压力可高达16~18atm。一次或分次扩张的范围应超出闭塞5mm左右。球囊充盈加压的持续时间至少30秒。球囊扩张后的造影决定是否结束手术或置入支架。操作过程中应充分抗凝，防止急性血栓形成。

股腘动脉支架置入适应证包括：球囊扩张后弹力层翻转、广泛夹层影响血流、残余狭窄>30%和残余压力梯度>15mmHg等。股腘病变一般认为自膨式镍钛合金支架较球囊扩张式支架有更好的远期通畅。目前临床常用的股腘动脉支架有Everflex(EV3，USA)，Protage(EV3，USA)，Smartcontrol(Cordis，USA)，Submarin(MedtronicInvatech，USA)，Luminex(Bard，USA)，Expert(Abbott，USA)等。

4

支架长度以覆盖整个病变段血管为宜，最好延伸数毫米至正常血管段。镍钛合金支架的直径应较参照血管的直径大1~2mm。股浅动脉支架直径选择一般在6~7mm。操作要点是平稳释放，避免支架被拉长和皱缩。当病变较长需要两枚以上支架时，支架间重叠5~10mm。

术后处理：①压迫止血平卧24小时，止血装置止血平卧6小时；②术后当日进食水；③术后应用阿司匹林100mg/d，硫酸氢氯比格雷75mg/d；④继续维持术前保守治疗方案，包括停止吸烟、控制血脂/血糖/血压、应用血管活性药物和规范的锻炼治疗等措施；⑤术后1、3、6、12个月定期随访。

2. 膝以下动脉病变　同侧股总动脉顺行穿刺入路是腔内治疗腘以下动脉病变最常用的途径。为方便术者操作，患者体位应与常规的体位相反，即患者平卧的头侧应在术者操作时体位的右手位。顺行穿刺的优点在于导管导丝支撑力好、旋转容易、成功率高。缺点是股浅动脉开口同时存在狭窄或闭塞病变时操作很难进行。对侧股总动脉逆行穿刺“翻山”入路也是膝下动脉病变腔内治疗常用的方法，操作上与髂股动脉病变相同。

膝下病变腔内治疗时所用器材有一定特色。无论是导丝、导管、球囊还是支架都要比其他部位的精细。对狭窄性病变，0.014英寸的BMW导丝是首选，对CTO病变必须应用CTO导丝，但目前做膝下病变的CTO导丝多数来自冠状动脉的产品。不同CTO导丝的头端质地、通过能力和对血管的破坏性是不一样的。因此术者应仔细练习每种导丝的使用技巧。这些

CTO 导丝通常是 0.014 英寸直径。0.018 英寸 V18 导丝(Boston)也可以用来通过膝下 CTO 病变,但通常需要 Diver 导管(Medtronic)等才能指引。因普通导管指引太粗,膝下球囊又通常不能容许 0.018 英寸 V18 导丝通过。越来越多的球囊可以用来做膝下动脉的扩张。典型的代表是 DEEP 球囊(Medtronic)和 Savy 球囊(Cordis)。这些长而细小的球囊对膝下长片段的病变而言自然是良好的选择,但有时在长球囊不能通过时,短的冠脉球囊也是另一种选择。一般而言,OTW 球囊有更好的通过能力。已有支架用于膝下动脉病变,比如 Xpert(Abbott),这些器材为膝下病变的腔内治疗提供了更多的选择。但在球囊和支架方面,未来载药球囊和药物洗脱支架可能更常应用在膝下动脉病变。随着经验的积累,膝下病变的新产品正越来越多。

【手术要点】

1. 如何通过股腘动脉的 CTO 病变　导丝通过 CTO 病变时分三个步骤:①突破纤维帽:纤维帽是慢性闭塞病变起始部位表面坚硬的部分。但并不是每个 CTO 病变都有坚硬的纤维帽,有些可能是继发的慢性血栓。突破纤维帽困难主要见于股浅起始部闭塞或闭塞近端血管与粗大的分支的动脉相连。这种状况可能造成实际操作中难以发现闭塞的起始部位,使导管无法指引方向。但多数情况下只要取得良好的 X 线投照角度,起始部还是能够发现的。血管钙化、解剖结构可以作为重要参考指标,比如对一侧股浅动脉起始部病变,如果无法看到开口,可参照对侧解剖位置来寻找。一些纤维帽较难通过,在导管指引位置和角度合适的情况下,可应用导丝尾端破坏之。②导丝导管在血管腔或内膜下潜行:导丝突破纤维帽后可以沿血管腔也可以沿内膜下行走,主要看导丝头端进入时是在血管腔内还是在内膜下。有时开始段导丝在血管腔,而后来又进入到内膜下。导丝位于内膜下的重要特征是头端绕血管前行并很容易成襻。出现这种状况时将导管调整到内膜下,改用加硬泥鳅导丝加力向远端劈进,直到远端闭塞上方不远处。对严重钙化闭塞病变,即使这样也可能存在通过困难。导丝成襻通过内膜下的过程中很少造成血管破裂。③导丝进入远端动脉腔:导丝始终经血管腔通过时会自然进入远端血管。但当导丝经内膜下通过时,远端就并不容易回到真腔,因为广泛的动脉硬化造成虽然导丝已达远端通畅的血管水平,但导丝仍在内膜下潜行,甚至会破坏很长远端相对正常的血管壁。因此,远端导丝回到真腔是 CTO 病变腔内治疗成功与否的重要步骤。将导丝回入真腔的办法很多:一是直接应用加硬泥鳅导丝的头端,成襻后在导管支撑下直接用力突破进入真腔,这种办法的先决条件是远端通畅血管壁无严重硬化的病变,内膜因不能承受导丝的冲击再次破裂。操作中应注意不能无限将导丝经假腔向下推进;同时导丝成襻应合适,太大突破力减弱,太小导丝过软。第二种方法是应用导管指引。经过成襻导丝推进后,虽然导丝没有进入远端真腔,但可能已经造成了远端血管内膜的破裂或分支血管的断裂,此时造影可发现真假腔血流有沟通。此时可应用椎动脉导管、多功能导管、右冠导管等指引导丝经裂口进入远端血管腔。第三种方法是应用导管指引穿刺。在远端真假腔无沟通时,将右冠或猪尾导管头端顺导管弯曲方向切成斜面,使用时将该斜面朝向真腔,同时应用导丝穿透内膜。需要时将 V18 导丝的头端亲水涂层去掉变成穿刺针用于穿刺内膜。这些方法可行但操作时保持导管头端朝向远端血管真腔很难,可能会发生血管破裂并发症。因此有很强技能的操作者才能完成。第四种方法是应用双球囊技术,近端球囊在内膜下,远端穿刺入路放入球囊在血管真腔内,将两球囊的头端放在同一水平后充起球囊,此时两球囊头端之间的隔膜为血管内膜。用导丝头端或尾端穿刺另一球囊从而建立由假腔到真腔的导丝轨道。第五种方法是应用特殊器材,自从 OUT BACK(Cordis,USA)和 Frontrunner(Medtronic,USA)用于临床后使股腘动脉腔内治疗技术成功率大大提高。目前已很少出现不能成功完成腔内治疗的病变。一旦成功建立腔内操作轨道后,其余的操作相对容易。

2. 如何借助器材重回真腔　内膜下血管成形中导丝回入闭塞远端真腔是最有挑战的技术。Cordis 和 Medtronic 公司分别研发了专门用于穿刺内膜,帮助导丝回入远端真腔的器材,分别是 Outback 和 Pioneer。下面简述 Outback 的使用方法。

Outback LTD 重置导管(Cordis,USA)由一个 6.2F 的双腔单轨导管构成,可以通过 0.014 英寸导丝。导管的另一个腔包含有一个弯头的穿刺针用来穿刺血管内膜,并能够通过另一个 0.014 英寸导丝导入真腔。使用时先将 0.014 英寸导丝放置在远端通畅的血管夹层内,然后沿导丝将 Outback LTD 重置导管输送到病变末端,将导丝撤回到 outback LTD 重置导管内 5cm。调整管球观察角度,以便保证 Outback LTD 重置导管的远端靠近预备穿刺重新回到血管腔的位置。旋转止血阀以改变重置导管的侧面出口方向,即其上“LT”定向标显示为“L”时确保定向标槽口朝向所需穿刺血管,维持 Outback LTD 导管位置,旋转图像增强器 90°透视定向标显示为“T”并且与穿刺血管真腔重叠。达到条件后再次 90°旋回图像增强器,确保定向标显示为“L”,按下手柄释放按钮,并缓慢向前滑动按钮,从 Outback LTD 导管的侧面端口伸出穿刺针进入真腔。

推送导丝沿穿刺针进入血管腔。撤回穿刺针。调整导丝进入远端血管腔后撤出 Outback LTD 重置导管，完成导丝通过闭塞段的全过程。使用此装置应注意：准备穿刺目标血管的直径越大越容易穿刺并越容易进入真腔；当夹层撕裂到可以使用 Outback 导管时应尽早使用，避免夹层持续向下进行影响腘动脉，最后不得不在腘动脉应用支架。

与 Outback 导管不同的是，改进型 Pioneer 导管的头部还包含了一个血管内超声传感器，可以帮助指引穿刺针正确穿入真腔。由于有了这些穿刺系统，目前对股浅动脉 CTO 病变的腔内技术功率几乎达到100%。由于有效地避免了病变段以远的夹层形成，这对将来有可能接受的外科旁路手术是有益的。

3. 在治疗膝以下血管病变时如何能够获得满意的造影图像　要点：①4F 长鞘总是在腘动脉水平，经长鞘造影能观察所有胫、腓动脉和侧支。但对闭塞远端的血管可能不易观察清楚。②在保证图像质量的情况下对比剂浓度尽可能低，并在注射后用肝素盐水冲洗，降低对比剂对毛细血管的影响。③对特定血管进行选择性血管造影。④应用多个 X 线投照角度以区分闭塞近、远端血管的对应关系。通常左、右前斜能很好地区分出三条血管。同时应避免骨骼对图像的影响。⑤对需关注的部分应放大图像。⑥必要时应用硝酸甘油、罂粟碱等血管扩张药物。

4. 如何处理分叉病变　膝下动脉有两个分叉，一是胫前动脉与胫腓干之间，另一个是胫后动脉与腓动脉之间。需要处理分叉的病变通常是至少一条分支开口有问题。腔内处理分叉病变的三种方式："对吻"技术、T 型支架技术和"Crash"支架技术在主髂动脉病变中有描述。在膝下动脉病变由于血管直径细小尽量避免应用支架，因此"对吻"球囊技术更加常用。只是在较短或严重钙化的开口病变应用药物洗脱支架。

【并发症及处理】

1. 穿刺点血肿、假性动脉瘤、动静脉瘘　术后患者需穿刺点加压包扎、平卧位 24 小时，对于应用鞘管直径在 6F 以上的，可考虑应用血管缝合器或封堵器辅助穿刺点愈合，对于穿刺点血管钙化严重者，可适当延长加压包扎时间和（或）平卧位时间。

2. 急性血栓形成　术中要做到充分肝素抗凝，一般起始剂量为 100U/kg，在手术中如无意外情况，需每小时追加 1 000U，更准确的做法是监测术中 ACT 值，使之控制在 200~300 秒左右。术前术后均需应用抗血小板药物。如果急性血栓一旦发生，应根据患者个人情况，立即行取栓或溶栓治疗。

3. 血管破裂、夹层　尤其常见于闭塞性病变、钙化严重病变，如果血管破裂发生在股腘动脉段，造影可见造影剂大量或喷射性流出血管，那么需要紧急应用球囊压迫止血，选择合适型号的覆膜支架进行治疗，甚至需要立即中转开放性手术治疗。对于发生于膝以下细小血管的造影剂外渗，提示出血量较小，那么可以尝试球囊扩张压迫止血 3 分钟以上，大多数病例可获得满意效果，若仍有造影剂云雾样外渗，可反复进行球囊压迫止血操作。对于影响范围较广的血管夹层，可以选择延长球囊扩张时间达 3~5 分钟的方式处理，如若夹层仍继续存在并影响血流，可以选择进行支架置入，但需注意，置入的支架长度最好超过夹层的范围。

4. 血管痉挛　多见于基础血管直径偏细的患者，可应用硝酸甘油（0.2~0.6mg 动脉内给药）、罂粟碱等药物扩张血管；也可以选择延长球囊扩张时间，对于上述方式均不能缓解的血管痉挛甚至可以选择进行支架置入。

5. 远端栓塞、蓝趾综合征　此类并发症多见于硬化斑块以软斑块为主的患者以及病变内血栓较多的患者，常由于导管、导鞘、导丝的反复通过造成斑块碎片及血栓残渣脱落，随血流堵塞与其直径相匹配的远段动脉，造成患者足或足趾的缺血改变，甚至可能造成截肢 / 趾。预防性的处理方式可以做到：谨慎选择患者，精细操作，充分抗凝，远端放置保护装置等；对于已经发生的病例，可以选择局部溶栓治疗。

（许永乐　杜昕）

参考文献

1. Fischer M，Schwabe C，Schulte KL.Value of the hemobahn/viabahn endoprosthesis in the treatment of long chronic lesions of the superficial femoral artery：6 years of experience. J Endovasc Ther，2006，13（3）：281-290.
2. Lenti M，Cieri E，De Rango P，et al.Endovascular treatment of long lesions of the superficial femoral artery：results from a multicenter registry of a spiral，covered polytetrafluoroethylene stent.J Vasc Surg，2007，45（1）：32-39.
3. Saxon RR，Coffman JM，Gooding JM，et al.Long-term results of ePTFE stent-graft versus angioplasty in the femoropopliteal artery：single center experience from a prospective，randomized trial.J Vasc Interv Radiol，2003，14（3）：303-311.
4. Schillinger M，Sabeti S，Loewe C，et al.Balloon angioplasty versus implantation of nitinol stents in the superficial femoral artery.N Engl J Med，2006，354（18）：1879-1888.
5. Krankenberg H，Schlüter M，Steinkamp HJ，et al.Nitinol stent implantation versus percutaneous transluminal angioplasty in superficial femoral artery lesions up to 10 cm in length：the femoral artery stenting trial（FAST）.Circulation，2007，116（3）：285-292.

4

第四十一章

深静脉血栓手术

第一节　腔静脉滤器置入术

4

下腔静脉滤器可以预防和减少肺栓塞的发生。在抗凝治疗基础上置入下腔静脉滤器虽然可减少肺栓塞的发生，但不能提高初患VTE者的早期和晚期生存率，随着时间的延长，放置滤器患者有更高的深静脉血栓复发的趋势，故置放滤器后，应该立即行抗凝治疗。国外资料显示在充分抗凝治疗后，致死性肺栓塞发生率可以在1%以下。因此下腔静脉滤器适用于肺栓塞的高危患者。对于大多数DVT患者，不常规应用腔静脉滤器。

【适应证】

1. 抗凝治疗有禁忌或有并发症的近段DVT患者。
2. 充分抗凝治疗的情况下反复发作的血栓栓塞。
3. 肝素诱发性血小板减少综合征。
4. DVT和PE综合性介入治疗前。
5. DVT和PE外科手术治疗前。
6. 血栓近心端有漂浮的、大的血栓团块者。
7. 既往发生过PE的DVT患者。

【禁忌证】

1. 下腔静脉狭窄或阻塞者。
2. 晚期肿瘤广泛转移者。
3. 心、脑、肝、肾等重要脏器功能衰竭者。
4. 青、少年，以及妊娠患者不宜放置下腔静脉滤器。

预防性行下腔静脉滤器置入术仍有争议。

【患者评估与手术规划】

手术前应对患者行下肢静脉超声检查以明确血栓蔓延的程度，不可在已生成血栓的血管行穿刺操作。如有可用的腹部CT或造影记录，应仔细阅片，观察是否有下腔静脉狭窄或梗阻。如双侧下肢静脉近段均有血栓形成，亦可选用颈静脉作为入路，但术前同样应行超声检查。

手术所需器械：①前壁穿刺针，如经颈静脉通路需微穿刺针；②5F鞘管、0.035英寸的血管造影导丝；③下腔静脉滤器：常用的滤器有Greenfield（图41-1）、鸟巢（Bird's Nest）、Vena cava（图41-2）、Tulip、Trapease

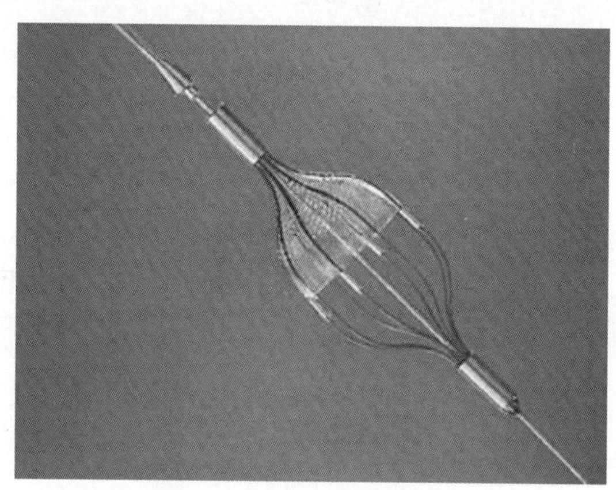

图41-1　Greenfield滤器

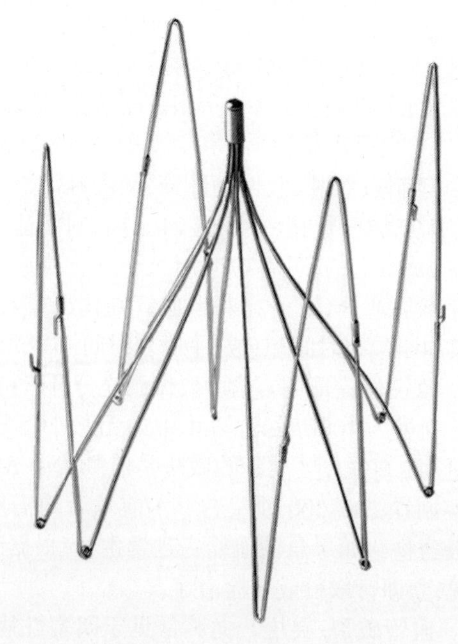

图41-2　Vena cava滤器

等，应根据患者下腔静脉直径选择合适大小的滤器；④5F猪尾导管或带标尺的下腔静脉造影导管。

术前应详细阅读所用滤器的说明书，明确使用方法、放置的位置以及可使用的入路。

【手术方式】

手术方法：患者仰卧导管床，根据超声结果选择入路血管，通常选择右股静脉作为穿刺点，也可选择右颈静脉或左股静脉，但颈静脉径路有发生空气栓塞的危险，而左髂总静脉与下腔静脉之间的夹角较小，易发生倾斜。穿刺成功后，在导丝(0.035英寸)引导下置入5F鞘管，并经鞘管造影观察髂股静脉有无血栓和狭窄、闭塞等情况。如无异常，则经导丝送入下腔静脉造影导管或5F猪尾导管，导管头位于下腔静脉下端髂静脉汇合处，行下腔静脉造影，确定下腔静脉开通与否并估计其直径，判断是否有变异。观察肾静脉的位置、数量与通畅情况。测量下腔静脉直径，选择适当型号滤器，而后导入滤器输送器，在DSA指导下于右侧肾静脉开口下方(右侧肾静脉在生理上应低于左侧)约1 cm处放置IVCF。滤器的正确位置应在双肾静脉开口与髂总静脉开口之间的下腔静脉内，如果肾静脉内已有血栓形成，可将下腔静脉滤器置于肾静脉开口水平以上。释放成功后再次造影，了解滤器位置及下腔静脉血流情况，一旦滤网释放完毕，不能再试图移动滤网。将导鞘连同释放器一起拔出，穿刺点压迫止血。患者术后平卧，穿刺点处加压压迫6小时。术后如果允许的话，给予患者抗凝药物以减少滤器内血栓形成的可能性。并且定期检查以确认滤器的状态。

【术中常见问题及处理】

1. 腔静脉过于粗大，无法放置滤器　可选用鸟巢滤器，其最大直径可达45mm，基本可满足临床需要。如无合适的滤器，且双髂静脉显影良好，无明显血栓形成及变异，亦可将滤器放置于双髂静脉中。

2. 双下腔静脉　如术前检查或术中造影发现双下腔静脉，双侧下腔静脉均应置入滤器。

3. 左肾静脉环绕主动脉　可将滤器的尾部尽量放置在较低的位置，防止潜在的管腔内血栓形成。

4. 下腔静脉内血栓　如发现下腔静脉血栓，可从颈部入路放置滤器，可将滤器置放于肾静脉开口上方。

5. 严重的造影剂过敏史　可采用二氧化碳或钆喷酸葡胺行下腔静脉造影，超声指导下滤器释放亦有报道。超声引导下的下腔静脉滤器置入操作简便易行，甚至可以在床边施行，可用于肾功能不全或对造影剂过敏的患者，对临时的或永久的滤器以及各种不同品牌结构的滤器置入都安全可行。也存在不足之处，首先，操作过程中的图像不够直观，因此超声下对于髂静脉、肾静脉开口，以及静脉内血栓位置的准确判定，是非常重要的。另外，由于超声波产生的侧边声影伪像，使得有时滤器头部的定位标志和输送导管显示不清，对此可以通过将滤器部分释放和改变超声探头的角度、方向来解决。对肥胖和肠道积气的患者，有时也会给超声显像带来困难。

【并发症】

1. 血栓形成　静脉穿刺部位可能形成血栓，根据器械不同，其发生率在5%~27%。释放导管越粗，穿刺部位静脉血栓形成的机会越大。同时，滤器本身也会形成血栓，造成下腔静脉栓塞。相比之下Greenfield滤网血栓发生率最低，为4%左右，而Simon滤网及Vena cava滤网引起下腔静脉阻塞的几率较高，达到16%~30%。部分下腔静脉栓塞的患者并无临床表现，少数可发生股青肿。而当血栓蔓延至滤器上方时，有发生肺栓塞的可能。

2. 穿破血管　滤网固定钩穿破血管，损伤周围组织。为防止滤网移位，大多数滤网均有倒钩固定在下腔静脉壁上，如固定钩穿破血管壁，并进而损伤相邻器官，可产生相应的症状，发生率在9%左右。可能受损的器官包括十二指肠、小肠、腹主动脉、胰腺等，并可引起后腹膜血肿。

3. 滤网脱落或移位　滤网一般放置于肾静脉下方，如滤网未能很好地固定，可随血流发生移位，大多数移位的距离在7cm以下，极个别可移位至右心房、右心室，甚至移至肺动脉内。滤网移至心脏内可使心搏骤停。滤网如移至肾静脉下方，一般不会影响肾功能。理论上讲如肾静脉形成血栓可能导致肾衰竭。

4. 术中血栓脱落，发生PE。

5. 其他，如导引钢丝被卡、滤网折断、打开不全等临床上较少见。

滤器包括永久和临时滤器，根据不同产品的设计要求，临时型滤器2~6周内取出，可以避免或减少长期使用的并发症，预防PE效果与永久型滤器相同。永久型滤器长期安放所带的安全性已逐渐引起关注，主要有滤器的移位、腔静脉阻塞、需终身服用抗凝药物等。临时型滤器的优点在于当血栓机化稳定后可以取出并能将捕捉到的血栓组织同时取出，避免发生下腔静脉的阻塞以及其作为体内异物存在所带来的远期并发症的后顾之忧，同时避免患者终身抗凝治疗，减少了应用抗凝药物造成的出血危险。其缺点在于需要2次手术取出，或因有较大的血栓脱落附着于滤器而另放置永久型滤器，在经济上花费大，操作也较困难。但对于年轻患者应该尽量应用临时型滤器。

第二节　深静脉血栓取栓术

深静脉血栓最常见于下肢。作为下肢静脉回流的主要通路，深静脉内形成血栓后，血液回流受阻，从而出现阻塞部位远端的肢体肿胀、疼痛、运动障碍等。

下肢深静脉血栓根据其发生部位及累及范围，可分为以下三种类型：①周围型血栓：累及股静脉或膝下静脉。此类血栓往往较小而且局限，多数症状较轻，常规抗凝治疗即会改善，极少发生血栓脱落。②中央型血栓：即髂-股静脉血栓，血栓常呈大块状，以左侧多见。此类血栓起病急骤，常表现为整个下肢的明显肿胀、疼痛，而且血栓容易脱落造成肺栓塞，如不及时干预，血栓亦可向近、远端蔓延，累及下腔静脉、股浅、股深静脉等，形成混合型血栓。③混合型血栓：常由周围型或中央型血栓进展而来，血栓可遍及整个下肢深静脉，严重者下肢肿胀可影响到动脉的供血，出现股白肿或股青肿。

临床中对下肢深静脉血栓的治疗主要包括抗凝、溶栓和手术取栓三种。抗凝是通过药物预防血栓的进一步发展，有助于血栓的机化再通。溶栓是通过药物直接溶解血栓实现血管再通。取栓术则通过机械手段去除血栓重建血运。临床中三种治疗方法并非独立应用，而是相互配合、互相补充、综合施用。本节重点对深静脉取栓术进行介绍。

深静脉取栓术始于20世纪50年代，盛行于60年代。1962年，Lenggenhager正式报道了为股青肿患者实施静脉血栓切除术，挽救了患者肢体。但随着取栓术的广泛开展，手术的高死亡率、术后血栓的高复发率和严重性逐渐引起医生的重视，取栓术的安全性和有效性因此受到广泛质疑，一些国家曾一度弃用此手术。近些年来，随着循证医学证据的充实，及对取栓手术指征的深刻把握，此术式又重新在临床中得到应用。随着取栓导管的推出，传统取栓术也增加了导管取栓的操作，从而扩大了手术的适应证，也减少了手术的风险。

【术前评估】

1. 血栓形成时间　这是决定取栓术成功与否至关重要的因素。研究发现，非内膜损伤所致的静脉血栓，一般3天左右即出现血栓机化，逐渐与管壁粘连。因此，手术最佳时间宜在3天以内。但也有报道称，7~10天的血栓，经抗凝、溶栓等药物治疗后，可使部分粘连在静脉壁上的血栓松动，施行取栓术亦有较高的成功率。临床中需仔细询问病史，追问初次出现患肢疼痛的时间，排除陈旧性血栓基础上继发新鲜血栓形成的可能。

2. 血栓部位及范围　这直接决定着手术具体方案的制订。髂股静脉取栓一般只需腹股沟区切口即可完成，而周围型和混合型血栓，可能需要附加腘窝或足踝处切口，顺行置入导管取栓。根据下肢肿胀平面可以大致估计血栓的上界。超声可以较为准确地评估下肢深静脉的血栓范围及血流阻塞程度，常作为首选检查。有条件的情况下，建议选择静脉造影以准确评估血栓部位。

3. 下肢情况　一方面测量双下肢不同平面的周径反映下肢肿胀程度，也作为术后效果的观察指标。另一方面，通过观察下肢皮温、色泽等评估有无发生股青肿或股白肿，以决定是否需要急诊取栓。

4. 患者全身情况　包括患者各项生命体征及血常规、生化等指标，评估患者有无合并感染、肺梗死、失血、电解质紊乱等，能不能耐受麻醉及手术。

【适应证】

1. 发病3天以内，有深静脉顺行取栓条件，发病7~10天者亦可尝试取栓；

2. 有抗凝、溶栓禁忌证者；

3. 病情持续加重，发生股青肿或股白肿者，无论病期长短均应手术取栓。

【禁忌证】

1. 发病超过3天，或超过10天不能行顺行深静脉取栓术者；

2. 深静脉血栓继发感染者；

3. 复发性血栓；

4. 生存预期较短的患者，如恶性肿瘤患者；

5. 心肺功能差，难以耐受手术者。

【术前准备】

一旦诊断明确，符合手术指征，应尽早手术。除了前面介绍的术前评估外，还应做好配血准备，以备术中失血过多。另外，可根据患者情况适当应用解痉、镇痛药物，以保证术中的良好配合。

【麻醉】

最好采用局部麻醉，一方面术中可嘱患者做Valsalva动作排出盆腔内血栓，另一方面可根据患者反应，评估有无发生血栓脱落引起肺梗死的情况，以便及时处理。其缺点在于患者往往因为下肢疼痛难忍，难以长时间保持固定体位配合手术。考虑到应用抗凝药物对腰麻或硬膜外麻醉的风险，取栓手术可采用全身麻醉。有全麻禁忌的患者可采用腰麻或硬膜外麻醉，但术前应停用抗凝药物。

【手术步骤】

1. 患者取仰卧位，常规消毒铺单，显露患肢腹股沟区。

4

2. 循股动脉内侧行 5~8cm 长的纵向切口，分离皮下组织及筋膜，切开血管外鞘膜，显露股总静脉及其属支，分别彩带悬挂以备阻断（图 41-3）。

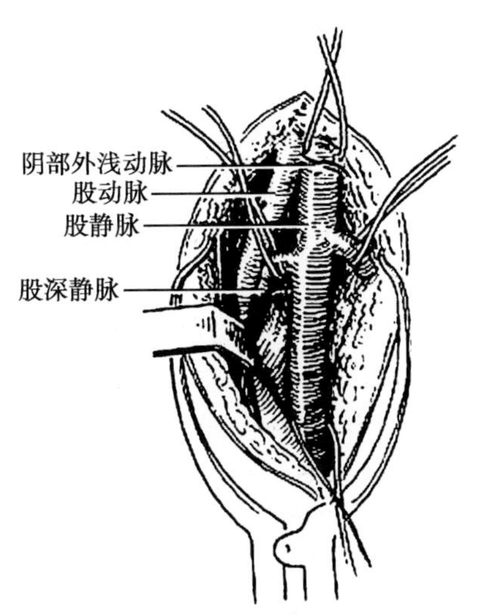

图 41-3　显露股总静脉及其属支

3. 在血栓部位纵向切开股静脉前壁 2~3cm 长，直视下尽可能多地取出股总静脉及股深静脉开口处血栓（图 41-4）。肝素盐水冲洗管壁切口。如股深静脉血栓仅局限在开口处，清除后涌血顺畅，可先行阻断其开口。

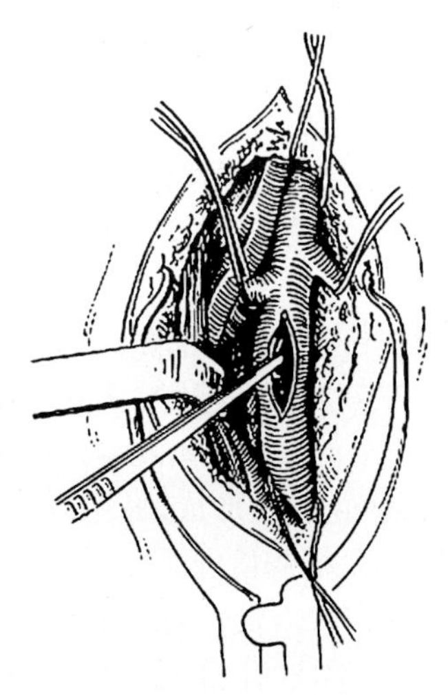

图 41-4　直视下取出股静脉内血栓

4. 置入 Fogarty 球囊导管至近心端血栓上方，扩张球囊，然后轻柔向外牵拉，直至球囊将血栓拖到管壁切口处，迅速将血栓取出，或用吸引器吸出（图 41-5）。重复此操作，以将腔内血栓清除干净。可根据返血程度或造影结果判断血栓有无完全清除。

5. 髂静脉及股总静脉内血栓取除干净后，阻断其近心端。

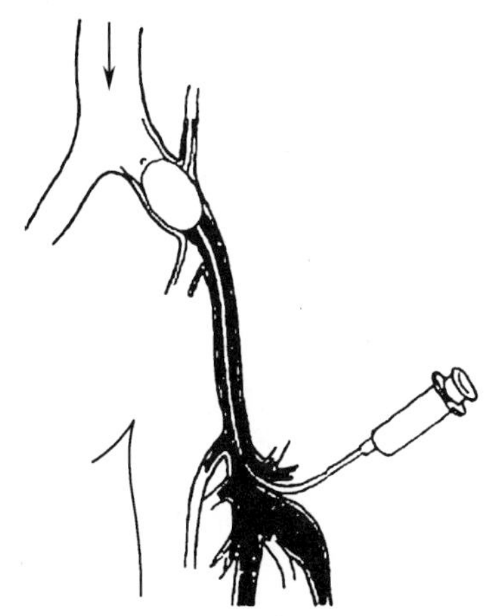

图 41-5　Fogarty 导管置入深静脉近心端取栓

6. 同步骤 4，通过 Fogarty 球囊导管插入股浅静脉、股深静脉及腘静脉，取出相应部位的血栓。

7. 临时性松开各阻断带，再次核查管腔涌血情况，确定血栓清除干净后重新阻断各分支静脉。

8. 血管缝线缝合管壁切口，缝线最后打结之前，先行撤出股总静脉远端各分支阻断带，观察缝合段静脉完全充盈后，撤出股总静脉近端阻断带，完成缝线打结。

9. 依次缝合皮下组织及皮肤。

【注意事项】

1. 取栓术最好能在造影条件下进行，这样可以实时观察 Fogarty 球囊所在部位，并准确评估血栓取除程度，提高手术操作的安全性和有效性。如无条件，可于术后行 CT 静脉造影。

2. 手术床允许的情况下，可使患者采取头高脚低位，增加静脉向近心端回流的阻力，有助于做 Valsalva 动作时血栓的排出，也可减少血栓脱落顺血流造成肺梗死的可能性。

3. Fogarty 导管取除髂股静脉血栓时，最好能让患者同时做 Valsalva 动作，有助于盆腔血栓的清除，也可减少肺梗死的发生。全麻的患者可通过控制肺部扩张来增加腹压，腰麻或硬膜外麻醉的患者则可通过挤压其腹部来完成。

4. 为防止血栓脱落，术前可考虑通过健侧股静脉置入下腔静脉滤器，或术中预先自健侧股静脉置入 Fogarty 球囊至下腔静脉，充盈球囊暂时阻断下腔静脉血流（图 41-6）。

5. Fogarty 导管在股浅静脉及腘静脉处的逆行推送会因为静脉瓣的存在而受阻，此时切忌强行推进，以免损伤静脉瓣遗留静脉功能不全的后遗症。术中可根据血栓范围，于腘静脉或踝部胫静脉处切口，注射溶栓药物，如尿激酶等，使血栓松动，然后由下往上序

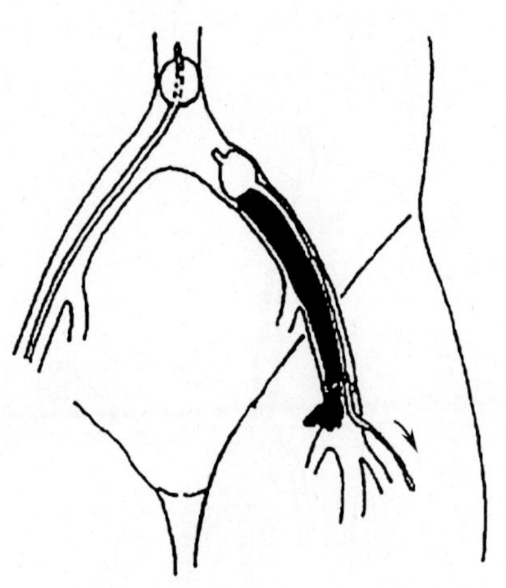

图 41-6　通过健侧股静脉预先置入 Fogarty 导管至下腔静脉，暂时阻断血流

贯性挤压小腿，将血栓向近端挤出，或于肢体远端注入肝素盐水冲刷血栓。董国祥曾报道顺行取栓的手术方式，即将 Fogarty 导管改进，剪断其尾部与注射器连接部分，反向自腘静脉或胫静脉处顺行插入，导管尾段达静脉近端切口处，扩张球囊，顺行拖出血栓，而后用肝素盐水顺行冲洗深静脉（图 41-7）。

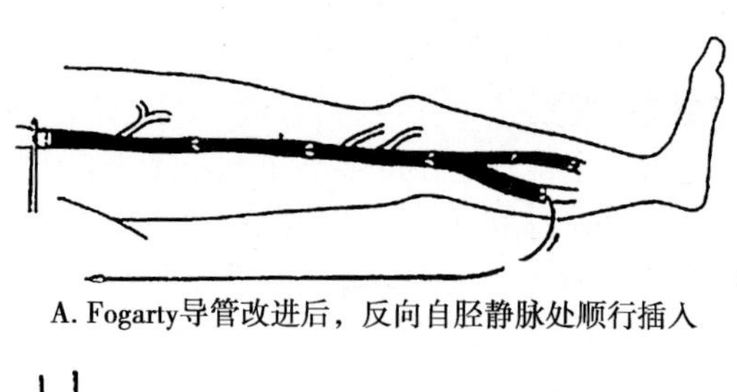

A. Fogarty导管改进后，反向自胫静脉处顺行插入

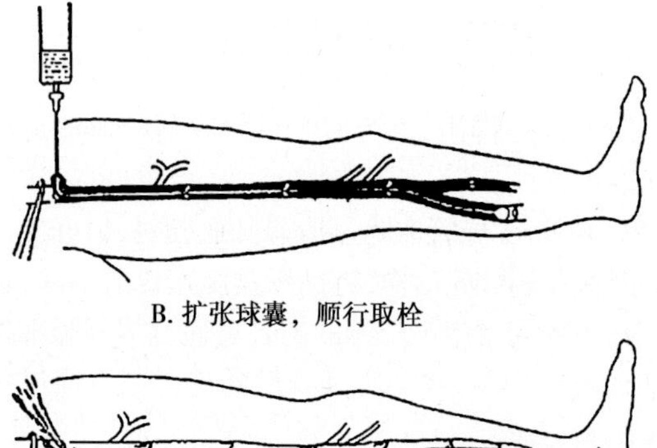

B. 扩张球囊，顺行取栓

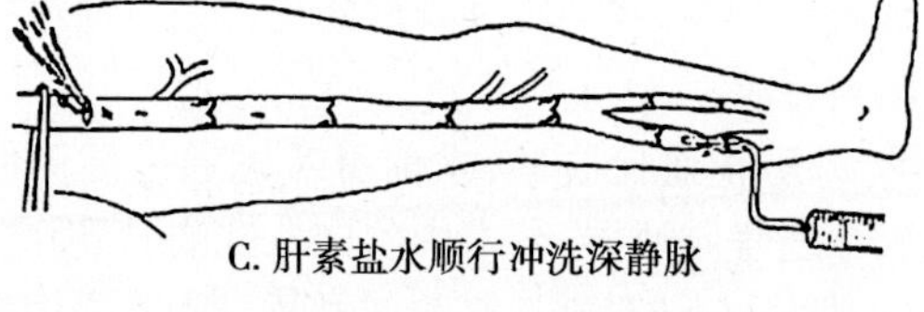

C. 肝素盐水顺行冲洗深静脉

图 41-7　深静脉顺行取栓术

6. 在处理静脉血栓的同时，应注意原发病灶的处理。多数下肢静脉血栓的患者都有髂静脉狭窄或闭塞，尤其左下肢血栓，应考虑到 Cockett 综合征的可能，取栓后需一并处理。

【术后处理】

1. 卧床时抬高患肢，嘱患者勤做足踝屈伸活动，促进血液回流。生命体征平稳后，鼓励患者早期下床活动，鼓励患者长期穿戴弹力袜，预防深静脉血栓后遗症。

2. 术后即可施行抗凝治疗，以预防血栓形成，但需注意观察伤口的渗血情况，必要时可适当推迟抗凝时间。住院期间可使用低分子肝素皮下注射，待出院时过渡为口服华法林钠片或阿加曲班。一般建议持续抗凝 3~6 个月。抗凝期间，还应注意观察抗凝后患者症状变化，尤其是老年患者，应考虑到有无合并下肢静脉出血的可能。笔者曾遇到 1 例 70 岁的右下肢深静脉血栓形成患者，超声检查为小腿肌间静脉丛血栓形成，给予低分子普通肝素治疗后，下肢肿痛症状反而加重。入院后第 3 天右小腿肤色呈淡黄色，考虑为含铁血黄素沉积，停用抗凝药后，症状逐日减轻。

3. 高蛋白低脂饮食，严格戒烟。尽可能减少引起腹压升高的各项活动，如控制咳嗽、避免负重、保持排便顺畅等，以防影响下肢静脉回流，增加血栓再形成的风险。

4. 每日测量双下肢不同平面的周径，评估手术效果。

【并发症及处理】

1. 淋巴漏　腹股沟区淋巴管丰富，手术解剖时极有可能损伤周围淋巴管造成淋巴漏。对淋巴漏的预防包括做好皮下各层组织的结扎及缝合，避免形成内部腔隙，术后加压包扎切口。如怀疑有淋巴漏发生可能，可留置引流管。对已发生的淋巴漏，除勤加换药外，必要时可局部注射泛影葡胺，通过其高渗及高黏滞作用封闭淋巴管。

2. 静脉壁损伤　多与导管推送过程中，球囊扩张过大或暴力牵拉有关，以静脉瓣膜损伤多见，术后出现深静脉功能不全的表现。出现静脉壁损伤，术后一方面加强抗凝，防止血栓形成，另一方面嘱患者长期穿治疗型弹力袜，延缓病情进展。

3. 肺栓塞　取栓术是否会增加肺梗死的几率，目前尚无定论。有文献报道，下肢深静脉血栓采用抗凝治疗或手术取栓，其 30 天内肺梗死的发生率差异无统计学意义。理论上讲，导管通过血栓时，有可能造成血栓的脱落，因此术前可考虑置入下腔静脉滤器进行预防。

4. 低蛋白血症　术中常需通过放血冲出管腔内血栓，易造成白蛋白的丢失而出现低蛋白血症，严重者可出现失血性休克。因此，对于全身情况不佳，下肢广泛性血栓的患者，应做好术前备血。术后及时复查血常规、生化等指标，适当补充白蛋白或血浆等。

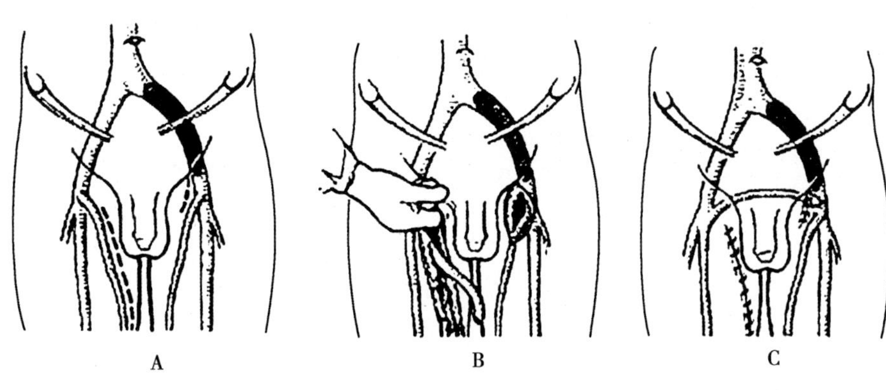

图 41-8 股静脉 - 大隐静脉耻骨上旁路术

附:股静脉 - 大隐静脉耻骨上转流术

对于单侧广泛髂股静脉血栓,伴严重肢体肿胀而已失去取栓时机的患者,可采用股静脉 - 大隐静脉耻骨上转流术。具体步骤如下:

1. 患侧腹股沟区股动脉内侧纵向切口显露股总静脉,确定栓塞部位,在其远端游离正常股静脉段3~5cm,备下一步与大隐静脉吻合(图 41-8A)。

2. 健侧大腿上段,循大隐静脉走行纵向切开皮肤,分离出大隐静脉主干,结扎各属支,游离至所需长度(图 41-8B)。

3. 利用隧道器在双股部切口间建立皮下隧道。

4. 阻断大隐静脉根部,结扎其远端并游离备搭桥的大隐静脉段,将其通过隧道拉至对侧,与游离的股静脉行端 - 侧吻合(图 41-8C)。

5. 解除各静脉阻断,观察大隐静脉充盈情况,无特殊异常后缝合切口。

此手术可在全麻、腰麻或硬膜外麻醉下完成。术后积极抗凝治疗,嘱患者早期下床活动。

(左尚维 卫任)

参考文献

1. A.Karthikesalingam, E.L.Young, R.J.Hinchliffe, et al.A Systematic Review of Percutaneous Mechanical Thrombectomy in the Treatment of Deep Venous Thrombosis. Eur J Vasc Endovasc Surg, 2011, 41, 554-565.
2. Jenkins JS.Endovascular therapies to treat iliofemoral deep venous thrombosis.Prog Cardiovasc Dis, 2011, 54(1): 70-76.
3. 董国祥 . 下肢深静脉血栓形成 // 段志泉,张强 . 实用血管外科学 . 沈阳:辽宁科学技术出版社,1999:546-560.
4. 杨彤翰 . 下肢深静脉血栓形成取栓术 // 黄志强,金锡御 . 外科手术学 . 3 版 . 北京:人民卫生出版社,2005:623-626.
5. 陆清声 . 深静脉手术 // 景在平 . 现代血管外科手术学 . 上海:第二军医大学出版社,2004:217-226.
6. Tsuji A, Yamada N, Ota S, et al.Early results of rheolytic thrombectomy in patients with proximal deep vein thrombosis. Circ J, 2011, 75(7): 1742-1746.

4

第四十二章

下肢静脉手术

第一节　静脉曲张的手术

4

下肢静脉曲张是指下肢浅静脉系统出现蜿蜒、迂曲并怒张等一系列改变的病理状态，是我国最常见的静脉病。浅静脉曲张可分原发性与继发性两大类型。大多数静脉曲张属于原发性，与先天性静脉壁发育不良或静脉瓣膜功能不全、浅静脉周围无肌肉保护以及长期站立等后天性因素有关。继发性下肢静脉曲张，则是由于深静脉本身病变或外在压迫造成静脉腔的狭窄或阻塞，导致深静脉血液回流受阻，过多的血液涌入浅静脉，造成浅静脉超负荷运载状态下，出现代偿性扩张而导致的浅静脉曲张。常由下肢深静脉血栓形成、盆腔肿瘤或妊娠子宫压迫、动静脉瘘等因素继发而成。患者主要表现为下肢浅静脉迂曲，小腿内侧中下部色素沉着、皮肤萎缩、脱屑、瘙痒、湿疹甚至溃疡。本节仅以原发性下肢浅静脉曲张作介绍。

一、大隐静脉高位结扎及剥脱术

【手术指征】

1. 原发性大隐静脉曲张，症状重，影响生活及劳动者。

2. 深静脉通畅，瓣膜功能正常者。

3. 伴发小腿慢性溃疡。

4. 作为矫正下肢深静脉瓣膜功能不全手术的一部分。

【禁忌证】

1. 患侧深静脉阻塞。

2. 继发于妊娠期、腹腔肿瘤、下腔静脉梗阻的下肢静脉曲张，静脉梗阻未解除者。

3. 重要脏器(如心、肺、肝、肾等)有严重疾病，不能耐受手术者。

4. 患肢动脉供血不足。

5. 继发性大隐静脉曲张。

6. 小腿溃疡伴急性炎症，未得到控制或患肢其他部位化脓性感染。

【术前准备】

1. 心、肺、肝、肾等主要脏器功能。

2. 下肢深静脉通畅性及瓣膜功能性的检查。

3. 术前一天备皮，上平肚脐，下至足部(包括会阴)。

4. 用记号笔在皮肤上标记曲张大隐静脉的行径，以备术中方便操作。

【麻醉】

持续硬脊膜外腔阻滞麻醉或椎管内麻醉。

【体位】

平卧位。患肢伸直或膝稍屈外旋。

【手术步骤】

1. 切口及显露　腹股沟韧带下方斜切口或纵切口，长约5cm。斜切口中点在耻骨结节外2cm，再向下2cm，即卵圆窝处。切开皮肤、皮下脂肪，并在脂肪层内找出大隐静脉，用弯钳分离出其主干前壁，顺其主干向上游离。正常情况下，在卵圆窝稍下方可见有汇入大隐静脉的旋髂浅静脉、股外侧浅静脉、股内侧浅静脉、阴部外静脉及腹壁浅静脉5条主要分支，通常前两支位于大隐静脉的外侧，后3支在大隐静脉内侧(图42-1)。但上述分支常有解剖变异，术中需仔细寻找，勿使遗漏。

2. 高位结扎　上述五大分支逐一切断结扎，继续向卵圆窝游离，解剖出大隐静脉汇入股静脉的股隐静脉关系，在距股静脉约0.5cm处，钳夹切断大隐静脉干，近心端以0号丝线结扎，并加贯穿缝扎(图42-2A)。游离、钳夹、切断、结扎大隐静脉时动作应轻柔，切忌暴力，避免损伤股静脉。

3. 抽剥大隐静脉　向大隐静脉远心端断口内插入静脉剥脱器(图42-2B)，在端口下方暂时结扎大隐静脉，以防出血。将剥脱器轻柔向小腿部插入(图42-3A)，当插至内踝或膝内侧上方时，在局部切一小口，

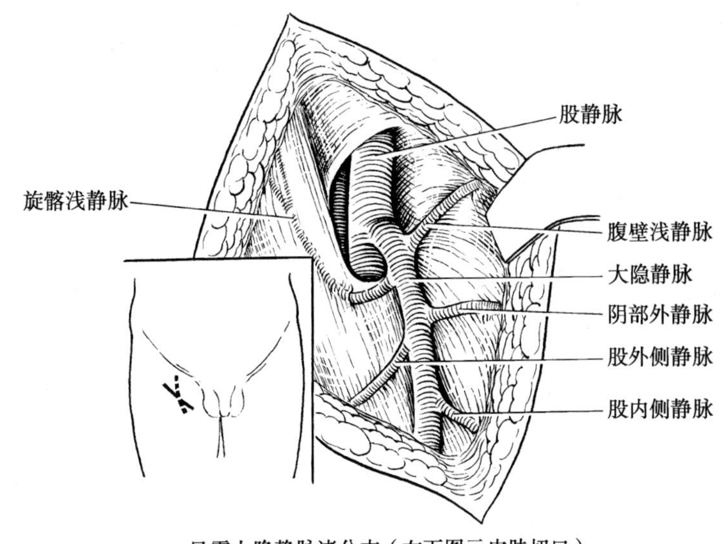

显露大隐静脉诸分支（左下图示皮肤切口）

图 42-1　切口及显露

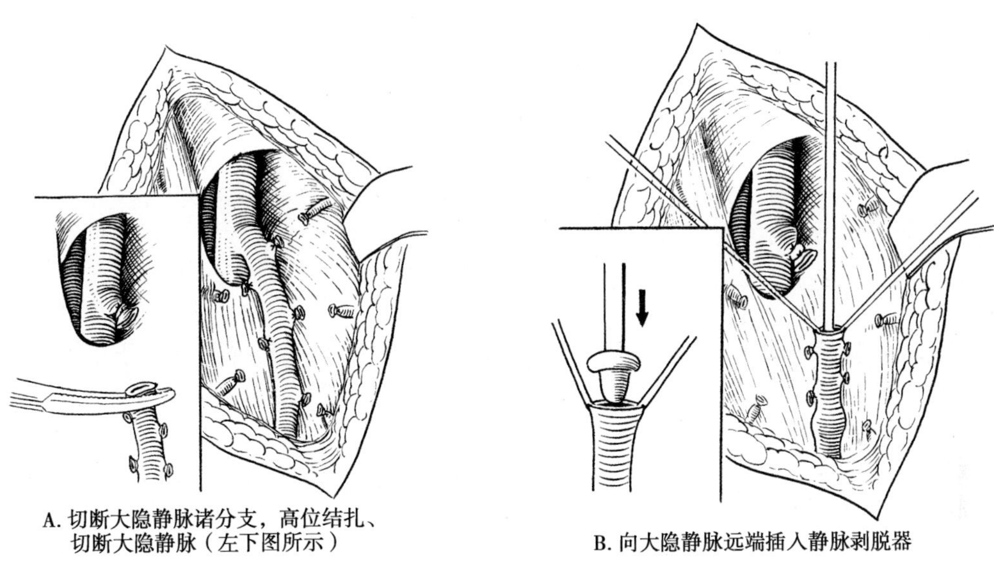

A. 切断大隐静脉诸分支，高位结扎、切断大隐静脉（左下图所示）

B. 向大隐静脉远端插入静脉剥脱器

图 42-2　结扎

解剖出踝部大隐静脉并将其切断，远心端结扎，近心端结扎于剥脱器锥形头的尾端(图 42-3B)。术者缓慢向上抽拉剥脱器(图 42-3C)，同时助手双手在抽剥的着力点两侧均匀加压，抽除整条大隐静脉干，缝合切口。患肢包棉垫并以弹力绷带或绷带加压包扎，以防术后抽剥创面皮下出血(图 42-3D)。

4. 小腿迂曲静脉的处理　可作小范围迂曲静脉的“点式”抽剥术，在迂曲静脉处用尖刀刺破皮肤，用小弯止血钳垂直深入皮下将病变静脉夹出并抽剥，注意要将静脉腔内的残留血液排干净，防止形成残留血栓，引起局部疼痛。

【术中可能出现的问题及预防】

1. 大隐静脉剥脱器在向下方插入过程中，常在膝关节及小腿上部受阻，而不能进入内踝处。此时术者可将剥脱器暂时后退少许，调整方向后再次向前试插或轻轻拍打局部后，有时可以插入。若实在难以再进时，可采用分段抽剥的方法，即在受阻局部切一小口，显露出大隐静脉后将其切断，远心端暂时钳夹，近心端以丝线固定于剥脱器锥形头尾端探条上，抽剥出该段大隐静脉，然后再向远心端口插入剥脱器至内踝处。有时尽管如此，仍难以插入，我们常采用逆行插入抽剥的方法，即将剥脱器由踝部切口向大隐静脉近心端插入，由膝或小腿部切口大隐静脉断端口插出，丝线将大隐静脉与锥形头固定后，向踝部均匀缓慢用力抽剥，多能成功。

2. 大隐静脉剥脱器在抽剥过程中，常出现阻力或嵌顿现象，说明该处有较大分支汇入，此现象多出现在膝关节上下及小腿上段等处，可在此处另做小切

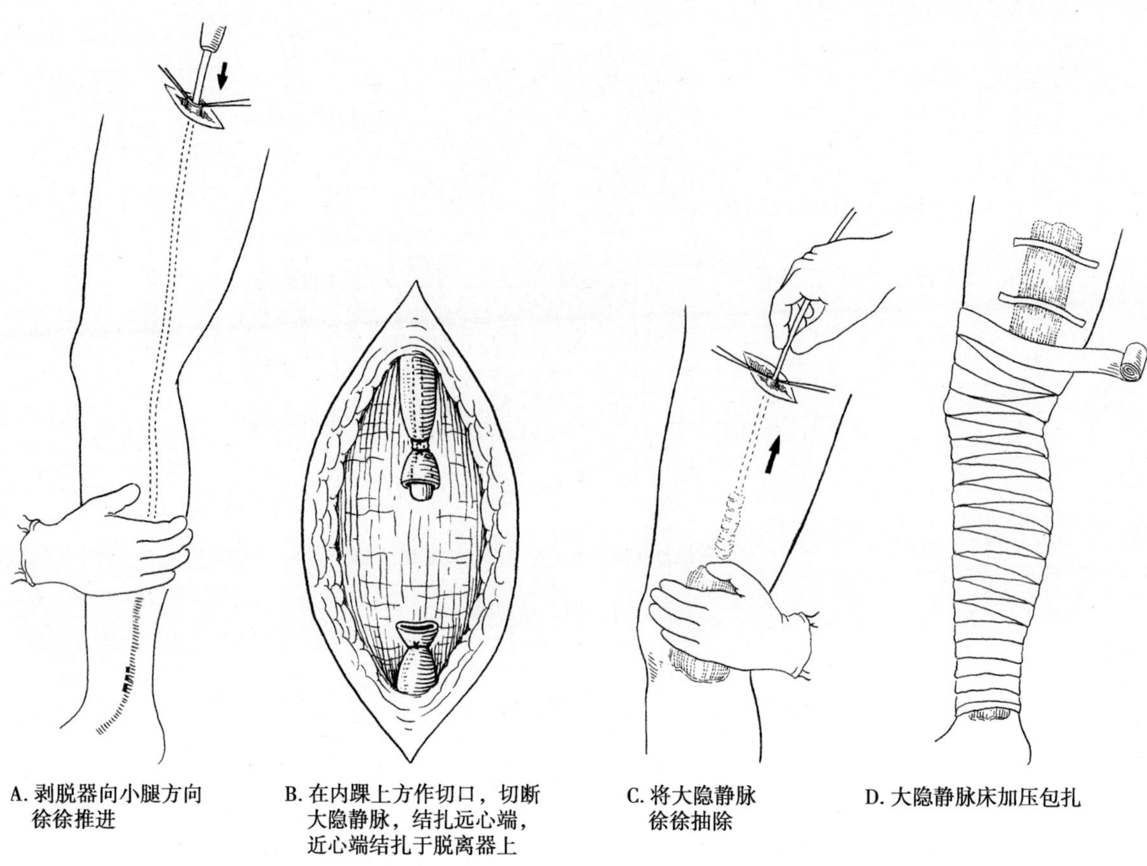

A. 剥脱器向小腿方向徐徐推进　B. 在内踝上方作切口，切断大隐静脉，结扎远心端，近心端结扎于脱离器上　C. 将大隐静脉徐徐抽除　D. 大隐静脉床加压包扎

图 42-3　抽剥大隐静脉

口，将分支切断结扎，然后将大隐静脉抽剥出来。

3. 小腿内侧的静脉常常曲张成团块状，而且有的还有血栓形成，严重者可行局部切除。

4. 高位切断大隐静脉前，需认清大隐静脉与股静脉的关系。大隐静脉位于皮下脂肪组织内，股静脉位于深筋膜下、股动脉内侧。大隐静脉壁厚于股静脉，且在卵圆窝下方有五条分支注入，在卵圆窝内大隐静脉汇入股静脉，两者汇入交界部称为“隐股静脉结合点”，一般在该结合点下方约 0.5cm 处切断大隐静脉。如果术中辨认仍难以确定时，可在大腿下段切口，找到大隐静脉，切开后向近心端插入大隐静脉剥脱器至腹股沟部切口处，以便确认。

【术后处理】

1. 抬高患肢 20°~30°，使平卧时下肢略高于心脏，以利下肢血液回流。绷带压力要均匀，以防积血和出血，绷带压迫 72 小时。

2. 麻醉作用消退后，鼓励患者早期下床活动，在床上伸屈踝关节运动，使深静脉血液受肌肉的迫挤而加速血液回流，有利于预防深静脉血栓形成。

二、小隐静脉结扎剥脱术

小隐静脉起自足背外侧的浅静脉网，经跟腱和外踝后缘之间，沿小腿后面，在皮下组织内上行，在腘窝皮肤横纹下方穿过深筋膜继续上行，在腘窝皮肤横纹上方 3.0~4.0cm 处汇入腘静脉。小隐静脉曲张可与大隐静脉曲张并存，也可单独存在。临床表现除病变部位不同外，其余与大隐静脉曲张基本相同，手术常与大隐静脉高位结扎及剥脱术同时进行。

【手术指征】

小隐静脉明显曲张，有小腿沉胀感或外踝处有改变者。

【禁忌证】

同大隐静脉剥脱术。

【麻醉】

同大隐静脉剥脱术。

【体位】

俯卧位，膝关节稍屈曲，即踝关节前垫一枕垫。

【手术步骤】

1. 切口　于显露腘窝部横纹线上方一横指处，顺皮纹方向做横切口。切开皮肤，显露腘筋膜，切开腘筋膜后即可见小隐静脉主干。切开小隐静脉鞘膜，向近远端游离、切断、结扎小隐静脉分支。仔细解剖小隐静脉至腘静脉汇合处，腘静脉外侧有腘神经，内侧有腘动脉，注意保护，勿损伤。

2. 高位结扎并剥脱　在小隐静脉汇入腘静脉下方0.5cm处，切断小隐静脉，近心端结扎。将剥脱器插入远心端小隐静脉至外踝后方，在踝部另做切口，分离出小隐静脉，切断并将远心端结扎，近心端丝线固定于剥脱器锥形头尾端，向上抽拉静脉剥脱器，将小隐静脉主干全部剥除。如术中腘静脉与小隐静脉难以确定时，切勿盲目切断，可采用逆行抽剥的方法，即由外踝部小隐静脉向上插入剥脱器，至腘窝部切口，以剥脱器作指导后确认。

【注意事项】

1. 小腿部常出现团块样静脉曲张，剥脱器难以插至要求部位时，可在局部做多个切口，潜行分离，分段抽剥或行曲张静脉切除术。

2. 腘静脉位于腘动脉及胫神经之间，在分离小隐静脉与腘静脉交界部时，应注意腘动脉及胫神经的保护，以防损伤。

三、微创手术治疗静脉曲张

近二十多年来，随着腔内血管外科的蓬勃发展，越来越多的微创治疗手段也开始应用于静脉曲张等疾病。目前静脉曲张的微创治疗方法主要有激光治疗、射频治疗和硬化剂注射治疗等，文献报道，目前微创治疗的手术成功率已经达到90%。激光治疗由Bone在1999年首先报道，有时需在超声引导下进行，其原理主要是利用激光发热烧灼静脉内壁，使其闭锁。硬化剂治疗在1939年由Stuard McAusland首先使用，后来有学者发现采用泡沫硬化剂闭塞静脉主干效果更好，从而推广了硬化剂的治疗适应证。目前普遍认为，上述各种微创治疗方法在直径不超过10mm的主干静脉中效果最好，但是临床结果与病例选择及操作者的手法有很大的相关性。微创治疗的五年有效率与传统手术无明显差别，但由于其创伤小、恢复快，越来越受到患者的认可。但同开放手术相比，微创方法普遍存在较高的复发率，并可能引起血栓性静脉炎。

第二节　静脉瓣膜功能不全的手术（原发性下肢深静脉瓣膜功能不全的手术治疗）

原发性下肢深静脉瓣膜功能不全指股浅、腘静脉瓣膜功能上不能完全闭合，导致该静脉内血液逆流，肢体远端静脉腔内高压；血液回流困难，引起慢性淤血性改变；包括单纯型和静脉曲张型。最近的数据表明，原发下肢深静脉瓣膜功能不全与内在的静脉壁异常导致静脉扩张，之后继发瓣膜关闭不全有关。与正常静脉相比，由于胶原纤维增加、曲张静脉管腔增大，管壁增厚，特别是内膜层、胶原纤维也失去正常形态而表现异常。弹力纤维失去规则的层状排列结构，成团或散在分布。曲张静脉管壁变性分布不均匀。许多节段可能增厚和纤维变性，另外的节段会有瘤样扩张。这些静脉壁的结构改变导致静脉生理功能的丧失。虽然真正导致静脉管壁和瓣膜功能减退的原因和机制尚不清楚，但在早期可能存在炎症反应。大多数原发性深静脉功能不全患者，应行非手术治疗。多数患者经压迫治疗和抬高患肢可以缓解症状，但无法治愈疾病，潜在的静脉病理改变仍然存在，有些患者不得不接受手术治疗以缓解症状和治愈溃疡。

修复深静脉瓣膜，使其恢复闭合功能，同时处理曲张静脉及交通支，达到根治的目的，有多重修复方式：静脉内瓣膜修复术、静脉壁外修复术、静脉移位术、带瓣膜静脉段移植术、筋膜下腔镜穿支断离术、硬化剂闭塞术。其中静脉内瓣膜修复术、静脉移位术、带瓣膜静脉段移植术损伤大、成功率低。筋膜下腔镜穿支断离术为新兴技术，效果确切，但技术要求高，且创伤大，尚未得到广泛应用。下面介绍切开股浅静脉瓣膜成形术、股浅静脉壁环缝缩窄术和股浅静脉瓣窦壁环包术。

一、切开股浅静脉瓣膜成形术

【适应证】

1. 有明显下肢深静脉瓣膜功能不全的症状和体征；无患肢深静脉血栓形成史。

2. 静脉造影证明患肢深静脉通畅，瓣膜存在，原发性静脉瓣膜关闭不全。

3. 彩色超声检查示股、腘静脉壁光滑，瓣膜未增厚，股、腘静脉血液反流者。

4. 手术中指压检查股浅或腘静脉存在反流。

【禁忌证】

1. 深静脉血栓性静脉炎导致的继发性瓣膜功能不全。

2. 下腔静脉或髂静脉回流不畅引起的高压性静脉扩张，如肿瘤压迫、下腔静脉梗阻、心脏瓣膜病、心衰等。

3. 深静脉造影证实先天性股浅或腘静脉瓣膜缺如。

4. 全身情况差，不能耐受手术或存在全身或术野感染。

【术前准备】

1. 同大隐静脉剥脱术。

2. 常规患肢静脉造影或彩色多普勒超声检查。

【麻醉】

硬脊膜外阻滞麻醉或全身麻醉。

【体位】

股浅静脉瓣膜修复时仰卧位；腘静脉瓣膜修复时俯卧位或健侧在下的侧卧位。

【手术步骤】

1. 切口　沿股动脉内侧做一长约10cm纵切口（图42-4）。

显露股浅静脉第一对瓣膜　切开皮肤、皮下组织，如伴有大隐静脉曲张，应做大隐静脉高位结扎。在股三角处切开深筋膜及股动脉鞘，在股动脉内侧解剖股总静脉，顺此向下解剖股深和股浅静脉。股浅静脉瓣膜的位置不恒定，术中根据瓣膜的位置确定是否需要完全解剖股总、股深静脉。

2. 切开股浅静脉前壁　股浅静脉显露后，小心清除其外膜的神经纤维组织，避免损伤静脉壁。静脉壁膨大处即为瓣膜所在处。膨大处为瓣膜窦，其远侧静脉壁增厚，呈苍白的半月形，谓之瓣环线。两瓣膜附着之上部为瓣膜尖汇合处。确定修复瓣膜后，在两瓣膜尖汇合处稍上方，用6-0或7-0 Prolene线缝合一针牵引线，但不打结。这一根牵引线很重要，由此做标记引导静脉切开，不致损伤瓣膜导致手术失败。应注意，瓣膜尖汇合处常常偏向一侧而不在静脉壁前正中，为避免瓣膜尖损伤，有人提出避开瓣膜尖汇合处，在瓣窦一侧做静脉切开。

全身肝素化，血管钳阻断静脉。取静脉前正中切开时，先在瓣环线下方切开静脉窦，放出静脉腔内血液，用肝素盐水冲洗静脉腔，以便使瓣膜附于静脉壁，以防静脉壁切开时损伤瓣膜。静脉壁切开的两缘各缝合一条牵引线并牵开。切口向上延伸通过瓣尖的标志线。静脉瓣上部切开的静脉缘再各缝一根牵引线。这时检查瓣膜，常是松弛延长的，瓣尖下垂并出现皱褶。

3. 瓣膜成形　瓣膜成形可在直视下或在显微镜下进行，用9-0 Prolene线间断缝合，操作中间断用注射器在静脉腔内逆向肝素盐水冲洗，以便瓣膜浮起便于识别及缝合。缝合时先由瓣尖上方静脉壁外进针入静脉腔，然后缝针缝过距瓣膜尖2mm的瓣膜游离缘，最后在与第一针同一平面穿出静脉窦并在静脉壁外打结。在第一条缝线下方，以同样的方法再缝合一针，一般两针即可。后壁瓣膜尖汇合处用两头带针的缝线分别距瓣膜尖2mm处缝合瓣膜后再由静脉腔内穿出静脉壁打结。瓣膜成形完成后，瓣膜游离缘由松弛下垂状态变为有张力的弧形外观。如果瓣膜过度缩短，瓣膜缘牵拉过紧，甚至像弓弦样，影响瓣膜的开放，拆除下部缝线重新缝合。如果瓣膜缘太松，瓣膜尖下垂甚至仍有皱褶，瓣膜仍会关闭不全，应做增补缝合，使瓣膜缘达到有张力的弧形状态。

4. 缝合静脉壁　静脉壁切口的缝合用6-0或7-0 Prolene线，第一针缝在瓣膜尖处之静脉缘。线的一端向近侧连续缝合，至切口端打结。解除静脉近侧的阻断钳，可以观察瓣膜功能。如果成形后的瓣膜功能良好，瓣膜上的静脉充盈而无血液反流。缝线的另一端缝合静脉切开的远侧部分。静脉切口完全关闭后，指压法检查瓣膜功能，瓣膜功能好者，术前静脉反流的情况矫正，血液不再发生反流。如果反流明显，则需重新修复该瓣膜，或另做一对瓣膜的修复。否则，行静脉移位或自体带瓣膜静脉段移植术。

5. 关闭切口　冲洗术野，切口放橡皮引流片于深筋膜下，缝合深筋膜、皮下及皮肤，包扎切口。

【术后处理】

1. 抬高患肢，早期床上做足背屈运动，术后第三天下床活动。

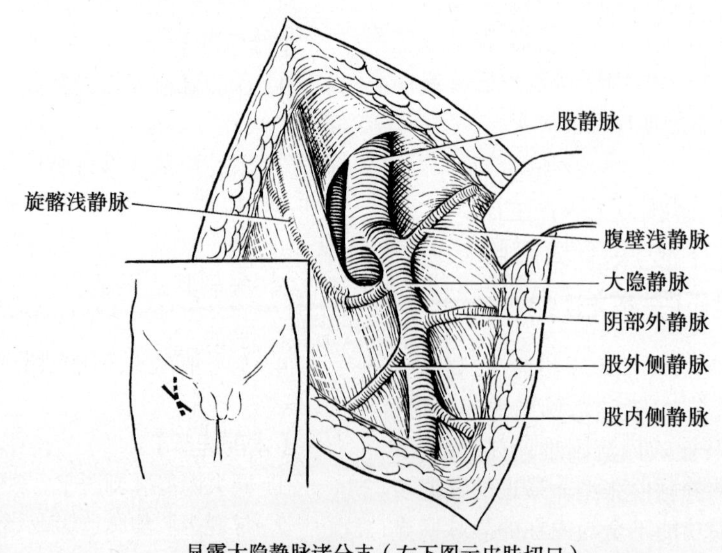

显露大隐静脉诸分支（左下图示皮肤切口）

图42-4　股隐静脉位置关系

2. 手术后继续低分子肝素治疗 1 个月。

二、股浅静脉壁环缝缩窄术

该术的理论基础是:对静脉壁进行环缝缩窄后,恢复了瓣膜窦和静脉宽径间的显著差异,从而纠正静脉瓣膜相对关闭不全,消除或减轻下肢静脉的淤血症状。

【适应证】

1. 慢性下肢静脉功能不全的临床表现(静脉曲张、小腿肿痛和肿胀,色素沉着,复发性溃疡)。

2. 既往无深静脉血栓形成史。

3. 静脉造影显示静脉通畅,股静脉扩大,瓣膜存在,股静脉瓣膜关闭不全。

4. 术中发现股静脉壁无增厚和周围粘连,可见瓣环线,股静脉痉挛后指压法试验有无逆流。

【禁忌证】

1. 既往有明确的深静脉血栓形成史。

2. 未矫正的下腔静脉梗阻引起的下肢静脉淤血性改变。

3. 风湿性心脏病三尖瓣严重关闭不全。

【术前准备】

同切开股浅静脉瓣膜成形术。

【麻醉和体位】

同切开股浅静脉瓣膜成形术。

【手术步骤】

1. 切口　从患侧腹股沟韧带下沿股动脉行径内侧做一长约 10cm 纵切口。切开皮肤、皮下脂肪、常规做大隐静脉高位结扎。

2. 游离股静脉　自隐股静脉汇合处向下,在股动脉内后方解剖股静脉,确认股静脉第一对瓣膜,指压法检验瓣膜功能。股静脉游离的范围在瓣窦上、下各 2~3cm。瓣窦上、下各绕一组段带做牵引,以便缝合环缝线。静脉游离后其直径较非痉挛时缩小约 1/3,此时再行指压法检查,可见瓣窦明显膨出,轻度瓣膜功能不全者,则无逆向血流通过瓣环。

3. 股浅静脉壁环缝缩窄　在瓣环线下约 2cm 处,用 5-0Prolene 线由静脉后壁中点开始,沿静脉壁两侧分别缝向前壁,每针间距约 2mm,两线会师后打结,使此处静脉保持在痉挛状态。再次指压法检查可见瓣膜功能完好。操作中注意:缝针勿穿透静脉壁,否则,缝线进入静脉腔易于血栓形成;瓣环线呈弧形,缝线确保距瓣环线 2cm,也缝成弧形。

4. 处理下肢静脉曲张　同大隐静脉结扎术。

5. 关闭切口　生理盐水冲洗创面,放一橡皮片引流,缝合深筋膜、皮下及皮肤,包扎切口。

【术后处理】

1. 低分子肝素治疗,连续 3 天。

2. 其他处理同下肢静脉曲张的手术。

三、股浅静脉瓣窦壁环包术

目前国内已有多家医院开展此手术,效果良好。

【适应证】

1. 同切开股浅静脉瓣膜形成。

2. 大隐静脉抽剥或结扎术后又出现小腿淤血性改变,经检查股腘静脉瓣膜关闭不全。

3. 双下肢同时患有慢性淤血性改变。

4. 双下肢静脉曲张,但有下肢慢性淤血性改变,经检查有原发性下肢深静脉瓣膜功能不全者。

【禁忌证】

同切开股浅静脉瓣膜成形术。

【术前准备】

同切开股浅静脉瓣膜成形术。

【麻醉和体位】

同切开股浅静脉瓣膜成形术。

【手术步骤】

1. 切口　自卵圆窝向下,沿股动脉内侧做切口,其长度一般 8cm 左右。首先行大隐静脉高位结扎并切除一段长约 6cm 的大隐静脉段,以作为环包材料,置于生理盐水中备用。

2. 游离股浅静脉　在大隐静脉床的外侧顺股动脉行径切开深筋膜,游离股浅静脉的方法同股浅静脉壁环缝缩窄术,但瓣窦上方的股静脉不必游离太长,刚至瓣窦上方即可。股浅静脉前壁,瓣环线处常遇到一静脉分支,应予结扎。指压法检查股浅静脉瓣膜功能。

3. 拼缝静脉瓣　决定做瓣窦壁环包后,将切取的大隐静脉段纵行剖开,根据股浅静脉瓣窦之长度,将剖开的大隐静脉片横断,然后将每片大隐静脉片的四角剪去,把静脉修成弧形,类似腰鼓的纵剖面,而后将两静脉片拼缝成一片。修剪、拼缝的静脉片与瓣窦壁的大小相匹配,若静脉片的宽度不够,可以用 3 或 4 片静脉片拼缝成一片,以使该静脉片与瓣窦的大小相匹配。

打结,防止静脉片在缝线上滑动。将一根线自股静脉后方送至对侧,将静脉片展开,放于股浅静脉瓣窦壁后方,最好静脉片的外膜对股浅静脉的外膜缝合固定,缝针距瓣环线下缘 2mm 处由后壁开始,分别经两侧、向前将静脉片下缘缝合固定在静脉壁上,针距约 2mm。静脉片的缝合应自外膜侧进针和出针,以便静脉片更好地服贴于股静脉瓣窦壁上,两缝线在静脉前壁打结。打结时的松紧度以维持静脉在痉挛状态为宜。静脉游离后发生痉挛,其直径缩小约 1/3,如果环缝线打结后仍有反流,可以将环缝线再扎紧,但缩窄不要超过静脉痉挛时的1/3,否则会发生静脉回流障碍,遇到这种情况时应掌握宁松勿紧的原则。如果瓣环线缩窄在痉挛后的1/3仍有反流,可能有两种原因:一是环缝线位置不当,过低或多高;或没按瓣环线的方向缝合;二是瓣膜缺如或瓣膜萎缩。前者将静脉片向上或向下稍稍牵拉即可纠正,使瓣膜功能恢复;后者则难以纠正,环缝线结扎使其维持静脉痉挛状态或环缝线再使静脉缩窄1~2mm,即使瓣膜功能不恢复,术后反流程度也减轻,患者的状态多半得到控制。瓣环线缝线打结满意后,静脉片的前缘间断对合缝合3、4针,最上边的一针应与股静脉壁一起缝合打结;静脉片的上缘每侧各与静脉壁缝合固定1、2针,防止静脉片滑脱,此时,股浅静脉壁环包已完成。

4. 关闭切口　指压法检查瓣膜功能和静脉回流的情况,满意后生理盐水冲洗术野,放橡皮片引流,缝合深筋膜、皮下脂肪和皮肤。

5. 大隐静脉结扎或抽剥　见大隐静脉结扎及剥脱术。

【术后处理】

同股浅静脉壁环缝缩窄术。

四、手术并发症预防和处理

1. 下肢深静脉血栓、肺栓塞　手术创伤的高凝状态、血管壁损伤及术后的卧床休息均是此类并发症的高危因素。做到术中减少损伤,术后早下床,卧床时做足背屈、跖屈运动及术后预防性低分子肝素抗凝均可有效预防血栓栓塞性疾病发生。下肢静脉血栓形成,一旦血栓形成,应正规溶栓、抗凝治疗。

2. 切口淋巴肿、淋巴漏　切口水肿主要出现在切口引流拔除以后,局部淋巴液渗出。腹股沟处浅淋巴回流由内下斜向外上顺大隐静脉行径回流,至腹股沟韧带下缘顺股静脉方向回流,当顺股动脉行径做切口时,大量淋巴管或淋巴结被切断而当时又没仔细结扎,术后常出现切口处一硬结,久久难以消失。若沿大隐静脉外侧做切口,则较少发生这一并发症;深层皮下脂肪及以下组织应分次钳夹、切断、结扎、预防淋巴液渗出。术后可予局部加压包扎,紫外线理疗及皮下注射复方泛影葡胺均可达到较好效果,降低感染概率,缩短住院时间。

3. 下肢肿胀　下肢肿胀常有两种情况,一是淋巴肿;另一种是水肿。有些原发性深静脉瓣膜功能不全的患者同时有下肢淋巴回流障碍,手术切口又不可避免地破坏了一些股深、浅淋巴管而引起下肢淋巴肿。淋巴肿的预防应尽量采用沿大隐静脉外侧的斜切口;术中尽量保护淋巴管不受损伤。

术后下肢水肿常见原因有:静脉血栓形成;静脉瓣膜功能未恢复或静脉过度缩窄。股静脉侵袭性手术如切开股静脉瓣膜成形术,术中缝合或吻合技术欠佳、外膜内翻、抗凝治疗不正规等,易于吻合口血栓形成而使下肢静脉血流回流受阻。静脉瓣膜修复后功能不全或功能未恢复。手术中按手术要求仔细操作,时刻注意预防并发症的发生,上述并发症是可以避免的。根据下肢水肿发生的原因,应采取相应措施,如血栓形成应予溶栓、抗凝治疗和综合治疗(抬高患肢;低分子肝素抗凝;下地活动时弹性外支持等)。

4. 皮肤感觉障碍　皮肤感觉神经常常与浅静脉伴行,切开大隐静脉时易致神经损伤;皮肤切口切断部分感觉神经纤维,术后切口远侧皮肤麻木、感觉迟钝,偶有感觉异常,这些感觉障碍无特殊治疗,一般3个月以后逐渐自行恢复。

5. 局部血肿　静脉壁受损的手术,如切开股浅静脉瓣膜成形术、部分静脉移位术、带瓣膜静脉段移植术等术后抗凝治疗,易发生切口部位血肿。手术中应彻底止血,放置引流并保持其通畅;酌情应用抗凝剂。抗凝过程应监测凝血功能,避免抗凝过度。

6. 筋膜室综合征　为术后加压包扎过紧,组织渗液压迫肌间软组织导致。术后避免过度加压包扎,密切关注患肢血液循环情况,及时松解弹力绷带。

7. 其他并发症　如切口感染,除应用抗生素预防外,应严格无菌操作,有感染征象时,及时调整抗生素、理疗等。预防心肺并发症,术前认真做有关检查,术后加强护理,及时请相关专家会诊协助治疗。浅静脉残端血栓性静脉炎,皮肤色素沉着等都可逐渐消失,一般无症状无需特殊处理。

(栾韶亮　张佳)

参考文献

1. Kakkar VV, Hoppensteadt DA, Fareed J, et al. Randomized trial of different regimens of heparins and in vivo thrombin generation in acute deep vein thrombosis. Blood, 2002, 99: 1965-1970.
2. Bockarie MJ, Tisch DJ, Kastens W, et al. Mass treatment to eliminate filariasis in Papua New Guinea. N Engl J Med, 2002, 347: 1841-1848.
3. Vaqas B, Ryan TJ. Lymphoedema: Pathophysiology and management in resource-poor settings—relevance for lymphatic filariasis control programmes. Filaria J, 2003, 2: 4.
4. Garcia-Rinaldi R, Soltero E, Gaviria J, et al. Implantation of cryopreserved allograft pulmonary monocusp patch: To treat nonthrombotic femoral vein incompetence. Tex Heart Inst J, 2002, 29: 92-99.
5. Neglen P, Raju S. Venous reflux repair with cryopreserved vein valves. J Vasc Surg, 2003, 37: 552-557.

第五篇

普通外科手术

第四十三章

门诊手术

第一节　痈切开引流术

【手术步骤】

以背痈为例(图 43-1),在痈的中部作“十”字形切口,切开皮肤及皮下组织直达深筋膜,切口长度应超出炎症范围至正常皮肤(图 43-1A)。依次提起皮瓣四角,潜行分离出皮下组织直至切口边缘,以刀或剪清除所有皮下坏死腐烂组织(图 43-1B),包括已坏死的筋膜。用热等渗盐水纱布加压填塞止血(图 43-1C)。伤口敷料包扎时适当加压。亦可作痈切除术(图 43-1D)。如痈的范围大,可采用“卄”字或多条纵向切口(图 43-1A),以保存未坏死皮肤,减少术后植皮的机会。

5

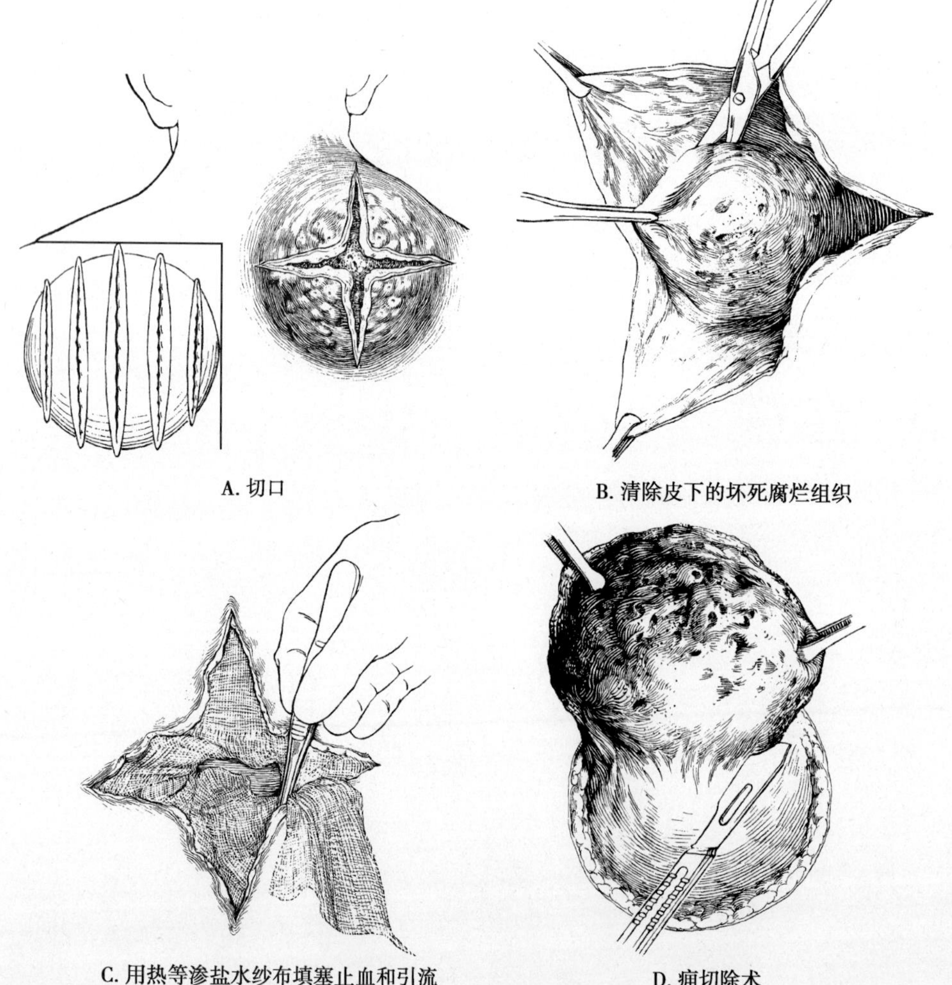

图 43-1　痈切开引流术

【术后处理】

继续药物控制感染及全身支持治疗。对糖尿病患者，继续按病情治疗。术后 2~3 天开始更换创面敷料，首次换药前可予镇痛剂。以等渗盐水浸湿伤口内填塞的敷料，逐层取出，按渗液及坏死组织清除情况决定换药频度及使用敷料种类，待伤口肉芽组织健康时可用胶布拉拢创缘或植皮以加速伤口愈合。

第二节　脓肿切开引流术

一、深部脓肿切开引流术

深部脓肿表面组织常有水肿和压痛，全身中毒症状较明显，局部虽可扪及边缘不清肿块，但不易查出波动感。经超声检查或诊断性穿刺确诊后，应切开引流。

【术前准备】

应予抗感染和支持疗法。

【麻醉】

根据脓肿部位和范围选用静脉麻醉、神经干阻滞麻醉或局部浸润麻醉。

【手术步骤】

以臀部深部脓肿为例(图 43-2)。于压痛最明显处穿刺并抽得脓液，将针头留置原位，在其旁沿臀大肌走行方向切开皮肤；也可经臀大肌下缘做切口(图 43-2A)。依次切开皮下组织及深筋膜，牵开臀肌，用血管钳经切口进入脓腔，撑开血管钳放出脓液(图 43-2A)。拔出针头，沿血管钳将示指伸入脓腔，分开腔内纤维隔时勿伤及血管并探明脓腔范围(图 43-2B)。按引流要求扩大切口(图 43-2C)或做对口切开。对活动性出血予电刀电凝止血或结扎止血，渗血以纱条或烟卷式引流条填塞脓腔后，加压包扎即可。

【注意事项】

1. 切口应够大，与脓腔的直径相当，脓腔内纤维隔需分开并清除坏死物质，务求引流通畅。

2. 逐层切开需扩大的切口并止血。

3. 防止损伤切口内重要血管、神经。

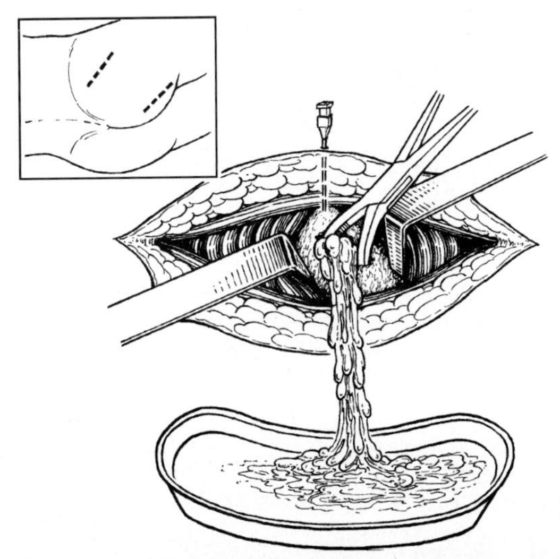

A. 用血管钳刺入脓腔，放出脓液（左上图示皮肤切口）

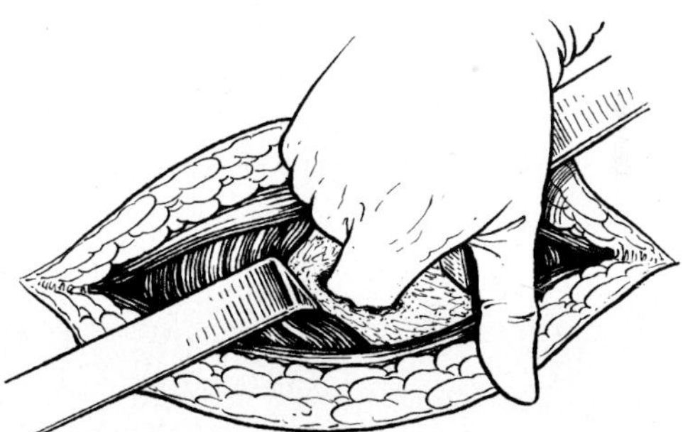

B. 以手指伸入脓腔，分开腔内纤维隔

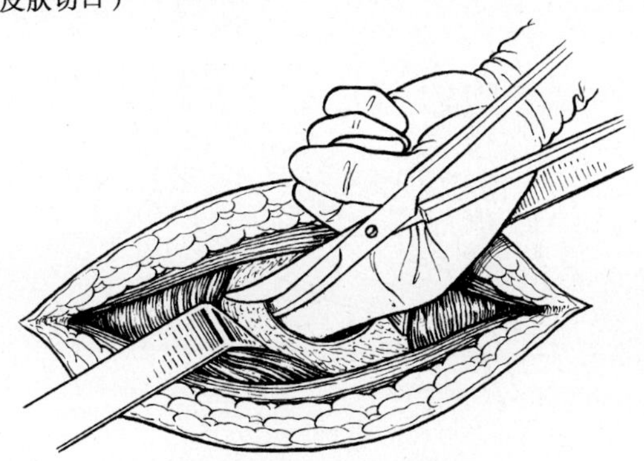

C. 根据脓腔大小，扩大切口

图 43-2　臀部深部脓肿切开引流术

4. 妥善固定引流物，准确记录数目。

5. 脓液送检行细菌学培养及药物敏感试验。

【术后处理】

1. 继续抗感染及支持治疗。

2. 如体温未降至正常或有反复，应查明原因，如因引流不畅引起，应更换引流物或扩大切口。

3. 术后 2~3 天换药，逐日拔除部分引流物，约术后 5 天更换引流物，不宜过早。

4. 每次换药应清点并记录引流物数目。

二、髂窝脓肿引流术

髂窝脓肿经非手术治疗无效，以超声检查或穿刺证实脓肿存在时，应予切开引流。

【术前准备】

继续抗感染及支持疗法。

【麻醉】

可采用静脉麻醉、硬膜外阻滞麻醉或局部浸润麻醉。

【手术步骤】

(图 43-3)患者取仰卧位。于患侧腹股沟韧带上约 2cm 压痛明显部位，做与腹股沟韧带平行的长 4~5cm 切口。逐层切开，顺肌纤维方向切开腹外斜肌腱膜，用血管钳分开腹内斜肌腱和腹横肌达腹膜外(图 43-3A)。用拉钩分别向上下牵开经血管钳撑开的肌纤维，将腹膜向内侧推开(图 43-3B)，勿损伤腹膜及腹内脏器。如腹膜被分离破损，应立即缝合，以免脓液流入腹

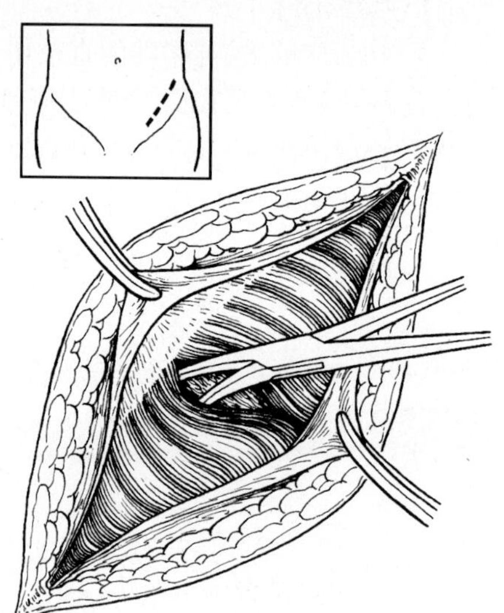

A. 分开腹内斜肌、腹横肌，深达腹膜

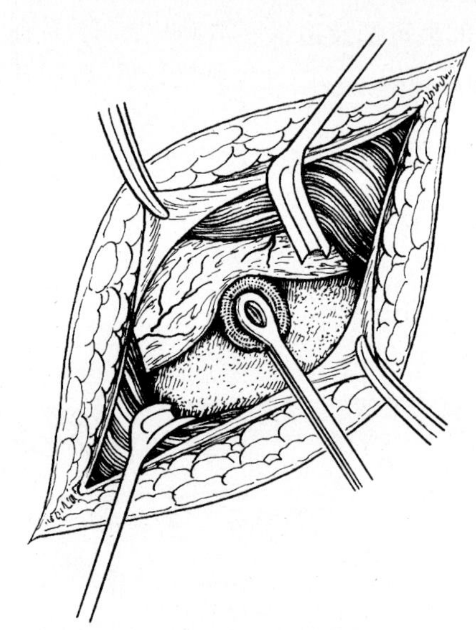

B. 小心推开腹膜

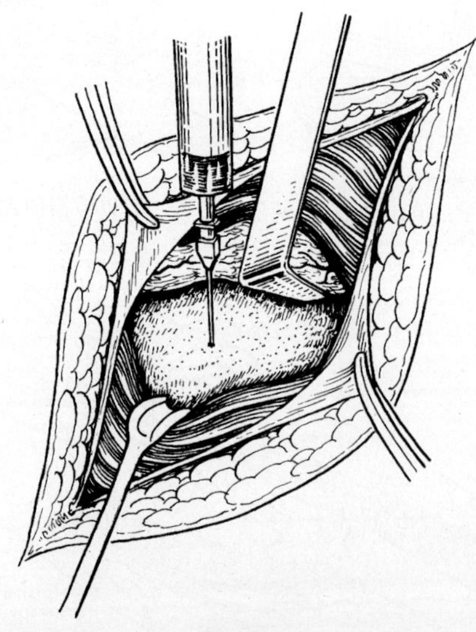

C. 穿刺脓腔

图 43-3　髂窝脓肿切开引流术

腔内。粗针头穿刺脓腔定位(图 43-3C),沿针头撑入血管钳,撑开血管钳放出脓液,将示指循其伸入脓腔,了解脓腔情况,决定是否需扩大切口。分开腔内纤维隔时,慎勿伤及髂外血管。脓腔内填塞纱条或烟卷引流,妥为固定并准确记录数目。

【术后处理】

1. 继续抗感染及支持疗法。

2. 术后 2~3 天换药,逐日松动引流物并拔出少许,至第 5 天左右更换引流物,每次换药清点引流物数目,严防脓腔内遗留异物。

第三节 手部感染切开引流术

由于手的解剖特点,手部感染在诊断和治疗上有其特殊性。以手指皮内脓肿、甲沟炎、脓性指头炎、化脓性腱鞘炎及手掌腱膜间隙感染较常见。致病菌多为金黄色葡萄球菌。

一、手指皮内脓肿切开引流术

手指皮内脓肿发生于手指掌侧或背侧的表皮与真皮之间(图 43-4)。

【手术步骤】

不需麻醉。切开患处表皮,以凡士林纱布敷盖创面并包扎。

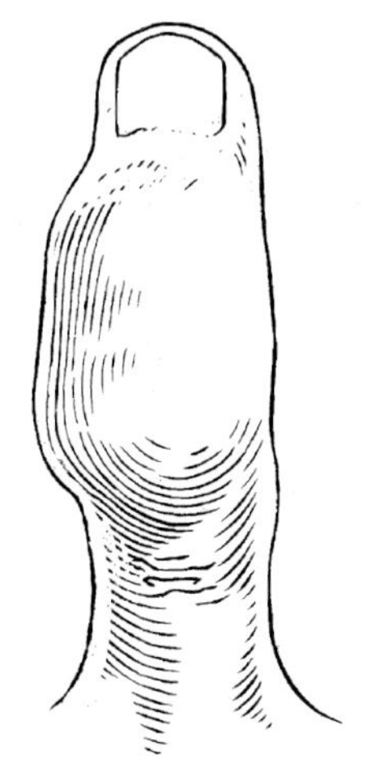

图 43-4 手指皮内脓肿

二、指甲周围炎切开引流术

指甲周围软组织化脓性感染包括甲沟炎、甲上皮炎及甲下脓肿,三者有时并存。甲沟炎脓液积聚于指甲边缘表皮下,甲上皮炎脓液积聚于指甲基底部,甲下脓肿脓液积聚于指甲下。

【麻醉】

指根神经阻滞麻醉。麻醉药内不可加肾上腺素。

1. 甲沟炎(图 43-5) 沿患侧甲沟外缘切开皮肤,长度不超过甲床基底平面(图 43-5A)。用尖刀片分离部分指甲上皮并予掀开(图 43-5B)。脓液引流后,置入小条乳胶片引流(图 43-5C)。如有嵌甲,行患处指甲部分切除术。

2. 甲上皮炎(图 43-6) 按上法在患指两侧甲沟处做同样切口,掀开全部指甲上皮肤,置入小条乳胶片引流。

3. 甲下脓肿(图 43-7) 按甲上皮炎引流术式,掀起指甲根部,剪除指甲近端部分将脓液引流或拔除整个指甲(见拔甲术)。

三、脓性指头炎切开引流术

脓性指头炎是手指末节掌面的化脓性感染。该处组织被众多纵行纤维索分隔为多个密闭小腔,感染时形成压力增高的脓腔,可因压迫指骨营养血管而引起指骨缺血及坏死。当患者感剧烈跳痛及指头肿胀发硬时,即应切开引流。

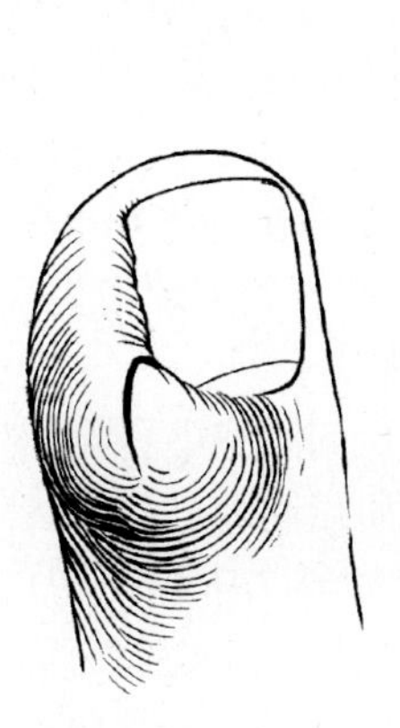

A. 甲沟炎切口

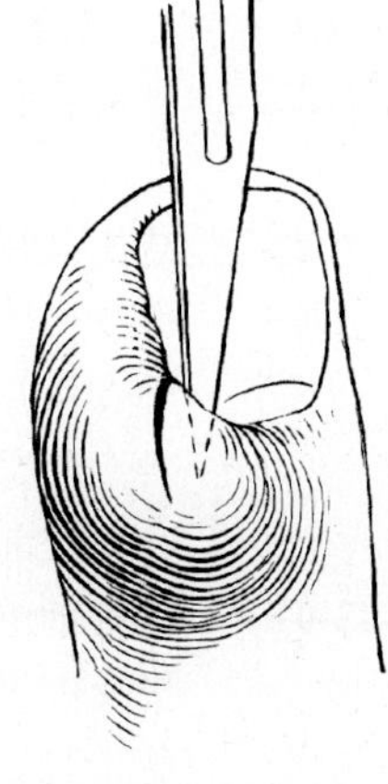

B. 用尖刀分离甲上皮

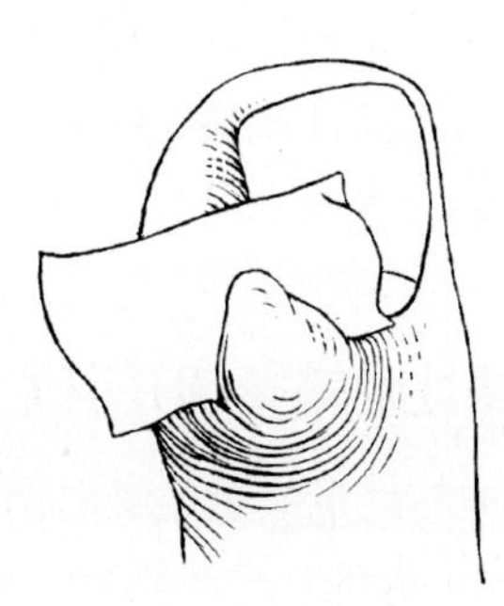

C. 乳胶片引流切口

图 43-5 甲沟炎切开引流术

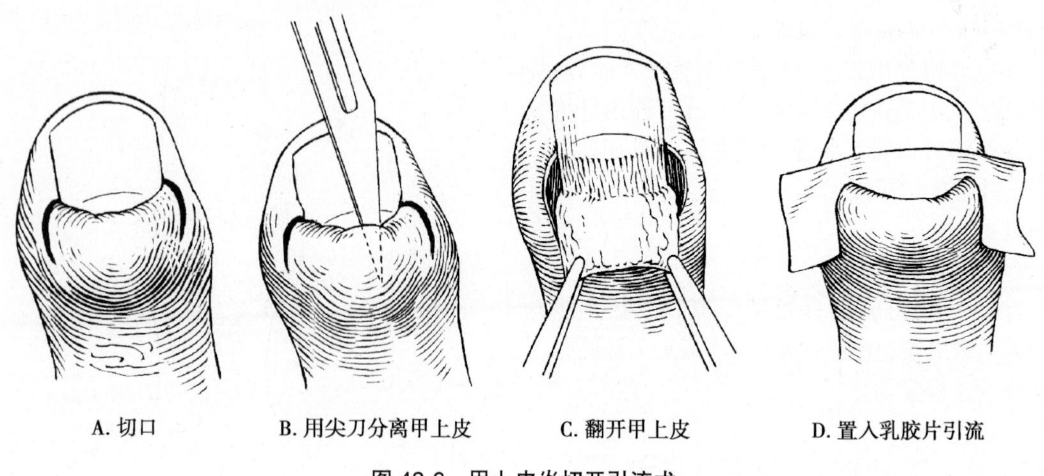

图 43-6　甲上皮炎切开引流术

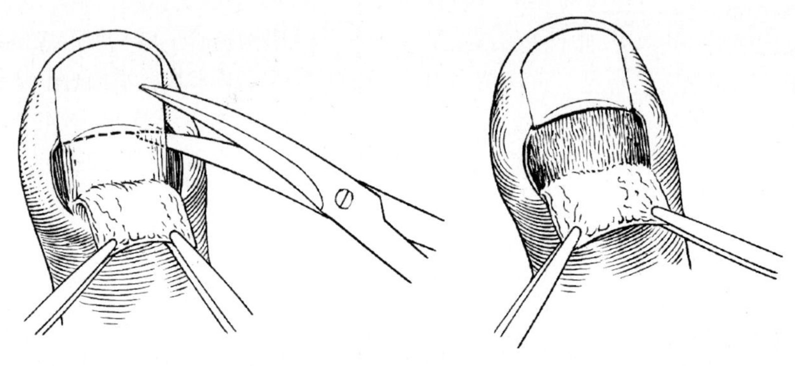

图 43-7　甲下脓肿切开引流术

【麻醉】

同甲沟炎。

【手术步骤】

在患指侧面做一纵向切口(图 43-8A),止于该指节远端屈曲皱纹 0.5cm 以上,以免该指屈指肌腱鞘被切开。脓腔内纤维间隔均需切断,但勿靠指骨太近(图 43-8B)。如脓腔较大,可作对口引流(图 43-8C)。清除坏死组织后,置入乳胶片引流(图 43-8D)。如指骨坏死或已有骨髓炎死骨形成,可作鱼口状切口(图 43-8E、F),摘除死骨。一般脓性指头炎的切开引流,不宜采用此切口,亦不宜采用指头掌面正中纵切口;既不易充分引流,又易遗留痛性瘢痕或感觉障碍;即使脓肿已从掌面穿破,同时炎症未消退,而必须切开引流时,也应在指头侧面另做切口引流。

四、化脓性腱鞘炎切开引流术

手指和手掌的腱鞘、滑液囊的解剖特点(图 43-9)与其化脓性感染的症状和手术引流方式均密切相关。各屈指肌腱在掌面由同名腱鞘包绕。小指的腱鞘与尺侧滑液囊相通,尺侧滑液囊和桡侧滑液囊有时在腕部相通。示指、中指和环指腱鞘则是孤立的。化脓性腱鞘炎或化脓性滑囊炎如积极非手术治疗无效,应及早切开引流。

【麻醉】

可选用臂丛神经阻滞麻醉或静脉全身麻醉。

【手术步骤】

(1) 手指化脓性腱鞘炎(图 43-10):在患指侧面正中做纵向切口,在各节指骨范围内分别显露并切开腱鞘,可在远近端切口置细引流管进行抗生素溶液冲洗。

(2) 化脓性小指腱鞘炎及尺侧滑液囊感染(图 43-11):沿小鱼际桡侧起自掌横纹接近远侧端处,止于腕横韧带平面做纵向切口,在掌腱膜深面分离掌浅弓并结扎、切断。保护支配环指及小指的指总神经,该神经跨越尺侧滑液囊,在第五掌指关节近端 2cm 处。显露滑液囊并纵向切开。

前臂屈肌后间隙感染:若手部感染已蔓延至腕滑液囊或前臂屈肌后间隙,可在前臂屈侧自尺骨茎突沿尺骨前缘向上做 6~7cm 纵向切口(图 43-11),切开皮肤及前臂筋膜,将尺侧屈肌肌腹向中线拉开,钝性分离屈肌后间隙,紧靠尺、桡骨插入一血管钳(图 43-12)引流,置入引流物。感染范围广泛者,在桡侧相应部位做纵行对应切口。

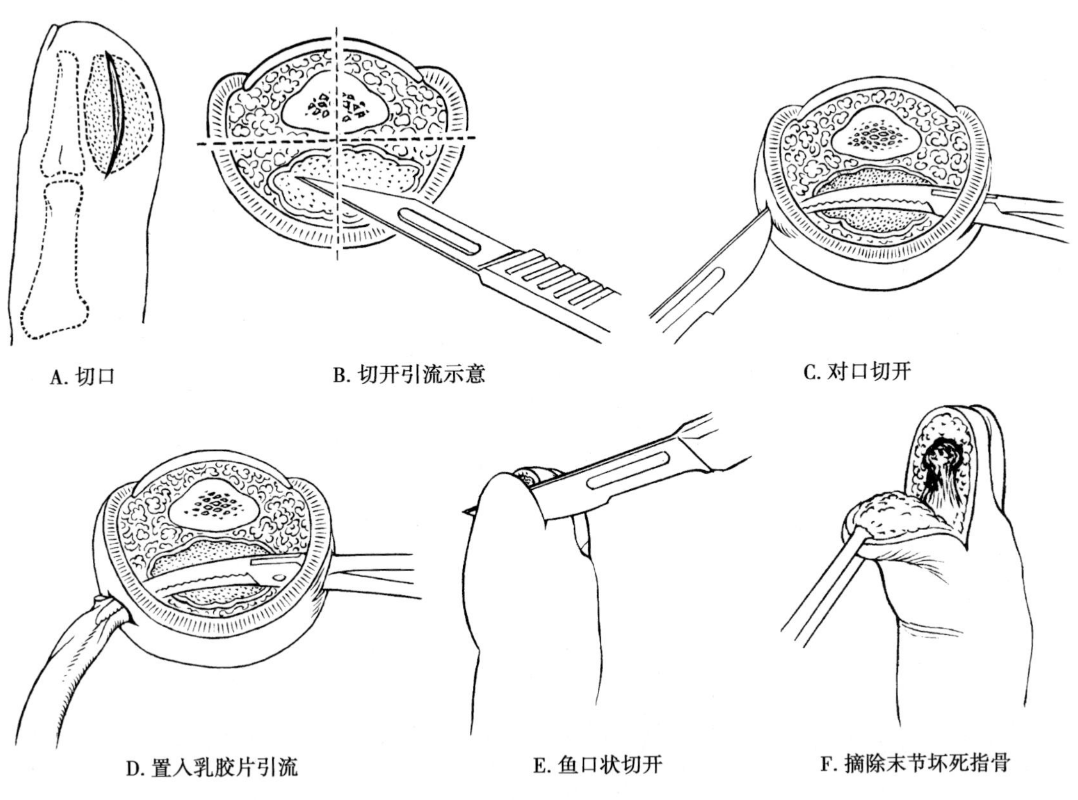

图 43-8　脓性指头炎切开引流术

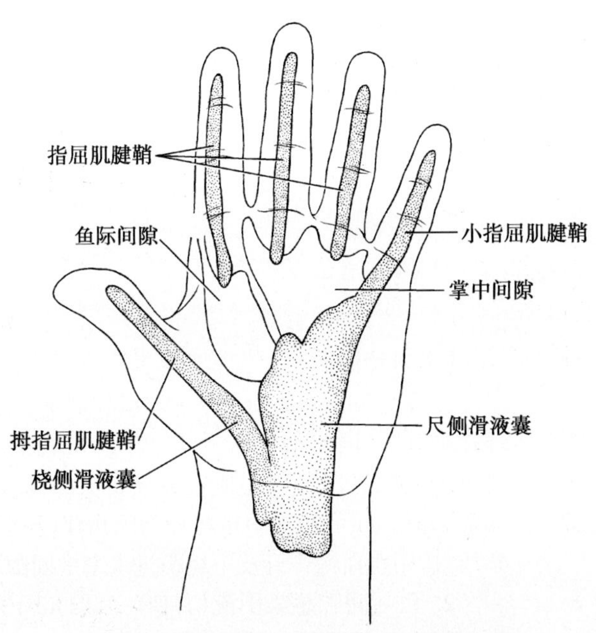

图 43-9　指屈肌腱鞘、滑液囊及掌腱膜示意图

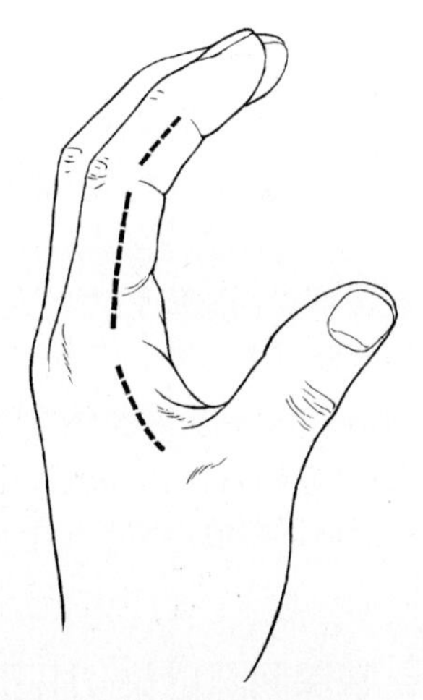

图 43-10　手指腱鞘炎引流的切口

5

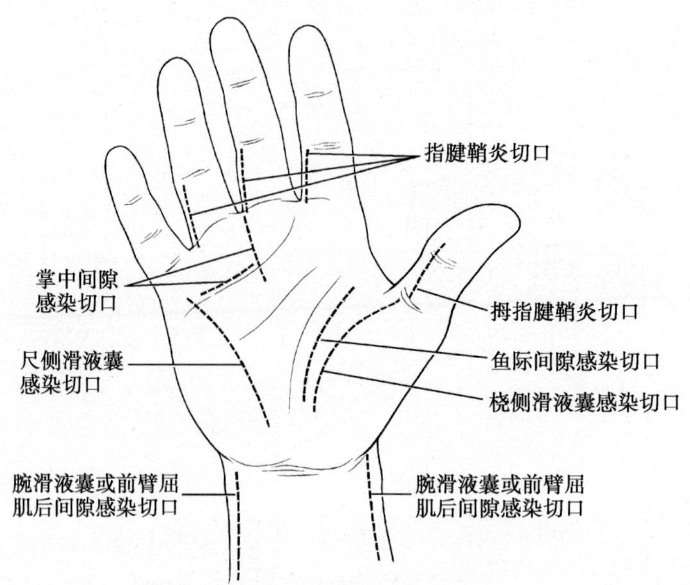

图 43-11　手部感染引流的切口

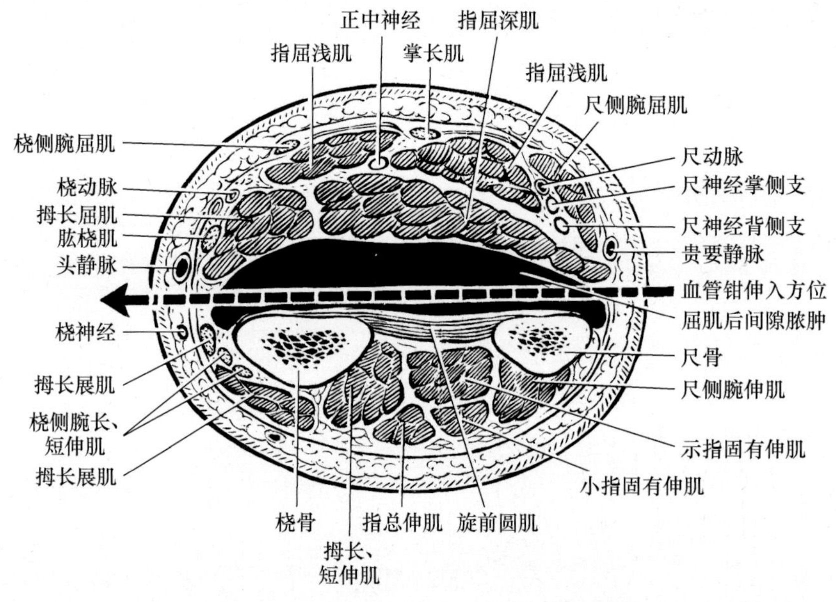

图 43-12　前臂屈肌后间隙感染切开引流示意图

若局部腕滑液囊因感染张力较大，可切断腕横韧带以缓解对肌腱及正中神经的压力。

(3) 化脓性拇指腱鞘炎及桡侧滑液囊感染(图 43-11)：沿鱼际肌内侧缘起自指掌关节，止于距腕 3cm 做弧形切口。在切口近端慎勿伤及支配鱼际肌的正中神经返支。

五、掌深间隙感染切开引流术

掌深间隙位于掌屈指肌腱和滑液囊深面的疏松组织中(图 43-9)。掌中间隙偏尺侧，桡侧为鱼际间隙。

【麻醉】

选用臂丛神经阻滞麻醉或静脉麻醉。

【手术步骤】

1. 掌中间隙感染沿手掌远端横纹第 4 掌骨处做与环指等宽切口(图 43-11)。切开皮肤及掌腱膜，牵开切口下的血管、神经，以止血钳经屈指肌腱间插入掌中间隙引流。亦可切开中指与环指间指蹼，注意勿损伤掌浅弓，用止血钳撑开皮下组织进入掌中间隙引流。

2. 鱼际间隙感染引流切口有三(图 43-13)　①拇指、示指间指蹼(虎口)处切开；②掌面鱼际与桡侧纵纹间斜行切口，保护正中神经至鱼际各肌的分支；③手背拇指至示指之间，沿第一指间肌桡侧切开，止于桡动脉分支处，牵开示指肌腱与拇内收肌显露鱼际间隙。以血管钳插入鱼际间隙引流，血管钳不可横过

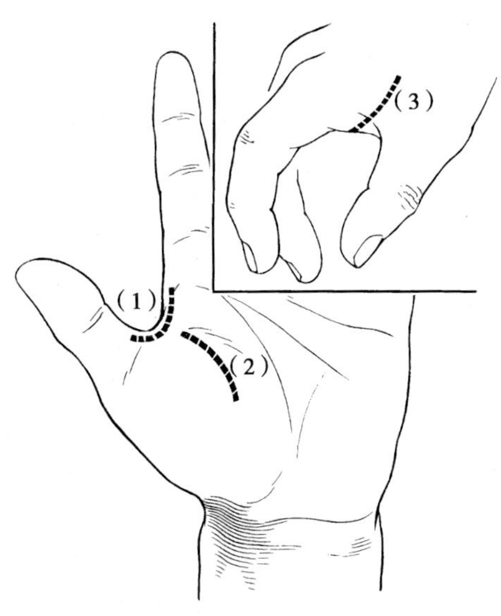

图 43-13　鱼际间隙感染引流切口

第 2 掌骨以免穿破掌间隔，引起掌中间隙感染。

【注意事项】

1. 麻醉必须完全。忌用局部浸润麻醉。

2. 手部腱鞘、滑液囊及深部间隙切开时，可应用止血带以清晰观察局部解剖情况。

3. 指部切口均在侧面近指背处，掌面切口避免与掌纹作垂直交叉。

4. 引流应充分，但切勿切开未感染的腱鞘或腱膜间隙。

5. 使用软引流物如乳胶片等，不可填塞过紧。术后 72 小时取出。

【术后处理】

1. 抬高患肢，感染严重者将患手固定于功能位（图 43-14）腕关节背伸 20°~25°，轻度尺偏，拇指处于对掌位，其掌指关节和指间关节微屈，其他手指略微分开，掌指关节及近侧指间关节半屈位，远侧指间关节轻微屈曲，各指的关节屈曲位置较一致。

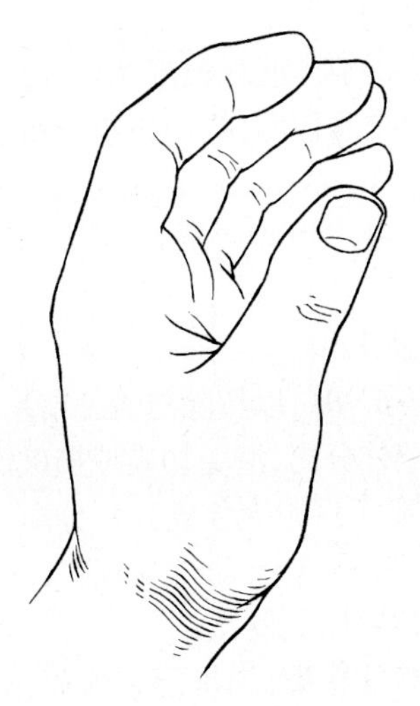

图 43-14　手的功能位置

2. 换药前，用消毒温热等渗盐水或 1∶3 000 高锰酸钾溶液浸泡患手，同时锻炼自主活动。

3. 继续用抗感染药物直至感染得到控制。

4. 急性感染控制后，早期进行功能锻炼，以防指关节强直或肌腱粘连。

5. 如引流通畅而切口经久不愈，应检查有无骨及关节感染或肌腱坏死。

六、拔甲术

拔甲术可用于甲下脓肿或甲上皮炎治疗。

【麻醉】

指（趾）根神经阻滞麻醉。

【手术步骤】

1. 抽拔法（图 43-15）　用尖刀分离指（趾）指甲上皮肤后（图 43-15A），将刀尖插入指（趾）甲与甲床间进行分离（图 43-15B），以血管钳夹住指（趾）甲中部顺水平方向拔出（图 43-15C）。

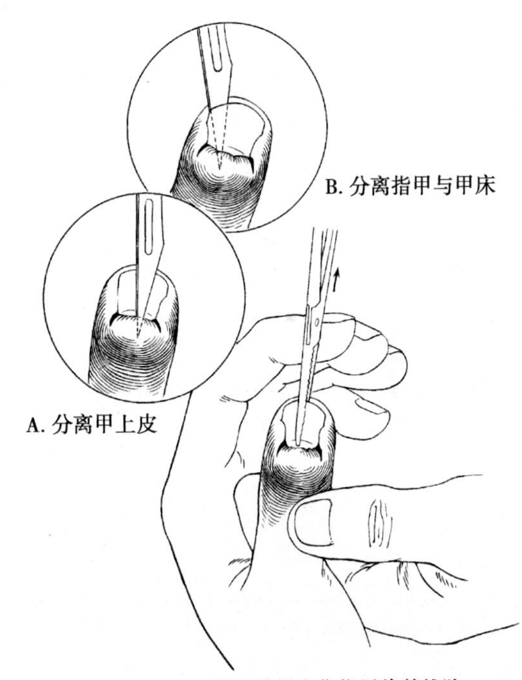

图 43-15　抽拔法拔甲术

2. 卷拔法（图 43-16）　同上法分离指（趾）甲上皮肤，将指（趾）甲一侧边缘与甲床分离后，以直止血钳一叶插入甲下至甲根（图 43-16A）并夹紧，向另侧翻卷（图 43-16B），使指（趾）甲全部脱离甲床。

创面均用凡士林纱布覆盖。

【注意事项】

分离甲床时，器械紧贴甲面，保护甲床及甲上皮

5

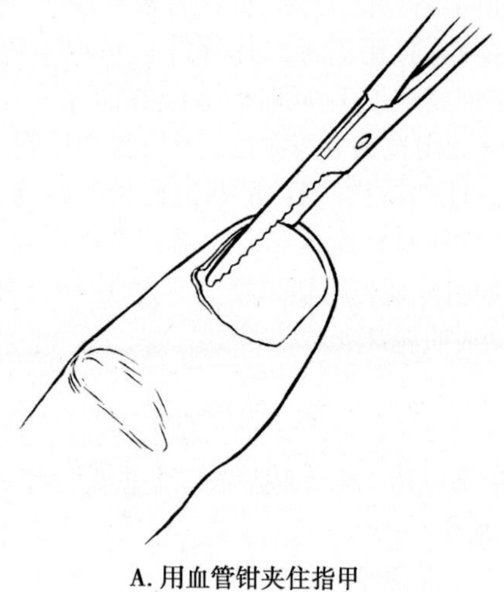
A. 用血管钳夹住指甲

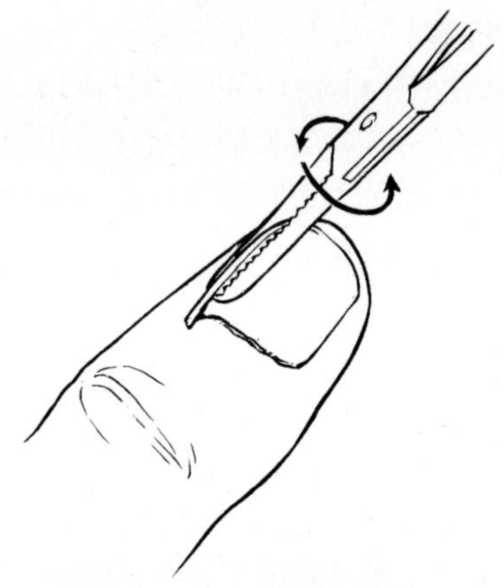
B. 按箭头方向旋转拔除指甲

图 43-16 卷拔法拔甲术

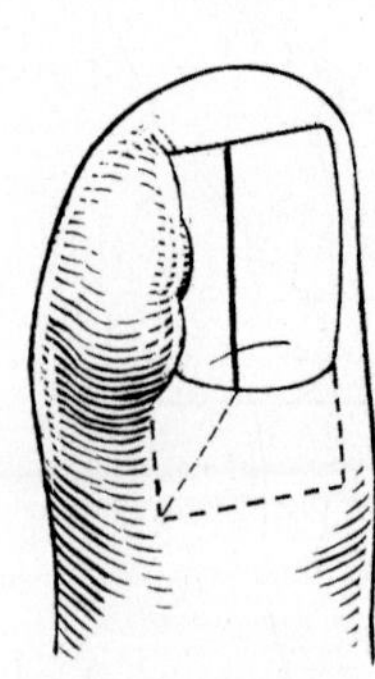
A. 切除范围示意

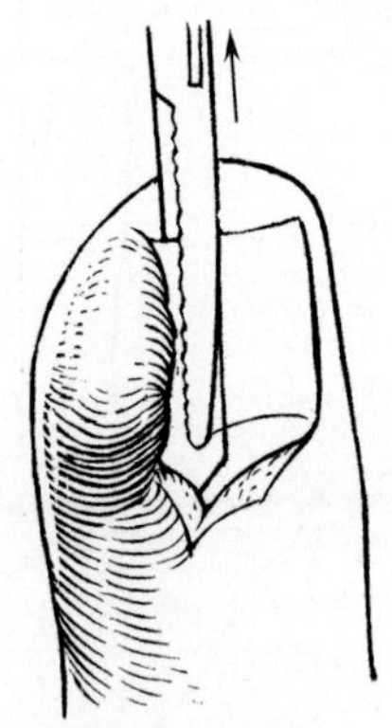
B. 拔除嵌甲

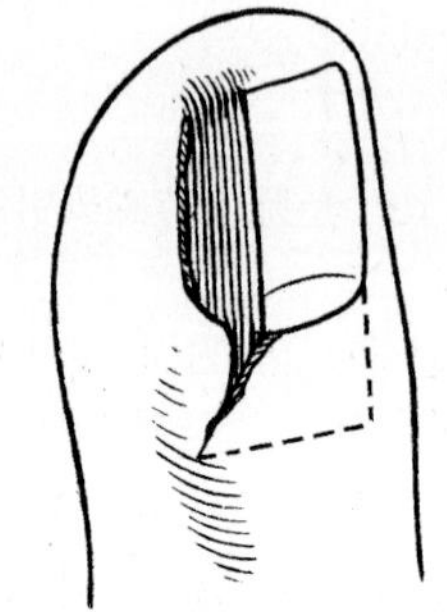
C. 创面（敷盖凡士林纱布）

图 43-17 嵌甲切除术

5

肤勿受损伤，以免新生指(趾)甲发生畸形。勿在创面内遗留残甲碎片，以免影响创面愈合。

七、嵌甲切除术

嵌甲是指(趾)甲侧缘长入指甲旁软组织。最常见于拇指(趾)甲内侧缘。伴发于甲沟炎，部分患者久治难愈，需行嵌甲切除术。

【麻醉】

指(趾)根神经阻滞麻醉。

【手术步骤】

一般无需拔去全部指甲，切除患侧指甲约1/3即可(图43-17A)，设预定切除线。用尖刀分离患侧部分指甲上皮肤及嵌入的软组织，再将尖刀插入分离指甲与甲床，按预定线剪断指甲后斜行向外剪开指甲上皮肤与甲根，用血管钳夹紧游离嵌甲予以拔除(图43-17B)。切除指甲旁过多的肉芽组织，轻刮该部甲床以免指甲再生。创面凡士林纱布覆盖包扎(图43-17C)。

第四节 体表肿瘤切除术

一、皮脂腺囊肿切除术

系皮脂腺排泄受阻所形成的潴留性囊肿，易继发感染。

【麻醉】

局部浸润麻醉，勿将麻药注入囊腔。

【手术步骤】

围绕囊肿周围皮肤做梭形切口，以组织钳夹起与囊肿相连一端皮肤边缘，提起该组织钳沿囊肿周围向基部分离剪开(图43-18)，将囊肿连同皮肤一并完整切除。结扎或电凝出血点，缝合皮下组织和皮肤，不留死腔。

【注意事项】

1. 采用梭形切口以切除与囊肿粘连的皮肤。

2. 贴囊壁外分离，避免切破或撕破囊壁。如囊壁已破损，以蚊式止血钳夹住破口再分离；无法钳夹时，彻底清除囊内容物，切除全部囊壁并保护周围组织防沾染，勿遗留残壁以免复发。

3. 囊肿继发感染，先抗感染治疗，必要时切开引流，待急性感染完全控制后再行囊肿切除术。

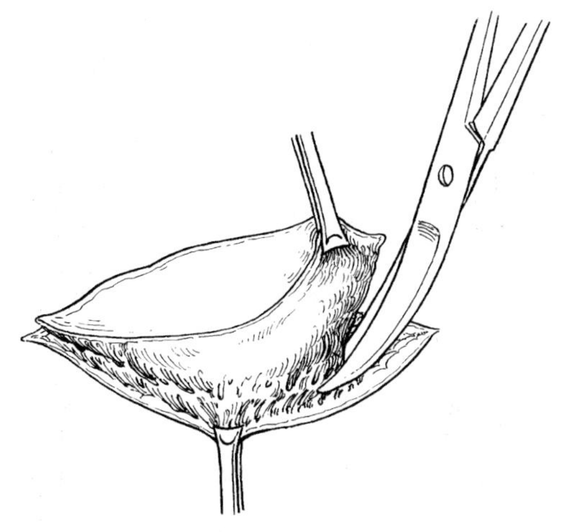

图 43-18　皮脂腺囊肿切除术

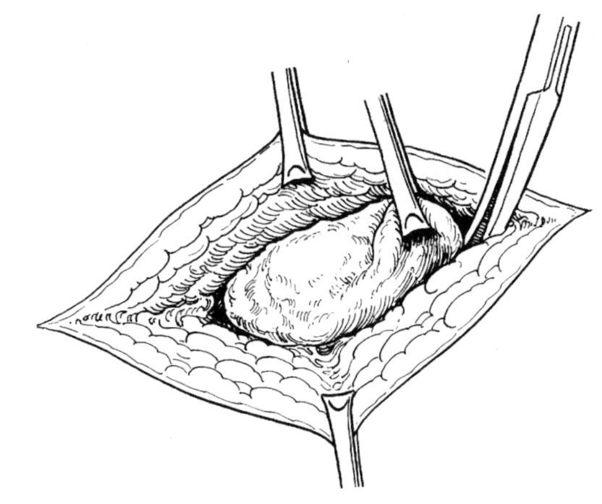

图 43-19　脂肪瘤切除术：用弯血管钳沿肿瘤四周进行分离

二、脂肪瘤切除术

【手术指征】

1. 影响功能或美观，痛性脂肪瘤。

2. 多发性脂肪瘤有上述情况时做个别切除。

3. 肩或背部脂肪垫，除影响劳动或美观外，可不予切除。

【麻醉】

根据部位或瘤体大小，予区域性阻滞麻醉或局部浸润麻醉。

【手术步骤】

切口方向力求与皮纹一致。切开皮肤，辨认并分离瘤体与皮下脂肪，在瘤体包膜外以示指或弯止血钳沿其周围进行钝性分离(图 43-19)，将肿瘤完全剥出。结扎或电凝活动性出血点，逐层缝合，不留死腔。

【注意事项】

1. 需完整切除以免复发。

2. 遗留较大空腔时，应置引流物；引流物于术后 1~2 天取出，适当加压包扎。

3. 肩或项背部脂肪垫无包膜且界限不清楚，与表面皮肤粘连较紧密，需用锐器分离；切除时出血较多，术前应有充分准备。

三、神经纤维瘤切除术

【手术指征】

1. 有疼痛、功能障碍症状或有恶变趋势者。

2. 多发性神经纤维瘤有上述情况者做个别切除。

【麻醉】

神经阻滞麻醉或局部浸润麻醉。

【手术步骤】

沿肿瘤纵轴切开皮肤，逐层分离直至肿瘤包膜远近端神经干(图 43-20A)，认明二者间分界线。切开肿瘤包膜(图 43-20B)，紧靠神经干将肿瘤剥离出并切除。彻底止血后逐层缝合。

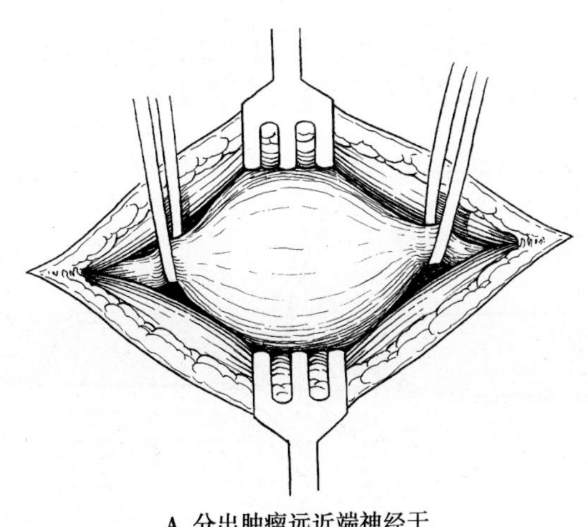

A. 分出肿瘤远近端神经干

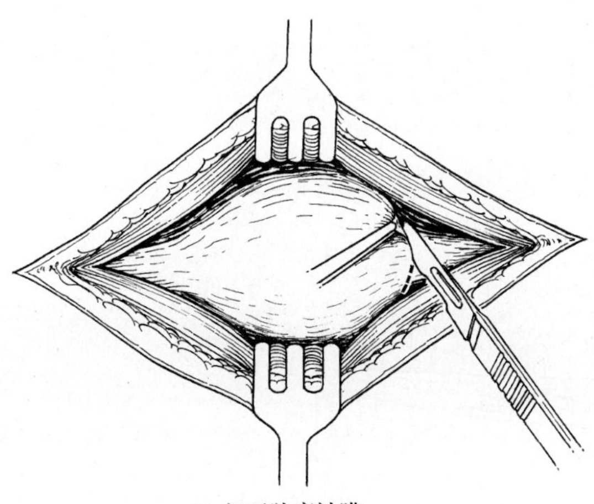

B. 切开肿瘤被膜

图 43-20　神经纤维瘤切除术

【注意事项】

源于神经鞘膜细胞的神经纤维瘤与神经干紧密相连，不可误认为神经干肿瘤而予切除，须辨清肿瘤与神经干关系再予切除。但表浅神经纤维瘤源于细小神经支，切除后对功能无影响。

四、血管瘤切除术

血管瘤包括毛细血管瘤、海绵状血管瘤及蔓状血管瘤。治疗方法较多，包括手术切除、放射治疗、硬化剂注射、激光、冷冻、电烙及压迫疗法等，有时需应用综合疗法。

【手术指征】

1. 局限或比较局限的海绵状血管瘤。

2. 蔓状血管瘤其他疗法多不满意，应及早切除。

【术前准备】

1. 确定血管瘤实际范围很重要，必要时行血管造影或超声检查，以明确范围及与邻近器官或深部组织的关系。

2. 对范围较大或深部血管瘤，应周密制订手术方案，必要时分阶段实施手术。

5

3. 术前备血。

4. 估计切除后伤口不能拉拢缝合者，作好皮肤移植或皮瓣转移修复的准备。

【麻醉】

根据患者年龄、肿瘤部位及范围选用局部浸润麻醉、神经阻滞麻醉或全身麻醉。

【手术步骤】

沿血管瘤纵轴切开皮肤，如瘤体侵及皮肤，可做梭形切口，切口长度应超过肿瘤，便于暴露及分离瘤体。

血管瘤切除术：分离、结扎、切断进入瘤体的血管(图 43-21)，完整切除瘤体。彻底止血后逐层缝合切口，不留死腔，适当加压包扎。

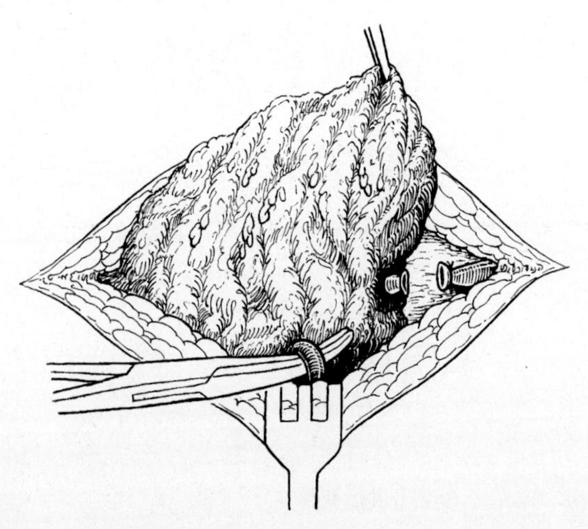

图 43-21　血管瘤切除术：分离、结扎、切断进入瘤体的血管

【注意事项】

1. 海绵状血管瘤壁薄，易被分破或撕裂出血，需预防。如已分破出血，用缝扎法止血，忌钳夹止血，以免加大破口。

2. 范围较大的血管瘤，宜先分离并结扎进入瘤体的主要血管。

3. 头皮蔓状血管瘤切除前，先经皮肤将与瘤体相交通的动脉支缝扎，或在瘤体外周 1cm 处贯穿缝合一周；需深达骨膜，以控制术中的大量出血。瘤体切除后拆去缝扎线，彻底止血。

4. 彻底切除瘤体以免复发。

5. 术中发现与术前制订方案出入较大，需待进一步研究方案后施术，不可盲目冒进。

6. 皮肤切除面积较大不能缝合则行植皮术。

【术后处理】

1. 注意术后出血，预防感染。

2. 经植皮或皮瓣修复者，按有关专科要求术后处理。

3. 术后定期复查。复发范围较小者可选用放射、冷冻、激光治疗，或硬化剂注射疗法。必要时可再次手术切除。

五、黑痣和黑色素瘤切除术

【手术指征】

位于易受摩擦部位或成年后才出现的黑痣，可行预防性切除。黑色素瘤和有恶变趋势的黑痣，宜尽早完整切除。药物腐蚀或电烙等疗法可能促其扩散或转移，禁忌施行。

【麻醉】

根据病灶大小及所在部位，选用局部浸润麻醉或神经阻滞麻醉。

【手术步骤】

顺皮肤纹路做梭形切口。黑痣的皮肤切缘距病灶边界不应少于 0.5cm。切开皮肤皮下组织并潜行分离(图 43-22)，范围以缝合无张力为准。黑色素瘤的

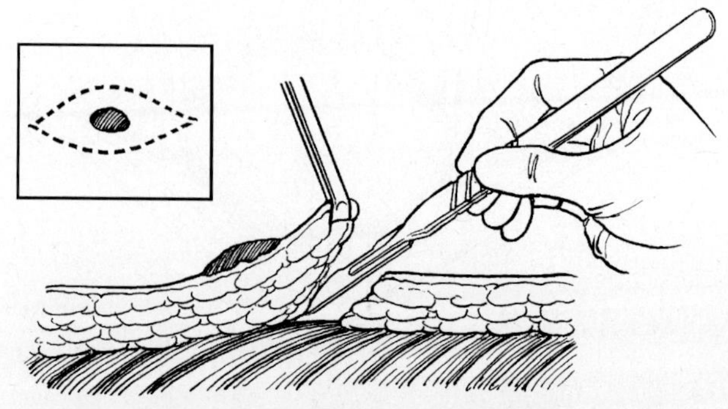

图 43-22　黑痣和黑色素瘤切除术：将瘤体、皮下组织及深筋膜一并切除

皮肤切缘距病灶边界至少2cm。巨大黑色素瘤的皮肤切缘距病灶边界不应小于瘤体半径，深达筋膜。皮肤缺损大不能直接缝合者行植皮术（术后处理按有关章节）。波及淋巴结时做区域淋巴结清扫。

（陈凛）

参考文献

1. 黄志强，金锡御．外科手术学．3版．北京：人民卫生出版社，2005
2. 蒋耀光，范士志，王如文．门诊外科学．北京：人民军医出版社，2010.

5

第四十四章

颈部手术

第一节　颈部损伤的手术

一、颈部动脉损伤的手术

5

颈部大动脉损伤引起猛烈出血，可在短时间内导致伤者死亡。颈总动脉损伤最常见，应立即在伤侧锁骨上方以指压法将该动脉压向椎突暂时止血，迅速吸氧、输血及进行术前准备。

【手术步骤】

消毒敷料继续压迫伤部止血。沿外侧胸锁乳突肌内缘做切口，切开皮肤、颈阔肌及颈深筋膜。从胸骨舌骨肌、胸骨甲状肌和胸锁乳突肌间解剖，显露颈动脉鞘。切断肩胛舌骨肌下腹(图 44-1A)，切开颈动脉鞘，必须分离出损伤动脉上、下端，在其后方过纱布带或细乳胶管收紧，或用无损伤性血管夹夹闭以暂时止血(图 44-1B)。慎勿损伤迷走神经及颈内静脉。移去压迫止血的敷料，伤处清创，检查动脉损伤程度。如为颈

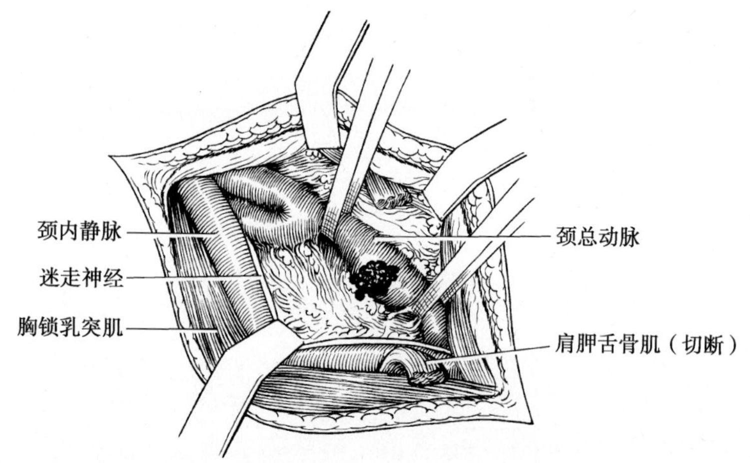

A. 切断肩胛舌骨肌下腹，显露损伤的颈总动脉

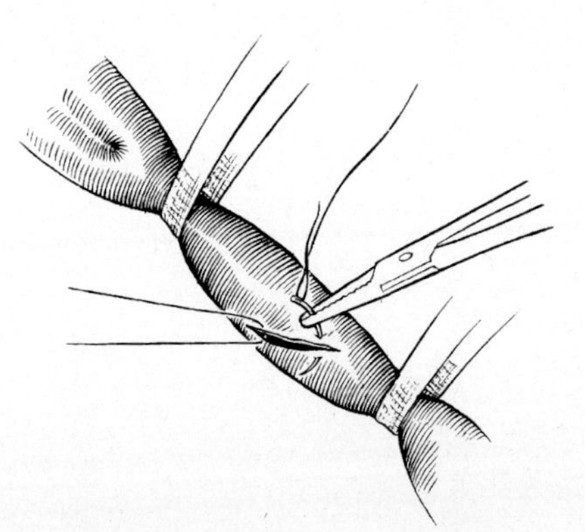

B. 用布带提起损伤处上下方的颈总动脉

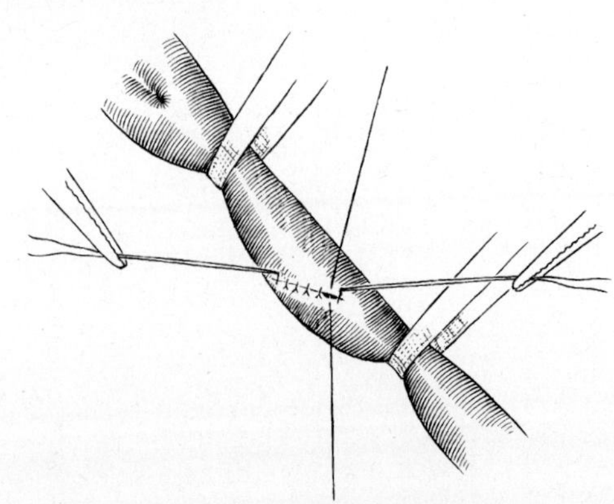

C. 用5-0丝线间断缝合裂口

图 44-1　颈动脉损伤的手术

总动脉或颈内动脉损伤，应按伤情予以血管缝合、对端吻合或血管移植（吻合或移植方法详见有关章节）。血管缝合前，将血管伤口边缘修齐，剥去附近血管外膜，在伤口两端用血管缝针及5-0缝线各缝一针，提起缝线使创缘靠拢后，外翻缝合血管伤口（图44-1C）。切口内一般不放引流，如需放置，引流物勿靠近血管缝合处，以免影响愈合或诱发感染、继发出血等。疏松缝合皮肤。

因损伤严重或无条件进行上述处理而必须结扎时，应在损伤血管远近两侧正常部位行双重结扎或结扎加贯穿缝合。40岁以上伤者如行颈总动脉或颈内动脉结扎，约半数可因同侧大脑的严重血液循环障碍而发生偏瘫或死亡。

【术后处理】

1. 切口敷料适当加压包扎。
2. 大动脉结扎后的患者，持续吸氧，观察病情改变。
3. 术后24~48小时取出引流物。
4. 继续防治休克。
5. 抗菌药物预防感染，破伤风被动免疫。

二、颈部静脉损伤的手术

颈部大静脉损伤，尤其是颈根部大静脉受伤后的首要危险是空气栓塞，其次是大出血。紧急处理以指压法或敷料加以压迫，立即准备手术。探查步骤及术后处理同颈动脉损伤。一般都可在损伤静脉上下端结扎而无严重并发症。双侧大静脉伤则宜争取行血管缝合、血管吻合或移植术，至少保持一侧大静脉畅通。如一侧结扎后，可剪出该静脉一段移植至对侧静脉缺损处。

三、胸导管损伤的手术

胸导管损伤可发生在左锁骨上方的刺伤或手术时，可见伤口有乳白色液体流出。先以敷料压迫局部，如压迫法无效可手术处理，行胸导管结扎术（图44-2）。

【手术步骤】

仰卧位，肩部垫高，头偏向右侧。局部浸润麻醉。切口在左锁骨上约两横指处与其平行（图44-2A），向前超过颈中线，向后至胸锁乳突肌后缘。切开颈阔肌及颈深筋膜，在胸锁乳突肌的胸骨头与锁骨头间向上

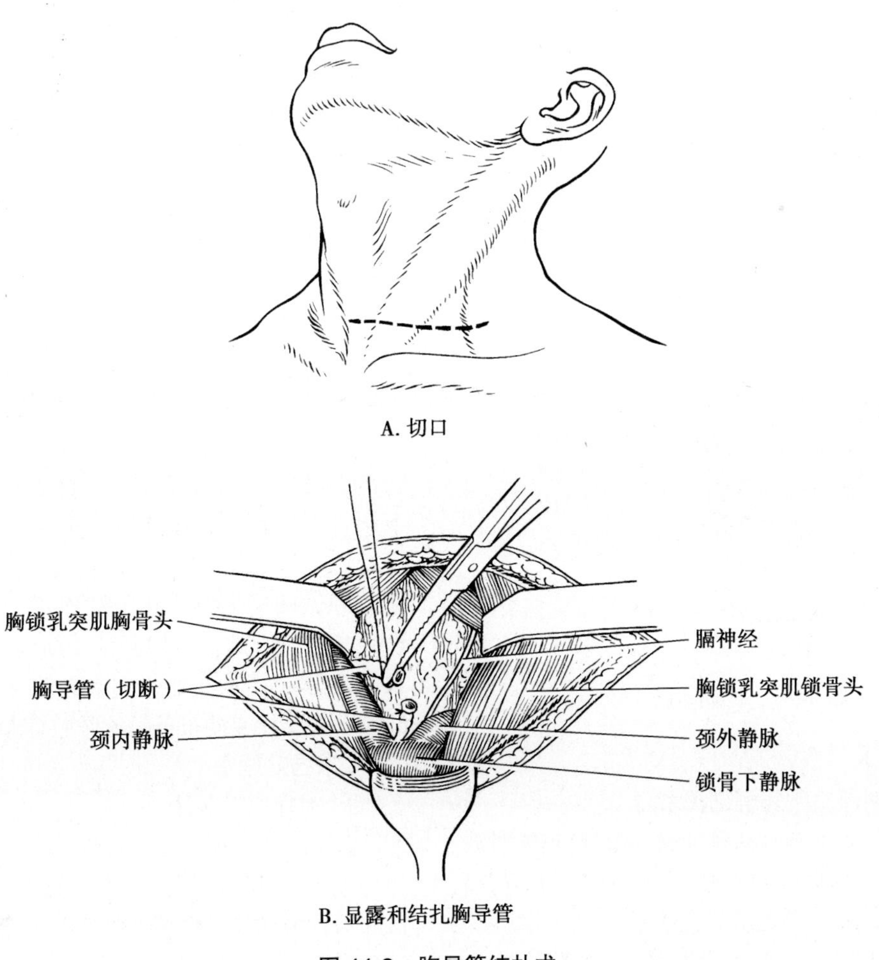

图44-2　胸导管结扎术

分离约 4~5cm 长，显露颈动脉鞘。向内外侧牵开颈动脉鞘和胸锁乳突肌锁骨头，分离其后脂肪垫，在颈动脉鞘后外方及颈内静脉和锁骨下静脉汇合处附近找出胸导管断端，分别用丝线结扎两断端或直接缝扎（图 44-2B），逐层缝合伤口。

第二节　颈部脓肿切开引流术

【颈部脓肿好发部位】

颈部脓肿好发于颈部诸间隙。

1. 咽后间隙（图 44-3A）　位于咽及食管后壁与椎前筋膜前方之间，咽后蜂窝组织感染形成咽后脓肿。

2. 咽旁间隙（图 44-3B）　位于咽侧壁与腮腺深叶、翼内肌之间，该间隙内有颈内动、静脉及颈深上淋巴结。感染后形成咽旁脓肿。

3. 舌下间隙（图 44-3A）　位于口底黏膜与下颌舌骨肌之间，内有颌下腺、淋巴结和颏舌骨肌。感染后形成颌下脓肿。

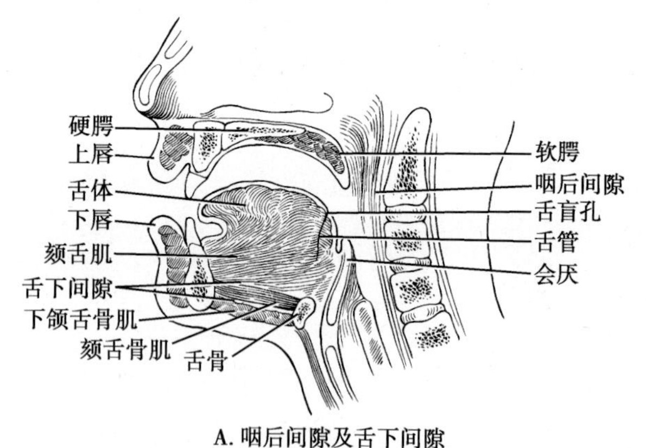

A. 咽后间隙及舌下间隙

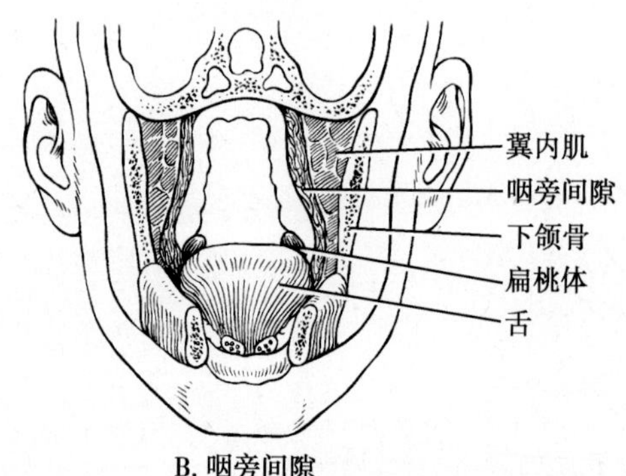

B. 咽旁间隙

图 44-3　颈部间隙

【术前准备】

1. 熟悉舌咽部及毗邻解剖关系。

2. 颌下脓肿受下颌骨和颈筋膜的限制，查体时波动感不明显；且因口底黏膜水肿，舌被推向后上方，易引起吞咽及呼吸困难，因此应早期手术。

3. 已有呼吸道阻塞且估计手术时可能发生窒息者，行预防性气管切开术。

【麻醉】

局部浸润麻醉。幼儿咽后脓肿可在无麻醉下快速引流。

【手术步骤】

1. 咽后脓肿切开引流术（图 44-4）　经口腔引流：垂头仰卧位（图 44-4A）。穿刺出脓液后切开咽后壁，以扁桃体血管钳插入脓腔后撑开使切口扩大，亦可用小尖刀片直接刺入脓腔后扩大切口（图 44-4B）。吸净脓液。棉球或纱布压迫止血。注意防止脓液或其他分泌物流入气管。

如感染已蔓延至颈动脉鞘间隙，需经颈部引流：垂头仰卧偏向健侧，肩部垫高。沿胸锁乳突肌前缘，肿胀压痛最显著处做切口（图 44-4C）。切开皮肤、颈阔肌及深筋膜，向后外牵开胸锁乳突肌，分离颈动脉鞘外后侧并轻轻向内侧牵引（图 44-4D）。穿刺出脓液后，用直止血钳插入脓腔并撑开以扩大切口（图 44-4E）。脓液引流后，脓腔内置入乳胶片或烟卷式引流（图 44-4F）。勿用质硬引流物，以免压迫血管壁发生坏死、破裂及大出血。

2. 咽旁脓肿切开引流术（图 44-5）　垂头仰卧位，头偏向健侧，肩部垫高。沿下颌骨下缘肿胀压痛最显著处做切口（图 44-5A），显露颌下腺后牵向上方（图 44-5B），以直止血钳朝后上方插入脓腔并撑开以扩大切口（图 44-5C）。引流脓液后在脓腔内置入乳胶片或卷烟式引流（图 44-5D）。

3. 颌下脓肿切开引流术（图 44-6）　斜坡仰卧位，头稍后仰（图 44-6A）。引流途径有：

(1) 经口腔切开引流：脓腔部位接近口腔者适用。张口后将舌向上方托起，切开口底黏膜，以直止血钳垂直插入脓腔，撑开扩大切口，或以小尖刀片刺入脓腔并切开（图 44-6B），务使引流通畅。以棉球或纱布压迫止血。

(2) 经颌下切开引流：脓腔接近体表者适用。距下颌骨下缘约一横指或颏部与舌骨间肿胀压痛最显著处做与下颌骨平行或横向切口（图 44-6C）。如为两侧脓肿做两侧切口或在中线连接做较大切口。勿损伤面神经的下颌支。切开颈深筋膜及下颌舌骨肌（图 44-6D），以手指或止血钳插入脓腔并扩大切口（图 44-6E），以乳胶片或纱布条引流脓腔（图 44-6F）。

【术后处理】

1. 治疗原发病灶。

2. 继续使用抗菌药物，包括抗厌氧菌药物。

3. 经口腔引流者，术后予流质饮食，餐前餐后用口腔消毒液漱口。根据恢复情况改变饮食种类。不能进食者可给予肠外营养。

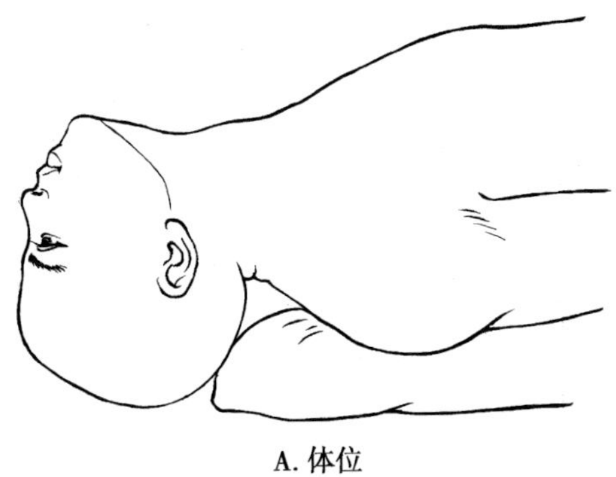

A. 体位

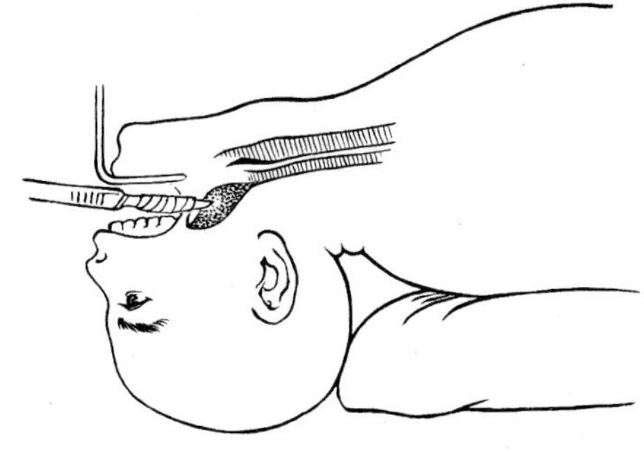

B. 用刀片体部缠以胶布的利刀刺入脓肿并切开

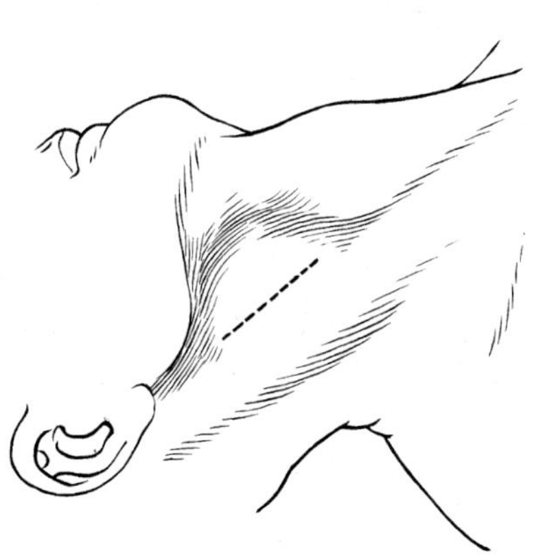

C. 颈部切口

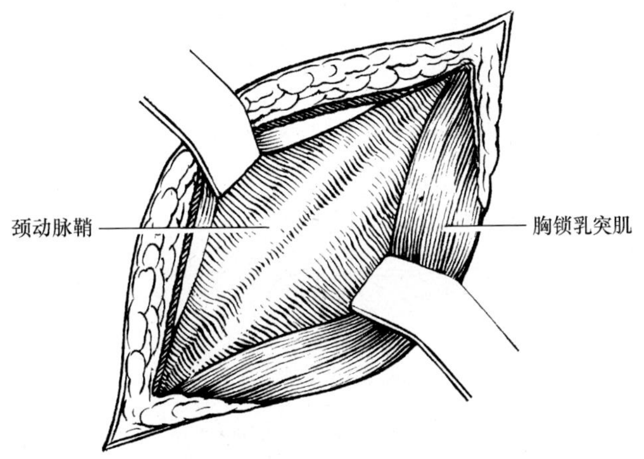

D. 将胸锁乳突肌向后侧牵开显露颈动脉鞘

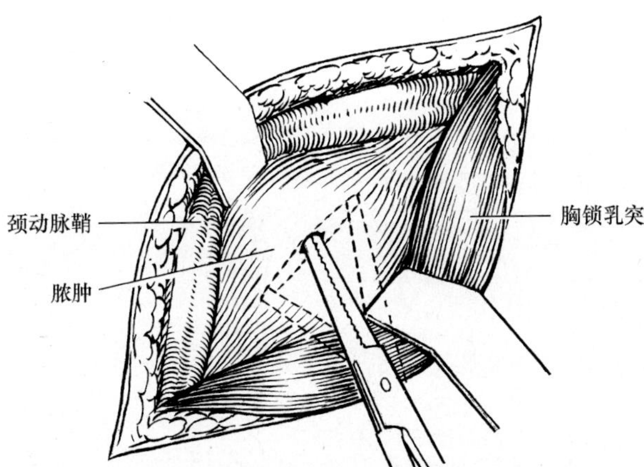

E. 用直止血钳插入脓腔

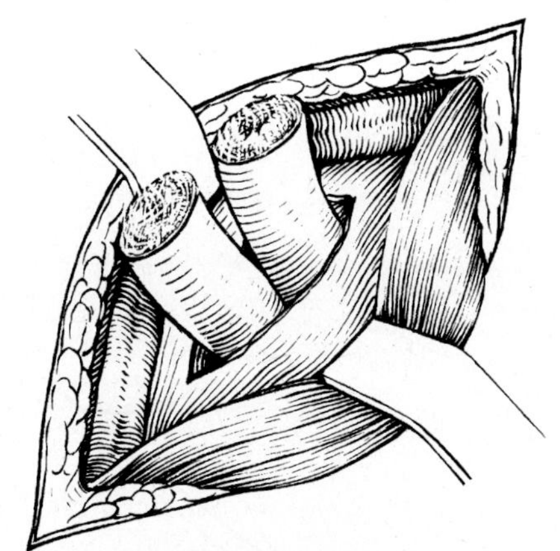

F. 脓腔内放置卷烟式引流

图 44-4　咽后脓肿切开引流术

5

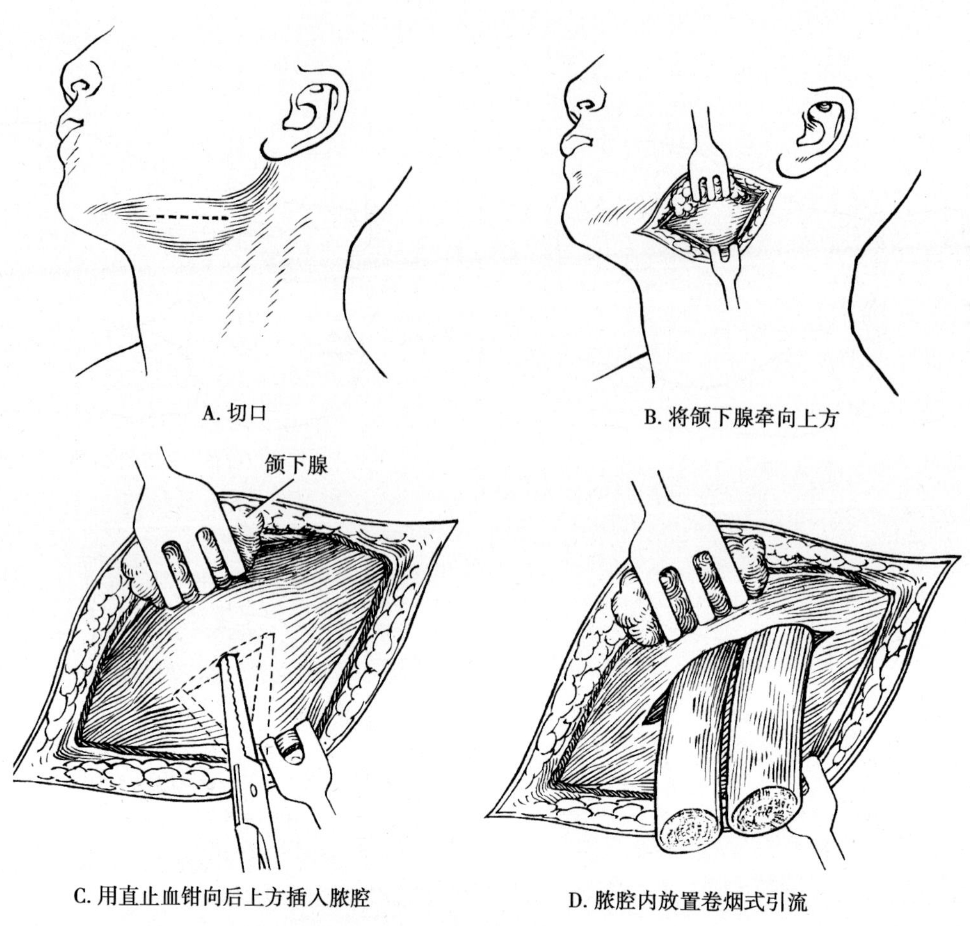

图 44-5　咽旁脓肿切开引流术

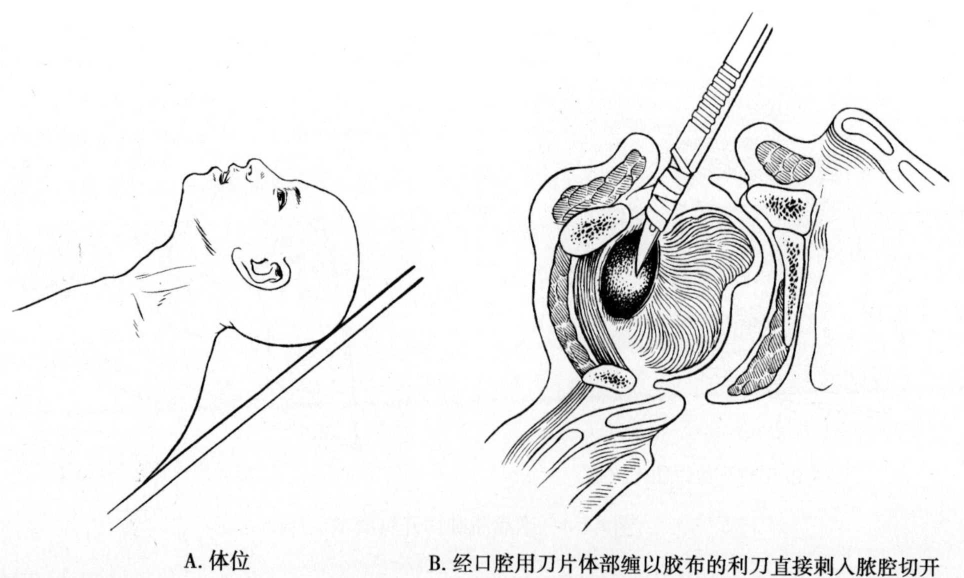

图 44-6　颌下脓肿切开引流术

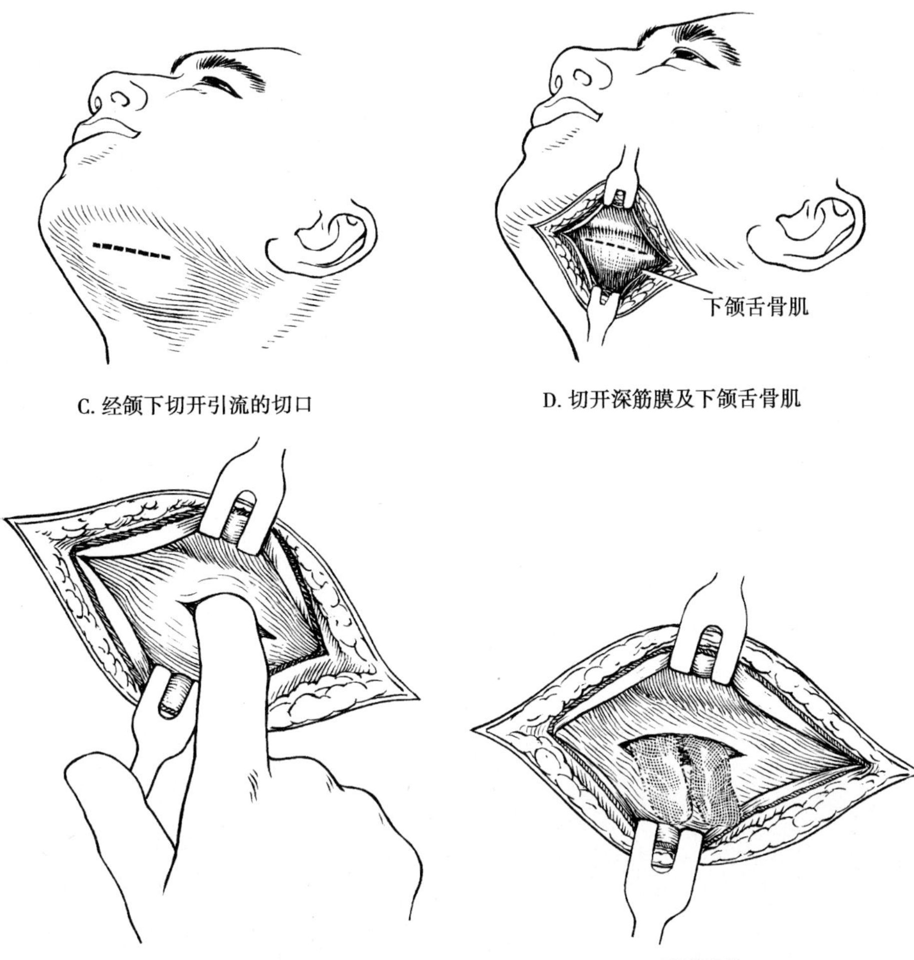

C. 经颌下切开引流的切口

D. 切开深筋膜及下颌舌骨肌

E. 用手指伸入脓腔探测脓肿的范围

F. 引流脓肿

图 44-6（续）

4. 发生窒息者，应及时气管切开。

第三节　囊性淋巴管瘤切除术

囊性淋巴管瘤亦称先天性囊状水瘤。源于胚胎期颈囊的残留体，常见于婴幼儿的颈侧部，为多房性薄壁囊肿，内含透明微黄淋巴液。位于胸锁乳突肌后侧、锁骨上方皮下组织内。亦可生长在锁骨下方向腋窝扩展，位于筋膜下者可向纵隔延伸。

【手术指征】

因囊性淋巴管瘤引起吞咽或呼吸困难等压迫症状时，需手术治疗。无压迫症状者可在药物注射无效或 2 岁后再考虑手术。

【麻醉】

气管插管全身麻醉。成人患者的局限、小型、表浅囊状水瘤可选用局部浸润麻醉。

【体位】

垂头仰卧，头偏向健侧，垫高肩部。

【手术步骤】

做以肿瘤为中心并两端超过肿瘤边缘少许的顺皮肤纹路切口，如肿瘤较大则做梭形切口（图 44-7A）。必要时可结扎切断颈外静脉。在颈阔肌深面解剖皮瓣以超过肿瘤边缘为准。从胸锁乳突肌后缘、锁骨上方处仔细分出肿瘤与周围组织分界线，逐步由下极向上剥离肿瘤（图 44-7B~D）。切口置乳胶片引流后，逐层缝合。

【注意事项】

1. 感染的囊状水瘤，必须在感染控制后 3~6 个月再施行手术。

2. 肿瘤切除须完整、彻底，否则术后易复发、并发淋巴漏或感染。因肿瘤壁薄易破，术中避免以器械钳夹或牵引，以免残留囊壁。

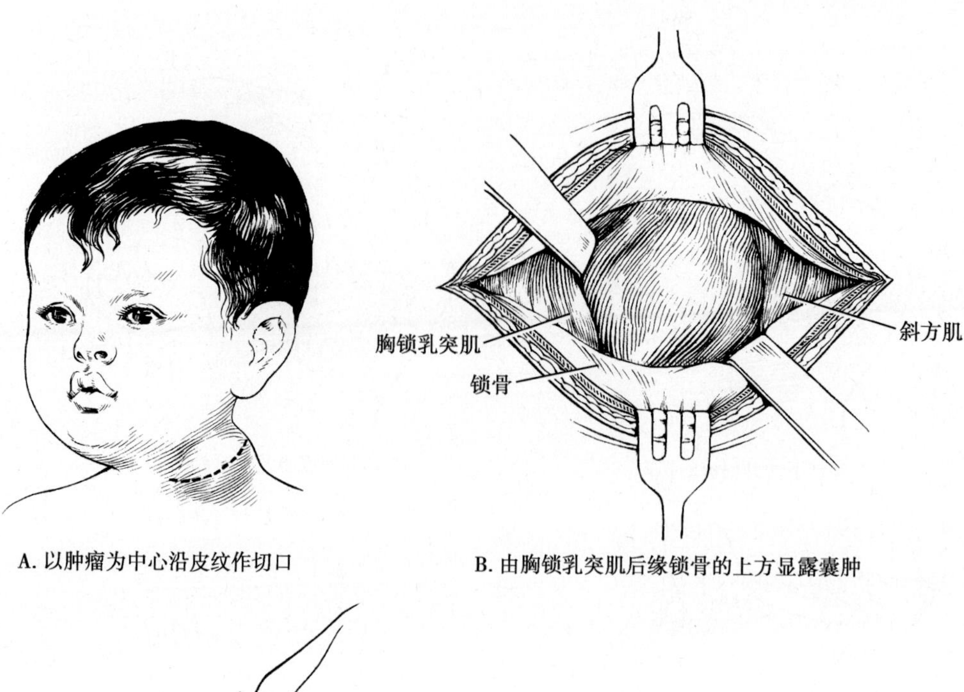

A. 以肿瘤为中心沿皮纹作切口　　B. 由胸锁乳突肌后缘锁骨的上方显露囊肿

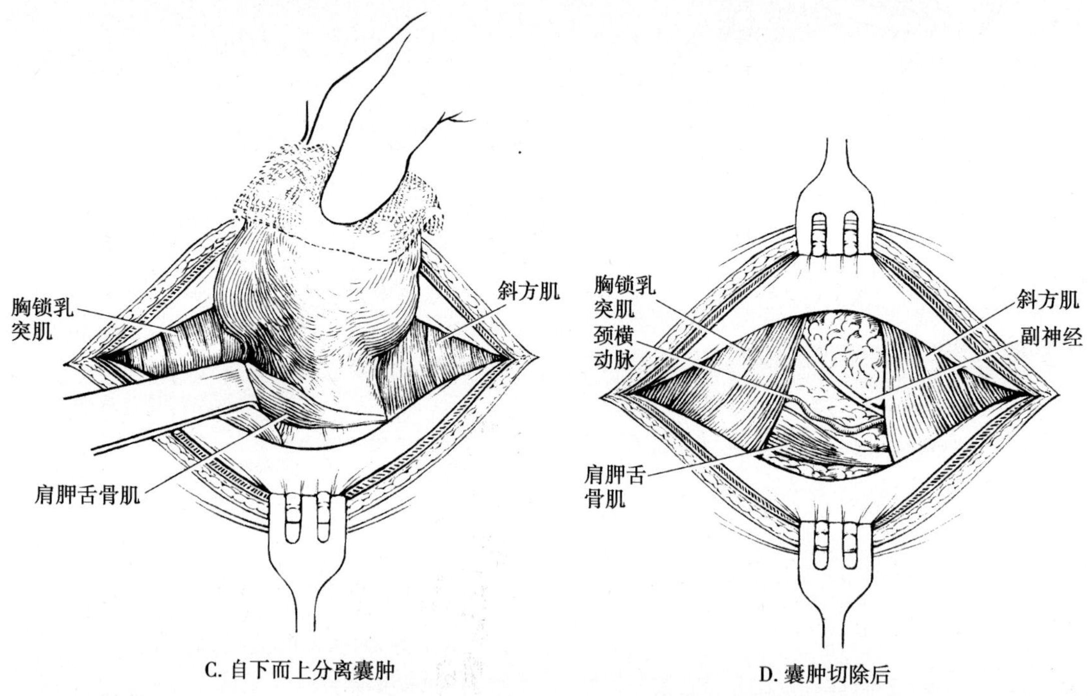

C. 自下而上分离囊肿　　D. 囊肿切除后

图 44-7 囊性淋巴管瘤切除术

3. 剥离囊壁时，慎勿损伤邻近的颈总动脉、颈内静脉、副神经及肺尖部胸膜。分离颈动脉前，以 1% 普鲁卡因 1~2ml 浸润其周围，预防心动过缓或骤停。如囊壁与颈内静脉粘连甚紧，可在血管鞘内分离，将血管鞘一并切除。

4. 延展至腋窝的囊状水瘤，将其从锁骨下血管分离出，必要时可结扎切断锁骨下静脉。将已从颈部分离出的肿瘤推向腋窝，另做胸大肌后缘切口暴露腋窝，由此向外牵引、剥离并切除肿瘤。肿瘤范围广泛者，宜分期手术。

5. 肿瘤完全切除有困难时，将未能切除部分囊腔内的间隔分开使形成一单腔，以 10% 甲醛溶液涂布内膜或腔内再填塞含 5% 鱼肝油酸钠纱条以破坏内膜；或术后放射治疗，以减少复发。

【术后处理】

引流物于术后 24~48 小时拔去。填塞的药物纱条视残腔大小及分泌物情况，每 3~5 天更换一次。

第四节 甲状腺手术

一、甲状腺腺瘤切除术

【手术步骤】

显露甲状腺后，检查病变部位、数量，明确性质。

属孤立性腺瘤，切开其浅面的甲状腺组织（图 44-8A），用弯止血钳或手指钝性剥离出瘤体（图 44-8B、C），需完全切除瘤囊，以免复发。亦可在显露瘤体后将其提起，沿基底部甲状腺组织上夹两排直止血钳，在其间围绕瘤体切开变薄的腺体达瘤体包膜，边切边止血（图 44-8D、E），也可直接用电刀或超声刀操作，注意保护喉返神经及甲状旁腺。将甲状腺腺瘤连同瘤囊完整从甲状腺组织中剜出。仔细止血后间断缝合残留甲状腺边缘。切下腺瘤立即送冷冻切片病理检查，确定有无恶变。

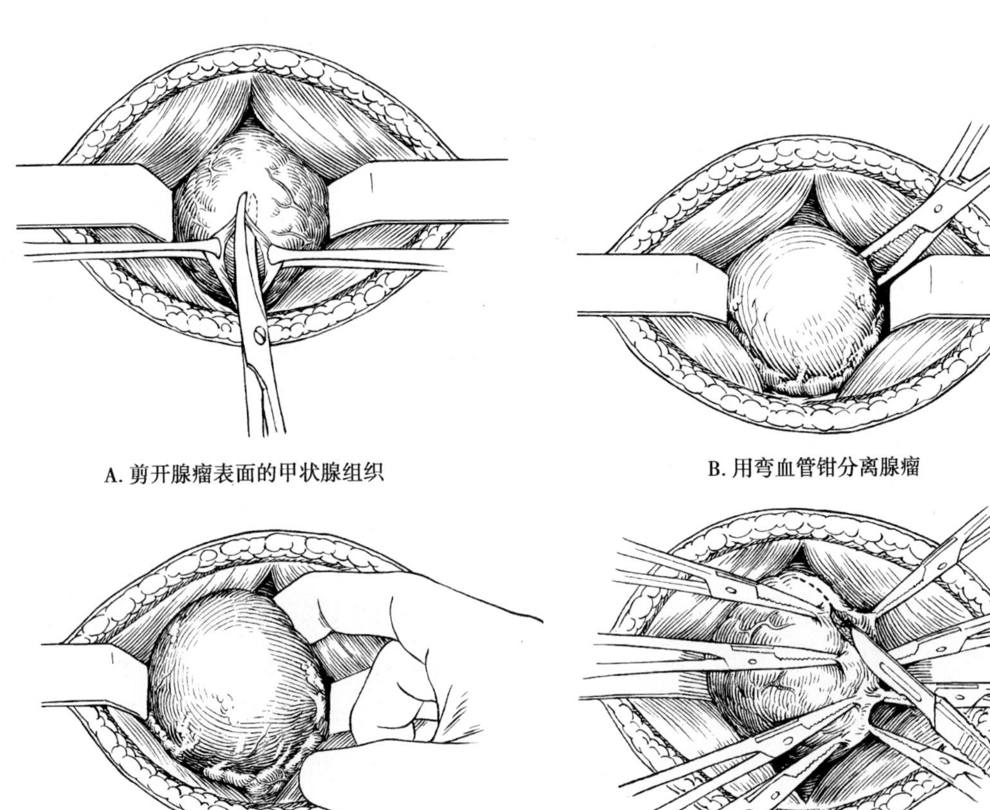

A. 剪开腺瘤表面的甲状腺组织

B. 用弯血管钳分离腺瘤

C. 用手指分离摘除腺瘤

D. 第二种分离摘除甲状腺腺瘤方法：切断甲状腺组织

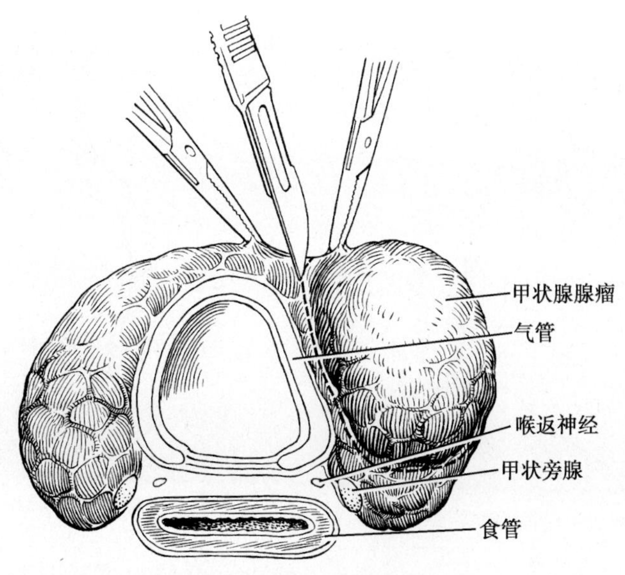

E. 甲状腺腺瘤切除术的横面观

图 44-8　甲状腺腺瘤切除术

二、甲状腺大部切除术

【手术步骤】

甲状腺大部切除术：显露甲状腺后，牵开胸锁乳突肌，在甲状腺两层包膜间钝性分离出侧叶，将其轻牵向内侧时，在叶外缘中部找到甲状腺中静脉，分离后结扎切断(图 44-9A)。沿侧叶外缘用手指向上极剥离，在上极内侧切断甲状腺悬韧带(图 44-9B)。用扁桃体拉钩牵引腺体向下，紧靠腺体上极贴近血管，自内侧后面绕血管顶住指尖穿出(图 44-9C)。从血管后面穿两根 4 号丝线，分别结扎血管上下端，在结扎线间以蚊式止血钳夹住血管后，在远心端结扎线及止血钳间剪断血管，近心端贯穿缝扎一次(图 44-9D)，结扎上极血管也可使用钛夹或可吸收夹完成，可以大大缩短手术操作时间，也可以使用超声刀慢速挡直接闭合并切断该血管。操作需细致确切，以防甲状腺上动脉撕破引起出血。继续钝性分离上极后面，同时处理所遇血管分支。分离甲状腺上动、静脉及结扎、缝合时须紧贴侧叶上极，以防损伤喉上神经。将腺体向上牵引，沿侧叶外缘向下分离可显露甲状腺下静脉，约 3~4

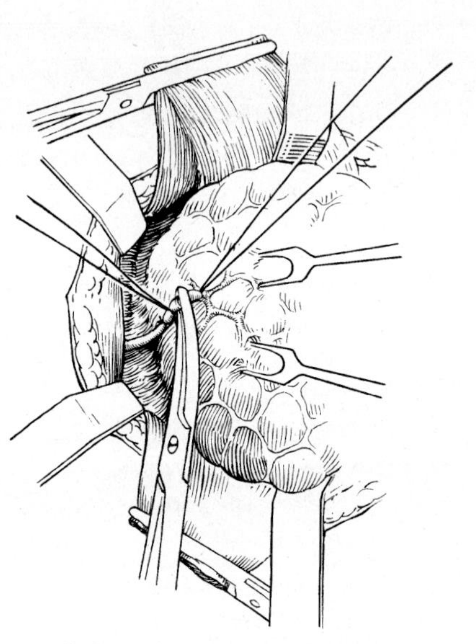

A. 分离、结扎、剪断甲状腺中静脉

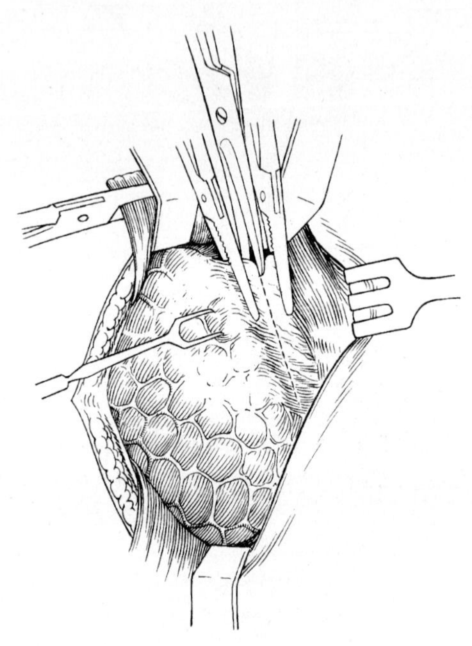

B. 切断甲状腺悬韧带

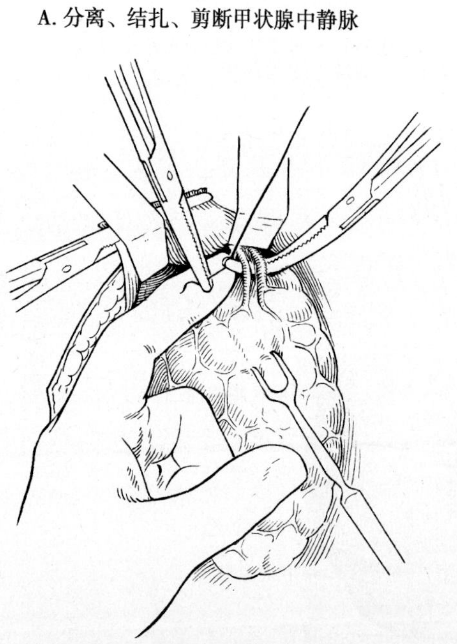

C. 用血管钳紧靠上极的内侧，经过血管后面顶住左食指再穿出

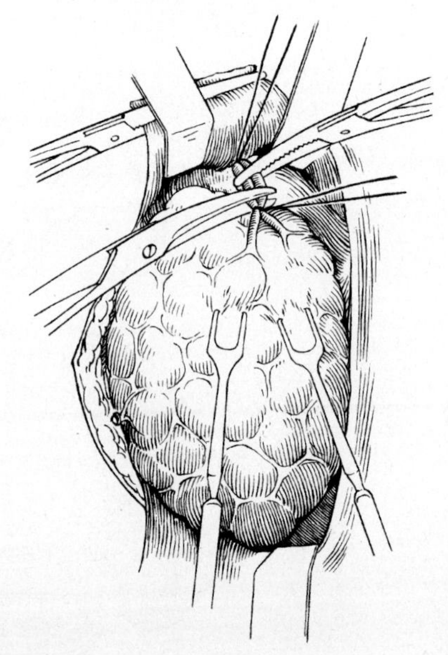

D. 结扎、剪断甲状腺上动、静脉

图 44-9　甲状腺大部切除术

5

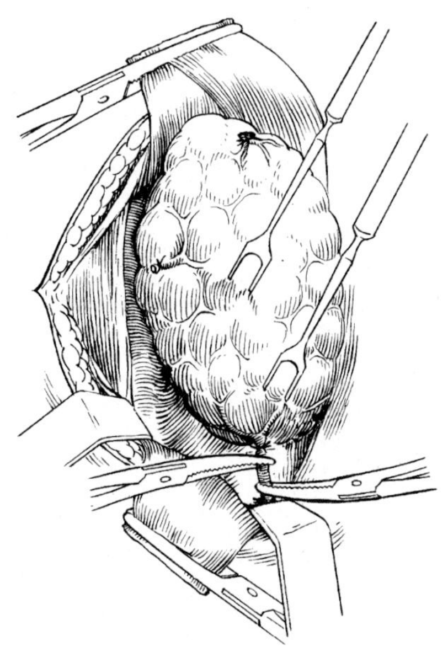

E. 结扎、切断甲状腺下静脉

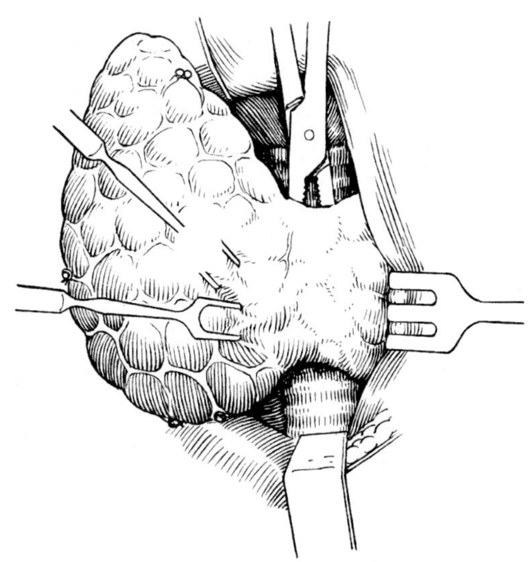

F. 从气管前分离甲状腺峡部

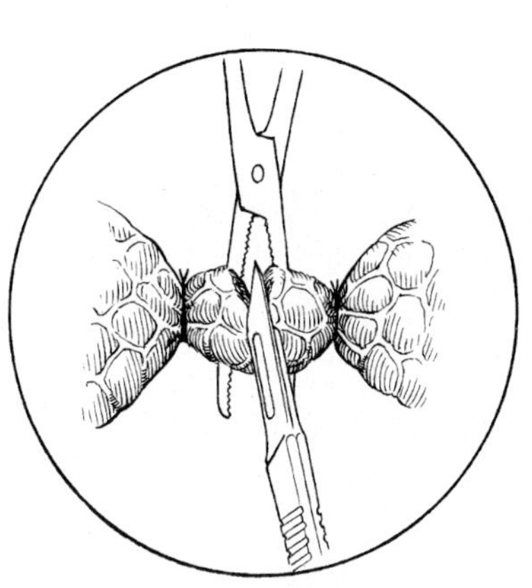

G. 峡部较窄时，用粗丝线扎住，在两结扎线之间将其切断

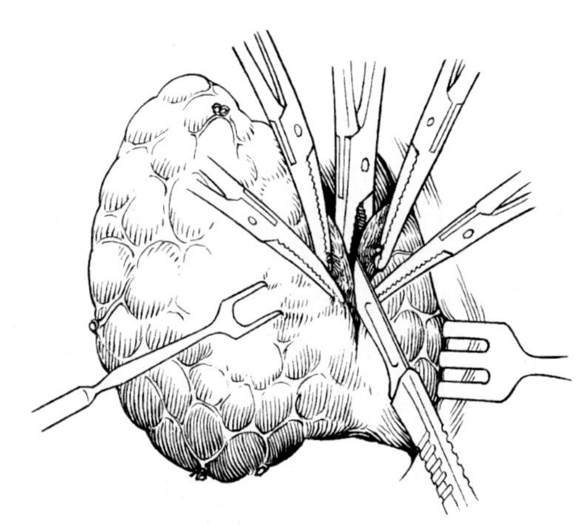

H. 切断甲状腺峡部，边切边止血

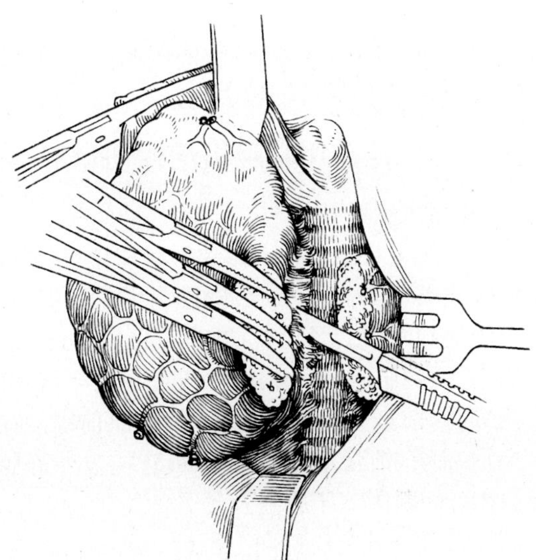

I. 继续从气管旁分离甲状腺峡部至气管的前外侧

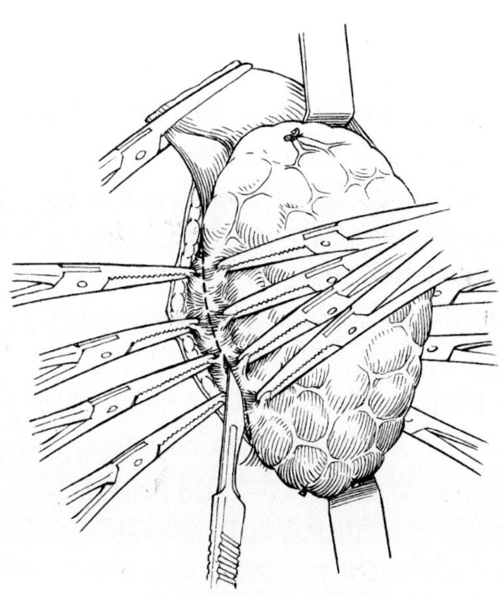

J. 沿预定切线夹两排直血管钳，先切开甲状腺真包膜及少许腺组织

图 44-9(续)

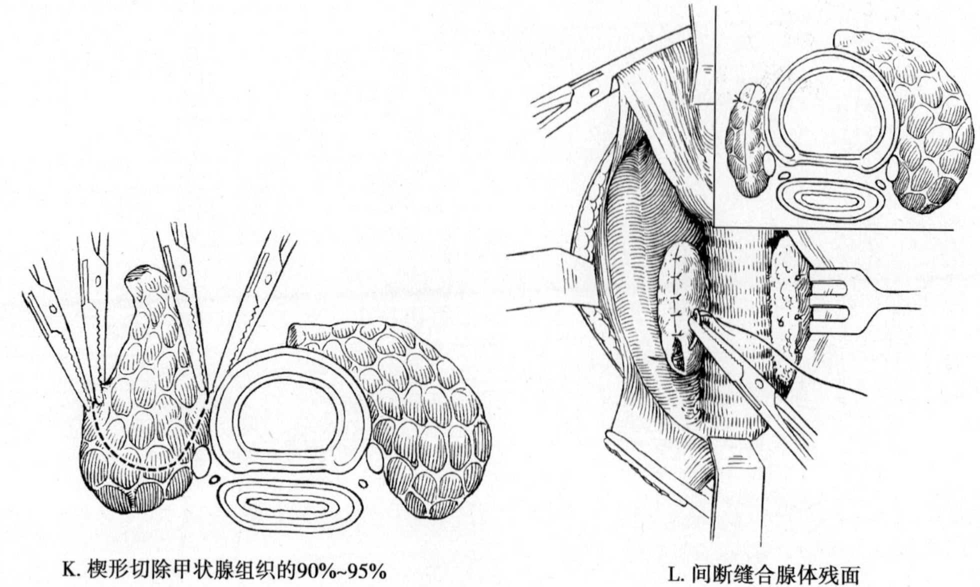

K. 楔形切除甲状腺组织的90%~95%

L. 间断缝合腺体残面

图 44-9(续)

支,逐一分离后结扎切断(图 44-9E)。甲状腺下动脉主干一般不予结扎,只结扎进入固有包膜和腺体处的动脉分支,以免损伤喉返神经和影响甲状旁腺的血液供应。是否常规显露喉返神经根据术者经验选择,也可在神经监测下完成该手术。侧叶上下极完全分离后,显露峡部并在上缘切开筋膜,以中弯止血钳从其深部伸入使与气管分离(图 44-9F)。引过两根 7 号丝线,分别结扎峡部左右两侧,在线间切断峡部(图 44-9G)。如峡部宽厚,用两排弯止血钳依次夹住,切断、夹住或缝扎(图 44-9H)。也可直接使用电刀切断峡部,但应准确辨认甲状腺和气管之间悬韧带,同时注意勿损伤气管。分离峡部至气管前外侧面(图 44-9I)。从侧叶外缘向前内侧翻开,显露腺体后面,沿预定切线在外侧用尖头直止血钳夹住固有包膜及少许腺体组织,确知未伤及喉返神经及甲状旁腺。再外翻腺体,同法沿内侧预定切线夹尖头直止血钳两排,提起腺体,在两排止血钳间切开包膜及少许腺体组织(图 44-9J)。根据手术要求楔形切除大部腺体,对甲状腺功能亢进患者,可仅保留后内侧拇指末节大小薄片状腺体遮盖甲状旁腺及喉返神经(图 44-9K)。以上操作过程中也可直接使用电刀等能量设备完成。检查无出血点后,间断缝合残余腺体两对侧缘(图 44-9L)。如对缝困难,可将外侧缘缝在气管前筋膜上。同法切除另侧叶。有锥体叶时,将其从气管分离后,在舌骨附着点切断。

详细检查切下的甲状腺组织,若发现甲状旁腺被误切除,应将其切成薄片或者剪成 1mm 大小组织块,立即移植在颈前、中斜角肌等处的肌层中。

术中发现患者发声异常系喉返神经损伤时,可暴露喉返神经两断端,立即行神经对端吻合术。

三、甲状腺全切除术

【手术步骤】

按前所述显露甲状腺,将甲状腺上动、静脉及甲状腺中、下静脉分别予以分离、结扎并切断。分别向内、向外牵开腺体及颈动脉鞘,在鞘后方分离、结扎及切断甲状腺下动脉(图 44-10A、B)。

分离腺体的后、内侧时,需仔细辨认出喉返神经及甲状旁腺,除非病变侵犯这些重要结构必须切除外,切勿误伤(图 44-10C)。术中显露自腺体下叶至环甲关节段喉返神经即可,因为挫伤也可能引起术后暂时性伤侧声带麻痹。同法相继处理双侧叶后(图 44-10D),从气管前分离峡部予以切除。根据操作需要,亦可先分离切断峡部,再翻向两侧,从气管旁分别分离并切除侧叶(图 44-10E)。

四、甲状腺根治性切除术

【手术步骤】

先按甲状腺切除术做衣领状切口,在颈阔肌深方游离皮瓣并暴露甲状腺,确诊为甲状腺癌后,按颈淋巴结清除术做后续切口(图 44-11A)。切开皮肤、皮下组织、颈阔肌后游离皮瓣,上至下颌骨下缘稍上方,下至锁骨,前抵颈正中线,后达斜方肌前缘。在胸锁乳突肌后缘、锁骨上 2cm 处切断缝扎颈外静脉(图 44-11B)。切断附着于胸骨及锁骨的胸骨舌骨肌、胸骨甲状肌及胸锁乳突肌并向上翻转。结扎切断颈内静脉。从后下方开始颈淋巴结清除(图 44-11C),包括颈深淋巴结、颈后三角的脂肪及淋巴结。游离甲状腺下极,在距下极较远处切断甲状腺下静脉(图 44-11D),在颈动

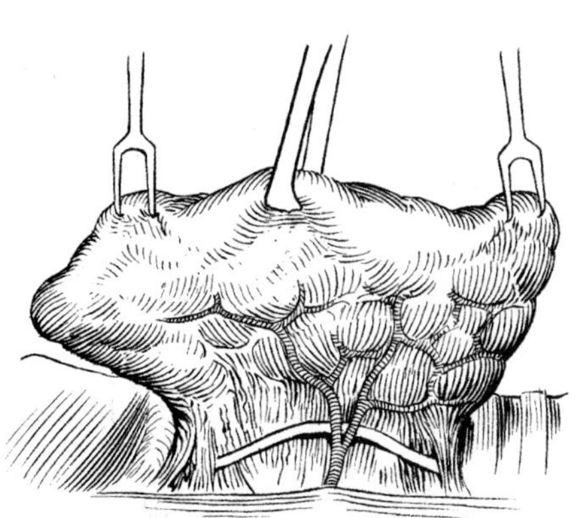

A. 将甲状腺（右侧叶）翻向前方，显露甲状腺下动脉、喉返神经

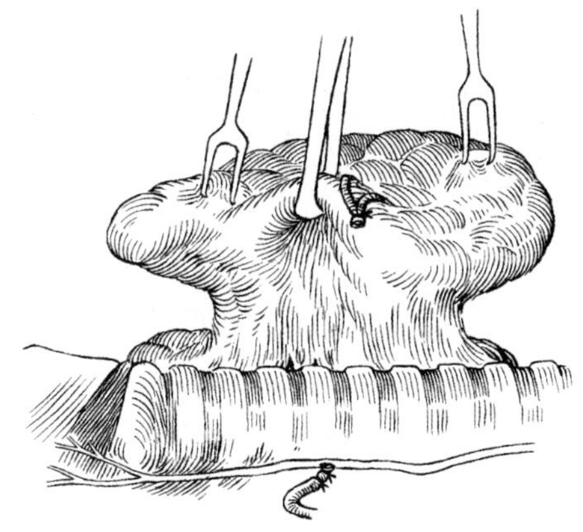

B. 结扎、切断甲状腺下动脉

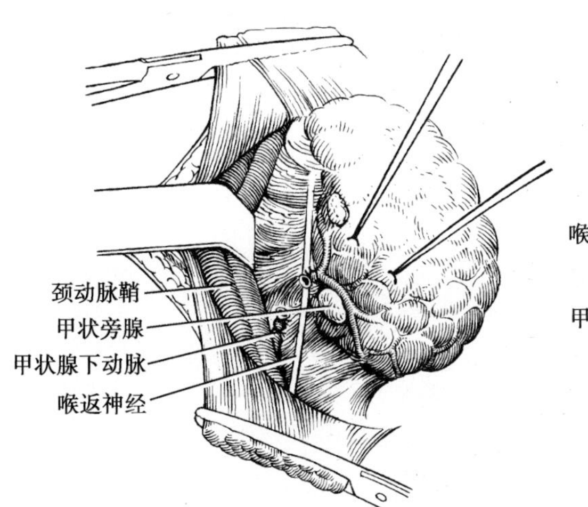

C. 仔细辨认喉返神经及甲状旁腺

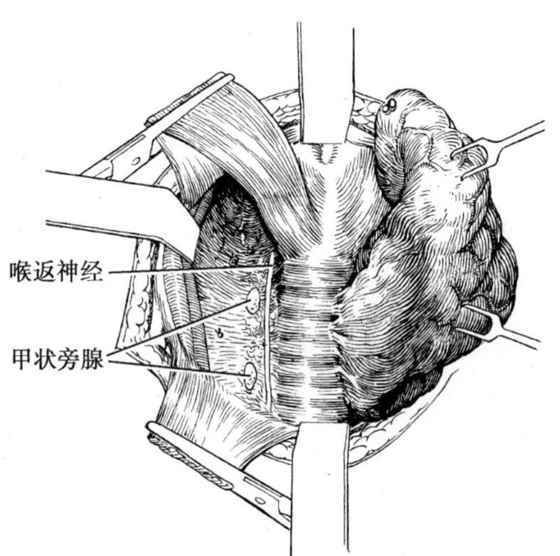

D. 右侧叶游离完毕后，同法处理左侧叶，分离甲状腺峡部

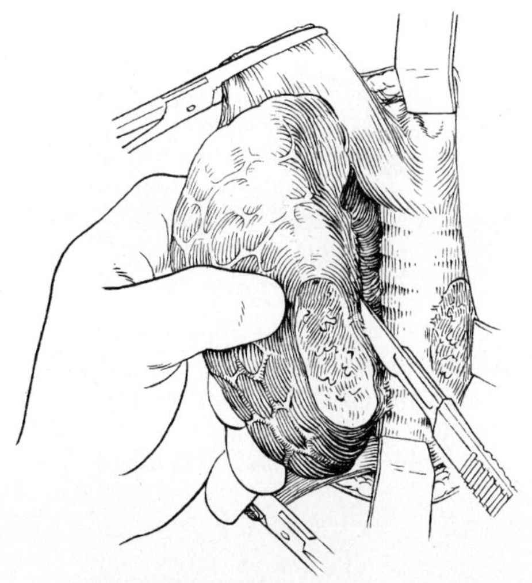

E. 甲状腺全切除术的另一方法：切断峡部，分别从气管两侧切除甲状腺

图 44-10　甲状腺全切除术

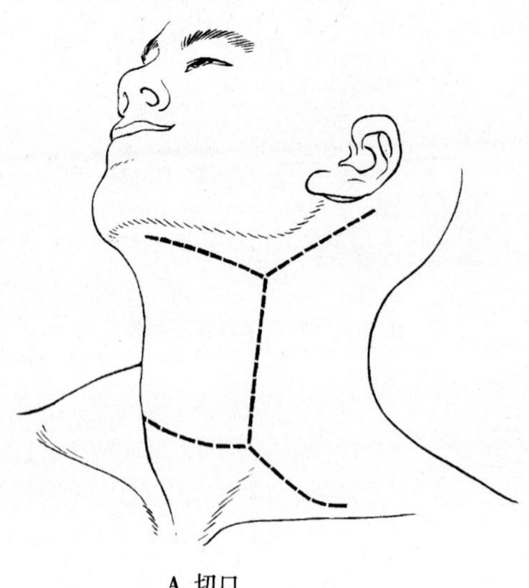

A. 切口

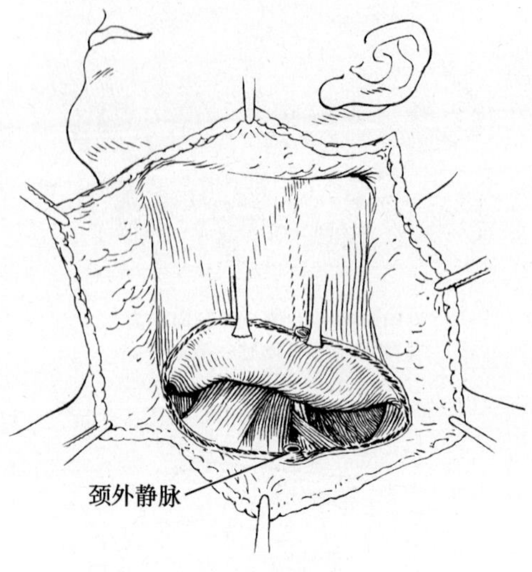

B. 在颈阔肌的浅面解剖皮瓣后，切断颈阔肌，结扎、切断颈外静脉

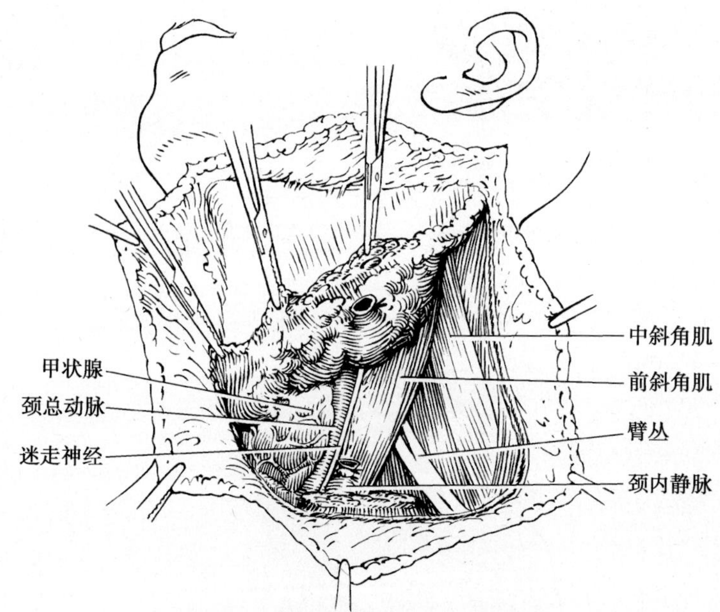

C. 切断胸骨舌骨肌、胸骨甲状肌与胸锁乳突肌，并向上翻转，从后下方开始清除淋巴脂肪组织

图 44-11　甲状腺根治性切除术

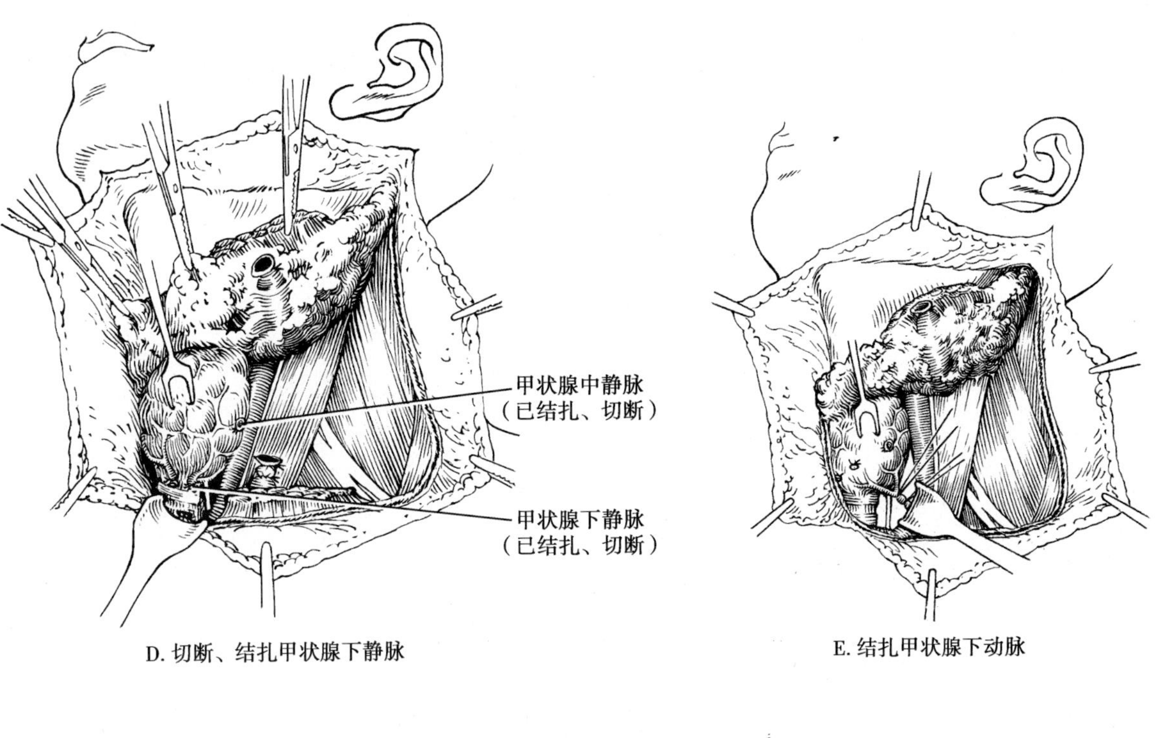

D. 切断、结扎甲状腺下静脉

E. 结扎甲状腺下动脉

5

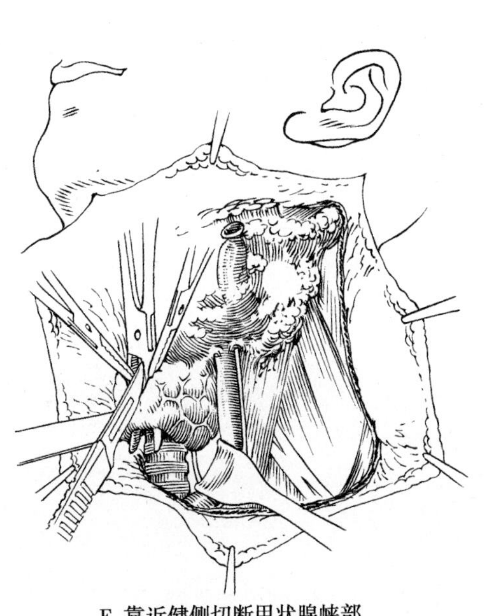

F. 靠近健侧切断甲状腺峡部

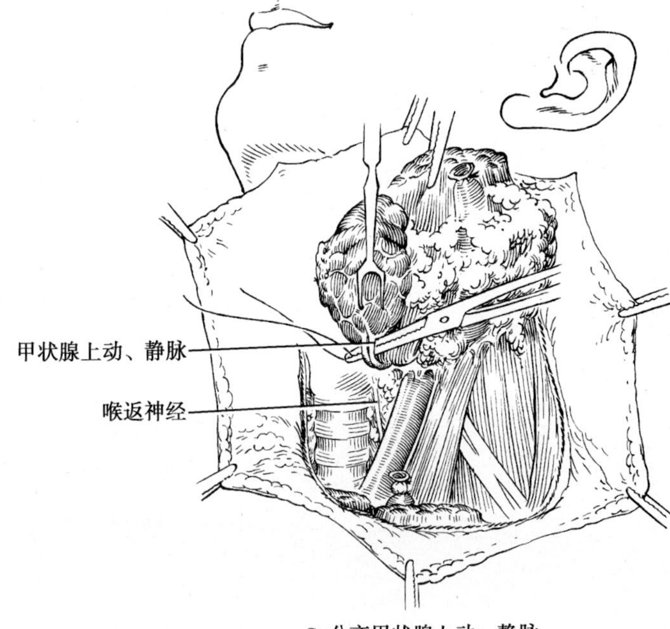

G. 分离甲状腺上动、静脉

图 44-11（续）

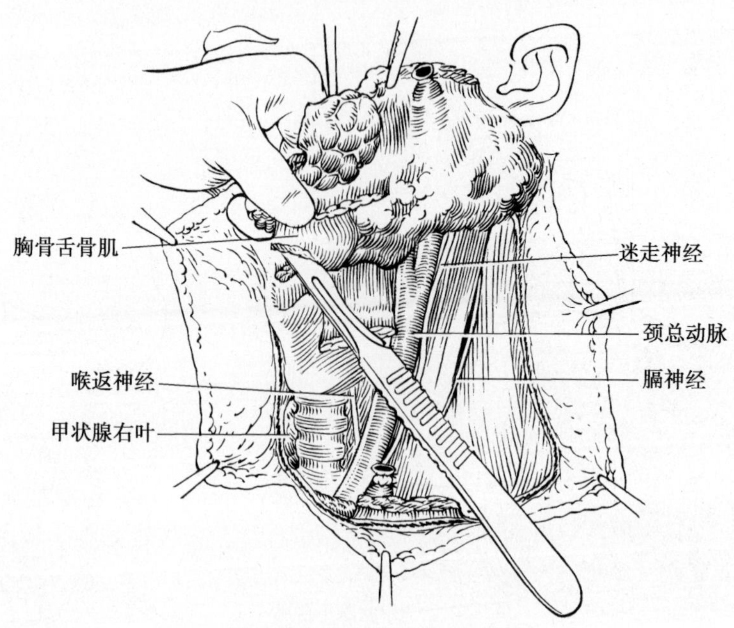

H. 在舌骨附着处切断胸骨舌骨肌

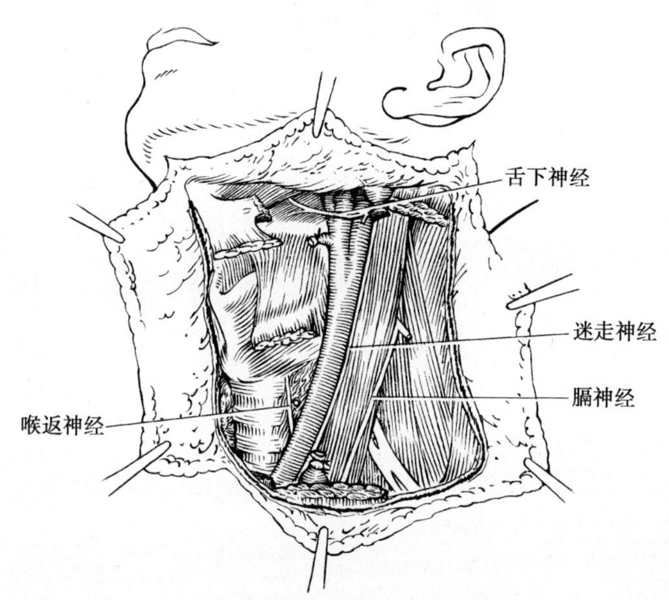

I. 左侧甲状腺根治性切除术后的创面

图 44-11（续）

脉鞘后面分离、双重结扎、切断甲状腺下动脉（图 44-11E）。分离峡部并在靠近健侧端切断（图 44-11F）。按甲状腺侧叶全切法及淋巴结清除法将患侧叶、峡部、颈内静脉、颈深部淋巴脂肪组织连同切断的肌肉向上牵开后，切断上方肌肉附着点，高位结扎切断甲状腺上动脉及颈内静脉（图 44-11G）。按颈淋巴结清除法切除颏下三角及颌下三角区的淋巴脂肪组织、颌下腺及腮腺下极（图 44-11H）。切除完成后，创腔内仅存气管、喉返神经、颈总动脉及其分支、迷走神经、膈神经、臂丛及舌下神经等重要器官组织（图 44-11I）。

五、胸骨后甲状腺切除术

【手术步骤】

甲状腺肿大并延伸至胸骨后者称为胸骨后甲状腺肿，多数此类患者可从颈部切口将其切除。因病变位置较深在，颈部切口应较低，用手指将其从胸骨后分离剥出（图 44-12A）。如为囊性腺瘤，可先穿刺抽吸囊液，使体积缩小后经颈部切口切除（图 44-12B）。少数胸骨后甲状腺肿的下极可延伸至主动脉弓，经颈部切口切除困难，则需劈开胸骨显露纵隔。从颈部切口

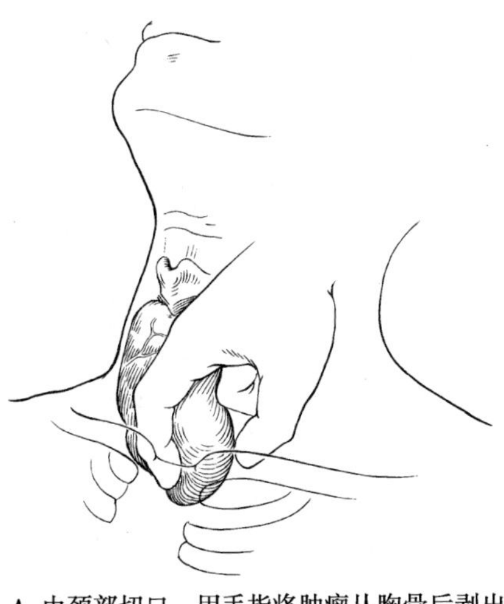

A. 由颈部切口，用手指将肿瘤从胸骨后剥出

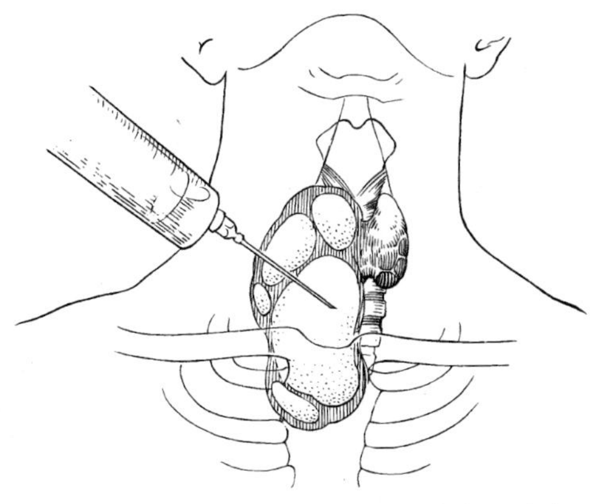

B. 穿刺囊肿，待体积变小后由颈部切口摘除

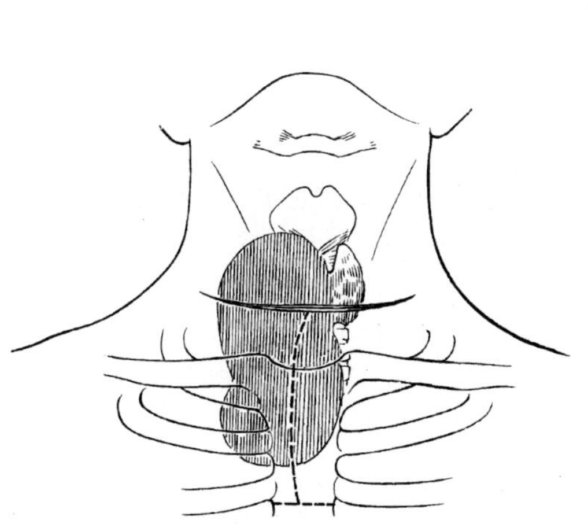

C. 胸骨后甲状腺切除术切口

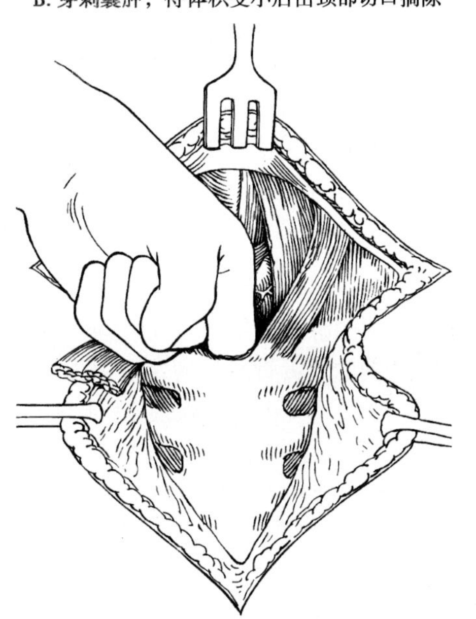

D. 手指分离胸骨的后面

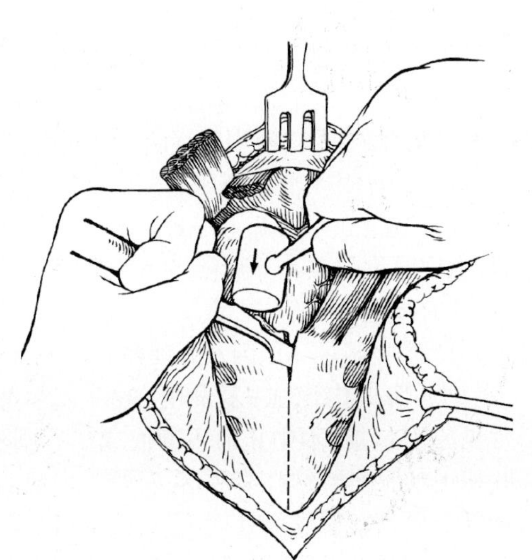

E. 用胸骨刀沿中线劈开胸骨

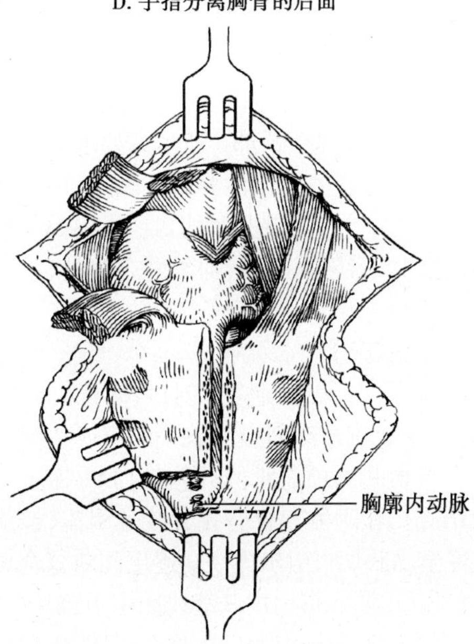

F. 横断胸骨体，结扎、切断胸廓内动脉

图 44-12　胸骨后甲状腺切除术

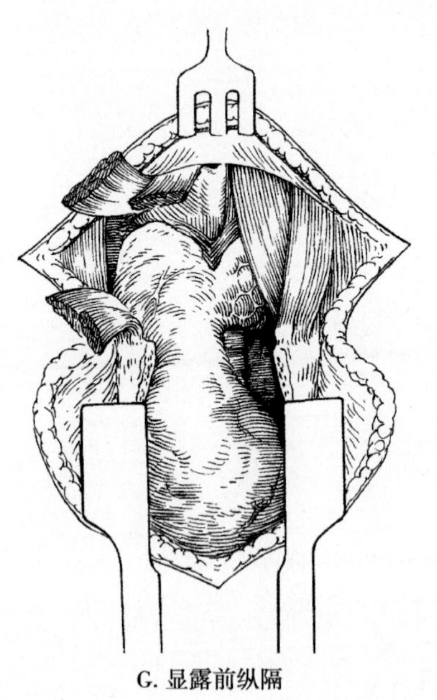

G. 显露前纵隔

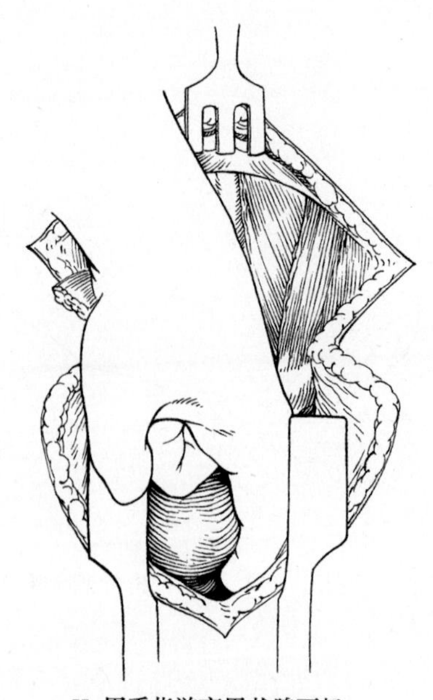

H. 用手指游离甲状腺下极

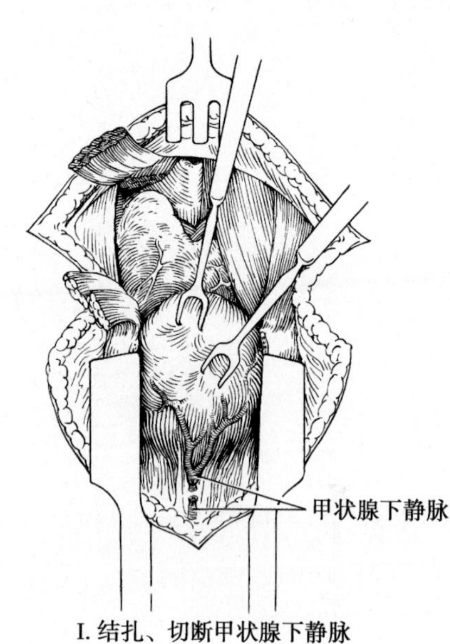

I. 结扎、切断甲状腺下静脉

图 44-12(续)

5

中点向下做一稍偏离中线弧形切口至第 3 肋软骨平面(图 44-12C)。向两侧游离皮瓣,显露肋骨柄及胸骨体上端。分离两侧的肋骨舌骨肌及胸骨甲状肌内缘,紧贴肋骨切迹后方,向下及两侧分离,向后推开甲状腺大血管及胸膜,勿损伤这些结构(图 44-12D)。切开、分离胸骨骨膜,用胸骨刀或胸骨剪沿中线由胸骨切迹垂直劈开胸骨柄至第 3 肋间水平(图 44-12E),向患侧横行切断胸骨体。分离、结扎并切断胸骨内动、静脉。用电凝和骨蜡处理骨膜及骨断面诸出血点(图 44-12F)。以自动开张器分开两边胸骨片,显露前纵隔中的甲状腺(图 44-12G)。游离甲状腺下极(图 44-12H),轻轻向上牵引后,分离、结扎并切断甲状腺下静脉(图 44-12I)。将经游离腺体提至颈部。按术式要求进行其余操作。用骨钻在劈开的胸骨做对称性钻孔,用 7 号丝线或金属线将其缝合。逐层关闭伤口。术中慎勿损伤胸膜或无名静脉,若胸膜撕破,即予缝合修补,术后抽除胸膜腔积气。

【切口缝合及引流】

完成甲状腺手术后,全面检查创口,确认无异物或出血点,以等渗盐水冲洗创口。放平两肩或垫高头部。褥式缝合被切断的颈前肌群(图 44-13A),撤去有齿止血钳后结扎。在术侧气管旁置乳胶片引流,经胸锁乳突肌前缘至皮肤切口引出体表。逐层间断缝合颈深筋膜、颈阔肌和皮肤。可用皮肤缝线固定引流片(图 44-13B、C)。胸骨劈开处一般不放引流,因甲状腺功能亢进症或甲状腺癌而手术者,应放置引流管(图 44-13D~F)。

【术后处理】

本项主要叙述甲状腺功能亢进症行甲状腺大部切除术后的处理及并发症。

1. 伤口敷料以蝶形宽胶布自颈后向前交叉固定于颈前(图 44-13G)。

2. 半坐位。全身麻醉者在清醒后取半坐位。初 24 小时内密切观察患者的呼吸、脉搏及血压。

3. 床旁备气管切开包、吸引器及吸氧装置。

4. 给予必要的镇静剂、镇痛剂。

5. 密切注意伤口引流液量及性质。一般可在术后 24~48 小时拔除引流物。

6. 手术后 1~2 天内进流质或半流质饮食,注意防止发生输液反应,以免诱发甲状腺危象。甲状腺功能亢进患者肾上腺皮质激素不足,术中应用激素可增加手术安全性,术后输液中应逐渐减量使用。

7. 术前用碘剂准备者,术后继续服用复方碘溶液,逐日减量至术后 7 天停药。术前用普萘洛尔准备者,术后原量服 3~4 天减量,5~6 天后停。

【并发症】

1. 呼吸困难　原因及处理如下。

(1) 伤口内出血:多发生在术后 24~48 小时内,常见原因包括:术中止血不彻底或术后剧烈咳嗽、呕吐使甲状腺血管结扎线脱落;对较常出现的甲状腺下动脉变异未有警惕而处理不当;残留甲状腺断面渗血不止;亦可能因切断甲状腺前肌群止血不彻底致肌肉断面或肌间出血;大量输入抗凝血药导致凝血机制障碍,从而引起创面渗血。因颈前区空间小及颈深筋膜

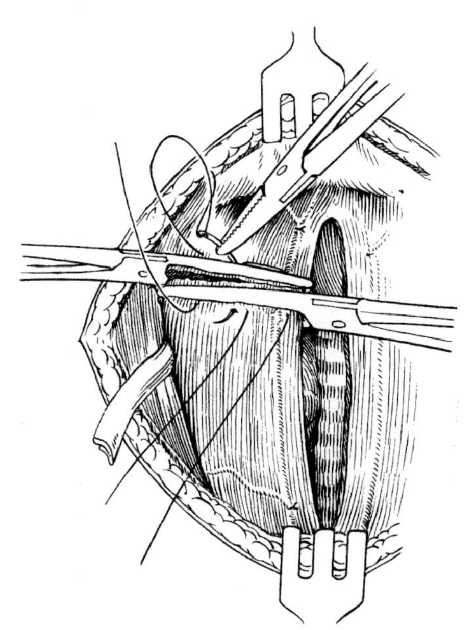

A. 缝合胸骨甲状肌和胸骨舌骨肌，气管两旁各置一乳胶片引流

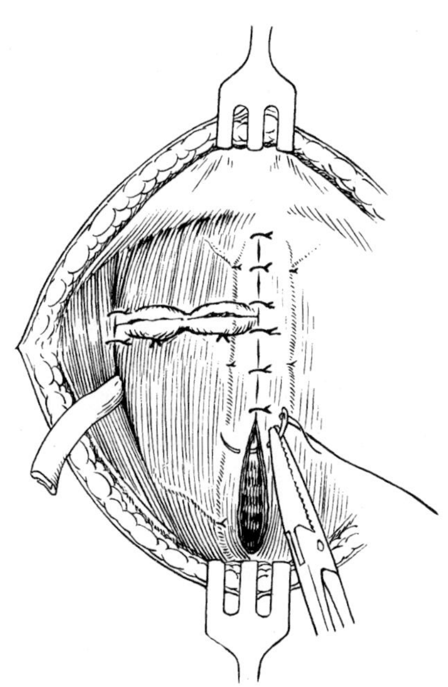

B. 间断缝合颈深筋膜

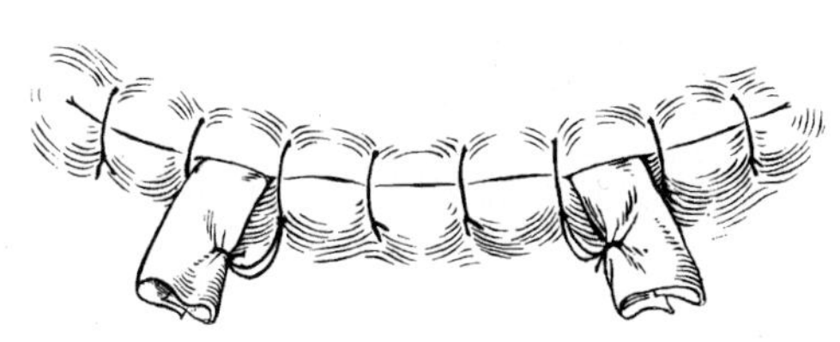

C. 间断缝合皮肤

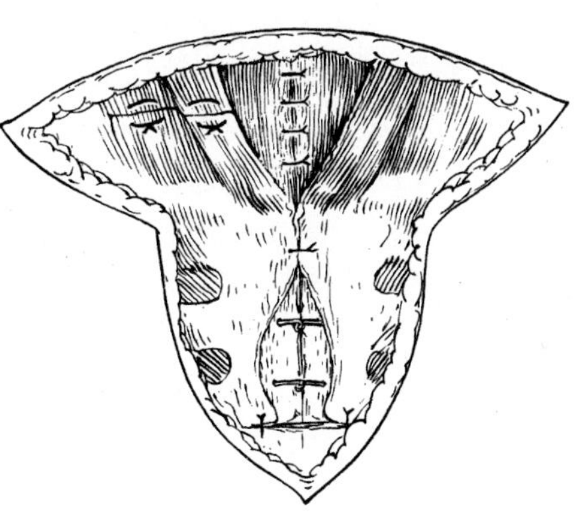

D. 胸骨劈开后，用细钢丝缝合胸骨

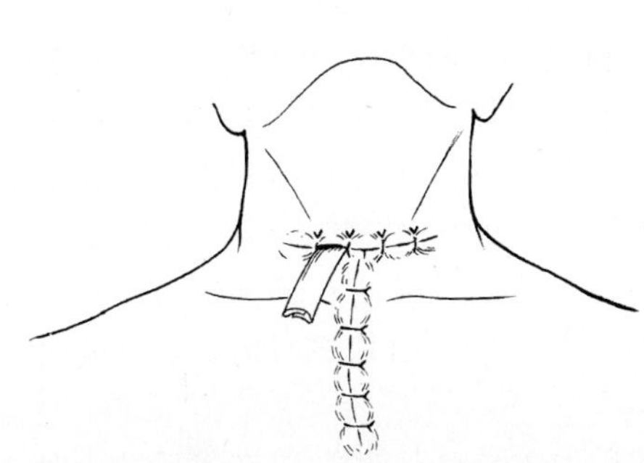

E. 胸骨劈开后，切口缝合与引流

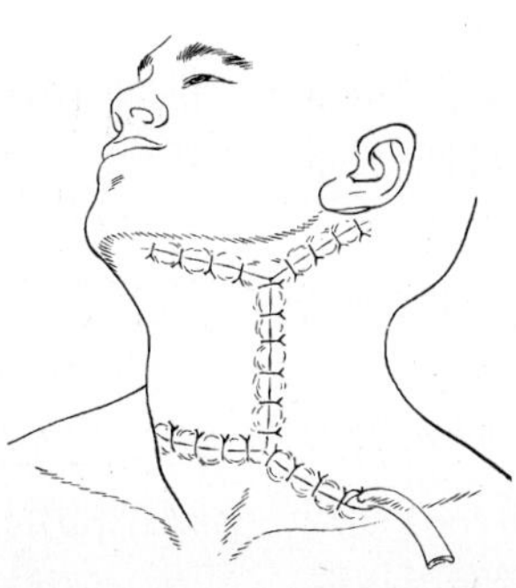

F. 甲状腺根治性切除术后，切口缝合与引流

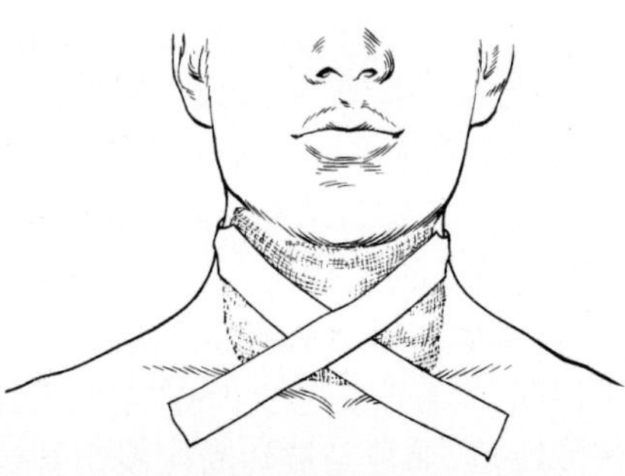

G. 伤口敷料用蝶形宽胶布交叉固定

图 44-13　甲状腺手术切口缝合与引流

的封闭作用，如果引流不畅，即使积血 50ml 都可能引起气管压迫症状，超过 100ml 可明显压迫气管引起呼吸困难或窒息。如发现伤口引流血液量多且持续不止或无引流物、颈部肿胀或皮下淤血、进行性呼吸困难或窒息并发绀，立即检查伤口，果断拆除缝线，清除积血，进行血管处理，必要时行气管切开术。持续吸氧。

(2) 喉头水肿及呼吸道分泌物阻塞：多发生在术后 24 小时内。与麻醉及手术对气管刺激有关。气管内插管麻醉尤其是反复插管可造成喉头损伤；手术操作不细致，对气管及其周围组织刺激可加重喉头水肿并使呼吸道分泌物增多；加之患者原有呼吸系统疾病未很好控制及术后畏痛不敢咳嗽以排出呼吸道分泌物，均可造成呼吸道阻塞。轻者可及时吸氧、雾化吸入，鼓励并协助排痰，适量短期使用氢化可的松，重者需及时行气管切开术。

(3) 气管软化、塌陷：多因巨大甲状腺肿、重度甲亢或甲状腺癌长期压迫气管，使气管软骨环变薄、弹性减弱甚至消失，术前在甲状腺及周围组织支撑下尚可维持呼吸道通畅，腺叶及峡部被清除后，软化的气管壁随呼吸活动而塌陷，造成气道阻塞导致窒息。术中发现时应将软化气管被膜悬吊于胸锁乳突肌或颈前肌上，严重者应及时行气管造口导管置入术支撑塌陷的气管环，或行气管切开术。2~4 周后气管腔复原后拔除导管。

(4) 气管痉挛：是少见的严重并发症。与气管受强烈刺激或原有支气管哮喘、交感神经兴奋型患者术后用普萘洛尔有关。可突发呼吸极度困难、发绀、明显喉鸣及三凹征等症状，应立即给氧及紧急气管切开，吸净呼吸道分泌物，给予强力气管扩张喷雾剂及地塞米松 10mg 静脉推注，以降低应激反应，缓解气管痉挛。

2. 神经损伤

(1) 喉返神经损伤：分暂时性和永久性两种。前者因术中牵拉或挫夹神经、血肿或组织压迫神经或解剖神经过长引起缺血所致。轻者术后 2 周可恢复，重者需 3~6 个月才可自行恢复。后者因神经被结扎或切断所致，需进行结扎松解或神经重建术。如常规显露喉返神经的技术不成熟，而又没有配置神经监测设备，可考虑使用颈丛麻醉，可在术中随时了解患者发声情况，如有改变应立即查找原因，或松解结扎缝线解除压迫，如神经被切断应找出神经两断端予以吻合。单侧喉返神经损伤后导致同侧声带麻痹呈外展状态。双侧喉返神经损伤致双侧声带麻痹则立即发生严重呼吸困难和窒息，应立即行气管切开术。长期不能拔管者，考虑择期行杓状软骨移位术或声带固定术，使声门开放以维持呼吸道通畅。

(2) 喉上神经损伤：喉上神经内侧支损伤使喉部黏膜感觉消失、会厌反射消失，在饮水或进流质饮食时常引起误吸及呛咳，甚至导致吸入性肺炎。喉上神经外侧支损伤因环甲肌瘫痪致声带松弛，引起声调降低、发声无力、讲话易疲劳。暂时性麻痹经神经营养药物、氢化可的松及局部理疗等治疗，多可逐步适应或恢复。

3. 甲状腺危象　是甲状腺功能亢进症病情急剧加重的表现，发生率虽已较低，却仍是死亡率较高的并发症之一。多在术后 36 小时内出现中枢神经、心血管及胃肠系统功能紊乱症状：惶恐烦躁，脉搏加快超过 120 次 / 分，血压升高，发热 39℃以上，呕吐水泻，谵妄甚至昏迷。少数患者因并发肾上腺皮质功能衰竭而出现反应迟钝、淡漠、无力、嗜睡、低体温、心率慢等淡漠型甲状腺危象，尤应警惕。在密切观察中发现先兆时立即同时进行下列治疗：

(1) 口服复方碘溶液 1~3 滴或用 10% 碘化钠溶液 10ml 溶于 10% 葡萄糖溶液 500ml 内持续静脉滴注。

(2) 氢化可的松 200~400mg 或地塞米松 10~20mg 于 5% 葡萄糖生理盐水 100ml 中静脉滴入，必要时重复，随病情逐渐递减。

(3) 在心电监护下，使用肾上腺素能受体阻滞药如普萘洛尔 5~10mg 于葡萄糖液内静脉滴注，调整脉速后，继以口服，有哮喘或心衰者禁用。有心衰症状，应对症用药。

(4) 在使用氢化可的松的同时加用物理降温，必要时可加用冬眠药物。

(5) 监测并及时纠正水、电解质和酸碱失衡，以葡萄糖为主同时补充水溶性维生素类尤其是 B 族维生素。

(6) 鼻导管给氧，氧流量 2~5L/min。

经综合治疗，一般 36~72 小时好转，1~4 天恢复。

4. 甲状旁腺功能减退　常见原因是术中损伤了供应甲状旁腺的血运或因两个以上甲状旁腺被切除所致。分暂时性和永久性两类。近年有报道不同疾病行甲状腺次全切除以上手术，其术后暂时性低钙抽搐发生率有明显差异。甲亢组比甲状腺癌组发生率高，可能与甲亢性骨营养不良性改变及降钙素术后改变均引起血钙降低或围术期应用某些药物影响钙的吸收和利用有关。

症状多在术后 1~3 天出现，少数可在术后数小时即出现因低钙引起的神经肌肉应激性增高和精神症状：发作早期为乏力、胸闷，面部、口唇及肢端麻木；血钙降至 1.7~1.9mmol/L 及血磷升高至 1.92mmol/L 以上时可发生手足抽搐，典型表现为疼痛性肌肉痉挛，手部强直性收缩，双腕及掌指关节强直性屈曲，指间关节伸直，拇指内收，每次发作数分钟至十多分钟，严重者可发生全身性痛性痉挛，以四肢抽搐为主；发作间歇期神经肌肉对刺激的应激性仍增高，低钙击面征（Chvostek 征）阳性。患者意识始终清醒，可出现精神紧张、悲观、恐惧、焦虑及情绪不稳等精神症状。

早期口服钙剂，低钙抽搐一旦出现立即静脉推注10% 葡萄糖酸钙 10ml 可及时缓解症状，以后静脉滴注 10% 葡萄糖酸钙 10ml 2~3 次 / 日，控制抽搐使之不发作后，口服钙剂并逐渐减量，同时给予维生素 D。症状持久或严重者可使用二氢速固醇，一般口服该药 3~10ml/d，3~4 天后根据血钙恢复情况渐减至维持血钙正常无抽搐。顽固者可行甲状旁腺移植术。

5. 甲状腺功能亢进复发　常在术后 2~5 年发生。原因可因原发病而异。原发性甲状腺功能亢进症术后复发多因甲状腺体残留过多所致，亦有因锥体叶未切除、甲状腺上、下动脉未结扎引起。结节性甲状腺肿并甲亢的术后甲亢复发因忽略甲状腺肿病因，机体仍处于持续缺碘状态，而甲状腺体的切除增加甲状腺素的不足使促甲状腺素代偿性增多，刺激甲状腺体过度增生而致；垂体性甲亢的术后复发则是未治疗垂体肿瘤所致。

临床均表现为典型的甲亢症状，但多较轻。以非手术治疗及病因治疗为主，使用抗甲状腺药物或核素碘治疗多能控制。仅在腺体肿大明显有压迫症状才考虑再手术治疗，但并发症发生率增高，需注意。对部分突眼症明显者，除注意保护眼睛避免感染或外伤外，尚无有效治疗方法，有待专科的理论和治疗的进一步研究。

6. 甲状腺功能减退　多发生在甲状腺双侧全切除或双侧大部切除后，因残留腺体过少不能代偿或残留腺体血液供应不足而致。典型临床症状可在术后近期出现，亚临床或暂时性甲状腺功能减低则可不典型或无临床症状，而实验室检查血清甲状腺素低于正常或血清促甲状腺素增高。典型症状表现为乏力、怕冷、食欲减退、表情淡漠、反应较迟钝、性欲减退。查体可见心率减慢、体温偏低、基础代谢率低等，后期可见皮肤干燥、毛发脱落，胫前或面部出现黏液水肿，严重者可引起心脏黏液水肿和心包积液、心功能降低和心音减弱等症状。如不治疗，症状可逐渐加重。实验室检查血清 T3、T4，血清促甲状腺素及基础代谢率中有 1 项以上异常，诊断可确立。术后随访应注意症状和实验室检查，及时采用药物替代治疗，可选用甲状腺片 30~60mg/d 或左甲状腺素钠（L- 甲状腺素钠）100μg/d，根据临床效果调整用量至症状完全消失并无甲亢表现、血清促甲状腺素水平正常后维持该治疗剂量。

第五节　甲状旁腺切除术

【解剖概要】

甲状旁腺大多数位于甲状腺侧叶后方包膜之间。一般左右各 2 枚，亦有少于或多于 4 枚的报告。上对甲状旁腺位置较恒定于侧叶后方上、中 1/3 交界处，相当于环状软骨下缘平面近食管后下缘；下对甲状旁腺常见于甲状腺下极附近、甲状腺下动脉下或上方、喉返神经前方（图 44-14），位置变异较多，少数可位于甲状腺以下气管旁、前上纵隔，甚至埋藏在甲状腺实质中。

甲状旁腺腺体呈扁平卵圆形，黄褐色、质软，长 5~6mm，宽 3~4mm，厚约 2mm，重 30~45mg。由甲状腺下动脉或甲状腺上、下动脉吻合支供血。静脉回流入甲状腺静脉。淋巴管丰富，与甲状腺和胸腺的淋巴管相连。

甲状旁腺分泌甲状旁腺素，其生理功能是调节体内钙的代谢，维持体内钙和磷的代谢。

【手术指征】

甲状旁腺腺瘤和甲状旁腺功能亢进症为主要施行甲状旁腺切除术指征。甲状旁腺癌则需施行患侧甲状旁腺及甲状腺根治性切除术。甲状旁腺功能亢进症拟手术者应先控制高钙血症综合征。

【术前准备】

1. 腺瘤定位　B 型超声检查、CT 检查或甲状腺下动脉插管行选择性造影。或在术前行选择性静脉插管取血，测定甲状旁腺素浓度，定位更准确。

2. 颈部 X 线摄片了解有无气管移位，上纵隔有无异常阴影，吞钡了解有无食管受压。

【麻醉和体位】

同甲状腺切除术。

【手术步骤】

甲状旁腺探查术：按甲状腺切除法在甲状腺两包膜之间解剖，显露甲状腺侧叶。切断胸骨舌骨肌，检查甲状腺有无异常包块。仔细分离甲状腺中静脉和下动脉分支并相继结扎及切断，必要时同法结扎切断上动、静脉。向内前方牵引侧叶，探查其后上部位的上甲状旁腺（图 44-15A）。然后将侧叶牵向内前上方，在侧叶后方、甲状腺下动脉及喉返神经浅面探查下甲状旁腺（图 44-15B）。根据探查结果，确定手术方式及范围。切除结束并经冷冻切片检查所切除标本后，将甲状腺复位，逐层缝合切口。经确切止血后可不放引流。

【注意事项】

1. 约 3/4 甲状旁腺瘤源于下甲状旁腺且多位于右侧，起源于上甲状旁腺的腺瘤则多位于左侧。腺瘤

5

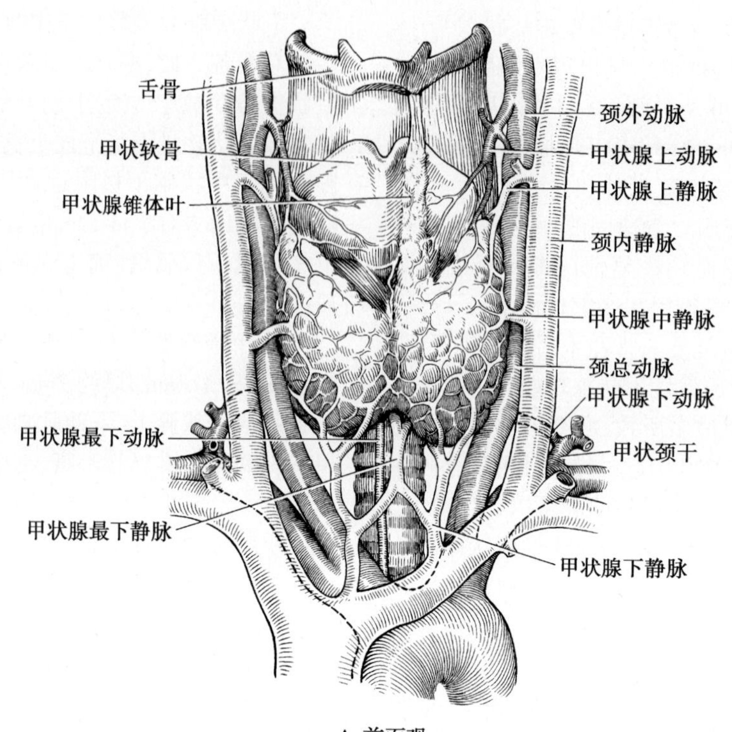

A. 前面观

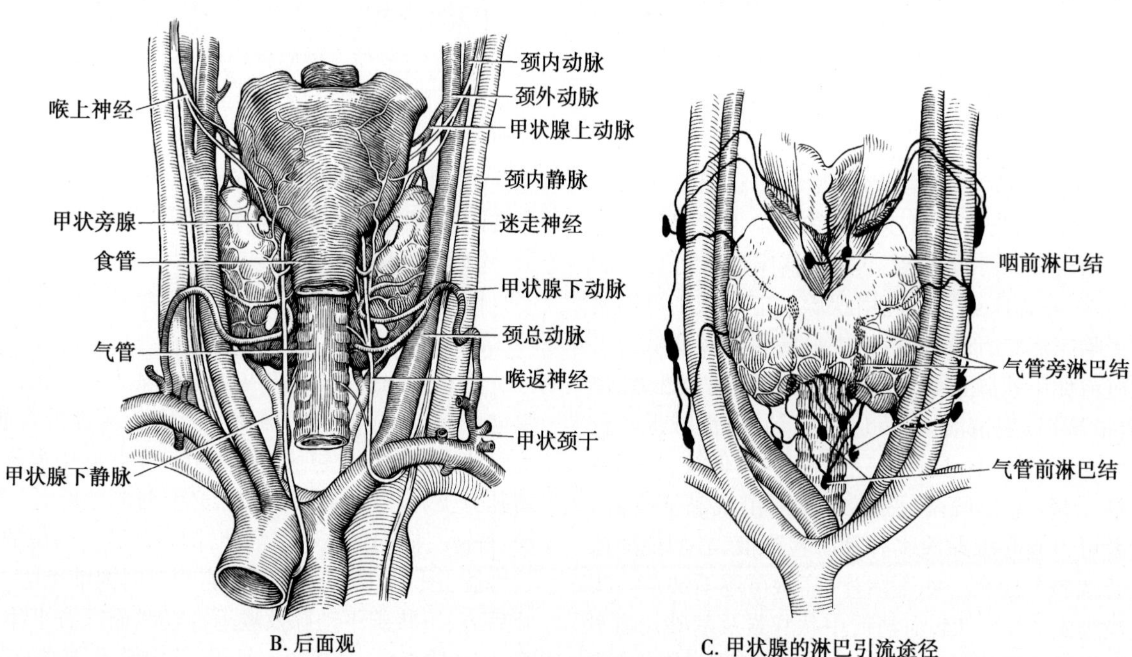

B. 后面观　　C. 甲状腺的淋巴引流途径

图 44-14　甲状腺和甲状旁腺解剖

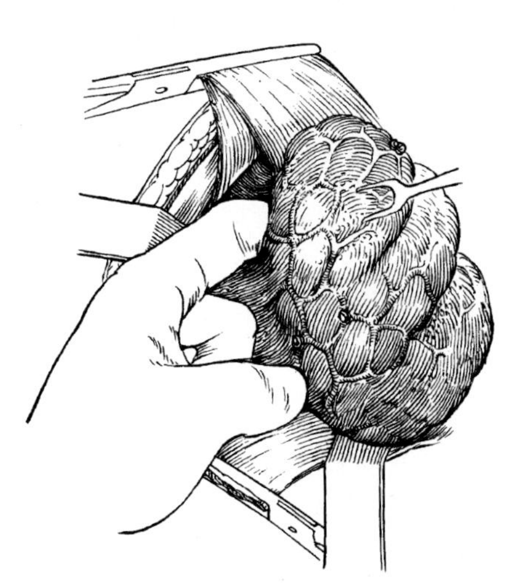

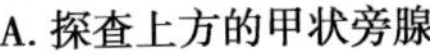

A. 探查上方的甲状旁腺

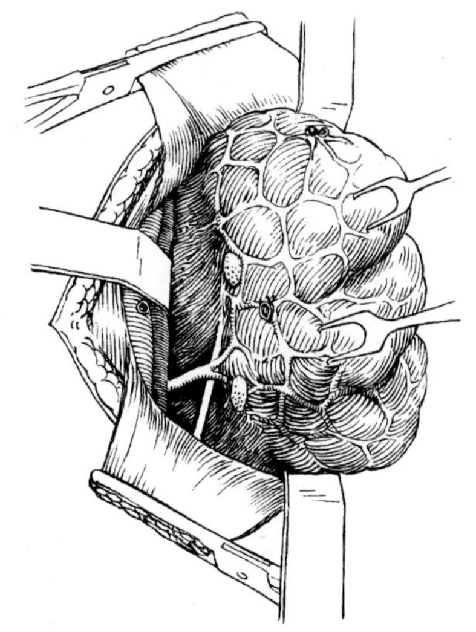

B. 显露上、下方的甲状旁腺

图 44-15　甲状旁腺探查术

探查除甲状腺背面外，必要时需探查气管食管之间的间隙、前上纵隔内及甲状腺腺体内。如甲状旁腺呈弥漫增生样改变，可取其中一个的一半送冷冻切片证实，估计旁腺总重量后确定应切除的范围。

2. 手术操作需仔细、耐心、轻柔及无血。所有被切下的可疑组织宜送冷冻切片检查。

3. 若为肿瘤，需将包膜连同腺体完整切除。腺瘤可能多发，探查需全面。未发现肿瘤，不可切除正常甲状旁腺。注意有无淋巴结转移。

4. 处理下甲状旁腺病变，宜先显露喉返神经，避免处理病变时误伤。

【术后处理及并发症】

1. 参阅甲状腺切除术的有关部分。

2. 腺瘤或甲状旁腺部分切除后 1~3 天内，常有甲状旁腺功能减退的表现，如手足麻木、抽搐等，按甲状腺切除术后甲状旁腺功能减退并发症处理方法治疗。

（陈凛）

参考文献

黄志强，金锡御．外科手术学．3 版．北京：人民卫生出版社，2005.

5

第四十五章

乳房手术

5

第一节 乳房解剖生理概要

女性正常乳房呈圆锥形或半球形，位于胸前方，其上、下、内、外界限分别在第2肋间、第6肋间、胸骨外侧和腋前线，外上方呈角状向腋窝前方突出。其大小和外形因遗传因素、个体发育和不同生理阶段而有较大差异。乳腺后方大部分附着于胸大肌筋膜，小部分附着于前锯肌筋膜，腺体与肌膜间有疏松结缔组织。

乳头位于乳房的中心偏下，周围围以乳晕。乳房内有15~20个各自独立的腺叶，腺叶以乳头为中心呈放射状排列，输乳管开口于乳头。腺叶间衬以脂肪组织和疏松结缔组织；腺体与皮肤之间有库珀韧带(Cooper ligament)相连。

乳房的血液供应来自胸廓内动脉、肋间动脉和胸外侧动脉。胸廓内动脉起自锁骨下动脉，沿胸骨外侧缘旁开1.5cm，经1~6肋软骨和肋间内肌后方、胸横肌前方下行时，分出肋间前支穿过肋间供应乳房内侧部分；肋间动脉起自胸主动脉，其第3~5肋间动脉分出的肋外侧支(乳房支)供应乳房的内侧和外侧部分；胸外侧动脉起自腋动脉，沿胸小肌外侧下行至前锯肌，途中分出1~2支乳房外侧支，绕过胸大肌外侧缘供应乳房外侧。乳房的静脉分深、浅二组，浅静脉即乳房皮下静脉，经胸壁静脉汇入腋静脉和胸廓内静脉；深静脉与胸廓内动脉、肋间动脉和胸外侧动脉伴行，分别汇入奇静脉、半奇静脉和腋静脉。

乳房的淋巴引流非常丰富，可分为乳房皮下淋巴网、乳腺内淋巴网和乳房后淋巴网。乳房真皮淋巴管与皮下筋膜层淋巴网密切连通，主要引流至腋下淋巴结。乳房内侧部分两侧有交通，因此，癌细胞可通过浅层淋巴网转移至对侧乳房或腋下淋巴结。乳晕周围淋巴丛形成乳晕内、外淋巴干引流乳晕区的淋巴液至腋下淋巴结。乳腺内有致密淋巴网围绕各乳腺小叶，并与乳晕下淋巴管和内乳淋巴结相连通。乳房主要的淋巴引流途径有：①乳腺皮下淋巴管和腺体内淋巴管引流至腋窝前哨淋巴结，然后先后注入腋下淋巴结和锁骨下淋巴结，后者有小淋巴管与锁骨上淋巴结相连。②乳腺内淋巴管沿胸廓内动脉行径，穿过胸大肌和肋间注入胸骨旁淋巴结，然后注入纵隔或锁骨上淋巴结。③部分乳腺内、下侧淋巴管可与上腹壁淋巴管相连，穿过腹壁可达膈下间隙和腹腔淋巴结。④乳房后淋巴管主要向腋下淋巴结引流，亦可穿过胸大肌首先到达胸大、小肌间淋巴结，再汇入腋下淋巴结；部分可直接引流至锁骨下淋巴结。乳腺淋巴引流途径也是乳腺癌淋巴结转移途径，一般乳腺淋巴液主要引流至腋窝和内乳区淋巴结，其他途径常在上述淋巴引流通道被阻塞或破坏的情况下开放。

乳房的神经主要来自第2至第6肋间神经的外侧皮支及前皮支，乳房外上部分尚有来自臂丛神经的锁骨上神经和胸前神经分支支配。

第二节 乳房脓肿切开引流术

【手术指征】

急性化脓性乳腺炎有乳房脓肿形成后多需行脓肿切开引流术。

哺乳期急性乳腺炎治疗不及时极易发生乳房脓肿，浅表的脓肿检查可发现波动感，深部脓肿可经超声检查发现局部液性暗区或经穿刺抽出脓液确诊。

【麻醉】

小而局限的脓肿可局部浸润麻醉；深部或较大乳房脓肿以全身麻醉为宜，无全身麻醉条件亦可局部浸润麻醉。

局部浸润麻醉方法(图45-1)：一般选用0.5%普鲁卡因或0.5%利多卡因，分别从上方、下方和外侧三个部位乳房基底部，用长针头与胸壁平行方向进针，向乳房后方刺入做扇形浸润，然后环绕乳房基底边缘行皮

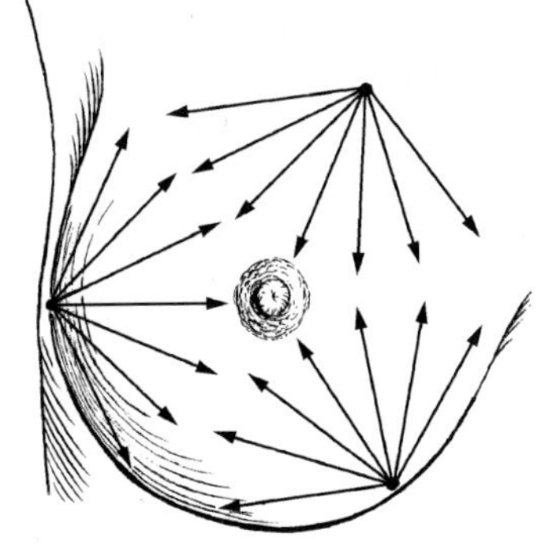
A. 扇形浸润麻醉

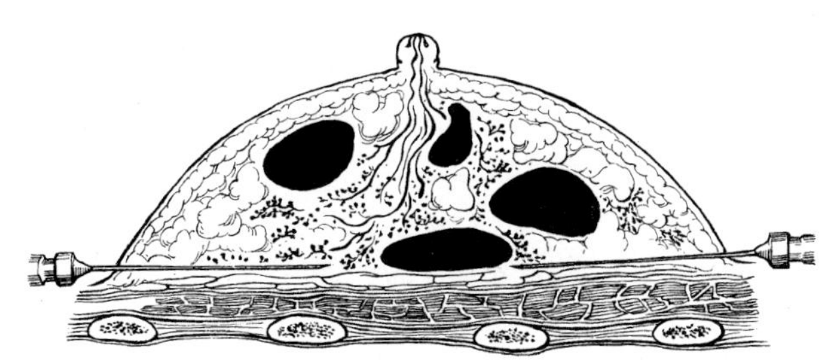
B. 乳房基底部浸润麻醉

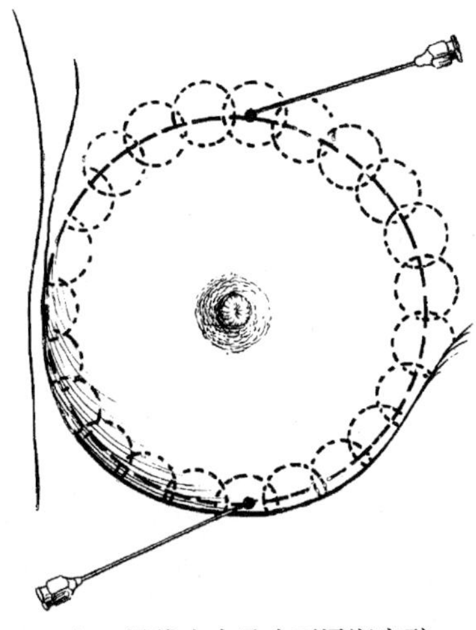
C. 切口沿线皮内及皮下浸润麻醉

图 45-1　乳房脓肿切开引流术的局部麻醉方法

下浸润，预切口皮下亦应浸润麻醉。脓肿较小时，可在脓肿周围和基底部正常组织及切口沿线行浸润麻醉。

【手术步骤】

切开引流要求既定位准确、引流通畅，又对乳腺腺体导管损伤最小。应先试行穿刺以确定脓腔的位置和深度作为引流时的定位标志并可行细菌学检查。乳晕下脓肿在皮肤与乳晕交界处做弧形切口，避免在乳晕上直接切开脓肿以防止切断乳晕平滑肌和输乳管；乳晕以外的脓肿做放射状切口；占据上下象限的大脓肿做对口引流，乳房后方的深部脓肿沿乳房下缘周边做弧形切口经乳房后间隙引流。引流口位置应便于引流并够大，以保证引流通畅。先切开皮肤、皮下组织，用血管钳插入脓肿撑开，尽量排出脓液，用钝性分开脓腔内的结缔组织间隔使引流通畅，并了解脓腔大小。为压迫止血和防止脓腔外口过早收缩而影响引流，用凡士林纱条从脓肿基底部逐步向外填塞，每根纱条均应引出切口外，并准确记录数目，防止滑入脓腔深部(图 45-2)。

【术后处理】

48 小时换药，改用生理盐水纱条引流。

第三节　乳房良性肿瘤切除术

【手术指征】

单发或多发乳腺良性肿瘤，常见为乳腺纤维腺瘤。乳腺良性肿瘤确诊后可手术切除。

【麻醉】

局部浸润麻醉，常用 1% 普鲁卡因或 0.75% 利多卡因，无心、肺疾病和高血压者可加少量肾上腺素(50ml 麻醉药中加入 1% 肾上腺素 7~10 滴，约 0.3mg)以减少术中出血。

【手术步骤】

对于较小且位于乳晕外的肿瘤，做与乳头呈放射状的切口，其优点是切口与乳腺导管平行，可减少乳腺导管的损伤；乳晕下肿瘤宜做乳晕边缘的弧形切口，切开皮肤、皮下组织后，再将腺体做与乳头放射状的切开达肿瘤，可减少术后乳头、乳晕变形的机会，一般切口较肿瘤直径稍长；如肿瘤位于乳房深部，则可做乳房下皱襞的弧形切口；当肿块与皮肤有较紧密粘连时，可做梭形切口切除粘连处的皮肤。

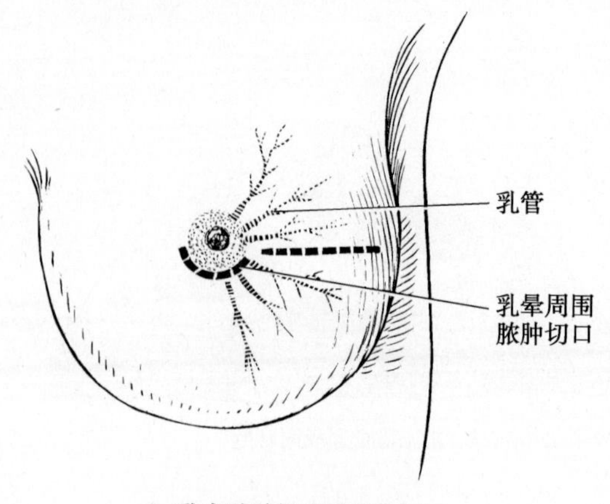

A. 乳房脓肿切开引流术切口

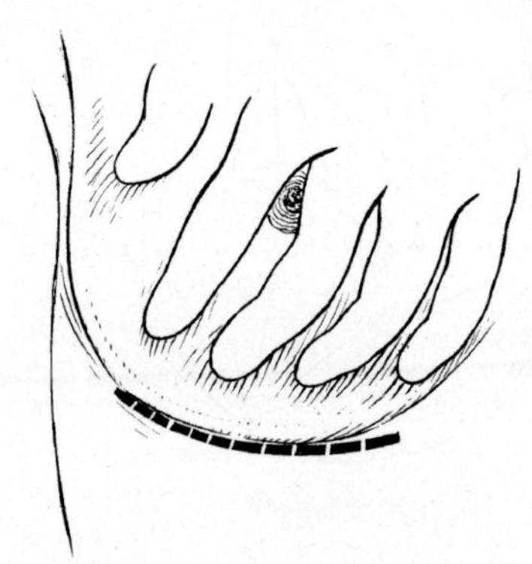

B. 乳房后脓肿，沿乳房下缘作弧形切口

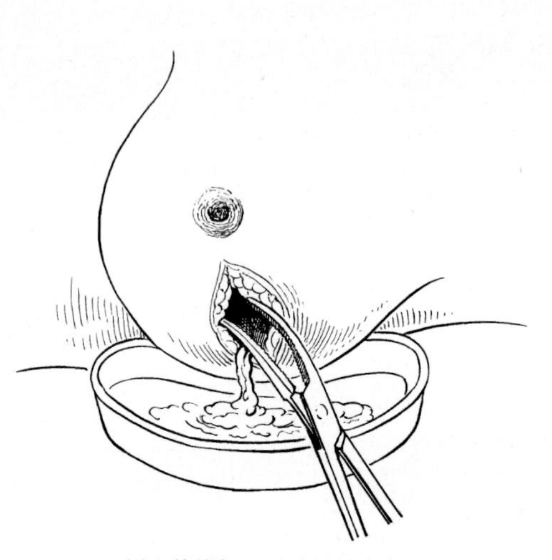

C. 用血管钳插入脓腔撑开引流

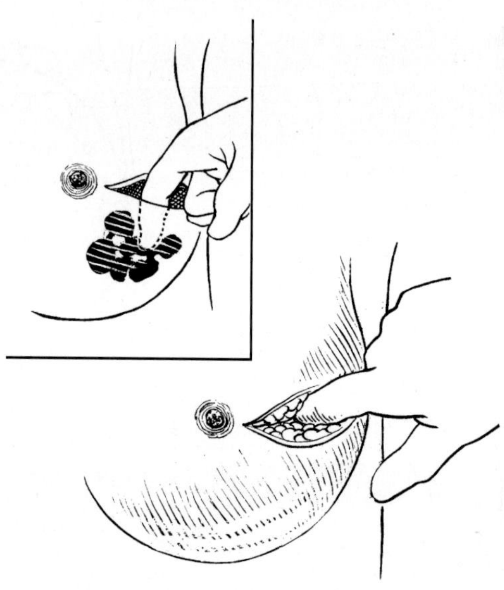

D. 示指伸入脓腔检查脓肿范围并分离其中间隔

图 45-2　乳房脓肿切开引流术

切开皮肤、皮下组织和表面腺体，直达肿瘤。如肿瘤有包膜，不论肿瘤大小均应将肿瘤连同包膜一并切除；如肿瘤无包膜或包膜不完整，需连同肿瘤周围少量正常组织一起切除。肿瘤切除后，创面应彻底止血，出血点要逐一电凝止血或结扎，以免形成术后血肿。冲洗伤口后，腺体、皮下组织和皮肤应逐层分别对拢缝合，不残留死腔以预防术后积液和继发感染。肿瘤较大者切除肿瘤后，可在伤口底部放置乳胶片引流条，经伤口引出固定，术后 24~48 小时拔除。

对较大或位于乳房深部的肿瘤，可选取沿乳房下皱襞的弧形切口。切开皮肤和皮下组织达乳房后方，在胸大肌筋膜表面将乳房向前上翻开，从乳腺后方显露肿瘤。肿瘤切除原则同上。乳房后间隙需放置乳胶片引流条或引流管行负压引流。

乳房良性肿瘤切除术后宜用绷带适当加压包扎，一方面起到压迫止血的目的，预防术后继发渗血；同时将乳房固定在胸壁上，不使其随身体活动时抖动，有利于伤口愈合和减轻术后疼痛。

所有切除的组织，均必须进行病理检查。部分小乳腺癌可能误诊为良性肿瘤而被切除，若病理检查为乳腺癌，应即按根治性治疗原则进一步治疗。如合并有乳腺腺病（乳腺增生症），术后尚需进行药物治疗（图 45-3）。

附：乳腺良性肿瘤超声引导下旋切术

【手术指征】

最大径小于 2cm 的乳腺良性肿瘤。

【所需设备】

真空辅助微创旋切系统，高频超声系统。

【术前准备】

术前乳房表面皮肤清洁、去除患侧腋毛，超声定位肿瘤位置。女性需避开月经期。

【麻醉】

局部浸润麻醉。

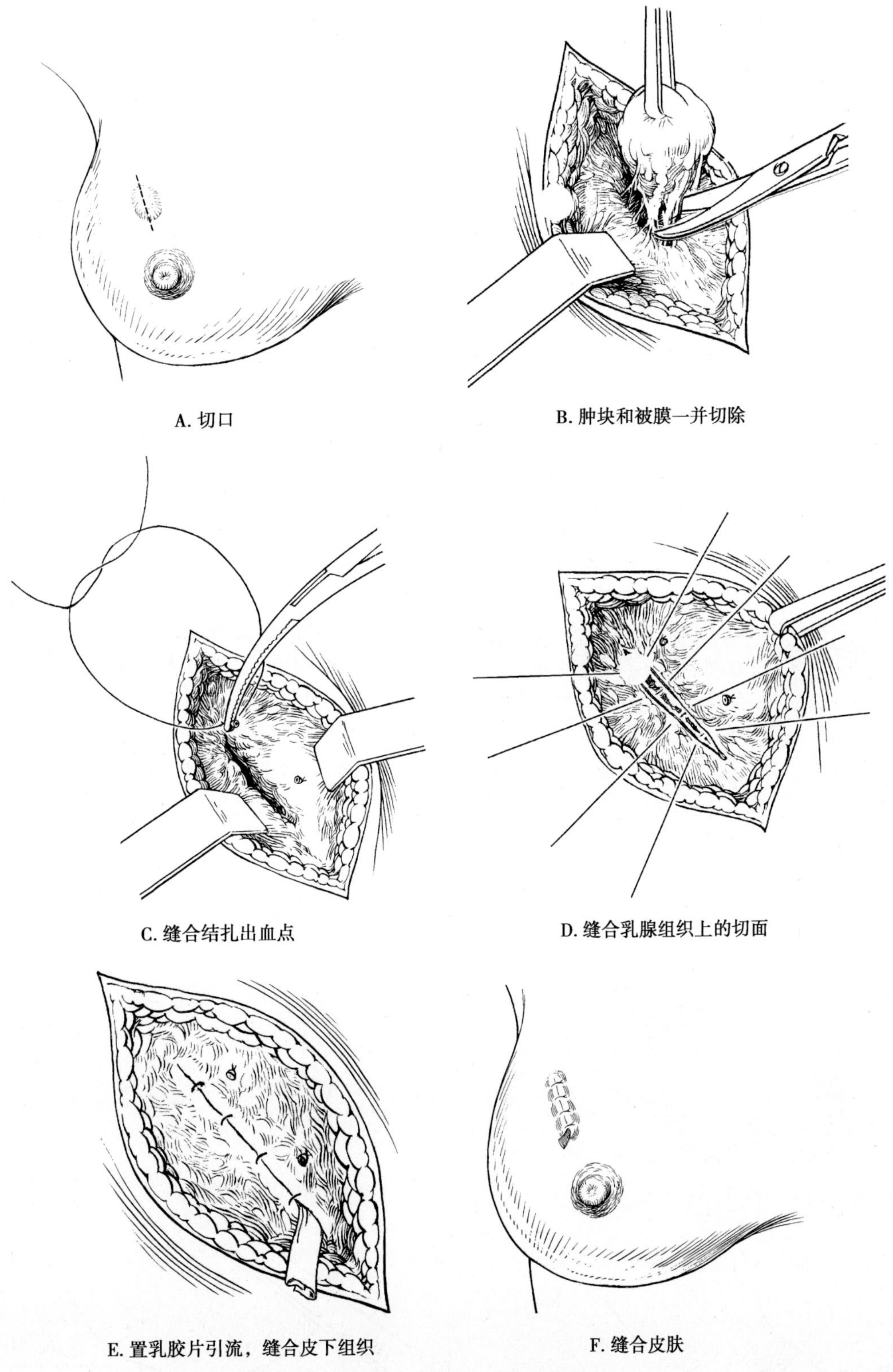

图 45-3　乳房良性肿瘤切除术

5

【体位】

仰卧位,患侧上肢外展。

【手术步骤】

常规消毒铺巾,用含 1∶200 000 肾上腺素液的局部麻醉药液在肿瘤表面的皮下间隙和后间隙充分浸润麻醉。在相对隐蔽或方便穿刺的位置切开皮肤约 5mm,在超声引导下将旋切刀头经皮肤切口穿入肿瘤下方,超声图像可见到肿瘤下方的“幕帘状”强回声影(图 45-4)。按压旋切刀柄上的旋切按钮,超声引导下转动旋切刀的刀槽向不同的方向连续切除肿瘤,直至超声图像上肿瘤消失。一侧乳房有多发肿瘤时尽量选取同一切口完成多个肿瘤的切除,但如路径超过刀头的长度时需另取切口完成。选择切口时尽量选取操作方便又相对隐蔽的位置,但要避免从乳晕处切口。

【术后处理】

术后整个乳房需加压包扎 3~5 天,以防术后出血。

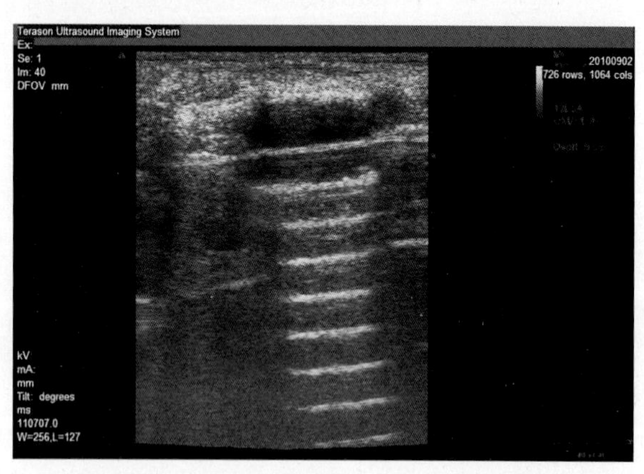

图 45-4　在超声引导下将旋切刀头经皮肤切口穿入肿瘤下方,超声图像可见到肿瘤下方的“幕帘状”强回声影

第四节　乳腺单导管腺叶切除术

【手术指征】

乳腺单个导管的乳头溢液,特别是溢液性质为血性、浆液性和清水样者;溢液脱落细胞学检查阴性,但临床不能除外早期乳腺癌和乳腺导管内乳头状瘤。

【术前准备】

术前经选择性乳腺导管造影,初步判断疾病性质,并明确溢液导管所在象限、病变范围和所在部位。有条件时宜进行乳腺导管镜检查,确认导管内肿瘤的存在。对于只是导管扩张的浆液性乳头溢液可以避免手术。

【麻醉】

局部浸润麻醉。

【体位】

仰卧位,患侧上肢外展。

【手术步骤】

先轻轻挤压乳房,看清溢液导管开口,用尖端磨平的 5 号针头经乳头插入溢液导管,注入亚甲蓝后捏紧乳头约 3 分钟,使导管染色。放松乳头,用酒精纱布擦去溢出的亚甲蓝。用刀柄或蚊式血管钳在乳晕周围放射状轻轻按压,确定病变导管所在位置。取乳晕切口或近乳头的放射状切口。切开皮肤、皮下组织,向乳头根部分离,找到蓝染标记的病变导管,自乳头根部分离该导管,注意勿损伤其相邻的正常乳腺导管。尽量靠近乳头根部结扎、切断病变导管。沿该导管逐渐向远端分离,直至完整切除蓝染导管及所属的腺叶。对照乳腺导管造影或直接剖开导管标记病变,冷冻病

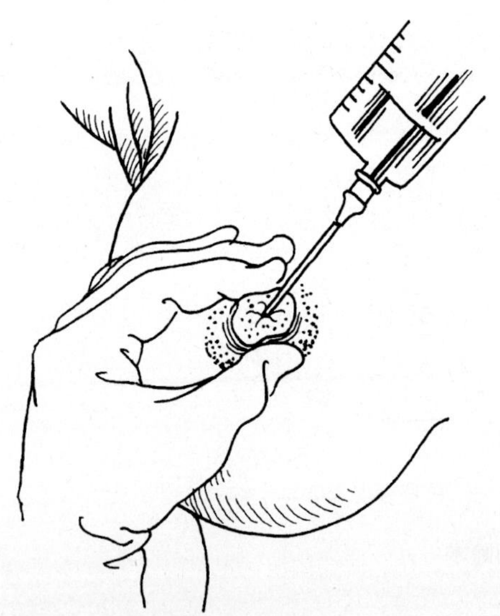

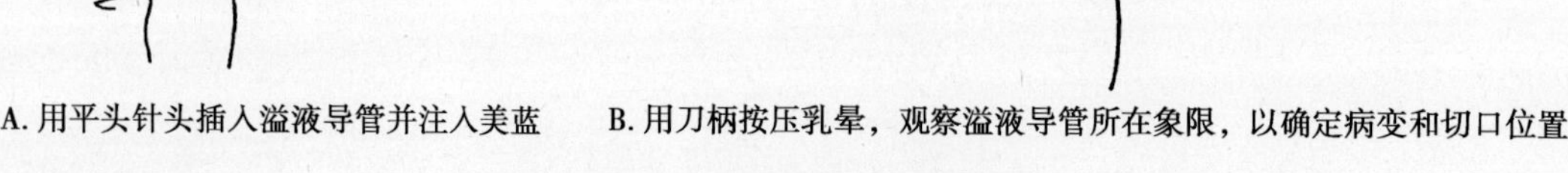

A. 用平头针头插入溢液导管并注入美蓝　B. 用刀柄按压乳晕,观察溢液导管所在象限,以确定病变和切口位置

图 45-5　乳腺单导管腺叶切除术

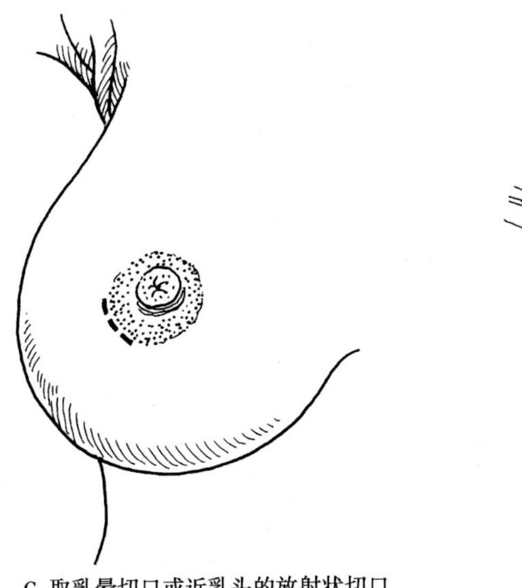

C. 取乳晕切口或近乳头的放射状切口

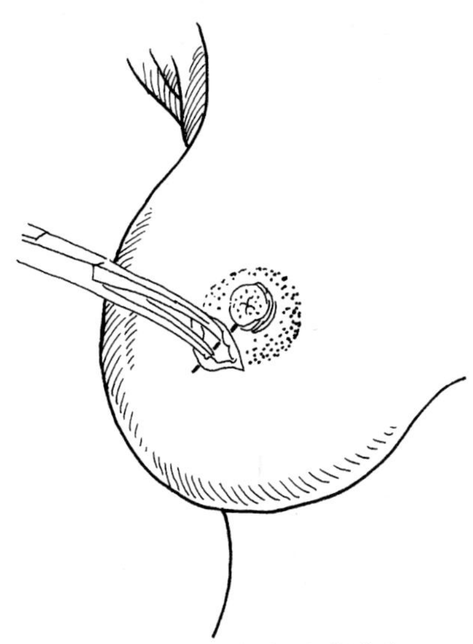

D. 沿腺体表面向乳头根部分离，寻找蓝染标记的病变导管

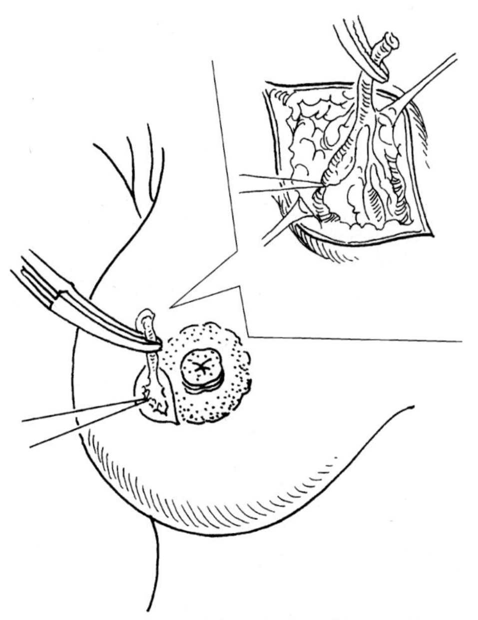

E. 自乳头根部切断病变导管，并沿病变导管向远端分离至切除所属腺叶

图 45-5（续）

理检查。如为良性疾病，逐层缝合乳腺组织、皮下组织、乳晕肌和皮肤。适当加压包扎。如为早期乳腺癌则按乳腺癌进一步处理（图 45-5）。

第五节　单纯乳房切除术

【手术指征】

适用于乳腺原位癌、乳腺癌早期浸润和早期乳腺佩吉特病等早期乳腺癌，且前哨淋巴结无转移者；乳腺叶状囊肉瘤、乳腺结核病变广泛已形成多处窦道且抗结核治疗无效者、乳腺囊性增生病病变广泛，活检有二级以上不典型增生。亦用于有乳腺癌根治术指征而因其他疾病不能耐受较大手术者和晚期乳腺癌的姑息性切除术。

【术前准备】

术前备皮，有肿瘤破溃感染应予抗生素治疗，有心肺严重疾病应治疗使病情稳定。

【麻醉】

全身麻醉、硬膜外阻滞麻醉或局部麻醉。

【体位】

仰卧位，患侧上肢外展固定于托架上，头偏向对侧。

【手术步骤】

早期乳腺癌多采用以肿瘤为中心包括乳头的纵行或横行梭形切口（图 45-6A），两端达乳房边缘，切

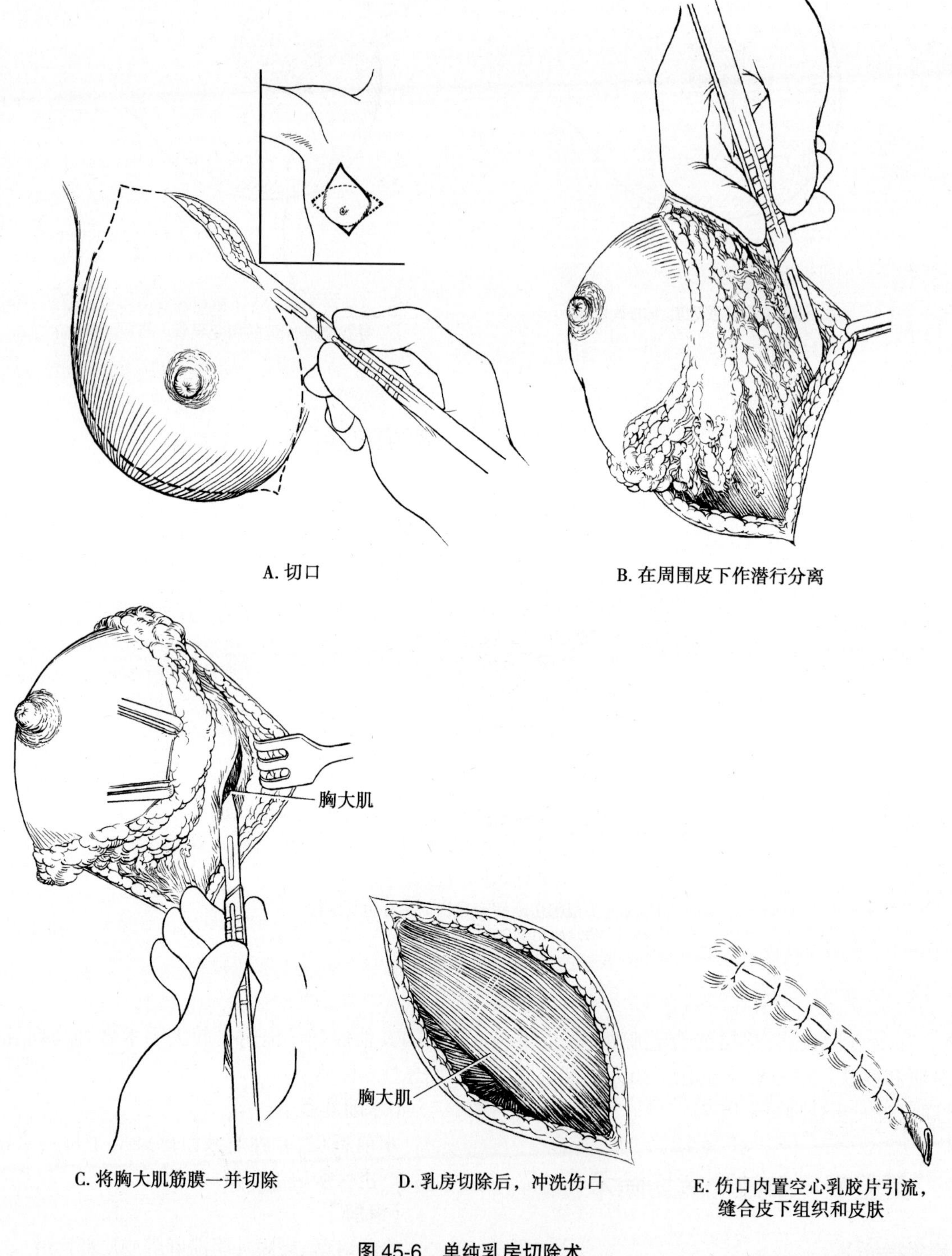

A. 切口

B. 在周围皮下作潜行分离

C. 将胸大肌筋膜一并切除

D. 乳房切除后，冲洗伤口

E. 伤口内置空心乳胶片引流，缝合皮下组织和皮肤

图 45-6　单纯乳房切除术

口距离肿瘤边缘3cm以上。乳腺结核皮肤切除范围应包括所有窦道,切口在正常皮肤上进行。局部肿瘤巨大已侵犯全部或大部乳腺、或有较多卫星结节或乳房皮肤大片水肿呈“橘皮样”改变的晚期乳腺癌应切除全部乳房皮肤并向上下延长,术后需植皮覆盖皮肤缺损的伤口。乳腺结核或晚期肿瘤有破溃、感染创面或窦道者,皮肤消毒后应用干纱布覆盖创面,并将纱布缝合固定于皮肤上,以防止感染扩散和肿瘤细胞播散。

切开皮肤、皮下组织,在皮下脂肪组织间锐性分离或用电刀分离切口两侧的皮下组织(图45-6B),如为恶性肿瘤皮瓣边缘应在0.5cm以内,但不必完全剃尽脂肪以免术后皮瓣坏死。剥离至显露全部乳房,其范围是:上自第2肋骨,下至第7肋骨,内侧至胸骨旁,外侧达腋前线。一侧皮瓣分离完成后,可用热盐水纱布填塞以减少创面渗血。沿乳房基底部胸大肌筋膜表面分离,直至切除整个乳房。如为浸润性乳腺癌或肉瘤,腺体深面的组织受侵需在胸大肌筋膜深面分离,连同胸大肌筋膜一并切除(图45-6C)。在切除乳房时,遇有自胸壁穿出血管应切断结扎,避免血管断端回缩。用温盐水或蒸馏水冲洗创面,彻底止血后,皮瓣下放置乳胶片或管状引流,经切口外侧或在最低位另切口引出并妥善固定。缝合皮下组织和皮肤(图45-6D、E)。缝合时若张力过大可游离植皮。术后用绷带适当加压包扎。

【术后处理】

全身麻醉者,麻醉清醒后取半坐位。手术后24~48小时拔除引流物。

第六节　腔镜皮下乳腺切除术

【手术指征】

1. 乳腺原位癌、乳腺癌早期浸润前哨淋巴结无转移者、乳腺叶状囊肉瘤;

2. 乳腺囊性增生病病变广泛,活检有不典型增生;

3. 有乳腺癌家族史需行预防性乳房切除;

4. 广泛的导管内乳头状瘤病;

5. 病变范围超过2个象限的肉芽肿性乳腺炎或浆细胞性乳腺炎;

6. 男性乳房发育影响美观者。

【术前准备】

术前做好腋窝和乳晕区域的皮肤清洁和去毛;女性避开月经期;有心肺疾患者控制好原发病;术前半小时预防性应用抗生素。

【麻醉】

气管插管全身麻醉。

【手术要点】

1. 体位　仰卧位,肩背部垫高10°~15°,患侧上肢外展90°,消毒铺巾后患侧前臂屈曲固定于头架上。

2. 消毒范围　整个胸壁:患侧到腋后线,对侧到腋前线,上到下嘴唇下缘,下到肚脐水平。

3. 操作空间建立

(1) 溶脂和吸脂:在标记好的乳房区域内皮下间隙和后间隙均匀足量注射溶脂液(500ml生理盐水+500ml灭菌注射用水+肾上腺素2mg+利多卡因800mg),一侧乳房所需溶脂液为500~1 000ml(根据乳房大小不同所需注射的溶脂液不同)。注射溶脂液约10分钟后开始吸脂。乳房皮下间隙吸脂时吸头侧孔背向皮肤,乳房后间隙吸脂时背向胸肌筋膜。对于良性病变者要尽量多地保留皮下脂肪层;对于恶性病变者在肿瘤表面的皮瓣稍薄外,其余部位可保留适量的脂肪层。

(2) 距乳房外上缘约2cm的腋窝、乳头水平距乳房外侧缘约1cm处、距乳房外下缘约2cm处分别沿皮纹方向做1~2cm的切口,分别置入Trocar,充入CO_2,充气压力维持在10mmHg左右(图45-7A)。以乳房外下为观察孔,其他两处为操作孔,术者和助手均在患侧。术者和助手可采用坐位手术方便操作。

4. 手术步骤　在腔镜监视下先处理乳房外下观察孔前方的皮下间隙,切断Cooper韧带(图45-7B),扩大操作空间,顺次处理乳房外下、外上、内下及内上象限。切断乳房皮下间隙内大部分与皮肤相连的Cooper韧带后,从乳房外下缘开始由外向内切断腺体边缘附着的纤维组织,进入乳房后间隙,结合体表标记沿乳房边缘游离腺体,乳房后间隙缘游离约二分之一后切断乳头后方的大乳管,完全游离乳房皮下间隙与乳房后间隙,最后切断腺体内上边缘与胸大肌膜相连的纤维组织,直至完全切除整个腺体。取出Trocar后延长腋窝切口至5cm,用手术剪或手术刀将腺体在切口处修剪成条状组织取出。如为恶性肿瘤,需尽量避免切开瘤体。大量蒸馏水冲洗术腔,冲净术野中的脂肪颗粒和组织碎块。于乳房残腔置入引流管一根经外下Trocar口引出并固定,关闭各手术切口。术侧胸壁适度加压包扎。

【术后处理】

术后观察引流液的颜色和量,根据情况酌情使用止血药。每日记录引流液的颜色和量,当引流液变为淡黄色,每日少于10ml时拔除引流管。拔管后尚需在2~3天内观察原引流通道及乳房皮下间隙有无积液,如出现少量积液可沿原引流通道排出,如积液较多时需再次置管引流。

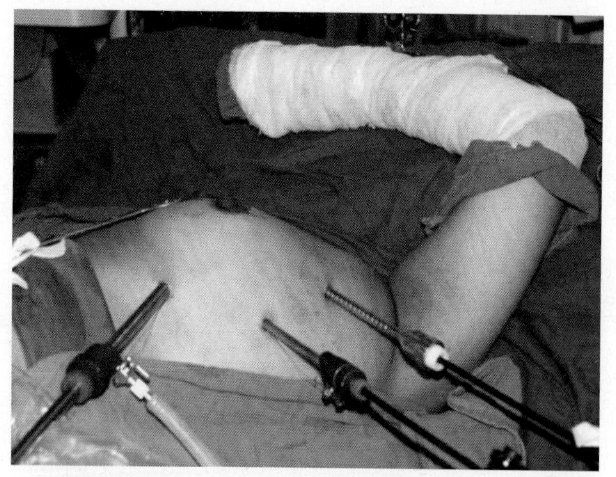

A. 距乳房外上缘约 2 厘米的腋窝、乳头水平距乳房外侧缘约 1 厘米处、距乳房外下缘约 2 厘米处分别沿皮纹方向做 1~2 厘米的切口分别置入 Trocar，充入 CO_2，充气压力维持在 10mmHg 左右

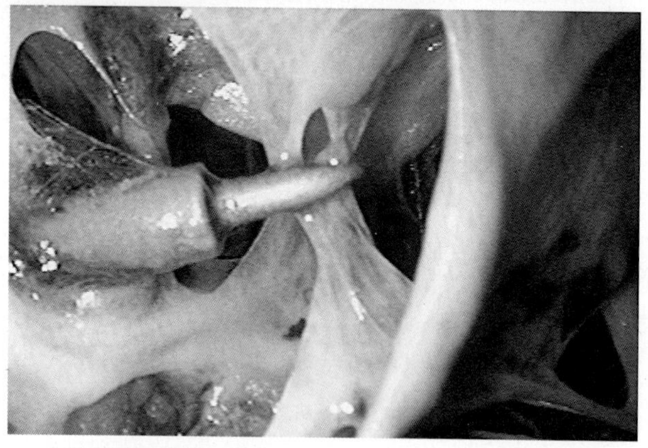

B. 在腔镜监视下先处理乳房外下观察孔近处的皮下间隙，切断 Cooper 韧带

图 45-7　腔镜乳房皮下腺体切除 Trocar 的放置与镜下皮下间隙的游离

第七节　乳腺癌改良根治切除术

手术切除范围包括全部乳腺组织、胸大肌胸小肌间的淋巴结缔组织、腋窝和锁骨下淋巴结群及其软组织。保留胸大肌和胸小肌，使术后上肢功能不受影响。

【手术指征】

适用于临床Ⅰ~Ⅱ期乳腺癌。

1. 乳腺癌Ⅰ式改良根治切除术　本手术的特点是在保证切除乳房及所有局部转移的淋巴结的同时，保留胸大肌和胸小肌。

手术步骤如下：按乳腺癌根治术设计切口和分离皮瓣。自内、下方剪开胸大肌筋膜，沿胸大肌筋膜深面，连同胸大肌筋膜一起逐渐分离、切除乳房至腋窝部。至肿瘤处时，如肿瘤位于乳腺深面可切除肿瘤下方部分胸大肌纤维（图 45-8A）。解剖胸大肌外侧缘，逐渐将腺体与胸大肌分离并拉起胸大肌，将胸大肌和胸小肌分离，清除胸大肌和胸小肌之间的淋巴结缔组织（图 45-8B），注意保护胸肩峰动脉胸肌支和胸前神经的外侧支和内侧支。解剖胸小肌外侧缘，分离并拉起胸小肌。剪开喙锁筋膜显露腋静脉和锁骨下静脉，保留腋静脉鞘，逐一结扎切断腋静脉和锁骨下静脉向下的分支，清除锁骨下区和腋下区的淋巴、脂肪组织；向下分离前锯肌筋膜和腋窝后面肩胛下肌、背阔肌表面脂肪淋巴组织。将乳房、胸肌间淋巴结、腋下和锁骨下淋巴结整块切除，注意保护胸长神经和胸背神经。

2. 乳腺癌Ⅱ式改良根治切除术　与乳腺癌Ⅰ式改良根治切除术的不同点是保留胸大肌，切除胸小肌。

手术步骤如下：按乳腺癌Ⅰ式改良根治切除术分离胸大肌外缘，用拉钩将胸大肌向内上拉开，注意保

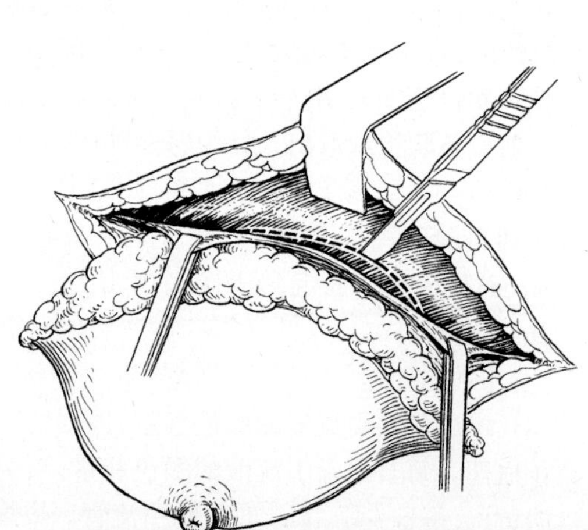

A. 自内侧切开胸大肌筋膜，至肿瘤部位时切除部分胸大肌

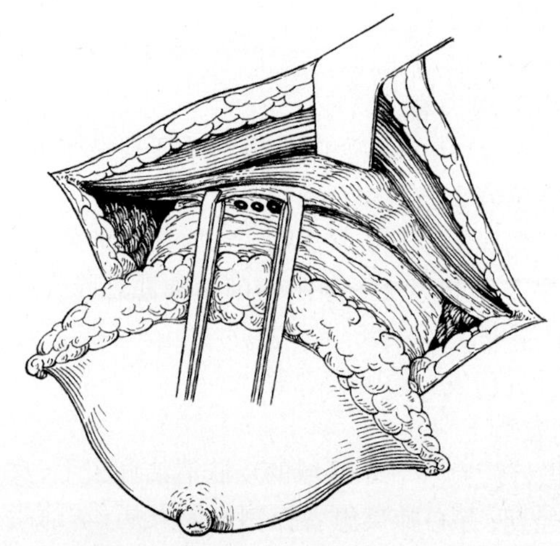

B. 切除胸小肌筋膜及胸肌间的淋巴组织

图 45-8　乳腺癌Ⅰ式改良根治切除术

5

护分布至胸大肌的胸肩峰动脉的胸肌支和胸前神经外侧支。清除胸大肌和胸小肌之间的脂肪淋巴组织。自喙突处，用有齿血管钳钳夹、切断胸小肌（图 45-9A），将其翻向前下方。剪开胸锁筋膜显露腋静脉和锁骨下静脉；清除锁骨下和腋窝的脂肪、淋巴组织与乳腺癌Ⅰ式改良根治切除术相同。注意保护胸长神经、胸背神经和肩胛下动、静脉。然后自肋骨起点处切除胸小肌，因支配胸大肌的胸前神经来自臂丛神经，其内侧支从上方穿过胸小肌，外侧支绕过胸小肌外缘进入胸大肌，需特别注意保留胸前神经的外侧支和内侧支。

将乳房连同胸大肌肌筋膜、胸大、小肌间脂肪淋巴组织、胸小肌、锁骨下和腋窝的脂肪、淋巴组织一并整块切除（图 45-9B）。

切除胸小肌是为了彻底清除锁骨下区转移淋巴结，保留胸大、小肌的Ⅰ式改良根治术可达到与之相同的目的；近年已较少采用保留胸大肌切除胸小肌的乳腺癌Ⅱ式改良根治切除术。

为简化手术难度，便于显露锁骨下区，有人采用胸大肌劈开、胸小肌切断的方法。具体操作是：切除乳房至腋窝后，分离胸大肌外缘，提起胸大肌，清除胸大肌和胸小肌之间的脂肪淋巴组织。在第 2 肋上缘水平方向将胸大肌沿肌束劈开，在胸小肌紧靠喙突处用有齿血管钳钳夹，切断胸小肌并向下牵拉，可较好显露和保护胸前神经内、外侧支，并能较方便清除锁骨下区的脂肪淋巴组织。

第八节　腔镜乳腺癌改良根治术

【手术适应证】

①穿刺活检明确诊断为乳腺癌；②肿块 <3cm，或经新辅助化疗后肿块 <3 cm，距腺体表面最近处 >2mm，与胸壁无固定，无明显酒窝征，无新近出现的乳头内陷或偏斜；已行切除活检者，切口 <5cm，有明确的彩超或其他客观记录显示原肿块 <3cm，未曾出现过皮肤和乳头受累者；③肿块位于中央区时只要未侵及乳头乳晕复合体、未出现明显的乳头歪斜也可作为乳腺癌腔镜手术的适应证；④有较高的美观需求，心理上能接受假体重建；⑤体积在中等大小以下的乳房，无明显下垂。

【术前准备】

乳房表面、腋窝区域以及术野周围的皮肤清洁并去除腋毛和体毛，去除胶渍。术前标记肿块位置、乳房腺体边界、胸大肌外缘及腋窝边界。

【麻醉】

气管插管全麻。

【手术体位】

患者仰卧，患侧上肢外展 90°，患侧垫高 15°。有足够强度的头架固定上肢。

【手术入路和器械选择】

手术入路选择的原则包括：方便手术操作，切口尽量隐蔽，又可充分利用。基于以上原则，手术切口位置分别选在①腋窝、②乳晕外上缘、③乳头水平线上距乳房外缘 1 cm 处、④腋前线上距乳房外下缘 1cm 处。切口大小分别为 1cm 左右。进行腺体切除时采用①、③、④切口，行腋窝清扫时采用②、③、④切口（图 45-10A）。每两个 Trocar 间距均在 5cm 以上，从而有效避免腔镜下操作时观察镜和操作器械间的相互影响。

Trocar 入口注意要离开手术切除范围边缘 1cm 以上，目的是有足够的间隙在腺体边缘进行操作。腋

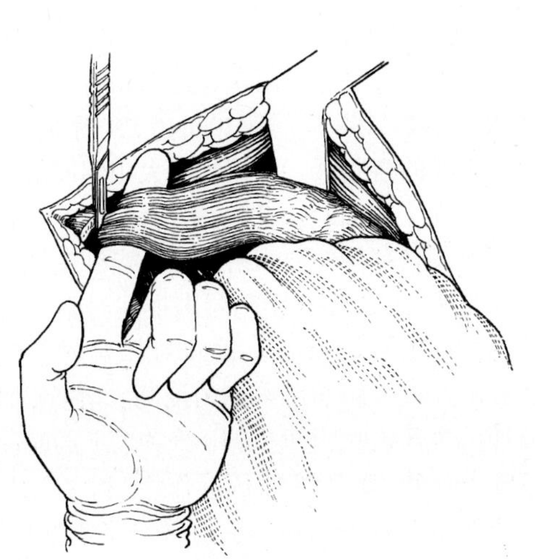

A. 自喙突处切断胸小肌肌腱

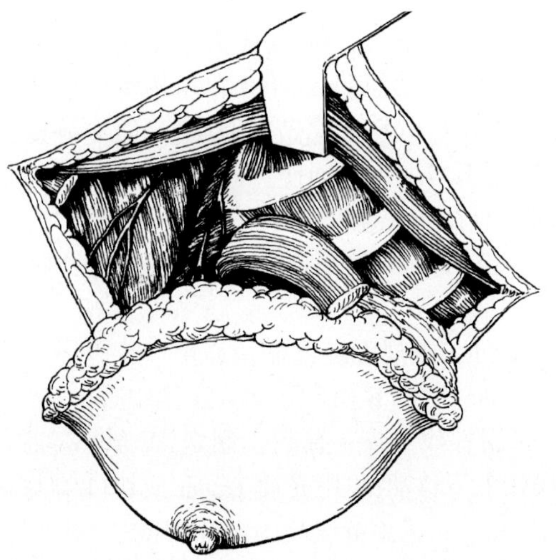

B. 将整个乳房连同胸大肌筋膜、胸小肌、腋静脉周围脂肪组织、淋巴组织和其他肌群筋膜一并整块切除

图 45-9　乳腺癌Ⅱ式改良根治切除术

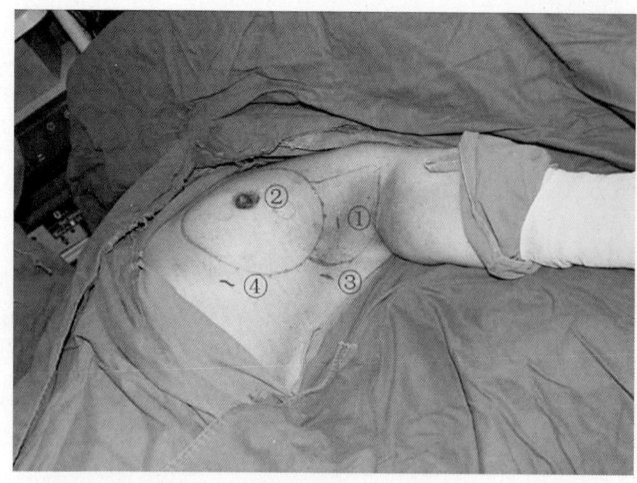

A. 手术切口位置分别选在①腋窝、②乳晕外上缘、③乳头水平线上距乳房外缘 1cm 处、④腋前线上距乳房外下缘 1cm 处。切口大小分别为 1cm 左右。进行腺体切除时采用①、③、④切口，行腋窝清扫时采用②、③、④切口

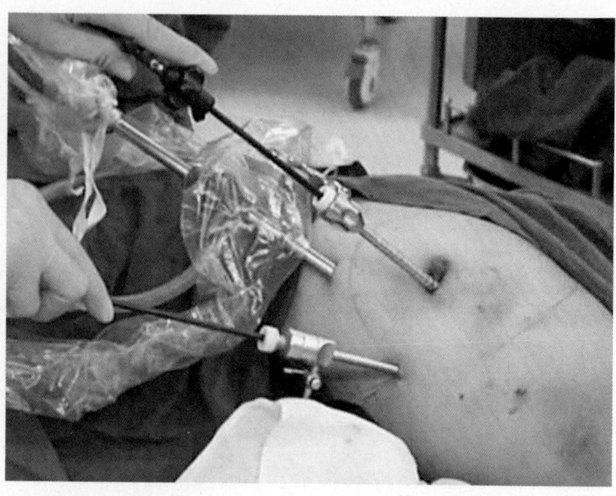

B. 腋窝淋巴结的清扫手术入路以乳房外下切口为观察孔，乳晕外上缘切口和乳头水平的乳房外侧边缘切口为操作孔。置入 Trocar 后充入 CO_2，充气压力维持在 8~10mmHg

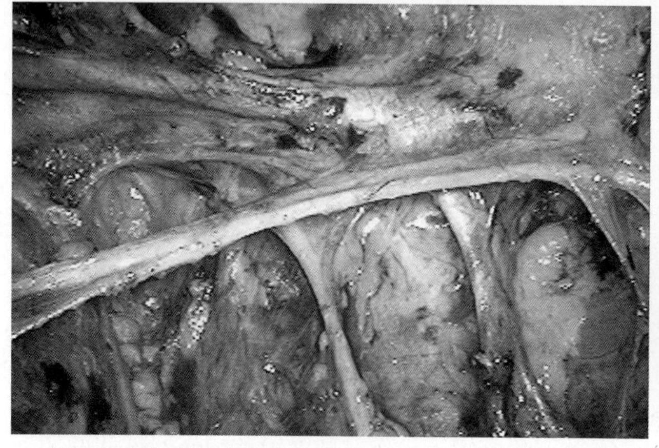

C. 左侧乳腺癌腔镜腋窝清扫完成后，显示完整保留肋间臂神经，腋静脉鞘、胸长神经和胸背神经血管

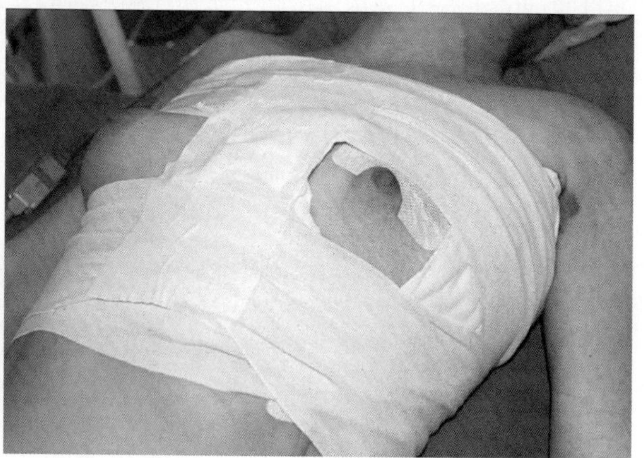

D. 手术完成后　假体四周上缘轻度加压包扎以防假体移位并减少术后渗出

图 45-10　腔镜乳腺癌手术切口的选择、手术完成后结构显示以及术后包扎

5

窝切口、腋后线切口较为隐蔽，乳晕外上缘切口愈合后瘢痕不明显。而乳房外下缘小切口术毕可作引流口用，因此以上切口既符合隐蔽的原则，又能充分发挥其实用性，而不增加手术创伤。Trocar 入口切开约 1cm，切口过大时在充气过程中会从 Trocar 周围漏气，影响手术操作空间，切口过小会在进 Trocar 过程中损伤皮肤切缘。

手术器械可与常规腹腔镜器械通用。观察镜采用 10mm 或 5mm 的 30°镜有利于增大手术视野，方便手术操作；采用螺纹 Trocar 有利于固定，避免 Trocar 随着手术操作上下移动；采用光面 Trocar 或切口稍大 Trocar 无法固定时可采用缝线缩小切口并固定。手术中的分离切割、止血，主要用电凝钩操作，处理较大血管时也可使用超声刀。吸脂时采用带侧孔的有手柄的金属吸头。

【溶脂与吸脂】

溶脂液配制：灭菌蒸馏水 250ml+ 注射用生理盐水 250ml+2% 利多卡因 20ml+0.1% 肾上腺素 1ml，配成 521ml 的溶脂液。根据乳房大小不同溶脂液用量一般在 500~1 500ml。采用较粗长针头在乳房皮下、乳房后间隙及腋窝均匀注入溶脂液。当针头注入腺体层时推注阻力较大，而在脂肪层内推注时阻力较小。溶脂范围需超过乳房边界 1~2cm，在腋窝注射溶脂液时需在皮下及较深脂肪层内均匀浸润。溶脂液注射 10~20 分钟后再开始吸脂，间隔 10 分钟以上的时间可使溶脂液充分扩散，溶脂液的低渗作用、利多卡因的脂溶性渗透作用及肾上腺素的缩血管作用使脂肪细胞肿胀，组织间隙增大，细小血管收缩可减少溶脂液吸收，同时可减少吸脂过程中出血。吸脂时采用带侧孔的金属吸头接中心负压吸引，吸引压力为 0.04~0.08MPa。在

乳房皮下间隙吸脂时吸头侧孔避免朝向皮肤，以保护皮下血管网；在腋窝内吸脂时为防止损伤重要结构，需避免吸引头侧孔朝向腋静脉、胸背及胸长神经。吸脂过程中可结合腋静脉的体表投影及背阔肌的解剖位置确定吸引头进入的长度和深度。

【手术步骤】

1. 腔镜下腋窝淋巴结清扫术 腋窝淋巴结的清扫手术入路以乳房外下切口为观察孔，乳晕外上缘切口和乳头水平的乳房外侧边缘切口为操作孔。置入 Trocar 后充入 CO_2，充气压力维持在 8~10mmHg（图 45-10B）。在腔镜的监视下，首先切断乳房外侧皮下间隙内的 Cooper 韧带，扩大手术视野，并方便腔镜和操作器械进入腋窝。主要步骤包括：①扩大腋窝腔隙：切断腋窝皮肤与胸大肌外缘或深层组织相连的纤维条索，扩大腋窝间隙，方便手术操作。②显露腋静脉：沿胸大肌外缘游离腋窝内的结缔组织，沿胸小肌外缘切开喙锁筋膜；沿胸前外侧神经血管游离其周围的脂肪、淋巴组织，直至腋静脉；③显露胸背神经血管：沿腋静脉下缘游离腋窝内的脂肪、淋巴组织，在距腋静脉 1~2cm 处采用电凝或超声刀切断胸外侧动静脉；④清扫腋窝外侧的淋巴脂肪组织：从腋窝外侧壁开始，沿背阔肌前缘由外向内清扫胸背神经血管外侧及其周围的淋巴脂肪组织；⑤显露胸长神经：沿侧胸壁与背阔肌内侧缘向深层纵向游离脂肪淋巴组织，自腋静脉下缘至进入前锯肌处全程显露胸长神经；⑥清扫胸小肌后方和内侧的淋巴脂肪组织：腔镜斜面朝向内侧，沿腋静脉下缘向胸小肌后及内侧方向游离并切除Ⅱ水平淋巴脂肪组织；⑦清扫胸长和胸背神经之间的淋巴组织：自腋静脉下缘开始沿背阔肌前缘在胸长神经和胸背神经之间游离淋巴脂肪组织直至乳房外上缘，从而完成腋窝清扫（图 45-10C）。

2. 腔镜下皮下腺体切除术与假体置入乳房重建 腋窝淋巴结清扫完成后，关闭乳晕外上缘切口，在乳房外上缘外侧约 1cm 处沿腋横纹切开皮肤约 1cm，乳房外下缘切口仍作为观察孔，乳头水平乳房外缘处及腋窝切口作为操作孔。上肢屈曲固定于头架上。具体手术方法与第六节相同。

经腋窝切口取出切除的腺体和腋窝组织标本，标示出腺体中肿瘤病灶的位置，从腋窝组织中分离找出淋巴结，将淋巴结与切除后的腺体组织一并送病理检查。大量温热蒸馏水冲洗手术野，将术腔游离的脂肪或组织颗粒冲洗掉，直至流出液完全清澈；检查有无活动性出血，如有活动性出血时需要镜下止血。直视下检查腋窝，避免腋窝内游离组织残留。

需放置假体者经腋窝切口游离胸大肌后间隙，经腋窝置入适合大小的假体，缝合关闭胸大肌外缘假体入口和腋窝皮肤切口。经乳房外下 Trocar 入口置引流管至腋窝处并固定。术毕于乳房四周及腋窝置棉垫适度加压包扎 3~5 天，以防止术后出血以及假体移位（图 45-10D）。

【术后处理】

术后腋窝留置引流管 5~7 天，引流液变为淡黄，引流量减少到 10ml/d 以下时拔除。

第九节 乳腺癌根治切除术

乳腺癌根治切除术的目的是用手术的方法整块切除肿瘤所在乳房及局部转移性病变。手术要求整块切除全部乳腺组织，胸大肌、胸小肌、腋窝和锁骨下淋巴结群及其软组织。

【手术指征】

适用于有胸大肌侵犯的Ⅲ期乳腺癌。

【术前准备】

1. 临床怀疑乳腺癌，应先行穿刺活检确诊。

2. 诊断明确的局部晚期乳腺癌，术前可考虑予新辅助化疗。

3. 全身检查，明确重要器官的功能和有无远处转移。

4. 肿瘤有破溃、感染者，术前应用抗生素。

5. 准备大腿皮肤，备作为必要时的供皮区。

6. 备血。

【麻醉】

全身麻醉或持续硬脊膜外腔阻滞麻醉。

【体位】

仰卧位，患侧上肢外展 90°，肩胛下和腋下垫以软垫使腋窝略抬高。

【手术步骤】

皮肤消毒范围，助手举起患侧上肢，消毒上起颌下，下至脐平面，对侧达腋前线，患侧至背后肩胛线，患侧上肢至腕关节。消毒后患侧上肢用无菌巾包裹、绷带包扎。若估计皮肤切口不能缝拢，需游离植皮者，应同时消毒大腿供皮区。

肿瘤侵犯皮肤有破溃、溃疡时，应以干纱布和乳胶片覆盖，并在周边缝合固定于皮肤上，以减少切口感染和肿瘤细胞种植性转移。

术前在胸壁皮肤划线标定切口和皮瓣分离范围。常用以肿瘤为中心的椭圆形或梭形切口，切口边缘需距离肿瘤 1cm 以上，可选用纵行、横切口或斜行切口，切口的选择应根据肿瘤所在部位，切除肿瘤后便于皮肤对拢缝合，不拘泥固定某种切口。应注意缝合后伤口上方瘢痕不应在腋下或紧靠腋下，以免术后瘢痕压迫而影响腋静脉和淋巴回流，引起患侧上肢水肿。

切开皮肤后，距离皮肤约 0.5cm 在皮肤与浅筋膜之间锐性分离或用电刀分离皮瓣。远离切缘 5cm 以上时皮瓣可逐渐增厚，以保证皮瓣的血运。皮瓣分离的终点上至锁骨下、下达腹直肌前鞘、内侧至胸骨旁、外侧至背阔肌前缘。分离皮瓣时垂直提起皮瓣边缘，助手用纱布压住乳腺，向反方向拉紧；以便均匀分离皮瓣，并避免损伤皮肤。遇较大血管乳腺侧可电凝止血，皮瓣应予结扎，避免灼伤皮瓣。在近腋下和锁骨下时应注意勿损伤重要神经、血管。

在腋窝前方分离胸大肌外缘，用手指伸入胸大肌深面，在锁骨下方、胸大肌和三角肌间沟下 1~2cm 处分开胸大肌至肱骨大结节。在近肱骨胸大肌肌腱处钳夹两把有齿血管钳，切断胸大肌并向内侧翻起，肱骨侧胸大肌断端应妥善结扎。在锁骨下保留 1~2cm 的胸大肌，以保护行走于其中的头静脉。切断结扎胸小肌前的胸肩峰血管，分离胸小肌，在喙突附着处切断胸小肌肌腱。

将胸小肌翻向内下方，沿血管走向剪开胸锁筋膜，显露腋静脉和锁骨下静脉；剪开静脉鞘，逐一结扎切断腋静脉和锁骨下静脉向前和向下的分支，逐渐向下清除锁骨下区和腋下区的全部淋巴和脂肪组织；直至显露出腋窝后壁的肩胛下肌和背阔肌。清扫锁骨下和腋下淋巴、脂肪组织时应注意保护胸长神经和胸背神经。胸长神经在内侧腋静脉后方穿出后紧贴胸壁下行，支配前锯肌。胸背神经在腋静脉的中内 1/3 处经腋静脉后穿出，与肩胛下动静脉伴行，沿肩胛下肌和大圆肌表面下行进入并支配上述二肌和背阔肌。熟悉上述两条神经的解剖位置，有助于在手术中将其正确显露并妥善保护。将胸大肌和胸小肌在肋骨和胸骨缘附着处逐一钳夹、切断。同时注意结扎来自肋间血管和胸廓内血管的穿出支。将乳房、胸大肌、胸小肌和锁骨下、腋下淋巴、脂肪组织整块切除。

用灭菌蒸馏水反复冲洗创面，由于蒸馏水的低渗作用，可破坏脱落细胞，减少术中脱落的癌细胞种植和复发的机会。冲洗创面后再次彻底止血。在腋中线皮瓣底部背阔肌前缘处切两个小口，引入前端多侧孔的硬乳胶引流管，其中 1 个引流管顶端置于腋静脉下方并妥为固定；另 1 个引流管沿切缘下方顶端放置在胸骨旁。缝合皮下组织和皮肤，若皮肤张力过大不能缝拢时，纵切口可再游离内侧皮瓣超过胸骨中线，游离至对侧胸壁皮肤，或在腋后线再加一个纵向切口切开皮肤皮下组织并做一定范围的皮下游离以减小原切口张力，再行切口缝合；如为横切口，可再游离下方皮瓣超过肋弓，游移腹部皮肤。一般皮肤缺损 5cm 以内用上述游移皮瓣的方法可拉拢缝合。如仍不能缝拢则需游离植皮。

缝合切口后用吸引器吸引引流管并用纱布按压皮瓣，务使积液积气完全排出。皮瓣紧密贴附于胸壁和腋窝，扎紧引流管外口使皮瓣下的潜在腔隙始终保持负压状态。上臂外展 90°，然后用柔软纱布填充于腋窝和皮瓣上适当加压包扎（图 45-11）。

【术后处理】

1. 引流管接全封闭式负压吸引，至 3~5 天后每日引流量少于 15ml 且为清亮血浆样液体时拔除引流管。

2. 麻醉清醒后取半卧位，垫高患肢。

3. 注意患侧上肢血液循环，早期活动手及肘关节。肩关节活动则应在一周以后，以防止腋窝皮肤与下方组织分离，影响愈合。

4. 伤口无感染征象则 5~7 天后去除加压包扎。

5. 拆线时间应根据伤口愈合情况、切口处皮肤张

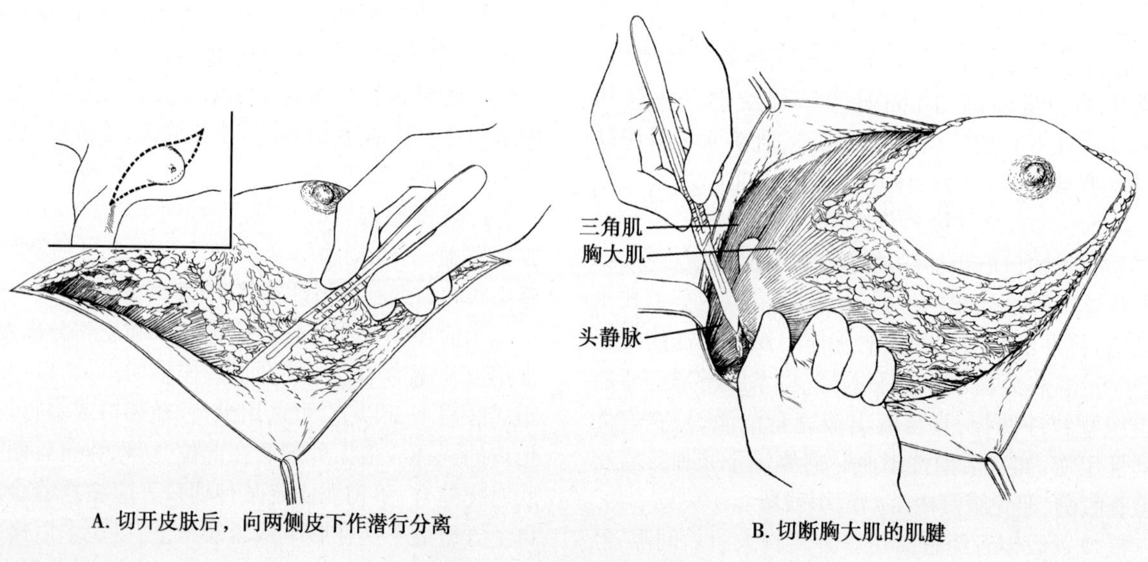

A. 切开皮肤后，向两侧皮下作潜行分离

B. 切断胸大肌的肌腱

图 45-11　乳腺癌根治切除术

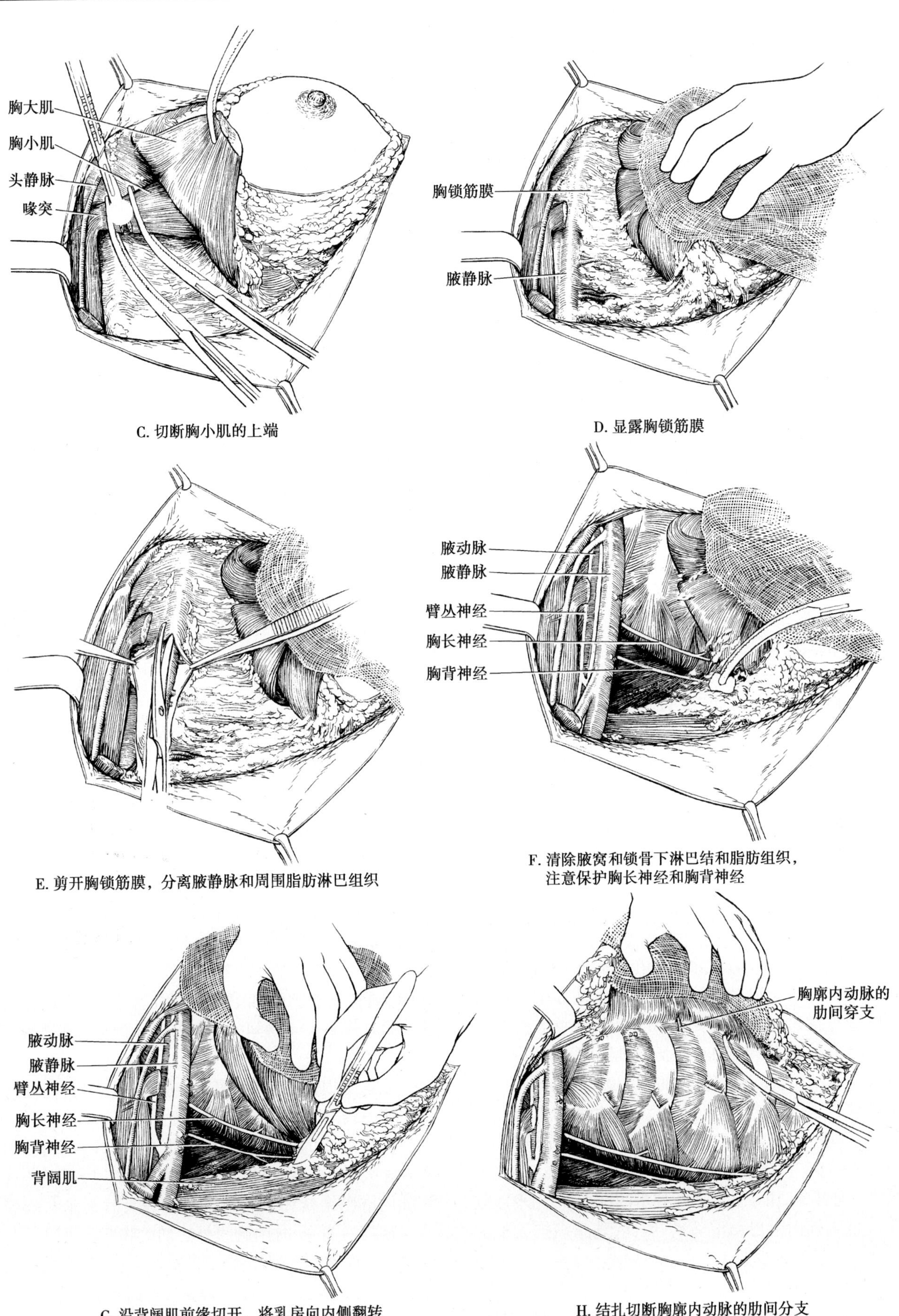

C. 切断胸小肌的上端

D. 显露胸锁筋膜

E. 剪开胸锁筋膜，分离腋静脉和周围脂肪淋巴组织

F. 清除腋窝和锁骨下淋巴结和脂肪组织，注意保护胸长神经和胸背神经

G. 沿背阔肌前缘切开，将乳房向内侧翻转

H. 结扎切断胸廓内动脉的肋间分支

图 45-11（续）

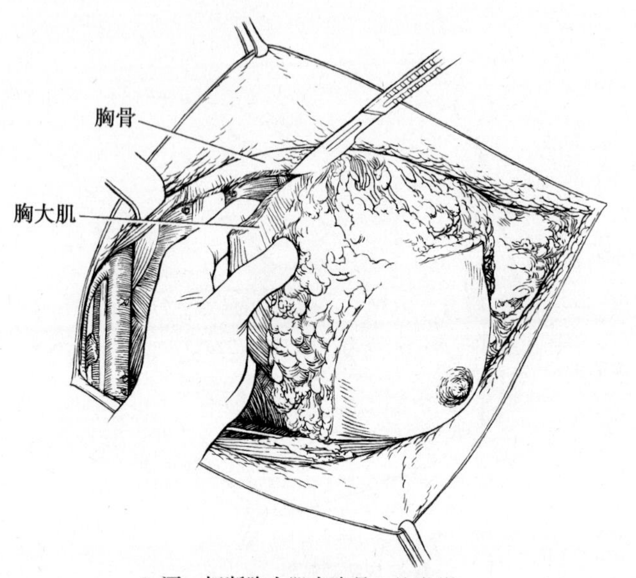

I. 逐一切断胸大肌在胸骨上的附着

J. 乳房与周围组织一并整块切除，并于腋下皮肤作戳口放引流物

图 45-11(续)

力大小及有无并发症等掌握，一般 8~10 天可拆线。

6. 皮瓣下有积液时，少量积液可穿刺抽吸后再加压包扎；皮瓣下积液较多时，应就近拆除 1~2 针缝线，或于局部麻醉下在积液腔底部切一小口，放出积液，再酌情放置引流。

7. 切口处皮缘坏死，多因缝合时张力过大、勉强缝合，血液循环障碍和电灼损伤引起。1cm 以内皮缘坏死可自行愈合，较大片的皮肤坏死应及时切除、植皮。

8. 根据病情早晚、淋巴结转移情况、月经状态和肿瘤细胞雌激素受体、孕激素受体情况，选用化疗、放疗、内分泌治疗和靶向治疗。

第十节　乳腺癌扩大根治切除术

乳腺癌扩大根治切除术是在乳腺癌根治术的基础上加胸廓内淋巴链清除术。乳房内侧和中央区的淋巴管与胸廓内动脉的穿支伴行，引流至胸骨旁淋巴结。因此，在乳房内侧和中央区的乳腺癌，胸廓内的胸骨旁淋巴结属于乳腺癌转移的第一站，此类乳腺癌适合乳腺癌根治术者宜行此手术。有大宗临床研究资料显示乳腺外侧象限的乳腺癌有腋窝淋巴结转移者，25% 有胸廓内淋巴结转移，因此亦有人主张行扩大根治术。近年来，由于放射治疗技术的进步，可用术后放疗代替胸廓内淋巴结清除术，因此，乳腺癌扩大根治切除术已逐渐减少。

【手术指征】

乳房内侧和中央区的乳腺癌，适合行乳腺癌根治术者；无严重心肺疾病。

【术前准备】

与乳腺癌根治术相同。

【麻醉】

气管插管，静脉复合麻醉。

【手术步骤】

常用的胸廓内淋巴结清除术手术方法有两种(图 45-12)。

1. 胸膜外法　在完成乳腺癌根治术后，冲洗伤口，更换手套，改用另一套手术器械。于胸骨旁 1~1.5cm 处，横行切开同侧第 1 肋间肌肉组织，显露胸廓内动静脉，胸廓内淋巴链即围绕在该血管周围。分离、结扎、切断胸廓内动静脉。在第 4 肋间切开肋间肌，经第 4 肋间向上分离推开胸横肌及胸膜。在第 5 肋上缘处结扎切断胸廓内动静脉下端。沿胸骨外缘切断第 2、3、4 肋软骨，在距胸骨外缘约 3cm 处切断第 2、3、4 肋软骨，切除第 2 至第 4 肋软骨及其肋间肌。检查前上纵隔、锁骨下静脉旁和第 4 肋间处有无肿大淋巴结。在胸膜外将第 1~4 肋间的胸廓内动静脉连同其周围的淋巴及脂肪组织一并切除。其他步骤同乳腺癌根治术。

注意勿损伤胸膜，如误将胸膜切破，需修补胸膜，并于腋中线第 8 肋间作胸腔闭式引流。

胸膜外法的优点是操作较简单，不打开胸膜，术中对呼吸循环影响较小，术后胸腔并发症少。但若有胸廓内淋巴结转移且转移淋巴结较大时常紧贴胸膜或与胸膜粘连，此时用胸膜外法切除胸廓内淋巴链有切除不彻底致癌残留之忧。因此仅适用于胸廓内淋巴结较小，无肉眼可见肿瘤与胸膜粘连的病例。

2. 胸膜内法　先取大腿外侧阔筋膜大小约 4cm×10cm，用盐水纱布包好备用。

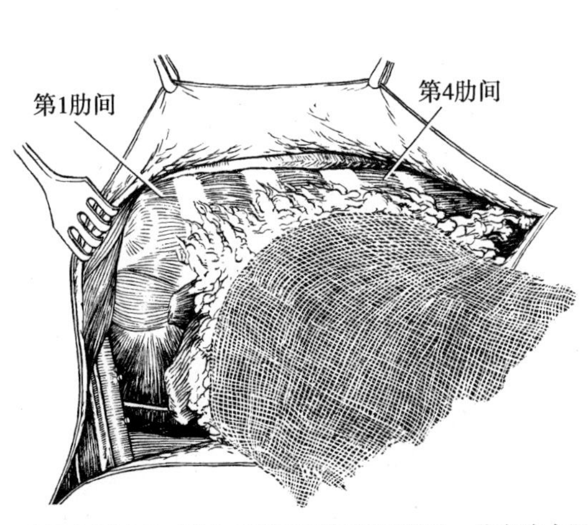

A. 乳腺癌根治术至腋窝及锁骨下区解剖完毕，分离胸大肌至肋软骨处，在近胸骨处显露第1肋间至第4肋间

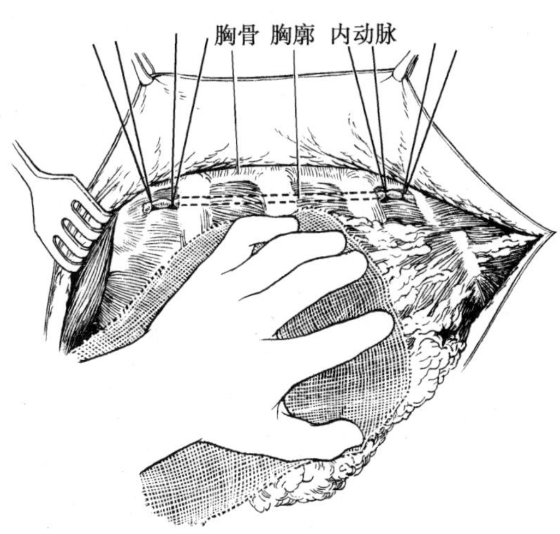

B. 在第1肋间至第4肋间结扎切断胸廓内动静脉的近端和远端

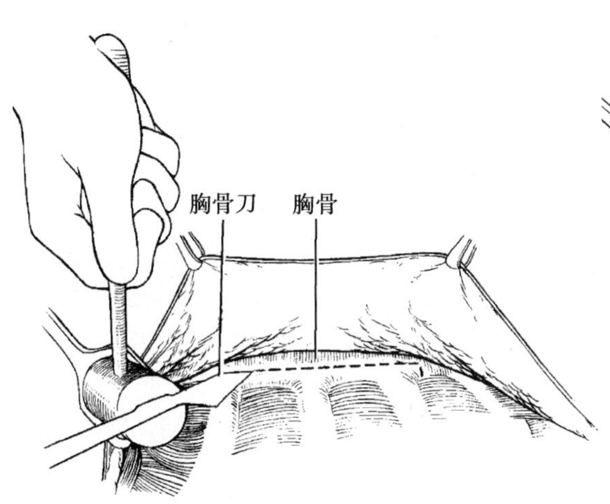

C. 用胸骨刀劈开胸骨的外缘部分

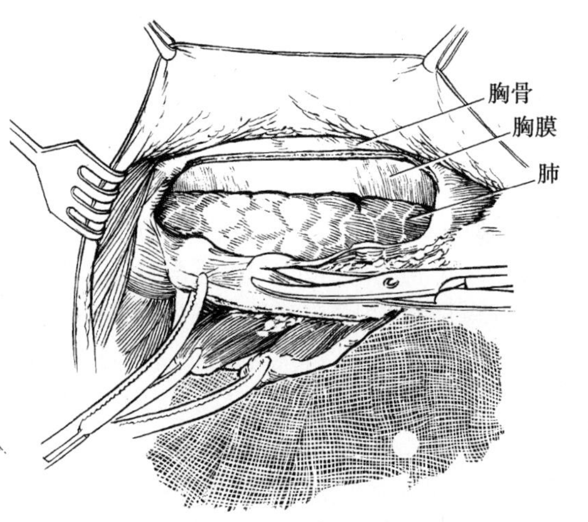

D. 切断第2、3、4肋软骨，连同胸膜外组织和乳房等整块切除

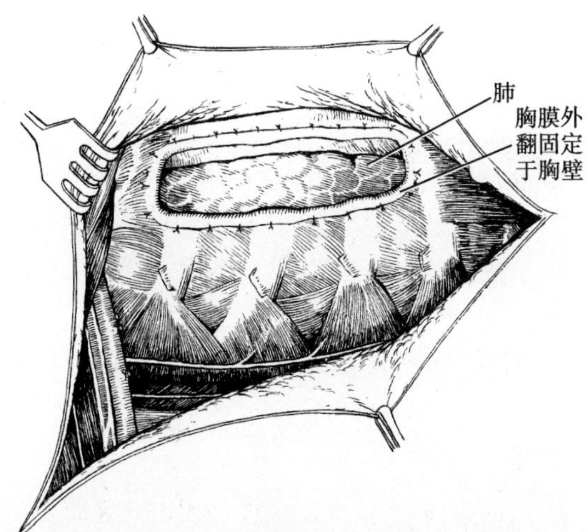

E. 胸膜边缘外翻缝合固定于胸壁

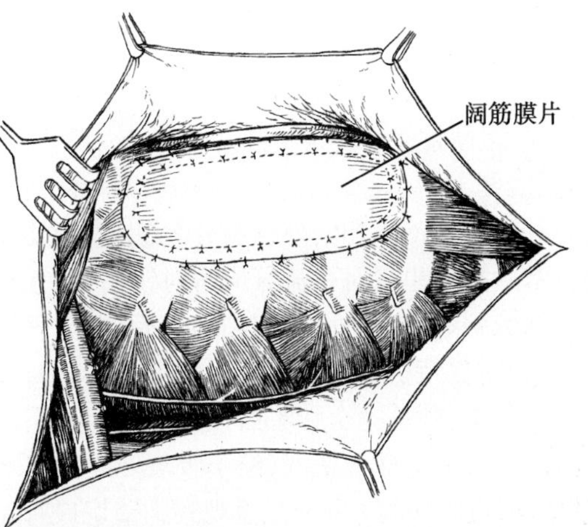

F. 用阔筋膜修补胸壁的缺损，缝合内、外二圈，张紧阔筋膜片

图 45-12　乳腺癌扩大根治切除术

5

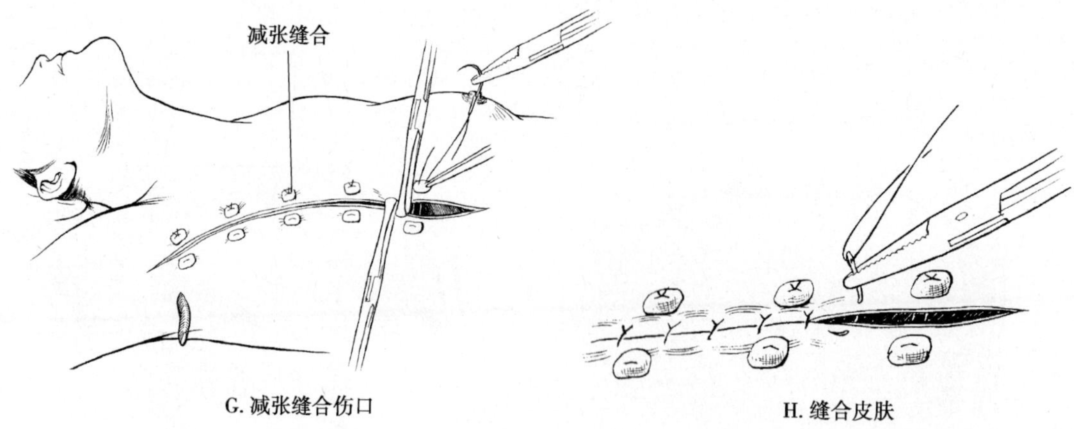

图 45-12（续）

完成乳腺癌根治术后，同胸膜外法，于胸骨旁分别切断第1、4肋间肌，分离、结扎、切断胸廓内动静脉。横向切开第1肋间胸膜和第4肋间胸横肌及胸膜。先于肋骨和肋软骨交界处切断肋软骨、肋间组织，纵向切开胸膜，再经胸骨旁逐一切断上述组织，使之连同胸廓内淋巴链整块切除。将胸膜边缘向外翻转，并缝合固定于肋间肌及胸骨前。将预先切取的阔筋膜修剪至所需大小覆盖于胸壁缺损处，周边缝合固定于胸壁软组织上。行胸腔闭式引流。其他步骤同胸膜外法。

癌手术的原则是在癌周非癌的组织解剖，而不能切开癌组织。胸膜内法由于整块切除胸廓内淋巴链，因此在癌切除的彻底性上比胸膜外乳腺癌扩大根治术效果更好，术后复发率更低。但胸膜内法手术创伤大，对呼吸循环生理干扰明显，术后并发症亦增多。近年来由于乳腺癌放射治疗技术的发展，特别是直线加速器等的普及应用，采用乳腺癌根治术或改良根治术加胸廓内淋巴结区放射治疗可达到与乳腺癌扩大根治术相同的治疗效果，且可避免因扩大根治术所带来的并发症，已逐渐替代了乳腺癌扩大根治术。

【术后处理】

除与乳腺癌根治术相同外，胸腔闭式引流管要妥善固定。术后搬运患者时引流管应暂时钳闭，防止液体反流入胸腔引起胸腔感染。回到病房后，引流管接水封瓶，并随时保持引流通畅。手术后24~48小时水封瓶无气泡溢出，肺部完全膨胀后拔除胸腔闭式引流管。尚需注意患者的呼吸情况，给予吸氧。鼓励患者咳嗽、排痰，促进肺膨胀。并应注意观察胸壁切口有无漏气和反常呼吸运动。如有呼吸困难应立即查明原因，及时、正确处理。

附：腔镜内乳淋巴结切除术

【手术指征】

局部晚期乳腺癌、位于乳房内侧象限或中央区的浸润型乳腺癌疑有内乳区淋巴结转移者。

【术前准备】

与乳腺癌根治术相同。

【麻醉】

采用双腔气管插管进行气管插管全麻。

【手术步骤】

按常规方法完成改良根治手术后，上肢屈曲固定于头架上，将双肺通气改单肺通气（健侧肺）。于患侧胸壁腋中线上经第2、4、6肋间分别置入Trocar（图45-13），分别置入腔镜和操作器械，采用电凝钩和超声刀在第1肋间胸廓内动静脉起始部和第4肋间以远分别游离切除其两侧宽约1~2cm的脂肪淋巴组织，将1~4肋间的胸廓内血管及其周围的脂肪淋巴组织一并切除。将标本经Trocar口直接取出。冲洗术野和术侧胸腔，于胸腔低位放置引流管经第6肋间Trocar孔引出并固定。分别缝合关闭Trocar入口。改单肺通气为双肺通气。

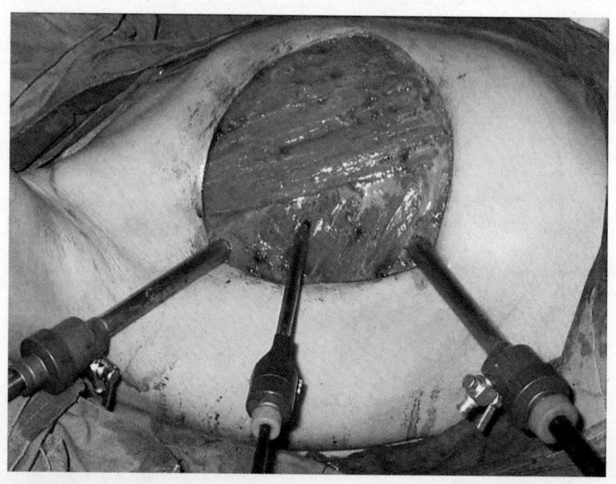

图 45-13　右侧乳腺癌改良根治术完成后，于侧侧胸壁腋中线上经第2~6肋间分别置入Trocar，进行腔镜下内乳淋巴链切除

【术后处理】

胸腔引流管接闭式引流，当引流液变为淡黄，引流量每日少于30ml拔除引流管。

第十一节　保留乳房的乳腺癌根治切除术

随着对乳腺癌临床诊断、治疗水平的提高，外科治疗倾向于简化手术并配合其他综合治疗。已有较多资料显示，早期乳腺癌患者，只要综合治疗方法得当，行保留乳房的乳腺癌切除术可得到与其他乳腺癌根治术同样的术后生存率。而行保留乳房的乳腺癌切除术患者胸部的美观、功能的保持，特别是心理的压力均明显优于行根治术者。

保留乳房的乳腺手术的解剖学要求是彻底切除肿瘤并保持术后较好的乳房形态。具体要求：①乳房和肿瘤的大小比例要恰当，国人的乳房偏小，需选择施行象限切除后仍能保持乳房较完美外形者。②肿瘤直径小于2cm，或经新辅助化疗后肿瘤缩小至直径小于2cm。③乳腺癌为单发病灶，排除乳房多中心病灶；或虽为两个以上病灶但局限于一个区段或同一象限。④病变应位于远离乳头、乳晕的非中央区。⑤无远处转移。⑥应无乳腺良性疾病伴不典型增生和乳腺癌家族史等高危因素；⑦患者自愿或迫切要求保留乳房并能坚持术后放疗、化疗和长期定期随访者。为了降低保留乳房的乳腺癌切除术的术后局部复发率，术后放疗和(或)化疗是整体治疗的不可或缺部分。

目前常用的保留乳房的乳腺癌切除术的手术方式有两种，可根据患者的具体情况个体化选择。

【乳腺癌局部扩大切除术】

手术要点：除非肿瘤已累及皮肤，切口可直接选择在肿块之上，不切除或少切除皮肤。完整切除肿瘤及肿瘤周围1cm的正常乳腺组织。切除组织的上、下、左、右和前后用缝线标记，术中冷冻切片病理检查，证实切除的边缘无肿瘤残留。如冷冻病理报告某一方向有肿瘤残留，应再次切除直至切缘阴性。一般如两次以上冷冻病理检查仍有切缘残留癌者，应改行全乳切除术。是否同时行腋窝淋巴结清除术需根据病情决定。但行腋窝清扫者，除肿瘤位于乳腺腋窝尾处外，肿瘤切口与腋窝切口应分开。细致止血，术后不做切口引流。最好采用皮内缝合法。这种术式可较彻底切除局部病灶又有利于保持乳房外形，是目前保留乳房的乳腺癌切除术较常采用的方法。

【乳房象限切除术】

多用于X线钼靶检查怀疑沿导管扩展的导管内癌。以肿瘤为中心取放射状切口，起自乳晕边缘，止于乳房外缘。切开皮肤皮下组织后向切口两侧游离皮瓣达乳腺组织表面。乳腺表面切缘距肿瘤1~2cm，自乳晕边缘向肿瘤两侧切开，至乳腺外缘处汇合，逐步深入直至胸大肌肌膜。楔形完整切除肿瘤所在象限的乳腺组织。需冷冻病理检查证实切缘阴性。彻底止血后由深至浅缝合乳腺组织。适当沿乳腺表面游离皮下组织、切断部分Cooper韧带，可使皮肤缝合后乳房保持较好形态。放置引流，缝合皮肤。需要时可同时行腋窝淋巴结清扫术。

附：保留乳房的乳腺癌根治切除术时的腋窝淋巴结清扫术

术前标定腋窝皮瓣解剖范围。乳房外上象限肿瘤可直接向腋前壁延长切口；其他部位的肿瘤需另行腋窝与腋皱襞平行切口，前方达胸大肌外缘，后至背阔肌前缘。

切开皮肤皮下组织，按术前标定皮瓣解剖范围分离皮瓣，上至胸大肌与肱二头肌交界处，前至胸大肌缘，后至背阔肌前缘，下方为腋窝底部。解剖胸大肌外缘，保护胸前神经外侧支；将胸大肌翻起，清扫胸大小肌间淋巴结；剪开喙锁筋膜，显露腋静脉，沿腋静脉向内侧分离，显露胸小肌外侧缘，用拉钩拉开胸大、小肌，一直解剖到胸小肌内侧缘。沿腋静脉向下剪断结扎腋静脉向前下的分支，保护胸长神经、胸背神经；将腋窝和锁骨下区脂肪、淋巴组织全部清除。腋窝区应清扫背阔肌前缘至胸小肌内侧缘范围内的所有淋巴结。如肋间臂神经旁无肿大淋巴结粘连应予保留。于腋静脉下方放置乳胶管引流，经腋窝底部皮肤戳口引出。缝合伤口，加压包扎(图45-14)。

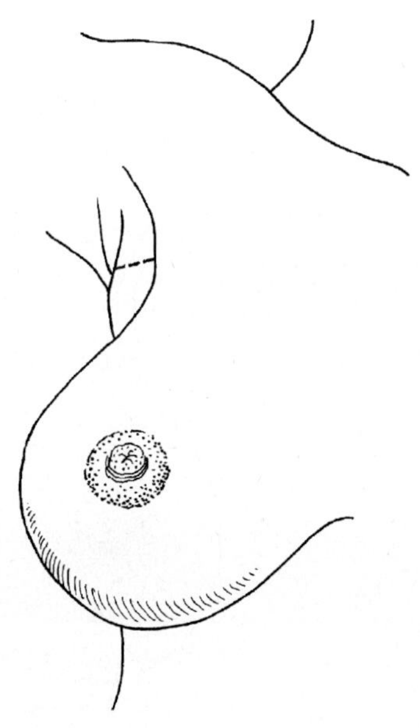

图45-14　保留乳房的乳腺癌根治切除术时的腋窝淋巴结清扫术

5

第十二节　腋窝前哨淋巴结活检术

腋窝前哨淋巴结活检是近年乳腺癌手术的重要进展，临床研究发现乳腺的淋巴液引流具有一定规律性，某区域的淋巴液首先引流到1个或少数特定区域的淋巴结，即前哨淋巴结。在理论上前哨淋巴结是暂时阻止癌细胞经淋巴转移的第一道屏障，也是乳腺癌淋巴引流区域发生转移的第一站；如果乳腺癌前哨淋巴结无癌转移，在原发肿瘤引流区域中的其他淋巴结也不会发生转移。前哨淋巴结有无转移可以准确反映腋窝淋巴结受侵状况。在临床上对乳腺癌患者进行前哨淋巴结定位、活检，并根据前哨淋巴结有无转移来决定是否行腋窝解剖，可使前哨淋巴结阴性的患者免于盲目腋窝清扫术，从而安全地缩小手术范围，消除因腋窝淋巴清扫带来的并发症，提高患者术后生活质量。特别是较早期乳腺癌行保留乳房手术时，经前哨淋巴结活检阴性患者，免除腋淋巴清扫可起到更好的美容效果。

【手术指征和禁忌证】

临床体检淋巴结阴性的乳腺癌患者，特别是拟行保留乳房手术者，当原发肿瘤小于2cm时，前哨淋巴结预测腋窝淋巴结有无癌转移的准确性可以接近100%。不适宜行前哨淋巴结活检者包括：①乳腺多原发病灶；②局部晚期患者；③患侧乳腺或腋窝已经接受过放疗；④患侧腋淋巴结已经行活检；⑤乳腺原位癌；⑥妊娠哺乳期乳腺癌；⑦示踪剂过敏。

【手术步骤】

1. 用放射性核素作为示踪剂　常用 ^{99m} 锝标记的硫胶体，于手术前注射到乳腺肿瘤周围皮下；皮肤消毒后用γ记数探测仪探测，发现注射部位以外的放射性浓聚灶（或称热点）即为前哨淋巴结的部位，在皮肤上标记该热点并行活检，切开皮肤后将探测器探头直接置于切口内可更准确地探测前哨淋巴结。对取得的淋巴结再次用γ记数探测仪探测确定，因前哨淋巴结可能不止1个，应进一步对腋窝反复探测有无新的热点，以免遗漏（图45-15A）。

2. 用蓝色染料作为示踪剂　常用亚甲蓝或淋巴专用染料。一般术前5~15分钟注射在肿瘤周围皮下，取腋窝下皱襞处平行于腋褶线的斜切口3~5cm，前端达胸大肌外侧缘。切开皮肤和皮下组织，在胸大肌外缘处接近乳腺尾部探查发现蓝染淋巴结或位于蓝染淋巴管末端尚未被染色的淋巴结为前哨淋巴结。在注射染料后10~40分钟内前哨淋巴结染色、指示效果良好（图45-15B）。

这两种方法各有优缺点。核素法定位准确，术中操作简单，费时少，无染料给患者造成的"文身"现象，但对仪器设备要求高，术前准备复杂，费用高。同时存在放射性污染和核素沾染器具的专门处理等问题。染料法可使医患双方免于接触核素，费用较低，术前准备较简单，但选择皮肤切口时较盲目，术中耗时多，损伤大。有学者采用染料法与核素法相结合，两种方法能够互补，核素探测可准确定位，而染料染色使术中寻找前哨淋巴结更方便，可以降低假阴性率。

第十三节　乳腺手术时可能发生的医源性损伤及其预防

一、血管损伤

1. 头静脉损伤　头静脉是上肢主要浅静脉主干

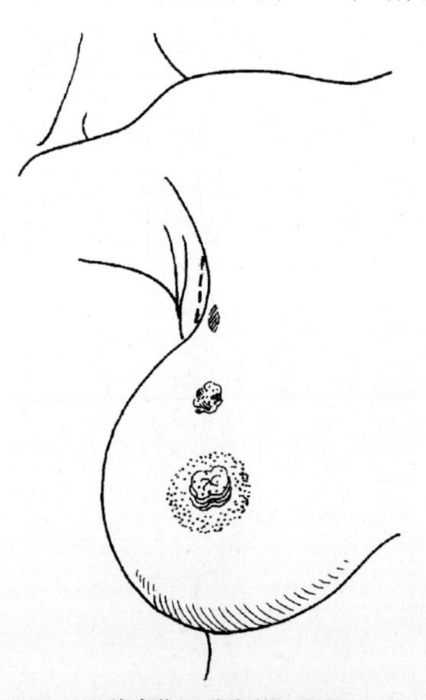

A. 肿瘤位于乳房外上象限

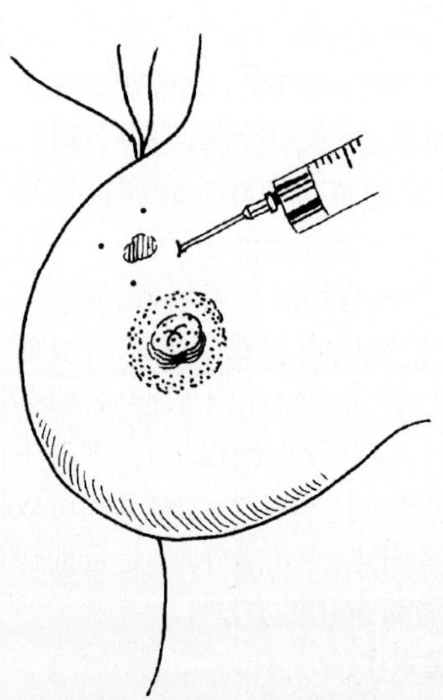

B. 于肿瘤周围皮下注入示踪剂

图45-15　腋窝前哨淋巴结活检术

之一，走行于胸大肌和三角肌肌间沟内，穿过胸锁筋膜，从上方汇入腋静脉。同时较多淋巴管与头静脉伴行，行乳腺癌根治术腋窝淋巴清扫后，上肢深组淋巴液通过与浅组淋巴管的侧支交通得以引流。在行乳腺癌根治性切除术时，如不清楚头静脉的解剖位置、不注意保护，则极易损伤或结扎头静脉，导致术后上肢水肿。避免头静脉损伤的方法是：

(1) 在切除胸大肌时，保留锁骨下 2~3cm 胸大肌肌束以保护其间的头静脉，将该束胸大肌稍向前上牵起即可充分显露锁骨下区，并不影响锁骨下淋巴结清扫的彻底性。

(2) 清扫腋静脉和锁骨下静脉周围脂肪及淋巴组织时，打开血管鞘，结扎其向前和向下的分支，注意保护腋静脉上方注入的血管，以避免在头静脉汇入腋静脉处被结扎切断。

(3) 术中避免暴力牵拉、压迫致损伤头静脉，术后发生静脉血栓形成。

2. 腋静脉和锁骨下静脉损伤　上臂的贵要静脉和肱静脉在进入腋窝处汇合形成腋静脉，在相当于胸小肌外缘平面移行为锁骨下静脉。有时二静脉汇合的位置较高，甚至锁骨下才汇合，此时解剖腋窝时见到粗细基本相似的“双腋静脉”。腋静脉和锁骨下静脉的血管壁较薄，外面有喙锁胸筋膜包绕；锁骨下静脉常呈负压状态，尤其是吸气时更甚，如不慎损伤可发生空气栓塞。在行乳腺癌根治术腋淋巴结清扫时可能发生腋静脉或锁骨下静脉损伤的因素有：

(1) 对该部位解剖不熟悉，在未显露腋静脉或未打开喙锁筋膜盲目操作而剪破腋静脉。显露腋静脉的正确方法是，①行典型根治术时，在切断胸大小肌起点后，于喙肱肌及锁骨下肌表面剪开胸锁筋膜，轻轻推开血管上方的脂肪组织即可显露腋静脉和锁骨下静脉，剪开静脉鞘，逐步切断、结扎腋静脉和锁骨下静脉向前下方的分支，然后即可顺利循序清扫锁骨下和腋窝淋巴结。②行保留胸大小肌的改良根治术时，将乳腺从胸大肌肌膜深面解剖至腋窝后，先剪开胸大肌外侧缘肌膜，牵开胸大肌清扫胸大小肌之间的淋巴结，然后剪开胸小肌外侧缘肌膜，沿腋窝前壁胸大肌深面轻轻推开血管上方的脂肪组织即可显露腋静脉和锁骨下静脉。一般在胸小肌外侧处暴露腋静脉较容易且不易损伤血管。在未显露血管前，切不可盲目大块组织剪开，因可能剪破腋静脉或锁骨下静脉甚至造成气栓。一旦剪破血管应立即压迫破口，并小心分离出血管，在破口两侧用无损伤血管钳阻断血流，用 5-0 以下的 Prolene 缝合修补血管破口。切忌发生静脉损伤时用血管钳盲目钳夹，可能加重血管的损伤。

(2) 转移性腋窝淋巴结粘连或直接侵犯腋静脉，在未充分显露腋静脉的情况下，分离淋巴结时可能损伤血管；如转移癌已侵犯腋静脉时强行分离可致血管撕裂。预防的方法是术前系统检查，充分了解腋窝转移的情况和程度。术中先打开静脉鞘，在血管鞘内解剖常能分离转移淋巴结的粘连；如确定已有血管受侵犯时应切除受侵血管，取一段相当长度的大隐静脉修补。

(3) 在术中发现腋窝有两条“腋静脉”时，切不可盲目将其中一条认为是腋静脉的属支而切断，否则可能造成术后上肢水肿。在清扫腋窝淋巴结时如能按要求使患侧上肢保持外展 90°，并从内向外显露锁骨下静脉和腋静脉，则易于分辨血管的走向和相互关系，避免错认和损伤变异的血管。

3. 肋间血管损伤　胸大肌有来自肋间动脉和胸廓内动脉的分支垂直穿出至胸肌，并有静脉伴行。典型乳腺癌根治术，需切除胸大小肌。在切断胸肌在肋骨上的起点时，如血管钳松脱可致肋间血管的胸大肌分支滑脱回缩，则止血非常困难，术中未及时发现则造成术后出血和皮瓣下积血。因此术中切断胸大肌时钳夹、切断、结扎等操作均应保证切实可靠，防止出现血管滑脱、回缩。

二、神经损伤

1. 胸长神经损伤　胸长神经在内侧腋静脉后方穿出后紧贴胸壁下行，支配前锯肌。

可能损伤胸长神经的因素：在清除锁骨下和腋下淋巴结及其下方胸壁外侧、前锯肌表面的结缔组织时将胸长神经提起切断。胸长神经损伤后的表现为影响该侧上肢上举，肩胛骨呈翼状（翼状肩胛）不能紧贴肋骨。

避免损伤胸长神经的方法：胸长神经一般紧贴胸壁下行，乳腺癌或转移的淋巴结侵犯该神经而需将其一并切断者较少见。行乳腺癌根治术清扫胸壁组、腋下群淋巴结时可按神经的位置先行解剖显露，直视下避开和保护胸长神经，再行淋巴结清扫；如术中胸长神经未能暴露或辨认不清时，用镊子轻轻钳夹即可见所支配的肌肉收缩。在清除胸侧壁结缔、脂肪组织时，避免未暴露该神经前即行大块锐性解剖是预防胸长神经损伤的有效方法。

2. 胸背神经损伤　胸背神经发自臂丛神经的背侧束，在腋静脉的中内 1/3 处经腋静脉后穿出，与肩胛下动静脉伴行，沿肩胛下肌和大圆肌表面下行进入并支配上述二肌和背阔肌。

可能损伤胸背神经的因素：常在清除腋静脉下缘的淋巴和结缔组织时切断胸背神经或在结扎损伤的肩胛下动脉出血时将胸背神经一并结扎。胸背神经损伤后的表现为前臂内旋和外展功能受限，形成所谓的"翼肩"。一般行乳腺癌根治术腋窝淋巴清扫时，应直视下显露肩胛下动静脉，并一直追踪至背阔肌，有利于保护与之伴行的胸背神经。

3. 胸前神经损伤　胸前神经发自臂丛神经，分外侧支和内侧支。胸前神经外侧支来自臂丛神经外侧索与胸肩峰动脉的胸肌支伴行，从胸大肌背侧边缘进入胸大肌；胸前神经内侧支来自臂丛神经内侧索，穿过胸小肌进入胸大肌内侧。在行保留胸大、小肌的改良根治术时，除保留胸大、小肌外，应注意保护支配胸大、小肌的内、外侧胸前神经。如术中损伤胸前神经，将导致术后胸肌的无力、萎缩甚至纤维化，使保留的胸肌失去功能。在行保留胸大肌、切除胸小肌的简化乳腺癌根治术时，在切除胸小肌的同时亦切断了胸前神经的内侧支，则更需注意保护胸前神经的外侧支。

4. 肋间臂神经损伤　肋间臂神经由第2肋间神经从近腋前线处发出，经腋窝分布于上臂内侧，为该处皮肤的感觉神经。手术时切断肋间臂神经可导致术后上臂内侧感觉障碍，但因上臂内侧常处于较好的保护下，切断肋间臂神经不致引起严重后果。手术时小心解剖可找出并保留该神经。一般Ⅰ、Ⅱ期乳腺癌无明显腋淋巴结转移而行改良乳腺癌根治术时应注意保护该神经。如该神经未切断而被结扎，则可发生术后上臂内侧疼痛和皮肤感觉过敏。但当乳腺癌有腋窝淋巴结转移时，肋间臂神经常穿行于腋淋巴结之间，需切断该神经方能达到彻底清扫腋窝淋巴结的目的时，则不宜保留该神经。

三、乳腺导管损伤

乳腺导管损伤多发生在哺乳期乳晕周围脓肿切开引流后，乳腺的输乳管呈放射状排列，集中并开口于乳头。在哺乳期乳管损伤后易发生乳管瘘。乳晕区的脓肿可因细菌从乳头部乳管开口处侵入；另外，乳晕区皮肤有丰富的皮脂腺、汗腺和乳晕腺，在哺乳期上述腺体分泌旺盛，易阻塞而继发感染形成脓肿。该感染灶较接近输乳管，若乳晕区脓肿切开引流方法不当，可误伤乳腺输乳管，则脓肿引流后因不断有乳汁从损伤输乳管流出而形成乳管瘘。预防的方法是，在脓肿最接近皮肤处，沿乳晕做弧形切口或放射状切口，仅切开皮肤，然后经细针确定脓肿的确切位置和深度，以小血管钳沿针刺方向插入脓腔，轻轻撑开血管钳扩大引流口至能满意引流。如脓腔较大可在此基础上用血管钳挑起脓腔壁，放射状切开脓肿表面皮肤、皮下组织和乳腺腺体，至达到充分引流。

（姜军　范林军）

参考文献

1. 姜军. 腔镜手术在乳腺疾病外科治疗中的应用. 中华医学杂志 .2005，85（3）：181-183.
2. 骆成玉，薛镭，林华，等. 乳腔镜微小隐蔽切口切除乳腺良性肿瘤的临床观察. 中华医学杂志，2003，83：1233 -1235.
3. 郭美琴，姜军. 吸脂法腔镜腋窝淋巴结清扫手术的技术探讨. 中华外科杂志，2006，44（11）：757-761.
4. Mohammed RS，Fukuma KE.Endoscopic mastectomy：what does the future hold? Women's health，2009，5（2）：107-109.

5

第四十六章

腹壁、腹膜、系膜和腹膜后间隙手术

第一节 腹股沟疝手术

经典疝修补手术

(一) 腹股沟区解剖、病理生理和病因

传统意义的腹股沟区为一个三角区(inguinal region)。内侧为腹直肌外缘,上界为髂前上棘至腹直肌外缘的水平线,下界为腹股沟韧带,该三角形的区域基本没有肌肉组织覆盖,形成一空隙,仅有一层菲薄的腹横筋膜覆盖,是疝的好发部位。这个三角又被腹壁下血管分割为两个较小的三角形区域,即外侧三角,它是腹股沟深环(内环)的区域,是腹股沟斜疝突出的部位;另一个就是直疝三角(Hasselbach 三角),是腹股沟直疝突出的部位(图 46-1)。

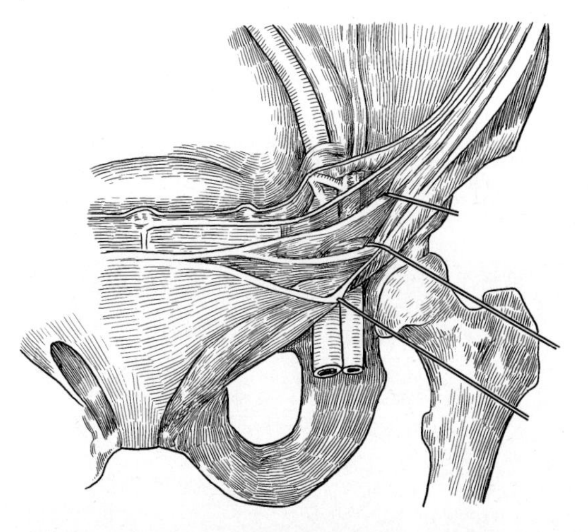

图 46-1 腹股沟区

法国解剖学家和外科医生 Heri Fruchaud 把自己渊博的解剖知识和外科学经验结合在一起,发明了一个全新的名词:"肌耻骨孔(myopectineal orifice)",将传统的腹股沟管和股管两个概念统一在一起,形成从腹部到股部的统一路径。横筋膜的腹 - 股隧道(abdominocrural tunnel)延伸穿过耻骨肌孔,所有腹股沟疝和股疝都通过这个孔,包括股血管。基于这个解剖学概念,现代意义的腹股沟区(groin area)就是肌耻骨孔区域。重建肌耻骨孔的腹横筋膜结构就是现代腹股沟疝的无张力"全面"修补概念。同时也为开放和腹腔镜的腹股沟疝(包括股疝)的修补提供了解剖学基础(图 46-2)。

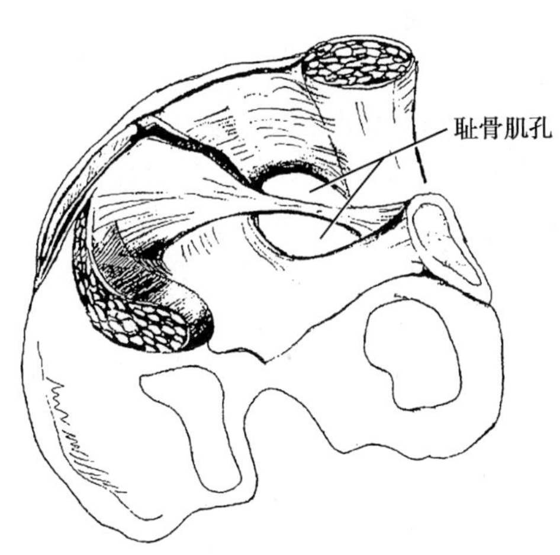

图 46-2 肌耻骨孔

【解剖结构】

1. 浅筋膜 浅筋膜分两层,浅层即含大量脂肪组织的 Camper 筋膜。深层为富含弹力纤维的膜性层,称为 Scarpa 筋膜。

2. 腹外斜肌与腱膜 腹外斜肌在腹股沟区域内移行成为腱膜,在髂骨上棘至耻骨结节间向后上返折成为腹股沟韧带;韧带内侧的一部分纤维继续向下、后并向外转折形成陷窝韧带,附着于耻骨梳上,其游离缘组成股环的内界。陷窝韧带向外侧延续,附着于耻骨梳上的腱膜,称耻骨梳韧带(图 46-3)。腹外斜肌腱膜的纤维在耻骨结节的外上方形成一个三角形裂隙,即腹股沟外环,或称皮下环。正常人的外环能容纳一小指尖,内有精索或子宫圆韧带通过。

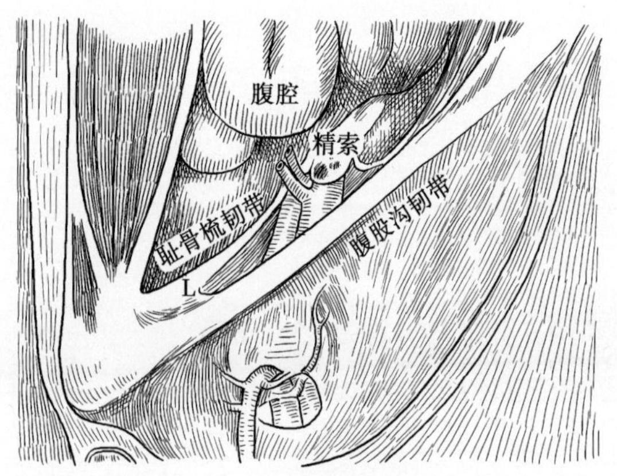

L：腔隙韧带

图 46-3　耻骨梳韧带

3. 腹内斜肌与腹横肌　腹内斜肌与腹横肌在此区分别起于腹股沟韧带外侧 1/2、1/3 处，越过精索至精索上内侧，其下缘如弓状在腹股沟外缘互相融合成为联合肌腱，然后绕至精索后方，止于髂骨嵴。当腹壁肌肉收缩时，弓状下缘即伸直，接近腹股沟韧带。故此种弓形的结构，似有封闭腹股沟管的作用。此两肌下部分的肌纤维，沿精索的内、外缘向下移行成为提睾肌。

4. 腹横筋膜　腹横筋膜（transversalis fascia）是疝外科学家 Cooper 医生在 1840 年首先提出的腹股沟管后壁的一个膜状结构（图 46-4）。它位于腹横肌的深面，在腹横肌与腹内斜肌下方比较致密，构成腹股沟管的后壁；其内下方附着于耻骨梳韧带，外下方构成股鞘的前壁，向后附着于髂筋膜。腹横筋膜为两层的结构，两层的腹横筋膜分别在腹壁下血管的前后。而且有两个口，一个在腹股沟韧带的下方，即股血管鞘和股环的开口。另一个是腹横筋膜在腹股沟韧带中点上方一横指处的裂孔，即内环。精索从中通过，腹横筋膜并随之延续向下，包围精索内筋膜。腹横筋膜与腹膜间有多量的腹膜外脂肪组织。

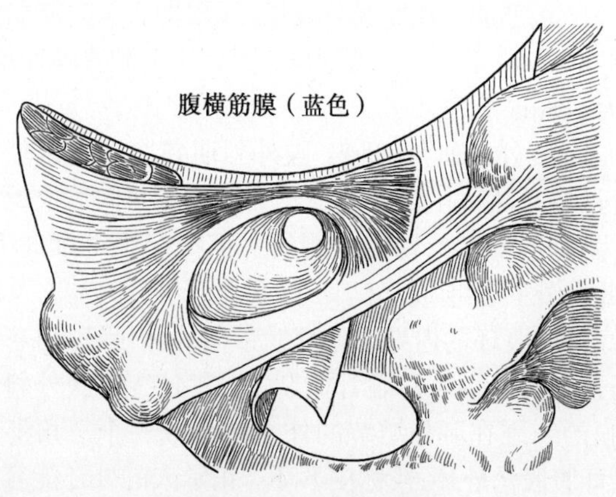

图 46-4　腹横筋膜

目前的研究认为，腹横筋膜的薄弱是腹股沟疝发生的根本原因。

5. 腹股沟管　腹股沟管是一个潜在的管腔，是一个斜行的通道，成人腹股沟管的长度约 4~6cm。男性有精索通过，女性为子宫圆韧带。它有两个口，分别叫做“外环”和“内环”，由于这两个开口并不在一个解剖层面，所以，也称为“浅环”和“深环”（图 46-5）。

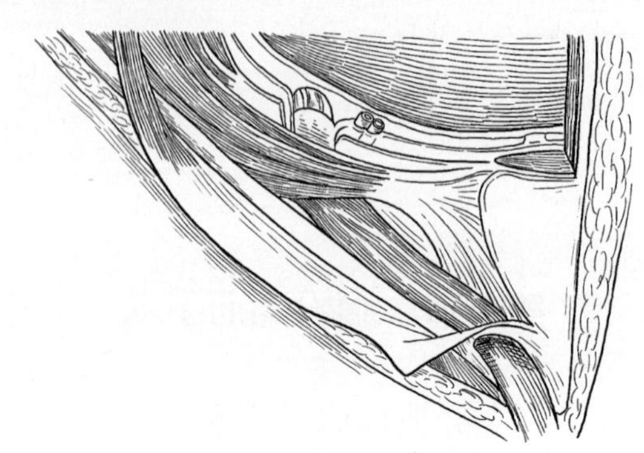

图 46-5　腹股沟管前面观

（1）腹股沟管的边界

1）腹股沟管前壁：皮肤、浅筋膜、腹外斜肌筋膜、部分腹内斜肌纤维可见于腹外斜肌腱膜深面。腹股沟管前壁的全程由腹外斜肌腱膜构成，在腹股沟管后壁最薄弱的区域——内环内上方，前壁有部分腹内斜肌纤维加强。

2）腹股沟管后壁：腹横筋膜、腹膜外组织、壁腹膜、腹壁下血管（外侧部分）。沿腹股沟管的内侧 2/3 有联合腱、腹股沟韧带反转部，在外侧 1/3 有凹间韧带。腹股沟管后壁内侧主要由联合腱构成。

需要强调的是，腹股沟管后壁全程由腹横筋膜参与构成，在腹股沟管前壁最薄弱的区域——外环，后壁有联合腱加强（图 46-6）。

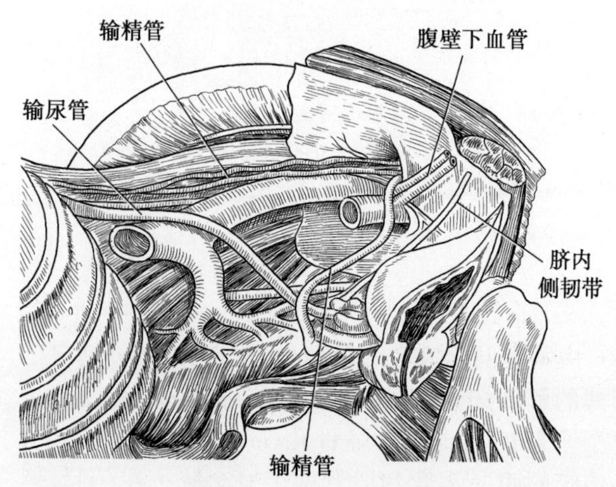

图 46-6　腹股沟管后面观

3) 腹股沟管的顶:腹内斜肌、腹横肌。

4) 腹股沟管的底:腹股沟韧带和髂耻束;内侧有腔隙韧带(lacunar ligament)也称为陷窝韧带。

(2) 腹股沟管的功能:由于腹股沟管的存在,就造成了下腹壁腹股沟区出现了薄弱环节。但腹股沟管具有斜度,这就在一定程度上代偿了这一薄弱。当腹内压升高时,腹股沟管前、后壁靠拢,腹股沟管就会关闭。联合腱和腹股沟韧带反转部位于外环的后方,这就增加了腹股沟管后壁内侧的强度。而腹内斜肌纤维位于内环的前方,可增加腹股沟管前壁外侧的强度。

(3) 腹股沟管外环:又称浅环,是腹外斜肌腱膜上的一个三角形裂隙,位于耻骨结节上方约 1.25cm。三角形或为 n 形,其底边为耻骨嵴,斜向内、下的方向。浅环有两个边缘,也称为脚,分别是:内侧脚由腹外斜肌腱膜构成,并与腹直肌鞘外侧缘相连。外侧脚由腹股沟韧带构成,与耻骨嵴相连。环的边缘与精索外筋膜相连,即腹外斜肌腱膜向下移行为精索外筋膜相连。在女性不使用精索外筋膜这一术语,而是称作子宫圆韧带覆盖物。成年男性的外环大于女性。

(4) 腹股沟管内环:又称“深环”,是腹横筋膜上的一个 U 形开口,大约位于腹股沟中点上方 1.25cm。内环位于腹壁下血管的外侧,是腹股沟管内侧的终点。也是腹股沟斜疝突出的门户。内环也有两个边缘,外侧缘由以下结构组成:①髂耻束;②腹壁下血管;③凹间韧带(hesselbach ligament)。内侧缘则由腹横弓(transverse abdominal arch)构成。内环的方向与腹壁有一倾斜的角度,在腹内压的作用下这种角度是一个保护机制。成年男性的内环大于女性。不同的个体内环的大小亦可不同。男性有精索通过,女性为子宫圆韧带。精索内筋膜起自内环的边缘,即精索穿出腹壁时腹横筋膜的延续。

由于腹股沟管内环边缘与精索内筋膜相连,腹股沟管外环与精索外筋膜相连,因此,精索或圆韧带在腹股沟的两端被良好地固定了。

6. 股管是腹股沟韧带后侧内下方的一个漏斗状间隙,长 1~2cm。管内有少许疏松结缔组织和数条淋巴管及 1~2 个淋巴结,股管的前面是腹股沟韧带和筛状筋膜,后面是耻骨筋膜和耻骨韧带,外侧是股静脉,内侧为陷窝韧带。股管的上口即为股环,是腹腔通向大腿股管的门户,为一椭圆形口,直径为 0.8~1.0cm,通常被腹横筋膜组成的股中隔薄膜覆盖,前界为腹股沟韧带,后界为耻骨梳韧带,内侧为陷窝韧带,外界借纤维隔与股静脉相邻。股管的下口为卵圆窝,为阔筋膜距腹股沟韧带中、内 1/3 交界点的下方约 2.5cm 处形成的一个卵圆形缺损,其表面覆盖一层多孔的筛筋膜,卵圆窝的外、下缘锐利而明显,称为镰状缘。大隐静脉跨过镰状缘在此处注入股静脉。因此,又称之为隐静脉窝。整个股管上小下大,且显著地向前弯曲,因为它的上口是向下面,而下口是向前面的(图 46-7)。

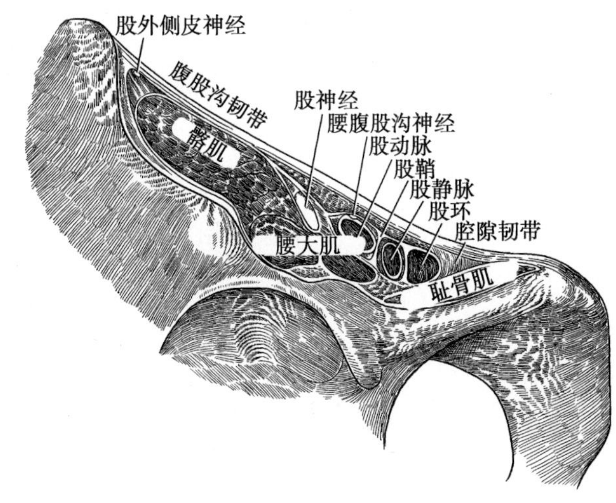

图 46-7　股管

5

7. 腹壁下血管　腹股沟三角内的主要血管是腹壁下动脉,来自髂外动、静脉,约在腹股沟韧带附近分出,向内、上方斜行于腹膜外脂肪中,经内环的内侧缘至腹直肌后鞘的半环线处,位于腹直肌的深面。腹壁下血管是腹股沟直疝与斜疝的分界线。

由腹壁下血管、腹直肌外缘、腹股沟韧带三者所构成的三角区是直疝的好发生部位,解剖学上称为直疝三角(hesselbach triangle)(图 46-8)。

8. 腹股沟区神经　髂腹下神经、髂腹股沟神经、生殖股神经是腹股沟疝修补术时应该注意的主要神经(图 46-9)。

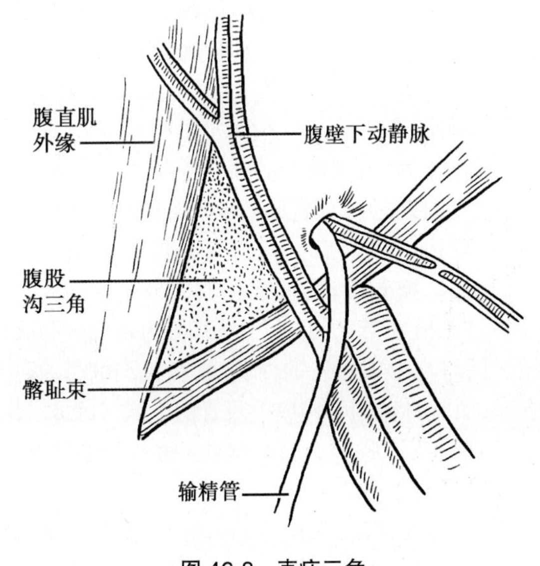

图 46-8　直疝三角

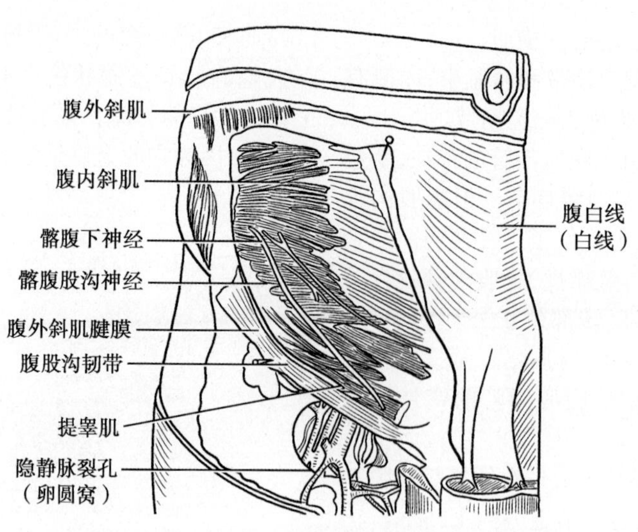

图 46-9　腹股沟区神经

(1) 髂腹下神经：来自第 12 肋神经及第 1 腰神经。在外环上方约 2.5cm 处穿过腹外斜肌腱膜，分布于耻骨上区域。

(2) 髂腹股沟神经：来自第 1 腰神经。髂腹股沟神经位于髂腹下神经的下方，在腹股沟管中沿精索的前外侧走行而出外环，分布于阴囊（或大阴唇）前部、阴茎根部和大腿内侧的皮肤。

以上两神经均在腹股沟管上方约 2~2.5cm 处，穿过腹内斜肌，行走于腹外斜肌与腹内斜肌之间。

(3) 生殖股神经：来自骶神经丛，其生殖支沿精索的内侧穿出，含有运动纤维及感觉纤维，分配于睾提肌、阴茎、阴囊内膜及皮肤。

9. 腹股沟区的韧带　腹股沟韧带（inguinal ligament）：又称为 Poupart 韧带，是腹股沟区最大、最长的韧带。这个韧带是腹外斜肌肌腱的下缘增厚卷曲形成的。两端的起止点分别为髂前上棘与耻骨结节之间。腹股沟韧带的 L 形状部分的内侧构成腹股沟管的底，包绕精索或子宫圆韧带，是腹股沟疝修补术的一个最重要的解剖结构。

腹股沟韧带又延伸出 3 个结构：

(1) 腔隙韧带：又称 Lacunar 韧带或 Gimbernat 韧带，是腹股沟韧带在靠近耻骨结节部分的延伸部分，呈三角，形成纤维向后下弯曲与耻骨梳韧带（Cooper 韧带）相连。换句话说，这个腔隙韧带就像在腹股沟韧带与耻骨梳韧带之间的一个桥梁，为精索提供支持作用。同时也形成股管的内侧缘，腹股沟韧带是股管的上缘，而耻骨梳韧带构成了股管的下缘。因此，当临床上处理股疝嵌顿时，可以（向内）切开腔隙韧带，以便于股管内的疝还纳。

(2) 耻骨梳韧带：又称为 Cooper 韧带，因英国解剖学家与外科学家 Astley Paston Cooper 爵士而命名。耻骨梳韧带由以下结构形成：腔隙韧带的部分纤维；耻骨上支的骨膜和筋膜；以及腹内斜肌、腹横肌、耻骨肌的腱膜纤维。是著名的 McVay 疝修补手术和腹膜前疝修补手术的重要解剖结构和标志。

(3) 腹股沟韧带的返折部分：即反转韧带（也称 Colles 韧带）。

另外，还有两个韧带：Henle 韧带，也称腹股沟镰。凹间韧带，也称 Hesselbach 韧带。

10. 髂耻束　首先由英国人 Alexander Thomson 所发现并描述。他发现髂耻束是腹横筋膜的增厚部分，位于在腹股沟韧带深面与其平行走行。髂耻束内侧直接起源于耻骨体上面的内侧部，位于耻骨结节腔隙韧带与耻骨结合处的后方，其外侧呈扇状延伸与腹横筋膜和髂筋膜相交织，髂耻束全程与髂骨棘并无直接相连。髂耻束的宽度在与股动脉交界处平均为 4.6mm，在与髂前上棘邻近处平均为 5.3mm。在显微镜下测量，髂耻束的平均厚度为 0.24mm，是腹横筋膜的 2 倍。

许多腹股沟疝的外科修补术式涉及髂耻束。Shouldice 修补术和 Nyhus 修补术都特别利用髂耻束对腹股沟管后壁进行修补。腹股沟疝和股疝的腹膜前修补就是通过缝合腹横肌腱膜弓状下缘和髂耻束以修补腹壁缺损的。

11. 精索　精索是男性腹股沟的重要结构，可以说腹股沟管的出现和构造就是为了精索而量身定做的。

(1) 精索的结构：输精管；血管包括：睾丸动、静脉，输精管动、静脉，提睾肌动、静脉；蔓状静脉；神经有生殖股神经生殖支；睾丸淋巴管；鞘状突残余。

(2) 精索的被盖：精索内筋膜——在内环处起源于腹横筋膜；提睾肌起源于腹内斜肌和腹横肌；精索外筋膜——在外环处起源于腹外斜肌腱膜。另外在外环下方精索有许多侧支循环。

(3) 疝囊在精索内的位置：腹股沟斜疝疝囊呈月牙状位于在精索的内上方。清楚了解斜疝疝囊在精索内的位置有助于在手术中顺利找到疝囊。

12. 耻骨肌孔　又称为 Fruchaud 孔，由法国学者 Henry Rene Fruchaud 在 1956 年首次描述。Fruchaud 强调所有来自腹股沟的疝均发生在一片薄弱区域内，即耻骨肌孔。按照 Fruchaud 的所述，耻骨肌孔为一个独立的孔隙，近似四边形，有上、下、内、外 4 个边界：

(1) 下界为骨盆的骨性边缘，此处骨盆为髂骨的前界，由耻骨梳韧带（Cooper 韧带）和耻骨肌覆盖，耻骨梳韧带为非常坚实的复合结构，是在耻骨结节与髂耻隆突间加强耻骨梳的骨膜。在内侧与腹股沟韧带相连，形成 Gimbernat 韧带即陷窝韧带。

(2) 上界是腹前外侧壁的肌肉，分为两层，浅层由腹外斜肌组成，深层由腹内斜肌和腹横肌组成，深层肌肉在此形成腹股沟镰或联合腱。

(3) 耻骨肌孔的外侧，由髂腰肌、其增厚的腱膜和覆盖股神经的髂筋膜构成，覆盖髂肌的髂筋膜离开盆腔后，其内侧增厚，形成髂耻弓。该弓外侧连于髂前上棘，内侧达髂耻隆突。髂耻弓对外科操作无实际意义，但作为下列腹股沟外侧结构的总结合点，该弓有非常重要的解剖意义：即腹外斜肌腱膜纤维（腹股沟韧带的纤维）的附着点，腹内斜肌的一些纤维的起点；腹横肌、髂耻束的外侧附着点。髂耻弓还是股鞘外侧壁的组成部分。

(4) 耻骨肌孔的内侧界：由腹直肌和 Henle 韧带一起组成。Henle 韧带是指腹直肌的边缘下方有时向侧方延伸到达耻骨结节，称为 Henle 韧带（此韧带存在于 30%~50% 的人，且与腹横筋膜融合）。

耻骨肌孔的内容，在浅面，耻骨肌孔被腹股沟韧带结构分为上下两部分。在上方腹股沟水平处为精索（或子宫圆韧带）的通道，而下方部分有股神经、股动脉、股静脉和股管的通道。在深面，耻骨肌孔由腹横筋膜封闭，腹横筋膜外翻包绕在穿过此区域的精索或神经血管鞘结构周围。

13. 腹腔镜内侧修补的解剖结构　腹腔镜的出现，改变了人们对腹股沟区观察的方向、角度和视野。

(1) 腹膜和皱襞（图 46-10）：腹腔镜由脐孔下方进入腹腔后，在脐以下可见有 5 条纵行的腹膜皱襞或隆起，两侧对称，位于正中线的称为脐正中韧带，是胚胎时脐尿管的残留痕迹，从膀胱底到脐。在两侧为脐内侧韧带，是脐动脉残留的痕迹。再向外的腹膜皱襞称为脐外侧韧带，是腹壁下血管表面的腹膜隆起。在脐外侧韧带两侧有两个浅凹（窝）。外侧是斜疝经过腹股沟管内环的部位。内侧为脐内侧脐韧带与脐外侧

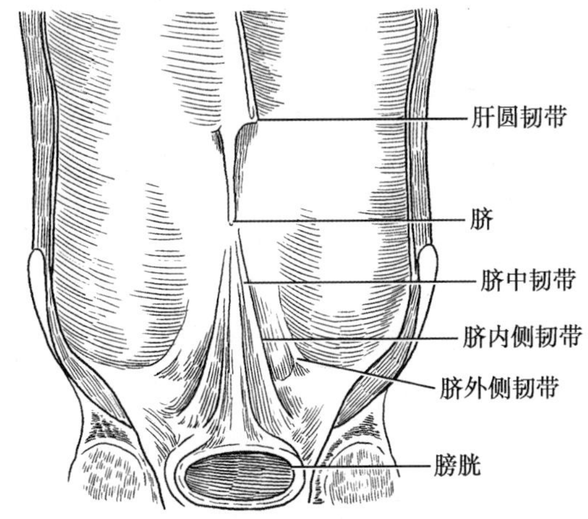

图 46-10　腹膜皱襞

韧带之间的区域，与腹股沟直疝的形成相关。有时脐内侧韧带的位置和大小不定，不应作为明确的定位标志。在脐中韧带与脐内侧脐韧带之间，不一定可见浅凹，因为腹直肌及鞘膜使此区域加强，很少发生膀胱上疝。

(2) 腹腔镜下可辨认的血管和韧带等结构（图 46-11）

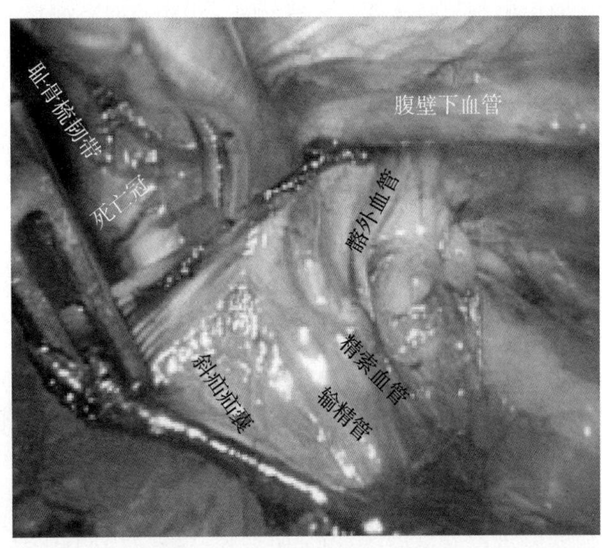

图 46-11　腹腔镜下的解剖标志

1) 腹壁下血管：腹壁下血管通常来自于髂外血管，形成斜疝内环口的内界，该血管在 12 点钟位置向上向头端走行。在腹膜表面略呈蓝色，有时动脉搏动也十分清楚。多数情况下在其旁可见有伴行的静脉。

2) 输精管：该结构为白色的条索状，从膀胱底部后方，由中间向外上走行，跨过 Cooper 韧带进入内环口，腹腔镜观察下进入内环口的位置右侧多是在 8 点钟位置，左侧多在 4 点钟位置。

3) 精索血管：精索血管从侧方进入内环口，精索

血管和输精管汇合后形成精索。透过后腹膜，精索中的蓝色血管常清晰可见。

4）Cooper 韧带：该韧带呈白色，比较坚韧，向正中走行，止于耻骨结节。腹腔镜使用分离器械更容易观察到，分开其浅面的腹膜后，可见它是一条闪光的白色组织。正是这束坚固的韧带，置入的网状假体才能被金属钉合器固定住。

5）髂耻束：为髂前上棘至耻骨结节之间的腹横筋膜增厚形成，与腹股沟韧带平行走行，但是在其深面，即靠近腹腔内，有时腹腔镜下不易看清，或以为腹股沟韧带。髂耻束跨过股血管的前方形成深环的下界，最后呈扇状散开止于 Cooper 韧带内侧部和耻骨结节。

6）髂外血管：髂外血管走行于腰大肌内侧筋膜的上方，经髂耻束和腹股沟韧带后方，移行于股鞘内为股血管。

7）内环口：内环口形状差异很大。没有斜疝的时候，内环口是扁平的，看起来就像是腹壁下动脉、输精管、精索静脉的交汇点。如有小的斜疝，内环口呈浅浅的陷窝状，如果斜疝比较大，则内环口的形状可以是宽而浅的盆状，也可以是较深的洞穴状。

5

8）Hesselbach 三角：又称为直疝三角，该三角位于脐内侧韧带和脐外侧韧带之间。由腹直肌外侧缘、腹壁下血管、髂耻束中段构成。

(3) 危险三角和死亡冠

1）危险三角：这一名词由 Spaws 首先提出，又被称为"Doom 三角"，是专指在腹腔镜下所见的输精管和精索血管之间的间隙，因为在其中包含有髂外动、静脉和股神经。危险三角的重要性在于髂外血管和股神经位于其底部，而表面常有腹膜和腹横筋膜将其覆盖。为了避免伤及这些重要的结构，通常推荐仅在输精管内侧和精索血管外侧做缝合或钉合的操作（图 46-12）。

2）死亡冠（corona mortis）：是指腹壁下血管的耻骨吻合支与闭孔血管形成的吻合环，若手术损伤此血管环常造成严重的出血，且止血困难。腹壁下动脉通常在腹股沟区分为两支：提睾肌动脉，也称为精索外动脉和耻骨吻合支。提睾肌动脉从发出点沿腹股沟内环的内侧上行，穿透腹横筋膜，穿过腹膜前间隙进入精索。耻骨支向下走行，朝向闭孔，并与闭孔动脉吻合。耻骨吻合支在跨过耻骨上支处有时向上发出不固定的小分支，称为耻骨前支。耻骨前支沿耻骨上支朝耻骨体走行。这个动脉吻合环及其相应的静脉血管有吻合形成吻合环，被称为死冠，死冠若术中损伤，止血可能非常困难，而得此名。常在向耻骨梳韧带（Cooper 韧带）位置缝合或向耻骨梳韧带打固定钉时损伤，或在游离嵌顿性股疝时，在陷窝韧带内侧非直视下切开时损伤（图 46-13）。

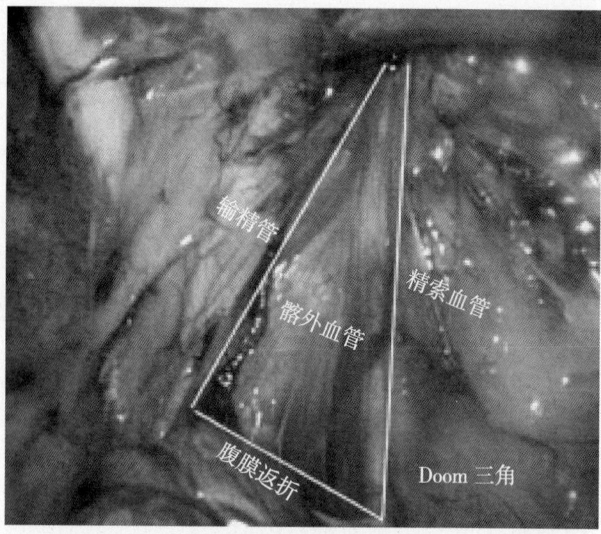

图 46-12　Doom 三角

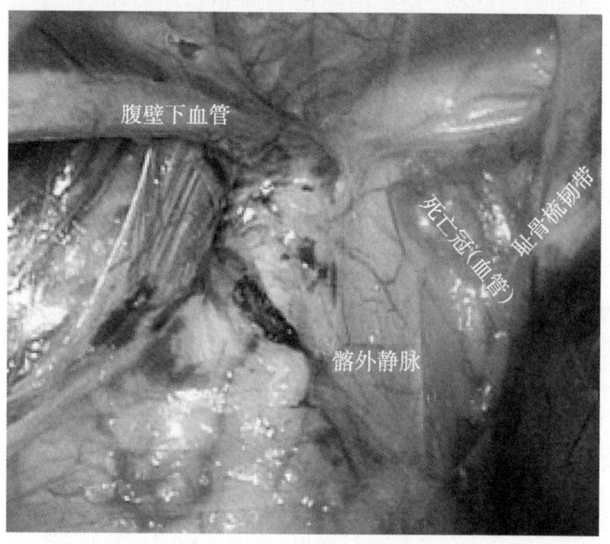

图 46-13　死亡冠（血管）

【病理生理和病因】

近一百年来，对腹股沟区域疝的人群患病率（任何指定时间段内某种疾病在所研究人群中的百分率）和发病率（研究人群中某种疾病新发病例的比率）已经有众多的学者进行了广泛的研究。在发达国家，发病率约为 3%~5%，人群中腹股沟疝手术率约为 2 000 例 /（百万人·年）。中国几项调查的数据分别：为上海成人腹股沟疝患病率是 3.6‰；天津的流行病学的调查数据为 5.4%。全国范围内每年腹股沟疝的手术例数和发病例数之间的关系难以明确，手术量约为 100 万例。而全球每年腹股沟疝手术超过两千万。

病因的分析有以下的情况：腹股沟疝的病因是多因素的。Cooper 公爵 1827 年提出疝病的人群易感性，之后又增加了慢性咳嗽、肥胖、便秘、妊娠、腹水和前列腺增生等情况，但这些因素可以诱发疝的发生，却并非疝病的原始病因。

年龄:60 岁以上年龄组的发病率约为 1%,远远高于平均的 3.6‰～5.4‰的数据。老龄人口的增加是病例增加的一个主要原因。

基因易感因素:在日本双胞胎疝病两倍于一胎。在加纳、西非 1/5 初生婴儿为双胞胎(是其他地区的 2 倍),是加纳男性疝发病率高的原因之一。我国新疆的调查,维吾尔族的发病率为 10%。

发育缺陷学说:斜疝是因为鞘突闭合不全所引起,正常情况下,除包裹睾丸的鞘膜部分形成睾丸鞘膜,其余鞘突在出生后闭合形成鞘突韧带。如鞘突不能闭合则形成先天性腹股沟斜疝。现代流行病学研究发现,腹股沟疝在家族和部落间发病率不同,以及双胞胎同时罹患腹股沟斜疝均支持该病因学说。此外,在 1/4 个体中,腹股沟管内侧 1/2 和直疝三角缺乏适当的肌筋膜对腹横筋膜的支持。这部分人中存在下腹部腹内斜肌腱膜缺失和腹横筋膜附着于耻骨上支变窄。因为这一先天异常是对称性的,这就解释了临床上直疝通常是双侧的。

结缔组织的病变:腹股沟斜疝在中老年人群中发病率较高,提示腹壁结缔组织的病理改变也是病因之一。疝病的易感因素应包括先天性疝囊和腹横筋膜两个方面。直疝通常无腹膜囊状突出,发病随年龄增长而增高,其病因包括吸烟。

胶原代谢紊乱:胶原蛋白是成纤维细胞活动的终端产物,有多种类型,在创伤愈合过程中主要包括Ⅰ型或Ⅲ型胶原蛋白。随后的重塑过程包括胶原纤维束形成,使瘢痕成熟。腹股沟管和腹横筋膜由胶原蛋白、弹力纤维以及含有氨基多糖的细胞外基质等组成。占胶原蛋白比重 80% 的羟脯氨酸含量在腹股沟疝,尤其是直疝患者的腹直肌前鞘中含量有非常明显下降。所提取的胶原蛋白中,羟脯氨酸与脯氨酸比例下降,细胞间交联虽未受影响,但羟脯氨酸合成受抑,疝病患者胶原纤维的直径粗细也不一致,胶原蛋白超微结构有明显差异。

有研究发现,肌筋膜组织纤维的退行变化不仅发生于直疝患者的腹横筋膜 / 腹横肌中,还发生于斜疝患者内环上方的腹横筋膜中,也可发生于远离腹股沟疝部位的外观正常的腹横筋膜中。所观察到的主要变化是弹性组织的减少和碎裂,类似于 Marfan 综合征和 Ehler-Dalos(EDS 综合征)。这一发现的意义是存在胶原蛋白的合成障碍和相互酶解。这一发现在应用从腹股沟疝患者皮肤中分离的层纤维细胞体外合成Ⅰ型和Ⅲ型胶原蛋白时得到证实。用放射性氚标记的脯氨酸与成纤维细胞孵化时,所分泌的Ⅲ型前胶原蛋白增加,提示腹股沟疝患者成纤维细胞表型的改变可以导致胶原蛋白纤维的装配减少,形成有缺陷的结缔组织。在对体型正常的年轻男性腹股沟疝患者的新鲜尸体解剖病例对照研究中,发现总胶原蛋白含量和Ⅰ型胶原蛋白的含量均有下降。

是否可能存在一种非限制性促弹力蛋白分解酶系统导致腹股沟疝的形成?弹力蛋白水解酶水平的上升已在吸烟人群中得到证实,并且在吸烟的腹股沟疝患者中,其白细胞计数增高和弹力蛋白分解酶水平增高相关。含有蛋白水解酶和弹力蛋白水解酶的中性粒细胞在吸烟的炎症反应对肺组织起着破坏作用,这些含有同样蛋白水解酶的中性粒细胞也可以对横筋膜产生损伤。

另外,在腹主动脉瘤患者中腹股沟疝发病率为 41%,以及冠状动脉疾病中腹股沟疝发病率为 18.1%。在主动脉瘤或堵塞性主动脉疾病行主动脉重建手术后,术后一年随访,切口疝发病率在动脉瘤患者为 31%,在主动脉阻塞性疾病患者为 12%,腹股沟疝发病率在动脉瘤患者为 19%,阻塞型疾病为 5%,进一步支持生化异常改变的观点。重度吸烟者可能因为肺部蛋白酶渗漏引起全身结缔组织疾病。Read 医生的研究发现,有一种以上的因素可以发现在腹部疝患者中存在全身胶原蛋白代谢性疾病,包括不同类型胶原蛋白表达失衡,通过直接检测腹股沟疝患者腹横筋膜中的胶原蛋白(Ⅰ型和Ⅲ型)已经证实这一点。这些证据支持全身胶原组织代谢紊乱的学说。

(陈双)

(二) 术式沿革与发展

对疝的描述和治疗可追溯到公元前(图 46-14),然而在那个时代就外科手术而言,疝的修复常伴有患者被烧红的烙铁局部灼烫,或被切除睾丸。而如果发生疝的绞窄,则几乎就是死亡。

在中世纪的黑暗时代,医学一度在文明世界衰落,手术刀被摒弃不用。那时外科手术几乎没有成就。在 13 世纪外科手术开始复苏。在这段时间疝病学方面取得了重要的进展,Guy 在他的著作中全面地描述了疝的诊断和治疗。他描述了四种外科治疗方法:一种方法是不切除睾丸的疝切开术;第二种方法是烧灼从疝突出的部位至耻骨处;第三种方法是用一根结实的绷带把疝囊和一块木板固定在一起,压住突出部位;第四种方法则是保守治疗:用绷带包缠疝,卧床休息数周,辅以灌肠剂、放血及特殊饮食。Guy 是那个时代的权威疝气专家。

欧洲的文艺复兴(15 世纪至 17 世纪中叶)对疝乃至整个医学的发展都起到明显的促进作用。尸体解剖研究的兴起,使人们对疝的认识也渐趋全面,从根本上推动了疝治疗的发展。

5

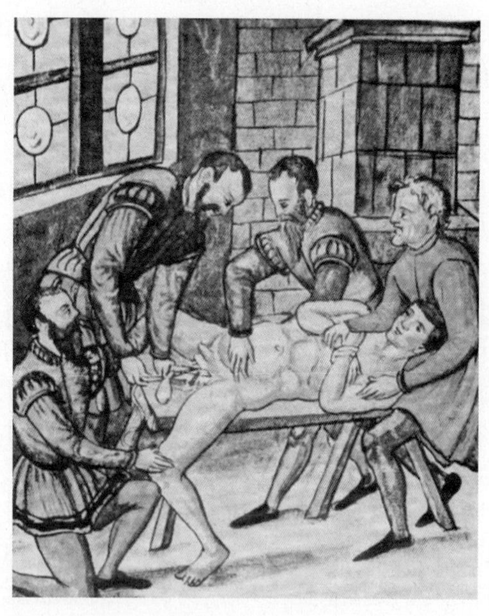

图 46-14　治疗疝

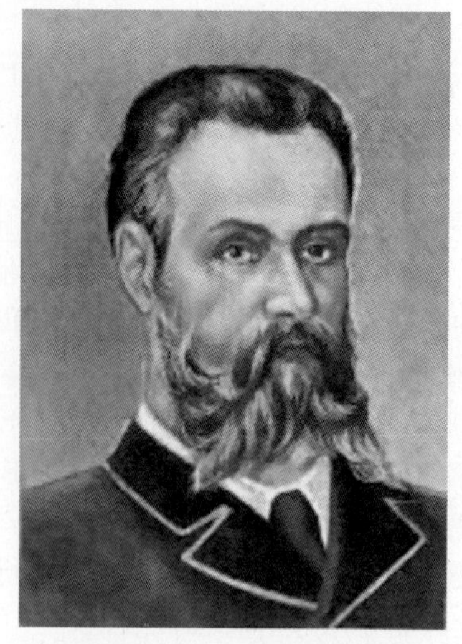

图 46-15　Dr.Bassini

1. 解剖学时代　外科解剖学家对疝的治疗作出重大贡献的时间是在 1750 至 1865 年期间,此时期被称为“层次解剖时代”。主要的贡献者包括 Scarpa 医生和 Cooper 爵士。从那以后,有关腹股沟的解剖学理论有了重要的发展。

5

John Hunter(1728—1793)对于疝外科的贡献是确定了睾丸的下降过程:即在出生后的一段时间内,睾丸和精索血管逐步下降至阴囊的过程。Jules Cloquet(1790—1883)最早描述了髂耻束是腹股沟疝修补术上的一个重要结构。他最早观察到出生后鞘状突未闭对后来疝囊和内容物形成的作用。Franz Hesselbach 描述了一个三角形的区域,这个区域在当今腹腔镜手术中是非常重要的解剖结构,此结构被认为是直疝、斜疝和股疝的好发区,即早期对肌耻骨孔(MPO)的描述。Don Antonio Gimbernat(1742—1790)确定了陷窝韧带为解剖学上的显著结构,还阐明了为何它的分割处通常成为绞窄性股疝的狭窄点,仅能允许较少的疝内容物通过此结构。

2. 组织层次修复时代　疝外科要取得进一步发展,就需要更新外科学的概念。有两个先行者,意大利学者 Bassini 和美国学者 Marcy 均认同腹股沟管的生理学,能正确理解每个解剖平面,腹横筋膜、腹横肌、腹内斜肌、腹外斜肌及其斜肌腱膜对稳定腹股沟管所起的作用,该观点由 Bassini 最先提出(图 46-15)。

Bassini 医生开创性地尝试用一种根治性的手术,使患者手术后无需再使用疝气带。Bassini 医生是这样描述他的工作的:“通过重建腹股沟管结构可恢复其生理状态,腹股沟管有两个口,一个口是腹环,另一个是皮下环;以及两个壁,前壁和后壁,中间有精索通过。通过解剖腹股沟管,借助腹股沟管和腹股沟疝的解剖学知识,对我来说就会很容易找到一个有效的方法。”在他的斜疝手术中切除疝囊,并在腹膜的平面(内环的深面)关闭腹膜(即高位结扎)。然后分离并提起精索,游离暴露腹股沟管的后壁,自内环起切开腹横筋膜直至耻骨结节。然后将已分离出的联合腱,包含腹内斜肌、腹横肌、Cooper 垂直筋膜以及腹横筋膜一同缝合至外侧腹横筋膜的下缘和腹股沟韧带韧带的后缘。Bassini 强调缝合必须齐整,因此开始时必须充分地将腹内斜肌与腹外斜肌腱膜游离开,以保证缝合的是健康和有愈合力的联合肌腱。Bassini 仔细对患者进行随访,一些患者跟踪随访了 4.75 年,记录了 7 例复发病例。这些患者中伤口感染数为 11 例,平均愈合时间为 14 天。这些统计学数据,可与 20 世纪 50 年代前的报告相媲美。Bassini 1890 年发表了论著,被视为外科史上的一个飞跃。

而 Marcy 专心研究横筋膜中的深环。他在腹股沟斜疝手术中只需用腹横筋膜来闭合深环,目的是要重建稳定和有效的深环。1871 年,他报道了两例在前一年接受手术的患者,“我用苯酚肠线间断缝合关闭了(深)环,使他们得到了永久性的治愈”。

Bassini 的助手 Attilio Catterina 出版了一本名叫《Bassini 手术》的图谱,Cortina 的一位艺术家朋友 Orazio Gaicher 为这本图谱作了 16 幅生动的彩色插图。这本图谱于 20 世纪 30 年代分别在伦敦、柏林、巴黎和马德里出版,它详细描述了 Bassini 精确的技术,特别是腹横筋膜的切开,提睾肌切除和精索的游离,以及如今看来是最基础的所有相关的解剖学结构,它是 Shouldices 手术的先驱。这本图谱清楚地说明了 Bassini 切除提睾肌和腹股沟管后壁的修复。Shouldice 和 Bassini 的疝修补术基本上是相同的(图 46-16、图 46-17)。

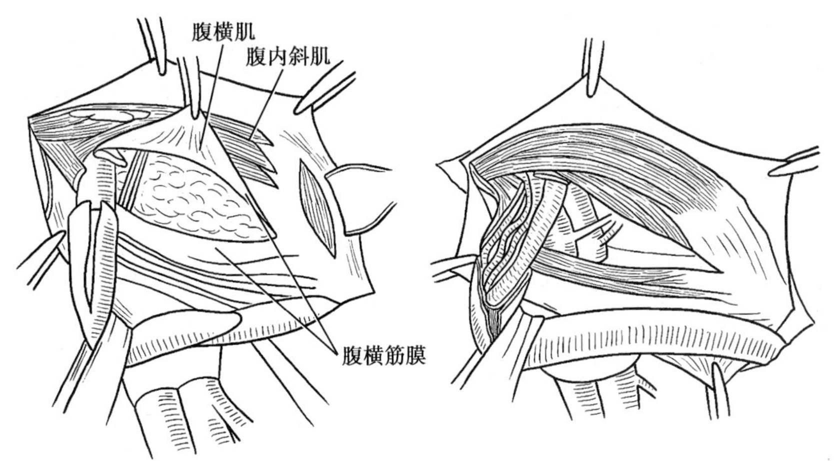

图 46-16　Bassini 疝修补术

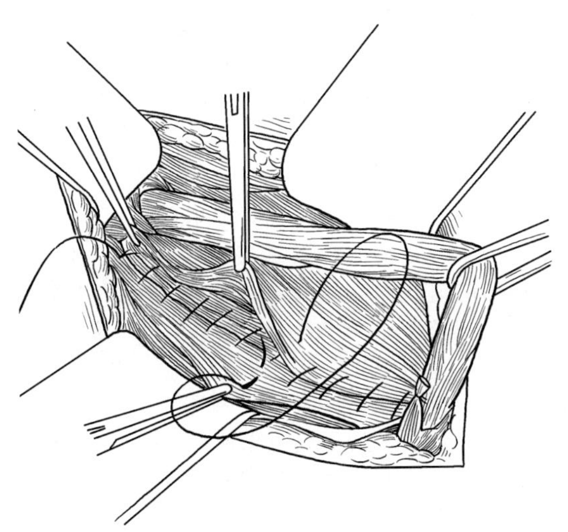
图 46-17　Shouldice 疝修补术

Halsted 医生对疝病学做出了重要贡献，他提倡精湛的基本外科技术，如仔细止血、绝对无菌以及避免组织创伤等操作的重要性。Halsted 医生被公认为是第一位阐述前壁松解切开再重新缝合价值的人，他的观点在 1892 年被首先描述。但是许多医生错误地理解或简化了 Marcy、Bassini 的基本概念，即探查腹股沟管后壁并修补其缺损；重建斜疝扩张的深环结构。对于直疝病例，要修复膨出的腹横筋膜。

而 Ferguson 医生是反对移动精索及探查腹股沟管后壁的，仅行腹股沟管前壁的修补。

Wyllys Andrews 医生强调了腹股沟管后壁的重要性："通过对联合肌腱、腹横筋膜与腹股沟韧带的牢固缝合，以缩窄腹股沟管的管腔"。他用外斜肌腱膜的内侧瓣来加固管后壁，在精索的后面拉下腹外斜肌腱膜缝合到腹股沟韧带上。腹外斜肌腱膜的外侧瓣覆盖到精索的前方，他的意图就是重叠缝合。他的文章总结道："任何根治性修补术必须建立在肌筋膜的层面上。瘢痕组织和腹膜组织是没有持久修补价值的。"然而他在对手术描述中却没有提及 Bassini 切开腹横筋膜，对腹股沟管后壁进行分层缝合修补的技术。这些不正确的观点被传到下一代的欧美外科医生，也包括了中国的外科医生。在一段时间内这些外科医生在不切开腹横筋膜的情况下，仅将腹内斜肌和腹横肌构成的所谓肌腱弓直接缝合至腹股沟韧带上。直到 20 世纪 50 年代由于 Shouldice 手术的诞生，Bassini 术式才被作为 Shouldice 手术的改良原型术式被重新认识和介绍，这是一个迟到的正确表述。

Earl Shouldice(1890—1965)开设了 Shouldice 医院，一家致力于修复腹壁疝的医院。在那里每年有 10 000 例的疝修补术，Shouldice 医院的医生们积累了大量的临床经验，他们从病理学的角度充分理解了原发疝和复发疝，强调了手术成功所需的附属条件。单股金属线被用来作为另一种缝合材料，疝根治术中用于连续缝合修复内环、腹股沟管后壁和股管区域的。切除提睾肌、精索筋膜及其附属血管和生殖股神经的生殖支，用 4 层重叠缝合的方法修复腹股沟管后壁，并公布了术后早期下床活动的益处。

McVay/Cooper 韧带修补术最初的适应证为伴有巨大直疝及腹横筋膜下缘缺损的患者。在处理合并股疝的腹股沟疝时同样有用。而如今的 McVay 修补术已经失去了其最初的作用。

Heri Fruchaud 是一位卓越的法国医生和解剖学家(图 46-18)，他描述了一个全新的解剖结构："耻肌骨孔"，将传统的腹股沟管和股管两个概念统一在一起，形成从腹部到股部的完整路径。横筋膜的腹 - 股隧道(abdominocrural tunnel) 延伸穿过耻骨肌孔，所有腹股沟疝和股疝都通过这个孔，包括股血管。基于这个解剖学概念，Fruchaud 推荐重建肌耻骨孔的腹横筋膜结构的术式。这个概念为开腹或腹腔镜的腹股沟疝腹

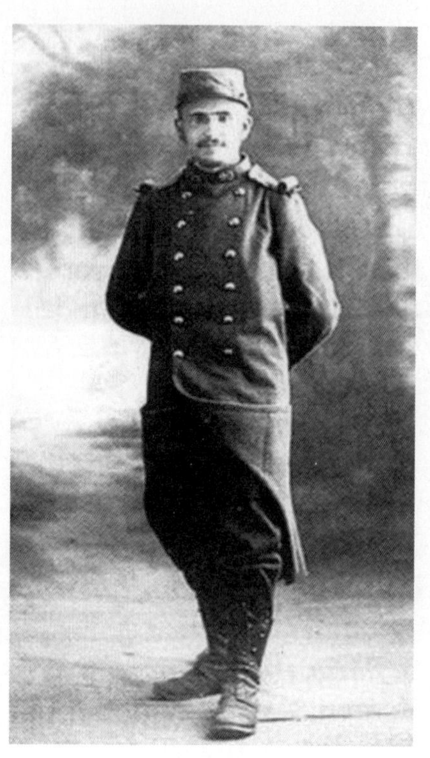

图 46-18　Furchaud

5

膜外网片修补提供了基础。但他的发现没有得到很好的介绍，直到疝修补的腹腔镜时代才显示其影响力并得到全面认可。法国的 Stoppa 医生和美国的 Wantz 医生把 Fruchaud 的理论和概念扩展为以“巨大腹膜内脏囊的加固”来修复腹股沟疝，尤其是复杂的复发性腹股沟疝。

3. 无张力疝修补时代　1958 年美国的 Usher 医生首次应用合成材料聚丙烯网片对腹壁疝进行了修补，并取得成功，开创了无张力疝修补时代的先河。而 Irving Lichtenstein 医生是应用聚丙烯合成网片修补腹股沟疝的开创性学者，他和他的同事 Shulman 医生及 Amid 医生自 20 世纪 70 年代就开始应用该方法对 3 000 例的腹股沟疝患者进行治疗，并于 1986 年发表了他们的第一篇论文，提出并确立了无张力疝修补的概念。此后，他们提出了将无张力腹股沟疝修补手术转变为普通的日间门诊手术。规范的无张力疝修补手术可在局部麻醉下施行，Lichtenstein 首先指出这类手术很特殊，需由有经验的医生来施行，仅做小手术的低年资医生在没有上级医生的指导监督下，不能实施无张力疝修补术。

Lichtenstein 术式（图 46-19）特点是：不改变原有的腹股沟区域的解剖结构；应用足够大的网片对腹股沟疝进行没有张力的缝合修补手术。Lichtenstein 设计的网状补片的成功推出和在世界范围内的普遍应用，使他技术得到了全世界的认同。在此后众多的腹

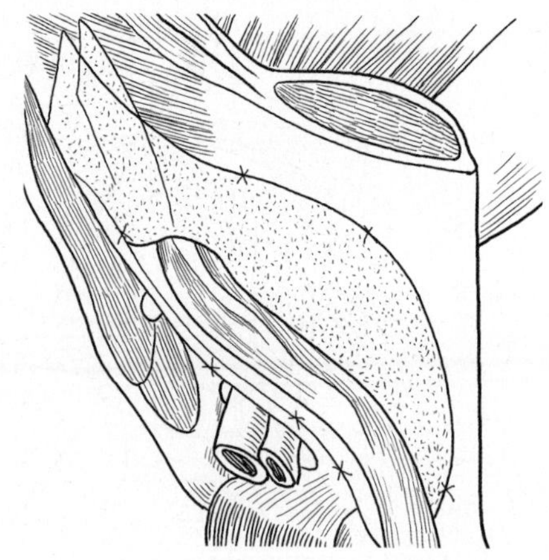

图 46-19　Lichtenstein 无张力疝修补术

股沟疝无张力修补手术中都融入了 Lichtenstein 的技术方法，例如 Robbins 和 Rutkow 的网塞修补手术，被称为网塞 - 平片手术（Plug-Stien 手术）。以及后来的 Gilbert（PHS/UHS）手术和改良的 Kugel 手术（Modify-Kugel 手术）。

4. 腹腔镜疝修补术　腹腔镜腹股沟疝修补手术（图 46-20）属于无张力腹股沟疝修补术的范畴中的一个部分，在腹股沟疝的外科治疗中有其一席之地。这个新近发展的技术正在被迅速普及。

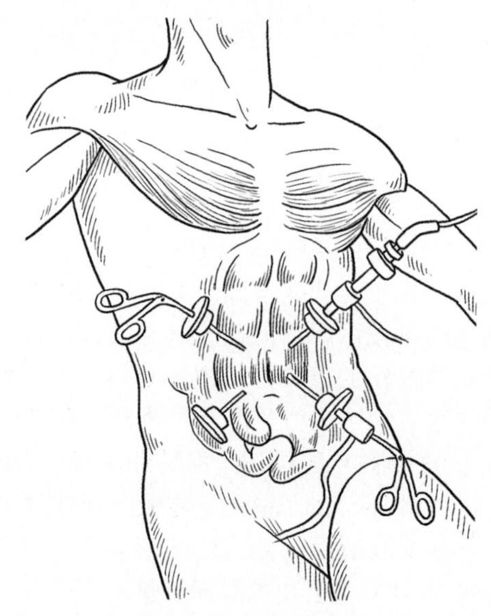

图 46-20　腹腔镜疝修补术

1979 年 Fletcher 医生是第一个尝试使用腹腔镜治疗腹股沟疝的医生。他关闭了疝囊颈。Ger 医生于 1982 年首先在腹腔镜下放置夹子（miche）夹住疝囊颈。他报道了一位腹腔镜监视下使用特殊钉合装置的患者，这位患者术后随访 3 年未见复发。Ger 继续努力尝试在腹腔镜下修复疝。他报道了腹腔镜腹股沟疝修复术的潜在优势：①穿刺代替常规切口；②微创切

割；③精索损伤和缺血性睾丸炎的发生减少；④膀胱损伤少见；⑤神经痛的发生率降低；⑥可门诊手术；⑦可行疝囊超高位结扎；⑧术后不适最少、恢复快；⑨同时可行腹腔镜诊断；⑩可行双侧腹股沟疝的诊断和治疗。

1989年，妇科专家Bogojavalensky首次使用人工合成材料在腹腔镜下修补腹股沟疝和股疝。缝合关闭内环颈部，补片的覆盖范围一定要比解剖缺损本身要大，为了达到这一目的，他在缺损的地方放置了一个4cm×5cm大的椭圆形脱水硬脑膜补片，用肠线把它缝合到腹膜上打结固定。Popp认为腹膜内腹股沟疝的修复（IPOM）可能并发肠粘连，所以建议采纳腹膜外方式。

Schultz医生1990年出版了第一套腹腔镜下疝修补术系列丛书，书中描述用聚丙烯网塞填充疝环，然后放置二或三片聚丙烯补片（2.5cm×5cm）覆盖于缺损的部位。为了进入疝的缺损区域，他切开腹膜。在置入补片后，他用夹子关闭腹膜。这可能就是最早的经腹腹膜前修复（TAPP）的尝试，而TAPP技术如今已被广泛应用。腹腔内放置补片（IPOM）技术采用了类似的概念。Salerno、Fitzgibbons、Filipi、Toy和Smoot医生使用IPOM方法进行疝修复，他们用自己设计的经典缝合钉装置（Nanticoke Hernia Stapler），把膨化聚四氟乙烯补片（ePTFE）固定在腹股沟平面。经20个月的随访，复发率是2.4%。他们注意到，与开放的疝修补术相比，接受此种手术方法的患者术后疼痛显著降低，而且恢复快。

但TAPP和IPOM这两种方法都需进入腹腔。在继续寻找可以防止肠管与人工合成材料粘连的方法的过程中，1991年Popp在TAPP修补术中描述了这一方法：在经腹壁切开后，先将腹壁与腹膜分离开，用皮下注射器注射生理盐水至前腹膜间隙。这种“水性分割”有利于分离局部组织，以开创一个腹膜前间隙，并在此操作手术。这个早期的概念可能引发了以下这个想法：即整个手术操作可以在腹膜前间隙完成，而无需进入腹腔。

1992年，Dulucq是第一个施行后腹腔腔镜下不直接进入腹腔的腹股沟疝修补术的外科医生。1993年，Phillips和Arregui医生分别描述了无需切开腹膜修复腹股沟疝的方法。通过放置于腹腔内的腹腔镜在直视下完成腹膜前间隙的游离，然后把腹腔镜移到新游离的腹膜前间隙完成修复过程。这种全腹膜外（TEP）修复术和TAPP法是完全相同的，但对腹内脏器的损伤的机会要小。

目前大多数腹腔镜腹股沟疝修补术系通过TAPP或TEP的方法进入腹膜前间隙，置入合成的聚丙烯修补材料。在一个多中心报道中，10 053例手术修复患者经术后36个月的随访，其复发率是0.4%。继续施行腹腔镜疝修补术的外科医生相信，Ger当年期待的目标已经实现了。

（唐健雄）

（三）手术适应证与禁忌证

临床上几乎所有的腹股沟疝无不是通过外科手术而获得痊愈，因此国际上公认手术修补是治疗成人腹股沟疝的“金标准”，也可以说：目前外科手术是能够治愈腹股沟疝的“唯一”方法。外科医师应根据患者的情况及自身所掌握的技能选择手术方法。

【治疗原则】

无症状的腹股沟疝，依据循证医学的证据，可随诊观察，也可择期手术治疗。若为股疝（因发生嵌顿和绞窄几率较大或近期发现疝囊增大明显者）应及时进行手术治疗。对因年老体弱等原因不能耐受手术者，也可选择疝托进行保守治疗。

【手术适应证】

1. 有症状的腹股沟疝，应择期手术。
2. 嵌顿性及绞窄性疝应选择急诊手术。
3. 复发疝的手术治疗　原则上建议避开前次手术创伤所造成的解剖困难，如前次手术为常规开放手术，复发后再次手术建议采用后入或腹腔镜手术修补。
4. 医生的资质和经验也是手术治疗需要考虑的因素，手术方式的选择需要根据医生经验和所掌握的手术方式而定。

【手术禁忌证和注意事项】

1. 非急诊的腹股沟疝属无菌手术，因此，凡手术区域存在感染病灶应视为手术禁忌证。
2. 相对禁忌证及注意事项　存在引起腹内压增高因素者，如严重腹水、前列腺肥大、便秘和慢性咳嗽等，术前需要相应的处理，以减少术后早期复发等并发症的发生。
3. 对于长期服用抗凝药物和激素，存在心脑血管疾病，糖尿病、血糖控制不佳，较严重的呼吸道疾病，肥胖，肝脏疾病、低蛋白血症、腹水的患者，需要积极处理这些伴随的疾病，视病情稳定后再行手术治疗。
4. 对腹壁缺损巨大和疝囊腔巨大患者，推荐采用多学科治疗模式。请整形科、呼吸科及重症监护科等多学科会诊，共同参与、制订手术方案，预防腹腔间隔室综合征（abdominal compartment syndrome，ACS）的发生。
5. 手术风险评估，推荐使用美国麻醉医师协会（ASA）手术风险评估标准。

【手术医生资质和培训】

常规的腹股沟疝修补手术不是“简单的小手术”，手术医生应具有以下资质：需要取得行医执照、完成住院医师培训和相应的手术培训。

从事腹腔镜疝修补的医师还需要在上述基础上，另外再完成和通过相应的腹腔镜技能培训，通过考核。

疝和腹壁外科医师培训在具有相应资质的培训中心完成（按医学会或医师协会的相关规定）。

（唐健雄）

（四）巴西尼手术（Bassini 手术）

Edoardo Bassini（1844—1924 年）1887 年在意大利的外科学会杂志和医学会杂志发表了他独创性设计的一种术式：使用腹股沟管的前后壁来重建内外环口、利用腹横筋膜和腹直肌鞘加强后壁和恢复腹股沟管的生理斜度。他使用的是腹横肌、腹内斜肌和腹横筋膜（transversalis fascia）即三层结构（triple layer）与腹股沟韧带缝合。他的手术方式开始了现代疝外科时代，被称为现代疝手术创始人。

5

【麻醉】

局部浸润麻醉或脊髓麻醉。

【手术步骤】

1. 常规腹股沟切口切开皮肤和皮下组织，要注意腹壁浅静脉和旋髂浅静脉切断后要予以细丝线结扎。

2. 显露出银白色的腹外斜肌腱膜和皮下环。切开腹外斜肌腱膜和皮下环，注意勿损伤腱膜深面的髂腹下神经和髂腹股沟神经。提起已切开的腹外斜肌腱膜向深面做钝性分离，向下到腹股沟韧带和髂耻束，向上到显露腹内斜肌、腹横肌腱弓。

3. 精索内的脂肪瘤样组织可以被切除。游离和提起精索。将提睾肌、精索及其血管与疝囊轻轻地分离时要避免损伤输精管和血管。

4. 寻找和暴露疝囊　分离疝囊与精索应从邻近内环处开始。一旦疝囊从精索结构中游离，做高位游离到可见腹膜前脂肪，把疝囊经内环送回腹腔内。疝囊较大可以横断，近端疝囊把内容物回纳后在近疝囊颈处切断、结扎或缝扎后也送回腹腔。远端疝囊可以旷置，也可以全部打开，内面翻转出来包绕精索后缝合。

5. 若内环处缺损较大可做间断或 8 字缝合腹横筋膜，使内环缩小至仅能通过一小指尖。

6. 修补腹股沟后壁。用不可吸收缝线将腹横肌腱弓或联合肌腱与腹股沟韧带或髂耻束依次缝合在一起。第 1 针应将耻骨结节后的腱膜也缝合在一起，以免在此处留下一个三角形的空隙。缝合下缘时注意勿损伤股动静脉。每针的进、出点不要选在同一平面上，以免撕裂相关的组织。最后的一针不宜过紧使在内环处的精索受压。

7. 经典的 Bassini 修补方法简述如下　将精索向下牵拉显露腹横筋膜。从内环处向耻骨方向切开腹横筋膜，形成一个由腹横筋膜、腹横肌和腹内斜肌构成的游离缘（图 46-21）。用手指在腹横筋膜和腹膜外脂肪之间滑动游离出 2~3cm 的间隙使这两层分离。开始缝合的第一针应穿过腹横筋膜、腹横肌、腹内斜肌（三层结构），紧贴腹直肌的外缘，再穿过耻骨结节的骨膜和紧靠耻骨结节内侧面的腹直肌腱鞘。第二针向外侧 1cm 并缝合上述的所有组织结构。第三针缝合三层结构与腹股沟韧带的返折部。用 6~8 针缝合三层结构与腹股沟韧带。最后一针在精索穿出部位的下方 1cm，针在距三层结构的边缘 2cm 处进针出针各两次，形成半荷包样的缝合（图 46-22）。

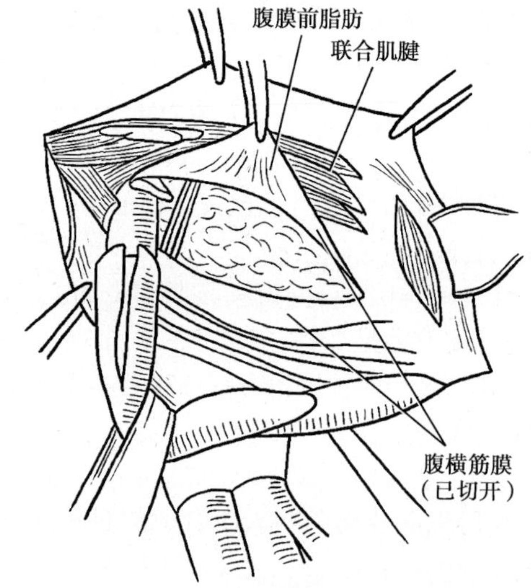

图 46-21　切开腹股沟管后壁的腹横筋膜

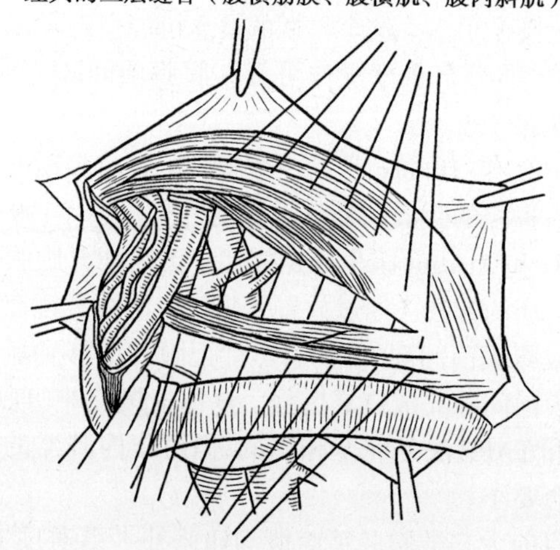

图 46-22　经典的三层缝合

8. 精索复位。

9. 切开的腹外斜肌腱膜两上下叶连续缝合关闭，重建皮下环。

10. 间断缝合皮下组织和皮肤。

（马颂章）

（五）Shouldice 手术

Edward Earle Shouldice（图 46-23）是加拿大著名的疝外科医生，1916 年毕业于多伦多大学。在二次世界大战期间曾效力于军队的医疗部门。自 20 世纪 30 年代起 Shouldice 医生就对腹股沟疝手术非常地关注，集多年的临床实践于 1945 年提出了一个独创性的腹股沟疝修补方法，即 Shouldice 手术，也称加拿大疝成形术（Canadian Hernioplasty），并建立了 Shouldice 医院（图 46-24）。此后，该医院总共完成了 30 万例以上的腹股沟疝修补手术，积累了大量经验，并形成和建立了一整套完整的理论和实践规程，使得该技术不断完善，疗效显著，总复发率低于 1%，使之成为了经典疝修补手术的金标准。

Shouldice 手术强调重建腹股沟管内环；重叠缝合修补腹横筋膜，加强腹横筋膜的屏障作用。

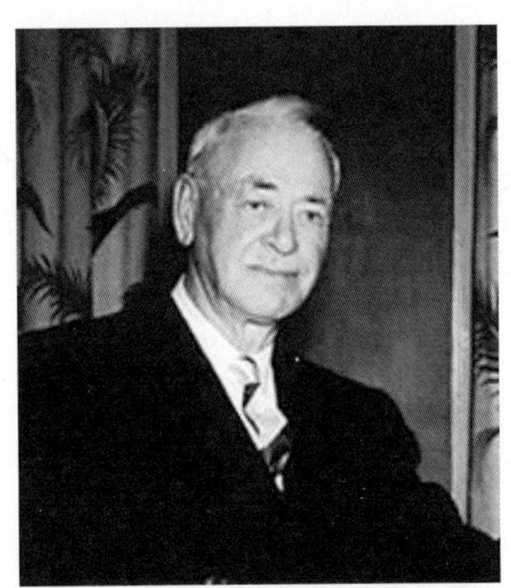

图 46-23　Shouldice

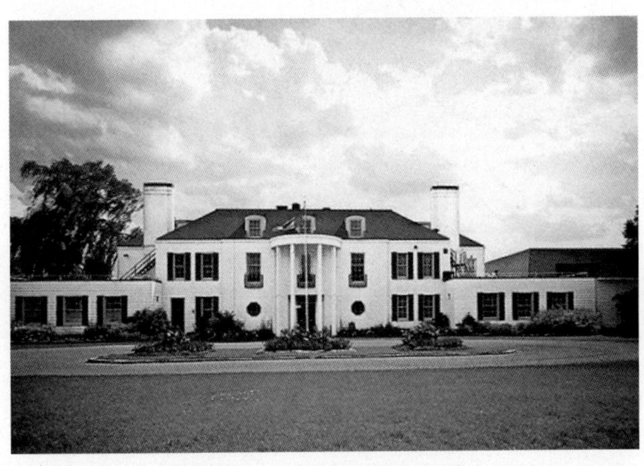

图 46-24　Shouldice 医院

【手术适应证】

腹横筋膜已有薄弱或缺损，但尚可修复的成人腹股沟疝，包括斜疝和直疝；也适用于股疝和部分复发疝。

【手术禁忌证】

1. 手术是安全的，一般成人都可接受该手术。除非患者存在一些不能接受手术的疾病，如严重的凝血机制障碍、腹水，一些严重的心、脑疾病。

2. 腹横筋膜严重缺损，已无修复价值的腹股沟疝。如发生此种情况应采用无张力疝修补术治疗。

【患者评估与手术规划】

1. 控制体重　Shouldice 手术对于体重超标的患者要求其减轻体重，这是该手术术前准备至关重要的一点。目的是简化手术、减少麻醉药物的用量、最重要的是减少术后复发。如果患者的体重超出正常的 50%，就要求至少要减去超出部分的一半。在双侧疝和复发疝手术时这一原则更为重要。

2. 戒烟　对于有吸烟史的患者，要求其戒烟，并控制呼吸道症状。

3. 双侧疝　Shouldice 医院对于双侧疝的手术通常采用分次进行的方法，一般至少要间隔 48 小时。

4. 仔细检查手术区域皮肤有无感染情况。用脱毛剂去除毛发，并对手术区域和阴囊应用消毒剂进行清洁处理。

5. 通常情况下，手术前、后不考虑预防性应用抗生素，但如果患者有慢性呼吸道、泌尿道感染等情况，应考虑术前应用预防性抗生素。

6. 腹横筋膜严重缺损已无法修复，在这种情况下 Shouldice 医院的医生仍采用无张力修补术的手术方法，如 Lichtenstein 修补手术。

【手术方式】

1. 麻醉与体位

(1) 一般采用局部麻醉方法：1% 普鲁卡因或利多卡因，亦可加 0.75% 罗派卡因。术前 90 分钟口服安定 10~20mg，术前 45 分钟再肌注盐酸哌替啶 50~100mg。

(2) 也可以采用连续硬膜外麻醉，或全身麻醉方法。

(3) 体位：平卧位，少许头高脚低。双腿微曲，膝盖下放置垫枕。该体位有利于疝囊内容物的回纳。

2. 手术步骤（图 46-25~ 图 46-31）

(1) 常规消毒、铺巾。局部麻醉。

(2) 手术切口：常规选用腹股沟韧带内侧 2cm 与之平行的斜行切口，下端起始于耻骨结节，上端达到或超过内环在体表的投影点。切口长 8~15cm，Shouldice 手术强调充分暴露腹股沟区域，因此过小的切口是不利于修补的。

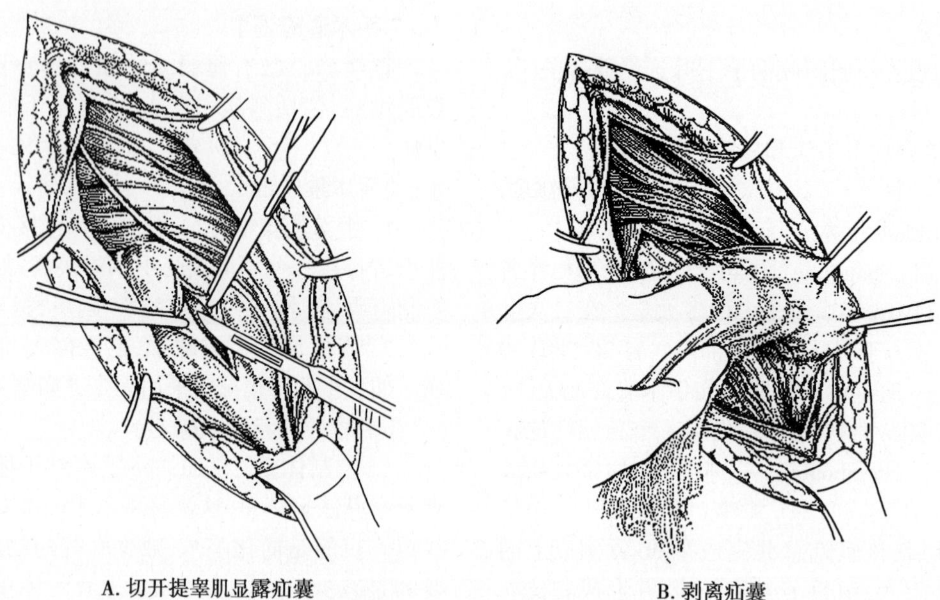

A. 切开提睾肌显露疝囊　　　　B. 剥离疝囊

图 46-25　Shouldice 手术步骤 1

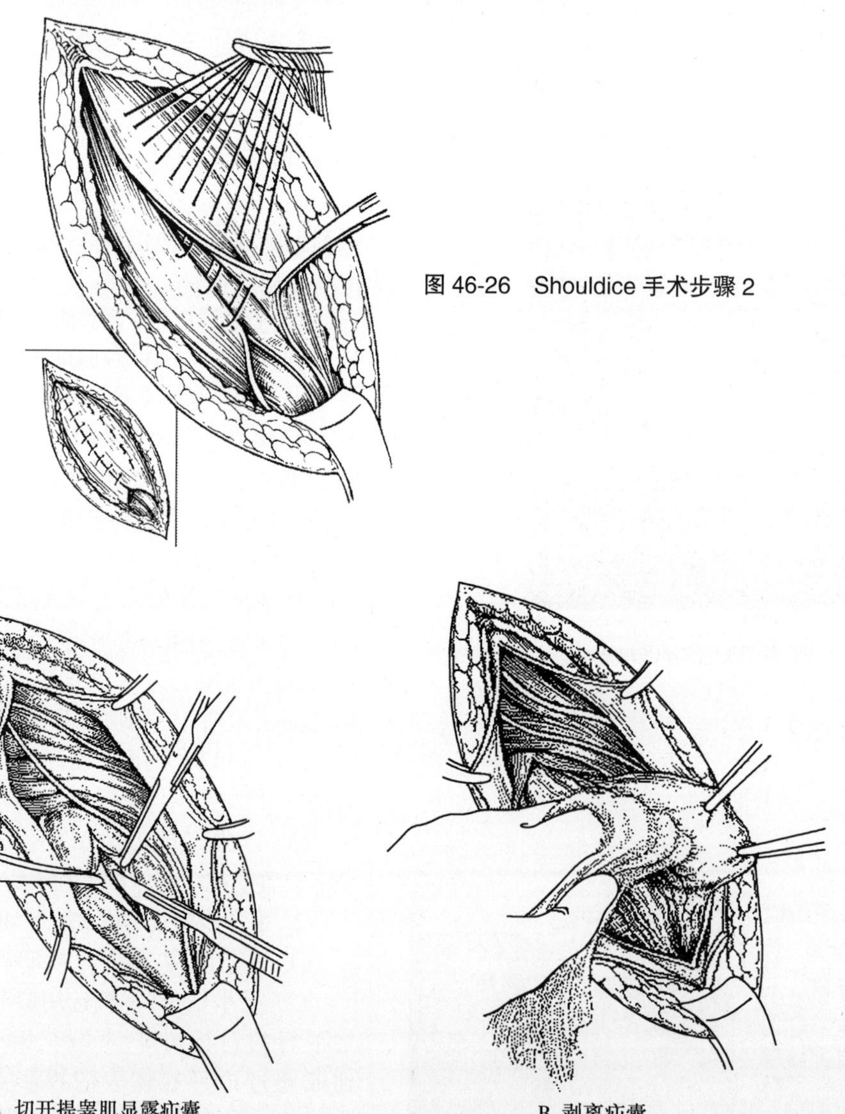

图 46-26　Shouldice 手术步骤 2

A. 切开提睾肌显露疝囊　　　　B. 剥离疝囊

图 46-27　Shouldice 手术步骤 3

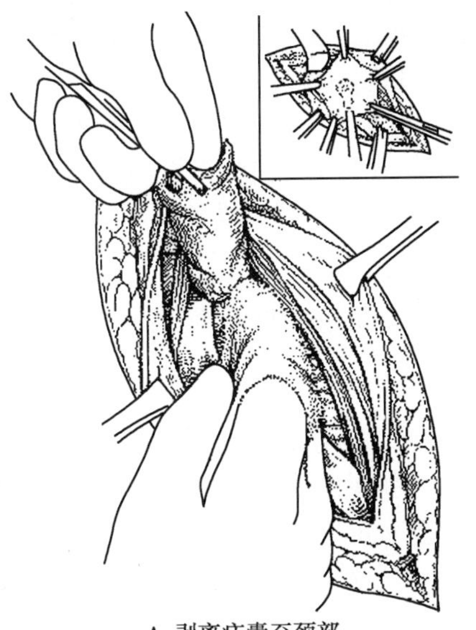

A. 剥离疝囊至颈部
（右上图：荷包缝合高位结扎疝囊）

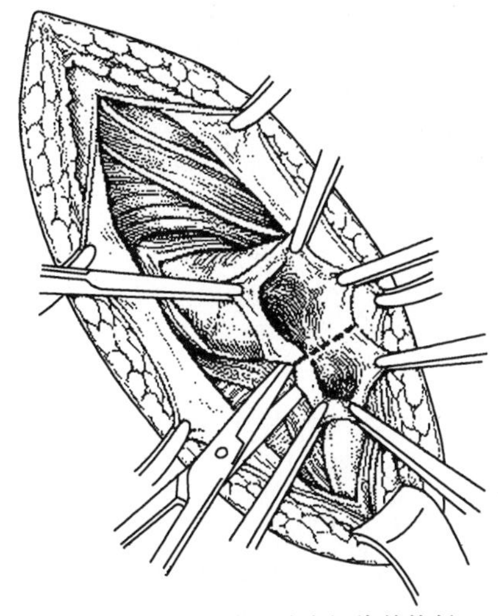

B. 较大的疝囊可从中间将其剪断

图 46-28 Shouldice 手术步骤 4

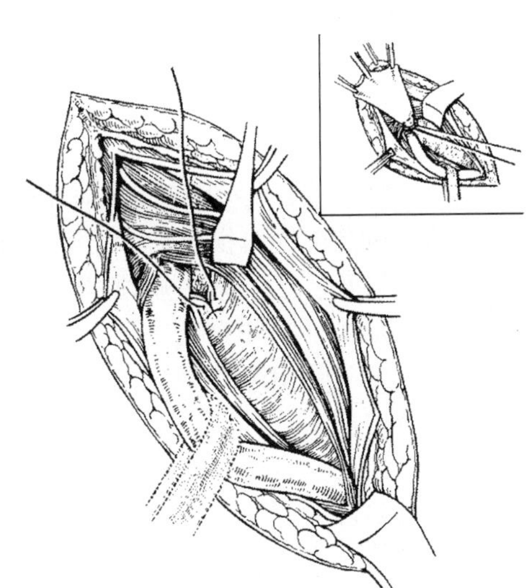

图 46-29 Shouldice 手术步骤 5

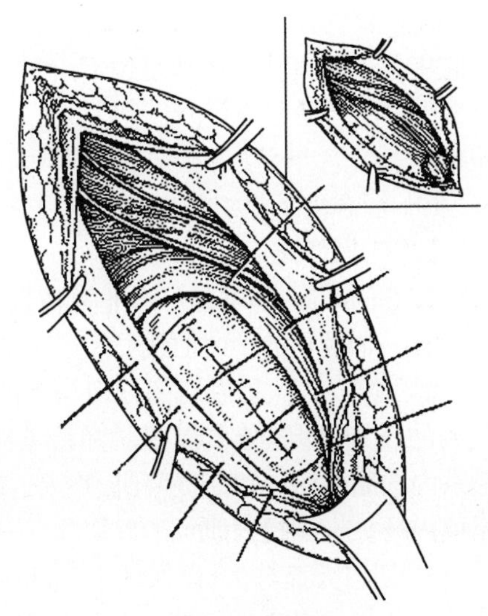

A. 联合肌腱缝于腹股沟韧带上
（右上图：缝线结扎后）

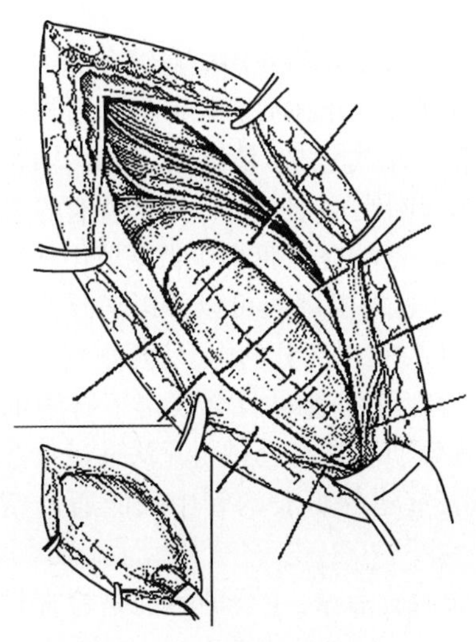

B. 腹外斜肌、联合肌腱缝于腹股沟韧带上
（左下图：缝线结扎后）

图 46-30 Shouldice 手术步骤 6

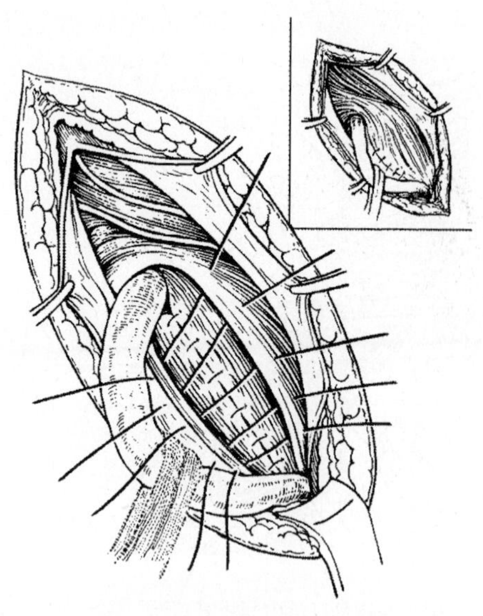

图 46-31 Shouldice 手术步骤 7

(3) 腹股沟管的暴露和第一间隙的建立：由内环水平向下切开腹外斜肌腱膜至外环。并向内外两侧游离，向外充分暴露腹股沟韧带，向内暴露腹内斜肌和腹横肌。要充分游离出腹外斜肌腱膜的内、外两叶。在游离过程中要注意保护好髂腹下神经和髂腹股沟神经。因为 Shouldice 手术要利用部分腹外斜肌腱膜来加强腹股沟管后壁。完全游离精索。

(4) 提睾肌和疝囊的处理：沿精索方向纵向切开提睾肌和精索内筋膜，是斜疝修补术中的关键步骤，切开时要注意保护外侧的提睾肌血管，如有损伤可能会发生术后的阴囊水肿。Shouldice 医院的资料显示，约 37% 的斜疝复发与忽略提睾肌切开有关，切开后向两侧牵开内、外两瓣，这样就可以充分显露腹股沟管的后壁和疝囊，位于精索内侧的疝囊或腹膜的突出部分游离后准确回纳至腹膜前间隙，可有效防止复发。如疝囊过大则可横断，近端疝囊用荷包缝合的方法处理，远端则在充分仔细地止血后予以旷置。游离出疝囊和精索结构，精索结构包括：精索动、静脉，输精管和股生殖神经。切断提睾肌，Shouldice 手术的要求是建议切断提睾肌，近端提睾肌将作为充填物在重建内环时充填内环。远端提睾肌可以予以切除。在重建腹股沟管后壁时要利用部分的内、外两侧腹外斜肌腱膜，这样在重建腹股沟管时就会仅留下有限的空间，如果不切断提睾肌精索将会过粗无法通过重建的腹股沟管。因此，重建的腹股沟管中只能通过精索结构。

(5) 探查腹股沟管后壁：主要的目的是检查是否存在腹股沟直疝。

(6) 切开腹横筋膜：自内环内侧至耻骨结节切开腹横筋膜，使其成为内、外两瓣。切开时要注意保护腹壁下血管。将腹横筋膜与腹膜前脂肪分离，内侧至腹内斜肌和腹横肌缘。外侧至髂耻束，髂耻束是腹横筋膜在外侧的增厚部分，它的深面有髂血管，注意不要损伤。如果为腹股沟直疝，腹横筋膜会弥漫性地膨出，此时可切除部分腹横筋膜。内、外两瓣的宽度一般为 1~2cm。

(7) 重建：Shouldice 手术修补的最重要目的是重建坚固的腹股沟管后壁，其共要进行 4 层缝合。修补缝合的缝线一般采用 2 根 32 号或 34 号单丝不锈钢金属缝线，亦可采用单丝不可吸收的合成缝线，如 0 号或 2 号普里灵缝线。

Shouldice 手术共 4 层：

第一层从耻骨嵴开始，第一针从外侧近耻骨处缝合髂耻束，将腹横筋膜的外侧瓣缝合至腹直肌外侧缘的后面，同时包括腹横肌和腹内斜肌，此处缝合必须准确，打结必须牢固，不能留有缺损区域。然后向内环方向连续缝合，当腹直肌外侧缘逐步远离时，可不必缝合此层。在接近内环时要缝合上提睾肌的近端残端，直至内环。这样就借助提睾肌残端重建一个新的内环。

第二层，同一根缝线在内环处折返，将腹横筋膜的内侧瓣连同腹横肌腱弓的游离缘缝合至腹股沟韧带的斜面上，直至耻骨嵴处(就是缝合的第一针处)，将这根缝线的两端打结。

第三层，用第二根缝线进行缝合。从内环处开始，将腹内斜肌、腹横肌缝合至腹股沟韧带上，连续缝合至耻骨。

第四层，自耻骨处向上返折缝合，仍是将腹内斜肌和腹横肌缝合至腹股沟韧带上，但是要比第三层缝合更表浅。

(8) 重建腹股沟管前壁：此时需要检查精索，确定它能被自由移动，将其复位后，间断缝合腹外斜肌腱膜，并注意重建的外环不宜过小，勿使精索受压缩窄。

(9) 缝合皮下组织和皮肤。

【术中操作难点和要点】

1. Shouldice 手术是一个非常精致的手术，学习该手术有一个较长的学习曲线。

2. 对于精索、提睾肌的处理与其他疝修补手术有很大的区别，即要分离提睾肌和精索结构，必须切除精索内的脂肪瘤。切断提睾肌，并用近端的残端重建、充填内环。远端提睾肌可予以切除。

3. 切口要充分大，以保证手术部位显露清楚。要确切分离出腹外斜肌腱膜，腹横筋膜的内、外瓣，腹内斜肌和腹横肌等用于修补的各层组织。

4. 四层缝合必须使用两根缝线，第一、第二层缝合用一根缝线进行连续的缝合。第三、第四层缝合同样用一根缝线进行连续缝合。缝合的层次必须准确。

5. 该手术是一个低张力的缝合修补手术，强调各个层次结构的准确缝合就是为了最大限度地减少张力，过大的张力缝合是导致复发的主要原因之一，正是因为该手术的低张缝合，才使得复发率明显地下降。

【术后处理】

1. 手术后患者需卧床4小时。切口用冰袋冷敷以减少术后疼痛。

2. 鼓励患者尽早下床活动。

3. 术后当天不应洗澡。如切口有胶水封闭，可在24小时后淋浴。

4. 可适当应用止痛剂，以口服为主。如非甾体类解热镇痛药。一般不给予预防性抗生素，除非有其他感染或潜在的感染因素存在。

5. 手术后3天之内应限制体力活动，以后可以逐步恢复。7~10天后可从事开车和轻体力活动。4周后可恢复日常的各项活动，但仍要避免重体力活动。

【手术并发症】

Shouldice手术是一个创伤较小的手术，一般发生并发症的情况极少，仅为个别病例。死亡率仅0.009%。但近来随着老年患者的不断增加，而且患者的年龄也越来越大，并发症的问题还是要引起注意的。报道的常见并发症有：感染；血肿和血清肿；睾丸萎缩；鞘膜积液；射精困难；复发（1.46%）；静脉炎；呼吸道感染；心、脑血管意外；肠梗阻；应激性消化性溃疡伴穿孔；胰腺炎；急性肠系膜血栓形成等。

预防这些并发症的最好手段就是：充分的术前准备；精细的手术操作。

加拿大Shouldice医院建立了一套完整的术前、术后准备和护理制度，因此手术的并发症是极低的，一般在1%。该院和该院所建立的制度目前已被世界医务界和工商管理学界列为典型案例加以推崇。

【专家点评】

Shouldice手术是一个经典的疝修补手术，是以人体组织为基础进行修补的金标准手术，因此该手术在加拿大每年仍有5万例次，并发症和复发率均低于1%。我国的《成人腹股沟疝手术治疗指南》仍将该手术列为在一些腹横筋膜相对健康的腹股沟疝患者中建议应用的一个手术方式，尤其是一些年轻患者。

对于外科医生而言，该手术是一个非常精致的手术，需要我们认真学习，并花费一定时间在有经验的医生指导下来掌握这个手术方法。Shouldice医院的专家这样说：一个良好的手术方法能带来很好的效果，但良好的手术操作并非虚假的，而是要有扎实的解剖学基础和熟练的手术技术。

Shouldice手术没有改良术式，我们要掌握的是该手术的精髓，而不是在根本没有理解该手术的情况下，就根据自己肤浅的经验认为该手术存在这样或那样的缺点，并进行所谓的改良。Shouldice医院已经积累了30万例以上的临床经验，而且已形成了一整套的规范和制度，这是没人能与之匹敌的。

（唐健雄　闵凯）

第二节　无张力疝修补手术

一、李金斯坦疝平片修补术（Lichtenstein手术）

李金斯坦（Lichtenstein）是美国医生。他所创的平片修补术是20世纪疝修补术的里程碑。这是因为李金斯坦通过这一手术提出了无张力疝修补的概念及方法，同时他还提倡这类手术应采用局部浸润麻醉，术后早期恢复日常生活。另外李金斯坦还特别强调这一手术不是简单的"小手术"，而需由经过专门培训的外科医生才能完成。

【手术原理】

在腹横筋膜和腹外斜肌腱膜之间放置一张人工合成的补片，来加强腹股沟管的后壁。换言之，腹股沟疝所在部位的组织缺损（无论斜疝还是直疝）用疝补片代替，而不是用自组织缝合修补，这种手术又被称为疝的成形术（herniaoplasty）。

【适应证】

成人斜疝、直疝，复发疝。

【手术步骤】

1. 麻醉　手术常局部浸润麻醉完成（也可用连续椎管内麻醉包括硬膜外麻醉和蛛网膜下腔麻醉）。手术野皮肤消毒：以3%碘酊和75%酒精消毒手术野皮肤，会阴阴囊皮肤用碘附消毒。

2. 切口　一般采用平行于腹股沟韧带的斜形切口。具体为髂前上棘与耻骨结节的连线中点内上方1cm处向下做与腹股沟韧带平行的连线，长约5~7cm（图46-32）。

3. 按层切开皮肤，皮下脂肪至腹外斜肌腱膜。在腹外斜肌腱膜内下方显露腹股沟管的外环，即腹外斜肌腱膜在近耻骨结节处的n形开口，外环中有精索（或圆韧带，女性）穿出。

4. 切开腹外斜肌腱膜。充分游离腹外斜肌腱膜，因为主要的手术操作都在这一层下面进行。向下至腹股沟韧带，向上要看清腹内斜肌、腹横肌的联合腱。向内侧达到腹直肌鞘的外侧缘。

5

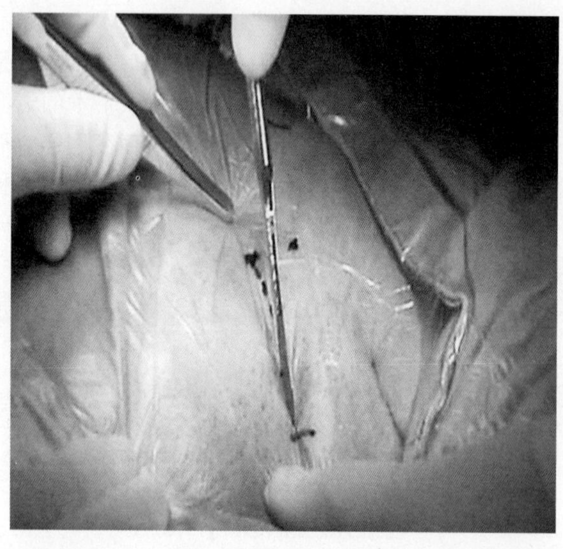

图 46-32　切口的位置

5. 观察辨认腹外斜肌腱膜深面的髂腹下神经和髂腹股沟神经，加以保护勿损伤。

6. 切开提睾肌，游离精索。在外环开口的下方可用阑尾钳抓住精索，此处精索的位置是恒定的，避开精索表面的髂腹下神经，用电刀沿精索的长轴纵向切开，游离精索。精索的深面即为腹横筋膜。

寻找疝囊：在提睾肌下方为由精索内筋膜包绕的精索，若为斜疝，疝囊与精索紧密相连，疝囊包绕在精索内筋膜中，斜疝疝囊位于精索的内上方，趴在精索上。对初期的小疝，后壁的缺损较小，疝的开口（内环）围绕精索呈月牙形。Ⅱ型以上的疝后壁的缺损变大，疝环变为椭圆形（可用游标尺测量大小）。另外，在中年以上的男性中，多数情况下可见精索中有脂肪组织（称之为精索脂肪瘤）。若为直疝，疝囊在精索的内侧，与精索并不紧密相连，因为精索内筋膜并不包绕直疝疝囊（图 46-33）。

7. 处理疝囊　疝囊内所有的腹腔内容物都需回纳至腹腔内。疝囊的游离要使疝囊本身也应回纳到腹腔或腹膜前腔隙。对斜疝者，若疝囊不大，可将其高位游离后翻入到腹膜腔内，不作结扎，李金斯坦认为由于疝囊的结扎后产生的机械压力和缺血变化，是术后疼痛的重要原因。对疝囊进入阴囊的较大 / 长斜疝可以在腹股沟管的中上部横断疝囊，近端高位游离后，结扎或翻入腹膜腔缝扎。远端止血后留在原位。对直疝，应游离至腹横筋膜，在腹横筋膜水平切开一圈，还纳疝囊，如果疝囊较大者，在疝囊回纳后要用可吸收线进行缝合。

8. 补片　采用 7cm × 15cm 大小的平片，以覆盖整个腹股沟三角及以外的 3~4cm 范围，补片的头端为圆弧形（与腹股沟管内侧端一致），尾端有一裂隙，其中上方较宽（2/3），下方较窄（1/3）。

9. 补片的放置与固定　补片的头端要盖上耻骨结节 1~1.5cm；尾端要围绕精索，形成人工内环；在内侧放置在腹内斜肌（腱膜）浅面；外侧放置在腹外斜肌腱膜和腹股沟韧带下方。补片的固定：采用不吸收的单股合成缝线缝合固定，内下方要与腹直肌前鞘重叠缝合 1.0~1.5cm，对预防复发非常关键，补片的下缘与腹股沟韧带连续缝合 3、4 针，止于内环附近。如果是股疝或合并有股疝，则缝合要低于腹股沟韧带，向深层，应缝合固定在 Cooper 韧带上以闭合股环。在补片的外侧端剪开一裂口，呈现燕尾状的上下两尾片。上尾片较宽占 2/3，下尾片稍窄，约占 1/3，将精索位于已剪开的两尾片之间，两尾片交叉，将上、下尾片的下缘各缝一针固定在腹股沟韧带上，这样由两尾片形成了一新内环。外侧多余的尾片进行修整，向外侧超过内环部分，塞进腹外斜肌腱膜下，展平。

10. 精索复位。以可吸收合成缝线连续缝合腹外斜肌腱膜。

缝合皮下组织和皮肤（图 46-34~ 图 46-36）。

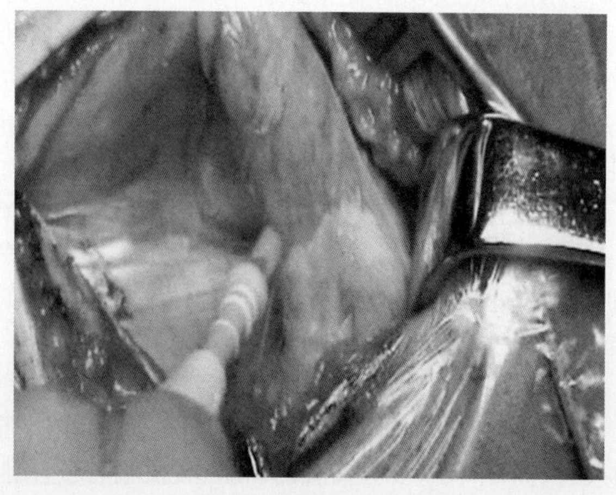

图 46-33　广泛游离腹股沟管后壁

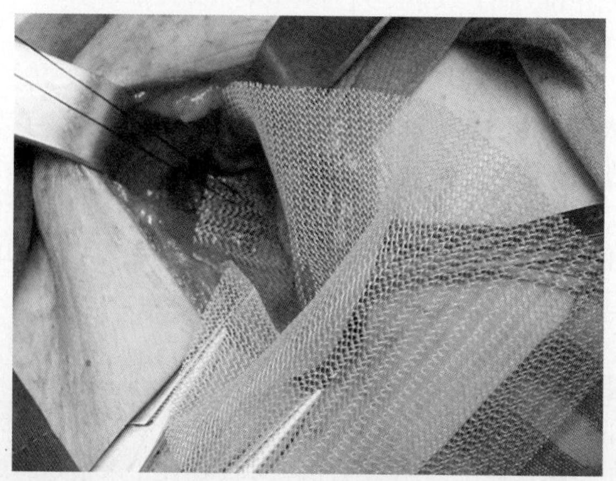

图 46-34　放置补片

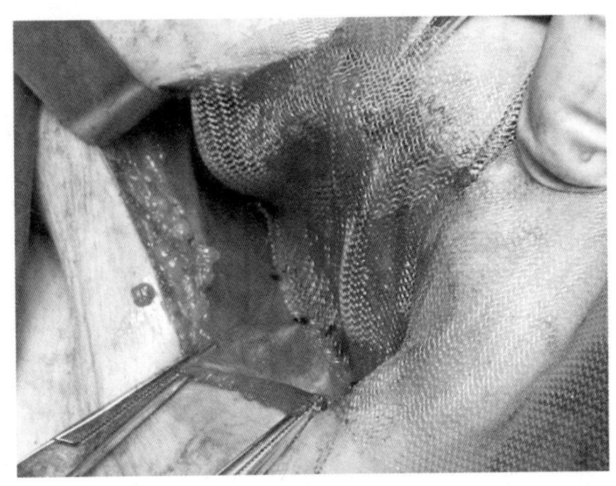

图 46-35　补片下缘缝合

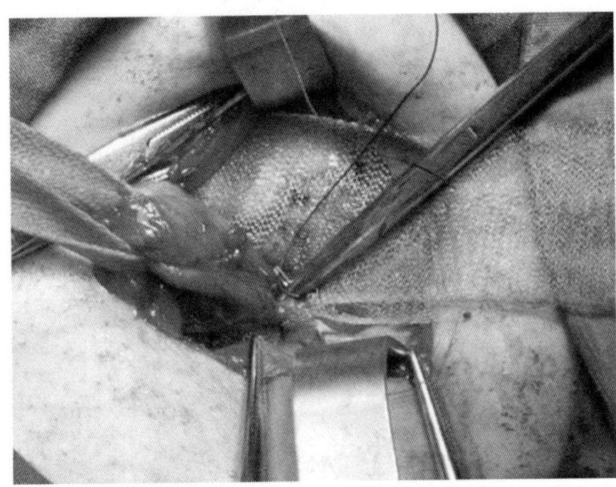

图 46-36　网片尾部燕尾交叉缝合

【注意事项】

1. 手术操作过程除要严格注意无菌外，还仔细彻底止血。手术后不置任何引流。

2. 补片可视缺损大小适当剪裁，补片缝合后不要出现皱褶。

3. 缝合补片下缘（与髂耻束或腹股沟韧带时）要宽而浅，切记不能过深以免损伤下内方的股血管。

4. 对疝囊进入阴囊者不要在耻骨结节水平以下分离精索，以防止出现缺血性睾丸炎等并发症的出现。

5. 合理使用抗生素，预防用药要在术前 30~45 分钟静脉推注，这样在切开皮肤时血液和组织液中能达到有效的药物浓度。

6. 由于置入补片为异物，有时有切口血清肿出现，如果发现可用无菌注射器反复抽吸，不做引流。

（陈双　杨斌）

二、疝环充填式修补手术（Plug & Mesh 手术）

我国首例开展这个手术是作者在 1997 年 9 月底由美国 Dr.Rutkow 处引进后在北京进行的。由于当时国内对使用补片修补和无张力修补疝的概念还是空白，因此对于直翻“PLUG”这个“塞子”的语意用于腹股沟疝修补手术是不可能被大家所接受。所以当时这个手术的中文翻译为“疝环充填式无张力腹股沟疝修补手术”，其含义为：疝环要充填，还要无张力。

【适应证】

腹股沟疝患者尤其年老患者、复发疝、有腹股沟疝家族史和腹壁触诊缺损区较大的，除具有禁忌证外均可施行此手术。

【禁忌证】

1. 全身主要系统有严重病变无法耐受麻醉、手术和手术后治疗的；

2. 手术部位出现感染的；

3. 重症腹水、严重哮喘；

4. 儿童；

5. 还未生育的育龄期青壮年男性要慎用；

6. 未控制的全身性感染、糖尿病未得到良好控制、化疗期和较大激素使用期间免疫能力低下者。

【手术材料】

市场供应适合该手术的商品每一包装常含有一个网塞和一张定型补片（图 46-37）。当前提供此类补

5

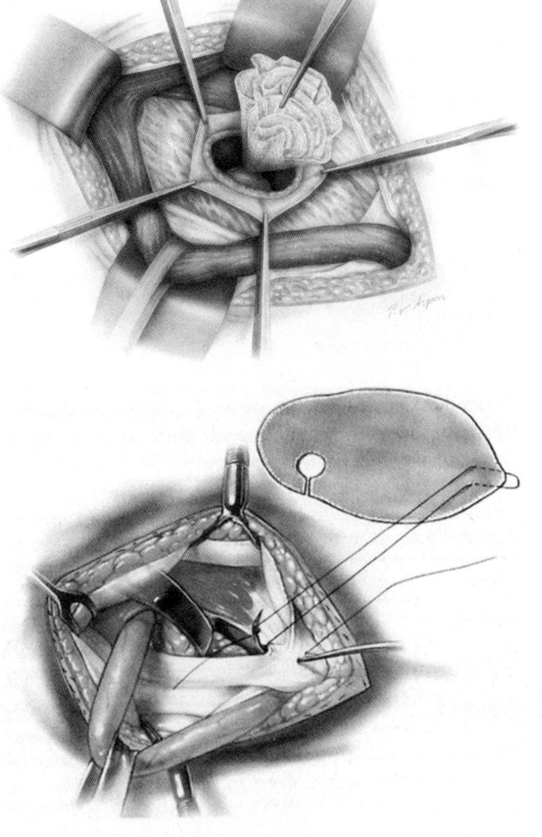

图 46-37　网塞和补片

片的材质是聚丙烯（大网孔轻质和传统两种）。网塞呈圆锥形，结构如伞，外层如伞面，呈打折状，也有的为平面状。中心如伞骨样结构为内瓣，有8片。另一张定型补片长9cm，宽4~5cm，一端为圆形，置入腹股沟管的内侧；另一底端中间有一开口，为在此处套入精索用，预留的精索孔直径1~3cm。

【麻醉和体位】

1. 常用0.5%~1%的利多卡因溶液作局部浸润麻醉。

2. 脊髓麻醉可以使用于对痛觉敏感、复发疝和出现并发症的腹股沟疝修补手术时。

3. 采用平卧位。

【手术步骤】

1. 常规准备皮肤。以2%~3%碘酊和75%酒精消毒手术区。阴部以非刺激性消毒液消毒。

2. 常用为斜切口，自腹股沟韧带中点上的2cm处，与腹股沟韧带平行至耻骨结节，长约6~8cm。切开皮肤和皮下组织，要注意腹壁浅静脉和旋髂浅静脉切断后要予以细丝线结扎。显露出银白色的腹外斜肌腱膜和皮下环。由于此手术有一个操作的要点是把置入的平片在内侧要覆盖过同侧的耻骨结节1~2cm，所以切口可以略偏向内侧到耻骨结节处。

5

3. 腹外斜肌腱膜沿它的纤维方向切开，下叶与精索相游离。由提睾肌覆盖的精索从腹股沟管底面和耻骨面游离到距耻骨结节约2cm处。在提睾肌鞘与附着耻骨的腱膜层之间的解剖层中是无血管的。提起精索后应注意精索外血管和生殖股神经。生殖股神经紧贴精索外血管，应保留。髂腹下神经和髂腹股沟神经也应保留。提睾肌在近内环处应躲开神经并钳夹后切开。在精索上完全切除和剥离提睾肌是完全不必要的，因为这样可以导致损伤神经、小血管和扭曲输精管而导致手术后神经瘤、缺血性睾丸炎、射精障碍（dysejaculation）。精索内的脂肪瘤样组织可以被切除。

4. 寻找和暴露疝囊并正确处理疝囊。分离疝囊与精索应从邻近内环处开始。一旦疝囊从精索结构中游离，做高位游离到可见腹膜前脂肪，把疝囊经内环送回腹腔内。疝囊较大可以横断，近端疝囊把内容物回纳后在近疝囊颈处切断、结扎或缝扎后也送回腹腔。远端疝囊可以旷置，也可以全部打开，内面翻转出来包绕精索后缝合。

5. 若内环处缺损较大，可做间断或8字缝合腹横筋膜。

6. 把网塞置入内环内后，令患者增加腹压后确认无腹腔内容物从内环处膨出；以1-0不可吸收合成缝线固定网塞于内环周围的腹横筋膜上或周围更坚强的组织上。可以用间断缝合方法也可以用连续缝合方法（图46-38）。

7. 取另一成形聚丙烯补片如李金斯坦手术（Lichtenstein手术）置入和固定。精索孔远端补片底端开口处，用可吸收缝线缝合一到两针，形成人工内环口（图46-39）。

8. 精索复位，腹外斜肌腱膜两叶连续缝合关闭，间断缝合皮下组织和皮肤。

【注意事项】

1. 手术操作过程要严格注意无菌，止血要彻底。置入网塞前要确认内环内没有因分离而出现的活动性出血。腹外斜肌腱膜层要确切缝合，手术后不置引流片。

2. 网塞要固定在内环周围的坚韧组织上。精索不要在补片预留的精索孔处受压和打折。

3. 补片下缘与髂耻束或腹股沟韧带缝合时不要过深以免伤及股血管。

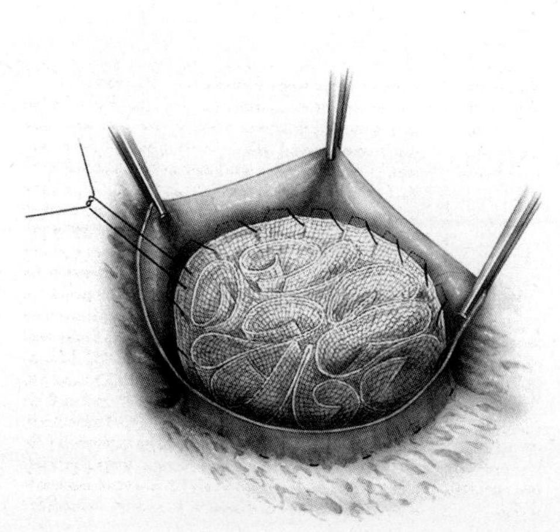

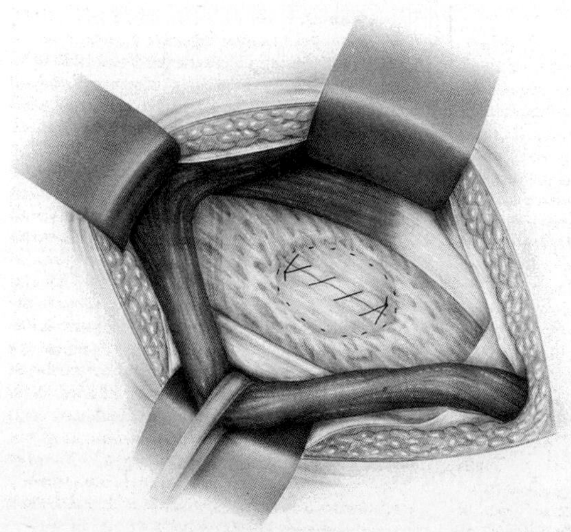

图46-38　网塞置入内环

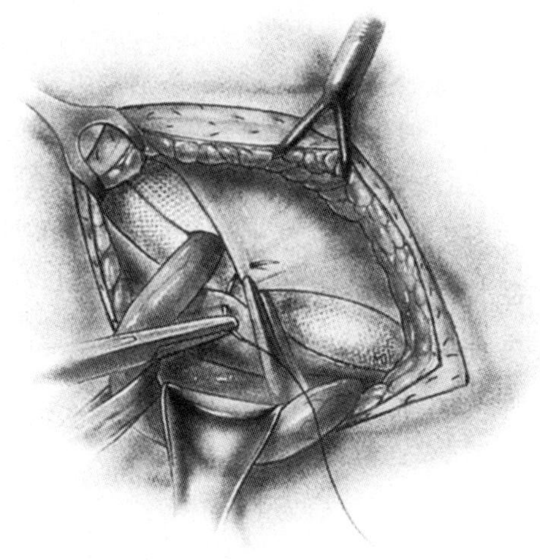

图 46-39　缝合平片

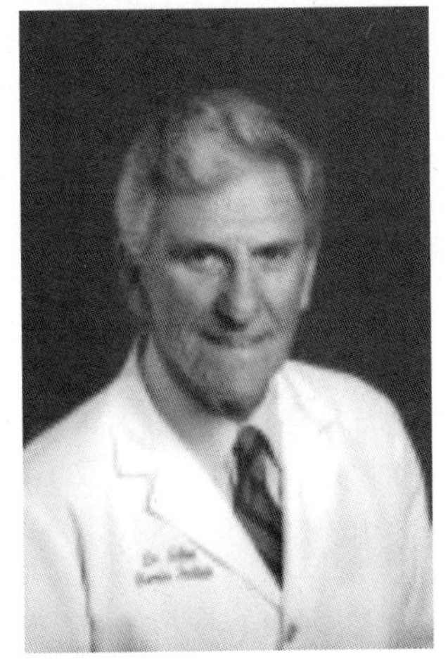

图 46-40　Gilbert 医生

4. 手术中应尽量减少在精索内广泛解剖，以免造成静脉丛以及静脉血流的损害而导致手术后睾丸并发症。

5. 手术中要注意尽量勿牵拉、结扎或缝扎髂腹下神经和髂腹股沟神经。在位于精索内的生殖股神经也应妥善保护。

6. 直疝修补时要在直疝基底部周围切开腹横筋膜见到腹膜前脂肪组织，把疝囊返纳后置入网塞。直疝修补的网塞固定要比斜疝修补时的网塞固定更要确切。

7. 应选用有效的预防性抗生素。

【术后处理】

1. 局麻患者手术后两小时即可下地。不限制饮食。

2. 防止手术后出血主要是手术中止血要完善，不提倡使用局部加压的止血方法。

3. 脊髓麻醉后按麻醉专业要求处理。

（马颂章）

三、双层补片装置修补手术（PHS/UHS修补手术）

双层补片装置无张力疝修补手术是指采用 PHS（普理灵疝修补装置）或 UHS（超普疝修补装置）双层补片装置的无张力疝修补手术。PHS 双层聚丙烯装置是由美国的 A.I.Gilbert 医生（图 46-40）从 1984 年后借鉴 Lichtenstein 的无张力疝成形修补术，在"伞型网塞"行内环无张力疝修补术的基础上，不断改进而产生的腹股沟疝的腹膜前间隙内的无张力疝修补技术。UHS（超普疝修补系统）是在 PHS（普理灵疝修补系统）的基础上，采用了部分可吸收的材料及轻量型补片，使手术后患者更舒适。该手术的关键点是：对整个耻骨肌孔（myopectineal orifice，MPO）部位建立起永久性的防御机制（图 46-41）。

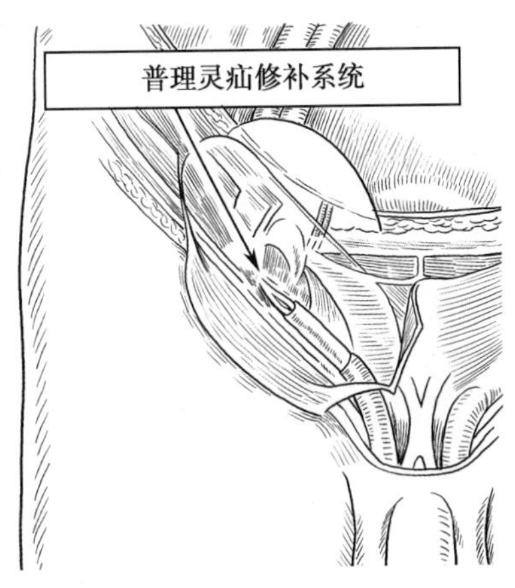

图 46-41　普理灵疝修补系统修补耻骨肌孔

【适应证】

各种类型的腹股沟斜疝、直疝、股疝和一些复发性疝。

【禁忌证】

1. 手术是安全的，一般成人都可接受该手术。除非患者存在一些不能接受手术的疾病，如严重的凝血机制障碍、腹水和一些严重的心、脑疾病。

2. 已接受过腹膜前疝修补手术的患者不适合应用。

3. 有过腹膜前手术史的患者（如前列腺手术）。

4. 腹股沟疝非常大（巨大直疝）亦不太适应该手术方式。

【患者评估与手术规划】

1. 无论腹股沟疝的缺损部位何在，如果没有禁忌证，或不适应该手术的情况，都可以采用此手术修补。

2. 戒烟　对于有吸烟史的患者，要求其戒烟，并控制呼吸道症状。

3. 仔细检查手术区域皮肤有无感染情况。用脱毛剂去除毛发，并对手术区域和阴囊应用消毒剂进行

5

清洁处理。

4. 通常情况下手术前考虑预防性应用抗生素一次，术后一般可不再应用，但如果患者有慢性呼吸道、泌尿道感染等情况，应考虑术后抗生素。

5. 如果是嵌顿疝，在没有较多渗出，时间较短的情况下慎用。绞窄性疝禁用。

【麻醉与体位】

该手术可在局麻下完成，但也可根据患者的具体情况采用连续硬膜外麻醉，腰麻或全身麻醉。

体位一般采用平卧位。

【手术步骤】

1. 常规消毒铺巾。

2. 切口　常规选用腹股沟韧带内侧 2cm 与之平行的斜行切口，下端起始于耻骨结节，上端达到或超过内环在体表的投影点。切口长 5~8cm。或取在腹股沟区的横切口，切口长 4~6cm。

3. 建立腹外斜肌腱膜下间隙（即第一间隙）　切开皮肤、皮下组织和腹外斜肌腱膜（同时切开外环），分离腹外斜肌腱膜的外侧和内侧，分离出足够大的第一间隙，由此建立第一个重要的修补间隙。第一间隙的解剖范围应该是：外侧至腹股沟韧带和髂耻束；内侧至弓状缘，其宽度应该是 PHS 修补装置的上层补片的宽度，约 4.5cm 或 UHS 上层补片的 5cm。下缘超耻骨结节 1.5~2cm，就是游离出耻骨面。上缘要超过内环的上缘 2~3cm。

4. 精索的处理　自耻骨结节处向内环方向完整游离出精索和提睾肌，这样就能完整暴露出 Hesselbach 直疝三角区。如果是直疝或复合疝，则需要将精索与直疝疝囊完全分离。用沙带或导尿管将精索提起（图 46-42）。

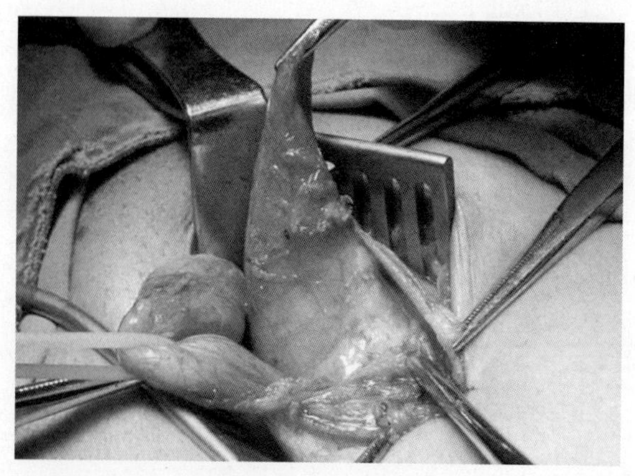

图 46-42　游离疝囊

5. 寻找进入腹膜前间隙（即第二间隙）的路径　完成以上步骤后，就是要寻找进入腹膜前间隙的路径。Gilbert 医生在创立该手术方式时提出了进入腹膜前间隙的“颈 - 肩切开技术”。Gilbert 医生将斜疝的疝囊描述为“头”；将疝囊颈描述为“颈”；而将直疝三角描述为“肩”。另外他将腹横筋膜移行为精索内筋膜与疝囊交汇处称为“假疝囊颈”，在该处精索内筋膜与疝囊已融合在一起，其中是没有间隙的。而在“假疝囊颈”的远端腹横筋膜隆起处，就是在腹壁下血管的水平，则被他称为“真疝囊颈”，在该部位腹膜与腹横筋膜处存在间隙，就是腹膜前间隙。在“真疝囊颈”处环形切开腹横筋膜就是“颈 - 肩切开技术”，这样就找到了进入腹膜前间隙的路径。

对于直疝，“颈 - 肩切开技术”就显得比较容易，只要在完全游离出直疝疝囊后，在其近基底部切开覆盖在直疝疝囊上的薄弱的腹横筋膜，就已经找到了进入腹膜前间隙的路径了（图 46-43）。

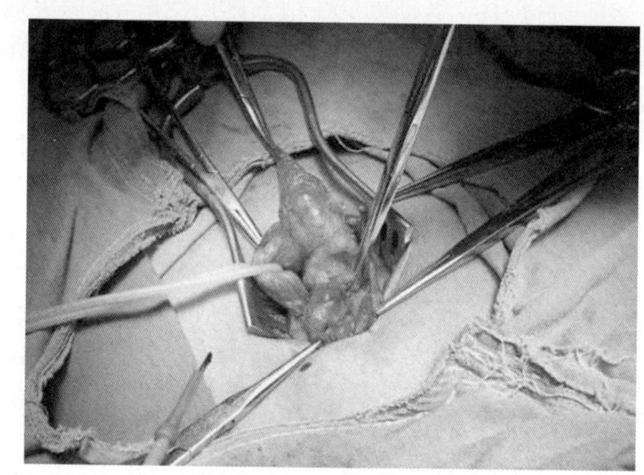

图 46-43　颈 - 肩切开

6. 疝囊的处理　如果是斜疝，将斜疝的疝囊自精索内分离解剖出来，疝囊的解剖位置一定要足够的高，要做到高位游离。然后将疝囊或腹膜的突出部分准确回纳至腹膜前间隙。如疝囊过大则可横断，近端疝囊用荷包缝合的方法处理，远端则在充分仔细地止血后予以旷置。

如果是直疝，在 Hesselbach 三角区内找到疝囊，于疝囊的基底部环形切开腹横筋膜，游离出疝囊。疝囊不必进行结扎处理，直接还纳入腹膜前间隙。至腹膜外脂肪，轻轻提住疝囊，用一块湿纱布沿疝囊壁轻轻下推，遇条索状组织不要轻易剪断，要辨明结构后再予以处理。

7. 游离腹膜前间隙　即分离出 Bogros 间隙，以疝环为中心，以粗网孔的纱布（sponge）轻柔地填塞入腹膜前间隙，再用示指更为精确地分，建立一个以疝环为中心的直径 10cm 的腹膜前间隙。该间隙的范围基本上就是“耻骨肌孔”的范围，它的下缘为耻骨支；上缘要达到超过内环上缘 3cm；内侧缘要超过腹直肌的外侧边缘；外缘要达到耻骨梳韧带下，并向上延伸到髂腰肌。这样才能将 PHS 或 UHS 的下层补片完全在该间隙内展开覆盖整个“耻骨肌孔”范围，达到建立永久性修复的目的。

在游离该间隙的过程中，还有一个重要步骤，即“精索腹壁化”。在内环以下水平，腹膜与精索结构（即精索动、静脉，输精管）是结合在一起的，在进行腹膜前间隙的游离过程中必须将腹膜与精索结构分离解剖，使精索结构贴于内侧腹壁上。PHS 或 UHS 的下层补片是放置于精索结构和腹膜的囊状突出之间的，精索结构仍然自内环处走出（图 46-44）。

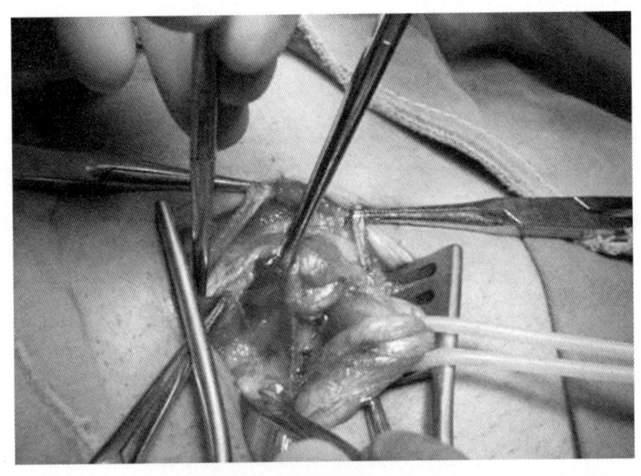

图 46-44 游离腹膜前间隙

8. 补片的放置与缝合固定 将 PHS/UHS（Prolene Hernia System，Ethicon®）疝修补装置有上下两层，之间有一个柱状体（称为连接部）连接，先将上层网片延长轴对折，然后将上下两端对折用中弯钳夹住，把网片的下层以连接部为中心叠成伞状，PHS/UHS 的上层延长轴方向和腹股沟韧带的方向保持一致，中弯钳朝脐的方向将下层补片经疝环放置在分离好的腹膜前间隙。放入后向下放置到一定的深度，下层网片会自行张开，然后通过疝环把卵圆钳及其夹住的网片上层拉出，在拉紧的同时用手指通过疝环插入补片连接部凹陷处向下推，把已展开的下层网片进一步展平在腹膜前间隙。要求下层补片的下缘要超过耻骨支；内缘要超过腹直肌的外侧缘；外上缘要超过内环，完全覆盖耻骨肌孔处。连接体置于疝环内，疝环口过大时（超过 3cm），应先把其连同连接部缝合，同时缩小了内环，以防下层网片在腹压增高时经内环外突。

把拉出的上层网片放置在腹外斜肌腱膜下间隙内，将其展平，根据腹股沟管后壁的实际大小，适当裁剪上层补片，为了让补片与腹股沟管后壁的结合更紧密。但是，上缘要超过腹横肌的弓状下缘，下缘要超过耻骨结节面 2cm，把上层网片剪一豁口将精索套入，缝合豁口。将上层网片的两边分别固定在耻骨结节、腹股沟韧带、腹横肌腱弓（图 46-45~ 图 46-47）。

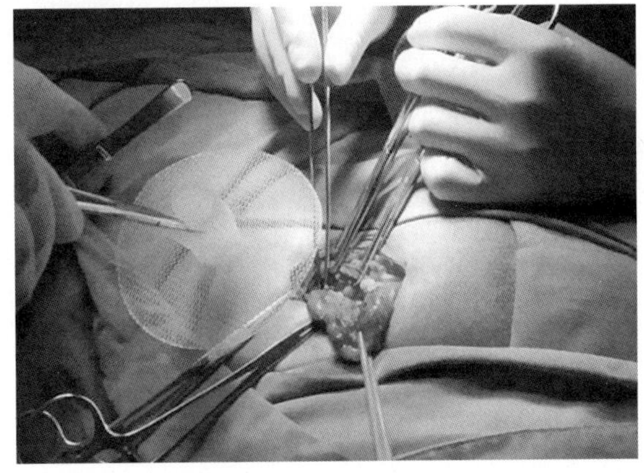

图 46-45 PHS 网片

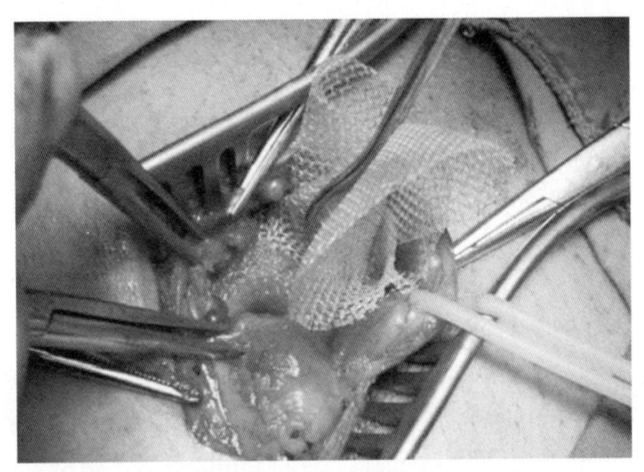

图 46-46 置入 PHS 网片

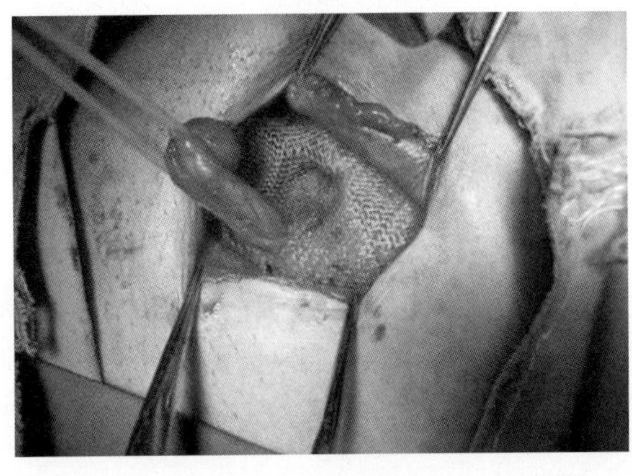

图 46-47 放置完成

9. 将精索复位，连续缝合切开的外斜肌腱膜。间断缝合皮下组织和皮肤。手术过程中所有缝合均使用合成缝线。

【手术难点和要点】

1. 正确寻找进入腹膜前间隙的路径 疝环的位置是应用双层修补装置的无张力疝修补术进行修补的关键，故在行疝环的解剖时一定要掌握好“颈 - 肩切开技术”，疝环切开的位置一定要在“真疝囊颈”处，这样才能正确进入腹膜前间隙。

2. 腹膜前间隙的游离范围　一定要足够大，要分离出耻骨肌孔范围大小，这样下层补片才能充分地展开，起到保护耻骨肌孔的作用，建立“永久性的防御机制”。因为耻骨肌孔的大小与补片的大小基本相近，如果补片不充分展开，必然造成下层补片不能完全覆盖耻骨肌孔，增加以后复发的机会。

3. 在分离腹膜前间隙的过程中的注意点　分离的范围，要知道耻骨肌孔的界限，因为腹膜前间隙的分离是一个盲分离过程。要真正做到“精索的腹壁化”，否则会造成下层补片放置不到位。有空出间隙的可能，会造成复发。

4. 疝环与连接部的缝合固定　如果疝环缺损比较大或直疝，要对疝环进行缩小缝合，以防止下层补片在腹压升高时移位突出。连接部与疝环固定1~4针，防止突出和补片的移动。

5. 注意骑跨疝的问题　防止骑跨疝遗漏的方法：①尽可能在精索根部的内侧切开腹横筋膜，找到腹壁下血管，在腹壁下血管的上、下仔细寻找疝囊。②如果患者比较肥胖，可以先找到比较大的疝囊后，打开疝囊，然后术者的手指伸入疝囊，寻找第二疝囊。

5

如果是骑跨疝，一定要将两个缺损转化为一个缺损。方法：①可以将在腹壁下血管两侧的骑跨疝，转移到腹壁下血管的同一侧。②可以切断并结扎腹壁下血管，这样分居腹壁下血管两侧的骑跨疝，就转为在同一缺损的空间内，以便于修补。

【术后处理】

1. 手术后患者需卧床3~6小时。切口用冰袋冷敷以减少术后疼痛。

2. 鼓励患者尽早下床活动。

3. 术后当天不应洗澡。如切口有胶水封闭，可在24小时后淋浴。

4. 可适当应用止痛剂，以口服为主，如非甾体类解热镇痛药。一般不给予预防性抗生素，除非有其他感染或潜在的感染因素存在。

5. 手术后3天之内应限制体力活动。3周后可从事开车和轻体力活动。视恢复情况可逐步恢复日常的各项活动，乃至体育锻炼。

【手术并发症】

除一般腹股沟疝手术后的一般并发症外，腹膜前血肿是该手术时需要引起外科医生高度重视的一项，腹膜前间隙虽然被认为是一个无血间隙，但通常是指该间隙内主要以结缔组织为主，很少存在小血管网，但是该间隙内有大血管的存在，如股血管、腹壁下血管和闭孔血管及它的分支。如果这些血管受到损伤会引起腹膜前间隙出血、血肿，甚至大出血而危及生命。

精索损伤：因为在该手术中除了常规的疝囊游离，还要进行精索腹壁化，这样可能会增加精索损伤的几率。

没有太多静脉血栓（DVT）发生的报道，但其下层补片有一部分是与股血管接触的，一些专家对此并发症有所担心。

感染的发生是罕见的。

复发：Gilbert和Mouphy医生的报道均低于1%，Mouphy医生的报道仅0.18%。另一组报道：该手术如果由低年资医生施行的话，复发率也未超过1%。

预防这些并发症的最好手段就是：充分的术前准备、精细的手术操作和手术经验的积累。

【专家点评】

应用双层修补装置的无张力疝修补术是一种包含了Stoppa的理念的技术，但是因为增加了连接部，所以比Stoppa的技术定位更准确，下层补片的大小比Stoppa的补片要小得多，组织的创伤和手术的技术难度比Stoppa的方法要小。

该技术是通过疝环（前路）将修补的材料送达腹膜前间隙，可以达到腹腔镜技术从后路达到腹膜前间隙一样的效果，而且学习曲线更短。如果单从腹壁缺损的层面看，双层修补装置更像是夹着腹股沟管后壁的“三明治”。因此，该装置的上下两层补片的大小一定要超过正常的腹壁组织一定的范围，这样才能保证该装置的稳定。所以，根据疝环的大小不同要选用不同型号的材料。用双层修补装置的无张力疝修补术是下层补片放在腹膜前间隙内，加固耻骨肌孔（Fruchaud孔），与Lichtenstein无张力疝修补术和疝环充填式无张力疝修补术相比，除了对斜疝和直疝有较好的治疗效果外，对于股疝的修补似乎更优于前两种术式。

（唐健雄）

四、巨大补片加强内脏囊手术（Stoppa手术）

巨大补片加强内脏囊手术（giant prosthetic reinforcement of the visceral sac，GPRVS）是法国著名疝专家René E. Stoppa发明、设计和应用于临床的，因此也称为René Stoppa手术。这是解决复发、再复发和那些有高度危险复发的腹股沟疝的手术。由于手术是在腹膜前间隙进行，因此先对有关解剖做一复习。

腹膜前间隙是一个潜在的腔隙，它的后面是壁腹膜，前面是腹横筋膜。现今普遍接受的观点是腹横筋膜包含两层即后层和前层。后层由不规则增厚的纤维束组织和脂肪组织而成，易于和腹膜层分开，又称为腹膜外筋膜，此层在下方附着于耻骨支。前层贴附于腹横肌及其腱膜的后面。在腹横筋膜后层的浅面是腹壁下血管和一些交通支，所以解剖腹膜前间隙的正确层次是在壁腹膜和腹横筋膜后层之间进行。Bogros 间隙是指壁腹膜和腹横筋膜前层间区域。在中线耻骨后的腹膜前间隙称为 Retziu 间隙，有人认为这个间隙与 Bogros 间隙相连。在腹膜前间隙作钝性解剖时可以见到耻骨梳韧带、髂耻束、精索、疝囊、中线耻骨后和膀胱等。有的在腹横筋膜不明确分成前后层的材料上记载在腹膜前间隙通过的血管有腹壁下血管、腹壁下深静脉、耻骨后静脉、腹直肌静脉、髂耻骨静脉、直肠和腹壁下血管的交通支，这些记载提醒我们分离腹膜前间隙应注意出血的可能。

我们已经知道腹横筋膜、腹横肌腱膜和髂耻束或耻骨梳韧带是腹股沟疝的功能解剖和手术治疗的基础。如何能达到这些解剖点完成修补的目的，这就是手术的入路。除了我们现在常用的经腹股沟区逐层进入到腹股沟管后壁的途径（一般把这样的手术途径称为：前入路）外，另一个就是在腹股沟管后壁的深面达到上述的解剖点，这是腹股沟疝修补手术的后入路途径。这个途径是通过腹膜前间隙来达到的，所以通称为腹膜前腹股沟疝修补手术。当前通过这样途径的手术术式已经有开放术式和腹腔镜术式，有经前入路到达腹膜前间隙的前入路后修补术式，可以完成组织缝合修补和补片修补的术式等。

巨大补片加强内脏囊手术（giant prosthetic reinforcement of visceral sac，GPRVS），就是使用一个巨大的补片置入腹膜前间隙覆盖住耻骨肌孔治疗直疝、斜疝和股疝。

【麻醉和体位】

1. 局麻，脊髓麻醉，多次复发和估计手术困难的可用全身麻醉。

2. 采用平卧位。

【手术步骤】

1. 常规准备皮肤。以 2%~3% 碘酊和 75% 酒精消毒手术区。阴部以非刺激性消毒液消毒。

2. 切口（图 46-48） 以双侧髂前上棘连线中点下 2~3cm，向外做一个横切口约 8~9cm。止点正是内环的上方。

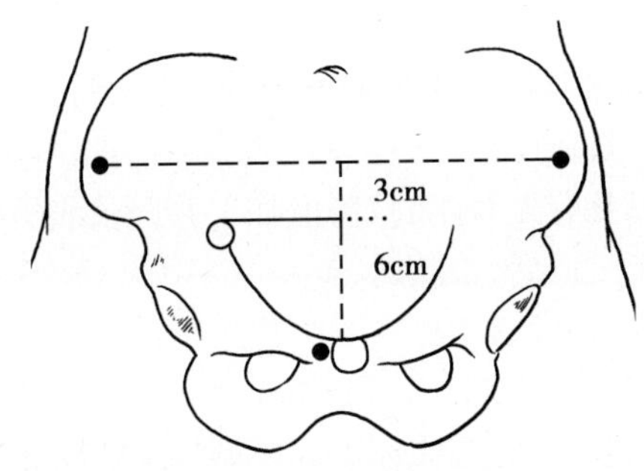

图 46-48 横切口。切口外侧端提示为内环

3. 向下游离浅筋膜层后，切开腹直肌鞘和腹外斜肌腱膜和肌层。腹直肌从腹直肌鞘处钝性分离和下腹壁一起向下牵开。在腹直肌的侧缘可以看到腹横筋膜。在腹直肌缘切开腹横筋膜，可以进入到腹膜前间隙。

4. 进入腹膜前间隙后，从各个方向钝性游离，向内和向浅表方向的分离在腹壁的直肌和斜肌的深面进行；向下和向深部方向要进入骨盆，暴露 Retzius 间隙、耻骨上支、闭孔、髂血管和髂腰肌。

5. 然后向下发现和暴露疝囊，游离和回纳疝囊，必要时横断疝囊回纳内容物。在寻找、游离和处理斜疝疝囊时，由于其常与精索贴紧，注意不要伤及输精管和睾丸血供。

6. 输精管和睾丸血管从内环水平的腹膜向近端至少游离 10cm。这个技术首先由 Stoppa 叙述，他称这技术为精索成分腔壁化（parietalization of the elements of the spermatic cord）。

7. 选用足够大的补片（图 46-49），单侧腹股沟疝要超过 15cm × 12cm，剪成一个不规则的梯形状，即下底缘要宽于上缘，外侧缘要长于内侧缘。把补片的下底缘用三把长钳夹住后送入腹膜前间隙（图 46-50），内侧底角钳把补片送到 Retzius 间隙，中间底缘钳把补片入并覆盖到耻骨支和髂血管上。原位

5

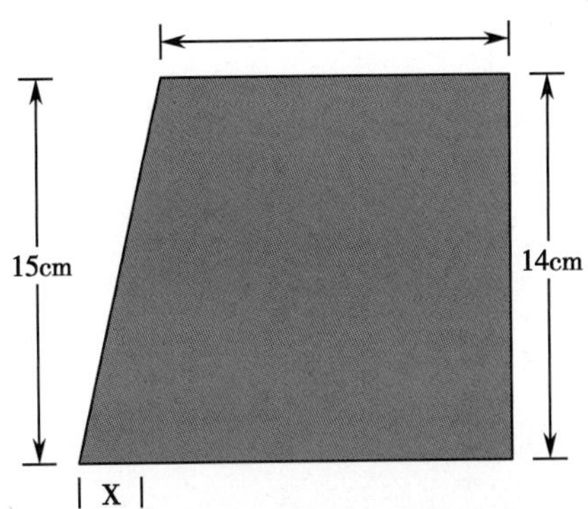

图 46-49 置入的补片形状和大小

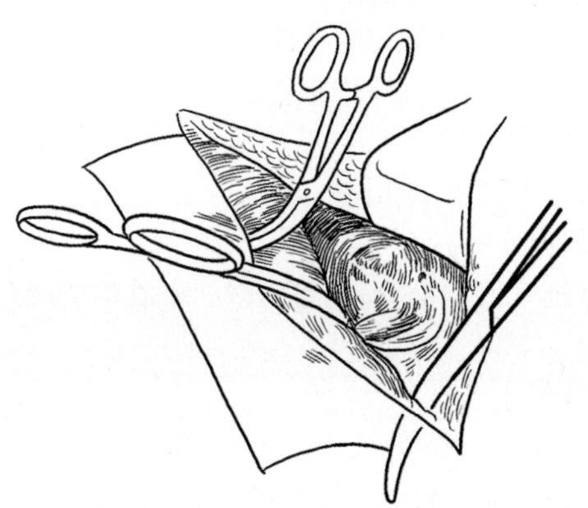
图 46-50 远侧补片用 3 把长钳夹住补片后置入

握持这两把钳。外侧底角钳把补片送到髂窝覆盖髂腰肌和管壁化的精索上。松开三把钳注意补片不要卷出。补片下缘不固定。补片上缘超过于缺损处的上界，缝合数针固定上缘到前腹肌和髂前上棘。逐层关腹。

8. 无活动性出血后，逐层关闭。

以上叙述的是单侧修补，如果双侧修补则使用下腹横切口，使用更大的补片达到覆盖双侧缺损。手术创面较大，有一定难度。

Stoppa 操作这个手术使用聚酯补片，由于它的柔软、有弹性、可弯曲和有顺应性，适应复杂的骨盆曲线。

（马颂章）

第三节 腹腔镜疝修补术

一、经腹腹膜前修补手术

经腹腹膜前修补手术（transabdominal preperitoneal，TAPP）于1992年首次报道，其本质是利用腹腔镜器械、通过后径路所进行的一种腹膜前腹股沟疝修补手术，其特点是先进入腹腔，打开腹膜后将疝囊回纳，在腹膜前间隙置入补片，覆盖肌耻骨孔，最后再关闭腹膜。

【适应证】

1. 腹横筋膜薄弱的患者，如中老年患者、直疝或复合疝患者等。

2. 腹内压增高的患者，如存在慢性支气管炎、便秘、前列腺肥大等并发症的患者。

3. 希望尽快恢复体力活动的患者。

4. 双侧疝和复发疝患者。

【禁忌证】

1. 不能耐受全麻的患者。

2. 腹腔内广泛粘连无法分离的患者。

3. 腹腔内感染、腹膜炎患者。

4. 绞窄性腹股沟疝患者。

5. 不适宜置入补片的患者。

【术前准备】

与开放式手术相同。

【麻醉】

首选气管内插管，全身麻醉。也有椎管内麻醉的报道。

【体位】

头低脚高10°~15°平卧位。患侧手臂外展供静脉输液用，对侧手臂内置与身体平行。双侧疝时两侧手臂均内置，静脉输液可通过足背静脉进行。术者位于患侧的对侧进行操作，助手位于患侧持镜。监视器置于手术台下方正中（图46-51）。

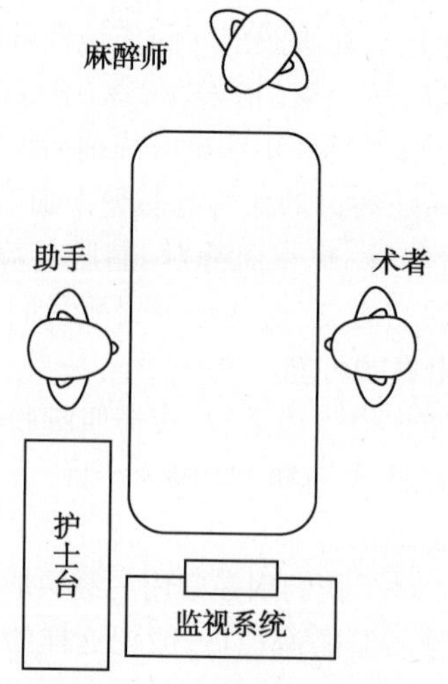

图46-51 手术室布局（右侧疝）

【手术步骤】

1. 套管穿刺 脐孔穿刺，建立CO_2气腹至12~15mmHg。常规置入三个套管：脐孔置10mm套管放置30°腹腔镜头，患侧腹直肌外侧平脐水平和对侧腹直肌外侧脐下水平分别置入5mm套管作为操作孔，三个戳孔构成以疝为圆心的同心弧（图46-52）。双侧疝时两侧的套管应置于对称的位置。

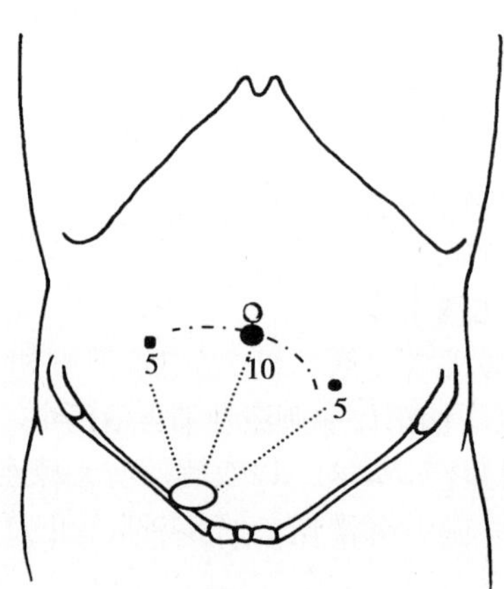

图46-52 套管穿刺部位（右侧疝）

2. 腹腔探查 进入腹腔后，首先要辨认5条脐韧带和3个陷窝（图46-53），其次观察疝的部位、大小、内容物等以及有无对侧的“隐匿疝”，并记录疝的类型和分型。

(1) 脐韧带

1) 脐正中韧带（fold umbilical median）：脐正中韧带位于中央，是中线的标志。该韧带是腹膜在正中线上膀胱底部到脐之间形成的皱襞，是脐尿管闭塞后的

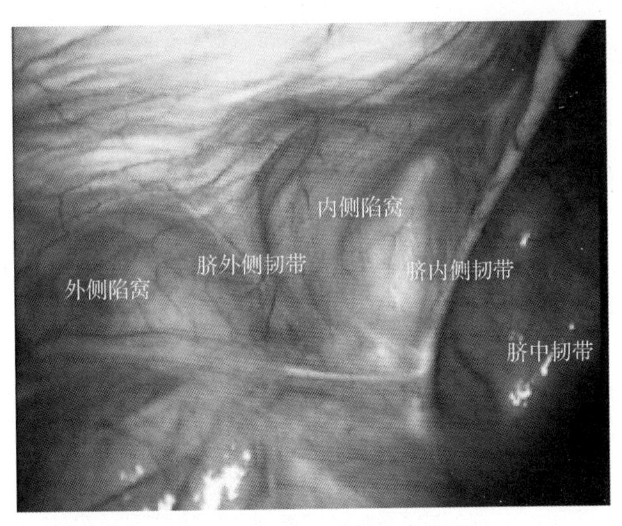

图 46-53 脐韧带和陷窝

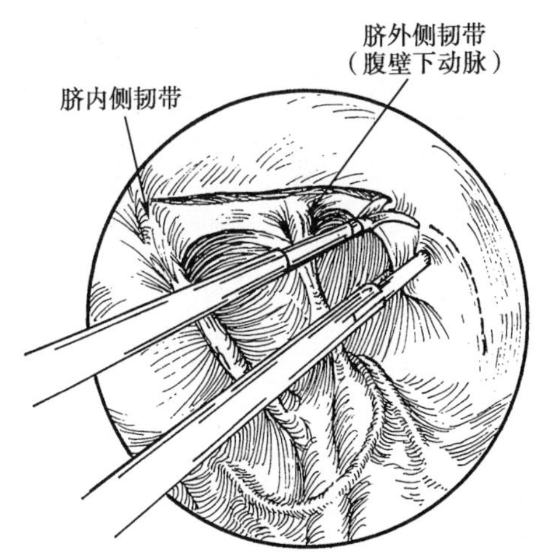

图 46-54 打开腹膜（右侧疝）

残留痕迹，通常不会很明显。

2）脐内侧韧带（fold umbilical medial）：是覆盖在闭塞的脐动脉表面的腹膜皱褶，位于脐正中韧带的两侧，很容易辨认。每个人的脐内侧韧带大小都是不一样的，即使是同一个人，两侧的脐内侧韧带也可能不同。

3）脐外侧韧带（fold umbilical lateral）：是覆盖在腹壁下动脉表面的腹膜皱褶，左右各一，分别位于脐内侧韧带的外侧。较肥胖的患者，由于该部位填满了脂肪组织而不易分辨。

（2）陷窝：5 条脐韧带将腹股沟部位的腹膜前区域分成三个陷窝：

1）膀胱上窝：位于两条脐内侧韧带之间，里面有膀胱，该陷窝的前方有腹直肌保护。

2）内侧陷窝：位于脐内侧韧带与脐外侧韧带之间，是腹股沟直疝突出的部位。

3）外侧陷窝：位于脐外侧韧带的外侧，是腹股沟斜疝突出的部位。

3. 打开腹膜　在疝缺损上缘自脐内侧韧带至髂前上棘切开腹膜，游离上、下缘的腹膜瓣，进入腹膜前间隙（图 46-54）。切开腹膜时有两点需注意：①内侧不能超过脐内侧韧带，以免损伤膀胱；②切开中间的腹膜时应避免损伤腹壁下动静脉。所有的操作均在腹横筋膜后方进行，无需打开腹横筋膜。

4. 疝囊的处理　斜疝、直疝和股疝的疝囊处理时有各自的特点：

（1）斜疝疝囊：位于腹壁下动脉的外侧，由内环口进入腹股沟管，将斜疝疝囊从腹股沟管内拉出并向腹腔内高位回纳，回纳后的疝囊是无需结扎的。在剥离斜疝疝囊时需注意以下几点：①疝囊后方有输精管和精索血管，疝囊周围有一些蔓状静脉丛、腹横筋膜衍生的精索内筋膜以及来源于腹内斜肌和精索外筋膜的提睾肌纤维等各种成分，在分离回纳时要注意保护这些结构（图 46-55）；②肥胖的患者疝囊外面往往会有一些脂肪结缔组织或“脂肪瘤”，需要分离后才能辨清疝囊，较大的“脂肪瘤”应该切除，否则“脂肪瘤”会滑入腹股沟管，引起类似“腹膜外滑疝”的复发；③传统手术中，斜疝疝囊回纳至内环口已属高位游离，但在腹腔镜手术中，因为需要置入补片，必须将疝囊继续向近端游离，即将疝囊自内环口水平与其后方的精索血管与输精管再游离 6cm 左右，这种“超高位”游离疝囊的方法即称为“精索成分的腹壁化”（perietalization of the elements of the spermatic cord），“腹壁化”的目的是保证足够大的补片能够平铺在精索成分上而不会发生蜷曲（图 46-56）。这是处理斜疝疝囊中至关重要的一个步骤，如果补片覆盖在腹膜上，相当于在补片的前方仍存在一个通向腹股沟管的通道，必然会引起斜疝的复发；④女性患者的腹膜与子宫圆韧带的粘连是非常致密的，因此并不强调子宫圆韧带的“腹壁化”，可通过改变补片的覆盖方式来防止复发（后述）；⑤理论上讲，所有的疝囊都应尽可能完整剥离，残留的囊壁会增加术后血清肿的几率。但对于某些较大、病程较长的斜疝患者，疝囊与精索粘连致密，想要完全将精索从中分离出来往往是非常困难的，强行剥离又可能引起术后血肿，这种情况下，可横断疝囊，远端旷置，近端再与精索充分游离，完成精索成分的腹壁化；⑥横断的疝囊口必须关闭，以免补片外露与肠管发生粘连。

（2）直疝疝囊：位于腹壁下动脉内侧的直疝三角内，处理较为方便，因为其后方没有输精管和精索血管，只需将腹膜瓣（疝囊）和腹膜前脂肪结缔组织从直疝三角中全部拉出，完成直疝疝囊的高位回纳，疝囊无需结扎。直疝疝囊都能完全回纳，无需横断。完全

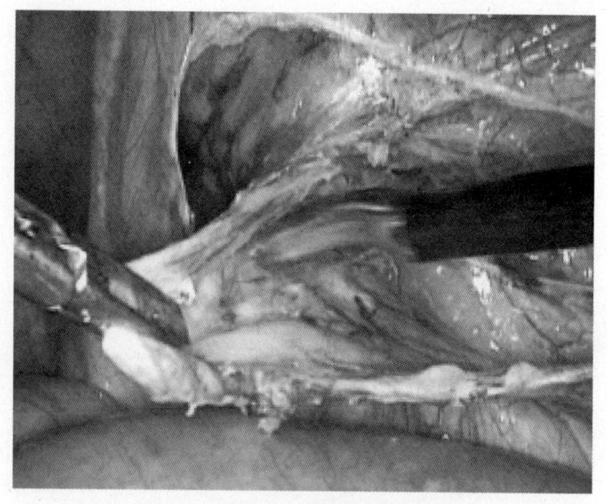

图 46-55 斜疝疝囊的剥离

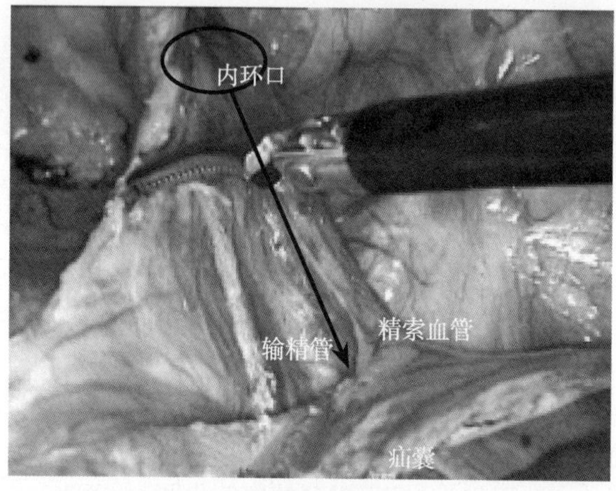

图 46-56 斜疝疝囊的“超高位”游离(精索成分的腹壁化)

解剖出疝囊后,即可全程显露耻骨支和髂耻束。直疝患者直疝三角处的腹横筋膜明显增厚,称为“假性疝囊”,不要误认为是疝囊而强行剥离(图 46-57)。较大的直疝在将疝囊从直疝三角内剥离后会留有一个空腔,可将“假性疝囊”拉出后与耻骨结节骨膜或耻骨梳韧带钉合固定,既可将松弛的腹横筋膜拉紧,又可以降低术后血清肿的发生率。

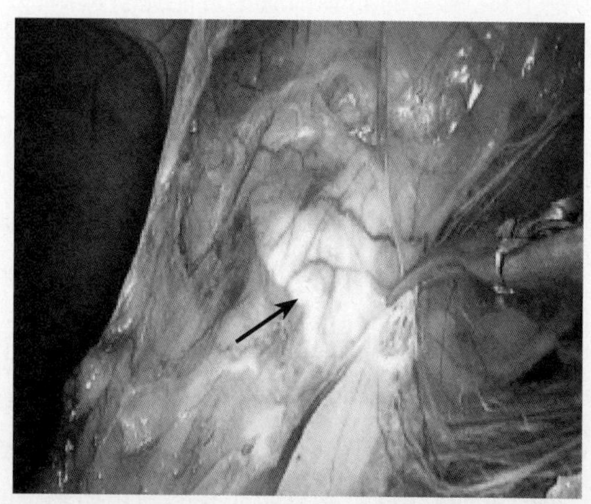

图 46-57 直疝的“假性疝囊”

(3) 股疝疝囊:位于股环内。股疝和直疝被髂耻束所分隔。髂耻束全程伴行于腹股沟韧带的深面,两者紧贴在一起,走向完全一致,起于髂嵴内侧和髂前上棘,止于耻骨上支,区别在于腹股沟韧带是腹外斜肌腱膜返折的成分,而髂耻束是腹横筋膜增厚的成分。在腹腔镜视野下由于看不到腹股沟韧带,所以才引入了“髂耻束”这一概念,髂耻束在腹股沟疝修补术中的解剖意义与腹股沟韧带是完全相同的(图 46-58)。股疝的疝囊和腹膜前脂肪往往会嵌顿于股环中,如果回纳困难,可切断髂耻束,将嵌顿的组织回纳后再将其缝合。

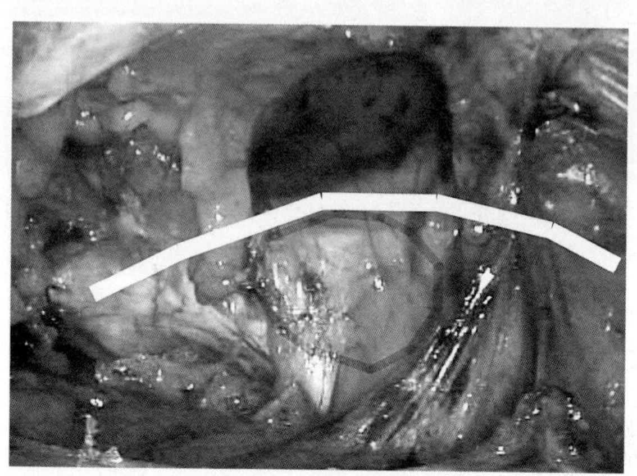

图 46-58 股环和髂耻束

5. 腹膜前间隙的分离 腹膜前间隙的分离范围大致为:内侧至耻骨联合,外侧至腰大肌和髂前上棘,上方至联合肌腱上至少 3cm,内下方至耻骨梳韧带和闭孔水平,外下方至精索成分腹壁化(图 46-59A、B)。此范围的分离是要保证能置入足够大的补片(通常为 10cm × 15cm)。在分离腹膜前间隙时,必须注意不能损伤以下几个重要结构:

(1) 危险三角:1991 年由 Spaw 提出,又称 Doom 三角,位于输精管和精索血管围成的三角形间隙内,里面有髂外动静脉通过。输精管和精索血管形成的夹角角度在右侧平均为 38°,左侧平均为 48°,两者在内环口水平汇合成一条结构即精索,进入腹股沟管。在危险三角区域内严禁钉合补片,否则会引起致命的出血。

(2) 死亡冠(corona mortis):大约 77% 的患者在腹壁下动脉和闭孔动脉之间有一支吻合支,有时这支吻合支比较粗大,称为异常的闭孔动脉支,因其从股静脉内侧、耻骨梳韧带的后面环状通过,所以又被称为“死亡环”(circle of death),大约在 14% 的患者中可以见到。死亡冠损伤后可用电凝止血,但由于其两端都与动脉相连,一旦损伤,与闭孔动脉相连的一端会退

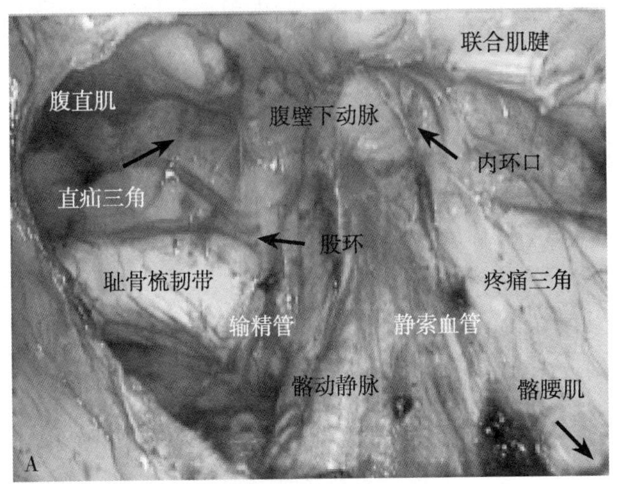

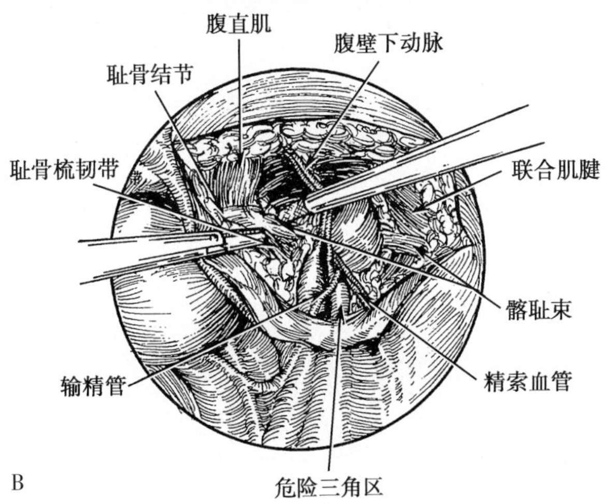

图 46-59 腹膜前间隙的分离范围

缩到闭孔内而不易发现，引起术后阴囊的大血肿，甚至有死亡的报道，故被称为“死亡冠”（图 46-60）。在将补片与耻骨梳韧带固定的时候要注意不要损伤该动脉环。

(3) 耻骨后静脉丛位于耻骨膀胱间隙的深面，耻骨后静脉丛向会阴方向汇集成阴茎背侧静脉丛，这是

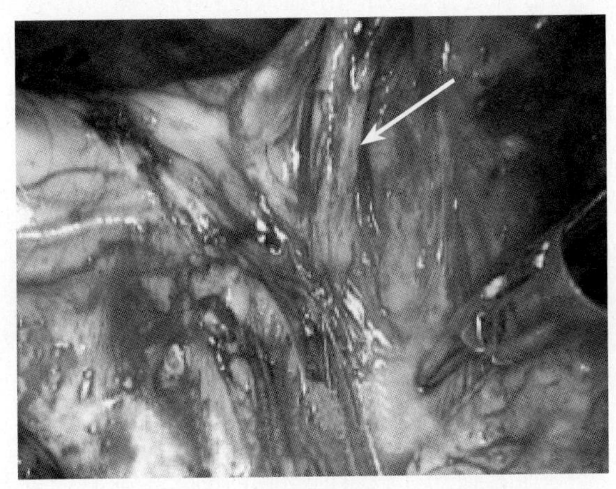

图 46-60 死亡冠（异常闭孔动脉）

一些横行粗壮密集的静脉血管支。在分离耻骨膀胱间隙时不能过于深入，如果超过了耻骨支的纵轴面，就有可能损伤耻骨后静脉丛。一旦损伤，止血非常困难，必须引起重视。

(4) 疼痛三角：疼痛三角是腹腔镜手术中特有的一个解剖概念，位于精索血管的外侧和髂耻束的下方，在这个区域内有腰丛神经的分支包括股外侧皮神经、生殖股神经的生殖支和股支以及股神经穿过。其中股外侧皮神经和生殖股神经的股支位置最为表浅，与其他神经相比最容易损伤。

6. 补片的覆盖范围 腹膜前间隙的分离完成以后，可以看到在人体的腹股沟部位有一个薄弱区域，内界为腹直肌，外界为髂腰肌，上界为联合肌腱，下界为耻骨支和耻骨梳韧带，这个被肌肉和耻骨围成的区域称为肌耻骨孔。肌耻骨孔内没有肌层结构，只有一层腹横筋膜抵挡腹腔内全部的压力。当腹横筋膜薄弱时就会发生直疝或股疝，当腹横筋膜上的卵圆孔扩大时就会发生斜疝。补片修复的原则就是要代替腹横筋膜来覆盖住整个肌耻骨孔并与周围的肌性和骨性组织有一定的重叠，如果仅仅将补片覆盖住某一个缺损，那就失去了腹腔镜修补的意义。补片覆盖的范围即上述腹膜前间隙分离的范围，具体来说，补片的上方要覆盖联合肌腱至少 3cm，外侧要至髂前上棘，内侧必须覆盖腹直肌和耻骨结节并超过中线，下方的内侧要插入耻骨膀胱间隙而不能直接覆盖在膀胱上，下方的外侧必须做到精索成分的“腹壁化”。通常需要使用 10cm × 15cm 的补片才能完全覆盖住整个肌耻骨孔（图 46-61A、B）。

补片覆盖的方法在男性和女性患者之间是不同的。男性患者，精索的“腹壁化”较为方便，可将补片直接平铺在精索上，操作简单；而女性患者，子宫圆韧带与腹膜粘连致密，通常是将补片剪一开口，使子宫圆韧带穿过后再缝合开口，相当于在加强腹股沟管后壁的同时进行了内环口的整形（图 46-62）。

7. 补片的固定 补片是否需要固定有不同的看法，目前较为普遍的观点是除了较大的直疝以外（大于 4cm）都可以不固定补片，条件是选用足够大的补片（10cm × 15cm）。补片的固定可采用缝合、疝固定器、纤维蛋白胶等各种方法。如果采用前两种方法，必须注意只有四个结构是可以用来固定补片的：联合肌腱、腹直肌、陷窝韧带、耻骨梳韧带。严禁在危险三角、死亡冠、神经区域内钉合补片。

8. 腹膜的关闭 可用缝合或疝固定器等方法来关闭腹膜（图 46-63A、B）。术后仔细探查腹膜关闭是否紧密、横断的疝囊是否关闭，以免发生术后肠粘连。

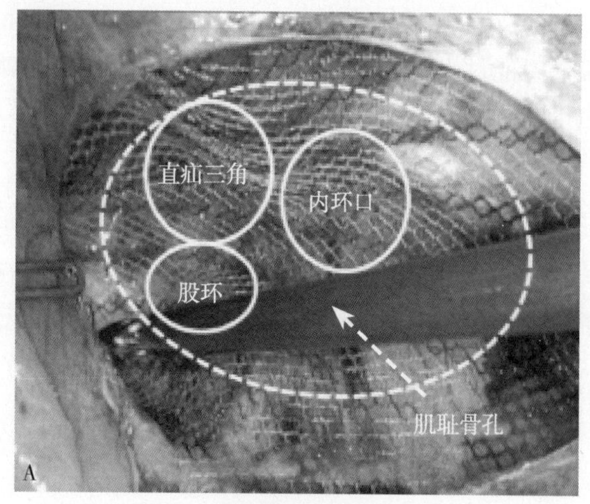

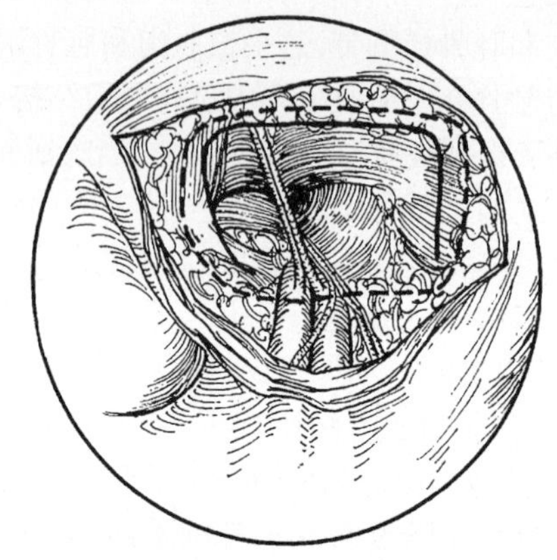

图 46-61　补片覆盖范围

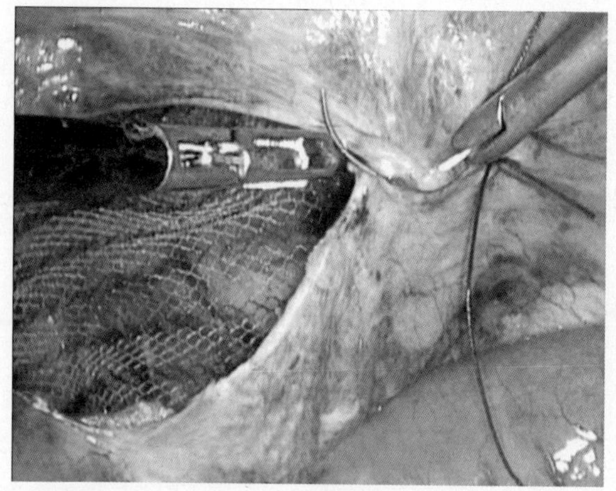

A. 缝合

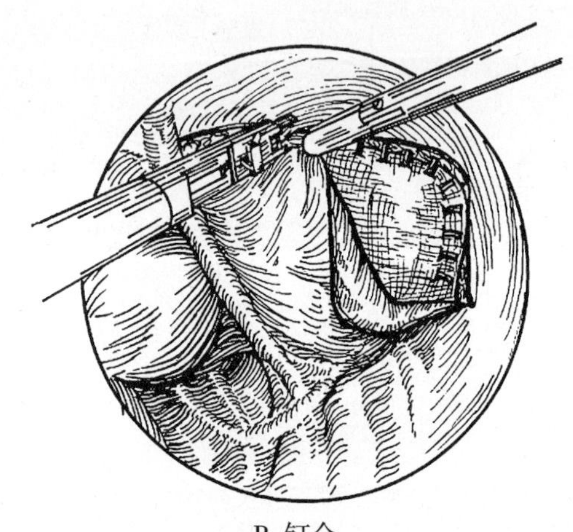

B. 钉合

图 46-63　腹膜的关闭

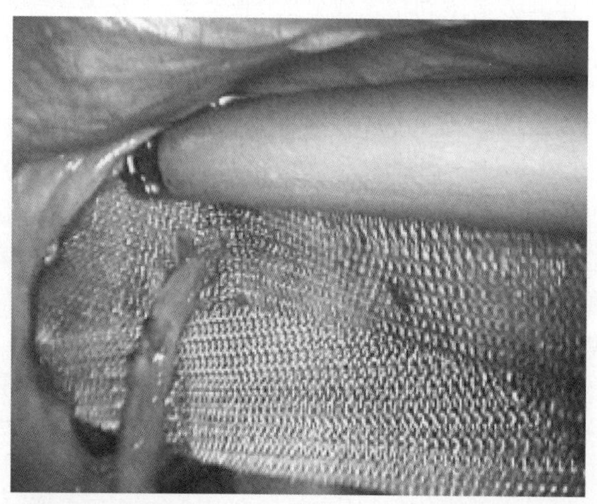

图 46-62　补片包绕子宫圆韧带

【手术要点】

1. 在疝环上方切开腹膜时要注意不要损伤膀胱和腹壁下动静脉。

2. 补片的内侧应覆盖整个耻骨结节，最好越过对侧，以免直疝的复发或再发。

3. 斜疝的疝囊应与精索血管、输精管充分游离至"精索成分腹壁化"，以免斜疝的复发或再发。在剥离斜疝疝囊时，尽量不要夹持精索血管和输精管，以免损伤。

4. 疝囊较大或粘连时，不要强行分离，可横断疝囊，远端旷置。近端的裂口需要关闭。

5. "死亡冠""危险三角"和"疼痛三角"区域不能用疝钉固定，以免引起出血或慢性神经痛。

6. 双侧疝时应充分解剖耻骨膀胱间隙，使两侧的腹膜前间隙相通，补片的内侧在耻骨联合处交叉重叠。

7. 补片尽可能展平。蜷曲的补片更容易挛缩，引起术后复发。

8. 腹膜应充分关闭，避免补片与腹腔内容物接触，否则可能引起术后肠梗阻，甚至肠瘘。

【术后处理】

术后 6 小时如无麻醉反应可恢复正常饮食，可预防性应用广谱抗生素，术后 24 小时可出院。

【术中并发症】

1. 血管损伤　腹膜前间隙内的重要血管主要有腹壁下动脉、闭孔动脉（死亡冠）、髂外血管（Doom 三角)、精索血管、耻骨后静脉丛等。对这些血管解剖的熟悉是预防损伤的关键。

2. 神经损伤 在分离腹膜前间隙的时候,不要在疼痛三角内做过多的分离,尤其是不能在此区域内固定补片。疼痛三角表面往往有一层薄薄的腹膜前脂肪组织,保护这层组织就不会损伤神经。

3. 输精管损伤 输精管与精索血管一样,其前方被腹膜(疝囊)覆盖,病史较长的患者,输精管与腹膜前脂肪以及腹膜等组织粘连致密,在剥离疝囊时会引起损伤。目前而言,输精管损伤后没有修复的办法。

4. 肠管损伤 肠管损伤的发生率大约为 0.15%,当疝内容物没有完全回纳或滑疝时,在钳持或横断疝囊时有可能损伤肠管。肠管损伤后手术野被污染,此时是否能继续置入补片是有争议的。大多数的报道建议 3~6 个月后再行二期手术。

5. 膀胱损伤 膀胱损伤的发生率很低,TAPP 中如果在脐内侧韧带的内侧切开腹膜,就有可能损伤膀胱,此外,在由外向内分离耻骨膀胱间隙时,要注意不要进入膀胱周围的脂肪层内,否则有可能损伤膀胱的浆膜。在有下腹部尤其是前列腺手术史的患者,耻骨膀胱间隙粘连致密,强行分离会增加膀胱损伤的几率。

【术后并发症】

腔镜疝修补手术切口远离补片修复区域,几乎没有切口并发症的报道。随着腹腔镜技术的成熟,早期报道的穿刺、气腹等引起的并发症也很少见。目前最常见的术后并发症主要是血清肿、暂时性神经感觉异常、尿潴留和慢性疼痛。此外还有一些罕见但后果严重的并发症(指需要再次手术干预的并发症)也值得关注。

1. 血清肿 血清肿是最常见的并发症,发生率约为 5%~10%。真正的血肿(hematoma)术后 24 小时内出现,表现为腹股沟区或阴囊内淤血肿块。术中在剥离疝囊时损伤的精索血管分支退缩到腹股沟管内没有被及时发现,或是在钉合补片时损伤了闭孔血管的分支,术后会引起明显的血肿;老年患者的血管脆性较高,创面渗血也是血清肿形成的一个主要原因。可给予皮硝外敷等治疗,2~3 周后血肿会逐渐消退。血肿大多稠厚不易穿刺,除特殊情况外不要强行引流,以免引起感染。血清肿(seroma)术后 1 周内出现,症状轻微,内含浆液性澄清液体,主要是横断疝囊后远端旷置的疝囊分泌液体所致,腹膜关闭不全,腹腔内液体渗入腹膜前间隙也可能引起血清肿。较小的血清肿热敷后可自行消退,无需处理,较大的可行穿刺,1~2 次后愈,穿刺时严格掌握无菌原则,以免引起感染。

血清肿的发生率与疝分型密切相关,Ⅲ、Ⅳ型疝的发生率要明显高于Ⅰ、Ⅱ型疝。疝内容物回纳后会残留一个空腔,而组织的长入需要一定的时间,因此有时积液是不可避免的。2/3 的患者用 B 超可以探测到液体积聚,但只有表现出临床症状的才称为血清肿,曾有文献报道留置 24 小时的闭式引流既可减少血清肿的几率,又不会增加感染的风险,但通常情况下腹腔镜疝手术是不置放引流的。注意不要把血清肿误认为复发而进行不必要的手术。

2. 神经感觉异常 神经感觉异常大多表现为暂时性神经感觉异常,可能是与疼痛三角内过度分离、补片或疝钉刺激神经有关,表现为神经分布区域内的疼痛和麻木,一般于术后 2~4 周内自行消失,无需特殊处理。该并发症由 Eubanks 于 1993 年首次报道,在腹腔镜疝手术开展早期报道较多,随着解剖(如疼痛三角)的认知、材料学(如轻量型补片、可吸收夹钉、纤维蛋白胶等非侵袭性材料)的研发以及理念(如选择性的不固定补片)的更新,此类并发症已很少见,甚至可以完全避免。持续性神经感觉异常非常少见,发生的机制还未阐明,表现为持续性慢性神经痛,处理相当棘手。

3. 尿潴留 尿潴留是住院天数延长的主要原因,肯定与前列腺增生有关,耻骨膀胱间隙的分离以及补片的覆盖可能会诱发尿潴留的观点没有得到文献支持。文献报道尿潴留的发生率约为 2%~5%,绝大多数的患者都有前列腺增生史,初步推测尿潴留并不是腹腔镜疝手术特有的并发症。术前是无需插导尿管的,术后无法自行排尿可按一般的尿潴留处理。

4. 慢性疼痛 慢性疼痛的发生率报道不一,大约在 0.3%~3%。慢性疼痛的持续时间目前没有权威性的定义,从大部分的报道来看,持续 3 个月以上的疼痛可以称为"慢性疼痛"。用纤维蛋白胶代替疝固定器来固定补片可明显降低慢性疼痛的发生率,从这一点来看,慢性疼痛应该与神经损伤有直接的关联,但即使是补片不固定的腹腔镜手术,也有慢性疼痛的报道,因此,慢性疼痛似乎又有其他的原因,文献报道,术前就有疼痛的患者、复发疝患者或青年患者(<50 岁),慢性疼痛的发生率会更高一些。慢性疼痛的治疗效果不佳,Palumbo P 等提出的原则可供参考:首选非手术治疗,先口服镇痛剂,无效后可局部注射麻醉剂和泼尼松,手术治疗(如取出补片或神经根切除等)是无可奈何的最后选择。而 Hussain A 更偏向于积极的手术治疗,在他的一组 43 例患者中,通过腹腔镜手术取出补片后,70% 的患者得到治愈,20% 得到改善,疗效惊人。

5. 腹腔 / 腹股沟区 / 补片感染 术中肠管损伤而

没有发现是引起术后腹腔感染的主要原因。一旦确诊必须及时手术，进行腹腔清洗和引流，并取出补片。需要提醒的是取出补片后必须关闭腹膜，否则肠管进入疝缺损区域后由于缺乏腹膜的保护，会引起嵌顿性甚至是绞窄性肠梗阻。腹股沟区的感染大多与血清肿继发感染有关，血清肿切忌盲目反复地穿刺，以减少外源性的感染机会。发生感染后不一定要立即取出补片，可尝试引流或换药的方法，多数情况下是可以治愈的。腹腔镜疝手术中补片感染都是继发的，不建议用经皮全层缝合的方法来固定补片，因为在腹股沟区留有穿刺孔会增加补片感染的机会。

6. 机械性肠梗阻　机械性肠梗阻主要有三个原因：肠管与补片粘连、肠管与疝钉粘连、肠管与戳孔部位的腹壁粘连，粘连成角后就会引起机械性肠梗阻。其中肠管与补片粘连所引起的肠梗阻后果最为严重，即使是不全性肠梗阻，也应积极手术，因为这种粘连是非常致密的，最终都会发展成完全性肠梗阻甚至肠瘘、肠坏死。理论上，将腹腔镜疝手术中补片与肠管被腹膜隔开，不会产生粘连，但无论是 TAPP 还是 TEP，都有这种并发症的报道，原因是腹膜关闭不全或腹膜有破损。TAPP 中，尽可能完整地关闭腹膜，用连续缝合的方法可以杜绝此类并发症的发生。肠管与疝钉粘连导致的肠梗阻也有报道，这种粘连多为束带状粘连，在腹腔镜下行束带松解即可，处理相对简单。

7. 戳孔疝　腹股沟疝患者的腹壁薄弱、腹内压高，戳孔疝的发生率要高于其他腹腔镜手术，必须全层关闭戳孔，以免引起戳孔疝的发生。

8. 补片侵蚀　补片侵蚀入邻近脏器是一个远期并发症，可在术后数年至数十年内发生。这是一个罕见但严重的并发症，处理较为困难。迄今为止，补片侵蚀膀胱只有十余例的报道。分析原因，可能是在钉合补片时将膀胱的侧壁一起钉入，补片逐渐侵蚀入膀胱所致，这种情况在腹腔内修补术（IPOM）中是有报道的；此外，术中膀胱浆膜的损伤、补片蜷曲后移位也可能是一定的因素。补片侵蚀膀胱后会引起反复的血尿、泌尿道感染、尿瘘等症状，膀胱镜可以明确诊断。治疗包括切除窦道、取出补片、切除部分膀胱等措施。

补片侵蚀入小肠、乙状结肠和盲肠等远期并发症也有个案报道，最主要的原因是腹膜关闭不全、肠管与补片发生粘连所致。这种粘连可在早期引起机械性肠梗阻的表现，也可在后期引起补片的侵蚀，导致肠瘘、肠坏死等并发症的出现。预防的措施同上，治疗原则是肠段切除和取出补片。

9. 急性缺血性睾丸炎　Moore JB 等报道了 1 例急性缺血性睾丸炎的并发症，术后第 4 天出现睾丸的剧烈疼痛和肿胀，B 超发现睾丸内没有血液回流信号，最终患者接受了睾丸切除手术。这种并发症与精索血管结扎后引起的缺血性睾丸炎是不一样的，后者是动脉血供的障碍，可能引起睾丸萎缩，是一个慢性的过程；而前者可能是静脉丛栓塞引起，是一个急性的过程。在进行 LIHR 时有必要认识这一并发症。

TAPP 目前已是一项合理和成熟的技术，合理地选择手术方式，规范化的操作可以获得良好的临床效果。

（李健文）

二、全腹膜外修补手术

全腹膜外修补手术（totally extraperitoneal，TEP）于 1993 年由 McKernan JB 首次报道，其修补原理与 TAPP 相同，也是利用腹腔镜器械、通过后径路所进行的一种腹膜前腹股沟疝修补手术。但两者的入路不同，TEP 的特点是不进入腹腔，直接进入腹膜前间隙进行手术。由于无需打开和关闭腹膜，技术上更为合理，但手术操作空间较小，学习曲线长于 TAPP。

【适应证】

与 TAPP 相同。

【禁忌证】

除了 TAPP 的禁忌证以外，TEP 还有一些相对禁忌证：①有下腹部手术史（尤其是前列腺手术或膀胱手术史）；②腹膜前间隙置入过补片的复发疝；③难复性疝、滑疝、巨大阴囊疝等。这些患者的腹膜前间隙解剖不清、或疝内容物不易回纳，在进行 TEP 时有一定的困难，应根据自身的水平来选择合适的手术方式，如开放式手术或 TAPP。

【术前准备】

与开放式手术相同。

【麻醉】

首选气管内插管，全身麻醉。也有椎管内麻醉的报道。

【体位】

与 TAPP 相同。

【手术步骤】

1. 套管的穿刺

（1）第一套管的穿刺：第一套管的置入一定要采用开放式的方法，于脐孔下约 0.5~1.0cm 处做一 1.0cm 的小切口，将皮肤和皮下组织用小拉钩向两侧牵拉，显露腹直肌前鞘，切开白线，暴露两侧腹直肌，用小拉钩将腹直肌向两侧牵开，进入到腹直肌与腹直肌后鞘之间的间隙，伸入剪刀或弯钳，扩大此间隙，将 10mm 的套管置入腹膜前间隙（图 46-64）。切口和套管之间的间隙用缝线缝合或纱布填塞以防漏气，也可使用Hassons套管或带气囊的套管以防止漏气。这一步骤中有两个关键点需要注意：①不能切开腹直肌后鞘，否则极易穿破腹膜；②不能直接在脐孔处切开白线，因为这里是腹直肌前后鞘的融合部，很容易把前后鞘一起切开。

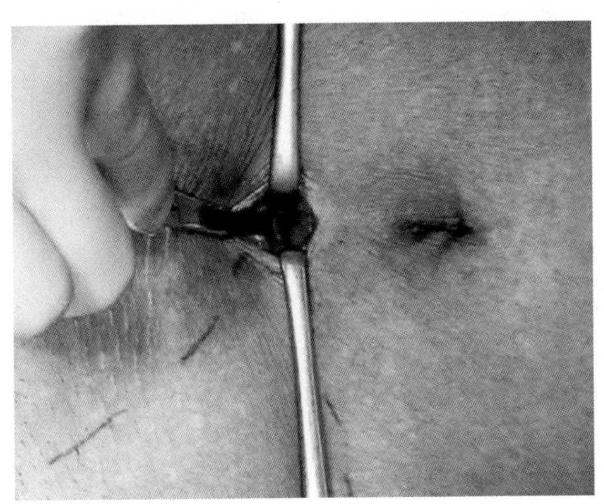

图 46-64　脐孔下小切口

(2) 第二、第三套管的穿刺：有三种穿刺方法可供选择：

1) 中线位：第二和第三套管（均为5mm套管）穿刺在脐孔与耻骨联合正中连线上1/3和下1/3处（图46-65）。越靠近中线，腹膜与腹横筋膜之间的间隙就越疏松，穿刺可在直视下进行，不会穿破腹膜，也不必用手指分离腹膜前间隙。由于三个套管均置于正中线上，形成的操作角度不够理想，可能会引起视觉的阻碍和器械的相互干扰，但通过使用30°镜来调整视觉的角度，应该可以避免这样的问题。中线穿刺位最简便、安全、快捷，是目前最常用的方法。

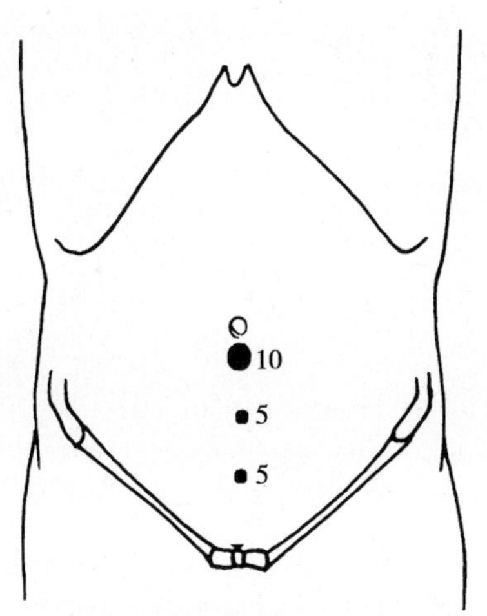

图 46-65　套管的穿刺部位（中线位）

2) 双侧位：在第一套管的穿刺部位伸入一个手指，进入腹膜前间隙后向两侧作简单的分离，然后在手指的引导下于两侧腹直肌外侧平脐或脐下水平分别建立第二和第三套管（图46-66A、B）。该方法器械之间保持一定的操作角度，不会互相干扰，适用于一些较为复杂的疝的操作。

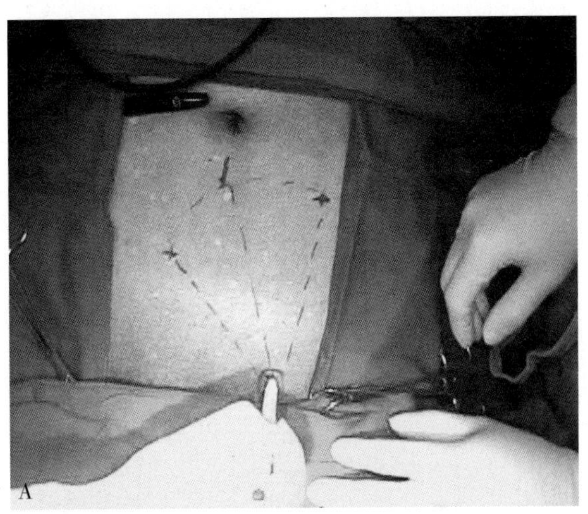

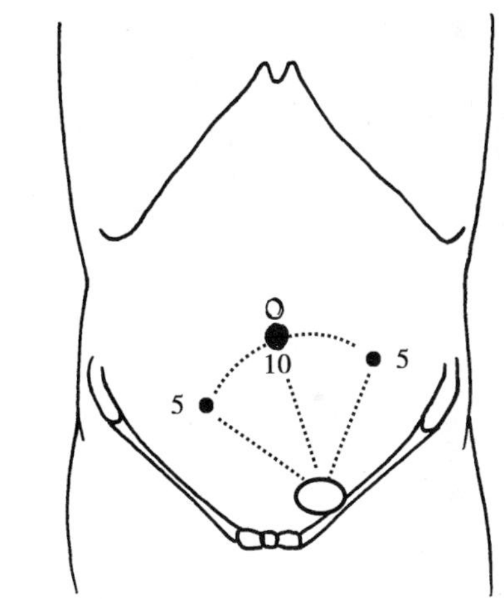

图 46-66　套管的穿刺部位（双侧位）

3) 中侧位：第二套管建立在脐孔与耻骨联合正中连线上1/3处。置入器械后向患侧分离扩大腹膜外间隙，然后在腹直肌外侧脐下水平建立第三套管（图46-67A、B）。该方法不能用于双侧疝的操作。

2. 腹膜前间隙的建立　腹膜前间隙的正确建立是TEP手术成功的关键，有以下几种方法可供参考：

(1) 球囊分离法：McKernan等在最早的报道中，应用的是球囊分离器来建立腹膜前间隙，球囊分离器的前部有一个可充气的透明的气囊装置，通过充气可自然地扩张腹膜前间隙。通过第一套管将球囊分离器置入腹直肌后方，逐渐向前推进至耻骨水平，通过透明的充气球囊，可分辨Cooper韧带、耻骨、腹壁下血管和

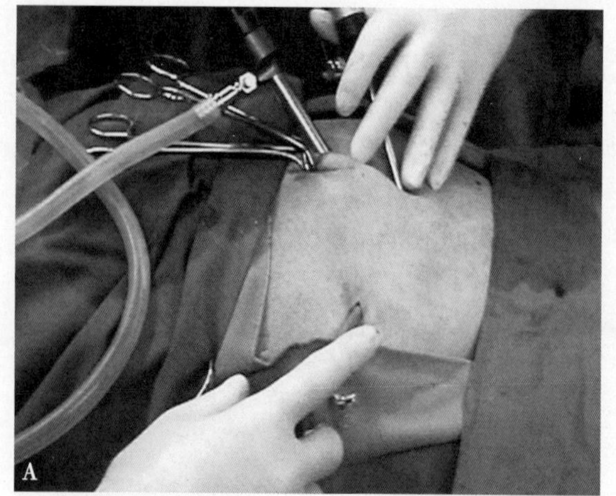

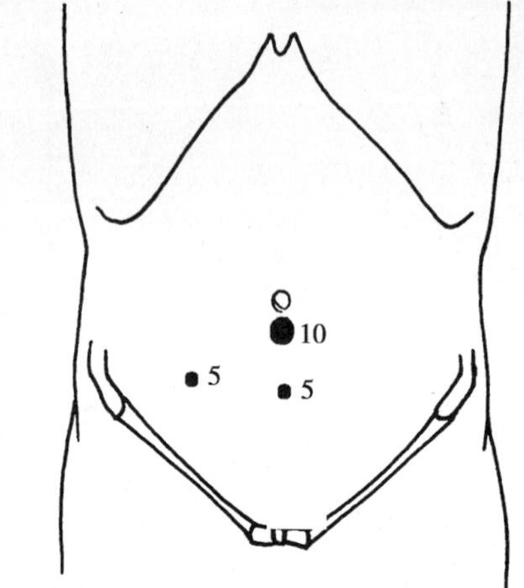

图 46-67　套管的穿刺部位（中侧位）

腹直肌等结构（图 46-68）。双侧疝可使用双侧球囊分离器（肾形球囊）。这种方法效果不错，但费用较贵，不适合国情。

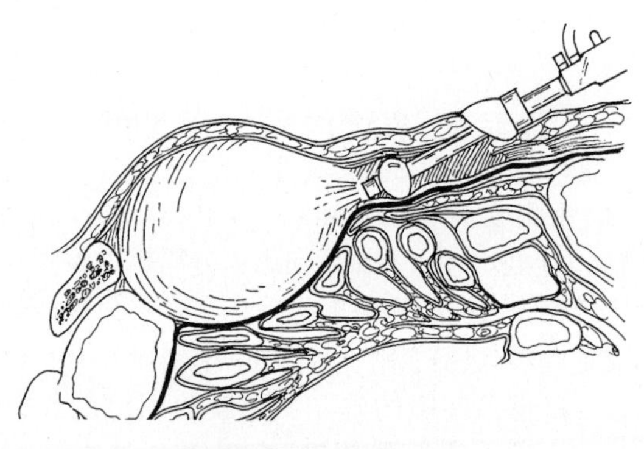

图 46-68　球囊分离器

（2）耻骨上穿刺法：这是法国医生 Dulucq 报道的方法，在耻骨联合上方约 4cm 处直接将气腹针盲穿过白线，进入耻骨膀胱间隙，这个穿刺点部位的腹膜前间隙最为疏松，不易穿入腹腔，又刚好避开了膀胱的位置。然后充 CO_2 气体建立腹膜外气腹，充入 0.5~1.0L 气体后，轻轻调整气腹针，指向不同方向，利用气体扩大腹膜前间隙，充入 1.5L 气体后停止充气。然后在第一套管的穿刺部位置入套管和腹腔镜镜头，进入新建的腹膜前间隙（图 46-69）。该方法的缺点是在耻骨联合的上方多了一个穿刺点，而这里正是补片的修复区域，存在潜在的补片感染因素，目前较少应用这种方法。

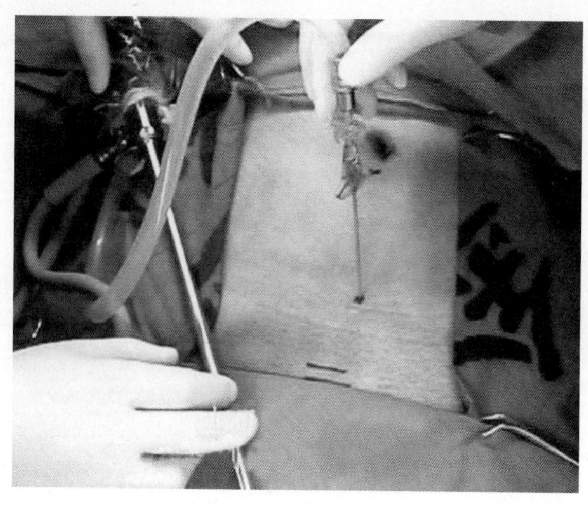

图 46-69　耻骨上穿刺法

（3）手指分离法：经脐下小切口切开白线，将示指伸入腹膜前间隙进行扩张分离，手指可触及耻骨联合和耻骨梳韧带，然后在手指引导下置入套管（图 46-70）。对于有经验的医生来说，手指分离法是不错的选择。需要提醒的是手指只有触觉而没有视觉，有些初学者往往将手指紧贴在腹直肌后方进行分离，可能会引起脂肪层内小血管甚至是腹壁下动静脉的损伤。

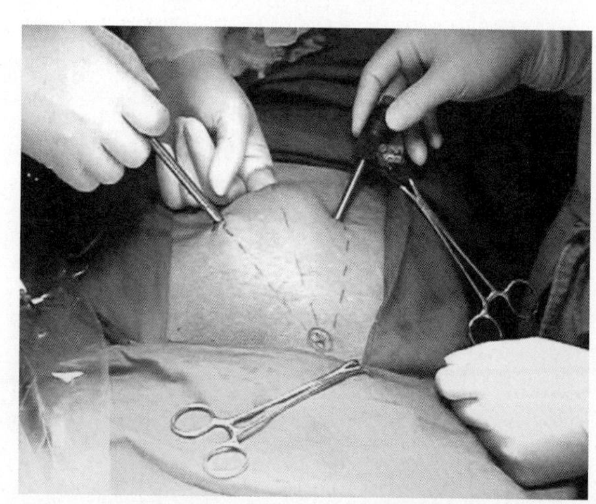

图 46-70　手指分离法

（4）直接镜推法：通过第一套管置入腹腔镜镜头于腹直肌与后鞘之间。将镜头对准耻骨联合方向，在网状疏松的无血管区域内前后移动，分离腹膜前间隙。该方法在直视下操作，简单易行，不易损伤血管，又可以避免手指进入腹膜前间隙，是目前最常用的方法（图 46-71）。

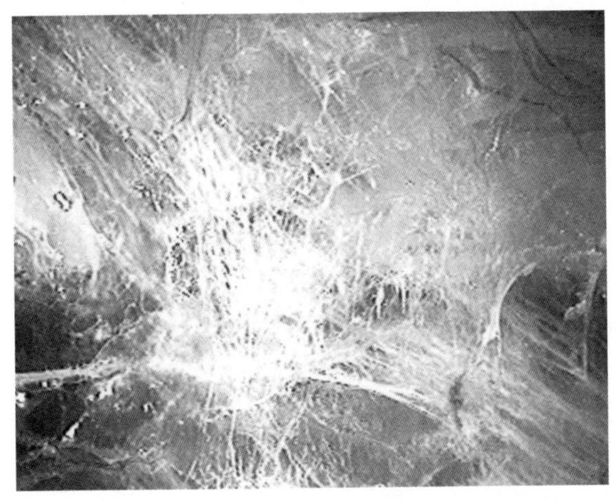

图 46-71　直接镜推法

3. 腹膜前间隙的操作层次　文献报道腹横筋膜分前、后两层，前层紧贴腹直肌和联合肌腱深面，是真正意义上的腹横筋膜，后层与腹直肌后鞘相连，又称为腹膜前筋膜。约 1/3 患者的腹横筋膜后层较为明显，表现为一层薄薄的膜性组织，而大多数患者的腹横筋膜后层仅仅是一些不规则增厚的纤维组织。当沿着腹直肌后鞘进入腹膜前间隙时，事实上进入的是腹横筋膜前后两层之间的间隙，这并不是理想的操作空间，应该剪开腹横筋膜后层，进入到腹横筋膜前层和腹膜之间的间隙，这才是 TEP 真正的操作空间。常有医生抱怨在分离腹膜前间隙时会引起腹壁下动静脉的悬挂或脂肪层的渗血，原因正是进入的间隙过于表浅。

4. 疝囊的处理　直疝疝囊的处理与 TAPP 相同（图 46-72）。斜疝疝囊如能完全游离，处理也与 TAPP 相同（图 46-73、图 46-74）；如疝囊较大不能完全回纳，在横断疝囊前最好先将疝囊与精索部分分离“开窗”，结扎疝囊后再在远端横断疝囊（图 46-75），以免漏气后进入腹腔内的 CO_2 气体使腹膜膨出，影响手术视野（图 46-76）。发生这种情况可于脐孔或右季肋区插入气腹针或 3mm 微型套管，以缓解气腹。

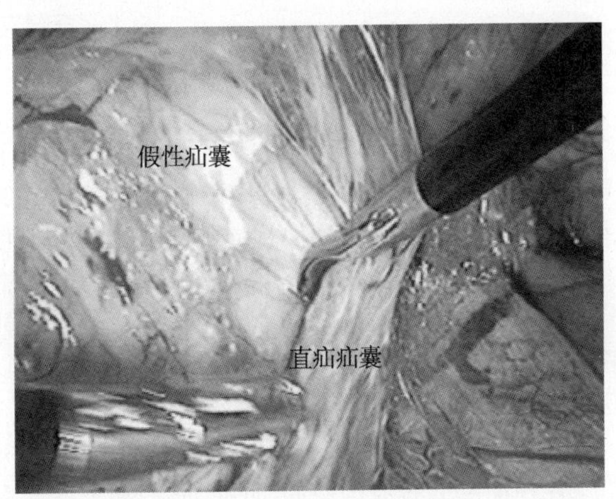

图 46-72　直疝疝囊，可见增厚的腹横筋膜（假性疝囊）

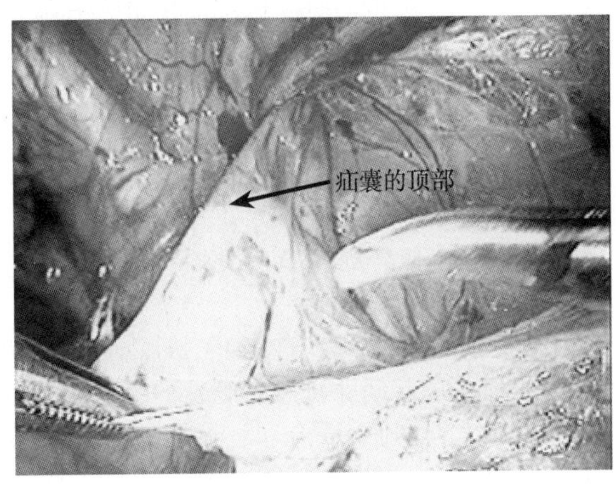

图 46-73　斜疝的疝囊

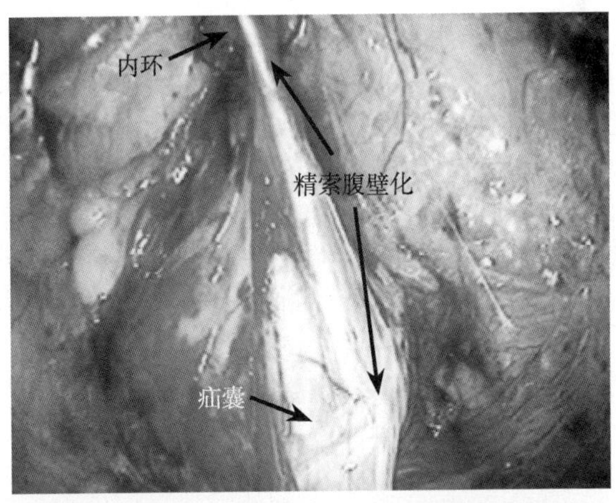

图 46-74　斜疝疝囊的高位游离（精索腹壁化）

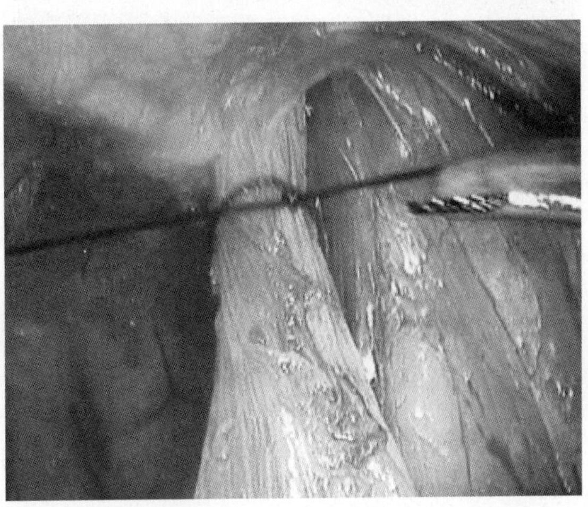

图 46-75　斜疝疝囊的结扎

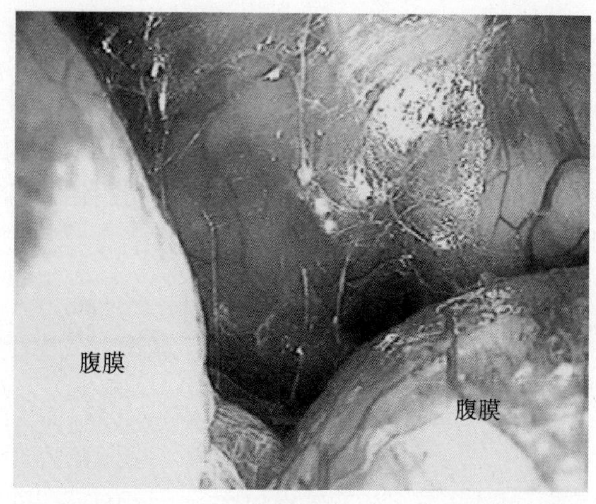

图 46-76　腹膜破损后膨起，影响手术视野

5. 腹膜前间隙的分离　TEP 中，腹膜前间隙一旦建立成功，耻骨膀胱间隙自然就形成了，只需做简单的分离就可以显露耻骨联合和耻骨梳韧带。然后再逐渐向外侧分离。具体的分离方法与范围与 TAPP 相同。

6. 补片的覆盖范围　与 TAPP 相同。

7. 补片的固定　与 TAPP 相同。

8. CO_2 气体的释放　手术结束时，注意一定要用器械将补片的下缘压住，在直视下将 CO_2 气体缓缓放出，这样可保证补片下缘不会发生卷曲(图 46-77)。TEP 中阴囊气肿的发生率高于 TAPP，因此在拔除套管之前不要忘记将阴囊内的气体释放。如腹腔内存在 CO_2 气体，可用气腹针或 5mm 套管释放气体。

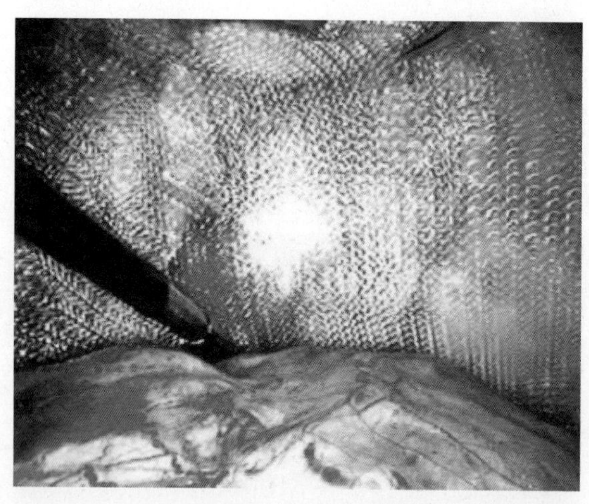

图 46-77　CO_2 气体的释放

9. 术后腹腔探查　TEP 术后可进入腹腔，检查有无腹膜破损、补片是否展平、有无疝内容物损伤等情况。此步骤并非必需。

【手术要点】

1. 第一套管的位置应该建立在脐孔下方 1.0~1.5cm 处，而不要直接建立在脐孔部位。因为脐孔处的腹膜非常容易穿破。

2. 腹膜前间隙的分离应尽可能在脂肪层的后方进行，太浅会引起脂肪层内的小血管出血、或引起腹壁下动脉与前腹壁分离，影响手术操作视野。

3. 腹横筋膜的深层在中线处与白线相连，形成“中线隔”，需要剪开后才能进入对侧的腹膜前间隙。

4. 腹膜前间隙建立后，如发现腹腔内漏气，不要急于中转为 TAPP，可在脐孔处穿入气腹针以持续性排出腹腔内气体，通常对手术操作影响不大。

5. 进入腹膜前间隙后，首先应该解剖暴露耻骨联合和耻骨梳韧带，可以正确地确定解剖层次。切忌在耻骨联合的下方分离，这里有许多粗大的耻骨后静脉丛，损伤后止血困难。

6. 游离斜疝疝囊时应先充分解剖暴露疝囊的外侧间隙。

7. 肥胖的患者在疝囊的外面有一些脂肪结缔组织或“脂肪瘤”，应先予以分离，才能很好地显露疝囊。

8. 较大的疝囊在横断之前应先予以结扎，以免引起漏气影响手术操作视野。

9. 如采取不固定补片的方法，补片必须足够大(10cm × 15cm)，补片的内侧应该超过对侧的耻骨结节。

10. 所有的腹膜裂口都需关闭，以防补片外露与腹腔内容物接触引起术后肠粘连、肠梗阻。关闭的方法有直接缝合或圈套器结扎，也可在手术结束时进入腹腔用疝固定器或缝针关闭。

11. 其他注意事项与 TAPP 相同。

【术后处理】

与 TAPP 相同。

【术后并发症】

与 TAPP 相同。

(李健文)

三、完全腹腔内修补手术

腹腔镜腹腔内网片置入修补手术(IPOM 手术)于 1990 年在动物实验取得成功后用于临床，该手术的关键点是：将 12cm × 15cm 的防粘连补片直接放置于腹腔内，用悬吊缝合与钉合固定的方法固定补片，对整个耻骨肌孔(myopectineal orifice，MPO)部位进行修补(图 46-78)。该手术方法简单，但术后并发症较多，复发率很高。

【适应证】

各种类型的腹股沟斜疝、直疝、股疝和一些复发性疝。但由于手术相对 TAPP 和 TEP 手术简单，因此

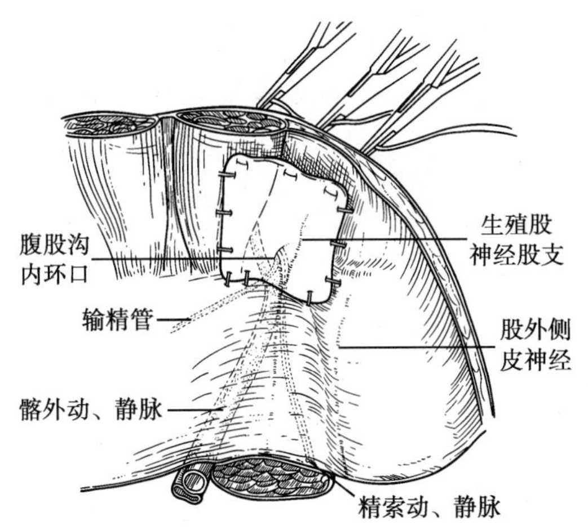

图 46-78　腹腔镜腹腔内网片置入修补手术示意图

手术适应证可以适当放宽。尤其在急诊情况下，可用生物材料进行快速修补。

【禁忌证】

手术的禁忌证同腹腔镜腹股沟疝修补的 TAPP 和 TEP 手术。

手术相对 TAPP 和 TEP 更简单，因此手术禁忌证可以适当放宽。尤其在急诊情况下。

【患者评估与手术规划】

与 TAPP 和 TEP 相同。只是在某些特殊急诊情况下较 TAPP 和 TEP 更方便应用。手术中应放置导尿管。

【麻醉和体位】

该手术在全麻下完成。体位一般采用平卧位。

【手术步骤】

基本步骤同 TAPP 和 TEP 手术。

回纳疝内容物，不对疝囊做分离和结扎等处理，直接用 12cm × 15cm 的防粘连补片或生物补片覆盖整个肌耻骨孔。补片的放置比较特殊：将可防粘连后生物修补材料直接放置于腹腔内，用缝合或悬吊的方法固定补片，再用钉合器对补片的周边进行钉合固定(图 46-79)。在钉合时注意避开血管和神经。

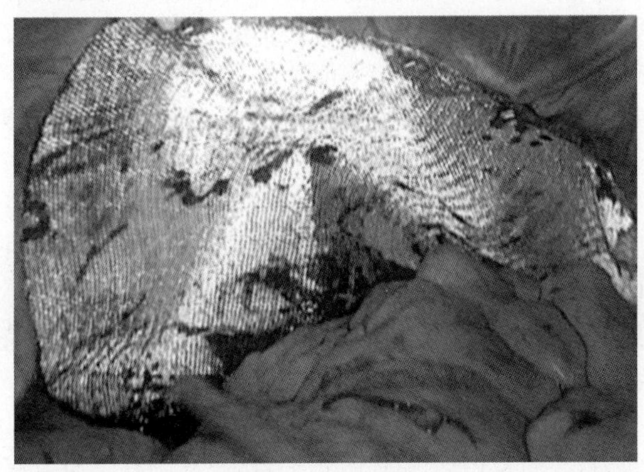

图 46-79　用 12cm × 15cm 的防粘连补片覆盖整个肌耻骨孔

【手术难点和要点】

1. IPOM 手术的难点就是补片的固定，在肌耻骨孔的下方是膀胱，外侧是股血管、精索和神经走向，所以很难做到补片的确切固定，补片非常容易移位造成复发。

2. 由于不对疝囊做结扎等处理，也是造成复发的重要原因。

3. 补片完全放置于腹腔内，虽然必须采用防粘连的补片，但补片完全与腹腔内脏器接触，难免造成粘连而产生并发症。

4. 目前已基本摒弃了该手术方法。

【术后处理】

同 TAPP 和 TEP 手术。

【手术并发症】

最主要的并发症就是腹腔内脏器与补片的粘连，严重的粘连可导致肠穿孔和肠瘘。

【专家点评】

由于该手术方法的疗效欠佳，复发率很高，有时甚至会出现严重的并发症，因此目前几乎已放弃了该手术方法。偶有急诊嵌顿的病例，采用该快速方法应用生物材料进行临时性修补，待今后患者情况稳定后再行永久性修复。

(唐健雄)

第四节　绞窄性腹股沟疝

腹股沟疝的严重并发症是比较少见的，但一旦产生了严重的并发症如急性嵌顿及绞窄，是会危及患者生命的，尤其是在老年患者。

【绞窄性疝的定义和处理原则】

疝发展到产生绞窄这样的严重并发症，是有一个过程的。但是从嵌顿性疝到绞窄性的过程可能是一个很短暂的过程，通常很难判定一个界限。

疝通常是由于疝内容强行扩张疝囊颈而进入疝囊，随后因囊颈的弹性回收将疝内容物卡住，出现嵌顿而不能回纳。其中以斜疝和股疝最常见。临床上表现为疝块突然增大，并伴有局部明显疼痛。平卧或用手推送肿块不能使之回纳，疝出的肿块紧张发硬，且有明显触痛。嵌顿的内容物若为大网膜，局部疼痛较轻微；如为肠襻，不但局部疼痛明显，还可伴有阵发性腹部绞痛、恶心、呕吐、便秘、腹胀等机械性肠梗阻的症状。成人腹股沟疝一旦嵌顿，自行回纳的机会较小；多数患者的症状逐步加重，如不及时处理，将发展成为绞窄性疝。

绞窄性疝是嵌顿性疝(图 46-80)持续恶化的结果，意味着疝内容物的缺血坏死，可表现为肠道的穿

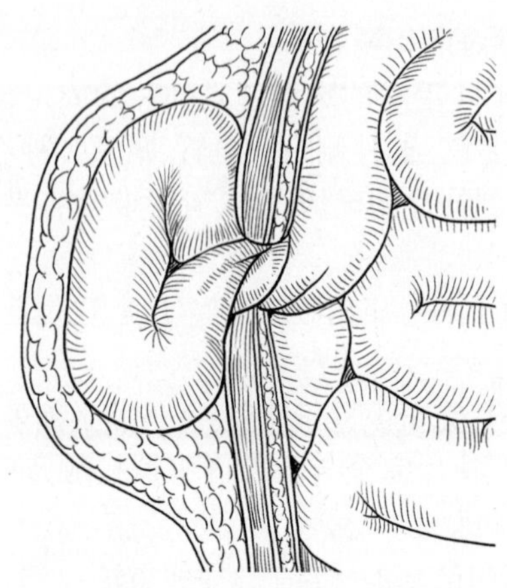

图 46-80　嵌顿性疝

孔，网膜的坏死等。进一步可继发感染，并波及周围组织，严重者可发生中毒性休克、严重的脓毒血症，进而产生全身炎性反应综合征（SIRS），如处理不及时甚至会导致患者死亡。

绞窄性疝的内容物可以是肠管（80%）（图 46-81）、大网膜（15%）、阑尾（1%），少数情况下内脏器官也会成为疝内容，例如卵巢，甚至妊娠的子宫等。

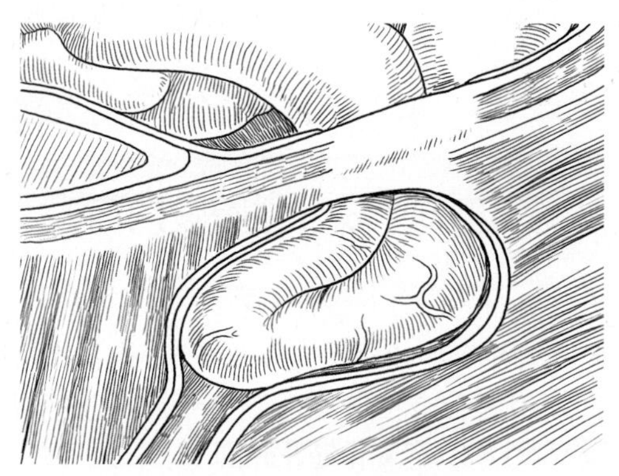

图 46-81　腹股沟嵌顿性疝

嵌顿性疝和绞窄疝的治疗原则：嵌顿性疝和绞窄性疝是外科急诊，需要紧急处理或手术治疗。

【术式沿革与发展】

嵌顿性疝治疗的基本原则是（图 46-82）：解除疝的嵌顿状态以防止疝内容物进一步发生绞窄坏死；如已发生绞窄，需切除已经坏死的组织和器官。消除产生全身并发症的病因。

关于是否手术修补疝的问题，现在对其认识是：

1. 可根据具体情况对疝进行处理，如患者情况较差可只做高位疝囊结扎和简单的缝合处理，待日后条件允许再做修补手术。

2. 如有条件也可行组织缝合修补（如 Bassini 疝修补术），或应用可吸收材料、生物材料（Biological Mesh）进行修补。

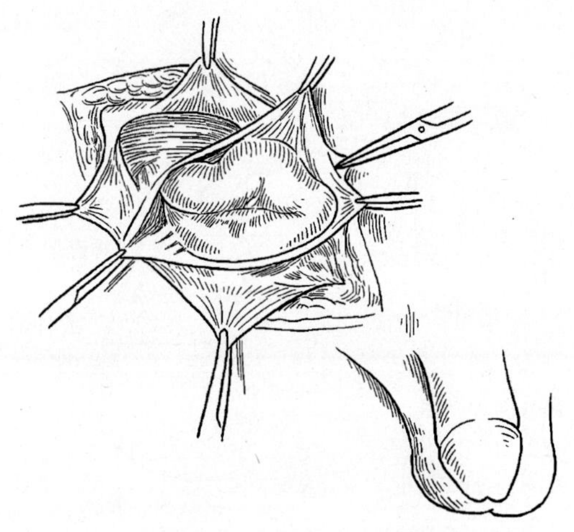

图 46-82　嵌顿性疝手术

3. 但不建议使用合成不可吸收材料进行修补。

【手术适应证与禁忌证】

一旦明确疝嵌顿和绞窄的诊断，尽早手术是最根本的处理方法，但要充分做好术前准备。

【术前准备】

对绞窄性疝手术应尽快做好必要的准备。尽快施行手术，以防产生更严重的并发症，如肠管发生坏死等。病程较长者，手术前准备应从以下几个步骤进行：

1. 静脉内输液，纠正水、电解质及酸碱平衡失调。

2. 放置胃肠减压管，抽空胃内容物。

3. 有低血压时，应输血或血浆增量剂及缓冲林格液（平衡液）等。

4. 运用广谱抗生素同时覆盖革兰阳性菌和革兰阴性菌。

【麻醉】

1. 需要对患者进行一个 ASA 评分。

2. 一般用全身麻醉或硬脊膜外腔阻滞麻醉。

3. 病情较重者，亦可用局部浸润麻醉。

【手术步骤】

1. 切口与一般腹股沟疝手术相同，但可根据病情延长。疝内容物通过外环突入疝囊内，疝囊比较紧张，外环处的解剖关系可能不清楚。为了防止损伤疝内容物，应小心仔细进行解剖，然后沿纤维走向剪开腱膜及外环。

2. 切开疝囊，吸除囊内液体，探查内环狭窄处。腹股沟斜疝的钳闭环多为增厚而较狭小的内环，必须剪开，才能将钳闭的肠管松解。如疝内环较小，可向上剪开狭窄环及部分腹内斜肌，以扩大疝环。将肠管轻轻拉出，直至钳闭环在肠管上压痕已露于切口外。

3. 手术的主要关键在于正确判断疝内容物的生命力，然后根据病情确定处理方法。对肠管生命力的判断，可根据：①肠壁的色泽及张力；②肠管及肠系膜缘血管有无搏动；③肠蠕动是否存在。有怀疑时，可用 0.25%~0.5% 普鲁卡因 20~60ml 封闭肠系膜以解除血管痉挛、吸入纯氧或以温热盐水纱垫覆盖肠管，20 分钟后，若肠管的颜色仍无改善，动脉搏动仍未恢复，则表示已失去生命力，应行坏死肠段切除及进行Ⅰ期肠吻合术。

4. 但如嵌顿的肠襻较多，应特别警惕逆行性嵌顿（图 46-83）的可能。所以，不仅要检查疝囊内肠襻的生命力，还应检查位于腹腔内的中间肠襻是否坏死。

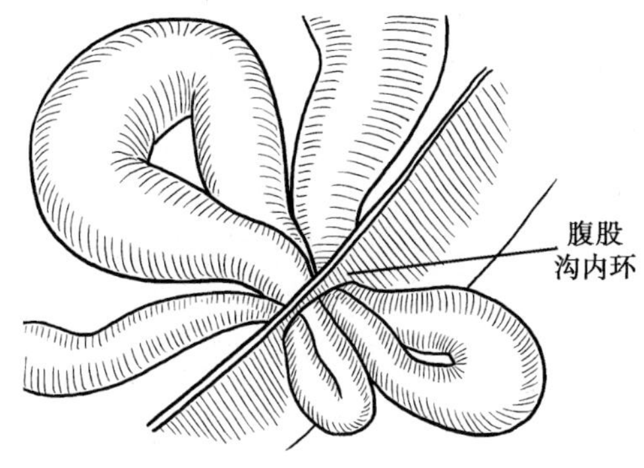

图 46-83　逆行性嵌顿疝

5. 少数嵌顿性或绞窄性疝，手术时因麻醉的作用而自动回纳腹内，以致在术中切开疝囊时无疝内容物可见。遇此情况，必须找出嵌顿物，仔细探查肠管，以免遗漏坏死肠襻于腹腔内。必要时可另做腹部切口探查之。

6. 如患者情况不允许肠切除吻合时，可将坏死或生命力可疑的肠管外置于腹外，并在其近侧端切一小口，插入一肛管，以期解除梗阻；7~14 日后，全身情况好转，再施行肠切除吻合术。切勿把生命力可疑的肠管送回腹腔，可能产生严重的后果。

7. 绞窄的内容物如系大网膜，可予切除。

8. 疝囊处理及疝修补同一般斜疝。

9. 关于修补　根据患者的全身和局部情况，可选择简单的高位结扎，不修补；也可同时做修补手术，但建议组织缝合修补、或采用可吸收材料、生物材料进行修补。不建议使用合成不可吸收材料进行修补。

【手术并发症】

从手术的角度看，绞窄疝术中并发症最常见是脏器的损伤，包括血管、肠管、输尿管、膀胱、精索、睾丸等。有流行病学调查发现急诊的疝手术中损伤脏器的比例明显高于择期手术。

术后手术并发症除外全身并发症外，最常见的并发症就是局部切口的感染和复发。复发则需要进行Ⅱ期手术再修补。

近期有疝囊感染、术后腹膜炎、疝囊癌变的报道。

【要点与盲点】

绞窄性腹股沟疝的治疗要点：

1. 治疗要及时，以挽救生命为前提，修补为次要考虑。

2. 要重视脏器的缺血坏死情况，切勿遗漏。

目前对于盲点要讨论的问题：

在急诊中是否使用人工合成补片，是一直有争论的问题。支持者认为对这些高危的患者（特别是老龄患者）如果这次急诊手术不能根治疝的病因，意味着患者仍有再次嵌顿或绞窄的危险。若没有发生嵌顿或绞窄，再次择期手术时仍要经历麻醉、手术等诸多危险。因此，如果条件允许，一次性根治手术是十分必要的。反对者则认为，对这些高危的患者（特别是老龄患者）本身感染的因素就存在，使用补片可能会使感染更复杂而难以控制。

因此，用与不用补片应当考虑到以下的条件：

(1) 患者有没有明确的感染；

(2) 外科医生有无良好的经验，能否在这种高危患者和高复发危险的情况下进行处理并能正确估计术后的恢复情况；

(3) 若决定用补片进行修补，最好用单股编织的聚丙烯补片为宜，因为这种补片具有一定的感染耐受性；动物源的生物材料是较为理想的修补材料；

(4) 缝合固定时一定要用单股的不吸收线，因多股的丝线可能成为感染源；

(5) 术式以由前进路途径置入单侧网片（Lichtenstein 无张力疝成形术）为宜，这种手术简单；

(6) 最后对这类急诊手术，还需要有高质量的手术操作环境和良好而平稳的麻醉方可成功。

（陈双）

第五节　股疝

股疝（femoral hernia）是指覆盖着腹膜外脂肪的腹膜疝囊从腹腔突入股鞘。最常见的股疝是经股环突入股管，再经股管突出卵圆窝的疝，即疝囊通过股环、经股管向卵圆窝突向大腿的疝。所有腹腔内的空腔脏器都可以进入股疝疝囊。

股疝的发病率明显低于其他的腹股沟疝，在所有的腹股沟疝修补术中仅占 2%~4%。女性股疝的发病率高于男性，约为 4∶1。男性股疝患者多数有腹股沟疝修补的手术史。

【解剖概要】

股管长约 1.2~1.8cm，有上下两开口。上口称为股环，股环的前界为腹股沟韧带，内界为陷窝韧带，后界为耻骨梳韧带及耻骨肌筋膜，股管外界借股中隔与股

5

静脉相隔。股管、股静脉、股动脉同包在股鞘内。股鞘是由腹横筋膜（前壁）和髂耻筋膜（后壁）互相融合而构成。股鞘内有自前向后走行的纤维组织隔将股动脉、股静脉、股管分开。股管内含有少量的脂肪及淋巴组织。股管的下口为股阔筋膜所形成的卵圆窝，其外下缘为镰状突，前为筛状筋膜所覆盖（图 46-84）。

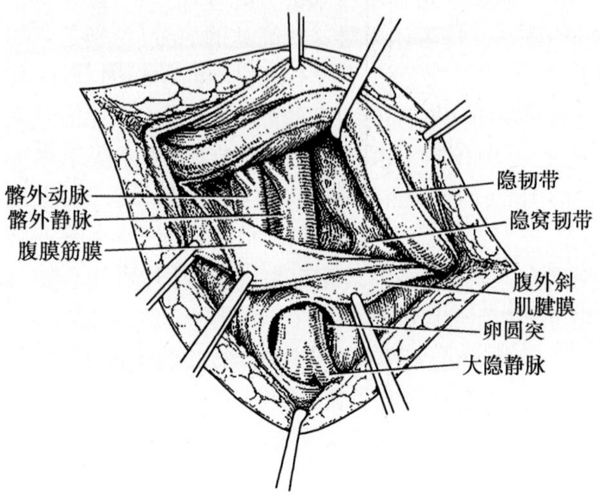

图 46-84　股部解剖

股疝系因腹膜、腹膜外脂肪及腹腔脏器等组织或器官在腹腔内压增高经股环进入股管，至卵圆窝突出于皮下所形成的。大型者可随腹壁浅筋膜深层返折向上。疝内容物以大网膜为最多见，小肠次之，有时可能为结肠、膀胱、阑尾或子宫附件等。股管的周围皆为较硬韧的韧带或筋膜、股环较窄，因而股疝容易发生绞窄。

由于对股管解剖结构的不熟悉，股疝一直被认为是一类比较凶险的疾病。股管（即：耻骨和髂腰肌之间的空隙）前缘为腹股沟韧带，后缘为连接于耻骨髂耻线的耻骨梳韧带（Cooper 韧带），内侧为陷窝韧带的侧面，外侧缘为覆盖着筋膜的髂腰肌（图 46-85）。

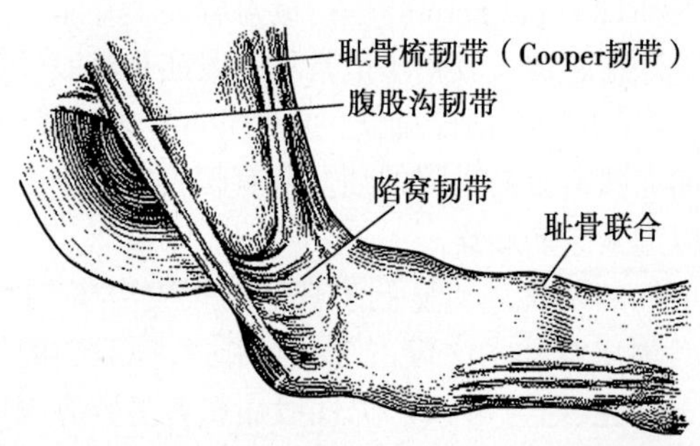

图 46-85　腹股沟韧带与耻骨梳韧带的关系

股管可以分为内侧和外侧两个封闭的部分，外侧部分由股动脉、股静脉及其中间包裹的结缔组织、淋巴组织和淋巴结通过。股动、静脉外层由股鞘的腹横筋膜包绕。股鞘的前方是腹横筋膜向深部延续的腹股沟韧带，后方与耻骨梳韧带相互融合。股鞘向股部延续。股鞘起至腹壁并呈现一个类似漏斗形管道向卵圆窝延伸，即大隐静脉穿越筛筋膜处（股鞘的前下方）。通常情况下股疝正是通过这个漏斗型的管道突向股部。

当股疝进入股部后，疝囊会推挤股鞘中相对薄弱的筛筋膜即股鞘前壁大隐静脉在卵圆窝开口处。疝囊包裹着伸直的筛筋膜进入股部。疝囊的底部向上推挤覆盖在腹股沟韧带上。股鞘和股部深筋膜的融合以及髋关节的重复弯曲，两者的相互作用容易导致进入股部后的股疝发生向上翻转。由于股疝向腹股沟韧带上方翻转，部分股疝容易被误诊为腹股沟疝。

在股疝进入股部前，疝囊底部往往会带有部分腹膜外脂肪，同时会牵拉腹膜前外侧的膀胱一起进入股疝疝囊。当拉伸的疝囊进入股部时，股疝疝囊的正中包括：由腹膜构成的疝囊，腹膜外脂肪以及腹横筋膜牢固地压迫在陷窝韧带的锋利面上，疝囊的背侧是笔直的耻骨筋膜和耻骨，前方是腹股沟韧带，侧面是股静脉。由于疝囊突破大隐静脉的开口处而成为股疝，筛筋膜前侧边缘也参与了疝囊的形成。

疝囊的反复摩擦常常导致疝囊颈部纤维化，使得疝囊的开口变窄，疝内容物如网膜或小肠均被限制在疝囊内。疝囊颈部纤维化是股疝容易发生绞窄的重要原因。同时也是因为股疝疝囊狭窄，较陷窝韧带和耻骨韧带更容易导致股疝发生绞窄。

有时股疝会压迫股静脉和大隐静脉，因此股静脉和大隐静脉的扩张是鉴别股疝和其他腹股沟肿块的鉴别要点。当股疝从筛筋膜处突出进入股部时，会压迫大隐静脉汇入股静脉的部位，而引起大隐静脉的扩张。

【术式沿革与发展】

一旦明确股疝的诊断，建议手术治疗股疝的理由如下：

1. 股疝发生绞窄的几率高。同时由于股疝好发于老年女性，一旦合并绞窄，疝内容物缺血引起的死亡率极高。

2. 对于股疝，保守治疗是无效的。

股疝非常容易发生嵌顿或绞窄。股疝行择期手术和急诊手术的比例各地差别比较大，从 1.3∶1 或 1.5∶1 至 5∶1 不等。但也有报道显示，股疝急诊手术的比例明显上升，和择期手术的比例为 10∶1。

股疝与腹股沟疝急诊手术的比例为 6.4∶1。换句话说，股疝需要急诊手术的比例比腹股沟疝高 6 倍。女性股疝患者发生绞窄的几率比男性股疝高 76.7%。同时股疝发生绞窄的几率为 43%，明显高于腹股沟疝

(腹股沟疝绞窄的几率为5%),但也有报道发现股疝绞窄发生率高于50%。这组数据显示,当股疝的诊断成立时,需对股疝进行手术修补。而且,老年股疝患者通常伴有高死亡率,因此急诊手术会诱发更高的死亡率。

当股疝患者合并存在小肠梗阻时,即使肠梗阻症状有时有所改善,也应立即采取积极的手术治疗。股疝中肠管壁疝(如:Richter疝)并不少见。这类患者的临床表现和症状可能很复杂,诊断时一定要保持高度的警惕性。做完充分的术前准备就应施行急诊手术,对高龄患者术前要特别重视心、肺系统的管理。

【患者的评估和手术适应证】

1. 由于高龄腹股沟疝患者术后并发症发生率较高,对于股疝的患者,拖延手术的时间只会增加股疝嵌顿和绞窄的几率,因此,对于即使没有嵌顿的股疝病例应限期施行手术。

2. 股疝患者在等待手术的过程中也面临着嵌顿的风险。资料显示女性股疝嵌顿患者施行急诊手术后,死亡率极高。应及时进行手术。

3. 如果一旦股疝发生嵌顿或绞窄,即使患者情况很差,也必须施行手术治疗。

4. 对于急诊嵌顿的股疝患者,ASA的评分对选择手术方式有决定性作用。

5. 要更加重视围术期管理,尤其是老年股疝嵌顿的患者。

【麻醉】

同腹股沟疝手术,全身麻醉和局部麻醉较被推崇。

【手术方法】

股疝是腹股沟疝中的一种,和腹股沟斜疝从腹横筋膜的内环突出经过腹股沟管突出或腹股沟直疝直接从腹横筋膜缺损的直疝三角突出一样,股疝是以腹膜为疝囊,从腹横筋膜的缺损经过肌肉的薄弱区Fruchaud肌耻骨孔的精索下区突出的疝。因此,股疝的修补术也不可避免需要遵循和腹股沟疝修补术一样的原则。游离并切除疝囊,修补腹横筋膜的缺损,并通过缝合腱膜加强对缺损的修补。

股疝的发生首先是由于腹股沟韧带下方股鞘的扩张,股疝的疝囊进入扩张的股鞘,类似活塞反复进入使股鞘更加扩张。疝囊从腹横筋膜缺损突出压迫腹股沟韧带,不仅使疝囊颈部纤维瘢痕化,同时沿着耻骨肌线推挤腹横肌腱膜至股鞘的中点,周围毗邻腹股沟韧带在股鞘的前方,陷窝韧带在中间,耻骨梳韧带在后壁。在切除疝囊后,必须在中间进行股鞘的修补,同时修补过程中尽量避免疝的复发。因此,首先必须松解腹横筋膜和耻骨梳韧带之间的粘连。在中间进行股鞘重建可以通过将腹横肌的肌腱缝合至耻骨肌线(McVay/Cooper韧带修补),或者将下方的耻骨肌筋膜翻转封闭股管,再或者利用补片填塞股管。

当然,整个手术也可以在腹膜外(腹膜前)层完成,并且可以在腹膜外应用补片修补。

1. 经股部股疝修补术(低位股疝修补术)

(1) 切口:自腹股沟韧带中点至耻骨结节,沿腹股沟韧带做一斜切口,切开皮下脂肪层后向股部分离,可见自卵圆窝突出的肿块及其表面所覆盖的脂肪组织(图46-86A)。

(2) 游离疝囊:股疝疝囊外常有一厚层脂肪组织,由于粘连及水肿,疝囊与脂肪组织间常不易分离。有时疝囊很小。分离时应防止损伤位于外侧的股静脉(图46-86B)。

(3) 处理疝囊及疝内容物:从疝囊底部切开,检查其内容物,若为嵌顿的大网膜,可将其切除(图46-86C)。在疝囊颈部作高位贯穿结扎,必须防止损伤肠管或穿破外侧的股静脉。结扎后切除多余的疝囊组织,将其残端推至股环上方(图46-86D)。

(4) 封闭股环:将卵圆窝上缘及腹股沟韧带向上钩起,以粗丝线将腹股沟韧带与耻骨肌筋膜缝合。缝合外侧1针时应将股静脉牵开以防损伤,内侧1针应包括陷窝韧带。待全部缝妥后再逐一拉紧打结(图46-86E)。

5

2. 经腹股沟部股疝修补术(高位股疝修补术)

(1) 切口:与上述方法相同。将皮下组织向上、下方分离,显露腹外斜肌腱膜、腹股沟管外环、圆韧带(精索)及卵圆窝处的肿块。

(2) 显露疝囊:从腹股沟外环往上,依纤维方向切开腹外斜肌腱膜,游离圆韧带(或精索)与腹内斜肌、腹横肌一并向内上方牵开,显露腹股沟管后壁(图46-87A),依腹股沟韧带纤维走向切开腹横筋膜,用小纱布块将腹膜外脂肪层向上推开,显露疝囊颈的上方(图46-87B)。

剥离疝囊颈并向上轻轻提拉,同时用另一手自卵圆窝经股管向上推送,将进入股管中的疝囊全部提至切口内。如疝囊周围粘连不能提出时,需先分离粘连而后再提出。

(3) 处理疝囊:切开疝囊,检查并送回疝内容物(图46-87C),剪断疝囊颈部(图46-87D),以丝线缝合腹膜上缺口,切除远端的疝囊(图46-87E),若远端疝囊外附有较厚的脂肪组织,可自腹股沟韧带下方切除。

(4) 绞窄性股疝的处理:在疝囊颈的上方切开腹膜,将肠管提出至切口外,检查肠管有无坏死。若肠壁无坏死,将其送回腹腔内,嵌顿的大网膜可以切除。若因股管上口狭小而坚韧,疝内容物充血、水肿,或与

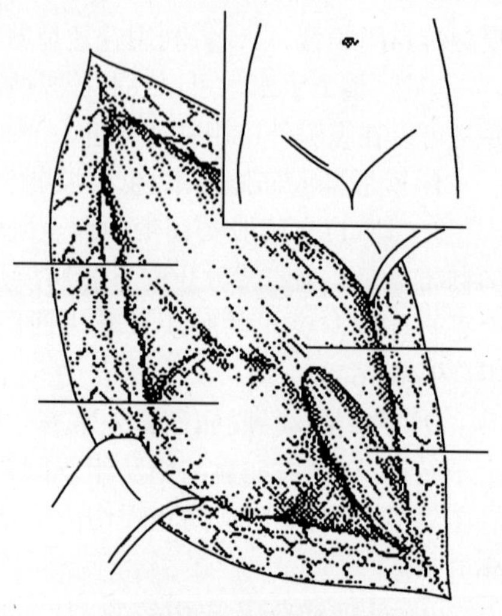

A. 经腹股沟韧带做一斜切口

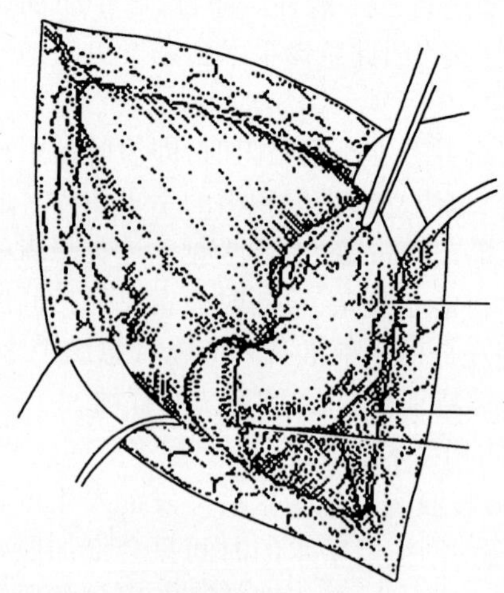

B. 游离疝囊

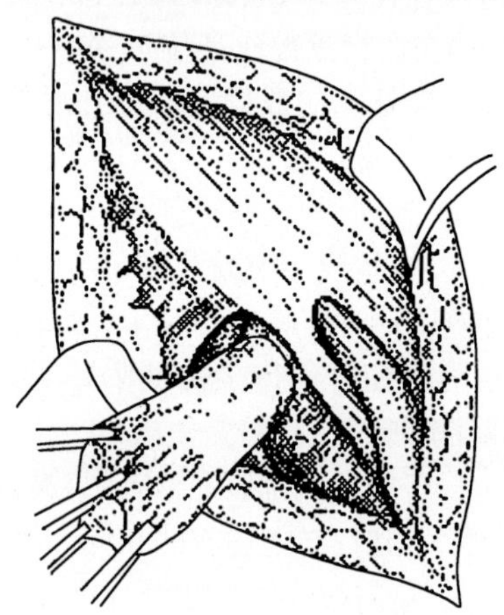

C. 处理疝囊及疝内容物

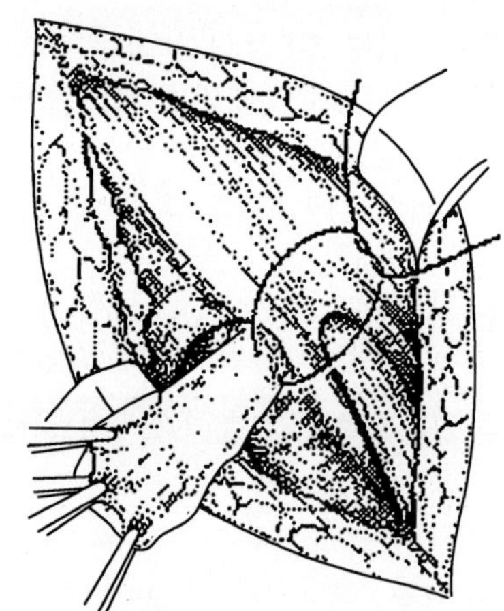

D. 疝囊颈部做高位贯穿结扎

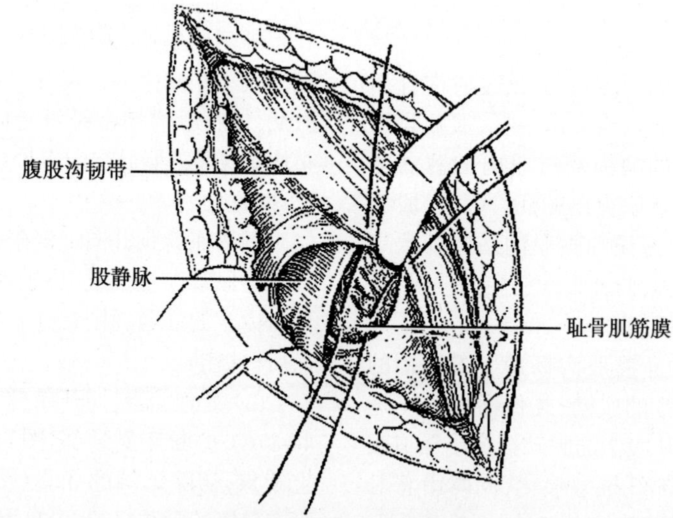

E. 缝合腹股沟韧带与耻骨筋膜

图 46-86　经股部股疝修补术

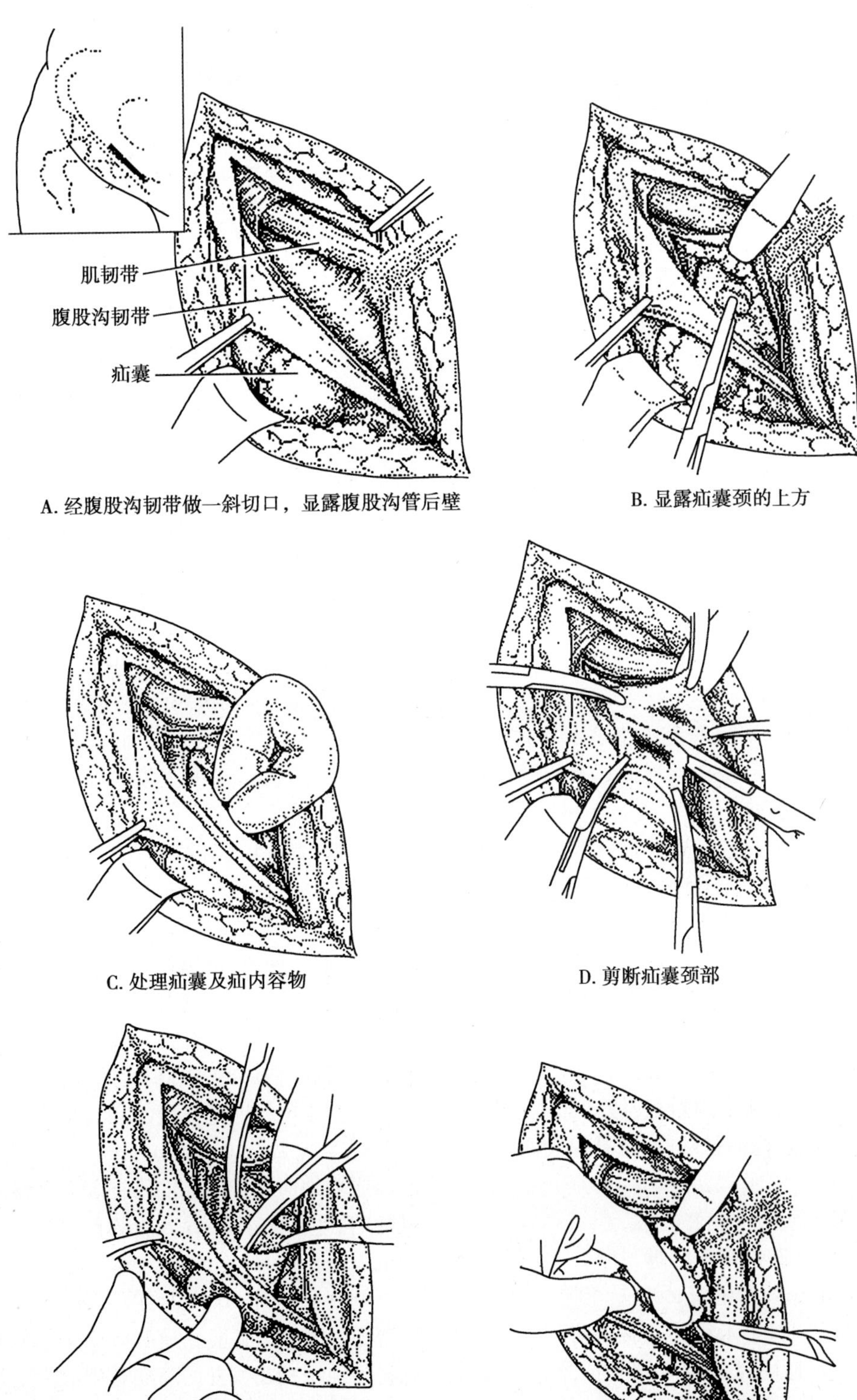

A. 经腹股沟韧带做一斜切口，显露腹股沟管后壁

B. 显露疝囊颈的上方

C. 处理疝囊及疝内容物

D. 剪断疝囊颈部

E. 切除远端的疝囊

F. 腹股沟韧带下方切开疝囊

图 46-87　经腹股沟股疝修补术

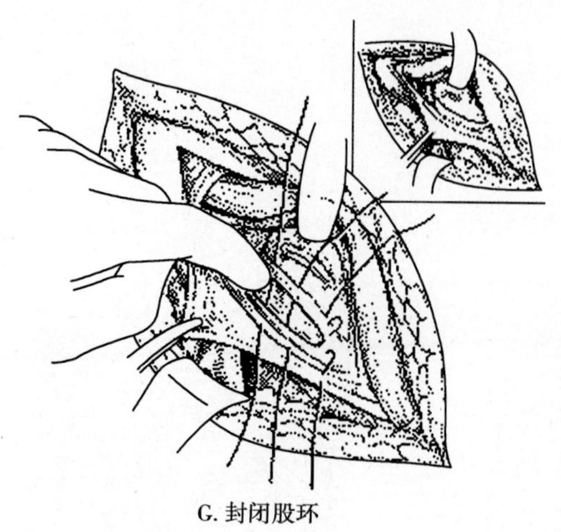

G. 封闭股环

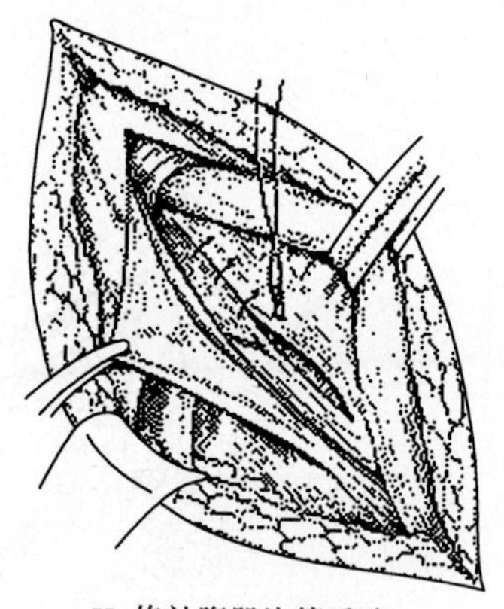

H. 修补腹股沟管后壁

图 46-87(续)

囊底粘连难以复位时,可先解除狭窄环。解除的方法是:以手指将疝囊颈部推开,显露陷窝韧带,将陷窝韧带切开直至耻骨结节处(图 46-87F)。切开陷窝韧带时需注意检查有无异位的闭孔动脉,防止损伤。或于腹股沟韧带下方切开疝囊、分离粘连。若仍有困难,可在靠近耻骨结节处将腹股沟韧带作~形切断,使疝囊颈部完全松解,手术完毕时再将其用丝线缝合修复。

5

若肠管已明显坏死,可经腹腔内将输入及输出肠襻切断,做对端肠吻合,再将疝囊连同坏死的肠段一起从腹股沟韧带下方切除。

(5) 封闭股环:从腹股沟韧带深面及股静脉内侧的耻骨支上清除脂肪及腹膜外疏松组织,直至清楚地显露腹股沟韧带返折部分和耻骨梳韧带。用左手示指将股静脉向外推开并加以保护。将腹股沟韧带、耻骨梳韧带及耻骨筋膜以 4 号丝线缝合(图 46-87G)。待全部缝毕后,再逐一结扎缝线。缝合时,外侧应避免伤及股静脉,最内 1 针缝线应包括陷窝韧带。结扎后,由于腹股沟韧带与耻骨梳韧带的对拢,股环即被关闭。继续将腹横筋膜与腹股沟韧带缝合,修补腹股沟管后壁(图 46-87H)。

其余手术步骤同腹股沟疝修补术。

有时可将腹横筋膜和联合肌腱与耻骨梳韧带缝合,方法与 McVay 疝修补术相同。

3. 腹膜外(腹膜前)手术径路 腹膜前路径可以直达骨盆前壁,很好地同时暴露双侧股管,但这种方法并不适用于初学者。而对于经验丰富的外科医生,腹膜前径路手术可以利用同一切口进行双侧股疝的修补。

患者取仰卧位,并于术前导尿排空膀胱。做耻骨弓上垂直于中线的切口,并垂直打开中间腱膜层,暴露出腹膜。

另一种 Pfannestiel 切口从耻骨弓上切开皮肤,并打开腹直肌前鞘,通过游离腹直肌到达腹膜前,这个切口术后产生的瘢痕较小。

可以用拉钩将腹直肌牵向任何一侧,并通过钝性分离腹直肌和腹膜之间的空间以暴露相应侧的股管。对于只有一侧的股疝,可以选择腹直肌旁垂直切口(McEvedy)或皮肤皱褶处的切口(Ogilvie)。

将股疝疝囊的内容物还入腹腔,在股疝疝囊颈部贯穿缝合并切除多余的股疝疝囊。如果股疝发生绞窄,可以打开疝囊旁的腹膜进行疝囊内容物和腹腔的探查。

和腹股沟手术径路修补术一样,用不可吸收线缝合股管。最后逐层缝合前腹壁。

4. 开放式置入物修补 目前已经越来越少地应用上述三种自体组织修补股疝的方法,而更倾向于应用材料的置入进行股疝的修补。加拿大多伦多 Shouldice 临床中心报道对 20% 的初发及 50% 的复发股疝患者施行补片置入修补术。另有一些回顾性研究认为,应用置入物修补股疝后可以降低术后复发率,降低幅度从 2%~10% 到 0~1.1% 不等。目前双侧补片已经成功地应用于股疝的修补。多数外科医师在修补股疝时,主要将补片置入腹膜前间隙,对整个肌耻骨孔范围进行修补。

网塞和平片:开放式的股疝修补术可以单独使用股部手术径路,能很好地暴露整个股管区域,并且可以轻松地识别疝囊并游离疝囊颈部。无需高位结扎疝囊,游离疝囊颈部的目的在于充分游离腹膜前间隙。如果不能成功游离充分的腹膜前间隙,术后疝的复发率就会明显上升。充分游离腹膜前间隙后,将网塞填入缺损处。剪去网塞内的花瓣可以使网塞很轻松地填入缺损中,因为由于网塞内置的花瓣使得网塞的外形过硬,可能在股疝原先的位置形成一个永久的团块。另外,如果网塞占据太多的空间,特别是压迫股静脉时，可能会造成该区域静脉栓塞。

填入网塞后一定要固定网塞，可以用可吸收线或单股聚丙烯缝线进行缝合固定。缝合固定的目的是防止网塞易位。缝合后的手术瘢痕有助于固定网塞并修补缺损。

近年来有文献报道认为腹膜前修补的效果优于网塞和平片的修补效果，其术后发生血肿、异物感及复发率更低。

5. 腹腔镜修补　在腹腔镜下利用补片进行股疝修补的手术方式和腹股沟疝的腹腔镜下全腹膜外修补及经腹腹膜前修补完全一样。腹腔镜下股疝修补术的技术要点和腹股沟疝没有任何区别，因为暴露耻骨肌孔也可以为股疝提供一个非常充分的手术视野。腹腔镜下可以轻松地识别疝囊并清除血管旁的脂肪。术中要松解嵌顿的组织即使嵌顿的只是脂肪，而且股疝的缺损比较小，很容易被忽视，因此腹腔镜下要特别注意仔细地探查股疝。同时术中要注意探查是否存在腹股沟疝。

要注意选择的置入补片要足够大以覆盖整个腹股沟和股部区域。补片是否能覆盖足够的区域对术后是否会发生腹股沟疝至关重要。

【手术并发症】

手术后的并发症同腹股沟疝和腹股沟绞窄疝。尤其是股疝产生绞窄时所产生的手术并发症与腹股沟疝嵌顿是相同的。

另外，股疝术后最常见的并发症为手术部位的血肿。是否手术对股血管产生压迫造成相应的并发症？但补片修补（尤其是网塞充填修补手术）后，是否会产生深静脉血栓形成（DVT）仍然是外科医生担心的问题。

【要点与盲点】

1. 关于股部手术的评价　股疝主要是由于腹横筋膜在股管开口（漏斗形）处的缺损所导致，但股部手术却并非主要针对这个缺损进行修补。这是股部手术最大的缺点。当疝囊结扎后，剩余的疝囊和腹膜外脂肪将覆盖股管中间部分，腹股沟韧带和耻骨梳韧带的缝合也会减少股管的空间，整个腹横筋膜也不可避免地被破坏。

和所有手术一样关闭皮肤和皮下组织。对于那些存在梗阻的患者，低位手术最大的缺点在于：

(1) 要检查梗阻的肠道是十分困难的。对于Richter疝（部分疝囊壁为结肠肠壁）患者尤其如此，如果术中嵌顿的肠壁不慎滑回腹腔，其后果不堪设想。

(2) 通过股部手术不可能施行肠段切除吻合术，因为吻合后的肠段无法通过狭小的股管回纳入腹腔。对于必须要施行肠段切除吻合术的患者需要另行腹部手术。同时股部手术区域也容易被腹腔手术污染。

(3) 当疝囊内容物游离松解困难时，股部手术术野明显暴露不足。

(4) 对于纤维组织增厚的疝囊，很难通过股部手术完整地分离壁腹膜。

(5) 对于时间很长的股疝患者而言，很难通过股部手术施行确切的修补。

2. 关于腹股沟径路手术的评价　以前并不推荐利用腹股沟径路进行股疝的修补，因为腹股沟径路手术的技术要求高，而且比股部手术更费时，同时腹股沟径路手术还破坏了正常的腹股沟管结构。

然而近来，有些著名学者，如英国的Tanner和加拿大的Glassow却十分推荐腹股沟径路进行股疝的修补。对于股疝，如果选择腹股沟手术径路，用以修补耻骨梳韧带的腹横筋膜层必须足够，以覆盖从腹横肌肌腱附着点沿着耻骨梳韧带至股静脉远端的部位。通常情况下，为了达到无张力的状态，必须松解腹直肌鞘 / 联合腱并向内侧移动。还有一些应用自体组织修补或补片修补也能通过腹股沟径路手术取得更好的治疗效果。

3. 关于腹膜外手术的评价　和所有的手术一样，腹膜前手术有优点也有缺点：

(1) 需要游离较大范围的腹壁。

(2) 不适宜选用局部麻醉。

(3) 在游离腹壁过程中可能会造成腹膜和骨盆内筋膜层之间出血。

(4) 手术最后需要对腹壁进行确切的修补，否则易导致术后切口疝。

4. 对于置入补片和腹腔镜修补手术的评价

(1) 其最大的优点就是明显减少了手术后的复发。

(2) 与其他术式相比，网塞充填手术和腹膜前修补手术要比其他三种手术方法更加简单，外科医生更容易掌握。

(3) 腹腔镜手术更容易发现对侧或隐匿性股疝的存在。

5. 总体的评价　几种开放手术路径是对于所有准备施行股疝修补术的外科医师都必须熟悉的手术路径：

(1) 低位手术径路适用于简单易回纳的股疝，特别是比较瘦的患者以及只能施行局部麻醉的ASA 3级或4级的虚弱患者。

(2) 腹股沟手术径路对于同时存在同侧腹股沟疝的股疝患者是最佳的手术径路，因为可以在修补股疝的同时，进行该侧腹股沟疝的修补。

(3) 腹膜前手术径路适用于：存在股疝嵌顿或肠梗阻，已经施行过腹股沟手术，股疝合并腹股沟疝或者双侧股疝的患者。

(4) 充填式修补、腹膜前修补和腹腔镜修补手术已经成为目前治疗股疝的主流手术，手术更简单，术后并发症低，并大大减低了复发率。

（陈双）

第六节　脐疝

【病因病理和临床表现】

自脐环突出的疝称为脐疝(umbilical hernia)，腹中线上紧靠脐环上缘或下缘的白线裂隙脱出的疝称脐旁疝，通常也归为脐疝种类。

脐疝在临床上分为婴幼儿脐疝和成人脐疝两种，前者远较后者多见。发病率可能与种族有关，在非洲人种中常见。白色人种的发病率在1.9%~18.5%。婴幼儿脐疝常发生在1岁以内，女孩多于男孩，早产儿及低体重儿的发病率较高。Bechwith-Wiedemann综合征、Down综合征等患儿易发生。成人脐疝多见于40岁以上女性，尤以肥胖者多见，男女比例约为1∶3。

5

(1) 病因和病理：脐位于腹部正中线偏下方的位置，相当于第3~4腰椎椎体之间高度，是胚胎体壁发育过程中于前腹壁中央遗留下的痕迹。胚胎第12周，腹壁在中央汇合形成脐环，为原肠与卵黄囊之间相连接的卵黄管通道，也是脐动、静脉和脐尿管通道，是腹膜融合最晚处。胎儿娩出后，脐带被结扎，脐动、静脉血栓化，由腹白线形成的脐环即自行闭锁，局部形成致密的脐筋膜。脐部的皮肤较薄，皮下无脂肪组织。皮肤、筋膜和腹膜直接相连，是腹壁天然的薄弱区域，在腹压的作用下也成为腹外疝的好发部位之一。

婴幼儿脐疝多在脐带残端脱落后数天或数周后出现。由于腹壁筋膜在脐带血管穿出处未融合，脐部瘢痕未完全关闭或太薄弱，且在婴儿时期两侧腹直肌前后鞘在脐部未合拢，存在缺损，在婴儿哭闹或咳嗽时，腹部膨大，白线过度牵伸，使未闭合脐环更加增宽，腹腔内容物经脐环向外突出而形成的一种先天性疾病。

成人脐疝的病因尚不完全明确，除极少数是婴幼儿脐疝的持续或复发外，通常都是后天性疾病，患病率占所有成人腹壁疝的6%，其病因除脐环闭锁不全或脐部结缔组织薄弱外，在各种使腹腔内压增高的因素，如妊娠、慢性咳嗽、腹水等作用下，腹壁过度牵拉，脐瘢痕逐步膨出而形成。

(2) 临床表现：婴幼儿脐疝多属易复性疝，临床表现为脐部可见一圆形或半圆形肿物，安静卧位时肿块消失，做增加腹内压力动作时(如哭闹、咳嗽、站立等)肿块增大而紧张，用手轻压肿块可使疝内容物缩小或消失，常可摸到未闭的脐环。肿块通常位于脐环的右上方，因此处原为脐血管通过之处，组织较薄弱。疝囊颈一般不大，但由于脐仅由一些较薄的瘢痕组织所组成，极少发生嵌顿或绞窄。有时，婴幼儿脐疝的覆盖组织可因外伤或感染而溃破。疝环直径多为1cm左右，2~3cm者较为少见。多无明显临床症状，个别可有局部膨胀不适感。

成人脐疝多以脐旁疝为主，故疝块常位于脐的上或下方，常呈半球形，柔软，咳嗽时有冲击感，巨大脐疝可向下悬垂，疝内容物早期多为大网膜，后期小肠或结肠随之疝出。肿块回纳后可触及脐部圆形疝环。与婴幼儿脐疝不同，大多数患者由于牵扯而感上腹部隐痛等不适，有时还出现恶心、呕吐等症状。由于疝环周围组织坚韧而边缘锐利，且疝内容物易与疝囊粘连，易发生嵌顿或绞窄。妊娠妇女或肝硬化腹水者如伴发脐疝，有时候可出现外伤性或自发性穿破。

【术式沿革和发展】

脐疝作为腹壁疝的一种，其修补方式同样也伴随着疝外科的发展历史。从最简单的组织缝合式修补，到人工材料的使用，其手术疗效也在逐步地提高。其中随着对腹壁应用学解剖研究的不断深入，人工材料的放置部位也发展到肌修补、肌后修补、腹膜前修补及腹腔内修补等多种方法，其术后复发率和并发症的发生率降低到令人满意的范围，尤其是在腹腔镜技术广泛普及的今天，利用这样的微创技术，在治愈了脐疝的同时还保留了脐孔的美观，得到了越来越广泛的认可和肯定。

【适应证与禁忌证】

1. 手术适应证　脐疝一旦诊断成立，则需手术治疗。在排除了心肺功能不全，不能耐受择期手术以及麻醉的脐疝患者，都应该积极手术治疗。

2. 手术禁忌证　严重的心肺功能不全并不能耐受麻醉、脐部感染、窦道形成的情况为绝对禁忌证。大量腹水、术前长期服用抗凝血药物者为相对禁忌证，尚需要内科干预以后再择期手术。

【患者的评估与手术规划】

1. 术前评估　通过体格检查、B超和CT扫描，确认脐部存在腹壁缺损，诊断脐疝。同时还需要完善心肺肝肾功能的检查，以检查患者的麻醉及手术耐受性。术前的CT扫描可以明确缺损部位的大小，为合理选择人工材料提供确切的依据。

2. 手术规划　按照婴幼儿脐疝和成人脐疝分述。

(1) 婴幼儿脐疝：正常情况下，婴儿脐环在出生后可自发地继续缩窄，一般在2年内完全闭合而可使脐疝自愈。因此，对于婴幼儿脐疝，如无特殊情况，早期均应采取积极的非手术治疗。2岁以后若脐环直径仍大于1.5~2cm，且观察期内缺损进行性增大，发生嵌顿、破溃等情况,应考虑手术治疗。通常情况下若4岁或以上年龄的脐疝仍未自愈,可选择手术治疗。

保守治疗可采用胶布粘贴或硬物(硬币)堵蔽脐环等方法。前者用纱布垫顶住脐部,使脐内陷,然后宽条胶布将腹壁两侧向腹中线拉拢,贴敷固定以防疝块突出,使腹壁中线处皮肤成一纵槽,脐孔得以逐渐愈合闭锁。后者可用指端顶住脐部,使脐疝回纳腹腔,用无菌棉球填塞脐窝,再将大于脐环的圆形硬币或衣扣用纱布包裹,压迫疝环,再用透明敷贴或胶布粘贴固定,每隔1~2周更换一次敷贴。使用胶布有时可能刺激皮肤出现水疱,粘贴之前可先用安息香酊涂擦皮肤,这样可增加胶布黏度,减少皮肤刺激反应。此外,也可选择脐疝带或腹带治疗。

幼儿切除肚脐可能会对其造成不良的心理影响,因此婴幼儿脐疝手术采用保留脐部的手术方法(图46-88)。手术在全麻下进行。沿脐疝下方1~2cm处做

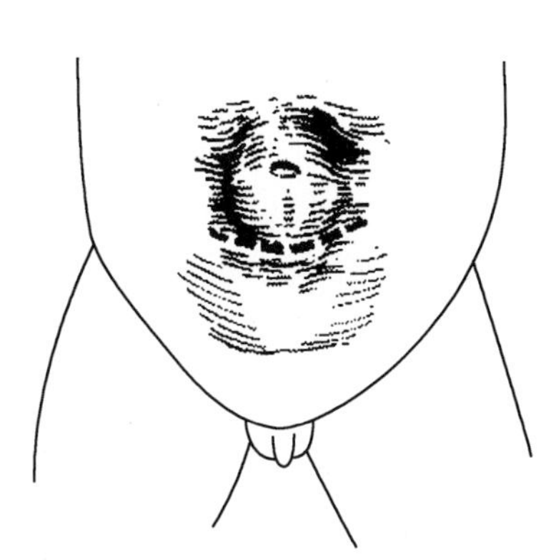

A. 在脐疝下缘做一弧形切口

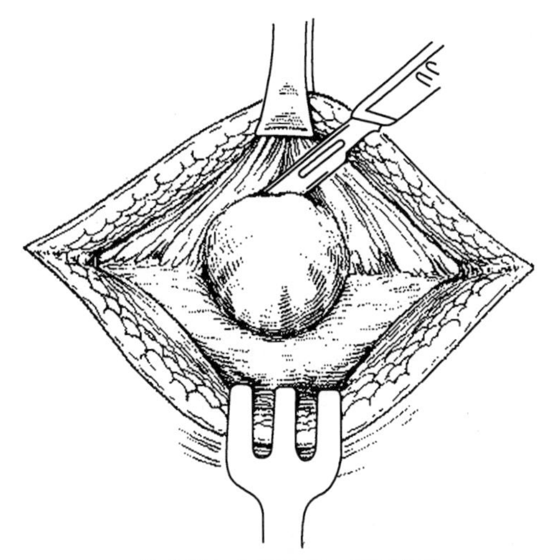

B. 将脐部与疝囊分离，切开疝囊

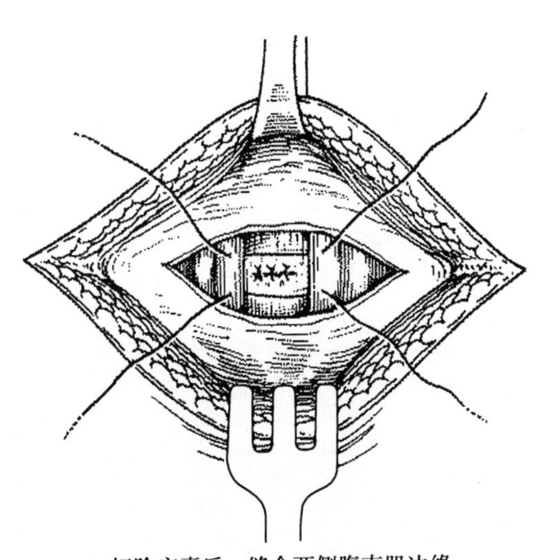

C. 切除疝囊后，缝合两侧腹直肌边缘

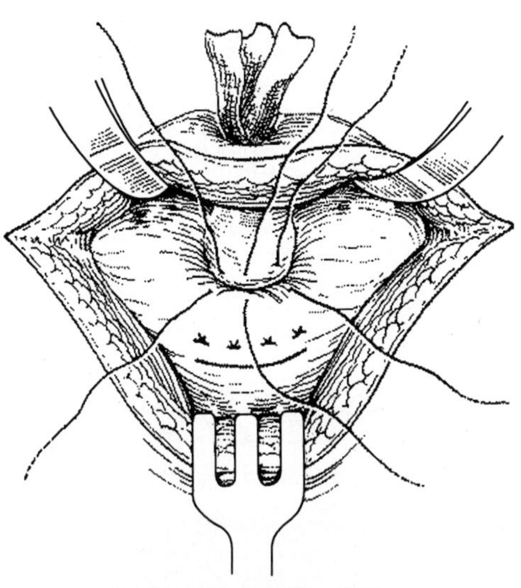

D. 褥式缝合腹直肌前鞘，将脐部缝合固定于腹直肌前鞘

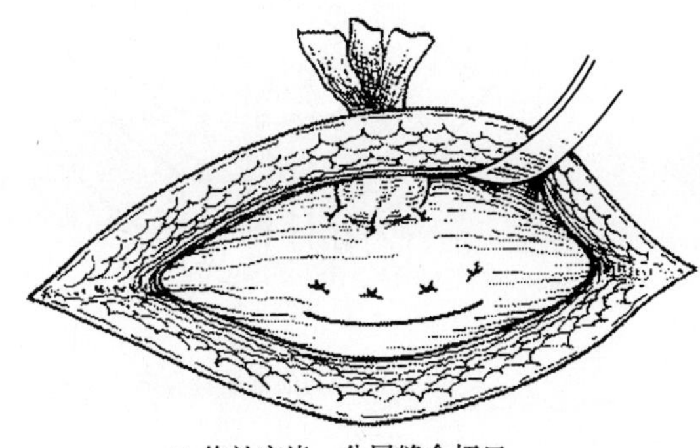

E. 修补完毕，分层缝合切口

图46-88 保留脐部的脐疝修补术

5

弧形切口，分离皮下组织，显露腹直肌前鞘、疝环和疝囊，正中切开腹白线，游离疝囊，回纳疝内容物，将疝囊从脐部皮肤下面切除后，缝合腹膜，以不吸收缝线间断缝合两侧的腹直肌鞘缘，逐层缝合皮肤。

(2) 成人脐疝：成人脐疝不能自愈，需采取手术治疗。

传统的手术方式为单纯缝合或称 Mayo 方法手术，但复发率可达 10%~15%。近年来，国内外学者多采用各种疝修补材料行脐疝无张力修补，手术方式多样化，但结果均为满意效果。此外，腹腔镜脐疝修补方式也占有较重要的地位。

【手术方式与手术操作】

1. Mayo 方法修补(图 46-89)　以脐为中心做横行梭形切口，若肿块小于 2cm，也可在脐下做绕脐弧形切口。依次切开皮肤、皮下组织，显露疝囊及脐环。切开疝囊，还纳疝内容物。分离出腹直肌鞘、腹直肌和腹膜，切除疝外被盖后，将两侧的腹膜和腹直肌后鞘作为一层间断缝合，再将腹直肌前鞘缝合。

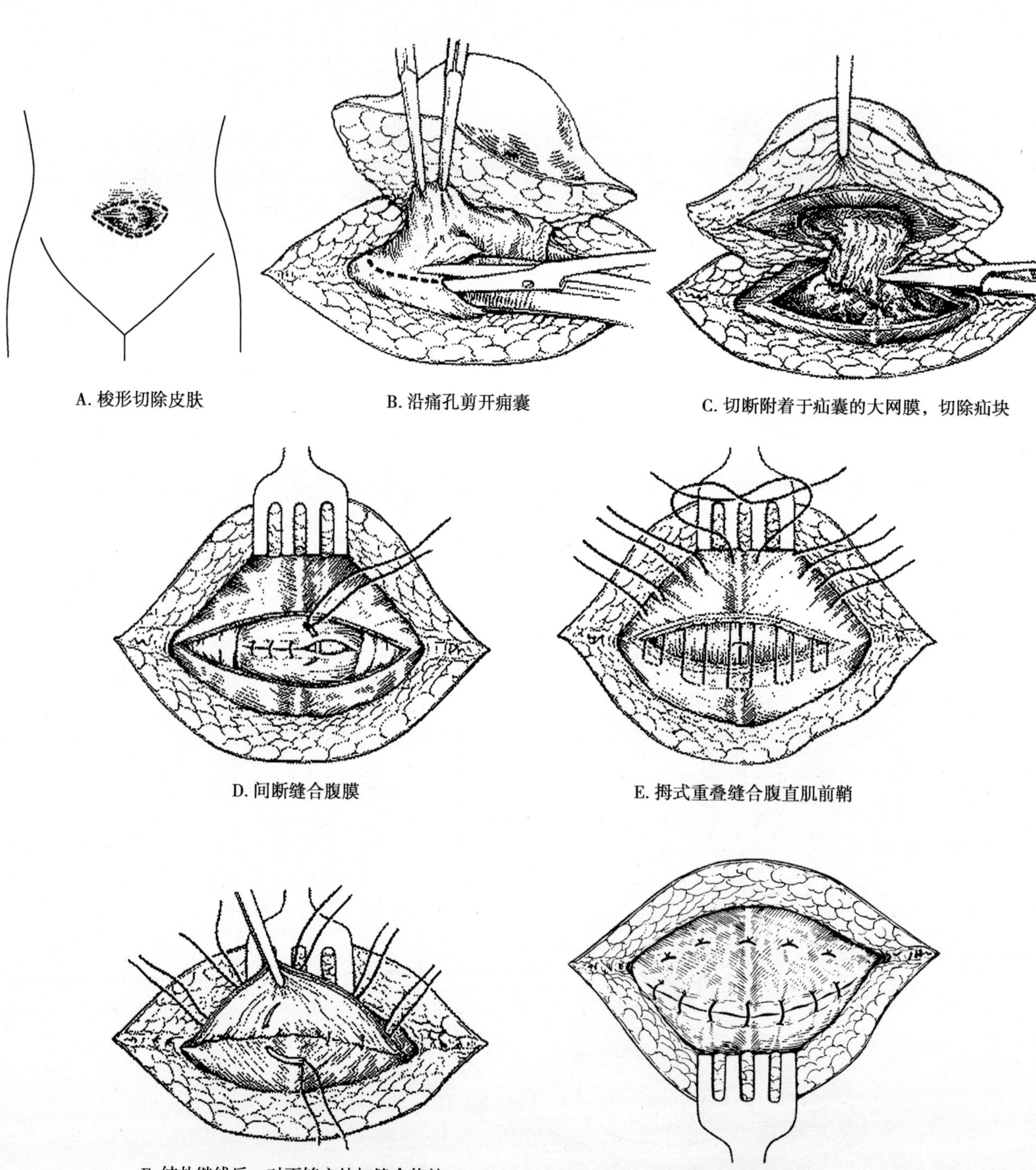

图 46-89　不保留脐部的脐疝修补术

2. 肌前置人工材料的修补术（Onlay 修补法）　腹直肌腱膜前找到疝囊，可以切除疝囊或完整游离疝囊后，缝闭疝环，再游离出皮下与部分腹直肌前鞘，将补片置于腹直肌前鞘上方，补片边缘超过脐环边缘3~5cm，充分展平，补片边缘以不吸收缝线间断缝合固定于前鞘。为防止术后皮下积液，补片前方放置闭式引流。

3. 肌后筋膜前或腹膜前补片修补法（Sublay 修补法）　分离出疝囊，内翻回纳疝囊，然后，在腹膜与腹直肌后鞘之间向各方向做一圆周游离，即腹膜前间隙，将补片置于此间隙内，在上下左右方向超过缺损边缘3~5cm，补片周缘与腹直肌后鞘缝合固定，并将两侧切开的前鞘与补片固定数针。

4. 双层修补装置的无张力修补法　分离疝囊同前法所述。内翻疝囊后，沿疝环向上下左右游离腹膜前间隙，将 UHS 补片置入脐环内。补片的底层放入腹膜前间隙充分展平，超疝环边缘要大于 3cm，补片的中间柱缝合固定于脐环上，补片的上层在腹直肌前鞘游离出的间隙展平，平铺在腹直肌前鞘的表面。

5. 脐疝腹腔镜内置补片修补法（IPOM 修补法）　在远离脐疝的一侧放置三个 Trocar，一个观察孔，两个操作孔。还纳疝内容物，后可用腹壁穿刺器缝合关闭疝环缺损，然后，再放置防粘连补片，补片以脐疝缺损部位为中心，周围需超过缺损部位 5cm，将补片用腹壁穿刺器悬吊，后再加钉枪固定两圈。

与开放无张力修补术相比，腹腔镜手术具有微创、脐部损伤小、可以保留肚脐等优点。

【手术并发症】

1. 血肿和血清肿　脐疝术后的血肿和血清肿应该引起足够的重视。血肿多由于手术分离中止血不彻底，或者缝合损伤腹壁血管引起。严重者可导致腹膜前间隙的出血而导致失血性休克。术中注意操作轻柔，确切止血，尤其是腹腔镜手术中的穿刺部位应该避开腹壁下血管的体表投影点。术后血清肿是由于分离面较大，以及网片的组织反应等原因所造成，术中应尽量关闭脐部腹壁缺损，合理放置引流，可以有效减少血清肿的发生。

2. 复发　目前在人工材料广泛使用的今天，脐疝修补术后的并发症已经令人满意。复发的主要原因是网片覆盖面积不充分、固定不可靠等原因。脐疝的网片覆盖面积也应该遵循切口疝的修补要求，超过腹壁缺损边缘 3~5cm 覆盖，并用不可吸收单股合成线做网片的固定。

3. 感染　术后的皮下浅层感染可以通过局部换药治愈。要引起重视的是组织深部及网片的感染，这些部位的感染经久不愈，严重时造成腹壁脓肿形成，并需要再次手术取出网片。严格的无菌操作，接触网片前的更换手术手套，选用轻量、大网孔，能耐受感染的组织隔离式网片，可以在一定程度上避免上述感染的发生。

【要点与盲点】

1. 自脐环突出的疝称为脐疝，腹中线上紧靠脐环上缘或下缘的白线裂隙脱出的疝称脐旁疝，通常也归为脐疝的种类。术前通过体格检查、B 超及 CT 的检查，可以明确脐疝的类型，合理选择手术方式。

2. 对于脐疝引起脐孔感染经久不愈的，应进行腹壁窦道造影并进行抗感染治疗，待脐孔部位的感染完全治愈 6~10 个月后，再行择期脐疝修补术。

3. 部分疝内容物较多，脐疝缺损较大伴有脐部皮肤营养不良的，可以切除脐孔，完成脐疝修补手术后再做皮肤整形，重建脐部。

（陈双　闵凯）

第七节　腹壁切口疝修补手术

【手术原理】

切口疝是指在临床体检、影像学检查中可看到或可触及的原切口下的腹壁缺损，可伴或不伴腹壁包块（欧洲疝学会定义），是腹部手术后的常见并发症，发生率为 2%~11%，占腹外疝的第 3 位。随着我国人口的老龄化和接受腹部手术的高龄患者的增加，腹壁切口疝患者将会明显增多。腹壁切口疝最常见部位是中下腹正中切口，其次为旁正中切口、上腹正中切口和阑尾切口等。2003 年中华医学会的分类：①小切口疝：疝环最大距离 <3cm；②中切口疝：疝环最大距离 3~5cm（不包括 5cm）；③大切口疝：疝环最大距离 5~10cm（不包括 10cm）；④巨大切口疝：疝环最大距离≥10cm。其发病原因与手术缝合不当、切口感染、患者合并引起腹内压增高的疾病等因素有关。腹壁薄弱、愈合能力下降及伴有糖尿病、肥胖或肿瘤术后营养不良、便秘及前列腺肥大等都可导致切口疝的发病率增高，切口疝修补手术的危险性和复发率都较高。

腹壁切口疝是腹壁结构缺损，无自愈的可能，一旦发现需及时手术治疗，否则随病程的延长，可发展为巨大的切口疝，造成严重的后果。重建生理性腹腔，恢复腹壁的功能和维持腹壁完整性是切口疝修补术的主要目的。

【术式沿革与发展】

除了组织缝合式修补方式以外，应用合成补片修补切口疝历史悠久，最早可追溯到 20 世纪 40 年代，Throckmorton 等首先应用钽（tantalum）网补片成功修补腹壁切口疝，并发现人体组织与钽网补片能很好地整合到一起。然而随着时间的延长，钽网补片因老化

5

而发生断裂,并导致患者不适,腹壁不平整,浆液肿、与脏器严重粘连及疝复发,到了20世纪50年代,钽网补片便停止了使用。1948年Maloney报道使用尼龙(nylon)线缝补腹壁疝,在随后40年里,尼龙线制成的补片在临床上得到了较为广泛的应用,并取得了较好的近期临床效果。然而这种补片在体内长久后发生水解和变性,可丧失其80%的强度,因此,随着新材料补片出现,尼龙补片已弃用。20世纪50年代初,Babcock应用不锈钢丝(stainless steel)补片修补切口疝,随后不断有人报道。1973年,有人回顾分析了24年间2 000例使用者的资料,结果表明这种网补片具有高强度、抗感染、无断裂和金属疲劳现象,术后疝复发率低。应该说不锈钢网补片具有较好的临床应用价值,然而随着新的非金属材料发展和磁共振影像检查的要求,该补片目前已很少使用。20世纪50年代中期聚乙烯(polyvinyl)补片被用于临床,但不久,实验和临床结果表明,这种材料易于感染,不是一种理想的疝修补材料,故很快被弃用。聚四氟乙烯(polytetrafluoroethylene,Teflon)补片于20世纪50年代末期用于腹壁疝和缺损修补,该补片具有防粘连作用。然而,由于该补片不利于组织长入和抗感染力差,以及较高的伤口并发症,目前也已不主张使用此种补片。1980年,Johnson-nurse和Jenkins应用碳纤维(carbon fiber)网补片修补实验性腹壁切口疝,随后的许多实验研究表明,碳纤维补片在组织相容性和整合作用方面都较好,而且在人体内无致癌性。然而到目前为止,仅极少人报告了临床使用经验,这也许是该种补片没能在临床上展开使用的重要原因。聚酯(polyester)网补片于20世纪50年代中后期在美国问世。1956年,Wolstenholme首先使用这种补片修补切口疝,效果良好。随后的50年里,由于该补片具有质量轻、柔韧度好、抗张力强、组织相容性好的优点,经受住了时间的考验,并得到了广泛应用及积累了大量临床经验。目前,虽然聚丙烯补片临床应用日益广泛,但聚酯补片仍是修补腹壁疝的主要材料之一。聚丙烯(polypropylene)网补片于1958年由Usher首先用于腹壁疝修补,从此开创了腹壁疝修补的新纪元,该补片在柔韧性、抗张力、抗感染以及化学和物理特性等方面都优于上述补片,因此深受广大外科医生的青睐,并广泛地应用于各种腹壁疝的修补,也是今天临床上应用最广的补片。膨体聚四氟乙烯(expanded polytetrafluoroethylene,ePTFE)补片(图46-90)是聚四氟烯补片的进化,与后者相比,ePTFE的强度更高,纤维孔隙更小,防粘连效果更好。该补片于1983年用于腹壁疝修补,24年中,已有大量的临床应用报道,虽然对其优缺点各家存在争议,但有一个共识就是该补片

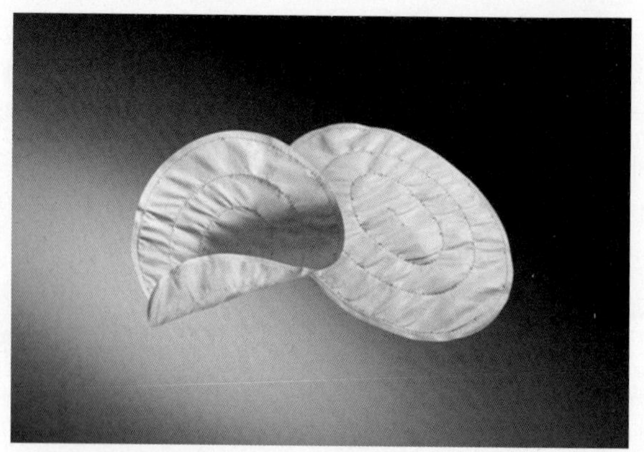

图46-90 ePTFE和聚丙烯复合补片

具有有效的防粘连作用,因此,是目前行腹内疝和切口疝腹腔内修补的常用补片之一。

虽然合成材料补片的使用已改善了腹壁切口疝和缺损的治疗效果,明显地降低了术后疝的复发率。然而这类补片的使用有时会引起一些棘手的并发症,如伤口感染、伤口久延不愈、肠瘘等。在一些伴有手术野污染或感染的腹壁疝和缺损病例,合成材料补片是不适合使用的。近10年来,生物补片(biologic mesh)在疝和腹壁外科呈现出良好的应用前景,已积累了一定临床经验,绝大多数的术者认为生物补片为外科医生修复腹壁疝和缺损,特别是为有污染和感染情况下的疝和缺损的修补,提供了重要的新型材料。

【手术适应证与禁忌证】

1. 手术适应证 腹部手术切口疝不能自愈,且随着病程和年龄的增加有增大趋势。无手术禁忌证者均应手术治疗。

2. 手术禁忌证 ①心肺功能不全或其他严重内外科疾病,不能耐受全麻手术。②巨大切口疝,内脏脱出内容物体积过大(>20%),不能还纳。③腹部肿瘤手术后引起的腹壁切口疝,术后不足1年,未复查有无复发征象。④术中发现腹腔存在严重肠粘连,建议不采用腹腔内补片修补法。⑤有长期服用糖皮质激素史;有糖尿病,但经治疗后空腹血糖仍>8mmol/L;免疫功能低下者建议不采用不可吸收补片的修补术。

【患者评估与手术规划】

1. 评估不宜手术或暂不宜手术的患者采用腹带包扎控制切口疝的增大和发展。切口疝可使用补片修补。使用材料修补时应尽可能关闭肌筋膜缺损。手术后要选择性应用抗生素。对无感染的初发切口疝和复发切口疝患者,建议在切口愈合后,择期行修补手术。对有切口感染的患者,建议在感染彻底治愈、切口愈合后,至少经过3个月后再行修补手术。

(1) 对曾用补片材料修补并出现感染的复发性疝患者,应在感染治愈、切口愈合后,至少经过6个月观

5

察再行修补。

(2) 因病情需急诊手术时,应慎重使用补片材料,要考虑到术后感染的风险,对有污染的创面慎重选择修补材料,原则上不选用不可吸收补片。

2. 手术规划结合中华医师协会外科学分会疝和腹壁外科学组制定的关于腹壁疝的治疗指南,对腹壁疝的缺损进行临床分型,合理选择修补方式及采用修补材料。

(1) 术前准备:积极处理腹部手术切口疝患者伴有的全身性疾病。严密监测呼吸功能,包括常规胸部 X 线检查、肺功能及血气分析。对伴有呼吸功能不全的患者要进行充分的术前准备:肺部有感染者,术前应用抗生素治疗,感染控制后 1 周再行手术。通过深呼吸进行胸廓及膈肌锻炼。吸烟者术前 2 周戒烟。对于巨大切口疝,特别是疝囊容积与腹腔容积的比值 >0.15 的巨大疝,为防止疝内容物还纳腹腔后发生呼吸衰竭及腹腔间隔室综合征(abdominal compartment syndrome,ACS),术前应进行腹腔扩容及腹肌顺应性训练。可在术前 2~3 周始将疝内容物还纳腹腔,加用腹带束扎腹部或用渐进性人工气腹进行腹腔扩容。以上准备措施实施 2~3 周后,患者的肺功能及血气分析结果应有明显改善,再行手术治疗。

(2) 术前预防性抗生素的使用:预防性应用抗生素可明显降低腹部手术切口疝感染发生率,特别是对于高龄、糖尿病、免疫功能低下、巨大或多次复切口疝、使用大块生物材料修补和切口可能遭受消化道细菌污染的患者。

【手术方式与手术操作】

(一) 开放式修补手术

虽然应用补片开放式修补腹壁切口疝已有 60 多年历史,但被临床外科医生普遍接受才 20 余年。在欧美国家,目前这一技术已成为中大切口疝外科治疗的主要方法。

补片修补切口疝的方法基本可归纳为四种(图 46-91):补片直接缝于疝环缘(亦称 Inlay 修补法);肌筋膜前置补片修补法(亦称 Onlay 修补法);肌后筋膜前置补片修补法(亦称 Sublay 修补法或 Stoppa 方法);腹腔内置补片修补(亦称 IPOM)。Inlay 方法因术后复发率太高,已被弃用。近 30 年来,经疝学家探索和总结,已形成了目前国内外常用的比较理想的三种方法。

1. 肌筋膜前置补片修补法(premyofacial positioning of prosthesis,Onlay 法) 肌筋膜前置补片修补方法简单,补片易于放置固定,如发生切口感染易于处理。对伴有腹腔感染的患者使用后无术后严重并发症。缺点为术后手术区有一定的不适感,特别是皮肤覆盖不满意的病例,补片易从皮下露出。另外补片易被腹压

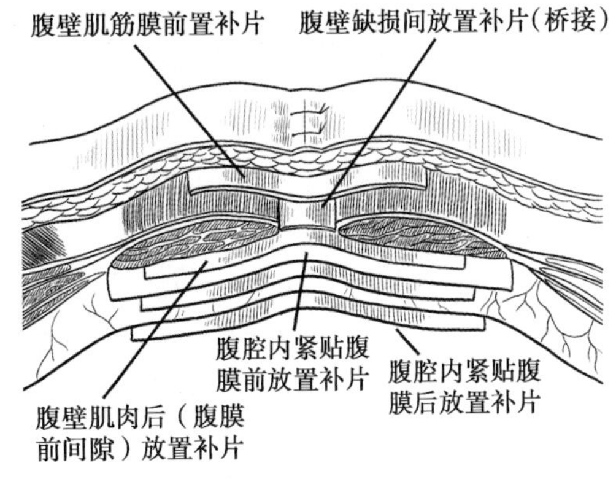

图 46-91 切口疝修补示意图

推起,导致复发。也易发生伤口浆液肿。这种修补方法适合于中线的中大切口疝,而巨大切口疝、侧腹壁切口疝和皮下脂肪组织少者不宜采用。

修补方法有两种:

(1) 加固法(reinforcement):1979 年由 Chevrel 首先报道的这一方法,亦称 Chevrel 手术。手术步骤:游离出疝环缘,疝囊尽可能不要打开,将疝环缘拉合到一起缝合关闭缺损,如关闭缺损困难可在缺损周围的肌鞘前做广泛的游离,显露出两侧腹直肌前鞘,根据疝环大小,在疝环两侧腹直肌前鞘相应部位作一切口,然后游离切口的前鞘并将其向内侧反转,形成斗篷样覆盖物关闭缺损。也可采用腹壁组织结构分离技术(component separation technique,CST)关闭缺损,然后用合成补片或生物补片覆盖加固,补片应超过原缺损缘 5cm。补片边缘用 2-0 Prolene 线作连续缝合固定,再将补片中心与其下肌筋膜做两行缝合固定,针距间隔 2cm。皮下放置 1~2 根乳胶引流管,另戳孔引出。

(2) 桥接法(bridging):对于腹壁缺损巨大的切口疝,无法使用 Chevrel 方法或 CST 关闭缺损行加固法修补时可采用此种方法。手术步骤:解剖疝囊游离出疝环缘,在疝囊的中点纵行打开,将其分为左右两叶,用 2-0 的可吸收线将疝囊的一叶固定到对侧疝环缘,而对侧的疝囊叶叠盖第一叶上,固定在对侧疝环缘。沿疝环缘向周边游离出肌筋膜面 6~7cm,将合成补片(所用补片抗张力强度必须 >32N/cm)覆盖在缺损上方,补片应超过缺损缘 5cm。用 1-0 的 Prolene 缝线将补片与疝环缘的肌筋膜以间断或连续缝合的方式固定,间断固定以针距 2cm 为佳,补片边缘固定同 Chevrel 方法。在两侧疝环缘外 2cm 处再做纵行间断缝合固定,针距 2cm。皮下放置 1~2 根乳胶引流管,另戳孔引出。

2. 肌后筋膜前置补片修补法(retromuscular prefascial placement,亦称 Sublay 修补法或 Stoppa 方法)(图 46-92)

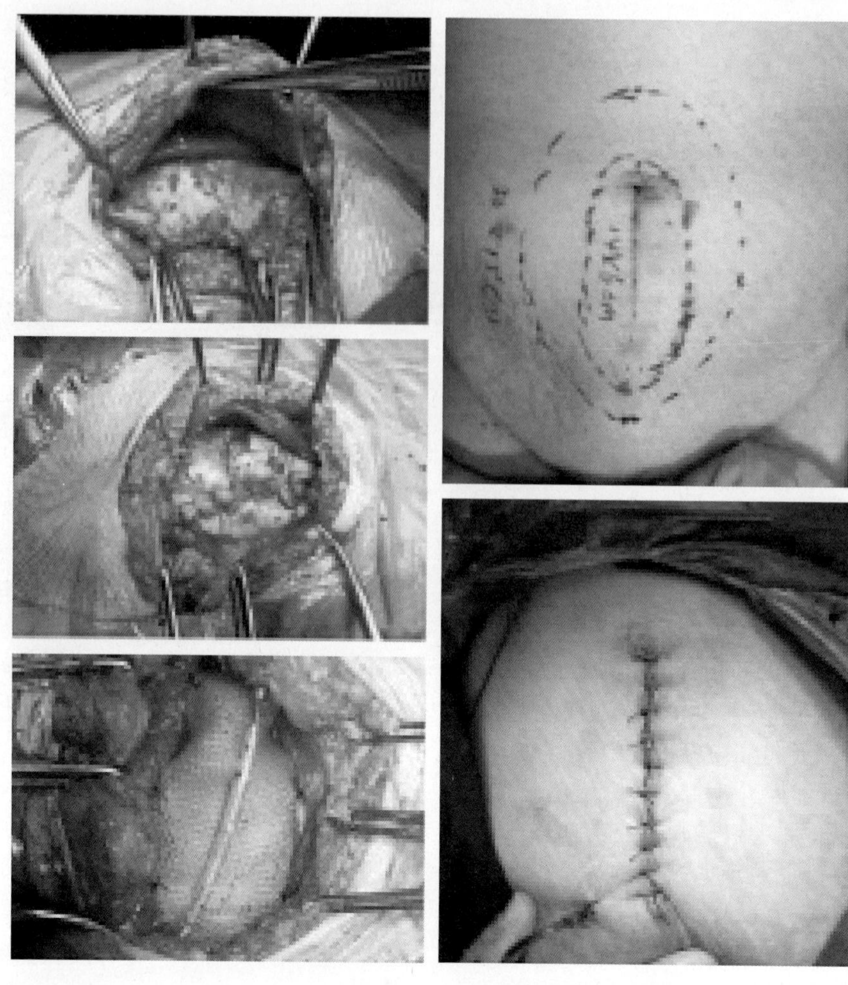

图 46-92　Sublay 修补方式（下腹部正中切口疝）

这种方法目前被认为是修补切口疝较为理想的方法。其优点为补片置于肌后，因肌肉组织血运丰富，利于组织长入补片中将其牢牢地固定，借助于腹内压作用使补片紧贴着肌肉的深面，从而产生一种“并置缝合”效果，术后复发率低，适合各种大小切口疝和皮下脂肪组织少者。但该手术较费时，分离创面大，术后近期修补区疼痛稍重。

修补方法有两种：

（1）加固法（reinforcement）：Rives 在 20 世纪 60 年代首先报道此方法，后由 Wantz 和 Stoppa 作了改进，现文献中多称为 Stoppa 修补法或 Rives-Stoppa 修补方法，此方法多用于中线切口疝。手术步骤：解剖疝囊游离出疝环缘，如疝位于半环线上，应在疝环缘打开腹直肌鞘进入腹直肌后鞘前间隙，在此间隙内进行游离达半月线处。如果疝位于半环线下，则在腹直肌后，腹膜前间隙进行游离达半月线处或更远处。关闭后鞘或腹膜，将聚丙烯或聚酯补片置于腹直肌后鞘或腹膜前间隙中，覆盖缺损处，补片与疝环缘重叠 3cm 以上，用 3-0Prolene 缝线或 3-0 可吸收缝线缝合固定补片边缘。固定线间距通常 3~4cm 为宜。然后将腹直肌和前鞘在补片前缝合关闭，皮下放置 1~2 根乳胶引流管，另戳孔引出。

（2）桥接法（bridging）：此方法多用于巨大无法关闭腹直肌和前鞘的正中切口疝。手术步骤：游离疝囊和分离腹直肌后间隙同加固法，不关闭后鞘，但需关闭腹膜，如腹膜也无法关闭，如有大网膜，则可用其作为脏器和补片间隔离层，如无大网膜可用，应放弃使用该方法。将合成补片（所用补片抗张力强度必须 > 32N/cm）置于腹直肌后鞘或腹膜前间隙中覆盖缺损，补片超出缺损缘 5cm 以上，补片边缘固定同加强法。不强行将前鞘拉合到一起缝合关闭，只将疝环缘肌腱膜与补片作间断缝合固定，间距 2~3cm。补片前放置 1~2 根乳胶引流管，另戳孔引出。

3. 腹腔内置补片修补法（intraperitoneal onlay mesh，IPOM 修补法）（图 46-93）

近年来，随着新型防粘连补片的发展和腹腔镜修补技术开展，该方法的使用逐渐增多。该技术的优点为容易放置补片，不易形成血肿及浆液肿，感染率低，另外根据 Pacasl 定律，当补片受到腹腔压的冲击力越大，补片就会与腹壁贴附得越紧，不会发生补片与周

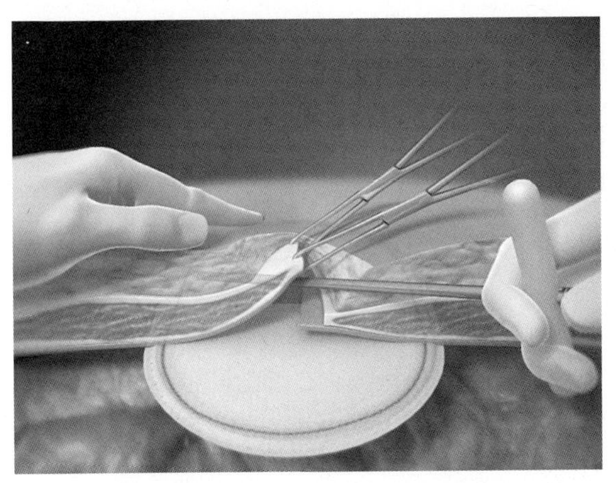

图 46-93　IPOM 修补法示意图

边组织离合，而有效地防止复发。由于补片放于腹腔内，补片的一个面直接与腹腔脏器接触，故要防止因补片而引起的粘连以及由此导致的一系列并发症，故需采用防粘连合成补片或生物补片。

修补方法有两种：

(1) 加固法(reinforcement)：此方法多用于中线切口疝。手术步骤：解剖疝囊游离出疝环缘，围绕疝环缘向腹腔内游离出 6~7cm 范围，将粘连于腹壁的网膜及肠管游离开，选择大小合适的防粘连合成补片或生物补片覆盖缺损处，防粘连面朝向腹腔，补片与疝环缘重叠 3cm 以上，将补片边缘与腹壁用 2-0 的 Prolene 线行全腹壁穿刺缝合固定，间距 2~3cm。在补片前将缺损的肌筋膜缝合。皮下放置乳胶管引流，另戳孔引出。缝合皮下组织和皮肤。

(2) 桥接法(bridging)：此方法多用于巨大的无法关闭腹直肌和前鞘的正中切口疝。手术步骤：解剖疝囊腹腔内游离，补片选择、放置及边缘固定同加固法。但补片应超出疝环缘 5cm 以上和补片抗张力强度必须 >32N/cm，不需将疝环缘拉对到一起缝合关闭补片前缺损，而是将疝环缘在无张力的情况下与补片行间断缝合固定，间距 2~3cm。皮下放置乳胶管引流，另戳孔引出。缝合皮下组织和皮肤。

(二) 腹腔镜修补手术

腹腔镜切口疝修补术(laparoscopic ventral hernia repair，LVHR)(图 46-94、图 46-95)与开放手术相比具有创伤小、恢复快的优势，同时减少了手术本身可能引起的创伤等并发症。腹腔镜下模拟 Rives-Stoppa 途径(一大张不可吸收的补片置于疝缺损的后方，并缝合于整层腹壁上)进行切口疝修补术已是一种可实施的技术。

1. 患者取仰卧位，全身麻醉。选择切口疝对侧的腋前线处腹壁行 1.2~1.5cm 切口，开放置入第一个穿刺套管(12mm trocar)。充入 CO_2 建立气腹，气腹压力

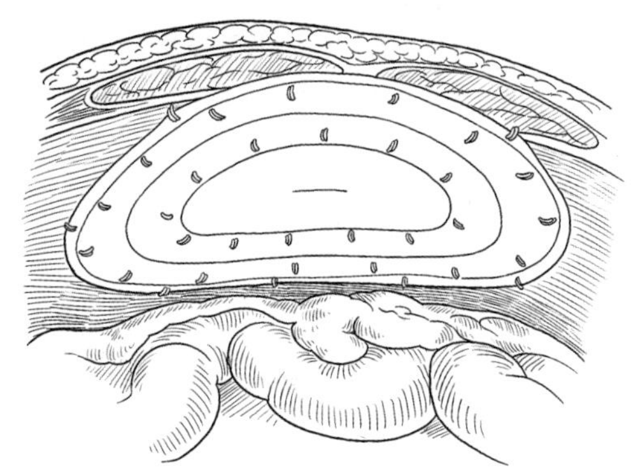

图 46-94　腹腔镜切口疝修补术示意图

12~14mmHg(1mmHg=0.133kpa)。伸入 30°腹腔镜探查腹腔，初步观察腹腔内粘连程度，尤其是肠管与腹壁的粘连程度，对粘连重者则中转开腹行开放腹腔内置入补片切口疝修补术。

2. 在第一穿刺口下方同侧再行两个 5mm 穿刺套管，各套管间相距在 6cm 以上，以减少伸入器械互相之间的干扰。用超声刀或剪刀完成腹腔内粘连松解，完全回纳疝内容物后测量疝环的大小及确切位置，以确定使用补片的大小和放置的具体位置。根据切口疝直径的大小选择不同尺寸的防粘连补片，补片比疝环边缘最少宽 5cm。在补片的非防粘连面边缘对称缝合 6~10 针 1-0 不可吸收 Prolene 缝线并打结，并在腹壁皮肤作好相应的标记。从 trocar 口将卷成条状的补片送入腹腔。腹腔镜下将补片铺平，补片的防粘连面对腹腔组织。在腹壁预先设计好的与补片缝合处以尖刀刺出 2mm 小口后用穿刺针分次扎入，引出预置的缝线(每个点的两线需间隔 1cm 以上)，解除气腹后，拉紧缝线使补片悬吊到腹壁上，将线结打在皮下筋膜的浅面，再次建立气腹后用腔内缝合器固定补片。腔内缝合器的固定钉间隔 1~1.5cm，在补片边缘和疝环边缘同腹壁固定两圈并同时将悬吊缝线打结于皮下组织内。观察腹腔无活动性出血、清点手术器械无误后缝合各切口。通常不放置腹腔引流管，有时因腹腔粘连较重、游离后出现肠道浆肌层损伤而行缝合修补，为观察其术后情况需放置引流管。

腹腔镜腹壁切口疝修补手术与开腹腹壁切口疝手术相比复发率更低，分析其原因主要是：①开腹手术容易遗漏多发疝，而腹腔镜从腹腔内可发现隐匿性切口疝，不会遗漏病灶。②切口感染率低：腹腔镜腹壁切口疝修补手术的伤口小，分离的疝囊和放置的补片不与外界直接相通，大大减少了伤口和补片的感染率。③腹腔镜下容易观察补片的固定范围及效果，并能及时补充修改以达到确切固定要求。由于腹腔镜腹

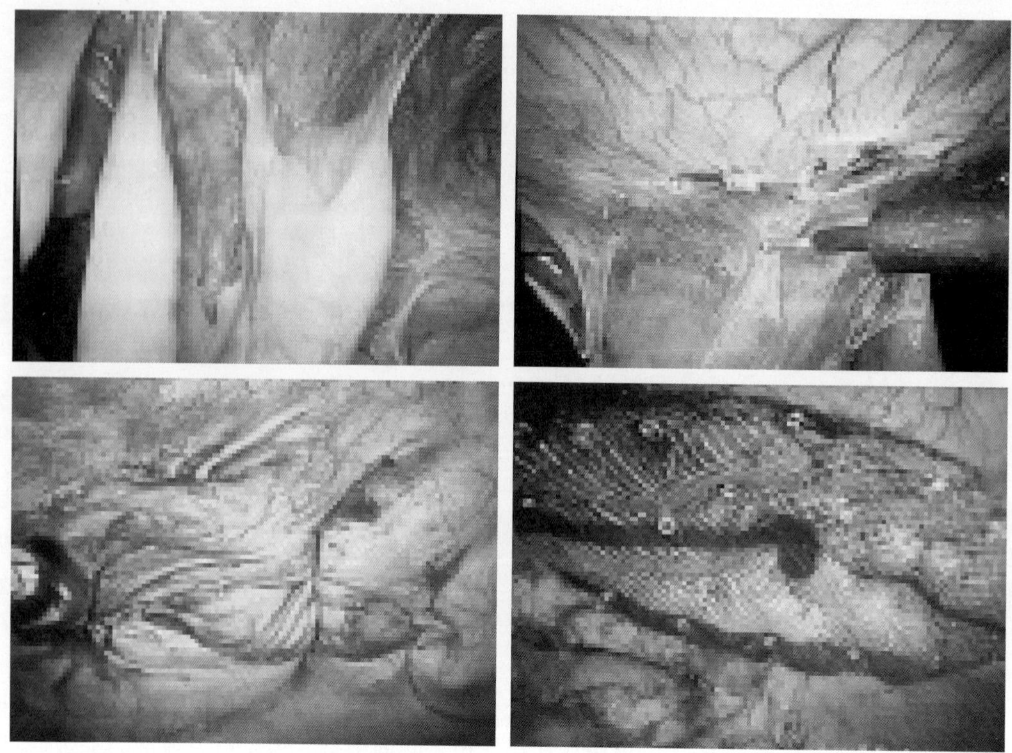

图 46-95　腹腔镜切口疝修补术

壁切口疝修补手术要求手术者应具有较高的腹腔镜技术和开放切口疝修补术经验，学习曲线较长，目前较大范围的推广应用有一定的难度，但其具有术后恢复快、并发症少、复发率低等优势，相信肯定会有较大的发展。

【手术并发症】

虽然补片修补技术的引入为切口疝的外科治疗带来了革命的变化，但补片使用也带来一些并发症，有些甚至较为严重，因此，高度重视这一问题，是确保补片修补切口疝成功的重要一环。

1. 浆液肿　浆液肿是补片修补切口疝术后最常见并发症，主要原因有三个，一是组织对补片的炎性反应，二是材料与组织间有死腔，再次为手术创面大。大孔材料补片具有良好的分子渗透性，宿主组织中的蛋白性物质可渗入网孔中，使补片和组织迅速发生纤维性固定，从而消除补片和组织间死腔，同时也利于后期组织掺和，相反微孔补片则缺少以上特点。防止浆液肿应做到以下几点：①避免补片直接与皮下脂肪组织接触；②避免残留大的死腔；③补片前放置引流；④尽可能使用大孔材料补片。

2. 感染　补片置入体内后可增加伤口的感染率，而感染率高低与补片种类相关，实验表明，如果补片所含孔径小于 50μm，毛细血管及纤维细胞不易长入，小于 10μm，白细胞和巨噬细胞难于进入。已知大孔材料补片所含孔径在 70μm 以上，微孔材料补片的孔隙直径小于 10μm，细菌直径为 1μm，故毛细血管、纤维细胞、白细胞及巨噬细胞难于进入微孔补片内，而细菌很容易进入，并在其中寄居和繁殖，故微孔材料补片较大孔补片更易感染及感染后不易愈合。故防止补片感染要注意以下几个方面：①严格无菌操作，尽量减少细菌进入伤口，防止细菌与材料结合；②细致操作，减少伤口中无活性组织存留，避免因组织坏死而导致伤口感染；③认真冲洗创面和术野，围术期预防性地应用抗生素；④选择合适补片，用 Prolene 缝线或可吸收缝线固定补片；⑤补片前放置引流，防止积液。

3. 肠粘连、肠瘘　当大孔材料补片置入腹腔与脏器接触时，其利于成纤维细胞和血管长入的优点则变为缺点，即引起肠粘连。目前，通过使用微孔的防粘连补片已明显地降低了肠粘连的发生，但并没有完全解决，近期报道轻量复合材料补片可避免肠粘连的发生。大孔材料补片还可侵蚀空腔脏器导致肠瘘，这种情况特别易发生在浆膜覆盖不完整的空腔器官，如膀胱、直肠等。预防上述并发症的措施是避免将大孔材料补片与腹腔脏器直接接触。

4. 复发　补片修补切口疝术后仍有复发，其 5 年复发率在 10% 左右，而且随着时间的延长，复发率逐渐增加。导致复发的原因是多方面的，但修补技术和补片的皱缩可能是主要原因。因此，在补片切口疝修补中，手术技术的规范化操作显得十分重要，这也可能是降低复发的最重要措施。而防止补片皱缩导致的复发可通过加大补片与疝缺损缘的重叠来解决。早年认为补片与疝环缘重叠 3cm 便可，当前大多数疝学家认为补片与疝环缘最少应重叠 5cm。当然防止伤口感染也是降低术后复发的一个重要因素。

【要点与盲点】

1. 对术前诊断有巨大切口疝伴有腹壁功能不全(loss of abdominal domain)患者，推荐采用多学科治疗模式。请整形科、呼吸科和重症监护科等多学科会诊，共同参与、制订手术方案。

2. 组织结构分离技术(CST)　CST 的手术原理就是利用前侧腹壁肌肉间的移位和滑行来增加腹壁的面积，而这种移位和滑行是通过切开两侧半月线以分离、展开前侧壁的三层肌肉及腹直肌后鞘来实现的。因此，这一技术避免了远处肌肉或肌皮瓣的转移等更加复杂的操作。CST 的宗旨是腹壁的缺损可以依靠腹壁自身的肌肉组织来覆盖，这一点对保存和维持腹壁的原有功能是至关重要的。由于 CST 修补主要是依靠两侧腹壁肌肉的分离并向中间移动来达到的。所以，CST 的适应证主要是修补前腹壁中间部位的缺损。

3. 腹腔镜治疗边缘部位切口疝中，补片与边缘结构的固定必须慎重。有些结构必须固定，否则会引起复发；有些结构一定不能固定，否则会引起严重的并发症。了解边缘结构的解剖特点和补片固定的原则是手术成功的关键和保障。

(李基业)

第八节　造口旁疝(结肠造口旁疝)

一、开放修补手术

【手术方式与手术操作】

1. 术前准备　常规术前检查，包括肺功能、心脏彩超、胸片、腹部 CT 等；根据病史及影像学检查评估腹腔粘连程度，粘连严重者常规留置胃肠减压管；对于年龄≥60 岁、有吸烟史、肺功能不全、巨大切口疝、过度肥胖的患者，术前 10~14 天逐渐将疝内容物还纳，腹带加压包扎，行腹腔扩容准备及心肺锻炼；术前 1 天予清洁灌肠行肠道准备；手术开始前 30 分钟预防性静脉滴注头孢唑啉 2g。

2. 术野消毒　因有人工材料置入腹腔内，所以该手术对无菌的要求极高。先行造口周围皮肤、造口彻底消毒，把碘附棉球、干棉球塞入造口肠管，用小纱布覆盖造口，外面用小粘贴巾封闭后，将手术部位再进行全面彻底的消毒。

3. 手术方式

(1) 腹膜外造口旁疝修补方式：可分为肌前修补和腹膜前修补两种方式。操作要点：在造口外侧缘做半弧形切口，分离皮下组织，显露造口旁疝缺损，用单股不可吸收线关闭缺损，注意保护造口肠管不受卡压，然后按照超过缺损边缘 3~5cm 的原则裁剪聚丙烯补片，并侧方开口套入造口肠管并覆盖缺损。补片可放置在肌鞘前间隙或者腹膜前间隙，然后将网片缝合固定，防止补片移位。

(2) 腹腔内造口旁疝修补方式

1) Keyhole 法操作要点(图 46-96)：进入腹腔还纳疝内容物，分离粘连及造口肠系膜，闭合疝囊，缩小疝环，根据造口肠管的位置和缺损大小，决定网片打孔的位置，将网片套入造口肠管，缝合网片裂孔，网片固定 3 圈，边缘和疝环处的固定同上，内圈是指网片要与造口肠管缝 4~6 针并容纳一示指；

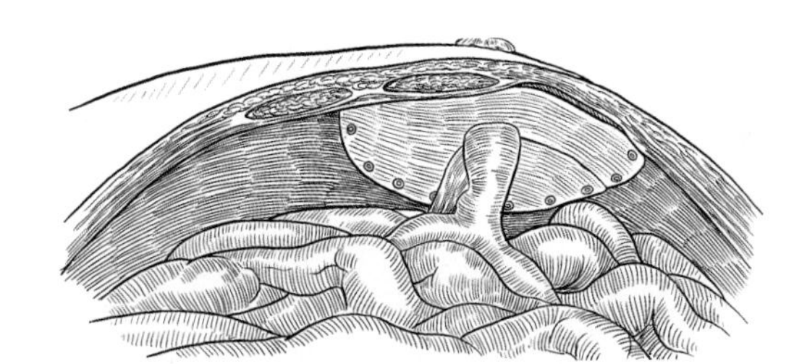

图 46-96　Keyhole 法

2) 杂交技术(腹腔镜辅助)操作步骤：先游离造口处肠管，通过该切口分离腹腔内粘连并游离造口肠管系膜，将打孔网片套入肠管置入腹腔，缩小缺损，缩小疝环，缝合疝环，将网片与造口肠管缝合 6~8 针，将肠管原位重新造口，通过腹腔镜外圈要经腹壁全层固定 4 针，其余用钉枪固定，疝环处为第 2 圈用钉枪固定。所有手术均置引流管；

3) 造口移位修补：切除部分结肠后，将横结肠拉出于右上腹经腹直肌造口，缺损处按切口疝修补。

Sugarbaker 法操作要点(图 46-97)：还纳疝内容物，缩小疝环，缺损区为网片的中心，网片边缘和疝环处固定 2 圈，间距不超过 3cm，外圈要有 4 针以上的全层固定，可采用缝合或钉枪；

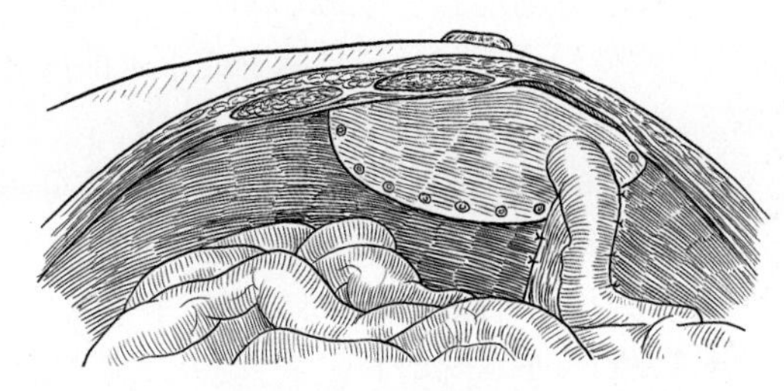

图 46-97　Sugarbaker 法

(3) 术后处理：术后监测血氧饱和度；观察造口肠管的血运及肠功能恢复情况，及早行针灸、理疗等方法促进胃肠功能的恢复；待引流液 <20ml/d 时拔除引流管。术后尽早下地活动，腹带束扎 3 个月。

(李基业　闵凯)

二、腹腔镜造口旁疝修补术

腹腔镜造口旁疝修补术是指在腹腔镜下采用防粘连补片无张力修补造口旁疝。腹腔镜造口旁疝修补术的手术方法主要有三种：①钥匙孔法(图 46-98)：将补片剪一个侧口，近补片中央处剪一与造口肠管相当的孔隙，补片围绕造口肠管将疝环予以修补；②Sugarbaker 法(图 46-97)：类似于腹腔镜切口疝补片修补术，使用一适当的补片将造口肠管及其旁疝同时予以覆盖修补，主要用于造口肠管紧贴侧腹壁且造口旁疝疝环位于内侧的病例；③三明治法：结合上述两种方法，先使用一适当的补片用钥匙孔法将旁疝予以修补，再使用 Sugarbaker 法用一略大的补片将造口肠管及一张补片全部覆盖。手术的关键是：补片完整覆盖造口旁缺损部位，建立防御机制，和造口肠管流出道松紧的控制。

5

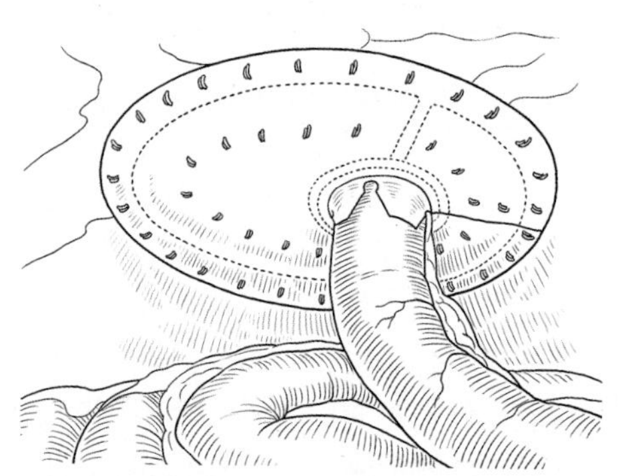

图 46-98　钥匙孔法

【适应证】

造口旁疝患者出现症状，诸如反复腹胀，腹痛，疝囊较大影响造口袋密封、排便及个别患者因较大疝囊影响外观等情况，均有手术治疗的指征。

【禁忌证】

1. 多数患者均能接受手术，对伴有心肺功能较差、凝血功能障碍不能耐受全身麻醉或手术的患者不宜手术。

2. 腹腔内粘连致密，难以在腹腔镜下完成分离或术中肠管损伤破裂者。

3. 造口旁疝巨大腹腔镜下难以完成手术者。

【患者评估与手术规划】

1. 无论造口旁疝的缺损部位何在，如果没有禁忌证，或不适应手术的情况，均可采用腹腔镜修补术。

2. 戒烟　对于有吸烟史的患者，要求其戒烟，并控制呼吸道症状。

3. 腹带加压包扎及呼吸功能锻炼　造口旁疝囊较大者腹腔内容物外凸，术前使用腹带加压包扎，以适应术后腹腔内容物还纳后腹腔内压力增高。

4. 控制感染　对造口周围皮肤感染，术前控制感染，有助于减少术后并发症。

5. 预防性应用抗生素　通常术前预防性应用抗生素一次，术后使用 2~3 天。如果是嵌顿疝，在没有较多渗出，时间较短的情况下慎用抗生素。绞窄性疝禁用抗生素。

【手术方式】

1. 麻醉与体位　该手术采用全身麻醉。体位采用平卧位。

2. 手术步骤

(1) 消毒与铺单：术区常规消毒，采用无菌贴膜覆盖造口肠管，以防造口肠管内容物溢出污染术野。用无菌单覆盖造口肠管，以此隔离腹腔镜操作区与造口区域之间，以保证手术操作区域的高度无菌。

(2) 建立气腹及 Trocar 放置：第一个穿刺套管(10mm)通常采用可视穿刺套管或开放法置入，穿刺孔位置多在造口肠管对侧腹壁腋前线肋缘下水平，建立气腹，气腹压控制在 12mmHg。另外两个穿刺套管(5mm)在腹腔镜下置入，穿刺孔可选在第一个穿刺孔的同侧或两侧。各穿刺口间距在 6cm 以上。置入腹腔镜后如发现腹腔内粘连严重，需及时中转开腹。

(3) 分离粘连，还纳疝内容物：超声刀或剪刀锐性分离粘连，无创钳小心牵拉完全还纳疝内容物。完全游离造口肠管。

(4) 缺损大小及补片选择：缺损的测量可通过体外或体内两种方式，体内通过软尺测量缺损的大小，腹腔镜直视下体外通过细针垂直穿刺定位测量。补片的边缘要超过疝环边缘 3~5cm。补片可选择专用带孔的造口旁疝修补补片或整张的防粘连补片。

(5) 补片的置入及固定：在补片的四分位点预置 0 号普理灵线，将补片卷成筒状经穿刺套管置入腹腔后展开，防粘连面朝向腹腔，Toy-S moot 穿刺针将预置线引出行全腹壁固定，然后用腹腔镜下钉合器沿补片及缺损边缘进行钉合固定，钉合间距不超过 1cm。

【手术难点和要点】

1. 气腹建立与游离套管置入　尽量远离疝囊，选择合适的穿刺口后采取开放或可视套管进入腹腔，避免损伤腹腔内组织。腹腔粘连的分离时尽量靠近腹壁组织，宁可损伤腹壁组织也不要损伤肠管。

2. 缺损大小的测量　疝缺损的大小主要指疝环

的大小，腹腔镜下用软尺测量疝环的大小；或直视下用细针垂直穿刺定位，解除气腹后测量缺损边缘的大小。

3. 造口流出道补片固定时造口流出道的大小要适合，不宜太紧或太松，太紧可致造口流出道狭窄，太松易致疝复发。

4. 补片的选择及固定　补片需选择具有防粘连功能的补片，目前防粘连补片的种类有复合补片和生物补片（同种或异种组织来源）。补片大小以超过疝环边缘3~5cm为宜，太小易致疝复发。中、小造口旁疝可全部用腔内缝合器固定，而大造口旁疝建议用全腹壁悬吊和腔内缝合器双重固定。

【术后处理】

1. 术后腹带加压包扎，卧床休息8~12小时。

2. 术后预防性抗生素2~3天。

3. 术后可适当应用止痛剂，以口服为主。

4. 术后3个月内避免重体力劳动，根据恢复情况逐步恢复日常活动。

【手术并发症】

1. 浆液肿　浆液肿是补片疝修补术后最常见的并发症，主要原因有组织炎症反应、死腔和手术创面大。大孔材料补片可迅速吸收渗出的浆液，而微孔材料则缺少以上缺点。要防止浆液肿应做大：①避免补片直接与皮下脂肪组织接触；②避免残留死腔；③妥善放置引流；④尽量选择大孔材料。

2. 感染　补片感染主要与肠管损伤及切口污染有关，术中分离粘连时尽量避免损伤肠管，肠管受损后不得选用微孔材料补片，需选用生物材料补片。术中要注意无菌原则，减少感染的发生率。

3. 复发　疝修补术后仍有复发，且随时间的延长，复发率逐渐增加。肠管运动对腹壁的持续冲击是疝复发的一个重要原因，修补技术和补片的皱缩可能是其主要原因。因此，造口旁疝补片修补术中，手术的规范操作很重要，是预防疝复发的重要因素。补片皱缩引起的复发可通过补片与缺损的重叠来解决，补片的大小要超出疝环边缘至少3~5cm。当然防止伤口感染也是降低术后复发的一个重要因素。

【专家点评】

腹腔镜下造口旁疝修补术作为无张力疝修补术的一种方式，与开腹造口旁疝修补术相比复发率更低、疼痛小，尤其是分离腹腔粘连和放置补片不与外界直接相通，大大减少了伤口和补片的感染率。值得强调的是，腹腔镜下造口旁疝修补术比腹腔镜切口疝修补术难度大、并发症多，复发率较高，尤其是需注意避免损伤造口肠管及术后排便的管理。目前文献报道，应用腹壁贯穿缝合关闭腹壁造口缺损后，再行腹腔镜下补片修补造口旁疝，可降低术后复发。

（田文）

第九节　腹壁和腹膜手术

一、腹壁硬纤维瘤

硬纤维瘤（desmoid tumor，DT），亦称侵袭性纤维瘤病、韧带样纤维瘤病，是一种罕见的成纤维细胞来源的肿瘤，可发生于全身很多部位，具有很强的局部侵袭性，常呈无痛性生长而致局部组织结构的破坏。硬纤维瘤占所有肿瘤的0.03%，发病率为每年每百万分之二至四。硬纤维瘤可发生于全身很多部位，包括肩胛带、腹壁、下肢、骨盆带、躯干、上肢、头颈、胸壁及乳腺。腹壁硬纤维瘤是该病在腹壁上的表现。硬纤维瘤好发于女性及成年人。硬纤维瘤发病的危险因素主要有家族性腺瘤性息肉病（familial adenomatous polyposis，FAP）病史、Gardner综合征病史、外伤史、女性。硬纤维瘤的临床过程多变，可稳定、侵袭性生长或自然消退。硬纤维瘤不会向淋巴结及远处转移，局部复发主要是因为其浸润性生长的特性而不是由于卫星灶及跳跃转移。该病罕见恶变，恶变考虑可能与手术刺激、放射治疗有关。多因素分析表明，年龄<18岁、多次治疗、阳性切缘、单纯手术治疗及肿瘤位于四肢增加复发的危险性。而对于初治患者，肿瘤>5cm、起源于四肢或肢带的复发危险性更高。成功治疗的硬纤维瘤消退较慢，前1~2年内少见完全缓解，有时甚至需要5~8年。大部分硬纤维瘤的复发发生在术后前2年内，最迟可到术后12年。因此有学者建议，手术后前3年内，患者应该每3个月复查1次，之后2年每半年复查1次，之后1年复查1次。目前DT的治疗是一种包括多种治疗方法的综合治疗，其治疗目的是在不丧失功能和美容的前提下达到临床治愈。目前留有足够切缘的外科手术仍是治愈DT并避免复发的一线治疗措施，但放疗和药物治疗等辅助手段的适应证也在不断扩展，其治疗效果也在逐渐提高。外科手术一直是DT患者的一线治疗措施，即使有时手术可能会影响到患处的美容和功能，但和DT造成的机体危害相比，手术带来的副作用可能会显得无足轻重。放疗通常和手术联合应用，以降低术后的高复发率。

腹壁硬纤维瘤的治疗原则中，手术治疗是首选的治疗方法。由于交界肿瘤的切除范围必须足够，原则上切除的范围应超过肿瘤边缘肉眼正常组织的2~3cm。虽然腹壁硬纤维瘤相对肢体的硬纤维瘤相治疗起来相对容易，但由于其很少引起患者不适，导致就诊时肿瘤已较为巨大，行根治性扩大切除后腹壁往

5

往遗留较大缺损，因此，正确选择腹壁缺损的修复与重建方式是腹壁硬纤维瘤治疗的重要一环，对于降低肿瘤术后复发以及减少术后腹壁疝等并发症的发生具有重要意义。随着人工修补材料的不断发展，腹壁硬纤维瘤的范围也越来越大，患者的手术指征也越来越广。

【适应证】

全身一般情况可耐受手术者。

【禁忌证】

1. 高龄体弱患者，不适宜做广泛的手术者。

2. 心肺功能不全或其他疾病不能耐受全麻和手术者。

3. 对采用人工合成修补材料有顾虑者。

【术前准备】

1. 术前影像学检查（CT，MRI，超声）明确腹壁硬纤维瘤的位置、大小、与腹内脏器关系。据此将腹壁硬纤维瘤和腹壁的深浅关系分为三型，Ⅰ型为腹壁浅表组织累及，肿瘤仅涉及皮肤及部分皮下组织；Ⅱ型为腹壁深部组织的部分累及，主要指腹壁肌筋膜组织的累及，但腹壁皮肤的完整性依然存在；Ⅲ型为腹壁全层组织的累及。根据肿瘤部位在腹壁的水平位置将肿瘤分为三区：1区：中线部位的腹壁累及，指以两侧腹直肌外缘为界的上腹正中区（1A）与下腹正中区（1B）的腹壁累及；2区：两侧腹壁外上象限范围的累及；3区：两侧腹壁外下象限范围的累及。通过这种分型与分区选择合理的治疗方式。

2. 对全身情况作全面评估并针对性治疗，尤其注意心肺功能的改善和糖尿病患者血糖的控制。

3. 术前鼓励患者适当深呼吸，进行胸廓和膈肌的锻炼，进行腹腔扩容及腹腔顺应性的训练。

4. 术前0.5~2小时应用头孢三代抗生素，手术时间如超过3小时则术中加用一次。

5. 如果肿瘤可能累及腹腔内的脏器时，术前要进行常规的肠道准备。

【麻醉与体位】

尽量使用全身麻醉，既可保证肌肉松弛，也利于心肺对腹内压变化的适应。体位需根据病变的部位和手术切除范围而定，要求有2条以上的静脉输液通道，有条件时可做桡动脉穿刺持续动脉压监测，放置导尿管，记录尿量。

【手术步骤】

1. 多沿肿瘤长轴切口，梭形切除一部分皮肤及皮下组织，距离肿瘤2~3cm切开腱膜及肌肉达腹膜；若肿瘤侵犯腹膜者，必须切除部分腹膜。如果累及腹腔内脏器可以切除受累的器官。

2. 根据术中所见，肿瘤局限于腹壁肌肉和腱膜内者，单纯切除肿瘤及周围2~3cm以内组织；肿瘤与腹膜粘连，行肿瘤加肌肉及部分腹膜切除，术中多方向取材送快速病理切片检查，以获得3cm以上阴性切缘为宜。

3. 确认肿瘤彻底切除干净以后，对遗留的腹壁缺损进行修补，仔细测量缺损范围以选择最佳修复方法，由于腹壁皮肤相对松弛，因此大多数Ⅰ型腹壁缺损可以通过广泛的皮下游离而行直接的皮肤拉拢缝合，采用间断缝合方式，将缺损两侧组织原位对拢缝合，理想的缝线与切口长度比至少为4：1，当缝线与切口比小于2：1可能出现切口崩裂。由于其复发率高达40%~60%，仅适用于小型（缺损直径 <3cm）、缝合组织缘血供良好以及无污染的缺损修复。

4. 若腹壁肿瘤的切除造成大面积的腹壁缺损（缺损直径 >10cm或缺损面积≥80cm^2），可考虑包括置入材料修复、自体组织修复的修复方式。

（1）置入材料修复：使用各种置入材料进行无张力修复已成为腹壁缺损治疗的主要手段，其应用原则同样也适用于腹壁硬纤维瘤切除术后所造成的腹壁缺损的修复。目前更多的外科医生倾向选用合成补片修补术来进行Ⅱ型腹壁缺损的修复。筋膜前肌后置补片修补法是置入材料修复的主要术式。该方法是将补片放置于腹直肌肌后与后鞘之间或腹直肌与腹膜之间，其优点为补片置于肌后，在腹内压作用下使补片紧贴于肌肉，使血管丰富的血管和结缔组织长入与其融合，补片在腹壁永久性固定而加固腹壁。修复所用补片以超过缺损范围3~5cm为宜，采用不可吸收缝线间断缝合，间隔0.7~1.0cm。目前临床上使用的补片主要为合成不可吸收补片，其缺点在于对感染或污染的耐受力差。生物补片作为一种可吸收补片，其胶原基质将被人体自身的纤维组织及胶原所取代，不会像合成补片成为永久的异物留在患者体内。由于腹壁肿瘤常同时存在溃破、污染或感染，因而生物补片特别适合于这类腹壁缺损的修复以及需进行放疗等干预的腹壁肿瘤患者的腹壁缺损修复。

（2）自体组织修补术：是利用带蒂或游离自体组织包括背阔肌、腹外斜肌、腹直肌、阔筋膜张肌、股直肌以及大网膜等组织瓣修复腹壁缺损，是修复Ⅲ型腹壁缺损的首选术式，能够达到同时修复肌筋膜层与覆盖皮肤的目的。组织瓣的选择应遵循简单、实用，将牺牲正常组织减少到最低限度为原则。阔筋膜张肌是其中最常使用的肌皮瓣，提供面积可达40cm×25cm，其牢固的筋膜和带血管蒂组织能够抵抗腹内压，恒定的血供与皮神经支配可形成有感觉的带蒂翻转肌皮瓣，它能够翻转覆盖几乎全部下腹壁的缺损，而供区外侧大腿的功能可由其他肌肉代偿，并不影响下肢的功能。另一个可用的区域是股直肌皮瓣，股直肌皮瓣相对长而窄，同样可用于修复 3 区、1B 区腹壁缺损。对于 2 区或 1A 区腹壁缺损的修复则可选背阔肌或游离阔筋膜张肌。

5. 在完成腹壁缺损的修复后，手术创面要仔细止血，反复冲洗并放置负压引流，防止皮下积液及切口感染。常规依次缝合各层组织，术后封闭引流液少于 3ml/d 可拔除负压引流管。

【术中注意要点】

1. 切缘要距离肿瘤 2~3cm，以保证手术后的低复发。

2. 如果需要采用补片修补肿瘤切除后的腹壁缺损，补片要超过缺损边缘至少要达到 3~5cm 这样可使表面两侧向结合部位内生长，使补片与腹壁永久固定，同样可以减少在缺损边缘两侧发生腹壁疝的风险。

3. 如因生物材料修补感染所致复发，准备再次使用生物材料时，最好在修补前行复发处皮下组织活检做细菌培养，待阴性后再手术。急症手术时，如患者全身情况差，不应同时处理腹壁硬纤维瘤。待全身情况稳定，又无腹腔严重感染，可对中、小腹壁缺损行缝合修补，或用自体组织或生物材料修补，对大的腹壁缺损最好不做同期处理。

【术后处理】

1. 注意全身情况的观察和及时处理，重视保护各重要器官的功能。

2. 保证引流通畅，拔管后仍要注意有无积血积液，如有发现应尽早抽吸并加压包扎。

3. 生物材料加固腹壁 1 个月内尚未能获得最大抗张力作用，因此术后腹带加压束扎 2 周。伤口拆线后继续着腹带 3~6 个月。

4. 放疗及内分泌治疗可作为较大肿瘤术后的辅助性治疗。

硬纤维瘤是一种易复发、不转移、罕见恶变的良性肿瘤。由于其极低的发病率，目前缺少前瞻性的随机对照研究，有限的治疗经验主要来自回顾性研究甚至病例报道，所以目前没有达成共识的治疗策略。但大部分的学者认为手术应为一线治疗，且初次手术时，应在保肢的前提下争取达到阴性切缘。术后辅助治疗主要以放疗为主，但对于年轻甚至儿童患者，放疗疗效尚不确切，且有一定危险性，是否应对阳性切缘和多次复发患者进行辅助化疗少见文献报道。对于不可手术患者可考虑放疗或药物治疗，药物治疗包括 NSA IDs、激素治疗、干扰素治疗、抗肿瘤药物化疗、靶向治疗等。许多新的治疗方法如化学消融治疗、肢体灌注化疗、术前新辅助化疗也见诸报道。

（陈双）

二、原发性腹膜肿瘤

腹膜新生物比较多的是起自不同器官的恶性转移性肿瘤，特别是胃肠道和卵巢。虽然起自腹膜和腹膜下的原发性肿瘤较转移性病变要少得多，但是前者又常在 CT 检查时首先被发现。腹膜和腹膜下肿瘤的 CT 影像表现主要为肿瘤性或浸润性的软组织肿块（可伴有或无腹水），其他征象则可包括囊性成分或囊性坏死、钙化、显著强化或脂肪密度，然而大多数的征象是非特异性的。虽然起源于腹膜和腹膜下的原发性新生物较少，但其中大多数是恶性的而且预后较差。原发性腹膜肿瘤包括间皮瘤、囊性间皮瘤、乳头状浆液性癌、促结缔组织增生性小圆细胞瘤及良性间叶细胞瘤等。临床和诊断方面没有特殊。治疗目前存在一定的争议，手术切除病灶的观点是一致的，手术的方法因为疾病的多样性也是多种多样，可以参照腹膜间皮瘤和假黏液瘤的手术方法。

（陈双）

三、腹膜假黏液瘤

腹膜假黏液瘤（pseudomyxoma peritonei，PMP）是一种以大量黏液胶状物质分散种植于腹腔腹膜或大网膜表面为特征的临床少见疾病，因其病因、临床表现较为复杂，尚缺乏规范的治疗。临床病理亦可因缺乏经验而不能确诊，易导致误诊和延误治疗。最早由 Werth 于 1884 年报道来源于卵巢囊腺瘤，其发病年龄为 17~80 岁，平均 53 岁，发病率女性多于男性。发病率在剖腹手术中占 2/10 000。目前认为 PMP 的发病机制可能是：潴留在阑尾腔或卵巢中的黏液囊肿增大破裂，黏液或黏液细胞外流入腹腔内，继续无限增生，产生大量的胶冻状液体，形成所谓的胶腹或果冻腹。PMP 的发病原因多年来一直是临床所争论的问题，以往多认为是阑尾黏液囊肿和卵巢的黏蛋白性囊腺瘤或卵巢囊腺癌。阑尾的黏液囊肿可能是良性或恶性，黏液囊肿增大而破裂，黏液外流，恶性黏液细胞可通过播散和种植在腹膜表面而累及其他脏器。卵巢黏液性囊腺癌的腹膜病变或转移扩散可发生 PMP。近年来许多学者围绕这一问题开展了许多工作，特别是在病理起源上。随着分子生物学技术的发展，在卵巢和阑尾源性的 PMP 表达不一样，从而发现 PMP 多起源于阑尾，卵巢病变 PMP 可能与阑尾转移有关，阑尾和卵巢源性的 PMP 遗传物质突变位点的变化是有区别的，进一步的研究发现合并 2 种脏器病变的腹膜假黏液瘤大多源于阑尾，而非卵巢病变所致，PMP 属于低度恶性病变，这一观点亦为广大临床医生和病理工作者所认同。Ronnett 等将 PMP 分为

5

3类：弥漫性腹膜黏液病（DPAM）、腹膜黏液腺癌病（PMCA）及中间型（PMCA）。DPAM和PMCA生存率和生物学特性相似，PMCA预后较差。最近国外有学者报道胰管内乳头状黏液癌、卵巢成熟囊性畸胎瘤及结肠息肉亦可导致PMP；所以PMP来源可能更为广泛，形成原因多样，囊肿破裂、囊肿切除时种植以及肿瘤转移都可能形成PMP，本组病例分别来源于卵巢黏液性囊腺瘤（癌）、阑尾黏液性囊腺瘤、腹膜后囊腺瘤、腹部畸胎瘤，另有部分患者来源不明。PMP一般不浸润腹腔脏器，很少有远处转移，多为良性，但部分为交界性（低度恶性）和恶性，PMP病程进展缓慢，临床无特异性表现，误诊率较高，本病发病缓慢，无典型症状，通常有不同程度的腹围增加、腹痛、腹胀、阑尾炎症状、黏液样腹水、盆腔肿块或是在疝修补术中发现黏液等，个别存在体重丢失的表现。发病时间长短不等，症状主要有腹部包块、腹胀、腹痛等，后期可出现肠梗阻及恶病质。PMP诊断主要根据临床症状、影像学检查、实验室检查及腹腔穿刺细胞学检查。影像学检查中B超、CT有较高的诊断价值，其超声特点是腹腔内可探及大小不等的圆形光团，呈蜂窝状囊实性不均质回声；CT表现为腹腔内大量不均质腹水和（或）大小不等低密度影。全消化道钡餐造影除显示肠管受压外，多无器质性改变，其与胃镜、肠镜结合可排除消化系统肿瘤转移，具有鉴别诊断意义；在实验室检查中，肿瘤标志物CEA、CA199、CA125可有升高，特别是CEA对预示术后PMP的复发有重要意义。腹腔穿刺抽出胶冻样物质有诊断意义，其镜下可见大量黏液及散在的组织细胞和黏液细胞。近年个别报道腹腔镜检查可作为诊断方法之一。PMP治疗原则上是以手术切除为主，辅以化疗及其他治疗措施。对于病灶局限的PMP患者，我们采取包括原发灶在内的根治性切除术，手术过程中严格遵守无瘤原则及整块切除原则，防止种植转移及复发很重要；对于病变弥漫、广泛浸润腹腔内脏器的肿瘤，采取肿瘤减灭术，即在患者可耐受的情况下尽量清除肿瘤病灶，包括原发灶、粘连的肠管等脏器，但此手术创伤较大，并发症较多，选择时应持慎重态度，但手术的方式仍有分歧。一些学者认为应进行彻底性、反复性的清除术，一般应切除原发病灶阑尾、卵巢，切除网膜组织、黏液性病变组织和侵及的脏器。更有学者主张加大切除受侵部分腹膜、左右两侧隔膜，甚至盆腔脏器，可达到近似根治的效果。另一种手术方式大多采取反复的减瘤术，这种术式相对简单、手术创伤小，但效果差，无瘤生存期较前者短，手术后易复发，但手术后并发症发生率较低，相关报道不多。

化疗对腹膜假黏液瘤的治疗已得到肯定。因全身化疗副作用大，效果不明显，无益于生存期的延长，已基本上被放弃。腹腔内化疗在手术中、手术后已广泛应用。主张术中应用丝裂霉素作用于腹膜表面，术后连续应用丝裂霉素，然后加用氟尿嘧啶腹腔化疗。大部分术后均联合应用腹腔内化疗取得较好的生存期。日本学者应用低浓度的顺铂和去氧氟尿苷治疗也取得了满意的疗效。放射治疗包括外照射和腹膜内放射性核素的治疗，因其损伤大，带来的腹部症状较重，并发症多而未广泛开展。

PMP为低度恶性病变，预后较为满意。死亡的原因大多因其并发症所致，并发症的发生多因复发后反复手术或其他治疗引起，最多见的原因是不同程度的肠梗阻、肠功能的紊乱、胆道梗阻等，其次是由于发生肝、肺的远处转移导致脏器功能衰竭。手术后复发及复发后治疗问题目前一直困扰着临床。

（陈双）

四、腹膜恶性间皮瘤

腹膜恶性间皮瘤（peritoneal malignant mesothelioma，PMM）又称原发性腹膜间皮瘤，是起源于腹膜间皮细胞（具有向上皮细胞和成纤维细胞双向分化能力）的肿瘤，为罕见病；发生率占所有间皮瘤的10%~20%。该病发病年龄多在40岁以上，但也见于年轻人及儿童，以男性多见；一般人群中发病率为1~2/百万。最近几十年其发病率呈上升趋势，目前美国每年有2 000~3 000人发生及死于该病。该病发病隐匿，临床表现无特异性，极易误诊，确诊时多为晚期，死亡率极高。腹膜恶性间皮瘤的病因尚不完全清楚，目前考虑与石棉接触、氟石接触、结核性瘢痕、病毒感染、慢性炎症刺激、放射性物质、遗传易感性等多种因素有关。国外报道PMM发生多与石棉粉尘接触有关，胸膜间皮瘤者此相关性尤为明显；但国内不少文献报道该病与石棉接触无关，且目前无石棉暴露史的病例发病率升高；Carbone等指出47%~83%的人类间皮瘤患者中发现猿病毒（*SV40*）；目前*SV40*已成为美国及欧洲恶性间皮瘤的主要发病原因，而*p53*基因也与间皮瘤存在密切关系。De Rienzo等认为染色体13q和14q缺失与人类恶性间皮瘤的发生有一定关系。

本病起病隐匿，临床表现缺乏特异性。早期多无症状，当肿瘤长到一定大小或累及胃肠道后才出现症状。主要表现为腹痛、腹胀、厌食、恶心、呕吐、便秘及体重下降；腹水发生率高达90%，腹水量多且顽固，常为血性渗出液。晚期可出现发热、恶病质、不完全性肠梗阻等。少数病例可反复出现低血糖症或低钠血症和高钾血症，可能与肿瘤组织产生胰岛素样物质及异位加压素、ACTH有关。因腹膜间皮瘤患者中30%~60%

合并有胸膜间皮瘤，可有胸痛、呼吸困难或咳嗽等症状。

辅助检查：腹膜活检是诊断本病的主要方法。即在超声或CT引导下穿刺活检、腹腔镜检查，甚至剖腹探查，取得标本后行病理检查和免疫组织化学检查以明确诊断。恶性间皮瘤细胞可分泌大量透明质酸。现普遍认为，腹水透明质酸浓度大于0.8g/L者只见于恶性间皮瘤。对于脱落细胞检查，间皮细胞（>5%）及典型的恶性间皮细胞则可明确诊断，但阳性率极低；且需与反应性细胞增生和转移癌细胞鉴别。

诊断：由于该病起病隐匿且无特征性表现，故早期往往难以发现。对具有下述表现的患者应考虑本病的可能性：顽固性腹痛伴腹胀、顽固性血性腹水、腹部肿块、腹部触诊有板样腹感。可行血和腹水透明质酸检测及超声波、CT检查，确诊需依赖于组织病理学和组织化学染色。特异针对间皮瘤的单抗免疫组织化学检查可以提高诊断的准确性。

治疗：PMM迄今无有效规范的治疗方案，目前多主张以手术为主，术前术后进行放疗、化疗的综合治疗。PMM的预后很差，诊断后中位生存期为1年，存活逾2年者不足20%。

(1) 手术治疗：腹膜恶性间皮瘤治疗仍以手术切除为首选。少数局限性病变时尽可能彻底切除；多数恶性间皮瘤者为弥漫性病变，应尽量切除主要病灶，使肿瘤细胞减少；或先予2~3个疗程诱导性腹腔内化疗，以最大限度地减少肿瘤在腹腔的种植，为外科手术创造条件。Eltabbakh等认为手术联合化疗对于女性弥漫性腹膜恶性间皮瘤治疗效果较好。

(2) 放射疗法：PMM对放疗欠敏感，放疗效果不如胸膜间皮瘤。但对手术未能完全切除病灶或无法手术者，放疗仍不失为一种重要疗法。方法包括外照射和内照射。外照射：一般选用Co60或186kV线作为放射源，视病变范围选择全腹或局部照射。内照射：目前多为腹腔内注射核素（如32P或198Au），通过内放射使间皮瘤组织和小血管硬化，并杀伤腹水中的游离瘤细胞，使病情获得短期缓解。

(3) 化学疗法：目前认为PMM对化疗中度敏感。常用化疗药物有多柔比星（ADM）、顺铂（DDP）、卡铂（CBP）、博来霉素（BLM）、长春新碱（VCR）、环磷酰胺（CTX）等。化疗方法有全身化疗、腹腔内化疗两种。全身化疗时，腹膜腔内药物分布较少；无论单药或联合用药，全身化疗有效率仅11%~14%。近几年认为，腹腔内注射用药可提高局部药物浓度，减轻全身不良反应，效果较理想，且术后应尽早开始腹腔化疗。

(4) 生物反应修饰疗法：生物反应修饰剂是指体内自身的一些细胞和分子，能应答机体对内外环境的刺激，并参与维持机体内环境的稳定。白介素（IL）、干扰素（IFN）、肿瘤坏死因子（TNF）等除能直接杀伤瘤细胞外，还能活化体内抗肿瘤细胞，可作为PMM的辅助疗法。使恶性腹水的产生减少。另外，收集分离癌性腹水中的淋巴细胞，在体外扩增并诱导出具杀伤活性的淋巴因子活化杀伤细胞（LAK细胞），将之注入体内有杀伤瘤细胞的作用。

(5) 其他治疗方法：动物实验表明，腹腔内基因治疗对PMM有效。Hoff等认为通过基因转移来调控特殊基因片段的表达，干预生理过程，可以达到治疗目的。Giuliano等通过动物实验证明p53可以抑制肿瘤细胞增生，认为*p53*基因治疗应该广泛应用于间皮瘤的治疗。Pataer等报道*Bak*基因的过表达可以促使间皮瘤细胞凋亡并减低其生存力，认为*Bcl-2*家族基因转移可以成为一种新的基因治疗方式。有学者以吗特灵注射液行腹腔灌注治疗取得一定疗效，但例数较少，未见进一步报道。在饮食方面，Muscat等报道含有维生素A原（胡萝卜素）或某种类胡萝卜素的食物（如胡萝卜等）可降低患恶性间皮瘤的危险性。

总之，恶性腹膜间皮瘤的病因尚未完全明确，诊断存在一定困难且缺乏有效的治疗手段。因此如何提高对该病的早期诊断，选择合适的治疗方案，仍需要不断探讨。

（陈双）

5

第十节　系膜、网膜、后腹膜手术

一、肠系膜囊肿和肿瘤

（一）肠系膜囊肿

肠系膜囊肿是一种较少见的疾病。可发生于任何年龄段，多见于儿童，但国外文献报道以成人为主。男女比例无明显差异。它可来自先天性发育异常（如肠源性囊肿、结肠系膜浆膜性囊肿、皮样囊肿等）或属于新生物类（如囊性淋巴管瘤）。肠系膜囊肿的病因，多数认为是来自先天性胚胎淋巴管发育异常或是异位淋巴管的不断生长所致。创伤造成淋巴管梗阻及淋巴结退行性变是后天性原因。根据病因可将肠系膜囊肿分成四种：①胚胎和发育型囊肿；②创伤或获得性囊肿；③新生物囊肿；④感染和退行性囊肿。

肠系膜囊肿可发生于系膜任何部位，小肠系膜多见。囊肿大小不等，通常为单发性。可以呈单房或多房，以多房性常见。其来源与病理多种多样，但对诊断和治疗影响不大，和症状体征有关的是囊肿的大小及部位。由于该病无特殊症状，术前正确诊断较困难。值得注意的是小肠系膜的良性或恶性肿瘤可发生囊性变、出血、坏死，与单纯囊肿相混。

该病初起时无明显症状，患者常可摸到腹内肿物，一般境界较清、质软、可移动。因症状不明显，患者就诊时囊肿都较大，待囊肿发生囊内出血或继发感染时可出现隐痛或胀痛。除腹痛外，有些患者可表现为腹胀、恶心、呕吐、食欲缺乏、腹泻或便秘、发热、体重下降等。这些症状与囊肿压迫肠管或造成肠管扭转有关。B超及CT检查可有助于诊断并提供确定位置。如囊肿发生破裂、扭转，可表现为急腹症。

治疗原则：囊肿可以产生压迫、出血、破裂等并发症，偶尔是恶性或恶变。肠系膜囊肿都需手术治疗。有完整包膜、孤立的囊肿可行囊肿摘除术；个别囊肿大、不易完整摘除者，可行囊肿部分摘除加囊内摘除，囊壁用苯酚烧灼；如囊肿与肠管关系密切或系膜血管粘连致密，可连同部分肠管一起切除；如发现为恶性者则应作其他相应处理。单纯囊肿切开引流易复发，且易造成腹水或乳糜腹水。肠系膜囊肿需手术治疗，大多数病例可行单纯囊肿摘除，个别囊肿较大、位置不易完整摘除者可行囊肿部分切除加囊内摘除。对怀疑恶变或恶性肿物囊性变者，应连同相邻肠管及系膜一并切除。

5

单纯囊肿切开引流容易复发，且易造成腹水或乳糜腹水。囊肿腹壁造瘘外引流手术，术后有可能形成窦道。囊肿腹腔内开窗，可以发生腹水或者乳糜腹水。将囊肿与肠道吻合有引起肠内容反流发生感染形成脓肿的危险。以上方法均不宜采用。

（二）原发性肠系膜肿瘤

原发性肠系膜肿瘤是少见病，肠系膜是腹后壁的腹膜壁层返折至肠管脏层的双层腹膜组织。国内有限的资料表明，本病多见于男性，可发生于任何年龄。本病发病隐匿，早期常无特异性表现，临床误诊率高，约2/3患者被误诊为其他疾病或拟诊为不能定论的腹部包块。肠系膜肿瘤可从肠系膜中的任何细胞成分发生，如淋巴组织、纤维组织、脂肪组织、神经组织、间皮组织、肌肉组织和胚胎残余组织等。有囊性和实质性之分。一般囊性者多为良性，实质性者多为恶性。其部位的分布以回肠系膜最多，其次为空肠系膜。肠系膜的囊性肿瘤包括各种囊肿和淋巴管瘤。最常见的囊肿是肠原性囊肿，它是胚胎期肠道发育的残留。囊肿呈球形、椭圆形或袋状，大小不一，自数厘米至20cm不等，多为单发性单房囊肿。囊内液体通常为黄白色或草黄色的透明液体，如有出血或继发感染则可为暗红色液体或脓性液。囊状淋巴管瘤为多数扩张的淋巴管所组成，呈大小不等的乳白色囊样结构，囊壁光滑透明且非常薄，常为多房性囊，囊内含有无色透明液体或乳糜样液，多位于肠系膜根部并向周围蔓状生长。肠系膜的实质性肿瘤多为恶性，其中淋巴肉瘤发病率最高，其他有平滑肌肉瘤、脂肪肉瘤、纤维肉瘤、间皮肉瘤等。淋巴肉瘤表现为结节融合形成大的肿块，或为散在的大小不等的结节。镜下均为弥漫型，属B淋巴细胞源性，以裂细胞为主。脂肪肉瘤外观呈脂肪瘤样、黏液样及鱼肉样，镜下分四种类型：分化良好型、黏液样型、圆形细胞型及多形型。其中前两型预后良好。可根据镜下核分裂象的多少来判断肿瘤的分化程度，也与肿瘤的转移密切相关。依肿瘤的病理类型、生长部位、大小和与邻近组织器官的关系而有不同的表现。临床症状复杂多样且无特征性，肿瘤较小时无症状，多在因其他疾病开腹时偶尔发现。肿瘤发展到相当程度时才出现症状，常见的症状有：①腹部包块：是最早也是最常见的症状，肿块可为囊性，也可为实质性，若其质较硬、表面不光滑呈结节状并有压痛则常提示为恶性肿瘤；②腹痛：多为胀痛不适，是由于肿块牵拉腹膜或挤压腹内脏器所致。若肿瘤出血或自发性破裂可引起急性腹膜炎而引起剧痛；③发热：多见于恶性肿瘤。许多淋巴肉瘤患者的首发症状就是不明原因的发热。高度恶性的软组织肉瘤部分坏死后继发尿频，也可压迫下腔静脉或髂静脉致腹水、腹壁静脉曲张、下肢水肿等。少数原发性肠系膜恶性肿瘤以转移灶的表现为其首发症状，如转移到肺则有胸闷、胸痛；转移到脑则有头痛、头晕等。体检时应注意肿块的位置、质地、结节及活动度，以便确定肿块是否位于肠系膜及其性质。一般肠系膜肿瘤活动度较大，且左右活动度大于上下活动度，有研究将肿块的横向活动性作为肠系膜肿瘤的一大特点。但触诊肿块活动与否并无助于鉴别肿瘤的良恶性。生长于肠系膜边缘的恶性肿瘤，如未发生粘连浸润则活动度较大，反之位于肠系膜根部的良性肿瘤如体积较大或继发感染引起粘连，触诊时可较固定。所以肿块活动性大小主要取决于肿瘤的生长部位。X线检查可发现肿瘤对邻近组织的外压现象，如有钙化可能是畸胎瘤。X线钡造影可显示有肠管受压移位表现，有助于确定是否为肠外肿块，有时肠系膜恶性肿瘤侵入肠壁时，则可出现肠壁僵硬、黏膜皱襞增粗或中断、钡剂通过缓慢等现象。B超检查可显示腹腔肿块及区别囊实性。肠系膜囊肿见液性暗区，边界回声清晰并有明显包膜回声及后方增强效应。良性肿瘤包膜清晰完整，内部呈现均匀稀少的低回声区，有时或部分为无声区，如脂肪瘤、纤维瘤和神经鞘瘤等。恶性肿瘤包膜回声区或有或无，内部回声强弱不一，分布不均并有形态不规则的无回声区。CT检查可直接了解肿块的大小、质地、边界和毗邻关系，可清楚地显示周围组织器官是否被侵犯，特别是肠管与肿块的关系，对术前诊断十分有益，并可用来随访评价治疗效果及了解是否复发。腹腔镜检查既可确定肿块的位置,又可取活检确定肿瘤的性质。肠系膜肿瘤的诊断主要根据临床表现及影像学检查所见。如腹部出现横向活动性肿块伴有局部隐痛、胀痛或肠梗阻,影像学检查显示为与肠管关系密切的外在性肿物应考虑有肠系膜肿瘤的可能。但由于本病少见、起病隐匿且缺乏特异性的症状及体征,给本病的诊治带来了一定困难,尽管影像学的发展为其诊断提供了客观依据,但诊断符合率仍低于30%。对于成人患者,如病程较短且伴有食欲减退、消瘦、乏力等病史,肿块较硬,表面不平并有明显压痛,且移动性较差者,应多考虑为恶性肿瘤。需及时果断地剖腹探查并取活检以明确诊断,以免贻误治疗时机,影响预后。

肠系膜肿瘤的治疗以手术切除为主,至于是否辅加其他治疗,如放疗和化疗,当视肿瘤的病理类型、恶性程度以及患者的年龄和全身状况而定。肠系膜囊肿常具有完整的包膜,界限清楚。孤立的囊肿为求根治,宜连同部分小肠及系膜一起切除。至于多发的体积很小的淋巴管瘤,可将其一一剪破,再用3%~5%的碘酊涂抹其内壁以破坏肿瘤壁的上皮组织细胞,也可用电烙烧灼其囊壁使之完全破坏以免复发。对于肠系膜实性肿瘤,术中应予区分肿瘤的良恶性,否则可造成不良后果,因此术中应把切除的标本送冷冻切片做病理检查确诊。即使为良性肿瘤,其界限往往不是十分清楚,局部切除常难免伤及肠系膜血管而影响肠管的血液供应,因此除非小的肿瘤切除时不致影响肠管血液供应外,一般应将肿瘤连同系膜及一部分小肠一并切除。良性肿瘤有恶变或局部复发的可能,因此可能时应予以彻底切除则可达治愈,若切除不彻底常可造成术后肿瘤复发或恶变。手术能否切除肿瘤与肿瘤的发生部位、性质、大小及有无浸润有关。据山本诚已报道良性肿瘤切除率为81.9%,恶性肿瘤切除率为55.0%。恶性肿瘤切除率低的原因是多数恶性肿瘤位于肠系膜根部,且多浸润肠系膜主要血管及肿瘤的多中心性。恶性肿瘤施行广范围的肿瘤切除是获得根治的最佳治疗手段,不能行根治性切除的肿瘤应积极行减瘤术或捷径肠吻合,以提高术后放化疗的疗效及延缓并发症的发生。对复发者应争取再次手术切除,能有效延长患者的生存期甚获治愈的机会。肠系膜肿瘤患者若并发肠梗阻、肠扭转,应在积极术前准备下尽早剖腹探查,若扭转或套叠的肠管已坏死则不可复位,应先切除坏死的肠管再探查肿瘤决定手术方式,以减少毒素吸收。鉴于肠系膜肿瘤的多源性,术后应根据其病理和生物学特性辅以适当的放疗、化疗、激素治疗及支持治疗等。

二、原发性腹膜后肿瘤

原发性腹膜后肿瘤的预后仍取决于能否施行肿瘤全切除术。腹膜后肿瘤的术前定位诊断容易,定性诊断仍有困难。原发性腹膜后肿瘤约80%为恶性,其中以恶性淋巴瘤及脂肪肉瘤为多,良性肿瘤则以神经纤维瘤为主。由于早期缺乏特异性症状,诊断较为困难,出现症状或腹部体征时多属中晚期,且多为肿瘤压迫邻近器官组织的表现,常被误诊为其他疾病,术前诊断率为32%~80%。在原发性腹膜后肿瘤的临床表现中,腹痛、腹胀为常见的首发症状,腹部包块为最常见而最重要的体征。因此临床上对不明原因的腹痛、腹胀,尤其有压迫症状者,应考虑有腹膜后肿瘤的可能,如有与腹腔内脏器关系不大的腹块时更应考虑本病,及早进行必要检查以明确诊断。X线检查是诊断腹膜后肿瘤的常用方法,腹平片对畸胎瘤诊断率较高,但常被忽略。胃肠钡餐、钡剂灌肠及静脉肾盂造影可显示胃肠道或泌尿系受压移位。近十多年来,除上述检查方法外,多采用B超、CT及MRI检查。B超对本病的诊断价值各家报道不一,其对确诊肿瘤位置及是否囊性有帮助,但定位不如CT、MRI准确。若做俯卧位检查,可避开肠管干扰从而提高其诊断率。本法较经济方便,可短期内复查,仍不失为简单有效的方法。CT、MRI对本病的诊断最有价值,具有定位等优点,其定位正确率达80%~90%,而且可确定肿瘤与邻近脏器及大血管之间关系以及是否有腹后淋巴结肿大等,因而对早期诊断很有帮助。CT、MRI检查确诊率为80%以上,因此对疑有本病者在条件许可情况下应争取做B超或CT、MRI检查以提高早期诊断率。选择性动脉造影不仅可确定肿瘤部位及大小,而且可了解肿瘤血供,但技术要求高且为有创性检查,不便推广。腹膜后充气造影由于方法较复杂,阳性率不高且有一定并发症,已逐渐被上述检查所取代。B超引导下经皮穿刺针吸细胞学检查对术前明确腹膜后肿瘤的性质有帮助,尤以对恶性肿瘤阳性率高(74%~97%)。

手术切除是本病的主要治疗方法。腹膜后恶性肿瘤多倾向于局部生长,较少发生远处转移。因此除患者体质差、重要脏器功能不全或远处转移外,均应尽早剖腹探查,力争切除肿瘤及被侵及的器官组织。恶性肿瘤不能根治、巨大肿瘤不能完全切除者可切除部分肿瘤并结扎残留肿瘤的边缘血管,以减轻肿瘤压迫症状。此外,剖腹后应细致探查腹腔,以防遗漏可能存在的腹膜后肿瘤或多发肿瘤,对肿瘤性质有怀疑者应做冷冻切片病理检查以免误诊。由于肿瘤部位深在,部分肿瘤发现时体积较大、血供丰富,以选用正中切口为佳,有利于必要时延长切口以保证充分显露术野。巨大肿瘤分离面广、创伤大、渗血渗液多，术时应注意防治休克；术中搬动肿瘤时应轻柔缓慢，巨大囊性瘤可吸出部分囊液以利于术野显露，亦可防止腹压骤降导致休克。术后应定期复查B超或CT以及早发现复发转移，有报道术后局部复发率达60%~90%。对复发者，只要无手术禁忌均应再剖腹探查，尽可能切除肿瘤，甚至可多次手术。未分化癌及恶性淋巴瘤术后可配合放疗或化疗以提高疗效。

（陈革）

三、大网膜疾病

（一）大网膜囊肿

大网膜囊肿有真性（原发性）囊肿和假性（继发性）囊肿两类。前者多是由于大网膜淋巴管先天性发育异常或淋巴管退行性变，大网膜淋巴管回流受阻所致，其囊壁薄，壁内被覆单层内皮细胞，可为单房或多房，内容物多是淡黄浆液和乳糜样液。假性囊肿多是由于大网膜损伤、异物、出血、寄生虫等特异性或非特异性炎症引起，其壁厚，由炎症细胞及结缔组织增生构成，囊壁内无内皮细胞及平滑肌，多为单房，内含浑浊炎性渗出液或血性液。

5

本病的临床表现因囊肿大小和有无并发症而异，我们将其归纳为四型：①腹块型：腹部明确触及无压痛、移动性大的囊性肿块，可伴有腹部隐痛或坠痛；②假腹水型：仅见于巨型大网膜囊肿。腹部逐渐增大，全腹膨隆，不能明确触及肿块，液波震颤感明显，但无移动性浊音；③急腹症型：囊肿并发扭转、内出血、破溃或继发感染时，可致急性腹痛并出现腹膜刺激征；④隐匿型：多是小囊肿，为腹部手术时偶然发现。

无并发症的中小型大网膜囊肿：腹部多可触及无压痛、移动性大的囊性包块，可伴有腹部隐痛或坠痛。巨大型囊肿触诊不满意。因本病在临床上缺乏特征性的症状和体征，故诊断较为困难。X线对大网膜囊肿的确诊率高。X线腹部侧位片可显示前腹部有密度均匀增高阴影，积气的肠管被推向后腹部脊柱前，颇具特征。若囊肿较大且偏于一侧腹部时，正位片可见积气的肠管被推向腹部一侧。消化道钡餐造影除进一步证明小肠被挤向脊柱前方或一侧腹部、邻近的肠管可有弧形压迹或牵拉变直、小肠前方有密度均匀增高的阴影使小肠与肠壁间距离增宽外，还能发现胃向后上方推移，在胃大弯可见弧形压迹、横结肠上移、升降结肠向后外侧推移。B超检查可证实包块为囊性，但无法确切定位。CT扫描及MRI检查虽定位确切，但有时也不能肯定囊肿为大网膜囊肿。若通过以上检查仍不能与肠系膜囊肿等疾病相区别，可选行腹腔动脉造影而确诊，因腹腔动脉造影可显示大网膜动脉及其分支延长并包绕囊肿的影像，为本病的诊断提供直接的依据。但此技术条件要求较高，又属于损伤性检查，而难以在基层医院开展。因腹腔囊肿特别是大囊肿需手术切除，术前无需特殊准备，故大网膜囊肿在行胃肠道钡餐、B超及CT扫描等检查后仍无法确诊，可直接手术探查来确诊和治疗。本病一经诊断应尽早手术切除。因大网膜囊肿虽属良性病变，但增大过程可使患者出现腹部疼痛、饱胀等症状，有时可合并炎症感染，诱发大网膜扭转坏死，囊肿压迫和牵拉小肠而出现肠梗阻、肠扭转致严重并发症，故应以手术治疗为主。首选包括囊肿在内的部分或全部大网膜切除术，术中发现肠管粘连无法分离时，原则上连同受累部分胃和小肠切除。但对和小肠广泛、紧密粘连的巨大淋巴管囊肿，为避免大量小肠切除，也可行囊肿次全切除术，残留部分如有间隔，应尽量贴壁剪除，使之开放，后用3%碘酊涂擦残留囊腔，以破坏内膜。

（二）大网膜扭转

1. 病因　大网膜具有很大的活动性，按其下缘部位分3型：①游离缘在脐上者为上腹型；②游离缘达脐下与髂前上棘连线之间称中腹型；③游离缘在两侧髂前上棘连线以下者为下腹型。下腹型下缘部较长，活动度大，因此下腹型较易发生扭转。大网膜的解剖变异，大网膜的右侧部分较肥厚且较长，有的大网膜呈舌状突出，有的大网膜肥大而蒂长，还有副网膜、分叉网膜等。妊娠期的大网膜由于子宫的增大、小肠及大网膜上移，大网膜有不同程度的卷曲。有大网膜静脉扩张、肥胖患者网膜脂肪分布得不均匀、腹内炎性病变而引起大网膜的粘连、斜疝及术后大网膜的粘连、大网膜囊肿、大网膜畸胎瘤、大网膜血管脂肪瘤、大网膜包裹移植脾块术后扭转等。运动学因素：持续的剧烈活动，突然的改变体位，均可能造成大网膜的扭转，尤其是在病理状况下的大网膜。大网膜本身不能活动，但胃肠的蠕动可作用于大网膜，在突然的体位变动后不但大网膜本身翻动，胃肠的蠕动也是造成其扭转的因素。大多数人均为右势，网膜扭转较多发生于右侧，其主要原因不但有右侧大网膜较肥大及活动性大的缘故，其双下肢运动用力不均，带动双侧腰部肌群作用于腹内肠管和大网膜不平衡、反向作用的结果，亦是引起大网膜扭转的原因，且同时为顺时针的扭转。

2. 大网膜扭转的分类　大网膜扭转分为原发性和继发性两种。继发性大网膜扭转主要由于大网膜病变，如大网膜肿瘤、囊肿、粘连等因素下所发生的扭转，具体病因如原发性大网膜扭转同上所述。

3. 大网膜扭转的病理及病理生理　大网膜扭转多发生于大网膜右侧部分，也有相当一部分为大网膜中下部，亦有少部分为大网膜左侧部。大多数为顺时针扭转，扭转可达数周。扭转后远端均有坏死，形成包块、发绀，呈紫红色，质稍硬。腹腔内有数百毫升淡红色血性渗出液。术后病理诊断均为大网膜组织出血坏死，有中性粒细胞及淋巴细胞浸润。大网膜扭转有转移性右下腹部疼痛，亦可出现恶心、呕吐等消化道症状，这是由于发病早期大网膜根部受牵拉，自主神经受到刺激所致，表现为脐周围或剑突下不定性疼痛，到大网膜缺血坏死时疼痛才固定于扭转部位。

4. 临床表现　发病常见于中青年，年龄以 20~50 岁居多，儿童及老年人极少见，男性较女性多见，男女比例为 2∶1。症状多为突发于右下腹部或转移性右下腹疼痛，偶见脐周、盆腔、全腹或右下腹疼痛。疼痛性质为持续性绞痛，逐渐加重，活动后加重，休息后多无缓解，不因体位的改变而缓解。常伴有恶心，少数人有呕吐。患者体温多正常或低热，少数为中等程度热，病变持续时间愈长体温愈高。患者有全腹肌紧张、压痛、反跳痛，以右下腹为显著者居多，可在腹部扪及包块，但多数触及不到；叩及不到移动性浊音；肠鸣音正常或减弱，少数肠鸣音亢进。腹腔穿刺均有稀薄淡红色渗出液。

5. 辅助检查　血常规中白细胞正常或稍有增高；CT 和 MR 敏感性及特异性均不高。B 超或彩超可显示腹腔内边界不清的不规则肿块，而胆囊、胰腺、卵巢、阑尾等组织器官正常。因此超声可作为怀疑大网膜扭转的首选辅助检查，但因诊断技术方面的限制确诊率亦不高。

6. 诊断及鉴别诊断　详细询问病史，发病前是否有剧烈运动或体位突然变动史，是否有肝、胆、胃十二指肠、胰腺疾病病史以便鉴别。本病发病急，腹痛出现早且剧烈并且与腹部压痛性肿块并行，而肠鸣音正常或减弱。腹平，无胃肠型，出现弥漫性腹膜炎较早，但腹肌紧张程度不是很重，非板状腹。腹腔穿刺抽吸出稀薄淡红色渗出液。腹部超声检查可发现腹腔内边界不清的不规则的肿块，并可排除其他脏器或组织的病变。鉴别诊断：①与急性阑尾炎相鉴别：两者主要相似之处均可出现转移性右下腹部疼痛，右下腹固定性压痛及反跳痛。主要鉴别点：大网膜扭转起病急，为持续性腹部绞痛，疼痛较急性阑尾炎剧烈，不因体位改变而缓解；大网膜扭转并发恶心、呕吐等消化道症状较急性阑尾炎症状轻；大网膜扭转患者弥漫性腹膜炎的发生比急性阑尾炎要早；大网膜扭转右下腹出现肿块一般比急性阑尾炎形成炎性肿块要早；大网膜扭转血常规中白细胞数量一般比急性阑尾炎低且发热多为低热；大网膜扭转腹腔穿刺可有稀薄淡红色渗出液，而急性阑尾炎少有；②与胃十二指肠溃疡穿孔鉴别：胃十二指肠溃疡穿孔多有既往上消化道溃疡病史，穿孔后有板状腹并可有膈下游离气体；体温多有增高，达中、高等程度热；白细胞增高明显，而大网膜扭转没有上述临床表现；③肠扭转：大网膜扭转与肠扭转虽都多为运动后出现，但肠扭转症状表现要重；患者很快出现休克状态，腹部出现不对称胀大的肠襻，有绞窄性肠梗阻的典型临床表现，腹部 X 线亦可明确诊断；④胆囊炎、胆石症：经询问病史、查体及 B 超可明确诊断；⑤肝癌肿块破裂：失血性临床表现明显，右上腹突发剧痛，腹腔穿刺为血性液，B 超、CT 可明确诊断；⑥急性胰腺炎：血淀粉酶升高，B 超、CT 可明确诊断；⑦卵巢囊肿蒂扭转：疼痛部位偏下于盆腔，B 超可明确诊断；⑧腹外疝嵌顿：有腹外疝病史，于腹股沟区可触及痛性肿块。此外，小儿的大网膜较短，一般在脐平面以上，而妊娠期大网膜亦多在脐平面以上，大网膜发生扭转时临床诊断及鉴别诊断困难，根据上述原则更应仔细遵循，有剖腹探查指征时应及时手术探查，以免贻误病情、增加患者痛苦。

7. 治疗　原则是明确诊断后即行坏死大网膜切除术。对于不能明确诊断腹痛病因而又有剖腹探查指征者，应行剖腹探查及时手术治疗。尤其对于那些有转移性右下腹部疼痛、但与急性阑尾炎临床表现又有所区别者，应选择经右侧腹直肌外缘切口。在术中如发现阑尾炎症表现或阑尾炎的炎症程度与其临床表现不相符合时，应探查腹腔内的脏器组织。除了对回肠末段的探查外，应注意对大网膜的探查。吸净血性渗出液，视清大网膜扭转坏死部分，逆扭转方向复位大网膜，于坏死部位上约 3.0cm 处分束结扎、切除坏死大网膜组织；如不能复位，可直接于扭转坏死上约 3.0cm 处分束分离、结扎、切除坏死大网膜组织，可不安放腹腔引流。大网膜扭转诊断上困难，原因是：①此病少见，临床医师对此缺乏认识；②术前无确诊依据；③无敏感性、特异性高的辅助检查，明确诊断还停留在术中诊断上。因此，诊断上应熟悉大网膜扭转的特点，仔细询问病史并同其他疾病加以鉴别，提高 B 超、彩超诊断能力，术前不能明确时仍需要手术探查。对于那些有转移性右下腹部疼痛、但与急性阑尾炎临床表现不完全相符者不应选择麦氏切口，而应选择腹部探查切口。

（三）大网膜粘连综合征

大网膜粘连综合征是下腹手术后常见并发症之一，临床并不罕见，但因症状常发生在腹部手术后，故常误诊为肠粘连等疾病。本征由 Howitz 于 1888 年首先提出，1941 年 Mc Cann 作了详细描述，有人又称此征为手术后横结肠功能紊乱，是指腹腔内手术创伤或炎性反应后大网膜与手术切口壁腹膜或腹腔下部病灶产生粘连，大网膜短缩引起大网膜牵扯和肠功能紊乱症状群，常误诊为手术后肠粘连，甚至长期不能确诊。正常状态下，大网膜悬垂于胃大弯和横结肠下端，呈游离状态，颇似围裙覆盖在小肠上面。大网膜具有局限炎性反应、对创伤迅速粘连愈合的功能，当腹腔内某器官发生损伤时，大网膜首先趋向病灶，游离端迅速伸延并附着于病变部位产生粘连，大网膜粘连部分发生纤维化，脂肪消失，瘢痕挛缩，使大网膜短缩，进而使横结肠下移，造成结肠部分受阻，肠内容通过不畅而致腹胀、腹痛及便秘。当患者活动或进食后，肠壁蠕动牵扯粘连大网膜，引起牵扯性腹痛和反射性呕吐，在挺腹伸腰时腹痛加重，故常取弯腰走路，屈髋屈膝或喜卷曲状静卧姿势。尽管本病并不罕见，但常因症状发生在腹部手术后，故与手术后肠粘连相混淆，特别是若有两者同时发生，由于缺乏特异性检查手段，诊断更为困难，以下特点有助于本病的诊断：有腹腔、尤其是下腹部手术史，术后逐渐出现反复腹痛、腹胀、便秘等一系列消化道症状；腹痛及腹胀常因进食或体位改变和活动加重，表现为部分结肠梗阻特点；体检可见原手术切口或某一区域固定性压痛和腹内牵引性疼痛，体位改变腹痛加重，腹痛发作时可闻及高调肠鸣音。在病程经过中，常有因为肢体的上举而发生腹痛，其后疼痛缓解；X线钡灌肠检查对诊断有帮助，70岁以上的患者可由此而被发现，其表现为横结肠下移扩张V形成角、痉挛或蠕动增强及排空迟缓等。

大网膜粘连综合征的治疗均应再手术，松解粘连和切除部分大网膜。术中应认真探查结肠，以除外结肠占位病变的可能。预防手术后再粘连是取得治疗效果的关键。术中切口暴露应充分，操作要细致，避免造成内脏和腹膜不必要的副损伤，尽量消灭粗糙创面，各种包埋缝合力求光滑，腹膜应采取外翻严密缝合。术中见大网膜有炎症粘连应切除部分炎性大网膜，切忌用大网膜覆盖下腹腔粗糙创面，外腹腔内放置低分子右旋糖酐，可能有预防作用。采用腹腔镜技术处理粘连的大网膜，不仅手术创伤小，而且术后再粘连的可能性明显降低。术后尽可能早期活动。

（陈革）

5

第四十七章

胃、十二指肠手术

第一节　胃、十二指肠解剖及生理概要

一、胃、十二指肠解剖概要

【胃解剖概要】

1. 胃的发育　胃起源于胚胎的上段前肠，由内胚层发生的消化道上皮和中胚层发生的平滑肌组织及腹膜所形成。从胚胎第 5 周开始，该段前肠逐渐膨大成囊状；第 7 周时，随着食管的延长，胃也向尾侧移位，同时囊状的胃后壁生长较快，形成胃大弯，并逐渐转向左侧，顶部向上突出成为胃底，腹侧壁发育缓慢，形成胃小弯，连同与其相连的十二指肠一起逐渐转向右侧，最终发育成胃，并下移至上腹部的恒定位置。胃的腹侧及背侧分别有腹侧系膜及背侧系膜，两侧系膜中有胃的血管、淋巴管及伴行的神经。腹侧系膜即以后的肝胃韧带及肝十二指肠韧带，背侧系膜即以后的胃结肠韧带。

2. 胃的形态和分区　胃大部分位于左季肋部，小部分位于上腹区。它的形态随个体的年龄、性别和体型而异，可呈钩形、角形或靴形。胃分为底部、胃体和胃窦三部分。与食管相连的部分称为贲门，贲门左上方膨出部分为胃底，在贲门与胃底交界左方形成的角称 Hiss 角；在胃小弯作为分界标志的角切迹的右方为胃窦部，幽门部又借大弯侧的中间沟分为幽门窦和幽门管；胃体在胃底与幽门部之间，所占面积最大(图 47-1)。

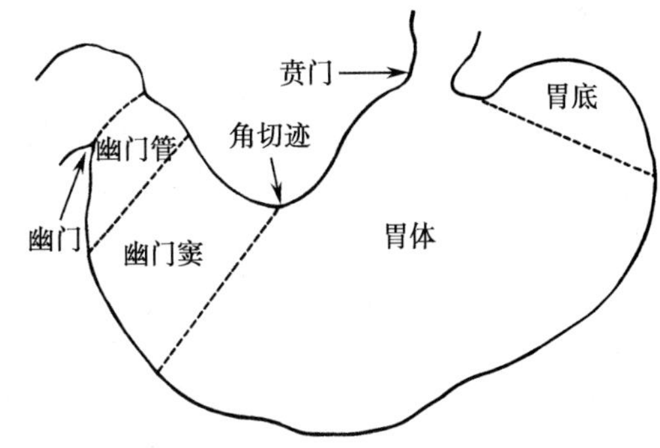

图 47-1　胃的形态和分区

3. 胃的毗邻　胃可因体位、呼吸和胃内容物多少而处在不同的位置。胃的左下部前面为腹前壁，通常称为游离面，如在此发生溃疡时，多不易形成粘连；如发生肿瘤常可扪及在腹腔内活动度较大的肿块。胃右上前面为肝左叶覆盖，左前面为膈肌覆盖。胃后面与胰腺、左肾、左肾上腺、脾和横结肠系膜等毗邻，即所谓的"胃床"。胃溃疡时常穿透至胰腺，偶见至肝左叶和脾。当胃大弯发生恶性肿瘤时，可直接累及横结肠及其系膜，故在行胃癌根治术时常需将其一并切除。

4. 胃壁　胃壁分为四层，由里向外为：黏膜层、黏膜下层、肌层和浆膜层。

(1) 黏膜层：覆盖整个胃腔表面，胃窦部黏膜较厚，胃底部较薄。黏膜的完整与否或异常改变常作为 X 线、CT 检查时发现病变的依据。其从表到里包括上皮层、固有层和黏膜肌层。固有层内充满大量的腺体。胃体腺由主细胞、壁细胞和颈黏液细胞组成。胃窦腺有重要的 G 细胞，分泌促胃液素。黏膜肌层有较强的韧性，在施行单层胃肠吻合时起重要作用。

(2) 黏膜下层：由疏松结缔组织构成，因此黏膜层可以在肌层上滑动，手术时也容易将黏膜与肌层剥离。黏膜下层内含有丰富的血管、淋巴管和神经丛，胃癌和炎症容易在此层内扩散。胃底部与食管下端黏膜下淋巴网是相互吻合的，故胃底癌或食管贲门癌容易相互扩散。手术时将黏膜层与肌层分别吻合，可以减少吻合口因缝合的组织过多而水肿，影响吻合口的通畅。

(3) 肌层：由三层不同方向的平滑肌纤维所组成；内层是斜行纤维，在贲门部最厚，向下逐渐变薄，在胃体部消失；中层是环行纤维，在幽门部最厚，形成幽门括约肌；外层为纵行纤维，在胃大小弯处最厚。胃的肌层内有自主神经丛。

(4) 浆膜层:即腹膜脏层,在胃大、小弯处融合为韧带与邻近器官相连,共有胃膈韧带、肝胃韧带、胃脾韧带、胃结肠韧带及胰胃韧带等。

5. 胃的血管

(1) 胃的动脉:主要来源于腹腔动脉干。沿大小弯各有一血管弓;小弯侧的血管弓为胃左动脉和胃右动脉汇合而成;大弯侧为胃网膜左动脉和胃网膜右动脉(图 47-2)。胃底部的血液供应主要来自胃短动脉,此外还有左膈下动脉的一小分支。约有 40%~60% 发自脾动脉的胃后动脉,供应胃体上部及胃后壁,当行全胃切除或贲门侧胃切除时应注意有无该动脉的存在,如有应予以结扎。上述这些动脉大多是正常起源和分布,但它们有时会发生变异,手术时应对此引起足够的重视。如胃左动脉也可能由位于腹腔干上方的腹主动脉发出,发生率约为 2.5%~15%,有时肝固有动脉发出一支副胃左动脉,出现率约为 9.1%~11.1%;胃右动脉大多起源于肝总动脉,但较少起源于胃十二指肠动脉(11%~12%),少数情况下也可能缺如或与胃网膜右动脉合为短干。胃大、小弯的动脉发出许多分支到胃壁,在黏膜下层相互吻合形成广泛而粗大的血管网。因此,切开胃壁时出血较多。胃出血时,仅结扎个别胃壁外的血管往往难以止血,但如果将黏膜下层的血管逐一缝扎,便可达到较好的止血效果。胃大部切除时,仅保留胃短血管,仍可保证残胃的血液供应;食管切除时,只保留胃网膜右动脉及胃右动脉,将胃提至胸腔作吻合,胃壁仍有足够的血液循环。此外,即使结扎胃的四根血管,切除胃的 90%~95%,残留的胃组织依靠左膈下动脉及食管的侧支血管的血供,一般不至于发生缺血坏死。但如果有动脉硬化供血不足时,则可能发生缺血坏死或胃肠吻合口破裂。

(2) 胃的静脉:大多数胃的静脉与动脉伴行,最后汇入门静脉。胃短静脉和胃网膜左静脉均注入脾静脉,注入位置比较恒定。但胃左右静脉和胃网膜右静脉注入部位变异较大,约 54.2% 的胃左静脉经肝总动脉外上方注入门静脉,44.3% 的胃左静脉在肝总动脉根部汇入脾静脉,因此在游离肝总动脉和清除肝总动脉根部淋巴结时注意结扎好该静脉,否则易导致大出血。胃右静脉大多数汇入门静脉,少数汇入肠系膜上静脉、胃网膜右静脉和胰十二指肠上静脉,在处理胃右静脉时应注意上述变异。胃网膜右静脉大多数汇入肠系膜上静脉及其属支(95.6%),少数汇入脾静脉或门静脉。胃网膜右静脉与胃网膜右动脉在幽门下方并不伴行,其间有较大的间隙,间隙内有第 6 组淋巴结,因此要分别结扎,便于清除该淋巴结。

6. 胃的淋巴回流及胃周围淋巴结分组、分站　胃壁有丰富的淋巴网。胃的淋巴自黏膜层引流至黏膜下层,形成致密的淋巴网,再经肌层和浆膜层,汇合成淋巴输出管流入胃周围淋巴结。一般说来,胃的淋巴引流与胃的动脉分布相一致,但淋巴循环的方向相反。胃的淋巴引流可分为四个区域,而彼此间相互沟通。因此,胃癌晚期,往往四个区域的淋巴结均被侵犯。

胃左动脉供血区域的淋巴液流经胃左动脉分叉处的淋巴结,再沿动脉主干注入腹腔动脉周围淋巴结。

胃右动脉供血区域的淋巴液流经胃右动脉周围的幽门上淋巴结,再至肝动脉周围淋巴结。

胃短动脉和胃网膜左动脉供血区域的淋巴液流经脾门淋巴结,再至脾动脉周围淋巴结。

胃网膜右动脉供血区域的淋巴液流至幽门下淋巴结。

最后,来自胃的淋巴液,都经腹腔动脉周围的淋巴结流向主动脉旁的淋巴结和胸导管(图 47-3)。

由于对胃癌淋巴结转移规律的深入研究和对胃

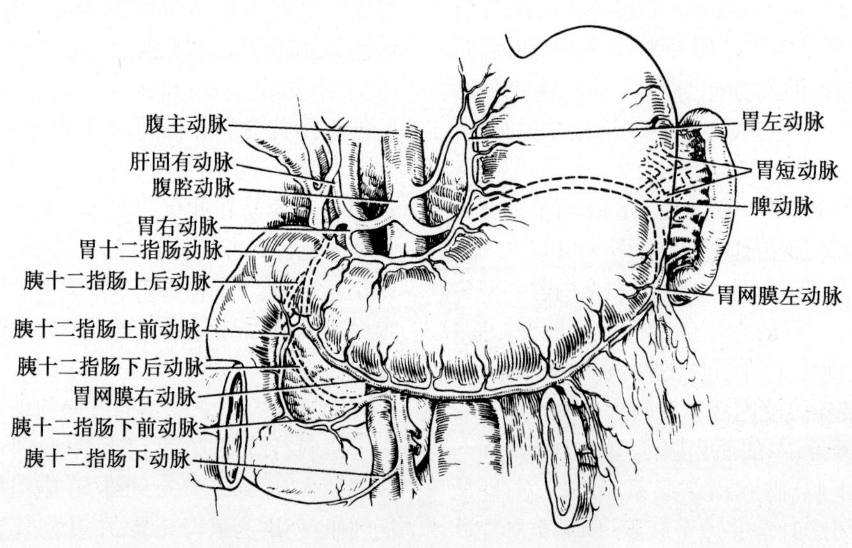

图 47-2　胃的动脉

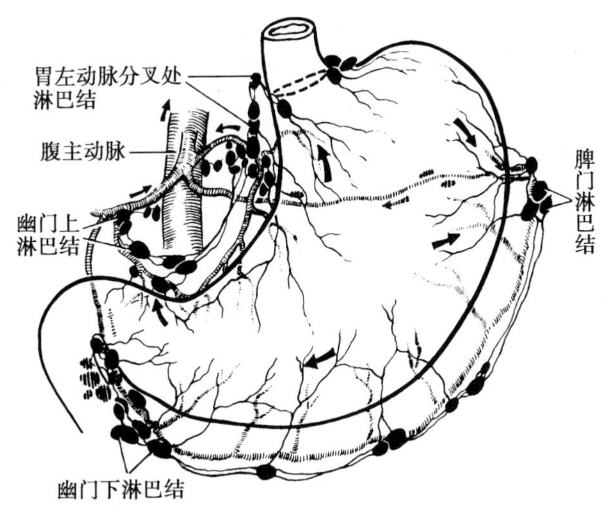

图 47-3 胃的淋巴回流

癌扩大性根治术的不断完善和要求，传统四区分法已经不够。日本胃癌研究会将胃周淋巴结进行分站，介绍如下（图 47-4）：

No.1 淋巴结：贲门右淋巴结，位于贲门右侧，胃左动脉上行支进入胃壁的第一支以上的淋巴结，以该血管为界，以下淋巴结属于 No.3 淋巴结。

No.2 淋巴结：贲门左淋巴结，沿左膈下动脉贲门食管支分布，位于贲门左侧的胃底前及后侧。No.1 与 No.2 淋巴结以食管中轴为界。

No.3 淋巴结：小弯淋巴结，位于小网膜两层腹膜之间的小弯侧，沿胃左动脉与胃右动脉走行分布。其上界，为胃左动脉上行支进入胃壁的第一支以下；其下界，胃右动脉进入胃小弯壁的第一支以左。

No.4 淋巴结：胃大弯淋巴结，分为三个不同的亚组。No.4d 位于大弯侧两层胃系膜之间，沿着胃网膜右动脉分布的淋巴结。沿着胃短动脉走行的分布者称为 No.4sb；沿着胃网膜左动脉分布者称为 No.4sa。No.4d 与 No.6 淋巴结分界是胃网膜右动脉的胃大弯第一支，No.4sb 与 No.10 淋巴结分界是胃网膜左动脉进入胃壁的第一支。

No.5 淋巴结：幽门上淋巴结，即沿胃右动脉根部的淋巴结。

No.6 淋巴结：幽门下淋巴结，在幽门下大网膜内。与 No.14v 的分界是胃网膜右静脉注入肠系膜上静脉以前。

No.7 淋巴结：胃左动脉干淋巴结。胃左动脉干至上行支的分歧部。

No.8 淋巴结：肝总动脉干淋巴结。分为 2 组，位于肝总动脉前、上方者称为 8a；位于后方者称为 8p。

No.9 淋巴结：腹腔动脉周围淋巴结。分别在胃左动脉、肝总动脉和脾动脉根部，一部分紧贴腹腔动脉根部。

No.10 淋巴结：脾门淋巴结。与 11 组的界限为胰尾末端。

No.11 淋巴结：脾动脉干淋巴结。沿脾动脉干分布，包括胰腺后面的淋巴结。以脾动脉中点为界分为两个型号，近端为 11p，远端为 11d。

No.12 淋巴结：肝十二指肠韧带内淋巴结。又分为肝门部淋巴结（12h），位于左右肝管合流部的肝侧；

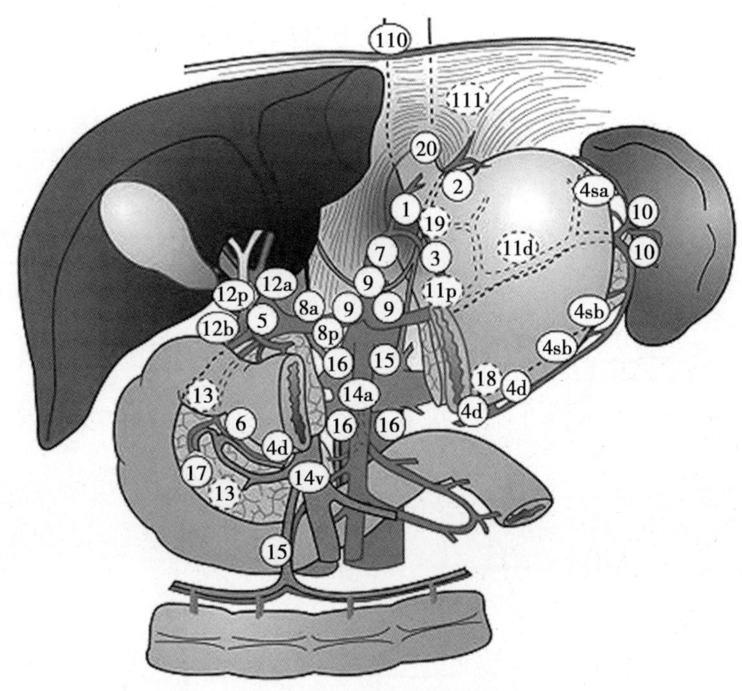

图 47-4 胃周淋巴结分站

肝动脉淋巴结(12a);胆管淋巴结(12b);门静脉淋巴结(12p);胆囊管分布淋巴结(12c)

No.13 淋巴结:胰后淋巴结,沿胰十二指肠后动脉弓分布,位于 Treitz 筋膜脏层下的淋巴结。

No.14 淋巴结:肠系膜根部淋巴结,分为肠系膜上动脉淋巴结(14a)和肠系膜上静脉淋巴结(14v)。

No.15 淋巴结:结肠中动脉旁淋巴结。位于结肠中动脉周围。

No.16 淋巴结:腹主动脉周围淋巴结。位于腹主动脉周围。

No.17 淋巴结:胰前淋巴结。位于胰头前部,分为胰前上淋巴结(17a)和胰前下淋巴结(17b)。

No.18 淋巴结:胰下淋巴结。位于胰体尾部下缘。

No.19 淋巴结:膈下淋巴结。位于膈肌腹侧面,主要沿膈下动脉分布。

No.20 淋巴结:食管裂孔淋巴结。位于膈肌食管裂孔旁。

No.110 淋巴结:下段食管旁淋巴结。

No.111 淋巴结:膈上淋巴结。

No.112 淋巴结:后纵隔淋巴结。

7. 胃的神经　胃的神经来自交感神经及副交感神经系统。

(1) 交感神经:交感神经纤维来自 $T_{4\text{-}12}$ 交感神经节,通过腹腔神经丛再发出分支,伴随腹腔动脉的各分支走行至胃及十二指肠,作用是抑制胃的运动和减少胃液分泌。切断两侧交感神经虽不致引起胃的运动和内分泌的重大改变,但由于痛觉丧失,当胃十二指肠穿孔时可无预先征兆。

(2) 副交感神经:副交感神经纤维来自左、右迷走神经,包括运动和感觉神经纤维,作用与交感神经相反,促进胃的运动,增加胃的分泌。当迷走神经由颈部进入胸腔后,左、右两支沿气管两侧下行,至支气管先形成前、后食管丛,后来各神经又重新集结,组成前后迷走神经干。通常左侧迷走神经的大部分纤维参与前干,而右侧迷走神经则参加后干。前后干经膈肌食管裂孔下行进入腹腔。

迷走神经前干:前干在贲门水平或在其上下约 0.5~1cm 处分出肝支和前主胃支(图 47-5):①肝支:于肝胃韧带上部肝尾叶前方向右行参与肝丛,分布至胆管和肝动脉周围,并分出幽门支至幽门部、十二指肠球部和胰头部。通常肝支只有 1 支,但有时也有 2~4 支,并列而行。偶尔肝支可由后干或前后干共同发出,或由腹腔丛发出。左肝动脉来自胃左动脉者约有 10%~18%,肝支常伴随这种变异的左肝动脉到达肝门。在行远端胃大部切除时,注意尽量保存肝支,以免日后并发胆囊疾病;②前主胃支:在肝胃韧带内沿胃小弯下行,其行程与胃壁之间保持约 0.5~1.5cm 的距离,或紧贴胃小弯壁。前主胃支向胃前壁发出若干胃前支,通常 3~5 支。前主胃支的终末端至角切迹附近时,呈鸦爪状分支进入胃窦前壁,称前胃窦支,亦称鸦爪支,一般为 3 支。前胃窦支多数平角切迹发出,少数可在其上方 0.5~2.5cm 发出。胃窦支距幽门中点一般为 5~7cm,最远者达 10cm。认清与完整保留鸦爪状胃窦支,是提高选择性迷走神经切断术成功的关键。

迷走神经后干:较前干粗,位于腹段食管右后方,并不紧贴食管,多数在贲门下方较肝支分出部位略低处分出腹腔支和后主胃支(图 47-6):①腹腔支:为后干各分支中最大的一支,向右下斜行,其下段与胃左动脉起始段伴行至腹腔丛,再分支至脾脏、胰腺、胆道、小肠、右半结肠和肠系膜神经丛。腹腔支起始段与后主胃支、胃左动脉弓形部三者构成三角形,胃左动脉构成三角形的底边,其高度平均为 2.2cm。了解此种关系,有利于辨认腹腔支和后主胃支;②后主胃支:与胃小弯的距离一般约为 1.5cm,少数紧靠胃窦后壁,成为胃窦支。

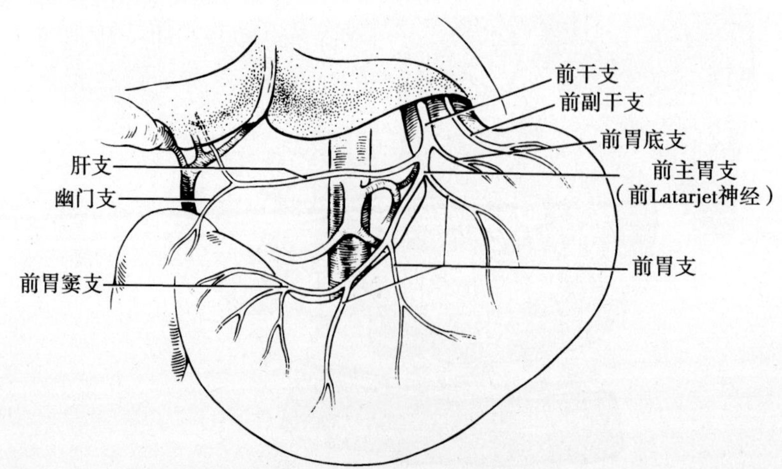

图 47-5　迷走神经前干

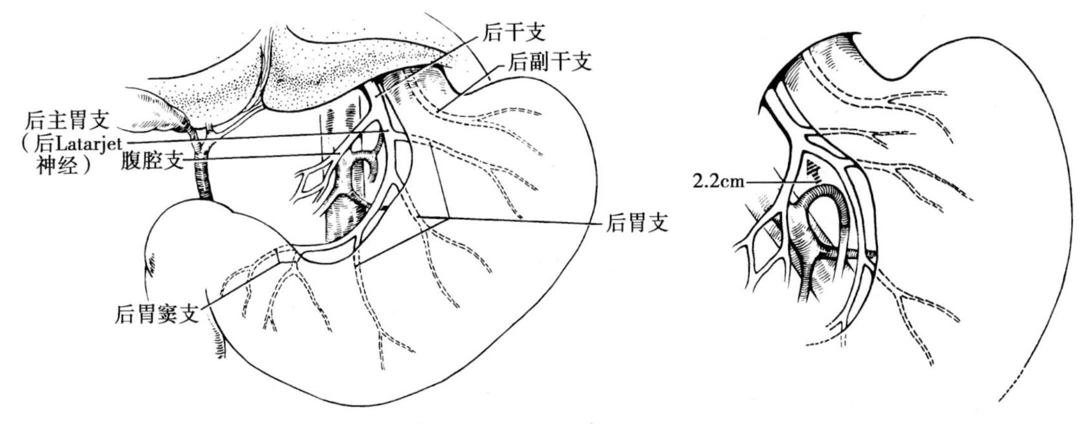

图 47-6　迷走神经后干

迷走神经干、支的变异较多，尤以在食管裂孔部者更常见。约 1/3 在食管裂孔以上发出副干，副干间可有交通支，有时直接从较高的前后干甚至从食管丛发出胃底支，其中前干发出副干和胃底支占 80%，而后干发出者只占 20%。但这些副干、胃底支和胃支的走向比较恒定，均在主干左侧从右向左达胃壁，胃选择性迷走神经切断和高选择性迷走神经切断术时，必须将这些神经支切断才能达到彻底性，而且紧靠胃侧解剖，就便于保留主胃支及腹腔支、肝支。此外，约有 1/4 后干直接延伸至腹腔丛，而无后主胃支，后胃支和后胃窦支均从腹腔丛发出。后胃支亦可发自前主胃支，前胃支可发自后主胃支。肝支可能缺如。了解这些变异，在施行迷走神经切断术时有重要意义。

【十二指肠解剖概要】

十二指肠长约 25cm，呈半球形围绕胰头，共分四部：①第一部，较短，约 3~4cm 长，但较粗，管径可达 4~5cm，呈球形，又称球部。自胃幽门起向右并稍向后向上走行至胆囊颈的后上方，大部分为腹膜所覆盖。其上方与肝十二指肠韧带接连，后方为胆总管下段和胰头部，球部溃疡常穿透至胰腺、肝十二指肠韧带，偶见穿透至胆囊、胆总管和门静脉，造成诊断和处理的困难；②第二部，又称为降部，长约 7.5~10cm，基本上位于腹膜后，其内侧与胰头紧密相连，胆总管下端和胰腺导管开口位于其内侧壁十二指肠乳头处，在乳头上方 2cm 处可能还有一个副胰管开口，其后方为下腔静脉和右肾，其间为疏松结缔组织，容易分开。十二指肠憩室多发生于降部，此部亦偶见发生溃疡，称球后溃疡；③第三部，又称横部，完全位于腹膜后，长约 7.5cm，其上邻近胰头钩突，肠系膜上动静脉在其远侧的前方纵行跨过，后方有右输尿管、下腔静脉和腹主动脉；④第四部，又称升部，长 3~5cm 不等，继而转向前向下，在横结肠下方与空肠相连接，称十二指肠空肠曲。有纤维束连于膈肌右脚与十二指肠空肠曲及升部之间，称十二指肠悬韧带，或 Treitz 韧带，是辨认近端空肠的重要解剖标志。十二指肠的血液供应主要来自胰十二指肠前、后动脉弓。胰十二指肠上动脉是由肝总动脉发出的胃十二指肠动脉的分支，位于十二指肠降部与胰头部之间的沟内，呈弓形，同时供应十二指肠和胰头的血运，两者密不可分。胰十二指肠下动脉为肠系膜上动脉的分支，位于十二指肠横部和胰腺之间的沟内，胰十二指肠上、下动脉又各分为前、后支，在胰腺前、后吻合成动脉环。

二、胃、十二指肠生理概要

【胃的生理概要】

1. 胃的功能　胃的主要功能是将食物进行初步处理，使其适合于小肠内消化及吸收。通常食物在胃内停留约 4 小时，经过胃的蠕动与胃液混合搅拌，研磨成半流质食糜，被推进入十二指肠。食物的种类和胃的运动影响胃的排空。

胃液主要为胃腺所分泌。分布于胃体和胃底的壁细胞分泌胃酸。壁细胞有三种受体，分别可与乙酰胆碱、组胺和促胃液素结合，这种结合受体激活壁细胞内的 cAMP 系统，而引起胃酸分泌。因此用 H_2 受体阻滞剂能显著地抑制胃酸分泌，有利于消化性溃疡的愈合。壁细胞在小弯侧角切迹上部最为密集，因此用胃大部切除来治疗溃疡病时，应将此部分切除，以减少胃酸分泌。胃酸具有杀菌作用，同时有助于铁、钙在小肠内吸收，并稳定维生素 B_1 不被破坏。主细胞分泌胃蛋白酶原，在 pH6.0 以下时被激活为胃蛋白酶，消化蛋白质。胃黏膜上皮细胞、贲门及幽门腺和颈黏液细胞分泌黏液蛋白，可保护黏膜不被胃酸腐蚀。此外，壁细胞还分泌内因子，内因子与维生素 B_{12} 结合形成复合物，促进维生素 B_{12} 在回肠的吸收。

2. 胃的分泌相，分为三相。

(1) 头相：食物对嗅觉和味觉的刺激，导致中枢神经兴奋，经迷走神经传导，其末梢释放乙酰胆碱，刺激壁细胞引起胃液分泌；迷走神经兴奋又刺激幽门窦进一步产生促胃液素，进一步作用于壁细胞引起胃液分泌（迷走-幽门窦相）。如果血糖低于2.8mmol/L，也同样可刺激迷走神经中枢，引起胃液的分泌。因此，利用胰岛素低血糖实验来检查胃液分泌情况，是判断迷走神经是否完全切断的一种方法。

(2) 胃相：食物进入胃内，通过机械性或化学性的刺激，使幽门窦腺G细胞产生大量促胃液素，作用于壁细胞分泌胃液（局部幽门相）。但酸性环境反过来又可以抑制促胃液素的分泌，起到反馈性调节胃酸分泌的作用，切除胃窦后，胃期的胃液分泌明显减少。另外，进食后，胃壁膨胀的机械性刺激和食物的化学刺激也能兴奋迷走神经终端释放乙酰胆碱，促进胃液分泌。

(3) 肠相：食物进入十二指肠及空肠上端后，亦能刺激肠壁产生促胃液素。虽然它的效力较小，但也能引起胃液的分泌。十二指肠内的酸性食糜还能刺激促胰液素、缩胆囊素、糖依赖性胰岛素释放肽等消化道激素的分泌，完善消化道的消化功能。

5

3. 胃幽门窦对胃酸分泌的调节作用　胃幽门窦约占胃体积的15%~20%，肌肉肥厚，收缩力强，能克服幽门括约肌的阻力，将胃内容物送入十二指肠。胃幽门窦分泌促胃液素与迷走神经兴奋、此部的机械性膨胀及化学性刺激有关。此外，还受胃窦内酸碱度的影响，当pH大于8.0时，促胃液素分泌增加，pH2.0~3.0时分泌显著减少，pH1.0时即完全停止分泌。十二指肠内酸化和某些胃肠道激素使胃液分泌减少。正常情况下由于迷走神经兴奋和食物刺激，胃幽门窦释放促胃液素，使壁细胞分泌含盐酸的胃液增加，当pH下降至一定程度后，促胃液素分泌受到抑制，胃酸分泌减少，通过此种调节，胃内pH能保持在一定范围。

4. 胃幽门窦与十二指肠溃疡手术后溃疡复发的关系　手术时单纯切除胃组织的50%，包括胃幽门窦部及部分分泌胃酸的胃体，溃疡的复发率较高，若切除量达70%时，则包含大部分分泌胃酸的胃体，溃疡多不致复发。若只切除胃幽门窦而附加迷走神经切断术，溃疡亦多不复发。做BillrothⅡ式旷置幽门窦的胃部分切除术，如果幽门窦黏膜不切除，一方面由于阻断了胃酸与幽门窦及十二指肠的接触，另一方面碱性十二指肠液的反流，使促胃液素分泌增加，是发生吻合口溃疡的常见原因。因此，采用胃切除术来治疗溃疡时，应同时将幽门窦全部切除。采用迷走神经干切断术或选择性迷走神经切断术时，应同时做幽门窦部切除术或胃引流术，以避免食物在胃内潴留。促胃液素对胃黏膜尚有营养生长作用，切除胃窦后经过相当时期，往往使残胃出现萎缩性胃炎，故做保留胃窦的高选择性迷走神经切断术更为合理，同时由于此术式保留了支配胃幽门窦的神经支，从而保留了胃幽门窦的排空功能。

（秦新裕　沈坤堂）

第二节　胃、十二指肠损伤的手术

胃的活动度大，壁较厚，且有肋弓保护，一般单纯胃破裂伤不多见，在腹部钝性伤中占1%~5%，但是在穿透性腹部损伤，如锐器的刺伤及枪弹穿透伤中，胃损伤率约为10%~13%。胃损伤时常伴有邻近脏器的损伤。

十二指肠受到损伤后的临床表现及处理比较复杂，死亡率和并发症发生率都相当高，原因是：①十二指肠的大部分位于腹膜后，损伤破裂时常不易早期发现，易漏诊；②约80%十二指肠损伤位于第2段，合并胰腺损伤者较多；③十二指肠损伤行缝合修补术后容易发生狭窄，由于位置较固定、肠壁受伤缺损后无法拉拢做对端吻合，容易发生并发症。凡有上腹部及腰部外伤的患者都应警惕十二指肠损伤的可能，上腹部创伤行剖腹探查时，必须对十二指肠是否有损伤及其严重程度作出判断。若手术中发现腹膜后有血肿、游离气体和胆汁染色，应考虑有腹膜后十二指肠破裂。大网膜或肠系膜根部有皂化斑是合并胰腺损伤和胰腺炎的表现。凡具上述特征者、应打开后腹膜探查十二指肠及胰腺。

【适应证】

1. 开放性胃十二指肠损伤，一旦确诊，应立即手术治疗。

2. 闭合性损伤，若不能排除胃十二指肠损伤时，不能强调手术前必须明确诊断后再处理，应不失时机地及早进行剖腹探查。

3. 胃十二指肠破裂或全层穿透性损伤，诊断明确后应尽早手术治疗。

【术前准备】

1. 首先要积极进行抗休克处理，及时输液输血，注意检查有无合并伤。若合并其他脏器的严重损伤，如大出血、气胸、窒息等，应首先进行处理。

2. 置鼻胃管，持续胃肠减压。

3. 给予抗生素控制腹腔感染。

4. 留置导尿管，排空膀胱，并观察尿量情况。

【麻醉与体位】

一般采用气管插管全身麻醉。

【手术步骤】

1. 单纯缝合术　单纯胃十二指肠破裂未影响胰

腺、胆管及十二指肠乳头部者可行单纯缝合修补。先将破裂口做适当的修剪，再用细的不吸收线做全层间断缝合，加浆肌层缝合。十二指肠缝合口应与十二指肠纵轴方向垂直，以防止术后发生肠腔狭窄。缝合后再分离出一条带蒂的大网膜覆盖固定。腹膜后区及腹腔内应用大量的生理盐水冲洗。为保证十二指肠缝合口的愈合，应同时行胃造口置管术（见下节胃造瘘术）。导管应通过幽门管插入十二指肠，导管尖端应超过十二指肠缝合口以下 8~10cm，以作术后十二指肠的持续减压之用。同时行空肠营养管留置术，用作术后营养治疗。十二指肠缝合处的外侧置乳胶管或双套管引流（图 47-7）。

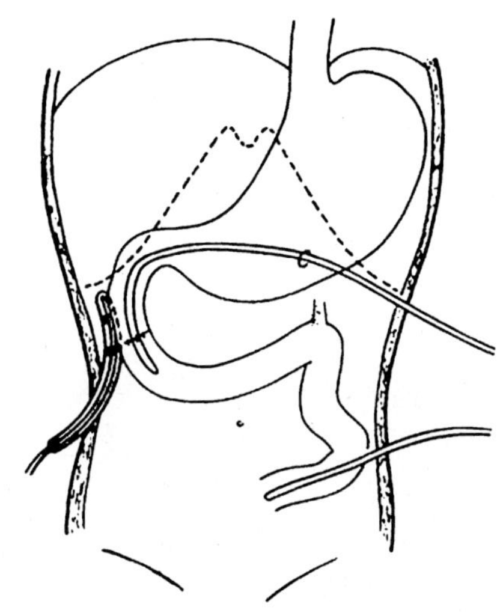

图 47-7 十二指肠破裂修补术

2. 十二指肠破裂口置管造口术 十二指肠前壁小裂口可用 14~16 号导尿管经裂口插入，按顺蠕动方向插入到裂口以下的十二指肠腔内。破口处肠壁做荷包缝合固定导管，并用大网膜覆盖，再将导管近端经右上腹壁戳口引出。术后持续减压，一般于手术后 2~3 周拔除导管，之后管道会自行愈合。

3. 十二指肠壁缺损的修补缝合及吻合术 十二指肠外伤引起肠壁缺损，不论是否合并胰腺损伤，均属于严重损伤。若行单纯修补极易发生吻合口破裂，造成严重后果，宜采用修补缝合或吻合术。

(1) 小肠浆膜覆盖修补术：小肠浆膜的愈合能力强，有封闭内脏穿孔的作用，可用于覆盖十二指肠缺损，亦可作为缝合后的加强。小肠浆膜覆盖修补术有空肠襻式浆膜覆盖术和空肠 Y 形吻合覆盖术。

空肠襻式浆膜覆盖术：先将十二指肠破口做初步的修整与缝合。将一段近端空肠襻通过横结肠系膜的切口拖至十二指肠缺损处，将空肠襻的一侧覆盖于十二指肠破口处的表面，用不吸收线将空肠襻与十二指肠壁做固定缝合。缝合处应在距裂口边缘有一定距离的四周，缝于健康的肠壁上。空肠襻的近远端之间再做侧 - 侧吻合（图 47-8）。

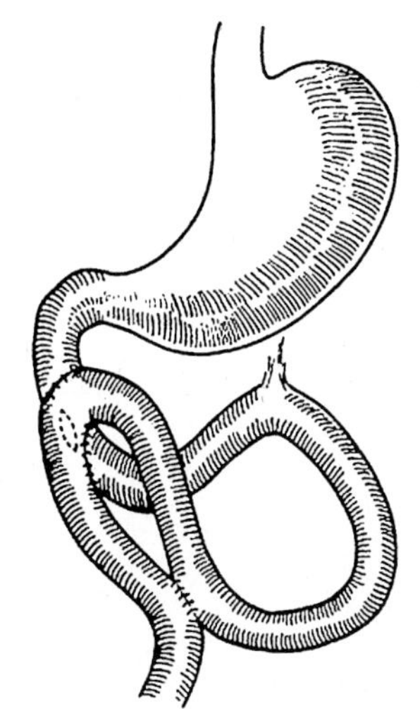

图 47-8 空肠襻式浆膜覆盖术

空肠 Y 形吻合覆盖术：于屈氏韧带下 15~20cm 处横断空肠，远侧断端缝合关闭。游离远端空肠系膜，并在横结肠系膜上切开一小孔。经此孔将远端空肠拖至横结肠上方，将空肠端的侧面覆盖于十二指肠缺损部，四周用不吸收线做浆肌层缝合固定。再将空肠近端与远端做端 - 侧吻合。空肠覆盖前，十二指肠缺损处可先做缝合亦可不缝合。Y 形空肠襻的活动度较大，可以覆盖修补十二指肠任何部位的缺损，包括十二指肠后壁的缺损（图 47-9）。

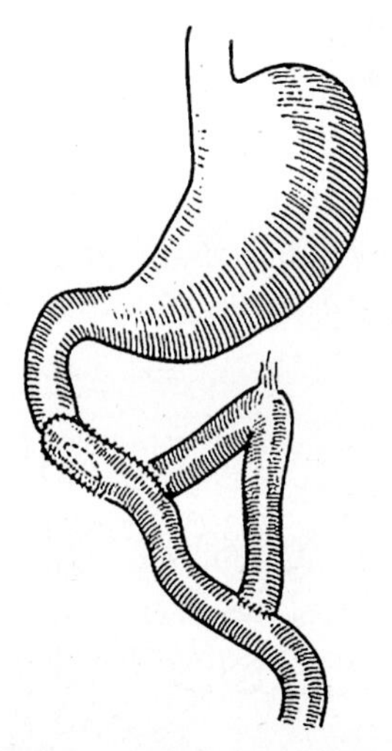

图 47-9 空肠 Y 形吻合覆盖术

(2) 十二指肠缺损处与空肠吻合术：这种方法适用于十二指肠第 2、3 段巨大缺损。先将十二指肠缺损处进行修整，选择一空肠上段的肠襻通过横结肠系膜切口提至横结肠上方与十二指肠缺损处做侧 - 侧吻

5

合，亦可采用空肠Y形肠襻经横结肠系膜切口提至横结肠上方与十二指肠缺损部吻合（图47-10）。十二指肠第3段的横断伤亦可采用此法，将断端的远端缝合关闭，近端与空肠襻或Y形空肠襻吻合。

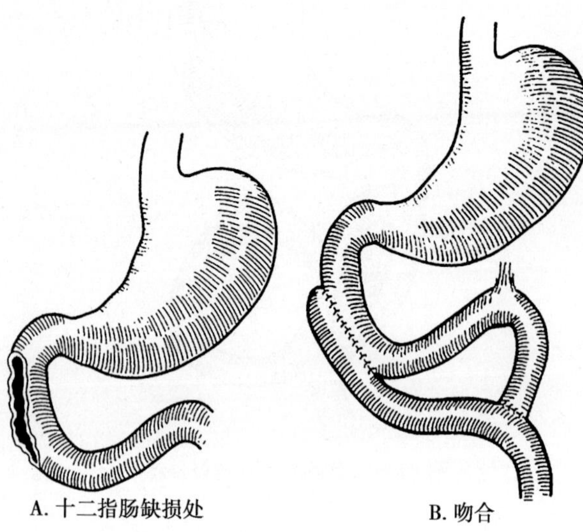

图47-10　十二指肠缺损处与空肠吻合术

5

【术后处理】

1. 充分的胃肠减压　术后应做持续的负压吸引减压，经常保持通畅有效。当合并严重胰腺损伤时，术中应行胆总管切开并放置T形管，术后保持胆汁的引流通畅。

2. 放置腹腔引流管　手术结束前，应在十二指肠缝合修补处附近或腹膜后间隙放置引流管。可置乳胶管或双套引流管。手术后应维持引流管通畅引流。

3. 营养支持治疗　十二指肠损伤手术后恢复及禁食的时间较长，若出现并发症则时间更长。在这期间维持足够的营养非常重要。根据患者受伤的程度及全身情况，开展肠内和肠外营养治疗。

4. 加强抗感染治疗　手术中及手术后常规给予适当的抗生素。

（何裕隆　张常华）

第三节　胃造瘘术

一、开腹手术

【适应证】

1. 食管癌或贲门癌引起梗阻又不能手术切除者，可做胃造瘘，以便营养治疗。

2. 食管良性狭窄患者，有明显消瘦和贫血症状，可行暂时性胃造瘘术作为准备手术，以利后来的彻底手术或扩张治疗。

3. 咽、喉、口腔严重病变，患者不能进食，可做胃造瘘，以便营养治疗。

4. 需较长时间维持胃肠内减压者，如某些特殊的腹部大手术患者、十二指肠严重创伤、坏死性胰腺炎等，可做暂时性胃造瘘术，促进患者康复。

5. 中枢神经系统疾病患者，需长期经胃输注肠内营养者。

【术前准备】

患者术前存在脱水、电解质紊乱、贫血、营养不良时，必须充分输液、输血，以纠正脱水、贫血，改善营养，增强对手术的耐受力和保证伤口愈合。

【麻醉】

凡施行胃造瘘术的患者，身体情况多较衰弱，以区域麻醉或局麻为首选；对精神较紧张的患者，也可用全麻。

【手术步骤】

1. 吻合器管形胃造瘘术　上腹部正中切口，在胃前壁无血管区用两把软皮钳提取长约5~6cm胃壁，用切割闭合器由胃小弯向大弯方向夹闭和切开提取的胃壁，形成一憩室状管形胃（图47-11）。将管形胃向前

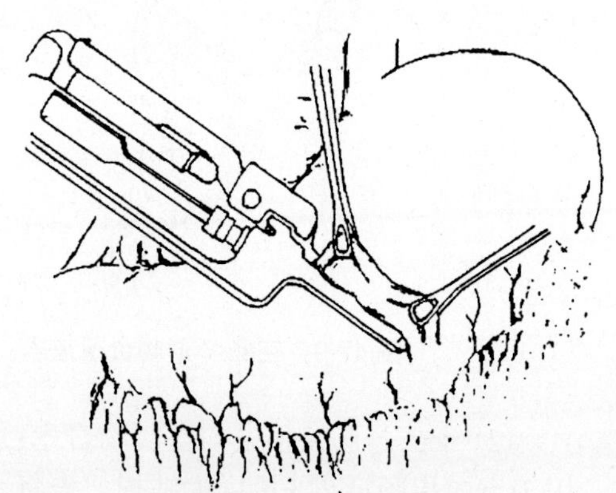
A. 提起胃前壁，置入切割闭合器

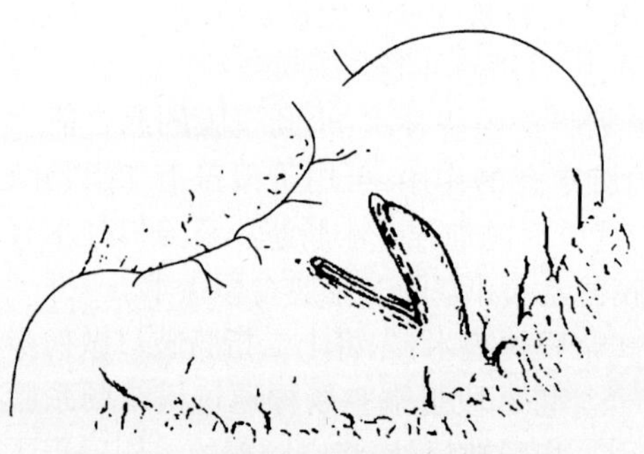
B. 形成憩室样管状胃

图47-11　切割闭合器将胃前壁形成憩室样管状胃

翻开,沿订合线做间断浆肌层缝合加固。腹壁相应部位做一戳口,管形胃经戳口引出腹壁外,切开管形胃盲端,与皮肤戳口缝合固定。

2. Glassman 胃造瘘术　该术式特点是在胃前壁构成的锥形憩室上造两个狭窄环防治胃液外漏。取正中切口或左侧经腹直肌切口。在胃前壁中央活动度最大处用阑尾钳(Babcock 钳)提取胃前壁形成一个圆锥形憩室,选择此处作为造瘘口,基底部做一荷包缝合,拉紧打结但不闭合胃腔,在荷包与憩室顶之间 3 等分处各做一个荷包缝合,同样也是拉紧打结但不闭合胃腔。在基底荷包缝合线与最上部荷包缝合线处间断浆肌层缝合,使中间荷包缝合处胃壁突入到憩室腔内形成一环状瓣膜(图 47-12)。将憩室拉出腹壁戳口外,顶部切开成形后,与腹壁间断缝合固定。

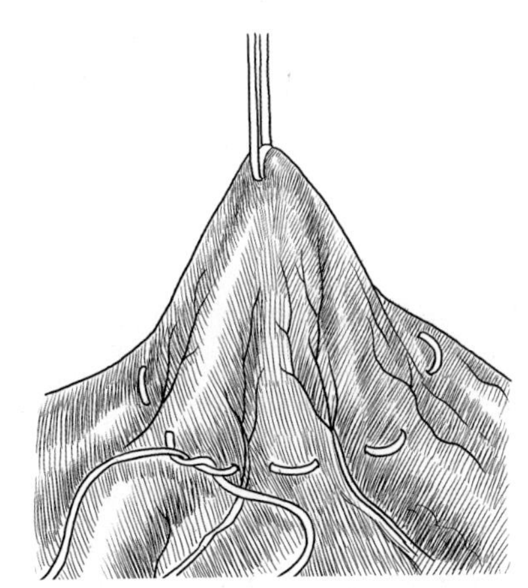

图 47-12　Glassman 胃造瘘术

3. Stamm 胃造瘘术　上腹正中切口,另从侧腹壁戳孔引出造瘘管。选择幽门切迹以左及大、小弯之间的胃前壁作为造瘘口位置。用 4 号丝线做 2~3 层同心荷包缝合,最内层直径应为 1.5cm,各层间距约 1cm。在荷包缝合中心切开胃壁,切口应与准备插入的导管直径相应(图 47-13)。从胃壁切口插进 F20~24 号导管(最好用蕈状管或气囊导管才不易脱出);如使用普通导管,最好插入胃腔 3~5cm。然后,由内层开始逐一收紧荷包缝线并结扎,并将导管埋入胃内。导管尾端经腹直肌外缘、肋缘下方戳一小口引出。造瘘口胃壁与腹壁戳孔周围的腹膜用丝线缝合两针固定,最后缝合腹壁切口。

4. Witzel 胃造瘘术　Witzel 胃造瘘术类似于 Stamm 胃造瘘术,不同之处在于用胃前壁覆盖一段导管。即按照 Stamm 胃造瘘步骤插入胃造瘘管后,沿导管两侧做胃壁浆肌层间断缝合,将导管包埋于浆肌层缝合的隧道中(图 47-14),长约 5cm,导管引出和固定基本同前。

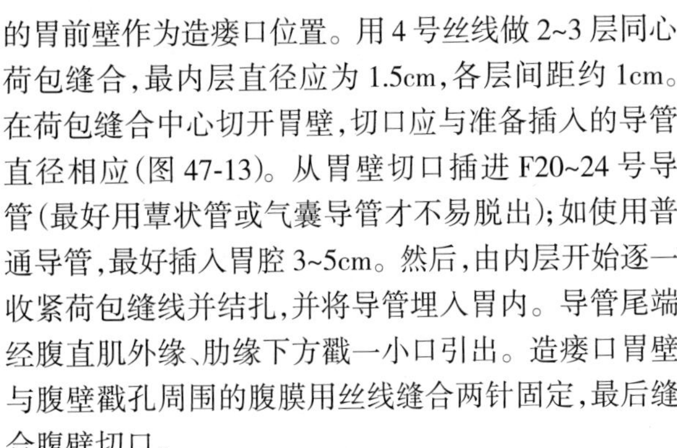

【术后处理】

若胃造瘘是以胃肠减压为目的,术后每日用生理盐水冲洗导管以防堵塞,术后即可持续负压吸引减压,胃肠道功能恢复后停止减压。若造瘘是以灌注营养液为目的,手术后 2~3 天导管应开放引流,术后待肠蠕动恢复即可灌注流质饮食。切口愈合后可以拔除导管,以后在灌注饮食时再临时插入。

5

二、腹腔镜手术

【手术原理】

胃造瘘术的目的是向胃腔内灌注营养物质或胃减压引流。

【适应证】

1. 颌面部或食管严重外伤,引起进食困难或不能进食。

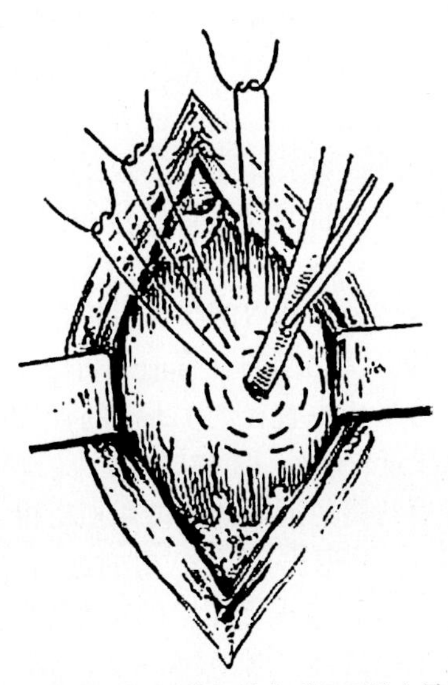

A. 在胃前壁作3层荷包缝合后切开插入导管

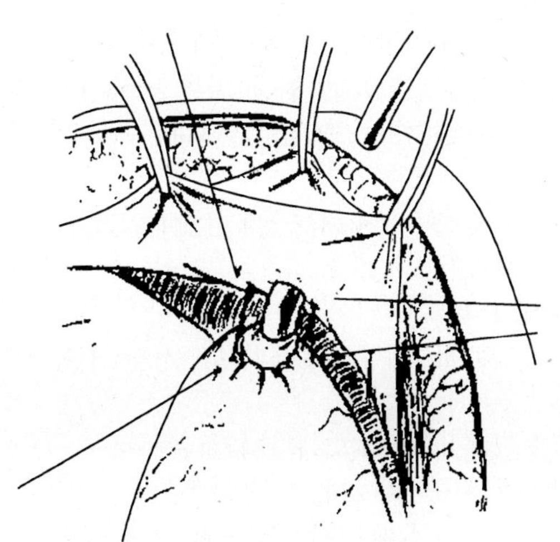

B. 经肋缘下戳孔引出导管

图 47-13　Stamm 胃造瘘术

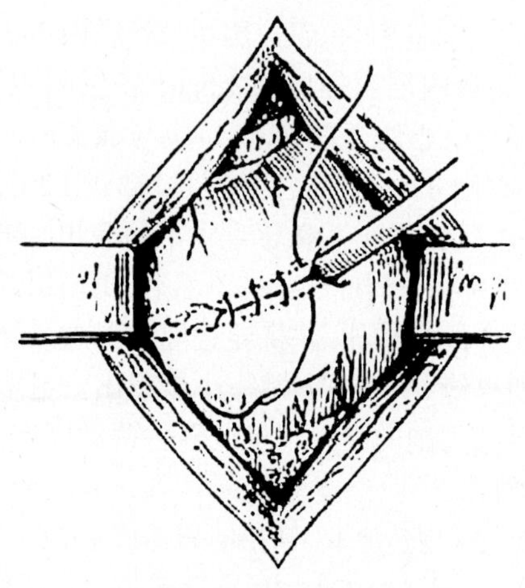

图 47-14　Witzel 胃造瘘术

2. 食管梗阻　不论是良性或恶性狭窄病例，进行胃造瘘术主要为解决暂时性或永久性的饲食途径。①食管良性狭窄患者，可行暂时性胃造瘘术作为准备手术，以利后来的彻底手术或扩张治疗；②食管癌不能手术切除者，可作为一种减轻症状的手术，为维持营养以使患者能耐受其他综合治疗如放疗或化疗等。估计生存期长于 3 个月者，可行永久性胃造瘘术；生存期短于 3 个月者，则行暂时性胃造瘘术。

3. 减压性胃造瘘术　主要用于以下情况：

(1) 小儿患者经鼻腔插管不合作，或因胃管细不易达到有效减压目的时。

(2) 门静脉高压症手术患者，经鼻腔插管有引起食管下端曲张静脉破裂的危险时。

(3) 年老患者有慢性肺部感染、肺气肿等，为了避免长期放置鼻胃管引起肺部并发症的可能时。

(4) 迷走神经切断术后，估计胃潴留时间较长，需放置胃管减压时间较久等，均可在施行主要疾病的手术的同时，做一暂时性胃造瘘术。

(5) 高位肠道梗阻时，或某些高位肠道手术后，患者不能耐受较长时期经鼻插管时，可做胃造瘘减压术。

(6) 十二指肠外伤时，通过胃造瘘进行十二指肠减压以保证损伤局部的愈合。

4. 全身情况较好，能够耐受全麻，生命体征尚平稳。

5. 无上腹部开腹手术史。

【禁忌证】

1. 有心、肺、肝、脑等重要脏器功能不全、不能耐受全麻者。

2. 有上腹部开腹手术史，粘连较重者。

【患者评估与手术规划】

食管梗阻患者术前长期不能进食，多有营养不良，必须充分输液、输血，以纠正脱水、贫血，改善营养，增强对手术的耐受力和保证伤口愈合。

【麻醉方式】

全身麻醉。

【手术方式与手术程序】

1. 应用直线型切割缝合器行胃造瘘术(永久性造瘘)

(1) 手术体位和戳孔位置：患者取平卧两腿分开位，术者站于患者的右侧、扶镜助手站两腿之间，无需其他助手协助。监视器屏幕一台，摆于头侧，正对术者和扶镜助手(图 47-15)。消毒范围：锁骨水平至耻骨联合水平，两侧至腋后线。铺巾范围：剑突、脐窝、两侧腋前线之间的区域。

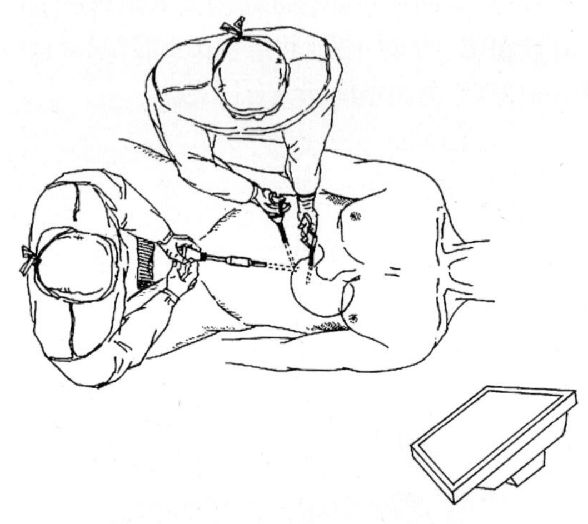

图 47-15　手术体位及戳孔位置

采用“弧形三孔法”，戳孔分布。脐孔穿刺并建立气腹，维持腹内 CO_2 压力在 12mmHg，剑突与脐连线中点或左侧锁骨中线肋缘下 5cm 处 10mm 戳孔为主操作孔，右侧腋前线肋缘下 5mm 戳孔为辅助操作孔。

(2) 手术步骤：建立气腹后，腹腔镜镜身通过脐窝戳孔进入腹腔。全面检查腹腔，依次观察膈肌、肝脏表面、右侧腹壁、髂窝、盆腔、左侧腹壁，特别注意预行胃造瘘处胃壁有无病变。如不适合行胃造瘘术，则改行空肠造瘘术或告知家属后放弃手术。

在胃大弯侧胃网膜血管弓外，用超声刀离断网膜约 12cm(图 47-16)。

在近胃窦处切断胃网膜右血管，并从此处用直线切割闭合器分次切割闭合胃前后胃壁全层(图 47-17)而在胃大弯形成一直径约 12mm 的管状胃，近端开口于胃体上段近胃底处(图 47-18)。

将此管状胃的远端的盲端用抓钳钳夹，并随左上腹的 Trocar 一并退出，将管状胃的远端盲端提出腹壁切口(图 47-19)。直视下在切口外将盲端切开，胃壁全层与皮下组织缝合一周，形成一胃黏膜外翻的造瘘口(图 47-20)。

再次置入腹腔镜，检查腹腔内无渗血，清点器械、

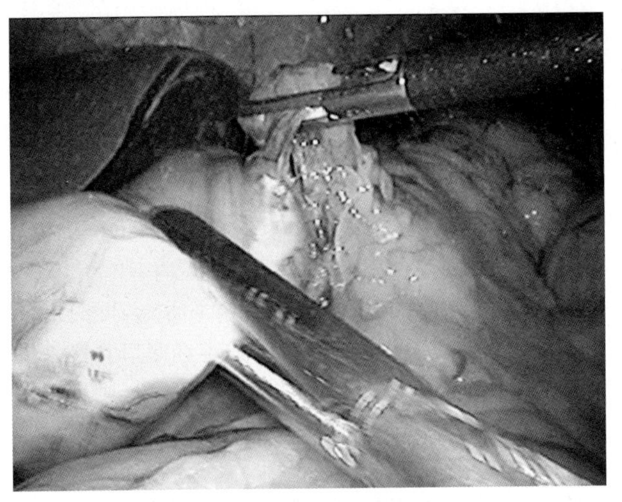

图 47-16　向近端游离胃大弯

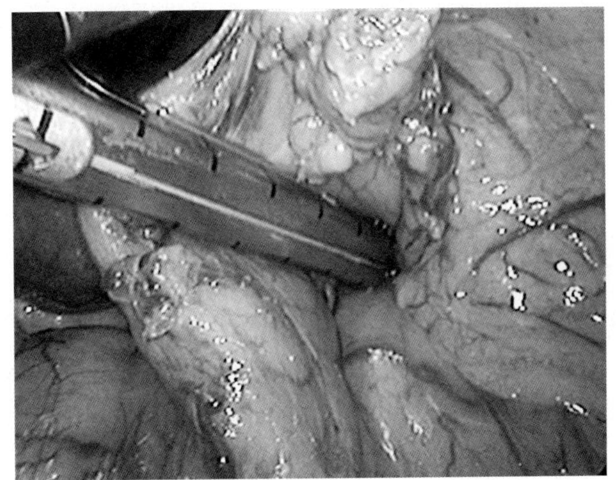

图 47-17　后方观察夹闭胃壁情况

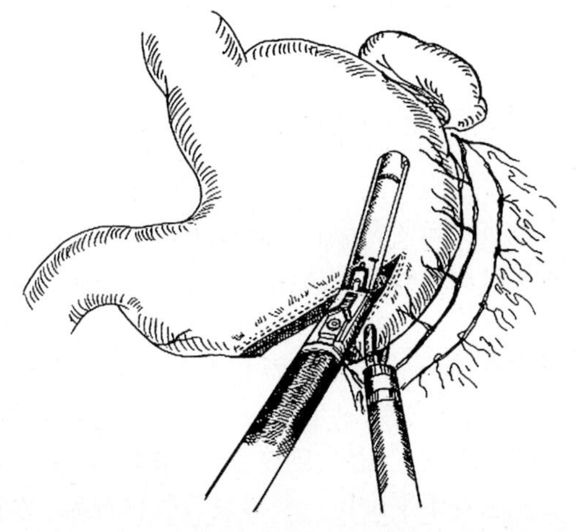

图 47-18　切割胃大弯前后壁分离形成管状胃

纱布无误后，消除气腹。丝线缝合各戳孔，酒精纱布覆盖，敷贴包扎切口。造瘘口管外接引流袋。

2. 荷包缝合法行胃造瘘术

(1) 手术体位和戳孔位置：患者取平卧两腿分开

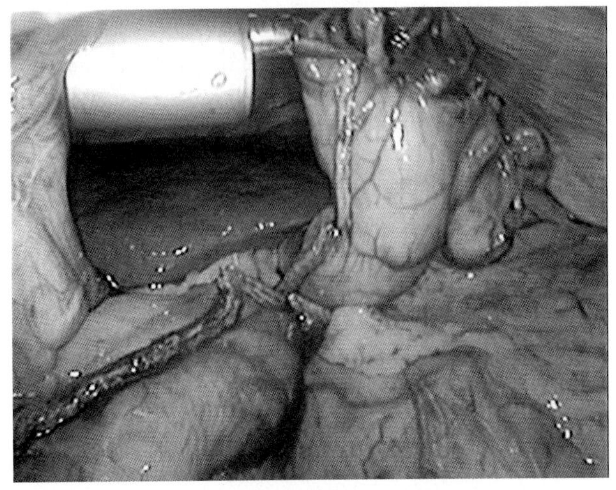

图 47-19　将管状胃提向腹壁

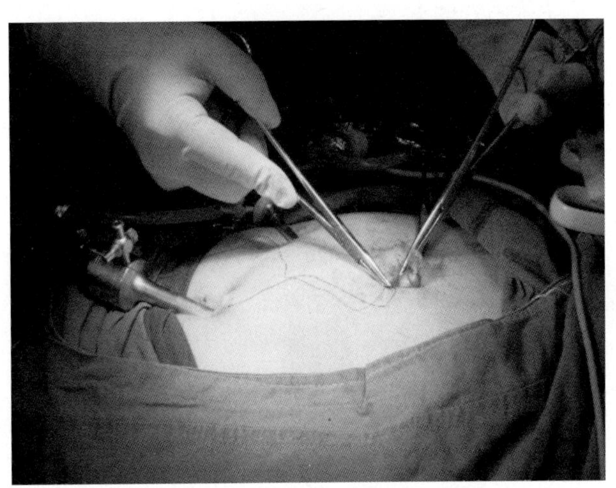

图 47-20　将管状胃在腹壁完成造瘘

位，术者站于患者的左侧、扶镜助手站两腿之间。监视器屏幕一台，摆于头侧，正对术者和扶镜助手。消毒范围同前。

采用"弧形三孔法"，脐孔穿刺并建立气腹，维持腹内 CO_2 压力在 12mmHg，左侧锁骨中线肋缘下 5cm 处 10mm 戳孔为主操作孔，右侧腋前线肋缘下 5mm 戳孔为辅助操作孔。

(2) 手术步骤：取胃体前壁中央点作为造瘘口，电钩烧灼标记，腹腔镜下在距标记点 5mm 和 10mm 处分别行荷包缝合，暂不收紧打结。于内圈荷包中央电凝切开胃壁全层，向远端胃方向插入硅胶造瘘管约 10cm，然后由内至外收紧打结双层荷包，使造瘘口处胃壁内翻。再沿近端胃壁行间断浆肌层缝合，隧道式包埋造瘘管 5cm 左右。距离造瘘管出"隧道"点 3~5mm 处间断行胃壁浆肌层缝合 3 针，在线的中点打结留作胃壁与腹壁间缝合固定使用暂不剪断。

消除气腹，拔出左上腹 Trocar 并经此戳孔引出造瘘管但暂时不固定，用钩针经此戳孔皮下穿刺，分别将上述预留 3 针共 6 根缝线勾出体外，于戳孔周围分别打结固定，使造瘘胃壁与腹壁紧密贴合。重建气腹，在腹腔镜直视下明确固定满意后，皮肤缝线固定造瘘管，释放气腹完成手术。造瘘管外接引流袋。

【手术要点】

1. 进行胃造瘘时，避免污染，行荷包式胃造瘘术时用吸引器吸去胃内容物。

2. 荷包式胃造瘘术造瘘口选择胃体前壁中点，管式胃造瘘术选择大弯侧。

3. 荷包式胃造瘘术造瘘胶管顶端必须向胃远端插入，以利于灌注营养物质。

4. 造瘘口周围胃壁浆肌层必须固定于腹壁造瘘口腹膜，以利于粘连。

【术后处理】

1. 术后静脉输液，肠蠕动恢复后即可经导管灌注流质饮食。

2. 如以减压为目的作胃造瘘者，将导管接在持续引流瓶上，至胃肠蠕动恢复时即可夹管进食。术后每日用生理盐水冲洗导管，以防堵塞。进食后若无腹胀，再过 12~14 天待瘘管周围与腹壁发生黏着后，即可拔管。

3. 若为管饲饮食用，先将导管开放减压 24~48 小时，然后注入流质饮食，再逐渐改为半流质饮食。

4. 术后嘱患者保护导管，勿使脱落。如果脱落，应立即另换导管插入，如不能插入，应手术插管。

【手术并发症】

1. 胃造瘘口渗漏　多发生于老年人及营养低下的患者，虽然造瘘口处已与腹壁固定，然而由于愈合不良常可造成胃内容自导管插入口周围漏入腹腔，引起腹腔内感染。管型黏膜性胃造瘘也可因愈合不良而漏入腹腔。

为防止胃造瘘口漏，应选择合适的胃造口术式。一般来说，Witzel 胃造瘘术比较安全，较少发生造瘘口漏。在施行 Stamm 胃造瘘术时，应注意所做荷包缝合应较严密，务将胃壁戳口四周全部包埋在缝合内，这不仅可防止造瘘口漏，而且有助于预防胃壁出血。在施行胃黏膜管型胃造瘘术时，切开的胃壁及胃壁管形瓣均建议加强缝合，同样既可防止漏，也可防止出血。

胃造瘘术完成后的内置导管应适宜地固定于胃壁及腹壁上，由于常采用花瓣导管，一般不易滑脱。但在术后应通过此导管施行胃减压(吸引)2~3 天，等胃壁与前腹壁已形成粘连后，再考虑用以饲食。

术前及术后改善全身营养状态，术中注意防止污染，术后防止肺部并发症，尤其在年迈体弱者。

一旦发生胃造瘘口漏，应视所致局部炎症情况决定是否应迅速再次开腹探查。通常发生造瘘口漏时，多会引起明显腹膜炎；为安全起见，宜再次开腹。开腹后不仅应再次固定好造口处之导管，更重要的是要彻底吸除腹内渗液，尤其是位于左膈下位置的液体，然后分别在腹内置管引流。术后应通过导管充分吸引，防止胃内容再次漏出。

2. 术后近期导管滑脱　由于导管滑脱，使胃内容漏入腹腔内，尤其是发生在术后 1~2 天内。

如果在胃造瘘术后 1~2 天内导管脱落，此时可能有胃内容漏入腹腔，或有酸性胃内容经瘘口直接外溢导致皮肤炎性反应或糜烂。如系前一情况，则应视引起的腹膜炎程度而决定所采取的处理。如导管脱落时间较短且尚无腹膜炎征象，可采用一金属探针向瘘孔内探入，若能顺利探入，则可利用探针再度插入导管，这在 Stamm 胃造瘘术后较易实现。如果腹膜炎较重、且较广泛，则应再次开腹重新插管及进行腹腔引流。如果导管滑脱后胃内容溢出腐蚀皮肤而患者没有腹膜炎，则重新插管即可，同时采用氧化锌软膏保护瘘口周围皮肤。

3. 胃造瘘口处胃壁出血　这主要是胃壁戳口处荷包缝线未达到彻底止血，或在管型黏膜型胃造瘘切开的胃壁血管未很好地结扎造成出血。出血的影响主要看失血量大小而定。轻微出血者可沿导管自腹壁戳口流出，污染敷料；较大血管出血除自戳口流出血液外，尚有血液流入腹腔。大出血的情况极罕见。

胃壁出血的处理，主要视出血量大小。少量渗血一般可以自止，无需特殊处理。如系胃壁较大出血且无自止趋势，则应迅速开腹，缝扎出血点并清除腹腔内积血。

4. 气腹相关并发症　主要是手术时间长所致，常见的有皮下气肿、高碳酸血症、肺栓塞以及循环、呼吸抑制等。

发生皮下气肿时，可双手将气体从穿刺口处挤出，同时增大呼吸道通气量，对原有心肺功能障碍者可能会引发心肺功能衰竭及组织器官缺氧、酸中毒等损害，因此应及时用呼吸机加压给氧直至皮下气肿吸收，心肺功能指标恢复正常，必要时解除气腹。高碳酸血症主要发生在原有肺功能障碍和手术时间较长的情况下，术中机械通气者，一般通过增大通气量可以纠正，而自主呼吸无法代偿者，则应考虑辅助呼吸或尽快结束手术置患者于平卧位。一旦发现气体栓塞，必须立即解除气腹，吸入纯氧，左侧卧位，尽量保证左心及体循环的血液供应，同时通过颈内静脉插管抽出中央静脉、右心房和肺动脉内的气体。循环和呼吸抑制只要停止充气并解除气腹常可得到改善。除严格掌握适应证外，腹腔镜的熟练操作可以减少并发症的发生。

(余佩武　石彦)

第四节　胃、十二指肠溃疡穿孔修补术

一、开腹手术

【适应证】

1. 穿孔时间超过 8 小时，腹腔内感染及炎症水肿严重，有大量脓性渗出物者；

2. 以往无溃疡病史或有溃疡病史未经正规内科治疗，无出血、梗阻等并发症，尤其是十二指肠溃疡患者；

3. 按非手术治疗适应证治疗 6~8 小时后，症状、体征不见缓解或反而加重者，但患者一般情况不佳，伴有休克或并有心、肺、肝、肾等重要脏器病变，不能耐受彻底性溃疡手术的患者。

【术前准备】

应用抗生素控制感染，胃肠减压减少内容物继续外溢，纠正水、电解质平衡失调，补充血容量等。若患者已出现中毒性休克，也应积极抗休克治疗。

【麻醉】

年老体弱者以强化加局麻为宜；腹胀、肠麻痹严重，有呕吐或误吸呕吐物的可能者，宜用气管内麻醉；青壮年腹肌紧张者，宜选用硬膜外麻醉。

【手术步骤】

1. 体位　取平卧位，

2. 切口　一般采用上腹正中切口；切开腹膜，吸尽腹腔内液体。留取腹腔内容物送细菌培养和药物敏感检验，若是胃溃疡穿孔还需取溃疡边缘部分胃组织行病理学检测。

3. 缝合穿孔　穿孔多在胃、十二指肠前壁，在穿孔局部常有纤维蛋白渗出物沉积，挤压胃部可有液体及气泡逸出，一般容易找到。有时穿孔处被大网膜、肝脏、胆囊等黏着覆盖，可轻轻分离后显露。如前壁未找到穿孔，应剪开胃结肠韧带，检查胃的后壁。周围组织质地不很硬的较小穿孔，可用 4 号丝线沿胃或十二指肠长轴，做全层贯穿间断缝合，在上、中、下各缝一针即可（图 47-21）。然后，小心地逐一结扎，闭合穿孔。缝线暂不剪断。

4. 覆盖大网膜　将大网膜拉至穿孔处加以覆盖，然后将缝线松松地结扎固定，但不宜结扎过紧，以免引起大网膜缺血坏死。

5. 吸尽腹腔内液体　检查穿孔缝合妥善后，再次检查并吸尽腹腔内（特别是肝下及盆腔）的渗出液及食物残渣。对污染较重的，应在腹腔内放置香烟引流或软橡胶管引流。

【术后处理】

1. 术后（全麻患者在清醒后）采取半坐位，以防发生膈下积液和脓肿形成。

2. 术后禁食，继续胃肠减压，静脉营养治疗，一般在 2~3 天后肠蠕动恢复，即可拔除胃管，开始进流质饮食。

3. 胃溃疡如病理证实为恶性，在患者情况允许时，应按胃癌进行切除。

二、腹腔镜手术

【手术原理】

手术缝合溃疡病穿孔，阻止消化液继续进入并污染腹腔，促进溃疡愈合。

【手术适应证】

1. 全身情况较好，能够耐受全麻，生命体征尚平稳，血流动力学稳定者；

2. 无感染性休克者；

3. 急性穿孔，时间在 24 小时以内者；

4. 溃疡穿孔较小，穿孔直径 <1.0cm 者，建议采用腹腔镜缝合修补；

5. 无合并大出血、幽门梗阻，不怀疑恶变者；

6. 无溃疡病史或溃疡病史短，年龄小于 50 岁；

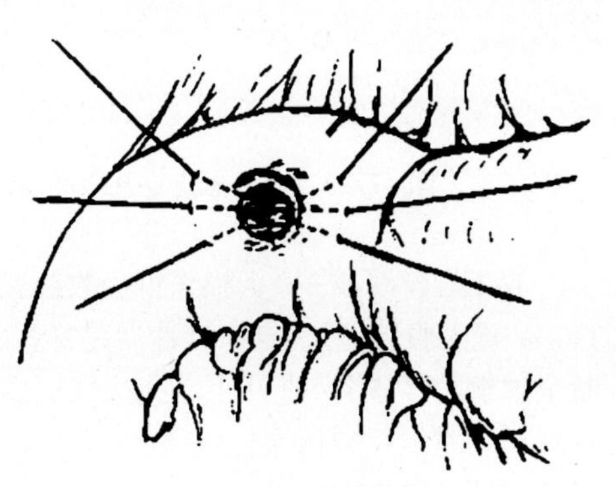

A. 缝合穿孔处

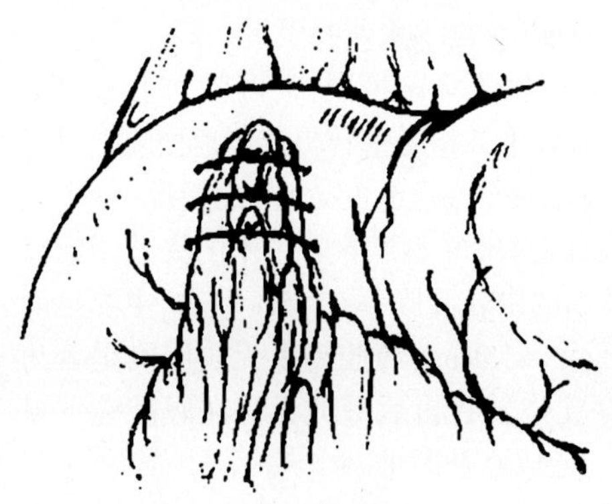

B. 覆盖大网膜

图 47-21　穿孔修补三针法

7. 无上腹部开腹手术史者。随着腹腔镜技术、设备的更新，穿孔修补的范围将会扩大，如胃后壁穿孔、右上腹轻度粘连等病例也能进行腹腔镜下溃疡穿孔修补；

8. 对于临床症状不典型、既往无溃疡史、腹部立位片无膈下游离气体、术前不能确诊的病例，腹腔镜探查既能明确诊断，又能手术修补。

【手术禁忌证】

1. 发病时间 >24 小时者；

2. 有较严重的感染性休克者；

3. 有心、肺、肝、脑等重要脏器功能不全、不能耐受全麻者；

4. 特别是穿孔直径≥1.0cm，或者局部发现肿块疑为胃癌穿孔者，应及时选择开腹手术；

5. 合并大出血、幽门梗阻，怀疑恶变者；

6. 有上腹部开腹手术史，粘连较重者。

【患者评估与手术规划】

1. 患者评估

(1) 合理选择适应证：发病时间不能超过 24 小时且无上腹部开放性手术史。对于病史较长，年龄在 50 岁以上，特别是穿孔直径 >1cm，或者局部发现肿块疑为胃癌穿孔者，应及时选择开腹手术。

5

(2) 对于合并酸中毒的患者，应于术前纠正，特别是有慢性肺功能不全的患者，可避免在腹腔镜手术时因 CO_2 吸收加重酸中毒。

2. 手术规划

(1) 术前导尿，留置胃管，但切勿洗胃。采用气管插管，静脉复合麻醉。

(2) 气腹压力控制在 11mmHg 以下，以免因气腹压力过高而致内毒素血症和细菌移位。

(3) 主操作孔的选择应依据穿孔的部位及胃十二指肠所在腹腔位置的高低而定，可选剑突下、左上腹。

(4) 胃穿孔者术中常规取活体组织检查，以免遗漏胃癌穿孔。一旦证实为癌性穿孔，主张中转开腹手术修补或根治性切除。对于十二指肠溃疡穿孔，基本上不考虑癌变可能，直接手术修补。

(5) 修补前须排除幽门梗阻，大网膜勿填塞过多及避免缝合对侧胃十二指肠壁致胃流出道梗阻。

(6) 手术者在操作中“走投无路”的情况下，中转开腹术仍是最佳选择，并不意味着手术的失败。腹腔镜下各种修补术的中转开腹率在 15% 左右，主要是因为溃疡穿孔较大（>1.0cm），腹腔镜下无法明确是否为溃疡穿孔及穿孔位置在胃后壁或无法在腹腔镜下显露清楚的部位，造成修补困难。

【手术方式】

单纯缝合修补术操作简单，费时较少，效果可靠，是治疗胃十二指肠溃疡穿孔较理想的手段。

取脐上或脐下（视患者肥胖及下腹部有无手术史而定）切开 1cm 皮肤、皮下组织，分离筋膜后置入气腹针，明确进入腹膜腔，建立气腹，压力维持在 11mmHg 以下。置入腹腔镜探查，证实为胃或十二指肠球部溃疡穿孔后，以脐孔为等边三角形的一点，分别在左、右腹直肌的外缘置入另两个 5mm Trocar 作操作孔。

根据探查情况，腹腔渗出严重，特别是直肠窝积液较多者，可在右侧下腹另置 5mm Trocar 吸引积液及术后置腹腔引流管。吸尽腹腔内积液及溢出的胃内容物后，在穿孔边缘取活检组织（图 47-22、图 47-23）。

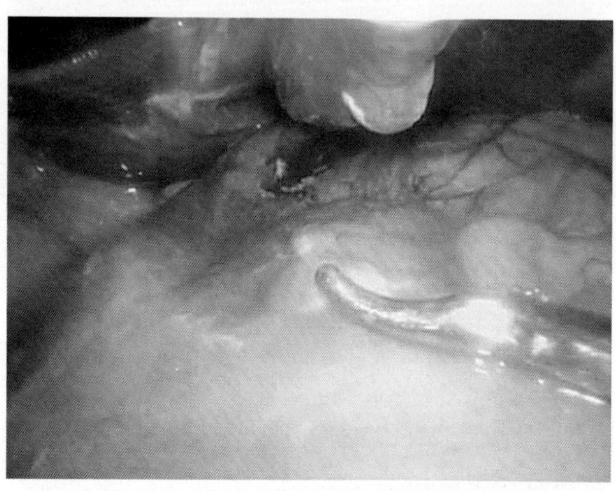

图 47-22 穿孔多数被网膜包裹覆盖可见脓苔

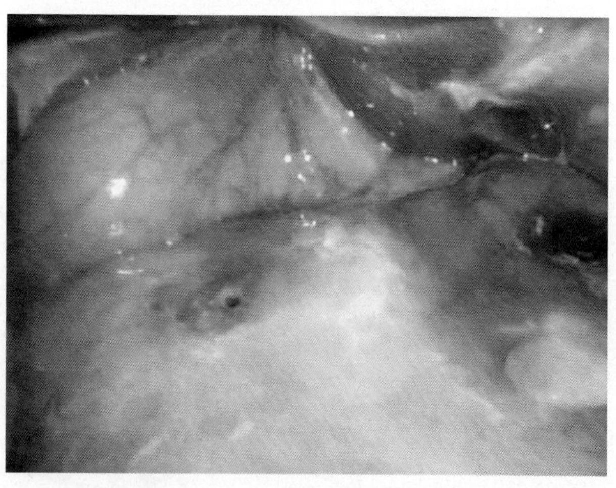

图 47-23 充分探查穿孔吸尽渗液

取 1 号丝线或 3-0 无损伤可吸收线，从脐部 10mm Trocar 置入腹腔，对确定为良性溃疡穿孔者，沿纵轴间断全层缝合 3~5 针，进针距穿孔边缘至少 0.5cm，以防打外科结时组织裂伤，要注意缝线超过穿孔上下缘（图 47-24、图 47-25）。

挤压胃壁穿孔缝合处无渗液后，用大网膜覆盖包埋加固。有时腹腔内炎症较重，穿孔周围无足够的网

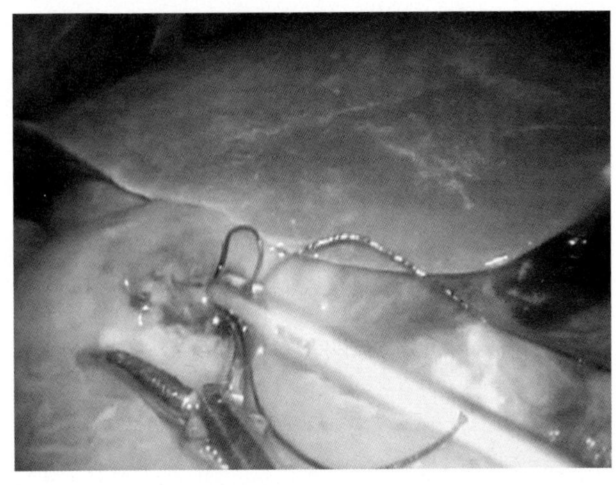

图 47-24 间断缝合穿孔

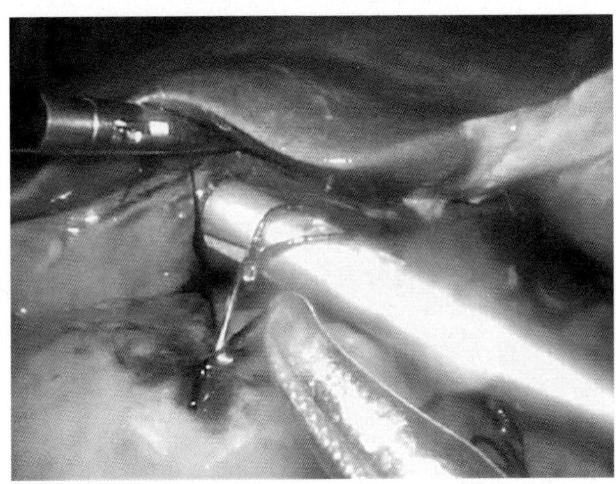

图 47-25 牵拉第一针缝线便于后续缝合

膜用于填补穿孔处，而肝圆韧带一般炎症较轻，组织韧性较好，不容易被缝线切割，用来修补更为牢靠（图 47-26、图 47-27）。

最后用大量生理盐水冲洗腹腔至水清为止。胃

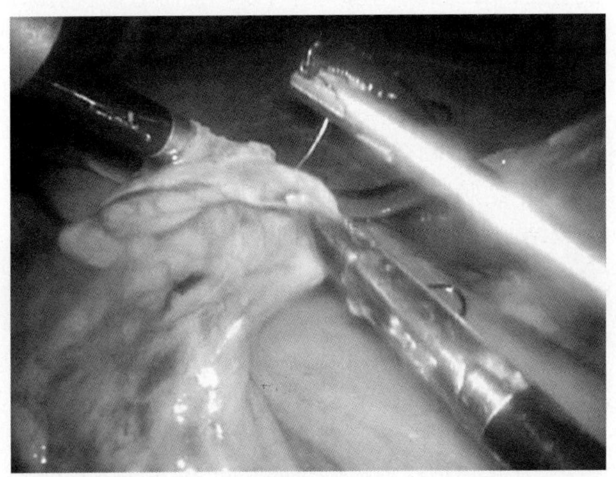

图 47-26 将大网膜缝合固定于穿孔部位

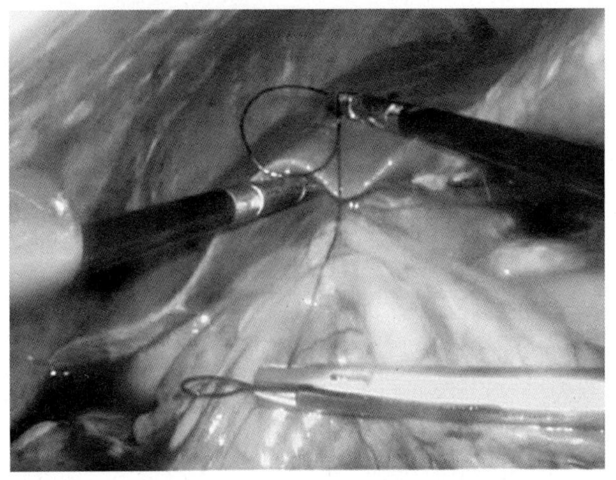

图 47-27 打结力度适中防止割裂

小网膜孔常规放置腹腔引流管，直肠窝视腹腔污染情况确定是否放置引流。

【手术要点】

1. 穿孔附近组织一般都有炎性水肿，较硬而脆，故缝合时应在穿孔周围较正常的胃壁组织上进针。进针要宽而深，结扎时要在放松胃的牵拉下慢慢进行，但又不能扎得过紧，以免缝线割裂组织。

2. 对穿孔较大，穿孔部组织脆弱，单纯缝合有困难或单纯缝合会发生梗阻者，可先穿缝线，暂不结扎，将一块带蒂或游离的大网膜覆盖穿孔处，然后结扎闭合。

3. 若胃溃疡穿孔大，瘢痕硬，应先将溃疡处胃壁做菱形切除，然后横行缝合，并覆盖大网膜，不能用单纯缝合法修补。

4. 若十二指肠溃疡穿孔大，瘢痕硬，溃疡又靠近幽门者，做菱形切除后宜自两侧角纵行延长切口，再横行缝合做幽门成形术，以免引起幽门梗阻。

5. 若怀疑有溃疡并发恶性病变时，应在穿孔处取活组织做冷冻切片检查。如病理证实为恶性，对一般状况可、腹腔污染不重者，可行腹腔镜胃癌根治术；如患者出现恶病质、腹腔污染重、肿瘤广泛转移，对于手术无法切除的病例也可以先期行穿孔修补，浆肌层间断缝合加吸收性明胶海绵固定。待一般情况改善后，再做胃癌根治术。

【术后处理】

1. 术后（全麻患者在清醒后）采取半坐位，以防发生膈下脓肿。

2. 术后给予禁食、胃肠减压、制酸、肠外营养支持治疗。一般在 2~3 天后肠蠕动恢复，即可拔除胃管，开始进流质饮食。

3. 注意术后护理，密切观察生命体征及腹部体征的变化，准确记录腹腔引流量及性质，及时发现并防

治腹腔内出血及胃内出血，特别是术后72小时以内。

4. 良性溃疡患者出院后继续服用抗溃疡药物并正规治疗HP感染，术后定期(3个月)复查胃镜并活检，以了解溃疡愈合情况及有无恶变；同时可持续观察胃黏膜病变和经过抗溃疡药物治疗后的疗效；并可为有溃疡恶变、胃癌或顽固性溃疡药物治疗效果不明显的病例提供确切的手术指征，达到早期治疗的目的。

【手术并发症】

腹腔镜胃十二指肠溃疡穿孔修补术的并发症分两类：手术并发症和气腹并发症。前者与常规手术类似，包括穿孔复发、膈下脓肿、腹腔脓肿或切口感染。切口感染经清洁换药及使用抗生素可以消退。如形成膈下或腹腔脓肿须切开引流。后者主要是手术时间长所致，具体同前。

(余佩武　石彦)

第五节　胃大部切除术

一、开腹手术

5

根据切除胃的范围的大小，胃部分切除术可分为胃大部切除术或称之为胃次全切除术、半胃切除术以及胃窦切除术。通常应用的胃大部切除术的范围是指切除胃远端的2/3~3/4，包括胃体大部、胃窦部、幽门和部分十二指肠，然后行胃肠吻合。其切除线的标志大约相当于胃小弯侧胃左动脉第2分支与胃大弯胃网膜左动脉终末支近侧第2分支的连线。

【手术指征】

1. 胃大部切除术治疗胃十二指肠溃疡的疗效比较确切，这是由于：①切除了大部分分泌胃酸和胃蛋白酶的黏膜及分泌促胃液素的幽门窦部黏膜；②切除了溃疡及容易发生溃疡的部位；③切除了致溃疡病的幽门螺杆菌的主要滋生场所；④通过胃肠吻合，碱性肠液可反流入胃以中和胃酸；⑤解除了慢性溃疡所引起的瘢痕性幽门梗阻。

胃、十二指肠溃疡有以下情况时适于行手术治疗；

(1) 慢性胃溃疡经严格的非手术治疗效果不佳者。因胃溃疡约有5%~10%并发癌变，尤其以胃窦大弯侧或直径较大的溃疡为常见；

(2) 瘢痕性幽门梗阻；

(3) 胃十二指肠出血，尤其是胃十二指肠溃疡出血的患者，如大量出血或反复出血经内科积极保守治疗无法改善者应行手术治疗；

(4) 急性穿孔：穿孔时间12小时以内，腹腔无严重感染，一般情况良好者；已有幽门梗阻或穿孔修补后可能引起梗阻者；伴有出血或既往有出血史以及疑有癌变者；

(5) 手术治疗后复发性溃疡病变；

(6) 慢性十二指肠溃疡，经长期严格非手术治疗无效；穿透性或胼胝性溃疡，症状严重者。

2. 其他疾病　如胃多发性息肉，胃平滑肌瘤，胃黏膜脱垂并大出血，胃结核病变等。

【术前准备】

1. 术前纠正营养不良、贫血及低蛋白血症，改善机体状态；

2. 纠正水电解质紊乱；

3. 伴幽门梗阻的患者应禁饮食、胃肠减压，减轻胃黏膜水肿；

4. 择期手术患者术前1天普通灌肠，手术当日禁饮食并置鼻胃管。

【麻醉方式及体位】

多采用气管插管全身麻醉，亦可采用硬膜外阻滞麻醉。手术采取仰卧体位。

【手术类型】

胃大部切除术后需将残留胃与肠道吻合。根据胃肠道重建方式可分为胃十二指肠吻合及胃空肠吻合两类。

1. 胃大部切除胃十二指肠吻合术(Billroth Ⅰ式) 是将胃的残端直接与十二指肠残端吻合。这种重建方式维持了食物经过十二指肠的正常通路，比较接近正常的生理状态。手术后远期并发症较少，手术操作也较简单。但十二指肠溃疡患者如溃疡瘢痕较多、粘连较重时，或胃十二指肠吻合口预计张力较大时，做此种术式常有困难(图47-28)。

2. 胃大部切除胃空肠吻合术(Billroth Ⅱ式) 是指胃大部切除术后将十二指肠残端缝合关闭，残胃与空肠吻合。这种重建方式术后，食物由胃直接进入上段空肠，十二指肠溃疡病变可以旷置而不予以切除，同时可以避免胃切除较多而吻合口张力较大的问题。但是手术操作较Billroth Ⅰ式复杂，术后并发症较多(图47-29)。

Billroth Ⅱ吻合方法常见的有：

(1) 结肠后或结肠前全口胃空肠吻合术：在结肠后或结肠前将整个残留胃的断端与空肠做端-侧吻合。操作比较简单，但吻合口大，手术后较易发生倾倒综合征。

(2) 结肠后或结肠前半口胃空肠吻合术：将残留胃的断端的小弯侧缝合，在结肠前或结肠后用大弯侧与空肠做端-侧吻合。操作方法虽较复杂，但吻合口较小，延长食物在胃内停留的时间，减少手术后倾倒综合征发生的机会。也有人认为，胃空肠吻合术后

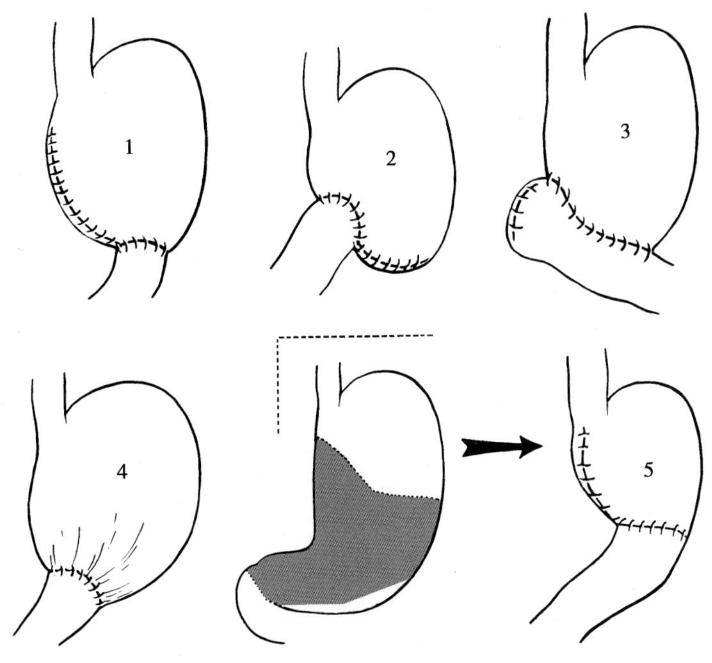

图 47-28　胃十二指肠吻合的类型，以第 5 种类型最为常用

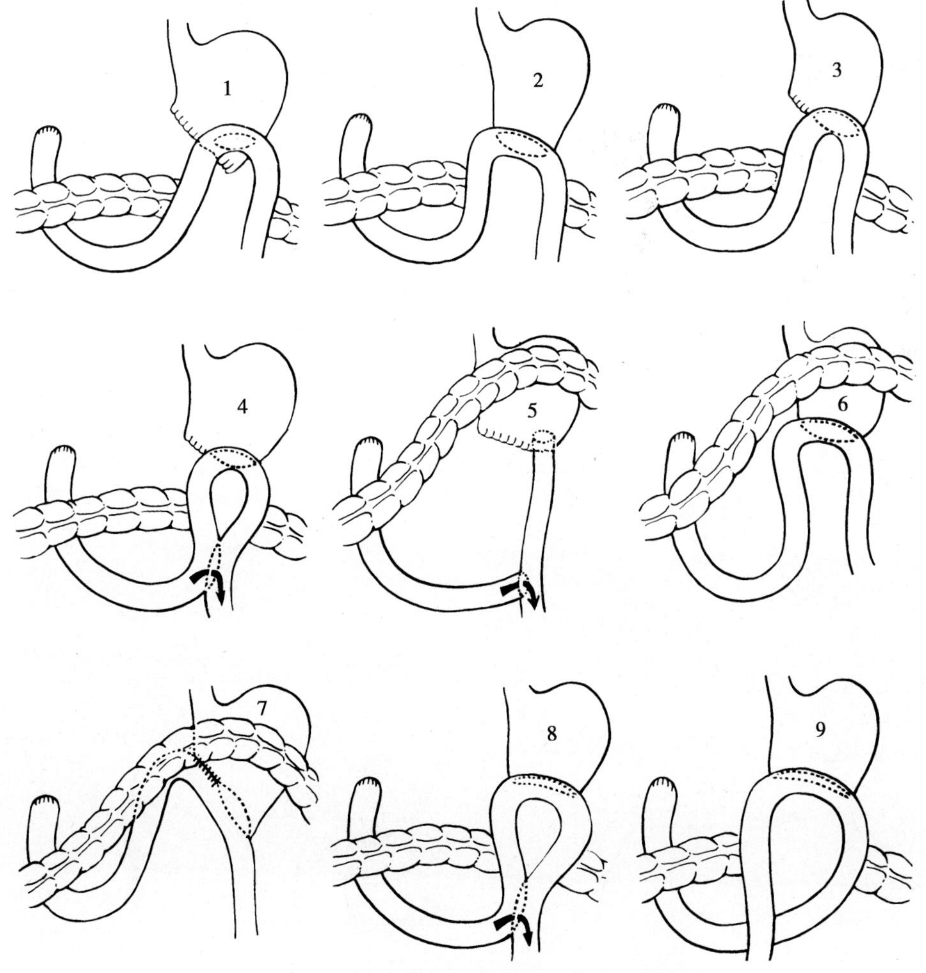

图 47-29　胃大部切除术后胃空肠吻合的各种类型

食物进入空肠真正的出口是远端的空肠，大的胃空肠吻合口本身并不影响胃的排空。然而在临床实践中，半口吻合法手术后倾倒综合征较全口吻合者要少见。此外用缝合残留胃断端小弯侧的方法，可增加小弯处胃组织的切除量，例如胃小弯侧溃疡病灶，切除小弯后，将残留胃断端的小弯侧缝合，用胃大弯侧与空肠吻合，仍可保留足够的胃组织，对其功能的影响较小。

各种胃切除术后重建方式都有一定的并发症，术式好坏是相对的，应根据具体手术情形而做最佳选择。

【手术步骤】

胃大部切除术的主要步骤包括游离、切胃和胃肠道重建三个部分。

1. 切口　多选用上腹部正中切口或左上腹旁正中切口。

2. 探查　进入腹腔后，首先探查肝、胆、胰等脏器有无病变，如有无胆囊结石等。特别注意溃疡部位的瘢痕粘连程度，充分估计溃疡能否切除。根据探查结果，决定手术方式。如十二指肠溃疡不能切除时，最好事先就确定行溃疡旷置术，注意保留幽门部的血供，不要在游离中途改变手术计划。

5

3. 游离

(1) 游离胃大弯：将胃提起，在大弯稍左处选一无血管区打开胃结肠韧带，在血管弓内逐一钳夹、切断、结扎胃网膜血管通向胃壁的各分支(图 47-30A)。也有人认为这样操作较为费时，不必保留胃网膜血管弓，在大网膜脂肪较少的情况下结扎胃网膜动脉，并不致引起网膜的坏死。倡导在网膜肥厚的患者，保存网膜的血液循环，可避免大网膜发生缺血、坏死、粘连。施行结肠前胃空肠吻合时，肥厚的大网膜可能压迫输入及输出段的空肠或发生粘连，影响手术的结果，故最好将相应部位的部分大网膜切除。一般先沿大弯向左游离至胃网膜左血管邻近无血管区的最后一个或两个分支(图 47-30B)。然后再向右切断并结扎胃网膜右血管的各支，直至幽门部。分离时将手指放在胃结肠韧带的深面牵引网膜，有助于展示及分离胃网膜血管通向胃壁的分支。在右侧，胃后壁与横结肠系膜、胰腺之间，或胃结肠韧带与横结肠系膜之间常有粘连，可用手指紧贴胃壁将粘连轻轻向右推开，或用剪刀剪开(图 47-30C)。在操作过程中应随时注意检查结肠中动脉以免损伤。将胃向上分开，切断并结扎走向胃幽门部的血管各分支。胃网膜右动静脉主干在幽门的下方紧贴胃大弯缘，如若不注意可导致其损伤(图 47-30D)。

(2) 游离胃小弯：在离胃小弯上缘约 2cm 的无血管区，剪开肝胃韧带。先向右侧游离，将至幽门时，辨清胃右动脉，可用左手拇指(在胃前壁)、示指(伸入胃后壁)在幽门部上方触摸其位置，以此作为向右分离胃小弯部血管的界限，并注意保护供应肝脏的动脉、胃十二指肠动脉及胆总管等，勿使损伤。靠胃上缘钳夹、切断并结扎胃右动脉，近心端重复结扎一次(图 47-30E)。有时可按溃疡的部位决定分离的先后顺序。若为胃溃疡，可先游离、切断及处理十二指肠，然后将胃翻向左侧，再向左游离胃小弯及胃与胰腺之间的粘连。若为十二指肠溃疡，则先向左游离和切断胃，将胃翻向右侧，再游离与处理十二指肠。下面以胃溃疡为例。

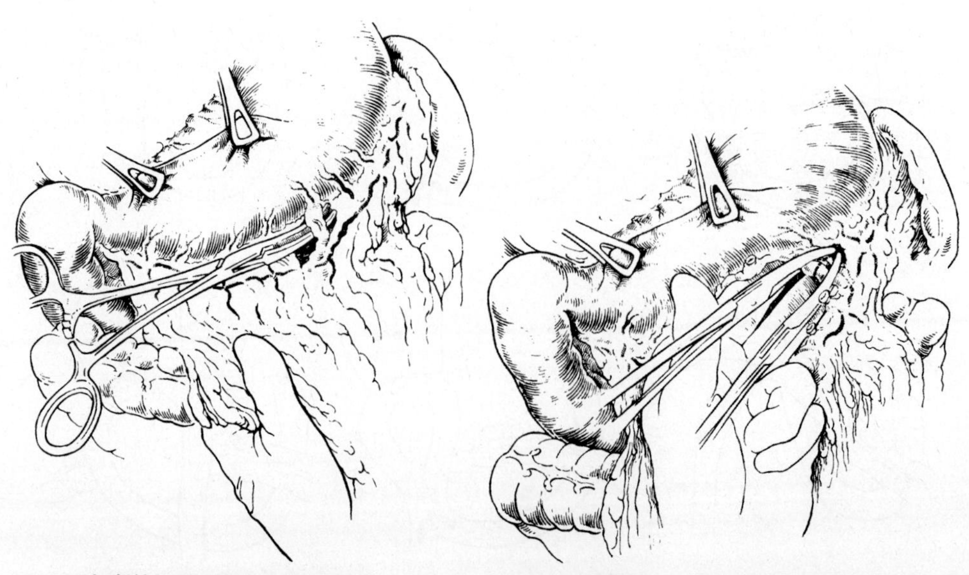

A. 切断结扎胃网膜血管至胃壁分支　　B. 向左游离胃大弯至胃网膜左血管最后1~2支

图 47-30　胃大部切除术：胃的游离

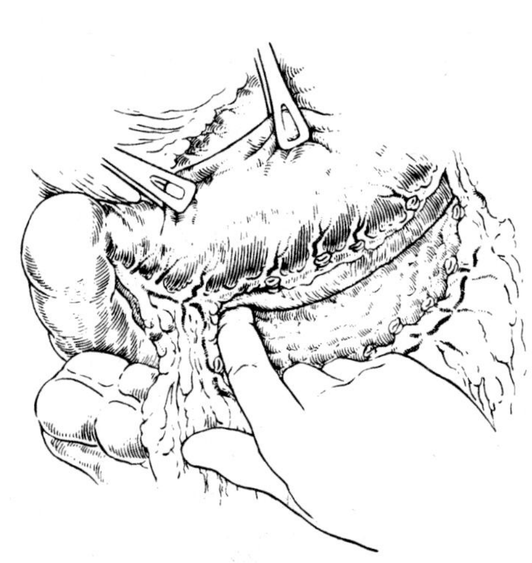
C. 向右游离胃后壁

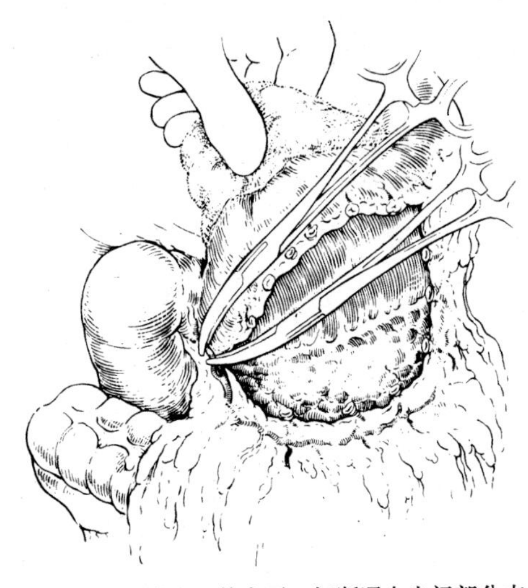
D. 保存胃网膜右血管主干，切断通向幽门部分支

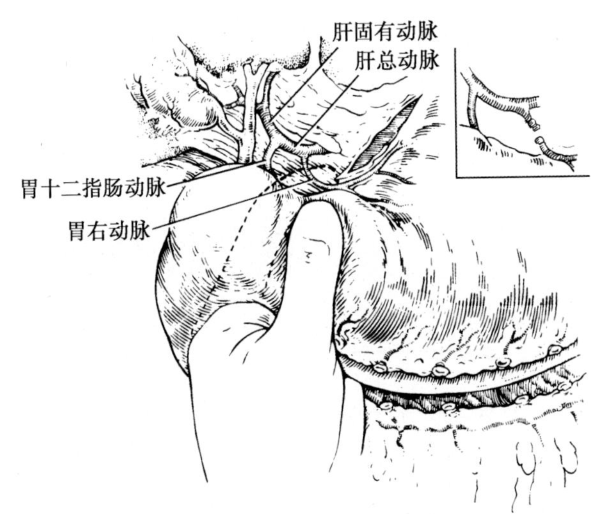

E. 剪开肝胃韧带，认清胃右动脉，再切断结扎

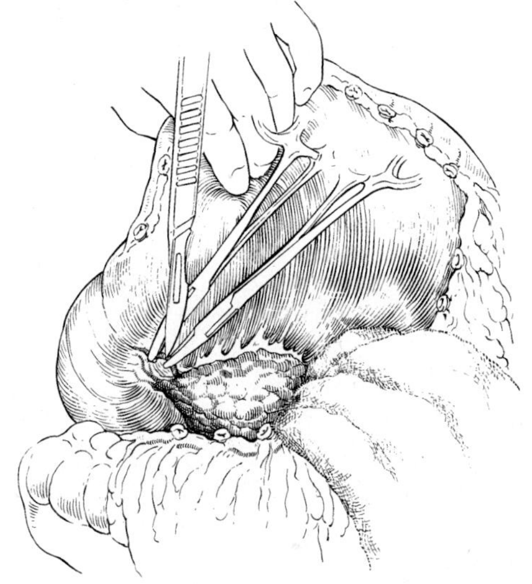
F. 游离幽门部，蚊式钳夹住小血管切断结扎

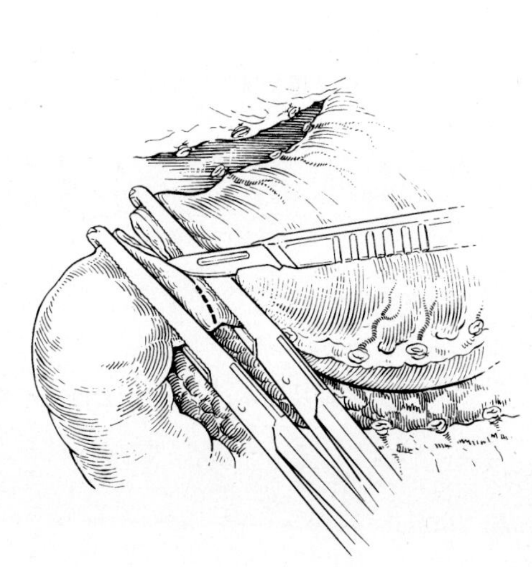
G. 切断十二指肠

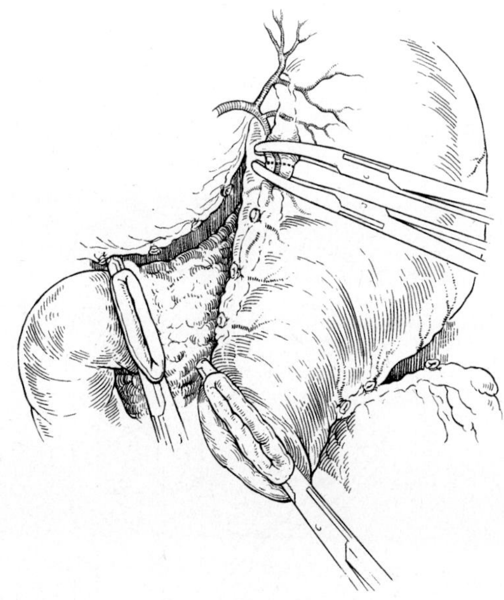
H. 继续向左游离，切断结扎胃左动脉

图 47-30(续)

5

(3) 游离与切断十二指肠：将胃牵向左上方，分离十二指肠球部长约 2cm。幽门管和十二指肠球部的后壁与胰腺之间有较多的来自胃十二指肠动脉的小分支，需用蚊氏钳夹住切断、结扎（图 47-30F）。若该处有粘连，则分离更加困难，需注意防止损伤胃十二指肠动脉，并以此动脉作为标志，不再向右侧游离，以防损伤胆总管和胰腺管。用两把有齿直血管钳在近幽门处夹住十二指肠，并在血管钳之间将其切断（图 47-30G）。碘附棉球消毒断端，远端用干纱布包裹待用。如做Ⅱ式吻合，则随即缝合十二指肠残端，然后将胃向下方牵引，继续向左切断肝胃韧带。紧靠胃小弯分别从肝胃韧带的前后层腹膜中，逐个切断与结扎至胃壁的胃左动静脉分支（图 47-30H）。注意避免损伤迷走神经的肝支。在降胃支第 1 分支的远侧结扎、切断胃左动脉。清除胃小弯部的脂肪组织约 2cm，以利于缝合。

(4) 切胃与缝合断端小弯侧：在预定切除部位的胃大弯侧夹一把小胃钳或有齿直血管钳夹住胃小弯，然后将胃切除（图 47-31A）。一般是从大弯侧胃网膜左动脉最后一分支与胃左动脉第 2 分支连线的左侧将胃切断，大约切除胃的 60%~70%；若胃大弯侧平脾脏下极切断，则大约为 80%。切线的方向和吻合口的大小应根据手术方式而定。一般大弯侧切线方向与腹正中线呈 60°~70°。若行毕Ⅰ式吻合，大弯侧断端的宽度应与十二指肠的直径大致相等；若行毕Ⅱ式吻合，则大弯侧断端的宽度约为 5~6cm。沿有齿血管钳的深面切除小弯侧钳夹的胃组织，边切边缝（图 47-31B）。小弯侧残端封闭的方法很多，常用方法以丝线做间断全层交错褥式缝合或做全层毯边缝合或全层 8 字缝合，再用 1 号丝线间断缝合浆肌层（图 47-31C）。

4. 胃肠道重建法

(1) 毕Ⅰ式重建法（图 47-32）：将夹住十二指肠的有齿血管钳和夹住胃的小胃钳靠拢，分别向两侧翻开少许，显露后壁，距边缘约 1cm 处用 1 号丝线间断缝

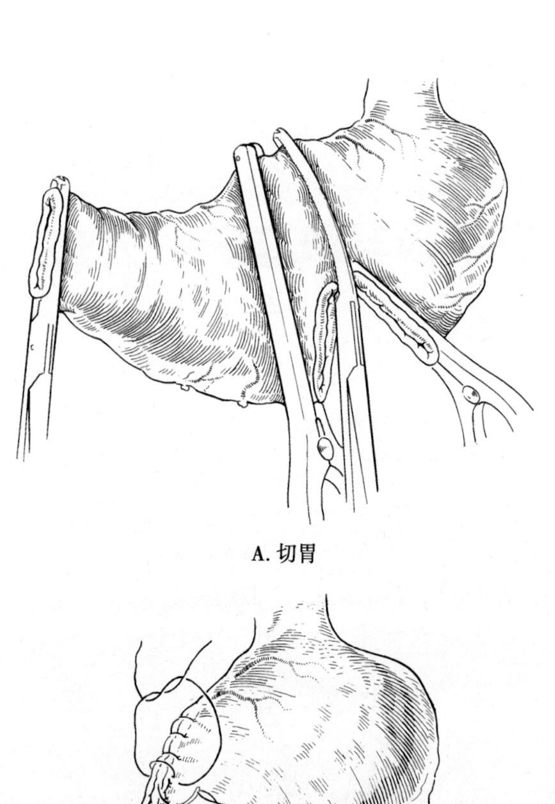

A. 切胃

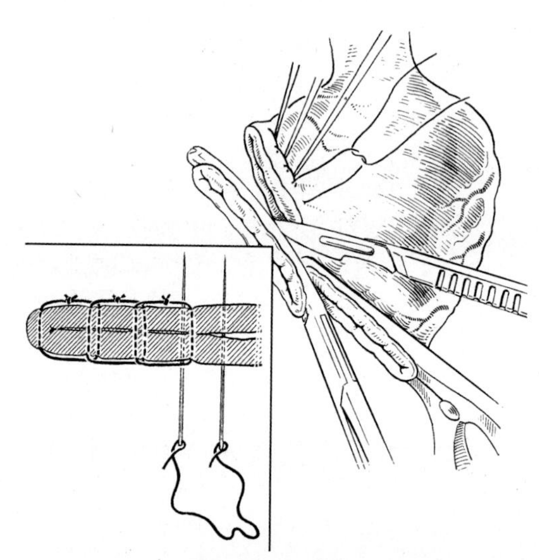

B. 全层交错褥式缝合胃小弯侧

C. 浆肌层缝合胃小弯侧

图 47-31　胃大部切除术：切胃与缝合断端小弯侧

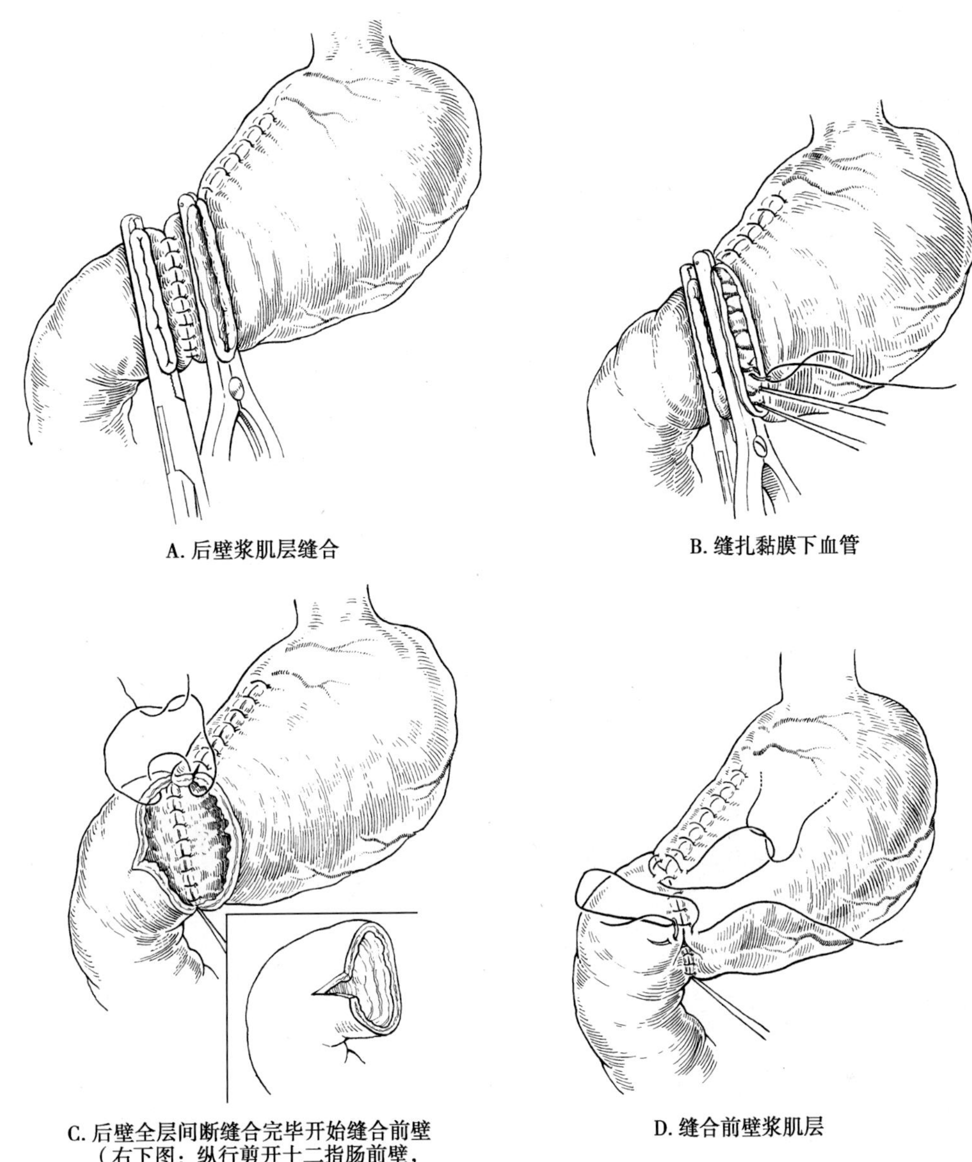

A. 后壁浆肌层缝合

B. 缝扎黏膜下血管

C. 后壁全层间断缝合完毕开始缝合前壁（右下图：纵行剪开十二指肠前壁，以扩大其吻合口径）

D. 缝合前壁浆肌层

图 47-32　胃大部切除术 Billroth Ⅰ式胃肠道重建

合后壁浆肌层(图 47-32A)。靠两钳的深面,分别环形切开胃、十二指肠壁的浆肌层,用 0 号丝线逐一缝扎黏膜下血管(图 47-32B)。切除胃及十二指肠被钳夹压榨的部分。吸除胃和十二指肠内容物,并检查胃内有无来自小弯侧的出血点。用 0 号线间断内翻缝合胃、十二指肠壁的全层,由后壁开始,再转向前壁(图 47-32C)。为了避免组织内翻过多引起吻合口狭窄,也可将内翻缝合全层法改为间断缝合黏膜层,再以丝线间断缝合前壁浆肌层。最后用荷包缝合加强胃小弯侧与十二指肠交界角(图 47-32D)。

胃溃疡行胃大部切除以毕Ⅰ式重建时,亦可先游离胃大小弯,切断胃体,残留胃端同前处理。然后将被切除的远端胃翻向右侧,使游离的十二指肠球部略为提起。用 0 号丝线将胃端与球部后壁行浆肌层缝合,在缝合线肠侧 0.5cm 处切开球部后壁,全层缝合吻合口后壁。切除球部前壁,把胃剔除(图 47-33A、B),如此法两层缝合前壁(图 47-33C、D)。此法的优点是可用被切除远段胃作为牵引,较好显露球部后壁,利于缝合。

胃与十二指肠吻合时,应特别注意防止吻合口的张力过大和狭窄。若张力大,可用以下方法解除:切开十二指肠外侧后腹膜,向左前方钝性分离十二指肠降部(图 47-34A);进一步游离胃大弯;切断残胃后壁与胰腺被膜之间的粘连;若张力仍较大,可将胃大弯拉向右侧,缝合于肝圆韧带上,或利用已切断的胃结肠韧带、肝胃韧带与胃缝合固定;或将吻合口近侧的胃后壁与胰腺被膜缝合(图 47-34B)。一般吻合口至少应能通过一拇指。为了防止狭窄,应采用间断缝合法

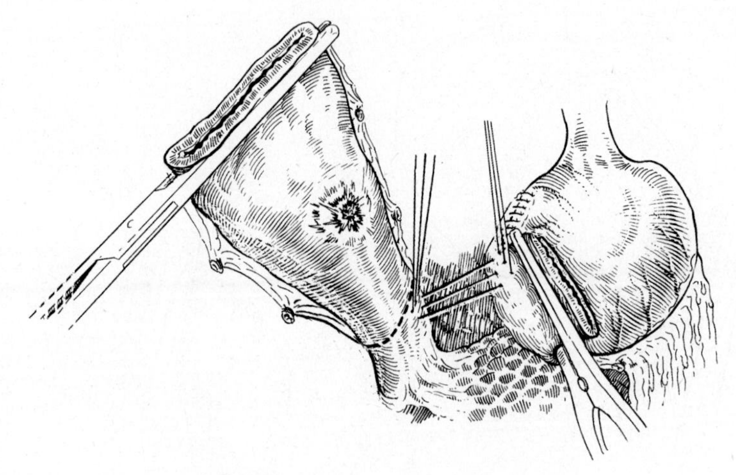

A. 切断胃体、远段翻向右侧行后壁浆肌层缝合

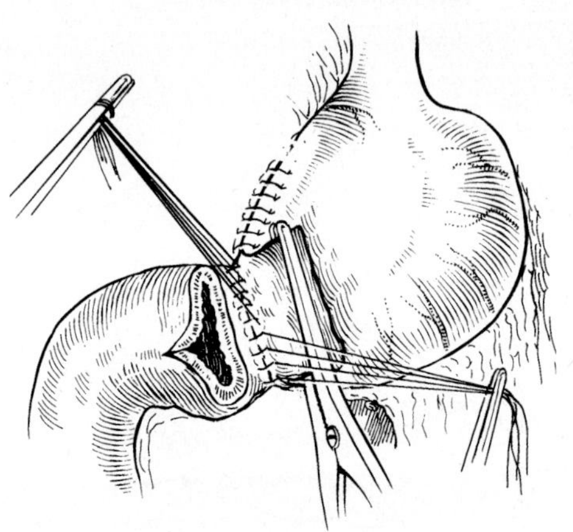

B. 切断十二指肠球部前壁，把胃剔除

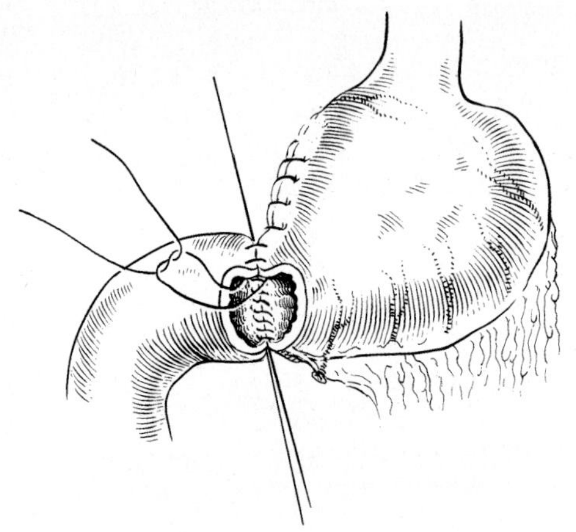

C. 后壁缝合完毕、全层缝合前壁

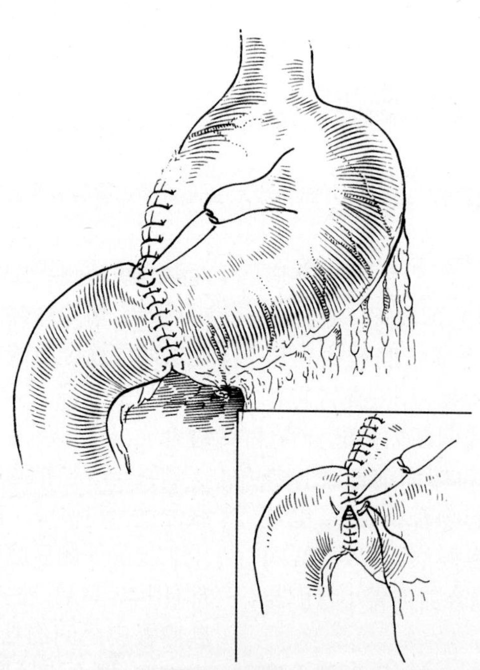

D. 缝合前壁浆肌层

图 47-33　胃溃疡胃大部切除 Billroth Ⅰ式重建

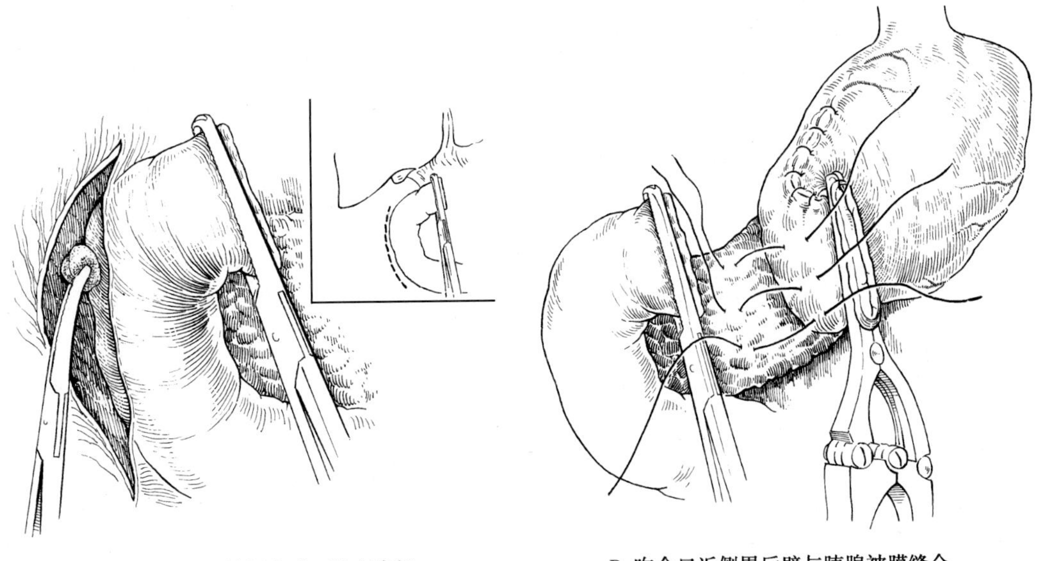
A. 切开十二指肠外侧腹膜，游离降部　　B. 吻合口近侧胃后壁与胰腺被膜缝合

图 47-34 Billroth Ⅰ式重建防止吻合口张力大时采取的措施

吻合，内翻组织不宜过多，必要时可将十二指肠残端前壁中部纵向切开长约 1cm，适当扩大吻合口。

(2) 毕Ⅱ式重建法

1) 封闭十二指肠残端：封闭十二指肠残端的方法很多，常用者有以下两种：

钳夹缝合法：用 1 号线在有齿血管钳的深面自小弯侧开始先缝合 1 针结扎，再绕血管钳作很松的连续缝合(图 47-35A)。在撤除血管钳的同时，逐步拉紧缝线并在大弯侧结扎。缝线两端用 1 号丝线做浆肌层半荷包缝合(图 47-35B)。结扎后暂不剪断，留做牵引用，在两牵引线之间间断缝合浆肌层(图 47-35C)。最后将残端前壁与胰腺被膜间断缝合固定，或用附近大网膜覆盖十二指肠残端并缝合固定(图 47-35D)。

边切边缝法：用一把有齿血管钳或小胃钳夹住胃幽门，在十二指肠球部的上下缘各缝一针牵引线。靠近幽门自下缘开始，边切断十二指肠，边用 1 号丝线连续全层缝合(图 47-36)，缝至上缘时，与牵引线打结，外面再间断缝合浆肌层。最后将十二指肠残端前壁按前法与胰腺被膜间断缝合固定，或用大网膜覆盖缝合固定。

2) 胃空肠吻合：最常用者有以下两种方法：

结肠后半口胃空肠吻合(Hofmeister 法)：提起横结肠，在横结肠系膜根部脊柱左侧找到十二指肠空肠曲，剪开十二指肠悬韧带(Treitz 韧带)，将该处肠管游离，便于吻合(图 47-37A)。然后展开横结肠系膜，在十二指肠悬韧带的上方、结肠中动脉左侧无血管区做一相应切口。切口不要过于靠近横结肠系膜的根部，并注意不要损伤系膜血管(图 47-37B)。距吻合口约 3~4cm 处将系膜切口的左(后)缘与胃后壁用丝线间断缝合(图 47-37C)。经横结肠系膜切口向上提出空肠，距十二指肠悬韧带约 6~8cm 处的空肠，以近端对胃小弯侧的方式进行吻合。先在预计空肠切口的远、近端各缝一线作标记并牵引以利于操作。要注意空肠吻合口的位置与宽度。如空肠输入段过短，则可牵拉成角；过长则可发生粘连、扭曲，均可造成梗阻。输入段的长度，以吻合后不留多余的肠曲为宜。吻合口的宽度以吻合完毕能通过 3 指为准。用 1 号丝线将胃后壁(距胃钳约 1cm)与空肠(距系膜缘约 1cm)作浆肌层间断缝合(图 47-37D)。距缝线约 0.5cm 许，分别切开胃及空肠的浆肌层，将黏膜下血管用 0 号丝线逐一缝扎。按胃大弯侧残端大小(一般 5~6cm)，切开空肠黏膜及切除钳压榨的胃残端边缘。吸除胃及空肠内容物，并检查已缝合的胃小弯侧有无出血。用 3-0 肠线做后壁全层毯边缝合(图 47-37E)。将胃管末端放入空肠输入段，但在胃内的一段保留 1~2 个侧孔。缝合至前壁时，改为全层连续内翻缝合(图 47-37F)，再用 1 号丝线间断缝合前壁浆肌层，并将吻合口的上下两角做半荷包加强缝合(图 47-37G)。继续将横结肠系膜切口的右(前)缘与胃前壁作间断缝合(图 47-37H)，最后用丝线缝闭后腹膜与远近段肠襻系膜间的空隙。

吻合口前后壁外层的浆肌层，也可用 1 号丝线连续或间断缝合。为了减少因组织内翻过多引起的吻合口狭窄，也可将前后壁全层缝合改为黏膜层连续或间断缝合。

结肠前半口胃空肠吻合法：结肠前胃空肠吻合法与上述方法基本相同。所不同者系经结肠前将空肠与胃吻合。吻合时应注意空肠输入段既不要过长以

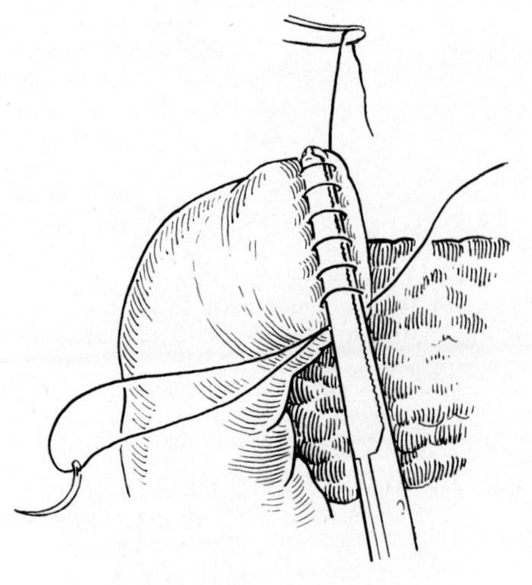

A. 环绕有齿血管钳作全层连续缝合

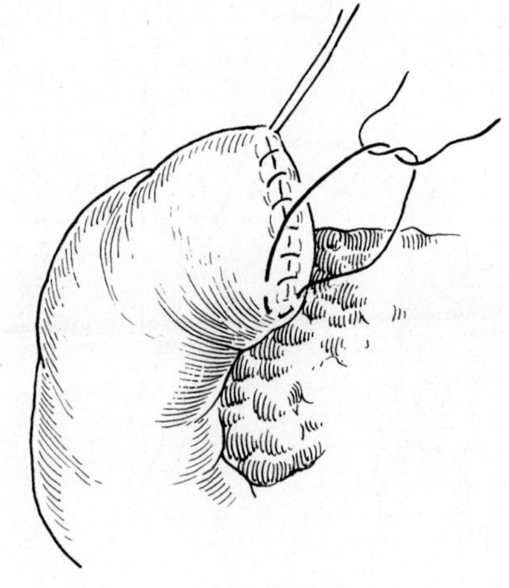

B. 收紧连续缝线，两端作浆肌层半荷包缝合

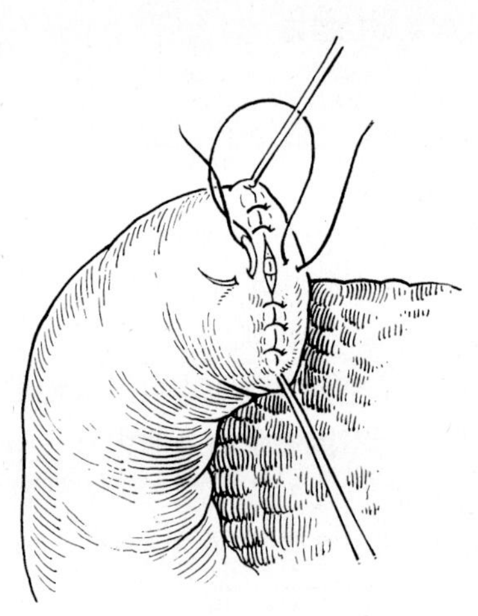

C. 间断浆肌层缝合

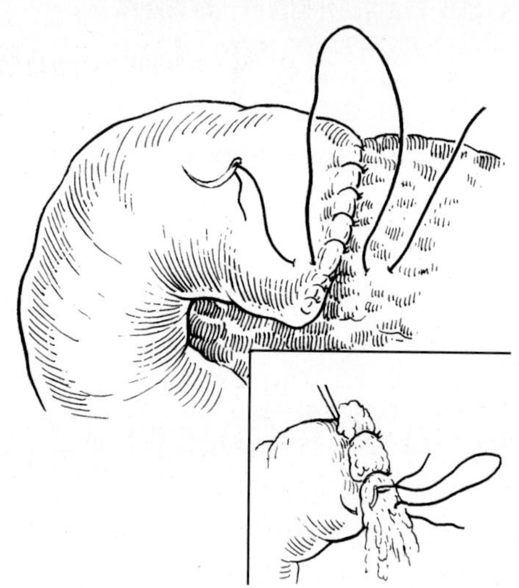

D. 残端前壁与胰腺被膜缝合或用大网膜覆盖

图 47-35　Billroth Ⅱ式重建钳夹缝合法封闭十二指肠残端

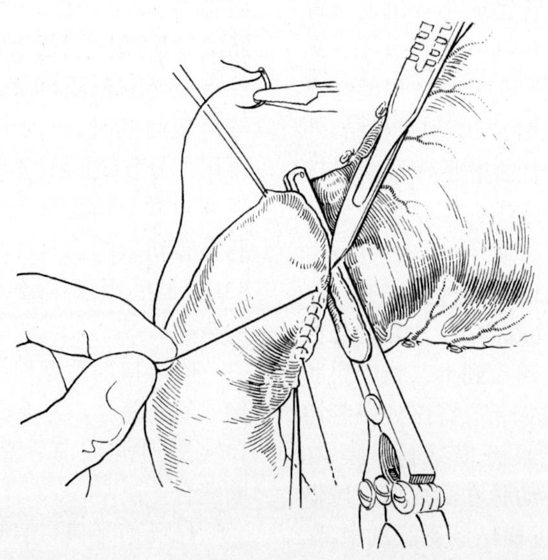

图 47-36　Billroth Ⅱ式重建边切边缝法关闭十二指肠残端

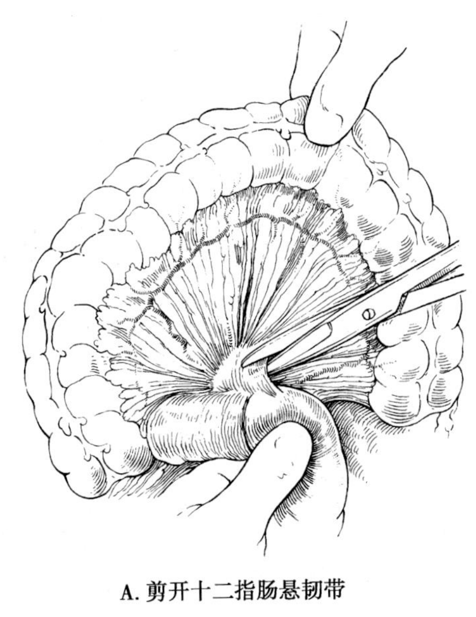

A. 剪开十二指肠悬韧带

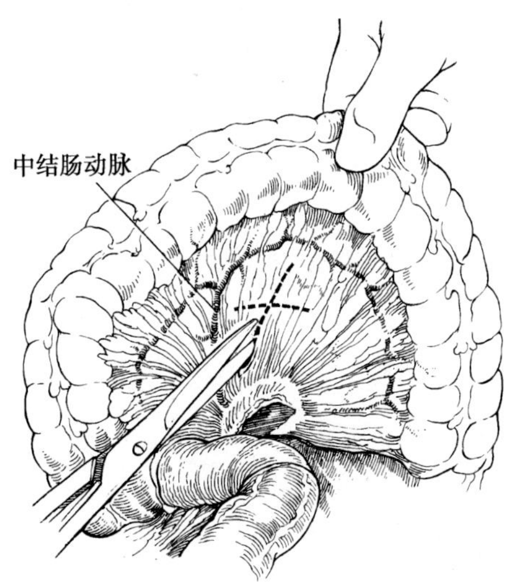

B. 横结肠系膜切口

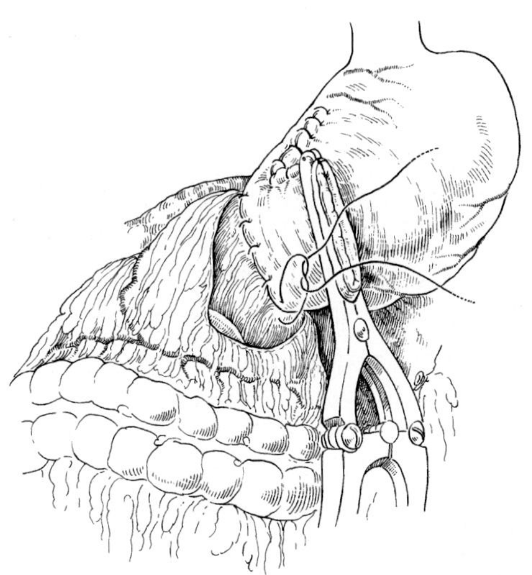

C. 系膜切口左缘与胃后壁缝合

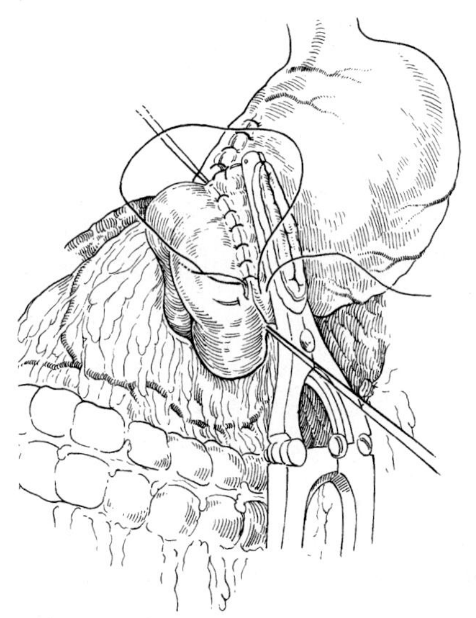

D. 后外层间断浆肌层缝合

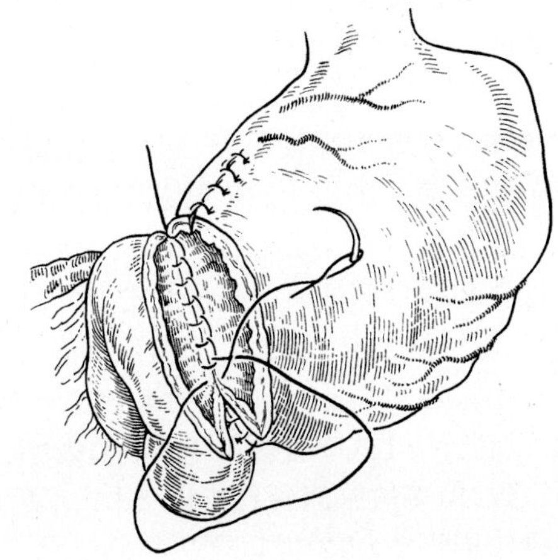

E. 后壁全层毯边缝合

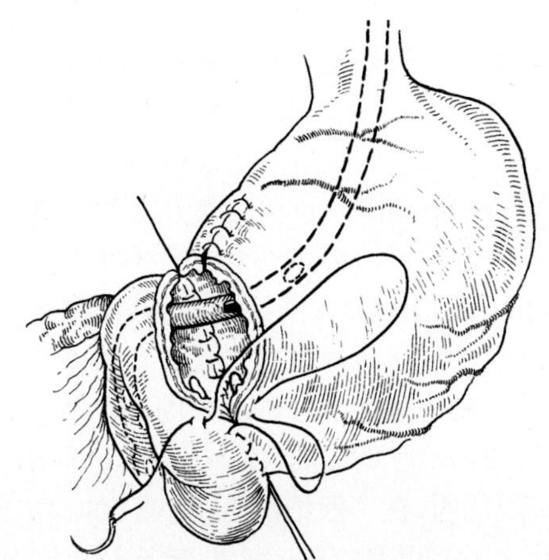

F. 前壁全层连续内翻缝合

图 47-37　胃大部切除术 Hofmeister 胃肠道重建

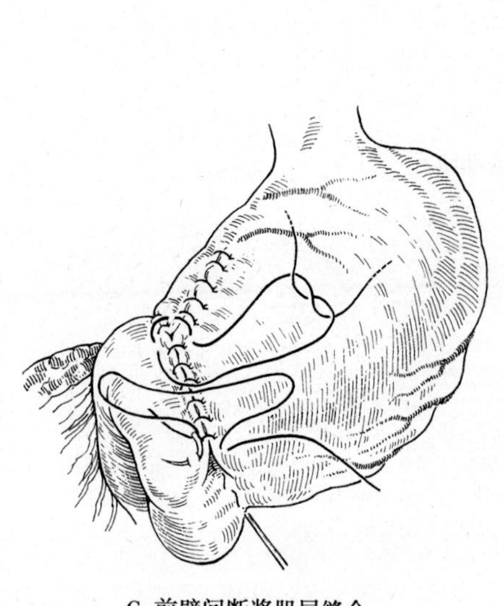

G. 前壁间断浆肌层缝合

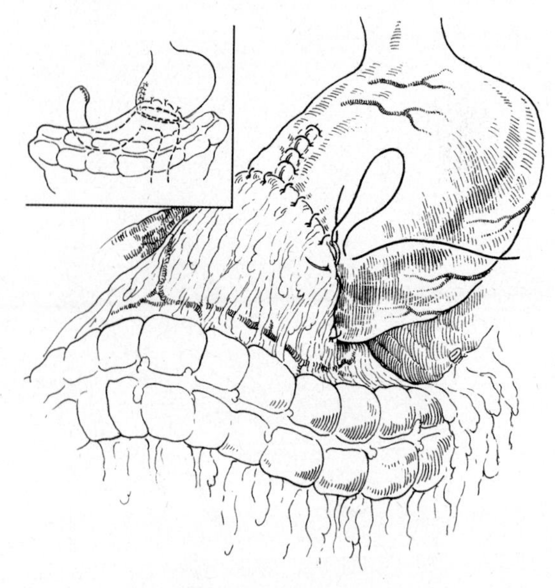

H. 系膜切口前缘与胃前壁缝合

图 47-37（续）

5

防止扭曲或发生内疝等并发症；也不要太短，以防与横结肠之间互相形成压迫，一般以距十二指肠悬韧带12~15cm 长为宜。吻合后用数针细丝线将空肠系膜缝在横结肠系膜及其肠脂垂上，以封闭两者之间所形成的空隙。

【术后处理】

根据术中情况放置鼻胃管，不放置鼻胃管，可减少患者肺部并发症的发生。持续胃肠减压应保持其通畅，注意抽出胃内容物的性质及数量，视引流情况可尽早拔除鼻胃管。术后患者如果发生胃潴留、腹胀或严重恶心、呕吐，可以考虑插入鼻胃管进行减压。推荐术后第 1 天开始口服液体或少量清流质，以后每天逐渐增量。一旦患者恢复通气可由流质饮食转为半流饮食。在禁食期间需静脉补充营养，维持水与电解质平衡。

【问题讨论】

1. 关于胃的切除范围　目前一般认为胃切除应包括幽门窦部在内的胃组织的 2/3~4/5，才能获得较好效果。胃切除范围越大，胃酸降低越多，而营养障碍、贫血等不良后果的可能性也越大。胃切除范围至75% 以上的患者，则上述症状较常见。因此在考虑切除范围时，要从溃疡治疗的需要和劳动力恢复等方面权衡得失。实践证明，在一般情况下，切除 60%~70%左右的胃组织后，疗效是满意的。如果患者年纪大、胃酸较低或系胃溃疡，胃切除量达 60% 已够；反之，若年纪轻、胃酸高，或系十二指肠溃疡，则胃切除量可适当偏多一些。

2. 对Ⅰ式或Ⅱ式手术的选择　胃切除后的两种吻合方式即胃十二指肠吻合（毕Ⅰ式）及胃空肠吻合（毕Ⅱ式），均曾被临床广泛应用。至于究竟选用何种术式，由于各家实践的经验不同，目前尚难求得统一。从远期疗效来看，二者差异不大。对十二指肠溃疡胃大部切除后，究竟选用何种方式吻合为佳，虽然目前的意见尚不一致，但由于胃切除较多，不便进行胃十二指肠吻合，一般仍以毕Ⅱ式应用较多。

毕Ⅰ式与毕Ⅱ式比较：毕Ⅰ式的优点是操作较简单，食物的通路近似正常生理状态，且十二指肠仍可由于食物的刺激产生胰泌素和缩胆囊素，促使分泌胰液和排泄胆汁，食物在十二指肠内得以与胆汁、胰液混合，有助于蛋白质和脂肪的消化和吸收，因此手术后食量和体重的恢复均较毕Ⅱ式为佳；手术后严重并发症亦以毕Ⅰ式较少见，倾倒综合征的发生率较低（毕Ⅱ式约为毕Ⅰ式的 3~6 倍），不会发生十二指肠残端瘘、空肠输入或输出襻梗阻、内疝及胆汁淤积等；且因操作范围在横结肠以上，横结肠以下腹腔污染少，手术后发生粘连的机会亦较少；此外，术后发生碱性反流性胃炎和残胃癌的机会较毕Ⅱ式为少，基于上述诸多优点，应尽量采取毕Ⅰ式。为保证足够的胃切除量，可将胃小弯侧多切除一些，保存较多大弯侧，使胃呈管状，以利行毕Ⅰ式吻合。至于溃疡复发率，文献报道颇不一致，但多数临床资料指出毕Ⅰ式术后的溃疡复发率仍较毕Ⅱ式为高，尤以十二指肠溃疡采用毕Ⅰ式术后，溃疡复发率可高于毕Ⅱ式 2~3 倍。其原因除因为毕Ⅰ式手术限制了胃切除范围外，尚可能由于吻合口缺乏碱性胆汁、胰液的中和保护作用所致。此外，毕Ⅰ式吻合时，要求十二指肠壁必须健康；且手术后吻合口发生狭窄、梗阻的机会也较毕Ⅱ式为多。当切除十二指肠溃疡有困难时，采用毕Ⅱ式手术，尚可行旷置手术。因此，目前认为毕Ⅰ式多适用于胃溃疡及部分可以切除的十二指肠溃疡。至于十二指肠溃疡，尤其是胃酸高、穿透性、瘢痕多而难于切除者；或位置高，胃切除范围较大，不易行毕Ⅰ式吻合的胃溃疡，则宜采用毕Ⅱ式吻合手术。为了防止碱性反流性残胃炎，可采用空肠 Roux-en-Y 式吻合术。

3. 结肠前或结肠后吻合及空肠蠕动方向的问题

(1) 结肠前或结肠后胃空肠吻合，从疗效来看，无差异。

结肠前吻合的优点是：操作较简单省时，万一需再次手术时较方便。其缺点是：空肠输入段较低，较易产生空肠溃疡；空肠输入襻与横结肠之间可以相互压迫引起梗阻；空肠系膜与横结肠之间有较大间隙，容易发生内疝等。

结肠后吻合的优点是：空肠输入段较短，较少发生空肠溃疡；无空肠与横结肠互相压迫引起梗阻的并发症；空肠输入襻系膜与后腹壁之间形成的间隙小，发生内疝的机会少。其缺点是：操作较费时；如不注意，可能损伤中结肠动脉；若横结肠系膜切口与胃壁缝合不完善或缝线撕脱时，可发生内疝和系膜切口压迫远近段空肠而造成梗阻等。

因此，两种方法各有其优缺点，如何选择常以手术者对该项技术掌握的熟练程度与习惯，及横结肠系膜的解剖情况而定，一般首选结肠后吻合，如横结肠系膜短、肥厚，则宜做结肠前吻合。

(2) 关于空肠襻的蠕动方向问题：输入空肠襻对胃大弯吻合，空肠的蠕动方向与胃的蠕动一致，一般称为顺蠕动胃空肠吻合；输入空肠襻对胃小弯吻合，空肠内容物运行方向与胃的蠕动方向不一致，一般称为逆蠕动胃空肠吻合(图 47-38)。

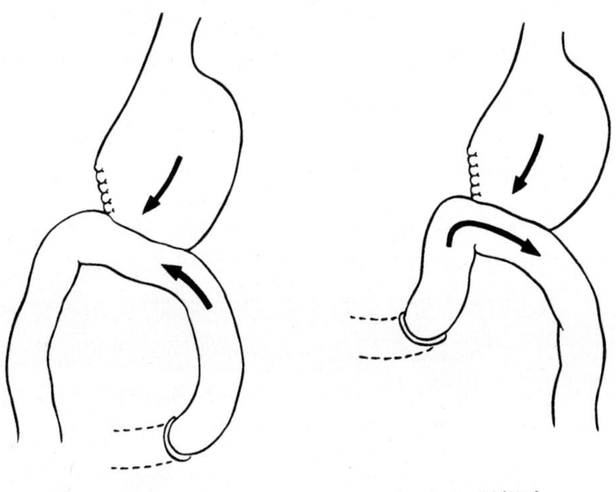

A. 顺蠕动　　B. 逆蠕动

图 47-38　胃空肠吻合后空肠的蠕动方向

顺蠕动方向吻合时，输入口在胃大弯，常常位置较低，食物容易因重力关系流入输入段空肠内；相反，逆蠕动方向吻合的输入口在胃小弯，位置一般较高，在术后钡餐 X 线检查时，输入段空肠一般不易充填显影。此两种方法的优缺点以往讨论较多，临床实践证明，二者在治疗效果上差别不大，故多随术者的习惯而选用。

我们的体会是：①结肠后近段空肠对胃小弯吻合时，应将十二指肠空肠曲游离，尽可能缩短空肠输入襻的长度；若横结肠系膜血管弓宽大，可将系膜切口做成与横结肠近平行方式(图 47-39A)，其前叶与胃前壁缝合固定，后叶与胃后壁缝合固定。此外，切口亦不致靠近系膜根部，可防止餐后残胃膨胀牵拉的不适；②行结肠前胃空肠吻合时，若十二指肠空肠曲位于脊柱左侧，宜行近段空肠对胃大弯的吻合，这样可使空肠输入段留得较短，并可避免发生在输入段对胃小弯吻合时空肠输出段系膜对输入段的压迫(图 47-39B)。但若十二指肠空肠曲附着处位于脊柱前，可用近段空肠对胃小弯吻合而不致受压；③近段空肠对胃小弯吻合，胃的排空速度一般较快，术后发生倾倒综合征的可能性较多；结肠前空肠近段对胃小弯吻合术后发生空肠输入段梗阻的机会较多，而空肠近段对胃大弯吻合则易有近段空肠淤积现象；④根据空肠蠕动方向的特点，应注意胃断端切线的方向，避免输出段空肠开

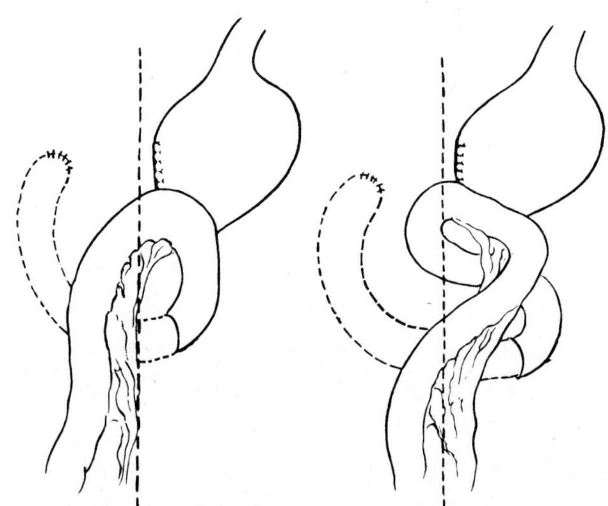

A. 近段空肠与胃大弯吻合，空肠输入袢较短，可避免输出段系膜对输入段的压迫　　B. 近段空肠与胃小弯吻合，形成输出段系膜压迫输入段

图 47-39　十二指肠空肠曲位于脊柱左侧时，结肠前胃空肠吻合后输入、输出段空肠的关系

口过高，造成潴留的现象(图 47-40)。

4. 对胃大部切除治疗溃疡病的评价　Schwarz 有一格言：无酸即无溃疡。因此长期以来无论内科或外

5

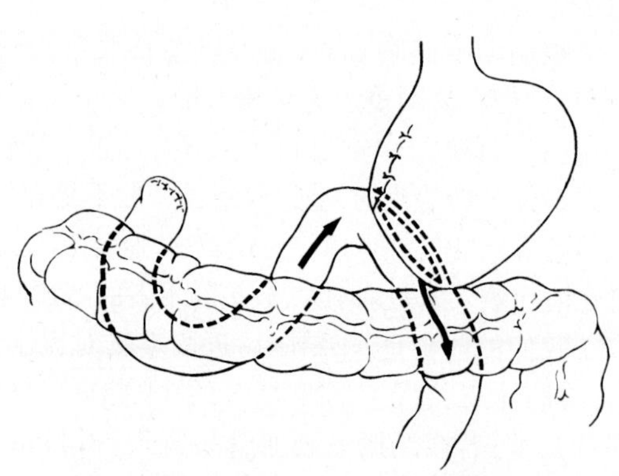

A. 结肠后空肠近段对胃小弯侧，大弯侧应较低

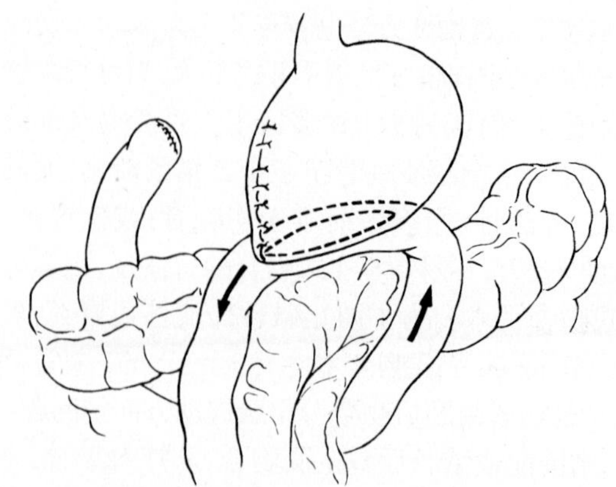

B. 结肠前空肠近段对胃大弯侧，小弯侧应较低

图 47-40　Billroth Ⅱ式胃肠道重建远侧空肠应与胃较低侧吻合

5

科治疗都是针对降低胃酸和胃蛋白酶分泌，以促进溃疡愈合。1881 年 Billroth 首次行Ⅰ式胃部分切除治疗了一位胃癌患者，从此胃部分切除成为治疗溃疡病的经典术式。1943 年 Dragsteadt 采用迷走神经切除术治疗十二指肠溃疡，其后在欧美国家各型迷走神经切断术几乎替代了胃部分切除术。20 世纪 70—80 年代，由于强力抑酸药物组胺受体阻滞剂及质子泵抑酸剂的开发应用，大大地提高了内科治疗的效果。同时 Marshall 等揭示胃黏膜感染是溃疡病发生和复发的最重要原因，这一发现对溃疡病治疗具有新的里程碑作用。对此 Graham 提出了一个新的格言——无 HP 即无溃疡。绝大多数溃疡患者采用抑酸剂（H_2RAS 或 PPI）或铋剂加 2~3 种抗 HP 药物可获得溃疡根治。因此溃疡病很少选择择期外科手术治疗。同时近十多年来，溃疡病并发症的急诊手术相对增加（如出血和穿孔）。虽然溃疡病外科治疗的指征仍无改变，但是由于内镜的普及和腹腔镜的应用，使溃疡病外科治疗的策略和方法也发生了巨大变化。如并发穿孔采用腹腔镜治疗；并发出血采用内镜进行电凝、微波、激光或注射凝血酶、纤维蛋白胶、肾上腺素、硬化剂等治疗，其成功率可达 90%；Asaki 采用纯酒精于溃疡灶内距出血血管 2mm 处作 3~4 点注射，每点 0.1~0.2ml，总量不超过 1.5~2.0ml。若认为治疗不可靠或再出血，可再次注射。作者 330 例加上协作单位共 1 603 例病例，其成功率为 99.7%。众所周知，胃大部切除可带来诸多近远期并发症。我们曾对 54 例溃疡病患者行胃大部切除后 5 年以上（平均 10.6 年）住院随访研究：属 VisickⅠ~Ⅱ级者 83.3%，有不同程度贫血为 33.3%，多为缺铁性贫血，倾倒综合征率为 22.2%，溃疡复发率为 5.6%，残胃癌为 1.9%。发生胆囊结石及胃肠道并发症再手术率各占 9.3%，血清叶酸、维生素 B_{12}、铁蛋白浓度均显著低于正常人对照组。由此可见胃大部切除治疗溃疡病既可收到较好临床疗效，又是产生一些严重并发症的根源。尽管如此，胃部分切除治疗溃疡病在历史上起到重要作用，而现在也并未到黯然失色的地步。在一些用保守治疗不愈，尤其是胃溃疡患者，在当前我国广大农村基层医院，或尚无先进设备和技术条件不够的医院，胃大部切除术仍是外科治疗溃疡病的较好选择。但必须强调要严格掌握手术适应证，遵守操作规范，采用最合适的胃肠道重建方式，以达到最好的疗效。

【并发症】

分为由于操作技术上的缺点而引起的并发症和由胃肠功能改变引起的并发症。

1. 出血

(1) 原因：手术后早期出血包括腹腔内出血和胃肠道内出血。腹腔内出血多系胃的动脉结扎不牢或缝线滑脱所致。可于关腹后即发生或者可迟至一周左右。早期胃肠道内出血多来自吻合口或胃小弯侧残端缝合处，由于黏膜回缩、止血不完善或缝线结扎过松等原因引起；有时系由于十二指肠溃疡并发出血仅行 Bancroft 手术，或多发性胃溃疡，未被完全切除，手术后仍继续出血，往往于手术完毕后不久，即从胃管内引流出鲜血，或呕鲜血及血块。

(2) 预防

1）手术中应仔细止血，胃动脉的主要分支均应双重结扎或贯穿缝扎。关闭腹腔前，应再检查一次。

2）吻合时应常规切开胃、肠壁浆肌层，将黏膜下血管逐一缝扎，或距残缘约 0.5cm 处用丝线间断褥式交错缝合胃断端小弯侧全层，以免黏膜回缩。对胃断端小弯侧亦可先切开浆肌层，对黏膜下血管用 0 号丝线一一缝扎后，行全层缝合。胃空肠后壁吻合后，经大弯侧断端吸净胃内容物，再从胃内仔细检查缝合后的小弯侧有无出血，若发现胃内有血液或血块，更应引起注意，寻找出血点予以缝扎。胃空肠吻合完毕后再抽吸胃管，检查有无鲜血。

(3) 治疗

1) 若出血量不多、速度慢，估计为渗出者，可先行非手术治疗，给予止血剂等。如系胃肠道内出血，可用冰等渗盐水洗胃，或用去甲肾上腺素 10mg 或用凝血酶加入生理盐水 100ml 口服，或口服凝血酶。

2) 如经非手术治疗无效，或出血量多、速度快，估计为动脉性出血者，应行手术治疗。手术时如果发现为腹腔内出血，在吸净血液及血块后，找到出血点，予以贯穿缝扎并进行详细全面检查，以免遗漏。如系胃肠内出血，拆开吻合口前壁或切开吻合口以上的胃前壁，以等渗盐水将胃内血块洗净，寻找出血点，用丝线行 8 字缝合，若为吻合口广泛渗血，可用 3-0 铬肠线将吻合口连续缝合一圈。如果吻合口及胃断端处均未见明显出血点，则应注意检查胃黏膜上有无溃疡及糜烂性胃炎出血。

2. 十二指肠残端瘘

(1) 病因：十二指肠残端瘘是毕Ⅱ式吻合法早期严重并发症之一。发生的原因是：

1) 对十二指肠残端处理不当或由于局部的病理改变缝合困难。如溃疡周围炎症水肿、瘢痕粘连、残端不易内翻缝合、缝合过紧过密或游离十二指肠过多影响十二指肠血液循环导致残端缺血坏死等。

2) 空肠输入段梗阻和十二指肠内压升高等均可造成残端破裂。

(2) 预防：手术前应积极改善患者全身状况，纠正低蛋白血症；手术中操作细致，防止十二指肠损伤，并妥善保护其血液循环；对切除有困难的十二指肠溃疡，可采用溃疡旷置手术；若溃疡切除后残端不易关闭，可经残端或在十二指肠前壁离残端约 2~3cm 处另切一小口，放入导管作十二指肠造瘘，并于肝下放置腹腔引流。

早期易误为术后反应和一般腹腔内感染，常丧失了救治时机，因此，术后三天以上仍持续高热，有较严重的全身中毒症状和腹膜刺激体征者，应进一步作 X 线、超声或腹腔穿刺等检查，以尽早确诊。

(3) 治疗：十二指肠残端瘘一旦发生，应及时引流。在右肋缘下切小口，放入双套管，行持续吸引，以保证引流和防止皮肤糜烂。此外，可用 10 号导尿管从双套导管旁插入瘘管内，并接上输液器，内盛清洗液，在经双套管持续吸引的同时，进行清洗(图 47-41)。清洗液可用 0.45% 乳酸(pH4.5~5.0)、1% 鞣酸、0.1% 新霉素或庆大霉素的混合溶液。如此不仅可以清洗瘘管控制感染，稀释与中和肠液，改变肠液的酸碱度使酶的活动减弱，而且由于不断的负压吸引，尚可避免或减少肠液对管道组织及皮肤的腐蚀，从而加速创口的愈合。在治疗中补充营养和维持水与电解质平衡极为重要。必要时，可从深静脉插管进行全胃肠外营养或行空肠造瘘进行肠内营养支持。为了防止皮肤腐蚀糜烂，可在瘘口周围皮肤上涂布氧化锌软膏。此外，尚可用生长抑素以减少胰液等分泌。并可用生长激素。一般经上述方法处理后，约 3~4 周瘘管多可自行愈合。在急性期间，因局部组织炎症水肿，十分脆弱，任何缝合修补瘘口的企图，不但很难成功，而且可造成更严重的后果。但如果经引流后肠液不见减少，且被证实为输入段空肠梗阻时，则应行空肠输入段与输出段侧 - 侧吻合，若炎症期过后 3 个月，瘘口仍不愈合或愈合后又复发者，可手术切除窦道，修补瘘口。

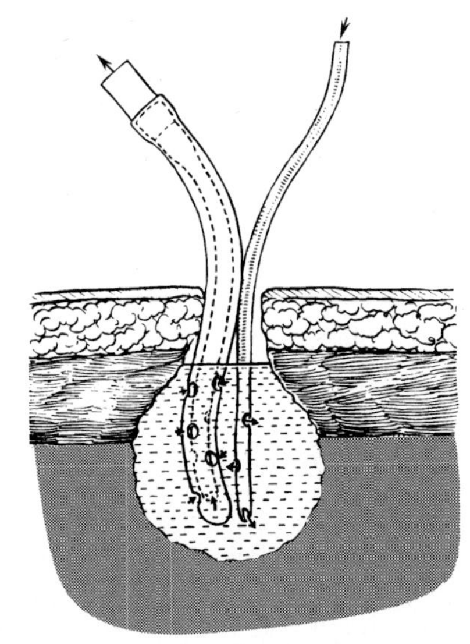

图 47-41　十二指肠残端瘘冲洗及吸引导管

3. 输入段空肠梗阻

(1) 病因：仅发生在毕Ⅱ式吻合手术后，尤以结肠前近端空肠对胃小弯的吻合方式为多见。引起输入段梗阻的原因很多(图 47-42)。

1) 空肠输入段过长，易扭转。

2) 输入段过短，与胃吻合口处易形成锐角；或结肠前吻合时，横结肠下坠压迫过短的输入段。

3) 结肠前空肠近端对小弯吻合，形成输出段系膜压迫输入段。

4) 结肠后吻合，若横结肠系膜与胃壁间的缝线撕脱，游离的系膜边缘可压迫远、近段空肠。

5) 吻合处输入端组织内翻过多，水肿或扭曲。

6) 吻合口处输出段位置过高，致近段淤滞梗阻。

7) 术后粘连、吻合口扭转等。

(2) 分型：根据发生病因和病变程度的不同，输入襻梗阻可分为急性和慢性两型。

1) 急性梗阻：多为完全性梗阻，可发生于手术后

5

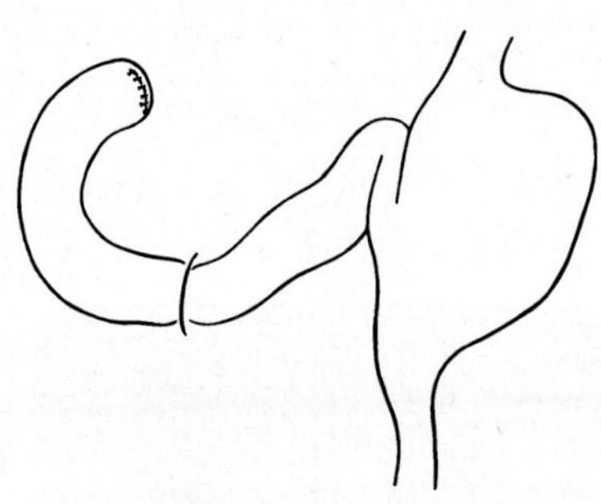

A. 输入段过短，吻合口成角

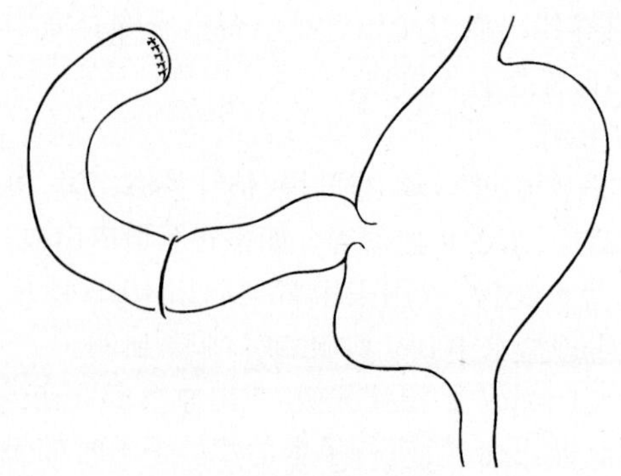

B. 吻合口输入端狭窄

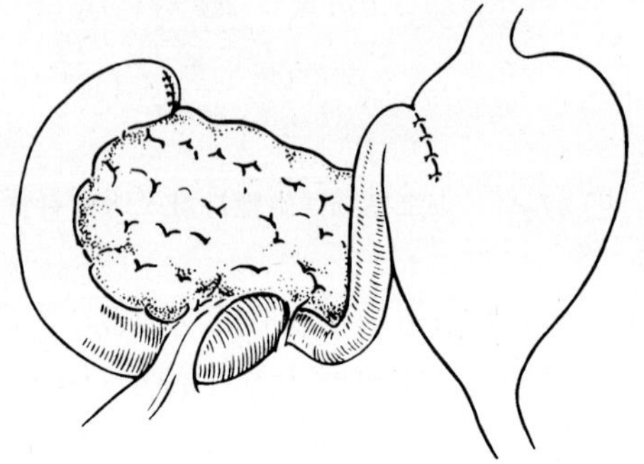

C. 吻合口输入角过高成角，粘连带压迫输入段

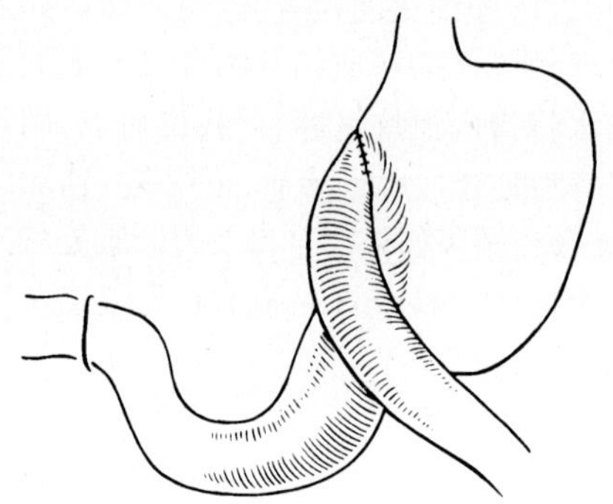

D. 吻合口缝合扭转

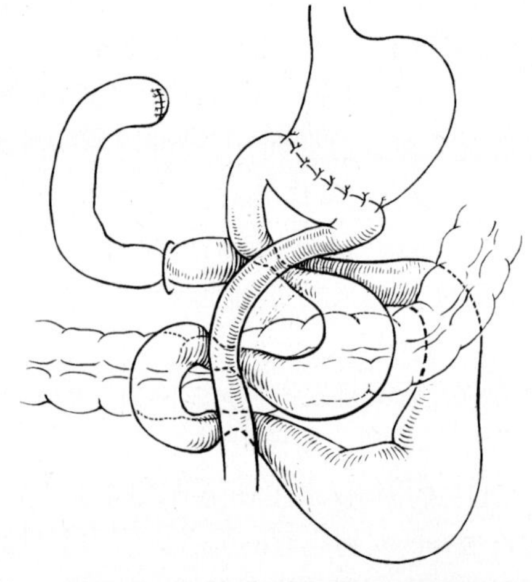

E. 输入段过长，从右向左疝入系膜间隙

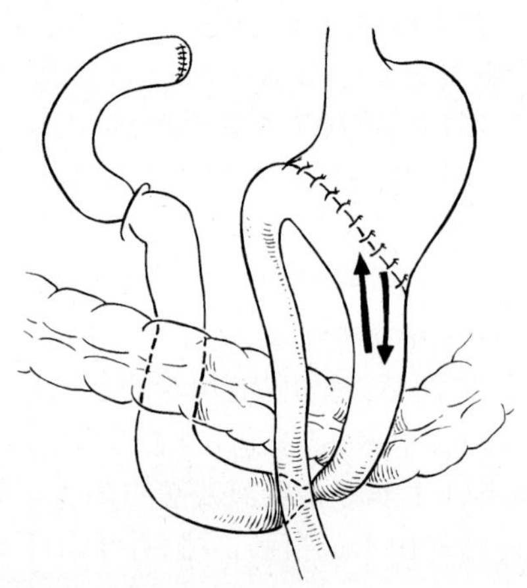

F. 输入段过长，吻合口输入端过低，输出段压迫输入段

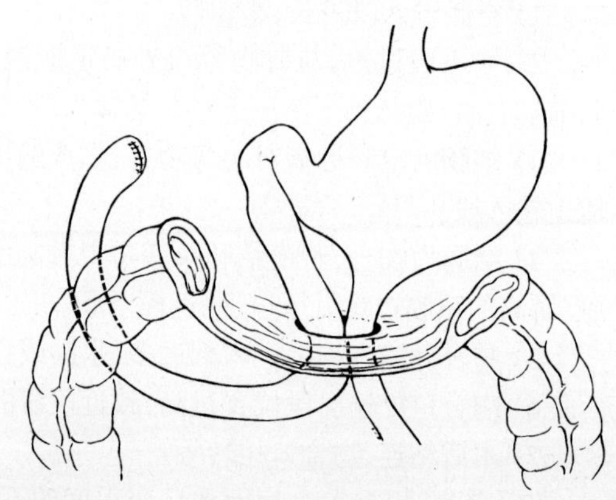

G. 结肠后吻合，结肠系膜切口缝线脱裂，压迫空肠远近端

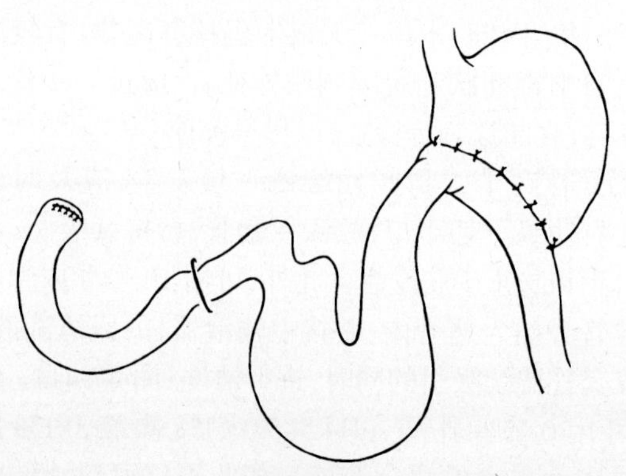

H. 输入段过长

图 47-42　引起输入段梗阻的各种原因

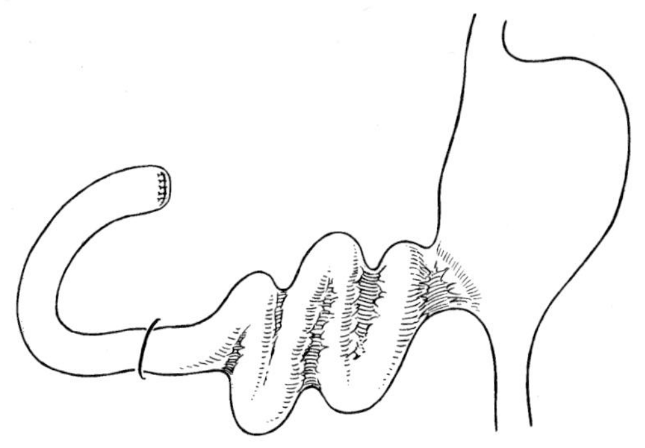

I. 输入段过长、粘连屈曲

图 47-42（续）

数日至数年。表现为上腹饱胀、剧痛。因属闭襻型梗阻，故呕吐物或胃管抽出物内缺乏胆汁。容易发生十二指肠残端破裂或肠壁坏死。血清淀粉酶明显升高，故常误诊为急性胰腺炎而延误治疗。

2）慢性梗阻：为部分性梗阻，典型者表现为食后10~20分钟感上腹胀、恶心，有时呕吐。由于胆汁、胰液在十二指肠、空肠内潴留，输入段显著扩大，直至肠内压力增高到一定程度和产生强烈蠕动时，超出梗阻障碍，大量液体倾入胃内，而引起呕吐。呕吐常为喷射状。呕吐物多为胆汁，有时亦有与胆汁混合的食物，一次呕吐物量多时可达500ml以上，呕吐后症状即缓解。此种呕吐可每隔数天或10余天发生1次。

(3) 预防：主要预防造成空肠输入段梗阻的原因。输入段过长以致粘连扭曲是一个常见的重要原因。但若过短，术后胃体向上收缩时，在十二指肠悬韧带处的肠襻张力大，被牵拉成一锐角，同样可以发生输入襻的梗阻。因此无论结肠前或结肠后吻合，输入段的长度应适当。结肠后吻合时，结肠系膜切口边缘应妥善固定在胃壁上，防止撕脱造成对空肠的压迫、梗阻。在结肠前吻合时，以空肠近段对大弯侧发生输入襻梗阻的机会较少。此外，尚应注意吻合口边缘组织勿内翻过多。

(4) 治疗：应视梗阻原因及程度而定。梗阻轻者，每次胆汁反流量很少，可先行非手术疗法，如调节饮食，给予解痉剂，一般经过较长时间治疗后常可自愈。若呕吐频繁且吐出的胆汁量多，则应及早手术。输入段急性梗阻，实属高位闭襻型小肠梗阻，后果严重，应急行手术治疗。手术的原则是解除梗阻原因。常采用：输入段与输出段侧-侧吻合；切断输入段，将其与输出段行端-侧吻合（Y形吻合）。切断十二指肠悬韧带，游离十二指肠空肠曲，以矫正输入段过短；将吻合口移向近段，以矫正输入段过长；或将毕Ⅱ式改为毕Ⅰ式手术。前两种手术是将潴留于十二指肠内的液体经短路流至空肠输出段，因而解除了输入段吻合处的梗阻。

4. 输出襻梗阻　常因吻合口处的炎症、水肿、粘连或结肠系膜切口边缘缝线撕脱压迫空肠输出段等机械性因素所引起。但有时可能由于术后饮食的改变，输出段发生功能性痉挛所致。此种并发症往往出现在术后7~14天内。一般经禁食、胃肠减压等处理，多能自行恢复。切忌于早期贸然施行手术。

5. 内疝

(1) 病因：毕Ⅱ式吻合后，空肠输入段系膜与横结肠、横结肠系膜和后腹膜之间形成间隙，小肠可以从右向左或从左向右钻入间隙中造成内疝。当空肠输入段过长时尤易发生（图47-43）。结肠前胃空肠吻合较结肠后者为多见。可发生于手术后几天之内，或几个月甚至十几年以后。临床表现为典型的急性高位肠梗阻症状，且极易发生肠绞窄坏死。

(2) 预防：空肠输入段勿留过长；胃空肠吻合后所形成的间隙必须缝闭。

(3) 治疗：须急行手术复位，关闭疝门；将吻合口移向近端，缩短过长的输入段；或切除绞窄坏死的肠段，重建通路。

6. 胆总管损伤

(1) 病因：胃大部切除术时伤及胆总管是严重的技术错误，虽不常见，但若发生，又未能及时发现及正确地处理，则死亡率很高，或并发胆管狭窄，给患者造成极大的痛苦。胆管损伤多见于十二指肠溃疡手术。由于慢性十二指肠溃疡的瘢痕、粘连、炎症水肿等原因，改变了十二指肠与胆管间的正常解剖关系，在分离及切除十二指肠溃疡时，若不注意，即可能误伤十二指肠上缘或后面的胆总管，有时则因缺乏高度责任心，粗枝大叶，造成损伤。

(2) 预防：为了防止胆总管损伤，对于周围粘连较多的十二指肠溃疡，若无必要，不应强行切除，而应采取Bancroft手术或其他溃疡旷置手术。在分离幽门部及十二指肠球部时，必须注意以下几点：①胆总管位于肝十二指肠韧带的右缘，当溃疡位于十二指肠

5

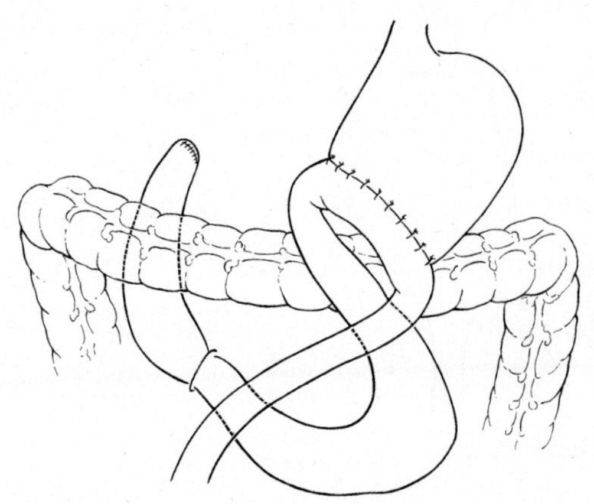

A. 输入段过长，从右向左疝入系膜后间隙

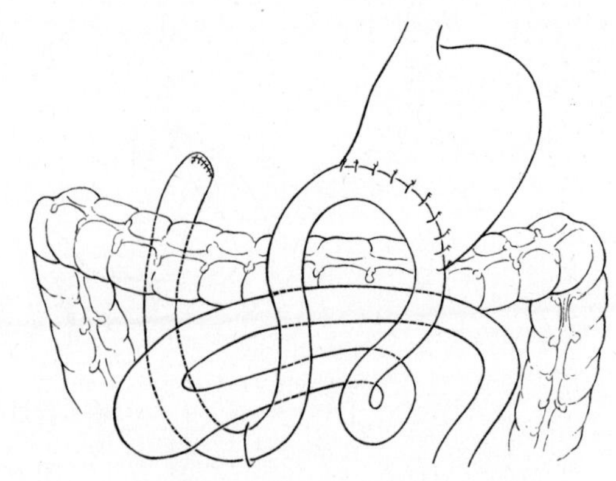

B. 输出段从左向右疝入系膜后间隙

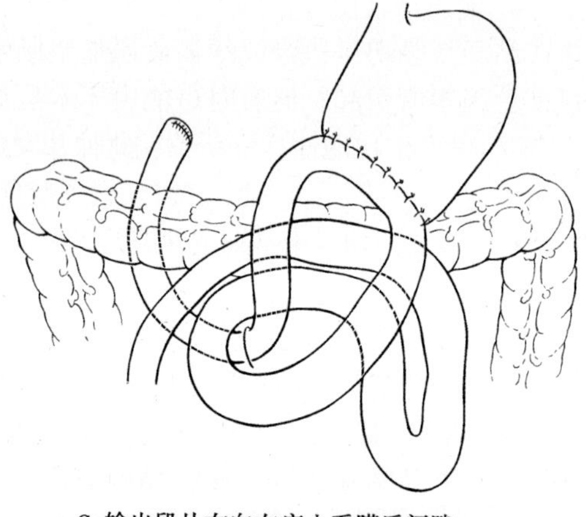

C. 输出段从右向左疝入系膜后间隙

图 47-43　引起内疝的各种原因

5

球部的小弯侧时，可穿透至肝十二指肠韧带，由于瘢痕收缩，胆总管被牵拉至溃疡附近；②肝动脉位于胆总管的左方，容易扪到，由左向右分离肝胃韧带切断胃右动脉时，应以达到肝动脉左侧为止，不能再向右侧分离，以保护胆总管免受损伤。若不注意这个重要解剖关系，有时竟误将胆总管、肝动脉一起切断，造成极为严重的后果；③分离十二指肠球部后壁时，应以胃十二指肠动脉为主要标志，因在胃十二指肠动脉的右方，十二指肠与胰头连接，若继续向右分离 1~2cm，便极易损伤胆总管下端。对于粘连严重的病例，必须切除十二指肠溃疡时，最好于十二指肠上方切开胆总管，放入一导尿管指引，然后再分离十二指肠，以免损伤胆总管。手术结束时，将导尿管改为 T 形管行胆总管引流。

(3) 治疗：若胆总管被损伤，应立即行对端吻合，并放置 T 形管引流或做胆总管十二指肠吻合。

7. 胰管、胰腺损伤与急性胰腺炎　胃大部切除术后发生急性胰腺炎也是一种严重的并发症，临床上并不太罕见。多发生在术后 24~48 小时，少数延长至 6~12 天，因而容易误诊为腹腔感染、十二指肠残端瘘等。根据以往的文献记载，死亡率可高达 50%。

(1) 病因：发生的原因较多，但多发生于十二指肠溃疡行毕Ⅱ式手术以后，与胰腺、胰腺管的损伤或梗阻有密切关系。对于十二指肠后壁穿透性溃疡的切除、缝合，或做不适当的电烙、搔刮等处理，可能损伤溃疡基底部的胰管引起急性胰腺炎。有时也可因为空肠输入段梗阻，十二指肠内压力增高所致。此外，偶尔也有因副胰管的损伤而引起者。副胰管开口于十二指肠的小乳头，一般比主乳头（papilla vater）约高 2cm。副胰管位置较浅，在慢性穿透性溃疡时，十二指肠球部明显缩短，小乳头变位接近幽门。甚至有时可以在溃疡的基底部见到副胰管的开口，故切除慢性十二指肠穿透性溃疡时，若不细心，损伤副胰管的可能性较大。约有 10% 的副胰管是胰液的主要通道，而主胰管与十二指肠主乳头不相通。遇此情况，副胰管的损伤便可能导致手术后急性胰腺炎及胰腺坏死。在多数情况下，副胰管虽然不是主要通道，但损伤后，由于胰液外漏，积存于右上腹部，继发感染，亦可造成严重的后果。

(2) 预防：对十二指肠后壁穿透性溃疡，若无急性大出血时，可采用 Bancroft 手术；对大出血的病例，因溃疡的基底部是由胰腺组织所构成，不能强行切除，应在缝扎止血后，采用溃疡旷置方法。切除低位的十二指肠后壁溃疡时，因十二指肠游离过多，可能造成胆总管下端及胰管皆被损伤的严重错误。应该注意不能将十二指肠从胰头游离，以防此种并发症的发生。一旦发生应立即将胆总管及胰腺管移植于Y形空肠段上，如果延误手术时机，则死亡率很高。

8. 残胃潴留和无张力症　胃大部切除术后残胃潴留和无张力症，目前命名尚不甚一致。一般说来，前者是机械性和功能性因素引起胃排空障碍的统称，可以是持续性或暂时性的；而后者仅指功能性而言，是暂时性的。目前有的学者将胃无张力症称为胃瘫综合征。将残胃潴留分为机械性与功能性对指导临床治疗有实际意义。机械性因素有吻合口内翻过多、粘连、狭窄和扭曲等。引起残胃无力症的功能性原因较复杂，多与精神因素、自主神经调节紊乱、低蛋白血症、低钾以及对饮食种类不适使胃肠道产生变态反应等有一定关系，或可能与伴发疾病如糖尿病、甲状腺功能低下、风湿性疾病等有关。胃无力症的病理生理表现为胃底容受性减低，胃窦动力低下，幽门痉挛，胃电节律紊乱以及神经肌肉病变等。较常见于长期幽门梗阻的患者。机械性胃潴留一般在术后3~4天进食后即发生；功能性残胃无张力症多发生在术后8~10天，由流质改为半流质时，发生前往往患者已进流质饮食尚无不适。

残胃潴留和无张力症的X线检查，显示残胃潴留和扩大。功能性者，胃蠕动消失，用手推压上腹部时，造影剂尚可通过吻合口，并无狭窄。

治疗：首先纠正基础疾病。放置胃管持续减压，并用温热等渗盐水或2%碳酸氢钠溶液洗胃；注意补充营养，纠正贫血和低蛋白血症，维持水与电解质平衡；对功能性者可用促胃动力药等措施；应用甲氧氯普胺或多潘立酮；莫沙必利能增加肌间神经丛末梢神经释放乙酰胆碱，加快胃运动；普卡比利（prucalopride）有促进胃肠运动作用；近来较多应用红霉素，按3~6mg/kg溶于5%葡萄糖液100ml，以5ml/min的速度静滴，2次/天，连续5天；头孢唑啉亦有以上作用；还可用胃电起搏器、胃镜刺激等方法。对疑为吻合口痉挛者，可给予普鲁卡因20~30ml，口服或经胃管灌入胃，3次/天；吻合口水肿者，可使用氢化可的松每日100~200mg，静滴；经以上处理，轻度残胃无张力症，数天后可自行恢复，重症者，有时需3周以上。对功能性残胃无力症的非手术治疗，一定要耐心，切忌再次手术。对疑有机械性梗阻或经较长时期非手术治疗无效的残胃潴留患者，可手术探查，根据探查所见进行相应处理。探查时若未发现机械性因素，可作一胃造瘘减压，另将一胃管通过原吻合口放入空肠，做肠内营养用。

9. 胆囊并发症

(1) 病因：胆囊并发症可发生于毕Ⅱ式或毕Ⅰ式吻合术后，亦有见于迷走神经干切断术加胃引流术后者。常见的原因是：

1) 游离胃小弯近端时，左前迷走神经干的肝支被切断，从而引起胆囊张力减低、胆汁潴留。

2) 胃酸减低，胃内容物不再通过十二指肠，因而缩胆囊素的分泌减少，影响胆囊排空。胃切除术后，胆囊常呈进行性增大，有时可达原来容积的两倍。由于胆囊扩大和胆汁滞留，胆囊结石的发病率比一般人高。

(2) 预防：胃大部切除时，在切断肝胃韧带的操作中，不要太靠近肝侧，以免损伤迷走神经肝支，或认清迷走神经肝支的走向后再切断韧带。即使施行迷走神经切断术，亦应尽量采用选择性迷走神经切断术或高选择性迷走神经切断术，如条件许可，最好做Ⅰ式吻合，因食物进入十二指肠后，刺激黏膜，可促使其分泌CCK。

(3) 治疗：症状严重或并发胆囊结石者，可行胆囊切除术。

10. 胃回肠吻合术后综合征

(1) 病因：胃大部切除术时误将胃与回肠吻合是一种少见但极为严重的手术错误。发生后，由于小肠的功能被旷置，造成患者全身营养障碍而陷于衰竭。临床表现为食后腹胀，随即腹泻，粪便中含有大量未消化的食物，有时呕吐，呕吐物带粪臭味。吻合口处常并发溃疡，甚至溃疡出血。

(2) 预防：在行胃空肠吻合时，必须认清十二指肠空肠曲，绝不可错误地认为与后腹壁固定用手"拉不动"的小肠，就是空肠起始处。空肠起始处一般在横结肠系膜根部脊椎左侧，在十二指肠悬韧带的左方有肠系膜下静脉经过。遇有先天性中肠旋转不全时，空肠起始处的位置可能发生变异，应善于识别空肠与回肠的特点。一般空肠较回肠粗、壁较厚，系膜血管弓大而较稀且在其周围的脂肪组织较少。确认空肠远近端后，立即在预定吻合处用缝线各做标记，吻合前再仔细查对一次。

(3) 治疗：经短期积极支持疗法后及早手术，拆除胃回肠吻合口，行回肠端-端吻合及胃空肠吻合。

11. 消化、吸收功能障碍　胃大部切除术后部分患者发生消化、吸收功能障碍，特别是对脂肪吸收不良，以致体重下降。其程度一般与胃切除范围成正比，毕Ⅱ式吻合较毕Ⅰ式吻合为严重。发生消化、吸收功能障碍的原因是多方面的：①因进食后不适，患者限制食量；②胃丧失了贮存和研磨功能，空肠蠕动加快；③在毕Ⅱ式吻合术后，由于缺乏食物对十二指肠的刺激，胰液和胆汁分泌减少，消化液的分泌与食物的运行不协调，且与食物混合不足，以及空肠输入段过长

5

时，肠内细菌的繁殖等均是造成此种并发症的原因。此外，术后胃酸减少，影响铁的吸收，可引起缺铁性贫血。在缺酸情况下维生素 B_1 易被破坏，可发生维生素 B_1 缺乏症。因此，溃疡病采用胃大部切除时，宜保留 30% 以上的正常胃组织。

12. 倾倒综合征

(1) 病因：胃切除术后，由于丧失了幽门的调节作用，胃容量减小，高渗性食物过快地从胃进入小肠所引起的胃肠道功能和自主神经紊乱等症状，称为倾倒综合征。多发生在胃断端全口与空肠吻合术后，主要临床表现为：食后腹部不适，上腹饱胀，全身热感，心跳、头晕、出汗、无力、恶心、肠鸣、腹泻及神经血管方面的症状。尤以进流质饮食、甜食或站立位进食时为重。若食后平卧症状多可减轻。食后数分钟即发生者称为早期倾倒综合征。发生倾倒综合征的原因目前尚不完全清楚，可能是一个综合性因素。包括：①胃容量减小，食后大量食物突然进入小肠，引起小肠膨胀，蠕动增快，牵拉系膜，刺激腹腔神经丛；②高浓度的食物进入小肠后，吸收多量水分，造成暂时性血容量减少；③食物刺激空肠黏膜内的嗜银细胞，释放出多量的 5-羟色胺，导致血管运动障碍，肠蠕动增快，水泻等症状；④餐后血液内缓激肽升高是早期倾倒综合征的重要原因；⑤大量碳水化合物进入小肠，分解为葡萄糖，迅速被小肠吸收后，产生一过性高血糖症，刺激分泌更多的胰岛素，造成血糖过低，从而出现头晕、出汗、心慌等症状，此种情况多在食后 1~1.5 小时发生，故又称晚期倾倒综合征。

(2) 预防：因胃溃疡行胃大部切除术时，宜尽量选用毕Ⅰ式吻合法，若行毕Ⅱ式结肠前吻合，则以空肠近端对胃大弯的吻合方式，由于胃排空速度较慢，术后倾倒综合征的发生率较低。对年轻而胃酸高的十二指肠溃疡患者，亦可采用高选择性迷走神经切断术，以减少此并发症的发生。

(3) 治疗

1) 非手术治疗：早期应注意饮食的调节，逐渐增加食量，给予多次小量的高脂、低糖、水少的固体食物，避免流质及甜的饮食，饭后 15~30 分钟方可饮水。胃肠钡餐检查证明输出段肠蠕动特别亢进者，可辅用解痉药物，如颠茄类。对于有明显血管运动障碍者，可小心试用抗 5- 羟色胺药物，如利血平等。有报道，于餐前 15~20 分钟给患者饮乙醇饮料（3.5%~7% 啤酒 1L），对大部分早期倾倒综合征患者可起到良好的治疗效果，其机制是乙醇抑制血液内缓激肽的出现。精神紧张者可给予镇静药物，如地西泮等。绝大多数患者经上述处理后可获缓解。对晚期倾倒综合征，若不严重且持续时间短，可不予特殊处理；若严重且持续时间长，可立即口服适量葡萄糖或白糖水。

2) 手术治疗：仅用于极少数经较长期非手术治疗而症状仍较严重的患者，手术目的在于增加胃的容量，延长胃的排空时间；将毕Ⅱ式改为毕Ⅰ式吻合，使食物通过十二指肠，与胆汁及胰液充分混合。手术方法颇多，但目前常用者有以下两种。

① 顺蠕动空肠段移植术：拆除胃肠吻合口，并游离、剪开十二指肠残端，将十二指肠及胃的断端修剪整齐，关闭胃断端小弯侧，保留大弯侧约 4cm 长作吻合。在空肠上段游离一段带血管蒂的 10~20cm 的空肠，并经横结肠系膜切口提至上腹部。将游离空肠段近端剪成斜面以增加其口径，与胃吻合。游离空肠段远端则与已切开的十二指肠残端吻合。被切断的空肠远近端做对端吻合。所游离的空肠段应保存 3~4 个血管弓，以维持良好的血液循环。循环不足时，将造成肠管的痉挛及狭窄。

顺蠕动空肠移植术亦可采用不切除原吻合口的方法，只将空肠输入、输出段分别距原吻合口 2cm 及 15cm 处切断，将点 3 与点 1 吻合，点 2 与点 4 吻合。缝合关闭输入段的胃侧端（图 47-44A）。若该肠段残留较长，可将其与输出段进行端 - 侧吻合（图 47-44B）。

上述手术方法将毕Ⅱ式改成毕Ⅰ式，胃与十二指肠之间隔一段空肠，移植的空肠可增加部分胃的容量，延长胃的排空时间。但由于移植的空肠影响胆汁及胰液反流至胃，若原为十二指肠溃疡，则顺蠕动空肠移植后容易发生空肠溃疡。为了预防其发生，可同时做选择性胃迷走神经切断术。

② 逆蠕动空肠段移植术（图 47-45）：实验资料及临床实践均证实，小肠中若有一段逆蠕动的肠管，则小肠内容物通过的速度减慢。若逆蠕动肠段较长，甚至可以发生梗阻。利用这一现象，在胃肠吻合间移植一段逆蠕动的空肠，可使胃的排空时间延长。逆蠕动空肠段的长度以 10cm 为宜。过长可发生胃排空障碍及胃潴留，过短则失去应起的作用。此种手术方式的优点：不仅延长胃的排空时间（长者可达 4 小时之久），而且胆汁及胰液可反流至胃内，中和胃酸，增加食物与消化液的混合。因此，有人认为施行此种手术时，不需做迷走神经切断，否则，尚有引起胃排空障碍的可能。

有人用一种改进的简单方法，曾用于少数病例，早期效果尚好。方法是在空肠输出段距吻合口 40cm 处，将一段长 10cm 的空肠切断后倒置，重新吻合。不需做迷走神经切断。此法尤其适用于迷走神经切断术后并发较严重的腹泻患者。

手术后早期，移植的空肠段不能很快地恢复功

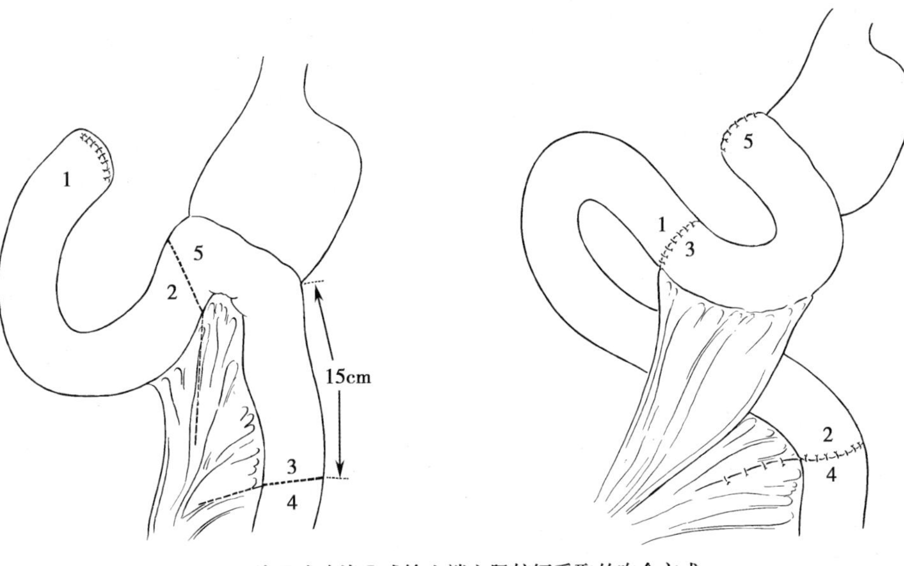

A. 毕Ⅱ式改毕Ⅰ式输入端空肠较短采取的吻合方式

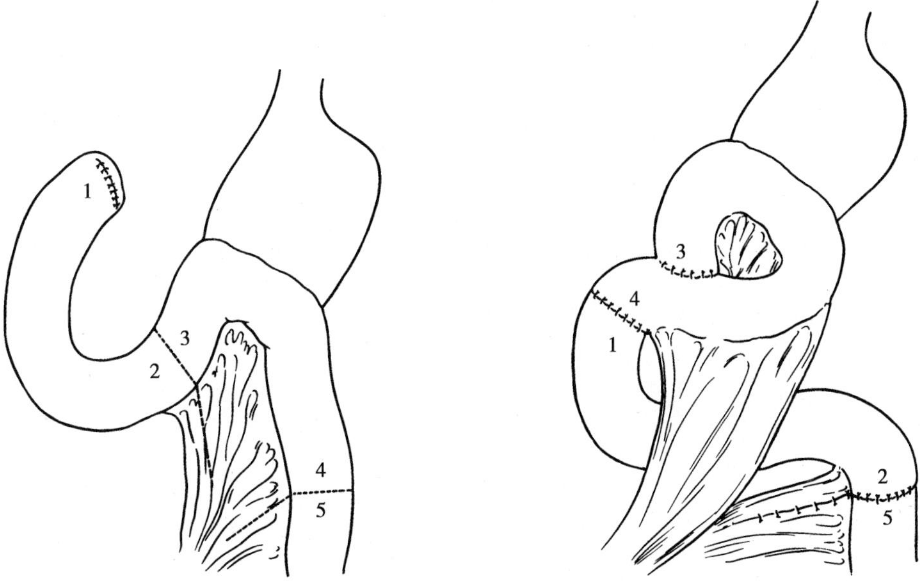

B. 毕Ⅱ式改毕Ⅰ式输入端空肠较长采取的吻合方式

图 47-44　倾倒综合征的手术治疗:顺蠕动空肠段移植术

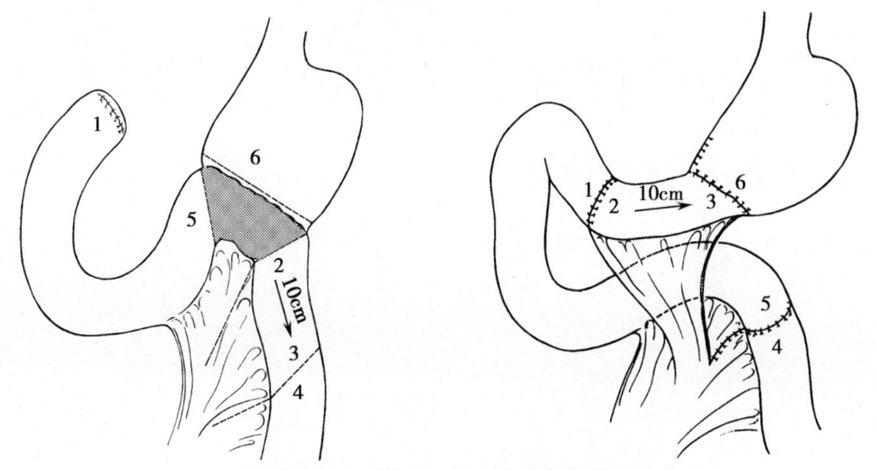

毕Ⅱ式改毕Ⅰ式吻合方式（▨为切除部分）

图 47-45　倾倒综合征的手术治疗:逆蠕动空肠段移植术

能，需持续胃减压 3~4 天，待功能恢复后，拔除胃管，逐步增加饮食。早期进食量不宜多，以免胃过度膨胀，影响以后胃功能的恢复。长时间放置鼻饲管，痛苦很大，患者常难以忍受且易发生肺部并发症，故手术时亦可加作一暂时性胃造瘘，为做术后胃减压用。

13. 碱性反流性残胃炎　胃大部切除或幽门成形术后，碱性的十二指肠液可反流入残胃引起较严重的胃炎，称碱性反流性残胃炎。其临床特点是上腹持续性烧灼样痛，进食后加重；胆汁性呕吐，吐后或服抗酸药物症状不缓解。若伴有反流性食管炎，可有胸骨后疼痛，进食困难。由于消化吸收障碍和胃炎出血，常伴贫血和体重下降。病程长者胃液分析多无胃酸。钡餐检查对诊断价值不大。胃镜检查可见胆汁向胃腔反流，吻合口周围及残胃有明显病变。病理组织学特点为慢性萎缩性胃炎。

(1) 病因：碱性的胆胰液及十二指肠液反流入胃后，胆盐破坏了胃黏膜屏障，氢离子逆向弥散入胃黏膜，导致胃黏膜糜烂、溃疡和炎症。

(2) 预防：对十二指肠溃疡的手术治疗尽量采用不切除胃的方法，如高选择性迷走神经切断术；若用胃大部切除时，尽量以毕Ⅰ式重建，或行 Roux-en-Y 式胃空肠吻合。

(3) 治疗：药物治疗效果常常不佳。考来烯胺(cholestyramine)与胃中胆盐结合，并加速胆盐的排出，有时可收到一定疗效。甲氧氯普胺和多潘立酮可增加食管下端张力和胃的排空。对经内科治疗无效、病情较重的患者，可采取外科治疗。外科治疗有肯定的疗效，手术的原则是使胆、胰液及十二指肠液不再流经残胃，同时术后不致发生吻合口溃疡。手术方法有：胃与十二指肠间间置一 15~25cm 顺蠕动空肠襻，此术操作复杂，并发症多，疗效不十分满意；效果最好的是胃空肠 Roux-en-Y 型吻合术(图 47-46)，此术要求胃-空肠吻合口与空肠-空肠吻合口距离必须达 45cm，否则仍有十二指肠液反流入胃的可能。对残胃仍有胃酸者，为防止发生吻合口溃疡，可附加选择性迷走神经切断术。

14. 残胃癌　残胃癌系指良性胃疾病行胃大部切除术 5 年后残胃发生的癌。发病率平均为 3%~5%，术

5

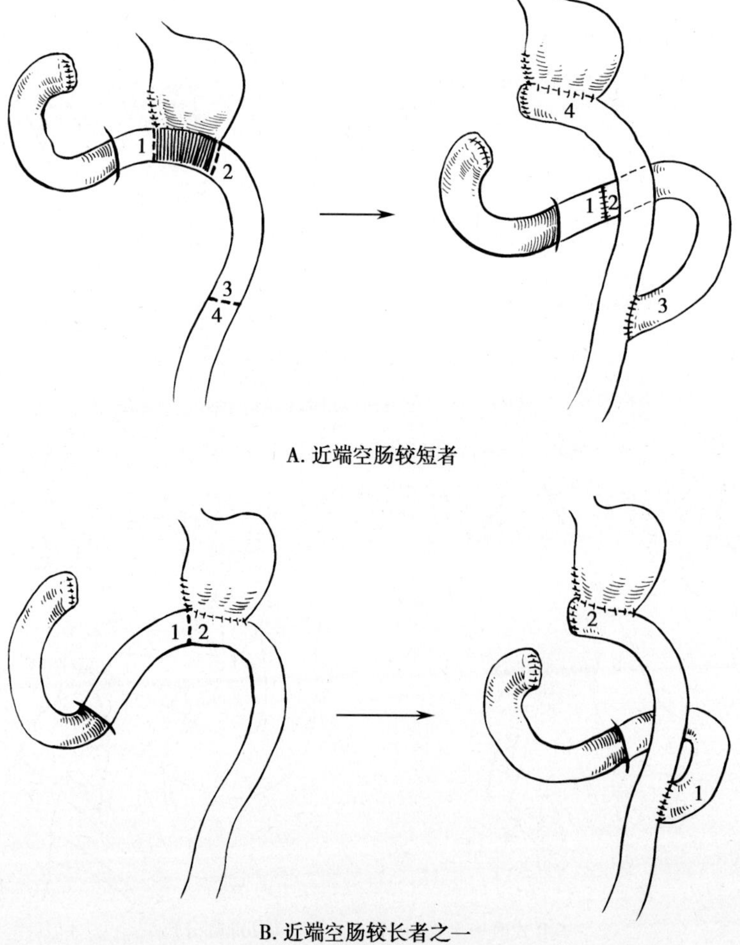

A. 近端空肠较短者

B. 近端空肠较长者之一

图 47-46　碱性反流性胃炎时毕Ⅱ式改成 Roux-Y 式

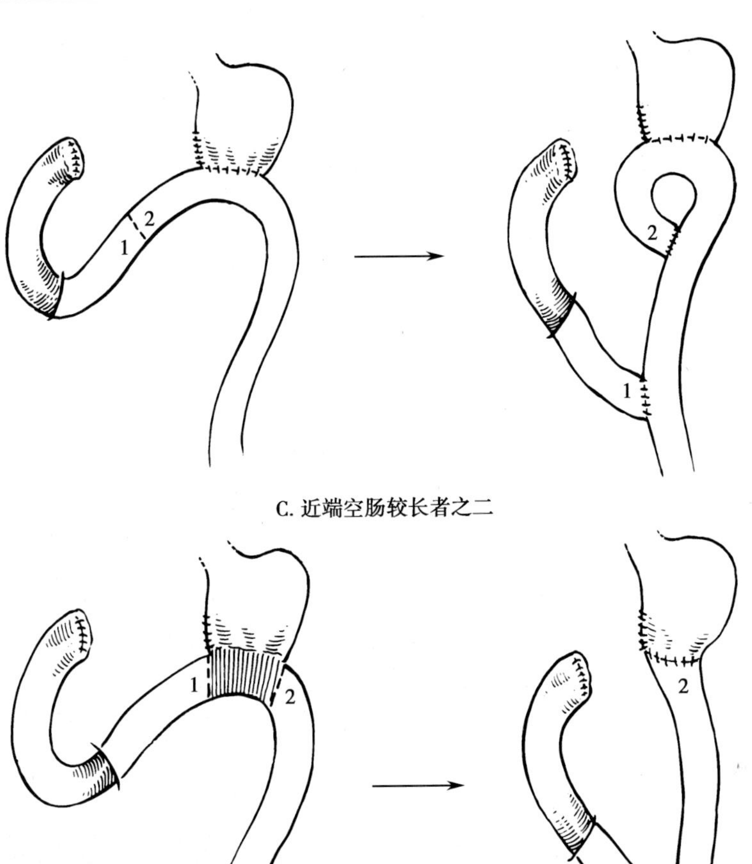

C. 近端空肠较长者之二

D. 近端空肠较长者之三

图 47-46（续）

后时间越长，发病率越高，多好发于 10~15 年后。遗传因素、胃切除术后胃酸缺乏等可能是残胃癌变的原因，目前多认为反流性萎缩性胃炎伴肠上皮化生有重要作用。毕Ⅱ式较毕Ⅰ式术后者为多。好发部位以吻合口处为最多，其次为贲门部。临床表现无特殊征象，容易被误诊为吻合口溃疡、胃切除术后综合征。但吻合口溃疡多见于术后 3 年内，若术后一直良好，3 年后出现消化道症状，应高度警惕，术后时间越长越应考虑本病。诊断主要靠内镜胃黏膜活检和 X 线钡餐检查。

(1) 预防：良性胃疾病行胃大部切除，尽量采取避免胆汁反流的术式，长臂 Roux-en-Y 型胃空肠吻合可达到这个要求。毕Ⅰ式较毕Ⅱ式吻合胆汁反流的机会要少。此外，对十二指肠溃疡采用不附加幽门成形的高选择性迷走神经切断术较理想。

(2) 治疗：手术是治疗本病的重要方法。手术方式取决于首次手术的类型和全身情况。对早期病变行根治性残胃切除，预后较好。

二、腹腔镜手术

【适应证】

1. 胃十二指肠溃疡有以下情况时适于手术治疗：

(1) 慢性胃溃疡经内科非手术治疗效果不佳者；

(2) 并发大出血，反复不能止血者，但手术时无活动性动脉出血；

(3) 急性穿孔，穿孔时间在 12 小时以内，腹腔无严重污染，一般情况良好者；

(4) 有幽门梗阻或穿孔修补后可能引起梗阻者；

(5) 伴有出血或既往有出血史或疑有癌变者；

(6) 手术治疗后的复发性溃疡；

(7) 慢性十二指肠溃疡，经较长期严格非手术治疗无效者；

(8) 穿透性或胼胝性溃疡，症状严重者。

2. 胃间质瘤体积小于 5cm，不适合行楔形切除者。

3. 局限于胃窦的黏膜相关淋巴瘤、胃类癌。

4. 胃黏膜脱垂并大出血、胃结核等。

【禁忌证】

1. 相对禁忌证

(1) 既往有上腹部手术史、上腹部广泛粘连者；

(2) 胃十二指肠溃疡合并大出血需要迅速缝合止血时；

(3) 有严重出血倾向者；

(4) 重度肥胖者。

2. 绝对禁忌证

(1) 全身情况差不能耐受全麻者；

(2) 有严重的心、肺、肝等主要脏器功能不全者；

(3) 有难以纠正的严重凝血功能障碍者。

【患者准备】

患者的准备和开腹手术基本相同，完善术前各项检查，正确评估患者对手术的耐受性，合理处置其他伴发疾病，纠正贫血，改善营养状态。良好的胃肠道准备有利于腹腔镜手术操作和术后胃肠功能的恢复。手术前1天改流质饮食，术晨禁食，放置胃管，抽空胃内容物。幽门梗阻者需术前洗胃，纠正低蛋白血症以减轻胃黏膜水肿。对于可能侵犯横结肠的患者还需行肠道准备，酌情在术前一日行肥皂水灌肠或口服容量性腹泻药。

5

腹腔镜胃癌手术的 CO_2 气腹压力在一定程度上会影响下腔静脉回流，增加术后深静脉血栓形成的风险。所以对于有静脉血栓形成风险的患者，比如年龄 >40 岁、肥胖、有血栓形成病史、静脉曲张和吸烟者应加强深静脉血栓形成的预防。可预防性使用低分子量肝素，下肢气压治疗和口服华法林等。

【设备、器械的准备】

设备：包括气腹机、腹腔镜显示系统、吸引冲洗机、超声刀等。

器械：气腹针、穿刺器、转换套管、电凝钩、手术抓钳、施夹器与止血夹、持针器、切口封闭器、吻合器、腔内线性切割缝合器等。

【麻醉】

腹腔镜胃大部切除术应在全身麻醉下进行，手术中要求有良好的肌松，以保证上腹部有足够大的空间，便于手术视野的暴露。全身麻醉的方法很多，无论采用哪一种麻醉方法，均应行气管内插管。

【体位与戳孔布局】

患者取平卧两腿分开位，根据术者喜好，术者可站于患者的左侧或两腿之间或右侧，一般情况下术者站在患者左侧操作比较方便，助手站右侧，扶镜助手站两腿之间。通常使用两个监视器，摆放于术者和助手都容易看到的地方。

戳孔布局一般采用腹壁5孔法，戳孔分布见图47-47。脐窝边缘建立第一个戳孔（A孔），腹腔镜镜身由此进入；左侧腋前线肋缘下建10mm戳孔为术者主操作孔（B孔），脐左5cm偏上建5mm戳孔为辅操作孔（C孔）；右锁骨中线平脐偏上建10mm戳孔（D孔）为助手主操作孔；右侧腋前线肋缘下建5mm戳孔为辅操作孔（E孔）。见图47-47、图47-48所示。

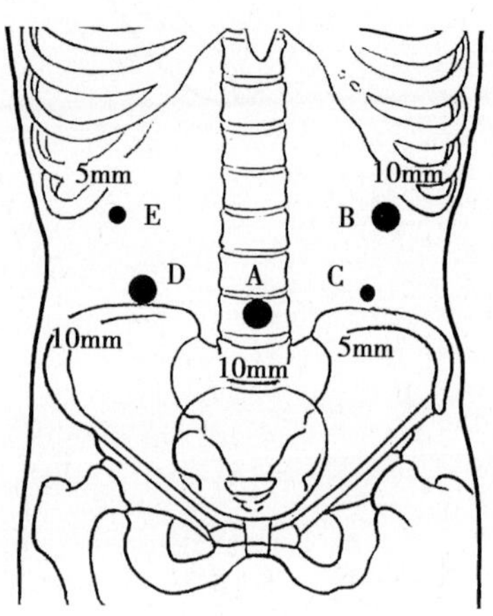

图 47-47　戳孔位置示意图

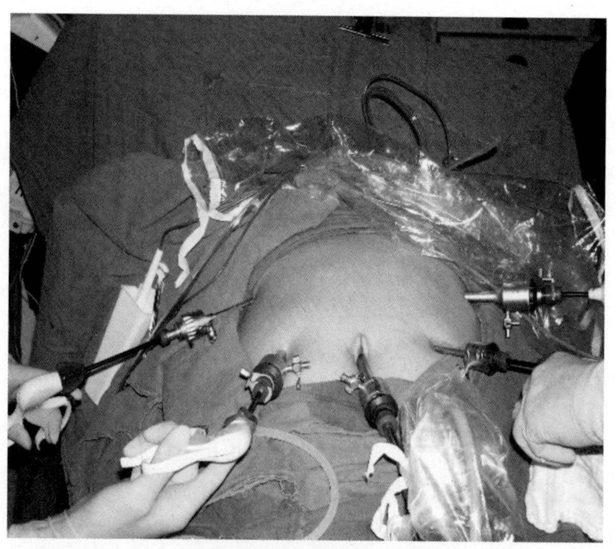

图 47-48　戳孔位置实景图

【手术步骤】

1. 游离胃体　经脐孔先建立气腹，CO_2 气腹压力维持在10~15mmHg。先探查腹腔有无合并疾病，了解病灶部位及范围，决定胃切除范围及切除后吻合方式。助手用无损伤抓钳抓持胃大弯侧胃壁向上提起，术者用中空抓钳抓持胃大弯的血管弓，在弓内逐次用超声刀切断血管弓向胃壁的各个分支（图47-49）。

胃大弯侧的游离也可在血管弓外分离，不必保留胃网膜血管弓，这样分离速度可以更快，在大网膜脂肪较少的情况下，并不致引起大网膜坏死。由于大网膜的血管主要是由胃网膜右动脉和左动脉根部分别发出一主要血管，构成Barkow血管弓，因而对于良性

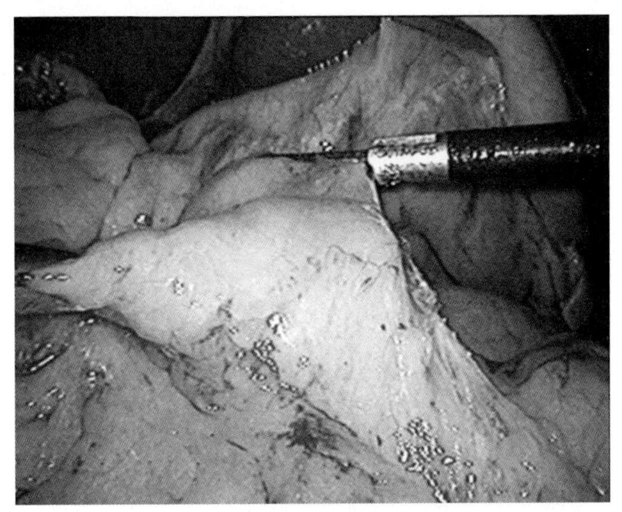

图 47-49　游离胃大弯

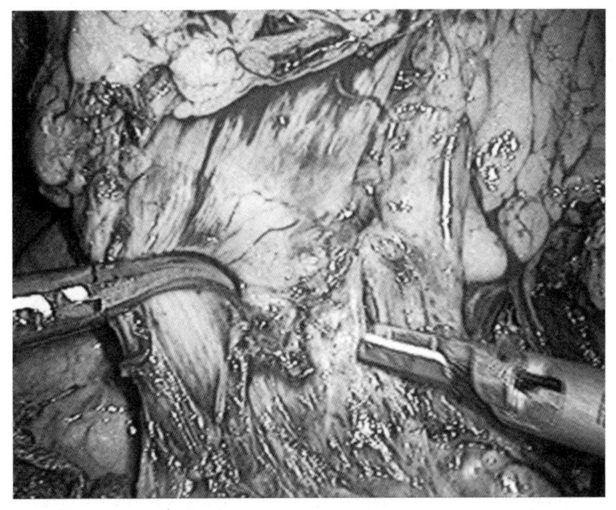

图 47-50　游离十二指肠后方

疾病无需行淋巴结清扫时，处理胃网膜右动脉可以稍远离根部，保留其大网膜分支血管。同时处理胃网膜左动脉时，应靠近胃壁处理，保留胃网膜左血管向大网膜的分支，这样可以更好地保持大网膜血供。

继续向前分离十二指肠球部，游离十二指肠球部下缘，需要注意的是，有时胃十二指肠动脉向幽门十二指肠球部有一较粗的血管分支，需要辨认清楚后再处理，或上钛夹后再处理。游离十二指肠球部时，需要让超声刀的工作端尽量远离肠壁以免损伤肠壁。十二指肠后壁与胰腺之间有较多来自胃十二指肠动脉的小分支，这些血管虽然口径很小，但操作不当较易发生出血。助手需要将胃壁尽量向前方挑起，先暴露认清胃十二指肠动脉，切断这些小动脉时，先轻轻分离其与十二指肠后壁的疏松间隙再予切断，向上分离至十二指肠上缘。当溃疡引起十二指肠后壁粘连时，在腹腔镜下分离困难，可不分离，若幽门下方有足够距离可以置入直线切割闭合器时，可用切割器切断之；若无，则改行 Bancroft 法。紧贴十二指肠上缘，切断上缘的数支小血管，裸化十二指肠上缘，由网膜囊后方开窗至网膜囊外（图 47-50、图 47-51）。

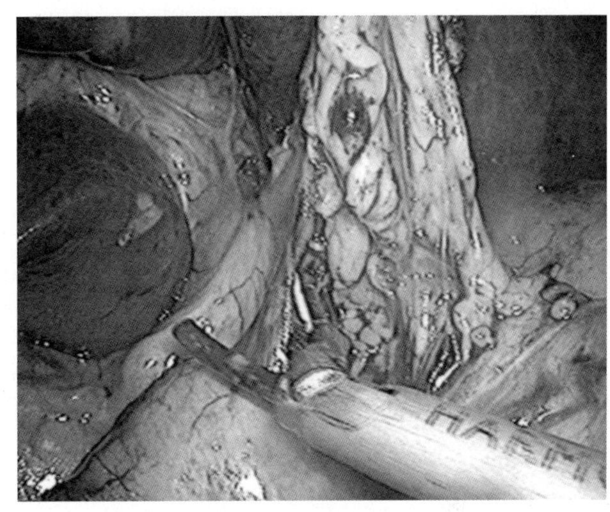

图 47-51　游离十二指肠上缘

将胃牵向下腹，助手用三叶拉钩向上牵拉左肝外叶，暴露出胃小网膜。小网膜透明部用超声刀切开，向右至胃右动脉处，近心端双层钛夹夹闭后超声刀切断。再向左游离胃小弯及胃与胰腺之间的粘连。处理胃小弯时可以先沿胃壁纵轴方向裸化一小段胃壁，再切断胃小弯的系膜，这样可以减少出血的机会。至此胃分离完毕（图 47-52）。

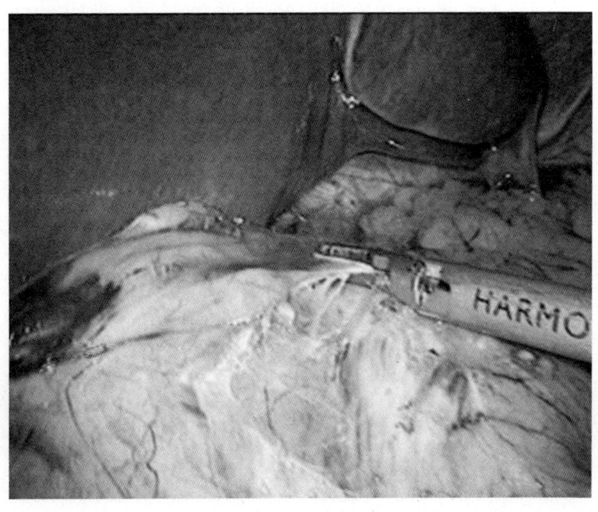

图 47-52　游离胃小弯

2. 消化道重建　腹腔镜胃大部切除术后消化道重建的方式目前没有统一的标准，也没有公认的最佳重建术式。大多数认为应遵从开腹胃癌手术后消化道重建的经典方式，并根据腹腔镜手术的特点，从操作

5

简便、各自经验和患者个体情况综合考虑。消化道重建的方式包括 Billroth Ⅰ式、Billroth Ⅱ式和 Roux-en-Y 式吻合。根据吻合途径和技术方法，腹腔镜胃癌根治术后消化道重建又分为完全腹腔镜下吻合、小切口辅助吻合和手助腹腔镜吻合 3 种。完全腹腔镜下消化道重建是使用各类腔内直线切割闭合器和缝合器等，在腹腔镜视野下完成重建，手术难度较大，目前应用较少。腹腔镜辅助消化道重建是通过腹壁一小切口，将需要吻合的残胃或肠段拖出至腹腔外，在体外完成重建或者在小切口辅助下置入吻合器吻合，是目前应用最多的重建方式。手助腹腔镜吻合是通过腹壁小切口将手伸入腹腔进行辅助操作，应用较少。

腹腔镜胃大部切除术后消化道重建一般采用小切口辅助的方法进行。上腹正中 4~5cm 的小切口能够很方便地接近残胃、空肠上段及十二指肠断端，完全能满足各种吻合的需要。最常用的方式包括 BillrothⅠ、BillrothⅡ和 Roux-en-Y 吻合。

BillrothⅠ式吻合：以吊带捆扎幽门部，将十二指肠从小切口拖出，断胃后用圆形吻合器吻合。先断胃再行胃与十二指肠的端 - 端吻合方法，由于没有胃的遮挡更容易在小切口下完成，吻合口的张力更小。也可以在小切口辅助下完成基本操作，吻合时重建气腹，在腹腔镜视野下完成吻合，这样视野更清晰，避免了周围组织和器官的意外损伤。也有人在全腹腔镜下完全用腔内直线切割缝合器完成，但操作复杂，费用高，很少应用（图 47-53~ 图 47-56）。

BillrothⅡ式吻合：目前 BillrothⅡ式吻合多采用小切口辅助的方法进行，且多数为结肠前吻合，可选用圆形吻合器或腔内直线切割缝合器进行吻合，但用腔内直线切割缝合器进行胃空肠侧 - 侧吻合更方便快捷。通过上腹正中小切口将胃拖出后，于预切平面切断胃，将空肠提出腹腔外，在胃大弯侧及距屈氏韧带 8~10cm 之空肠对系膜缘分别戳孔，插入 45mm 或 60mm 腔内直线切割缝合器完成胃空肠吻合（图 47-57~ 图 47-64）。

胃空肠 Roux-en-Y 吻合：胃空肠 Roux-en-Y 吻合方式在预防反流性胃炎方面更具有优势，先用 60mm 直线切割缝合器行胃空肠侧 - 侧吻合，吻合口距屈氏韧带 8~12cm，缝合关闭空肠胃的共同开口。在吻合口近侧横断近端空肠，取距吻合口 40cm 之远端空肠与近端空肠以直线切割缝合器行输入输出襻的侧 - 侧吻合，然后缝合共同开口。吻合可在小切口辅助下完成，在完全腹腔镜下也比较容易完成，只是操作相对复杂，要具备比较熟练的腹腔镜下缝合技术，吻合时间长，费用高，难以推广。全腔镜下 Roux-en-Y 吻合（图 47-65~ 图 47-70）。

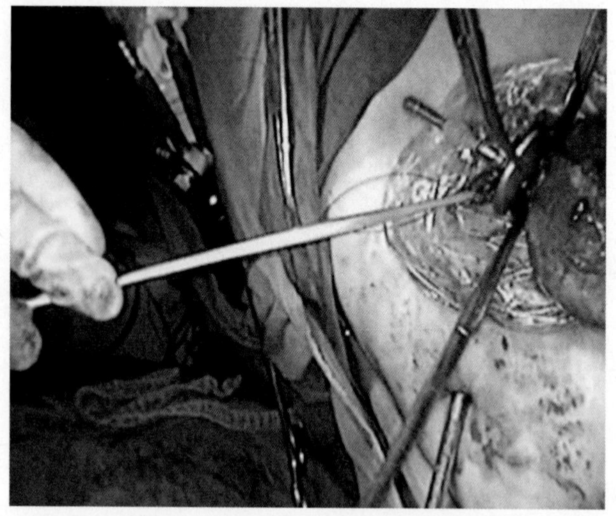

图 47-53　切断十二指肠后放置抵钉座

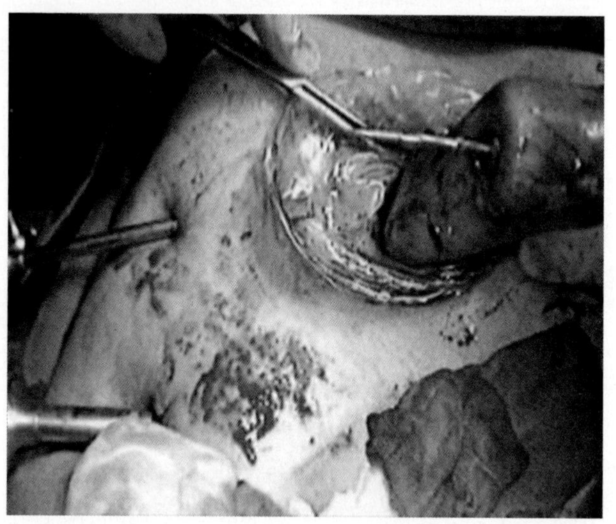

图 47-54　腹腔外放置吻合器

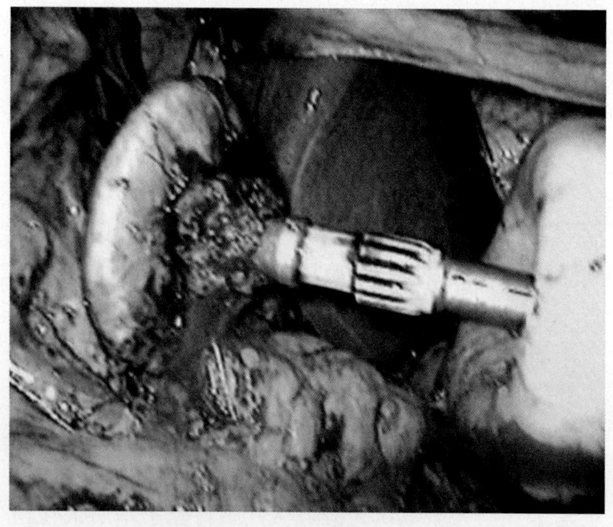

图 47-55　腹腔镜视野下吻合

5

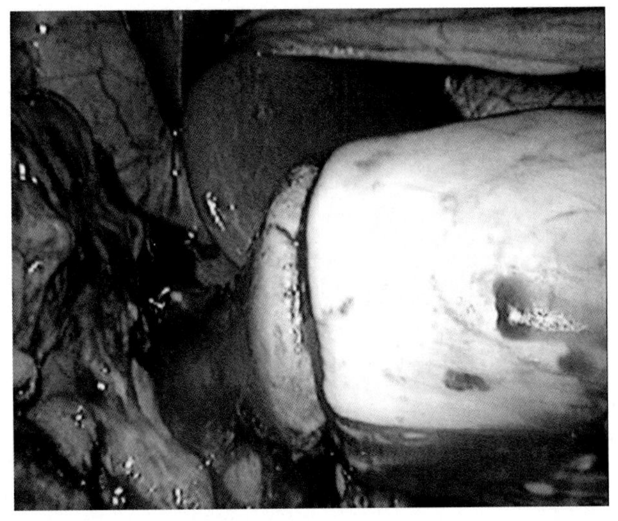

图 47-56　吻合完成

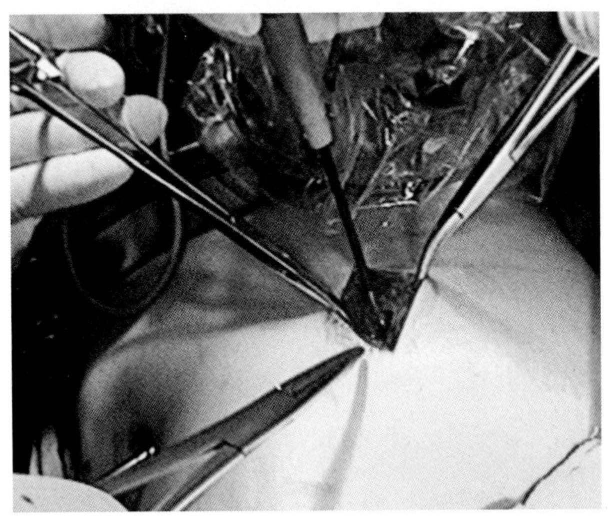

图 47-59　上腹正中小切口

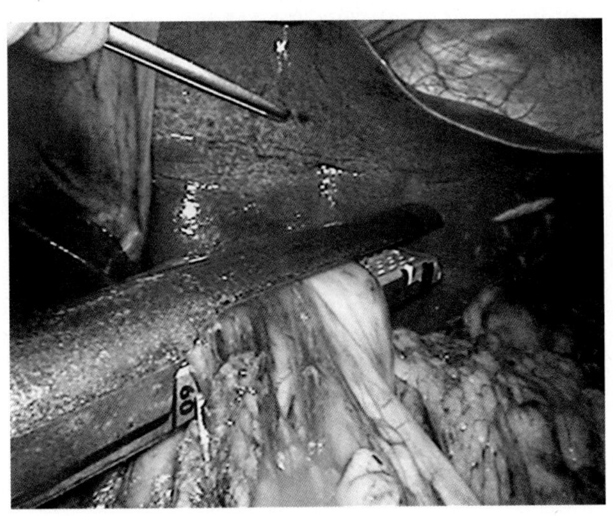

图 47-57　切断十二指肠

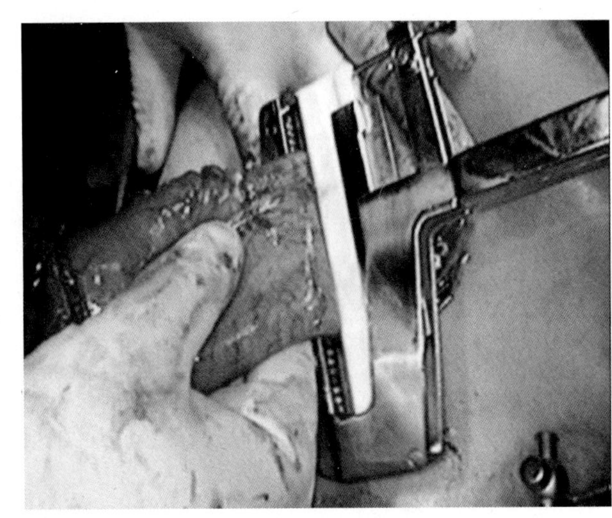

图 47-60　断胃

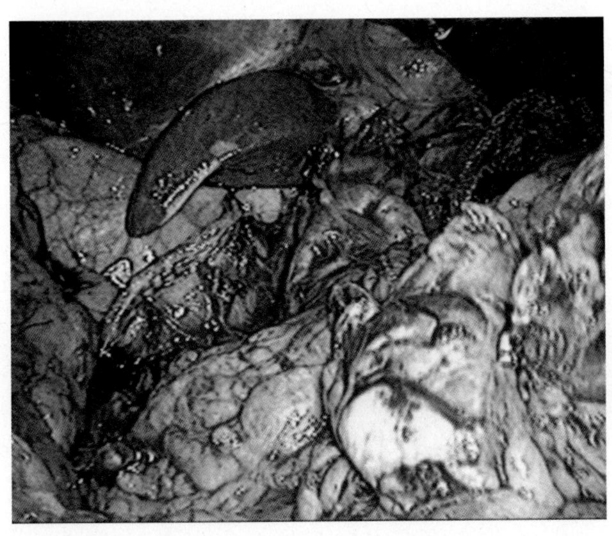

图 47-58　十二指肠残端

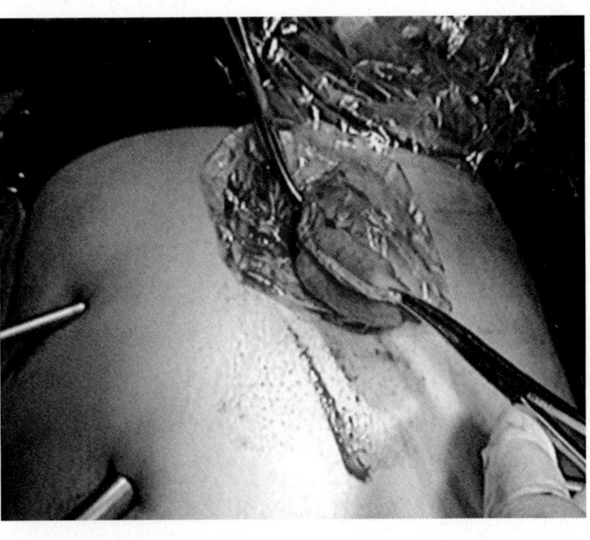

图 47-61　胃残端

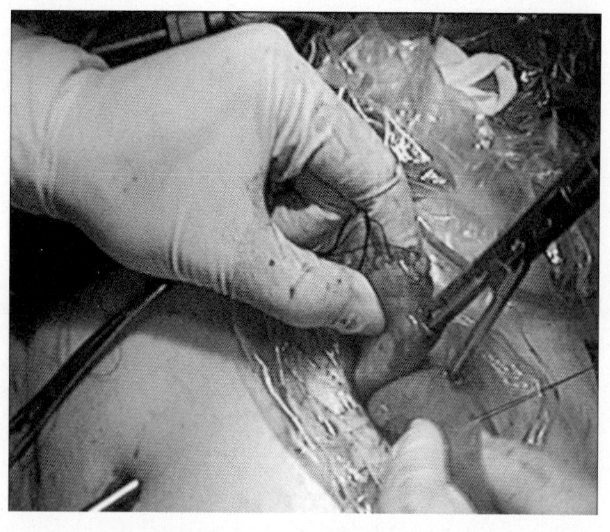

图 47-62　胃空肠侧 - 侧吻合

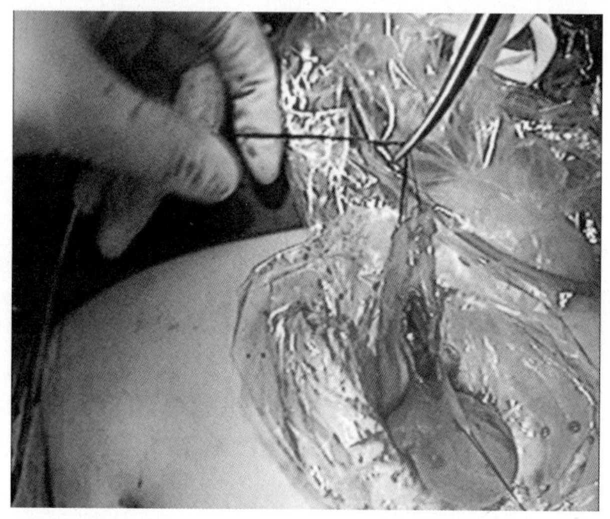

图 47-63　吻合完毕

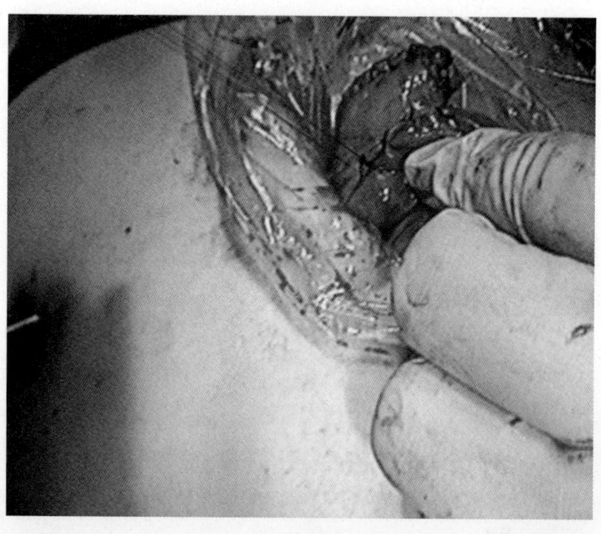

图 47-64　关闭共同开口

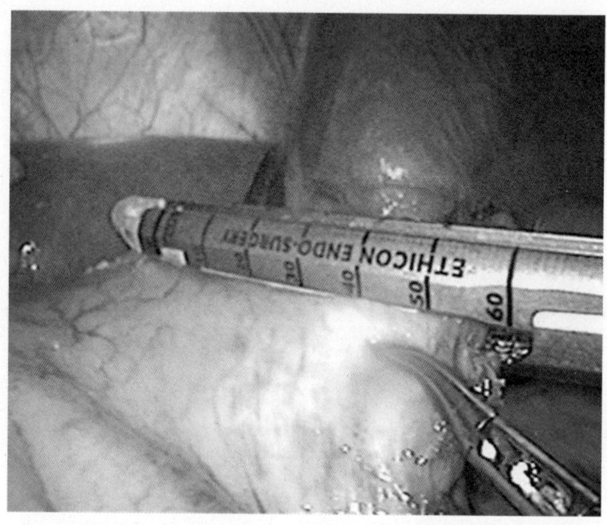

图 47-65　腔内直线切割缝合器断胃

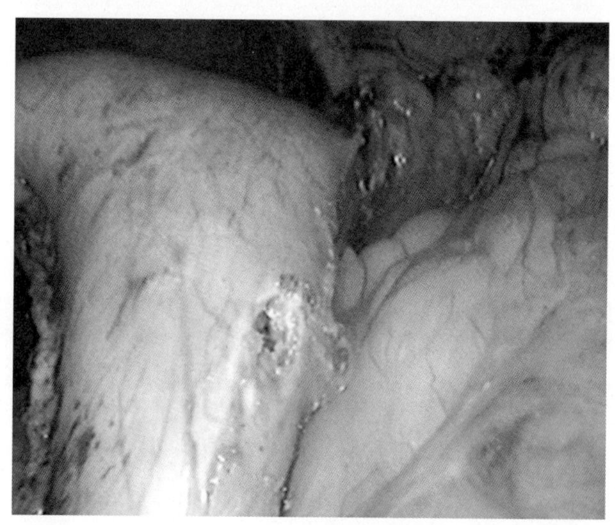

图 47-66　残胃前壁戳孔

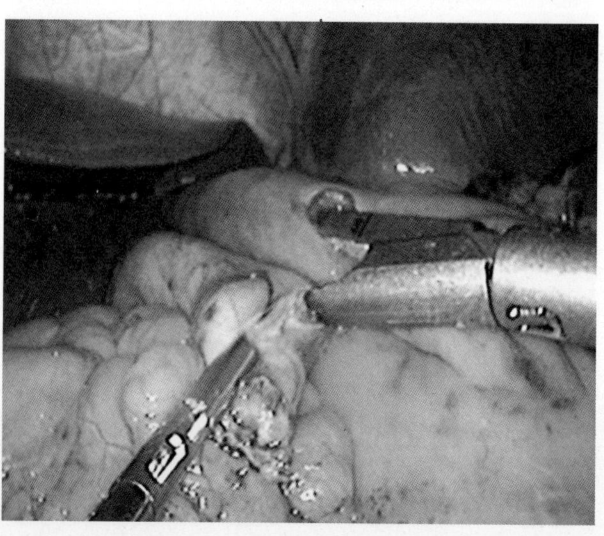

图 47-67　置入腔内直线切割缝合器

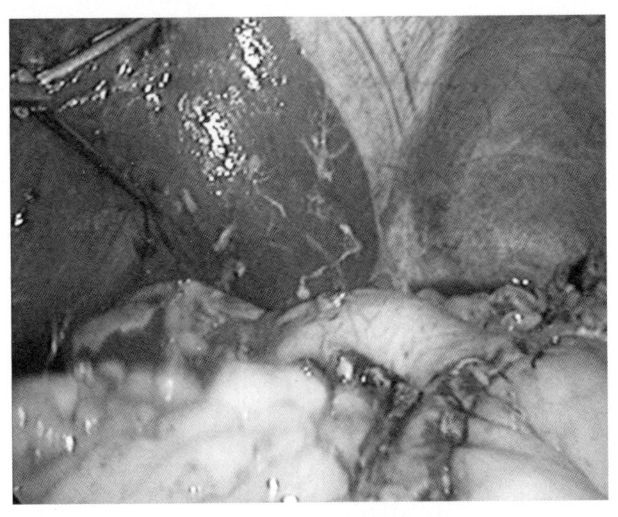

图 47-68　完成胃空肠侧 - 侧吻合

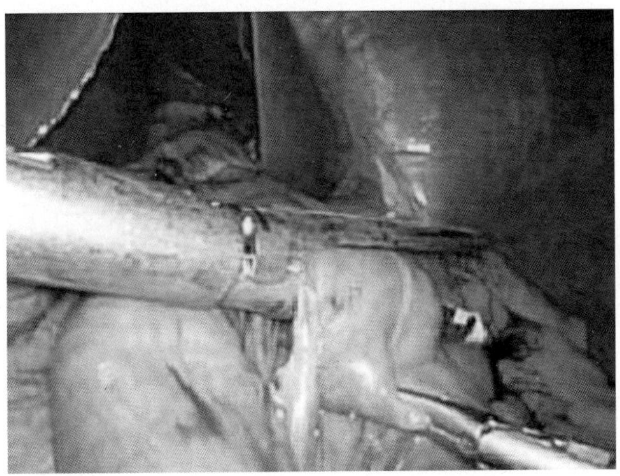

图 47-69　切断近端空肠

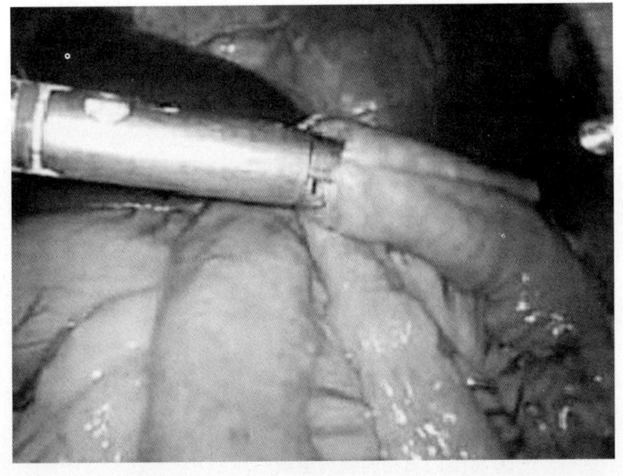

图 47-70　近、远端空肠侧 - 侧吻合

【手术要点】

1. 对于胃周血管　除胃左动脉、胃右动脉、胃网膜左动脉及胃网膜右动脉等主干血管外，其余血管均可用超声刀直接切断。但为了避免出血，使用超声刀时应注意以下操作技巧：①先轻轻夹持含血管组织，待夹持旁组织变性变白后，再加大握持力度切断血管；②避免夹持血管不全，从而导致血管部分被切开导致出血，同时也应避免一次夹持过多组织；③为安全性起见，对直径 3mm 以上的动脉及 5mm 以上的静脉血管，应在裸化血管的同时，上钛夹再断，以免发生大出血。

2. 消化道重建　是手术的重要环节，是手术成败的关键之一。腹腔镜胃大部切除术后消化道重建与开腹手术相比有一定难度，应根据重建的原则和各自的经验选择合理、合适的重建方法，不能一味地追求全腹腔镜下或小切口重建而忽视手术安全。

（余佩武　赵永亮）

第六节　特殊类型溃疡手术

一、十二指肠后壁穿透性溃疡的手术

5

十二指肠溃疡位于后壁者约占 60% 以上，手术时若能切除溃疡，妥善缝合残端当为理想，但往往溃疡穿透至胰腺或因周围炎症水肿、瘢痕收缩与邻近器官紧密粘连，如强行切除，常有损伤胆总管及胰腺或因残端不能妥善缝合而发生十二指肠瘘等严重后果。因此，正确处理难以切除的十二指肠溃疡，极为重要。较常用的手术有以下两种方法：

（一）Bancroft 手术

【手术指征】

1. 慢性穿透性十二指肠溃疡，难以手术切除，或切除时有可能损伤重要组织或器官者。

2. 估计胃切除后十二指肠残端关闭有困难者。

【手术步骤】

游离胃时宜保留近幽门处的胃右动脉和胃网膜右动脉，以保证幽门部的血液供应。距幽门 5cm 处在两钳间将胃切断。于远侧胃的大、小弯侧各缝一牵引线（图 47-71A）。紧靠胃钳远侧切开幽门窦部的浆肌层（图 47-71B、C），自黏膜下层分离黏膜与浆肌层。逐一结扎黏膜下血管。分离至幽门环时管径明显变小并可见环形括约肌（图 47-71D）。在幽门环处切断黏膜，边切边用丝线将断端连续缝合或切除后用荷包缝合。缝合时最好包括部分括约肌组织（图 47-71E），以免撕裂黏膜。从内面作幽门窦前后壁肌层间断垂直褥式缝合（图 47-71F）。最后将幽门窦部残端的浆肌层用丝线连续或间断内翻缝合（图 47-71G、H）。必要时，再以附近网膜覆盖加强。

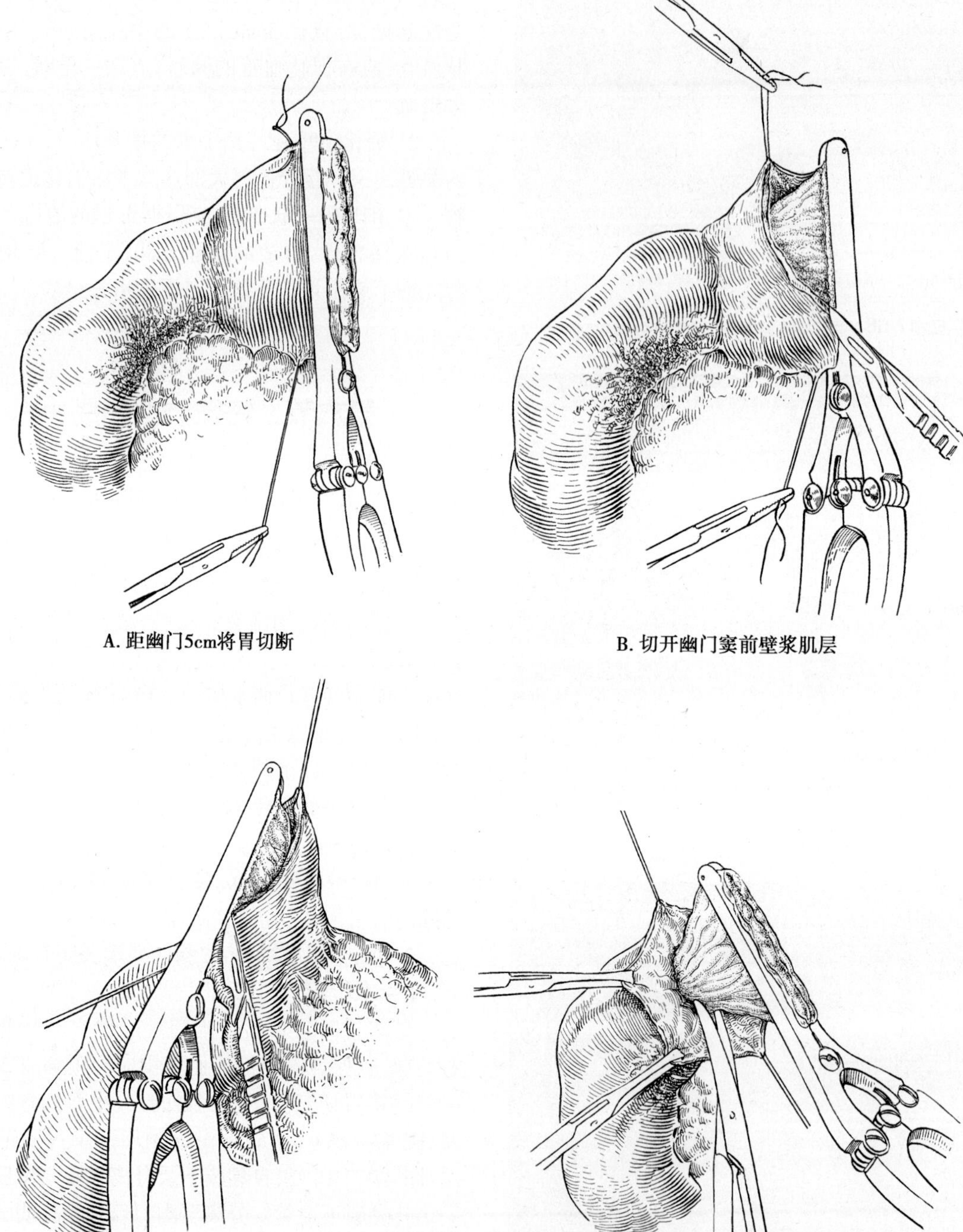

A. 距幽门5cm将胃切断

B. 切开幽门窦前壁浆肌层

C. 切开幽门窦后壁浆肌层

D. 将幽门窦黏膜剥离至幽门环

图 47-71　十二指肠溃疡 Bancroft 手术

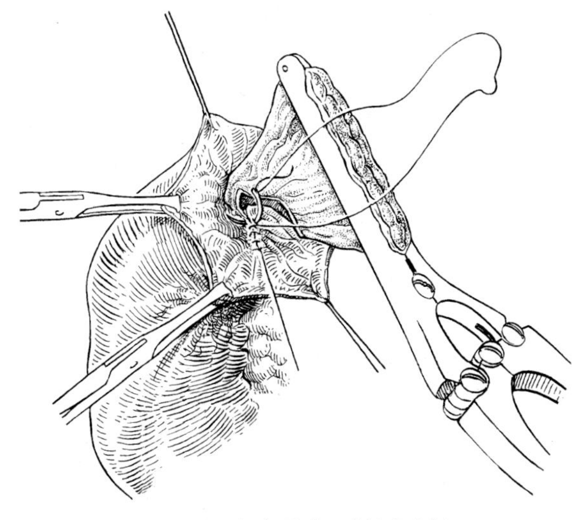
E. 边切除幽门窦黏膜，边缝合幽门

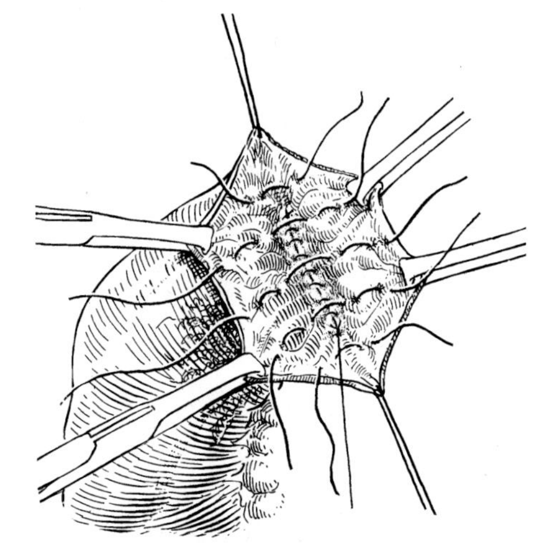
F. 里面作间断垂直褥式缝合幽门窦

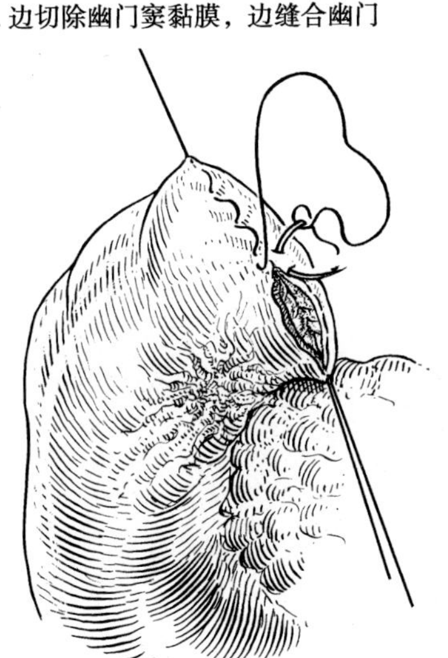
G. 连续缝合残端

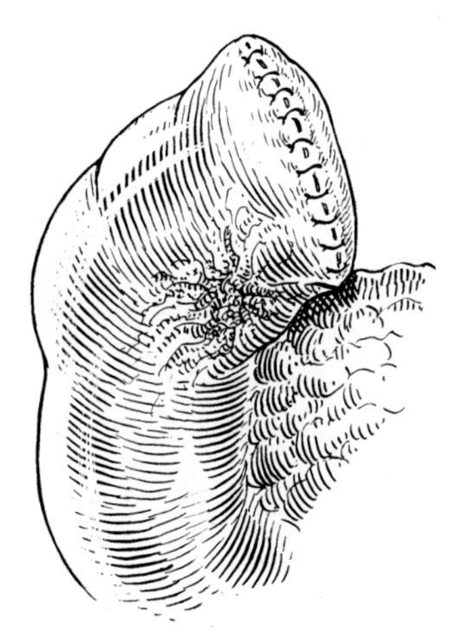
H. 间断缝合残端

图 47-71（续）

(二) 十二指肠造瘘术

胃大部切除术后，十二指肠残端关闭有困难，预计缝合后残端不易愈合时，可采用十二指肠造瘘术。即在缝合残端的同时，放一剪有 2~3 个侧孔的引流管至十二指肠降部（深约 8~10cm）。将无菌水注入管内，检查无漏液后，再将附近大网膜围绕导管覆盖于残端上，并缝合固定(图 47-72)。引流管经右上腹戳口引出，并用戳口皮肤缝线结扎固定。手术后如引流液量逐渐减少，可于术后 12~14 天拔管。

二、十二指肠后壁穿透性溃疡合并大出血的手术

对于难以切除的十二指肠后壁穿透性溃疡，一般采用 Bancroft 手术方法，不强调切除溃疡，以免发生严重的并发症。但当溃疡合并大出血时，Bancroft 手术的止血效果不理想，术后继续出血者较多见，必须直接缝扎溃疡底部的出血点。对十二指肠残端的处理可采用以下任一种手术方法。

1. 残端后壁覆盖溃疡法（Graham 法） 若出血急骤，多因胃十二指肠动脉被溃疡侵蚀破裂所致。进入腹腔后可先将胃右动脉、胃十二指肠动脉及胃网膜右动脉分别结扎切断，以减少出血（图 47-73A）。再游离十二指肠后壁至溃疡与胰腺粘连处。靠近幽门端将十二指肠前壁切开，注意尽量保留较多的十二指肠前壁，充分暴露溃疡。再沿溃疡的边缘间断十二指肠，使溃疡留置在胰腺上（图 47-73B）。检查溃疡基底部的活动出血点或血块堵塞的血管破口，用丝线缝扎止血（图 47-73C）。进针的深度要适当，过浅容易撕裂组织，过深则可能损伤胰腺管。向远侧分离十二指肠后壁至闭合残端的长度为止。分离时必须注意勿损伤胆总管及胰腺。然后用丝线间断缝合关闭残端（图 47-73D）。再将残端前壁的浆肌层间断缝合于胰腺被膜上（图

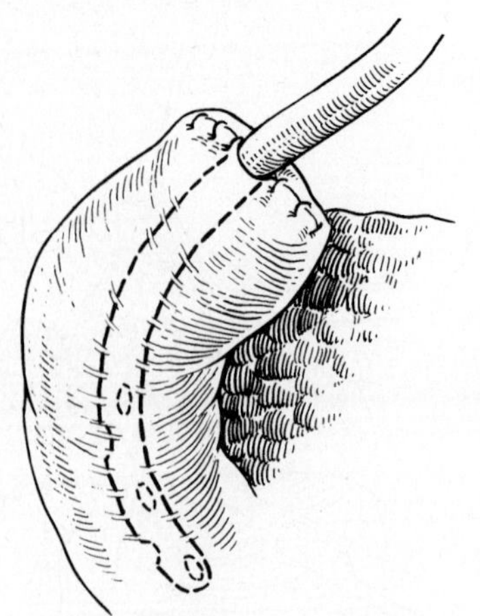

A. 导管经残端插入十二指肠降部，间断缝合残端

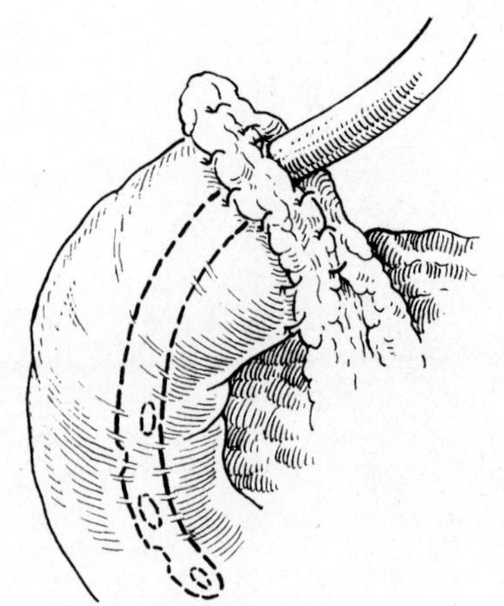

B. 大网膜环绕导管覆盖残端，缝合固定

图 47-72　十二指肠造瘘术

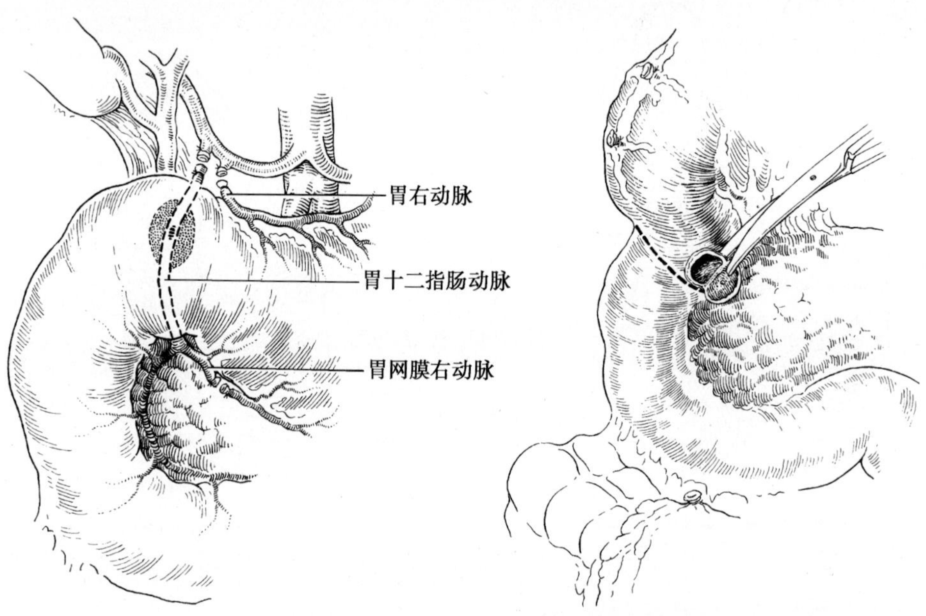

A. 结扎胃右、胃十二指肠、胃网膜右动脉

B. 在溃疡近侧缘剪开十二指肠壁

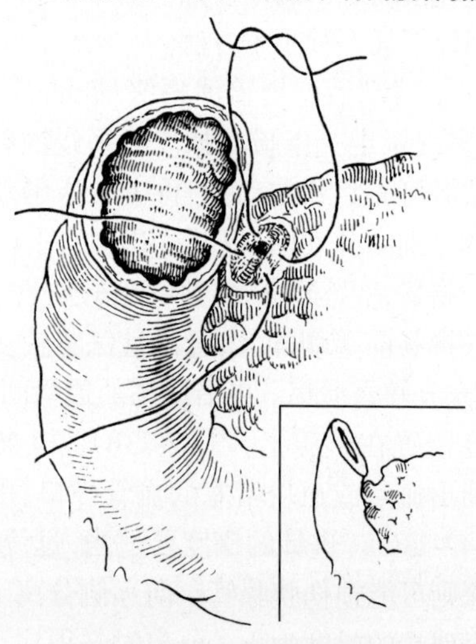

C. 缝扎溃疡基底部出血处

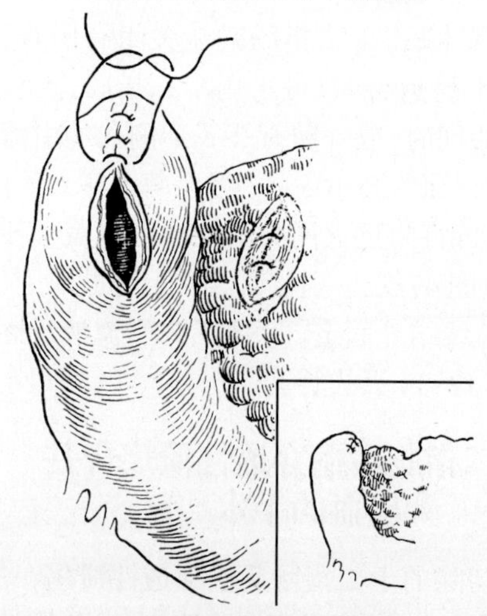

D. 浆肌层缝合关闭残端

图 47-73　十二指肠后壁穿透性溃疡合并大出血 Graham 溃疡旷置术

5

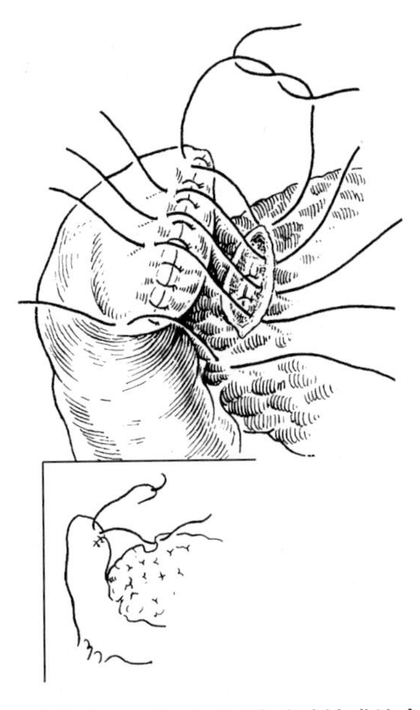
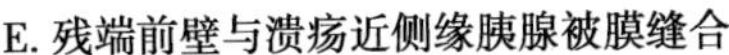

E. 残端前壁与溃疡近侧缘胰腺被膜缝合

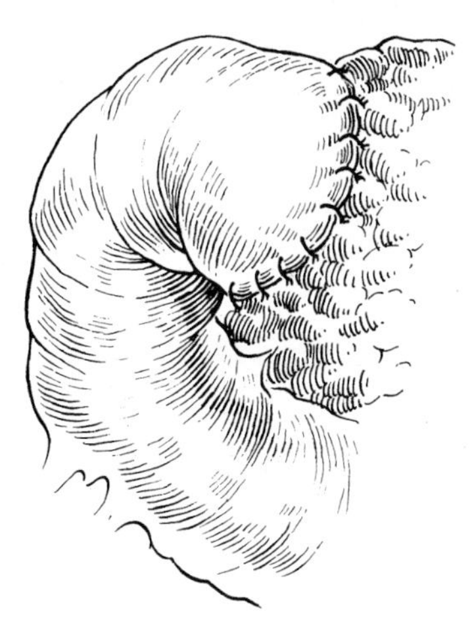

F. 结扎缝线使残端后壁覆盖溃疡

图 47-73(续)

47-73E、F),并以附近大网膜缝合覆盖加强。此法的特点是将溃疡置于胃肠道之外,并进行缝扎止血,最后用十二指肠残端后壁覆盖溃疡,然后行胃大部切除。

2. 残端前壁覆盖溃疡法(Nissen 法) 切开十二指肠前壁,显露溃疡,沿溃疡近侧缘剪开十二指肠后壁,不游离溃疡远侧的十二指肠后壁。检查出血处,依上法缝扎止血。先将十二指肠残端前壁缝于溃疡远侧边缘上(图 74-74A),再缝合残端前壁浆肌层与溃疡的近侧边缘(图 47-74B),最后将前壁浆肌层缝于溃疡近侧的胰腺被膜上。此法的特点亦是将溃疡置于胃肠道之外,并进行缝扎止血。与前法所不同的是,利用十二指肠残端前壁覆盖溃疡面。适用于溃疡位置离幽门较远,游离十二指肠后壁有困难,可能损伤胆总管及胰腺的患者。

三、胃后壁穿透性溃疡的手术

胃小弯部的后壁穿透性溃疡多穿透至胰腺。溃疡的基底是胰腺,溃疡不能切除,但应切除溃疡边缘的胃黏膜。手术时应先切断十二指肠,将胃向左翻转、分离。若溃疡穿至胰腺较深,周围瘢痕组织多、粘连紧密时,用剪刀剪开胃后壁与胰腺被膜的粘连。分离至溃疡边缘时,再沿溃疡边缘剪开胃后壁,剪除残留在溃疡边缘的胃黏膜(图 47-75)。如果溃疡并发出血,需缝扎溃疡底部的出血点。其他操作同胃大部切除术。

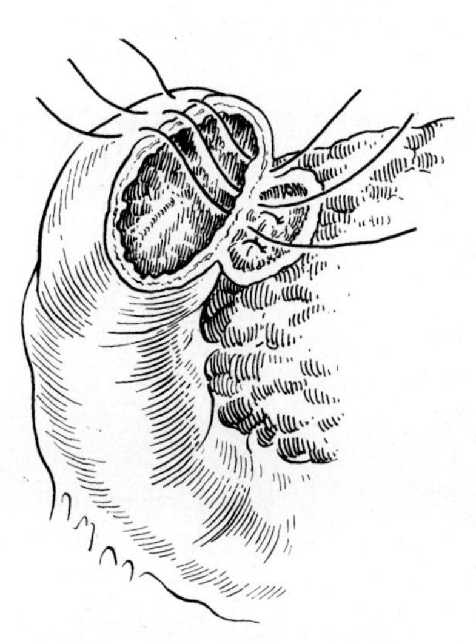

A. 残端前壁浆肌层缝于溃疡远侧缘

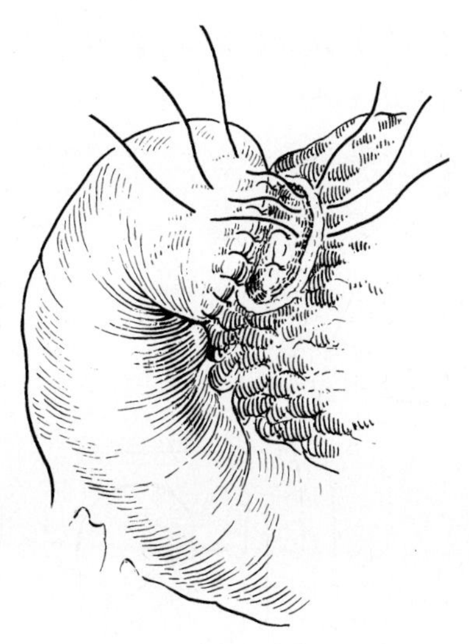

B. 残端前壁缝于溃疡近侧缘

图 47-74 残端前壁覆盖溃疡法

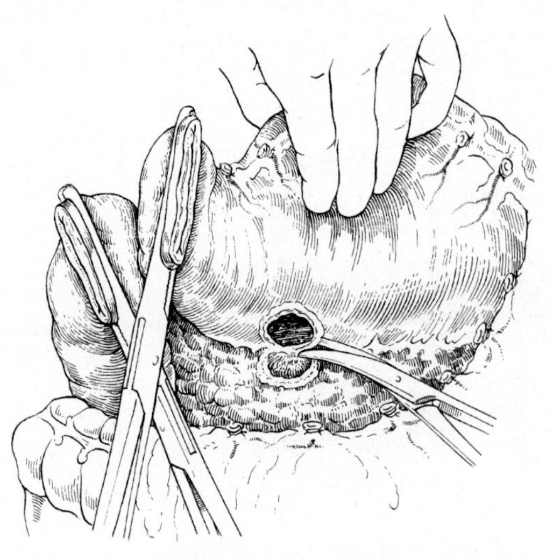

图 47-75　胃后壁穿透性溃疡与胰腺分离的方法

切忌用搔刮、烧灼或电烙等法处理溃疡面，以免损伤胰腺管或手术后并发胰腺炎或出血。溃疡面以附近大网膜覆盖，并放置引流。

四、高位胃溃疡的手术

高位胃溃疡系指溃疡上缘距贲门 3cm 以内的胃体或胃底溃疡。以往曾有做溃疡远段胃大部切除，操作虽简单，溃疡可能愈合，但用于治疗急性大出血和严重穿透性或胼胝性溃疡时，则效果不佳，术后溃疡不一定愈合，且有出血、癌变的危险。所以高位胃溃疡的手术治疗是一较困难的问题，可根据具体情况，选择不同手术方式(图 47-76)。在术前和术中必须做溃疡边缘组织多处活检，排除癌变。

1. 高位胃小弯或后壁溃疡　对高位胃小弯溃疡可将包括溃疡在内的胃小弯切除，保留较多的胃大弯做毕Ⅰ式或 Roux-en-Y 式吻合。其操作要点如下：游离

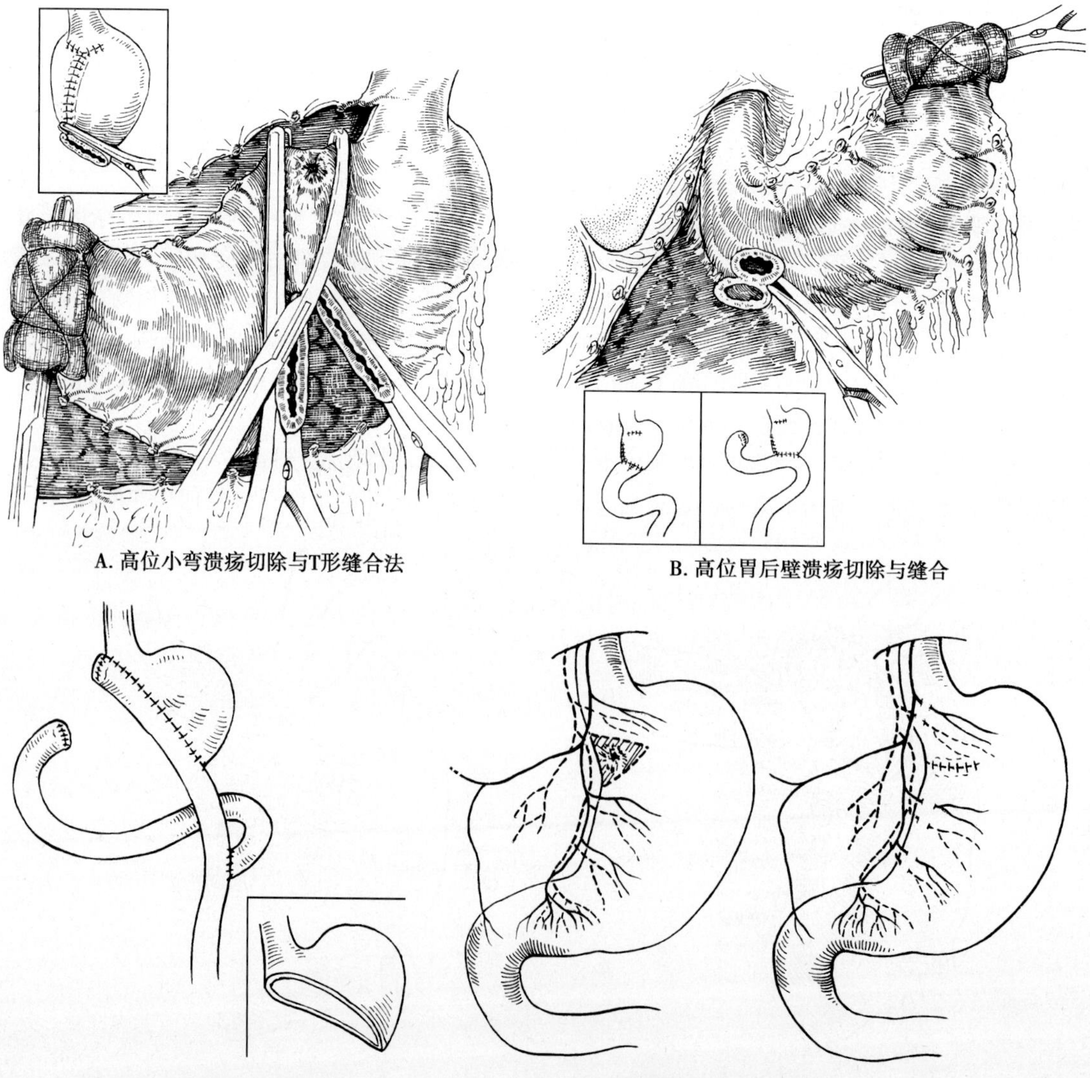

A. 高位小弯溃疡切除与T形缝合法

B. 高位胃后壁溃疡切除与缝合

C. 近贲门处溃疡切除吻合法

D. 高胃酸高位胃溃疡手术方式

图 47-76　高位溃疡的手术

切断十二指肠后，将大弯侧游离至胃网膜左、右动脉交界处，小弯侧游离至贲门下。在胃大弯侧夹一把小胃钳，再指向贲门下夹住胃小弯侧，将包括溃疡在内的胃小弯全部切除，依前法双层缝合关闭小弯侧胃断端。以胃大弯侧断端与十二指肠或空肠吻合。若部分贲门或食管已包括在切除之内，为了避免食管狭窄，残胃小弯远端纵行缝合至贲门附近时，改为贲门或食管与胃横行缝合，即呈一 T 形缝合（图 47-76A）。如为后壁穿透性溃疡，切除有困难时，可沿溃疡边缘剪开胃壁，将溃疡底部留在后腹膜或脏器上，缝合修复胃后壁的孔洞，再依常法行胃大部切除术（图 47-76B）。

2. 贲门前或高位胃体、底溃疡 可行包括溃疡在内的远端胃大部切除，食管胃与空肠行 Roux-en-Y 型吻合术，其操作要点：保留食管黏膜完整，尽可能保留部分胃体，距 Treitz 韧带 30cm 处切断空肠，空肠远端缝闭，经结肠前或结肠后提上与食管胃做一端 - 侧吻合，然后距此吻合口 34~40cm 行空肠端 - 侧吻合（图 47-76C）。若胃酸较高的高位胃溃疡，可行溃疡局部切除加高选择性迷走神经切断术（图 47-76D）。

3. 高位多发性溃疡或难以用上述方法处理的溃疡，尤以伴有大出血或疑有癌变者，则宜做贲门及近端胃切除后，行食管胃吻合术。

五、复发性溃疡的手术

胃十二指肠溃疡胃大部切除术后复发率约为 0.3%~3%。复发性溃疡是指吻合口附近胃及空肠的再发溃疡。毕Ⅰ式吻合术后复发性溃疡通常发生在胃侧，毕Ⅱ式吻合术后复发性溃疡多发生在空肠侧，亦称为边缘性溃疡，其中发生在空肠输出段者比输入段者多两倍。溃疡复发的原因一般与术后胃酸降低程度有密切关系。95% 的病例见于十二指肠溃疡术后，仅 5% 见于胃溃疡术后。胃切除范围过少、幽门窦黏膜未剥除是溃疡复发的主要原因，此外，空肠输入段过长或因进行了空肠输入段与输出段侧 - 侧吻合等皆为溃疡复发的因素。在极少情况下，溃疡的复发与内分泌腺肿瘤（如胰腺胃泌素瘤）有关。

复发性溃疡与术前溃疡病的临床表现相似，但其特点是在脐左或左肋缘下常发生顽固性剧痛，疼痛部位实际是溃疡的相应部位。有时，疼痛可放射至左胸、左腋和左肩部，药物和饮食控制亦常不易使之缓解。由于缺乏溃疡病的规律性，故常常误诊为肠粘连而施行错误的手术治疗，甚至有的经多次手术后仍未获得正确的诊断与治疗。复发性溃疡极易发生出血、穿孔等并发症。约有 5% 的病例，溃疡可穿入结肠，形成胃空肠结肠瘘，致进食后食物迅速进入结肠，同时粪便也可反流入胃和小肠，从而引起胃肠炎症、严重腹泻和营养障碍等。因此，若既往有胃大部切除胃空肠吻合史，近期发生腹痛、腹泻及粪臭味呕吐，即应考虑有胃空肠结肠瘘的可能，钡剂灌肠检查可进一步明确诊断。

对复发性溃疡的患者，应检查胃酸的改变，但在抽取胃液前应先在 X 线透视下将胃管准确地放在胃内，以免胃管通过吻合口进入小肠，影响分析结果。一般在胃部分切除术后产生的复发性溃疡，其基础分泌和五肽促胃液素刺激试验后的胃酸值均增高。如五肽促胃液素试验每小时超过 15mmol，则有助于复发性溃疡的诊断。但基础酸每小时大于 10mmol 或如基础酸量大于五肽促胃液素试验分泌量的 60%，则提示有胰腺胃泌素瘤的可能。若基础胃液 pH 为 7.6，五肽促胃液素试验缺乏胃酸时，则对复发性溃疡的诊断应重新考虑。此外应做胃镜、钡餐及血清促胃液素测定等检查。

【术前准备】

除同一般胃肠道手术外，应积极改善全身营养状况。如有胃空肠结肠瘘，应做肠道准备。尽可能对前次手术情况进行详细了解。当怀疑溃疡复发与某内分泌腺功能失调有关时，尚应进行有关内分泌腺功能的测定。

【手术方式】

根据前次手术情况、病理改变和复发原因等决定手术方式。原则上应切除溃疡和除去溃疡复发的原因。如前次手术胃残留过多者应重切；幽门窦部黏膜未剥除者应予剥除；空肠输入段过长者应将吻合口向十二指肠空肠曲移近；并发内瘘者，予以分离后切除，使之恢复正常通道，若瘘管周围粘连成团，难以分离时，可行胃空肠吻合，结肠段整块切除；找不到复发原因时，应仔细探查胰腺和肾上腺，如有胰腺胃泌素瘤或肾上腺皮质腺瘤，应予切除。

基本手术方式有以下两种：

1. 胃部分切除术

(1) 对胃残留过多的患者，行吻合口处的胃空肠部分切除，包括溃疡在内，只保留 25% 的正常胃组织即可（图 47-77A）

(2) 若剩余的胃组织达 50%，则应同时做选择性胃迷走神经切断术或做迷走神经干切断术。

胃切除后，重新进行空肠输入端与空肠输出端的吻合，即胃空肠吻合。如果原输入襻较长，可用来与胃吻合则较理想，否则，将十二指肠悬韧带剪开，游离十二指肠空肠曲，可增加输入段长度，有利于吻合，或将输出段与胃吻合，输入段与输出段行端 - 侧吻合（Y 形吻合）（图 47-77B）。若前次手术为结肠后吻合，在分离过程中应特别注意防止结肠中动脉损伤。

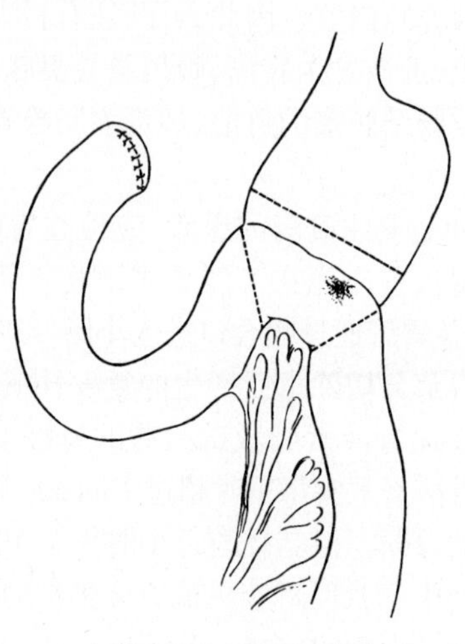

A. 包括溃疡在内的胃部分切除

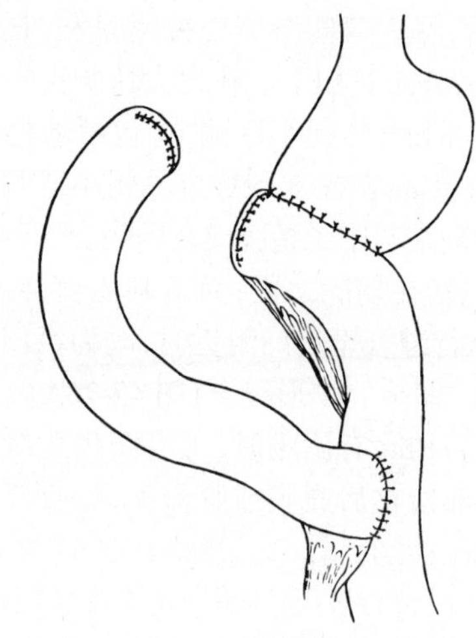

B. Y形吻合

图 47-77　复发性溃疡再次胃部分切除术

2. 迷走神经切断术　适用于胃大部切除术后复发性溃疡的较早期，无穿孔或出血。

5

第七节　常用胃引流术

由于各种因素引起的胃排空障碍导致胃潴留时，往往可通过手术来解决引流问题。胃引流术主要包括幽门成形术和胃空肠吻合术。

一、幽门成形术

以往幽门成形术曾被广泛地应用于治疗十二指肠溃疡，近期疗效尚可，但远期疗效不佳，故现已不单独使用，常常作为其他手术的附加手术。

【适应证】

1. 迷走神经干切断术的附加手术。

2. 选择性迷走神经切断术的附加手术。

3. 胃近端切除、贲门癌和食管癌切除，行胃食管吻合的附加手术。

以上手术均可使胃的迷走神经支配功能丧失，故可以施行幽门成形术。该手术可促进胃窦的引流，部分地消除胃相胃液分泌，同时不改变胃肠道的连续性，可以减少胃空肠吻合后偶发的边缘溃疡。

【禁忌证】

1. 胃出口的十二指肠侧有明显的炎症反应或严重瘢痕和变形者。

2. 球后溃疡。

3. 严重胃下垂、胃扩张。

【患者评估和术前准备】

存在幽门梗阻的患者手术前2~3天开始禁食，并留置鼻胃管持续胃肠减压、每日洗胃。若存在低氯低钾性碱中毒，则尽可能地在术前纠正水电解质酸碱平衡紊乱。全身情况差、营养不良的患者术前应给予营养支持、输血或输血浆及白蛋白，纠正继发性贫血和低蛋白血症。

【麻醉和体位】

患者情况差者可用局麻，精神紧张或胃潴留严重者可用全麻，青壮年腹肌紧张者可用硬膜外麻醉。取平卧体位，上腹正中切口或左上经腹直肌切口。

【手术方式与手术步骤】

常用的两种幽门成形术包括 Heineke-Mikulicz 幽门成形术和 Finney 幽门成形术。

1. Heineke-Mikulicz 幽门成形术　在幽门的上下缘用丝线各缝一针并结扎，作为牵引和标记。经远端胃窦部、幽门括约肌和近端十二指肠做一个长约 5cm 的切口，必须切开狭窄环及幽门括约肌，且幽门括约肌应处在切口的中心部位(图 47-78A)。牵开两边角部的牵引线，使纵向切口两缘分开呈梭形。缝扎黏膜下血管或电凝止血，再切开黏膜，吸尽胃内容物。然后横向缝合(图 47-78B)，一般采用 3-0 或 2-0 可吸收线行 Gambee 缝合：①从同一侧全层进针(浆膜至黏膜)；②经同一侧的黏膜至黏膜下层缝回；③至对侧先经黏膜下层至黏膜层缝出；④在同一经黏膜至浆膜缝出。也可以采用两层缝合法，即内层用 3-0 可吸收线行全层内翻连续缝合，外层用 1 号丝线行浆肌层间断缝合。缝合结束后，去除牵引线，以带血管蒂的大网膜覆盖切口并用 3-0 可吸收线固定于肠壁。

2. Finney 幽门成形术　以 Kocher 法完全游离胃幽门侧、幽门和十二指肠第一、二段，并分离周围粘连。在幽门下方及十二指肠降部，将胃大弯与十二指肠内前缘缝两针牵引线。将两根牵引线向相反方向牵拉，使胃和十二指肠表面对合。在牵引线中间用 4-0 丝线间断缝合胃大弯侧与十二指肠近端上部的浆肌层。距缝合处 5~6mm 行 U 形切口，完全切断幽门括约肌全层，显露胃及十二指肠黏膜(图 47-79A)。从后方幽门括约肌分界处开始缝合，首先用 3-0 可吸收线全层缝合胃侧与十二指肠侧切缘，随后以连续锁边缝

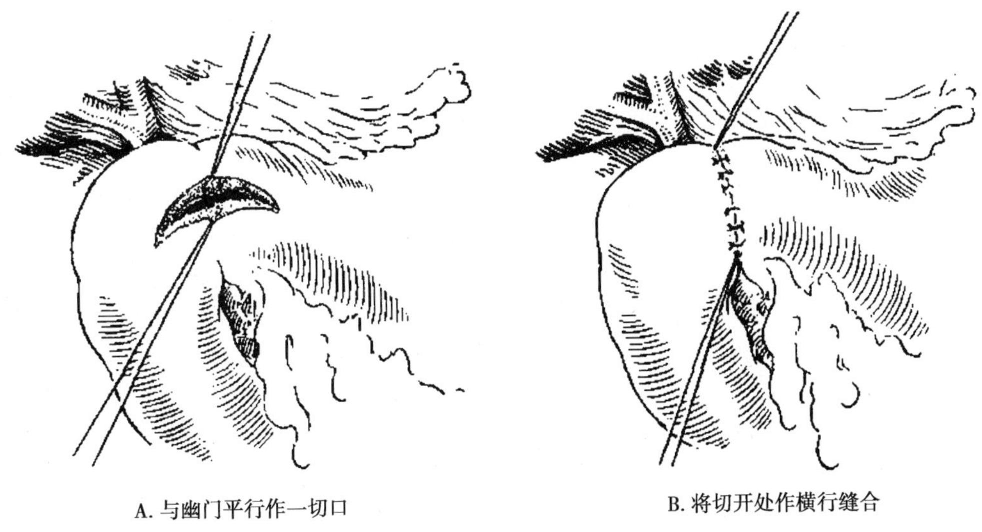

A. 与幽门平行作一切口　　B. 将切开处作横行缝合

图 47-78　Heineke-Mikulicz 幽门成形术

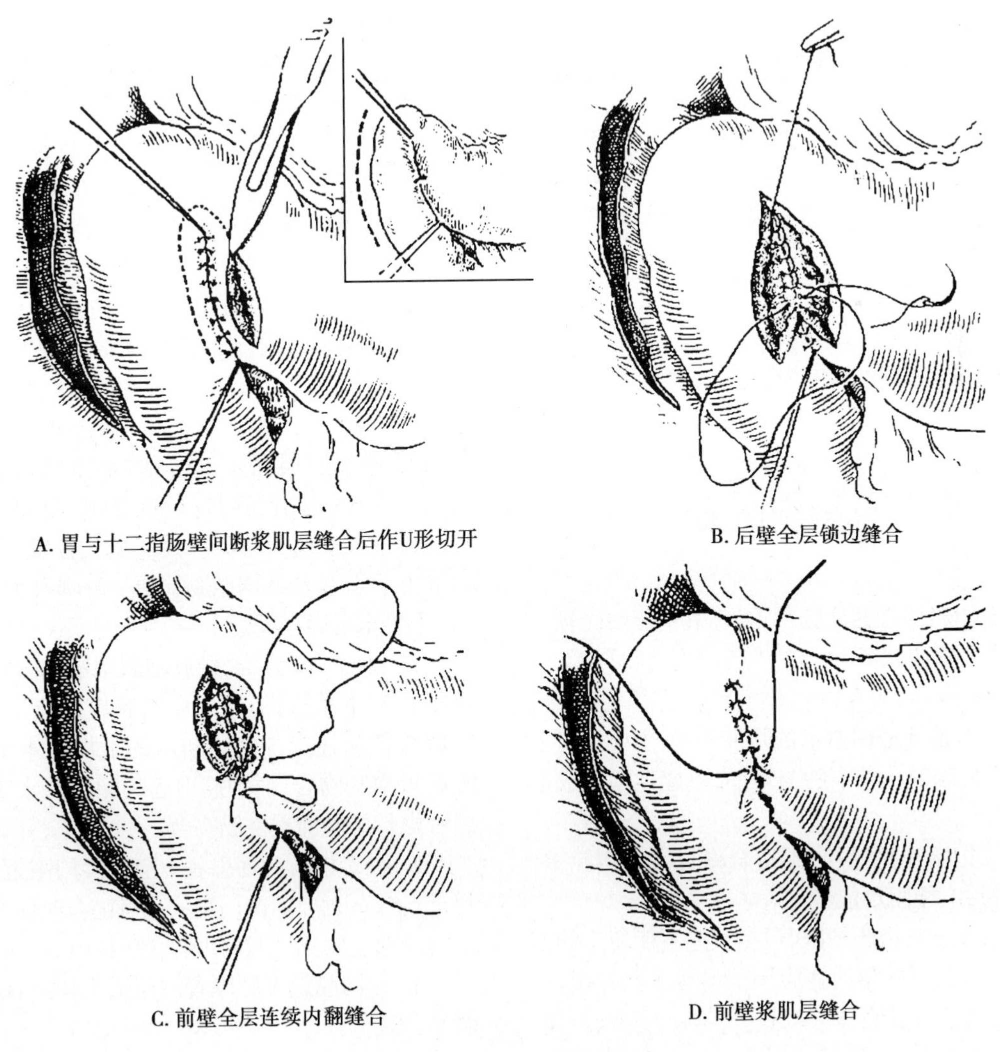

A. 胃与十二指肠壁间断浆肌层缝合后作U形切开　　B. 后壁全层锁边缝合

C. 前壁全层连续内翻缝合　　D. 前壁浆肌层缝合

图 47-79　Finney 幽门成形术

合的方式进行两切缘后壁黏膜层内翻的全层缝合(图47-79B),将针从腔内穿出到胃壁外,用连续黏膜层内翻缝合前壁全层(图47-79C),最后用4-0丝线行间断缝合关闭前壁的浆肌层(图47-79D)。

【手术要点与盲点】

1. 在Finney幽门成形术中,完全游离十二指肠并分离周围粘连是手术的基本条件,Kocher法游离十二指肠有助于减少缝合时的张力,因此建议作为手术的首要步骤。在这一操作中,腹膜从十二指肠右侧切开,上至胆总管外沿,下至十二指肠第二、三段连接部。

2. 幽门成形的缝合应垂直于切口,以减少肠腔狭窄的可能。

3. 溃疡在十二指肠前壁者,可在做纵切口时一并梭形切除;溃疡在后壁有出血者,应缝扎出血点止血。

4. 胃十二指肠前壁的纵切口长度要适宜。过长时横向缝合有困难;过短时会因瘢痕收缩而出现狭窄的危险。

【术后处理】

1. 持续胃肠减压,或行临时性胃造口术,观察引流液的量和性状。

2. 待胃肠功能恢复,有排气后可拔除鼻胃管,进食流质,3~5天后改为半流质。

3. 补充热量、水、电解质及营养要素。

【手术并发症】

1. 缝合处漏和出血。

2. 缝合处狭窄和梗阻。

3. 倾倒综合征　当发生严重的倾倒综合征、腹泻或胆汁反流时,需再次手术。对少数患者需进行重建幽门的手术。

二、胃空肠吻合术

【适应证】

1. 年老体弱伴有其他较严重疾病,不能耐受较大手术的胃酸偏低或缺乏的十二指肠溃疡,同时伴发幽门梗阻者。

2. 作为迷走神经切断术的附加手术,主要针对于某些十二指肠球部严重水肿与增厚,不能做幽门成形术的患者。

3. 十二指肠溃疡穿孔,不适合做胃大部切除术,而缝合修补后有梗阻可能者。

4. 幽门及十二指肠梗阻,包括某些不能切除的幽门窦癌、胰腺癌、有梗阻的壶腹周围癌等恶性肿瘤,作为梗阻胃的姑息性引流。

5. 十二指肠损伤,需转流胃内容物者。

【麻醉与体位】

一般可采用全身麻醉或硬膜外麻醉。取平卧体位,上腹正中切口。

【手术方式与手术步骤】

胃空肠吻合术分为结肠前吻合和结肠后吻合两种。

1. 结肠前胃空肠吻合术　进腹探查后,将距Treitz韧带约20cm处的近端空肠经结肠前提起并置肠钳,于胃前壁大弯侧拟吻合处置肠钳,将两者靠拢。在胃与空肠壁上作两针牵引缝线,间距约7~8cm,使吻合口长度约在5~6cm,再用0号丝线连续缝合胃后壁与空肠的浆肌层(图47-80A)。距浆肌层缝线0.3~0.5cm处切开胃后壁浆肌层,行黏膜下血管缝扎后切开胃黏膜。同时在距浆肌层缝线0.3~0.5cm处切开空肠壁。用3-0可吸收线连续锁边缝合吻合口后壁全层(图47-80B),当后壁缝至吻合口对侧角时,转而行吻合口前壁全层连续内翻缝合(图47-80C)。最后再用0号丝线连续缝合胃前壁与空肠的浆肌层,即完成吻合(图47-80D)。关闭空肠系膜和横结肠之间所形成的间隙,以防内疝的发生。

胃空肠吻合术也可以使用吻合器完成,将胃与空肠靠拢后,在空肠对系膜缘处肠壁和胃前壁分别做一戳孔,将直线切割吻合器的双臂分别插入两戳孔中,沿预定吻合口的方向靠拢扣紧,钉合并切开吻合处后,移去吻合器(图47-81)。再用残端缝合器缝合关闭或可吸收线横行间断全层缝合关闭胃和空肠的小孔。

2. 结肠后胃空肠吻合术　进腹探查后,首先提起横结肠,于结肠中动脉左侧无血管区处切开肠系膜约7~8cm,将拟行吻合的胃后壁从横结肠系膜切开处拖出,再将横结肠系膜孔边缘与距拟吻合处约3~4cm的胃后壁浆肌层固定缝合(图47-82A)。距Treitz韧带8~10cm提起空肠向胃后壁靠拢,距胃大弯约2cm处的胃壁和空肠对系膜缘处肠壁上各置一把肠钳(图47-82B)。其余步骤同结肠前胃空肠吻合术。

【手术要点与盲点】

1. 目前一般认为,结肠前胃空肠吻合操作较结肠后吻合简单易行,但输入段空肠较结肠后吻合更长,因此若作为迷走神经切断术的附加手术则考虑行结肠后胃空肠吻合,而肿瘤引起的幽门及十二指肠梗阻则考虑行结肠前胃空肠吻合。

2. 十二指肠溃疡患者　应在幽门附近吻合,且不超过5~7cm远。而幽门窦癌患者吻合时应尽可能远离幽门及肿瘤以免早期发生吻合口梗阻,不应少于5cm。

3. 大网膜过于肥厚者　应适当切除,使输入段空肠不会过长。

4. 输入段空肠的长度　不能过长,以免引起内

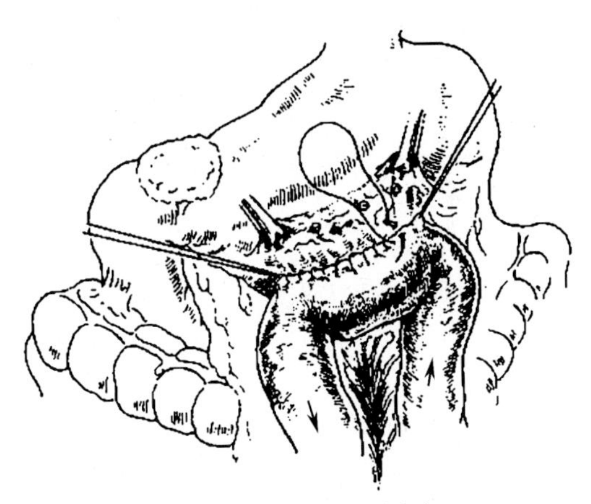
A. 后壁外层连续浆肌层缝合

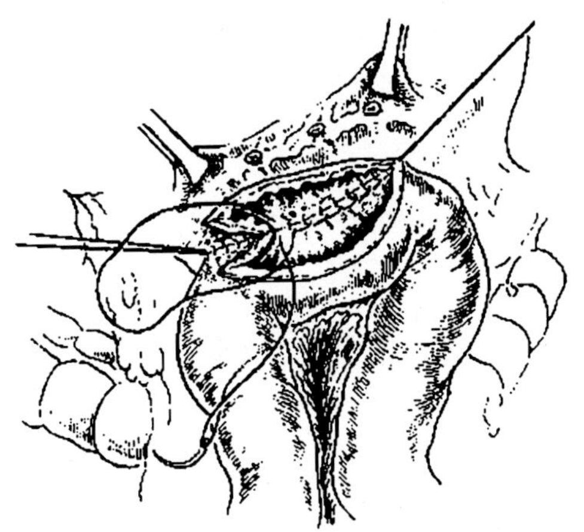
B. 后壁全层锁边缝合

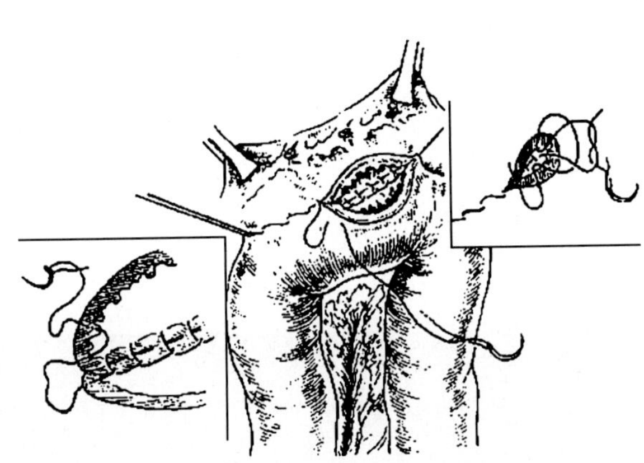
C. 前壁全层连续内翻缝合

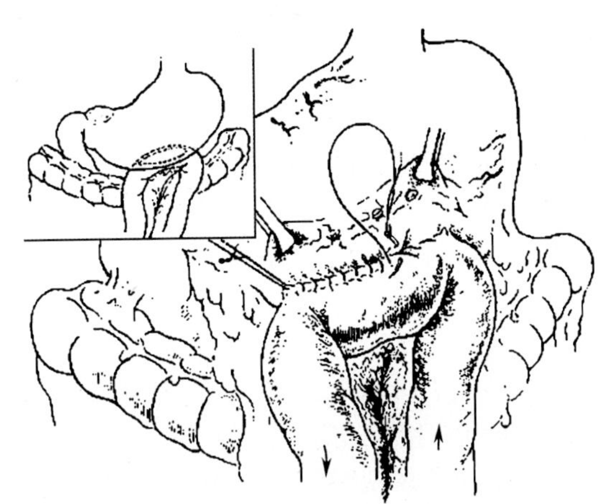
D. 前壁外层连续浆肌层缝合

图 47-80 结肠前胃空肠吻合术

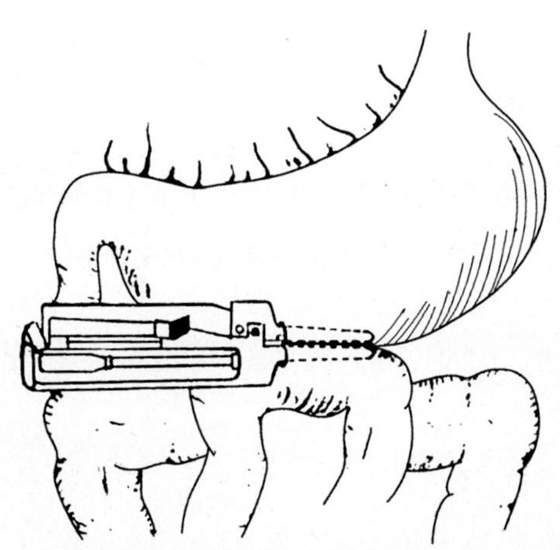
图 47-81 吻合器法结肠前胃空肠吻合术

疝;同时也不能过短导致压迫结肠。

三、腹腔镜胃空肠吻合术

【手术原理】

胃空肠吻合术的目的是使胃内容物顺利进入空肠。

【适应证】

1. 年老体弱伴有其他较严重疾病,不能耐受较大手术的胃酸偏低或缺乏的十二指肠溃疡,同时伴发幽门梗阻者。

2. 胃迷走神经切断术时的胃引流术。

3. 十二指肠溃疡穿孔,不适合做胃大部切除术,而缝合修补后有梗阻的可能者。

4. 胃癌引起的幽门梗阻,肿瘤已固定,不能切除者,可作胃空肠吻合术以解除梗阻。

5. 胃溃疡引起幽门梗阻,病情重,不能耐受胃部分切除术,又因这类患者胃酸不高,可做胃空肠吻合术。

6. 十二指肠溃疡并发幽门梗阻,病人情况较差,不能耐受胃大部切除术者,可施行胃迷走神经切断术,以减少胃酸,同时加做胃引流术(如幽门成形术、胃十二指肠吻合术或胃空肠吻合术),以解除胃内容物的潴留。

7. 全身情况较好,能够耐受全麻,生命体征尚平稳,血流动力学稳定。

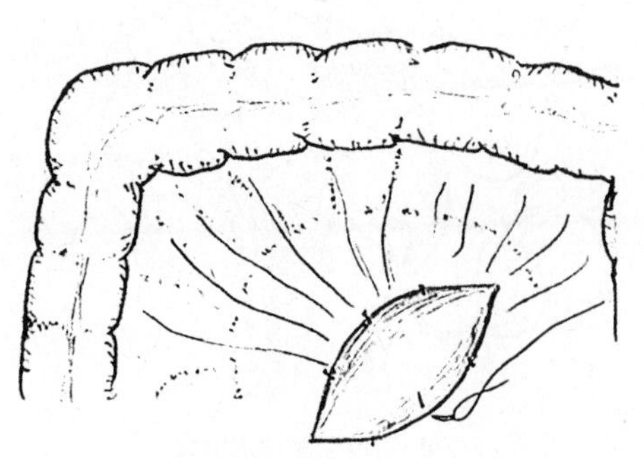

A.将横结肠系膜与胃后壁浆肌层固定

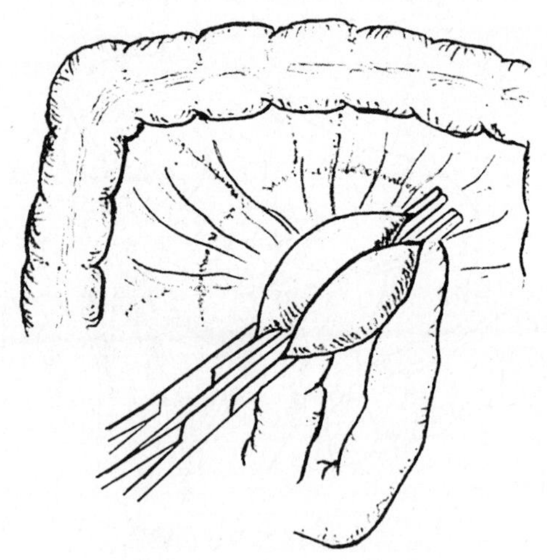

B.将空肠与胃后壁拟吻合处靠拢

图 47-82　结肠后胃空肠吻合术

8. 无上腹部开腹手术史。

【禁忌证】

1. 有心、肺、肝、脑等重要脏器功能不全、不能耐受全麻者。

2. 有上腹部开腹手术史，粘连较重者。

3. 胃、肠壁组织水肿严重，吻合后易发生漏者。

4. 肿瘤侵犯胃壁范围广者。

【患者评估与手术规划】

1. 幽门梗阻患者，由于胃内容物潴留，细菌容易繁殖，以致黏膜充血、水肿，有碍术后吻合口的愈合。术前应禁食，术前晚洗胃，使胃尽量排空，以减少炎症。

2. 应适当补液、输血，并纠正水、电解质平衡失调。

3. 进手术室前应放胃管抽空胃内容物，以免在麻醉过程中发生呕吐，引起窒息及肺部并发症。

【麻醉方式】

全身麻醉。

【手术方式与手术步骤】

1. 手术体位和戳孔位置　术前已确定行单纯胃空肠吻合者：患者取平卧两腿分开位，术者站于患者的右侧，助手站左侧，扶镜助手站两腿之间。监视器屏幕两台，摆于头侧，正对术者和助手。消毒范围：锁骨水平至耻骨联合水平，两侧至腋后线。铺巾范围：剑突、脐窝、两侧腋前线之间的区域。脐孔穿刺并建立气腹，维持腹内 CO_2 压力在 12mmHg。右锁骨中线平脐偏上行 10mm 戳孔为操作孔，右侧腋前线肋缘下行 5mm 戳孔为辅操作孔。左侧腋前线肋缘下行 5mm 戳孔为助手主操作孔。

原拟行胃癌根治术，但术中探查发现无法行根治性手术，但符合胃空肠吻合手术适应证者，戳孔位置同腹腔镜胃癌根治术。

2. 手术步骤　入腹后先进行常规探查，并游离胃结肠韧带暴露胃后壁，确定中上段胃壁未受肿瘤侵犯、无明显水肿（图 47-83），充分游离暴露探查胃大弯（图 47-84）。

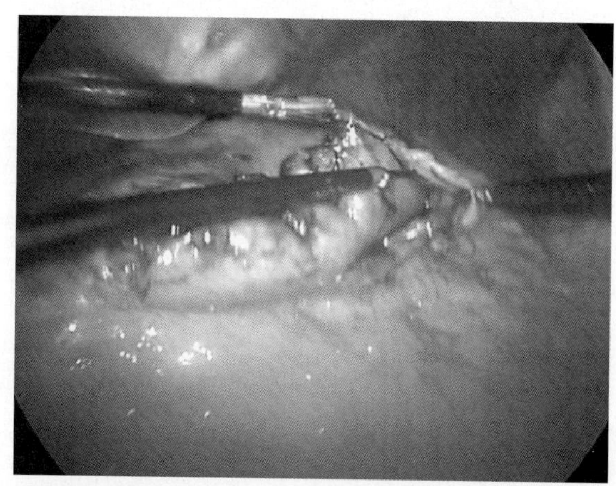

图 47-83　超声刀游离胃结肠韧带

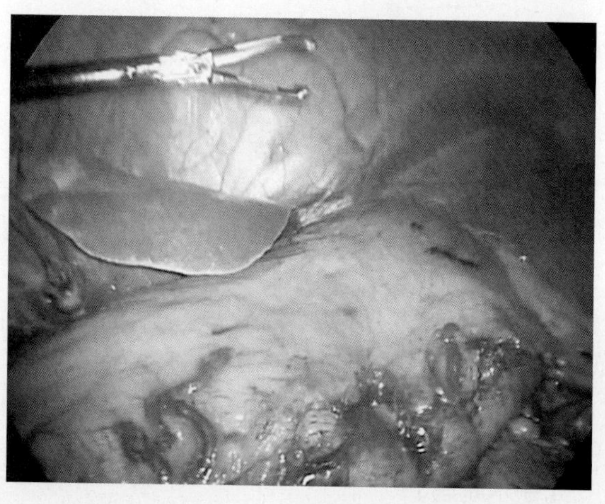

图 47-84　充分游离暴露探查胃大弯

将大网膜及胃体向上翻起，将距 Treitz 韧带 20cm 处空肠（输入襻对胃大弯）自结肠前拉向胃体后壁，缝针固定胃后壁近大弯侧（距肿瘤上方至少 5cm）及距 Treitz 韧带 20cm 处空肠对系膜侧，并保留缝线作为牵引线（图 47-85）。

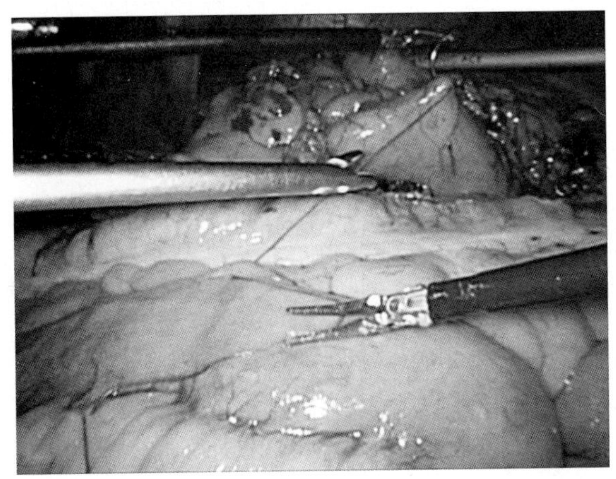

图 47-85　缝合牵引线

于牵引线右侧胃后壁近大弯侧及空肠对系膜侧各开一约 0.5cm 小孔，将右侧脐平面穿刺器换为直径 12mm Trocar，置入腔内 60mm 直线切割缝合器，将钉匣及钉座分别置入胃及空肠开口（注意牵拉牵引线，使胃壁、空肠壁对齐），见图 47-86，行胃空肠侧 - 侧吻合（结肠前，输入襻对胃大弯）。

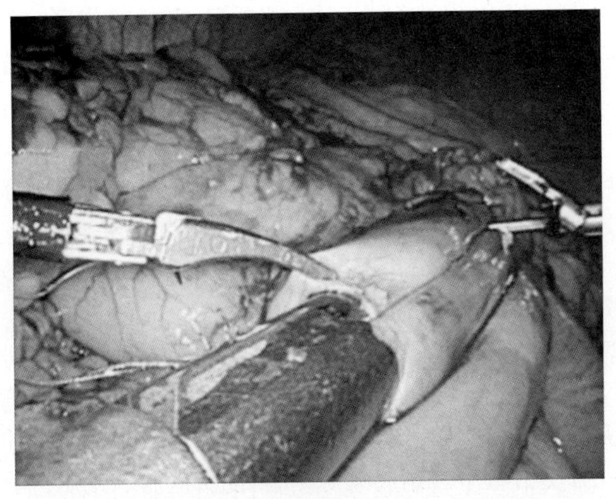

图 47-86　置入直线切割缝合器

镜下以“带针线”连续或间断缝合关闭侧 - 侧吻合后残留小切口缘（图 47-87、图 47-88）。

镜下以“带针线”间断或连续缝合关闭空肠系膜及横结肠系膜之间的间隙，以防发生内疝。

【手术要点】

1. 胃空肠吻合术分为结肠前与结肠后两种。腹腔镜手术采用结肠前吻合，理由是：①操作较简便；②如需再次手术困难较少；③当胃后壁与横结肠系膜粘连，或因胃癌需做较高部位的吻合时，结肠前吻合较方便；④若横结肠系膜短、肥厚、血管密集，结肠前吻合较容易。

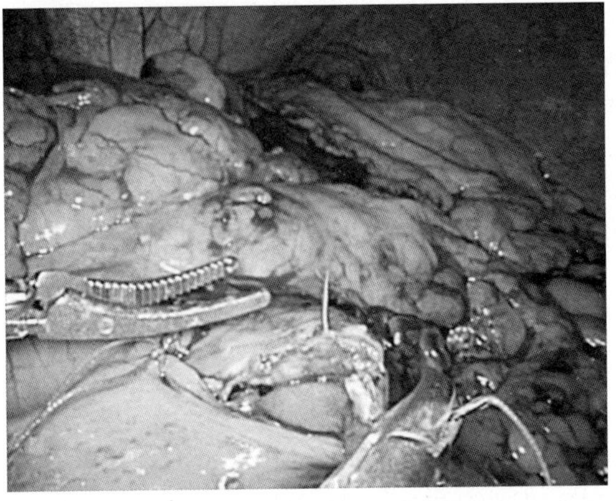

图 47-87　缝合吻合口残缘

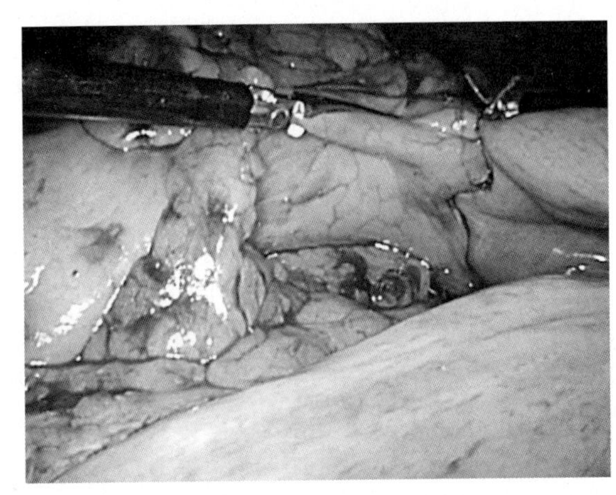

图 47-88　吻合后的吻合口

2. 吻合时需注意吻合口的位置、大小与方向，使胃能达到充分引流的目的。

(1) 结肠前胃空肠吻合术输入襻（即吻合口近端空肠）要长短合适，一般应距十二指肠悬韧带 15~20cm。因为输入襻要绕至横结肠和大网膜之上与胃前壁吻合，过短会发生输入襻受压而引起胆汁、胰液和肠液的潴留，过长又会引起食物在输入襻内停滞。

(2) 吻合口应在胃大弯侧的最低部位，输出侧低于输入侧。

(3) 吻合口长度一般以 4~6cm 为宜，过小术后常可因充血、水肿而引起梗阻，过大术后又可能引起食物排空加速而出现症状。

(4) 若同时行迷走神经切断术，则胃空肠吻合口的位置，尤其是有扩张而下垂的胃，应距幽门 4~5cm。

(5) 胃癌患者的胃肠吻合口离肿瘤不应少于 5cm。

(6) 全层连续内翻褥式缝合吻合口时，应注意边距与针距要均匀，一般边距为 0.5cm，针距约 0.8cm，这样才能使吻合口均匀内翻，不发生皱褶、漏孔。

【术后处理】

1. 术后仍继续禁食，保留胃管减压 1~2 天，待肠蠕动恢复后即可进流质饮食。

2. 禁食期间继续补液，必要时输血。

3. 体格较健康的患者，术后可不需下胃管和禁食，嘱早期进食。

【手术并发症】

1. 胃空肠吻合口出血、瘘、狭窄、输入襻梗阻、输出襻梗阻、胆汁反流、腹盆腔感染。预防和处理同胃大部切除术。

2. 气腹并发症　预防及处理均同前。

(余佩武　石彦)

第八节　迷走神经切断术

5

早在 1885 年 Regnand 和 Loge 首先发现了迷走神经对胃酸分泌的刺激作用。Pavlov 的实验研究证实切断迷走神经可使狗的胃酸分泌减少 75% 以上，这一结果为迷走神经切断术治疗溃疡病奠定了理论基础。1904 年，他为此荣获诺贝尔奖。1901 年 Jaboulay 首次实施迷走神经干切断术。1917 年 Duceschi 第一次明确指出切断迷走神经干可以减低胃酸的分泌，故建议用其治疗溃疡病。1922 年 Latarjet 等详细地研究了胃的神经分布。但由于迷走神经干切断术术后溃疡复发率较高，临床效果不满意，而逐渐被弃用。直到 1943 年 Dragstedt 等研究了胃的分泌生理及迷走神经对酸度产生的作用以后，迷走神经切断术治疗十二指肠溃疡病才又恢复了它的生命力。但因迷走神经干切断术后存在较高的胃潴留和腹泻及溃疡复发率，同时附加胃引流术又破坏了幽门功能，易导致术后倾倒综合征、胆汁反流等并发症发生。Jackson 和 Ksson 于 1948 年首先介绍了选择性胃迷走神经切断术（selective gastric vagotomy）治疗十二指肠溃疡病，由于只切断迷走神经的胃分支而保留肝支和内脏支，从而使术后腹泻发生率下降，但仍需附加胃引流术，效果并未改善。而迷走神经切断加胃窦切除术，虽然有效降低溃疡复发率，但又不可避免地造成了胃切除术后的营养障碍。为了防止上述并发症，1967 年 Holle 和 Hart 提出了高选择性迷走神经切断术（highly selective vagotomy）。1970 年 Johnston 和 Amdrup 先后介绍了不附加引流术的高选择性迷走神经切断术，或称壁细胞迷走神经切断术（parietal cell vagotomy），也有人称选择性近端胃迷走神经切断术（selective proximal vagotomy），使十二指肠溃疡的外科治疗又进入了一个新的阶段。由于手术设计比较合理，仅切断胃的壁细胞迷走神经支配，而不改变胃的正常功能，手术安全，手术死亡率极低，手术后遗症和并发症少，因此迅速引起外科医师的重视。目前在欧美国家高选择性迷走神经切断术已完全取代了胃大部分切除术，成为治疗十二指肠溃疡病的首选术式。

迷走神经解剖：迷走神经在纵隔内分成许多小分支环绕食管周围，进入腹腔时形成左右两主干。左右迷走神经在食管前后形成食管神经丛。在食管下段，此神经丛又相互吻合成前后迷走神经干，沿食管下行，向下穿过膈的食管裂孔进入腹腔。前迷走神经干在贲门水平分为肝支及前主胃支。肝支支配肝胆系统，经肝胃韧带前叶走行达肝门，同时又分出 2~3 支至幽门。前主胃支亦称胃前 Latarjet 神经，其直径为 0.2~0.5mm 左右。此神经干距胃小弯侧胃壁约 0.5~2.0cm，在胃小弯侧中段原位测量该支胃壁之间距离，保持在 1.0cm 左右占 92%，但有 8% 却紧贴胃小弯缘的胃壁下行。胃前神经沿胃小弯下行过程中向胃壁发出若干前胃支，一般 4~6 条分支，平均 5 条分支，再分成多条小支，这些分支均在血管的浅面，消失于胃前壁浆膜肌层中。在靠近角切迹处呈扇形分出数条小分支入胃窦部前壁，状似鸦的足趾，称为鸦爪神经，支配胃窦的运动。后迷走神经干在贲门稍下方分出腹腔支和后主胃支，称为胃后 Latarjet 神经。直径为 1.1~3.0mm 左右，后迷走神经干发出一较粗的分支到腹腔神经丛称为内脏支，分布到小肠、右半结肠、胰十二指肠。胃后 Latarjet 神经位于小网膜后叶沿胃小弯后壁下行，在胃小弯侧中段原位测量该支和胃壁之间距离，保持在 1.2cm 左右者占 89%，仅 11% 紧贴胃小弯缘的胃壁下行，在下行过程中向胃后壁发出 5~7 条分支，平均 6 条分支；在角切迹处呈鸦爪型分支，分布于胃窦部后壁。后迷走神经干在分出 Latarjet 神经前可发出 1~2 小分支分布到食管胃底（His 角）和胃短血管之间，在迷走神经切断术中易被遗漏，造成溃疡病复发，故被称为罪恶神经。由后迷走神经干分出分支经腹腔神经丛沿胃大弯侧供应胃体部和迷走神经前干的肝支在肝门附近分出一分支沿胃十二指肠动脉下行，随胃网膜右动脉分布于胃大弯侧支配胃体部（胃体酸分泌区），这一分支约占 51%。只有彻底切除这些神经纤维，才能有效地降低胃酸。迷走神经前后干在分出前后 Latarjet 神经前均有发出分支分布到食管下段肌层，并在肌层下细小神经纤维交织成网，支配着酸的分泌。壁细胞迷走神经切断术中要求食管下段游离至少 5~7cm，对减少术后溃疡复发至关重要（图 47-89）。神经干（支）通过膈的食管裂孔平面与食管的位置关系（图 47-90）。迷走神经干（支）的

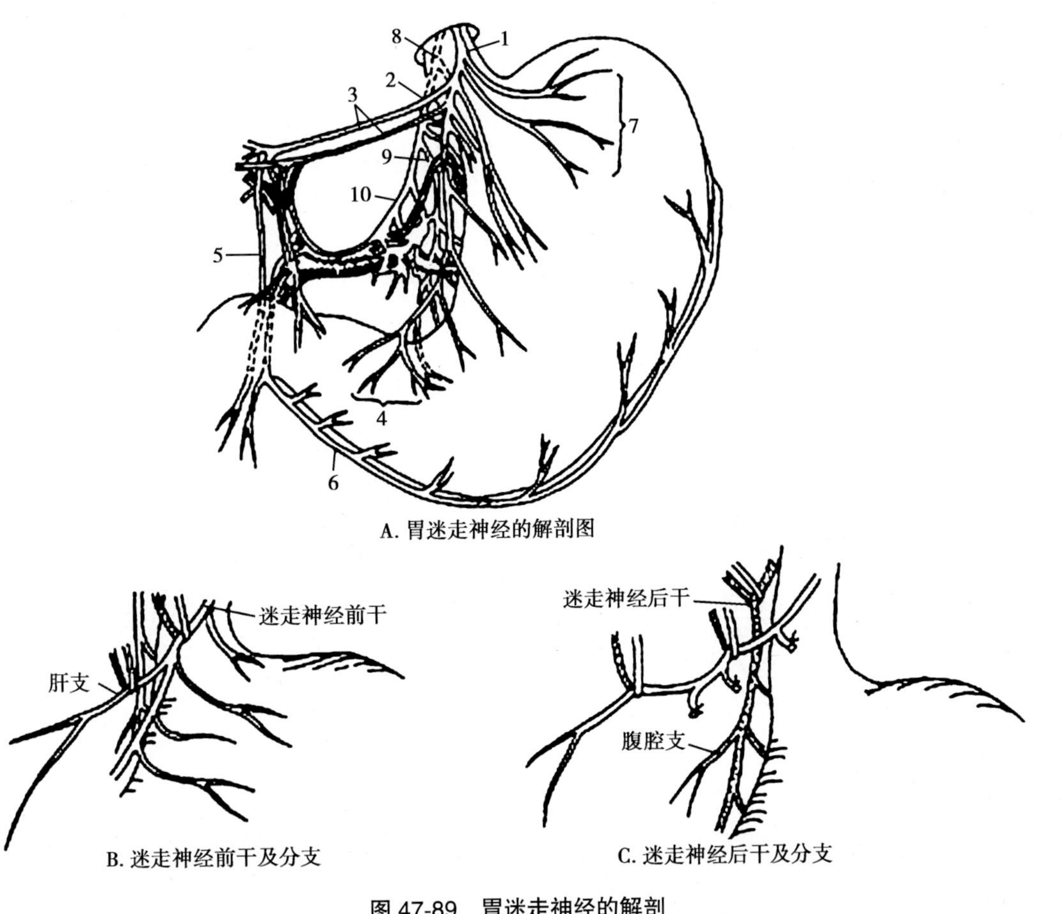

图 47-89 胃迷走神经的解剖

1. 迷走神经前干;2. 胃前支;3. 肝支;4. 前鸦爪支;5. 幽门支;6. Rosati 神经支;7. 罪恶支;8. 迷走神经后干;9. 胃后支;10. 腹腔支

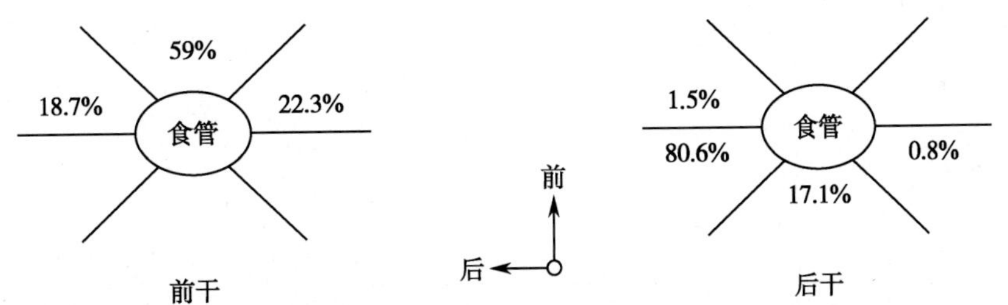

图 47-90 胃迷走神经的解剖

神经干(支)通过膈的食管裂孔与食管的位置

宽度:神经干(支)的形态多为卵圆形或扁平形,其宽度亦不同。以神经通过食管裂孔平面为准,前干(支)宽 0.5~2.0mm 者占 80%,后干宽 1.1~3mm 者占 75.6%。胃窦支进入胃壁处距幽门为 5~8.5cm,平均 6.7cm ± 0.8cm。胃小弯侧的窦体组织学分界距幽门为 5.5~8.5cm,平均为 7.5cm ± 0.9cm。

一、患者评估与手术规划

【择期手术与急诊手术】

目前对无并发症的慢性十二指肠溃疡,经过内科系统药物治疗,大部分患者可治愈,这已得到医师的公认。慢性十二指肠溃疡经胃镜确诊,并经内科系统药物治疗 6 个月以上,溃疡症状未消失者;虽经内科系统治疗,但溃疡反复复发者;顽固性疼痛性十二指肠溃疡;十二指肠溃疡伴有高胃酸状态者,应考虑施行手术。

十二指肠溃疡并发急性穿孔到手术的最佳时间窗,原则是穿孔到手术时间一般不应超过 8 小时,手术对患者的安全性大,另外,腹腔污染不重,年龄在 70 岁以下,无严重心、肺疾病。十二指肠溃疡急性大出血手术指征;在内科住院治疗期间发生急性溃疡大出血,伴有严重休克,经内科序贯止血,出血不能控制,患者能承受手术者，应及早进行手术为宜。

二、手术方式

（一）迷走神经干切断术

1943 年 Dragstedt 等在研究胃分泌生理及迷走神经对酸度产生的作用后，首先在临床上开展了迷走神经干切断术治疗十二指肠溃疡病。这种手术是将迷走神经前后干在食管裂孔水平切除。由于迷走神经干切断术(truncal vagotomy)不仅切除了肝支和腹腔支，同时也切除了支配胃窦和幽门的迷走神经，所以术后患者存在胃蠕动的减弱、幽门痉挛，术后常出现胃潴留(20%)。因此，迷走神经切断术后还要附加胃引流术，如胃空肠吻合术、幽门成形术或胃窦切除或半胃切除术。又由于支配肝、胆、胰、肠的迷走神经也同时被切除，从而使这些脏器功能出现紊乱，胆囊舒张力减退，易于形成结石，也有小肠吸收失调，食物和粪便异常潴留和腐败，可出现腹泻(30%)，因而该术式现已很少采用(图 47-91A)。

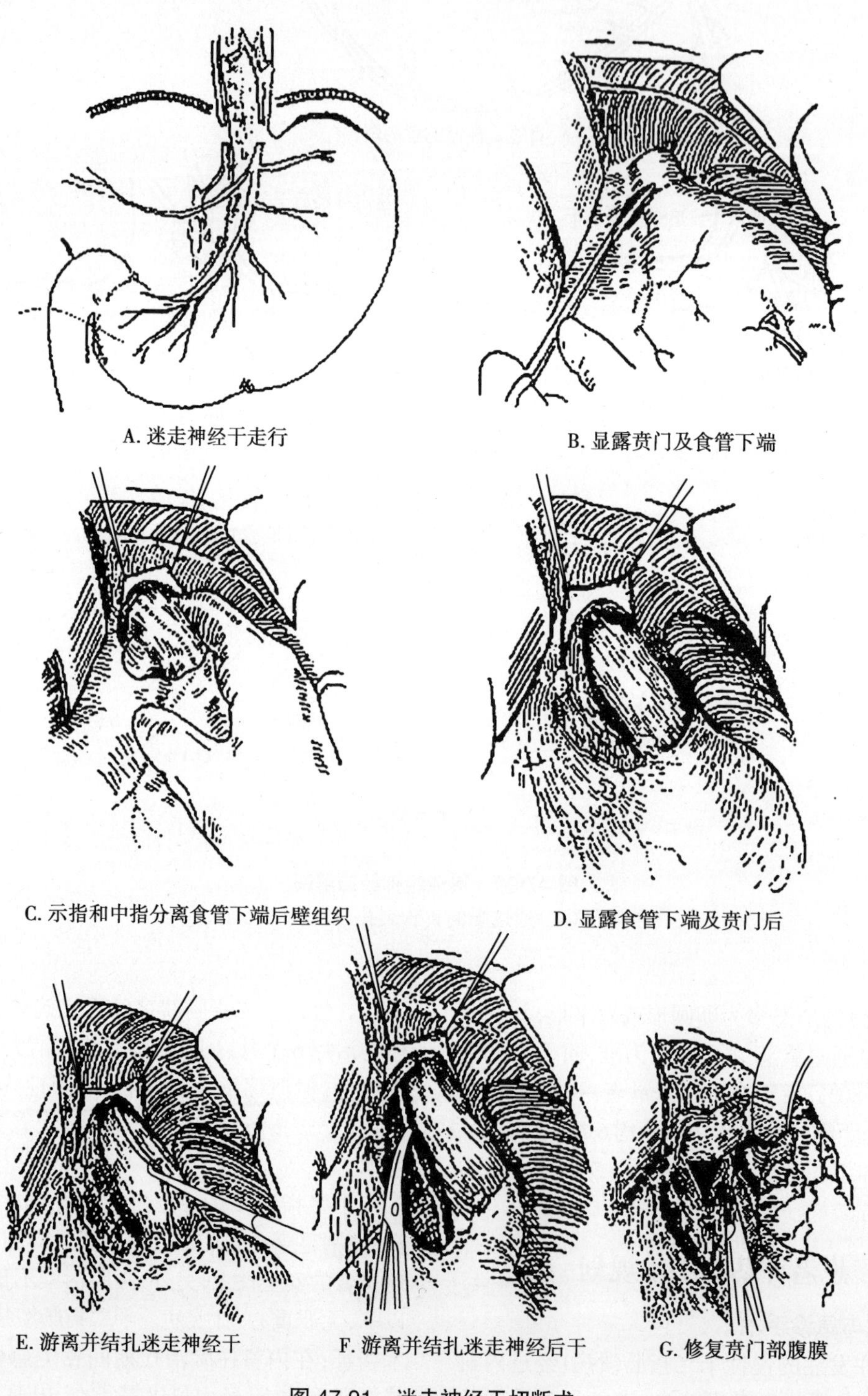

图 47-91　迷走神经干切断术

【适应证】

1. 十二指肠溃疡与胰腺、胆胰管壶腹等有严重粘连而不能切除者。

2. 胃部分切除或胃空肠吻合后，有边缘溃疡复发和复发溃疡者。

3. 贲门下高位溃疡者，并证实无恶变。

4. 在做 Billroth Ⅰ式胃部分切除术时，为减少溃疡复发率，可在胃部分切除的同时加做迷走神经干切断术，以提高疗效。

【麻醉】

连续硬膜外腔阻滞麻醉或气管内插管全身全麻。

【体位与切口】

一般患者采取平卧位，切口取上腹正中切口，上至剑突，下达脐上 1cm。

【手术步骤】

1. 显露贲门及食管下端　若肝脏左外侧肝叶明显增大，影响显露，可切断左肝三角韧带，将肝左叶向右牵拉。横行剪开食管前腹膜，仔细、轻柔地在腹膜下疏松组织分离腹膜与食管前壁（图 47-91B）。

2. 显露食管下端及贲门后，以示指和中指分离食管下端后壁组织，手指沿食管后壁疏松组织间隙通过，并用手指将迷走神经后干分开并从食管右侧伸出（图 47-91C）。在游离食管时，应注意自左向右分，以免伤及附近的脾脏上极，造成严重出血。

3. 解剖迷走神经干　将牵引食管的细乳胶管向右侧牵拉，迷走神经前干紧贴食管前壁下行。将食管下端置于拇指与示指和中指之间，仔细摸索迷走神经干，如触及一根拉紧的弦，与食管肌纤维有明显的差异。沿条索将迷走神经干游离出 5cm，并切除一段长约 3~5cm，上下端分别结扎（图 47-91D）。继之用乳胶管将食管向左侧牵开，以同样方法解剖出迷走神经后干，游离并切除一般约 3~5cm，上下端分别结扎（图 47-91E、F）。

4. 修复贲门部腹膜　迷走神经前后干切除后，去除牵引乳胶管，让食管下端归位，认真检查彻底止血后，将剪开的腹膜以细丝线间断缝合（图 47-91G）。

【手术要点】

1. 在做游离解剖食管下段时避免损伤食管，食管下段操作位置较高，此时麻醉一定要满意，手术野显露要清晰，在直视下游离食管解剖出迷走神经前后干，术中一旦发现食管损伤穿孔应当即缝合修补，预后较好。

2. 迷走神经前后干解剖位置多数比较恒定，但也有少数变异，在游离食管解剖迷走神经前后干时，应注意到此点。

（二）选择性迷走神经切断术

1948 年 Franksson 和 Jackson 首先介绍了选择性迷走神经切断术（selective vagotomy）（图 47-92A）治疗十二指肠溃疡病。其优点在于只切断迷走神经前干的肝支以下的前主胃支，即前 Latarjet 神经，和迷走神经后干的腹腔支以下的后主胃支，即后 Latarjet 神经，而保留了肝支及腹腔支。由于保留了除胃以外的迷走神经支配，对腹腔其他脏器功能的影响较小，从而术后腹泻发生率下降。但由于支配胃的，尤其是胃窦部的迷走神经亦被切断，术后会发生胃的排空障碍。因而需附加幽门成形术、胃窦切除或半胃切除术。该术式溃疡复发率较低，但增加了手术的复杂性。

【适应证】

1. 凡有手术指征的十二指肠溃疡均可行此术式附加胃引流术。

2. 如幽门成形术或胃空肠吻合术。若胃酸值较高则加半胃或幽门窦切除术。

3. 对于胃十二指肠复合性溃疡和幽门前溃疡，施行此术式加半胃切除术疗效较好。

【麻醉】

连续硬膜外腔阻滞麻醉或气管内插管全身麻醉。

【体位与切口】

一般患者采取平卧位，切口取上腹正中切口，上至剑突，下达脐上 1cm。

【手术步骤】

1. 切口　经上腹正中切口，术野显露困难时可延长切口至脐左下方。

2. 显露左膈下区。助手将胃牵向下方，切开小网膜。在贲门部右侧无血管的小网膜上可见到由迷走神经前干分出的肝支向肝门方向行走，在贲门下切开小网膜，并剪开左侧三角区的腹膜（图 47-92B），迷走神经的前主胃支即位于这两个切口之间（图 47-92C）。

3. 切断迷走神经的前主胃支。游离食管下端的前面或偏左方可触到条索样的迷走神经前干支，于肝支的下方切断前主胃支及食管前腹膜，并同时切断来自胃左动脉的伴行血管。将食管前壁直接通向胃底部的迷走神经所有分支全部切断（图 47-92D），使食管纵行肌层清晰可见。

4. 切断迷走神经的后主胃支。术者用右手示指从 His 三角区的腹膜切口伸入。沿食管后壁钝性向右侧分离至后面时可以触到迷走神经后干，手指从迷走神经后干的后方疏松组织中通过，进到食管右侧由小网膜的切口伸出，并绕过一根细乳胶管从沿食管后壁与迷走神经干之间通过，牵引食管与胃一并拉向左侧（图 47-92E）。此时可见以胃左动脉及其向上分出的食管支和向下分出的胃支。为了完全切断与血管伴行

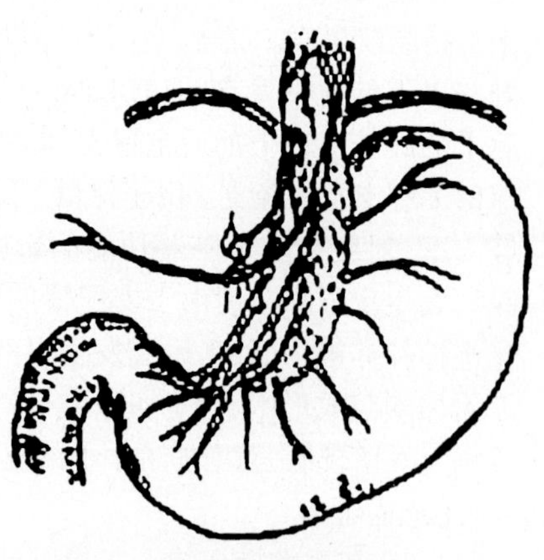
A. 迷走神经走行

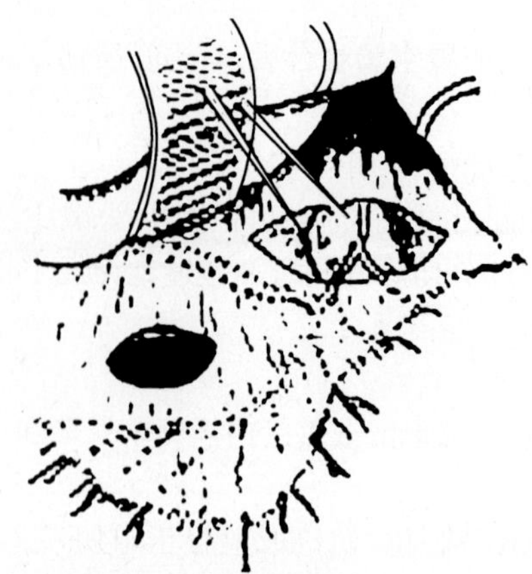
B. 贲门下切开小网膜，并剪开左侧三角区的腹膜

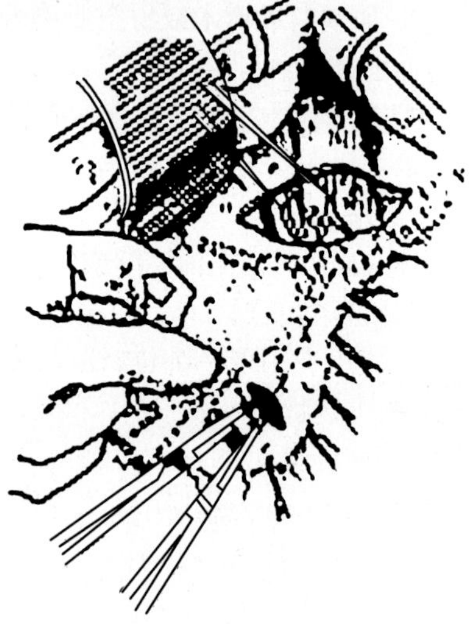
C. 迷走神经的前主胃支

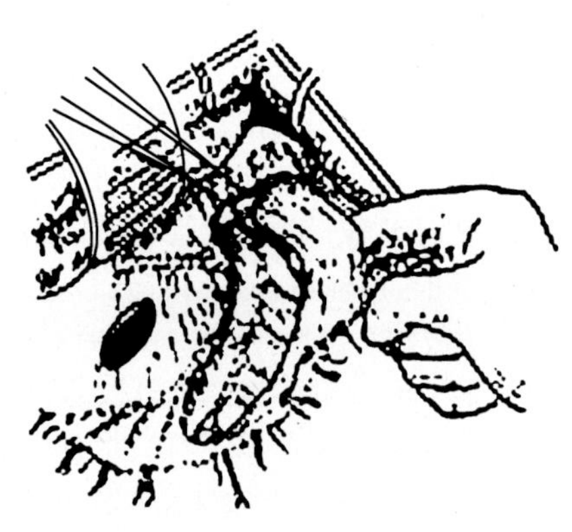
D. 切断迷走神经的前主胃支

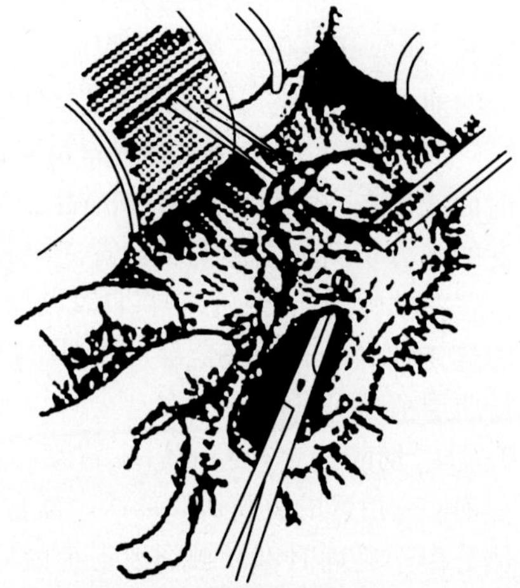
E. 切断迷走神经的后主胃支

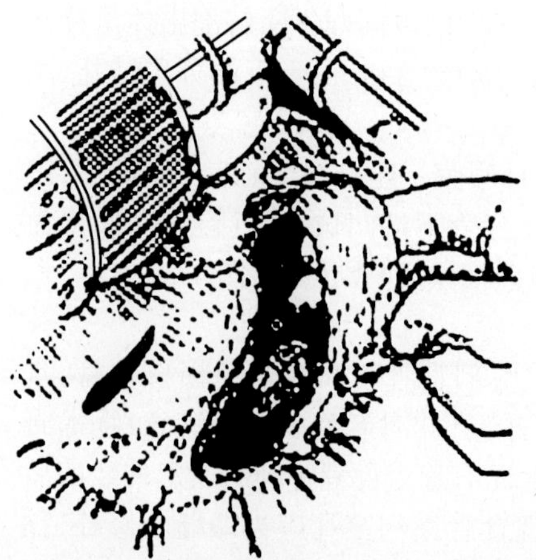
F. 食管下端纵行肌层裸露

图 47-92　选择性迷走神经切断术

进入胃小弯的迷走神经支，将胃左动脉及迷走神经的后主胃支一起切断，使迷走神经后干、腹腔支与贲门及食管下端完全分开，后 Latarjet 神经已完全被切断。然后再把食管表面的条索样神经纤维全部切断，使食管下端全周径剥光纵行肌层裸露（图 47-92F）。

【手术要点】

1. 重点在于解剖分离出迷走神经的前主胃支和迷走神经的后主胃支的解剖平面，确定正确的切断迷走神经的部位。

2. 解剖平面准确。切断迷走神经前干的肝支以下的前主胃支和迷走神经后干的腹腔支以下的后主胃支，保留肝支和腹腔支是关键点。

（三）高选择性迷走神经切断术

1967 年 Holle 和 Hart 提出高选择性迷走神经切断术（highly selective vagotomy，HSV）。1970 年，Johnston 和 Amdrup 分别介绍了不加引流术的高选择性迷走神经切断术，或称壁细胞迷走神经切断术（parietal cell vagotomy），也有人称选择性近端胃迷走神经切断术（selective proximal vagotomy）（图 47-93A）。壁细胞迷走神经切断术是指把胃底部支配泌酸的壁细胞群的迷走神经切断，而保留肝支、腹腔支、胃窦、幽门括约肌及十二指肠的神经支配，无需附加胃的引流手术，大大降低胃肠功能的紊乱，尤其是倾倒综合征、腹泻、胆汁反流的发生率。该手术有效地降低胃酸，同时又保留胃幽门及十二指肠的正常解剖和胃的正常排空功能。目前被认为是治疗十二指肠溃疡病的有效、安全和比较符合生理功能的手术方式，其术后并发症和后遗症少。

【适应证】

1. 无并发症的慢性十二指肠溃疡手术指征　①十二指肠溃疡经胃镜确诊，并经内科系统药物治疗 6 个月以上，其溃疡症状未消失者；②虽经内科系统治疗，但溃疡反复复发者；③顽固性疼痛性十二指肠溃疡者；④十二指肠溃疡伴有高胃酸状态者。

2. 发生并发症的十二指肠溃疡手术指征　①十二指肠溃疡并发急性穿孔，穿孔到手术时间一般不超过 8 小时；②腹腔污染不重；③年龄在 70 岁以下；④无严重心、肝、肺疾病；⑤能耐受手术者。但穿孔的时间长短并非绝对的禁忌证，作者从 350 例的临床实践中体会到，在术中探查后，应该根据腹腔液体的多少、腹腔污染的程度以及患者全身情况而定更为恰当。350 例中有 38% 以上者从穿孔到手术时间超过 8 小时，最长者达 72 小时，而术后恢复顺利。

十二指肠溃疡急性大出血手术指征：①急性溃疡大量出血伴有严重休克者；②短期内（6~8 小时）输入 600~800ml 全血后，患者情况有好转，但停止输血后又再度恶化者；③ 24~48 小时内有持续或反复溃疡大出血；④在内科住院治疗期间发生大出血，经内科序贯止血失败者；⑤溃疡出血伴有穿孔或梗阻者。

十二指肠溃疡并发十二指肠狭窄手术指征：鉴于狭窄常见于炎症水肿和瘢痕挛缩二者同时存在，以前者为主的属于不完全性梗阻，则可选用 HSV 加扩张术，以后者为主的因完全由瘢痕挛缩引起的十二指肠梗阻属完全性梗阻，扩张时易造成十二指肠破裂，且术后容易复发狭窄，故不宜选用 HSV 加扩张术。

【麻醉】

连续硬膜外腔阻滞麻醉或气管内插管全身麻醉。

【体位与切口】

一般患者采取平卧位，切口取上腹正中切口，上至剑突，下达脐上 1cm。

【手术步骤】

1. 分离并解剖迷走神经前后干。将肝左叶向上牵开，显露横膈上的食管裂孔，在食管下端分离出迷走神经干，于贲门上方横行剪开食管前腹膜，显露出腹段食管。迷走神经前干紧贴食管前壁下行，可在食管的前壁上触摸到一紧张而带有弹性的条索，仔细将迷走神经前干与食管壁分开，用一根丝线绕过做牵引。迷走神经后干常常不是紧贴在食管壁上，而往往在食管全部分离出来的后方，与食管间有疏松组织。将迷走神经后干游离后，用一根丝线绕过做牵引，将两引线向患者的右侧牵拉（图 47-93B）。

2. 确定 Latarjet 神经走行。于小网膜的无血管区切开一小口，术者用左手中指及示指经此切口伸入小网膜腔，轻轻捏住胃小弯侧小网膜，向右上方牵拉，同时助手捏住胃体部大弯侧轻轻向左下方牵拉，使小网膜与胃小弯附着处处于紧张状态，此时，95% 患者可清晰显露出沿胃小弯下行的前 Latarjet 神经及与血管伴行分布到胃的胃支（图 47-93C）。

3. 分离小网膜前叶　距幽门约 5~7cm，相当鸦爪第一分支稍上方处开始分离小网膜的前叶，沿胃小弯紧贴胃壁分离小网膜前叶中的神经分出到胃的支配壁细胞的神经分支及其伴行的血管，并紧贴胃壁钳夹，切断，网膜侧结扎，近胃侧贯穿缝扎。用尖血管钳一支一支地沿小弯向上分离直达贲门至 His 角。将迷走神经前干向右侧牵引，沿小弯胃壁分离，切断与贲门部相连组织（图 47-93D）。

4. 分离小网膜后叶　小网膜后叶中有血管及神经支分布，后 Latarjet 神经一般很难看到。分离方法同分离前叶一样，距幽门约 5~7cm 处开始沿胃小弯紧紧贴胃壁一支一支将血管及神经钳夹、切断、结扎，在分离过程中一定要使小网膜与胃附着处处于紧张状态，并尽量紧贴胃壁分离以防损伤 Latarjet 神经。在小网

5

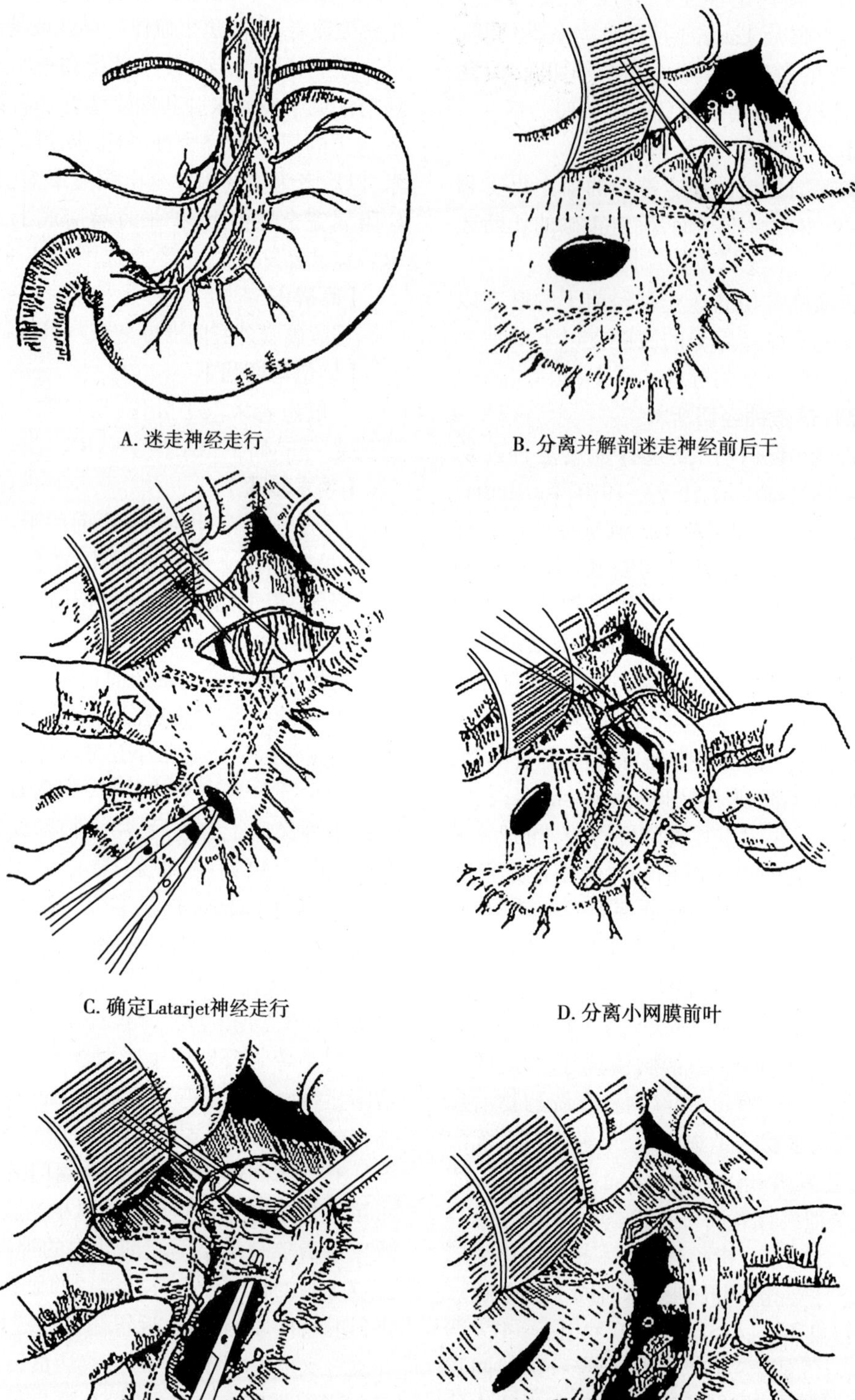
A. 迷走神经走行

B. 分离并解剖迷走神经前后干

C. 确定Latarjet神经走行

D. 分离小网膜前叶

E. 分离小网膜后叶

F. 分离裸露食管下端肌层

图 47-93 高选择性迷走神经切断术

5

膜前后叶与胃附着处之间有一间隙,间隙中有部分结缔组织伴随小血管及神经纤维,在分离小网膜后叶时先分离切断结扎。小网膜后叶分离至右侧贲门部时,将迷走神经后干向右上方牵开,再沿神经干左侧离断与贲门部后方的连系(图 47-93E)。

5. 分离腹段食管下端 沿食管左侧缘从 His 角处起,向上剪开腹膜至膈肌处,用手指将前后腹膜连同迷走神经前后干钝性分离并推向右侧,然后沿食管肌层表面向上分离切断分布到食管肌层的细小神经纤维,使食管全周径游离长度达 5~7cm,肌层清晰可见(图 47-93F)。

6. 仔细检查彻底止血后,将胃小弯侧解剖裸露区部分的前后壁做浆肌层间断缝合使之腹膜化。

【手术要点】

1. 避免损伤迷走神经干和 Latarjet 神经,在游离小弯侧时尽量紧贴胃壁分离以防损伤 Latarjet 神经。

2. 食管下段游离 3~5cm,沿食管肌层表面向上分离切断分布到食管肌层的细小神经纤维,以免细小神经纤维残留。

(四)扩大高选择性迷走神经切断术

扩大高选择性迷走神经切断术(extended highly selective vagotomy,EHSV)也称扩大壁细胞迷走神经切断术(extended parietal cell vagotomy,EPCV)(图 47-94A)。1979 年 LSY 在 Johnston 手术方法基础上研究发现了胃体区和胃底区均有神经支配的酸分泌区,并设计了扩大壁细胞迷走神经切断术(EPCV)。扩大壁细胞迷走神经切断术是指除壁细胞迷走神经切断术外,同时切断角切迹相对应胃大弯侧胃结肠韧带 8~10cm,即切断神经支配的胃体酸分泌区;切断胃底至脾上极甚至达胃短血管第一分支处,即切断神经支配的胃底酸分泌区;以及食管下段全周径剥光 7cm 以上并切除细小神经纤维,去除了 PCV 常残留胃体和胃底及食管下段神经支配的胃底酸分区而导致术后溃疡复发率高的主要原因,有效地降低了胃酸,显著降低了溃疡

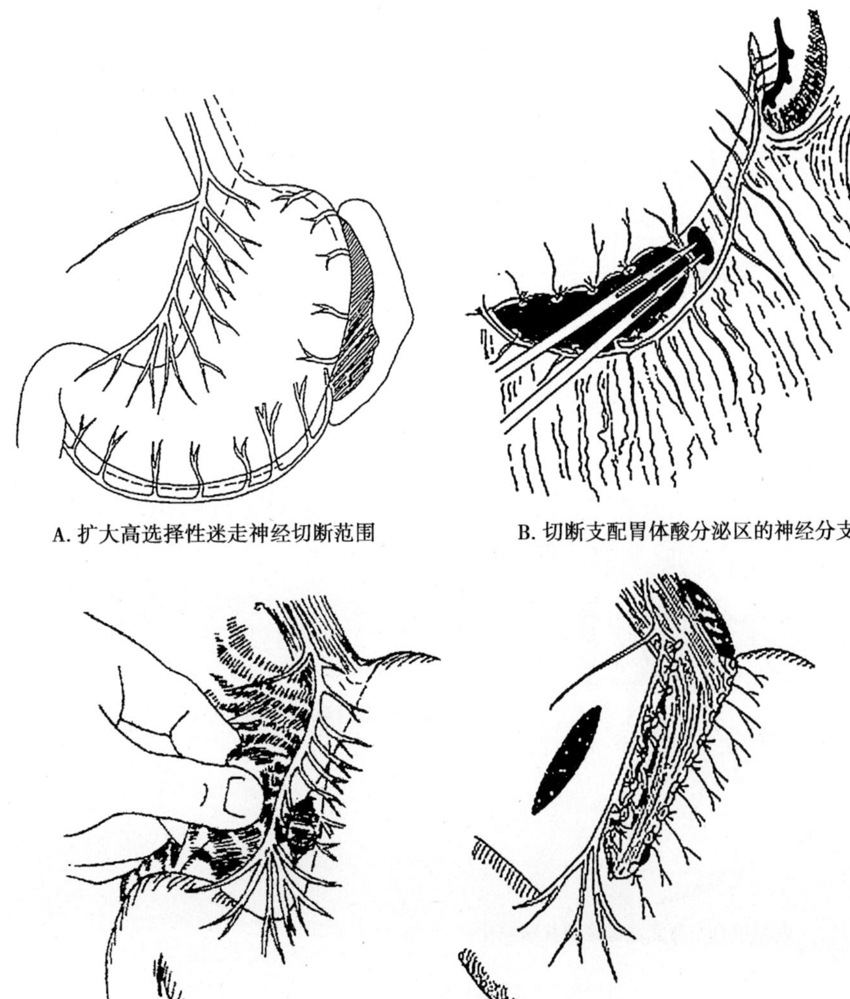

A. 扩大高选择性迷走神经切断范围

B. 切断支配胃体酸分泌区的神经分支

C. 分离小网膜前叶

D. 切断前胃支

图 47-94 扩大高选择性迷走神经切断术

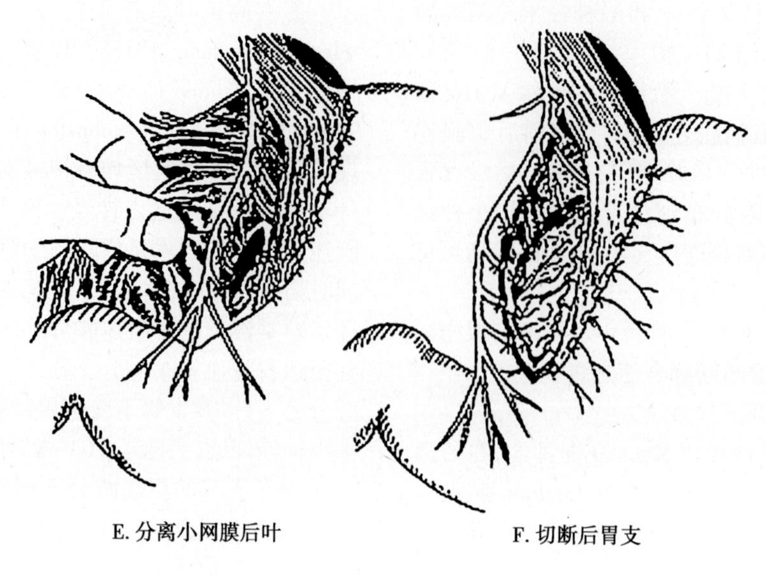

E. 分离小网膜后叶

F. 切断后胃支

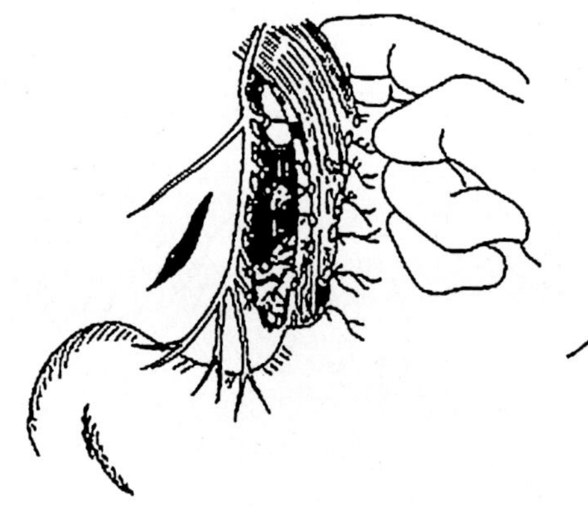

G. 腹段食管游离

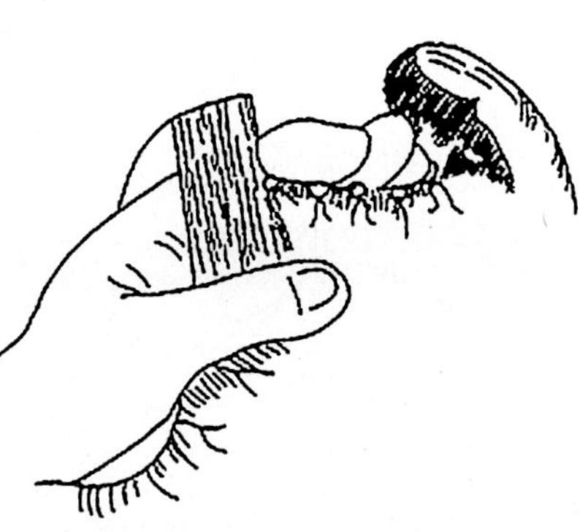

H. 切断胃底酸分泌区的神经分支

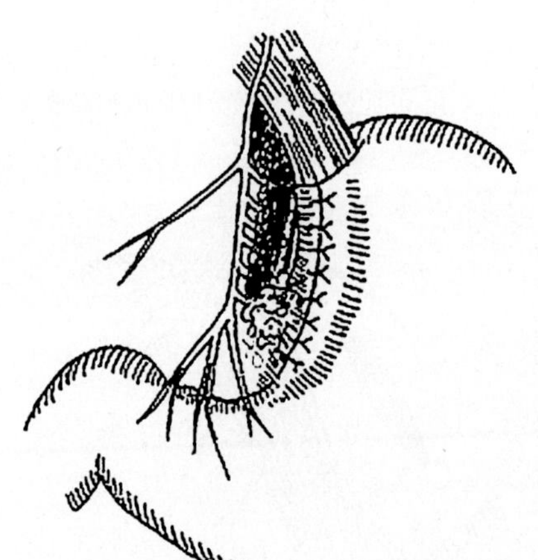

I. 间断缝合小弯侧裸露区使其腹膜化

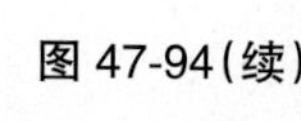

图 47-94(续)

复发率。

【适应证】

手术适应证同高选择性迷走神经切断术。

【麻醉】

连续硬膜外腔阻滞麻醉或气管内插管全身麻醉。

【体位与切口】

一般患者采取平卧位，切口取上腹正中切口，上至剑突，下达脐上 1cm。

【手术步骤】

1. 切断支配胃体酸分泌区的神经分支　约有 50%~65% 的患者有来自前迷走神经干和后迷走神经干分出的分支沿胃大弯侧分布到胃体。手术从大弯侧开始分离角切迹相对应胃大弯侧的胃结肠韧带，助手将胃体部大弯侧胃结肠韧带向左下方牵拉，显露大弯侧胃结肠韧带，使胃大弯侧网膜血管处与胃处于紧张状态。从网膜血管弓在角切迹相对应胃大弯侧窦体交界处偏右侧（距幽门 5cm 处）开始，于网膜血管弓上紧贴胃壁向左侧分离胃结肠韧带。用尖头弯血管钳紧靠胃壁分离开胃结肠韧带，沿此间隙向左侧一支一支地分别钳夹，切断由前迷走神经干分出的沿胃大弯侧分布的分支和后迷走神经干经腹腔神经丛发出的分支。神经分支沿胃大弯侧伴行血管，分别用丝线结扎，胃壁侧均行贯穿缝扎，防止操作过程中因牵拉大弯侧或抓捏时造成线结脱落出血。一般沿胃大弯侧向左游离切断胃结肠韧带 8~10cm（相当接近大弯侧网膜无血管区处）（图 47-94B）。

2. 分离小网膜前叶，切断前胃支　手术从胃小弯侧开始。由第一助手的左手伸入已游离开的胃大弯侧，捏住大弯侧前后壁向左下方牵拉，显示 Latarjet 神经及其分支。Latarjet 神经的终末支即胃幽门窦支，一般为 2~3 支，呈鸦爪状在角切迹处横跨胃窦前壁。约 95% 的患者可清楚看到前 Latarjet 神经及它的终末支。对于穿孔者，穿孔到手术的时间越长，腹腔内充血水肿就越重，纤维蛋白渗出物就越多，此时辨认 Latarjet 神经及鸦爪支就越困难。大约有 40%~50% 的患者不能清楚地看到前 Latarjet 神经及终末支。先在距幽门约 5~7cm 处相当鸦爪支的最上一支处开始分离，分离时助手捏住胃大弯侧前后壁向左下方牵拉，使小网膜附着胃处处于紧张状态，用尖头血管钳紧贴胃壁分开小网膜，进入小网膜前叶，将 Latarjet 神经支配壁细胞的分支和伴行的胃左动、静脉至胃前壁的分支分次钳夹、切断，向上达贲门至 His 角区。靠近小网膜侧用细丝线结扎，胃侧血管均需贯穿缝扎（图 47-94C）。在分离过程中一定保持小网膜与胃壁的紧张力，每分离一块钳夹切断均应贴紧胃壁进行，并随时注意保护 Latarjet 神经干勿受损伤。分离钳夹块不宜过大，往往结扎不要牵拉，牵拉时易出血，也易造成损伤 Latarjet 神经干。解剖贲门右侧并剪开贲门前腹膜，横过贲门直达 His 角（贲门胃底右角），在无肝硬化者，正常贲门前区腹膜下仅为一薄层脂肪，此处血管分布也很少（图 47-94D）。

3. 分离小网膜后叶，切断后胃支　从已切开的胃结肠韧带处，将胃大弯向上方翻起，以便更清楚地了解紧贴于小网膜后叶的后 Latarjet 神经及其终末支。术者右手从胃结肠韧带切开处伸入，拇指在胃前壁，示指及其他指在胃后壁，以拇指和示指捏住已确定鸦爪第一分支上方处，并轻轻向左下方牵拉胃，使小网膜与胃附着处处于紧张状态。同样用尖血管钳从手捏住部位紧贴胃壁分离小网膜后叶及血管伴行神经分支，操作与分离小网膜前叶一样，一次切断由后 Latarjet 神经分出的后胃支及其伴行的血管。术者右手拇指和示指随时触诊小弯侧作为指引，并随时翻起胃后壁以观察 Lartarjet 神经是否受损。在分离时一定要紧贴胃小弯壁进行，小块切断，随时将网膜侧结扎，胃侧贯穿缝扎。沿胃小弯向上分离至贲门部后面，一支一支钳夹、切断、结扎（图 47-94E）。小网膜后叶应紧贴胃壁分离，虽然 Latarjet 神经及终末分支未看到，但仍能获得可靠的保护。在分离过程中由于牵拉胃有可能造成小网膜侧结扎线脱落或因结扎不牢出血时止血，一定要少钳夹组织，必须远离 Latarjet 神经干，避免损伤该神经（图 47-94F）。

4. 腹段食管游离　距贲门至少 5~7cm 使食管下段全周径裸露，切断食管贲门肌层浅表神经分支。先从食管左缘将食管前腹膜剪开向上至膈肌处，术者用右手示指，从食管左侧的 His 角区沿食管后壁钝性向右侧分离，在食管后面的疏松组织中可以触及条索状的神经干，手指应从神经干的前面与食管后壁之间通过，由食管右侧伸出。再用手指钝性将食管前后腹膜连同迷走神经前后干推向右侧。然后用一根细乳胶管环绕食管下端将食管拉向左前方，此时迷走神经前后干及前后 Latarjet 神经自然与食管贲门部分离，食管移向右侧。显露贲门及食管下段的前面及后面，沿贲门及食管下端的后壁进行分离，切断与后面的一切联系，使食管下端及贲门部完全游离。沿食管肌层表面向上分离食管，切断沿食管壁下行的所有的细小神经纤维，使食管下段全周径裸露，并清晰地显示出食管的纵行肌纤维。游离腹段食管距贲门至少 5~7cm（图 47-94G）。有时神经纤维与食管肌层紧密相贴或进入其内，术中应仔细触摸识别，用神经钩或尖血管钳将其钩起一一切断。注意勿损伤食管，在分离过程中遇有血管均应结扎。

5. 切断胃底酸分泌区的神经分支　胃底大弯侧

5

分离从 His 角开始，分离胃底至脾上极达胃短动脉第一分支处。用小直角钳分离、钳夹、切断胃膈韧带、胃脾韧带至脾上极甚至达胃短动脉第一分支处(图 47-94H)。约有 50%~60% 的患者有来自迷走神经后干发出的神经分支伴随脾动脉后壁的胃后动脉分布于胃底角与胃短血管之间，应予切断结扎。在分离胃底过程中，尤其在切断脾上极的胃脾韧带时，应避免过度牵拉胃，操作应轻柔，勿撕裂脾上极，以免造成出血。

6. 间断缝合小弯侧裸露区使其腹膜化　自角切迹分离处开始，间断缝合前后壁浆膜层，将已裸露的小弯侧区腹膜化，向上至贲门右缘，即达到腹膜化，防止小弯侧已切断神经断端经肌层再生，又可避免小弯侧缺血而导致坏死穿孔(图 47-94I)。

【手术要点】

1. 扩大壁细胞迷走神经切断术(扩大高选择性迷走神经切断术)，是由小弯远端向近端游离的迷走神经切断方式，术中无需解剖出迷走神经前后干。在沿胃小弯侧向上分离过程中，因 Latarjet 神经走行距胃小弯侧胃壁约 0.5~2cm，因此，分离时一定要紧密贴胃壁进行分离，这样尽管迷走神经前后干和 Latarjet 神经未显露，都能自然地与胃小弯及食管分开而偏向右侧得以保护。该方法操作简便，又可避免损伤迷走神经干和 Latarjet 神经。

2. 扩大壁细胞迷走神经切断术关键点是把食管下段要游离出 5~7cm，切断所有分布的细小神经纤维，使食管肌层清晰可见，全周径裸露；胃底游离至脾上极达胃短动脉第一分支处，这样可以切断来自后迷走神经干分支支配的胃底酸分泌区的神经分支；分离切断角切迹相对应胃大弯侧的胃结肠韧带，紧贴胃壁切断支配胃体酸分泌区的神经分支，即切断来自前迷走神经干和后迷走神经干分出的沿胃大弯侧分布到胃体的神经支，上述 3 点是扩大切除的范围、显著降低胃酸分泌的关键要点。

3. 避免小弯侧裸区缺血而导致坏死穿孔，避免已切断神经断端经小弯侧肌层再生，间断缝合已裸露的小弯侧区使之腹膜化至关重要。

(五) 腹腔镜迷走神经干切断加胃壁浆肌层切开术(Taylor 法)

【适应证】

手术适应证同高选择性迷走神经切断术。

【麻醉】

连续硬膜外腔阻滞麻醉或气管内插管全身麻醉。

【体位与切口】

一般患者取头高仰卧截石位。术者站患者两腿之间。第一助手站患者左侧，第二助手站右侧。监视器放在患者头侧左上方，右上方另放一个监视器。

【手术步骤】

1. 气腹　Veress 针穿刺并注气 4L 左右，使压力维持在 1.9kPa(14mmHg)左右。

2. 套管针穿刺　套管针①，经脐上 2、3 横指处的腹中线穿刺，经此套管针插入腹腔镜，然后在监视器直视下放置其余 4 枚套管针。套管针②为 5mm 外径，用于伸入冲洗器。套管针③、④为 5mm 外径，用于伸入抓钳等以利显露。套管针⑤为 12mm 外径，用于伸入电凝钩、施夹器、剪刀等，为主要操作套管(图 47-95)。

3. 显露膈肌裂孔　用扇形牵开器或触诊杆(palpation probe)将左肝牵开。用抓钳将小网膜囊的松弛部分分别向左右两侧牵开，术者使用电凝钩在无血管区分离进入小网膜囊，沿小弯向头侧分离，直至右膈脚，其间有可能遇到胃冠状静脉或左副肝动脉，应施夹剪断。

4. 迷走神经后干切断　该神经的解剖标志为肝尾叶和右膈脚，用右侧抓钳牵住右膈脚向右牵引，以显露食管前腹膜，并将其沿右膈脚边缘纵向切开，使食管中下段游离并牵向前方，使食管后壁充分暴露以显露后迷走神经干，连同神经及伴行血管用电凝钩游离，施夹后切除 1cm 一段神经，送病理检查(图 47-95)。

5. 胃壁浆肌层切开　用左右两把抓钳将胃前壁拉展，在距离胃小弯缘 1.5cm 处与胃小弯平行的胃前壁上用电凝钩烫出预定切开的标志，从胃食管结合部开始向下至幽门环以上 5~7cm 处止，即在鸦爪第一分支水平上方，电凝钩接单极电流，中等强度，切开浆肌层，左右两把牵引钳保持适度的牵引力，使电切由下而上顺利进行。肌层全部切开后可见到蓝色的胃黏膜向外突出(胃内预先注入亚甲蓝)。由于腹腔镜清晰的放大作用，胃黏膜的完整性很容易检查。在做浆肌层切开时，可能遇到 3~5 支短血管，可用电凝钩将之分离后施夹剪断，也可以缝扎后切断。整个过程要细心谨慎。浆肌层切开完成后会出现 7~8mm 宽的一条黏膜膨出区。再次检查黏膜是否破损，必要时可经鼻胃管注气进行检查。最后将切开的浆肌层用连续缝合关闭(图 47-95)。

【手术要点】

1. 显露食管前腹膜，使食管中下段游离并牵向前方，使食管后壁充分暴露以显露解剖出后迷走神经干，直视下切断。

2. 电凝钩距离胃小弯缘 1.5cm 处与胃小弯平行的胃前壁切开，从胃食管结合部开始向下至幽门环以上 5~7cm 处止，即在鸦爪第一分支水平上方，仅切开肌层避免损伤黏膜，再间断缝合肌层。

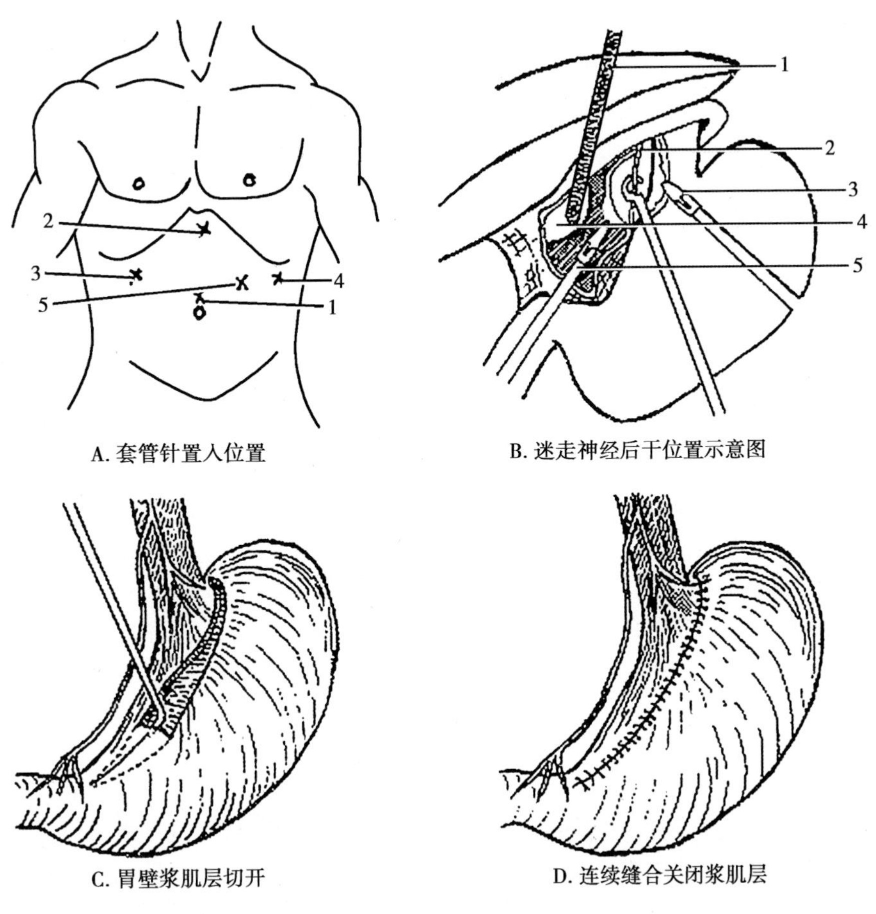

A. 套管针置入位置

B. 迷走神经后干位置示意图

C. 胃壁浆肌层切开

D. 连续缝合关闭浆肌层

图 47-95　腹腔镜迷走神经后干切断加胃壁浆肌层切开术

5

三、术后处理

1. 术后一般留置胃管持续胃肠减压 48~72 小时，如为穿孔患者可延长至 96 小时。在禁食期间，静脉输液维持营养及水、电解质平衡。

2. 一般在停止胃肠减压后，可以少量饮水 1 天，再给予流食 2 天，并停止静脉补液，改半流质饮食。有少数患者进食后可能出现吞咽困难症状，此时应提示患者进食注意要点，应小口进食、稀干搭配、细嚼慢咽，只要注意通常是可以避免的。发生吞咽困难者，经保守治疗，一般 1~4 周内症状能自行消失，无需手术治疗。

3. 迷走神经切断术的治疗效果取决于是否完全切断壁细胞区的神经支配，并完整保留胃窦部的神经。判断迷走神经切断的完全性可通过手术前后的胃酸分泌功能来评价，所以术后 2~4 周内应常规做胃酸分泌实验。根据 BAO、MAO、PAO 比手术前下降的程度来判断迷走神经切断是否完全以及溃疡复发的可能性。

4. 迷走神经切断术后 4~8 周应常规做纤维胃镜检查，直接观察溃疡愈合情况，同时还应该做胃排空实验以了解胃排空功能，以及上消化道钡餐 X 线检查，以观察胃的蠕动及排空情况。

5. 其他方面的处理同一般胃大部切除术。

四、并发症及处理

1. 食管穿孔　文献报道发生率低于 0.5%。主要是在分离食管贲门部时，因麻醉不满意，显露不好，解剖不清误伤食管，或因切断穿入食管肌层的神经支时造成的损伤。所以在小网膜前后叶未游离切断前，最好不要过早解剖食管周围。另外，在游离解剖食管下段时，麻醉一定要满意，手术野显露要清楚，在直视下游离是可以避免损伤食管的。穿孔发生后，如能在术中及时发现并当即缝合修补，预后较好。若食管穿孔被遗漏，将会引起非常严重的纵隔炎。

2. 胃小弯侧胃壁缺血性坏死和穿孔　发生率约为 0.2%，死亡率高达 50%。胃小弯侧胃壁缺血性坏死，虽是较少见的并发症，但危险性大，死亡率高。发生的原因系由于胃小弯侧前后壁 2cm 左右胃组织的血运，来源于胃左、胃右动脉发出的终末分支。其局部黏膜下无丰富的吻合支，所以小弯区本身就存有潜在的缺血区域。迷走神经切断时将小弯侧肌层裸露，去除血管支，迅速减低了胃黏膜的血流量，从而容易发生缺血性坏死。为此，在迷走神经切断后一定要把胃小弯侧解剖面的裸区行浆肌层包埋缝合，使其腹膜化，亦可避免小弯侧缺血坏死或穿孔。坏死穿孔发生的时间最早于手术后第3天，最晚于手术后第6天，一旦发生应及时开腹引流，早期争取施行胃次全切除术，而穿孔修补死亡率较高。

3. 脾脏损伤　发生率约为2.5%。由于术中操作不慎，损伤脾脏是迷走神经切断术常见的并发症。脾脏损伤多发生在游离贲门左侧神经分支时，或由于手术过程中过度牵拉胃大弯侧造成胃脾韧带和脾膈韧带张力突然增大，导致韧带附着部位的脾被膜撕裂。所以在操作时，术者左手应从胃食管后壁拖住胃脾韧带上缘，分离应细心，用力应均匀，避免过度牵拉。一旦发生脾损伤，应尽量保全脾脏，可用无损伤针线深缝，加吸收性明胶海绵衬垫，轻轻对拢打结，一般缝1~2针即可。如修补失败才考虑脾切除。

4. 出血　据文献报道发生率为0.3%~0.8%。主要原因为术中解剖迷走神经切断结扎其分支时，常有许多伴行的血管，这些血管来自胃左、胃右动静脉，到达胃壁时形成终末支，沿胃壁分离神经时易损伤伴行的血管支，极易缩入胃壁引起出血。另外，由于手术中血管结扎不妥，可因术中牵拉、抓捏胃壁或术后胃蠕动使血管结扎线脱落。常见部位在食管周围、胃左动脉上行支、小网膜缘及胃小弯侧胃壁等处。所以，胃壁侧血管应行贯穿缝扎，止血应仔细彻底，术终应认真检查。术后一旦发生出血，视病情变化来决定是否再次手术止血。

5. 吞咽困难　这是迷走神经切断术后常见的并发症，尤以壁细胞迷走神经切断术后较为常见，其发生率可高达40%。正常人贲门以上5cm范围食管环肌增厚形成括约肌，平时它保持张力性收缩状态，其余食管节段皆松弛。当吞咽时，蠕动波向下经食管推移食物前进，收缩波前的舒张波可使贲门松弛开放，将食物挤入胃内。正常人食物停留在贲门口约1~3秒。由于食管下段1/3纯属迷走神经支配，迷走神经完全切除后，短时间内使食管下段的蠕动力和贲门的舒张力减弱，因此当患者术后开始进半流食尤其是进干食以后，易发生吞咽困难，多发生在术后第一次进干食时，继之连续多次发生，当一进干食就预示将出现噎的症状，患者心理上出现紧张。所以当患者术后开始进食时，首先向患者指出进食注意要点，应小口进食、稀干搭配、细嚼慢咽，只要患者注意，通常是可以避免的。这一并发症是暂时性的，多数患者在术后2~4周逐渐消失，只有极少数患者症状严重，持续时间达3个月后缓解，无需手术治疗。

6. 胃潴留　迷走神经干切断或选择性迷走神经切断术未加引流者发生率约达20%，如加引流者则发生率降至5%。壁细胞迷走神经切断术后很少发生胃潴留。但如术中损伤了Latarjet神经及其终末支，则会出现胃排空障碍。严重者需再次手术行胃窦切除。一旦发生潴留应给予持续胃肠减压、输液和维持营养治疗。经钡餐造影证实无机械性幽门梗阻后，可以给予拟副交感神经药物氨甲酰胆碱，以加强胃的蠕动。其用法是0.25mg，皮下注射，每6小时一次，经48小时以后改为0.5mg口服，每日4次，继续使用48~72小时。经过较长时间耐心的保守治疗，绝大多数病例症状会逐渐消失。

7. 腹泻　迷走神经干切断后腹泻发生率为20%~65%，加幽门成形者为20%~25%。选择性迷走神经切断术后发生率为15%以下，而壁细胞迷走神经切断术后很少有腹泻发生。腹泻发生的原因可能是：迷走神经的肝支被切断后胰腺功能下降，胰酶分泌减少；腹腔支被切断后小肠失去迷走神经支配，肠蠕动加快及胆汁酸吸收不良；附加胃引流术或胃窦切除术使幽门功能丧失。腹泻常于术后数周或数月才出现。一般腹泻不重，多为暂时性或间歇性，随着时间的推移逐渐好转或消失。最好选择壁细胞迷走神经切断术而尽量不选择迷走神经干切断术或选择性迷走神经切断术。

8. 胆石症　据文献报道迷走神经干切断胆石症发生率为22.8%，选择性迷走神经切断术胆石症发生率为2%左右。壁细胞迷走神经切断术后几乎不发生胆石症。切断了肝支后引起胆囊张力下降，内容滞留，胆囊增大，排空不良，加之胃潴留，食糜排出频率降低，致使胆囊收缩素的分泌减少，胆囊收缩力减弱，影响胆囊排空，可能增加胆汁淤滞，再加上钙盐沉着等产生化学变化均是形成结石的因素。

9. 复发性溃疡　迷走神经切断术后的复发性溃疡发生率文献报道差异悬殊。一般认为，迷走神经切断加胃窦切除术后的溃疡复发率低于迷走神经切断加引流术后，高选择性迷走神经切断术后溃疡复发率明显高于前者，而扩大壁细胞迷走神经切断术后溃疡复发率又低于后者。近年来，由于手术方法的不断改进、完善，手术经验的日益丰富以及手术医师技术水平的提高，迷走神经切断术后溃疡复发率进一步降低，从20世纪70年代末的10.1%，至80年代初至中期的9.1%，而到90年代初中期，溃疡复发率已下降至8.8%左右。

溃疡复发的原因，目前认为，支配壁细胞的迷走神经切断不彻底，使胃酸分泌量没有降到临界水平以下，是造成术后溃疡复发的主要原因。其他原因可能有：①解剖学因素：迷走神经的分布和变异，一是易损

5

伤迷走神经干和 Latarjet 神经，二是易造成迷走神经切断不全；②食管远端的解剖，当食管远端解剖不足 3cm 时，溃疡复发率高达 22%，而将食管全周径剥光 5~7cm 切断所有沿食管壁的迷走神经纤维时，溃疡复发率下降至 3%，甚至无溃疡复发，食管远端解剖长度与术后溃疡复发有密切关系；③胃大弯侧胃体区和胃底区均有前后迷走神经干分出支配酸分泌区的分支，这些神经纤维不彻底切除，会造成抑酸不足，也是非常重要的溃疡复发原因；④手术医师的技术水平、经验和熟练程度与术后溃疡复发有直接关系。

复发溃疡的处理：大多数可经内科药物治疗愈合，仅有极少数患者药物不能控制时才考虑再手术。再次手术探查寻找被遗漏的迷走神经分支再切断，另一种是施行创伤较小的胃窦切除术，其疗效较好。经 PVC 手术后的复发溃疡者，其胃酸分泌实验证实基础酸和最大酸分泌量均稍高，但均未超过十二指肠溃疡病者水平，所以应用 H_2 受体阻滞剂治疗其溃疡迅速愈合，并容易控制。同时也应注意幽门螺杆菌存在与否，在应用 H_2 受体阻滞剂同时，也不能忽视对幽门螺杆菌药物的使用，这对已治愈后的溃疡复发也是重要的。

（李世拥）

第九节　胃癌根治术

我国男女两性的胃癌发病率高居各种恶性肿瘤发病率的第二和第三位，死亡率更高居首位。近年来，虽然国人生活水平及卫生保健意识普遍提高，但仍未能像日本和韩国那样，在胃癌的高危人群中开展普查，因此胃癌患者中早期胃癌比例仍然很低，进展期胃癌的比例居高不下。虽然胃癌治疗模式不断更新，外科手术仍然是进展期胃癌有希望得到治愈的唯一手段，是胃癌综合治疗的基石。

一、标准根治术

【术式分类】

按照胃切除范围的不同，胃癌手术可分为全胃切除、远端胃大部切除和近端胃切除术；按照淋巴结清扫范围的不同，分为未彻底清扫第一站淋巴结的 D0 根治术，彻底清扫第一站淋巴结的 D1 根治术，彻底清扫第一、二站淋巴结的 D2 根治术，以及彻底清扫第一、二、三站淋巴结的 D3 根治术。目前日本胃癌治疗指南对于标准根治术定义如下：主要以根治性切除为目的及标准所进行的手术称为标准手术，其要求切除 2/3 以上胃及 D2 淋巴结清扫术（淋巴结清扫的定义见图）。理论上标准根治术应符合以下要求：①完全切除原发癌灶；②彻底清除胃周围转移淋巴结；③消除腹腔微小转移灶。

胃切除和（或）淋巴结清扫范围小于标准根治术的手术定义为缩小手术，反之则定义为扩大手术。缩小手术的术式包括：内镜下黏膜切除术（EMR）、内镜黏膜下切除术（ESD）、经腹腔镜胃局部切除术、腹腔镜辅助胃部分切除术以及剖腹局限性手术。其中剖腹局限性手术涵盖保留幽门的胃部分切除术、保留大网膜和网膜囊的远端胃切除术、胃楔形切除术、节段胃切除术、远端半胃切除术以及近端半胃切除术等多种术式。扩大手术则包括淋巴结清扫范围超过第二站的 D2+~D3 根治术，以及各种类型的联合脏器切除术。

【手术指征】

凡胃癌诊断明确，术前检查无明显侵犯邻近脏器以及远处转移征象，估计局部病灶可以完全切除，各重要脏器无严重器质性病变，全身状况许可，估计能耐受手术者均应积极争取手术。

【禁忌证】

1. 全身情况差，重要脏器存在严重器质性病变，估计难以耐受手术者。

2. 存在肝转移、腹膜种植转移、腹膜后淋巴结转移或者其他部位远处转移等不可治愈性切除的因素。目前对存在不可根治性切除因素的病灶并不主张施行减瘤术，但是对于存在出血、穿孔、梗阻等并发症的病灶，切除原发病灶（不施行标准的淋巴结清扫）可以改善症状，提高生活质量，仍可以根据患者情况实施。

【术前准备】

胃癌患者一般情况多较差，手术前应争取在短时间内予以改善，以提高对手术的耐受能力。对于进展期胃癌可以考虑新辅助化（放）疗，以达到降期的目的，提高手术切除率。

1. 少量多次输少浆血、白蛋白等，以纠正贫血和低蛋白血症。

2. 胃癌伴幽门梗阻者，术前 3 日应以 3% 高渗盐水洗胃；若有水、电解质紊乱，应予以纠正。

3. 术前一日进流质，术前晚肥皂水灌肠，或以 20% 甘露醇 500ml，生理盐水 1 000ml 口服作肠道准备。

4. 手术晨禁食，术前放置胃管，静脉预防性应用抗生素。

【麻醉】

宜采用全身麻醉联合硬脊膜外腔阻滞麻醉。

【根治性远端胃切除术】

1. 适应证　主要适用于胃窦癌和部分胃体癌。进展期胃癌，局限型（Borrmann Ⅰ型、Ⅱ型）肉眼判断肿瘤边缘距离贲门 4cm 以上，浸润型（Borrmann Ⅲ型、Ⅳ型）6cm 以上可以选择远端胃切除术。胃体大弯侧癌存在

5

脾门淋巴结转移需行脾切除时,或者肿瘤侵犯胰腺需联合脾胰体尾切除时,即使施行远端胃大部切除手术可以切除原发肿瘤病灶,也要施行全胃切除联合脾(胰体尾)切除术。切除范围包括远端 2/3~4/5 的胃及部分十二指肠,全部大、小网膜,横结肠系膜前叶和胰腺被膜,根据 D2 根治术要求彻底清扫第 No.1、3、4、5、6、7、8a、9、11p、12a 淋巴结。但是对于 No.6 淋巴结转移的远端胃癌患者,尚不能否认 14v 淋巴结的清扫效果,因此清扫了 No.14v 的情况可记录为 D2+No.14v。

2. 切口　通常选择上腹正中切口,自剑突至脐下 3cm,并切除剑突,经镰状韧带左侧进腹(图 47-96)。以塑料切口保护膜或纱布垫保护切口,以免肿瘤细胞切口种植。

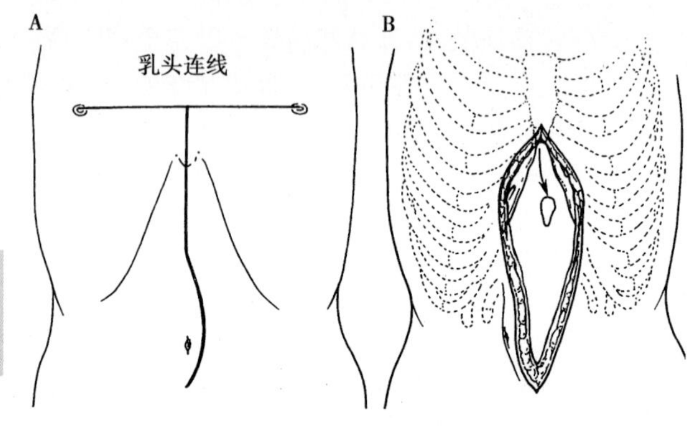

图 47-96　上腹正中切口

3. 探查　开腹后如有腹水应记录腹水量及性状并吸取,做脱落细胞检查。无腹水的病例可用生理盐水 50ml 冲洗直肠膀胱陷凹后吸净,留作脱落细胞检查。探查应由远及近进行,先扪摸直肠膀胱陷凹注意有无种植结节。女性还需探查卵巢有无转移。随后沿主动脉、肠系膜根部上行探查腹膜、大网膜有无转移灶,肠系膜根部有无肿大淋巴结。再探查上腹腔的肝脏、脾脏、横结肠有无浸润和转移。最后探查肿瘤的部位、大小、浆膜是否受累及、累及面积及胃周淋巴结转移情况。探查胰腺受侵情况需打开胃结肠韧带后进行。探查主动脉旁淋巴结需作 Kocher 切口,切开十二指肠右侧腹膜,沿着十二指肠后面、胰头后面进行钝、锐剥离,翻起十二指肠及胰头,完全显露下腔静脉及腹主动脉。如发现 No.13、No.16 淋巴结肿大,需切除送冷冻切片检查(图 47-97)。

4. 切除前准备

(1) 松解结肠及大网膜附着于脾脏处和大网膜与腹壁的融合处。

(2) 垫托脾脏:用纱布垫置于脾脏后方将脾脏托起,此举一来可以避免因过度牵拉而撕裂脾脏,二来使脾脏处于直视下,便于靠近脾脏处理脾胃韧带。对于部分脾脏被膜与侧腹膜有融合的患者,先剪开融合的侧腹膜后脾脏更易被充分托起。

(3) 防止癌细胞脱落:对癌侵及浆膜面者,用生物蛋白胶涂抹封闭浆膜面或干纱布缝于浆膜面,可以防止癌细胞脱落造成术后腹腔种植。

5. 游离与切除

(1) 术者和助手分别提起大网膜和横结肠,使两者间保持一定的张力,用电刀从胃结肠韧带结肠缘的无血管区开始切除大网膜(图 47-98)。

横结肠右侧系膜前后两叶之间有疏松的结缔组织间隙,沿此间隙很容易将前后叶分离,因此剥除横结肠系膜前叶往往由结肠肝曲开始。将大网膜、横结肠系膜前叶和胰腺包膜一并剥离,一般是切除到胰腺体尾部的被膜,在远端胃切除手术中不可能做到完全切除网膜囊。切开左侧脾结肠韧带到达脾脏下极附近部位,寻找、结扎、切断胃网膜左动静脉。可以把胃短动脉最下分支与胃网膜左动脉第一分支之间的无血管区作为淋巴结清扫的左侧缘(图 47-99)。

肿瘤位于胃体中部大弯侧时,要取多个 No.4sb 淋巴结进行快速冷冻病理学检查,如阳性时需行全胃联合脾切除术以清扫 No.10 淋巴结。胃的切断线根据肿瘤的部位而定,贴近胃壁剥除大网膜直至大弯侧胃切断平面以下,清除 No.4sa、No.4sb 淋巴结。

(2) 当横结肠系膜前叶剥离到胰腺下缘时显露

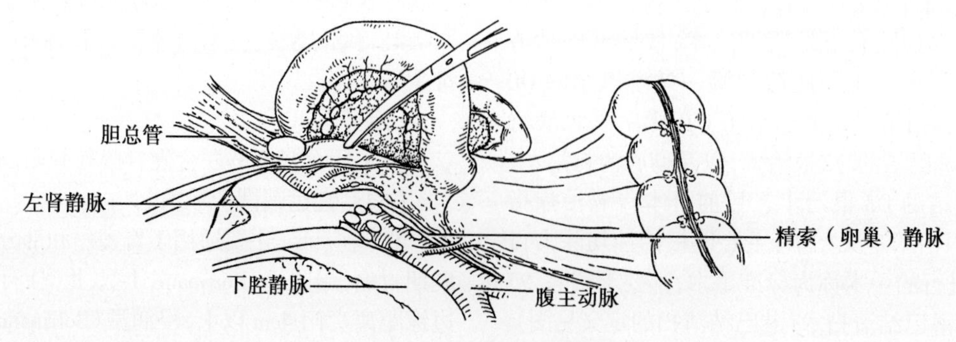

图 47-97　游离十二指肠

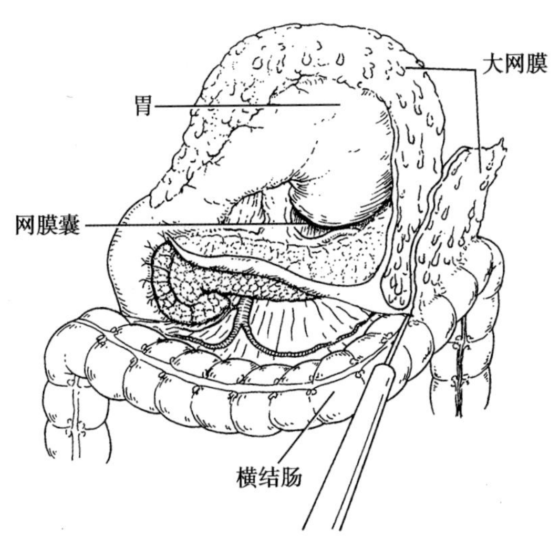

图 47-98　剥离横结肠系膜前叶（右侧）

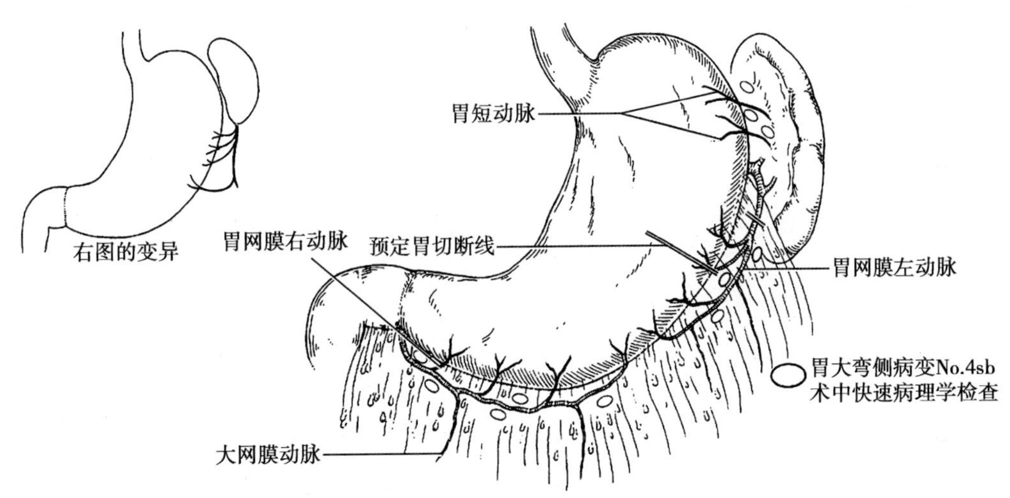

图 47-99　处理脾脏下段附近

出胃网膜右静脉与副结肠静脉汇合而成的共同干（Henle's surgical trunk），于胰十二指肠前上静脉汇入部以上切断胃网膜右静脉（图 47-100）。

沿胰头前方向继续清扫幽门下淋巴脂肪组织，清扫时需结扎处理由胰腺实质穿出的小血管。于幽门下方十二指肠胰腺形成的沟中先找到胃十二指肠动脉，进而找到胃网膜右动脉起始处，根部切断胃网膜右动脉，清扫 No.6 淋巴结（图 47-101）。进而切断从胃十二指肠动脉向十二指肠后壁发出的幽门下动脉以及小动脉分支，游离十二指肠。在进行胃小弯操作前，将胃十二指肠动脉游离到肝总动脉分叉处。

(3) 胃大弯侧清扫完毕后，将胃复归原位并向下牵拉，显露肝胃韧带。紧贴肝脏下缘选择无血管区打开，向贲门右侧方向切开小网膜。许多病例可遇副肝左动脉，除特别粗的副肝动脉外均可结扎。肝下切线向右延伸至肝十二指肠韧带。

剥离肝十二指肠韧带前面的腹膜，自上而下显露肝固有动脉，由肝固有动脉分叉处向十二指肠清扫动脉前方及右侧的淋巴脂肪组织。沿肝固有动脉剥离时，可见胃右动脉自该动脉发出，自胃右动脉根部切断，清扫 No.5 淋巴结。为了游离十二指肠，需要结扎切断数支由胃十二指肠动脉发出的十二指肠上动脉（图 47-102）。

(4) 当幽门上下方的淋巴清扫完成后，胃下部及十二指肠已充分游离。根据肿瘤所处的位置、大体类型决定十二指肠的切除范围。在十二指肠预定切断线切断十二指肠。如行 Billroth Ⅱ式吻合，则将十二指肠残端用钳闭器钳闭，并作浆肌层缝合包埋。

(5) 将切断的十二指肠及胃向上方翻转，向下轻压胰腺，展开胰腺上缘。沿肝总动脉向左解剖直至腹腔动脉根部，沿途结扎切断胃左静脉，清除肝总动脉上缘和前方的脂肪淋巴组织（图 47-103）。

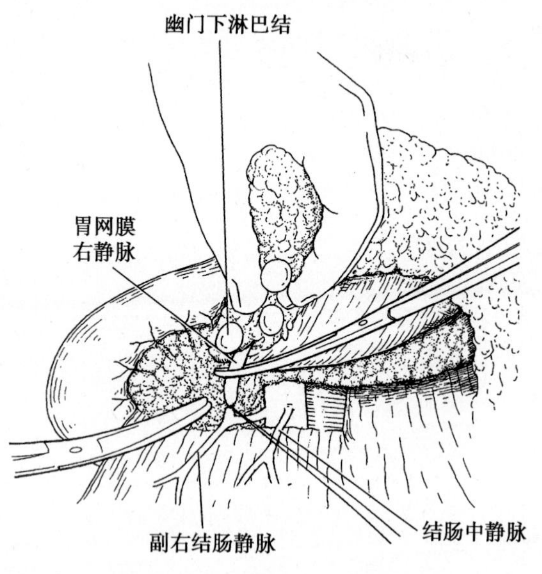

图 47-100　清扫幽门下淋巴结

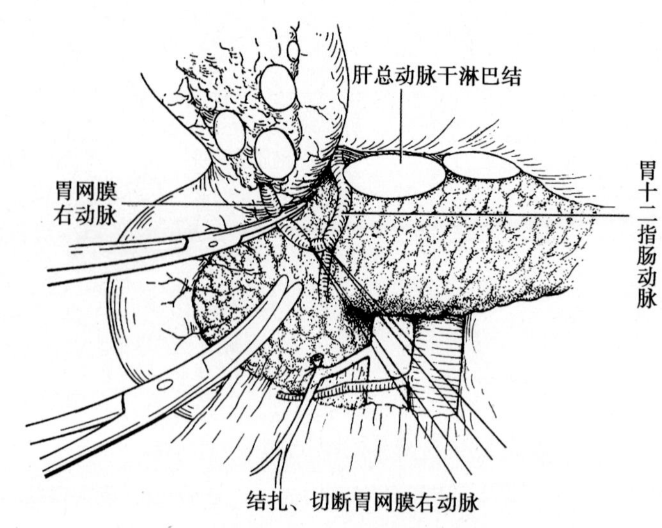

图 47-101　结扎、切断胃网膜右动脉

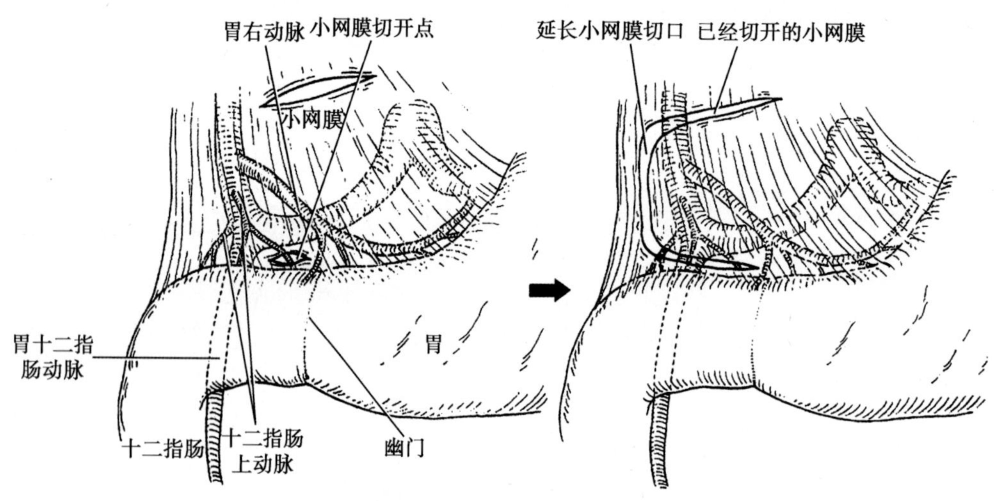

图 47-102　幽门上操作

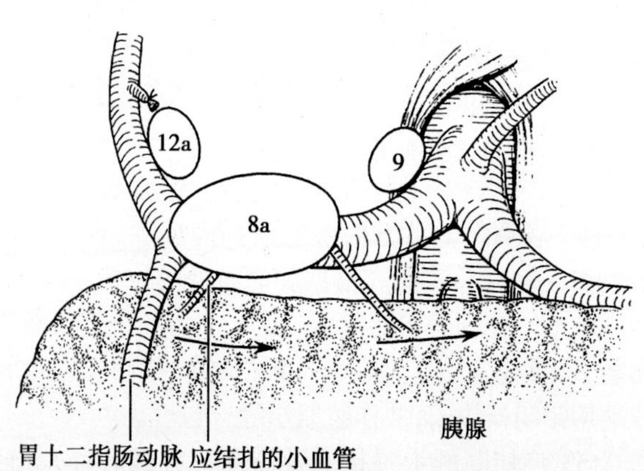

图 47-103　清扫胰腺上缘 No.8a 淋巴结

其间胰腺实质中有 1~2 支小动脉分布到 No.8a 淋巴结，要确实止血。沿着胰腺上缘向左剥离浅层筋膜，最后可以到达脾动脉隐藏到胰腺后面的部分，暂时停止剥离该部位胰腺上缘的浅筋膜层。切开小网膜，在右膈脚附着部之红黄相间处直至贲门水平，清除腹腔动脉右侧淋巴结。再次开始从胰腺上缘向胰体尾部剥离，这里也有许多小血管从胰腺实质走向 No.11p 淋巴结，隐藏到胰腺后面弯曲走行的脾动脉将再次出现在胰腺上缘。弯曲的脾动脉上方有淋巴结连着腹腔动脉左侧淋巴结，应注意清扫(图 47-104)。

从脾动脉中段发出胃后动脉，通常远端胃切除手术时可以保留。在肿瘤侵犯胃体中部后壁的情况下，需要清扫胃后动脉周围淋巴结。

通过以上手术步骤显露了胃左动脉根部。迷走神经后干发出的腹腔支神经束紧贴胃左动脉根部，与

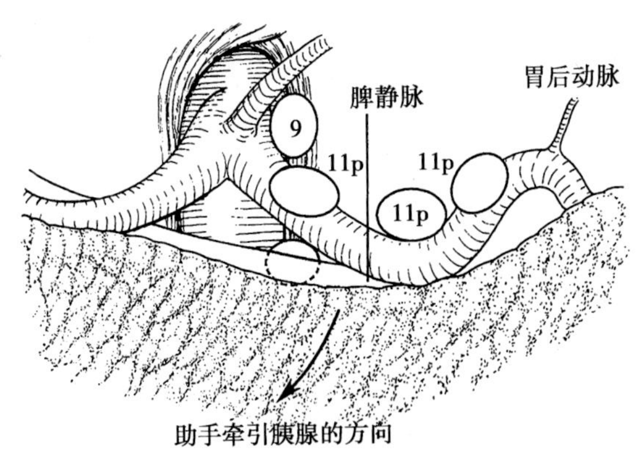

图 47-104　清扫脾动脉近端淋巴结

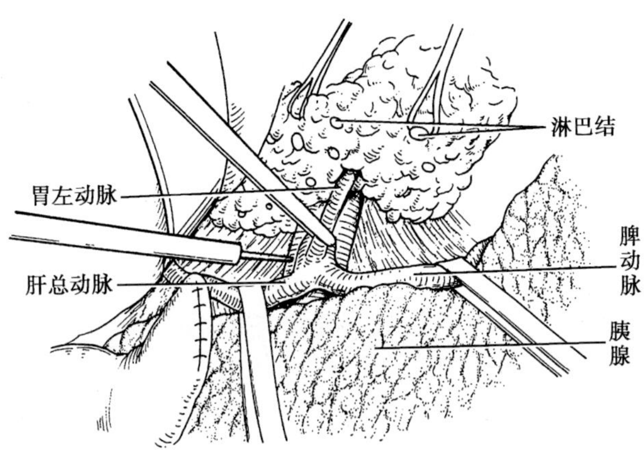

图 47-105　显露胃左动脉

胃左动脉一起结扎、切断(图 47-105)。于胃左动脉根部上方,沿膈肌脚表面向着食管裂孔方向游离胃体、胃小弯及胃后壁组织。

解剖肝固有动脉、肝总动脉、腹腔干、胃左动脉时不必将血管鞘打开将动脉骨骼化,保留血管鞘将之脉络化即可。如无明显肿大的淋巴结,动脉周围的神经组织及双侧腹腔神经节应予保留。

(6) 清扫 No.1、No.3 淋巴结:把胃放回原来的位置,并向下牵引,使胃上部小弯侧呈紧张状态。确定小弯侧胃的切断部位,从这里开始向贲门方向清除小网膜,清扫 No.1、No.3 淋巴结(图 47-106)。

(7) 切除胃:局限型胃癌距离肿瘤上缘 3cm,浸润型距离 5cm 以上切断胃。小弯侧用钳闭器关闭,大弯侧留 4~5cm 与十二指肠或空肠吻合。对切下的标本应即刻进行检查,确认病变与切缘的距离。切缘有疑问时应行冷冻病理切片检查。

6. 消化道重建　首选 Billroth Ⅰ式吻合重建消化道,Billroth Ⅰ式吻合有张力或肿瘤下缘十分接近幽门十二指肠时,宜选择 Roux-en-Y 式或者 Billroth Ⅱ式重建消化道。

7. 冲洗、引流　以无菌温水冲洗腹腔,检查有无

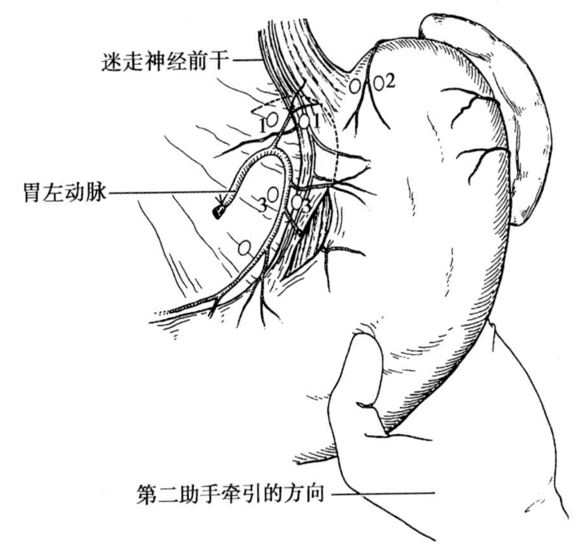

图 47-106　处理胃小弯上部

活动性出血。胃癌根治手术创面大、渗出多,尤其是术后胰液渗出在某种程度上不可避免,需常规放置引流管。引流管可选用粗乳胶管或者负压球,自右上腹经 Winslow 孔放至胰腺上缘。

【根治性近端胃切除术】

1. 手术适应证　按照第 14 版《日本胃癌处理规约》的约定,标准的根治性近端胃切除术 D2 淋巴结清扫范围应包括 No.1、No.2、No.3、No.4sa、No.4sb、No.7、No.8a、No.9、No.10 和 No.11。目前标准近端胃手术无论在日韩抑或在国内均极少采用,普遍采用淋巴结清扫范围不包括 No.10、No.11d 的近端胃切除术,该术式原则上仅适用于贲门、胃底和胃体上部的早期或者局限型胃癌。

2. 游离与切除　原则上仍首选上腹部正中切口,切除剑突后多能提供良好的暴露。肿瘤累及食管下端时宜选择胸腹联合切口,此切口虽然创伤较大,但能提供更好的暴露,有利于食管下段的充分切除,减少食管下端癌残留的危险。

(1) 垫托脾脏并切断左三角韧带游离肝左叶,以利食管贲门区的显露。

(2) 处理大网膜和清扫胃网膜左动脉:贴近横结肠,打开胃结肠韧带,离断大网膜左侧半。于脾下极水平切开从胰腺被膜上向前凸起的网膜囊左侧壁的浆膜,在胰尾部找到胃网膜左动脉根部,结扎和切断。如果怀疑根部淋巴结有转移,需施行切除脾脏的近端胃切除术。

(3) 在脾门部位向上方延长胃网膜左动脉附近的胰腺包膜切开线,根部结扎、切断胃短血管。肥胖的患者,处理最上一支胃短动脉发生困难的情况下,可先处理胃小弯侧,切断胃以后再处理胃短动脉更为方

5

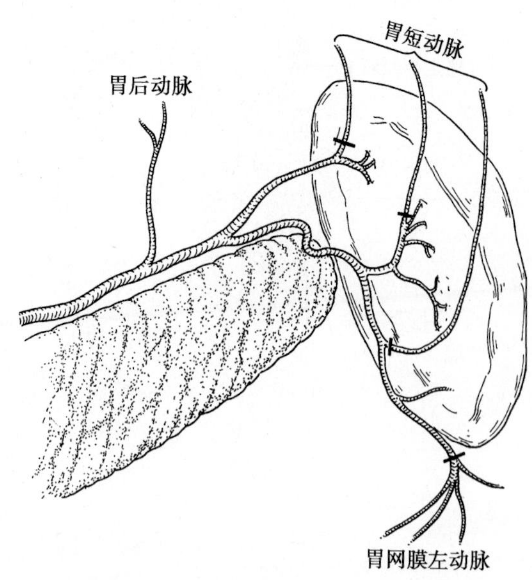

图 47-107 胃短动脉根部结扎、切断

便。手术操作困难的病例，则不要求根部结扎切断胃短血管(图 47-107)。

(4) 打开肝胃韧带，结扎副肝动脉，向左侧打开至膈肌脚。于肝十二指肠韧带左侧打开小网膜至胃小弯，紧靠胃壁由右向左处理胃右、胃左动脉进入胃壁的分支。

(5) 观察肿瘤的近侧端决定切断线，原则上残胃容量不应小于全胃的 1/2，否则术后易致严重的胃食管反流。切断胃后把切断侧向上方翻转举起，开始沿着胰腺上缘清扫第二站淋巴结。淋巴结清扫范围的右侧缘为肝固有动脉根部，由右向左依次清扫 No.8a、No.9、No.11p、No.11d 淋巴结，脾门附近清扫范围仅限于血管前面淋巴结。清扫过程中结扎胃左静脉、胃后血管，显露出胃左动脉主干根部，结扎、切断胃左动脉。从胃左动脉上方剥离后腹膜以及膈肌脚表面的淋巴脂肪组织，充分游离胃小弯以及胃体后壁。

(6) 清扫贲门左侧淋巴结：从脾上极开始向食管裂孔方向显露左侧膈肌脚，确认左膈下动静脉，多数情况下发出食管贲门支分布到贲门左侧，根部结扎、切断食管贲门支，清扫 No.2 淋巴结(图 47-108)。

(7) 充分游离食管，通常应在贲门上 4~5cm 处切断食管。

3. 消化道重建 以 25mm 的管状吻合器作食管胃端 - 侧吻合，为防止胃食管反流可在食管与残胃之间间置一段长约 10cm 的顺蠕动空肠(图 47-109、图 47-110)。

4. 引流 同全胃切除术。

【根治性全胃切除术】

1. 手术适应证 对于不符合上述胃大部切除适

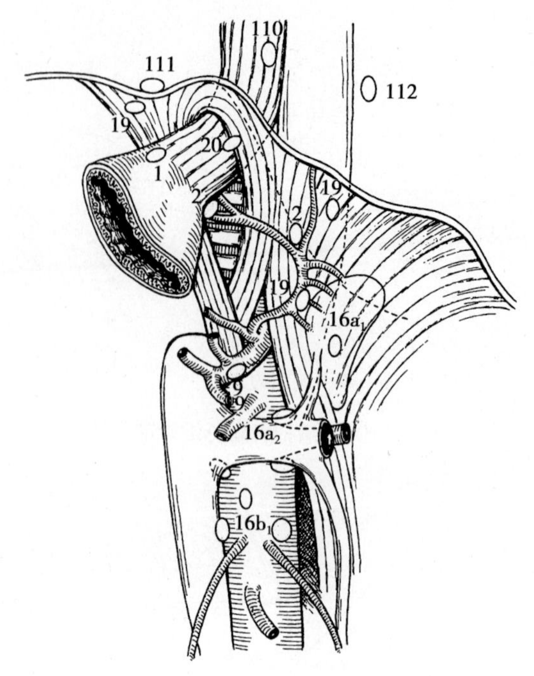

图 47-108 左膈下动脉的解剖与 No.2 淋巴结

应证的 U 区、M 区、UM 区、LM 区进展期癌、全胃癌、弥漫浸润型癌、多中心癌、残胃癌以及 L 区癌伴贲门区淋巴结转移者，宜选择全胃切除术。标准的 D2 全胃根治术要求彻底清扫 No.1~No.7、No.8a、No.9、No.10、No.11p、No.11d 和 No.12a 淋巴结。另外，对于食管浸润癌，D2 清扫包括 No.19、No.20、No.110 和 No.111 淋巴结。

2. 体位、切口、探查及切除前准备一般与根治性胃次全切除相同。对于贲门癌伴食管下段浸润者可考虑行左胸腹联合切口。切断左肝三角韧带，将肝左叶向右侧折叠、牵开，能够完全显露贲门及食管下段。

3. 游离与切除

(1) 游离、翻转胰腺和脾脏：游离结肠脾曲，从横结肠的左侧开始剥离大网膜以便进入胰腺后方。把胰腺充分向上方翻转以后，轻轻托住脾脏，助手将左侧肾脏向下方牵引，切开脾脏外层腹膜，沿 Toldt 筋膜表面翻转胰腺和脾脏。于脾静脉深面剥离进入正确的解剖层次，可以不出血完成操作。在翻转过程中可以确认胰腺周围有无浸润、转移，以决定保留或切除胰腺。向上进一步显露后腹膜，确认左膈下动脉食管贲门支，在其根部结扎、切断(图 47-111)。

(2) 胃大弯侧游离及淋巴结清扫：切除大网膜、横结肠系膜前叶、胰包膜及处理胃网膜右动静脉同远端胃切除手术。剥除横结肠系膜前叶时，由左右两侧开始向中间操作较为方便。从胃十二指肠动脉左侧开始剥除胰腺包膜，先向胰头部，再向胰体尾部循序渐进，小心、仔细地完成整个胰腺包膜的剥除。操作中要做

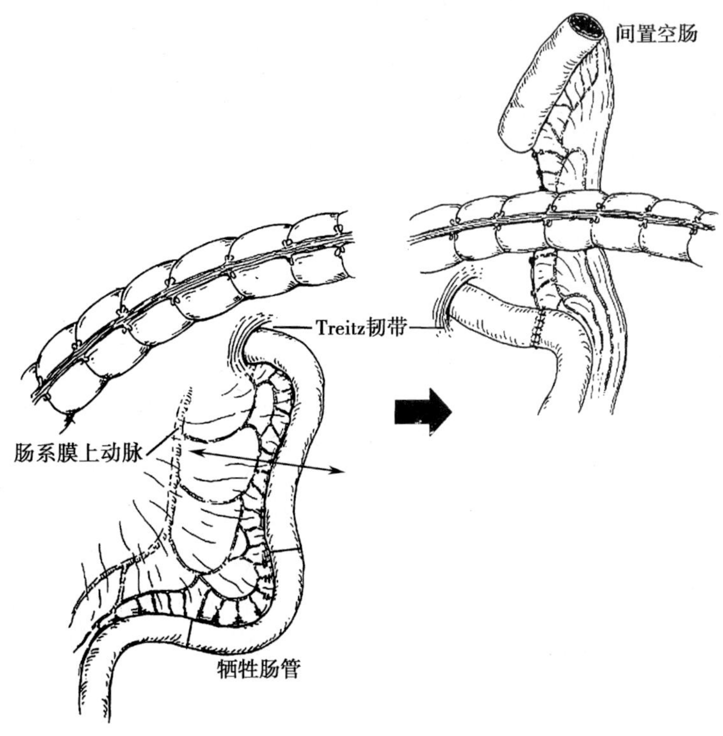

图 47-109　牺牲一段肠管，保持血运有蒂的间置空肠

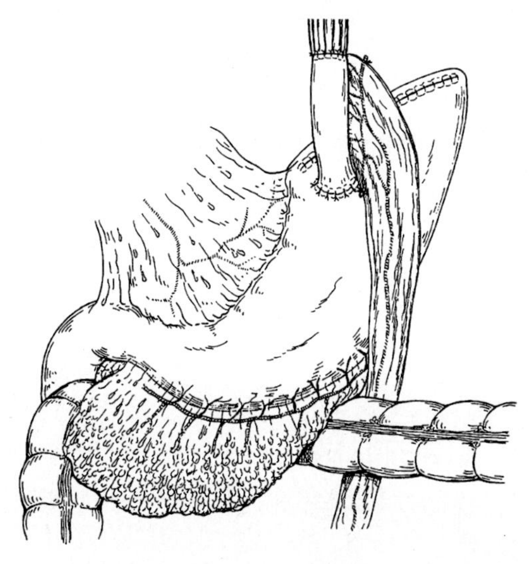

图 47-110　完成重建

到既要完整切除，又不可伤及胰腺，胰腺上缘的剥离越过肝总动脉、脾动脉以后，胰腺上缘的清扫变得容易。若非肿瘤巨大累及L区，无需清扫No.14v淋巴结。

(3) 紧贴肝脏下缘切断肝胃韧带，右侧比较薄的部分可以直接切开，左侧白色腱状部分的右侧缘通常有副肝动脉，需要结扎切断。切开小网膜可达膈肌脚。随后切开肝十二指肠韧带前叶，显露胃右动脉和胃十二指肠动脉。根部结扎、切断胃右动、静脉，清除No.5淋巴结。同时清扫肝固有动脉左侧的No.12a淋巴结。

(4) 切断十二指肠，将十二指肠残端用钳闭器钳闭后再作浆肌层缝合包埋。

(5) 把胃向上翻起，沿肝总动脉自右向左分离其前方和上缘的淋巴脂肪组织，解剖显露胃左静脉，并于根部结扎、切断。解剖腹腔动脉及其分支，在根部结扎、切断胃左动脉，并切除腹腔干周围之脂肪淋巴组织，清除No.7、No.8a、No.9淋巴结。于胃左动脉根部向左清扫胰腺上缘近段脾动脉前方的No.11p淋巴结，直至胃后动脉从脾动脉发出，根部切断胃后动静脉。

(6) 沿膈肌脚表面向着食管裂孔方向游离胃体、胃小弯及胃后壁组织。打开食管前方的腹膜，分别切断迷走神经前后干，游离食管周围。于预定食管切断线处上荷包钳，穿荷包线，然后在近胃侧上直角钳，两者之间切断食管。如对食管切缘状况有疑问，需要行术中快速病理学诊断(图47-112)。

(7) 清扫No.11d、No.10淋巴结：将胃连同脾、胰体尾一同托出腹腔外。这样操作显露佳，清扫更加方便。首先游离并阻断近端脾动脉，用塑料带结扎一道，既阻断了脾动脉的动脉血流，又不至于损伤动脉内膜引起血栓形成。再打开脾胃韧带，处理胃短血管，显露脾门。沿脾动脉清扫胃后动脉左侧No.11d淋巴结。清扫No.10淋巴结时，通常先进行血管背侧的清扫再进行腹侧的清扫。由远心端向近心端打开脾静脉表面的被膜，显露脾静脉，向胰腺上缘剥除淋巴脂肪组织。贴近脾脏切开脾门前淋巴脂肪组织，显露脾动、静脉进出脾门的分支，循血管分支找到动静脉主干，仔细

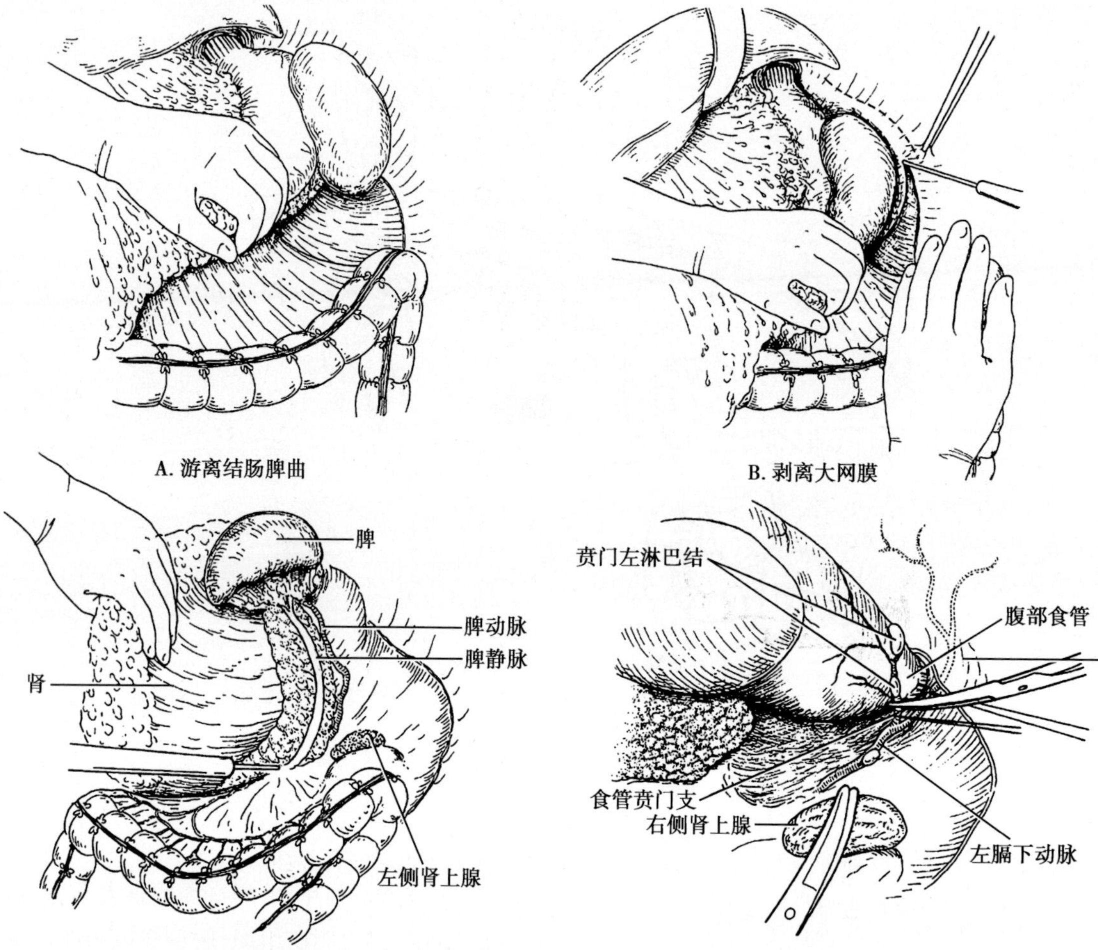

A. 游离结肠脾曲

B. 剥离大网膜

C. 翻转胰腺和脾脏

D. 左膈下动脉食管贲门支根部结扎、切断

图 47-111　翻转脾脏及胰腺体尾部

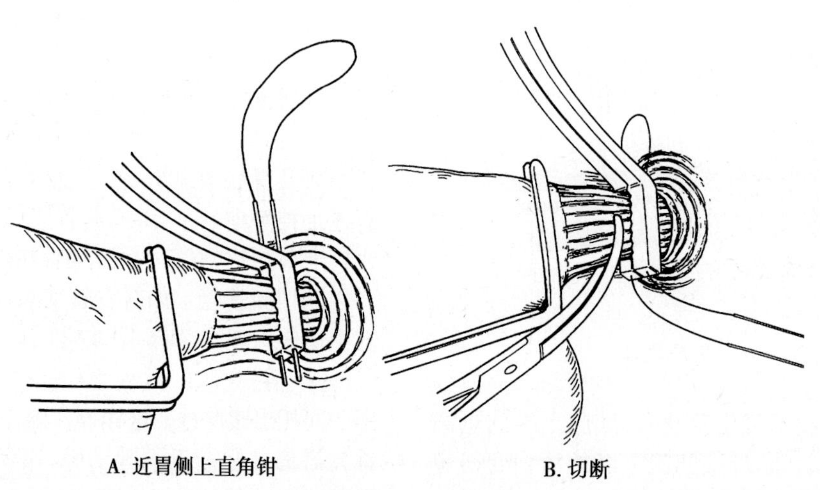

A. 近胃侧上直角钳　　B. 切断

图 47-112　切断食管

清扫脾门部的淋巴脂肪组织。清扫脾门淋巴结对于医生和患者均有一定要求。医生必须熟悉脾门的解剖，脾动脉在脾门附近分出终末支，在脾外以二支最为常见（脾上叶和下叶动脉），也有一支或者三支型。脾静脉与动脉伴行。过于肥胖的患者不适合该种术式，由于脾门脂肪组织过多，血管深埋其中，清扫淋巴结时非常容易损伤血管，最后不得不再切除脾脏。

（8）完成清扫将脾胰体尾放回腹腔后，将脾脏与侧腹壁固定 2 针可避免脾扭转梗死。如无法固定时可让患者术后保持左侧卧位，避免下床活动，一周后脾脏即与腹壁形成粘连。

4. 消化道重建　全胃切除术后理想的消化道重

建方式应满足以下要求:①重建消化道接近正常生理通道,以保持胃肠道神经内分泌的稳态;②代胃能有较好的储存功能,以避免无胃状态下食糜排空过快;③最大限度地减少碱性反流性食管炎等术后并发症的发生;④手术操作简便,容易推广。已有的60多种全胃切除术后消化道重建方式,没有一种手术能很好满足上述要求。目前以经典的Roux-en-Y食管空肠吻合(R-Y吻合)和间置空肠代胃术最为常用。R-Y吻合的优点是手术简便,术后反流性食管炎发生率低。缺点是旷置了十二指肠,术后生理改变较大,同时代胃的单腔空肠容量小,食后易饱胀且排空较快,不利于消化吸收。间置空肠代胃术的优点是保留了十二指肠通道,术后食物仍流经十二指肠,使食糜与胆汁、胰液充分混合,较符合生理,有利于食物的消化和吸收,且反流性食管炎发生的机会少。缺点是手术操作较复杂,代胃空肠容量较小。传统的食管空肠襻式吻合术常伴有严重的反流性食管炎,原则上不宜采用。

(1) 食管空肠Roux-en-Y型吻合术:此法最为常用。通常采用结肠后途径吻合,如果横结肠系膜附近有局部复发可能,可选用横结肠前途径上提空肠。距Treitz带约15~20cm处理空肠系膜,切断边缘血管,上两把Koch钳切断空肠。切开结肠中动脉左侧横结肠系膜无血管区,上提远端空肠,从空肠断端置入管型吻合器,进行食管空肠端-侧吻合。采用食管空肠端-侧吻合,吻合口血液循环较好,对减少术后吻合口漏和狭窄的发生均较对端吻合为佳。空肠断端用钳闭器闭合,注意盲襻不要过长。由于该部位承受压力较大,要用3-0线加固缝合。再将近端空肠与远侧段作端-侧吻合,两吻合口间的距离不应少于45cm,以防肠液反流(图47-113、图47-114)

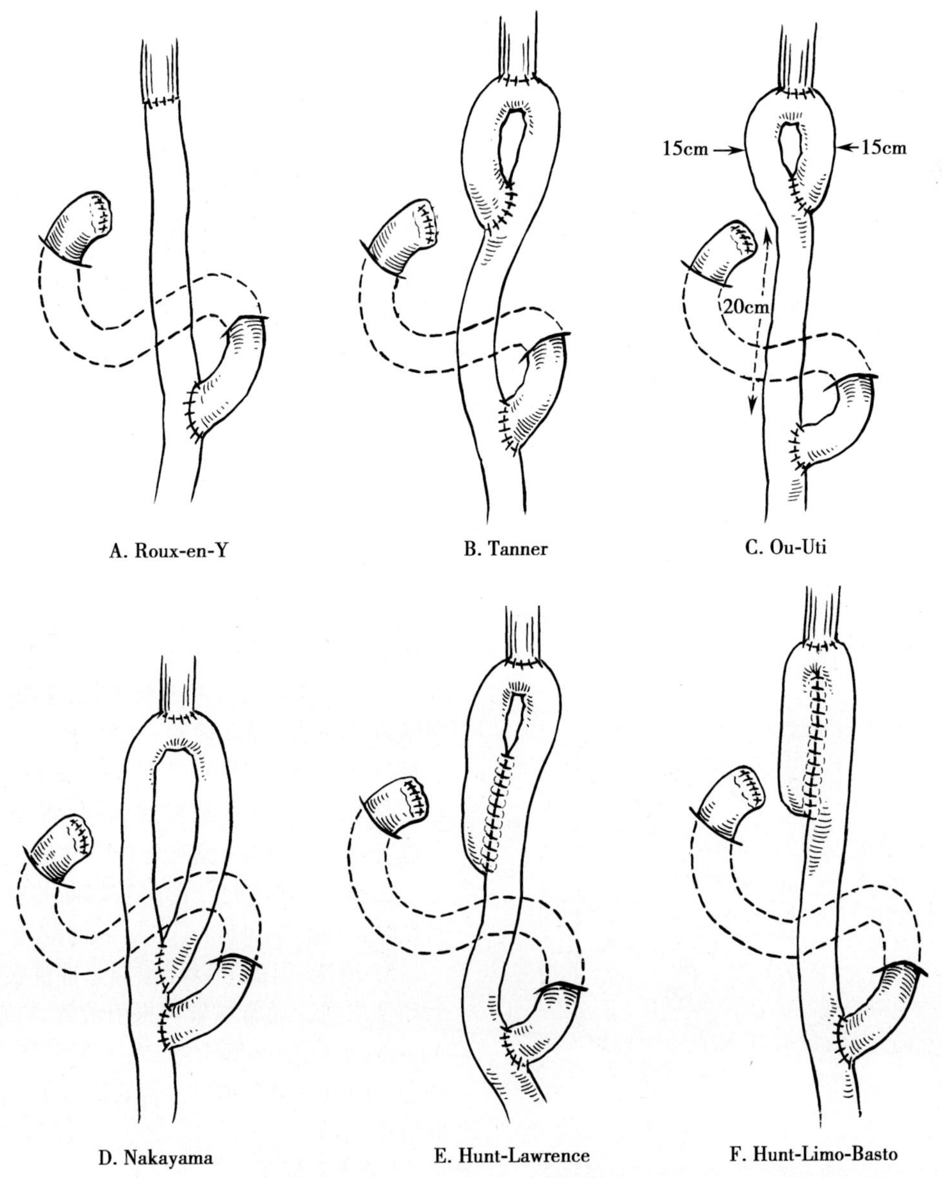

图47-113　各种改良的Y形食管空肠吻合术

5

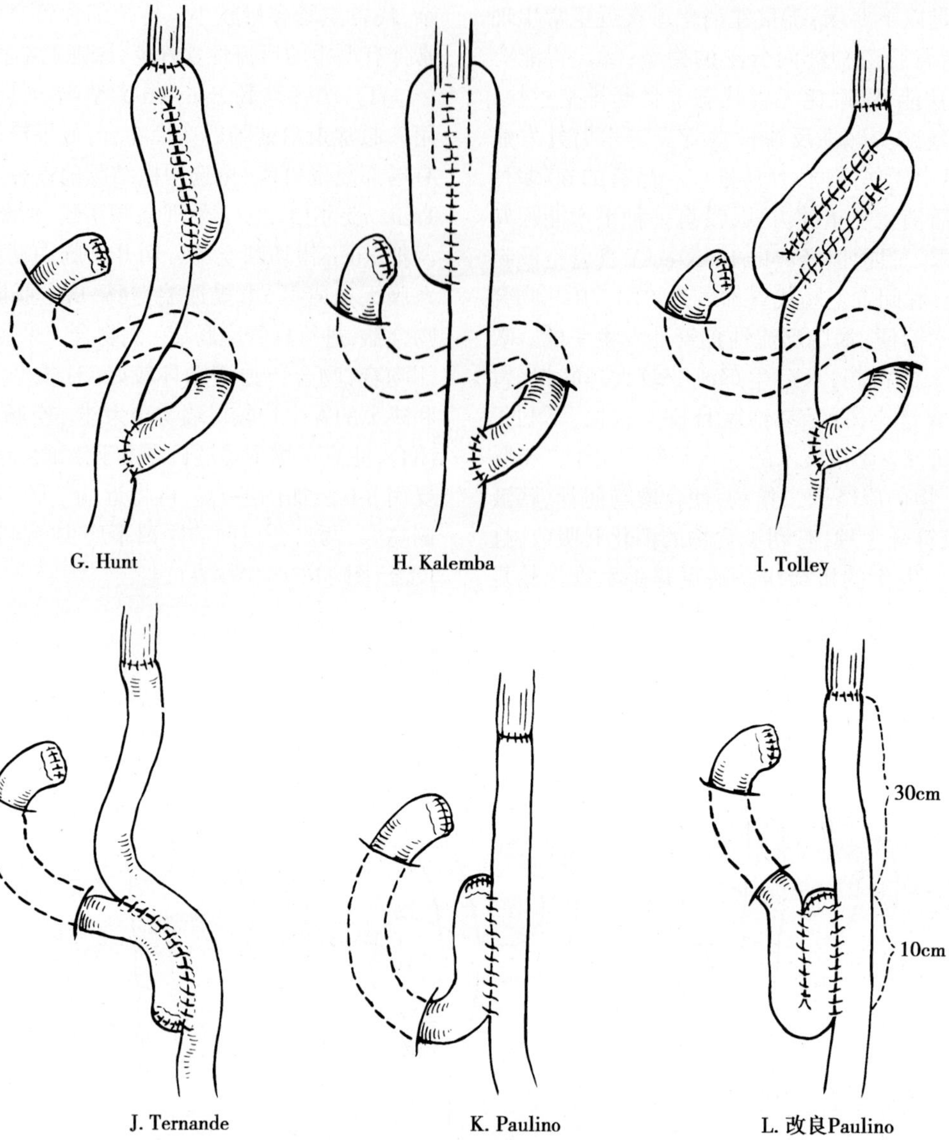

G. Hunt　　H. Kalemba　　I. Tolley

J. Ternande　　K. Paulino　　L. 改良Paulino

30cm

10cm

图 47-113（续）

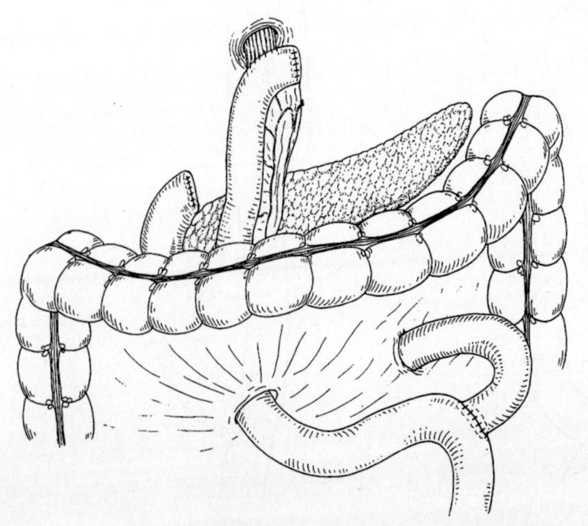

图 47-114　Y 形食管空肠吻合加空肠十二指肠吻合

(2) 空肠代胃术：距十二指肠悬韧带 15~20cm 处，根据空肠系膜的长度和血管走行，选用一种方式处理空肠系膜血管，游离切断一段长约 25~40cm 的空肠，经横结肠后方上提，顺蠕动方向进行食管肠道的重建。与 Roux-en-Y 重建方式相同，用 25mm 管状吻合器进行食管空肠端 - 侧吻合。手工完成游离空肠远端与十二指肠对端吻合，再将被切断的空肠远、近端做对端吻合（图 47-115）。

5. 冲洗、引流　以无菌温水冲洗腹腔，检查有无活动性出血。通常放置两根引流管，右上腹引流管经 Winslow 孔放至胰腺上缘，左上腹引流管置于左膈下吻合口附近。缝合切口。若取胸腹联合切口应放置胸腔引流。

【注意事项】

手术最重要的关注点是肿瘤切除的彻底性。除

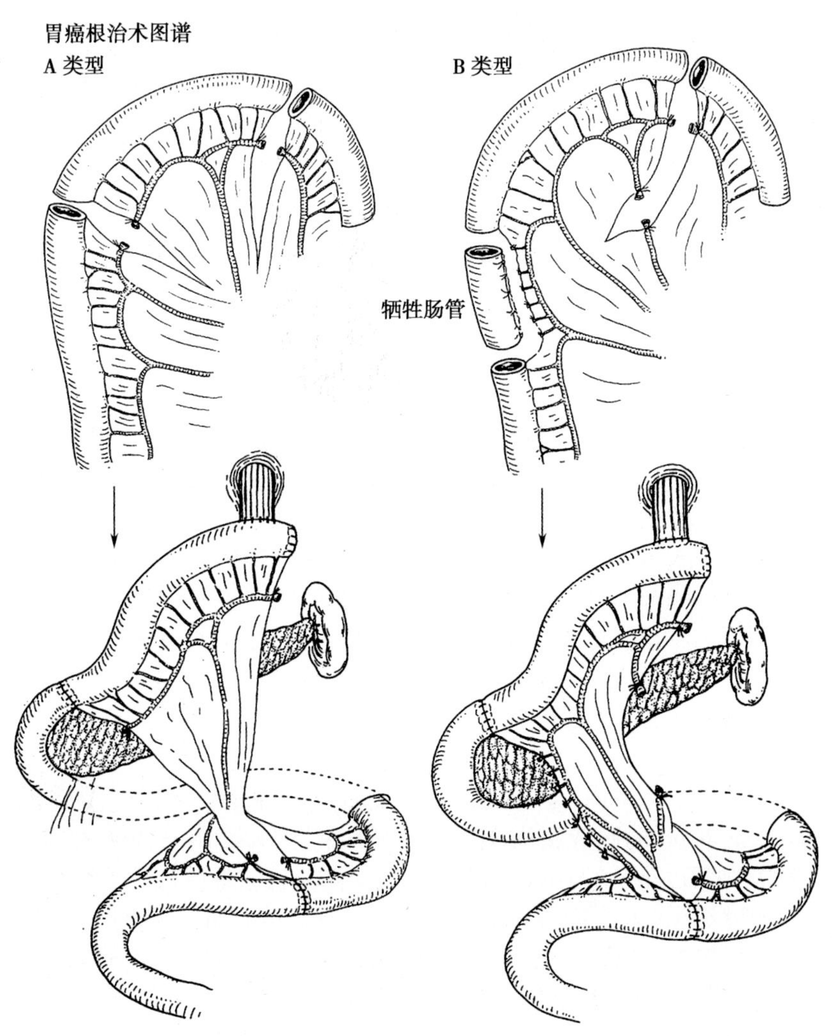

图 47-115 各种空肠代胃术

注意无菌术外，还要注意达到无瘤术，以防医源性癌扩散。手术过程注意事项包括：开腹后用治疗巾与腹膜缝合，保护好切口；若肿瘤侵及浆膜，用医用生物胶或者多层干纱布将其覆盖，周围缝固；尽量使用电刀或者超声刀等器械进行锐性解剖；术中解剖显露腹腔动脉以及各分支的动脉鞘，如无肿瘤侵犯可以在鞘外进行解剖，根部结扎血管；操作中尽量减少对肿瘤的挤压；术毕用大量温水冲洗腹腔，留置 5 分钟后吸去。

【术后处理】

1. 麻醉诱导时应用抗生素预防感染，手术时间超过 4 小时追加 1 个剂量。

2. 按原则预防性使用抗生素。术后镇痛使用持续硬膜外麻醉给药，有助于患者早期下床活动，促进咳嗽、排痰，减少肺不张和肺炎的发生。

3. 禁食、静脉补充营养，维持水与电解质平衡。

4. 持续胃肠减压。全胃切除术后置胃管的目的仅仅是观察有无吻合口部位出血，术后 1 天便可拔除。如以减压残胃为目的，需留置胃管数日，拔除的标准是引流量在 200ml/d 以下，通常在术后 2~4 天拔管。给予流质饮食；若已行空肠造瘘者，术后第 2 天即可由造瘘管进行管饲。

5. 全胃切除手术、远端胃切除手术以后，术后 3 天（拔除胃管后）开始饮水，第 4 天开始流质饮食，第 6 天开始半流质饮食。近端胃切除手术后，术后 4 天用复方泛影葡胺进行上消化道造影，如果没有排空障碍同样可以开始进食。

手术后应密切观察腹部情况。注意有无吻合口漏及感染征象。

6. 发生肺栓塞高危的患者，术后第 1 天开始使用低分子肝素防止血栓形成。

【问题讨论】

1. 手术原则 尽管手术切除为治疗胃癌的主要手段，但是随着胃癌治疗模式的转变以及对生活质量的追求，胃癌的所有治疗措施包括手术必须建立在对全身状况以及病灶充分评估的基础上，遵循因期施治的原则:①早期胃癌按照指征可以行内镜治疗或者缩小手术,既可保证治疗效果,又能提高生活质量;②病灶可根治性切除时,手术在根治的基础上力求标准。无视高级别循证医学证据,盲目地缩小或者扩大手术范围都不足取;③有不能根治切除因素且不存在梗阻、出血和穿孔时,仅仅切除原发灶除个别病例以外目前尚无证据证明能够延长患者生命或者提高生活的质量,在新的证据出现以前不应积极采用。

2. 切除范围 切缘无肿瘤残余是胃癌根治术的基本要求。切缘是否有癌累及与患者的预后密切相关,切缘阳性意味着更差的预后。无论采用何种手术方式,都应以保证上下切缘无肿瘤残留为首要原则。有研究显示,胃癌术后吻合口复发患者上切缘距肿瘤平均 3.5cm,无吻合口复发者为 6.5cm。因此胃癌根治术中切缘通常应距肿瘤边缘 5~6cm 以上。然而肿瘤沿胃壁浸润的距离与肿瘤部位、病理类型以及生物学行为有关。幽门对胃癌的扩展可能具有屏障作用,因此幽门下 3cm 切断十二指肠通常能保证下切缘阴性,若肿瘤浸润或突破幽门,则应切除十二指肠 4~5cm; BorrmannⅠ、Ⅱ型癌沿胃壁的浸润多较局限,通常上切缘距肿瘤边缘 4~5cm 即可;而 BorrmannⅢ、Ⅳ型癌、印戒细胞癌、未分化癌上切缘距肿瘤边缘应在 6~8cm 以上;伴食管浸润的贲门癌食管切缘应距肿瘤边缘 6cm 以上。

5

胃切除的范围原则上应按肿瘤的部位、生物学特性以及需要清扫的淋巴结的范围而定。肿瘤位于胃窦部时,施行根治性全胃切除或根治性胃大部切除术后生存率无显著性差异。源自欧洲的两项多中心、前瞻性、随机对照研究证明了这个观点。意大利的 Bozzetti 等将 618 名胃窦癌患者随机分组,315 名接受胃大部切除术,303 名接受全胃切除术,5 年生存率分别为 65% 和 62%。两组的差别仅在于胃大部切除组的切缘阳性率稍高于全胃切除组。与全胃切除相比,远端胃大部切除不仅相对安全,且通常具有更好的术后营养状况及生活质量。因此在保证上切缘阴性的前提下,L 区癌更适合行远端胃大部切除。对于 U 区癌以及食管胃结合部癌行全胃切除或者近端胃大部切除术的争论不断,现有的大型回顾性研究并未发现全胃或近端胃切除对胃底贲门癌预后存在影响。但韩国 Kim 的前瞻性研究发现虽然早期病例行全胃切除和近端胃切除术后 5 年生存率无显著差别,但是Ⅲ、Ⅳ期病例选择近端胃大部切除会影响术后生存率。U 区癌以及食管胃结合部癌行全胃切除抑或近端胃大部切除还需根据残胃大小进行选择,近端胃切除后至少要保留远端 1/3~1/2 胃,才能保证残胃的功能。当残余胃不足时,单纯胃食管吻合会带来碱性反流性食管炎等不利影响,严重者明显影响生活质量。因此 U 区癌以及食管胃结合部癌原则上选择全胃切除术,早期病变选择近端胃大部切除时保留 1/3 以上胃,将 10~15cm 空肠间置于食管胃之间可以有效减少胃食管反流。对于进展期癌,凡施行远端胃大部切除上切缘距离不能达到所要求的 5cm 时,需行全胃切除术。肿瘤浸润范围达两个分区以上,有胃周围远隔淋巴结转移者,如贲门癌幽门上淋巴结转移,胃窦癌贲门旁淋巴结转移均为全胃切除之指征。

3. 淋巴结清除范围 胃壁有极丰富的淋巴网,淋巴循环是癌细胞栓子最主要的转移途径。一般根据胃癌发生的部位,沿所属淋巴引流区域转移至胃周围的淋巴结。但也不完全取决于癌肿的部位,如幽门窦部癌易向幽门下、肝动脉及胃左动脉附近的淋巴结转移,但也可转移至贲门旁及脾动脉周围淋巴结;胃底贲门癌易向贲门旁、胃左动脉及脾动脉周围的淋巴结转移,但也可转移至幽门窦附近的淋巴结。所有胃的淋巴引流均汇集在腹腔动脉周围淋巴结,因此,一般认为腹腔动脉周围淋巴结的转移是胃癌晚期的表现。胃周围淋巴结转移的程度随肿瘤增大和癌浸润的深度而递增,早期胃癌(限于黏膜和黏膜下层)的淋巴结转移率为 7%~20%,而中晚期则为 75%~80%。彻底清除转移淋巴结是提高生存率的关键。

有关进展期胃癌根治术中广泛淋巴结清扫的价值,东西方国家的观点分歧明显。早在 1981 年日本学者 Kodama 发表了 D2 手术生存优于 D1 手术的报道,这一结论受到众多日本学者的支持。大样本的回顾性研究也表明,根治性淋巴结清扫有助于提高进展期胃癌的无病生存率和总生存率,治愈率高达 50%~60%。目前在日本 D2 手术作为胃癌根治性切除的标准术式已广为接受。然而日本关于 D2 手术优于 D1 手术的结论完全建立在回顾性研究基础之上,研究结果不可避免地受分期偏倚的影响。从循证医学的角度来看,日本研究的证据强度显然不足,因而备受西方学者的质疑。

在西方国家,比较 D1、D2 手术的一些小型前瞻性研究并不支持 D2 手术优于 D1 手术的观点,研究病例数较少,加之参与研究的外科医生 D2 手术经验相对不足影响了这些研究的可信度。为此在英国和荷兰开展了两项大型多中心前瞻性临床对照研究,比较 D2 和 D1 手术的效果。两项研究均显示,D2 手术组术后并发症率、手术死亡率显著高于 D1 手术组,而术后 5 年生存率无显著差异(表 47-1)。由于荷兰和英国的研究都存在以下两个缺陷:①参与研究的外科医生缺乏足够的 D2 手术经验;② D2 手术的死亡率过高影响了结果的判断。考虑到以上因素,这两项研究也不足以作出 D1、D2 手术孰优孰劣的结论。随着随访资料的不断积累,当平均随访时间超过 15 年时,荷兰研究发现 D2 组术后局部复发率以及胃癌相关死亡率显著低于 D1 组。

表 47-1　欧洲两项比较 D1 和 D2 手术的前瞻性随机对照临床试验结果

	病例（D1/D2）	手术并发症率%（D1/D2）	手术死亡率%（D1/D2）	5 年生存率%（D1/D2）
荷兰	380/311	25/43	4/10	45/47
英国（MRC）	200/200	28/46	6.5/13	34/34

虽然目前尚无有力的证据结束争论，目前比较一致的观点认为，东西方之间存在的人种、体态与技术差异影响了治疗结果。在有经验的中心，D2 手术的死亡率为 3.9%，总 5 年生存率为 57.3%，T3 期的 5 年生存率为 35.3%；而在非专业中心即使是 D1 手术也有较高的手术死亡率和较低的生存率。随着手术方式的改进，保留脾胰的根治手术成为主流以及围术期处理的进步、D2 手术的进一步推广，使手术并发症和死亡率将会明显下降，来自中国、日本和韩国的经验均证明了这一点。根据日本全国性的调查，75% 的患者接受 D2 或 D3 手术，手术死亡率低于 1%。欧洲有经验的中心，D2 手术死亡率也接近日本水平。意大利进行的多中心临床研究中 D2 的手术死亡率甚至是 0。D2 淋巴结清扫作为进展期胃癌根治手术的标准术式目前已趋向共识，并已经写入了 2011 版的 NCCN 胃癌治疗指南之中。有关 D2 以上淋巴结清扫（D2+ 和 D3）的价值争议已久。日本 JCOG9501 研究证实，对于有经验的专家包括 16 组淋巴结清扫在内的扩大根治术是安全的，但与标准 D2 术相比，D2+ 和 D3 术并不能进一步提高进展期胃癌的生存率。因此，对于进展期胃癌不再推荐预防性清扫腹主动脉旁淋巴结。

对于上部进展期胃癌，为了达到日本胃癌治疗指南所规定的 D2 清扫要求，必须清扫 No10、No.11d 淋巴结。尽管可以采用游离脾、胰体尾并托出腹腔外进行清扫的方式，事实上保留胰脾并彻底清扫 No10、No.11d 淋巴结是相当困难的，通常需要联合脾切除。一直存在是否有必要为了完全清扫 No.10、No.11d 淋巴结而行脾联合切除的争论。目前 JCOG0110 试验正在对其进行探索，尚未有最后的研究结论。我国专家目前达成的共识是：脾或胰脾切除不应作为根治性手术的常规实施，对于肉眼可见脾门淋巴结转移或者胃上部大弯侧的进展期胃癌最好行切除脾的完全清扫术。

4. 全胃切除术后消化道重建术式的选择　全胃切除后理想的消化道重建应达到以下要求：①保持食物从十二指肠通过；②代胃袋有储存作用和有较好的消化吸收功能；③较少或不发生无胃综合征；④保持较好营养状况和生活质量；⑤手术安全、简便、手术死亡率低。消化道重建术式有数十种之多，且仍在不断增加。学者们常引用不同资料来证实自己术式的优越性，然而迄今为止尚无一种术式能满足上述全部要求，Roux-en-Y 重建仍为最常用术式。各种襻式吻合的缺点太多，一般不宜采用。现仅就以下两个核心问题进行讨论：①是否必须行贮袋重建；②有无必要保持十二指肠通道连续性。

研究表明，与经典的 R-Y 吻合相比，Roux-en-Y 加袋术（P-Y）不仅可以增加患者饮食量，而且术后倾倒综合征和反流性食管炎发生率较低。Mauri 等发现，与 R-Y 组相比，P-Y 组代胃空肠排空显著减慢，而且患者进食量大，早饱、倾倒综合征发生率低。Tadahiro 等的研究还证实加袋术有益于改善患者术后早期营养状态。Iivonen 等在一项长达 8 年的随访研究中发现，无贮袋者餐后饱胀及倾倒综合征发生率较高，进食量减少及体重下降更明显。由此可见，加袋术既能增加患者进食量，延长食物排空时间，改善术后营养状况，也可以减少术后并发症的发生，提高患者的生活质量，临床上值得推荐。1952 年 Hunt 在 Roux-en-Y 术基础上将远侧段空肠自身折叠吻合成双腔后与食管吻合，现将这类手术通称为 Hunt-Lawrence-Radino 术。该术式由于食管空肠端 - 侧吻合口还具有假幽门作用，建立的储袋可减少无胃综合征的发生率。1981 年 Lygidakis 对 Hunt-Lawrence-Radino 术的改革，其主要优点是储袋有两个开口以外的两段肠管保持完整，具有正常收缩功能，使食物逐渐排空，而又不致排空延迟，从而避免了代胃袋扩张、潴留、反流及倾倒综合征等弊端，被认为是一种较好的代胃袋。

理论上保留十二指肠通道可使食物通过十二指肠刺激胆汁和胰液分泌，使胆汁和胰液与食糜充分混合，有利于消化吸收和胃肠激素的调节。有研究表明保留十二指肠通道的患者术后 6 个月生活质量明显提高，术后 12 个月体重恢复情况显著比 R-Y 吻合术好。具有代表性的 Henley 空肠段间置术，观察到其术后患者的体重增加或维持不变者占 84%，而行 Roux-en-Y 术者仅为 61%；Miholic 等亦有类似报道，两种术式相比，体重恢复达病前水平者分别为 89% 和 78%，有统计学差异。空肠间置术后食物通过小肠的时间较 Roux-en-Y 术组短，倾倒综合征发生率较高。然而前瞻性研究表明，虽然对手术时间、出血量和死亡率无显著影响，保留十二指肠通道未能在维持营养状况及避免远期并发症等方面表现出明显积极的作用。Shinya 等发现，与 Roux-en-Y 加袋术组相比，空肠加袋间置术组营养状况较佳，胆汁反流程度较低，但差异

5

无显著性；体重恢复、胸骨后灼热感和倾倒综合征两组之间无差异。Nakane 等研究发现 Roux-en-Y 加袋术组单餐进食量、体重恢复和排空时间等指标反而优于空肠加袋间置术组。Fuchs 等对比了 Roux-en-Y 加袋术与空肠加袋间置术的疗效，两组各 53 例，随访 3 年结果两组显示症状和生活质量的指数均无差异，提示患者并不能从保留十二指肠通道中受益。

综上所述，尽管从理论上讲保持十二指肠通道为好，但是许多学者认为并非必要。且肠段间置术较复杂，较简单的 Roux-en-Y 术可同样取得较好效果。一般认为代胃组患者的术后生活质量以及营养状况较单纯的 Roux-en-Y 术为优，而代胃方法上 Lygidakis 法较 Lawrence 法为优。然而另一些学者认为建立代胃袋并非必不可少，其观点的不同可能是因为各自都缺乏大宗的前瞻性随机对照研究。学者们仍在不断设计新的代胃袋，其疗效也尚需进一步研究。

（秦新裕　孙益红）

二、缩小根治术

5

保留幽门胃切除术（pylorus-preserving gastrectomy，PPG）是 20 世纪 60 年代 MAKI 开发的用于治疗消化性溃疡的保存功能性手术，80 年代松野将其应用于早期胃癌的治疗。PPG 是针对早期胃癌的缩小性质手术，胃切除范围是保留胃上部 1/3 和幽门及胃窦部的一部分的胃切除手术。PPG 有开腹和腹腔镜下手术两种术式。胃的近端切除线是 Demel 线附近，远端胃切除线是距幽门 3~4cm 处，保存幽门下动脉和自主神经。淋巴结廓清范围有 D1（No.1、3、4d、4sb、6、7），D1+（No.8a、9）。PPG 由于保留了幽门，因此能防止胃内容物坠落式的排空，有效地降低术后倾倒综合征，提升胃的储存食物和消化功能，抑制术后缺铁性贫血，抑制餐后高血糖，减轻胰腺分泌功能的负担，防止十二指肠液的胃内反流，抑制残胃炎、反流性食管炎和残胃癌的发生。

【适应证】

PPG 最初手术适应证因为肿瘤大小、浸润深度的诊断能力和界限，仅限于分化型、2cm 以内的黏膜内癌；其后由于诊断能力的提高，EMR 的出现，手术水准上升而拓宽至未分化型癌及黏膜下层癌。现行的日本胃癌治疗指南确定的适应证为 cT1N0~1，限局性病灶，距幽门为 4.0cm 以上的胃的中、下部早期胃癌。

【禁忌证】

1. 中部胃的病灶，要次全胃切除者，因为残胃过小，储存功能不佳，术后上腹饱胀感等不良症状影响生活质量。另外，食管裂孔疝者因反流性食管炎的缘故不作为手术适应证，帕金森综合征、抑郁症者，正在服用抗精神病药物者，不宜选择。

2. 下部胃的病灶，距幽门过近者。

【术前准备】

1. 心理准备　消除患者不良心理，增强对手术的信心。

2. 给予高蛋白、高热量饮食，术前 1 日进流质饮食，术前 12 小时禁食、禁水。

3. 提高患者对手术的耐受力，术前应纠正贫血或低蛋白血症，静脉营养支持。

4. 清洁胃肠道。

5. 手术前胃镜下钉夹标记肿瘤所在部位。

（一）保留幽门胃切除手术（开腹手术）

【麻醉与体位】

麻醉：硬膜外阻滞麻醉复合全身麻醉。

体位：取仰卧体位。

【手术步骤】

1. 皮肤切开

（1）上腹部正中剑突至脐切口皮肤切开，切口可根据手术野需要延长至脐下。进入腹腔后，纱布垫保护切口，安置悬吊拉钩和开创器。

（2）腹腔内遵循无瘤操作技术原则进行腹腔探查，判定腹膜、肝脏、腹膜后淋巴结有无转移，病变的部位和胃周淋巴结有无转移，确认胃的病灶部位，予以标志。决定胃切除线和淋巴结的廓清范围。

2. 胃大弯侧淋巴结廓清

（1）胃大网膜离断，胃大弯侧廓清：距胃网膜动静脉 3~4cm 处，将胃结肠韧带用超声刀或结扎后离断，横结肠侧的大网膜予以保留。

（2）胃网膜右静脉处理，No.6 廓清：向右侧离断大网膜并由此进入横结肠系膜前、后叶之间疏松结缔组织间隙，将横结肠系膜前叶由胰头前面、十二指肠外侧缘处游离开。副右结肠静脉作为界标导引，以胃网膜右静脉根部为目标剥离。沿十二指肠第一段后方、胰腺前方游离，确认胃十二指肠动脉及胃网膜右动静脉走行。至此将胃网膜右动静脉及周围的脂肪组织、淋巴结组织从十二指肠外侧、胰头前面整块游离，形成倒置椎体状，在立体解剖结构充分明了后清除 No.6 淋巴结（图 47-116）。

淋巴结清除后展现出胃网膜右静脉、胰十二指肠上前静脉、Henle 干。此时结扎、切断胃网膜右静脉。再度确认胰腺与十二指肠第一段背侧走行的胃十二指肠动脉，不要解剖胃十二指肠动脉周围的膜状结构以免伤及支配十二指肠后面的十二指肠动静脉。

（3）结扎胃网膜右动脉，保留幽门下动脉：清除 No.6a、No.6v、No.6i 后，确认胃网膜右动脉和幽门下动脉分支状况，保留幽门下动脉，结扎胃网膜右动脉（图 47-117）。保存幽门下动脉可保证幽门、幽门管部的胃

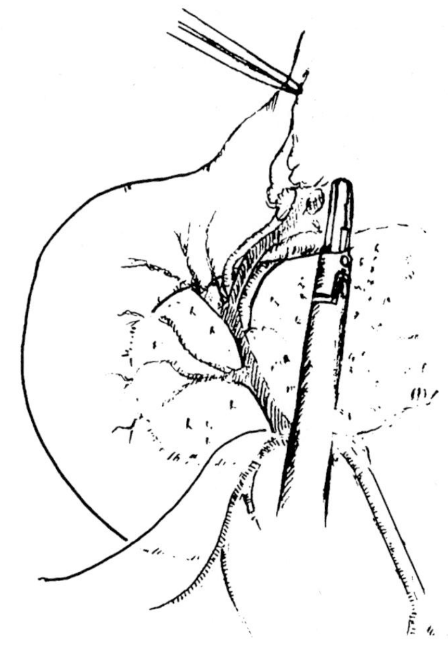

图 47-116　清扫 No.6 淋巴结

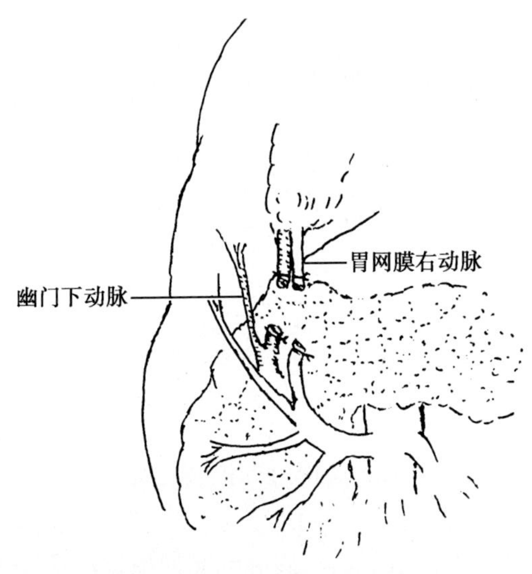

图 47-117　结扎胃网膜右动脉

大弯侧血流供应。幽门下动脉多从胃网膜右动脉的胃十二指肠动脉分叉部发出，也有来自胃网膜右动脉、胰十二指肠后上动脉、胰十二指肠前上动脉，剥离时应予以注意。幽门下动脉跨越幽门的 1~2 支血管保留，以外部分离断切除，胃远端大弯游离出 4~5cm。

(4) 胃网膜左动脉的处理与 No.4sb 廓清：将大网膜向左侧离断至脾下极部位，胃向头侧牵起，胰腺尾部及胃网膜左动静脉向胃的立体走行一目了然，沿着此血管清除周围的脂肪组织和 No.4sb，在根部结扎、切断胃网膜左动静脉。有时可以在大网膜支分出的血管的末梢处结扎，保留其向大网膜供应的血流（图 47-118、图 47-119）。

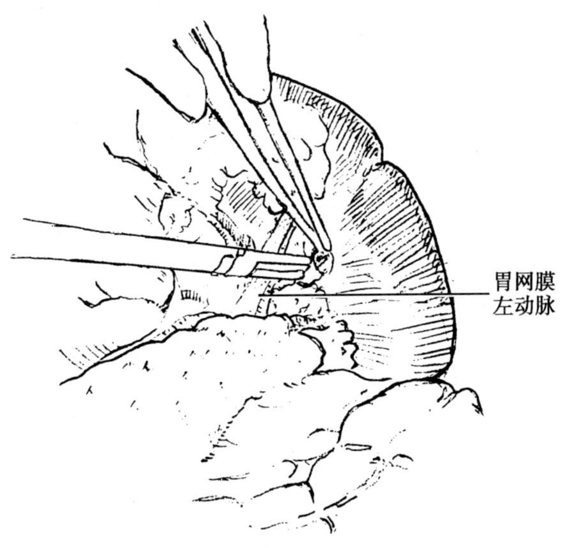

图 47-118　切断胃网膜左动静脉

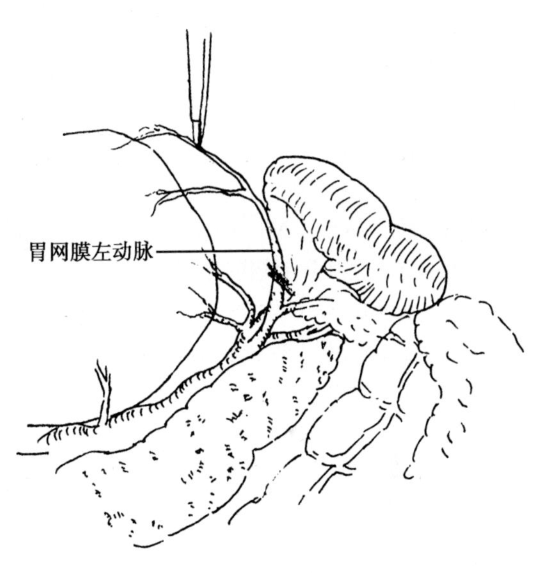

图 47-119　No.4sb 廓清

3. 胃小弯侧处理及淋巴结清除

(1) 胃小网膜离断：用肝脏拉钩将其向头侧拉起，同时将胃由助手左手向足侧牵引展平，使胃小网膜及膈肌展现。迷走神经的前干在食管、胃结合部分出胃支和肝支，分出的肝支主要是沿着小网膜肝脏附着部走行。观察确认迷走神经肝支后，在神经走行的胃侧，离断小网膜，右侧至肝十二指肠韧带左侧缘，左侧至副肝动脉的胃左动脉发出部位。

(2) 幽门上淋巴结廓清，胃右动静脉处理：幽门上淋巴结的清除，以胃右静脉为界标，沿其外侧缘清除。胃右动静脉及伴行的迷走神经幽门支跨越幽门的 1~2 支保留，其余部分切断（图 47-120）。幽门部胃小弯游离 4~5cm。

No.5 淋巴结仅做胃右静脉的内侧的清除，不做彻

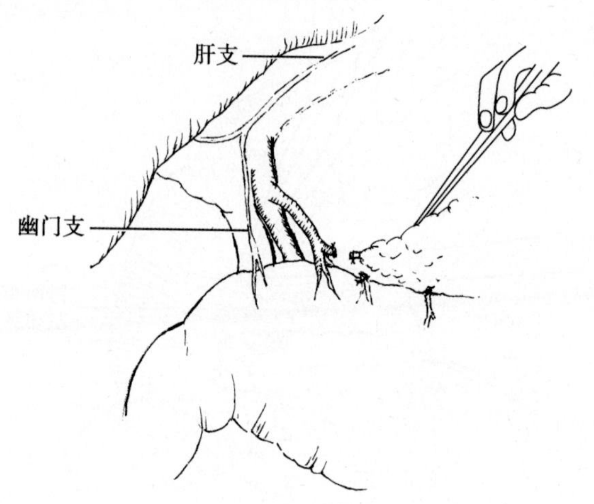

图 47-120　胃右动静脉处理

底的清除，目的是保留迷走神经的幽门支和幽门管及吻合部位的血运。

4. 胰腺上缘淋巴结廓清及神经的保存

(1) 胰腺上缘淋巴结廓清及肝丛、胰丛神经的保存：胰腺上缘肝、脾动脉周围淋巴结清除时，将胃向头侧翻转、拉起，助手左手将胰腺由足侧牵拉，使胰腺上缘胃胰皱襞展现在手术野。

5

胰腺上缘与 No.8a、No.11p 淋巴结表面覆盖着胰腺被膜，此部位的淋巴结清除时，首先是将胰腺被膜在胰腺与 No.8a、No.11p 接壤部位切开，将淋巴结提起，电刀或双极电凝将淋巴结与肝动脉或脾动脉根部的疏松结缔组织及与淋巴结交通的小血管凝固、离断，淋巴结清除。此时的处理要在肝丛、胰丛的浅面，既可保留神经又能不损伤血管(图 47-121)。

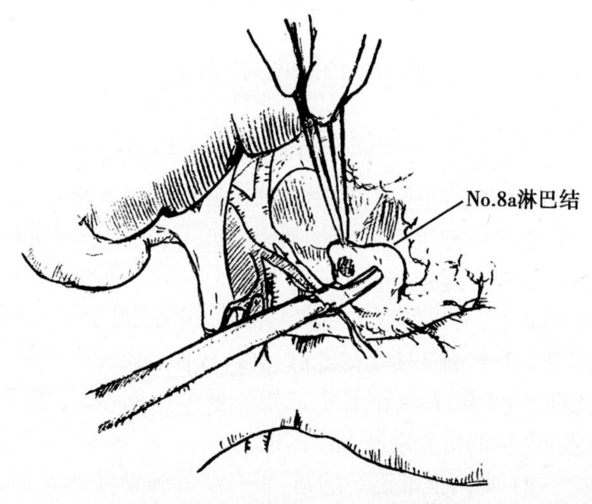

图 47-121　胰腺上缘淋巴结廓清

(2) 腹腔动脉周围淋巴结的清除：左侧法：以胃左静脉为界标，沿其左侧剖开胃胰韧带，紧贴近血管凝切淋巴结与血管间的结缔组织，向后、向下方、向左拓宽范围，向左将左侧脾动脉根部、脾动脉干的近侧部分显露，向后侧移行进入胃左动脉后方及根部，将此部分的脂肪组织和淋巴结从膈肌脚、左肾上腺的前方、胃后动脉右侧整块游离开来予以清除。其后再由胃左静脉右侧清除 No.8a 和 No.9，显露出胃左动静脉和肝总动脉。右侧法：No.5 → No.8a → No.9 → No.7 膈肌脚途径清除法。迷走神经腹腔支与腹腔神经节的交感神经纤维交织形成网状的神经丛。分布于肝总动脉、脾动脉周围的 No.8a、No.9 和 No.11p 廓清的剥离层是在血管周围的神经丛的表面层间进行廓清(图 47-122)。No.8a 近腹腔动脉根部、胃左动脉后方的 No.9 和脾动脉根部淋巴结清除时常有较粗大的淋巴管通向 No.16 淋巴结，凝切时要仔细。

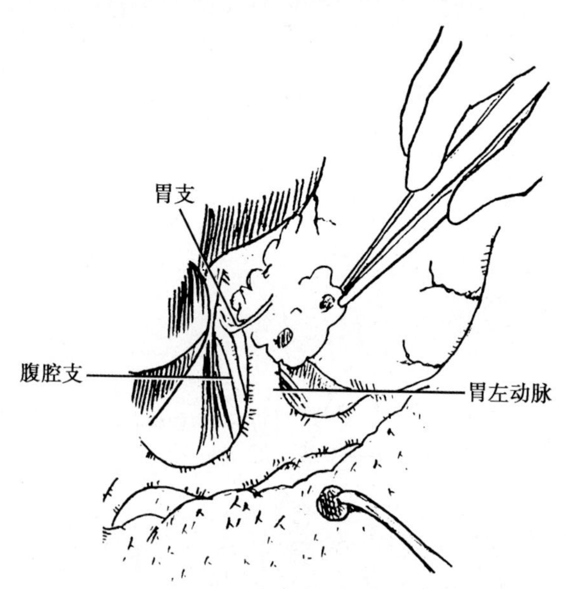

图 47-122　腹腔动脉周围淋巴结的清除

(3) 腹腔支的保存：腹腔动脉周围淋巴结廓清时无论是左侧入路法或右侧入路法，最终都要将下部食管、贲门以及胃胰韧带内的脂肪、结缔组织由食管裂孔、膈肌脚部的后腹膜腔游离开来，清除淋巴结及脂肪组织后可见迷走神经后干、腹腔支及胃支(图 47-123)。腹腔支在胃左动脉根部 2~3cm 处与之共干，确认该部位腹腔支后，在非并行部的胃左动脉末梢部结扎、切断胃左动静脉。肝总动脉、脾动脉、胃左动脉根部周围包绕的腹腔神经丛、肝丛、胰丛具有调节肝、胆、胰、小肠的功能作用应予以保留。

5. 胃上部的淋巴结廓清　将胃翻转至正常位置，将左肝拉向头侧，确认食管附近迷走神经前干后，将向胃的前干的胃支切断，清除 No.1 淋巴结和向下方 No.3 淋巴结及胃小弯的脂肪组织(图 47-124)。

6. 确定胃的切除线　以幽门括约肌的十二指肠

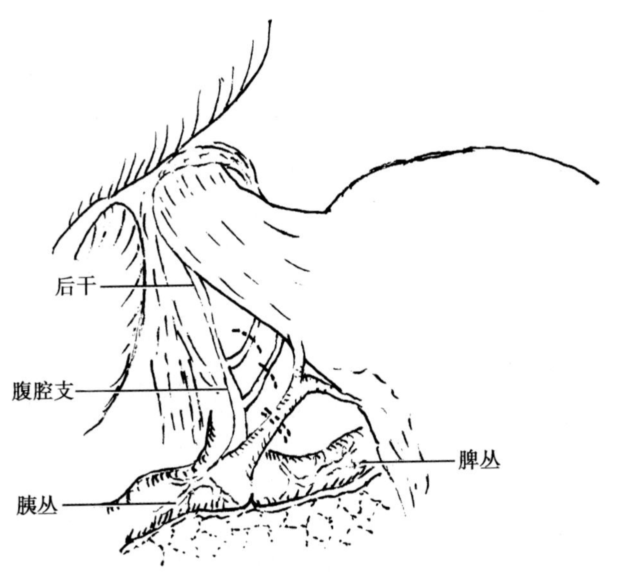

图 47-123　腹腔支的保存

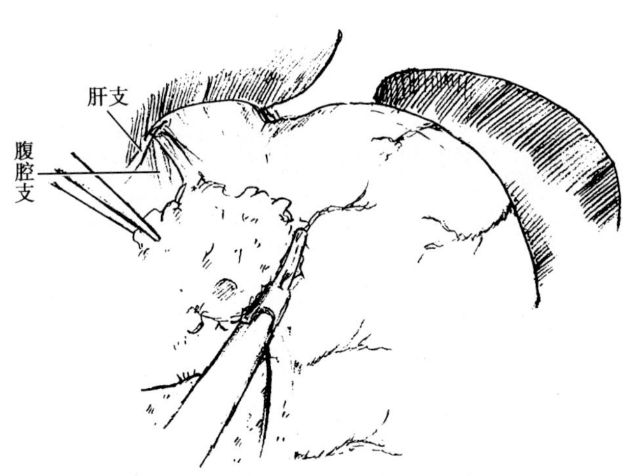

图 47-124　胃上部的淋巴结廓清

侧为界，于幽门侧 4cm 处为胃的远端切除线；近端切除线是以胃网膜左动脉末端前支至小弯侧的直角切除线，以 100mm 的直线切割闭合器切胃。

7. 胃胃吻合　胃与胃的吻合采用对端吻合，吻合口两断端大小弯侧各一针 3-0 可吸收线固定。胃后壁 3-0 可吸收线浆肌层间断缝合，3-0 可吸收线全层缝合，胃前壁 3-0 可吸收线黏膜、黏膜下层连续缝合，3-0 可吸收线浆肌层缝合。胃吻合部位至幽门的距离为 2.5~3cm（图 47-125、图 47-126）。

8. 关腹、放置引流　腹腔温盐水冲洗，止血，左肝下方胃胃吻合部周围置硅胶管引流一枚。腹壁二层缝合、关腹。

【手术注意要点】

1. 胃的近端切除线以距离肿瘤边缘大于 2cm，远端切除线以幽门括约肌远侧缘计算胃侧 3~4cm，胃切除后的胃胃吻合到幽门距离 2.5~3cm 为宜。

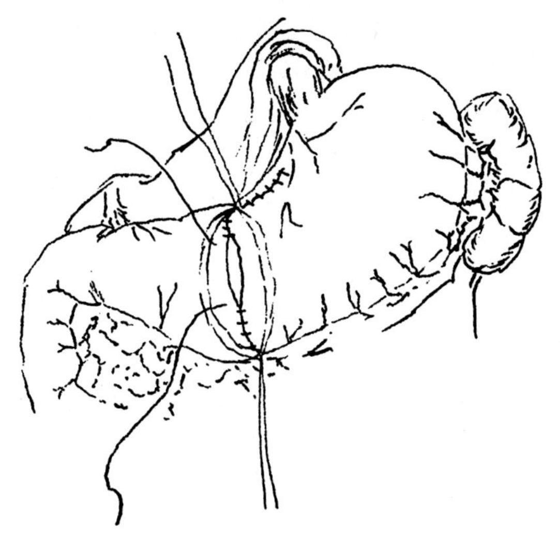
图 47-125　胃胃吻合

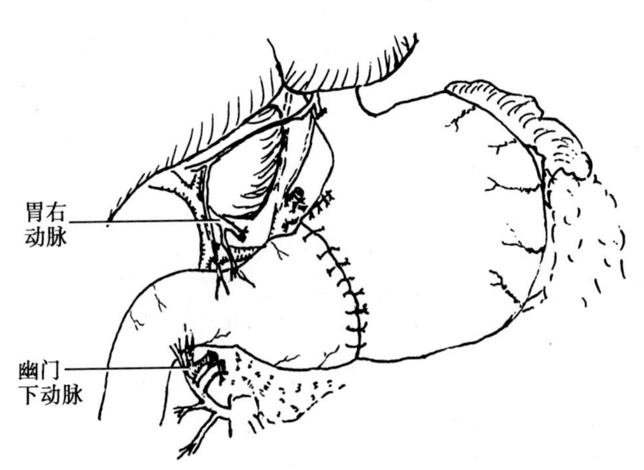

图 47-126　胃胃吻合完毕

2. 迷走神经的前干在贲门部分分出肝支、胃支，肝支沿小网膜肝附着部位走行，清除 No.1 淋巴结时应确认肝支后进行。迷走神经的腹腔支在贲门的后方，由后干发出后在胃胰皱襞内向胃左动脉根部方向走行，并有一段并行，清除 No.7、No.8a 和 No.9 淋巴结时应将腹腔支游离出来，胃左动脉在其末梢侧，非并行部切断。肝、脾动脉周围神经丛的保护，关键在于淋巴结清除时找到其与神经丛之间的层次，紧贴淋巴结用双极电凝剥离、凝切，清除神经丛上方和周围的淋巴结。

3. 淋巴结廓清　No.5 淋巴结清除应从胃右动、静脉内侧进行，为了不损伤幽门支常采取不完全廓清或不廓清；No.8a 和 No.9 淋巴结廓清时，以双极电凝从淋巴结与神经丛的界面处理，不易损伤神经。

（二）腹腔镜下保留幽门胃切除术

1991 年腹腔镜下胃切除成功。腹腔镜下胃切除手术后早期肠管功能恢复快，并发症少，术后生活质量佳。现行的日本胃癌治疗指南将其作为早期胃癌治疗的常规性手段。腹腔镜下保留幽门胃切除术(laparoscopy assisted pylorus preserving gastrectomy, LAPPG)的基本原则、手术适应证同开腹手术。

【麻醉与体位】

麻醉:硬膜外阻滞麻醉复合全身麻醉。

体位:取仰卧体位。

【手术步骤】

1. Trocar设置及探查　Trocar设置,脐为镜孔,上腹部设置4枚Trocar,左右各插入5mm、10mm Trocar,气腹压力为8~10cmH$_2$O。腹腔内探查同开腹手术要求。首先建立手术空间,切开小网膜,将0号可吸收线用可吸收夹两枚固定在小网膜肝脏附着缘,可吸收线把肝左叶牵起,引出体外。

2. 胃大弯淋巴结廓清和处理　助手将胃向头侧牵起,术者在网膜的无血管区域向左、右方向用超声刀切开。助手右手钳提起胃大弯,左手钳下拉结肠脾曲,显露脾下极。术者超声刀清除No.4sb淋巴结,同时于胃网膜左动、静脉根部上血管夹,阻断,切开。胃短动、静脉予以保留(图47-127)。

5

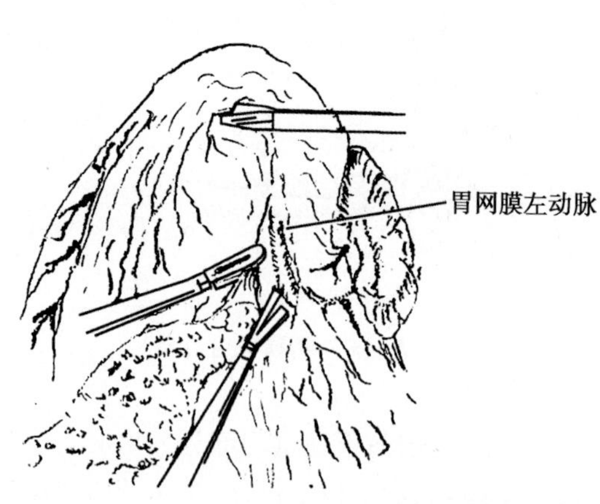

图47-127　胃大弯淋巴结廓清

其后向右侧移行,剥离切开网膜和横结肠系膜前叶至十二指肠,助手钳将幽门向头侧、腹壁侧牵起,术者将结肠系膜前叶由胰腺头部前面剥离松解开,露出胃结肠静脉干和胃网膜右静脉(图47-128、图47-129),清除No.6淋巴结,结扎切断胃网膜右动静脉。

保留幽门下血管,用超声刀从幽门部胃壁始向头侧切断胃壁的血管,约4cm范围,于3cm部位做好切线点标记。

3. 小弯侧处理　小弯侧处理从肝十二指肠韧带左侧开始,确认迷走神经肝支后切开小网膜,助手的钳子将幽门向足侧牵引,小弯侧胃右动脉的第1~2分支予以保留,其他分支予以切断。No.5淋巴结不予以清理。沿胃小弯侧超声刀切断胃壁的血管。保持距幽门3cm距离的胃壁备用(图47-130)。

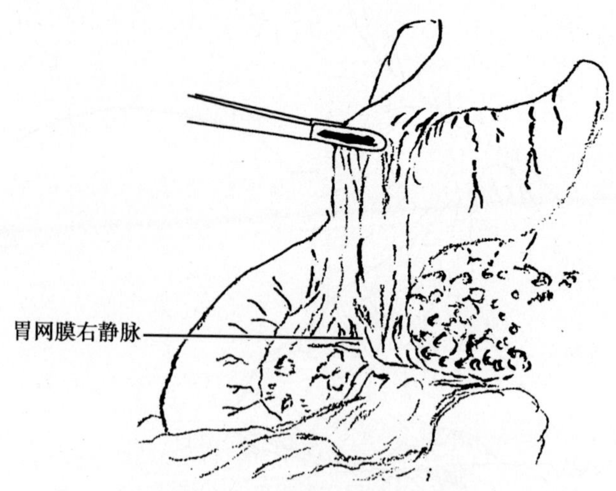

图47-128　显露胃网膜右静脉

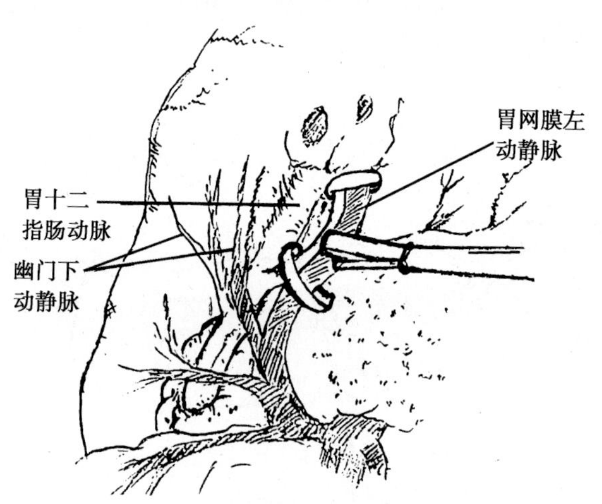

图47-129　显露胃结肠静脉干和胃网膜右静脉

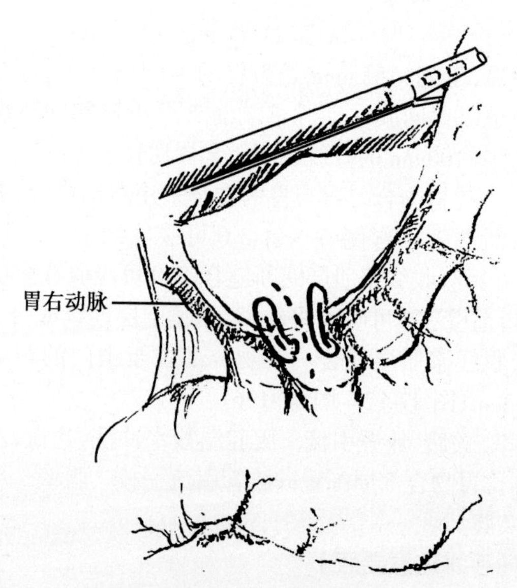

图47-130　切断胃右动脉

4. 保留迷走神经和胰腺上缘廓清　助手将胃向头侧牵引，展开胰腺上缘和胃左动脉的根部，助手的左手钳将胰腺向足侧牵开，沿胰腺上缘肝总动脉的表面用超声刀清除 No.8a 淋巴结（图 47-131），肝固有动脉和肝十二指肠韧带内淋巴结不予以处理。沿着肝总动脉向左游离，将胃胰韧带打开，清除胃左静脉周围脂肪组织和淋巴结，将胃左静脉剥离，进而将脾动脉根部淋巴结及脂肪组织予以清除。至此，淋巴结 No.8a、No.9 及 No.7 的一部分被清除（图 47-132）。

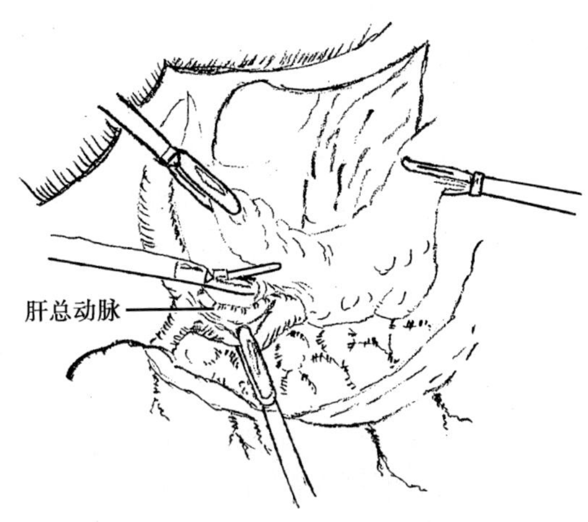

图 47-131　清除 No.8a 淋巴结

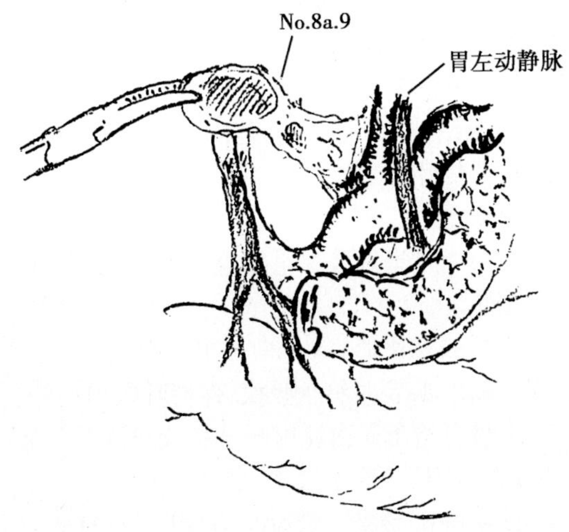

图 47-132　清除 No.8a、No.9 及部分 No.7 淋巴结

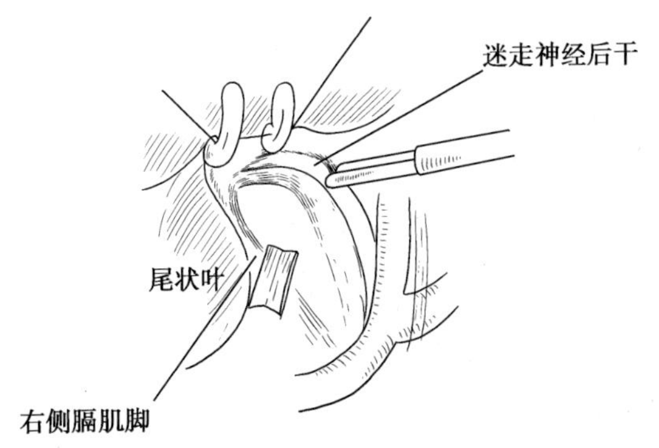

图 47-133　显露迷走神经腹腔支

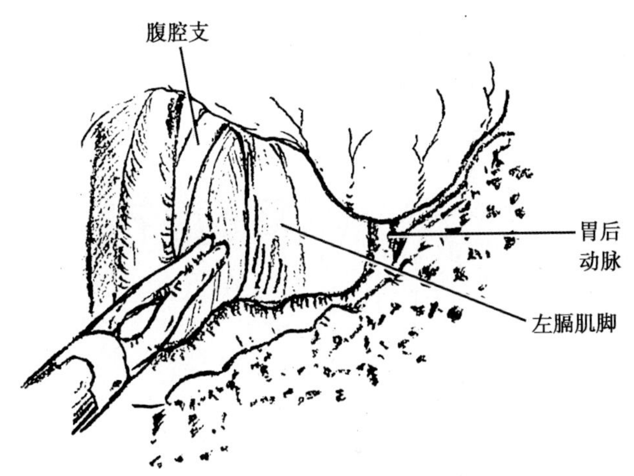

图 47-134　沿脾动脉清除 No.11p 淋巴结

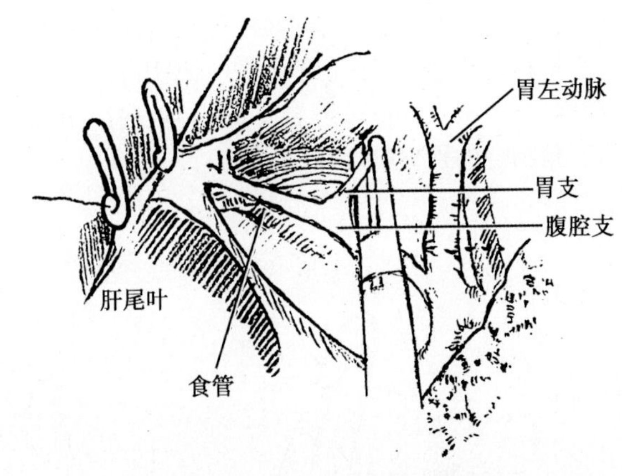

图 47-135　保留迷走神经腹腔支

5. 胃左血管处理　沿右侧膈肌脚切开后腹膜，显露迷走神经腹腔支（图 47-133）。其后沿脾动脉清除 No.11p（图 47-134）。离断迷走神经后干分出的胃支，可见到腹腔支与胃左动脉干汇合，在汇合处胃左动脉的远端将胃左动脉予以切断。此处理要确认迷走神经腹腔支，不要切断和灼伤（图 47-135、图 47-136）。

清除 No.1 淋巴结时不要将肝支误伤。小网膜用超声刀切除（图 47-137）。

5

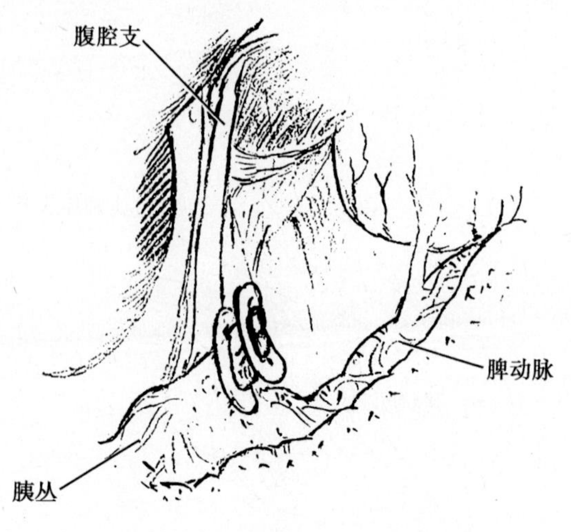

图 47-136　保留迷走神经腹腔支

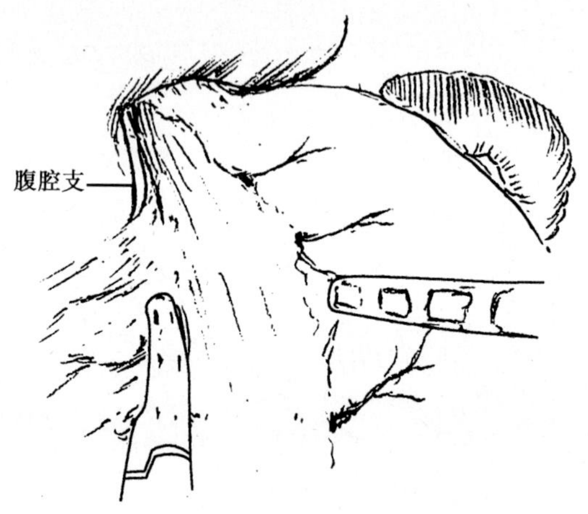

图 47-137　超声刀切除小网膜

6. 胃胃吻合　在预设切离线用闭合切割器与大弯成直角切除预定部分的胃(图 47-138)。切除标本放入回收袋。胃胃吻合方式有两种,开腹后残胃由上腹正中小切口拉出吻合,手工缝合法(后壁用 Gambee 缝合,前壁用 Albert-Lembert 缝合);或在体腔内用闭合切割器三角吻合的胃胃吻合。

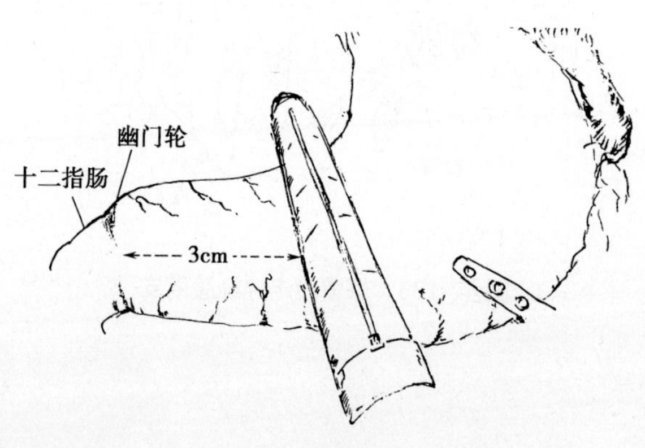

图 47-138　用闭合切割器切除预定部分的胃

7. 最后肝下放置引流,关闭切口(图 47-139)。

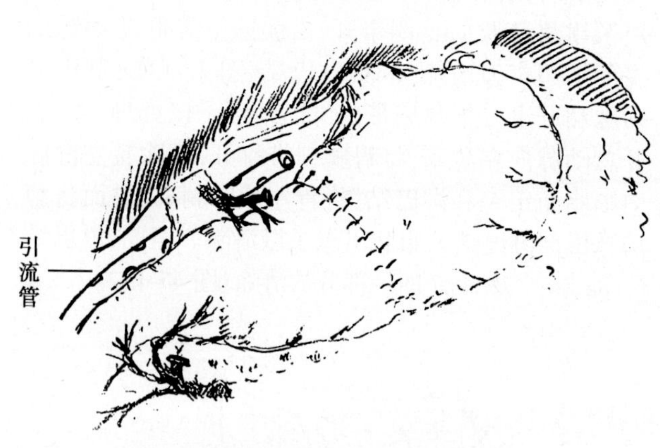

图 47-139　吻合完毕,放置引流管

【腹腔镜下手术注意要点】

1. 幽门部上下血管和迷走神经及分支的处理　用超声刀处理胃网膜右动静脉,可以从根部结扎处理,也可以将 No.6 淋巴结廓清后,在幽门下动脉前处理。No.5 淋巴结通常不廓清或不完全廓清以免损伤幽门支。迷走神经肝支在 No.1 淋巴结清除时易被损伤,确认迷走神经前干及肝支并加以保护后清除 No.1 淋巴结。迷走神经的腹腔支保存时通常应从右膈肌脚入路,切开后腹膜保存迷走神经后干,沿着右膈肌脚将腹腔支游离出来,在腹腔支与胃左动脉干合流部的末梢侧切断胃左动脉。

2. 淋巴结清除的程序和范围及胃胃吻合与开腹手术要求基本相同。

【术后处理】

1. 术后当日患者放在重症监护病室,加强对生命体征的监测。

2. 术后去枕平卧,头偏向一侧,以便口腔呕吐物或分泌物流出,必要时给予吸痰,保持呼吸道通畅。

3. 术后可给予肌内注射哌替啶或止痛泵止痛,保证患者安静休息,一般术后 48 小时停用。

4. 预防肺部感染　鼓励患者深呼吸,有效咳嗽、咳痰。

5. 禁食,胃肠减压可减轻胃肠道的张力,促进吻合口的愈合。患者消化道功能恢复后可拔除胃肠减压,调整饮食。

6. 静脉营养支持,维持水电解质、酸碱平衡,有利于吻合口及切口愈合。

7. 术后鼓励患者早期离床,术后第 1 天起即可协助患者坐起,轻微活动,适量床边活动,也可酌情应用低分子肝素预防外科手术后血栓栓塞性疾病。

8. 切口及引流管的管理。

【手术并发症】

1. 胃排空障碍　手术后早期，保留的幽门常因收缩功能不良、扩张功能障碍以及协调运动障碍的原因，导致胃排空功能不良，其发生率在10%左右。临床表现为手术后早期进食后腹部饱胀感，胃镜检查见食物残渣潴留。绝大多数患者术后3~5周内改善，症状消失，偶有1年内恢复者。药物治疗具有改善症状的良好效果。

2. 残胃癌　保留幽门胃切除术后残胃癌的发生率为1.8%~2%左右，多发癌的微小癌灶（术前无法诊断的副病灶）及异时性多发癌是其主要原因。术后严密的、高质量的随诊，尤其多发癌是残胃癌发生的高危人群，精细的胃镜检查十分重要。

（三）保留迷走神经的胃切除术

保留迷走神经胃切除手术主要针对淋巴结转移可能性小或仅限于胃的一侧区域淋巴结的早期胃癌；该缩小手术以保证根治性为前提条件，保留自主神经，谋求获取脏器功能最大限度地保存，有助于减少腹泻、倾倒综合征、胆石症发生，促进体重恢复，改善患者术后的生活质量。

【胃的自主神经分类】

胃的神经构成：以胸、腰段脊髓椎前神经节的节前、节后神经纤维构成的交感神经和以脑、延髓为中枢的副交感神经构成，支配和调节胃液的分泌和运动功能。

交感神经T_5~T_{10}椎前神经的内脏大神经下行形成腹腔神经节，T_{10}~T_{11}椎前神经的内脏小神经形成肠系膜上动脉神经节，T_{12}的最下内脏神经形成腹腔动脉、肾动脉神经节，腰内脏神经形成肠系膜下动脉神经节。节后神经纤维沿动脉分布而且与迷走神经交汇，分布在各个脏器。腹腔动脉神经节在腹腔动脉周围形成腹腔神经丛并且沿胃左动脉达胃壁，沿肝总动脉、脾动脉分布于肝、胰腺。胆囊右侧的腹腔神经节，沿胰后的胆总管、左侧的腹腔神经节沿肝总动脉走行，在肝十二指肠韧带内与迷走神经交织形成肝神经丛。

副交感神经调节胃肠道、肝、胆、胰功能，由于存在后纵隔内食管左右的迷走神经构成，左侧的迷走神经形成前干，右侧的迷走神经位形成后干。

前干在贲门小弯侧分出前胃支和肝支，肝支沿小网膜附着肝脏部向肝十二指肠韧带走行，其后沿肝固有动脉分为上行支、下行支，与肝神经丛合流，分布于肝、胆囊、胰腺。后干在贲门分成腹腔支、后胃支。后胃支分出胃体支和胃窦支，腹腔支在胃后壁、胃胰韧带内走行，在胃左动脉根部与之伴行，进入腹腔神经节的内侧角。

由交感神经与迷走神经交织形成的腹腔动脉周围的腹腔动脉神经节，肠系膜上动脉神经节、腹主动脉、肾动脉神经节，与分布于动脉周围的神经纤维共同形成腹腔神经丛。肝神经丛是由迷走神经前干的肝支的下行支和胰腺上缘、肝十二指肠韧带内的神经丛形成，支配胰腺、胆囊、肝（图47-140）。

【手术术式分类】

保留自主神经胃切除手术术式保留的神经有肝支、腹腔支、幽门支、肝丛和腹腔丛，胃的切除范围有近端胃切除、远端胃切除、胃分段切除、保留幽门胃切除。

【手术适应证与禁忌证】

1. 保留迷走神经的近端胃切除术　适应证为胃上部的早期胃癌（T1N0），也有将T2作为适应证者，但预后上留有风险。保留的神经有迷走神经的前干分出的肝支，Latarjet神经的鸦爪分支。后干分出的胃支离断，保留迷走神经腹腔支（图47-141）。胃切除范围：距病灶2cm以上切断胃，不做幽门成形术。淋巴结清除

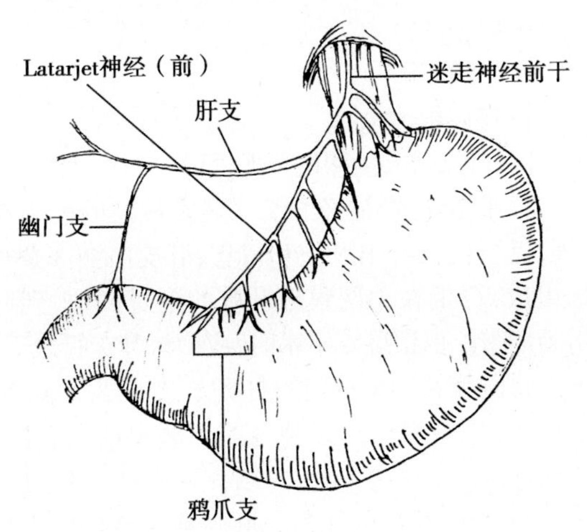

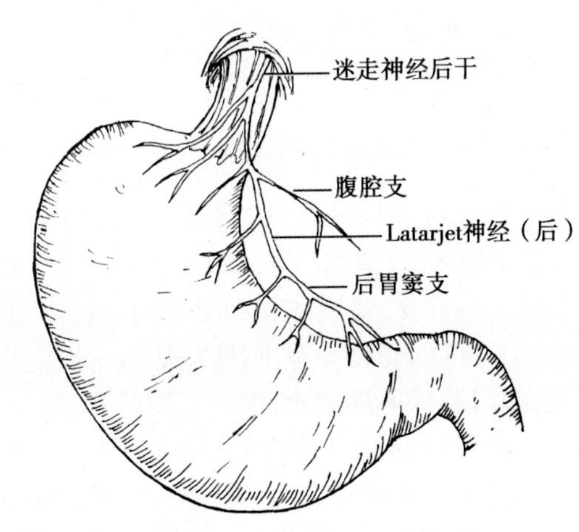

图47-140　迷走神经分支

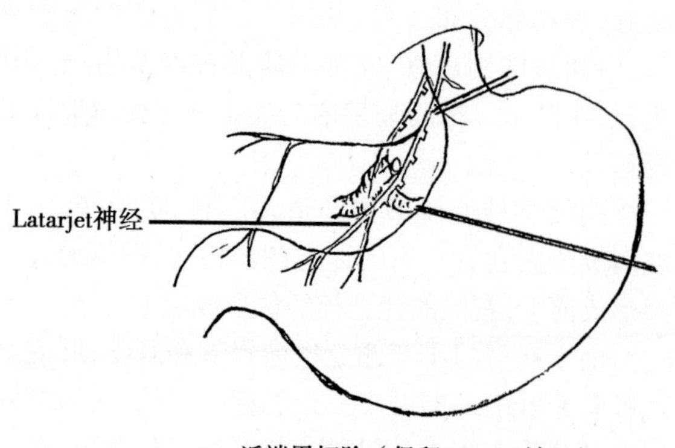

近端胃切除（保留Latarjet神经）

Latarjet神经

近端胃切除（离断Latarjet神经）

图 47-141　迷走神经分支切断示意图

范围为 No.1、2、3a、4sa、4sb、7。重建：采用食管、残胃吻合或空肠间置法，双通道法。

2. 保留迷走神经、幽门的胃切除术　适应证是胃中、下部的早期胃癌，病灶远端缘距幽门轮 4cm。由于胃排空功能、幽门括约肌功能及胆囊支配神经的保存，从而患者可获取良好的术后生活质量。保留的神经有迷走神经的前干（肝支、幽门支、胃底体支）、后干（胃底体支、腹腔支）（图 47-142），胃的切除范围要求距肿瘤边缘 2cm 以上，胃胃吻合线距幽门轮 2.5cm 为宜，淋巴结清扫 No.3、4d、6、7。重建：胃胃吻合。

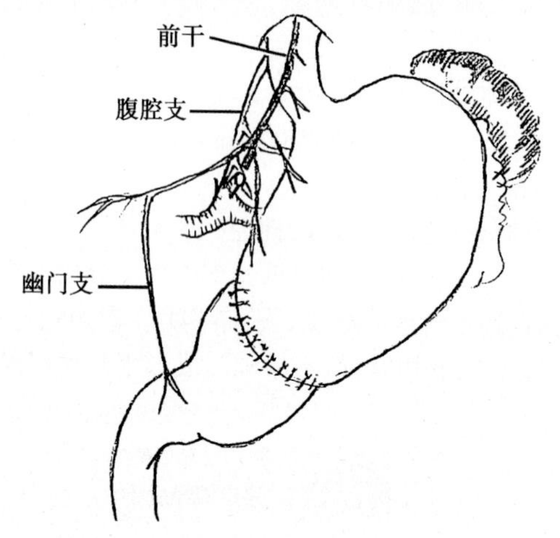

图 47-142　保留迷走神经、幽门的胃切除术

3. 保留迷走神经的远端胃切除术　手术适应证为胃下部的早期癌、保留幽门手术适应证以外者。保留神经有前干的肝支，胃底体支和后干的胃底体支、腹腔支（图 47-143）。胃切除范围：距病灶 2cm 以上离断近端胃、幽门及胃下部切除，淋巴结清除 No.3、4d、4sb、5、6、7。重建：Billroth Ⅰ法或 Roux-en-Y 法。

4. 保留迷走神经的胃分段切除术　手术适应证为胃中上部的早期癌，远端胃切除线距幽门 4cm 以上，近端切缘距肿瘤 2cm 以上（保留幽门手术适应证

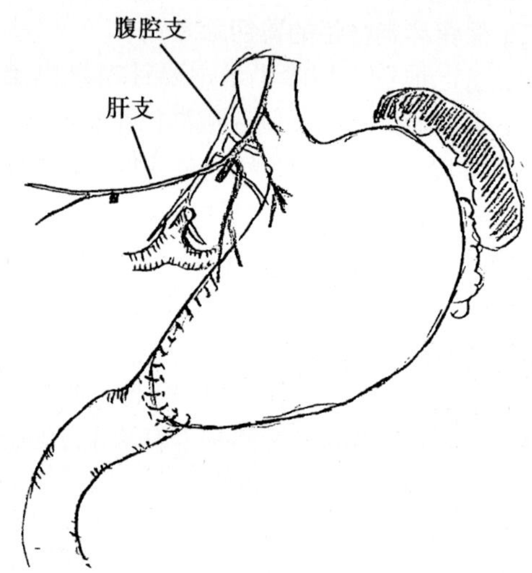

图 47-143　保留迷走神经的远端胃切除术

以外者）。胃切除范围过大时，小胃症状明显，要注意保留足够胃大小。保留神经有前干的肝支，贲门支，Latarjet 神经的鸦爪分支和后干的贲门支、腹腔支。胃切除范围：距病灶 2cm 以上切除，淋巴结清除 No.3、4d、4sb，术中依病理学检查判定。重建：胃胃吻合（图 47-144）。

【术前准备】

同胃癌根治术。

【手术技术要点和注意事项】

1. 保留迷走神经肝支　迷走神经的前干在食管下段近贲门部分出肝支和胃支，肝支由 2~3 条神经纤维组成，行走在小网膜近肝脏的附着部位，到肝十二指肠韧带。保留肝支手术时，应确认其走行之后，在其下方将网膜切开至贲门的右侧方，如无需清除 No.1 淋巴结时，不要显露迷走神经前干的腹部食管段，以免损伤神经。

2. 肝神经丛的保留　肝脏神经丛与肝支共同作用，保持肝、胆、胰、十二指肠的协调性，尤其在预防术

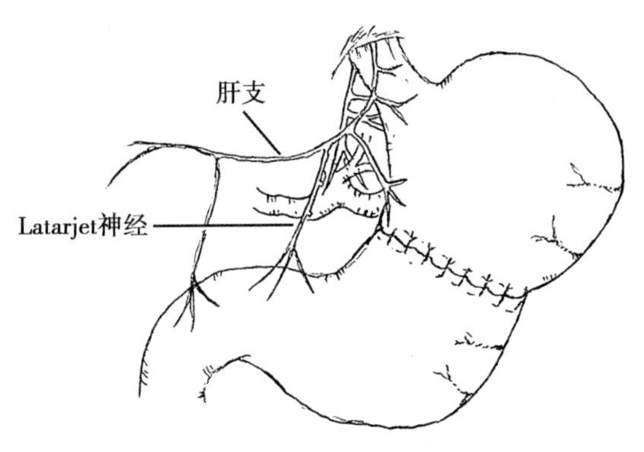

图 47-144　保留迷走神经的胃分段切除术

后胆囊结石形成方面具有重要的作用。手术是沿着肝十二指肠韧带的右侧缘，紧贴肝固有动脉，在淋巴结与动脉周围的神经纤维的膜外的浅面间隙切入，逐渐向肝总动脉方向移行扩展。No.8 淋巴结与胰腺之间有数条引流及滋养小血管，需仔细凝切。循此路径向左廓清至腹腔动脉根部，在肝总动脉、脾动脉的汇合部、腹腔动脉根部的神经丛前清除 No.9 淋巴结。关键点是选择好最佳的层入路点：①如沿胃右动脉或肝固有动脉入路，进而在肝丛表面向左侧移行的廓清路径法；②胰腺上缘直接由 No.8a 淋巴结深面的入路法；③由胃左动脉右侧入路法。

3. 腹腔支的解剖法　右侧膈肌脚入路法，以右侧膈肌与胃胰韧带右侧腹膜的附着部为界标，打开此部，钝性或锐性剥离，进入食管裂孔的后方，将食管下段、贲门及胃上部由腹膜后腔游离向下达胃左动脉的根部。同时将其右侧的 No.8a、No.9 及胃左动脉、静脉右侧淋巴结及脂肪等一并清除。此间，迷走神经后干由贲门后方分出的腹腔支及其走行可见。按照三轮的分类主要有 A 型（右侧膈肌脚前面型）约占 16%，B 型（膈肌脚与胃左动脉之间型）约占 47%，C 型（沿胃左动脉的类型）约占 37%。这些类型的认识有助于保护神经免于误伤。将迷走神经后干分出的腹腔支游离开来，胃支离断，确认神经与胃左动脉的伴行关系，在不伤及腹腔支的部位，结扎、切断胃左动脉。

4. 腹腔神经丛的保留　胃胰韧带牵起，在胃左动脉、静脉左侧拐角部位切入，在神经与淋巴结之间的界面游离至肝总、脾动脉的汇合部，并由此向左沿脾动脉清除 No.11p 淋巴结。开放左侧后腹膜腔，与右侧的游离间隙相通，此时，腹腔神经丛的浅面的 No.9 与 No.16a2 的淋巴路径的沟通可见，离断时有淋巴液流出，应仔细凝固或结扎，以防淋巴漏。No.11p 的淋巴结在腹腔动脉与脾动脉转折部与 No.16a2 相连，此时游离易伤及深层的左侧肾上腺，应保证游离层的正确。至此，胃左动脉、静脉两侧均可见腹腔支。此操作也称为左侧后腹腔入路法。

5. 根治性与生活质量　胃癌的外科手术追求高度的根治性，而患者希望获得高水准的生活质量；这本是相互矛盾对立的。但早期胃癌的保留自主神经的淋巴结廓清技术，在把握住癌的生物学行为、浸润、进展规律的前提下，将精细的手术艺术与科学有机地结合在一起。

由于迷走神经的肝支、腹腔支的保留，从而使术后胆石症的发生率降低，腹泻减轻，体重恢复良好，胰岛素分泌障碍得以控制，另外，诸多的临床研究显示，在 5 年生存率方面，保留自主神经的 D2 与非保留自主神经的 D2 具有相同的效果。文献报道，保留自主神经的 PPG 与非保留自主神经的 PPG 的 5 年生存率分别为 98.6% 和 100%，保留自主神经的远端胃切除为 99.3%，非保留自主神经的为 95.5%。术后胆石症发生率，保留自主神经的 D2（3%）优于非保留自主神经的 D2（13%）。术后的各项功能测定试验也显示前者优于非保留自主神经的 D2。正是基于上述诸多的研究成果和临床实践，该项技术已成为早期胃癌的治疗方法之一。

（四）胃分段切除

1897 年 Mikulicz 报告胃的分段切除手术（segmental gastrectomy）用于治疗消化性溃疡，但术后溃疡复发率和胃潴留使其应用受限。20 世纪 50 年代 Wangensteen 附加幽门成形术使之成为治疗消化性溃疡的有效手术术式。1985 年西满正应用此术式治疗早期胃癌。胃分段切除术是保留贲门、幽门的胃全周性切除（适合保留幽门胃切除术者除外）。胃分段切除术因淋巴结廓清不充分（No.3、4d、7），主要对象为淋巴结转移风险极低的病例。胃中部癌的廓清范围为 No.3、4d、6、7、9，小弯胃角部癌时 No.8a 应廓清。胃中上部的早期癌是高位分段胃切除的适应证，淋巴结廓清追加 No.11p。此手术因胃切除范围小，胃的储存功能良好，保留了幽门使得倾倒综合征和十二指肠液反流得以预防，保留迷走神经后，对胆道和胰腺功能的影响减轻，生活质量提高。

【术前准备】

同胃癌根治术。

【麻醉与体位】

全麻辅助硬膜外连续麻醉，手术体位为仰卧位。

【手术步骤】

切口、探查过程同胃癌根治术。主要操作步骤如下：

1. 胃结肠韧带的离断　将胃、横结肠提起，距胃网膜动静脉 3cm 处，将胃结肠韧带离断，并向左、右方向拓展。保留大网膜。

2. 胃网膜左动静脉处理 胃结肠韧带离断至脾下极,剥离从胃脾韧带的内侧展开,切开该部腹膜,露出由胰尾向胃大弯的胃网膜左动静脉,清除其周围的淋巴结和脂肪组织,保留大网膜动脉分支后结扎、切断胃网膜左动静脉。同一术野离断网膜至胃网膜左动静脉至胃短动静脉交界的无血管区域。

3. 胃网膜右动静脉的处理 胃结肠韧带向右侧方向切断,显露胃网膜右动静脉,在安全切缘部位结扎、离断。

4. 胃小网膜离断、保留迷走神经肝支 将肝脏拉向头侧,电刀远离肝脏附着部的迷走神经肝支走行部位离断小网膜,胃右动静脉无需根部处理,在安全切缘部位将其结扎、切断。

5. No.7、No.8a、No.9、No.11p 淋巴结廓清 将胃翻转至头侧,显露胃胰韧带,沿胰腺上缘清除肝总动脉前方、腹腔动脉周围淋巴结和脂肪组织,显露胃左动脉、胃左静脉根部及脾动脉,清除 No.11p 淋巴结。结扎、切断胃左动静脉。

6. 清除 No.1、No.3 淋巴结 沿胃壁小弯侧清除 No.1、No.3 淋巴结至胃右动脉切断部位,确定近端胃和远侧胃切除线。

5

7. 保留迷走神经(Latarjet 神经保留),分段胃切除 保留 Latarjet 神经支、肝支、腹腔支,将其进入胃壁支切断。切除范围距病灶 2cm 以上,远端切线以不伤及鸦爪为界。该手术以无淋巴结转移的早期癌为前提,淋巴结应清除 No.3、No.4d、No.4sb、No.7(图 47-145),术中应将淋巴结送冷冻病理检查。

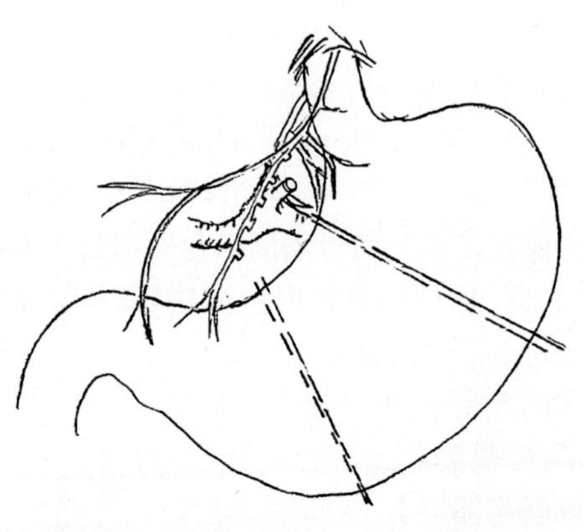

图 47-145 保留迷走神经的分段胃切除

8. 胃切除、胃胃吻合 在远、近端胃切除线上,直线切割器闭合切除预定切除胃的部分。残胃之间对端适宜口径缝合、重建。后壁双层(浆肌层和全层),前壁采用 Gambee 法缝合(图 47-146、图 47-147)。

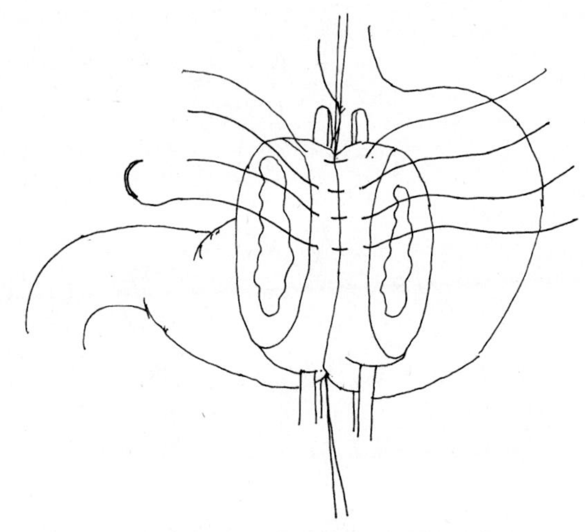

图 47-146 胃 - 胃后壁吻合

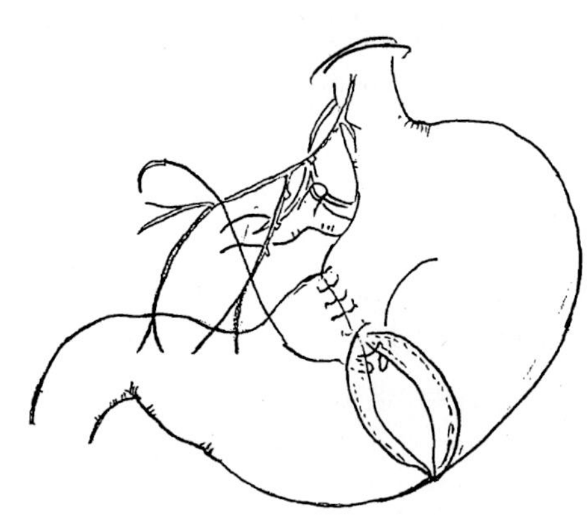

图 47-147 胃 - 胃前壁吻合

【注意事项】

与保留幽门胃切除手术相同。

【手术并发症】

与保留幽门胃切除手术相同。

(五) 保留迷走神经的近端胃切除术

1896 年 Milwlicz 进行近端胃切除的尝试,1908 年 Volcker(腹腔切开法)获得成功。近端胃切除,因远端残胃的保留,胃的储存、消化功能得以保留,摄食量多,消化功能佳,体重减少轻,术后生活质量优于全胃切除,至今为止仍为临床常用的手术方法;但术后反流性食管炎发生率高,需要采取防止反流的措施。近端胃切除的范围决定残胃的功能,切除线在胃角时,胃的储存功能丧失,残胃仅作为通路发挥作用。切除胃的 2/3 以上,胃底腺区域更多保留时,胃储存、分泌内因子及胃酸的功能得以保留。近端胃切除的最佳适应证是近食管胃结合部的早期胃癌,胃癌占据部位近于胃的中部的胃上部癌,因 No.3b、No.4d、No.5、No.6,要廓清而应全胃切除。近端胃切除是用于早期癌的缩小手术，淋巴结廓清 D1 为 No.1、No.2、No.3a、No.4sa、No.4sb、No.7。D0 为不足 D1 的廓清，D1+ 为 D1+ No.8a、No.9、No.11p。重建方式有食管胃吻合法、间置空肠法、间置空肠储袋法、双通道法。胃周围的自主神经如迷走神经的肝支、幽门支、腹腔支具有重要功能应予以保留，另外，迷走神经前干分出的 Latarjet 神经可以调节胃窦部功能，主张保留。因为保留迷走神经故不做幽门成形手术，幽门成形后致十二指肠液反流会降低近端胃切除手术的生活质量。保留迷走神经近端胃切除术是保存功能性手术。

【术前准备】

同胃癌根治术。

【麻醉与体位】

全身麻醉辅助硬膜外连续麻醉；仰卧位。

【手术步骤】

1. 切口　上腹正中切口，保护切口，安置开创器。

进入腹腔后，按照无瘤手术的原则进行腹腔内探查，确定肿瘤分期和手术方针，尤其是肿瘤占据部位、深度，有无周围淋巴结转移的判定，对幽门上下的淋巴结（No.5、No.6）进行术中冷冻病理学检查，判定有无转移。

2. 脾、胰体尾的翻转　从横结肠的中央部位始向脾曲将大网膜附着部切断，切开脾曲的后腹膜及胰体尾部下缘的横结肠系膜前叶，剥离后腹膜腔，将其展开、扩大，并向胰尾侧拓展，显露 Toldt 胰后筋膜。将肝左叶拉向头侧，显露膈肌、食管裂孔部，沿膈肌切开腹膜并将胃底、脾侧方的腹膜切开。脾、胰体尾及胃的剥离面向上、下、内侧拓宽。内侧达腹腔动脉根部，上方达食管下段。

3. 脾胃韧带的切断　在脾门下方沿着胃网膜左动静脉清除 No.4sb 淋巴结，于其根部结扎、切断；离断胃短血管、清除 No.4sa。胃脾之间在脾上极紧密愈着，因此，细腻的操作有助于防止脾的撕裂伤。

4. 脾动脉周围淋巴结廓清　将翻转的胰体尾、脾脏置于游离腹腔近切口部位以便于操作。用双极电凝或电刀沿着胰腺的上缘将脾动脉周围的淋巴结清除，其间，胃后动脉将予以结扎、切断。

5. 小网膜离断，No.7、No.8a、No.9 淋巴结廓清　将肝脏拉向头侧，将小网膜附着肝脏部及食管下段展现，电刀切断小网膜，其中常有左副肝动脉存在，予以结扎、切断。继续向左侧移行至食管下段部，将食管下段从食管裂孔部游离出来，此时可见到迷走神经后干及腹腔支。沿着胰腺上缘开放后腹膜腔的右侧，沿肝总动脉清除 No.8a 淋巴结及腹腔动脉周围的 No.9 淋巴结，清除 No.7 淋巴结，显现胃左动脉，将其从迷走神经腹腔支并行段的远端结扎、切断。

6. 食管下段的游离　食管裂孔部位钝性分离，将食管下段游离。于食管下段的前壁寻找到迷走神经的前干，后壁找到迷走神经的后干。

7. 迷走神经的处理　迷走神经前干在食管胃结合部分成肝支和前胃支，前胃支向幽门部延续下行为 Latarjet 前支，同时向胃体前壁分出多支。

迷走神经后干沿腹段食管的右后侧下行，分出腹腔支和向胃体的数支胃支，下行至幽门形成 Latarjet 后支。腹腔支在胃左动脉根部有一段并行。此部位的处理首先将食管前方及右侧膈肌脚部腹膜切开，将食管及贲门部从食管裂孔部游离后，分别寻找迷走神经前后干，从食管下段前壁找到迷走神经的前干，吊带牵起，将前干分出的胃体支逐一切断，前 Latarjet 支保留；后干及腹腔支吊带牵起后切断向胃体的分支。胃左动脉周围淋巴结清除后，在其远端结扎、切断，保护好腹腔支神经（图 47-148）。

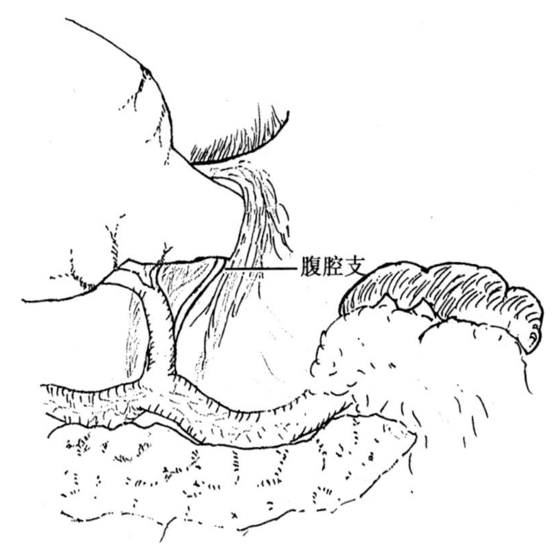

图 47-148　保留迷走神经腹腔支

8. 胃切除范围的决定　距幽门小弯侧 7cm，大弯侧 12cm 的连线，为近端胃切除的连线，在胃切割线部位小弯侧 No.3a 淋巴结清除后露出胃壁。大弯侧胃网膜左动静脉结扎、切断，其后进行近端胃切除。

9. 消化道重建　近端胃切除后的消化道重建方法（图 47-149）常用的有 3 种：①食管、残胃吻合；②食管、残胃间的间置空肠法；③食管、残胃间的双通道法。

(1) 食管残胃吻合：残胃与食管下段的端 - 端吻合操作简便，手工缝合采取全层加浆肌层两层缝合或采取机械吻合，但易产生术后反流性食管炎。

(2) 食管残胃间空肠间置吻合：距 Treitz 韧带 15cm 处，解剖空肠系膜，切断结扎弓状血管，注意肠管

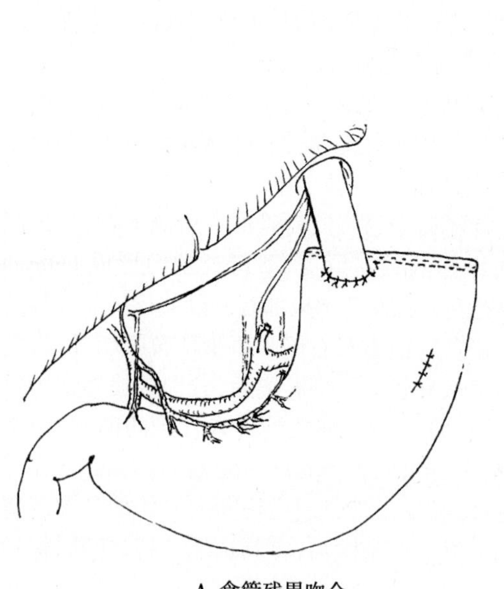
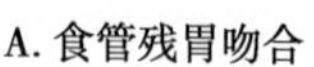
A. 食管残胃吻合

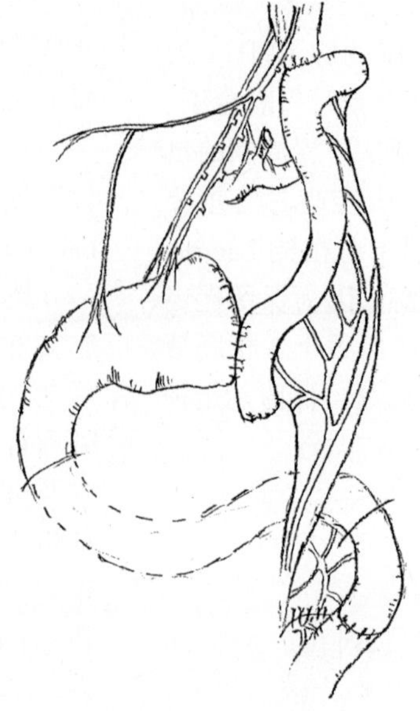
B. 食管残胃间空肠间置吻合

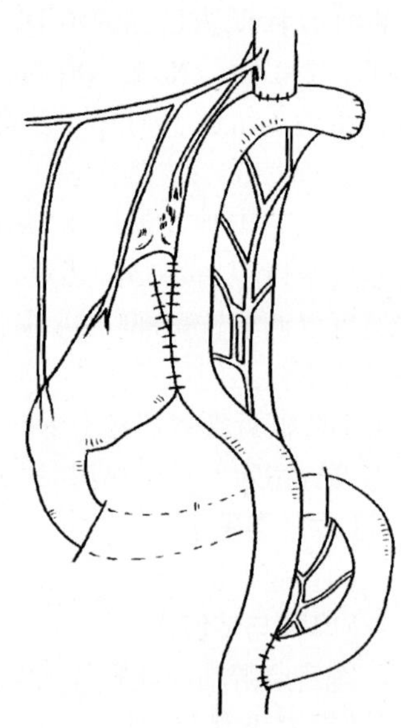
C. 食管残胃间的双通道吻合

图 47-149　近端胃切除后消化道重建方法

血运，离断空肠。距此 30cm 处远端空肠系膜解剖，保留要间置空肠的支配血管及血管弓，离断此处空肠，此段带血管蒂空肠在结肠后，近端与食管端 - 侧吻合，其远端与残胃吻合。其后距 Treitz 韧带 15cm 空肠断端与远侧空肠断端进行端 - 端吻合。

(3) 食管残胃间的双通道吻合：距 Treitz 韧带 15cm 处解剖肠系膜，进行血管弓状游离，离断空肠及肠系膜。结肠前位，食管空肠端 - 侧吻合。距此吻合口 30cm 部位空肠与残胃大弯侧端 - 侧吻合。距此吻合口 20cm，远端空肠与距 Treitz 韧带 15cm 处的空肠断端做端 - 侧吻合，关闭系膜间隙。

【术后注意事项】

术后注意肺部并发症及循环系统的并发症，与手术有关的并发症主要是吻合口漏和胰瘘。

【手术并发症】

同胃癌根治术。

三、胃癌扩大根治术

【适应证】

胃癌的淋巴结站别是根据肿瘤部位划分的，1999 年日本胃癌学会（JGRS）制订的第 13 版胃癌规约对胃癌淋巴结的分站和淋巴结清扫手术的分类作了修改，将区域淋巴结分为 3 站（N1~N3），将超出区域的淋巴结列为远处转移（M1），取消了 N4，相应的手术方式分为 D0~D3。

D3 胃癌根治术清扫 N1、N2 和 N3 站淋巴结，其指征包括：肿瘤侵出浆膜，N2 有转移，N3 可疑转移或少数转移，无区域以外的淋巴结转移。相对 D2 淋巴结清扫，扩大淋巴结清扫（D3）术还包括 No.12、No.13 和 No.16 淋巴结清扫。

【术前准备】

同标准根治术。

【麻醉】

宜用气管内插管全身麻醉。

【手术步骤】

1. 切口　取上腹正中切口。全胃切除也可经此切口，如肋弓较窄，必要时可切除剑突以增加显露。置入切口保护膜或缝合切口边缘，防止切口种植转移。

2. 探查　腹腔探查按由远及近的原则进行，依次探查肝脏、盆底腹膜、横结肠系膜根部及腹主动脉旁淋巴结有无转移，然后再探查胃的原发肿瘤。位于胃后壁的肿瘤需要切开胃结肠系膜，在网膜囊内探查胰腺有无浸润。如腹腔内远处已有转移、胰头已受浸润、横结肠系膜根部或肝十二指肠韧带已有片状浸润，则不应做根治性切除术。

3. 根治性切除　肿瘤部位、大小、侵犯程度不同，淋巴结清扫范围和根治切除的程度不同，手术方式也有差异。本文以远侧部胃癌为例介绍 D3 根治切除术的步骤。

(1) 保护脾脏。术者左手轻轻托起脾脏，在其外侧填入大块纱布垫，防止术中撕裂脾脏。

(2) 按照囊内切除原则，切除大网膜及横结肠系膜前叶，清除 No.14v（肠系膜静脉旁）、No.17（胰头前方）、No.18（胰腺下方）和 No.4（胃大弯，左侧为 4s，右侧为 4d）。术者左手向上提起大网膜，助手向下牵引横结肠，显露大网膜附着横结肠的无血管区，用电刀从横结肠中间向右侧端将大网膜连同横结肠系膜前叶剥离至结肠肝曲，向左侧至结肠脾曲，向上至胰腺下缘和胰腺后的肠系膜血管根部。继续向上剥离胰腺前包膜，显露胰腺实质，形成整块切除，同时清扫 No.14v、No.17 和 No.18 淋巴结。

（3）将胃向右下方牵引，向左侧切除大网膜至脾下极，切断并结扎胃网膜左动、静脉，切断 1~2 支胃短动脉，清除 No.4s 淋巴结。

（4）清除幽门下（No.6）淋巴结。胃网膜右静脉汇入胃十二指肠静脉→胃结肠静脉干→肠系膜上静脉，胃网膜右动静脉在幽门下并行，有较宽间距，其间为 No.6 淋巴结（图 47-150）。根部结扎胃网膜右血管，清除其间的 No.6 淋巴结。

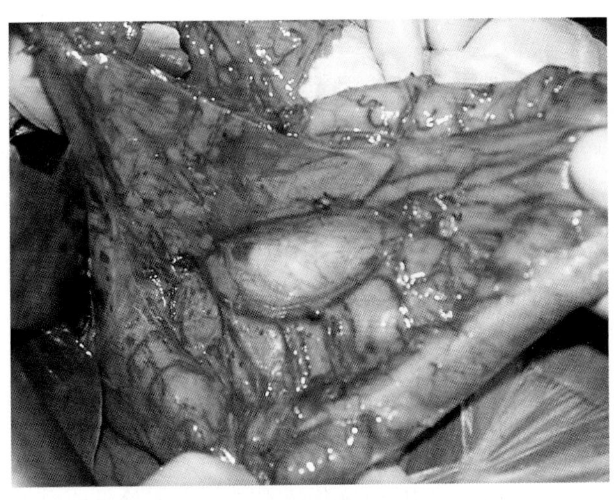

图 47-150　清扫 No.6 淋巴结

（5）于幽门下切断结扎胰十二指肠上血管，清除胰腺前淋巴结及脂肪组织（No.17）。

（6）清除 No.12（肝十二指肠韧带内）和 No.5（幽门上）淋巴结。助手将肝脏面轻轻向上牵拉，术者左手示指插入 Winslow 孔，拇指握住十二指肠球部，并向下轻轻牵引，充分显露肝十二指肠韧带。从胆总管右侧剪开后腹膜，向上达胆囊管下。继续贴近肝缘横向切开肝十二指肠后腹膜，并向下剥离。打开肝固有动脉血管鞘，向上、下在其外膜将肝动脉游离，用橡胶带向左牵引。

（7）游离过程中可发现起自肝固有动脉的胃右动脉根部，钳夹、切断并结扎之。如遇异位胆囊动脉自肝动脉发出，注意勿损伤，以免引起胆囊坏死。将胆总管游离，并用橡胶带向右牵引。在胆总管和肝动脉之间分离疏松组织直达门静脉外膜。剥离门静脉前的疏松组织。

（8）在分清肝十二指肠韧带中的胆总管、肝动脉和门静脉后，即可将肝十二指肠韧带和幽门上的淋巴结及疏松组织仔细清除，使肝十二指肠韧带脉络化（图 47-151）。脉络化的下端到达十二指肠上缘，显露肝固有动脉、胃十二指肠动脉和肝总动脉的交汇处。在肝固有动脉、胃十二指肠动脉和肝总动脉的交汇处开始，切开肝总动脉前被膜直达动脉外膜，为了方便向近心端分离，可先将肝总动脉远心端分离一小段，用橡皮带提吊该动脉，在门静脉左侧、肝下缘和胰腺上缘，将肝总动脉周围淋巴结及疏松组织整块分离并与拟切除的大体标本连块。

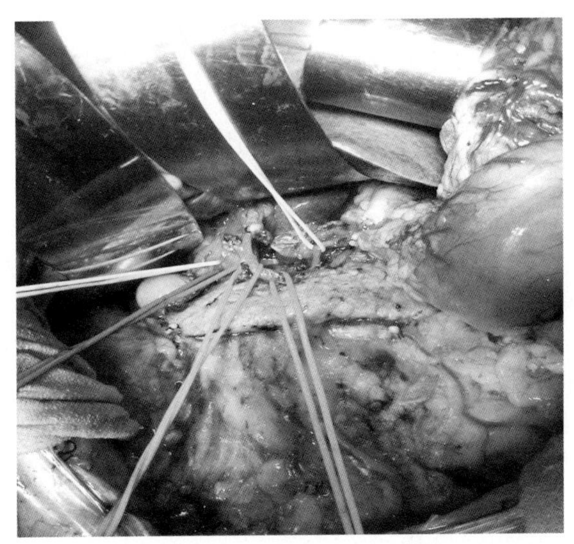

图 47-151　肝十二指肠韧带脉络化清扫

（9）在清除上述 3 条动脉交汇处组织时，可见汇入门静脉的胃冠状静脉。70%~80% 的胃冠状静脉行经肝总动脉上方注入门静脉，其余行于肝总动脉根部注入脾静脉。如对此解剖不甚熟悉，清除肝总动脉干周围组织时，仍易造成出血。在靠近十二指肠处，往往有小静脉出血，予以结扎。

（10）在胆总管下后方，往往有一蚕豆大的淋巴结，该淋巴结较软，病理检查多为阴性，但为了防止遗漏，也应一并切除。肝十二指肠韧带后方的清扫可借助 3 条脉管牵引方向的调整完成。肝十二指肠韧带脉络化不仅可以彻底廓清 No.12 淋巴结，而且有利于根部结扎胃右动脉和方便切除 3~4cm 十二指肠。

（11）在幽门远侧 3cm 切断十二指肠，用切割闭合器离断并加浆肌层包埋。若十二指肠游离充分，残留的上段足够长，则可残端全层缝合后内翻

5

荷包缝合。提起胃断端，在胰腺上缘继续做后腹膜剥离。

(12) 将切断之胃向左上翻起，显露腹腔动脉及其分支。操作时，向下牵压胰体，上提切断之胃，使胃胰韧带略呈紧张状态，靠近胰腺剪开其下缘，分离胃胰韧带附着于胰体部之被膜，即可见胃基静脉，应予以切断结扎。另外，在肝总动脉远侧端下方与胰腺上缘之间，有一个淋巴结，即幽门后淋巴结，这是远侧胃癌容易转移的淋巴结之一。继续同法沿肝总动脉近心端分离，先后显露脾动脉和胃左动脉的根部，脾动脉可继续向远心端分离 4~5cm，探查有无 No.11 淋巴结肿大，如有，应予以清扫。分离脾动脉中段，显露从此向上发出的胃后动脉，一般有两三个淋巴结，予以清除。远侧胃癌，此处淋巴结可不做常规清除。

(13) 胃左动脉则在其根部结扎切断。以此为起点，同法解剖腹腔动脉干，将其周围淋巴结和组织切除。至此，腹腔动脉簇的动脉全部裸露。No.8a、No.8p、No.7、No.9 已得到清除。在解剖腹腔动脉簇的动脉后，探查肠系膜上动脉的根部，必要时解剖该动脉，将其周围的淋巴结、疏松组织及致密的神经丛切除。

5

(14) 分离和切断左肝三角韧带，向右剪断左冠状韧带，直至镰状韧带左缘 1cm。用拉钩将肝脏向上拉起，即可充分暴露贲门；再将胃向下牵引，使小网膜略处于紧张状态，在肝下小网膜无血管区切除小网膜，上方达食管右侧，如果遇有副肝左动脉，将其结扎、切断。

(15) 从腹段食管右侧，剪开腹段食管右侧腹膜，清除其间疏松组织。紧贴胃小弯分别分离小网膜附着于胃小弯上部的小网膜前叶和小网膜后叶。遇到血管、迷走神经切断结扎，清除 No.1、No.3 淋巴结。

(16) 将切断之胃牵向右侧，使胃膈韧带、胃脾韧带略呈紧张状态。可见胃膈及左膈下动脉食管贲门支，在其根部连同胃膈韧带结扎、切断，清除贲门左侧 (No.2) 淋巴结。贴近脾侧切断胃脾韧带、清除 No.4sa、No.4sb 淋巴结。

(17) 继续清除脾动脉干 (No.11) 和脾门 (No.10) 淋巴结，将已经游离的标本向左上方提起，从脾动脉根部开始，沿胰腺上缘向尾侧，清除脾动脉周围脂肪、结缔组织。若发现 No.10 组淋巴结有转移或融合成团难以清除，则需联合脾脏切除。

(18) 于小弯侧近贲门处、大弯侧近脾门平面将胃切断。断端距离癌肿边缘至少 5cm。

(19) 充分游离十二指肠，向下切开结肠肝曲及升结肠上外侧壁腹膜，将结肠肝曲推向下中腹，助手将十二指肠降部拨向左侧。术者从十二指肠降部下端开始，在十二指肠外侧腹膜作扩大的 Kocher 切口，向上达胆总管右下侧，向下达十二指肠水平部下缘，向内达肠系膜上静脉的右缘。

(20) 将胰头、十二指肠翻起，在胰头后面覆盖一层筋膜 (Treitz 筋膜)，其下方是胰十二指肠动脉弓，此动脉弓旁有数个淋巴结，即 No.13 淋巴结 (图 47-152)。从此动脉弓外侧清除该组淋巴结。同时探查 No.16a2 组 b1 淋巴结，必要时可予以清除。

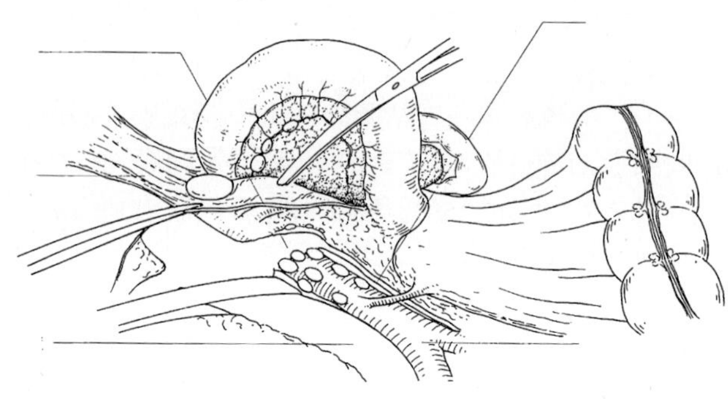

图 47-152　清扫 No.13 组淋巴结

4. 胃肠道重建　可行 Billroth Ⅱ式胃空肠吻合或 Roux-en-Y 胃空肠吻合，吻合口应无张力且保持良好血运。

【术后处理】

1. 腹腔引流管保持通畅，持续负压吸引引流。观察引流液的量与颜色，监测引流液淀粉酶含量。

2. 术后吻合口瘘是一常见而严重的并发症，吻合器应用后发生率有所下降。术后 1~2 天内明确发生的吻合口或十二指肠残端瘘可以再次手术修补。

3. 术中留置肠内营养管的患者，术后早期开展肠内营养治疗，量逐步增加。

附一：根治性全胃切除联合脾切除术（切脾保胰清扫术）

切除胰腺上缘的淋巴结是胃癌根治术中的基本组成部分。为了清除脾动脉周围的淋巴结，往往需要切除胰腺的远侧部。但胰腺切除可发生胰瘘、膈下脓肿和术后糖尿病等并发症。为了避免这些并发症，1979 年，Maruyama 提倡用一种新方式，即保留胰腺的胃癌根治术。胃的淋巴管并不是引流进入胰实质。手术中可以不必切除胰腺和脾静脉而将脾、脾动脉和脂肪结缔组织包括淋巴结完全切除。保留胰横动脉可满足胰腺的血液供应，这种保留胰腺的手术可以防止糖尿病的发生。

【适应证】

1. 胃癌直接侵犯脾脏；脾门淋巴结肉眼转移且融

合难以清扫;术中脾脏损伤修补失败时。

2. 胃上部、中部进展期癌未侵犯胰实质,疑有No.10、11组淋巴结转移。

【手术方法】

1. 切口 胃癌联合脾切除术切口的选择不是决定于胰脾切除,而是肿瘤的特定情况及胃切除范围。故其切口的选用可参考胃癌根治术的原则。具体操作也基本相同,在此不再赘述。

2. 胃的切除和淋巴结清扫可参考根治性胃远端、胃近端切除术。

3. 肝总动脉脉络化后,在胰体上缘分离出脾动脉根部,双重结扎、切断。

4. 游离脾脏。在脾外侧切开脾外侧腹膜。脾、胰后均为疏松结缔组织,术者右手沿此切口向内插入脾窝,钝性分离脾、胰后疏松组织至肠系膜下静脉左缘,将脾往内侧翻起。此过程一般仅有少量出血,可用电灼止血。

5. 清扫No.11淋巴结。提起脾动脉,从脾动脉根部开始,沿胰腺上缘向尾侧,清除脾动脉及其周围脂肪、结缔组织和淋巴结。胰腺尾部周围脂肪、结缔组织连同脾门淋巴结和脾门血管整块清除(图47-153)。

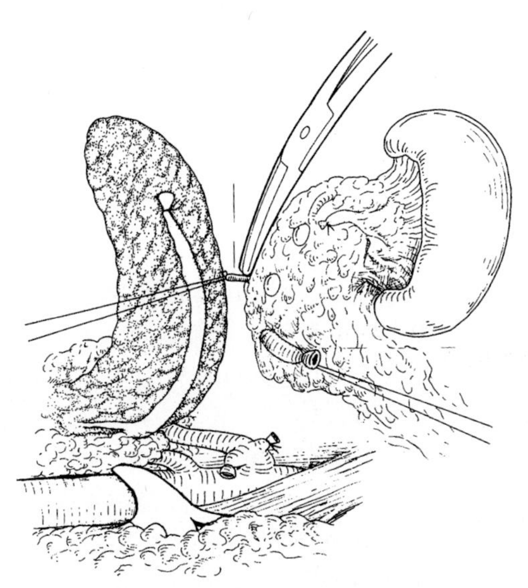

图47-153 清扫No.11淋巴结

6. 脾脏切除标本连同胃、淋巴结整块切除。

【手术关键及注意事项】

1. 该手术的要点是将胰腺被膜及胰腺周围淋巴结连同脾及脾动脉整块切除,保留胰腺。

2. 清扫脾门淋巴结和脂肪组织时,注意与胰尾鉴别,勿损伤胰腺。直视下可以鉴别,胰腺组织呈黄色,而淋巴结呈灰褐色,脂肪组织较软。

3. 胰腺包膜剥离要小心细致,避免伤及胰腺实质。如胰腺实质部分受损,可缝扎或凝胶黏着。

附二:根治性全胃切除联合脾胰体尾切除术

【适应证】

胃中、上部进展期癌侵及胰体尾,或有脾门淋巴结和脾动脉干淋巴结转移者。但越来越多的学者同意,胰脾切除只适用于胰腺受肿瘤直接侵犯的患者。

【手术方法】

胃的切除和淋巴结清扫可参考根治性胃远端、近端切除术。

1. 游离脾、胰体尾。脾脏脏面切断、结扎胃脾韧带,包括其内下份的胃网膜左血管以及上份的胃短血管;当大网膜切除向左至结肠脾曲,以及连同横结肠系膜前叶剥除至胰体尾下缘时,继续向左切断脾结肠韧带,游离脾脏下极;术者左手伸入脾窝向腹腔外牵拉脾脏,从下向上切开脾外侧的腹膜及脾肾韧带,继而脾脏上极切断膈脾韧带,游离脾脏上极;结扎、切断从肾上腺和左膈下来的食管贲门支血管后,钝性游离使脾、胰尾从后腹膜分离,托出腹腔。肠系膜下静脉、腹腔动脉、肠系膜上动脉可充分显露,胰尾也被游离。

2. 切断脾动、静脉。肝总动脉脉络化后,在胰体上缘分离出脾动脉根部,将其双重结扎、切断,如脾动脉根部粗大,应缝合切断端。将已游离脾、胰体尾提起,分离出被腹膜覆盖的脾静脉,在注入肠系膜下静脉的左侧结扎,切断脾静脉。

3. 切断胰腺 保证受侵犯胰体尾近端安全切缘的条件下,确定胰体部切断线。一般情况下,多将脾动脉根部与肠系膜下静脉之间连接线作为胰体部切断线。于切断线胰体侧1.0~1.5cm处上一把肠钳,于切断线胰尾侧也上一把肠钳。在拟切断线上垂直切断胰腺,缝扎近侧断端。胰腺横断也可用线型缝合器封闭切断(图47-154)。

4. 胰腺断端的处理 取下夹持胰腺的肠钳后,胰腺断端自然形成"鱼口"状凹陷,于距断缘1.0cm处做重叠的间断U形缝合,确实结扎主胰管。

5. 肿瘤标本移除后,脾窝用蒸馏水或生理盐水冲洗,仔细止血,脾窝放置一条引流管。

【手术关键和注意事项】

1. 分离脾、胰体尾的过程中 胰腺、脾后的疏松结缔组织中偶尔有1~2条通往左肾上腺的细小血管,需结扎。

2. 断胰腺的过程中 要边切边注意钳夹胰腺内的条索样管,用丝线结扎,特别注意对主胰管的结扎;或用线型缝合器封闭切断胰腺时,确保断端缝合结扎严密,避免术后引起胰瘘。

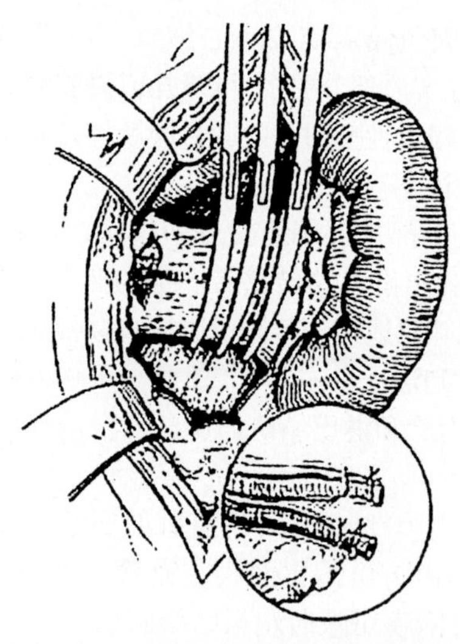

图 47-154 胰腺体尾部与脾脏联合切除

3. 手术结束时脾窝要放置引流，保证术后引流通畅；此外术后患者要早期起床活动，避免脾窝积液，引发难以处理的腹腔内积液感染，甚或引起腹腔内出血。

5

四、腹腔镜胃癌根治术

【手术适应证和禁忌证】

1. 适应证 ①胃癌肿瘤浸润深度在 T4 以内，并可达到 D2 根治性切除术者；②胃癌的探查及分期；③晚期胃癌的短路手术；④胃癌术前、术中分期检查考虑为Ⅰ、Ⅱ及Ⅲa 期者。

可作为临床探索性研究的适应证：①胃癌术前评估肿瘤浸润深度为 T4a 期并可达到 D2 根治性切除术者；②胃癌伴肝或腹腔转移患者的姑息性胃切除术。

2. 禁忌证 ①肿瘤与周围组织广泛浸润者；②有严重心、肺、肝以及凝血功能障碍，不能耐受手术者；③腹部严重粘连、重度肥胖者。④不能耐受 CO_2 气腹者；⑤妊娠期患者；⑥胃癌急诊手术（如上消化道大出血）。

【术前准备】

1. 皮肤准备 由于腹腔镜胃癌手术需要在脐周建立观察孔，所以患者术前要洗澡，清洁脐部，防止术后感染。

2. 术前支持治疗 营养不良、贫血可减弱患者对手术的耐受力，影响组织修复和创口愈合，降低抗感染能力。对此类患者术前应补充热量、蛋白质和足够的维生素。贫血严重者或血清白蛋白过低的患者，对手术及麻醉耐受力较差，术中、术后易发生各种并发症，术前必须纠正贫血或低白蛋白血症。

3. 胃肠道准备 胃手术前传统常规处理措施为术前 12 小时禁食、6 小时禁饮。但有研究结果表明：术前长时间禁食并不能降低术后并发症发生率，反而会引起胰岛素抵抗和术后不适。因此，对无胃肠动力障碍或肠梗阻患者，术前 6 小时可食液态食物，术前 2 小时可饮水。对存在幽门梗阻的患者，需在术前用温盐水洗胃，以减轻黏膜水肿。对于可能侵犯横结肠的患者还需行肠道准备，酌情在术前一日行肥皂水灌肠或口服容量性腹泻药。

4. 其他 手术前夜，可给予镇静剂，以保证良好的睡眠。如发现患者有与疾病无关的体温升高，或妇女月经来潮等情况，应推迟手术。

【腹腔镜胃癌手术设备与器械】

1. 常规设备与器械

(1) 常规设备：高清晰度摄像显示系统或 3D 摄像显示系统、全自动高流量气腹机、冲洗吸引装置、录像和图像存储设备。

(2) 常规器械：30° 镜头、气腹针、5~12mm 套管穿刺针（Trocar）、分离钳、无损伤胃肠抓钳、剪刀、持针器、血管夹和施夹器、标本袋、荷包钳、切口保护器等。

2. 特殊设备与器械

(1) 特殊设备：超声刀、结扎束高能电刀、电凝器、手辅助器。

(2) 特殊器械：各种型号直线切割吻合器、圆形吻合器、连发钛夹、生物夹等。

【麻醉】

1. 全身麻醉 腹腔镜手术选用气管内插管控制呼吸的全身麻醉最为常用和安全。麻醉的诱导和维持原则与一般手术的全身麻醉相同。对心血管功能较差的患者，应避免应用直接抑制心肌的麻醉药，选择扩血管为主的麻醉药如异氟烷更为有利。异丙酚的快速清醒特点和较少的术后副作用使其应用较多。

2. 全麻复合硬膜外麻醉联合麻醉 硬膜外阻滞的主要作用是确保手术切口无痛。对于行腹腔镜胃癌手术患者，常需在剑突下腹正中做一 5~7cm 的切口进行胃的离断和吻合。在全麻诱导前在 T_{7-8} 或者 T_{8-9} 行硬膜外穿刺置管。以 1% 利多卡因做试验量，起效快，便于观察。用 0.25% 罗哌卡因做麻醉维持，发挥感觉与运动分离的优点，使镇痛完善，呼吸循环几乎不受影响，对心脏和中枢神经毒性极低。常用的静脉诱导药异丙酚具有扩张血管、降低血压的作用，在硬膜外阻滞后，静注异丙酚可发生严重的低血压和心动过缓，使用时应谨慎控制药量。全麻中吸入安氟醚或异氟烷，有助于维持麻醉平稳，增强镇痛效应。手术结束前向硬膜外腔注入局部麻醉药的目的是保证手术伤口继续无痛，起到超前镇痛的作用，使术后镇痛泵药的效果更加满意。但注药时间不宜太晚，量不能太大，以防送回病房后发生低血压。在患者苏醒前应常规使用非去极化肌松药的拮抗药，消除其残余作用，以免术后发生呼吸抑制。

复合硬膜外麻醉方法并不能减轻全身麻醉下腹腔镜手术的应激反应，其原因可能为腹腔镜手术的应激反应由腹膜牵张、循环紊乱、呼吸改变等多种因素引起。术前应用 α_2 受体兴奋药可减轻腹腔镜手术时的应激反应。

【手术方式】

1. 全腹腔镜胃癌根治术　胃切除、淋巴结清扫、消化道重建均在腹腔镜下完成，技术要求较高。

2. 腹腔镜辅助胃癌根治术　又称小切口辅助手术，胃游离、淋巴结清扫在腹腔镜下完成，胃切除或吻合经腹壁小切口辅助完成，是目前应用最多的手术方式。

3. 手辅助腹腔镜胃癌根治术　在腹腔镜手术操作过程中，经腹壁小切口将手伸入腹腔，进行辅助操作，完成手术。

【手术种类】

主要有腹腔镜远端胃切除术、腹腔镜全胃切除术、腹腔镜近端胃切除术和腹腔镜胃切除合并邻近脏器切除术。此外，尚有腹腔镜保留幽门胃大部切除术、腹腔镜节段胃大部切除术、腹腔镜胃局部切除术、腹腔镜姑息性胃切除术、腹腔镜非切除手术（胃空肠吻合旁路术、胃造口术、空肠造口营养管放置等）。

【腹腔镜胃癌手术基本原则】

1. 手术根治切除范围　手术根治切除范围遵循开腹手术的原则。无淋巴结转移的早期胃癌行 D1 或 D1+ 的胃切除手术；早期胃癌伴区域淋巴结转移或局部进展期胃癌包括切除至少 2/3 的胃体和 D2 淋巴结清扫。

(1) 胃切除范围：局限型胃癌胃切缘距肿瘤应在 3cm 以上，浸润型胃癌胃切缘距肿瘤应在 5cm 以上。对于食管胃结合部癌，食管切缘距肿瘤应在 3cm 以上，可疑时应行冷冻病理切片检查。对于侵犯幽门管的肿瘤，十二指肠切缘距肿瘤应在 3cm 以上。对于早期胃癌患者，具备条件时可考虑行保留迷走神经或保留幽门等保留功能手术。

(2) 胃周淋巴结清扫范围：应按胃癌分期方法的规定清除足够范围的淋巴结：①腹腔镜胃癌 D1 淋巴结清扫术：清除胃周第 1 站淋巴结；②腹腔镜胃癌 D1+ 淋巴结清扫术：清除第 1 站及部分第 2 站淋巴结；③腹腔镜胃癌 D2 根治术：清除胃周第 2 站淋巴结。

原则上前两种清扫范围主要适应于早期胃癌病灶局限于黏膜内或黏膜下，无淋巴结转移者，或胃癌患者因高龄、全身合并疾病而不能耐受长时间手术者。对于进展期胃癌以及侵犯黏膜下层伴淋巴结转移的早期胃癌原则上应施行 D2 淋巴结清扫术。行 D2 根治术时，肝总动脉、肝固有动脉、脾动脉等血管应达到鞘外切除，对于术中发现 No.6 淋巴结转移者，可行 No.14v 清扫。对于胃中上部癌是否行脾门淋巴结清扫，可参考以下原则：①胃小弯侧癌由于很少转移至脾门部，在探查脾门无肿大淋巴结情况下可不行脾门淋巴结清扫；②胃上部大弯侧进展期癌，当 No.4sb 或 No.11d 淋巴结疑有转移或术中冷冻病理显示有转移时应考虑行 No.10 淋巴结清扫。

2. 无瘤操作原则　应先在血管根部结扎静脉、动脉，防止肿瘤经血液循环播散，同时清扫淋巴结，然后分离切除标本。术中操作轻柔，应用锐性分离，少用钝性分离，尽量做到不直接接触肿瘤，避免淋巴结的破损，防止癌细胞扩散和局部种植，对于浆膜层受侵犯者可采用覆盖法或涂抹各类胶予以保护。

3. 肿瘤定位　由于腹腔镜手术缺少手的触觉，部分早期胃癌病灶定位困难，可采用术前钡餐、内镜下注射染料以及术中胃镜等帮助定位。

4. 中转开腹手术　在腹腔镜手术过程中，出现以下情况应当及时中转开腹手术：

(1) 术中发现肿瘤浸润周围组织，腹腔镜下切除困难者；

(2) 术中发现淋巴结融合成团，腹腔镜下清扫困难者；

(3) 不能明确肿瘤切缘或肿瘤切缘可疑不充分者；

(4) 术中出血腹腔镜下不能有效控制者。

5. 注意保护切口　标本取出时应注意保护切口，防止切口肿瘤细胞种植。

6. 术毕腹腔冲洗　术毕应行腹腔灌洗以尽量清除腹腔内游离癌细胞，灌洗液可选用蒸馏水、氟尿嘧啶等。术中脱落细胞学检查阳性者，或腹膜转移者，可考虑选择体外热循环持续恒温体腔热灌注技术（HIPEC）。

(一) 腹腔镜根治性远端胃切除术（D2）

【适应证】

1. 适用于胃中下部癌。

2. 肿瘤远近切缘应在 3~5cm 以上。当幽门管受侵时，十二指肠切缘应距肿瘤 3cm 以上。进展期胃癌，应切除大网膜、胃远端大部，十二指肠球部部分，清扫 No.1、3、4d、4sb、5、6、7、8a、9、11p、12a 淋巴结。

5

【麻醉方法和体位】

采用气管内插管全身麻醉。取平卧分腿位。术者站于患者左侧，助手位于患者右侧，扶镜手位于两腿之间。

【手术步骤】

1. 脐孔穿刺并建立气腹，也可采用开放式。维持腹内压在12~14mmHg（1mmHg=0.133kPa）。通常在脐孔处或在耻骨上10mm戳孔放置镜头，左侧腋前线肋缘下行12mm戳孔为主操作孔，脐左5cm偏上行5mm戳孔为辅操作孔，右侧腋前线肋缘下5mm戳孔，右锁骨中线平脐偏上12mm戳孔（图47-155）。

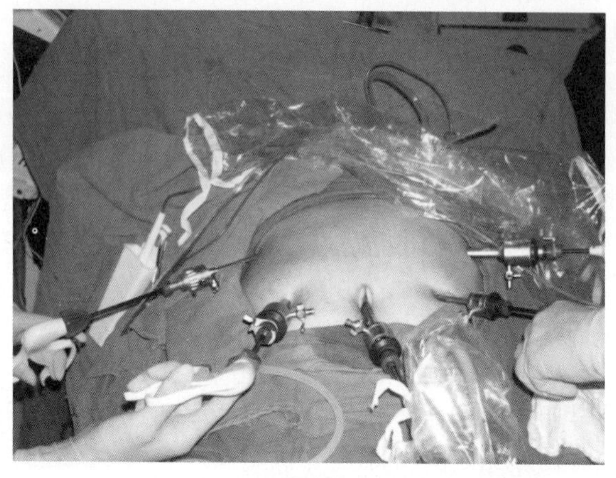

图47-155　腹腔镜胃癌根治术Trocar位置

2. 腹腔探查确定病变部位、有无淋巴结及腹腔转移。必要时可用腹腔镜超声探查肝脏有无转移灶。

3. 淋巴结清扫顺序常见的有以下两种

（1）4sb→4d→6→5→12a→8a→7/9→1→3。

（2）6→5→7/9→8a→12a→5→1→3→4sb→4d。

4. 分离大网膜　将大网膜向头侧翻起（图47-156），从横结肠偏左部以超声刀或电凝钩离断大网膜，进入小网膜囊，向右侧至结肠肝曲，并在结肠系膜前叶后方分离，切除结肠系膜前叶（图47-157）。

5. 清扫No.6淋巴结　沿结肠中动脉及其分支分离，向上暴露肠系膜上静脉、右结肠静脉、胃网膜右静脉及Henle干，在根部切断胃网膜右静脉，清扫No.6淋巴结（图47-158）。向右沿胰十二指肠前筋膜深面分离至十二指肠。沿胰腺下缘及胰头表面向上清扫，脉络化胃网膜右动脉于根部切断，裸化十二指肠下缘。

6. 清扫No.4淋巴结　继续沿结肠分离大网膜至结肠脾曲，贴近胰尾裸化胃网膜左动静脉，于根部切断，清扫第4sb组淋巴结（图47-159），裸化胃大弯直至预切平面。

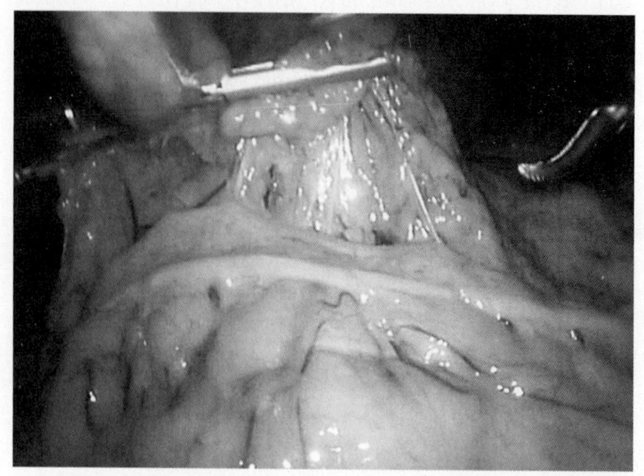

图47-156　助手将大网膜向头侧翻起

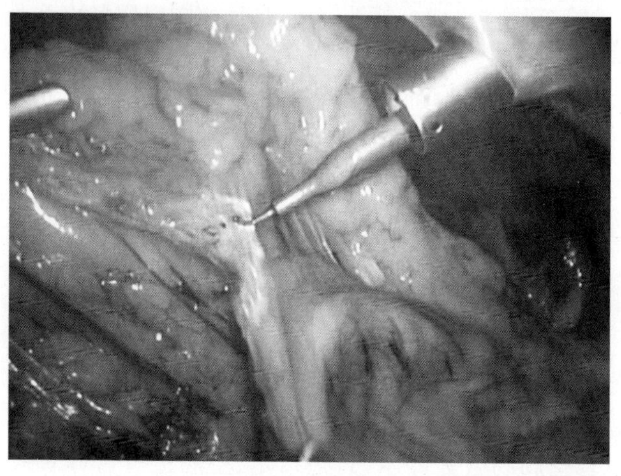

图47-157　术者用电凝钩向脾区、肝区离断大网膜

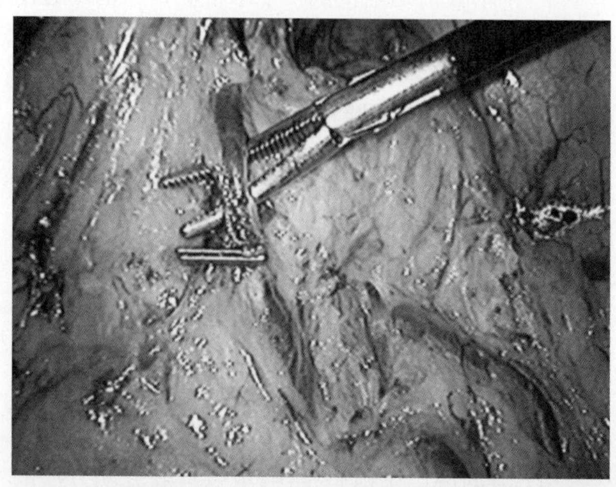

图47-158　暴露肠系膜上静脉、右结肠静脉、胃网膜右静脉及Henle干，清扫No.6、No.14v淋巴结

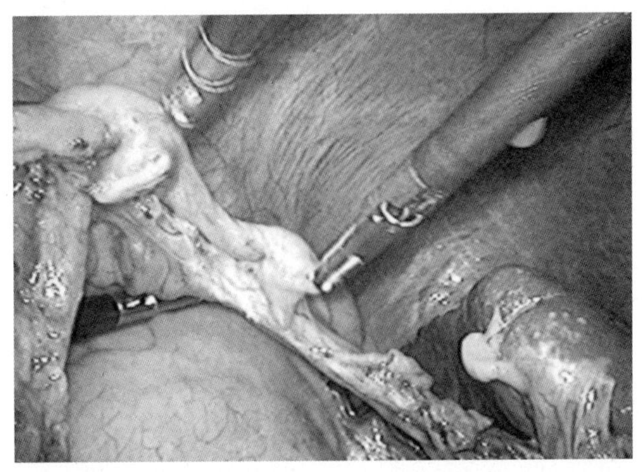

图 47-159 裸化胃网膜左动静脉，于根部切断，清扫 4sb 组淋巴结

7. 清扫 No.7、No.9、No.11p 淋巴结 将大网膜置于肝脏下方，助手抓持胃胰皱襞，将胃翻向上方。清扫胰腺前被膜，紧贴胰腺上缘分离，先暴露脾动脉，清扫 11p 淋巴结。由左向右进行清扫，沿脾动脉显露肝总动脉及腹腔动脉干，脉络化胃左动脉，根部上生物夹后切断，清扫 No.7、No.9 淋巴结(图 47-160)。胃左静脉的汇入方式主要有 3 种：①从脾动脉或肝总动脉的下方汇入脾静脉；②向右侧走行，汇入门静脉；③从肝总动脉或脾动脉上方汇入脾静脉。前两种汇入方式常见，视具体情况处理。

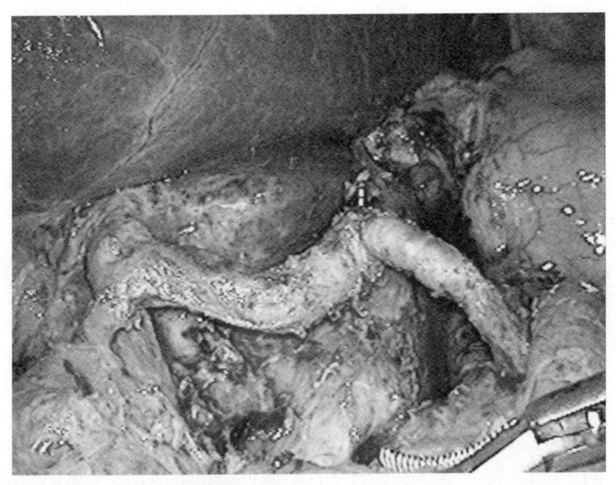

图 47-160 裸化腹腔干、脾动脉近端，暴露胃左动脉，清扫 No.7、No.9、No.11p 淋巴结

8. 清扫 No.5、No.8a、No.12a 淋巴结 继续沿脾动脉向右暴露肝总动脉，将胰腺向左下牵拉，沿肝总动脉前方及上缘分离，清扫 No.8a 淋巴结。沿胃十二指肠动脉及肝总动脉充分显露胃右动脉及肝固有动脉，打开肝十二指肠韧带被膜。继续脉络化肝固有动脉前方及外侧，清扫 No.12a 淋巴结(图 47-161)。于胃右动脉根部上生物夹后切断，清扫 No.5 淋巴结。

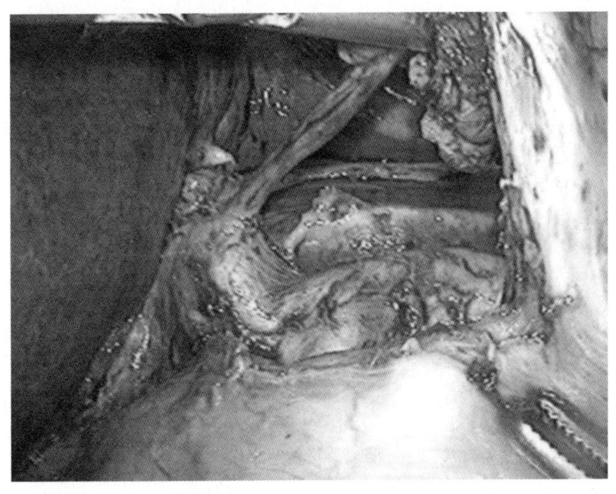

图 47-161 裸化肝总动脉、肝固有动脉，暴露胃右动脉，清扫 No.8a、No.12a 淋巴结

9. 紧贴胃壁小弯侧，超声刀分层切开，清扫胃小弯及贲门右侧第 No.1、No.3 淋巴结(图 47-162)。

5

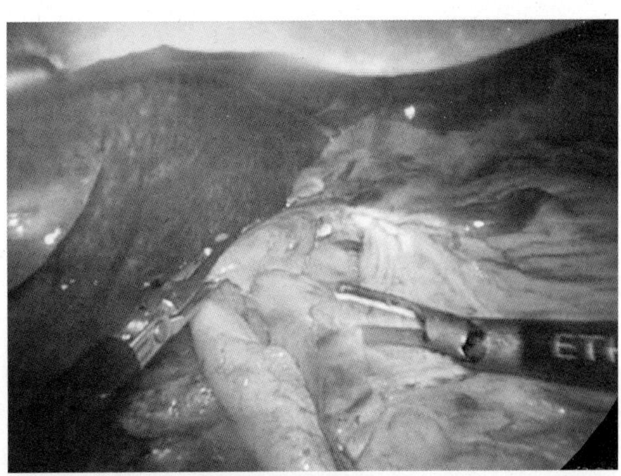

图 47-162 清扫胃小弯及贲门右侧第 No.1、No.3 淋巴结

10. 远端胃手术后吻合方法 ① Billroth Ⅰ式吻合：清扫完成后，以血管吊带捆扎幽门部，上腹正中取长约 4~6cm 切口，切口保护器保护切口。先将十二指肠提于切口外，距幽门 3cm 作荷包缝线切断十二指肠；将胃暂时放回腹腔，十二指肠残端放入 25mm 吻合器蘑菇头后送回腹腔；将胃提出，前壁切口，置入吻合器完成吻合，于预切平面切断胃。胃十二指肠吻合口间断全层缝合加强，胃管置入输入襻。②毕Ⅱ式吻合：清扫完成后，腹腔镜下以 45mm 或 60mm 切割缝合器切断十二指肠(图 47-163)，分别以无损伤抓钳抓持胃残

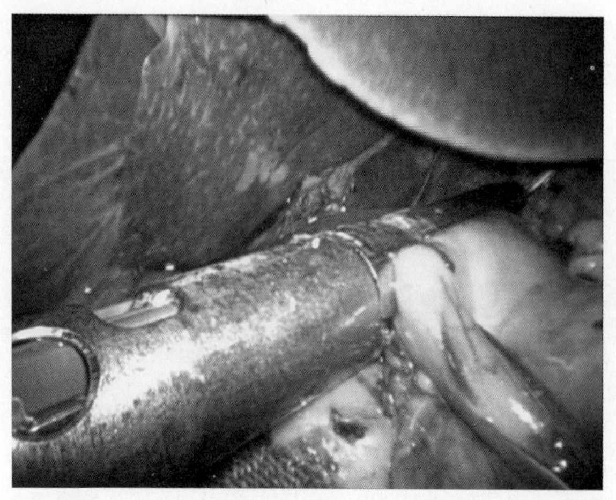

图 47-163　腹腔镜下直线切割闭合器离断十二指肠

端及近端空肠。上腹正中取 4~6cm 长切口，切口保护器保护切口。将胃提出腹腔外，距肿瘤 5cm 以上以直线切割缝合器离断胃（图 47-164）。将空肠提出腹腔外，在胃大弯侧及空肠对系膜缘分别戳孔，插入 60mm 切割缝合器完成胃空肠吻合（图 47-165）。间断缝合关闭共同开口（图 47-166）。也可加行 Braun 吻合，此时胃空肠吻合口距 Treitz 韧带 20cm。两吻合口相距 15cm。

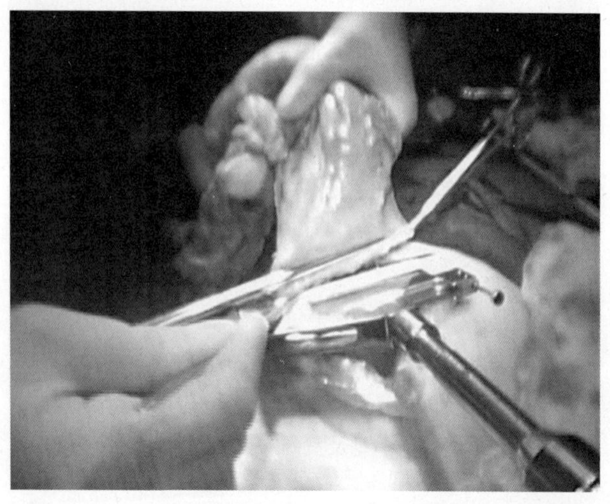

图 47-164　将远端胃自上腹小切口提出腹腔外，用切割闭合器距肿瘤 5cm 以上断胃

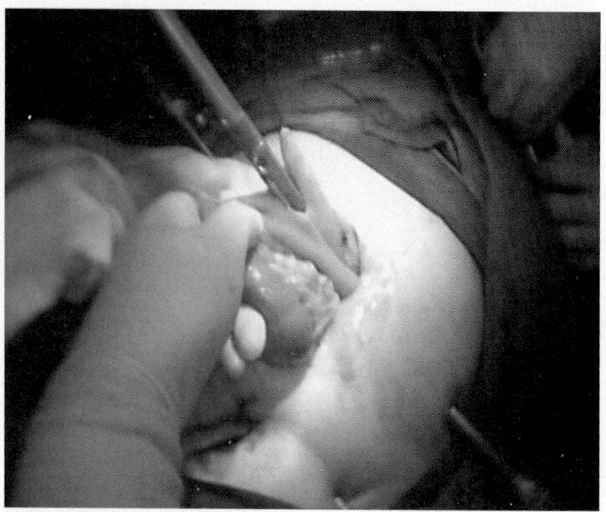

图 47-165　采用 45mm 或 60mm 腔内直线切割器完成胃空肠侧侧吻合

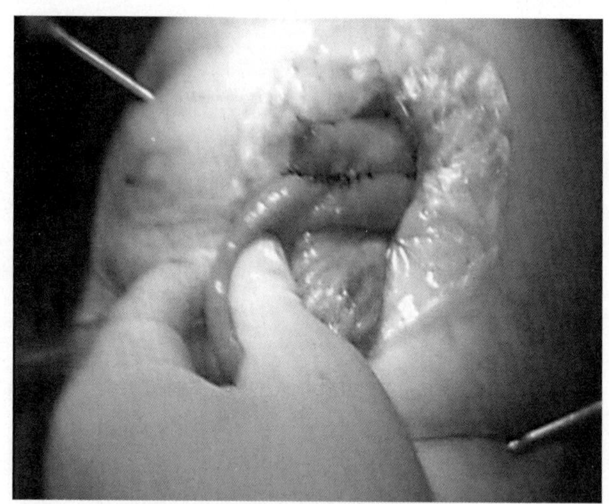

图 47-166　体外或腔镜下缝闭共同开口

（二）腹腔镜根治性近端胃切除术（D2）

1. 适用于胃上部癌。

2. 麻醉及患者体位同腹腔镜根治性远端胃癌根治术。应切除大网膜、胃近端大部、食管下段部分。食管切缘距肿瘤应在 3cm 以上，胃切缘距肿瘤应在 5cm 以上。近端胃癌 D2 淋巴结清扫术应常规清扫包括 No.1、2、3、4sa、4sb、7、8a、9、11p、11d 等淋巴结。是否应联合脾脏切除以及清扫 No.10 淋巴结，不同学者有不同观点。有不少学者考虑到近端胃切除术后近期生活质量差以及长期的反流性食管炎等诸多问题，主张对胃上部癌行全胃切除术。具体胃切除范围应依手术者个人经验决定。在行全胃切除时，对于胃上部癌不必加行 No.14v 及 No.12 淋巴结清扫。

3. 脐孔穿刺并建立气腹，也可采用开放式。维持腹内压在 12~14mmHg。通常在脐孔处戳孔放置镜头。左侧腋前线肋缘下行 12mm 戳孔为主操作孔，脐左 5cm 偏上行 5mm 戳孔为辅操作孔，右侧腋前线肋缘下 5mm 戳孔，右锁骨中线平脐偏上 12mm 戳孔。

4. 探查　置入 30°腹腔镜探查腹腔，了解病变的位置、大小、与周围器官的关系，了解淋巴结转移情况及其他脏器的情况，确定肠管切除的范围。

5. 分离大网膜及胃脾韧带 从结肠中部向脾曲离断大网膜，于根部切断胃网膜左动静脉。患者取左高右低位暴露胃脾韧带，贴近脾门用超声刀切断胃短动脉。至脾上极最后一支胃短动脉处暂停。

6. 清扫 No.7、8a、9、11p 方法同远端胃大部手术，清扫 No.7、8a、9、11p 淋巴结后，将胰腺向右下牵拉，在肾前筋膜前的疏松间隙内分离，沿脾动脉表面清扫 No.11d 至脾门部，切断最后一支胃短动脉时应适当远离脾脏，否则易导致脾尖缺血或脾上极血管出血（图 47-167）。

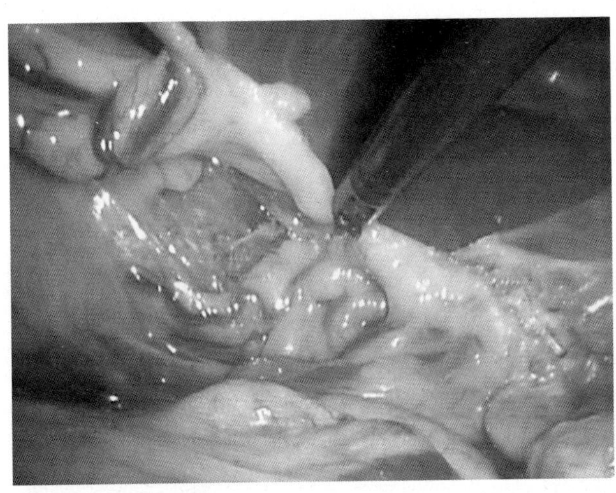

图 47-167 切断胃短动脉时应适当远离脾脏，操作轻柔，否则易导致脾撕裂出血

7. 裸化食管继续分离至贲门左侧，切断胃前后迷走神经，裸化食管至食管游离度足够吻合（图 47-168、图 47-169）。当食管下段受侵时，可采用在后纵隔分离的方法解决，或中转行胸腹联合切口手术。腹腔镜下具体操作方法如下：切断左三角韧带将左肝牵向右侧，在食管膈肌裂孔的穹隆部向正前方打开膈肌 4~6cm，在膈肌脚的中下部充分切断两侧膈肌脚，注意避免损伤胸膜，将胸膜继续向两侧推开。于肿瘤上方食管置牵引线尽量将食管向下牵引，继续向上充分游离食管至保证足够的切缘。在这种情况下一般建议采用全腹腔镜下吻合，具体办法见后。

8. 清扫 No.5 淋巴结 沿肝总动脉暴露胃右动脉并切断，裸化幽门上方及胃窦小弯侧至胃角部。

9. 联合脾切除术方法 当行联合脾切除时，助手先抓持脾胃韧带将胰尾及脾脏提起，切断脾结肠韧带；先分离胰体尾后方的疏松间隙，助手将胰尾挑起

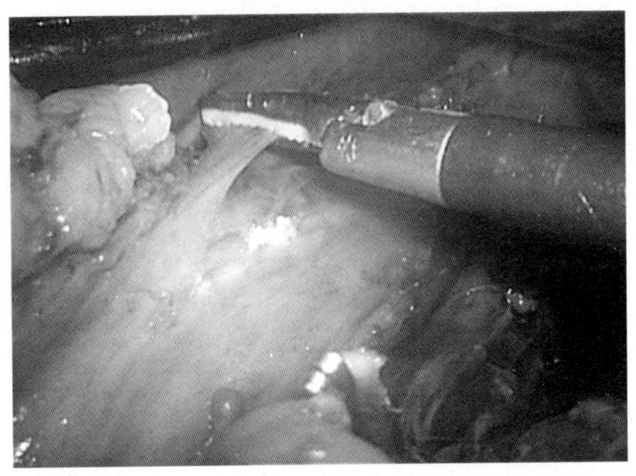

图 47-168 切断迷走神经前干

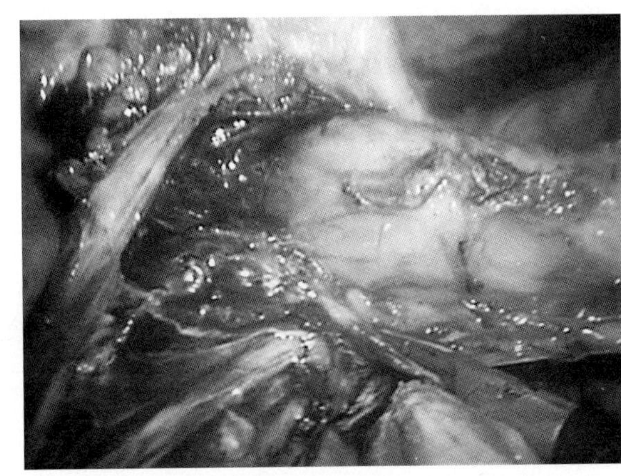

图 47-169 切断迷走神经后干，裸化食管下端

后切断脾肾韧带，充分游离胰体尾及脾脏。清扫完成后上腹部取 7~8cm 长切口，放入切口保护器；先将脾脏置于腹腔外，完成脾切除及 No.10、No.11 淋巴结清扫（图 47-170）。

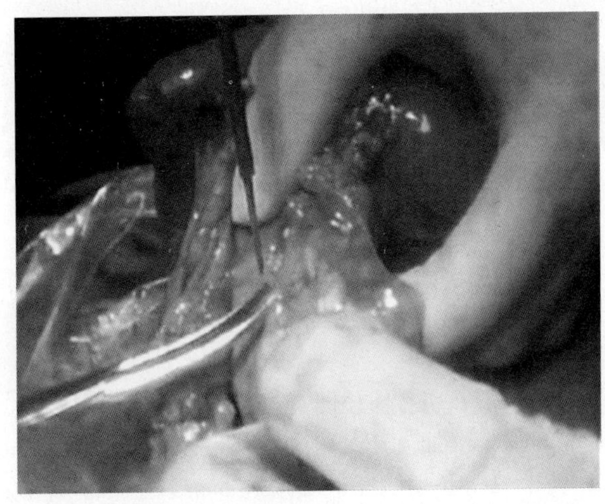

图 47-170 将脾脏充分游离后，由上腹部小切口提出腹腔外，完成 No.10 淋巴结清扫

10. 吻合方式　近端胃手术后吻合方式种类繁多,应依术者的个人经验而行,以保证安全可靠地吻合。但当存在以下情况时应考虑行全腹腔镜下吻合:①患者肥胖或桶状胸廓前后径很大时;②预计切断平面在膈肌食管裂孔附近或更高时;③食管下段存在肿瘤侵犯时;④左肝肥大影响暴露者。另外关于近端胃大部切除后是否行幽门成形术亦可依据个人经验而定。下面提供 2 种近端胃切除术后的吻合方法:①小切口辅助下胃食管吻合:清扫完成后,以血管吊带捆扎食管,于上腹正中剑突下方取 5~7cm 小切口,切口保护器保护切口。提起食管,距肿瘤上缘 3cm 以上置荷包钳,完成荷包缝合后离断食管,将胃提出切口外,距肿瘤 5cm 以上横断胃后将其暂时送回腹腔。食管置入 25mm 吻合器"蘑菇头",于胃前壁作小切口,置入吻合器,于后壁穿出,完成胃食管吻合:②反穿刺法置放蘑菇头胃食管吻合:清扫完成后,以血管吊带捆扎食管,将胃向右下方牵拉,纵向切开食管下端左侧 2cm(图 47-171)。取上腹正中切口 5~7cm,将 25mm 吻合器蘑菇头置入腹腔(图 47-172)。重建气腹,将"蘑菇头"置入食管后离断食管,牵拉预置线将蘑菇头中心杆拉出完成"蘑菇头"置放(图 47-173)。将胃提出腹腔外切断,前壁开口置入吻合器由后壁穿出。重建气腹,腹腔镜下完成吻合后关闭胃前壁开口(图 47-174)。

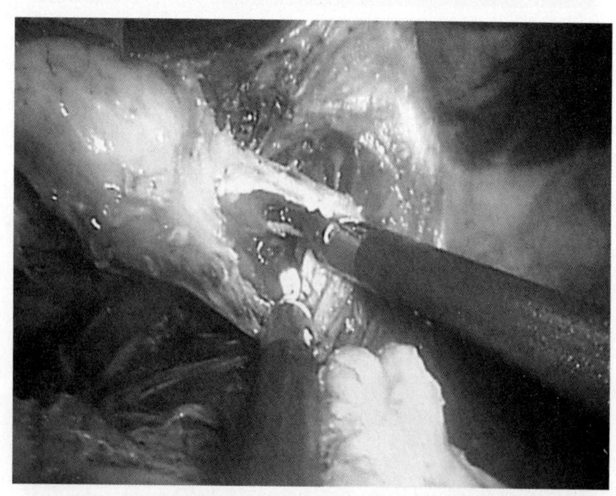

图 47-171　将胃向右下方牵拉,纵向切开食管下端

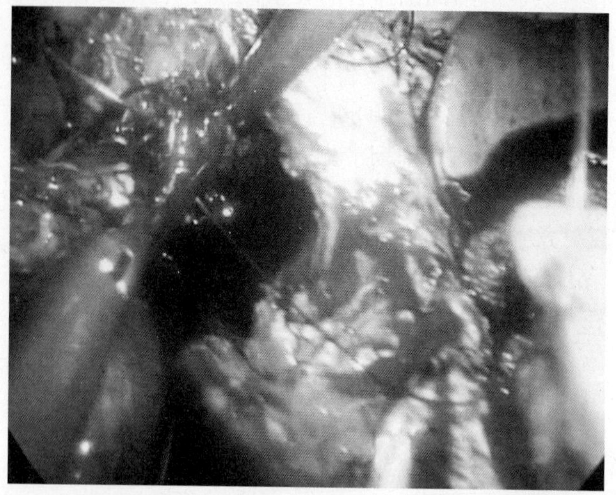

图 47-172　腹腔镜下将"蘑菇头"置入食管

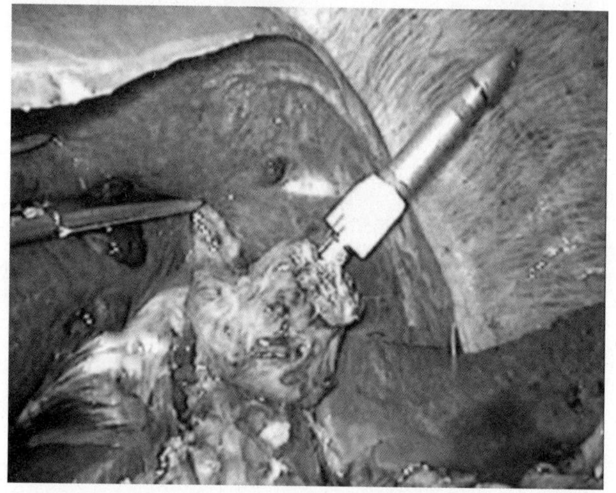

图 47-173　腹腔镜下完成荷包缝合

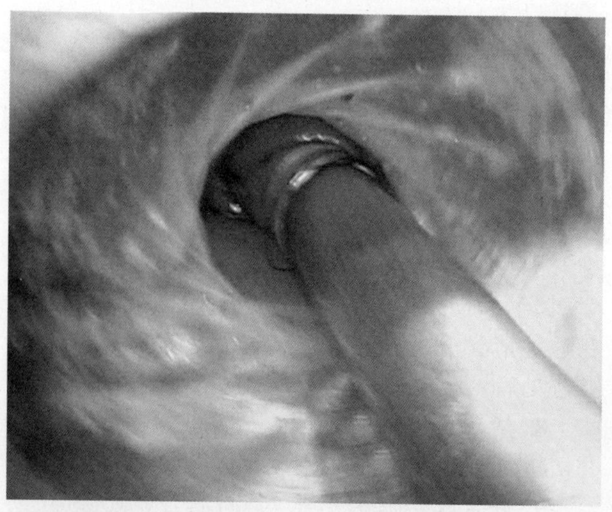

图 47-174　由上腹辅助切口置入吻合器完成吻合

(三)腹腔镜根治性全胃切除术

1. 适用于胃中部癌或胃上、下部癌侵犯中部者、革囊胃。

2. 麻醉及患者体位同上。应切除大网膜、胃全部、食管下段、十二指肠球部。食管切缘距肿瘤应在 3cm 以上,十二指肠切缘距肿瘤应在 5cm 以上。全胃 D2 淋巴结清扫术应常规清扫包括 No.1、2、3、4sa、4sb、4d、5、6、7、8a、9、11p、11d、12a 及 14v 等淋巴结。对于胃上部癌可不行 No.12a 及 No.14v 清扫。对于是否应联合脾脏切除以及清扫 No.10 淋巴结，不同学者有不同观点。建议可参考以下标准考虑是否行联合脾切除：①胃小弯侧癌由于很少转移至脾门部，在探查脾门无肿大淋巴结情况下可保留脾脏；②胃大弯侧癌距脾脏 5cm 以内者原则上应联合脾脏切除或胃后壁癌侵犯浆膜时且肿瘤 >4cm 者；③当 No.4sb 或 No.11d 考虑有转移或术中病理显示有转移时应考虑行脾脏切除以及清扫 No.10 淋巴结。

3. 脐孔穿刺并建立气腹，也可采用开放式。维持腹内压在 12~15mmHg。通常在脐孔处或在耻骨上 10mm 处戳孔放置镜头，左侧腋前线肋缘下行 12mm 戳孔为主操作孔，脐左 5cm 偏上行 5mm 戳孔为辅操作孔，右侧腋前线肋缘下 5mm 戳孔，右锁骨中线平脐偏上 12mm 戳孔。根据不同的吻合方式，必要时可将左下戳孔改为 10mm。

4. 探查 置入 30°腹腔镜探查腹腔，了解病变的位置、大小、与周围器官的关系，了解淋巴结转移及其他脏器情况。

5. 淋巴结清扫方法可参考远端胃癌及近端胃癌清扫方法。

6. 以 45mm 直线切割缝合器切断十二指肠。

7. 消化道重建方式 腹腔镜下全胃切除后胃肠道重建方式以 Roux-en-Y 吻合最为常用。①小切口辅助下食管空肠端 - 侧吻合：以血管吊带捆扎食管，于上腹正中剑突下方取 5~7cm 小切口，切口保护器保护切口。提起食管，距肿瘤上缘 3cm 上荷包钳、荷包线后离断，置入 25mm 吻合器“蘑菇头”（图 47-175）。距 Treitz 韧带 15cm 处切断，游离远端空肠，自远断端插入吻合器完成食管空肠端 - 侧吻合，以 45mm 直线切割闭合器关闭空肠断端。距食管空肠吻合口 40~60cm 水平完成近远端空肠侧 - 侧吻合（图 47-176，图 47-177）；②全腹腔镜下食管空肠侧 - 侧吻合：清扫完成后，以血管吊带捆扎食管。于正前方打开膈肌，于两侧切断膈肌脚，进入后纵隔，并扩大空腔以利吻合。腹腔镜下游离小肠系膜，将游离好的小肠送入扩大了的食管膈肌裂孔。食管牵向左下方，食管右侧及空肠对系膜缘分别戳孔，腹腔镜下置入 60mm 切割缝合器，其两脚分别插入食管及空肠，完成食管空肠侧 - 侧吻合，以无损伤抓钳抓持共同开口的前后壁空肠及食管。在该钳上方，以 2 个 45mm 切割缝合器切断食管及空肠，完成吻合图 47-178。食管内注入空气检查吻合口是否存在瘘。

【术后处理】

腹腔镜胃癌手术的术后处理是围术期处理的一个重要阶段，是连接术前准备、手术与术后康复之间

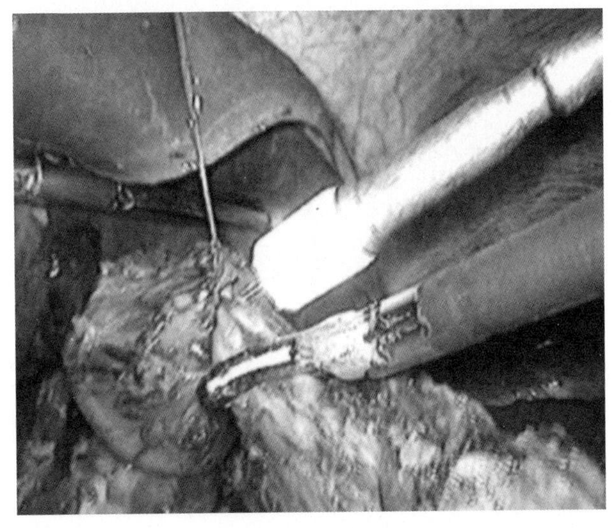

图 47-175 腹腔镜下完成食管下段荷包缝合

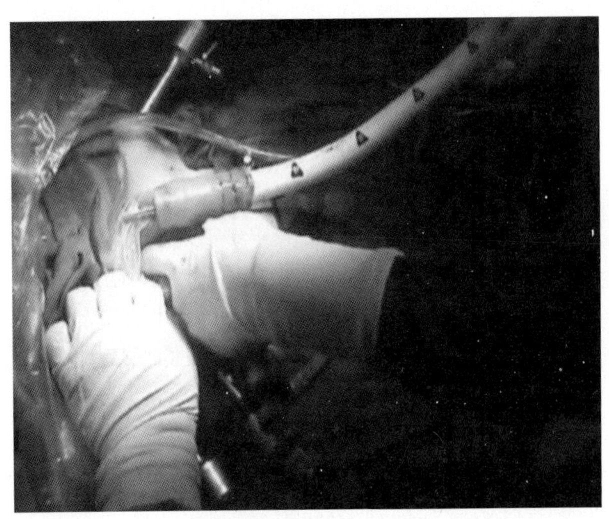

图 47-176 吻合器中心杆由远端空肠对系膜缘穿出

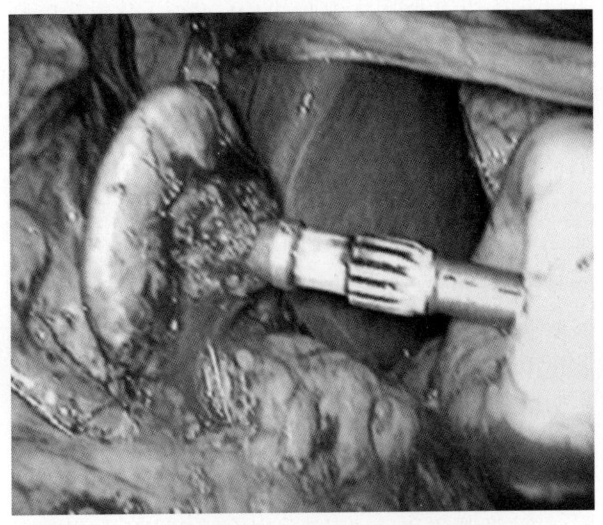

图 47-177 重建气腹，吻合器中心杆与“蘑菇头”对接

5

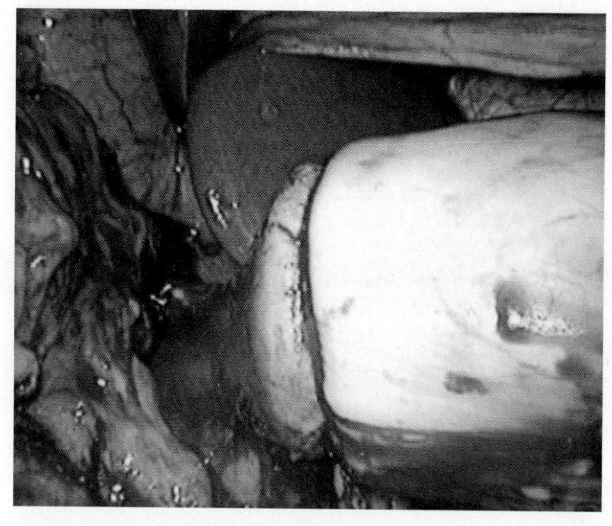

图 47-178　腹腔镜下完成吻合

的桥梁。术后处理的目的是通过必要的监测和护理，使手术应激反应减轻到最低程度，预防及处理各种并发症，使患者早日恢复健康。

5

1. 术后患者的监护　建立和解除气腹时，患者可发生心律失常，是由于注入腹腔内的 CO_2 可经腹膜吸收进入血液循环，呈现轻度酸中毒的表现。心电监测能及时发现各种心律失常及血流动力学变化，以便能在短时间内处理。一般术后监测 6~8 小时或根据病情需要监测更长时间。如发现有 T 波低平或倒置，ST 段下移、明显的 U 波，QT 间期延长等异常心电图，及时给予处理。

腹腔镜手术多采用全麻，麻醉药物及肌松剂均可使患者呼吸受到抑制，发生低氧血症。CO_2 气腹也对呼吸系统产生机械性和化学性两个方面的影响。在机械影响方面，腹内压增高使膈肌活动受限和终末呼吸量下降，导致呼吸无效腔和 CO_2 潴留。化学影响则主要是 CO_2 吸收入血，使血中 CO_2 含量增加，可致呼吸浅快，故手术后常规监测血氧饱和度可及时发现某些病情变化，如通气不足、呼吸道梗阻、吸入氧浓度过低、休克造成组织灌注不良等。

2. 术后体位　全身麻醉尚未清醒的患者除非有禁忌，均应平卧，头转向一侧，使口腔内分泌物或呕吐物易于流出，避免吸入气管，直到清醒。腹部手术后，多取低半坐位卧式或斜坡卧位，以减少腹壁张力。腹腔镜手术腹部切口一般小于 8cm，所以无需用腹带保护切口。

3. 引流物的处理　要注意外露部分是否固定妥当，有无落入伤口内。注意保持胃管和腹腔引流管通畅，并注意观察和记录引流液的量及颜色。如果短时间内引流出大量鲜红色液体，则要考虑可能有吻合口出血或腹腔内出血的可能，应及时作出处理，必要时再次手术止血。一般在引流液的量逐步减少或消失后拔除引流管，或者在残端漏、吻合口漏的顾虑解除时，也即 7~10 天后拔除。目前快速康复外科主张术后尽早拔除胃管、腹腔引流管等，减轻患者不适，促进胃肠功能的尽快恢复。

4. 饮食和补液　胃癌手术后，一般需禁食 24~48 小时，待胃肠功能恢复后再开始进少量流质饮食，患者胃肠功能未恢复期间需经胃肠外途径补充水电解质和营养物质。目前主张术后早期予以低能量（10~15kcal/（kg·d））供能，且尽早恢复肠内营养。

5. 术后活动　腹腔镜手术属微创手术，原则上应该鼓励患者术后早期床上活动，争取在短期内起床活动。早期活动有利于增加肺活量，减少肺部并发症，改善全身血液循环，促进切口愈合，减少因静脉血流缓慢并发深静脉血栓形成的发生率。此外，尚有利于肠道蠕动和膀胱收缩功能的恢复，从而减少腹胀和尿潴留的发生。

【手术并发症】

腹腔镜胃癌根治术的并发症发生率及何时需要中转开腹仍是外科医师关注的重要问题。目前关于腹腔镜胃癌根治术的手术并发症文献报道不一，日本内镜外科协会调查结果显示腹腔镜辅助远端胃癌根治术并发症发生率及病死率分别为 12% 和 2%，而开腹胃癌 D2 根治术并发症发生率及术后病死率分别为 10.2%~14.4% 和 0~1.2%，两组间比较差异无显著性意义。Kiyama 等报道 101 例腹腔镜胃癌根治患者，术后总并发症发生率为 10%。现将术中、术后主要并发症叙述如下：

1. 腹腔内出血

（1）分支血管出血

常见出血部位为：胃十二指肠动脉向十二指肠上段后壁分支；肝总动脉向胰腺上缘分支；胃网膜右静脉与胰头分支。

预防措施：术中在进行上述部位操作时，避免钝性分离、撕裂分支血管，使用超声刀离断分支血管（最好使用防波堤技术）。

（2）主干血管出血

原因：解剖结构变异或术中解剖结构显露不佳；超声刀或电凝钩误损伤；超声刀钳夹不全；血管夹脱落。

预防措施：沿正常解剖平面仔细分离、显露主干血管，确认无误后再钳夹、离断血管；正确掌握各种血管夹使用方法。

2. 脾脏撕裂伤

原因：由于部分患者左侧大网膜常与左结肠旁沟

和脾脏下极粘连，术中向左侧离断大网膜，清扫 No.4sb 淋巴结时，常由于牵拉大网膜导致脾脏下极撕裂伤。

预防措施：术中离断左侧大网膜，清扫 No.4sb 淋巴结时，为了减轻牵拉张力，更好显露，变更手术体位为头高左高位，小心牵拉粘连大网膜。

3. 脾脏下极缺血

原因：离断胃网膜左动脉位置太低，将胃网膜左动脉到脾脏下极分支一并结扎。

预防措施：离断胃网膜左动脉在其脾脏下极分支以上结扎。

4. 横结肠损伤

原因：部分患者横结肠冗长，在近肝曲处屈曲打折，十二指肠上段和肝曲横结肠腹膜前筋膜短缩，向右侧切开十二指肠上段和肝曲横结肠腹膜前筋膜时误伤横结肠。

预防措施：向右侧切开十二指肠上段和肝曲横结肠腹膜前筋膜时采用锐性和钝性相结合的方法，锐性切开腹膜前筋膜，钝性分离筋膜下疏松组织，将横结肠向下推开。

5. 胰腺损伤

原因：患者肥胖，在清扫 No.6、14v、8a、11p 淋巴结时误将胰腺组织当成脂肪组织和淋巴结一并切除。

预防措施：患者肥胖时，在清扫 No.6、14v、8a、11p 淋巴结时仔细辨清胰腺上缘和下缘。

6. 胆囊坏疽

原因：清扫 No12a、12b 淋巴结时，误伤胆囊动脉。

预防措施：胆囊动脉位于胆囊三角以内，行上述淋巴结清扫时，分清解剖结构，避免大束钳夹切断。

7. 结肠系膜损伤

原因：部分患者右侧结肠系膜与胃后壁粘连，向右侧离断大网膜，清扫 No.14v、6、15 淋巴结时误伤结肠系膜。

预防措施：在清扫 No.14v、6、15 淋巴结时，首先从内侧分离结肠系膜与胃后壁粘连，然后认清结肠中血管，紧贴结肠中血管向胰腺下缘清扫。

8. 十二指肠残端瘘

为最常见的并发症。其可能原因为：①切割时，十二指肠上提张力过大，离断后断端退缩，缝合钉脱落；②超声刀对十二指肠壁的热损伤；③输入襻留置长度不合适，导致输入襻不全梗阻，输入襻张力过大（过短导致吻合口成角，过长导致输入襻扭曲，内疝）。

预防方法为：①使用 Endo-cutter 离断十二指肠时，上提张力不宜过大；②超声刀分离十二指肠后壁时，避免损伤十二指肠壁；③输入襻留置长度为 10cm 左右，将空肠系膜缝于中结肠段，避免胃及吻合口缩回左上腹后导致成角；④间断缝合加强十二指肠残端；⑤胃管置入输入襻；⑥行空肠空肠侧 - 侧吻合（Braun 吻合）。

9. 吻合口并发症　包括吻合口瘘、出血、梗阻。多数文献报道腹腔镜全胃切除术并未增加吻合口并发症的风险。由于吻合器械的进步、手术技术的提高，近年吻合口并发症发生率明显降低。

预防方法为：只要保证吻合口两端组织血供好，无张力，熟练掌握吻合器械使用方法，吻合口并发症极少发生。即使发生，多可通过保守治疗痊愈。

10. 术后腹腔内出血　腹腔镜胃手术后消化道出血与开腹手术的发生率基本一致，腹腔内出血常见原因及预防主要有：①血管断端钛夹松动脱落导致出血；②超声刀处理由主干血管直接分出的分支血管，如胃短动脉时，应用防波堤技术，并且要适当远离动脉主干切断血管，以防术后血压升高冲破凝固块导致出血。

11. 肠粘连、肠梗阻　腹腔镜手术可减少肠粘连、肠梗阻的发生。

12. 急性胰腺炎

常见原因：①各种原因所致的输入襻梗阻导致十二指肠内压增高；②术中能量器械热力或直接损伤。

预防方法为：注意输入襻留置长度，避免过长或过短；术中使用超声刀或电钩分离胰腺被膜或周围结构时，尽可能远离胰腺。

13. 淋巴瘘　腹腔镜手术由于超声刀对淋巴管断端具有更佳的凝结效应，可降低术后淋巴瘘的发生。

14. 切口感染　腹腔镜小切口术后感染机会小于开腹手术。

（余佩武　郝迎学）

五、腹腔镜胃间质瘤切除术

【手术原理】

胃间质瘤（gastric stromal tumors，GST）是胃间叶源性肿瘤中的最常见类型，是由原始的、相对未分化的间叶细胞增生而形成的肿瘤。多年来，由于对间质瘤认识的不足，胃的间叶源性肿瘤均被诊断为平滑肌肿瘤。近年来免疫组织化学和超微结构的研究表明，这些肿瘤的绝大部分较少表达结构蛋白，肌动蛋白阴性或仅局灶阳性，电镜中很少见到肌丝，因此它们并非真正的平滑肌肿瘤。这些肿瘤在分化方向上可以表现为向平滑肌方向分化、向神经方向分化、向平滑肌和神经双向分化或缺乏分化特征，但排除了典型的平滑肌源和神经源性肿瘤，被称为胃间质瘤。

胃间质瘤对传统的化疗和放疗都不敏感，而最有效的治疗方法是手术切除。目前研究证实胃间质瘤为低度恶性肿瘤，较少发生淋巴结转移，因此无需行淋巴结清扫，一般切除范围距肿瘤 1~2cm 已足够，亦无需行规范的胃大部切除。

5

【术式沿革与发展】

早期对于胃间质瘤的治疗采用传统开腹手术，近年随着腹腔镜技术的广泛应用，绝大部分胃间质瘤均可选用腹腔镜手术切除。腹腔镜胃间质瘤切除术式包括：腹腔镜胃楔形切除术、腹腔镜胃肿瘤外翻切除术、腹腔镜袖状胃切除术、腹腔镜近端胃部分切除术、腹腔镜远端胃部分切除术，具体手术方式应根据肿瘤的部位和大小来定。

【手术适应证与禁忌证】

适应证：

腹腔镜胃间质瘤手术适应证为：①瘤体直径小于5cm；②辅助检查提示瘤体边界清楚、质地均一；③无胃外侵犯和腹腔转移征象；④患者一般情况可，心、肺等重要脏器无严重疾患。

禁忌证：①全身情况不良，虽经术前治疗仍不能纠正者；②有严重心、肺等重要脏器功能障碍，肝、肾疾病，不能耐受手术者；③有上腹部手术史，腹腔内广泛粘连者；④间质瘤体大于5cm；⑤肿瘤侵犯周围脏器，需要联合脏器切除，腹腔镜下操作困难者。

5

【患者评估与手术规划】

患者术前除常规检查评估心、肝、肾、肺等重要脏器功能外，需行胃镜和超声胃镜检查明确肿瘤部位、大小、胃壁浸润深度等。腹部CT检查进一步评估肿瘤大小、有无胃外器官侵犯和腹腔种植转移可能。

总体手术原则：①完整的肿瘤切除；②术中避免肿瘤破溃腹腔种植；③避免和减少胃内容物污染；④保证胃肠道的畅通。

【手术方式与手术程序】

1. 麻醉、体位与Trocar布局　气管内插管，全身麻醉。患者取平卧两腿分开位，术者站于患者的左侧。扶镜者站于患者两腿之间。脐下缘置10mm Trocar作为观察孔；右侧腋前线与肋缘下交界点、脐右侧稍偏上水平分别置10mm、5mm Trocar作操作孔和辅助操作孔；必要时经左侧腋前线与肋缘下交点处戳孔置入5mm Trocar供助手使用。

2. 术中肿瘤定位　置入腹腔镜后，首先明确肿瘤部位。若间质瘤体较小，或位置深在，或向胃腔内突出者，腹腔镜下定位困难，这时需要术中内镜协作。

3. 手术方式选择　具体手术方式应根据肿瘤的部位和大小来定。目前认为位于胃底、大弯处的GST，根据肿瘤大小可选用腹腔镜下胃楔形切除术(laparoscopic wedge resection，LWR)、胃部分切除术或胃袖状切除术：位于胃窦部的GST可选择腹腔镜远端胃大部切除或加胃空肠吻合术。而位于胃食管结合部的GST由于易引起术后吻合处狭窄，不应选择LWR：对于该部位的GST可选择腹腔镜近端胃部分切除术。对于位于胃底或前壁的肿瘤可首先考虑选择行LWR，其操作相对简便，损伤亦较小；对于后壁肿瘤则应考虑行腹腔镜胃肿瘤外翻切除术，其在胃前壁开窗后，可在直视下暴露后壁肿瘤，这样更便于切除肿瘤，并保证其有足够的切缘和完整性。

(1) 腹腔镜胃楔形切除术：肿瘤位于胃体前壁，且瘤体较小时，应用腔内切割闭合器Endo-GIA直接切除标本；胃大弯处的间质瘤，首先在胃网膜血管弓内离断胃网膜血管分支，裸化胃大弯，然后使用Endo-GIA直接切除肿瘤，检查钉合部位无活动性出血。将切除肿瘤置入标本袋由10mm戳孔取出(图47-179A、B、C)。

(2) 腹腔镜胃肿瘤外翻切除术：主要用于胃后壁的肿瘤。先切开胃前壁，在腹腔镜直视下寻找肿瘤后将其提出，使用Endo-GIA进行切除，检查钉合部位无活动性出血，然后使用Endo-GIA关闭胃前壁切口；若肿瘤靠近贲门或幽门口，钉合时注意避免导致贲门或幽门变形狭窄(图47-180A、B、C)。

(3) 腹腔镜袖状胃切除术：胃体大弯侧或胃底较大的间质瘤可采用此术式。用超声刀沿胃大弯侧分离、切断胃结肠韧带和脾胃韧带，自大弯侧距幽门6cm处起直至贲门左侧His角，用EndoGIA向上切除大弯侧胃，保留并形成宽约3.5cm的小弯侧管状胃(图47-181A、B、C、D)。

(4) 腹腔镜胃食管切除术：主要用于胃食管结合部的间质瘤。切除食管下段和近端胃，然后行食管和胃大弯吻合。在完整切除肿瘤的前提下尽量保留胃肠道原有的功能。

(5) 腹腔镜胃窦部切除术：主要用于胃窦部的较大间质瘤，可行腹腔镜远端胃大部切除+胃十二指肠或胃空肠吻合术。

【手术要点与盲点】

整个操作过程中，应始终注意避免器械对肿瘤的暴力抓持，以防肿瘤破裂播散。

关于病灶的探查：对位于胃前壁的肿瘤，通过腹腔镜器械的“触诊”多能发现病灶；对位于后壁的肿瘤，通过分离胃与大网膜，显露胃后壁，也可对病灶加以定位；而对于体积较小的肿瘤及胃小弯侧后壁的肿瘤，则需在术中胃镜的引导下发现肿瘤。

对于使用腔内切割闭合器直接切除肿瘤并完成吻合的病例，尚可利用胃镜从腔内观察肿瘤切除时是否具足够的切缘。

【术后处理】

基本原则同开腹手术，即给予禁食、胃肠减压，补液及营养支持治疗。由于腹腔镜手术创伤小，术后疼痛轻，下床活动时间早，术后平均住院日明显短于开腹手术。

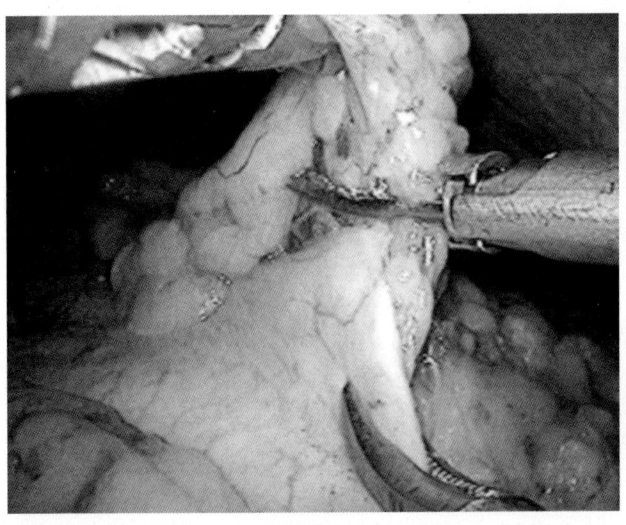

A. 游离胃大弯

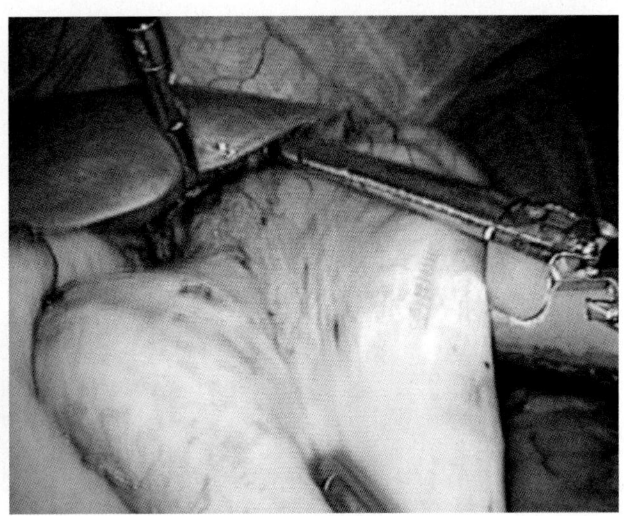

B. Endo-GIA楔形切除部分胃壁组织

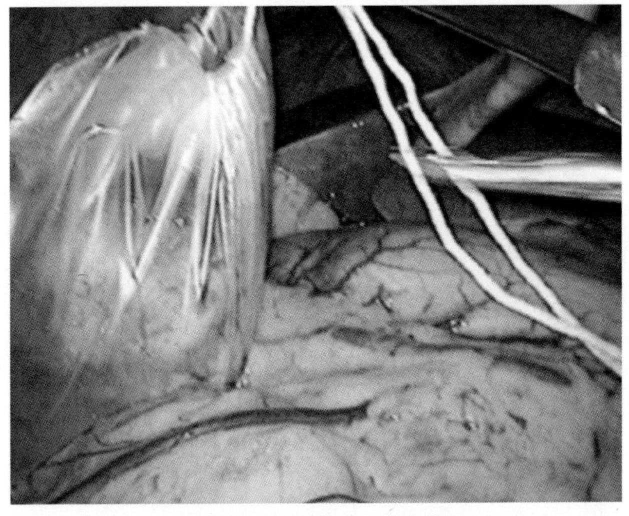

C. 标本置入标本袋防止肿瘤种植

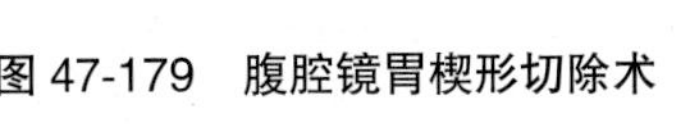

图 47-179　腹腔镜胃楔形切除术

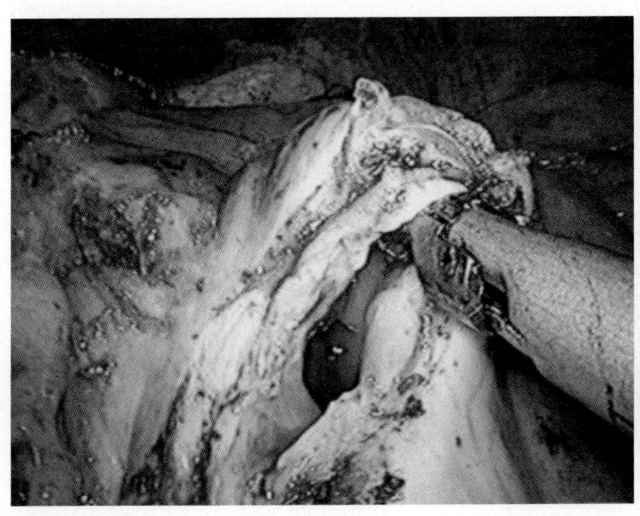

A. 切开胃前壁

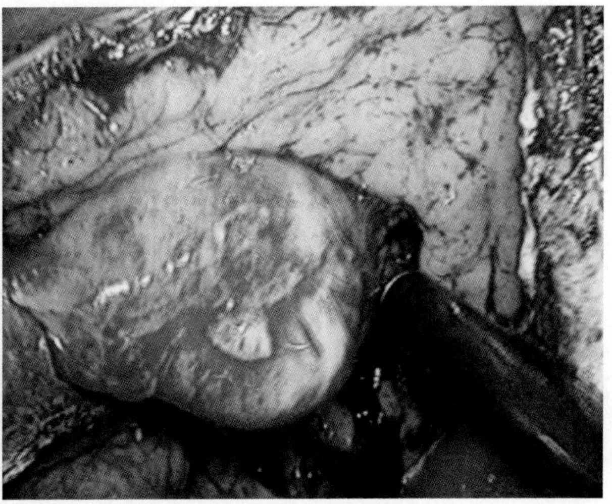

B. Endo-GIA在近基底部切除肿瘤

图 47-180　腹腔镜胃肿瘤外翻切除术

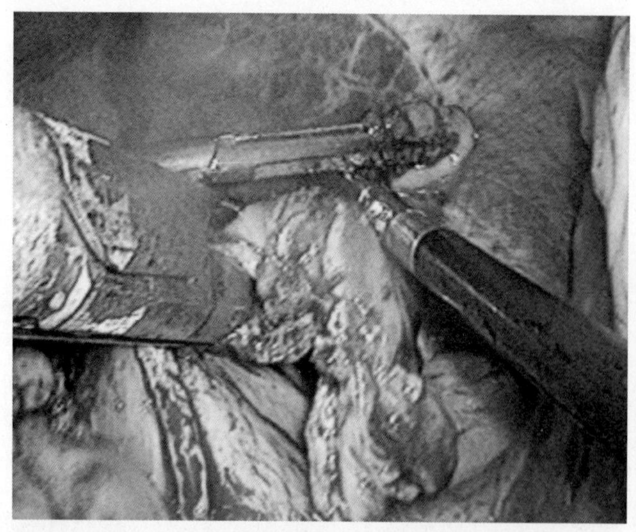

C. Endo-GIA封闭胃前壁开口

图 47-180(续)

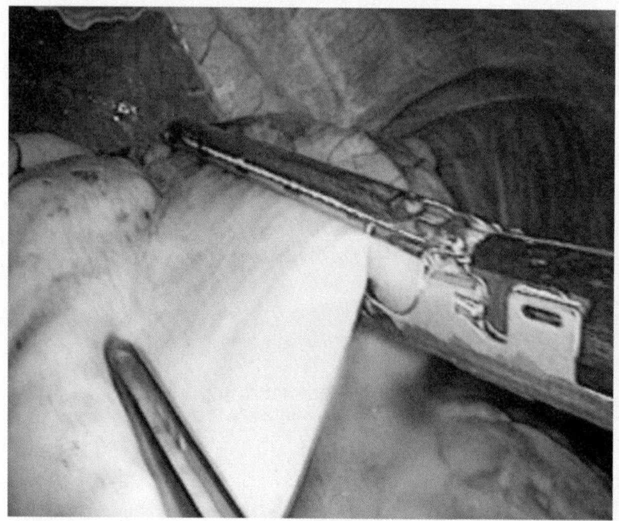

A. 裸化胃大弯

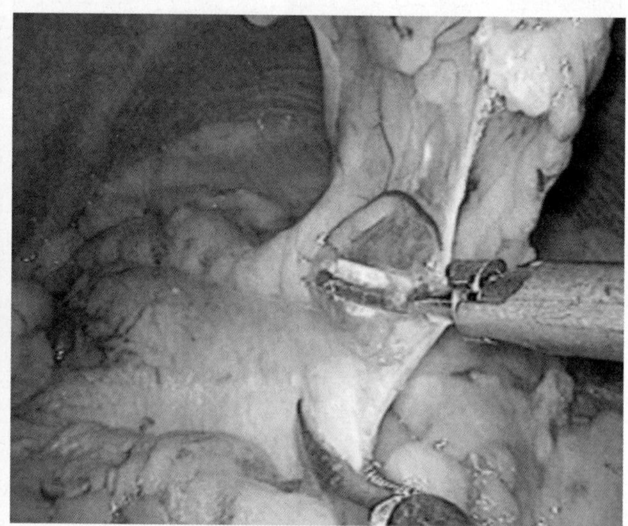

B. Endo-GIA 沿胃大弯开始切除

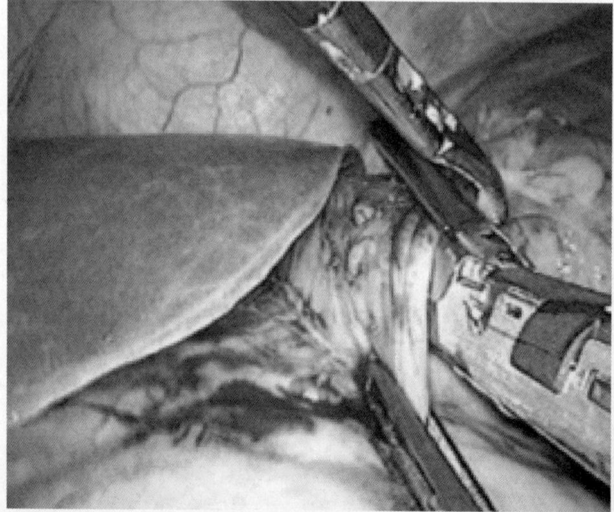

C. Endo-GIA 沿胃大弯继续切除

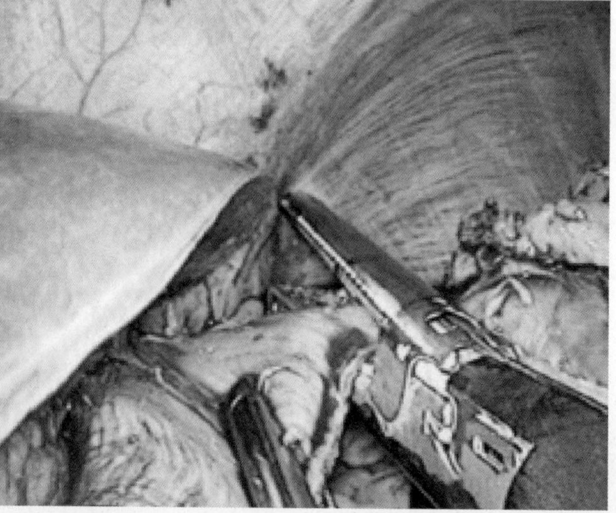

D. Endo-GIA 沿胃大弯切除管型胃组织

图 47-181　腹腔镜袖状胃切除术

【手术并发症】

腹腔镜胃间质瘤术后并发症除了腹腔镜手术特有的并发症(皮下气肿,穿刺并发的血管和胃肠管损伤,气体栓塞等)以外,与开腹手术基本相同。近期常见并发症有:

1. 胃壁钉合创面出血 其可能原因为Endo-GIA切割闭合胃体时,钉合创面出血。因此术中Endo-GIA切割闭合胃体后检查有无活动性出血,止血彻底,必要时腔镜下加强缝合创面。

2. 吻合口并发症 行腹腔镜近端或远端胃大部切除术后可能出现吻合口瘘、出血、梗阻。由于吻合器械的进步、手术技术的提高,近年吻合口并发症发生率明显降低。笔者体会,只要保证吻合口两端组织血供好,无张力,熟练掌握吻合器械使用方法,吻合口并发症极少发生。即使发生,多可通过保守治疗痊愈。

3. 术后出血 腹腔镜胃间质瘤术后腹腔内出血常见原因及预防主要有:①血管断端钛夹松动脱落导致出血;②超声刀处理由主干血管直接分出的分支血管,如胃短动脉时,应用防波堤技术,并且要适当远离动脉主干切断血管,以防术后血压升高冲破凝固块导致出血。

4. 胃瘫 发生率较低,多可通过保守治疗痊愈。

5. 肠粘连、肠梗阻 腹腔镜手术可减少肠粘连、肠梗阻的发生。

6. 切口感染 腹腔镜小切口术后感染机会小于开腹手术。

(余佩武 唐波)

六、胃癌根治术后并发症的预防和治疗

胃癌根治术操作复杂,手术创伤大,术后近期存在出现多种并发症的风险,尤其极度肥胖,体重指数大,或者联合胰腺或者脾脏切除的患者更易出现严重并发症。欧洲开展的两项临床研究中,D2手术的术后并发症率可高达43%~46%,由此带来的手术死亡率也高达10%~13%。而在日本进行的多中心临床研究中手术并发症率仅为21%,手术死亡率更低至0.8%。显然,胃癌专科医生不但需要熟练的手术技能,规范地切除肿瘤和清扫淋巴结,还需要丰富的术后并发症预防和治疗经验,这样才能最大限度提高手术疗效。

【术后近期并发症】

1. 消化道出血 胃癌术后消化道出血可分为即时性出血和延迟性出血。前者关腹后即可发生,常因术中缝合止血不完善、缝线结扎过松、器械吻合时黏膜和黏膜下层断裂回缩而引起,多见于吻合口、残胃小弯断端。临床表现为术后胃管持续引流出鲜血或呕吐鲜血及血块,可伴有血压下降、脉搏加快等失血性休克表现。急诊胃镜检查可以帮助明确出血部位,有助于治疗方案的确定。出血量较小时,非手术治疗多可治愈。通常以局部治疗为主,采用去甲肾上腺素冰盐水重复洗胃,或经胃管灌入凝血酶或可奏效,也可辅助应用全身性止血药。出血量较大,胃管吸引出新鲜血液每小时超过100ml时,通常提示为动脉活动性出血,保守治疗常难奏效,有条件的单位应在胃镜检查明确出血灶的同时积极尝试内镜止血,用金属夹钳夹出血灶或者电凝止血。内镜止血失败时应考虑及早手术止血,通常可在吻合口上方的残胃胃体前壁做切口,找到出血点后,缝合止血。延迟性出血多发生于术后一周左右,也有发生于术后两周以上者,多因吻合口缝线脱落或因感染腐蚀胃周动脉所致。临床上延迟性出血远较即时性出血少见,但出血量通常很大,病情凶险,患者常在短时间内陷于休克状态。保守治疗无法控制出血,唯有当机立断手术止血方能挽救患者生命。此类患者常因出血量过大、输库存血过多而出现凝血功能障碍,导致术野广泛渗血,此时宜结合凝血功能检测结果,输注冷沉淀、纤维蛋白原、凝血酶原复合物或新鲜血浆,重建患者凝血功能。

5

2. 吻合口瘘 吻合口瘘是胃癌术后早期另一严重并发症,多因吻合口张力过大,局部血供不良,或吻合技术欠佳,如缝合过密、打结过紧影响血运所致。严重营养不良、低蛋白血症和腹腔感染也是导致吻合口瘘的常见原因。全胃或近端胃大部切除吻合口瘘发生率远较远端胃大部切除为高,远端胃大部切除术后吻合口瘘多见于Billroth Ⅰ式吻合者。

吻合口瘘一旦发生,其临床表现因胃切除术式、瘘口部位、渗漏量大小以及是否放置有效引流而异。少部分患者瘘口较小,引流通畅,除引流物内发现胃肠液或食物提示吻合口瘘外,可无明显的临床症状,经保守治疗多可治愈。其余大部分患者均有显著的全身和局部症状,而以全身中毒症状为主。

吻合口位于胸腔内者,主要表现为发热、脉快、胸痛、咳嗽、气急等,X线检查可见胸腔积液或液气胸,口服泛影葡胺行X线胃肠道造影有助于明确瘘口位置及大小。诊断一经明确,应立即做胸腔引流,并做空肠造瘘,以利术后肠内营养支持。

吻合口位于腹腔内者发生吻合口瘘时临床表现与十二指肠残端瘘类似,除发热、脉速、腹胀、血白细胞计数升高外,可无显著腹痛和典型的腹膜炎体征。X线胃肠道造影有助于明确诊断。明确诊断后或具有上述典型表现高度怀疑吻合口瘘时,应及早进行剖腹探查。术中经胃管灌注亚甲蓝溶液有助于明确瘘口位置,用大量温生理盐水冲洗腹腔,瘘口旁放置双套管,进行冲洗引流,并做空肠造瘘。手术的目的是建立通

畅的引流，试图缝合瘘口往往徒劳无益。其他术后处理同十二指肠残端瘘。

3. 胰液漏 胃癌根治术解剖是以胰腺为中心展开进行的，术中操作易损伤胰腺实质并发胰液漏。胰液漏的发生率可高达15%~20%，但引流通畅时大部分仅表现为引流液淀粉酶升高或者引流液颜色、性状改变，含有高浓度淀粉酶的引流液呈深红酒色，发生感染时转变为黏稠的灰暗颜色，再到脓样引流液。引流不通畅时，胰液积聚继发感染后，胰蛋白酶原等蛋白分解酶被活化，溶解周围组织，临床可表现为腹腔感染、左膈下脓肿、胸腔积液。如果感染波及吻合口可发生吻合口漏，如果扩散到因清扫淋巴结而剥干净的动脉，可形成假性动脉瘤，是导致大出血的原因。

胰腺上缘常规放置引流管是预防胰液漏造成严重后果的有效手段。术后第1、2天测定引流液淀粉酶浓度，如果淀粉酶浓度高达数万单位，需持续保持引流通畅，避免细菌逆行感染，防止脓肿形成。术后出现不明原因发热时，B超、CT能够协助腹腔积液或脓肿的定位。介入超声引导下置管引流积液或者脓肿，多可获得有效引流。脓液稠厚时可置两根引流管，一根用生理盐水冲洗，另一根有效吸引。引流不畅而患者出现严重毒血症状时，手术是唯一的选择。术中找到脓腔并妥善放置引流。

4. 十二指肠残端瘘 十二指肠残端瘘是Billroth Ⅱ式胃大部切除或全胃切除术后早期严重的并发症之一。其病因主要包括：①十二指肠残端处理欠佳，多因肿瘤浸润而需在较低部位切断十二指肠，导致残端缝合困难，不易内翻缝合，或因十二指肠残端缝合过于紧密，导致局部血供不良，影响愈合；②空肠输入襻梗阻导致十二指肠肠腔内压升高，可造成残端破裂；③腹腔局部积液感染，术后急性胰腺炎、胰漏等均可腐蚀十二指肠残端致其破裂；④全身营养状况差、重度贫血或严重低蛋白血症，影响组织愈合。

十二指肠残端瘘多发生于术后一周左右，主要表现为发热、脉速、腹胀、腹痛，体检可有右上腹局限性腹膜炎或弥漫性腹膜炎体征，引流管可引流出含胆汁的混浊液体，严重时可有感染性休克表现。瘘口较小时腹部症状体征多较轻，主要表现为术后持续高热，白细胞计数增高，体检右上腹可扪及触痛性肿块。少数患者因诊断延误，可因切口处流出含胆汁的混浊液体而发现。B超、CT可显示腹腔积液、脓肿或反应性胸腔积液。

除少数包裹局限、引流通畅、无明显全身中毒症状的十二指肠残端瘘可采用保守治疗外，绝大部分患者均应及早手术，行十二指肠造瘘加腹腔引流术。因局部肠壁炎症水肿严重，一般不宜施行瘘口修补。术中需同时探查输入襻，如有梗阻，一并予以解除。若首次手术未置空肠营养管，应同时行空肠造瘘术。术后应保持引流管通畅，采用广谱抗生素控制感染，加强营养和支持治疗，酌情应用生长抑素类药物，减少消化液分泌。记录出入水量，防治水电解质酸碱平衡紊乱。

5. 食管吻合口狭窄 食管吻合口狭窄表现为吞咽困难，食后立即发生恶心呕吐。口服泛影葡胺造影见吻合口处通过障碍。暂时性狭窄与局部炎症、水肿有关，一般不需特殊处理。器质性吻合口狭窄多与吻合口处瘢痕挛缩、肿瘤残留或复发以及吻合技术不当有关。

预防的方法是采取全层一层内翻等间距吻合法，组织勿内翻过多；采用管状吻合器吻合时，置入吻合器身后往外退出少许，避免将过多空肠黏膜堆于吻合口造成狭窄；防止吻合口瘘，以免愈合后瘢痕形成。对轻、中度器质性食管吻合口狭窄，可采用内镜扩张术；若经扩张无效或重度狭窄者可行内镜高频电刀切开术，或经胸部切口，做狭窄部成形术，或切除狭窄部重新吻合。

6. 残胃排空延迟 远端胃大部切除和近端胃大部切除术后均可发生，具体发病原因不明。残胃流出道无机械性梗阻，但因残胃无张力导致胃排空停滞或延迟是其特征。本症多发生于术后一周左右进食半流质后发生，主要表现为进食后上腹饱胀、恶心、溢出性呕吐。腹部检查可有上腹胀满、肠鸣音减弱，并可闻振水音，重置胃管后可吸出大量胃液。口服泛影葡胺X线造影显示残胃扩张，造影剂完全滞留于胃内，或有少量造影剂呈线状通过吻合口进入肠道。胃镜检查可见吻合口充血、水肿，镜身可通过吻合口。

治疗方法包括禁食、持续胃肠减压使残胃得以充分休息；同时给予正规的静脉营养支持治疗，注意维持水电解质平衡；静脉应用抑制胃酸分泌的药物，并以高渗盐水洗胃有利于消除胃壁水肿；若患者有焦虑、失眠等症状，应给予镇静抗焦虑药物。如此多数患者胃动力可在3~4周内恢复，部分患者病程可持续8周以上。促胃动力药物鲜能奏效。如经3~4周正规治疗仍未恢复者，可行胃镜检查，不仅可以排除机械梗阻之虞，有利于增强患者和家属对保守治疗的信心，同时胃镜的机械刺激有助于胃动力的恢复。本症属于功能异常，采用保守治疗均可治愈，切忌盲目再次手术。

【术后远期并发症】

1. 反流性食管炎 全胃及近端胃大部切除的患者，由于丧失贲门括约肌的功能，使胆汁、胰液、十二指肠液反流至食管引起炎症。表现为胸骨后灼痛、反流、呕吐胃肠液，偶有剧烈上腹痛，餐后以及卧位时症状尤为明显。患者常因症状严重而自动限制进食，久之终将导致消瘦和营养不良，并可导致吻合口狭窄进一步影响患者进食。胃镜下见吻合口以上食管黏膜水肿、充血、糜烂及溃疡形成，并可有不同程度吻合口的狭窄。本症的发生与消化道重建术式有一定关系。症状不重者应采用药物治疗，包括制酸剂、黏膜保护剂和促动力药。药物治疗无效、症状持续、严重影响患者进食和营养时可考虑手术治疗。

2. 倾倒综合征　分为早期倾倒综合征和晚期倾倒综合征，前者发生于餐后 20~30 分钟，后者发生于餐后 2~3 小时。早期倾倒综合征临床表现可分为胃肠道症状和循环系统症状两大类。胃肠道症状包括进食后上腹部饱胀、紧束感，恶心、呕吐，肠鸣频繁，阵发性脐周绞痛，便意迫切，继而大量腹泻；循环系统症状包括乏力、眩晕、面色潮红或苍白、大汗淋漓、心动过速，患者烦躁不安，迫切希望躺下，严重者可有昏厥。

治疗方法包括：饮食调节，进低糖类、高蛋白、高纤维的干食，餐时限制饮水。进食后平卧 20~30 分钟，可以减慢食物的排空，预防或缓解症状的发作。症状严重影响正常生活和工作时，可考虑手术治疗。晚期倾倒综合征发病原因主要由于肠道内高浓度糖刺激胰岛素持续释放，从而引起低血糖和血流动力学改变。临床特征为餐后 2~4 小时出现严重的血管舒缩功能紊乱症状，如乏力、眩晕、出汗、苍白、脉速、震颤等。治疗以饮食调节为主，低糖饮食，餐间加点心有利于防止本症的发生。

3. 营养性并发症　术后营养不良主要由胃容积缩小及消化道改道两方面因素引起。术后除摄食量减少以外，食物的吸收也存在障碍。吸收不良的原因是食物失去了胃的研磨和消化功能；由于迷走神经被切断和 BillrothⅡ式消化道重建使十二指肠黏膜分泌缩胆囊素和促胰液素减少；旷置十二指肠还使胆胰液不能在所需时间内与食物充分混合，造成胆汁的乳化和胰酶的水解作用不全；无酸环境使近端空肠内细菌过度生长，特别是厌氧菌迅速增殖，使结合胆酸减少；从而造成脂肪吸收障碍：不能与消化液充分混合。日久将导致营养不良，出现体重减轻，明显消瘦。

治疗主要采用饮食调节，少食多餐，进食高热量、高蛋白质饮食。铁或维生素 B_{12} 吸收障碍可导致贫血。通常食物中的高价铁，需经胃酸、维生素 C 等还原成 Fe^{2+} 后才能被吸收；维生素 B_{12} 需与壁细胞分泌的内因子结合才能被吸收。全胃切除术后若不补充维生素 B_{12}，2~5 年内不可避免地要发生恶性贫血。胃癌根治术后饮食中应注意补充铁和叶酸，全胃切除后还需每年肌内注射维生素 B_{12} 并随访血常规、血清铁、维生素 B_{12} 和叶酸水平。骨病与胃切除术后钙吸收障碍有关，主要表现为胃切除术后数年开始出现腰痛、关节痛、四肢麻木和骨质疏松等。治疗方法主要是同时补充钙质和维生素 D。

（秦新裕　孙益红）

第十节　微创减肥手术

微创减肥外科是减肥外科和微创外科这两个既独立又相辅相成的领域共同发展的结果。在微创减肥外科技术建立和推广之前，微创外科历经了从早期萌生演变为先进的微创技术的过程，而将先进的微创技术应用于传统减肥外科手术，便催生并促进了微创减肥外科学的发展。

一、术式沿革与手术原理

（一）术式沿革

当代减肥外科学始于 20 世纪 50 年代，主要通过外科手术造成短肠综合征，导致继发性营养吸收不良，以起到治疗病态肥胖并维持体重减轻的效果。手术方式以 20 世纪 60 年代末期及 70 年代初流行的空肠 - 回肠旁路术为代表。鉴于这种单纯限制营养吸收型手术术后并发症发生率、死亡率较高，且最终常导致减肥失败，该术式逐渐被放弃，人们转而着手设计以限制胃容量为理念的新术式。这种术式主要通过限制胃容量，减少患者进食量来达到减肥效果。从 1966 年开始到 20 世纪 90 年代，胃成形术、垂直胃束带术、可调节胃束带术等相继问世。虽然相较于肠道旁路术，限制胃容量性手术具有相对安全、操作简单的优势，这也使其一度成为 20 世纪 70 年代后期大多数减肥外科医生的主要选择，但其远期减肥效果不佳。Roux-en-Y 胃旁路术在 20 世纪 70 年代后期出现，该术式保留约 30ml 体积的胃小囊，胃肠吻合的 Roux 肠襻支长度为 75~150cm。由于兼具限制胃容量型手术和限制营养吸收型手术的优点，且有效控制体重的同时减少术后并发症发生率，因此 20 世纪 90 年代中期以后 Roux-en-Y 胃旁路术逐渐成为一种主流的减肥术式。此后，又相继出现了胆胰转流（biliopancreatic diversion，BPD）和十二指肠转位术（duodenal switch，DS）及其两者合并的改良术式。虽然相比 Roux-en-Y 胃旁路术，减肥效果更加明显，但术后并发症发生率和死亡率均较 Roux-en-Y 胃旁路术高。

20 世纪 90 年代初，微创技术开始应用于肥胖症外科治疗，早期的腹腔镜减肥手术主要是限制胃容量性手术。第 1 例为治疗重度肥胖的胃束带手术，由 Lawrence Wilkinson 于 1976 年完成。1983 年 Kuzmak 等开始使用可调节硅胶束带对肥胖患者进行治疗，即利用可调节的气囊管取代原有的束带，通过导管连接至皮下的调节泵来控制捆扎口的大小。此后，不少

5

学者使用不同动物验证此项技术，使之逐步完善，期间该技术的临床应用和动物实验同步进行。1993年Belachew等在人体进行首例LAGB并取得了成功。自早期报告以来，临床上对腹腔镜可调节胃束带术（laparoscopic adjustable gastric banding，LAGB）已积累丰富的经验。2001年美国FDA批准LAGB应用于临床。此外，过去的40多年中，虽然有许多不同的旁路术式应用于临床，但Roux-en-Y胃旁路术被认为是最有效和稳定的减肥术式。1994年Wittgrove等证实了腹腔镜下Roux-en-Y胃旁路术的可行性，之后的研究证实其对减肥和对肥胖并发症的治疗效果与开腹胃旁路术效果相同。有学者主张使用手辅助腹腔镜进行胃旁路手术以克服学习曲线。Gagner于1999年开展了第一例腹腔镜BPD/DS手术。该术式在技术上较为困难，只有少数有丰富开腹经验的外科医生才能胜任。与胃旁路术或胃束带术比较，腹腔镜BPD/DS并发症发生率更高，有报道证实其死亡率高达5%。在与其他腹腔镜减肥手术进行充分比较之前，还需对这种手术积累更多的经验。此外，美国和欧洲已经对腹腔镜胃起搏导线安置术进行评估，这种手术术后2年，患者平均多余体重降低大约20%，对于经过严格挑选的患者，减肥效果更加明显。

5

由于微创减肥外科贯彻了微创手术的观念和技术，减少对患者的创伤、减轻术后疼痛、加快患者恢复，因此微创减肥手术逐渐成为人们的首选。

（二）手术原理

减肥手术主要是通过减少营养吸收和（或）限制食物摄入来实现减肥并维持减肥效果的。限制营养吸收型手术主要通过手术造成短肠综合征，以减少小肠黏膜有效吸收面积和降低食物在消化道中停留时间，从而限制营养物质，特别是脂肪在肠道的吸收。限制胃容量型手术通过手术机械性限制食物摄入量，提供持久的饱食感，以限制热量的摄入。

腹腔镜可调节胃束带术（laparoscopic adjustable gastric banding，LAGB）属于限制胃容量型手术，通过手术建立一个缩小的胃囊（10~15ml），其狭窄的流出道可减缓胃排空的速度。在进食不多的情况下即出现饱胀感，限制患者食欲，并以此造成患者饮食行为的改变来达到减肥效果。LAGB术后需要根据个性化减肥需要，收紧或放松束带环，来调节胃容量。LAGB术后患者的体重控制水平与束带调整直接相关，不进行收紧的束带没有减肥作用。

腹腔镜袖状胃切除术（laparoscopic sleeve gastrectomy，LSG）同样属于限制胃容量型手术，术后胃容量降低至60~100ml，摄入少量食物后可很快产生饱食感。研究表明LSG通过切除胃底去除了大部分产生饥饿素（ghrelin）的细胞，降低了血ghrelin水平，而ghrelin被认为是一种饥饿调节肽类激素，因而LSG可能通过降低血ghrelin水平而降低患者食欲，进而影响患者进食。此外，研究证实LSG可加快胃排空，延长远端小肠黏膜同食物接触的时间，并可影响胰高血糖素样肽（glucagon-like peptide-1，GLP-1）、胆囊收缩素（cholecystokinin，CCK）等与血糖代谢相关的激素水平，可能以此产生缓解及治疗糖尿病的作用。

腹腔镜Roux-en-Y胃旁路术（laparoscopic Roux-en-Y gastric bypass，LRYGB）属于联合限制营养吸收型和限制胃容量型的减肥手术。LRYGB通过切割胃壁建立约30ml的胃小囊，限制患者的饮食摄入量，并通过重建消化道来限制营养物质的吸收。建立的Roux肠襻支因缺乏胆汁和胰液，其内的营养很难被吸收。有研究证实，LRYGB尚可影响瘦素（leptin）和饥饿素的水平，可能通过改变这些参与调节食欲的激素水平，从而限制患者摄取食物。此外，LRYGB具有治疗及缓解糖尿病的作用，但具体机制尚不明确。有学者提出肠-胰岛轴机制，指出胃肠道重建改变胃肠道分泌的糖代谢相关激素水平，使血糖降低，从而使T2DM得到治愈或缓解。关于这种机制存在两种假说，即前肠假说（foregut hypothesis）和后肠假说（hindgut hypothesis）。这些假说主要涉及一些胃肠道激素，如GLP-1、抑胃肽（gastric inhibitory polypeptide，GIP）、ghrelin、YY肽（peptide，PYY）等。

但目前关于减肥手术治疗肥胖及代谢相关疾病的具体机制尚未完全明确，尚需更为深入和广泛的研究来进一步阐明。

二、手术适应证和禁忌证

（一）欧美与亚太地区的异同

对于肥胖症外科手术适应证，欧美和亚太地区均以BMI标准为主要参考指标。

1991年，第一部减肥手术指南制定于美国国立卫生院共识会议，作为欧美减肥手术接受最广泛的标准，其手术指征包括：①病态性肥胖（BMI≥40）或重度肥胖（BMI≥35）合并肥胖所致的相关疾病；②内科治疗无效；③排除内分泌异常引起的继发性肥胖；④无严重精神疾病和行为异常，无嗜睡及药物滥用；⑤无主要器官功能严重异常，且能接受手术者。但由于未考虑到年龄、种族或民族的因素，特别是未考虑到低BMI范围及并存疾病严重性等问题，许多专家认为该指南需要补充和修正。

由于亚太国家特别是中日韩等周边国家，极重度肥胖的人群较欧美少，肥胖症患者的肥胖类型不同，亚太地区多为腹型肥胖，而欧美以梨形肥胖为主。且亚洲人腹型肥胖易合并糖尿病及脂代谢紊乱等并发症，因此亚太外科减肥协会建议 BMI≥37 或 BMI≥32 伴有肥胖合并疾病者即可接受减肥手术。国内郑成竹等学者针对东亚人种腹型肥胖者 BMI 较低即可形成严重并发症危害的特点，及腰围指标更能反映发生心脑血管意外、高血压和 2 型糖尿病及其他并发症的风险的特点，对我国减肥手术的适应证进行研究，认为对于男性腰围超过 90cm、女性超过 80cm 者或 BMI≥28 且合并严重并发症者也适合进行手术治疗。

（二）我国制定的首部指南

因此，开展肥胖外科手术不能单纯从 BMI 角度，一味强调减肥效果和 BMI 的下降程度，应该认识到对肥胖相关并发症的预防和治疗更是减肥手术的根本目的和重点所在。2007 年中华医学会外科学分会内分泌外科学组、中华医学会外科学分会腹腔镜与内镜外科学组、中华医学会外科学分会胃肠外科学组和中华医学会外科学分会外科手术学学组联合制定并发布了《中国肥胖病外科治疗指南（2007）》，为我国减肥和代谢外科提供了重要的依据和规范。

该指南建议选择患者的手术适应证为：有以下①~③之一且同时具备④至⑦情况者可考虑行手术治疗。①确认已出现与肥胖相关的代谢紊乱综合征，如 2 型糖尿病、心血管疾病、脂肪肝、脂代谢紊乱、睡眠呼吸暂停综合征等，且预测减肥可以有效治疗这些肥胖相关疾病；②腰围男性≥90cm，女性≥80cm；血脂紊乱（TG≥1.70mmol/L），和（或）空腹血 HDL-ch 男性 <0.9mmol/L，女性 <1.0mmol/L；③连续 5 年以上体重稳定或稳定增加，BMI≥32；④年龄 16~65 岁：>65 岁者，肥胖相关并发症顽固且复杂，应根据术前各项检查权衡手术利弊再决定手术与否；<16 岁青少年，要综合考虑肥胖程度、对学习和生活的影响程度、是否有家族遗传性肥胖病史和本人意愿；⑤经内科治疗一个以上疗程而疗效不佳或不能耐受保守治疗者；⑥无酒精或药物依赖性，无严重精神障碍、智力障碍者；⑦患者了解减肥手术术式，并理解和接受手术潜在的并发症风险；理解术后改变生活方式、饮食习惯对术后恢复的重要性并有承受能力，能积极配合术后随访。

（三）肥胖和糖尿病外科治疗指南

1980 年，Pories 等发现胃旁路术在治疗肥胖症时，合并 2 型糖尿病（type 2 diabetes mellitus，T2DM）的患者术后血糖迅速恢复正常，甚至部分患者可不再服用降糖药物。2004 年，Ferchak 等通过前瞻性对照研究发现，合并 T2DM 的肥胖患者在接受胃旁路手术后，无需药物降糖并能长期保持血糖正常的病例数明显高于非手术组，且糖尿病相关并发症的发生率和病死率明显降低。Arterburn 等还发现患者术后出现了收缩压降低、血脂异常改善、心血管疾病风险降低等有益变化。因此，出现了一个新的学科——代谢外科（metabolic surgery）。基于手术可为合并 T2DM 的肥胖症患者带来诸多改善代谢的益处，2009 年美国糖尿病学会（ADA）在 T2DM 治疗指南中正式将此类手术列为肥胖症合并 T2DM 的治疗措施之一；2011 年，国际糖尿病联盟（IDF）正式推荐代谢外科手术可作为肥胖症合并 T2DM 的治疗方法。为了适应我国减肥和代谢外科发展需要及与国际接轨，2012 年中国医师协会成立了中国医师协会外科医师分会肥胖和糖尿病外科医师委员会。目前最新的指南——《中国肥胖和 2 型糖尿病外科治疗指南（2014）》已发布，旨在规范应用减肥外科手术治疗 T2DM 等代谢性疾病。

手术适应证：① T2DM 病程≤ 15 年，且胰岛仍存有一定的胰岛素分泌功能，空腹血清 C 肽≥正常值下限的 1/2；②患者的 BMI 是判断是否适合手术的重要临床标准（表 47-2）；③男性腰围≥90cm、女性腰围≥85cm 时，可酌情提高手术推荐等级；④建议年龄为 16~65 岁。

表 47-2 手术治疗 T2DM 患者入选标准

BMI	临床情况	手术推荐等级
≥32.5		积极手术
27.5~<32.5	患有 T2DM，经改变生活方式和药物治疗难以控制血糖且至少符合额外的 2 个代谢综合征组分①或存在并发症②	可考虑手术
25.0~<27.5	患有 T2DM，经改变生活方式和药物治疗难以控制血糖且至少符合额外的 2 个代谢综合征组分①或存在并发症②	慎重开展手术③

注：①代谢综合征组分（IDF 定义）包括：高甘油三酯（空腹 TG≥1.70mmol/L）、低密度脂蛋白胆固醇（男性空腹 HDL-ch<1.03mmol/L，女性空腹 HDL-ch<1.29mmol/L）、高血压（动脉收缩压≥130mmHg 或动脉舒张压≥85mmHg，1mmHg=0.133kPa）；②并发症包括糖代谢异常及胰岛素抵抗，阻塞性睡眠呼吸暂停综合征（OSAS）、非酒精性脂肪性肝炎（NASH）、内分泌功能异常、高尿酸血症、男性性功能异常、多囊卵巢综合征、变形性关节炎、肾功能异常等，尤其是具有心血管风险因素或 T2DM 慢性并发症；③有一定疗效，但国内外缺少长期疗效的充分证据支持，建议慎重开展。

手术禁忌证：①明确诊断为非肥胖型 1 型糖尿病；②胰岛 B 细胞功能已基本丧失，血清 C 肽水平低或糖负荷下 C 肽释放曲线低平；③BMI<25.0 者目前不推荐手术；④妊娠糖尿病及某些特殊类型糖尿病患者；⑤滥用药物或酒精成瘾或患有难以控制的精神疾病；⑥智力障碍或智力不成熟，行为不能自控者；⑦对手

术预期不符合实际者；⑧不愿承担手术潜在并发症风险；⑨不能配合术后饮食及生活习惯的改变，依从性差者；⑩全身状况差，难以耐受全身麻醉或手术者。

三、术前准备

【患者评估与术前宣教】

术前评估应由多学科团队进行。多学科团队一般应以减肥外科、内分泌科、精神心理科的医师和营养师为核心，同时根据患者具体情况邀请麻醉科、呼吸内科、心内科、妇产科等专科医师联合会诊，目的在于明确是否符合手术指征、有无手术禁忌证、手术风险评估以及如何降低手术风险。同时患者可就相关问题向手术团队和多学科专家进行咨询，如患者对手术及其风险和并发症了解比较片面，存在许多不切实际的想法，在联合会诊期间要对患者作出全面细致的解答和解释，让患者了解到手术不仅仅是减肥，对肥胖相关并发症的预防和治疗更是手术的根本目的和重点所在。在术前对患者生理功能、心理状况进行充分的评估，了解其对手术的耐受性，才能保证手术的安全性和术后的长期效果。

5

评估期间可考虑以下几个因素，对患者的具体术式提出建议。主要包括：①患者的病情、年龄、基础疾病功能状态、饮食习惯和对术后营养治疗的认知度等；②患者的需求，对于切割或异物留置等风险的承受程度；③社会因素及亲属的支持程度、随访的可能性；④医生的因素，包括医生技术能力、多学科协作及随访教育等。由于每种术式都有其优缺点，需要正确认识每种术式的特点，结合患者的具体病情综合考虑来选择最佳的术式，才能使患者获得最佳减肥效果。

常见术式的特点总结如下：

LAGB是一种简单、安全且可逆的减肥术式，术后并发症少。由于不损伤胃肠道的完整性，不改变胃肠道的生理状态，因而不干扰食物的正常吸收，不会造成术后腹泻及营养不良等并发症，适合年轻患者。该手术具有可调节性，术后需要患者定期复查，根据患者病情对束带进行调整，从而适当地限制患者饮食。然而该手术对患者的依从性要求较高，术后减肥的效果与患者的依从性关系密切，依从性较好的患者多可获得满意的减肥效果。通常术后1年可减轻多余体重的30%~40%，术后2年约为50%，术后3年可达50%~60%。患者术后可出现呕吐或疼痛等症状，此与患者不良的进食习惯或球囊注水后胃束带通道变窄有关。胃束带术后除一般胃肠手术可能出现的并发症外，还可发生特异性的与束带有关的并发症，包括束带移位、感染、断裂等，其中大部分与束带调节不当及术前、术后宣教不足有关。

LSG最初作为重度病态性肥胖患者减肥手术的第一部分，常与胃肠旁路手术或胆胰分流手术联合应用。近年研究发现，腹腔镜袖带胃切除术单独应用同样具有很好的减肥效果。LSG对肥胖和肥胖伴发病有较好的疗效，手术相对简单，手术创伤小，术后生活质量较好，术后并发症较少。由于其不改变消化道的正常生理结构，无慢性营养不良的危险，尤其适于年轻肥胖患者。此外，对极重度肥胖及合并其他严重肥胖并发症的高危患者，可先行此手术，以相对安全的手段使患者的肥胖程度得到较快控制，术后6~18个月根据患者减肥情况，再考虑是否行二次手术。LSG手术本身不可逆，术后并发症主要包括残胃漏、残胃扩张再手术、戳孔疝、术后胃食管反流等。但由于LSG开展时间较短，累积病例数有限，其远期效果有待进一步观察随访。

LRYGB是最有效的减肥术式之一，可极大地控制食物摄入和吸收，减肥效果显著，对糖代谢及其他代谢指标改善程度也较好，被多数学者认为是减肥代谢外科的“金标准”。对于亚太患者，该术式适合BMI≥37或BMI≥32同时合并严重肥胖并发症的患者，特别是合并2型糖尿病的患者。LRYGB对胃肠道的改变是不可逆的，相比于前两种术式，操作较为复杂，需将胃肠道改道，胃肠横断、吻合，危险度较高，术后并发症发生率较高，住院时间较长。由于术后胃窦及十二指肠和空肠上段无食物通过，术后易出现营养代谢紊乱，如缺铁性贫血、维生素B_{12}缺乏、缺钙等。术后需要患者定期补充维生素、微量元素。此外，对于未生育的青年女性通常不建议此类手术。

术前对患者评估的过程中，对于适宜手术的患者，多学科的医生为患者提供合适治疗选择的客观信息和建议，并鼓励患者及其亲属参与决策。患者与医生探讨手术的选择、每一项手术的优点和缺点、术后可能出现的结果、术后治疗依从性的必要性，及手术可能出现的短期和长期并发症等。

【术前准备】

通过术前宣教之后，术前需再次向患者及家属强调手术存在的风险、手术的术式、术后可能存在的并发症、术后随访的内容及方法等。必须在患者及家属知情同意下才能进行手术治疗。其中对于接受减肥手术的育龄期妇女，应尽可能避免术后1年内妊娠，如果妊娠，则应监测营养状况，预防术后营养不良。

术前检验及检查项目：①查体：需测量体温、脉搏、呼吸、血压、身高、体重（计算BMI）、腰围、臀围、腹围；②血、尿、便常规，血生化全套（包括肝功、肾功、血电解质、血脂四项、同型半胱氨酸），糖化血红蛋白、糖化血清蛋白、糖化白蛋白、甲状腺功能七项、血清铁、铁蛋白、转铁蛋白、视黄醇蛋白、维生素 B_{12}、叶酸、25羟维生素 D_3、微量元素(Zn、Mn)、动脉血气分析、血清四项、出凝血时间、血型、尿 HCG；③促肾上腺皮质激素(ACTH)和皮质醇(F)节律(下午 4 点、零点和次日晨 8 点)，24 小时尿游离皮质醇(UFC)，午夜 1mg 地塞米松抑制试验；④ 75g 葡萄糖耐量试验(检测空腹、服糖后 30 分钟、60 分钟、120 分钟和 180 分钟的血糖、胰岛素和 C 肽)；⑤心电图、胸片、腹部超声(注意胆石症)、妇科超声(注意多囊卵巢)、上消化道钡餐和胃镜检查(注意食管裂孔疝、溃疡、息肉等)、超声心动、呼吸睡眠监测、垂体和肾上腺 CT 等相关检查。

术前准备：术前除需要进行胃肠手术术前常规准备外，尚需要进行如下干预。①控制血糖水平：有证据指出术前糖化血红蛋白控制在 7%~8%，术后可以降低微血管或大血管并发症；②控制血脂水平：所有肥胖症患者均应监测血脂水平，并对高脂血症予以治疗；③术前营养评估：包括术前饮食结构和摄入量的指导，使患者做好长期饮食调整的心理准备，同时评估患者依从性和术后改变饮食行为的能力；④社会心理评估：对患者进行充分的心理辅导；⑤术前戒烟；⑥有深静脉血栓病史或高危因素者应进行深静脉血栓的风险评估，采取必要的预防措施；⑦治疗并控制其他合并疾病，以减少手术风险，提高手术治疗效果；⑧此外，对超级肥胖和有伴发病的患者，术前应和麻醉医师及手术室专科护士进行讨论，以采取必要措施，确保术中患者平稳。

器械准备：除常规腹腔镜器械之外，需准备加长 Trocar、加长超声刀、气囊胃管等。LAGB 需特殊准备金手指(用于建立“胃后隧道”并导入可调节胃束带)、可调节胃束带、15mm Trocar(可调节胃束带经此置入腹腔)。LSG 和 LRYGB 需特殊准备加长直线切割闭合器及钉仓等。

四、手术方式及并发症处理

(一) 腹腔镜可调节胃束带术

腹腔镜可调节胃束带术(laparoscopic adjustable gastric banding，LAGB)是通过放置胃束带，形成缩小的胃囊，在术后进食早期即可出现饱胀感从而达到减少进食的目的。手术是将胃束带环绕于胃体的上部将整个胃人为地分成两个部分，两个部分间有一个减缓胃排空速度的小通道允许食物通过。束带分割后的上部分胃呈一个小的囊袋状(10~15ml)，进食后很快就会填满食物。当这部分胃填满扩张后，胃的神经会向大脑饱食中心传递信号，大脑调节中枢会让患者出现几个小时的饱胀满足感(图 47-182)。LAGB 术后需要根

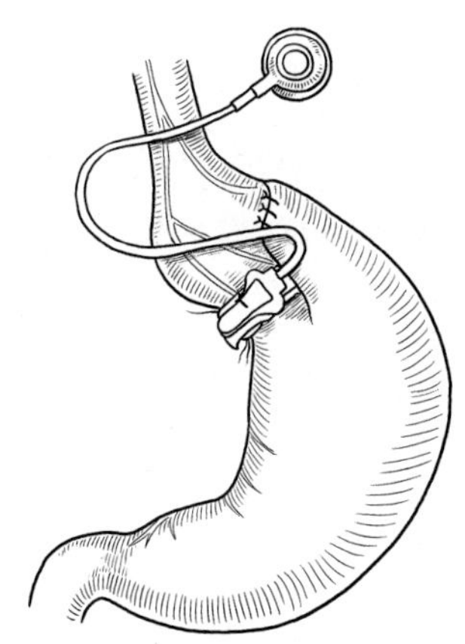

图 47-182　腹腔镜可调节胃束带术效果示意图

据患者个人减肥需要，收紧或放松束带环，来达到适当限制胃容量的作用。LAGB 术后患者的体重控制水平与束带调整直接相关。

【麻醉】

采用气管插管全身麻醉。

【患者体位及术者站位】

患者采取平卧位或 French 体位(平卧两腿分开位)，头侧抬高 25°~30°左右摆成头高足低位。根据操作习惯，术者可站于患者右侧或两腿间。

5

【手术步骤】

1. 建立气腹和放置 Trocar　多采用气腹针穿刺法建立气腹。使用 Veress 气腹针经脐上 1cm 处垂直穿刺进入腹腔。如患者腹壁肥厚，不确定是否进入腹腔，可用盛有生理盐水的注射器与气腹针相连，如生理盐水顺利流入则表明气腹针已顺利进入腹腔。连接气腹机，充入低流量 CO_2，压力设定为 15mmHg。对于超级肥胖患者穿刺无法完成或仍无法确定是否进入腹腔时，可小切口直视下穿入穿刺器。

待腹部膨隆后，采用 4 孔法或 5 孔法放置 Trocar。15mm Trocar 多位于左锁骨中线肋缘下 2cm，主要用于将束带放入腹腔；剑突下 1cm Trocar 用于置入肝脏牵开器；右侧锁骨中线肋缘下内移 2cm 处为辅助 Trocar，此外若网膜脂肪肥厚、His 角显露困难时可于辅助 Trocar 下方增加一个 5mm Trocar 用于帮助暴露。

2. 分离 His 角　插入气囊胃管，气囊充气后回拉以帮助确认胃和食管交接部，同时向右上方牵引肝脏，显露食管下段、贲门和 His 角。将胃底向右下方牵开，确定食管下端和膈肌脚交会处，将覆盖在食管胃连接部的脂肪垫向右侧牵引，使用电钩分离左侧膈肌脚外缘的浅层浆膜，轻柔地分离该处软组织以显露膈肌脚(图 47-183)。

3. 分离胃小弯侧　肝脏牵开器下移以显露小网膜，抓钳向左牵引小弯侧中部，电钩切开分离肝胃韧

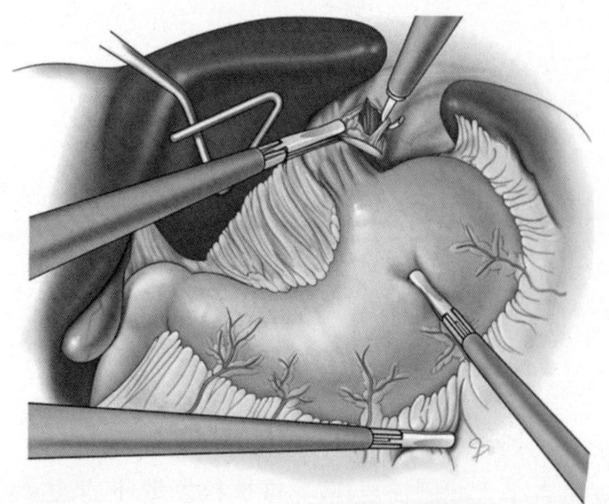

A. 图示打开左膈肌脚表面的腹膜

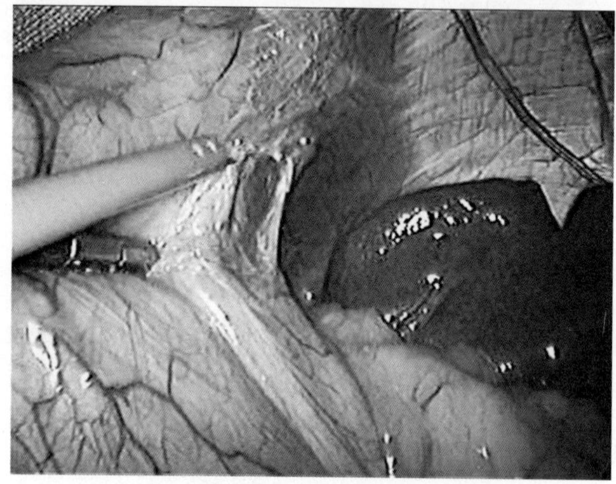

B. 术中电钩正在打开左膈肌脚表面的腹膜

图 47-183　腹腔镜可调节胃束带术：分离 His 角

带无血管区（图 47-184）。牵引肝尾状叶，并牵引小网膜囊后壁脂肪，从而显露右侧膈肌脚浅面（图 47-185）。在肝尾状叶后方，可以看到脂肪垫朝下腔静脉方向越过。分离的部位就在右侧膈肌脚下界前方约几毫米远的脂肪上。右侧膈肌脚的标记即脂肪垫中有较粗的血管行经其最低点。将右侧膈肌脚浅面的腹膜打开约 5mm，于胃后壁的后方抬起胃壁向贲门切迹方向钝性分离扩大该切口。

4. 建立“胃后隧道”　“金手指”进入小弯侧切口，向贲门、胃底方向轻柔推进 6~8cm，从 His 角的浆膜处穿出，从而建立“胃后隧道”。在推进的过程中切勿强制使用外力（图 47-186）。如果遇到阻力，则需要进一步分离 His 角。

5. 检查 SAGB 及导入腹腔　注水检查 SAGB 硅胶导管及内囊无漏气后，抽空其内所注盐水和空气后结扎导管末端。术中经 15mm Trocar 将 SAGB 导入腹腔（图 47-187）。

6. SAGB 拖入“胃后隧道”并上扣锁定　将 SAGB 末端牵引线套入“金手指”尖端的凹槽内（图 47-188A），使硅胶内囊面朝向胃壁，将“金手指”沿“胃后隧道”反向拖出（图 47-188B）。然后将 SAGB 两端对接上扣（图 47-188C）。

7. 缝合固定 SAGB　以 2-0 不可吸收线将捆扎处上下方胃前壁浆肌层间断缝合 2 针，并将胃底靠大弯侧浆肌层缝合 1 针于左侧膈肌上（图 47-189），从而使 SAGB 包埋固定于胃前壁，可避免术后滑脱。避免在离扣环太近的位置进行缝合固定，以防止坚硬而不规则的扣环摩擦腐蚀胃壁。

8. 安装注水泵　将 15mm 穿刺 Trocar 的操作孔皮肤切口延长至 4cm，分离皮下脂肪，显露腹直肌前

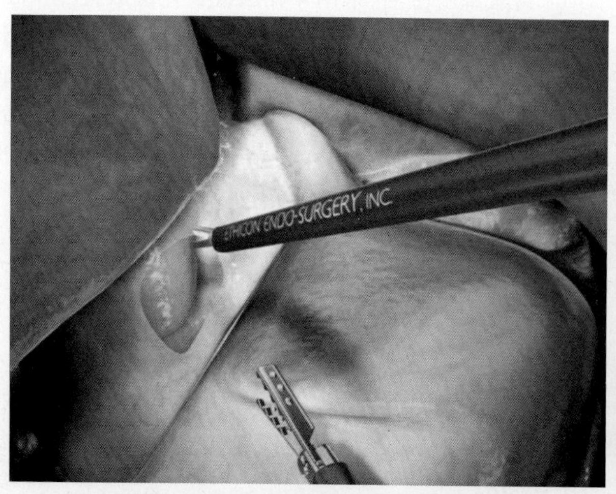

A. 图示超声刀打开肝胃韧带无血管区松弛部

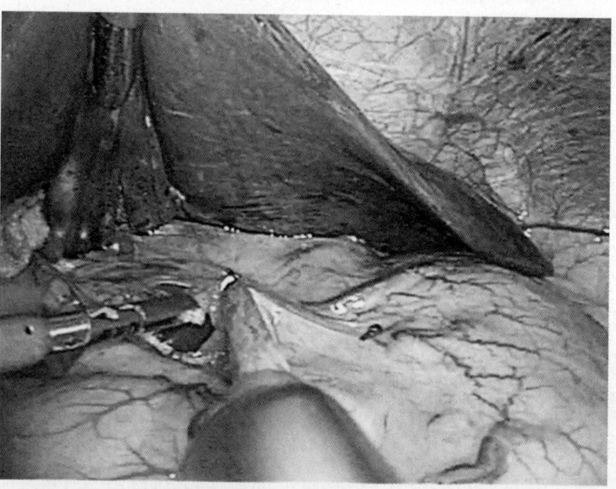

B. 术中超声刀正在打开肝胃韧带无血管区松弛部

图 47-184　腹腔镜可调节胃束带术：分离胃小弯侧

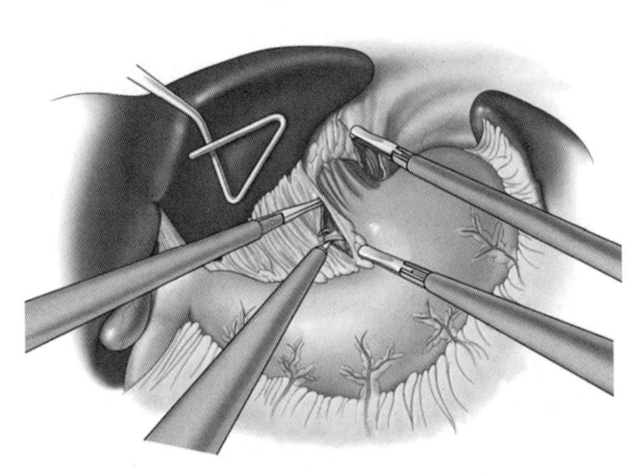

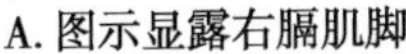

A. 图示显露右膈肌脚

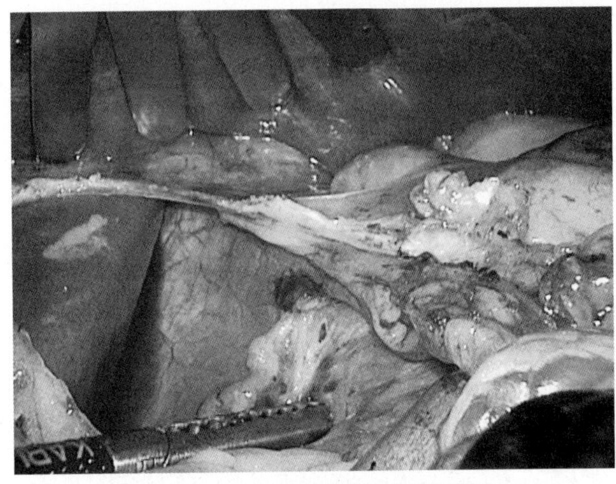

B. 术中正在打开右膈肌脚浅面的腹膜

图 47-185　腹腔镜可调节胃束带术：显露右膈肌脚，打开右膈肌脚前方的腹膜

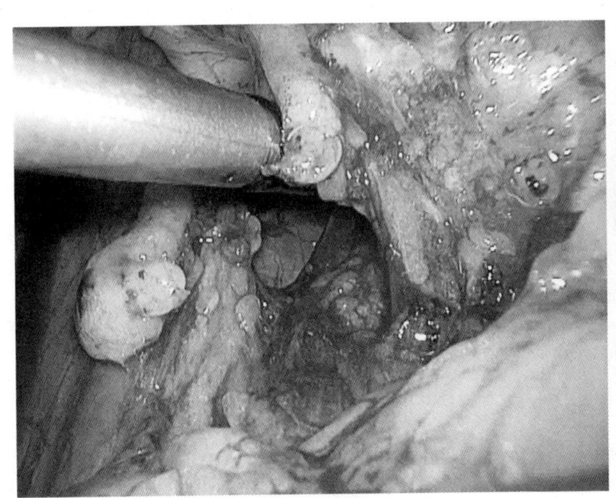

A. “金手指”自小弯侧切口导入

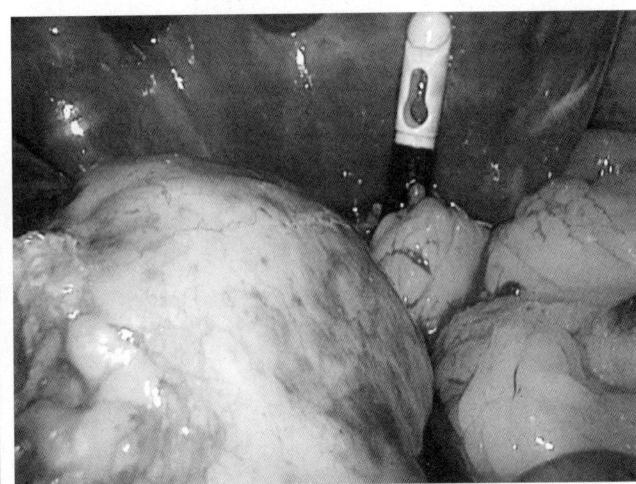

B. “金手指”从 His 角浆膜松解处穿出，“胃后隧道”形成

图 47-186　腹腔镜可调节胃束带术：“金手指”沿从左膈肌脚的方向自右向左潜行，直到从 His 角穿出，从而建立“胃后隧道”

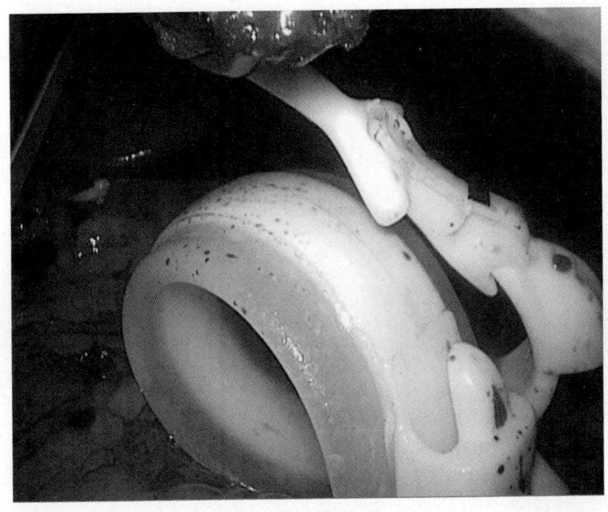

图 47-187　腹腔镜可调节胃束带术：将 SAGB 导入腹腔

鞘。将束带导管末端剪齐整，与注水泵的金属接头相连接。束带导管塞回腹腔，以丝线将注水泵固定在腹直肌前鞘合适的部位，以保证束带导管平滑地直接进入腹腔(图 47-190)。注水泵的安装也可以采用与之配套的操作杆来完成(“枪式”安装法)，以省去手工缝合的工作(图 47-191)。

9. 缝合各切口及穿刺孔，根据需要决定是否留置引流管。

【手术要点】

1. 根据患者腹壁的厚度，通常需要使用加长 Trocar。由于患者腹壁较厚，注意在气腹建立完成后穿入 Trocar，避免造成损伤。

2. 胃束带锁定结构应留置于小网膜处，便于以后拆除。

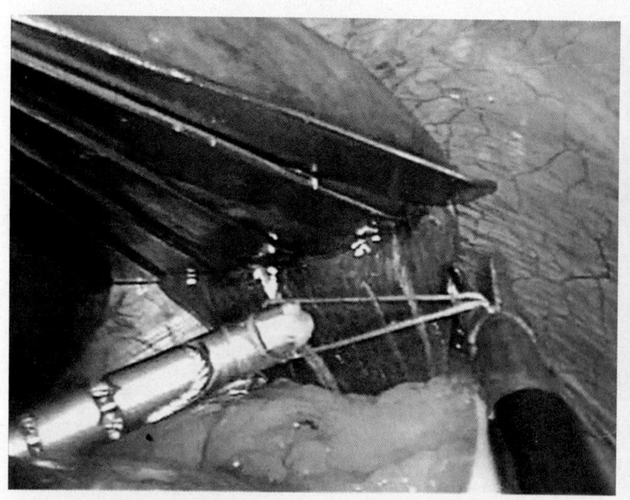

A. 将 SAGB 末端的牵引线套入“金手指”尖端的凹槽内

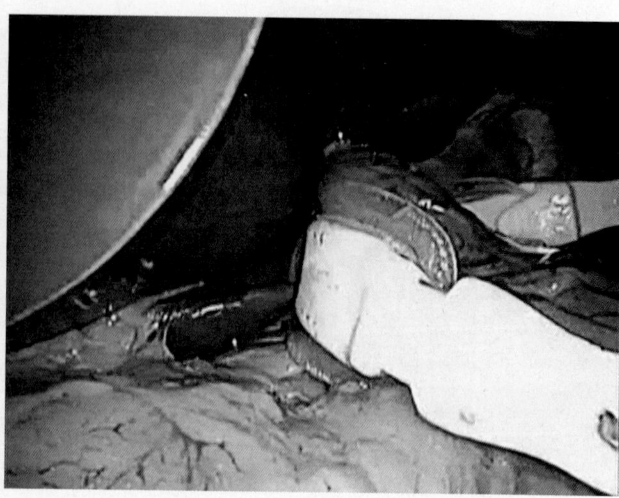

B. 将 SAGB 自“胃后隧道”拖出

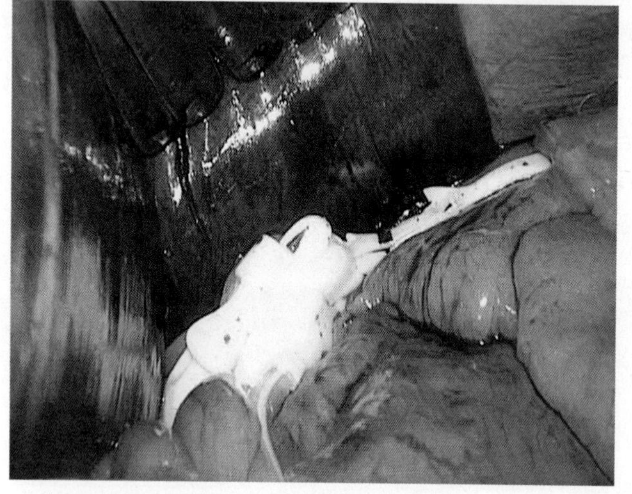

C. 将 SAGB 两端对接并上扣锁定(箭头所示黑色三角,可以从视觉上提示束带已锁定)

图 47-188 腹腔镜可调节胃束带术:SAGB 拖入“胃后隧道”并上扣锁定

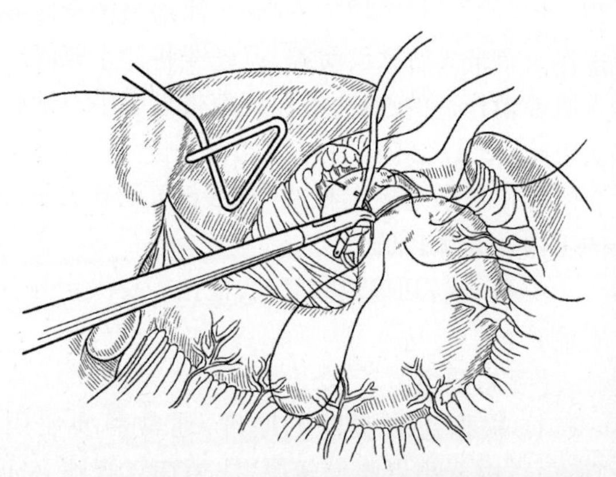

A. 图示将束带上方和下方的胃壁进行缝合以固定 SAGB

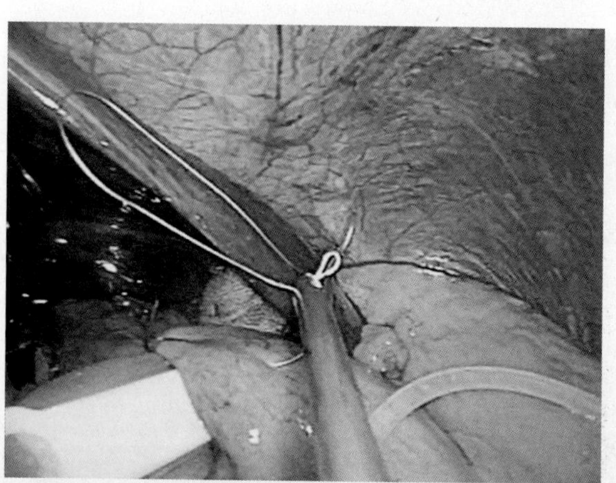

B. 术中正在缝合束带上方和下方的胃壁

图 47-189 腹腔镜可调节胃束带术:缝合 3~4 针以固定 SAGB

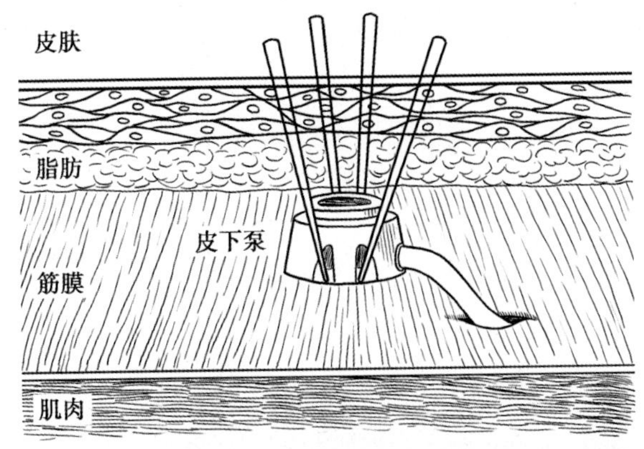

A. 图示皮下注水泵在腹壁中的位置

图 47-190 腹腔镜可调节胃束带术：以丝线缝合固定注水泵

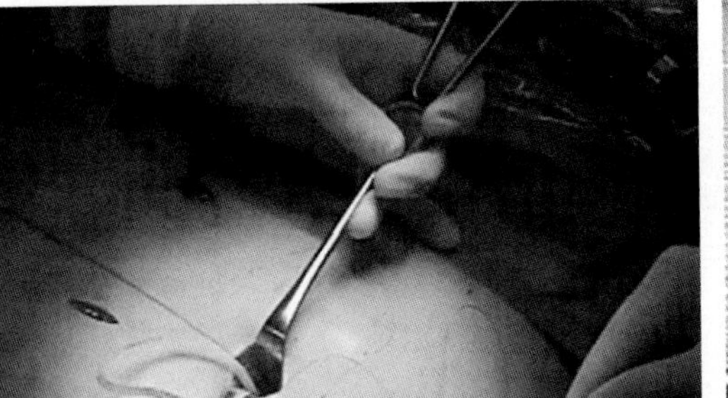

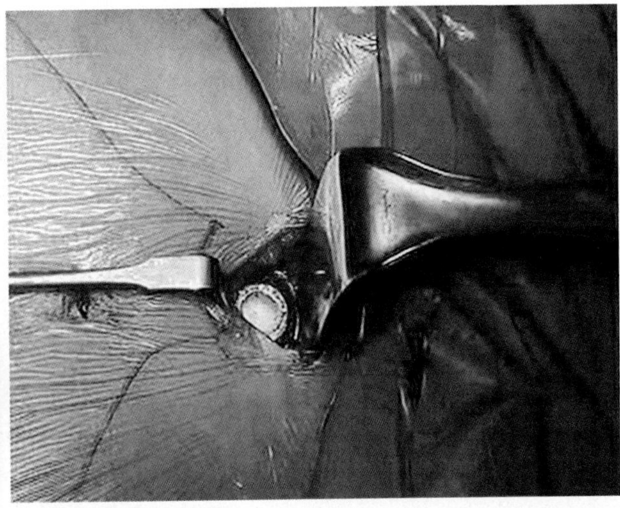

B. 术中用丝线将注水泵固定在腹直肌前鞘

3. 束带刚放置后是较为松弛的，应在术后 1 个月左右再开始注水充盈。这期间内胃网膜可在束带周围形成囊状包裹，使得束带的位置更加固定。且此时患者基本进食固态性食物，从而可以在进食后很快产生饱胀感。

【术后处理】

1. 术后早期嘱患者下地活动。

2. 患者术后第 2 天口服泛影葡胺溶液行上消化道造影，检查有无胃局部穿孔损伤，同时观察胃小囊流出道是否通畅。如上消化道造影显示无异常，则可进少量水。

3. 当患者进食清流食后无明显腹痛、发热等不适后可出院。

4. 术后第 1~2 周通常只允许进清流食。第 3~4 周可过渡到流食。第 5~6 周，患者可进半流食，但不包括能够形成较大食团的肉类、面包等，否则会引发束带口阻塞。避免在进食时间饮水，这样可延长食物充满胃囊的时间。术后避免进食巧克力、冰激凌等高热量食物，否则会导致减肥失败。术后进食需将食物彻底咀嚼并缓慢吞咽，有饱腹感后，立刻停止过量进食。

5. 术后 1 个月开始往皮下注水泵注射生理盐水，缩紧胃束带环，以限制胃容量。术后 1 个月时首次注入 1ml 生理盐水。其后定期复查，根据患者减肥需要，调节胃束带环的大小，随访期间通常每次注水或抽水 0.3~0.5ml，总量不超过 9ml。当减肥效果不佳、餐后饱食感迅速消失、每餐进食量增加或两餐之间有饥饿感时，应考虑额外增加注水量。当患者出现呕吐、胃灼热、反流、窒息（尤其在夜间）、进食困难或不适应饮食习惯时，应考虑抽水。当患者饮食量合理、减肥速度合适以及没有不良症状时，可不调节水量。术后需要终身随访，在减重手术后 1 年内应在第 2 周进行第 1 次随访，第 1、6、12 个月再行 3 次随访，之后每年随访 1 次。

束带的调节可在换药室进行，需使用同束带配套的空芯针，一般无需局部麻醉。操作时患者取平卧位，可将头部抬离床面，使腹肌收紧，利于注水泵定位。医师通过触诊找到注水泵后，酒精消毒皮肤，注射器抽取适量盐水，针头穿刺进入注水泵后，可感觉到针头触及注水泵底端的金属片，同时见束带内液体反流入注射器，从而确认穿刺位置准确，向其中注入或抽出

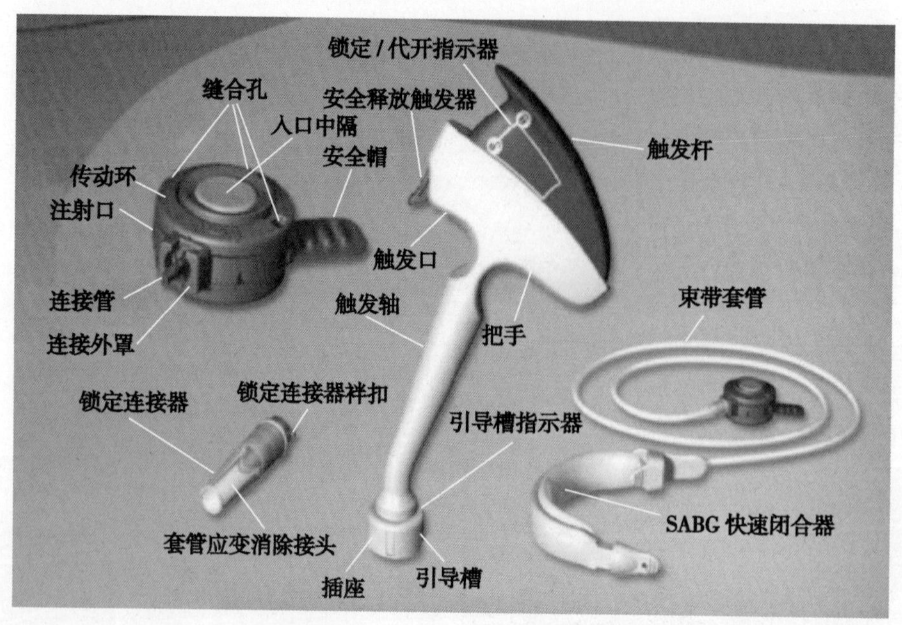

A. 图示“枪式法”安装注水泵所需配件

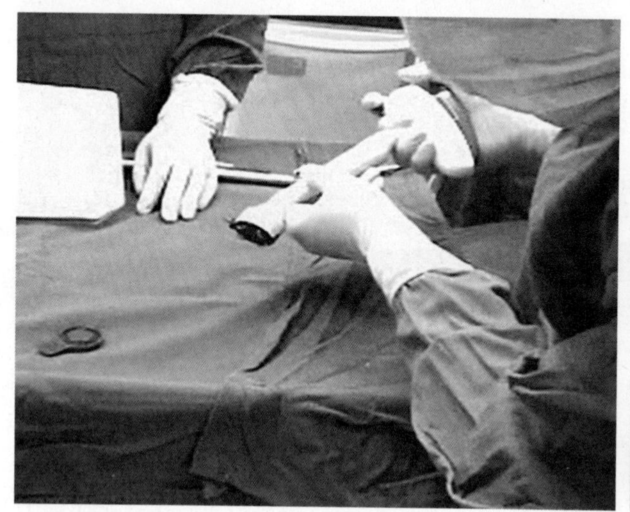

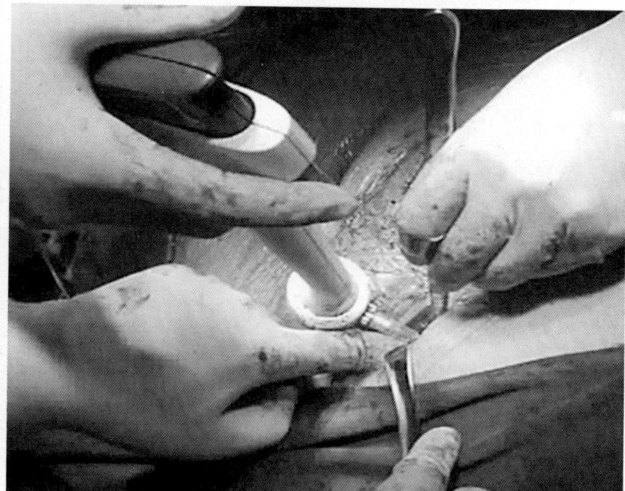

B. 术中用触发杆将注水泵固定在腹直肌前鞘

图 47-191　腹腔镜可调节胃束带术:“枪式法”安装固定注水泵

适量的无菌生理盐水以充盈或松弛束带。对于注水泵定位困难的患者,需要行 X 线检查,帮助对注水泵进行定位。

束带的调节应基于饥饿感、体重减轻量和食欲限制情况进行。合适的调整能使患者减少饥饿感和食欲。体重下降应循序渐进,理想减肥速度应每周大于 0.5kg 但小于 1kg。每次调节后,患者需喝一杯水以确定流出口没有梗阻。调整后以不引起束缚症状为宜,如胃灼热、呕吐或吞咽困难等。额外体重的减少应在 18 个月到 3 年的时间里逐步实现。

【手术并发症及处理】

1. 术中并发症　术中并发症包括胃穿孔、出血和肝脏等脏器损伤,多为抓持器或创建“胃后隧道”过程中造成的损伤。其中穿孔主要表现为不明原因的出血、胆汁染色、胃后隧道通过束带困难等。出现以上情况时均需行术中检查,经口置入胃管达束带上方,闭塞束带远端的胃,注入亚甲蓝溶液或空气。还可以进行胃镜检查,观察有无气体或者液体外漏,也可以观察束带有无进入胃腔内。发生胃穿孔时需要关闭穿孔,放弃放置束带。如穿孔位于食管或胃后壁时,常需要行胃底折叠术,并放置引流。肝损伤时需积极电凝止血或吸收性明胶海绵填塞止血。

2. 束带滑脱　束带滑脱是术后常见的并发症之一,常表现为低于束带的部分胃向上疝入束带内,尤其是胃底部分,疝入的胃内由于充满唾液和消化液,变得肿大,同时重力作用使得疝入的部分胃扩张,最终导致胃小囊梗阻或扩张。束带滑脱主要表现为胃食管反流、恶心、不能耐受固体食物(甚至流质食物)以及后背或者腹部疼痛。诊断通常要用X线检查,可以看到束带明显旋转、胃底或者束带上方胃的扩张,气-液平面,束带上方胃底波浪征等。术后早期束带滑脱通常需要重新放置束带,但合并急性胃小囊扩张时需要移除束带。如有急性不断发展或者恶化的腹痛,可能是缺血的表现,需要及时手术。手术处理需立即放松束带给胃减压。通过调整束带,缩小膨出的胃囊,并且重新进行胃壁缝合固定束带,如不能缩小膨出的胃囊,则需解开束带。如不能解开束带,则应当移除旧的束带,替换一个新的束带。

3. 束带腐蚀　束带腐蚀胃壁,使得束带部分或整个进入胃腔,通常可发生于术后早期数月至2年之间。其与束带周围感染、束带同胃壁的缝合及摩擦相关。胃腐蚀的发生率从1%~4%不等。束带腐蚀的患者症状不明显,常表现为轻微的胃肠不适,背部疼痛不适,反复发生注水泵部位慢性感染或肠梗阻、穿孔甚至出血。当无症状患者体重出现反弹或摄食量的突然改变,对注水调节无效时,应考虑本并发症。这可能是由于束带进入胃腔引起胃黏膜增厚或胃酸破坏束带所致。胃腐蚀诊断常需要行上消化道造影或胃镜检查,可见束带自胃壁穿透。治疗方法是手术取出束带,术前预防性使用抗生素。当有更多部分束带进入胃腔内时,也可考虑胃镜下经口腔取出束带。

4. 注水泵相关并发症　注水泵埋植在皮下,局部血肿或血清肿可于术后立刻出现,可保守治疗。最常见的注水泵相关并发症是感染和注水连接管漏或者断裂。据报道注水泵相关并发症发生率4.5%~11%。当出现注水连接管断裂或漏时,需要在局麻下修复或者更换。皮下注水泵还可发生移位,一些移位可用手法进行复位,不能复位的移位需要手术复位。注水连接管折曲,可以导致阀效应,一旦发生即是外科急症,此时生理盐水可以注入,但无法抽回,需要立即调整注水连接管并抽出部分液体进行束带减压。皮下泵感染分为早期和迟发感染。早期感染只需口服抗生素即可。迟发感染常在术后数月发生,表现为慢性窦道形成或反复感染,有潜在胃腐蚀的风险。排除胃腐蚀后,进行系统抗感染治疗2~3周。如果感染不能控制,则要去除皮下泵,在感染控制后再更换皮下泵。

5. 术后梗阻　术后梗阻常发生在流出道的束带水平面处。最常见的病因是胃周脂肪游离不足。其他可能的原因还包括水肿、胃壁缝合时血肿或者神经功能障碍。通常用上消化道造影进行诊断。其处理一般通过保守治疗可缓解,包括静脉输液、禁食等。对于症状改善缓慢的患者,可再次手术打开束带以切除小弯侧和HIS角附近的脂肪组织,即可减轻梗阻。在对梗阻患者观察过程中,如出现腹痛加重、心动过速、发热或低血压,则应考虑胃穿孔,需剖腹探查,去除束带,寻找穿孔并进行修补。

(二)腹腔镜袖状胃切除术

在开腹减肥手术时代,袖状胃切除术是超级肥胖患者行胆胰旷置术与十二指肠转流术的前期手术。该术式通过纵行切除胃大弯,使原来膨大的胃成为像香蕉一样,从而缩小了胃的容积,使食物进入和在胃内消化吸收减少,同时也切除了胃底,去除了大部分产生饥饿素(ghrelin)的细胞,降低了血ghrelin水平,手术后食欲下降,从而达到减轻体重的目的(图47-192)。已有多项研究证实袖状胃切除术与其他减肥术式一样,不仅减肥效果满意,而且对2型糖尿病及其他肥胖相关疾病也都具有良好的疗效。随着腹腔镜技术的发展,腹腔镜袖状胃切除术(laparoscopic sleeve gastrectomy,LSG)经过二十多年的技术发展与经验积累,目前已被广泛认可,并逐步成为独立的减肥术式。与其他术式相比,LSG技术难度小,手术简单、安全,对术后营养影响最轻。

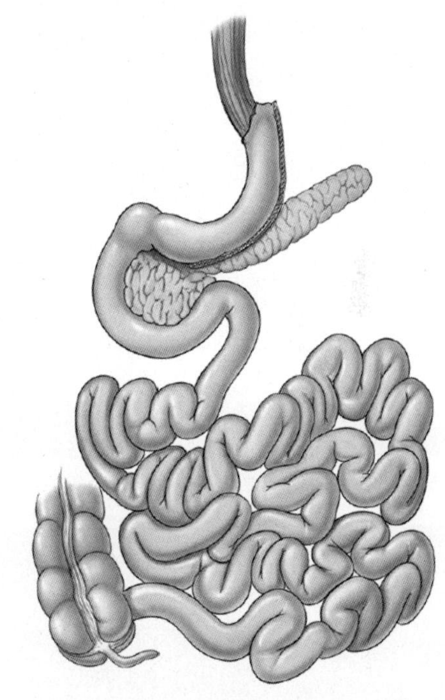

图47-192　腹腔镜袖状胃切除术效果示意图

LSG的适应证与其他减肥术式大体相似。2011年3月由美国代谢和肥胖症外科协会主办,召开国际腹腔镜袖状胃切除术专家峰会,专门讨论LSG手术适应证及禁忌证,规范化、标准化手术操作技术。该会议除了就LSG是有效独立的减肥手术方式达成共识外,与会专家认为患者有以下情况时,LSG应作为适选方案：①高风险者；②等候肾或肝移植者；③病态肥胖与代谢综合征；④BMI在30~35且伴有合并疾病者；⑤炎症性肠病；⑥青春期病态肥胖；⑦老年期病态肥胖；⑧肝功能Child A或B级的肝硬化患者；⑨作为分期手术的一期手术，LSG仅适用于重度病态肥胖者。

此外，在亚洲，胃部疾病尤其是胃癌的发生率高，而LSG的一大优势是患者术后仍可行胃镜检查，避免了残胃癌发生的争议。因此，在许多胃癌发病率较高的地区，尤其是亚洲，具有较高的临床应用价值。

【麻醉】

采用气管插管全身麻醉。

【患者体位和术者站位】

患者取平卧位或French体位（平卧两腿分开位），头侧抬高25°~30°左右摆成头高足低位。根据术者操作习惯，可站于患者右侧或两腿间。

【手术步骤】

1. 建立气腹及放置Trocar　建立气腹方法同LAGB术。需在患者上腹部开5个孔，若患者胃周脂肪过多或肝脏过大影响腹腔内脏器暴露，可在腹部左上象限再开第6个孔。由于此类患者一般体重大且腹壁较厚，需提醒麻醉师注意用药量以保持足够的麻醉深度和维持良好的肌松。

2. 游离胃大弯侧　尽量排空胃内容物，并明确幽门位置后，用超声刀紧贴胃壁由胃大弯侧距幽门6cm处开始向胃底方向（直至His角）游离胃结肠韧带、脾胃韧带、上部的胃短血管以及胃膈韧带。在脾上极内侧游离出胃短血管后，小心离断，注意避免出血和损伤脾脏。游离过程中用腹腔镜肝脏拉钩将肝左外叶向右上方挡开以显露胃上部和食管胃结合部（图47-193）。肥胖症患者大多有不同程度的脂肪肝及肥大的肝左外叶，术中尽量避免损伤肝脏导致出血。局部渗血会减弱术野的清晰度和对比度，并吸收部分光亮度，需及时清理干净。在操作部位旁放一块白纱布，可增加对比度、及时蘸干渗血并吸收部分超声刀引起的烟雾。

5

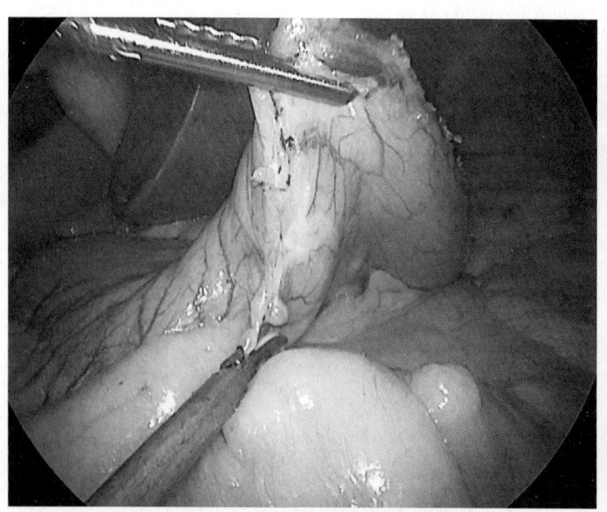

A. 贴近胃大弯切开胃结肠韧带后向左侧分离

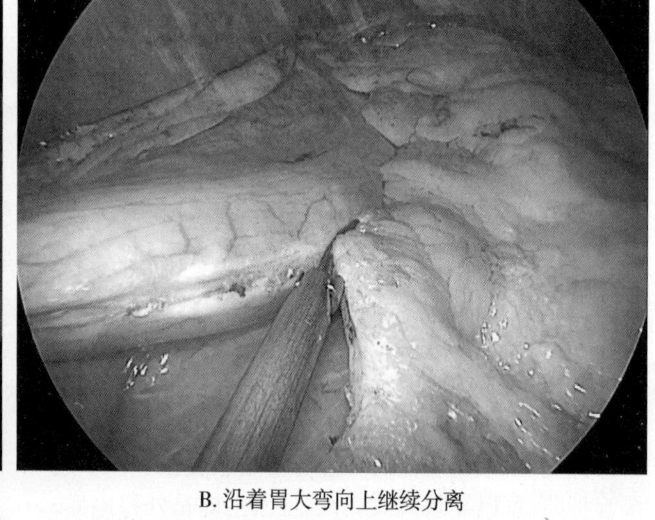

B. 沿着胃大弯向上继续分离

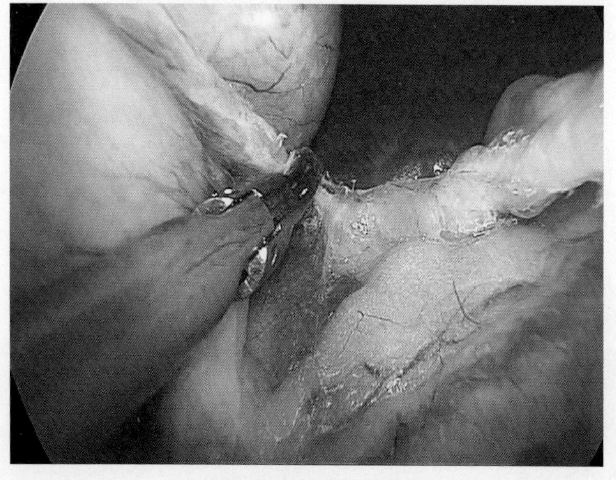

C. 游离胃底与脾脏的粘连

图47-193　腹腔镜袖状胃切除术：游离胃大弯侧

3. 游离胃后壁和His角　胃大弯侧游离后可显露小网膜囊，游离胃后部的血管及胃后部和胰腺体尾部之间的膜状结构，注意保护胃左动脉及其分支(图47-194)。清理胃底与左膈肌脚之间的附着物，从左侧清晰看到食管胃结合部和膈肌脚，将胃底后部完全游离(图47-195)。对脂肪过多的肥胖患者，分离胃底后部时可用肝脏牵开器置于胃底后部向左上方牵引以便显露游离。这样有助于避免切割时在胃顶部留下过大的袋状胃底，也便于识别食管胃结合部结构以及避免最后切割时将胃食管交界处切割。

4. 切割胃大弯侧　完成胃大弯侧和胃后部游离后，由麻醉医生置入支撑胃管(直径为32~36F)，前端沿胃小弯侧置入胃窦尽量进入十二指肠，然后标记切割线(图47-196)。用切割吻合器在胃大弯侧距幽门

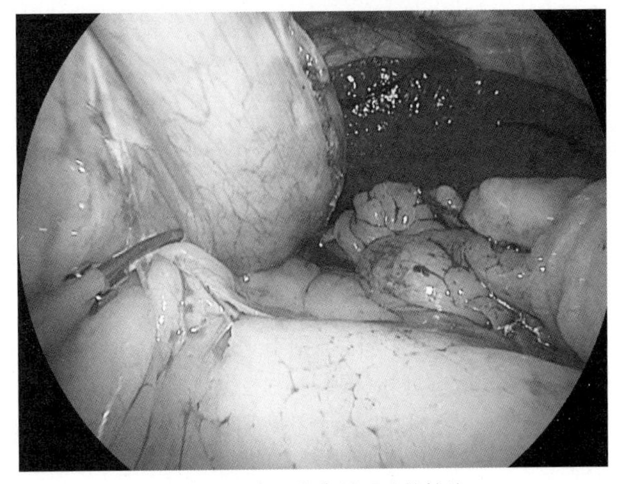

术中用超声刀分离胃后壁的粘连

图47-194　腹腔镜袖状胃切除术：游离胃后壁粘连

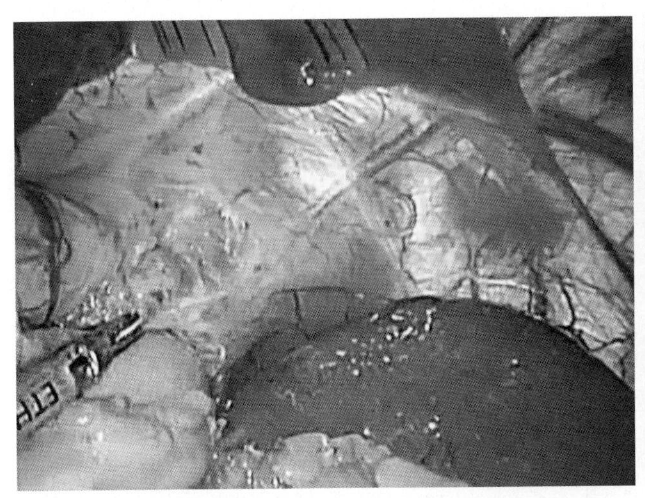

A. 术中超声刀正在游离胃底与左膈肌脚(已到肋膈角)

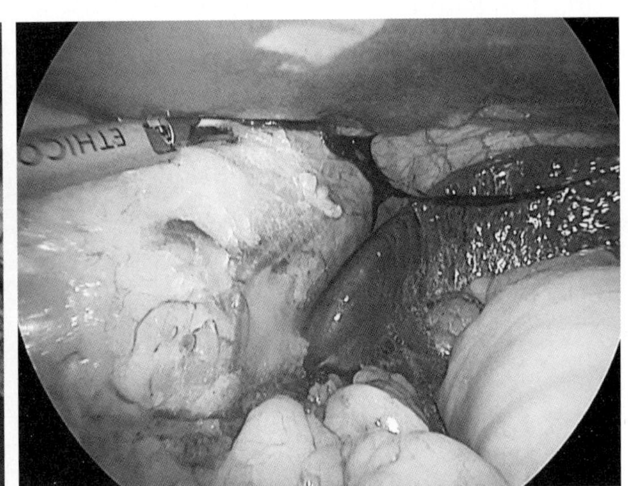

B. 向右侧翻转，检查His角、胃底后部是否游离完全

图47-195　腹腔镜袖状胃切除术：游离His角

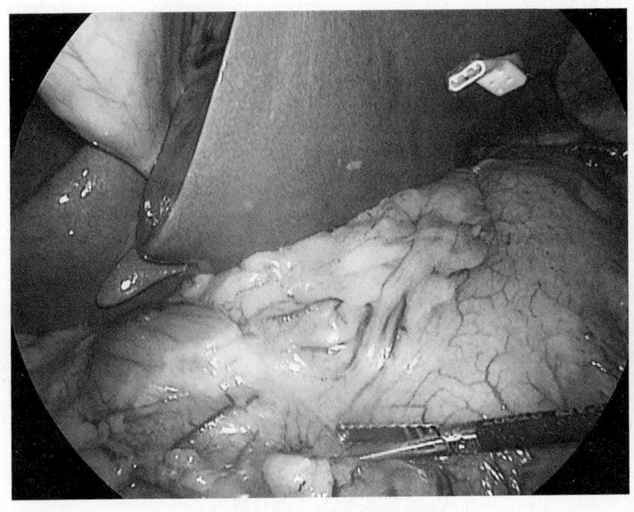

A. 术中将支撑胃管插入胃内

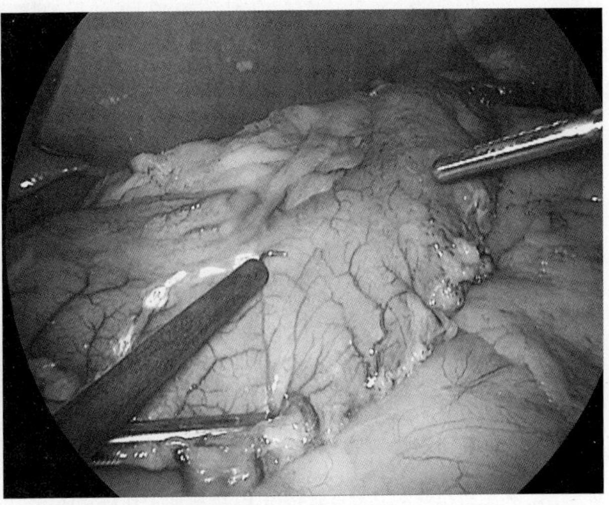

B. 术中用电钩做标记，计划切割线

图47-196　腹腔镜袖状胃切除术：将支撑胃管导入胃内，计划切割线

5

6cm 处进行胃窦部切割，为较好保留胃窦的排空功能，不宜紧靠幽门进行切割。由于胃窦部较厚，第 1 次使用直线切割吻合器进行切割时，选用钉高为 3.8mm 的金色钉仓，助手从胃大弯向左牵拉胃体使胃平整。第一次切割胃大弯，钉仓尖端距胃小弯不宜过近（约 2cm），以保证充足的血供和预防术后管腔狭窄。第 2 次切割时换用蓝色钉仓（钉高 3.5mm），在确保管腔大小合适后才可紧贴支撑胃管进行切割吻合，吻合线需为直线，避免前后歪斜，否则有可能引起管腔扭转导致狭窄。胃切迹处扭转可导致术后食物无法通过，而助手正确得当的胃大弯牵引可很好地避免此问题。最后一次的切割吻合对于防止渗漏至关重要，残留胃底过大不利于减肥和预防胃食管反流病，但最后一次切割需避免伤及胃食管交界或直接切割食管，建议在 His 角左侧 1cm 处切割以保证贲门功能并减少发生胃漏。提前剥离周围的脂肪组织，有助于切割吻合时识别和避开胃食管交界处。由于胃底部的胃壁较薄，最后一次切割也可以使用白色钉仓（钉高 2.5mm）（图 47-197）。完全切除胃大弯后，整个胃形如一个“香蕉”状（图 47-198）。

5. 取出标本　切除的大弯侧胃标本可直接拽出或放入标本袋取出，从止血钳稍作扩张过的左侧 12mm Trocar 切口取出，无需延长 Trocar 切口，取标本过程中应谨慎，以免弄破而导致胃内容物污染切口。

6. 胃断缘处理　胃断缘少量出血可用电凝钩电凝止血，必要时用 3-0 可吸收线缝合止血。有文献报道，胃切缘做加强缝合并不能明显降低术后胃漏的发生率。为预防术后管状胃扭转，将网膜或结肠系膜脂肪缝在袖状胃远端断缘处可固定残胃并防止胃切迹处扭转的发生（图 47-199）。

7. 胃漏检测　用内镜检查残胃腔是否有渗漏、出血，是否通畅；也可利用胃管向残胃腔内注射亚甲蓝

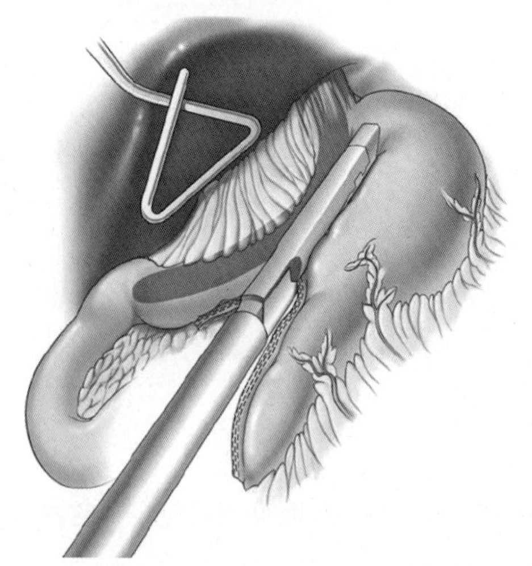

A. 图示切割闭合器沿支持探条自胃窦部向 His 角切割

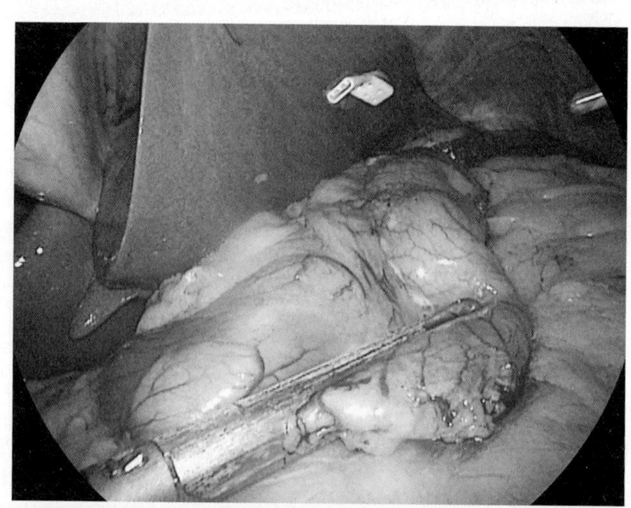

B. 术中用直线切割闭合器，从胃窦部沿计划线开始切割

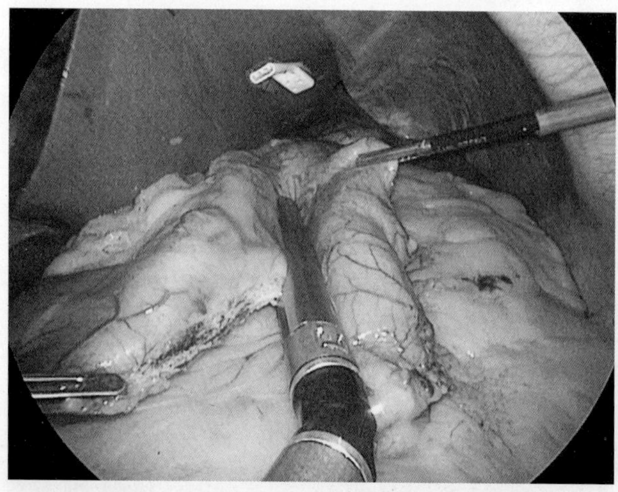

C. 在贴胃小弯的支撑胃管指引下，继续向上切割胃体

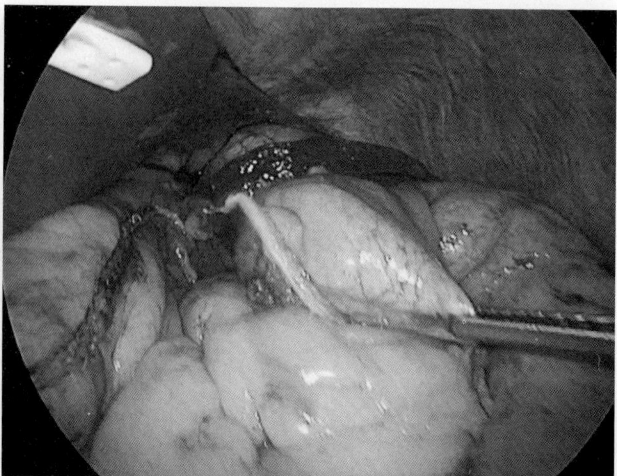

D. 完全切断大弯侧胃体底部

图 47-197　腹腔镜袖状胃切除术：在支撑胃管指引下，切割胃大弯

5

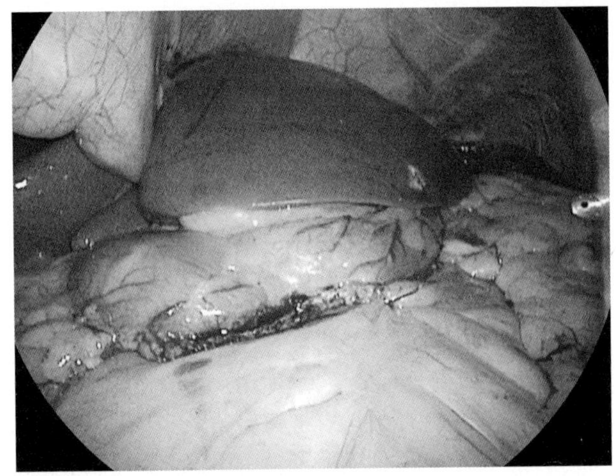

术中示胃大弯切除后所剩残胃如"香蕉"状

图 47-198　腹腔镜袖状胃切除术：胃大弯完全切除后，残胃如"香蕉"状

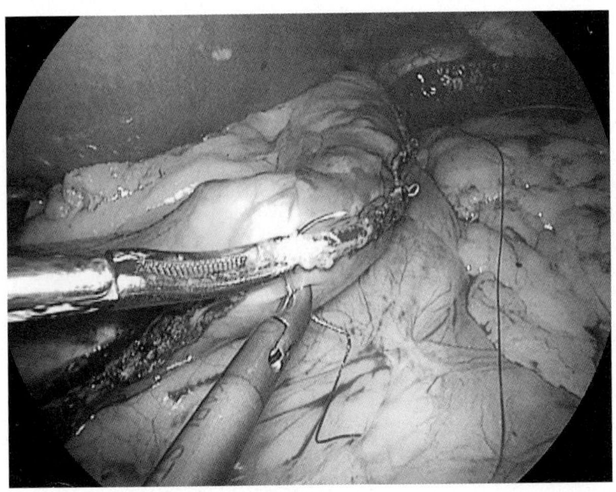

术中将网膜缝在袖状胃远端断缘处以固定残胃防止发生扭转

图 47-199　腹腔镜袖状胃切除术：缝合固定残胃

溶液，检查是否渗漏。胃镜相对更能明确残胃管腔是否尺寸一致、是否通畅。如怀疑渗漏，可将切缘做加强缝合或将网膜缝合于整条缝合线上以提供另外一层屏障。但目前对 LSG 术后是否常规行漏气试验未达成共识。

8. 引流管放置　术后一般无需常规放置引流管，对渗血较多、胃壁切割不满意时，可安放引流管，观察术后出血并预防胃漏等并发症发生。将引流管置于网膜下，尖端位于脾上方。

【手术要点】

结合《国际袖状胃切除术专家组共识》及国内外专家的报道的经验，现将 LSG 的操作要点总结归纳如下：

1. 根据患者的肥胖程度及 CT 检查结果选择操作孔的位置，注意避免因位置不恰当而导致器械长度不够；

2. 在 LSG 切割闭合过程中，必须保证支撑探条全程在位以设定袖状胃尺寸，最理想的探条直径为 32~36F。支撑棒尺寸越小，袖状胃管腔越小，术后狭窄发生率或出现漏的比例越高。

3. 操作过程中，保持对称的侧牵可以降低狭窄的风险。

4. 由于胃角切迹是狭窄的高发部位，在切割胃角部位时，应用支撑探条对于降低术后狭窄风险尤为重要。

5. 切割过程中应避免过度贴紧支撑棒，以免撤除支撑棒后被挤压的软组织回弹造成胃腔狭窄或梗阻。

6. 不应在 LSG 过程中的任何环节应用闭合后钉脚高度低于 1.5mm（蓝钉）的钉仓。在切割胃窦时，禁止使用闭合后钉脚高度低于 2.0mm（绿钉）的钉仓。角切迹附近的闭合应使用绿色钉仓，从角切迹至 His 角应使用蓝色钉仓；另外，当行切缘修复时也应该使用绿色钉仓。当胃袖状切除术作为二次手术时，最后击发的钉仓厚度至少应大于绿钉厚度，甚至更厚（跨过前次手术增厚的部位）。

7. 应从距离幽门 2~6cm 处开始切割，最后一枚钉仓击发的位置一定要与胃食管结合部留有适当距离。

8. 在连续切闭过程中，注意每两个相邻切割线间不要有空隙，以免漏的发生。

9. 做到完全游离胃底，并在切断胃底前离断胃短血管是至关重要的。

10. 加固闭合线可降低沿闭合线处的出血风险，可采用加固或锁边缝合的方式。但沿闭合线加固是否会降低漏的风险未达成共识。有专家认为若切割闭合线完好或无渗血，则不常规采取加固措施，术后亦无瘘或出血的情况。

11. 术中应积极探查以发现有无食管裂孔疝，一旦发现疝，即应修补；若有横膈缺损也应关闭。

【术后管理】

1. 术后早期鼓励患者下地活动，待排气后观察胃管内无血性液体即可拔除胃管和导尿管。

2. 拔除胃管第 1 天（根据患者情况和医生经验决定是否口服 30~50ml 造影剂造影，观察有无胃漏），每半小时喝 30ml 白开水，喝 2 小时，休息 2 小时，如此交替进行；之后几天，每半小时喝 60ml，连续喝 2 小时，休息 2 小时再继续。

3. 第 2~4 天可以进流质饮食，如茶水、汤、果汁等，不能含任何残渣，不能喝可乐等含气体的饮料。

4. 第 5 天开始进半流质饮食，如煮烂的面条、稀饭，不能吃肉食。

5. 术后 2~3 周以后恢复普通饮食，必要时静脉补充一定的脂肪乳、氨基酸，定期复查血常规、肝功、肾功、生化等，根据检查结果决定是否补充蛋白、维生素及微量元素等。

6. 术后口服质子泵抑制剂 6~12 周。

7. 出院后需多学科定期随访，最好由同一个医师来总负责。

8. 术后坚持饮食控制及生活习惯的改变对于维持手术治疗效果具有非常重要的作用。

【术后并发症及处理】

胃瘘、残胃狭窄、出血、胃食管反流病是 LSG 手术的最主要并发症。

1. 胃瘘　胃瘘是 LSG 术后最主要的并发症。瘘口最常位于 His 角或胃食管交界处，可能是由于最后一次切割线横跨了胃食管交界处或食管远端。引起近端胃瘘的另一因素是袖状胃中间部位狭窄，其可源于真性的管腔狭窄，但更常见的原因是胃角切迹处由于袖状胃的扭曲而引起的功能性阻塞。这种吻合口瘘下方位置的阻塞将导致无法用保守治疗解决的持久性胃瘘。术后心动过速、发热、腹痛或持续呃逆，均提示存在胃瘘的可能，可进行上消化道造影以检查有无胃瘘发生。上腹部超声和 CT 可提示有无左上腹的积液或脓肿形成。如果术后吻合口瘘以明确的脓肿出现并且患者病情稳定，可选择经皮穿刺引流、使用抗生素及肠外或肠内（空肠营养管）营养支持，排除袖状胃狭窄梗阻，瘘口常可自行闭合。目前仍无充足的证据表明腔内支架有加快或促进瘘口愈合的作用。有严重感染或弥漫性腹膜炎的患者需进行腹腔镜检查或剖腹探查。引流、冲洗感染部位以及术区广泛引流是手术的主要措施，可行空肠造口作为长期肠内营养的通道。

2. 狭窄　早期狭窄一般在术后 6 周即出现症状。空肠 Roux-en-Y 重建是持续性胃狭窄介入治疗失败后首选的治疗方法。一般认为，对于残胃狭窄的治疗，首先是观察，其次可考虑行内镜下扩张。以上治疗无效可以做幽门成形术，最后才考虑行 Roux-en-Y 胃旁路术。内镜扩张治疗 6 周无效者，需要再次手术。校正管直径越小，袖状胃越紧，胃狭窄发生率也越高。离断胃短血管后，用吻合器进行胃底切除时，适当牵引胃大弯侧，可减少狭窄的发生。角切迹是狭窄最易形成的地方，胃切除时使用直径适宜的校正管，可减少狭窄的形成。

3. 出血　LSG 术后需输血或再次手术的出血发生率 <2%。出血的常见部位为切割断缘、胃短血管、脾和分离胃大弯时游离出的网膜血管。精细的手术操作、熟练的手术技巧、术中确切止血可有效预防出血并发症的发生。

4. 胃食管反流病　LSG 术后发生 GERD 是一个需关注的问题。对于有胃食管反流病的患者，质子泵抑制剂应作为一线治疗药物。国内郑成竹等认为患者行 LSG 术后口服奥美拉唑至少 6 周以预防反流和溃疡，随访反馈效果满意。LSG 术后发生严重的难治性 GERD 可考虑行二期手术。通常术前合并 GERD 的患者行 LSG 术后早期可出现 GERD 症状的改善，但部分术前无 GERD 的患者晚期可能发生 GERD，在术前交代中需考虑患者出现或复发 GERD 的可能性。

（三）腹腔镜 Roux-en-Y 胃旁路术

腹腔镜 Roux-en-Y 胃旁路术（laparoscopic Roux-en-Y gastric bypass，LRYGB）是限制营养吸收型和限制胃容量型联合的减肥手术。LRYGB 通过建立胃小囊和 Roux 肠襻支，重建患者的消化道，通过限制食物摄入和营养吸收，产生持续的减肥效果（图 47-200）。此外，LRYGB 能够明显改善患者代谢状况，具有缓解和治疗 2 型糖尿病的作用。该术式相对前两种手术难度较高，操作较复杂，术后并发症发生率亦较高。但该手术疗效显著、持久，被一些学者推崇为减重手术的金标准。

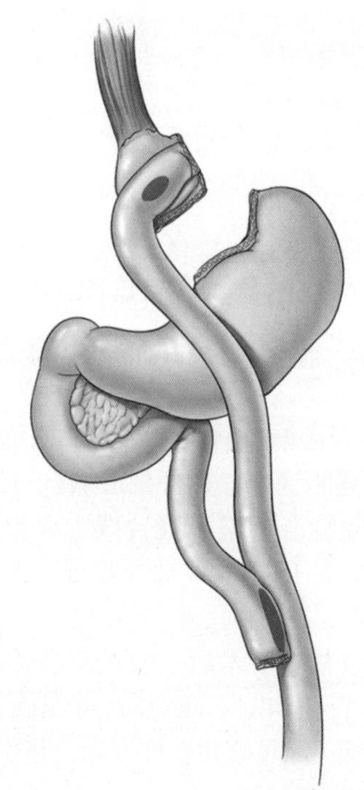

图 47-200　腹腔镜 Roux-en-Y 胃旁路术效果示意图

【麻醉】

采用气管插管全身麻醉。

【患者体位和术者站位】

患者取平卧位或 French 体位（平卧两腿分开位），

四肢固定好，小腿放置在牢固且易于调节的腿架上，头侧抬高 15°~30° 左右，摆成头高足低位。根据术者操作习惯，可站于患者右侧或两腿之间。

【手术步骤】

1. 建立气腹及放置 Trocar　建立气腹方法同 LAGB 术。选择合适的操作孔位置，通常使用 5 个操作孔：于腹中线剑突下 8~12cm 穿刺可视 Trocar，用于送入腹腔镜镜头。于左锁骨中线肋缘下 2cm 置入 10mm Trocar，剑突下 1cm Trocar 用于置入肝脏牵开器，右侧锁骨中线肋缘下约 2~4cm 处为辅助 Trocar，此外可于左侧操作孔下方再增加一个辅助 Trocar。

2. 制作胃小囊　患者取头高脚低位以更好地显露上腹器官。放入肝叶牵开器，将肝脏牵开，显露胃小弯。经口送入球囊胃管，排空胃内空气，向胃管注气 10~20ml 后回拉，固定胃食管交界处，用以指引贲门部。适当分离膈食管裂孔周围脂肪以显露食管贲门交界处。距食管贲门交界处下端 3~5cm，从肝胃韧带无血管区开始，用超声刀沿胃小弯侧将小网膜与胃体分离，向后分离至胃后间隙，向上至 His 角水平，创造一个通道，为切割闭合器后续操作提供足够空间。用直线切割闭合器（蓝钉）垂直切割胃前后壁，然后球囊胃管紧贴胃小弯侧作指引下，继续用直线切割闭合器（蓝钉）向贲门胃底方向切割胃壁，构建靠近胃小弯的近端胃小囊，胃小囊的容量约 30ml，切割过程中应防止食管或脾损伤。制作完胃小囊后，于胃小囊后壁切开一小口，待与 Roux 肠襻支吻合用，切口处放置纱布条（图 47-201）。

3. 胃小囊 - 空肠吻合　向上翻起大网膜和横结肠，显露空肠起始处。在距 Treitz 韧带 100cm 处的肠壁切开一小口，切割闭合器伸入此孔，将空肠提起，至胃小囊后壁待吻合处。将切割闭合器的另一钉合面也伸入胃小囊的切口，激发行胃肠吻合，吻合口大小一般为 1.5~2.0cm（图 47-202）。腹腔镜下可吸收线全层间断缝合胃和空肠的小切口，再以丝线连续缝合浆肌层（图 47-203）。

4. Roux 肠襻支和胆胰支侧 - 侧吻合　用直线切割闭合器（白钉）离断胃空肠吻合口处近端空肠（图 47-204A）。测量 Roux 肠襻支的长度，一般 Roux 肠襻支长度为距胃小囊空肠吻合处 75~100cm（Roux 肠襻支通常在 150cm 以下，以防止发生营养吸收不良并

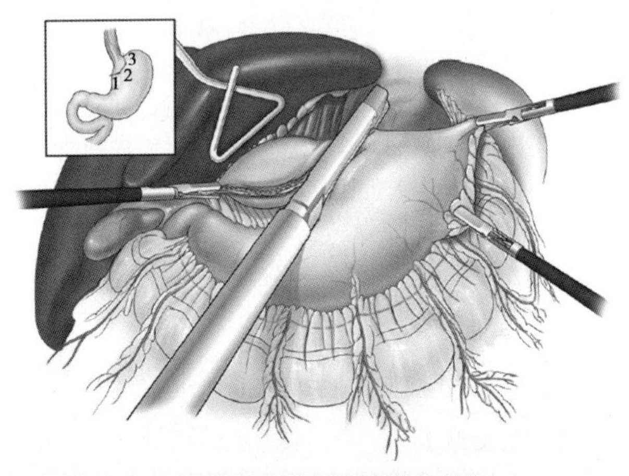

A. 用直线切割闭合器制作胃小囊

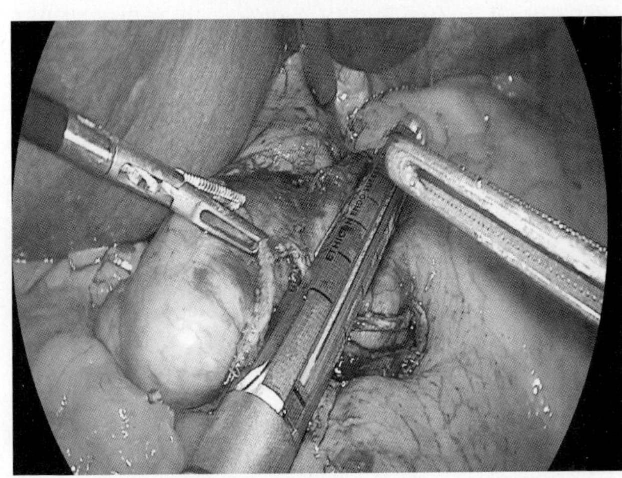

B. 术中正在用直线切割闭合器切割胃壁，制作胃小囊

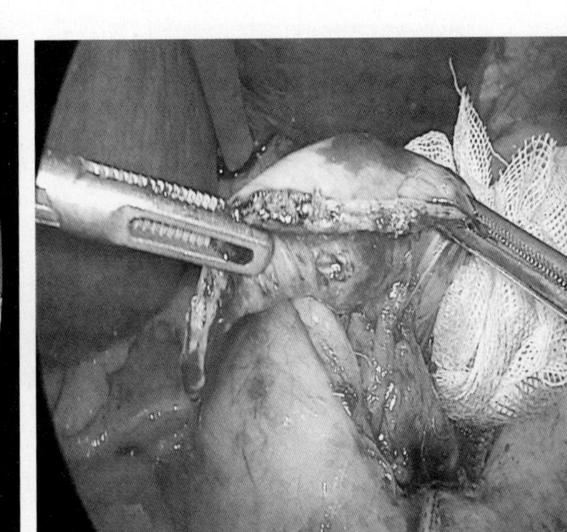

C. 胃小囊待吻合切口（箭头所示为胃小囊拟打开部位）

图 47-201　腹腔镜 Roux-en-Y 胃旁路术：制作胃小囊

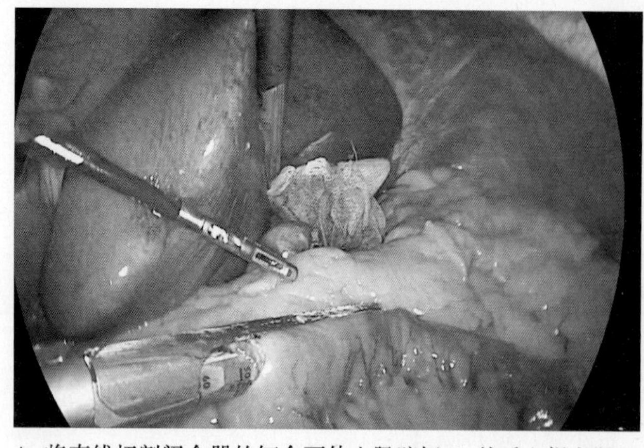

A. 将直线切割闭合器的钉合面伸入肠壁切口，然后上提空肠至胃小囊处

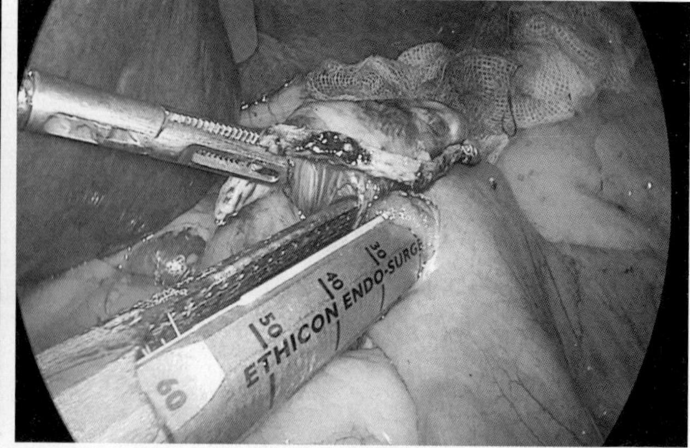

B. 将直线直线切割闭合器的另一钉合面伸入胃小囊后壁切口，激发行胃空肠吻合，箭头所示吻合口大小为 2.0cm

图 47-202 腹腔镜 Roux-en-Y 胃旁路术：胃小囊 - 空肠吻合

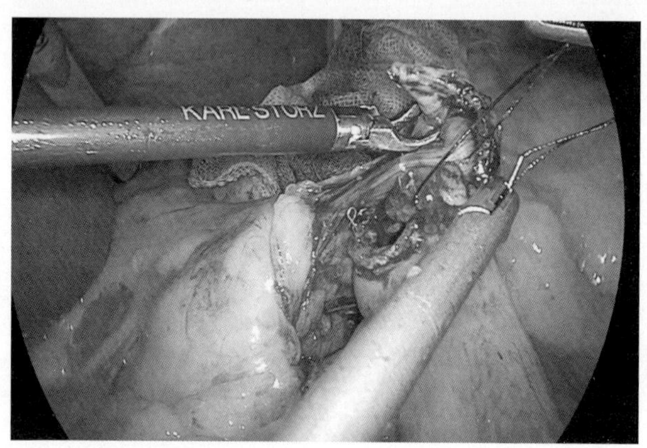

术中正在缝合胃小囊和空肠吻合后的小切口

图 47-203 腹腔镜 Roux-en-Y 胃旁路术：缝合胃小囊和空肠切口

发症）（图 47-204B）。在选好长度的 Roux 肠襻支和胆胰支（近端空肠断端）的肠壁拟吻合处，用电钩各切开一小口，直线切割闭合器（白钉）伸入两者管腔，激发行侧 - 侧吻合（图 47-204C、D）。由直线切割闭合器闭合或腹腔镜下可吸收线间断缝合肠壁切口（图 47-204E）。最后用不可吸收缝线连续性缝合肠系膜裂孔和 Peterson 孔，以防止术后内疝发生（图 47-205）。

5. 检查术野及放置引流管　检查胃肠切缘及吻合处有无渗漏、出血。如怀疑渗漏，可行浆肌层缝合予以加强。如无异常，于吻合口后方放置引流管，从右上象限腹壁的穿刺孔引出。逐次退出各操作孔的 Trocar，缝合皮肤上的穿刺孔。

【手术要点】

1. 术中可以运用固定长度的无菌布带或带刻度的腹腔镜器械臂，测量 Roux 肠襻支的长度。Roux 肠襻支的长度通常依据患者 BMI 指数及有无糖尿病设定。当 BMI<50 时，肠襻的长度取 75cm；当 BMI>50 时，肠襻的长度取 100~150cm。同时合并糖尿病，Roux 襻增加 25cm。Roux 肠襻支较长虽然可以减少对食物的吸收，保证术后的减肥效果，但 Roux 肠襻支通常保留在 150cm 以内，以防止发生营养吸收不良并发症。

2. Roux 肠襻支与胃小囊进行吻合时，可取结肠后位，也可取结肠前位（如本例）。当结肠系膜过短时，常行结肠前位 Roux 肠襻支吻合，以降低胃空肠吻合口张力。

3. 胃小囊构建的过程，也可边横断胃壁，边分离胃周围组织，以增加术野暴露。用此法操作通常可见一支短小的胃后壁动脉，应予以保留，作为胃小囊的血供。

4. 当怀疑吻合口存在问题时，可通过胃管注入蓝色染液、空气或使用内镜进行相应的检查。

5. 各操作孔的 Trocar 退出时应检查是否存在活动性出血。

【术后处理】

1. 术后饮食管理的目标是帮助患者减轻足够的体重，从而治疗肥胖相关并发症，提高患者的生活质量。对患者术后的营养要进行监测和定期随访。LRYGB 术后饮食步骤如下：

术后第 2 天去除胃管，可行上胃肠造影，检查有无吻合口漏或梗阻，排除这些情况后，可进清流食。进食清流食阶段大约持续 1 周，每日应摄入约 1 900ml 液体。可饮用果汁、无渣肉汤或蔬菜汤、咖啡和茶以及各种功能饮料等。

适应清流食之后，可尝试流食。患者接受流食的时间根据个体差异而定，通常在术后 3 天 ~1 个月。该阶段需要摄入高蛋白，药物补充各种矿物质和维生素，保证液体摄入。每餐先食用富含蛋白质部分，如白软干酪、炒鸡蛋或鸡蛋汤、牛肉酱、鸡肉、鱼类等。饭前

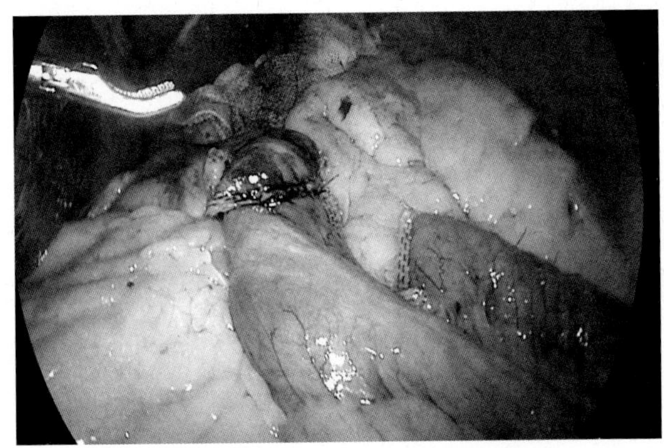

A. 术中用切割闭合器离断吻合口近端空肠

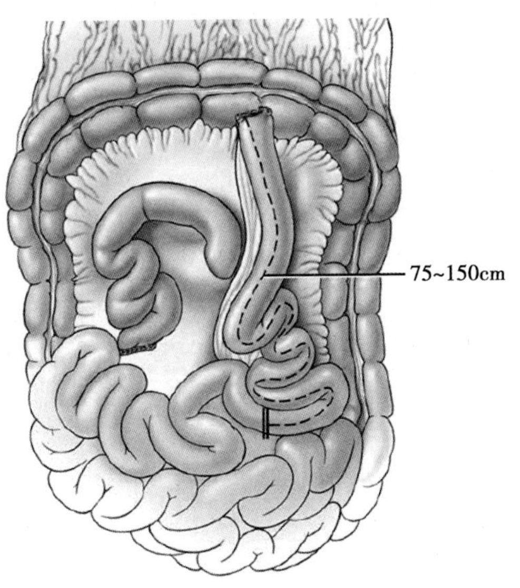

B. 图示空肠 Roux 肠袢支长度

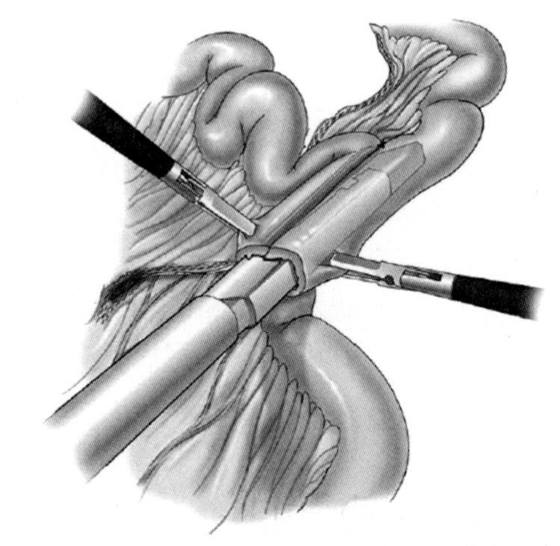

C. 图示用直线切割闭合器行 Roux 肠袢和胆胰支侧-侧吻合

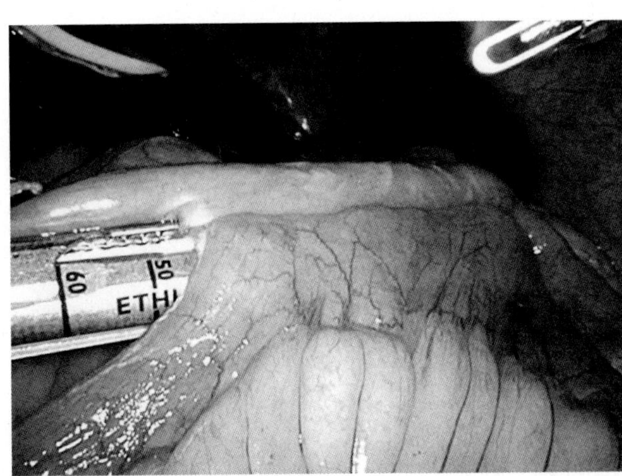

D. 术中正在用直线切割闭合器行 Roux 肠袢和胆胰支侧-侧吻合

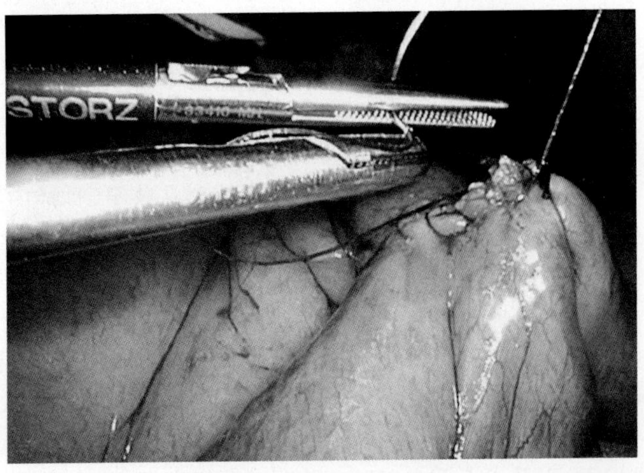

E. 术中正在手工缝合小肠切口

图 47-204　腹腔镜 Roux-en-Y 胃旁路术：Roux 肠袢和胆胰支侧 - 侧吻合

5

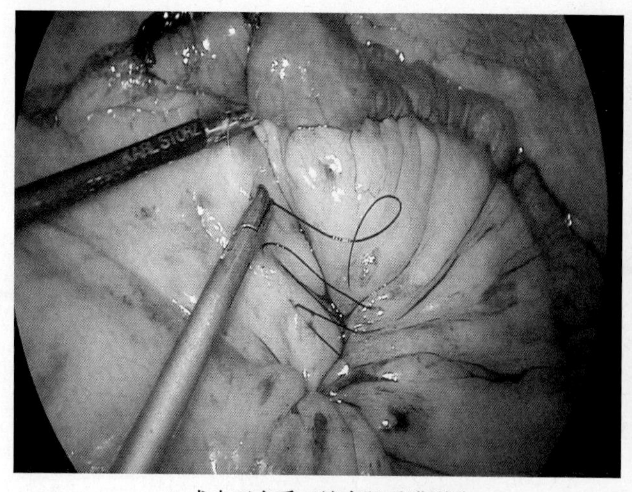

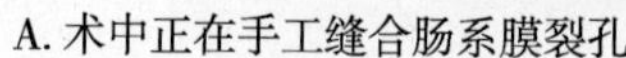

A. 术中正在手工缝合肠系膜裂孔

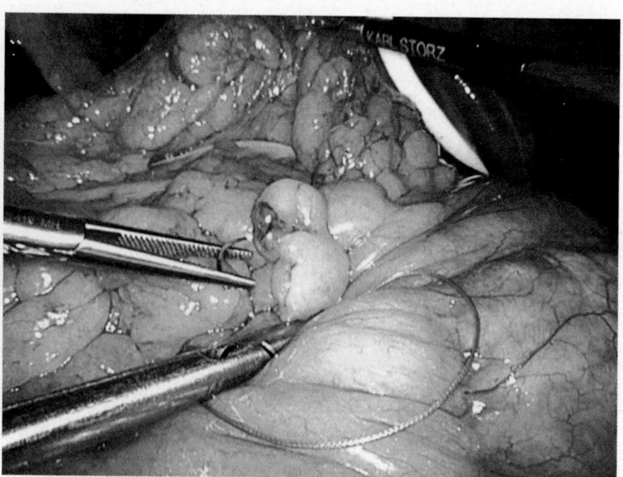

B. 术中正在手工缝合 Peterson 孔

图 47-205 腹腔镜 Roux-en-Y 胃旁路术：缝合关闭肠系膜裂孔和 Peterson 孔

半小时和饭后 0.5~1 小时内不能饮水。两餐之间可进食清流质食物。

患者于术后 1~2 个月的时间内可以尝试进食半流食，如鱼、土豆泥、燕麦片、炒菜和罐装水果等。继续服用高蛋白食物、补充矿物质和维生素的药物，以及足量的液体。当有饱腹感时应该停止进食。

患者术后 2 个月可进普通饮食，由于此时每餐只可进食少量食物，必须是营养非常丰富且均衡的三餐。食谱里应该包括足够的蛋白质和水，额外还要补充维生素和矿物质。出现饱腹感以后立即停止进食，且每餐的时间不超过 30 分钟。

高热量的饮料如苏打水、奶昔、酒精饮料、水果汁、加糖冰红茶或者糖水应该避免饮用。同样，高热量的甜食如糖果、蛋糕、曲奇、冰激凌以及零食如薯条和干果也不能食用。

2. 当患者可自由行走，无发热、腹痛等异常，平稳进食流食后即可出院。

3. 术后长期随访。

【并发症及处理】

LRYGB 术后主要的并发症包括吻合口瘘、吻合口狭窄、肠梗阻、血栓栓塞、出血、吻合口溃疡、胆结石及营养不良等。

1. 吻合口瘘　吻合口瘘是术后最为严重的并发症之一，可导致患者死亡。最常发生于胃空肠吻合口，发生率 0~3%，多于术后 1~7 天发生。其发生与患者基础疾病多、年龄偏大、体重偏重，以及术者手术经验不足相关。吻合不全或吻合钉故障是导致吻合口瘘的常见原因。其临床症状包括心率加快、呼吸困难、体温升高、腹膜炎症状、尿量减少和血压降低。可以使用 X 线及 CT 检查进行诊断，X 线胸片常表现为左肺下叶肺不张，CT 检查常能发现脓肿。一旦临床证实胃肠吻合口瘘，应立即进行手术探查。探查目标包括确诊并关闭瘘口，放置引流管，进行胃肠减压。大多数吻合口瘘经过有效的引流后，最终都会愈合。同时应给予患者营养支持，抗感染治疗等辅助治疗措施。术中选用适合的器械、吻合器和吻合技术的进步，以及手术技术的成熟都有助于减少吻合口瘘的发生。

2. 吻合口狭窄　吻合口狭窄是常见的并发症，发生率约 4%~28%。吻合口狭窄多于术后 1~3 个月发生，也有极少数在术后 1 年内发生。大多数吻合口狭窄的患者在经过 1~2 次的内镜扩张后可以痊愈。

3. 肠梗阻　肠梗阻的发生率仅次于吻合口狭窄，常发生于术后 3 周左右，主要表现为进行性吞咽困难，多无明显腹痛，以此与其他肠梗阻鉴别。上消化道造影有助于诊断，常采取内镜诊治。结肠后位的 Roux 肠襻支在结肠系膜处发生绞窄引起的肠梗阻较少见，临床表现多样，很难与胃空肠吻合口狭窄区分，上消化道造影有助于诊断。内镜检查也可发现胃空肠吻合口远处存在狭窄，且经内镜下扩张术治疗无效，常需手术治疗以解除结肠系膜处围绕 Roux 肠襻支的瘢痕组织。肠扭转通常出现得较早，常发生在胃空肠吻合处，由于吻合处相对固定，而 Roux 肠襻支具有一定活动度，使得 Roux 肠襻支折叠导致肠扭转。当肠管肿胀时，梗阻加重，后者可以导致胃小囊迅速扩张，从而增加胃小囊穿孔或胃小囊吻合裂开的风险，因而一旦确诊需要紧急处理。内疝可发生在任何肠系膜缺损的地方，如空肠 - 空肠吻合之间的系膜处，内疝的发生率约为 0.7%~2.5%。最常见的内疝发生于结肠后位的 Roux 肠襻支造成的肠系膜孔洞，常表现为间歇的餐后腹痛。胃旁路手术后，只要出现不能解释的剧烈腹痛，就要对患者进行手术探查。术中仔细缝合所有肠系膜缺损，在吻合口周围进行加固缝合可以有效地减少内疝的发生。

4. 血栓栓塞　腹腔镜胃旁路术后肺栓塞的发生率为0~1.1%。肺栓塞是造成胃旁路术后死亡的最重要原因。腹腔镜胃旁路术后肺栓塞导致的死亡率为0~0.4%。由于术中体位和气腹减少了静脉的回流，因此可能会增加静脉血栓形成的风险。一旦发生，后果非常严重，所以围术期可应用抗凝药物预防血栓形成。对于高凝状态的患者，还可采取于术中联合应用下腔静脉滤器等预防措施。

5. 出血　术后出血多发生于残胃的切割缘或胃空肠吻合处。术后出血的发生率为0.6%~3.3%，多数为管腔内出血，表现为血细胞比容下降、心动过速和黑便。患者情况不稳定时需急诊手术治疗。管腔内出血起初常表现血容量减低的症状，较重的患者可出现少尿和低血压等表现。上消化道内镜、核医学血流检查有助于明确出血原因。内镜可同时进行止血治疗。多数腔内出血是自限性的，很少需要外科干预。管腔外出血常较凶险，可导致失血性休克，需积极恢复血容量，行腹腔镜探查出血原因。术中通过缝合或可吸收材料加强吻合口，能够预防术后出血。

6. 吻合口溃疡　术后吻合口溃疡发生率0.7%~10%。主要表现为呕吐、上腹疼痛和胃肠道出血。其发生可能与以下因素有关：胃酸分泌、吻合口张力过大，局部缺血，异物，幽门螺杆菌感染，或者非甾类药物的使用。治疗包括抗酸治疗、对于存在幽门螺杆菌者应用抗幽门螺杆菌药物。吻合口溃疡偶发穿孔时可在腹腔镜下进行缝合修复，并放置引流管。上消化道内镜检查能够诊断吻合口溃疡，并可评估治疗效果。

7. 胆结石　胆石症多见于术后体重迅速下降的患者，术后有症状的胆石症的发生率为1.4%~5.4%。对于接受腹腔镜胃旁路术的患者，术后6个月每天口服600mg的熊去氧胆酸可以降低胆结石的发生率。可常规进行术前超声检查，并选择性对无症状的胆结石患者行预防性胆囊切除术。

8. 营养不良　胃肠道重建可导致术后出现营养不良，常见铁、维生素B_{12}、维生素D和钙等缺乏。服用单一维生素片不足以弥补铁和维生素B_{12}的缺乏。服用多种维生素剂和补铁药物，仍有13%~52%的患者出现铁缺乏，37%的患者出现维生素B_{12}缺乏。此外，术后十二指肠和空肠对钙的吸收以及空肠和回肠对维生素D的吸收均受到不同程度的损害，二者缺乏的发生率分别为10%和51%。钙和维生素D的缺乏可引发继发性甲状旁腺功能亢进，进而降低骨密度。在术后随访时，一旦发现某种维生素或微量元素缺乏，应立即给予额外的补充。教育患者进行均衡的饮食能够预防大多数营养不良的症状。

第十一节　十二指肠憩室手术

十二指肠憩室在人体并不罕见，尸检的发现率很高，可达22%。临床上，来自文献报道的发病率差别很大，这与诊断方法和检查者的重视程度有直接关系。根据不同的分类方法，十二指肠憩室分为原发性和继发性憩室、腔外型憩室和腔内型憩室、乳头旁憩室（juxtapapillary diverticula，JPD）和非乳头旁憩室。乳头旁憩室是十二指肠憩室的主要类型，占70%以上。十二指肠横部或升部憩室则较少。多发性憩室约占10%。约10%的十二指肠憩室可继发一系列病理变化，从而导致相应的并发症而出现临床症状。如果憩室颈部狭小，食物残渣进入憩室内不易排出而潴留在腔内，可发生急、慢性憩室炎和憩室周围炎，可导致上腹部疼痛、饱胀、嗳气、呕吐、腹泻、黑便等；乳头旁憩室不仅可对胆胰管产生机械性压迫，且憩室炎症伴发的水肿和瘢痕形成，可直接影响乳头功能，使胆汁、胰液排泄受阻，憩室内细菌过度繁殖和乳头功能不良引起的上行性胆道感染可导致反复发作的胆管结石、胆管炎和胰腺炎；憩室炎可并发憩室内溃疡、出血、穿孔、十二指肠梗阻等并发症，严重时可危及患者生命。

5

一、手术适应证与禁忌证

【适应证】

十二指肠憩室手术适应证包括：①有长期的上腹痛、呕吐或反复黑便，憩室相应部位有压痛，经各种检查排除了其他腹部疾病，内科治疗无效者；②憩室合并胆道结石、梗阻或胰腺炎者；③憩室并发大出血者；④憩室穿孔，出现腹膜炎或腹膜后蜂窝织炎及脓肿形成者；⑤憩室并发十二指肠梗阻，非手术治疗无效者。

【禁忌证】

十二指肠憩室手术时机和方式若选择不当，有时可造成极为严重的后果，故应严格掌握手术指征，需手术治疗者仅约1%。对于下列的情况，一般不宜手术：

1. 无症状的十二指肠憩室，无需治疗。

2. 已确诊为急慢性憩室炎者，若未合并大出血或穿孔，应首先采用非手术疗法。

3. 合并心、肺、肝等其他脏器严重疾病者。

二、患者评估与手术规划

【术前评估与准备】

十二指肠憩室手术不是一个简单的手术，切忌草率行事，充分的术前评估与准备是确保手术成功的关键。除按一般的胃肠道手术准备外，还应做好以下准备工作：

1. 憩室的定位诊断 术前憩室的准确定位有利于术中探查和术式选择。术前应行正位和左、右前斜位的十二指肠钡剂造影检查，以明确憩室的部位、大小和数目。JPD患者应争取行十二指肠镜检查，观察憩室开口的大小、位置及与乳头开口的关系。对伴有胆总管扩张、胆管结石、波动性黄疸及有胆管炎病史者应行ERCP或MRCP检查，尽可能了解憩室与胆胰管之间的关系。

2. 憩室炎患者若伴有严重的营养不良，应在术前进行胃肠外营养加以纠正，对伴有严重贫血和低蛋白血症者应适量输注红细胞混悬液和白蛋白。

3. 术前应留置胃管。在术中寻找憩室困难时，可将胃管通过幽门插入十二指肠行充气试验，有助于寻找憩室。

【手术方案选择】

十二指肠憩室的手术方法分为两类，一类是直接针对憩室的手术方法，包括憩室切除术和憩室内翻缝合术；另一类是不直接处理憩室而采用各种转流（十二指肠憩室化）或内引流手术。术式的选择应根据憩室本身的解剖情况、伴发疾病的类型和严重程度以及术者的经验决定。憩室切除术是首选的治疗方法，胆胰管损伤和十二指肠漏是憩室切除术的主要并发症，憩室切除术应由有胆胰十二指肠手术经验的医师施行。难以切除的憩室、多发性憩室以及憩室穿孔伴腹膜后严重感染者可施行十二指肠憩室化手术。

三、手术方式

（一）憩室切除术

【麻醉】

硬脊膜外腔阻滞复合气管插管全身麻醉。

【切口】

上腹部正中切口或右上腹旁正中切口进腹。

【手术步骤】

1. 腹腔探查 首先探查有无胃十二指肠溃疡、胆道结石、胆总管扩张及慢性胰腺炎，同时核实憩室的大小、部位、解剖关系以确定手术方式及解剖入路。继发性憩室无需切除，仅需处理原发病。并按常规探查腹腔组织脏器有无其他疾病。

2. 显露憩室 升部和水平部憩室的显露需横行切开横结肠系膜，降部憩室的显露需做Kocher切口，切开十二指肠旁沟侧腹膜充分游离十二指肠和胰头，直至肠系膜上血管右侧，并将胰头和十二指肠向左侧掀起。

3. 游离憩室 紧贴憩室壁解剖，以钝性与锐性结合自憩室底部向体部分离，直至憩室颈部，显露憩室颈部四周肠壁肌层。

4. 憩室切除 根据憩室大小、部位及憩室与乳头关系的密切程度选择不同的切除方法。

(1) 颈部直径小于5mm的非乳头旁憩室，可结扎憩室颈部，切除憩室，荷包缝合憩室颈部四周肠壁肌层。

(2) 颈部直径大于5mm者的非乳头旁憩室，可于颈部横行切开憩室壁，边切开边以3-0丝线间断缝合十二指肠黏膜，然后再间断缝合肌层。

(3) 乳头旁憩室切除时应仔细辨别憩室与十二指肠乳头及胆胰管的关系。颈部距离乳头1cm以上的JPD多可采用前述的非乳头旁憩室切除法切除之。颈部距离乳头0.5~1cm的JPD，宜先切开憩室底部和体部打开憩室，找到乳头开口，在不损及乳头的前提下，采用边切边缝法切除憩室（图47-206）。若颈部距离乳头不足0.5cm，则宜在乳头对侧纵向切开十二指肠，将憩室内翻，在乳头内插入细导管作导引后切除憩室（图47-207）。乳头分辨不清或插管困难者则应作胆总管探查，将导尿管或软探条自上而下插入直至乳头部作引导。切除憩室后双层内翻缝合十二指肠切口。

【手术要点】

1. 憩室的显露和解剖游离 憩室的显露需根据其位置选择不同的解剖入路，常见有经Kocher切口侧后方入路和经横结肠系膜前方入路。偶有憩室由于体积较小定位困难，则可用肠钳阻断十二指肠球部和升部，细针穿刺肠管，并以注射器向肠腔内注入空气使憩室膨胀以利寻找。大多数JPD位于十二指肠降部后内侧，伸向胰头背侧或实质内，作Kocher切口后即可显露（图47-208A）。伸向胰头腹侧，凸向乳头前方的JPD较少（图47-208B），但显露较难，需仔细分离胰头和十二指肠附着部，此处为胰十二指肠上下血管弓的汇合部，血供丰富，极易出血，解剖操作应力求精细。游离水平部憩室的过程中应避免损伤肠系膜上血管和结肠中血管。

2. 憩室切除的常见困难及处理 非乳头旁憩室若未并发急性穿孔则切除多无困难，然而，JPD的切除则常会遇到一些困难，且有损伤胆胰管的潜在危险，早期报道憩室切除的并发症率和死亡率均较高。复旦大学附属中山医院外科总结了JPD切除术33例，除1例并发术后胆瘘外，无其他严重并发症发生，无手术死亡。笔者认为，如能熟悉局部解剖、仔细操作，多数JPD是可以安全切除的。术中尚需注意以下几点：①分离切除憩室时应注意辨认憩室与毗邻的关系，以免损伤胆总管、胰管和胰腺实质。若发现乳头开口于憩室内或憩室深入胰腺实质与周围严重粘连时，应放弃切

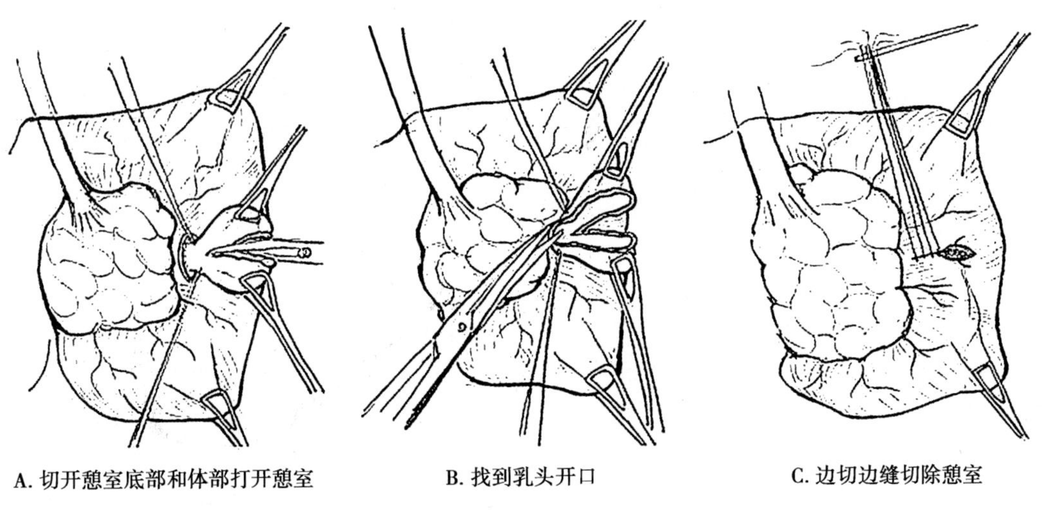

A. 切开憩室底部和体部打开憩室　B. 找到乳头开口　C. 边切边缝切除憩室

图 47-206 颈部距离乳头 1cm 以上憩室的切除

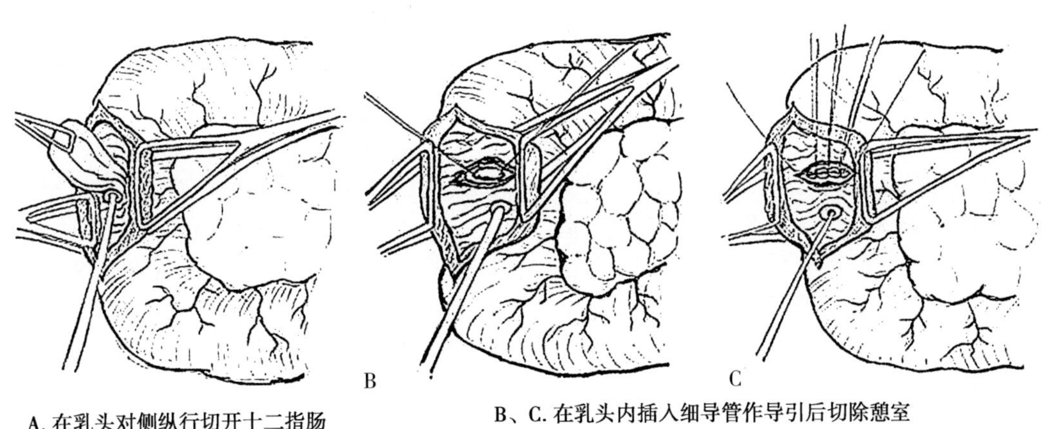

A. 在乳头对侧纵行切开十二指肠将憩室内翻　B、C. 在乳头内插入细导管作导引后切除憩室

图 47-207 颈部距离乳头不足 0.5cm 憩室的切除

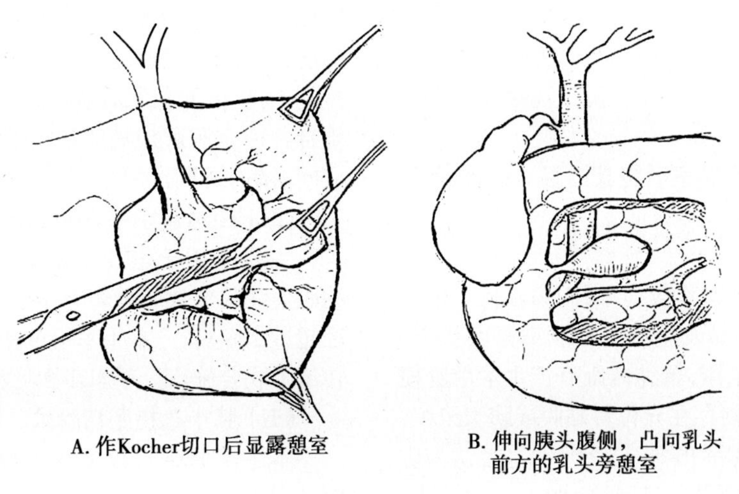

A. 作Kocher切口后显露憩室　B. 伸向胰头腹侧，凸向乳头前方的乳头旁憩室

图 47-208 显露憩室

除憩室，改行转流手术；②无论采用何种切除方法，憩室颈部的切开和肠壁的缝合原则上均采用横切横缝；作憩室内翻切除时，十二指肠切口应纵切纵缝，一般不致形成肠腔狭窄，相反，如采用纵切横缝则缝合后多有张力而影响愈合，易致术后肠漏；③对乳头旁憩室伴胆总管下端瘢痕性狭窄者，在憩室切除的同时应加做 Oddi 括约肌切开成形术；④术中要尽量减少对胰腺组织的损伤，若粘连较重，分离时损伤部分胰腺组织，则应在局部放置妥善的引流，并在术后应用生长抑素，以减少胰腺炎和胰漏的发生。

3. 引流问题　无论采用何种切除方法，术中均应将鼻胃管放置于十二指肠内，以利术后引流减压；必要时，术区可放置妥善的引流。

【术后处理】

十二指肠憩室切除术容易发生十二指肠瘘。维持有效的十二指肠减压是最为重要的预防措施。鼻胃管应放置在十二指肠内并应用胃肠减压器行持续负压吸引，维持至少 2~4 天。其他与一般胃肠道手术相同。

5

（二）憩室内翻缝合术

【适应证与禁忌证】

适用于直径在 2cm 以内的小憩室，对较大憩室因有产生术后肠梗阻之虞，不宜采用。若憩室内存在异位胃黏膜或胰腺组织，憩室内翻则可能导致术后出血，也为禁忌。

【麻醉】

硬脊膜外腔阻滞复合气管插管全身麻醉。

【切口】

上腹部正中切口或右上腹旁正中切口进腹。

【手术步骤】

1. 腹腔探查　同前。

2. 显露和游离憩室　方法同前。测量憩室大小，并检查憩室内是否存在异位胃黏膜或胰腺组织等禁忌因素。

3. 内翻缝合　游离憩室后将其内翻入肠腔，荷包缝合或间断缝合憩室颈部肠壁肌层。

【手术要点】

与憩室切除术相比操作较简单，因为保持了十二指肠黏膜的完整性，不易发生十二指肠漏是其优点。但对较大憩室因不宜采用，单纯内翻有产生术后肠梗阻之虞。此外，若憩室内存在异位胃黏膜或胰腺组织，憩室内翻则可能导致术后出血。鉴于此，笔者认为应尽量避免采用该术式，而以憩室切除为宜。

（三）十二指肠憩室化手术

【适应证】

主要适用于难于切除的憩室、多发性憩室且合并的胆胰疾病症状较轻，胆总管无显著扩张，Oddi 括约肌无明显狭窄的患者以及憩室穿孔伴腹膜后严重感染者。

【麻醉】

硬脊膜外腔阻滞复合气管插管全身麻醉。

【切口】

上腹部正中切口或右上腹旁正中切口进腹。

【手术步骤】

憩室化手术主要有以下两种方法。具体步骤见相关章节。

1. Billroth Ⅱ式胃切除术　是传统上最常采用的旷置十二指肠的术式之一，具体步骤及关键技术详见相关章节。尤其适用于伴有胃、十二指肠溃疡者。

2. 十二指肠空肠 Roux-en-Y 吻合式　在幽门远侧 2~3cm 横断十二指肠并将其远切端缝闭，在十二指肠悬韧带远侧切断空肠，空肠远切端经结肠后上提与十二指肠近切端做端 - 端吻合，距此吻合口 45cm 处做空肠 - 空肠 Y 型吻合。

【手术要点】

1. 此类手术的目的在于转流食物旷置十二指肠，有助于憩室炎的治疗和防止逆行性胆道感染。

2. 在十二指肠憩室穿孔时，除非时间非常短、局部肠壁炎症水肿轻微，可单纯行穿孔修补或憩室切除术。实际上这种情况非常少见。因此需要强调的是，在行穿孔修补、切除或造口的同时，原则上都要施行十二指肠憩室化手术，如此不仅可减少术后肠漏发生的几率，而且即使出现肠漏，其严重程度和治疗难度也会显著降低。诚然，术后局部妥善地引流和营养性空肠造瘘也属重要。

3. 与憩室切除术相比较为安全。十二指肠空肠 Roux-en-Y 吻合术优点在于保留了胃和幽门括约肌的功能，可能的并发症为术后暂时性小肠动力障碍和胃排空不良，但无长期后遗症。然而因未使胆汁转流，对于合并严重胆胰疾病的憩室不宜单纯采用此术式，而应同时附加胆肠内引流术。

（四）胆总管空肠 Roux-en-Y 吻合术

主要适用于 JPD 并发胆石病，同时伴有 Oddi 括约肌炎症狭窄致胆总管下端梗阻、胆总管显著扩张（直径超过 2cm）者。本手术可单独采用，也可与十二指肠转流术联合施行。手术步骤见相关章节。

（五）胰十二指肠切除术

本手术原则上仅适用于憩室癌变或憩室大出血而又无法切除者。在憩室切除过程中因憩室深入胰腺实质，造成胰腺损伤、出血，憩室又难以切除时，偶可采用此术式。手术步骤见相关章节。

（孙益红）

第十二节　十二指肠部分切除术

十二指肠是消化道中十分特殊的部位，解剖毗邻复杂，近端与幽门相连、远端与空肠、回肠相接，包绕胰腺并含胆胰壶腹开口，是肝胆胰系统与胃肠道的交汇之处。除十二指肠乳头癌以外，十二指肠的其他病变，包括良性肿瘤、间胚叶肿瘤、恶性肿瘤和一些畸形等亦不鲜见，很多疾病可实施十二指肠部分切除术（partial duodenectomy）予以治疗。

一、术式沿革

对于十二指肠肿瘤性病变而言，1935 年 Whipple 实施完成的胰头十二指肠切除术（PD 手术）一直被奉为经典术式，手术不仅切除了病变组织，而且也切除了相邻器官，保证了一定范围的淋巴结清扫。虽然手术器械、手术技术不断提高，但至今为止，胰瘘、吻合口漏、腹腔出血和术后胰腺炎仍是 PD 手术难以回避的并发症。对于十二指肠非侵袭性或低度恶性病变行 PD 手术，不仅术后并发症高，而且要损失没必要切除的胰腺实质，是过度治疗术式。1990 年提出的保留胰头的十二指肠切除术（PSD 手术）保留了无需切除的胰腺，不仅胰腺壶腹 - 空肠吻合手术操作技术要求较高，对于限局性十二指肠病变也无需切除过多肠管。

十二指肠部分切除术应是多个十二指肠限局性切除（limited resection of duodenum）相关术式的总称，用于十二指肠非壶腹区的非侵袭病变，具体术式名称尚不统一，本章使用的名称采用了多数文献的命名。广义的十二指肠部分切除术是与十二指肠全部切除相对而言的，根据切除范围和消化道连续性恢复方式不同，包括了狭义的十二指肠部分切除术、十二指肠楔形切除术、十二指肠节段切除术，保留胰头的十二指肠部分切除术应归为十二指肠节段切除范畴。

二、手术适应证与禁忌证

【适应证】

无法经上消化道内镜切除且无需进行淋巴清扫的非壶腹周围疾病。

1. 良性疾病　绒毛状腺瘤、Brunner 腺瘤、炎性息肉、错构瘤、神经鞘瘤、巨大憩室、血管畸形等。

2. 低度侵袭性疾病　如胃肠间质瘤、神经内分泌瘤等。

3. 恶性疾病　如局限于原位的上皮癌，部分位于十二指肠 3~4 段的进展期癌。

4. 部位明确的十二指肠瘘、十二指肠出血。

5. 侵及十二指肠侧壁的结肠肝曲癌，联合扩大的右半结肠切除。

【禁忌证】

1. 无法保留十二指肠乳头的壶腹周围疾病。

2. 高度侵袭性疾病或进展期恶性疾病。

3. 需要进行相对广泛的区域淋巴结清扫时。

三、患者评估与手术规划

【患者评估】

十二指肠部分切除术是对十二指肠疾病的限制性切除，对疾病性质、位置、范围的术前诊断具有更高的要求，患者评估应从可切除性（外科）和可承受性（内科）两方面进行。外科评估包括以下内容：

1. 上消化道内镜和超声内镜检查　内镜检查可发现黏膜病变的位置和黏膜下病变对黏膜的侵犯，如 GIST 出现的脐样溃疡；超声内镜检查可评估上皮性肿瘤的侵犯深度和黏膜下病变来源于肠壁的层次。

2. 医学影像学检查　CT 检查是最为常用的检查方式，增强扫描不可忽视，可精确了解肿物的生长方式、大小和位置。MRI 检查可更好区分肿瘤与胰腺的关系，PET 有助于发现远处转移病灶。

3. 病理学检查　术前获得病理检查意义重大，但对于一些黏膜下肿物需要进行超声内镜引导下的穿刺活检。对术前难以获得病理学且可以完整切除的黏膜下肿瘤，可在病变切除后进行快速冷冻病理检查。

【手术规划】

1. 术前准备　患者的术前准备和上腹部中大型手术相似，可参照相应章节。在术前，出现上消化道梗阻者应注意术前充分的胃肠减压和洗胃，因慢性出血而致贫血者应在术前进行一定的补充。

2. 术式选择　十二指肠限局性切除包括多种不同术式，需根据病变所在位置、病变大小和病变性质的具体情况选择不同术式。腹腔镜手术在此类手术中虽有报道，但因十二指肠位置深在、部分术式重建技术要求较高，所以尚未成常规应用的手术方法。

四、手术方式与手术操作

（一）十二指肠楔形切除术

1. 定义　十二指肠楔形切除术是针对十二指肠对系膜缘且病变基底部直径小于 2cm 者采取的十二指肠对系膜缘部分肠壁切除，可保持系膜缘肠壁的连续性，肠壁断缘经单纯缝合关闭恢复消化道完整性。

2. 切口　通常采用上腹部正中切口或右上腹直肌切口。

3. 显露　开腹后，顺序探查腹腔脏器，如为肿瘤病变应注意有无局部淋巴结和腹主动脉周围肿大、腹腔转移播散、肝脏转移。离断肝结肠韧带，由助手轻轻

5

下拉结肠肝曲和横结肠，初步暴露十二指肠第二段，确认病变位置、大小和完成该术式并获得满意切缘的可能性(图 47-209)。

游离结肠肝曲，进一步暴露十二指肠第二段，采用 Koch 手法打开十二指肠侧腹膜，使十二指肠第二段和二、三段交界充分游离(图 47-210)。

4. 切除　病变全部暴露、相应肠段游离满意后，向对系膜缘轻轻牵拉病变肠壁，对于较大和质脆肿瘤要避免瘤体破裂。在十二指肠系膜缘为包绕胰腺的游离前壁和后壁确定切除终点。在病变近、远端自对系膜缘向系膜缘切断十二指肠肠壁，近、远侧切断线汇聚于预置切除终点，且保证十二指肠系膜缘连续肠壁的宽度不小于十二指肠周径的 1/4(图 47-211)。

5. 重建　于切开的十二指肠前后面系膜缘肠壁沿十二指肠横轴做浆肌层牵引线，以保证沿十二指肠横轴进行缝合。使用可吸收缝线分别自系膜缘十二指肠前、后离断肠壁入针，采用连续锁状缝合关闭十二指肠近系膜侧肠壁，至对系膜侧分别改用连续内翻缝合，前后壁缝合线在对系膜缘交汇并打结(图 47-212)。哆开不大的楔形切除也可使用自后壁向前壁的单纯连续缝合或连续内翻缝合关闭。做浆肌层加强缝合。

(二) 十二指肠部分切除术

1. 定义　十二指肠部分切除术是针对十二指肠第二段对系膜缘病变进行病灶剜除后，肠壁断缘无法单纯缝合关闭，采用十二指肠 - 空肠吻合恢复消化道完整性的术式。

2. 切口　通常采用上腹部正中切口或右上腹直肌切口。

3. 显露　探查和病变暴露、十二指肠游离过程同十二指肠楔形切除术。

5

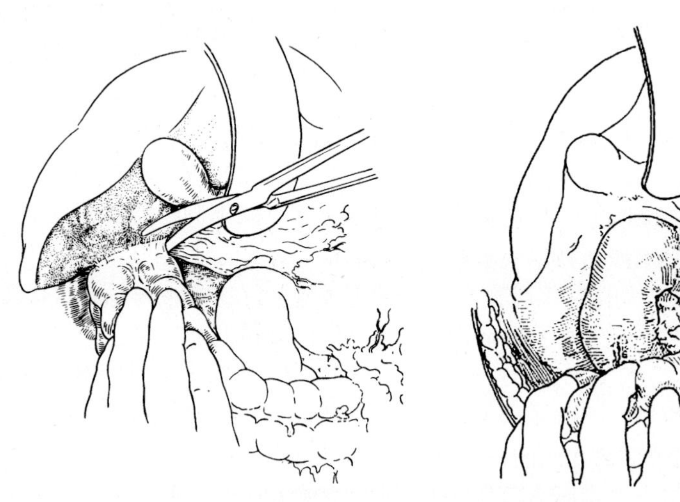

图 47-209　初步暴露十二指肠降段

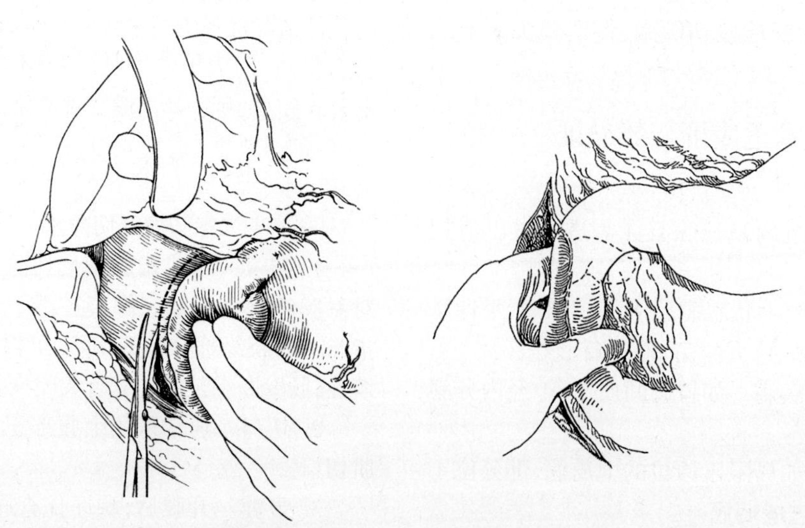

图 47-210　打开十二指肠侧腹膜

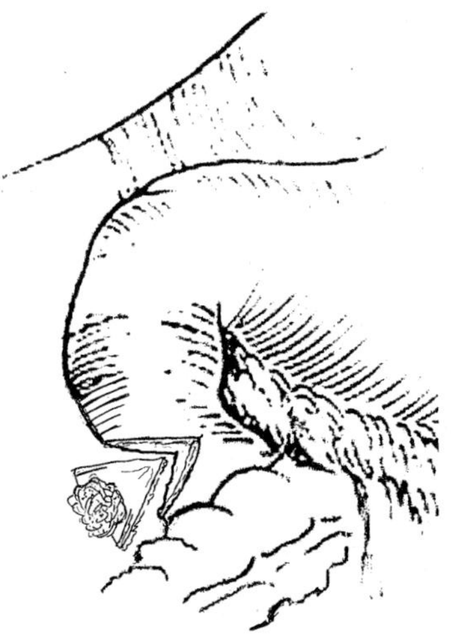

图 47-211　十二指肠楔形切除

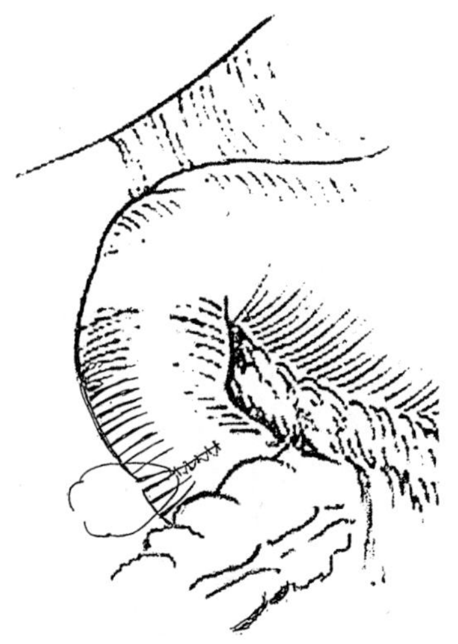

图 47-212　关闭十二指肠断缘

4. 切除　病变全部暴露、相应肠段游离满意后，切取含病变的十二指肠侧壁，注意保存系膜缘适量的游离肠壁以便吻合，进行有效的切缘止血(图 47-213)，同时应保证外科切缘的病理安全。

5. 重建　提起横结肠，寻找 Treize 韧带，在空肠第二、三支血管间离断小肠系膜，结扎血管弓。在分离系膜的小肠处离断边缘血管并离断该空肠(图 47-214)。距断端 30cm 左右(视不同术式而定，以无张力为原则)完成近端空肠与远端空肠的端 - 侧吻合。使用环形吻合器进行端 - 侧吻合时，在空肠离断时即应将近端空肠断端做机械荷包缝合或离断后做手工荷包缝合，置入抵钉砧至近端空肠肠腔，收紧荷包固定(图 47-215)。在欲吻合处的远端空肠对系膜缘做标记

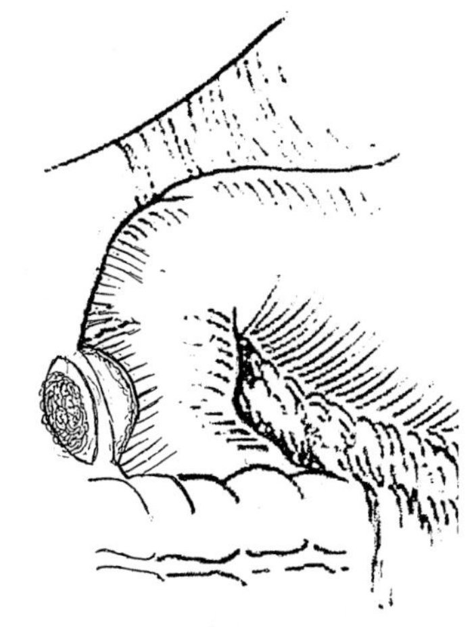

图 47-213　十二指肠对系膜缘肠壁部分切除

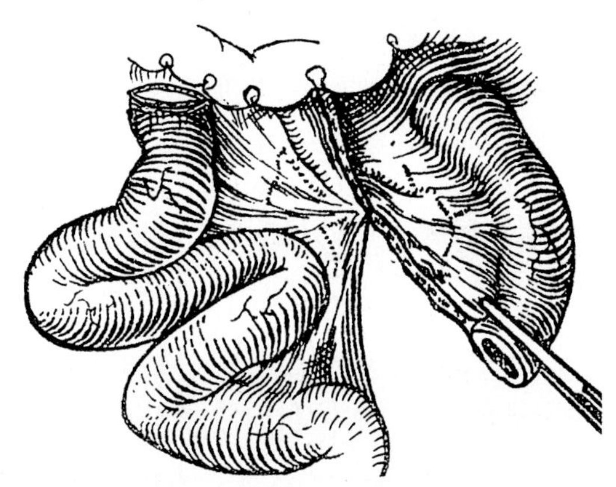

图 47-214　近端空肠离断

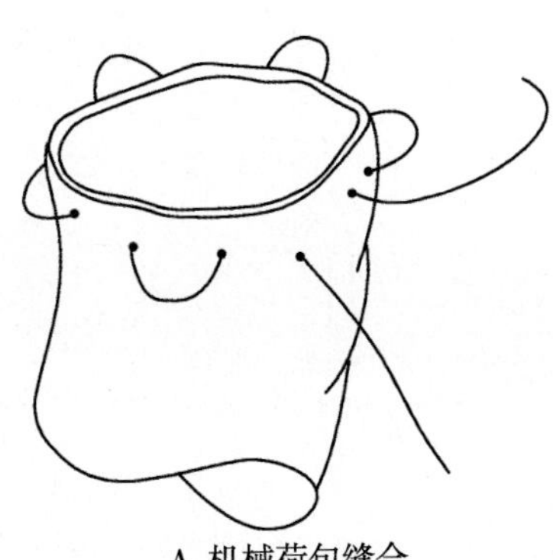

A. 机械荷包缝合

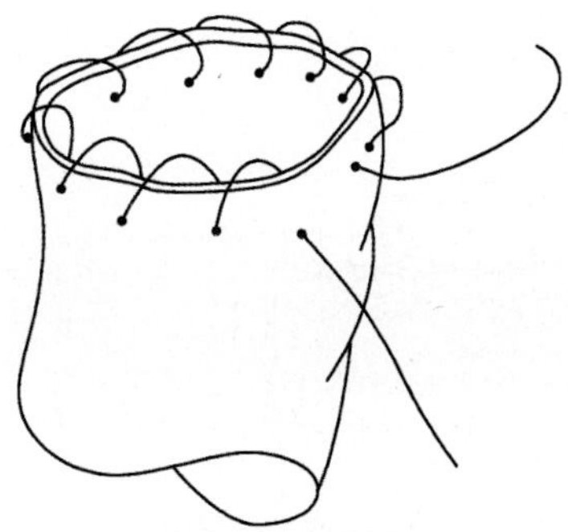

B. 手工荷包缝合

图 47-215　空肠近侧断端荷包缝合

5

(自然状态下),置入环形吻合器,标记处戳出尖端,进行吻合(图 47-216)。该吻合也可用手工吻合或使用直线切割器完成吻合,具体方法见相应章节。

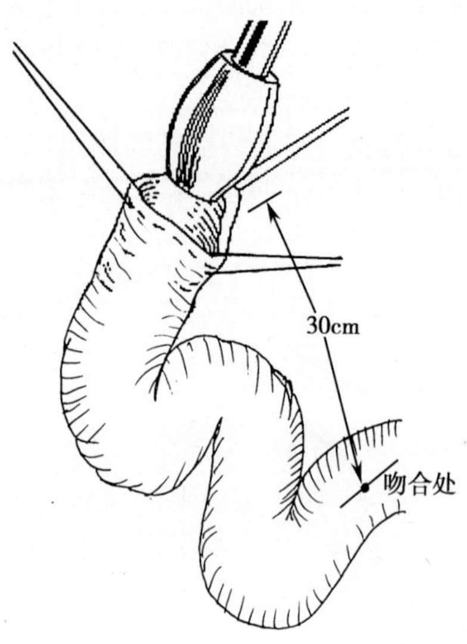

图 47-216　置入环形吻合器

经结肠前或结肠后上举远端空肠,视十二指肠断缘口径大小与空肠断端或侧壁吻合。与空肠断端吻合时,首先进行空肠血运状态确认,进行必要的断端止血。沿十二指肠第二段纵轴做近、远侧牵引线,传统方法是使用可吸收缝线,连续锁状缝合进行后壁吻合,连续内翻缝合进行前壁吻合,并进行浆肌层加强缝合(图 47-217)。与空肠侧壁吻合时,首先需关闭空肠断端,将空肠系膜置于十二指肠深面。沿十二指肠第二段纵轴做近、远侧牵引线,根据十二指肠断缘纵径打开空肠对系膜缘肠壁,进行必要止血,按上述方法完成吻合(图 47-218)。

(三)十二指肠节段切除术

十二指肠节段切除术是针对壶腹外区、未侵犯胰

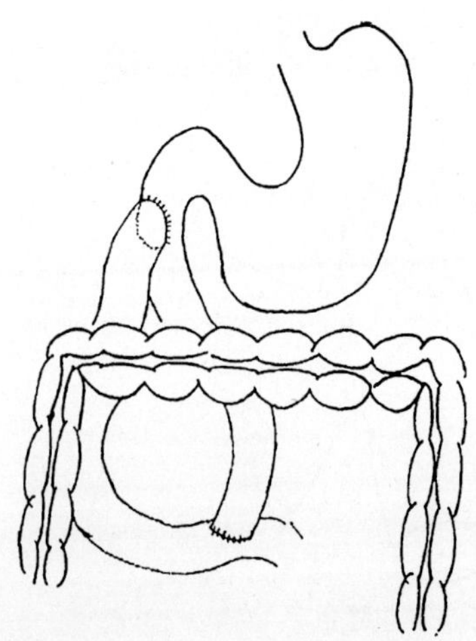

图 47-217　十二指肠 - 空肠端 - 侧 Roux-Y 吻合示意图

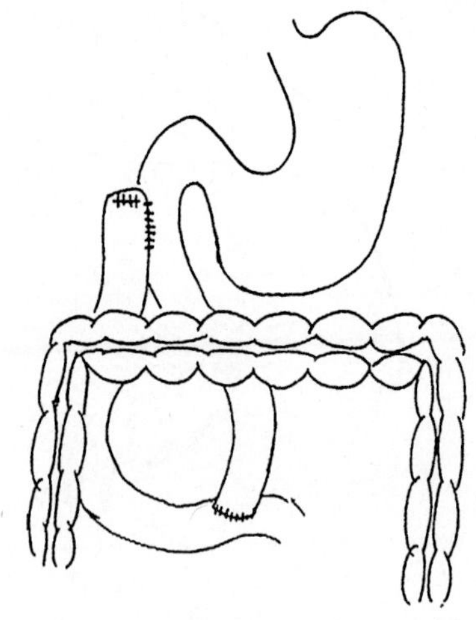

图 47-218　十二指肠 - 空肠侧 - 侧 Roux-Y 吻合示意图

腺实质病变切除一段十二指肠,并进行消化道吻合重建,恢复消化道连续性的手术。包括切除十二指肠第一段至第二段近端(乳头上区节段切除)和切除十二指肠二、三段交接至第四段(乳头下区节段切除)。

1. Vater 乳头上区节段性切除(suprapapillary segmental resection)

(1) 切口:通常采用上腹部正中切口或右上腹直肌切口。

(2) 显露:开腹后,顺序探查腹腔脏器,注意有无肿瘤转移。由助手轻轻下拉结肠肝曲和横结肠,必要时游离结肠肝曲,打开十二指肠侧腹膜,暴露十二指肠第一、二段,确认病变位置、大小和可切除性。

(3) 切除:打开肝十二指肠韧带浆膜,延续至十二指肠侧腹膜,离断胃小弯侧幽门区小血管。游离十二指肠球部,注意保护胆总管和门静脉不被损伤(图 49-219)。胃大弯侧弓外离断胃结肠韧带进入小网膜腔,游离、剪断胃胰韧带,游离十二指肠球后壁。贴近十二指肠系膜缘,离断十二指肠与胰腺联系。如游离距离较长,遇到副胰管(duct of Santorini)应予结扎。沿打开

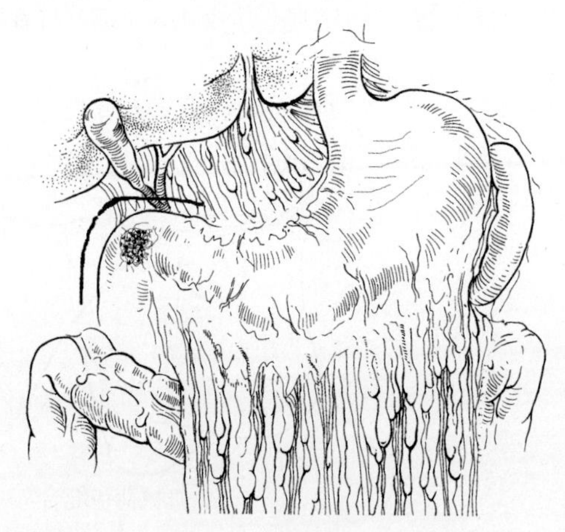

图 47-219　十二指肠球部游离

的十二指肠侧腹膜，游离十二指肠第二段，使欲切除的十二指肠完全游离。在确认 Vater 乳头位置后，切断病变远侧端的十二指肠，将保留的十二指肠残端关闭（图 47-220）。如确实无法确认 Vater 乳头位置，可行胆囊切除，自胆囊管向胆总管置入胆道探条或导尿管指示乳头开口位置，在其近端 1cm 左右离断十二指肠（图 47-221）。根据要求在胃窦部或十二指肠球部离断病变近端消化道。

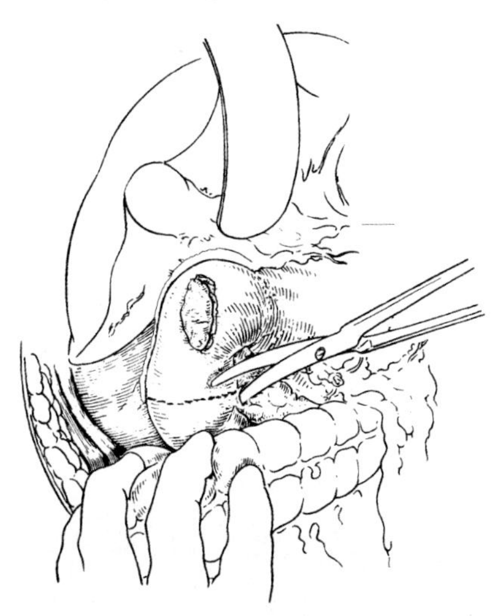

图 47-220　病变远侧十二指肠离断

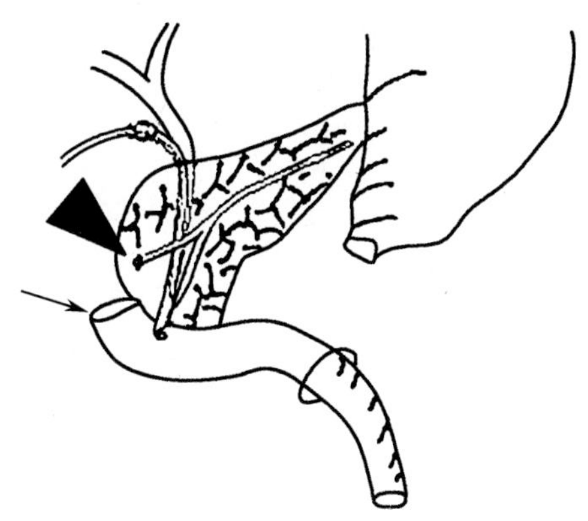

图 47-221　乳头区的十二指肠离断（近侧）

(1) 切口：通常采用上腹部正中切口或右上腹直肌切口，身体较肥胖者也可采用上腹部弧形切口。

(2) 显露：开腹后，探查腹腔脏器。游离结肠肝曲，在胃血管弓外离断胃结肠韧带，游离横结肠。打开十二指肠侧腹膜，暴露十二指肠二、三段移行区、第三段，确认病变位置、大小和可切除性。如病变位于第四段，可提起横结肠，暴露 Treitz 韧带，初步探查病变。

(3) 切除：病变位于十二指肠二、三段交界者，沿打开的十二指肠侧腹膜继续打开十二指肠第三段对系膜缘的被覆浆膜，确认 Vater 乳头位置在切除范围以外后，于病变远侧适宜位置离断十二指肠第三段，离断远端关闭。牵起近端，沿胰腺下缘游离十二指肠直至病变近侧预切除肠管，注意十二指肠系膜缘离断血管的止血（图 47-223）。如确实无法确认 Vater 乳头位置，按乳头近侧节段切除中所示方法指示乳头开口位置，在其远端 1cm 左右离断十二指肠（图 47-224）。

病变位于十二指肠第三段（肠系膜上血管根部右

(4) 重建：消化道重建包括胃-空肠 Billroth Ⅱ式吻合和 Roux-Y 吻合两种方式。如进行保留幽门节段性切除，一般采用十二指肠-空肠 Roux-Y 吻合方式进行重建（图 47-222），基本操作见胃切除章节。

2. Vater 乳头下区节段性切除（infrapapillary segmental resection）

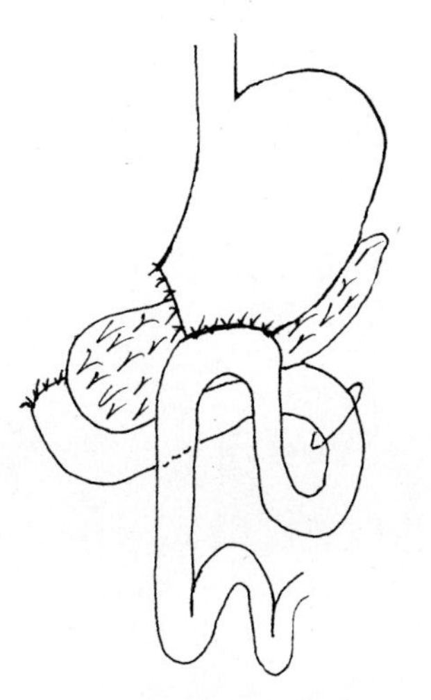

A. 胃-空肠Billroth Ⅱ吻合

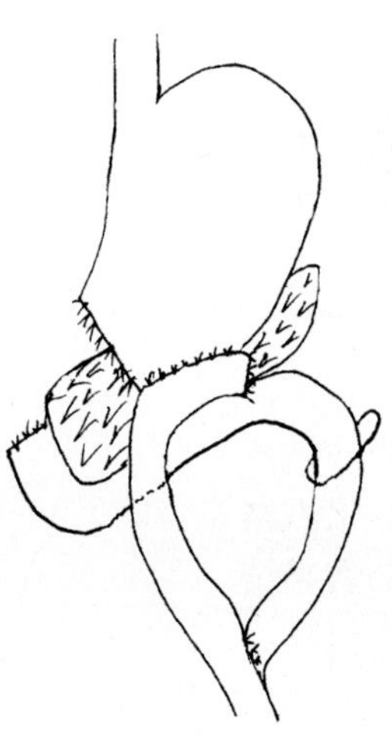

B. 胃-空肠Roux-Y吻合

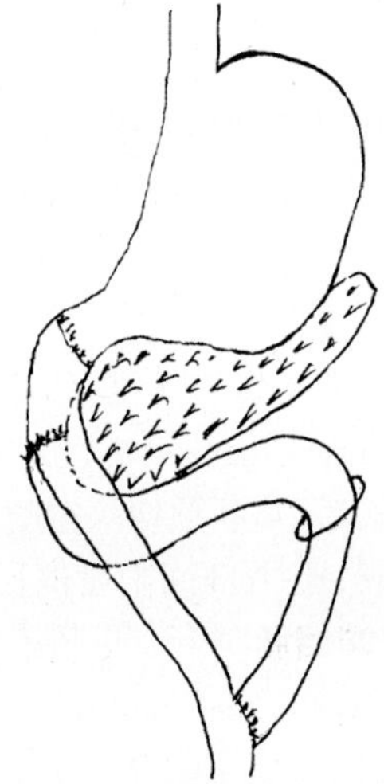

C. 十二指肠-空肠Roux-Y吻合

图 47-222　乳头近侧节段性切除消化道重建

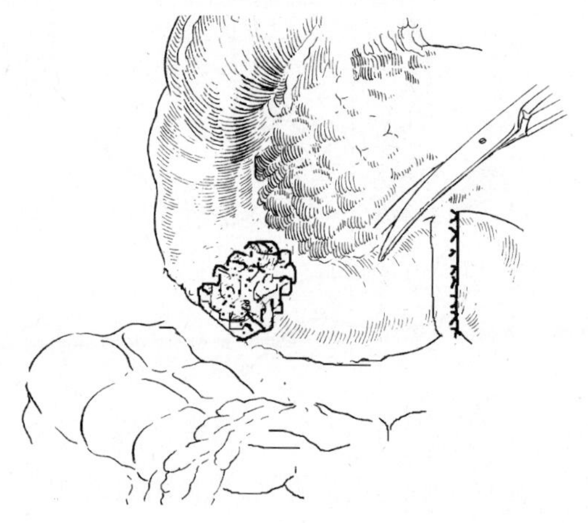

图 47-223　十二指肠系膜缘游离

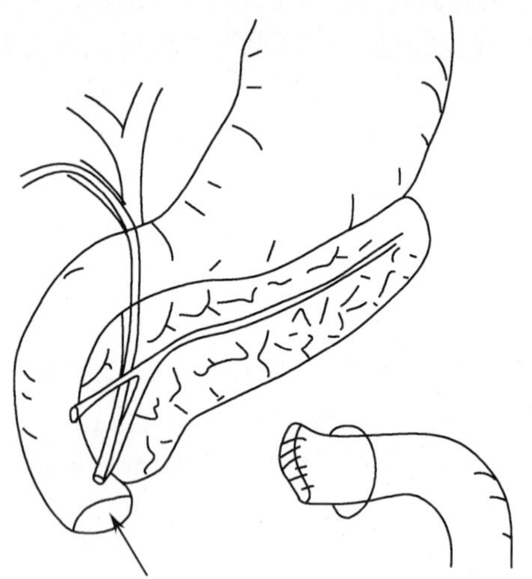

图 47-224　乳头区的十二指肠离断（远侧）

侧）者，打开十二指肠第三段对系膜缘的被覆浆膜，打开部分横结肠系膜并剪断 Treize 韧带，游离肠系膜上血管后方组织，使十二指肠与近段空肠沟通（图 47-225）。离断预切除空肠系膜，切断空肠，并将切断空肠近端肠管和十二指肠第四段在肠系膜上血管后方拖至右侧（图 47-226）。沿十二指肠系膜游离十二指肠第三段至病变近端的预切除肠管，离断病变近端十二指肠。

病变位于十二指肠第四段（肠系膜上血管根部后面或左侧）者，打开十二指肠第三段对系膜缘的被覆浆膜，离断 Treitz 韧带，离断预切除空肠系膜。沿右结肠旁沟打开侧腹膜，于 Told 间隙游离回盲部、右半结肠和横结肠，自末端回肠向十二指肠第三段游离第二系膜根（secondary root of the small-bowel mesentery），使空肠、回肠和近端大肠完全向左上方翻起，全部暴露十二指肠。离断相关的十二指肠系膜，切除相应的病变肠段（图 47-227~ 图 47-230）。

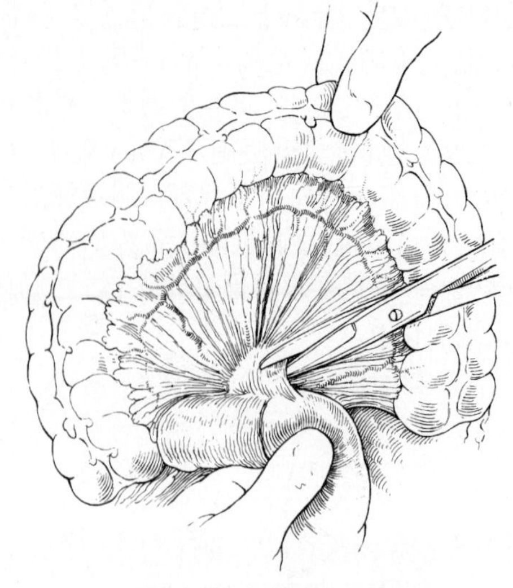

图 47-225　十二指肠空肠沟通

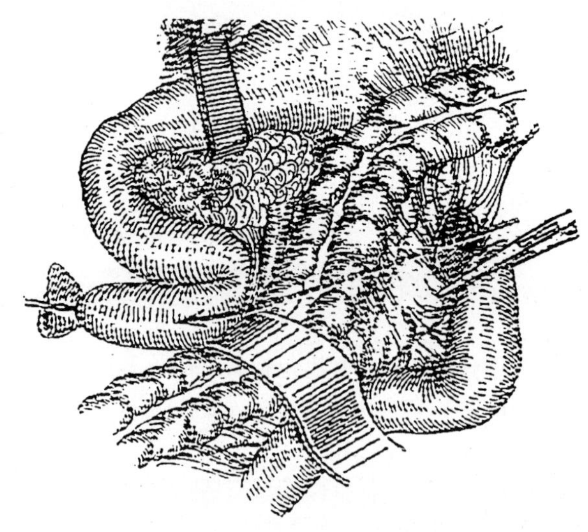

图 47-226　肠管移动至系膜血管右侧

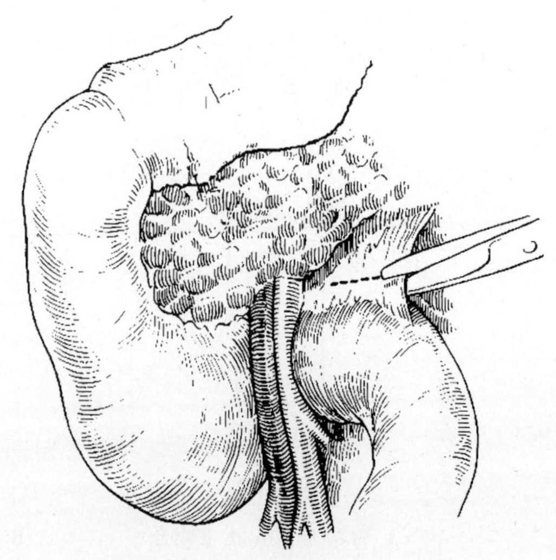

图 47-227　离断十二指肠韧带

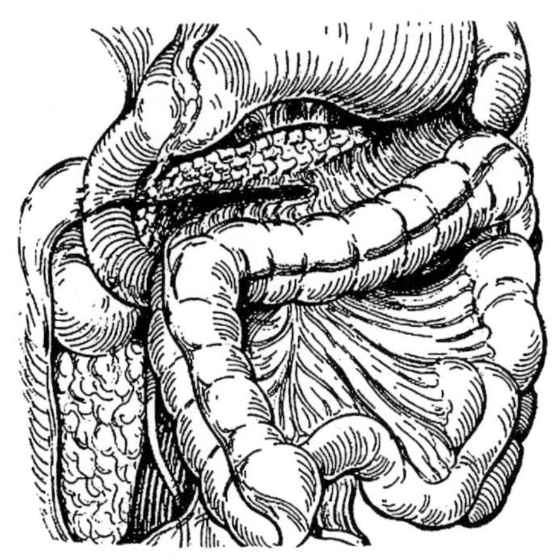
图 47-228　游离右半结肠和横结肠

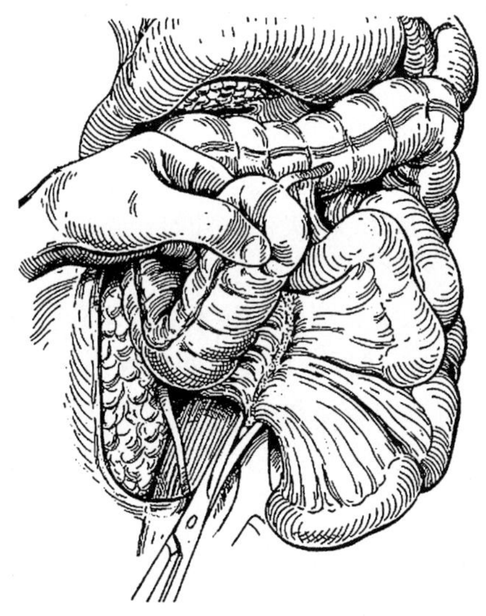
图 47-229　离断第二肠系膜根部

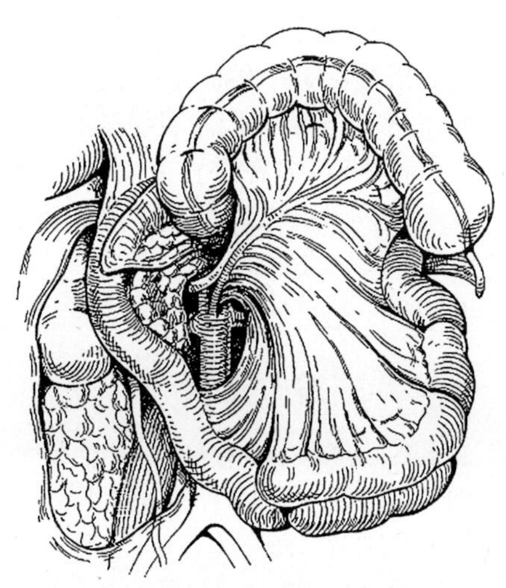
图 47-230　肠系膜后方暴露远端十二指肠

(4) 重建：根据切除肠段情况进行不同术式的消化道重建，包括十二指肠 - 空肠 Roux-Y 吻合和十二指肠 - 空肠吻合两种基本术式。

病变切除后如保留十二指肠第四段，需用十二指肠 - 空肠 Roux-Y 吻合完成消化道重建(图 47-231)。进行端 - 侧吻合时，在无张力状态下于结肠前上提空肠至结肠上区，于十二指肠断端的系膜缘和对系膜缘分别缝牵引线至空肠对系膜缘，沿空肠纵轴打开肠壁。使用可吸收缝线连续锁状缝合进行后壁吻合，连续内翻缝合进行前壁吻合，并进行浆肌层加强缝合。为保证吻合口口径、避免 Vater 乳头损伤，可在直视下关闭十二指肠近侧断端，采用十二指肠 - 空肠侧 - 侧吻合完成重建，基本方式参考十二指肠部分切除术重建。

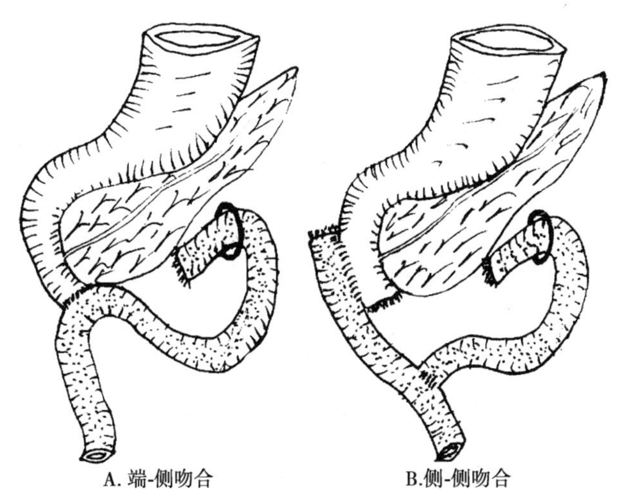

图 47-231　十二指肠 - 空肠 Roux-Y 吻合

在远端十二指肠全部切除的病例，需使用十二指肠 - 空肠吻合完成消化道重建，避免小肠系膜过度牵拉，多选择结肠后吻合，包括十二指肠 - 空肠对端吻合、端 - 侧吻合和侧 - 侧吻合，基本操作可见相应部分(图 47-232)。

五、术后处理

十二指肠切除术术后处理的准备工作需要在完成消化道重建后开始，而不是关腹离开手术室后。相关处理包括：

1. 手术中必须放置十二指肠内减压管，保证充分的十二指肠减压。可以用胃管或胃造瘘管经幽门置入十二指肠，管端要尽量接近 Vater 乳头部位。手术后应做持续的负压吸引减压，保持通畅有效。

2. 术中通过营养性空肠造瘘或鼻空肠营养管建立有效的肠内营养支持治疗通路，维持足够的营养非常重要。根据手术术式及患者全身情况，术后早期采

5

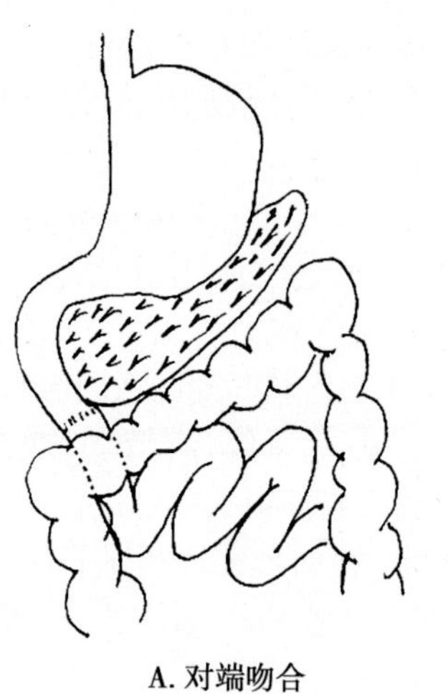

A. 对端吻合

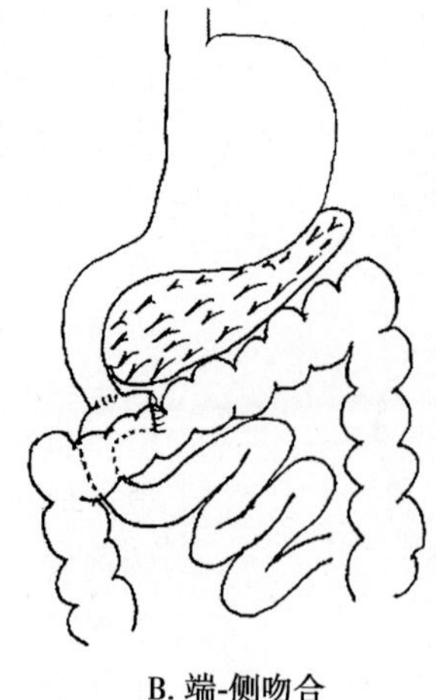

B. 端-侧吻合

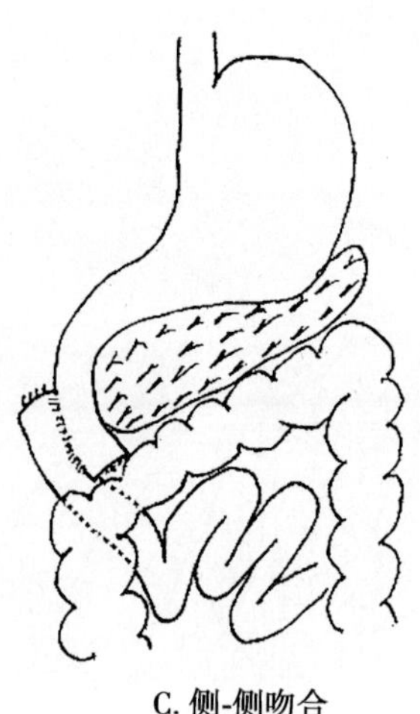

C. 侧-侧吻合

图 47-232　十二指肠 - 空肠吻合

用全胃肠外营养能提供适量的营养支持，肠功能恢复后逐步过渡到全肠内营养，避免长时间应用肠外可能产生的并发症。

3. 手术结束前，于十二指肠 - 空肠吻合处或十二指肠关闭断端，放置乳胶管或双套引流管等腹腔引流管，应维持手术后 7 天以上，以便于十二指肠漏或十二指肠 - 空肠吻合口漏的早期发现并进行引流及冲洗。

4. 其他　与一般腹部手术后的处理相同。

六、手术并发症

1. 非器质性胃肠道运动障碍即胃瘫综合征，常发生在远端胃切除或胰十二指肠切除后，十二指肠部分切除术后发生胃排空障碍也有较高的发生率，具体原因不详，可能与十二指肠特殊的解剖位置和血供特点等有关。术前表现有消化道梗阻症状、术中实施胃空肠端 - 侧吻合，术后血糖处于较高水平、总蛋白处于较低水平、肠内营养开始时间晚等被视为发生胃瘫的危险因素。使用水溶性造影剂口服造影时，造影剂不能通过吻合口进入肠内、胃蠕动极弱或无蠕动、延迟观察扩张胃囊袋内仍有造影剂滞留等均是胃瘫的重要表现。耐心等待，维持良好肠内营养是治疗的关键。

2. 术后大出血表现为消化道出血和腹腔内出血。消化道出血虽可源于应激性溃疡，但多来自吻合口，由于吻合口断端止血不良、黏膜坏死脱落或局部感染腐蚀血管造成，不同原因所致的消化道出血在术后发生的时间是不同的。吻合器使用并没有减少吻合口出血的发生，压轧成型时间不足、吻合器钉高选择失误和 B 型钉成型不良等都是消化道器械吻合后出血的原因。腹腔内出血原因可归结为血管结扎线或钛夹脱落出血、血管热损伤后出血和感染灶腐蚀血管延迟出血等，有些术后腹腔出血极为凶猛甚至是致命性的。术后腹腔内少量渗血或纤细血管出血多可在纠正一般状态后自行停止，但大量出血应积极予以干预，包括血管造影、栓塞止血和对腹腔内出血的开腹探查。

3. 对十二指肠部分切除术后的消化道漏应予以充分的重视，其有胆漏和胰漏两种性质，于术毕前放置引流管对及时发现残端漏或吻合口漏十分重要，并可以早期进行引流，防止出现难以控制的腹腔内感染和漏口扩大。使用亚甲蓝注入消化道可明确小口径漏的存在，使用水溶性造影剂进行造影可确认漏口位置。充分引流、旷置漏口是发生消化道漏的初步治疗，通过肠内置管进行营养支持，经过双套管腹腔引流适时进行局部冲洗，很多小口径漏可以自行愈合。

4. 需要治疗的吻合口机械性狭窄是十二指肠部分切除术后的相对晚期并发症，在术后早期多因吻合口水肿所致，一般在术后两周左右缓解。吻合口机械性狭窄诊断并不困难，多在进食后发生，术中注意缝合和吻合方式，如采用十二指肠 - 空肠侧 - 侧吻合，是防止出现吻合口狭窄的关键。

（刘彤）

参考文献

1. 余佩武，赵永亮．腹腔镜胃癌根治手术中消化道重建方式的探讨．外科理论与实践，2011，16(6)：516-518

2. 高橋雅純，中田浩二，二宮基樹，ほか．噴門側胃切除とその術後障害の現況「胃癌術後障害を考える」ワーキンググループにとるライブアンケートの結果から．手術，2013，65：509-512.

3. 日本胃癌学会．胃癌治療ガイドライン—医師用年月改訂版．4 版．東京：金原出版，2014.
4. 中华医学会外科学分会内分泌外科学组，中华医学会外科学分会腹腔镜与内镜外科学组，中华医学会外科学分会胃肠外科学组和中华医学会外科学分会外科手术学学组．中国肥胖病外科治疗指南(2007). 中国实用外科杂志，2007，27(10):759-762
5. Kasalicky M，Dolezel R，Vernerova E，et al.Laparoscopic sleeve gastrectomy without over-sewing of the staple line is effective and safe.Wideochir Inne Tech Malo Inwazyjne，2014，9(1):46-52.
6. Yamashita S，Sakamoto Y，Saiura A，et al.Pancreas-sparing duodenectomy for gastrointestinal stromal tumor.Am J Surg，2014，207(4):578-583.

5

第四十八章

小肠及阑尾手术

第一节　小肠及阑尾解剖生理概要

一、空肠、回肠解剖概要

（一）空肠、回肠解剖概要

5

1. 大体解剖　空肠起自十二指肠空肠曲，回肠终于回盲口。在十二指肠空肠曲上方起自右膈肌脚有一肌性纤维性束带将空肠悬吊于腹后壁，称十二指肠悬韧带（Treitz 韧带）。十二指肠悬韧带起悬吊与固定作用，可以增加十二指肠空肠曲的角度，延缓食糜由十二指肠向空肠排空，有利于食物在十二指肠内充分地消化吸收。

空肠和回肠的长度与身高相关，活体上因肠管张力及内容物充盈程度不同，很难测量其确切的长度，外科手术中通常以百分比来估计小肠的切除范围。空肠与回肠之间没有明确的分界，一般认为空肠占近侧 2/5，回肠占远侧 3/5。空肠位于左上方，管腔大，管壁厚，血管密度大，血供丰富，消化吸收功能旺盛；回肠位于右下方，管腔小，管壁薄，血管密度较小，血供较差，消化吸收功能减弱。

空肠和回肠借小肠系膜联系于腹后壁，系膜根部从第二腰椎左侧的十二指肠空肠曲起，斜向右下，止于右骶髂关节前方，中途跨越十二指肠水平部、腹主动脉、下腔静脉、右腰大肌、右输尿管及右生殖血管，总长约 15cm。除空肠上段及回肠下段比较固定以外，其余肠襻活动度很大，常常由腹壁薄弱处突出形成腹外疝，也可以向腹后壁凹陷处突入腹膜隐窝，形成腹内疝。系膜缘处的肠壁与两层腹膜围成系膜三角，此处肠壁无浆膜，小肠切除吻合时不易愈合，应妥善缝合，防止肠漏（图 48-1）。

2. 组织学　空肠和回肠是消化吸收的主要器官，肠管壁具有消化管典型的四层结构：黏膜层、黏膜下层、肌层和浆膜层。

（1）黏膜层（mucous membrane）：空肠和回肠黏膜近肠腔侧表面覆有单层柱状上皮，具有分泌和吸收功能。深部含有疏松结缔组织和黏膜肌层。它们共同向肠管突起，形成环状或半月形的环形皱襞。空肠上段的环形皱襞高而密，向远侧逐渐减少，至回肠末端皱襞则变得低而稀疏。环形皱襞扩大了小肠的吸收面

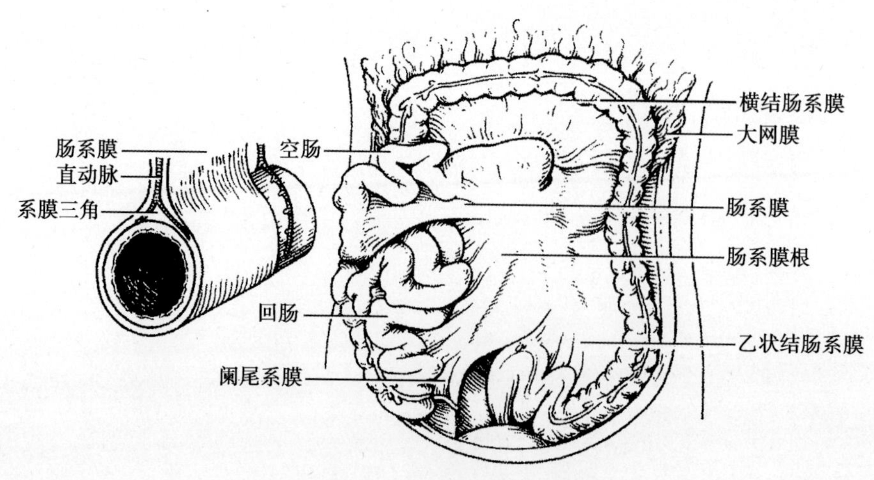

图 48-1　肠系膜及系膜三角

积、延长了食糜通过肠管的时间、有利于营养物质充分消化吸收。

小肠黏膜向肠腔有无数细小的突起，称为小肠绒毛。绒毛中央有毛细血管和毛细淋巴管的盲端、疏松结缔组织和平滑肌。绒毛在环状皱襞的基础上进一步扩大了黏膜的吸收面积，两者的存在使小肠的吸收面积扩大了 600 倍，可达 $200m^2$ 以上。同环状皱襞相同，绒毛的密度与高度也自空肠向回肠逐渐降低。

小肠黏膜层含有大量腺体，称为小肠腺。小肠腺为单管腺，腺管在黏膜层内盘曲扭转，腺管开口在绒毛之间。小肠腺每日分泌大量黏稠而混浊的小肠液，含有肠脂酶、肠蛋白酶、胆固醇、黏蛋白等。小肠黏膜内广泛分布由网状组织和淋巴细胞构成的淋巴滤泡，直径约 1~2mm，肉眼不易分辨。多个淋巴滤泡聚集成团则形成集合淋巴滤泡，又称 Peyer 斑（Peyer patches）。集合淋巴滤泡多呈长椭圆形，长径约 1~3cm，肉眼可见，主要分布于回肠末端 80cm 以内肠管游离缘的肠壁内。伤寒患者的集合淋巴滤泡处常有溃疡发生，严重者可能导致肠穿孔。因此伤寒患者急性腹痛要考虑肠穿孔的可能，手术探查的主要部位应在回肠末端 80cm 以内对系膜缘肠管的肠壁处。

（2）黏膜下层（submucous layer）：黏膜下层由疏松结缔组织构成，内含丰富的血管、淋巴管、神经组织和小肠腺。近肌层处有大量神经纤维和神经细胞组成的黏膜下神经丛（submucusal plexus），又称 Meissner 丛，其组成和作用与肌间神经丛相似。

（3）肌层（muscular layer）：肌层由平滑肌构成，可分为两层，内层为环肌层，外层为纵肌层。环肌收缩使肠壁伸展、管腔缩小；纵肌收缩使肠管缩短、管腔扩大。小肠环肌与纵肌的交替收缩可以产生肠蠕动，肠蠕动可将食糜从小肠近侧推向远侧并有利于食糜与肠黏膜充分接触及营养物质的吸收。小肠肌层的厚度由空肠向回肠逐渐变薄，表明小肠的蠕动和消化吸收能力同样由近侧向远侧逐渐减弱。

小肠壁环肌层与纵肌层之间有肌间神经丛（intermuscular plexus），又称 Auerbach 丛。肌间神经丛内主要为副交感节后神经元，也包括一些交感神经元和感觉神经元。小肠壁肌层的生理活动受自主神经反射性释放神经递质的调节，在某些病理条件下，神经反射机制紊乱，环肌和纵肌同时收缩，即出现肠痉挛，临床表现为脐周绞痛。此时，肠蠕动增快、肠排空加速、肠黏膜吸收减弱、肠腺分泌增多，多会引起腹泻。

（4）浆膜层（serous layer）：浆膜层即脏腹膜，由浆膜和浆膜下结缔组织构成。浆膜表面覆有单层扁平上皮细胞。浆膜再生能力很强，肠吻合时必须保证浆膜对合良好，如有其他组织嵌合于浆膜之间，则会延缓吻合口愈合，甚至发生肠瘘。腹部手术时操作宜轻柔，尽可能避免小肠浆膜损伤，否则易引起术后肠粘连。

（5）血液供应：空肠、回肠的血供来自于肠系膜上动脉。肠系膜上动脉多在第 1 腰椎水平起于腹主动脉前壁，向前下由胰颈后面走行，在其下缘穿出，跨十二指肠水平部前方，进入肠系膜走向右下。此动脉向右发出胰十二指肠下动脉、中结肠动脉、右结肠动脉和回结肠动脉；向左发出约 12~18 支空肠、回肠动脉，于肠系膜内呈放射状走向肠壁，途中分支吻合，形成动脉弓。小肠近侧段一般为 1~2 级动脉弓，远侧段弓数增多，可达 3~4 级，回肠最末段又成单弓。末级血管弓发出直动脉分布于肠壁，直动脉间缺少吻合。肠切除吻合时肠系膜应做扇形切除，以避免术后缺血坏死或愈合不良形成肠瘘（图 48-2）。

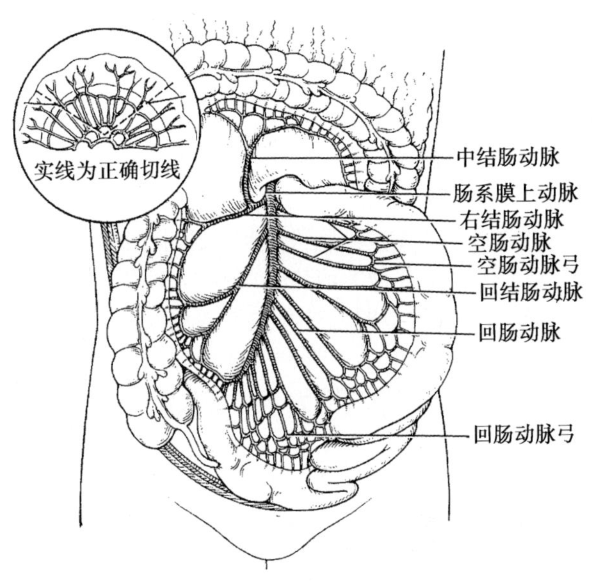

图 48-2 空、回肠动脉

空肠、回肠静脉与动脉伴行，汇入肠系膜上静脉。肠系膜上静脉伴行相应动脉右侧上行，在胰颈后方与脾静脉汇合成门静脉。

（6）淋巴回流：空肠、回肠毛细淋巴管起始于绒毛的乳糜管，汇入黏膜层毛细淋巴管网。黏膜层毛细淋巴管网与黏膜下层毛细淋巴管网相通，后者发出的淋巴管吻合成丛，由淋巴管丛发出集合淋巴管，穿出肌层至肠系膜，并与肌层及浆膜层集合淋巴管汇合，注入局部淋巴结，其数目可多达百余个。空肠、回肠毛细淋巴管与血管伴行，小肠系膜淋巴结沿肠血管分布，输出管注入肠系膜上动脉根部的肠系膜上淋巴结。肠系膜上淋巴结的输出管注入腹腔干周围的腹腔淋巴结，最后汇合成肠干注入乳糜池，部分输出管直接汇入肠干并注入乳糜池。

（7）神经支配：空肠、回肠接受内脏运动神经的交

5

感和副交感神经双重支配，同时有感觉神经支配。其神经支配来自于腹腔神经丛和肠系膜上神经丛，沿肠系膜上动脉及其分支到达肠壁。

空肠、回肠交感神经的节前纤维起于脊髓第9~11胸节，经交感干、内脏大、内脏小神经进入腹腔丛和肠系膜上丛，在腹腔神经节和肠系膜上神经节内换元后发出节后纤维，分布至肠壁。交感神经兴奋时可抑制小肠的蠕动和肠液的分泌并使小肠血管收缩。

空肠、回肠的副交感神经节前纤维起于迷走神经，迷走神经至肠壁内神经丛换元后发出节后纤维，支配肌层和肠腺。副交感神经兴奋时可促进小肠的蠕动和肠液的分泌。

空肠、回肠的感觉纤维随交感和副交感神经分别传入脊髓第9~12胸节和延髓。痛觉冲动主要经交感神经传入脊髓，故小肠病变时主要表现为脐周痛。

（二）空肠、回肠生理概要

1. 消化和吸收　小肠是消化和吸收的主要场所。固体食物经胃消化为小颗粒食糜后进入小肠，经胰酶、胆汁和刷毛缘酶的消化分解后，变成可被小肠吸收的小分子营养物质。营养物质、水及电解质绝大部分通过小肠黏膜上皮细胞进入血液和淋巴循环。

5

(1) 碳水化合物的消化和吸收：食物中的淀粉有一小部分在口腔中即可被唾液淀粉酶水解为麦芽糖和异麦芽糖。但由于食物在口腔中停留时间很短且唾液淀粉酶在胃内的酸性环境下易失活，淀粉的消化主要在十二指肠内进行。胰腺分泌的α-淀粉酶水解直链淀粉为麦芽糖和麦芽三糖，水解支链淀粉为麦芽糖、麦芽三糖和α-糊精。上述水解产物及摄入的双糖进入空肠后，在肠上皮细胞刷毛缘上的乳糖酶-根皮苷水解酶、蔗糖酶-异麦芽糖酶及麦芽糖酶-淀粉糖化酶的作用下，进一步水解为能够通过管腔膜转运的单糖。

碳水化合物被消化分解为单糖后才能被小肠上皮细胞吸收。各种单糖中己糖吸收最快，而戊糖则很慢，己糖中又以半乳糖和葡萄糖的吸收最快，果糖次之，甘露糖最慢。单糖的吸收属于继发性主动转运，可逆浓度差进行，能量来自钠泵。因此钠和钠泵对于单糖的吸收是必需的，抑制钠泵的药物如哇巴因能抑制单糖的吸收。

(2) 脂类的消化和吸收：脂肪进入小肠后，首先在胆汁的作用下被乳化，此时脂肪被分解为直径约1μm的小滴，其表面积明显增加，有利于脂肪酶的消化。小肠内的脂类消化酶主要由胰腺分泌，包括胰脂肪酶、辅脂酶、胰胆固醇酯酶和磷酸酶A。这些消化酶将摄入的脂类水解为游离脂肪酸、游离胆固醇、2-甘油一酯及溶血磷脂等。脂类的水解产物是非极性分子，不溶于水，必须溶解于胆酸组成的微团中，形成混合微团，才能最终被小肠吸收。混合微团进入小肠绒毛后，甘油一酯、脂肪酸和胆固醇逐渐释出，并透过微绒毛的脂蛋白膜而进入黏膜细胞，而胆盐则被遗留于肠腔内。

长链脂肪酸及甘油一酯被吸收后，在肠上皮细胞的内质网中大部分被重新合成为甘油三酯，并与细胞中生成的载脂蛋白合成乳糜微粒。乳糜微粒在高尔基器内被包裹入囊泡内，囊泡释出细胞后进入细胞间质，再扩散入淋巴。中、短链甘油三酯水解产生的脂肪酸和甘油一酯是水溶性的，可以直接进入肝门静脉而不进入淋巴。吸收后的胆固醇大部分在小肠黏膜细胞中又重新酯化，生成胆固醇酯，最后与载脂蛋白一起组成乳糜微粒，经由淋巴系统进入血液循环。

(3) 蛋白质的消化和吸收：蛋白质在小肠内的消化包括肠腔内的蛋白质水解和刷毛缘上寡肽的水解。

肠腔内的蛋白酶由胰腺分泌，包括羧肽酶和内肽酶。所有胰蛋白酶都以无活性的酶原形式分泌，进入小肠后被水解激活。不同的蛋白水解酶所分解的肽链具有特异性，肠腔内蛋白质水解在这些蛋白酶高度有序的系列活动中完成。

刷毛缘的蛋白水解酶包括内肽酶和外肽酶。内肽酶水解寡肽的内键，能使胰蛋白酶原激活为胰蛋白酶。外肽酶至少有6种，水解寡肽末端的氨基酸或二肽。

蛋白质水解后的游离氨基酸、二肽和三肽几乎全部被小肠吸收。在小肠上皮细胞刷状缘上存在不同种类的氨基酸转运系统，分别选择性地转运中性、酸性和碱性氨基酸。这些转运系统多与钠的转运耦联，但也存在非钠依赖的氨基酸转运。小肠上皮细胞刷状缘还存在二肽和三肽转运系统，与氨基酸转运相同，这些转运系统也是主动运转，动力来自于H^+的跨膜转运。

(4) 水和无机盐的吸收：人体每日由胃肠道吸收的液体量约为8L。水的吸收都是被动性的，各种溶质主动吸收后产生的渗透压梯度是水吸收的动力。空肠上段吸收的水量很大，但小肠液的分泌量也很大，水的净吸收量较小，肠内容物中的液体量减少得不多。在回肠中净吸收的水分则较大。

成人每日约摄入250~300mmol钠，消化腺分泌大致相同数量的钠，这些钠的95%~99%被吸收，每日从粪便中排出的钠不到4mmol。钠的吸收是主动的，小肠上皮细胞底侧膜上的钠泵将胞内的Na^+主动转运入血，胞内Na^+浓度降低，肠腔内Na^+借助于刷状缘上的载体以易化扩散形式进入细胞内。由于这类载体往往是单糖或氨基酸的共同载体，所以钠的主动吸收为单糖和氨基酸的吸收提供动力。同时，单糖和氨基酸的存在也促进 Na^+ 的吸收。

K^+ 在小肠中以被动方式吸收，小肠内容物的水分被吸收后 K^+ 浓度升高，K^+ 顺浓度梯度通过紧密连接进入血液循环。因此，慢性腹泻会丢失大量 K^+ 造成低钾血症。

钙在小肠各段都能吸收，其中十二指肠和空肠的吸收最活跃。成人每天吸收 0.5~1g 钙，只有在酸性环境下钙盐离解为离子钙 Ca^{2+} 才能被吸收。小肠的钙吸收受维生素 D 的活性代谢物调节，甲状旁腺则是通过肾脏释放维生素 D 的活性成分刺激小肠吸收 Ca^{2+}。

各段小肠均能吸收磷酸盐，其中十二指肠吸收能力最强，但由于空肠的长度长、吸收面积大，因此，空肠是磷酸盐最大的吸收场所。磷酸盐跨刷毛缘的转运是与 Na^+ 同向转运，而离开细胞则是以顺化学梯度的易化扩散方式跨过基侧膜。

铁的主要吸收部位在十二指肠和空肠。肠上皮释放转铁蛋白与铁离子结合为复合物，进而以受体介导的方式进入胞内，转铁蛋白则释放铁离子后重新进入小肠管腔内。进入胞内的铁离子，一部分从细胞底侧膜以主动运转的方式进入血液循环，其余则与胞内的铁蛋白结合。铁吸收分快相和慢相两步。快相在最初的 30~60 分钟，2/3 的铁在这一时期与刷毛缘上高亲和力的位点结合而被吸收；慢相持续 12~24 小时，其余铁在这一时期通过载体介导的转运跨过刷毛缘。成人每日吸收的铁约为 1mg，当机体缺铁时吸收铁的能力增强。食物中的铁绝大部分为高价铁，需还原为亚铁才能被吸收。铁在酸性环境中易溶解而便于吸收，故胃大部切除后因胃酸缺乏而易发生缺铁性贫血。

全小肠均可吸收 Mg^{2+}，但大部分在回肠被吸收。Mg^{2+} 的吸收机制尚不十分清楚，大多数的 Mg^{2+} 可能通过细胞旁路被吸收，当肠腔中的水分被吸收后，Mg^{2+} 浓度增高，驱动 Mg^{2+} 的吸收。

小肠吸收的负离子主要是 Cl^- 和 HCO_3^-。肠腔内 Na^+ 被吸收后造成的电位变化可促进负离子向细胞内移动。

(5) 维生素的吸收：叶酸即蝶酰单谷氨酸，吸收部位在空肠。空肠上皮细胞刷毛缘膜上含有蝶酰多谷氨酸水解酶，能将食物中的蝶酰多谷氨酸水解为蝶酰单谷氨酸，只有蝶酰单谷氨酸才能被空肠所吸收。叶酸与蛋白质、核酸的合成及红细胞的成熟有关，成人每天摄入 400μg 即可避免叶酸缺乏。抗癫痫药苯妥英钠会抑制蝶酰多谷氨酸水解为蝶酰单谷氨酸而影响叶酸吸收。

钴胺素又称维生素 B_{12}，吸收部位在回肠，成人每天摄入 0.5~1.0μg 即可避免钴胺素缺乏。在胃酸的作用下，食物中的甲基钴胺素和腺苷钴胺素转化为游离钴胺素。在回肠的碱性环境中，游离钴胺素与胃壁细胞分泌的内因子（IF）结合为 IF- 钴胺素复合体，这一复合体必须与回肠绒毛间隐窝内的高亲和力受体结合后才能被回肠吸收。由于这些受体数目有限（约 300/ 肠细胞），使得钴胺素的吸收亦受到限制。IF- 钴胺素复合体与回肠受体的结合迅速，对温度不敏感，不依赖能量并具有高度特异性。

其他水溶性维生素中，维生素 C、核黄素、生物素和泛酸通过 Na^+- 依赖载体介导机制进行主动运转，B_6 族维生素、烟酸和维生素 B_1 则通过 Na^+- 非依赖载体介导机制进行被动扩散或易化扩散。

2. 小肠的运动　小肠在消化间期的运动形式与胃相同，存在周期性的移行性复合波（MMC）。起源于胃的Ⅲ相蠕动收缩波以每分钟 5~10cm 的速度移行至空肠上段，约 90 分钟后可到达回肠末端。MMC 有时在近端小肠就消失了，有时还可被十二指肠胰导管开口处的起步区域加强。

小肠消化期的运动形式包括紧张性收缩、分节运动和蠕动。小肠平滑肌的紧张性是其他运动形式有效进行的基础。当小肠紧张性升高时，食糜在肠腔内的混合运转加快；反之则肠腔易于扩张，肠内容物的混合运转减慢。分节运动是一种以环形肌为主的节律性舒张和收缩运动，其作用在于使食糜与消化液充分混合、与肠壁紧密接触，有利于营养物质充分吸收，而其本身的推动力并不大。分节运动还能挤压肠壁，有助于血液和淋巴的回流。分节运动的频率由空肠上端向回肠末端逐渐降低，这种活动梯度有助于食糜由小肠上段向下推进。小肠的蠕动可发生在小肠的任何部分，蠕动速度约为 0.5~2.0cm/s，近端小肠的蠕动速度大于远端小肠。蠕动的作用在于使经过分节运动后的食糜向前推进至新的肠段，再开始分节运动。

小肠运动受肠道神经、外来神经和体液因素共同调节。小肠壁感受器受到机械和化学刺激时，肌间神经丛的神经元末梢会释放兴奋性递质（乙酰胆碱、P 物质、速激肽等）和抑制性递质（血管活性肠肽、一氧化氮合成酶、腺苷酸环化酶激活肽等）来调节小肠平滑肌的活动。副交感神经兴奋能加强小肠运动，交感神经兴奋则产生抑制作用。但如小肠平滑肌的紧张性过高，则交感或副交感神经兴奋都使之抑制；反之，如小肠平滑肌的紧张性过低，则交感或副交感神经兴奋都有增强小肠运动的作用。小肠平滑肌对各种化学物质具有广泛的敏感性，除了肌间神经丛释放的神经递质外，还有一些胃肠肽类激素和胺，如促胃液素、胆囊收缩素和 5- 羟色胺等，都可直接作用于平滑肌细胞上的受体或通过神经介导而调节小肠的运动。

3. 免疫功能　越来越多的研究表明，肠道是人体最重要的免疫器官之一。人类每天摄入肠道的食物中含有大量细菌、病毒、寄生虫及其他各种有害物质，这种持续的抗原暴露，使得肠道系统含有全身60%的淋巴细胞及超过70%的分泌IgA细胞。这些微生物与有害物质之所以不能进入机体中，主要是小肠黏膜的屏障作用。小肠黏膜的屏障主要包括黏膜上皮细胞紧密连接组成的机械屏障；肠腔内的原籍菌构成的生物屏障；淋巴细胞和骨髓样细胞组成的免疫屏障。当肠黏膜屏障发生障碍时，则可能出现细菌移位，肠道内的致病菌和肠毒素穿过肠壁，入侵肠外组织，激发全身炎症反应，甚至引起脓毒症及多脏器功能不全。

4. 内分泌功能　小肠是人体最大的内分泌器官，肠道内大量的内分泌细胞能摄取胺前身物，脱羧后产生多肽激素，这些细胞统称胃肠胰内分泌细胞（gastro-entero-pancreatic endocrine cell，GEP）。目前已知的胃肠道多肽类激素包括5-HT、促胃液素、生长抑素、缩胆素、胰液素、神经降压素、肠高血糖素等。与传统意义上那些释放入血流的内分泌激素不同，这些多肽类激素通常以自分泌和旁分泌的形式发挥作用，有些还可能作为神经递质，在调节消化液分泌及胃肠道运动中起重要作用。

5

二、阑尾解剖概要

阑尾附着于盲肠后内侧，平均长约6~12cm，外径为0.5~0.8cm，阑尾腔很小，仅为0.2~0.3cm。阑尾的远端为盲端，近端阑尾开口于盲肠后壁，恰在回盲瓣的下方。顺升结肠带向下，可达阑尾根部。阑尾根部的位置相对固定，通常在右下腹部，但当活动性盲肠或盲肠旋转不全时，就会出现异位阑尾，如肝下位、腹中位、盲肠壁内及左侧腹部的任何位置等，给诊断及治疗造成困难。在盲肠位置正常时，由于阑尾尖端是游离的，活动度很大，位置亦多变。常见的位置有：①盲肠后位：阑尾在盲肠和升结肠的后方，少数可在腹膜外腹后壁；②盲肠侧位或下外侧位：阑尾位于盲肠前外侧，其尖端向上为侧位，尖端向下为下外侧位；③回肠前位或回肠后位：阑尾位于回肠前面或回肠后面，其尖端指向脾脏；④盆腔位：阑尾尖端指向盆腔。

阑尾的动脉来自回结肠动脉，一般只有一支，有时可有两支，分别起于回结肠动脉的盲肠前支及后支（图48-3）。阑尾的静脉回流入回结肠静脉，最后入门静脉。阑尾炎的细菌脓栓可以引起化脓性门静脉炎，也可以进入肝脏形成肝脓肿。阑尾壁有丰富的淋巴网，淋巴管沿阑尾系膜内的血管方向流入回结肠淋巴结。阑尾受腹腔动脉周围的腹腔丛分出的迷走神经和交感神经支配。

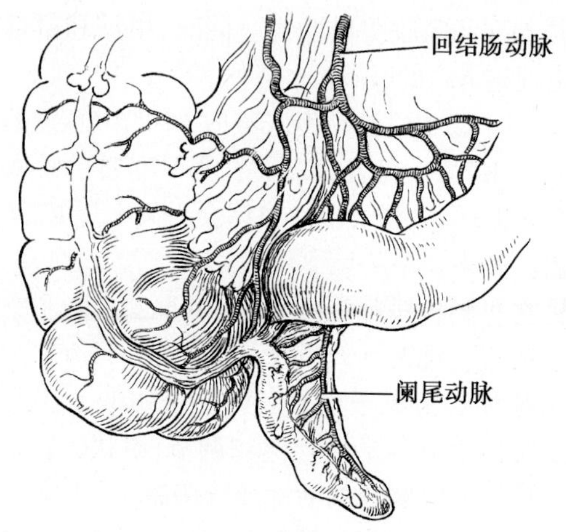

图48-3　阑尾的血管

第二节　小肠修补术

【手术指征】

较小裂孔的外伤性小肠破裂、肠伤寒穿孔、肠结核穿孔、阿米巴病的小肠穿孔、克罗恩病的小肠穿孔。

【术前准备】

1. 留置胃管。
2. 补充水及电解质。
3. 选用抗生素控制感染。
4. 对原发病采用有效药物治疗。

【麻醉】

持续硬膜外阻滞麻醉或气管内插管全身麻醉。

【手术步骤】

行正中切口或右侧腹直肌切口。进腹后充分吸净腹内渗液，并取渗液做细菌培养及药敏。仔细检查全段小肠，将穿孔处的小肠提至切口外，周围以盐水纱布垫妥为保护，在裂口缘两侧以0号丝线缝合1针作为牵引。用细丝线间断缝合肠壁全层，然后再做浆肌层缝合。缝合完毕，清洗腹腔，吸净腹腔内渗液，按层缝合腹部切口，右下腹或左下腹另戳创口放置引流管。

【术后处理】

1. 术后持续胃肠减压2~3天。
2. 静脉补充水及电解质，必要时输血。
3. 常规应用有效抗生素控制感染。
4. 针对原发病采用有效药物治疗。

第三节　小肠造瘘术

小肠造瘘术的目的是向肠腔内灌注营养物质或肠减压引流。按不同的目的，小肠造瘘口可做在不同的部位，如为灌注营养物质，宜行高位空肠造瘘术；为减轻肠内压，造瘘口可做在小肠梗阻的近端；小肠造瘘口也可做在小肠病变的近端使肠内容物转流，从而使远端病变的肠道得以休息。

【手术指征】

1. 幽门梗阻、胃肠吻合口梗阻、胃肠吻合口瘘、十二指肠残端瘘等不能进食者，行高位空肠造瘘灌注营养物质。

2. 急性机械性肠梗阻在梗阻近端行造瘘减压。

3. 绞窄性肠梗阻小肠坏死或严重小肠损伤不能行一期切除吻合者行暂时性小肠造瘘术。

4. 溃疡性结肠炎或多发性结直肠息肉行全结直肠切除术或粪便转流者行永久性回肠末端造瘘术。

【术前准备】

纠正水、电解质及酸碱平衡，同时对原发疾病进行积极治疗。

【麻醉】

根据患者情况可选用全身麻醉或持续硬膜外阻滞麻醉。

一、空肠插管造瘘术

主要用于向肠腔灌注营养物质。

【手术步骤】

空肠造瘘术取左上腹直肌切口。进腹后提取横结肠循其系膜向脊柱左侧寻找空肠上段，并将其提至切口外，两端夹以肠钳。在距 Treitz 韧带 15~20cm 处的肠系膜对侧肠壁上做两层荷包缝合线，相距约 0.5cm，用尖刀切开第一层缝线中央的肠壁，向肠腔远端插入 F16~18 橡皮管 1 根，深约 15~20cm，收紧第一个荷包线打结，在结扎的同时将肠壁推向肠腔使其内翻，再收紧结扎第二个荷包线，然后用结扎线缝合固定导管，将肠腔外导管沿近端空肠壁放置，于导管两旁用 0 号线作浆肌层间断缝合，使导管包埋在 3~5cm 长的肠壁隧道内。从左上腹另戳口引出导管，用丝线缝合固定于腹壁上（图 48-4）。

二、回肠末端单腔造瘘术

多用于全结肠切除术后永久性人工肛门或溃疡性结肠炎患者行粪便改道。

【手术步骤】

取右下腹直肌切口。找到回肠末端，在距回盲部 15cm 处用两把有齿血管钳夹住，用生理盐水纱布保护好周围，于两钳间切断回肠及系膜，用细丝线双层缝合关闭远端，并将盲肠缝合固定于后腹膜上，以防术后发生肠套叠。于右下腹脐与髂前上棘连线中点稍内侧，用组织钳提起皮肤，切除一块相当于回肠末端大小的皮肤及腹直肌前鞘，分开腹直肌，切开腹膜，将回

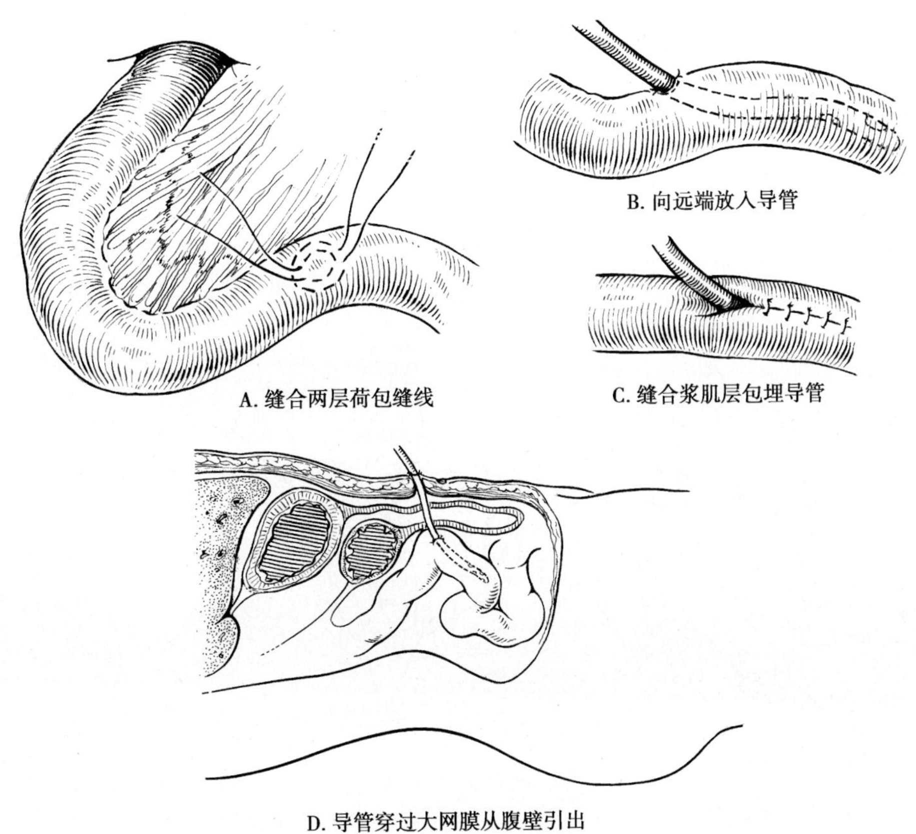

A. 缝合两层荷包缝线

B. 向远端放入导管

C. 缝合浆肌层包埋导管

D. 导管穿过大网膜从腹壁引出

图 48-4

肠近端拉出切口外，使肠管断端露出腹壁外约5cm，但肠系膜不应有张力。在腹腔内将肠系膜缝合于腹前壁腹膜上（图48-5），将回肠末端缝合固定，以防术后发生内疝或脱垂，分层缝合腹部切口。修整拉出的肠管残端，剪除被有齿血管钳压榨坏死的肠壁组织及多余系膜，用0号丝线将其浆肌层与造瘘口周围皮下组织间断缝合数针，再将回肠断端黏膜与皮肤间断缝合数针使肠黏膜外翻。

【术后处理】

1. 腹胀严重者需持续胃肠减压24~48小时。

2. 应用抗生素3~5天，补充水及电解质等，必要时输血浆或全血。

3. 如造瘘用于灌注营养物质者，手术后6小时即可开始注入少量水分，24小时可开始注入流质饮食，应调节好饮食的质量、浓度、温度及滴注速度等，以免发生腹泻或肠痉挛。

4. 如造瘘为了肠减压，手术后应将导管连接于引流瓶或进行持续吸引。

5. 造瘘口周围皮肤上应涂一薄层锌氧软膏，以预防皮肤糜烂。

6. 当造瘘术目的完成后，一般可于术后2~3周拔除导管，瘘口可自行闭合。

【并发症防治】

小肠造瘘术后常见的并发症有肠液外渗造成腹膜炎，还包括肠梗阻、肠狭窄、小肠脱出及导管拔除后形成肠瘘。因此，术中肠壁插管口的肠襻必须与腹膜缝合固定好，以免脱落而导致肠液外渗引起腹膜炎；另外插管处的肠管必须内翻，以免术后黏膜外翻成瘘。造瘘术后肠梗阻原因较多，如造瘘口过小、肠襻成锐角曲折、隧道式缝合肠壁过多造成肠腔狭窄等。当

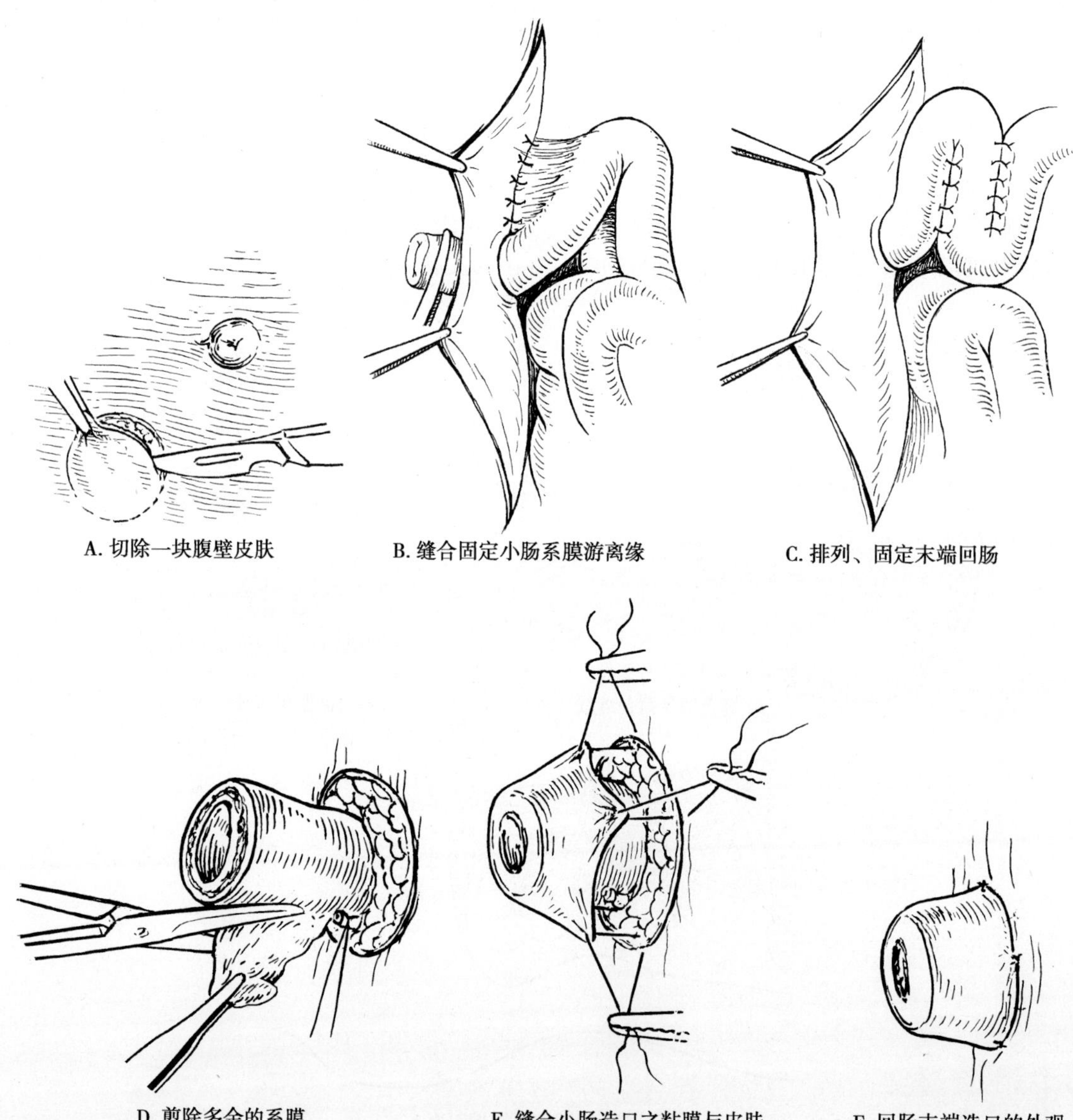

A. 切除一块腹壁皮肤　B. 缝合固定小肠系膜游离缘　C. 排列、固定末端回肠

D. 剪除多余的系膜　E. 缝合小肠造口之粘膜与皮肤　F. 回肠末端造口的外观

图48-5

发生急性肠梗阻时，可先试将肛管从瘘口放入小肠内进行减压，如果不能缓解，则按一般肠梗阻处理。造瘘口狭窄不严重者，可用戴橡皮手套的手指轻轻扩张；造瘘口狭窄严重或瘢痕组织过多者，可行瘘口周围瘢痕组织切除，或行造瘘口切除重新造瘘。

三、腹腔镜小肠造瘘术

【适应证】

1. 幽门梗阻、胃肠吻合口梗阻、胃肠吻合口瘘、十二指肠残端瘘等不能进食者，行高位空肠造瘘灌注营养物质。

2. 急性机械性肠梗阻在梗阻近端行造瘘减压。

3. 溃疡性结肠炎或多发性结直肠息肉行全结直肠切除术或粪便转流者行永久性回肠末端造瘘术。

4. 全身情况较好，能够耐受全麻，生命体征尚平稳者。

【禁忌证】

1. 有心、肺、肝、肾、脑等重要脏器功能不全而不能耐受全麻者。

2. 有上腹部开腹手术史，且粘连较重者。

【患者评估与手术规划】

患者多数情况不佳，术前需充分准备。

1. 输液、输血、纠正脱水、酸中毒和低血浆蛋白。

2. 肌注维生素 B_1、维生素 C、维生素 K。

3. 积极控制感染，合理选用抗生素。

4. 有肠梗阻或胃、十二指肠瘘者，术前应放置胃肠减压管。

5. 同时对原发疾病进行积极治疗。

【手术方式与手术程序】

取 Treitz 韧带下 20cm 左右空肠对系膜缘中央作为造瘘口（图 48-6），电钩烧灼标记，腔镜下在距标记点 5mm 和 10mm 处分别行荷包缝合，暂不收紧打结（图 48-7）。于内圈荷包中央电凝切开肠壁全层，向远端空肠方向插入硅胶造瘘管 20~30cm，然后由内至外收紧打结双层荷包，使将造瘘口处肠壁内翻，再沿近端肠壁行间断浆肌层缝合，隧道式包埋造瘘管约 5~7cm。

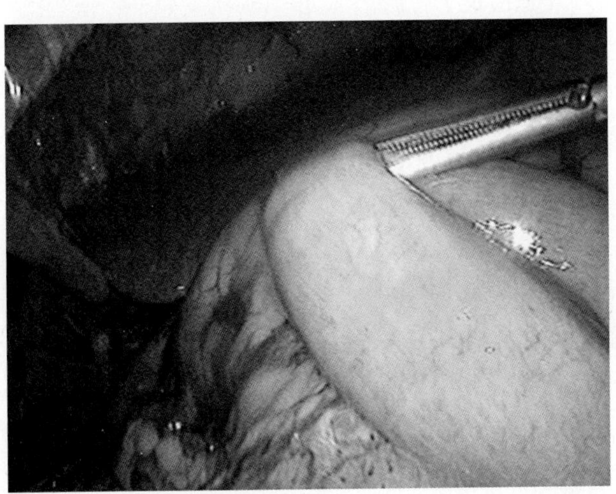

图 48-6 选择拟造瘘空肠部位

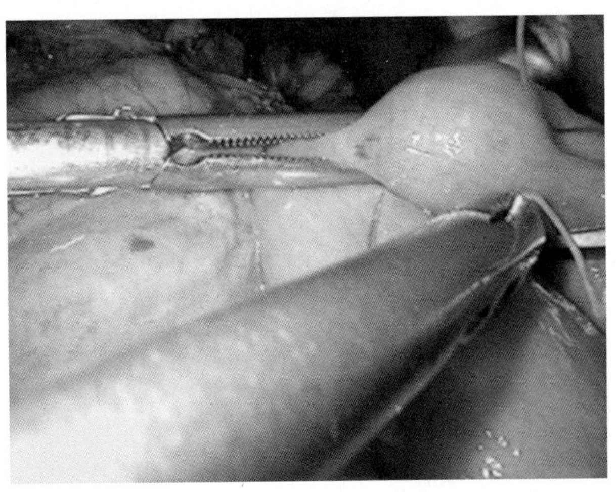

图 48-7 于预造瘘口周围行双重荷包缝合

由左上腹另戳孔将空肠造瘘管引出体外（图 48-8），腹腔镜下在距离造瘘管处“隧道”点 3~5mm 处行肠壁浆肌层与腹壁间断缝合 3 针（图 48-9），先完成缝合后再分别打结将肠壁与腹壁贴合固定。

重建气腹，在腹腔镜直视下明确固定满意后，皮肤缝线固定造瘘管，释放气腹完成手术。

【手术要点】

1. 进行肠造瘘时，避免污染，同时用吸引器吸去肠内容物。

2. 确认肠段位置，然后选择造瘘处。造瘘胶管顶端必须向肠远端插入，以利于灌注营养物质。

3. 造瘘口周围肠壁浆肌层必须固定于腹壁造瘘

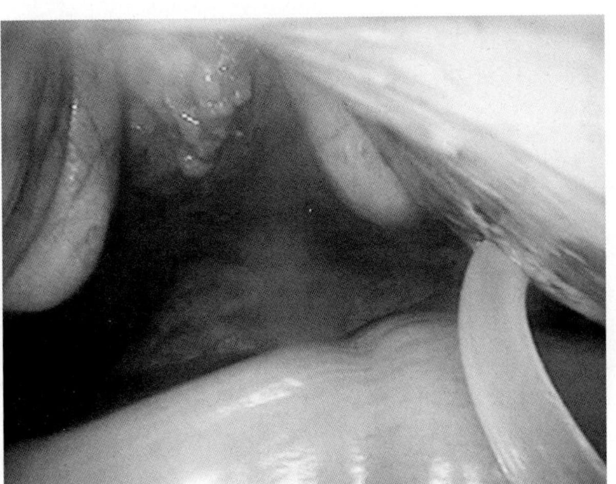

图 48-8 由左上腹另戳孔将空肠造瘘管引出体外

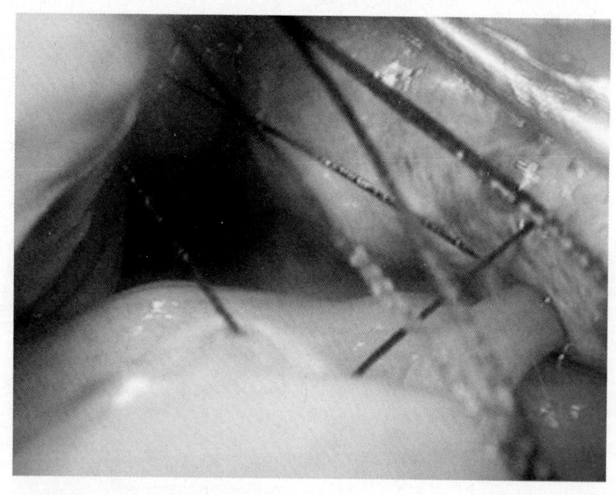

图 48-9　缝合造瘘肠壁浆肌层与腹壁

口腹膜，以利于粘连。

【手术后处理】

与开放手术相同。

【手术并发症】

1. 手术并发症　与开放手术相同。

2. 气腹相关并发症　主要是手术时间长所致，常见的有皮下气肿、高碳酸血症、肺栓塞以及循环、呼吸抑制等。发生皮下气肿时，可双手将气体从穿刺口处挤出，同时增大呼吸道通气量，对原有心肺功能障碍者可能会引发心肺功能衰竭及组织器官缺氧、酸中毒等损害，因此应及时用呼吸机加压给氧，直至皮下气肿吸收，心肺功能指标恢复正常，必要时解除气腹。高碳酸血症主要发生在原有肺功能障碍和手术时间较长的情况下，术中机械通气者，一般通过增大通气量可以纠正，而自主呼吸无法代偿者，则应考虑辅助呼吸或尽快结束手术置患者于平卧位。一旦发现气体栓塞必须立即解除气腹，吸入纯氧，左侧卧位，尽量保证左心及体循环的血液供应，同时通过颈内静脉插管抽出中央静脉、右心房和肺动脉内的气体。循环和呼吸抑制只要停止充气并解除气腹常可得到改善。除严格掌握适应证外，腹腔镜的熟练操作可以减少并发症的发生。

(余佩武　石彦)

第四节　小肠部分切除及吻合术

一、小肠部分切除术

【手术指征】

1. 小肠严重损伤不宜修补或小肠系膜血管严重损伤致肠壁血运障碍者。

2. 绞窄性小肠梗阻致肠坏死者。

3. 小肠局部炎性病变，如 Crohn 病、肠结核、肠伤寒等致肠狭窄或穿孔者。

4. 小肠及其系膜上的良性或恶性肿瘤。

【术前准备】

施行小肠部分切除吻合术多系急诊手术，应积极抗休克，纠正水和电解质紊乱，必要时补充白蛋白或输血，改善患者全身情况，并持续胃肠减压。非急诊手术者，术前 2 天进流质饮食，手术日清晨放置胃肠减压管。

【麻醉】

根据患者情况选用持续硬膜外阻滞麻醉或全身麻醉。

【手术步骤】

可取腹部任何切口，较常用的是腹直肌切口。如为第二次以上手术，应切除原切口瘢痕入腹，但为避免切开腹膜时误伤其下粘连的肠管，可将切口延伸至原切口上或下端的正常皮肤处数厘米。进腹后找到病灶，将要切除的肠管提出腹腔外按肠切除范围做肠系膜 V 形切开，以血管钳分离、钳夹、切断肠系膜及其系膜血管，以丝线结扎或缝合结扎。切断肠系膜血管时，必须注意血管供应的范围，以免切断过多致肠管断端血供不足。对肠系膜脂肪组织较厚者，每次分离钳夹组织不宜过多，并贯穿缝扎血管，以防血管断端缩回或滑脱出血。肠系膜分离妥当后，在预定的小肠切断处的近、远端各以两把有齿血管钳夹住肠管，有齿血管钳应与肠管纵轴呈 60° 角斜向肠系膜对侧缘，以保证血供并使吻合口较大。肠系膜缘的切除点可距保留血管的系膜缘约 1cm，便于肠吻合。在两把血管钳间切断肠管，移除病变肠段，断端以 0.05% 氯己定液或碘附涂擦，准备吻合图 48-10。

二、腹腔镜小肠切除术

【适应证】

1. 小肠严重损伤不宜修补或小肠系膜血管严重损伤致肠壁血运障碍者。

2. 绞窄性小肠梗阻致肠坏死者。

3. 小肠局部炎性病变，如 Crohn 病、肠结核、肠伤寒等致肠狭窄或穿孔者。

4. 小肠及其系膜上的良性或恶性肿瘤。

5. 小肠内出血经非手术治疗无效者。

【禁忌证】

1. 肠梗阻或肠麻痹致肠管高度膨胀扩张者。

2. 腹腔存在广泛致密粘连者。

3. 合并有大出血、休克、严重感染、重要器官功能衰竭等危重情况者。

4. 因严重心肺疾病等不能耐受全身麻醉者。

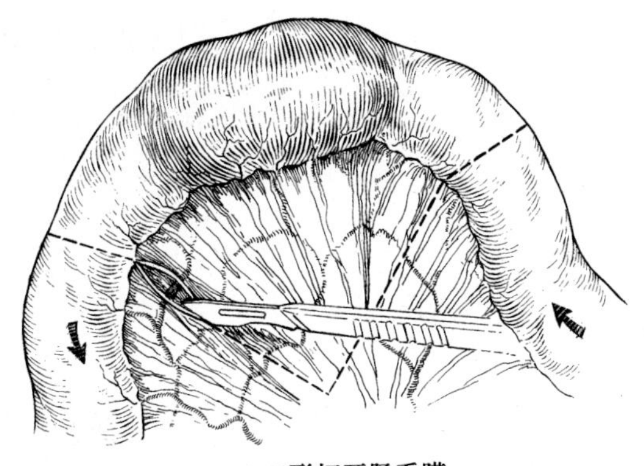
A. V形切开肠系膜

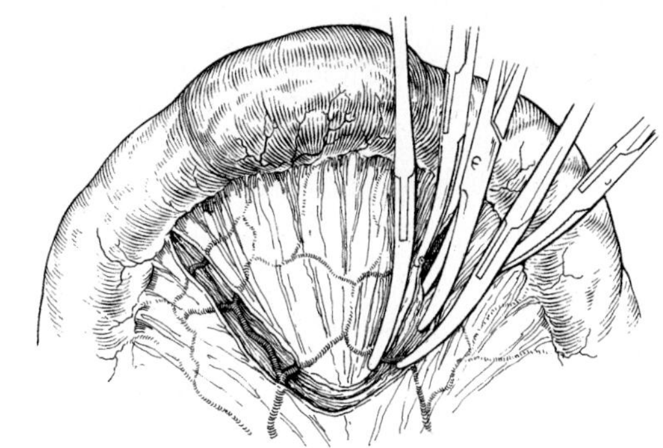
B. 在两弯血管钳间切断及结扎系膜血管

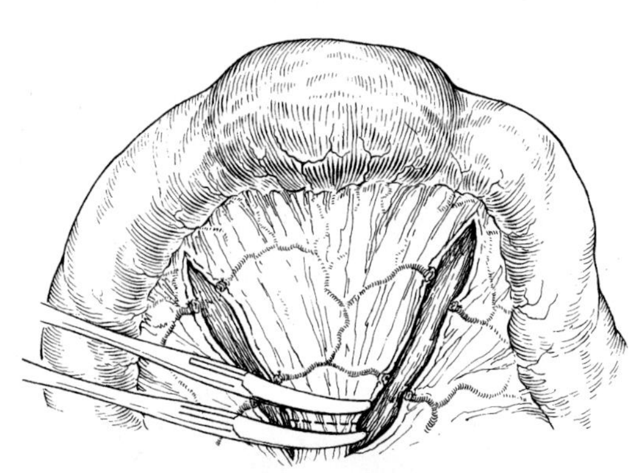
C. 切断小肠系膜

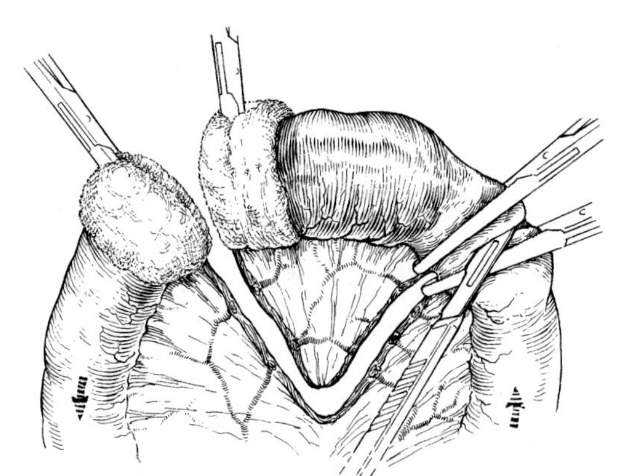
D. 在两有齿直血管钳间切断肠管

图 48-10　小肠部分切除术

【术前评估与手术规划】

腹腔镜小肠切除术的手术指征与开放手术基本一致，主要应用于小肠坏死、狭窄、破裂、出血、憩室、肿瘤等疾病。小肠病变术前定位、定性较困难，腹腔镜下探查小肠病灶与开腹手术相比微创优势明显，对腹内脏器的扰动小，术后发生腹腔粘连的机会少，因此在很大程度上扩展了小肠疾病的手术探查指征。腹腔镜下小肠系膜的离断一般用超声刀、Ligasure、钛夹处理，肠管基本用直线切割缝合器切断。小肠的吻合有腔镜下缝合、通过腹壁小切口提出体外缝合两种方式。如果腹壁需要开小切口取标本，如腹腔镜胃癌手术，则充分利用切口把小肠提出体外行切除、吻合操作。如果行胃肠转流或短路等手术，腹壁不开切口，则可在全腹腔镜下进行小肠切除吻合操作。

【术前准备】

1. 患者的准备　施行小肠部分切除吻合术多系急诊手术，应积极抗休克，纠正水和电解质紊乱，必要时补充白蛋白或输血，改善患者全身情况，并持续胃肠减压；非急诊手术者，术前 2 天进流质饮食。

2. 手术器械准备　①腹腔镜系统：气腹针、戳卡、分离钳、肠道抓钳、持针器、剪刀、钛夹及施夹钳。由于要反复钳夹、松开肠管，至少要配备两把不带扣锁的无损伤抓钳。再配备一把可扣锁的无损伤钳，找到病灶时用于固定肠管；②超声刀、电凝钩、肠道切割缝合器、闭合器、吻合器等。

【麻醉】

气管插管全身麻醉。

【体位和腹壁戳孔位置】

患者取仰卧位，双上肢内收，双腿并拢或外展。术者和助手均站患者左侧，监视器放患者右侧，器械台置于患者右腿上方(图 48-11，图 48-12)。

脐窝上缘或下缘置第一个戳卡，左侧腋前线置两个戳卡，根据术中情况决定戳卡及位置。常用部位包括麦氏点及其左侧对称点、锁骨中线平脐处等。全腹腔镜下小肠部分切除术因要使用直线切割器，主操作孔放置一个 12mm 套管。而在腹腔镜辅助下经小切口切除术只需要 2 个 5mm 套管。

【手术步骤】

1. 全腹腔镜下小肠部分切除术　仔细探查腹腔各部和全部小肠，对病灶进行准确定位。用无损伤抓钳或肠钳自 Trietz 韧带开始逐段探查小肠至回盲部，反向亦可(图 48-13)。探查时注意观察肠管颜色、肠壁形态等，并用器械触压肠管以体会肠壁质地和了解腔内占位等(图 48-14)，病灶部位多有肠壁增厚、僵硬，肠

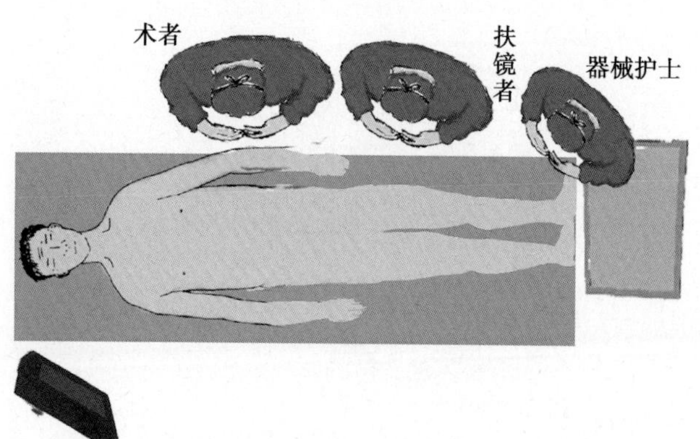

图 48-11　手术体位 1

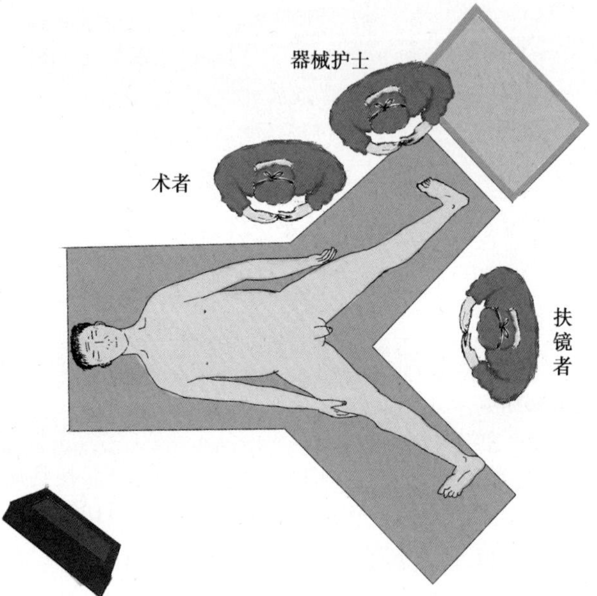

图 48-12　手术体位 2

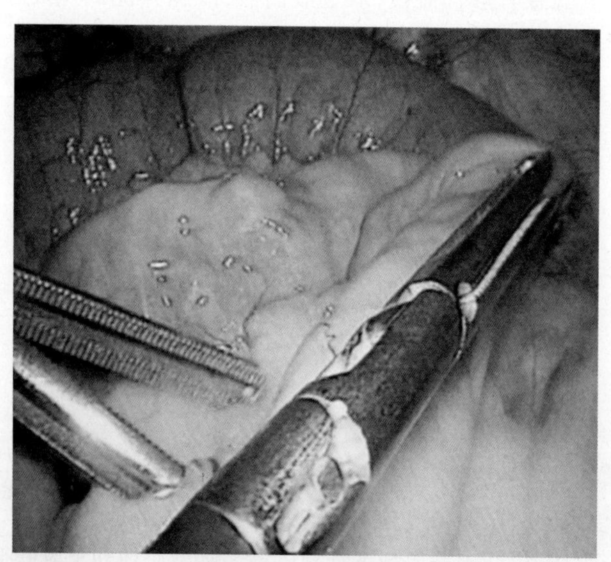
图 48-13　探查小肠

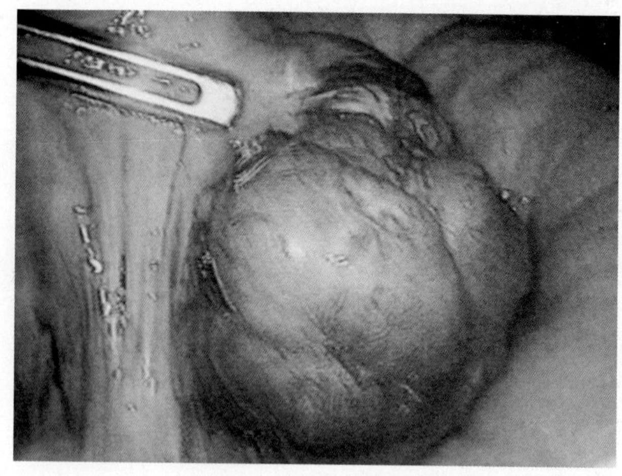
图 48-14　找到病变部位

蠕动不连续等征象。

肠切除范围如图 48-15、图 48-16 所示，超声刀按扇形区域游离拟切除肠段小肠系膜，较粗血管用钛夹或结扎锁夹闭后切断。

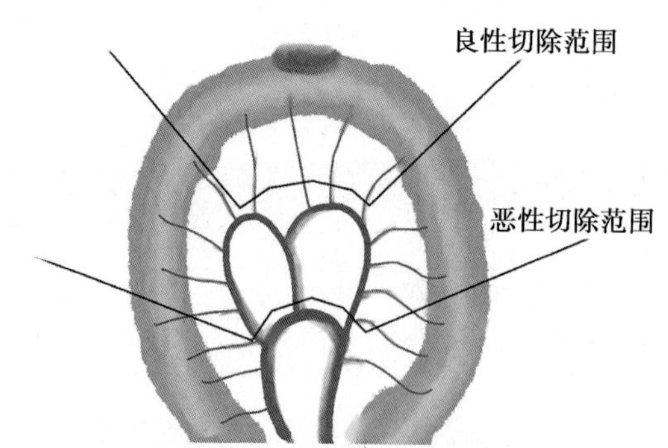

图 48-15　肿瘤病变切除范围

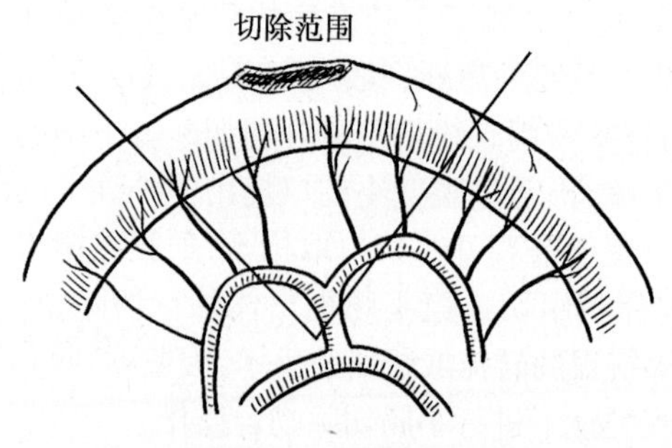

图 48-16　外伤切除范围

将预切除肠段的近、远端靠拢，用无损伤抓钳夹持，使拟吻合的肠襻平行靠拢，为放置吻合器做准备。用电钩在拟吻合近远端肠襻对系膜缘切开肠腔，同时电凝止血，切口大小以能插入腹腔镜直线切割闭合器前端一支为宜(图 48-17)。然后，将直线切割闭合器前端两支分别插入近远端肠腔，术者左手器械和助

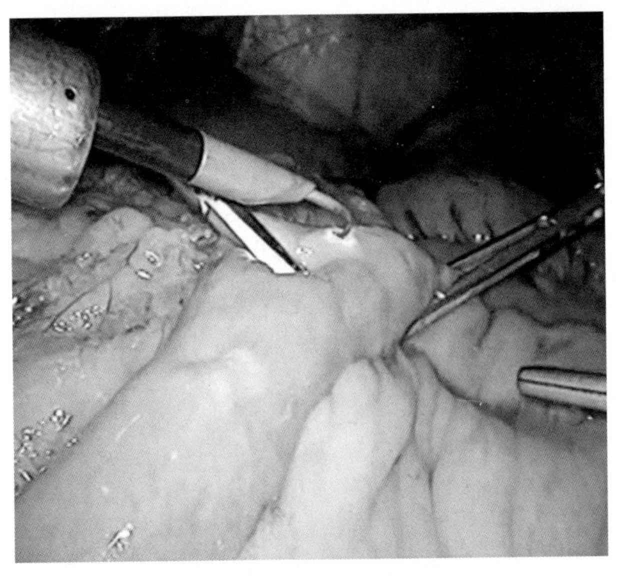

图 48-17　对系膜缘切开肠腔

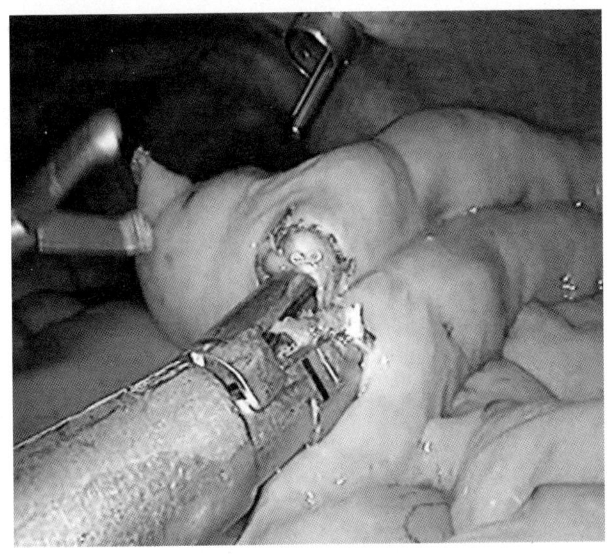

图 48-19　对齐肠管、夹闭直线切割闭合器

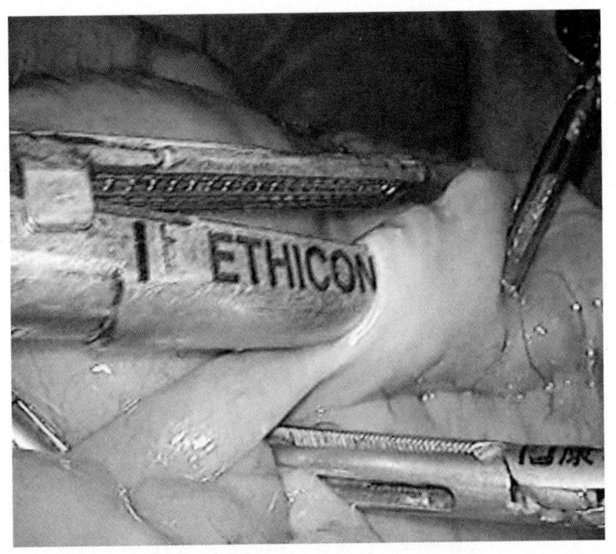

图 48-18　插入直线切割闭合器

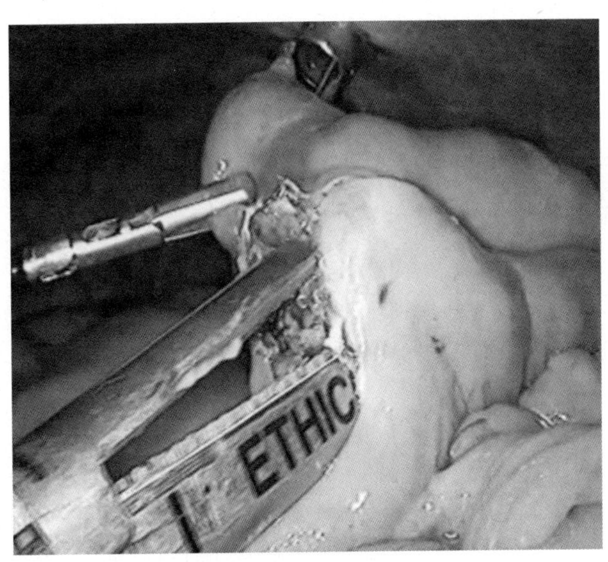

图 48-20　激发钉合

手器械共同将输入襻和输出襻拉直、展平，使闭合器充分插入肠腔，并将肠管对系膜缘置于闭合范围（图 48-18）。

腹腔镜直线切割闭合器前端必须完全插入输入襻和输出襻，以保证切割钉合距离和吻合口通畅。吻合前再次确认肠管及系膜对位正确、系膜缘不在闭合范围。激发闭合器完成肠管侧 - 侧吻合（图 48-19，图 48-20）。

术者左手持抓钳将肠腔内两条钉合线对齐靠拢并拉直，助手持两把分离钳钳夹切口两侧，三个钳夹点形成“三点一线”。术者右手直线切割闭合器将“三点一线”（即近远端肠管切除线）置于闭合范围，激发后切除病变肠段，同时闭合输入襻和输出襻肠管。此步可用 1 次 60mm 或 2 次 45mm 直线切割闭合器完成（图 48-21~ 图 48-24）。

2-0 可吸收线缝合关闭肠系膜裂孔，缝合时注意勿过深而损伤系膜血管（图 48-25、图 48-26）。

将标本装入标本袋，扩大 12mm 套管孔（以牵拉后能取出标本为限），取出标本。缝合取标本口，重建气腹后探查吻合肠管状况，排除活动性出血。若无异常，放尽气腹，撤除各套管，切实缝合脐部套管孔，术毕。

2. 腹腔镜辅助小肠部分切除术（图 48-27、图 48-28）　腹腔镜探查发现病变后可做邻近小切口将肠管提出腹腔处理。拟切除肠襻的系膜游离可在腹腔镜下进行，也可以在腹腔外进行。在腹腔外按常规方法进行肠管切除和吻合，缝合系膜裂口。将肠管回纳后

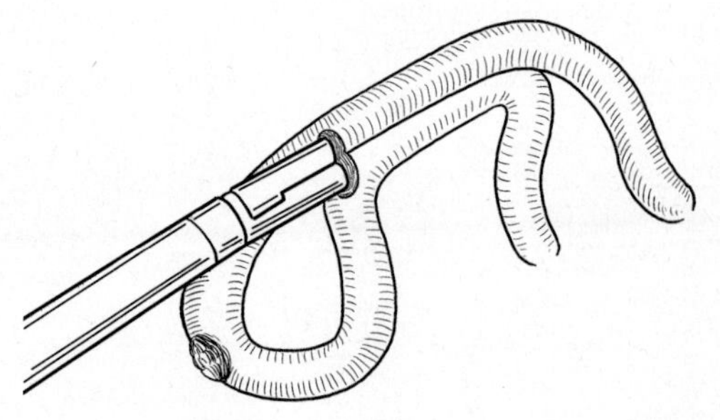

图 48-21 侧 - 侧吻合示意图

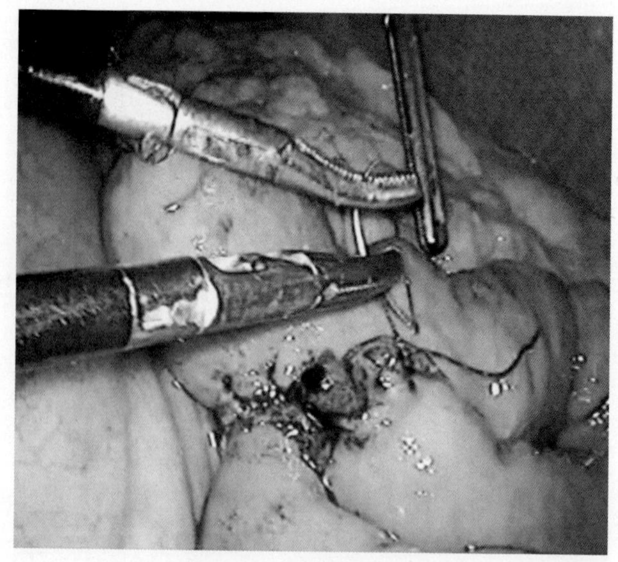

图 48-24 缝合共同开口

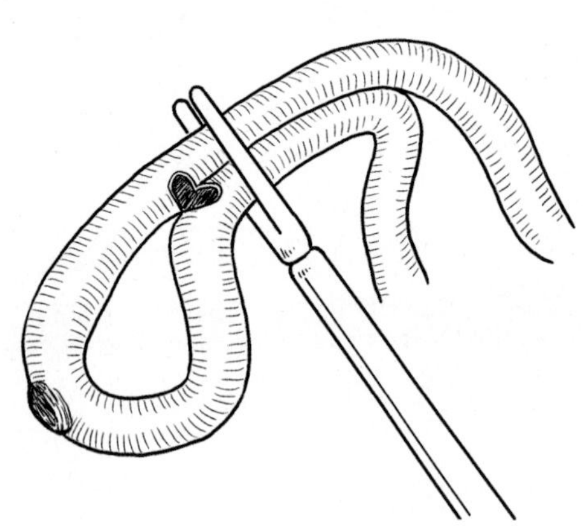

图 48-22 切除肠管示意图

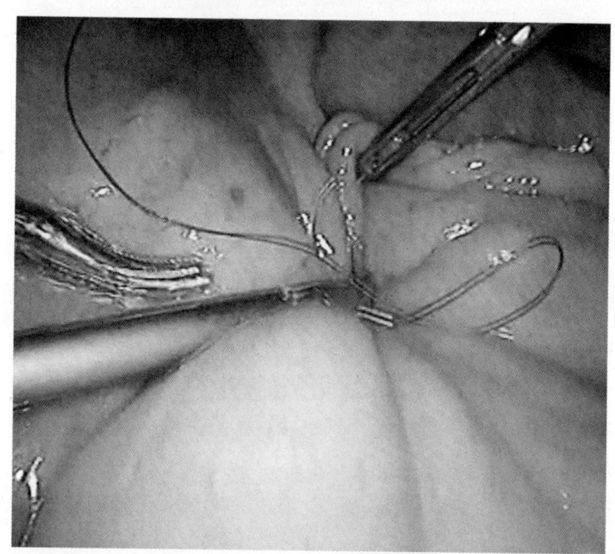

图 48-25 缝合关闭肠系膜裂孔

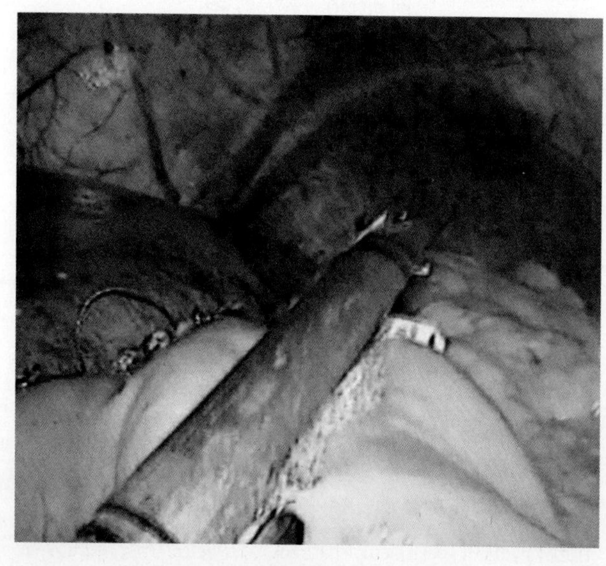

图 48-23 切断拟去除的肠管

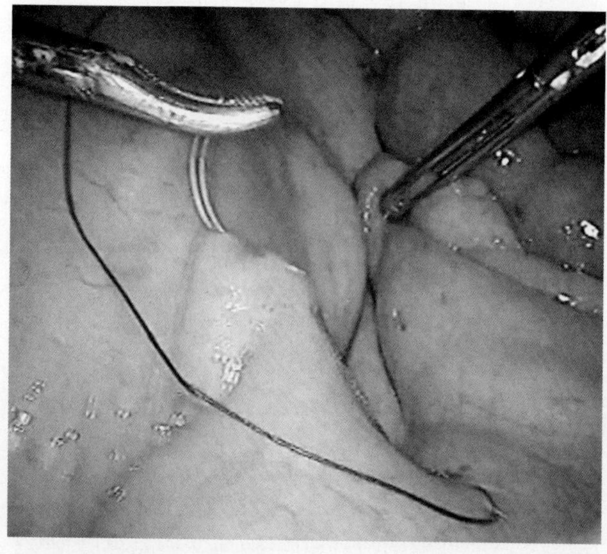

图 48-26 缝合关闭肠系膜裂孔

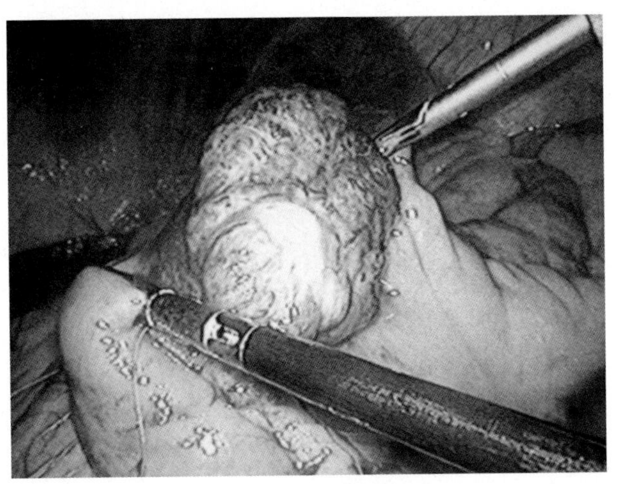

图 48-27　找到小肠病变部位

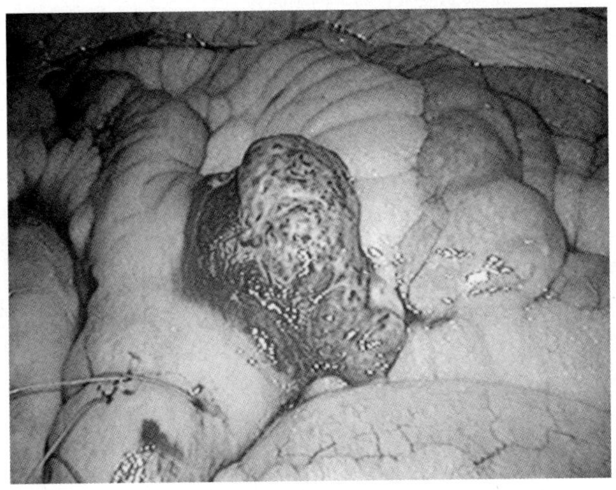

图 48-28　缝一针做牵引

关闭切口。重建气腹，观察吻合肠管情况，排出活动性出血。若无异常，放尽气腹，撤除各套管，切实缝合脐部套管孔，术毕。

腹腔镜辅助经小切口小肠部分切除术操作比较简单快捷，在同样情况下，切口并不会比全腹腔镜下切除的标本口更大。

【术后处理】

腹腔镜手术具有明显的微创优势，对胃肠道扰动少，因此术后疼痛少，可早期下床活动，肠功能恢复快。术后腹胀或无肠鸣音者暂禁食，有肠鸣音、无腹胀者可早期恢复流质饮食（术后 48 小时内），从少量饮温水开始逐渐增加过渡，有利于小肠功能恢复，减少肠痉挛和腹胀的发生。

【并发症及其防治】

术后并发症包括肠瘘、吻合口瘘、吻合口狭窄、内疝和术后肠梗阻等。肠瘘多因术中不当操作导致未发现的肠壁损伤，如使用有损伤抓钳提拉肠壁、视野不清下盲目分离粘连等。肠壁全层损伤在术后早期即可表现（术后 1~2 天内）；而非全层损伤时，如使用带电器械不当造成的肠壁热损伤，当时无穿孔，损伤肠壁在术后经坏死过程后表现为迟发穿孔（术后 3~4 天）。肠瘘征象包括引流增多，可见肠液样物和腹膜炎体征，腹腔穿刺见肠液或脓液，血常规提示白细胞增高，立位或侧卧位腹平片可见游离气体。一旦确诊肠瘘应积极手术探查，若患者一般情况尚好，腹膜炎较局限，无明显感染中毒症状，可考虑再次腹腔镜探查，修补瘘口；或经小切口将肠段拖出腹腔外修补或切除，清洗腹腔，并充分引流，可减少二次手术创伤，有利于患者恢复。若患者全身情况差，感染中毒症状明显，病情重，则不应再行腹腔镜探查，而应尽早开腹探查。

术中未缝合系膜裂孔，可导致术后内疝。口服水溶性对比造影剂对发现吻合口狭窄有一定意义。腹腔镜手术后麻痹性或炎性肠梗阻多可经非手术治疗缓解。若吻合口狭窄导致的肠梗阻无法缓解或反复发作，则需开腹手术治疗。

【手术要点】

腹腔镜在小肠手术中的应用，其优势主要体现在病灶的探查和定位上，全腹腔镜下小肠切除较为费事，临床应用较少。由于小肠游离、柔软、滑动、易变形，确定病灶后，在腹壁开一个小切口就能轻易将小肠连同病灶一起拉出体外，因此腹腔镜辅助下小肠切除是比较理想的手术方式。手术要点主要是探查时，钳夹小肠要轻柔，使用电能量手术器械时注意不要损伤肠壁。

（余佩武　钱锋）

三、小肠吻合术

（一）肠吻合基本缝合方法

1. 间断全层缝合（图 48-29A）　黏膜应少缝合一些，以防缝合后导致黏膜外翻过多。

2. 间断浆肌层垂直褥式缝合（Lembert 缝合）（图 48-29B）　缝线应达黏膜下层，但不穿透黏膜，缝合后肠壁自然内翻。

3. 间断水平褥式内翻缝合（Halsted 缝合）（图 48-29C）。

4. 连续全层水平褥式内翻缝合（Connel 缝合）（图 48-29D）。

5. 连续全层缝合（图 48-29E）。

6. 连续全层毯边缝合（图 48-29F）。

7. 连续浆肌层水平褥式内翻缝合（Cushing 缝合）（图 48-29G）。

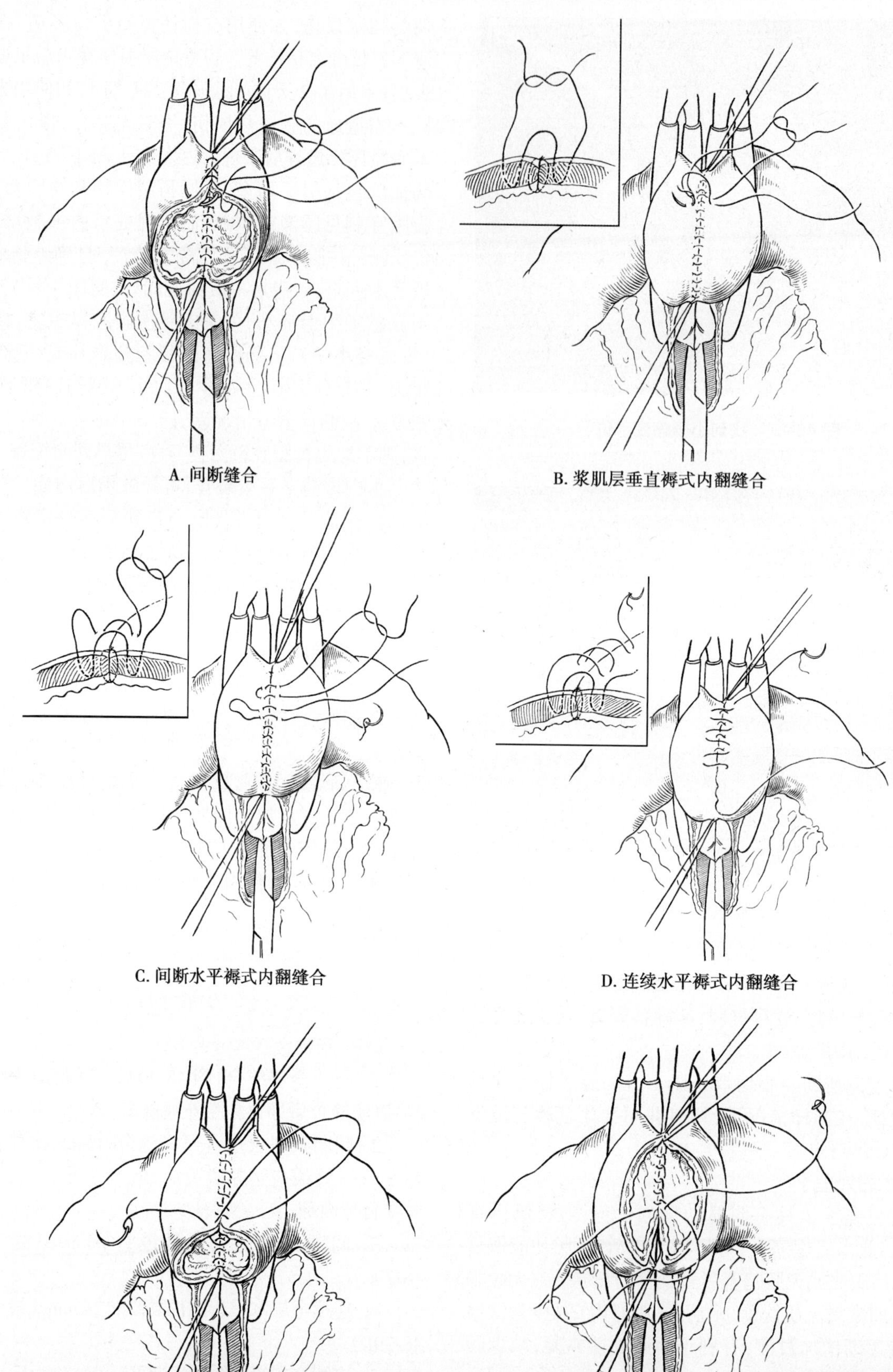
A. 间断缝合
B. 浆肌层垂直褥式内翻缝合
C. 间断水平褥式内翻缝合
D. 连续水平褥式内翻缝合
E. 连续全层缝合
F. 毯边缝合

图 48-29

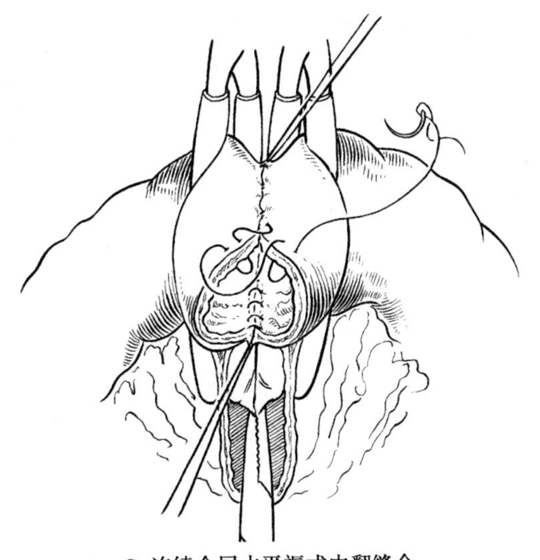

G. 连续全层水平褥式内翻缝合

图 48-29（续）

（二）肠吻合的常用方式

对端吻合术

【手术指征】

对端吻合是最符合生理的一种吻合方式，因而也最常用，适用于两端肠腔直径相接近，且断端血液循环良好者。肠吻合的基本缝合法如图 48-29 所示。

【手术步骤】

方法之一（连续缝合法）：用两手指先将小肠内容物挤向两侧，然后在距离断端约 5cm 处各上一把肠钳。对拢小肠断端，周围用盐水纱布隔开，离有齿血管钳约 0.5cm 用 0 号丝线间断缝合浆肌层（图 48-30A）。肠系膜侧及其对侧的两根缝线暂不剪断，作牵引用。剪除被血管钳压榨的组织并缝扎止血（图 48-30B）。用可吸收肠线毯边法缝合后壁（图 48-30C），再转向前壁改为连续全层内翻缝合法（图 48-30D），注意缝线不宜牵拉过紧以防缩窄。前后壁全层缝合完毕后，移除肠钳，再以 0 号丝线间断内翻缝合前壁浆肌层（图 48-30E），间断缝合肠系膜上的裂隙（图 48-30F）。注意进针不宜太深，以免穿破肠系膜血管而形成血肿。此种吻合方法适用于管腔较大及两端管径大小较相称的情况。

方法之二（间断缝合法）：在距离肠断端 5cm 处各上一把肠钳，剪除被有齿血管钳压榨的肠组织并缝扎止血。在肠系膜侧及其对侧先用 0 号丝线各缝合全层一针留作牵引用（图 48-31A）。再以 0 号或 1 号丝线对称性间断缝合后壁及前壁全层（图 48-31B、C）。前壁浆肌层间断缝合完毕后，将吻合口翻转 180°，再间断缝合后壁浆肌层（图 48-31D、E）。最后缝合肠系膜上的裂隙（图 48-31F）。此种吻合方法适用于管腔较小且大小不相称者。发生吻合口狭窄的机会较少，吻合口大小以能通过拇指末节即可（图 48-31G）。因此，目前较常采用这种方法。

侧 - 侧吻合术

【手术指征】

适用于两端肠腔直径大小极不相称，一端的管径较粗，而另一端较细，不宜作对端吻合。可将两断端封闭后作侧 - 侧吻合。

【手术步骤】

若为捷径手术，则不需切断小肠，直接用两把肠钳夹住需要吻合的两段肠管，依顺蠕动方向将其并列在一起。用 0 号丝线将其间断或连续缝合后壁浆肌层，吻合口大小一般为 4~6cm（图 48-32A）。在缝线两边切开肠壁，连续毯边缝合后壁全层（图 48-32B）。再转向前壁改为连续全层内翻缝合（图 48-32C、D），间断缝合前壁浆肌层（图 48-32E）。也可采用间断缝合法吻合。若小肠部分切除后再行侧 - 侧吻合，则需先将两断端关闭（图 48-10）。小肠侧 - 侧吻合术用 0 号丝线环绕夹住肠端的有齿血管钳作连续缝合。抽出血管钳拉紧缝线。用原缝线在一端做半荷包缝合，将缝线两端结扎。用两把肠钳夹闭需吻合处两段肠管，吻合口应尽量靠近断端，按上述侧 - 侧吻合方法吻合。

端 - 侧吻合术

【手术指征】

慢性小肠梗阻时，近、远端肠管直径大小相差甚多，行侧 - 侧吻合不合适，可行远端肠管的断端与近端肠管侧面相吻合。行右半结肠切除术后，小肠与结肠吻合时管径不一致，可行小肠的断端与结肠的侧面相吻合。为防止肠内容物反流而引起的胃肠、胆肠或胰肠 Y 形吻合，将近端肠管的断端与远侧肠管的侧面吻合。

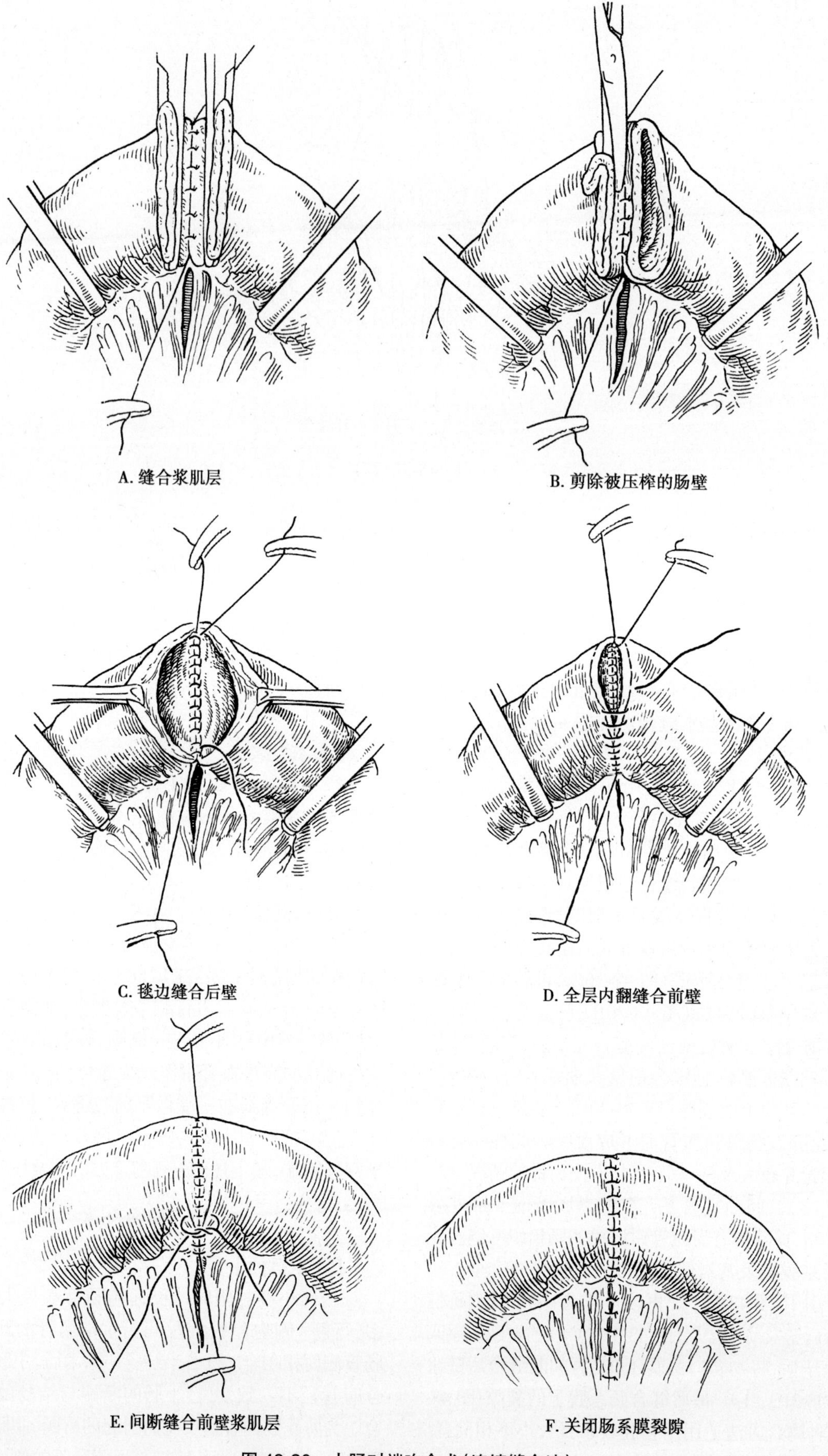

图 48-30　小肠对端吻合术(连续缝合法)

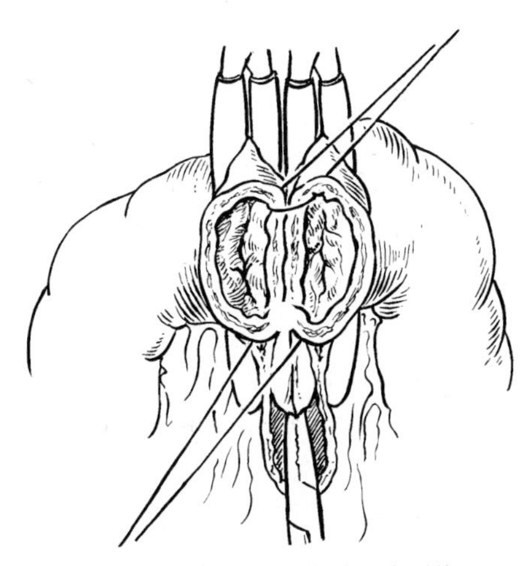

A. 在肠系膜侧及对侧各缝一牵引线

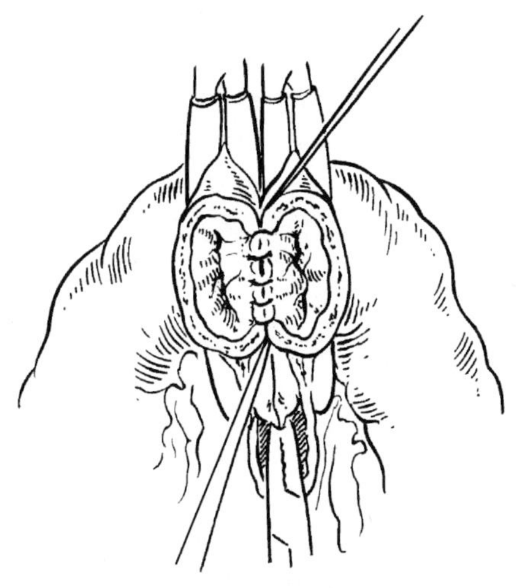

B. 间断缝合后壁黏膜及黏膜下层

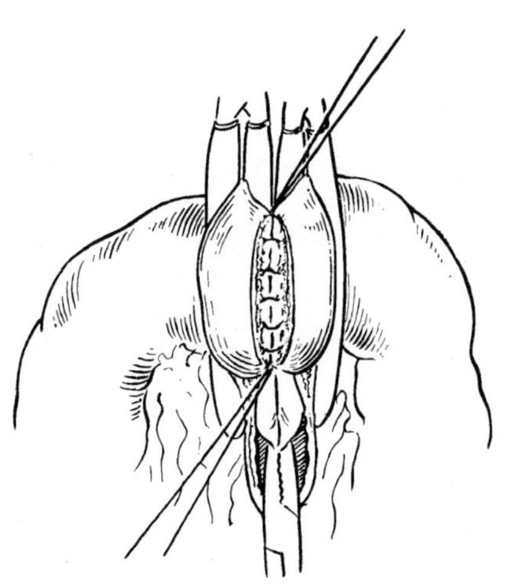

C. 间断缝合前壁黏膜及黏膜下层

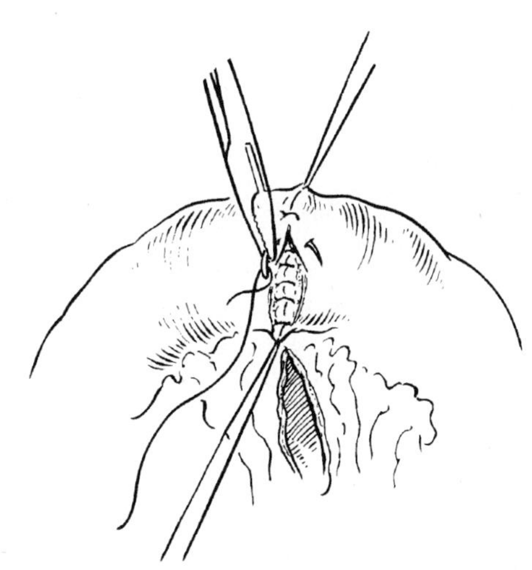

D. 间断缝合前壁浆肌层

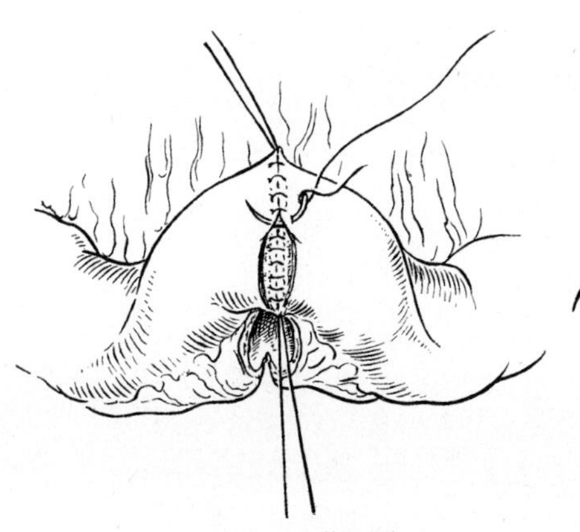

E. 间断缝合后壁浆肌层

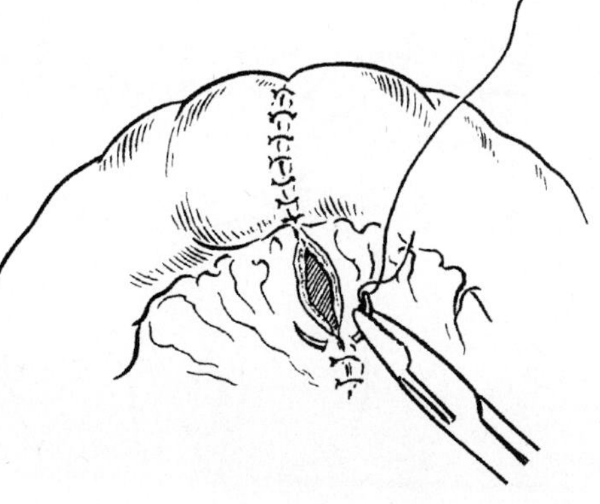

F. 缝合肠系膜上裂隙

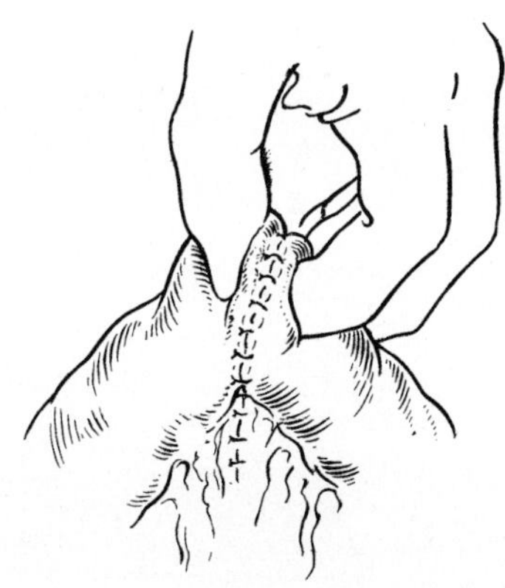

G. 吻合完成

图 48-31　小肠对端吻合术（间断缝合法）

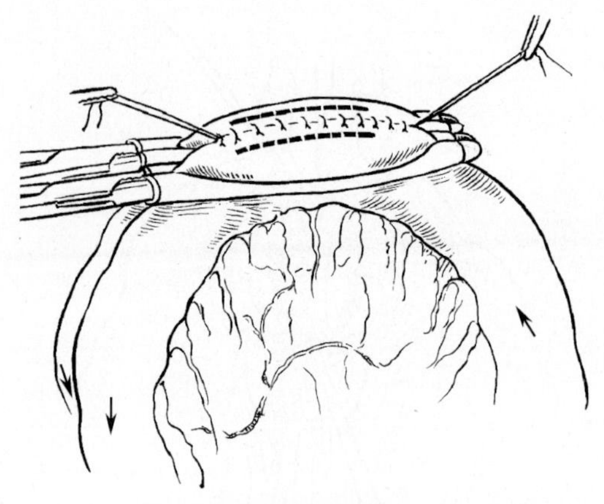

A. 间断缝合浆肌层

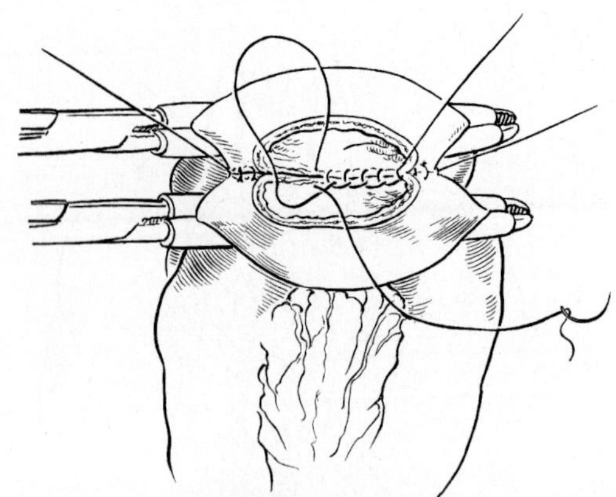

B. 后层黏膜用毯边缘合

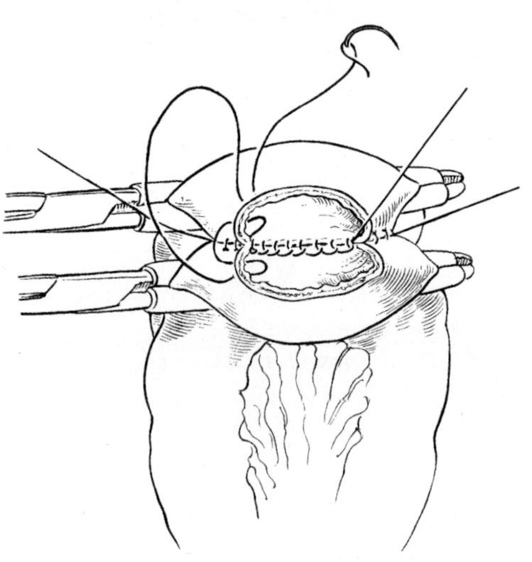

C. 连续全层内翻缝合前壁

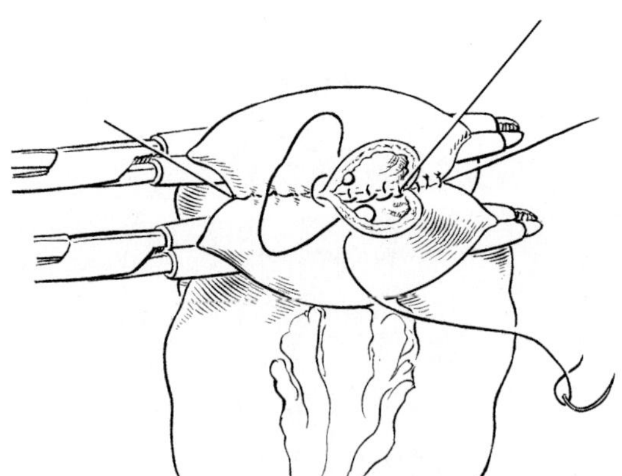

D. 继续内翻缝合前壁全层

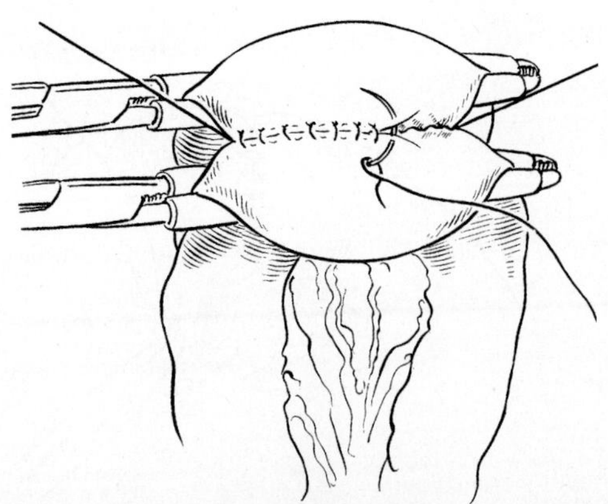

E. 缝合前壁浆肌层

图 48-32　小肠侧 - 侧吻合术

【手术步骤】

以回肠与横结肠端 - 侧吻合为例。将横结肠中段提至切口外，离回盲瓣约 15cm 切断回肠（图 48-33A）。缝合关闭其远侧断端。将近侧回肠断端与横结肠靠拢，周围以盐水纱布垫保护，用 0 号丝线于横结肠带下缘间断缝合回肠与横结肠的浆肌层，切除被有齿血管钳压榨的小肠组织并止血（图 48-33B）。沿结肠带切开横结肠，其长度与回肠口径相当，用可吸收线连续毯边法缝合后壁全层，再以全层内翻法缝合前壁（图 48-33C），或以可吸收线间断缝合后壁全层，再间断内翻缝合前壁浆肌层（图 48-33D）。最后缝合横结肠系膜与回肠系膜游离缘以关闭裂隙。

（三）应用直线切割吻合器的小肠侧 - 侧吻合术

【手术指征】

小肠部分切除后两端肠腔直径大小极不相称时，均可应用直线切割吻合器行小肠侧 - 侧吻合。对于因 Crohn 病、无法切除的肿瘤或肠管广泛粘连而导致小肠梗阻时，可不切除小肠，应用直线切割吻合器行旁路手术。该术式也适用于各种 Roux-en-Y 手术中小肠连续性的重建。

【手术步骤】

切除病变肠段后，将两段肠管的对系膜缘靠拢，肠腔内各插入直线切割吻合器的一个臂。肠管对齐并拢后击发吻合器。肠管被吻合钉钉合后，切割吻合器内置的切刀将吻合口切开（图 48-34A）。两肠管的断端用闭合器关闭，闭合器外多余的肠管给予切除（图 48-34B）。

不切除小肠行小肠侧 - 侧吻合时，可先选定两段行吻合的肠襻，用无损伤肠钳固定肠襻，并可控制出血及避免肠内容物的污染。在两段肠管的对系膜缘各切一小口，大小刚好能使直线切割吻合器的臂插入。插入切割吻合器两臂后对齐肠壁，击发吻合器，吻合器内的刀片会切断肠壁间隔，在两排吻合钉间留下吻合口（图 48-34C）。在敞开的吻合口两端各缝一根牵引线，将两角牵起使肠壁完全夹持于闭合器内（图 48-34D）。击发闭合器，切除闭合器外侧的多余组织（图 48-34E）。

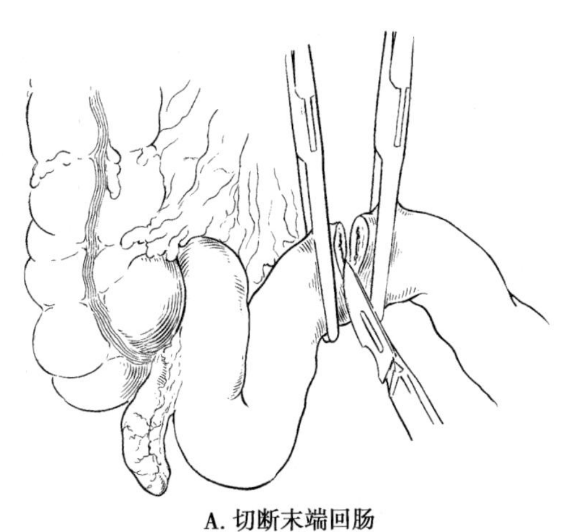

A. 切断末端回肠

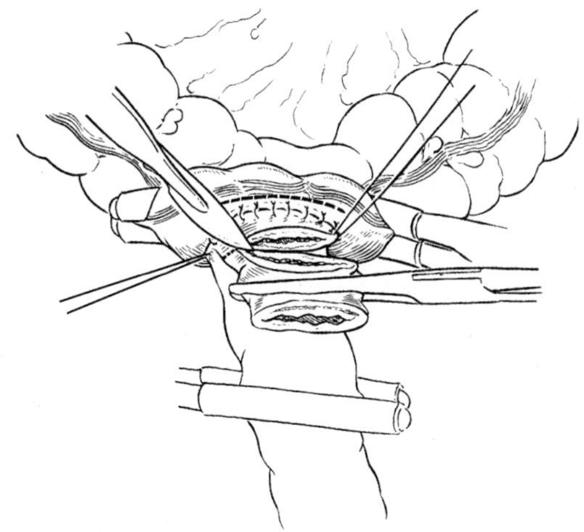

B. 后壁浆肌层缝合，切除被压榨的肠端

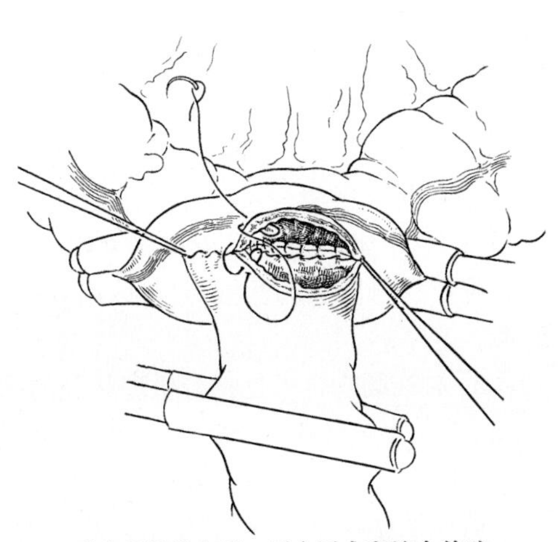

C. 后壁黏膜缝合后，再全层内翻缝合前壁

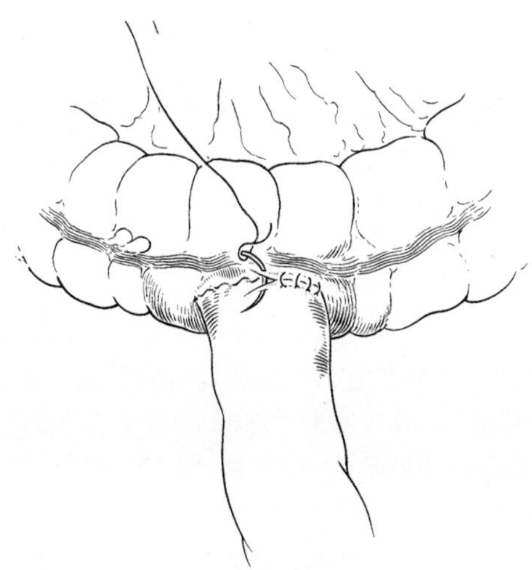

D. 缝合前壁浆肌层

图 48-33　回肠横结肠吻合术

5

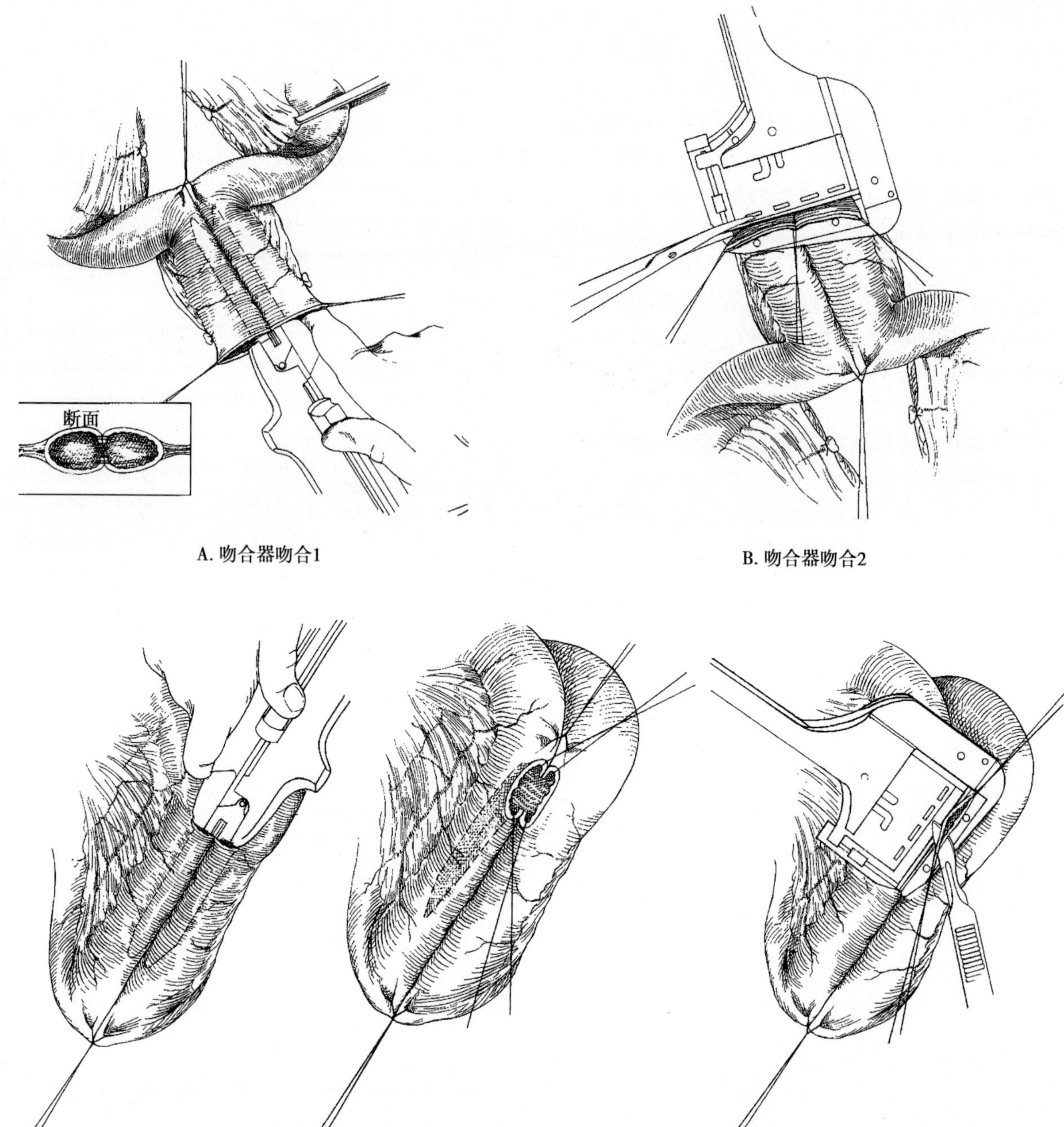

A. 吻合器吻合1

B. 吻合器吻合2

C. 吻合器吻合3

D. 吻合器吻合4

E. 吻合器吻合5

图 48-34　吻合器吻合

【术后处理】

小肠吻合术后 48 小时可开始进流质饮食。注意维持水、电解质与酸碱平衡。应用有效抗生素，加强营养支持，防止发生肠吻合口瘘。放置腹腔引流管者，术后应保持其通畅，减少腹腔内感染的发生，同时应观察是否有吻合口瘘的发生。

【问题讨论】

1. 肠吻合术不论何种吻合方式，目前均常采用开放式吻合法，因缝合比较准确可靠。术后发生吻合口狭窄的机会较少。一般采用两层缝合法，有时亦可采用一层间断全层缝合法。开放式吻合有增加腹腔污染的机会，手术中应注意无菌技术操作，对吻合口处的肠腔及接触肠腔的器械等，可以用 0.05% 氯己定液消毒。

2. 对端肠吻合术是符合生理状况的吻合方式，效果最好，因此只要两端肠管管径相差不大均首先采用对端肠吻合。有时即使两端肠管的管径相差很大，只要断端血液循环好，可将管径小的肠管断端剪成一定斜面，再与管径粗的肠管行间断缝合法吻合，这样可弥补两端管径差别大的缺点，并扩大了吻合口。

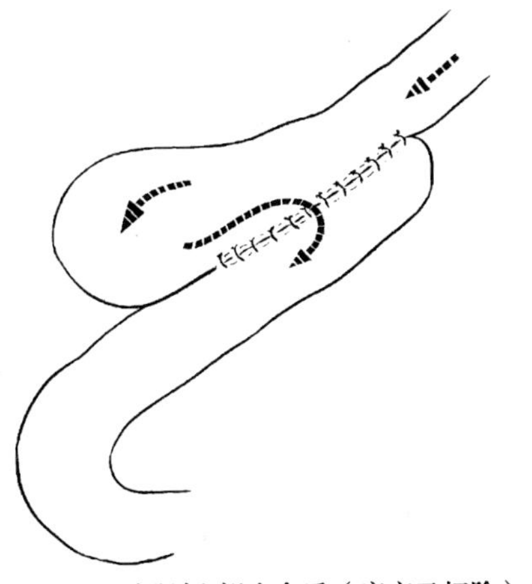

A. 小肠侧-侧吻合后（病变已切除）

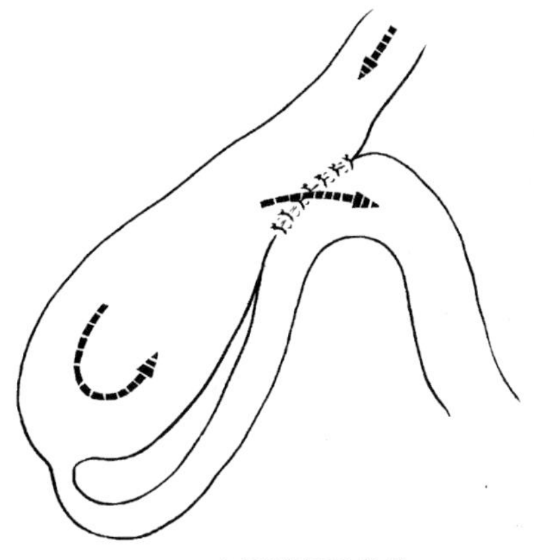

B. 小肠捷径手术后

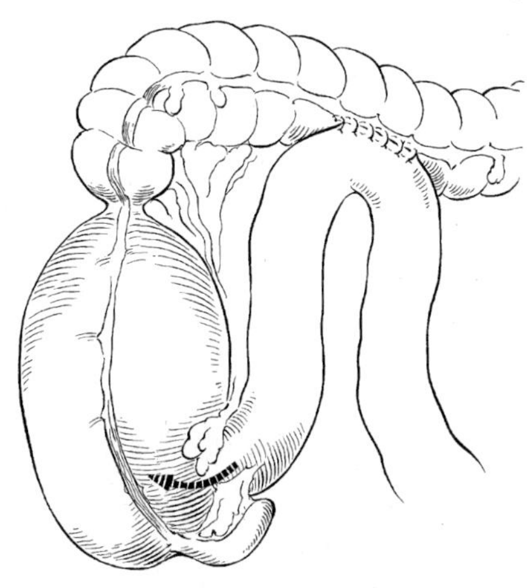

C. 回肠横结肠侧-侧吻合后

图 48-35　肠侧 - 侧吻合术后盲襻形成

3. 侧 - 侧肠吻合术有两种形式：一种是切除病变后进行吻合(图 48-35A)；一种是不切除病变直接行吻合(图 48-35B)，使肠内容物在梗阻上方经吻合口转流，即所谓捷径手术。侧 - 侧吻合术的优点是吻合口不受肠腔大小的限制，可根据需要而定。其缺点是近侧肠管的远端可以成一盲襻，手术后可引起盲襻综合征(图 48-35C)。盲襻综合征的发生是由于部分肠内容物越过吻合口沿正常方向下行，达到盲襻内滞留，从而引起一系列临床症状。其主要临床表现为部分性肠梗阻的症状，由于长期盲襻内容物淤积，导致细菌繁殖、肠道菌群失调，致使患者有消化吸收障碍、营养不良、慢性中毒、贫血等，有时盲襻处感染形成溃疡出血，甚至发生溃疡及肠瘘。盲襻越长，引起的症状越严重。因此侧 - 侧吻合的吻合口应尽可能靠近断端或梗阻部位。

4. 端 - 侧吻合术常用在胃肠、胆肠或胰肠 Y 形吻合中，造成一旷置的、逆蠕动的空肠段，作为引流的通道。一般旷置的肠段长约 30~50cm。如此可减少肠液的逆流及逆行性感染的发生机会。

5. 为保证肠吻合愈合良好，防止吻合口瘘发生，手术中应注意：①吻合口两端应为正常肠组织；②两断端肠管血液循环良好，肠系膜边缘有明显的动脉搏动；③吻合口处应无张力；④吻合口周围应无感染灶或死腔残存；⑤腹腔引流物不应直接接触吻合口。

6. 使用吻合器吻合小肠后，要注意钉合线及吻合口是否有活动性出血，为确保止血，可间断加缝几针。

第五节　肠梗阻手术

【手术指征】

1. 急性机械性肠梗阻经非手术治疗无效者。
2. 急性绞窄性肠梗阻。
3. 反复发作的慢性肠梗阻。
4. 闭襻性肠梗阻。

【术前准备】

肠梗阻患者常因腹胀、大量呕吐、不能进食而有水、电解质与酸碱平衡失调，严重者可出现休克。慢性肠梗阻患者还常有营养不良，因此术前应尽可能改善患者的全身情况，纠正水、电解质与酸碱紊乱，并持续胃肠减压，对肾功能进行监测及处理。对有休克者，应积极抗休克治疗。如病情无明显好转，则多因有肠绞窄坏死，应在抗休克的同时立即进行手术，解除绞窄病因，切除坏死的肠襻。

【麻醉】

对病情较轻的患者，可选用持续硬膜外阻滞麻醉。病情较重者可行气管内插管全身麻醉。

一、剖腹探查及肠减压术

【手术步骤】

一般选择右侧或左侧腹直肌切口或旁正中切口，进腹后根据发现再向上或向下延长。若为再次手术，最好不经原切口，而另做切口，以免损伤粘连于原切口下的肠管。

进入腹腔后，观察腹腔渗出液的颜色，是否混浊及有无臭味，以判断是否有肠绞窄、坏死等。若腹腔内有血性渗出液，多提示有肠绞窄；若渗出液为混浊且有臭味，常提示有肠坏死或穿孔。吸尽腹腔渗液，然后轻柔而有次序地进行探查。一般扩张肠管与瘪陷肠管交接处即为梗阻病变部位，扩张的肠管是梗阻的近段，瘪陷的肠管是梗阻的远段。沿瘪陷肠管走向向近侧探查，找到梗阻部位后，依据病变性质予以相应处理。

当梗阻以上肠管极度扩张，影响探查及手术操作时，可先行肠减压术，排出肠腔内容物，以减少毒素的吸收，改善肠壁血液循环，同时可避免在探查时弄破肠壁。

肠减压术选择一段血液循环良好的肠襻提至腹腔外，并且用两把肠钳夹住。在肠系膜对侧的肠壁上做一荷包缝合，周围以盐水纱布托垫，以防肠管切开后肠液外渗污染腹腔。然后在荷包缝合的中央切开肠壁一小口，插入一根连接有负压吸引的多孔双套管吸引管，收紧荷包缝线。松开肠钳，逐渐吸除肠内容物（图 48-36）。减压完毕后，缓慢拔除套管，局部以 0.05% 氯己定或 0.01% 硫柳汞酊擦拭。收紧荷包缝线并结扎，再间断缝合 2~3 针浆肌层。

肠减压术完成后，继续进行探查，明确梗阻病变部位及性质，根据情况做出相应处理。

二、粘连性肠梗阻手术

【手术步骤】

粘连性肠梗阻多因粘连束带压迫肠管，或肠管小片状粘连牵拉成角，或黏着的肠襻发生扭转以及部分肠管紧密粘连成团使肠管折叠、变窄等所致。因此粘连性肠梗阻的手术应根据病变的性质及粘连的程度

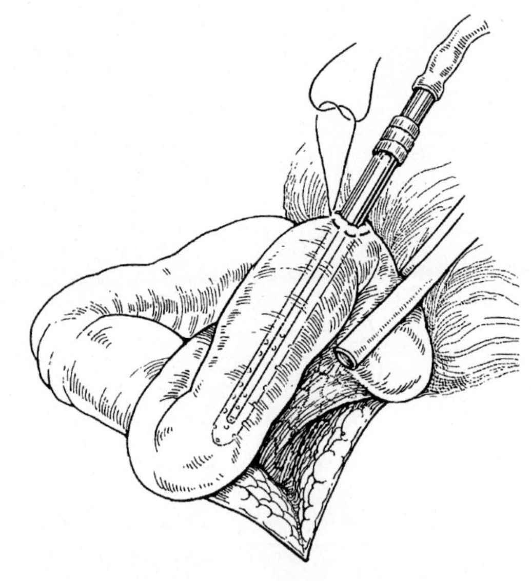

图 48-36　吸除肠内容物

而采取不同的手术方法。

1. 粘连松解术　适用于束带状、点状或小片状粘连性肠梗阻。进入腹腔后，先找到梗阻的部位，判明导致梗阻的原因，如为粘连束带压迫肠管，则切断束带而解除梗阻。如为成片的粘连使肠管成锐角或管腔狭窄，应仔细进行粘连松解。对于疏松的粘连可作钝性分离，且应辨清肠壁与粘连的界限，从粘连轻、容易分离处开始逐渐至粘连紧密的部位，尽可能避免损伤肠壁。如果有肠壁浆肌层损伤或肠壁浆膜粗糙面过大，可用细丝线间断缝合修补，或用自身系膜覆盖修补（图 48-37）。

2. 部分切除、肠造瘘或捷径手术　对于粘连成团的肠梗阻常很难分离，如果强行分离，势必引起广泛肠壁或系膜的严重损伤。行修补或缝合可能产生肠狭窄。在这种情况下，可考虑行粘连成团的肠段切除，然后根据情况行端 - 端吻合，或端 - 侧吻合，或侧 - 侧吻合。具体方法见小肠切除吻合术。如果肠粘连严重无法行切除，或者患者情况差不允许做较复杂手术时，可以考虑将梗阻的近端与远端肠管行侧 - 侧吻合，恢复肠道的通畅。但注意切除或旷置的肠襻不宜过长，以免手术后发生营养吸收障碍。

3. 肠排列术　对于反复发作的慢性肠梗阻患者，在分离所有肠粘连，游离全部小肠后，自回肠末端开始至 Treitz 韧带，也可反方向有序地将全部小肠折叠排列缝合固定，以防不规则性粘连而导致肠梗阻复发。其肠排列固定方法主要有两种：

（1）肠外固定排列法（Noble 法）：最初是将小肠折叠排列，每个折叠肠段长约 15~20cm，然后作相邻肠襻间浆肌层及其系膜间断缝合，缝合间距 1~1.5cm，肠管转折处应留出 3~4cm 不予缝合，以免曲折成锐角致肠

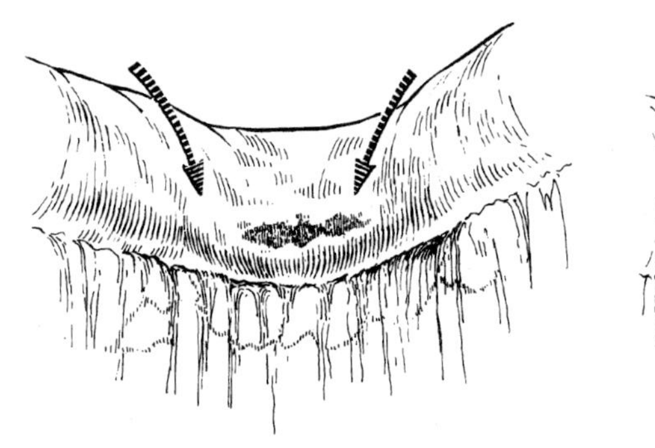
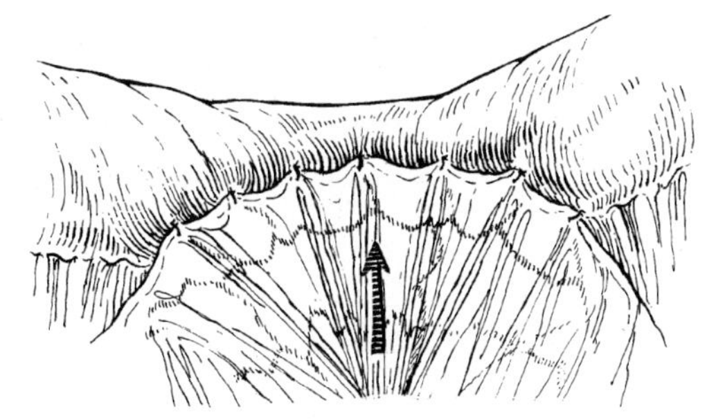

图 48-37　粘连性肠梗阻手术：利用系膜覆盖肠壁粗糙面

梗阻。最后将折叠的肠襻缝合固定在后腹膜以防扭转。此种缝合法操作复杂、费时、肠蠕动恢复慢，且有发生肠穿孔的危险，因而已很少采用。目前应用较多、也是比较好的方法是用细丝线将折叠肠管的系膜作间断缝合。注意缝合时勿损伤系膜血管（图 48-38）。

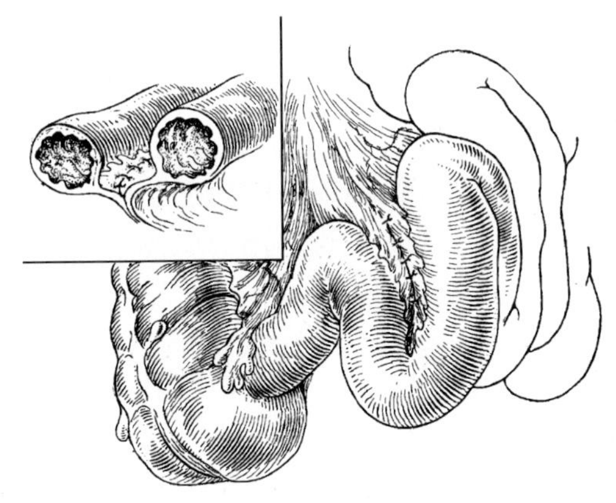

图 48-38　粘连性肠梗阻手术：小肠折叠缝合法

（2）肠内固定排列法（White 法）：是将一根 Miller-Abbott 管贯穿全部小肠腔内，利用该管的支撑作用，使小肠不形成锐角、扭折，经两周后肠襻相互有规则地粘连固定，而不致发生梗阻。其置管方法是：经胃造口或空肠造口插入 Miller-Abbott 管，充盈前端气囊，用手将其逐步向下引至结肠末端，抽空气囊，小肠按上述方法顺序折叠排列，放入腹腔。Miller-Abbott 管的末端经左上腹壁另戳孔引出固定，术后接胃肠减压器。待肛门排气后进食，夹毕导管，约两周后拔除导管。亦可经盲肠造口逆行插入 Miller-Abbott 管至空肠近端，具有同样效果（图 48-39）。

三、腹腔镜肠粘连松解术

【适应证】

1. 诊断明确的粘连性肠梗阻，经非手术治疗未能缓解者。

2. 反复发作的粘连性肠梗阻缓解期或者梗阻早

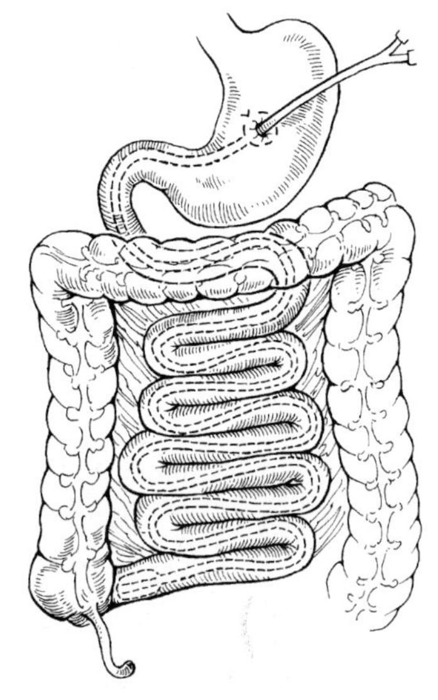

图 48-39　粘连性肠梗阻手术：小肠排列内固定法

期者。

【禁忌证】

1. 肠梗阻导致严重的肠管扩张、积液、腹胀者。

2. 全身情况差，或合并重要器官疾患不能耐受全身麻醉者。

3. 腹腔复杂手术史，预计粘连广泛而复杂者。

【患者评估与手术规划】

肠粘连可分为：点状粘连、条索粘连、膜状粘连（图 48-40~ 图 48-42）。

肠粘连并不一定会引起症状，有症状者约占 30%，通常表现为慢性或急性腹痛，完全性或不完全性肠梗阻。部分粘连性肠梗阻患者可经非手术治疗缓解或治愈，但对于非手术治疗无效或反复发作的患者，需行手术治疗。

传统开腹手术松解肠粘连，术后容易复发，医患双方对于手术治疗常有顾虑，导致延误手术时机，造成严重后果。腹腔镜肠粘连松解术避免了手与肠管的直接接触，以最小的创伤达到松解粘连的目的，大大降低了术后再粘连的发生，在临床应用已日渐增多，

5

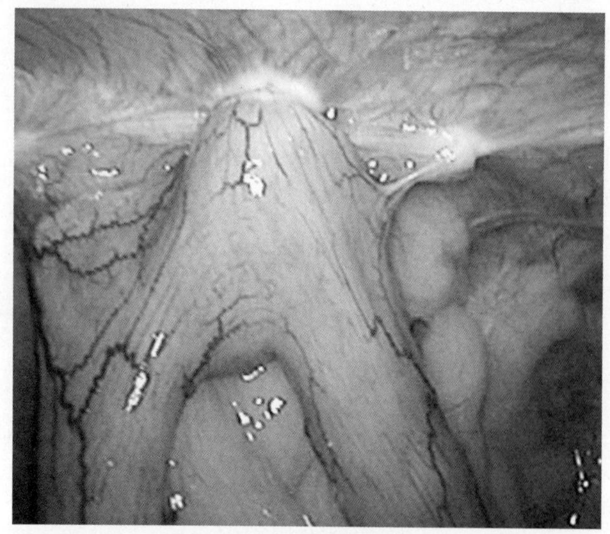

图 48-40 点状粘连

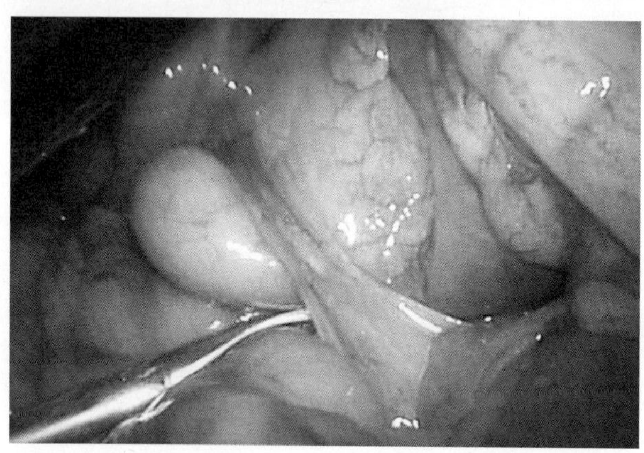

图 48-41 条索粘连

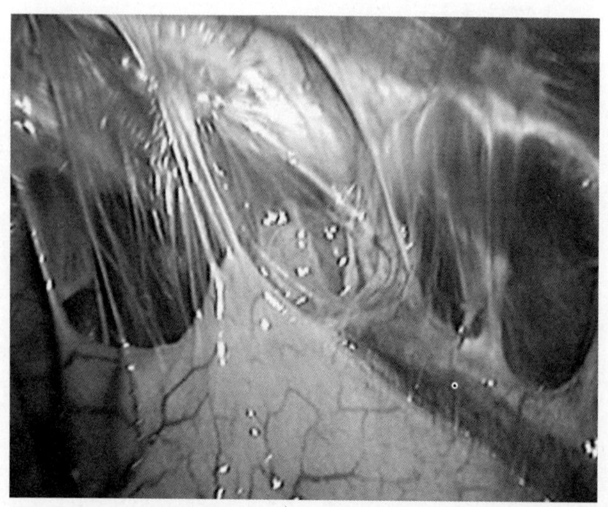

图 48-42 膜状粘连

取得了良好的效果。

对需手术治疗的粘连性肠梗阻病例，在排除腹腔镜手术禁忌证后，提倡先行腹腔镜探查，力争在最小创伤下达到治疗目的并减少复发。即使存在复杂粘连的情况，也可帮助医师掌握腹腔情况，选择切口和术式。腹腔镜肠粘连松解术主要应用于简单粘连，如肠管与腹壁粘连成角、粘连带卡压等。对于广泛复杂的肠间粘连，腹腔镜下分离操作困难，且易引起副损伤和并发症，应权衡利弊，合理选择手术方案。

【术前准备】

1. 患者的准备 肠粘连导致明显肠梗阻的患者术前应置胃管减压；纠正水、电解质平衡紊乱，纠正贫血或低蛋白血症等。

2. 手术器械准备 腔镜系统；气腹针、戳卡、分离钳、肠道抓钳、持针器、剪刀、钛夹及施夹钳；超声刀、电凝钩、肠道切割缝合器、闭合器、吻合器。

【麻醉】

气管插管全身麻醉。

【体位与腹壁戳孔位置】

患者取仰卧位，双上肢内收，双腿并拢或外展。术者立于患者一侧，扶镜手立于同侧或两腿之间，显示器摆于对侧，麻醉师位于患者头端，器械护士立于足端。观察孔及操作孔位置需根据原手术切口及所估计的腹腔内粘连部位设计，所用套管的大小和位置可灵活掌握，以便于观察和操作，至少需要三个套管(图 48-43~ 图 48-45)。

【手术步骤】

先置入 30° 镜探查，若有腹腔积液先予以吸除。如有必要先分离网膜和小肠与腹壁的粘连，为下一步手术创造条件，便于全面探查腹腔。注意对扩张和空瘪肠管的探查，扩张肠管与空瘪肠管的交界处即为梗阻所在，松解引起梗阻的粘连即可达到治疗目的。如果梗阻为粘连带压迫所致，处理较为容易，用分离钳等器械穿过粘连带下方，将其与肠系膜分开后用剪

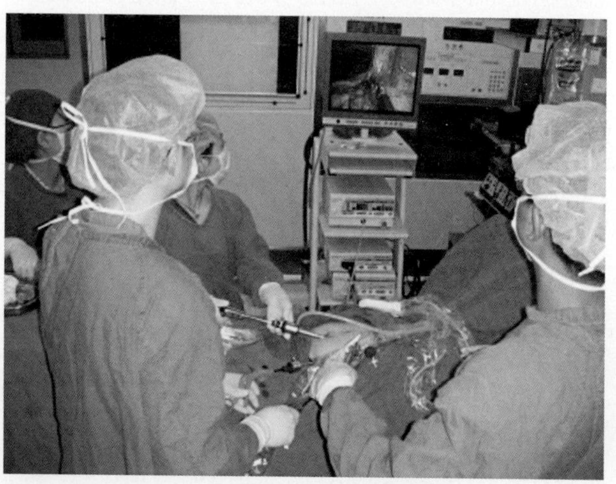

图 48-43 手术场景

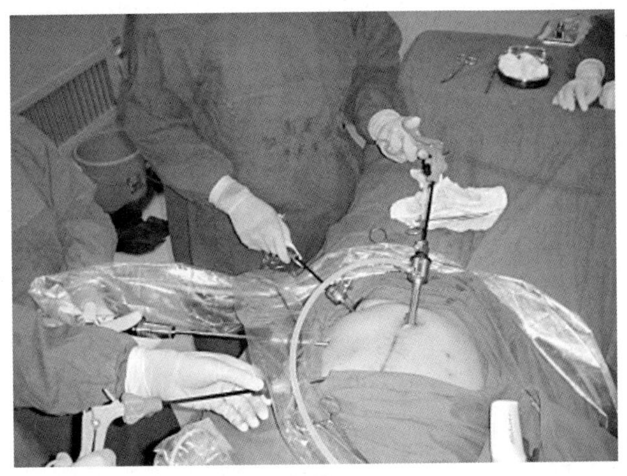

图 48-44　戳孔位置

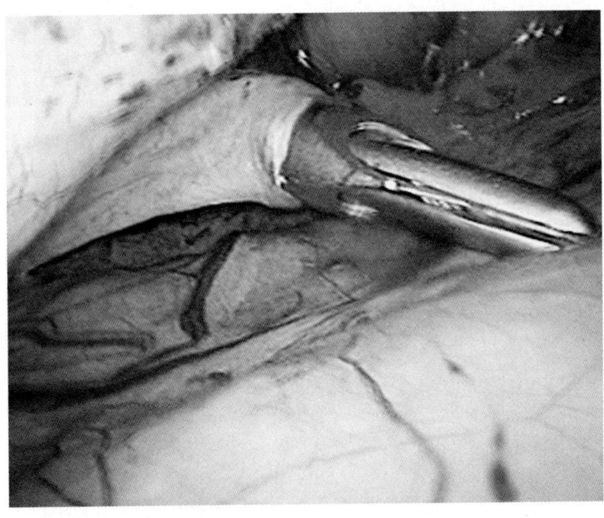

图 48-45　戳卡进入腹腔

刀、电刀、超声刀离断。带电操作器械与肠壁应保持一定距离，以免损伤。当梗阻部位不能清楚确定时，则松解有可能导致症状的粘连，如小肠之间的粘连使肠管成锐角。分离肠间粘连尽量使用电钩、超声刀、剪刀进行锐性分离，避免钝性分离，避免损伤肠管。肠管松解后应仔细检查，若浆膜破损应予修补。在分离粘连的过程中，术野渗血将影响观察，容易导致副损伤，应及时控制和清理。松解完成后，应将全部小肠再检查一遍，为减少术后再粘连的发生，应尽可能减少组织热损伤，彻底吸尽积血，并使用生理盐水冲洗术野。将大网膜放回原位，覆盖于小肠表面。若分离面较大，应由套管孔置入引流管。排尽气腹，撤除套管，切实缝合脐部套管孔，术毕（图 48-46A~F）。

【术后处理】

1. 保留胃肠减压至肠功能恢复，恢复流质饮食并逐渐过渡至正常饮食。

2. 恢复饮食前给予全面的肠外营养支持，调节水、电解质平衡。

3. 若分离范围广泛，需预防性使用抗生素。

4. 鼓励患者早期下床活动，有利于避免再次形成肠粘连。

【并发症及其防治】

1. 肠管损伤和肠瘘　放置第一个套管时较易损伤与腹壁粘连的肠管，肠管与腹壁粘连紧密和电切操作也容易导致损伤。故术前应充分评估拟放置套管处的粘连情况，第一套管应尽可能远离原手术切口。术中细致操作，尽量保持肠壁完整性，并随时检查，发现损伤及时修补，粘连紧密时不要使用带电器械分离。粘连复杂而广泛时应中转开腹。肠瘘多因术中不当操作导致未发现的肠壁损伤，如使用有损伤抓钳提起肠壁、视野不清下盲目分离粘连等。肠壁全层损伤在术后早期即可表现出症状；非全层损伤时，如使用带电器械不当造成的肠壁热损伤，当时无穿孔，损伤肠壁在术后经坏死过程后表现为迟发穿孔（术后 3~4 天）。肠瘘征象包括引流增多，可见肠液样物和腹膜炎体征，腹腔穿刺见肠液或脓液，血常规提示白细胞增高，立位或侧卧位腹平片可见游离气体。若确诊肠瘘应积极手术探查，若患者一般情况尚好，腹膜炎较局限，无明显感染中毒症状，可考虑再次腹腔镜探查，修补瘘口，或经小切口将肠管拖出腹腔修补或切除。必要时可行腹腔镜下肠造口术，清洗腹腔，并充分引流，可减少二次手术创伤，有利于患者恢复。若患者全身情况差，感染中毒症状明显，病情重，则不应再行腹腔镜探查，而应尽早开腹探查。

2. 术后肠梗阻　术中探查不彻底，遗漏其他造成梗阻的粘连，或少数粘连倾向明显的患者，术后很快形成再粘连，都可导致术后肠梗阻。故探查时务必仔细、全面，以防遗漏，并注意采用减少组织热损伤、腹腔冲洗等防粘连措施。术后肠梗阻应先行胃肠减压、营养支持和抑制肠道分泌等非手术治疗，部分病例可以缓解，若治疗无效需要再次行腹腔镜探查手术或开腹手术。

【手术要点】

1. 术前应估计腹腔镜内粘连情况和部位，并评估拟置入套管处的粘连情况。可行 B 超滑动试验，即用 B 超探查拟手术部位是否有不随体位变化的固定肠管。

2. 第一个套管位置的选择非常重要，原则上应置于远离原手术切口的位置，一般在距原切口 5~10cm 处，注气速度要慢。若既往手术切口未涉及脐部，可选择脐上缘或下缘，但术前需估计脐周腹壁与腹腔内容物有无粘连，如有粘连应选择其他位置。应采取开放法放置套管，以免损伤。其余两操作孔位置根据探查

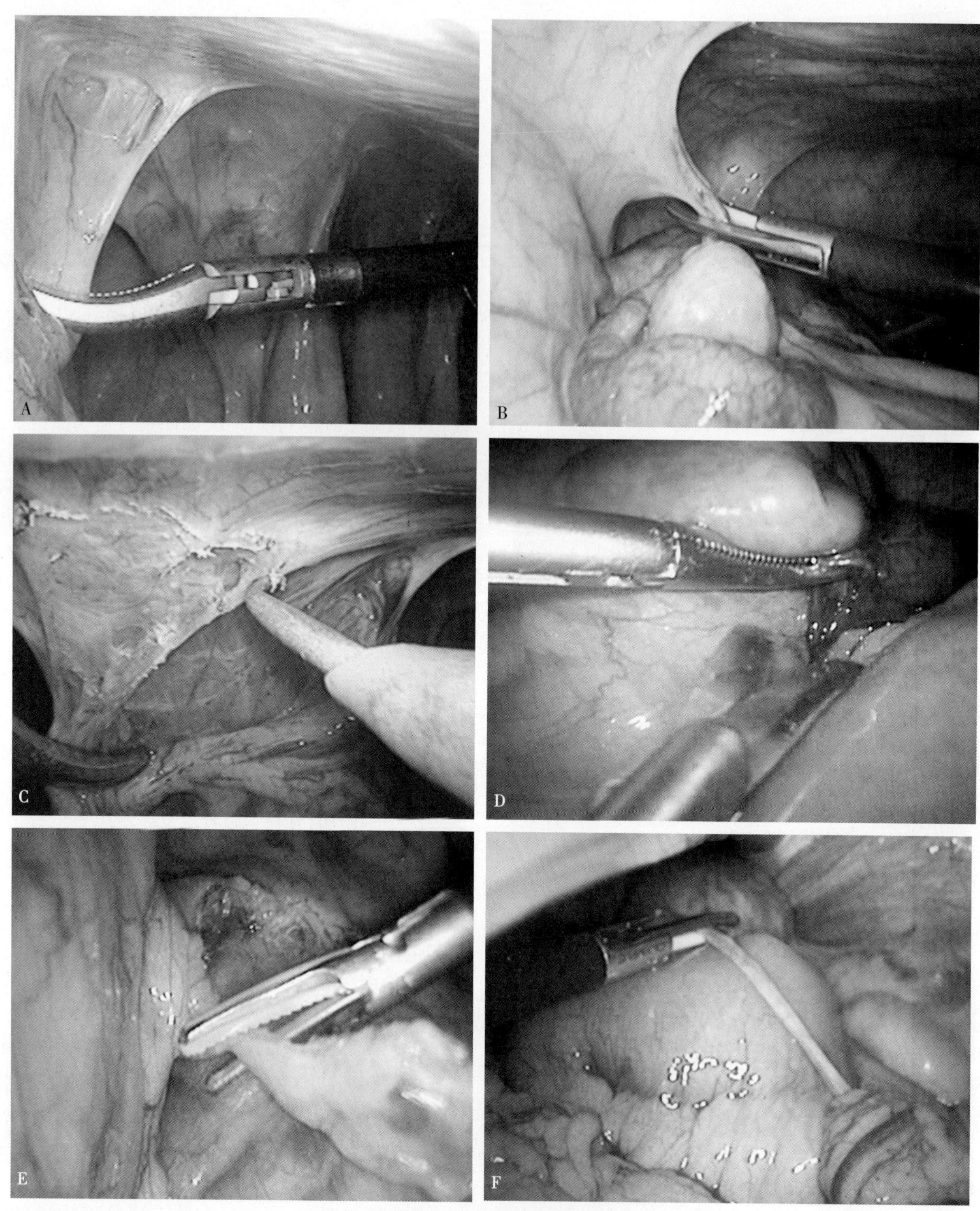

图 48-46　腹腔镜肠粘连松解

所见的粘连情况选择，常用位置也包括麦氏点及其左侧对称位置、腋中线平脐处，或腹直肌旁，套管穿刺应在腹腔镜监视下进行。各套管之间距离至少 10cm，并成三角排布，以利操作。

3. 粘连性肠梗阻多有明确的梗阻部位，以腹壁瘢痕处为主。但松解后还要探查其他小肠，逐段检查，以防遗漏其他可引起症状的粘连而治疗不彻底。分离肠管与腹壁粘连时应靠近腹壁，尽量保护肠管的完整性，不得已时宁可损伤腹膜，也不能损伤肠管。术中应随时检查肠管有无损伤，及时发现和处理。

4. 粘连广泛而紧密时不要强行分离，应中转开腹处理。分离较广泛时应在下腹留置引流管，以防术中有小的损伤未发现，术后出现肠漏可及时发现。

（余佩武　钱锋）

四、肠扭转手术

1. 小肠扭转手术　小肠扭转往往发病急剧，病情发展快，可引起部分或全部肠系膜血管阻塞，而导致小肠部分或全部坏死，因此应尽早手术。迅速解除扭转，恢复肠系膜血管的循环。进入腹腔后若见血性腹水、小肠呈紫红色且排列不正常，此时可将扭转的肠襻全部托出腹部切口外，仔细辨清肠扭转的方向、程度及原因。一般扭转多为顺时针方向，轻者为180°~360°，重者达720°~1 080°。辨认清楚后，用双手轻握住肠襻，向扭转相反的方向转动，至扭转完全复位(图48-47)。若扭转为粘连带所致，则将其切断后复位。复位后再仔细观察肠壁的血液循环，判断肠管是否还有生机。如果无生机，则需立即行肠切除、肠吻合术。若进入腹腔时即发现小肠已明显发黑、坏死，则不宜复位，应立即行坏死肠襻连同其系膜一并切除，然后行肠吻合术或肠外置术，防止大量毒素进入血液循环，加重感染。小肠大部分切除后，有可能发生短肠综合征，导致营养吸收不良。此时可切断一长约8~10cm带系膜血管的肠段，倒置后再重新吻合，形成一段逆蠕动肠襻，以增强营养物质吸收，减轻短肠综合征。

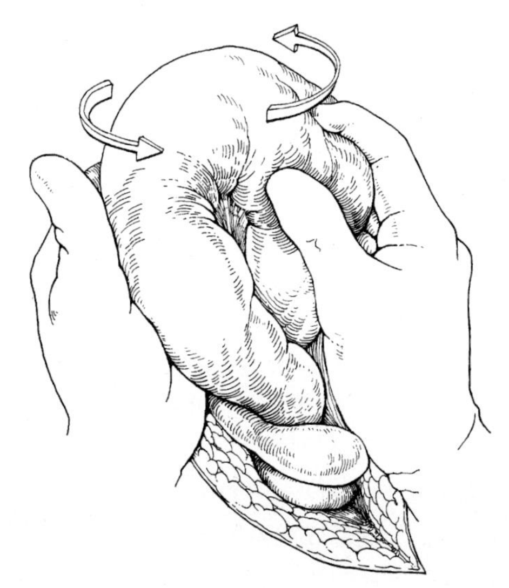

图48-47　小肠扭转复位术

2. 结肠扭转手术　结肠扭转以乙状结肠扭转较多见。进入腹腔后若发现乙状结肠血液循环良好、无肠坏死，则行乙状结肠扭转复位术。复位后将其系膜缝合固定于侧腹膜，防止术后复发。若见乙状结肠系膜过长，则将其与长轴平行方向作系膜折叠缝合，以缩短过长的系膜，以防止术后扭转复发。但注意缝合系膜时切勿穿破系膜内血管。若已有乙状结肠坏死则予以切除后行乙状结肠双腔造瘘。如果坏死肠段远端位置较低，不能外置时，则可将其远端缝合关闭，近端拖出造瘘。二期手术时再行近、远端肠吻合。一般不行急诊一期乙状结肠切除，因为未做肠道准备，术后容易发生吻合口瘘。但近年来有不少作者主张行一期切除对端吻合，认为如患者全身情况良好、无严重腹膜炎、肠断端血供良好，行一期吻合是安全的。

五、肠套叠手术

肠套叠多发生在回盲部，对经空气或钡剂灌肠复位不成功者，或疑有肠坏死可能者，考虑行手术复位。成人肠套叠多伴有其他器质性病变，原则上应手术治疗。手术时若发现无肠坏死，可用推挤方法进行肠套叠复位。自套叠部的远端用双手均匀持续地用力向肠管近侧推挤，这样套入的肠管可慢慢地推出复位(图48-48A、B)。但需注意，由于套入的肠管肠壁水肿，组织脆弱，切忌粗暴和直接牵拉套入部的肠管，以免造成肠管浆肌层撕裂或肠管全层破裂。套叠复位后应仔细观察套入肠管的血液循环情况、肠壁损伤情况以及有无肿瘤、息肉、憩室等引起套叠的诱因。如果肠系膜血液循环好，无严重肠壁损伤，套叠复位后一般不需作肠固定。但如果盲肠的活动度较大，或有反复肠套叠发作史者，应行盲肠固定术。切开盲肠外侧腹膜，稍加分离后，将盲肠缝合固定于腹膜外，再将回肠末端平行缝合固定于升结肠内侧5~7cm(图48-48C)。若套叠处有肠坏死或不能经手法复位者，应作坏死肠段切除肠吻合术。若肠套叠伴有肿瘤、息肉、憩室等器质性病变时，则应根据病变性质将其切除或根治性切除。

5

六、蛔虫性肠梗阻手术

蛔虫性肠梗阻一般采用禁食、解痉、驱虫等非手术方法治疗可以缓解。但当蛔虫量大且扭结成团块，并引起较完全性肠梗阻时，应用非手术治疗不能缓解，或出现并发症，如小肠坏死、穿孔、阑尾炎、憩室炎、肠套叠、扭转等时，应采用手术治疗。

进入腹腔后，先找到蛔虫扭结成团造成梗阻的部位，在其远端肠管上缝两针牵引线，纵向切开肠壁，通过切口将蛔虫团取出(图48-49)。以细线将肠壁切口做两层横行间断缝合，如蛔虫团较小且靠近回盲部时，有时可不必切开肠壁取出蛔虫，而将蛔虫团推挤至结肠内，将其分散，解除梗阻，手术后尽早应用驱虫剂。若并发有肠穿孔者可行穿孔修补术。有肠坏死者，则应同时行坏死肠襻切除、对端吻合术。若有其他并发症则术中一并处理。

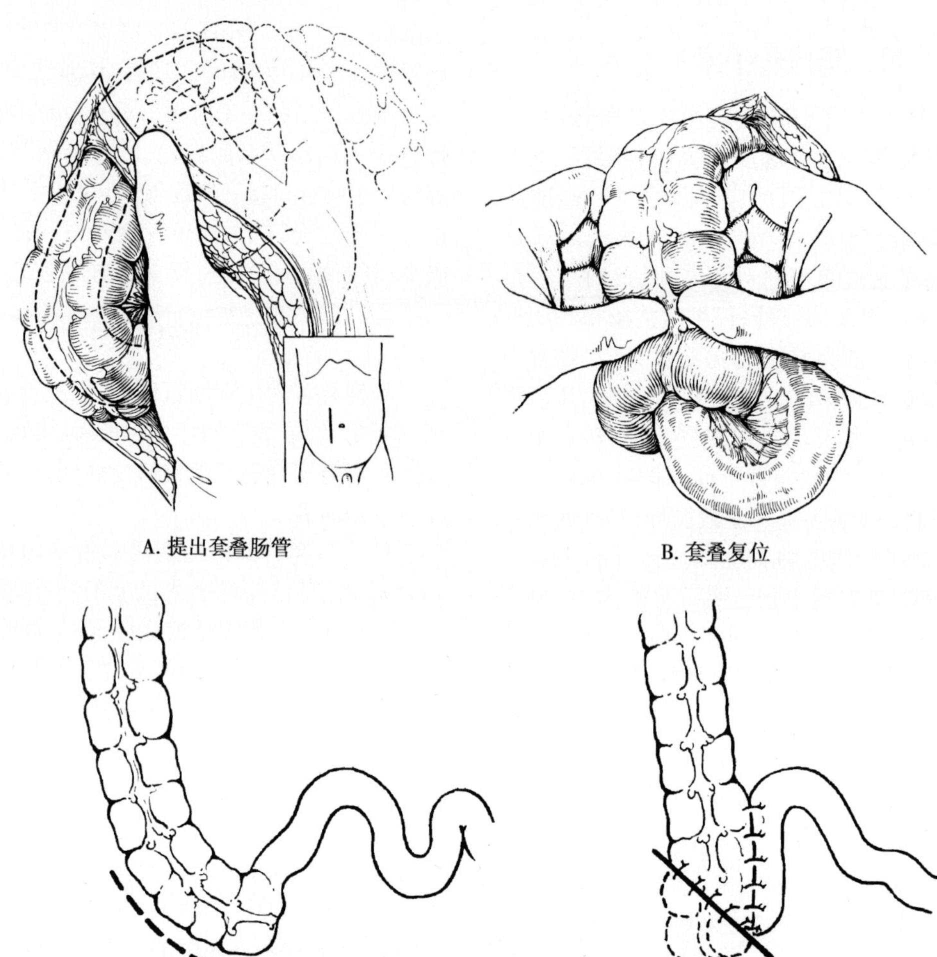

A. 提出套叠肠管

B. 套叠复位

C. 游离后腹膜，将回肠末端及升结肠缝合牵引，盲肠固定于腹膜后

图 48-48　回结肠套叠复位术

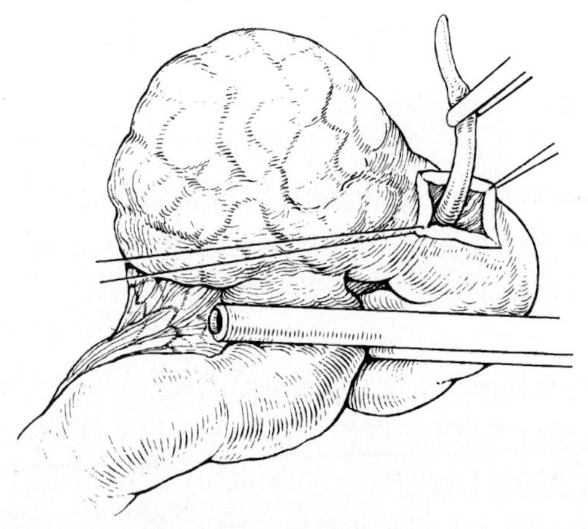

图 48-49　肠蛔虫取出术

第六节　梅克尔憩室切除术

梅克尔(Meckel)憩室是最常遇到的小肠先天性异常,也是小肠憩室中最常见的一种,人群发生率约2%,男性和女性发生率相当,多位于回盲瓣近侧 45~60cm。梅克尔憩室属真性憩室,憩室内可含有胃黏膜、胰腺等异位组织,以胃黏膜多见,可见于约 50% 的梅克尔憩室。

【适应证】

1. 急性憩室炎或憩室穿孔。
2. 憩室导致的肠套叠、肠扭转或粘连性肠梗阻。
3. 憩室内的异位胃黏膜引起的溃疡、出血或穿孔。
4. 因其他疾病行腹部手术发现的无症状憩室,可结合原发疾病情况考虑行切除术。

【术前准备】

1. 一般不需作特殊术前准备。
2. 并发肠梗阻或穿孔致腹膜炎者,术前应禁食、补液、应用抗生素、置胃管。
3. 并发出血且血红蛋白较低者,术前应输血。

【麻醉方式】

一般选用持续硬膜外腔阻滞麻醉。

【手术步骤】

1. 切口　取右下腹旁正中或经腹直肌切口，长约6~8cm。

2. 探查　进入腹腔后先找到回盲部，然后向近侧回肠寻找憩室。一般憩室位于距回盲瓣约100cm内的小肠系膜对侧缘。

3. 切除憩室和缝合肠壁　先结扎、切断憩室血管（图48-50A）。若憩室的基底部不宽，用血管钳在基底部与肠管中轴呈45°的方向夹住，切除憩室（图48-50B），内翻全层缝合肠壁切口，再间断浆肌层缝合（图48-50C、D）。若憩室基底部较宽，则沿基底部做楔形肠壁切开（图48-50E），连同部分肠壁一并切除憩室，横行内翻全层缝合肠壁切口，再行间断浆肌层缝合。

4. 缝合切口　检查吻合口通畅后，逐层缝合腹壁切口。

5. 其他方式　若憩室并发出血、肠套叠、肠扭转或回肠溃疡等，特别是并发出血，出血部位多于毗邻憩室的回肠，可行回肠部分切除，对端吻合术（图48-50）。

【术后处理】

1. 禁食、持续胃肠减压。

2. 静脉补液，积极纠正水、电解质及酸碱紊乱。

3. 并发肠梗阻或穿孔致腹膜炎者，全身应用有效抗生素。

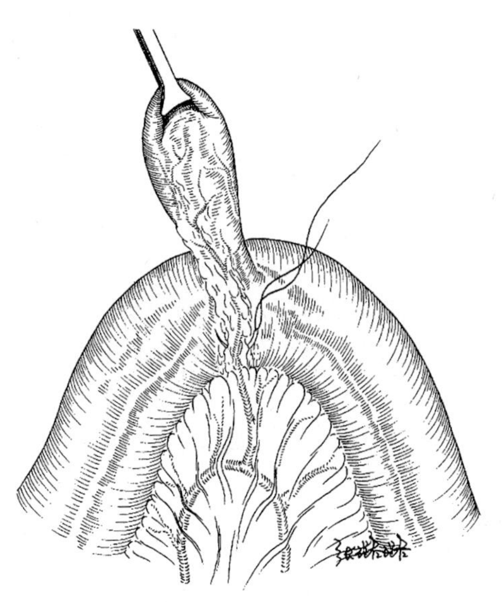

A. 缝扎（或结扎）血管

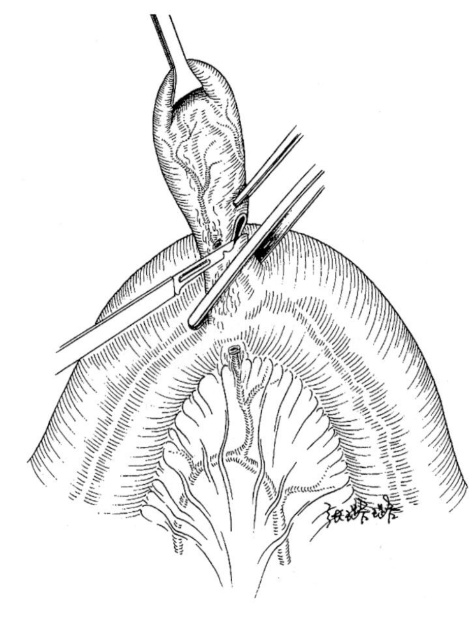

B. 切除憩室

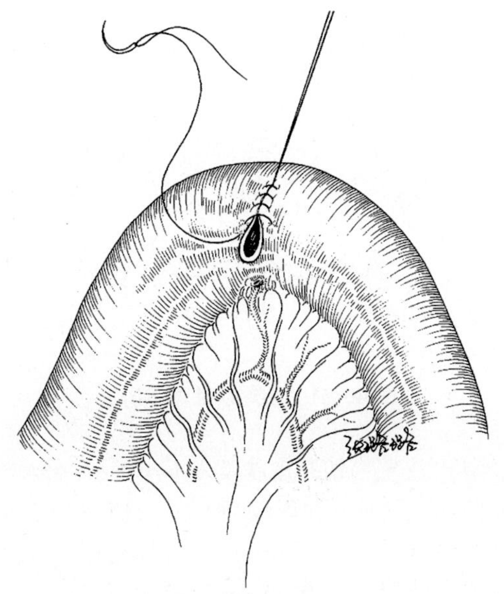

C. 连续缝合肠壁全层

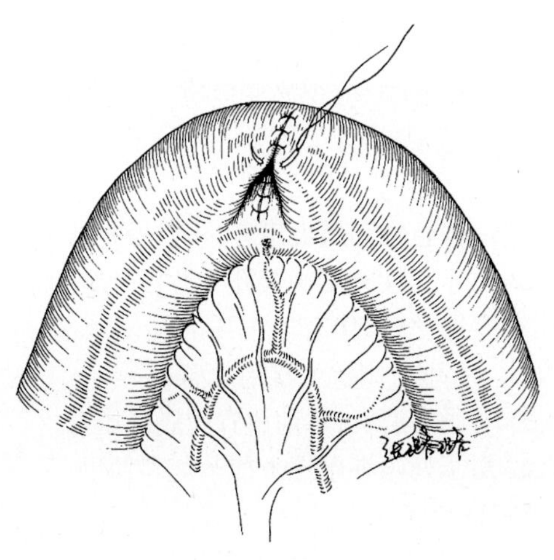

D. 间断缝合浆肌层

图48-50　美克憩室切除术，回肠部分切除，对端吻合术

5

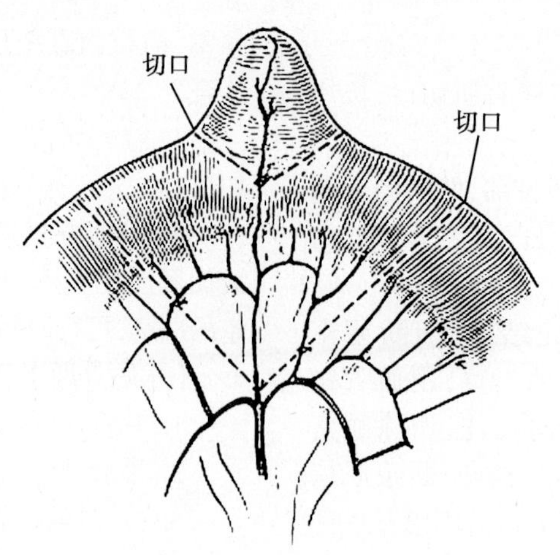

E. 宽基底部和肠部分切除切口

图 48-50（续）

4. 保持腹腔引流管及胃肠减压管的通畅。

5. 根据患者营养状况加强营养支持治疗。

第七节　阑尾手术

5

一、阑尾切除术

【适应证】

1. 急性阑尾炎（急性单纯性、急性化脓性或坏疽性阑尾炎）。

2. 急性阑尾炎穿孔并局限性或弥漫性腹膜炎者。

3. 慢性阑尾炎急性发作者或慢性反复发作的阑尾炎。

4. 小儿、老年人及妊娠期阑尾炎，因易发生阑尾穿孔，一旦诊断明确，应争取早日手术切除。

5. 阑尾脓肿经治疗缓解 3 个月后，有慢性阑尾炎症状者。

6. 阑尾蛔虫症。

7. 阑尾肿瘤（应视病变性质、侵犯程度，行阑尾切除或右半结肠切除术）。

【术前准备】

1. 一般急性阑尾炎患者，不需做特殊手术准备。

2. 对于急性阑尾炎穿孔并弥漫性腹膜炎患者，因呕吐不能进食，常伴有电解质与酸碱紊乱，应及时予以纠正。合理应用抗生素治疗感染。

3. 有肠麻痹者，术前放置胃肠减压管。

4. 对于妊娠期阑尾炎应与妇科协助，加强保胎治疗，预防流产或早产。

【麻醉方式】

一般选用持续硬膜外阻滞麻醉。老年、病情危重且估计手术不困难者，可用局部浸润麻醉。小儿用全身麻醉。

【手术步骤】

1. 切口　一般选用右下腹麦氏（McBurney）切口，即自右侧髂前上棘与脐连线的中、外 1/3 交界处，作一与此线垂直的切口，长约 5~7cm（图 48-51）。但应根据术前腹部压痛最明显的部位来判断阑尾的位置，以相应地调整切口的位置，可以稍内或稍外，稍低或稍高。如果术中仍显露不良，可适当向下或向上延长切口，或切断部分腹内斜肌或腹横肌，或横行切开腹直肌前鞘，向中线牵开腹直肌。如果诊断不明确或有弥漫性腹膜炎，可直接选用右侧经腹直肌切口。

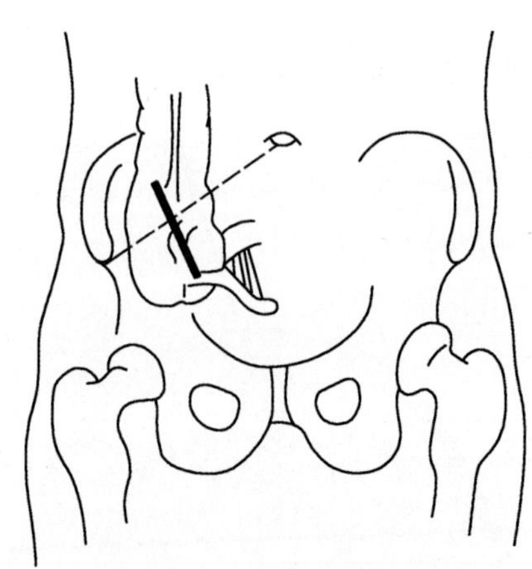

图 48-51　阑尾切除术：切口

2. 切开腹壁　切开皮肤及皮下组织，按腱膜纤维走行方向切开腹外斜肌腱膜（图 48-52A），在其深面做钝性分离后，向内外侧牵开，显露腹内斜肌。沿腹内斜肌纤维方向剪开其肌膜（图 48-52B），由手术者和助手各持一把血管钳，交替插入腹内斜肌和腹横肌内，分开腹内斜肌和腹横肌，直达腹膜。再用两把甲状腺拉

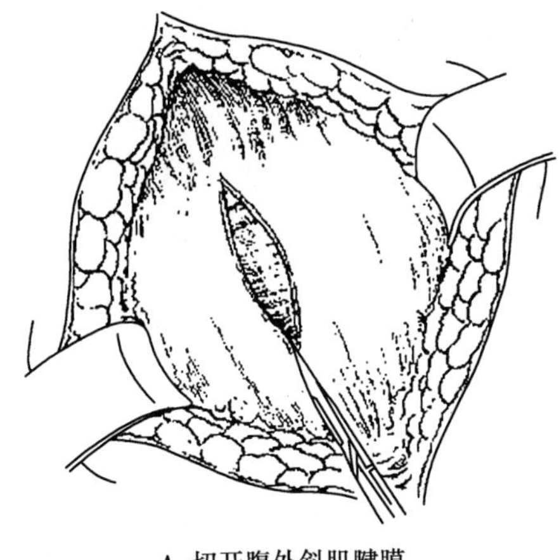
A. 切开腹外斜肌腱膜

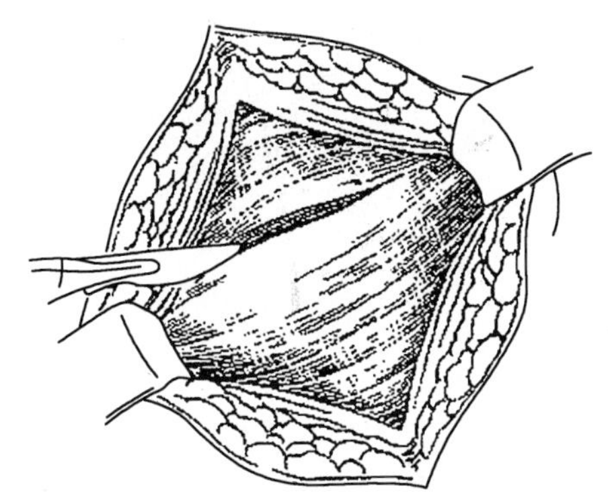
B. 切开腹内斜肌肌膜

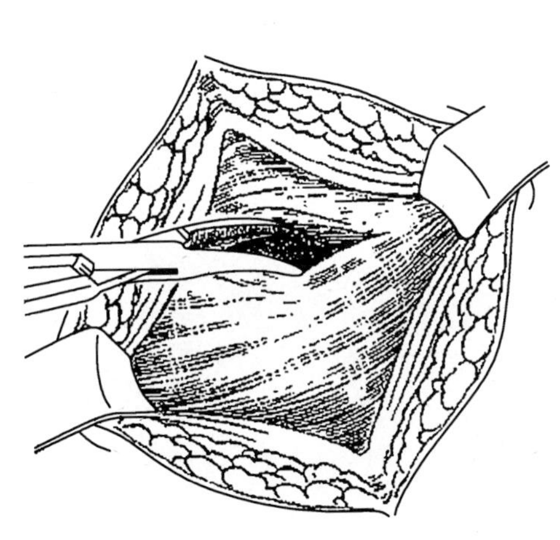
C. 分开腹内斜肌及腹横肌

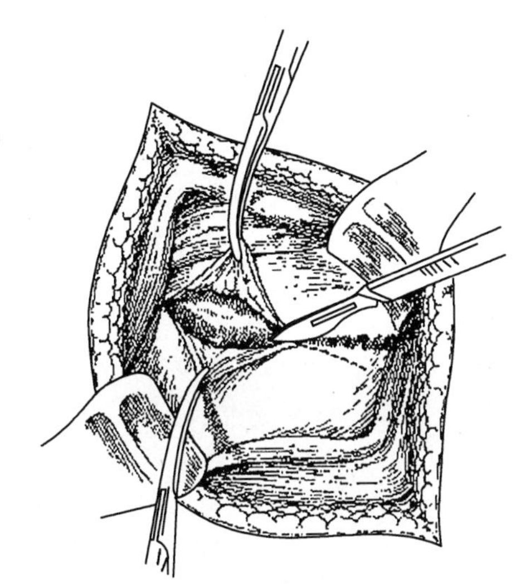
D. 切开腹膜

图 48-52　切开腹壁

钩将肌肉向内外侧拉开，充分显露腹膜（图 48-52C）。由手术者和第一助手用血管钳或无齿镊提起腹膜，为避免夹住肠壁，可反复交替放松血管钳或无齿镊，并用刀柄轻敲夹住腹膜的附近，使内脏与腹膜分开并用拇指和示指捏摸，证实提起的腹膜下无肠壁后，在两把血管钳或无齿镊之间切开腹膜，用两把弯血管钳提起切开的腹膜边缘，按皮肤切口方向剪开腹膜（图 48-52D）。因腹膜伸缩性大，腹膜切口应比腹壁切口略小，以便关腹时缝合。如切开腹膜时有脓液渗出，应及时吸除。切口周围用纱布垫保护。

3. 显露阑尾　用拉钩牵开切口，用生理盐水纱布将大网膜或小肠推向内侧，充分显露右髂窝及盲肠（图 48-53A），一般沿结肠带向下即可找到阑尾。绝大多数阑尾虽然尖端可指向不同方向，但其根部位置相对固定。必要时可用示指伸入腹腔探查，拔出阑尾，用阑尾钳（babcock）或组织钳夹住阑尾系膜，更换手套后再继续操作。有时阑尾位于腹膜后，应先剪开盲肠侧腹膜，在盲肠后寻找阑尾。有时由于高位游离的盲肠使阑尾上移到肝脏下面，此时需要将切口向上延长方可找到阑尾。另外，有时阑尾可异位于左下腹。

4. 处理阑尾系膜　找到阑尾后，若周围无粘连，可用阑尾钳或组织钳夹住阑尾尖端系膜，将阑尾提至切口外。在阑尾根部系膜的无血管区，以弯血管钳戳一小孔（图 48-53B），先引过一根 4 号丝线予以结扎。然后在结扎线远端夹两把弯血管钳，在两钳之间剪断阑尾系膜，近端系膜再结扎一次（图 48-53C、D）。若阑尾系膜因炎症水肿增厚，则从阑尾尖端系膜开始，用两把弯血管钳逐次钳夹、切断阑尾系膜直到阑尾根部，使阑尾与系膜完全分离，再用 4 号丝线结扎近端系膜。

5. 切除阑尾　紧靠阑尾根部用直血管钳轻轻压榨一下后夹住，用 4 号丝线结扎压榨部位。用血管钳在靠近线结处夹住、剪断。在距阑尾根部约 0.5~1cm

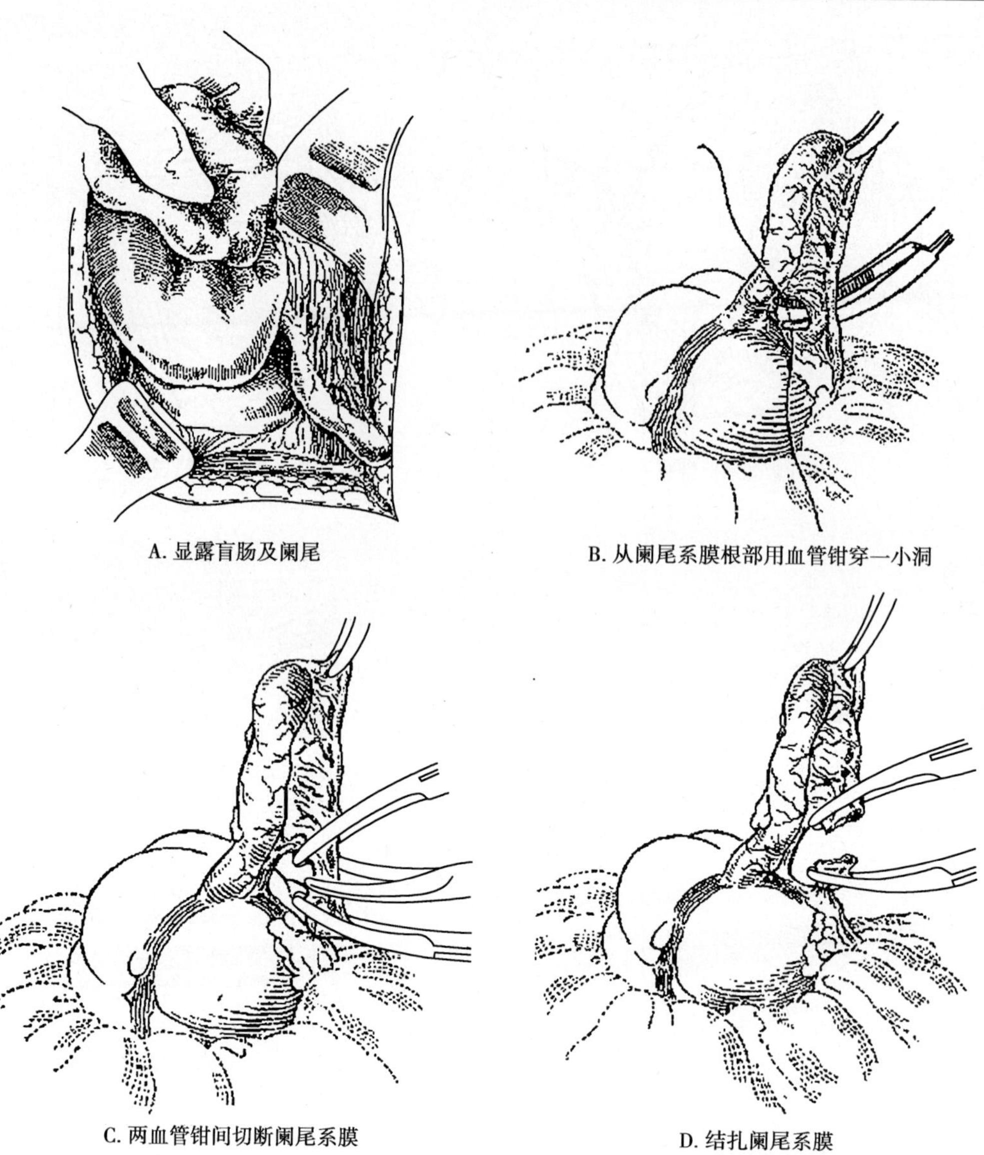

A. 显露盲肠及阑尾

B. 从阑尾系膜根部用血管钳穿一小洞

C. 两血管钳间切断阑尾系膜

D. 结扎阑尾系膜

图 48-53　游离阑尾及处理阑尾系膜

的盲肠壁上，以 1 号丝线作一荷包缝合，缝线仅穿过浆肌层，暂不打结（图 48-54A、B）。阑尾周围用生理盐水纱布垫保护，在距离阑尾根部结扎线的远侧约 0.5cm 上一把直血管钳，紧贴其近侧切断阑尾（图 48-54C）。残端顺序用苯酚、酒精及生理盐水棉签涂擦。移除阑尾残端周围的纱布垫，收紧荷包缝线，使阑尾残端完全埋入盲肠内（图 48-54D）。如果阑尾残端包埋不够理想，可在荷包缝合外再做浆肌层 8 字缝合或间断缝合，也可将阑尾系膜或肠脂垂缝合覆盖（图 48-54E）。如果盲肠壁水肿，阑尾残端埋入有困难时，可行盲肠壁浆肌层间断缝合覆盖残端，或利用阑尾系膜或脂肪垂缝合覆盖残端，不做包埋。

6. 缝合切口　再次检查阑尾残端包埋是否满意，阑尾系膜有无出血。如果髂窝有积液、积脓，用生理盐水纱布蘸净。若遇阑尾炎穿孔，腹腔积脓较多，应在盆腔及右髂窝放置烟卷或橡皮管引流，在切口下方戳孔引出。将盲肠妥善放回腹腔。用可吸收线或丝线间断或连续缝合腹膜（图 48-55A）。生理盐水冲洗切口后，用 1 号丝线间断缝合腹内斜肌和腹横肌，松弛打结（图 48-55B），以免切断肌纤维。用丝线间断或连续缝合腹外斜肌腱膜（图 48-55C），缝合皮下及皮肤。

7. 逆行法阑尾切除　对阑尾周围粘连重或盲肠后位阑尾炎以及阑尾系膜过短游离阑尾有困难者，均可采用逆行阑尾切除。先沿结肠带找到阑尾，充分显露阑尾根部。用弯血管钳从阑尾系膜根部戳一小孔，引过一根 4 号丝线，结扎阑尾根部。在其远端约 0.5cm 处，用直血管钳夹住阑尾，在血管钳近侧切断阑尾（图 48-56A）。阑尾残端顺序用苯酚、酒精及生理盐水处理后，在盲肠作荷包缝合，将阑尾残端包埋（图 48-56B）。再从阑尾根部开始向阑尾尖端用弯血管钳逐次钳夹、

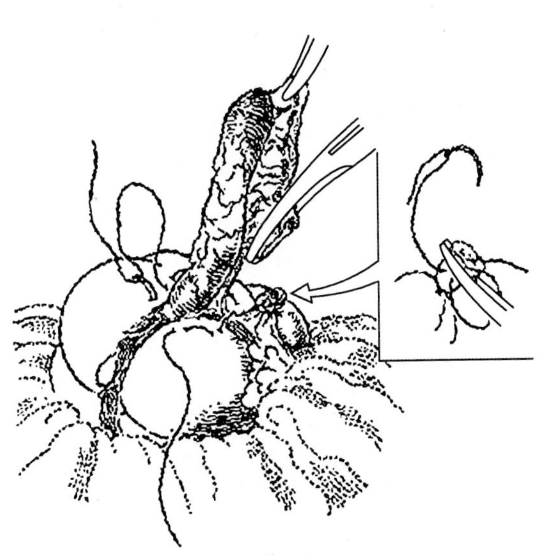
A. 盲肠壁上作一荷包缝合

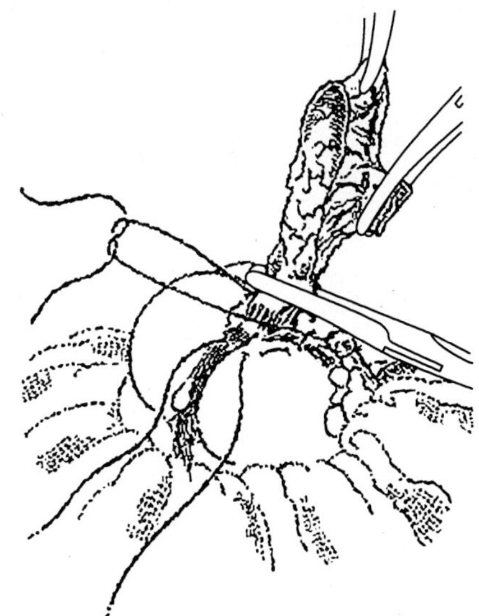
B. 在阑尾根部血管钳压榨处结扎阑尾

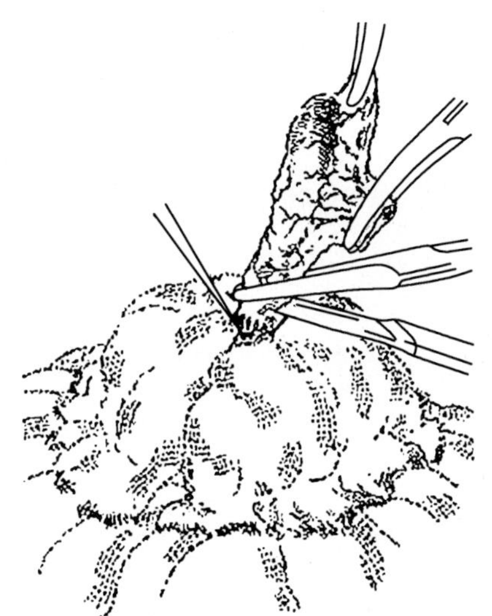
C. 切除阑尾

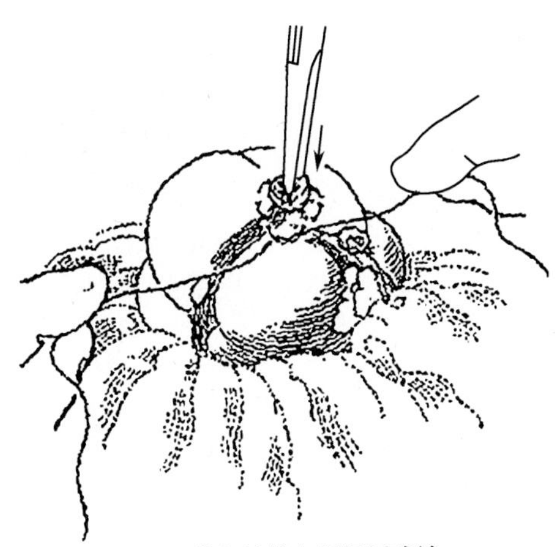
D. 荷包缝线包埋阑尾残端

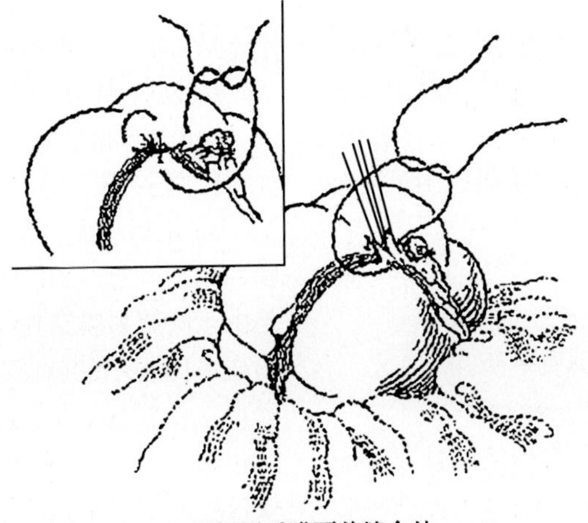
E. 以阑尾系膜覆盖缝合处

图 48-54　切除阑尾

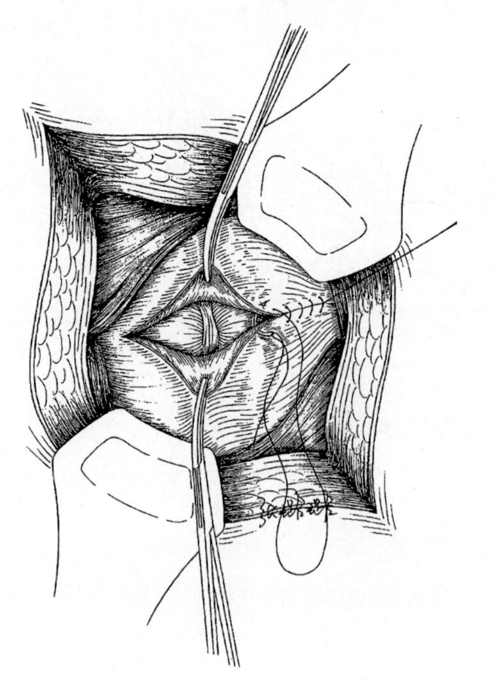

A. 连续缝合腹膜

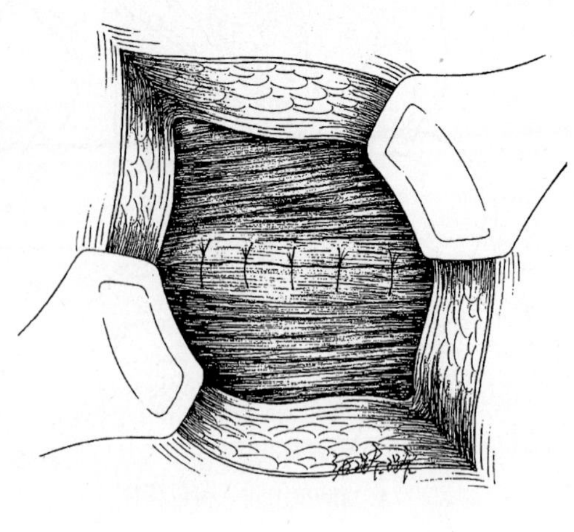

B. 间断缝合腹内斜肌腹横肌

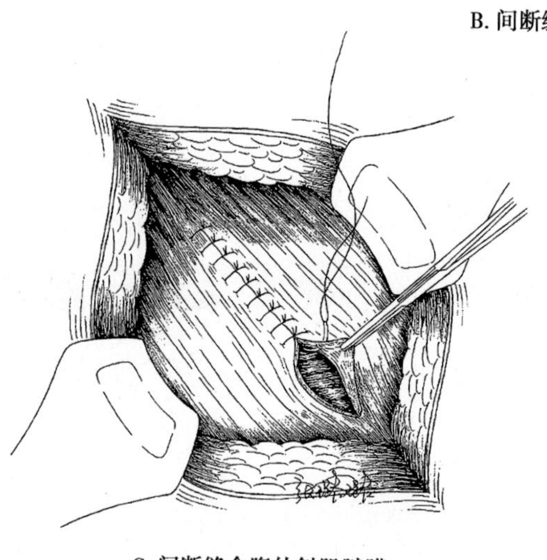

C. 间断缝合腹外斜肌腱膜

图 48-55

切断阑尾系膜，近端用丝线贯穿缝合结扎，直到取出阑尾。若阑尾位于盲肠后位，应将盲肠外侧腹膜剪开，游离盲肠侧后壁并翻起盲肠，显露阑尾，再逆行法切除阑尾（图 48-56C）。若系膜较短，阑尾游离有困难时，亦可用逆行法切除阑尾（图 48-56D）。

【术后处理】

1. 禁食，肠蠕动恢复后开始进流质饮食。

2. 禁食期间输液，保持水、电解质平衡。

3. 根据病情合理应用抗生素。

4. 患者宜早期下床活动，有利于肠蠕动恢复，防止肠粘连发生。

5. 对阑尾炎穿孔并发弥漫性腹膜炎者，则按腹膜炎进行处理。放置的腹腔引流管应根据引流液情况，于术后 24~72 小时拔除。

6. 对妊娠期阑尾炎者，术后应给予镇静药和保胎药，防止流产和早产。

【术后并发症】

1. 术后出血　主要有腹腔内出血、肠系膜内及腹膜后出血、肠腔内出血等，以腹腔内出血较常见，主要是由于阑尾系膜结扎线脱落所致。肠系膜内及腹膜后出血系因阑尾动脉回缩所致，出血可在肠系膜内及腹膜后广泛扩展，严重者可导致失血性休克，右下腹巨大包块，回盲部坏死。肠腔内出血多因阑尾残端结扎线松脱或未经结扎即做荷包缝合包埋所致。如出血量不多时，可以保守治疗，多能自愈。若出血量大时，则应立即再次手术止血。

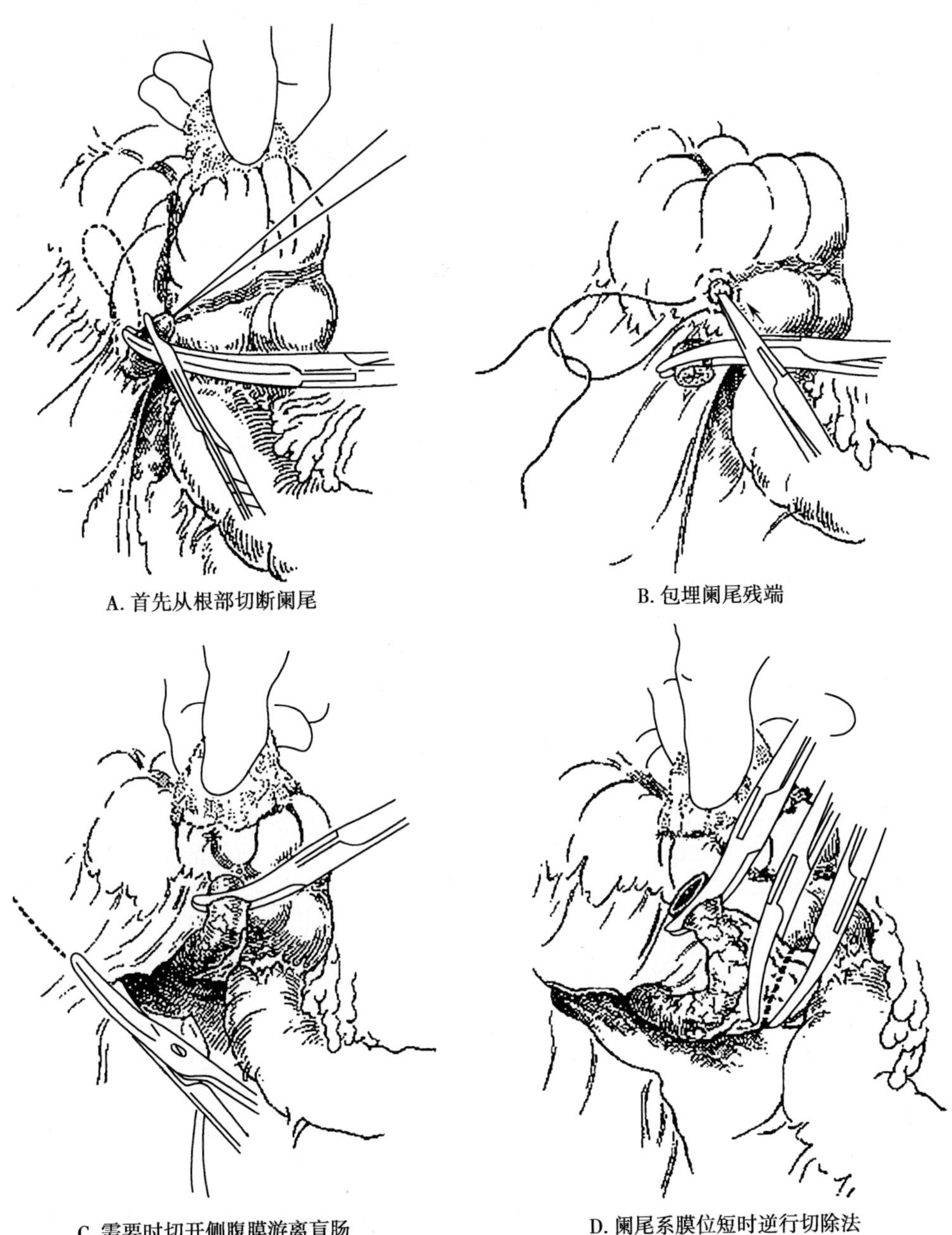

A. 首先从根部切断阑尾

B. 包埋阑尾残端

C. 需要时切开侧腹膜游离盲肠

D. 阑尾系膜位短时逆行切除法

图 48-56　逆行法阑尾切除

2. 腹腔内残余脓肿　多发生于阑尾穿孔引起腹膜炎者。常见的有右下腹脓肿、盆腔脓肿、肠间脓肿以及膈下脓肿。患者常有持续腹痛、高热、膀胱及直肠刺激征、白细胞升高及局部触痛等。B 型超声及 CT 检查可早期明确诊断。根据不同部位脓肿予以相应引流术。

3. 切口感染　手术切口感染是急性阑尾炎切除术后最常见的并发症，特别是急性化脓性和坏疽性阑尾炎、阑尾穿孔腹膜炎者。切口感染早期尚未化脓时，用酒精纱布湿敷、理疗等处理可愈合。一旦切口感染化脓，应立即拆除皮肤缝线，充分开放引流。

4. 粘连性肠梗阻　多发生于阑尾穿孔腹膜炎或盲肠周围有较重的炎症者。一般表现为不完全性肠梗阻，经积极控制感染、全身支持治疗，炎症消退后梗阻多可缓解。如不好转，发展为完全性梗阻时，需再次手术治疗。

5. 粪瘘　多发生于坏疽性阑尾炎，且炎症累及阑尾根部及盲肠。行阑尾切除后，残端不能结扎或结扎不牢，或不能埋入盲肠壁内，致术后形成粪瘘。有时回盲部本身有严重病变，如结核、肿瘤、局限性肠炎等致阑尾切除后残端愈合不良形成粪瘘。常于术后数日内患者右下腹剧痛、发热、引流口或伤口有粪臭性分泌物溢出。粪瘘多局限于右下腹，经充分引流、抗感染等治疗多可自行痊愈。但如经过 2~3 个月仍不愈合，形成慢性瘘管者，则应先行瘘管碘油造影以了解瘘管的走行，然后手术切除瘘管及其周围瘢痕组织，彻底清除异物。有时需行回盲部切除，肠吻合术。

6. 切口窦道　是由于切口感染后，引流不畅或切口内留有残腔、坏死组织、线结等异物所致。可见由外口流出分泌物或少许脓液，伤口长期不愈。经敞开窦道口、充分引流、取除异物、刮除窦道内坏死肉芽组织等治疗，窦道多可自行闭合。对于经久不愈者则需行手术切除。

二、腹腔镜阑尾切除术

【适应证】

1. 急性单纯性阑尾炎。

2. 急性化脓性阑尾炎或急性坏疽性阑尾炎；急性阑尾炎穿孔合并腹膜炎者。

3. 诊断明确的慢性阑尾炎。

【禁忌证】

1. 严重的心、肺疾病不能耐受全麻者。

2. 腹部多次手术史，预计腹腔内有广泛粘连者。

【术前准备】

5

1. 一般的急性阑尾炎患者，术前不需做特殊准备。

2. 急性阑尾炎穿孔合并弥漫性腹膜炎，如病程较长、不能进食的患者，应注意纠正水、电解质及酸碱平衡紊乱。

3. 对特殊情况下的急性阑尾炎，如妊娠期阑尾炎需与产科联系加强保胎。

4. 术前麻醉后留置导尿管。

【麻醉与体位】

患者全麻、平卧位。

【手术步骤】

1. Trocar 位置的选择　观察孔一般选择在脐上(10mm)，操作孔的位置有 2 种可供选择。一种是主操作孔位于右侧中腹，辅助孔位于中下腹(图 48-57)；另外一种是主、辅操作孔均位于中下腹(图 48-58)。两种

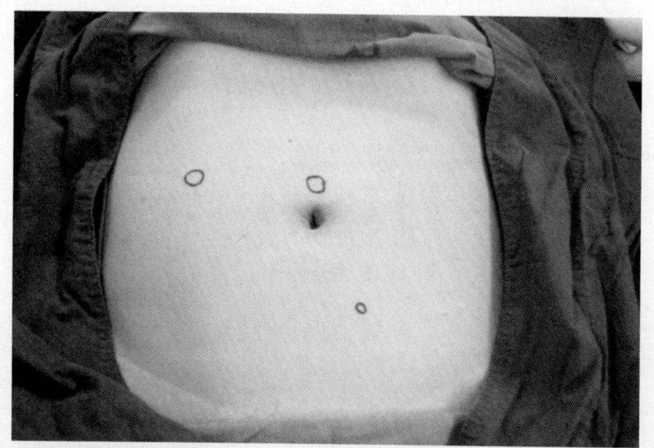

图 48-57　腹腔镜阑尾切除术腹壁戳孔位置 1

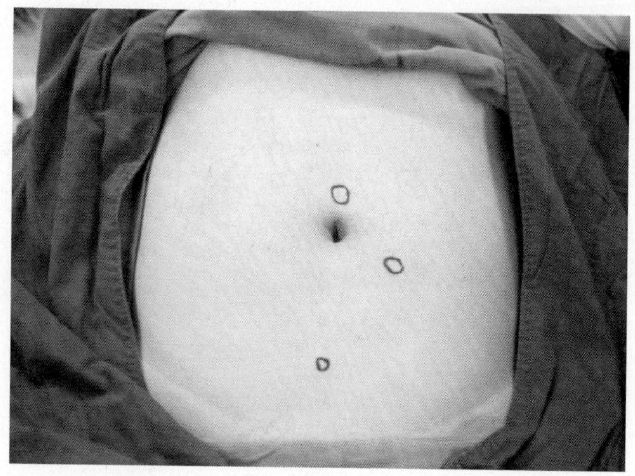

图 48-58　腹腔镜阑尾切除术腹壁戳孔位置 2

Trocar 位置的选择可根据手术医生的习惯及阑尾的具体位置决定。一般而言，第二种 Trocar 位置多应用于后位阑尾。

2. 探查

(1) 全腹腔探查：镜头经观察孔入腹后先观察腹腔内整体情况，如腹腔内脓液的分布、量和性质；大网膜和腹壁以及肠管间粘连情况；肝脏色泽和质地；胆囊大小；胃与肠管的颜色和蠕动等。全腹腔探查可以初步明确术前诊断。

(2) 阑尾局部探查：全腹腔探查完成后置入抓钳，进行阑尾周围局部的探查。急性阑尾炎情况下大网膜常常粘连到回盲部，需轻柔以分离钳分开，找到阑尾。若阑尾的炎症情况与术前诊断不符，需进一步探查回盲部、回肠和子宫附件等。

3. 处理系膜　抓钳提起阑尾显露阑尾系膜，有超声刀时直接应用超声刀切断阑尾系膜。如无超声刀时可应用分离钳将系膜在根部游离后上生物夹或钛夹，然后切断系膜(图 48-59)。

4. 切除阑尾　系膜切断后，距阑尾根部 0.5cm 处

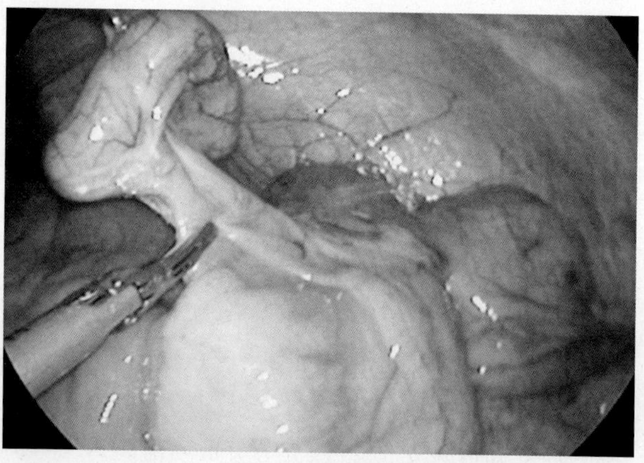

图 48-59　超声刀切断阑尾系膜

用缝线缝扎(图 48-60)或采用生物夹、血管夹夹闭阑尾(图 48-61),超声刀直接切断(图 48-62),阑尾残端黏膜用超声刀或电凝钩烧灼,残端可缝合包埋,亦可不包埋。切除的阑尾放入标本袋,自 Trocar 内取出,如阑尾肿胀明显则连同 Trocar 一并取出。

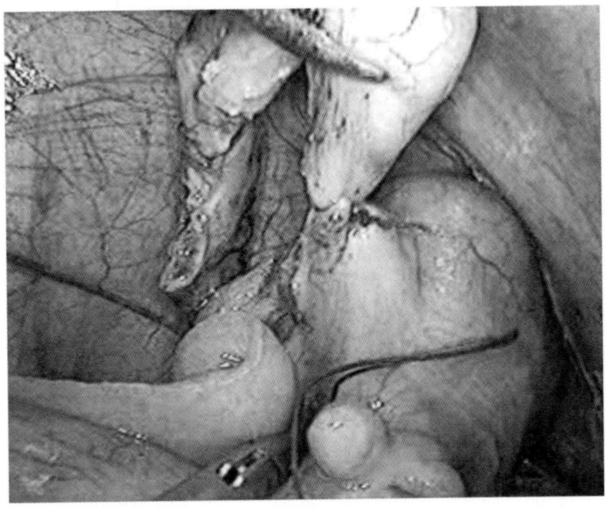

图 48-60　缝线缝扎阑尾

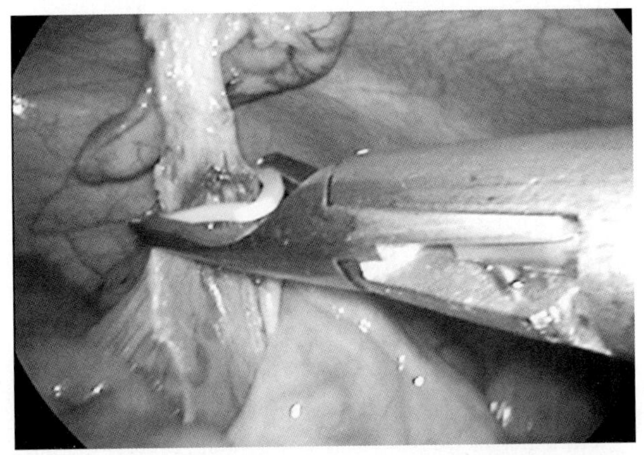

图 48-61　生物夹、血管夹夹闭阑尾

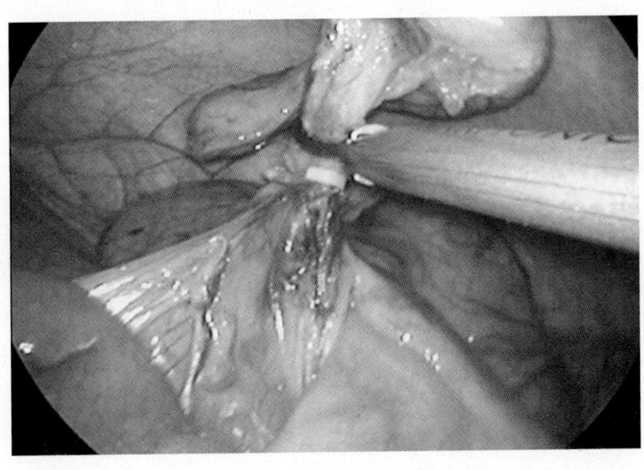

图 48-62　超声刀切断阑尾

5. 冲洗腹腔　阑尾炎根据病程不同,脓液可以分布到盆腔、肝下甚至全腹腔,根据情况采用温生理盐水冲洗干净,有利于减轻术后炎症反应、加快胃肠功能恢复。

6. 放置引流　根据术中炎症情况决定是否放置引流,一般用细血浆管放置于回盲部或盆腔,经下腹部 Trocar 孔引出固定。

7. 特殊情况的处理

(1) 盲肠后位阑尾的处理:找到阑尾根部后,将系膜与其分离,先结扎、离断阑尾,再处理系膜。

(2) 阑尾根部穿孔的处理:阑尾根部水肿严重或根部穿孔时,可行阑尾全切,间断缝合盲肠。或采用腔内切割闭合器直接完整切除。

【术后处理】

1. 术后早期禁食,待肠道功能恢复后开始进食。

2. 鼓励早期下床活动,有利于肠道功能的恢复,防止肠粘连。

3. 根据阑尾炎的严重程度,选用相应档次的抗生素。抗生素使用的时间依据患者腹部体征、体温及血象的变化决定。

4. 对阑尾穿孔并发弥漫性腹膜炎者,术后应注意纠正患者水、电解质及酸碱平衡紊乱。

【术后并发症】

1. 术后腹腔内出血　多因阑尾系膜处理不当所致,如应用超声刀时档位不合适、超声刀未完全夹闭阑尾血管等,或结扎阑尾系膜应用的血管夹或钛夹松脱。表现为肠系膜内及腹膜后血肿,严重者可出现失血性休克。如出血量不多时,可行保守治疗,多数患者可自愈。如出血量大时,应立即手术止血,进入腹腔后迅速找到出血点,予以缝扎止血。如未找到出血点、或发现出血已停止,也应在阑尾系膜处加强缝合。预防方法,在手术结束时仔细检查阑尾系膜根部处理是否可靠。

2. 腹腔内脓肿　多因阑尾炎症重、渗出多或阑尾有穿孔,行阑尾切除后,腹腔清洗不彻底、引流不畅所致。一般而言,腹腔镜阑尾切除术能较好地进行腹腔清洗并准确地放置引流,可明显减少阑尾切除术后腹腔内脓肿发生的机会。此类患者常表现为右下腹脓肿、盆腔脓肿、肠间脓肿及膈下脓肿。出现持续腹痛、高热、膀胱及直肠刺激征、局限性腹膜炎等。超声及 CT 检查可明确诊断,根据脓肿的大小及患者症状的严重程度可采取保守及引流手术治疗。

3. 粪瘘　多发生于阑尾根部穿孔或坏疽性阑尾炎累及根部及盲肠,行阑尾切除时,残端处理不当,形成粪瘘。有时回盲部本身病变,如肿瘤、结核、Crohn 病等在阑尾切除后残端不愈合导致粪瘘。患者常于

5

术后数日出现右下腹疼痛、发热，随之引流口或 Trocar 孔有粪臭味分泌物流出。病变多局限于右下腹，经充分引流、积极抗感染治疗多可痊愈。但如经 2~3 个月仍不愈合，形成慢性窦道者，则需行窦道造影，了解窦道走行，然后行手术切除；有时甚至需切除回盲部。

(余佩武　钱锋)

三、阑尾脓肿引流术

【手术指征】

阑尾脓肿一般经非手术治疗可治愈。当非手术治疗无效，脓肿迅速向周围扩大时，应立即行切开引流术。

【手术步骤】

切口选择在右下腹压痛最明显部位或隆起明显处，长约 3~5cm。切开皮肤、皮下组织及筋膜，分开肌肉各层至腹膜，用生理盐水纱布垫保护切口。因腹膜常构成阑尾脓肿壁的一部分，切开腹膜即进入脓肿，因此，在切开腹膜前一定要做试验性穿刺，抽出脓液后用弯血管钳沿穿刺针分开腹膜及脓肿壁，吸尽脓液，再扩大切口，取出坏死组织和肠石。一般不勉强行阑尾切除，以防发生粪瘘。根据脓腔大小，放置橡胶引流管或 1~2 根烟卷引流，由切口引出，稀疏缝合切口两端皮肤。

【术后处理】

1. 术后早期禁食、补液，应用抗生素，注意观察引流物的性质和量。一般术后 3 天可开始逐渐向外拔出引流物，至 5~7 天完全拔除。

2. 阑尾脓肿治愈后 2~3 个月，阑尾周围的炎症已消退，粘连较松弛，可考虑行阑尾切除术。

四、腹腔镜阑尾脓肿引流术

【手术适应证】

阑尾周围脓肿经非手术治疗一般可痊愈。当非手术治疗无效，患者症状加重、脓肿范围迅速向周围扩大时，应立即行阑尾脓肿引流术

【手术步骤】

Trocar 孔位置的选择同阑尾切除术，入腹后先进行腹腔内探查，了解胆囊、胃十二指肠及盆腔等的情况，再明确阑尾脓肿局部状况。一般来说，阑尾脓肿的脓腔壁由大网膜、腹壁及肠道形成，在分离脓腔时需小心，以免损伤肠道。分开脓腔后吸尽脓液，阑尾不必勉强切除，防止发生粪瘘。脓腔内放置血浆引流管，必要时盆腔可放置引流。

【术后处理】

手术后早期禁食，补充水、电解质，继续抗感染治疗。仔细观察引流物的量及性质。一般于术后 3 天开始逐渐向外拔出引流，5~7 天完全拔除。术后 3 个月后可考虑行阑尾切除术。

(余佩武　钱锋)

参考文献

1. Khan OA, Toh SK, Mercer S. A simple technique for cannulation of the jejunum during laparoscopic feeding jejunostomy. Ann R Coll Surg Engl, 2011, 93(6): 490.
2. Aggarwal S, Batra S, Mathew JS. Laparoscopic feeding jejunostomy. J Minim Access Surg, 2010, 6(1): 24.
3. 汪启斌，张笃，马芷琴，等 . 腹腔镜肠粘连松解术治疗肠梗阻 183 例临床分析 . 西部医学，2010，22(1)：115-116.
4. Feng Qian, Pei-wu Yu, Ying-xue Hao, et al. Laparoscopy-assisted resection for gastric stump cancer and gastric stump recurrent cancer: a report of 15 cases. Surg Endosc, 2010, 24: 3205-3209.
5. Mantas D, Kykalos S, Patsouras D, et al. Small intestine diverticula: Is there anything new? World J Gastrointest Surg, 2011, 3(4): 49-53.
6. Fitzmaurice GJ, McWilliams B, Hurreiz H, et al. Antibiotics versus appendectomy in the management of acute appendicitis: a review of the current evidence. Can J Surg, 2011, 54(5): 307-314.

第四十九章

结 肠 手 术

第一节　结肠解剖概要

结肠起自盲肠，止于直肠，包括盲肠、升结肠、横结肠、降结肠、乙状结肠及直肠六个部分。盲肠位于右髂窝，在胎儿发育过程中，中肠在腹腔内旋转后，盲肠经十二指肠前方下降。若下降不全，可固定于肝下，或升结肠系膜与后腹壁原始腹壁未完全融合，则形成游离盲肠。升结肠自右髂部上升至肝右叶下面，成为结肠肝曲，在左侧相对称部位为脾曲。升结肠及降结肠的后面为裸区，附于后腹壁，手术时可经此间隙将升结肠及降结肠从后腹壁游离而不致损伤腹膜后组织。升结肠后面有右肾下极、十二指肠第2段、右侧输尿管、右精索内(卵巢)血管及其他腹膜后的组织；左侧降结肠后的组织与右侧基本相对称，但无十二指肠。横结肠和乙状结肠是比较活动的部分，有结肠系膜与腹后壁相连。乙状结肠在第3骶骨前与直肠相接。

1. 结肠动脉　来自肠系膜上动脉及肠系膜下动脉，分别供给右半结肠及左半结肠。在两者之间又有边缘动脉弓相沟通，侧支循环丰富。由边缘动脉再分出多个直支至肠壁内。供给盲肠血液的是回结肠动脉，为肠系膜上动脉的终末支。供给升结肠血液的是右结肠动脉，约50%与中结肠动脉共干，来源于肠系膜上动脉，有时亦来自中结肠动脉或回结肠动脉，但在少数情况下可能缺如。中结肠动脉来源于肠系膜上动脉，分左、右两支，分别供血给横结肠的左侧2/3及右侧1/3。降结肠、乙状结肠的动脉来自肠系膜下动脉。肠系膜下动脉自腹主动脉发出后，首先分出左结肠动脉，斜向上行，供血给降结肠及结肠脾曲，与中结肠动脉左支相吻合。肠系膜下动脉向下行，分出数目不等(2~5支)的乙状结肠动脉，与左结肠的边缘动脉弓吻合后成为乙状结肠边缘动脉弓。继续向下，跨

5

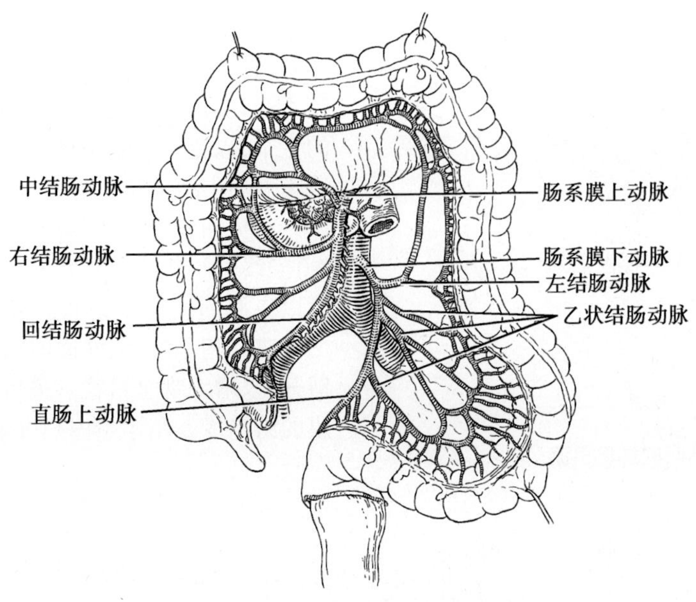

图49-1　结肠动脉及边缘动脉弓

越髂总动脉前方后,成为直肠上动脉,然后在直肠上端分为左、右两支向下行供血给直肠。从直肠上动脉还分出乙状结肠最下动脉与乙状结肠的边缘弓相吻合。边缘动脉弓是连接各结肠动脉间的主要交通支,但在一些特殊部位,例如在脾曲的近侧处,在乙状结肠下部或升结肠近端处,边缘动脉弓可能很细甚至缺如,不能胜任作为侧支循环的通道,因此,在切断任何主要的结肠动脉之前,必须认真检查边缘动脉弓的情况(图 49-1)。

盲肠、升结肠、横结肠、降结肠一般均有其主要供应动脉,但亦有解剖学变异。例如有时右结肠动脉或中结肠动脉可能被邻近动脉所替代,或更常见的是同时有两支动脉。在其他的上腹部手术时(如胰十二指肠切除术、胃切除术),中结肠动脉是易受到意外损伤的血管。此外,中结肠动脉可能有异位的起始,例如来源于腹腔动脉或胰背动脉。此种解剖学上变异在手术时应加以注意。

2. 结肠淋巴系统　结肠淋巴结分为四组:

(1) 结肠上淋巴结,位于肠壁脂肪垂内;

(2) 结肠旁淋巴结,位于边缘动脉弓附近及动脉与肠壁之间;

(3) 中间淋巴结,位于结肠动脉周围;

(4) 主淋巴结,位于结肠动脉根部及肠系膜上、下动脉的周围(图 49-2)。

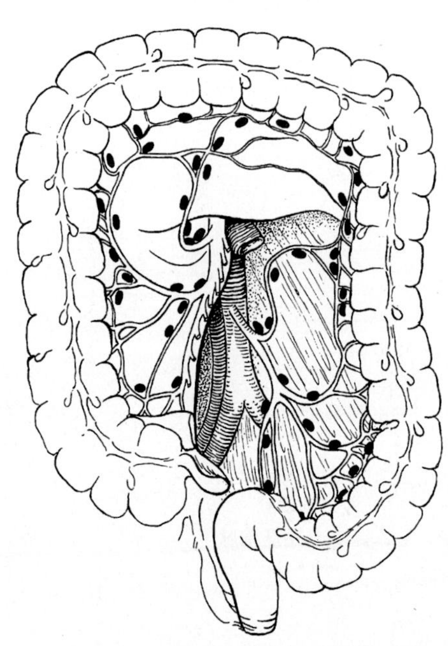

图 49-2　结肠的淋巴引流

经此淋巴系统,淋巴引流达腹主动脉旁的淋巴结群。淋巴结引流与结肠癌手术切除范围有着密切关系,将在以后有关部分中述及。

第二节　结肠损伤手术

一、穿孔缝合、盲肠造瘘术

【手术指征】

适用于较早期的盲肠及升结肠的较小的穿孔。

【手术步骤】

探查发现破口较小,周围肠壁正常者,剪除裂口边缘的坏死组织,以 0 号丝线做全层间断缝合,再间断缝合浆肌层,并利用附近脂肪垂及大网膜覆盖加强。对盲肠、升结肠、降结肠的穿通性伤,应切开其外侧后腹膜,检查后壁是否有损伤。需要时可加做盲肠造瘘,以保证伤处愈合。

二、盲肠、升结肠损伤部切除术

【手术指征】

较广泛的盲肠升结肠损伤或系膜血管损伤,影响肠壁血液循环者。

【手术步骤】

用肠组织钳夹住损伤处的肠壁,外加纱布垫包裹,以减少手术时对腹腔的污染。吸净腹腔内渗出液、粪便及血块等。以多量温热等渗盐水清洗腹腔后,进行手术处理(图 49-3)。

在升结肠外侧切开后腹膜,钝性分离盲肠及升结肠并提至切口外。仔细检查腹膜后的组织与脏器,如输尿管、十二指肠等有无损伤。对回盲部损伤,一般不宜过于广泛地游离升结肠,以减少感染在腹膜后扩散的机会;但位于升结肠的广泛损伤,由于结肠肝曲所处位置较深,操作不便,故需将其全部游离,施行右半结肠切除。

根据损伤的部位和程度,决定切除的范围。肠系膜不必切除过多,可靠近肠管进行,保存回结肠血管的主干,以免影响余下肠段的血液循环。肠管断端处系膜上的小动脉应有明显的搏动,吻合处应无张力。

对拢回肠及结肠的断端,分别将黏膜层及肌层以 3-0 丝线做间断缝合。用开放式间断缝合做对端吻合,可以克服回肠与横结肠二者管腔粗细间的差异。若二者口径相差过大,必要时可在小肠系膜对侧将肠壁剪开,以增大吻合口径。最后缝合回肠系膜与结肠系膜的游离缘。用多量温热等渗盐水清洗腹腔,特别注意吸净膈下及盆腔内的液体。将回肠末端固定于腹后壁。右下腹放置引流管。

三、结肠损伤外置及造瘘术

适用于肝曲以远的结肠损伤。对于位置深及固

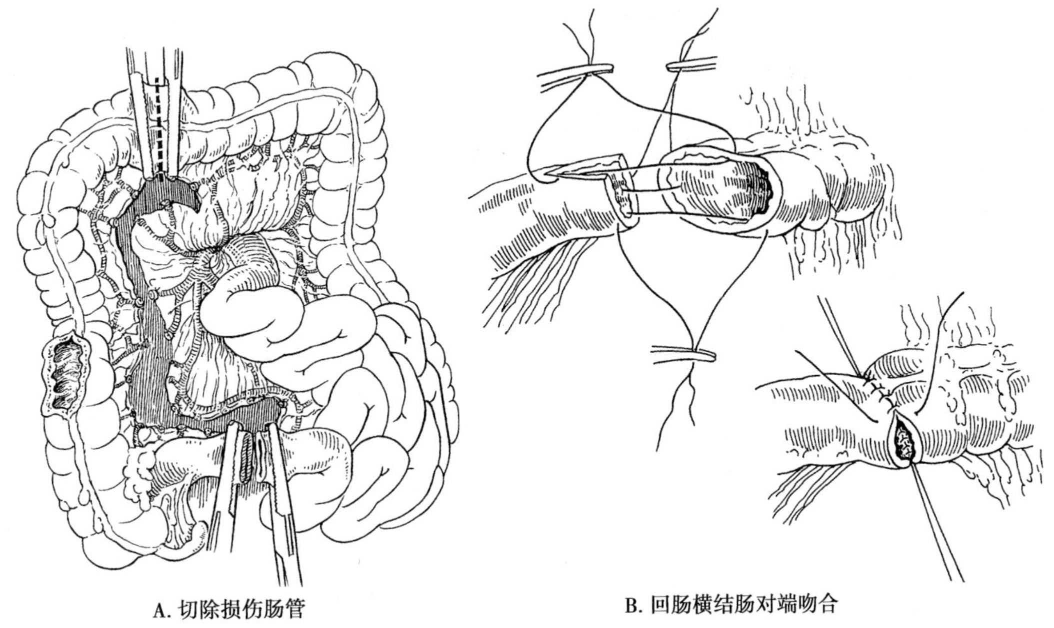
A. 切除损伤肠管　　B. 回肠横结肠对端吻合

图 49-3　右侧结肠损伤切除吻合术

定的结肠，如直肠上段，损伤后可将穿孔缝合，在损伤的上方做结肠造瘘。若损伤超过结肠周径的一半，或结肠系膜的损伤严重影响肠壁血液循环，需将损伤肠段切除时，可做双管式结肠造瘘(图 49-4)，或将结肠的远近端分别拉出造瘘，以后再择期进行修复。横结肠脾曲及降结肠的损伤，由于结肠的位置深且固定，应将外侧腹膜切开充分游离结肠，使损伤的肠段外置后不致有张力。

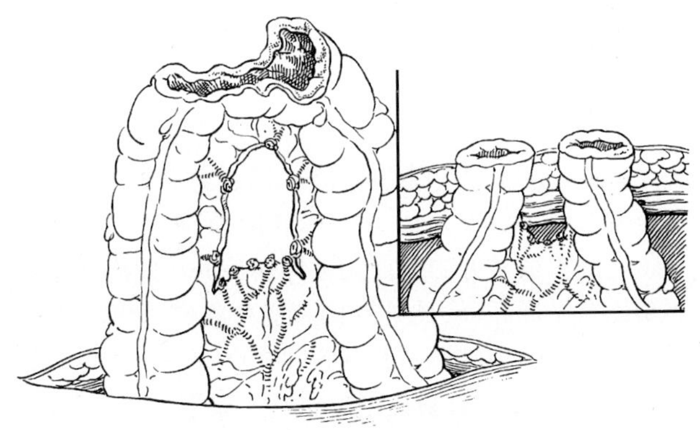
图 49-4　结肠损伤外置及造瘘术

四、直肠损伤手术

战时下腹部、臀部、会阴部及大腿上部等处的穿通性伤均可能伤及直肠。损伤可发生在腹膜返折以上或以下。平时从高处坠下臀部着地时，外物由会阴部刺入亦可刺破直肠。

直肠损伤后引起的感染、盆腔蜂窝织炎、粪瘘等，病情均较严重。治疗要点是：行乙状结肠造瘘使粪便转流及在直肠后间隙进行充分引流。

1. 盆腔内直肠损伤手术　盆腔内的直肠上段被腹膜所覆盖，治疗与左侧结肠伤相似。但因直肠的位置低，手术时需要将切口向下延伸至耻骨结节上方，用大纱布垫将小肠向上推开，方能显露盆腔内的直肠。以 0 号丝线将损伤处做两层间断缝合，经左下腹另一短斜切口，提出乙状结肠进行造瘘处置。用大量温热等渗盐水清洗盆腔，并放置一双套管引流。如为臀部贯通伤，尚应在骶骨前做直肠后间隙引流，以控制盆腔内的感染。

2. 腹膜外直肠损伤手术　腹膜外直肠伤多损伤直肠下端和肛门括约肌，并常常合并有膀胱、后尿道等复杂损伤。对直肠下端伤的处理亦应先行剖腹探查术，检查腹膜返折上方的直肠是否亦同时损伤。再于左下腹部做一双管式乙状结肠造瘘，转流粪便。清洗腹腔后，分层缝合腹部切口。然后在会阴部尾骨前方切开尾骨直肠韧带达骶骨前间隙，放入质软的橡皮管引流。对直肠上的破口，如可能，应将其缝合。有时为了便于对直肠伤口的探查及处理，可将尾骨切除，以扩大切口(图 49-5)。

肛门括约肌的损伤，除行乙状结肠造瘘以控制局部感染外，初期手术处理时不必修补括约肌，因为伤口愈合后的瘢痕收缩，可能使括约肌对拢。只有少数情况下，若伤口愈合后括约肌松弛，需再次手术，将括约肌的两侧断端进行缝合修补。

【问题讨论】

在腹部战伤中结肠损伤比较常见，仅次于小肠伤，约占腹内脏器伤的 30%；平时腹部闭合性伤，也可

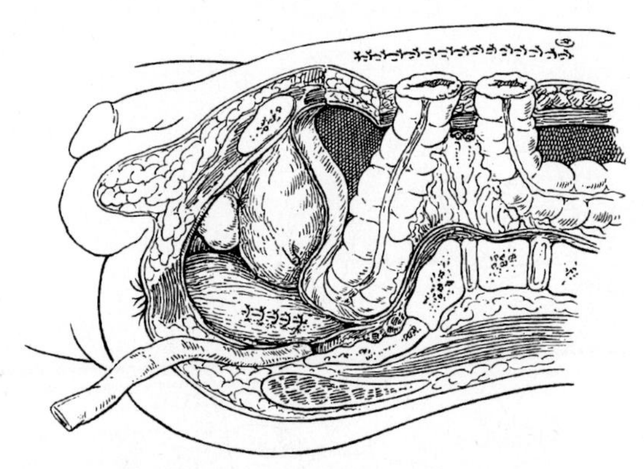

图 49-5　腹膜外直肠损伤手术：乙状结肠双管式造瘘、直肠后间隙引流，缝合直肠裂口

发生盲肠破裂及结肠系膜血管破裂出血等。由于盲肠壁薄，血液循环差、管腔最粗，腹部闭合伤时盲肠的破裂、坏死及穿孔的发生率较结肠的其他部位高。结肠内为粪便，菌量多，穿孔后引起的细菌性腹膜炎较严重，但临床表现常较隐蔽，以致常延误治疗的时机，死亡率高。

5

结肠伤的手术治疗原则不同于小肠伤。结肠壁薄，血液循环较差，部分肠壁处于腹膜外，肠内容物为粪便，含大量需氧及厌氧性细菌，肠壁的愈合能力较小肠差，所以结肠手术后容易发生感染、缝合处愈合不良、创口裂开、吻合口瘘等并发症。战时高速度投射物引起的损伤，多伴有广泛的组织挫伤，加以在战争条件下难以做到对手术后的连续观察，第一次世界大战时应用修补或切除吻合等方法以治疗结肠伤，死亡率高达 50%~60%。第二次世界大战时改用伤部结肠外置或结肠造瘘的方法治疗，使结肠伤的死亡率显著降低。因此，对较严重的结肠伤，无论平时、战时，原则上不作一期切除吻合。尤其是在战时，更应如此。战时对结肠肝曲以下的损伤，可仅将损伤的结肠外置，使成一暂时性人工肛门；对固定的部分，如升、降结肠，若外伤不重，可将其伤口做清创缝合，然后在近侧做一结肠造瘘，转流粪便，避免因肠外置而需进行广泛的腹膜后分离。但是右侧结肠无论在血液循环及粪便性质等方面，不完全与左侧相同，盲肠或升结肠外置后，有大量肠液外流，造瘘口周围皮肤可能发生糜烂，给治疗上带来困难较多。故较重的右侧结肠伤，在一定条件下，仍可考虑做一期切除吻合手术。伤情特重的患者，可做右半结肠切除及造瘘（图 49-6）。结肠损伤手术后需在伤处周围及腹膜后放置引流。

近年来，由于抗生素的应用，手术前后处理的进步，对于平时的结肠伤，不少人采用修补或切除吻合方法治疗，获得满意的结果。近来亦有将平时的治疗经验用于战伤处理，在部分伤情轻、时间早、术后能得到细致的观察处理的伤员，能获得较好的结果。但是此种处理方法不宜普遍使用。

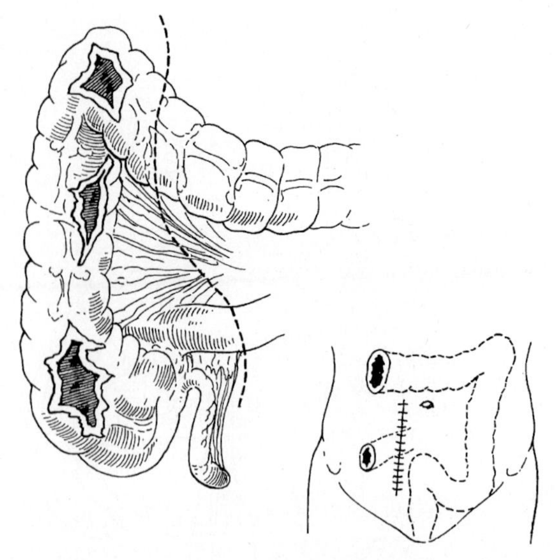

图 49-6　右半结肠切除后结肠回肠双造瘘

第三节　结肠造瘘术

造瘘（stoma）一词来源于希腊语，意思是口或开口。最早的造瘘术在 18 世纪早期因为战争而施行。在进行造瘘时，对肠管进行分离。肠管的一端或两端引出到体表以形成一个开口，或者形成一个襻。造瘘的目的主要是肠道内容物的输出、减轻肠梗阻、保护远端肠道口的吻合或损伤、促进肠疾病的痊愈、肠道减压等。

结肠造瘘按照保留时间可以分为永久性和暂时性结肠造瘘。永久性结肠造瘘术最常见的指征为结直肠癌，这类造瘘约占结肠造瘘术患者总数的 60%，这类患者多数年龄较大，手术高峰年龄为 56 岁。暂时性结肠造瘘术最常见的指征为炎性疾病的并发症，Crohn 病及乙状结肠扭转，此外肛门直肠外伤有时也需要进行结肠造瘘术。结肠造瘘患者的粪便较为成形，排便也较为有规律，较容易控制。

结肠造瘘按照造瘘的方式分为端式造瘘和襻式造瘘。端式造瘘在腹壁仅一个开口，通常先切除病变的肠段，游离近端肠道，通过切口拉出腹壁，黏膜外翻并与腹壁作分层缝合。通常远端多结扎固定放回腹腔内。端式造瘘大多是永久性造瘘，结肠端式造瘘常用来治疗直肠癌或肛门癌及无法恢复的直肠损伤（无法进行远端肠道的切除吻合术）。结肠襻式造瘘是将一段结肠经切口拉到腹壁表面，用支撑棒或支撑架支持防止缩回腹腔，支架通常放置 5~7 天，纵向切开腹壁，黏膜外翻形成两个开口，分层缝合，近端为功能襻，远端为非功能襻。最常见的襻式造瘘是横结肠造瘘。襻式造瘘的目的主要有以下几种：

1. 缓解由于原发或继发肿瘤，或放射治疗所致肠腔狭窄引起的急性肠梗阻。

2. 保护远端吻合口。

3. 远端肠管有放射性肠炎、穿孔或肠瘘时肠内容物的转流。

4. 促进肠疾病的愈合。

【适应证】

1. 肛门、直肠或结肠严重创伤，可做暂时性结肠造瘘术。

2. 急性结肠梗阻，如结肠癌或直肠癌、先天性巨结肠等，由于患者全身情况不良或肠胀气严重，可先做暂时性结肠造瘘术。

3. 左半结肠以下的晚期肿瘤不能切除者，应做永久性横结肠造瘘术。

4. 粪便转流，例如某些复杂性肛瘘、阴道或膀胱直肠瘘，结肠直肠切除术后的吻合口瘘，可先做结肠造瘘术，减少感染，使远端肠段休息，为以后手术创造条件。

结肠造瘘术的种类很多(图 49-7~ 图 49-10)，可以按照不同的手术目的加以选择。

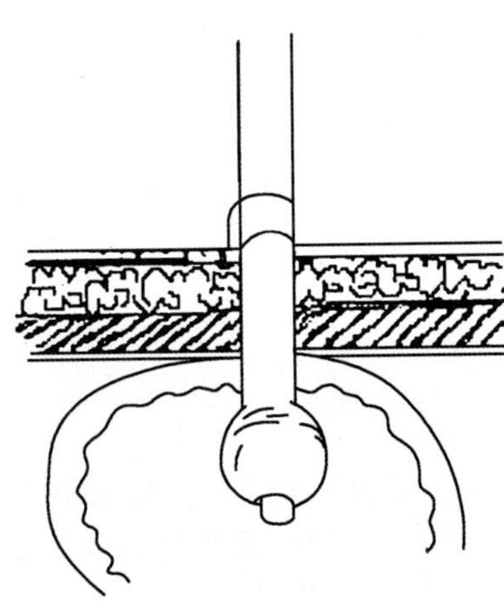

图 49-7 "蘑菇头"造瘘

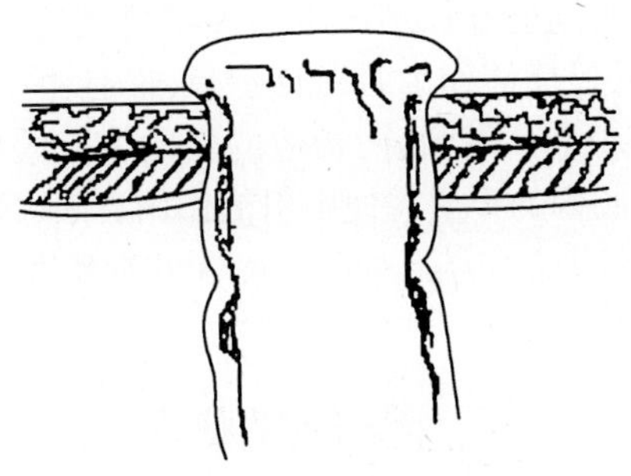

图 49-8　端式造瘘

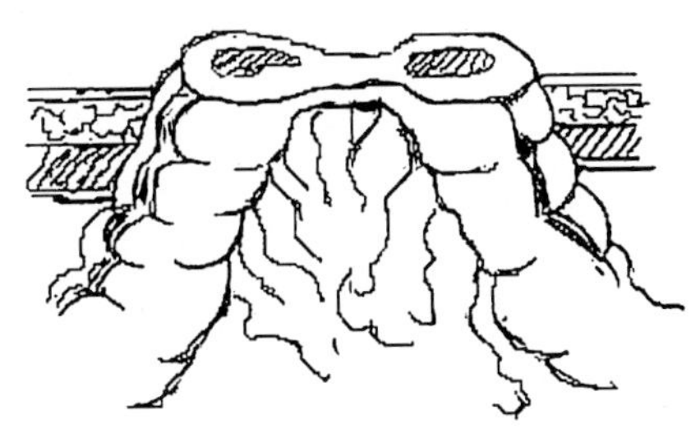

图 49-9　襻式造瘘

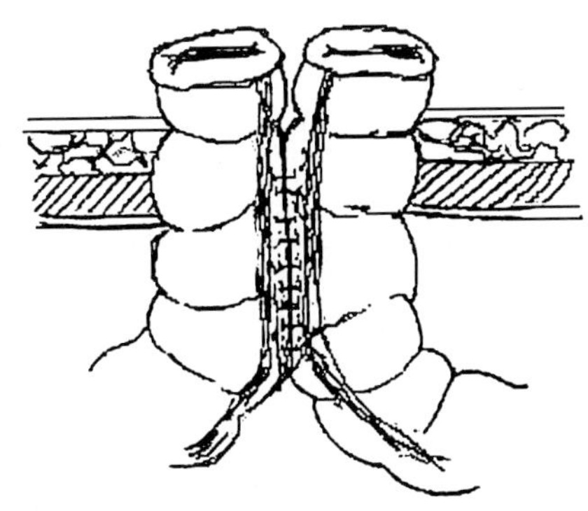

图 49-10　双腔造瘘

5

一、盲肠造瘘术

【适应证】

1. 结肠完全性单纯性梗阻，病情不允许根治者，可做盲肠造瘘术，但排便不如结肠造瘘完全。所以多用于临时性减压，待病情好转后再做根治手术。

2. 结肠吻合(或修补)术前或术后，需要减压以保证吻合口的愈合。

【麻醉】

局部麻醉或全身麻醉。

【手术步骤】

1. 体位　仰卧位。

2. 切口　右下腹斜切口(阑尾切口)，长约 5cm。

3. 切除阑尾，放置造瘘管　显露盲肠及阑尾，术野周围用盐水纱布垫保护(图 49-11)。切断阑尾系膜，在阑尾基部结肠带周围用 1 号丝线作两圈荷包缝合，内圈直径约 1.5cm。在根部横断阑尾。残端不结扎。通过残端向盲肠内插入吸引器吸去肠液。随即将大号蕈状导管置入盲肠内[剪掉或不剪掉顶盖](图 49-12)，先收紧第一圈荷包缝合线并结扎，再收紧结扎第 2 圈荷包缝合线结扎，并固定导管(图 49-13)。

4. 覆盖大网膜　将导管穿过大网膜，并将网膜覆盖造瘘处，将盲肠壁结肠带部位与切口附近腹膜缝合 3~4 针固定。

5. 缝合　逐层缝合腹壁，将橡胶导管固定于皮肤(图 49-14、图 49-15)。

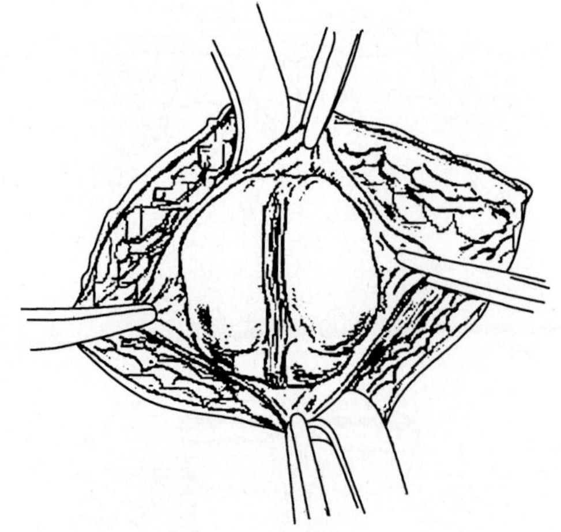
图 49-11　显露盲肠及阑尾

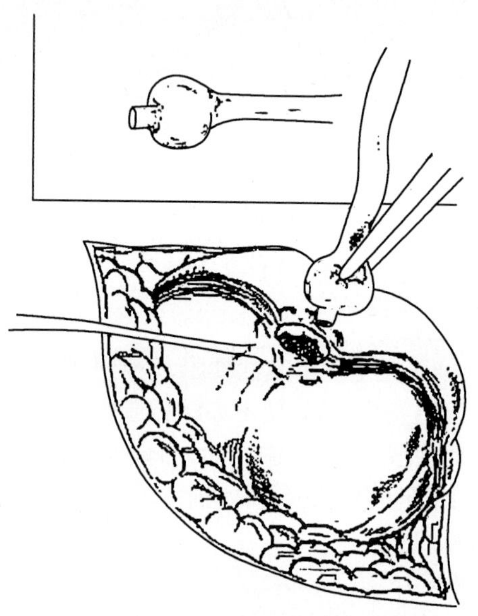
图 49-12　将大号蕈状导管置入盲肠内

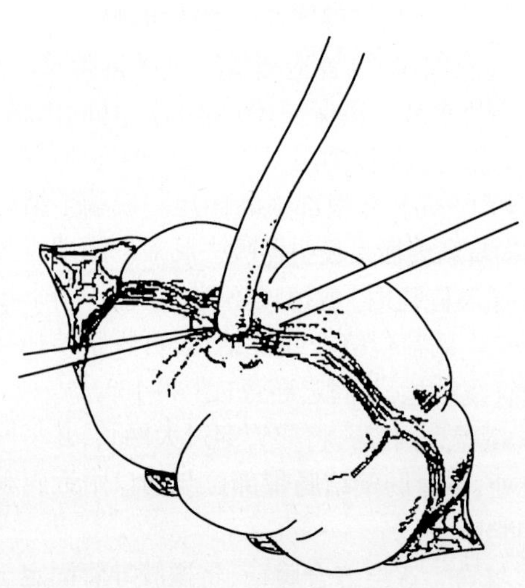
图 49-13　荷包缝合

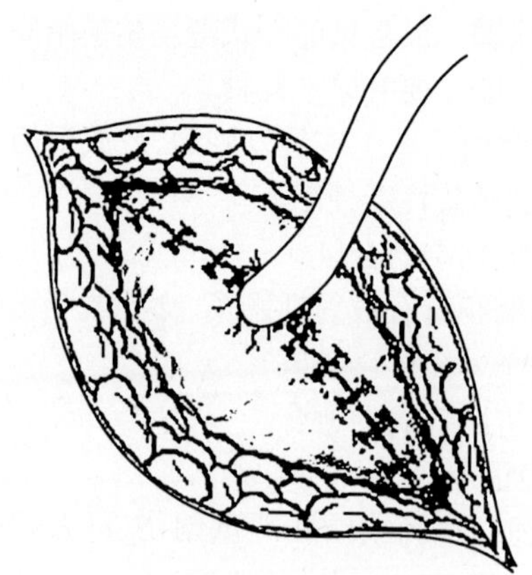
图 49-14　缝合腹膜及肌筋膜

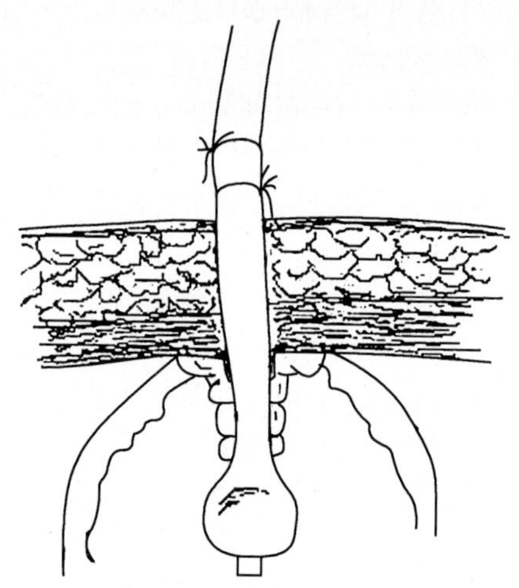
图 49-15　将橡胶导管固定于皮肤

【手术要点】

盲肠造瘘的缝合固定，仅能缝合结肠带与肠壁浆肌层，切勿缝透结肠带，以免引起结肠壁渗漏，造成腹腔或切口感染。

【术后处理】

1. 术后将导管接于床旁引流瓶内，每日观察引流量。有时导管易被黏稠的粪便阻塞，可用盐水冲洗。

2. 病情好转，不需继续造瘘时（至少 1 周后），即可将导管拔除，造瘘口可在数日内自愈。

盲肠造瘘目前已经较少应用，目前只应用于左半结肠梗阻的危重患者，结肠极度膨胀却无法耐受大手术者，而且仅能够作为暂时性造口，而且由于造口管的管径较小，对于回肠内稀质的粪便引流效果较好，但对于结肠内的干质粪便则引流作用有限，且容易阻塞。因此对于左半结肠梗阻的患者目前多倾向于进行横结肠造口。

二、横结肠造瘘术

横结肠造瘘术主要是一种暂时性造瘘，少数情况可作为永久性造瘘，一般多用襻式造瘘，也可以是双腔造瘘。

【适应证】

1. 左侧结肠急性梗阻，暂不能根除，可做横结肠造瘘暂时减压。

2. 左侧结肠癌并发急性梗阻，暂时减压，或晚期病例作为永久性人工肛门。

3. 左侧结肠外伤性破裂，或结肠、直肠吻合不可靠时可做暂时减压，以保证愈合。

4. 溃疡性结肠炎，病变限于左半结肠者，横结肠造瘘使粪便改道，解除对病变部位的刺激。

【麻醉】

可采用局麻，亦可采用硬膜外麻醉或全麻。

【手术步骤】

1. 体位　仰卧位。

2. 切口　右上经腹直肌切口或右上腹横切口或右肋弓下斜切口。

3. 显露横结肠　切开腹膜后，将横结肠提出切口。有时由于梗阻，近端结肠极为扩大，结肠系膜变短，肠襻比较固定，难以提出。遇此情况，可用连接吸引器的粗针头穿刺吸取结肠内的气体，使其瘪缩后提出。用生理盐水纱布垫围护，将确定外置部分的横结肠的大网膜分离，结扎出血点，随即将大网膜放回腹腔（图 49-16）。

4. 固定外置结肠　在外置横结肠系膜无血管区钝性分离一个小口，用一短玻璃棒穿过，玻璃棒两端用一段胶管套住，固定横结肠造瘘肠管（图 49-17，图 49-18），以防肠管缩回腹腔。

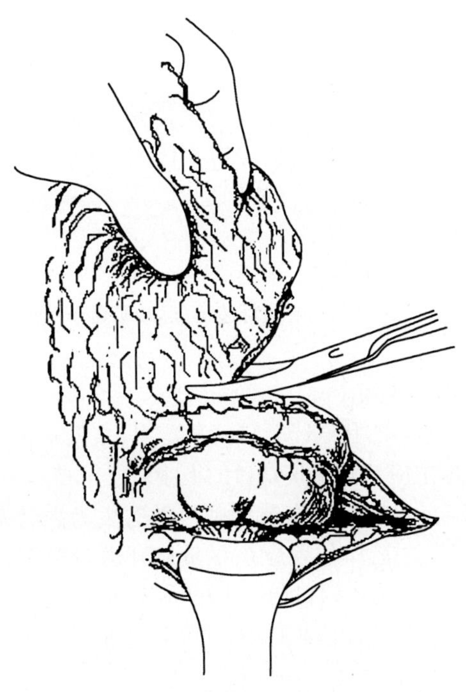

图 49-16　显露横结肠并分离大网膜

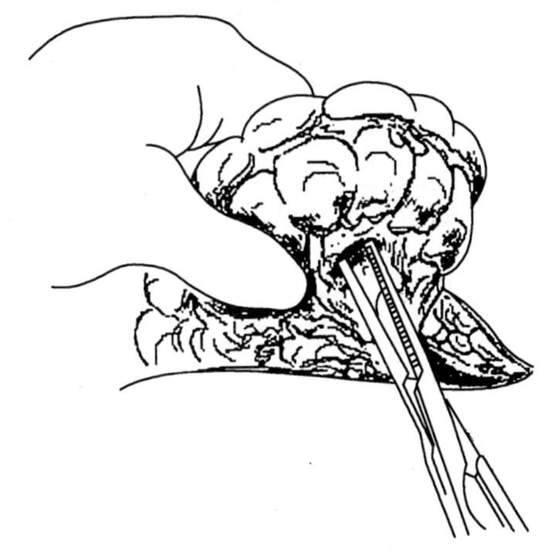

图 49-17　横结肠系膜无血管区分离一个穿通性切口

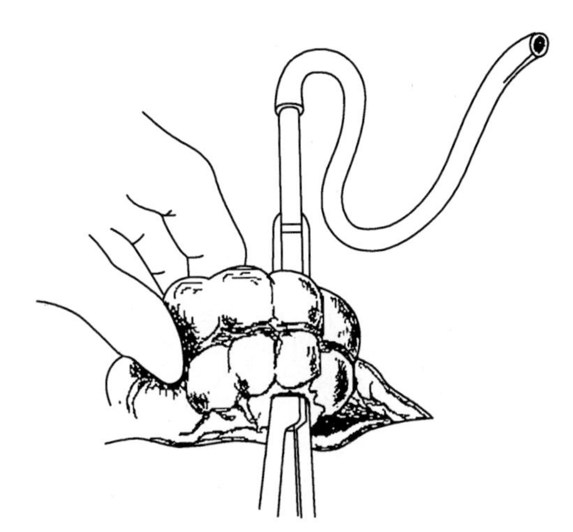

图 49-18　穿过玻璃棒

5. 缝合腹壁　如切口过大，可逐层缝合腹壁。将外置肠管的脂肪垂与腹膜缝合。腹膜和筋膜用中号丝线间断缝合，皮肤用细丝线间断缝合（图 49-19）。最后，用手指探查切口松紧度。一般切口与肠壁间隙以能容一手指为合适。

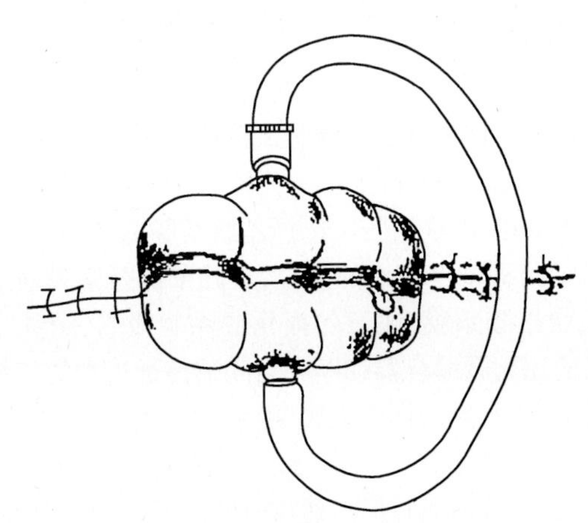

图 49-19　缝合腹壁组织及皮肤

5

6. 处理外置肠襻　若结肠膨胀较重，需即时减压，可在外置肠襻切一小口，向近端放入蕈状导管，用细丝线作荷包缝合封闭置入导管的横结肠切口，导管外端连接引流瓶。最后，用碘仿纱布包裹外置肠襻的周围及肠壁，并将玻璃棒垫起。并可以在手术台上一期开瘘或术后第2~3天开瘘，具体可以依据各单位情况实施。

【术后处理】

手术后一般7~10天待肠壁与腹壁切口初步愈合后，可以拔除固定玻璃棒。一般术后3个月以后，原发病处理满意后可以考虑进行造口还纳术。

【手术要点】

1. 目前对于左半结肠梗阻，横结肠造口是比较常用的手术。由于横结肠的长度在不同患者差异较大，因此手术前最好拍摄立位腹部平片，初步了解横结肠的长度，术中应当根据横结肠的长度及活动度选择合适的切口长度，游离足够的横结肠，确保造瘘肠襻能够顺利提至腹腔外。

2. 手术切口的选择十分重要，要尽量选择肠管距离腹壁最近的地方做造口。

3. 大网膜不宜去得太多，以免影响肠壁的血供。

5

三、乙状结肠造瘘术

乙状结肠造瘘术是将乙状结肠近段移至左下腹壁，形成单腔端式造瘘。常为永久性造瘘，也有应用襻式造瘘作为暂时性造瘘。

【适应证】

1. 直肠癌或肛管癌切除术后，或不能切除的直肠、肛管癌，做永久性造瘘。

2. 外伤性直肠破裂，做暂时性造瘘（一般采用乙状结肠襻式造瘘术）。

3. 用于直肠的感染、狭窄及梗阻。

4. 冰冻骨盆的晚期直肠癌，肿瘤无法切除，近端肠梗阻。

【麻醉】

采用硬膜外麻醉或全麻。

【手术步骤】（乙状结肠端式造瘘）

1. 体位　仰卧位。

2. 切断乙状结肠　选择乙状结肠造瘘处，一般取乙状结肠移动度较大的部位，自肠壁侧至系膜根部分离乙状结肠系膜，注意勿损伤肠系膜血管，结扎出血点。应用切开缝合器切断并封闭造瘘远近端的乙状结肠，远端乙状结肠回纳入腹腔（图49-20）。

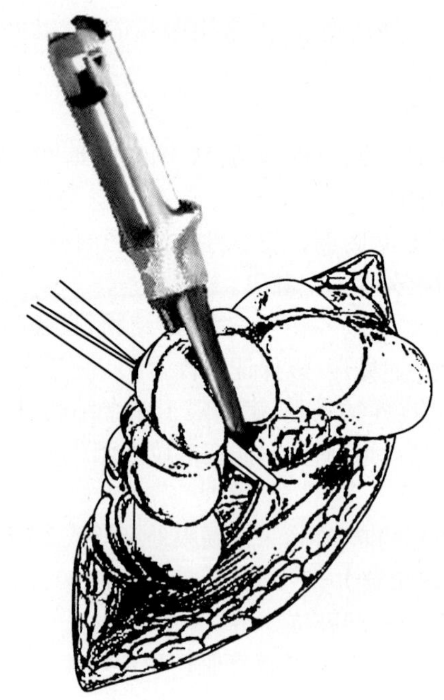

图49-20　切割缝合器离断乙状结肠

3. 近端乙状结肠造瘘　左下腹直肌外侧，脐下6cm处，做梭形或斜形小切口，切除一块皮肤和腹外斜肌腱膜，用手指探查切口的大小，需适合于近端乙状结肠通过。将近端乙状结肠自小切口引出，再用手指探查切口与肠壁间隙，以能容一指为适宜。将近端乙状结肠引出切口外5cm，将腹腔内的近端乙状结肠系膜与左侧腹壁的腹膜用细丝线间断缝合固定，将结肠与腹壁肌筋膜固定，打开封闭之近端乙状结肠，用丝线将乙状结肠全层外翻与切口真皮层缝合固定，使造瘘肠管外翻（图49-21）。

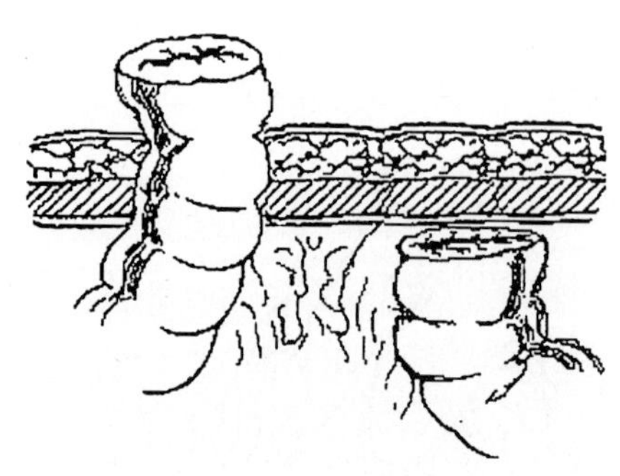

图49-21　近端肠管造瘘，远端旷置于腹腔

【手术要点】

1. 施行乙状结肠单口式造瘘术，多系永久性人工肛门，术中应注意造瘘切口的大小。

2. 在术前应该有造口师协助医生为患者选择造口的位置。造口位置应该尽量避开患者腰带的系扎水平。一般造瘘切口与肠壁的间隙，以能容一手指为合适。过松将引起术后肠管膨出，过紧可发生造瘘口狭窄。

3. 在提出肠管时应注意系膜方向，不要扭转，以免造成梗阻。

4. 乙状结肠造瘘初期粪便可能较稀且多，但以后逐渐转干。1 周以后，可每天或隔天定期灌肠，以养成有规律的排便习惯，待排便规律，即终止灌肠，应用人工肛门袋储存粪便。局部皮肤保持清洁，避免外翻的肠黏膜与衣物摩擦。2 周后，每日或隔日用手指扩张人工肛门 1 次，以防狭窄。

四、结肠造瘘闭合术

【适应证】

1. 结肠造瘘的建立与关闭的时间应大于 10 周。

2. 暂时性结肠造瘘，造瘘远端结肠的梗阻或感染因素解除。

3. 造瘘肠管附近的炎症、感染及水肿消退。

【术前准备】

1. 静脉输液，必要时输血或血浆，以纠正脱水和贫血。

2. 控制感染，使腹腔内和腹壁造瘘处的感染、炎症、水肿消退。

3. 术前应进行肠镜或钡剂灌肠检查确认远端肠管通畅无狭窄，查明造瘘肠管的位置、范围及粘连程度。

4. 术前 1 日行肠道准备。

5. 手术日晨置放胃肠减压管。

【麻醉】

硬膜外麻醉或全身麻醉。

【手术步骤】（横结肠造瘘还纳术）

1. 体位、切口　仰卧位。造瘘口周围做梭形切口（图 49-22），切除瘘口周围皮肤。

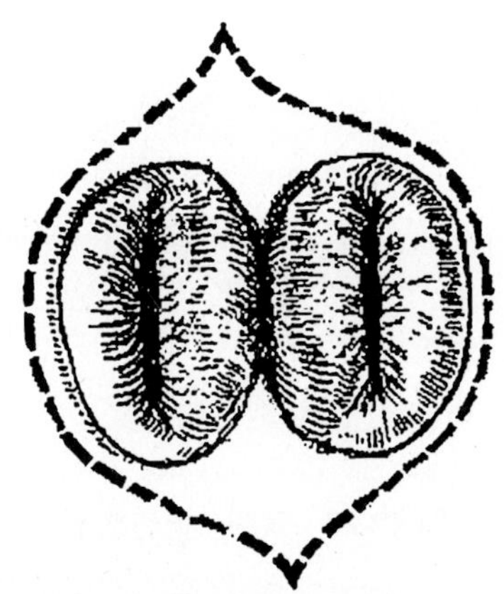

图 49-22　切口
造口周围取梭形切口

2. 堵塞瘘口　用纱布填塞瘘口内，缝合两侧皮缘，封住瘘口。

3. 切断造瘘肠襻，吻合肠管　先从梭形切口的一侧切开腹膜，分离粘连，用手指查清造瘘口近、远端肠襻，用锐性与钝性分离法自皮下层逐渐分离至深部肌层，至腹膜层，将造瘘肠段完全游离。造瘘肠管的残端与其周围组织一并切除（图 49-23），再将腹腔内近、远段肠管行端 - 端吻合（图 49-24~ 图 49-26）。

4. 关腹　逐层缝合腹壁切口。

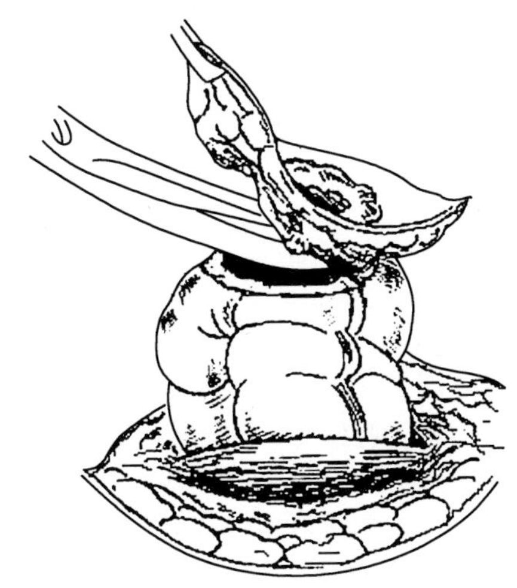

图 49-23　切断造瘘肠襻
切除造瘘肠管残端及周围组织

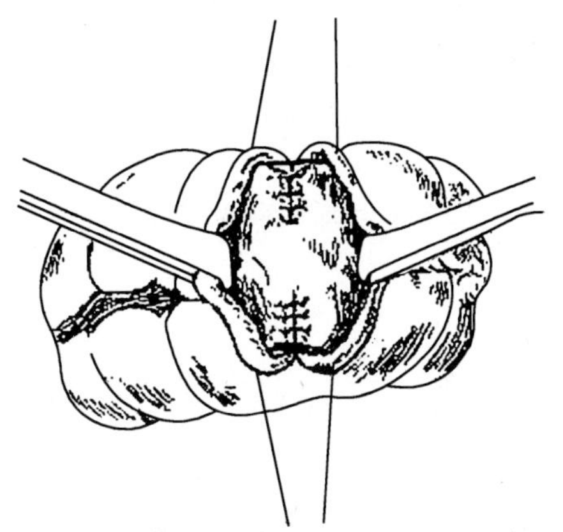

图 49-24　端 - 端吻合肠管 1
远近端肠管端 - 端间断缝合

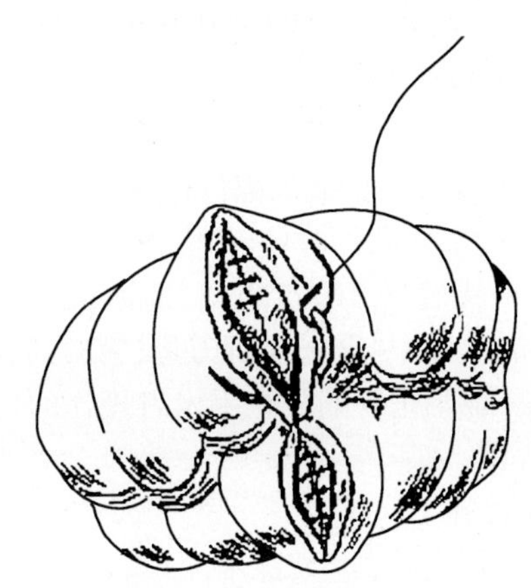

图 49-25　端 - 端吻合肠管 2
完成吻合

5

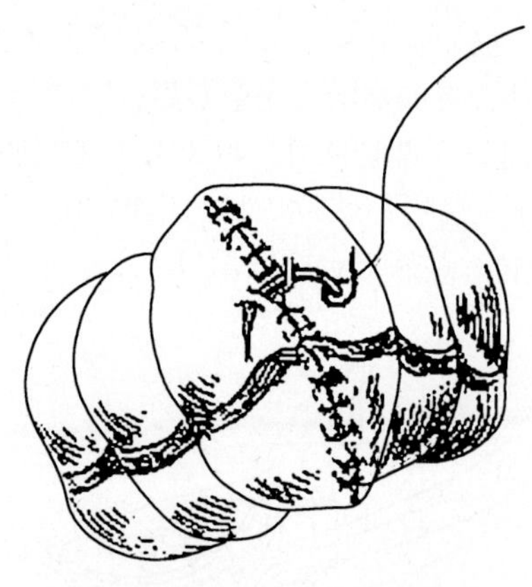

图 49-26　端 - 端吻合肠管 3
浆肌层缝合加固

【手术要点】

1. 吻合肠管时必须保证近、远端吻合口肠管有良好血运及无瘢痕的正常肠壁，并将肠管分离松弛，使吻合口没有张力，否则，有再度发生肠瘘的可能。

2. 术前的肠镜检查必不可少。

3. 原造瘘口皮肤的观察十分重要，避免造瘘还纳后的肠瘘发生。

（彭亦凡　顾晋）

5

第四节　结肠及直肠息肉手术

结肠及直肠的息肉样病变较为常见。半数结直肠息肉患者无临床症状，可通过纤维结肠镜检查早期发现。结直肠息肉有各种类型，从病理性质上可分为腺瘤性息肉、增生性息肉和炎性息肉等。腺瘤性息肉可发生癌变，一般应予手术处理。较小的息肉（特别是大小在 2.0cm 以下者）多可通过纤维结肠镜将息肉切除。本节主要介绍结直肠息肉切除的方法和手术治疗原则。

【术前准备】

手术前口服聚乙二醇电解质溶液清洁肠道。

【麻醉和体位】

儿童用全身麻醉，成人用低位蛛网膜下腔阻滞麻醉。体位：根据患者的病灶部位选择适当的体位。一般原则是，局部切除的时候，暴露的最佳体位是把病灶放在肠管周径的 3~9 点之间，即如果是直肠前壁的肿瘤，局部切除尽量选择折刀位，后壁的肿瘤采用截石位。一般不把肿瘤放在手术者操作的“天花板”方向。

【手术步骤】

1. 经肛门直肠息肉切除术

(1) 低位带蒂的直肠息肉

1) 可将肛门括约肌扩张后，用肛门前开器暴露好息肉的位置。

2) 暴露好后，用丝线在息肉的近端缝一针，由助手提起线，术者以电刀沿息肉根部 3mm 处环形点切预切除范围。

3) 远端切缘也缝线标志。

4) 用电刀从近端开始沿预切除线切除，边切开边电凝止血。然后将息肉切除。

5) 用 0 号线沿切开线间断缝合创面。

手术要点：①对距离肛门较近的直肠息肉，手术切除往往比较容易。但是有些息肉的性质判断十分重要，对怀疑恶变的息肉，根据术中需要进行术中冷冻病理学检查有时十分重要；②对一些息肉侵犯深度较深的患者，术中要注意不要损伤肛门括约肌的功能，以免造成手术后大便失禁。

(2) 高位的息肉

1) 将肛门括约肌扩张充分松弛后，向肛门内放入两拉钩或肛门牵开器，充分显露息肉的自然位置。

2) 用组织钳夹住息肉轻轻向下牵引，在息肉两侧的直肠黏膜上缝以 2 根牵引线。

3) 用电刀（电凝状态）切开直肠黏膜，边切边用 0 号线将上、下黏膜切缘缝合（图 49-27）。

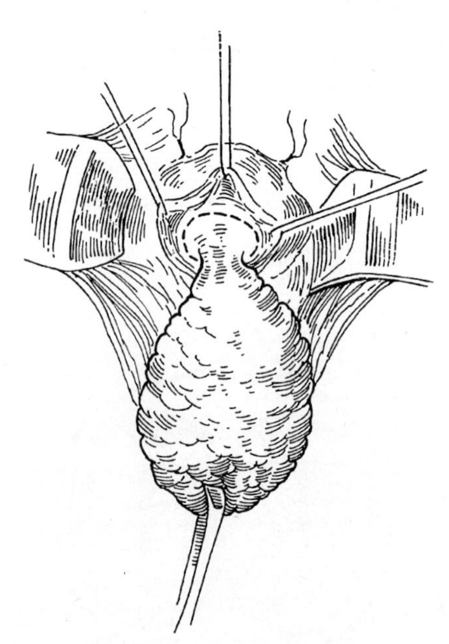

图 49-27　直肠息肉切除术

4) 手术完毕时，检查切口应完全无渗血。

5) 若仍有少量渗血，应再作连续缝合止血。息肉切除后，若结扎不紧及结扎线脱落，可并发出血，应予注意。如果发生，应做直肠镜或乙状结肠镜检查，用缝扎或电灼止血。

6) 对广基底巨大腺瘤或家族性腺瘤病无法保留肛门者可行腹会阴联合直肠切除术（APR）；对腺瘤较

大、经肛门切除困难者视息肉的所在部位选择经直肠内镜微创手术(TEM)、经括约肌径路手术(Mason 手术)、经骶骨径路手术(Krake 手术)。

(3) 手术要点

1) 对于部分位置较高的息肉,由于肠壁是比较松软的,可以通过钳夹将息肉提出,但是要注意切忌用力过猛,肠壁撕脱会引起肠回缩,手术无法正常进行。往往需要开腹。

2) 止血彻底是高位息肉手术时务必要注意的问题。如果止血不彻底,麻醉过后的肛门是非常紧缩的,再止血会非常困难。

2. 经腹息肉切除术

(1) 适应证:较大的高位结肠息肉,不能通过肛门处理者,则应经腹切开结肠或直肠行息肉切除。

(2) 麻醉及体位:一般采用硬膜外麻醉或静脉麻醉,通常采用截石位或平卧位,主要视病情而定。

(3) 手术步骤

1) 切口:根据息肉所在结肠位置确定腹部切口。

2) 进腹腔后探查腹腔,按照肿瘤外科的探查原则进行。

3) 在扪及息肉处的肠壁上缝两针牵引线,提起肠壁,沿结肠袋中央切开 2~3cm。

4) 如为带蒂息肉,可在蒂的基底部用 0 号线缝合结扎,切除息肉(图 49-28)。

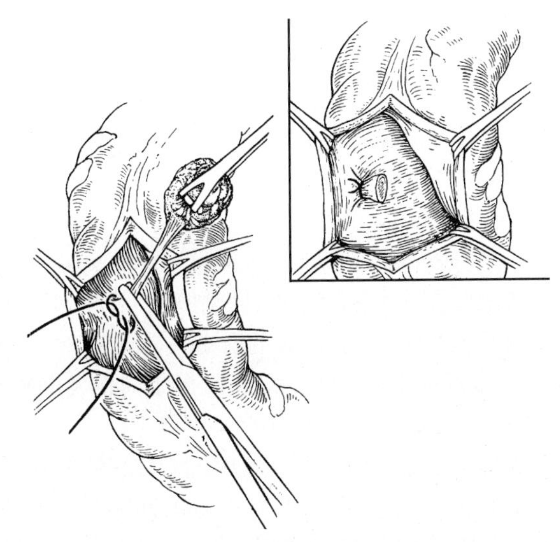

图 49-28　经腹结肠息肉切除:带蒂的息肉于基底部结扎切断

5) 如息肉基底较宽,可将其基底黏膜一并切除,用 0 号线间断缝合黏膜缺损处,肠壁切口做横行全层内翻间断缝合,外加浆肌层缝合。

6) 经腹息肉切除的具体术式应视息肉的大小、数目、有无蒂及所在部位而定,可选择肠壁切除、肠段切除、次全结肠切除或全结肠直肠切除。

7) 无蒂或广蒂者行肠壁切除或肠段切除。对于长蒂者,术前或术中纤维结肠镜协助定位尤为重要,以准确选择腹部切口,避免术中定位困难。

(顾晋　王洪义)

第五节　结肠癌的外科治疗

结肠癌根据肿瘤发生的部位,可采取不同的手术方式,以达到既能完整切除肿瘤而又尽可能保证患者术后生活质量的目的。近年来,结直肠外科有了长足的发展:吻合技术的进步使手术操作大为便利;微创技术的发展使得手术创伤明显减小,术后患者的生活质量显著提高;而快速康复外科(fast track surgery)的发展使患者术后恢复更加顺利,并在结直肠外科领域取得了巨大的成功;然而所有这些进步都是建立在传统结直肠外科的基石之上的。这里着重介绍结肠手术的基本原则和手术方式,并结合外科治疗的进展阐述结肠癌外科治疗的新理念。对于结肠癌而言,目前应用较广泛的规范是全系膜切除和 D3 根治术这两个手术规则。

【全系膜切除(CME)与 D3 根治术简介】

1. D3 根治术　淋巴结的清扫范围则根据不同的肿瘤分期而有所不同,对于进展期结直肠肿瘤,一般认为均需行血管的高位结扎,并完成第 3 站淋巴结(主淋巴结)清扫,达到 D3 根治。2012 年日本结直肠癌协会结直肠癌治疗指南提出:术前、术中疑有淋巴结转移,或术前术中评估肿瘤浸润达固有肌层及以上者,应行 D3 淋巴清扫。

2017 版国家卫计委《中国结直肠癌诊疗规范》指出,区域淋巴结必须包括肠旁、中间和系膜根部淋巴结(主淋巴结)三站,其系膜根部淋巴结含义等同于中央淋巴结(主淋巴结或第 3 站淋巴结)。对于结肠根治手术而言,其属于肠系膜动脉系统所属结肠,实施区域淋巴结清扫的范围应包括以下三站:①肠旁淋巴结清扫(第一站),根据实际肿瘤血管供应情况不同,切除两端相应长度的肠管;②中间淋巴结清扫(第二站),清扫沿肿瘤供血有关的主要和次要动脉分布的淋巴结;③中央淋巴结清扫(第三站),清扫肠系膜上动脉发出与肿瘤供血有关的结肠动脉起始部分布的淋巴结。

具体落实在结肠根治术中的 D3 淋巴结清扫,其清扫范围包括了第 1 站:(N1,包括 201,211,221,231,241),第 2 站:肠系膜淋巴结(N2,包括 202,212,222,232,242)和第 3 站:肠系膜上血管周围淋巴结(N3,包括 203,213,223,253)。对于结肠肝曲、脾曲的肿瘤,需同时清扫幽门下淋巴结群或脾门淋巴结群。

2. 结肠根治的 CME 规范　2009 年德国的 Hohe-

5

nberger 等首次提出 CME 的概念，其本质（结肠系膜的完整切除和高位结扎）同样包含了对淋巴清扫的重视。那么，所谓的 CME 与传统的结肠癌 D3 根治术相比又有何不同？与传统的结肠癌 D3 根治术相比，CME 更加强调：①沿着肿瘤血管根部解剖最大限度清扫淋巴结：需彻底清扫血管根部淋巴结；②寻找并维持胚胎解剖学外科平面，保证脏层筋膜光滑、完整无缺损；③依据结肠供血血管的走行，切除肠管的范围更大。

应该说 CME 是传统 D3 根治术的理论上、实践上的革新和升华。然而，相对于传统 D3 根治术，CME 手术是否改善结肠癌 5 年存活率及预后，尚需更多高级别循证医学证据支持。然而不论 D3 淋巴结清扫还是 CME，其本质都是对结直肠癌手术根治的规范和质量提出要求。

【术前准备】

饮食：传统教科书上的观点认为结肠术前准备应包括术前 3~5 天进半流食、术前 1 天进流食或禁食、术前 4 小时禁水等。然而快速康复外科的观点认为，术前 1 天禁食的做法并无充分依据。临床实践也证明，过度限制患者饮食易导致术中低血糖及应激反应的增加。

肠道准备：传统观点认为结肠手术应在术前一天清洁灌肠并口服肠道抗生素（红霉素、新霉素或甲硝唑）；然而，近年来的临床研究对这一做法提出质疑，目前认为灌肠和口服肠道抗生素并没有降低并发症的发生率。目前的观点认为结肠手术在术前一天口服泻药即可，无需服用肠道抗生素。

术前心肺功能锻炼：对于老年人或心肺功能不良的患者，术前的综合评价非常重要。长期吸烟者应在术前 1 个月戒烟并接受肺功能检查，既往呼吸功能不全或长期患慢性阻塞性肺病者，应在术前认真评价肺功能并适当锻炼，以加强肺功能储备。锻炼的方法有每日深呼吸锻炼、吹气球锻炼等。既往有心脏病及心功能不全者，术前应评价心功能并请麻醉医师会诊，以评估手术风险，减少围术期心脑血管意外的发生。

心理辅导：目的在于消除患者的焦虑与紧张状态，减轻应激反应。

【麻醉和体位】

麻醉可采取全麻或持续硬膜外麻醉。胸中段的持续硬膜外麻醉不仅能起到止痛的作用，而且可阻断交感神经根，有利于术后胃肠蠕动的恢复，因而被快速康复外科所推崇。

结肠手术的体位通常采取仰卧位，左半结肠和乙状结肠的手术也可采取截石位。

（一）右半结肠切除术

【适应证】

发生于回盲部、盲肠、升结肠、结肠肝曲癌且无远处转移者都应行右半结肠切除术。手术切除范围包括末端回肠 10~20cm、盲肠及阑尾、升结肠、横结肠右半部、大网膜的右半部和胃网膜的血管。需要结扎的动脉包括回结肠动脉、升结肠动脉和中结肠动脉的右支，以上血管均应从根部结扎。淋巴结的清扫范围包括区域系膜的淋巴结和结扎血管根部的淋巴结（图 49-29）。

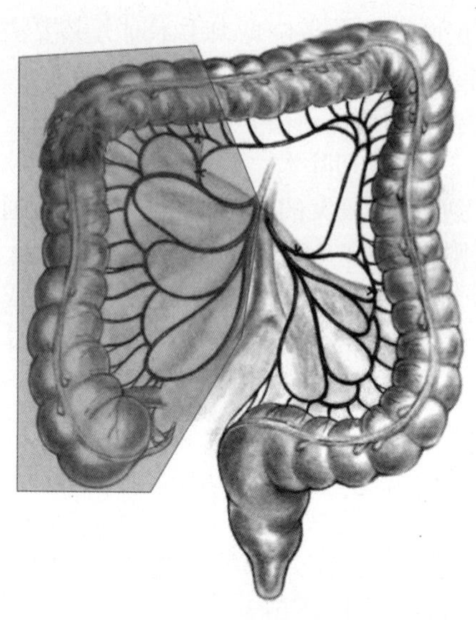

图 49-29　右半结肠切除手术范围

【手术步骤】

1. 切口及探查　切口通常选取经腹直肌或旁正中切口。进腹后按照由远及近、最后探查肿瘤的原则全面探查腹盆腔，特别应注意有无肝脏的侵犯和转移。在横结肠右侧和回肠末端距回盲部 15cm 处各结扎一纱布条。

2. 充分显露结肠系膜，在系膜根部分离、结扎和切断相应的结肠动静脉，包括回结肠动、静脉、升结肠动、静脉以及中结肠动、静脉的右支。

3. 从中央切开胃结肠韧带，切断走向胃大弯的胃网膜右血管及其分支，清除幽门下淋巴结。

4. 将升结肠推向左侧，锐性分离升结肠旁沟的侧腹膜，使结肠充分游离。沿右侧 Toldt 间隙分离，显露十二指肠并将其与结肠及系膜分离。

5. 将右半结肠的系膜完全切断，在距回盲部 10~20cm 回肠处以荷包钳或止血钳封闭肠管并切断，以同样方法切断横结肠右端，切除右半结肠。

6. 将回肠末端按顺时针方向上提与横结肠断端靠拢，行对端吻合，可以用不可吸收缝线分别行全层与浆肌层缝合（端 - 端吻合时候，回肠的管腔常常远小于结肠，需要剪开对系膜缘后，扩大吻合面，再行吻合），也可采用吻合器吻合。也可根据术中情况行回肠

与结肠的端 - 侧吻合。

7. 间断缝合关闭回肠与横结肠系膜，温盐水冲洗术野后留置腹腔引流管。关腹术毕。

【手术要点】

1. 结肠癌最主要的转移途径是沿肠系膜内淋巴结转移到系膜根部主淋巴结，进而发生更远处的转移，因而手术时应注意肠系膜血管必须做到自根部结扎。

2. 对肿瘤侵犯腹膜及邻近脏器者，应坚持整块切除（enbloc resection）原则，力争完整切除肿瘤及受累脏器，不要强行分离肿瘤与周围组织。

3. 结肠属腹膜间位器官。右半结肠手术在靠近回盲部一侧分离升结肠旁沟并打开后腹膜过程中，应特别注意保护右侧输尿管，后者走行于腰大肌前方的腹膜后间隙内（图 49-30）。

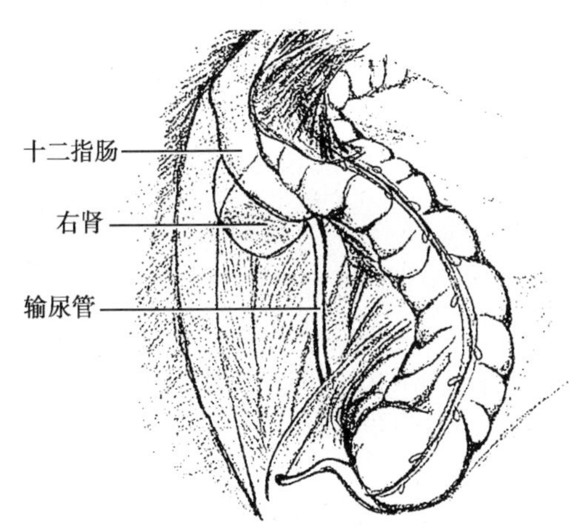

图 49-30　右半结肠与周围器官的关系

4. 在分离升结肠后方应循 Toldt 间隙进行游离，应当指出：在一些体重较轻的患者，结肠外侧沟的分离有时会波及肾脂肪囊，应尽量避免解剖层面过深而进入肾脂肪囊，也要避免损伤十二指肠。

5. 在靠近十二指肠的游离时，应当注意在结肠和十二指肠之间胃结肠干及其属支存在较大变异，非常容易因牵拉及分离等手术操作导致破裂出血。

6. 分离肠系膜时应保留吻合口附近肠系膜的血管，以免影响吻合口的血液供应。吻合前应判断吻合口张力和肠壁的颜色与弹性。

7. 手工吻合时，肠道切缘不可翻入过多，以免引起吻合口狭窄。

(二) 左半结肠切除术

【适应证】

发生于结肠脾曲、降结肠和乙状结肠的肿瘤应行左半结肠切除术。如果乙状结肠较长且肿瘤位于乙状结肠中、下部，可以行乙状结肠切除术。左半结肠切除术的手术范围包括横结肠左半、降结肠、乙状结肠和大网膜的左半部，具体切除范围可以根据肿瘤位置而加以调整（图 49-31、图 49-32）。需要结扎的动脉包括中结肠动脉左支、降结肠动脉和乙状结肠动脉，淋巴结清扫范围仍然是区域系膜的淋巴结和结扎血管根部的淋巴结。

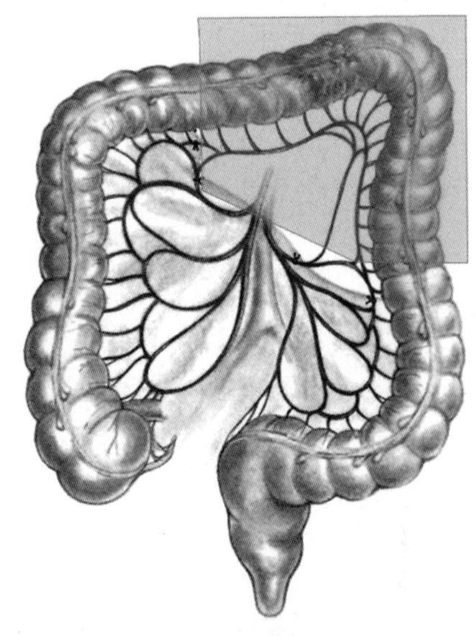

图 49-31　左半结肠癌切除范围 1

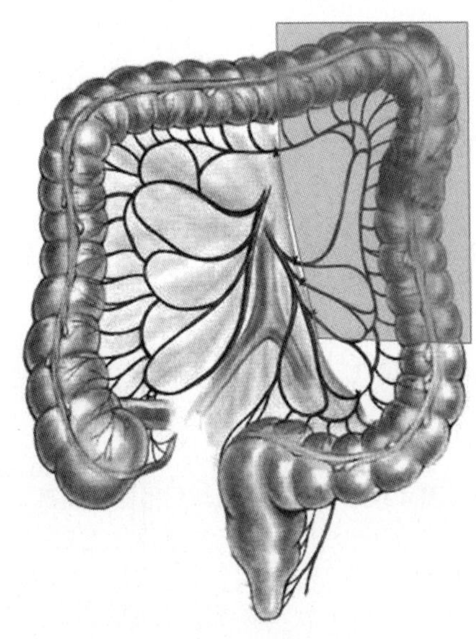

图 49-32　左半结肠癌切除范围 2

【手术步骤】

1. 切口及探查　切口通常选择左下腹旁正中或经腹直肌切口。仍然按由远及近、最后探查肿瘤的原则全面探查腹盆腔，仍要注意有无肝转移，其次是盆腔、主动脉旁和结肠系膜。探查肿瘤应注意肠壁浆膜有无侵犯、局部有无穿孔及包裹，周围脏器是否受累等。在距肿瘤两端各 10cm 处以纱布条结扎肠管。

5

2. 充分显露结肠系膜，首先结扎并切断结肠中动脉左支及伴行静脉，再于根部切断并结扎左结肠动、静脉，并清除周围的淋巴结。显露十二指肠空肠曲，在其下方循 Toldt 间隙分离肠系膜下动脉，是否行根部结扎视淋巴结转移情况而定。

3. 将降结肠推向右侧，沿降结肠旁沟分离侧腹膜，向上游离至脾结肠韧带，向下游离至腹膜返折。

4. 将胃推向上方，打开胃结肠韧带，锐性分离并切断脾结肠韧带。

5. 用直钳和肠钳分别在结肠脾曲和乙状结肠处夹住肠管并切断，将横结肠拉至盆腔，行端 - 端吻合，方法与右半结肠切除术相同。

6. 间断缝合关闭结肠系膜，温盐水冲洗术野后留置腹腔引流管。关腹术毕。

【手术要点】

1. 左半结肠手术在游离脾曲时应注意避免过度牵拉脾结肠韧带，以免引起脾下极撕裂而造成出血(图 49-33)。脾脏质地较为脆弱，如果术中脾被膜撕裂引起出血，可在纱布充分压迫的基础上应用吸收性明胶海绵及止血纱布逐层填塞止血，切忌在血泊中盲目钳夹，切忌用普通丝线缝扎止血，因为上述做法往往易引起更大的脾损伤。

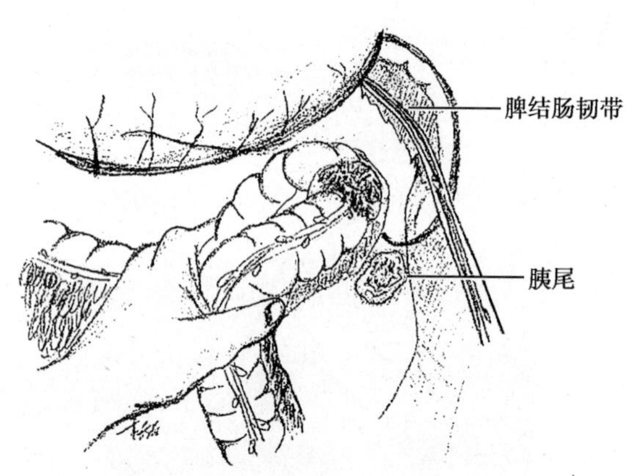

图 49-33　左半结肠与周围器官关系

2. 手术中分离降结肠打开后腹膜时，应注意左侧输尿管。

3. 游离脾曲至结肠系膜后方时，应注意保护胰尾，少数情况下，脾曲结肠癌浸透浆膜层，会波及胰体尾，需要进行联合脏器切除。

4. 其他注意事项同右半结肠切除术。

(三) 横结肠切除术

【适应证】

横结肠中部癌。前已述及，位于横结肠肝曲和脾曲的肿瘤在术式上分别采取右半结肠切除和左半结肠切除，而位于横结肠中部的肿瘤则难以通过上述术式切除。此时应采取横结肠切除，切除范围应包括横结肠及其系膜、部分升结肠、降结肠以及大网膜(图 49-34)。

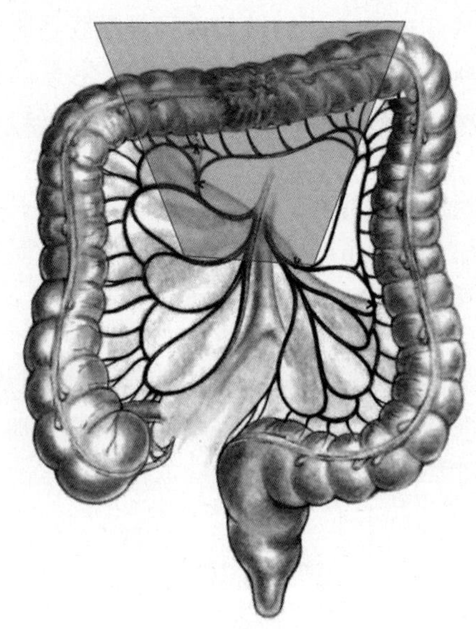

图 49-34　横结肠癌切除术

【手术步骤】

1. 切口及探查　通常采取上腹正中切口，探查原则同上。

2. 显露结肠系膜，切断并结扎中结肠动脉。

3. 锐性分离胃结肠韧带，切除大网膜。结扎通往胃大弯的血管。

4. 充分游离结肠肝曲与脾曲，为吻合创造条件(图 49-35)。

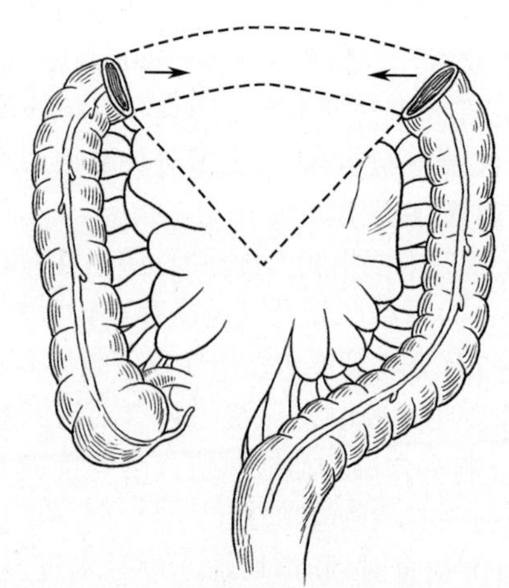

图 49-35　横结肠切除后吻合示意图

5. 用直钳和肠钳分别在结肠肝曲与脾曲处夹住肠管并切断，将升结肠与降结肠行端 - 端吻合，方法同前。

6. 间断缝合关闭结肠系膜，温盐水冲洗术野后留置腹腔引流管。关腹术毕。

【手术要点】

1. 在游离横结肠系膜近根部时，应在胰腺下缘解剖肠系膜上动脉与中结肠动脉，前者自胰腺后方的腹主动脉发出，并发出分支广泛分布于小肠系膜及右半结肠系膜；中结肠动脉是肠系膜上动脉的直接延续，如果分离平面过高，常分离至肠系膜上动脉水平，应避免误扎肠系膜上动脉。

2. 横结肠切除前应充分游离结肠肝曲和脾曲，以便为吻合减少张力。吻合口的血供至关重要，应在离断结肠血管前仔细确认肠管切除范围，结扎血管后判断肠管断端的颜色和弹性，以确保吻合口的血供。

3. 有时横结肠的梗阻造成远、近段结肠口径差别较大，吻合时一定注意选择吻合方式。特别是在急诊的情况下，这种吻合有时会造成吻合口瘘。此时的吻合方法很多，但是一个重要的提示是一定不能有张力，此时的张力是日后发生吻合口瘘的主要因素。

4. 由于脾曲结肠癌的淋巴结引流是沿左结肠动静脉方向，结肠脾曲癌会向脾门淋巴结转移，有时为了清除脾门周围的淋巴结，需要行胰尾和脾切除。

（王延召　顾晋）

第六节　腹腔镜结肠手术

腹腔镜结肠手术目前在全世界范围内获得较广泛开展，是腹腔镜消化道外科中最成熟的手术方式之一。其手术创伤小、术后恢复快的优势已得到广泛认可。随着第一例腹腔镜下右半结肠切除术于 1990 年在美国由 Jacobs 医师成功完成，在短短数年时间内所有类型的结肠手术都在腹腔镜下得以成功进行，用以治疗结肠的炎症性疾病、肿瘤性疾病以及功能性疾病。而一系列大型前瞻性临床随机对照研究（RCT）也证实了腹腔镜结肠手术相比传统手术，具有以下优点：①术后疼痛明显减轻；②伤口愈合时间缩短；③腹壁切口明显缩小；④术后胃肠道功能恢复较快；⑤恢复正常活动较快；⑥患者自身免疫的影响较小。同时，腹腔镜结肠癌的根治手术在手术安全性、可行性、手术后短期疗效、肿瘤根治性以及与肿瘤相关的远期疗效等方面已得到一系列 RCT 的证实。基于这些高级别循证医学证据的出现，美国 NCCN（The National Comprehensive Cancer Network）在 2009 年版的结肠癌临床实践指南中已明确指出，由经验丰富的外科医师进行操作的腹腔镜辅助结肠癌手术已被纳入到根治结肠癌可选的手术方式中，从而进一步确认了腹腔镜技术在结肠手术中的重要地位。

一项手术技术的推广和发展，除了需要理论基础和循证医学证据的支持外，还需要手术者本身在临床技能上达到充分的掌握和在技巧上的不断熟练，这就需要我们对这项技术的实践进行规范的指导、传播和学习。为了进一步推动腹腔镜技术在结肠手术中的合理应用和规范化推广，我们有必要就腹腔镜结肠手术进行详细的介绍。而本章节即结合笔者的经验体会，将相关手术的操作和应用情况作一交流和分享。

一、适应证与禁忌证

腹腔镜结肠手术的适应证同开腹手术是完全一样的，包括所有的结肠良恶性肿瘤、炎性疾病、多发性息肉等。对于初期开展腹腔镜手术的单位，应慎重选择多次腹部手术史、疑有严重腹腔粘连者、病理性肥胖者、伴有梗阻者以及直径大于6cm的巨大肿瘤患者。

任何限制腹腔镜手术的因素，如严重心肺功能不全、术前无法纠正的凝血障碍、妊娠妇女、肝硬化门脉高压症或其他重度系统性疾病等均为腹腔镜结肠手术的禁忌证。

中转开腹手术的掌握：腹腔镜手术的病例，在手术过程中，根据手术医师的判断，确实因出于患者安全考虑需行开腹手术者，如有不能控制的出血、出现并发症、广泛粘连、肿瘤巨大等，应当中转开腹手术。

二、患者评估与手术规划

1. 全身评估和常规准备　腹腔镜结直肠手术的肠道准备与传统的结直肠手术相同。但由于手术期间持续的 CO_2 气腹及头低脚高位对患者的心肺功能有一定的影响，故术前必须对患者的心肺功能情况有全面的评估和检查。如有低蛋白血症、贫血或水电解质平衡紊乱，应在纠正相关疾病后方可手术，具体方法与传统手术相似。手术时应给予预防性抗生素，置入鼻胃管和 Foley 导尿管。

2. 患者知情同意　随着现代医疗领域的发展，患者有权了解自己的真实病情和治疗。应该向患者解释不同的治疗方法、可能的并发症和预期的治疗结果。

除了和传统结直肠癌手术一样向患者告知手术可能的并发症、相关的各种风险以及预期的治疗结果之外，还应强调腹腔镜手术操作的有关优势和风险，包括其微创性的优势、腹腔镜操作本身引起的风险（如 Trocar 穿刺引起的并发症或气腹引起的并发症等）和操作可能引起的并发症以及一些伴发疾病如心脏病、糖尿病、呼吸系统疾病等带来的风险。

患者及其家属应该被告知在手术或操作过程中，由于患者本身因素而带来的技术困难，如可能因肿瘤巨大、粘连、出血、手术困难等原因，随时需要改为开腹手术。当然这种情况的发生概率是不高的。

在与患者谈话并让其签署同意书之前，应该给患者足够的时间了解将要进行的手术或操作。最好能在专门的谈话室中进行。这样能让患者更好地了解自己的疾病、将要给自己进行治疗的医师团队和科室。

三、手术方式

【麻醉】

同传统结直肠手术，一般采用气管内插管全身麻醉。手术过程中应尽量避免使用 N_2O，因其可造成术中肠道扩张。术前应通过各种检查对患者状况进行全面的术前评估，尤其是肺功能和心血管功能。ASA Ⅰ～Ⅱ级患者对体位及气腹的影响一般都能耐受，但心肺储备功能受损的 ASA Ⅲ～Ⅳ级患者可导致严重并发症。对那些高风险的手术患者，如伴有 COPD、哮喘、缺血性心脏病、过度肥胖及老年患者等，应格外警惕，做好病房内的术后监护，及时发现可能发生的缺氧和血流动力学变化并有效处理。

（一）腹腔镜右半结肠切除术

主要适用于盲肠、升结肠和结肠肝曲癌肿。切除范围应包括大网膜、末端回肠约 15cm、盲肠、升结肠、肝曲和右侧横结肠及其系膜血管和淋巴结。

5

【体位】

患者取分腿仰卧位，可视手术操作采用 15°～30° 头高脚低位，水平分腿固定，呈大字形，气腹建立后手术台向左侧倾斜 30°，以免小肠阻挡视野。

【布局和站位】

主刀位于患者左侧，第一助手位于患者右侧，持镜者位于患者两腿之间；或术者位于患者两腿之间，第一助手和持镜者分别位于患者右侧和左侧，但以前者应用更广泛。监视器、气腹和光源系统安置在患者头侧。

【手术步骤】

1967 年 Turnbull 提出开放式右半结肠肿瘤根治术需遵循肿瘤“非接触隔离”和“整块切除”原则，腹腔镜右半结肠切除术同样需遵循此原则。

1. 建立气腹　脐孔穿刺，建立气腹，维持腹内压在 15mmHg。

2. 戳孔选择　通常需 5 个戳孔（图 49-36）。目前采用五孔法，脐孔上或下缘作为观察孔，置入 30° 或 45° 镜。左侧锁骨中线肋下 5cm 作为主操作孔。右侧锁骨中线肋下 5cm、双侧髂前上棘至脐连线中点作辅助操作孔。

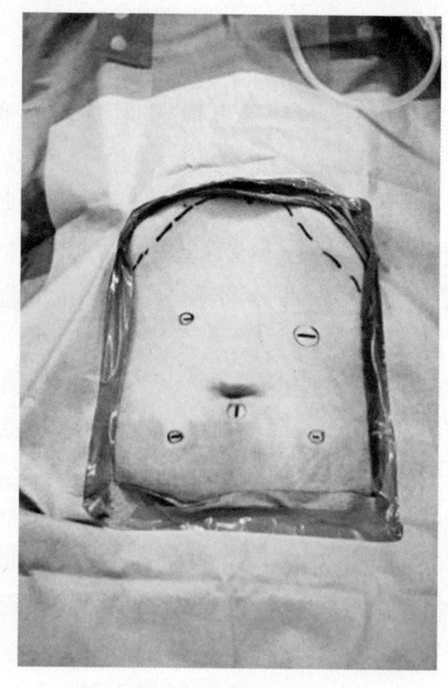

图 49-36　腹腔镜右半结肠切除术的戳孔安置

3. 探查腹腔　按照由远及近的原则循序探查，最后探查病灶。一般探查顺序为：腹膜→肝脏→胃、胆囊、胰腺→大网膜→小肠→除肿瘤部位以外的大肠段→盆腔及其脏器→血管根部淋巴结→肿瘤原发灶。必要时可用腹腔镜超声探查肝脏有无转移灶或行冷冻切片检查。

4. 处理回结肠血管　手术径路采用由内向外、自下而上的中间入路。向上外方牵拉回盲部的肠系膜，显露回结肠动静脉的血管投影，即一条连接回盲部和十二指肠水平部下缘的条索状物，沿该投影自远端向近端用超声刀打开右结肠系膜，骨骼化回结肠动静脉，直至其汇入肠系膜上动静脉处，清扫回结肠动静脉根部的淋巴脂肪组织，并分别在血管根部上 Hem-o-lock 或钛夹后剪断之（图 49-37）。

5. 处理右结肠血管　贴着肠系膜上静脉的前方并向上分离，至 Henle 胃结肠共同干并将其骨骼化，同时清扫外科干周围的淋巴结。解剖出右结肠静脉和胃网膜右静脉，于右结肠静脉的根部以 Hem-o-lock 或钛

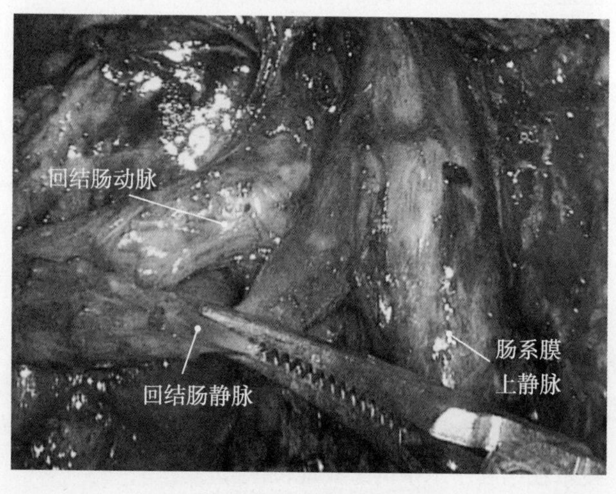

图 49-37　处理回结肠血管

夹夹闭后离断。于静脉左侧，在肠系膜上动脉发出的右结肠动脉分支水平清除肠系膜上淋巴结，并在该血管分支水平用 Hem-o-lock 或钛夹夹闭后切断动脉根部(图 49-38)。

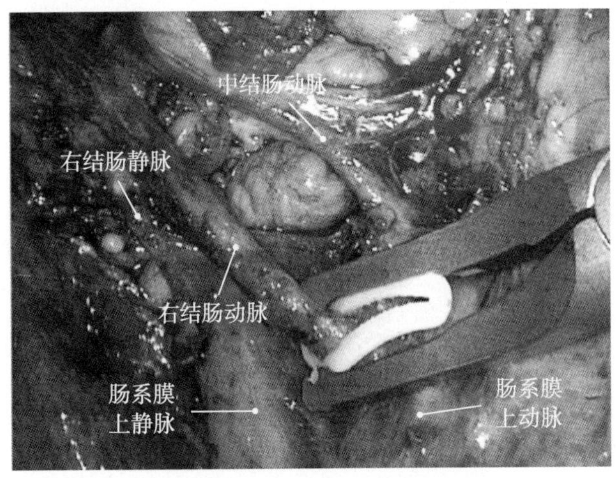

图 49-38　处理右结肠血管

6. 处理中结肠血管　继续沿肠系膜上动静脉向上解剖，暴露中结肠动静脉及其左右两分支，清扫中结肠血管右侧分支根部的淋巴结，并于右支血管根部置以 Hem-o-lock 或钛夹夹闭并剪断，保留其左支血管。若肿瘤位于结肠肝曲，则需于中结肠动静脉根部清扫淋巴结，使用 Hem-o-lock 或钛夹钳夹其根部后剪断之(图 49-39)。

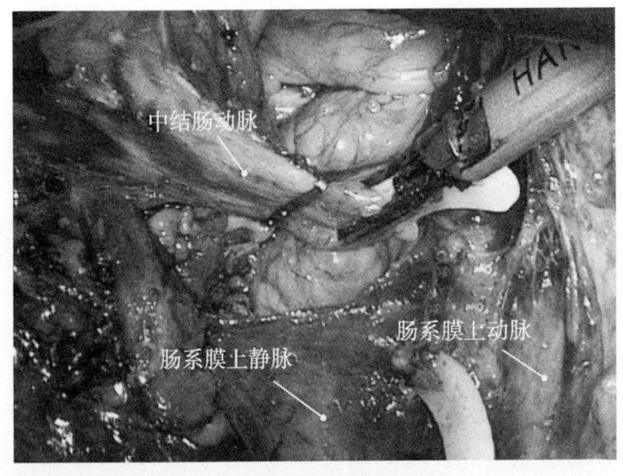

图 49-39　处理中结肠血管

7. 游离右半结肠　从肠系膜上静脉右侧为始，在一定张力的状态下，切开右结肠系膜后叶，进入 Toldt 筋膜和 Gerota 筋膜前层之间的间隙进行分离，向上、向外剥离右半结肠，透过薄薄的纤维性膜确认后方的右侧精索 / 卵巢动静脉和右侧输尿管及其走行之后，沿右侧生殖腺血管和输尿管表面的腹内筋膜浅层分离，上达十二指肠水平部和胰头前方，切除右 Toldt 筋膜、胰头十二指肠前筋膜，完整切去结肠系膜前后叶，一并清扫系膜内淋巴脂肪组织。若盲肠或升结肠肿瘤侵犯浆膜时，需切除该处腹膜后脂肪。如层次正确，游离过程中间质组织疏松、易推离，并且不会误入脂肪层，故无出血(图 49-40)。

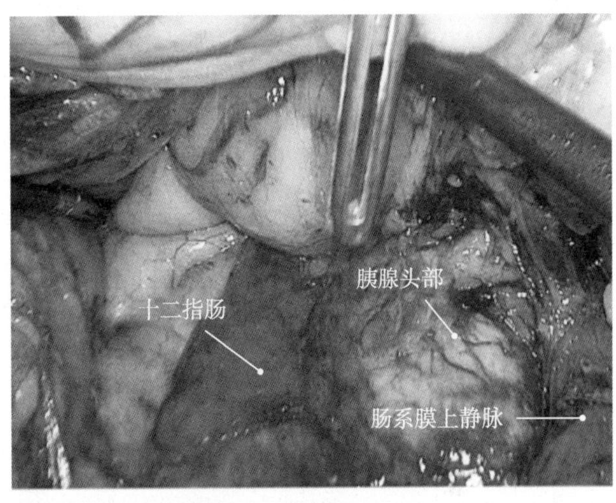

图 49-40　游离右半结肠

5

8. 离断右侧胃结肠韧带　使横结肠处于向下、向左的自然悬垂状态，从十二指肠球部开始，在十二指肠降部前面、幽门下区胃网膜血管弓外，沿胃大弯自左向右将右侧胃结肠韧带与横结肠系膜前叶紧密粘连处的横结肠系膜前叶分离、切断，为避免结肠热损伤，最好使切开线距结肠 0.5~1.0cm 为宜，右至肝结肠韧带水平，下至胰腺下缘胰固有筋膜表面。若为结肠肝曲肿瘤，应尽量靠近胃大弯分离右胃结肠韧带，同时清扫幽门下淋巴结群，并切断部分胃网膜右血管的分支。最后，在拟切断横结肠处分离、切开其上附着的大网膜。对于之前处理右结肠静脉和中结肠静脉困难者，也可在此过程中操作，切开胃结肠韧带后，即进入大网膜和横结肠系膜之间的无血管筋膜间隙，该间隙位于中结肠静脉前，沿该血管表面向横结肠系膜根部胰腺下缘分离，显露肠系膜上静脉和 Henle 胃结肠共同干，于根部清扫周围淋巴脂肪组织后，用 Hem-o-lock 或钛夹分别夹闭中结肠静脉右支或根部、右结肠静脉(图 49-41)。

9. 分离侧腹膜　将回盲部向左侧牵拉，于壁腹膜及肠管浆肌层结合部切开升结肠外侧的侧腹膜。将升结肠推向中线并向左侧牵引，沿右结肠旁沟、自髂窝至结肠肝曲离断升结肠外侧的侧腹膜(图 49-42)。

10. 游离结肠肝曲　向下牵拉结肠肝曲，显露肝结肠韧带和右膈结肠韧带，沿肝脏下缘、右 Gerota 筋

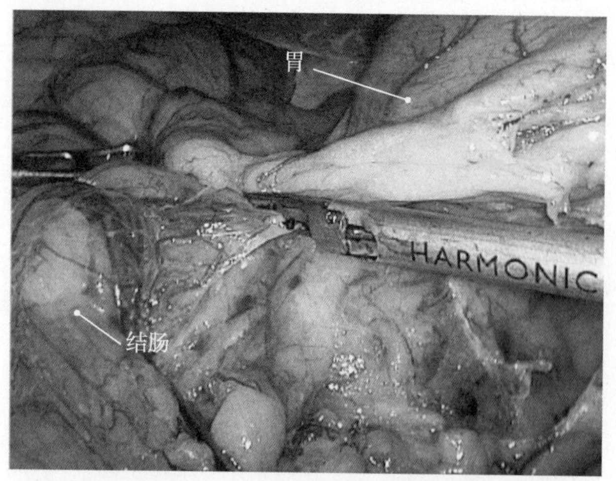

图 49-41　离断右侧胃结肠韧带

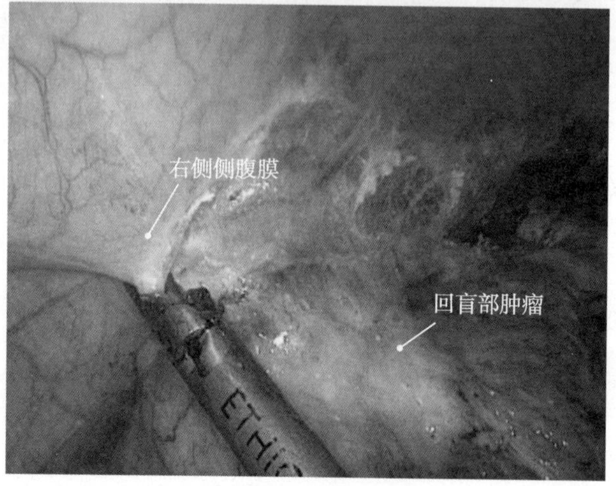

图 49-42　分离侧腹膜

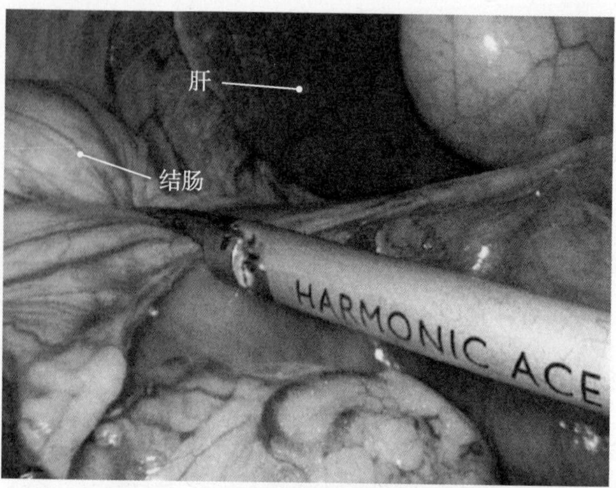

图 49-43　游离结肠肝曲

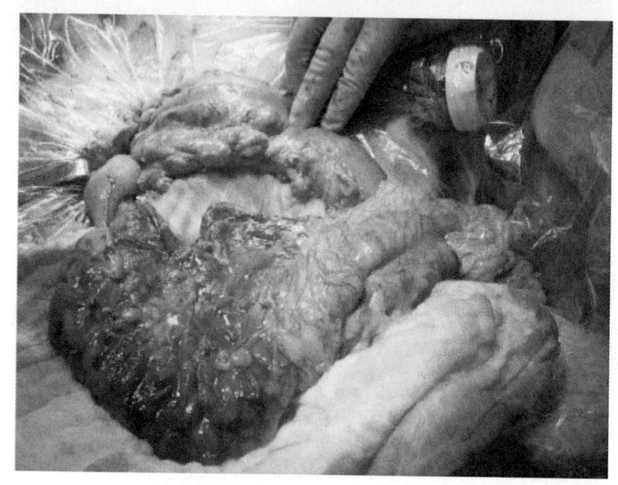

图 49-44　切除右半结肠

膜表面，先后离断肝结肠韧带和右膈结肠韧带，游离结肠肝曲，与回盲部开始的剥离面汇合后完成右半结肠的完全游离。结肠肝曲肿瘤者，如已侵犯浆膜，要切除右肾周脂肪囊前份，直至显露被覆于肾表面质薄而坚韧的纤维膜（图 49-43）。

11. 切除右半结肠　终止气腹，右侧经腹直肌或脐下作一约 4cm 的小切口，置入塑料套保护切口。将右半结肠拖出体外，直视下人工离断 10~15cm 末端回肠和横结肠，并确保肠管切除线距病灶边缘≥10cm，切除右半结肠包括肿瘤、结肠系膜和足够的肠段并移除标本。如果肿瘤较大，可在体内使用切割器切断肠段，这样可减少腹部切口的长度（图 49-44）。

12. 回肠横结肠吻合　根据回肠和横结肠断端的大小，确保肠管无扭转的前提下，体外人工完成回肠横结肠端 - 端或端 - 侧的全层吻合，或使用吻合器施行侧 - 侧吻合，但以人工端 - 端吻合为佳。若行端 - 侧吻合，吻合口应距离闭合横结肠断端 2~3cm。横结肠系膜与回肠系膜的游离缘可缝合关闭，也可不缝合。

13. 冲洗及引流　关闭小切口，重新建立气腹，生理盐水冲洗腹腔，并检查创面有无出血、肠管有无张力、吻合口有无漏等。查无活动性出血后，于右结肠旁沟放置引流管 1 根，由右下腹穿刺孔引出。

【手术要点】

观察孔的位置传统是放在脐下，但由于太靠近需要解剖的位置，有时并不方便，特别是解剖游离回盲部时，所以我们也可采用脐下三至四指的位置作一纵向切口，作为观察孔，取标本时则可利用此切口延长至脐孔。

右半结肠切除时的显露要将大网膜、横结肠和小肠牵开，术者站在患者左侧，扶镜手站在患者两腿之间。也有术者站在患者两腿之间的。

右半结肠切除时最关键的是淋巴清扫。特别是解剖肠系膜上静脉及结肠中血管根部时容易出血，有可能是胃肠共同干或者胰头处的出血。所以在做 D3 清扫时，打开肠系膜上静脉鞘进行操作反而不易出血，且解剖更清楚，但这需要娴熟的解剖和技术。在解剖结肠中动脉时，最好的方法是上下结合地解剖，即打开胃结肠韧带并显露结肠系膜后，确认结肠中血管的根部后结扎，这样比较安全。另外，由于我们取标本的切口在脐下，往往需要更多地游离横结肠，这样就比较容易取出标本进行切除吻合。

手术完成后需再次腹腔镜探查，观察小肠有无进入系膜裂孔。由于我们一般不关闭系膜切口，因此需将理顺的小肠牵向吻合口上方，避免其钻入系膜裂孔造成内疝。

（二）腹腔镜横结肠切除术

【体位】

气管插管全麻。取仰卧位，双腿分开 30°~45°，头高足低位 15°~20°，并可根据手术需要而调节手术台倾斜方向和角度。

【布局和站位】

分离右半胃结肠韧带时，术者站于患者左侧，分离左半胃结肠韧带时，术者则站于患者右侧，持腹腔镜者站于患者两腿间，另一助手站于手术者对侧。监视器、气腹和光源系统安置在患者头侧。

【手术步骤】

1. 气腹的建立　脐孔穿刺并建立气腹，维持腹内压在 15mmHg。

2. 戳孔选择　一般采用 4 孔法。①脐下 10mm 戳孔，放置镜头；②右中腹 10mm 戳孔；③左中腹 10mm 戳孔；④剑突与脐间 10mm 戳孔；可根据肿瘤位置调整穿刺部位，并根据实际情况调换超声刀及操作钳甚至腹腔镜的位置（图 49-45）。

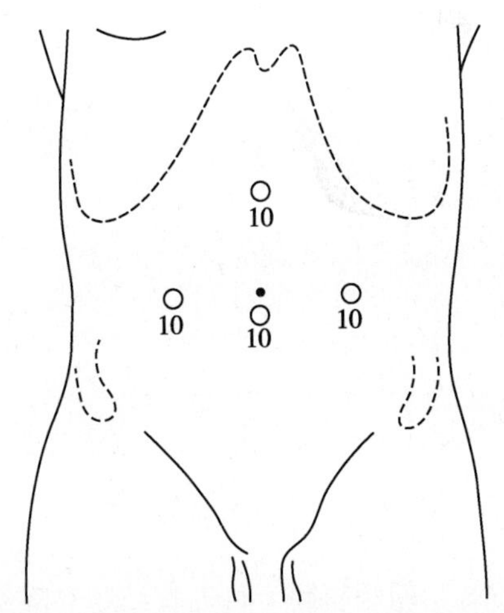

图 49-45　腹腔镜横结肠切除术戳孔位置选择

3. 探查　置入 30° 腹腔镜探查腹腔，了解病变的位置、大小以及与周围器官的关系，了解淋巴结转移情况及其他脏器的情况，确定肠管切除的范围。

4. 游离横结肠　术者站于左侧，行右半结肠的分离，在病变远、近端用布带结扎阻断肠管，防止肿瘤播散。助手用无创肠钳将胃牵向上方，术者左手将网膜向对侧牵引，右手用超声刀，在胃网膜血管下方胃结肠韧带无血管区剪一小口，打开网膜腔，沿胃大弯网膜血管弓下方切开右侧胃结肠韧带，松解肝曲，注意勿损伤十二指肠及胆管。术者与第一助手调换位置，站于右侧，切开左侧胃结肠韧带。松解脾曲，提起横结肠，辨认横结肠系膜的血管，横结肠系膜根部分离，结肠中动脉根部上钛夹后切断，并切断横结肠系膜，亦可用 Endo-GIA 切割吻合器于根部将结肠中动脉连同系膜一起切断。

5. 取出病变肠段　扩大第④孔约 3~5cm，用塑料袋保护切口后取出已游离病变肠段。

6. 切除吻合　在体外距肿瘤 10~15cm 切除肠段，并行肠管端 - 端吻合，缝合关闭肠系膜裂孔。

7. 冲洗及引流　吻合后肠段回纳腹腔，缝合小切口，重建气腹，检查腹腔内有无出血，冲洗腹腔，放置引流，取出套管，皮下缝合戳口。

（三）腹腔镜左半结肠切除术

主要适用于结肠脾曲、降结肠和乙状结肠的恶性肿瘤。切除范围应包括横结肠左半部、脾曲、降结肠、乙状结肠以及相应的系膜和血管，如脾门部有淋巴结肿大亦应做清除。

5

【体位】

采用气管内插管全麻，通常患者取截石位，头低足高 15°~20°，向右倾斜 15°~20°。术中根据手术部位操作需要调节角度。

【布局和站位】

主刀及持镜者位于患者右侧，第一助手位于患者左侧，分离结肠脾曲时，术者可站于患者两腿之间。手术台头侧为麻醉师及麻醉监护仪器，手术台头尾两侧各放置一个监视器，手术护士及器械台位于手术台右侧。

【手术步骤】

1. 建立气腹　脐孔穿刺，建立气腹，维持腹压在 15mmHg。

2. 戳孔选择　采用五孔法，脐孔上或下缘作为观察孔，置入 30° 或 45° 镜。取脐右侧腹直肌外缘作为主操作孔。左、右锁骨中线肋缘下 3~5cm 及右下腹分别戳孔作辅助操作孔（图 49-46）。

3. 探查腹腔　脐孔穿刺并建立气腹，使人工气腹压力维持在 12~15mmHg。首先检查穿刺孔有无出血、腹腔内脏器有无损伤和腹腔内有无粘连等。随后探查肝脾，了解其表面有无转移灶，其次探查盆腔有无转移灶，女性患者需仔细检查卵巢，再次探查肿瘤位置、大小、浸润情况、区域淋巴结转移情况及其他部位的

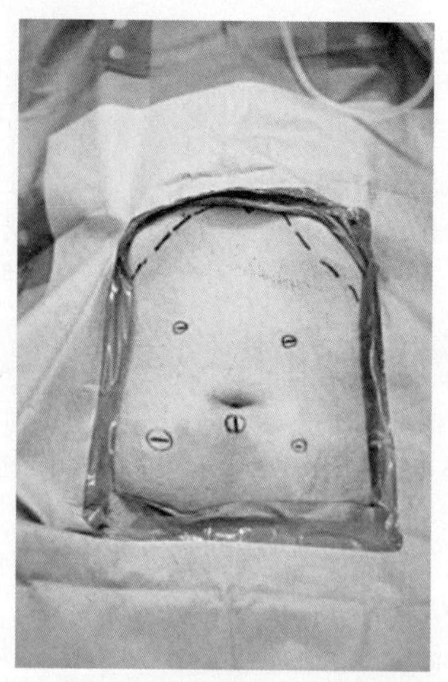

图 49-46　腹腔镜左半结肠手术戳孔选择

结肠有无多发病灶。

4. 清扫肠系膜下血管根部淋巴结　从中间入路，选择由内向外、由下向上的手术路径。助手分别向上外侧及下外侧牵拉降结肠、乙状结肠和直乙结肠交界处的肠系膜，辨认腹主动脉分叉处，于骶岬水平为始，沿着腹主动脉向上剥离肠系膜，将肠系膜下动脉后方束带状神经与其他腹膜后结构一起推向后方，避免造成脏层筋膜背侧上腹下神经的损伤，裸化肠系膜下动脉及其旁静脉，清扫其周围淋巴结和脂肪组织（图 49-47）。

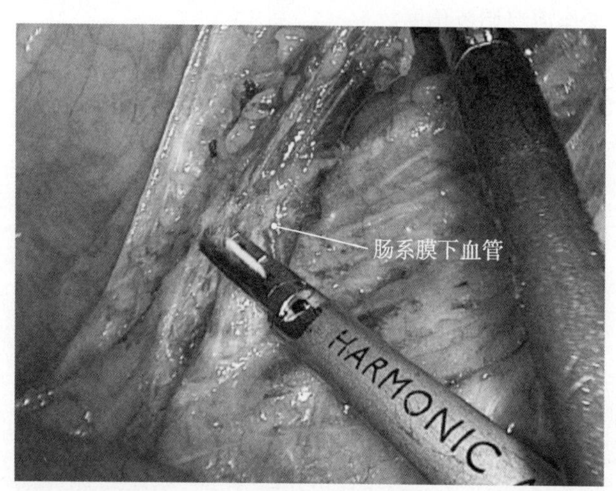

图 49-47　清扫肠系膜下血管根部淋巴结

5. 处理乙状结肠血管和左结肠血管　于肠系膜下血管左侧显露并裸化其发出的乙状结肠血管第 1~2 支和左结肠血管，清扫血管周围的淋巴组织，并先后于根部用 Hem-o-lock 或钛夹夹闭并离断之。对于降结肠中下段的进展期癌，可选择直接在距肠系膜下动脉主干起始点 1~2cm 处用 Hem-o-lock 或钛夹夹闭并离断之，并于胰腺下缘水平用 Hem-o-lock 或钛夹夹闭、切断肠系膜下静脉（图 49-48）。

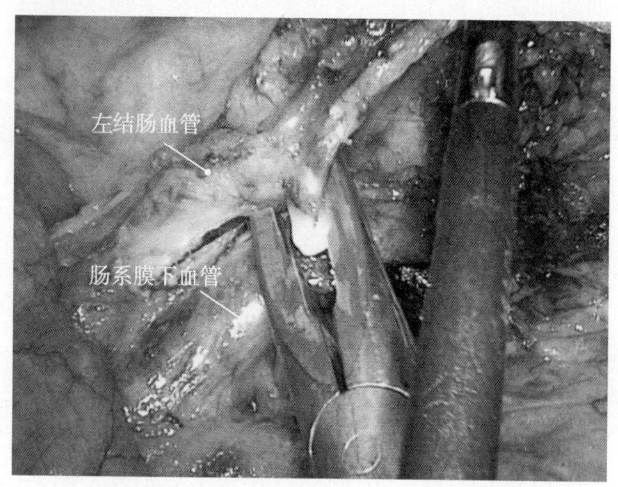

图 49-48　处理乙状结肠血管和左结肠血管

6. 游离左半结肠系膜　自肠系膜下静脉左侧为始，沿左 Toldt 筋膜和左肾前筋膜之间的无血管间隙，在左侧精索 / 卵巢血管和左输尿管表面，自下向上，自内向外，剥离左 Toldt 筋膜，使之完整掀起，外至左结肠旁沟的后腹膜，上至十二指肠水平部、胰腺下缘、结肠脾曲，并清扫系膜内淋巴脂肪组织（图 49-49）。

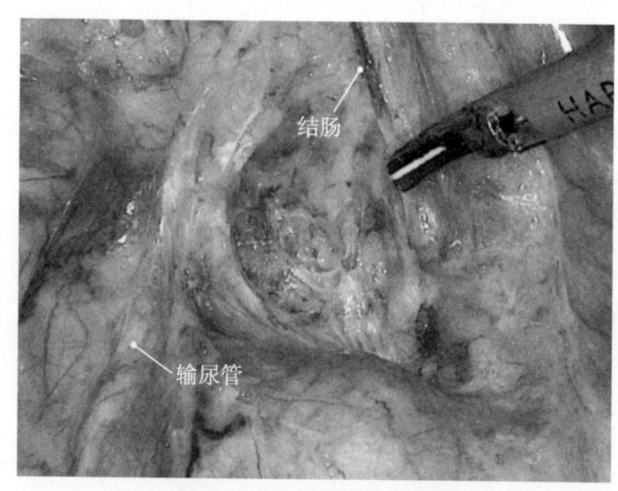

图 49-49　游离左半结肠系膜

7. 分离左侧侧腹膜　将乙状结肠和降结肠牵向右侧，由下至上依次切开乙状结肠侧腹膜、左结肠旁沟后腹膜，并与先前剥离的系膜面顺利“会师”，将上部乙状结肠和降结肠外侧从腹后壁游离。继续向近端分离达脾曲（图 49-50）。

8. 分离左侧胃结肠韧带　将患者体位调整为头高脚低位，助手向上方牵拉胃，同时术者向下方牵拉

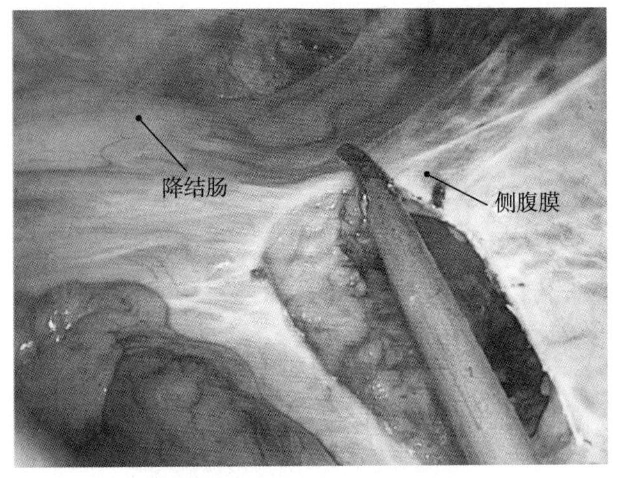

图 49-50　分离左侧侧腹膜

横结肠，从胃网膜血管弓中点开窗，沿胃网膜左动脉下缘，分离左侧胃结肠韧带。为避免结肠热损伤，最好使切开线距结肠 0.5~1.0cm 为宜。其间，裸化结肠中血管左支，清扫其周围淋巴结并于根部离断之（图 49-51）。

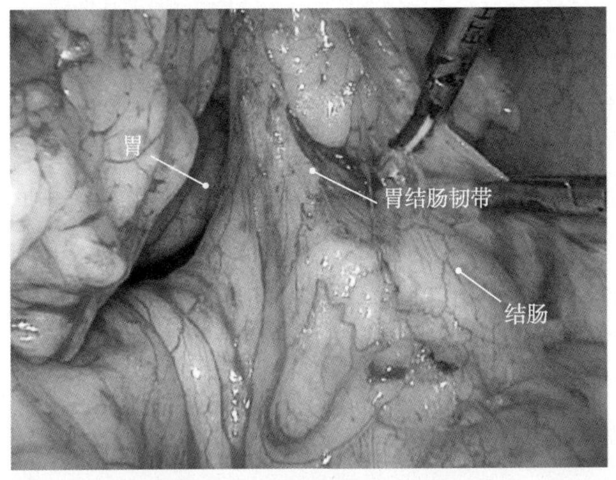

图 49-51　分离左胃结肠韧带

9. 分离膈结肠韧带和脾结肠韧带　将降结肠牵向右下方，牵拉时用力务必轻柔，避免撕裂脾下极包膜导致不得不行脾切除术。离断膈结肠韧带和脾结肠韧带，切断附着于胰腺体、尾部下缘的横结肠系膜根部，使左半结肠完全游离（图 49-52）。

10. 切除左半结肠　终止气腹，取左侧经腹直肌或脐下约 4cm 的小切口，置入塑料套保护切口，将左半结肠拖出，体外直视下完成离断上部乙状结肠和左侧横结肠，并确保肠管切除线距病灶边缘≥10cm，切除包括肿瘤、结肠系膜和足够的肠段在内的左半结肠，并移除标本。如果肿瘤较大，可在体内使用切割器切断肠段，这样可减少腹部切口的长度（图 49-53）。

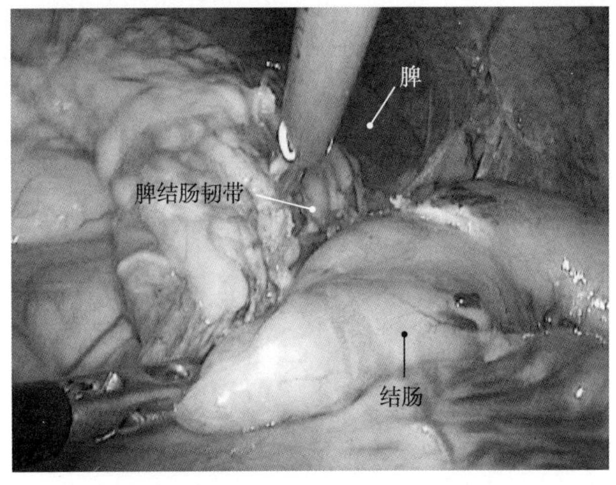

图 49-52　分离膈结肠韧带和脾结肠韧带

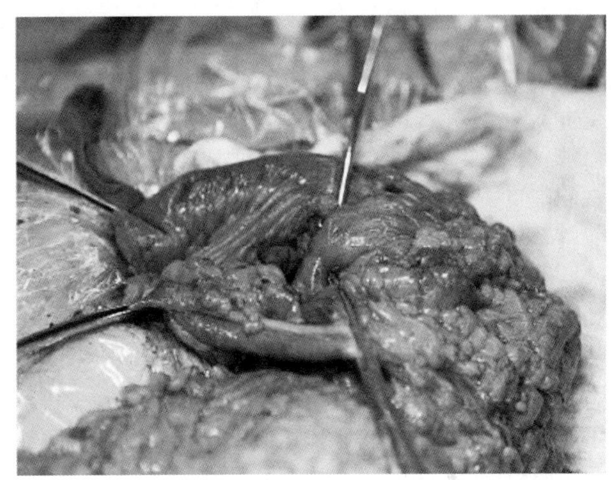

图 49-53　切除左半结肠

11. 横结肠 - 乙状结肠端 - 端吻合　体外完成横结肠 - 乙状结肠吻合器端 - 端吻合、端 - 侧吻合、侧 - 侧吻合或手工缝合，并确保肠管无扭转、无张力、吻合口无出血。横结肠系膜与回肠系膜之间的系膜裂孔可缝合关闭，也可不缝合。若结肠的长度不够，可在小肠系膜的无血管部位作一适当大小切口，将横结肠经此切口拉至左下方与乙状结肠吻合（图 49-54）。

12. 冲洗及引流　关闭小切口，重新建立气腹，生理盐水冲洗腹腔，并检查创面有无出血、肠管有无张力、吻合口有无漏等，查无活动性出血后，于左结肠旁沟放置引流管 1 根，由左下腹穿刺孔引出。

【手术要点】

左半结肠切除术由于病例数较少，手术难度也较大，难度主要体现在游离脾曲。有两种进路游离脾曲，一种是侧方开始向上游离脾曲，另一种是从胃结肠韧带打开，逐渐向左开始游离脾曲。两种方法根据主刀医师不同的习惯都可选择。但后一种更容易辨别胰腺

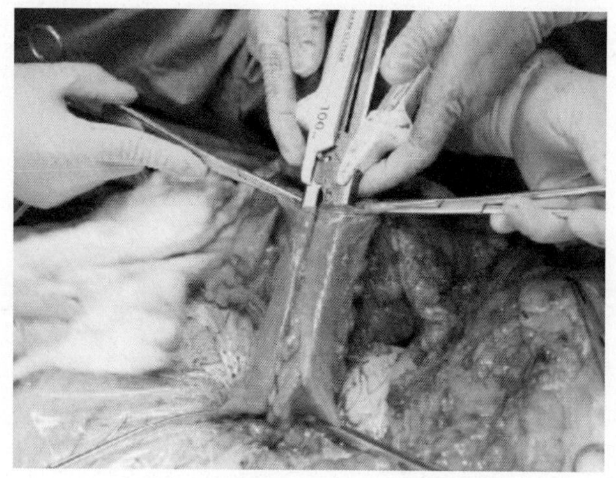

图 49-54　横结肠 - 乙状结肠端 - 端吻合

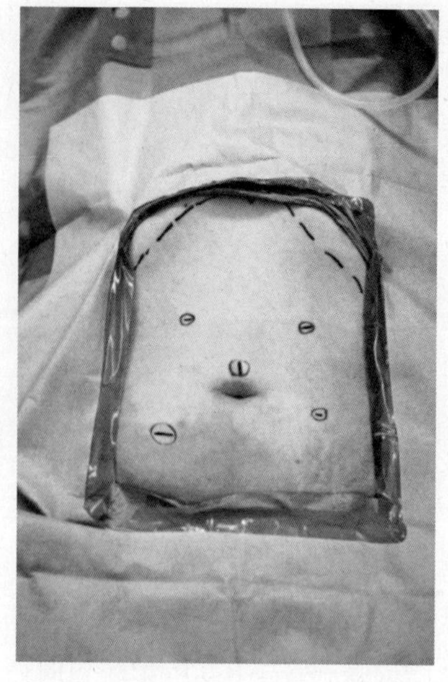

图 49-55　腹腔镜乙状结肠切除术戳孔选择

尾部，避免对其的损伤。

左半结肠根据手术入路不同，手术戳孔位置及体位也不同。一般较常用的还是选择中间入路。先离断血管，分离时注意在 Toldt 筋膜和肾前筋膜之间的解剖间隙里进行操作，不要走到肾前筋膜的深面。有时非常容易分到胰腺后方，且往往损伤胰尾。

左半结肠游离后大部分情况下要在腹部做一小切口将肠段取出切除吻合。此时要注意充分游离乙状结肠及横结肠，否则吻合时可能存在张力，特别是吻合器行侧 - 侧吻合时。

（四）腹腔镜乙状结肠切除术

【体位】

患者仰卧，取头低足高 30° 的膀胱截石位，气腹建立后手术台可向右侧倾斜 30°。

【布局和站位】

术者位于患者右侧，第一助手位于患者左侧，持镜者位于术者同侧。患者两腿间安置监视器、气腹和光源系统。

【手术步骤】

1. 建立气腹　脐孔穿刺，建立气腹，维持腹压在 15mmHg。

2. 戳孔选择　采用 5 孔法。取脐孔或脐上穿刺孔置入 30° 或 45° 斜面镜头作为观察孔。取右髂前上棘内侧偏下穿刺孔作为主操作孔。左、右脐旁腹直肌外缘及左髂前上棘内侧偏下各一穿刺孔作为辅助操作孔（图 49-55）。

3. 探查腹腔　人工气腹压力维持在 12~15mmHg。按照由远及近的原则循序探查，最后探查病灶。一般探查顺序为：腹膜→肝脏→胃、胆囊、胰腺→大网膜→小肠→除肿瘤部位以外的大肠段→盆腔及其脏器→血管根部淋巴结→肿瘤原发灶。必要时可用腹腔镜超声探查肝脏有无转移灶或行冷冻切片检查。

4. 清扫肠系膜下血管根部淋巴结　选择中间入路的方式。分别向上外侧及下外侧牵拉降结肠、乙状结肠和直乙结肠交界处的肠系膜，辨认腹主动脉分叉处，于骶岬水平为始，沿着腹主动脉向上剥离肠系膜，裸化肠系膜下动静脉，清扫血管周围淋巴结。其间需将肠系膜下动脉后方束带状神经与其他腹膜后结构一起推向后方，切忌大块钳夹，造成脏层筋膜背侧上腹下神经的损伤（图 49-56）。

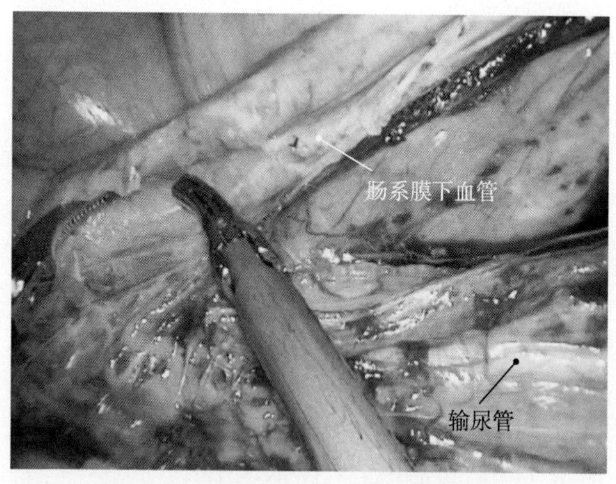

图 49-56　清扫肠系膜下血管根部淋巴结

5. 处理肠系膜下血管　于肠系膜下血管左侧解剖其分支血管，清扫血管周围的淋巴组织，保留左结肠血管，切断其下方的肠系膜下血管。对于肠系膜下血管根部有淋巴结受累者，可考虑直接于肠系膜下血管根部离断（图 49-57）。

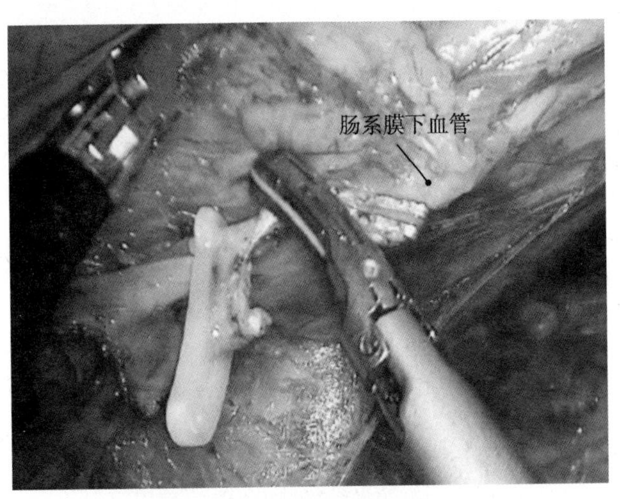

图 49-57　处理肠系膜下血管

6. 游离乙状结肠　将乙状结肠向左侧牵拉，由Toldt筋膜和Gerota筋膜之间向外侧分离，直至暴露外下方的输尿管。再将乙状结肠牵向中线，切开乙状结肠系膜与左侧壁腹膜之间的黄白交界线，即Toldt线，进入左Toldt间隙，并向内侧锐性分离，完整地将乙状结肠系膜与腹膜后结构分开，直至与内侧剥离面"会师"，使预计切除的乙状结肠完全游离。注意勿损伤左输尿管和左精索/卵巢动静脉。如病灶位于上段，需游离部分降结肠，包括所属的系膜及淋巴结；如病灶位于下段，需游离直肠上段至腹膜返折水平（图 49-58）。

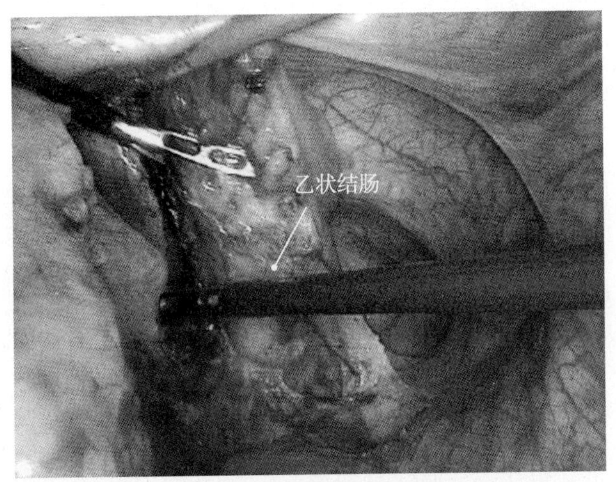

图 49-58　游离乙状结肠

7. 切断直肠　腹腔镜直视下置入切割缝合器，在保证肿瘤下方10cm足够切缘的前提下，离断乙状结肠或直肠。为达到1次切断的目标，可使用分离钳辅助，将肠管拉入切割器钉仓内（图 49-59）。

8. 切除病变肠段　终止气腹，在耻骨联合上方作4~5cm长度的切口，用塑料套保护切口，将带瘤的近端

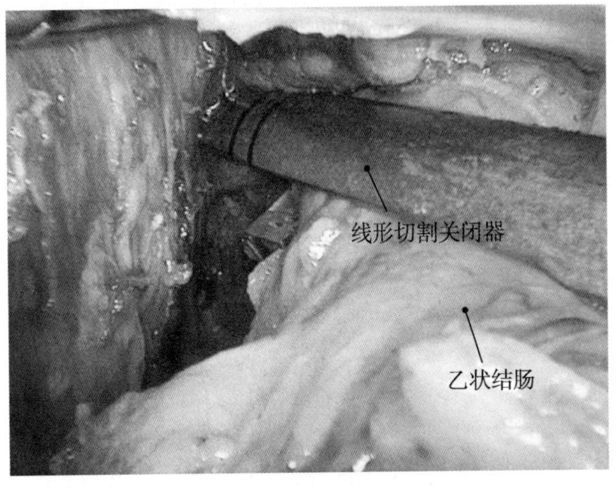

图 49-59　切断直肠

肠管拖出腹腔外，于肿瘤近端10cm处切除肠段，移去标本。根据肠腔大小，选择合适的吻合器，将其钉砧置入近端结肠。

9. 重建肠段连续性　扩肛至4指左右，并用生理盐水灌洗。

再次建立气腹，在腹腔镜直视下经吻合器完成降结肠-乙状结肠、降结肠-直肠或乙状结肠-直肠端-端吻合，并检查肠管有无扭转、张力、出血等，系膜裂孔可缝合关闭，也可不缝合。吻合后，建议常规行内镜检查，确认吻合口情况——有无狭窄、出血、漏等。位于乙状结肠上段的肿瘤，吻合器钉合有困难者，也可采用体外直视下人工完成肠段吻合术（图 49-60）。

5

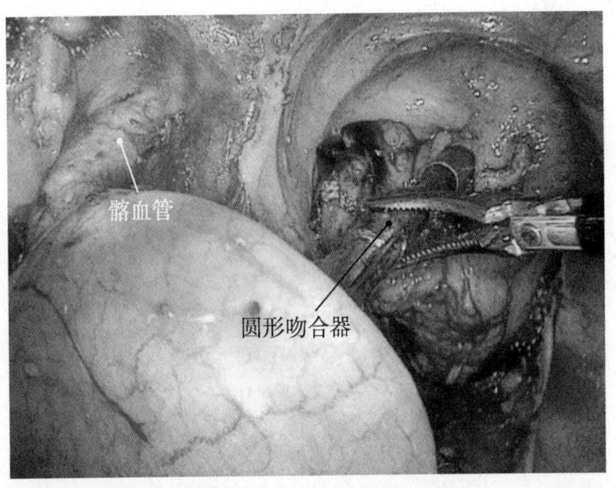

图 49-60　重建肠段连续性

10. 冲洗及引流　生理盐水冲洗创面，查无活动性出血后，于吻合口旁放置1根引流管，由穿刺孔引出。

（五）腹腔镜全结肠切除术

【适应证与禁忌证】

腹腔镜全结肠切除术的适应证与开腹手术大致相同，主要适用于病变范围广、累及全结肠的疾病，包括炎症性肠病，如溃疡性结肠炎、克罗恩病（Crohn 病）和肠结核等；家族性腺瘤性息肉病（直肠病变轻者）；多原发结肠癌（两个或多个同时发现的原发孤立性肿瘤）及需手术治疗的结肠慢传输型便秘。需要指出的是，溃疡性结肠炎若累及小段直肠者，也可考虑实施该手术，但有可能造成部分病变直肠遗留，及由此引起的复发和并发症等风险增高；家族性腺瘤性息肉病也应注意该问题。

既往手术后腹腔广泛粘连，肥胖或瘘管形成等会对腹腔镜全结肠手术造成一定限制，特别是对于腹腔镜手术经验相对不足的外科医生而言，可能会造成较高的中转开腹率，因此属于相对禁忌证。

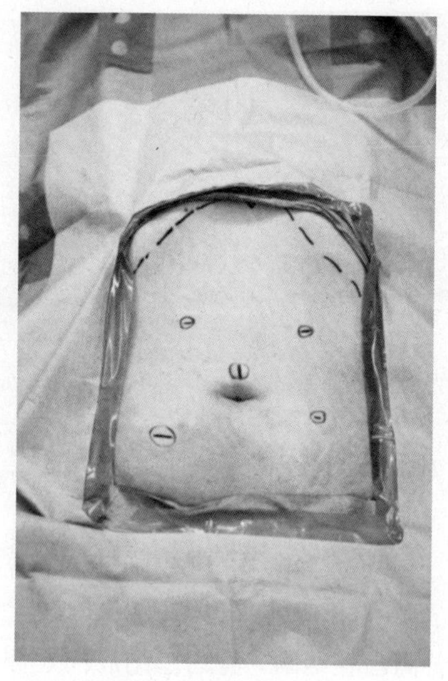

图 49-61　腹腔镜全结肠切除术戳孔位置的选择

【体位和布局】

患者置于改良截石位，背部与大腿处同一平面。手术开始时处于头低脚高仰卧位（头向下倾 20°），置入套管后再略加调整为右高左低。并根据手术进程调整体位。

1. 进程一　处理、离断肠系膜下血管，左结肠系膜分离、游离乙状结肠左外侧及离断直肠上端。

此阶段，患者置于头低脚高位，术者和扶镜手均站在患者的右侧，第一助手站于患者左侧。

2. 进程二　游离左半结肠和脾曲，分离大网膜。

此阶段，患者体位调整为头高脚低仰卧位（头向上倾 10°），并保持轻微的左高右低。术者站于患者两腿之间，第一助手和扶镜手站于患者右侧。

3. 进程三　离断回结肠和结肠中血管，游离右半结肠和肝曲的内外侧。

此阶段，患者置于头低脚高位，并左侧略向下倾。术者位于患者两腿之间，第一助手和扶镜手位于患者左侧。

【手术步骤】

1. 建立气腹　脐孔穿刺，建立气腹，维持腹压在 15mmHg。

2. 戳孔选择　脐孔行 10mm 戳孔用于安置 30° 斜面镜头。左、右脐旁腹直肌外缘行 5mm 戳孔安置器械，右下腹行 12mm 戳孔作为主操作孔。左下腹一个 12mm 戳孔亦可为主操作孔，以便术者转换位置时使用。另于耻骨联合上方可加行一 5mm 戳孔（图 49-61）。

3. 探查腹腔　首先检查穿刺孔有无出血、腹腔内脏器有无损伤和腹腔内有无粘连等。随后探查肝脾，了解其表面有无转移灶，其次探查盆腔有无转移灶，女性患者需仔细检查卵巢，再次探查肿瘤位置、大小、浸润情况、区域淋巴结转移情况及其他部位的结肠有无多发病灶。

4. 离断肠系膜下血管→自内向外分离左结肠系膜→分离盆腔→游离乙状结肠外侧→横断直肠上段。

患者此时置于头低脚高位，并改为右侧略向下倾。此时大部分小肠由于重力作用可坠入右上腹，为手术视野提供有利条件。助手从左下腹套管置入肠钳，在接近肠系膜下动脉（IMA）处将乙状结肠系膜提起并向腹侧、外侧牵引；左上腹套管置入肠钳，在直肠与乙状结肠交界处将肠管边缘提起。术者以骶骨岬为解剖标志，并以此为起始，切开紧靠 IMA 右侧的腹膜（图 49-62），并保持该牵引，分别向头侧方向和尾侧方向将腹膜打开。通过钝性分离，在肠系膜下动、静脉的背侧面将主动脉前的下腹神经丛分离以免损伤。继续在肠系膜下动静脉的下方进行内侧分离，在此过程中，在 Toldt 筋膜和 Gerota 筋膜之间的间隙内进行操作，可有利于辨认清楚左输尿管和生殖血管并将它们向后方游离（图 49-62）。

辨认清楚 IMA 的起始部后，裸化血管根部，可根据手术需要，在左结肠动脉的上方或下方，使用大号塑料夹或者腔镜下血管切割缝合器结扎并离断包括肠系膜下动脉和终末静脉在内的血管蒂。离断前需注意辨认左输尿管，以免损伤。IMA 残端可考虑留下 1.0~1.5cm 左右，以备出现出血时，可在此血管残端的近端加行一道钛夹进行结扎。如果肠系膜下静脉没有被第一次的塑料夹或者切割缝合器同时结扎，可以用塑料夹或者切割缝合器对其进行单独钳夹并切断。

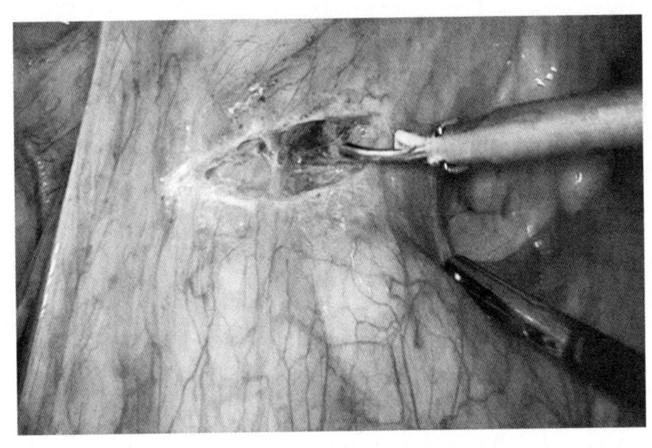

图 49-62　打开乙状结肠直肠系膜

并应结扎切断左结肠动静脉。

然后将左结肠系膜从后方进行钝性分离，将Gerota筋膜从结肠系膜的下面轻柔分离出来，直至接近脾曲、降结肠以及左侧横结肠的下方，在体形较瘦的患者，往往可在结肠脾曲部下方发现脾脏。随后直肠上段和乙状结肠的左外侧附着处可通过锐性和钝性分离相结合，加以完成，与开腹手术做法类似。值得注意的是，在直乙结肠交界处的游离，需在此小心辨认生殖血管和左输尿管的走行，以防意外损伤。上段直肠游离之后，可通过术中肠镜来准确判断并确定远端肠管的切割位置。确定后，在骶骨岬水平稍下方，从右侧开始锐性分离直肠系膜，裸化肠管。然后使用腔镜切割缝合器进行横断。

至此，结肠已完全从周围结构中被游离下来。使用肠钳顺着结肠从远端乙状结肠到盲肠检查其全部肠管。

5. 游离左半结肠和脾曲，分离大网膜　调整患者体位与术者站位如“体位和布局进程 2”所述。助手或术者将结肠向外侧牵引，然后紧靠肠系膜下静脉且在与其平行的方向上，尽量向头侧离断肠系膜内侧的附着处。在这一过程中偶尔会遇到左结肠或者脾曲静脉的分支，需对其进行游离和结扎。当最大限度地完成自左半结肠系膜后方至头侧的分离后，助手使用肠钳将结肠向内侧和尾侧进行牵引，为左半结肠外侧与腹壁附着处提供张力，以便术者进行分离。分离向头侧进行的同时，助手也应将近端结肠向上提升，通过这样的牵引和分离可很快将脾曲游离下来。在分离过程中，手术者必须保证在正确的平面中进行。一般靠近肠管的侧缘，可在Gerota筋膜和结肠系膜之间进行分离。在脾曲区域，可以看见大网膜。若从脾曲处进行大网膜的分离较困难，可从横结肠向脾曲从右到左方向进行分离，此处可从第一阶段已经分离的横结肠右半处开始。如此，可将附着在左侧横结肠的剩余大网膜从结肠上分离下来。于是网膜就从肠管上彻底游离开来。此与开腹手术相似，自此区域分离网膜同时打开小网膜囊。

我们体会到，游离左半结肠及其结肠系膜时，应利用在系膜背侧和Gerota筋膜之间的间隙内尽可能多地向头侧进行分离，这样可使结肠脾曲的游离、结肠与大网膜的分离以及结肠与外侧腹壁的分离变得相对简便。

6. 横断回结肠和结肠中血管，游离右半结肠和肝曲的内外侧　患者此时处于头高脚低仰卧位，左侧向下倾斜，此时大部分小肠由于重力作用可坠入左下腹，为手术视野提供有利条件。还可用肠钳将所有小肠襻轻柔牵出盆腔，进一步改善手术野。第一助手通过抓钳使回肠和结肠系膜靠近回盲部并保持足够张力，这样就更容易辨认回结肠血管蒂。术者在回结肠血管束下方打开腹膜，并向两侧扩大窗口。在肠系膜前方回结肠动静脉的背侧对其进行解剖辨别，分别找到它们在肠系膜上动静脉出的起始部。所有血管都需与肠系膜动静脉相距一个安全的距离进行细致分离，然后分别在血管的两侧腹膜打开一个小缺口，以便离断血管。在离断回结肠血管前，需向远端分离其血管蒂直至盲肠，以正确分辨其与肠系膜上动静脉的关系，同时也需从血管的腹侧进行鉴别。在确认回结肠血管蒂之后，可使用大号复合塑料夹对血管蒂进行钳闭离断，或使用腔镜下切割缝合器进行横断。术者和助手需再次钳夹血管两断端以防止和控制意外出血。

此时，从回肠系膜的背侧开始，通过钝性分离手法，在结肠系膜后叶和Gerota筋膜之间的隧道潜行，向外侧、向头侧分离，使回肠和右半结肠系膜完全从后腹膜中游离下来。在这一间隙进行钝性分离时，右侧输尿管、生殖血管、十二指肠以及Gerota筋膜均清晰可见，仔细向下推离这些解剖结构，并注意避免损伤。

从结肠系膜根部的腹侧继续向头侧分离右结肠系膜，在其上方和内侧进行分离，直至暴露结肠中动脉右支或其主干。通过锐性分离切开返折处腹膜，同时使用钝性分离游离结肠中血管根部。接着，将结肠中血管、后腹膜及小网膜处的结构分离开来，在接近这些血管上方时需特别注意。针对不同解剖条件和手术目的，结肠中血管可以进一步向中间游离，以靠近它们的根部，或进一步向远端分离，至其分支血管区域。一般而言，结扎结肠中血管的左支和右支比结扎其主干更安全。在完成对血管四周的游离后，使用大号复合塑料夹或者内镜下血管切割缝合器进行离断。在紧靠结肠中血管蒂的左侧，钳住横结肠的肠系膜缘，尽量向左侧切开腹膜到左侧结肠的分离区域。必要时需切除横结肠系膜的另外一些血管。此时，将附着在右侧横结肠的大网膜从结肠上分离下来。网膜的血管可以使用电刀、超声刀进行凝闭和离断，或在必要时使用钛夹夹闭后离断。

提起回肠末端并在靠近回盲部的位置确认近端切割线，回肠末端系膜和回肠本身可通过腹腔镜在腹腔内进行切断。也可以将肠管提出腹腔后再处理。但后者更快且无需延长切口。

然后，助手可将回肠末端和盲肠向头侧和内侧牵引，切开位于阑尾根部内侧的回肠附着处，将此切口的上缘朝着肠系膜根部和十二指肠下缘的方向进行牵引。接着从紧靠阑尾根部的盲肠开始，将右半结肠和结肠肝曲从剩余的后腹膜结构中完全分离下来。继而分离升结肠与右侧腹膜之间的附着粘连处。最后离断网膜与近端横结肠之间的剩余附着处，以及肝结肠韧带。

7. 离断肠管，回肠直肠吻合　重新将患者调整为常规体位。耻骨上区 Pannenstiel 切口，在切口保护下，将肠段拖出至腹腔外。切除肠段，移去标本，近端回肠肠腔内置入吻合器砧座，荷包缝合后回纳入腹腔。关闭切口重新建立气腹，重新调整至头低脚高位。扩肛后伸入管状吻合器，其顶端锥形导引头从直肠盲端缝钉线的中点处穿出，拔去导引头，将管状吻合器顶端的套管与砧座对合后，旋紧、闭合、击发吻合器，完成肠段的吻合。

【手术要点】

当沿着结肠中血管分离横结肠系膜时，由于在大网膜、胃体和横结肠系膜之间形成的先天性粘连，有时往往较难辨认打开小网膜的路径。胃网膜通常为较细小的小叶状脂肪组织，而横结肠脂肪组织的质地较为平滑，在腹腔镜放大作用的效应下，这一视觉效果更为明显，有助于对两者加以鉴别。在离断横结肠系膜后，就可以在上方很快见到胃网膜。一般情况下，在紧靠结肠中血管的后上方小心进行平面分离并离断先天形成的粘连后，就可以发现小网膜囊。

在对肿瘤患者进行手术时，还应当注意：①操作应遵循先处理血管，从内到外、从下到上的原则；②遵循“非接触隔离”和“整块切除”原则，整块切除右半结肠时应在十二指肠前间隙进行，以免在分离过程中损伤十二指肠第二、第三段及右侧输尿管。已侵及肠壁浆膜层外的肿瘤可能同时侵及后腹膜壁层，在整块切除肿瘤时更应小心；③分离肝曲时韧带内小血管较多，应谨慎操作，仔细止血；④塑料袋的应用在恶性肿瘤中非常重要，可以最大限度地避免戳孔处肿瘤种植。

手术中的另一大难点是游离横结肠。在进行内侧分离过程中，笔者建议应当仔细辨认清楚结肠中动脉与静脉及其分支，以免在此区域的结肠系膜中出现任何意外的血管损伤。术者和助手在腹腔内使用器械，以及牵拉系膜时，应当非常准确到位并注意轻柔操作，该处血管的任何一个出血都有可能难以控制并导致早期中转开腹。

【评价】

由于传统开腹的全结肠切除术需在腹部正中做一长切口，因此腹腔镜技术的微创优势无疑使得腹腔镜全结肠切除术对结直肠外科医师和患者均具有极大的吸引力。特别是用于一系列良性疾病，如炎性肠病和慢传输型便秘等功能性疾病的治疗时，其更具有广泛的应用前景。另一方面，腹腔镜全结肠切除由于手术范围大、手术时间长、技术要求高，因此在我国的开展较其他结直肠手术少。但对于一个具有丰富结直肠手术经验的腹腔镜医生来说，其在操作上是安全可行的。在肿瘤性疾病的应用方面，鉴于腹腔镜手术在结直肠癌的近期和远期疗效，只要遵循无瘤操作和整块切除的原则，腹腔镜全结肠切除在治疗结直肠肿瘤即使是恶性肿瘤的方面也能达到根治的疗效。当然，在处理多原发肿瘤病例时，由于它们中的绝大部分病例需行结肠中血管处的淋巴结清扫，其对手术技巧要求很高，更应由经验丰富的腹腔镜结直肠外科医师来施行。

四、手术后处理

术后应首先观察患者呼吸的情况，因为术中持续的 CO_2 气腹可能会导致一个短暂的高碳酸血症过程。另外，适量的营养支持(如：高能、脂肪和氨基酸合剂，白蛋白溶液等)和对症治疗(如：化痰药等)很大程度影响着患者的早日恢复。其他需要密切注意的有：腹腔内出血，吻合口出血及吻合口瘘，尿量和尿色，切口恢复情况等。患者通常可较早恢复排气(术后 2~3 天)，可视具体情况给予逐步的饮食恢复。另外，鼓励患者早日下床活动也有利于减少肺部感染、下肢深静脉血栓形成等一系列术后并发症。有造瘘口的患者应在出院前学习足够的相关护理知识。

五、手术并发症

结直肠的腹腔镜手术与传统手术相比，并发症的发生率并无明显增多。可分为一般并发症和腹腔镜特有的并发症。前者通常包括术中常见的出血、输尿管损伤、肠管损伤、膀胱损伤，以及术后的肺不张、肺炎、下肢深静脉炎、尿路感染、盆腔感染和吻合口瘘等。后者包括套管针相关的戳口感染、戳口疝等，但随着腹腔镜手术的普及，操作者熟练程度的增加，该类并发症已呈下降趋势。

英国一项包含484例腹腔镜结直肠癌手术与253例开腹手术的CLASICC前瞻性随机性临床对照研究结果显示，腹腔镜组术中、术后并发症的发生率分别为10%和33%，与开腹组的10%和32%相比无显著差异。其中腹腔镜结肠癌手术术中并发症发生率7%，依次为心肺功能不全4%、肠道损伤2%、严重出血1%和输尿管损伤1%，与开腹组的3%、0、4%和0相比差异无显著性；腹腔镜结肠癌术后30天并发症发生率26%，依次为肺部感染7%、切口感染5%、吻合口漏3%、深静脉血栓形成2%，开腹组则分别为4%、5%、3%和0，两者无显著差异。腹腔镜直肠癌手术术中并发症发生率14%，依次为严重出血7%、心肺功能不全4%、血管/膀胱损伤2%和肠道损伤1%，开腹组分别为5%、3%、0和1%，并有3%的尿路损伤，但与腹腔镜组相比差异亦不显著；腹腔镜直肠癌手术术后30天并发症发生率约为40%，依次为切口感染13%、肺部感染10%、吻合口漏10%、深静脉血栓0.4%，与开腹组的12%、4%、7%和2%相比，也没有显著差异。腹腔镜结直肠癌术后3个月内最常见的并发症为小肠梗阻和切口持续感染。该结果亦被一系列RCT研究所证实。

以下是若干腹腔镜结直肠手术的并发症及相关预防与处理：

1. 腹腔内出血的预防与处理　手术中正确的牵拉可有效暴露手术视野，辨明血管解剖走向，是防止血管损伤的基本手术技巧之一，而且应避免使用蛮力对组织粗暴钳夹或牵拉。在离断血管时选择合适的器械也对防止出血有重要意义。术中一旦发生血管损伤，首先应保持冷静。如果出血量尚可，则可能为局部的血管损伤，仔细辨别局部的解剖关系，吸尽积血，找准出血点，根据血管的粗细选择直接电凝、钛夹或大号塑料夹，甚至腔镜切割缝合器（Endo-GIA等）进行止血。切忌慌乱电灼或盲目上钛夹，以免损伤周围组织。经止血处理后，应观察局部肠段有无血供障碍。若发现腹腔内大量血液，估计为腹膜后大血管损伤，则不能犹豫，即刻中转开腹，同时给予大量晶体、胶体溶液扩容。进腹时不要放掉腹腔内气体，这样有利于快速进腹。进腹后要吸尽积血，仔细寻找出血部位，根据情况进行血管修补术，必要时利用自体（或人工）血管置换。

术后患者出现突发的心率增快、血压下降时要高度警惕，疑有腹腔内严重出血者可先行腹腔镜下探查，寻找出血点并进行止血。经腹腔镜难以控制的出血应即刻中转剖腹完成相应的血管手术。

2. 输尿管、膀胱损伤的预防与处理　输尿管损伤是常见的结直肠癌手术并发症之一，因此手术中应当辨明解剖结构、明确输尿管的位置及走向，必要时可暴露输尿管以起到保护作用，避免盲目钳夹和分离。选择正确的解剖层次对病变肠段进行游离是避免输尿管损伤的关键。我们的经验是：在腹腔镜直肠癌手术游离直肠、乙状结肠过程中，采用自内侧向外侧（medial to lateral）分离的方法，可更有利于对输尿管解剖层次的辨别。若术中发现输尿管确实损伤，根据具体的损伤情况，可先考虑在腹腔镜下行输尿管修补、内置支架端-端吻合；如腹腔镜下无法完成则再转开腹手术，或根据损伤部位选择输尿管膀胱种植或带蒂回肠间置代输尿管等。

腹腔镜结直肠癌手术中膀胱损伤多由于解剖分离和电凝所致，也可能与气腹针及套筒的置入有关。一般对于小的穿孔（3~5mm），通过留置导尿管7~10天，可自行愈合；较大的、不规则的缺损，则需要在开腹或腹腔镜下，用可吸收缝线行双层缝合关闭，并留置导尿管4~10天不等，这主要根据刺破或撕裂的部位和大小决定。

3. 肠道损伤的预防与处理　气腹建立时应当避免置入Trocar过深或用力过猛，而在手术操作中则应避免对肠管的不正确牵拉与钳夹，并应警惕解剖层次不清也可造成器械损伤肠管。术中发现的肠道穿孔一般可在腔镜下修补，并留置合适的引流管以便术后观察。但也有近10%的因热力损伤或抓钳损伤等原因引起的延迟性穿孔在术中无表现，而是在术后2~3天才逐渐出现腹膜炎表现。此时应高度怀疑存在隐匿的肠管损伤。如有留置腹腔内的引流管，可通过引流液的量和性状的改变来判断，若没有引流管，可根据患者症状和体征，结合腹部立卧位平片或口服水溶性造影剂摄片等辅助检查手段来诊断，若高度怀疑可行腹腔镜探查来明确诊断。探查发现损伤，如不能在腔镜下处理，应及时开腹手术。近来随着超声刀应用的普及，热力损伤所致的肠道延迟性穿孔已大大减少。

4. 吻合口并发症的预防与处理　关于吻合口瘘的预防，腹腔镜手术与传统开腹手术的处理相似，术中应注意血管弓的走行，保证吻合口有充足的血供；避免吻合口张力过高，特别是低位或超低位直肠前切除术，在必要时可游离结肠脾曲，减少吻合口张力。术后注意全身营养，并保持吻合口旁引流通畅也是防止吻合口瘘的重要措施。一旦发现吻合口瘘，首先应予禁食，并密切观察患者的局部体征及全身情况。若腹腔内污染不重，全身情况尚可，可暂行腹腔引流，引流时需保持引流管的通畅，或在必要时予三腔冲洗吸引，观察出入量的变化并调整处理方案；对保守治疗无效或全身情况严重者，应及时行手术治疗，行吻合口重建或同时做末端回肠造口。低位直肠癌保肛手术

5

中，因吻合位置较低，易发生吻合口愈合不良。术中有疑虑者可同时行回肠末端保护性造口，保证吻合口愈合，术后2个月后再关闭造口。

吻合口狭窄是结直肠癌手术的常见远期并发症。一般程度的狭窄无需处理，因粪便有扩张作用，可自行缓解。重度狭窄，需及时治疗。若吻合口位置较低(直肠指诊可触及者)，可经肛以手指或扩张器扩张；也可行肠镜下扩张。若以上治疗无效，则必须行手术治疗。

5. 腹腔镜技术在术后并发症治疗中的应用　在腹腔镜应用早期，腹腔镜术后并发症的处理常选择传统开腹手术，因术后腹腔内粘连和因粘连容易造成的手术损伤限制了腹腔镜在术后并发症治疗上的应用。随着腹腔镜技术的不断成熟与发展，一些常见的腹腔内并发症多可通过腹腔镜手段加以治疗。如对于吻合口瘘保守治疗无效，需行手术治疗的患者，我们通过腹腔镜探查，发现病灶位置，在腹腔镜下冲洗污染的腹腔，放置引流，然后在腹壁做一小切口，将近端结肠或回肠末端做暂时性造口，同样能取得满意的治疗效果，腹腔镜术后的腹腔粘连并没有成为腹腔镜再手术的障碍。对于术后并发小肠梗阻而保守治疗无效且疑有机械性梗阻的患者，采用腹腔镜技术同样可以达到探查发现病因、松解粘连和束带的治疗目的。需要注意的是，在进行上述治疗时，由于未经肠道准备，梗阻的肠段往往影响手术视野及操作，故而此类手术的病例选择非常重要。近期对前人经验的总结认为急性小肠梗阻伴有腹膜炎的患者、腹部平片提示小肠扩张直径大于4cm者以及远端小肠完全性梗阻的患者不应选择腹腔镜手术，因其中转开腹与术中并发症的发生率将显著上升。腹腔镜再次手术治疗术后并发症同样具有创伤小、恢复快的优点，最大限度地减轻了再次手术对患者的损伤，随着手术经验的逐步积累，将有望成为腹腔镜技术在腹部外科手术中应用的一个新方向。

(王延召　顾晋)

参考文献

1. 吴孟超，吴在德．黄家驷外科学．7版．北京：人民卫生出版社，2008.
2. 房学东，陈学博，季福建，等．腹腔镜右半结肠癌根治规范化相关问题．中华普通外科学杂志(电子版)，2015，9(1)：18-22.
3. Stephen R. T. Evans. 外科失误的预防和处理．李非，译．北京：北京大学医学出版社．
4. 高志清，付由池，管文贤．普通外科手术技巧和并发症处理．北京：人民军医出版社，2003.
5. Jeffery Wilson，Bartholomaus Bohm，Kiyokazu Nakajima. 腹腔镜结直肠癌手术．谭敏，李家辉，译．北京：人民卫生出版社，2008.
6. Lee John Skandalakis，John E. Skandalakis，Panajiotis N. Skandalakis. Surgical Anatomy and Technique—A Pocket Manual. 3rd edition.New York：Springer，2008.
7. Corteney M. Townsend，R. Daniel Beauchamp，B. Mark Evers，et al. Sabistion Textbook of Surgery.19th edition. Saunders：Elsevier，2004.

5

第五十章

直肠肛管手术

第一节　直肠肛管的解剖

【直肠和肛管的定义】

1. 直肠　下起自齿状线，上至第3腰椎上缘平面与乙状结肠相接，长约12~15cm。直肠分为上、中、下三段，下段直肠通常是指距肛门3~6cm的区域，中段是6~10cm，上段是10~15cm。对于直肠癌来说，通常定义为距肛门15cm以内的直肠腺癌。直肠沿骶骨、尾骨向下行，与肛管形成一近90°的弧度。其上下两端均较狭窄，中间膨大，称为直肠壶腹部。

2. 肛管　通常肛管有以下两类定义：解剖学肛管和外科肛管。解剖学、组织学和病理学肛管是相同的概念；而与外科医师密切相关的则称之为外科肛管。通常外科肛管的长度约4cm，其范围为内括约肌上缘至肛缘，其实际长度等同于肛管直肠环；而解剖学肛管长约2cm，范围为齿状线上缘至肛缘。齿状线下方由鳞状上皮细胞覆盖，上端与直肠黏膜相接。直肠黏膜在齿状线以上集合成6~8个纵形皱襞，称为肛柱，肛柱远端之间有肛瓣及肛隐窝（肛窦）。肛隐窝与肛腺相连，绝大部分的肛周脓肿都由肛隐窝及肛腺的感染发展而来（图50-1）。

【直肠毗邻结构和筋膜组织】

在男性，腹膜向前返折至膀胱，形成膀胱直肠陷凹。直肠的腹膜外部分，与膀胱、前列腺、精囊、输精管壶腹部和输尿管的盆部相邻（图50-2）；在女性，腹膜向前返折至子宫和阴道上端，形成子宫直肠陷凹，直肠的腹膜外部分与阴道后壁相邻（图50-3）。

直肠上2/3的前面和上1/3的两侧均有腹膜覆盖，而下1/3的直肠全部处于腹膜之外，并无腹膜结构（图50-4、图50-5）。在腹膜返折的上方，直肠壁由浆膜（脏腹膜）、肌层、黏膜及黏膜下层构成。肌层分为外纵形层和内环形层。黏膜下层为疏松结缔组织，其间分布有神经、血管和淋巴管。黏膜层较厚，表面光滑。直肠内壁有3个横行的半月形皱襞突向肠腔，称为直肠横皱襞，又称Houston瓣，系由直肠黏膜、黏膜下层和少许环形肌纤维组成。第二横皱襞相当于腹膜返折水平，可作为解剖标志。

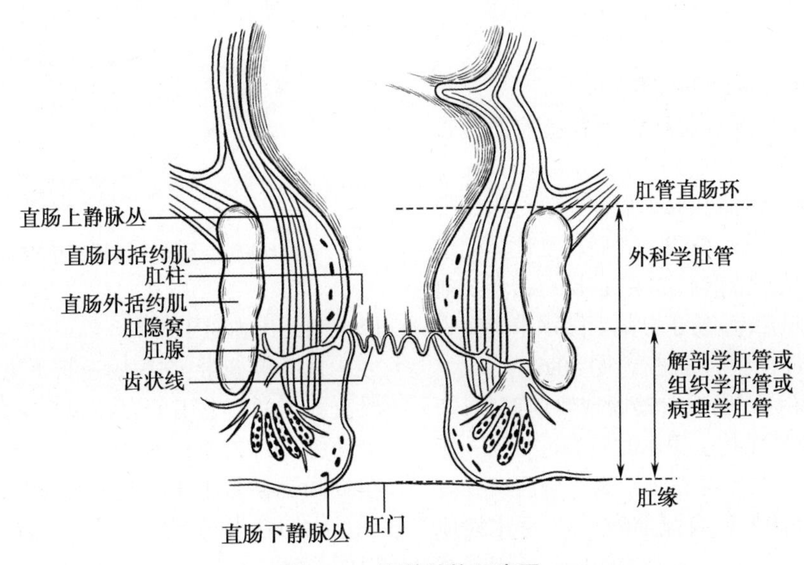

图50-1　肛管结构示意图

5

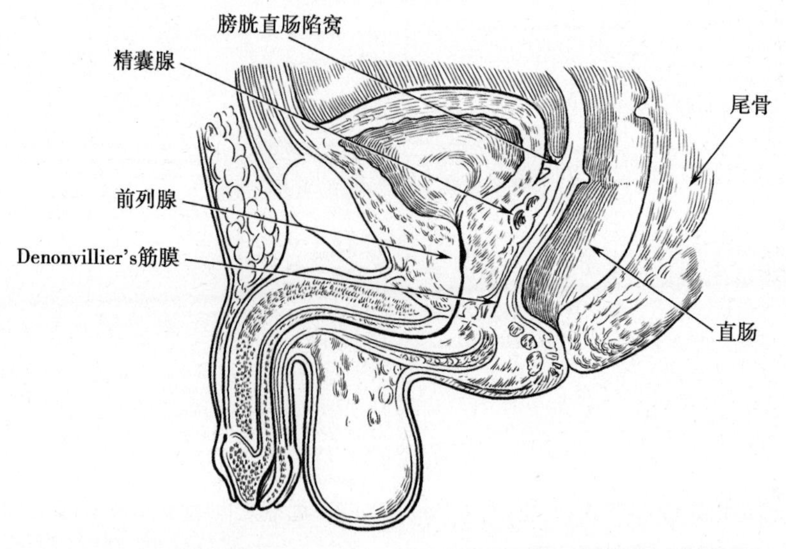

图 50-2　男性盆腔结构示意图(矢状位)

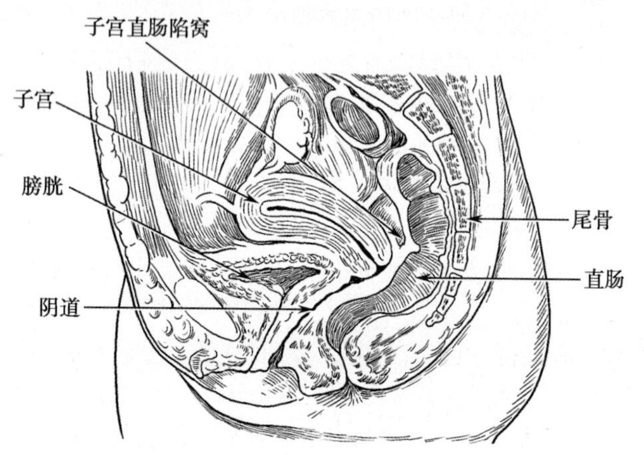

图 50-3　女性盆腔结构示意图(矢状位)

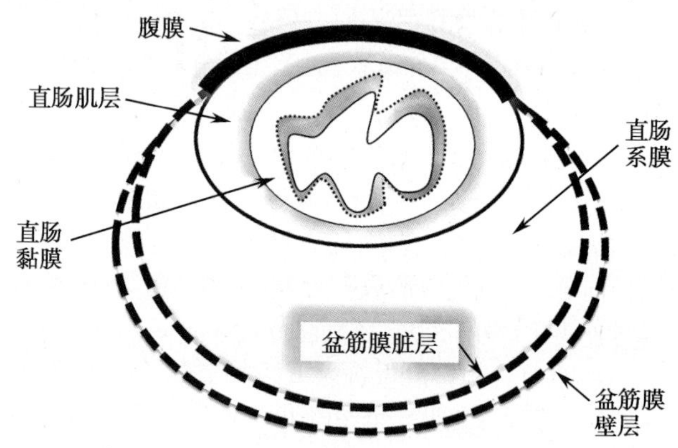

图 50-4　中上段直肠解剖结构示意图(横断面)

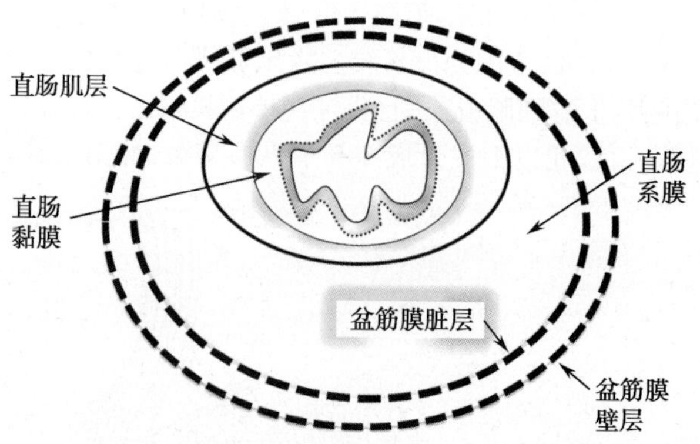

图 50-5　下段直肠解剖结构示意图(横断面)

盆筋膜和直肠系膜在腹膜外存在双层筋膜结构，分为盆筋膜壁层和脏层。在盆壁的肌肉表面衬托着盆筋膜壁层；而盆筋膜脏层则包裹直肠周围脂肪组织、血管、淋巴结等结缔组织，被称为直肠系膜。在壁层与脏层筋膜之间为疏松结缔组织，手术游离直肠时应寻找此间隙进行锐性分离(图 50-4、图 50-5)。

Denonvillier 筋膜是腹膜返折以下直肠前面覆盖的盆筋膜脏层，亦称为直肠生殖隔。此筋膜起自腹膜返折底部，下与直肠尿道肌相接，两侧与直肠侧韧带前面相连，将直肠与前列腺、精囊、输精管(女性为阴道后壁)隔开。直肠生殖隔分前后 2 层，前层与精囊及前列腺包膜(女性为阴道后壁)易于分离。故手术游离直肠时，应在 Denonvillier 筋膜前面进行(图 50-6)。

Waldeyer 筋膜又称直肠骶骨筋膜或骶前筋膜，为骶骨前方增厚的盆筋膜结构。手术时应靠近直肠一侧锐性分离此筋膜，切断之后可完全游离直肠后壁并暴露尾骨。Waldeyer 筋膜深面有骶前静脉丛，手术时应注意避免撕裂此筋膜，防止损伤骶前静脉丛后引起难以控制的出血(图 50-7)。

直肠侧韧带：在腹膜返折下方、肛提肌之上，中下段直肠与两侧盆壁间存在包含神经纤维、脂肪及直肠中动脉等结构的纤维结缔组织束，称为直肠侧韧带。在直肠侧韧带上方外侧的侧盆壁，有盆神经丛走行。手术中切断直肠侧韧带时应靠近直肠一侧操作，防止损伤骨盆神经丛(图 50-8)。

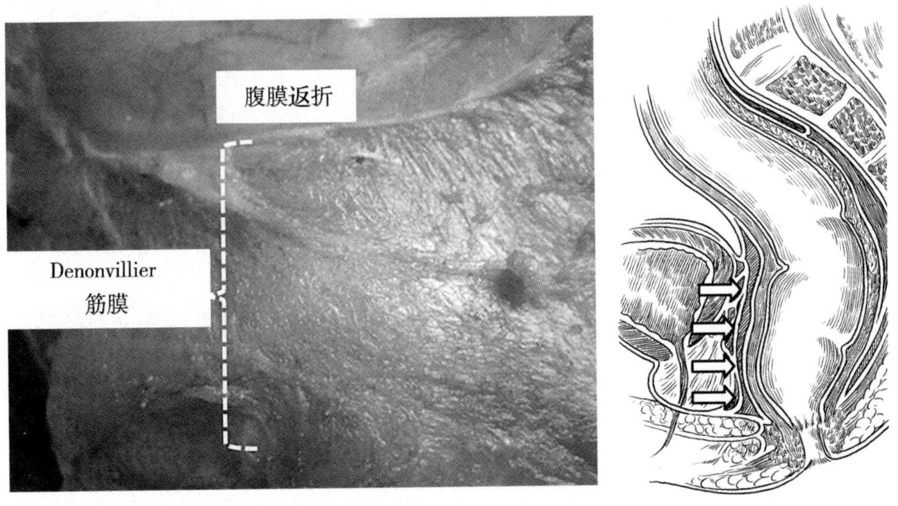

图 50-6　Denonvillier 筋膜：直肠标本图及示意图（箭头处）

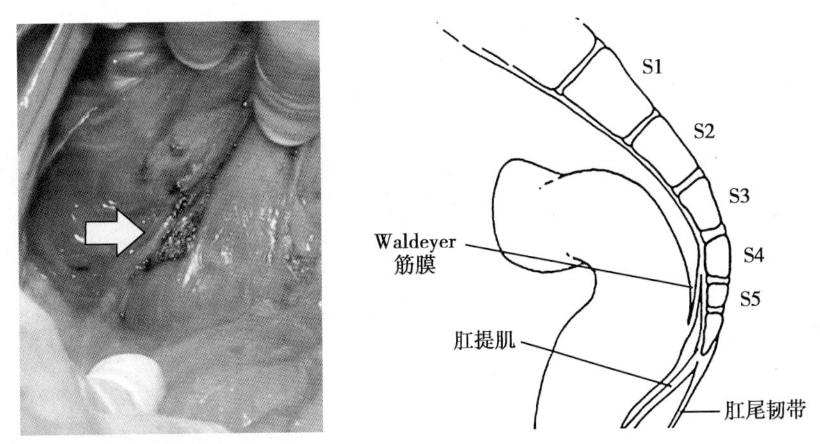

图 50-7　Waldeyer 筋膜：直肠切除术中所见（箭头处）及示意图

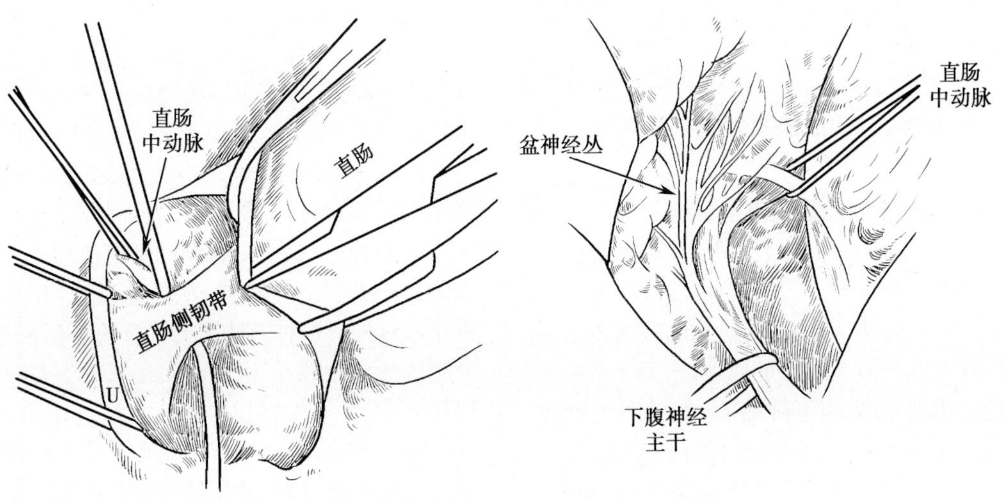

图 50-8　直肠侧韧带结构示意图（U 为输尿管）

【肛管及直肠周围肌肉】

1. 肛门内括约肌 由直肠内环肌和直肠下端增厚而成，其上缘位于齿状线上方2cm处，由自主神经系统支配。仅有帮助排便的作用，并无括约肌的功能。

2. 肛门外括约肌 由脊神经支配，具有控制排便功能，肌纤维可分为深、浅、皮下部三组。皮下部位于肛门周围皮下，在后方与浅部肌纤维合并，在前方与球海绵体或阴道括约肌连接，止于会阴体。浅部肌纤维起自尾骨，分为左、右两组绕过肛管，在前方于会阴体处会合。深部肌纤维位于浅部上方，呈环形，在后方与肛提肌的耻骨直肠肌合并止于尾骨，在前方肌纤维交叉走行，附着于对侧坐骨结节。

3. 肛提肌 由耻骨直肠肌、耻骨尾骨肌和髂骨尾骨肌三部分组成(图50-9)。耻骨直肠肌起自耻骨，向两侧分开后在肛管后方内外括约肌之间会合，呈一U形。对于肛门的收缩有重要作用。耻骨尾骨肌和髂骨尾骨肌起自耻骨和盆膈的腱弓上，绕过肛管后与对侧部分会合，止于骶骨和尾骨上。肛提肌呈扇形的平面与直肠的纵行肌和肛门的内外括约肌的肌纤维混杂后附着于肛管上，形成肛管直肠环。若损伤此环，可导致大便失禁。所有肛管周围的肌肉对于直肠和盆腔脏器均具有重要的支持作用。

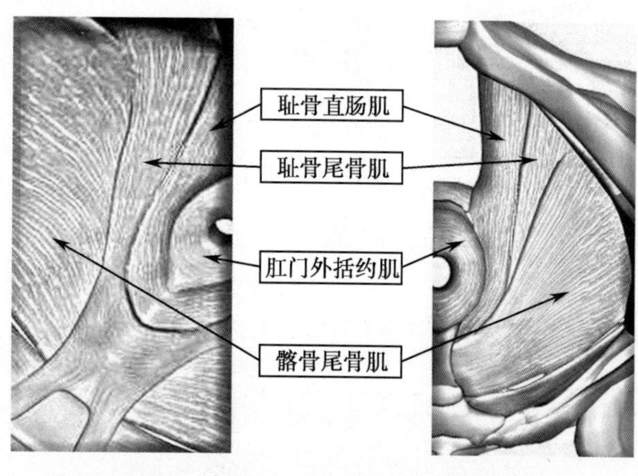

图50-9 肛提肌结构示意图(内面观及外面观)

【肛管及直肠的主要血管及淋巴系统】

1. 动脉 主要来自直肠上、中、下动脉及骶中动脉。

(1) 直肠上动脉：为肠系膜下动脉的终末支。在直肠上段后面相当于第3骶椎平面处，直肠上动脉分为左、右两支，沿直肠两侧下降，在齿状线处与直肠中、下动脉有为数众多的吻合支(图50-10)。在直肠癌根治术中，如发现肠系膜下动脉根部存在肿大淋巴结应予以清扫，如无肿大淋巴结则可选择结扎直肠上动脉根部。

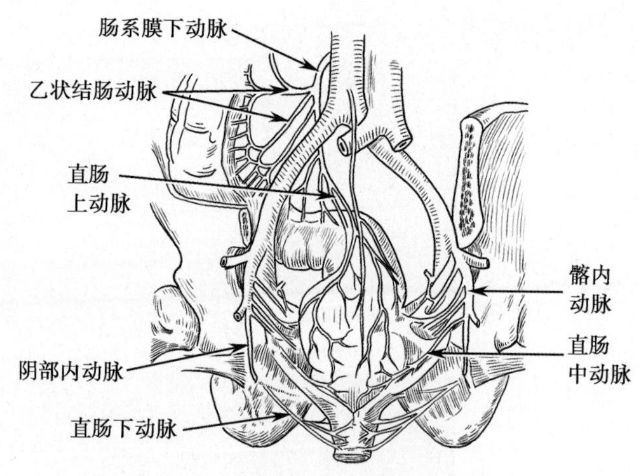

图50-10 直肠肛管的主要动脉示意图

(2) 直肠中动脉：自两侧髂内动脉分出，由两侧沿直肠侧韧带进入直肠，分布于直肠下段前面及膀胱底部(或阴道上部)(图50-8、图50-10)。直肠切除术中处理侧韧带和直肠中动脉时，通常使用电刀或超声刀即可将其切断并获得较好的止血效果，应尽可能避免钳夹、结扎，以避免损伤盆神经丛。

(3) 直肠下动脉：由两侧的阴部内动脉分出，经坐骨肛门窝至肛门内、外括约肌及肛管末端(图50-10)。

2. 直肠和骶骨的静脉系统

(1) 直肠的静脉系统：直肠上中下静脉彼此吻合，形成2个静脉丛，为门-体静脉的侧支循环。直肠上静脉丛：位于齿状线以上黏膜下层内，经直肠上静脉，回到门静脉系统。直肠下静脉丛：位于齿状线以下，在直肠肌层以外，经直肠下静脉汇入阴部内静脉，部分经直肠中静脉进入髂内静脉。直肠上静脉丛曲张即形成内痔，直肠下静脉丛曲张则形成外痔。在门静脉高压时，直肠的上下静脉丛间形成曲张的侧支循环。

(2) 骶骨的静脉系统：骶前静脉丛是走行在骶骨骨膜前方的血管结构，包含较粗大的2支骶骨侧静脉和1支骶骨中静脉。骶前静脉出血是分离直肠后方尤其是Waldeyer筋膜时较凶险的一种术中情况，其解剖学基础是骶前静脉丛被撕裂后将缩回骶孔，因此骶前出血时钳夹、结扎等方式不仅无法止血，甚至可能进一步撕裂骶前静脉加重出血。目前临床上较肯定的止血方法有两种：一是使用特制的图钉按压于出血点上，穿透静脉丛并固定于骶骨，从而通过确切的局部压迫达到止血目的。这种方法需要注意的是在S_1水平入钉点应距离骶骨中线小于2cm，而在S_5水平则应小于1cm，以防止损伤旁侧的骶神经束。二是切取一块直径约2cm的腹直肌，按压其于出血点上后进行电凝，可通过肌肉的焦化促使接触的静脉丛凝固(图50-11)。

3. 淋巴结系统 以齿状线为界分为上下两组。

上组：①向上至直肠后淋巴结、乙状结肠系膜淋

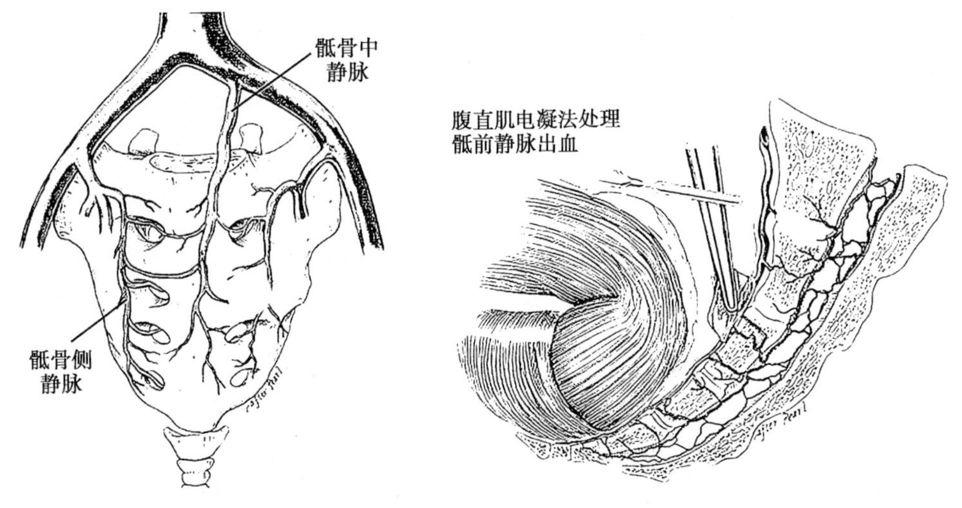

图 50-11　骶骨静脉系统及腹直肌块电凝法处理骶前出血的示意图

巴结，沿肠系膜下动脉至腹主动脉周围淋巴结；②向两侧经肛提肌上淋巴结和闭孔淋巴结到达髂内淋巴结；③向下经坐骨肛门窝淋巴结及肛提肌达髂内淋巴结。

下组：包括肛管、直肠外括约肌周围及肛门皮下的淋巴网，经会阴部汇入腹股沟淋巴结。

4. 直肠及肛管周围的重要神经

(1) 直肠及肛管的神经支配：齿状线以下受脊神经支配，感觉敏锐；齿状线以上受自主神经系统支配，通常无锐性痛觉。与直肠切除术有关的是骶前神经丛及盆神经丛，手术中应注意，不要损伤。支配直肠的神经通常在直肠手术中被一同切除，直肠手术中还需要保护和保留一些重要的盆腔神经。与直肠毗邻的重要神经主要有下述的解剖结构。

(2) 腹下神经丛：为来自胸 $_{11}$ 至腰 $_{2}$ 椎体的交感神经与腰 $_{3\text{-}4}$ 神经节发出的腰内脏神经融合后，在腹主动脉前、髂总动脉分叉处形成的神经丛，又称为上腹下丛或骶前神经(图 50-12)。

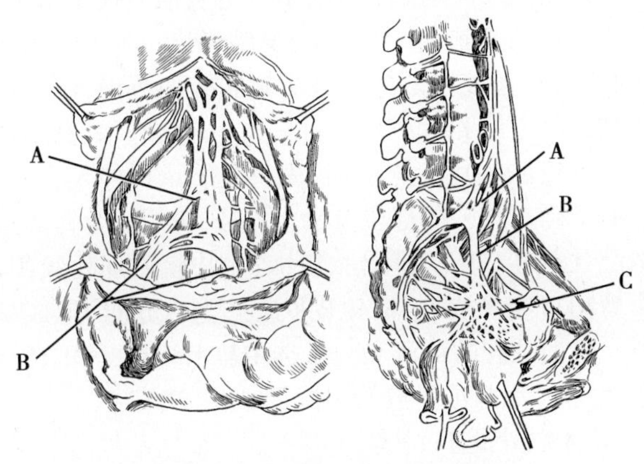

图 50-12　盆腔自主神经示意图
A. 腹下神经丛；B. 下腹神经；C. 盆丛

(3) 下腹神经：下腹神经丛发出的 2 支直径约 3mm 的神经束，位于盆筋膜脏层之外，沿双侧髂血管内侧下行。下腹神经有分支至直肠，主要将交感神经成分带入膀胱三角区、精囊、前列腺等盆腔脏器，在男性支配射精功能；下腹神经在临床上比较容易辨认，它由比较粗大的淡黄色神经纤维构成。如损伤下腹神经，精囊及前列腺将失去收缩功能导致男性患者无法射精(图 50-12、图 50-13)。

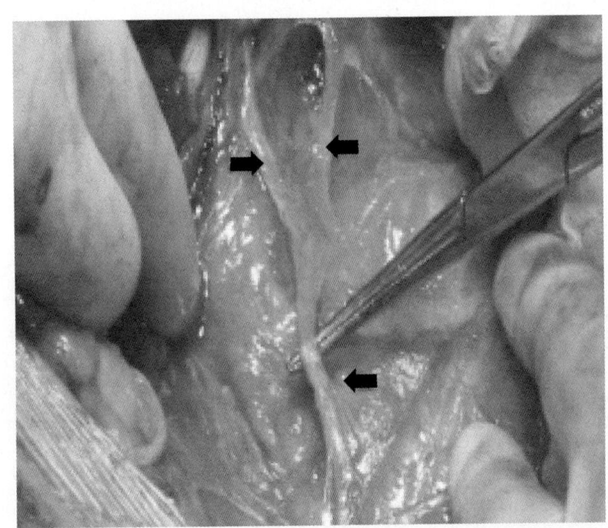

图 50-13　直肠切除术中保护腹下神经丛和下腹神经主干(箭头处)

(4) 盆内脏神经：为来自第 2~4 骶神经发出的副交感纤维，位于盆壁筋膜的深面，发出后进入盆神经丛的后下角，在男性支配勃起功能。在切断直肠侧韧带时，如过分靠近盆壁，可能损伤该神经，并引起术后阳痿和排尿障碍甚至长期尿潴留(图 50-12)。

(5) 盆神经丛：又称盆丛、下腹下丛。盆神经丛为下腹神经、骶内脏神经和盆内脏神经汇合后构成，位于直肠中动脉和直肠侧韧带等结构的外侧。通常盆神经丛在活体组织上难以辨认(图 50-12)。

【直肠周围间隙】

1. 坐骨直肠间隙　位于直肠下端及肛管两旁，呈三角形，尖端向上；尖端由肛提肌及闭孔内肌构成，底部为肛周皮肤；内壁为外括约肌及肛提肌，外壁为闭孔内肌，衬以盆壁筋膜，其中有阴部内血管及阴部神经通过；后界为臀大肌下缘。坐骨肛门窝脓肿即发生于此间隙(图 50-14)。

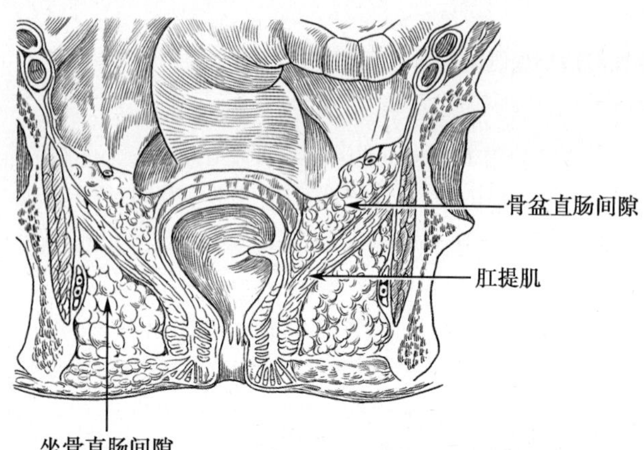

图 50-14　直肠周围间隙示意图

2. 骨盆直肠间隙　下为肛提肌，上为腹膜，后为直肠侧韧带，前为膀胱和前列腺(女性为阔韧带)(图 50-14)。

3. 肛门后间隙　在肛门后方，被外括约肌浅部分为深浅两部分，深部介于括约肌浅部和肛提肌之间，与两侧坐骨肛门窝相通，故坐骨肛门窝脓肿可形成一马蹄形瘘管。

(王林　顾晋)

第二节　肛门、肛管手术

一、肛门、直肠周围脓肿切开引流术

肛门、直肠周围脓肿多位于肛管直肠周围的解剖间隙(图 50-15)。早期切开引流是控制感染及减少肛瘘形成的有效方法。

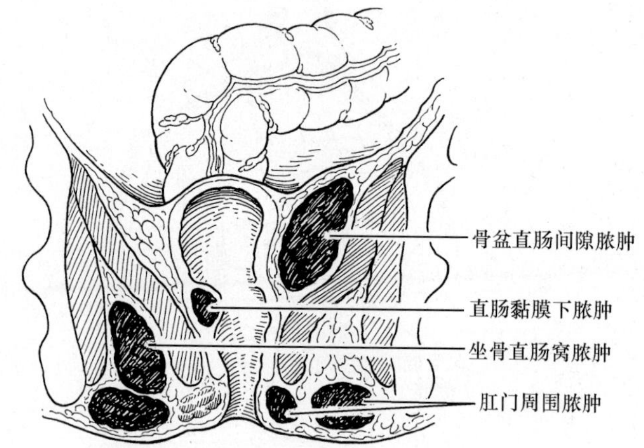

图 50-15　肛门直肠周围脓肿的常见部位

【麻醉】

一般采用局部浸润麻醉。部位较深的脓肿，也可选用静脉全身麻醉或低位蛛网膜下腔阻滞麻醉。

【体位】

脓肿部位较表浅仅行单纯切开引流时，可采取侧卧位，患侧在下；若脓肿部位较深或同时进行瘘管手术时，以膀胱截石位为佳(图 50-16)。

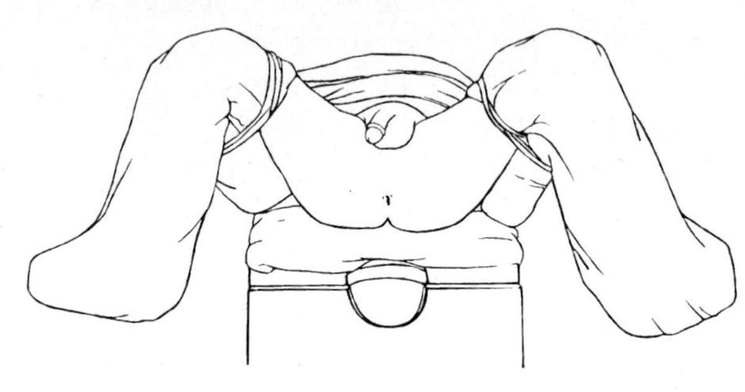

图 50-16　膀胱截石位

【手术步骤】

脓肿部位较表浅者，如肛周皮下脓肿，在脓肿处做一与肛门呈放射状的切口(图 50-17A)；位于黏膜下的脓肿，通过肛镜或肛门牵开器，在直视下用尖刀刺破脓肿隆起处的黏膜，然后根据需要，再以止血钳扩大切口。部位较深者，如坐骨肛门窝脓肿，可在外括约肌以外距肛门边缘约 2.5cm 处做一弧形切口(图 50-17B)，脓肿范围较大时，也可附加一放射状切口。在压痛或波动感最明显处切开皮肤及皮下组织，用血管钳插入脓腔撑开，即有脓液涌出。再以示指伸入脓腔，打通腔内的间隔并了解脓腔的范围，然后根据脓腔的方位和大小将切口扩大。部位较深的脓肿，在切开皮肤和皮下组织后，先将左手示指伸入直肠，有助于确定脓肿的部位及手术路径，再用血管钳插入脓腔(图 50-17C)。排出脓液，清除脓腔内坏死组织，修剪切口边缘皮肤，以免皮肤切口愈合过早，形成窦道。根据脓腔的深浅和大小选用盐水纱布、凡士林纱布、烟卷式引流或乳胶管引流(图 50-17D)。

【术后处理】

大便后用 0.02% 的温热高锰酸钾溶液坐浴，清洗切口，更换敷料。注意保持引流通畅，引流物需放在创

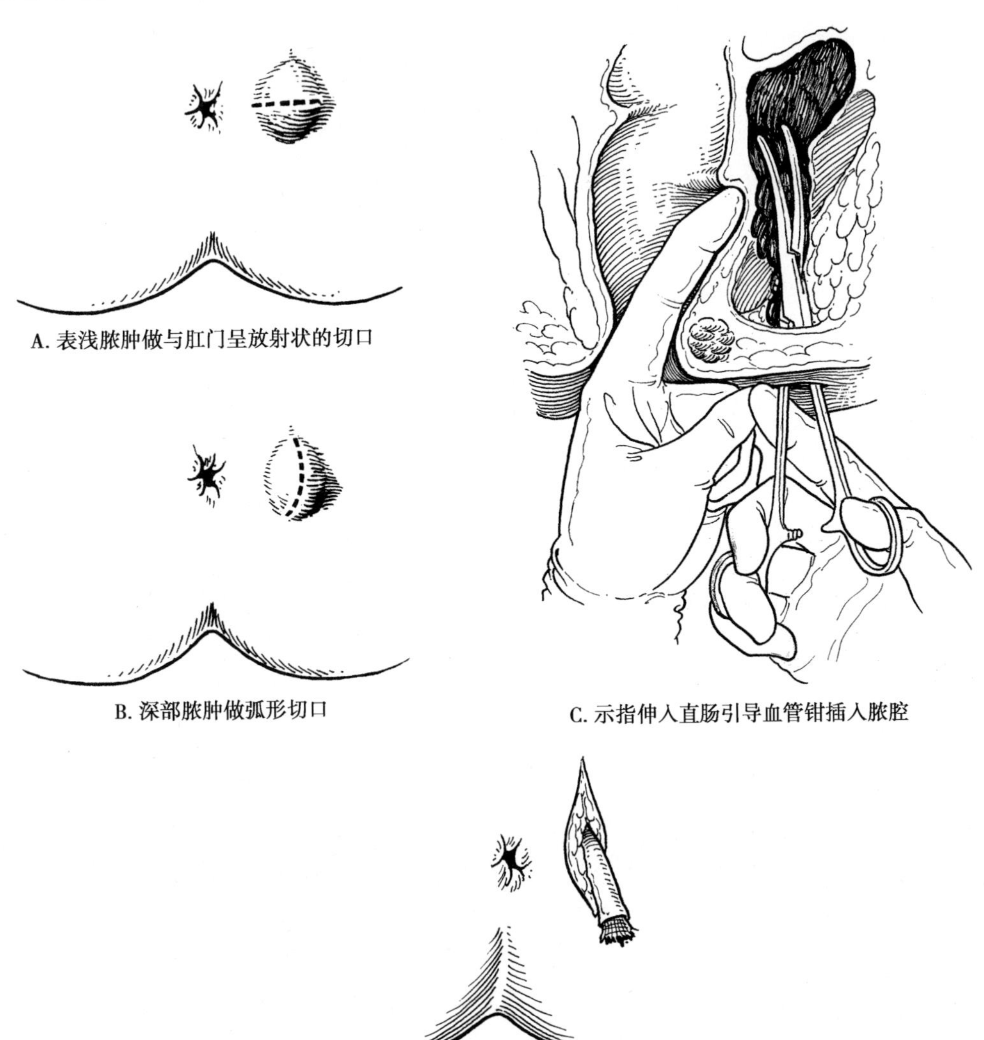

A. 表浅脓肿做与肛门呈放射状的切口

B. 深部脓肿做弧形切口

C. 示指伸入直肠引导血管钳插入脓腔

D. 放置引流

图 50-17　肛门直肠周围脓肿切开引流术

口底部，以免切口愈合过早，再次形成脓肿甚至瘘管。若有便秘，应给予通便药物。

二、肛裂切除术

【手术指征】

经非手术治疗效果不佳的顽固性肛裂可施行肛裂切除术。若有急性感染，应待急性炎症消散后再行手术。

【麻醉、术前准备及体位】

同肛瘘手术。

【手术步骤】

麻醉后，双手示指及中指涂以液体石蜡，两手指向相反方向，充分扩张肛门括约肌，使其松弛（图 50-18A）。检查齿状线附近有无其他病变。然后沿肛裂周围正常皮肤做一底朝肛门外的三角形切口。将肛裂及其附近的瘢痕组织连同前哨痔、肛裂近端的肛隐窝及肥大的肛乳头等一并切除，尽量保留正常皮肤（图 50-18B、C）。将已显露的肛门括约肌下缘切断约 1cm 长，以减轻手术后因括约肌痉挛而产生的疼痛。括约肌切断的方向必须与肌纤维垂直，上端的切口不可过深，以免损伤肛管直肠环。若创面出血，可用热盐水纱布压迫止血，较大的出血点可用电凝或缝扎止血。肛裂切除后，可将直肠黏膜用细肠线横行间断缝合于内括约肌上，创面不予缝合，保持引流通畅。

【术后处理】

切口疼痛剧烈时给予镇静止痛剂，如哌替啶 50mg 肌内注射。如发生尿潴留应查明原因，处理方法见肛瘘节。手术后起初 2 日进半流质饮食或少渣软食。保持大便通畅，必要时每晚临睡前口服液体石蜡 30ml，便后温热水坐浴及换药。切口一般于 2~3 周左右愈合。

三、肛瘘手术

治疗肛瘘常用的手术方法有挂线疗法、肛瘘切开

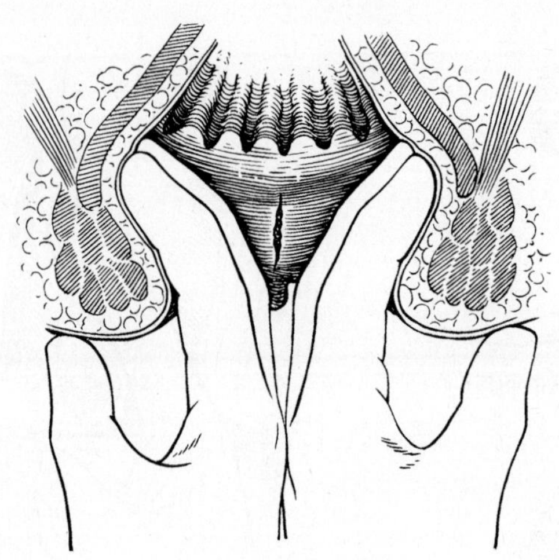

A. 充分扩张肛门括约肌

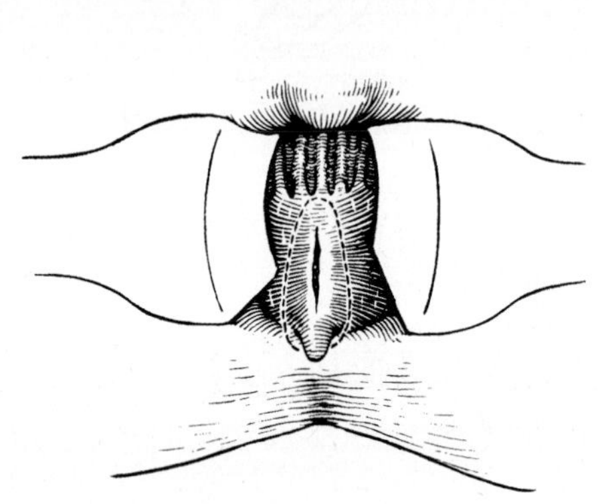

B. 在肛裂周围作一三角形切口

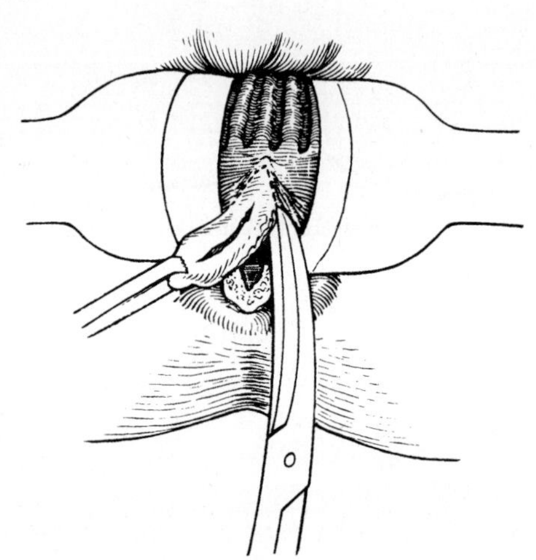

C. 切除肛裂、前哨痔及周围瘢痕组织

图 50-18 肛裂切除术

术及肛瘘切除术。

【手术指征】

1. 挂线疗法 适用于部位较浅,管道较直的单纯性肛瘘。有时也与肛瘘切开术合并使用以治疗复杂性肛瘘。

2. 肛瘘切开术 适用于复杂性肛瘘,如马蹄形瘘管或分支较多的瘘管。

3. 肛瘘切除术 适用于部位较浅、管壁纤维组织多的肛瘘。

【术前准备】

伴有活动性肺结核、腹泻或溃疡性结肠炎等疾患时,应首先予以治疗,待病情稳定或治愈后再治疗肛瘘。肛瘘在急性感染期,需用抗生素、热水坐浴或热敷等非手术治疗。若已形成脓肿,应切开引流,待急性炎症消散后再行肛瘘手术。如有可能,可将瘘管及脓肿一并切开。挂线疗法术前不需特殊准备。肛瘘切开术及肛瘘切除术,手术前 2 日酌情进少渣软食,手术前晚灌肠 1 次。

【麻醉】

挂线疗法用局部浸润麻醉即可;复杂性及部位较深的肛瘘采用硬膜外麻醉或低位蛛网膜下腔阻滞麻醉较为适宜。

【体位】

一般取膀胱截石位。挂线疗法也可取侧卧位,患侧在下,双腿屈曲,分开臀部,显露肛门。

【手术步骤】

1. 挂线疗法 手术者将示指伸入直肠内,一手将探针从瘘管外口向管道内轻轻插入,注意用力不可过猛,以免造成假道。顺瘘管方向寻找内口,内口一般位于齿状线附近的肛窦内(图 50-19A)。当示指摸到探针头以后,将其穿出内口,折弯拖出肛门外。有时无内口,但管道与直肠腔仅为一层菲薄的黏膜所隔,见探针头在黏膜下滑动,则可稍用力刺破黏膜。将备好的橡皮筋用粗丝线缚在探针头上,然后将探针连橡胶筋的一端从外口拖出(图 50-19B、C)。切开瘘管内、外口之间的皮肤(不切黏膜),可以减少手术后切口疼痛、缩

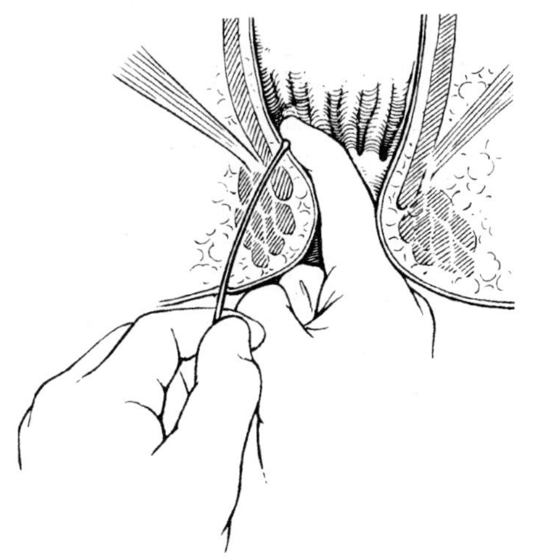

A. 以探针探查肛瘘管的内、外口

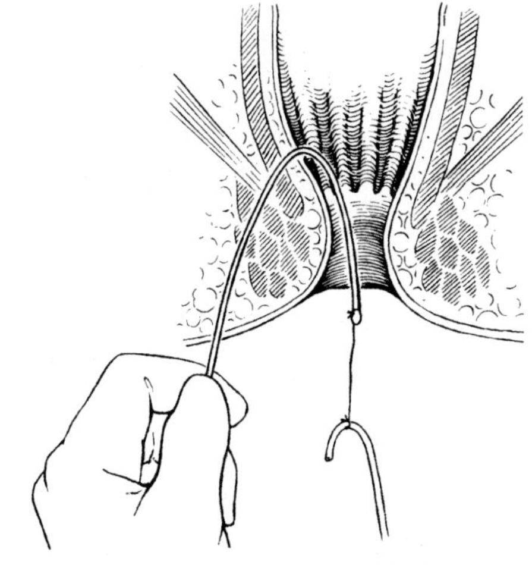

B. 将探针折弯、露出肛门外

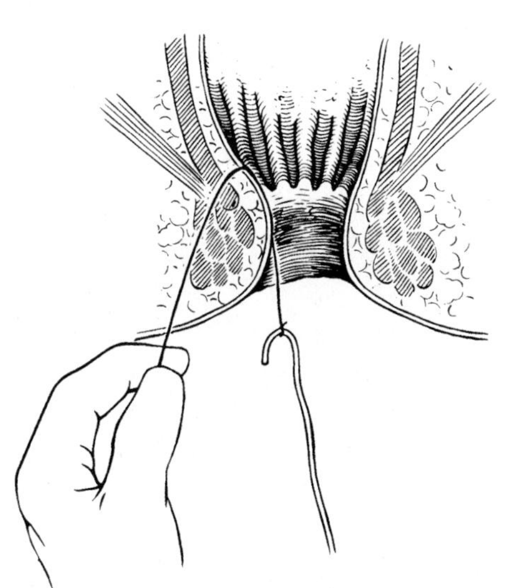

C. 以丝线引过一橡胶筋

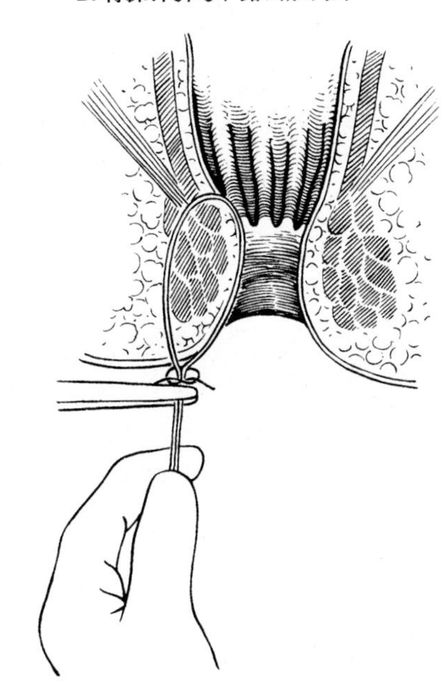

D. 拉紧橡胶筋后紧靠皮肤结扎

图 50-19　肛瘘挂线疗法

短管道裂开的时间。交叉拉紧橡胶筋的两端，紧贴肛门皮肤用血管钳夹住，在血管钳的下方用粗丝线结扎并妥善固定，以防因张力大而松脱，剪去多余的橡胶筋和丝线（图 50-19D）。

2. 肛瘘切开术　扩肛后，在直肠内填塞干纱布，从肛瘘外口注入亚甲蓝溶液少许，若纱布上染有蓝色则表示有内口与直肠相通。与挂线疗法相似，将有槽探针由内口穿出。如找不到内口或无内口，但与肠腔仅为一薄层黏膜所隔，可将染有蓝色的肛窦作为内口处理。切开探针表面上的皮肤、皮下组织和瘘管壁（图 50-20A），再切除切口边缘的多余组织，使创面充分敞开以利引流。用刮匙刮除管壁内的肉芽组织（图 50-20B）。若管道弯曲，探针不能直达内口时，可随染有亚甲蓝的瘘管方向，逐步切开，直至瘘管及其内、外口全部切开。用盐水纱布或凡士林纱布覆盖创面。若肛瘘合并肛旁脓肿，则应在切开的同时，梭形切除其表面一块皮肤，使切口成 V 形，以利引流（图 50-20C、D）。

3. 肛瘘切除术　按肛瘘切开法，将探针自瘘管外口插入瘘管，从内口穿出，再沿瘘管走向将全部瘘管切除，包括瘘管表面的皮肤、内外口及其周围瘢痕组织（图 50-21A）。若为复杂性肛瘘，但分支短而少，可予以一并切除（图 50-21B），否则，按肛瘘切开法处理其分支。切口用盐水纱布或凡士林纱布覆盖。

若为单纯性肛瘘，瘘管短浅，而瘘管切除后遗留的创面不大，可行一期缝合，争取早日愈合。手术中应做到彻底止血，不遗留死腔，否则手术易失败。

【注意事项】

1. 肛瘘手术的成功关键在于准确地找到内口，并

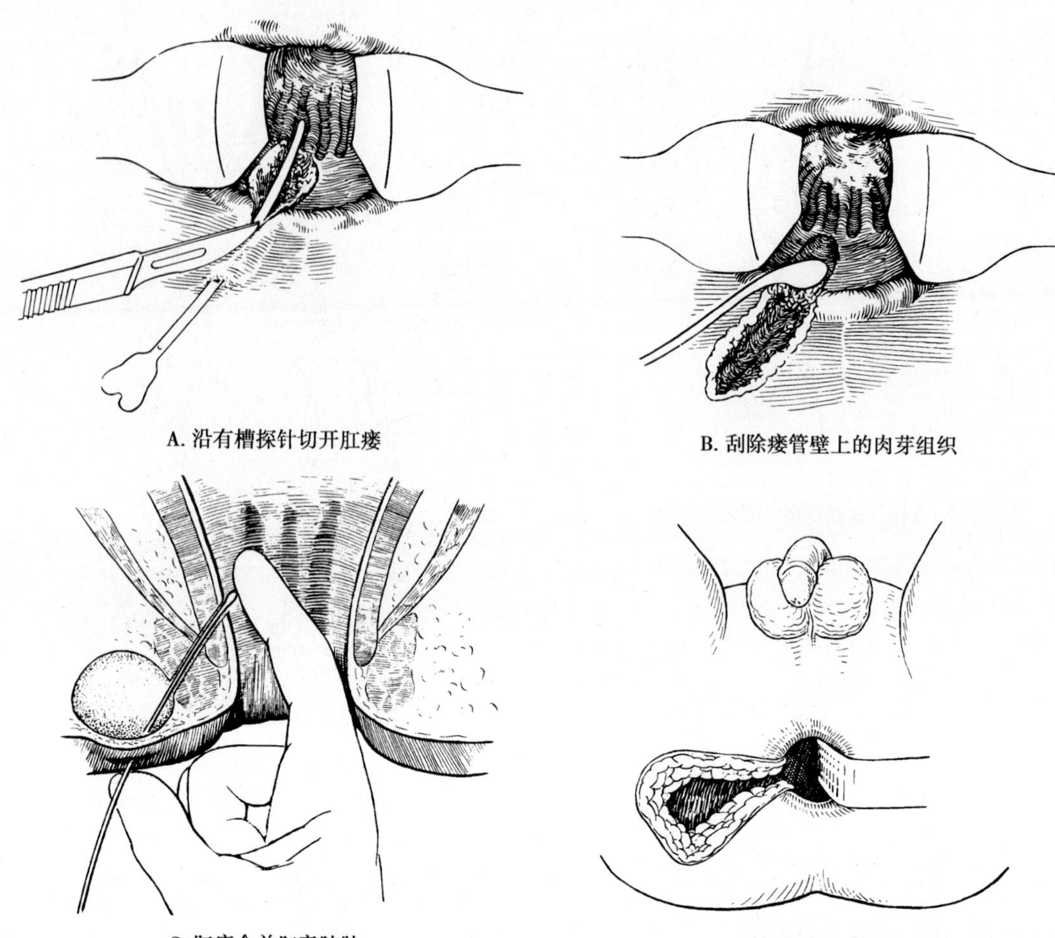

A. 沿有槽探针切开肛瘘　B. 刮除瘘管壁上的肉芽组织

C. 肛瘘合并肛旁脓肿　D. 梭形切除表面一块皮肤

图 50-20　肛瘘切开术

将内口一同切开或切除。

2. 切断外括约肌的皮下部分可减轻疼痛，不致引起肛门失禁，并可缩短脱线日期。如瘘管穿过外括约肌的深部，则一次手术只能切断一处，切断的方向需与肌纤维成直角。如瘘管穿过肛管直肠环，最好将外括约肌部分的瘘管切开，再将穿过肛管直肠环部分的瘘管用挂线疗法处理(图 50-22)，不可一次完全切断，并且一次只能处理一处(当有一个以上的瘘管时)，否则有肛门失禁的危险。

3. 切除的瘘管壁应送病理检查，以排除结核性或其他原因所致的瘘管。

【术后处理】

1. 起初 2 日进流质或半流质饮食(肛瘘切除缝合者应给予流质饮食)。

2. 解大便后坐浴、换药。一般挂线疗法术后 6~9 天瘘管即裂开，如橡胶筋松弛而瘘管尚未完全裂开时，需重新将橡胶筋拉紧、结扎。换药时应注意保持切口引流通畅，使切口由基底部逐渐向表浅愈合，防止切口表面愈合过早，再形成瘘管。肛瘘切开或挂线疗法瘘管裂开后，可用中药换药，先用没药、乳香清除腐烂组织，再用玉红膏生肌。

3. 结核性肛瘘，手术后应继续给予抗结核治疗。肛瘘切除术缝合者，手术后应继续应用抗生素药物 2~3 天。若切口感染，需及早拆除缝线，使切口敞开，然后按肛瘘切开术处理。

4. 保持大便通畅，必要时，每晚睡前口服液体石蜡 30ml。

5. 若手术后发生尿潴留，可针刺三阴交、关元或热敷下腹部。上述治疗无效时再导尿。

四、痔的手术

内痔分度法：

Ⅰ度：内痔较小，唯一的症状是排便时出血。

Ⅱ度：内痔较大，便时脱出肛门外，便后可自行复位，有间歇性便血。

Ⅲ度：内痔更大，大便或腹内压增加时经常脱出肛门外，不能自行复位，常需用手托回。

Ⅳ度：内痔大，脱出肛门，无法回纳。

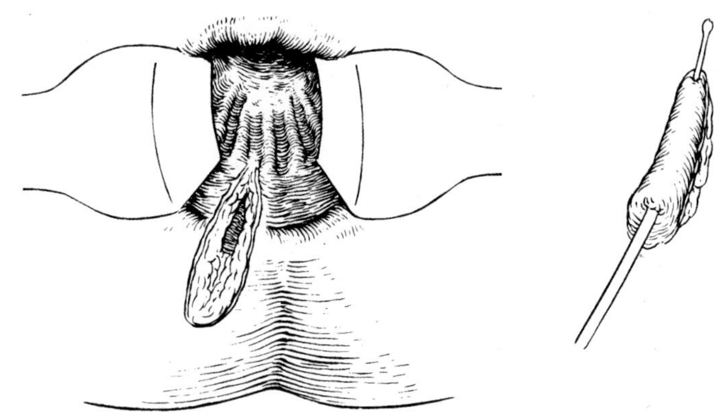

A. 切除瘘管及周围瘢痕组织（单纯性肛瘘）

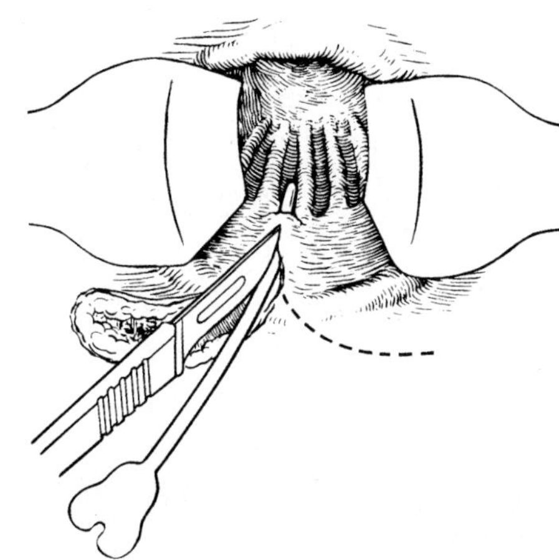

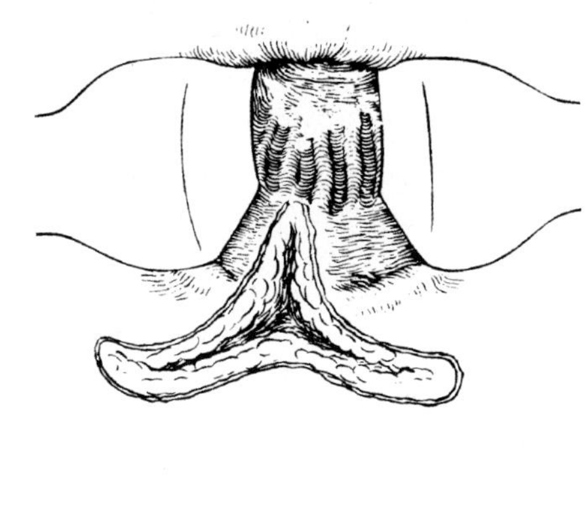

B. 分支短而少的复杂性肛瘘，可予以一并切除

图 50-21　肛瘘切除术

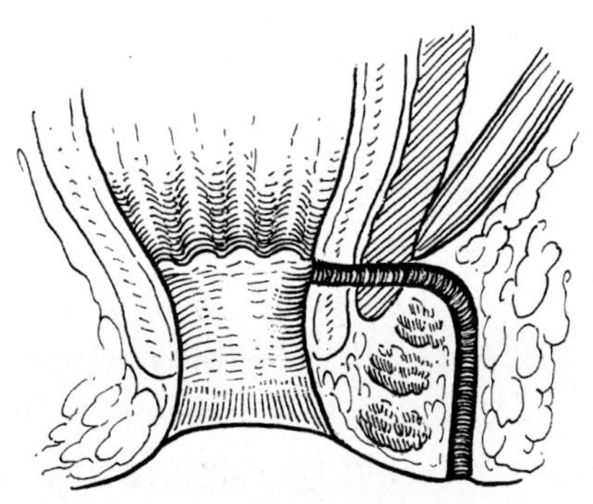

A. 肛瘘穿过肛管直肠环

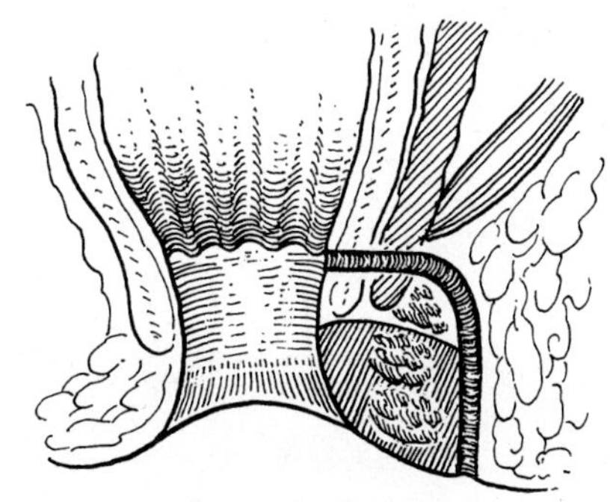

B. 切开外括约肌部分的瘘管

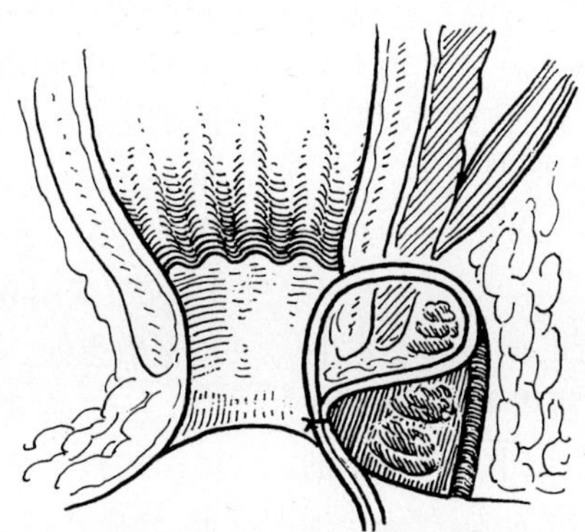

C. 瘘管穿过肛管直肠环的部分用挂线疗法

图 50-22　肛瘘穿过肛管直肠环的切开挂线疗法

（一）内痔注射疗法

适用于第Ⅰ、Ⅱ期并有出血的内痔。方法系将硬化剂注射于黏膜下层痔静脉丛周围的组织中，使之引起炎性反应与纤维化，从而压闭曲张的静脉达到治愈目的。常用的硬化剂有5%苯酚甘油、5%鱼肝油酸钠和10%氯化钙等。

【手术步骤】

左侧卧位。用肛镜显露需要注射的内痔，以22号针头连接盛有硬化剂的注射器，将针斜行（与痔约成45°角）刺入痔上部的黏膜下层约0.5cm深。刺入后，如针头可以向左右移动，即表示在黏膜下，如在肌层则针头不能移动，应退出少许，经抽吸无回血后，即可注射。注射后若黏膜显著苍白，表示进针过浅，应立即停止注射以免引起黏膜溃烂，同时也应防止注入肌层，以免肠壁坏死引起严重不良后果。每次注射不宜超过3处，每处可注射0.1~0.5ml。每隔4~5天注射1次，约需注射4次。注射完毕拔出针头，用棉球压迫针眼片刻止血（图50-23）。

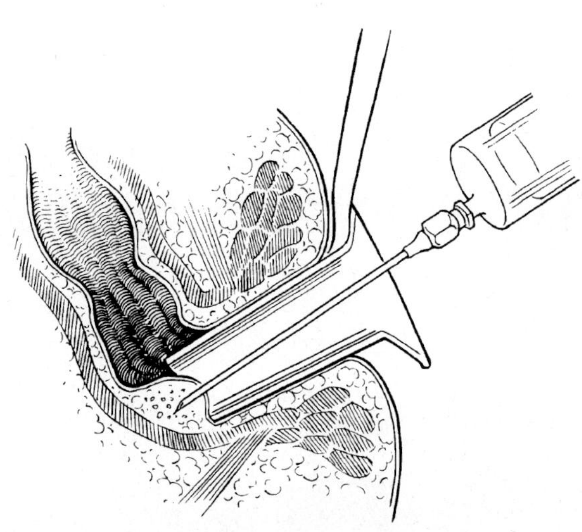

图50-23　内痔注射疗法

【术后处理】

保持大便通畅。必要时，每晚睡前口服液体石蜡20~30ml。疼痛时，给予镇静止痛剂。若有感染发热时，应予以抗生素。一般注射后5~10天，痔便缩小。

（二）内痔结扎疗法

【手术指征】

结扎疗法是祖国医学治疗内痔的简便易行并且行之有效的方法。系利用丝线结扎痔根部，阻断其血液供应以达到痔坏死脱落的目的。适用于Ⅱ期以上的内痔，对于巨大的内痔及纤维化内痔更为适宜。

【禁忌证】

下列情况应视为结扎疗法的禁忌证：

1. 肛门周围有急性脓肿或湿疹者。
2. 有痢疾或腹泻。
3. 因门静脉高压或直肠肿瘤而引起的内痔。
4. 临产期妊娠妇女。
5. 患有严重肺结核、高血压、肝及肾疾病或血液疾病者。

【术前准备】

术前灌肠。

【手术步骤】

侧卧位，患侧在下，两腿屈曲。消毒后，以左手示指、中指固定肛缘皮肤，轻轻地使内痔显露于肛口，右手持注射器，先在痔根部注射1%普鲁卡因0.5~1ml，然后在痔的浅面再注射1~2ml，使痔隆起。用中弯血管钳夹住痔根部，将痔拖出肛门外，用双丝线在痔根部紧贴血管钳的下方中央贯穿1针，在近针眼处剪断缝线，遂成两根游离的缝线（图50-24A）。贯穿缝合时，进针应准确，不可在痔内上下穿刺，以免出血。提起血管钳，在血管钳的下方用剪刀沿齿状线将痔下缘剪开一小口，然后将两根缝线分别向上向下结扎，向下的一根结扎线恰好通过齿状线切口。再将上下两根结扎线相互分别结扎于痔的两侧（图50-24B、C）。用血管钳将痔钳夹数次，使之萎瘪，以加速其坏死脱落。如钳夹后痔不萎瘪，可向痔内注射明矾溶液（内含15%明矾及5%硫酸铜）1~3ml，再行挤压，便可萎瘪。将萎瘪的痔剪去并剪短缝扎线，但线端不宜过短，一般留2~3cm长。痔的残面涂上玉红膏，然后送回肛内。肛门覆盖纱布。一次可结扎内痔2~3个，先扎小的，后扎大的，方有利于痔的显露。

【术后处理】

留在肛门外的线头，告诉患者不要拉动，以免缝线滑脱造成出血。便后用温热水坐浴及换药，创面仍涂以玉红膏，然后将脱出的残痔送回肛内。局部疼痛时，可行穴位注射1%普鲁卡因。取穴中骨髎，进针3寸左右，每侧注射约5ml。或针刺长强、委中、承山等穴。若有发热，因坏死组织吸收而引起者，一般体温不超过38℃，不需特殊处理。因感染而引起者多超过38℃，应给予清热解毒药物，如银花3钱、黄柏3钱、生山栀3钱、黄芩3钱、连翘5钱、车前子5钱，煎服。必要时可加用抗生素。水肿较重时，可用皮硝1两煎汤熏洗，每日1~2次；或用0.02%高锰酸钾温热水坐浴，坐浴后用消痔膏敷患处。若排尿困难，处理同肛瘘切除术。

（三）内痔套扎疗法

内痔的套扎疗法是从祖国医学结扎疗法演变而来，分血管钳胶圈套扎法和吸入胶圈套扎法两种。后者具有操作简便、迅速、痛苦小、并发症少、疗效显著、不需住院、不误工时等优点。

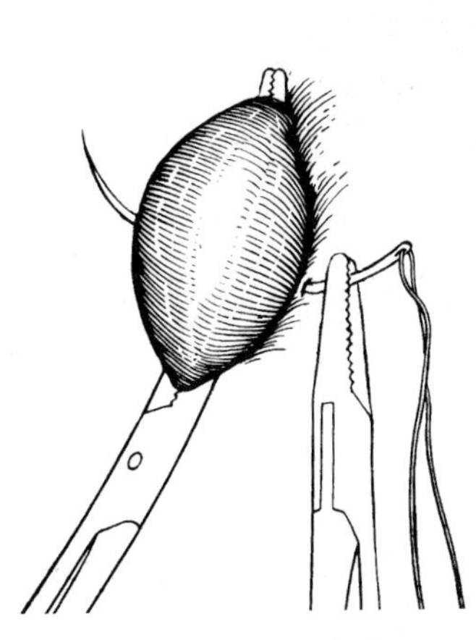
A. 在血管钳下穿过缝线

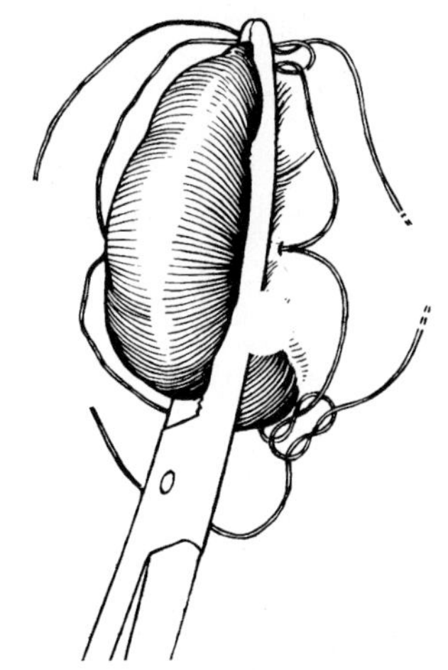
B. 在痔的两端分别结扎

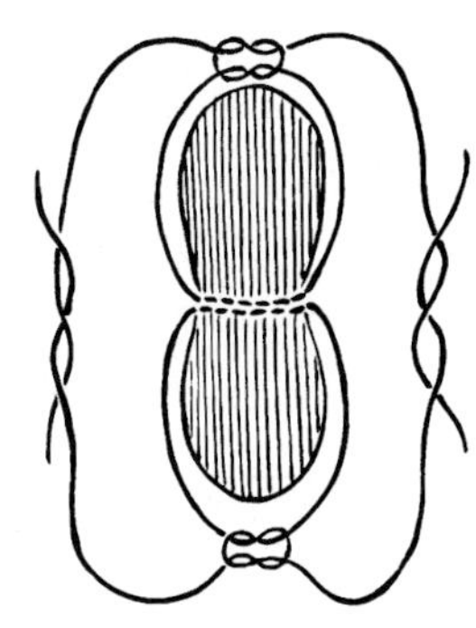
C. 结扎后示意图

图 50-24 内痔结扎术

【手术指征和禁忌证】

除下述情况者外，任何一期内痔均可采用套扎疗法：①伴有肛裂、合并血栓性外痔者。②直肠肿块可疑癌肿者。③慢性腹泻和妊娠妇女患者。

无需术前准备和麻醉。

【手术步骤】

胸膝位、套扎前常规直肠指诊和肛镜检查，并显露和确定套扎的内痔。术者左手持肛镜，右手持套扎器，经肛镜放入直肠内。当远端吸引头对准和靠近内痔后，以示指扣动扳机，将内痔吸入筒内，再扣扳机，套在远端管壁上的胶圈即被推至内痔的基底部，将痔套扎。每次套扎不超过 3 处(图 50-25)。

【术后处理】

1. 套扎后，肛门部偶有坠胀感。6 小时内应控制大便，以免胶圈滑脱。

2. 套扎当日，避免重劳动。

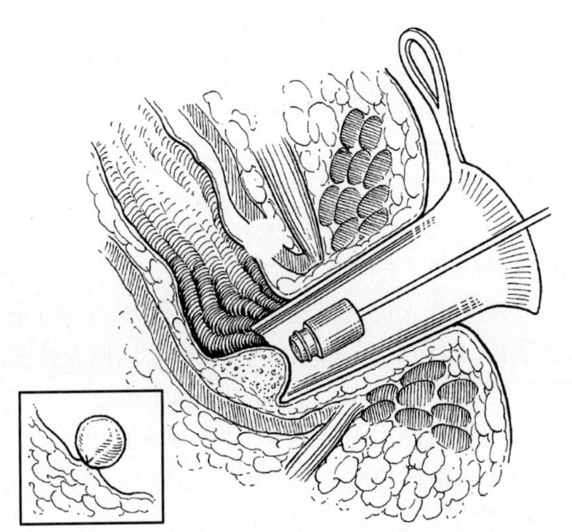
图 50-25 内痔基底部套扎

3. 保持大便通畅，必要时可服缓泻剂；避免久蹲或用力排便，以防继发性出血。

(四) 枯痔钉疗法

系将枯痔钉插入痔内，使其无菌性液化、坏死，再纤维化而达到治愈目的。

【手术指征】

适用于Ⅱ期和Ⅲ期的内痔。

【禁忌证】

严重肝、肾功能损害，活动性肺结核，妊娠期和哺乳期的患者以及内痔感染、嵌顿时忌用。

【术前准备】

同痔手术疗法。病史中应着重了解肝、肾功能情况，有无结核病史。必要时，应检查肝、肾功能及肺部 X 线透视。

【体位及麻醉】

同痔手术疗法。

【手术步骤】

扩肛后，将需要治疗的内痔翻出肛外，手术者用左手拇指、示指将其固定，右手持枯痔钉与肠壁成 45°方向插入痔内。插入点必须在齿状线以上 0.2cm，深度依痔的大小而定，一般不超过 1.5cm，注意不要插入肌层内。用剪刀将留在痔外面的枯痔钉距黏膜约 0.2cm 处剪断，以防出血。按痔的大小每个痔 1 次可插药 1~4 条，一次插药总量不超过 10 条，插毕，将痔送回肛门内(图 50-26)。

【术后处理】

术后 48 小时内应控制排便。一般不需换药。便秘时服麻仁滋脾丸，轻度出血服槐角丸。术后 10~14 天即渐愈合。有时手术后因黏膜外的枯痔钉残留过短，缩回黏膜内或因痔坏死脱落出血，应注意观察，及时发现，及时处理。

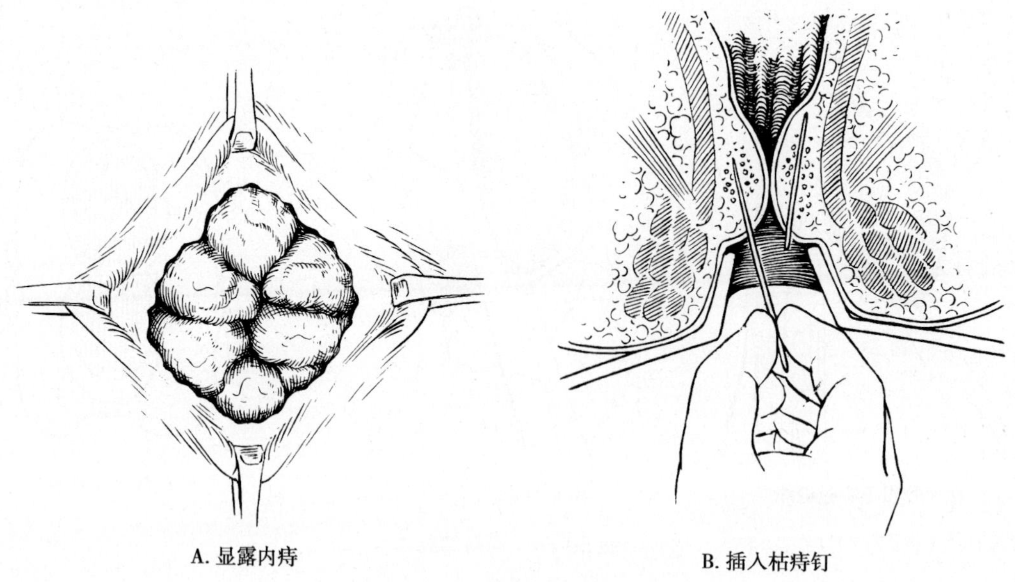

图 50-26　内痔的枯痔钉疗法

（五）痔切除术

【手术指征】

1. 混合痔。

2. 较大的内痔，排便时脱垂不易复位者。

3. 较大的纤维化内痔，经注射、插药等治疗效果不佳者。

4. 合并有肛裂、肛瘘等需做手术处理者。

【术前准备】

内痔表面有溃疡、感染者，应先行通便、热水坐浴等处理，待溃疡愈合后再进行手术。

手术前晚及手术日晨灌肠。

【麻醉】

低位蛛网膜下腔阻滞麻醉。

【体位】

俯卧位，臀部两侧用宽胶布向两旁牵开（图 50-27），或膀胱截石位。

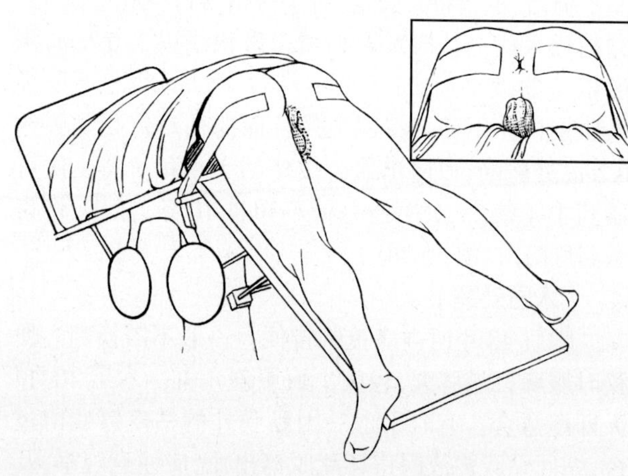

图 50-27　痔切除术的体位

【手术步骤】

以肥皂水及清水清洗会阴部，擦干后涂以 0.1% 硫柳汞酊。手指涂以滑润油充分扩张肛门括约肌。手术从前面的痔开始。以组织钳夹住近痔的肛门皮肤部分向外牵引（图 50-28A），摸清痔动脉的所在，以圆针、零号铬肠线贯穿结扎痔动脉（图 50-28B）。然后用弯血管钳夹住痔核的隆起部分，沿血管钳的深面梭形切开（或三角形切开，三角形底朝外）痔基底部的黏膜及肛门处的皮肤（图 50-28C），以小的钩头弯剪刀将扩张的痔静脉丛从肛门外括约肌的表面分离开（图 50-28D），最后余下的血管蒂以蚊式血管钳夹住切断（图 50-28E），用细丝线或铬肠线贯穿缝合结扎。创面上的出血点均分别以丝线结扎止血（图 50-28F）。注意勿损伤肛门括约肌。间断缝合黏膜使其对拢即可，不宜太紧，不缝皮肤，以利引流。

以同样方法处理另外的痔核。应尽量保留黏膜，两个痔切口之间应有 1cm 以上的正常黏膜相隔，以免手术后发生肛门狭窄（图 50-28G）。

【术后处理】

1. 观察切口有无出血。

2. 进软食。若 2 天后未排便，口服液体石蜡 15ml，每日 3 次，直至第 1 次排便。

3. 若第 3 天仍未排便，可将一细的橡皮导尿管插入直肠内，经导管注入液体石蜡 30ml，以防首次排便时因粪便过于干结引起切口的创伤及出血。

4. 每天及便后用温热水坐浴 10 分钟。

（六）内痔环切术

【手术指征】

适用于环状内痔合并脱肛或严重的混合痔。

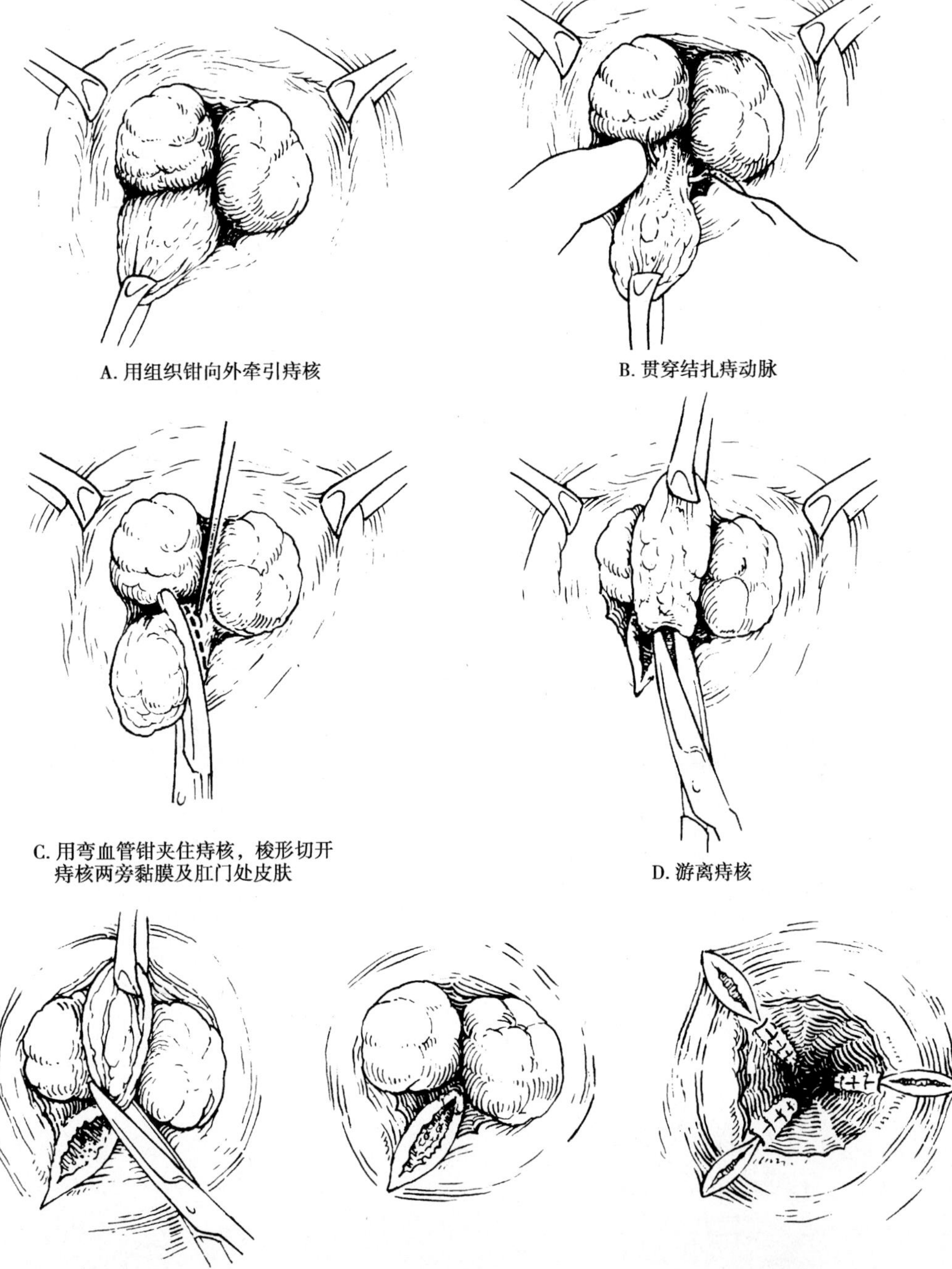

图 50-28 痔切除术

【术前准备】

1. 术前1天晚上,可以口服聚乙二醇电解质散进行快速肠道准备。也可以术晨给予清洁灌肠,进行肠道准备。

2. 贫血较重的患者,应纠正贫血。

3. 内痔感染糜烂者,应先用高锰酸钾溶液坐浴,直至水肿消退、黏膜恢复正常后,再行手术。

【麻醉及体位】

同肛瘘手术。

【手术步骤】

用手指充分扩肛后,选用适合于肛门直径的有柄软木塞,以液体石蜡润滑后,慢慢插入直肠内约6cm深,轻轻旋转软木塞柄,向外拉出2~3cm,全部内痔即随之脱出。如脱出不完全,再将软木塞向外拉出少许,或用组织钳将内痔轻轻向外拉出(图50-29A)。用大头针在齿状线上方0.5cm处将痔环形固定在软木塞上,每隔1cm固定1针(图50-29B)。在齿状线下方

5

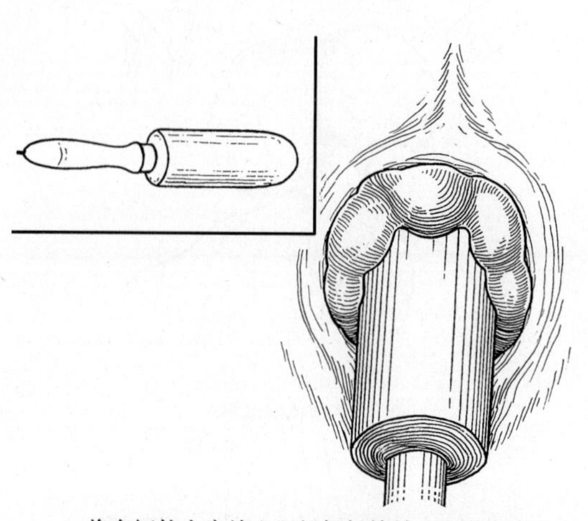

A. 将有柄软木塞放入肛门轻轻旋转，显出内痔

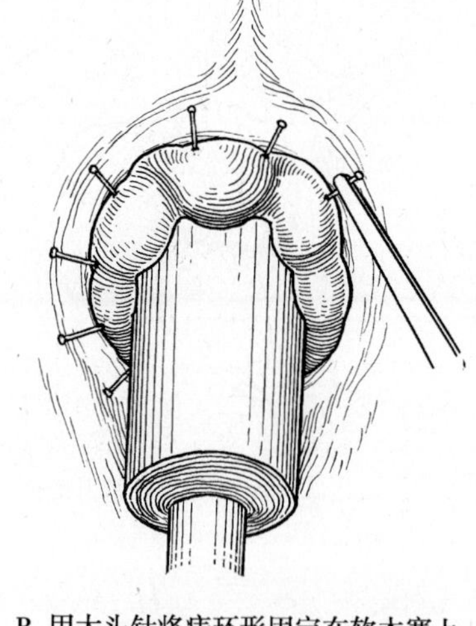

B. 用大头针将痔环形固定在软木塞上

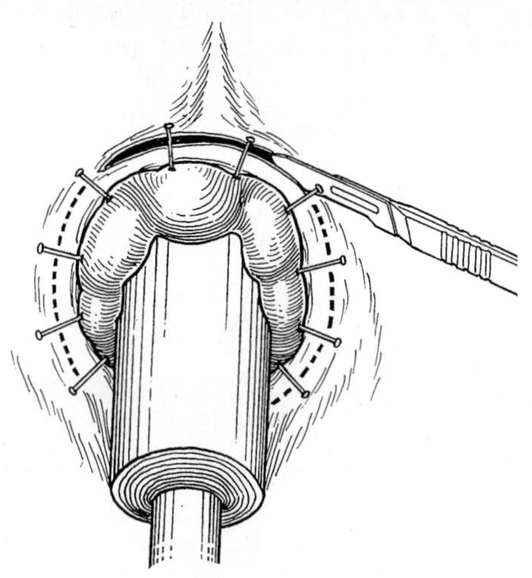

C. 环形切开黏膜

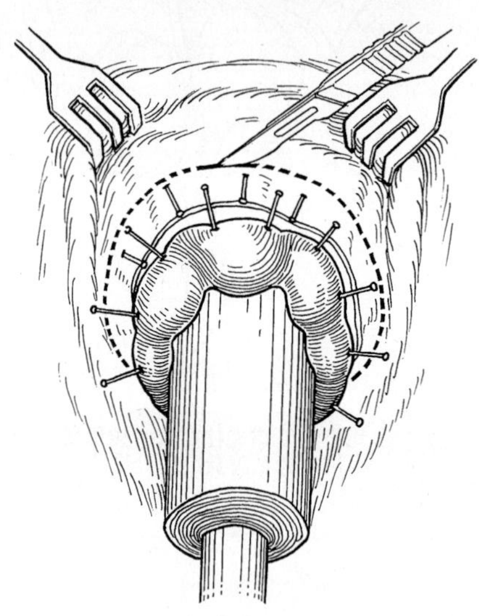

D. 将痔静脉连同黏膜一并环形切除

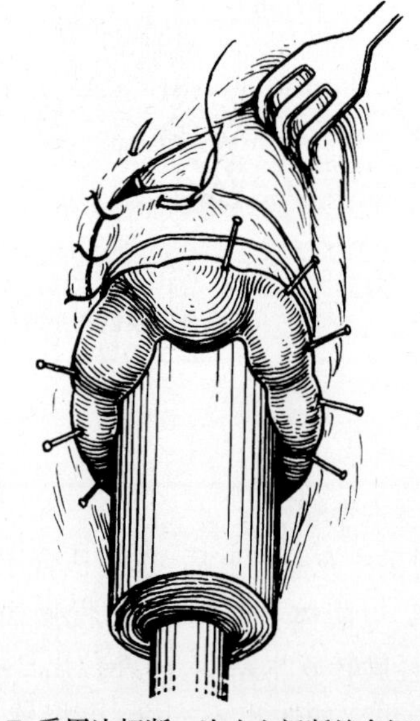

E. 采用边切断、边止血间断缝合切口

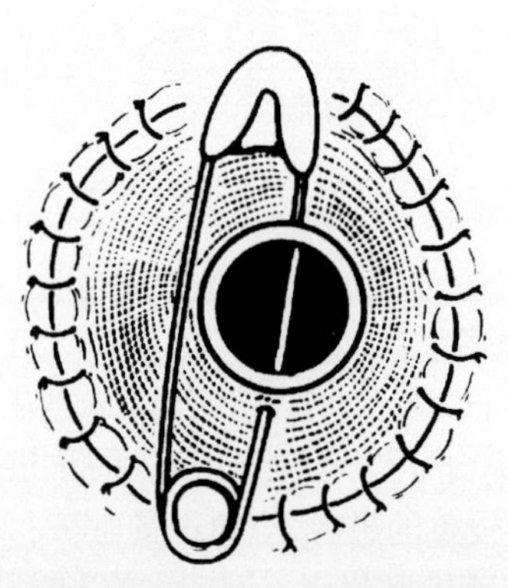

F. 肛管内置裹有凡士林纱布的乳胶管

图 50-29　内痔环切术

2mm 处环行切开黏膜(图 50-29C),在黏膜下层进行剥离,使全部曲张的静脉丛附着在黏膜上。如为混合痔,则需沿肛管皮下将曲张的静脉剥离。逐一缝扎出血点。如剥离不够充分,可将软木塞向外拉出少许,再向上剥离。在需要切除的黏膜下方 1cm 处固定第二排大头针,一般两排大头针相距 2.5~3cm。将痔静脉连同黏膜一并环形切除(图 50-29D)。用 1 号丝线间断缝合切口,亦可采用边切断、边止血、边缝合的方法(图 50-29E)。术毕在肛管内留置裹有凡士林纱布的乳胶管,以利排气及防止切口出血(图 50-29F)。

【注意事项】

1. 软木塞的直径应小于扩张后的肛门直径,过大易损伤肛门括约肌,术后发生肛门失禁;过小不易将痔拉出,也不利于止血。

2. 注意勿分破曲张的静脉和损伤肛门括约肌。对黏膜下的较大血管或活动性出血点应用细丝线缝扎,防止形成血肿。取出软木塞后仍需仔细检查有无出血。

3. 切除直肠黏膜的宽度应根据痔的大小及黏膜脱出的长短而定。一般切除以 2~2.5cm 宽为宜。如黏膜切除过多,则缝合时张力过大,缝线易撕脱,创缘哆开,导致术后感染或瘢痕狭窄;如切除过少,可发生直肠黏膜外翻。

4. 缝合切口时,直肠黏膜与肛管皮线宜对位准确,勿将括约肌缝入。

【术后处理】

1. 术后进流质饮食 2~3 天。便后坐浴及换药。

2. 如伤口感染,愈合后应及时扩张肛管,以免狭窄。一般术后 2 周起,每日用手指扩肛 1 次。

(七) 内痔激光治疗

用激光治疗内痔,手术时间短,操作简便,患者痛苦小,并发症少,无后遗症。

【手术指征】

Ⅱ、Ⅲ期内痔。

【麻醉】

以 1% 普鲁卡因肛门周围浸润麻醉,也可加用 1% 丁卡因表面麻醉。

【手术步骤】

取胸膝位或侧卧位,使痔充分显露后,用血管钳夹住痔的基底部,周围用盐水纱布保护,将二氧化碳激光束投射到痔的表面,直至痔炭化、气化为止,一般只需数秒钟,即可见痔发白、凝固和明显缩小。每次最多照射 3 处,多于 3 处者应分次照射,间隔时间为 5~7 天。

【术后处理】

1. 术后第 2 天局部水肿,有轻度胀痛,必要时给予镇静剂。

2. 术后第 3 天开始有淡褐色渗出液,量较多,约 1 周后痔坏死脱落,每天用热水或 1 : 5 000 高锰酸钾溶液坐浴 1~2 次。

3. 大便时因肛门扩张和大便摩擦可发生继发性出血,除便后坐浴外,局部可用止血粉。

4. 术后进流食 2~3 天。

(八) 血栓性外痔摘除术

【手术指征】

血栓性外痔经休息、肛门热敷或温热水坐浴后,肿块不见缩小或疼痛剧烈而未缓解者,应施行手术治疗。

【手术步骤】

侧卧位,患侧在下,两腿屈曲。用 1% 普鲁卡因浸润肿块的四周、表面与基底部。围绕肿块中心做一与肛门呈放射状的梭形切口(图 50-30A)。切开皮肤

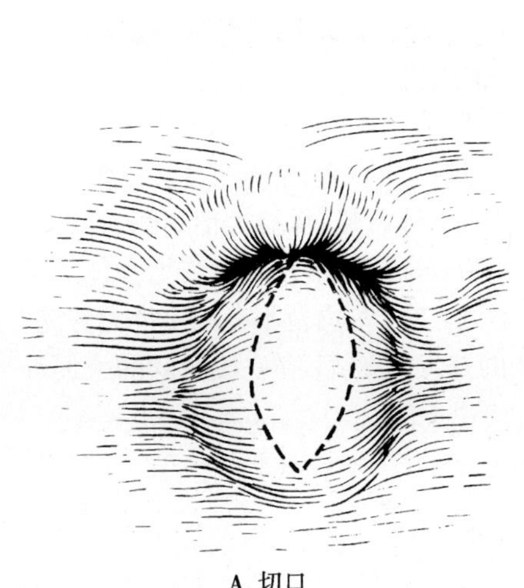

A. 切口

B. 将血栓性外痔与梭形皮肤一并切除

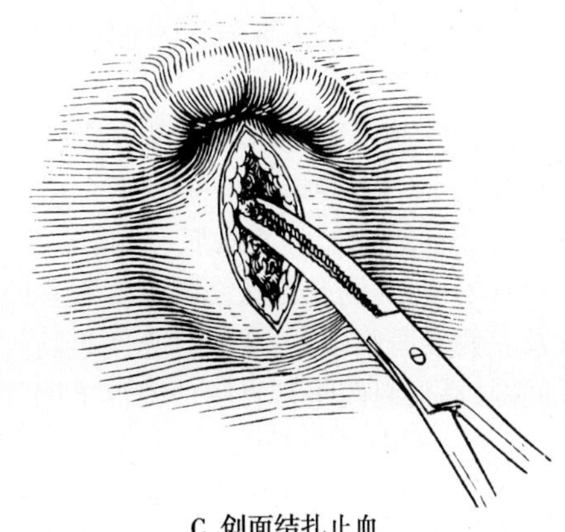

C. 创面结扎止血

图 50-30　血栓性外痔摘除术

后即见紫红色的血肿，用血管钳沿血肿的四周进行剥离，然后将其与梭形皮肤一并切除（图 50-30B）。血肿与周围组织有粘连时，可用剪刀分离剪断。若血肿被分破，则用刮匙将血块全部刮除。创面应结扎止血（图 50-30C），切口内填以盐水纱布，稍加压包扎。

【术后处理】

同肛裂切除术。

（单治堂）

第三节　直肠脱垂的手术

直肠脱垂分部分性脱垂（又称黏膜脱垂）及完全性脱垂两种。直肠脱垂常是多种病因综合的结果，去除病因仍是治疗的重要措施。手术治疗方法虽很多，但效果并不完全满意。儿童的直肠脱垂多因有慢性疾病、营养不良等全身因素所引起，可在去除病因治疗的同时，加强全身辅助治疗，一般不需手术。成人的直肠脱垂则多由于直肠失去了周围应有的支持力量，如肛门括约肌的松弛、盆腔底部肌肉筋膜的松弛、肛提肌的松弛、子宫直肠陷凹过低、直肠比较游离等原因所致，常难自愈，需要手术处理。

直肠脱垂的手术方法，多是针对矫正一些解剖学导致直肠脱垂的因素。在正常人，直肠沿骶骨弯向盆腔后方并与骶前筋膜紧密附着，位置较为固定，直至耻骨直肠肌附着处，才转向下至肛管；当排便用力时，将直肠压向后方之骶骨窝。对有直肠脱垂的患者做钡盐灌肠 X 线下观察，当用力排便时，直肠丧失其后弯的特点并呈垂直的位置，因而使直肠套叠从肛门突出。恢复直肠的正常解剖学关系，是此类手术的特点之一。

完全性直肠脱垂手术治疗方法较多，主要分成两类：①通过会阴部手术；②通过腹腔手术。目前以后者较为常用，效果较好，复发率较低。手术亦可以在腹腔镜下施行。

经腹腔手术主要有：①直肠前切除吻合术；②直肠悬吊固定术。

直肠悬吊固定术的手术方式较多，但概括起来，不外乎如下一些措施的有机结合：①充分游离直肠，于直肠前缝合耻骨直肠肌，从腹腔内加强盆底；②游离直肠，将直肠及乙状结肠固定于盆腔后壁的盆筋膜及左侧腰肌腹膜上；③缝合关闭直肠与阴道后壁间的间隙，高位封闭子宫直肠（膀胱）陷凹，修复盆腔腹膜；④利用阔筋膜、腹直肌前鞘制作成人工纤维织物等将直肠缝合、悬吊、固定于后方盆筋膜上；⑤部分切除过长的乙状结肠或将其前壁作部分折叠缝合。

【术前准备】

手术前应有一段时间卧床休息，治疗与诱发直肠脱垂有关的疾病，如慢性腹泻等，练习提肛运动（下蹲、站立、下蹲）。下蹲时肛门放松，站立时用力缩紧肛门。每天 2~3 次，每次连续做 20 次，以增强肌肉紧张力。手术前 3 天改为少渣饮食，手术前晚及手术日晨清洁灌肠，手术前安放留置导尿管。

【麻醉】

全身麻醉或连续硬脊膜外腔阻滞麻醉。

【手术步骤】

仰卧，头低位。自脐旁至耻骨联合做左下腹旁正中切口。进腹后，将小肠推向上方，提起直肠，剪开直肠及乙状结肠下段两侧腹膜，紧靠直肠深筋膜，游离直肠至肛提肌平面（手术方法参考直肠癌手术），然后按以下方法进行处理。

1. 修复盆底肌肉　将直肠前壁与阴道后壁分离，男性患者则将直肠与膀胱分离至精囊平面以下。分开直肠前的脂肪组织后，便可见松弛的肛提肌边缘。向上牵拉直肠，以丝线在直肠前将两侧肛提肌边缘作褥式缝合，收紧肛提肌，将直肠移向后方骶骨前（图 50-31）。

2. 直肠固定　向上提紧直肠，将直肠及乙状结肠从下向上重新固定于阴道后壁、盆腔壁、骶前筋膜及腰肌筋膜，然后修复盆底腹膜，将直肠固定于较高的位置，封闭过低的子宫直肠陷窝（图 50-32）。

3. 直肠悬吊　两条（1~2）cm×（10~12）cm 人工纤维织物，以细丝线将其缝于直肠的两侧，然后向上提紧直肠，再将其另一端缝于骶骨岬前筋膜上（图 50-33）；或用一 5cm×（10~12）cm 的 Teflon 网吊带缝合固定于骶前骨膜上（图 50-34）。

4. 若乙状结肠过长，可做部分切除及吻合，并将其缝合固定于左侧腹壁上。

【术后处理】

手术后 3 天内进流质饮食，卧床休息，放置肛管排气。3 天后每天服液体石蜡，保持大便通畅，并在床上排便。2 周后开始逐渐离床活动。逐步增强体力锻炼。继续做提肛运动。3 个月内暂不参加重体力劳动。

术后最主要的并发症是：①有一段时间的大便失禁；②脱垂复发，约 2%~5%。

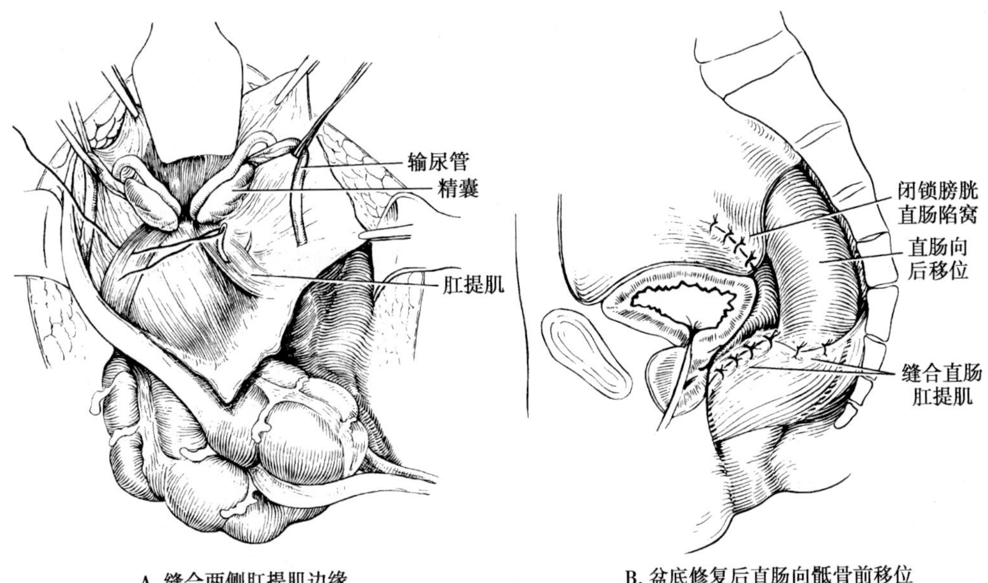

A. 缝合两侧肛提肌边缘　　B. 盆底修复后直肠向骶骨前移位

图 50-31　直肠悬吊固定术:修复盆底肌肉的方法

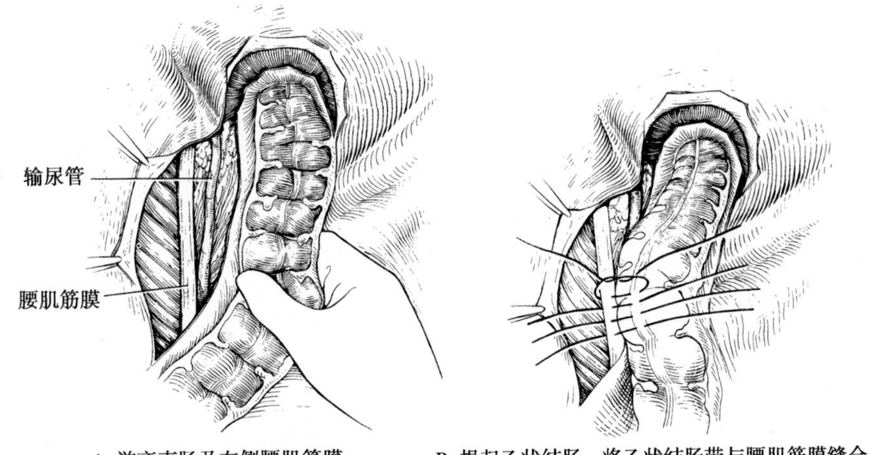

A. 游离直肠及左侧腰肌筋膜　　B. 提起乙状结肠，将乙状结肠带与腰肌筋膜缝合

图 50-32　直肠悬吊固定术:直肠固定的方法

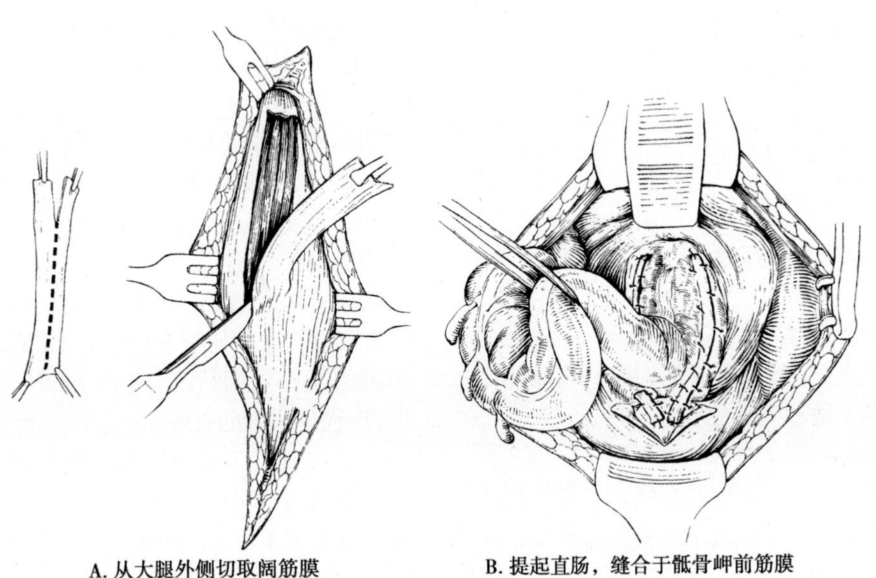

A. 从大腿外侧切取阔筋膜　　B. 提起直肠，缝合于骶骨岬前筋膜

图 50-33　直肠悬吊固定术:直肠悬吊的方法之一

5

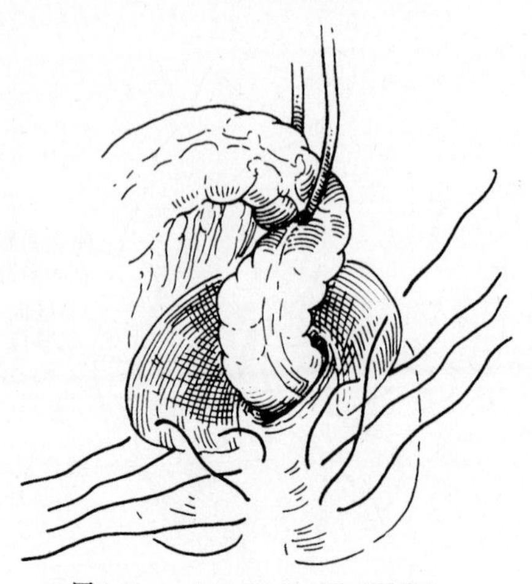

A. 用一5cm × 12cm Teflon网“吊带”围绕于乙状结肠

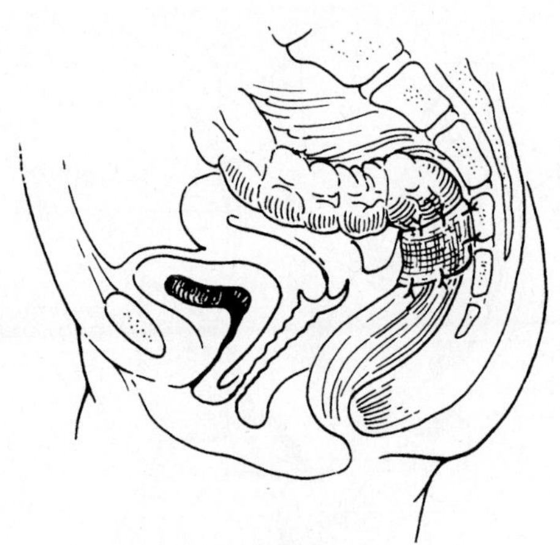

B. 固定于骶前筋膜上

图 50-34　直肠悬吊固定术：直肠悬吊的方法之二

第四节　直肠癌手术

一、经腹会阴联合切除术

传统的外科手术学认为，直肠癌的腹会阴联合切除术适用于位于齿状线以上 7~8cm 以内的直肠癌。但随着近年来外科手术技术的进步，各种医疗器械的快速发展以及新辅助治疗的应用，使许多中低位直肠癌的保肛手术得以实施。腹会阴联合切除术的比例进一步下降。通常在临床上大约有 70% 的直肠癌均可以完成低位前切除手术。30% 的直肠癌，主要是低位直肠癌的手术需要进行腹会阴联合切除术。近年来，国际上较流行的是多学科综合治疗团队（MDT）通过多学科的综合治疗，可以使保肛手术更加安全，患者手术后的生活质量更高。

手术适应证：低位直肠癌，一般肿瘤距肛缘 7cm 以内。

【术前准备】

同结肠手术。女性患者应做阴道检查，了解有否肿瘤浸润。需切除阴道后壁者，手术前两天每天冲洗阴道。

手术当日清晨，留置鼻胃管、导尿管。（提前留置导尿管可以缩短手术室的准备时间，并减少麻醉清醒后，导尿管引起的不适和刺激症状）。

【体位】

常规采用头低脚高的膀胱截石位。大腿外展，臀部稍垫高。最好是臀部应超出手术台的边缘 2~3cm，以便更好地暴露（图 50-35）。

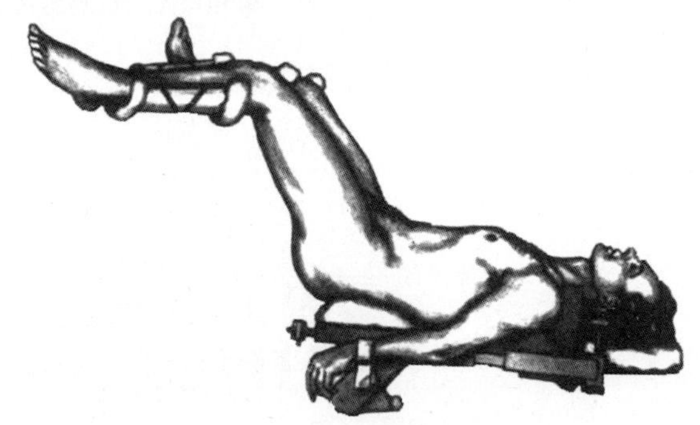

图 50-35　膀胱截石位
头低脚高的截石位

手术分两组（腹部手术组及会阴手术组）进行。优点是当腹部手术完毕后，不需翻转患者，即可进行会阴部手术。而且在手术困难的情况下，两手术组可以联合进行操作，增加手术的安全性，并缩短手术时间。消毒腹部及会阴部皮肤，铺无菌巾。

【手术步骤（腹部手术组）】

1. 切口　术者站于患者左侧。行左下腹部旁正中切口或下腹正中切口。起于耻骨联合，止于脐上 2~4cm。切开腹膜时，应注意避免损伤膀胱（图 50-36）。

2. 腹腔探查　进入腹腔后，有步骤地探查全腹腔内有无癌肿转移。首先触摸肝脏有无硬结，并同时确认鼻胃管位置适当。然后检查腹主动脉前、肠系膜下血管和髂内血管附近淋巴结有无转移。最后查明癌肿的范围及其周围情况。女性患者一定注意子宫及附件，特别是卵巢的探查。

3. 游离乙状结肠　确定肿瘤可以切除时．即用湿盐水纱布垫将小肠推向上腹部，使其与盆腔隔开，充分显露手术野（图 50-37、图 50-38）。

用纱布条在癌肿近端扎住肠管。提起乙状结肠，在左结肠动脉分支以下结扎切断肠系膜下动脉、静

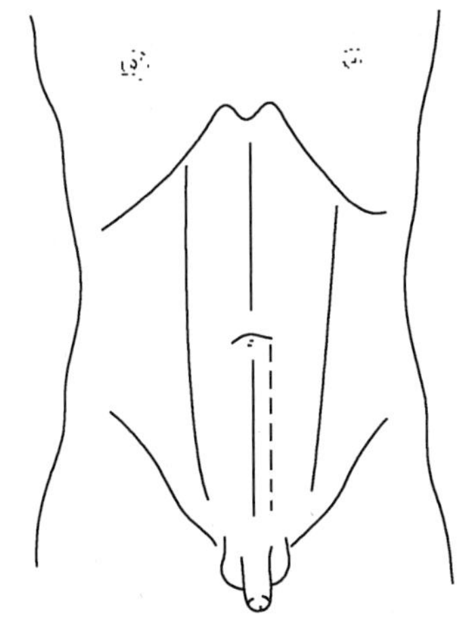

图 50-36　左下腹部旁正中切口或下腹正中切口

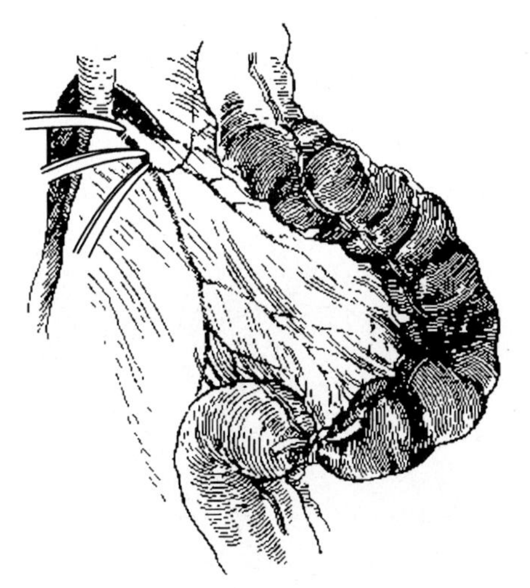

图 50-37　将小肠推向上腹部

肿瘤近端肠管系纱布后，暴露肠系膜下动脉根部并游离和结扎

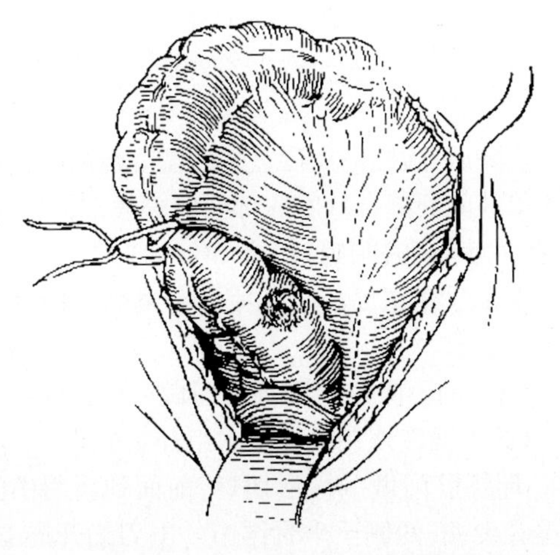

图 50-38　暴露直肠膀胱陷凹（或直肠子宫陷凹）

脉。如发现乙状结肠系膜内淋巴结肿大、质硬，疑有癌肿转移时，应在肠系膜下动脉根部结扎。结扎时应注意避免损伤输尿管。

以 S 形拉钩将膀胱拉起，显露直肠膀胱陷凹。提起乙状结肠，拉向右侧，沿乙状结肠系膜左侧根部及降结肠的腹膜返折处剪开，并向盆腔部延长到直肠膀胱陷凹（女性为直肠子宫陷凹）。向左分离盆腔腹膜，显露左侧输尿管、精索血管或卵巢血管，避免损伤（图 50-39）。

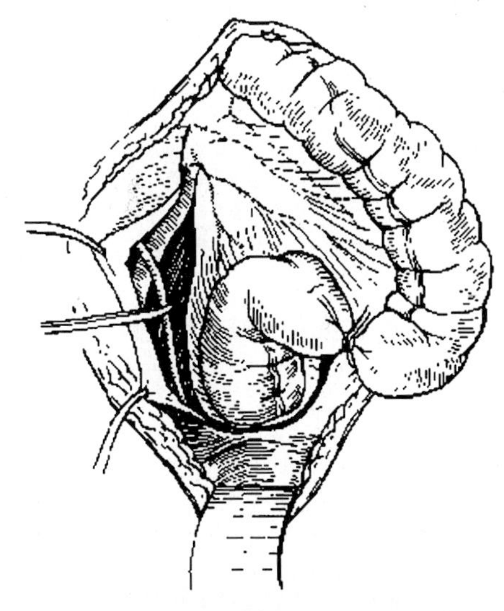

图 50-39　暴露并保护输尿管

向右游离乙状结肠系膜到腹主动脉分叉处，注意分离和切除左髂血管附近的淋巴结。

再将乙状结肠拉向左侧，用同样方法将乙状结肠系膜的右侧根部切开。向上到肠系膜下动脉根部，向下至直肠膀胱陷凹，与对侧切口相会合，同时认清右侧输尿管的走向。

4. 游离直肠后侧　提起已游离的乙状结肠及其系膜，经骶骨前间隙用电刀锐性游离直肠后壁，直达尾骨尖肛提肌平面。直肠脏层筋膜和壁层筋膜之间有一解剖学间隙，其内有疏松的纤维结缔组织，血管和神经纤维分布较少。分离直肠后壁时，应沿此间隙进行，可以减少出血，避免损伤下腹下神经（图 50-40）。进一步沿此间隙用电刀游离直肠两侧至直肠前方。

5. 分离直肠前方　向前牵开膀胱或子宫，向上向后提起直肠。锐性分离直肠前壁，使之与膀胱、输精管、精囊、前列腺后壁分开（女性应将直肠与阴道后壁分开）（图 50-41）。

6. 腹膜外乙状结肠造口　在原切口左侧，相当于髂前上棘与肚脐连线的中、外 1/3 交界处，做一直径约 2.5~3cm 的圆形切口，将皮肤、皮下组织和腹外斜肌腱膜切除，顺肌纤维方向分开腹内斜肌和腹横肌，显露腹膜。于腹腔内，向造口方向游离左侧盆腔腹膜，直至与造口连通。通过造口，沿已游离的腹膜外间隙用一

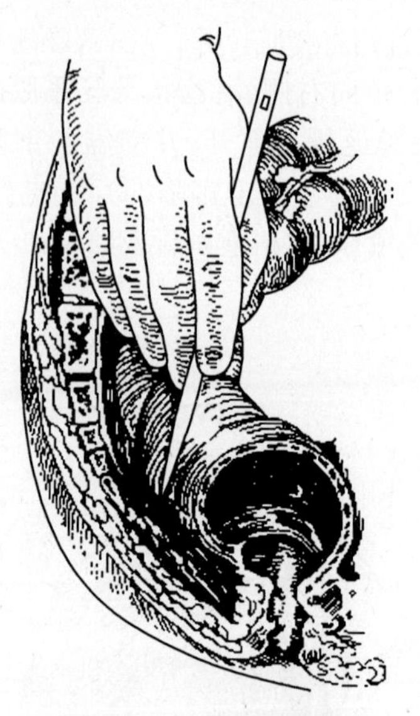

图 50-40　游离直肠后侧

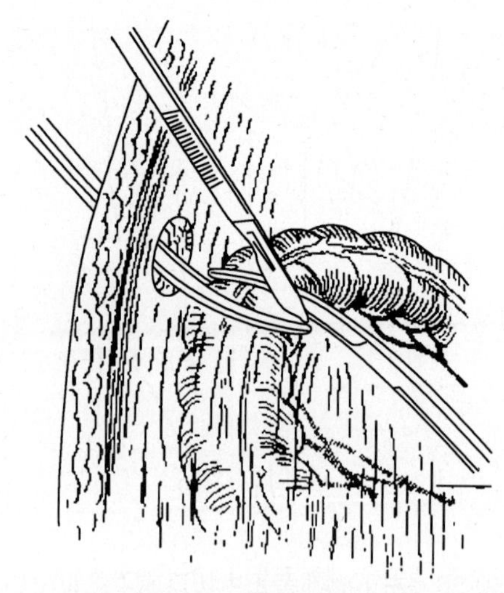

图 50-42　切断乙状结肠并将近端自腹膜外间隙拉出皮肤

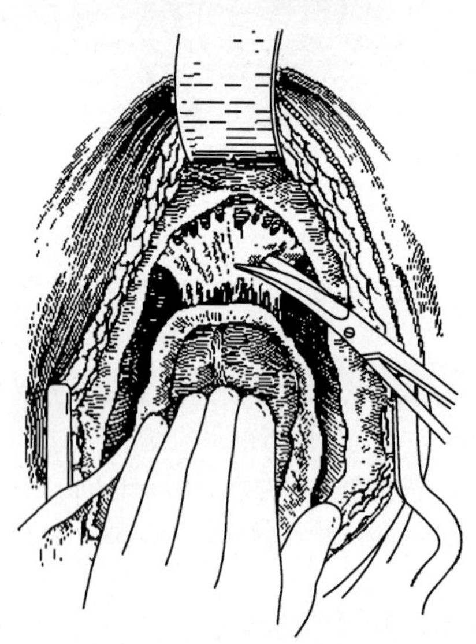

图 50-41　分离直肠前方

游离直肠前侧

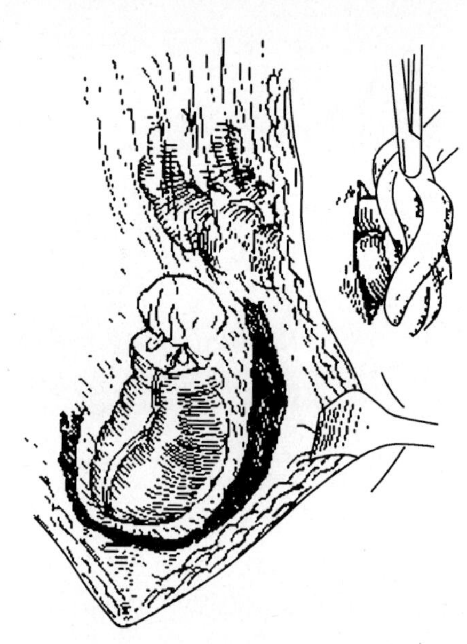

图 50-43　断端自腹膜外间隙拉出

近端肠管拉出造口约 3~4cm 作人工肛门用

5

把肠钳伸入腹腔内，夹住预定切断的近端乙状结肠，在其远侧再夹一把有齿血管钳。在两钳间切断乙状结肠（图 50-42）。将近端乙状结肠断端自腹膜外间隙拉出造口外约 3~4cm 作人工肛门用（图 50-43）。

于腹腔内，将腹膜与乙状结肠系膜、浆膜、脂肪垂缝合，关闭腹膜外间隙，防止内疝。

腹膜外结肠造口的优点是造口肠段经腹膜外引出，消除了结肠旁沟间隙，排除了小肠内疝的潜在危险；又因被覆的腹膜有一定保护作用，能减少造口回缩、脱出及旁疝的发生。

近端结肠断端暂用纱布保护，远端结肠断端用粗不吸收线做荷包缝合，使残端包埋入肠腔、再用纱布包扎或橡皮手套套上，送入骶前。

7. 重建盆底腹膜　当会阴部手术组将乙状结肠及直肠切除后，腹腔内用湿盐水冲洗。经彻底止血后，用丝线单纯间断缝合盆腔底部两侧腹膜，重建盆底。

【手术步骤（会阴组）】

当腹部手术组已将直肠完全分离后，会阴部手术组即开始手术。

1. 用粗的不吸收线围绕肛门做一荷包缝合，关闭肛门口（此步骤应该在腹部手术组开始前进行）。

2. 环绕肛门做一梭形切口，前面到会阴中间，后面到尾骨尖端，两侧至坐骨结节。电刀切开皮下组织（图 50-44）。

3. 切开皮肤和皮下组织，结扎出血点，用组织钳夹住肛门及皮肤切口的两侧边缘，用拉钩将切口外侧边缘向外牵开。从肛管两侧及后方用电刀向深部分离。切口两侧达坐骨结节内侧缘，尽量切除坐骨肛门

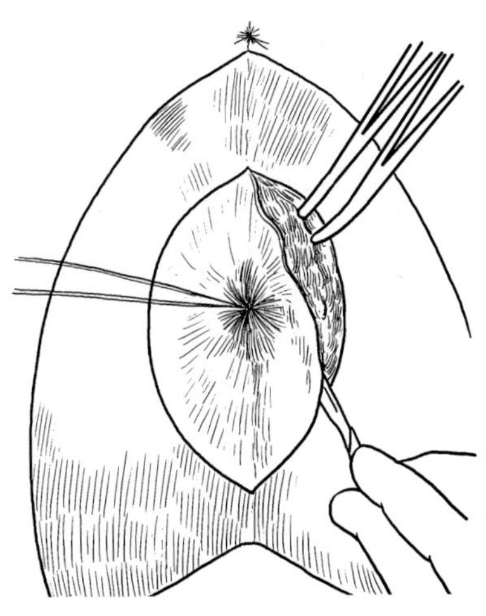

图 50-44　环绕肛门的梭形切口

窝脂肪，显露肛提肌。有条件的可以使用超声刀进行操作。

4. 注意结扎肛门动脉。向前牵拉肛管，将肛门直肠推向前方，在尾骨尖前方切断直肠尾骨韧带，显露肛提肌。注意此时的操作应该从后正中线深入：首先要找到尾骨尖作为深入的标志，通过尾骨直肠韧带的剪断，最先与腹部组的直肠后方间隙汇合。用长血管钳深入至直肠前方，作为指引，分别向两侧进行扩大。分别切断肛提肌，继续向深方切开盆腔壁层筋膜，进入骶前间隙，与腹部手术组会合（图 50-45）。

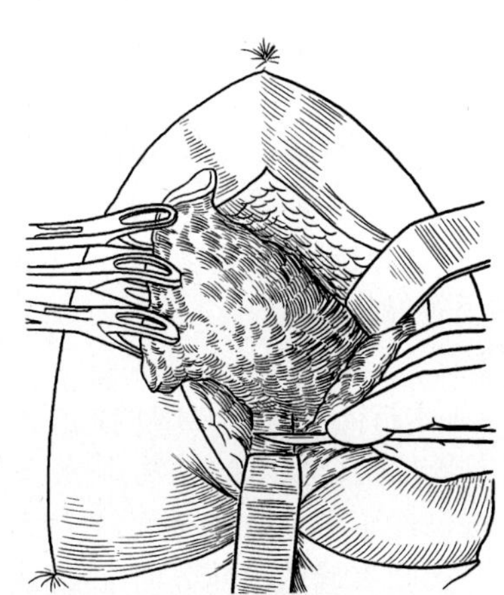

图 50-45　与腹部手术组会合

切断尾骨直肠韧带

5. 由后向前，在靠近盆壁处切断肛提肌。将盆腔壁层筋膜向两侧切开扩大。将远端乙状结肠和直肠从骶骨前拉出切口外（图 50-46）。

6. 将直肠向下牵拉，切断肛门外括约肌深部向前的交叉纤维和耻骨尾骨肌。至此，肛管直肠借耻骨直肠肌和直肠尿道肌与尿道后方相连。

7. 将左手示指及中指伸入盆腔内，置于前列腺与

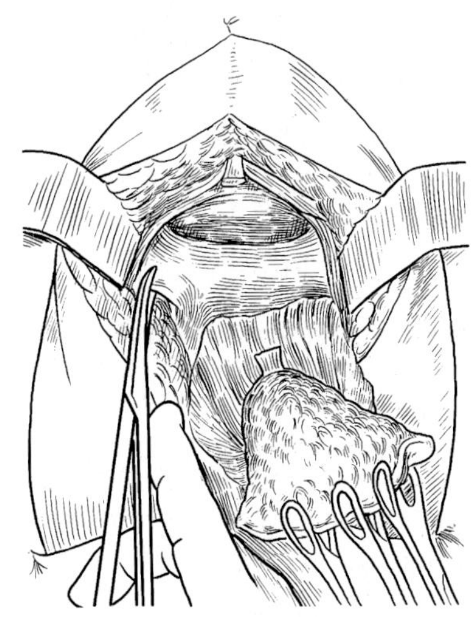

图 50-46　切断肛提肌，将远端乙状结肠和直肠从骶骨前拉出切口外

直肠之间，向后向下稍用力抵住直肠，电刀切断直肠前的附着肌肉，将标本移除。

8. 盆腔创面经彻底冲洗及止血后，在创口内放置一根引流管，在切口一侧另做戳口引出。会阴部皮肤切口用不吸收线间断垂直褥式缝合（图 50-47）。

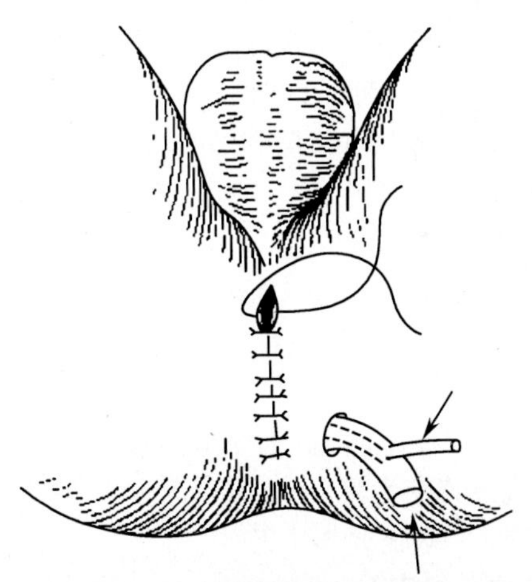

图 50-47　放置盆腔引流并缝合盆底

9. 在处理会阴部伤口的同时，腹部手术组清理腹腔，分层缝合腹部切口。切口缝合后，用纱垫覆盖。将近端结肠壁的浆膜、脂肪垂与腹膜和筋膜各用细不吸收线间断缝合数针。松开肠钳，切除被肠钳钳夹的结肠断端。将肠壁边缘全层与周围皮肤边缘用铬肠线间断缝合一圈。将碘仿纱条围绕造口一圈并固定。造口表面覆盖人工肛门袋。

【手术要点】

1. 腹会阴联合切除手术的适应证应该严格掌握。

2. 体位的摆放十分重要。对腹会阴联合切除手

5

术的患者，尽量把两腿分开并较高地悬吊，会使会阴部的操作显露更加清楚。

3. 当直肠的远端肠管经会阴部拖出后，对男性患者的直肠前壁操作应特别注意直肠前壁和前列腺之间间隙的选择：此处有一个潜在的无血供的间隙，正确地选择这个间隙会使操作十分顺利。直肠前壁的肿瘤有时侵犯前列腺，切除时应尽量将受侵的前列腺部分切除，但是要特别注意尿道的保护。

4. 女性患者如果直肠癌侵犯子宫或阴道后壁，常需将子宫及阴道后壁一并切除，通常切除的阴道后壁是需要修补的。由于阴道的弹性较好，只要不是巨大的缺损，都可以修补。

5. 若直肠癌侵犯盆腔脏器，但患者身体良好，能承受扩大手术，可行全盆腔内脏切除、尿路改道术，即切除盆腔全部脏器及其淋巴结，包括直肠、乙状结肠、子宫、阴道或前列腺及全膀胱，并做尿路改道、回肠代膀胱手术。本手术对患者影响较大，患者术后生活质量较低，手术指征应严格把握。

【术后处理】

1. 持续胃肠减压，待人工肛门排气后，可进流食。禁食期间应静脉补液。如果手术操作得当，术中、术后多无需输血。

2. 直肠切除后，部分患者伴有排尿功能障碍，留置导尿管可防止膀胱过度膨胀，保存膀胱壁的张力；因过度膨胀能使膀胱肌层和壁间神经受到损害，导致长期尿潴留。留置导尿管一般在术后4~7天左右拔除。拔除前应鼓励患者下床活动，并进行膀胱锻炼。拔除后需注意观察排尿情况。如排尿困难，或残余尿量超过60ml，应再次留置导尿管。若手术后2周仍有尿潴留，应按神经性膀胱功能障碍处理。

3. 术中确切的止血，对于减少术后渗出液至关重要。引流液若变为浆液性，或每天少于50ml时，可拔除引流管。一般需要3~7天。

【主要并发症】

1. 如果癌肿较大，手术切除范围比较广泛，失血较多，术后渗出液多，应密切注意防止休克的发生及水、电解质失衡，应注意维持稳定的血压及适当的尿量，必要时给予输血和药物止血治疗。术中轻柔操作以及确切止血，有助于防止此类并发症的发生。

2. 尿潴留　腹会阴联合切除术后，部分患者出现程度不等的尿潴留。其原因是：①支配膀胱的神经受到损害：表现为逼尿肌松弛、膀胱颈收缩和膀胱膨胀感觉消失等；多数病例通过留置导尿管、避免膀胱膨胀，可使逼尿肌张力逐渐部分恢复；②膀胱后移位：直肠切除后，在盆腔后部骶骨前留下一个很大的空腔。在仰卧位时，膀胱由于缺乏支持而向后倾斜移位，致使膀胱和尿道成角。患者离床后，由于体位改变，排尿困难能有所好转。对于此类患者，还可以尝试在俯卧位排尿。

3. 结肠造口的并发症

(1) 回缩：这是一种少见的早期并发症，回缩的原因主要是手术时拉出于腹壁外的结肠及其系膜过短或张力过高所致。如属轻度回缩，造口边缘的黏膜尚全部可见时，可以继续观察。如属重度回缩，造口边缘已不能见到，或已有局部腹膜刺激体征，应立即手术处理。

(2) 缺血性坏死：较为常见，主要原因：为延长造口段结肠，切断系膜中供血血管；腹壁固定过程中缝扎供血血管或并发血肿，影响远端结肠血供；过多切除肠脂垂，影响远端结肠血供。坏死多为局限性，通常位于肠系膜对侧。轻者继续观察，黏膜将自行坏死脱落，长出肉芽组织或上皮化自愈。如肠段坏死广泛，应再手术处理。

(3) 狭窄：这是一种较少见的后期并发症。由于浆膜易受粪便、分泌物等刺激而引起浆膜炎，炎性肉芽组织增生，日久瘢痕挛缩，导致结肠造口皮肤平面的环状狭窄。如狭窄尚能容纳全部小指伸入时，则每天以手指扩张，多能逐步改善。如狭窄区不能通过小指，多需采用结肠造口修复术。

(4) 会阴伤口延迟愈合：常见的原因为创面感染以及引流不畅。应拆除缝线，敞开部分伤口，温水加入少量高锰酸钾坐浴，伤口多能逐渐愈合。

(5) 急性肠梗阻：常见的原因为未封闭造口肠襻与侧腹壁间形成的空隙，引起内疝，若采用腹膜外结肠造口法，多可避免梗阻；小肠与造口的结肠或盆腔腹膜等处粘连；盆底腹膜缝合处裂开，小肠内疝及嵌顿等。

(6) 男性患者性功能障碍：对于男性尤其是中青年男性患者，应严格按照TME原则进行分离、切除，注意保护下腹下神经丛。

【问题讨论】

1. 关于手术指征　随着TME的概念和技巧的逐步发展，以及低位吻合技术的成熟，肿瘤下缘距肛缘的距离<7cm已经不再是APR术的绝对指征。确定实施APR术，需要准确的术前分期、良好的术中操作和谨慎的术中决策。以下几种情况，将有助于术者选择实施APR术：①术前MRI判断肿瘤侵犯肛提肌或肛门指诊提示肿物与外科肛管上界距离<1cm；②术中盆腔狭窄（多见于男性患者）或肿物巨大，低位直肠难以分离及吻合；③直肠充分游离后，仍无法获得满意的远端切缘（>1cm）或快速病理提示切缘阳性；④低位早期直肠癌行局部切除后病理提示切缘阳性、分化差、伴有脉管癌栓或为T2期以上病变者。

2. 关于柱状切除　近年，一些学者认为传统APR手术存在一定缺陷。按照TME标准解剖间隙游离直肠，随着远端直肠系膜的缩小，导致手术标本形成狭窄的腰部，导致环周切缘（circumferential margin，CRM）阳性率和术中肠穿孔率增高。为了增加癌周组织切除范围，降低 CRM 阳性率和术中肠穿孔率，Holm 提出对进展期低位直肠癌患者采用一种称为柱状 APR（cylindrical APR）的手术方法。具体手术操作：腹部操作时不将直肠系膜完全游离，后壁只需达到尾骨 - 骶骨交界处，前壁只需到达精囊腺 / 阴道后壁中段水平。完成人工造口后，将直肠上段置入盆腔内并重建盆底腹膜，常规逐层关腹。将患者体位由截石位改为分腿折刀位并再次消毒、铺巾。此时切口范围除肛周梭形切口外，还要包括尾骨走行的范围。会阴部切口及肛提肌平面下方的肛周组织切除范围与传统手术相同。尾骨切口部分切开尾骨表面皮肤筋膜后，切断臀大肌在尾骨 - 骶骨处附着的部分肌腱，充分暴露尾骨后方间隙。使用骨膜剥离器钝性离断骶骨 - 尾骨交界处，并使用电刀打开尾骨后方筋膜进入盆腔。此后助手钳夹并牵引尾骨引导后续操作：由于尾骨为髂尾肌附着点，将尾骨向左侧牵拉可充分显露髂尾肌在盆壁的止点，术者应使用左手示指、中指经原尾骨位置探入盆腔，垫于髂尾肌后方，拇指与示、中二指对合并触摸髂尾肌，判断肌束于盆壁止点的位置。此后陆续用钳夹结扎法或超声刀慢速档凝固，逐步将右侧髂尾肌尽量靠近盆壁切断。在采用相同手法离断左侧髂尾肌后，肛提肌的后、侧壁完全游离，将直肠自盆腔中拖出。由于患者为分腿折刀位，在切断尾骨及全部后、侧壁肛提肌后，直肠前壁可获得较好的显露，术者可直视下对前壁进行精细的游离及止血。对于前壁有部分侵犯的病例，术者可直视下进行前列腺部分切除或阴道后壁的切除 / 修补。通过标本照片我们可以看出：柱状 APR 不存在传统 APR 手术中在肛提肌水平的凹陷部分，由于腹部分离水平较高，系膜与肛提肌连为一体被一并切除，形似柱状。该术式的缺点主要是术中改变体位将延长手术时间。

随后，亦有学者提出了改良的柱状 APR 手术，体位与传统 APR 一致，但进入肛提肌水平后，应向侧壁、后壁进一步开放术野，寻找髂尾肌在尽量靠近盆壁的止点并切断。这一术式的优点是患者无需改变体位，操作技术容易掌握；缺点是术野暴露欠佳，会阴深部的操作较为困难。

（赵军　顾晋）

二、拖出式直肠切除术

【手术指征】

直肠癌的下限位于腹膜返折处或距离齿状线 6~8cm 以上及病程较早、恶性程度较低者。

【手术步骤】

1. 腹部手术与经腹会阴直肠切除术相同。但为了能将乙状结肠从肛门拖出，需要剪开结肠外侧腹膜，游离降结肠及乙状结肠，有时甚至需要切开胃结肠韧带及脾结肠韧带，将结肠脾曲游离，始能将结肠拖出肛门外而无张力。在预定切除线处，以粗丝线将乙状结肠结扎作为标志。提起直肠，在距离肿瘤下方 5cm 处，另以粗丝线结扎直肠（图 50-48A）。

2. 会阴部手术　以多量消毒水冲洗直肠与会阴部，擦干后，用 0.1% 硫柳汞酊消毒会阴部皮肤及直肠黏膜。充分扩张肛门括约肌。以血管钳经肛门向上夹住结扎处的直肠壁将其向外翻出，在齿状线上方 1~2cm 处切断直肠。通过肛管将直肠及乙状结肠轻轻拖出（图 50-48B）。操作宜轻柔，忌用力，以免将肠系膜的血管拉断。有时肿瘤的体积过大，不能经肛门拖出，需在腹部分别将肿瘤上下的乙状结肠及直肠切断，移除肿瘤，再将乙状结肠断端通过肛门拉出。乙状结肠拖出的长度，一般以其上方丝线结扎处露出肛门外约 5cm 为准。然后检查腹腔内结肠及其系膜的张力是否过大，肠管有无扭转，结肠的血液循环是否良好。以 0 号可吸收线将外翻的直肠远侧断端间断缝合于结肠壁上，再将乙状结肠的脂肪垂缝合固定于肛门周围皮肤上，离肛门 5cm 处切断乙状结肠（图 50-48C）。在结肠内放一直径约 1cm 的软橡皮管，末端连接于引流瓶，使粪便不致污染伤口及弄脏床褥。但橡皮管不宜超过肛门括约肌，以免因括约肌收缩，影响结肠末端的血液循环。拖出的结肠周围以盐水纱布包扎。在腹腔内将结肠固定于新的位置。缝合盆腔腹膜。骶前间隙放置一软橡皮管引流，从尾骨前的戳口引出，接在持续吸引的引流瓶上，或用一硅橡胶管置于骶前间隙经腹膜外引出做持续负压吸引（图 50-48D）。

【术后处理】

1. 一般处理同经腹会阴直肠切除术。

2. 盆腔引流一般于手术后 48~72 小时拔除。

3. 待肠功能恢复后拔除结肠内的橡皮管。每天以温盐水灌洗结肠，清洁局部皮肤并更换敷料。

4. 手术后 7~10 天时，待拖出的结肠与周围组织已初步愈着后，即可行第二期会阴部手术。选用低位蛛网膜下腔阻滞麻醉。以肥皂及清水清洗会阴部后，拆除肛口的缝线，离直肠断端下方 2cm 处切断多余的乙状结肠，以 3-0 可吸收线将乙状结肠断端与直肠断端间断缝合（图 50-49A）。缝合后，水肿的结肠黏膜仍可能突出于肛门外，但经卧床休息 24 小时后，一般便可回缩至肛门内（图 50-49B）。手术后每日用温热水坐浴，可促进炎症消散。

5. 手术后初期，肛门括约肌功能不佳，大便次数较多，不能控制稀便，但经过一段时间后，多可逐步改善。有时吻合处有狭窄的趋向，需用手指定期扩张。

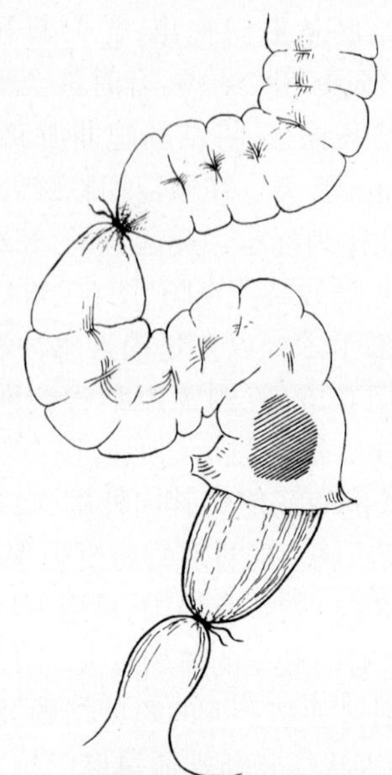
A. 在肿瘤的上下方以粗丝线结扎肠管

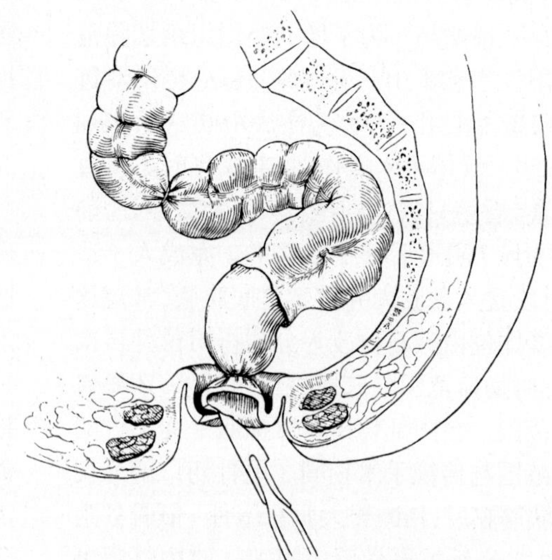
B. 在齿状线上方环形切开直肠肠壁

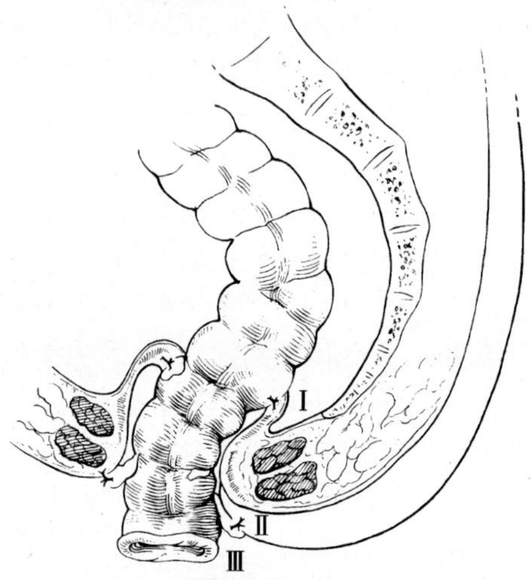

C. 直肠远端与乙状结肠壁缝合（Ⅰ）；
乙状结肠的脂肪垂缝合固定于肛门周围皮肤（Ⅱ）；
离肛门5cm处切断乙状结肠（Ⅲ）

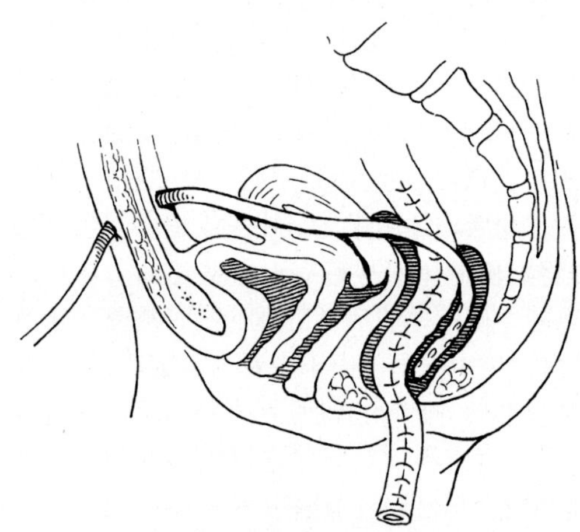
D. 骶前间隙作持续负压吸引

图 50-48　拖出式直肠切除术

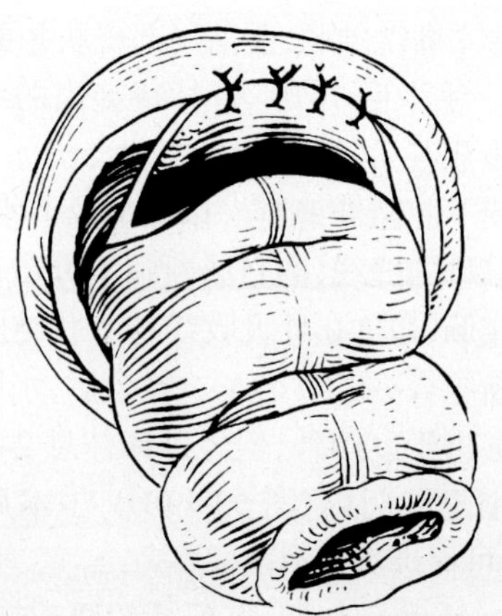
A. 切除多余的结肠，结肠与直肠缝合

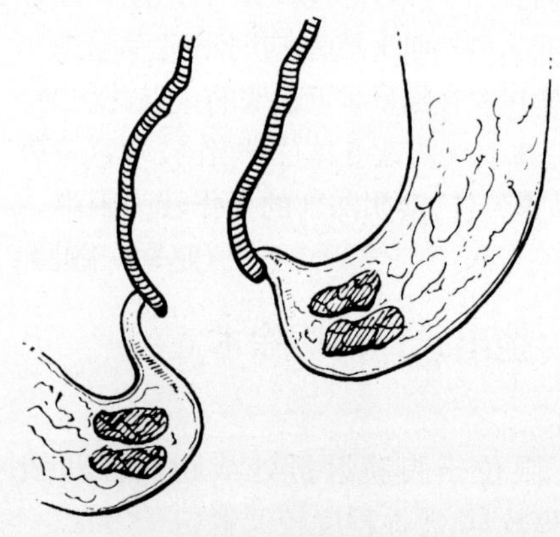
B. 结肠端回缩后的情况

图 50-49　拖出式直肠切除术的第二期会阴部手术

【并发症】

1. 一般并发症同经腹会阴直肠切除术。

2. 主要的并发症是拖出的结肠段发生缺血性坏死。若坏死的范围仅局限于残留在肛门以外的部分，多不致引起严重后果。若坏死范围延至盆腔内，则将引起盆腔感染及脓肿形成，从肛门排出混以脓血的粪便，病情甚为严重。遇此情况，应行横结肠造瘘，转流粪便，控制感染，以后再根据具体情况予以处理。

防止肠段坏死的措施是：①保留左结肠动脉，在左结肠动脉起点的下方结扎肠系膜下动脉；②注意保存结肠的边缘动脉弓；③拖出结肠后，肠系膜不应有张力；④手术完毕时再检查结肠端的血液循环情况是否良好。

3. 结肠回缩，引起盆腔内感染及吻合口狭窄。主要原因是：①降结肠游离不够，拉下时有张力；②过早切除多余的外置肠段；③保留的结肠组织过少。

预防的方法为：①充分游离降结肠及左侧横结肠，使拉下后肠系膜无张力；②应将结肠与侧腹壁、盆壁筋膜、肛提肌、肛周皮肤缝合固定于新的位置；③二期手术应待结肠与周围组织初步愈着后进行。

4. 盆腔脓肿，多发生于骶前间隙，由于引流不畅所致。手术后除应注意保持引流通畅外，若出现感染症状，需及时引流。

三、直肠癌前切除术

直肠癌前切除术（low anterior resection，LAR）通常是外科临床最常见的手术。近年来，随着科学技术的进步和外科技术的发展，直肠癌的低位前切除手术的技术也有了较大的提高。特别是新辅助治疗的引入，使得一些原不可能保肛的手术得到了前切除的机会。临床多学科综合治疗团队的出现，发挥多学科优势的综合术前治疗，使得保肛率得到进一步提高。

【适应证】

①乙状结肠下段癌，直乙交界部癌，直肠上段癌，直肠中段癌一般指肿瘤距肛缘 7cm 以上；②少数情况下，患者体重较轻的女性患者，需要有经验的医师进行合理把握；③全身状态可以耐受手术；④肿瘤无广泛侵犯及粘连；⑤无远处转移。

【术前准备】

①完善术前检查，明确诊断，排除手术禁忌证；②向家属交代病情及手术风险，稳定患者情绪；③备皮，必要时备血；④留置胃管、导尿管。

【麻醉】

全身静脉复合麻醉或连续硬膜外麻醉。

【体位】

膀胱截石位。

麻醉后，头低脚高位，手术台与水平面成 15°，便于手术操作（图 50-50）。

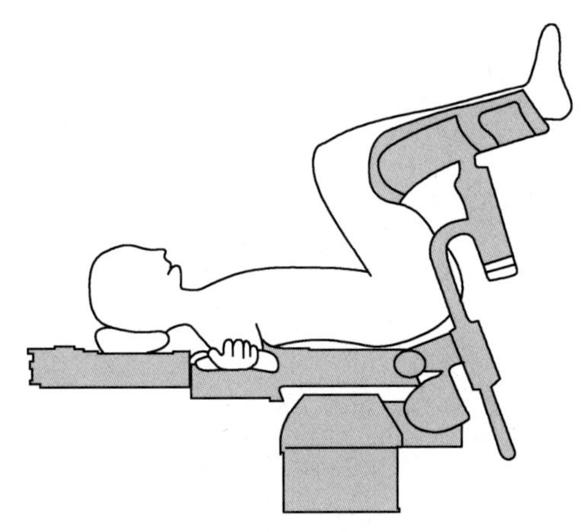

图 50-50　截石位
头低脚高的膀胱截石位

【手术步骤】

1. 切口　腹部正中切口，起自耻骨联合，左或右侧绕脐，止于脐上 3~4cm 处，注意保护切口，防止污染。切勿损伤膀胱（图 50-51）。

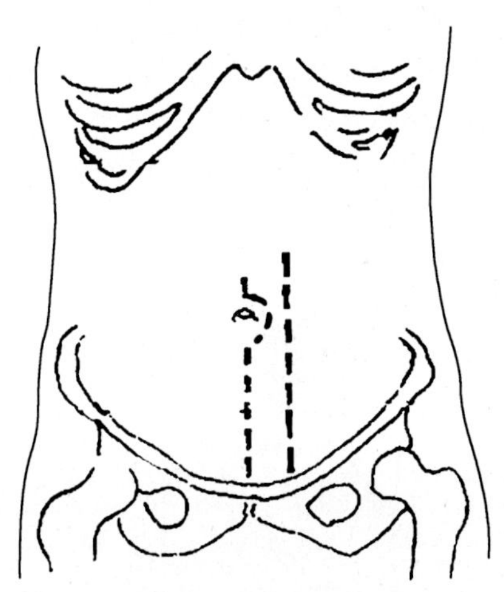

图 50-51　切口

2. 腹腔探查　探查有无腹水、颜色、量，必要时留取样本进行检验；探查肝脏，有无转移，转移灶多少、大小，能否联合切除；探查整个腹膜，网膜有无转移结节；依次检查胰、脾、胃、双肾、结肠有无转移；探查腹主动脉旁及肠系膜下动脉周围有无淋巴结肿大；探查盆腔脏器，女性探查子宫、双附件等；探查原发病灶，确定位置、大小、侵犯深度等。

3. 无瘤操作　手术开始前，用纱垫将小肠推向腹腔，使之与术区隔离且便于手术操作。用纱带在距肿瘤上缘 5cm 处结扎肠管，防止脱落的肿瘤细胞上移，减少种植机会。

5

4. 血管处理　在根部分离、结扎并切断肠系膜下动脉。也可以保留左结肠动脉，结扎切断其余分支(图 50-52)。

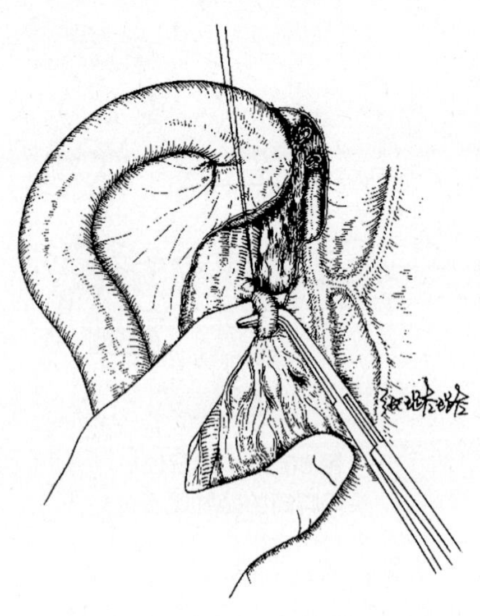

图 50-52　结扎并切断肠系膜下动脉

5. 乙状结肠的游离　遵循 TME 原则，助手将乙状结肠提向右侧，暴露左侧，可见乙状结肠与侧腹膜的生理性粘连，锐性分离之，然后在乙状结肠左侧系膜打一小孔，提起系膜，在腹膜与腹膜后间隙进行锐性分离。右侧乙状结肠分离同左侧(图 50-53)。

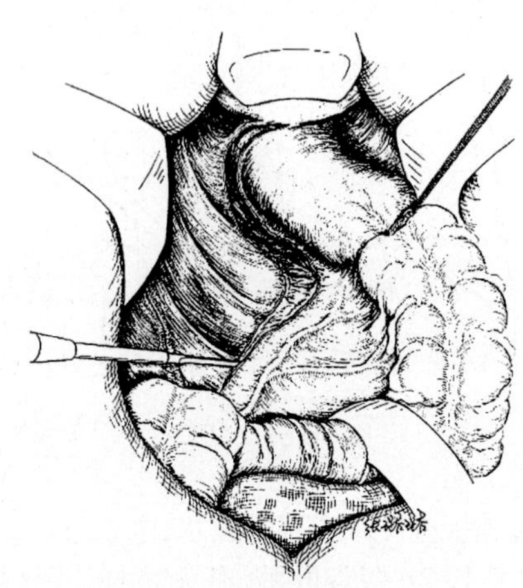

图 50-53　乙状结肠的游离

6. 直肠的游离　遵循 TME 原则。

后方：使用电刀、剪刀或超声刀在直肠后方与骶骨前方间隙进行锐性分离，边游离边将直肠向前上方牵拉，暴露骶前间隙，可游离至肛提肌上缘水平。

前方：在直肠前切开直肠膀胱陷凹或者直肠子宫陷凹处腹膜，在 Denovillier 筋膜与直肠深筋膜间进行锐性分离，暴露双侧精囊腺、前列腺，女性注意不要损伤阴道壁。

侧方：如肿瘤位置较高，可以不必切断直肠侧韧带，如位置较低，显露直肠侧韧带，锐性切断。

下方：根据 TME 原则，切除直肠系膜应距肿瘤远端 5cm，切除肠管应距肿瘤远端 2cm。彻底清除周围血管、脂肪、结缔组织和淋巴结(图 50-54)。

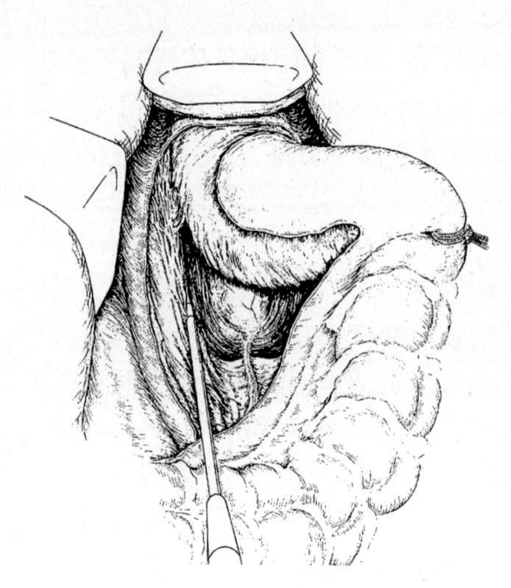

图 50-54　直肠的游离

7. 切断直肠　可以直接使用残端闭合器切断肠管(如 ContourTM)，或是置 2 把直角钳于拟切断处，间隔 1cm，在 2 把直角钳之间用剪刀切断直肠。使用同样方法切断乙状结肠，断端应距肿瘤上缘 10cm 以上。移除标本。

8. 结直肠吻合

(1) 手工吻合：将乙状结肠下拉与远端直肠对合，先行端 - 端间断缝合后壁浆肌层，然后间断缝合后壁全层，接着缝合前壁全层，最后缝合前壁浆肌层(图 50-55)。

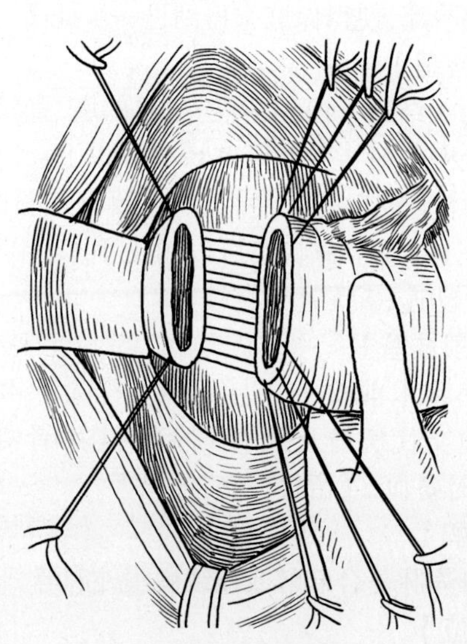

图 50-55　结直肠吻合

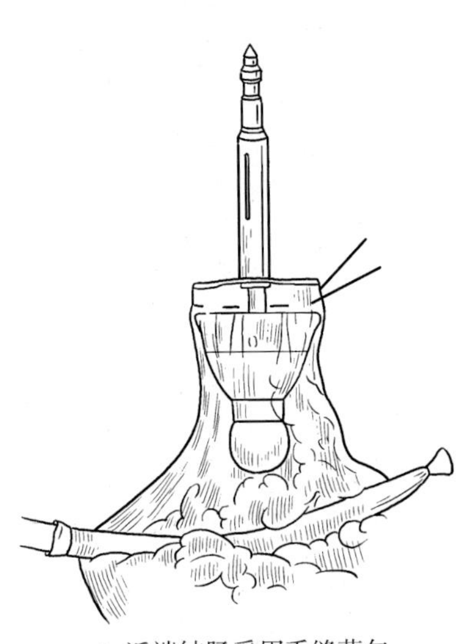
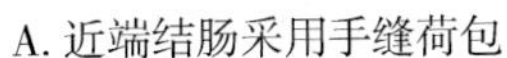
A. 近端结肠采用手缝荷包

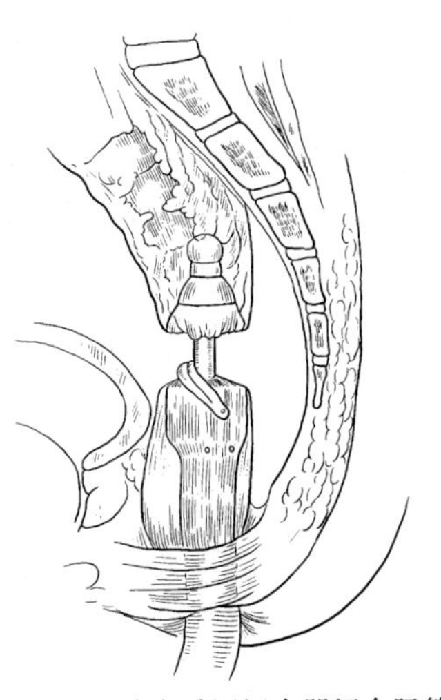
B. 直肠远端多采用闭合器闭合肠管

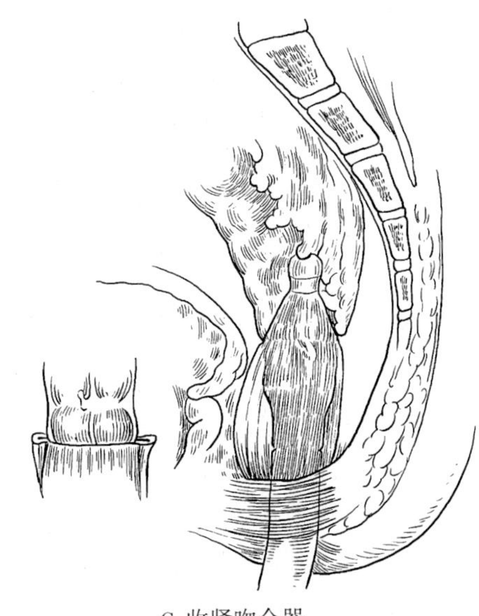
C. 收紧吻合器

图 50-56

(2) 双吻合器法：直肠远端多采用闭合器闭合肠管，近端结肠采用手缝荷包或使用荷包器缝荷包，置入钉砧头后收紧荷包。注意清除吻合口周围脂肪垂及小血管，防止吻合后出血。自肛门插入吻合器主机至直肠残端，旋出刺锥，尽量位于残端中间处，将刺锥插入钉砧头后收紧吻合器。发射后，逆时针放松半圈后撤出吻合器，检查远近切缘是否完整（图 50-56）。

检查吻合口，关闭盆底腹膜，放置引流管。

9. 将前方盆底腹膜固定于直肠前壁，右侧腹膜与直肠右侧脏腹膜和剩余的乙状结肠系膜缝合，将引流管放置于吻合口左侧，骶前间隙内。冲洗止血后以同样的方法关闭直肠左侧腹膜，主要是为了防止小肠坠入盆腔形成肠梗阻。腹腔内操作结束后逐层关腹。

【手术要点】

1. 严格掌握手术适应证，保留足够切缘，特别是远端切缘，如有必要可以送快速病理检查。

2. 双吻合器法，收紧吻合器后等待 30 秒，给予充分压榨时间，减少吻合口瘘的发生。对女性患者特别要注意将直肠前壁与阴道壁分离开来，防止将阴道壁钉入肠壁之间，造成直肠阴道瘘。

3. 吻合前应冲洗直肠远端，防止医源性种植。

4. 手术当中注意输尿管和自主神经的保护，防止骶前静脉损伤，一旦损伤，可以使用钛钉按压止血或填塞宫纱压迫止血。

5. 术后使用抗生素预防感染。注意术后营养支持。注意观察引流液性质、颜色，第一时间发现吻合口瘘、术后出血等并发症。

（詹天成　李明　顾晋）

第五节　腹腔镜直肠肛管肿瘤手术

一、适应证和禁忌证

腹腔镜直肠癌手术的适应证同开腹手术是完全一样的。而任何限制腹腔镜手术的因素，如严重心肺功能不全、术前无法纠正的凝血障碍、妊娠妇女、肝硬化门脉高压症或其他重度系统性疾病等均为腹腔镜直肠癌手术的禁忌证。

此外，对于腹腔镜直肠前切除术，经影像、病理等证实为直肠恶性肿瘤，且直肠经充分游离并切除肿瘤远端 2cm 正常肠段后，肛管和肛管括约肌包括肛提肌仍保持完整的病例，可考虑行腹腔镜直肠前切除术。在低位或超低位直肠癌病例中，对于直肠高或中分化腺癌，若肿瘤下切线距肛管直肠环近端小于 1cm，且为 T1、T2 及肛门外括约肌未受侵犯的 T3 病例，可考虑行经内外括约肌间切除术（intersphlncteric resection, ISR）。若癌肿距肛缘≥4cm，且局限于肠壁或直径≤3cm，占≤1/2 周肠壁，无膀胱、前列腺或阴道浸润者，可选择行拖出式直肠癌切除术。

而对于无法完成保留肛门括约肌的超低位直肠癌，或者肛管恶性肿瘤，则行腹腔镜腹会阴联合切除术。

二、患者评估与手术规划

同腹腔镜结肠切除术。

三、手术原理

目前大多数学者认为直肠全系膜切除（total

mesorectal excision，TME）为中下段直肠癌手术应遵循的原则。1982 年 Heald 等提出直肠全系膜切除（TME）这一概念。1998 年他们报道应用这一原则进行直肠癌根治术，可以将直肠癌根治术后五年局部复发率降低为 4%，五年无病生存率提高到 80%。所谓直肠系膜就是由直肠深筋膜脏层所包裹的一类似于桶状的结构，其间包括直肠的血管神经和淋巴组织。直肠全系膜切除就是指将全部直肠系膜完整切除。据 Heald 等研究表明，即使直肠癌壁内扩散局限于 0.5cm 以内的患者，其远侧系膜内的微小转移仍然可到达 4cm 以下的部位，此点说明直肠全系膜切除的重要性。TME 的技术关键可用“直视、锐性、间隙、完整”8 字形容。所谓直视是指手术要有良好的暴露，整个手术都在直视下完成；锐性是指整个手术用剪刀或电刀进行分离；间隙是指分离需在盆腔筋膜的脏层与壁层之间的间隙进行，首先沿骶前筋膜与直肠深筋膜脏器之间的间隙分离，然后在直肠前壁的 Denonvillier 筋膜之间的间隙分离，再切断两侧的侧韧带，并注意保护盆腔的自主神经；完整是指将整个直肠系膜完整切除，不论直肠肿瘤距肛缘远近，均需分离至肛提肌平面，不能遗漏其系膜的脂肪组织。

5

而与开腹 TME 相比，腹腔镜下具有以下优势：①对盆筋膜脏、壁二层之间疏松组织间隙的判断和入路的选择更为准确；②腹腔镜可抵达狭窄的小骨盆并放大局部视野，对盆腔自主神经丛的识别和保护作用更确切；③超声刀沿盆筋膜间隙锐性解剖，能更完整地切除含脏层盆筋膜的直肠系膜。

四、手术方式

【麻醉方式】

同腹腔镜结肠切除术。

（一）腹腔镜低位直肠前切除术

【体位】

腹腔镜低位直肠前切除术采用气管插管静吸复合全身麻醉。患者取头低足高 30° 的膀胱截石位。

【布局和站位】

术者位于患者右侧，第一助手位于患者左侧，持镜者位于术者同侧的上方。患者两腿间安置监视器、气腹和光源系统。

【手术步骤】

1. 建立气腹　脐孔穿刺，建立气腹，维持腹压在 15mmHg。

2. 戳孔选择　脐孔或脐上行 10mm 戳孔用于安置 30° 斜面镜头。左、右脐旁腹直肌外缘和左下腹行 5mm 戳孔安置器械，右下腹行 12mm 戳孔作为主操作孔（图 50-57）。

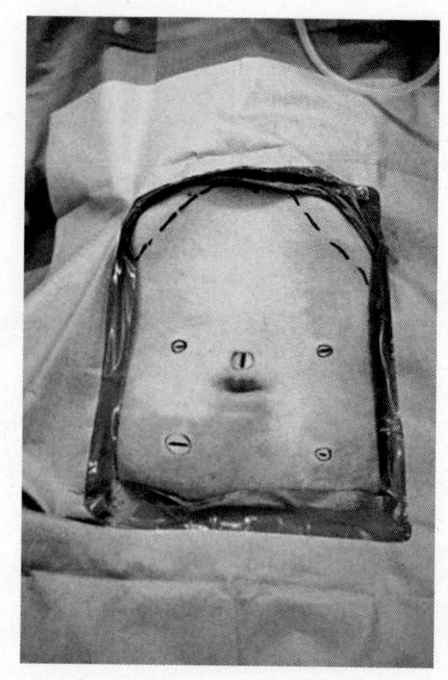

图 50-57　腹腔镜低位直肠前切除术戳孔选择

3. 探查腹腔　人工气腹压力维持在 12~15mmHg。按照由远及近的原则循序探查，最后探查病灶。一般探查顺序为：腹膜→肝脏→胃、胆囊、胰腺→大网膜→小肠→除肿瘤部位以外的大肠段→盆腔及其脏器→血管根部淋巴结→肿瘤原发灶。必要时可用腹腔镜超声探查肝脏有无转移灶或行冷冻切片检查。

4. 处理肠系膜下血管　根据术者经验，选择中间入路或侧方入路。以前者为例，分别向上外侧及下外侧牵拉降结肠、乙状结肠和直乙结肠交界处的肠系膜，辨认腹主动脉分叉处，于骶角水平为始，沿着腹主动脉向上剥离肠系膜，裸化肠系膜下动静脉，清扫血管周围淋巴结，其间需将肠系膜下动脉后方束带状神经与其他腹膜后结构一起推向后方，切忌大块钳夹，造成脏层筋膜背侧上腹下神经的损伤。于距肠系膜下动脉主干起始点 1~2cm 处用 Hem-o-lock 或钛夹夹闭并离断之，肠系膜下静脉则于胰腺下缘水平用 Hem-o-lock 或钛夹夹闭、切断（图 50-58）。

进入融合筋膜间隙（Toldt 间隙），由融合筋膜（Toldt 筋膜）和肾前筋膜间向外侧分离，直至暴露外下方输尿管。

5. 游离乙状结肠　将乙状结肠牵向中线，切开乙状结肠系膜与左侧壁腹膜之间的黄白交界线，即 Toldt 线，进入 Toldt 间隙，并向内侧锐性分离，完整地将乙状结肠系膜与腹膜后结构分开，直至与内侧剥离面“会师”，注意勿损伤输尿管和精索 / 卵巢动静脉（图 50-59）。

6. 游离直肠后壁　遵循后方为先、侧方为次、前方为后的顺序。在骶岬水平，直肠上动脉紧贴脏层筋膜表面，故以直肠上动脉作为解剖标志，紧靠直肠上

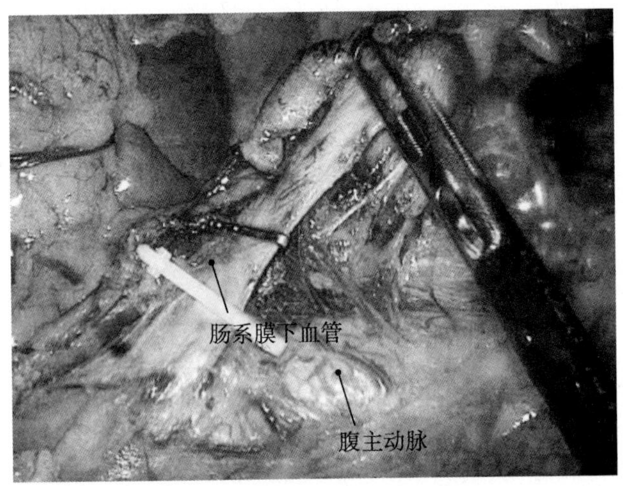

图 50-58　处理肠系膜下血管

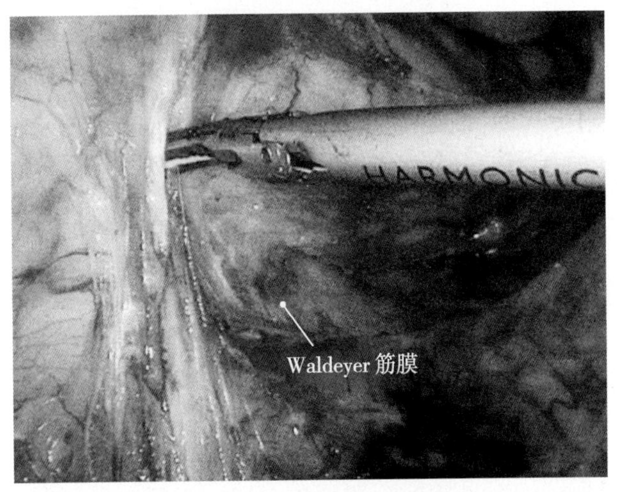

图 50-60　游离直肠后壁

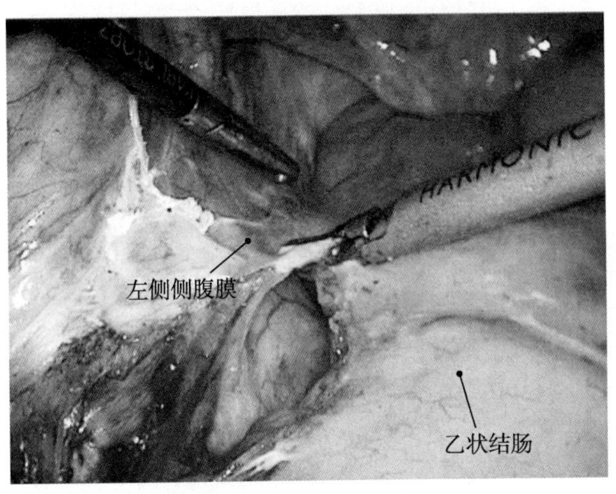

图 50-59　游离乙状结肠

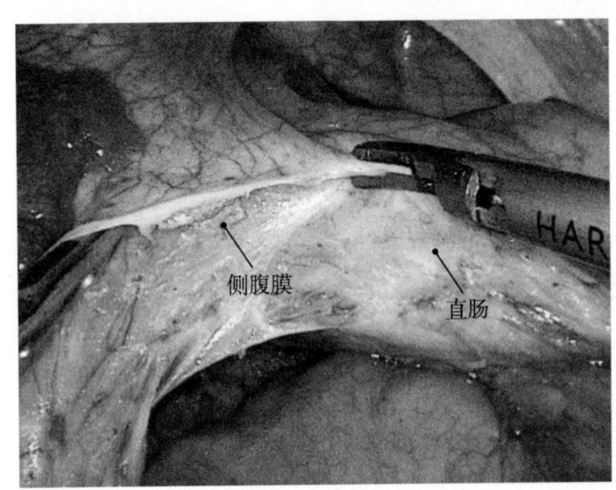

图 50-61　游离直肠侧方

动脉背侧解剖，可找到有光泽的脏层筋膜表面。同时向前牵拉乙状结肠，直肠后间隙即开放，保持盆筋膜脏层的完整性并顺其弧度，在直视下，于 Waldeyer 筋膜内、下腹神经和骶前血管前方向肛门方向锐性分离。向前牵拉直肠，切断 V 字形直肠尾骨韧带。继续游离直肠后壁至肛提肌水平（图 50-60）。

7. 游离直肠侧方　由右至左，分别将直肠牵向对侧，用力适度，避免因过度牵拉而将盆丛牵离盆壁，沿着后方的脏层筋膜继续向侧方切开直肠侧面腹膜，并于靠近脏层筋膜处离断侧韧带，因直肠中动脉直径一般≤2mm 或缺如，故可以直接切断。继续向下分离达盆底（图 50-61）。

8. 游离直肠前壁　显露膀胱或子宫的后壁，于直肠前腹膜返折水平，切开腹膜并向下锐性分离，沿 Denonvillier 筋膜前后两叶之间的疏松间隙内向下剥离，将直肠前壁与精囊、前列腺或阴道后壁分离，直至盆底（图 50-62）。经过实践，我们发现在该间隙内操作

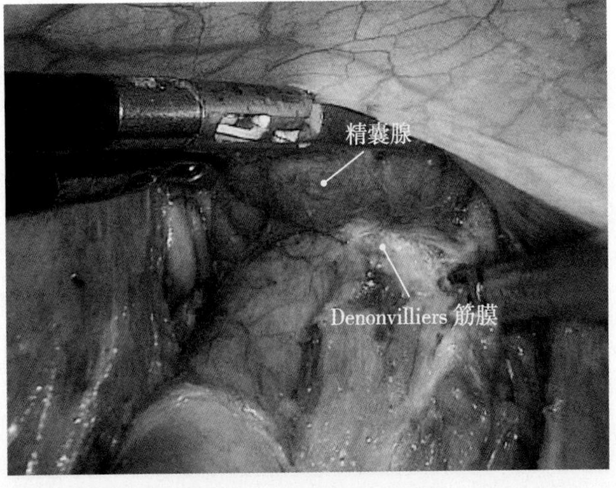

图 50-62　游离直肠前壁

方便且安全：一方面，盆丛发出的神经由 Denonvillier 筋膜的外侧走向其前方，所以在 Denonvillier 筋膜前间隙分离易损伤泌尿生殖神经，特别是勃起神经，导致

阳痿，而且此间隙中，小静脉较多，过多电凝止血会加重泌尿生殖神经损伤；另一方面，Denonvillier 筋膜后间隙粘连较为紧密，故分离难度较大。

9. 处理直肠系膜　以肿瘤远端 2cm 肠段、5cm 系膜为切缘，按照前 - 侧 - 后的顺序处理直肠系膜，裸化肠管（图 50-63），若术中定位困难，可结合直肠指诊或术中肠镜等。对于部分分化程度好、分期比较早（$T_{1-2}N_0M_0$）的超低位直肠癌保肛手术，肿瘤下切缘距离最小不少于 1cm 被认为是安全的。

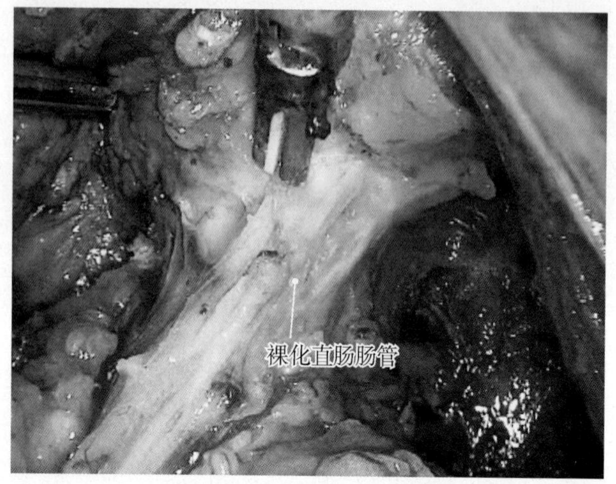

图 50-63　处理直肠系膜

10. 切断直肠　腹腔镜直视下置入线型闭合器，与直肠成 90° 放置，离断直肠。为达到一次切断直肠的目标，可使用分离钳辅助，将肠管拉入闭合器钉仓内（图 50-64）。

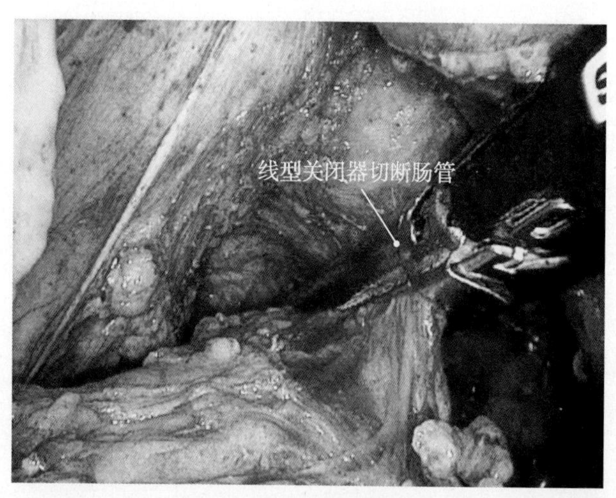

图 50-64　切断直肠

行 ISR 术者，分离直肠下段时沿肛门内外括约肌间隙分离，直肠后方沿骶前间隙分离超过尾骨尖后，继续离断直肠骶骨筋膜、肛尾韧带及部分耻骨尾骨肌，清晰显露远端肛提肌，并使肠管纵行肌可见；侧方经离断后可见侧壁盆底肌。最终尽可能地使直肠完全游离至齿状线水平。牵开肛门显露齿状线，会阴组术者于癌灶下缘 1~2cm 处、肛门内外括约肌间沟处环形切开肛管全层，根据肿瘤侵犯情况，选择肛门内括约肌全切除、部分切除或保留部分齿状线的部分切除，然后沿肛门外括约肌自下而上游离，并实现上下贯通。

若行拖出式直肠癌切除术，则直肠经充分游离后，于近端切断乙状结肠，断端选择以能露出肛门外 5cm 为宜。经肛门，以血管钳将切断的乙状结肠、直肠包括肿瘤从肠腔套叠翻出肛门外，在齿状线上方 1~2cm 处切断直肠，并用可吸收缝线将向外翻出的直肠壁远侧断端间断缝合至乙状结肠壁上。

11. 切除病变肠段　终止气腹，在耻骨联合上方做 4~5cm 长度的切口，用塑料套保护切口，将带瘤的近端肠管拖出腹腔外，于肿瘤近端 10cm 处切除肠段，移去标本（图 50-65）。根据肠腔大小，选择合适的吻合器，将其钉砧置入近端结肠。

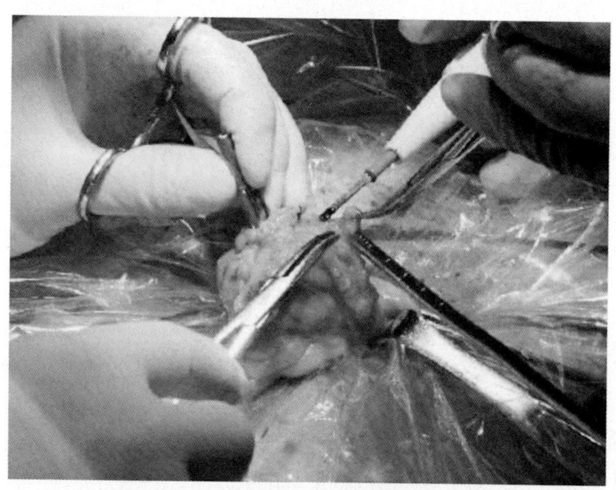

图 50-65　切除病变肠段

12. 重建肠段连续性　远端直肠扩肛至 4~5 指，并用生理盐水灌洗。

再次建立气腹，在腹腔镜直视下经吻合器完成乙状结肠 - 直肠端 - 端吻合，并检查肠管有无扭转、张力、出血等（图 50-66）。吻合后，建议常规行内镜检查，确认吻合口情况——有无狭窄、出血、漏等。对于超低位直肠前切除术，以及部分年龄较大、全身情况差、肛门松弛、并发症多（如糖尿病等）的患者，可行末端回肠保护性造瘘。

13. 冲洗及引流　生理盐水冲洗创面，查无活动性出血后，于尾骨前方、吻合口背侧放置 1~2 根引流管，由穿刺孔引出。

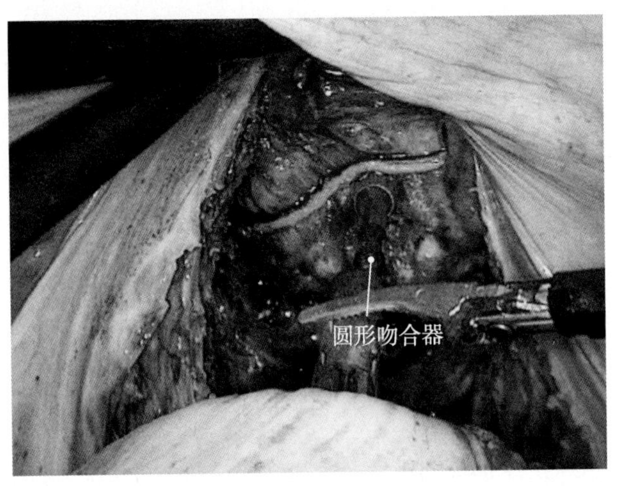

图 50-66 重建肠段连续性

14. 关于 TaTME（trans-anal TME，TaTME）手术 目前，出于技术的原因和解剖的原因（骨盆狭窄等），越来越多的证据证实似乎 TaTME 手术对于括约肌功能保留具有肿瘤学的安全性和功能学保留的有效性。近期的研究也证实结肠肛管吻合就肿瘤学而言具有等效的短期和长期临床治疗效果。早在 1995 年 Bannon 等就做了腹腔镜下经腹和经肛联合手术的尝试。2013 年 nian Lacy 等进一步证实了腹腔镜 TaTME 的可行性及安全性。但是，目前在临床上 TaTME 手术仍主要应用于操作空间狭小的低位直肠癌且骨盆狭窄肿瘤呈现巨块型的患者，这些患者经腹腹腔镜操作极为困难。最近的研究更是证实，TaTME 手术能够减少远切缘、切缘阳性的几率，且较经腹腹腔镜手术时间更短。TaTME 分为两种情况，一种是完全 TaTME 手术，另一种是与经腹 TME 结合。完全经肛门手术需要最终将结肠拖出做手工吻合或器械吻合。经肛与经腹联合手术吻合方法与完全经腹手术相同。下面我们将介绍经肛部分。

患者采取截石位或改良截石位，充分扩肛，并直视下向直肠内放置一块碘附纱布，阻挡来自直肠以上的肠内容物。在齿状线上方距离肿瘤 2cm 的地方（若肿瘤位置极低，可以距离肿瘤 1cm），缝合荷包，收紧，并在其下方切割肠道全层，然后继续沿着直肠向上分离约 2cm。置入 TaTME 工作 Port，并连接相应的 Trocar 和气腹等，充入 CO_2 建立气腔，维持气腹在 10~12mmHg 压力水平。进入腔镜器械（腹腔镜镜头采用 5mm 镜头为佳，也可以采用 10mm 镜头，可以在 Port 的左下方另外置入一个 5mm Trocar 放入吸引器，以清除切割及分离过程中的烟雾，保持视野的清晰）。在进一步操作前，最好能取得切缘阴性的结果。进一步分离直肠周围组织，辨认清晰直肠固有系膜，沿着经腹途径的“神圣平面”分离，分离过程自直肠后方开始，然后侧方和直肠前方，在分离前方时，需要注意后尿道及前列腺，预防损伤。

“自下而上”的 TaTME 方法的分离过程中有一些解剖标志需要牢记和注意，比如：骶岬、道格拉斯凹、髂血管、骶前筋膜、Denovillier 筋膜、下腹下神经丛等。

腹部操作可以采用单孔、减少 Trocar 的腹腔镜或传统腹腔镜入路。手术操作同前所述。腹部操作可以和经肛操作分为两个作业组，同时进行，这样能够有效地加速手术进程。会师后可以应用器械离断直肠，经肛门拖出，然后拖出结肠进行结肠肛管吻合，实现腹部近乎无瘢痕手术，也可同腹腔镜前切除手术，经腹切口取出标本然后进行吻合。

但是，无论是传统的腹腔镜手术或经肛 TaTME 手术，手术的目的一定是在安全的基础上根治肿瘤。目前而言，腹腔镜下 TaTME 手术在国内外的开展尚较少，因此，建议有条件的单位，可以试行。若手术相对困难，仍要及时中转。

（二）腹腔镜腹 - 会阴联合切除术

该术式的处理原则基本同腹腔镜直肠前切除术，在具体操作中尚有如下注意点：

1. 在解剖直肠前间隙的时候，术者应尽量暴露解剖平面，男性需向前牵拉膀胱，女性则可根据具体情况经阴道插入手指向前牵拉。以电凝剪剪开 Denonvillier 筋膜，解剖到骨盆底。在男性，若前列腺暴露有困难，可由会阴组手术者协助完成。

2. 直肠侧方韧带的远端 1/3 的离断常是较难完成的，需仔细耐心，用超声刀游离，如确有困难，可在结肠切除后由会阴组的手术者协助完成。

3. 会阴部的操作应在保持气腹的情况下进行，腹部组的手术者应在腹腔镜下保证会阴组的可视性操作，并提供必要的帮助。

4. 会阴的解剖与传统的腹会阴手术基本相同用 0 号丝线荷包缝合关闭肛门，切开肛周皮肤，以 Kocher 钳钳夹皮缘，经皮下和坐骨肛门窝解剖到肛提肌，超声刀电凝切断直肠下血管。接着分离盆底后部，辨明尾骨后电凝离断肛尾韧带，进入骶前间隙后电凝离断肛提肌。然后是盆底前部结构，要完成直肠尿道隔和耻骨直肠肌的解剖。最后会阴组的手术者沿骶骨用手钝性分离直肠后无血管平面，并与腹部组会合。

5. 全部操作结束后，标本可由会阴组的医生由下方切口取出，同时气腹消失。2-0 可吸收线缝合肛提肌，0 号丝线间断缝合皮肤创面，注意张力大小。并置单腔引流管一根于骶前，另戳孔引出。

6. 结肠造瘘 会阴部创面关闭后重新建立气腹，经腹腔镜确定体外标记的结肠造口点，用抓钳将结肠残端上提至造口处，确定是否存在张力，若较为紧张，则应进一步游离部分结肠。另在标记造口处切开部分皮肤并分离皮下组织至腹直肌鞘，十字切开腹直肌前鞘，钝性分离腹直肌暴露后鞘，切开腹直肌后鞘及腹膜，插入手指以维持气腹，并沿手指伸入 Babcock 钳提出结肠夹闭的残端，在再次确保无张力的情况下，释放气腹，切断夹闭线，常规造口。

【手术要点】

采用头低盆高位 30°并向右倾斜，以看到小肠自然地回到腹腔为度。要用无损伤钳沿着小肠系膜根部牵拉到右上腹方向，注意避免使用钳子直接抓持小肠壁，产生毛糙面，造成术后肠粘连。

以往我们将观察孔选择在脐孔下方，现在一般更常选择在脐上 2 指处做一横向切口，这样有利于肠系膜下血管根部游离的视野。游离直肠、乙状结肠时我们通常选择中间入路。

一般从骶骨岬处切开腹膜，这样非常容易进入脏层和壁层之间的无血管区，可以避免进入错误的解剖层次。血管根部的处理最好在根部结扎，这样在低位吻合时肠管可以处于无张力状态，且一般没有血供不足的问题。当然在高位吻合不存在张力问题时，也可在清扫根部淋巴结的情况下保留左结肠动脉。

TME 手术过程中，游离直肠是最重要的，其难度依次为前方、侧方及后方。实际操作时应先后方，然后前方，最后侧方。因为前后方先游离后，两个侧方就变得很薄了，可以从容地处理侧韧带而不易损伤神经。游离完成后，对于高位直肠肿瘤，需要在肿瘤下方 5cm 切断直肠，在切断前需对直肠进行充分裸化。建议用超声刀先分离肠壁与系膜后再切断系膜，如直接切断系膜则可能无意中损伤肠壁。

标本取出的切口最好选在耻骨上的横切口，一方面可避免术后产生切口疝，另外可保证有足够的肠段，因为到耻骨的距离相当于到腹膜返折的距离，笔者认为预防吻合口瘘的最好方法是吻合口无张力。

【手术后处理】

同腹腔镜结肠手术。

【手术并发症】

同腹腔镜结肠手术。

第六节　腹腔镜手术治疗直肠脱垂

近年来，腹腔镜外科手术从设备到操作技术均取得长足进展，被广泛运用于腹部外科。对于直肠脱垂，可运用较为成熟的镜下结直肠分离技术而行腹腔镜直肠固定悬吊术，且直肠脱垂又属良性疾病，无需切除结直肠，所以它更适合腹腔镜下完成，具有良好的发展前景。在手术方式上，腹腔镜直肠脱垂治疗包括：①腹腔镜直肠固定术，即用内镜钉合器及合成材料的固定术；②用骶前平头钉和合成材料的固定术；③缝合固定术。

【适应证与禁忌证】

需要手术治疗的直肠脱垂，患者无不宜行腹腔镜手术的其他情况。若患者有严重的便秘症状和（或）乙状结肠冗长，则在行直肠固定的同时应做乙状结肠切除。

【患者评估与手术规划】

1. 术前评估心、肺、肾、肝功能，纠正贫血及水电解质平衡。

2. 术前应向患者及家属充分说明手术情况，特别是术中可能中转开腹手术，取得患者和家属的同意。

3. 术前行常规肠道、阴道准备。

4. 预防性应用抗生素。

5. 手术设备与器械　常规腹腔镜胆囊切除设备与器械，另需：①腹腔镜疝修补丁或带针缝线；②肠抓钳；③宽头粗剪；④持针钳；⑤固定用补片，有 Gortex、Teflon、Prokere、Ivalor 等补片。

6. 麻醉　气管插管，静吸复合全身麻醉。

【体位】

患者麻醉后插入鼻胃管和导尿管。根据不同的手术方式，选择恰当的体位进行手术。要求所取的体位应便于将小肠移出盆腔，清晰显露骶前间隙。一般可取膀胱截石位、头低脚高。

【布局和站位】

术者站于患者左侧，于患者对侧膝关节处放置两台监视器。

【手术步骤】

1. 建立气腹　脐孔穿刺，建立气腹，维持腹压在 15mmHg。

2. 戳孔选择　脐下做小切口，插入 10mm 的 30°腹腔镜。取 12mm 的套管针 3 个，经另外 3 个穿刺点插入腹腔。其位置根据不同的手术方式而定。做缝合固定术时它们的位置是脐下 3~5cm，右腹直肌旁和髂前上棘内上方；做其他两种术式时则位于耻骨上和左右髂窝。

3. 腹腔检查。

4. 直肠的游离和悬吊固定

(1) 借助内镜钉合器及合成材料进行直肠固定术：经右侧髂窝小切口插入摄像头；用一把 Babcock 肠管抓持器经左侧髂窝小切口插入，将乙状结肠直肠交界处肠管牵向左上方。另一把 Babcock 肠管抓持器则经耻骨上方进入腹腔以提拉中 1/3 直肠肠管，从而使乙状结肠直肠交界处右侧腹膜返折产生张力（图 50-67）。用腔镜剪刀小心解剖、分离腹膜返折，然后对直肠后方被膜和 Waldeyer 筋膜之间的无血管平面作钝性分离(图 50-68)。可在直视下离断直肠侧韧带,较为容易。务必仔细辨认后方的盆神经并妥善保护。将内镜贴近观察直肠系膜并放大图像有助于找到正确的平面进行分离,减少出血。在女性,可由助手通过阴道放置钝的 Hulka 宫颈钳抬高宫颈和宫体,使 Douglas 窝的牵开和显露变得相当容易。也有作者将大号注射器套管放入阴道以抬高宫颈,可以达到同样的效果。在向盆腔底部进行游离操作时,助手可将手指放入阴道以抬高阴道,从而将直肠和阴道分开。在男性,可以用刚性膀胱镜将膀胱颈部和前列腺抬高。完成游离直肠后,将一卷好的大小约 6cm×10cm 的三角形聚丙烯补片经脐下切口纳入腹腔并放置于骶前间隙。然后从右髂窝处小切口放入内镜钉合器,将聚丙烯补片钉于骶骨上(图 50-69)。一般需钉 3~4 枚钉子。固定好聚丙烯补片后,用 Babcock 抓持直肠,使之略有张力。运用带针缝线将聚丙烯补片的另一端妥善固定在右侧直肠外膜上(图 50-70)。将直肠牵向右侧,以聚丙烯补片同法将其固定于另一侧直肠外膜上。然后将直肠覆盖在补片上方,与补片固定数针后,关闭直肠与腹膜之间的切口。

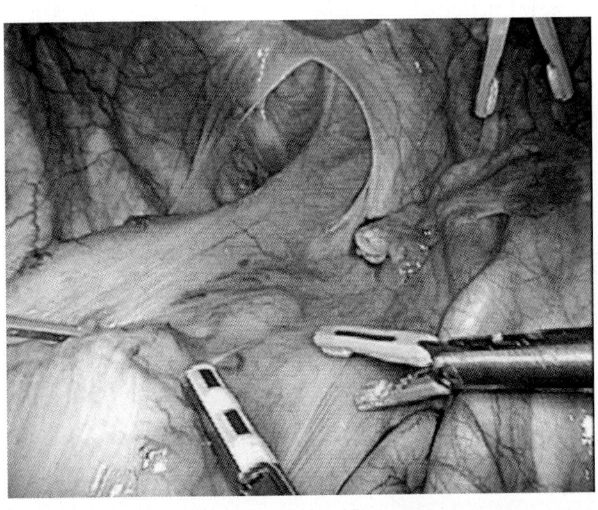

图 50-67　牵拉直肠乙状结肠显露切开平面

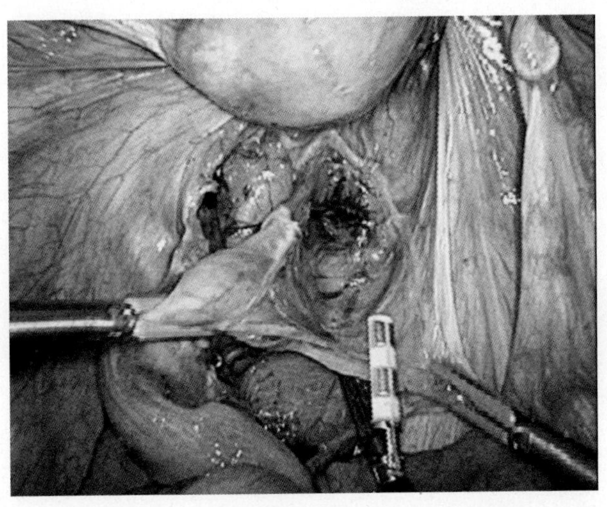

图 50-68　分离直肠右侧和后方及腹膜返折

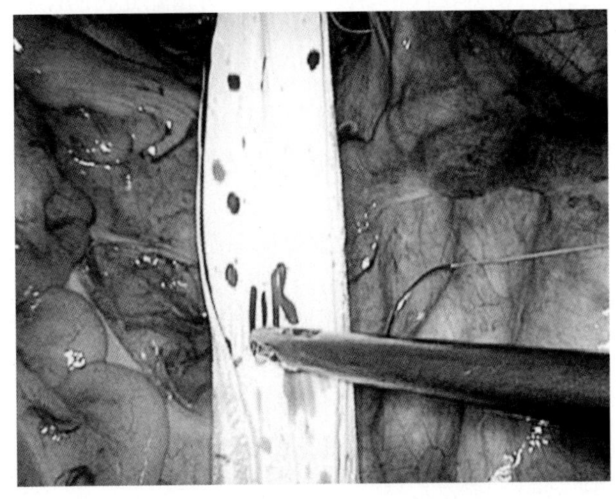

图 50-69　将补片一端固定于骶骨

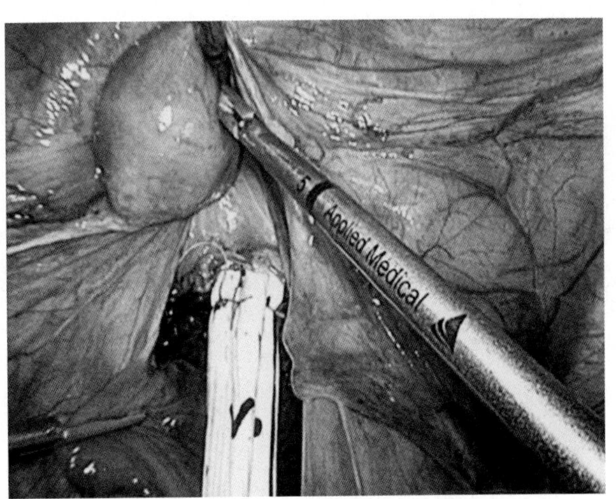

图 50-70　将补片另一端固定于直肠

(2) 借助骶骨平头钉和合成材料进行的直肠固定术:游离直肠步骤基本同前。直肠游离后,经耻骨上穿刺口放入骶前平头钉加压套管螺旋器,在骶骨岬的下方以骶骨平头钉将聚丙烯网钉在骶骨上。聚丙烯网直肠的固定如上所述。最初的骶前平头钉加压套管螺旋器没有可弯曲的关节,经耻骨上穿刺口放入腹腔不易伸至骶前,有作者改经阴道顶部插入螺旋器,大大方便了手术操作。这一改进特别适用于已经切除子宫的老年患者。在术前清洁阴道的情况下,术后感染的机会并不增高。带关节的螺旋器问世后,即使经耻骨上方放入腹腔,也不难达到骶前,这一器械对于男性患者以及未做子宫切除的女性患者尤为适用。如需要切除冗长的乙状结肠则不宜使用合成材料固定直肠,不然会增加术后感染的机会,影响吻合口的愈合。为此,

Berman 等在骶骨平头钉上开了可容缝线穿过的小孔，通过这些缝线将直肠侧韧带缝在平头钉上，将直肠固定于骶骨。改进后的手术无需上述直肠固定术中的合成材料，使得在行直肠固定术的同时切除冗长的乙状结肠成为可能。

(3) 缝合固定术：手术较为简单，且可同时行乙状结肠切除术。摄像头经脐下切口放入腹腔。将子宫缝于前腹壁。于直肠右侧、骶骨嵴上方确定右侧输尿管后剪开该处腹膜。以 Babcock 抓持器向上提起直肠，显露骶前间隙，分离此无血管间隙游离直肠后方直至尾骨水平。保留两侧直肠侧韧带。自骶骨远端开始，由远及近以 2-0 Prolene 不吸收缝线沿中线两侧将直肠系膜交错缝于骶前筋膜，共 5~6 针。最后一针应位于骶骨嵴下方数厘米处。有作者认为保留两侧直肠侧韧带保存了支配直肠的自主神经，有利于减少术后便秘的发生。

【术后处理】

如果单纯行直肠固定悬吊术，除了观察生命体征、腹部体征等之外，还需注意以下几点：

1. 抗生素　术后继续应用抗生素预防感染，一般使用 3 天左右。

2. 胃肠道功能　腹腔镜直肠固定悬吊术对胃肠道功能影响很小，一般术后第 1 天即可拔出胃管及进食流质饮食，并逐步过渡到普食。

3. 导尿管　注意排尿情况，一般术后 2~3 天可拔出导尿管。

【手术并发症】

该手术要点是提高盆腔凹陷，手术简单，无需切除肠管，复发率及死亡率均较低。但仍有一定并发症，如粪便嵌塞、骶前出血、肠腔狭窄、感染及悬韧带脱落等。因此术中必须严格遵守无菌操作原则，辨清结构，仔细分离，避免出血、穿孔等术中并发症的发生以致补片放置失败。选择合适的补片及适当的张力包绕直肠，避免过松或过紧。

（王延召　顾晋）

参考文献

1. 吴孟超，吴在德．黄家驷外科学．7 版．北京：人民卫生出版社，2008.
2. 杨向东，贺平，张燕生．大肠肛门修复与重建．成都：四川出版集团 - 四川科学技术出版社，2008.
3. 汪建平，詹文华．胃肠外科手术学．北京：人民卫生出版社，2006.
4. Stephen R. T. Evans. 外科失误的预防和处理．李非，译．北京：北京大学医学出版社．
5. 高志清，付由池，管文贤．普通外科手术技巧和并发症处理．北京：人民军医出版社，2003.
6. Jeffery Wilsom，Bartholomaus Bohm，Kiyokazu Nakajima. 腹腔镜结直肠癌手术．谭敏，李家辉，译．北京：人民卫生出版社，2008.
7. Corteney M. Townsend，R. Daniel Beauchamp，B. Mark Evers，et al. Sabistion Textbook of Surgery.19th edition. Saunders：Elsevier，2004.
8. Lee John Skandalakis，John E. Skandalakis，Panajiotis N. Skandalakis. Surgical Anatomy and Technique—A Pocket Manual. 3rd edition.New York：Springer，2008.
9. A. Muratore，A. Mellano，P. Marsanic，et al. Transanal total mesorectal excision (taTME) for cancer located in the lower rectum：Short-and mid-term results. EJSO，2015 (41)：478-483.

5

第六篇

肝胆外科手术

第五十一章

肝 脏 手 术

第一节 肝脏外科解剖生理概要

一、肝脏外科解剖

肝脏是人体内最大的实质性腺体器官，重约1 200~1 500g，约占成人体重的1/36。其表面呈红褐色，组织厚而脆，血管丰富，结构复杂，易受外界的暴力损伤而破裂出血。肝脏位于腹腔右上部，占据着大部分右季肋部、部分上腹部和小部分左季肋部。肝脏在体表投影呈三角形，其右上点相当于右侧锁骨中线第5肋间；右下点与右肋缘平行，后面相当于第6~12肋骨，前面相当于第6~9肋软骨；左侧点达第6肋软骨平面距正中线左侧约5cm处，剑突下有时可扪及。

6

肝脏不仅解剖结构复杂，而且又具有十分重要和复杂的生理功能。因此，提高对肝脏的认识，掌握肝脏解剖，是开展肝脏外科手术的重要基础。

（一）肝脏的表面结构

肝脏外形呈楔形，右侧厚而左侧薄，外观可分为左、右、前、后四个缘及膈、脏两个面。肝的上界向前上方呈弧形隆起，并通过镰状韧带与膈肌相连，因其与膈肌相对，故称膈面(图51-1)。肝的下界凹凸不平，因与腹腔脏器相邻，又称脏面(图51-2)。肝脏的脏面有2个纵沟和1个横沟，构成重要的H形结构。右纵沟由胆囊窝和下腔静脉窝组成，其后上端为肝静脉进入下腔静脉处，即第二肝门所在，同时右侧沟也是左右半肝的脏面分界线。左纵沟由脐静脉和静脉韧带组成，该沟较窄，分前、后两部。前部为脐静脉窝，内有肝圆韧带；后部为静脉导管窝，内有静脉韧带。左侧沟是肝左外叶和左内叶在脏面的分界线。肝圆韧带和静脉韧带分别为胎儿时期的脐静脉和静脉导管的遗迹。横沟连接于两纵沟之间，为第一肝门所在。在横沟右端常见一侧沟伸向肝的右下方，称右切迹(图51-3)。门静脉、肝动脉和肝胆管的分支即是从这些沟分离，而且这些沟也是肝脏分叶的脏面标志，因而其对肝脏手术有着极其重要的意义。

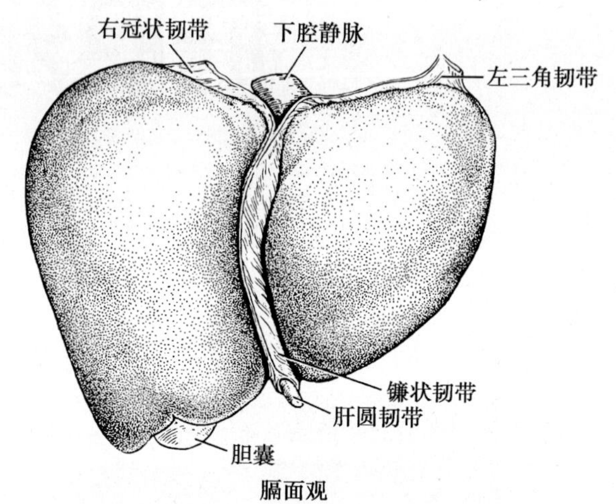

图51-1 肝脏膈面观示意图

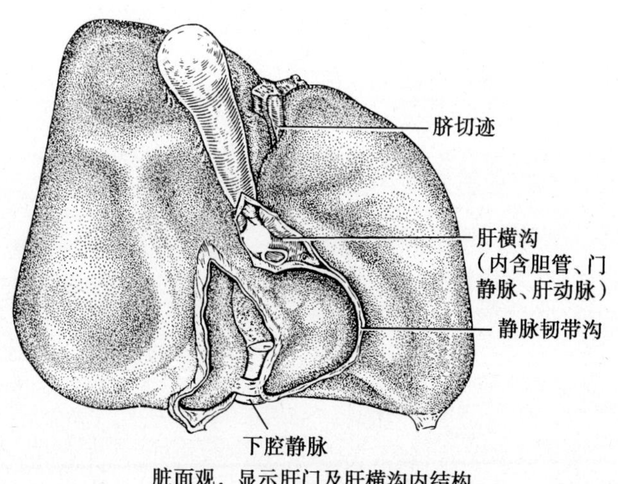

图51-2 肝脏脏面观示意图

（二）肝脏的分叶与分段

以门静脉分布为基础的肝脏分叶、段的概念，不但符合肝脏的内部解剖，而且也与肝脏的表面标志相

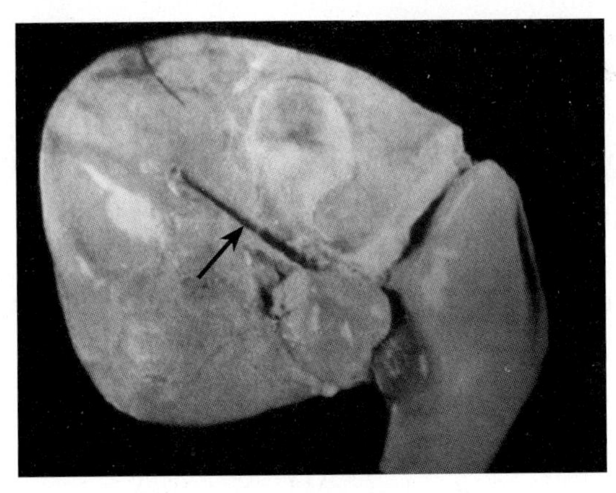

图 51-3 肝脏脏面观
箭头所指为右切迹

吻合，使肝脏的分叶更符合解剖学上的特点。因此，以门静脉系统分布的概念取代了过去以镰刀韧带为界的左右肝划分法，更加适应肝脏外科的需要。通过对 Glisson 系统或单独对门静脉系统的灌注腐蚀标本进行肝内结构研究表明，肝内存在明显的裂隙，形成了各叶、段间的分界线。肝脏有 3 个主裂、2 个间裂和 1 个背裂(图 51-4)。

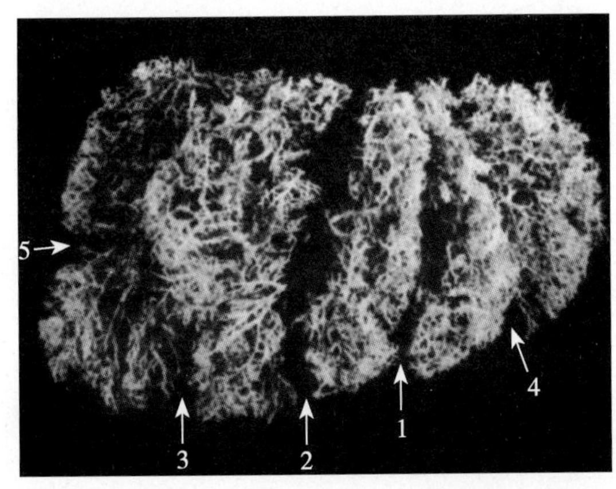

图 51-4 肝脏腐蚀标本(脏面观)
1. 左叶间裂；2. 正中裂；3. 右叶间裂；4. 左段间裂；5. 右段间裂

1. 正中裂 该裂起自胆囊窝中点，沿肝的膈面向后上方抵于肝左静脉处，为正中裂所在部位。正中裂内有肝中静脉经过，故在肝内可以肝中静脉作为左、右半肝分界的标志，其中右半肝约占全肝的 60%，大于左半肝。正中裂通过尾状叶时，通常也将它分成左、右两半，分别属于左右半肝。在少数情况下，正中裂仅将尾状突与尾状体分开，这样尾状突属于右半肝，而整个尾状体属于左半肝。

2. 左叶间裂 此裂起自肝下缘的脐静脉切迹，向后上方达肝左静脉汇入下腔静脉处，裂内有肝左静脉的叶间支经过。在膈面的表面标志相当于镰状韧带附着线的略左侧，在脏面则以左纵沟和静脉韧带为标志。左叶间裂将左半肝分为左外叶与左内叶。

3. 右叶间裂 位于正中裂右侧，在肝表面的界线相当于肝右下角和胆囊切迹中点之间的中、外 1/3 交界处与肝右静脉汇入下腔静脉处的连线，此裂多呈弓形，少数呈直线形。在脏面则由上述的中外 1/3 交界处与胆囊颈附近的正中裂相连的略为弧形的连线。

右叶间裂在肝表面标志不如正中裂和左叶间裂明显，尤其下端肝右下缘走行变化较大，临床较难识别。一般可根据肝的右下缘切迹或肝门右切迹，向右外侧延伸线与肝下缘的交叉点，作为该裂肝下缘的起点标志。因为裂内有肝右静脉通过，行右后叶切除时，也可沿肝右静脉干右侧分离等方法来判断右叶间裂的位置。

4. 左段间裂 此裂位于左外叶内，起自肝左静脉进入下腔静脉处，然后向外侧斜行止于肝左外叶左的后、中 1/3 交界处，将左外叶分为上、下两段。在裂的平面内有肝左静脉的段间支经过。

5. 右段间裂 此裂位于肝右后叶内，起自肝门右切迹，横过右后叶约达肝右缘的中点，这一界线将肝右后叶分为上段和下段。因此，肝门右切迹可作为右后叶段间裂在肝表面的标志。

6. 背裂 位于肝后上缘的中央部，尾状叶的前方是一个呈冠状位而略向前凸的弧形肝裂，由此裂划分出尾状叶。同时三支主肝静脉肝左、中、右静脉在背裂处汇入下腔静脉。

综上所述，由于上述肝裂的存在，可将肝脏分成两侧半肝和五叶六段(图 51-5)。正中裂将肝分为左、右半肝。左半肝又被左叶间裂分为左外叶和左内叶；右半肝被右叶间裂分为右前叶和右后叶；左外叶和右后叶被段间裂分为上、下段。尾状叶被正中裂分为左、右两段，分别属于左、右半肝。这样的分叶分段方法，不仅符合肝解剖、生理的实际情况，而且有利于肝疾病的定位诊断和规则性肝切除术。

此外，1954 年法国的 Couinaud 曾对肝脏解剖结构进行了深入研究，根据肝门静脉系统分支和走行分布规律，最早提出将肝脏分成八个段：即尾状叶为第Ⅰ段，左外叶分为第Ⅱ、Ⅲ段，左内叶分为第Ⅳ段，右前叶分为第Ⅴ、Ⅷ段，右后叶分为第Ⅵ、Ⅶ段(图 51-6)。按照这种划分方法指导肝切除术，而手术名称也可以相应地命名为Ⅰ段切除术、Ⅱ、Ⅲ段切除术、Ⅴ段切除术和Ⅷ段切除术等。目前，在国内外已有许多学者按照此划分法进行肝切除术。

(三) 肝脏的韧带

肝脏的韧带是由腹膜皱褶演变而来的条索状结

6

缔组织。肝脏共有 10 条韧带(图 51-7),这些韧带将肝脏与其邻近的横膈、前腹壁、肾、腹腔脏器等相连接。在肝叶切除时,必须将同侧韧带切断,才能游离肝脏,以利手术进行。

1. 镰状韧带　该韧带将肝的膈面分成左小右大两部分,它是左叶间裂在肝表面的标志。镰状韧带是肝圆韧带向肝膈面的延伸部分,此韧带较薄且有一定宽度,当行肝左外叶切除时,常用它来覆盖残肝断面。

2. 肝圆韧带　肝圆韧带起自脐移行至脐切迹,经镰状韧带游离缘的两层间达脐静脉窝,止于门静脉左支的囊部并与静脉韧带相连。此韧带是胎儿出生后脐静脉闭塞所形成的纤维索,也称脐静脉索,而静脉韧带则是静脉管闭塞的残件 Arantius 管,止于肝左静脉

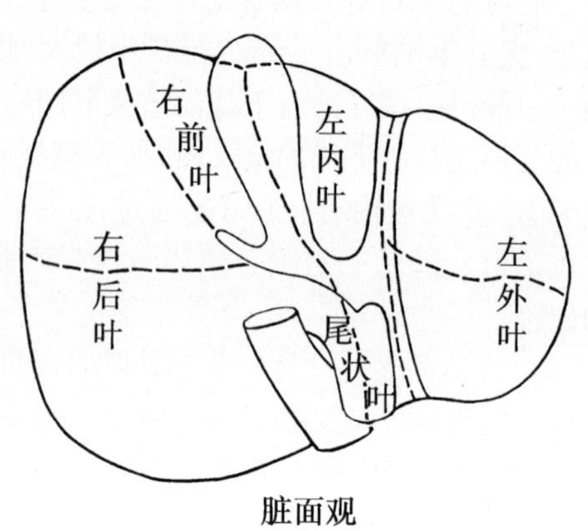

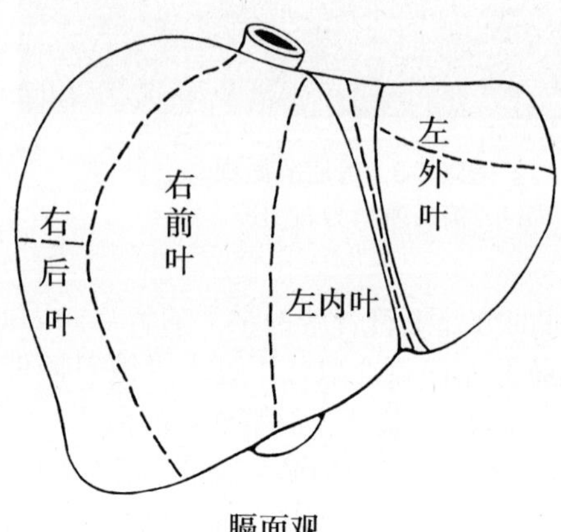

图 51-5　肝脏的分叶分段

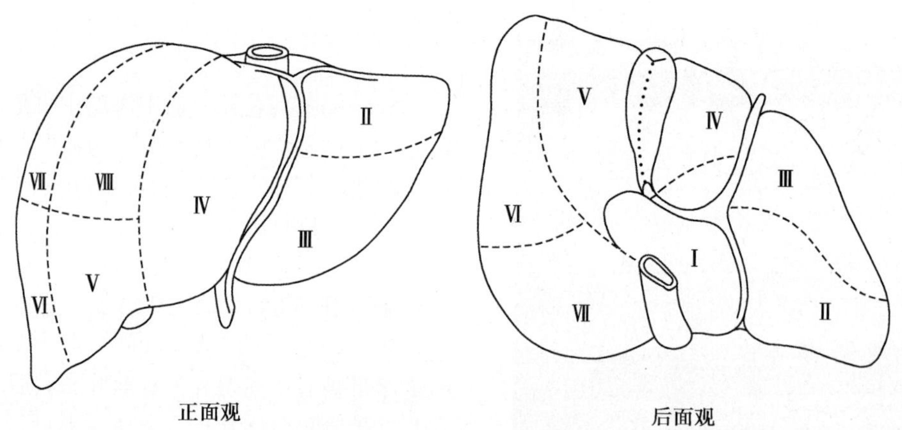

图 51-6　Couinaud 八段法

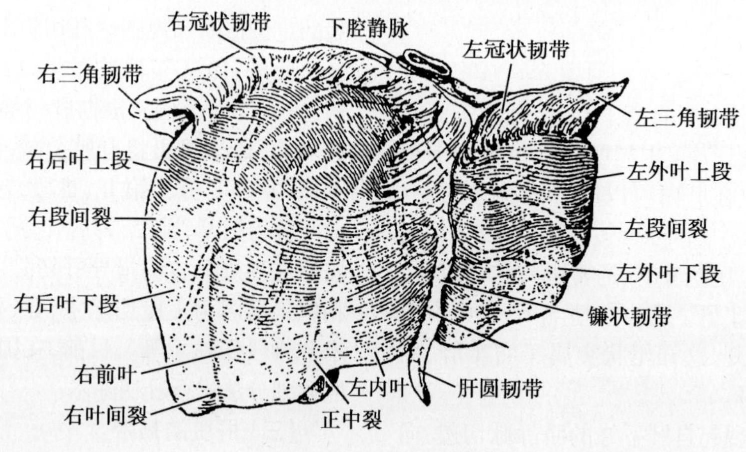

图 51-7　肝脏的韧带

的下壁。在脐静脉造影时，可将闭塞的脐静脉扩张通至左门静脉的囊部，作为诊断肝占位性病变的一种方法。在肝叶切除时，将其切断，可向下牵引肝脏，以利于显露和探查肝脏。

3. 冠状韧带　冠状韧带是肝脏膈面和脏面被膜返折至横膈而成，也是镰状韧带向左右的延续，有左冠状韧带和右冠状韧带。冠状韧带分前后两层，前层为镰状韧带向左、右延续部分，两层之间为肝裸区。在右侧冠状韧带中央部为第二肝门，即肝静脉进入下腔静脉处，后方为粗大的下腔静脉，术中分离右冠状韧带时，应特别注意防止上述大血管损伤。

4. 三角韧带　位于肝脏的左右两角，分左三角韧带和右三角韧带，系左右冠状韧带前后两叶向两侧延伸汇合而成。它们与膈肌相连，比较坚韧，尤其左三角韧带更为宽厚，其内常有血管及迷走胆管等，切断时应仔细缝扎。

5. 肝胃韧带　又称小网膜，该韧带位于胃小弯与肝脏面之间，其右缘移行至肝十二指肠韧带，它是一层很薄的韧带，内有小血管。

6. 肝十二指肠韧带　位于肝脏的脏面横沟和十二指肠球部之间，左侧与肝胃韧带相连，右侧游离，其后方是网膜孔。此韧带由两层腹膜组成，在两层腹膜内含有肝动脉、门静脉主干、胆总管、神经纤维和淋巴管、淋巴结等，又称肝蒂。手术时，可在此处暂时阻断肝门血流，控制肝脏出血以利手术进行。

7. 肝肾韧带　右冠状韧带后层，越过右肝的脏面到达右肾上腺和右肾的前面，形成了肝肾韧带。分离此韧带时，应注意避免损伤右肾上腺及其血管。

8. 肝结肠韧带　该韧带位于肝脏右下缘与横结肠肝曲之间，右肝切除时应切断该韧带。

（四）肝脏的血液灌注

肝脏的血液供应相当丰富，是唯一受两种血液供应的器官。正常情况下，每分钟流经肝脏的血液约 1 500ml，占心脏搏出量的 20%~25%，这些血液主要来自门静脉及肝动脉，其中 70%~80% 来自门静脉，来自肝动脉者仅占 20%~30%，然而它们对肝脏的供氧量则完全相反，肝动脉占 70%~80%，门静脉仅占 20%~30%。

肝内存在两个不同的管道系统，一个是 Glisson 系统（图 51-8）；另一个是位于叶间、段间的肝静脉所组成的肝静脉系统。前者包含门静脉、肝动脉和肝胆管，三者被包于一结缔组织鞘内，称 Glisson 鞘，经肝脏脏面的肝门（第一肝门）处出入于肝实质内，此三者不论在肝内或肝门附近，都是伴随走行在一起，呈藤条状。在 Glisson 系统中，门静脉支较粗大，手术中易辨认。肝静脉系统是肝内血液输出道，单独构成一个系统。门静脉和肝动脉进入肝脏后，反复分支，在肝小叶周围形成小叶间静脉和小叶间动脉，进入肝血窦中，再经中央静脉注入肝静脉。肝静脉的主干及其属支位于 Glisson 系统的叶间裂或段间裂内，经肝脏后上方的腔静脉窝（第二肝门）注入下腔静脉入心脏。另有肝短静脉直接进入肝后面的下腔静脉（第三肝门）。

二、肝脏再生功能

肝脏是人体内一特殊的保持着极强潜在再生能力的器官。肝细胞是稳定细胞，在正常情况下肝脏大小、重量相对稳定。当各种原因造成肝组织损伤，肝细胞丧失的时候，肝脏发生再生反应，肝细胞进入增殖状态来修复肝脏的功能。当肝脏再生达到正常肝脏体积时，肝细胞的复制与再生又受到抑制而停止，表

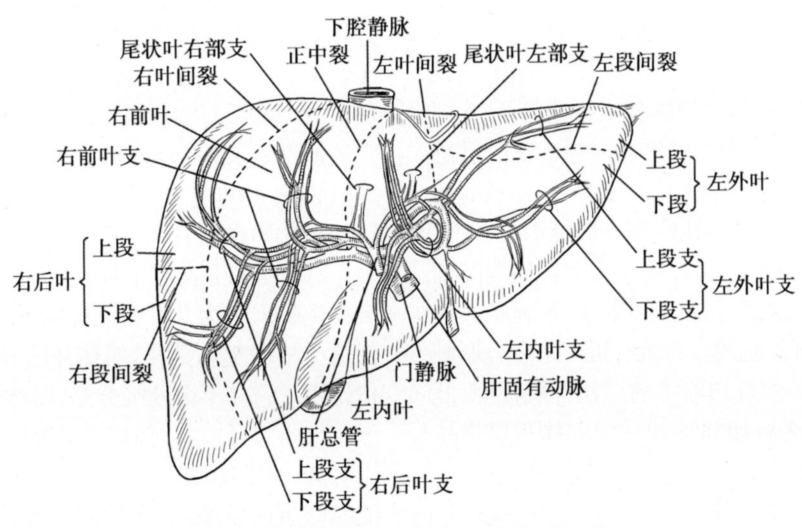

图 51-8　肝脏 Glisson 系统

明肝脏再生过程是受严密调控的。肝脏的再生能力最强，动物实验中大鼠在70%肝切除后7~10天即能恢复原有肝脏的重量。不同原因引起的肝细胞再生反应可能不同，可分成3种类型：①肝组织丧失后的代偿性增生如肝切除术后的肝再生，再生肝细胞发生在残存肝叶；②发生在肝损伤之后，如缺血或化学毒物引起的肝细胞坏死，在损伤肝细胞附近出现再生肝细胞；③外源性刺激引起的肥大和增生反应。

（一）常见的三种肝再生反应

1. 部分肝切除后的肝再生反应　大鼠部分肝切除模型常用于肝再生的研究，通常切除肝脏中叶和右叶，占肝重2/3。由于肝切除量越多，再生反应也越明显，但超极限肝切除之后，不能观察到再生反应的全过程，动物会因急性肝功能衰竭而死亡，所以常以大鼠30%或者70%切除来研究肝再生反应。肝细胞再生反应开始启动，肝细胞由G_0期进入G_1期，之后在多种肝细胞再生刺激因子作用下，将肝细胞由G_1推进到S期，进入S期后肝细胞便依照S-G_2-M期进展，发生细胞分裂增殖。大鼠实验表明：年龄、饮食、环境因素、肝切除进行的时间等均会影响再生反应。而对于人体临床研究发现，慢性肝脏疾病如肝炎、肝硬化可使肝再生反应明显受抑制。

2. 化学毒物损伤后的肝脏再生反应　化学毒物损伤的反应难以控制，造成肝细胞的坏死数量多，所以远不如部分肝切除术后肝再生应用得多。目前较多研究是在四氯化碳（CCl_4）的小鼠肝损伤模型上进行。给小鼠注入适量CCl_4后，可明显地引起肝小叶中心性肝细胞坏死，从而使损伤区附近的肝细胞增殖；而部分肝切除后肝细胞增殖，首先发生在门管区附近，因为此处血供丰富。

3. 门静脉分支阻断后的肝再生反应　将部分肝脏门静脉分支阻断后，这部分肝脏将萎缩，而另一部分保留门静脉血供的肝脏肥大，肝细胞发生增生或再生反应。大鼠90%肝脏的门静脉分支结扎后，结扎部分肝叶逐渐萎缩变小，而保持门静脉血供的部分肝脏肥大，肝脏总重量除在术后3天略有下降外，多数时间保持正常。对门静脉分支结扎的部分肝组织检查，仅发现有少数散在肝细胞坏死，而发现较多肝细胞有细胞凋亡的特征，所以这部分肝组织萎缩、肝细胞丢失的原因可能是由于肝细胞凋亡所致。近年来联合肝脏离断和门静脉结扎二步肝切除术的广泛开展证明，肝再生在短期内可快速启动并达到一定的体积以维持肝脏的安全功能状态。

（二）肝再生反应的调节

机体有着精确的调节肝脏自身细胞生长的机制，肝脏部分切除后，肝细胞迅速再生，恢复正常肝脏重量后，停止生长，而保持体内平衡。肝细胞的生长与增生受到体液及组织来源的多种物质的调控，其作用不外乎有两种：一种是抑制作用，另一种是刺激作用。

1. 促进肝细胞再生的因素

（1）血源性肝细胞生长因子（hepatocyte growth factor，HGF）：HGF由Kupffer细胞、肝血窦内皮细胞、贮脂细胞产生，也可通过再生肝细胞分泌，是DNA合成的强有力刺激物。HGF最早从血液中发现并纯化，具有种属特异性，对热敏感。HGF在肝脏主要由间质细胞分泌，肝实质细胞不产生HGF，但它的生长却受HGF的调控。HGF受体研究结果证明，原癌基因*c-met*编码的产物就是HGF受体，证明两者能特异性结合。由于*c-met*分布在肝脏、皮肤、子宫、脑、肺和肾脏等众多组织，提示HGF不仅对肝再生，对其他组织细胞的生长和分化都具有重要作用。有实验证明HGF可能是启动肝再生的重要因子，并在肝细胞增殖过程中起重要作用，因为它是肝细胞最强的有丝分裂原，有促使肝细胞DNA合成、蛋白质合成和细胞分裂的作用。多位作者的实验研究结果表明在体外肝癌细胞系培养中，加入HGF对肝癌的生长具有抑制作用。提示HGF可应用于原发性肝癌患者的肝功能不全的治疗中，而无促进肝癌生长的现象。临床研究中发现HGF水平升高的幅度与病程的进展呈正相关，如在急性、亚急性重症肝炎中，HGF明显升高，与患者病情严重程度呈正相关，在肝性脑病甚至死亡前血清HGF达到最高。HGF对肝再生的调节中，还有不少有待进一步研究的问题。

（2）肝源性肝细胞刺激物质（hepatic stimulator substance，HSS）：美国学者LaBrecque实验证明体内有某种促进肝再生的体液因子，来源于肝脏本身，故取名为肝再生刺激物质。HSS抗酸、耐碱、具有热稳定性、只作用于肝脏，故具有器官特异性但无种属特异性。HSS能刺激肝细胞DNA合成，促进肝细胞再生并且抑制肿瘤坏死因子（tumor necrosis factor，TNF）的活性，它还能增强Kupffer细胞功能，提高其清除内源性及外源性内毒素的能力，从另一方面保护肝细胞膜，达到抗纤维化的作用。

（3）表皮生长因子（epidermal growth factor，EGF）：表皮生长因子为含有53个氨基酸残基的单链多肽，能促进上皮增生与分化，对体外培养的肝细胞有促进增殖作用。它并不由肝脏分泌，而是由人和动物下颌腺、十二指肠腺合成，其释放受交感神经调节。肝切除后，当EGF与受体结合后，激活受体蛋白质上的特异性酪氨酸蛋白质激酶，使受体蛋白质和细胞内其他蛋白质中酪氨酸残基磷酸化，发挥加速多种代谢过程的进行，促进DNA合成和细胞分裂作用。胰岛素和血小板来源的生长因子与 EGF 作用机制相同，三者可以相互促进。

(4) 肿瘤坏死因子 -α（tumor necrosis factor-α，TNF-α）：新近研究结果表明，肝巨噬细胞产生的肿瘤坏死因子 -α 在肝再生过程中起着重要作用。TNF-α 与其诱导产生的白介素 -6（interleukin，IL-6）对原代培养肝细胞有致有丝分裂作用。但是 TNF-α 诱导的其他物质如 IL-1 对肝细胞又有损伤作用，因此，TNF-α 对肝再生具有促进和抑制的双重作用，其促进作用表现在肝细胞损伤早期。

(5) 相关激素：胰岛素在体外培养肝细胞中可刺激 DNA 合成，与表皮生长因子合用，作用更强。胰高血糖素能增强 EGF 及胰岛素对体外肝细胞的 DNA 合成，实验表明胰高血糖素与胰岛素在促进肝再生过程中具有协同作用。前列腺素 E 可由肝脏 Kupffer 细胞、窦状隙内皮细胞等非实质细胞产生，它广泛参与肝脏生理功能调节，具有改善肝血流、促进肝再生、参与肝代谢和胆汁排泄等作用。在病理状况下，前列腺素 E 对肝细胞损伤具有保护作用，还能抑制肝纤维化，改善局部微循环，调节免疫病理反应等。此外，雌激素、甲状腺激素和创伤激素等也可以通过不同途径刺激肝细胞 DNA、RNA 合成，从而促进肝细胞的再生。

2. 抑制肝细胞再生的因素

(1) 转化生长因子 -β1（transforming growth factor-β1，TGF-β1）：TGF-β 主要由肝间质细胞产生，肝细胞本身并不合成 TGF-β，但可表达其功能受体。现在认为 TGF-β1 是肝再生停止的主要作用因子。TGF-β 与 TGF-α 作用相反，是一强有力的肝再生的负性调节因子。体内、体外实验均表明它能有力抑制肝细胞 DNA 合成。TGF-β 还有促进肝再生实质细胞与细胞外基质的连接，而有利于再生肝组织维持正常的组织结构，发挥其生理功能。

(2) 活化素 A（activin A）：它是 TGF-β 超基因家族成员。它由肝实质细胞合成，当动物肝部分被切除肝再生反应发生时，活化素 A 的 mRNA 表达增加。其作用涉及胚胎发育和骨形成，红细胞分化及神经存活等多方面。目前认为活化素 A 是肝自分泌的再生抑制因子，它可明显抑制 EGF 诱导的原代肝细胞 DNA 合成。

(3) 肝细胞增生抑制因子（hepatocyte proliferation inhibitor，HPI）：也称为肝抑素（hepatic chalone，HC）。它从正常大鼠肝中提取出，不但能抑制培养肝细胞增殖，也能在体内抑制肝细胞的分裂增殖。有人认为 HPI 是肝细胞再生至一定程度时，即细胞之间紧密接触后，通过细胞表面的相互识别，引起肝细胞分泌 HPI。

(4) 其他抑制因素：实验发现内毒素刺激的单核细胞和巨噬细胞可产生许多炎症介质和细胞活素，如 IL-1β，它们能抑制肝细胞 DNA 的合成。一些血清细胞毒性物质也能抑制肝细胞的再生。如暴发性肝功能衰竭患者血液中的某些成分对肝细胞的 DNA 合成有较明显的抑制作用。

（三）促进肝再生的方法

1. 门静脉分支阻断　动物和人体上的实验均证明部分肝门静脉分支被阻断之后，这部分缺乏门静脉血供的肝组织将很快发生进行性萎缩，而另一部分门静脉血供正常的肝组织迅速肥大，肝细胞增生，使肝的重量保持稳定。国外一些研究报告证明：对一些大肝癌患者或者伴有肝硬化，估计肝切除后易发生肝功能衰竭的患者，可先行肿瘤侧肝叶的门静脉分支栓塞，让无瘤侧的肝叶增生，再行二期切除肿瘤，使更多有功能的肝组织被保留。这样也能提高患者对肝切除的耐受性，有效地降低术后肝衰竭发生。

2. 胰高血糖素 - 胰岛素方法　胰岛素和胰高血糖素均被认为是肝脏的营养因子，有促进肝细胞再生的作用，尤其是胰岛素与胰高血糖素以合适的比例联合应用，可促进肝再生。此方法能避免化学毒物引起的肝细胞坏死，促进肝细胞再生。胰岛素还有一定阻止因门静脉缺血而造成的肝组织萎缩的作用。具体用法：可按 1mg 胰高血糖素 +10U 胰岛素，加入 10% 葡萄糖液中，静脉缓慢滴注，每天 1~2 次，可用 1~4mg 胰高血糖素和 10~40U 胰岛素。必要时可将胰高血糖素增加到 6mg，胰岛素为 90U，24 小时持续滴注。同时应加用支链氨基酸为主的氮源，疗程视病情而定，一般 2~4 周，同时在治疗过程中注意纠正发生的低血糖和低钾血症。

3. 前列腺素 E（prostaglandin E，PGE）　PGE 在多方面参与肝脏生理和病理的调节，在不同的肝脏疾病中，PGE 类物质具有保护肝细胞、阻止肝细胞坏死、抑制肝纤维化、改善局部微循环、调节免疫病理反应等作用。实验表明，PGE 可以减轻生物和化学因子导致的肝损伤，提高对急性肝缺血的耐受性。常用剂量为 0.6μg/(kg·h)，疗程为 7~28 天。PGE 治疗常见不良反应如：腹泻、体温升高和低血压。

三、肝脏缺血再灌注损伤

随着肝脏外科发展，已经可以进行非常复杂的肝脏肿瘤切除术。但在切肝过程中，肝脏切面的出血仍是一个需严肃对待的问题。为减少出血量，目前临床上主要采取各种方法以阻断肝脏血流，虽然肝脏血流的阻断可有效地控制出血，但是肝脏热缺血所造成的肝脏损伤成为术后严重的并发症。Jennings 于

1960年首先提出缺血再灌注损伤(ischemia reperfusion injury,IRI)的概念,是指在组织缺血后血流再灌注不仅不能使组织、器官功能恢复,反而加重组织、器官的功能障碍和结构损伤,这种现象即为缺血再灌注损伤。缺血再灌注损伤是许多因子参与的复杂的病理生理过程,是缺氧器官细胞损伤在恢复氧供后更加严重的现象,常见于失血性休克、肝脏严重创伤手术、肝脏肿瘤切除、肝移植等临床情况。

(一)缺血再灌注损伤的机制

1. 微循环的紊乱　肝脏微循环的紊乱和肝血窦"无复流"现象是缺血再灌注损伤的重要原因。肝血窦内皮细胞对缺氧的耐受能力比肝细胞差,研究表明肝脏缺血再灌注后首先受到损伤的是内皮细胞,然后才进一步损伤肝细胞。肝脏缺血再灌注损伤后,内皮细胞表面黏附分子表达明显升高,从而增加了中性粒细胞的聚集。缩血管因子的增加进一步减少了局部的血供,从而导致肝脏局部的继续缺血坏死。而且微血栓在微循环中的形成也是影响肝脏微循环的因素,TNF-2α 能促进微血栓形成,使 TNF-2α 抗体预处理后的肝脏能够明显减少微循环中的微血栓。内皮素具有强大的收缩血管的作用,而在缺血再灌注后内皮素受体表达升高更进一步加强这种作用。同时内皮素(endothelins,ET)和一氧化氮(nitric oxide,NO)浓度失衡也是缺血再灌注后微循环紊乱的重要原因。ET 是血管内皮细胞分泌的肽类物质,有强有力的血管收缩作用。NO 是左旋精氨酸在 NO 合酶(NOS)作用下合成,NO 能够舒张血管,抑制血小板聚集,抑制白细胞与内皮细胞黏附,拮抗 ET 作用。ET 和 NO 的平衡失调,引起肝血窦内皮细胞收缩,微循环阻力增加。因此,在肝脏缺血再灌注时,缩血管因素和扩血管因素互相对抗,建立新的平衡,维持肝脏再灌注时微循环的稳定对于保护肝脏功能是有意义的。

2. 氧自由基的损伤作用　在生理情况下,身体内不断产生氧自由基,而又不断将其清除以维持在一个动态平衡状态。活性氧自由基是最早被认识到在缺血再灌注损伤中扮演重要角色的分子,包括超氧化物自由基、过氧化氢、氢氧根,主要来源于细胞质黄嘌呤氧化酶、Kupffer 细胞、黏附的中性粒细胞。氧自由基直接损伤肝细胞膜,导致细胞的破坏,释放细胞内容物,从而进一步增加炎症过程中氧自由基的产生,同时氧自由基损伤内皮细胞,因而能引起微循环完整性的丧失和血流的减少。内源性的抗氧化物质或许可以限制氧自由基作用,但是很快就会被大量的氧自由基所控制。减少氧自由基所引起的损伤包括基因转导或许可以成为治疗的手段。实际上已经在动物实验中发现抗氧化物的基因转导能够减少急性缺血再灌注损伤。临床在器官保存液中加入抗氧化物,可以有效对抗氧自由基损伤,加强对肝脏细胞的保护。肝脏缺血再灌注损伤时氧自由基增多的机制:①体内清除氧自由基活性氧的能力下降,缺氧导致细胞中抗氧化酶活性降低,氧自由基清除减少;②缺血、缺氧时交感肾上腺髓质系统释放大量儿茶酚胺,在单胺氧化酶的作用下自身氧化生成氧自由基;③白细胞受缺氧刺激活化时通过细胞膜上的还原型烟酰胺腺嘌呤二核苷酸磷酸氧化酶释放大量的氧自由基;④组织缺氧时,血管内皮细胞内黄嘌呤氧化酶大量增加,其催化过程有活性氧生成;⑤线粒体内单电子还原生成氧自由基增加,缺血再灌注时提供了大量的氧,而线粒体呼吸链上的酶的活性还未能迅速增加,致使氧经单电子还原成氧自由基增多;细胞色素氧化酶系统被抑制,也会使活性氧的产生增多。氧自由基对肝细胞的损伤机制主要有:①氧自由基能破坏细胞器结构膜,进而引起溶酶体、微粒体及线粒体破裂;②氧自由基对细胞双层磷脂结构中的重要脂类有氧化作用,生成多种脂质过氧化物,从而直接损伤细胞;③氧自由基可协助巨噬细胞杀伤入侵体内的微生物,但同时对蛋白质、核酸、骨胶原和多糖等正常生物物质均有毒性作用;④氧自由基能引起血小板、粒细胞在微血管中黏附和聚集,造成微循环障碍。

3. 钙超载的损伤作用　首先 ATP 缺乏使得 Na-K 泵功能障碍,细胞内 Na^+ 增多,为减少 Na^+ 内流,启动 Na-Ca 交换机制,Ca^{2+} 大量入胞;正常时 Ca 泵可将过多 Ca^{2+} 排出,维持胞内 Ca^{2+} 水平,但因此进 Ca 泵也无法工作,致细胞内 Ca^{2+} 积聚,导致钙超载;细胞内自由钙浓度在调节许多细胞功能和激素的活性方面有重要作用。正常生理条件下,肝细胞维持胞内外钙的动态平衡,主要依靠 Na^+/Ca^{2+} 交换系统、H^+/Ca^{2+} 交换系统、膜对 Ca^{2+} 的低通透性和膜钙泵的主动转运。当细胞内钙超载时可引起磷脂酶的激活,膜磷脂分解,破坏细胞和线粒体膜,最终导致细胞死亡。钙超载还可激活巨噬细胞,在肝脏即 Kupffer 细胞,从而释放很多毒性产物,如水解酶和细胞因子。钙超载可使黄嘌呤脱氢酶转化为黄嘌呤氧化酶,从而导致自由基生成增多。目前认为,细胞内钙超载引起肝细胞损伤的机制:①激活 Ca^{2+} 依赖蛋白酶,破坏细胞骨架与胞膜连接的完整性;②激活 Ca^{2+} 依赖磷脂酶 A 2 和磷脂酶 C,使膜的双分子层结构紊乱,导致膜性结构的破坏;③线粒体膜内点位丧失,氧化磷酸化脱偶联,且 Ca^{2+} 可与含磷酸根的化合物结合,干扰线粒体的氧化磷酸化引起严重的代谢障碍。

4. 中性粒细胞聚集的损伤作用　中性粒细胞在肝脏缺血再灌注损伤的早期聚集到肝脏微循环系统

中被活化，加重再灌注损伤。组织缺血早期即可见大量中性粒细胞浸润，再灌注时中性粒细胞聚集进一步增加。同时由于内皮细胞表面黏附分子的表达，引起中性粒细胞与其紧密结合，从而使中性粒细胞进一步越过内皮细胞，转入肝脏实质，产生炎症反应。一旦中性粒细胞外侵入肝实质，它通过淋巴细胞相关抗原与肝细胞上的细胞间黏附分子结合发生作用，引起长时间的蛋白酶的释放和氧化应激，造成肝脏的损伤。而在实验中如果使用这些细胞黏附分子的抗体来阻止中性粒细胞的作用可以显著地减少再灌注损伤。中性粒细胞聚集在缺血再灌注损伤中的作用包括：①阻塞微循环，中性粒细胞黏附聚集使缺血再灌注组织微循环不能得到充分灌注，即无复流现象；②释放活性氧，在自由基学说中，白细胞呼吸爆发会释放氧自由基；③白细胞活化后将长时间释放许多颗粒成分，包括酶性成分和非酶性成分；④产生各种细胞因子，损伤肝细胞及细胞外基质。

5. Kupffer 细胞的损伤作用　Kupffer 细胞位于肝血窦内，由髓系单核 - 吞噬细胞经血液循环迁徙到肝脏构成外，也可由定居于肝内的外周造血祖细胞产生。Kupffer 细胞虽仅占肝脏体积的 2%，肝细胞总数的 15%，但其数目却占全身单核 - 吞噬细胞系统细胞总量的 80%~90%，是肝脏中参与吞噬和非特异免疫功能的最重要细胞。Kupffer 细胞再灌注时被激活，产生一系列促炎性因子和氧自由基，直接对内皮细胞和肝细胞产生细胞损害作用。激活的 Kupffer 细胞还能释放氧自由基和多种活性因子，如肿瘤坏死因子（tumor necrosis factor，TNF）2α、白介素 -1（interleukin-1，IL-1）、IL-6、血小板活化因子(platelet activating factor，PAF)等，这些炎症介质在肝脏再灌注损伤中起重要作用，不仅发生脂质过氧化反应，还将导致中性粒细胞的聚集，同时 Kupffer 细胞激活后释放的氧自由基和细胞因子增强肝血窦内皮细胞黏附分子的表达，它们可促进白细胞、血小板与肝血窦内皮细胞的黏附，从而加重内皮细胞的损伤与肝微循环紊乱，进一步加重组织的损伤。有研究也表明，应用 Kupffer 细胞活化抑制剂可明显减轻肝缺血再灌注损伤。

6. 细胞因子　在肝缺血再灌注损伤的病理生理过程中有许多细胞因子参与其中，如 TNF-α、IL-1、IL-6，补体系统，趋化因子，黏附分子等。这些细胞因子既可通过单个形式也可通过彼此间协同作用引起肝细胞损伤。目前研究较多的是肿瘤坏死因子 -α 和白介素 -1。肿瘤坏死因子 -α（tumor necrosis factor-α，TNF-α）是由多种细胞在炎症反应和免疫调节刺激时产生的一种多效性细胞因子，其生物学作用包括诱导细胞死亡和促进细胞再生。TNF-α 可能直接介导细胞线粒体毒性作用和诱导细胞凋亡或坏死。TNF-α 在啮齿类动物的部分肝脏缺血再灌注模型中，再灌注不久即可检测到血浆和肝脏中的 TNF-α 水平升高。TNF-α 直接导致肝血窦内皮细胞肿胀；通过中性粒细胞、内皮细胞的相互作用导致肝脏微循环障碍；激活中性粒细胞释放氧自由基；刺激单核 - 吞噬细胞和其他细胞分泌 IL-1、IL-6 等炎性因子。而 IL -1，能够刺激 TNF-α 的产生；促进中性粒细胞产生氧自由基；能增强肝脏 CXC 趋化因子的合成，并且能够上调中性粒细胞黏附分子 -1，促进这些细胞在肝脏脉管系统内聚集。另外 IL-1 还与 TNF-α 协同作用于内皮细胞，诱导合成凝血酶及纤维蛋白酶，破坏内皮细胞的细胞骨架。

（二）缺血再灌注损伤的防治

肝脏缺血再灌注损伤是多因素作用的复杂的病理生理过程。其损伤因素远超过机体自身的保护能力，所以有必要通过外界干预来减少损伤因素的作用，同时也可以通过增强机体的保护能力，建立新的平衡，从而减少肝脏缺血再灌注损伤，改善肝脏移植和手术预后。

1. 缺血预处理　缺血预处理（ischemic preconditioning，IP）是指组织或器官在经过短暂缺血后，能够增强其对随后缺血的耐受。即在长时间的缺血前行几次短暂的缺血再灌注过程，调动机体内源性抗损伤机制，使肝脏耐受更长时间的缺血，动物实验及临床肝移植、肝切除实践均证实 IP 对 IRI 具有保护作用。研究表明：5~10 分钟缺血预处理能诱导机体产生一种内源性保护机制，可不同程度地减轻肝脏缺血再灌注损伤。由于 IP 是由一个或几个短暂的缺血及再灌注过程产生的，所以短暂的缺血并不产生代谢产物的堆积，也不会造成高能磷酸储备的减少。在肝脏实施 IP 后 ALT、AST 活性显著降低，电镜下肝细胞及内皮细胞无水肿，线粒体无明显肿胀，说明 IP 可降低缺血再灌注对肝细胞的损伤，提示 IP 对肝脏具有明显的保护作用。近年来发现的 IP 的延迟保护作用和边际效应，证实缺血预处理不但能保护肝脏耐受手术，而且可以在整个围术期发挥作用。但最近也有临床研究报道称缺血预处理对保护肝脏的缺血再灌注损伤没有意义。

2. 药物预处理的保护作用　药物预处理是利用某些活性物质直接或间接的药理作用来达到类似缺血预处理的保护作用，增强组织或细胞对缺血再灌注损伤的耐受性，从而减轻损伤。对肝脏缺血再灌注损伤具有预处理效果的药物主要有钙通道阻滞剂、自由基清除剂、改善微循环或细胞能量代谢的药物等。但其中许多药物具有较大的毒副作用，影响了它们在临床上的应用。①维拉帕米的保护作用：维拉帕米常用于治疗高血压、心绞痛、心律失常、脑血管病等疾病，其机制为阻断 Ca^{2+} 内流，增加组织供血供氧，同时还具有抑制血小板聚集的作用，夏锋等人研究证实维拉帕米在预防肝硬化肝癌手术患者缺血再灌注损伤中具有明显的保护作用。②还原型谷胱甘肽(glutathione hormone，GSH)的保护作用：还原型谷胱甘肽是由谷氨酸、半胱氨酸及甘氨酸组成的一种三肽，参与体内三羧酸循环及糖代谢，它能使人体获得高能量。GSH 能激活多种酶，而促进糖类、脂肪及蛋白质代谢，并能影响细胞的代谢过程。GSH 的活性成分为还原型谷胱甘肽，能参与体内氧化还原过程，能和过氧化物及自由基结合，以对抗氧化剂对巯基的破坏，保护细胞膜中含巯基的蛋白质和含巯基酶不被破坏；同时还可对抗自由基对重要脏器的损害。③山莨菪碱对缺血再灌注损伤的保护作用：山莨菪碱是M受体胆碱阻断剂，不易透过血 - 脑屏障，故中枢症状比阿托品及东莨菪胆碱为轻，抑制分泌、散瞳及解除平滑肌痉挛等作用均不如阿托品强，但毒性与不良反应均低，有镇痛作用。静注后作用发生迅速，能解除血管痉挛，尤其是微血管，改善微循环，在补充血容量的前提下可使降低的血压升高。山莨菪碱有细胞保护作用，可在细胞水平上稳定膜结构，从而防止自由基对质膜的破坏。

此外一些活血化瘀中药能清除氧自由基，对脏器缺血再灌注损伤具有一定的保护作用，如丹参、银杏叶提取物、参附、大黄素等，都是研究肝脏缺血再灌注损伤防治的热门，重组人生长激素、褪黑素等也成为了研究的热点。

6

四、肝脏解剖影像学评估

随着肝脏手术的进展、活体肝移植的开展以及影像学技术的发展和解剖学研究的深入，发现肝脏的分段解剖具有显著的个体差异性，因而对于患者术前肝脏解剖情况的个体评价显得尤为重要。

(一) 超声表现

超声诊断具有检出率高、确诊率高、应用范围广泛、无损伤、使用方便等特点，已成为许多疾病的重要诊断手段。肝脏是人体最大的实质性脏器，具有良好的声学传导、反射、散射及衰减等性质。根据这些性质，超声图像可显示肝脏的正常解剖结构和异常改变，从而有助于肝脏疾病的诊断及鉴别诊断。

肝脏外形不规则，因此不同声束切面形态各异。正常肝切面轮廓规则、光滑(图 51-9)。膈面呈弧形，回声较强，脏面内凹或平滑，边缘锐利。肝左叶的下缘角度小于 45°，右叶的下缘角度小于 75°。肝膈面包膜呈线状纤细的强回声，光滑，与腹膜线状回声之间有微小的间隙。正常肝实质呈均匀分布的中等灰阶程度的

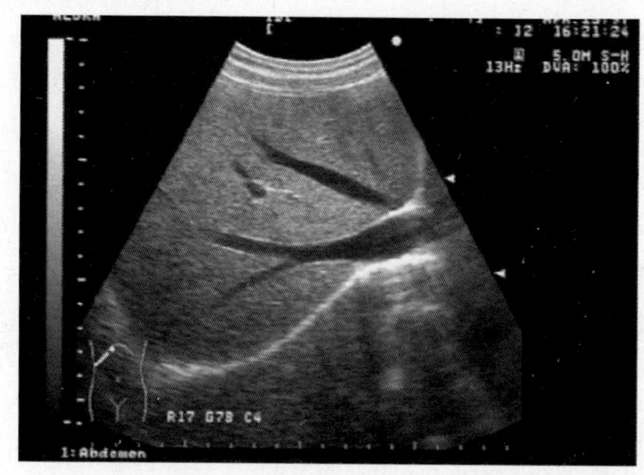

图 51-9　正常肝脏超声图像

回声，光点微细，门静脉和肝静脉系统血管壁回声薄而光滑，走行清晰，靠近第二肝门附近和肝静脉主支的肝实质，在呼吸、心跳周期中略有伸缩，提示肝质地柔软。老年人常可发现肝内强回声纹理的数量增加，可能为纤维组织的表现，属正常范围，少数人肝内可见多个短线状或等号样回声，一般认为系肝内血管壁或毛细血管壁回声增强所致，不一定有临床意义。

(二) X 线表现

肝区 X 线片检查对肝胆疾病的阳性发现率虽然不高，但对了解肝脏大小、形态、位置、相对密度及膈肌的高低、有无钙化影以及与周围脏器的关系有一定帮助。正常肝脏(图 51-10)为相对密度均匀一致的软组织影，位于上腹部，大部分偏右侧，近似三角形。肝脏上界为右膈肌穹隆，下界在右半结肠充气情况下可衬托出形态呈平直状或略内凹。肝脏右下角尖锐而清晰，右缘紧靠侧腹壁，下方与右侧腹脂线紧邻。肝左叶界限不清，偶尔在胃泡气体的衬托下显出其边缘。肝内如见透亮影或密度增高影，即为异常改变。肝脏大

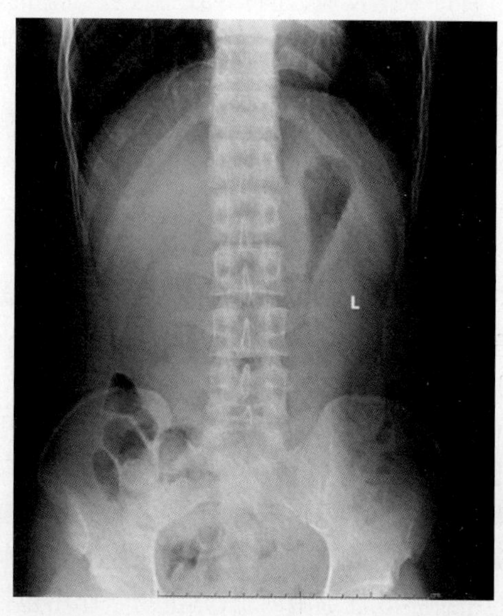

图 51-10　正常人腹部 X 线检查

小可用X线测量，但程序较烦琐，一般常规下不进行，仅作粗略的估计。肝脏体积普遍性增大表现为左右心影同时增大，十二指肠球部常向左下方移位，多见于某些肝炎、肝硬化、充血性心力衰竭、广泛的肝内转移性肿瘤、代谢性疾病及某些血液系统疾病。肝脏的局限性增大则由于增大的部位不一而有不同的表现。肝右叶增大常可使结肠肝曲和右肾下移、右膈抬高和胃左移。肝左叶增大表现为膈肌间的距离增宽，左膈肌抬高和结肠脾曲下移。肝脏局限性增大常见于肝脓肿、肝囊肿、肝脏先天性畸形和肝脏肿瘤等。胆囊在平片中一般不显影，但当胆囊有积液或积脓而胀大时，可见肿大胆囊的软组织影。

（三）CT表现

大部分肝脏疾病可采用CT检查，由于CT分辨率较普通X线大为提高，加之系断面影像，能清晰显示肝脏病变和肝实质密度差异，还能显示病变的血供和内部结构，正常肝脏CT如图51-11。对肝脏解剖结构和疾病的认识，以及影像结果与外科手术间关联的理解对肝胆影像的解读极为重要。因此，CT是用来诊断肝脏疾病的重要检查方法。

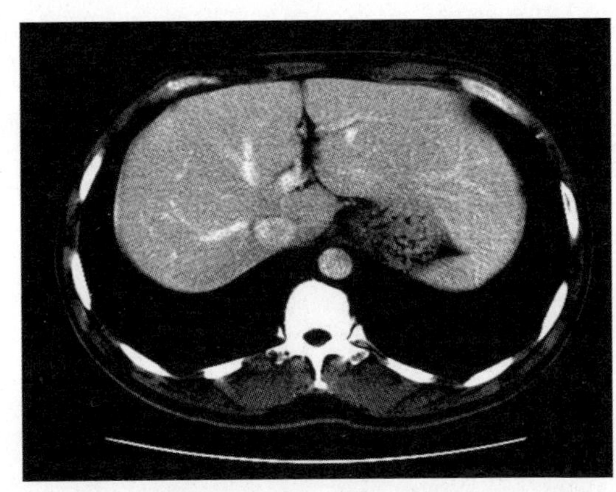

图51-11 正常肝脏CT

解剖上肝右叶和肝左叶位于中线偏右侧。肝叶前缘由镰状韧带，而后缘由韧带静脉分割成左右叶。肝尾叶突出向右肝叶，位于下腔静脉与镰状韧带之间。肝方叶位于肝尾叶上前方，即胆囊窝和圆韧带间。因而肝脏被三条韧带，即肝裂分成四叶：右叶、左叶、尾叶和方叶。

圆韧带裂，CT解剖也称为纵裂。位置较静脉韧带裂低而偏前，多数位于中线右侧，少数在左侧，轻度向右倾斜，其内是圆韧带或门静脉分支。该裂左侧是左叶，右侧是方叶。肝裂内有脂肪，CT表现为线状低密度影。

静脉韧带在肝形成的压迹位置偏后上，自肝顶面下10mm至肝门，呈一条自左后向右前的裂隙，裂隙前为左叶，后为尾叶。

肝门在脏面，左右平均长4cm(2.2~7.4cm)，前后径1.5cm(0.4~4.1cm)，上下深径2~4cm，位于尾叶的前方。门静脉、肝动脉、胆管的断面形成三角关系。肝动脉和胆管较细，并列在前方，动脉在左，胆管在右；门静脉最粗，位于二者后方，CT表现为略低圆形密度影。肝门区还可见相汇合的两个裂隙；静脉韧带裂隙的下缘冠状面可见；圆韧带裂隙呈矢状，在肝门层面CT可以显示。此层面包含门静脉的左右支，以及肝动脉左右支。在肝门高层面可显示左右肝管。肝门下2cm层面是肝尾叶变小，呈指状向下延伸，称尾状突起。

肝实质的CT值40~80Hu范围，高于脾脏。肝叶各段的肝组织呈均匀性CT值。肝内血管显示为管状、圆形或卵圆形低密度结构。正常肝内胆管细而斜行，CT平扫不易显示，偶尔肝内见更低条状影。肝内胆管的分支与门静脉系统类似。胆总管在门静脉分出右支处分为左肝管和右肝管。左右肝管在肝门合并为肝总管，肝总管直径3~5mm。胆总管位于门静脉前外侧，在胰头处成为腹膜后器官并与胰管汇合入Vater壶腹。胆管直径<1cm，长约7cm，约30%正常胆总管CT显影呈环状结构影。

（四）MRI表现

正常肝脏MRI(图51-12)表现与CT横断面所见大致相同，但在显示肝内血管、肝内叶段解剖及与周围器官关系上更为直观和精确。肝实质的信号强度均匀、细腻，在自旋回波T1加权上信号强度介于肌肉和脂肪之间的中等信号强度，与脊髓和胰腺信号强度相似，但高于脾脏；质子加权像上肝的信号强度略低于脾脏，T2加权像上肝的信号强度明显低于脾脏。肝脏纵、横裂中因含有脂肪，于T1加权像和T2加权像上常为高信号。

正常肝脏血管在横断面、矢状面和冠状面，T1和T2加权图像上由于流空效应均表现为无信号影。在

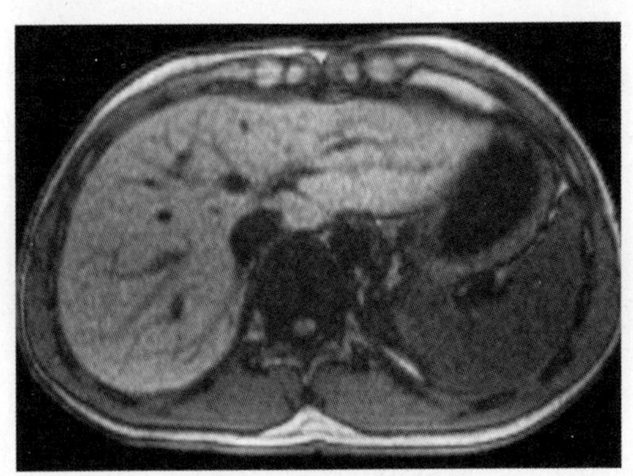

图51-12 正常肝脏MRI

6

双回波序列上，偶数回波可使肝静脉和门静脉表现为高信号的管道纹理，使用梯度回波快速成像序列时，肝静脉、门静脉、下腔静脉和腹主动脉均表现为相当高的信号。依肝静脉主要分支，可将肝脏分为两叶四段：肝中静脉分肝脏为左右两叶。肝左、右静脉分别将左叶分为内、外段及右叶分为前、后段。门静脉、肝动脉及胆管的分支一起走行于各肝段内。门静脉主干以直角分出左门静脉及升支和右门静脉。在 MRI 横断面图像上，下腔静脉及右、中肝静脉显示率为 100%，左肝静脉为 98%。肝动脉及正常肝内胆管由于管径较细，多不显影。质子加权像各器官信号介于 T1 和 T2 加权像之间。

（五）常见肝脏疾病的影像学诊断

1. 原发性肝癌　原发性肝癌是我国常见肿瘤之一，其中 90% 为肝细胞性肝癌，而胆管细胞癌和混合型肝癌等较少见。按病理分类标准原发性肝细胞癌可分为弥漫型、结节型、巨块型和小肝癌四型。弥漫型：少见，整个肝脏弥漫分布小结节，部分可融合成片，病变和正常肝组织分界模糊；结节型：肝内肿块直径 <5cm，单发或多发；巨块型：肿块直径 >5cm，单发或多发，病变周边常见被膜，灶内多有坏死、脂肪变性或出血；小肝癌：单个结节最大直径≤3cm，多个癌结节数目不超过 2 个，其最大直径总和≤3cm。

原发性肝癌常用 CT 来诊断（图 51-13），其表现常为：肝内显示低密度结节或肿块影，个别呈等密度，病灶内密度不均，伴有坏死、出血、钙化等现象；癌肿周围多有包膜，介于肿瘤和正常肝组织之间，呈环形或非环形的低密度影，增强后，可呈高密度强化环；癌灶内有隔膜呈线状，将肿瘤分割成几块，平扫时，部分不显示分割，但增强后，可显示不同密度块，肿瘤的包膜和隔膜是原发性肝癌的重要特征。

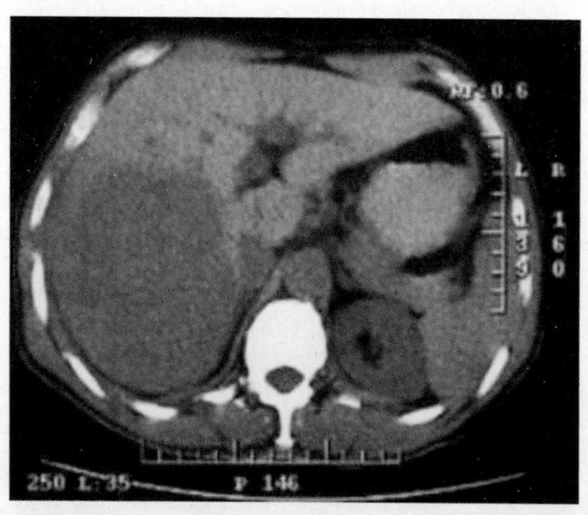

图 51-13　原发性肝癌 CT
右肝叶呈巨大不规则低密度肿块

2. 转移性肝癌　由于肝脏血供丰富，全身的肿瘤细胞大都可通过门静脉和肝动脉转移至肝脏形成转移性肝癌，其中以胃癌、胰腺癌、肺癌等转移多见。

转移性肝癌 CT 表现为：肝内多个大小、形态不一的低密度灶，典型的呈现“牛眼”征，病灶中心密度较低、边缘为高密度强化（图 51-14）；MRI 检查肝转移癌常显示信号强度均匀、边清、多发，少数有“靶”征或“亮环”征。

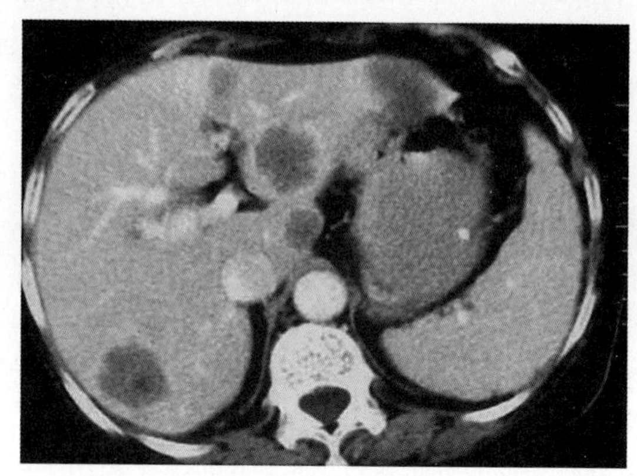

图 51-14　肝转移性癌（呈“牛眼征”）

3. 肝血管瘤　肝血管瘤是肝脏最常见的良性肿瘤，大多为海绵状血管瘤（图 51-15）。组织学上，肝血管瘤由血管及大小不等扩张的血窦组成，故称之为血管瘤。

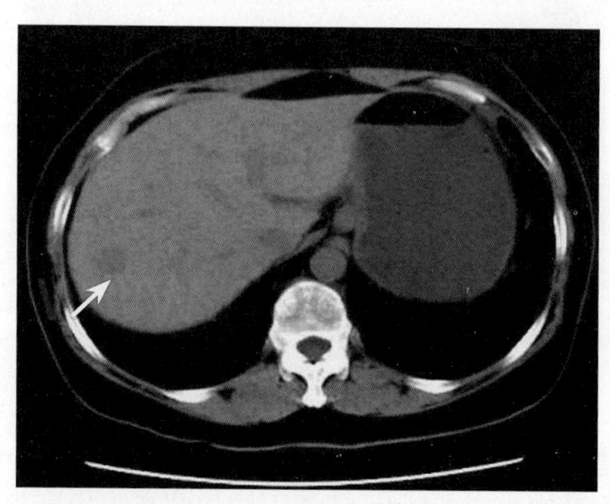

图 51-15　肝血管瘤（箭头所指）

血管瘤 CT 表现：平扫表现为圆形、椭圆形或长条形低密度影，大多形态规则，与周围组织边界清楚，密度均匀，多为单发，病灶内径多在 2~8cm。平扫难与原发性肝细胞癌相鉴别，必须行增强扫描。增强扫描表现为：动脉期病灶边缘明显强化，可以是结节状、斑片状、环状或不规则状，这种边缘高密度影为含造影剂的血液，由于血管瘤内血液交换速度较慢，所以早期仅见于边缘部分；随时间推移，增强区域进行性向中央扩展，但其强化浓度随之降低，其充填时间和瘤体大小有关，一般小血管瘤充填时间短，大血管瘤充填时间长。

肝血管瘤 MRI 特征性表现：大多数病灶为圆形或卵圆形，边缘清楚，锐利。在 T1 加权上病灶多呈均匀的低信号；在 T2 加权上一般呈均匀高信号，并随回波时间的延长，病灶信号强度随之增高，呈“灯泡征”，这是肝血管瘤特征性 MRI 表现。Gd-DTPA 增强扫描表现为边缘结节状强化并逐渐向中心扩展，血管瘤部位明显增强。

4. 肝脓肿　肝脓肿（图 51-16）常见于细菌、阿米巴等炎症、穿孔及术后感染，可在肝内形成单个或多个大小不等肿块影。急性肝脓肿 CT 常显示中央坏死液化灶，增强扫描不强化，但周围脓肿壁环状强化，若有气 - 液平面存在，即可确诊；慢性肝脓肿壁较完整，其内可见多数分隔。

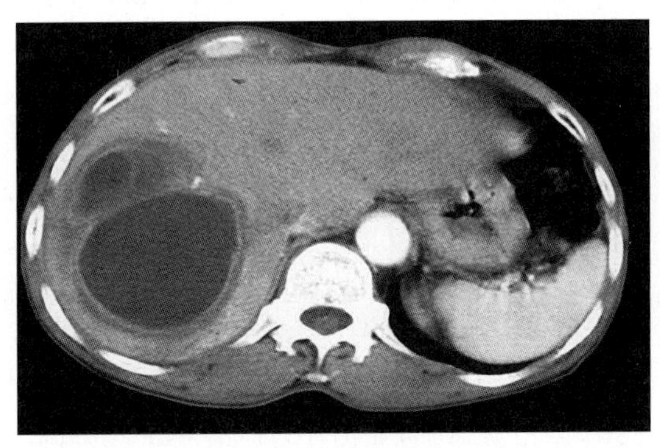

图 51-16　肝脓肿 CT 表现

5. 肝硬化　肝硬化可由各种原因引起，其病变常以肝细胞变性、坏死、再生及广泛纤维组织增生为主要特征。在国外，酒精为其重要致病原因，而在我国主要由乙肝病毒引起。其 CT 表现为：肝脏整体体积缩小，肝实质密度正常或较正常稍低，轮廓呈结节或齿轮状，肝脏各叶大小不成比例；增强扫描：平扫低密度影或稍低密度影，在动脉期无明显强化，在门静脉期肝实质密度均有不同程度增强表现，与正常肝实质呈等密度均匀强化影（图 51-17）。

6. 肝囊肿　肝囊肿分为先天性和后天性两种，其中先天性多见。囊肿大小不等，直径可在数毫米至数厘米范围，可单发、多发。

肝囊肿 CT 表现为：肝内单个或多个圆形或类圆形边界清楚光滑的低密度影，CT 值在 0~20Hu，CT 增强时，病变不强化，囊壁非薄亦难以显示，囊肿边界则更为清晰，此系和其他病变的鉴别要点。小的囊肿不易发现，常做薄层扫描及增强扫描，病变不强化；发现弥漫分布的肝囊肿时，应注意有无多囊肾的存在，以排除多囊肝，囊内出血可见囊肿密度增高（图 51-18）。

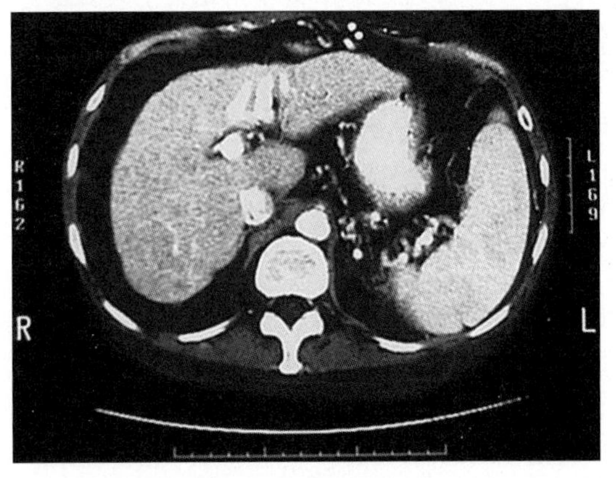

图 51-17　肝硬化 CT

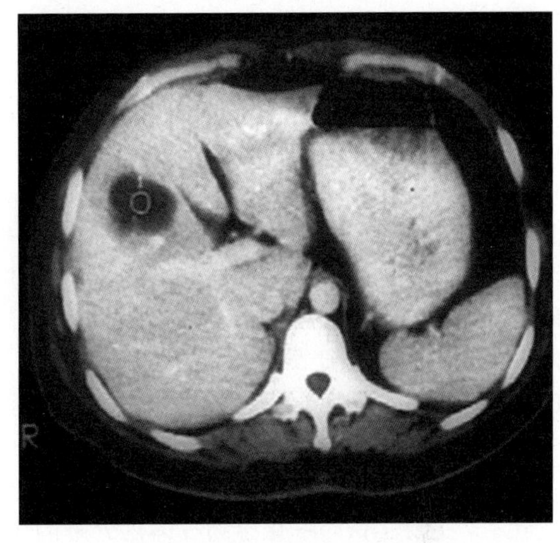

图 51-18　肝囊肿 CT 表现

五、肝脏功能评估

肝脏具有非常复杂的结构和生理、生化功能，体内许多重要物质均在肝内进行代谢。肝脏功能的评估不但与疾病的损伤程度存在一定的关联，而且与肝脏的合成、代谢、排泄功能、胆汁的排泄及维持机体正常免疫功能等紧密相关。然而单一的实验室指标并不能完整地反映肝脏的功能，必须综合评估各种实验室指标才能对肝脏的疾病状态做出合理的诊断及预后判断。所以，对各种实验室检查的原理、方法及其敏感性和特异性有一个正确的认识，是临床医生必不可少的知识储备。

（一）转氨酶

丙氨酸转氨酶（alanine transaminase，ALT）和天冬氨酸转氨酶（aspantase transaminase，AST）是临床上评估肝功能的重要指标。肝脏本身含酶量很高，当其受

6

到损害细胞膜通透性增高或者肝细胞坏死时，大量酶类释放入血，使血浆中酶的活性增高。然而酶活性增高的多少与肝细胞受损程度并非完全平行，还与其他因素相关。

AST和ALT除了存在于肝脏外，还存在于骨骼肌、心肌、肾脏等。其主要通过胆汁和尿液排出体外。正常值：ALT为2~40U/L，AST为8~23U/L。

血清转氨酶活性升高是肝细胞受损十分敏感的指标。当肝细胞受到损害时，可因肝细胞坏死、细胞膜通透性增高等因素导致转氨酶的升高。急性病毒性肝炎以ALT活性升高为主，不是特异性指标，但却是最敏感的指标之一；酒精性肝损伤、肿瘤转移及慢性肝病则以AST活性升高为主。转氨酶活性升高并不是肝功能损伤的特异性指标。在心脏、骨骼肌疾病、外伤及手术时也会发生AST或ALT的升高。且转氨酶活性高低与疾病轻重并不完全一致，如急性重症肝炎时血清转氨酶活性反而下降。

除了AST、ALT之外，谷氨酸脱氢酶（glutmic dehydrogenate，GLDH）、乳酸脱氨酶（lactate dehydrogenises，LDH）和血清异枸橼酸脱氢酶（iscitrate dehydnogense，IDH）也是评估损伤后肝脏功能的常用指标。在中央静脉区肝细胞受损，如心源性肝淤血和酒精中毒后，GLDH活性明显升高；肝脏肿瘤时LDH活性明显升高，不过缺乏特异性；IDH对于黄疸的诊断有特殊意义，在无并发症的肝外胆道阻塞性黄疸时IDH正常，在肝内胆汁淤积性肝炎时则增高。

（二）胆红素及其代谢物的测定

胆红素主要是铁卟啉化合物在体内分解的代谢产物，也有少量由原位溶血的幼红细胞和肌红蛋白分解而来，主要包括胆红素、胆绿素、胆素原和胆素等。在血中与血浆白蛋白结合的胆红素成为“非结合胆红素”，它与重氮试剂间接反应，不能由肾脏排出。进入肝脏后，其与葡糖醛酸结合，成为结合胆红素，后者溶于水，与重氮试剂直接反应，可由肾脏排出。结合胆红素随胆汁排出到肠道后，被还原成粪胆原（尿胆原），后者经氧化后变成棕黄色粪胆素（尿胆素），是粪便中的主要颜色。小部分粪胆原为肠黏膜再吸收，被肝细胞摄取，其中大部分氧化为结合胆红素排出肠道，这就是肝肠循环。

正常血浆中一般不存在结合胆红素，只含有少量非结合胆红素，因此测定结合胆红素和非结合胆红素意义重大。正常值：总胆红素：5.1~19μmol/L；非结合胆红素：0~19μmol/L；结合胆红素：1.7~6.8μmol/L。非结合胆红素升高多见于溶血性黄疸；结合胆红素升高多见于肝细胞性黄疸或者阻塞性黄疸；若发生溶血性黄疸，则血清总胆红素轻、中度升高，尿胆原明显增加，尿胆红素阴性。血清胆红素测定在诊断胆汁排泌、肝脏功能方面敏感性并不高。肝胆疾病、血管内溶血、肝脏、骨髓内代谢异常及一些先天性疾病等均可导致血清胆红素水平增高，而定量测定总胆红素、结合胆红素还是有一定鉴别诊断意义。胆红素水平高低与病情轻重并不完全平行，但在急性酒精性肝损伤时血清总胆红素高于5mg/dl（85μmol/L），多提示预后不良。

正常人的尿胆红素为阴性，阳性多提示肝胆疾病存在。尿胆红素一般为结合胆红素，没有胆红素尿的黄疸一般为非结合胆红素增高（表51-1）。

（三）血清碱性磷酸酶（alkaline phosphatase，ALP）

我国常用的检测方法是连续监测法或比色法，正常值为40~150U/L。在肝内、外胆道梗阻时，胆汁排泄不畅可引起ALP滞留血中而增高，其增高程度与受阻程度及持续时间成正比。但是ALP并无肝脏特异性，骨骼系统及妊娠、抗癫痫治疗时血清ALP均升高。血清ALP活性明显升高，如高于正常值3~15倍，多见于完全阻塞性黄疸。

血清中还含有血清γ-谷氨酰转肽酸（γ-ghitmyl tran peptidase，GGT），它主要来自于肝脏，具有较高的特异性。正常值为0~40U/L，它在肝细胞完整性轻度受损和轻度胆汁淤滞的时候立即升高，因此，它是肝胆系疾病最敏感的指标。如果ALP升高但GGT正常者，可排除肝胆系疾病，故GGT特异性更强。

表51-1　正常人及不同类型黄疸的实验室鉴别

黄疸类型	血清				粪便				
	总胆红素	非结合胆红素	结合胆红素	颜色	尿胆原	尿胆素	胆红素	颜色	粪胆素
正常人	<21μmol/L	<1μmol/L	<10μmol/L	淡黄	-	-	-	黄褐	正常
溶血性黄疸	↑↑	↑↑	轻度↑或正常	加深	强+	+	+	加深	正常
肝细胞性黄疸	↑↑	↑	↑	加深	+	+	+	变浅或正常	↓
阻塞性黄疸	↑	轻度↑或正常	↑↑	加深	-	-	-	变浅或呈白陶土色	↓

（四）血清白蛋白（albuimn，A）

肝脏每天合成白蛋白 12g，健康人血清白蛋白为 35~55g/L。急性肝损害早期，血清总蛋白、白蛋白及 A/G 基本正常。仅在慢性肝病时，如慢性肝炎、肝硬化、肝癌等情况，常出现低白蛋白血症。在没有其他影响因素的前提下，血清白蛋白水平可以反映慢性肝病的进展情况。然而白蛋白对于肝病的诊断没有特异性，因为很多疾病都会出现低白蛋白血症，但低白蛋白血症伴 γ- 球蛋白增高为慢性肝病的特征，白蛋白和球蛋白比例倒置表明有慢性肝实质性损害，而且病程较长。

除此之外，前白蛋白（prealbumin，PA）、纤维蛋白原（fibrinogen）、转铁蛋白（transferrin，TF）、铜蓝蛋白（ceruloplasmin，cu-p）也是评定肝功能标准的指标，但是临床上应用并不十分广泛。

（五）血清胆碱酯酶（cholinesterase，CHE）

用于评价慢性肝病患者肝脏合成功能的敏感指标。在肝炎、肝硬化、肝癌等病变时，CHE 活力降低，其程度与肝脏病变的严重程度相平行，提示预后不良。血清胆碱酯酶活性降低并不只见于慢性肝病，故特异性不高。

（六）凝血因子

多数凝血因子及其辅助因子均在肝脏内合成，所以检测凝血因子能很好地反映肝脏的合成功能。肝脏疾病时凝血功能异常有几方面原因：凝血因子合成减少、凝血因子消耗增加、抗凝物质异常增多以及异常纤维蛋白原等。临床上常用的指标是凝血酶原时间（PT）来反映体内凝血水平。PT 是测定外源性凝血系统的筛选试验，主要反映凝血酶原水平和因子Ⅴ、Ⅶ、Ⅹ及纤维蛋白原的血浆水平。由于 PT 相关的凝血因子的合成也与维生素 K 相关，因此 PT 的延长不仅与肝脏功能相关，与维生素的合成也有关系。临床上，广泛而严重的肝实质性损害如急性重症肝炎可出现 PT 延长。虽然 PT 对肝脏功能判断的敏感性并不高，但还是比 CHE 和白蛋白敏感。急性肝炎患者 PT 延长多提示预后不良，表明肝脏合成功能迅速衰竭，慢性肝病 PT 延长提示预后不良。

（七）Child-pugh 分级法

目前临床上多采用该法对肝功能各种指标进行综合评价。Child-Pugh 分级设有 5 项临床容易获得的指标，即血清总胆红素、白蛋白、腹水、肝性脑病和营养状况。每项按好、中、差分为 A、B、C 三级，五项中最差一项所属的级别即为该患者肝功能的总等级。A 级为肝功能良好，手术风险性小；B 级属肝功能中等；C 级属肝功能极差，手术禁忌。Pugh 用凝血酶原时间代替营养状况这一指标，用五项指标总得分来评估肝功能的好坏（表 51-2）。总分 5~6 分肝功能良好（A 级）；7~9 分者为中等（B 级）；10 分以上者肝功能差（C 级）。此评估方法已经被广泛应用于临床选择耐受术式，评估手术风险性。

（八）ICG 滞留试验

ICG 为一无毒染料，注入体内后能与白蛋白结合，从而被肝细胞摄取，直接由胆道排至肠道，不从肾脏排出。这是反映肝脏排泄功能的定量试验，也是临床上量化评估肝脏储备功能最有价值和最实用的试验。剂量为 0.5mg/kg，15 分钟后测定其滞留率，正常值为 7.86% ± 4.34%。急性肝炎 >50% 为重症肝炎，死亡率高；肝硬化尤其是失代偿期患者，ICG 滞留率明显增高，所以该实验也可用于判断肝癌患者是否有肝硬化的存在。

（九）肝脏的硬度检测（fibroscan）

Fibroscan 是 2003 年由 Sandrin 等发明并应用于临床的一种超声检查设备。Fibroscan 利用瞬时弹性成像技术，可定量检测肝纤维化程度，且因其无创、快速、可重复、安全等优点已广泛运用于临床。它通过测量患者肝脏组织硬度值，来评估肝脏纤维化程度的高低。其原理是根据超声波在不同组织中传导速度的不同，来判定肝组织的硬度。不同硬度的肝组织中，超声

表 51-2　Child-Pugh 及中华医学会外科学分会分级

检查项目	Child 分级			中华医学会外科学分会分级		
	A	B	C	Ⅰ	Ⅱ	Ⅲ
胆红素 /($mg \cdot dl^{-1}$)	<2.0	2.0~3.0	>3.0	<1.2	1.2~2.0	>2.0
白蛋白 /($g \cdot dl^{-1}$)	>3.5	3.5~3.0	<3.0	≥3.5	2.6~3.4	≤2.5
腹水	无			无	少量易控制	大量不易控制
脑病	无			无	无	有
PT 延长 / 秒				1~3	4~6	>6
SGPT/ 金氏单位				<100	100~200	>200
赖氏单位				<40	40~80	>80

6

波传播的速度是不同的，总体来说，肝组织硬度越高，超声波传播的速度就越快，通过换算，其相应的硬度值(LSM，单位 kPa)就越大，从而做出定量结论。大量的研究报道，证明了 Fibroscan 应用于测定肝脏纤维化方面的敏感性与可靠性，其与肝活检结果具有较高的相关性。

（十）肝纤维化指标

Ⅲ型前胶原肽、单胺氧化酶、N- 醋酸 -β 氨基葡萄糖苷酶是临床上应用较多的评价肝硬化的指标。目前研究资料表明Ⅲ型前胶原肽含量与肝纤维化程度正相关，对肝病的预后有一定指示意义。

（十一）终末期肝病模型(model of end-stage liver disease，MELD)

MELD 评分最初用于预测肝硬化门脉高压患者行经颈静脉肝内门体分流术(TIPS)后的生存预后情况。公式为 r=9.6×loge(肌酐 mg/dL)+38×loge(胆红素 mg/dL)+11.2×log(INR)+6.4× 病因(病因，胆汁淤积性肝硬化和酒精性肝硬化为 0，其他原因为 1；INR，国际标准化比率)，结果取整数，此公式即为“终末期肝病模型(MELD)”。MELD 评分作为一个新的评价体系有明显优势，可预测肝硬化伴并发症患者的预后，并在一定程度上可预测其发生并发症的风险，亦可用于肝硬化患者行非移植手术的风险评估。因此，从 2002 年起，UNOS 启用 MELD 代替原来基于 CTP 的 UNOS 分级作为器官分配的依据，以决定患者接受肝移植术的先后顺序。仔细分析并与 CTP 分级比较，可发现 MELD 评分具有如下优点：①更科学：MELD 评分中的 3 个变量应用统计学方法筛选得出；②更客观：MELD 评分中 3 个变量由客观的生化指标构成，有着良好的统计学和临床上的可靠性；③更稳定：MELD 评分用 INR 取代了 PT，而 INR 在不同实验室测定结果差异很小，可比性强；④更合理：MELD 评分取值范围宽广，能将 CTP 分级在同级别的患者进一步加以区分，使制订的治疗方案更合理。总之，MELD 评分是可用于预测终末期肝病患者短期预后的可靠评分标准，与 CTP 分级相比，MELD 评分至少不差于前者。

（十二）肝脏体积测定

肝脏体积(liver volume，LV)测量不仅可以定量评价肝脏大小，还能间接反映肝功能情况，具有广泛而重要的临床应用价值，在评估肝硬化肝功能储备、肝脏肿瘤手术方式选择和预后评价、肝移植中都具有重要意义。CT 已成为临床肝脏体积测量最常用的方法，其准确性也被广泛公认，甚至被认为是测量肝脏体积的金标准。1979 年，Heymsfield 首先采用了 CT 显像方法测量尸体肝及离体肝脏的体积，结合摄像系统经烦琐的计算得到肝脏的体积值，并且与排水法所得到的肝脏相对真实体积比较后，误差 <5%。Nawaratne 等研究螺旋 CT 测得的肝脏体积精确度 >95%，绝对误差 <4%。

（十三）甲胎蛋白(α-fetoprotein，ATP)

AFP 是胎儿时期肝脏合成的一种胚胎性蛋白，在哺乳动物胚胎期由肝脏实质细胞和卵黄囊细胞合成，出生后一年及正常人血液中只含有微量。AFP 是成人肝细胞癌变之后合成的一种蛋白，是目前公认的诊断肝细胞癌最特异性的指标。但是产妇、急性肝炎、慢性活动性肝炎、肝硬化及胚胎性肿瘤患者也可以发现 AFP 升高。所以 AFP 具有相对特异性。一般应用定性法和定量法来检测 AFP，虽然原发性肝癌患者中有一定的 AFP 阴性率，但它仍然是原发性肝癌患者诊断、评估疗效及术后复发概率的重要判断标准。一般临床认为，转氨酶正常并且排除妊娠及生殖胚胎源性肿瘤后，符合下列标准者可考虑肝癌：① AFP>400ng/ml 并持续升高；②定量测定 >200ng/ml 持续 8 周。具体病例结合临床症状及影像学方可做出诊断。

临床上通常还用 V-GTT 同工酶(GGT Ⅲ)、异常凝血酶原(abnormal prothrombin，ATP)、α- 抗胰蛋白酶(α-antitrypsin，α-AT)、同工铁蛋白来检测肝细胞是否发生癌变。此外，原发性肝癌和继发性肝癌的血清中 AFP 明显增高，γ-GT 可大于正常几倍或者几十倍，且癌组织大小和范围与 γ-GT 高低平行，因此测定血清 AFP、γ-GT 对肝癌的诊断及肿块大小的估计有提示作用。

（夏锋　冯晓彬）

参考文献

1. 刘允怡 . 肝切除与肝移植应用解剖学 . 北京：人民卫生出版社，2010：1-6.
2. Yang N，Zhang HB，Lu JH，et al. Hepatic artery thrombosis after liver transplantation：three case reports.Transplant Proc，2011，43(5)：2082-2086.
3. Marín Gómez LM，Loinaz Segurota C，Moreno González E，et al.The influence of immunosuppression switching in liver function in adult hepatic transplantation.Hepatogastroenterology，2011，58(106)：532-535.
4. Stravitz RT，Lefkowitch JH，Fontana RJ，et al.Autoimmune acute liver failure：proposed clinical and histological criteria. Hepatology，2011，53(2)：517-526.

第二节　肝外伤手术

肝脏外伤是腹部外伤中较常见且严重的损伤，发生率仅次于脾破裂而居第 2 位。在平时多为钝性伤，如挤压伤、交通事故伤、钝器打击伤、跌伤等，主要是

6

闭合性损伤，而以交通事故伤最为多见，约占交通事故的16%~30%。战时居腹腔内实质脏器伤的首位，多为开放性伤，占腹部战伤的26.7%。严重肝脏外伤的伤情复杂，并发症多，病死率高。肝脏外伤患者一般有明确的右侧胸腹部外伤史，清醒的患者诉腹痛或右上腹疼痛，主要体征为低血容量性休克和腹膜炎，腹内大出血，还可以出现腹胀等表现。总的来说，单纯性肝脏外伤和开放性肝脏外伤的病死率较低，而复杂性肝脏外伤和闭合性肝脏外伤的病死率较高。重型肝脏外伤常合并有其他脏器的损伤。由于伤后大量出血、长时间休克、手术打击或发生术后并发症等，均可引起肝、肾功能衰竭及多器官功能衰竭。一旦发生，救治十分困难，病死率高。因此，对肝脏外伤患者应及时进行伤后的急救、复苏和抗休克治疗，尽快做好术前准备；正确地进行以止血为重点的肝脏裂伤处理，同时处理好合并伤。

一、诊断与CT分型

肝脏外伤早期病理生理改变以出血、失血性休克和胆汁性腹膜炎为主，后者不仅加重细胞外液的丢失，并可影响正常的凝血机制，引起继发性出血和感染。肝脏损伤的病理改变因致伤性质不同而各异。刺伤和切伤造成的肝实质损伤一般较轻。枪弹和弹片往往造成贯穿伤或盲管伤，其损伤程度与损伤部位和弹头速度有密切关系。

闭合性肝外伤主要造成以下3种损伤。肝包膜下血肿：肝实质的表面破裂，而肝包膜尚完整，则血液聚积在包膜下。血肿大小不等，若继发感染，则形成脓肿。包膜一旦破裂，则转为真性肝破裂。肝中央破裂：肝实质的中央部分损伤破裂，表层组织仍完整，常伴有肝血管和胆管的断裂，形成较大的肝内血肿和胆汁潴留，压迫组织造成广泛坏死，也可以继发感染或与大的肝内胆管沟通，并发胆道出血。肝真性破裂：肝实质和肝包膜均破裂，血液和胆汁直接流入腹腔，但损伤程度和病理改变差别很大，可引起肝实质挫裂伤、单处或多处裂伤、规则或不规则性或星芒状裂伤；肝实质离断伤甚至毁损，离断远端的肝组织血运障碍，失去活力；或脱落至腹腔，坏死肝组织液化、感染，在腹内形成脓肿。肝内外胆管损伤都可使胆汁外溢，产生胆汁性腹膜炎。肝门区大血管损伤，则引起肝脏缺血和急性腹腔内大出血。

腹腔穿刺是诊断有无腹腔出血最为简便直接的方法，可多点穿刺，对闭合性肝外伤的诊断准确率约为70%~90%，最好在超声的引导下进行，成功率更高，偶尔需要使用到诊断性腹腔灌洗以明确有无腹腔内出血。B超检查无创伤、方便，在急诊室床边即可进行检查，且可大致了解肝实质损伤及出血的程度，已列为腹部闭合性损伤的首选检查，急症室应必备B超检查，有利于对病情不清的病例进行重复检查。B超下，肝脏外伤直接征象主要表现为：肝包膜的连续性消失、断裂处回声增强、肝包膜下或肝实质内有无回声区或低回声区，间接征象如腹腔积血所显示腹腔内无回声区。

对血流动力学稳定的肝脏外伤病例，CT平扫及增强检查可进一步明确损伤情况，便于为患者选择适合的治疗方法，特别对非手术治疗的监测观察及选择微创介入治疗有重要的参考价值。CT可直观显示：肝包膜下血肿、肝内血肿，肝真性破裂，肝缘有不规则裂隙或缺损。根据CT特点，很多单位对肝外伤伤情进行分级，其中以美国创伤外科协会（American Association for the Surgery of Trauma，AAST）对肝外伤的分级（表51-3）较为详尽，可作为选择治疗方法的良好参考。对于分级为4级及以下的患者，在进行保守治疗过程中，如仍怀疑存在活动性出血时，可选择肝动脉造影，一方面进一步了解伤情，更为重要的一方面是可进行肝动脉栓塞，以达到控制出血，避免手术治疗的目的。

表51-3　肝创伤分级

分级	损伤情况
一级	裂伤 <1cm 或 <10% 包膜下血肿
二级	10%~50% 包膜下血肿或 <2cm 的实质内血肿或深 1~3cm、长度 <10cm 的裂伤
三级	>50% 的包膜下血肿或包膜下血肿伴活动性出血或实质内血肿 >2cm 或扩展或裂伤深度 >3cm
四级	实质内血肿破裂伴活动性出血，实质破裂达 25%~50% 的肝叶
五级	肝实质破裂 >50% 的肝叶，近肝静脉损伤
六级	肝脏撕脱伤

二、治疗

肝脏损伤的治疗首先要考虑患者的全身情况及是否有复合伤，如是否有脑、肺、骨损伤。根据全身情况及合并伤的轻重缓急确定合理的救治计划。对于病情危重患者，应进行快速简单的检查诊断，积极纠正失血性休克，同时进行术前准备，直接进入手术室进行抢救治疗，避免过多过长的全身检查，在积极纠正失血性休克的同时准备手术。手术处理的原则包括：①快速准确地止血，修复重要损伤血管；②缝合或结扎破裂的肝内胆管；③快速切除已坏死或失去活力的肝组织；④维护重要脏器功能。

（一）急救处理

首先要保持呼吸道通畅，充分给氧。尽快建立两条或以上的静脉通道，尽快扩容，必要时给予血管活性药物，保证重要脏器的必须灌注压，应选用上肢静脉穿刺。最好有一条静脉通路是经皮锁骨下静脉穿刺或颈内静脉穿刺插管。并留置导尿管，观察每小时尿量。在病情好转、生命体征平稳的情况下，做必要的检查，诊断明确后再做进一步治疗计划。休克严重者可在输血、补液扩容的同时积极手术。不能等到休克纠正后再处理损伤，这样常失去挽救患者生命的机会。

（二）非手术及肝动脉栓塞治疗

据报道，轻度肝损伤行非手术治疗成功率可达95%~97%。采用非手术治疗的理论依据是：①86% 的肝外伤在手术时出血已停止，由于解剖原因右肝、正中裂伤自行止血的机会更多。腹腔灌洗阳性而手术探查者中，67% 的不需进一步外科处理；②CT、BUS 能准确判断并动态监测伤情，为非手术治疗提供了条件；③非手术治疗包括肝动脉介入治疗创伤少、恢复快，患者易接受。肝脏外伤后非手术治疗的指征：①Ⅰ、Ⅱ级或Ⅲ级血肿（AAST 分型）无活动出血；②血流动力学稳定，出血量不大者；③腹膜炎症状轻，病人神志清楚能配合体检者；④排除空腔脏器等腹内合并伤者。上述情况可在动态监测生命体征、血红蛋白、B 超监测腹腔出血的情况下，暂不手术治疗。动态床旁超声在动态监测中最方便，对于有活动性出血或血肿呈继续增大征象者，血红蛋白继续下降或血肿破裂继发出血者可行选择性肝动脉造影，查找出血灶后行栓塞治疗，安全性更高且损伤小，效果较好，可确保保守治疗安全有效获得成功，但应绝对卧床休息 2 周以上。

（三）手术治疗

当肝脏外伤患者有明显的腹腔内出血、腹膜炎症状或伴有腹内脏器合并伤时，均应在纠正休克的同时行剖腹探查术。手术的基本原则为：①止血，必要时使用纱布填塞肝脏周围止血，以控制伤害；②清除坏死肝组织；③引流；④处理合并伤。

1. 术前准备

（1）准备手术的同时行积极有效的抗休克治疗：肝外伤常有大量的腹腔内出血和严重的失血性休克，应快速输血、补液及测量中心静脉压。

（2）注意发现多发、多处伤并给予相应处理，特别是胸部伤、张力性气胸、心脏挫伤、心脏压塞等。

（3）对诊断尚不明确，但疑合并腹内脏器伤者，亦应做剖腹探查术。

2. 麻醉　气管内插管全身麻醉。

3. 手术步骤

（1）切口：先多用上腹部正中切口，初步探明主要出血部位，必要时向右或左延伸为反 L 切口或“奔驰”切口。

（2）探查：进入腹腔后，迅速吸除积血，在吸血过程中如发现深部致命的出血时，可暂时使用纱布予以填压止血，必要时手术者或助手同时以示指和中指通过小网膜孔，拇指在前，捏住肝十二指肠韧带中的肝动脉及门静脉（图 51-19），或用血管阻断钳钳夹肝十二指肠韧带，暂时阻断进肝的血流，用血管阻断带或血管阻断钳阻断肝门，进一步查明出血部位及损伤程度，制订合理的止血路径及方法。压迫肝十二指肠韧带后，若伤部出血立即停止或明显减少，说明为来自肝实质的出血；反之，若出血依然如故，则出血可能来自肝静脉或下腔静脉肝后段。如发现肝上存在多处裂伤处出血，一般先用纱布填压深部容易压住的出血部位，先处理好容易处理的出血部位。如发现存在严重的血管损伤需要修补，则可对肝脏稍作分离后，使用阻断钳阻断肝下下腔静脉，或同时使用血管阻断钳通过钳夹膈肌阻断肝上下腔静脉，修补损伤重要血管。

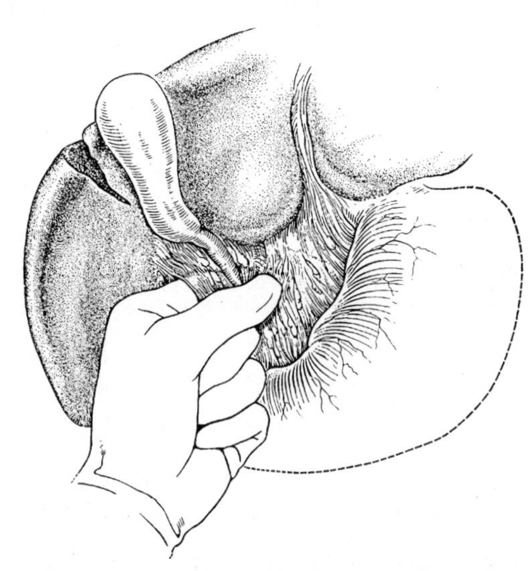

图 51-19　控制肝门，暂时止血

4. 术式

（1）单纯缝合术：适用于裂口浅、创口整齐的轻度肝损伤。该术式操作简便、快捷，能在较短时间内控制出血，修复创面，多数可在腹腔镜下完成。大多数伤口可做间断缝合或褥式缝合。缝合要点是经裂口底部缝合，不残留死腔，并常规放置引流。损伤严重者应在缝合处和膈下分别放置引流。裂口表浅者也可用电凝术。出血已经停止者可不必缝合，适当引流即可。重度肝损伤由于裂口深，创口内的胆管血管未结扎，坏死组织未切除，单纯缝合术往往导致术后胆漏、感染或胆道出血（图 5-20）。

（2）肝裂伤清创、大网膜填塞缝合术：适用于深度大于 3cm 的裂伤或中央型破裂伤。若裂口小不能直接探查深部出血灶时，可用电刀切开裂口的两端以扩

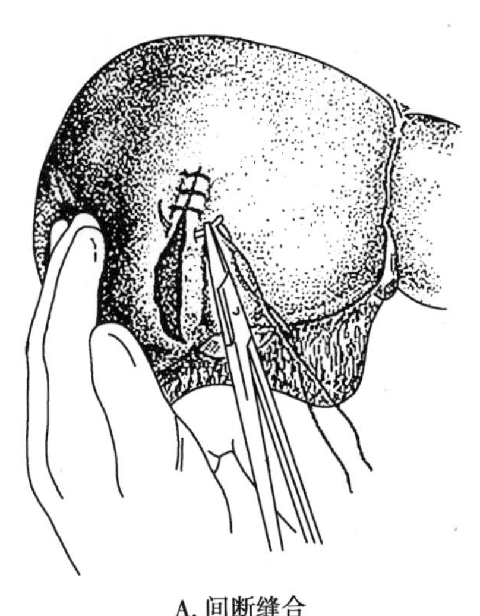

A. 间断缝合

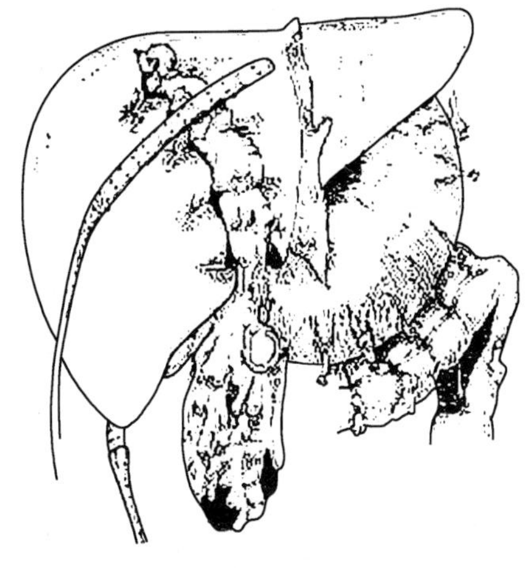

B. 大网膜填塞缝合

图 51-20 肝裂伤缝合

大创口。清除失活脱落的肝组织，结扎或缝扎出血点及暴露的大血管胆管的断端。如仍有肝实质渗血，可在肝创缘平行附加深层褥式缝合，深部遗留残腔时，用一片带蒂的大网膜填塞再缝合创面。周围置通畅有效的引流。大网膜血运丰富，具有很强的抗感染能力，填入创口能消灭死腔，直接加压利于止血。而且新生的血管可长入缺血的肝脏，促进肝创伤的愈合。该术式止血效果肯定，术后并发症少。

(3) 肝部分切除术：严重的肝裂伤缝合术及肝动脉结扎术无效，伴有以下情况可适时采用肝切除术：①大块的肝组织严重碎裂，无法修补；②裂伤伤及肝内主要的血管、胆管；③肝脏深部贯通伤，出血难以控制；④肝左叶、左外叶严重损伤者。

虽然将病损的肝脏切除是最彻底的止血方法。但肝部分切除术操作复杂，手术打击大，娴熟的手术操作尤为重要，尤其在肝后下腔出血时，应迅速移除病肝，出血处用纱布压迫，然后边移除纱布边暴露出血点予以逐一止血。有时需要合理使用各种肝门血管阻断方法。如估计手术需较长时间，可考虑适当放松阻断带，保留部分肝脏动脉血流，以免肝脏彻底缺血而导致巨大不可逆的肝损伤。结扎肝创面上的胆管、血管，处理后用新的干纱布贴敷在肝创面上，观察是否有黄染、出血。若肝创面出血，有条件时可用氩气凝血器烧灼止血，或用大网膜包裹。一般用双套管负压引流，术后应保持腹腔引流管通畅。

肝脏血管损伤修复术：肝脏大血管伤临床少见，但病死率高，尤其是肝静脉、下腔静脉损伤，病死率高达 80% 以上。大多数患者死于就诊途中，另有 30% 的患者死于手术中，是最危险的腹部损伤之一。死亡原因主要是大出血、空气、肝破碎组织栓塞。一般损伤的血管为肝动脉、门静脉、肝静脉、下腔静脉。

当阻断第一肝门后出血停止，多为肝动脉、门静脉损伤。探查伤口后，小的裂伤可行修补缝合。损伤严重者可行端 - 端吻合术。

当阻断第一肝门后来自肝后或肝上的出血量不减少，多为肝静脉、肝后下腔静脉损伤。应立即用纱布填塞止血，迅速游离肝脏，出血汹涌经纱布填塞无效时，快速使用血管阻断带或血管阻断器阻断肝下下腔静脉，如有大的裂口，如肝静脉在汇入下腔静脉处破裂或肝下下腔静脉破裂时，则可用大的血管钳通过钳夹肝上膈肌阻断肝上下腔静脉，快速修补致命的大裂口，如仍有出血点被损伤肝组织掩盖，则可快速使用钳夹法移除病肝，暴露出血裂口。肝静脉或肝后下腔静脉解剖位置隐蔽，被肝组织包裹，暴露直视下缝合、修补十分困难，对于单支的肝静脉损伤，修补无效时可行结扎术。据报道即使在大的创伤中心，病死率也高达 60%~100%，平均为 83%。作者采用边快速移除病损肝组织边使用纱布压迫、逐一暴露出血点、快速修补止血等方法，多例患者均获成功，不需要使用常温下全肝血流阻断，即阻断第一肝门、腹主动脉、肝上及肝下的下腔静脉，出血控制后再行进一步治疗。

(4) 肝动脉结扎术：肝动脉损伤修复术困难者，若无严重的肝硬化，门静脉血供良好时可行肝动脉结扎术。方法简单，多数患者在肝动脉被结扎后出血会自行停止，一度成为基层医院处理肝外伤出血的主要依靠。随着肝脏外科技术的进步，肝脏各种裂伤，多可以予以局部止血，不在万不得已的情况下，不要随意用结扎肝动脉的方法来处理肝损伤的治疗。肝动脉介入栓塞安全简单损伤少，完全可取代肝动脉结扎。

(5) 纱布填塞术：本术式历史悠久，是 20 世纪初由 Halsted 首先报道。随后发现填塞物常并发致命的感染，且移除填塞物后再出血率高，在过去的一段时间内很少使用，1969 年 Walt 甚至指出纱布填塞术在现代肝脏外伤治疗中已无地位。但是近年来随着高效抗生素的应用，已能防止多数感染致死的情况，因而纱布填塞术需有一定的适应证，如肝双叶广泛的碎裂伤，出血难以控制等，主要取决于当时患者病情是否允许继续清创止血及当时客观条件和技术水平，如失血性休克不能耐受手术、边远地区手术条件不成熟等。研究表明，严重损伤手术时间长，大量输血输液导致体温下降、酸中毒、凝血障碍，三者互为因果、恶性循环，是导致肝脏外伤患者死亡的重要原因。因此宜以简易手术尽快控制威胁患者生命的大出血，最短时间内结束手术，积极扩容。待上述情况好转后，二次开腹行决定性治疗。这种处理称为分期外科（staged surgery），Rotondo 命名为损伤控制（damage control）。Sairi 报道可在 18 小时内纠正全身情况，24 小时内可再次手术。填塞时一般在肝创面上先使用止血材料并衬以带蒂的大网膜或长凡士林纱条，再将长纱条由深至浅有序填塞，既可止血，压力又不过大。一些作者应用 Steri-Drape，一种特制的塑料卷布进行填压，由于可防止移除时破坏或分离肝表面的凝血块，效果较好。放置填塞物可提高腹内压力，使出血、渗血停止，但不能过度依赖纱布填塞，也并不是所有的出血均可使用纱布填塞止血。纱布填塞后应继续观察一段时间，确定可达到止血目的后方可关腹。但纱布填塞术并非决定性的治疗措施。填塞术一经实施，立即着手纠正休克、酸中毒、低温和凝血障碍。腹腔脓肿的发生率与填塞物移除的时间有关，48 小时移除为 16%；4~5 天移除为 60%，因此早期移除填塞物是明智的。而 Feliciano 认为肝损伤患者再出血是最危险的，休克者凝血功能不全更易发生。因此填塞物必须放至患者血压稳定、凝血功能恢复后再开腹，多数肝脏外伤患者 3~4 天即可手术。

（6）肝移植术：迄今，紧急肝移植救治严重毁损性肝损伤只存在理论上的可行性，文献所报告的不到 10 例，术后存活率不到 40%。

（7）腹腔镜治疗：近年来已应用于腹部闭合性损伤的诊治中，取得了较好的效果。腹腔镜兼有诊断和治疗作用，对于病情稳定的患者，使用腹腔镜直接探查肝脏损伤，不仅可以明确受伤的部位、程度，还可以看到受伤的脏器是否仍在活动性出血。即使出血已经停止，仍可根据腹腔镜下肝脏膈面线状或星状裂伤，镰状韧带肝圆韧带裂伤等特征性表现来判断肝损伤。未见膈面损伤者可用牵开器掀起右肝叶以观察脏面以及肝后是否有出血。吸净积血后用冷盐水冲洗伤口，创面渗血者用电凝止血，或用氩气束电刀止血。也可先用纱布压迫止血，然后边取纱布边凝血。裂伤程度轻者（肝损伤Ⅰ、Ⅱ级）也可考虑行肝破裂修补术。在进行血肿清除之前，最好准备好血管阻断带或解剖好肝门主要血管，若出现活动性出血，或需要行肝组织切除，可立即进行肝门阻断或选择性血管阻断。如术中发现肝脏损伤严重、出血剧烈、血流动力学不稳定、处理困难或有其他需剖腹手术治疗的情况时，应立即转为剖腹手术。腹腔镜兼有诊断和治疗作用，而且由于创伤小恢复快，更符合手术的要求，必将成为未来外科治疗的趋势。

5. 并发症　肝外伤常见的并发症为出血、肝组织缺血性坏死、感染、胆瘘等。

（1）出血：不可控制的出血是肝外伤致死的主要原因。手术后早期出血，常因创伤处止血不彻底，手术中被血块暂时封闭的血管破口再度出血，或由于未能将裂伤深部的出血血管结扎，单纯缝合了肝包膜及表层肝组织，缝合处于手术后破裂出血。如病情稳定可行肝动脉栓塞，如肝动脉栓塞仍不能止血，术后出血量多者，需再次手术处理，打开肝实质内血肿，清除血块和坏死组织，发现出血点后，将其缝合结扎。后期出血多由于感染和坏死的肝组织溶解脱落所致。中央型或深部的肝裂伤，因伤及肝动脉分支，可在肝实质内形成搏动性血肿，后期可穿破至胆管内，发生大量的胆道出血。多可行肝动脉栓塞解决。

（2）肝组织坏死：在肝脏伤口周围、断面处失去生机的肝组织，可因液化、感染而发生肝内、肝周和膈下脓肿或继发性出血，需要及时手术处理，清除坏死组织和引流感染灶。

（3）感染：多由肝脏创面出血、胆汁外漏、坏死的肝组织脱落、遗留于腹腔内的肝组织碎块、合并空腔脏器穿孔污染腹腔等原因所致，常形成膈下及肝下脓肿。除术后使用抗生素外，手术时应注意清除坏死、脱落的肝组织，避免大块肝组织的缝扎，在膈下及肝下均应放置引流等。

（4）胆瘘：多由于肝创缘或断面的胆管未缝扎或创面感染、肝组织坏死脱落，致断面处胆管重新敞开，形成胆瘘。小的胆瘘经短时间引流后多能自愈。较大的胆管瘘则往往持续时间较长，少数尚需再次手术。主要胆管损伤形成的胆瘘，有时尚需较复杂的修复手术。因此，手术时对创面上的胆管要逐一结扎，较大者需缝合结扎。手术完毕时再以新的盐水纱布贴敷于肝断面上，依纱布上有否黄染，检查有无胆汁漏，并做必要的处理。对合并有胆管伤者，应置胆总管内管引流。当已合并胆瘘时，可经瘘管置入一乳胶管或导尿管引流，不必急于手术处理。待 3~6 个月后尚不能自愈者，可先行瘘管 X 线造影，再根据情况作必要的处理。

（5）全身并发症：严重的肝外伤伤者，经过手术处理后，可能因多系统器官衰竭而导致死亡，其中主要的致死原因依次为急性呼吸困难综合征（ARDS）、肝肾综合征、黄疸、肝功能衰竭、胃肠道出血等。

三、问题讨论

1. 伤情分析　肝损伤的范围及类型对手术方法的选择有重要影响。肝外伤一般可分为：①肝实质及肝纤维包膜破裂；②包膜下破裂及包膜下血肿；③肝中央型破裂。中央型破裂少见，但易发生肝内血肿，并于后期较易发生胆道大量出血。对肝包膜下血肿应将肝包膜切开，清除其中血液，缝合损伤的肝组织，预防继续出血及胆瘘。第1种类型的损伤最常见，其损伤范围及严重程度不一。在分析伤情时应注意损伤部位与肝实质内主要血管及胆管的关系。有时比较小的穿透伤能切断一肝叶的主要血管及胆管，所以应该仔细探查伤口的深部并注意伤口远侧肝组织颜色的改变。对位于肝门处的裂伤应仔细检查动脉、胆管、门静脉。有时，肝短静脉可能从下腔静脉处撕裂，发生极严重而难于控制的出血。

2. 止血　不可控制的出血是肝外伤致死的主要原因，为了控制严重出血，可暂时阻断肝门血流，可能的情况下尽量行选择性部分肝门阻断，有利于需要长时间的修补而不至造成过多健康肝组织损伤。行肝部分切除术时，可靠的止血方法是将肝实质内的胆管及血管逐一缝合结扎，若有条件，可用现代化的设施，如氩气刀、超声刀、水刀等协助进行肝脏清创，余下的血管及胆管分支便可用蚊式血管钳钳夹、切断、结扎。肝脏的纤维支架结构组织不易液化，成为坏死组织块，需待其自然排出或经手术取出之后，创口才能愈合。当遇有出血而又缺乏妥善处理的必要条件时，有时只能用纱布条填塞止血，纱条从右上腹另一小切口引出体表，术后5天开始，将其逐渐抽出。但是纱条填塞妨碍伤口的引流，易发生组织坏死、感染、胆瘘、继发性出血等较严重的并发症，除非十分必要，否则不宜使用。

3. 引流　肝外伤手术后，必须放置腹腔引流。有时伤情较轻，缝合虽较严密，但若不放置引流，仍可能发生膈下感染。一般在肝的上、下方各放1根引流。肝部分切除术后，可将一引流管放于伤侧膈下区，术后进行持续负压吸引。对较严重的肝损伤伤及肝内胆管者，可作胆总管引流，以降低胆道内压力，有可能减少胆瘘发生。

（谈景旺）

参考文献

1. Moore FA, Davis JW, Moore EE Jr, et al. Western Trauma Association (WTA) critical decisions in trauma: management of adult blunt splenic trauma. J Trauma, 2008, 65(5): 1007-1011.

2. Kozar RA, Feliciano DV, Moore EE, et al. Western Trauma Association/critical decisions in trauma: operative management of adult blunt hepatic trauma. J Trauma, 2011, 71(1): 1-5.

3. Badger SA, Barclay R, Campbell P, et al. Management of liver trauma. World J Surg, 2009, 33(12): 2522-2537.

4. Navsaria PH, Nicol AJ, Krige JE, et al. Selective nonoperative management of liver gun shot injuries. Ann Surg, 2009, 249(4): 653-656.

第三节　肝脓肿治疗

常见的肝脓肿有细菌性肝脓肿和阿米巴性肝脓肿，诊断时应注意予以鉴别。

一、细菌性肝脓肿

细菌性肝脓肿常为多发性小脓肿，有时几个小脓肿互相融合形成一较大的脓腔。既往肝脓肿的标准治疗方式为手术引流加抗生素治疗，随着介入技术的发展，自20世纪80年代起，经皮肝脓肿穿刺抽吸（PNA）以及置管引流术（PCD）因其创伤小、并发症少、患者恢复快而逐步代替外科手术，成为治疗肝脓肿的首选方法。

（一）肝脓肿穿刺引流术

6

肝脓肿形成后，需早期诊断、及时治疗，以减少肝脓肿的并发症。肝脓肿穿刺抽脓是诊断和治疗肝脓肿的常用方法之一。一般而言，小于5cm的脓肿可直接穿刺抽脓，大于5cm的脓肿需要置管引流。

【适应证】

在全身支持治疗和合理充分的抗生素治疗5~7天后，临床情况无明显改善，影像学检查提示脓肿形成、有穿破危险者，采用穿刺引流术。

【手术步骤】

采用超声或者CT引导，根据脓肿的部位选择合理的穿刺路径：总的原则是选取低位穿刺点，避开肺和肋膈角，以及肝内较大的血管、胆管。肝右叶上部脓肿经腋中线第8肋间刺入，斜向内上后方；右叶下部脓肿经腋中线第9或第10肋间斜向前方刺入；右叶中央部脓肿，若肝脏肿大，亦可自右肋缘下斜向后方刺入。通常局部麻醉后采用18G千叶针穿刺，刺入脓腔后会有落空感。如果脓腔较小，可直接将脓液抽尽，再注入生理盐水反复冲洗，每次注入5~10ml，直至冲洗液清亮为止。

如果脓腔较大（>5cm），则往往需要留置闭式引流管。穿刺置管引流的方法有两种：一步法和Seldinger

法。一步法是将外套引流管的穿刺针从选择好的穿刺点直接穿入脓腔，退出针芯，留置并固定引流管。Seldinger 法是先采用 18G PTC 针穿刺脓腔，抽出脓液后从针芯置入导丝，拔除 PTC 针，顺导丝向脓腔内放入一多孔的导管套管，然后将导丝和套管内芯一并拔出，留置引流管于脓腔，固定引流管。必要时尚可经导管使用生理盐水或抗生素药液冲洗脓腔。定期进行影像学复查，待脓腔缩小，且每日无引流后，可予以拔管。

（二）脓肿切开引流术

【适应证】

目前肝脓肿需要外科手术的患者比例较小，仅限于因脓肿分隔腔室较多引流效果不佳，以及合并出血、脓液漏入腹腔等并发症或同时存在腹腔内其他病变的情况。

【手术步骤】

取右肋缘下斜切口，逐层切开入腹，必要时可使用术中超声辅助定位脓肿数量及部位，同时探查其他病变，以避免残留病灶。当打开脓腔和吸尽脓液后，需用手指探查并分开腔内的分隔和疏松腔壁上的坏死物。按照充分引流的原则放置脓腔冲洗引流管和腹腔引流管，确保术后可以持续抽吸或灌洗引流。

（三）肝切除术

【适应证】

对于慢性厚壁肝脓肿，引流后脓肿壁不塌陷、留有死腔且肝叶已严重破坏、失去正常功能者，或者脓肿表现为质实、肉芽肿状难于液化导致引流失败者，特别是合并肝内胆管结石或肝内胆管狭窄继发的肝萎缩和多发性肝脓肿者，可行肝叶切除术。

【手术步骤】

手术操作与常规的肝切除手术相同，需要强调的是使用术中超声的必要性，对于减少病灶残留，确定切除范围非常重要。

（四）微创感染性坏死组织清除术

近些年来，微创技术取得了长足发展，对于病情较重的肝脓肿患者而言，微创的优势在于减少手术本身对患者的打击，同时降低了切口感染等并发症。上述的脓肿切开引流术和肝切除术，均可以在腹腔镜下完成。此外，还可将经皮穿刺置管引流的窦道进行扩张后，使用经皮肾镜来清除感染性坏死组织，并术后对脓腔进行持续灌洗引流。相较腹腔镜而言，经皮肾镜坏死组织清除术造成术中腹腔内感染的可能性进一步降低。

二、阿米巴性肝脓肿

阿米巴性肝脓肿（Amebic liver abscess）是肠道阿米巴感染的并发症，病灶多单发，脓液多为棕褐色，无臭，镜检有时可找到阿米巴滋养体。本病首先应考虑非手术治疗，以抗阿米巴药物（甲硝唑、氯喹、依米丁）治疗和必要时反复穿刺吸脓以及支持治疗为主。

【手术适应证】

1. 经皮穿刺置管引流术　适用于病情较重，脓肿较大，有穿破危险者，或经抗阿米巴治疗，同时行多次穿刺吸脓，而脓腔未见缩小者。操作方法与细菌性肝脓肿相同。

2. 外科切开引流　适用于继发细菌感染，经综合治疗不能控制病情者，或脓肿已穿破胸腹腔或邻近器官者。手术方式与细菌性肝脓肿相同，术后采用持续负压引流。

（蔡守旺）

参考文献

1. L.H. Blumgart. Surgery of the liver, biliary tract, and pancreas. Fourth edition. Saunders, 2006: 927-934.
2. Mangukiya DO, Darshan JR, Kanani VK, et al. A prospective series case study of pyogenic liver abscess: recent trends in etiology and management. Indian J Surg, 2012, 74: 385-390.
3. Cai YL, Xiong XZ, Lu J, et al. Percutaneous needle aspiration versus catheter drainage in the management of liver abscess: a systematic review and meta analysis. HPB (Oxford), 2014, 17: 195-201.
4. Tan YM, Chung AY, Chow PK, et al. An appraisal of surgical and percutaneous drainage for pyogenic liver abscesses larger than 5cm. Ann Surg, 2005, 241 (3): 485-490.
5. Strong RW, Fawcett J, Lynch SV, et al. Hepatectomy for pyogenic liver abscess. HPB (Oxford), 2003, 5: 86-90.
6. Wang W, Lee WJ, Wei PL, et al. Laparoscopic drainage of pyogenic liver abscesses. Surg Today, 2004, 34: 323-325.
7. Yeh TS, Ho YP, Jan YY, et al: Efficacy of color sonography and Harmonic Scalpel in laparoscopic management of multiple/lobulated liver cysts and abscesses. Hepatogastroenterology, 2007, 54: 485-488.
8. Stanley SL Jr. Amebiasis. Lancet, 2003, 361: 1025-1034.

第四节　肝棘球蚴病（肝包虫病）手术

一、手术原理

肝棘蚴球病（hepatic echinococcosis）又称肝包虫病（hepatic hydatid disease），是流行于世界畜牧业发达地区的常见人兽共患性寄生虫病。中国西部属棘球蚴病高发地区。按引起肝棘球蚴病的棘球绦虫种类不同，肝棘蚴球病分为肝囊性棘球蚴病（cystic echinococcosis, CE）和肝泡型棘球蚴病（alveolar echinococcosis，AE）。两种类型棘球绦虫在肝内的生长方式和病理形态的不同决定了治疗原则、手术方式以及预后的不同。

肝囊型棘球蚴病囊肿呈膨胀性生长，压迫和推压周围肝组织和主要管道。病理形态结构可分为内囊和外囊。内囊为棘球蚴的本体，由两层构成，内层为生发层，外层是多层角质层；外囊是在内囊周围形成的一层纤维包膜，病程久时外囊肥厚，可达 1~2cm。囊内容物有囊液、育囊、原头节、生发囊和子囊。囊液无色透明，囊壁破裂可使囊内容物外溢导致过敏反应甚至过敏性休克，亦可在腹腔内播散种植生成新的棘球蚴囊。

肝囊型棘球蚴病内囊摘除术的原理是严格依照“无瘤手术操作”的原则，清除和杀灭棘球绦虫虫体达到治疗的目的。但外囊壁的残留和无法确认是否彻底清除或杀灭棘球绦虫虫体等缺点，带来了两大并发症即复发（2.6%~10%）和残腔胆漏合并感染（10.8%~65.8%）。肝囊型棘球蚴病肝切除术的原理是依照肝段、叶切除的原则，切除局限在肝段、叶的棘球蚴囊肿。此手术虽能解决上述并发症，但具有损失部分正常肝组织、手术难度及风险较大等缺点。肝囊型棘球蚴病完整外囊剥除术的原理是依照“精准肝脏外科”的原理彻底清除棘球蚴病灶，最大限度保留功能性肝脏，紧贴棘球蚴外囊壁完整剥除外囊。肝囊型棘球蚴病外囊完整剥除术可认为是肝囊型棘球蚴的理想首选术式，但也对术者和手术条件有较高要求，因而对复杂肝棘球蚴囊肿，紧贴肝内主要管道的棘球蚴囊肿或多次手术者则不宜过度实施，以免造成大出血或肝损伤。为降低外囊剥除术技术难度和突破其适应证局限，我们提出了内囊摘除加外囊次全切除的“准根治”术式。肝囊型棘球蚴病“准根治”术式是在内囊摘除术的基础上最大限度地切除外囊壁，仅留紧贴肝门、下腔静脉等重要血管或周围解剖层次不清的“邮票”式外囊残壁，既可减少残腔带来的感染或胆漏并发症，同时具有创伤小、术后康复快的特点。

AE 在肝内呈浸润性生长，晚期似肝癌一样转移或侵害周围脏器，临床素有“虫癌”之称。肝泡型棘球蚴病的病理形态特点为无数直径 0.1~1.0cm 的小囊泡，其角质发育不完整，生发层不断产生更多的小囊，向四周肝组织浸润发展，大体观一般呈单个巨块型，质较硬，与周围组织分界不清。多房棘球蚴以出芽的方式或以浸润式增殖，所以病灶的边缘存在决定其病灶发生和发展的增生活跃的“浸润带”。

AE 治疗首选方法是根治性肝切除术，其原理是依照“无瘤手术操作”和“精准肝脏外科”的原理彻底清除棘球蚴病灶，切除范围要求超过病灶边缘 1~2cm 以上的正常肝组织，以消除病灶增生活跃的“浸润带”，确保剩余肝脏结构完整和功能代偿。姑息性手术包括部分切除、引流、介入等。对晚期 AE 患者，针对减少或预防 AE 引起黄疸，坏死、液化、感染等严重并发症对机体和肝脏的损害，主要以提高生活质量、延长生命或为肝移植争取时间为目的手术方法。肝移植术作为晚期 AE 唯一根治性的治疗手段，根据患者条件不同主要有原位肝移植、活体肝移植和自体肝移植等。我们经初步临床实践得出，自体肝移植是更为理想的适合终末期 AE 的治疗手段，其原理是由于 AE 的多年慢性浸润性生长过程，健侧肝脏往往代偿性增大，可达到足够重量体积的肝脏。将肝脏游离切除置于体外低温灌注状态下，可对常规技术不能切除的病变部分进行体外切除，将剩余肝脏进行“修整”之后，再原位植入体内。这从根本上改变了传统肝脏外科的手术指征，规避了移植后使用免疫抑制剂的负担，扩大了肝移植手术的适应证，为 AE 的根治性手术开辟了新的途径。

二、术式沿革与发展

百余年来，手术仍然是肝棘球蚴病主要的治疗方法。18 世纪以来，基础与临床医学，尤其是近代外科发展迅猛，对棘球蚴病的治疗亦取得了巨大的进步。手术方法不断改进和创新，拓宽适应证，减少并发症，减轻患者痛苦为目的先后出现多种术式，总体可分为传统术式、微创术式及根治性术式。

传统内囊摘除术自 1871 年 Lindeman 报道第一例手术治疗肝 CE 至今一直沿用，适应范围广但具有较高的复发率和残腔并发症，为此学者不断改进手术方式及操作方法，不同时期在传统内囊摘除术基础上出现了不同的改良术式，即内囊摘除外囊缝合术、内囊摘除外囊缝合引流术、内囊摘除大网膜填塞术、内囊摘除残腔 Roux-en-Y 吻合术等，并引入了甲醛溶液、无水乙醇、过氧化氢溶液、不同浓度高渗盐水等多种局部灭活剂，但均存在上述并发症偏高问题。2002 年我们提出了“棘球蚴次全切除敞开引流”的准根治术式和经胆囊管注亚甲蓝探查残腔胆漏口并直视下缝合的改良内囊摘除术，明显降低了术后并发症。

20 世纪 80 年代前，肝棘球蚴囊肿穿刺治疗被列为禁忌。随着医疗设备的不断改进，穿刺技术的不断提高，1985 年 Deter 等首次通过 B 超引导下穿刺抽吸肝棘球蚴囊液，后用 20% 盐水反复冲洗囊腔（percutaneous aspiration and drainage，PAIR）的方法治疗肝棘球蚴病，认为此方法仅适用于不能耐受开腹手术的病例。1993 年王校智报告在 B 超引导下经皮穿刺引流与刮吸疗法（percutaneous puncture drainage and

curettage，PPDC）治疗肝棘球蚴合并感染，即在 PAIR 基础上又对穿刺器械与设备进行了一系列的设计与改良，利用自行设计的套管针负压吸引囊内容物，既可清理、引流囊腔，又能对囊腔做一些其他后期处理，获得了较好的效果。20 世纪 90 年代初，国内腹腔镜外科渐成为微创外科的主体并日趋成熟。1992 年 3 月新疆谭家忠和庄仕华在国内外首先实施了腹腔镜下肝棘球蚴内囊摘除术，但此手术仅限于在腹腔镜下较易显露的肝囊型棘球蚴病例。1994 年 Bickel 亦报告用腹腔镜行肝棘球蚴手术 7 例，随后该技术在国内外逐步有限地开展，并有系列文献报道。

多数学者认为肝棘球蚴术后并发症高的主要原因是外囊残腔的存在。早在 1965 年法国、西班牙、匈牙利开展了肝叶切除治疗肝棘球蚴病，并提出完整切除棘球蚴外囊的"根治性手术"的概念。随着肝脏外科的发展，特别是近年来肝叶切除技术的进步，认为肝切除治疗肝棘球蚴应尽可能缩小切除的肝脏体积，进而由俄罗斯 Napalkoff 提出肝棘球蚴囊肿完整剥除术（total pericystectomy）即紧靠棘球蚴外囊壁完整切除，最大限度地保留正常肝组织。1983 年 Belli 报告 42 例肝 CE 囊肿外囊切除。1995 年 Guibert 率先开展了腹腔镜下肝棘球蚴囊肿完整切除术（laparoscopic pericystectomy）。1999 年国内彭心宇等提出进一步改进手术方法，即紧贴棘球蚴外囊壁完整剥除外囊，称之为肝 CE 外囊完整剥除术。在此基础上，我们于 2002 年提出了更为安全、简便、适应证更广的外囊次全切除术（subtotal pericystectomy）。

肝泡型棘球蚴病于 1863 年由 Leuckart 首先报道，1965 年新疆姚秉礼首先报道中国肝泡型棘球蚴病的诊断和外科治疗，提出了姑息性肝切除为其主要手术方法，即对 AE 病灶行边缘片状切除大部分病灶。但 AE 增殖活动带恰在紧贴正常肝组织，故术后继续浸润生长和顽固性胆瘘的处理依然相当棘手。日本和法国学者提出的根治性肝叶切除治疗 AE，是目前治疗 AE 的首选方法，但根治性切除率仍偏低。20 世纪 80 年代中期开始探索以肝移植作为晚期肝棘球蚴病的治疗手段，自 1986 年法国 Besancon 医学院肝移植中心率先实施了全球首例肝移植治疗 AE 至今，国内外已有 20 多个肝移植中心相继实施了近 100 例终末期肝棘球蚴病肝移植，2000 年 12 月新疆医科大学第一附属医院在国内首次报道肝移植治疗肝泡型棘球蚴病手术获得成功，随后四川大学华西医院、成都军区总医院相继报道，临床实践认为肝移植可以作为终末期 AE 伴严重并发症的最终治疗选择。2010 年温浩等经初步临床实践提出，自体肝移植尤其适合于终末期 AE 的治疗。

三、肝囊型棘球蚴病手术

手术摘除棘球蚴是主要的治疗方法，药物治疗是手术前后重要的辅助治疗手段。常用的手术方法有：

1. 肝棘球蚴内囊摘除术；
2. 肝棘球蚴囊肿外囊完整剥除术；
3. 肝棘球蚴囊肿外囊次全切除术；
4. 肝部分切除术；
5. 腹腔镜棘球蚴摘除术；
6. 经皮肝穿刺引流囊液。

手术中常规使用抗过敏药物（例如：氢化可的松或地塞米松），并做好抢救过敏性休克的准备。

（一）肝囊型棘球蚴内囊摘除术

【适应证】

①肝脏各种类型的囊性棘球蚴病；②手术后复发的囊性棘球蚴病；③已破裂或感染的囊性棘球蚴病；④钙化型棘球蚴囊肿。

【手术步骤】

1. 麻醉　硬膜外麻醉或全身麻醉；

2. 体位　仰卧位；

3. 切口　根据肝棘球蚴囊肿部位可取正中切口、右腹直切口、右肋缘下斜切口；

4. 显露　进腹腔后经探查确定棘球蚴部位和数量后，充分显露病灶在直视下完成手术，必要时可适当游离肝脏；

5. 保护　用大纱布垫隔离囊肿与腹腔，用纱布条保护穿刺周围肝脏，以防手术过程中可能造成的囊液和原头节外溢（图 51-21）；

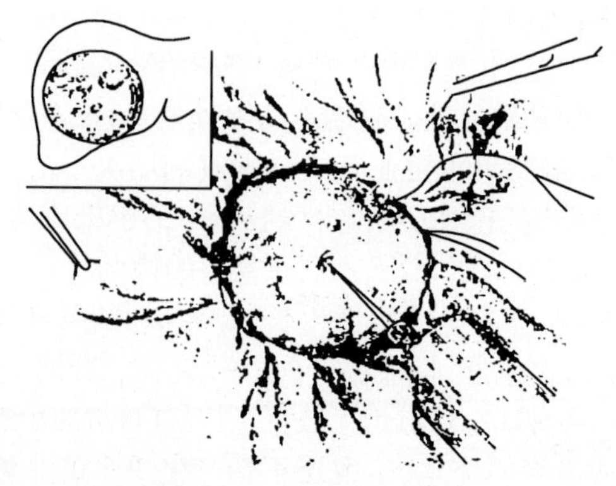

图 51-21　肝包虫囊肿充分显露并用浸有 20% 高渗盐水纱布隔离囊肿保护周围

6. 穿刺吸引　负压吸引条件下，在囊肿距肝脏最浅表部位穿刺，即可见清亮或黄色液体，迅速吸出棘球蚴囊液，用 Alice 钳在穿刺部位提起外囊壁（图 51-22）；

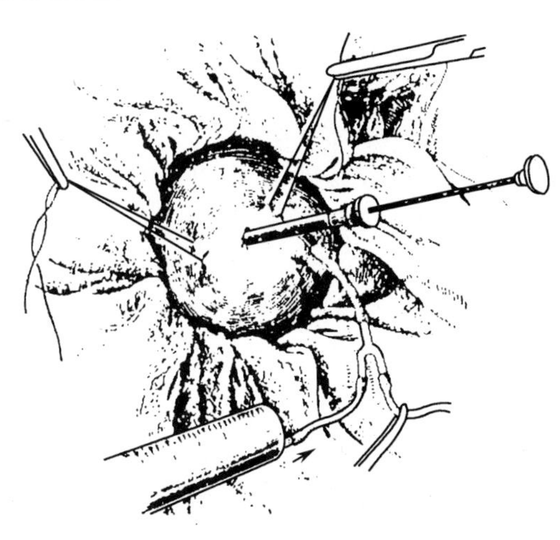

图 51-22　选择包虫囊肿在肝表面最突出点，在负压条件下细针穿刺

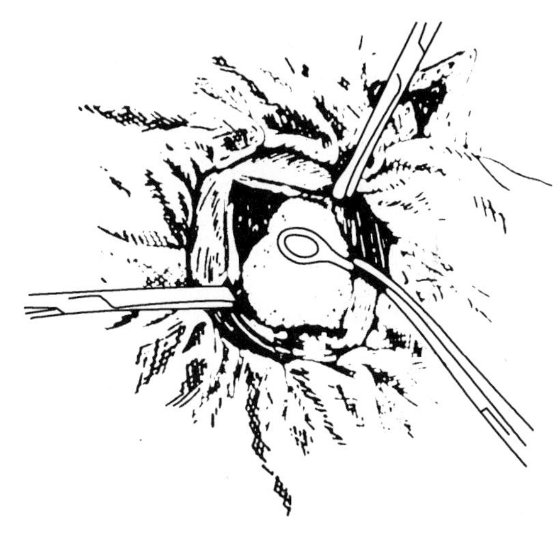

图 51-24　高渗盐水纱块充分擦拭残腔囊壁彻底杀灭原头节

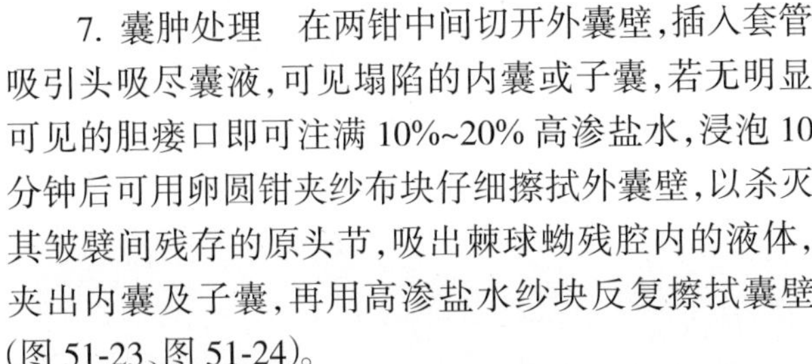

7. 囊肿处理　在两钳中间切开外囊壁，插入套管吸引头吸尽囊液，可见塌陷的内囊或子囊，若无明显可见的胆瘘口即可注满 10%~20% 高渗盐水，浸泡 10 分钟后可用卵圆钳夹纱布块仔细擦拭外囊壁，以杀灭其皱襞间残存的原头节，吸出棘球蚴残腔内的液体，夹出内囊及子囊，再用高渗盐水纱块反复擦拭囊壁(图 51-23、图 51-24)。

8. 残腔处理　可适度剪去外囊壁以缩小残腔，对较小无胆瘘的残腔可开放或外囊残腔缝合闭锁后，不置管引流；对较大或有胆汁漏的囊壁应缝闭瘘口并放置橡皮管外引流，通过纱布仔细擦拭囊壁，或必要时经胆囊管注入亚甲蓝能够明确胆漏部位和瘘口大小；对严重感染，应放置引流管。各种内引流或大网膜填塞等消除残腔的方式经长期临床实践表明效果不理想，并可能会引发相应并发症，目前多已废止采用(图 51-25~ 图 51-27)。

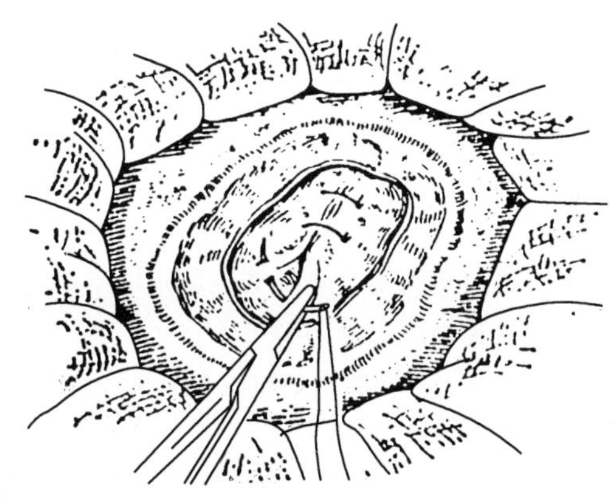

图 51-25　可适当剪去部分包虫外囊壁，以尽量减小包虫残腔

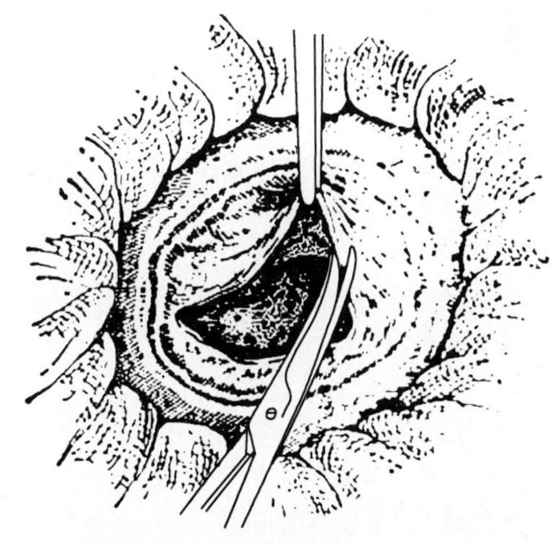

图 51-26　对较小无胆瘘的残腔可开放或外囊残腔缝合闭锁

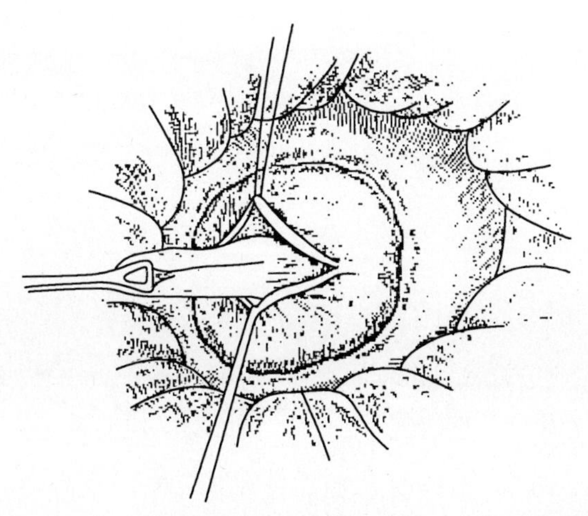

图 51-23　包虫囊高渗盐水至少浸泡 10 分钟后再用卵圆钳取除内囊或多发小子囊

【手术要点】

1. 切口部位和长度要以充分显露囊肿为原则；

2. 手术中抗过敏药物预防性使用氢化可的松(100mg)，准备抢救过敏性休克，甚至心跳呼吸骤停等严重事件；

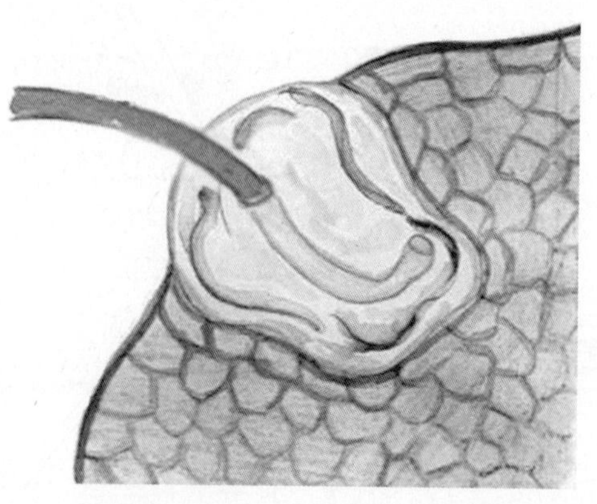

图 51-27　感染的或有胆汁漏的囊壁应缝闭瘘口并放置橡皮管外引流

3. 预防囊液外溢和原头节播散的措施　用浸有高渗盐水的纱布包绕囊肿，做仔细的手术野保护，在负压吸引下行囊肿穿刺，钳夹提起囊壁后再切开外囊，并用套管吸引器头迅速吸尽残腔囊液；

4. 局部杀虫剂应用

(1) 种类选择：杀灭原头节用 15%~20% 的高渗盐水或 75%~95% 乙醇溶液，并提示：过氧化氢溶液或 4%~10% 甲醛溶液因杀灭原头节作用不完全或局部刺激较大导致硬化性胆管炎而被废用。

(2) 囊腔内注入局部杀虫剂必须保留 10 分钟，方能达到有效杀死原头节的目的。

5. 引流管应用　手术中吸出黄色液体时应检查外囊壁瘘口胆管，可用纱布仔细擦拭或经胆囊管注射亚甲蓝，确认胆漏部位和瘘口大小，实施缝合并置管引流；若合并严重感染者可置“双管对口引流”以缩短外引流时间；术后一周，若无胆汁样液，可尽早拔管以免逆行感染；严重感染的残腔，术中反复清洗并置外引流管则需延长引流时间，拔管指征应该是引流物尚清亮而且日引流量应少于 10ml。

6. 抗棘球蚴药　手术前 3 天和手术后 1 个月内服用阿苯达唑[10~20mg/(kg·d)]等抗棘球蚴药物，利于预防棘球蚴术后复发。

(二) 肝棘球蚴囊肿外囊完整剥除术

【适应证】

本术式适合于：①无心、肺、肾等脏器严重疾患或全身严重疾患，能耐受麻醉和手术者；②原发性棘球蚴囊肿部分突出肝表面者；③手术或穿刺治疗后，复发棘球蚴病，并与周围组织粘连可分离者；④囊肿外囊膜与肝门重要血管及胆道有分离间隙；⑤除钙化型以外其他各型棘球蚴囊肿。

理论上囊肿大小、形态、数目不应作为手术选择的适应证，但棘球蚴囊肿巨大使手术操作空间窄小，不能充分显露手术视野，增加手术难度；多发囊肿及不规则囊肿手术也有一定的难度；而对深在肝实质内，体积较小的棘球蚴，由于棘球蚴囊肿边界在术中难以探清，若要切除，就必须切开肝实质探查，故不宜采用此术式。

【手术步骤】

1. 切口　根据术前影像学检查（CT、B 超或 MRI）准确定位、定数、定量（大小）、定与大血管关系并定手术切口，一般选“人”字形或右侧肋缘下斜切口，主要目的是既需离切除的囊肿部位最近，又应得到最佳手术视野。

2. 游离　首先探查棘球蚴囊肿的位置，与周围重要管道系统的关系，囊肿外膜粘连程度，确认可否完整地剥切；确定可施行完整剥切后，分离粘连带，游离韧带，充分显露病变部位（图 51-28）。

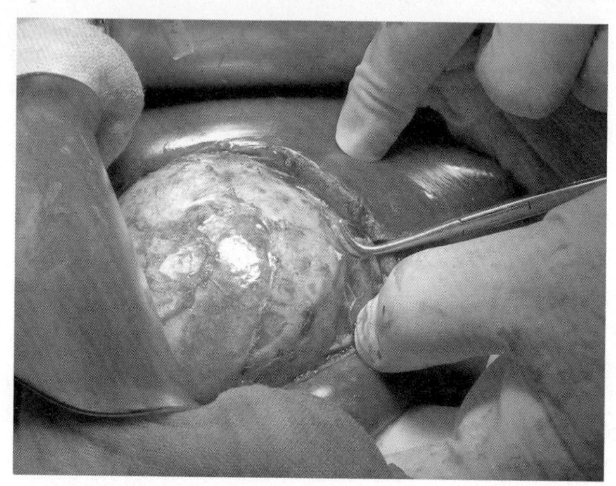

图 51-28　充分显露包虫囊肿及保护周围组织

3. 剥除　在肝棘球蚴外囊与肝实质交界处切开肝被膜，找出外囊与外膜之间的潜在间隙，逐渐将肝棘球蚴外囊完整剥除（图 51-29）。在剥离过程中仔细辨认肝棘球蚴外囊与外膜以及被外囊压迫的肝内各管道，将外膜及各管道完整保留在肝实质一侧，避免损伤（图 51-30）。

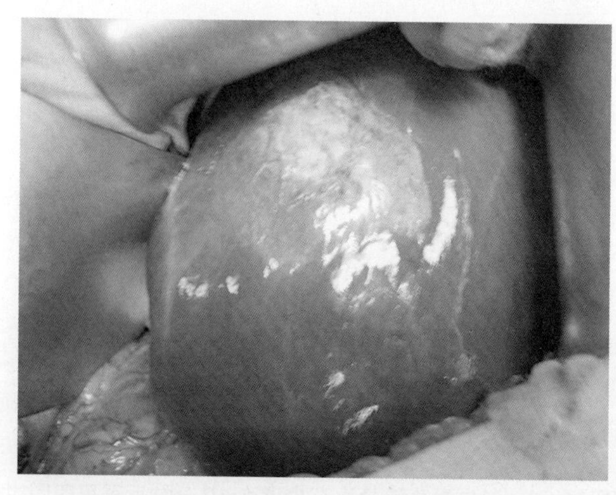

图 51-29　找到外囊与肝组织膜性潜在间隙

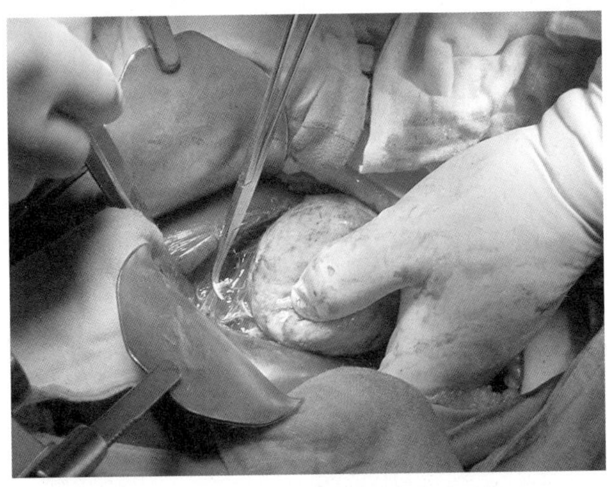

图 51-30　在外囊和肝面间结扎或缝扎较大的管道

4. 创面止血　剥离完成后用电凝将渗血点凝固止血，不必缝合创面（图 51-31~ 图 51-34）。

5. 引流　创面附近置管外引流。

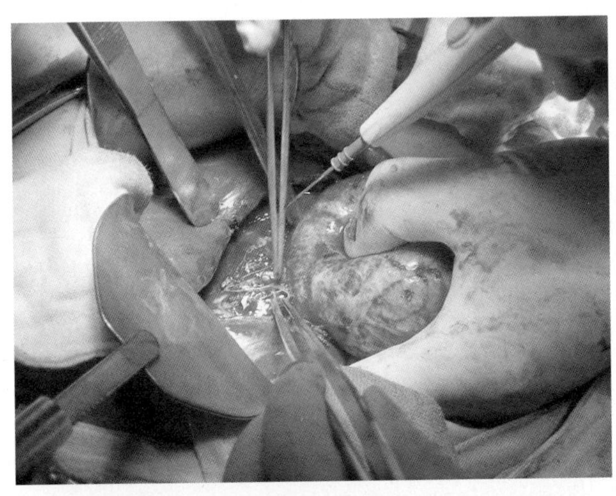

图 51-31　在外囊和肝面间较小的管道可电凝

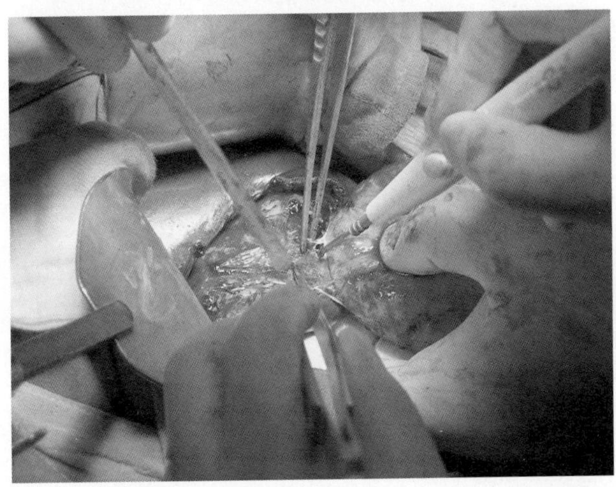

图 51-32　外囊剥除完整切下包虫囊肿

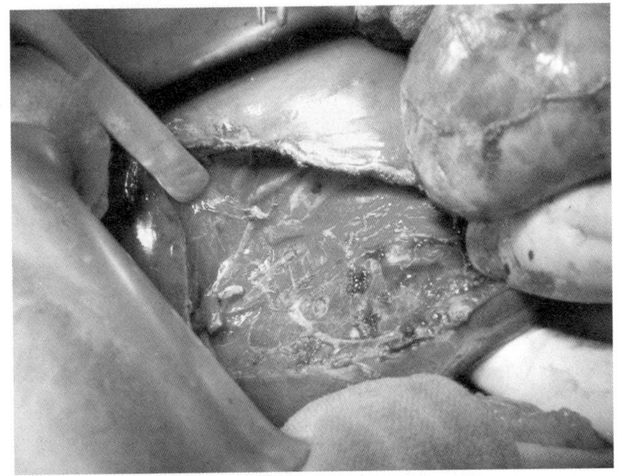

图 51-33　外囊剥除后肝创面及包虫囊肿

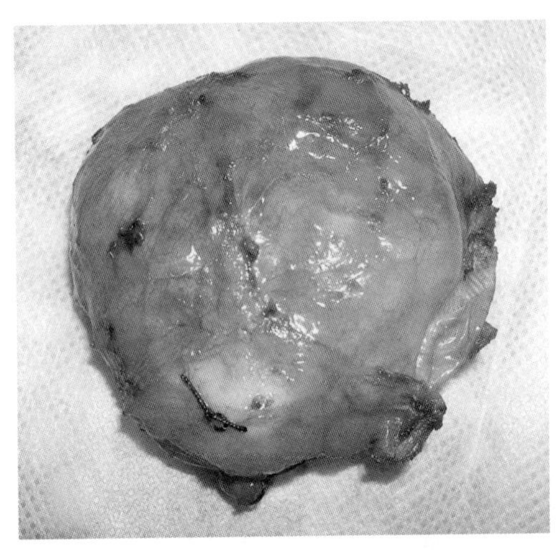

图 51-34　外囊剥除后完整切下包虫囊肿

【手术要点】

1. 手术造作轻柔，避免过度挤压致囊肿破裂或囊液进入血液引起腹腔种植和过敏反应。

2. 外囊剥离过程中，要找出外囊与肝实质之间的“潜在间隙”恰当地把握解剖层次是技术的关键，既要尽可能保持外膜的完整性，将各管道完整地保留在肝实质一侧以减少术中出血，又要避免切破棘球蚴外囊。一旦发现外囊有小的破口，可在负压吸引下先行缝合，如破口较大且有内囊破裂囊液外溢时，应改行内囊摘除后再行外囊剥除（图 51-35）。

3. 靠近肝门剥离外囊壁时，应注意避免损伤主要胆管或血管，粘连较紧时不要强行分离，若解剖关系不清时应改行内囊摘除，再行外囊剥除（图 51-36）。

4. 检查剥离面，有无胆漏，如见胆漏给予结扎修补。肝创面不必缝合，可酌情局部置管外引流。

6

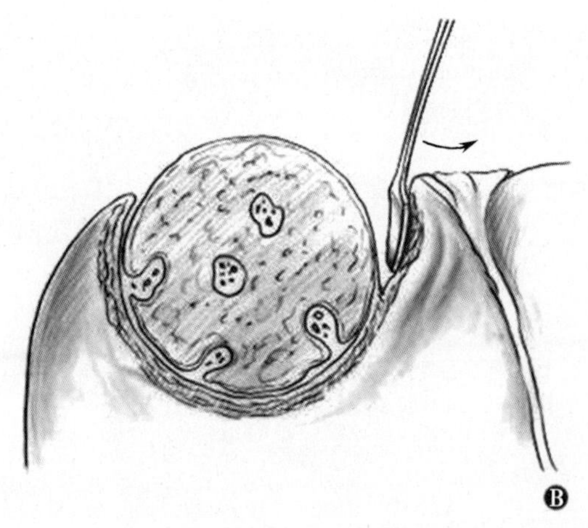

图 51-35 找出外囊与肝实质之间囊从肝的“潜在间隙”

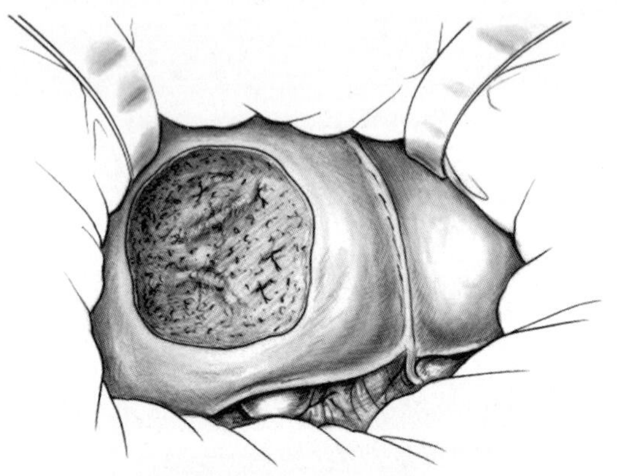

图 51-36 逐渐将肝包虫外组织完整剥离

（三）肝囊型棘球蚴肝部分切除术

【适应证】

对下列情况者，行肝叶或部分切除可取得较好的效果：①棘球蚴囊肿局限在肝脏边缘或局限在肝左或右叶单侧；②囊肿壁厚（>0.3cm）而且囊肿内呈混浊影像；③手术复发的厚壁棘球蚴囊肿合并囊内感染或血性肉芽肿；④外囊残腔内胆漏长期带管或反复清创不愈者。

【手术步骤】

肝部分切除手术操作规范根据棘球蚴囊肿部位和大小可行肝段、肝叶、半肝或扩大半肝切除以及不规则肝叶段切除术，其基本手术操作方法、原则和步骤与肝良性占位性病变相同，同时应注意避免棘球蚴囊肿破裂，具体步骤见肝癌的肝切除步骤。

肝囊性棘球蚴病与肝良性占位病变的肝部分切除术的技术操作基本相同。鉴于棘球蚴囊肿的特殊性，整个手术过程必须轻柔，避免过度挤压棘球蚴囊至破裂造成严重后果。

（四）肝囊型棘球蚴外囊次全切除术

内囊摘除加外囊次全切除术针对原位复发性棘球蚴与周围粘连紧密，难以剥离者，尤其棘球蚴囊肿紧贴肝门主要血管或胆管而分离困难者，仍可取得较理想效果。其手术要点为：先常规行肝包内囊摘除术（图 51-37、图 51-38），然后剥除肝棘球蚴外囊并对于贴近重要血管及肝门重要结构的外囊壁予以“邮票”式片切保留。内囊摘除加外囊次全切除术是在内囊摘除术的基础上最大限度地切除外囊壁（图 51-39），使大部

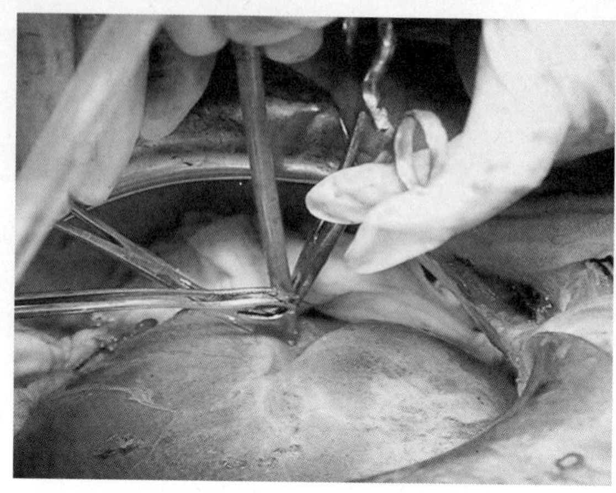

图 51-37 保护周围组织行穿刺

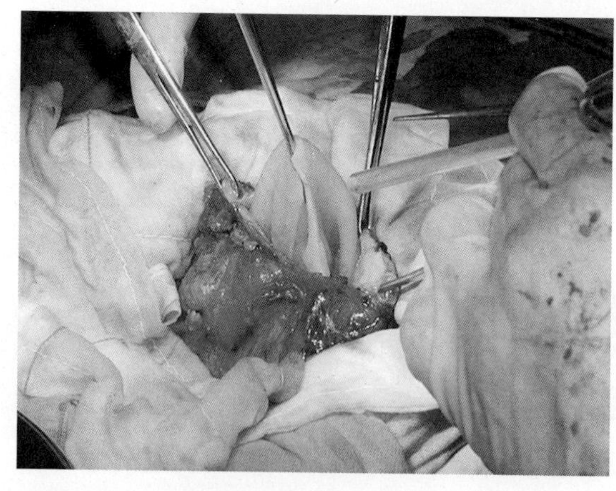

图 51-38 摘除内囊

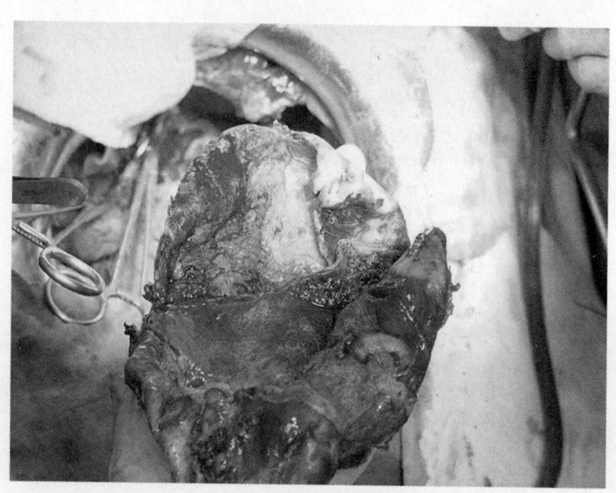

图 51-39 最大程度地切除了外囊壁

分棘球蚴术后残腔变成“壁”,从而大大降低了术后因存在残腔带来的感染或胆瘘并发症,内囊摘除加外囊次全切除术对于紧贴肝门或周围解剖层次不清的外囊壁予以保留,降低了手术风险,又缩短了手术时间。

我院对519例肝CE患者的上述四种手术方式的临床随访疗效评价研究中总结出:

1. 肝棘球蚴外囊完整剥除术治疗可根除因内囊摘除术所致的棘球蚴复发和胆瘘等并发症,与肝切除相比具有创伤较小、并发症少的特点,故可认为是肝CE的首选术式。

2. 对于邻近大血管、重要脏器组织或周围解剖层次不清的肝棘球蚴,外囊次全切除术可在有效消灭残腔的同时,减少手术难度及外囊剥除术所致的手术风险。

(五) 腹腔镜内囊摘除术和经皮肝穿刺引流囊液术

腹腔镜内囊摘除术和经皮肝穿刺引流囊液术是近年来发展起来的治疗肝囊型棘球蚴病的方法,具有创伤轻、术时短、术后康复快等优点。对于具有手术适应证的棘球蚴病患者不失为一种好方法。术前先采用B超等手段在体表做投影标记定位、定量以免术中遗漏,以便选择腹腔镜或穿刺针的最佳进路部位。但在手术过程中要注意吸净外漏的棘球蚴囊液,预防过敏、感染及种植复发,因必须强调适应证的选择,鉴于两种术式均有特定小范围手术适应证,存在较多术中溢液过敏、播散种植和复发率,需特殊严格培训,故应慎用,不宜作为一般术式推广。

四、肝泡型棘球蚴病手术

(一) 根治性肝切除

根治性肝切除术是目前治疗AE的首选方法,切除范围要求超过病灶边缘1cm的正常肝组织,以消除病灶活跃增生区域。

其主要适应证有:①病灶局限于半肝或几个肝段内者;②巨大病灶局限于半肝或同侧三叶范围内,对侧肝有足够的代偿增大者;③无明显的膈肌或邻近器官侵犯;④无远处转移者。基本手术操作方法和具体步骤同肝癌肝切除术(从略)。

根治性肝切除术:其基本手术操作方法和具体步骤同肝癌肝囊肿的肝切除,但操作中应避免过度牵拉造成巨块AE病灶中心部坏死膜破裂囊液外溢,造成局部感染。

(二) 姑息性肝切除

由于患者肝脏或全身状态,或合并有梗阻性黄疸和(或)感染不能耐受手术创伤,AE病灶过大或累及主要血管和胆道而无法施根治性肝切除手术者可行姑息性肝切除。

姑息性手术是对晚期AE患者主要以减少或预防黄疸,坏死液化感染等严重并发症对机体和肝脏的损害,主要以提高生活质量,延长生命或为肝移植争取时间为目的一种手术方法。

姑息性肝切除术基本方法与实施步骤:因局限于AE病灶内,故手术切除范围要求最大限度切除病灶组织,切缘多无出血,切至坏死空腔内可溢出含胆汁样黏稠物。因沿AE病灶内片切一般切缘无出血,其基本手术操作方法较规则,肝切除相对根治性术式更为简单。值得注意的是病灶姑息性切除术切至坏死液化腔时,应该用纱垫严密保护病灶周围,以防止液化坏死液溢出,污染肝脏和邻近器官。病灶姑息性肝切除术虽然手术创伤小,但仍存在遗留活性病灶和顽固胆漏而长期带管的弊端,并且给其后肝移植等带来困难,手术后需长期口服抗棘球蚴药(阿苯达唑或甲苯达唑等)。

(三) 单纯外引流术

适用于肝脏本身病因难以耐受肝脏手术,而且AE病灶过大不可能切除,并伴有严重胆道系统感染和(或)梗阻性黄疸需在短期内缓解的患者。

常规麻醉。尽可能小切口开腹,充分保护已感染的AE病灶和手术野,根据手术探查所见可采用胆总管切开探查左右胆管;若不能缓解梗阻,必要时采用“打隧道”方式贯通高位梗阻部,可暂时缓解肝内胆汁梗阻淤积。此外经皮肝穿刺胆道引流(PTCD)亦是暂时缓解危重状态下胆道梗阻的有效治疗方法之一。

6

(四) 肝移植术

适用于晚期肝泡型棘球蚴病的病灶局限于肝内,合并严重并发症者如慢性巴德-吉亚利综合征、慢性胆汁淤积性肝硬化、梗阻性黄疸及胆管炎或呈终末期肝功能衰竭,不能实施AE病灶肝切除者。

肝移植术作为终末期AE根治性的治疗手段,根据患者条件不同主要有原位肝移植、活体肝移植、自体肝移植等。

1. 手术适应证及手术时机的选择 AE肝移植适应证和手术时机的选择,国内外尚有争议。Bresson-Hadni认为,对于无法手术治疗的晚期AE患者均应列入肝移植等待名单,而对于合并有顽固性胆道感染、肝脓肿、败血症或继发于胆汁性肝硬化的门脉高压症和肝功能严重不全者,则应积极手术。Koch认为术前有脑转移者应列为手术禁忌证。而肺转移者则可不列为禁忌证。我们认为,对于晚期AE患者,若无任何临床症状则暂不考虑肝移植。这是由于AE生长相对缓慢,此类患者若坚持长期服用阿苯哒唑等抗棘球蚴药物可有效抑制蚴虫生长,在相当长时间内得以维持现状。患者出现黄疸等严重并发症仍可考虑移植。存在脑、肺转移者，我们认为，经严格抗棘球蚴药物治疗使其病灶钙化临床治愈，仍有肝移植可能性，尤其是健侧肝再生至800g以上者，可能自体肝移植治疗。

2. 术前准备、预防术后复发、转移　术前明确AE肝脏内病变范围，可以为手术操作提供重要的参考资料。术前最好能有三维动态增强CT和磁共振的血管胆道重建成像(3D-CTA、3D-CTC、3D-MRA、3D-MRCP)及其冠状，矢状位断层图像，立体辨析AE与血管、胆道关系，测量肝脏解剖学体积、实质性肝脏切除比例(DHRR)及剩余肝体积(ERCV)，便于分析指导手术，用于手术方式的设计、手术难度和安全性分析，预想手术进程。

术前准确掌握肝外脏器，尤其是肺、脑等重要器官有无AE病变，对于指导术后抗AE治疗和估计预后情况有重要价值。Koch认为复发和转移是影响移植术后远期疗效的关键因素之一，而这一点在早期开展肝移植时重视不够，根据欧洲45例AE接受肝移植的临床资料分析，术前做肺和脑CT(或MRI)检查的仅为20例(42%)和12例(25%)。笔者所在单位实施的8例晚期AE患者均在术前做肝、肺、脑CT检查，发现1例有肺、脑转移，但经长期抗棘球蚴药治疗病灶已钙化稳定，方有行肝移植的条件。其次，移植术前和移植术前术后系统性抗棘球蚴药物治疗非常重要和必要，这不仅能明显改善术前病情，还能有效减少体内虫体负荷，减少术后复发。此外，Loinaz即发现，免疫抑制剂CsA可通过抑制蚴虫抗体的表达，从而促进和加速泡状棘球蚴病浸润和转移。因此，AE移植术后免疫抑制剂的使用应在不导致排斥反应的前提下服用最小剂量为原则。

3. 手术操作的复杂性　与其他疾病的肝移植手术相比，AE的肝移植病肝切除手术难度更高，这主要是因为AE病灶质地极为致密和坚硬，且常侵及周围组织(如膈肌、右心耳、右肾上腺、胃和胰腺等)，以及肝后段、第二肝门及下腔静脉管壁等，况且这些患者往往移植前已有一次或多次针对AE的姑息性手术史，病灶与周围常粘连成一体而缺乏明显层次。因此，AE的肝移植术中难点在于病灶的清除。AE患者的病肝切除手术往往历时长、创伤大、出血多，一部分患者则因肝周或肝外泡状棘球蚴病灶广泛，难以彻底清除而被视为“姑息性肝移植”，Bresson-Hadni认为残留的AE病灶仍可通过术后抗棘球蚴药物化疗而获得满意的结果，因此少量AE残留可接受，这一点不同于肝癌肝移植。

4. 手术步骤(见肝移植章)

5. 免疫抑制治疗　使用“三联法”免疫抑制剂治疗(环孢素、硫唑嘌呤和泼尼松龙)，环孢素剂量依据全血中药物浓度而调节。同其他肝移植明显差别点在于AE终末期往往合并严重的肝脏感染，故免疫抑制剂的使用与抗感染的平衡有一定难度。此外，长期服用抗棘球蚴病药物(阿苯达唑、甲苯达唑)是必需的，WHO棘球蚴病诊断治疗指导细则推荐至少服药1年。

(五)自体肝移植术

体外肝切除自体余肝再移植术是对患者因外科常规技术不能切除的病变部分进行切除，将剩余肝脏进行“修整”之后，再植入原来肝部位。该术式于1990年由Pichlmayr等首先报道，利用了肝移植手术中的低温灌注和静脉转流术，克服了肝缺血损伤和病变特殊部位的限制，兼有现代肝切除和肝移植两大技术特征，被认为是突破中央型肝病灶侵犯肝静脉和下腔静脉，常规手术无法根治这一禁忌的重大革新性创举。肝移植手术是治疗终末期肝病的有效手段，但目前遇到的最大困难就是供肝来源紧缺和移植后排斥反应。而自体肝移植手术，既无需立即寻找肝源，亦不需免疫抑制剂治疗，为临床缓解供肝短缺提供了有效的途径，此外也解决了同种异体肝脏移植衍生出的一些难以解决的问题，例如“一次移植，终生服药”，患者终生要靠药物控制排斥反应；不仅移植的价格高昂，药物维持的费用也很高；有些患者接受移植后，排斥反应严重，甚至危及生命等。

AE病理发展过程是慢性浸润性生长，如前所述健侧肝脏往往代偿性增大，而多有足够重量体积的健康肝修整后再移植可能，例如我们2010年8月尝试的一例来自四川的病例，其终末期AE病灶肝可达4.3kg，健侧左肝则代偿增生至1.1kg，可支撑离体肝切除加自体肝移植，术后恢复明显好于同种原位肝移植者。初步的临床实践说明自体肝移植是最为适合于终末期AE的治疗，从根本上改变了传统肝脏外科的手术指征，为AE的根治性手术切除开辟了新的途径。

五、手术并发症

手术后的并发症重在积极预防，贵在正确处理。

(一)过敏性休克

手术当中棘球蚴囊肿破裂或过度挤压致囊液入血时可出现不同程度的过敏反应，甚至是休克。因为棘球蚴囊液是异体蛋白，具有抗原性，吸收后使人体致敏产生抗体。患者的过敏反应程度不同可能与下列因素有关：①个体差异是过敏反应强弱的主要影响因素。过敏程度与速度和机体的相应特异性抗体的量有关。因此，在临床上常常见到即使同种性质或同等部位的包囊破裂，在不同的患者身上可出现不同的反应；②有活性的棘球蚴囊破裂后过敏反应较重，而钙化和继发感染的棘球蚴囊肿破裂后反应较轻；③棘球蚴囊肿寄生于人体的病程长短和体积大小不同，其过敏反应的轻重也不同，寄生于人体的时间短、体积小，机体吸收的棘球蚴抗原则少，产生相应抗体有限，故反应轻；反之，寄生时间长、体积大，产生相应抗体多，则过敏反应重；④棘球蚴囊破裂的部位不同，其过敏反应的严重程度也不一样。腹腔棘球蚴破裂过敏反应较严重，而破入胆道、肠道中者过敏反应较轻，这可能与腹膜面积大，吸收快有关。

目前，难以预测发生过敏性休克的概率，无法降低人体 IgE 免疫抗体水平以及减弱致敏原，因此尚无预防过敏反应的方法，但需从"无瘤手术操作"原则防范囊液外溢污染手术野。为预防术中发生过敏性休克，麻醉后成人输入 1 000ml 平衡液，滴注地塞米松 10~20mg，尽管激素不能阻止过敏性休克，但对预防或减轻过敏反应程度是有益的。如术中出现过敏，边抗休克边进行手术，吸尽囊液，摘除已破的棘球蚴及外囊内残留的囊液，尤其注意吸尽膈下及盆腔内积留的大量囊液，并用大量生理盐水反复冲洗全腹腔，清除过敏原。

（二）术后复发与播散种植

1. 棘球蚴原位复发与播散种植的原因　棘球蚴囊液内每毫升含有原头蚴数万到数十万个，在手术摘除棘球蚴时，未能将原头蚴杀灭，原头蚴遗留在外囊空腔内则可继续生存，在原外囊腔内长成棘球蚴，即原位复发棘球蚴。若棘球蚴囊液溢出污染手术野，或棘球蚴破入腹腔，则大量的原头蚴移植于腹腔，附着在脏器浆膜的表面，吸取营养而继续存活，小者如米粒，大时似手拳，少则数个，多时数以百计的棘球蚴与腹腔、盆腔脏器、肠管、系膜、网膜广泛黏着，长成为播散性多发腹腔棘球蚴病，需分区多次手术摘除，常因并发粘连性肠梗阻、肠穿孔、腹腔脓肿而难以根治。

2. 预防措施　外囊剥除术和肝叶切除术是根治性术式，术后无复发和播散种植。如实施内囊摘除，需要充分显露棘球蚴囊，仿"无瘤手术"操作原则，用纱布巾保护切口及覆盖于肝膈间，使棘球蚴与腹腔及膈下隔离，在棘球蚴周围用长纱布条包围穿刺点，保持吸引器通畅，快速吸出囊液，并用另一吸引器对准穿刺孔，及时吸除由穿刺针孔周围喷出的囊液，严防囊液溢出污染手术野。自术前 7 天至术后 6 个月持续口服阿苯达唑 20mg/(kg·d)，能抑制播散的原头蚴的生存，可取得预防效果。术中局部用药，即在吸出部分囊液后，向囊内注入杀灭原头蚴的药物，经实验研究与临床应用优选 20% NaCl 液，借高渗作用使原头蚴脱水而毁损。甲醛、乙醇、过氧化氢溶液等虽具有杀灭原头蚴的作用，但对正常组织也有侵蚀的副作用。

3. 处理方法　术后诊断棘球蚴原位复发或播散种植，需要再次手术摘除。

（三）肝棘球蚴囊合并胆瘘

1. 发病机制　棘球蚴囊肿在膨胀性生长、刺激周围肝组织形成棘球蚴纤维外囊的过程中常有部分胆管被包入其内，这些胆管因长期受压逐渐萎缩、扭曲和变形，形成薄膜样盲端并可发生缺血坏死，部分内囊可随囊内压力增高而突出于胆管内，并在胆汁的作用下发生破溃。手术摘除棘球蚴后，残腔内漏出胆汁。

2. 预防　对合并胆瘘的棘球蚴摘除后，在外囊壁上寻找胆瘘的方法是用干纱布置于空腔内，取出纱布观察黄染部位即瘘口所在或经胆囊管探查注射亚甲蓝确认胆漏口，需缝合闭锁瘘口，缝针深浅需慎重掌握，缝针过浅或拉力较大易撕裂外囊瘘口，或缝合的瘘口在术后裂开，反而将小瘘口扩大成大瘘口；缝针过深易致肝管完全缝锁而闭塞，甚至损伤 Glisson 系统，刺破血管大出血，或术后延迟出血，故在缝合瘘口时宜选用瘘口两侧的外囊壁拉拢缝合，如较大瘘口缝合的同时给予有效的胆道减压。

3. 处理　术后出现的小胆漏可以自行闭合，不需要处理。但顽固性胆漏需要再次手术修复，胆道引流减压或内镜十二指肠乳头切开胆道减压胆漏自行闭合达到治疗目的。

（四）棘球蚴残腔继发感染及窦道形成

1. 感染原因　术前肝棘球蚴已合并感染，由于外囊壁肥厚，对包囊内的炎症有屏障作用，而限制炎症向肝组织浸润，故较化脓性肝脓肿反应轻，可使感染长期存在。肝内小胆管漏的发病率可达 80%，内囊摘除术后当十二指肠压力增高时，肠道中的致病菌可逆行经过胆道而入棘球蚴残腔导致感染。引流管逆行感染是术后残腔感染最常见的原因。巨大残腔引流不畅，引流管留置时间长，开放引流，大囊腔闭合不完全而易发生积液及感染。

2. 预防继发感染及慢性窦道形成　手术清除合并感染的棘球蚴囊，擦拭外囊壁，剪除部分外囊壁，内置粗引流管，缝闭外囊闭式引流。术中尽可能地对胆瘘口给予缝合。预防引流管逆行感染，需要早期拔管。早期拔除引流管的指征：①引流液稀薄，胆汁含量减少不混浊，无继发感染；②引流量日益减少；③必要时从引流管注入造影剂，显示残腔已缩小，无潜在腔隙；④夹管 2~4 日后无炎症反应，即可拔管。对术前已继发感染的棘球蚴，摘除棘球蚴后，外囊壁肥厚硬韧，空腔不易内陷缩小，置管闭式引流术后仍继续有坏死组织脱落、混合感染脓液及混浊黏稠的胆液，引流量较多，夹闭引流管出现体温升高及局部炎症体征者，均需持续引流。晚期拔管的指征：①引流液混浊含黏稠

6

的胆液;②引流量较多;③夹管后有炎症反应;④经引流管残腔造影,残腔仍较大而不规整。混合感染的残腔常形成潜在的间隙和复杂的窦道,经久不愈或假性愈合,待残腔内继续积脓及胆液较多时出现全身症状及肝脓肿的局部体征,常由原引流管形成窦道愈合处破溃溢脓,而需再置入引流管,造影观察残腔及窦道形态、大小、部位,以确定引流管放置部位,保持引流管低位引流通畅,若引流不畅往往需扩大窦道及引流口,并多次刮除窦道内的肉芽、瘢痕组织及缝线等异物,清除残腔不愈合的原因,保持引流通畅,拔管时需逐次拔出,形成由深部渐向浅部生长,达到真性愈合。

3. 处理　棘球蚴残腔感染及窦道形成的治疗目前还是以窦道切除术 + 残腔引流术为较好的方法。

(五) 胆道狭窄

部分棘球蚴囊肿破入胆道引起的感染使胆管呈慢性炎症改变,增厚的管壁内血管增生,胆管壁瘢痕化狭窄,此外棘球蚴囊膨胀性生长过程中刺激周围肝组织增生,逐渐形成囊肿周围局部纤维化,外囊挤压胆管发生扭曲、萎缩和变形,亦可使胆道结构改变并狭窄。若狭窄进行性加重,则其近端的胆管进行性扩张,同时患者出现梗阻性黄疸的临床表现,与破入胆管所不同的是患者没有明显的胆绞痛,不出现寒战、发热等胆管炎表现,而且所造成的梗阻多为不全性梗阻。不同程度的黄疸是本病的主要临床表现。

胆道狭窄能否准确定位,将直接关系到患者的治疗和预后。病变对胆道的影响主要是压迫,由于棘球蚴多在肝内生长,胆道狭窄的位置多位于胆总管的中上段,甚至局限在一侧的肝内胆管,影像学提示病变以上的肝内胆管呈不同程度的扩张,受累胆管的局部管壁不规则增厚导致管腔狭窄或截断,胆囊多呈萎缩状态。

治疗上依照胆道良性狭窄的治疗,但必须坚持去除病灶、解除梗阻和通畅引流的原则。一般棘球蚴的胆道梗阻位置较深,多位于肝内,且多伴有肝脏转位,甚至合并肝肥大 - 萎缩征,术中应注意改善肝门显露。手术治疗应注意如下几方面:根据胆管阻塞部位、肝脏毁损的区域及范围采用不同的手术处理。如病变局限在一个肝段、肝叶或一侧肝脏,则可做相应肝切除。如一侧肝管阻塞致肝萎缩,又继发对侧肝管或肝外胆管梗阻,应在解除肝内或肝外胆管梗阻的同时切除萎缩肝脏,再酌情行肝门胆管空肠 Roux-en-Y 吻合术。

部分棘球蚴所致的胆道狭窄可通过内镜扩张及置内支架方法治疗,可以解除胆道的狭窄症状,但对于钙化型棘球蚴的治疗效果不佳,且无法去除肝内棘球蚴病灶,因此一般情况下不主张采用。但对于难以耐受手术,且棘球蚴外囊纤维化程度较轻者可以考虑。

(温浩)

参考文献

1. WEN H,AJI T,SHAO YM.Diagnosis and Management Against the complications of Human Cystic Echinococcosis. Front Med China,2010,4(4):394-398.
2. 吐尔干艾力,邵英梅,赵晋明,等.肝棘球蚴囊完整剥除术的手术技术与适应证探讨附 64 例临床报告.中华肝胆外科杂志,2007,13(4).247-250.
3. 温浩,黄洁夫,张金辉,等.体外肝肿瘤切除加自体肝移植术治疗肝内胆管细胞癌一例.中华外科杂志,2006,44(9).642-644.
4. 温浩,董家鸿,张金辉,等.体外肝切除联合自体肝移植治疗肝泡型棘球蚴病.中华消化外科杂志,2011,10(2).148-149.

第五节　肝囊肿手术

肝脏和肝内胆管系统的非寄生虫性囊性疾病是一类病因学、发病率、临床表现和严重程度方面有所不同的疾病的总称,包括单纯性肝囊肿、多囊肝、肝脏囊腺瘤(癌)、肝脏纤毛性前肠囊肿及 Caroli 病等。临床所谓"肝囊肿"多指单纯性肝囊肿。

单纯性肝囊肿是由于先天性肝内胆管发育异常形成的含有浆液的囊性结构,与肝内胆管系统不相通。囊肿没有分隔,是单房的。囊液通常是清亮的,但囊内出血比较常见,囊内可能呈棕色。单纯性肝囊肿的临床症状多出现在中年以后,且女性多见,巨大的肝囊肿几乎都发生在 50 岁以后的女性。

大多数单纯性肝囊肿患者是无症状的,仅有些大囊肿患者产生腹痛或腹部不适。囊内出血是最常见的并发症,临床表现为突发的剧烈腹痛和囊肿增大。

单纯性肝囊肿的治疗先前多采用囊肿穿刺引流后注射硬化剂的方法,最常用的硬化剂是乙醇,目的是破坏囊壁的上皮层。但采用此种方法的复发率较高,且在治疗过程中可因乙醇外渗入腹腔导致出现剧烈腹痛。有鉴于此,目前临床多采用腹腔镜下的囊肿开窗术,切除突出于肝表面的囊壁,让囊肿与腹腔充分相通。尽管残余的囊壁上皮继续产生液体,但可被腹膜重吸收。

【适应证】

1. 有明显临床症状的凸向肝表面的巨大囊肿。
2. 其他上腹部手术时一并处理囊肿。

【禁忌证】

1. 小的无症状的囊肿。

2. 位置深未突出于肝表面的囊肿。

【手术步骤】

1. 经脐下方置入腹腔镜，根据囊肿的位置按照扇形布局的原则穿刺置入 Trocar。

2. 显露拟行手术的囊肿，穿刺囊液，检查所抽出的液体的性状。单纯性囊肿应为淡黄色透明液体，水状；若发现囊液为血性、混浊、胆汁染色则表示为有并发症，不宜做开窗手术；若囊液黏稠或黏液状，则为肿瘤性，不宜做开窗手术。

3. 选择囊肿在肝表面最表浅的部位，用电钩或超声刀切开囊壁，放出囊液，检查囊肿内部。单纯性囊肿腔内应光滑，若有赘生物或乳头样突起，应采取活体组织做冷冻病理切片检查。

4. 剪除纤维性囊壁与肝包膜，活动性出血可予以电凝或缝扎。

（项灿宏）

参考文献

Jarnagin WR. Blumgart's Surgery of the Liver, Biliary Tract, and Pancreas. 5th ed. Philadelphia: Elsevier Press, 2012: 1052-1065.

第六节　肝脏海绵状血管瘤手术

【手术原理】

肝血管瘤摘除术的原理：肝血管瘤一般与正常肝实质的分界清楚，瘤体有一薄层纤维膜包裹，故存在自然的分界线，特别是当将供血给血管瘤的动脉结扎后，瘤体变软缩小呈“塌陷”状，此时肿瘤周围的间隙便更为明显，可以沿纤维包膜外进行分离。

解剖性肝切除治疗肝血管瘤的原理：如果血管瘤局限在某一肝叶范围内，可行解剖性肝叶切除术，以避免因间隙寻找不当或管道处理不当导致的大出血。

【术式沿革与发展】

手术切除仍为肝血管瘤的一线治疗手段，肝血管瘤的手术方式主要包括：血管瘤摘除术、解剖性肝切除、原位肝移植。对于瘤体位于肝脏边缘者，可行血管瘤摘除术，即沿肿瘤包膜进行分离切除，是肝血管瘤最常用的手术方式。对于肿瘤深在、局限于某一肝叶者，可行解剖性肝切除术，更为安全可靠。肝血管瘤选择摘除术还是解剖性肝切除术，主要取决于肿瘤的位置分布及其与周围重要管道的关系。随着微创理念的深入和微创手术的广泛开展，腹腔镜（机器人）途径肝血管瘤切除术逐渐增多，目前主要用于外周的肝血管瘤手术，较大的血管瘤需要行解剖性肝叶切除的亦可以考虑腹腔镜（机器人）途径。

除手术切除外，其他治疗方法包括：肝动脉结扎/栓塞术和放射治疗。肝动脉栓塞术有一定的成功率，但存在严重并发症如胆道毁损性病变的可能性，应慎重选择，多用于血管瘤破裂出血的术前急救措施。放射治疗可使瘤体缩小，但对邻近的肝实质和管道结构可能有损伤。

对肝血管瘤手术指征的把握，既往存在一些误区，许多患者因为“可能恶变或破裂出血”而接受了不必要的手术。目前的研究表明，肝血管瘤为良性疾病，迄今尚无恶变的报道。肝血管瘤破裂出血的危险性极小（<1%），确诊后，无论大小如何，无症状的肝血管瘤均不需要手术。患者可不停用避孕药，可以妊娠，可以进行体育活动，有的甚至不需要随访。因此，绝大多数肝血管瘤不需手术治疗，有必要对肝血管瘤的手术指征进行再认识并严格把握。腹腔镜（机器人）途径肝血管瘤切除术可大大减少患者创伤，但亦不应因此而扩大肝血管瘤的手术适应证。值得一提的是，对于直径 >10cm 的肝血管瘤，患者均存在不同程度的心理恐惧，外科医生有必要对此进行解释和安抚。

【适应证】

1. 有明显临床压迫症状；

2. 随访观察下肿瘤体积快速增大；

3. 不能除外恶性肿瘤；

4. 合并 Kasabach-Merritt 综合征。

【禁忌证】

1. 无症状的肝血管瘤；

2. 因全身情况不良，不能耐受麻醉和手术者。

【患者评估与手术规划】

影响手术切除的重要因素包括：肿瘤的解剖位置、与邻近重要血管的关系、肿瘤的病程以及是否接受过局部治疗或手术治疗。年轻患者因病程尚短，故与周围组织间的间隙较松，容易剥离，而病程较长、合并并发症的患者，则间隙难以寻找。临床上常遇到巨大肝血管瘤，瘤体以扩张血窦的形式，包绕主肝静脉等重要血管，使手术难度变得极大。因此，决定施行手术切除巨大肝血管瘤前，应该有周密的准备和术前评估，避免做探查或不彻底的外科处理，分析手术的风险性和安全性，预见可能发生的意外。尤其在曾施行肝动脉栓塞治疗的患者，瘤体与其周围组织间多有紧密的粘连，粘连处有很多薄壁侧支血管，剥离时可发生大量的、难以控制的出血，而此类肝脏多充血而质脆，因此术中出血量比同类肝切除术更多，应准备自身血回输装置并备血。总之，肝血管瘤选择切除时，需要对最困难的情况做充分准备。

对于外周的肝血管瘤，手术多可在基层医院实施。对于第一、二、三肝门附近的血管瘤，则需术前反复阅读影像学资料，制订详细的手术规划，以避免术中损伤肝动脉、主肝静脉、腔静脉和胆管，该类手术应在具备一定器械和技术条件的肝脏外科中心进行。

【手术方式与手术操作】

肝血管瘤摘除术：首先解剖控制相应的肝动脉，使肿瘤变软缩小呈“塌陷”状，然后按照预定切除线切开肝包膜和表层肝组织，当接近肿瘤包膜时，便沿着自然的间隙进行分离，直至将血管瘤完整摘除。

解剖性肝切除术的手术操作见相关章节。

【手术并发症】

肝血管瘤手术中和手术后最常见的严重并发症是出血，尤其在位于第二肝门附近、曾行肝动脉栓塞术和曾行手术者。有的患者因为术中大出血不得不填塞宫纱止血，3~5 天后再次手术。有的患者术后会因出血而行再次手术。

胆管损伤为肝血管瘤切除术中的另一严重并发症，主要原因是肝门部肝管被肿瘤牵拉，离开正常位置。误伤后可引起术后胆漏、胆汁性腹膜炎、肝管狭窄、胆管炎等并发症。

其他并发症如胆漏、腹腔感染等同肝切除术。

【要点与盲点】

1. 肿瘤外周是一层静脉血管网，因此分离肿瘤间隙时不宜采用通常的钳夹法或指推法，易引起静脉撕裂和出血，建议使用小直角钳将每一小静脉均分离后再切断、结扎。使用 CUSA 可使操作更加精细，缩短操作时间。切除过程中的大出血多由于损伤肝脏的静脉分支或由于分离时误入血管瘤组织内所致。

6

2. 肝方叶血管瘤切除术最容易发生的严重并发症是误将左肝管看成“粘连带”而切断，主要由于肿瘤的慢性生长、膨大使肝包膜伸张，将肝门部肝管拉向肿瘤表面，偏离正常的胆管位置，主要见于肝方叶血管瘤（图 51-40）。术中需仔细辨认左肝管横部的位置，在其上方切开肝包膜，分离肝门板，使左肝管离开肿瘤免受损伤。在情况复杂的病例，当左肝管无法辨认时，可以切开胆总管向左肝管内置入一导管，以指引左肝管位置。

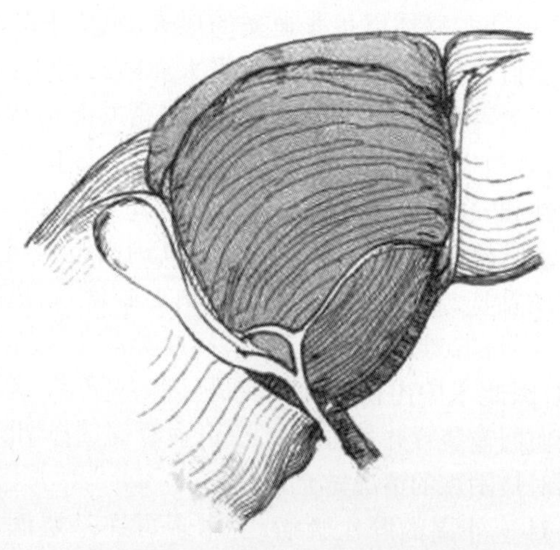

图 51-40　第一肝门区血管瘤将左肝管牵向前上方，左肝管与左门静脉分离，术中容易将其看成“粘连带”而误断

3. 对于第二肝门处的血管瘤，手术的要点在于保护预留肝脏的静脉流出道。若因手术操作导致预留肝静脉狭窄，引起血液回流障碍，可引起内脏血淤积、大量腹水、严重的肝功能损害，甚至发生肝性脑病、肝功能衰竭。

4. 对于手术难度大或伴有血管损伤、术中大量出血的病例，需要特别注意容量平衡，避免补液不恰当引起严重的心、肺并发症如急性心衰、肺水肿等，此类并发症常可危及生命。

解剖性肝切除术操作要点见相关章节。

（王学栋　纪文斌）

参考文献

1. 吴孟超，吴在德．黄家驷外科学．7 版．北京：人民卫生出版社，2008：1735-1737.

2. 黄志强，黄晓强．黄志强肝脏外科学．2 版．北京：人民军医出版社，2007：181-202.

3. Yamamoto T. Spontaneous rupture of hemangioma of the liver：treatment with transcatheter hepatic arterial embolism. Am J Gastroenterol，1991，86：1645-1648.

4. 黄志强，黄晓强．肝胆胰外科聚焦．北京：人民军医出版社，2005：70-82.

第七节　肝脏切除手术

一、手术原理

（一）肝脏的分段结构

肝脏是分叶、分段的，根据 Couinaud 的描述，3 支主肝静脉将肝脏分成 4 个部分，即 4 个扇面。每一个扇面都有自己的肝蒂，再按顺时针方向将肝脏分为 8 个肝段，各肝段均有相对独立的血液流入道（肝动脉、门静脉）和流出道（肝静脉）及胆管分支。因此，理论上讲每个肝段均可单独存活。但考虑到剩余肝叶 / 段的大小、目标病灶的解剖位置及其生物学特性（良、恶性）、患者的生理状态及肝切除术的安全性等因素，并不是每个肝叶 / 段均可成功切除的。

（二）肝脏的储备与再生功能

肝脏强大的代偿和再生潜能是肝切除的生理学基础。在正常情况下 20%~30% 的肝脏功能即能维持机体正常的代谢需求，因此，有近 70%~80% 的功能储备。肝脏切除后剩余肝脏能够迅速再生恢复到原本稳定的肝脏体积。但当存在肝炎、肝硬化、脂肪肝、化疗后等急性或慢性肝实质损害时，肝脏代偿和再生潜能受损，肝脏所能耐受的切除量随之下降。

二、历史演进

1888年德国外科医生Langenbuch成功完成了世界首例择期肝脏切除术，标志着肝脏外科的诞生。在肝脏外科发展的初期，由于对肝脏解剖和功能认知的缺失，肝切除术只限于肝脏边缘的小块楔形切除。因缺乏有效的止血措施，肝切除术的死亡率极高，直到1908年Pringle创用暂时性阻断肝蒂的止血手法，使肝切除术中大量出血问题逐步得到缓解。

20世纪中叶，对肝内管道的铸型研究揭开了肝脏解剖的神秘面纱，肝脏外科从此告别盲目肝切除，遵循肝脏内部解剖结构的规则性肝叶切除术应运而生并广泛应用。然而，受制于80%以上肝癌患者伴有肝硬化的现实以及缺乏评估肝脏储备功能的可靠方法，20世纪60年代以后，以保留更多剩余肝实质和减免术后肝功能衰竭为目标的不规则局部肝切除术又复而成为肝脏切除的流行术式。

20世纪80年代，随着肝脏功能解剖、肝脏病理学进展和现代解剖影像技术的支持，肝段切除术登上了外科学舞台。这种既能有效清除肝脏病灶，又能保留较多功能性肝组织的术式，从解剖学和病理学两个层面提升了肝切除术的精度和效度。

20世纪90年代，受益于现代医学影像技术的持续进步、肝脏储备功能评估和肝脏体积术前测算方法的应用、肝脏血流控制技术的日趋完善、肝脏外科手术技术的创新和改进，特别是在同种异体肝移植和活体肝移植的带动下，现代肝脏外科进入了飞速发展的黄金时代。随着巨大肝脏肿瘤的极量肝切除、危险区域肝肿瘤的切除、联合血管切除重建的肝切除、离体肝切除等高难度肝切除手术的相继成功，肝脏切除的技术禁区已不复存在。伴随着肝切除技术的进步，肝切除的安全性和手术效果得到了显著提高。肝切除术的围术期死亡率已由20世纪70年代的20%下降到90年代的3%以下，甚至有连续1 000例以上大宗肝切除病例零死亡的报道。具有标志性意义的肝癌切除术5年生存率由20世纪70年代的约16%提升至90年代的40%~50%。

（一）精准肝切除理念的形成

20世纪后期，肝脏外科学的辉煌成就诱导外科医生以追求手术数量和挑战肝切除极限和禁区为时尚与荣耀。然而人文医学和循证医学的兴起，迫使我们不得不重新审视以往的业绩。以疾病为中心和技术至上的生物医疗模式正在被以患者为中心和疗效优先的综合医疗模式所替代，只有符合人文精神的循证决策和微创化手术才能代表21世纪的现代外科，对患者整体健康和生命内在质量的关怀成为外科治疗的新理念和新标准。单纯追求手术治疗的物理效果不再是外科手术的终极目标，对手术质量的评价已由过去片面强调彻底清除病灶转向“最小创伤侵袭、最大脏器保护和最佳康复效果”的多维度综合考量，从而导致传统经验外科模式向着现代精准外科模式的悄然转变。

精准外科理念在肝脏外科的演绎突出体现为精准肝切除（precision liver resection）。精准肝切除是在新世纪人文医学和循证医学兴起的背景下，依托当前高度发达的生物医学和信息科学技术支撑而形成的一种全新的肝脏外科理念和技术体系，旨在追求彻底清除目标病灶的同时，确保剩余肝脏解剖结构完整和功能性体积最大化，并最大限度控制手术出血和全身性创伤侵袭，最终使手术患者获得最佳康复效果，这就是精准肝切除的概念与内涵。精准肝切除不是特指某种高端外科手术技术，也并非一个普适于所有病例的标准肝切除术式；而是针对不同病情的个体病例，在高精度和高效度标准的要求下，一系列现代科学理论和技术与传统外科经验在肝脏外科中的综合优化应用。精准肝切除的理念和技术涵盖以手术为核心内容的外科治疗全过程，包括病情评估、外科决策、手术规划、手术操作和围术期管理。

（二）精准肝切除的理论基础

精准肝切除以对肝脏解剖结构、生理功能和病理特征的现代认识为理论基础。

肝脏强大的代偿和再生潜能是肝切除的生理学基础。正常肝脏可以耐受70%~80%体积的肝切除，且剩余肝脏能够迅速再生恢复到原本稳定的肝脏体积；当存在肝炎、肝硬化、脂肪肝、化疗后等急性或慢性肝实质损害时，肝脏代偿和再生潜能受损，肝脏所能耐受的切除量随之下降。精准肝切除需要根据个体肝脏的不同病理状态精确评估肝脏储备功能和再生能力，准确掌控肝切除安全限量。

对各种肝脏病的疾病本质、病理特征和分期的研究进展为合理选择肝切除范围和术式提供了充分的依据。肝细胞癌和肝脏转移癌呈沿肝段门静脉分支在荷瘤肝段内播散的特征，而肝胆管结石病具有沿病变胆管树在肝内区段性分布的特征，这就决定了解剖性肝段切除术是治疗上述病变的理想术式。

肝切除术中常需要阻断肝脏血流以控制出血，肝血流阻断方案的设计受到阻断肝脏血流所造成的肝组织缺血再灌注损伤的影响。传统观念认为常温下持续肝脏血流阻断的安全时限是15~20分钟。近年来临床和动物实验研究资料提示正常肝脏在常温下可以耐受60~90分钟的持续血流阻断；间歇性肝血流阻断可以将累计血流阻断安全时限延长到2个小时以上；肝脏血管隔离加冷灌注可以进一步显著延长肝脏耐受缺血的时间。关于肝脏耐受血流阻断时限的新发现为肝切除术中合理设计肝脏血流阻断方案提供了理论依据。

（三）精准肝切除的技术支撑

精准肝切除的创新理念必须依托当前高度发达的现代科学技术的支撑才能转化为现实。

现代医学影像技术为肝脏外科医生透视肝内解剖结构和病灶形态增添了一只慧眼。超声、CT、MRI等多种影像检查手段的综合应用能够精确评估肝脏病变范围、恶性肿瘤分期和良性病变分型，同时准确了解肝内复杂管道系统的分布、走行、变异及其与病灶的毗邻关系，从而为肝脏病灶可切除性的判断、手术适应证的选择和手术方案的设计提供重要依据。最近，先进的IT技术与现代医学影像技术及外科手术学融合而形成的数字化外科技术开始应用于外科临床。利用数字外科技术平台，可以将个体的肝脏断层图像数据重建成数字化三维可视化肝脏模型，进而对肝脏解剖结构和病变形态特征进行精确定量分析，并结合虚拟现实技术进行虚拟肝切除和手术规划。

过去，对肝脏储备功能评估只能依靠Child分级等粗略的半定量方法，对预留肝脏体积的评估是术前借助CT/MRI影像粗略估算和术中对肝脏实体的大体目测。近年来，肝功能定量检测方法吲哚菁绿排泄试验（ICG）结合常规肝脏生化检查以及Child分级，成为综合评定肝脏储备功能的主要标准。肝储备功能评估结合计算机辅助的肝体积精确测量，为确定肝切除安全限量和适当肝切除范围提供了可靠依据。

6

目前，针对肝切除术中出血已经形成了一系列成熟的处理方法。由于肝段和肝叶之间的解剖间隙存在乏血管区，按照肝脏的解剖间隙离断肝实质有助于减少肝切除术中出血。应用CUSA、超声止血刀、水刀、TissueLink等精细肝实质离断器械也可有效减少肝切除出血，甚至做到在不阻断入肝血流下的无血肝脏切除。Pringle手法仍是目前肝切除术中最常用而有效的暂时性入肝血流阻断方法，为了减轻肝脏的缺血再灌注损伤，目前一般采用间歇性Pringle手法。与Pringle手法相比，选择性半肝血流阻断可显著减轻肝脏缺血再灌注损害，对于伴有肝功能损害或预留肝脏功能性体积较小的肝切除患者尤其具有实用价值。

微创外科理念和技术在肝脏外科领域的广泛渗透，促使减免剩余肝脏损伤并控制全身性创伤反应成为现代肝脏外科准则。腹腔镜肝切除与开腹肝切除相比，具有入路微创的优势，但其肝切除范围和精度受到一定限制。机器人辅助的腹腔镜肝切除依靠高分辨率的全景三维图像处理系统和灵活的机械臂，能在狭小空间内清晰而精确地进行组织定位和器械操作，克服了常规腹腔镜器械甚至人体的生理局限，使腹腔镜肝切除手术操作的精确性大幅提高，为跨越腹腔镜肝切除与开腹肝切除术之间的鸿沟，实现腹腔镜下精准肝切除开辟了道路。

三、类型和术式命名

肝脏的解剖较特殊，肝内存在两个管道系统，一个是包裹于结缔组织鞘内的门静脉、肝动脉、肝胆管所组成的Glisson系统；另一个是位于叶间、段间的肝静脉所组成的肝静脉系统。胆囊窝与下腔静脉左缘间的连线（Cantlie线）为肝中裂的表面投影，亦即肝脏的左右分界线，肝中静脉在其中通过。相当于镰状韧带的附着线及矢状窝为左叶间裂的表面投影，内有左叶间静脉通过，将左半肝分为左内叶和左外叶。右叶间裂的表面标志不明显，它将右半肝分为右前叶和右后叶，肝右静脉走行于此裂之中（图51-41）。

Couinaud以肝裂和门静脉在肝内的解剖为基础，将肝脏划分为8段，即尾状叶为Ⅰ段，左外叶为Ⅱ、Ⅲ段，左内叶为Ⅳ段，右前叶为Ⅴ、Ⅷ段，右后叶为Ⅵ、Ⅶ段。相应的肝切除术分别有单独尾叶切除术（S_1）、左外叶切除术（S_2+S_3）、左内叶切除术（S_4）、左半肝切除术（$S_2+S_3+S_4$）、右前叶切除术（S_5+S_8）、右后叶切除术（S_6+S_7）、右半肝切除术（$S_5+S_6+S_7+S_8$）等。

1. 非解剖性肝切除　沿病灶周边离断肝实质及肝内管道。优点是①手术程序较简单；②能够保留更多的肝组织，提高低肝功能储备者的耐受性。不足：切除范围欠充分，原发病复发危险增高；部分残留肝组织血供较差，增加了胆漏和腹腔内感染率。

2. 解剖性肝切除　以肝段为本的肝切除，如肝段切除、联合肝段切除、半肝切除、左/右三肝切除。优点是①将荷载病灶的肝段连同病灶一并完整切除，符合肝病的病理特点，增加病灶切除的彻底性；②以肝段为单位的肝切除在肝段间无血管区进行，符合肝脏的解剖学特征，可避免损伤重要血管和胆管，提高肝切除的安全性；③避免残留肝组织缺血，减少胆漏和腹腔感染率。

四、适应证和禁忌证

肝切除的目的是清除肝脏的目标病灶，达到治愈肝病的目的。目标病灶是指在其切除后能消除症状和治愈疾病的全部或局部要害病变，例如针对巨大单纯性肝囊肿，只需切除突向肝脏表面足够大的囊肿壁即可达到彻底缓解症状和消除囊肿的目的。针对肝脏良

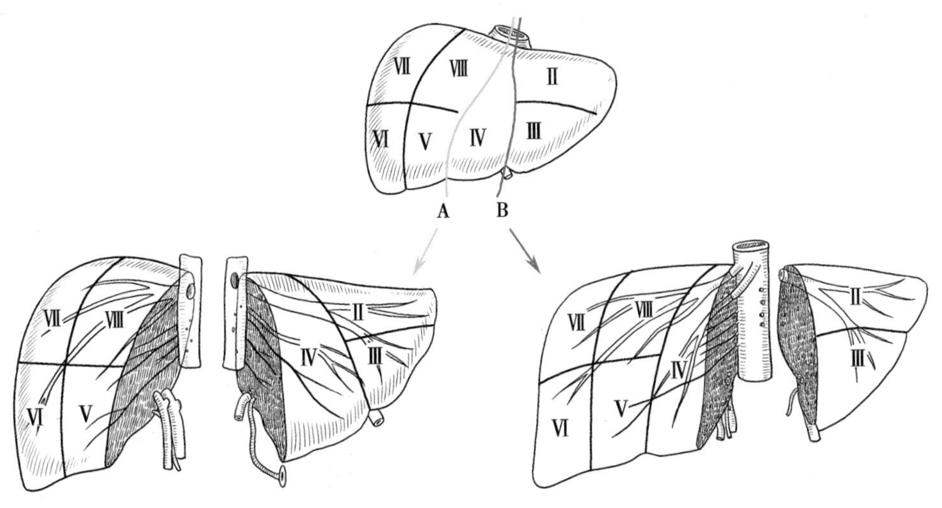

图 51-41　肝脏分段和体表投影

A 线．胆囊窝与下腔静脉左缘间的连线；B 线．镰状韧带的附着线及左叶间裂的表面投影

性肿瘤只需沿肿瘤边缘完整切除病灶，而对于具有浸润转移特性的肝脏恶性肿瘤则需同时切除可能被肿瘤浸润的癌周肝组织。因此，局限性肝脏病变、切除后剩余肝脏功能可充分代偿、且手术能安全实施者，适宜行肝切除术。

（一）适应证

1. 局限于肝叶 / 段的原发性肝脏恶性肿瘤（如肝细胞性肝癌、胆管细胞性肝癌、肝母细胞瘤、肝门部胆管癌等）。

2. 转移性肝脏恶性肿瘤（原发病灶可切除或已切除的）和邻近器官肿瘤侵犯至肝脏：如结直肠癌肝转移；胆囊癌浸润和局部肝脏转移，可行右半肝切除术；胃癌侵犯至肝左外叶时同时行肝左外叶切除术。

3. 有症状的巨大良性肝脏肿瘤，如肝血管瘤、肝腺瘤等。

4. 局限性的良性胆道病变，局限性肝胆管结石，不可修复的肝胆管损伤和狭窄，肝内胆管囊状扩张症、胆管囊腺瘤、胆管乳头状黏液腺瘤。

5. 外伤性肝破裂伴格列森系统或肝静脉无法修复的毁损性损伤。

6. 介入治疗不能奏效的经久不愈的慢性肝脓肿。

7. 局限于肝叶 / 段的肝棘球蚴病。

（二）禁忌证

1. 肝脏病灶广泛难以彻底清除、治疗效果难以确定或肝外转移。

2. 预留肝脏体积过小不足以代偿；或肝实质有较严重的功能损伤，如严重的脂肪变、肝纤维化或多次化疗引起的肝损伤等。

3. 手术风险难控　病灶累及重要管道结构，手术风险较大且难以回避；全身状况差难以耐受手术，全身营养状态低下，或同时有其他重要脏器较严重的损害时如心肺功能失代偿，不能控制的糖尿病等，应慎重考虑肝切除。

五、外科策略、术前评估和手术规划

（一）精准肝切除的外科策略

肝切除手术的目标是治疗有效性、手术安全性和干预微创化的统一。肝切除手术的有效性在于彻底清除目标病灶，安全性在于剩余肝脏功能充分代偿，微创化要求以最小的创伤代价完成安全而有效的手术，三者之间是密切联系又彼此制约的复杂关系。切除足够大范围肝脏以彻底去除目标病灶的病理学要求与最大化保留足够剩余功能性肝脏的生理学原则之间存在矛盾冲突。肝切除术本身是一把通过造成创伤而治愈肝脏疾病的“双刃剑”，安全有效治愈疾病的要求与手术创伤侵袭的风险之间也存在矛盾。在获取最佳康复效果的目标下如何实现最大化清除病灶、最优化肝脏保护和最小化创伤侵袭三者的统一是精准肝切除的核心治疗策略。

1. 最大化清除病灶的策略　彻底清除目标病灶是实现精准肝切除最佳康复效果的前提。①精确评估目标病灶范围：肝脏病变的术前评估是依据病史、临床表现、影像学检查、实验室检查、病理学检查结果，系统地了解病变的性质、病变在肝内外的分布及肝脏脉管系统受累状况。对于具有浸润转移特性的肝胆系统恶性肿瘤，尚需要根据各类肿瘤的生物学行为及个体病例的肿瘤分期，对现有影像学手段尚不能辨明的侵袭范围做出合理的推断；②不可切除肿瘤的降期处理：对于病变范围广泛的肝脏恶性肿瘤，可以通过降期治疗使肿瘤侵袭范围缩小，为治愈性肝切除创造条件。肝脏恶性肿瘤的降期治疗方法包括术前肝动脉栓塞化疗、新辅助化疗、精确放疗等，可根据不同肿瘤对这些方法的敏感性来选择应用；③遵循无瘤手术原则：精准肝切除术应遵循无瘤原则以避免肿瘤残留和医源性播散。应依据肿瘤浸润转移特性在瘤体外无瘤浸润的正常肝组织中将肿瘤整块切除。对于侵犯肝脏重要脉管结构的恶性肿瘤病例，联合血管切除重建可显著提高肿瘤的治愈性切除率。对于主癌灶切除后微小残余病变，可以通过射频消融、术中术后放疗、TACE等补救性治疗达到彻底清除肿瘤的目的。

2. 最优化保护肝脏的策略　剩余肝脏功能性体积及其结构完整性是决定术后肝脏功能代偿状态和手术安全的关键因素。①肝切除安全限量的个体化评估：肝切除安全限量主要受制于肝脏功能的代偿极限，以保证剩余肝脏功能充分代偿为前提。不同个体或不同疾病性质的肝病患者之间功能性肝脏体积存在极大差异。因此，肝切除安全限量不应以肝切除量的多少来衡量，而应以所必需的剩余功能性肝体积来度量。一般认为，正常肝脏的肝切除安全限量是预留肝脏体积不少于25%~30%标准肝体积。根据亚洲和欧美的临床研究资料，联合Child分级、门静脉高压征象和ICG排泄试验可对伴有慢性肝病的病例的安全肝切除限量做出预测。对于无门静脉高压征象的Child A级病例，若ICG R15小于10%，肝切除后预留肝体积不少于40%标准肝体积；如果ICG R15在10%~20%，预留肝脏不少于60%标准肝体积；如果ICG R15在20%~30%，预留肝脏不少于70%标准肝体积；Child B级、Child A级伴有门静脉高压征象或伴ICG R15清除率大于30%的病例只能做亚肝段级的限量肝切除或者肿瘤切除术。Child C级是任何肝切除的禁忌证。②增加剩余肝脏的功能性体积：如果预留肝脏功能体积达不到最小必需功能肝体积，可以考虑通过以下途径增加剩余肝脏功能体积：a. 通过选择性栓塞拟切除肝脏区段的门静脉促使预留肝脏增生，使之体积达到乃至超过最小必要肝脏体积；b. 去除可逆性肝损害因素，改善预留肝脏的功能。对于伴有重度梗阻性黄疸而需大块肝切除的患者，术前可通过选择性或全胆道引流来改善肝脏功能；对于营养过剩引起的单纯性脂肪肝可通过减肥来逆转肝损害。c. 在确保彻底清除目标病灶的前提下节省功能性肝实质。采用肝段/亚段切除或者限量局部肝切除等节省肝实质的手术方式，选择最小无瘤切缘，避免大块钳夹和缝扎肝断面组织。③剩余肝脏结构和功能保护：剩余肝脏四组脉管结构完整是其充分发挥代偿功能的先决条件，任一脉管结构缺失都会部分或全面地影响剩余肝脏功能。术前评估、手术规划和术中操作时都应将预留肝脏重要脉管的优先保护和修复重建作为关键内容。同时应重视优化围术期处理方案，预防各种因素引起的剩余肝脏功能损害。

3. 最小化创伤侵袭的策略　实施涵盖手术治疗全过程的微创化策略和措施，包括减轻手术入路创伤、控制术中出血和输血、减免剩余肝脏损伤、围术期加速康复外科处理等一系列手段，从而减低肝切除造成的全身、局部和心理等创伤效应总和。①控制术中出血：尽量选择规避大血管的肝切除层面，防止重要血管的副损伤；同时合理选择应用血流阻断的方法，在离断肝实质过程中精确解剖处理肝断面的脉管结构；②减轻组织损伤：术中应珍爱肝脏，精心呵护人体组织，尽可能减轻手术创伤。术中精细解剖，轻柔操作，避免大块结扎组织，避免粗暴牵拉和挤压脏器等“野蛮”操作；③加速机体康复：基于加速康复外科理念，采用早期肠内营养等一系列旨在加速创伤愈合和减轻创伤反应的围术期处理方法，加快患者的康复。

（二）患者的病情评估、外科决策和手术规划

精准肝切除手术规划遵循循证医学原则，一方面通过对患者的术前精确评估，从解剖学、生理学和病理学等各个侧面获得病情实证，另一方面充分利用现有关于评价各种肝脏切除技术的最佳证据并结合传统肝脏外科经验进行决策，制订针对个体病例的最佳手术方案。其核心要素包括：①确定彻底去除目标病灶的必要切除范围；②确定保证剩余肝脏功能代偿的必需保留范围；③拟定适当肝切除范围和合理手术方式；④预留肝脏体积、结构和功能的评估与保护；⑤设定最佳的肝实质分割平面；⑥预见需要切除/重建的脉管结构；⑦评估手术风险并制订相应的处理对策；⑧确定手术流程、关键技术方法及围术期处理要点。

必要切除范围是目标病灶累及的病变肝组织及病灶切除后结构和功能会遭到损毁的非病变肝组织的总和。在必要切除范围和必需保留范围之间的肝脏可切除范围内，基于最大限度保留剩余肝脏功能性体积的原则并结合各种可选择手术方式的难度、风险和安全性评估，确定最佳治愈性肝切除术式及适当肝切除范围。解剖性肝段切除符合精准肝切除理念，可作为多种局限性肝脏病外科治疗的首选术式。对于肝储备功能较差、需要保留更多功能性肝组织的病例，可考虑选择亚肝段切除或者局部不规则肝切除。

应依照2D图像的精确分析和3D图像的全景式观察，对预留肝脏四套脉管结构及其与病灶的解剖关系进行全面评估并制订完善的针对性手术处理方案。肝静脉回流通畅与Glission系统结构完整对剩余肝脏功能同样重要。借助计算机辅助手术规划系统进行虚拟手术，可对感兴趣的血管及其分支进行量化评估，对预留肝脏内可能存在缺血、淤血区域和范围进行预测，有助于确定适当肝切除范围和制订受累血管的处理方案。

肝实质分割平面的选择需要综合考虑以下因素：获得足够的无瘤切缘、节约功能性肝实质、沿着缺乏脉管结构的区段间隙、避免预留肝脏脉管结构的损伤。通过多帧2D影像的连续追踪分析，或者基于3D重建图像的虚拟手术，比较采取不同虚拟切面时的切缘状况、切面累及的管道、切除的肝脏体积、剩余的肝脏体积及其结构完整性，从而确定最佳切割平面。

手术流程的设计和关键技术方法的选择有赖于肝脏病变及手术的复杂性，预留肝脏功能性体积、重要脉管受累状况等。解剖性肝脏区段切除常从解剖和阻断目标肝脏区段的肝蒂开始，显示拟切除肝段的缺血边界后再离断肝实质。对于病变累及肝门部使拟切除侧肝蒂结构解剖分离困难的复杂病例，可先行解剖确认预留肝脏的肝蒂结构，然后沿缺血分界线离断肝实质。对于巨大肝脏肿瘤，为避免游离肝脏时挤压肿瘤造成癌细胞血行播散，可以采用前入路肝切除，即首先结扎切断荷瘤肝脏的肝蒂，然后离断肝实质和肝静脉，最后游离肝周韧带并移出肿瘤。

肝实质正常且预留肝脏功能体积充足的肝切除病例，可选择降低中心静脉压（$<5cmH_2O$）联合入肝血流阻断的方法控制术中出血；对于肝实质损害较重、预留肝脏功能体积处于边缘状态的病例，应考虑不阻断肝脏血流或者选择性半肝血流阻断下的肝切除。对于困难肝切除，预计需要阻断肝脏血流时间超过肝脏耐受缺血的极限时，可考虑采用在全肝血管隔离和冷灌注下的肝切除。对于主肝静脉和肝后下腔静脉受累需要切除重建者，可能需要实施全肝血流阻断下的肝切除或者体外肝切除。

肝实质离断方法的选择主要根据手术医师的经验、设备条件和对术中精细解剖的要求。活体肝移植的供肝切取、沿着重要脉管离断肝实质的复杂肝切除、不阻断血流的肝切除，最好使用有助于精确解剖和控制出血的CUSA、水刀或TissueLink。

传统肝脏手术计划建立在二维的超声和CT/MRI等影像检查评估以及肝脏功能半定量评估的基础上，对病灶的解剖定位、病灶与肝内脉管结构的毗邻关系以及肝脏储备功能难以量化分析，因而对肝切除量的把握和手术方案的设计主要依赖临床经验，尤其对于复杂的肝切除病例，往往需要剖腹探查才能最后决定手术方案。进入21世纪，数字外科平台的建立让术前评估和手术规划告别了既往的经验型决策，走向精准与客观。依靠数字外科平台上的计算机辅助手术规划系统，可以立体透视肝脏解剖、精确掌握肝段的边界、精确计算肝段乃至任意血管所支配的功能体积、准确定位病灶及其与邻近脉管的解剖关系，进而准确判断病灶的可切除性。通过虚拟肝脏切除，可以对不同手术方案进行比较、筛选和优化，尤其对于切除范围较大、累及或邻近重要解剖结构的复杂肝脏切除，计算机辅助手术规划系统更加具有实用价值。

六、基本手术技术

（一）切口选择与术野显露

切口选择主要依据目标病灶的部位、大小以及手术方式。在行右侧肝切除时首选反L形切口；在行左侧肝切除时，可采用正中切口或反L形切口。如是膈下的巨大占位病变、接近肝右静脉和下腔静脉时，亦可加做开胸操作，清楚地显露右肝膈下术野。

首先从正中切口进入腹腔，在脐部附过结扎离断肝圆韧带，在根部切除剑突以利于第二肝门的显露。固定在手术台上的框架拉钩将双侧肋缘向外上牵拉，清楚显示上腹部的术野（图51-42）。

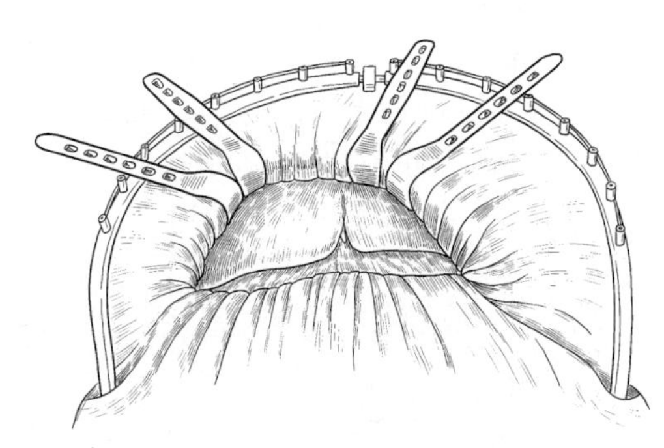

图51-42　固定在手术台上的框架拉钩将双侧肋缘提高向上，即可得到良好的上腹部显露

（二）目标病灶、切除平面及切除范围的确定

必要切除范围应是目标病灶累及的病变肝组织及病灶切除后结构和功能会遭到损毁的非病变肝组织的总和。良性肿瘤的边界即是肿瘤边界；而恶性肿瘤的切除边界应包含一定范围的非肿瘤肝组织。切除范围的确定可通过以下几种方法：

1. 利用解剖标志　肝圆/镰状韧带，相当于镰状韧带的附着线及矢状窝为左叶间裂的表面投影，内有左叶间静脉通过，将左半肝分为左内叶和左外叶。肝脏表面的切迹：第一肝门的左右肝切迹、右后肝门切迹（Rouviere沟）、左外和左内的脐静脉沟、胆囊窝；胆囊窝与下腔静脉左缘间的连线（Cantlie线）为肝中裂的表面投影，亦即肝脏的左右分界线，肝中静脉在其中通过。右叶间裂的表面标志不明显，它将右半肝分为右前叶和右后叶，肝右静脉走行于此裂之中。其他如三根主肝静脉、IVC和格列森系统管道，其肝外可见部分亦有助于确定切除范围。

在行解剖性肝脏区段切除时，常以3支主肝静脉作为见证点判断肝实质离断层面，而以剩余肝脏的肝蒂作为肝实质离断的停止点，从而既保证病变肝脏区段的彻底切除，又能确保剩余肝脏区段结构的完整性。

2. 通过病理形态的标志　如肝萎缩的自然界线，色泽或质地的改变，因血管或胆管受累而引起的色泽改变。

3. 通过肝脏缺血范围来确认　解剖拟切除肝叶/段的门静脉、肝动脉或肝静脉并加以暂时阻断，从而显示缺血范围而确定。

4. 影像引导下确定病灶的边缘　术中B超或CT影像融合技术、术中磁共振或CT引导技术来确认目标病灶范围、重要标志性管道的行程及预留肝组织管道结构的完整性。

5. 目标肝段染色技术　目前临床实践常用术中超声引导通过管道（血管或胆管内）注射亚甲蓝或ICG的正染及反染法确认切除界线（图51-43）。

（三）肝切除术出血控制方法与选择

肝脏连接着内脏循环与体循环，血供丰富、组织娇嫩，故控制肝脏出血是肝切除术成功的关键。可分为：①全肝血管隔离；②入肝血流阻断（全肝、选择性半肝、区段），方法有Pringle手法、鞘外或鞘内阻断法。"入肝血流阻断"又分为单独阻断门静脉或肝动脉，或同时阻断门静脉和肝动脉；选择性或全肝血流阻断；介入下气囊或栓塞法阻断肝血流；③流出道的血流控制：阻止血液的逆流出血。方法包括阻断肝上和肝下IVC，肝外解剖阻断肝静脉，肝静脉内气囊阻断，降低CVP；④肝实质内出血的控制：肝实质加压（手法、肝钳、束带）、肝实质的凝固、预先缝扎肝实质、切割缝合器直接闭合后再切开。

1. 入肝血流阻断

（1）全肝的入肝血流阻断——Pringle技法：是目前使用最广泛的控制肝实质离断时出血的技术，可应用无损伤血管钳、止血带或手指压迫等方法阻断肝十二指肠韧带内门静脉和肝动脉血流，分为持续性和间断开放两种方式。具体的阻断方法：①用束带、胶管；②无损伤血管钳；③手指：通常在急性情况下的短暂控制出血，通过间断开放判断和处理出血部位（图51-44）。Pringle技法的不足：影响全身血流动力学，可增加心率和平均动脉压；导致胃肠道淤血和门静脉系统压力迅速升高；无法控制肝静脉逆流导致的出血。

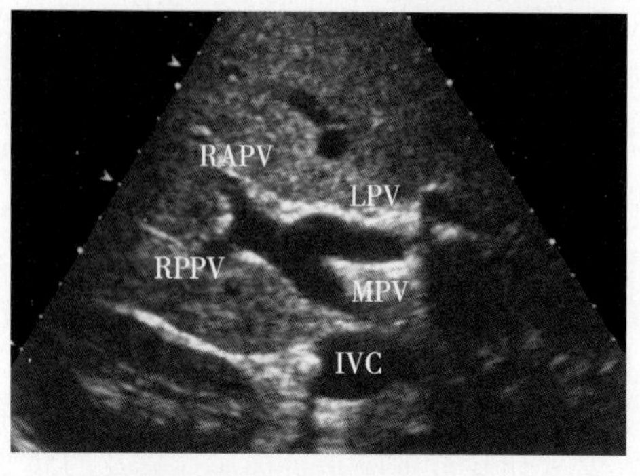

A. 术中超声观察门静脉分支的走行

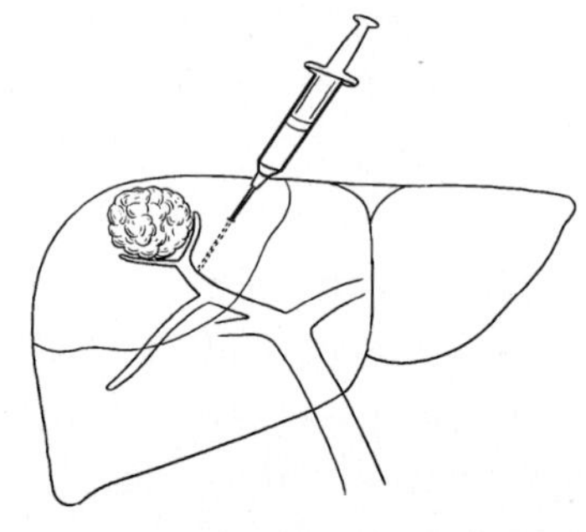

B. 亚甲蓝注射染色来观察着色肝组织以界定肝切除范围

图51-43　术中超声辅助、通过管道（血管或胆管内）内的染色技术确认肝段的分界

RAPV. 门静脉右前支；RPPV. 门静脉右后支；LPV. 肝左静脉；MPV. 肝中静脉；IVC. 肝后下腔静脉

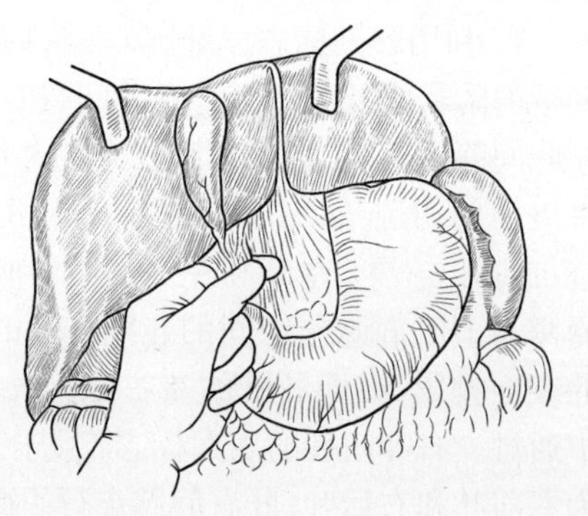

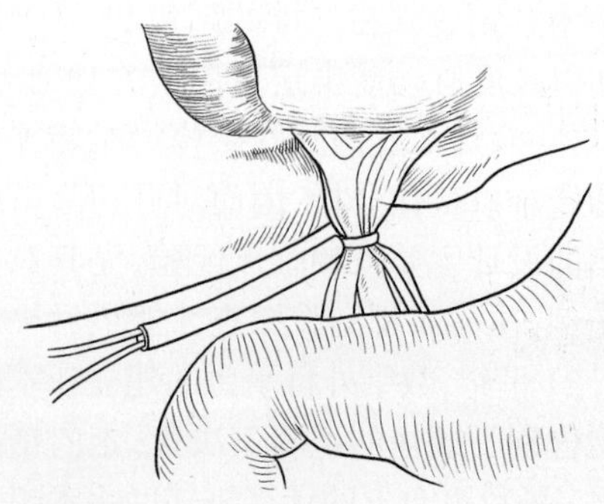

图51-44　Pringle技法肝门阻断

(2) 选择性入肝血流阻断(解剖性阻断):分离出相应肝叶、半肝、区段、肝段的肝动脉和门静脉后进行阻断,阻断效果更确切。如暂时性鞘外的半肝血流阻断;解剖性半肝血流阻断;区段入肝血流阻断(包括解剖性或鞘外阻断方法);段入肝血流阻断(解剖性阻断或肝内气囊血流阻断)。选择性阻断肝动脉或门静脉的方法有:单独阻断 PV 或 HA,阻断 PV 或 HA 主干的同时阻断切除侧的 HA 或 PV 分支。

(3) 肝切除前预先离断肝门部血管(图 51-45):Lortat-Jacob 最先提出这一技术(Lortat-Jacob J, Mem Acad Chir. 1952)。优点是有助于确定肝切除线、减少离断肝实质时出血;缺点是解剖肝门时可能误扎正常血管、不能有效控制来自对侧血管的肝断面出血。

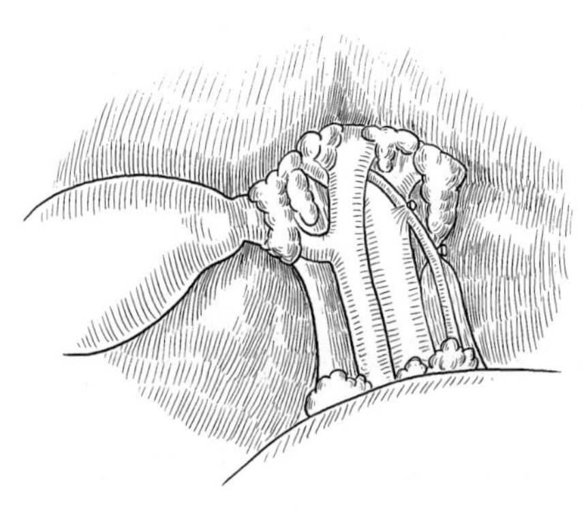

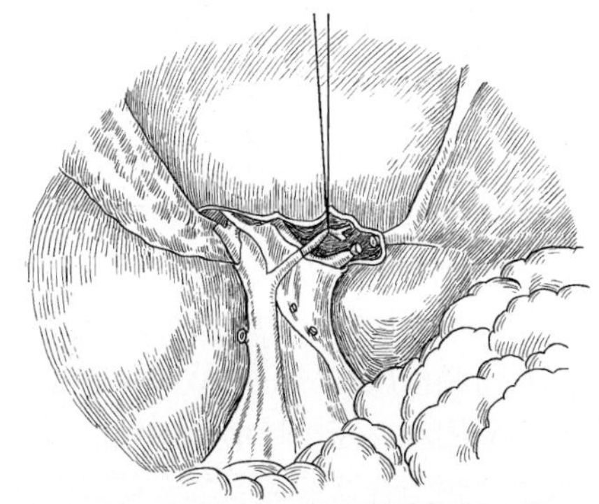

图 51-45　肝切除前预先离断肝门部血管

2. 出肝血流阻断

(1) 肝外分离肝静脉:肝外解剖引流目标肝段的肝静脉并予以阻断。

(2) 降低 CVP:降低 CVP 至 0~5cmH_2O,减少离断肝实质时的出血量。方法有头低脚高位、严格限制术中补液、血管扩张药物、利尿剂、降低潮气量。

3. 全肝血流阻断(total hepatic vascular exclusion, TVE)　1966 年 Heaney 最先报道 TVE 技术,20 世纪 80 年代 Bismuth 和 Huguet 改良了 TVE 技术。应当严格掌握 TVE 的适应证:肿瘤侵犯肝后下腔静脉和主肝静脉可考虑采用。充分游离肝脏和肝上、肝下下腔静脉以便于上血管阻断钳;阻断前应扩充血容量,但中心静脉压应 <12cmH_2O 以避免开放血流后肝断面渗血过多;先做 5 分钟的试验性阻断,若血流动力学尚能保持稳定,则依次钳夹肝十二指肠韧带→肝下下腔静脉→肝上下腔静脉;撤除血流阻断时,按逆行方向即肝上下腔静脉→肝下下腔静脉→肝十二指肠韧带开放阻断钳(图 51-46)。

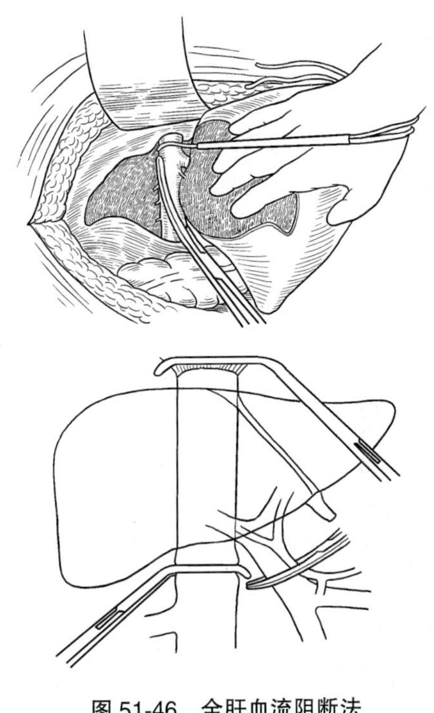

图 51-46　全肝血流阻断法

(1) TVE 显著改变血流动力学:心排血量降低达 40% 以上,平均肺动脉降低 25%~30%,血管外周阻力增加 80%。

(2) 患者对 TVE 的耐受性:10%~14% 的患者不能耐受 TVE,非肝硬化患者的并发症发生率达 50%,非肝硬化患者的死亡率高达 10%。

(3) TVE 与低 CVP 的 Pringle 技法相比:TVE 组的平均住院日、手术时间和肝脏缺血时间明显延长,在术中失血量和术后肝功能恢复上没有显著差异。

4. 选择性病变区域肝脏血流阻断　选择性肝脏血流阻断的优点:①血流阻断后肝段分界明晰;肝内分离、切断管道系统更加安全;②避免了保留肝组织的缺血损伤;③减少术中出血。如(图 51-47)经肝门 Glisson 鞘外的半肝血流阻断(A);Glisson 鞘内血流阻断(B);超声引导下的选择性门静脉分支球囊阻断(C)。

阻断肝血流切肝时,出血较少,但关键是安全阻断肝血流的时限。临床及实验研究证实肝脏入肝血流安全阻断的时限应在 20 分钟以内,但可重复阻断,间断阻断的累计时限可达 120 分钟。

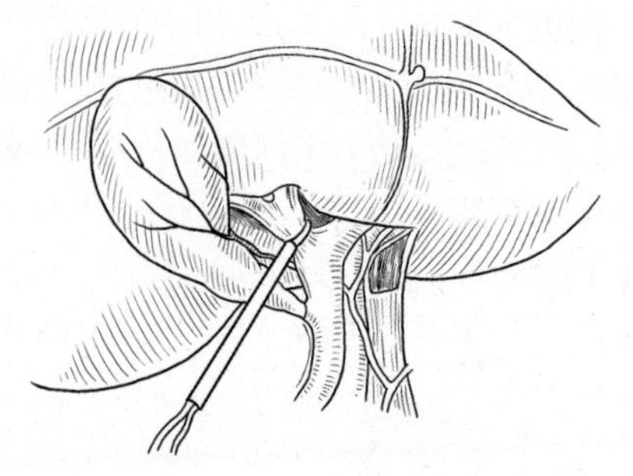

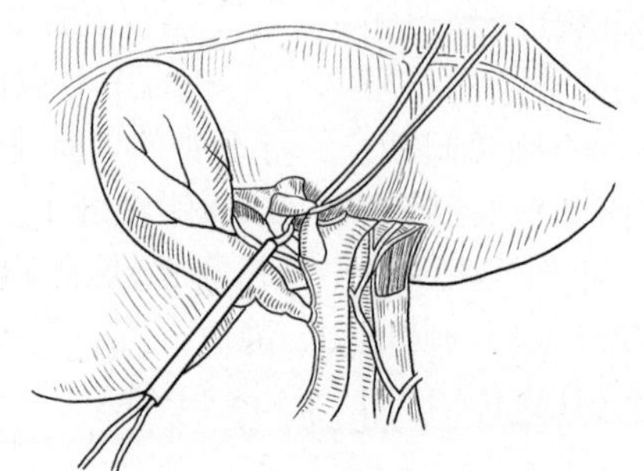

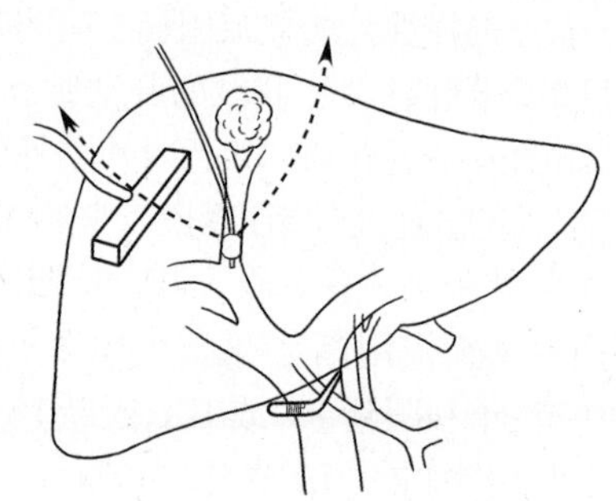

图 51-47　选择性肝段血流阻断

（四）主肝静脉的处理

肝静脉壁较薄，肝切除时容易损伤出血，尤其是肝静脉根部损伤破裂时，可引起致命性大出血。因此，安全可靠的肝静脉处理技术是肝切除术的一项基本技能。

1. 肝右静脉的处理技巧　包括在肝实质离断之前的肝外切断法和在肝离断最后阶段进行的肝内切断法。①首先，切断右冠状韧带和右三角韧带，游离右半肝直至显露下腔静脉的右侧壁。大多数人的右肾上腺紧密粘连于肝脏，需要精细解剖分离右肾上腺。②右肾上腺剥离后，将右半肝向左侧翻转显露下腔静脉右侧面，自下而上小心结扎切断肝短静脉细小分支。下腔静脉右缘肝右静脉汇入处有下腔静脉韧带，小心从其下方将该韧带从 IVC 剥离后，从其后方掏过钳子（胸科钳或汤氏钳），结扎、切断后便可显露 RHV 的根部。③从上、下两个方向试分离肝右静脉的根部，在肝上将左手示指抵于肝右静脉和肝中静脉之间的“凹陷”处作引导，沿下腔静脉前壁从下方插入血管钳，当可从上方看到钳子尖端时穿过，贯通后沿静脉壁适当向周围分离，尽可能显露出足够长的肝右静脉干。下腔静脉侧用无损伤血管钳钳夹后切断，4-0 的 Prolene 线连续缝合闭锁断端，肝侧行缝扎闭合。

2. 肝中、肝左静脉的处理　多数肝左和肝中静脉形成共干（分别汇入下腔静脉者占 16%），多数共干位于肝内。因此，行左半肝或左外叶切除时，多在肝离断的最后阶段切断左肝静脉。①切断左冠状韧带和左三角韧带后，向右侧翻转左外叶，自足侧向头侧结扎、切断肝后下腔静脉前面的肝短静脉；②分离尾状叶 Spiegel 部和腔旁部，在其腹侧辨认 Arantius 管，结扎切断，将尾叶向足侧牵开，显露肝左 / 肝中静脉的背面。③将示指抵入肝右 / 肝中静脉间作引导，从下腔静脉前方穿过钳子，将肝左 / 肝中静脉用血管带牵起。静脉切断和闭合同肝右静脉。

（五）肝实质离断技术和断面处理

1. 肝实质离断的原则　解剖显露肝内管道予以准确处理，结扎稍大的分支特别是肝静脉分支，电凝离断细小分支（< 2mm）。避免损伤肝静脉和 Glisson 系统的主要分支。尤其强调肝静脉的处理方法，如遇到肝静脉出血时不应盲目钳夹止血，宜用无损伤血管钳暂时阻断出血点，适当分离周围肝组织，再行缝扎或电凝处理。

2. 肝实质粉碎技术　经典肝实质离断技术如钳榨法、Kelly 钳、刀柄钝性分离、指压法。手指或刀柄较粗糙的技术现已少用，在深部显露不理想时可采用，或在紧急情况下需迅速切除肝脏时可考虑使用，一般情况下不提倡使用。钳榨法较常用，每次钳夹范围不宜太大，沿预先确定的平面，由浅入深，分层推进，用力轻柔适度，可借钳夹时的阻力反馈判断深面组织中有无粗大脉管结构，从而调节钳夹力度与方向，以避免损伤重要脉管。在分离重要脉管时，可用闭合的血管钳尖划动离断其周围肝实质。遇到格列森系统时，小的脉管（<2mm）可电凝切断，较大的结扎后离断；遇到≥1mm 肝静脉时应结扎后离断。

3. 肝实质凝固技术　超声止血刀、高频电刀、微波刀、激光刀、射频消融、TissueLink 等（图 51-48）都可用于肝实质的凝固和离断。目前最常用的方法是超声止血刀和水媒射频闭合器。

(1) 超声分离器（cavitron ultrasonic surgical aspirator，CUSA）是一种精确分离肝实质的器械，其工作原理是利用其手柄的中空的金属管以 0~300μm（0.3mm）的振幅、23~38kHz 的频率纵向振动，通过管头与组织之间的直接接触，或通过它们之间的水分为媒介，传递压力波将组织破碎；同时可以输送冲洗水，利用金属管吸走浮游的破碎组织。因此，又称为超声吸引刀。其最大特点是其组织破碎具有选择性，也就是通过振动使肝实质和脂肪组织的细胞破碎、乳化，而血管、神经、胆管等富含弹性纤维成分的组织可耐受振动而不被切断并保留下来。使用方法：①选择工作条件：振动输出功率 100% 表示管头纵向的单向最大振幅（300μm 左右），肝离断时最适振动输出功率通常在 40%~80%，

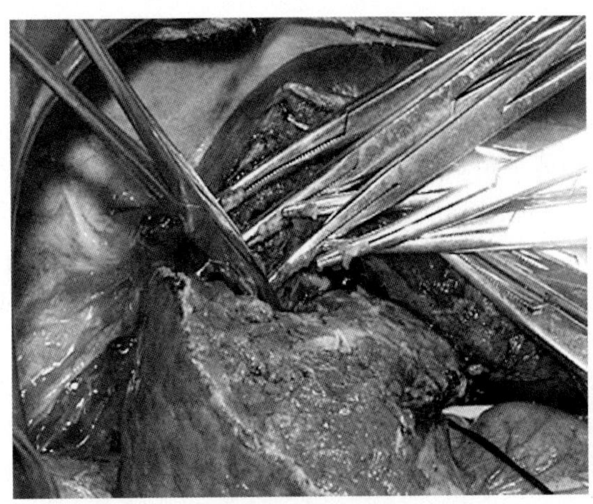

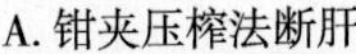

A. 钳夹压榨法断肝

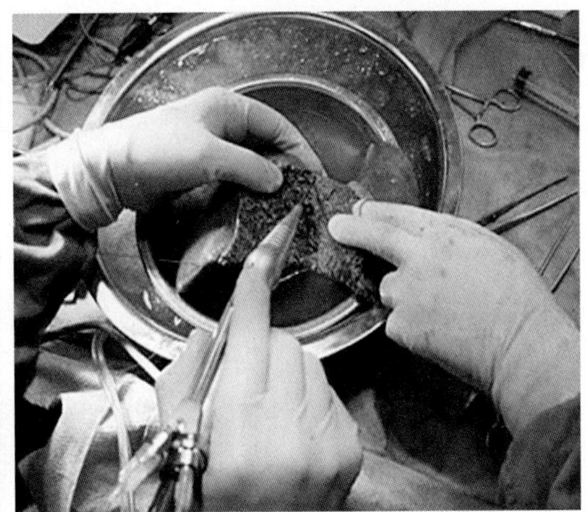

B. CUSA 法断肝

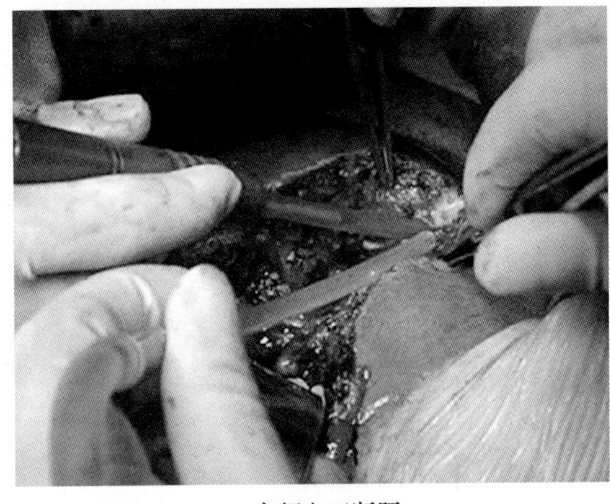

C. 高频电刀断肝

图 51-48　断肝技术

正常肝脏可用 80%，肝硬化的肝脏可用 90%~100%；②用电刀切开肝被膜；③手柄应斜握或横握，辨认肝实质内的重要脉管，沿其走行将周围的肝实质吹飞，遇到肝内重要管道时应适当倾斜管头并吹飞其周围的肝组织而显露脉管；④在断肝时，要不停移动管头不停留；⑤保留的肝静脉支管壁薄，易被撕裂而出现破口出血，较粗的中枢侧静脉支应采用相应的 Prolene 线(6-0)来缝合，末梢的细小分支可用带针线连同周围肝组织以 Z 字形缝合来止血。

(2) TissueLink 的结构和原理

1) 水媒射频闭合器(tissueLink)是由刀头、刀柄、连接导线、进水管、外科电流发生器和电极板组成的一种肝脏外科手术器械。引水管与生理盐水连接，流量为 2~6ml/min。生理盐水通过管道可流到闭合器的尖端，产生冷却作用，使接触到的组织温度低于 100℃，不致产生焦痂。其工作原理是通过头部产生射频电流，在生理盐水的介导下传播到邻近的肝组织，利用射频产生热量使肝组织凝固，同时使管道壁的胶原成分熔化而使管道闭合。这种方法可较一般电凝产生更深的凝固组织深度，同时因盐水的作用又不会产生焦痂，所以闭合效果较满意。但较大的管道仍需结扎或缝扎方为可靠。水媒射频切割闭合器断肝所产生的肝脏热损伤大约为 3~5mm，比一般的电凝止血稍深。

2) TissueLink 的使用方法和技巧：水媒射频切割闭合器具有体积小、携带方便，可与大多数外科电流发生器兼容等特点。其输出功率可从小到大做适当调整。一般可从 50W 开始，70W 较适宜，有时也可达到 80~90W。以既不会使肝组织产生焦痂，又可以使小血管迅速闭合止血为宜。当然要达到这种效果需与水滴速度和吸引器的使用相配合。一般吸引器的吸引头管口与闭合器的头之间应有适当的距离，使水流保持较匀速的状态通过闭合器头部，使闭合器头一直浸没在盐水中，但也应使术者能够看清肝实质内的管道结构。在处理靠近肝门部的胆管时应十分小心，为防止胆管损伤，此时可降低输出功率或用钳夹法辅助分离(图 51-49)。

3) TissueLink 联合 CUSA 的肝脏切除：在应用 TissueLink 切肝时，特别是行半肝切除时耗时较长，若片面加快速度则可能引起较多的出血。超声刀(CUSA)切肝在临床已较普及，其优点是可通过打碎和吸净肝组织而清楚显露肝内的管道，便于辨认和处理。TissueLink 联合超声刀切肝可发挥二者的长处，既可以

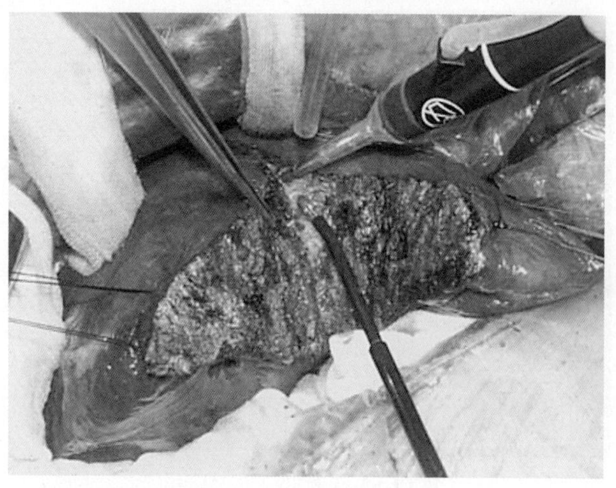

图 51-49　水媒射频切割闭合器(TissueLink)在肝切除术中的应用

清晰解剖又可以及时止血,能明显提高断肝速度。

4. 肝实质切割闭合　用切割闭合器直接离断肝实质,较多用于肝蒂与肝组织一起离断。

5. Belghiti 绕肝带法离断肝实质　当肿瘤巨大但剩余肝脏组织代偿性增生肥大,肝脏储备功能良好时可考虑行包括肿瘤的半肝或超半肝切除。在这种情况下常规的方法游离肝脏较困难,因此可不游离肝脏而直接从肝脏的前方直接向下断肝,即前入路切肝法。Ton That Tung 首先提出前入路肝切除术,并由 Lai 和 Shimaha 首先报道。前入路的优点:①减少了术中翻动、挤压肝脏造成肿瘤转移的可能;②提高了外科治疗肝脏恶性肿瘤的切除率;③减少了术中失血和残余肝脏的缺血损伤。前入路肝切除术适用于巨大肝肿瘤所致转移,及肝脏游离较困难的病例。前入路切肝时当接近下腔静脉,因位置较深操作较困难。2001 年 Belghiti 将绕肝带技术应用于前入路肝切除中,即从下腔静脉的前方通过一根束带提起肝脏以有利于断肝。此举提高了肝实质离断的效率,为掌控肝切除层面提供帮助,提高了困难肝脏肿瘤切除成功率(图 51-50、图 51-51)。

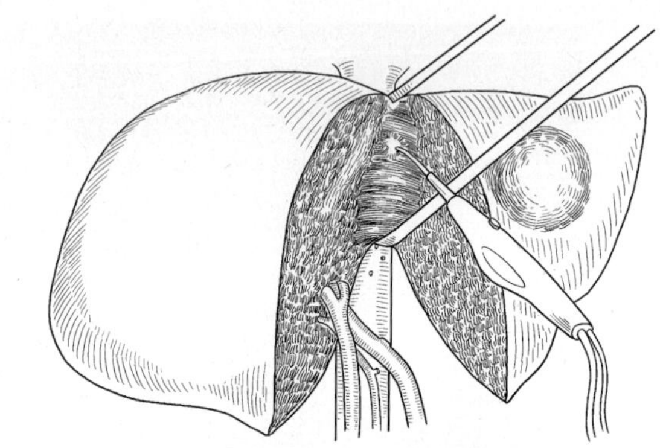

图 51-50　前入路和 Belghiti 绕肝带断肝

6

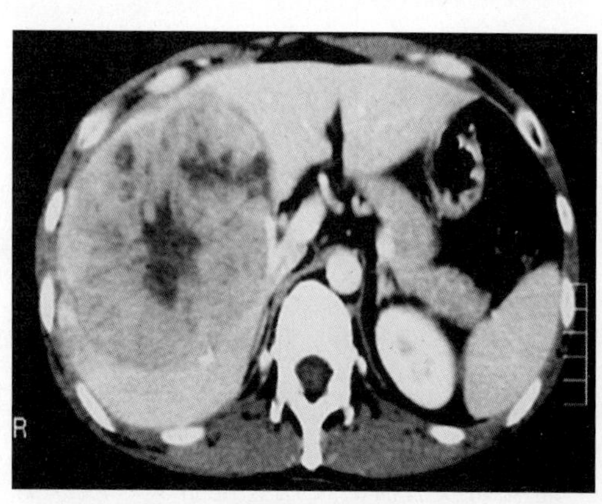

A. 右半肝巨大肿瘤

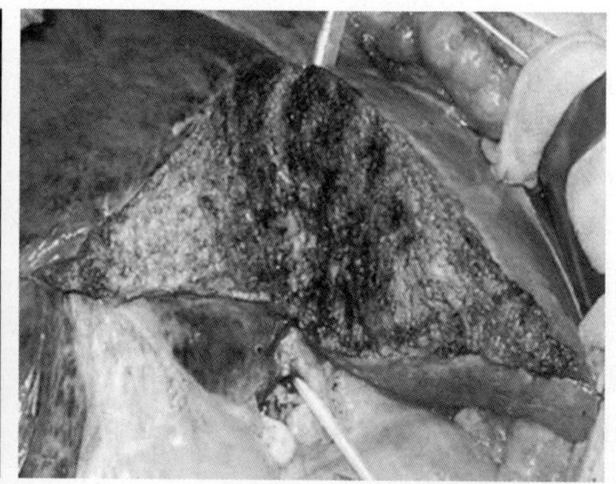

B. Belghiti 绕肝带在切肝中的应用

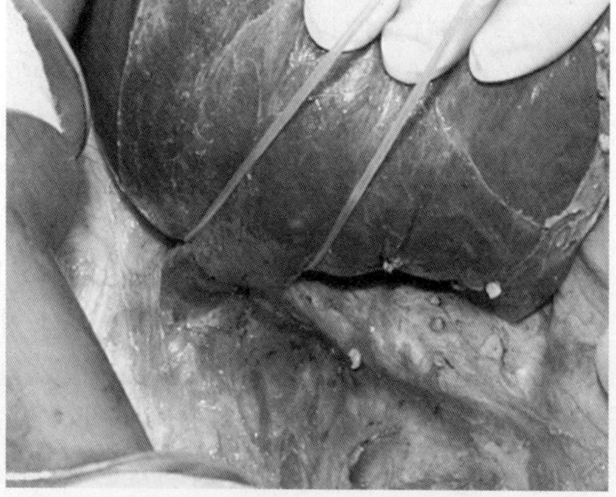

C. 在绕肝带辅助下前入路断肝

图 51-51　前入路和绕肝带应用于右半肝切除

（六）手术步骤

（1）取右肋缘下切口或反L形切口进腹，常规探查腹腔，超声明确肝脏肿瘤状况，划定切肝线。

（2）切断肝圆韧带和镰状韧带，一直到显露下腔静脉，稍向两侧分离冠状韧带以便于暴露。从肝脏上方分离出肝右和肝中静脉之间的间隙，并向下分离疏松的结缔组织。再从肝下分离肝脏与下腔静脉之间的组织。下腔静脉的正上方有一潜在的腔隙，可用较粗大的血管钳从下方探入，从肝右和肝中静脉之间出来，并引入一根束带悬吊起肝脏。

（3）不游离左右半肝，直接从肝表面向下腔静脉方向断肝。在断离肝脏后，原位游离切断拟切除侧肝静脉和肝短静脉，最后再搬动肝脏，分离切断肝周韧带，将肿瘤及部分肝组织切除。

（4）在悬吊肝脏时，若静脉钳难以通过，可用超声引导以明确是否有大的肝短静脉支阻挡。若前方有大的静脉支可考虑绕过该血管，否则应考虑放弃该方法。

（5）肝断面的处理：当肝切除后，即用热盐水纱布垫敷压断面3~5分钟，肝切面上的出血点和小胆管用电凝或以细丝线作8字缝合结扎，肝实质断面渗血可用氩气喷凝处理（图51-52）。检查无出血和胆汁漏后，用温盐水冲洗断面和其他创面，轻轻除去附于创面的凝血块，再用一块白色的热盐水纱布压迫肝断面2~3分钟，如纱布上还有黄染点，说明该处有小胆管断端漏胆，应再以细丝线8字缝合结扎。

（6）肝实质离断技术的选择：各种离断方法相差不明显。选择时可依据预留肝脏体积和功能评估、病灶侵犯范围及原发病的生物学特性、对肝脏血流阻断技术的要求、肝脏主要管道系统的切除与重建与否等。对于大部分的肝切除可采用钳榨法，或钳榨法+高频电刀，遇到重要管道时可用CUSA或水刀，可在间断阻断入肝血流、低CVP下进行。

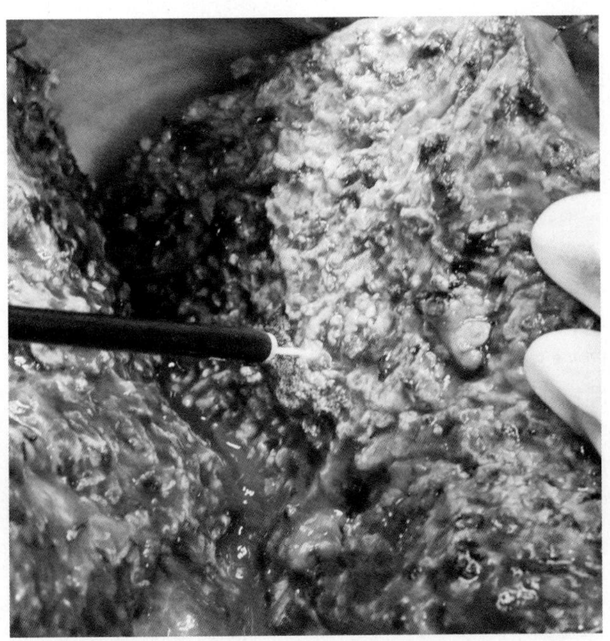

图51-52　氩气喷凝处理肝实质断面渗血

肝功能评估较差，预留肝体积较小时可考虑不阻断血流的肝切除。可采用低CVP下CUSA+电凝；或远离重要管道的周边部分可用超声止血刀等凝固技术离断肝实质，接近重要管道时再采用CUSA。对于一些精细的、解剖要求高的如活体肝移植，涉及重要脉管的肝切除，也考虑用CUSA。

腹腔镜下肝实质离断的选择：超声止血刀，LigaSure、射频、切割缝合器。

（七）受累脉管的切除和重建技术

肝肿瘤侵犯大血管是影响术后长期存活的重要因素，而且为彻底切除肿瘤增添了障碍，发生于肝脏中央或肝脏后部的癌肿往往会侵犯肝静脉、门静脉和下腔静脉，过去常常被认为是不可切除的肿瘤，近年来人们受活体肝移植和劈离式肝移植技术的启示，可以将受累的主要血管予以切除后，应用切除肝脏内的静脉（如门静脉左支），自体髂内静脉、大隐静脉、颈内静脉，或者“血管库”中冷保存（cryptopreservation）的同种异体血管，重建剩余肝脏的流入道或流出道，使肿瘤得以彻底切除；同时也保证残肝功能的恢复和再生。（血管库：无菌条件下摘取<60岁的脑死亡供者的上/下腔静脉、门静脉、髂内/外静脉、大隐静脉等→加入抗生素和RPMI培养液，4℃ ×24h→加入10%二甲亚砜、放入2层消毒袋内移入特制盒子→放入程序性降温冰柜以1℃/min的速度将温度降至-40℃→移入-180℃液氮罐内长期保存）。冷保存的血管的远期疗效仍不确定，对于重要的血管重建仍以自体血管为主。

6

如何确定肝静脉重建的指征？一是确定其血管对于剩余肝脏是否必需的；二是考虑肝脏剩余体积大小，如是临界值时需充分重建肝静脉的流出道。

1. 主要肝静脉的重建　肝尾状叶或Ⅳ段的肿瘤往往侵犯三支主肝静脉或下腔静脉。运用肝静脉重建技术，可使伴有肝硬化的患者在切除受侵肝静脉的同时尽可能多地保留功能性肝实质，达到肿瘤根治的目的（图51-53、图51-54）。

术中超声以确定病灶数目、位置、肿瘤与血管的关系；在离断肝实质时使CVP保持低于5cm H_2O并行入肝血流阻断以减少出血。Hemming AW等曾报道16例肝恶性肿瘤患者行肝静脉重建的切除术，结果围术期死亡2例（12%），实际的1年和3年生存率分别为88%和50%。

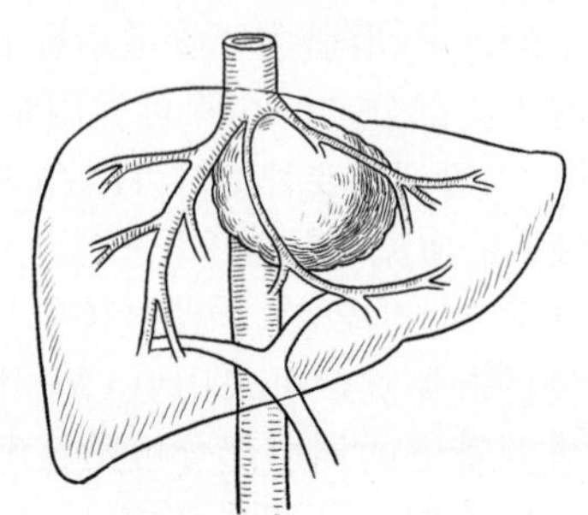

A. 肿瘤侵犯三支主要肝静脉

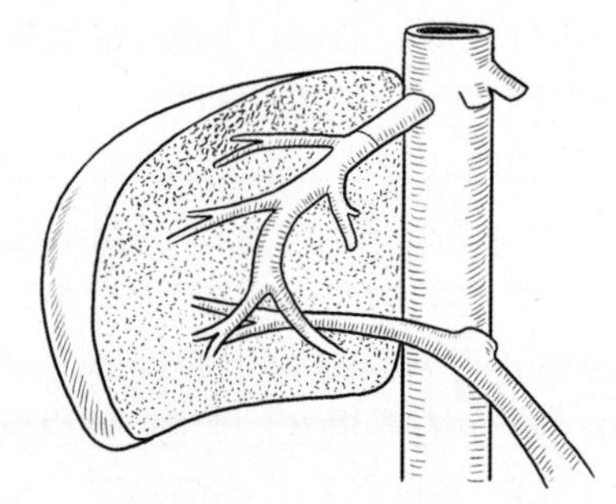

B. 行左三肝切除后利用左肝门静脉重建肝右静脉

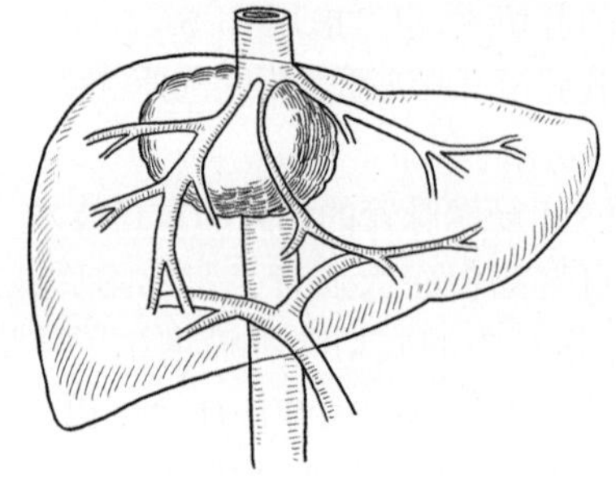

C. 右肝肿瘤侵及三支主静脉

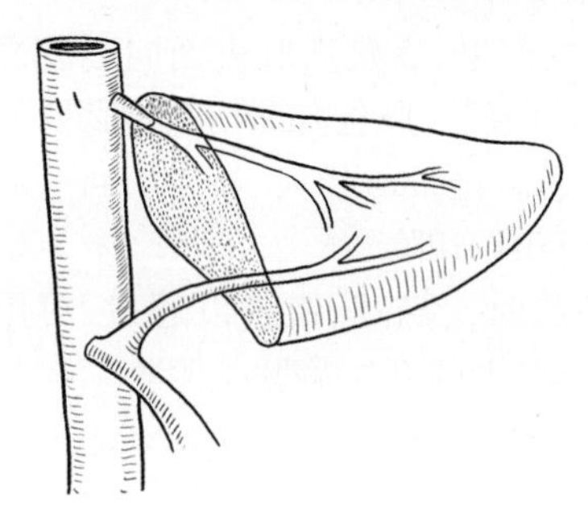

D. 行右三肝切除后以自体髂静脉重建肝左静脉

图 51-53　肝肿瘤切除术后主肝静脉重建

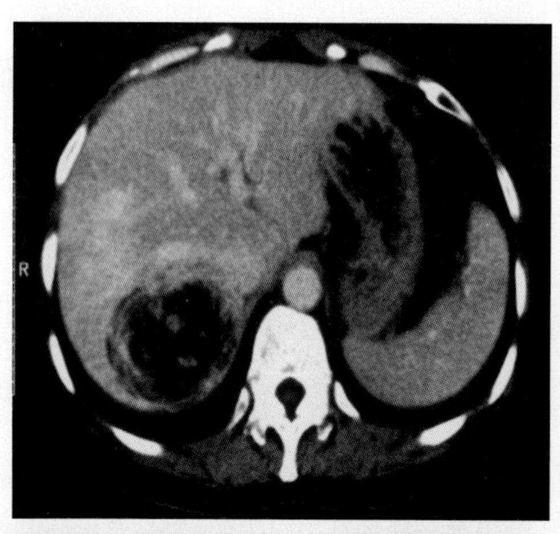

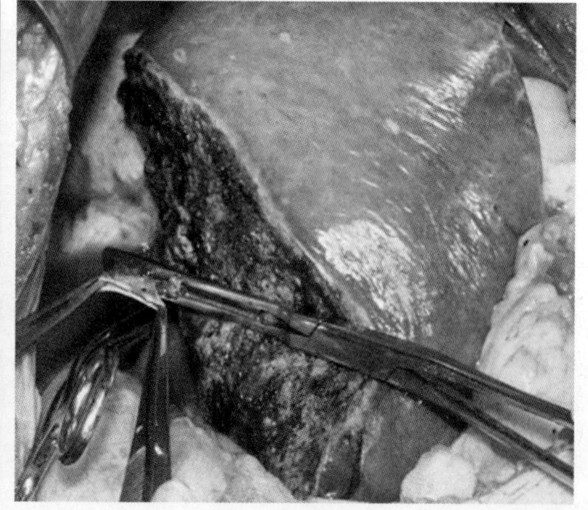

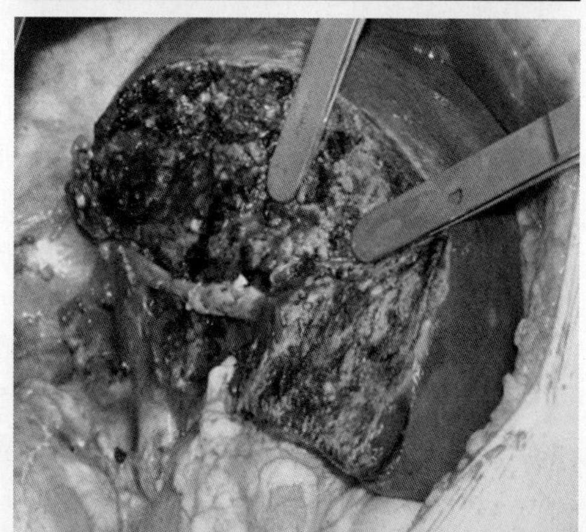

图 51-54　利用自体颈内静脉重建肝右静脉
肿瘤侵犯肝右静脉，行包括受侵肝右静脉的右半肝切除，取一段自体的颈内静脉修补缺损的肝右静脉

2. 肝后下腔静脉（inferior vena cava，IVC）的重建　重建下腔静脉的常用材料有自体血管补片如切除的肝脏内的血管、髂内静脉、大隐静脉、颈内静脉；血管库中冷保存的异体静脉移植物；人造血管。若肿瘤仅侵犯 IVC 前壁而主肝静脉未受累，在主肝静脉汇入 IVC 处尚有间隙，可采用静脉钳部分阻断 IVC、切除肿瘤、修复 IVC 前壁（图 51-55）；若肿瘤位置较高、侵及主肝静脉和 IVC，在静脉汇入处已无空隙，则行肝上 / 肝下 IVC 阻断的全肝血流阻断下切除术，最后以自体静脉或人工血管重建 IVC 或肝静脉（图 51-54）。Hemming AW 等报道 22 例肝恶性肿瘤患者行重建 IVC 的肝切除术，围术期死亡率为 9%，而 1、3、5 年存活率分别为 85%、60% 和 33%，取得了较好的疗效。

3. 门静脉的重建　肝门部肿瘤根治性切除时，如肿瘤侵及左门静脉或右门静脉局部，可行受侵段门静脉切除、血管直接对端吻合或用自体血管如髂内静脉、大隐静脉或颈内静脉移植重建（图 51-56）。为充分暴露、便于操作，一般完成肝切除后再行受侵门静脉段的切除与重建。切除后如缺损距离在 2cm 以内，可直接吻合，如缺损距离过长，则需要自体血管移植。

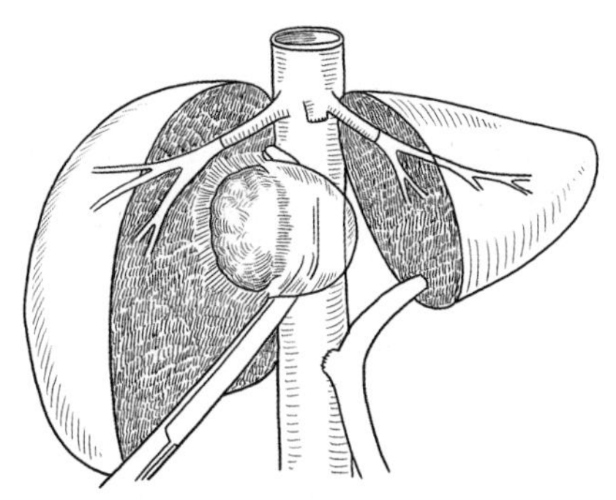

A. 肿瘤仅侵犯下腔静脉前壁而主肝静脉未受累，静脉钳夹持受侵犯的下腔静脉前壁，部分切除后修复前壁

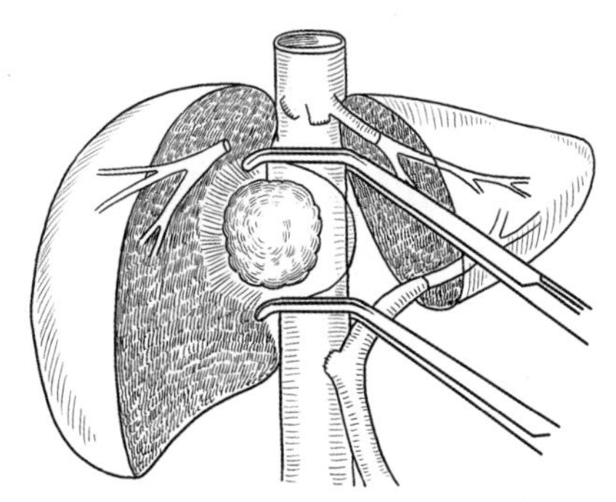

B. 肿瘤侵犯肝右静脉和下腔静脉，在其汇入下腔静脉处已无空隙，切除RHV，阻断肝上和肝下下腔静脉血流。彻底切除癌肿，以异体血管或人工血管重建下腔静脉

图 51-55　肝后下腔静脉重建

RHV. 肝右静脉

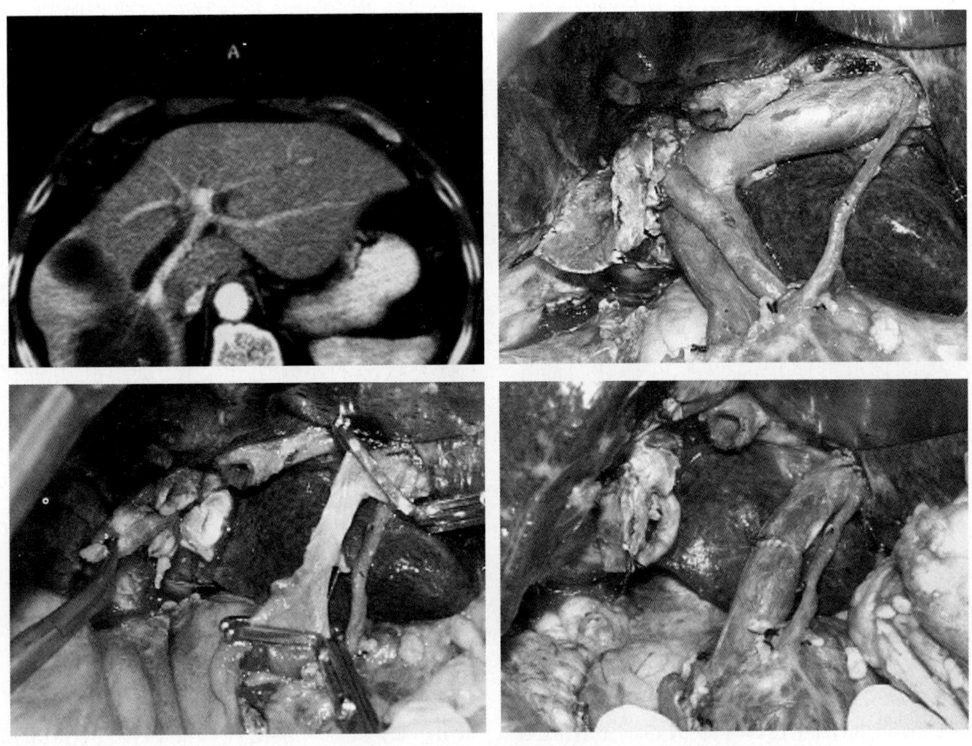

图 51-56　门静脉重建

肿瘤侵犯门静脉右支，受侵门静脉的切除、重建

（八）预留肝组织的保护措施

预留肝脏的功能性体积及其结构完整性是决定术后肝脏功能代偿状态和手术安全的关键因素。①在确保彻底清除目标病灶的前提下节省功能性肝实质：采用肝段 / 亚段切除或者限量局部肝切除等节省肝实质的手术方式，选择最小无瘤切缘，避免大块钳夹和缝扎肝断面组织；②剩余肝脏结构和功能保护：剩余肝脏四组脉管结构完整是其充分发挥代偿功能的先决条件，任一脉管结构缺失都会部分或全面影响剩余肝脏功能。术前评估、手术规划和术中操作时都应将预留肝脏重要脉管的优先保护和修复重建作为关键内容；同时应重视优化围术期处理方案，预防各种因素引起的剩余肝脏功能损害。

七、手术方式与手术操作

（一）非解剖性肝切除术

不规则局部肝切除是指距离肿瘤边缘一定距离的肝切除；肝肿瘤切除是指紧靠肿瘤包膜进行切除。适用于肝硬化合并肝癌和转移性肝癌，或用于切除靠近肝脏边缘的局限性病灶或肝活检；对于合并肝硬化的多中心发生的肝癌和多发的转移性肝癌，可进行多处的局部切除。

【手术步骤与技巧】

1. Pringle 手法间隙阻断血流下（每次阻断 15 分钟，开放 5 分钟，并可多次重复）钳夹离断肝实质。小的位于肝脏边缘的肿瘤，可以 4 号丝线及长圆弯针或直针在距肿块约 2cm 处做两排楔形的褥式缝合以阻断血流，在两排褥式缝合间，距线缘约 0.5cm 处切开肝包膜，钳夹法钝性分离肝实质，切断肝内的胆管及血管，并逐一结扎。或阻断肝血流后直接按照预定的切除范围切开肝包膜，钝性分离肝组织，钳夹、切断、结扎所遇到的肝内管道结构。

2. 术中超声的作用　术中超声不仅对小病灶的检出有用，还可以在超声引导下进行活检以明确诊断。观察时不要漏诊肝静脉根部、尾状叶和肝门部等大脉管附近的小病灶。

3. 肝实质离断后，开放阻断的血流，再用血管缝线在术野进一步止血。

（二）左外叶（包括Ⅱ和Ⅲ段）肝切除术

【手术步骤与技巧】

体位、切口详见肝切除基本技术。

1. 游离左半肝　先切断结扎肝圆韧带，以血管钳夹住并向下牵拉，然后用左手将肝面压向下方，以显露肝镰状韧带。沿腹前壁向上切开镰状韧带至左侧冠状韧带电凝止血。继续用左手将肝左外叶压向下方，显露左侧的冠状韧带，切开此韧带的前叶；以手指或纱布拭子略加分离后，再切开冠状韧带的后叶，注意勿损伤肝左静脉的浅支及膈肌上的血管。

2. 将左外叶向下方牵拉，充分显露肝左叶外缘，以两把长弯血管钳在靠近膈肌处夹住并切断左三角韧带，近膈肌处缝合结扎左三角韧带，也可用电凝直接离断。

3. 继续分离冠状韧带至镰状韧带附着处的左缘，肝左静脉经此处汇入下腔静脉，注意勿损伤。

4. 切断肝胃韧带　肝左外叶游离后，以大号 S 形拉钩将其向上钩开，在肝十二指肠韧带左侧切开小网膜，注意有时变异的肝左动脉直接起源于胃左动脉。

5. 肝左静脉的处理　肝左静脉多在断肝时从肝实质内钳夹、切断并缝扎，在离断肝实质前预先解剖处理左肝静脉，技术困难，存在风险，完全没有必要。

6. 在镰状韧带左侧与脐静脉切迹左缘离断肝实质　以左手拇指在前，余四指在后，将左外叶捏住向下、向左牵引并向下加压，以压迫来自肝门处的肝动脉和门静脉左支以控制出血。在镰状韧带左侧 1~2cm 处切开肝包膜，以血管钳沿切线压榨、钝性分离肝组织，遇有血管及胆管分支时，以蚊式血管钳夹住断扎。在靠近左外叶的背面解剖出门静脉及肝胆管的左外叶分支，分别切断、缝扎。继续分离肝组织，于镰状韧带上端附近的肝组织内，以血管钳夹住肝左静脉并切断缝扎，将左外叶切除。

【手术难点和要点】

1. 要防止左肝静脉的破裂或撕裂　一般情况下，仅靠上方的入路不能结扎肝左静脉的主干，最好待肝离断时最后处理。手术时注意勿过度牵拉左外叶以免撕裂肝左静脉。一旦发生，应立即以手指按住出血处，用无损伤组织钳夹住破口的边缘，然后以 5-0 血管缝线缝合修补。

2. 左内叶血管和胆管的处理　左外叶切除时可不阻断肝门血流或解剖左叶间裂结扎血管，但当肿瘤体积较大、血运较丰富、估计出血较多时，可先在门静脉矢状部的左侧切开浆膜，剥离肝实质和脐部之间的疏松组织，显露走向左外叶的门静脉 P2 和 P3 分支，然后在其深面显露并断扎相应的动脉和胆管分支，注意保留 S4、S1 段的血管和胆管分支。

3. 左外叶肝切除　现一般均可在腹腔镜下完成（详见腹腔镜肝切除），除非肿瘤体积巨大或肝脏严重变形时腹腔镜下完成有困难。

（三）左半肝切除术

左半肝切除的范围包括左内叶（Ⅳ）及左外叶（Ⅱ+Ⅲ段）。对于良性病变和在外侧叶的恶性肿瘤，一般多保留尾状叶的左侧部；若在左内叶的恶性肿瘤并贴近肝门横沟处，应将尾状叶左侧部切除。

【手术步骤】

1. 游离肝左叶韧带　切断肝镰状韧带、左冠状韧带和三角韧带，方法同前。

2. 解剖、切断左侧肝蒂　以大号S形拉钩轻轻将左肝下缘向上牵开，或先将肝左叶游离、向上翻起，便可显露肝门。切开肝十二指肠韧带左缘腹膜和小网膜。①首先分离肝动脉：辨清其左、右分支后，以丝线先将肝左动脉提起，触摸肝门右方有无动脉搏动感，当证明结扎肝左动脉不会影响肝右动脉血供时，方可将其切断结扎。部分患者由单独分出的肝中动脉供给左内叶，亦应将其结扎，但也应注意不影响肝右动脉。②其次处理门静脉：向上牵开左内叶，充分显露肝横裂，在肝总管的左侧、肝左动脉的后方深部小心剪开左侧肝蒂的纤维鞘，并将肝组织轻轻向上推开，显露门静脉左干的横部。沿门静脉向肝门方向分离，露出左、右分叉部，在直视下分离左支和周围结缔组织之间的深部，避免损伤分叉部附近的尾叶分支。确定左支已全周分离后，再用一直角钳子掏过，用4号丝线将其分别结扎或缝扎，左右半肝间的分界线很快就清楚地显现出来。③胆管：在门静脉左支上缘若能显露左肝管，在距分叉部约1cm的左侧结扎、切断；如胆管的走行不明确，则可在肝离断的最后阶段切断左肝管。在分离门静脉及胆管时，要注意辨清起自左肝管的右前叶或右后叶胆管和起自门静脉左干横部的右前叶或右后叶门静脉支。

3. 肝静脉的处理　一般不在肝外单独处理肝左静脉(LHV)，可在肝实质离断后最后处理，为控制来自肝中静脉(MHV)的出血，可在离断肝实质前在肝外解剖控制LHV与MHV。将肝脏轻推向下方显露第二肝门，在肝右静脉与肝中静脉之间向肝实质深面稍作分离。然后在肝静脉的附着部切断Arantius管，最大限度地显露肝左静脉的根部；在肝脏面切开小网膜，显露尾叶的Spiegel部，在其左侧缘分离与下腔静脉之间的韧带，切断左侧的下腔静脉韧带后，从下向头侧顺次结扎、切断肝短静脉直至肝左静脉的根部，肝左和肝中静脉的合干位于肝内，在LHV与MHV合干与IVC汇合部下方向RHV与MHV之间的间隙引过血管钳，置吊带控制LHV与MHV。

4. 离断肝实质　术中超声确定MHV的行程及主要属支的汇合位置，根据MHV的去留，适当调整切离线。沿肝中裂左侧约1cm处相当于胆囊的左缘，切开肝包膜，以血管钳钳夹法离断肝实质，所遇到的血管及胆管均以钳夹后切断结扎。肝中静脉在肝中裂处走行，大多与肝左静脉汇合后才开口于下腔静脉，因此分离肝实质时，应注意切断、结扎肝中静脉向左内叶的各属支，分离时避免撕破壁薄的肝中静脉。离断肝脏先从肝下缘的脏面和胆囊床开始，切开肝中静脉的腹侧肝组织，显露出肝中静脉左侧壁并向头侧方向离断，向着一腔静脉切开肝中静脉背侧的肝实质，到达头侧的肝中、肝左静脉汇合部，于肝门部结扎、切断左肝管，最后结扎、切断肝左静脉。

【手术难点和要点】

1. 用术中超声随时确定MHV的行程及主要属支的汇合位置，在离断的初期找到汇入肝中静脉的较粗属支，并以此为目标逐步分离至肝中静脉的主干。肝离断面的标准与否取决于能否正确地解剖出作为肝内标志的肝中静脉。如保留MHV，注意处理肝左静脉时勿损伤MHV的开口，并防止关闭肝左静脉残端时将肝中静脉开口缝窄(尤其是在用切割闭合器处理肝左静脉时)。

2. 左半肝的后侧、下腔静脉的左侧壁有数支肝短静脉与尾状叶左侧相连，Spiegel部最粗的肝短静脉包裹在左侧腔静脉韧带内，如需同时切除尾状叶，应仔细地逐一分离、结扎、切断。

3. 门静脉及肝胆管在肝门处的分叉位置较高，当游离困难时，可将胆总管向右牵开，再分离门静脉主干，并穿过一橡胶管做牵引，在切断肝实质前暂将门静脉血流阻断，最后在肝断面处结扎胆管和门静脉横部的断端，这样操作较为简单，阻断血流的时间受限较小，同时也不至损伤右肝叶的异位门静脉支和尾状叶的血管或胆管。

4. 术前仔细阅读影像学资料、注意解剖学变异或肝脏变形引起的解剖结构移位：如右后支胆管汇入左肝管；变异的替代或副肝右动脉(replaced or accessory right hepatic arteries)从肠系膜上动脉发出，或替代/副左肝动脉从胃左动脉发出等。或因肿瘤巨大、挤压肝门变形，此等情况处理肝门时应更加小心，避免损伤右(后)胆管和肝右动脉。

(四)左三区(trisectionectomy)切除术

切除范围包括左半肝(Ⅱ+Ⅲ+Ⅳ)和右前叶(Ⅴ+Ⅷ)。右前叶与右后叶间的叶间裂为肝门的右端斜向外侧的平面，内有肝右静脉。

【手术步骤】

1. 切断肝圆韧带、镰状韧带、左右冠状韧带，左右三角韧带、肝胃韧带、肝结肠韧带和肝肾韧带，充分游离肝左叶和右前叶，右侧肝脏游离时注意勿损伤右肾上腺血管。

2. 肝门部脉管的处理　切除胆囊后将胆总管连同周围的结缔组织游离后牵开，分离并辨认肝固有动脉、肝左、肝中和肝右动脉；从右侧开始游离门静脉，依次分出主干、左支、右支、右前支和右后支；沿肝门横沟上缘到左纵沟切开肝包膜、分离肝实质，在横沟

6

与左纵沟交界处分离左肝管、汇合部至尾状叶的血管和胆管支，结扎、切断左门静脉干、左肝管和肝左动脉。然后将肝脏轻轻向上翻转，自右肝下缘斜向肝门右切迹切开鞘膜，游离肝右动脉直至分出右前支和右后支；依次双重结扎并切断肝中动脉和右前支肝动脉；接着结扎并切断门静脉右前支(两断端应分别予以缝合结扎，以防肝实质离断时结扎线滑脱引起出血)。如果此时难以区分右前和右后支肝动脉，可将右前支保留，待肝脏离断后与门静脉支的切断一同进行。经以上操作后肝表面显露明显的缺血线(图 51-57)。

3. 显露肝左、肝中静脉根部，保护、悬吊肝右静脉　游离左肝后依次切开肝胃韧带和肝后下腔静脉左侧壁的后腹膜，从下往上依次结扎、切断左半侧的肝短静脉，对于较粗的肝短静脉，其下腔静脉侧宜用 5-0 的 Prolene 线缝合闭锁。在结扎、切断汇入肝左静脉根部背侧的 Arantius 管后，肝左和肝中静脉根部便可牵起。

4. 肝脏离断　沿右叶间裂左侧 1cm 处切开肝包膜、分离肝实质，切面应斜向左后方至下腔静脉的左壁，直至显露肝中静脉的起始部至与下腔静脉的汇入处。断肝时最好使用 CUSA 和电凝进行分离和止血，根据脉管的口径(2mm 为界)分别予以细丝线结扎后切断或电凝。

5. 切除左三肝　随着肝实质离断的进行，在右门静脉干、右肝管和肝右动脉上方的肝实质内将右前叶的门静脉支、胆管和动脉支结扎、切断，注意勿损伤右后叶门静脉、动脉和右后叶肝管。结扎切断引流第Ⅴ和第Ⅷ肝段的静脉支，将左三肝轻轻提起，沿下腔静脉前壁分离肝组织，所有管道均予以结扎、切断；到达第二肝门时，小心分离出肝左静脉和肝中静脉，用血管钳连同肝组织钳夹、切断，注意勿损伤下腔静脉和肝右静脉；肝静脉采用血管线缝闭、结扎。

【手术难点和要点】

1. 肝门解剖分离门静脉、肝动脉和胆管及其向尾叶的分支时勿损伤汇合部及右后叶的肝蒂；在切断左侧肝管和门静脉后从左往右游离。

2. 第二肝门的处理　分离肝短静脉时要保持良好的术野，辨认清楚后小心地结扎后离断，不能盲目地用钳子穿过以免造成意外出血；并且要时刻注意处理的顺序，从左侧方或右侧方的足侧开始分离。

3. 左三肝切除的主要难点是正确地判断右前叶与右后叶的界线(右叶间裂)，因右叶间裂在肝表面并无明显标志，注意勿损伤其内的肝右静脉以免造成严重后果。术中可使用超声探查，以确定肝右静脉和门静脉右支的完整性；也可以在肝门以上短时间(3 分钟)夹闭右前段肝蒂，使肝实质颜色改变而显示出分界线，以电凝器将其标出，沿此线分离肝实质。

4. 不要正对右叶间裂而是略偏于左侧遗留少量肝组织以保护肝右静脉，手术在分次阻断入肝血流下进行(阻断 10 分钟后开放 5 分钟，如此反复)。使用 CUSA、TissueLink 等沿预定的肝切除线依次凝固肝组织，按凝固线切肝，较粗的肝内管道结构均应分别结扎切断，可减少切断肝右前叶时的出血。

5. 若切肝最后发现肝右静脉已受肿瘤侵犯或意外受损，而肝右后下静脉又不粗大，此时修复肝右静脉是十分必要的。根据具体情况可采用自体大隐静脉、髂内静脉、颈内静脉或冷保存的静脉血管架桥修复肝右静脉(图 51-58)。

(五) 右半肝切除术

右半肝切除范围包括右前叶(Ⅴ+Ⅷ)和右后叶(Ⅵ+Ⅶ)，要保留肝中静脉，手术范围越过肝中静脉者称为扩大右半肝切除。

【手术步骤及技巧】

1. 体位和切口见肝切除总论　若肿瘤位于右肝

A. 左三肝切除之肝门部解剖

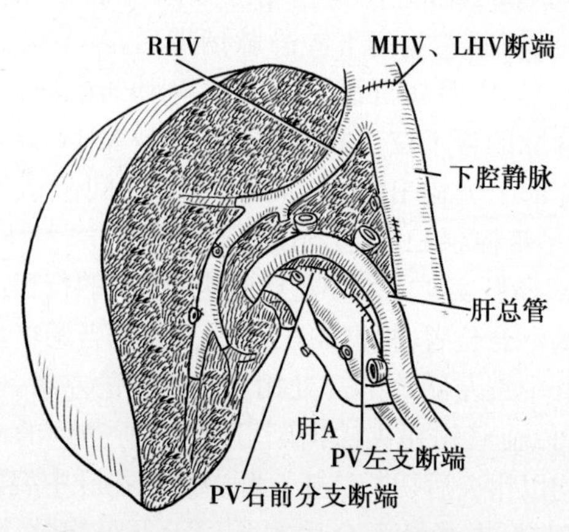

B. 左三肝切除后残余肝右后叶之模式图

图 51-57　左三区肝切除术

A. 动脉；PV. 门静脉；RHV. 肝右静脉；MHV. 肝中静脉；LHV. 肝左静脉

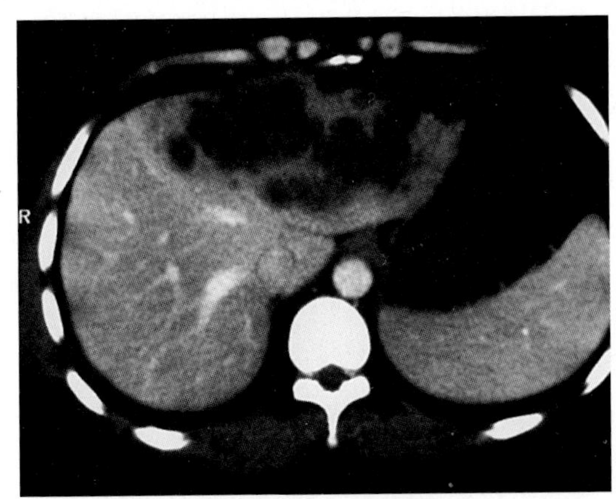

A. 左肝癌已侵犯右前叶

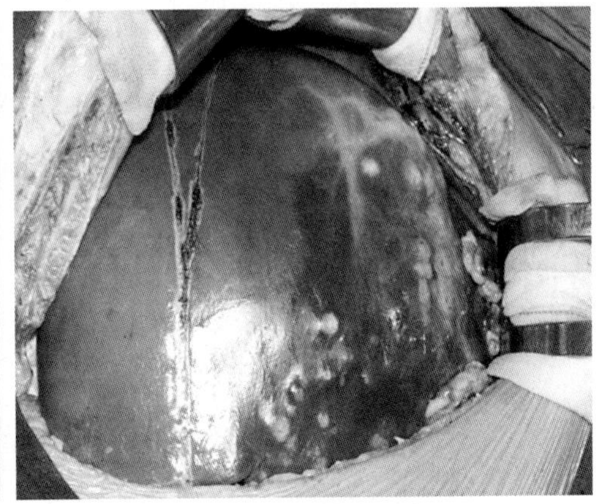

B. 右叶间裂上标出切除线

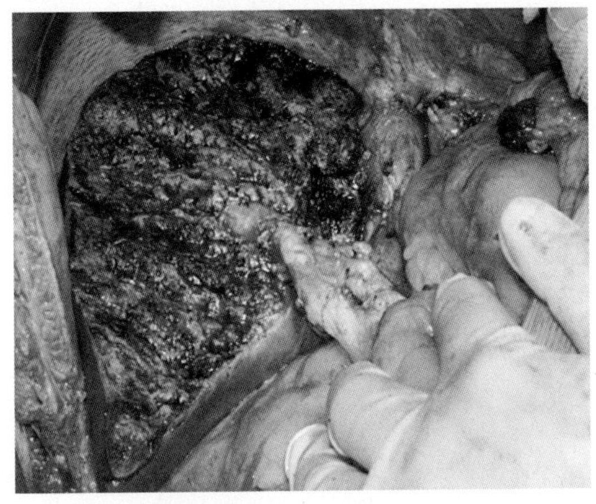

C. 解剖性切除左三肝后的剩余肝切面

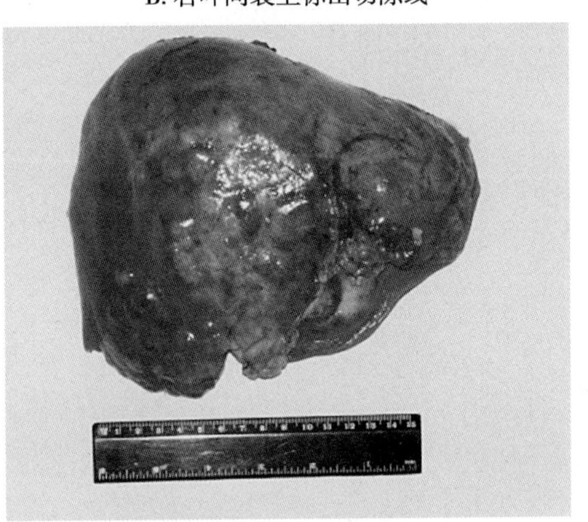

D. 切除的左三肝及巨大肿瘤标本

图 51-58　左三肝切除治疗肝恶性肿瘤

上后方且巨大，单纯经腹手术难于处理肝后下腔静脉和主要肝静脉的病变时，可加做右侧胸腔联合切口，切除第 7 肋骨或经第 6~7 肋间隙进入胸腔。

2. 解剖肝门　分离、结扎、切断胆囊管和胆囊动脉；将肝总管连同周围组织一起分离后在胆囊管的高度将其向左侧牵起；然后切开肝横裂的纤维鞘膜，找到、分离肝右动脉并予以结扎、切断（处理前应先确定肝左动脉搏动如常）；再向上分离、辨清肝总管及左、右肝管分叉处，离其分叉部约 1cm 结扎、切断右肝管（禁止在用力牵拉下靠近分叉处切断，以免造成左肝管狭窄），注意防止误伤肝总管；最后在肝总管的右侧、肝右动脉的深面分离并可透见浅蓝色的门静脉，紧贴血管壁锐性分离门静脉右支直至全周剥离后掏过钳子，结扎右支后切断，近端追加缝扎（图 51-59）；若右干较短，结扎后可暂不予切断，留待最后切断肝脏时再处理，以防发生大出血。

3. 游离右半肝及处理肝右静脉　向上剪开肝镰状韧带，将肝右叶轻压向足侧，充分显露右冠状韧带、右三角韧带后切断；接着分离肝结肠韧带、肝肾韧带，将右半肝向左侧翻起，剥离肝裸区，直至显露下腔静脉的右侧壁；仔细分离右肾上腺与肝脏的粘连，从足侧向上依次结扎、切断下腔静脉上的肝短静脉，切断右侧腔静脉韧带后显露肝右静脉汇入下腔静脉的开口处；从上下两个方向分别剥离肝右静脉的根部，用钝钳子沿着肝右静脉的左壁小心穿过，用无损伤的扁钳阻断肝右静脉后切断，断端连续缝合闭锁；进一步显露肝中静脉的右侧壁并处理相应的肝短静脉。

4. 切除右叶肝脏　结合右侧血管结扎后肝脏缺血线，标记肝切除线；间隙性阻断肝门下以血管钳压榨离断肝实质，逐一结扎、切断肝中静脉的右叶属支，但注意勿损伤肝中静脉。肝离断平面可以肝中静脉为标志，最后到达头侧的肝中静脉右壁，如先前未处理肝右静脉，此时可较方便地钳夹、切断并移除右半肝，残端缝扎闭锁（图 51-60）；近年来多使用 CUSA、微波凝固器等方法断肝，止血效果也较好。

【手术难点和要点】

1. 若肿瘤巨大，翻动、游离肝脏有困难时，可采用前入路加 Belghiti 绕肝带技术来切除肝肿瘤，以减少术中翻动、挤压肝脏造成肿瘤转移；绕肝带提起肝脏亦有利于断肝，提高了手术效率，并可减少术中失血

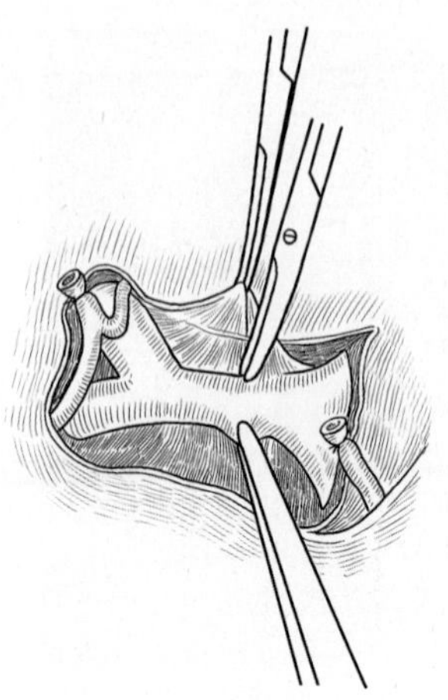
A. 头侧、尾侧各分离半周，交互进行剥离门静脉右支

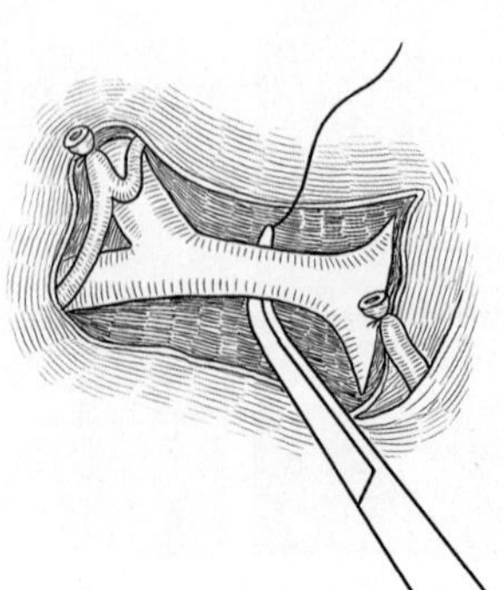
B. 直角钳从门静脉右支的后面插入游离并带线

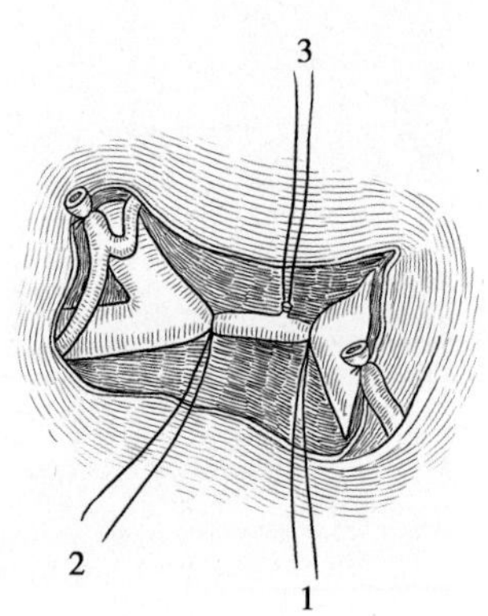

C. 门静脉右支的尾叶分支之安全处理法：按1→2→3顺序结扎

图 51-59　分离结扎门静脉右支

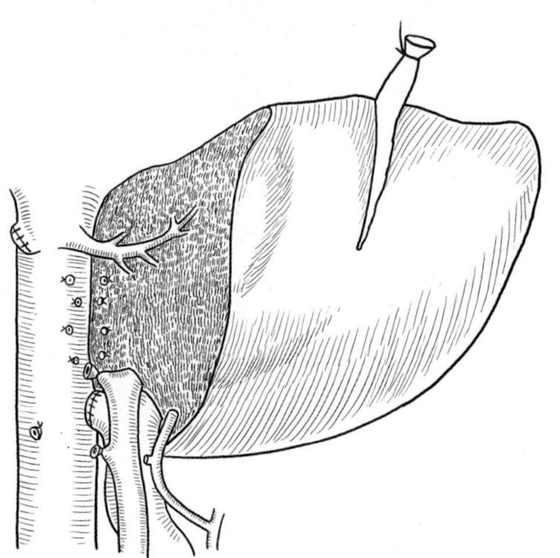
A. 示意图上显露肝中静脉和IVC上结扎的肝短静脉

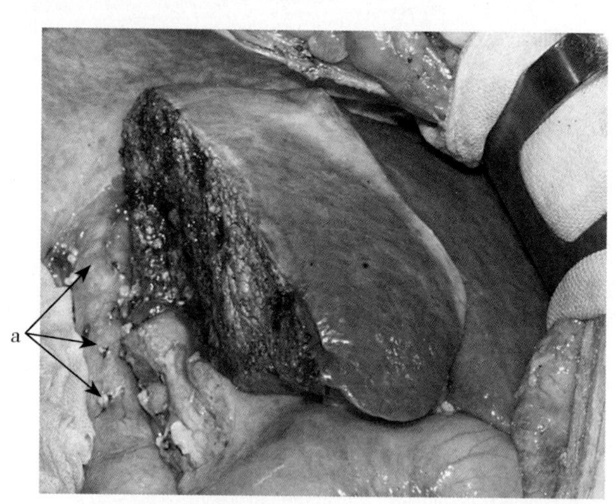

B. 切除右半肝后残余左半肝，可见下腔静脉前壁结扎/缝扎的肝短静脉（a箭头）

图 51-60　右半肝切除后所留肝切面

和残肝的缺血性损伤。

2. 处理肝右静脉和第三肝门　应尽可能在肝外处理肝右静脉，若肿瘤较大使肝右叶的游离和翻转困难，或肝右静脉粗大且深埋于肝实质内，在肝外甚短，也可在切断肝脏时最后在肝实质内钳夹切断；右侧肝短静脉多位于下腔静脉的前外侧并紧贴下腔静脉，应仔细小心地逐一分离、用小直角钳引过两根 5-0 号丝线，将其结扎后切断。注意肝脏的翻转勿过甚，以免因牵拉过紧而撕裂肝短静脉，造成大量出血或空气栓。

3. 门静脉右支的处理　在肝门分离、找到门静脉后显露出左右分叉部，在门静脉右支和周围结缔组织之间紧贴血管壁向深部作锐性剥离，要十分小心分叉部附近的尾叶分支，应小心分离后断扎；开始仅在右支根部周边分离，边把门静脉向上、向下牵拉，边进行血管周边的剥离，确认右支全周剥离后，再用钳子掏过并结扎和切断。

4. 在离断肝实质的初期找到汇入肝中静脉的较粗的静脉支，以此为指引尽早分离至肝中静脉的主干。

（六）右三肝切除术

右三肝切除范围包括右前叶（Ⅴ + Ⅷ）、右后叶（Ⅵ + Ⅶ）和左内叶（Ⅳ）。此术式适宜用于肝右叶肿瘤或良性的泡型肝棘球蚴病，病灶已跨过正中裂、右半肝切除不能处理者，且应保证余下的正常肝组织超过 30% 的标准肝体积。

【手术步骤及技巧】

1. 先行右肋缘下切口进腹探查，根据肿瘤侵犯情况可加做右侧胸腔联合切口；游离肝右叶同右肝叶切除术。

2. 解剖肝门、显露脐切迹　将肝圆韧带断端向上牵拉，电凝法劈开连接左外叶与方叶的脐切迹下部的桥状肝组织；在圆韧带向下走行至脐切迹的底部处将肝组织向右侧推开，解剖显露右门静脉干、右肝管和肝右动脉，分别结扎和切断。并注意：①在切断肝右动脉前必须确认肝左动脉的正常搏动不受影响；②有时来源于胃左动脉或腹腔动脉的左肝叶动脉分支走行于脐切迹底部，不要损伤；③在邻近脐切迹底部通常有两个门脉分支供血给尾叶，不做尾叶切除时应予以保留。

3. 游离右肝并处理肝右和肝中静脉　右肝游离同右半肝切除；依次处理右侧腔静脉韧带和肝短静脉后显露肝右静脉根部，游离牵起肝右静脉，无损伤血管钳阻断下腔静脉侧后切断；继续向左分离下腔静脉前缘，在靠近膈肌处露出肝中静脉根部，小心分离其与肝左静脉的共干，切断肝中静脉后和肝右静脉残端一样行连续缝合闭锁，注意勿损伤肝左静脉。

4. 断肝　在矢状部右侧约 1cm 处、脏面沿左纵沟右侧和肝门横沟上缘切开肝包膜，在间断阻断肝门下分离肝实质；显露并切断从左肝裂通向左内叶的血管及胆管分支，注意不要损伤左肝管及门静脉左干(图 51-61)。

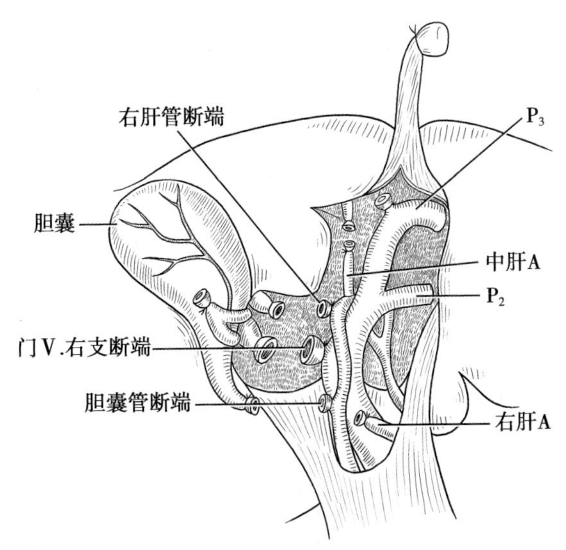

图 51-61　右三肝切除之肝门解剖

图示保留的Ⅲ段和Ⅱ段的门静脉分支(P_3、P_2)

【手术难点和要点】

1. 肝左静脉必须保持完整通畅，当发现肝左静脉受阻、损伤或有狭窄时，应即刻行修复或血管移植。

2. 确保左肝管的完整亦是此手术的关键。左肝管横部在肝方叶下缘，管径很细，并常因肿瘤关系而移位，左肝管损伤和其并发症及后期胆管狭窄严重影响手术结果。左肝管横部位于肝包膜外，在分离肝门左侧和切除肝左内叶时，首先在肝门横沟前方切开肝包膜，钝性分离至肝门板的深面，使左肝管的附着与肝实质分离，切除肝脏时，术者将左手示指与中指置于左肝管与肝方叶下缘之间，便可保护左肝管不受损伤(图 51-62)。必要时要行术中胆道造影以决定切断胆管的精确部位。

3. 切断主要脉管前至少确认一次解剖学的位置关系，若对主要脉管的切断部位没有把握，在肝实质离断结束后再切断。

【保留肝右后下静脉的右肝切除术】

巨块型肝癌在肝脏上的分布大多是局限性的，例如常见的位于右肝上部和后部的巨块型癌块，而肝右后下部分并无肿瘤，若做全右肝切除术就可能牺牲有功能的右肝后下部(约占肝右叶体积的 27%)。若肝右静脉短而细，往往有一粗大的肝右后下静脉(inferior right hepatic vein，IRHV)引流右肝后下段(约占 24.1%)，管径最粗可达 1.5cm 或以上，结扎肝右静脉并不影响右肝后下段的静脉回流。此时行保留肝右后下静脉的右肝切除术较合理。

沿下腔静脉前方向上分离至肝右静脉，将其切断缝闭；再沿下腔静脉前面分离，直至可见肝中静脉；在控制左侧肝脏血流下，在肝中静脉与肝左静脉之间分离肝实质，切断并结扎肝中静脉；然后沿门静脉肝门部分叉，从左到右，开放阻断的左肝血流，阻断右肝血流，切除肝右后下静脉引流以外的肝右叶(图 51-63)。

(七) 肝中叶切除术

肝中叶切除术(mesohepatectomy；central bisectionectomy；bisegmentectomy of the liver)范围包括左内叶(Ⅳ段)和右前叶(Ⅴ + Ⅷ段)，它适用于中肝叶的肿瘤或胆管癌、胆囊癌合并肝转移者。中肝叶的左界为左叶间裂，右界为右叶间裂，脏面为肝门所在部位，膈顶部为肝静脉进入下腔静脉处，背面紧贴下腔静脉。

【手术步骤与技巧】

1. 游离右肝叶　切断肝圆韧带、镰状韧带、右冠状韧带、右三角韧带、肝结肠韧带和肝肾韧带，钝性分离肝裸区直达下腔静脉。

2. 处理肝中静脉　在肝顶部第二肝门处，充分显露下腔静脉和肝中静脉根部，在切肝的最后阶段予以结扎切断。

3. 处理右前叶的血管和胆管　切除胆囊，显露右切迹，切开 Glisson 鞘，推开肝实质，显露右前叶的门静脉支、胆管和动脉支，确认无误后，予以结扎切断。注意不要损伤门静脉右干、肝右动脉和右肝管(图 51-64)。

4. 处理左内叶的血管和胆管　在胆总管的左侧分离出肝左动脉，在其行径上靠近左纵沟处找到左内

6

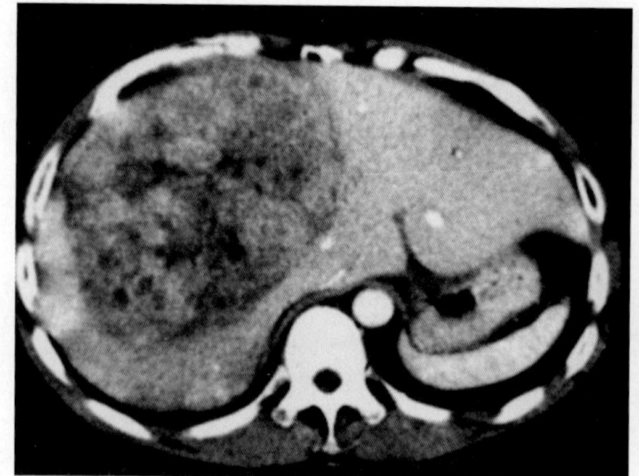

A. 右肝巨大肝癌侵及左内叶

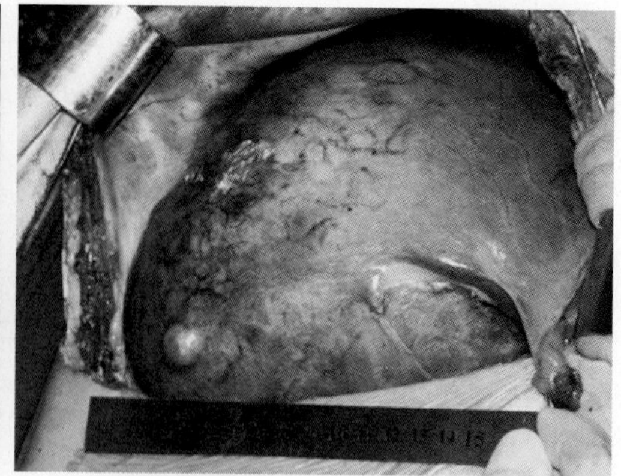

B. 沿肝镰状韧带解剖性劈离右三肝

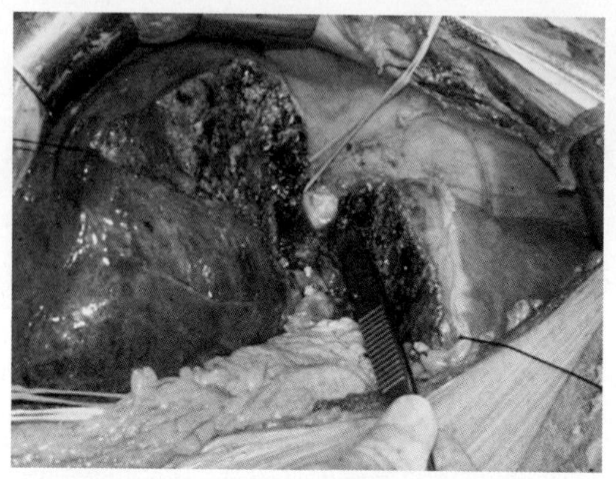

C. 行右肝 + 左内叶切除以彻底根除肝脏恶性肿瘤

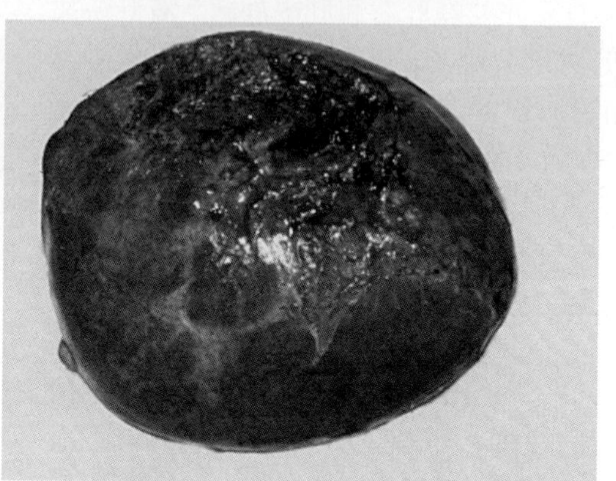

D. 切除之右三肝标本

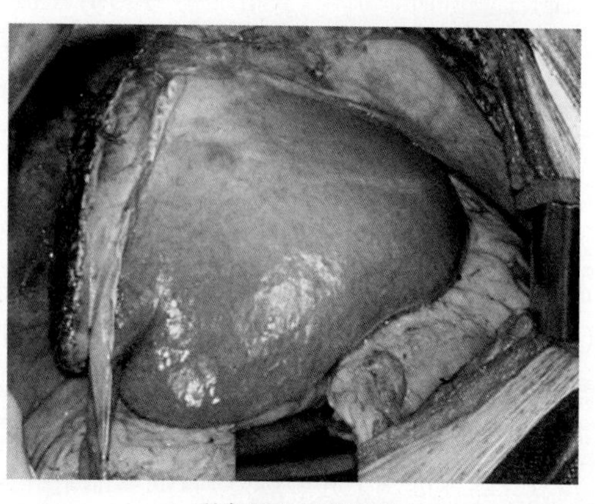

E. 剩余的左外叶肝脏

图 51-62 解剖性右三肝切除术

叶动脉，予以结扎切断。再沿肝门横沟至左纵沟切开肝包膜，在左肝管及门静脉左干的上缘推开肝组织，于门静脉左干矢状部和囊部内侧分离出多支左内叶门静脉支和胆管，予以结扎和切断（图 51-65）。

5. 阻断入肝血流，沿右叶间裂和左叶间裂的膈面标记处切开肝包膜，钝性分开肝实质，逐一结扎切断肝内的小血管和小胆管。注意避免损伤肝左和肝右静脉以及左外叶和右后叶的血管和胆管；下腔静脉前壁的肝短静脉也应小心地一一结扎切断。最后切断肝中静脉，将中肝叶整块取下。

【手术难点和要点】

（1）两个肝切面的准确判断：中肝叶的左侧肝切面，应在左叶间裂和左纵沟右侧 1cm 处切开肝实质，以免损伤肝左静脉的叶间支和左门静脉干矢状部和囊部；其右侧切面，应在右叶间裂的左侧 1cm 处，可避开肝右静脉的主干，避免损伤右后叶的门静脉支、动脉支。

（2）确保左外叶及右后叶肝蒂的完整性：在处理第一肝门时，应在横沟上缘 Glisson 鞘外切开肝包膜，推开肝组织，避免损伤门静脉左、右干和左、右肝管。在下

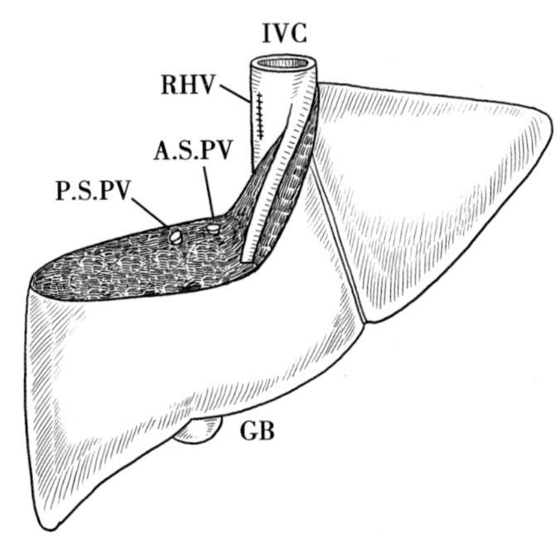

A. 切除右前上和右后上部分

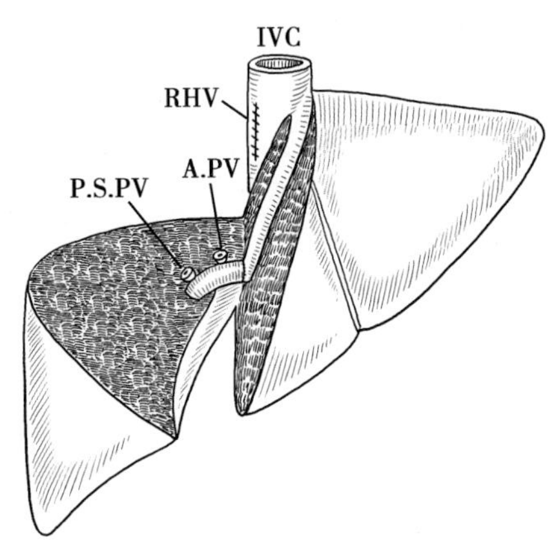

B. 切除右前段和右后上区域

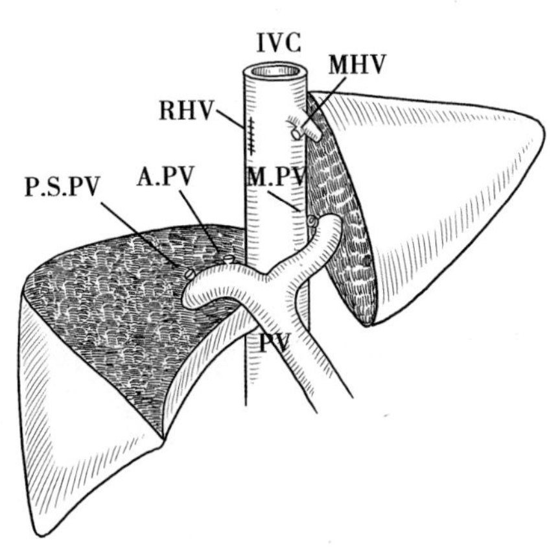

C. 切除中肝叶左侧段和右前段和右后上区域即“扩大的中肝二叶切除术”

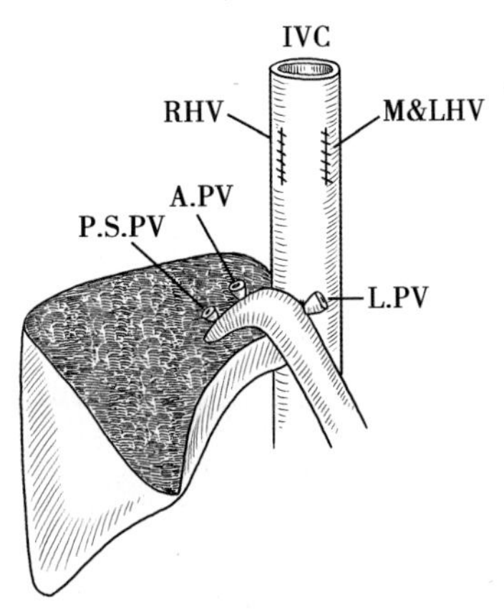

D. 切除左叶、右前段和右后上区域即“扩大的左三肝切除术”

图 51-63 四种保留肝右下静脉的肝切除术

IVC. 下腔静脉；GB. 胆囊；PV. 门静脉；M.PV. 中左段的门静脉支残端；A.S.PV. 右前上门静脉支残端；P.S.PV. 右后上门静脉支残端；A.PV. 右前门静脉残端；L.PV. 左门静脉残端；RHV. 肝右静脉；MHV. 肝中静脉；M&LHV. 肝中和肝左静脉

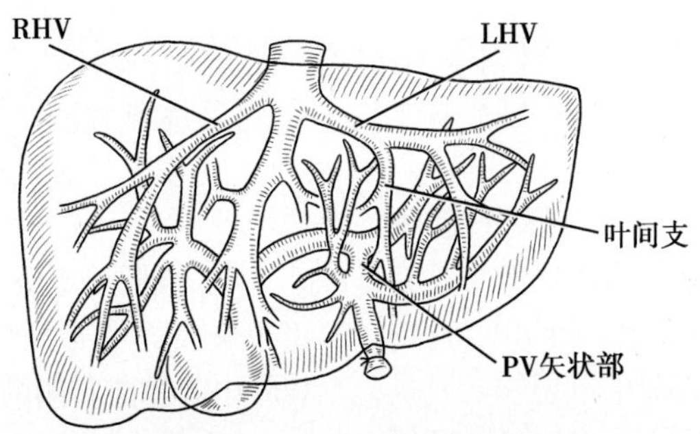

图 51-64 中肝叶切除范围示意图

右侧切面应在右叶间裂左侧 1cm 处，左侧应在左叶间裂右侧 1cm 处

RHV.肝右静脉；LHV.肝左静脉；PV.门静脉

6

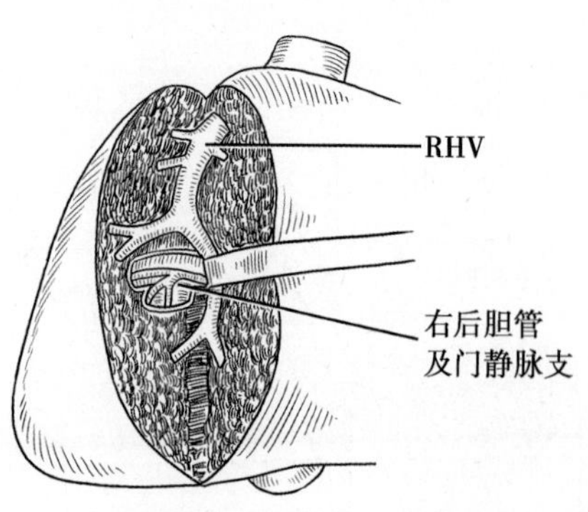

A. 肝右叶间裂的肝内管道解剖：右侧切面应在右叶间裂左侧1cm处，以免损伤肝右静脉主干和右后叶的门静脉支和胆管、动脉支

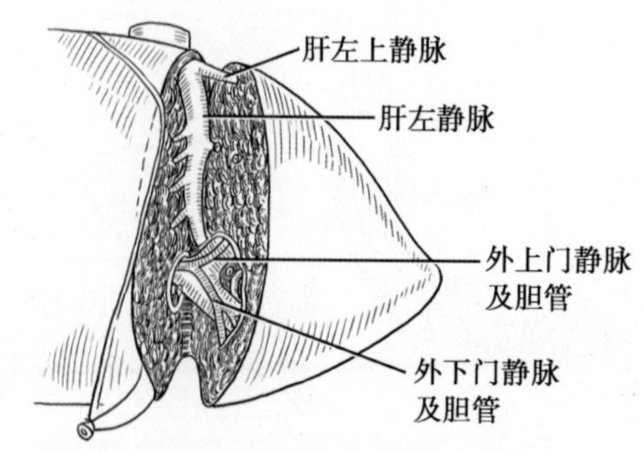

B. 镰状韧带左缘肝内管道系统解剖：左侧肝切面应在左叶间裂右侧1cm处切开肝实质，切面倾斜，以免损伤肝左静脉的叶间支和左门静脉干的矢状部和囊部

图 51-65　中肝叶切除术

RHV.肝右静脉

腔静脉前壁应细心分离肝短静脉，避免损伤下腔静脉。

(3) 切除中肝叶时，其两侧切面应从肝的膈面斜向下腔静脉，于下腔静脉前壁会师，使整个标本呈一楔形，即膈面宽、脏面窄。

（八）肝段和联合肝段切除术

肝脏的各个段都有其独立的胆管和血管系统，因而在理论上都可作单独的肝段切除，但是由于一些病变的好发部位和解剖技术上的原因，有些肝段切除术(segementectomy)较常用，如肝方叶(Ⅳ段下部)切除、Ⅴ段切除、Ⅷ段切除、左外叶下段(Ⅲ段)切除等。有时需做联合肝段切除，如右前叶(Ⅴ＋Ⅷ段)切除、右后叶(Ⅵ＋Ⅶ)切除等。肝段切除时，一般不通过肝门做血管解剖和控制血流，故手术多半是通过段间的界线做钝性分离肝实质并结扎其间的管道。确定切肝界线是肝段切除术极为重要的一步，但由于存在血管解剖变异，或由于肝硬化、肿瘤挤压或浸润而发生改变，术者有时很难确切地把握肝段的切肝界线，导致在断肝时损伤邻近保留肝段的血管和胆管，结果造成受损肝段的血液循环障碍，甚至发生肝坏死等。故可采用：①术前对病变肝段和邻近肝段的门静脉支、肝静脉支的准确定位；②术中超声进一步精确定位病变肝段/亚肝段的血管；③在超声引导下穿刺门静脉分支(根部)，采用亚甲蓝注射染色技术或球囊阻断技术来观察着色/变色肝组织范围，并界定门静脉支的切断位置；然后在一侧肝血流阻断下切除该部分的肝组织。

1. 肝方叶及Ⅳ段切除　肝第Ⅳ段(左内叶)左侧以镰状韧带为界，右侧以正中裂为界。临床上以Ⅳ段下半部即肝方叶切除术较多见(图 51-66)。

【手术步骤及技巧】

(1) 手术时首先切断肝圆韧带并将其向上牵拉，显露肝脏的脏面，沿方叶下缘(顺着圆韧带右缘)切开腹膜和 Glisson 包膜，切断通向方叶的一些小的动脉及门静脉血管支，达肝门的顶部再向深入分离；沿镰状韧带的右侧分离肝实质，结扎、切断从左侧通向方叶的血管和胆管支。

(2) 沿正中裂的左侧分离肝实质，钳夹、切断、结扎肝中静脉的左前分支，然后继续向上分离。

(3) 在第一肝门横沟上缘做一横切口，沿左半肝的血管胆管蒂上缘向第二肝门方向深入分离，结扎离断小的管道分支；在肝膈面相当于肝右缘中点的平行处做横向切口，连接左右两侧的纵切面。钝性分离肝实质，切断沿线上的血管分支，移除方叶组织。切除肝方叶后，便可将肝门的顶部打开，可直接显露在分叉以上的肝胆管，用于高位的肝胆管狭窄或肝管癌，亦有利于做高位的肝管空肠吻合(图 51-67)。

2. Ⅴ段切除术　肝脏第Ⅴ段相当于右前叶的下半部，左侧以正中裂为界，右侧以右叶间裂为界，后者在肝表面无明显标志，通常以胆囊与肝右缘连线的中外 1/3 和肝右静脉汇入下腔静脉处两点的连线作为右叶间裂的虚拟线。

【手术步骤及技巧】

(1) 切断肝圆韧带、镰状韧带、右三角韧带和右冠状韧带。

(2) 自肝前下缘至膈面相当于肝右缘中点水平沿正中裂表面切开肝包膜，断离肝实质，钳夹、切断、结扎肝中静脉向右侧的第Ⅴ段肝静脉支。

(3) 沿右叶间裂切开肝实质，切断、结扎肝右静脉向左侧的分支和其他管道。

(4) 在肝脏的脏面，右纵沟右侧相当于与横沟上缘相平行的部位做一横切口，连通左右切肝线。

(5) 在肝脏的膈面相当于与肝右缘中点平行处做横切口，使左右切肝线连通。然后自第Ⅴ段上后方和

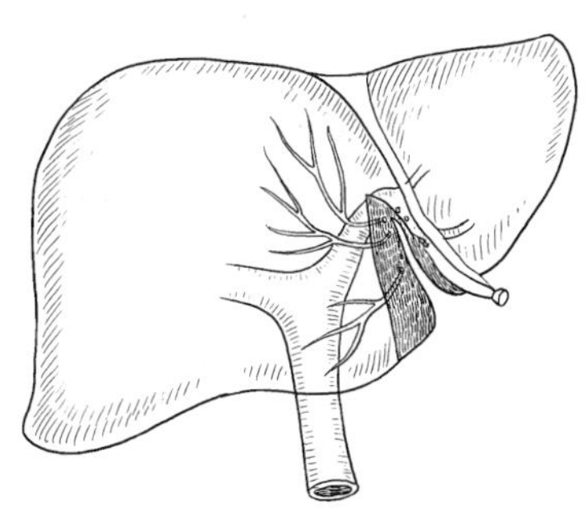

A. 沿镰状韧带右侧分离肝实质

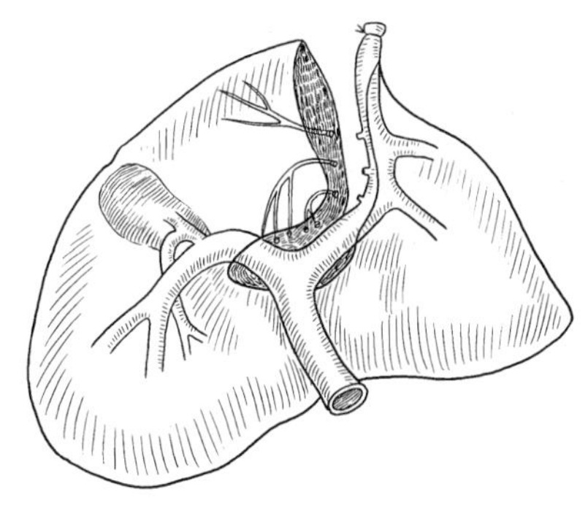

B. 结扎、切断从左侧通向方叶的血管和胆管支

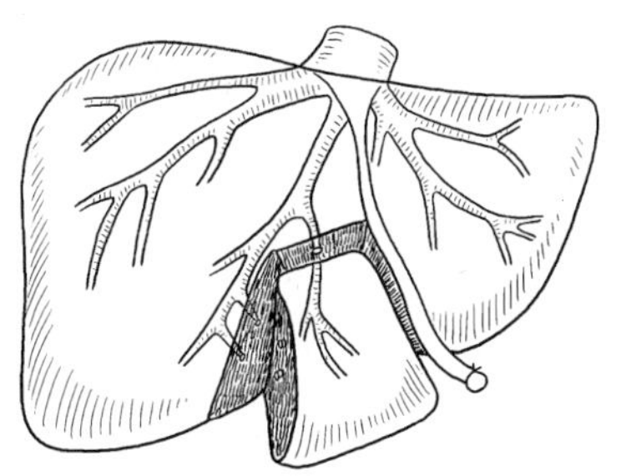

C. 切断肝中静脉左前分支

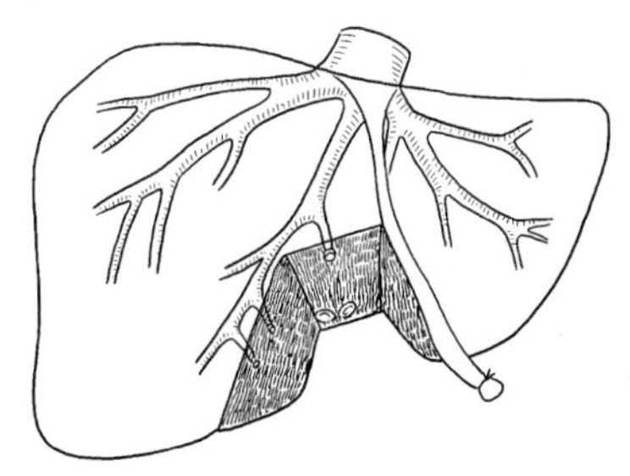

D. 切断、结扎沿线上的血管分支、移除肝方叶

图 51-66　肝方叶切除术

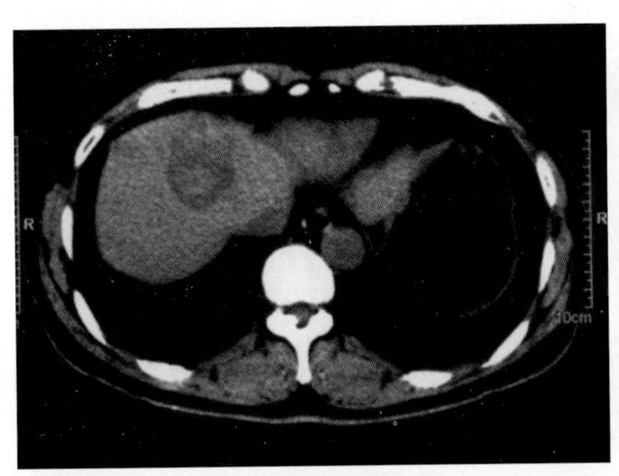

A. Ⅳ段肝癌

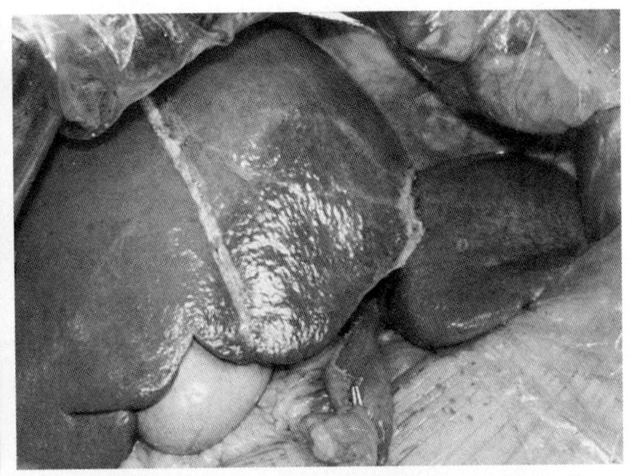

B. 阻断Ⅳ段肝血供后缺血线并电刀标记

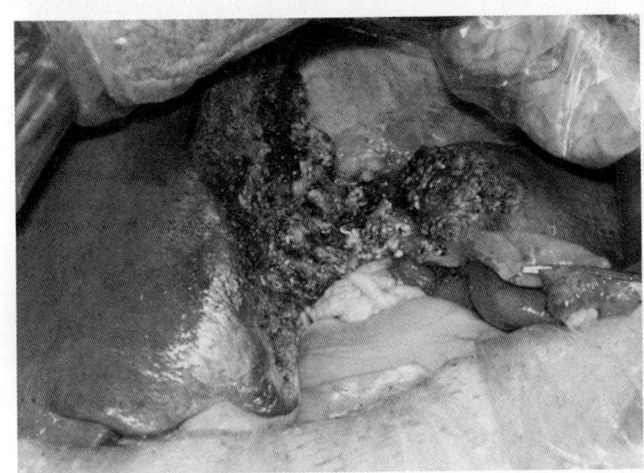

C. 沿缺血线离断肝实质

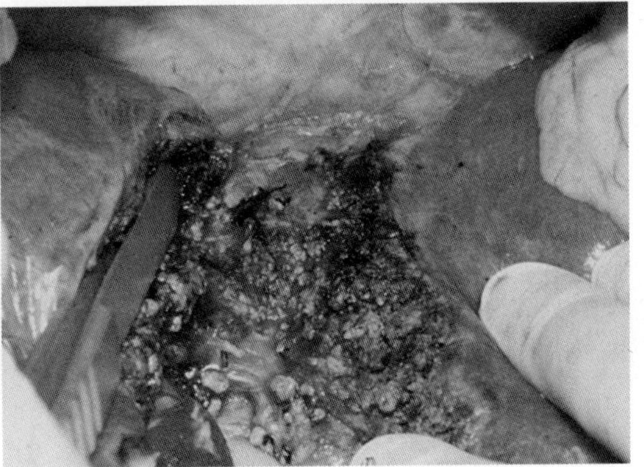

D. 切除Ⅳ段后的两侧肝断面

图 51-67　解剖性Ⅳ段切除术

下后方断离肝实质，钳夹、切断和结扎血管和胆管蒂，完整地切除第Ⅴ段（图 51-68）。

3. 右前叶（Ⅴ + Ⅷ段联合）切除术　右前叶左侧以正中裂为界，右侧以右叶间裂为界。肝脏游离和其下部切离同Ⅴ段切除。

【手术步骤及技巧】

（1）剪开右侧冠状韧带，右三角韧带、肝结肠韧带及肝肾韧带，并分离肝裸区，充分显露Ⅷ段同时也便于控制肝脏。

（2）沿正中裂切开肝包膜断离肝实质，显露肝中静脉；于其右侧壁找出第一支Ⅷ段肝静脉，将其钳夹、切断、结扎（图 51-69）。

（3）沿右叶间裂切开肝包膜离断肝实质，显露肝右静脉，于其左侧壁暴露第二支Ⅷ段肝静脉，将其钳夹、切断、结扎；两切线在 MHV 和 RHV 进入 IVC 处根部汇合，注意勿损伤静脉，切除右前叶后的肝断面上可见右侧的 RHV 和左侧的 MHV（图 51-70）。

4. 右后叶（Ⅵ + Ⅶ段联合）切除术

【手术步骤及技巧】

（1）充分游离右半肝所有的韧带和肝裸区直达下腔静脉（同上）。

（2）在第一肝门右切迹外侧分开肝实质，显露出右后叶的门静脉支、胆管和动脉支；门静脉右支短于左支横部，成人平均长约 1.5cm，其后壁大部分被尾状叶所掩盖，常发出 1~2 支分布于尾状叶右段及尾状突，在游离时注意出血；肝右动脉一般经肝总管后方到达肝门右切迹前分出一支胆囊动脉，然后在右切迹内分出尾状叶右动脉、右前叶和右后叶动脉，右前叶动脉在右前叶门静脉支的内侧并与其伴行，而右后叶动脉则横过右前叶门静脉支的根部前方至其右侧，并与右后叶门静脉支伴行；右后叶胆管多经右前叶静脉根部的后方到达右后叶静脉的内侧，然后与其伴行（图 51-71）；分别游离出右后叶的门静脉支和动脉后予以结扎，可见右后叶的肝组织迅速变色，显示出明显的界线。

（3）沿肝组织变色的界线的边缘切开肝包膜，断离肝实质，钳夹、切断和结扎进入右后叶的管道。若出血较多时可间隙阻断右侧肝门（因右前叶仍有丰富的血供）下切肝。

（4）注意：若肝中静脉粗大，往往有引流Ⅵ段的肝

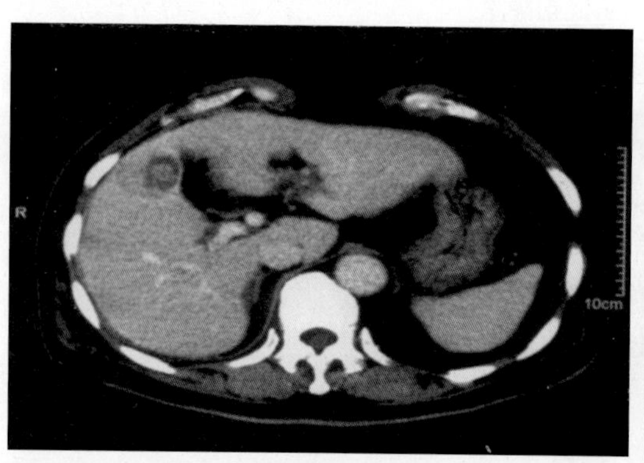

A. Ⅴ段肝癌

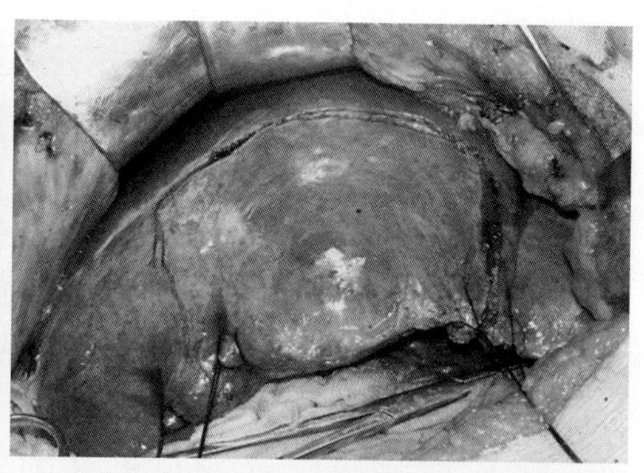

B. 肝右缘中点水平沿正中裂表面切开肝包膜，沿右叶间裂切开肝实质，相当于与肝右缘中点平行处作横切口，使左右切肝线连通

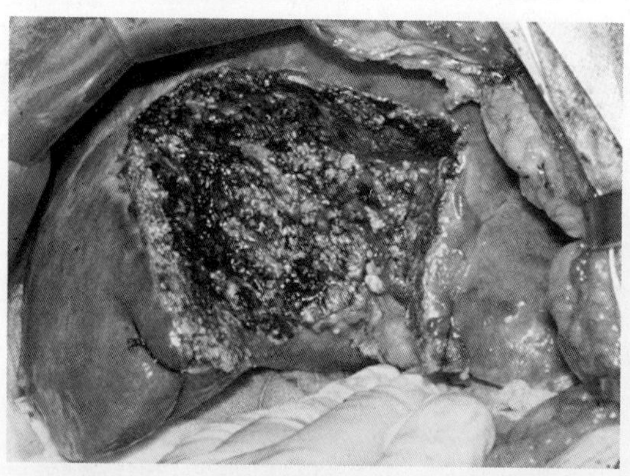

C. Ⅴ段肝癌切除后

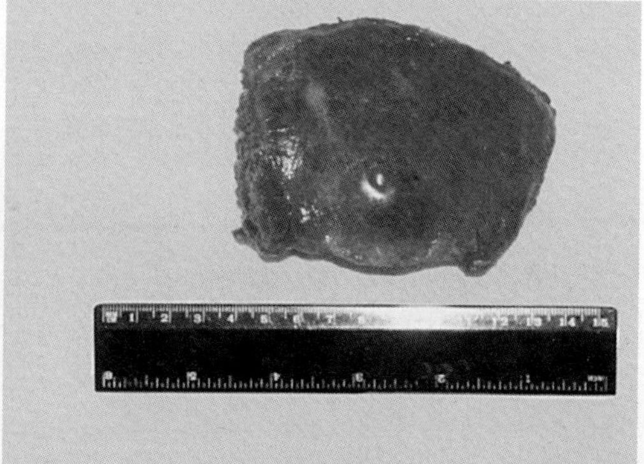

D. 肝癌切除之标本

图 51-68　解剖性Ⅴ段切除术

6

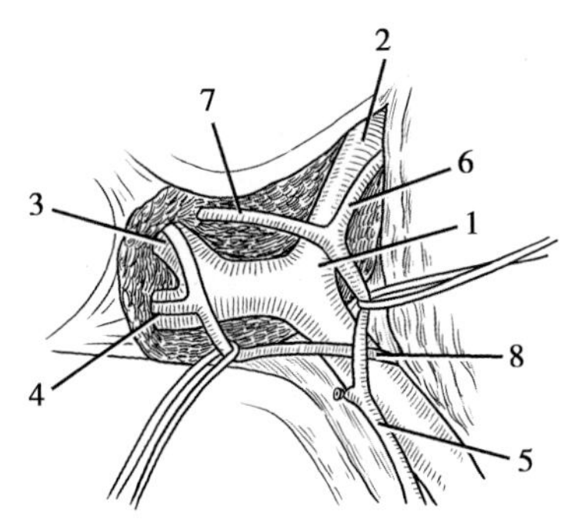

A. 门静脉右支头侧的分离：1，门静脉；2，门静脉左支；3，门静脉右前叶分支；4，门静脉右后叶分支；5，胆总管；6，左肝管；7，右肝管；8，右肝动脉

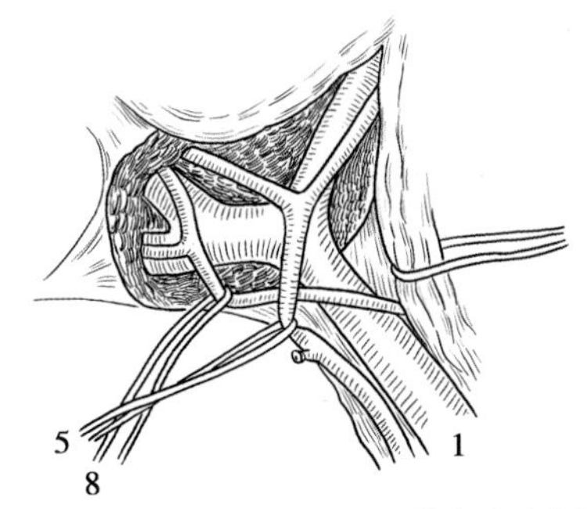

B. 各管道结构游离完毕，吊带牵引示意图：1，门静脉；5，肝总管；8，右肝动脉

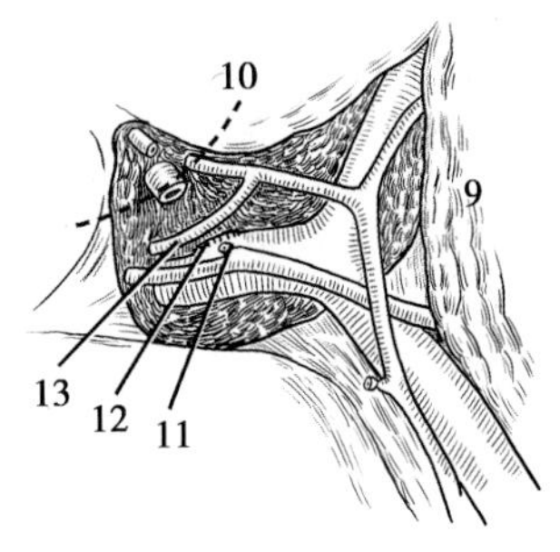

C. 胆管右前叶分支的切断部位：9，结缔组织内有左肝动脉；10，切离线；11，右前叶肝动脉分支结扎线结；12，右前叶门静脉分支之缝扎线；13，右后叶胆管分支

图 51-69　右前叶(Ⅴ+Ⅷ)切除术

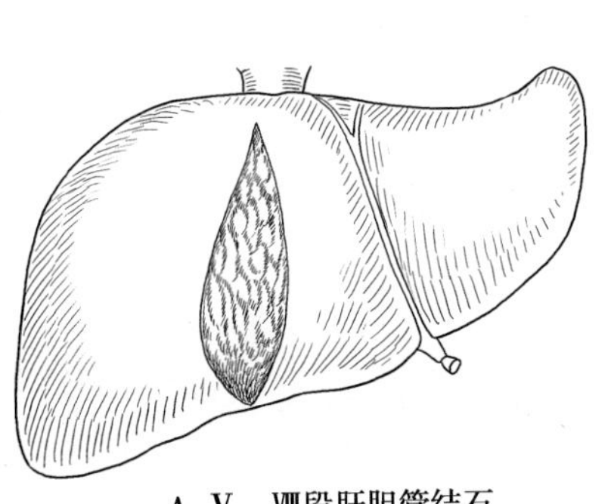

A. Ⅴ、Ⅷ段肝胆管结石

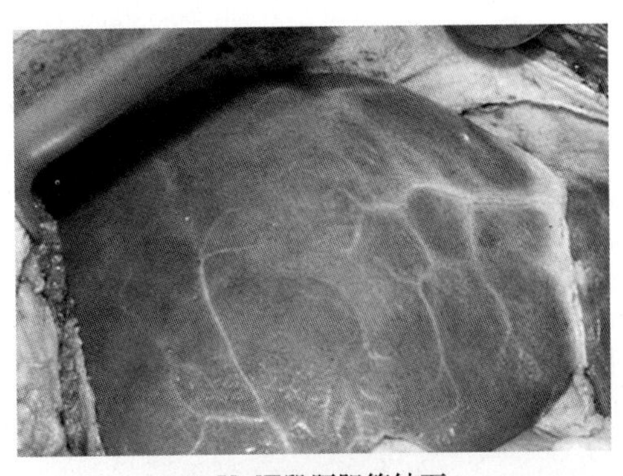

B. Ⅴ、Ⅷ段肝胆管结石

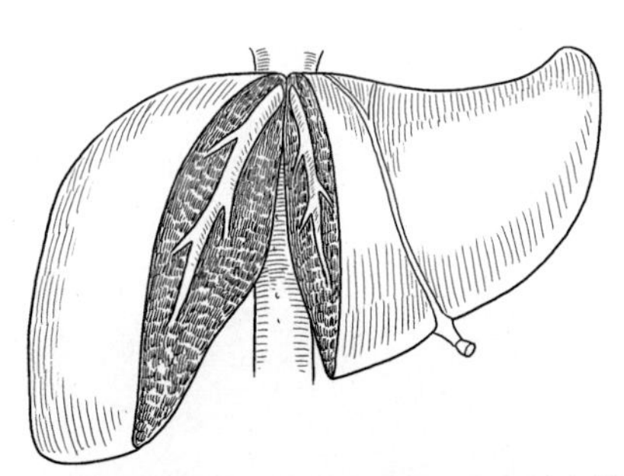

C. 切除右前叶后的肝切面之肝右和肝中静脉

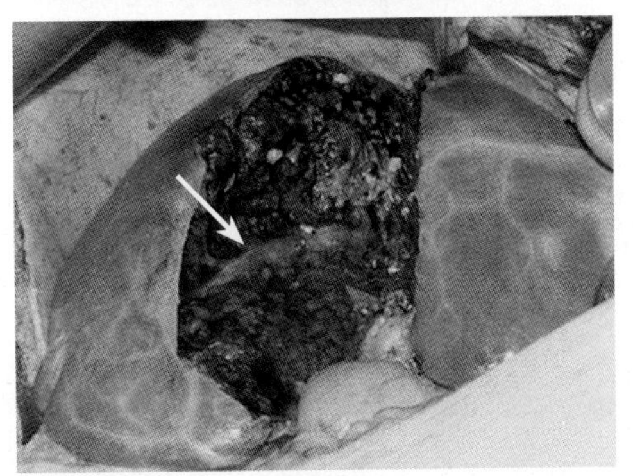

D. 实际右侧肝切面上的肝右静脉(白色箭头)

图 51-70　右前叶解剖性切除术

静脉(V6),应注意防止出血(图 51-72);第二肝门的肝右静脉主干可预先游离、套线,切肝时可暂时以无损伤哈巴狗阻断,以防腔静脉血倒流而增加出血,应注意保护右肝静脉主干。

(5) 沿下腔静脉的右壁,结扎、切断肝短静脉,最后切除右后叶肝组织(图 51-72)。

5. 左旁正中段(Ⅲ + Ⅳ段联合)切除术　肝癌若位于矢状部附近的Ⅲ或Ⅳ段时,很容易经门静脉扩散至Ⅳ段或Ⅲ段,但较少向Ⅱ段转移(图 51-73)。若患者有肝硬化,左半肝相对肥大、预留肝体积较少,有时行保留Ⅱ段的解剖性Ⅲ + Ⅳ段联合切除意义就很大。

【手术步骤及技巧】

(1) 在肝门部游离左、右肝动脉和门静脉分支并将它们牵起。

(2) 切开门静脉左支矢状部下缘的结缔组织后显露门静脉;确认Ⅱ段的门静脉分支,在该支分叉部的远端将Ⅲ + Ⅳ段的门静脉结扎、切断。然后沿其左上方辨认出支配Ⅲ + Ⅳ段的肝动脉分支后将其结扎、切断,保留好Ⅱ段的肝动脉分支。

(3) Ⅲ + Ⅳ段的肝动脉和门静脉切断后,肝表面

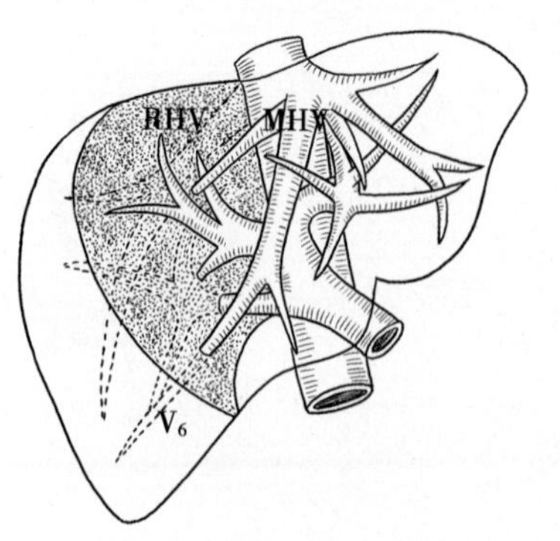

A. 粗大的肝中静脉往往有引流Ⅵ段的V_6分支，应注意防止出血

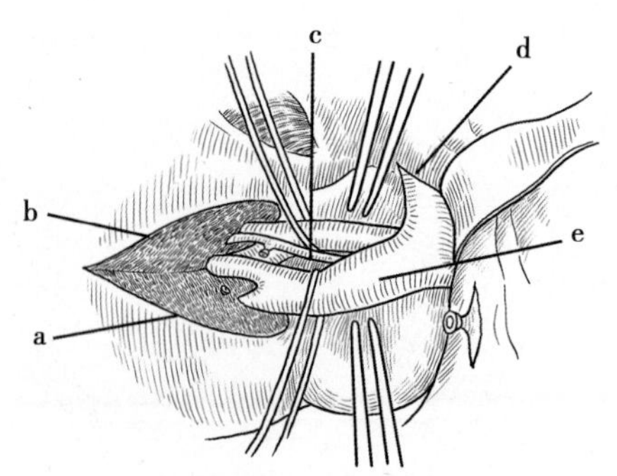

B. 肝右后叶切除之肝门处理法
a. 右后叶门静脉；b. 右后叶肝动脉；c. 右肝动脉；d. 右肝管；e. 门静脉右支

图 51-71　右后段(Ⅵ+Ⅶ)肝切除平面

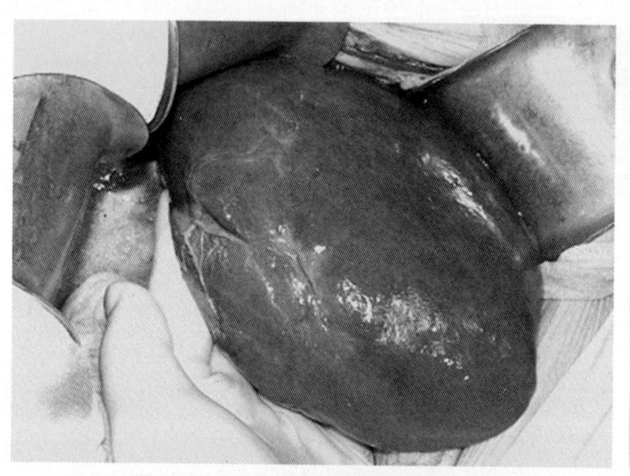
A. Ⅵ、Ⅶ段肝胆管结石

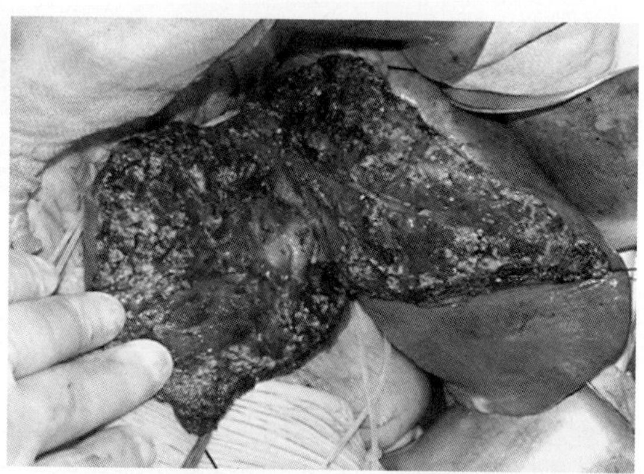
B. 沿右叶间裂切开肝实质

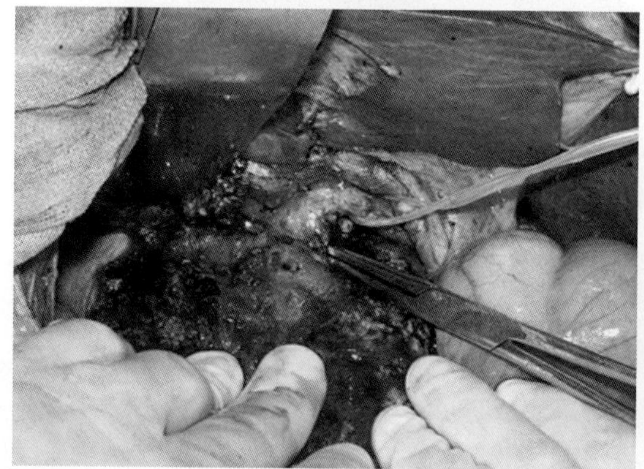
C. 切面见多枚结石

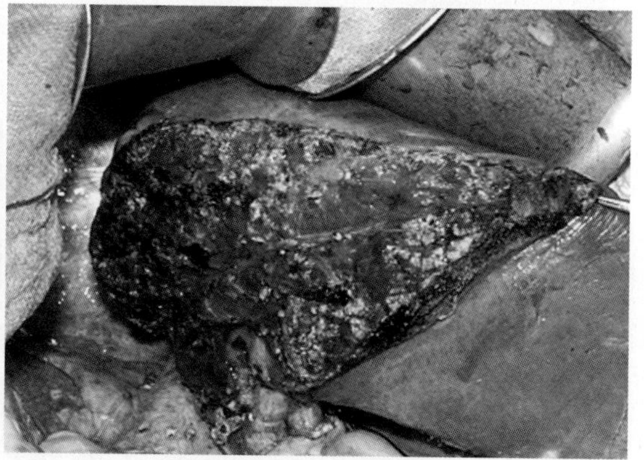
D. 切除右后叶后的肝断面

图 51-72　解剖性右后叶肝切除术

会出现明显的分界线。术中超声在分界线的正下方确认肝中(肝段和右半肝之间)和肝左静脉主干(肝和Ⅲ段之间)。

(4) 间断阻断左肝动脉和门静脉血流后，在Ⅱ和Ⅲ段之间用钳夹法离断肝实质，显露出 LHV 主干；在肝离断至先前的门静脉结扎切断处时，在其头侧将Ⅲ+Ⅳ段的胆管连同周围的结缔组织一并结扎、切断。

(5) 间断阻断右肝动脉和门静脉右支后，同法离断右侧肝实质，暴露出右半肝和Ⅳ段之间的 MHV 主干、完成Ⅲ+Ⅳ段肝切除。

(九) 尾状叶外科

尾状叶深藏于肝脏后面，位于肝门横沟的后方，前邻第一肝门，上贴第二肝门，后方则是第三肝门和下腔静脉，位于由肝中静脉和下腔静脉所形成的夹角内。手术切除一直被认为难度大、风险高，分离前面时容易损伤肝门结构，造成出血或胆管损伤；分离后面

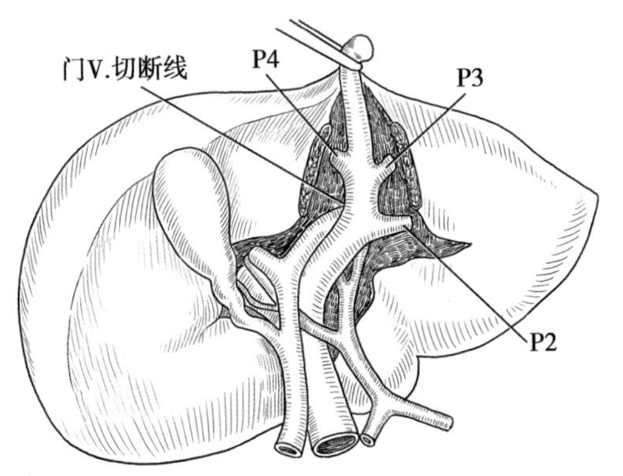

图 51-73　左旁正中区段（Ⅲ+Ⅳ）肝切除术

门静脉左支的形态分布 . P3、P4，Ⅲ段和Ⅳ段的门静脉分支

则容易伤及下腔静脉，造成难以控制的大出血；而且手术野深在，必须绕过第一肝门才能进行尾叶切除。

尾状叶外科的解剖生理学特点：① Couinaud 于 1989 年进一步阐述了尾状叶的解剖，将其分为左（Il）、右（Ir）两个段，而 Ir 又称为Ⅸ段，与右肝后段无明显分界；左侧尾状叶（即Ⅰ段）又称 Spiegel 部；约 50% 的人有一腔静脉后突出（retrocaval process）从左侧部分包绕下腔静脉；各段均有独立的血供、引流及管道系统；② Spiegel 部的门静脉支主要来自左门静脉，占 85.8%，腔静脉旁尾叶门静脉支主要来自门静脉分叉部和门静脉干，尾状突门静脉支主要来自右门静脉，占 50.5%；③尾状叶静脉（Spiegel 静脉）数量不恒定，可从 2~3 支到超过 9 支不等；通常有 3 支或多达 4~8 支的肝短静脉注入下腔静脉，分别开口于腔静脉的左前壁、右前壁或前方，有时上部的尾叶静脉可汇入到 MHV 或 LHV，偶尔也可能汇入到肝右下静脉；这种引流静脉的数目及位置的变化有时很难预测，血管位置深在且均很短，手术分离结扎较困难，有时需用小儿心耳钳部分钳夹下腔静脉后予以结扎；④尾状叶动脉构形分类：弓形：在肝管汇合上方形成尾状叶左、右动脉弓与胆管周围血管丛相连；树形：由单支尾叶动脉分支到两侧尾状叶并和胆管周围血管丛相连；⑤尾叶胆管变异较多，通常左侧有上下两支胆管，右侧也有两支，尾状突一支（图 51-74）；但 Suzuki 通过 106 例肝脏解剖提出尾状叶胆管为左、右侧各 1 支最常见，占 74.5%，右侧多与右后段肝管汇合；其次为尾状突、右部和左部各有 1 支胆管，尾状突胆管与右后段胆管汇合；⑥尾状叶具有很强的增生能力——可看作一个“储备肝脏”（backup liver）。

1. 左侧尾状叶（Ⅰ段即 Spiegel 部）切除

【手术步骤与技巧】

（1）切断左冠状韧带、三角韧带后游离左肝叶，将左叶向上翻起，在左叶内侧头端的肝左静脉根部，确认 Spiegel 部和 Arantius 管（图 51-75）。

（2）切断结扎下腔静脉韧带，沿 Cantlie 线平面在下腔静脉表面由尾侧向头侧分离，依次小心结扎切断表面的肝短静脉，到达左侧的下腔静脉韧带后，将 Spiegel 部向上提起，再顺次小心结扎切断腔静脉里侧的肝短静脉，至此已将 Spiegel 部从腔静脉表面剥离，在其头侧端可见肝左静脉和肝中静脉的根部。

（3）在肝血流阻断下，切开 Spiegel 部肝实质，分别

6

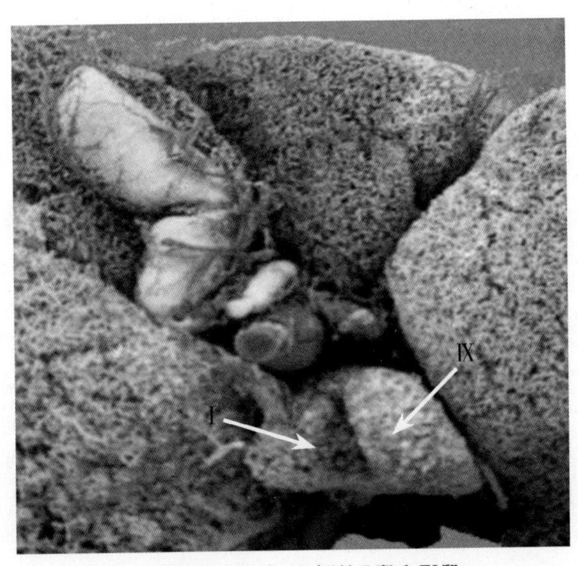

A. 铸型腐蚀标本：左侧的Ⅰ段和Ⅸ段

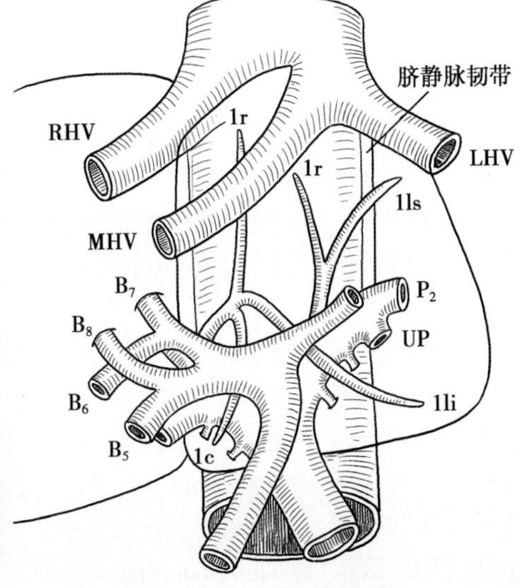

B. 尾状叶胆管分支：1r. Ⅰ段右侧胆管分支；1ls. Ⅰ段左上胆管分支；1li. Ⅰ段左下胆管分支；1c. Ⅰ段尾状突胆管分支；UP. 门静脉脐部；P_2. Ⅱ段门静脉支；B_7、B_8、B_6、B_5. 相应段的胆管支

图 51-74　尾状叶解剖学

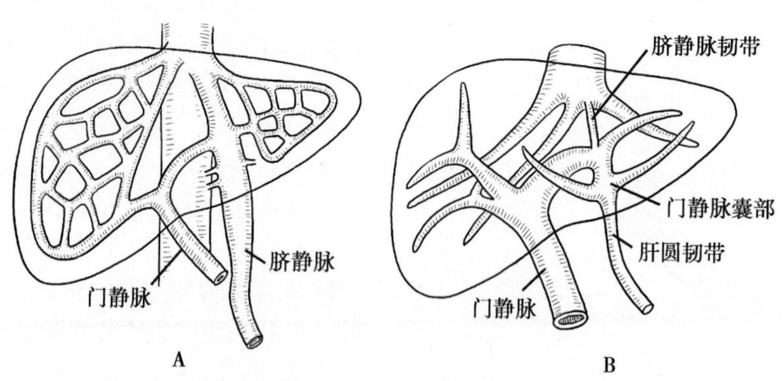

图 51-75　胎儿肝血流(A)和成人肝血流(B)

脐静脉韧带(Arantius 管)在胎儿期是脐静脉的一部分,与下腔静脉相通,出生后退化、闭锁,肝外部分演化成肝圆韧带

结扎切断肝左动脉和门静脉左支横部通向 Spiegel 部的血管支;术者左手示指和拇指捏住 Spiegel 部,在肝门部 Glisson 鞘左侧缘将其与尾叶的下腔静脉部和突起部分离,注意勿损伤深部的肝中静脉。Spiegel 部切离后的肝离断面可见肝左静脉及肝中静脉根部(图 51-76)。

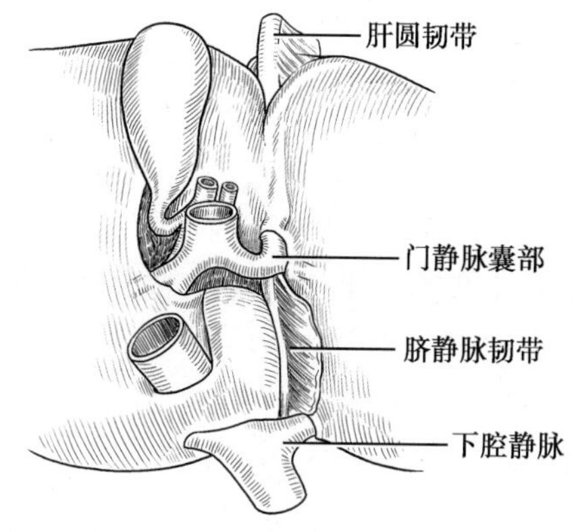

图 51-76　肝脏脏侧面中央部的解剖

白色条索状的 Arantius 管从左门静脉的脐部向头侧走行,头端在肝左静脉根部靠近下腔静脉处

2. "左→右→左交替入路的肝尾状叶切除"　尾状叶同时属于左肝和右肝,故在手术治疗上肝尾状叶全切除术时,既是左侧的肝手术,也是右侧的肝手术,临床上单独的尾状叶切除术报告不多,多是联合肝左叶或右叶切除,很多完全是出于技术上的原因。当前对是否应该施行单独的尾状叶切除仍然有不同的意见。但对于原发于肝尾状叶的良恶性病变,单独的尾状叶全切除术可以避免损去过多的肝实质,应是较合理的选择。黄志强院士提出的"左→右→左交替入路的肝尾状叶切除术"法(alternated left-right-left approach of caudate lobectomy)优点较多(图 51-77)。

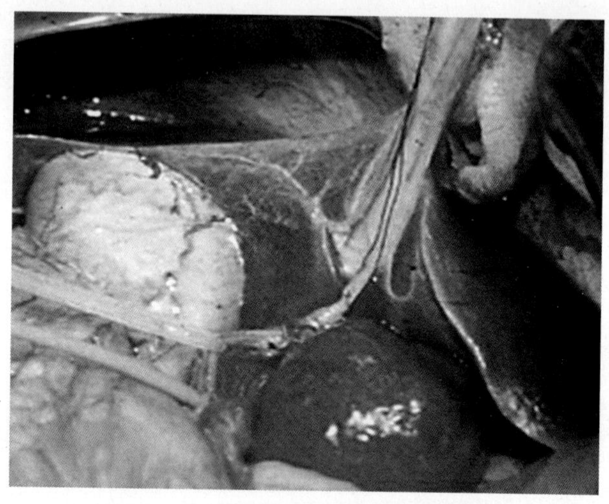

图 51-77　左尾状叶海绵状血管瘤切除

左尾状叶巨大海绵状血管瘤行左→右→左途径切除

【手术步骤与技巧】

(1) 上腹部弧形切口,从右第 11 肋尖至左第 11 肋尖,再沿中线向上切开至剑突上方,切除剑突。

(2) 常规探查肝脏、胆道、腹膜后及肠系膜根部,以判断肿瘤是否有腹腔内转移。切开肝胃韧带、进一步检查尾状叶与腹主动脉、下腔静脉及胰腺上缘的关系。以 F8 号橡胶导管将肝十二指肠韧带牵起以利显露和必要时用以控制入肝血流。

(3) 切断左侧血供:于肝十二指肠韧带左缘触及肝动脉,并分离出肝固有动脉,以血管吊带提起;沿动脉向上分离,切断所有从肝动脉通向左侧和从肝门通向下方的肝动脉分支,此为肿瘤左侧的动脉供应。肝动脉供血切断后,肿瘤颜色变暗、瘤体变软,若是海绵样血管瘤,则瘤体明显萎陷,易于下一步处理。通向左侧尾状叶的门静脉分支位置较深,常缺乏规律性。将十二指肠韧带向右牵拉,沿肝十二指肠韧带的左缘向上分离,切断所有通向左侧的血管、结缔组织,该处尾叶肿瘤与门静脉甚为贴近,且门静脉的尾叶支很短,故到此暂时停止分离。

(4) 游离左肝:剪开肝镰状韧带、左侧和部分右侧肝冠状韧带,切断左三角韧带,游离肝左叶。完全切断肝胃韧带至静脉韧带与膈下下腔静脉的交界部，显露肝上下腔静脉的前面和左侧面，了解尾叶肿瘤上极与下腔静脉（后）、肝左静脉和肝中静脉（前）的关系，绕过肝上下腔静脉预置一F8号导尿管，以备需要时阻断下腔静脉。向上翻转左外叶、分离尾叶与肝门左侧的联系。

（5）右侧手术：肝尾状叶的右侧为尾状突与肝右后叶相连，两者交界处位于肝右切迹的后方，平行于肝右切迹切开肝包膜，钳夹分离肝组织，将尾状突从右肝分离。向上和内侧翻开肝右叶，分离、结扎、切断肝后与下腔静脉前面间的肝短静脉。因尾状叶肿瘤多偏左侧并将下腔静脉推向右方，因而从右侧分离和切断肝短静脉时显露较好、操作也相对容易。若肝短静脉较粗大时可用小儿下腔静脉钳部分夹持静脉壁后再作切断结扎（图51-78）。处理完肝短静脉，在肾静脉开口上方绕下腔静脉放置一F8导尿管，以备必要时控制下腔静脉。

（6）左侧手术：再次回到左侧手术。将已游离的尾状叶右侧推向肝十二指肠韧带左侧，保持适度牵拉，逐渐分离尾叶与肝门横沟下缘的连接直至与静脉韧带附着处，切断左门静脉和左肝管向尾叶的分支。游离尾叶下缘，剪开腹主动脉前方之后腹膜、分离下腔静脉前面，用一长的“主动脉瘤钳”或类似器械钳夹下腔静脉的大部，在“无血”状态下切断结扎尾叶静脉，若下腔静脉壁部分缺损则以5-0丙纶缝线修复。

尾叶上极前方是肝中静脉进入下腔静脉处的后壁，此处血管壁薄，若破裂有大量出血和空气栓塞的危险，故在分离时应十分小心谨慎，沿尾状叶上极与肝中静脉之间的一疏松组织充填的解剖空隙仔细分离，并预置好下腔静脉的F8导尿管，以备必要时控制下腔静脉。

将尾叶与下腔静脉分开后，经静脉韧带沟（即Arantius管走行的静脉管索裂）、用血管钳逐步钳夹切断尾叶前方与肝左叶后方的连接、切除尾叶，缝扎止血（图51-79）。

3. 肝背部高位切除（high dorsal resection of the liver）——单独尾叶切除　日本大学的Takayama于1994年首先报道（图51-80）。

【手术步骤与技巧】

（1）尾状叶边界的定位：①右缘→在超声波引导下穿刺右后段的门静脉分支并注入染料，使右后段着色，因尾状叶下腔静脉部的门静脉支主要来自门静脉分叉部和门静脉干，尾状突门静脉分支主要来自右门静脉第一分支的近端（即在穿刺点的近侧），因

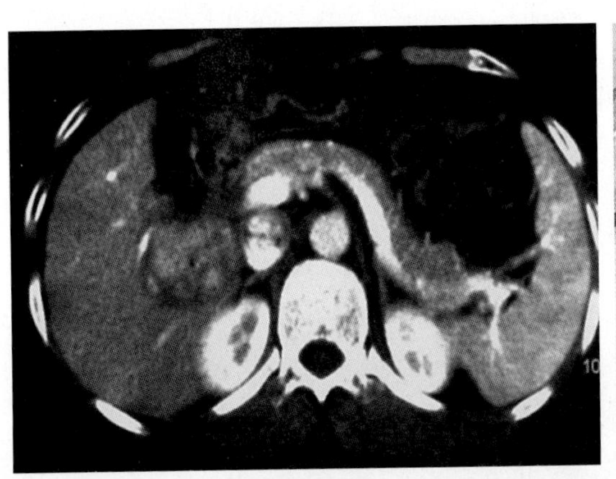

A. 尾叶肝癌

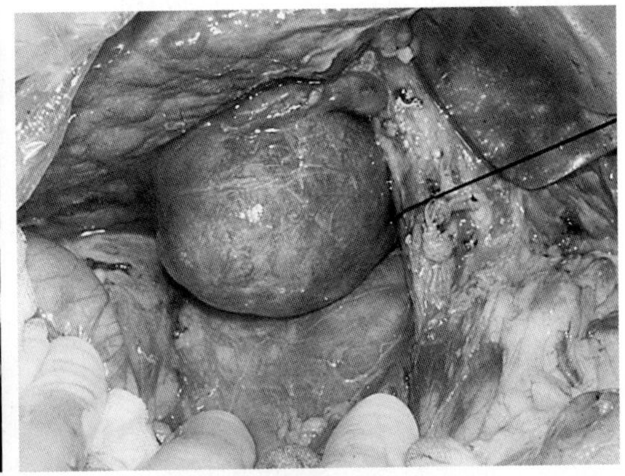

B. 尾叶肝癌术中所见

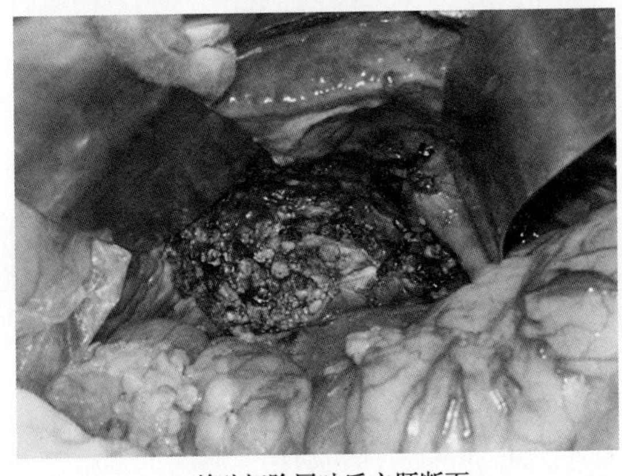

C. 单独切除尾叶后之肝断面

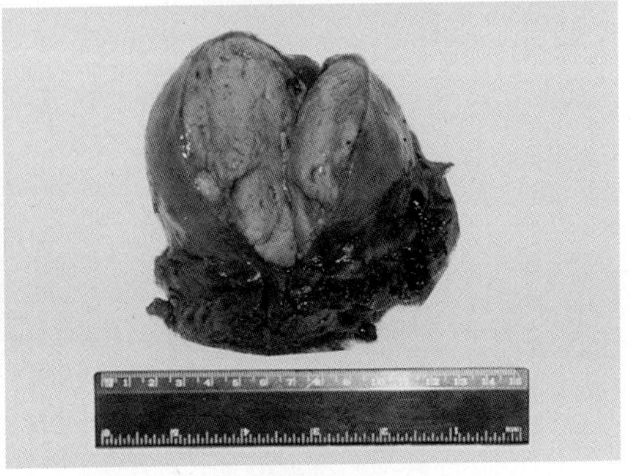

D. 切除之尾叶标本

图51-78　单独的尾状叶切除

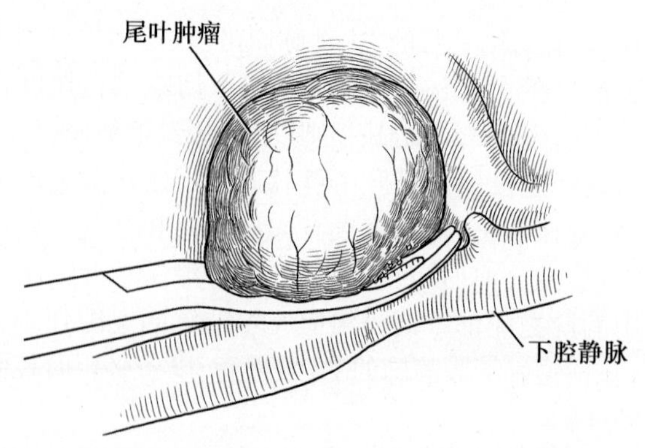

图 51-79 无创血管钳部分夹持下腔静脉壁后切断结扎肝短静脉以减少出血

此尾状叶与染色的右后段显示明确的边界(衬染法 counterstaining);②腹侧面→在超声波引导下穿刺肝实质、经肝右静脉至尾状叶的腹侧面,注入染料定位(文身法 tattooing);③剩余尾状叶各个边界的定位:左缘→ Arantius 管;背侧面→肝部下腔静脉;头侧→三肝静脉根部;尾侧→肝门板(图 51-81)。

(2) 尾状叶切除:①从门静脉右支的根部、尾状叶右缘开始离断肝实质,结扎切断通向尾状突的管道,将门静脉右支的腹侧牵引开,根据染色肝实质的边界向头侧离断尾状叶右缘;②顺着肝右静脉的末梢部至主干的方向,依据先前染料着色的标记、向头侧分离尾状叶的腹侧面,直至肝右静脉的根部并转向左至肝中静脉的右缘,至此右前叶后面与尾状叶的腹侧面境界已完全分开;③从肝门部肝门板的里侧、尾状叶下腔静脉部向 Spiegel 部分离,在肝中静脉的背面依次小心结扎、切断肝中静脉通向尾叶的血管支,直至到达肝左静脉根部,注意勿损伤肝中和肝左静脉;④最后在 Arantius 管的头 / 尾侧附着部离断,摘除尾状叶,完全显露其下腔静脉腹侧面、三肝静脉背面和肝门板里侧的境界(图 51-82)。

4. 尾状叶联合右半肝切除 尾状叶的周邻解剖学关系上的特殊性使得其病变易向左右肝脏扩散,而肝门部肿瘤也较易向尾状叶转移,如肝门部肝癌转移

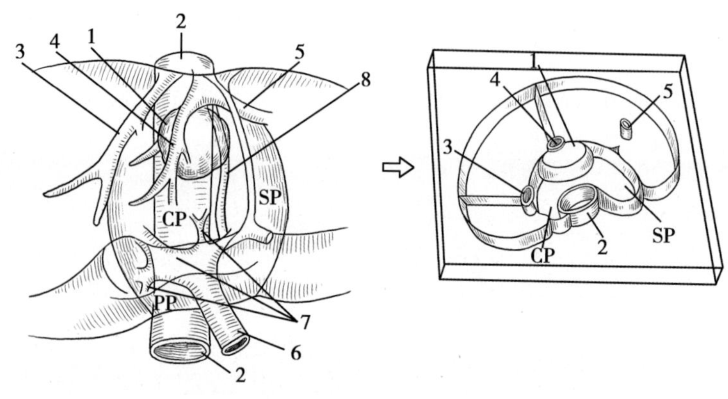

A. 单独尾叶切除前

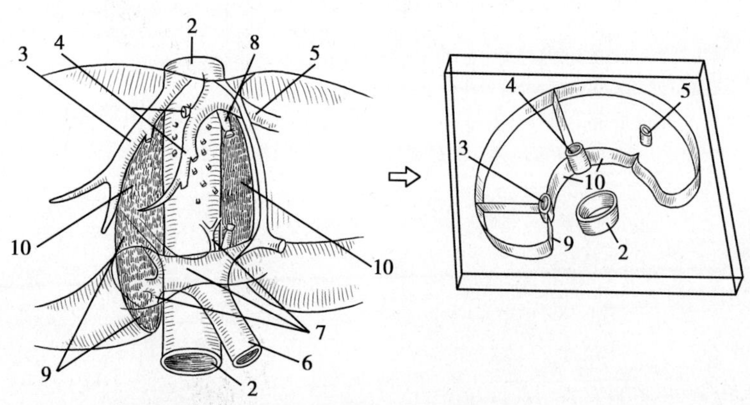

B. 尾叶切除后

图 51-80 尾叶背部高位肿瘤切除前后示意图

SP. 尾叶 Spiegel 部;CP. 尾叶下腔静脉部;PP. 尾叶突起部。1. 肝癌;2. 下腔静脉;3. 肝右静脉;4. 肝中静脉;5. 肝左静脉;6. 门静脉;7. 门静脉尾叶分支;8. Arantius 管;9. 右后段离断面;10. 右前叶右侧和Ⅳ段左侧的离断面

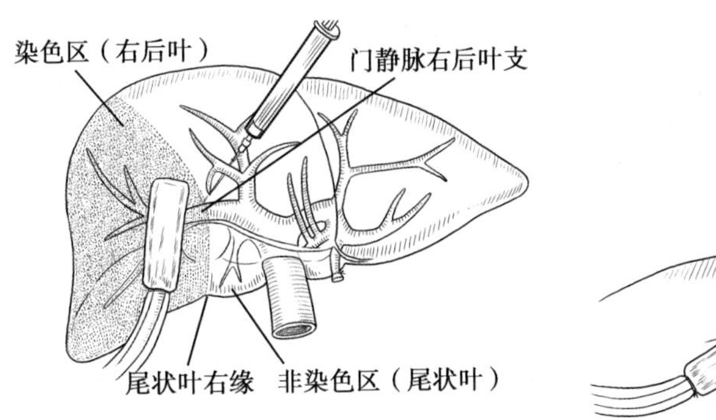

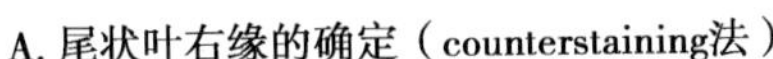
A. 尾状叶右缘的确定（counterstaining法）

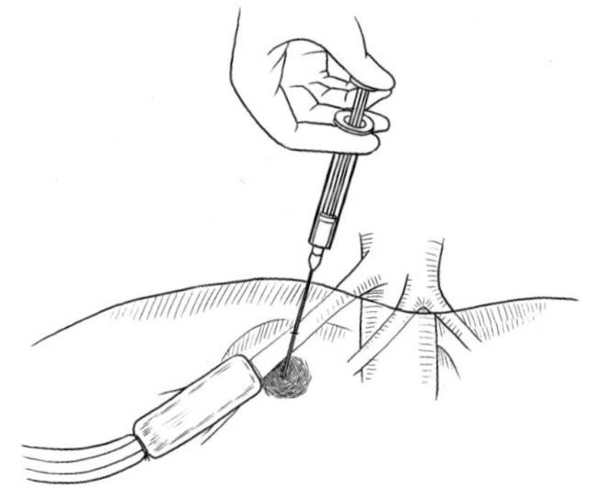

B. 尾状叶腹侧面边界的确定（tattooing法）

图 51-81　尾状叶边界的确定

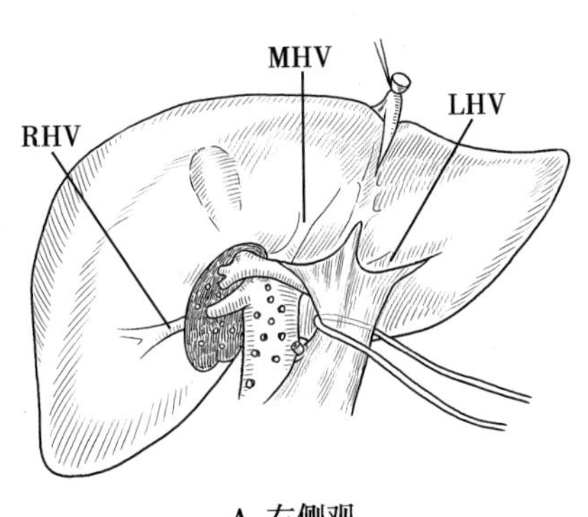

A. 右侧观

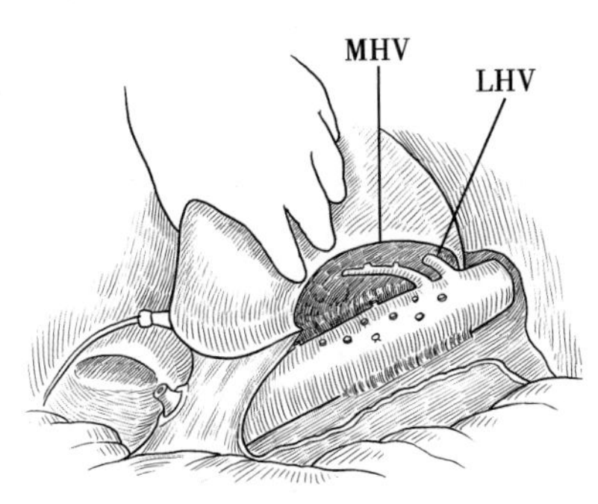

B. 左侧观

图 51-82　尾状叶单独切除术后的肝离断面

RHV. 右肝静脉；MHV. 中肝静脉；LHV. 左肝静脉

至尾叶、肝门部胆管癌扩散至尾叶胆管等，因此手术往往是连同肝右叶或肝左叶切除。

【手术步骤与技巧】

(1) 切断 Arantius 管：将左外叶向上牵开，其头侧和腹侧面可见左尾状叶(Spiegel 叶)；Arantius 管从小网膜肝附着部及其头侧端左肝静脉汇入下腔静脉处离断、结扎，左尾叶游离。

(2) 游离肝右叶及肝右静脉的离断：右肝游离同“肝右叶切除术”，将右肝向上翻起，从尾侧向头侧依次小心结扎切断下腔静脉右侧面的肝短静脉；切断结扎下腔静脉韧带后暴露肝右静脉根部，钳夹切断 RHV 后以 4-0 的 Prolene 连续缝合闭锁；继续将右肝向左侧翻开，暴露肝中静脉的根部，小心结扎切断下腔静脉左侧面的肝短静脉，至此，尾叶完全从腔静脉表面剥离。

(3) 肝切离：沿 Cantlie 线切离肝实质，切离线距肝门板左右肝管的腹侧头侧面约 1cm 边缘，结扎切断肝离断面上的血管分支；至肝中静脉主干、并暴露其右侧壁(图 51-83A)，MHV 后壁有尾叶的数支小静脉汇入，小心结扎离断。

(4) 胆管切断：最后在门静脉脐部的右侧切离胆管(图 51-83B)，残余肝胆管有不同的断端，予以胆道重建(图 51-84)。

5. 尾状叶联合中肝叶切除　尾状叶的周邻解剖学关系上的特殊性使得其病变易向左右肝脏扩散，而肝门部肿瘤也较易向尾状叶转移，如肝门部肝癌转移至尾叶、肝门部胆管癌扩散至尾叶胆管、原发于右前叶或左内叶的浸润了肝中静脉的肝门型肝内胆管细胞癌等，可行尾状叶联合中肝叶切除术。但若肝功能良好，也可选择相对简单的术前 PVE、然后行右三肝或左三肝切除(图 51-85)。

【手术步骤与技巧】

(1) 肝十二指肠韧带廓清和肝门部脉管处理：切断胆总管，分离出肝固有动脉和肝左、肝右动脉后分别悬吊，向其末梢廓清动脉周围神经结缔组织。继续追踪肝右动脉至右前、右后分叉部，然后结扎切断右前支肝动脉。

牵开肝动脉，在其后方分离门静脉左右分支主干，结扎切断尾状叶的门静脉小分支，紧贴门静脉壁向末梢分离，直至完全显露出右前叶门静脉支的根部并结扎切断。然后向上提起肝圆韧带，纵行剪开门静脉矢状部前面的浆膜，逐一结扎切断支配左内叶的门静脉Ⅳ段支(P4)和其他细小的门静脉分支。

(2) 处理肝短静脉和 Arantius 管：切断右冠状韧带

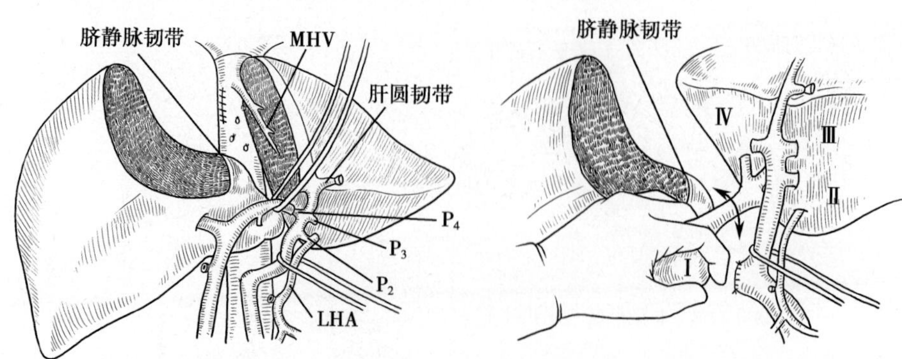

A. 在门静脉脐部右侧切断胆管后，即可切除包括尾叶在内的右叶肝脏

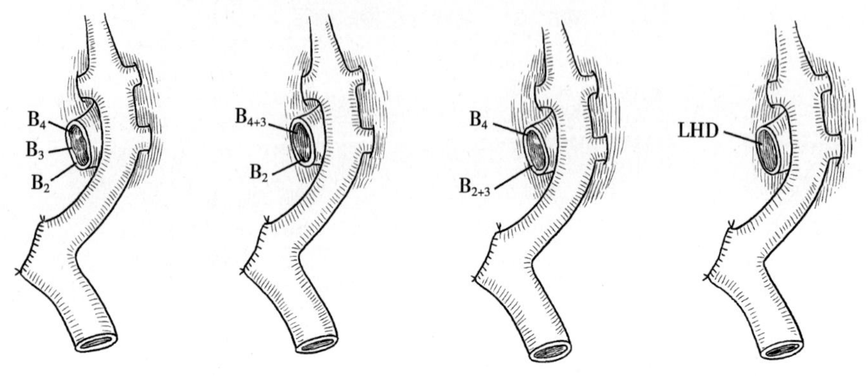

B. 肝右叶加尾叶切除（肝门胆管癌）后的各种胆管断端

图 51-83　肝右叶加尾叶切除(肝门胆管癌)

脐静脉韧带即 Arantius 管；P_2、P_3、P_4 分别为进入Ⅱ、Ⅲ、Ⅳ段肝叶的门静脉支；LHA. 肝左动脉；MHV. 肝中静脉

6

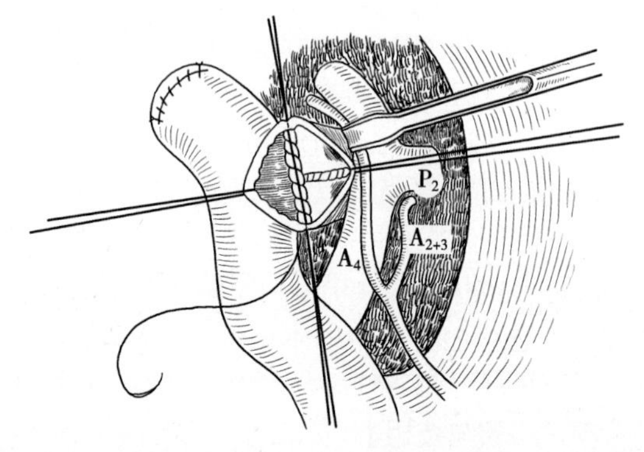

图 51-84　肝右叶加尾叶切除(肝门胆管癌)的胆管重建

P_2. Ⅱ段的门静脉分支；A_{2+3}. 支配Ⅱ、Ⅲ段的肝动脉；A_4. 支配Ⅳ段的动脉

和右三角韧带，充分游离第二肝门，进一步分离肝肾韧带，游离右半肝直至下腔静脉右壁。从下向上，顺次从右侧结扎切断下腔静脉前壁的肝短静脉。接着，将左外叶向上翻起，顺着小网膜的肝脏附着缘找到 Arantius 管，于上端即连接下腔静脉或肝左静脉后壁的地方将其切断。然后切开左尾叶与下腔静脉相连续的浆膜，将左尾叶向右侧翻起，分离下腔静脉，从左侧自下向上，顺次结扎切断肝短静脉，并与右侧的分离面贯通。

(3) 离断左侧肝实质和胆管：先切断左内叶和左外叶之间的肝实质，根据胆管的预定切断位点，沿肝镰状韧带从下向上切开肝实质，切肝方向直接朝向 Arantius 管。肝实质切开至一定程度时，在矢状部的右侧或左侧切断左肝管。继续向上切肝直至肝中静脉根部并结扎切断，近端以 4-0 的 Prolene 线连续缝合。

(4) 离断右侧肝实质和胆管：沿右前叶和右后叶之间的界线、自下向上断肝，根据肝断面上肝右静脉的属支走行找到 RHV 主干，然后循显露出的 RHV 前壁，继续离断肝实质直至 RHV 根部。在肝后面标记的右侧尾叶和右后叶之间的界线，从上向下切肝直至右后叶胆管上方，从前向后切断尾状突与右后叶之间的肝实质并与前面的肝切面相贯通。最后切断右后叶胆管，从而完整切除左内叶、右前叶和尾状叶。

(5) 胆肠吻合：左外叶的 B_{2+3} 胆管开口和右后叶 B_{6+7} 胆管分别整形后做胆肠吻合、完成胆道重建。

6. 保留增生尾状叶的肝脏次全切除术　肝内胆管结石所致肝纤维化及肝实质萎缩的基本病理改变是肝萎缩与增生伴同进行，所以累及双侧的广泛性肝内胆管结石，常伴有尾叶的代偿性显著增生(尾叶胆管无结石和梗阻)，增大的尾叶可成为维持肝功能的支

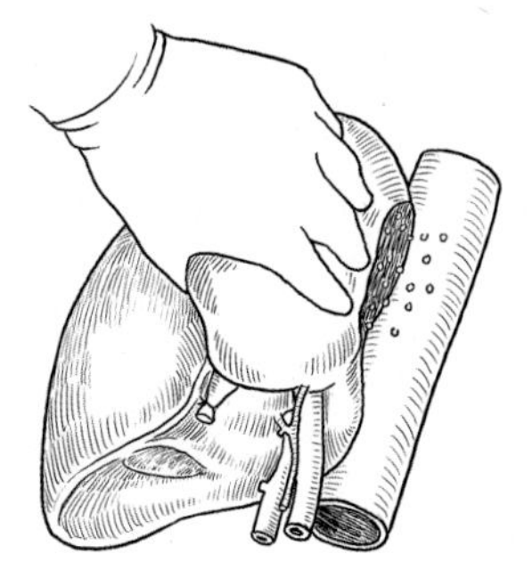

A. 左尾状叶从下腔静脉表面剥离

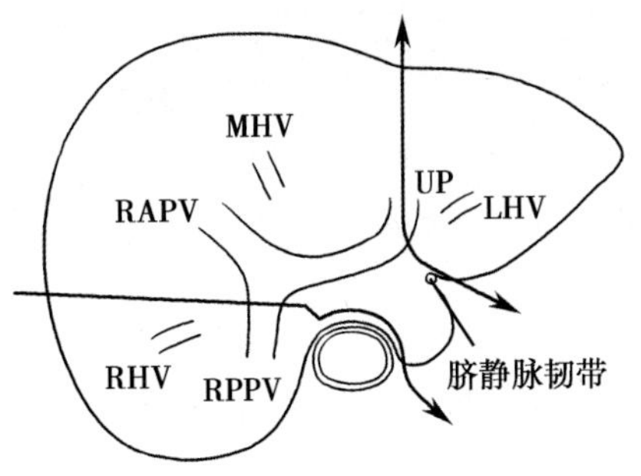

B. 中肝叶+尾叶切除之肝离断面

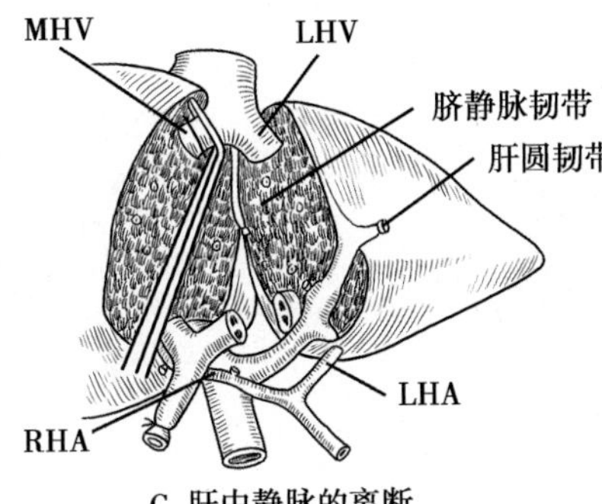

C. 肝中静脉的离断

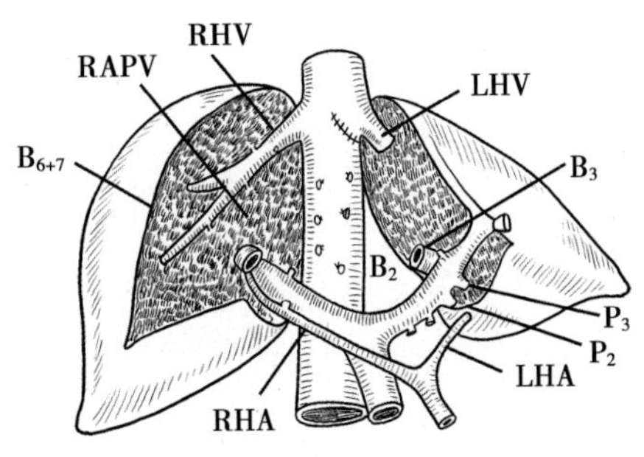

D. 中肝叶+尾叶切除后的肝剖面

图 51-85　中肝叶联合尾叶切除（肝门胆管癌）

MHV. 肝中静脉；LHV. 肝左静脉；UP. 门静脉脐部；RAPV. 右前叶门静脉；RPPV. 右后叶门静脉；RHV. 肝右静脉；RAPV. 右前叶门静脉；B_{6+7}. Ⅵ、Ⅶ段的胆管；B_2、B_3. Ⅱ、Ⅲ段胆管；P_3、P_2. Ⅱ、Ⅲ段门静脉

柱。此时要切除已经毁损的左右两侧肝叶、彻底去除病灶，用一般手术方法来处理极为困难（图 51-86）。

因为尾叶具有独立的血供和胆管引流，且尾叶显著增生和充分代偿，切除双侧病变肝脏仅保留尾叶可维持肝脏功能，所以，我们采用只保留尾叶的肝脏次全切除术取得成功。

【手术步骤与技巧】

(1) 取上腹部人字形切口，长约 35cm，依次切开入腹。术中探查可发现患者的肝脏严重变形，左肝和右肝两侧肝叶已毁损萎缩，唯有肝尾状叶（Ⅰ段）显著增生肥大，占整个肝脏体积的 50% 左右，呈“哑铃”状，深入肝脏背部下腔静脉的前方和两侧。肝脏的Ⅱ～Ⅷ段被尾状叶挤压上移呈“帽状”，覆盖在尾状叶的前上方，肝十二指肠韧带及两侧肝脏血管、胆管蒂也被严重推移扭曲而失去其正常解剖形态。

(2) 细致辨认肝脏内外重要的管道结构，准确地进行解剖分离，妥善处理两侧肝蒂和三支主肝静脉，分别在第一肝门处切断左右两侧肝蒂，在第二肝门处切断三支主肝静脉等重要结构，在控制出血的情况下将毁损的左右肝叶从肝后下腔静脉及尾状叶上分离，并保证残留尾状叶血管和胆管系统的完整性。

(3) 术中极易发生难以控制的大出血，而且容易损伤细小而隐蔽的尾状叶血管和胆管。尾状叶胆管或血管损伤的后果是残余肝脏的功能衰竭。因此必须仔细解剖分离第一肝门和第二肝门，从背部将左、右肝叶从肝后下腔静脉及尾状叶上分离下来（图 51-87）。

（十）离体肝切除术

离体肝切除术（图 51-88、图 51-89）首先由 Rudolf Pichlmayr 报道，这一手术具有肝切除和肝移植两大技术特征，适用于侵犯肝后下腔静脉和主要肝静脉、采用常规手术方法无法切除的肝脏肿瘤。离体肝切除技术拓展了外科治疗复杂肝脏肿瘤的范畴，为常规手术无法切除的肿瘤提供了新的治疗途径，减少了对肝移植的需求。但低肝脏储备功能者耐受手术的能力较差，死亡率和并发症率较高，因此需要严格掌握离体肝切除的适应证。

【手术步骤】

1. 病肝切除　取上腹部人字形切口，长约 35cm，依次切开入腹。肿瘤位于肝左叶及尾叶，腹腔内其他脏器未发现转移，游离肝周韧带，将肝动脉、门静脉、肝胆管分别暴露，见肿瘤已侵及左肝管，游离肝上、肝后、肝下下腔静脉，发现左尾叶肿瘤、左叶肿瘤已将肝后下腔静脉包绕。切除胆囊，于胆囊管汇合平面下切断胆总管，左右肝动脉分叉处以下切断肝动脉，左右门静脉

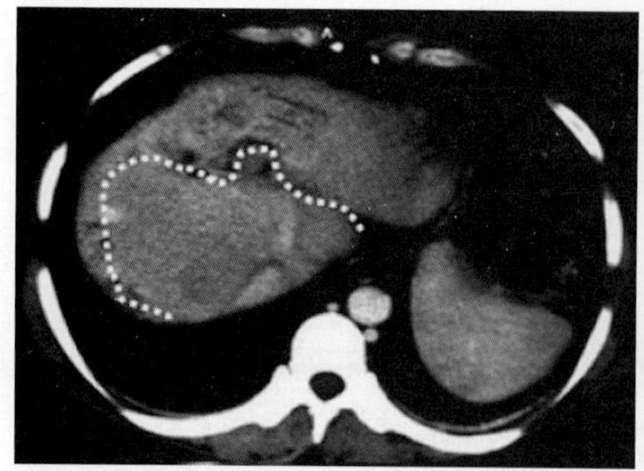

A. 萎缩的右肝或左肝内含有结石，肝尾叶明显增生

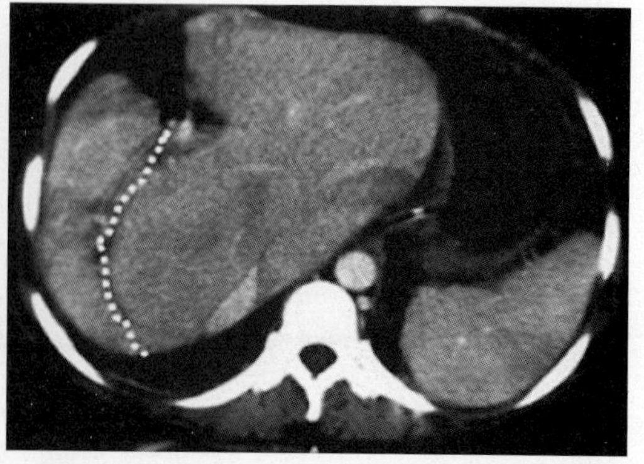

B. 较低的CT断层显示萎缩的右肝和巨大的增生之尾叶

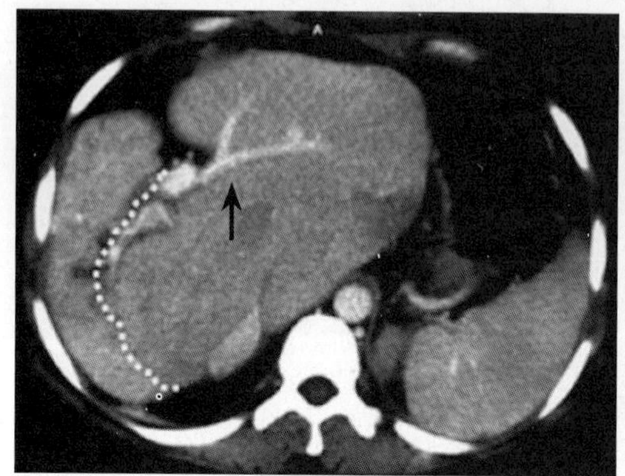

C. 门静脉左支供应尾叶血供（箭头）

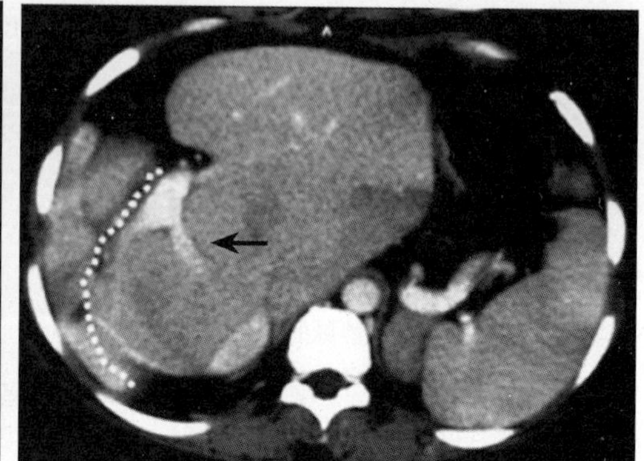

D. 门静脉右支供应尾叶血供（箭头）。白色虚线表示拟从尾叶上方切除的右肝或左肝

图 51-86　保留尾叶的肝次全切除术前CT检查

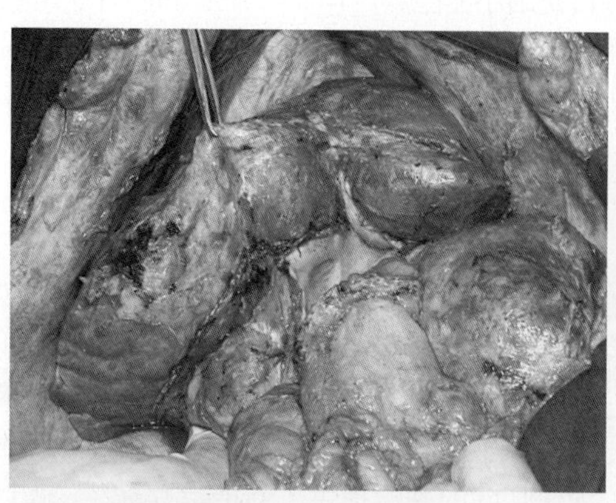

A. 萎缩的右肝和左肝下方明显增生的尾叶

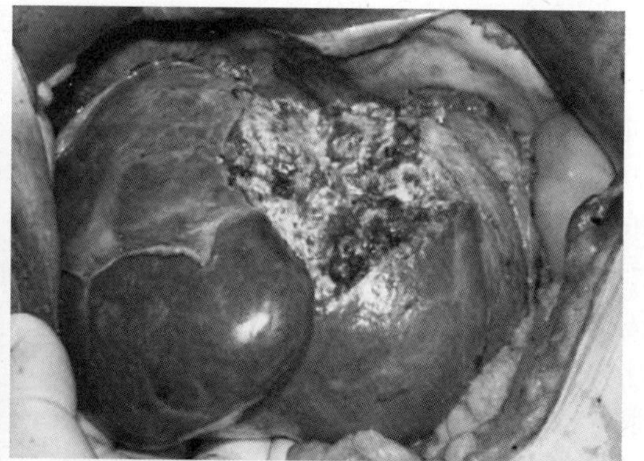

B. 劈裂右肝后显示肥大增生的尾叶

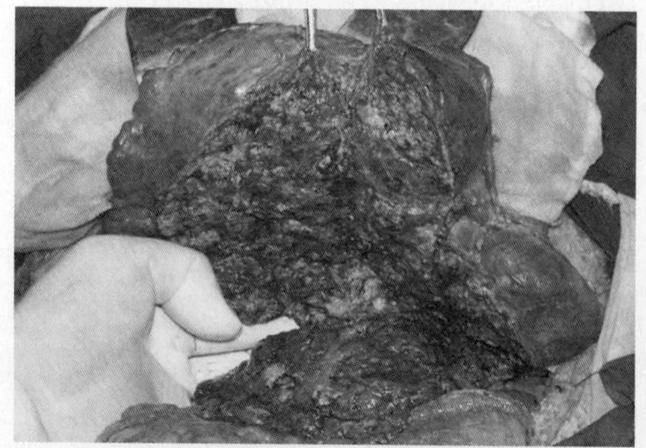

C. 将萎缩的右肝和左肝叶从尾叶上方掀起

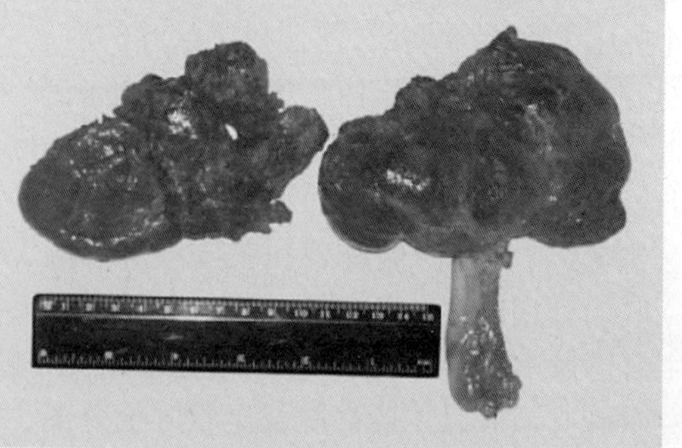

D. 切除萎缩的右肝和左肝叶

图 51-87　保留尾叶的肝次全切除手术照片

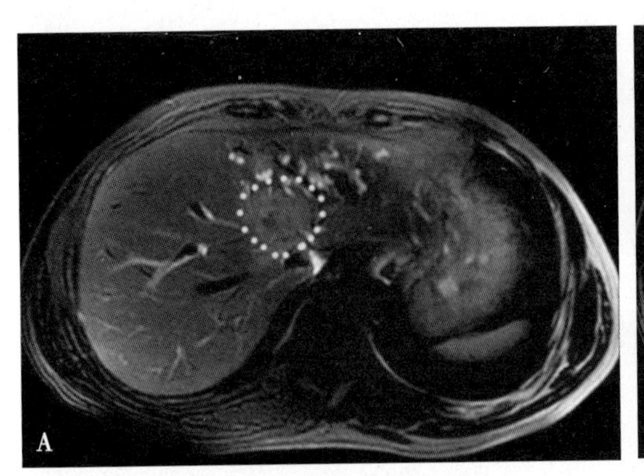

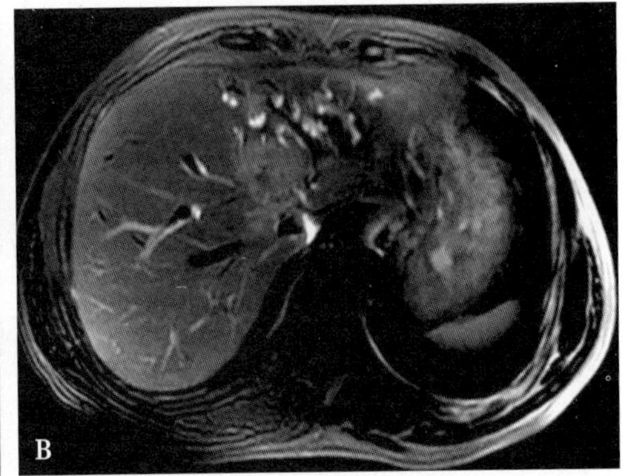

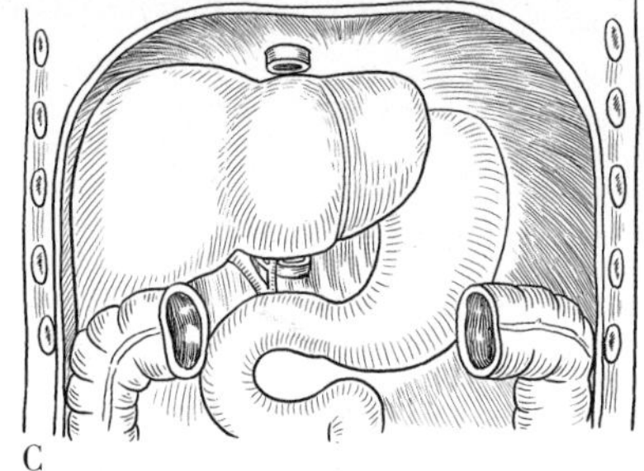

A~C. 左肝和中肝肿瘤侵犯肝后下腔静脉

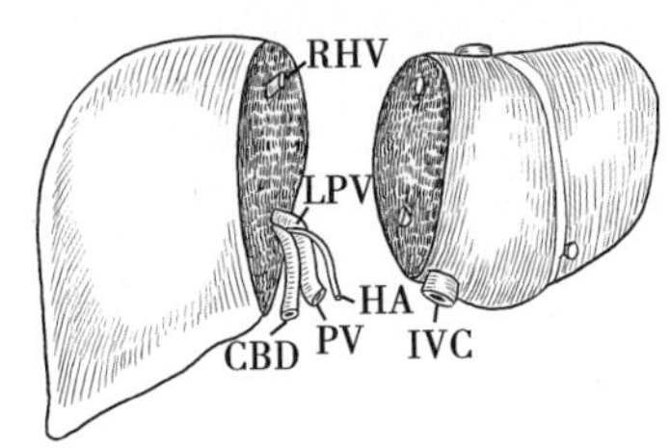

D. 离体肝肿瘤连同下腔静脉切除，保留肝右静脉

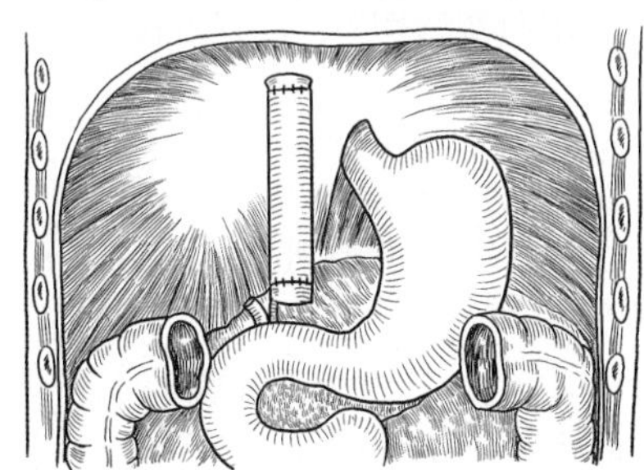

E. 人造血管重建IVC

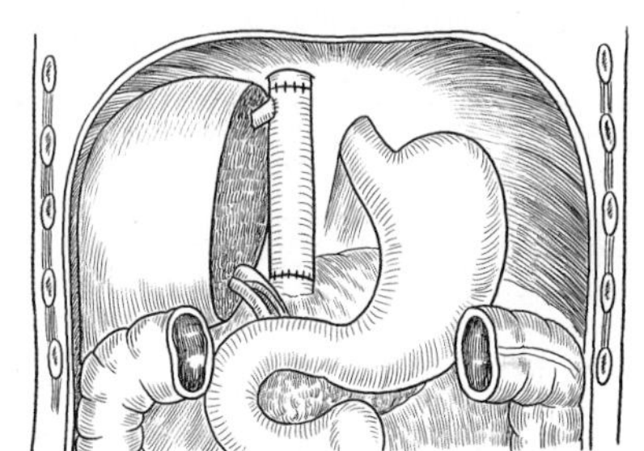

F. 剩余的自体右肝重新植入

图 51-88　离体肝切除术示意图

RHV. 肝右静脉；LPV. 门静脉左支；HA. 肝动脉；CBD. 胆总管；PV. 门静脉；IVC. 下腔静脉

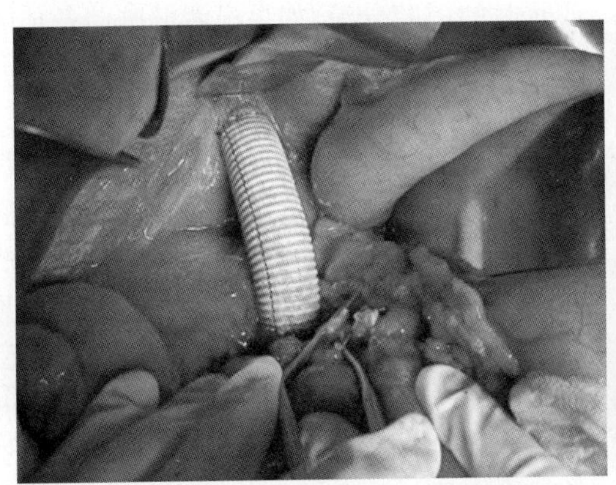

A. 切除全肝后用人工血管重建下腔静脉

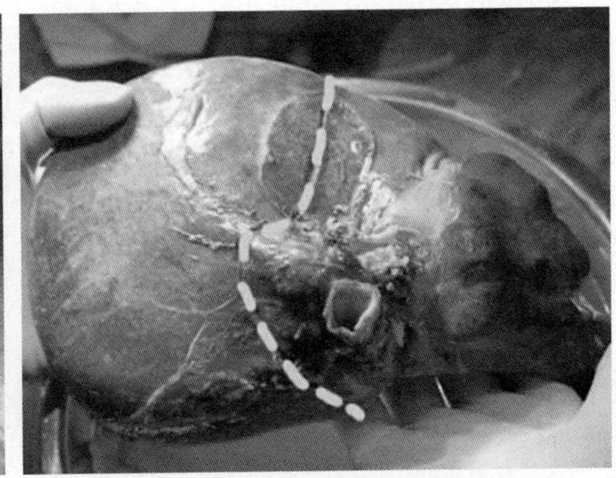

B. 离体灌注后拟切除的左肝肿瘤切线

图 51-89　离体肝切除术

6

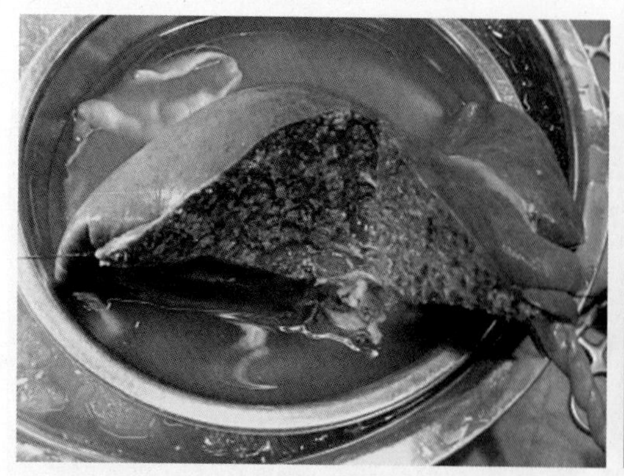
C. 离体切除左肝肿瘤后

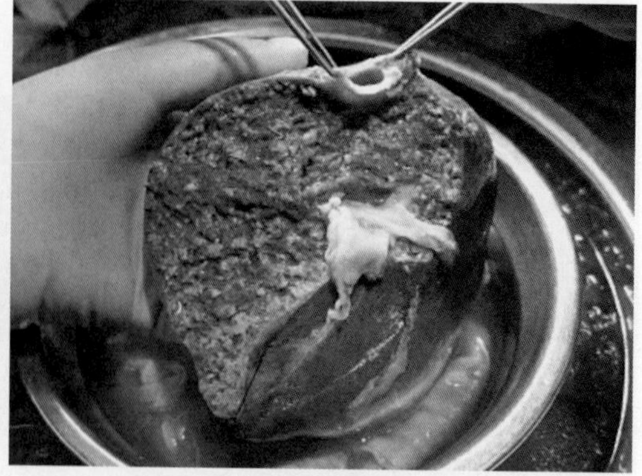
D. 流出道的修整

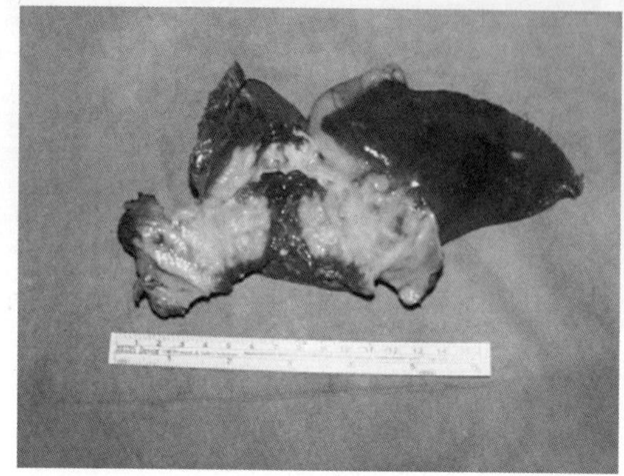
E. 切除的左肝标本

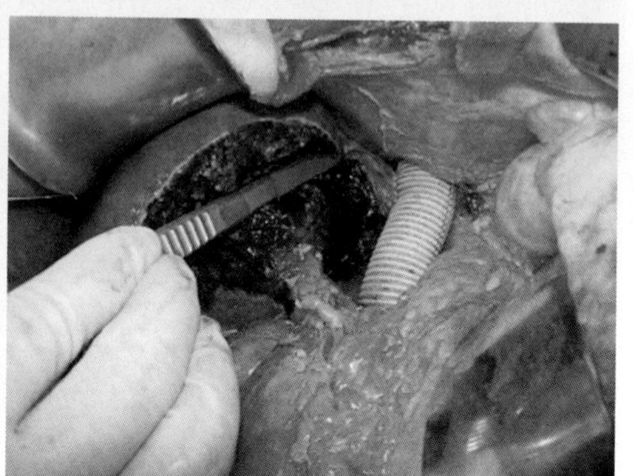
F. 离体肝切除术后完成自体肝移植

图 51-89(续)

6

分叉处以下切断门静脉，近端胆总管、肝动脉、门静脉分别用无损伤钳夹闭。用下腔静脉钳分别钳夹肝上、肝下下腔静脉，移除病肝。用 20# 人造血管长约 7cm 与肝上、肝下下腔静脉分别行端 - 端吻合后，开放下腔静脉血流。

2. 离体肝脏肿瘤切除与修整　肝脏离体后，迅速放入事先准备的冰浴内，迅速分别于门静脉、肝动脉、胆总管插管，用组氨酸 - 色氨酸 - 酮戊二酸盐液（HTK 液）3 000ml 灌洗，将肝内积血完全洗出。用 CUSA 及双极电刀将左半肝、左尾叶，肝后下腔静脉，肝左、肝右静脉连同肿瘤完整切除。将肝右静脉、门静脉、肝动脉右支、右肝管分别成形。

3. 肝脏植入　将修整后的肝脏放入右上腹。下腔静脉钳夹闭代替下腔静脉的人造血管侧壁约 2~3cm（与肝右静脉开口大小一致），剪除后与肝右静脉行端 - 侧吻合，移去下腔静脉钳，开放血流。将门静脉右支与门静脉近端行端 - 端吻合。放出门静脉系统血液约 100ml，打结时保留“生长因子”约 1.0cm，随即开放门静脉血流，恢复肝脏血运，开放血流后见腔静脉、门静脉吻合口无渗漏，肝脏颜色逐渐恢复红润，无明显血运不良区域。肠道颜色恢复正常，胆管内有胆汁流出。以 7-0 Prolene 线将肝右动脉与肝动脉行端 - 端吻合，吻合后随即恢复肝脏动脉血供，肝脏颜色更加红润。用 6-0 PDS Ⅱ缝线将成形后右肝管与近端胆总管行端 - 端吻合。温盐水冲洗腹腔术野，检查各吻合口通畅、无渗漏，腹腔内无活动性出血和胆漏，于文氏孔放置潘氏引流管两根，肝断面、右膈下分别放置潘氏引流管一根，于切口下端引出。

【手术难点与要点】

1. 此术式有一段时间的无肝期，需重建下腔静脉或暂时的门腔分流，如果患者肝脏储备功能较差，则手术耐受性也较差，术后并发症发生率较高。

2. 采用人工血管重建下腔静脉术后容易出现血液凝固堵塞，需长期服用抗凝药物，而术后早期的抗凝又容易引起出血。可采用自体的切除肝脏的静脉或冷保存的异体静脉进行整形后重建下腔静脉。

3. 行离体肝切除的肝恶性肿瘤一般病期均较晚，加之自体移植后肝脏的快速再生，间接地促进了肿瘤的复发和转移。因此，肿瘤患者行离体肝切除术后的复发和转移率较高。而侵犯肝后下腔静脉的进展期肝棘球蚴病是一良性疾病，此病行离体肝切除往往会取得良好的远期效果。

（十一）分期肝切除（ALPPS）

肝脏巨大或多发的肿瘤（如肝转移瘤）、特殊部位的肿瘤（如肝门部的癌肿）行根治时往往需行大范围的肝切除术（major hepatectomy），而预留肝体积（future liver remnant，FLR）太小又使此类手术风险太高而不可行。以往术前增加 FLR 的方法有 Makuuchi 教授的介入下门静脉栓塞术和法国 Adam 教授等的二步法肝切除术，但这些方法最大的缺点是：①两次手术的间隔时间太长，平均超过 4 周，甚至 2~4 个月，在此期间肝肿瘤可继续进展而导致无法行第二次手术；②术后剩余肝脏增生不足，或第 1 次手术导致的广泛腹腔粘连而使第 2 次手术困难。2012 年德国学者 Hans J.Schlitt 等首先报道"联合肝劈离和门静脉结扎的二期肝切除术"（association liver partition and portal vein ligation for staged hepatectomy，ALPPS）来迅速增加 FLR 从而达到 R_0 切除的治愈效果。ALPPS 的一期手术包括原位肝劈离、右侧门静脉结扎（或离断），只保留肝动脉血供和肝静脉流出道，使荷瘤的右肝叶发挥辅助性肝的作用，协助剩余的左外叶肝脏暂时度过 1 周左右的时间；同时将患侧肝叶覆以塑料膜以彻底阻断左右肝叶的侧支血流，从而使术后预留肝叶迅速增生肥大；待预留的左外叶迅速增生至安全的 FLR 标准后，再二期切除右侧病肝。ALPPS 使以往难以手术切除的巨大肝癌、多发的双叶原发或转移性肝癌、肝门部肿瘤等有了手术根治的机会（图 51-90）。

【一期手术步骤】

1. 游离右半肝（或右三肝）　游离肝结肠、肝肾、右侧冠状和三角韧带，分离右侧肾上腺至下腔静脉，显露第三肝门，逐一分离结扎离断肝短静脉分支，分离右侧的腔静脉韧带，显露肝右静脉。

2. 胆囊切除及分离清扫肝十二指肠韧带　分离胆囊三角，结扎离断胆囊动脉和胆囊管后，以电凝自胆囊床剥离切除胆囊。解剖肝十二指肠韧带，骨骼化肝动脉、胆管和门静脉，逐一清扫淋巴结和结缔组织，上缘至肝动脉、门静脉和胆管的左右分支。

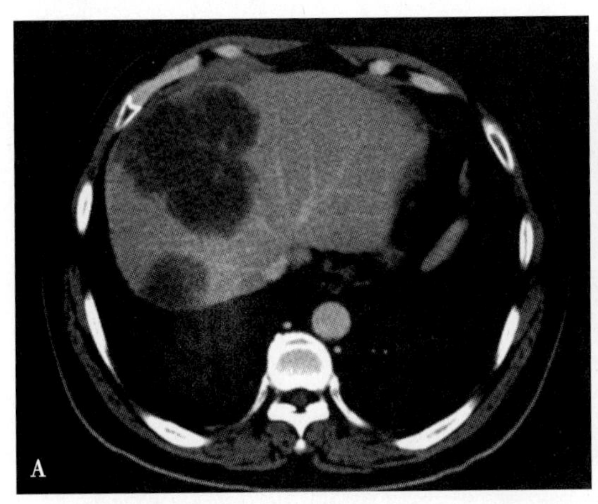

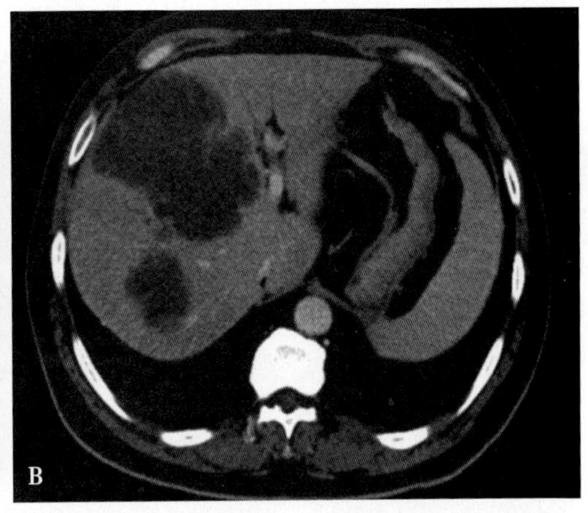

结肠癌切除术后 29个月，肝脏多发转移灶 8 个月入院。A、B. 结肠癌术后多发肝转移，术前评估左外叶 + 尾叶体积：334ml，剩余肝体积 / 标准肝体积 =25%

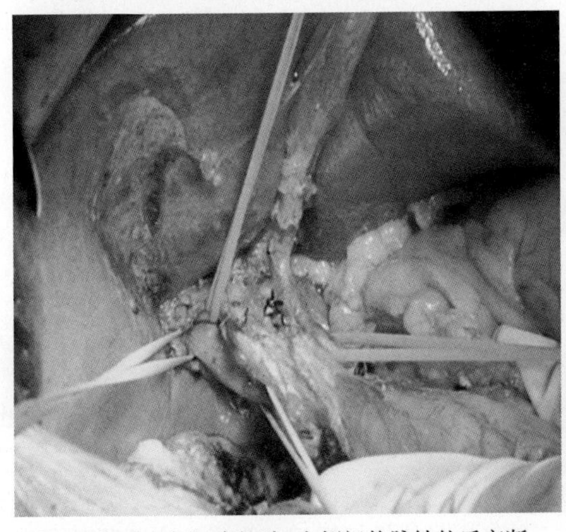

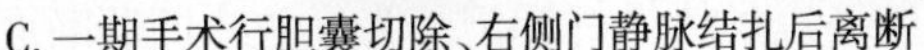

C. 一期手术行胆囊切除、右侧门静脉结扎后离断

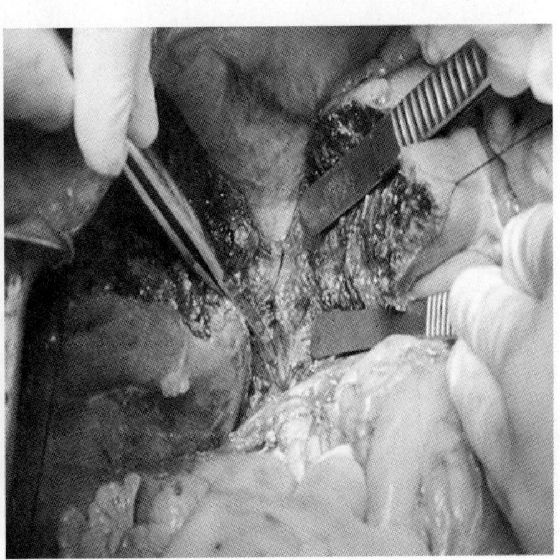

D. 一期手术行右三肝和左外叶肝脏劈离

图 51-90　分期肝切除术

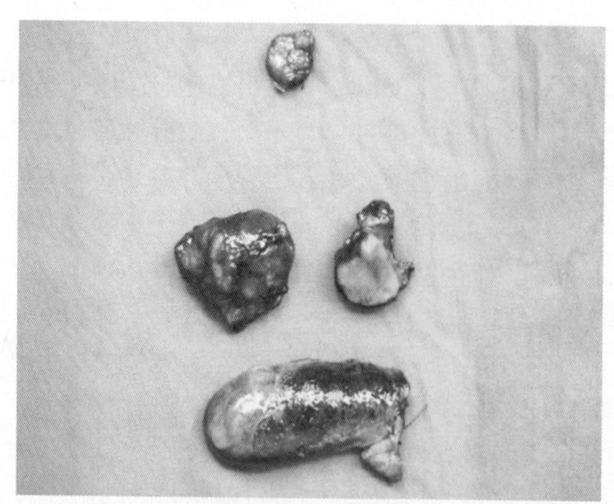

E. 一期手术时切除的腹腔和心包转移性淋巴结

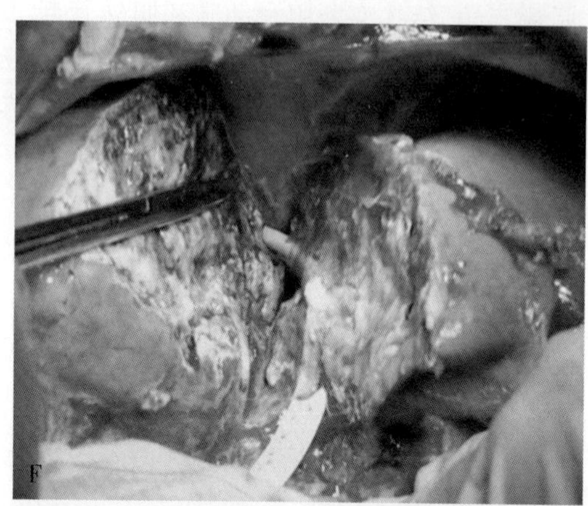

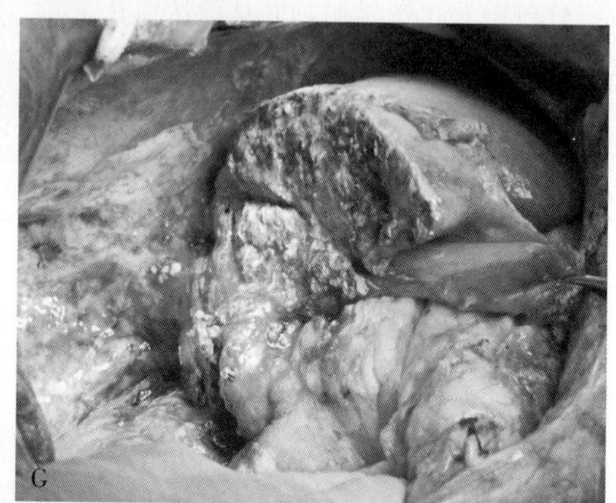

F、G. 二期手术(11天后)行右三肝切除术

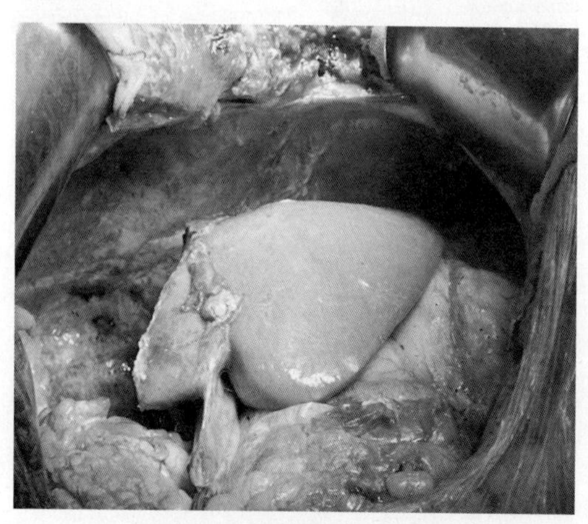

H. 右三肝切除后剩余的左外叶

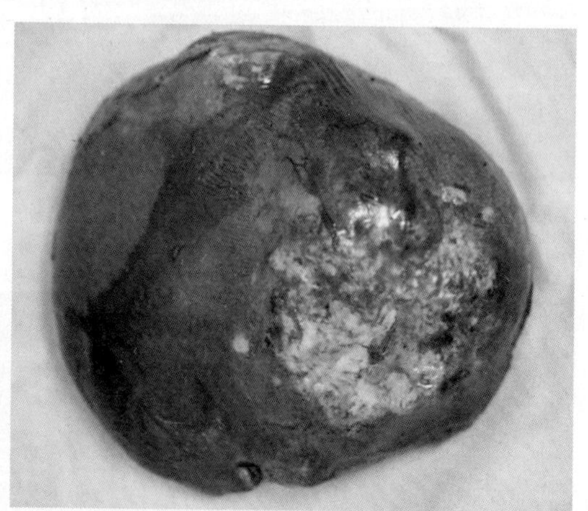

I. 二期手术切除的右三肝肿瘤标本

图 51-90(续)

3. 右肝与左肝的劈离　双线结扎门静脉右支,沿缺血线电刀标记预切线,用无损伤血管钳哈巴狗阻断右肝动脉及门静脉,在间歇性入肝血流阻断下离断肝实质(CUSA或钳夹法),其间管道使用电凝法或细丝线结扎后切断。

4. 左右半肝完全离断后断面仔细止血,确认无出血及胆汁漏后两肝断面之间放置防粘连和止血材料及引流管一根。

5. 门静脉右支、肝动脉右支、肝中静脉和肝右静脉各以丝线做好标记。为了防止两肝断面错开造成的门静脉扭曲,左右肝断面下前缘用慕丝线缝一针使之靠拢。再次观察肝断面有无渗血,右膈下及肝下各留置引流管一根。

【二期手术步骤】

1. 进腹后辨认一期手术时标记的肝右动脉和门静脉右支，分别予以结扎后离断。

2. 游离第二肝门，结扎、离断右肝静脉，近端予6-0的Prolene线连续缝合关闭。

3. 距肝总管分叉部约0.8cm处离断右肝管，移除标本，右肝管以5-0的Prolene线连续缝合关闭。

4. 仔细检查肝断面及术野无渗血、出血及胆漏。于膈下间隙、右膈下间隙分别放置粗乳胶、粗潘氏引流管各一根。

【手术难点与要点】

1. 第1次手术时完全游离了右半肝并行左右半肝的原位劈离，患侧肝(右半肝或左半肝)仅有肝静脉、肝动脉与胆管相连，肝脏的游离度较大，因此，要防止肝脏扭转以免引起门静脉、肝动脉或肝静脉的扭曲，造成肝坏死等严重并发症。

2. 因一期手术时留有较大的肝断面，因此，应十分小心预防断面的出血和胆漏，否则可引起大出血或术后严重的炎症反应综合征。

八、术后管理要点

【术后早期必需的检测及结果解读】

1. 血常规　可了解血红蛋白、血细胞比容HCT及白细胞和血小板等重要指标的变化，对伴有肝功能障碍的肝脏进行肝切除时，若HCT不低于20%，尽量避免围术期的输血；若术前有脾功能亢进、血小板明显减少($<300\times10^9$/L)时可考虑给予机采血小板。

2. 肝功能　一般情况下，肝切除术后的血清总胆红素在术后1天达高峰后逐渐降低。若术后总胆红素持续上升，在除外脱水浓缩及腹腔内感染的情况下，应考虑有肝功能不全的可能，可给予激素、葡萄糖-胰岛素疗法。ALT、AST在术后达最高值后开始下降，若又突然上升，应警惕有无肝血流的异常，及时行多普勒超声予以排除。肝功能障碍时术前多有低蛋白血症，术后更易出现，从而使水分向第三间隙移行，有效循环血量减少，患者出现水肿、腹水或胸腔积液；应及时补充白蛋白，防止血浆胶体渗透压降低。

3. 血、尿生化电解质检测　每隔6~8小时检测血电解质浓度，如有异常应及时予以调整；尿比重、渗透压和电解质的浓度也可作为维持血清水与电解质平衡的依据。

4. 血气和血糖　术后每隔6~8小时检测动脉血气分析，评估呼吸状态和纠正酸碱失衡。由于术后肝功能下降、手术创伤应激反应、激素的使用及高能量的输液等，术后易出现高血糖，应依据血糖水平予以胰岛素皮下注射或持续泵入。

5. 影像学检查　多普勒超声、增强CT或MRI检查评估剩余肝脏形态、功能性肝体积大小、入肝及出肝血流状况、有无淤血、缺血等；并除外腹腔内积液、感染或腹腔内脓肿等情况。

【输液管理】

正常肝脏肝切除术后的输液管理和其他手术后的输液基本相同，但对伴有肝损害者行大块的肝切除时，因术后残余肝体积偏小、灌注压上升，术后容易出现余肝的肿胀和全身水肿，因此管理时要进行容量的控制，总体上要“偏干”。每天输液总量：慢性肝炎大块肝切除的病例为45ml/(kg·d)，肝硬化病例为40ml/(kg·d)。

1. 营养支持　术后早期由静脉输入葡萄糖、氨基酸、脂肪乳等营养，给予的热量基本在25~30kcal/(kg·d)，蛋白质需要1~1.5g/(kg·d)，氮量主要靠氨基酸(丙氨酸、丝氨酸和甲硫氨酸可促进肝细胞的再生)供给，热量主要靠碳水化合物和脂肪供给(中长链脂肪乳，提供约30%的热量)，热氮比维持在125~150kcal(每6.25g蛋白质含1g氮量)。补充钾盐等电解质及多种维生素，必要时加用辅酶A、三磷腺苷及适量的胰岛素。腹部排气后应鼓励早期进食或给予肠内营养，有利于患者的快速康复。

2. 必要的药物治疗　预防性使用H_2受体阻滞剂，改为口服后要慢慢减量；预防性使用抗生素，若疑有感染，应根据细菌培养结果调整抗生素。手术中及术后短期内给予小剂量的氢化可的松(术后第1、2、3天给予100mg/d，第4、5天给予50mg/d)，往往有利于患者的恢复。

3. 评估循环血容量并及时处理　术中的输液量与术后的水电平衡有很大关系。术后可根据以下指标判断循环血容量是否足够：①四肢静脉和颈静脉的充盈状态；②每小时尿量；③心率；④血常规中HCT比值，有无血液浓缩；⑤尿比重。若不足时加快输入适量的人血白蛋白和晶体液等以维持胶体渗透压，并有利于组织修复。过多时应及时限量并给予利尿剂。

4. 肝硬化患者的液体管理　维持循环状态的稳定是非常重要的。肝硬化患者因合成蛋白能力下降和术中血浆成分的丢失，术后大多有低蛋白血症，应及时补充人血白蛋白。常规给予利尿剂，监测水分出入平衡，防止出现脱水。当尿比重在1.020以上、尿渗透压在900mOsm/(kg·H_2O)以上时应考虑有脱水。给予激素和H_2受体阻滞剂；注意腹水和胸腔积液的潴留；口服乳果糖、清洁肠道及输入支链氨基酸等以防肝性脑病。

【引流管理】

肝切除术的留置引流管及术后的护理是顺利恢

6

复的重要步骤之一，主要引流肝断面、腹腔内渗液及可能的胆漏。

1. 警惕出血 术后返回监护室后要注意肝断面的出血，若出血量达 100ml/h 以上时，需再次手术进行止血。

2. 保持良好的引流 用线固定的部位特别容易堵塞，换药时要从该部位开始充分挤压引流管以避免堵塞；侧孔易被纤维素块、肉芽组织附着而闭塞，换药时可旋转引流管并稍微向前后移动引流管。为保证引流管通畅，应在管内装满生理盐水使之保持负压；若无出血、感染及胆漏的征象，尽早拔除引流管，若引流液性状为单纯的清亮腹水，可在拔管后缝合引流管口，同时加强利尿和白蛋白等治疗。

3. 避免引流管松弛成 U 形 水柱压力差可使引流管顶端变成正压、影响引流通畅，应及时纠正。

4. 影像学检查 引流量明显减少时，先用超声（或 CT 平扫）观察腹腔内是否存在引流不畅导致的液体潴留，如量多时应及时超声引导下穿刺引流。

九、术后并发症及其处理

（一）胆漏

随着肝胆外科技术的发展，虽然肝切除术后总体的并发症发生率已明显下降，但胆漏发生率无明显改变。据报道，肝切除术无胆道重建者术后胆漏的发生率为 3.6%~12%，而肝管空肠吻合术后胆漏的发生率为 0.4%~8%。

6

在合并肝切除的胆道恶性肿瘤根治术时，大多需切除肝外胆管并重建胆道。因此，无法经胆囊管残端注射入生理盐水进行胆漏试验。手术时对肝创面上的胆管要逐一结扎，较大者需缝合结扎。手术完毕时再以新的盐水纱布贴敷于肝断面上，依纱布上有否黄染，检查有无胆汁漏并作必要的处理；未胆道重建的患者也可采用吲哚菁绿 ICG（0.05mg/ml）经胆囊管注入胆道（CBD 远端夹闭），红外摄影获取荧光影像来发现胆漏。但胆管癌合并的肝切除多为肝段或肝叶的规则性切除，肝断面上很少有粗大的脉管露出，而且在肝断面上发生胆漏的机会也不多。即使有胆漏，若重建的胆管内放置了引流管且通畅、肝断面引流良好，大多数的胆漏也都能自然闭合。但也有部分胆漏是很难处理的，严重者可导致腹腔内重度感染、脓毒血症甚至死亡。

【术后胆漏的定义、诊断及分级】

国际肝脏外科研究小组（International Study Group of Liver Surgery，ISGLS）所定义的胆漏：术后（≥3 天）若患者无黄疸，但腹腔引流液呈胆汁样，测定其中的胆红素浓度即可诊断（表 51-4）。若术后患者伴有高胆红素血症，其引流液中胆红素浓度在血胆红素浓度的 3 倍以上，则也可确定腹腔引流液中有胆汁混入。此外，若腹腔引流液是持续负压吸引而又混入了较多胆汁，引流液可呈泡沫状，这也有助于鉴别。

表 51-4 胆漏的分级标准（ISGLS）

分级	定义
A	胆漏不影响患者的临床状况，只要腹腔内引流即可控制，引流液量和胆红素浓度逐日减少，引流时间≤1 周，不需要介入或内镜等处理
B	胆漏改变患者的临床处理（如需 ERCP 下放置支架或 PTCD 控制胆漏），术中放置的引流管不能完全引出渗漏的胆汁；患者住院时间延长；或 A 级胆漏引流时间 >1 周
C	胆漏需再次手术控制，包括缝合胆管漏口、清除腹腔内积液或重做胆肠吻合。患者有剧烈腹痛及胆汁性腹膜炎的表现，常需重症监护治疗，术后病程延长

确定胆漏后应进一步考虑胆漏的部位。肝管空肠吻合术后，若发现从吻合附近的引流管中流出胆汁样液体，除考虑肝断面末梢胆管的胆漏、大胆管损伤外，还应想到胆肠吻合口瘘的可能。此时若放置有胆管内引流管，可经此管缓慢注入造影剂（不要使胆管内压升高）进行造影，拍摄正位及右 / 左侧卧位（伴轻度的俯卧位）片，以明确有无吻合口漏、漏口程度及与引流管的位置关系。

【处理对策】

胆漏一旦确诊，最关键的是腹腔内漏出的胆汁能否及时通过引流管充分引流至体外，应更换为持续负压吸引，尽量防止腹腔内胆汁聚积。若手术时留置的是潘氏引流管，可在潘氏引流管内插入 10F 左右的导管，再接负压持续吸引。吸引的导管很容易被堵塞，需经常更换导管；待窦道形成后，可更换为双套管引流，再接负压持续吸引。更换时应在 X 线透视下更换。增强 CT 和引流管直接造影可判断腹腔内胆汁潴留的多少及死腔的大小。引流管直接造影可明确胆漏的具体位置，应仰卧位、侧卧位多体位摄片并仔细阅片。若引流量逐渐减少，死腔也逐渐变小时，可停负压吸引改为常规的引流，直至胆漏完全消失。若保守治疗无明显效果，且胆漏确诊后 10 天，每天引流液仍 >100ml/d，应考虑介入内镜等治疗，如 ERCP 下支架置入或 PTCD 等治疗。若吻合口漏口较大且胆管内引流管脱落时，应在感染出现前尽早再次手术重新吻合并充分引流腹腔。

【小结】

合并肝切除的胆道恶性肿瘤根治术后的胆漏应尽早查明胆漏发生的部位并予以适当的引流。胆漏发生原因主要有 3 种，一种是胆管侧壁损伤或切断了末梢胆管的断端出现的胆漏，这时只要充分减压，胆漏都能早期愈合。另一种是切断了汇合点以远胆管分支而出现的肝断面的胆漏(即不与胆总管相通的"非交通型"胆漏)，这时若该支胆管引流的肝脏区域较大，可形成难治性胆漏，只有废除该区域的肝实质功能(如超选择性肝动脉栓塞、门静脉分支栓塞，或在该胆管的周围注射无水酒精等)才能治好胆漏。第3种是胆肠吻合口漏，此时应充分引流漏出的胆汁并胆管内减压(经肝或经空肠留置的胆道引流管)，如若吻合口漏口较大且胆管内引流管脱落时，应尽早再次手术。

(二) 腹腔内感染和脓肿

术后一旦出现发热、白细胞或CRP升高及合并肠麻痹、胸腔积液、切口迁延不愈时，应及时检查腹腔内有无感染灶或脓肿形成。可首先行B超检查，若有肠道气体干扰则行腹部增强CT以明确诊断，并及时在超声或CT引导下进行穿刺引流。

【腹腔内脓肿的原因及诊断】

常见的原因有：①胆肠或胰肠吻合口漏，常与吻合技术及患者的营养状态相关，腹腔内潴留的胆汁或胰液若不及时引出很容易引起感染并形成腹腔内脓肿；②肝断面引流不畅或末梢胆管断端的胆漏，术前胆汁细菌培养阳性时，若肝断面引流不畅，则易在肝断面与肠管或膈肌之间形成脓肿；③胰实质损伤出现胰漏伴感染，切除肝外胆管下端追踪至胰腺段或廓清胰头后面的淋巴结时，易损伤胰腺致术后出现胰漏及感染；④引流管逆行性感染，与腹腔引流管留置时间过长有关；⑤胆管引流管经空肠袢引出处漏或肠-肠吻合口漏，均少见。

持续的发热、腹痛或腹胀、白细胞和CRP升高常提示引流不畅，胸腔积液增加，腹壁感染致切口不愈合等，应检查是否有腹腔内液体潴留、感染和脓肿形成，腹部增强CT检查常可明确诊断，表现为较均一的低密度影；超声检查可见液性暗区内有分隔样构造或散在高回声改变。

腹腔内积液或脓肿诊断明确后，应及时在超声或CT引导下行穿刺引流，可选用18G穿刺针穿刺脓腔，确认脓液性状后插入导丝，顺着导丝插入引流管，充分吸尽脓液后缓慢注入(不加压)造影剂，观察脓腔的大小及是否与肠道或胆道相通；然后再插入导丝，用扩张器扩张穿刺通道，留置9F/10F的导管。引流出的脓液要行细菌培养和药敏试验，以指导选择敏感的抗生素。

引流脓液较多时，冲洗时不能增加脓腔内压。定期行脓液细菌培养以选择敏感抗生素。根据患者情况使用肠外或肠内营养，以改善患者的全身状态；若引流管堵塞时应及时更换。

【小结】

肝切除术后若发生腹腔内感染或脓肿形成，会进一步损害残余肝功能，有时导致肝功能不全，早期发现和及时处理可防止术后肝功能不全、提高远期疗效。

(三) 腹腔内出血

胆道手术后腹腔内出血是一凶险而严重的并发症，需急诊抢救处理以挽救患者的生命。

【腹腔内出血的定义和分级】

国际肝脏外科研究小组(ISGLS)对肝切除术后出血(post-hepatectomy haemorrhage，PHH)的定义是：与术后即刻检测的基线值相比Hb下降>30g/L；或需输血以对抗Hb下降；或需侵袭性的干预措施(如介入或再次手术)来止血；或腹腔引流液Hb>30g/L及影像学检查发现腹腔内血肿或活动性出血。并依据出血的程度分为A、B、C三级(表51-5)。

表51-5 肝切除术后出血(PHH)的分级标准

分级	定义
A	输血量小于2U的红细胞
B	输血量超过2U的红细胞但出血仍可控制、不需要侵袭性干预措施
C	需放射介入治疗(如栓塞)或再次开腹手术

肝胆疾病合并胰腺病变而同时行胰腺切除者也可造成术后出血。而国际胰腺外科研究小组(The International Study Group of Pancreatic Surgery，ISGPS)对胰腺切除术后出血(postpancreatectomy hemorrhage，PPH)的定义。(表51-6)

表51-6 胰腺切除术后出血(PPH)的定义

起始时间	早期出血(手术后≤24小时)
	延迟出血(手术后>24小时)
出血部位	腔内出血(肠道内如胃或十二指肠吻合口；或吻合口处的胰腺表面；应激性溃疡；假性动脉瘤)
	腔外出血(动脉或静脉血管出血进入腹腔内；切除区、吻合口缝合不全或假性动脉瘤引起的广泛出血
出血程度	轻度：从腹腔引流液、鼻胃管或超声检查发现少量至中等量的失血(血红蛋白浓度下降<30g/L)；患者临床症状轻微，无需特别处理，或最多需非侵袭性的治疗如容量复苏或输血(手术结束24小时内输2~3U的浓缩红细胞，或术后24小时以后输1~3U的浓缩红细胞)；不需要再次手术或介入血管栓塞
	重度：大量失血(血红蛋白浓度下降≥30g/L)；出现心率加快、低血压、少尿、低血容量性休克等明显的临床症状；需输血(>3U的浓缩红细胞)；需介入血管栓塞或再次手术干预

6

【腹腔内出血的原因和预防】

1. 腹腔内出血的原因　①术后早期(4 小时)发生的出血多位于肝离断面,膈肌的血管附近用电刀凝固止血后、凝血痂脱落再出血,或血管结扎部位的线结松脱出血,不伴有肝功能不全和感染。多数患者全身一般情况较好,及时急诊手术止血或介入肝动脉栓塞术可挽救生命;②胰十二指肠切除术后因胰漏、胆漏或胃肠瘘等导致消化液腐蚀血管或动脉残端,有时引流管的不良刺激也易致其破裂出血;或根治清扫动脉周围淋巴结时损伤动脉外膜、形成假性动脉瘤后破裂出血;③广泛的根治手术如肝切除 + 胰十二指肠切除(HPD)术后出血,多见于合并有肝功能不全、腹腔内感染、全身状况不良的重症患者,常见于术后 10 日以后,肝功能不全和出血会形成恶性循环,预后较差。

2. 出血的预防　①肝断面的脉管要结扎牢靠,必要时缝扎;膈肌血管应采用缝扎的方法处理,避免电刀凝固止血,因膈肌随呼吸移动,术中电刀止血的焦痂可能会脱落引起出血;②胆 - 肠、胰 - 肠及肠 - 肠的吻合必需确实牢靠且血供良好,以防缝合不全引起术后出血;必要时放置胰管 / 胆管内引流管减压,以减少术后的胰漏和胆漏,相应地也减少术后出血的发生率;③做好充分的术前评估以减少术后肝功能不全的发生率,因后者会导致凝血功能障碍,增加术后出血的危险性;④手术时采用 Prolene 线缝扎主要动脉血管;用柔软的材料作为引流管,并放置在不直接接触血管的部位;用大网膜覆盖胆肠或胰肠吻合口;⑤腹腔引流有胆汁或胰液时,进行局部持续清洗和灌流以减轻消化液的刺激。

【腹腔内出血的表现及诊断】

早期表现为心率增快、尿量减少、心慌或烦躁等非特异性的症状;或体位改变(如上厕所)时头晕摔倒;检测时可发现有血压下降、腹部膨隆等表现。急诊血常规可有血红蛋白和血细胞比容(HCT)进行性下降;超声或 CT 可观察到肝表面、脾脏周围的液性暗区;如还留有引流管,则可引出较浓的血性液(而不是淡血性的),常肉眼就可判断,测定引流液的红细胞 HCT 也较准确。

【腹腔内出血的处理】

出血量较大致休克的患者,在进行积极的补液、输血等抗休克治疗的同时,应立即决定是否需要行急诊手术或紧急血管造影和血管栓塞。手术后 1 周以内的腹腔粘连尚不那么重,多进行急诊开腹手术;而且当腹腔内有大量积血或血液中混有胆汁或胰液时,为了止血和去除腹腔内血肿、减少感染,也应急诊开腹手术;况且腹内的大量积血不断地消耗凝血因子、造成凝血障碍,进一步加重出血,及时清除积血和彻底止血有利于改善预后。术后 1 周以后发生的出血,首先应进行紧急血管造影以确定出血部位,随后尝试进行血管栓塞止血;但即使止血成功,若不能控制局部感染,需进一步考虑手术治疗。术后 1 周以后的大出血患者在大出血前很多患者有腹腔引流管少量的出血,此时即应积极地进行血管造影以检查出血的原因,而不要只是继续观察和保守对症治疗。

在大出血的病例中,肝动脉或胃十二指肠动脉等较大的血管中常可发现假性动脉瘤或血液外漏,应从破裂血管的远端开始向近端置入钢丝圈栓塞直至完全止血。在栓塞肝动脉时应考虑到有无侧支血管供应胆道,否则肝动脉栓塞后可引起胆管壁的缺血或胆肠吻合口的愈合不良或肝脓肿。

【小结】

肝切除术后的腹腔内出血是一严重并发症,应及时发现并在出现低血压之前进行积极的处理。术中要仔细操作、牢靠结扎或缝扎止血,术后要积极使用血管造影检查和急诊血管栓塞治疗。

(四)肝功能不全及肝功能衰竭

随着肝脏外科的发展,为根治切除病灶并改善长期存活率,大体积肝切除、有病变背景的肝脏行肝切除、重复或分期肝切除等在临床上不断增加,由此造成的功能性残肝体积过小和肝功能损害增加了肝切除术后肝功能不全甚至肝功能衰竭(posthepatectomy liver failure,PHLF)的风险。尽管术前有多种评估预留肝体积(future liver remnant,FLR)大小和功能的影像学和实验检测方法,也有选择性门静脉栓塞术以增加 FLR,但 PHLF 仍是临床上肝切除术后患者死亡的主要原因。

【肝切除术后肝功能不全的定义】

目前仍缺少统一的 PHLF 定义,原因是临床上肝切除的患者千差万别,如术前伴或不伴有肝硬化或门静脉高压,有或没有梗阻性黄疸,有或无脂肪肝,伴或不伴活动性肝炎等情况,均会对 PHLF 发生率产生明显的影响。临床上也有各种不同的 PHLF 的定义及预测方法。Balzan 等于 2005 年提出“50-50”标准,即术后第 5 天凝血酶原时间指数(prothrombin time index)<50%(相当于 INR>1.7),血清总胆红素 >50μmol/L,并经前瞻性研究证实其可准确预测大范围肝切除术后的 PHLF:术后第 3 和第 5 天预测 PHLF 的敏感性分别为 50% 和 70%,而相应的特异性分别为 94% 和 93%。Trauant S 等于 2007 年提出对于非硬化肝脏行大容积肝切除,若残肝体积(remnant liver volume,RLV)与体重比(body weight ratio,BWR)小于 0.5%,则术后发生 PHLF 和死亡的风险明显上升。而对于硬化肝脏行大块肝切除,则 RLV/BWR<1.4% 则其风险明显上升。

国内上海也提出了对临床上 Child-Pugh A 级肝硬化并伴显著门脉高压症(食管静脉曲张、脾大、血小板 <10^9/L)且术中门静脉压力(portal venous pressure,PVP)≥24.1cmH_2O 的患者,肝切除术后发生 PHLF 的比例较高,尤其是当同时伴有中性粒细胞/淋巴细胞比率(NLR)>2.8 时 PHLF 可持续存在。国际肝脏外科研究小组(The International Study Group of Liver Surgery,ISGLS)定义的 PHLF 是术后第 5 天或 5 天以后出现的肝脏合成、分泌和解毒功能恶化,以 INR 增加(需输凝血因子)和高胆红素血症为特征;如术前 INR 或胆红素已增高者,则 PHLF 指术后第 5 天或 5 天以后 INR 和胆红素进行性升高;并除外胆道梗阻引起的生化指标或临床症状改变(表 51-7)。

梗阻性黄疸的肝脏与肝硬化和正常肝相比,临床上常发现术后胆红素的上升程度要高。我们在回顾性分析大宗的肝门部胆管癌伴梗阻性黄疸的病例后提出此类患者 PHLF 的定义:TB7>104.35μmol/L,且术后胆红素下降系数 b 值 >-0.032;TB7(术后第 7 天胆红素),b=ln(y/a)/x,其中 y 为术后第 7 天总胆红素值,a 为术后当天总胆红素值,x 为手术后日数,ln 为自然对数。并提出肝门部胆管癌肝切除安全的标准化残肝体积(standardized remnant liver volume ratio,SRLVR)应不小于 0.086×lnPBV+0.013,PBV(preoperative bilirubin value)为术前胆红素值。

【病因】

1. 肝切除后残余肝组织灌注增加　剪切力应激和肝实质充血导致类似于肝移植小肝综合征的肝血管床和肝实质损伤;而且,残余肝组织的静脉引流不足致肝淤血和功能性肝体积的丧失。

2. 肝切除手术时的大出血或入/出肝血流的阻断　会引起肝脏的缺血再灌注损伤,触发或激活机体的天然免疫反应,募集和激活库普弗细胞、内皮细胞和补体系统,表达一系列炎症介质和活性氧等分子,继而激活多形核中性粒细胞,加重肝组织的损害。

3. 肝脏吞噬功能下降　肝切除后减少了肝脏单核-吞噬细胞系统的吞噬能力,致残余肝组织廓清细菌及其产物的能力下降,更易发生感染和 PHLF。

【危险因素】

1. 残肝体积过小　正常肝的 RLV 应≥25%~30%;肝功能受损者 RLV 应≥40%。

2. 术中大量出血需大量输血及手术时间过长者　大出血一般指超过 1 000~1 250ml。大量出血导致大量输液和输血,诱导细菌移位、全身炎症反应、凝血功能障碍和免疫抑制。

3. 男性及年龄过大(≥65 岁)　男性患者的 PHLF 发生率加倍,循环中的睾酮激素具有免疫抑制效应而雌激素具有免疫保护效应。

4. 营养不良　大约 65%~90% 的进展期肝病伴有营养不良,后者可引起免疫缺陷、肝脏蛋白合成能力和肝再生功能下降,术后更易出现 PHLF。

5. 肝脂肪变　中度脂肪肝术后发生 PHLF 的比例较正常肝脏更高(14% *vs*.4%),脂肪变损害肝微循环、降低肝脏抵御缺血再灌注损伤的能力、增加肝内氧化应激、减少线粒体 ATP 合成、损害肝再生等。

6. 淤胆　黄疸可明显增加肝切除术后的并发症发生率,淤胆可损害肝切除后的肝再生。

7. 肝硬化　肝切除后的 PHLF 风险主要是其并发的门脉高压、糖尿病、黄疸、营养不良、脾亢、凝血功能障碍、肝功能储备和肝再生能力受损。

8. 新辅助化疗　由于化疗的肝毒性会增加术后的 PHLF 发生率,奥沙利铂会引起肝血窦阻塞综合征,而伊立替康(irinothecan)会增加脂肪性肝炎的风险,后者与术后 90 天的死亡率呈负相关。

【处理】

关于 PHLF 的治疗目前仍缺少大样本的随机对照研究,处理原则类似治疗急性和慢性急性肝功能衰

表 51-7　PHLF 的分级标准(ISGLS)

	A 级 PHLF	B 级 PHLF	C 级 PHLF
特异性治疗	不需要	输注新鲜冰冻血浆、白蛋白;每天利尿;非侵入性通气支持;转移至中等或加强护理病室、ICU	需移入 ICU;循环支持(血管活性药);需输注葡萄糖;血液透析;气管插管和机械通气;体外人工肝支持;抢救性全肝切除/肝移植
肝功能	凝血功能足够(INR<1.5)	凝血功能不足(1.5≤INR<2.0);开始出现神经系统症状(嗜睡或意识错乱)	凝血功能不足(INR≥2.0);严重的神经系统症状/肝性脑病
肾功能	尿量 >0.5ml/(kg·h);BUN<150mg/dl;无尿毒症状	尿量减少≤0.5ml/(kg·h);BUN<150mg/dl;无尿毒症状	不能用利尿剂处理的肾功能障碍;BUN≥150mg/dl 并出现尿毒症状
肺功能	动脉血氧饱和度 >90%;可有鼻导管或氧气面罩	尽管采用鼻导管或氧气面罩供氧,动脉血氧饱和度仍 <90%	严重的顽固性低氧血症(在吸入高浓度的氧气时动脉氧饱和度仍≤85%)

竭的治疗，着重于肝功能和终末期器官功能的支持：①肝功能的支持：主要有血浆置换、分子吸附再循环系统（molecular absorbent recirculating system，MARS）、生物人工肝和体外肝辅助设备等。这些措施虽然可暂时改善肝功能指标，但均没有前瞻性的随机对照研究证实其在 PHLF 治疗中的有效性。②肝移植：当保守治疗 PHLF 无效时，肝移植无疑是一种有效的治疗手段，虽然现在仍没有统一的 PHLF 肝移植标准，一般认为“R0 切除、低肿瘤 T 分期、淋巴结无转移，符合 Milan 标准的 HCC 者；无缩短预期寿命的其他医学并发症”等可考虑肝移植。

【小结】

残余肝的体积过小和实质受损是导致肝切除术后 PHLF 的主要原因，此外，肝实质淤血、术中缺血/再灌注损伤和术后感染等也是 PHLF 的诱因。避免 PHLF 的先决条件是详细的术前评估，包括解剖性和功能性肝体积大小；因缺少有效的治疗措施，故 PHLF 应预防为主，当预计 RLV 低于 25%~30% 正常肝或低于 40% 的病损肝时，应先行 PVE 或考虑二期肝切除术（ALPPS）。PHLF 的处理原则着重于肝功能及终末期器官功能维护，有条件者可考虑肝移植治疗。

（董家鸿　叶晟）

参考文献

1. Yanaga K. Central bisectionectomy or bisegmentectomy of the liver. J Hepatobiliary Pancreat Sci，2012，19：44-47.
2. Dong J，Lau WY，Lu W，et al. Caudate lobe-sparing subtotalhepatectomy for primary hepatolithiasis. Br J Surg，2012，99（10）：1423-1428.
3. Wen H，Dong JH，Zhang JH，et al. Ex vivo liver resection followed by autotransplantation for end-stage hepatic alveolar echinococcosis .Chin Med J，2011，124（18）：2813-2817.
4. Schnitzbauer AA，Lang SA，Goessmann H，et al.Right portal vein ligation combined with in situ splitting induces rapid left lateral liver lobe hypertrophy enabling 2-staged extended right hepatic resection in small-for-size settings. Ann Surg，2012，255，405-414.
5. Koch M，Gargen J，Padbury R，et al. Bile leakage after hepatobiliary and pancreatic surgery：a definition and grading of severity by the International Study Group of Liver Surgery. Surgery，2011，149：680-688.
6. Rahbari NN，Garden OJ，Padbury R，et al. Post-hepatectomy haemorrhage：a definition and grading by the International Study Group of Liver Surgery（ISGLS）. HPB，2011，13：528-535.
7. Wente MN，Veit JA，Bassi C，et al. Postpancreatectomy hemorrhage（PPH）-An International Study Group of Pancreatic Surgery（ISGPS）definition. Surgery，2007，142：20-25.
8. Paugam-Burtz C，Janny S，Delefosse D，et al. Prospective validation of the “fifty-fifty” criteria as an early and accurate predictor of death after liver resection in intensive care unit patients.Ann Surg，2009，249：124-128.
9. Rahbari N，Garden J，Padbury R，et al. Posthepatectomy liver failure：a definition and grading by the International Study Group of Liver Surgery（ISGLS）. Surgery，2011，149：713-724.

第八节　腹腔镜肝切除术

【术式沿革与发展】

腹腔镜技术最早应用于肝脏肿瘤分期、活检，肝囊肿开窗引流、肝脓肿穿刺及清创引流等。1991 年 Reich 等在妇科腹腔镜手术中发现肝脏边缘占位性病变，实施了腹腔镜下肝脏肿瘤切除术，开创腹腔镜肝切除术的先河。国内周伟平等于 1994 年首次报道腹腔镜肝切除术。历经 20 余年的发展，腹腔镜肝切除术经历了 2004 年以前技术探索阶段、2004 年以后技术成熟阶段和目前的技术拓展阶段。在技术探索阶段，主要实施简单肝切除手术，重点针对肝脏表浅及边缘部位病变，术式包括腹腔镜下左肝外叶切除、左半肝切除、Ⅳb 段、Ⅴ段、Ⅵ段切除以及肝脏左、前、下部的不规则切除等。技术成熟阶段可实施复杂肝切除手术，如大范围切除术、特殊部位肝切除术等，主要术式包括：腹腔镜下右半肝切除术，扩大左、右半肝切除术，右肝后叶切除术，中肝切除术以及Ⅰ段、Ⅶ段、Ⅷ段切除术等。技术拓展阶段主要实施精准肝切除术及创新术式，如腹腔镜下解剖性肝段切除术、活体供肝切取术、联合肝脏离断和门静脉结扎的二步肝切除术等，逐步实现腹腔镜肝切除手术的精准化以及与传统开腹肝切除术的同步发展。

相对于传统开腹肝切除术，腹腔镜肝切除术的主要优势体现在：①腹腔镜镜头具有放大作用和转角功能，尤其高清腹腔镜下能清楚显示传统开腹手术中无法显示清楚的重要解剖结构，视野更清晰，手术更精准；②CO_2 气腹所形成的腹腔内压力能有效减少肝实质离断过程中肝静脉系统出血。新近文献报道显示，全世界腹腔镜肝切除的病例数以及肝脏恶性肿瘤在腹腔镜肝切除病例中所占的比例均呈指数增长趋势，在一些国际知名的腔镜肝脏外科中心，开腹条件下所能完成的肝脏不同解剖部位的各种肝切除手术，均能在腹腔镜下完成。腹腔镜肝脏外科技术和治疗范围正在拓展，并显示出其广阔的应用前景。

腹腔镜肝切除术包括全腹腔镜下肝切除术、手助腹腔镜肝切除术以及腹腔镜辅助肝切除术三种术式，其中全腹腔镜肝切除术应用最多、微创效果最佳，后两种术式已很少采用，本章只介绍全腹腔镜肝切除术的相关内容。

【适应证】

腹腔镜肝切除术的适应证必须既具备腹腔镜手术的指征，又具备传统开腹肝切除术的指征，肝脏病变的大小和部位是确定能否实施腹腔镜肝切除术的两个关键因素，其中病变部位对手术技术要求更高。同其他腹腔镜手术，腹腔镜肝切除术的适应证也是一个随腹腔镜技术和器械的进展不断拓展的过程。

1. 肝脏良性疾病　包括肝胆管结石病、肝血管瘤以及其他肝脏良性占位性疾病。

(1) 肝胆管结石病：腹腔镜肝切除术治疗肝胆管结石病的适应证主要为区域型肝胆管结石病，合并肝外胆道病变较轻，无肝门部胆管狭窄，无失代偿性胆汁性肝硬化、无严重萎缩 - 增生复合征及肝门转位者。术式主要为腹腔镜下规则性肝叶(段)切除术。

(2) 肝血管瘤：肝血管瘤是最常见的肝脏良性肿瘤，腹腔镜肝切除术治疗肝血管瘤的适应证是：①症状顽固，保守治疗难以控制，尤其是伴有精神负担过重者；②瘤体直径≥10cm 的巨大肝血管瘤；或瘤体直径在 5~10cm，但生长速度快，尤其瘤体位于肝脏特殊部位者；③术前诊断困难，不能排除恶性肿瘤者；④合并有手术指征的胆囊结石等良性疾病者。术式包括腹腔镜下沿瘤体包膜的血管瘤剔除术及规则性荷瘤肝叶(段)切除等。

(3) 其他肝脏良性占位疾病：包括肝细胞腺瘤、腺瘤样增生、局灶性结节增生、脂肪瘤、嗜酸性肉芽肿、肝脓肿、肝血管平滑肌脂肪瘤、畸胎瘤、肝脏寄生虫病等，发病率远较恶性肿瘤低。大部分肝脏良性占位是真正的肿瘤，亦有部分是肝脏、胆管细胞、间质炎症细胞增生而形成的结节性占位，并非真正的肿瘤，称为肿瘤样病变。肝脏良性占位是否需要手术临床上尚有争议。腹腔镜肝切除术治疗此类肝脏良性占位疾病的指征为：①具有恶变倾向及恶性潜质的良性肿瘤，如肝细胞腺瘤、腺瘤样增生、畸胎瘤等；②肿瘤生长速度过快，有明显临床症状者；③缺乏典型影像学表现，术前难以定性，不能排除恶性可能者。术式主要为腹腔镜下沿瘤体包膜的肿瘤剔除术或荷瘤肝叶(段)的规则性切除术。

2. 肝脏恶性肿瘤　肝脏恶性肿瘤包括原发性肝癌(肝细胞癌、胆管细胞型肝癌及混合细胞型肝癌)，原发性非上皮性肝脏恶性肿瘤及转移性肝脏恶性肿瘤。

(1) 原发性肝癌：多为肝细胞癌，是我国高发恶性肿瘤，其中 80% 合并慢性乙型病毒性肝炎及肝炎后肝硬化。在病例选择上，我们认为，符合开腹肝切除术的手术指征，又具备以下条件的肝细胞癌患者适合行腹腔镜肝切除术：①无严重肝硬化及门静脉高压症；②除外生型肿瘤外，瘤体最大直径最好不超过 10cm；③肿瘤未侵犯肝门，无门静脉、肝静脉及胆管癌栓；④肿瘤未侵犯膈肌及邻近脏器，无破裂出血。术式可选择腹腔镜下解剖性肝切除术或不规则切除术。

(2) 转移性肝癌：常见于结直肠癌肝转移，5cm 以下，位于肝脏边缘，或局限于肝脏某一叶(段)的单发转移病灶是腹腔镜肝切除较好适应证，可实施荷瘤叶(段)切除或不规则切除；5cm 以上的单发转移结节，只要病变与切缘及预留肝脏的主要管道结构尚有安全距离，可行腹腔镜半肝或扩大半肝切除。对多发转移结节，只要病灶相对局限，采用一种解剖性肝切除术式可将病灶完全切除，并确保切缘阴性，亦可选择腹腔镜切除。

总之，腹腔镜肝切除术已涉及各类肝脏占位性疾病的外科治疗，其适应证是相对医生经验而言的，在学习曲线阶段，适宜做针对肝脏边缘或表浅良性病变的局部切除，以及左肝外叶、Ⅵ段切除等术式；而腹腔镜下大面积解剖性肝切除、特殊部位肝切除、解剖性肝段切除等手术应由具有丰富肝外科及腹腔镜外科经验的专家实施。

【禁忌证】

除与开腹肝切除术的禁忌证相同外，还包括：①不能耐受 CO_2 气腹者；②既往反复多次上腹部手术，腹腔内粘连难以分离暴露病灶者；③病变紧贴或直接侵犯大血管者；④病变紧贴第一、第二或第三肝门，影响暴露和分离者；⑤肿瘤破裂出血或浸润周围器官；⑥肝门被侵犯或病变本身需要大范围的肝门淋巴结清扫者等。

【患者评估与手术规划】

(一) 患者评估

1. 患者一般状况评估　无明显心、肺、肾等重要脏器功能障碍，能耐受肝切除手术，无明确手术禁忌证。

2. 肝脏功能评估　肝功能 Child-Pugh 分级在 B 级以上，吲哚氰绿排泄试验(ICG)评估肝脏储备功能在相对正常范围，预留肝脏体积与标准肝脏体积比值符合肝切除限量标准。合并重度梗阻性黄疸者术前应行 PTBD 或 ENBD 引流；预留肝脏体积不足者行 PVE 或 ALPPS 一期手术，待预留肝脏体积增生达标后再行二期切除。

3. 肝脏局部病灶评估　分析影像学(主要是 B 超、CT 和 MRI)资料，了解局部病灶是否适于行腹腔镜肝脏切除。重点了解病灶大小、部位、有无子病灶以及与周围重要管道结构的关系，出、入肝血管及胆管有无受累及范围等。

（二）手术规划

根据病变性质、大小、部位，肝脏功能、合并肝硬化程度、肝脏体积计算结果及 ICG 15 滞留率等，确定可耐受的肝切除量及相应的手术方式。肝脏良性肿瘤患者主要行腹腔镜下沿肿瘤包膜的瘤体剔除术，肝胆管结石病患者主要实施腹腔镜下富含结石、萎缩、纤维化肝叶（段）的解剖性切除，肝细胞癌患者实施腹腔镜下荷瘤肝叶（段）解剖性切除或肿瘤局部不规则切除，转移性肝癌患者行腹腔镜下肿瘤局部不规则性切除或解剖性肝切除术。

3D 评估及虚拟手术方案设计：对于病变位于肝脏特殊部位、与重要管道关系密切者，建议应用计算机三维可视化重建技术对肝内病灶和重要管道系统进行三维重建，根据病变及重要管道结构分支走行的具体情况进行仿真模拟肝切除术，预现腹腔镜下肝切除实际手术过程中可能遇到的重要管道结构（门静脉、肝静脉、胆管等）和复杂险要情况，并结合术中超声、在体显色灌注等辅助技术，对病变和目标肝（叶）段进行准确定位，确定切除肝（叶）段与预留肝（叶）段之间的解剖标志和界限，降低损伤肝内重要结构和术中大出血风险。

【手术方式与手术操作】

（一）手术方式

全腹腔镜肝切除术涵盖了所有开腹肝切除的手术方式，包括各类解剖性肝切除术及不同部位的非解剖性肝切除术。

6

（二）手术操作

1. 麻醉方式　气管插管静吸复合麻醉。术中常规行心电及血氧饱和度监护，有创动脉血压、中心静脉压监测以及控制性降低中心静脉压等措施，以确保手术安全。

2. 体位及操作孔布局　仰卧分腿位，头高脚底 15°，位于右肝后叶的肿瘤，常将右侧胸腹部稍垫高约 30°，术中根据显露和操作需要可将手术床向左或向右倾斜 10°~20°。操作孔的布局原则是围绕肝脏病灶呈扇形分布，腹腔镜镜孔位于脐旁、扇形边缘的中点，其余操作孔分布于镜孔的两侧，一般采用 5 孔法，一旦中转开腹，各操作孔的连线即为开腹切口。术者多位于病变肝脏的对侧，助手位于病变肝脏侧，持镜助手位于患者双下肢之间。根据助手的实际操作能力，亦可采用“法国体位”：即术者站位于患者双下肢之间，两名助手分别位于两侧，持镜者位于左侧或右侧。常见腹腔镜肝切除手术方式的体位及 Trocar 布局（图 51-91~ 图 51-94）。

3. 手术步骤

（1）建立气腹：在脐上缘或者下缘偏左或者偏右

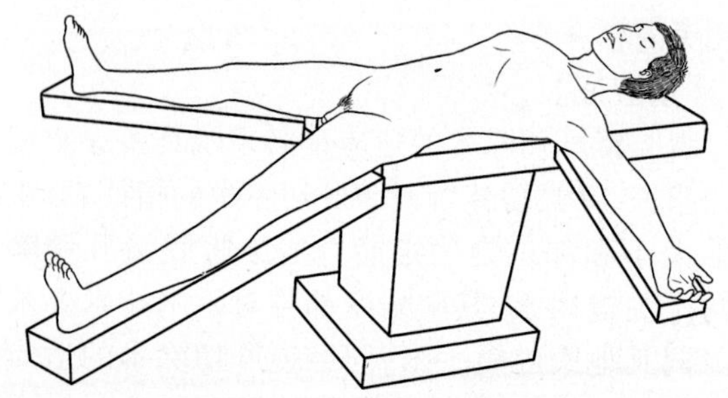

图 51-91　腹腔镜左肝手术体位，适合于左肝外叶、左肝内叶、左半肝手术

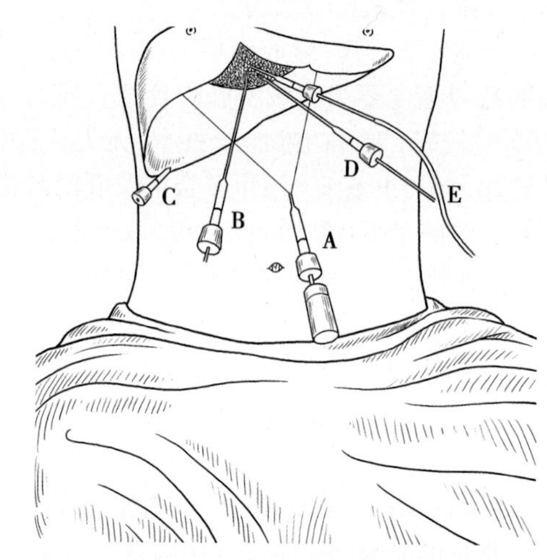

图 51-92　左肝手术操作孔布局

A. 10mm 镜孔；B. 12mm 主操作孔；C. 5mm 辅操作孔；D&E. 5mm 助手孔

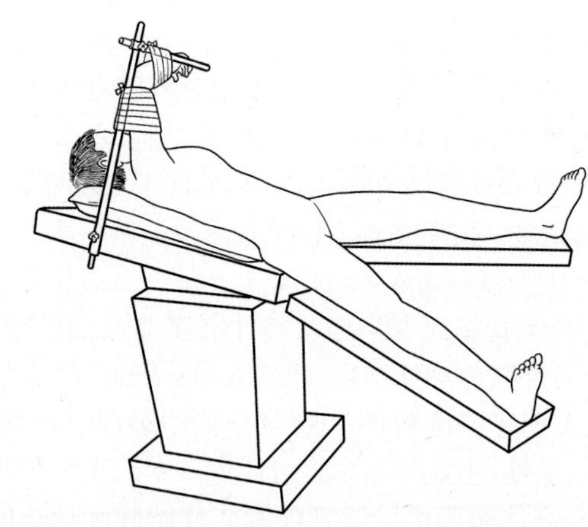

图 51-93　腹腔镜右肝手术体位，适合于右半肝、右前叶、右后叶手术

的适当距离切开皮肤 1cm 左右，左手提起腹壁，右手持气腹针垂直进入腹壁，感觉到落空感后表示进入腹腔，打开气腹开关，气腹压力设定为 12~14mmHg，流量设定为高流量。

（2）置镜探查决定术式：右手提起腹壁，左手持腹

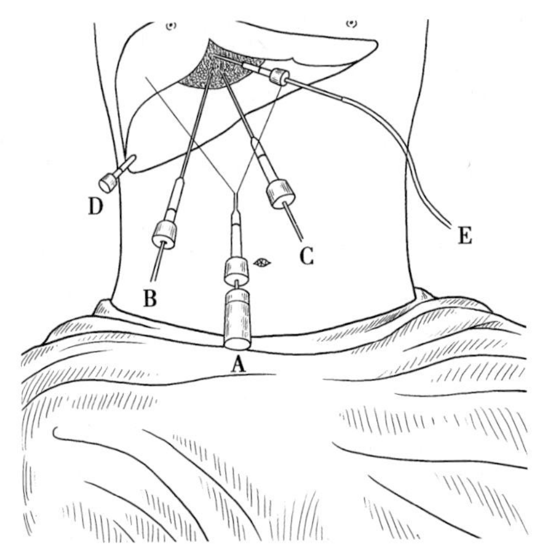

图 51-94　右肝手术操作孔布局

A.10mm 镜孔；B.12mm 主操作孔；C.10mm 辅操作孔；D&E.5mm 助手孔

腔镜戳卡垂直旋转进入腹腔，气腹连接于腹腔镜戳卡上的入气孔后置镜探查，探查包括腹腔镜下大体探查和腹腔镜超声探查，腹腔镜超声探查在确定术式中的作用更为重要。

(3) 游离肝脏及显露病灶：根据病灶部位，离断相应的肝脏韧带，充分游离肝脏是腹腔镜手术成功的关键之一。如病灶位于左肝，通常需要游离肝圆韧带、镰状韧带、左冠状韧带、左三角韧带、肝胃韧带；如病灶位于右肝，需要游离肝圆韧带、镰状韧带、右冠状韧带、右三角韧带、肝肾韧带，同时术前将患者右侧垫高，头高脚低，手术床向左侧适当偏斜；根据手术方式还可能需离断右侧下腔静脉韧带；对于位于右肝右叶的肿瘤，通常需要在右肝右叶与右侧膈肌和后腹膜之间放置水囊，利于显露及操作。

(4) 解剖第一肝门：半肝切除及右前叶切除术中常规切除胆囊，其他术式一般不需切除胆囊，如胆囊有并存病变或严重影响第一肝门解剖时，可同时切除胆囊。常规经文氏孔预置第一肝门入肝血流阻断装置(专利号：ZL 200920127107.7)。第一肝门解剖可采用两种方法：①鞘内解剖：在肝外切开 Glisson 鞘，解剖出预切除肝叶的肝动脉支、门静脉支及肝管分支，分别以血管夹夹闭后离断；②鞘外解剖：显露解剖肝门板，沿鞘外间隙分离出预切除肝叶的 Glisson 蒂，以腔镜下直线切割闭合器离断，或先临时阻断，最后在肝实质内离断，注意勿伤及尾叶的 Glisson 蒂。左、右半肝切除术既可采用鞘内解剖法又可采用鞘外解剖法。因腔镜下鞘内解剖右前叶、后叶叶及左外叶的 Glisson 蒂在实际操作中较为困难，建议采用鞘外解剖法(图 51-95、图 51-96)。

(5) 解剖第二、三肝门：剪开肝圆韧带、镰状韧带

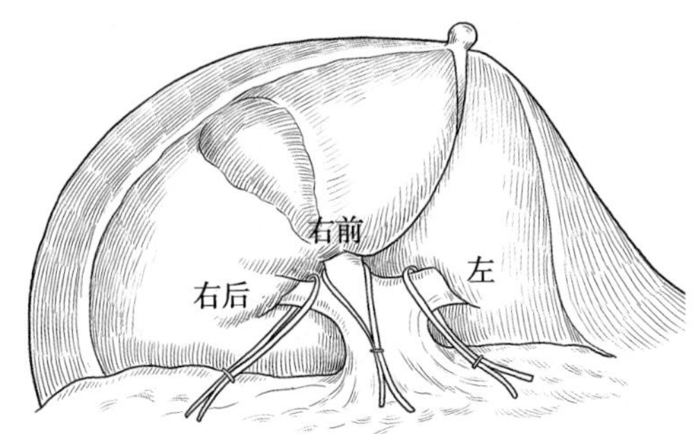

图 51-95　鞘外解剖左侧及右前、右后 Glisson 蒂

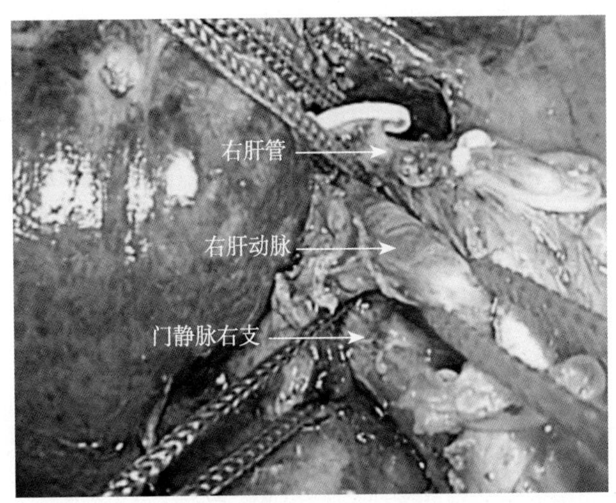

图 51-96　鞘内解剖右肝动脉、门静脉右支、右肝管

及部分左右冠状韧带，显露肝右静脉及肝左、肝中静脉共干根部，解剖肝上下腔静脉陷窝。右肝手术时尽量充分游离右半肝，剪开尾状突与肝下下腔静脉之间的腹膜，沿肝后下腔静脉与右尾叶及右肝后叶之间间隙由下往上逐支解剖出右侧肝短静脉，以血管夹夹闭后离断，显露肝后下腔静脉右侧壁和前壁。较粗大的肝短静脉，如右后下静脉，亦可用切割闭合器离断。剪开下腔静脉韧带，显露肝右静脉根部与下腔静脉交界处，沿二者之间间隙，推荐使用“金手指”朝肝上下腔静脉陷窝方向分离出肝右静脉根部，以血管吊带悬吊。左肝手术时剪开左冠状韧带、左三角韧带及肝胃韧带，游离左肝，在肝左静脉根部解剖并离断脐静脉导管索，显露肝左静脉根部与下腔静脉之间间隙，沿此间隙分离出肝左静脉或肝左、肝中静脉共干，以血管吊带悬吊，肝实质离断过程中保持肝静脉回流通畅，一般不做临时阻断(图 51-97、图 51-98)。

(6) 离断肝实质：解剖性切除术主要根据 Glisson 蒂阻断后肝脏表面的缺血分界线以及术中超声探查肝静脉在肝脏表面的投影位置确定肝实质离断平面，肝脏表面及周围脏器的解剖标志，如膈静脉、肝静脉根部、门静脉裂等亦可作为肝实质离断的引导和标

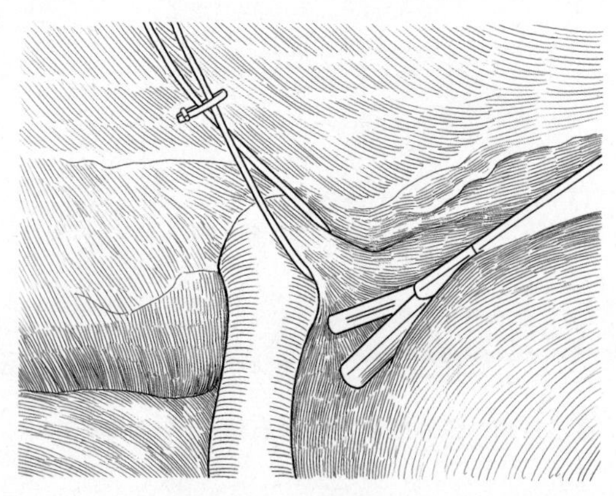
图 51-97　解剖第二肝门，血管吊带悬吊肝右静脉根部

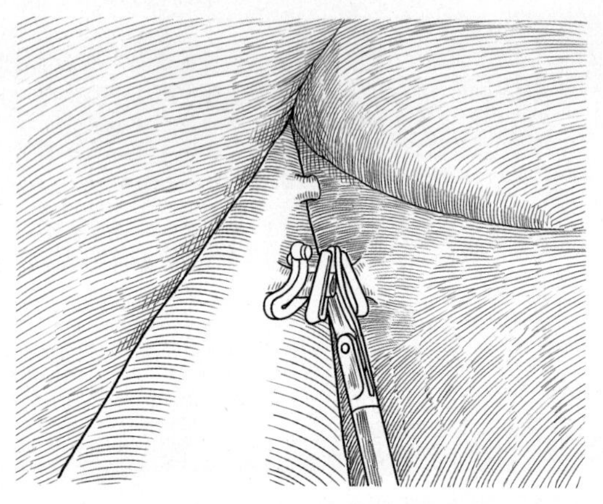
图 51-98　解剖第三肝门，离断肝短静脉

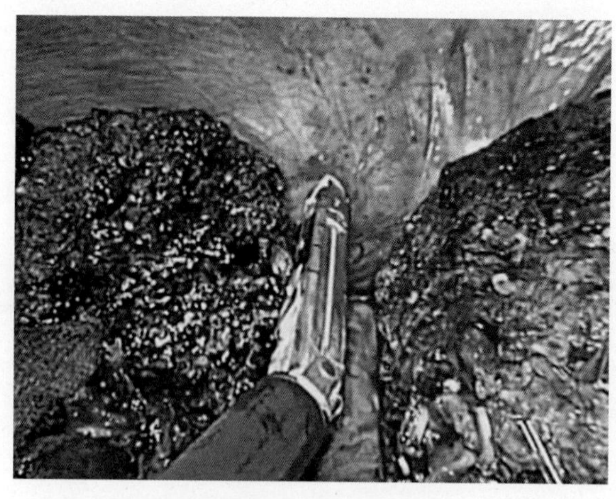
图 51-99　肝实质离断，切割闭合器离断右肝静脉

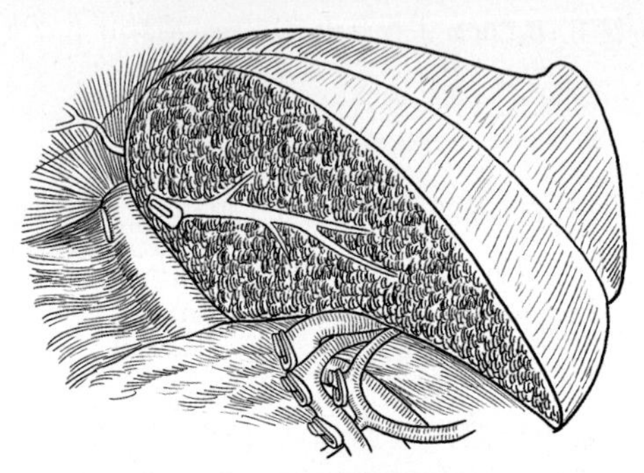
图 51-100　右半肝切除后肝断面

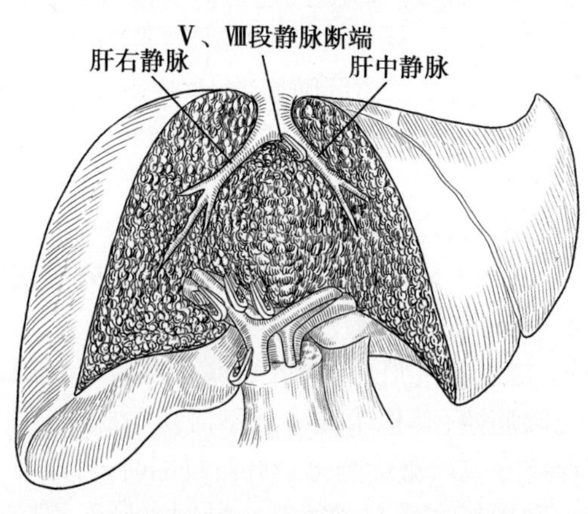

图 51-101　中肝切除肝实质离断，断面管道结构用血管夹夹闭后离断

志。非解剖性切除术沿肿瘤边缘进行肝实质离断，但在恶性肿瘤的非解剖切除术时应采用术中超声引导切除，确保切缘充分。可采用多种断肝器械进行肝实质离断，推荐使用超声刀或腔镜下 CUSA，由下往上、由浅入深逐层进行肝实质离断，保持适度断面张力和清晰视野，完整切除病灶及所在的肝叶（段）。肝实质离断过程中解剖分离出肝断面上的管道结构，重要管道结构要实现全维度裸化，直径 <3mm 的管道可用超声刀直接凝闭切断，3~7mm 的管道结构用血管夹夹闭后离断，>7mm 的管道可用血管夹或切割闭合器离断；断面渗血采用双极电凝或单极电凝止血；活动性出血用无损伤 Prolene 线缝合止血。断面上的重要管道结构应仔细确认，解剖裸化清楚，妥善处理，预切除肝叶的 Glisson 蒂及肝静脉建议采用直线切割闭合器处理。为了减少肝脏断面的出血，可采用不同的肝血流阻断措施，并请麻醉医师配合采用低中心静脉压技术（图 51-99~ 图 51-101）。

（7）标本的取出：标本装入一次性取物袋中，良性肿瘤或肝胆管结石等标本可破碎后经 12mm 穿刺孔取出；恶性肿瘤标本根据大小经腹上区操作孔扩大切口或耻骨联合上横切口完整取出（图 51-102）。

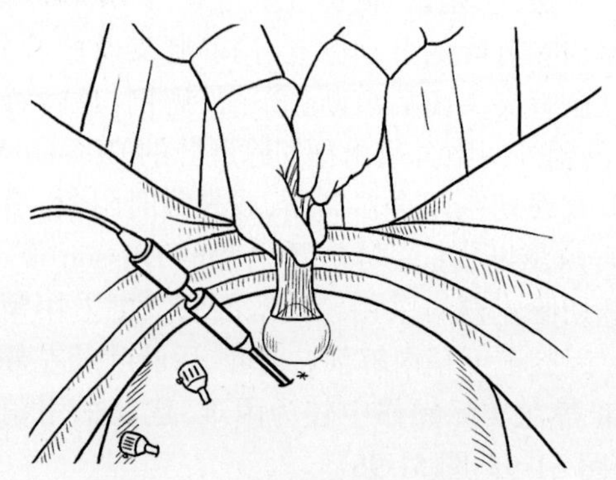
图 51-102　耻骨上横切口取出标本

(8) 肝断面处理：用无菌生理盐水(良性疾病)或蒸馏水(恶性肿瘤)反复冲洗创面，检查有无出血及胆漏，活动性出血和胆漏可以钳夹或缝合处理，渗血用双极电凝或氩气刀喷凝止血，肝断面覆盖止血材料，常规放置腹腔引流管后结束手术(图 51-103)。

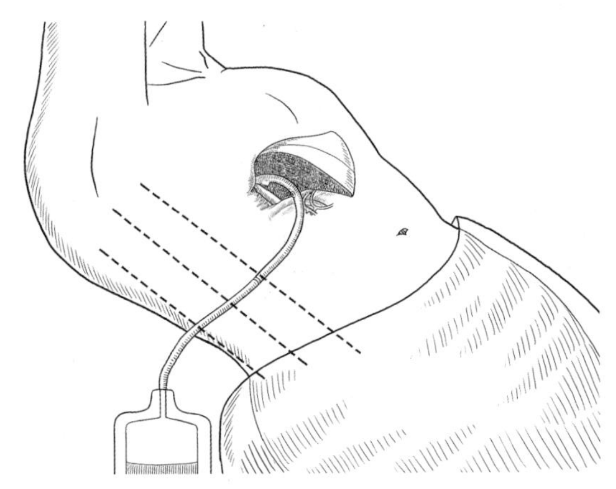

图 51-103　放置腹腔引流管

【并发症】

文献报道腹腔镜肝切除术的并发症发生率为10%，手术死亡率0.3%，显著低于传统开腹手术，这正是腹腔镜微创肝切除术的近期疗效优势所在。

1. CO_2气体栓塞　罕见但致命，主要因肝静脉根部或主要分支损伤、破口较大所致，表现为失血不多情况下血压突然下降，血氧饱和度降低，血CO_2分压明显增高。应紧急填塞或夹闭破口、控制出血，降低气腹压力，调整体位，降低头部。重在预防，术中应尽量避免损伤肝静脉。

2. 出血　由于术中止血不彻底或术后缝线、血管夹、肝组织坏死等脱落导致继发性出血。此外，也可因为凝血功能改变引起，如凝血酶系统及纤维蛋白原的缺乏、纤维蛋白溶酶活性增高等所致。对术后出现腹腔或肝创面外科性出血应尽早行腹腔镜下或开腹探查、止血。

3. 胆漏　如漏胆量少且局限，则保持引流管通畅；如漏胆量大，或者胆汁弥漫到全腹腔，需行腹腔镜或开腹探查处理。术中应反复、仔细检查肝创面，确切处理，消灭胆漏。

4. 肝功能衰竭　主要因肝脏储备功能较差、预留肝脏体积功能不足所致，亦可由术后感染、预留肝脏缺血、淤血、淤胆等继发炎症反应所致。应做好术前肝功能评估，建议常规进行吲哚菁绿排泄试验及肝脏体积测算，术中精准操作，防止损伤预留肝脏的重要管道结构。

5. 肿瘤腹腔及腹壁种植　注意无瘤操作技术、降低气腹压力，妥善使用标本袋等可有效降低肿瘤种植和转移的发生率。

6. 肠管损伤、肠瘘　多由术中操作不当引起，发现后应立即行手术修补。

7. 腹腔积液、感染或积脓　充分引流，抗感染治疗。

8. 其他并发症　如胸腔积液、肺不张、肺炎、肾功能不全、心功能不全及静脉血栓形成等。

【要点与盲点】

(一) 肝门解剖

1. 第一肝门的解剖　鞘外解剖分离Glisson蒂的要点是找准鞘外间隙，防止损伤尾状叶血管及胆管分支，结合术前影像评估，注意解剖变异。肝外解剖分离Glisson蒂困难时不要强行操作，可先进行肝实质离断，待Glisson蒂周围肝组织离断后再解剖、确认、处理。行鞘内解剖Glisson蒂时的要点是掌握正确的解剖分离平面，沿门静脉 - 胆管间隙进行，防止副损伤。

2. 第二肝门的解剖　第二肝门是三支主肝静脉汇入下腔静脉之处，解剖分离肝静脉的要点是找准肝静脉根部与下腔静脉之间的间隙，解剖肝右静脉时剪开右侧下腔静脉韧带，沿肝右静脉根部与下腔静脉前壁之间的间隙进行分离；解剖肝左静脉或肝左、中静脉共干时应先离断脐静脉导管索，才能显露肝左静脉根部与下腔静脉之间的间隙。如操作不当、粗暴或未沿正确的解剖间隙强行分离，将导致静脉损伤撕裂以及致命大出血或气栓。

3. 第三肝门的解剖　腹腔镜右半肝、右肝后叶切除及尾状叶切除术时，需要解剖游离出肝短静脉，给予离断。由于腹腔镜具有放大作用及视角转换功能，能清晰显露肝短静脉，但肝短静脉壁较菲薄，局部操作空间小，操作应轻柔，妥善夹闭、离断，防止撕裂造成难以控制的出血。

(二) 特殊部位肝段的显露

特殊部位肝段是指肝脏的Ⅰ、Ⅶ、Ⅷ段以及Ⅶ、Ⅷ段交界处，位于肝脏的右、后、上部，显露困难，曾被认为是腹腔镜肝切除术的禁区。特殊部位肝段的显露方法是：充分游离右肝，使肝脏向左、前翻转，推荐使用右肝后叶暴露装置(专利号：ZL 200920127106.2)将右肝后叶翻转、推移、固定至方便手术操作的部位。首先切断肝圆韧带、镰状韧带，显露肝右静脉及肝左、肝中静脉共干根部，解剖肝上下腔静脉陷窝，离断右三角韧带、右冠状韧带、右肝肾韧带，游离肝脏裸区，离断肝肾韧带时注意勿损伤粘连的结肠和十二指肠，右肾上腺与右肝后叶常致密粘连，分离时找准间隙，分离困难时可剪开右肾上腺包膜，肾上腺创面缝合止血。此外，手术体位也很重要，病灶位于特殊部位者，术前

6

垫高右侧身体，头高脚低位，手术床适当向左侧偏斜，操作孔适当上移。

（三）肝实质离断技巧及器械选择

可采用多种断肝器械进行肝实质离断，推荐使用超声刀或腔镜下 CUSA，沿正确离断平面由上往下、由浅入深逐层进行肝实质离断，重点是始终保持适度断面张力和清晰视野，使肝断面呈“翻书状”张开。应用超声刀离断肝实质时应小口、蚕食状前行，避免大口钳夹。断面上的重要管道结构应仔细确认，全维度解剖裸化清楚，妥善处理，正确选择使用血管夹及腔镜下直线切割闭合器。

（四）出血控制

1. 入肝血流阻断　根据手术方式选择不同肝血流阻断方式，解剖性肝切除时首先解剖出预切除侧的 Glisson 蒂，行区域性入肝血流阻断，非解剖性肝切除采用间歇性 Pringle 手法阻断第一肝门入肝血流或在不阻断入肝血流情况下实施切除。

2. 出肝血流阻断　因阻断出肝血流后可造成断面淤血，故腹腔镜肝切除术中一般不阻断出肝血流，而是保持其回流通畅。

3. 控制性降低中心静脉压　在麻醉医师的配合下降低中心静脉压，一般控制在 3~4cmH_2O，可以减少肝静脉系统出血。必要时可阻断肝下下腔静脉以降低肝静脉压力，减少出血。

（郑树国）

6

参考文献

1. Reich H, McGlynn F, DeCaprio J, et al. Laparoscopic excision of benign liver lesions. Obstet Gynecol, 1991, 78: 956-958.
2. Hashizume M, Takenaka K, Yanaga K, et al. Laparoscopic hepatic resection for hepatocellular carcinoma.Surg Endosc, 1995, 9(12): 1289-1291.
3. Cherqui D, Soubrane O, Husson E, et al. Laparoscopic living donor Hepatectomy for liver transplantation in children. Lancet, 2002, 359(9304): 392-396.
4. Abu Hilal M, McPhail MJ, Zeidan B, et al. Laparoscopic versus open left lateral hepatic sectionectomy: A comparative study. Eur J Surg Oncol, 2008, 34(12): 1285-1288.
5. Koffron AJ, Kung R, Baker T, et al. Laparoscopic-assisted right lobe donor hepatectomy. Am J Transplant, 2006, 6(10): 2522-2525.
6. Murakami M, Aoki T, Kato T. Video—assisted Laparoscopic surgery: hepatectomy for liver neoplasm. World J Surg, 2011, 35: 1050-1054.
7. Cheng KC, Yeung YP, Hui J, et al. Laparoscopic resection of hepatoecllular carcinoma at segment 7: the posterior approach toanatomic resection. Surg Endosc, 2011, 25: 3437.
8. Buell JF, Cherqui D, Geller DA, et al. The international position on laparoscopic liver surgery—the Louisville statement, 2008. Ann Surg, 2009, 250(5): 825-830.
9. Machado MA, Makdissi FF, Galvao FH, et al.Intrahepatic Glissonian approach for laparoscopic right segmental liver resections.Am J Surg, 2008, 196: 38-42
10. Jin-Fu Tu, Fei-Zhao Jiang, Heng-Liang Zhu, et al. Laparoscopic vs open left hepatectomy for hepatolithiasis. World J Gastroenterol 2010, 16(22): 2818-2823.
11. Ibrahim Dagher, Giuseppe Di Giuro, Julien Dubrez, et al. Laparoscopic versus open right hepatectomy: a comparative study. The American Journal of Surgery (2009) 198, 173-177.
12. Lai EC, Tang CN, Ha JP, et al. Laparoscopic liver resection for hepatocellular carcinoma: ten-year experience in a single center. Arch Surg, 2009, 144: 143-147; discussion 148.
13. Machado MA, Makdissi FF, San RC, et al. Laparoscopic right hemihepatectomy for hepatolithiasis. Surg Endose, 2008, 22(1): 245.
14. Machado MA, Surjan RC, Makdissi FF. Video: intrahepatic Glissonian approach for pure laparoscopic right hemihepatectomy. Surg Endosc, 2011, 25(12): 3930-3933.
15. 晏益核，卢榜裕，蔡小勇，等．选择性出、入肝血流阻断技术在腹腔镜肝切除术中的应用．中华外科杂志，2010，48(15)：1190-1191.
16. 郑树国，李建伟，陈健等．腹腔镜手术治疗肝癌 128 例疗效评析．中华消化外科杂志，2010，9(1)：35-37.
17. Nguyen KT, Gamblin TC, Geller DA. World review of laparoscopic liver resection-2 804 patients. Ann Surg, 2009, 250(5): 831-841.
18. Koffron AJ, Auffenberg G, Kung R, et al. Evaluation of 300 minimally invasive liver resections at a single institution: less is more. Ann Surg, 2007, 246(3): 385-394.
19. 张志波，郑树国，李建伟等．腹腔镜肝切除术治疗肝血管瘤 22 例临床分析．中华肝胆外科杂志，2009，15(9)：686-688.
20. 董家鸿，郑树国，陈平等．肝胆管结石病诊断治疗指南．中华消化外科杂志，2007，6(2)：156-160.

第五十二章

肝脏移植

第一节　肝脏移植技术的建立与发展

一、肝脏移植概念的提出及早年探索性动物实验研究

1955 年美国 Albany 医学院的 C.Stuart Welch 最早实施狗的同种异位辅助性肝脏移植，移植肝置于右下腹脊椎旁沟，门静脉吻合于下腔静脉，但术后移植肝很快萎缩。1956 年加州大学 Jack Cannon 教授首次提出原位肝脏移植手术的设想并在狗身上予以实施，虽然实验动物未获成活，但是他在器官移植领域提出了一个全新的原位肝脏移植概念，并简述了狗原位肝移植手术技术，因而具有特殊的意义。1958 年夏天，美国多家研究中心应用狗作为动物实验对象，对原位肝移植手术技术进行了全面的探讨，创造了一整套切实可行的移植术式及手术技术。实践证实，狗的肝移植模型在操作技术方面非常困难，在世界上许多中心的大量实验中仅有极少数成功的报道。位于 Boston 和 Chicago 的两个实验室逐渐认识到狗原位肝移植术后存活有两个先决条件：一是防止移植肝的缺血性损伤，Boston 研究小组是将移植肝浸入冰盐水中，而 Chicago 研究小组是通过血管内灌注冰乳酸林格液，这也是目前保存所有移植器官的第一步；二是避免受体的内脏和全身循环的严重扰乱，因为在切除受体病肝和植入新肝时要阻断内脏和体循环的静脉血流，这两个实验室通过体外静脉转流的方法克服了这一难题。

1960 年大多数狗移植肝在术后 5~10 天内发生损伤，病理上典型的表现是门管区和中央静脉周围大量的单核细胞浸润，大片的肝细胞坏死。但是随后的第 63 例狗肝移植实验有了意外的惊喜，术后第 11 天其血清胆红素浓度达到高峰后进行性下降，第 21 天的组织病理学提示肝组织修复和再生要明显多于排斥反应。从而第一次挑战了当时基于皮肤移植研究而普遍存在的观点：排斥反应一旦启动即不可逆转。5 年后的 1965 年，美国丹佛市的 Starzl 通过每天给予狗肝移植受体硫唑嘌呤，观察到肝脏排斥反应被逆转而移植动物长期存活的现象。早年的肝移植动物实验的经验与教训为后来的临床运用打下了基础。

二、人体肝脏移植的尝试

20 世纪 60 年代初，临床肝脏移植的先驱者 Starzl 意识到找到能使人体免疫系统接受异体抗原和器官的方法是器官移植成功的关键。1963 年，Starzl 在肾移植中联合应用硫唑嘌呤和类固醇激素抗免疫排斥反应获得成功，在此基础上对肝脏移植的临床应用进行了尝试。1963 年 3 月 1 日，Starzl 在美国丹佛市首先为一位 3 岁的先天性胆道闭锁患儿做了原位肝移植，术中因出血过多死亡。在随后的 1963 年 5 月 5 日和 6 月 3 日，又为 2 例原发性肝脏恶性肿瘤的患者行原位肝移植，采用经股动脉冷灌注的方法使移植肝保存良好的活力，分别经过 2.5 小时和 8 小时的冷保存后移植肝缺血性损伤较轻，手术获得成功，2 位受者分别存活 22 天和 7.5 天，尸检发现肝外有微转移病灶但肝脏无排斥反应。1963 年的肝移植血管和胆管的吻合方法已定型并沿用至目前的经典式肝移植，但应用被动性静脉转流技术造成转流管道中形成凝血块而引起肺栓塞，这是造成 1963 年 Denver 4 例患者手术成功而术后早期死亡的主要原因。1963 年的下半年，丹佛又进行了另 2 例人体肝移植，Boston 和 Paris 各行 1 例，但均无长期存活。当时因为临床肝移植手术极其困难而术后死亡率极高，肝移植受到广泛批评，从 1963 年底到 1967 年夏将近 3.5 年时间，临床肝移植被迫暂停。

三、肝脏移植的暂停期

在临床肝移植暂停期间，多项与器官移植相关的技术取得了发展，这些技术大多仍应用于当前的各种

器官移植。

(一) 人类白细胞抗原配型

1966 年 UCLA 的 Paul Terasaki 在临床试验中发现,肾移植的预后与人类白细胞抗原(HLA)配型相容性并无显著关联;随后在那些因不能等到 HLA 相配的供体而移植 HLA 错配的肝脏、心脏和其他器官的受体中也发现对预后无显著的影响。

(二) 抗淋巴细胞球蛋白

在 1963 年至 1966 年间,从马身上分离出抗淋巴细胞血清,在进行广泛的临床前研究后,人特异性的抗淋巴细胞球蛋白(ALG)在 1966 年与硫唑嘌呤和泼尼松一起进入临床。

(三) 肝脏的耐受原性论证

在此期间长期存活的狗肝移植没有一只应用硫唑嘌呤或 ALG 超过 4 个月。在 1965 年 2 月报道的 143 例狗肝移植中发现"虽然肝移植后的早期恢复尚有许多危险,但早期快速的撤除免疫抑制剂并不引起致命的排斥反应"。1 年后,法国外科医生 Henri Garnier 报道,相当比例的杂交系猪肝移植后不用免疫抑制剂也不发生排斥反应。英国的 Calne 和美国的 Starzl 等实验也证实了这一点,并指出肝脏这种自身诱导的耐受可扩展至供体的其他组织和器官。

(四) 重新评估辅助移植肝

虽然在这时期主要关注原位肝移植,但相对不彻底的辅助性肝移植(Welch 手术)也被重新评估。在发现高剂量的硫唑嘌呤可完全抑制狗肝移植受体的排斥反应后,认识到 Welch 手术辅助肝的急性萎缩主要是与剥夺了对肝脏具有营养支持作用的内脏血流有关。但是为何缺少向肝性的内脏血流会引起移植肝的萎缩仍不十分清楚。直到 20 世纪 70 年代中期,人们认识到内源性胰岛素是其最重要的因子,这是肝脏病理生理学上跨越性的一步,使人们完全理解了为何内脏静脉血流完全偏移(如门腔分流)会对已有肝病损害的患者造成如此严重的打击;此外,发现胰岛素是肝生长因子还开启了肝脏生理学研究的新领域(如各种生长因子对肝脏结构、大小、功能和再生能力的影响等)。

(五) 器官保存的改进

因为仍需从无心跳供体获取肝脏,器官保存仍是一大困难。为克服这一难题,Starzl 等在 1966—1967 年发明了可保存狗肝脏长达 1 天的体外灌注系统。所有这些进步,使重新开始人体原位肝移植成为可能。

四、人类肝移植的重新开始

1967 年 7 月,人体肝移植又重新开始,有多例移植受者术后存活较长时间。Starzl 等已开始将 ALG 应用至临床,7 例接受肝脏移植手术的儿童,在联合应用了第一代免疫抑制剂硫唑嘌呤、激素和 ALG 后,安全地渡过了急性排斥期,4 例在手术后 2~6 个月内相继死亡,其余 3 例存活了 1 年多。1968 年,随着英国剑桥大学 Calne 领导的临床研究团队的加入,临床肝移植得到进一步发展,到 1969 年第一本有关肝脏移植的书出版时,世界上共有 33 例人体原位肝移植(其中美国丹佛 25 例,英国剑桥 4 例,余 4 例为其他移植中心)。20 世纪 70 年代早期,德国的 Pichlmayr 和法国的 Bismuth 研究小组均对临床肝脏移植的发展起了重要作用。至此,原位肝移植手术技术已趋成熟。

五、更有效的抗排斥药:环孢素和 FK506 的发现及临床应用

虽然肝脏移植的手术技术已基本成熟,但直到 1978 年,英国的 Calne 将环孢素引入临床后才使此手术得以广泛开展,1 年后丹佛的 Starzl 采用环孢素联合泼尼松的免疫抑制治疗方案,通过大鼠肝移植模型,证明能成倍增加移植肝的存活时间。随后,环孢素加泼尼松的二联免疫抑制治疗方案和环孢素、泼尼松及硫唑嘌呤的三联免疫抑制治疗方案应用于临床,使移植肝的 1 年、5 年生存率明显提高。1989 年,FK506 开始应用于临床,使得肝移植受体 1 年生存率达到 90%,5 年生存率达到 70%~80%。1983 年美国国家卫生研究机构正式承认肝移植是治疗终末期肝病的有效方法,应予以推广,从而结束了肝移植的实验阶段,进入了临床应用阶段。

随着更强更有效的免疫抑制剂的临床应用,人们期望在 20 世纪 70 年代以硫唑嘌呤、泼尼松和 ALG 治疗后出现停药或撤药的肝移植受体会明显增加,但事实上仍很难达到移植后完全停用免疫抑制药。直到 1992 年 Starzl 等通过 30 例长期存活的肾移植和肝移植受体的研究,发现低水平的供体白细胞嵌合(微嵌合)可诱导供体器官耐受,从而为器官移植的免疫耐受诱导策略开辟了一个新的领域。

六、肝脏移植技术的发展

(一) 供体手术及供肝保存技术的发展

在肝移植技术发展的同时,供肝的获取技术也不断发展。脑死亡概念的建立、UW 保存液的发明和多器官联合切取技术的应用具有里程碑的意义。当今冷却尸体供体器官并原位获取的方法在脑死亡被接受前已开始应用,但当时获取器官时需要体外转流装置;这些方法可获取胸腹腔内全部的器官(包括肝脏)而不会对单个脏器造成损害,甚至适用在循环不稳

定、包括心跳停止的供体。到1987年，随着手术技术的进步，多器官获取技术进一步被标准化及简化，只行简单的冷灌注而不像以前那样需要转流，取下的器官也只行简单的冷藏而不像20世纪60年代那样需要复杂的体外持续灌注。1988年美国威斯康星州大学的Belzer发明了一种新的器官保存液，称为UW液，使得肝脏低温保存时间明显延长，质量改善，冷保存安全时限达到16~24小时，从而使供体器官不仅能在各城市之间互换，甚至可在各个国家之间互换。

（二）受体手术的发展

术中出血曾一度是临床肝移植的严重并发症，在手术中应用静脉转流技术明显降低了手术的出血量。在应用血栓弹力图（TEG）时刻监测术中的凝血功能变化并及时纠正凝血功能障碍也减少了围术期的出血。在20世纪70年代开始应用动脉和静脉移植物技术，使门静脉或肠系膜上静脉的广泛血栓不再是肝移植的绝对禁忌证。

部分肝脏移植的开展，明显促进了既往受限于缺少合适大小供体的小儿或婴幼儿肝移植的发展，1975年丹佛的Starzl最早进行了减体积性肝移植，但未见文献报道。随后巴黎的Bismuth和汉诺威的Pichlmayr移植组于1984年介绍了这种技术。

植入部分肝脏促进了“背驮式”技术的发展，即完整保留受体的肝后下腔静脉、移植肝的静脉流出道采用吻合于受体的肝静脉袖片或下腔静脉的重建方法。早在1968年，剑桥大学的Calne和丹佛的Starzl已在小儿肝移植中应用“背驮”式技术，但直到1989年Tzakis小组才在成人全肝移植中加之推广应用。

七、肝移植适应证的拓展和大移植中心的涌现

最早的肝移植受体选择那些预后极差、无药可治、完全失去生活能力的患者。如无法切除的肝脏原发或转移性恶性肿瘤、胆道闭锁伴进行性肝硬化、腹水、肝性脑病、食管静脉曲张出血、凝血功能极差及发育障碍的患儿等。对此类患者行肝移植的危险性是相当大的，预后也极差。环孢素的问世极大提高了肝移植术后的生存率，肝移植受体的生活质量也有明显提高。肝移植的目的已不仅仅是延长生命，还同时能改善生活质量。这些变化导致受体选择的巨大改变。20世纪80年代末至90年代早期，非肿瘤性的终末期肝病如坏死后性肝硬化、酒精性肝硬化、先天性肝纤维化、胆道闭锁、原发性胆汁性肝硬化和硬化性胆管炎，先天性代谢障碍如肝豆状核变性、肝糖原累积症、肝囊性纤维化、家族性高胆固醇血症等已成为肝移植的主要适应证。此外，对于部分恶性度较低的不可切除的肝恶性肿瘤，肝移植仍是一种可选择的有效治疗方法，如肝转移性的神经内分泌肿瘤、肝上皮样血管内皮瘤等。

20世纪80~90年代初，肝移植发展出现高峰，全球肝移植达到5 000余例，出现了3个在世界上有影响的肝移植中心：美国匹兹堡大学Starzl移植组，英国剑桥大学Calne移植组和德国汉堡大学Pichlmayr移植组。手术死亡率下降到10%以下，1年生存率提高到80%以上；5年生存率由1980年的20%上升到20世纪90年代的70%~80%，长期存活者大量出现，最长生存者已超过30年。到20世纪末，在西方发达国家肝移植已成为终末期肝病的有效治疗方法并得以推广。目前全球已有200多个肝移植中心，主要分布在北美、欧洲及澳大利亚、日本、韩国及中国内地和中国香港、中国台湾地区，迄今已累计实施肝移植手术超过10万余例，现每年仍以8 000~10 000例次速度递增，临床肝移植的远期效果已有明显改善。

八、器官短缺：拓宽供体来源的途径

临床肝移植的快速发展使供肝短缺日趋严重，现已将各种传统的器官来源寻求到了极限，异种移植和生物工程肝脏还远没有进入临床，为打破这种限制，人们提出了各种不同的拓宽供体来源的方法。

（一）边缘供肝

1986年Makowka等提出“边缘供肝”的概念：利用年龄大于50岁的供肝、轻度酒精性肝病、糖尿病及高血压病人的肝脏、脂肪肝、缺血损伤的肝脏、自身免疫性疾病的肝脏，甚至带肿瘤的供肝等。移植这些有轻度病损的供肝，由于消除了病因，术后供肝有逆转的可能。脂肪肝与长期乙醇摄入、药物、糖尿病、肥胖和营养不良等有关。过去认为脂肪变性的肝脏移植后原发性无功能发生率高，故一般弃之不用，但大多轻度及部分中度的脂肪肝移植术后肝功能良好，脂肪肝会有不同程度的减轻。

（二）活体肝移植

活体肝移植（living donor liver transplantation，LDLT）是指供体部分肝脏取自活体，常为与受体有血缘关系的亲属，这一技术为克服尸体供肝，尤其是儿童供肝的短缺，并为无脑死亡法律的国家与地区开展肝移植，开辟了一条新途径。首例活体（有血缘关系）供肝部分移植术是Raia等（巴西）于1989年报道，手术后供体虽然完全康复，但2例受体均在术后1个月内死亡。澳大利亚的Strong和Lynch等（1990）在巴西完成第2例活体肝移植的1周后为1例15个月的日本儿童进行了活体供肝（Ⅱ＋Ⅲ段）移植术，移植肝的功能完好保持了1年，但后来因慢性排斥反应和肝炎

而再次行尸体肝移植手术。随后美国芝加哥大学的Broelsch等(1990)、日本信州大学的Makuuchi等(1992)也成功开展了活体肝移植,并制定了第一个活体肝移植技术的临床规范,包含术前的有关道德和法规的议定书。1996年日本学者Yamaok和香港大学玛丽医院的范上达教授开展了成人间的活体右半肝移植术。至20世纪90年代后期,活体肝移植已经在一些肝移植中心成为常规手术,其技术亦趋成熟,成为肝移植术式中一个重要的组成部分。自1988年第1例活体肝移植在临床应用以后的20多年来,全球共约完成了7 000多例活体肝移植,发展最快的主要在很难获取尸体供肝的亚洲国家和地区如日本、韩国及中国香港、中国台湾地区。

活体肝移植的术式主要有:

1. 移植左外叶。

2. 移植左半肝　带或不带肝中静脉。

3. 移植右半肝　带或不带肝中静脉。

4. 单段(monosegment)移植　主要为婴幼儿避免"大体积供肝"而设计。1999年英国Srinivasan为6例体重<10kg的婴幼儿仅移植Ⅲ段,5例存活,肝功能良好;2000年巴西的Santibanes为2例患者只移植Ⅱ段,术后均存活,移植肝功能良好。

(三)两肝一受

2001年韩国的S.G. Lee考虑到供者安全性和成人受者能获得足够的肝实质,选用2例供者各提供左外叶移植给1个受体取得成功,后又发展出"一左一右"的两供一受术式。至今已达100余例。但由于其移植操作较复杂,涉及两个供体也面临较复杂的伦理学问题,因此尚不能作为常规的手术应用。

(四)辅助性原位活体肝移植(APOLT)

1999年日本的Inomata Y和Kaibori M等相继报道了试用小体积的亲属供肝做原位部分移植来抢救急性肝功能衰竭的患者获得成功,活体APOLT对某些疾病的治疗具有独特的优势,部分患者术后一段时间后可停用免疫抑制剂,并且不需完全切除病肝,保留了原肝再生的机会。

(五)劈离式肝移植(split liver transplantation,SLT)

此术式由德国汉诺威的Pichlmayr于1989年首先报道,不久法国的Bismuth和芝加哥的Broelsch相继报道。此术式是将一个尸体供肝分割成两半,分别移植给两个不同受体即"一肝二受"。这种技术在不减少成人供肝库的前提下极大地缓解了儿童供肝短缺问题。受者多为一成人(右半肝)、一儿童(左半肝),随着经验的积累和技术的进步,现也有将劈离后左、右半肝分别移植给两个成人的案例报道。根据两个受体的具体情况、供肝的大小和管道解剖,合理分割供肝的血管和胆管,如右半肝带有和全肝移植时相同的血管和胆管,而左半肝没有下腔静脉;或右半肝不带下腔静脉而将其留给左半肝,右半肝移植时重建流出道;应保留受者肝后下腔静脉和肝左、肝中静脉共干,便于和右/左半肝相应的肝中/肝左静脉共干做吻合。开始时劈离式移植的效果不如全肝移植,然而欧洲的一些移植中心因面临供肝匮乏,同时等待移植患者的死亡数量也与日俱增,依然坚持开展着这一术式。伴随着学习曲线及从活体移植中得到的经验,现劈离式肝移植的疗效已与全肝移植相仿。

(六)多米诺肝移植

多米诺肝移植(Domino liver transplantation)的原理是供体肝脏→移植到受体→受体的肝脏(多米诺供肝)→移植到第二个受体(多米诺受体),这种多米诺供肝,虽然有某些代谢性障碍,但肝脏其他功能如解毒和合成功能基本正常。该术式于1997年美国迈阿密大学首先报告1例。此术式的优点是拓宽了供体库,多米诺供肝可使第二个受体受益。由于多米诺供肝系活体获取,热缺血时间几乎为零,并可尽量缩短冷保存时间,提高了生存率。例如,家族性淀粉样多发性神经病(familial amyloidotic polyneuropathy)是一常染色体疾病,系转甲状腺素醛(transthyretin,TTR)的基因缺陷所致,患者一般在30~40岁时出现进行性的多发性神经病变伴有致命性的心脏和肾脏衰竭,肝移植是唯一的治疗方法。而这种肝脏除了产生变异的蛋白质外,没有其他功能的异常,故可作为多米诺供肝,尤其适于肝脏恶性肿瘤患者的移植。

(七)异种移植

人体供肝的短缺使人们把目光转向与人类相近的异种动物供肝上。1992年Starzl首先施行2例狒狒供肝移植于人,受者分别存活了70天和26天。但早期的异种移植(xenotransplantation)因无法克服超急性排斥反应而沉寂了一段时间。近年来随着分子生物学及转基因技术的成熟使异种移植重新受到重视。现已成功地将人补体调节因子的基因如衰变加速因子(human decay accelerating factor,h-DAF)、膜协同因子蛋白(membrance cofactor protein,MCP)或CD59等导入受精的猪卵细胞核内,表达h-DAF的猪器官植入狒狒体内后存活了8天,其间没有发现超急性排斥反应。异种器官渡过超急性排斥反应后仍会发生迟发性异种排斥反应(delayed xenograft rejection,DXR),DXR由抗体、巨噬细胞、NK细胞、细胞因子和趋化因子等参与,由异种天然抗α半乳糖苷抗体所引发,如将α半乳糖苷转移酶基因转入自体的骨髓细胞,抑制了抗α半乳糖苷的异种抗体的产生从而诱导对异种移植的耐受。但迄今为止DXR和异种细胞性排斥仍未彻底解决，异源肝脏和人肝存在生理上的差异，例如猪的红细胞生成素和白蛋白在灵长类中不能发挥正常的功能，动物携带的微生物可能经异种移植在人群中传播（xenosis）从而造成极大危害。因此临床上的应用前景尚不明朗，还需做长期大量的基础研究工作。

总之，临床肝移植技术经历了艰苦曲折的发展历程，随着手术方式和技术的日臻完善，移植免疫理论进展和新型免疫抑制剂应用于临床，器官保存手段和麻醉监测系统的进步，肝移植的疗效不断提高。但尽管如此，仍有许多未知问题有待进一步研究，如远期并发症的预防、慢性移植肝失功、受体的生活质量和长期存活、免疫耐受的诱导、免疫抑制剂的长期服用及副作用预防等，只有不断汲取基础医学、生物科学和信息、材料科学等学科的发展成果，才能最终解决这些问题。

（董家鸿　叶晟）

参考文献

1. Welch CS. A note on transplantation of the whole liver in dogs. Transplant Bull，1955，2：54-55.
2. Starzl TE，Kaupp HA Jr，Brock DR，et al. Reconstructive problems in canine liver homotransplantation with special reference to the postoperative role of hepatic venous flow. Surg Gynecol Obstet，1960，111：733-743.
3. Starzl TE，Marchioro TL，Von Kaulla KN，et al. Homotransplantation of the liver in humans. Surg Gynecol Obstet，1963，117：659-676.
4. Starzl TE，Marchioro TL，Porter KA，et al. Factors determining short-and long-term survival after orthotopic liver homotransplantation in the dog. Surgery，1965，58：131-155.
5. Starzl TE，Klintmalm GBG，Porter KA，et al. Liver transplantation with use of cyclosporin A and prednisone. N Engl J Med，1981，305：266-269.
6. Starzl TE，Demetris AJ，Murase N，et al. Cell migration，chimerism，and graft acceptance. Lancet，1992，339：1579-1582.
7. Strong RW，Lynch SV，Ong TH，et al. Successful liver transplantation from a living donor to her son. N Engl J Med，1990，322：1505-1507.
8. Marcos A，Fisher RA，Ham JM，et al. Right lobe living donor liver. Transplantation，1999，68：798-803.

第二节　死亡供者的选择与器官获取

新鲜、健康和功能良好的供肝是肝移植成功的先决条件，供肝主要源自脑死亡或心脏死亡供者，在当前供肝严重缺乏的情况下，边缘供肝逐渐得到拓展应用。

一、死亡供者的选择

获取一个新鲜、健康和功能良好的供肝是肝脏移植成功的先决条件。目前供肝主要来自于死亡供者（deceased donors，DDs），包括有心跳存在的脑死亡供者（donation after brain death，DBD）和心脏死亡供者（donation after cardiac death，DCD）。

（一）脑死亡供者的选择标准

供者的评估标准包括年龄、身高、血型和既往史，特别需要关注是否存在药物和酒精滥用、肝胆系疾病、感染和恶性肿瘤。造成供者的死亡原因、住院时间、当前肝功能、治疗经过，甚至包括血流动力学和肺功能均应进行分析。

脑死亡供者定义为所有脑功能丧失且不可恢复，在确定器官获取后，进行快速降温的保存液灌注时心跳停止，所以供者器官热缺血时间可减少至最低程度。脑死亡供者的理想标准：年龄≤50岁，无肝胆系疾病，血流动力学和呼吸稳定（收缩压 >100mmHg，中心静脉压 >5cmH_2O），可接受的 PaCO_2 和血红蛋白水平，无严重的腹部损伤，无全身感染或恶性肿瘤，尿量 >50ml/h，肌酐正常，多巴胺需要量 <10μg/（kg·min）。存在可引起受者死亡的感染性疾病和进展期肿瘤是脑死亡供者捐赠器官的绝对禁忌证，但低分化的皮肤癌、宫颈癌和排除代谢性疾病的原发性脑肿瘤者可以作为腹部器官捐献者。

（二）心脏死亡供者的选择标准

心脏死亡供者以同时出现不可恢复的反应丧失、呼吸停止和循环缺失为特征。依据心跳停止是否可控分为可控的心脏死亡供者（controlled donation after cardiac death，cDCD）和不可控的心脏死亡供者（uncontrolled donation after cardiac death，uDCD）。cDCD 是指终末期患者，大多属于没有恢复和存活可能的严重神经系统损伤者，在计划性撤除生命支持措施后心跳停止。这个过程通常在手术室内进行，医生已做好手术准备，一旦供者心跳停止立即进行快速器官获取操作。uDCD 是指供者循环停止、心肺复苏失败或在到达医院时已经进入临床死亡，器官在获取前可能已遭受较长时间的缺血状态。采用 uDCD 供肝移植后移植物胆病和原发性移植物无功能发生率均显著增高，15% 的受者需要再次肝移植，所以采用 uDCD 的器官移植的风险较大，必须谨慎施行。

目前，我国“脑死亡”尚未立法，脑死亡供者缺乏，故 DCD 仍是我国主要的供者来源。选择 DCD 供肝的一般标准如下：①同意器官捐献；②年龄 <60 岁(最好 <50 岁)；③除未转移的皮肤癌和脑瘤外，无恶性肿瘤；④无腹腔感染，无全身性脓毒血症；⑤无可传播性疾

6

病:如艾滋病、乙型肝炎、丙型肝炎等;⑥良好个人史;⑦血流动力学和氧合状态相对稳定;⑧肝功能检查相对正常;⑨凝血功能正常;⑩ABO 血型相同或相容。

（三）拓展标准的供者

由于供肝越来越难以满足临床肝移植受者的需求,供者的选择标准也在不断修订,以拓展供肝来源,称为拓展标准的供者(expanded-criteria donor,ECD)。尽管来自 ECD 的供肝可能不是最理想的器官,但对于在等待供肝过程中即将死亡的患者来说还是可取的选择。

1. 老年供肝　根据西班牙肝移植注册数据显示供者年龄介于 60~90 岁的供肝与 15~60 岁的供肝比较,肝移植后 1 年生存率仅有轻微的下降。所以对于供者年龄上限的确定并无定论,关键在于器官获取时肝脏的功能和结构状态是否正常。

2. 脂肪肝供肝　肝脏脂肪变性的发生率在脑死亡成人供者中为 13%~26%。在当前供肝来源匮乏的形势下,中度脂肪肝(30%~60%)可以作为合格的供肝利用,但要求供肝热缺血和冷缺血时间尽可能短,且供者和受者不存在其他危险因素。

3. 损伤供肝　器官获取时损伤或本来存在肝脏实质性病变,例如单纯性囊肿、肝周血肿或小的撕裂伤等,均不是供肝的禁忌。

6

4. 细菌和真菌感染　60% 的死亡供者器官存在细菌或真菌定植或感染。由供者感染到受者而引起移植物丧失甚至受者死亡的个案已有多例报道,但若在供者和(或)受者应用足够的抗生素且处理得当,来自感染供者与非感染供者的肝移植结果几无差异。

5. 病毒感染　①乙型肝炎病毒:供者 HBcAb(+)供肝理想的受者是 HBV 相关肝硬化受者,并在移植后接受抗 HBV 治疗;②丙型肝炎病毒:在美国和欧洲约 5% 的供者 anti-HCV(+),其中一半 HCV-RNA(+)。Anti-HCV(+)供肝移植到 Anti-HCV(+)受者,移植后 1~5 年的并发症发生率和死亡率与正常供肝移植几无差异。建议在移植前做供肝的组织学检查,供肝没有或仅有轻微纤维化时才能考虑移植。

二、供肝的获取

由于移植器官供者资源匮乏,很少出现从供者单独获取供肝的情况。肝肾联合获取已成为标准腹部器官获取的主要方式,其次是肝胰肾联合获取、肝肾小肠联合获取和多器官联合获取。供者器官获取后再在后台进行分离和适当修整,运送至各移植中心进行移植手术。

（一）肝肾联合获取

在器官获取手术前,肝肾移植器官获取小组成员需要相互沟通和协作分工,避免分歧和误会。通常由肝脏获取外科医师进行肝肾器官联合切取手术,器官获取后肝肾移植外科医师共同行肝肾分离操作,避免器官损伤。具体操作步骤如下:

1. 麻醉与体位　对于脑死亡供者的器官获取与常规腹部手术规格相同,供者平卧体位,给予气管插管,静脉复合全身麻醉。

2. 切口　皮肤消毒范围要求达到整个胸腹部,上至肩颈部,下至大腿根部,两侧达腋后线水平。以脐上一指处为中点做大十字形切口剖腹,上至剑突,下达耻骨联合,两侧至腋后线,逐层切开腹壁(图 52-1)。如果在同一供者需要同时获取心肺移植物时需采用胸腹联合切口,胸骨完全劈开,以自动拉钩充分暴露胸腔和腹腔。

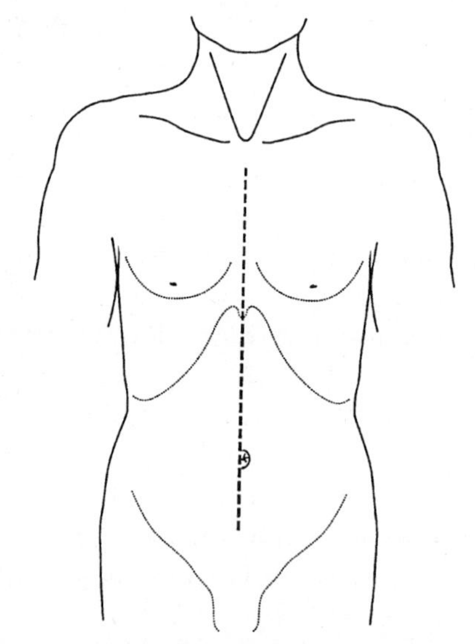

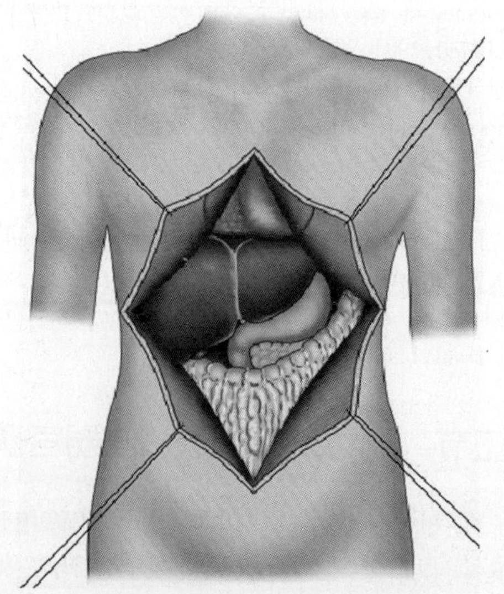

图 52-1　肝肾联合获取切口示意图

3. 肝脏的显露与评估 切开肝镰状韧带直至下腔静脉前部，结扎、切断肝圆韧带，显露供肝轮廓及探查腹内脏器，包括肝脏、胰腺、胃、小肠、结肠和盆腔，对于女性供者，应特别注意检查子宫和卵巢，还应注意检查腹腔是否存在肿大淋巴结，确定供者器官是否可供移植。如果遭遇难以确定的困难情形，应及时与接受供者器官的受者移植中心联系。

4. 供肝的评估 包括外观轮廓、颜色和质地。正常肝脏呈红褐色、表面光滑、边缘锐利、大小适中、质地柔软。

5. 肝动脉变异的探查 在肝脏获取过程中，异位肝动脉损伤是最常见的操作失误。经 Winslow 孔触诊探查肝十二指肠韧带内门静脉后方和右侧是否异位肝右动脉。然后结扎切断左三角韧带和切开左侧冠状韧带，将肝左叶向右侧翻转，检查肝胃韧带内是否存在异位肝左动脉。

6. 肝胃韧带和胃结肠韧带的游离 从肝十二指肠韧带左侧开始沿胃小弯侧从下到上解剖离断肝胃韧带，直至食管下端右侧部。如果存在起源于胃左动脉的异位肝左动脉，则远离肝左动脉 5mm 以上游离追踪至胃左动脉起始部。助手分别向头侧和脚侧牵开胃体和横结肠，在胃结肠韧带无血管区开始切开胃结肠韧带，向上直达切开脾胃韧带。

7. 右半结肠的游离（Cattel-Braasch 手法） 助手将回盲部和升结肠轻轻向左侧腹部提拉牵开，暴露右结肠旁沟，沿结肠旁切开右结肠旁侧腹膜，向左侧离断肝结肠韧带，与胃结肠韧带切开处相连，向上达肝十二指肠韧带右侧。右半结肠游离后，腹后壁可见下腔静脉、右侧输尿管和性腺静脉（图 52-2）。

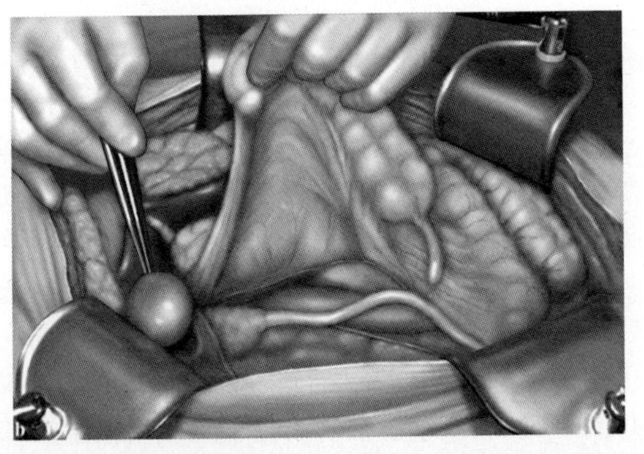

图 52-2 右半结肠游离后，腹后壁可见下腔静脉、右侧输尿管和性腺静脉

8. 胰头十二指肠游离（Kocher 手法） 沿 Winslow 孔下方向下切开十二指肠降部右侧腹膜，将胰头十二指肠游离并向左上方翻起，直达胰头后与下腔静脉之间，并向左到达腹主动脉前方、肠系膜上动脉起始部。

9. 左半结肠的游离 术者左手将供者左半结肠向右上提拉，自乙状结肠外侧自下而上切开左半结肠外侧腹膜，向上直达结肠脾曲，离断脾结肠韧带向右侧与胃结肠韧带切开处相连，至此除直肠外整个结肠区均已游离。

10. 胆总管的分离 分离、结扎胆囊管，将胆囊底部切开，排出胆囊内胆汁并以 0.9% 氯化钠溶液冲洗胆囊腔。再于十二指肠上缘处游离（注意可能存在的异位肝右动脉）、离断胆总管（图 52-3），离断胆总管后，即插入直径 3mm 的硅胶管，以 0.9% 氯化钠溶液冲洗胆总管及肝内胆管树（图 52-4）。

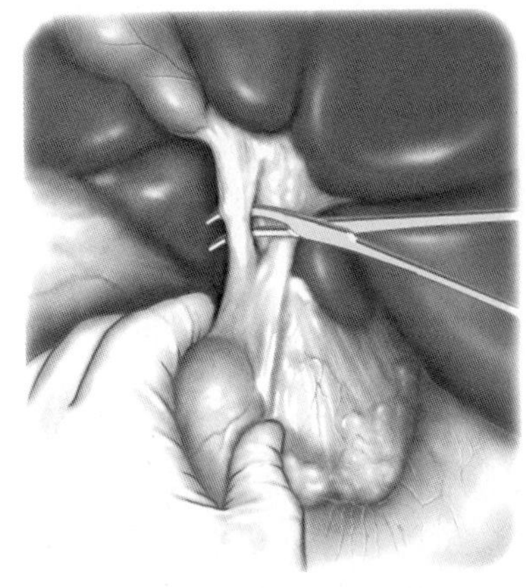

图 52-3 十二指肠上侧离断胆总管

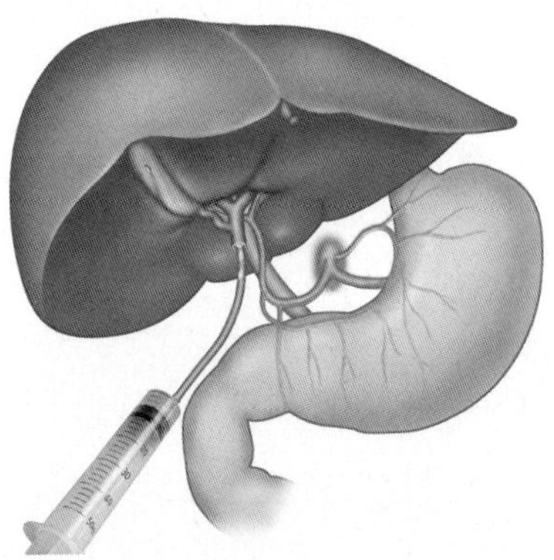

图 52-4 胆总管插管冲洗胆道

11. 十二指肠离断 将胃管头端送过幽门，经胃管注射含两性霉素 B 的聚维酮碘溶液 20~80ml 灌洗十二指肠腔，以切割缝合器离断十二指肠球部（图 52-5），离断的胃体牵向左上腹。同样以切割缝合器在 Treitz 韧带水平离断十二指肠远端。切断 Treitz 韧带，结扎肠系膜上动脉和离断小肠肠系膜，将小肠翻向右下腹。如不同时获取胰腺，也可不切断十二指肠，沿十二指肠内侧缘切开胰头部实质组织将十二指肠游离，连同胃体向左侧牵引。

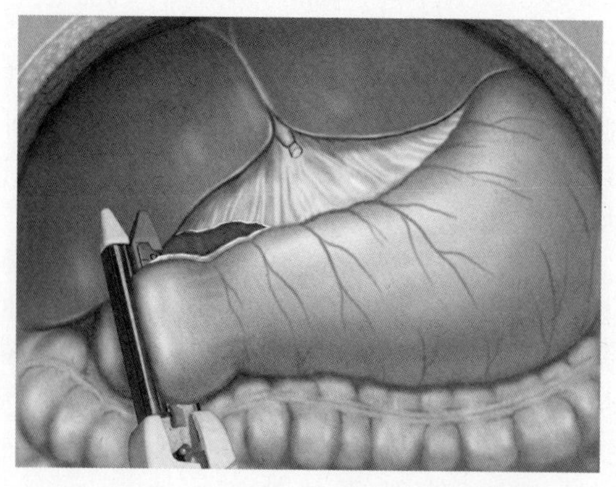

图 52-5　以切割缝合器离断十二指肠球部

12. 离断胰腺　不同时获取胰腺时可离断胰腺，类似于 Whipple 手术时从门静脉前方离断胰腺颈部。此时可结扎离断脾动静脉，将胰体尾部完全游离翻向左侧腹，以利于灌注后肝肾联合摘取。至此，腹腔游离完毕，仅剩待获取的肝肾与腹后壁相连。

13. 腹主动脉插管与冷灌注　在髂动脉分叉处以上游离腹主动脉 2~3cm，预置远近两端结扎套线。同时在腹主动脉右侧解剖游离一段下腔静脉，预置远近端结扎套线。在髂动脉分叉处上约 2cm 结扎腹主动脉远端套线，在其上方剪开主动脉前壁 1/2，迅速插入 22~24F 气囊灌注管，深达 12~15cm，前端气囊注入 0.9% 氯化钠溶液 20ml 以阻断腹腔干以上主动脉，结扎固定。停止麻醉和复苏，立即开始冷灌注，同时在肝肾周围置放碎冰屑以迅速降低肝肾温度。结扎下腔静脉远端套线，在近段剪开前壁 1/2，插入手术吸引引流管，结扎固定，以作为灌注液流出道(图 52-6)。若不同时切取胸腔器官，也可直接剪开膈肌，贴近右心耳离断下腔静脉作为灌注液流出道。

14. 门静脉插管灌注　靠近门静脉干剪开肠系膜上静脉前壁，插入门静脉灌注管，管口置于门静脉主干内，结扎固定，迅速进行冷灌注。避免过深插入门静脉左右分支内，造成门静脉灌注不全。

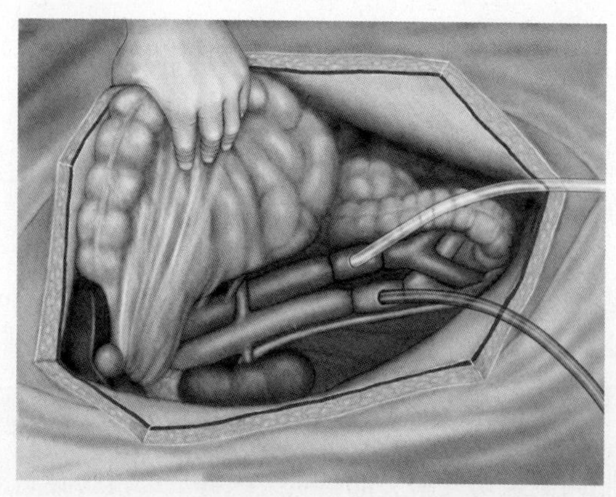

图 52-6　腹主动脉插管灌注和下腔静脉插管引流

15. 灌注液　经腹主动脉灌注 4℃肾脏保存液 3 000ml(1 250IU 普通肝素注射液 /L) 后，再灌注 UW 液 1 000ml，灌注压力约 100~120cmH_2O。经门静脉灌注 4℃肾脏保存液 2 500ml(1 250IU 普通肝素注射液 /L) 和 4℃ UW 液 2 000ml，灌注压力约 60~80cmH_2O。

16. 肝肾器官联合摘取　肝脏灌注完成后，肝脏表面呈灰黄色无花斑。双侧肾脏饱满，外观灰白色无花斑。撤除灌注管。迅速剪开膈肌，在胸腔靠近右心房离断下腔静脉，术者以左手示指插入肝上下腔静脉内以手掌将肝脏膈面向下牵拉，沿肝脏冠状韧带周围剪开膈肌(图 52-7)，同时在胸腔离断胸主动脉，以大弯血管钳夹住下腔静脉和胸主动脉近端作为牵引，由助手双手保护肝脏向供者脚侧牵引，操作者紧贴脊柱前方在下腔静脉和主动脉后方将肝脏、双侧肾脏连同下腔静脉、主动脉和胰头以及十二指肠整块从后腹壁自上而下游离，直达盆腔包括双侧输尿管和双侧髂血管分叉整块摘取。为了避免双侧输尿管的损伤，应紧贴腹后壁游离。

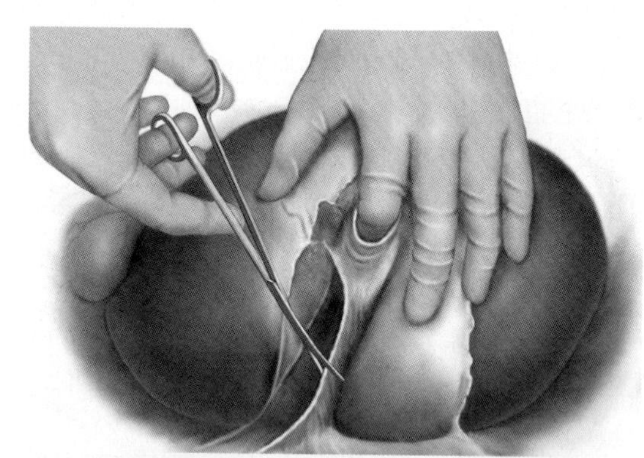

图 52-7　术者左手示指插入肝上下腔静脉内，剪开膈肌

17. 肝肾器官分离　将整块切取的肝肾器官组织按解剖位置平置操作台，术者左手示指置入肝肾韧带后方，离断肝肾韧带，游离肝下下腔静脉，于左肾静脉开口上方水平离断肝下下腔静脉。如果两肾分送不同受者中心，再将右肾静脉进入下腔静脉处连同一小片下腔静脉壁瓣离断。然后将整块器官组织翻转置于操作台上，以腹主动脉插管为指引从腹主动脉后壁正中纵行剖开，可见腹主动脉前壁上腹腔动脉、肠系膜上动脉及双肾动脉开口，在肠系膜上动脉和双侧肾动脉开口之间离断腹主动脉壁，并沿两侧血管间隙仔细解剖离断肝肾间相连结缔组织，将肝肾分离(图 52-8)。在肝左外叶边缘切取大约 1cm × 1cm 肝组织送快速病理检查后，将肝脏包装保存运送。如果两肾分送不同受者中心，再从主动脉前壁正中剖开将双侧肾动脉分

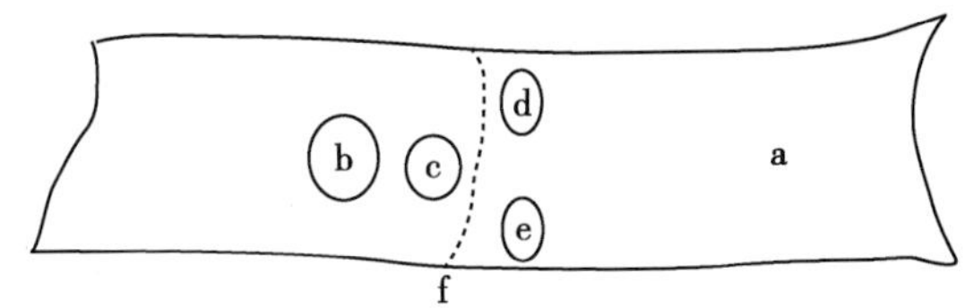

图 52-8　肠系膜上动脉和双侧肾动脉之间离断腹主动脉
a. 自后壁纵行剖开的腹主动脉；b. 腹腔动脉开口；c. 肠系膜上动脉开口；d. 左肾动脉开口；e. 右肾动脉开口；f. 腹主动脉离断线

离，注意存在多个肾动脉开口时必须将其开口保留在同一主动脉壁瓣上。游离双侧输尿管后，于肾门下方离断下腔静脉及主动脉，切取包括双侧髂血管在内的血管段与供肝一起保存备用。左右肾脏标志后分装保存运送。

18. 供肝保存和运送　将供肝和备用血管段立即置于盛有 4℃ UW 液的无菌塑料袋中，至少再外加 2 层塑料袋，每层保存袋驱除空气后将袋口分别扎紧，置于盛有碎冰的保温箱内运输。

19. 器官切取后供者处理　器官获取者应该始终保持对器官捐献遗体的尊重，保护遗体的尊严。在器官获取后应该妥善处理，尽量恢复遗体外观。器官获取后应将腹腔内残存积液吸净，然后填塞纱布垫以吸收体腔的渗液和支撑空虚的体腔，紧密缝合腹壁以免体液的渗漏，以洁净敷料覆盖伤口。

20. 心脏死亡供者肝肾联合获取　在心脏死亡供者肝肾联合获取时，首先应该尽快建立器官冷灌注通道。快速行腹部大十字切口后，助手将小肠向供者头侧牵开，术者迅速于供者骶骨上部解剖游离出腹主动脉进行插管冷灌注，同时建立下腔静脉灌注液流出道。然后助手将供者横结肠向上牵开，于 Treitz 韧带右侧解剖游离肠系膜上静脉，自肠系膜上静脉进行门静脉插管灌注(图 52-9)。也有学者认为采用腹主动脉

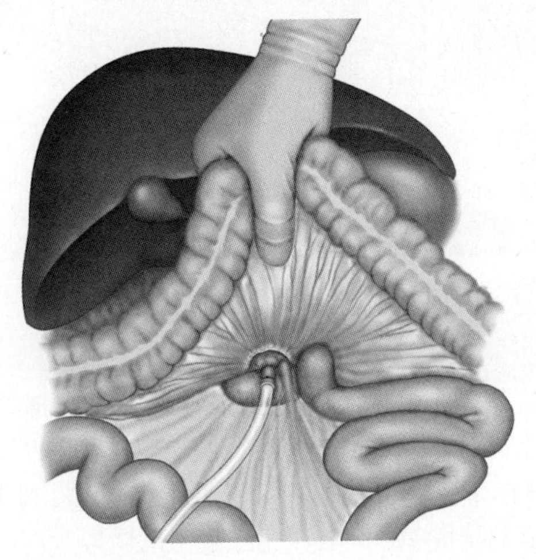

图 52-9　自肠系膜上静脉进行门静脉插管灌注

单一途径灌注的效果优于主动脉和门静脉联合灌注。在灌注过程中再进行器官的游离，灌注结束后整块摘取器官保存运输。

(二) 肝胰肾联合获取

1. 肝胰肾器官获取　肝胰肾联合切取与肝肾联合获取的操作步骤大致相同，但在肝胃韧带、胃结肠韧带离断和 Kocher 切口游离胰头十二指肠时必须注意不能损伤胰腺包膜。在十二指肠离断后，在胰腺上下缘仔细解剖，避免损伤脾动静脉，将胰腺体尾部连同脾脏一起游离。通常先游离脾脏，然后握住脾脏向右上方牵引，将胰腺从尾部向体部从腹后壁游离。灌注完成后，包括胰腺、脾脏和离断的十二指肠部分连同肝肾一起整块获取。

2. 肝胰肾器官分离　肝胰肾器官整块切取后，首先可按肝肾整块切取方式将肝胰与双肾分离，然后再将肝脏和胰腺十二指肠分离。解剖分离肝十二指肠韧带，在十二指肠上缘离断胆总管，远端结扎；游离门静脉，在脾静脉和肠系膜上静脉汇合上方 1cm 离断门静脉主干，近端缝线标记以便胰腺移植重建时辨认。沿胃十二指肠动脉逆行游离肝固有动脉和肝总动脉至腹腔干。确认无异位替代肝动脉或副肝动脉后，紧贴腹腔干在起始部离断脾动脉，远侧断端缝线标记。在胃十二指肠动脉根部距肝总动脉约 0.5~1cm 处离断胃十二指肠动脉，远侧端给予结扎。最后在腹腔干和肠系膜上动脉开口之间离断腹主动脉瓣，分离肝脏和胰腺以及脾脏(图 52-10)。

6

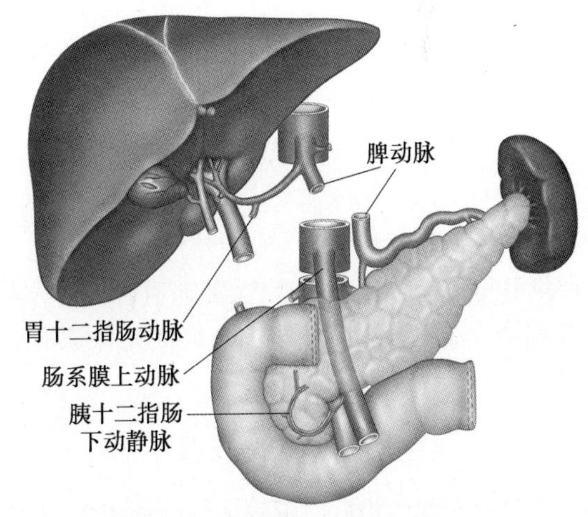

图 52-10　肝脏胰腺之间的分离示意图

(三) 肝胰小肠联合获取

肝胰小肠的联合切取也是器官获取团队应该掌握的技术，往往同时也包含肾脏的获取，操作中增加小肠的保护和游离。

探查确定腹腔脏器适合移植后，立即以大湿纱垫

将小肠包裹保护，避免过多翻动。游离回盲部，靠近回盲瓣以胃肠切割闭合器离断回肠末端，注意保护回结肠动脉的回肠支。沿升结肠和乙状结肠顺逆时针方向结合游离离断全结肠系膜，靠近直肠上端以胃肠切割闭合器离断乙状结肠，行全结肠切除。在完成腹腔脏器游离和灌注后，首先游离和切取小肠。靠近空肠壁离断最高的近端空肠血管弓，离断 Treitz 韧带，解剖出肠系膜上动静脉，以胃肠切割闭合器离断近端空肠。离断肠系膜上静脉，再于胰十二指肠下动脉发出远端离断肠系膜上动脉，近侧端结扎，将小肠移植物装袋保存（图 52-11）。

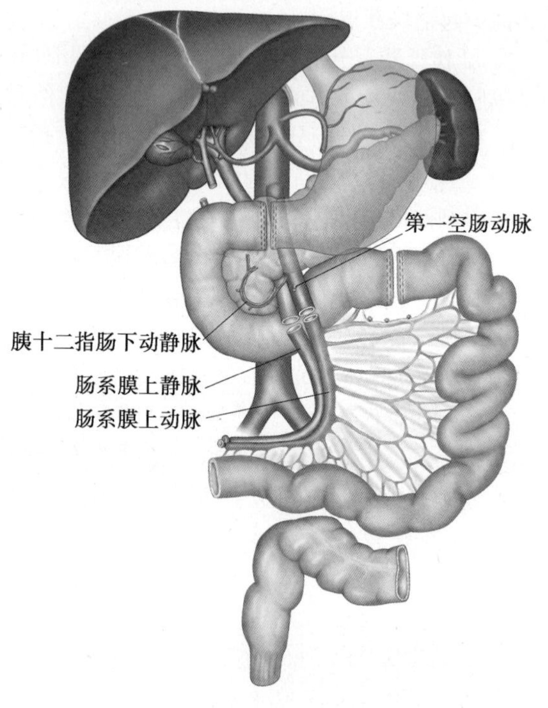

图 52-11　小肠获取分离示意图

谨记，肝脏移植受者一般病情危急，如不能及时获得供肝可能会导致患者死亡，如遇血管解剖异常不能兼顾两个器官获得移植时，必须优先保证肝脏的利用。

三、供肝的修整

从供者切取的供肝附带较多的肝周组织，需要仔细修剪和适当的解剖或整形后才能进行供肝的植入手术。

1. 供肝修整前准备　供肝的修整包括剪除肝周韧带、结缔组织及解剖修复或血管修复整形，需要准备相关手术器械。在无菌盆中盛放无菌冰屑及适量 0.9% 氯化钠溶液，呈冰水混合物。在冰水混合物上覆盖无菌塑料膜，添加适量 4℃ UW 液，将供肝完全浸没在 UW 液面以下，然后在 UW 液中进行供肝的修整操作。以 12F 导管置入门静脉主干，连接输液器以 4℃ UW 液持续缓慢冲洗供肝，以保证供肝维持低温状态，避免供肝复温导致热缺血损伤。

2. 修整下腔静脉　供肝后前位放置，分别以两把蚊式钳牵引下腔静脉两端后壁，术者以扁桃体剪紧贴下腔静脉后壁自下而上分离并剪开下腔静脉后结缔组织，修剪肝后下腔静脉两侧组织，注意避免损伤肝实质发出的肝短静脉，可完整显露下腔静脉后壁（图 52-12）。离断右肾上腺静脉，下腔静脉侧残端结扎（图 52-13）。以三把蚊式钳牵引张开肝上下腔静脉开口，从已显露的腔静脉后壁向两侧修剪肝上下腔静脉。通常在肝上下腔静脉左右侧分别有膈静脉开口，需要以 3-0 细丝线结扎或 5-0 Prolene 线缝合修补。

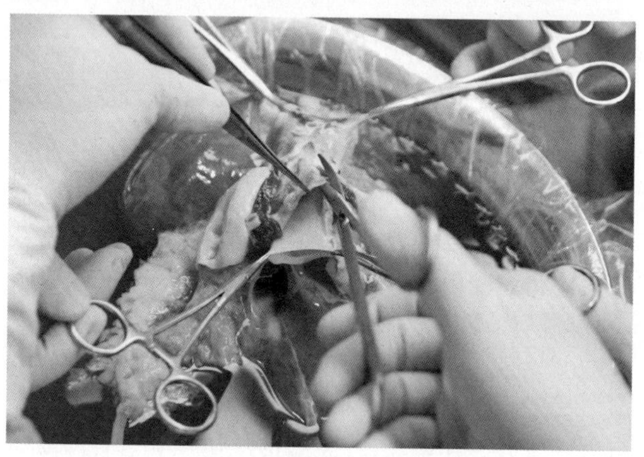

图 52-12　修剪下腔静脉后壁

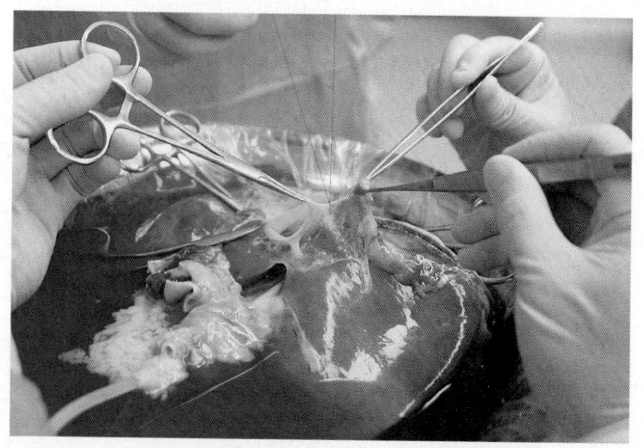

图 52-13　结扎右侧肾上腺静脉

3. 修整肝周韧带　沿肝脏表面修剪肝脏左右冠状韧带、三角韧带、镰状韧带、肝圆韧带、肝胃韧带以及肝肾韧带。韧带残端应保留 2~3mm 边缘，利于开放血流后电凝或氩气喷凝止血，左三角韧带及肝圆韧带予以丝线结扎。紧贴肝脏表面游离右侧肾上腺，如果肾上腺与肝脏粘连紧密，可保留薄层肾上腺组织，血流恢复后可用氩气喷凝止血，勿勉强剥离，避免损伤肝实质。

4. 第一肝门修整　肝门修整是供肝修整的关键环节，包括门静脉、肝动脉以及胆管的修整和必要的整形。肝门修整时，先将肝脏按正常解剖位置放置在修剪台，确定门静脉、胆管及肝动脉走向，然后顺序解剖游离。

5. 门静脉　助手提起门静脉，将门静脉冲洗液流量适当放开，使门静脉充盈，紧贴门静脉壁将周围组织分离，回流至门静脉的侧支给予 3-0 细丝线结扎离断，将门静脉游离至左右支分叉水平（图 52-14）。从门静脉后壁开始游离门静脉周围组织比较安全。

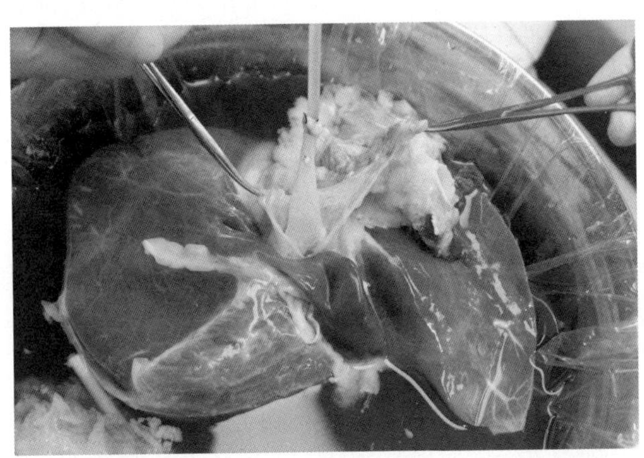

图 52-14　门静脉游离至左右支分叉水平

6. 肝动脉　自腹主动脉瓣开始，先解剖肠系膜上动脉，确认是否存在发自肠系膜上动脉的异位肝右动脉。接着解剖腹腔干，分别游离出脾动脉和胃左动脉，同时也需警惕存在发自胃左动脉的异位肝左动脉；然后顺肝总动脉解剖，顺序游离出胃十二指肠动脉、胃右动脉，直至肝动脉可见左右分支部以下。肝门周围结缔组织及淋巴管均以 3-0 细丝线结扎，以免肝脏复流后出血和淋巴液渗漏（图 52-15）。修建完毕后应以灌注液自肝总动脉注入，检测是否存在渗漏。

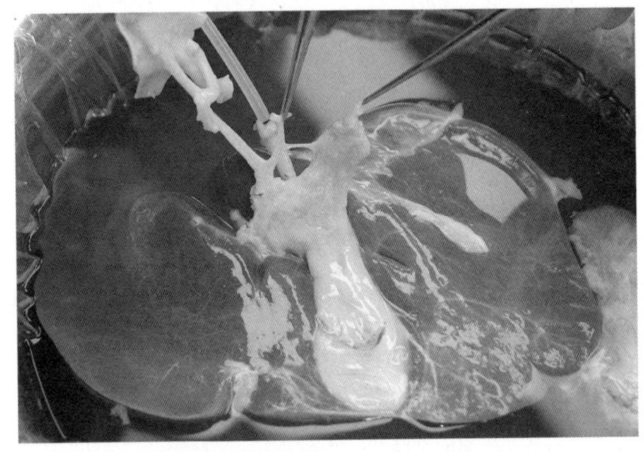

图 52-15　肝动脉修整完毕可见肝动脉左、右支分叉

对于可能存在的肝动脉变异，在供肝修剪时应尽量保留肝动脉的 Carrel 联合片。对于起源于肠系膜上动脉的异位 / 替代肝右动脉，可将肝右动脉与脾动脉或胃十二指肠动脉吻合成形，植入时以肝总动脉或腹腔动脉与受者肝动脉吻合（图 52-16，图 52-17）。对供肝获取过程中任何被离断的肝动脉支都应将其吻合到肝动脉主干，以恢复其支配的肝脏区域血供。

7. 胆总管　供肝修整时尽量避免对胆管做过多的解剖游离，仅将胆总管下端周围过多组织剪除。胆管与动脉之间不做分离，以充分保证胆管的血供。

8. 肝脏修整完成（图 52-18），应与病肝切除和植入手术组联络，交流相互手术操作进展，视拟采用的植入方式对供肝下腔静脉做进一步的处理。

9. 下腔静脉成形　供肝修整时与供肝植入手术组保持沟通，将下腔静脉按移植采取的方式作相应的成形。

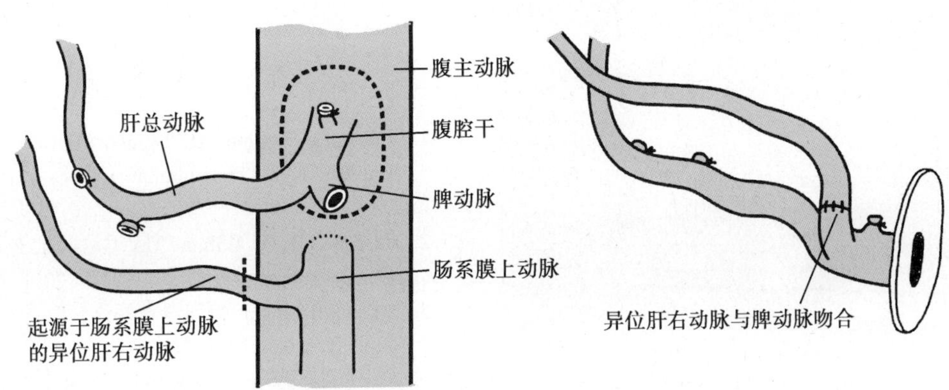

图 52-16　异位 / 替代肝右动脉与脾动脉吻合

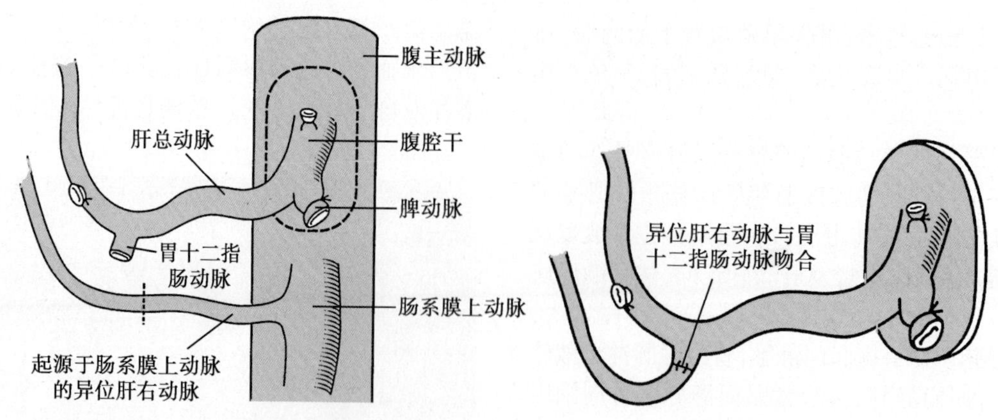

图 52-17　异位 / 替代肝右动脉与胃十二指肠动脉吻合

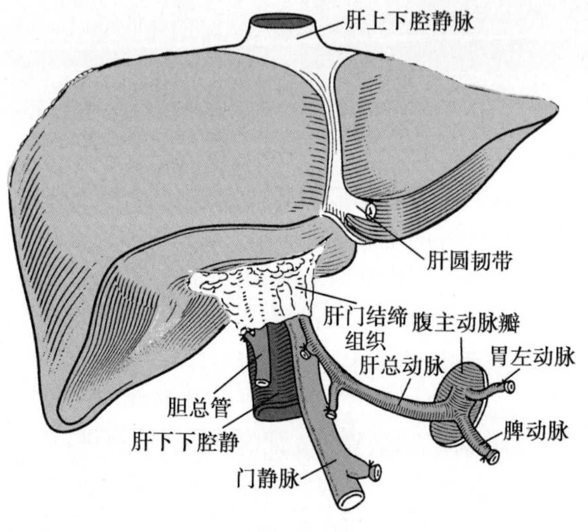

图 52-18　修整完毕的供肝示意图

(1) 经典式肝移植下腔静脉成形：牵开肝上下腔静脉开口，从腔内观察肝静脉开口位置，在最高位肝静脉开口上方 0.5~1.0cm 处离断肝上下腔静脉（图 52-19）。肝下下腔静脉待植入时根据与受者下腔静脉吻合水平的具体情况再由供肝植入手术组修剪。

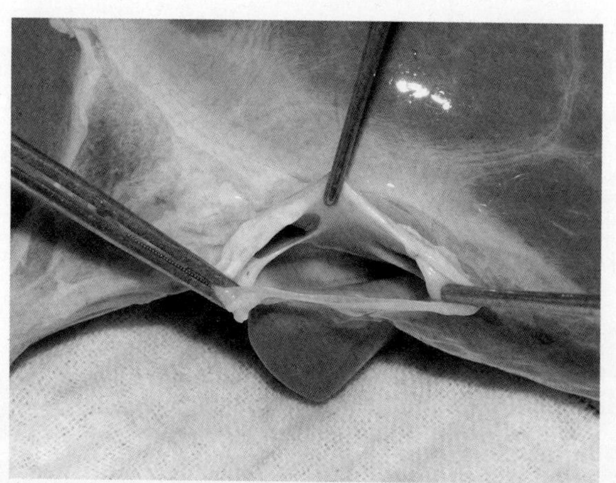

图 52-19　经典式肝移植时肝上下腔静脉离断水平

(2) 背驮式肝移植下腔静脉成形：肝上下腔静脉紧贴膈肌环下方离断，避免离断过低使得关闭下腔静脉残端后致肝静脉回流障碍。肝下下腔静脉在肝实质水平下约 1.5cm 水平离断，下腔静脉两端以 5-0 Prolene 线连续缝合关闭。与供肝植入手术组沟通后于下腔静脉后壁作对应长度的梭形开口（图 52-20）。

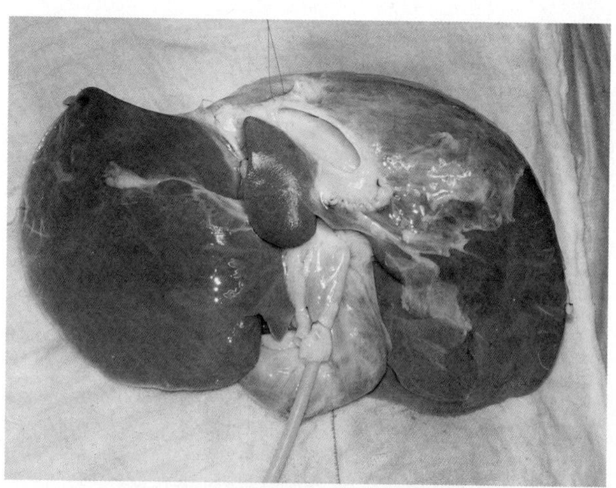

图 52-20　供肝下腔静脉后壁梭形开口

（董家鸿　冷建军）

参考文献

1. Kootstra G, Daemen JH, Oomen AP. Categories of non-heart-beating donors. Transplantaion Process, 1995, 27(5): 2893-2894.
2. Harring TR, O'Mahony CA, Goss JA. Extended donors in liver transplantation. Clin Liver Dis, 2011, 15(4): 879-900
3. Andrzej Baranski. 腹部器官外科获取技术 . 冷建军，译 . 北京：人民卫生出版社，2011.
4. Abu-Elmagd K, Fung J, Bueno J, et al. Logistics and Technique for Procurement of Intestinal, Pancreatic, and Hepatic Grafts From the Same Donor. Ann Surg, 2000, 232: 680-687.

第三节　活体供肝切取手术

【手术原理】

活体肝移植的供肝取自健康供者的部分肝脏，常为与受体有血缘关系的亲属，这一技术为克服尸体供肝（尤其是儿童供肝）的短缺，并为无脑死亡法律的国家与地区开展肝移植开辟了一条新途径。

（一）肝脏的 Couinaud 分段

根据 Couinaud 的描述，3 支主肝静脉将肝脏分成 4 个部分，即 4 个扇面。每一个扇面都有自己的肝蒂，再按顺时针方向将肝脏分为 8 个肝段（图 52-21），各肝段均有相对独立的入肝血流（肝动脉、门静脉）和流出道（肝静脉）及胆管分支。因此，理论上讲每个段均可作为供肝施行肝移植。但考虑到肝叶/段的大小、解剖位置、切取的安全性等因素，常切取左外叶（Ⅱ+Ⅲ）、左半肝（Ⅱ+Ⅲ+Ⅳ）、右半肝（Ⅴ+Ⅵ+Ⅶ+Ⅷ）施行活体肝移植手术。

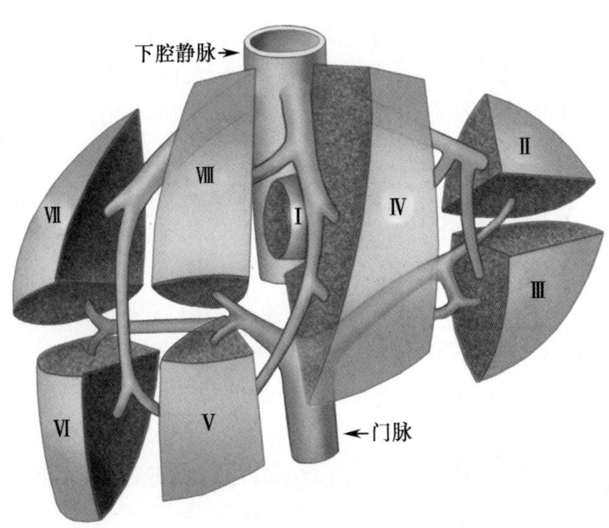

图 52-21　肝脏的 Couinaud 分段

Ⅰ段：尾状叶；Ⅱ段：左外叶上段；Ⅲ段：左外叶下段；Ⅳ段：左内叶；Ⅴ段：右前叶下段；Ⅵ段：右后叶下段；Ⅶ段：右后叶上段；Ⅷ段：右前叶上段

（二）肝脏的储备功能和肝再生能力

人类肝脏具有强大的功能储备和再生能力，正常情况下只要 25%~30% 的肝脏功能即能维持机体正常的代谢需求，因此，有近 70% 的功能储备。此外，虽然平时肝细胞很少分裂，但在肝损伤（如外科切除、化学性或病毒性损伤）后会迅速表现出强大的增殖和再生能力。但如果肝切除量超过其再生代偿能力，术后仍会发生肝功能不全甚至肝功能衰竭。活体供肝切取时供者剩余功能性肝体积不应低于供体标准肝体积的 30%~35%，以保证供体手术的安全。

【适应证】

1. 活体器官捐献人限于活体器官接受人的配偶（结婚三年以上或有孩子）、直系血亲或者三代以内旁系血亲，或者有证据证明存在因帮扶等形成亲情关系的人员。

2. 年龄大于 18 岁且小于 55 岁。

3. 供体残余肝体积（RV）≥30% 全肝体积（TLV）；供肝与受体体重比（graft recipient weight ratio，GRWR）≥0.8% 或供肝体积（GV）与受体标准肝体积（SLV）比 GV/SLV≥40%。

【禁忌证】

1. 有恶性肿瘤、糖尿病、高血压、缺血性心脏病、肾脏疾病、哮喘和心理或精神失常的病史。

2. 年龄小于 18 岁或大于 55 岁。

3. 高脂血症或高胆固醇血症；中度或重度脂肪肝。

4. 乙型肝炎表面抗原阳性或丙型肝炎病毒抗体阳性。

5. C 型门静脉变异（Ⅴ/Ⅷ段和Ⅵ/Ⅶ段分支汇入左门静脉支）。

【供者评估与手术规划】

供者是一个完全健康的人，保证供者安全是活体肝移植的首要原则。因此，术前的供者评估是一个十分重要的过程，不应有任何的妥协。主要包括以下步骤：

（一）供者的一般健康状况及供受者血型

1. 供者年龄　需 18 周岁以上，55 岁以下，一般不接纳老年供者。因为随着年龄的增加，伴随隐性疾病的可能性也增加。

2. 获取详细的病史　任何高血压、冠心病、糖尿病、肾脏疾病、病毒性肝炎、哮喘、恶性肿瘤、心理或精神失常、腹部外伤或上腹部手术史等均要排除捐赠的可能。育龄妇女需先接受妊娠检测。口服避孕药者应在围术期接受皮下肝素注射和物理治疗以防深静脉血栓的形成。

3. 供受者　ABO 血型相同或符合输血原则，Rh 血型相同。

4. 所有供者　均测量身高、体重，计算体表面积（body surface area，BSA）和标准肝体积（standard liver volume，SLV；SLV=706.2×BSA+2.4）及体重指数（body mass index，BMI）= 体重（kg）/ 身高（m）^{2}。BMI>27.5 的供者并发症发生率明显高于 BMI<27.5 的供者，若受者手术可以延期，供者可在术前进行减肥以降低体重。

（二）供者血液检查及心肺检查

包括血液常规、肝功、肾功、血糖、血脂和凝血功能；血清病毒学检查（乙肝、丙肝、艾滋病病毒及梅毒螺旋体标记物、单纯疱疹病毒、巨细胞病毒、EB病毒标记物等)；心电图、胸片检查，必要时进行肺功能、超声心动图检查。

（三）肝脏的影像学评估

采用“一站式”腹部MRI平扫+动态增强三维血管重建+MRCP(钆贝葡胺增强)；也可行腹部CT平扫+血管三维血管重建+胆道的CT成像。仔细测量、评估肝脏全肝、拟供肝、拟保留肝脏及其他所需肝叶(段)体积、供肝脂肪变程度；依据影像资料详细分析供肝肝动脉、门静脉、肝静脉、胆管及所分(属)支的解剖结构(有无变异及变异方式)，重点观察肝动脉及分支的起源及内径、左内叶有无单独动脉血供及动脉来源、门脉主干分支变异情况、三支肝静脉的相互关系、肝右后下静脉、肝中静脉的左内和右前(Ⅳ、Ⅴ、Ⅷ段)属支的数量及大小、肝右叶胆管分支类型及内径等。

（四）有创检查

存在供肝脂肪变性的高危因素(如血清胆固醇或甘油三酯升高、BMI>28、CT/MRI/超声提示脂肪变性等)、长期饮酒史、HbcAb(+)或HbeAb(+)时，术前行超声引导下穿刺活检病理检查。

必要时可于切取供肝前行腹腔镜探查取组织活检。

若CT/MRI血管重建不能查清肝动脉及分支时，可考虑术前行肝动脉造影(DSA)检查。

6

脂肪肝程度分级：活检肝组织在快速冷冻切片或HE染色下取不同部位高倍镜下5个视野，计算含脂肪颗粒的肝细胞占肝细胞总数的百分比：轻度≤30%，30%<中度<60%，重度≥60%。

（五）知情同意

供者和受者最后将分别接受面谈，知情同意书中应清楚列明手术风险、术后并发症的发生率和死亡率，手术被迫终止的可能性，术前临床诊断与术后病理检查不一致的可能性等。即使移植医生已经取得了供者和受者家人的完全信任，术中或术后可能出现的并发症或其他意外往往会改变他们的态度。因此，术前知情谈话所叙述的问题都应有详细的记录，以避免将来可能出现的医疗纠纷。

（六）活体肝移植的手术规划

供者评估的过程实际上也是形成手术规划的重要方面，评估完成后结合受者的具体病情，制订手术规划，总体体现供者安全和受者存活机会最大化的手术原则。

【手术方式与手术操作】

（一）右半肝切取术(含或不含MHV)

1. 体位　供者仰卧于手术台。上肢内收以避免臂丛神经损伤，注意避免枕部和双侧踝部等突出部位的压迫性缺血形成压疮，下肢穿弹力袜预防下肢深静脉血栓。下肢和颈部放置保温装置。手术室温度控制在22~23℃。使用静脉输液加温装置。

2. 切口　常规采用右肋缘下反L形切口，应用多功能切口牵开器。

3. 肝右动脉游离　肝右动脉游离不要超越肝总管的左侧或进入右肝管与肝右动脉之间的间隙，以保护肝总管和右肝管的血供，因为肝门部周围动脉丛主要由肝右动脉供血。特别注意保护可能存在发自肝右动脉的供应Ⅳ段的动脉，必须仔细辨认和保护，以免损伤引起Ⅳ段肝组织缺血。若其影响供肝的切取(主要是肝右动脉长度不够或发自右前动脉时)，可暂时阻断Ⅳ段动脉及左门静脉，观察左内叶的色泽，判断是否有足够的侧支动脉代偿；还可以术中Doppler超声观察左内叶是否有动脉血流。如果Ⅳ段动脉与Ⅱ、Ⅲ之间存在交通侧支，而该动脉又靠近右侧肝蒂，可以将该动脉切断，以延长肝右动脉长度利于重建，否则要考虑Ⅳ段动脉的重建。

4. 门静脉右支　环绕门静脉右支游离，尽量增加门静脉右支的长度，可结扎切断细小的通向右尾叶的门脉分支。少数情况下可能存在较大的尾叶分支，应尽量保护。注意必须保留门静脉右后侧支配S6的分支(图52-22、图52-23)。

5. 胆管的分离及术中胆道造影　分离肝门部胆管时要保留胆管周围的组织，大体沿肝总管走行分离，确定见到左肝管即可，不可过于追求解剖清楚而破坏胆管周围的血供。借助术前MRI检查可多角度清晰显示胆道影像，术者应对右肝管共干及分支的开口位置与方向有足够的认识，确信切开胆管后是一支还是前后两支肝管开口。在确定左肝管的位置后，若术前评估右肝管共干大于3mm，可以不进行术中胆道

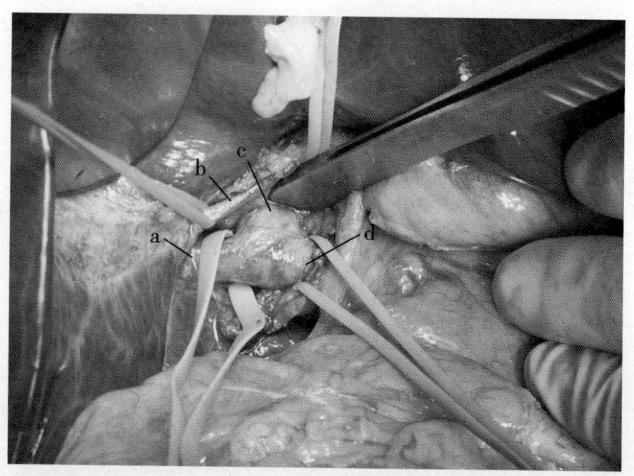

图52-22　肝右动脉和门静脉右支的解剖
a：PV右支；b：肝右动脉；c：PV左支；d：PV主干

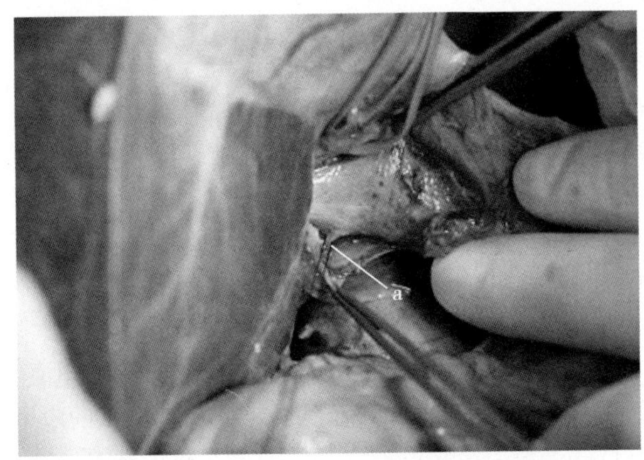

A. 游离右侧门脉及动脉，结扎影响门脉右支长度的尾叶小支（a）

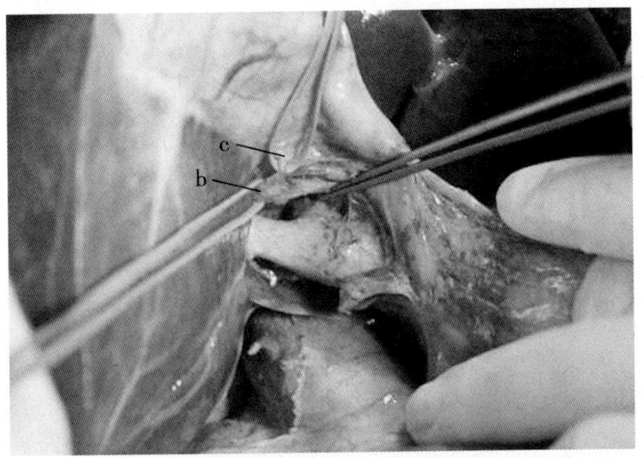

B. 勿于动脉与胆管间过度分离，保留右肝动脉（b）发出的胆囊动脉（c）（保留胆囊于供体的右半肝切取术）

图 52-23　门静脉尾叶分支的分离

造影而确定切线。若存在多个分支且与左肝管开口距离过短，或术前影像学检查不清楚，则需要术中胆道造影来确定切线的位置，确保余肝及供肝胆管的最佳分配。

术中胆道造影：首先游离胆囊管，自胆囊根部插入 3.5F 导管。游离胆总管十二指肠上段部分，以无损伤血管夹在胆囊管汇入以下夹闭胆总管，可使胆道造影更容易显示胆总管以上的结构。在靠近肝门处预定离断右肝管处夹一无损伤血管夹作为标记。然后进行胆道造影检查，造影剂不宜过度稀释，采用原液可使造影显示更清晰。采用术中 C 形臂机多方位观察胆道是否存在不利于供肝切取或移植重建的解剖变异，调整无损伤血管夹标志的位置，以准确定位拟行离断的右肝管部位，在肝包膜上以电凝做好标志，但这时不宜解剖游离或离断右肝管。

6. 肝周韧带游离　顺序游离肝肾韧带、右侧冠状韧带和三角韧带，使右侧肝脏周围充分游离向左侧翻转。

7. 右侧肾上腺的分离　将右肝翻转时容易撕裂右侧肾上腺，当肾上腺与肝被膜紧密粘连时，采用电刀锐性分离较好。如果尾叶与 IVC 前侧之间的空间打开之后，右肾上腺比较容易分离结扎止血。

8. 第三肝门的游离　游离右肝时要根据术前的影像判断是否有肝右后下静脉及静脉内径。在决定是否重建肝右后下静脉时，一方面要根据管径是否大于 5mm，同样也可进行阻断实验来确定其引流范围及是否有足够的侧支代偿。若影响体积较大且移植肝体积不十分充裕时，应考虑重建（图 52-24）。有时由于肝脏的牵拉使肝右后下静脉拉长，显得管径看起来小于 5mm，结扎后可能影响 S6 静脉回流，或者尽管直径小于 5mm 也可能引起 S6 静脉回流不畅。为慎重起见，在结扎离断前可暂时夹闭肝右后下静脉，将肝脏复位，观察是否存在 S6 的淤血区。如果引起 S6 淤血，应该在植入时重建该静脉的回流。

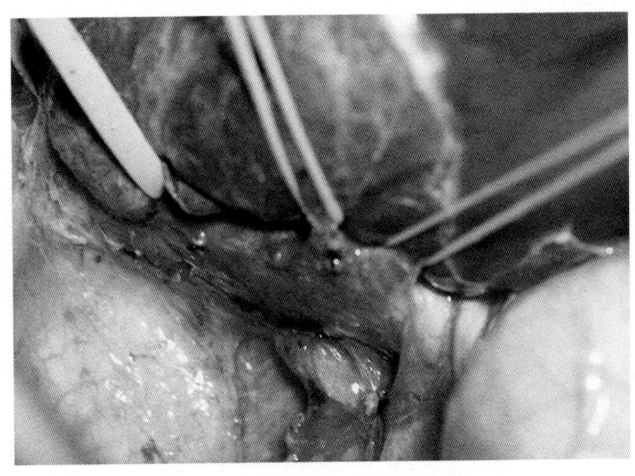

图 52-24　保留粗大的右后下肝静脉

游离两支较粗的右后下静脉，和肝右静脉一样悬吊标志带备用

将尾叶与下腔静脉之间的腹膜翻转分离，将尾叶向左上侧牵引，暴露下腔静脉前壁，自下而上将引流右肝的肝短静脉一一游离、结扎、离断（图 52-25），尽量保护左侧尾叶的肝短静脉，有利于左内叶术后静脉回流的侧支循环的建立。

9. 静脉韧带的分离　腔静脉韧带必须钳夹、分离和缝扎，因为腔静脉韧带内可能含有静脉分支，容易引起术后出血。

10. 游离肝右静脉根部　打开腔静脉韧带后可见其下的肝右静脉，游离肝右静脉和肝中静脉、肝左静脉共干之间的间隙，仔细地一一断扎腔静脉上的肝短静脉，用蓝色标志带从肝右静脉根部套入悬吊（图 52-25）。

11. 肝切取标志线　将肝右动脉、门静脉右支以无损伤血管夹暂时阻断，右半肝缺血，颜色晦暗，形成左右肝之间明显的分界线，以电凝在肝脏表面标志。

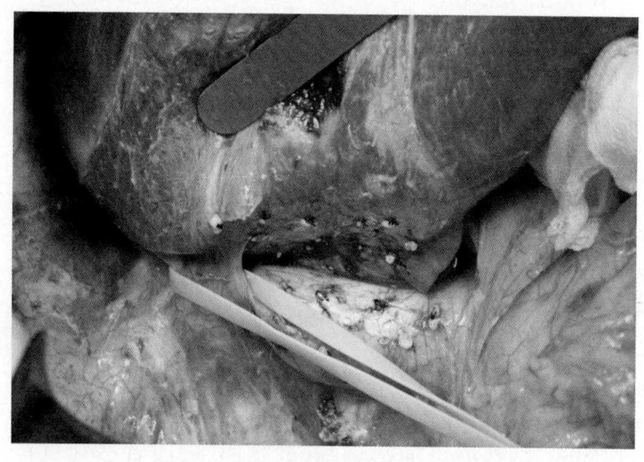

图 52-25　肝后下腔静脉的分离

肝右静脉标志带悬吊，第三肝门多支的肝短静脉逐一断扎

肝脏脏面的标志线则从胆囊窝中点走向右侧肝蒂预定的右侧肝管离断部位（图 52-26A~D）。范上达教授认为脏面离断线应稍向胆囊窝左侧偏离，保留部分肝组织，可以保护右肝管血供（图 52-26E）。

12. 肝实质离断　在离断供肝前，调整手术床头抬高约 15°，同时请麻醉科医生将中心静脉压控制在 5.0cmH_2O 以下（可通过硝酸甘油降压或利尿治疗，同时将血压维持在 90/60mmHg 以上），这些措施能十分有效地减少肝切取时的出血量及可能的空气栓塞。

在不阻断入肝血流状态下采用外科超声吸引器（cavitron ultrasonic surgical aspirator，CUSA），配合电凝、氩气刀和连发钛夹钳离断肝实质组织。CUSA 的应用参数一般调节至振幅 60%、吸引 20% 和 4~6ml/min 生理盐水灌注状态。按上述肝实质离断标记线由浅入深逐渐离断肝实质组织，包含中肝静脉的右半肝以肝中静脉为标志沿其左侧离断肝实质直达与左肝静脉会合处，不包含中肝静脉的右半肝以中肝静脉为标志沿其右侧离断肝实质。左右半肝离断平面是一个前上向

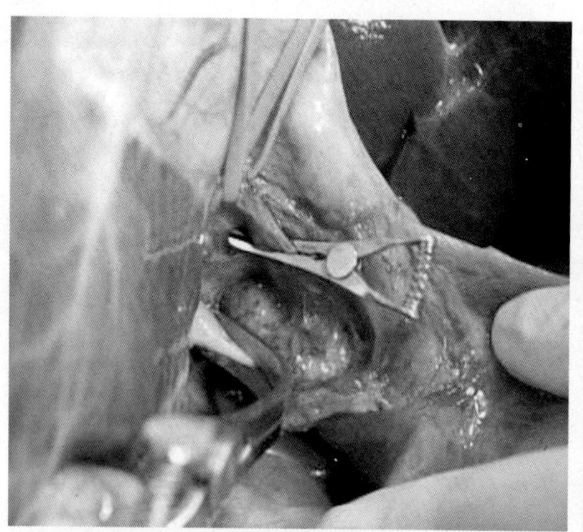

A. 暂时阻断右肝门观察缺血线

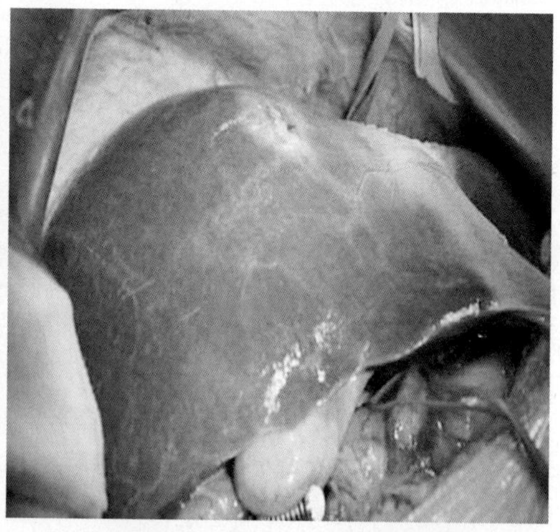

B. 肝表面出现左右入肝血流分界线

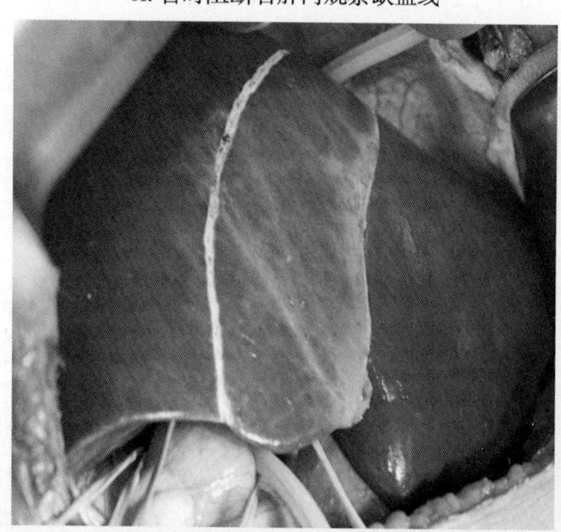

C. 电凝标志肝脏表面标志线

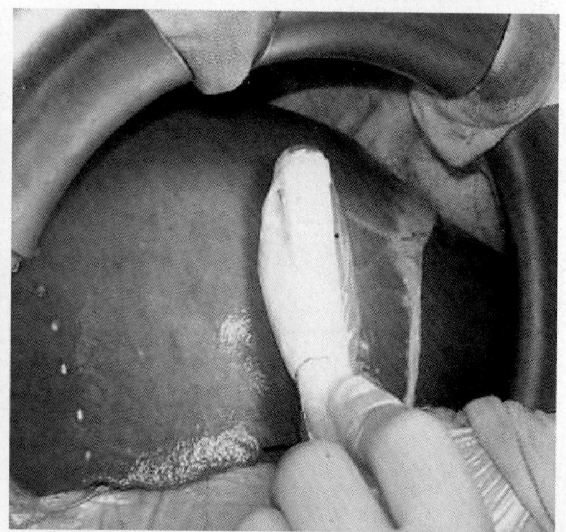

D. 术中超声观察肝中静脉的走形及 S4b 段静脉回流，供肝切取完后还需评估余肝血流，术中要经常确定切面是否与预计面吻合

图 52-26　右半肝切取平面的确定

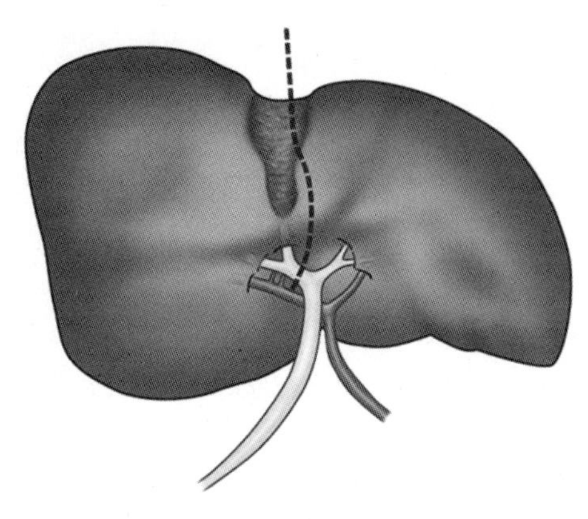

E. 右肝管静脉回流经胆管侧面静脉丛回流至邻近的肝实质，肝切离线应稍偏向胆囊窝左侧，与右肝管的预切点汇合，保留足够的肝组织利于右肝管的静脉回流

图 52-26（续）

后下的倾斜平面（约与水平面呈 60° 角），而不是一个垂直的切面。术中超声定位肝中静脉走向，需经常检查切面的方向是否与设计一致并及时调整，术者需熟悉肝中静脉的属支情况，遇到第一个属支后一般就可确定肝中静脉主干的位置。肝中静脉不需完全显露，可以避免反复处理肝静脉的许多细小属支出血，对较大的属支要保留以备重建（图 52-27）。胆管的变异往往伴有其他血管的变异，如胆管切离后有两个开口，要注意门静脉是否也有变异（图 52-28）。

S4 回流静脉的处理　在包含中肝静脉的右半肝切取时，离断过程中要注意对术前已仔细评估 S4b 段（左内叶上段）回流静脉的保护，术前一定要仔细评估，特别注意偶尔来自 S3 段的肝静脉可能汇入中肝静脉，防止误诊为 S4b 段静脉，此时误扎可能会造成严重的后果。为判断部分肝脏的回流情况，可在切取带肝中静脉的右肝前试阻断肝左静脉，判断 S4 段淤血情况。切取不带肝中静脉的右肝前试阻断肝右静脉（及肝中

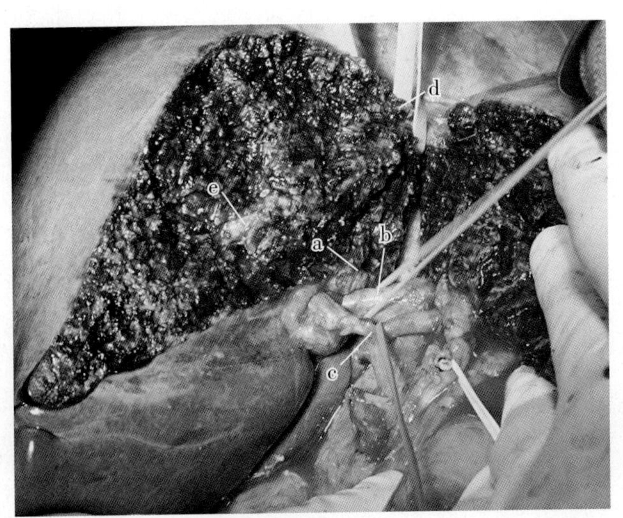

图 52-27　肝实质的离断

以 CUSA 完全离断肝实质后，右肝管已断（a），供肝仅剩门静脉右支（b）、右肝动脉（c）、肝中（d）和肝右静脉与供体相连，供肝切面上显露 MHV（e）

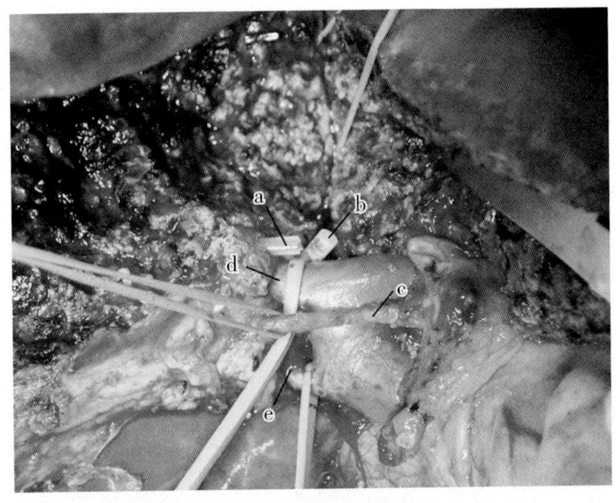

图 52-28　供肝为三叉型胆管的门静脉分支

右半供肝切取时切面上有两支胆管开口（a、b），同时右前（d）和右后支门静脉（e）已用吊带套挂，c 为肝动脉

静脉）判断供肝 S5/S8 段淤血情况，备是否重建 S4/S5/S8 段流出道时参考。

分离过程中要十分重视保护肝管周围的肝脏组织。这些组织对肝管的血供至关重要。切断右肝管时需注意留出约 2mm 的残端，探查左肝管及胆总管管腔完整后，以 6-0 无损伤线连续缝合。右肝管断面常常有明显的出血，需小心缝扎止血，尽量避免电凝以防对肝管造成损伤。

13. 绕肝提带的应用　为了更方便地保持正确的肝实质离断平面方向，通常采用一根扁平的塑胶带从肝右静脉和中肝静脉之间穿入，沿下腔静脉前面经过第一肝门从门静脉、肝动脉和肝总管左右分支之间穿出，在离断肝实质时，向上适当提起塑胶带，可使左右半肝实质沉向下侧，实质内管道结构易于显露和处理。范上达教授认为过早使用绕肝提带有可能导致供肝离断平面偏离而损伤中肝静脉，应该仅在肝实质离断后分离尾叶和肝蒂时才采用。此时要注意尾叶有时可有较粗的血管及尾叶胆管，需分离出来后牢固结扎

或缝扎。

14. 离断右半肝 肝实质离断后，右半肝仅剩肝带和第二肝门肝右静脉和中肝静脉与供者相连。此时再次确认右肝管的离断平面，尽量确保右肝管离断部位是单个胆管开口，并且留有2mm以上的右肝管残端利于缝合关闭，避免缝合时引起供者胆道狭窄。然后离断肝右动脉，在供肝侧不要上动脉阻断夹，以免损伤肝右动脉。以静脉阻断钳阻断门静脉右支，注意保持与门静脉左支会合处距离留有2mm以上残端，离断残端以6-0的Prolene线连续缝合关闭。再以血管闭合器在中肝静脉与左肝静脉会合前钳夹阻断，离断肝中静脉。此时如果存在右后下肝静脉，先将其钳夹离断，再将右半肝向左侧翻转，以血管闭合器钳夹离断肝右静脉。右半肝供肝与供者分离，迅速置于盛有生理盐水冰泥的钢盆中，另一组人员迅速以4℃ HTK液灌洗供肝(图52-29)。

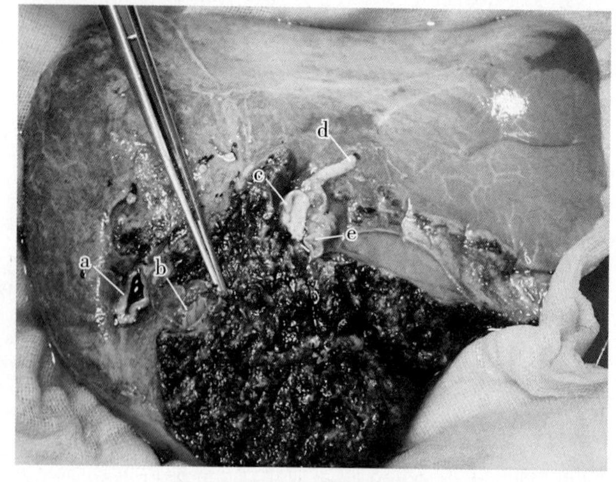

图52-29 切取的右半供肝

右半肝与供者分离，迅速置于盛有生理盐水冰泥的钢盆中，另一组人员迅速以4℃ HTK液分别经门静脉和肝动脉灌洗供肝。a. 右肝静脉(RHV)；b. 中肝静脉(MHV)；c. 门静脉右支(RPV)；d. 右肝动脉(RHA)；e. 右肝管(RBD)

15. 供者左半肝的处理 右半肝供肝移除后，经胆囊管插管注射生理盐水或亚甲蓝检查肝断面或肝门部是否存在胆汁渗漏，最常见的胆漏部位是尾叶、肝蒂和肝断面。将镰状韧带与前腹壁间断缝合固定左半肝，以防止左半肝向右侧旋转造成肝左静脉扭转阻塞，引起肝脏淤血、肝断面出血甚至肝脏衰竭。注意勿将左肝静脉(图52-30b)缝窄。

16. 供肝后台修整 供肝切取后，迅速置于后台以1 500~2 000ml的4℃ HTK液经门静脉右支灌洗，肝右动脉以100~200ml HTK液冲洗，右肝管也以少量HTK液冲洗。如果有肝动脉变异，应在后台进行整形(图52-31)；若中肝静脉和肝右静脉相距较近，可直接

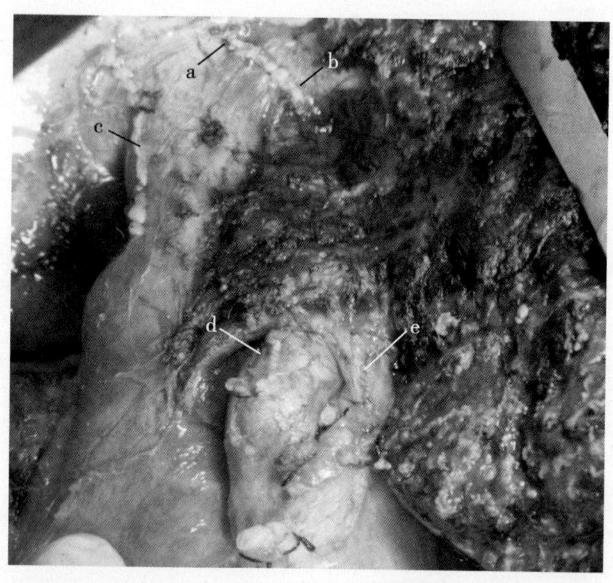

图52-30 显示右半肝离断后剩余左半肝

右肝管离断、近侧残端封闭(e)，同时肝中静脉(a)、肝右静脉(c)、门静脉右支(d)的残端均一一缝闭，注意勿将左肝静脉(b)缝窄

整形呈一个弓形的共同开口，弓形开口的弦与下腔静脉窝平行；若MHV和RHV相距较远，或有V8、V5及右后下静脉等多支静脉时，应在后台进行流出道的修整(图52-32)。最后，供肝称重，计算GRWR。

(二) 左外叶供肝切取手术(Ⅱ+Ⅲ段)

1. 体位 同右半肝切取术。

2. 切口 常规采用右肋缘下反L形切口或双侧肋缘下切口，对于较瘦者有时可采用上腹部正中切口，切除剑突，应用多功能切口牵开器，充分显露手术视野。

3. 左肝动脉游离 解剖肝门、显露左肝动脉，注意避免损伤，禁止钳夹左肝动脉，分离时电凝功率要调至最低，组织离断尽可能采用结扎的方法。左肝动脉的主干应充分游离，近脐裂处肝左动脉周围组织应予以保留，以保护左肝管的血供。如有变异的来自胃左动脉的副左肝动脉或替代左肝动脉，则其一般长度较长易于受者重建(图52-33)。

4. 门静脉左支的解剖 显露门静脉主干，游离门静脉左支至与门静脉右支的汇合处，小心结扎、离断发自门静脉左、右支汇合处的细小尾叶分支；同时结扎、离断来自门静脉左支部分的尾叶小分支。

5. 肝周韧带游离及静脉韧带的分离 离断左三角韧带，沿膈肌表面游离肝左叶外侧部；分离肝上下腔静脉表面的疏松组织，显露左肝静脉和中肝静脉的共干及其与下腔静脉的汇合处。根据术前影像学检查并触摸小网膜确认是否存在变异的左肝动脉，若无则离断肝胃韧带。向上提起左外叶、显露静脉韧带，在其

6

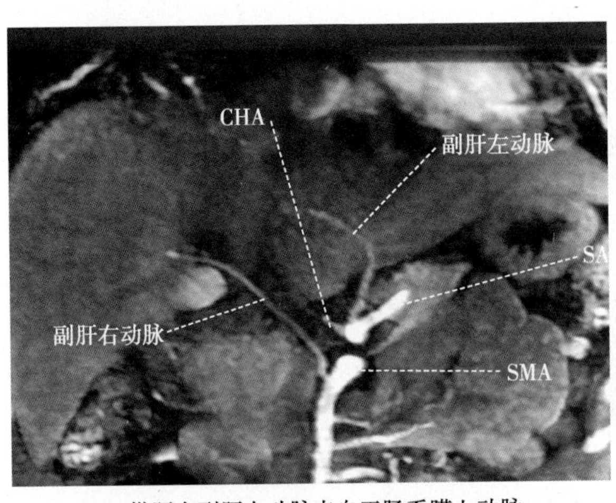

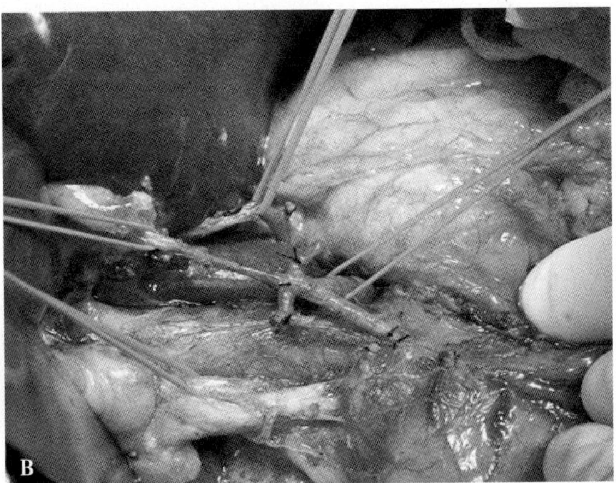

A. 供肝有副肝右动脉来自于肠系膜上动脉

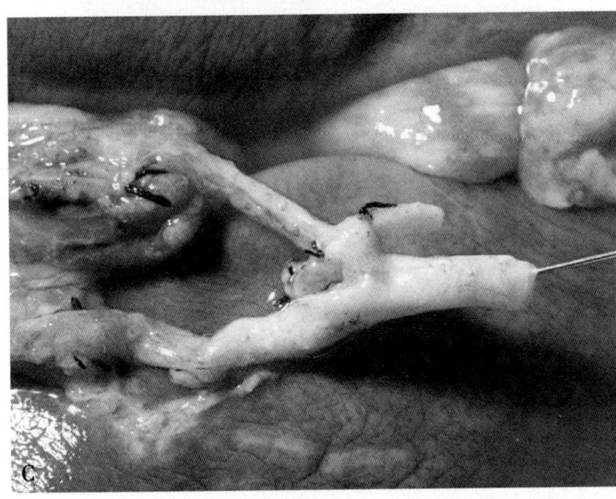

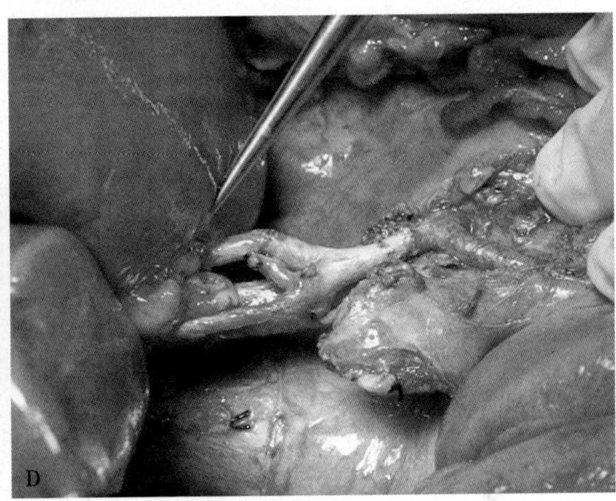

B~D. 利用胃十二指肠动脉重建副肝右动脉、形成一个吻合口与受体肝总动脉作吻合

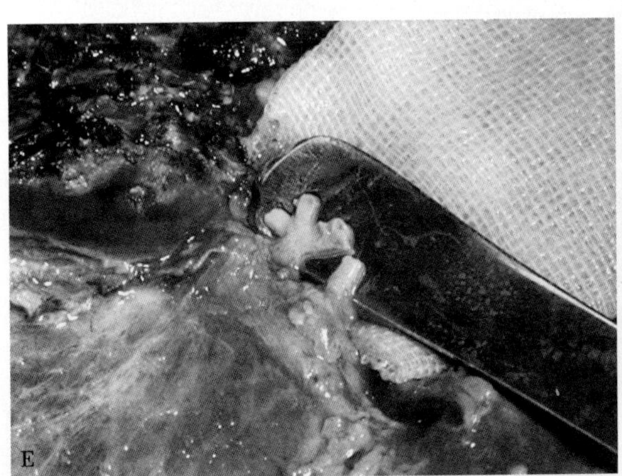

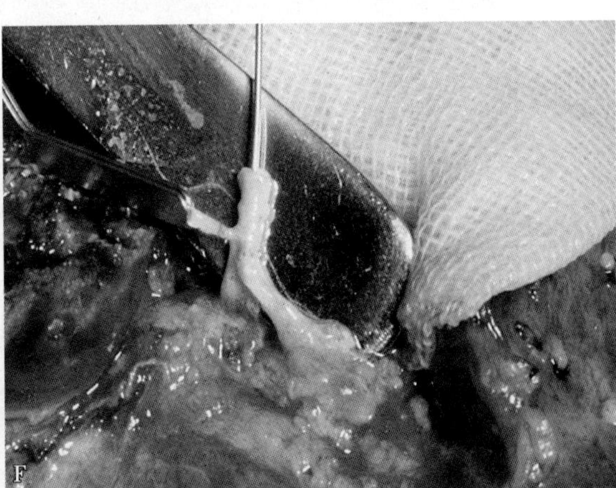

E、F. 利用胆囊动脉重建副肝右动脉，8-0 的 Prolene 线间断缝合

图 52-31　后台变异肝动脉的修整

6

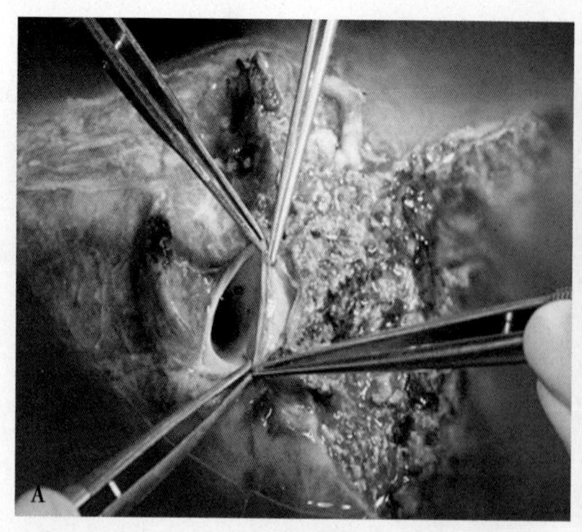

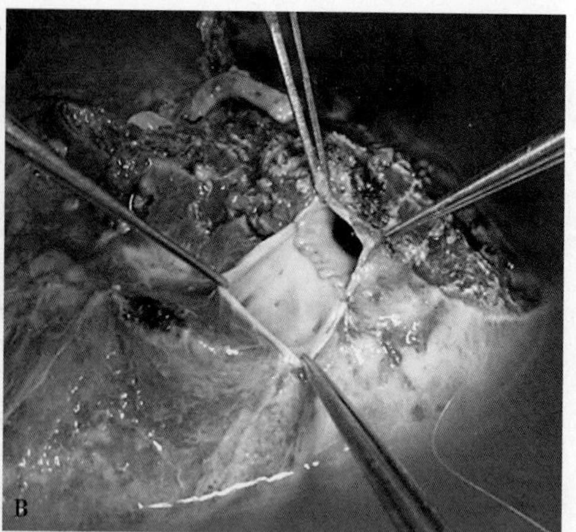

A、B. MHV 与 RHV 相距离较近(<1.5cm)时可直接成形成共同开口

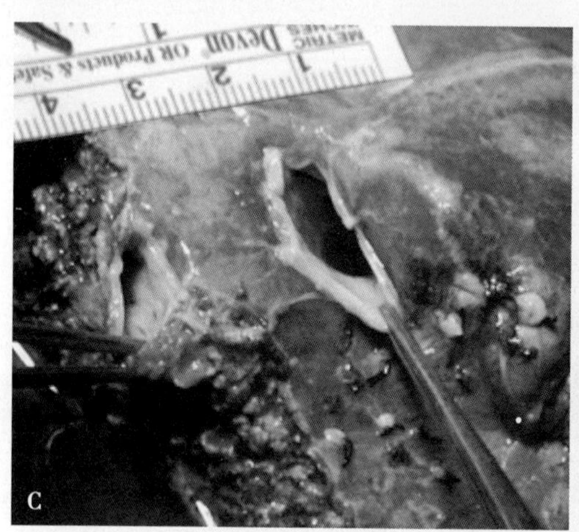

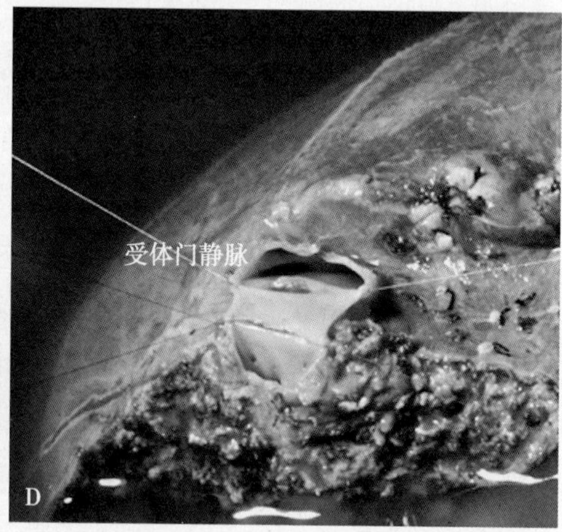

C、D. RHV 和 MHV 之间距离较宽,采用受体门静脉作补片重建流出道

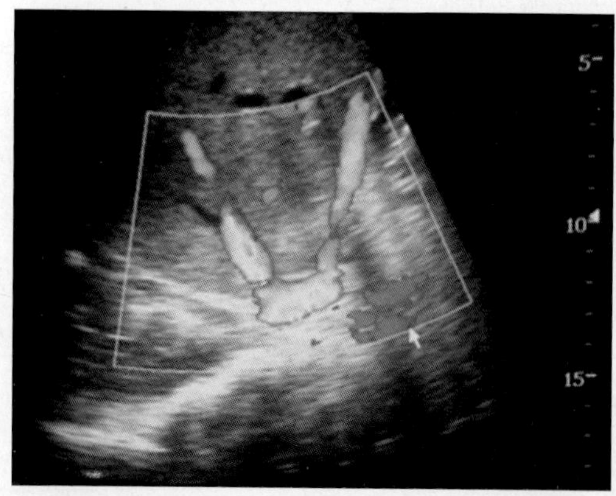

E. 术中超声检查示 RHV 和 MHV 血流非常通畅

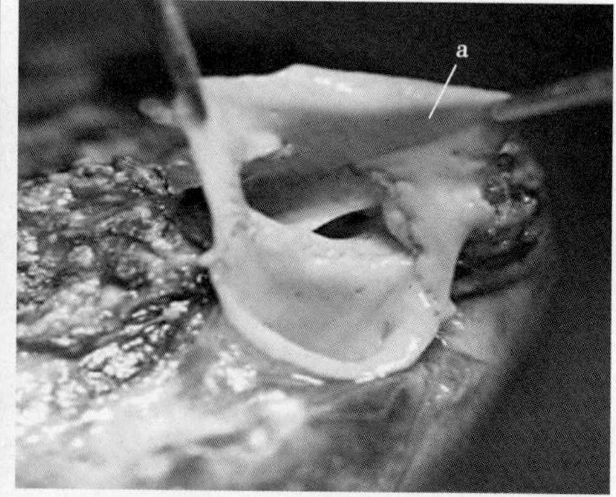

F. 受体门静脉补片加长 MHV 前壁、"围堰"样(a)重建流出道

图 52-32　后台肝静脉流出道的整形和重建

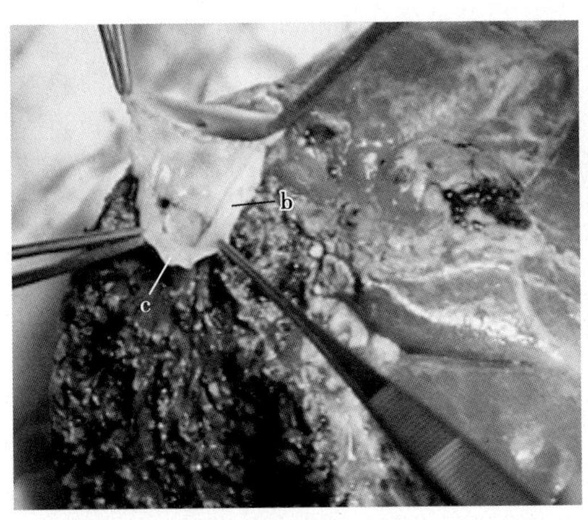

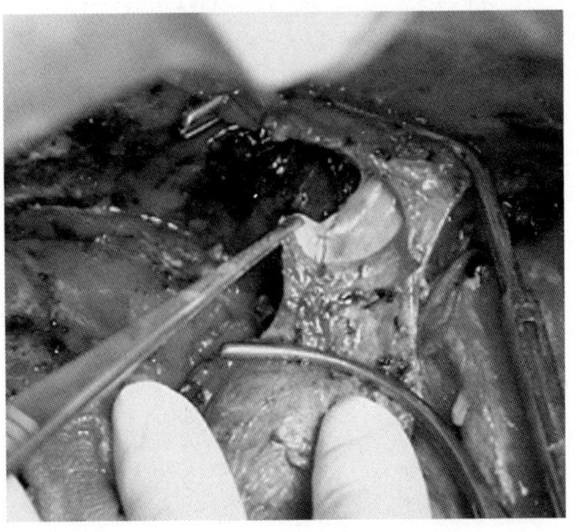

G. 采用受体门静脉作 RHV 和 MHV 之间(b)及 MHV 前壁(c)二个补片、重建流出道

H. 下腔静脉作“新月形”的整形,降低吻合口后壁的高度、避免吻合后流出道形成“嵴”而影响血流回流

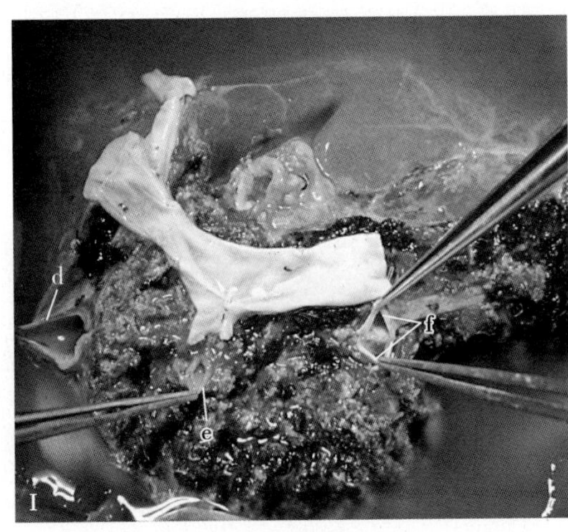

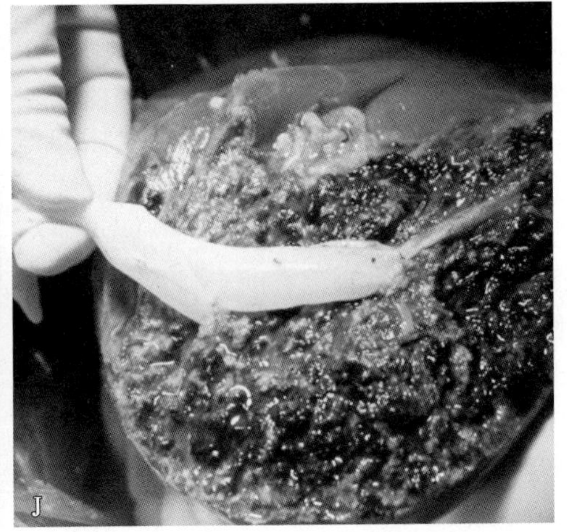

I、J. 不包括 MHV 的右半供肝显示 RHV(d)、V8(e)和二支 V5(f,已并缝在一起)共四个静脉开口;采用冷保存的异体静脉重建流出道

图 52-32(续)

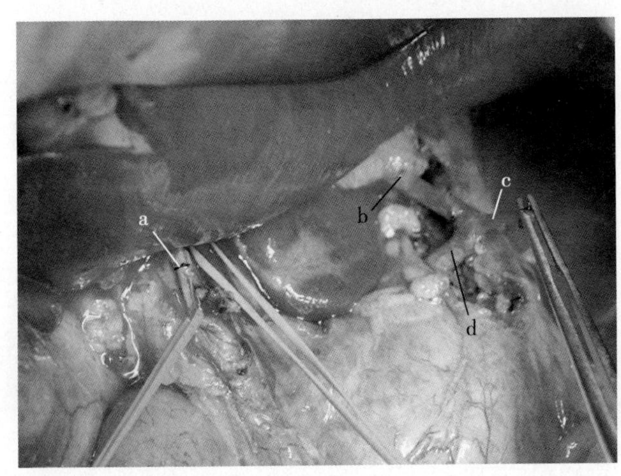

图 52-33 供肝肝动脉变异的处理

副肝左动脉(b)来自于胃左动脉(d),同时分离一段胃网膜右动脉(c)以便于与左肝动脉(a)做整形、重建

与下腔静脉的汇合处,结扎、离断静脉韧带。用电刀切开静脉韧带下方的肝包膜,标记肝脏离断线。

6. 左外叶肝切取标志线 将左肝动脉、门静脉左支以无损伤血管夹暂时阻断,左半肝缺血,颜色晦暗,形成左右肝之间明显的分界线。左外叶供肝的离断平面通常是在镰状韧带右侧,在接近脐裂时离断平面偏向右侧,并与左肝管拟切断点汇合,避免损伤 S2、S3 的肝蒂,以电凝在肝脏表面标志。

7. 肝实质离断 在不阻断入肝血流状态下采用 CUSA 配合电凝、氩气刀离断肝实质组织。按上述肝实质离断标记线由浅入深逐渐离断肝实质组织。注意第一支静脉分支的走行,便于及时调整切肝平面。管径 1mm 以下的可直接电凝止血,较大的管道尤其是肝小静脉分支则用 5-0 的丝线结扎或缝扎止血。供肝切面上可见左肝静脉(图 52-34)。

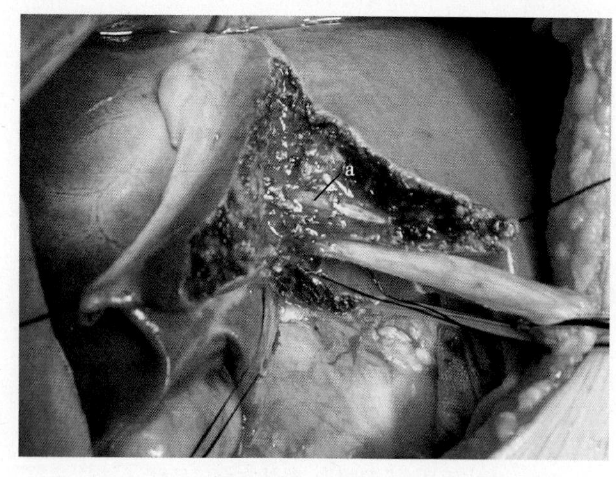

图 52-34　离断肝实质
左外叶供肝切面上可见左肝静脉（a）

8. 左肝管的精确定位及离断　术前影像学检查应充分了解胆道解剖及变异情况，有时右肝管前支或后支在靠近脐裂处汇入左肝管；S4段肝管汇入胆管的位置变异也较常见，可能在脐裂、左肝管、左右肝管会合处或肝总管。若能预先掌握胆管的变异情况，则在解剖肝门或肝实质离断过程中有助于判断胆道的走行，避免损伤。一般在肝门部稍作解剖、隐约显露左肝管，在其拟切断的部位用电刀标记其表面的肝包膜。有时S2、S3段肝管的汇合处离右肝管很近，或者左肝管很短，则在离断左肝管时S2、S3段肝管可能被分开离断，形成两个或更多的胆管开口，术后胆道并发症的发生率将增加。如对离断平面有疑惑，可进行术中胆道造影，有助于精确定位左肝管的离断位置，确保供肝只有一个肝管开口，而且又不损伤右肝管。

6

左肝管离断面确定后，可用锋利的手术剪或手术刀锐性切开左肝管的前壁，可见肝门板和胆管壁的活动性出血，及时采用6-0的Prolene线缝扎止血、保持术野清晰，防止因出血而匆忙离断左肝管致离断平面偏移。控制出血后继续离断左肝管后壁，分离结扎肝门板周围组织并离断肝门板。肝总管侧断端开口用6-0的PDS可吸收线连续缝合关闭。仔细检查肝门板上细小的尾叶胆管开口，必须缝合以防止胆漏。

9. 左外叶供肝的切取　左肝管完全离断后，左外叶仅剩静脉韧带裂及其上的一薄层肝组织、左肝蒂和左肝静脉与供者相连。此时可用一把直角分离钳挑起静脉韧带，或用左手拇指和示指捏住左肝蒂向上轻提，继续向头侧离断肝实质至肝中静脉和左肝静脉的汇合处，有时可能会有较粗大的S4b段肝静脉汇入左肝静脉，如其靠近汇合部可试保留之，如汇入点位置较高，则需切断并缝合，以确保供肝有足够长的左肝静脉以便于吻合重建。

无损伤动脉钳夹闭、锐性切断左肝动脉，其断端予以缝扎。邻近左门静脉主干汇合处垂直夹闭门静脉左支，注意夹闭的上方静脉应留有足够的长度以便于缝合，避免残余的门静脉分叉处或门静脉右支的狭窄。供肝侧门静脉左支用无损伤血管夹夹闭，锐性切断门静脉左支。扁钳夹闭左肝静脉，在供肝侧离断，将获取的供肝立即置入装有碎冰屑的盆内进行灌注。也可用血管吻合器夹闭左肝静脉并离断，但需注意吻合器的刀片厚约4mm，应用血管吻合器不能太靠近左肝静脉与中肝静脉的共干或汇合处，以免引起中肝静脉的回流障碍；若太靠外，则会使用于肝静脉吻合的肝左静脉长度缩短，应事先预测好便于吻合的左肝静脉的适宜长度。

10. 供肝后台修整　供肝切取后，迅速置于后台以1 500~2 000ml 4℃ HTK液经门静脉左支灌洗，直至肝静脉流出的液体变清。用24G软导管插入左肝动脉深约1cm，利用重力滴入HTK液冲洗，左肝管也以少量HTK液冲洗。探查肝静脉开口，如S2、S3段静脉分开成两个开口（后壁可部分相连）可成形为一个大三角形开口。如有变异的左肝动脉，可在后台采用显微外科技术重建（图52-35）。供肝称重、计算GRWR。

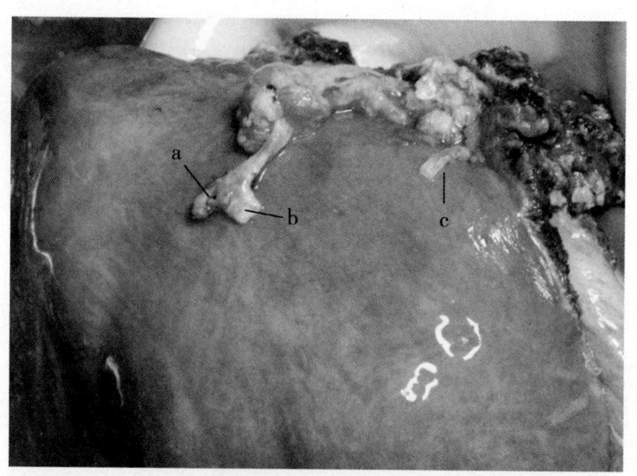

图 52-35　切取的左外叶供肝
来自于胃左动脉的副肝左动脉（b）和左肝动脉（c）；在后台用8/0的Prolene线将胃网膜右动脉（a）和左肝动脉间断缝合、形成单一吻合口

11. 供者右肝的处理　左外叶供肝移除后，以6-0的Prolene线连续缝合供者门静脉左支断端，仔细检查肝断面或肝门部是否存在胆汁渗漏，最常见的胆漏部位就是尾叶、肝蒂和肝断面。若发现有胆漏，必须用6-0的PDS可吸收线仔细缝合。彻底检查有无出血点，确定无误后关腹。

（三）左半肝供肝切取术（Ⅱ+Ⅲ+Ⅳ段，包括肝中静脉）

1. 体位　供者仰卧于手术台。上肢内收避免臂从神经损伤，注意避免枕部和双侧踝部等突出部位的压迫性缺血形成压疮，下肢穿弹力袜预防下肢深静脉血栓。

2. 切口　常采用右侧反L形切口，如果供者腹壁脂肪层较厚或腹腔较深，可加左侧肋缘下切口。应用多功能切口牵开器，充分显露手术视野。

3. 左肝动脉游离　解剖肝门、显露左肝动脉，分离时要轻柔，避免动脉损伤或痉挛，左肝动脉需解剖至肝固有动脉的汇合处，但近脐裂处不作解剖，以免损伤左肝管的血供。如果左右肝动脉分叉较低，则游离的左肝动脉较长；若左右肝动脉分叉较高、贴近肝门，则左肝动脉一般较细而且肝外段也很短，这会明显增加受者肝动脉重建的难度，增加动脉并发症的风险。可采用截断肝右动脉和肝固有动脉、切取包含左肝动脉的部分肝固有动脉的方法，供者肝右动脉与肝固有动脉行端-端吻合重建，受者则可利用肝固有动脉重建，其长度和口径均较合适。左肝动脉的变异较多，如来自胃左动脉的副左肝动脉或替代左肝动脉（图 52-36）。副左肝动脉一般长度较长，可将其与左肝动脉在后台重建成一个吻合口，再与受体肝动脉吻合（图 52-37）。

4. 门静脉左支　显露门静脉主干，游离门静脉左支至与门静脉右支的汇合处，小心结扎、离断汇合处附近的细小尾叶分支（图 52-38）。

5. 肝周韧带游离及静脉韧带的分离　分离肝上下腔静脉表面的疏松组织，显露左肝静脉和中肝静脉的共干及其与下腔静脉的汇合处。离断左三角韧带，沿膈肌表面游离肝左叶；在左膈静脉汇入肝左静脉处离断、缝扎膈静脉。根据术前影像学检查并触摸小网膜确认是否存在变异的左肝动脉，若无则离断肝胃韧带。向上提起左肝、显露静脉韧带，在其与下腔静脉的汇合处，结扎、离断静脉韧带。用电刀切开静脉韧带下方的肝包膜，标记肝脏离断线。

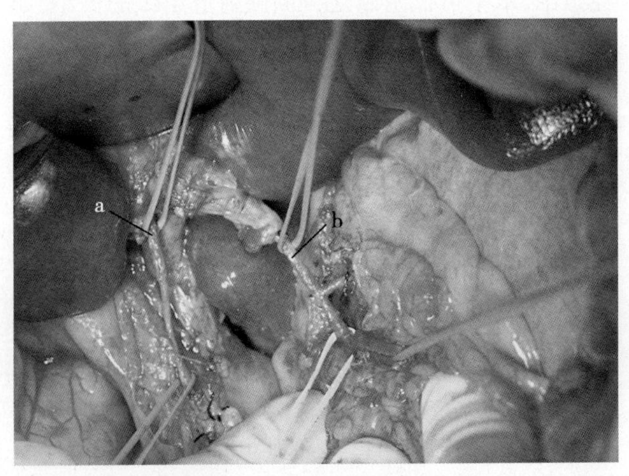

图 52-36　变异的左肝动脉游离

胃左动脉来源的副肝左动脉（b）供应左外叶血供，肝固有动脉发出的肝左动脉（a）供应左内叶血供

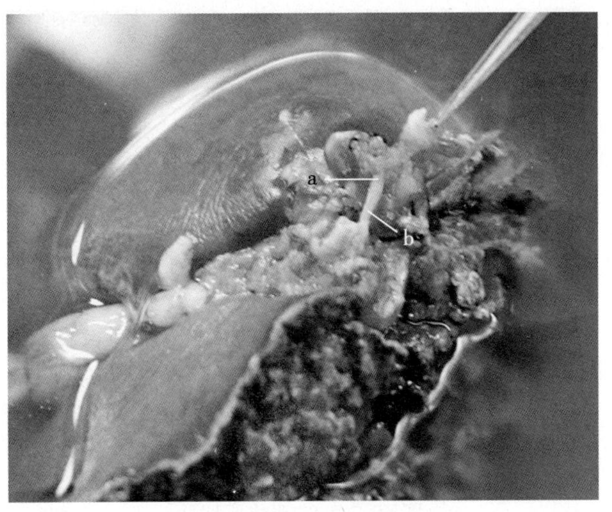

图 52-37　变异肝动脉的重建

将胃网膜右动脉（a）和肝左动脉（b）用 8-0 的 Prolene 线间断吻合重建，供肝动脉成单一吻合口、便于受体重建

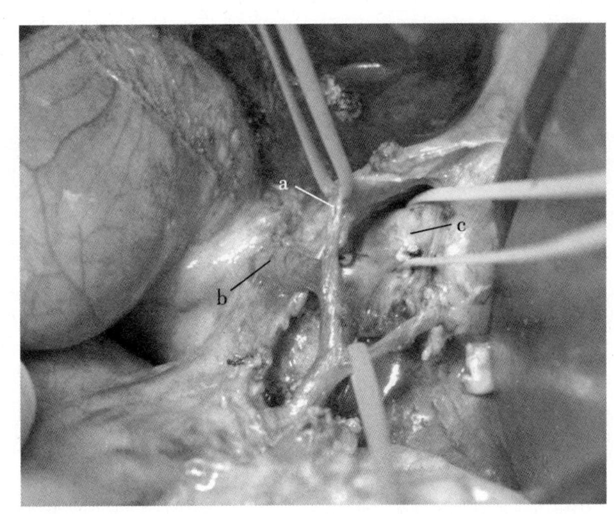

图 52-38　门静脉左支的游离和悬吊

a. 肝左动脉；b. 肝右动脉；c. 门静脉左支

6. 左半肝切取标志线　将左肝动脉、门静脉左支以无损伤血管夹暂时阻断，形成左、右肝之间明显的分界线，以电凝在肝脏表面标志。S4 段的脏面切线沿胆囊窝向下、偏向肝门板左侧，与左肝管拟切断点汇合。注意保留右侧肝门板的完整性。

7. 肝实质离断　在不阻断入肝血流状态下采用 CUSA 配合电凝、氩气刀离断肝实质。按肝实质离断标记线由浅入深逐渐离断肝实质组织，管径 1mm 以下的可直接电凝止血，较大的管道尤其是肝小静脉分支则用 5-0 的丝线结扎或缝扎止血（图 52-39）。

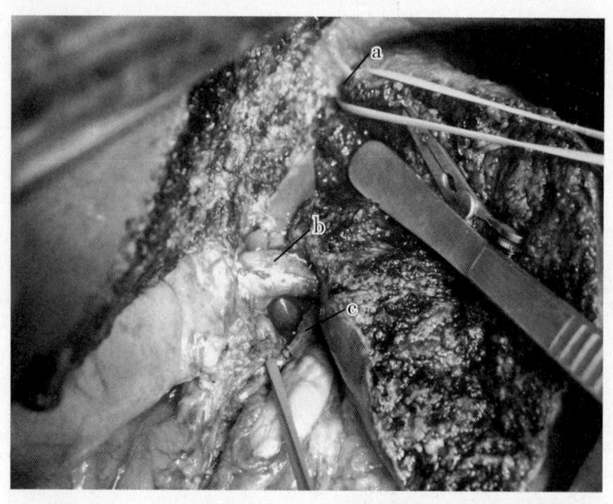

图 52-39　左半供肝切取

肝实质已完全离断，仅剩 LHV（a）、LPV（b）和 LHA（c）与右肝相连

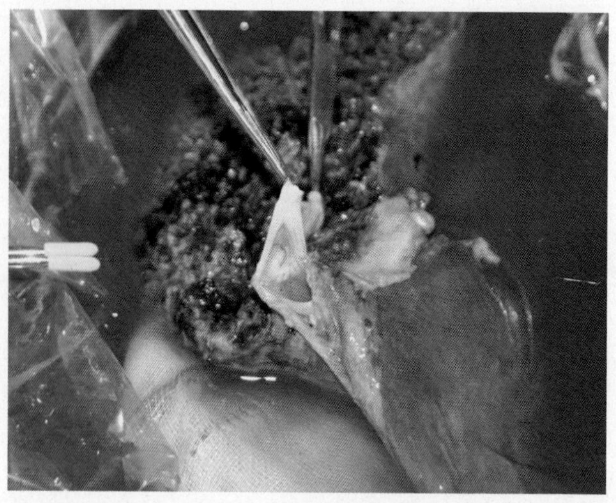

图 52-40　包括 MHV 的左半供肝

MHV 根部留于供体（便于右前叶 V8 回流）；MHV 与 LHV 之间相距较远（大于 2.5cm），采用受体门静脉作整形、重建 MHV 和 LHV 流出道

8. 肝中静脉的判断　利用肝中静脉的走向引导和确定肝实质的离断平面，可采用术中超声精确定位肝中静脉，在 S4a 段肝静脉汇入 S5 段肝静脉或肝中静脉主干处即可见到肝中静脉。沿肝中静脉右侧缘分离肝实质，直至其汇入下腔静脉处。有时 S8 段肝静脉在靠近下腔静脉处汇入肝中静脉，此时可在 V8 汇入 MHV 的远端切断肝中静脉，而将肝中静脉根部保留给供者，以保证供者右前叶的静脉回流。因为在 S8 段肝静脉汇入前离断肝中静脉主干会导致 MHV 长度较短，但在采用适当的流出道成形（如采用受者的门静脉补片）后不会增加受者流出道重建的困难。

6

9. 左肝管的精确定位及离断（同左外叶供肝切取）

10. 左半供肝的切取　无损伤动脉钳夹闭、锐性切断左肝动脉，其断端予以缝扎。邻近左门静脉主干汇合处垂直夹闭门静脉左支，注意夹闭的上方静脉应留有足够的长度以便于缝合，避免残余的门静脉分叉处或门静脉右支的狭窄。供肝侧门静脉左支用无损伤血管夹夹闭，锐性切断门静脉左支。应用血管吻合器将中肝静脉和左肝静脉共干夹闭、离断，将左半肝立即置入装有冰碎屑的冰盆内。

11. 供肝后台修整　供肝切取后，迅速置于后台以 1 500~2 000ml 的 4℃ HTK 液经门静脉左支灌洗，直至肝静脉流出的液体变清。用 24G 软导管插入左肝动脉深约 1cm，利用重力滴入 HTK 液冲洗，左肝管也以少量 HTK 液冲洗。探查肝静脉开口并进行必要的静脉成形（图 52-40）。供肝称重。

12. 供者右肝的处理　左外叶供肝移除后，以 6-0 的 Prolene 线连续缝合供者门静脉左支断端，仔细检查肝断面或肝门部是否存在胆汁渗漏，最常见的胆漏部位是尾叶、肝蒂和肝断面。若发现有胆漏，必须用 6-0 的 PDS 线仔细缝合。彻底检查有无出血点，确定无误后关腹。

手术技巧及要点：

(1) 左外叶供肝时供者 S1、S4 段的处理：因入肝血管被离断，供肝切取后 S1、S4 段肝脏会因缺血而变暗，是否需要切除现仍有争议。支持切除者认为可能会继发严重的肝脓肿，但活体移植中发生肝脓肿极为罕见。由于尚有完整的静脉回流，肝静脉的反流仍可维持 S1、S4 段的活力。因此，没有必要切除，这部分肝脏随后将会萎缩。

(2) 左肝动脉变异较多，可能有副左肝动脉或替代肝左动脉的存在，同时由于左内叶肝管的血供可能来自起源于肝右动脉的中肝动脉，术前必须精确评估、防止损伤。起源于胃左动脉的副肝左动脉有时口径很细，术中可试阻断之判断缺血肝组织的大小，如不明显可放弃重建；也有中心常规重建副肝左动脉。

(3) 左右肝动脉有时分叉很高、贴近肝门，此时的左肝动脉口径往往较细而且动脉壁也较薄，如果从分叉处切断左肝动脉，则供肝的左肝动脉既短又细且壁也薄，与受者肝动脉口径往往不匹配，动脉吻合极为困难。可采取切断肝右动脉和肝固有动脉、截取包含左肝动脉的部分肝固有动脉的方法，供者肝右动脉和肝固有动脉端 - 端吻合，而受者则可利用较长和较粗的肝固有动脉进行动脉重建，可明显降低动脉并发症的发生率。

(4) 左肝管多为 1 支，但切断前必须明确切线左侧没有右后肝管，而此种变异较为常见，术前不能因左肝管较长而放松警惕。

(5) 带尾叶移植时注意保护尾叶肝短静脉回流。

多数情况下，尾叶有一较粗的回流静脉。若移植肝体积较小时，需进行尾叶肝短静脉重建。

【术后处理】

由于肝移植供者是健康的自愿捐肝者，加之活体部分肝切取手术较之一般的肝切除术手术更复杂、更精细，为最大限度地保障供者安全、减少术后并发症的发生概率，大部分供者术后都需要接受外科监护治疗。

（一）外科重症监护

1. 基本生命体征监护　主要包括：心率、呼吸频率、血氧饱和度、呼吸末二氧化碳分压、动脉血压、中心静脉压、肺动脉压、心排出量、中心体温、十二导联心电图等。所有进入体内及排出体外的液体的颜色及量（尿液、胃液、腹腔引流液等）都必须进行精确地计量，视病情每小时或间隔数小时进行出入量统计，为循环容量的评估和调整提供准确的原始依据，除非有明显的血容量不足，否则应限制液体摄入，过高的中心静脉压会影响剩余肝的静脉回流，引起肝功能损害。

2. 实验室检测　血液检查是最主要的实验室检测内容，通常包括外周血常规检查、肝功能、血电解质、酸碱度、血肌酐及尿素氮、动脉血气分析等。在ICU期间，上述内容必须每日监测，必要时甚至可根据需要进行多次快速急诊检测。对于性状异常的引流液亦可进行血红蛋白、胆红素等测定，以利于病情判断。

3. 影像监测　彩色多普勒超声是术后观察剩余肝血流的重要手段。术后早期应每天进行。床旁胸部摄片对早期发现肺部感染、胸腔积液、肺水肿具有重要意义。根据病情需要，亦可进行CT扫描、磁共振等检查。

（二）外科治疗原则

常规预防性抗感染、制酸剂及镇痛治疗，同时应连续3天给予小剂量的糖皮质激素。无特殊性情况下应提倡快速康复治疗，尽早拔除胃管、导尿管、腹腔引流管等，鼓励患者早期下床活动以利恢复。

【供体手术并发症的诊断与处理】

供体的安全性是开展活体肝移植的首要原则。随着外科技术的不断发展，活体捐肝者的术后并发症日益减少。但应注意到自活体肝移植开展以来，在全世界已实施超过1万例的活体肝移植中，已有报道至少14例活体肝移植供者死亡（美国3例，欧洲5例，印度2例，日本、埃及、中国香港和巴西各1例），死亡率为0.21%~0.43%。其中左外叶/左半肝切取术的实际死亡率约为0.1%~0.2%，右半肝切取者的死亡率约为0.3%~0.5%。在这些死亡病例中，有麻醉意外、手术大出血、肺栓塞等；但也有一些是很难预测的。如德国汉堡大学报道1例供者术后3年死于肌萎缩侧索硬化。Wiederkehr等报道巴西首例供体死亡系捐献右半肝术后第7天出现致命的大脑出血，但肝功能只有轻度异常。美国纽约Miller移植研究所报道1例捐献右肝术后第3天因梭菌属细菌感染、中毒性休克、致命的暴发性胃气性坏疽而死亡。日本首例供体死亡为一母亲捐献右肝叶给女儿，术前检查有轻度脂肪变，功能性剩余肝体积（FRL）为28%，术后肝功能进行性恶化，后虽然做多米诺肝移植抢救，但终因肝功能衰竭死亡，病理提示为非酒精性脂肪性肝炎（NASH）。因此他们建议：①将活检筛查NASH列入供体评估标准；②建立更加安全的术前肝脏体积的评估标准；③将一些不可预见的罕见并发症的风险在正式同意书中加以明示。

虽然死亡率较低，但供者术后出现严重并发症者并不少见，尤其是右半肝脏供者。现在已知有3例捐献右肝叶的供体术后分别发生肝功能不全和Budd-chiari综合征，分别接受了尸体肝脏移植，2例获救、1例死亡。因此，对供者术后可能出现的并发症要有足够的认识，及时发现并妥善处理，以绝对保证供者的手术安全。供体术后出现的较严重的并发症主要有以下几种。

（一）与切肝有关的并发症

1. 胆道并发症　如胆漏、胆汁瘤、胆管狭窄等。最常见，尤其是在捐献右肝叶时。胆漏常见于肝断面、胆管残端、肝门板或尾叶。胆漏如不及时有效地处理，远期会出现胆管狭窄，严重影响供体的生活质量。诊断可采用超声检查或CT平扫。轻度胆漏可在超声引导下穿刺引流；若较严重且伴感染则考虑介入内镜或手术处理。

供体胆道并发症的预防：①充分理解胆道解剖及变异。当供体有胆道变异时术后易出现胆道并发症，如右后、右前和左肝管呈三叉形，或右后胆管汇入左肝管等。另辨清尾叶胆管的解剖也非常重要，如左侧Spiegel叶的细小胆管支大多汇入左肝管，但也有变异者汇入右后支甚至左右肝管的汇合部。右侧腔静脉旁（paracaval portion）的胆管多汇入右后肝管，但有27%汇入左肝管（图52-41）。供肝切取时易损伤这些在肝门板附近汇入左肝管或右肝管的细小尾叶胆管支。②细致的术前供体评估。术前影像学MRI对供肝胆道进行精细的评估可减少术后胆漏的发生率，如术前影像学不甚清楚或胆道变异较复杂时，应行术中胆道造影以明确各胆管分支的走行。③精准的外科手术技术。游离肝门时操作应轻柔精细，尽可能少地游离胆管周围组织或保护其血供；采用锐利的剪刀或刀片分离肝门板，如发现尾叶的细小胆管分支，应仔细缝闭；

6

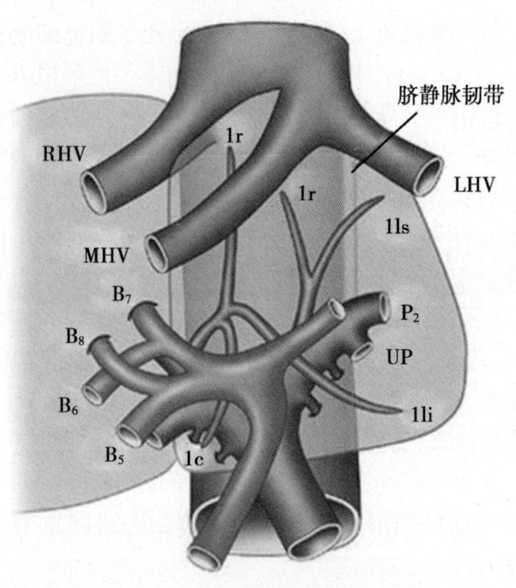

图 52-41　尾状叶胆管的解剖

右支(1r)位于右肝管上方;左上支(1ls)位于左肝管或左外叶胆管的上方;左下支(1li)位于左肝管下方;尾状突支(1c)位于右肝管后面或下方

也可经胆囊管注入稀释的亚甲蓝以助胆漏的诊断,或用干净的纱布压于肝门板数分钟,如有黄染则应有细小的胆管开口。

后期的胆管狭窄诊断与处理可考虑做:①MRCP,可显示胆管树全貌、肝内外胆管有无狭窄、扩张及其部位与程度,且无侵袭性。②经十二指肠逆行胰胆管造影 ERCP,其胆道成像效果甚至优于 MRCP,还可兼具治疗作用,内镜下介入治疗如放置支架、气囊扩张或网篮取胆栓等,但 ERCP 有一定的侵袭性和并发症。③PTC/PTBD 检查或介入治疗,在肝内胆管明显扩张时成功率较高,但也是有创性的检查或治疗方法。④手术处理,介入或内镜治疗难以奏效的胆管狭窄,可行狭窄段胆管切除后对端吻合重建,或采用胆管-空肠 Roux-en-Y 吻合术。

2. 淤胆　与供肝脂肪变、供体残余肝脏过小等有关。中国香港范上达等报道 2 例供体捐献右肝叶后的发生淤胆(9.1%,2/22),1 例 20% 脂肪变且 FRL 为 34%,另 1 例 15% 脂肪变且 FRL 为 27%。

3. 血管并发症　供体术后血管并发症较少。在实施包括 MHV 的右半肝切取、而 MHV 与 LHV 又是共干时,切断 MHV 如太靠近 LHV 根部,或缝闭 MHV 残端时边距过宽,易造成左肝静脉狭窄或梗阻,术后引起残余肝流出道梗阻、小血栓形成和淤血。临床上出现肝功能酶谱升高,CT 显示肝左叶大面积不规则低密度影,介入血管造影可确诊。流出道的梗阻会进一步加重门静脉入肝血流的高动力,代偿性引起肝动脉血流的减少,加之残肝的淤血,易并发肝断面的胆漏、胸/腹腔积液或间断顽固性发热。处理上主要是介入行"左肝静脉球囊扩张术",术后给予抗凝治疗。如一次效果不明显可多次介入球囊扩张。

4. 残余肝功能不全或肝功能衰竭　主要与残余肝过小或伴有脂肪变、隐匿性肝病等有关,若保守治疗效果不明显或出现肝功能衰竭时,只能供体接受肝移植治疗。

5. 腹腔内出血　供肝切取后早期肝功能未完全恢复,凝血功能常有异常。如果肝断面的细小血管支处理不当、术后凝血痂脱落后易出血。此外,在切取右半肝或左半肝(包括尾状叶)时需游离肝后 IVC,一些细小的肝短静脉或腰背部汇入 IVC 的小血管如止血不彻底,术后也容易出血。少量的渗血保守治疗可痊愈,若短期内出血量较多,常需再次手术止血。

6. 血小板减少症　供体捐献右半肝后术后出现持续无症状的血小板减少症,有报道发生率可达 23%(5/22),其中有 2 例超声发现有脾大。具体原因现仍未清楚,可能与残余肝的门静脉相对高压等因素有关。

(二)与开腹手术相关的并发症

1. 切口感染、切口疝等　与消毒不严、脂肪液化及缝合不当有关,轻者可通过多次换药痊愈;严重的切口疝常需再次手术处理。

2. 肠粘连、肠梗阻　常保守对症处理,严重的绞窄性肠梗阻需急诊手术治疗。

(三)较少见的并发症

1. 臂丛损伤　因外科暴露而压迫第 1 肋和锁骨之间的臂丛所致。

2. 深静脉血栓、肺栓塞　肺栓塞是一罕见但致命的并发症。虽有患者幸运地经尿激酶、肝素或华法林等治疗后成功获救,但多数患者死亡。Broelsch 等报道一年轻肥胖的母亲捐献左外叶后第 2 天突然死于广泛的肺栓塞,供体有吸烟史和口服避孕药。还有 2 例有吸烟史的女性供体术后死于肺栓塞。另有报道 1 例捐献右肝后出现溃疡性上消化道出血、随后伴严重的肺栓塞,后发现 vW 因子活性异常增高。因此,为预防供体术后可能出现严重的,甚至危及生命的血栓性病变,应采取:①术前严格系统地筛查供体的凝血功能;②有吸烟史或口服避孕药史者至少停用 6 周后才考虑手术;③ BMI 大于 30 者术前应先减肥;④围术期应用低分子量肝素,术中穿防静脉血栓的弹力袜;⑤术后第一天用多普勒超声排除深静脉血栓后才移动供体。

(四)供体手术并发症的 Clavien 分级

随着活体供器官移植的迅速发展,供者捐赠器官术后各种严重事件也不断发生,各移植中心不断有供体并发症的相关报道,但由于没有统一的标准,相互之间的差异较大,可能与各单位对并发症的定义存有差异有关,导致无法科学地比较各种术式及各中心的水平,也无法如实评估活体供者的并发症发生率。所以有必要采用统一的并发症判断标准。外科手术并发症的 Clavien 分级(2004 年修订)标准已作为各种手术术后并发症定性评价工具在全球范围广泛采用。日本东京大学的 Tamura 等根据 Clavien 分级于 2006 年提出 LDLT 供体并发症的分级标准:

并发症的处理:Ⅰ级,不需治疗的并发症,但可应用止吐药、退烧药、镇痛剂、利尿剂、电解质和理疗;Ⅱ级,需除Ⅰ级以外的药物治疗,或需输血、胃肠外营养治疗;Ⅲ级,需外科、内镜或放射介入治疗;Ⅳ级,危及生命的并发症、需 ICU 监护;Ⅴ级,供体死亡。为使活体肝移植健康发展,2005 年,温哥华论坛以及很多肝移植中心和机构推荐并建议统一采用 Clavien 外科手术并发症(2004,8.9 版本)来统计分析活体肝移植后供者的并发症,并根据 Clavien 分级标准,制定了活体肝移植供者术后并发症的分级标准(表 52-1)。

表 52-1 活体肝移植供者手术并发症 Clavien 分级

等级	并发症定义
Ⅰ级	并发症不威胁生命,只需在床边处理,如术后出血仅需输注不超过 4 个单位红细胞;在 ICU 的时间不需延长或住院不超过平均时间 1 倍
Ⅱ级	并发症未导致残疾
Ⅱa	仅需药物治疗或输注超过 4 个单位红细胞
Ⅱb	需行手术或介入治疗,或再住院或再进入 ICU 或在 ICU 时间超过 5 天者
Ⅱc	预备供肝者切取供肝手术失败;供者供肝切取后未用于肝移植
Ⅲ级	遗留残疾丧失工作能力
Ⅲa	死亡可能性小,但遗留且无法恢复的残疾
Ⅲb	遗留残疾不仅很难控制且存在威胁生命或肝功能衰竭的危险
Ⅳ级	肝功能衰竭或死亡
Ⅳa	肝功能衰竭需行肝移植
Ⅳb	供者死亡

供体的安全性是开展活体肝移植的首要条件。因此,我们需如实总结自己的经验教训,制订更严格的供者评估程序和标准以及活体肝移植的适应证,以利于活体肝移植的健康发展。

(董家鸿 叶晟)

参考文献

1. Raia S, Nery JR, Mies S. Liver transplantation from live donors.Lancet, 1989, 2:497.
2. Strong RW, Lynch SV, Ong TH, et al. Successful liver transplantation from a living donor to her son. N Engl J Med, 1990, 322:1505-1507
3. Chen CL, Concejero A, Wang CC, et al.Living donor liver transplantation for biliary atresia: single-center experience with first 100 cases. Am J Transplant, 2006, 6:2672-2679.
4. 王学浩,杜竞辉,张峰,等 . 活体供肝原位部分肝移植一例报告 . 中华器官移植杂志,1995,16(3):133-134.
5. Lo CM, Fan ST, Liu CL, et al.Extending the limit on the size of adult recipient in living donor liver transplantation using extended right lobe graft. Transplantation, 1997, 63:1524-1528.
6. Sugawara Y, Makuuchi M, Takayama T, et al. Right lateral sector graft in adult living-related liver transplantation. Transplantation, 2002; 73:111-114.
7. Akabayashi A, Slingsby BT, Fujita M. The first donor death after living related liver transplantation in Japan. Transplantation, 2004, 77:634-639.
8. Fan ST. Live donor liver transplantation in adults. Transplantation, 2006, 82:723-732.
9. Kitai T, Higashiyama H, Takada Y, et al. Pulmonary embolism in a donor of living-related liver transplantation: estimation of donor's operative risk. Surgery, 1996, 120:570 -573.

第四节 受者病肝切除

肝脏移植手术中受者病肝切除包括两种基本术式:即保留受者肝后下腔静脉(inferior vena cava, IVC)的病肝切除和同时切除受者肝后下腔静脉的病肝切除。病肝切除方式的选择取决于受者和供者肝后下腔静脉的有无,供者病变或变异情况,以及移植术式。背驮式肝移植需要保留肝后 IVC,而经典肝移植则同时切除肝后 IVC。不包含 IVC 的活体部分供肝或劈离式供肝,需要受者保留肝后 IVC。肝后 IVC 受肿瘤侵犯、炎性狭窄、畸形等病变需同时切除肝后 IVC。合并下腔静脉病变的受者病肝切除必须同时切除下腔静脉;对于下腔静脉缺如或管径狭小的供肝,应保留受者下腔静脉,以免移植后下腔静脉狭窄而影响效果;保留下腔静脉的病肝切除对于下腔静脉被致密炎性结缔组织包裹的再次肝移植受者非常有利。

一、同时切除肝后下腔静脉的受者病肝切除

1. 手术切口 大多数移植中心采用"奔驰"切口,即双侧肋缘下切口加剑突下正中切口(图 52-42A)。中国人民解放军总医院和西南医院肝脏移植中心多

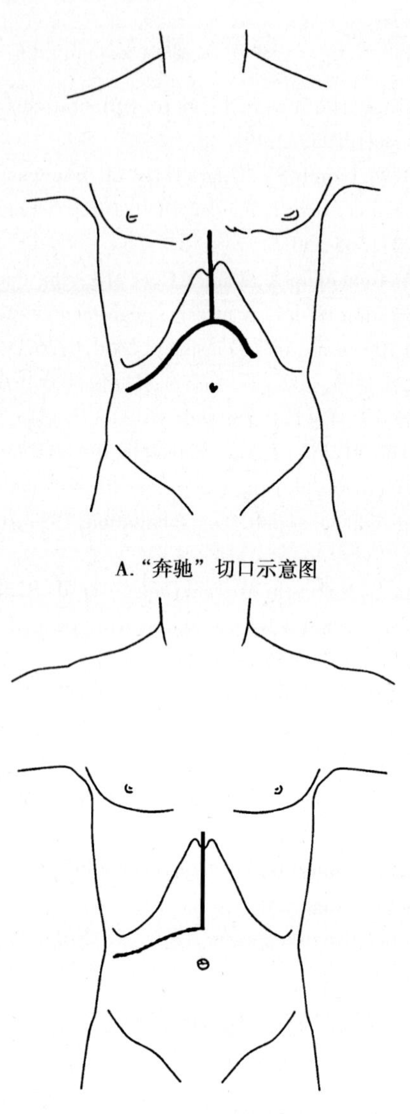

A.“奔驰”切口示意图

B. 右上腹J形切口

图 52-42　腹部切口示意图

6

采用改良的J形切口，即剑突下正中切口联合右侧肋缘下切口，通过临床近千例肝移植实践证明基本可以替代传统的“奔驰”切口，减小损伤（图 52-42B）。

2. 术野的暴露　多功能腹部牵开器的合理使用可以使术野得到充分暴露。通常在切口右侧采用两片拉钩将腹壁及肋弓向受者右上侧牵拉，切口左侧采用一片拉钩向左上方牵拉。将镰状韧带剪开，直达肝上下腔静脉前壁向两侧冠状韧带游离，离断肝圆韧带，断端两侧需要结扎，肝圆韧带肝侧断端可稍留长，需要时可采用血管钳夹持向下方牵拉，利于肝上间隙的暴露和向上牵拉暴露肝门结构（图 52-43）。

3. 病肝的游离　病肝的游离可以分别以左右肝为中心按照两个顺时针顺序解剖离断肝周韧带，即肝左外叶的游离：肝圆韧带 - 镰状韧带 - 左侧冠状韧带 - 三角韧带 - 肝胃韧带 - 静脉韧带 - 肝十二指肠韧带；右肝的游离：肝十二指肠韧带 - 肝肾韧带 - 右侧冠状韧带 - 右侧腔静脉韧带。

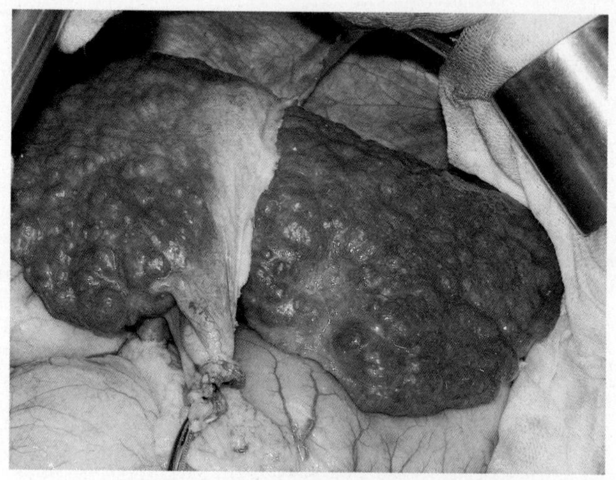

图 52-43　肝移植受者手术术野暴露

4. 肝左外叶的游离　依次以电刀切断左侧冠状韧带、左侧三角韧带和肝胃韧带，完全游离左肝，若左侧三角韧带含有血管或迷走胆管分支，需要结扎处理。如果存在穿行于肝胃韧带内的异位左肝动脉，需结扎后切断。

5. 肝十二指肠韧带与第一肝门解剖游离　将肝脏前下缘和肝圆韧带向头侧牵开，在直视下解剖肝门结构。术者以左手示指进入 Winslow 孔，拇指在十二指肠韧带左前方扪按肝动脉搏动位置，切开肝十二指肠韧带前层浆膜。首先解剖出肝动脉，近侧达到肝总动脉和胃十二指肠动脉，远侧达到肝动脉左右分叉部，将肝动脉在左右肝动脉分叉前方结扎离断；然后解剖切断胆囊管，靠近肝门处游离肝总管，将肝外胆管与门静脉分离至十二指肠上缘。最后，沿门静脉周围游离肝十二指肠韧带的组织，结扎切断来自胰头部的门静脉属支。通常将门静脉肝侧游离至左右分叉处以上，脏侧游离至十二指肠上缘（图 52-44）。

6. 肝脏右侧及肝后下腔静脉的游离　受者体位向左侧倾斜约 20°，助手将肝右叶向左侧翻起，采用电刀切断，沿肝结肠韧带、肝肾韧带、右侧三角韧带和右侧冠状韧带游离右侧肝脏，直达下腔静脉右侧，使腔静脉右后方与腹后壁分离，结扎离断右侧肾上腺静脉，切断右侧下腔静脉韧带。将右侧肝脏放回肝床，受者体位稍向右侧倾斜 20°，将左肝外叶向右侧翻起转而游离下腔静脉左侧。切开肝后下腔静脉左侧后腹膜组织以及下腔静脉韧带，使肝后下腔静脉完全从腹后壁游离，上端达膈肌裂孔，下端达左肾静脉汇入部上方。在肝上肝下两端以血管吊带将 IVC 悬吊标示（图 52-45）。至此完成受者病肝游离，病肝仅剩第一肝门门静脉、肝上和肝下 IVC 与受者相连。

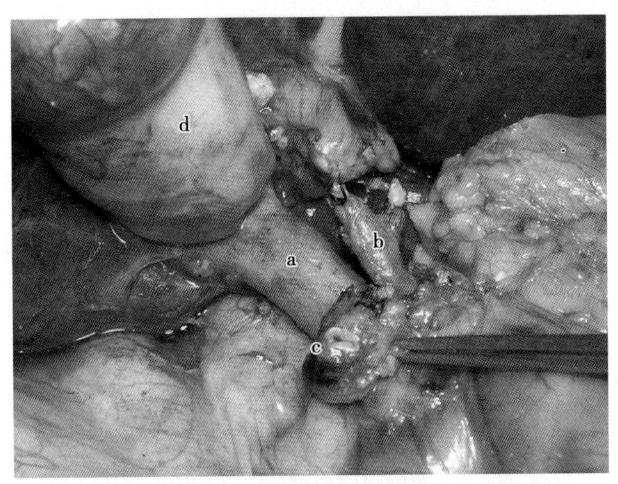

图 52-44　肝十二指肠韧带与第一肝门解剖游离
a. 门静脉；b. 肝动脉（肝左肝右动脉已结扎离断）；c. 离断的胆总管下端；d. 胆囊

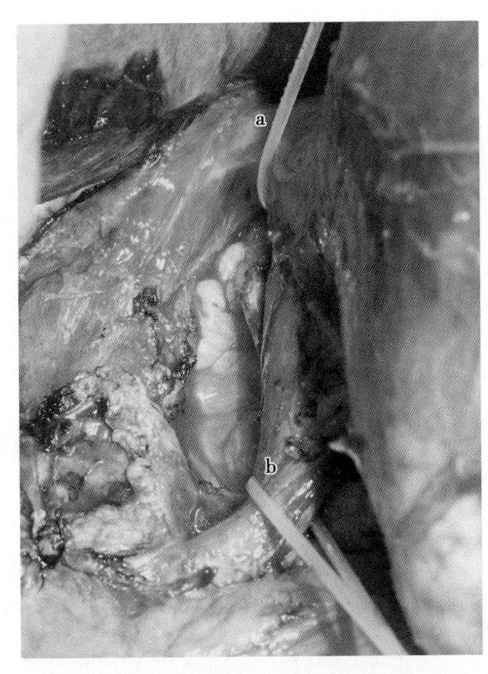

图 52-45　肝后下腔静脉游离，悬吊标示肝上和肝下 IVC
a. 肝上下腔静脉；b. 肝下下腔静脉

7. 切除病肝　与供肝修整手术组沟通确定病肝移除时机，以缩短肝移植受者的无肝期。以布氏钳阻断门静脉主干，靠近肝门处离断门静脉。然后分别在肝下和肝上以静脉阻断钳阻断肝下下腔静脉和肝上下腔静脉，紧贴肝脏实质（甚至在肝实质内）离断肝下下腔静脉和肝上下腔静脉，移除病肝（图 52-46）。

注意肝上肝下下腔静脉阻断钳应该水平位放置，以避免供肝植入时吻合口扭曲。离断肝上肝下 IVC 应尽量靠近肝脏，甚至可保留部分肝组织在 IVC 残端，在供肝植入前可根据供肝情况再做修整。有时肝后下

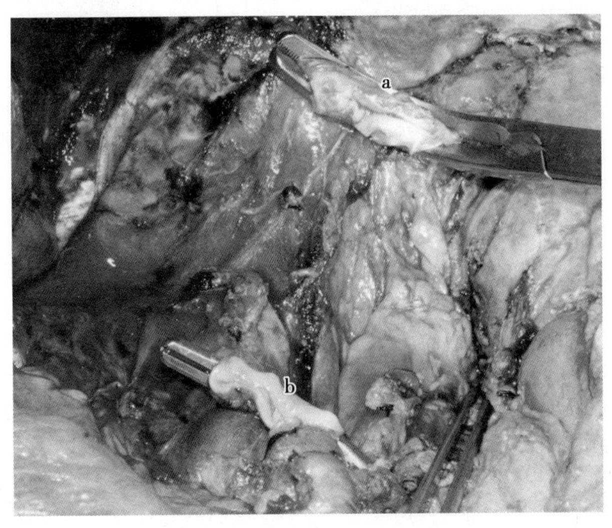

图 52-46　病肝切除后肝床
a. 肝上下腔静脉残端；b. 肝下下腔静脉残端

腔静脉分离困难，可在保留下腔静脉后壁的情况下切除病肝。

8. 下腔静脉残端修整　肝床止血后，修整肝上和肝下下腔静脉以备供肝植入。修剪下腔静脉残端上附着的肝组织，调整肝上和肝下下腔静脉阻断钳至适当的位置。剪开右肝静脉、左肝静脉和中肝静脉之间的隔膜，将肝上下腔静脉整形成一个单独的下腔静脉开口。

（冷建军）

二、保留肝后下腔静脉的受者病肝切除

由于受者常可保持下腔静脉畅通，而对全身循环及肾功能影响很小，保留肝后下腔静脉的受者病肝切除手术已成为多数肝脏移植中心的首选术式，活体供肝移植时则必须保留受者下腔静脉。

1. 肝后下腔静脉的游离　与不保留下腔静脉的病肝切除一样，做肝带和肝周韧带解剖游离，结扎离断右侧肾上腺静脉，然后沿肝后下腔静脉自下而上分离切断肝短静脉，肝侧给予钛夹钳夹，腔静脉侧给予 3-0 丝线结扎后离断，直径 3mm 以上的肝短静脉或肝右后下静脉，离断后腔静脉侧残端应以 5-0/6-0 Prolene 线缝扎妥当（图 52-47，图 52-48）。切开右侧腔静脉韧带，解剖游离出肝右静脉肝外部分，并以血管吊带悬吊标示。将右侧肝脏放回肝床，将左肝外叶向右侧翻起转而游离下腔静脉左侧。切开肝后下腔静脉左侧后腹膜组织及静脉韧带，同法在左肾静脉开口水平以上自下而上分离肝后下腔静脉。在靠近肝上下腔静脉左上端接近肝左静脉处离断静脉韧带，解剖游离出肝左静脉与肝中静脉共干，并以血管吊带悬吊标示。至此病肝游离完成，仅剩第一肝门门静脉和第二肝门肝静脉与受者相连。

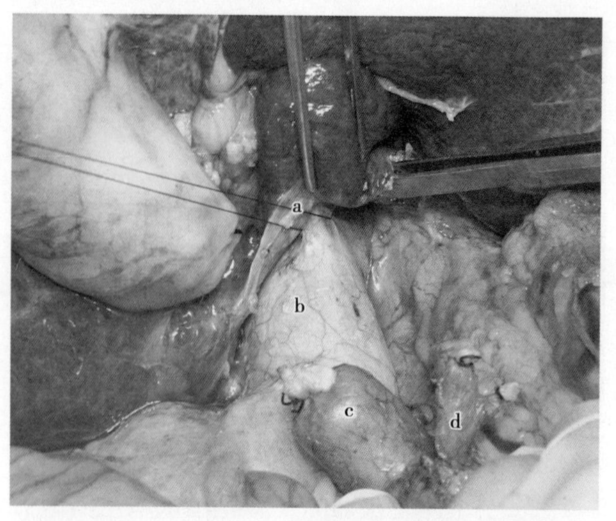

图 52-47　游离肝后下腔静脉 结扎尾叶静脉回流支

a. 结扎处理肝短静脉；b. 下腔静脉；c. 门静脉；d. 肝动脉

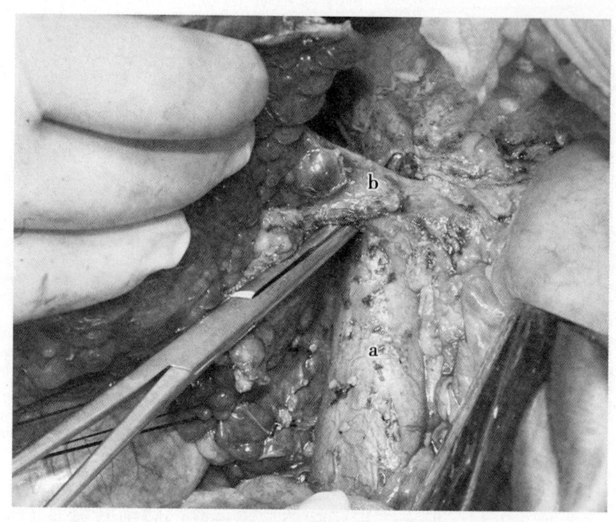

图 52-49　离断肝静脉

a. 下腔静脉；b. 肝左肝中静脉共干

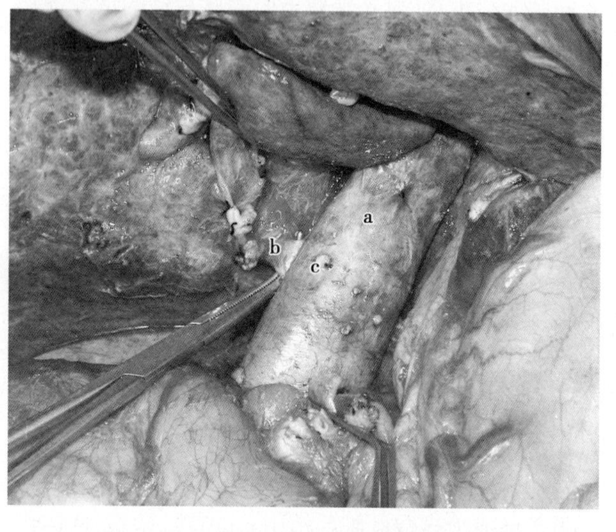

图 52-48　游离肝后下腔静脉，可见粗大的副肝右静脉

a. 下腔静脉；b. 副肝右静脉；c. 结扎处理的肝短静脉残端

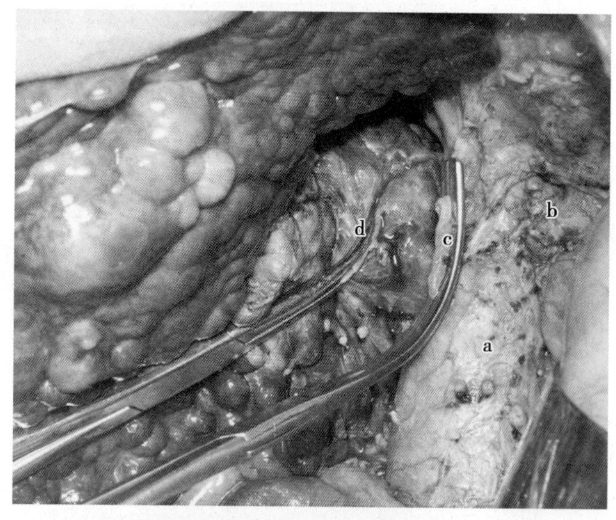

图 52-50　肝静脉残端处理

a. 下腔静脉；b. Prolene 线连续缝合处理的肝中肝左静脉共干；c. 肝右静脉残端；d. 肝右静脉肝侧残端

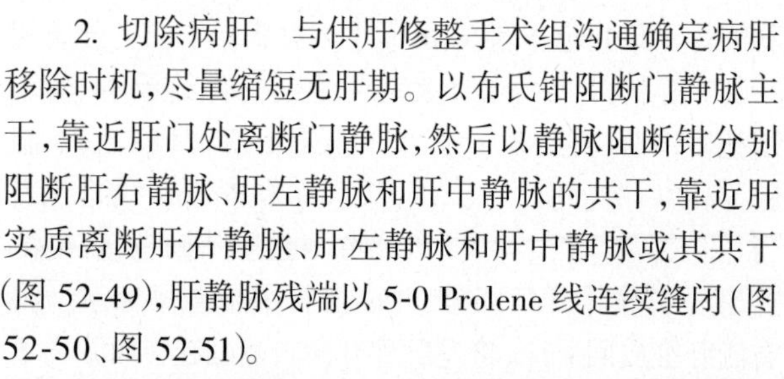

2. 切除病肝　与供肝修整手术组沟通确定病肝移除时机，尽量缩短无肝期。以布氏钳阻断门静脉主干，靠近肝门处离断门静脉，然后以静脉阻断钳分别阻断肝右静脉、肝左静脉和肝中静脉的共干，靠近肝实质离断肝右静脉、肝左静脉和肝中静脉或其共干(图 52-49)，肝静脉残端以 5-0 Prolene 线连续缝闭(图 52-50、图 52-51)。

若实施活体供肝肝移植或不包含下腔静脉的劈离式肝移植，可根据供肝类型保留供肝植入侧肝静脉残端的开口，在供肝植入时再作相应修整成形。

(冷建军)

三、活体肝移植受者病肝切除

活体肝移植受者病肝切除操作与保留下腔静脉的病肝切除相似，但必须确保肝门所有结构的完整性和尽量保留足够的长度以备供肝植入重建。肝蒂解剖需要紧贴肝门板在胆管离断水平解剖右肝动脉。在肝十二指肠韧带左侧解剖左肝动脉，若存在中肝动脉也必须保存备用，其他细小动脉分支必须以 3-0 细丝线结扎。左右肝动脉在贴近肝门板部位离断结扎，肝动脉近端切忌以血管钳钳夹，以免损伤动脉内膜。在肝动脉游离后，紧贴门静脉壁解剖肝十二指肠韧带结缔组织，但胆管周围组织必须保存完整，贴近但不进入

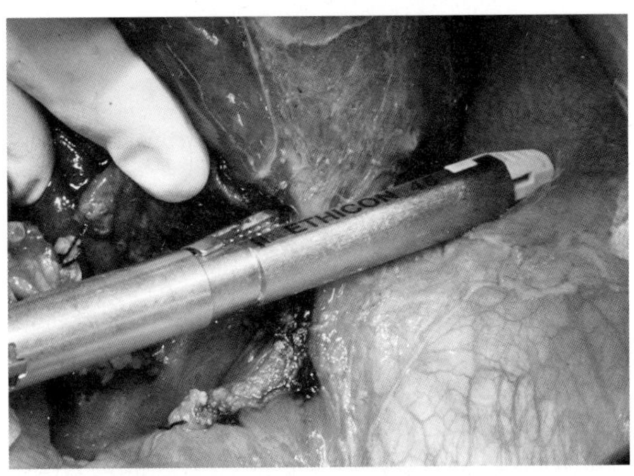

A. 以血管切割闭合器离断肝左静脉和肝中静脉共干

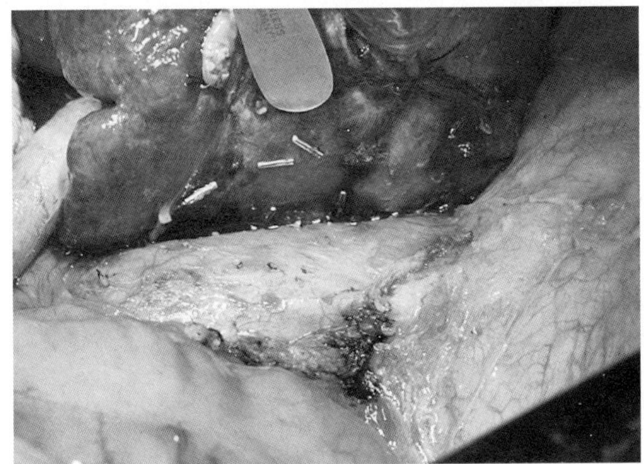

B. 离断后肝中静脉与肝左静脉共干根部

图 52-51 血管切割闭合器处理肝静脉

肝门板离断肝总管或分别离断左右肝管，肝侧胆管缝闭，远侧残端出血以 6-0 Prolene 线缝扎止血，避免电凝止血以防损伤胆管组织。一般门静脉的游离达到左右分支水平即足够吻合长度，除非术中施行暂时性门腔分流或需要受者门静脉做 MHV 架桥，否则不需要将门静脉分支再向上游离（图 52-52）。

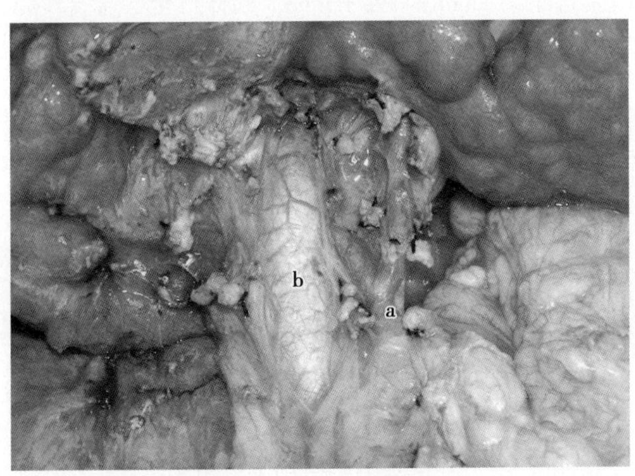

图 52-52 肝门解剖游离
a. 肝动脉分离至左右肝动脉分叉部以上；b. 胆总管

肝周游离与常规保留下腔静脉病肝切除相同，受者病肝游离至仅存第一肝门门静脉、第二肝门肝静脉与受者相连时，与供肝修整手术组沟通信息，如果供肝已修整完毕可供移植，即可切除病肝，视供肝类型不同以 5-0 Prolene 线连续缝合关闭不需重建的肝静脉残端，或直接以血管切割缝合器离断。

（冷建军）

四、病肝部分切除

对于原位辅助性部分肝移植，需要切除受者部分病肝，一般为左外叶切除或左半肝切除，在原位移植左外叶供肝或左半肝供肝。病肝部分切除的手术操作与病肝切除常规操作基本相同，但对肝左动脉、门静脉左支的离断必须尽量在高位，以利于供肝植入重建。胆管重建一般采用左肝管空肠 Roux-en-Y 吻合，受者左肝管残端可以 6-0 Prolene/PDS Ⅱ缝线连续缝合关闭。受者半肝切除在肝中静脉同侧离断，将肝中静脉保留在对侧半肝，肝左或肝右静脉残端应尽量保留足够长度，以利于供肝植入时的肝静脉重建。

（冷建军）

五、体外静脉 - 静脉转流技术的应用

肝移植术中体外静脉 - 静脉转流是指在病肝切除前，将受者下腔静脉和门静脉系血液通过体外转流至腋静脉或颈内静脉，回流至上腔静脉回到体循环，以维护无肝期血流动力学稳定。随着肝移植技术提高和经验积累，改良的背驮式肝移植方式保留受者下腔静脉的连续性，加上大多数肝病患者具有门静脉高压症，存在大量的侧支循环开放，肝移植术中已很少应用体外静脉 - 静脉转流技术。对于没有门静脉高压症的患者可应用门静脉 - 腔静脉的暂时性分流，以避免背驮式肝移植时门静脉血流阻断对内脏和体循环的严重扰乱（图 52-53）。

肝脏移植手术中是否采用体外静脉 - 静脉转流技术没有绝对的标准，需要外科和麻醉医师的经验判断。对高风险患者选择体外静脉 - 静脉转流，维护受者血流动力学稳定有时仍是必要的，静脉转流技术仍是肝移植外科医师必须掌握的一项有用的技术。

1. 体外静脉 - 静脉转流的基本原理　以转流泵血液流入口连接股静脉插管和门静脉插管接入血流，转流泵血液流出口连接腋静脉或颈内静脉插管，通过转流泵将病肝血管隔离后阻断的下腔静脉和门静脉血流转流至上腔静脉系进入体循环（图 52-54）。

2. 体外静脉 - 静脉转流的注意事项

（1）温度：体外静脉转流期间热量大量丢失，速度相当普通手术中 3 倍以上，需要在转流管路上安装热量交换器保温，保持室温在 25~26℃，输注库存血需以 37℃温

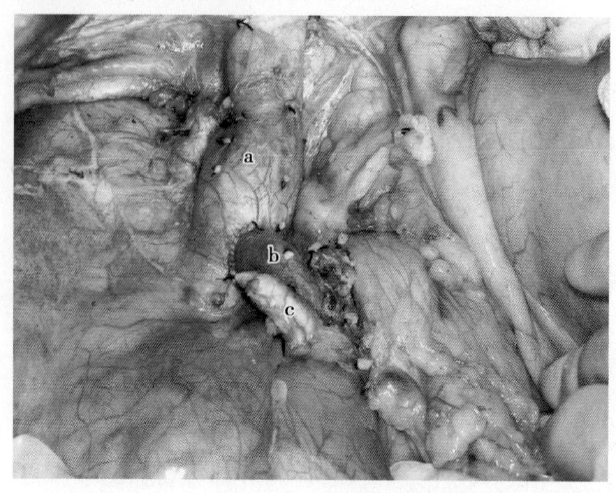

图 52-53　暂时性门静脉 - 腔静脉分流术

a. 下腔静脉；b. 门静脉；c. 肝动脉

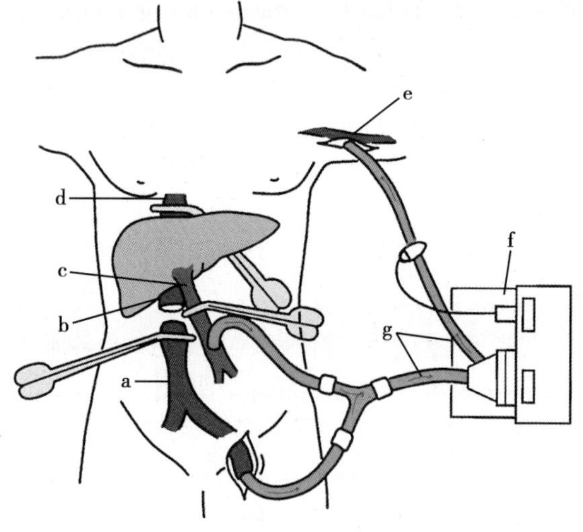

图 52-54　体外静脉 - 静脉转流示意图

a. 下腔静脉；b. 肝下下腔静脉；c. 门静脉；d. 肝上下腔静脉；e. 腋静脉；f. 转流泵；g. 血流转流方向

水浴加热，以温水毯或腹腔温盐水冲洗，维持受者体温。

(2) 凝血功能：体外静脉 - 静脉转流管路需要应用肝素抗凝，必须持续监测患者凝血功能。一般采用激活全血凝固时间（ACT）监测方法。

(3) 肾功能：一般采用持续观察尿量来监测肾功能。终末期肝病患者往往继发肾功能不全或肾衰竭，静脉转流过程中需要持续监测肾功能的改变，必要时加用肾超滤措施。

（董家鸿　冷建军）

参考文献

1. 窦科峰，管文贤，李开宗，等．活体肝部分移植术的受体手术技术．中华器官移植杂志，1998，19：69-70.
2. Smith B.Segmental liver transplantation from a living donor.J Pediatr Surg，1969，4：126-132.
3. Chan SC，Lo CM，Wong Y，et al. Long-term biological consequences of donor right hepatectomy including the middle hepatic vein in adult-to-adult live donor liver transplantation. Liver Transpl，2006，12（2）：259-263.
4. Kaibori M，Uemoto S，Fujita S，et al.Native hepatectomy after auxiliary partial orthotopic liver transplantation. Transpl Int，1999，12：383-386.
5. Hiatt JR，Gabbay J，Busuttil RW. Surgical anatomy of the hepatic arteries in 1 000 cases. Ann Surg，1994，220（1）：50-52.
6. Rudow DL，Brown RS，Emond JC，et al. One-Year Morbidity After Donor Right Hepatectomy. Liver Transpl，2004，10：1428-1431.

第五节　供肝植入手术

肝脏移植植入方式主要有原位全肝移植和原位部分肝移植两种：全肝移植包括经典式和背驮式肝移植两种术式，区别在于是否保存受者下腔静脉（图 52-55）。活体肝移植、劈离式肝移植、减体积肝移植和辅助性肝移植均属于部分肝移植，均要求保留受者下腔静脉，类似于背驮式肝移植。

一、经典式肝移植供肝植入

经典式肝移植供肝植入的手术步骤包括肝上下腔静脉吻合、肝下下腔静脉吻合、门静脉吻合、供肝复流、肝动脉吻合和胆道重建。

（一）下腔静脉重建

1. 肝上下腔静脉吻合　将受者肝上下腔静脉残端修整至膈下长约 10~15mm，供肝肝上下腔静脉修整在肝静脉汇入口之上 0~10mm，避免重建后过长的肝上下腔静脉迂曲而引起回流障碍。以 4-0 Prolene 线全层连续外翻缝合吻合肝上下腔静脉后壁（图 52-56）。缝合边距约 2mm，针距约 3mm。同样行全层连续外翻缝合吻合肝上下腔静脉前壁，与后壁缝线在静脉腔外打结（图 52-57）。整个吻合口呈外翻对合，保持血管腔内壁光滑，以减少血栓形成的机会。

操作要点：

(1) 受者和供肝下腔静脉必须对位良好，避免扭转。残端留置不能过长，以免重建后血管迂曲，导致下腔静脉回流障碍。

(2) 保持全层连续外翻缝合，使血管内膜对合良好。缝针边距和针距均匀，缝线牵拉力度适度，避免缝线切割导致血管内膜损伤。

(3) 肝上下腔静脉重建过程中持续以 4℃平衡液经门静脉灌洗，从供肝肝下下腔静脉口流出，以保持供肝的低温状态、并清除供肝中可能残留的空气和 UW 液。

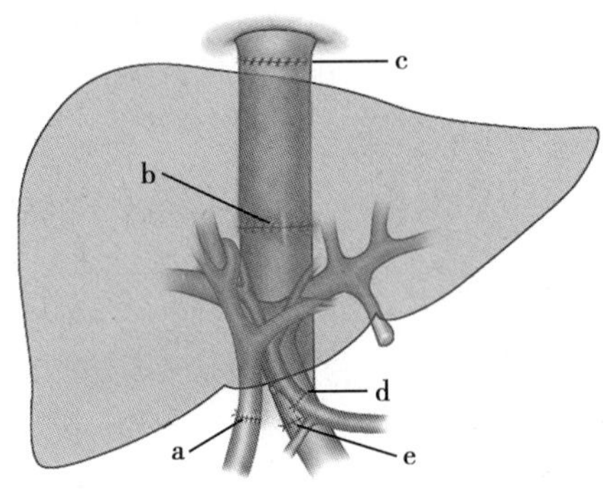

A. 经典式肝移植示意图：a. 胆总管吻合；b. 肝下下腔静脉吻合；c. 肝上下腔静脉吻合；d. 肝动脉吻合；e. 门静脉吻合

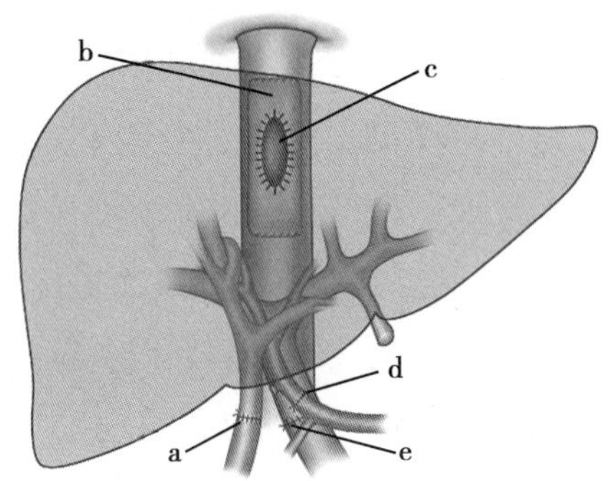

B. 背驮式肝移植示意图：a. 胆总管吻合；b. 供肝下腔静脉；c. 供受者下腔静脉梭形开口吻合；d. 肝动脉吻合；e. 门静脉吻合

图 52-55　肝脏移植植入方式

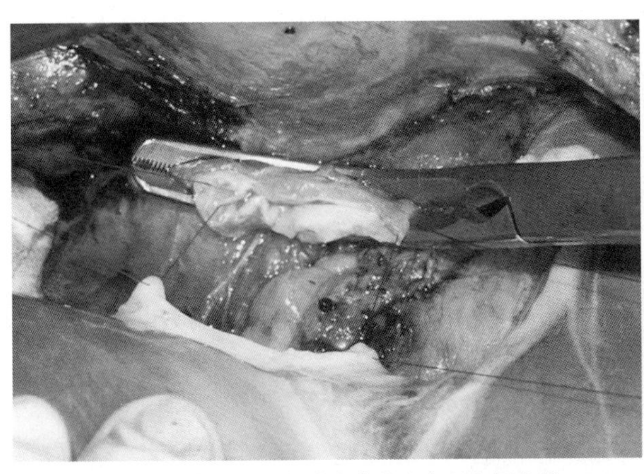

A. 供受者肝上下腔静脉吻合的左右两角标志线

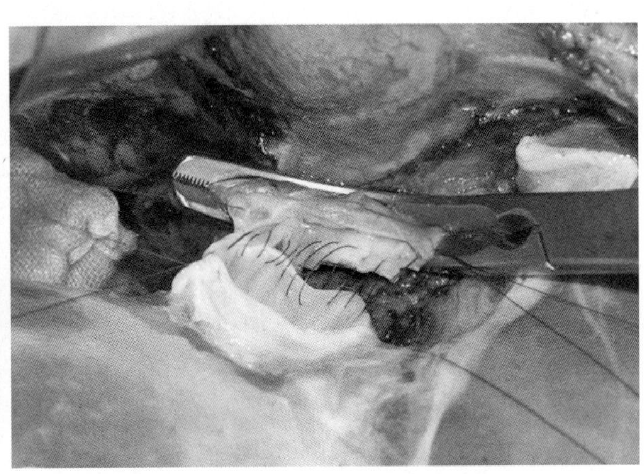

B. 肝上下腔静脉后壁连续缝合吻合

图 52-56　肝上下腔静脉后壁吻合

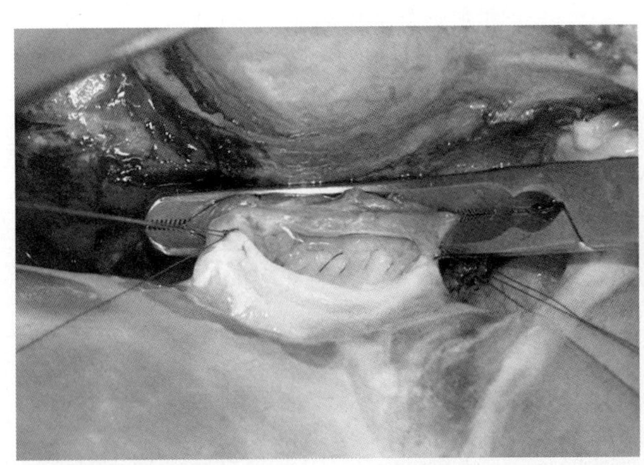

A. 肝上下腔静脉后壁缝合完成后

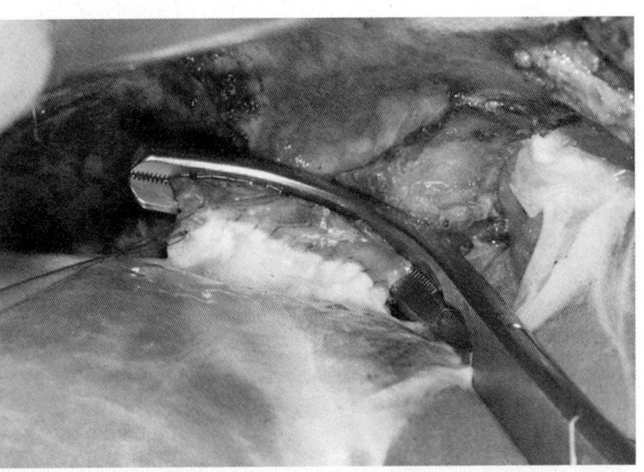

B. 肝上下腔静脉前壁连续缝合吻合

图 52-57　肝上下腔静脉前壁吻合

2. 肝下下腔静脉吻合　肝上下腔静脉吻合重建完成后，供肝按解剖位置复位肝床，将供受者肝下下腔静脉两端以三叶静脉钳夹持靠拢，以吻合口无张力对合为度。同肝上下腔静脉吻合一样，以 4-0 Prolene 缝线做全层连续外翻缝合，在前壁缝合完成前停止门静脉灌洗（图 52-58）。

（二）门静脉吻合

以供肝门静脉左右分支方向为标志，用三叶钳将

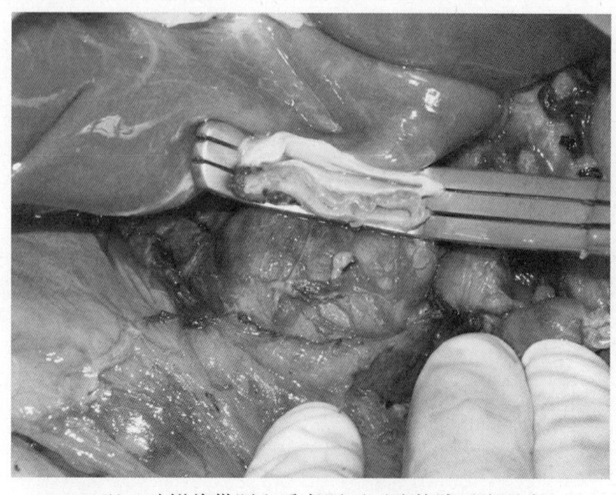
A. 以三叶钳将供肝和受者肝下下腔静脉适当对合

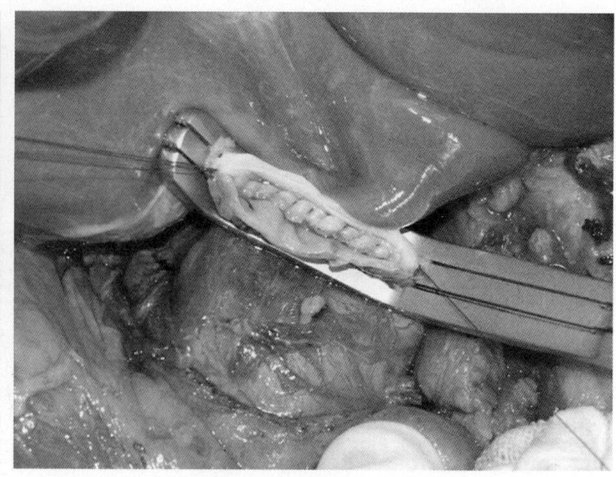
B. 吻合肝下下腔静脉后壁

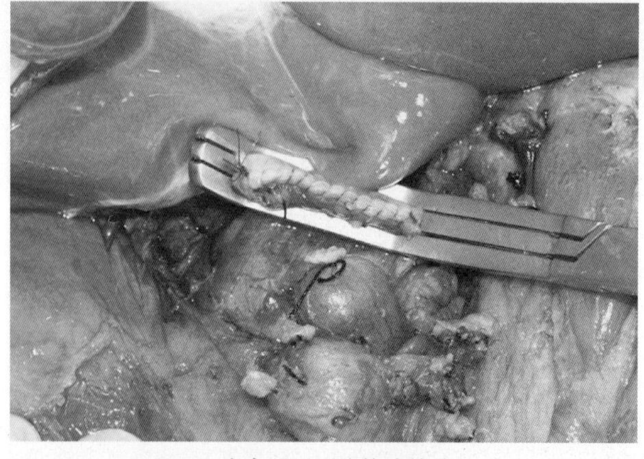
C. 吻合肝下下腔静脉前壁

图 52-58　肝下下腔静脉吻合

供受者门静脉顺位钳夹并拢，以供受者门静脉无张力对合为度，修剪门静脉多余残端，尽可能保留受者正常门静脉干的长度，以利万一需要再移植时受者自身的血管够长。用 6-0 Prolene 缝线作门静脉端 - 端吻合，前后壁分别全层外翻连续缝合，将前后壁缝合线在吻合口一侧先打一个单结，然后预留门静脉直径 3/4 长度的“扩张因子”再结扎缝线，以利门静脉开放血流后吻合口充分扩张(图 52-59)。

(三) 供肝恢复血流灌注

肝上、肝下下腔静脉和门静脉吻合完毕后，手术组与麻醉医师交流配合后，有几种移植肝复流方式：①下腔静脉吻合完成后即先开放复流，门静脉吻合完

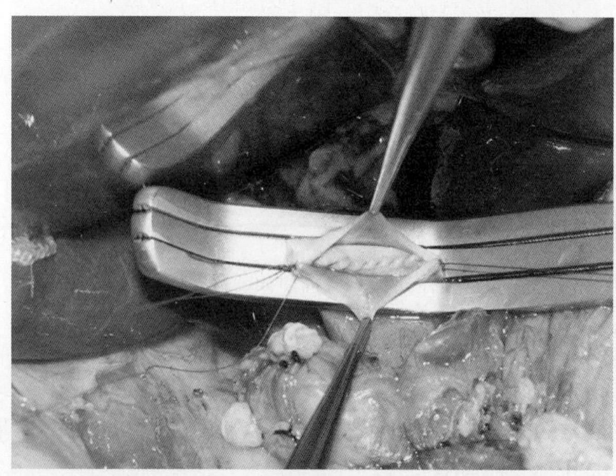
A. 门静脉后壁吻合

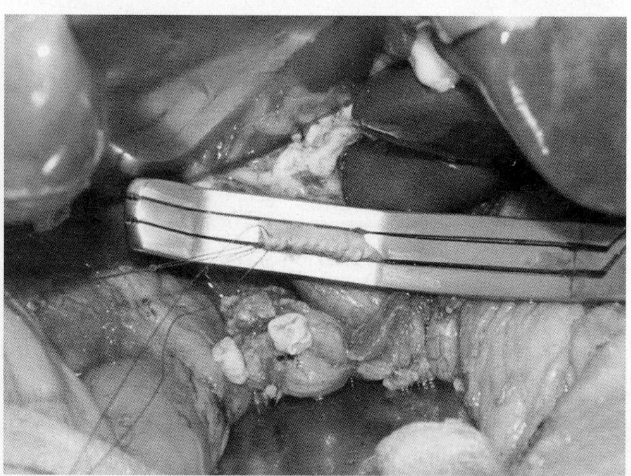
B. 门静脉前壁吻合

图 52-59　门静脉吻合

成后立即开放；②门静脉重建完成后先缓慢开放门静脉，同时逐渐开放下腔静脉；③待肝动脉重建完成后，门静脉与肝动脉同时复流。目前尚无证据表明哪种模式更好，总之，供肝复流时必须与麻醉师密切配合，确保受者血流动力学稳定，减轻肝脏再灌注损伤（图 52-60）。

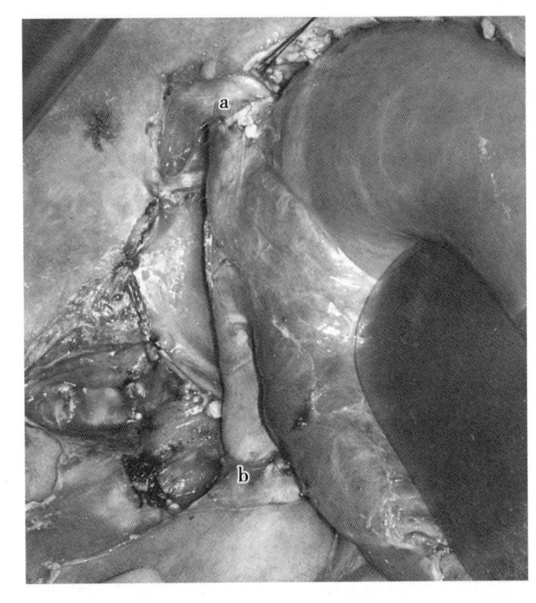

图 52-60　供肝血流恢复，检查下腔静脉充盈状况和吻合口
a. 肝上下腔静脉吻合口；b. 肝下下腔静脉吻合口

（四）肝动脉吻合

肝动脉重建并保持通畅血流对于移植肝存活，尤其是移植肝胆管病的预防具有重要意义。肝移植术中通常采取移植肝与受者肝总动脉间对端吻合方式重建移植肝动脉循环，以无损伤动脉夹阻断受者及供肝肝动脉血流，用显微组织剪刀仔细修整预吻合的动脉端，确保边缘整洁，以利于吻合。根据动脉内径大小，以 7-0 或 8-0 Prolene 缝线行间断缝合或连续缝合。

1. 间断缝合　以 8-0 Prolene 缝线在肝动脉 0° 及 180° 处各外翻缝合一针，然后于两针中间加针，顺次缝合前壁。腔外打结，注意确保动脉内膜平滑。前壁吻合完毕后，将肝动脉翻转，同法间断缝合后壁，吻合时用肝素生理盐水持续冲洗吻合口，保持术野清洁。

2. 连续缝合　分为直接连续吻合以及“降落伞”式吻合。直接吻合是先外翻缝合一针并打结，然后连续缝合后壁及前壁，腔外打结。“降落伞”式吻合一般以双针缝线由内向外按自左向右的顺序连续缝合后壁，轻轻收紧缝线，然后以另一端缝线连续缝合前壁，与后壁缝线打结，吻合完毕（图 52-61）。

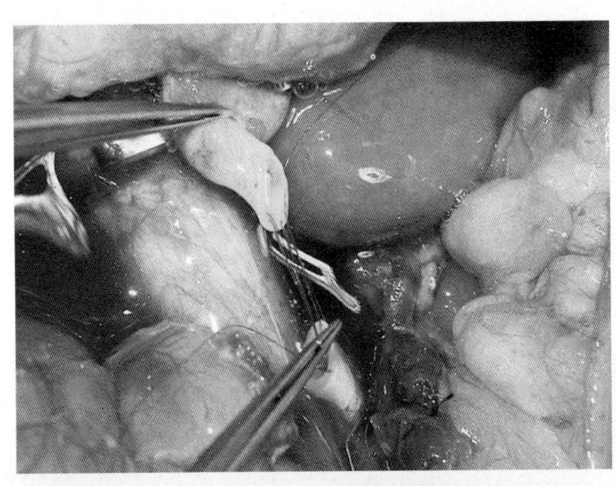

A. 动脉端 - 端对拢，双针缝线缝合后壁

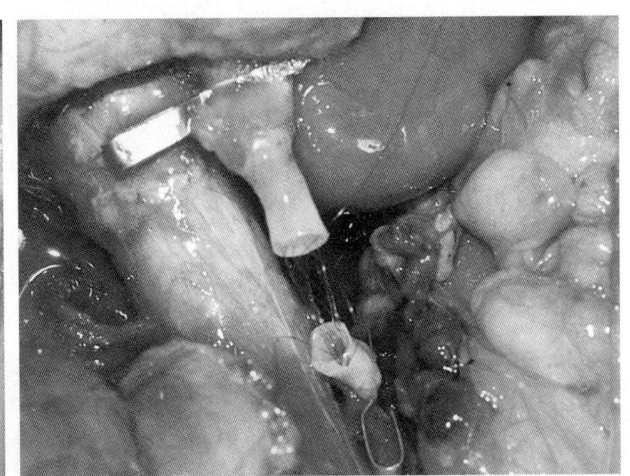

B. 由内向外按自左向右连续缝合后壁

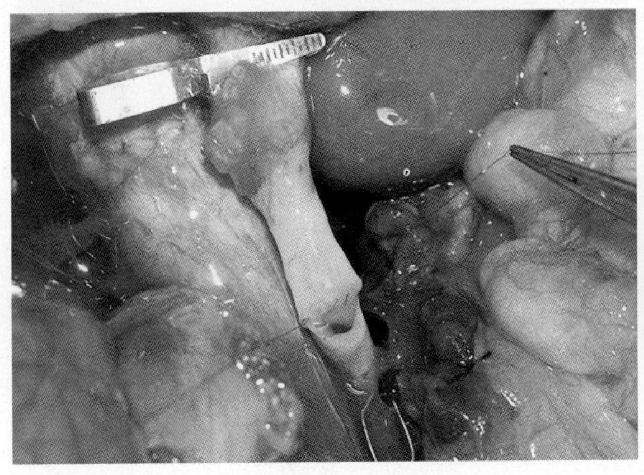

C. 轻轻收紧后壁缝线

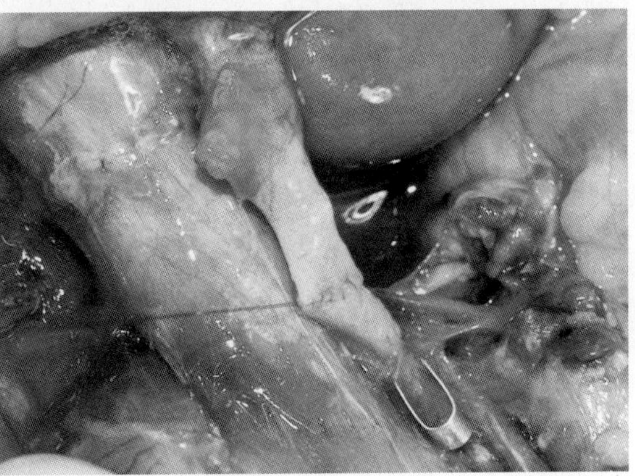

D. 连续缝合前壁后打结

图 52-61　肝动脉连续缝合法吻合重建过程

6

为了提高动脉重建的成功率和术后通畅率，通常以供者腹主动脉或其他动脉的 Carrel 瓣与受者肝总动脉或肝固有动脉与胃十二指肠动脉开口分叉处端 - 端吻合，以扩大吻合口直径（图 52-62）。

如果供肝肝动脉口径细小，可采用 Carrel 瓣与受者肝总动脉行端 - 侧吻合扩大吻合口（图 52-63），端 - 侧吻合时吻合口不需要预留“扩张因子”，先将角部缝线打结，然后放开动脉阻断钳，待吻合口扩张至一个满意的大小状态后，再结扎连续缝合的缝线，避免吻合口撕裂和狭窄。

3. 肝移植动脉重建要点

（1）重建动脉的两端应修剪整齐，去除血管外膜，力求口径匹配；

（2）确保动脉顺位无张力对合，无扭曲；

（3）吻合操作过程中严禁损伤血管内膜，避免以血管镊直接夹持动脉内壁；

（4）使动脉边缘外翻，保持吻合口内膜对内膜吻合；

（5）2mm 以上口径吻合可在手术放大镜下完成；2mm 以下口径的动脉吻合需在手术显微镜下操作完成；

（6）术中以彩色多普勒检查确认肝动脉血流通畅。

（五）胆道重建

1. 胆总管对端吻合及胆管空肠 Roux-en-Y 吻合是原位肝移植胆道重建的两种常用方式（图 52-64，图 52-65），多数肝移植中心认为两种胆道重建方式胆系并发症发生率的差异不显著。胆道 T 形管或引流管的放置与否主要与术者偏好和经验相关，各有利弊，但注意 T 形管（胆道引流管）必须从受者侧胆总管或空肠袢引出，术后 4~6 周后拔除引流管。

2. 胆总管端 - 端吻合　修剪供肝和受者的胆管断端，最大化保留受者的胆管，在确保胆管吻合口无

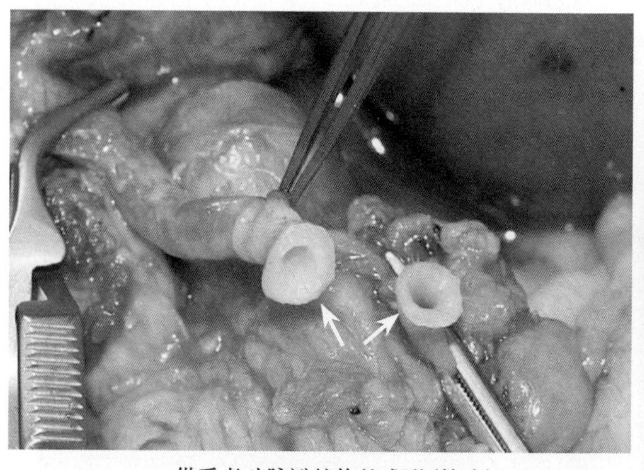

A. 供受者动脉瓣的修整成形（箭头）

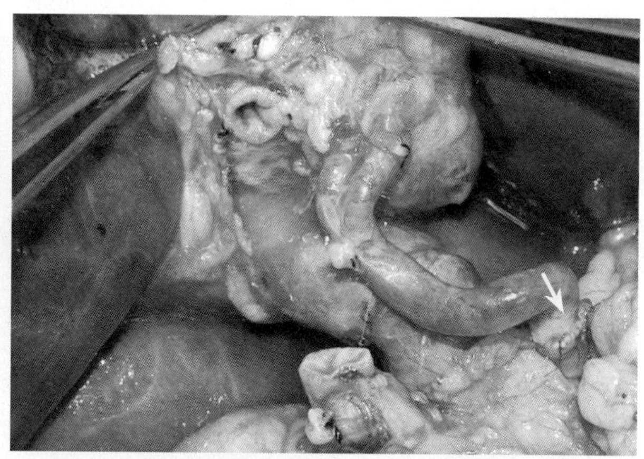

B. 供受者动脉吻合完成后（箭头）

图 52-62　Carrel 瓣与受者肝总动脉或肝固有动脉与胃十二指肠动脉开口分叉处端 - 端吻合

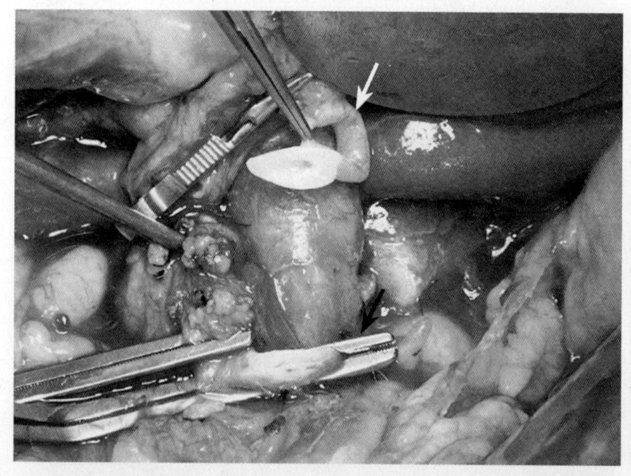

A. 白色箭头指示供肝肝动脉 Carrel 瓣，黑色箭头指示受者肝总动脉侧壁开口

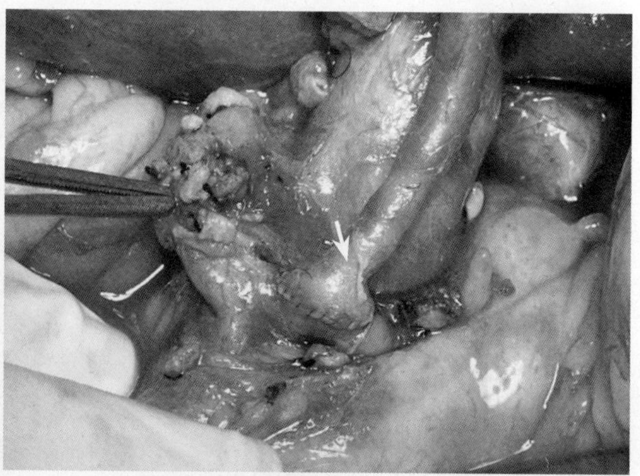

B. 白色箭头指示吻合完成后吻合口

图 52-63　供肝肝动脉 Carrel 瓣与受者肝总动脉端 - 侧吻合

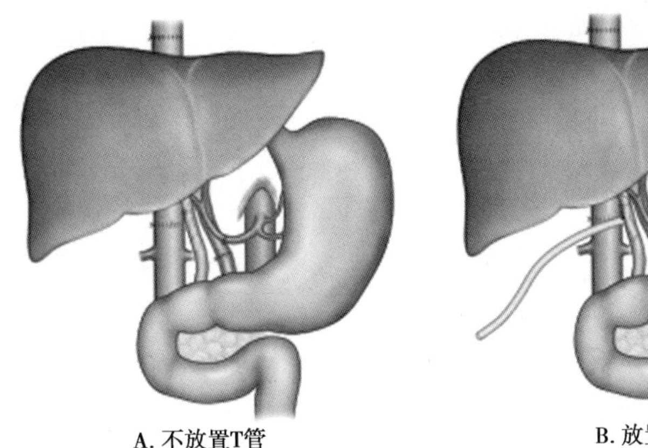

A. 不放置T管　　B. 放置T管

图 52-64　胆管对端吻合

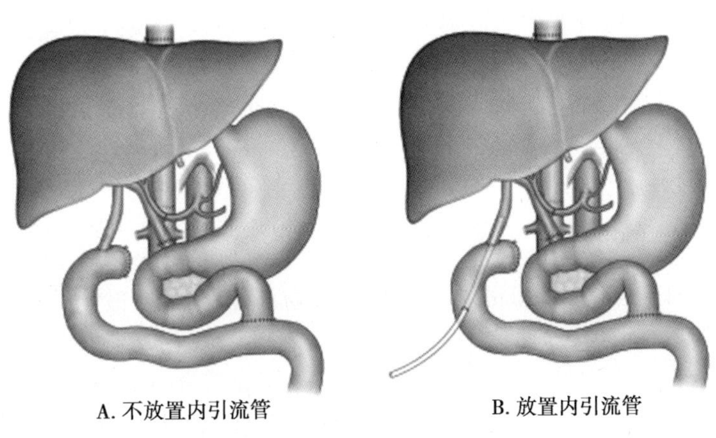

A. 不放置内引流管　　B. 放置内引流管

图 52-65　胆管空肠 Roux-en-Y 吻合

张力的条件下，尽量缩短供肝胆管但不要超过左右肝管汇合部，避免出现左右肝管两个开口重建。采用 6-0 PDS Ⅱ可吸收缝线缝合。间断缝合时可以先缝合供肝和受者的胆管两角使其准确对位，再等针距间断缝合后壁。缝合后壁时先不打结，待所有缝线全部缝好后，轻柔地将供受者胆管断端靠拢，由助手按顺序排列好缝线，再逐个结扎，线结在胆管腔内。然后再间断缝合胆管吻合口前壁，在管腔外打结。也可采用后壁连续前壁间断缝合吻合重建(图 52-66)。对于胆管吻合口直径在 6mm 以上的，可以 6-0 PDS Ⅱ可吸收缝线或 6-0 Prolene 线连续缝合。

胆总管空肠 Roux-en-Y 吻合　若受者胆管病变

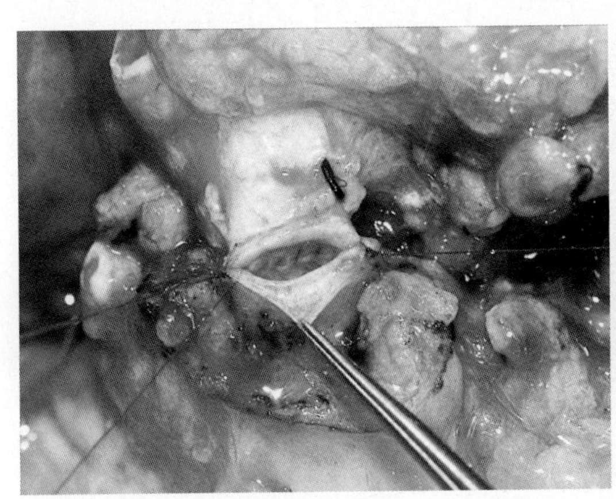

A. 后壁连续缝合

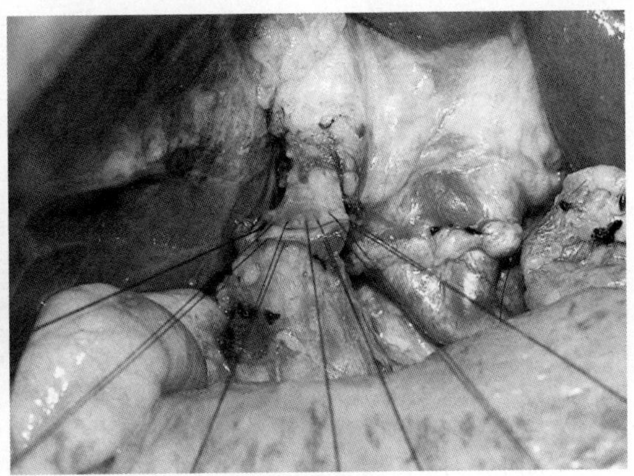

B. 前壁间断缝合

图 52-66　胆管对端吻合不放置 T 管

不能利用，或供受者胆管长度缺失，不能无张力端 - 端吻合重建者，应选择胆肠吻合，操作与常规胆管空肠 Roux-en-Y 吻合手术相同。

3. 胆道重建要点

(1) 供受者胆管断端血供丰富，无缺血损伤；

(2) 供受者胆管断端对合无张力；

(3) 胆管吻合时注意保护胆管黏膜，避免损伤；

(4) 吻合缝线针距和边距应疏密均匀，宽度适当；

(5) 吻合缝线应选择小号单股可吸收缝线；

(6) T 形管或胆管内引流管的放置可减轻术后胆管内胆流张力，也可减少吻合口缝线密度，避免缺血，但也有可能带来相关的并发症。

(六) 腹腔引流的放置

供肝植入完毕，严密止血，检查腹腔无渗血和渗液(尤其注意胆管吻合口是否存在胆汁渗漏)后，通常在右侧膈下、右侧肝下间隙和经 Winslow 孔小网膜囊内分别放置腹腔引流管(图 52-67)。

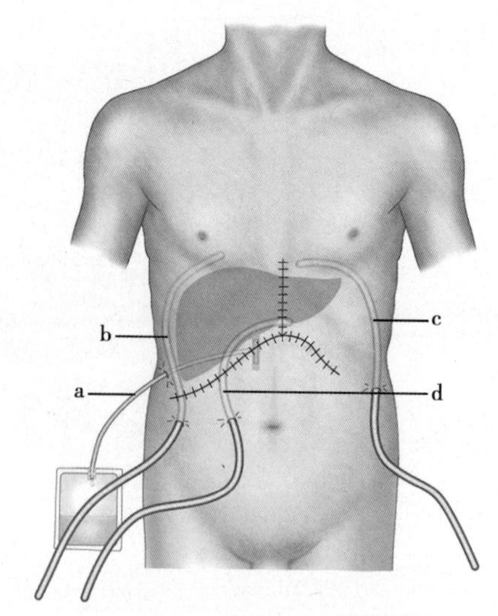

图 52-67　腹腔引流管放置

a. 胆道 T 形引流管；b. 右侧膈下引流管；c. 左侧膈下引流管；d. 经 Winslow 孔引流管

(冷建军)

二、背驮式肝移植供肝植入手术

背驮式肝移植(piggyback liver transplantation，PBLT)供肝植入术与经典式肝移植的不同之处主要是肝静脉流出道重建方式，门静脉、肝动脉及胆道重建方式均与经典式肝移植相同。

(一) 传统的 PBLT 肝静脉流出道重建

传统的 PBLT 肝静脉流出道重建通常采用将受者的肝静脉成形，然后与供肝肝上下腔静脉开口行端 - 端吻合(图 52-68)，改良的 PBLT 肝静脉流出道重建采用供受者下腔静脉侧 - 侧吻合。

(二) 改良的 PBLT 肝静脉流出道重建

改良的 PBLT 流出道重建不需做受者肝静脉的成

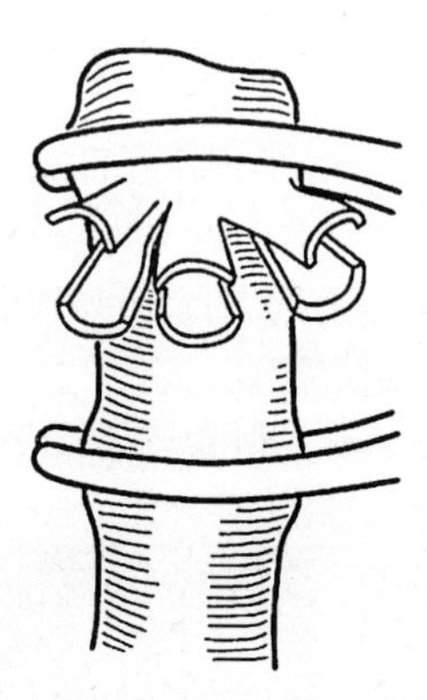
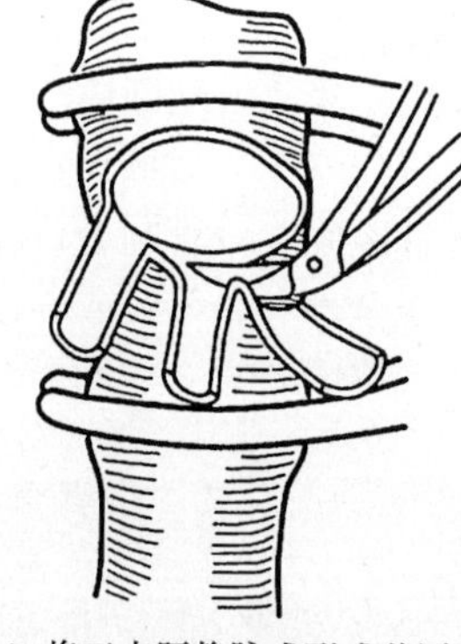
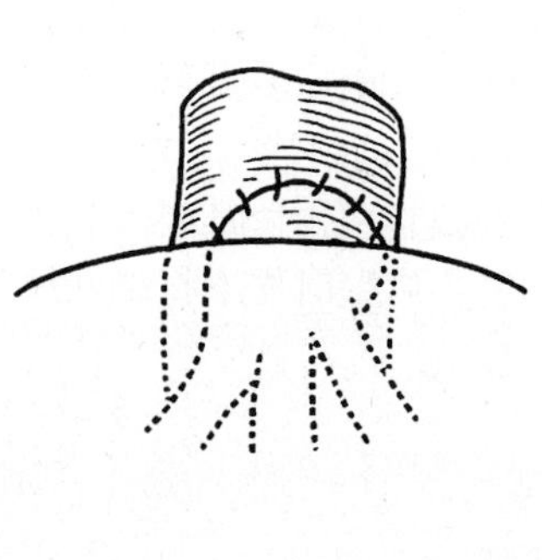

A. 将三支肝静脉成形成共同开口

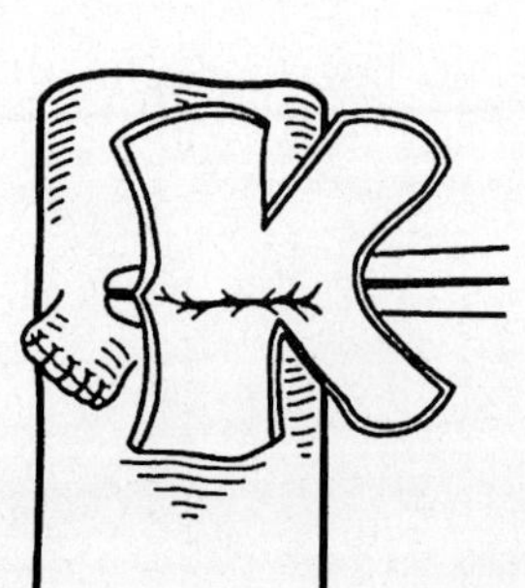
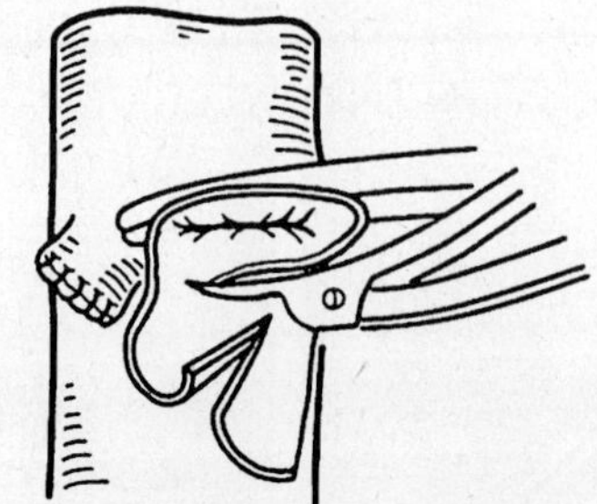
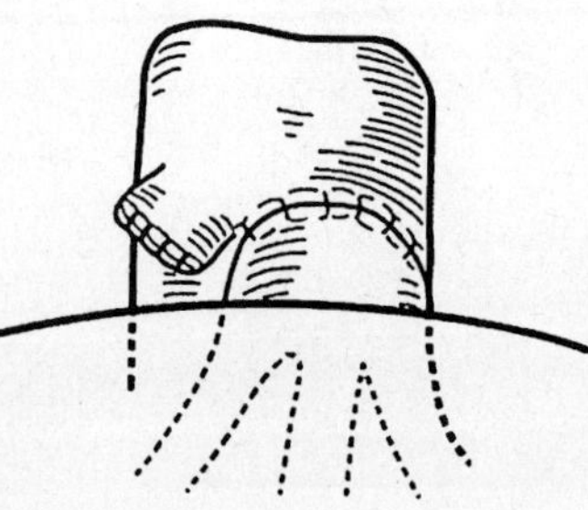

B. 肝右静脉关闭，肝中肝左静脉成形

图 52-68　肝静脉成形与供肝下腔静脉吻合重建

形，将供肝下腔静脉与受者下腔静脉直接采用大口吻合的流出道重建方式。

受者的肝静脉离断后缝闭其残端，以静脉钳部分阻断受者的下腔静脉前壁，受者下腔静脉仍保持部分通畅，维持受者下腔静脉回流。将受者下腔静脉前壁纵行修剪一长约 4cm 的梭形开口（图 52-69）。供肝下腔静脉上下端缝闭，在其后壁正中修剪一与受者下腔静脉相适配的梭形开口（图 52-70），以 4-0 Prolene 线连续缝合，将供受者下腔静脉开口进行侧 - 侧吻合（图 52-71~ 图 52-73）。

（冷建军）

三、活体部分肝移植供肝植入

活体肝移植时，供受者手术组之间保持密切沟通和配合，使供肝切取和修整与病肝切除同步完成，以达到最大限度缩短供肝缺血时间和受者无肝期。成人间活体肝移植多采用右半肝供肝，包括包含肝中静脉和不包含肝中静脉的右半肝供肝。

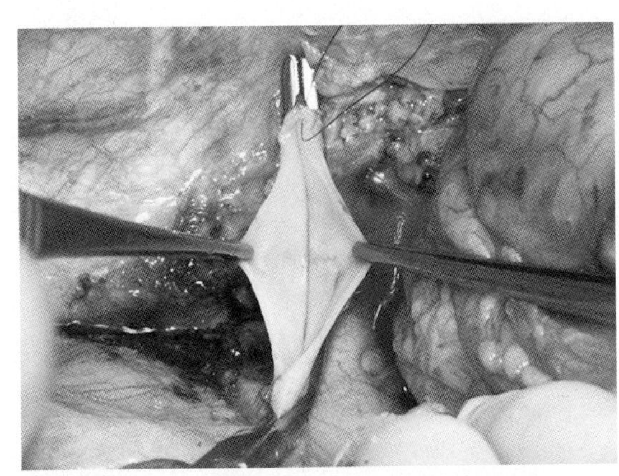

图 52-69　受者下腔静脉前壁梭形开口成形

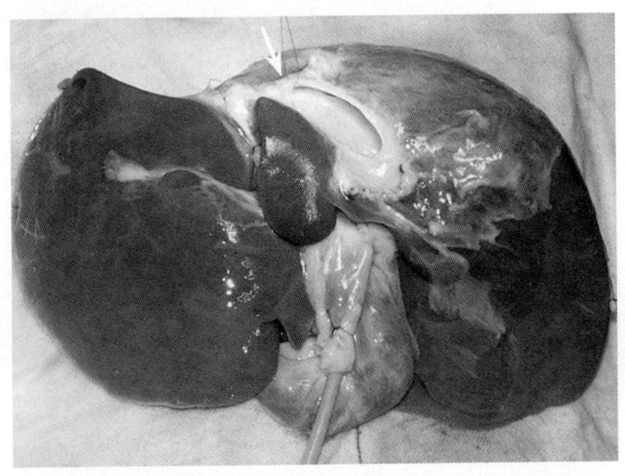

图 52-70　供肝下腔静脉后壁梭形开口成形（白色箭头）

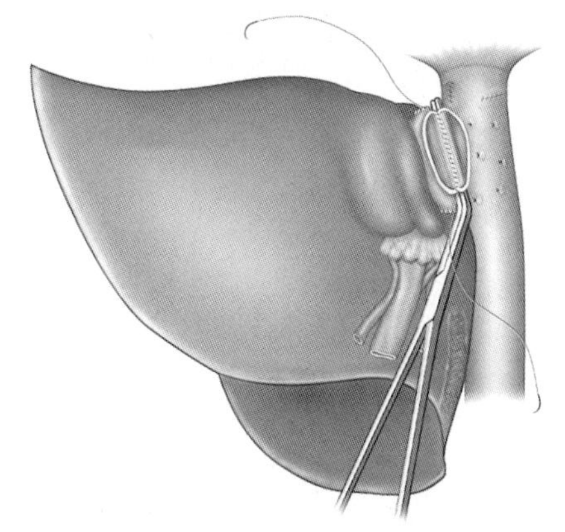

图 52-71　背驼式肝移植下腔静脉梭形开口吻合示意图

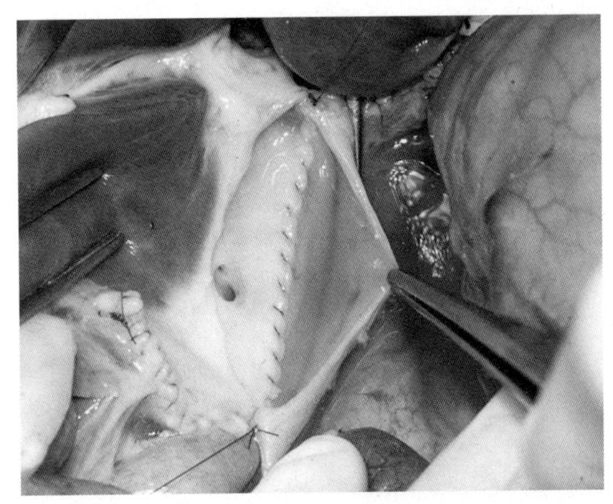

图 52-72　背驼式肝移植下腔静脉梭形开口吻合

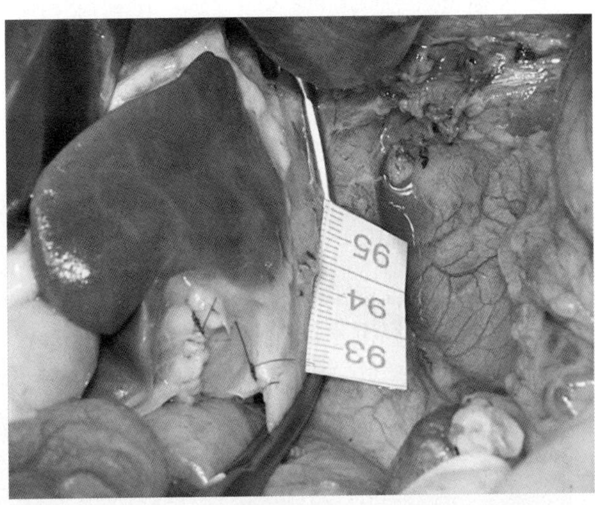

图 52-73　背驼式肝移植下腔静脉梭形开口吻合完成

（一）肝静脉流出道的重建

相对于全肝原位肝移植和左半肝或左外叶供肝移植，活体右半肝供肝移植中肝静脉流出道重建非常重要。供肝切取后需要将肝静脉流出道尽量成形为数量少且口径大的开口，最好能形成单一开口与受者肝右静脉或下腔静脉吻合重建。

6

1. 包含肝中静脉的右半肝肝静脉流出道成形

(1) 肝右静脉(RHV)- 肝中静脉(MHV)直接拉拢缝合成形：以 5-0 Prolene 线连续缝合 RHV 和 MHV 相邻侧壁形成单一开口(图 52-74)。如果 RHV 和 MHV 相邻侧壁直接拉拢存在一定张力，可采用 CUSA 将 RHV 和 MHV 之间的肝组织适量切除，减低静脉成形缝合的张力。

(2) RHV- 补片 -MHV 成形法：如果 RHV 和 MHV 相邻侧壁的间距较大，直接拉拢形成较大张力时，会使成形后的静脉受到牵拉而变形狭窄，此时可采用在 RHV 和 MHV 相邻侧壁间嫁接静脉补片成形的方法。以受者门静脉、肝静脉或血管库冻存静脉补片，剖开成适当大小静脉，以 5-0 Prolene 线连续缝合将静脉补片嫁接在 RHV 和 MHV 相邻侧壁之间(图 52-75)。

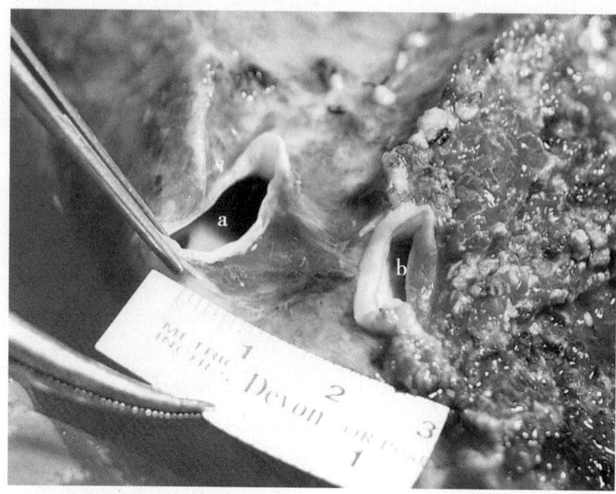

A. 肝中及肝右静脉直径相近，间距较短

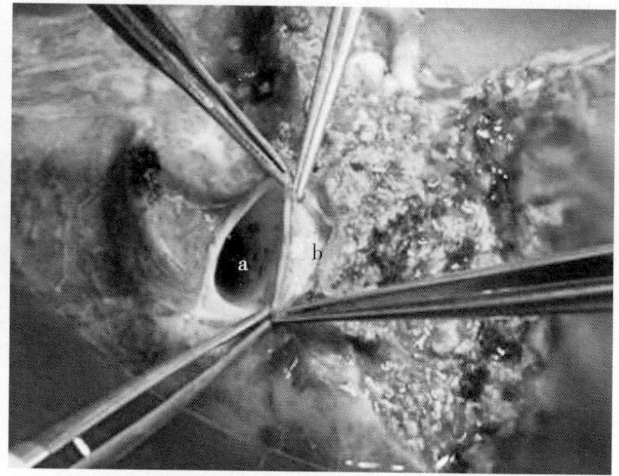

B. 直接对拢。以5-0 Prolene线连续缝合

A、B 中 a 为肝右静脉，b 为肝中静脉

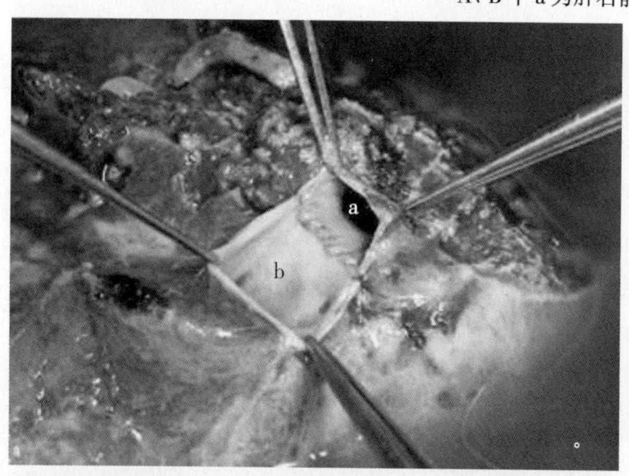

C. 肝中及肝右静脉成形，形成较大的共同开口

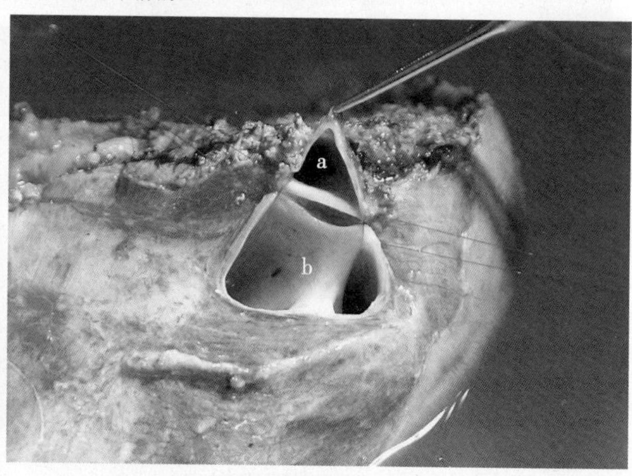

D. 肝中及肝右静脉直径相差较大，可根据小口相应长度对拢

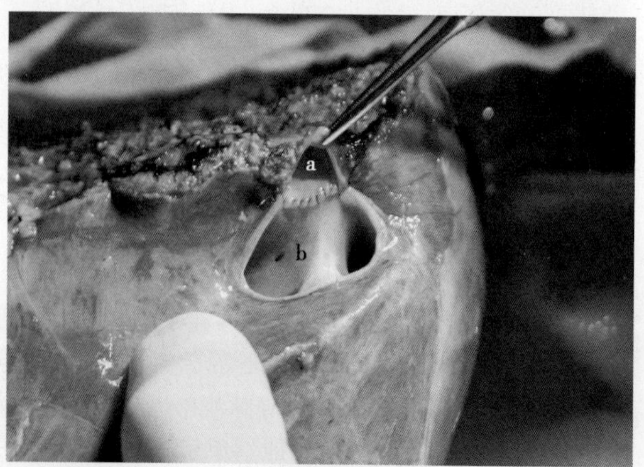

E. 5-0 Prolene线连续缝合形成共同开口

C~E 中 a 为肝中静脉，b 为肝右静脉

图 52-74　包含肝中静脉的右肝肝右静脉 - 肝中静脉相邻侧壁拉拢缝合成形

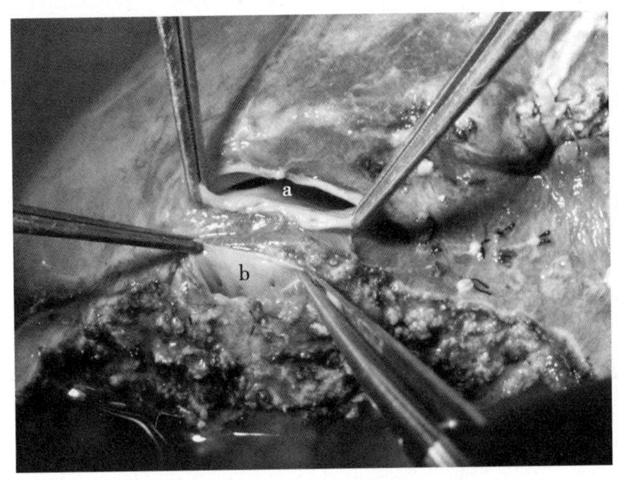

A. 肝中及肝右静脉开口预留较短或间距较长

A 中 a 为肝右静脉，b 为肝中静脉

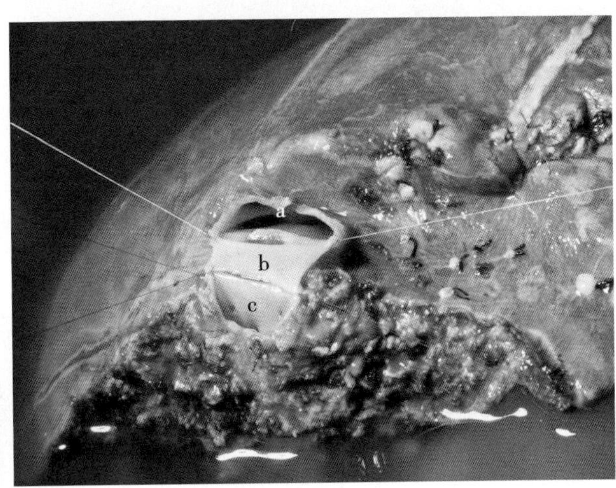

B. 采用嫁接静脉补片成形的方法

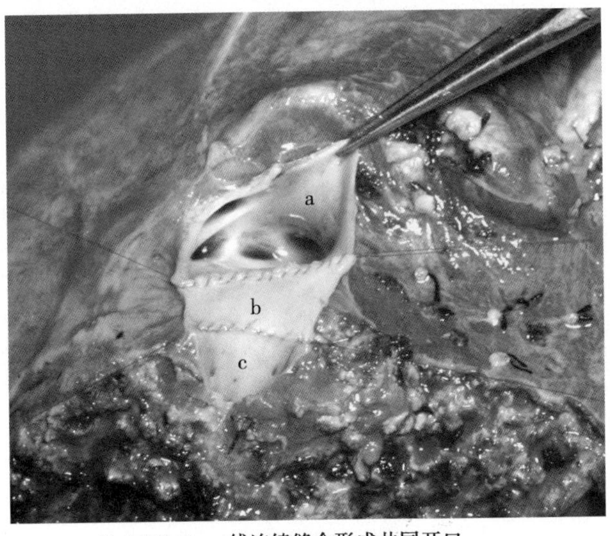

C. 5-0 Prolene 线连续缝合形成共同开口

B、C 中 a 为肝右静脉，b 为嫁接补片，c 为肝中静脉

图 52-75　肝右静脉和肝中静脉间嫁接静脉补片成形成共同开口

(3) MHV 围堰样成形：MHV 外侧壁较短时，在 MHV 的外侧壁作"围堰样"缝合静脉补片，延长 MHV 外侧壁以减轻移植肝植入时 MHV 的牵拉张力，维持吻合口通畅性(图 52-76)。

2. 不包含肝中静脉的右半肝肝静脉流出道成形　对于不包含 MHV 的右半肝供肝，移植肝离断平面上任何直径超过 5mm 的静脉属支都需要重建，可采用冻存血管库血管移植物，或受者可利用的门静脉、肝静脉或脐静脉血管段延长肝实质断面上 V5 和(或) V8(图 52-77~ 图 52-79)。

3. 供肝肝静脉与受者 IVC 吻合　在右半肝活体肝移植肝静脉流出道重建中，对于受体 IVC 侧吻合口开口，中国人民解放军总医院创用适应肝静脉成形开

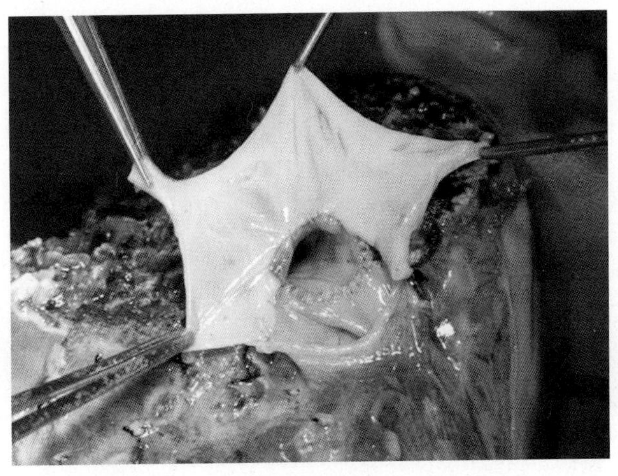

图 52-76　肝中静脉外侧壁围堰样延长成形

6

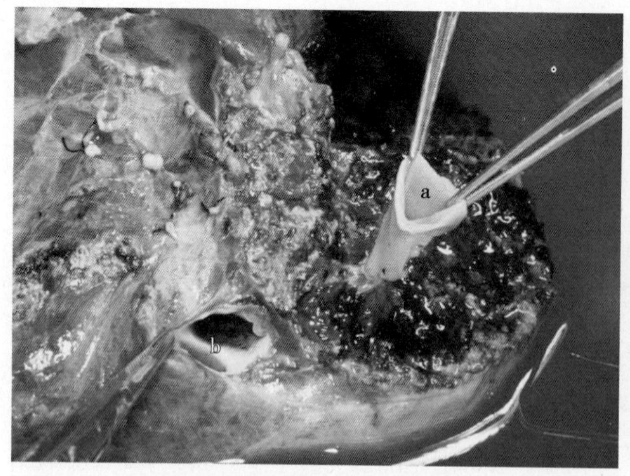

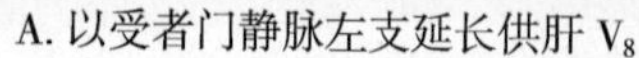
A. 以受者门静脉左支延长供肝 V_8

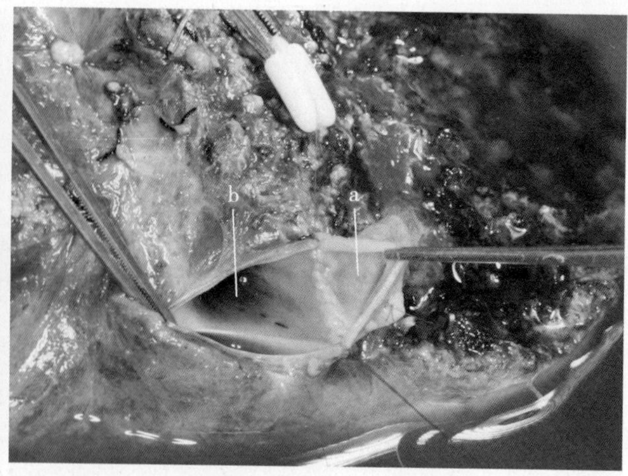

B. 延长的 V_8 再与 RHV 成形

图 52-77　采用受者门静脉左支延长供肝 V_8 后与 RHV 成形缝合

a. 整修后的受者门静脉左支延长供肝 V_8；b. 肝右静脉

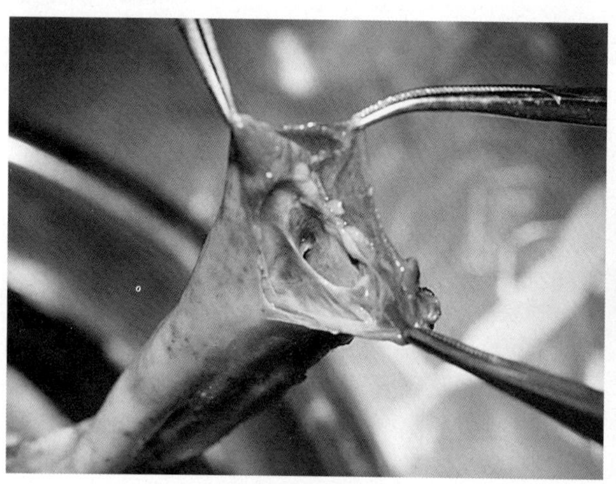
A. 受者扩张的脐静脉

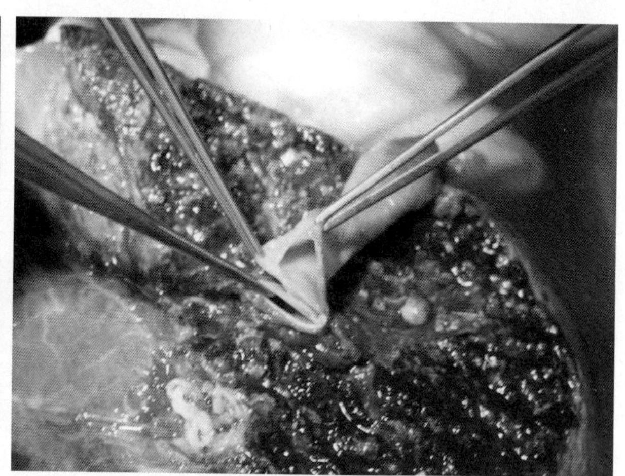
B. 以受者扩张脐静脉延长成形供肝 V_5

图 52-78　利用受者扩张脐静脉延长成形供肝 V_5

口的 D 形开口，在临床应用中取得满意效果。移植肝肝静脉成形重建完成后，将 RHV-MHV 成形（包含肝中静脉的右半供肝）或与 V5 和（或）V8 成形（不包含肝中静脉的右半供肝）的开口牵展成自然口牵形状态。以静脉阻断钳控制受者 IVC 血流，以 RHV 外侧壁为弦向左侧将 IVC 前壁弧形修剪成与移植肝相匹配的 D 形开口，以 4-0 或 5-0 Prolene 线连续缝合端 - 侧吻合（图 52-80）。

4. 副肝静脉的处理

（1）单根右后下静脉：右下单根副肝静脉可在 RHV 与受者 IVC 吻合后，直接将右后下静脉与受者 IVC 相应部位侧壁开口吻合（图 52-81）。

（2）多根副肝静脉：供肝存在 2 支以上需要重建的副肝静脉时，需要尽可能将多支副肝静脉成形成共同开口，在 RHV 与受者 IVC 吻合后再做副肝静脉的重建。多个开口与 IVC 的直接吻合将给手术操作带来困难，而且由于肝静脉重建时，供肝处于缺血状态，难以确切定位多支副肝静脉在移植肝充盈后的相互间距离，与受者 IVC 吻合后易造成吻合口牵拉、扭曲，导致副肝静脉引流不畅或术后出血（图 52-82）。

（二）门静脉重建

移植肝门静脉右支与受者门静脉主干或右支以 6-0 Prolene 对端连续缝合（图 52-83）。

（三）肝动脉重建

移植肝肝右动脉与受者肝动脉吻合：在外科显微镜下以 8-0 Prolene 线对端吻合（图 52-84）；有时右半肝具有两支动脉，可分别与受者肝动脉左和右支吻合（图 52-85）。供者胃十二指肠动脉发自肝右动脉，同时

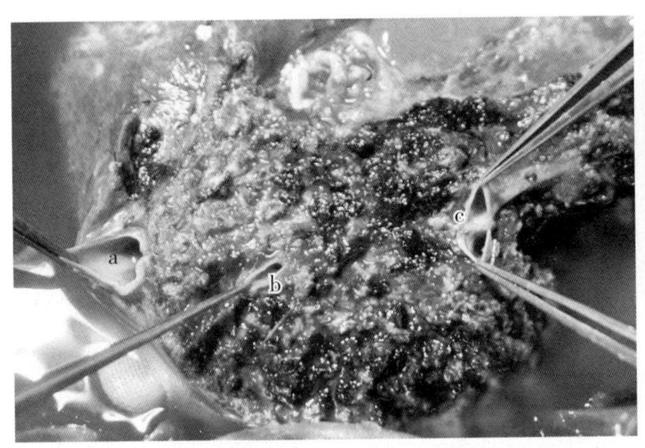

A. 肝实质断面多个肝静脉开口：a. 肝右静脉；b. V_8；c. 两支 V_5 属支

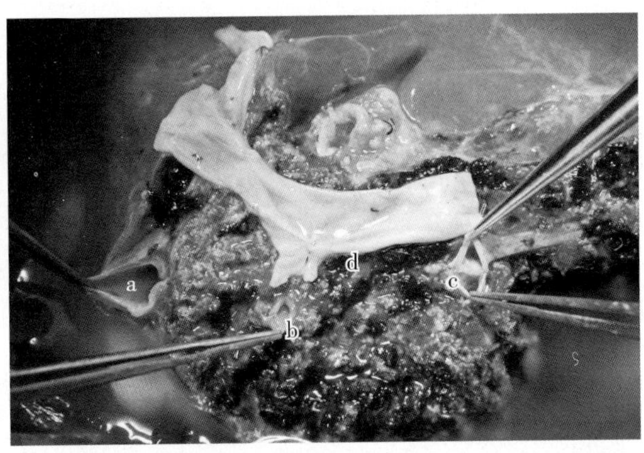

B. 采用冻存异体髂静脉成形：a. 肝右静脉；b. V_8；c. 两支 V_5 属支；d. 冻存异体髂静脉

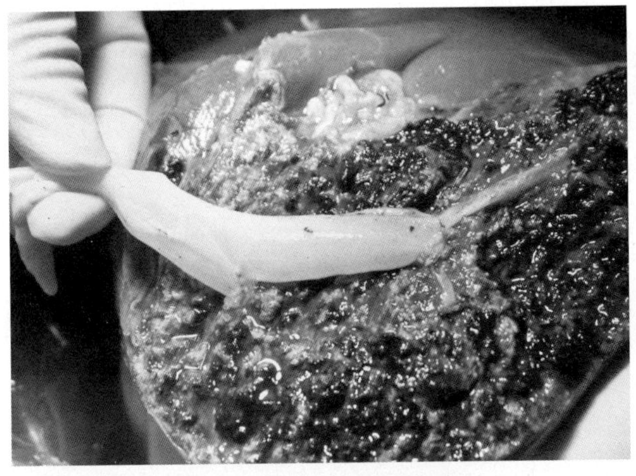
C. 成形完成后注水试验是否渗漏

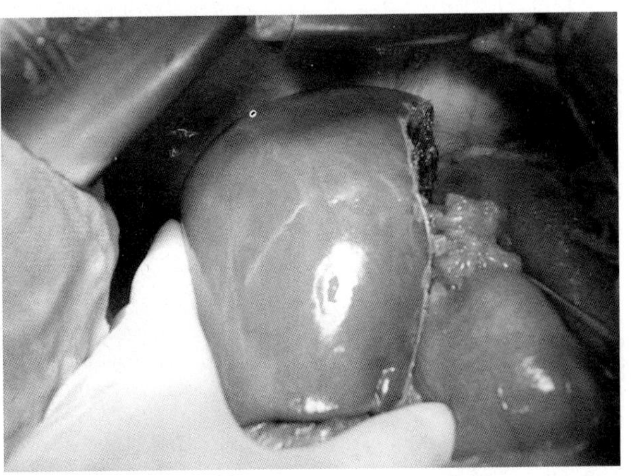
D. 重建血管段未开放，移植肝右前叶淤血

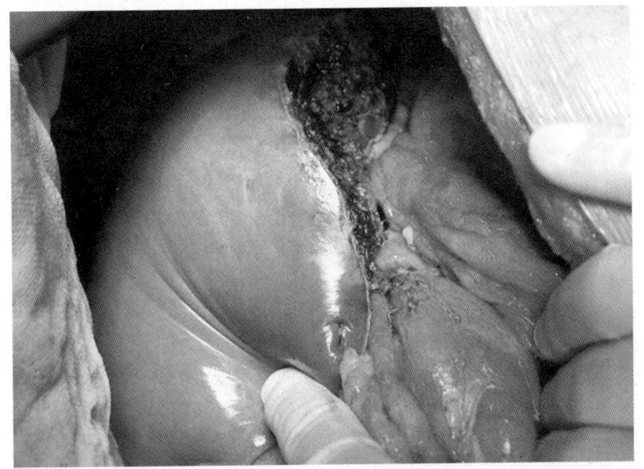
E. 重建 V_5、V_8 血管段开放后，可见右前叶淤血区恢复血运

图 52-79　肝实质断面多个肝静脉开口成形为单一开口

存在肠系膜上动脉发出的副肝右动脉，可结扎离断胃十二指肠动脉，将副肝右动脉与胃十二指肠动脉残端吻合，使肝右动脉形成共同开口，与受者肝动脉端 - 端吻合（图 52-86）。

（四）胆道重建

胆道重建一般均行供肝右肝管与受者胆总管以 PDS 6-0 黏膜对黏膜对端连续或间断缝合，不放置 T 形管引流支撑，或者右肝管与空肠行胆肠 Roux-en-Y 吻合（图 52-87）。有时右半肝前后支胆管单独开口于肝总管，供肝切取后形成 2 支胆管开口，可将其在后台成形成共同开口，与受者胆总管端 - 端吻合（图 52-88）。

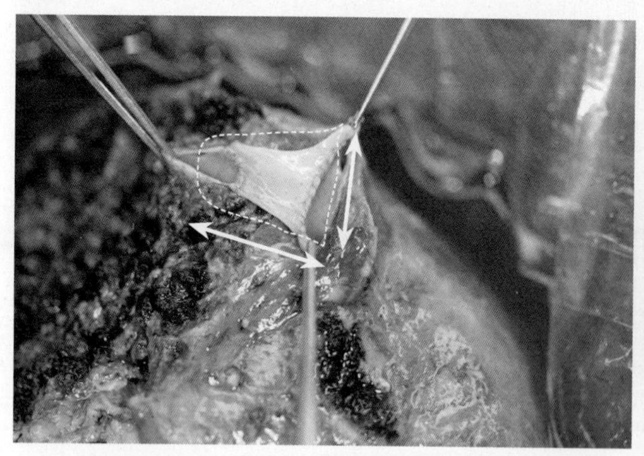

A. 将移植肝 RHV-MHV 成形开口牵展成自然开口状态

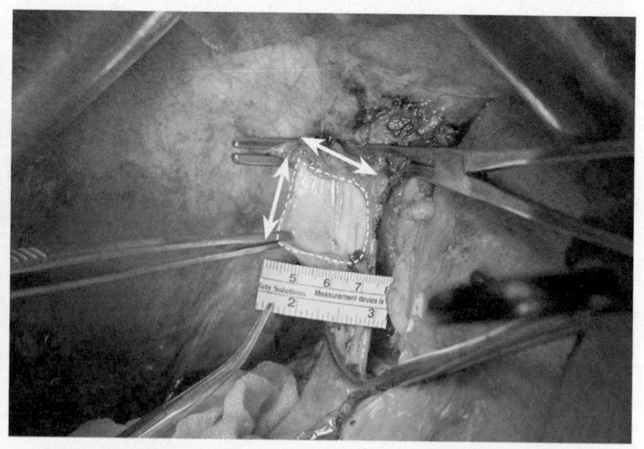

B. 静脉阻断钳控制受者 IVC 血流，以 RHV 外侧壁为弦向左侧将 IVC 前壁弧形修剪成与移植肝相匹配的 D 形开口

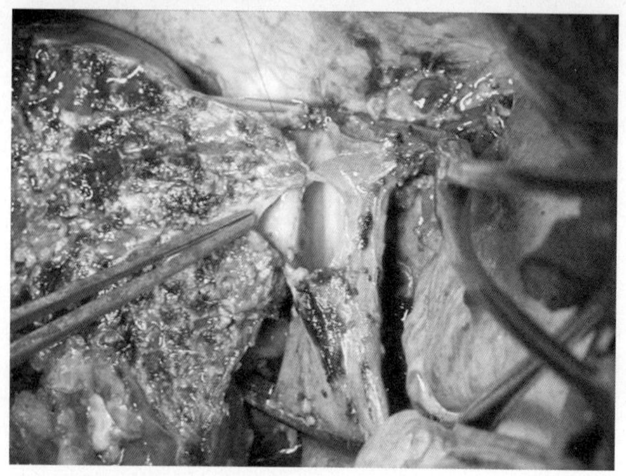

C. 移植肝 RHV-MHV 共同开口与受者 IVC 开口吻合

图 52-80　移植肝与受者行开口吻合

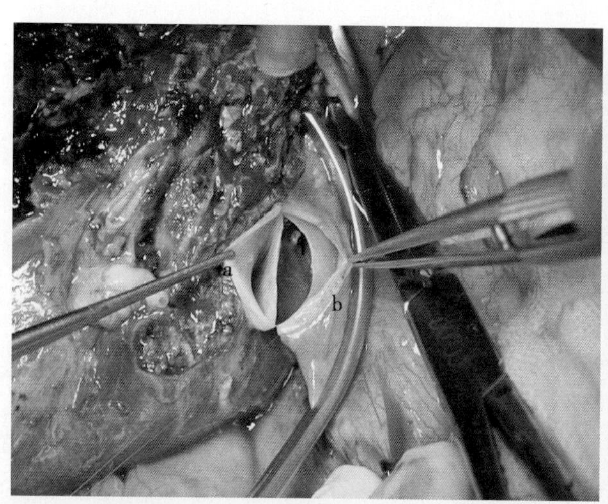

A 肝右静脉和受者下腔静脉两端缝合牵引。
a. 副肝右静脉；b. 受者下腔静脉相应开口

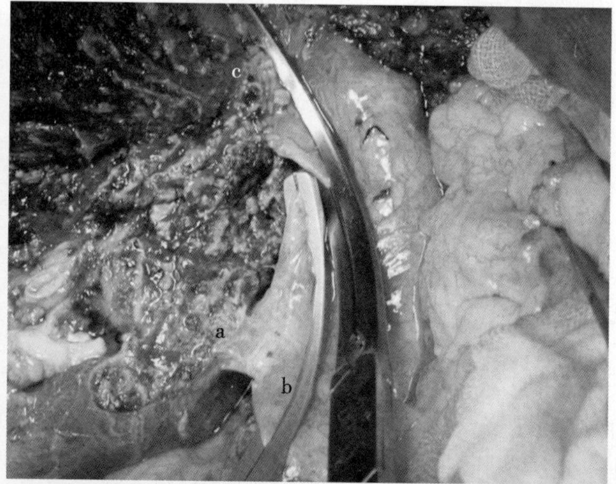

B 依次缝合吻合口后壁、前壁
a. 副肝右静脉；b. 副肝右静脉直接与受者下腔静脉吻合；c. 肝右静脉与受者下腔静脉吻合口

图 52-81　单根 AHV 与受者 IVC 直接吻合重建

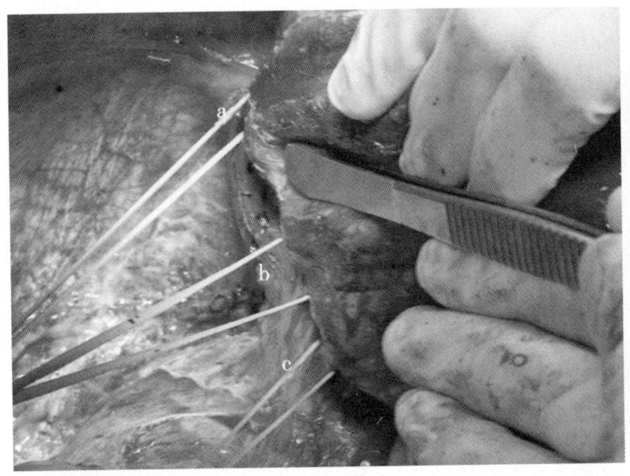

A. 受者多支副肝右静脉。a. 肝右静脉；b. 副肝右静脉；c. 副肝右静脉

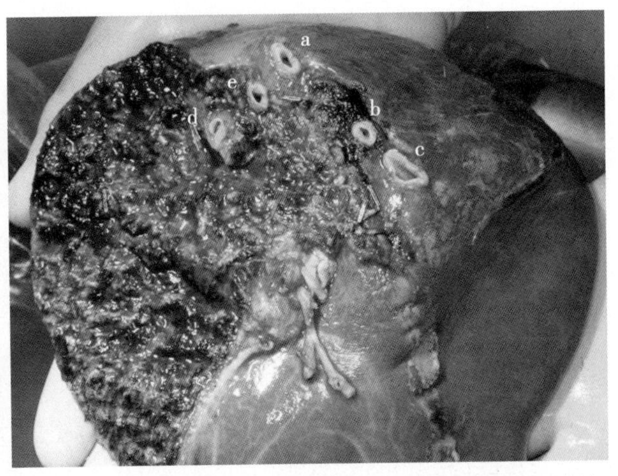

B. 供者多支副肝右静脉。a. 肝右静脉；b. 副肝右静脉；c. 副肝右静脉；d. V8a；e. V8b

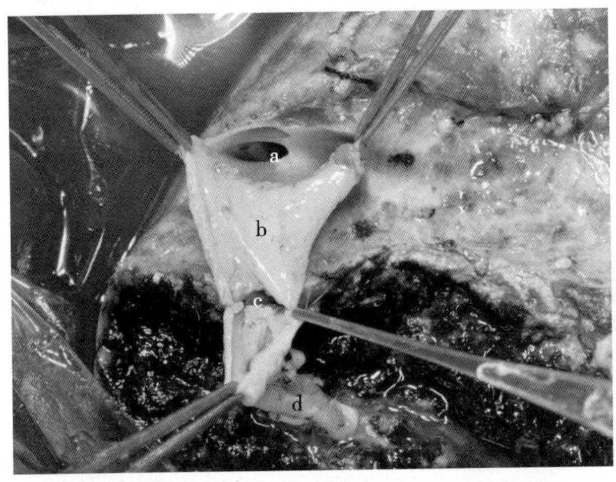

C. 供肝肝右静脉及多支副肝右静脉补片成形。a. 肝右静脉；b. 肝右静脉与V8a之间补片成形；c. V8a；d. 移植血管延长V8b成形；e. V8b

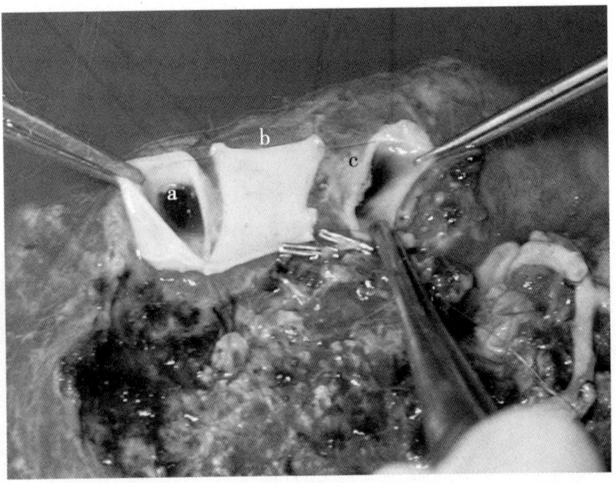

D. 两支副肝右静脉之间补片成形。a. 副肝右静脉；b. 两支副肝右静脉之间补片成形；c. 副肝右静脉

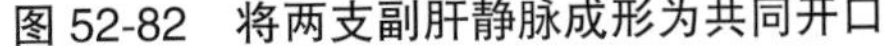
图 52-82 将两支副肝静脉成形为共同开口

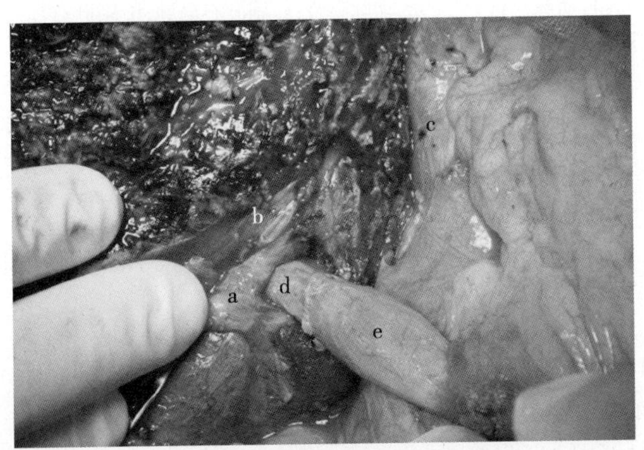

图 52-83 右半肝供肝门静脉右支与受者门静脉主干吻合重建

a. 供肝肝右动脉；b. 供肝右肝管；c. 受者 IVC；d. 供肝门静脉右支；e. 受者门静脉主干

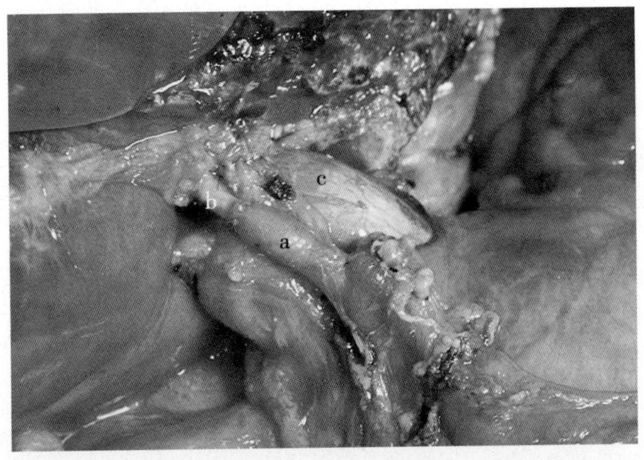

图 52-84 右半肝供肝肝右动脉与受者肝总动脉吻合重建

a. 受者肝总动脉；b. 供肝肝右动脉；c. 门静脉

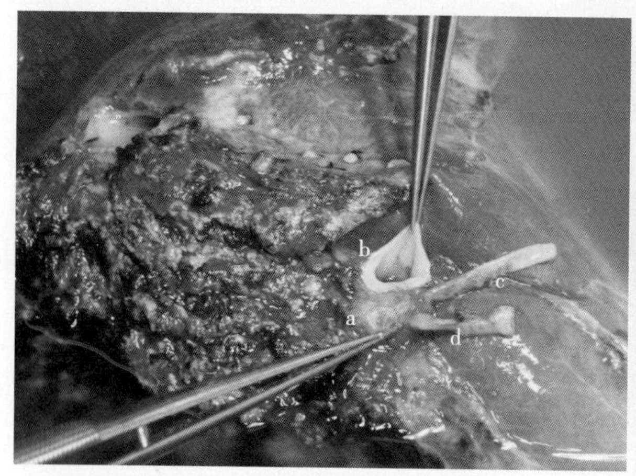

A. 右半肝供肝动脉 2 支型：a. 右肝管；b. 门静脉右支；c. 肝右动脉；d. 副肝右动脉

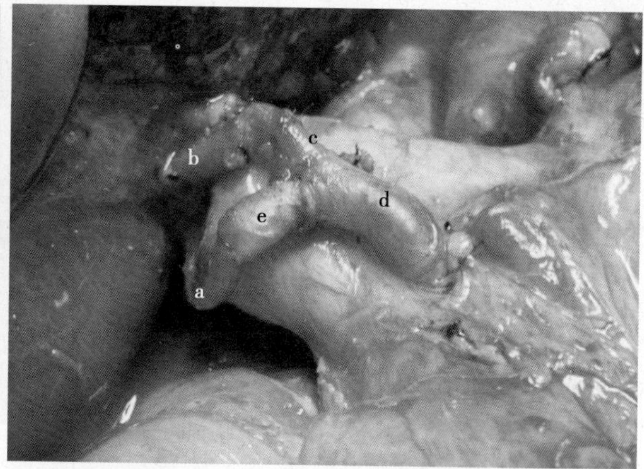

B. 植入时分别与受者肝动脉左右支端-端吻合：a. 供肝副肝右动脉；b. 供肝肝右动脉；c. 受者肝左动脉；d. 受者肝固有动脉；e. 受者肝右动脉

图 52-85　右肝供肝有两支动脉分别与受者肝动脉左右支吻合

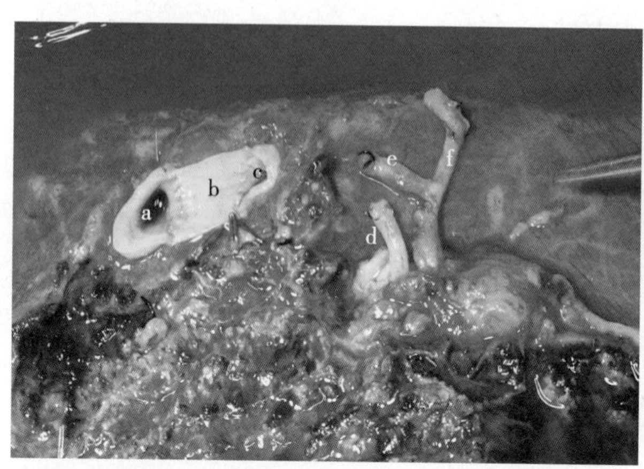

A. 胃十二指肠动脉发自肝右动脉，同时存在肠系膜上动脉发出的副肝右动脉：a. 副肝右静脉；b. 副肝右静脉间补片成形；c.副肝右静脉；d. 副肝右动脉；e. 胃十二指肠动脉；f. 肝右动脉

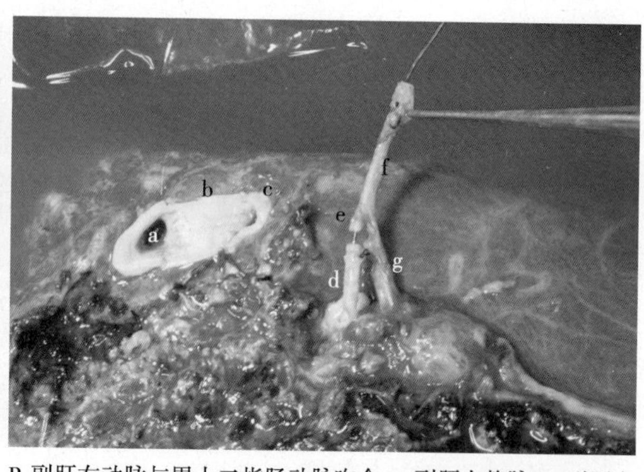

B. 副肝右动脉与胃十二指肠动脉吻合：a. 副肝右静脉；b. 副肝右静脉间补片成形；c. 副肝右静脉；d. 副肝右动脉；e. 胃十二指肠动脉；f. g. 肝右动脉

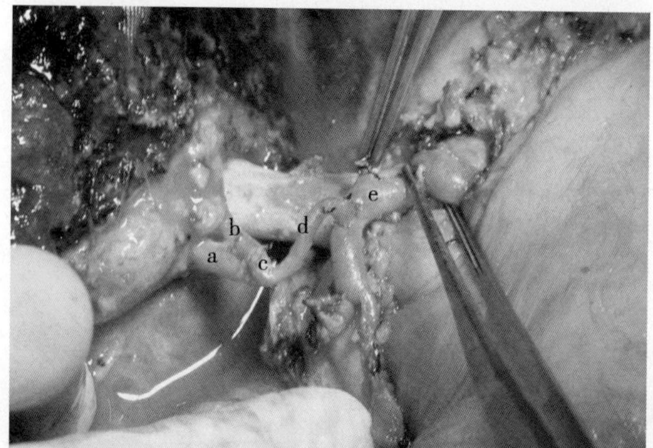

C. 肝右动脉与受者肝动脉吻合重建：a. 供肝肝右动脉；b. 供肝副肝右动脉；c. 受者胃十二指肠动脉；d. 受者肝右动脉；e. 肝总动脉

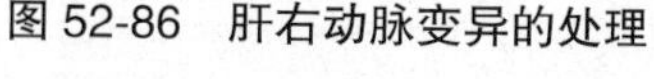

图 52-86　肝右动脉变异的处理

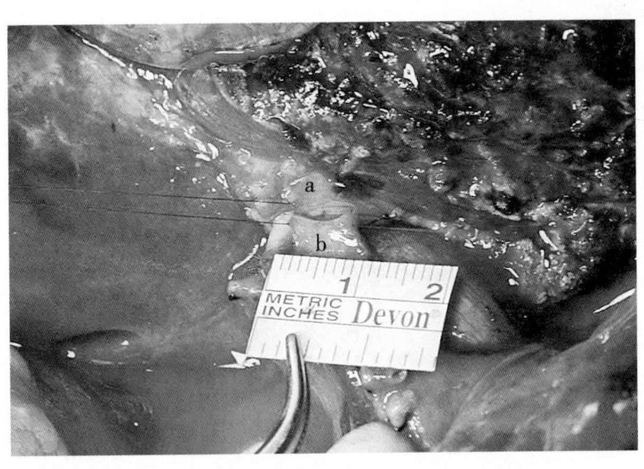

图 52-87　右半肝供肝右肝管与受者胆总管吻合重建
a. 供肝右肝管；b. 受者胆总管

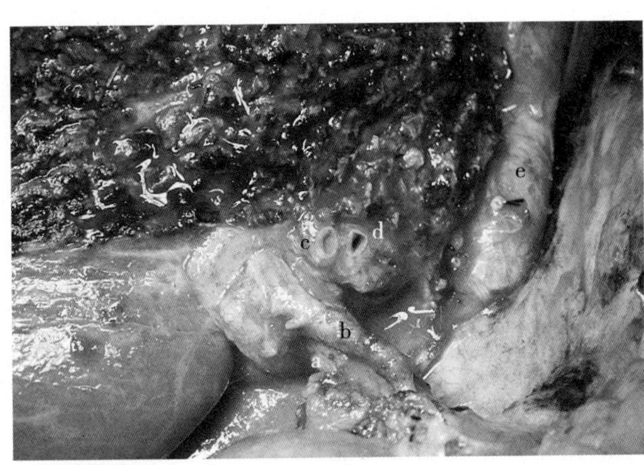

A. 右半肝供肝
肝管两个开口：a. 门静脉；b. 肝动脉；c. 右前肝管；d. 右后肝管；e. 下腔静脉

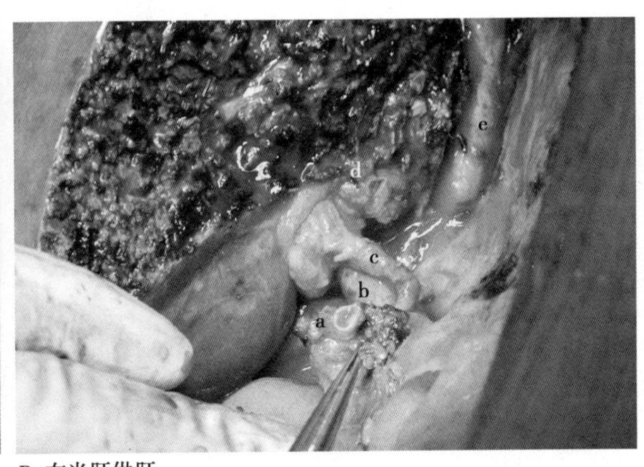

B. 右半肝供肝
肝管整形：a. 受者胆总管；b. 门静脉；c. 肝动脉；d. 右前右后肝管成形成共干；e. 下腔静脉

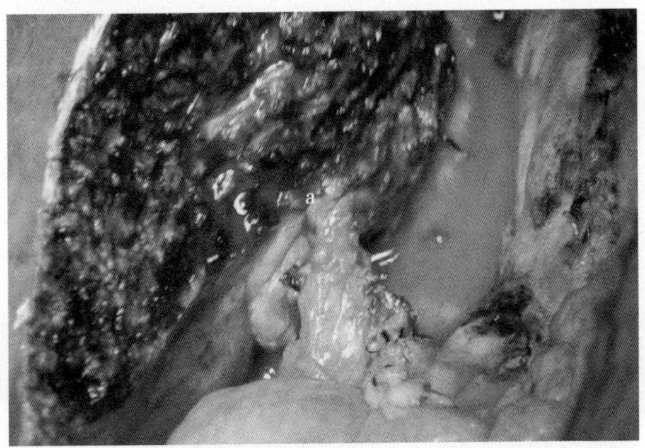

C. 右半肝供肝肝管整形后共干与受者胆总管吻合
a. 胆道吻合重建

图 52-88　胆道吻合重建

6

（董家鸿　冷建军）

参考文献

1. 董家鸿. 肝脏移植手术图解. 上海:上海教育科技出版社, 2013.
2. Andrzej Baranski. 腹部器官外科获取技术. 冷建军,译. 北京:人民卫生出版社. 2012.
3. Busuttil RW, Klintmalm GK. Transplantation of the Liver. Second Edition. Elsevier Inc, 2005.

6

第五十三章

胆道系统手术

第一节　胆道系统解剖生理概要

（一）胆道的分区

胆道(biliary tract)是包裹在Glissonean鞘中的三联体结构之一，是输送胆汁的通道。从毛细胆管到胆总管末端，胆道是一个解剖和功能上的整体(图53-1)。外科医生所关心的，是具有外科手术操作可能的胆道的解剖和功能。由于周围组织器官特点的不同，不同分区的胆道在手术入路、处理方法方面具有各自的特点。

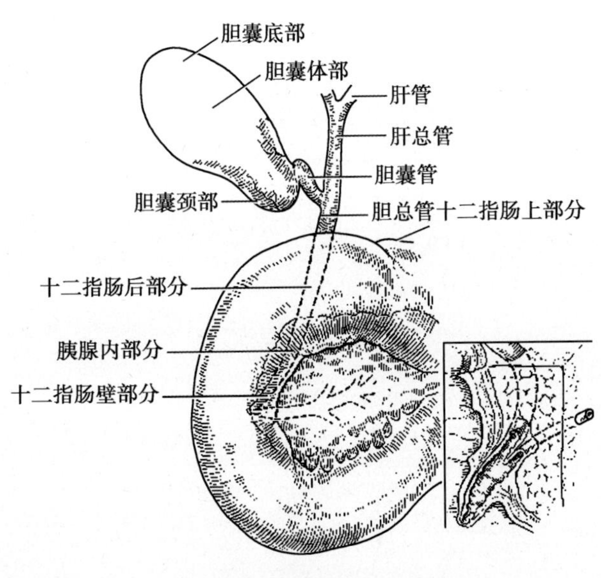

图53-1　胆道解剖示意图

胆道可分为肝内胆管(intrahepatic bile duct)、肝门部胆管(perihilar bile duct)和肝外胆管(extrahepatic bile duct)三部分，其间相互移行而无精确的界限。黄志强院士将肝门部胆管定义为：自肝总管的上1/2平面至第二级分支进入肝实质的平面所包含的胆管。在此之近侧为肝内胆管，远侧为肝外胆管。

在外科实践中，肝内胆管和肝门部胆管的解剖和显露具有紧密联系。进入肝内胆管，往往需要从肝门部胆管着手解剖寻找入路，两者不可截然分开。因此，作者将这两部分一并论述。

（二）肝内胆管和肝门部胆管

从肝段胆管(segmental bile duct)开始，胆管开始具有外科应用意义。随着外科技术的进展，尤其是活体肝移植供肝切取、肝门部胆管癌大范围肝切除、高位胆管狭窄的成形修复、复杂先天性胆管囊肿的外科治疗等高难度手术的开展，对于肝段胆管的解剖、汇合方式以及其与门静脉的位置关系都是必须了解的内容。

1. Ⅰ段胆管(尾状叶胆管，B_1)　按照Kumon的分类方法，尾状叶可分为三部分，分别为左侧的Spiegel叶(SL)，中间的下腔静脉旁部(paracaval portion，PC)和右侧的尾状突(caudate procesus，C)，每一部分均可能有独立的引流胆管支。B_1常有3~5支，平均3.3支，且大多数B_1均汇合于肝门部胆管(图53-2)。因此，肝门部胆管癌极易浸润尾状叶胆管开口，保留的尾状叶常成为日后肿瘤复发的来源，而常规切除尾状叶也就成为肝门部胆管癌根治术的要求。

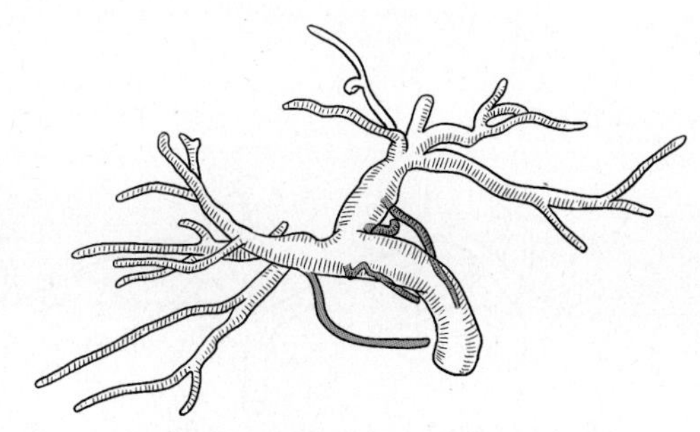

图53-2　尾状叶胆管汇合示意图

图中灰色管道为尾状叶的各支胆管，于后方汇合入肝门部胆管

6

2. Ⅱ、Ⅲ段胆管(B_2 和 B_3)　常见的解剖形式中，B_2 和 B_3 汇合后，于门静脉矢状部的头侧通过，而后接受Ⅳ段胆管(B_4)的汇入后形成左肝管主干。B_2 因其位置深在，且其前方有肝左静脉走行，因此在穿刺引流操作上的应用受限。B_3 于体外超声下于剑突下斜切面容易显示，且 B_3 常位于Ⅲ段门静脉和肝动脉的浅面，容易找到穿刺路径。因此 B_3 是行经皮经肝胆管穿刺引流术(PTBD)的常见选择之一。

门静脉矢状部(umbilical portion，UP)与 B_2、B_3 的位置关系，对肝门部胆管癌根治术有较为重要的影响。通常情况下，B_2、B_3 汇合后于 UP 的头侧通过。

手术时受 UP(U 点)的限制，胆管切缘至多到达 UP 的右侧缘偏后方。但少见的情况下(3.6%~6%)，B_2 或 B_3 的一支从 UP 的尾侧通过。此即英文文献中的 Infraportal 型，也即日文文献中的“南绕型”(图 53-3)。这种类型的胆管不受 UP 的限制，切缘可达 UP 的左侧，有利于获得阴性切缘。

3. Ⅳ段胆管(B_4)　通常情况下，B_4 可分为 B_{4a}(左内叶下段支)和 B_{4b}(左内叶上段支)。B_{4a} 和 B_{4b} 可能形成共干汇入 LHD，亦可能分别汇入 LHD 或 B_3。仔细分析 B_4 的解剖对于肝门部胆管癌根治具有重要意义。是否需要切除 S_4 或其亚段，取决于 B_4 或其分支的开口是否受到浸润。如图 53-4 所示，B_4 解剖分型中的Ⅰ型，B_4 或及亚段胆管支均汇入 LHD 近肝门侧部位，受到肿瘤浸润的可能性较大，行肝门部胆管癌根治时应将 S_4 全部切除。Ⅱ型解剖中，B_4 及亚段胆管支均汇

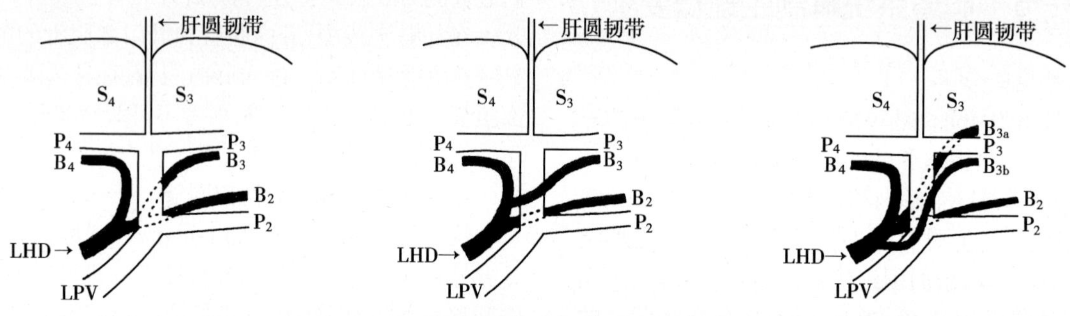

图 53-3　Ⅱ、Ⅲ段胆管(B_2 和 B_3)胆管汇合示意图
LHD. 左肝管；LPV. 左门静脉

Ⅰ型：35.5%

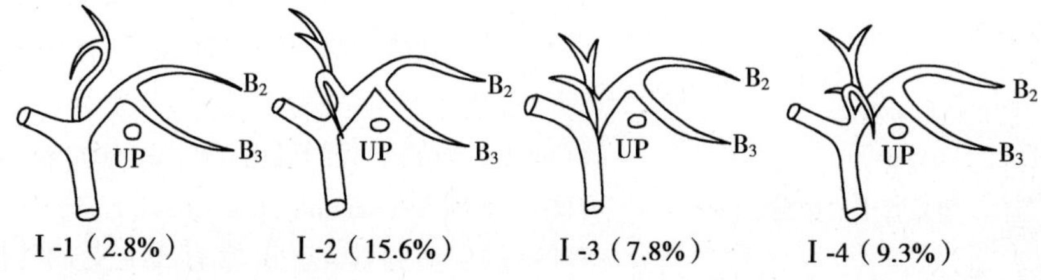

Combined型(Ⅰ&Ⅱ型)：9.9%

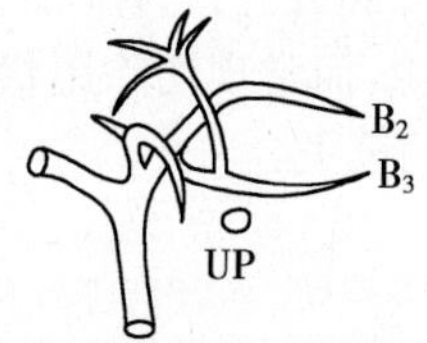

Ⅱ型：54.6%

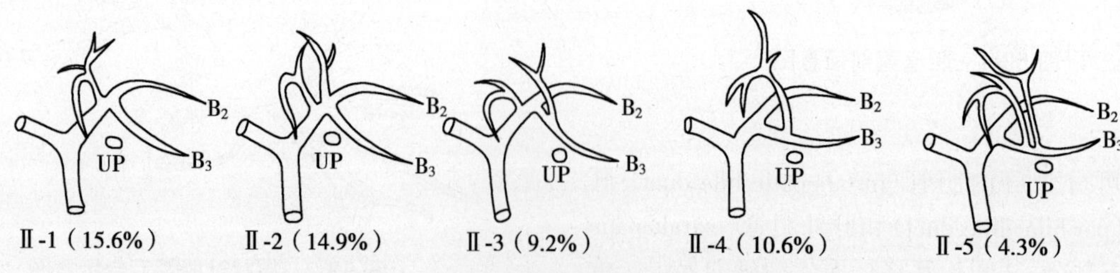

图 53-4　Ⅳ段胆管(B_4)胆管汇合示意图
UP. 门静脉矢状部

入LHD远离肝门部位，受到肿瘤浸润的可能性较小，因此除Bismuth Ⅲ b型及Ⅳ型胆管癌外，其余手术可保留S_4，或仅切除可能受到浸润的胆管支所属的亚段。对于Combine型的解剖，B_{4a}汇入LHD近肝门侧，B_{4b}汇入B_3，此时应切除S_{4a}以保证手术效果。

4. Ⅴ~Ⅷ段胆管（B_5-B_8） 右侧肝门部胆管中，B_5与B_8汇合后形成右前支胆管（right anterior segmental duct，RASD），B_6与B_7汇合后形成右后支胆管（right posterior segmental duct，RPSD）。RPSD多于头背侧绕过门静脉右支后与RASD汇合，形成右肝管主干（RHD）。其绕过门静脉右支时，形成一个突出结构，在胆道造影或MRCP上可见，称为Hjortsjo的手指（Hjortsjo crook）。

右侧肝门部胆管变异，主要是由于RPSD汇合位置的变异而形成。常见的变异情况是RPSD直接汇入肝门或LHD，后者可造成术中寻找RPSD的开口困难（图53-5）。也可见RPSD低位汇合入肝总管的情况，在做腹腔镜胆囊切除术时会增加胆管损伤的风险。

RPSD与门静脉右后支（right posterior portal vein，RPPV）的位置关系是近年来较受重视的解剖学研究进展。根据两者的位置关系，可分为门静脉上型（supraportal型），指RPSD位于RPPV后上方，较常见，占82.2%~84.1%；门静脉下型（infraportal型），指RPSD位于RPPV下方，少见，占8.4%~17.5%（图53-6）；联合型（combine型，指6、7段胆管未汇合形成RPSD，分别汇入右前叶肝管）为代表的其他罕见类型，占5.5%~9.3%。其主要的外科学意义在于对于门静脉下型的胆管，其切缘不受门静脉右前右后支分叉部（P点）的限制，因此在肝门部胆管癌根治术中获得阴性切缘的概率较高且胆瘘的发生率较低。

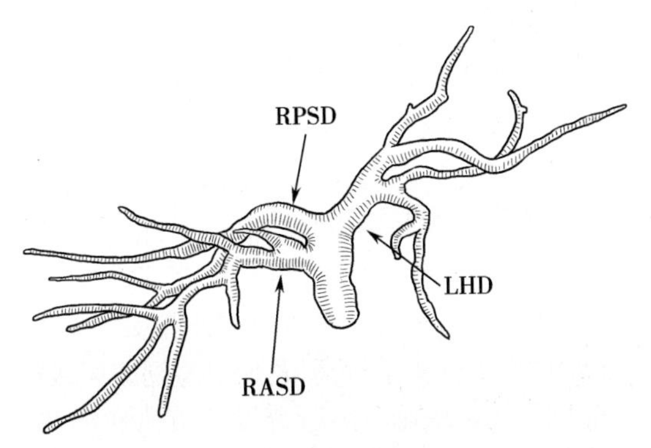

图53-5 右后支胆管（RPSD）汇入左肝管

图中可见右后支胆管（RPSD）汇入左肝管（LHD），右前支胆管（RASD）汇入胆总管

（三）肝门板的概念和肝门部胆管的显露

肝门板（hepatic hilar plate）是由肝被膜与Glissonean鞘相互延续而成的纤维板样结构，由胆囊板（cystic plate）、门板（hilar plate）、脐板（umbilical plate）组成。平行于Glissonean鞘的方向打开门板，可以增加肝门分叉部管道的显露。打开门板后，将肝十二指肠韧带向下牵引，肝方叶向相反方向牵拉，左右肝管即位于肝门分叉部的最浅面，以细针穿刺确认后即可打开。这个寻找胆管的入路，在反复多次胆道手术或高位胆管狭窄的手术中尤其快捷有效。

打开胆囊板，切除胆囊窝根部的部分肝实质，可用于增加右前支肝蒂的显露。而右后支肝蒂，可以通过Rouviere沟为解剖标志寻找。

（四）肝外胆管

肝外胆管的解剖，可分为十二指肠上段、十二指肠后段、胰腺段和十二指肠壁内段四个部分。其中十二指肠上段走行于肝十二指肠韧带的右侧缘浅面，是胆道外科最常用来行胆总管探查的部位。将十二指肠球部翻起，也能较为容易地显露十二指肠后段。胰腺段和十二指肠壁内段的胆管，外科处理的方式较前明显不同。

1. 胆囊与胆囊管 胆囊位于肝脏脏面的胆囊窝内，经胆囊管与肝外胆管相通。胆囊管（cystic duct，CD）多汇合于胆总管的右侧，是肝总管与胆总管的解剖学分界标志。以胆囊管、肝总管和肝脏下缘构成的Calot三角，内有胆囊动脉通过，是行胆囊切除术需要重点解剖的部位。

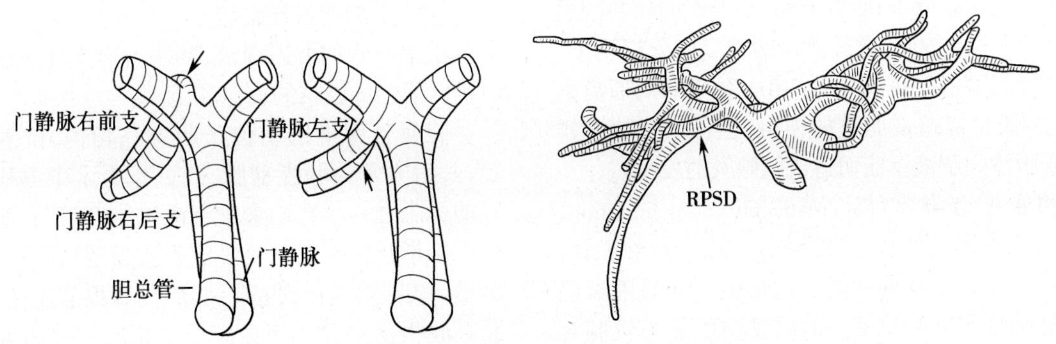

图53-6 门静脉下型右后支胆管（RPSD，箭头）

胆囊管的变异情况较多，各种情况需要术者熟悉了解，以避免胆囊切除术，尤其是腹腔镜胆囊切除术时胆管损伤的发生。绝大部分情况下，胆囊管汇合于胆总管的右侧，长度约2~4cm。但胆囊管可能汇入胆总管较低的位置，或汇入点位于胆总管的前方、左侧方或后方，此时需非常小心地辨别解剖结构，注意不要损伤胆总管。少见情况下，胆囊管可能汇入右肝管或左肝管（图53-7），而来源于右肝胆管系统的分支亦可能汇入胆囊管，这些变异常是导致胆管损伤的解剖性因素。

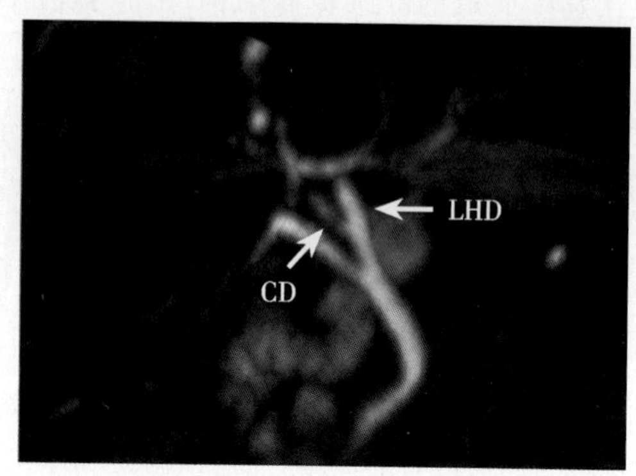

图53-7　胆囊管异常汇合

胆囊管（CD）汇合入左肝管（LHD）

6

2. 胰腺段胆管　胰腺段胆管穿行于胰腺实质内，位于胰头的背侧。胰腺组织可能完全包绕胆管，也可能仅包绕胆管的前半部分。外科手术中，常打开十二指肠外侧腹膜做Kocher切口，而后将胰头十二指肠一并向左侧翻起，即可显露胰头后方。在先天性胆管囊肿手术中，沿胆管向下剥离，也可到达胰腺段胆管，但需小心可能与胆管并行或距离很近的胰管。而在胰头部位的胰腺囊腺瘤、实性假乳头状肿瘤等剥除手术中，也需要非常小心，勿损伤胰腺段胆管，否则会造成非常难于处理的局面。

3. 胆胰肠汇合部　胆管末端与胰管汇合，形成共同通道开口于十二指肠大乳头。胆胰肠汇合部是一个结构精巧、功能复杂的解剖功能单位，目前对其功能了解较少。通常状况下，胆管末端、胰管末端和共同通道处，各有一组括约肌，通过复杂的神经内分泌调节，来控制胆汁和胰液的排空（图53-8）。位于共同通道处的病变，不仅可以造成胆道的梗阻，也可以因胰液排出不畅或胆汁向胰液反流而造成胰腺炎的发生。

胆胰管汇合异常（pancreaticobiliary maljunction，PBM）的定义是胆总管和主胰管在十二指肠壁外汇合，通常会形成过长的共同通道。过长的共同通道可能造成胰胆反流或胆胰反流。因胰管内的压力较胆管内更高，所以胰胆反流更常见。因此，PBM患者在术

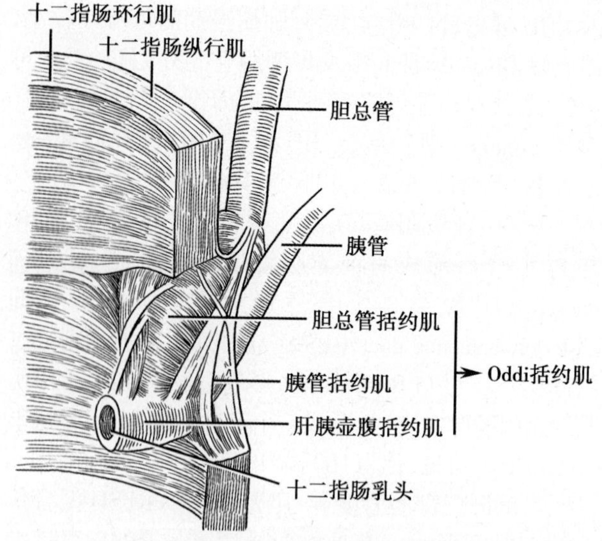

图53-8　胆胰肠汇合部的结构

中取胆囊胆汁（123 600IU/L ± 181 800IU/L）或胆管胆汁（99 000IU/L ± 162 500IU/L）送检，往往发现淀粉酶水平较正常胆汁明显升高。另外，在先天性胆管囊状扩张症的患者中，PBM的出现率明显升高。PBM可分为胰管汇入胆管型（P-C型）和胆管汇入胰管型（C-P型）。先天性胆管囊状扩张症的患者，通常伴C-P型的PBM。

（五）胆道的血供

从胚胎发育的角度来讲，肝动脉伴随着胆管发生。胆管的血供，全部来自于肝动脉，主要由肝固有动脉和胃十二指肠动脉提供。在胆总管的两侧，3点钟和9点钟方向，各有1条动脉供血，动脉分支间相互交织成网状，形成胆管的血供系统。在肝门板处，动脉血供形成肝门血管丛（hilar plexus），沟通左右肝管及分叉部的血供。胆管对血供的要求较高，若血供遭到破坏，则胆管树系统可能出现缺血、坏死、继发的节段性狭窄等改变，即所谓的缺血性胆病。而在胆道外科操作中，尤其是胆管对端吻合等精细操作中，合理使用电外科器械显得非常重要。电外科器械的功率过大，很容易损伤胆管血供，尤其是毛细血管血供，而造成远期胆管狭窄。

（六）胆道的淋巴引流

了解胆管的淋巴引流，其主要意义在于肿瘤手术时确定清扫淋巴结的重点和范围。

胆囊管旁淋巴结位于胆囊三角内，位置较为固定，其后方常为胆囊动脉，故可作为术中寻找胆囊动脉的标志之一。自胆囊管旁淋巴结开始，自胆囊到达肝十二指肠韧带的主要淋巴引流通道可有三种途径：胆囊-胰腺后途径；胆囊-腹腔动脉根部途径和胆囊-肠系膜根部途径。而在肝十二指肠韧带内的淋巴结可分为5组：①右侧组，位于肝十二指肠韧带右侧缘，

来自肝胆系统的淋巴引流均汇至此淋巴结；②前组，位于肝十二指肠韧带左前缘，沿肝固有动脉走行，收集来自肝门、十二指肠第一段和胃右动脉供应区域的淋巴引流；③内组，位于肝十二指肠韧带深部，沿门静脉前方向左侧，到达腹腔干和肠系膜上动脉处；④左侧组，沿肝总动脉走行；⑤后侧组，位于门静脉后方走行。在胆囊癌、胆管癌行淋巴结清扫时，要注意按照淋巴引流的路径进行充分清扫。

（七）胆道的生理

1. 胆囊　胆囊是一个梨形囊袋状器官，其主要的生理功能为：①储存、浓缩胆汁；②调节胆道压力。胆囊的容积约 50ml，可将胆汁浓缩 10 倍以上，于进食时排入肠道内。虽然切除胆囊对消化功能并无大的影响，但部分患者可出现腹泻症状，其原因并不清楚。临床上对于胆囊功能的判断，主要依靠超声进行脂餐收缩实验，以进食油煎蛋等高脂肪食物 30 分钟后胆囊收缩面积 >30% 为胆囊功能良好的标准。

2. 肝外胆道　组织学研究表明，肝外胆道仅具有薄层的纵向平滑肌纤维，缺乏类似小肠样蠕动的组织学基础，因此推测肝外胆管仅为被动输送胆汁的管道。而胆汁的排送和调节，可能主要依靠 Oddi 括约肌的运动。Oddi 括约肌通过周期性的收缩和舒张运动，不断将胆汁小量排入十二指肠。缩胆囊素（CCK）是调节括约肌活动的主要激素，可抑制 Oddi 括约肌的收缩并降低括约肌段的基础压。

（孟翔飞）

参考文献

1. 黄志强．腹部外科手术学．长沙：湖南科学技术出版社，2002.
2. Ozden I，Kamiya J. Nagino M，et al. Clinicoanatomical study on the infraportal bile ducts of segment 3. World J Surg，2002，26（12）：1441-1445.
3. Kitamura H，Mori T，Arai M，et al. Caudal left hepatic duct in relation to the umbilical portion of the portal vein. Hepatogastroenterology，1999，46（28）：2511-2514.
4. Onishi H kawarada Y，Das BC，et al. Surgical anatomy of the medial segment（S4）of the liver with special reference to bile ducts and vessels. Hepatogastroenterology，2000，47（31）：143-150.
5. Kitami M Takase K，Murakami G，et al. Types and frequencies of biliary tract variations associated with a major portal venous anomaly：analysis with multi-detector row CT cholangiography. Radiology，2006，238（1）：156-166.

第二节　非手术胆道引流

胆道引流是在肝胆外科临床工作中经常需要进行的操作，分为手术引流和非手术胆道引流。随着影像技术的进步，后者的应用日益广泛。其主要目的包括：①降低胆红素水平，缓解皮肤瘙痒，为进一步的治疗提供帮助；②治疗胆管炎；③术后胆漏的治疗等。

非手术胆道引流主要包括经皮经肝胆囊穿刺引流术（percutaneous transhepatic gallbladder drainage，PTGBD）、经皮经肝胆管穿刺引流术（percutaneous transhepatic biliary drainage，PTBD）和内镜下逆行胆道引流。前者简便易行且成功率高，但存在肿瘤窦道种植和腹腔播散的风险，一般用于高位梗阻，尤其是肝门部位以上的梗阻；后者需要比较复杂的操作，主要用于低位梗阻。但随着内镜技术的进步，同时考虑到经皮经肝穿刺可能引起的肿瘤种植，也有学者尝试对恶性肿瘤导致的高位梗阻使用经内镜的外引流。对具体病例要根据梗阻部位及性质、引流目的、技术条件等综合肝胆外科、胃肠内科及介入科等多学科的意见加以选择。

一、经皮经肝胆囊穿刺引流术

【适应证】

1. 因身体虚弱无法耐受胆囊切除术的急性胆囊炎患者，经保守治疗无效且胆囊胀大者。

2. 存在低位胆管梗阻，且胆囊管通畅、胆囊胀大者，PTGBD 可以作为一种缓解胆道梗阻的方法。

【操作步骤和技术要点】

1. 操作前准备　准备的物品一般包括 B 超、超声探头及穿刺架、穿刺针（18G）、导丝、猪尾导管（8Fr）、缝合包等。如果在局麻下进行操作，一般选择先肌内注射哌替啶 50mg 和阿托品 0.5mg，该操作也可在静脉麻醉下进行。

2. 超声定位　患者仰卧位，右手置于头侧。反复超声检查确定穿刺点，一般选择在第 8 肋间腋中线处进行穿刺。穿刺的方向一般选择胆囊体部偏胆囊颈部的位置，此处有可靠的胆囊床组织，不易导致导管的滑脱。

3. 穿刺引流　在 B 超实时引导下避开肝内的血管，嘱患者屏住呼吸后使用 18G 穿刺针通过胆囊床进入胆囊腔。抽吸出胆汁后，将导丝尽可能多地置入胆囊腔内，然后将 8Fr 猪尾导管置入胆囊腔，退出导丝并将导管固定，炎性胆汁尽可能地抽尽并送培养。

值得注意的是，慢性胆囊炎急性发作的患者胆囊床较厚，导管和内鞘在通过时会有很大的阻力，这与经皮经肝胆管穿刺引流术有很大的不同。此时切忌使用暴力，因为这样会有穿破对侧胆囊壁的可能。这时术者可在透视或超声的实时监测下，用穿刺组件内的扩张管反复进出胆囊腔以充分扩张胆囊床的穿刺口，从而利于导管的置入。透视或超声的实时监测是安全施行 PTGBD 最有效的保证。

4. 穿刺后处理　注意导管的护理，避免导管脱出，可采用“三明治式”固定法将导管固定于两层宽胶布之间。因为引流液中的坏死物及空气易于堵塞导管，故可每日用生理盐水 10ml 冲洗导管。一般术后 2~3 周可以考虑拔除导管。

通过 PTGBD 留置的导管进行胆道造影可明确胆囊管和胆总管的位置关系，为其后的胆囊切除术提供参考。此外，PTGBD 术后形成的窦道还可作为胆囊结石溶石和取石治疗的途径。

二、经皮经肝胆管穿刺引流术

【适应证】

外科临床实践中，经皮经肝胆管穿刺引流术的主要目的是解除胆道梗阻，尤其是伴有瘙痒和胆管炎的高位梗阻的患者。如有必要，还可以通过胆管造影了解梗阻的位置及范围。

【操作步骤和技术要点】

PTBD 不仅需要熟练的穿刺技术，而且操作者必须明了肝内胆管的解剖以及外科临床的需要。超声检查确定穿刺部位，常规选择右前叶上段胆管（B8）或左外叶下段胆管（B3）为目标胆管。考虑到手术的需要，对于高位梗阻一般先引流保留侧肝叶。为避免损伤大的血管，同时为保证导管在胆管内的留置长度，应穿刺肝内胆管的三级或四级分支。

6

胆管穿刺的方法包括超声波引导穿刺和在 X 线透视下直接穿刺。超声引导的 PTBD 操作相对容易且可避开肝内血管，但导管进入肝内后的调整较为困难，此时可在 X 线透视下利用导丝和导管的相互配合将导管的头端调整至满意的位置。

1. 穿刺前的准备　器械准备：缝合包、超声检查仪、穿刺用探头、22G 穿刺针、导丝、猪尾导管、三通接头、收集胆汁的无菌瓶、1% 利多卡因、造影剂、生理盐水等。

检查当天从早晨开始禁食水。可预防使用抗生素 1 次。术前 30 分钟肌注硫酸阿托品 0.5mg 和喷他佐辛（pentazocine）15mg。精神紧张者可静注地西泮（diazepam）10mg。

2. 穿刺操作　患者仰卧，双上肢上举过头顶，以上腹部为中心消毒胸腹部。穿刺时嘱屏气后快速进针穿刺，针尖到达目标胆管后拔除针芯，抽吸确认有胆汁，置入导丝并超声确认导丝头端位于胆管内。拔除穿刺针，在超声监测下使用扩张管扩张穿刺道，扩张管头端应越过胆管穿刺部位。拔除扩张管，置入外引流导管。

如导管头端位置不满意或需要留置内外引流管，可在透视下使用导管及导丝交替配合，将导管头端调整至满意的位置。

3. 穿刺后的注意点　术后 24 小时绝对安静卧床。术后 5~6 小时监测血压、脉搏等生命体征，每小时 1 次。术后 5~6 小时以后可饮水，第二天早晨可进食。24 小时后可允许下床步行至卫生间，之后慢慢恢复正常活动。充分补液，给予止血剂和胆汁内浓度高的抗生素。注意每日胆汁引流量，高龄患者谨防脱水。手术当天和第 2 天应用止血药物，术后 3 日应用抗生素。有结石碎片或凝血块堵塞导管时，可用少量生理盐水冲洗。

三、内镜下胆道引流

内镜下胆道引流属于治疗性 ERCP 的范畴，可分为外引流（鼻胆管引流术，ENBD）和内引流（胆管内支架植入，ERBD）。

（一）鼻胆管引流术

【适应证】

ENBD 一般用于胆道引流时间较短的患者。由于担心逆行性感染，ENBD 一般多用于胆管结石或肿瘤引起的急性化脓性胆管炎的患者。近年来，随着肝门部胆管癌术前诊断精确性的提高及手术方式的定型化，也有学者推荐其用于肝门部胆管癌的术前引流。

【操作步骤和技术要点】

(1) ENBD 引流管的选择：根据内镜钳道的大小、引流的目的和留置部位，选择适当粗细的 ENBD 管（5~8.5F）。粗的 ENBD 管的优点是引流效果较好，不易堵塞和打折，但患者的疼痛不适感也会相应增加。

(2) 置管方法：经口插入十二指肠镜至十二指肠降部寻找到乳头后，先行胆道造影，配合操作导管和导丝，向目标胆管内插入导丝后拔出导管，接着插入 ENBD 管，最后拔出导丝。

插管成功后，边退镜边送入 ENBD 管，直至内镜退出口腔。将一细鼻胃管由一侧鼻前孔插入至咽后壁，引导 ENBD 管从鼻腔拖出，固定于面颊部，接引流袋。

(3) 操作时的要点：造影剂不可注入过多，否则较难识别导丝及导管的头端；拔出导丝后尽可能多吸出淤滞及感染的胆汁，使胆道得以迅速减压；ENBD 管最好在胃底部缠绕一下，若处于紧张的状态则很容易脱出。

（二）胆管内支架植入

【适应证】

ERBD 多用于良性病例的轻度胆管炎以及非手术适应证患者的长期减黄。患者的胆汁进入肠腔，属于生理性的引流，同时患者的痛苦也比较小。但是它容易引起逆行性感染，用于可外科切除病例的术前减黄时要引起注意。

【操作步骤和技术要点】

(1) ERBD 支架的选择：ERBD 支架分为塑料支架和金属支架，外科引流一般多用前者。塑料支架的长度一般是 5~15cm，外径 7~12F，形状有猪尾形、带侧翼形等。选择适宜长度的支架很重要，其远近两端均分别超出狭窄段两端 1~2cm 为最低要求，胰头癌、壶腹癌其支架的远端应略超过乳头于十二指肠腔内。但若过长，则导管的头端无法留置在恰当的位置而导致脱出。

(2) 支架的置入方法：经内镜插入导丝和导管，引导导管的头端越过狭窄段后，注入适量的造影剂，确认狭窄段的部位及程度。插入扩张器行狭窄段扩张 3~5mm 后，用推送器帮助支架顺导丝置入。

插入支架时，应避免内镜与乳头距离过远，否则支架不易插入胆管；此外助手掌握好导丝的位置，使其保持适度的紧张状态也很重要。

(3) 术后处理：注意腹部体征，监测血清中淀粉酶含量、血象、肝功能等指标；给予补液、支持、抗感染治疗，一周后再次摄片观察支架情况。

（项灿宏）

参考文献

1. 二村雄次．要点与盲点胆道外科．董家鸿，项灿宏，丁光辉，译．北京：人民卫生出版社，2011.
2. Jarnagin WR. Blumgart's Surgery of the Liver，Biliary Tract，and Pancreas. 5th ed. Philadelphia：Elsevier Press，2012：437-469.

第三节　胆囊造瘘术

胆囊造瘘术是引流胆汁、降低胆道压力进而消除胆道炎症的急救手术，能辅助患者减轻症状，安全度过危重期，为再次彻底的手术打下基础。但是随着腹腔镜胆囊切除手术技术的提高和广泛普及，以及十二指肠镜下鼻胆管引流也能以最小创伤达到胆管减压和引流的目的，故经由开腹或者腹腔镜方式进行胆囊造瘘术在临床上已经较少应用，而超声引导下经皮胆囊造瘘术由于简便易行、创伤小以及恢复快，已经成为胆囊造瘘术的首选方式。当开腹或者腹腔镜方式进行胆囊手术过程中发现胆囊炎症较重，无法暴露胆囊三角的情况下可以行胆囊造瘘术进行引流，待炎症消退后择期行胆囊切除术。

【手术指征】

1. 急性化脓性胆囊炎，并发胆囊坏疽、穿孔或胆囊周围脓肿等，病情危重，不宜行胆囊切除术者。

2. 急性胆囊炎，局部组织炎症及粘连较重，解剖关系不清，若行胆囊切除术，不仅术中出血较多，且容易损伤附近组织、器官者。

3. 急性胆囊炎患者伴有失代偿期心脏病，近期心肌梗死或肝、肾功能不全等其他器官疾病，难以耐受胆囊切除术者。

4. 胆总管下段梗阻所引起的化脓性胆管炎，若胆总管显露困难，可先行胆囊造瘘术，但其对胆管系统的引流效果不及胆总管引流术。

5. 近年来随着保胆取石手术的再度兴起，少数学者对胆囊炎症较重无法一期缝合胆囊的患者采取取尽结石后行胆囊造瘘，后期拔除引流管以保全胆囊，但这种应用尚存争议。

【术前准备】

急症手术患者一般全身情况较差，除有严重感染、高热外，常有水、电解质平衡失调，甚至休克，手术前应予以积极处理：

1. 纠正休克及水电解质平衡的紊乱。

2. 选用有效抗生素。

3. 对阻塞性黄疸患者，静脉注射维生素 K_1。

4. 对危重及高热患者可适当给予皮质激素，但不能把皮质激素的作用误认为病情的好转，不能因此而延误手术时机。

【麻醉】

采用局部浸润麻醉或全身麻醉较为安全。

【手术步骤】

（一）开腹胆囊造瘘术

患者仰卧。以右上腹部肿块或压痛最明显的部位为中心做一较短的肋缘下斜切口。当胆囊显著肿大时，切口位置不宜太低，以免减压后胆囊向上收缩，一般在肋缘下 2cm 处为宜。

进入腹腔后，吸除腹腔内的液体并送细菌培养检查。用手指轻轻分离胆囊周围的粘连，若系大网膜可切断结扎。当感染严重时，尽量避免过多地探查腹腔。用湿纱布垫遮盖腹腔脏器，显露胆囊底部。

以丝线在胆囊底部做一荷包缝线，暂不结扎（图 53-9）。在缝线中央，先用套管针或 15 号粗针头穿刺减压（图 53-10），然后切开一小口，吸尽胆汁（图 53-11），将胆汁做需氧及厌氧性细菌培养。用取石钳轻轻取出结石（图 53-12），但有时，嵌顿于胆囊颈部的较大结石难以取出，而病情又危急时，可不必强行取出，以免弄破胆囊颈部，致被迫进行胆囊切除，增加手术的危险性。

最后放入蕈形引流管（图 53-13），或直径约 1cm、管端有 1~2 个侧孔的软橡皮管，扎紧荷包缝线，并在

6

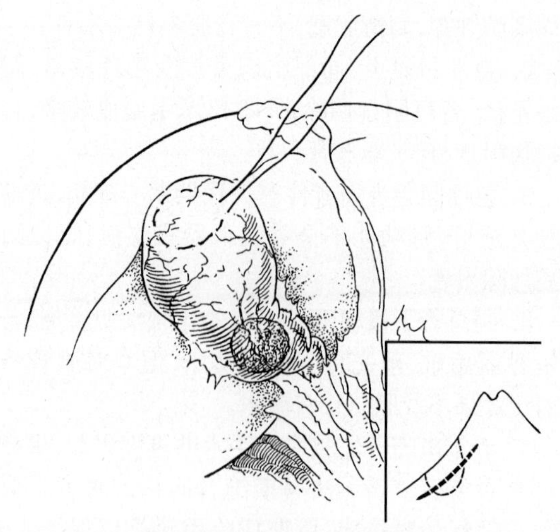

图 53-9　胆囊底部荷包缝合

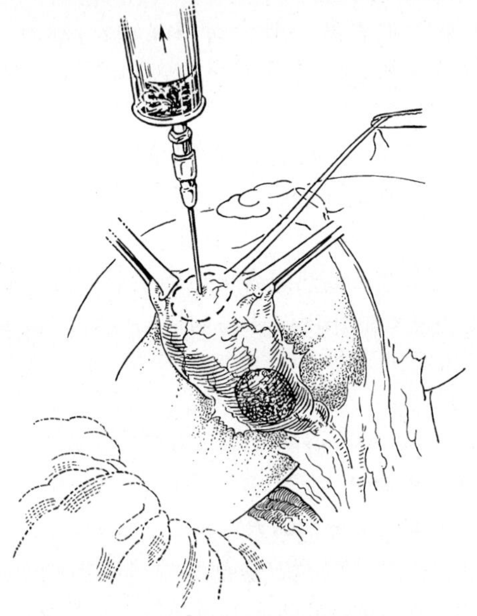

图 53-10　抽除胆囊内积液

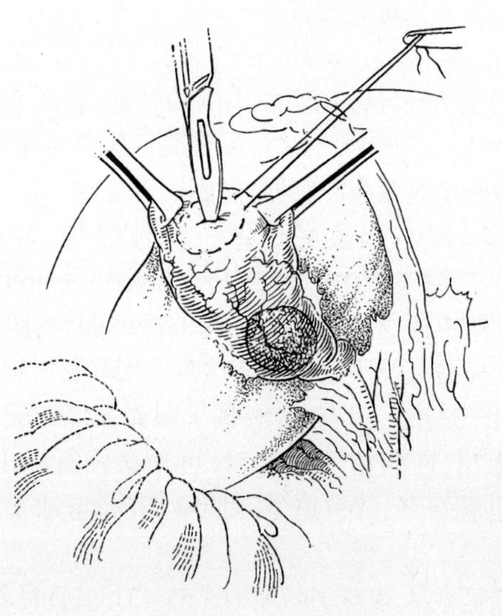

图 53-11　切开胆囊

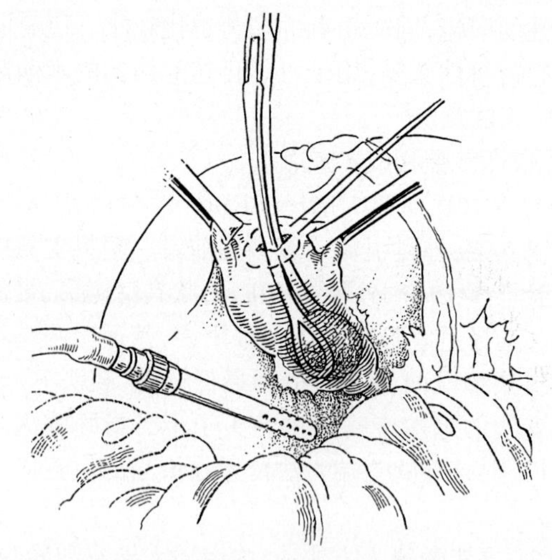

图 53-12　取出胆囊内结石

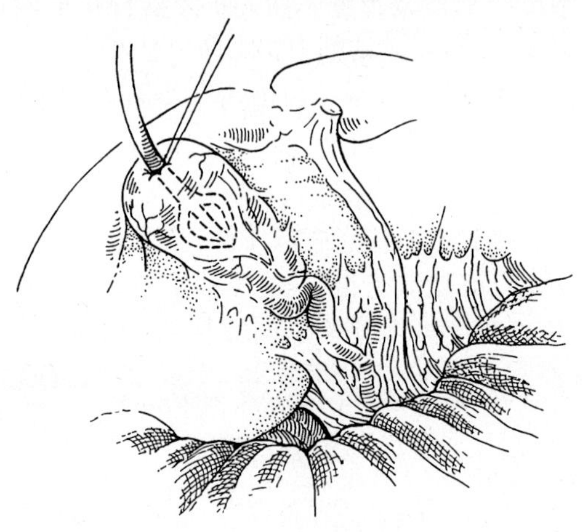

图 53-13　放置蕈形引流管

外侧约 0.5cm 处再做一层荷包缝合。如胆囊壁厚、质硬，荷包缝合不能使其内翻时，可于引流管周围做间断的浆肌层缝合。于胆囊周围放置引流，胆囊引流管从另一腹壁戳口引出并妥为固定。

有时，胆囊壁或底部已有坏疽，可将坏疽部分切除，再置入引流管。

分层缝合切口。在缝合腹膜时，可将胆囊底部固定在腹膜上（图 53-14）。

手术后 2 周，若引出的胆汁内脓性物质已减少，可经造瘘管做逆行胆道造影，以了解胆道情况。第 2 次手术，应待局部炎症消退后再进行。一般距前次手术约 3 个月。

（二）腹腔镜胆囊造瘘术

常规建立气腹和穿刺套管，具体部位及步骤类似腹腔镜胆囊切除术。胆囊抓钳固定胆囊底部，也可用 5-0 可吸收线在胆囊底部浆肌层缝两针提起胆囊。使用电钩或者剪刀在胆囊底部开一小口（0.5~2cm），注意切口不宜太大以免缝合困难，切口处出血要彻底止血

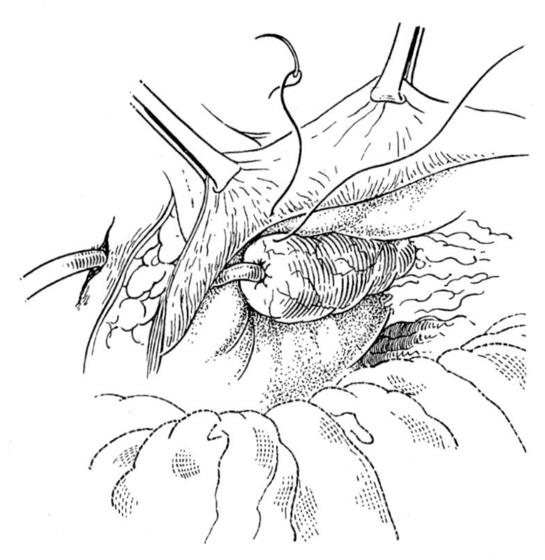

图 53-14　胆囊底部缝于腹膜上

以免流入胆囊形成凝血块，置入吸引器吸尽胆汁。置入胆道镜探查胆囊，发现结石可用取石钳或者取石网篮取出并放入取物袋，如结石较大不易取出，可扩大胆囊切口，使用吸引器或者分离钳将结石由胆囊颈向胆囊底推送，促使结石由切口挤出。用生理盐水反复冲洗胆囊，直至胆道镜见胆囊内无结石残留并有胆汁自胆囊管流入胆囊。将准备好的胆囊造瘘管通过剑突下戳孔放入腹腔，在腹腔内将胆囊造瘘管通过胆囊切口放入胆囊，5-0 可吸收线缝合收紧切口防止漏胆，然后通过右锁骨中线戳孔引出胆囊造瘘管，检查冲洗腹腔，确定无活动性出血及漏胆后于肝下间隙放置腹腔引流管，经右腋前线戳孔引出，固定胆囊造瘘管和腹腔引流管。术后处理类似开腹胆囊造瘘术。

【术后处理】

1. 手术后 24 小时进流质饮食，以后酌情改为半流质饮食。

2. 继续静脉输液，纠正水、电解质平衡失调和酸中毒等。

3. 补充各种维生素，如维生素 C、维生素 B_1、维生素 K 等。

4. 继续应用有效抗生素。

5. 妥善固定引流管，并保持其通畅。腹腔引流可于 48~72 小时后拔除。

6. 注意观察患者的恢复情况。如症状反复发作，说明胆管或肝脏内尚有病变。

（陈飞）

参考文献

1. Cull JD, Velasco JM, Czubak A, et al. Management of acute cholecystitis: prevalence of percutaneous cholecystostomy and delayed cholecystectomy in the elderly. J Gastrointest Surg, 2014, 18(2): 328-333.

2. Smith TJ, Manske JG, Mathiason MA, et al. Changing trends and outcomes in the use of percutaneous cholecystostomy tubes for acute cholecystitis. Ann Surg, 2013, 257(6): 1112-1115.

第四节　胆囊切除术

胆囊切除术是胆囊疾病的最主要治疗方法和胆道外科最常见的手术，也是胆道外科手术的基础。胆囊切除术是在与肝总管汇合前离断胆囊管，自肝脏剥离胆囊而移除整个胆囊的手术操作。据统计，目前中国胆囊结石发病率约为 4%~7%，上海市胆囊结石的发病率达到了 10% 左右。因胆囊结石接受胆囊切除术的患者逐年增多。

单纯胆囊切除术的手术方法包括腹腔镜胆囊切除术和开腹胆囊切除术。

一、手术适应证与禁忌证

【手术适应证】

1. 急性胆囊炎。

2. 胆囊结石。

3. 因急性胆囊炎、胆囊积脓、坏疽、穿孔而施行胆囊造瘘术后。

4. 非结石性慢性胆囊炎　虽无结石，但多次发作。

5. 胆囊排空障碍、憩室、扭转等，且有明显症状者。

6. 胆囊外伤、穿孔。

7. 胆囊良性肿瘤、腺肌增生症。

8. 胆囊癌（需要施行根治性手术）。

【禁忌证】

对于下列的情况，一般不宜手术：

1. 胆囊结石无任何明显症状的老年患者，合并其他器官的严重疾病者。

2. 胆道功能失调，虽有类似胆绞痛发作，但经过影像检查，胆囊正常。

3. 无结石的轻度慢性胆囊炎。

【无症状胆囊结石的处理】

无症状胆石患者是否行胆囊切除术，应对患者肝胆系统以及全身的危险因素做仔细分析。直径小于 0.5cm 的胆囊小结石，容易排入胆总管，而又常常会卡住胆总管的出口，导致急性胆管炎和重症胰腺炎；一些直径在 0.5~1.0cm 的结石，容易引起胆囊颈管梗阻，导致化脓性胆囊炎，甚至胆囊坏死、穿孔；直径大于 1.0cm 的结石，病程时长相对增加，胆囊黏膜慢性炎症明显，引起胆囊癌的可能性增大，80% 的胆囊癌合并

6

有胆囊结石。对无症状胆石患者,应把危险因素充分告知,患者可以选择是否行预防性胆囊切除。

二、患者评估与手术选择

(一) 急症手术与择期手术

急性胆囊炎理想的治疗方式是施行胆囊切除术。急性胆囊炎早期经治疗,症状多能缓解,可不在急性期施行手术,但对胆囊管梗阻、结石嵌顿、胆囊积脓等病情较重的患者,在非手术治疗下出现以下情况者,应做急症手术:①胆囊肿大及压痛明显,胆囊的张力比较高者;②腹部压痛、腹壁肌肉紧张、有明显腹膜刺激征者;③有阻塞性黄疸或化脓性胆管炎表现者;④患者寒战、高热、中毒症状明显,白细胞计数在 20×10^9/L 以上者;⑤经非手术治疗,病情加重者。

从诊断急性胆囊炎到确定实施胆囊切除治疗之间的最佳时机,已有前瞻性研究结果。早期手术不会增加患者手术并发症,而且可显著缩短患者住院时间,并能避免在等待手术期间再次发作的风险。可以说,急性胆囊炎发作的早期和晚期行胆囊切除术都是安全的,但早期手术对患者更为有利。

(二) 开腹手术与腹腔镜胆囊切除术

Langenbuch 于 1882 年首次施行开腹胆囊切除术。随着 20 世纪 80 年代腹腔镜胆囊切除术的发展,腹腔镜胆囊切除术已经成为治疗胆囊良性疾病的金标准。开腹胆囊切除术只有在腹腔镜操作不安全的情况下才选择使用。在手术前或腹腔镜探查时发现操作困难勉强实施腹腔镜手术时,有可能导致医源性损伤。

6

腹腔镜胆囊切除术的适应证根据术者的经验适当地选择。在开展腹腔镜手术早期,适应证应该严格把握,等逐步取得一些经验后再进一步展开。对于有经验的手术者,往往能顺利地完成较复杂的手术,故手术的适应证和禁忌证,需要充分考虑手术者经验。

有以下情况的患者应慎重考虑选择腹腔镜胆囊切除术:

1. 相对禁忌证

(1) 结石性胆囊炎急性发作期,胆囊积脓、坏疽、穿孔等。

(2) 继发性胆总管结石。

(3) 有上腹部手术史。

(4) 腹外疝。

2. 禁忌证

(1) 胆石性急性胰腺炎。

(2) 伴有急性胆管炎。

(3) 原发性胆总管结石及肝内胆管结石。

(4) 梗阻性黄疸。

三、手术方式

(一) 开腹胆囊切除术

【麻醉】

一般采用全身麻醉。

【切口】

对体型瘦长的患者,多用右上腹直肌切口;身体较肥胖,肋角较宽,胆囊位置较高者,多用右肋缘下斜切口。若胆囊位置高,显露有困难时,可将手术床头向上倾斜约 15°,使腹内脏器下降,同时向下牵引肝圆韧带使肝脏整体向下适度移位得到更好的术野暴露。

【手术步骤】

1. 显露　开腹后,顺序探查肝脏及肝外胆道系统。胆囊切除术的经典显露手法是用 3 块盐水纱布垫将腹内脏器隔开,由助手用左手将横结肠及十二指肠向下方牵压,显露肝十二指肠韧带(图 53-15)。若胆囊与周围有粘连,应先分离,再以血管钳夹住胆囊颈部并向右上方牵引。对于急性胆囊炎或胆囊积液,胆囊明显肿大者,为了便于手术操作,探查后以盐水纱布垫隔开周围组织,在胆囊底部做一荷包缝合,在胆囊底部荷包缝线中央穿刺,吸净胆汁(图 53-16)。注意观察胆汁颜色、特点,并做细菌培养和药物敏感试验。

2. 分离胆囊管　切开胆囊管前面的腹膜。以小纱布块推开胆囊管周围的疏松组织,显露胆囊管及其相连的胆总管及肝总管(图 53-17A)。清楚地显露胆囊管与胆总管之间的关系甚为重要。它们之间的关系可能因炎症与粘连,或因胆囊管本身的解剖变异而改变。应谨防误将胆总管作为胆囊管而处理。有困难时,应首先扪清肝动脉,再在肝动脉的右侧显露胆总管。

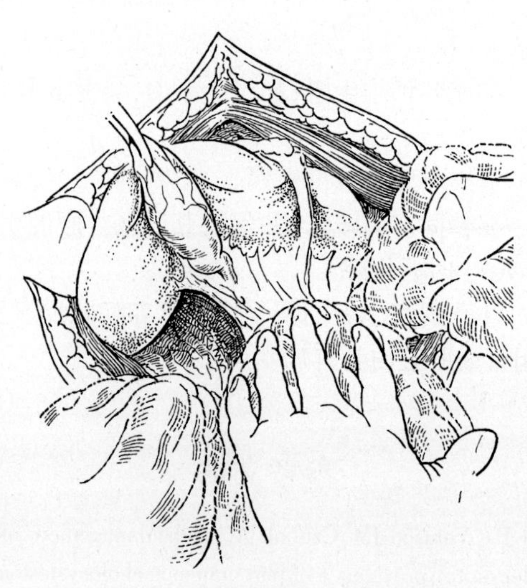

图 53-15　胆囊切除术的显露

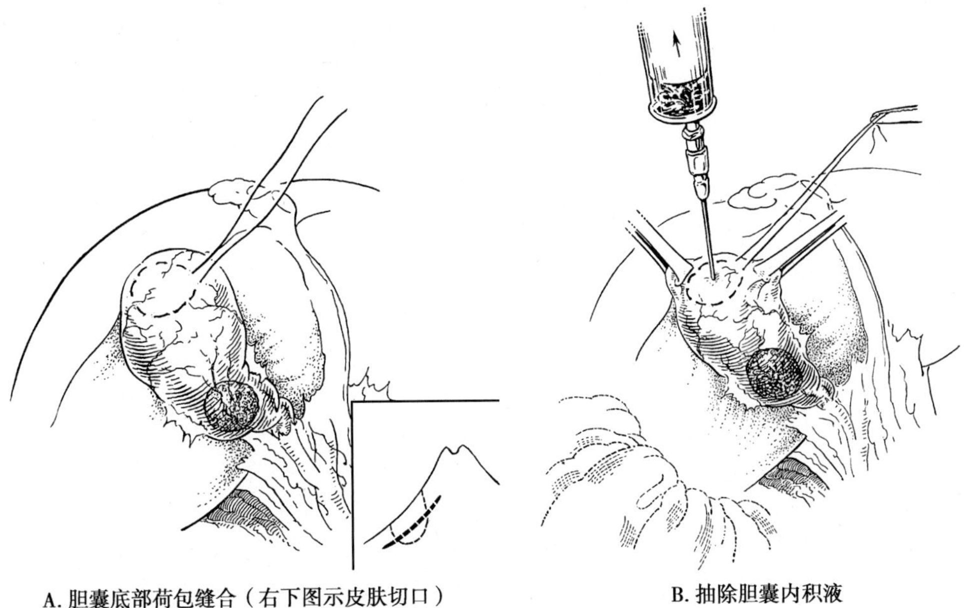

A. 胆囊底部荷包缝合（右下图示皮肤切口）　B. 抽除胆囊内积液

图 53-16　胆囊底部切开行胆囊减压

当胆囊管分离清楚后,以一直角血管钳从其后方引过一根 4 号丝线,将胆囊管提起,或在靠近胆囊颈处暂行结扎,以免手术中将胆囊内的小结石挤入胆总管内(图 53-17B),但暂不切断胆囊管,待胆囊已全部游离,胆囊动脉结扎、切断后,再准确地结扎及切断胆囊管。此种处理方法可预防胆总管及副肝管的损伤。

3. 结扎胆囊动脉　向下牵引胆囊管,在其上方分离胆囊动脉(图 53-18A)。胆囊动脉多来源于肝右动脉,一般从胆总管的深面处分出,位于胆囊三角内;当胆囊三角内的胆囊淋巴结发生急性或慢性炎症改变时,周围瘢痕粘连较多,给胆囊动脉的分离造成困难。有时,由于解剖上的变异,肝右动脉的位置较低,并在靠近胆囊处才分出胆囊动脉,务必警惕,不可误将肝右动脉当做胆囊动脉而切断。肝右动脉的直径较粗,因此若发现胆囊动脉较正常为粗时,必须沿动脉向远端分离,直至其进入胆囊颈处明确无误后,才可予以结扎、切断。有时胆囊动脉在胆总管前方跨过,或来自迷走肝右动脉,或为两条(双胆囊动脉)。若不能将胆囊动脉显露清楚,亦可暂不予结扎,留待胆囊游离后再作处理。

以 1 号丝线双重结扎胆囊动脉(图 53-18B)。在两线间将其切断,近端再以 1 号丝线结扎一次。切断

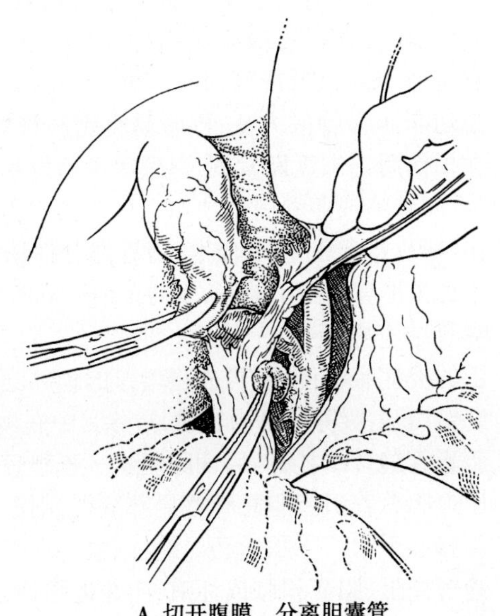

A. 切开腹膜，分离胆囊管

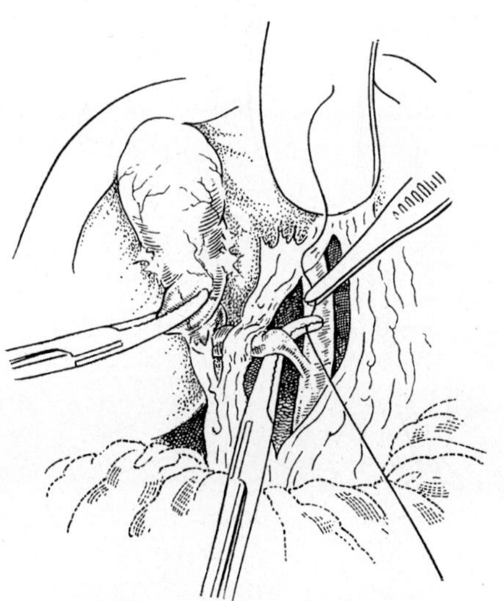

B. 显露胆总管及胆囊管，结扎胆囊管

图 53-17　胆囊切除术:分离胆囊管

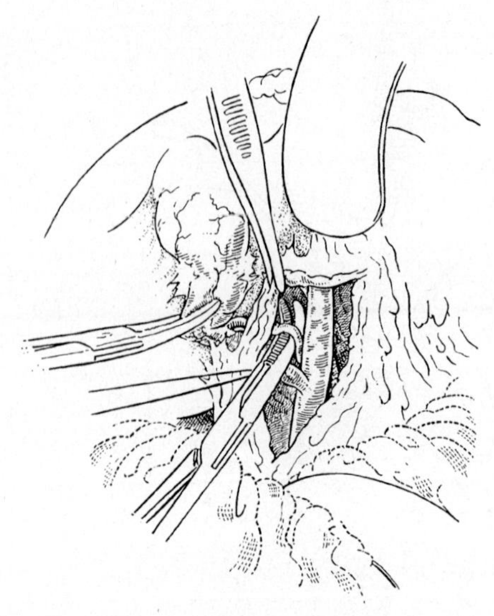

A. 牵引胆囊管，分离胆囊动脉

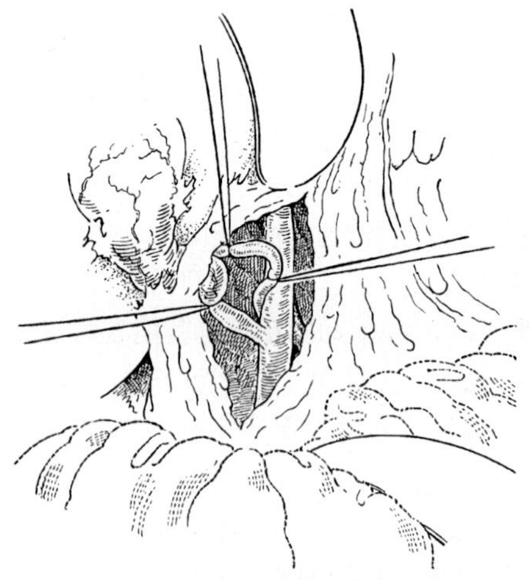

B. 结扎胆囊动脉

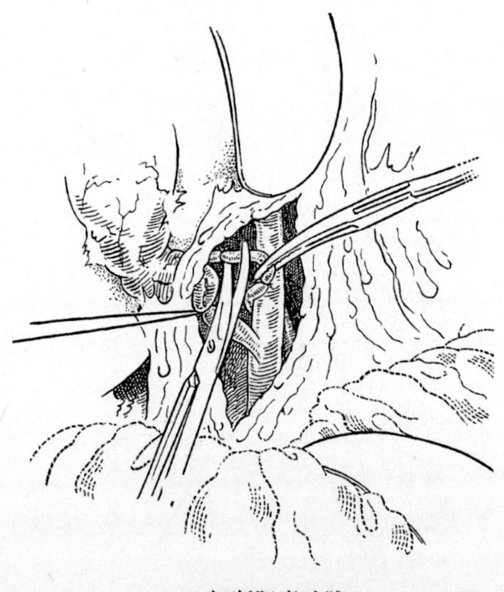

C. 切断胆囊动脉

图 53-18　结扎胆囊动脉

时宜紧靠胆囊颈部，以免误伤肝动脉，或万一血管破裂出血时，亦便于处理(图 53-18C)。

手术中若不慎误将胆囊动脉撕裂，或因结扎线脱落而出血时，应该保持镇定，切勿在出血区盲目地乱夹，可迅速经小网膜孔以示指和拇指捏住肝动脉止血。吸净积血后，稍松拇指，看清出血点，用血管钳夹住、结扎。

4. 切除胆囊　用电刀自胆囊颈部向体部和底部顺行游离胆囊，注意尽量保护胆囊床组织完整，分离过深可能伤及肝中静脉或右肝蒂重要结构，造成出血或胆管损伤。胆囊游离后，将其向上提拉，仔细认清胆囊管与胆总管的交界处，然后放松胆囊，以可吸收性线在离胆总管 0.3~0.5cm 处结扎胆囊管。切断后，近端再以 0 号丝线结扎或缝扎一次。结扎时不可用力牵引胆囊管，以免胆总管因屈曲、移位而被损伤。胆囊颈部结构辨认不清时也可自胆囊底开始逆行切除胆囊。胆囊切除后肝脏创面上的出血点应逐一结扎，或以电凝止血。肝下区放置引流，从右上腹部另一戳口引出。

【手术要点】

胆囊切除术中可能遇到的问题主要有出血、胆道损伤、胆囊管结石嵌顿，胆囊肠内瘘及意外胆囊癌。①出血：常发生于胆囊炎症重、水肿明显、粘连严重、解剖关系不清的情况下，若为胆囊动脉、右肝动脉、肝静脉、门静脉出血，可仔细辨认后缝扎；若为胆囊床广泛渗血，压迫止血或电凝止血多可奏效；②胆道损伤：常发生于胆囊管与胆总管交界处解剖关系不清楚，或因胆囊萎缩，胆囊管增粗，过短或过度牵拉致胆囊管与胆总管成角及胆道变异等。胆囊切除方法的特点是首先游离胆囊管，结扎切断胆囊动脉，待胆囊完全游离，彻底认清胆囊管与胆总管之间的关系后，才切断胆囊管，这样可减少对胆总管及副肝管的损伤，特别是对于开口低或开口于胆囊管的副肝管。若采用先切断胆囊管的方法，则常易将副肝管损伤，且往往在损伤后仍未立即发现，以致手术后发生胆汁性腹膜炎、胆汁瘘或胆总管的狭窄。肝总管或胆总管横断损伤，应立即行胆肠吻合术；胆管部分损伤可以行修复术加 T 形管支架引流术，术后 3 个月至半年拔管；③胆囊管结石嵌顿：由于结石长期嵌顿于胆囊颈部，致周围的炎症瘢痕严重，可先将增厚的颈部胆囊壁和胆囊管壁切开，吸除胆囊内容物，清除其中嵌顿的结石。将胆囊管缝合结扎，然后切除胆囊。若胆囊管结石长期压迫胆总管引起胆总管壁局部缺损，则需要施行胆总管修补手术。④胆囊肠内瘘：系主要由于结石引起胆囊管梗阻、胆囊积脓或坏疽，向邻近肠管，如横结肠或十二指肠溃破所引起的胆囊肠道内瘘。有时巨大的胆囊结石溃破至十二指肠后，向下运行至管腔较小的末端回肠处，尚可引起急性机械性肠梗阻。胆囊肠内瘘在手术前多未能获得正确的诊断，只是在分离胆囊与周围粘连时才发现内瘘的存在。手术时将胆囊与十二指肠或横结肠瘘分离，胆囊上的破口用两把组织钳将其夹闭，切除肠道瘘口边缘的瘢痕组织，再以 0 号丝线做两层与肠道纵轴垂直的间断缝合；⑤意外胆囊癌：怀疑胆囊癌者，术中送病理检查，证实胆囊癌后根据胆囊癌浸润程度决定是否再行周围淋巴结清扫和肝脏局部楔形切除。

【手术后处理】

1. 手术后 24 小时进流质饮食，以后酌情改为半流质饮食。

2. 继续静脉输液，纠正水、电解质平衡失调和酸中毒等。

3. 补充各种维生素，如维生素 C、维生素 B_1、维生素 K 等。

4. 应用有效抗生素 3 天。

5. 妥善固定引流管，并保持其通畅。引流管通常于 48~72 小时后拔除。

（二）腹腔镜胆囊切除术

传统的胆囊切除术已被公认是一种安全的治疗有症状胆囊结石的方法。但在 20 世纪 80 年代后期，法国的 Mouret（1987）和 Dubois（1988）先后在临床开展了经腹腔镜胆囊切除术。这是现代高端技术在传统外科上的运用，开辟了一种治疗胆囊良性疾病的创伤小、痛苦少、恢复快的外科新技术，明显缩短了患者的住院天数，降低了费用。现在腹腔镜胆囊切除术已是一种成熟的外科技术，成为胆囊切除术的首选方法。随着外科医生腹腔镜技术临床经验不断增加和腹腔镜器械不断改进，腹腔镜胆囊切除术已在很大程度上取代了开放性胆囊切除术。

【腹腔镜手术设备与使用】

腹腔镜胆囊切除术器械中有两个关键的设备：自动人工气腹机和内镜摄像系统。自动人工气腹机使腹腔内能保持稳定的压力，充分地扩张腹腔的空间，使手术部位充分暴露。当腹内压保持在 14mmHg（1.87kPa）时，正好与毛细血管压力相等，可以防止空气进入血管形成致命的空气气栓，同时又可减少出血。内镜摄像系统使过去的直接肉眼观察转变成电视屏幕显示，大大开阔了术者的视野，并能在电视监视下进行多人的配合，为进行高难度的操作提供了必要的条件。世界上腹腔镜的器械和设备种类很多，并且也不断得到完善和发展，其中一些部件和器械是腹腔镜胆囊切除术时所必需的（图 53-19、图 53-20）。

1. 气腹系统　是由气腹针（Veress 针）、气腹机及与针相连的硅胶管和二氧化碳供气装置组成。

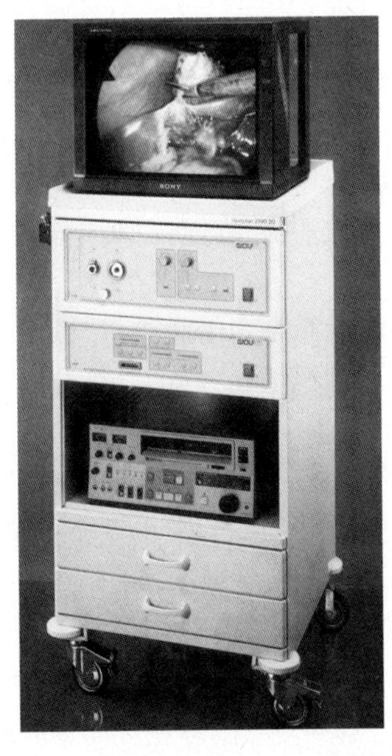

图 53-19　自动人工气腹机和内镜摄像系统

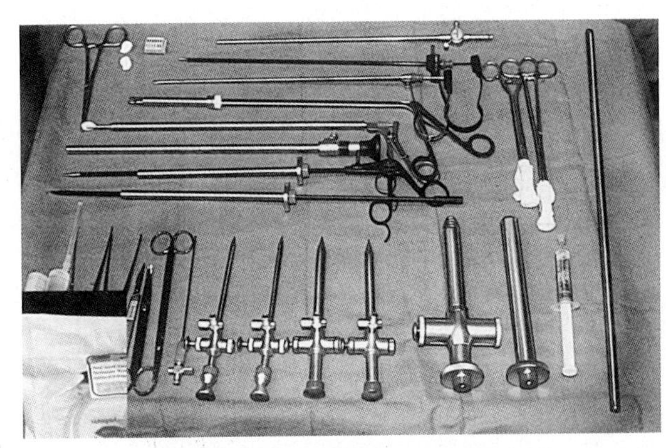

图 53-20　腹腔镜部分器械

（1）气腹针：气腹针是一根特殊的腹腔穿刺针，是根据 Veress 的设计原理制作的，针芯的前端钝圆，有侧孔，可以注水、注气和抽吸，在尾部装有弹簧，在穿刺腹壁时遇见阻力后针芯退到锋利的针外套中，当进入腹腔阻力消失时，借弹簧的力量将针芯弹出，以避免针套误伤腹腔脏器，但在有腹腔内粘连时此针也会失去保护作用。在穿刺前应试一下针的灵敏性，有时因针弯曲或针套内被污物堵塞使弹簧失去作用。

（2）气腹机：气腹机是腹腔镜所必需的，气腹机能预定压力值，腹腔内压力一般定在 13~15mmHg（1.73~2.00kPa），因为这个压力正好是毛细血管压力，气体不能从创面的血管进入血管内，血液也不易从血管中流出，故有止血的作用。机器也能同时显示腹腔压力和气体流量，连续不断监测腹腔压力确保腹内压力不超过预定限制，并有各种报警装置。胆囊切除手术时需要在腹壁上插 4 个套管，而且要多次更换器械，冲洗吸引使腹腔内的气体泄漏较多也较快，若腹腔压力不够将严重影响手术操作，视野暴露困难增加手术危险，因此能自动调节腹内压力并能快速注气的气腹机是腹腔镜外科手术的必要条件之一。

(3) 二氧化碳供气装置：二氧化碳钢瓶或中央供气系统。

2. 摄像显示系统　由腹腔镜、摄像头、信号转换器、监视器和录像机组成。

(1) 腹腔镜(laparoscope)：这是器械中最重要的，它的质量好坏直接关系到图像的质量。现在有10mm的前直镜(0°)和前斜镜(30°和45°)，后者较符合手术者的习惯，容易观察手术野，不容易受到腹腔脏器的阻挡，使手术部位能显示更清楚。镜视深度为1~10cm，最佳距离为1~5cm。

(2) 摄像头：是与腹腔镜目镜连接的微型摄像头，具有体积小、重量轻及不影响操作的特点。它将腹腔镜镜端的图像以电讯号的方式输入到信号转换器，有高灵敏度(光学照明只需2Lux)，高清晰度(解像度>470线)的特点，使外科医生能通过电视屏幕进行手术操作。同时镜头有抗高频干扰功能，防水密封可以浸泡消毒。在摄像头上可调整焦距，使手术野清晰。

(3) 信号转换器：将摄像头传入的电讯号转换成彩色视频信号，输给监视器和录像机，并可以调节色彩。

6

(4) 监视器和录像机：监视器多采用35.6~53.3cm(14~21寸)，电视图像一般放大8~14倍。

3. 冷光源系统　腹腔镜光源是用卤素灯或氙灯，将一块隔热玻璃插在光源和不需要调整的光缆之间，进入光缆的光就会有较高强度的照明度，不含热成分的冷光。光源的传导是通过几乎无光强度损失的柔软的光导纤维进行的，自动冷光源通过微机分析影像讯号后自动调节光度，确保光度最佳，影像鲜明。氙灯和卤灯的寿命超过250小时，有的可达700小时以上。有的内置备用金属卤素灯泡及自查故障功能。

4. 高频电刀　腹腔镜用的高频电刀功率在150~200W，最大功率不应超过200W，以保证安全。

5. 腹腔镜器械　包括套管针、电凝钩及剪刀、抓钳等，随着腹腔镜外科的发展，各种腹腔镜手术器械越来越丰富。

【手术指征】

腹腔镜胆囊切除手术的适应证根据术者的经验适当地选择。在开展腹腔镜手术早期，适应证可略严格些，等逐步取得一些经验后再进一步展开。对于有经验的手术者，往往能顺利地完成较复杂的手术，故手术的适应证和禁忌证，需要充分考虑手术者经验。

1. 适应证　有下列情况者，可以考虑施行择期腹腔镜胆囊切除术：

(1) 有症状的胆囊结石。

(2) 有症状的慢性胆囊炎。

(3) 无症状的胆囊结石，但病程超过5年或合并有糖尿病。

(4) 充满型胆囊结石。

(5) 胆囊腺瘤或胆囊腺肌症。

(6) 急性胆囊炎经过治疗后症状缓解有手术指征者。

(7) 估计患者对手术的耐受良好者。

2. 相对禁忌证

(1) 继发性胆总管结石。

(2) 腹外疝。

3. 禁忌证

(1) 胆石性急性胰腺炎。

(2) 伴有急性胆管炎。

(3) 原发性胆总管结石及肝内胆管结石。

(4) 梗阻性黄疸。

(5) 胆囊隆起性病变疑为癌变。

(6) 胆囊癌。

(7) 肝硬化门静脉高压症有出血危险者，伴有出血性疾病、凝血功能障碍。

(8) 中、后期妊娠。

(9) 腹腔感染、腹膜炎。

(10) 重要脏器功能不全，难以耐受手术、麻醉。

随着技术的发展，腹腔镜手术的适应证也不断地扩大。对于原来是手术相对禁忌证的疾病也不断地尝试在腹腔镜下来完成。随着腹腔镜技术的不断完善，在取得必要的经验之后，将有更多的疾病可用腹腔镜手术治疗。

腹腔镜胆囊切除术的技术较开腹胆囊切除术难度大，术前影像学检查对胆道的了解就显得十分重要。所以手术前要对胆道系统进行检查：

腹部B超：重点了解胆囊大小，壁的光滑度，与周围组织脏器的关系，结石是否充满胆囊，估计胆囊手术的难度。特别是对胆囊壁的测量，胆囊壁的厚度间接反映胆囊的炎症程度，胆囊壁超过0.4cm就说明胆囊炎症较重。有条件者应检查胆囊管的长度，对手术有所帮助。检查胆总管有无结石，是否扩张，若胆总管的直径大于1cm，则可能有梗阻因素。此外也可以了解有无肝脏、胰腺的并存疾病。对有上腹部手术史者，可以对腹腔粘连的部位和程度作出估测，有助于选择气腹针的穿刺部位。

胆囊收缩功能试验：脂餐试验可以评价胆囊收缩功能。

胆囊超声造影：根据血流初步判断胆囊黏膜突起

性病变的性质，区分胆固醇息肉、炎性息肉、胆囊腺肌症、腺瘤或胆囊癌。

磁共振胆胰管成像（MRCP）：可了解胆囊、胆管的病变和有无结石。

【麻醉】

全身麻醉是腹腔镜外科最好的选择之一，既能满足手术要求，包括安全、无痛、肌肉松弛等，又可维持循环稳定和良好的呼吸管理。

腹腔镜外科的最大特点是增加了人工气腹，在腹腔内注入二氧化碳，在手术过程中要求良好的肌肉松弛，使腹部隆起以便手术操作。所以在术中必须应用肌松剂，如潘可宁、方可松或阿曲库铵等。要求麻醉平稳，保证患者完全制动，良好的肌肉松弛和术中管理，做到安全及便于手术野显露和手术操作。

【切口与体位】

随着腹腔镜的广泛开展，现常采用仰卧位方法。在腹壁上定点置套管鞘的位置如图所示（图 53-21）：在脐部下缘切开皮肤 1cm 准备放置 10mm 套管鞘，在剑突下 3cm 切开皮肤 1cm 放置 10mm 套管鞘，在右腋前线和锁骨中线肋缘下 2~3cm 各放置 5mm 套管鞘。术者站在患者的左侧，第 1 助手站在患者的右侧，第 2 助手站在术者左侧，监视器应放在术者和助手都易见到的地方，通常使用两个监视器。麻醉完成后，将患者的头侧抬高 10° ~20°，患者身体右侧抬高 15°。因引力的作用，使患者的内脏向左下方移位，以利于暴露胆囊部位。

【手术步骤】

1. 建立气腹　在患者腹部常规消毒后，铺无菌手术巾。沿脐窝下缘做弧形切口，约 10mm 长，若下腹有过手术史，可在脐上缘切开以远离原手术瘢痕，切开皮肤。术者与第 1 助手各持布巾钳从脐窝两侧把腹壁提起。术者以右手拇指、示指夹持气腹针（Veress 针），腕部用力，垂直或略斜向盆腔插入至腹腔，在穿刺过程中针头突破筋膜和腹膜时有两次突破感；判别是否针尖已进入腹腔内，可接上抽有生理盐水的注射器，当针尖在腹腔内时呈负压，注射器内的水自动进入腹腔，接上气腹机充气压力显示不超过 13mmHg（1.73kPa），这表明气腹针在腹腔内。开始时应采用低流量充气，1~2L/min。同时观察气腹机上的腹腔内压力，充气压力不超过 13mmHg（1.73kPa），如果过高说明气腹针的位置不正确或麻醉过浅及肌肉不够松弛，要适当做一调整。当腹部开始隆起和肝浊音界消失时，可改为高流量自动充气，直至达到预定值 13~15mmHg（1.7~2.0kPa），此时充气约 3~4L，患者腹部完全隆起，这时可以开始手术操作。

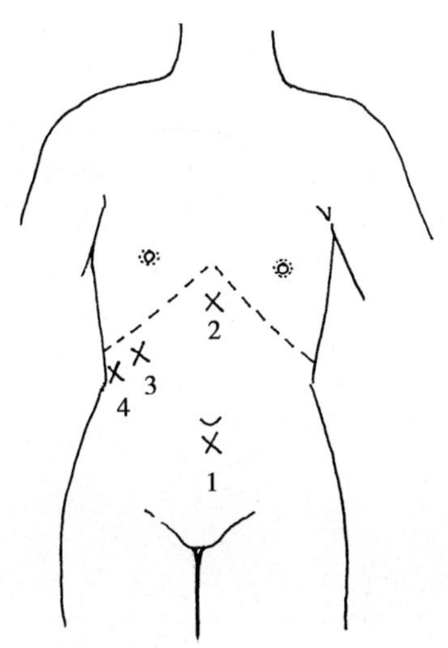

图 53-21　腹腔镜套管鞘分布图

1. 脐部 10mm 套管鞘放置腹腔镜；2. 剑突下 10mm 套管鞘放置电凝钩等；3. 右锁骨中线肋缘下 5mm 套管鞘放置抓钩等；4. 右腋前线肋缘下 5mm 套管鞘放置冲洗吸引管等

在脐部气腹针处用巾钳将腹壁提起，用 10mm 套管针穿刺，第 1 次穿刺带有一定的盲目性，是腹腔镜操作中较危险的一个步骤，要格外小心，将套管针缓慢地转动，用力均匀地进针，进入腹腔时有一个阻力突然消失的感觉，打开封闭的气阀有气体逸出，此时说明穿刺成功。连接气腹机以保持腹腔内恒定压力。然后将腹腔镜放入，在腹腔镜的监视下进行各点的穿刺。常用的是在剑突下 2cm 穿刺放入 10mm 套管以备放电凝钩、施夹器等器械，在右锁骨中线肋缘下 2cm，或腹直肌外缘和腋前线肋缘下 2cm，各用 5mm 的套管针穿刺，以放入冲洗器和胆囊固定抓钳。这样人工气腹和准备工作已完成。

制造气腹和第 1 次套管针穿刺引起的误伤，在世界上屡有报道，尤其是对腹腔内大血管和肠管的戳伤，而且术中不易发现。对于怀疑腹腔有粘连的患者，不用气腹针直接穿刺，而是在脐部开一小口，找到腹膜直接把套管针放入腹腔充气，这样可避免对腹腔脏器的戳伤。

气腹制造成功后，开始手术操作。关于手术的分工一般是术者掌握胆囊固定抓钳和电凝钩，负责手术的主要操作，第 1 助手掌握冲洗器，负责冲洗吸引及协助手术野的暴露；第 2 助手掌握腹腔镜，使手术野始终在电视图像的中央。

2. 解剖 Calot 三角　将抓钳抓住胆囊颈部或 Hartmann 囊，向右上方牵引（图 53-22）。注意最好是将胆囊管牵引和胆总管垂直，以利于胆囊管和胆总管明显地区分开，但要注意牵引的力量不能把胆总管牵引成角，用电凝钩或用止血钳把胆囊管上的浆膜切开，钝性分离胆囊管及胆囊动脉，分清胆总管和肝总管(图 53-23、图 53-24)。这里离胆总管较近,尽量少用电凝以免误伤胆总管。分离胆囊管,用电凝钩上下游离,并看清胆囊管和胆总管的关系。在距胆总管 0.5cm 处施可吸收夹夹闭胆囊管,尽量靠近胆囊颈的地方用钛夹夹闭胆囊管,两夹之间应有足够的距离(图 53-25、图 53-26)。在两夹之间用剪刀剪断胆囊管,不能用电切或电凝以防热传导而损伤胆总管。之后,在后内方找到胆囊动脉置可吸收夹,自夹闭处远侧电凝切断胆囊动脉(图 53-27、图 53-28)。在切断胆囊管后要注意不能用力牵拉以免拉断胆囊动脉,并注意胆囊的后支血管。仔细地剥离胆囊,电凝或上夹止血。

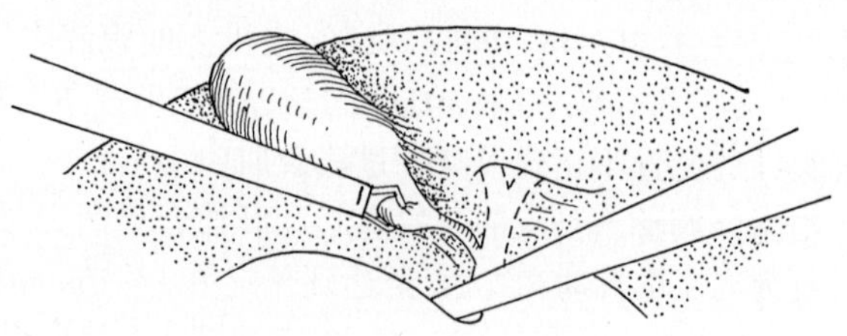

图 53-22　将胆囊颈向外牵拉暴露胆囊三角区和胆总管

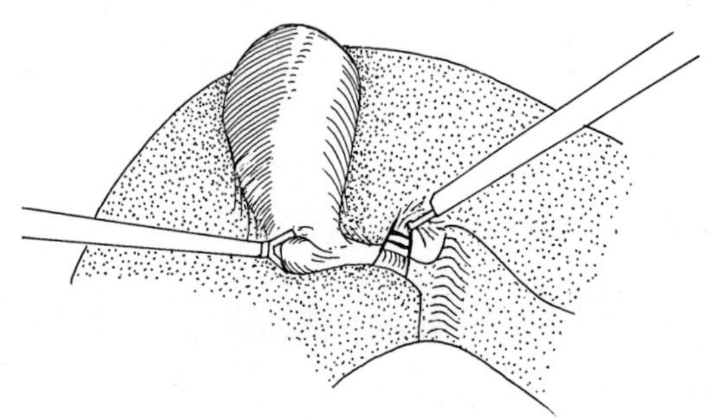

图 53-23　把胆囊颈部的浆膜切开

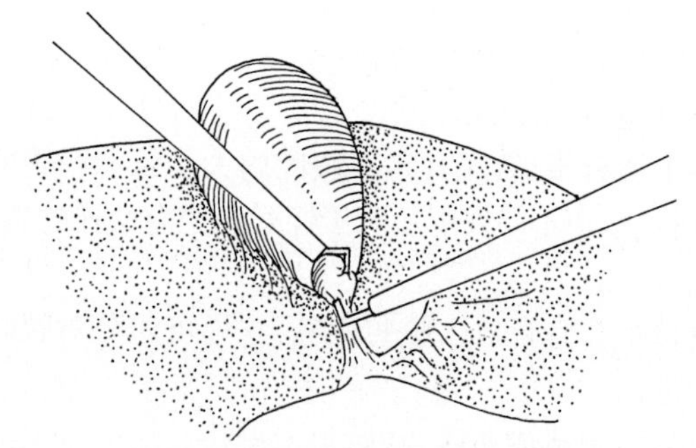

图 53-24　切开胆囊后方的浆膜

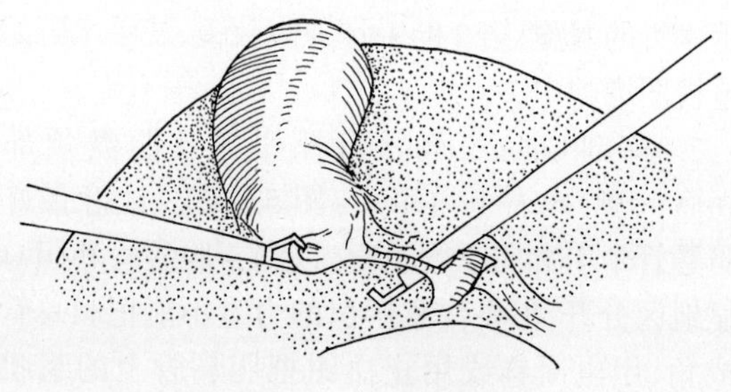

图 53-25　分离胆囊管

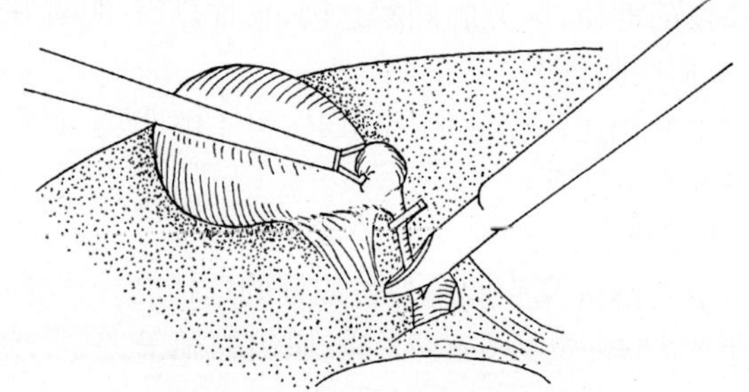

图 53-26　用施夹器在胆囊管上夹

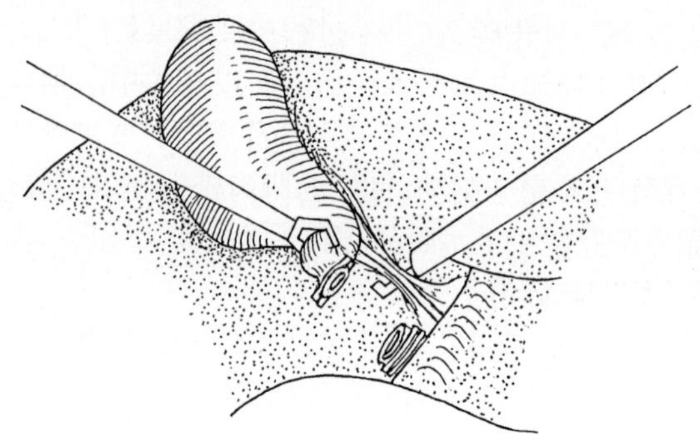

图 53-27　切断胆囊管后分离胆囊动脉区的组织

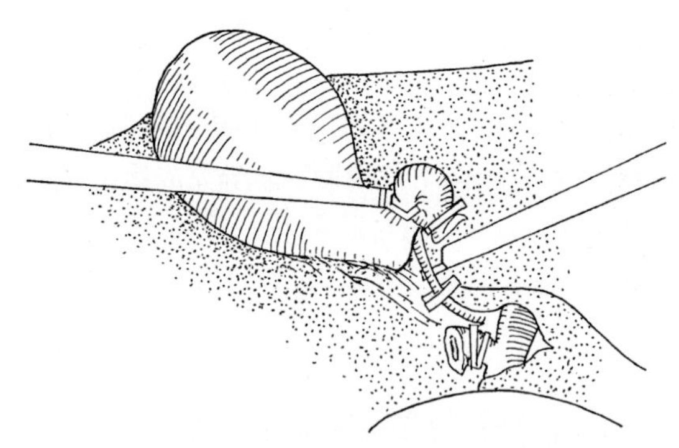

图 53-28　游离胆囊动脉并上夹

3. 切除胆囊　夹住胆囊的颈部向上牵引,沿着胆囊小心地剥离,助手应协助牵拉使胆囊和肝床有一定的张力(图 53-29、图 53-30)。将胆囊完整地剥下,放

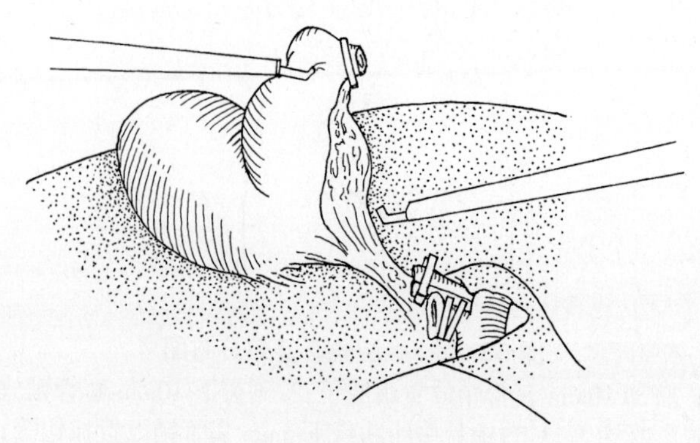

图 53-29　切断胆囊动脉后剥离胆囊

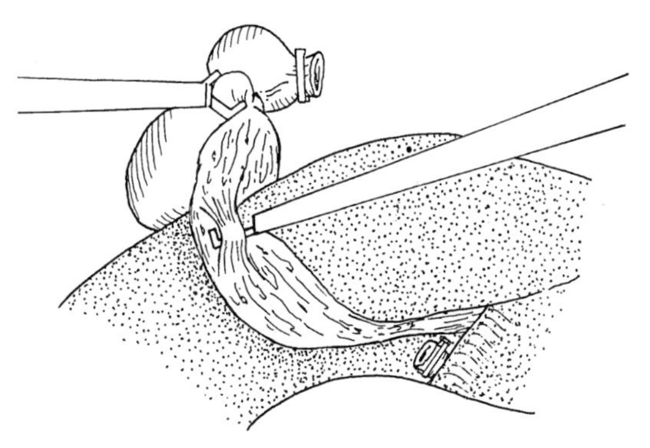

图 53-30 将胆囊掀起进行剥离

在肝右上方。把肝床用电凝止血，仔细用生理盐水冲洗，检查有无出血和胆漏的地方。在肝门处置一纱布块，取出后检查有无胆汁染色。吸尽腹腔内积水后将腹腔镜转换到剑突下套管中，因为脐部的腹壁结构比较松弛，容易扩张取出直径大于1cm的含结石的胆囊，而剑突下组织较致密不容易扩张，如果结石较小也可以从剑突下的戳孔将胆囊直接取出。

4. 取出胆囊 从脐部的套管中将有齿抓钳放入腹腔内，在监视下抓住胆囊管的残端，将胆囊慢慢地拖入套管鞘内，连同套管鞘一起拔出。在抓胆囊时要注意避免锋利的钳齿误伤肠管。如果结石较大或胆囊张力高，切不可用力拔出，以免胆囊破裂结石和胆汁漏入腹腔。这时可用血管钳将切口撑大后取出，也可用扩张器把该切口扩张至2.0cm。如果结石太大可将该切口延长。如有胆汁漏出至腹腔内，应用湿纱布从脐部切口进入将胆汁吸干。结石太大不能从切口中取出时，也可以先把胆囊打开，用吸引器吸干胆囊内的胆汁，钳碎结石后一一取出。如果发现有结石落入腹腔中要予以取尽。考虑胆囊炎症较重或取胆囊困难时建议使用取物袋取出胆囊。

检查腹腔内无积血和液体后拔出腹腔镜，打开套管的阀门排出腹腔内的二氧化碳，然后拔出套管。在放置10mm套管的切口用细线将筋膜层缝合1~2针，再将各切口用无菌敷料闭合。必要时肝下放置腹腔引流管，经右腋前线穿刺口引出。

【手术要点】

1. 制造气腹时的注意事项 制造气腹是腹腔镜的第一步，在肥胖患者穿刺时两次的突破感不明显，故在穿刺阻力突然减少时，针尖可能已进入腹腔内。为了证实针尖确实在腹腔内，可将抽有盐水的注射器接上气腹针，并可见注射器内的盐水随着重力自然地流进腹腔，说明此时穿刺针已进入腹腔内。

2. 高频电刀的使用 在腹腔镜外科的手术操作中，主要的切割工具是高频电刀。在腹腔镜脏器损伤中，电刀误伤胆总管和肠管是最多见的，应引起注意。采用低压高频电凝，在200W时是安全的，在切割时不应产生电离火花；操作过程中电凝器械应全部在监视画面中；术者在使用电凝钩时用力应是向上方向，而不是向左右，以防电凝钩反弹灼伤周围的器官。

3. 解剖Calot三角 防止胆管损伤，解剖Calot三角是尤为重要的一步。胆管的走行异常是常见的，所以要特别小心。解剖时用电凝钩或分离钳细心地解剖。在Calot三角粘连很严重或充血水肿明显，胆总管分辨不清时，应逆行分离胆囊床至胆囊颈部，必要时中转开腹手术。

4. 处理胆囊管 胆瘘的一个原因就是胆囊管处理不妥，处理胆囊管较为困难的情况有两种，一是胆囊管较短，二是胆囊管粗，夹闭不全。判断夹闭不完全或不可靠时建议缝扎胆囊管断端。

5. 术中腹腔镜超声 从10mm套管鞘中放入超声探头，进行上下移动探测，能清楚探查胆总管全程、肝动脉及门静脉。腹腔镜超声能探测到胆总管结石和肝动脉的变异，是一种快速、方便的术中诊断工具。

6. 术中中转开腹 因为腹腔镜的技术条件的限制，一部分患者腹腔镜手术中转成开腹手术。中转开腹手术的原因依次为解剖结构不清、手术中出血、有手术损伤，术中有其他发现或器械原因。其中最多见的是解剖结构不清和术中出血，在这种情况下继续坚持腹腔镜手术，很容易造成手术损伤。在腹腔镜下发现解剖结构不清或大出血无法看清结构时，及时开腹手术是明智的。近年国内外专家一直强调术中中转手术的重要性，以避免不必要的手术损伤。

【术后处理】

1. 吸氧，镇痛，止吐，继续静脉输液4小时，手术后4小时进流质饮食，12小时改为半流质饮食。

2. 观察24小时出院。

【手术并发症】

1. 胆管损伤 胆管损伤是腹腔镜胆囊切除手术发生最多的并发症之一，也是腹腔镜手术最严重的并发症之一。在近年的大宗腹腔镜并发症报道中，胆管损伤和胆汁漏的发生率占1%。这应引起外科医生的足够重视，把腹腔镜看作是有潜在危险的手术。胆管损伤的原因：一是Calot三角解剖不清而误伤，特别是对胆总管或胆囊管的变异缺乏警惕，有时存在右侧副肝管，这种变异情况是十分常见的。二是在分离胆囊管时不慎将胆管热损伤，术中没有胆汁外漏，术后热损伤区域组织坏死脱落引起胆汁漏。另外在胆囊床有一些较大的迷走胆管，术中电凝不能完全凝固，而形成胆漏。胆管损伤术后主要表现为剧烈的上腹疼痛、高热和黄疸。有典型表现者一般在术后两日内得到处理，有少数患者表现不明显，仅表现为腹胀、食欲缺乏和低热并进行性加重，此时要极为重视密切观察。检查有无胆汁外漏主要靠B超或CT发现腹腔内有液体存留，然后在B超或CT引导下细针穿刺证实或用放射性核素肝胆造影证实含有核素的胆汁外漏。

2. 血管损伤　血管损伤有两类：一类为制造气腹和放套管针时，针尖损伤腹主动脉、髂动脉或肠系膜血管引起的大出血，屡有因套管针穿刺而引起死亡的报道。因此在气腹成功后，腹腔镜应将全腹窥视一遍，以防遗漏血管损伤；另一类是肝门解剖不清或因胆囊动脉出血误钳夹右肝动脉或肝固有动脉，也有在解剖时将门静脉损伤的报道。

3. 肠损伤　肠损伤多为电凝的误伤，误伤时电凝钩不在监视的画面中，往往在术中不被发现，手术之后出现腹痛、腹胀、发热引起严重的腹膜炎，其死亡率较高。

4. 术后腹腔内出血　术后腹腔内出血也是腹腔镜手术严重并发症之一，损伤的部位，主要是胆囊附近的血管，如肝动脉、门静脉等及脐周穿刺时损伤腹主动脉或腔静脉。出血超过800ml可以表现为失血性休克、腹部隆起、周围循环衰竭。应立即开腹手术止血。

5. 皮下气肿　皮下气肿的原因，一是在制造气腹时，气腹针没有穿透腹壁，高压的二氧化碳进入皮下；二是由于腹膜有损伤，手术中二氧化碳气体漏进腹壁的皮下层，术后检查可以发现腹部皮下按压有捻发音。一般不用特殊处理。

6. 其他如切口疝、切口感染及腹腔脓肿等。

（刘博）

参考文献

1. Lam D, Miranda R, Hom SJ. Laparoscopic cholecystectomy as an outpatient procedure. J Am Coll Surg, 1997, 185(2): 152-155.
2. Marakis GN, Pavlidis TE, Ballas K, et al. Major complications during laparoscopic cholecystectomy. Int Surg, 2007, 92(3): 142-146.
3. Murphy MM, Ng SC, Simons JP, et al. Predictors of major complications after laparoscopic cholecystectomy: surgeon, hospital, or patient? J Am Coll Surg, 2010, 211(1): 73-80。
4. Archer SB, Brown DW, Smith CD, et al. Bile duct injury during laparoscopic cholecystectomy: results of a national survey. Ann Surg, 2001, 234: 549-559.
5. Nuzzo G, Giuliante F, Giovannini I, et al. Bile Duct Injury During Laparoscopic Cholecystectomy Results of an Italian National Survey on 56 591 Cholecystectomies. Arch Surg, 2005, 140: 986-992.

第五节　胆囊癌根治术

有关胆囊癌（gallbladder cancer，GBC）明确的文献记载最早可追溯到1777年，Maximillian de Stroll在他的两例尸检报告中对该病进行了描述，而首例胆囊癌切除术则由Keen在1891年完成。尽管人们对于胆囊癌的认识始于2个世纪之前，但直至现在胆囊癌的预后仍不容乐观。在美国，胆囊癌的发病率约为1/10万~2.5/10万，是最常见的原发性胆道系统恶性肿瘤。在我国，胆囊癌的发病率在消化道肿瘤中位列第5，亦是胆道系统中发病率最高的恶性肿瘤。这些患者的中位生存时长仅为6个月，5年生存率不超过5%。

胆囊癌多为腺癌（>80%），发生于胆囊底者约占60%，胆囊体者30%，胆囊颈者10%，可分为浸润型、结节型、乳头型以及结节浸润型、乳头浸润型。乳头型者呈绒毛状或菜花状包块，常见于胆囊底，位于胆囊体及胆囊颈者易阻塞胆囊流出道；结节型常呈外生结节样生长，即使侵犯肝脏也较易切除；有浸润侵袭表现的胆囊癌常沿浆膜下侵袭播散，胆囊壁弥漫性增厚，胆囊腔内有时充满黏液，肿瘤甚至还可向肝门、胆管树及肝脏侵袭，此类型胆囊癌多见，预后较差。

胆囊癌好发于老年患者（>60岁），女性的发病率是男性的3倍。其发病隐匿，早期多无典型症状，诊断较为困难。早期胆囊癌常在因胆囊结石或胆囊息肉行胆囊切除术时意外发现，有资料显示，在行腹腔镜胆囊切除术的患者中，约有0.27%~2.1%的患者被检出罹患胆囊癌。当胆囊癌患者出现右上腹痛伴硬块、黄疸、体重下降时，病情往往已进入进展期。

胆囊癌的病因复杂，流行病学及动物模型实验研究表明，胆囊癌的发生与种族、性别、年龄、胆石症、胆囊慢性炎症以及胆胰管合流异常相关。在具有下列情况的患者中，尤其要注意胆囊癌的发生：①年龄>60岁；②有较长时间的胆道病史；③胆囊结石直径较大（>2.5cm），数量较多，或为胆囊颈结石；④右上腹阵发性绞痛转为持续性疼痛；⑤胆囊萎缩、局部增厚或钙化；⑥胆囊息肉直径>1cm；⑦胆胰合流异常。

【胆囊癌的转移】

胆囊癌的转移方式包括淋巴转移、血行转移、直接侵犯以及活检和手术时的种植转移。胆囊没有黏膜下肌层，附着于肝脏的胆囊床部位缺少浆膜层，其固有层及肌层菲薄，当胆囊癌侵破肌层，即可进入肌层外结缔组织中的血管及淋巴网络，这样的解剖结构可能与胆囊癌的早期转移，尤其是淋巴转移有关。淋巴结的转移情况与胆囊癌的临床分期密切相关，是术者决定手术切除范围的重要参考，同时也是胆囊癌患者预后的独立危险因素。

Ito等人通过对胆囊淋巴引流系统的仔细解剖，指出人的胆囊淋巴引流可以分为以下3条途径：①胆囊-胰后途径：这是胆囊淋巴引流的主要途径，包括两条路径，一条沿着胆总管前表面向其右下螺旋走行，另一条贴着胆总管后表面径直向下走行，两者走向胰头后并最终汇合；②胆囊－腹腔干途径：沿肝十二指肠韧带左侧引流至肝总动脉及腹腔干周围淋巴结；③胆囊－肠系膜途径：沿门脉前方向左下走行引流至肠系膜上血管周围淋巴结。

Ito 的结论基于尸体的解剖研究，Shirai 等人在前人基础上，通过在体的染料注射显示胆囊的淋巴引流系统，其结果表明进入胆囊淋巴管的染料首先流入胆囊及胆总管周围淋巴结，其后流向门脉后及胰十二指肠后上方的淋巴组织，接着进入腹腔淋巴结和肠系膜上淋巴结，最终到达腹主动脉及下腔静脉周围淋巴结。Shirai 研究的一个重要发现是胆总管周围淋巴组织的淋巴液可以直接引流入胰后的腹主动脉及下腔静脉周围淋巴结。这提示术者在术前评估时要格外注意腹膜后的影像学表现，术中探查时要灵活地运用 Kocher 手法对腹膜后淋巴结进行探查，避免遗漏转移淋巴结。

【胆囊癌的分期】

胆囊癌的分期主要包括日本胆道外科协会（Japanese Society of Biliary Surgery，JSBS）分期、Nevin 分期及美国癌症联合委员会（AJCC）/ 国际抗癌联盟（UICC）的 TNM 分期，临床上较为常用的为后两者。

Nevin 分期于 1976 年提出，将胆囊癌分为 5 期 3 级：

Ⅰ期，肿瘤限于胆囊黏膜层内；

Ⅱ期，肿瘤侵犯肌层；

Ⅲ期，肿瘤浸润胆囊壁全层；

Ⅳ期，肿瘤浸润胆囊壁全层伴有周围淋巴结的转移；

Ⅴ期，肿瘤侵及肝脏、周围脏器及远处转移。

根据肿瘤细胞的分化程度又可分为 G1（高分化癌）、G2（中分化癌）、G3（低分化癌）3 级。

1990 年 Donohue 等人改良了 Nevin 分期，将直接肝脏侵袭归入Ⅲ期，而将不连续的肝脏侵袭视作远处转移归入Ⅴ期。这种不连续的肝脏侵袭，胆囊主病灶与肝内病灶之间界线清晰，被认为是由胆囊静脉回流入门脉的血液介导，属血行转移，其预后远远差于直接的肝脏侵袭。

TNM 分期（AJCC，第 7 版）从肿瘤原发灶（T），区域淋巴结（N）及远处转移（M）3 个维度评价胆囊癌的病情进展（表 53-1）。

AJCC（第 7 版）胆囊癌 TNM 分期如下：

0 期：Tis，N0，M0；

Ⅰ期：T1，N0，M0；

Ⅱ期：T2，N0，M0；

ⅢA 期：T3，N0，M0；

ⅢB 期：T1~3，N1，M0；

ⅣA 期：T4，N0~1，M0；

ⅣB 期：任何 T，N2，M0 或任何 T，任何 N，M1。

Nevin 分期提出时间较早，易于理解及记忆，因此

表 53-1　AJCC（第 7 版）胆囊癌 TNM 分期定义

分期	定义
肿瘤原发灶（T）	
Tis	原位癌
T1	肿瘤侵犯黏膜固有层或肌层
T1a	侵犯黏膜固有层
T1b	侵犯肌层
T2	肿瘤侵及肌层周围结缔组织，未侵破浆膜层或侵及肝脏
T3	肿瘤侵破浆膜层（脏腹膜），和（或）直接侵犯肝脏和（或）一个邻近脏器或组织结构，如胃、十二指肠、结肠、胰腺、大网膜或肝外胆道
T4	肿瘤侵及门脉主支 / 肝动脉 / 两个及以上肝外脏器或组织结构
区域性淋巴结（N）	
N0	无局部淋巴结转移
N1	转移至胆囊管、胆总管、肝动脉和（或）门脉周围淋巴结
N2	转移至腹主脉旁、腔静脉旁、肠系膜上动脉和（或）腹腔动脉周围淋巴结
远处转移（M）	
M0	无远处转移
M1	远处转移

早期在临床上应用广泛，但随着人们对胆囊癌认识的不断深入，淋巴结转移对患者预后影响的重要性日益显现。相对于Nevin分期偏重肿瘤浸润深度而相对忽视淋巴结转移对病程的影响，TNM分期根据淋巴结及胆囊周围脏器的侵犯情况对胆囊癌进行了更加细致的区分，更加利于指导术者的术前规划，并逐渐成为被学界广泛接受的分期标准。

【手术指征及禁忌】

胆囊癌预后差，根治性手术是目前唯一可能治愈该病的方法。因此，对胆囊癌患者应该进行积极的手术治疗。术前应该对患者的超声、CT、MRCP等影像学结果进行仔细评估，判断胆囊癌的临床分期，或通过腹腔镜或开腹探查进一步明确患者分期。对于意外胆囊癌的患者(因急慢性胆囊炎或胆囊结石等良性病行胆囊切除术中或术后发现的胆囊癌，多为腹腔镜手术患者)，原位癌(Tis)或仅侵犯固有层(T1a)的患者，胆囊切除已可满足根治性要求，不需要再次手术，但对于术中有胆囊破损和胆汁流出的患者要注意种植转移的可能；肌层有侵犯(T1b)的患者，则需再次行胆囊癌根治术，并注意切除上次手术戳孔周围组织，防止肿瘤种植转移。对于TNM分期Ⅱ期的患者，胆囊癌根治性术可以明显改善患者的5年生存率。规范的胆囊癌根治术切除范围包括胆囊切除及胆囊床周围2cm的楔形肝切除；同时一并清除肝十二指肠韧带内、肝总动脉旁及胰头后方的淋巴、神经结缔组织。对于Ⅲ期及以上的患者，如有可能实现治愈性的R0切除，则需考虑扩大根治性胆囊癌切除，切除范围可能扩大至S4b、S5肝段切除、解剖性右肝切除甚至右三叶切除，同时联合肝外胆管及邻近单一或多个脏器的切除。若手术切除的范围广泛，如肝胰十二指肠切除(hepatopancreatoduodenectomy，HPD)，术后高并发症发生率及死亡率，以及长期生存的不确定性，都需要术者进行决策时予以全面而慎重的考虑。

6

当患者出现下列情况时，则应视为根治术的禁忌证：①年龄>80岁，重要脏器功能障碍；②有严重的梗阻性黄疸；③有活动性病毒性肝炎，肝实质弥漫性损害或合并有急性胆管炎时，行广泛肝切除时需慎重；④合并癌性腹水、广泛肝转移或远处转移者。

【麻醉及体位】

全身麻醉，头高脚低左侧卧位。

【手术步骤】

1. 经右上腹部做反L形切口，逐层入腹，保护切口。探查有无腹水，腹膜、网膜及腹腔、盆腔内各脏器有无转移灶或种植结节，再探查腹主动脉旁、肠系膜上动脉根部有无淋巴结转移，最后明确胆囊原发灶对肝脏、肝十二指肠韧带及周围脏器的侵犯情况，判断胆囊癌的分期，决定手术切除范围。

2. 做Kocher游离，切开十二指肠降段外侧后腹膜，游离十二指肠及胰头，并向内侧翻转，显露腹膜后结构。

3. 保护胰十二指肠后上动静脉，廓清胰十二指肠上及胰十二指肠后淋巴结。如要进一步清扫腹主动脉及下腔静脉周围淋巴结，则沿Kocher切口继续向腹主动脉中央游离，暴露下腔静脉时注意保护生殖腺静脉，以右肾动脉周围淋巴结为中心进行清扫，必要时可送术中快速冷冻病理。

4. "骨骼化"分离胆总管、肝动脉及门静脉，予牵引带悬吊(图53-31)。沿胆总管及门脉右侧向肝门游离并整块切除肝十二指肠韧带内的淋巴、神经及脂肪组织。至胆囊管与肝总管汇合处，游离出胆囊管，距胆总管0.3~0.5cm处结扎切断，胆囊管断端送快速冷冻病理检查有无癌组织残留。结扎切断胆囊动脉。

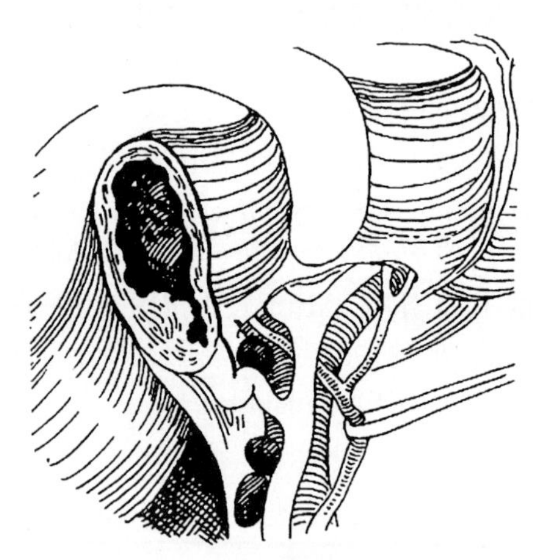

图53-31　肝十二指肠韧带骨骼化

5. 继续沿肝总管向上分离，直至肝门深处，离断肝门部管道结构与肝脏之间的组织。分离门脉周围的淋巴、神经及脂肪组织，沿肝动脉左侧清扫肝十二指肠韧带左缘的淋巴、神经及脂肪组织至胰腺上缘及肝总动脉周围，打开肝总动脉鞘，整块切除肝总动脉周围及胰头上缘淋巴结。

6. 切除胆囊病灶及周围肝组织。对无明显肝脏浸润者，标准的胆囊癌根治术要求楔形切除胆囊床周围2cm的肝组织(图53-32、图53-33)；而肿瘤侵犯肝脏者，为实现R0切除，需要根据肿瘤浸润的深度确定肝脏切除的范围，如上文提到的解剖性肝段切除、肝右叶切除甚至扩大的右肝切除，行胆囊癌扩大根治术。肝脏楔形切除后要仔细止血，严密缝扎断面胆管。

7. 对有周围脏器及组织侵犯的患者可考虑扩大根治术，如有肝外胆管浸润者，肝外胆管应一并切除，然后行胆肠吻合，处理方法如肝外胆管癌手术(图53-34、

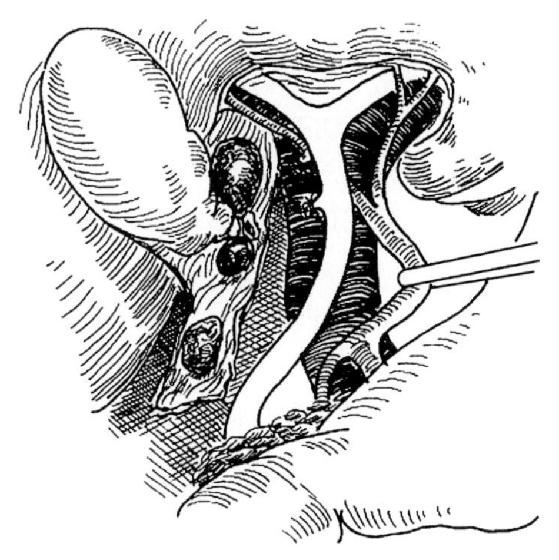

图 53-32　胆囊与肝十二指肠韧带的脂肪淋巴组织整块切除

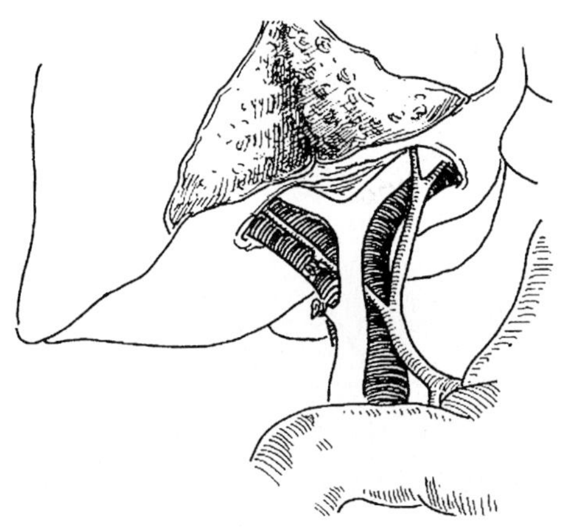

图 53-33　胆囊连同肝组织楔形切除

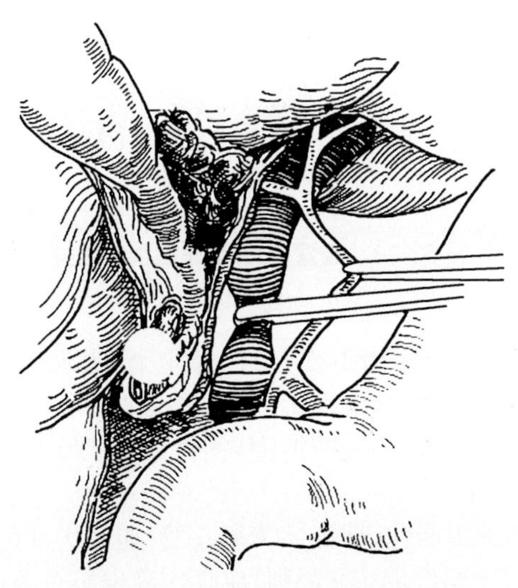

图 53-34　在胰腺上缘切断胆总管

图 53-35)；如肿瘤侵犯横结肠，则加行横结肠切除术；如胆囊癌出现广泛侵犯，范围包括了肝脏、肝外胆管、胰头周围、十二指肠。来自日本的报道表明肝-胰十二指肠切除可以改善患者预后，但是此类手术风险巨大，决策时应谨慎考虑。

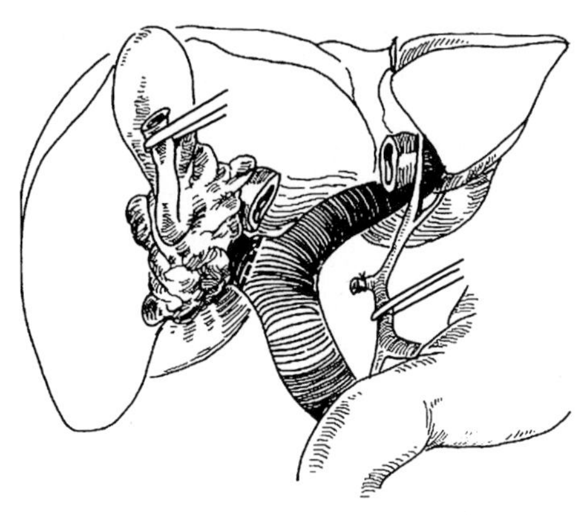

图 53-35　门静脉骨骼化

8. 冲洗腹腔，检查有无活动性出血及胆漏，于肝下放置腹腔引流管，由右上腹戳口引出。缝合伤口。

【术后处理】

1. 暂禁饮食，予胃肠减压、肠外营养支持治疗，至胃肠功能恢复后，拔除胃管，并逐渐从流食过渡到半流食，并减少输液量。

2. 术后常规实验室检查，监测肝功能及血象变化，密切关注患者生命体征变化。

3. 术后予广谱抗生素预防感染。

4. 注意观察腹腔引流管引流情况。

5. 关注病理结果，并依此拟定辅助治疗方案。

6. 术后定期复查影像学变化及肿瘤血清学标志物水平。

【并发症防治】

1. 胆管损伤　主要包括胆管的直接损伤和胆道的血供损伤。在解剖肝十二指肠韧带及肝门时，要辨明胆管的走行，注意可能存在变异，防止胆管损伤，同时在清扫肝十二指肠韧带淋巴结时，注意保护胆管的供血动脉，以免术后出现胆道缺血，发生狭窄。在行肝脏 S4b、S5 段楔形切除时，要注意预切除肝实质与右肝管之间的关系，避免发生损伤。一旦发生损伤，可依据损伤情况采取如胆管修补 T 形管引流、胆管端-端吻合、胆管成形及胆肠吻合等相应措施。

2. 胆瘘和出血　胆瘘和出血主要发生在肝断面，因此切肝完成后要仔细地对断面胆管和血管进行缝扎，有条件可行氩气喷凝止血。术后要密切观察腹腔引流，及时判断胆瘘及出血，必要时可行腹部超声了解腹腔积液情况。对于胆瘘患者，一定要保持持续充分的引流，避免胆汁在腹腔内的积存，随创面的愈合，绝大多数患者胆瘘可在短期(2 周)内愈合。对于出血的患者，可优先考虑介入栓塞止血，必要时行二次手术止血。

(黄志强　陈飞)

6

参考文献

1. 黄志强,黄晓强,宋青.黄志强胆道外科手术学.第2版.北京:人民军医出版社,2010:251-254.
2. William R. Jamagin. Blumgart's Surgery of the Liver, Bliary Tract and Pancreas .5th Edition. USA: Saunders, 2012: 741-759.
3. 二村雄次.胆道外科:要点与盲点.2版.北京:人民卫生出版社,2010:198-201.

第六节 胆道系统探查术

【手术原理】

肝内、外胆管及胆囊所组成的胆道系统,是一个有机的整体,彼此间有着密切的联系。胆道系统的疾患,有时可能局限于某一部分,例如单纯的胆囊结石,其他部分的胆道系统在解剖及功能上仍属正常,切除胆囊便可获得良好的效果。但在为数较多的患者中,病情往往不是如此单纯,胆道系统的其他部分亦可能有病理改变,例如肝内胆管结石及狭窄,或胆囊结石合并有胆总管结石、胆总管下端狭窄、十二指肠乳头炎、慢性胰腺炎等,若仅切除胆囊便不能收到预期效果。只有通过手术前及手术中对胆道系统进行全面细致的调查,才能发现合并存在的病变,施行有效的手术处理。胆道系统的探查包括:①肝、胆道系统的检查;②手术台上胆道造影;③胆总管切开探查;④术中纤维胆道镜检查。

6

本章将重点讨论胆总管探查术,包括开腹胆总管探查术和腹腔镜下胆总管探查术。

【手术适应证】

1. 急性梗阻性化脓性胆管炎。
2. 胆道感染并发肝脓肿、胆道出血或中毒性休克者。
3. 患者有反复胆绞痛、黄疸、高热或并发胰腺炎者。
4. 梗阻性黄疸者。
5. 胆道造影示胆总管有结石者。
6. 严重肝外伤缝合或切除,以及肝外胆管修复或吻合术后,应行胆总管切开引流术。
7. 在胆囊切除术中,遇有下列情况时应切开胆总管探查:

(1) 胆囊内有多发性小结石存在,胆囊管粗而短,估计结石有可能排入胆总管者。

(2) 胆总管明显增粗、肥厚、有炎症者。

(3) 胆总管触及结石、蛔虫或血块者。

(4) 有反复发作黄疸病史者。

(5) 胰腺头部肿大或坚硬者。

(6) 穿刺胆总管发现胆汁内含胆砂、血液或脓液者。

(7) 术中胆道造影显示肝总管、胆总管内有结石、蛔虫者。

【手术方式与手术操作】

(一) 开腹胆总管切开探查术

1. 体位 仰卧位。膝下可放软垫,使腹肌松弛。

2. 切口 通常采用右上腹经腹直肌切口,或右上正中旁切口。

3. 探查 同胆囊切除术。

4. 显露胆总管 第1个深拉钩放在胆囊左侧肝上,钩下垫一块小纱布,将肝叶向上拉开。用盐水纱布垫隔开胃、十二指肠与横结肠。第2个深拉钩将胃向左拉,防止胃窦入手术野。第3个深拉钩将横结肠和十二指肠球部向下拉开,使肝十二指肠韧带保持伸直紧张。再把一条盐水纱布填入网膜孔内,以防胆汁或血液流入小网膜腔。拉钩要有足够的深度,拉力要持久、均匀,在整个手术过程中不让上述器官进到手术野来。

5. 切开胆总管 将肝十二指肠韧带右侧腹膜切开,仔细分离腹膜,使肝十二指肠韧带段胆总管显露清楚(图 53-36)。在胆总管前壁常有细小血管横过,应用细丝线缝扎,以防出血。

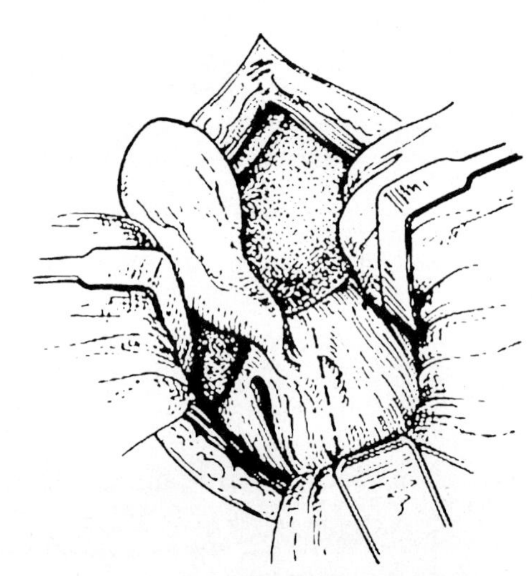

图 53-36 显露、切开肝十二指肠韧带

在拟定的胆总管切口处(一般取十二指肠上缘和胆囊管进入胆总管处之间),用细丝线在胆总管前壁两侧各缝一针牵引线,在两牵引线间做试验穿刺(图 53-37、图 53-38)。

如抽出胆汁,即证实为胆总管(胆汁送细菌培养及药物敏感度测定);否则,应再次确定胆总管位置。梗阻性黄疸日久后胆汁色深与血液颇似;当胆道出血时,胆汁内也混有血液,外观难以鉴别。可用少量抽出的内容物注射在白纱布上,若含胆汁,即呈黄色,且有黏液。当胆总管内可以清楚扪及结石时,可省去这一步骤,直接在结石上切开胆总管。

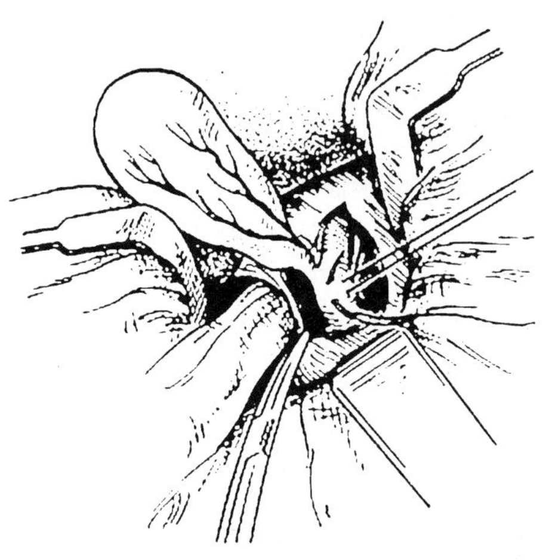

图 53-37　显露胆总管，在前臂缝两针牵引线

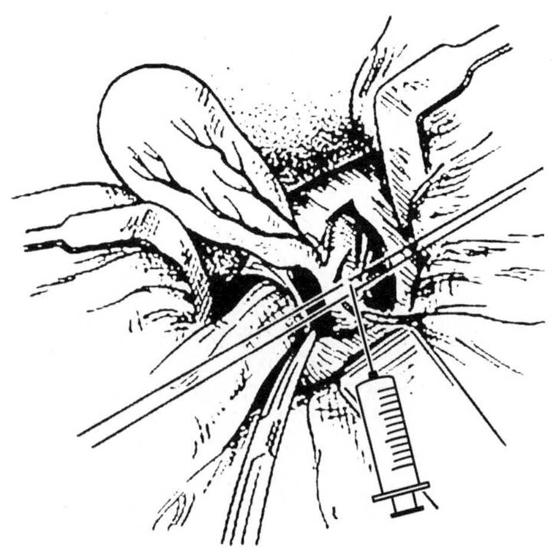

图 53-38　试验穿刺

穿刺获胆汁后，必要时可接着做胆道内压力测量或胆道造影。然后，将牵引线两侧提起，在牵引线中间穿刺针眼处沿胆总管纵轴用尖刀做 1.5~2cm 长切口。先垂直于胆总管壁刺入，但勿太深，以免刺破胆总管后壁或伤及门静脉，再向上、下方扩大切口。同时，助手用吸引器吸除流出的胆汁(图 53-39)。

6. 探查胆总管　胆总管切开后，注意胆总管直径，管壁的厚度及硬度。如见有胆石，用取石钳或钝刃刮匙小心取出(图 53-40)，尽量避免夹碎。如发现胆总管切口不够大，应适当扩大后再行取石；如为泥沙样结石，可用胆石匙掏取；有蛔虫时可钳夹取出。位于胆总管下端的结石，尽量将其推挤向上至胆总管切口处取出。如不能上推，可在左手引导下，伸入取石钳或胆石匙取出(图 53-41)。

胆总管内的结石取尽后，再探查肝总管及左、右肝管，注意其有否狭窄，努力取尽左、右肝管内的结石或蛔虫。若左、右肝管内结石多发，难以取出时，可将胆总管切口向上延长，直达左、右肝管开口，这样可以

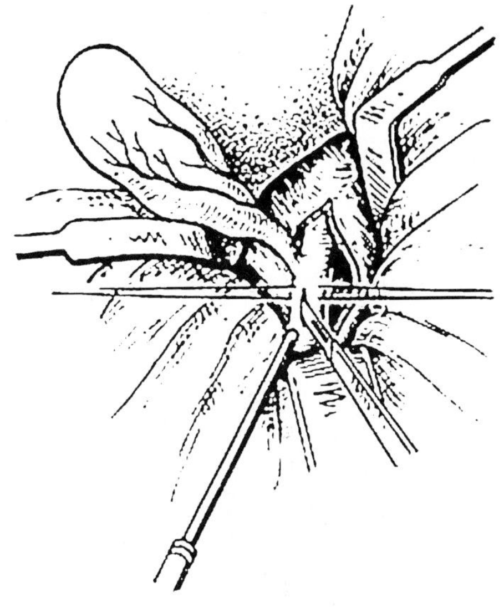

图 53-39　切开胆总管，吸除流出的胆汁

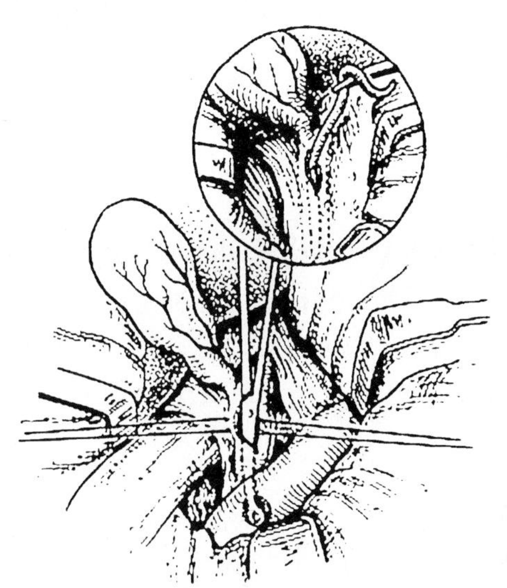

图 53-40　用取石钳取出胆石
(附图为取出蛔虫)

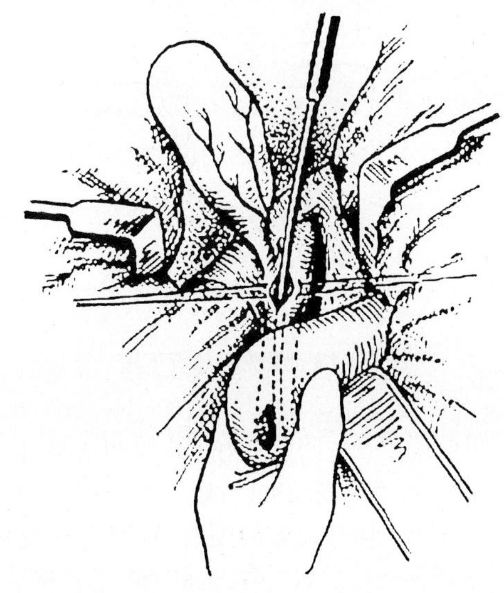

图 53-41　胆总管下段结石，在左手帮助下深入刮匙石

6

取出较高位置的肝内胆管结石。更复杂的肝内胆管结石的手术处理，见肝内胆管手术。如肝管内有多量泥沙样结石，掏取困难时，可用导尿管放入左、右肝管内，用生理盐水反复加压冲洗，吸尽流出的胆砂盐水(图 53-42)。

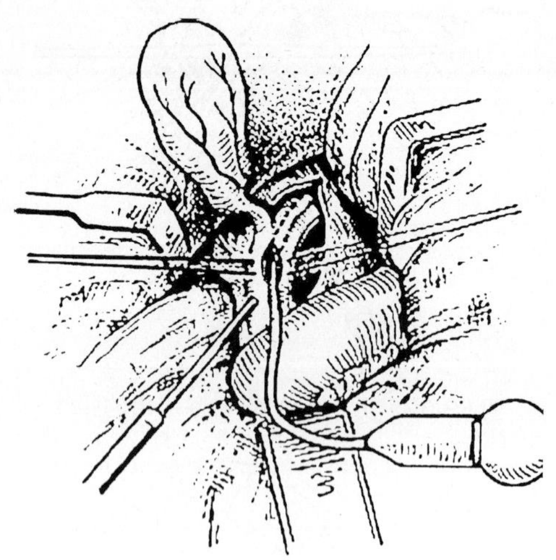

图 53-42　冲洗左、右肝管泥沙样结石

待回流液基本澄清后，再将导尿管通过壶腹，试行进入十二指肠，并用生理盐水冲洗；若无回流，表明胆总管下端通畅；如有回流，表明胆总管下端仍有梗阻存在(图 53-43)。

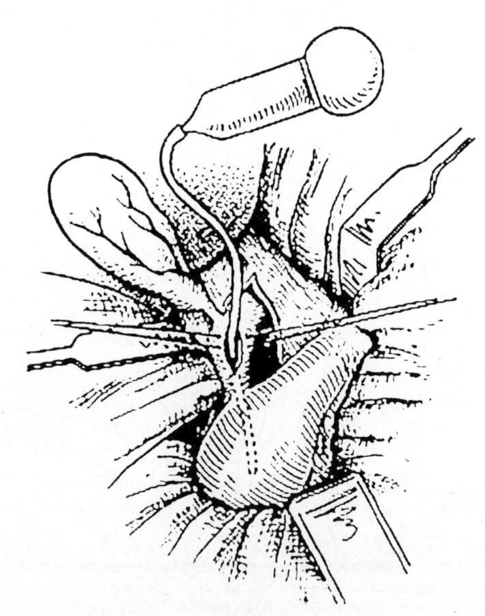

图 53-43　灌洗胆总管下段

7. 胆道镜窥视　将装置好的纤维胆道镜，自胆总管切口插入，先导向左、右肝管窥视，观察肝管壁黏膜有无充血、肿胀、狭窄或脓栓附着，管腔内有无结石、脓絮；尽量将其夹出。如失败，也可经胆道镜将结石用套石篮套出。然后将窥镜转向胆总管下段，窥视至壶腹部，观察括约肌开合情况及开口大小，有无狭窄及结石存留，并作相应处理。

8. 扩张胆总管下端　疑胆总管下端有狭窄或阻塞时，可用胆道扩张器扩张。扩张器应略有弧度，使适应胆管下段的弯曲度。一般先用小号扩张器，从胆总管内向下放至相当于括约肌部位后，向前轻巧适当加压，同时用另一手放在十二指肠前壁扪诊，确定扩张器末端是否进入十二指肠(图 53-44)。当通过括约肌进入十二指肠时，有突然失去阻力的感觉，扩张器可在肠内自由旋转活动。然后，依序更换大号扩张器进行扩张，直到扩至 10 号探(1cm 直径)可以通过为止。但遇括约肌部瘢痕性狭窄，扩张时也不能粗暴硬扩，以免造成损伤或穿孔等并发症。胆总管下端出口过细，应考虑手术纠正，行括约肌切开成形术。有时，结石嵌顿于壶腹部，用取石钳或胆石匙无法取出时，可用胆道扩张器推顶至十二指肠内。

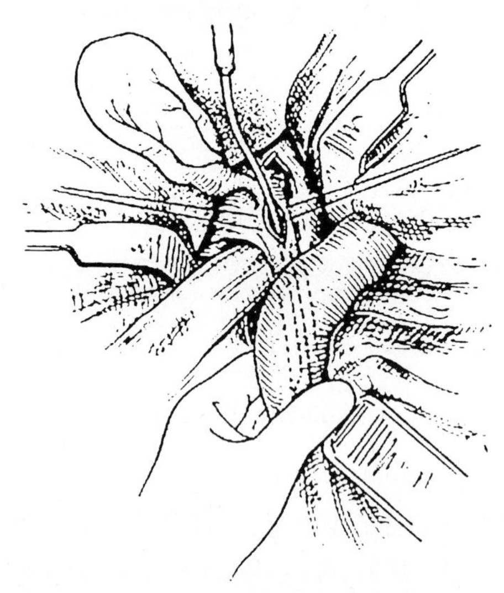

图 53-44　扩张胆总管下端

9. 引流胆总管　胆总管切开探查后，应自剖口置入引流管，不然，极易发生胆漏等并发症。用质软、弹性强、粗细适宜的 T 形胶管引流。T 形管短臂向肝门段不宜超过 1cm，向下不宜超过 3cm，以免管端顶在左、右肝管分叉处及下段胆总管壁，引起疼痛、压迫性溃疡、出血或引流不畅等。将短臂两端修剪成斜面，在与长臂相对的短臂管臂上剪一小孔，或将管壁剪除一条，形成沟形，以便日后拔出。有时，可将其底部侧壁剪除一半，开放管腔。修剪妥善的 T 形管，将短臂折叠，用一长弯止血钳或大镊子夹住，送入胆总管切口内(图 53-45)。再向上下稍加松动，证实 T 形管短臂在胆总管内确已舒展开来，没有折叠或扭曲后，用细丝线全层间断缝合胆总管切口，在距切口边缘 1mm 进针，每针间距 2~3mm(图 53-46)。然后，用生理盐水自 T 形

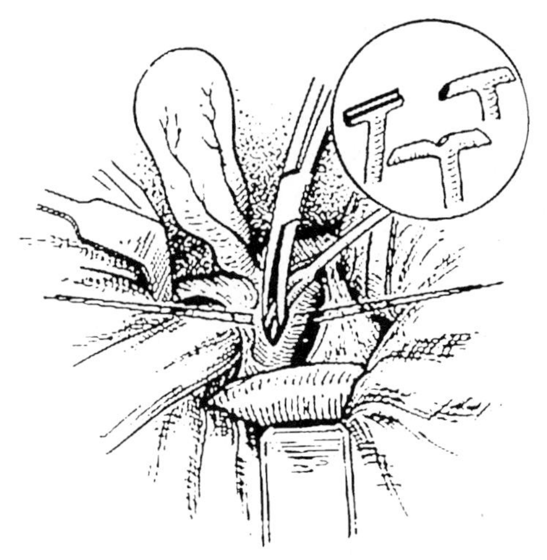

图 53-45　安放 T 形管

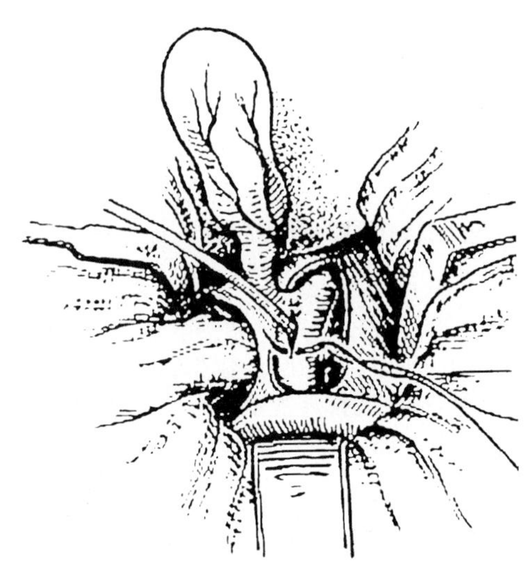

图 53-46　缝合胆总管切口

管稍稍加压灌注胆总管，检查缝合口有无渗漏。渗漏处应补针，直至不漏为止。用细丝线间断缝合肝十二指肠韧带切口(图 53-47)。

10. 引流腹腔、缝合腹壁　腹腔引流置于网膜孔，沿肝下与 T 形管一同自右侧腹壁另做小切口引出，切口不宜太小，以免在拔引流时把 T 形管带出。将 T 形管固定缝合于皮肤。将大网膜包绕于肝下、胆囊、胆总管和 T 形引流管周围，以免 T 形管压迫十二指肠，形成十二指肠瘘；避免十二指肠与肝、胆囊粘连，将来可能再手术时，易致分破肝脏或十二指肠，造成困难。最后，逐层缝合腹壁各层。

(二) 腹腔镜胆总管切开探查术

1. 麻醉和体位　患者仰卧平位，全麻成功后，留置导尿管，常规消毒铺巾。

2. 操作孔布局　一般采用脐上或脐下缘(即 A

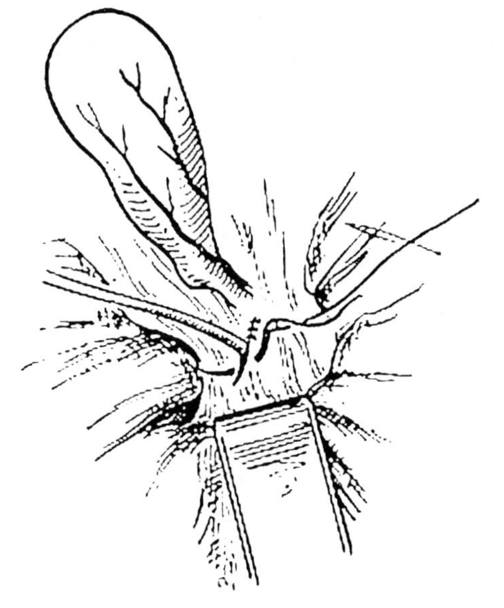

图 53-47　缝合肝十二指肠韧带

点)穿刺建立气腹，压力一般设定为 12~15mmHg。体位改为头高脚低、左侧 30° 卧位。在直视下建立其余三个操作孔(图 53-48)。其中 D 点为腹正中线剑突下(腹腔内应在肝下缘)戳孔，一般为 10mm 穿刺孔，该孔为主操作孔。C 点为锁骨中线肋缘下穿刺孔，B 点为右腋前线肋缘下穿刺孔，B、C 点为 5mm 戳孔，该两孔为辅操作孔，主要用于组织的牵拉和视野的显露。

3. 分离胆囊管和肝外胆管　按 LC 法游离胆囊管后，用钛夹夹闭胆囊管远端，以防结石滑入胆总管或造影时造影剂逆流入胆囊。对术前疑有肝外胆管结石的患者，可先经胆囊管插管行胆道造影，以确定有无肝外胆管结石。对术前明确诊断有肝外胆管结石的患者，可直接切开胆总管取石。在需要切开肝外胆管处(长度约 2~3cm)，分离覆盖肝外胆管的腹膜和脂肪结缔组织，即可显露肝外胆管。

4. 切开胆总管或肝总管　分离十二指肠韧带右侧浆膜，暴露胆总管前壁，采用“皮试注射器”的短细针头送入腹腔，借抓钳固定针头穿刺胆总管无血管区，腹腔镜下可看到透明的塑料针头帽内有黄色胆汁溢出，拔出针头后腹腔镜下可见到胆总管穿刺孔有黄色胆汁流出，确认胆总管位置。将 B 孔抓钳抓住胆囊壶腹部往上推。C 孔应用分离钳提起胆总管的右侧，用腹腔镜尖剪剪开胆总管前壁 1.5~2cm(图 53-49)(切口大小应根据胆管结石大小和能进入纤维胆道镜估计)，剪开后即见胆汁溢出，然后用电钩电凝胆管壁出血点。如果胆总管明显扩张，也可以直接用电钩电切切开胆管。对胆管较小者，可以在预切开胆管口两侧缝两针牵引线，在牵引线间切开胆总管前壁。切开时要避开胆囊动脉及可能变异的肝右动脉。

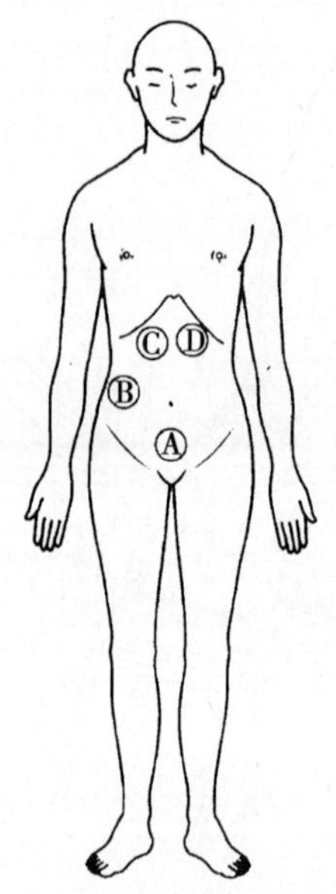

图 53-48　腹腔镜打孔位置

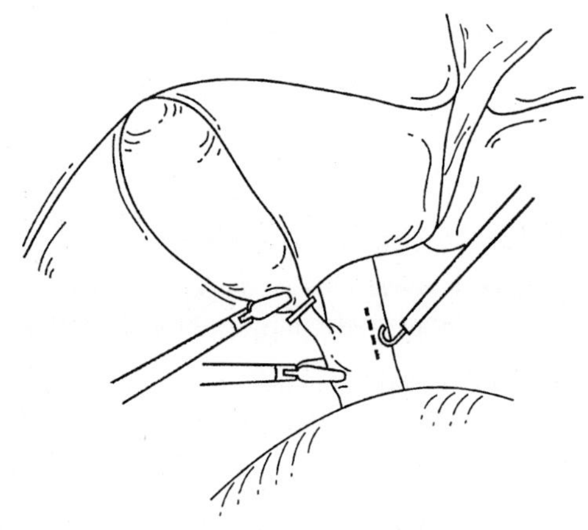

图 53-49　切开胆总管

5. 取石　用吸引器吸干净手术视野的胆汁和血液后即可取石。取石方法主要有：挤压法、腹腔镜器械法、开放器械法、大水冲洗法、小水冲洗法、胆道镜取石、术中胆道镜碎石取石、导管扩张取石、联合引用EST取石、小切口辅助取石。

6. 造影或胆道镜检查排除胆管残余结石　有胆道镜的单位，估计取净胆管结石后，可应用胆道镜检查是否有胆管残余结石以及胆管是否有狭窄、炎症程度以及Oddi括约肌的收缩和舒张功能(图 53-50)。

7. 缝合胆总管　根据胆管大小，选择相应大小的T形乳胶管。按常规修剪T形管。将长臂末端应用丝线结扎(防止缝合胆管时，胆汁漏入腹腔)后，拔出剑突下的套管，用血管钳将T形管塞入腹腔内。应用分离钳将T形管两臂塞入胆管后，应用分离钳夹住T形管长臂，沿胆管上下滑动T形管，以免T形管短臂在胆管内扭曲和折叠。将4-0或5-0的带针薇乔线剪成

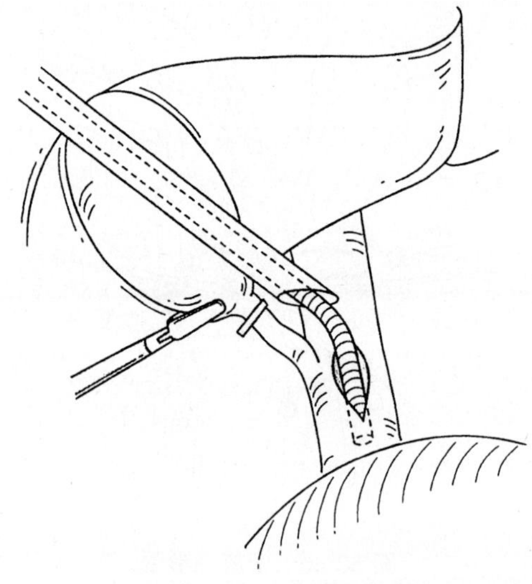

图 53-50　置入胆道镜探查

10cm左右，从剑突下套管放入腹腔。术者用右手经D孔用持针器抓住缝针，左手经C孔应用分离钳或无损伤肠钳提起胆管切口或帮助拔针。自上而下连续缝合或间断缝合胆管切口，然后将T形管推向上方，在T形管下方胆管切口的下方缝合一针。一般2~4针即能完成缝合，缝线针距及边距均在1.5mm左右。用分离钳夹住T形管，轻轻提拉T形管，检查T形管有无松动，然后将T形管长臂从C孔拉出腹壁外，并用生理盐水从T形管加压注射，直视下观察有无生理盐水渗漏。如有明显渗漏，可以加补缝线(图 53-51、图 53-52)。

8. T形管造影

9. 切除胆囊

10. 放置腹腔引流管　应用生理盐水冲洗胆囊窝，检查有无出血和胆瘘。从C孔引出T形管，经B孔胆囊窝处放置腹腔引流管一根。T形管缝合2针固定于腹壁，腹腔引流管固定一针。缝合A、D孔切口，完成手术。

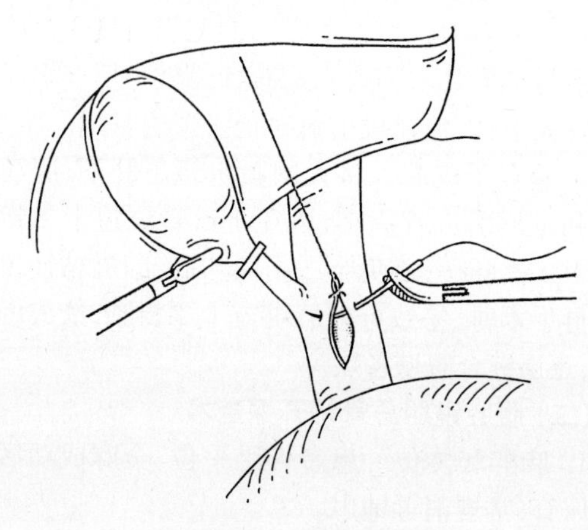

图 53-51　缝合胆总管

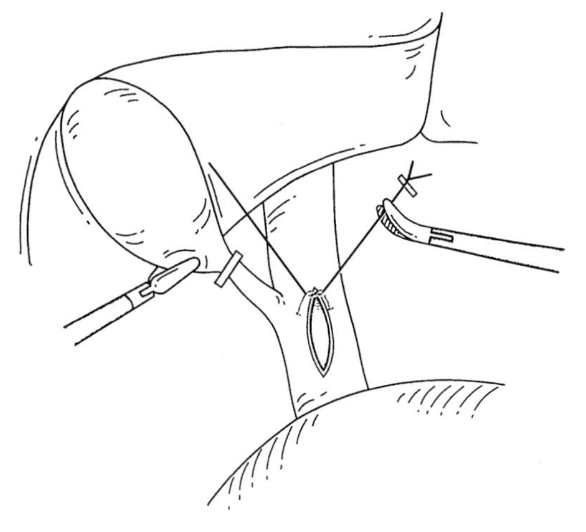

图 53-52 缝合胆总管

【手术要点】

1. 二次手术，显露胆总管区可能遇到右上腹广泛粘连，如粘连不易分离时，手术最好避开原切口，先进入没有粘连的腹腔部分，然后严格沿着肝下缘脏面进行分离，将粘连团分向下方，分出网膜孔；再在网膜孔前方，十二指肠上缘处，用细穿刺针试验穿刺，如未抽得胆汁，决不要轻易切开。任何操作都必须在直视下进行，以免损伤其他脏器。

2. 胆总管内已有引流管存在，二次手术时，进入腹腔后可循引流管找到胆总管。在未找到胆总管前，不可轻易拔掉引流管。

3. 胆总管切开引流同时需要切除胆囊者，应先做胆总管切开引流，然后切除胆囊。

4. 因血管变异或局部炎症粘连严重，显露胆总管时，可引起大出血或渗出不止。

胆总管表面炎性浸润，偶有曲张静脉，甚至呈静脉瘤状，应紧靠胆总管表面，将其缝扎或分离后结扎、切断，以免显露胆总管时损伤出血。

少数患者的门静脉在胆总管前方走行，故切开胆总管前，必须先做穿刺，以免误将门静脉切开，引起大出血。

由胆管狭窄或肝内结石引起的胆汁性肝硬化患者，常已行多次手术，以至局部粘连致密，侧支循环丰富，肝门部的曲张静脉和脂肪沉着也多，手术极易引起广泛渗血。对这类患者一般应分期手术，先行脾切除及分流术，以后再行胆管手术。如胆管梗阻、感染严重者，可先行胆管引流减压，待感染控制后行脾切除及分流术，以后再行胆管手术。

5. 术中用胆石钳或匙取出结石后，应用胆道镜检查，以免结石遗留或狭窄。

6. 用胆道扩张器时，动作必须轻柔，以免损伤括约肌，引起出血，日后形成瘢痕狭窄，甚至穿破胆总管，形成假道。

7. 肝内胆管有蛔虫时，特别是多条蛔虫时，可用手轻柔按摩肿大的肝膈面，驱使蛔虫下行，以便取出。

8. 有多发性肝内结石者，应仔细探查肝表面；如有局限结节、硬变萎缩、脓肿等应作进一步处理。

9. 必须在直视下向外引出 T 形管，避免扭曲、成角，也不可牵拉太紧，将胆总管牵拉成角，影响胆汁引流。

【术前准备】

1. 急症手术　所有患者都必须进行 6~24 小时不等的术前准备，以改善全身情况，使能耐受手术治疗。

(1) 禁食；肠麻痹腹胀重者安置胃肠减压。

(2) 静脉输液，纠正水、电解质和酸、碱平衡失调，必要时输血或血浆。

(3) 适当应用广谱抗生素。

(4) 黄疸者注射维生素 B_1、维生素 C、维生素 K，有出血倾向者静脉注射六氨基己酸、对羧基苄胺等。

(5) 有中毒性休克时，应积极抢救休克。

2. 择期手术　当患者有长期黄疸，脱水，肝、肾功能受损，一般情况不良时，术前应积极纠正，改善营养状况，应用高糖、高维生素等保肝治疗。

3. 术者应仔细了解病史、体检、化验及各项辅助检查资料，对病情有足够的分析和估计。

4. 结石患者术前当日晨应复查 B 超，以观察结石移动变化，以防结石排出胆道，徒施手术。

【术后处理】

1. 术后平卧。

2. 腹腔引流一般于术后 2~3 日拔除；如引流物多，可适当延缓。拔除时，应轻柔旋转，逐渐外拔，以免不慎连同 T 形管等一起拔脱，造成胆漏和胆汁性腹膜炎。

3. 将 T 形管连接于消毒引流瓶或引流袋。术后每日观察引流胆汁的颜色、容量、臭味、脓絮等，必要时可做胆汁镜检和培养。术后 10 日，可经 T 形管做胆道逆行造影检查。如无特殊，夹管 1~2 日，无特殊反应时即可拔管。

拔 T 形管的指征是：①无腹痛发作，体温、脉搏、白细胞均正常；②黄疸消退；③大便颜色正常；④引流量逐渐减少，胆汁澄清、无脓液、无虫卵等；⑤试夹 T 形管 1~2 日，无腹痛、腹胀或发热等反应；⑥胆道造影正常，胆道下端通畅。

【手术并发症】

1. 术后胆瘘　多见于胆管切口缝合不严密，也可能胆管下端残余结石或炎症狭窄形成胆道高压所致。一旦发生，应保持腹腔引流管通畅并延长引流时间。对引流不畅或过早拔出腹腔引流管并形成局限性胆

6

汁瘤后，可经B超穿刺置管引流并延长抗生素应用时间，一般都能愈合。对形成弥漫性腹膜炎者，应及时行腹腔镜或开腹引流。

2. 发热　由于胆道镜反复插入胆道，或反复用生理盐水冲洗，尤其肝内胆管的冲洗和取石时，术后容易引起发热，一般为一过性发热，体温在38℃以下，少数患者也可高达39℃以上。只要胆管引流通畅，加用抗生素，多数在短期内消退。

3. 胆管撕裂　胆管切口太小，胆道镜插入胆管切口动作粗暴，容易引起胆管的撕裂。

4. 胆管残余结石　一般术后2个月行胆道镜探查、取石。胆管下端狭窄无法取出者可行ERCP和EST取石。

5. 出血　术中出血常见于胆管切开前壁，主要由于损伤胆管壁的营养血管和变异胆囊动脉或肝右动脉；也可见于肝硬化门静脉高压患者或急性胆管炎患者。预防措施：将切开部位选择在胆囊管与胆总管汇合处，该处血管较少；胆管增宽者，可在预切开处用电凝钩电凝营养血管；应避免在较大血管跨越胆管处切开胆管；对伴肝硬化门静脉高压患者应慎重。

6. T形管相关并发症　T形管滑脱或拔T形管时窦道未形成致胆汁性腹膜炎。若T形管在术后早期滑脱，一般需腹腔镜或开腹手术重新放置；后者多数患者不需再次手术，可保守治疗或行鼻胆管引流，少数患者仍需要再次手术。少数情况下T形管扭曲或被结石堵塞，可行造影证实。长期T形管开放，流量多时可引起电解质紊乱、纳差等，因此手术后1周左右如无胆瘘，应夹闭T形管。

7. 腹泻　多因胆道镜检查和治疗时，滴注生理盐水过多所致。术中应用造影剂进行胆管造影后，也容易引起术后腹泻，一般不需特殊处理。

（马宽生）

参考文献

1. 吴阶平，裘法祖．黄家驷外科学．第6版．北京：人民卫生出版社，2000：1274.
2. Isla AM, Griniatsos J, Wan A. A technique for safe placement of abiliary endoprosthesis after laparoscopic choledochotomy. J Laparoendosc Adv Surg Tech A, 2002, 12(3): 207-211.
3. Tai CK, Tang CN, Ha JP, et al. Laparoscopic exploration of common bile duct in difficult choledocholithiasis . Surg Endosc, 2004, 18(6): 910-914.
4. 张雷达，别平，陈平，等．腹腔镜胆道探查术后胆管一期缝合与T管引流的疗效比较．中华外科杂志，2004，42(9)：520-523.
5. Martin DJ, Vernon DR, Toouli J. Surgical versus endoscopic treatment of dile duct stones .Cochrane Database Syst Rev, 2006, 19(2): CD003327.
6. 二村雄次．胆道外科要点与盲点．第2版．董家鸿，译．北京：人民卫生出版社，2010：442.

第七节　胆管损伤与损伤性胆管狭窄的修复

一、胆管损伤的原因与预防

胆管损伤的致伤因素复杂多样，多系上腹部的创伤或手术误伤所致。因手术所致的医源性胆管损伤约占所有胆管损伤的80%，损伤机制可能涉及机械性、电热性、化学性或缺血性。胆管损伤因其修复困难，再狭窄率高，常给患者带来严重的后果。临床医师应谨记胆管损伤的预防措施，避免胆管损伤的发生。

绝大多数胆管损伤继发于胆囊切除术，尤其是腹腔镜胆囊切除术。其他的致伤手术类型包括胆总管探查术、肝切除术、胃大部切除术（尤其是慢性十二指肠球部溃疡的切除）、十二指肠憩室切除术等。腹腔镜胆道手术时的胆管损伤，因有一定的特殊性，不在本节内讨论。仅就其中常见的原因及预防方法列举于下：

1. 原因　胆囊切除术时，由于结石嵌顿于胆囊颈部或胆囊颈部与胆总管致密粘连，致胆总管移位。手术时若未认清胆总管上、下的走向，可能将胆总管误认为胆囊管而切断（图53-53）。

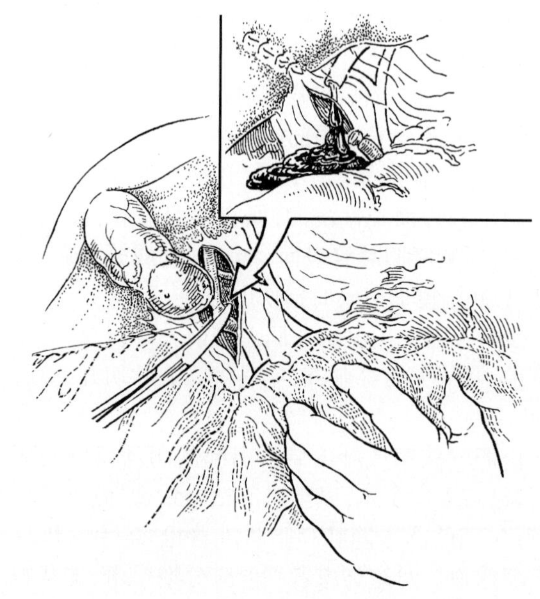

图53-53　误将胆总管当作胆囊管而切断

预防：切断胆囊管前，需辨认胆囊管与胆总管的关系，并清楚地显露胆囊管开口处上、下方的肝总管及胆总管。先摸清楚位于胆总管内侧的肝动脉，有助于判断胆总管的位置。

2. 原因　结扎胆囊管时，若牵拉胆囊过甚，胆总管便呈锐角屈曲，可能将胆总管的一部分误作为胆囊管而结扎，致手术后发生阻塞性黄疸，或结扎处胆管壁坏死，形成胆瘘及胆管狭窄（图 53-54）。

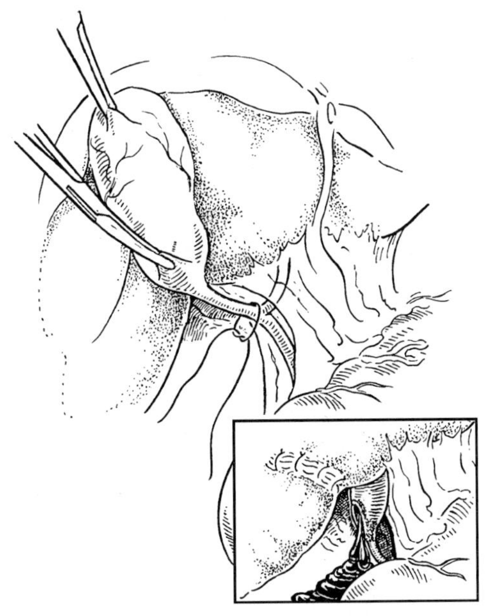

图 53-54　误将胆总管部分结扎

预防：结扎胆囊管时，需将胆囊放松，认清胆囊管与胆总管的交汇部位，在无张力的情况下，距胆总管约 0.3~0.5cm 处结扎。

3. 原因　行胆囊切除术时，意外将胆囊动脉撕断；或切断胆囊动脉后，血管钳或结扎线滑脱而发生大量出血。胆囊动脉的断端缩回至胆总管的深面，手术区有大量出血。术者如盲目地在伤口深部钳夹或将大块组织缝合，有可能损伤胆管，造成手术后胆管狭窄（图 53-55）。

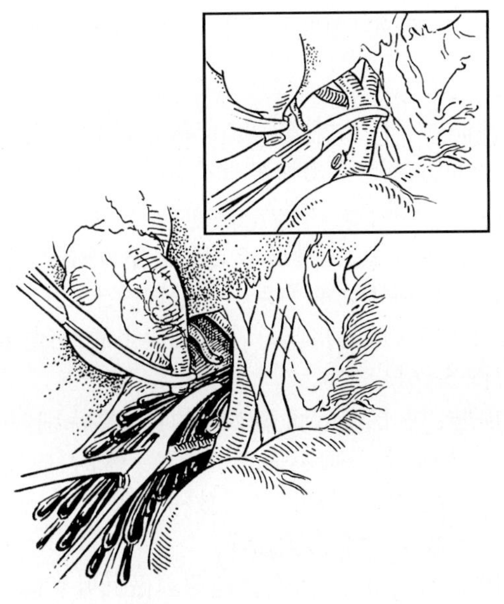

图 53-55　胆囊动脉断裂出血时误钳夹胆总管

预防：当发生出血时，手术者或第 1 助手以左手拇指和示指将肝十二指肠韧带上的肝动脉捏住止血，吸除手术区内的积血，然后看清出血点，准确地将其钳夹止血。

4. 原因　在胆囊管已被切断后，分离胆囊与肝门处的纤维脂肪组织时，若不注意，可能将开口位置低的副右肝管误作粘连带而切断，致手术后发生胆汁性腹膜炎及胆瘘（图 53-56）。

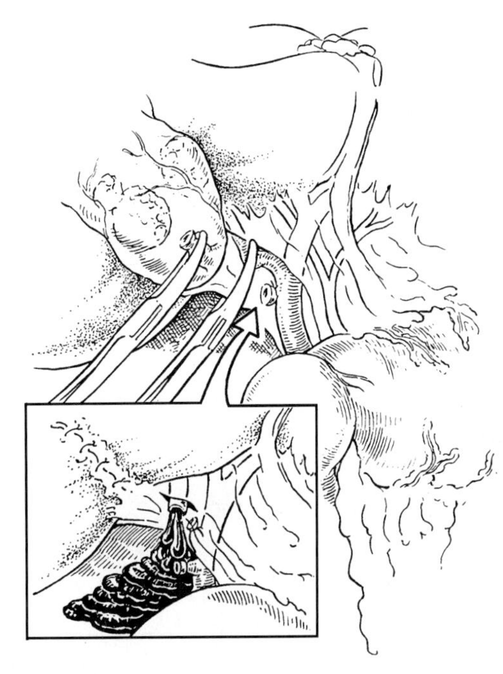

图 53-56　误将副肝管当作粘连带切断

预防：分离胆囊与肝门间的纤维脂肪组织时，应紧靠胆囊，对任何索状物必须明确其性质后，方能切断结扎。

5. 原因　右侧副肝管有时开口于胆囊管，若事前未加注意，按常规结扎切断胆囊管时，势必将副右肝管切断，致手术后发生胆汁性腹膜炎及胆汁瘘（图 53-57）。

预防：当发现胆囊管异常粗大时，一定要提高警惕，将胆囊管的解剖关系辨别清楚。最安全的方法是将游离后的胆囊管，以丝线提起，暂不切断，再从胆囊底部游离胆囊，待胆囊管全部分离清楚后，才将其结扎切断。

6. 原因　胆总管探查后放置 T 形引流管时，若引流管过粗，勉强缝合，张力过大，致缝合处发生压迫坏死。手术后 3~5 天时，有多量胆汁自腹腔引流管流出，以后可能形成胆总管狭窄及胆汁瘘（图 53-58）。

预防：引流管的外径应比胆总管的内径小，缝合胆管切口时避免缝合过多过紧。

7. 原因　胃大部切除术时，由于十二指肠球部溃疡附近的粘连，使胆总管移位，而手术者缺乏应有的警惕，以致在处理胃右动脉时，误将胆总管切断，甚至

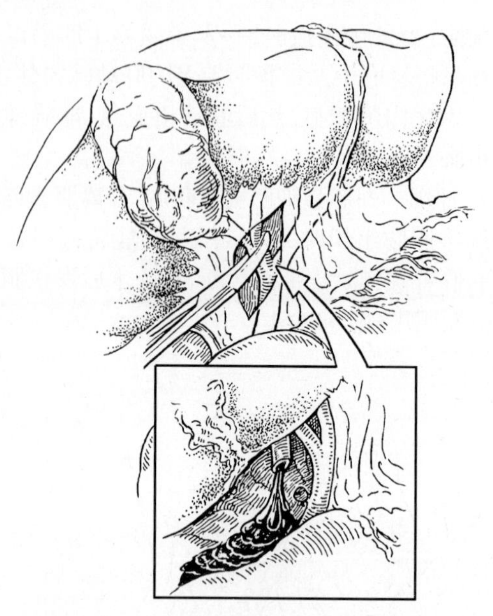

图 53-57　误切断开口于胆囊管上的副肝管

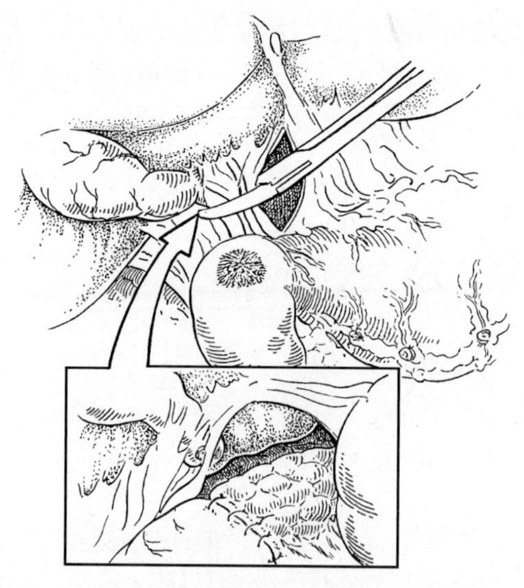

图 53-59　慢性十二指肠溃疡胃切除术时误切断肝十二指肠韧带

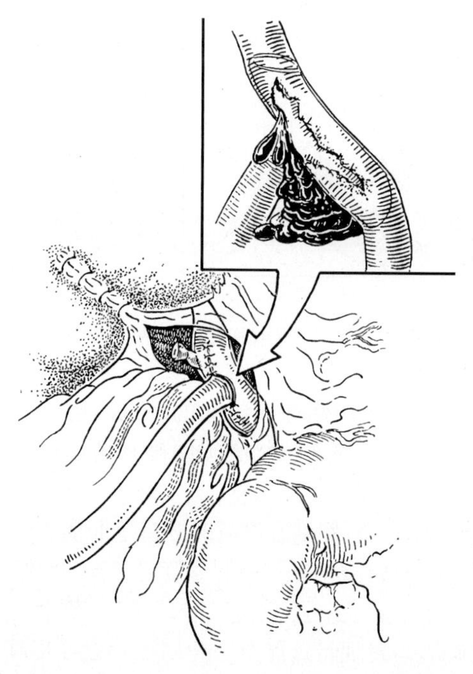

图 53-58　使用过粗 T 形管引起胆总管壁坏死

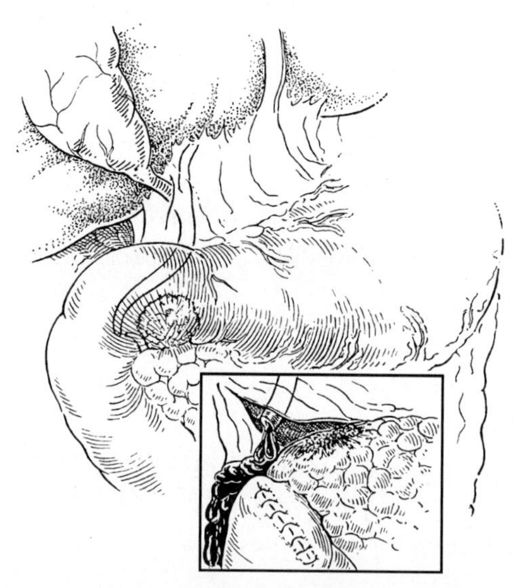

图 53-60　切除乳头附近十二指肠后壁溃疡时误切断胆总管

钳夹肝十二指肠韧带，将胆总管、肝动脉及门静脉一起切断，造成严重的后果（图 53-59）。

预防：在处理胃右动脉时，应认清幽门、十二指肠与胰腺间的关系，摸清肝动脉的位置，钳夹范围不能超过肝十二指肠韧带的左缘。

8. 原因　慢性十二指肠溃疡穿透至胰腺头部，有时因大量出血而施行手术。由于溃疡周围瘢痕性收缩，胆总管下端被牵拉移位，距溃疡很近，切除溃疡时，可能误被切断，有时甚至连同胰管一齐被切断（图 53-60）或发生壶腹部损伤。

预防：对十二指肠后壁穿透性溃疡的处理，比较安全的方法是将出血处缝合结扎后，将溃疡底部旷置。

9. 原因　十二指肠第 2 段的憩室，往往与胆总管的出口处有很密切的关系。手术切除十二指肠憩室时，若未注意，可能将胆总管下端误当成纤维索带而剪断（图 53-61）。

预防：对十二指肠第 2 段的憩室，特别是位于 Vater 壶腹旁者，一般不适宜切除。手术时，应注意胆总管的位置，必要时经胆总管放一导尿管至十二指肠内作为标志，以免误伤胆总管。

10. 原因　肝外伤或其他原因做肝叶切除时，若左、右肝胆管的汇合部未显露清楚，切断肝胆管时，可

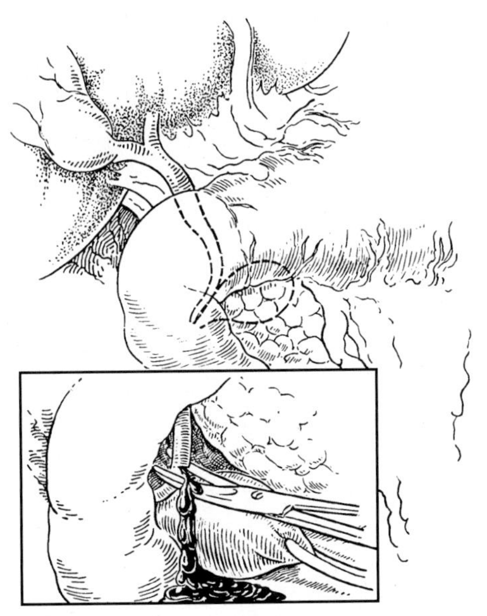

图 53-61　十二指肠憩室切除时误伤胆总管

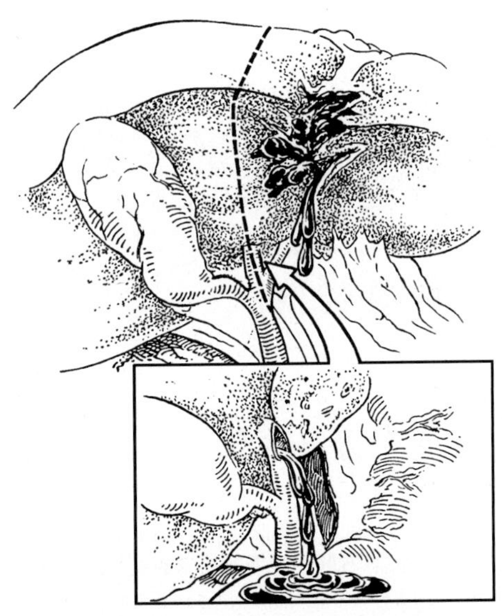

图 53-62　肝叶切除术时误伤肝胆管

能过于靠近肝门而误将对侧肝胆管部分切除或完全切断，造成手术后的胆瘘及胆管狭窄（图 53-62）。

预防：对累及第一肝门部肝外伤以及围肝门区的肝叶切除术时，必须将肝门主要结构的解剖显露清楚。注意肝胆管、肝动脉在肝门处的位置及其解剖变异。手术结束时，可向胆道内注入稀释的亚甲蓝溶液，观察肝门部和肝断面有无胆汁漏出。

二、胆管损伤与损伤性胆管狭窄的手术评估与规划

胆管损伤后可造成一系列病理改变：胆管破损或组织缺失后胆汁外瘘，常在局部聚集形成胆汁性腹膜炎、胆汁瘤，进而继发感染、膈下脓肿、胆管炎、胆管周围炎等，后期形成损伤性胆管狭窄。梗阻以上的胆管内可并发胆管炎、胆管结石。感染、结石和梗阻相互影响，则病变的进程及对肝实质的损害均加快，最终可形成继发性硬化性胆管炎、肝萎缩、胆汁性肝硬化、门静脉高压症等。损伤后的胆总管下段收缩并部分闭塞，而上段则明显扩张、管壁增厚，并向肝门处回缩，给随后的手术修复造成很多困难。

胆管损伤手术的基本原则是重建胆肠连续性，恢复正常胆流。

（一）胆管损伤的分型

精确评估患者的胆管损伤特征并作出合理的分型对于选择恰当的治疗时机和最佳的治疗方法尤其重要（图 53-63）。最常用的 Bismuth 分型（B 分型）是针对损伤性胆管狭窄的分型系统。这种分型依据损伤位置的高低和胆管汇合部的完整性将损伤性胆管狭窄分为 5 型，从而帮助手术医师在实施胆道重建手术时选择恰当的修复技术。Strasberg 分型系统则是针对 Bismuth 分型的缺陷结合腹腔镜胆囊切除术胆管损伤的特点做了进一步的完善。基于胆管树损伤的解剖部位、致伤因素、病变特征和防治策略，中华医学会外科学分会胆道外科学组提出的胆管损伤分型系统可全面涵盖、准确概括各种胆管损伤的病理特征，并对各类胆管损伤的防治和预后评估具有指导意义。

依据胆管损伤的部位及合并邻近脏器损伤的情况，胆管损伤可分为 3 型和若干亚型：

Ⅰ型损伤（胰十二指肠区胆管损伤）：根据胆管损伤部位以及是否合并胰腺和（或）十二指肠损伤可分为 3 个亚型。Ⅰa 型——远段胆管单纯损伤；Ⅰb 型——远段胆管损伤合并胰腺和（或）十二指肠损伤。Ⅰc 型——胆胰肠结合部损伤。

Ⅱ型损伤（肝外胆管损伤）：指位于肝脏和胰十二指肠之间的肝外胆管损伤。依据损伤的解剖平面将Ⅱ型损伤分为 4 个亚型。Ⅱ1 型——汇合部以下至十二指肠上缘的肝外胆管损伤；Ⅱ2 型——左右肝管汇合部损伤；Ⅱ3 型——一级肝管损伤［左和（或）右肝管］；Ⅱ4 型——二级肝管损伤。

Ⅲ型损伤（肝内胆管损伤）：指三级和三级以上肝管的损伤，包括在肝实质外异位汇入肝外胆管的副肝管和变异的三级肝管损伤以及来源于胆囊床的迷走肝管损伤。

依据胆道损伤的病变特征将胆管损伤分为 4 类。a 类——非破裂伤（胆道管壁保持完整的损伤，包括胆管挫伤或因缝扎、钛夹夹闭造成的胆管狭窄）；b 类——裂伤；c 类——组织缺损；d 类——瘢痕性狭窄（指胆管损伤后因管壁纤维化而形成的继发性胆管狭窄）。

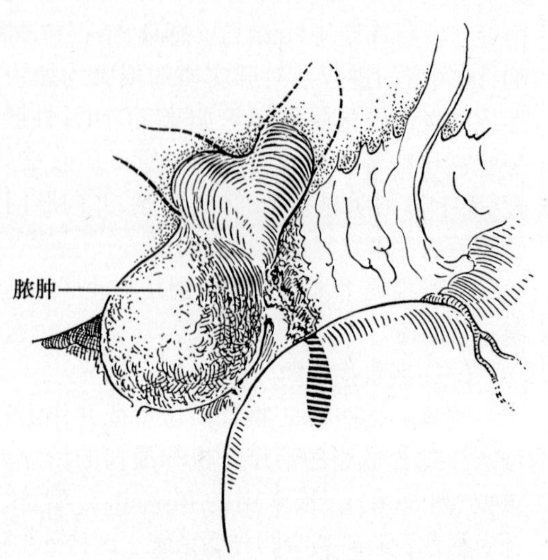

A. 肝外胆管狭窄合并有脓肿（或胆瘘）

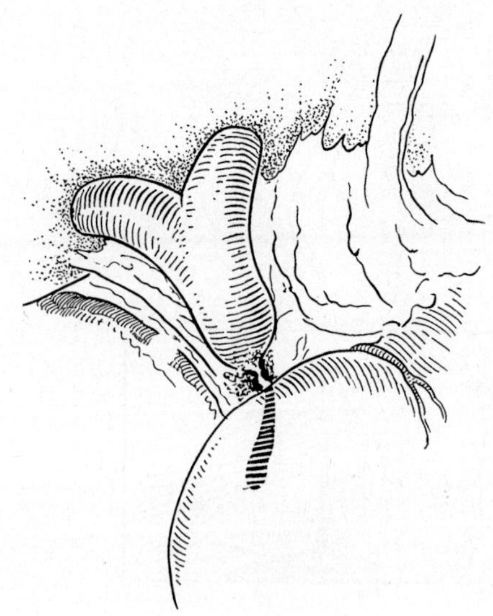

B. 低位肝外胆管狭窄

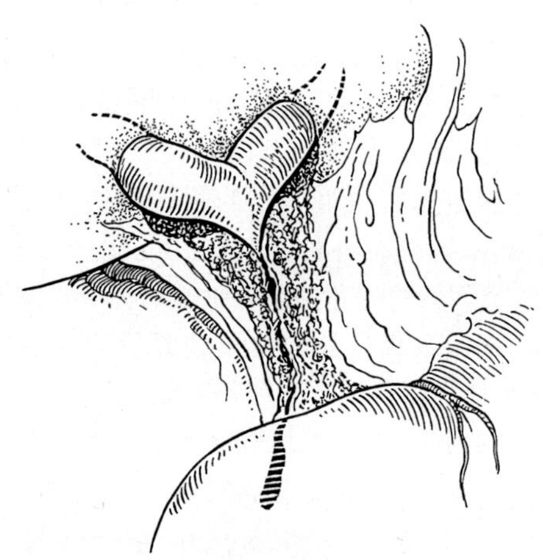

C. 高位肝外胆管狭窄

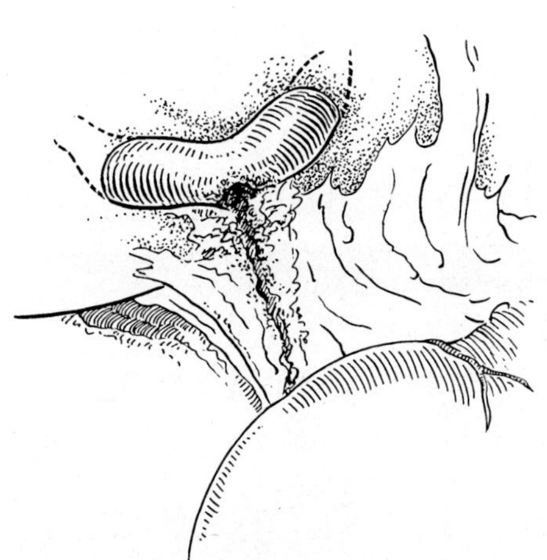

D. 位于肝门深部的高位胆管狭窄，左、右肝胆管仍互相沟通

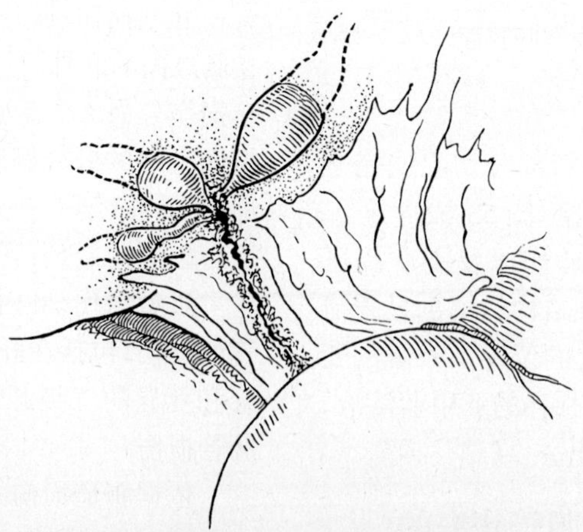

E. 高位胆管狭窄，左、右肝胆管不相沟通

图 53-63　损伤性肝外胆管狭窄的类型

具体患者的分型可由以上分型、分类组合确定。如Ⅱ 2c 型为汇合部胆管损伤伴组织缺损，Bismuth Ⅰ型和Ⅱ型胆管损伤均属Ⅱ 1d 型。

（二）胆管损伤的手术时机

胆管损伤的外科治疗依据干预的时机可分为即时处理、早期处理和延期处理。正确选择手术时机是决定胆管损伤远期治疗效果的关键因素之一。

术中发现的胆管损伤，如果能由有经验的胆道外科医师及时修复能获得最佳的预后。如果不能获得专科医师的帮助，则应在放置引流后及时转诊至专科医院实施早期的确定性修复。术后发现的胆管损伤，手术修复的时机取决于损伤局部的炎症状态。确定性修复手术时局部炎症与术后再狭窄的发生显著相关。因此，对于存在明显的胆汁漏或胆汁性腹膜炎的胆管损伤患者，延迟修复是必要的。但对于损伤后及时转诊、损伤局部无明显炎症的患者，证据表明 2 周内的早期修复能获得与延迟修复相当的手术成功率。

在延迟修复的手术时机上，虽然早期多建议实施确定性修复手术的时间应间隔至少 3 个月，但是目前认为，即使针对存在明显胆汁漏或胆汁性腹膜炎的胆管损伤患者，通过恰当的围术期治疗，确定性手术修复的时机仍可提前到损伤后 6 周左右。

鉴于每位患者的临床病理特征和转归的差异，确定性修复的时机应根据患者局部炎症得到有效控制的时间而不是以损伤发生的时间为起点。在腹腔和胆道感染消退的前提下，由有经验的专科医师通过完整的胆道影像检查准确判断损伤类型，选择合理的确定性治疗手段，无论是早期修复或是延迟修复均能获得良好的长期疗效。

三、胆管损伤与损伤性胆管狭窄的确定性修复

胆管损伤确定性手术方法包括胆管对端吻合术、胆管空肠 Roux-en-Y 吻合、肝切除术和肝移植等。临床医师应根据胆管损伤的类型、胆道梗阻的时间、既往胆道修复手术史、肝脏功能的损害程度、患者的全身状况以及自身经验选择合理的治疗策略。

（一）胆管对端吻合术

【手术指征】

适用于损伤后早期发现、无明显组织缺损的胆管损伤。

【手术步骤】

去除失活的胆管壁组织，将损伤两端健康的胆管略加游离，使其对拢后毫无张力。以 5-0 可吸收缝线做间断缝合，需准确地对拢黏膜，内翻组织宜尽量少。必要时可在胆总管内放置管径大小适中的引流管或 T 形管，T 形管的纵臂不能经过吻合口，而应从吻合口下方另戳孔引出，否则易发生吻合口狭窄或吻合口瘘（图 53-64）。

【手术要点】

1. 胆管对端吻合能保留胆管下端括约肌的作用，保持胆管的正常生理，应是胆管损伤首选的修复方式。但在损伤性胆管狭窄的病例，狭窄上、下两端胆管管径差异很大，且狭窄处的瘢痕又必须切除，因而余下的胆管两端的距离较大，难以做到无张力的对端吻合，手术后极易再发生狭窄。因此，此法多适用于术中或术后早期发现的，无明显组织缺损的胆管损伤。

2. 吻合口需保持无张力，张力过大可造成吻合口缺血坏死，继发胆瘘和再狭窄。若吻合口有稍许张力，可切开十二指肠外侧腹膜，游离十二指肠第 2、3 段及胰头。如仍无法达到无张力对拢，应放弃对端吻合术，而改用胆管空肠吻合术。

3. 吻合满意时，胆管内应尽可能不要放置引流管（或 T 形管）。引流管的主要作用是减少术后胆漏以及由此造成的吻合口瘢痕性愈合。长期放置引流可继发胆管结石、增加胆道感染机会或是因异物刺激吻合口

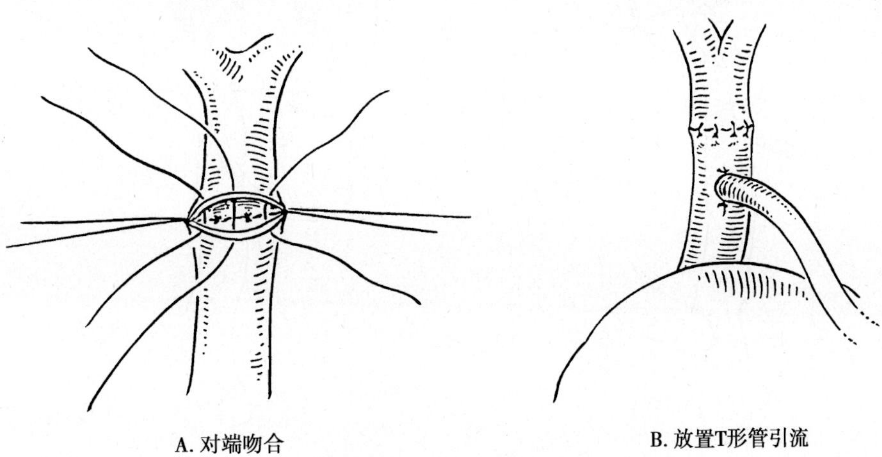

A. 对端吻合　　B. 放置T形管引流

图 53-64　胆总管对端吻合术

肉芽组织增生，反而增加吻合口狭窄的机会。因此胆道内引流管一般应在术后4周，无明显胆漏的情况下，尽早拔除。

（二）胆管空肠吻合术

胆囊切除术时胆管损伤多合并不同程度的胆管缺失，加之损伤后又往往经过多次意图修复的手术，每次手术均需切除瘢痕化的失活胆管，所以手术的次数越多，胆管缺失越大，狭窄的部位也越高，手术亦越加困难。此外，有些患者，症状虽在胆囊切除术数周至数月以后出现，但再次手术时往往发现肝外胆管已近乎完全闭塞，埋藏在一大团瘢痕结缔组织中。这可能与胆管血供受损、手术炎症刺激、闭塞性胆管炎等有关。

对于合并组织缺损的胆管损伤和损伤性肝外胆管狭窄，一般是采用胆管空肠Roux-en-Y吻合术。手术的关键在于如何寻找到近端健康的胆管，并在矫形后与空肠做精确的黏膜对黏膜吻合，为此胆道外科医师需要熟练掌握经肝门途径和经肝门上途径寻找左右肝管的手术技巧。常用的胆管空肠吻合方法有：

1. 肝总管空肠吻合术　适用于较低位的如BⅠ和BⅡ型胆管狭窄。分离胆管后，充分切除胆管断端的瘢痕组织，并纵行切开肝总管前壁，做肝总管与空肠的侧-侧吻合。一般不需要胆道置管引流，术者如考虑放置引流，引流管可经胆管、肝脏或空肠袢引出（图53-65）。

2. 左肝管空肠吻合术　左肝管空肠吻合又称Hepp-Couinaud吻合。这种吻合技术利用实际上位于肝外的左肝管，重建和引流整个胆道系统，避免了在肝门瘢痕化区域解剖近端胆管。不仅胆管的侧壁切口不受管径的限制，可以获得一个较大的吻合口，而

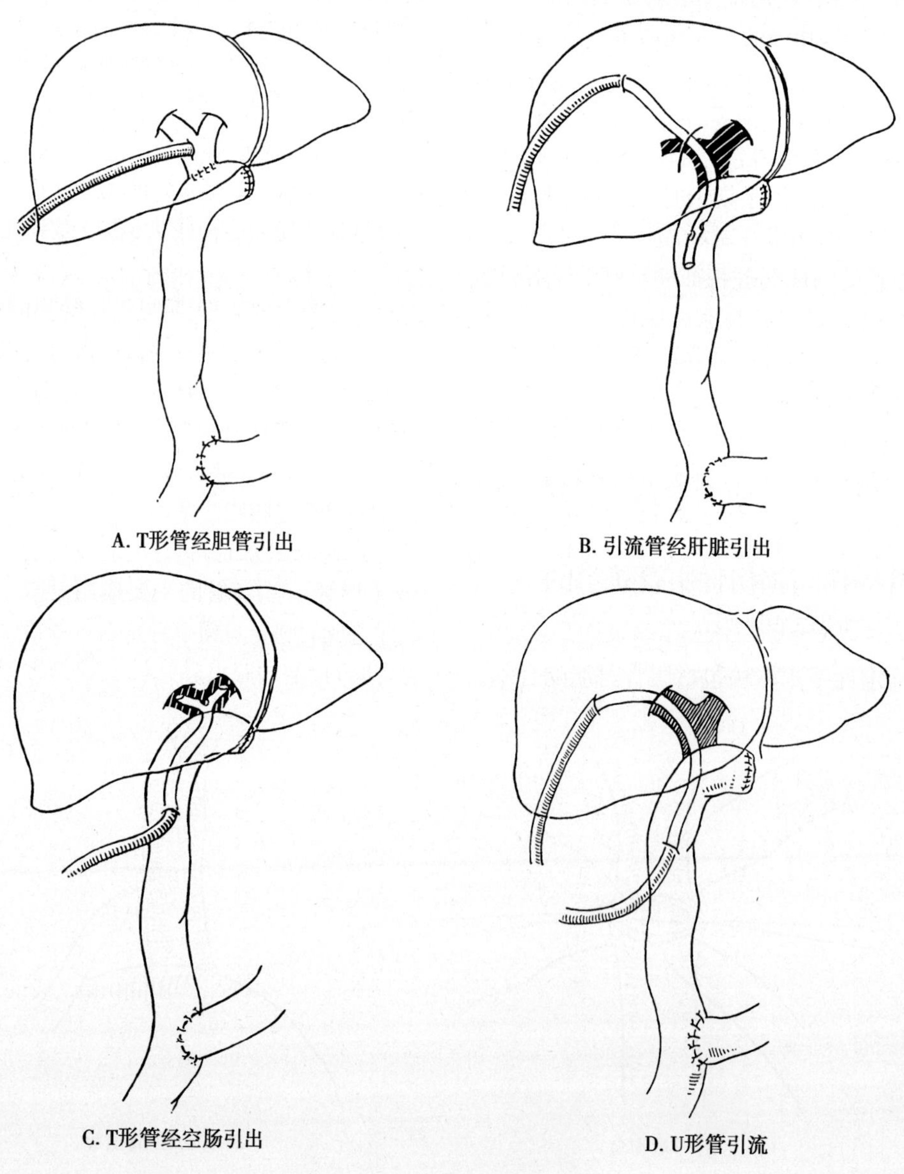

图53-65　胆总管空肠吻合术

且该段胆管通常血供良好，因而日后发生狭窄的机会较少。据此，在左右肝管汇合处以下，汇合部尚保持完整的如 Bismuth Ⅱ型和Ⅲ型狭窄，可以利用左肝管的横部与空肠做侧 - 侧吻合，这样可以使吻合口长达 3~4cm。

【手术步骤】

手术起始于肝脏 S4 段的游离缘。解剖过程中，使用拉钩向上牵拉与翻转肝方叶的基底部，必要时切开连接Ⅳ段与左外叶的肝桥。解剖分离 S4 段的基底部，直至在肝门横沟内找到扩张的左肝管横部，在左肝管的前壁以 4-0 丝线缝两牵引线，在缝线间沿胆管长轴纵行切开其前壁（图 53-66），胆道镜探查左肝内胆管、胆管汇合部及右肝内胆管，清除其中可能存在的结石，然后进行左肝管横部与空肠的 Roux-en-Y 侧 - 侧吻合。

3. 肝门胆管整形、肝胆管空肠吻合术（经肝门板入路）

【手术步骤】

通过以下病例的手术经过，说明手术的方法与步骤。

病例：53 岁，男性。因患胆囊结石行胆囊切除术。手术后引流处有多量胆汁流出。第 9 日再次手术时，发现腹腔内有胆汁约 1 300ml，感染严重。在肝下区放置引流管，之后，每天引流出胆汁量约 300~500ml。4.5 个月后行第 3 次手术，但未能找到胆总管，仅在肝门处见胆汁瘘口，放入引流管后，结束手术。半年后逆行胆道造影显示左、右肝胆管汇合处的高位胆管狭窄。

第 4 次手术在切除原腹壁切口瘢痕，分开肝脏与前腹壁间的粘连，游离肝脏的前面及下缘之后（图 53-67A），将肝右叶向上牵拉，在肝下缘沿肝包膜向肝门方向分离，分开致密的粘连达肝十二指肠韧带前方（图 53-67B）。然后分离周围组织及肝脏方叶与瘘管的粘连，以大 S 形拉钩钩起方叶，显露肝门的深处（图 53-67C）。切断瘘管，经断端放入一胆道探子，探明瘘管的方向。沿瘘管方向纵行切开其前壁，直达瘘管与肝胆管的交界处（图 53-67D）。这样便可以较安全地达到肝胆管的狭窄处。

在狭窄处以上，仔细地切除胆管前壁与肝脏间的瘢痕组织，充分显露肝胆管的损伤部位，见狭窄处在肝总管的上端，部分地影响肝胆管左、右侧的开口。左、右肝胆管间的后壁尚有一部分正常的胆管壁相连。为了获得一个较大的吻合口，将左肝管尽量向上分离，显露其横部，沿左肝管横部的前壁纵行切开长约 4cm（图 53-67E）。

在离十二指肠悬韧带约 15cm 及其下方 50cm 处切断空肠，使成一长约 50cm 的带血管蒂的游离空肠段，经横结肠系膜右侧提至肝门处做吻合（图 53-67F）。

手术后恢复良好。1.5 个月时拔除引流管，术后 2 年未再出现胆道梗阻及感染的症状。

通过此病例的手术经过，希望说明在高位胆管损伤时胆管的分离、显露及处理的基本方法：①利用左肝管的横部尽可能获得较大的开口进行吻合；②胆管与空肠侧壁做黏膜对黏膜一层间断缝合；③游离空肠段的长度不短于 50cm，以减少食糜反流；④引流两侧

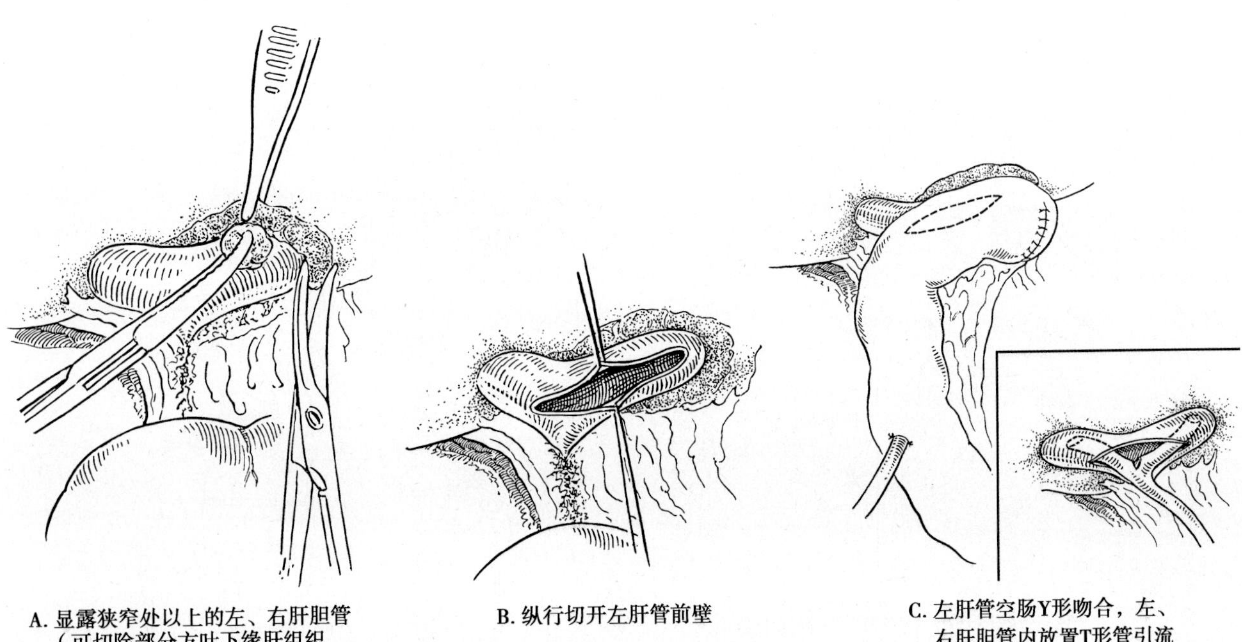

A. 显露狭窄处以上的左、右肝胆管（可切除部分方叶下缘肝组织，以增加显露）

B. 纵行切开左肝管前壁

C. 左肝管空肠Y形吻合，左、右肝胆管内放置T形管引流

图 53-66　左肝管空肠吻合术

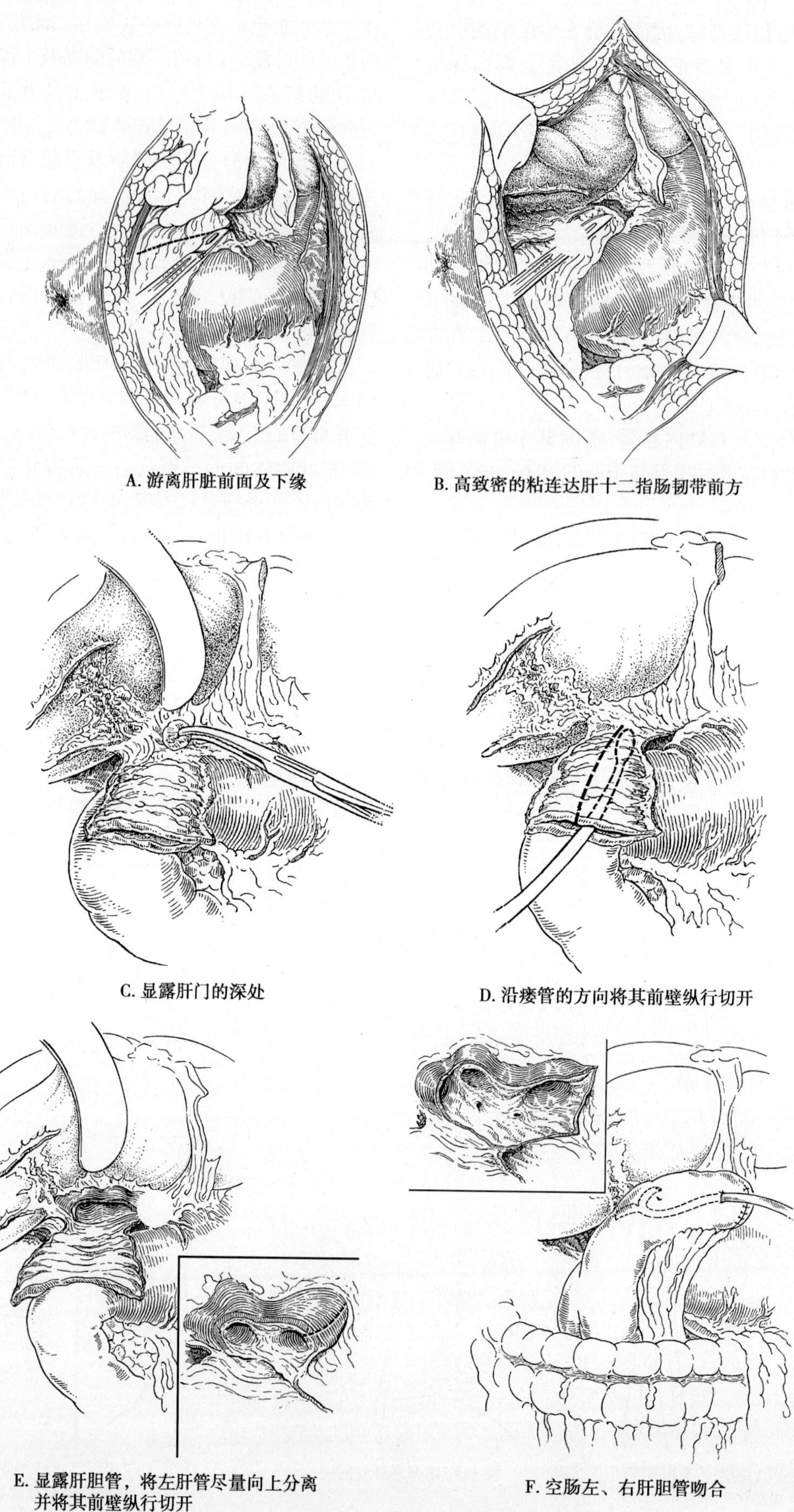
A. 游离肝脏前面及下缘

B. 高致密的粘连达肝十二指肠韧带前方

C. 显露肝门的深处

D. 沿瘘管的方向将其前壁纵行切开

E. 显露肝胆管，将左肝管尽量向上分离并将其前壁纵行切开

F. 空肠左、右肝胆管吻合

图 53-67　左、右肝胆管空肠吻合术（手术病例）

肝胆管以利吻合口的良好愈合。

4. 肝门胆管整形、肝胆管空肠吻合术(经肝门板上入路)　损伤所致的胆管汇合部或汇合部以上的高位胆管狭窄治疗最为困难。部分患者虽然最初是比较低位的胆管损伤,但以后由于多次的修复手术,使狭窄的部位变得越来越高,最后发生双侧肝胆管的狭窄。对于此类高位肝胆管狭窄的治疗,一般多需要做肝胆管的切开和整形,尽量扩大肝胆管的开口,并以肝胆管的侧壁作为吻合口的后壁,而空肠作为吻合口的前壁进行吻合,这样既可以扩大吻合口,并减少再狭窄的机会,又便于手术操作。

【手术步骤】

下面通过介绍一位患者的手术经过,来说明此手术的要点。

病例:男性。因溃疡病行胃大部切除。术中误将胆总管切断,虽立即将胆总管对端吻合,但以后发生吻合口狭窄,又改行胆管空肠吻合,可是术后仍因吻合口狭窄而告失败。之后,虽然反复施行各种手术达13次之多,但均未成功,仍遗留一外胆瘘及左、右肝胆管狭窄。

手术时从上方及外侧绕过腹壁上的瘢痕及瘘管作做切口,紧靠肝下缘以锐器将致密的粘连从肝包膜上分离,继而小心地分开十二指肠与肝脏间粘连(图53-68A),再分离肝左、右叶表面与腹前壁间的粘连(图53-68B),充分显露肝门深处。

由于肝门为坚硬的瘢痕组织所封闭,进一步解剖肝门深部的左、右肝胆管有一定困难,且有损伤胆管周围重要组织,如肝动脉、门静脉的危险。故在肝门处

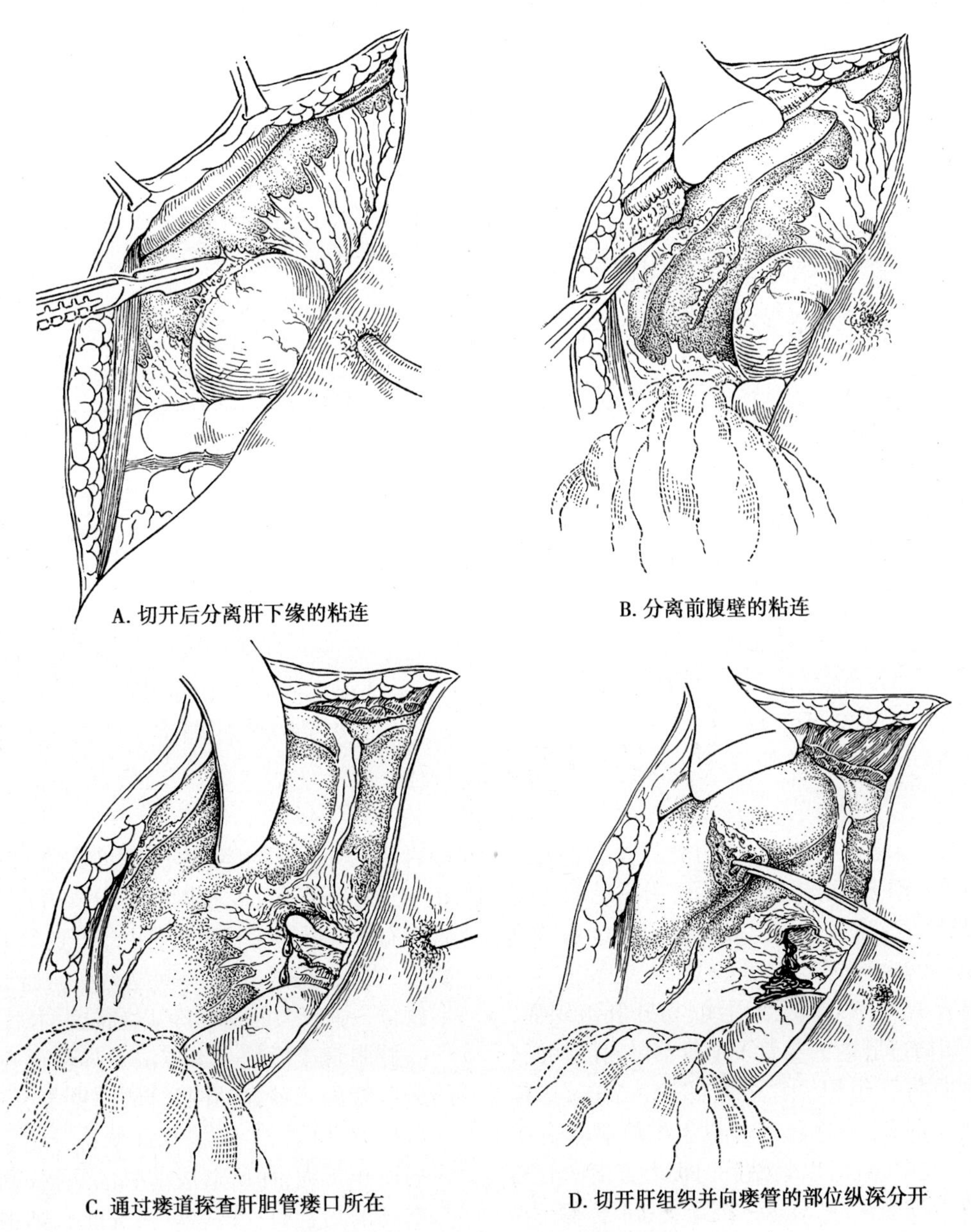

A. 切开后分离肝下缘的粘连　B. 分离前腹壁的粘连

C. 通过瘘道探查肝胆管瘘口所在　D. 切开肝组织并向瘘管的部位纵深分开

图53-68　肝管成形、肝胆管空肠吻合术

6

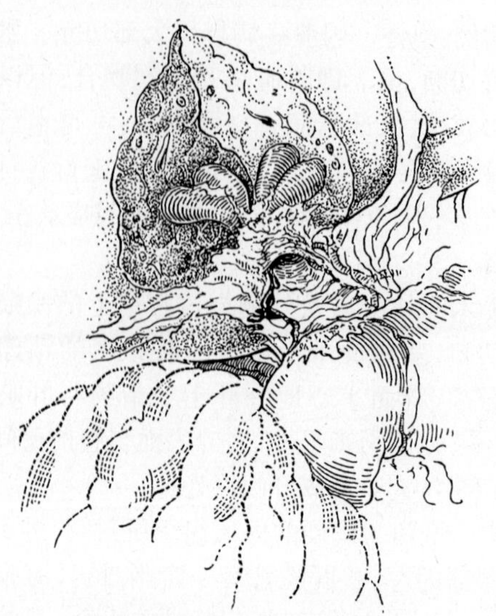

E. 显露狭窄处以上的肝胆管分支

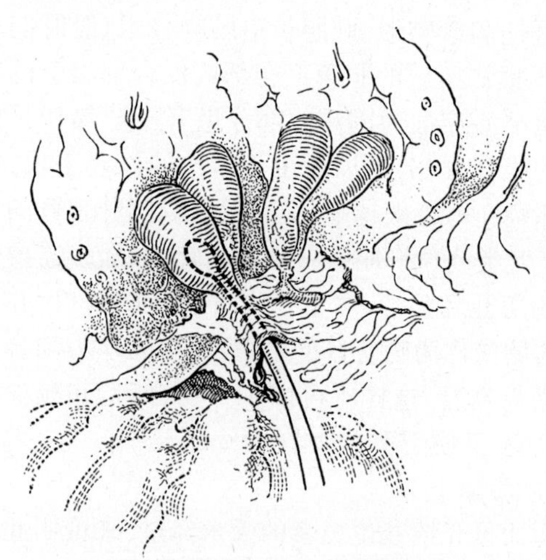

F. 小心地切除肝胆管狭窄处前面的瘢痕，显示其与瘘道的关系

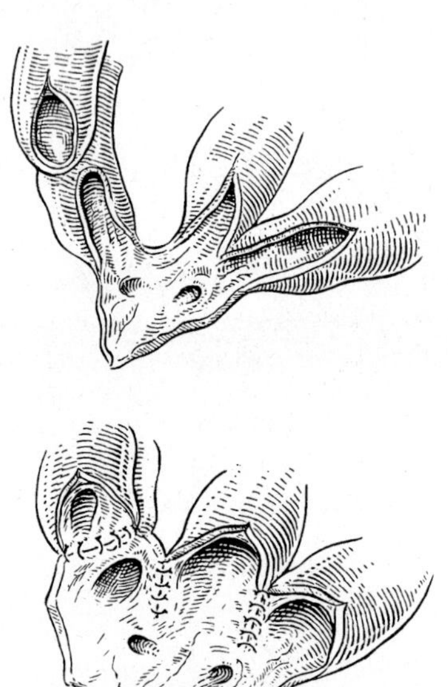

G. 肝胆管成形

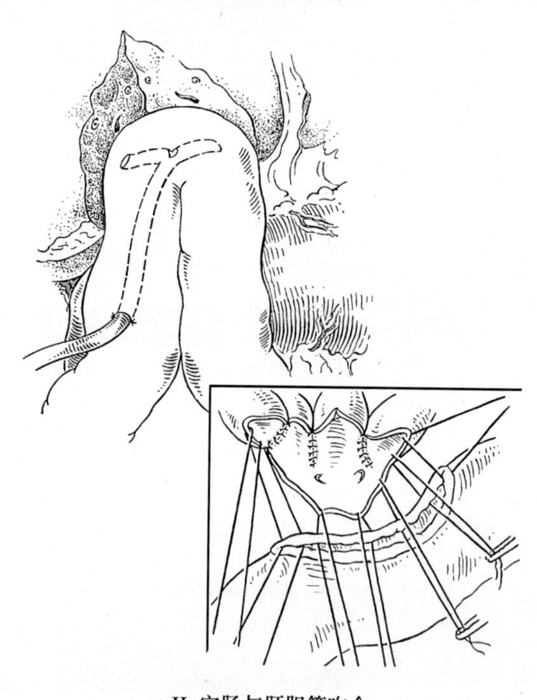

H. 空肠与肝胆管吻合

图 53-68（续）

切断瘘管，通过断端进行探查，探明肝胆管瘘口的所在（图 53-68C）。但由于肝门处胆汁瘘周围的瘢痕坚硬而紧密，难以显露肝门横沟，故又改用通过切开肝脏实质来显露两侧肝胆管。

在原胆囊窝左侧，缝两牵引线，切开肝组织后，以钳榨法分离横过肝内的胆管及血管，并结扎、切断，再朝瘘管方向将肝组织纵深分开（图 53-68D），这样可达肝横裂的深部，显露狭窄处以上的肝胆管分支（图 53-68E）。此时，也可以紧贴肝门板上方横向分离肝实质，直达肝横裂深部，显露一级管及其汇合部。小心地切除肝胆管狭窄处前面的瘢痕组织，认清两侧肝胆管狭窄处及其与瘘管的关系（图 53-68F）之后，发现左、右肝胆管开口及右侧二级分支开口均有狭窄，瘘管与右前叶肝胆管相沟通。由于肝胆管开口处有多数狭窄，进一步手术的主要问题是如何通过肝胆管的整形获得一个较大的吻合口，以预防手术后再狭窄。

肝胆管成形的基本方法是尽量保存有黏膜覆盖的肝胆管的后壁，将肝胆管的前壁部分剪开，构成吻合口的后壁（图 53-69）。如此便将肝胆管开口处的后壁的面积扩大，而所造成前壁的缺损，则作为肝胆管与空肠的吻合口。该患者根据此原则进行了肝胆管整形。纵行切开狭窄部分的肝胆管，再向上纵行切开

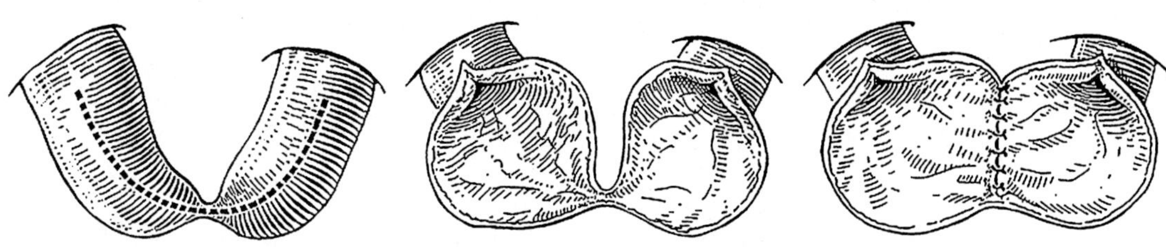

图 53-69 肝胆管狭窄的整形示意

狭窄处以上的扩张的肝胆管，以 5-0 线间断或连续对拢缝合肝胆管侧壁，使分开的肝胆管开口汇成一较大的开口，各肝内胆管分支均开口于这个新的开口的后壁，新开口的长径达 4~5cm（图 53-68G）。

胆肠吻合采用 Roux-en-Y 形吻合，旷置肠段长 50cm（吻合的方法及步骤见前节）；但此病例系利用原空肠袢，将其游离后，与肝胆管吻合（图 53-68H）。

以上病例主要说明在复杂的高位肝胆管狭窄时，经过肝实质内显露两侧脉管及脉管成形的手术方法。在一些特殊情况下，此方法可以增进对高位肝胆管狭窄的显露，减少在肝门部从紧密的瘢痕组织中分离肝胆管的困难，避免损伤肝门部的重要结构，故此手术方法有一定的实用价值。

（三）自体组织瓣胆管狭窄整复术

Oddi 括约肌具有自主的运动节律，同时受十二指肠运动的影响，对于防止胆道受肠液的感染具有重要作用，基于此点，胆管端 - 端吻合似乎是完美的手术。而从远期的疗效来看，胆管端 - 端吻合并不成功，其再狭窄率高，与胆管缺损，吻合有张力、上下端管径不匹配、血运不佳等多种因素存在关系。为此，寻找新的保留 Oddi 括约肌的方法一直以来是外科研究的课题。从整形外科组织学角度讲，自体组织没有排斥反应，且取材便捷，实践证明其远期通畅率好，优于各类人工合成材料。

目前可用于胆管损伤修复的材料如胆囊瓣、胃瓣、肠瓣等。1986 年黄志强报道应用胃小弯胃瓣修复良性胆管狭窄，取得良好的临床疗效。胃瓣组织保留有神经、血供，对于正常胆汁的碱性环境有改变，pH 测定 7.0。从临床病理观察来看，胃瓣组织黏膜无炎性改变。对于长段胆总管缺损，从近年的经验看，采用桶状胃瓣可取得较好疗效，但手术操作复杂，需要经验积累。

自体组织修复材料的选择：胆囊虽是胆道修复、重建中理想的胆管替代物，然而病理状态下胆囊壁局部病变严重，可出现水肿、纤维化、血供不佳，甚至与周围组织融合等病理改变，常无法利用。其他自体修复材料，如闭锁的脐静脉，其内膜为血管内皮，无黏膜，血运不丰富，易受胆汁刺激瘢痕化、挛缩、狭窄。另一种修复材料，如空肠瓣（jejunal patch）取材复杂、费时，需附加做肠 - 肠吻合且需留取较长的血管蒂，肠壁肌层薄弱，其环形肌切开后，易出现囊袋样改变。

相比之下，胃壁血供丰富，存在完整的黏膜层，临床上术后胆道镜复查中可见黏膜逐渐移行覆盖，少有瘢痕组织形成。其肌层厚实，抗张强度高，吻合不易因胆道压力高而形成膨大的囊肿样改变。胃壁与胆管壁解剖位置邻近，属于同一操作平面，血管蒂不需要过长，且手术操作位于结肠上区，腹腔粘连轻。在胃壁组织的切取部位上，更多采用胃大弯组织，因其分离、切取简便，可避免损伤 Latarjet 神经干，理论上可能会减少对胃功能的影响。

【手术指征】

1. 对于胆管侧壁损伤所致的胆总管狭窄，如 Mirizzi 综合征导致的胆囊胆管内瘘、腹腔镜胆囊切除术时由于牵拉、钳夹、烧灼等原因导致胆总管侧壁损伤等情况，由于其尚存有正常的胆管侧壁，可将胃瓣组织覆盖缝合其上，手术较为简单，是良好的手术适应证。

2. 对于修复手术，其远端胆管通畅情况是手术的必要条件，可通过硅胶导尿管进行探查。若能够通过 8 号导尿管，即无狭窄。

3. 胆管后壁组织健康，血供良好，否则最好采用 Roux-en-Y 吻合法。

【手术步骤】

依据缺损范围，选取胃大弯侧血供良好处胃壁，保留胃网膜血管供应支，紧贴胃壁浆膜面离断该胃瓣两侧 2~3 支胃网膜血管支，为留取足够血管蒂长度，可继续向幽门方向离断胃网膜右动脉终末支（图 53-70A），并离断胃网膜血管外侧的网膜组织，离断过程中注意保护血管蒂内血运通畅，避免影响胃壁血液供应及回流。以切割闭合器切取全层胃瓣，将带血管蒂胃瓣予以止血、修整，一般大小约 3cm × 3cm，移送至胆管缺损处，4-0 可吸收线缝合修补胆管与胃瓣半周（图 53-70B），依据胆管内径置入 14~16 号 T 形管，长臂自胃瓣中央无血管区戳孔引出（图 53-70C），缝合剩余半周修补残缺胆管壁。

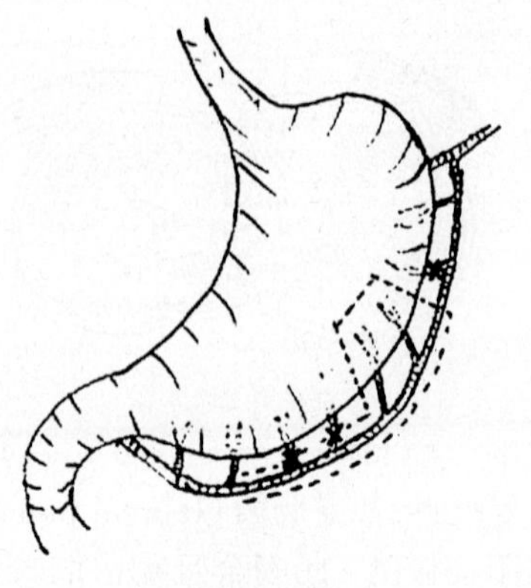

A. 离断胃网膜血管支

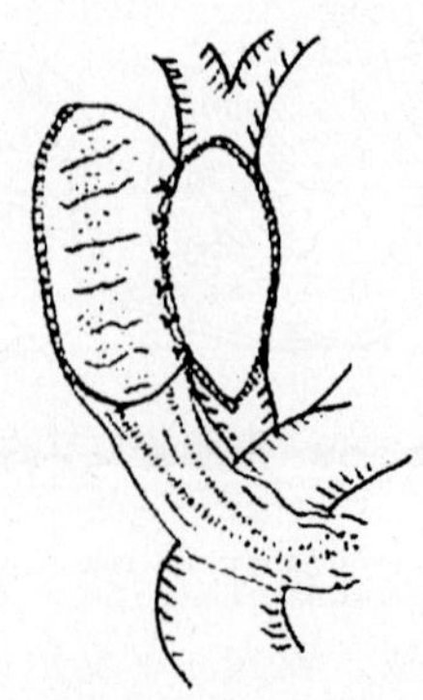

B. 缝合修补胆管与胃瓣半周

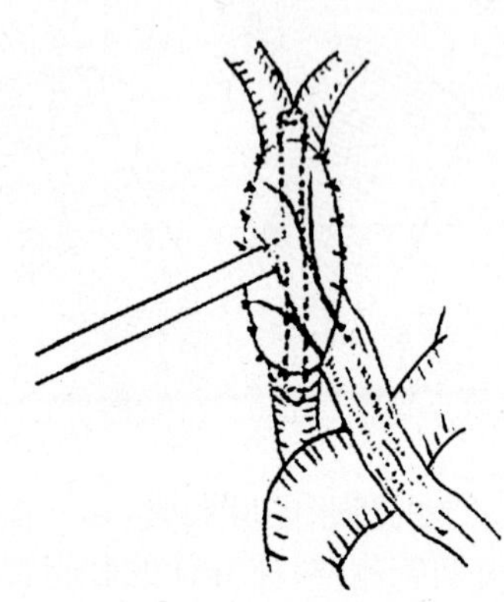

C. 置入T形管

图 53-70　自体组织瓣胆道狭窄整复术

【手术要点】

利用带血管蒂胃瓣作为修补材料时，应注意以下几点：①在胃瓣切取时，应选取适宜面积的胃瓣进行修复，过大易出现囊袋样改变，过小缝合有张力；②血管蒂制作要细致，维护好血管蒂的血运，防止扭转，避免胃瓣血运障碍；③切除胆管瘢痕化组织，确保胃瓣黏膜与胆管黏膜间的可靠吻合；④一般采用4-0或5-0可吸收线间断缝合，针距疏密得当，线结打在管腔外；⑤留置胆管内支撑引流管，一般采用T形支撑引流管，长臂自胃瓣中央无血管区戳孔引出，局部固定，短臂伸过吻合口。一般留置3个月。

【围术期处理】

术后常规进行抑酸、抗炎等处理，2~3天后可逐步恢复进食，保持引流管通畅，对于小的胆瘘可保持引流通畅，多数2~3周后可自行封闭。术后2周可夹闭T形管。以后每周开放T形管1天，保持T形管洁净，3个月后行T形管造影和胆道镜检查，考虑拔除T形管。

（曾建平　董家鸿）

参考文献

1. Davidoff AM, Pappas TN, Murray EA, et al. Mechanisms of major biliary injury during laparoscopic cholecystectomy. Ann Surg, 1992, 215(3): 196-202.
2. Strasberg SM, Hertl M, Soper NJ. An analysis of the problem of biliary injury during laparoscopic cholecystectomy. J Am Coll Surg, 1995, 180(1): 101-125.
3. Bingham J1, McKie LD, McLoughlin J, et al. Biliary complications associated with laparoscopic cholecystectomy: analysi of common misconceptions. Br J Surg, 2000, 87(3): 362-373.
4. Lillemoe KD, Melton GB, Cameron JL, et al. Postoperative bile duct strictures: management and outcome in the 1990s. Ann Surg, 2000, 232(3): 430-441.
5. Bismuth H, Majno PE. Biliary strictures: classification based on the principles of surgical treatment. World J Surg, 2001, 25(10): 1241-1244.
6. Huang ZQ, Huang XQ. Changing patterns of traumatic bile duct injuries: a review of forty years experience. World J Gastroenterol, 2002, 8(1): 5-12.
7. Connor S, Garden OJ. Bile duct injury in the era of laparoscopic cholecystectomy. Br J Surg, 2006, 93(2): 158-168.
8. Bektas H, Schrem H, Winny M, Klempnauer J. Surgical treatment and outcome of iatrogenic bile duct lesions after cholecystectomy and the impact of different clinical classification systems. Br J Surg, 2007, 94(9): 1119-1127.
9. de Reuver PR, Busch OR, Rauws EA, et al. Long-term results of a primary end-to-end anastomosis in peroperative detected bile duct injury. J Gastrointest Surg, 2007, 11(3): 296-302.
10. 中华医学会外科学分会胆道外科学组．胆管损伤的预防与治疗指南(2008版). 中华消化外科杂志，2008；7：260-266.

第八节　胆管扩张症手术

胆管扩张症主要表现为肝内外胆管孤立的或多发的囊性扩张，为临床上较少见的一种胆道畸形，不同于胆道梗阻所导致的近端胆管扩张性病变。1723年Vater首次对1例胆总管囊肿(choledochal cyst)进行了解剖学描述。随着该类病例报道的逐渐增多，发现此类病变可累及肝内外胆管的任何部位。该病多见于儿童，但各年龄段均可见到，女性发病高于男性，发病率是男性的3~4倍，约2/3报道病例在亚洲，发病率明显高于欧美等西方国家。患者常出现反复发作的急慢性胆管炎症，临床表现为腹痛、发热、黄疸、上腹部包块等，可继发胆管结石，后期癌变率可高达5%~20%。

一、胆管扩张症分型

1959 年，Alonso-Lej 最早根据胆总管囊肿的形态特点将其分为 3 型，分别是Ⅰ型：胆总管囊肿，Ⅱ型：胆总管憩室，Ⅲ型：胆总管末端囊肿。1958 年，Caroli 发现并描述了一种肝内胆管扩张病变，随后，人们习惯性地将肝内胆管扩张症统称为 Caroli 病。1975 年，Todani 将肝内外胆管扩张症相联系，提出将 Alonso-lej 分类的Ⅰ型分为三个亚型：Ⅰa 型，胆总管囊肿，Ⅰb 型，节段性的胆总管扩张，Ⅰc 型，胆总管弥漫性或梭状扩张，增加了第Ⅳ型和第Ⅴ型，Ⅳa：肝外胆管扩张症同时合并肝内胆管扩张症。Ⅳb：肝外胆管的多发性囊肿。Ⅴ型，肝内胆管多发或单发囊肿（图 53-71）。Todani 分型囊括了肝内外胆管扩张症，在临床上应用广泛。然而，随着病例的累积，许多学者在临床实践中发现这一主要依据小样本病例囊肿形态的分型方法未能区分复杂而不同的肝内胆管扩张症的病理类型，对肝外胆管扩张症的分型显得繁复而易于混淆，影响了对治疗的指导作用。

近年来，董家鸿等根据胆管扩张症的发生部位、临床表现，结合其病因及病理特点，提出了一种新的胆管扩张症临床分型（董氏分型）（图 53-72）。

A 型　周围肝管型肝内胆管扩张症。为局限于肝内周围小肝管的囊性扩张，形态上常表现为肝内周围肝管的葡萄样扩张，部分囊性扩张可持续增大为巨型囊肿，多伴有先天性肝纤维化，可并发门静脉高压症。进一步可分为囊肿位于一个肝叶或多个肝叶但残存有正常肝叶的局限型（A1 型），全肝广泛分布的弥漫型（A2 型）。A 型也称为 Caroli 病。

B 型　中央肝管型肝内胆管扩张症。表现为肝内胆管树主干肝管受累，囊肿累及左右叶肝管或段肝管等，周围胆管正常。单侧肝叶受累为 B1 型，双侧及汇合部受累时为 B2 型。

C 型　肝外胆管扩张症。囊肿位于左右肝管汇合部远端，仅累及胆总管或肝总管。囊肿可呈现球形、梭形、柱形等不同的形态。C1 型囊肿未累及胰腺段，C2 型囊肿累及胰腺段。

D 型　肝外胆管与中央肝管同时扩张。其肝内囊肿局限于二级肝管以下时为 D1 型，肝内囊肿扩展至三级胆管以上时为 D2 型。

董氏分型简化了肝外胆管扩张症的分型，同时细分了肝内胆管扩张症的分型，对外科手术方式的选择和预后判断都有明确指导意义。

二、胆管扩张症的现代外科治疗原则及手术规划

胆管扩张症的外科治疗经历了初期的囊肿穿刺抽吸（Douglas，1852 年），胆管扩张症十二指肠吻合术（McWhorter，1924 年）及后来采用的多种囊肿内引流术。由于残留的囊状扩张病变可能导致复发性胆管炎、继发性胆管结石、胆管癌变等并发症，目前的治疗强调不同部位胆管扩张症的根治性切除，规范性的胆道重建手术。其基本治疗原则为：切除扩张胆管，去除继发病变，重建通畅胆流。对于肝内胆管囊状扩张病变的肝切除，手术方式选择取决于囊状扩张病变分布的部位、范围、伴发肝脏病变及剩余肝脏功能。

手术前应根据患者的年龄、临床症状、囊肿分型、肝脏及胆道并发症，结合其全身状况制订手术规划。依据董氏分型，对于剩余肝脏功能允许的 A1 型患者，可通过选择病变肝段切除术清除囊状扩张胆管。A2 型患者由于病变弥漫分布于全肝，肝移植是唯一的治愈方法。B1 型患者采用受累肝叶或肝段切除术去除

6

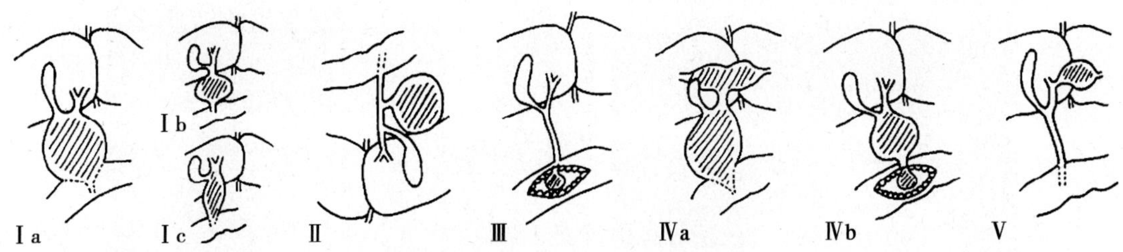

图 53-71　Todani 胆管扩张症分型

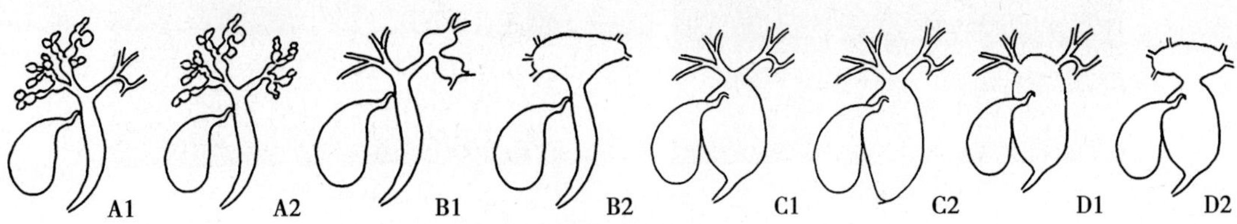

图 53-72　董家鸿胆管扩张症分型

病变胆管；B2 型患者在病变累及二级及以下肝管时，行囊状扩张病变肝管的节段性切除 + 胆管空肠吻合术；在病变累及三级或以上肝管时，需要行病变肝段切除或包括病变肝叶的肝左三叶或肝右三叶切除 + 胆管空肠吻合术。对于 A1 型、B1 型患者，由于其肝外胆管正常保留，无需行胆肠吻合术。C 型患者，应行肝外胆管囊状扩张病变切除 + 胆管空肠吻合术。C2 型患者，在行肝外胆管囊状扩张病变切除术时，需要辨识胆管囊状扩张病变与胰管的解剖关系，防止胰管损伤。根据胆管和胰管的汇合形式，可以将胆管扩张症进一步分为胆管汇入胰管的 B-P 型囊肿和胰管汇入胆管的 P-B 型囊肿(图 53-73)。对于胆管汇入胰管型(B-P 型)患者，应完整切除至囊状扩张病变末端，而胰管汇入胆管型(P-B 型)患者，则需保留胰管汇入点远端囊壁，防止胰管损伤及胰瘘发生。D 型患者，同时切除肝内外囊状扩张胆管病变，能够显著提高 D 型患者手术疗效。病变仅累及单侧或双侧肝叶的一级或二级肝管时，可在肝门部解剖分离囊状扩张病变，与肝外胆管囊状扩张病变一同切除，再附加高位胆管空肠 Roux-en-Y 吻合术，无需行肝脏部分切除。当病变累及三级或三级以上肝管时，则需要切除囊状扩张病变胆管所引流的肝脏区段，才能彻底去除病变胆管。对于此类患者，若只行肝外囊状扩张胆管切除术，难免造成肝内病变胆管残留，影响手术效果。

6

量体裁衣式规则性切除受累肝脏区段及病变肝管，能够最大化保留功能性肝实质，剩余功能性肝体积不足时可保留柱状扩张胆管。需要注意的是，必须彻底清除残留肝内胆管内的结石，去除可能存在的胆管狭窄。在扩张病变切除时，应恰好在正常肝管与扩张胆管汇合部保留一小圈，以便于肝管和空肠吻合，并防止吻合口狭窄。

对合并有急性化脓性胆道感染，一般情况很差的患者，可行囊肿外引流术，解决胆道梗阻问题，一般待 3 个月左右患者病情好转后，再次行根治手术。经皮穿刺囊肿或胆管引流，都是有效的可以选择的方法。

三、胆管扩张症常用手术方式

(一) 肝外胆管扩张症切除，胆肠吻合术

【适应证】

C 型、D1 型胆管扩张症。

既往肝外胆管扩张症曾经行囊肿肠道内引流术者。

肝外胆管扩张症术后，囊肿残留，伴有临床症状或可疑恶变者。

囊肿有癌变但尚可手术切除者。

【禁忌证】

患者全身情况不能耐受复杂手术。

肝脏 Child-pugh 评分为 C 级。

囊肿合并急性化脓性胆管炎，难以施行一期手术。

【术前准备】

影像学检查如 B 超、CT、MRI、ERCP 等明确胆管扩张症的类型，了解有无合并肝内胆管扩张症，胆胰管汇合情况，胆管下端有无合并结石。图 53-74 示 1 例 C 型胆管扩张症术前 MRCP 图。

肝功能检查了解肝功能状态，患者有无合并肝硬化、肝纤维化。

凝血状态检查。

术前预防性应用抗生素，手术时间较长时，术中追加一次。

【麻醉与体位】

全身麻醉。

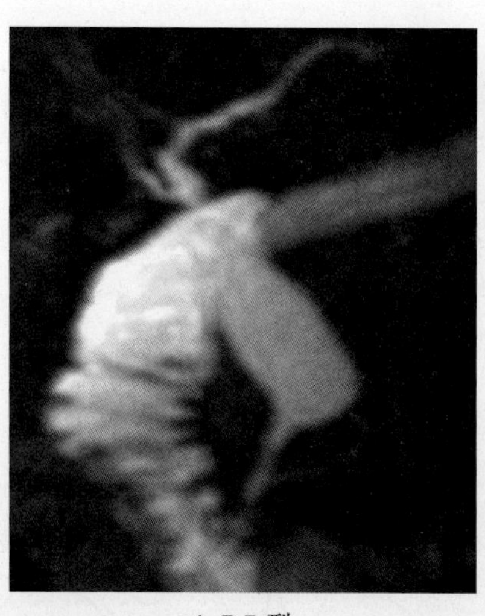

A. P-B 型

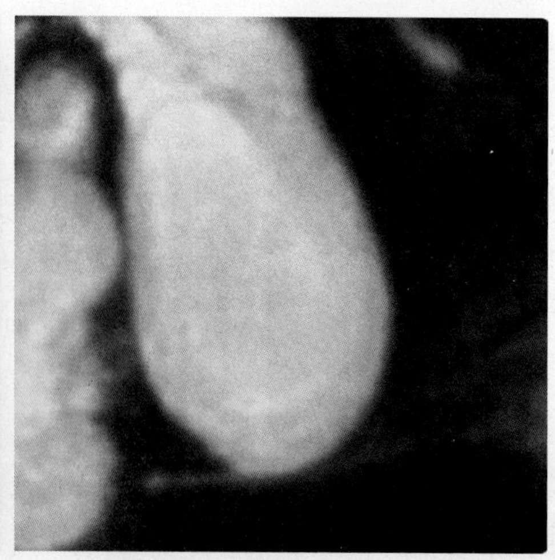

B. B-P 型

图 53-73　胆胰管的 2 种汇合形式

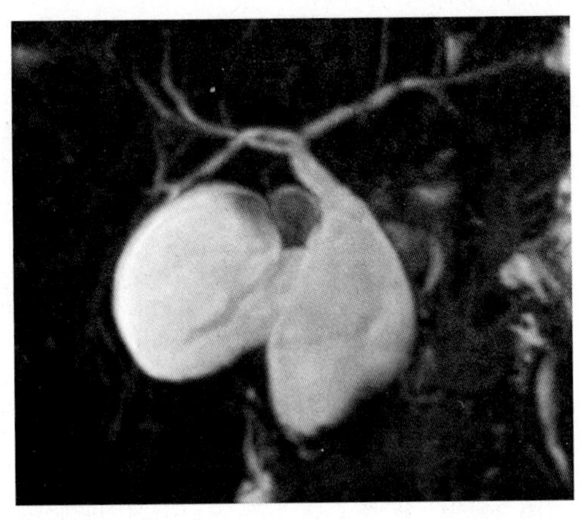

图 53-74　MRCP 示 C 型胆管囊肿

仰卧位。

【手术步骤】

1. 取右肋缘下斜切口。对儿童或体型瘦长的患者，也可用右上腹正中旁切口。

2. 开腹后，顺序探查肝脏及肝外胆道系统。触摸肝脏有无肝硬化、纤维化，肝内外胆管有无结石，肝脏及胆管壁有无增生软组织及异常硬块。游离胆囊底部及胆囊床。进一步分离胆管扩张症与周围的粘连，确认胆管扩张症的上下端界限及与周围的关系，如果没有术前肝脏 CT、MRI 或 MRCP 等影像学资料，则需要术中胆道造影以帮助对囊肿的分型，并据此结合患者情况选择相应的手术方式（图 53-75）。

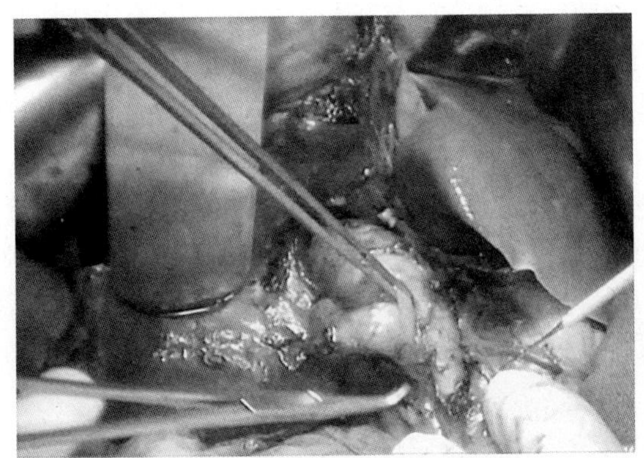

图 53-75　探查、分离囊肿

3. 穿刺囊肿，囊内液体送细菌培养、淀粉酶测定。切开囊肿，探查囊内有无寄生虫残骸、结石，吸净囊肿内容物后，仔细检查囊壁有无可疑恶变，如发现有增厚变硬，表面粗糙，突起等，应切取该部分囊壁，送快速冷冻病理检查（图 53-76）。

4. 探查囊肿上端的正常胆管及肝内胆管，特别注意汇入口或其上部有无狭窄，如有狭窄需要将狭窄部分切除或整形后再行胆道重建。

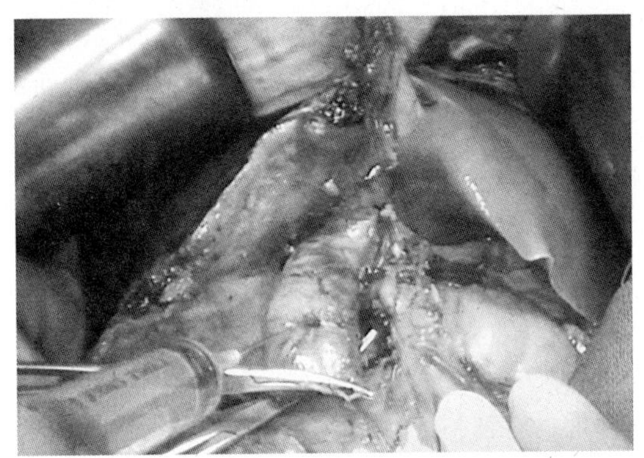

图 53-76　穿刺囊肿，留取标本

5. 探查胆管扩张症的下端及胆总管下端，必要时可应用术中胆道镜检查，有助于进一步明确正常和病变胆管的界限，发现胆管狭窄部位及清除胆管内结石（图 53-77）。

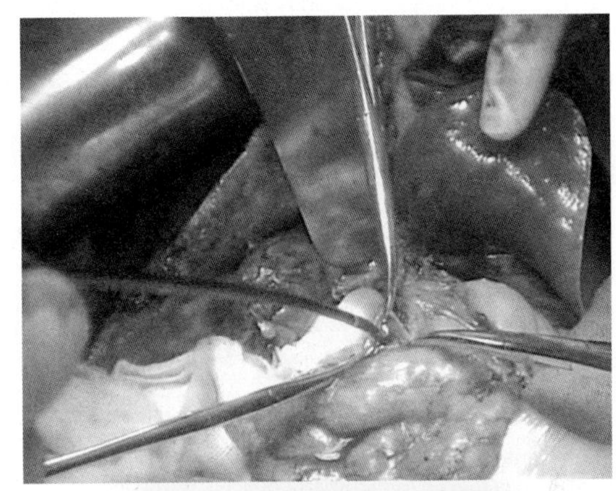

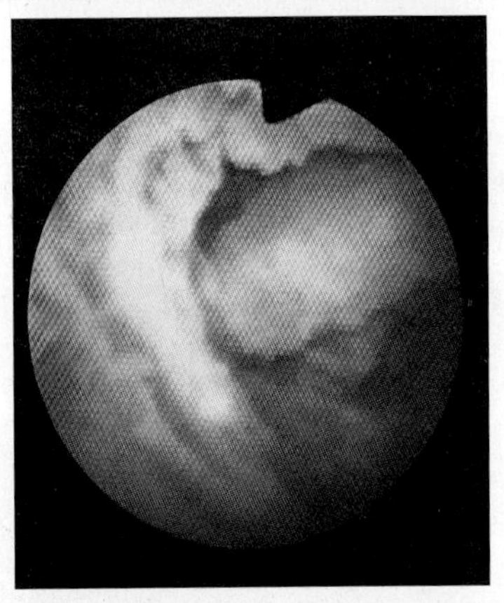

图 53-77　术中胆道镜探查胆道（下图示胆管下端蛋白栓）

6. 分离胆管扩张症前壁与十二指肠间的附着，结扎、切断二者间的小分支，直至胰腺头部上缘。此时可将囊肿横断，向下延长囊肿上的切口至胰腺上缘，在该处可见囊腔缩小进入胆管末端。对于 B-P 型囊肿，可分离至胆管扩张症底部，将胆管扩张症完全切除而

6

不损伤胰管。P-B型囊肿，需要注意确定胰管开口的位置，在胰管汇入处近端切除扩张胆管以防止损伤胰管。囊肿离断后，胆总管远端断端缝合关闭，缝合胰腺创面（图53-78）。

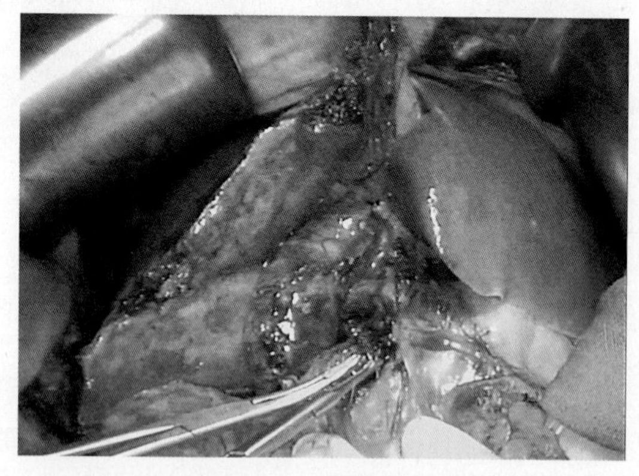

图53-78　胆总管远端缝闭

7. 向上分离囊肿，儿童期囊肿较易于分离及完整切除。成人型囊肿常因长期的慢性炎症致囊壁增厚，周围粘连、充血，其内侧壁可在内膜下分离，以减少出血，此时术者可用一手指置入囊肿内，指引切除，同时防止损伤肝十二指肠韧带内的门静脉和肝动脉。

8. 胆管扩张症上端切除，需保留正常胆管汇入部周围一小圈扩张胆管。上端正常胆管往往直径很细，特别注意有时多个正常胆管开口于囊肿上端，此时需要在切除囊肿时保留一小圈囊壁，以利于行胆肠吻合，避免术后吻合口狭窄（图53-79）。

9. Roux-en-Y肝管空肠吻合，提起横结肠，找出空肠上端，距离Treitz韧带约15cm处在适当部位切断系膜血管弓和肠管，空肠袢在横结肠后方开孔提至肝管处，成人Roux-en-Y肠袢保留约60cm，避免肠液反流，婴幼儿患者由于发育原因，肠袢一般留置35cm即可。一般应用胆管与空肠端-侧吻合，关闭空肠断端，在空肠的对系膜缘做一相称的纵切开，采用单层间断或连

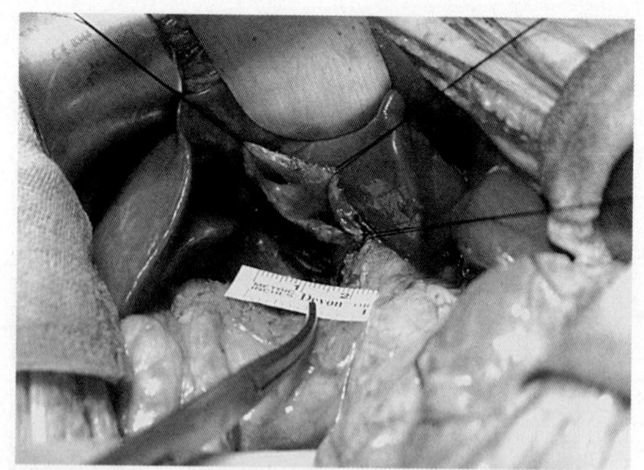

图53-79　囊肿上端切除，预留恰当的胆肠吻合

续缝合法进行胆管-空肠吻合，一般不放置胆道内引流（图53-80）。

10. 缝合关闭空肠系膜间的空隙。肝下区放置腹腔引流。

【手术要点】

1. 胆管扩张症切除术的要点是避免发生副损伤，在明确囊肿壁为无恶变的情况下，对于囊肿壁的内后侧，解剖困难或出血多的部位，可采用无水乙醇或碳酸破坏其黏膜层，保留囊肿壁的纤维壁层，以免损伤门静脉和肝动脉。

2. 合理确定胆管切缘，预留恰当的胆管吻合口。注意左右肝管汇合部的种种解剖学变异，切除囊肿时避免损伤分支胆管。有时右肝管为低位开口或为分裂型右肝管，特别要注意右后肝管开口位置。在切除囊肿上端时，应首先切开囊肿，从囊腔内侧探明各肝管开口位置，然后在直视下切除多余囊肿壁。对于累及左右胆管汇合部的囊肿，切除汇合部扩张胆管后，将分离的左右肝管壁进行整形，再做胆肠吻合。部分胆管扩张症可见左右肝管囊状扩张，其与肝总管囊状扩张汇合部呈相对狭窄，此时需切除最近端的囊状扩张肝管再行胆肠吻合（图53-81）。

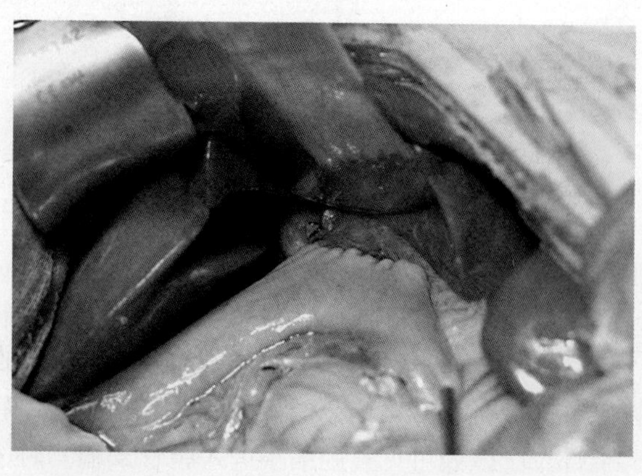

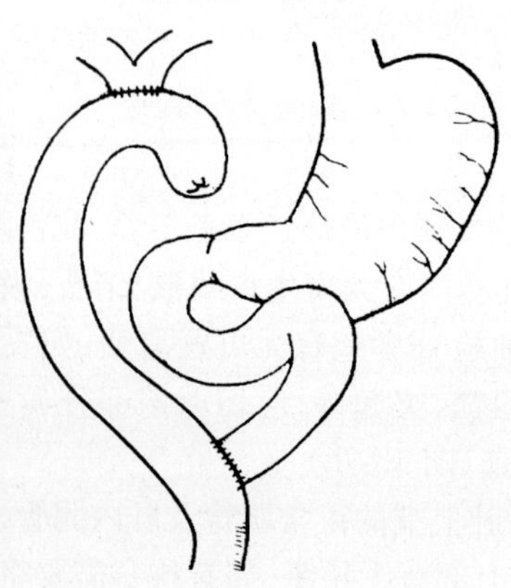

图53-80　胆肠吻合

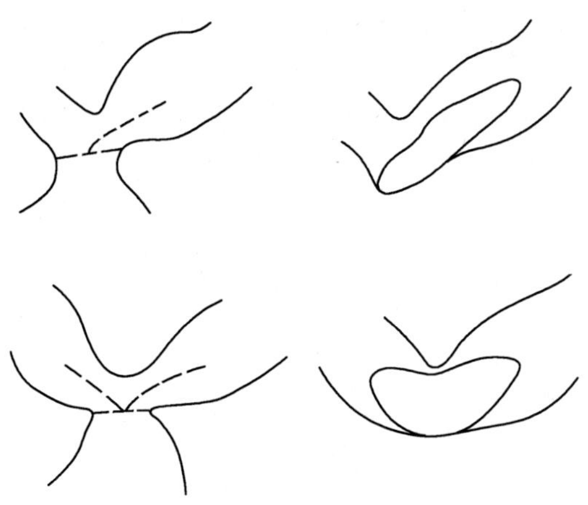

图 53-81 肝管开口狭窄的吻合口整形方法

3. 切除累及胰腺段胆管扩张症时，要注意保护胰管，防止损伤。

4. Roux-en-Y 胆肠吻合是最常用的胆肠重建方法。

5. 胆肠吻合口和胰头部放置腹腔引流，防止可能出现的胆漏和胰漏。

【手术后处理】

1. 监测生命体征。

2. 注意腹腔引流液性质，有无胆汁或胰液引出。若无过多引流液，引流管多在术后 3~5 天拔除。若有胆漏或胰漏，应持续引流，直至外漏停止。

3. 术后血、尿和腹腔引流液淀粉酶检查。

4. 全身应用抗生素，根据胆汁培养结果调整。

【主要并发症】

1. 早期术后并发症　可能有腹腔内出血、胆漏或胰漏、急性胆管炎、急性胰腺炎。少量的胆漏经有效的引流后可自行闭合。发现透明的腹腔引流液增多时，应检查引流液淀粉酶含量，明确为胰漏时，应保持腹腔引流，避免胰液存留的消化破坏作用。

2. 晚期并发症　主要是吻合口狭窄、胆道感染、结石形成、胆管继发癌变。吻合口狭窄可能与病变胆管残留，胆管游离过长，胆管滋养动脉血管损伤，吻合时缝合过密，造成断端缺血，或应用缝线不当，胆肠吻合口瘢痕化有关。诊断明确需要再次手术，切除原吻合口，再次吻合。吻合时最好应用可吸收线缝合，线结打在吻合口外。结石形成多与反流性胆管炎、吻合口狭窄有关，需要再次手术，解除病因，取净结石。反流性胆管炎，多由于胆肠吻合时肠袢长度不足所致，反复发作的胆管炎是导致胆管结石，甚至癌变发生的重要原因，必要时需要再次手术，保留空肠袢长度约 60cm。胆管扩张症癌变多继发于囊肿残留，复发性胆管炎，诊断明确后应再次手术，囊肿位于上段时，行肝门部胆管癌根治术，位于中下段者，行胰十二指肠切除术。

（二）联合肝切除治疗肝内外胆管扩张症

【适应证】

D2 型胆管扩张症（以肝内囊肿局限于左肝叶为例，图 53-82）。

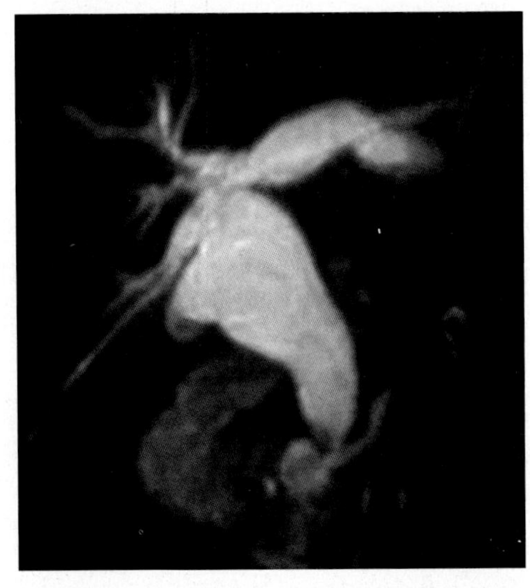

图 53-82　D2 型胆管扩张症的术前 MRCP 图

【禁忌证】

1. 患者全身情况不能耐受复杂手术。

2. 囊肿合并急性化脓性胆管炎，难以施行一期手术。

3. 胆管扩张症合并肝脏病变，剩余肝脏功能体积不足。

【术前准备】

1. 影像学检查如 B 超、CT、MRI、ERCP 等明确胆管扩张症的类型，了解肝内胆管扩张症病变累及范围，以及肝外胆管扩张症情况，有无合并结石、肿瘤等。

2. 肝功能检查了解肝功能状态，患者有无合并肝硬化，肝纤维化。

3. 评估计算剩余功能肝体积。

4. 凝血状态检查。

5. 术前预防性应用抗生素，手术时间较长时，术中追加一次。

【麻醉与体位】

全身麻醉。仰卧位。

【手术步骤】

1. 右肋缘下斜切口。

2. 开腹后，顺序探查肝脏及肝外胆道系统。分离胆管扩张症与周围的粘连，进一步确认胆管扩张症的界限及与周围的关系，必要时行术中胆道造影以帮助对囊肿的分型及了解有无合并胆管狭窄、结石等。

3. 穿刺囊肿，囊内液体送细菌培养、淀粉酶测定。

6

切开囊肿，探查囊内有无寄生虫残骸、结石，吸净囊肿内容物，仔细检查囊壁有无可疑恶变，术中胆道镜帮助探查肝内胆管及胆管下端，如发现有胆管壁增厚变硬，表面粗糙，突起等，应取该部分囊壁，送快速冷冻病理检查。

4. 切除胆囊，参照肝外胆管扩张症切除术 5~8 步骤分离肝外胆管扩张症，处理胆管扩张症下端。

5. 分离肝周韧带，切断肝镰状韧带、左冠状韧带、左三角韧带，游离左肝叶。

6. 分离肝门部胆管扩张症后壁，暴露肝动脉，辨清其左右分支后，结扎左肝动脉。分离解剖门静脉，辨认清楚后结扎门静脉左支（图 53-83）。

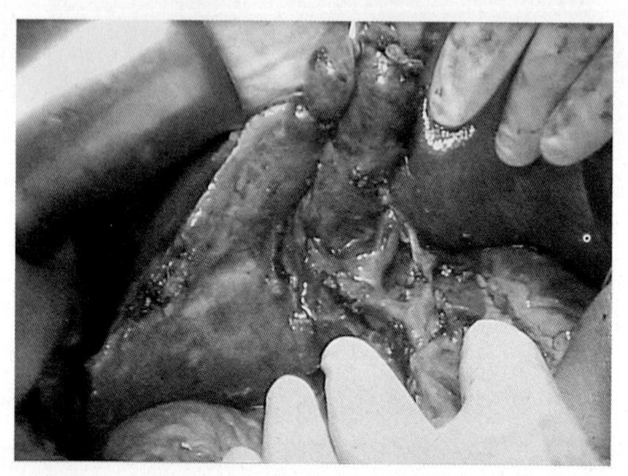

图 53-83　显露肝门，分离结扎左肝动脉，门静脉左支

6

7. 切除左肝叶。沿缺血线以电刀标记切除线，钳榨法或 CUSA 离断肝实质。注意保护肝中静脉，使之保留于剩余右肝（图 53-84）。

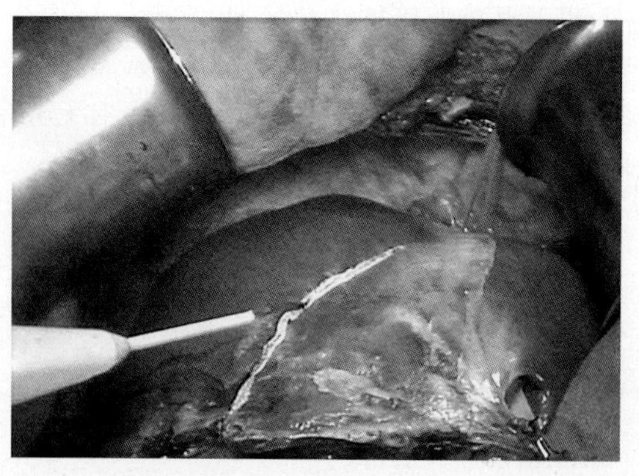

图 53-84　切除左肝叶

8. 肝内胆管扩张症切除。肝组织离断至肝内胆管扩张症与正常胆管交界处。上端正常胆管往往直径较细，特别注意有时多个正常胆管开口于囊肿，此时需要在切除囊肿时保留一小片囊壁，以利于行胆管空肠吻合，并避免术后吻合口狭窄（图 53-85）。

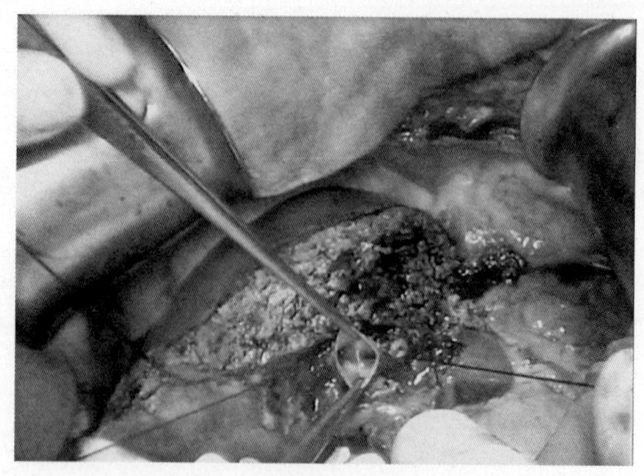

图 53-85　预留胆管空肠吻合

9. Roux-en-Y 肝管空肠吻合，肝断面及胆肠吻合处放置引流（图 53-86）。

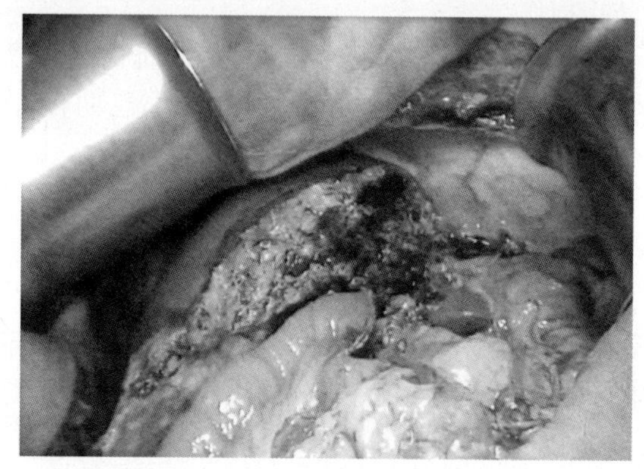

图 53-86　胆管空肠吻合完毕

【手术要点】

在切除胆管扩张部分上端时，精确判断肝切除线非常重要，如难以确定，应在离断肝实质靠近预先确定的断面时，剥离出一段囊肿壁，切开囊肿，从囊腔内侧探明各肝管开口位置，然后再行离断。恰当保留正常肝管汇入口周围一小圈扩张胆管壁，避免出现胆肠吻合口狭窄。剩余肝脏多支肝管病变胆管壁切除后，可先做胆管整形，再行胆肠吻合。

【手术后处理】

同前（肝外胆管扩张症切除，胆肠吻合术的手术后处理）。

【主要并发症】

同前（肝外胆管扩张症切除，胆肠吻合术的主要并发症）。

（郑秀海　董家鸿）

参考文献

1. Yamaguchi M. Congenital choledochal cyst. Analysis of 1 433 patients in the Japanese literature. Am J Surg，1980，140（5）：653-657.

2. Todani T, Watanabe Y, Narusue M, et al. Congenital bile duct cysts: Classification, operative procedures, and review of thirty-seven cases including cancer arising from choledochal cyst. Am J Surg, 1977, 134 (2): 263-269.

3. 董家鸿，郑秀海，夏红天，等．胆管囊状扩张症：新的临床分型与治疗策略．中华消化外科杂志，2013，12 (5): 370-377.

4. Dong JH, Yang SZ, Xia HT, et al. Aggressive Hepatectomy for the Curative Treatment of Bilobar Involvement of Type Ⅳ-A Bile Duct Cyst. Ann Surg, 2013, 258 (1): 122-128.

5. Zheng X, Gu W, Xia H, et al. Surgical treatment of type Ⅳ-A choledochal cyst in a single institution: Children vs. adults. J Pediatr Surg, 2013, 48 (10): 2061-2066.

第九节　肝胆管结石病的手术

肝胆管结石病是一种以肝内胆管系统出现散在区域性甚或弥漫性结石为特征的疾病。结石原发于肝内胆管系统，不包括从胆囊内排降并上移至肝内胆管的结石，也不包括继发于损伤性胆管狭窄、胆管扩张症、胆管解剖变异等其他胆道疾病所致胆汁淤滞和胆道炎症后形成的肝胆管结石。肝胆管结石病是一种常见的胆道良性病，在我国南方、西南及沿海诸省广大农村中更为多见，其发病率可高达胆石症患者总数的 30%~47%。肝胆管结石病可引起各种复杂的病理改变，导致严重并发症，甚至胆汁性肝硬化等终末期胆病，致残和致死率高，严重危害国人健康。

一、手术原理

肝胆管结石病的基本病理改变是胆道梗阻、胆道感染和肝实质破坏。受累区域的胆管开口呈环状或节段性狭窄，狭窄近端肝胆管不同程度扩张；管壁增厚，胆管壁及周围纤维组织增生并慢性炎细胞浸润；汇管区大量炎细胞浸润和纤维细胞增生，伴有肝实质损害，严重者形成肝段或肝叶的纤维化萎缩和功能丧失。合并胆道感染时可造成胆源性脓毒症、肝脓肿、膈下脓肿、胆管支气管瘘及胆道出血等一系列严重并发症。约 2.0%~9.0% 的肝胆管结石病例在病程后期可并发肝胆管癌。肝胆管结石病的重要临床病理特点包括：

1. 结石多沿肝内病变胆管树呈区段性分布。这一病理特征是规则性肝切除治疗肝胆管结石病的理论基础。

2. 结石多并存不同程度的肝胆管狭窄，胆管狭窄是引起结石形成和复发的重要因素。外科手术不应仅针对胆管结石，而且应解除胆管狭窄，通畅胆汁引流。

3. 长期胆道梗阻和反复发作的感染可导致肝胆管结石病变区域内胆管树、伴行血管及肝实质弥漫而不可逆性损害，包括多发性胆管狭窄、肝萎缩、慢性肝脓肿、继发性肝内胆管癌等毁损性病变，这类病变需要手术切除才能得到有效治疗。

4. 肝胆管结石受累区域肝组织发生萎缩的同时，多伴有正常肝组织增生肥大，形成肝脏萎缩和增生性改变即萎缩 - 增生复合征。这一病理特征对于正确判断肝胆管结石的病变部位和选择合理治疗方法具有重要意义。

基于肝胆管结石病的病理特点，外科手术的基本原则是：去除病灶，取尽结石，通畅引流，防治复发。有明显临床症状的肝胆管结石需及时外科治疗。对于症状不明显的静止型结石，鉴于随病程演进和病变发展，多数病例将出现明显症状且有受累肝管恶变的可能，多主张积极手术治疗。

二、术前评估与手术规划

肝胆管结石病术前应结合病史、临床表现、影像学及实验室检查结果，评估肝脏和胆道系统的病变、肝脏功能代偿状态、全身状况以及对手术的耐受能力，进而根据结石分型、有无合并胆道感染和全身感染状态、有无继发肝脏病变等，制订针对具体病例的个体化手术方案。

【肝胆系统的结构性评估】

从外科治疗的要求出发，应通过系统的影像检查，对胆道和肝脏的病变进行系统的结构性评估。详细地了解结石在肝内的分布范围、胆管扩张的范围和程度、胆管狭窄的部位，有无继发性硬化性胆管炎，肝纤维化和萎缩的范围，有无继发胆汁性肝硬化和胆源性门静脉高压，有无继发肝脓肿、肝内胆管癌等。主要评估手段包括 B 超、CT、MRI、ERCP、PTC、术后胆道引流管造影、胆道镜等。单一的检查常不能获得全面的诊断，往往需要一种以上的影像学检查相互印证才能达到正确诊断和准确评估的目的。由于肝胆管结石病变复杂，在手术前很难做到全面准确的诊断，特别是对结石所引起的继发性病变的判断，常需在手术中依据全面系统的探查，必要时结合术中 B 超、胆道镜和胆道造影等检查而核准术前诊断或重新评估。

【肝胆系统的功能性评估】

除常规肝功能和凝血功能检查外，要注意黄疸程度、出血倾向、腹水、双下肢水肿、腹壁静脉曲张等表现，必要时行胃镜检查以明确有无食管胃底静脉曲张，据此判断肝功能代偿状态以及是否合并肝硬化和门静脉高压症。对拟行规则性肝切除的患者，尚需通过 ICG 或 GSA 检查，3D 重建手术规划系统，评估预留肝脏的储备功能，测算预留肝脏的功能性体积。

【肝胆管结石病的分型】

在针对肝胆系统进行全面系统的检查后，应确立肝胆管结石病的分型，结合科学的决策树系统，进行个体化的手术规划（图 53-87）。中华医学会外科学分会胆道外科学组制定的分型系统，根据结石在肝内的分布、相应肝管和肝脏的病变程度以及合并肝外胆管结石的情况，将肝胆管结石病分为 2 个主要类型和 1 个附加型：

Ⅰ型：区域型，结石沿肝内胆管树局限性分布于一个或几个肝段内，常合并病变区段肝管的狭窄及受累肝段的萎缩。

Ⅱ型：弥漫型，结石遍布双侧肝叶胆管内，根据肝实质病变情况，又分为 3 种亚型：Ⅱ a 型：弥漫型不伴有明显的肝实质纤维化和萎缩。Ⅱ b 型：弥漫型伴有区域性肝实质纤维化和萎缩，通常合并萎缩肝脏区段主肝管的狭窄。Ⅱ c 型：弥漫型伴有肝实质广泛性纤维化而形成继发性胆汁性肝硬化和门静脉高压症，通常伴有左右肝管或汇合部以下胆管的严重狭窄。

E 型：附加型，指合并肝外胆管结石。根据 Oddi 括约肌功能状态，又分为 3 个亚型：Ea：Oddi 括约肌正常。Eb：Oddi 括约肌松弛。Ec：Oddi 括约肌狭窄。

三、手术方法与手术操作

肝胆管结石病的手术方法包括：①胆管切开取石；②规则性肝切除；③肝门部胆管狭窄矫形重建术；④肝移植术。对合并急性化脓性胆管炎的危重患者，一期手术应以手术引流为主；待病情稳定后再行确定性手术切除病灶、解除梗阻和改善引流。肝移植术仅适用于肝脏和胆管系统均已发生弥漫性不可逆损害和功能衰竭的终末期肝胆管结石病，在此不做讨论。

（一）经胆总管切开取石术

胆管切开取石是治疗肝胆管结石系统手术中的基本手段。单纯胆道取石引流手术多用于急症和重症病例，旨在暂时通畅胆流、控制胆道感染、改善肝功能以挽救患者生命或为二期确定性手术做准备。只有对结石数量较少且受累的肝管及肝脏病变轻微、取尽结石后肝内外无残留病灶、胆管无狭窄的少数病例，单独胆管切开取石有可能作为确定性手术方式，但术后需要采取积极措施预防结石复发。

胆管切开取石手术起始于对肝外胆管的识别，经穿刺证实肝外胆管的走行后，可将胆总管前壁切开。位于肝胆管第 1 级分支的结石，一般可通过胆总管切口取出，若有困难，可将切口向上延长，直至肝总管的上端，在直视下显露左、右肝胆管及尾状叶肝胆管的开口（图 53-88）。通过左、右肝管的开口，就可能分别探查第 2 级肝胆管的开口，并通过胆道镜和取石器械完全清除其中的结石。术毕，胆总管内应常规放入管径适宜的 T 形管引流，以 4-0 或 5-0 线间断缝合胆管前壁的切口。

（二）经肝实质肝胆管切开取石术

一般只宜用于左外叶的散在的肝胆管结石。右侧的肝组织较厚，此法难以采用。

【手术步骤】

剪开左侧三角韧带，游离肝左叶。手术者用手捏

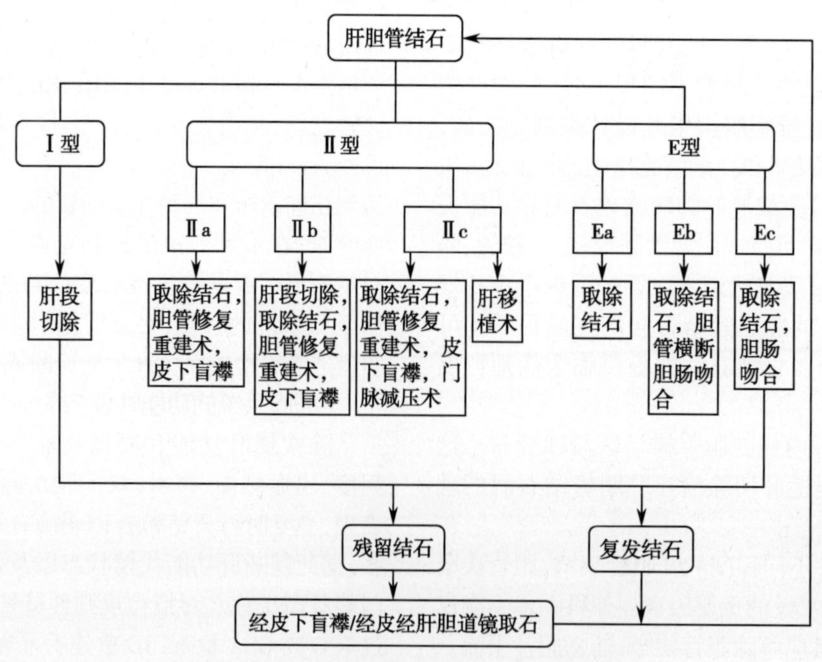

图 53-87　肝胆管结石手术治疗的决策树系统

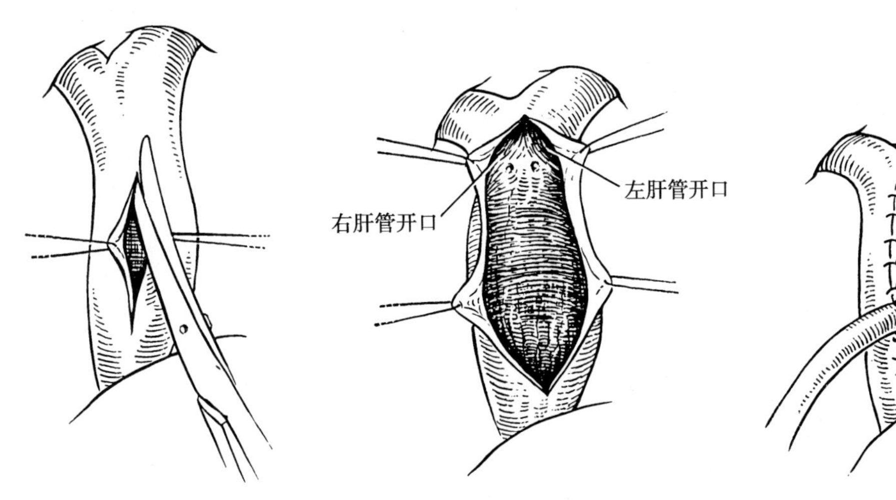

图 53-88 经胆总管切开清除肝管结石

住肝左外叶，将结石硬块加以固定。相当于结石部位，沿左肝内胆管方向切开肝包膜，以刀柄做钝性分离，分开肝组织直达肝管结石处。应注意分开伴行的门静脉支，以免损伤。在结石部位胆管上缝两牵引线，然后切开肝胆管，以取石钳或胆石匙取出肝管内及其远、近段的结石。探查肝胆管与胆总管间是否畅通。若有狭窄，应将其扩大。最后在肝内胆管中放入T形管，缝合肝脏切口。由于此法不能充分显露肝内胆管系统，对分散于其他肝内胆管分支的结石，则难以做到彻底清除，故一般只能取出局部嵌顿性的结石。

（三）规则性肝切除术

【手术指征】

手术适应证通常包括Ⅰ型及Ⅱb型肝胆管结石。

1. Ⅰ型肝胆管结石应首选病变胆管引流肝段切除，达到治愈疾病的目标。

2. Ⅱb型肝胆管结石，需切除萎缩肝段才能取得良好疗效。

3. 胆管内结石难以完全清除；或肝胆管开口狭窄、经肝门途径无法纠正者，应切除病变胆管引流区域的肝段或肝叶。

【手术要点】

肝胆管结石病规则性肝切除手术操作可见肝脏手术一章，这里只将讨论与肝胆管结石有关的肝切除要点。

1. 由于长期的肝胆管梗阻及慢性胆道感染，病变肝脏与周围组织炎性粘连致密，游离时可能出血较多，应注意在正确的组织平面进行解剖。游离肝左叶时应注意避免损伤肝左静脉的根部，游离肝右叶时应注意避免损伤膈肌和下腔静脉。

2. 萎缩的肝段或肝实质与正常肝组织间多有明显的界限，术中可沿此平面标定肝表面预定切除线。但肝内离断平面因受肝萎缩-增生综合征的影响，与正常解剖平面不同。术中可沿扩张的肝内胆管追踪或采取亚甲蓝染色技术确定肝内肝实质离断平面。

3. 胆道病变的肝切除不同于肝肿瘤等肝实质病变的肝切除，手术的关键在于切除病变的胆管及其分支。

4. 肝胆管结石病的肝内胆管常明显扩张并增厚，其中填满结石，造成肝蒂宽大，失去正常空间结构。术中应注意避免损伤细小的剩余肝脏的肝蒂。

5. 肝左叶切除与肝左外叶切除的选择在于结石在肝内胆管的分布，与左肝管和胆总管结石无关（图 53-89）。

6. 右后叶结石致肝萎缩时，病变肝段的定位大为困难，可采用目标肝段门静脉注射染色和术中B超确定病变胆管分布区域等方法进行精准立体定位（图 53-90）。

7. 部分终末期病例可能继发左右半肝萎缩，伴尾状叶代偿性增生。完全根除病变需联合仅保留尾状叶的肝次全切除。手术中应注意保留肝门板后方走向肝尾叶的动脉、门静脉以及胆管分支。

（四）肝门部胆管狭窄的矫正手术

伴有主要肝胆管狭窄的肝内胆管结石，必须同时处理肝胆管的狭窄。手术方法根据狭窄的部位而异。常用的为左、右肝胆管开口处狭窄的矫正手术。

1. 左肝胆管狭窄手术

【手术指征】

位于左肝管开口处的环状狭窄，而狭窄以上的肝组织尚无严重病变或肝内胆管结石可以取净者，可用左肝管、胆总管空肠吻合术。

【手术步骤】

（1）显露左肝管：经过对肝脏及胆道系统的全面探查后，沿肝总管前面向上分离达肝横沟的深处。切开方叶与肝十二指肠韧带间的粘连或腹膜覆盖，必要

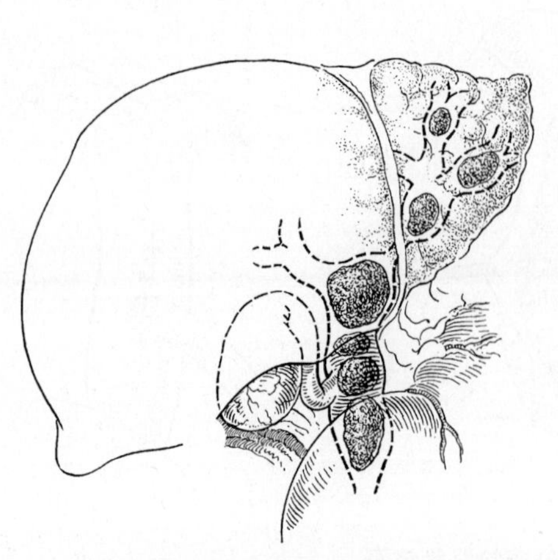
A. 胆总管结石及左肝管狭窄、结石，左半肝萎缩

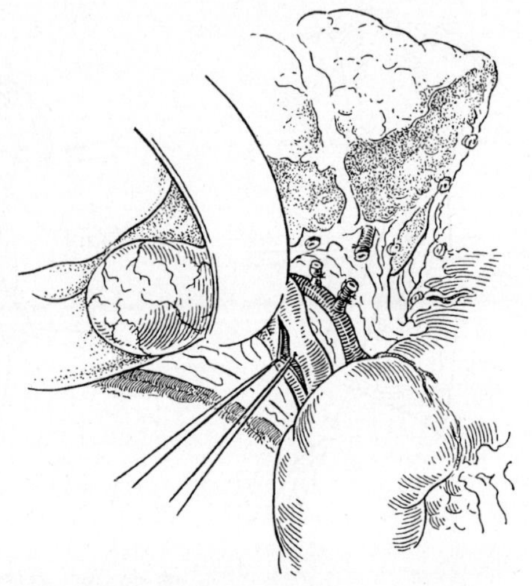
B. 胆总管切开取石，结扎肝左、肝中动脉

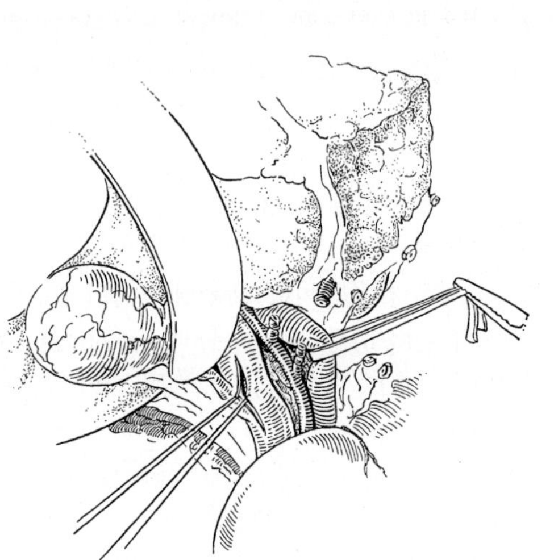
C. 分离门静脉主干，控制血流

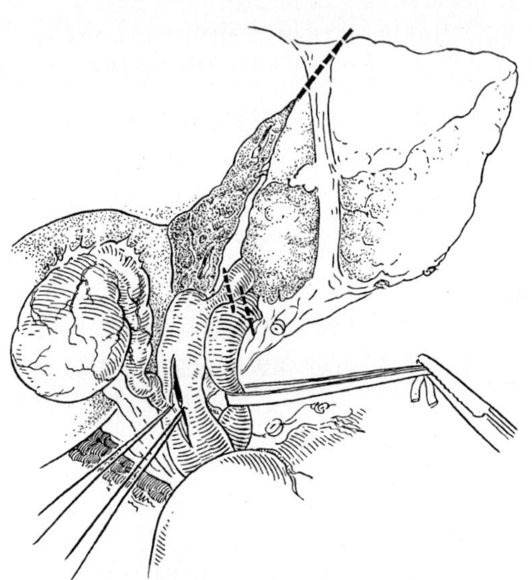
D. 在肝中裂左侧分离肝组织准备切断左肝管及门静脉左支（肝动脉未显示）

图 53-89　肝胆管结石之左半肝切除术

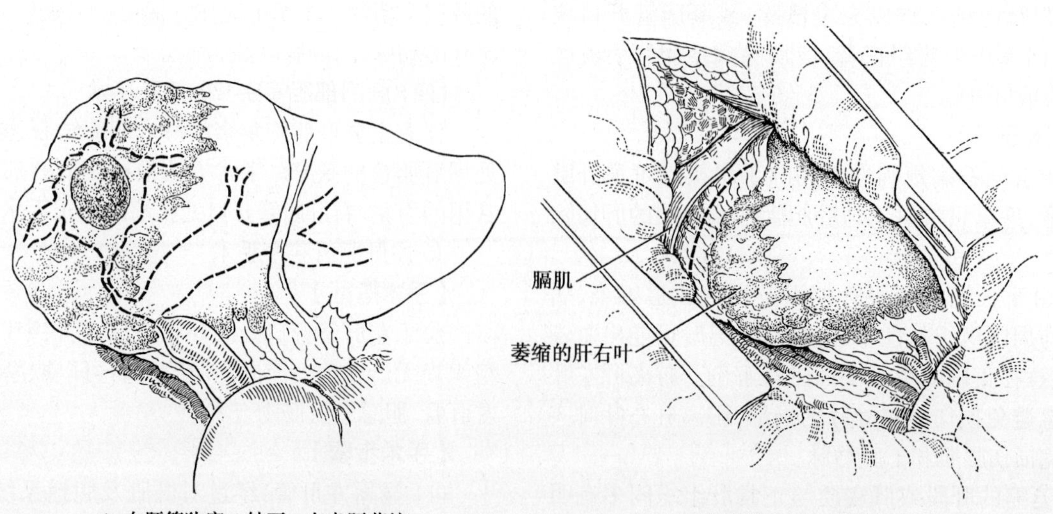

A. 右肝管狭窄、结石，右半肝萎缩

B. 胸腹联合切口显露右叶

图 53-90　肝胆管结石之右半肝切除术

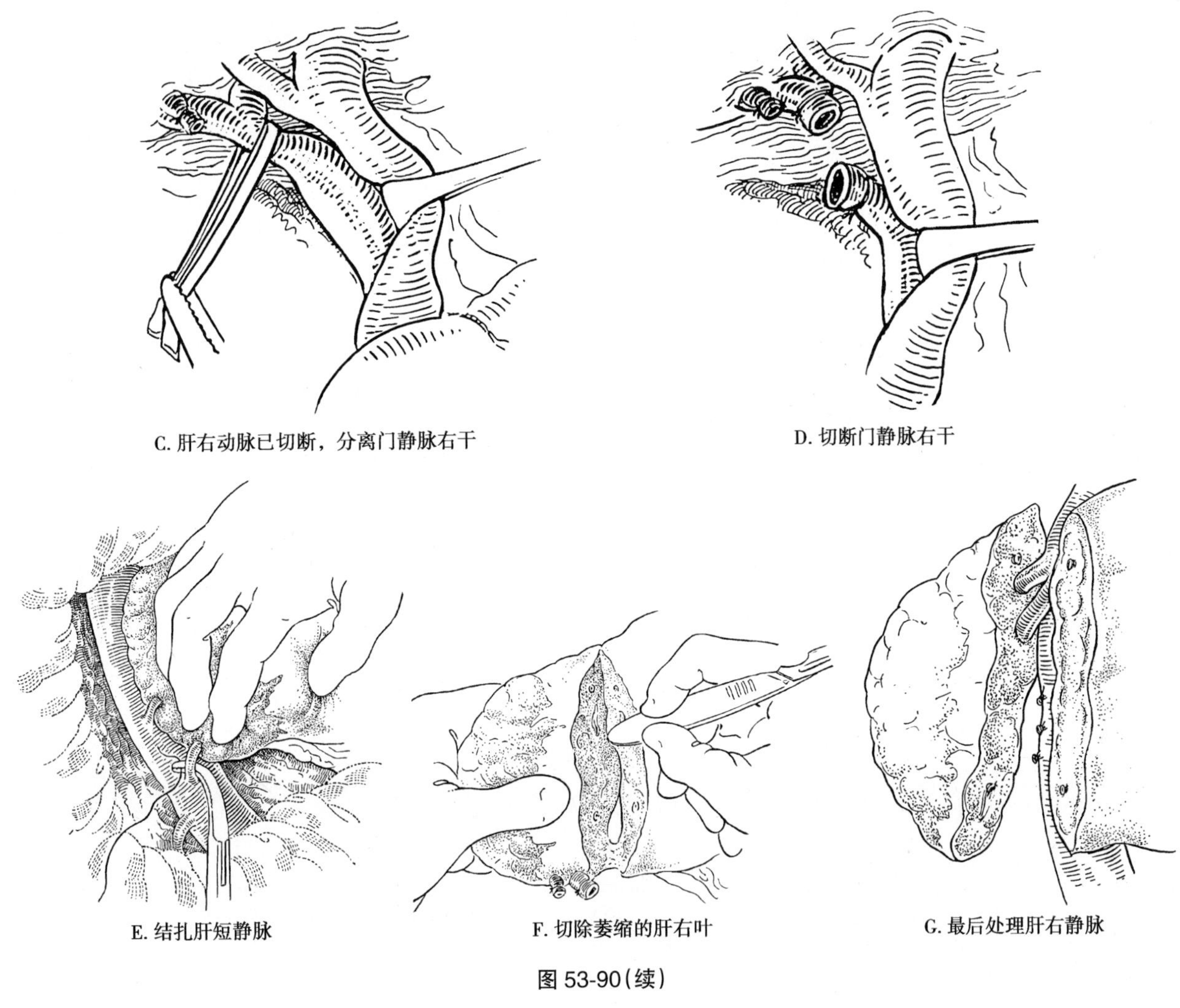

图 53-90（续）

时切开肝方叶后缘肝包膜，分离肝门板，使左肝管横部下降，以大S形拉钩将方叶下缘向上牵开，显露左肝管的横部，至肝门的左纵沟处。应注意有无肝中动脉或门静脉的分支经左肝管横部前面跨过，若血管较细，可将其结扎后切断，不致引起不良后果，否则，应将其向左侧牵开，充分显露左肝管的横部。注意勿损伤肝左动脉及门静脉左干。

(2) 切开左肝管：为了能获得一足够宽大的吻合口，沿胆总管的切口向上，剪开肝总管前壁、左肝管开口处的狭窄环及左肝管前壁，达狭窄处以上约2cm，将肝管的瘢痕狭窄环及扩张的左肝管充分敞开（图53-91A、B），并将狭窄处组织做冷冻切片病理检查，以摒除硬化性胆管癌的可能。通过上述广泛的联合切口，可充分显露右肝管、左内叶肝管、左外叶肝管、尾状叶肝管等各自的开口，并通过这些开口进行肝内胆管探查，取出其中的结石。

(3) 胆管的处理：用上述左肝管、肝总管、胆总管的联合切口与空肠做侧壁吻合，或在十二指肠上缘切断胆总管，将胆总管及肝胆管的端与空肠的侧壁吻合（图53-91C）。若既往做过胆总管十二指肠吻合，则需拆除原吻合口，缝合修补十二指肠上的瘘口，将胆总管下端切断，缝合关闭其远端，近端与肠道吻合；对曾做过Oddi括约肌成形术者，亦需切断胆总管，以减少食糜由十二指肠向上反流，防止破坏手术所欲达到的目的。

(4) 吻合：多采用Y形游离空肠段的方法，肠段长度一般为50cm左右。吻合时以4-0或5-0线做后壁（即吻合口的左侧缘）全层单层的连续或间断缝合，黏膜要对合整齐，内翻不宜过多。间断缝合时，暂不结扎，待全部缝好，将空肠提至肝门后，再逐一结扎（图53-91D、E）。注意间断缝合时，腔内不可遗留不可吸收缝线结。

如需留置T形管，可在后壁缝毕后，将T形引流管的两臂放入左、右肝管内。T形管的两横臂应加以剪裁，使其适合于左、右肝胆管的角度与长度，以免屈曲或扭曲而影响引流。T形管的纵臂则通过空肠壁引出（图53-91F）。

同法缝合吻合口前壁全层，即吻合口的右侧线（图53-91G~I）。可将空肠残端缝合固定于肝门处的肝

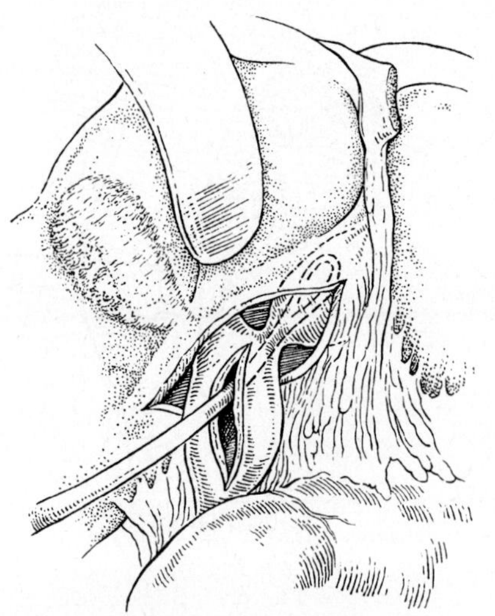

A. 显露左肝管，探查左肝管开口狭窄（探子经狭窄处放进至肝管内）

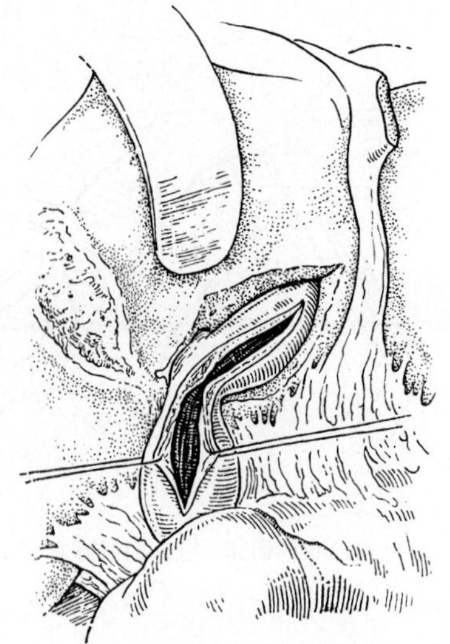

B. 切开狭窄环及左肝管

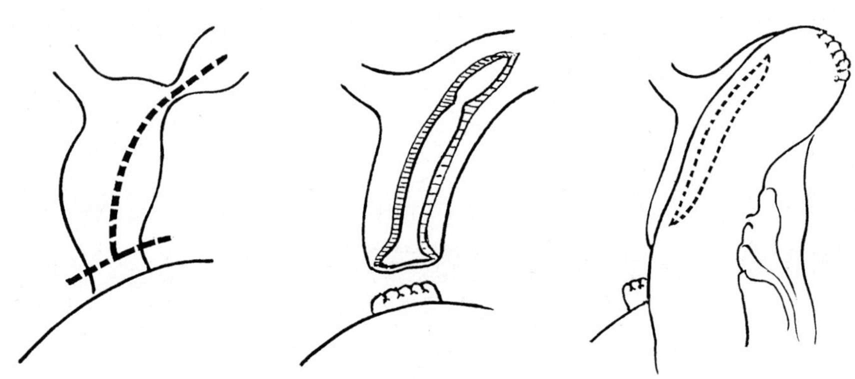

C. 在十二指肠上缘切断胆总管，将胆总管及肝胆管的端与空肠侧壁吻合示意

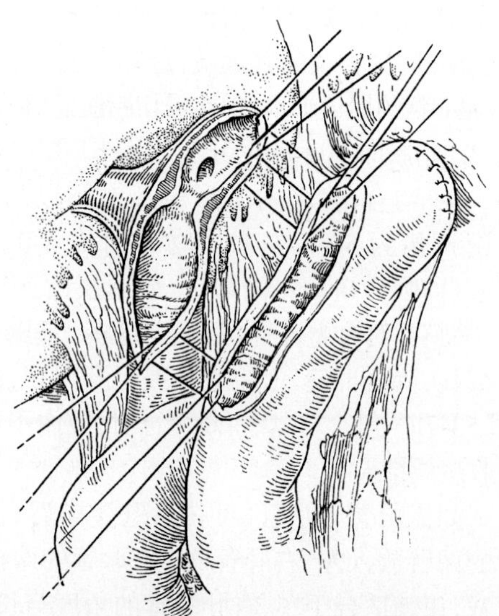

D. 游离空肠段上提至肝门作侧-侧吻合

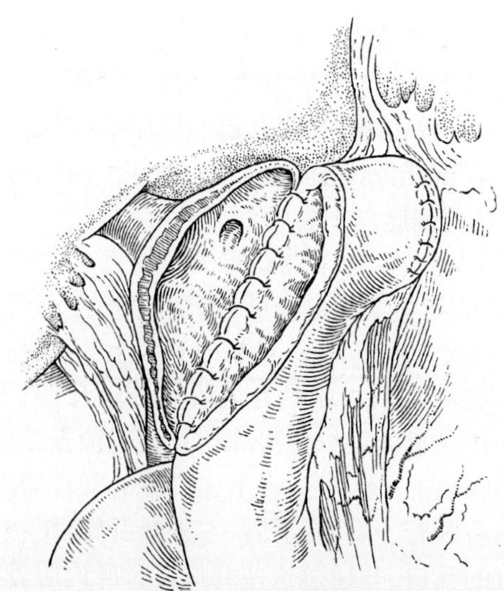

E. 后壁间断全层缝合

图 53-91　左肝胆管狭窄手术

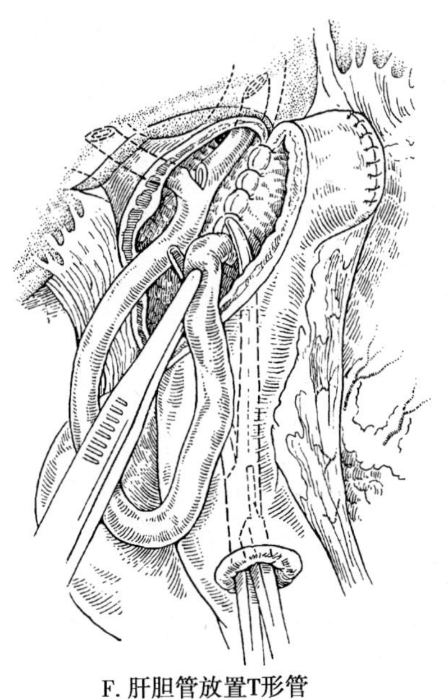
F. 肝胆管放置T形管

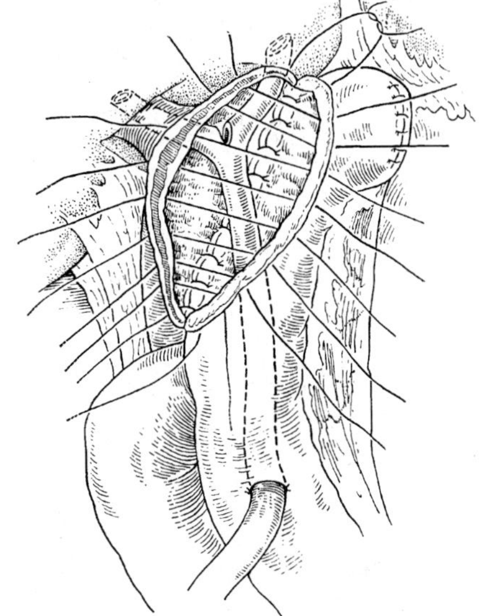
G. 间断缝合前壁

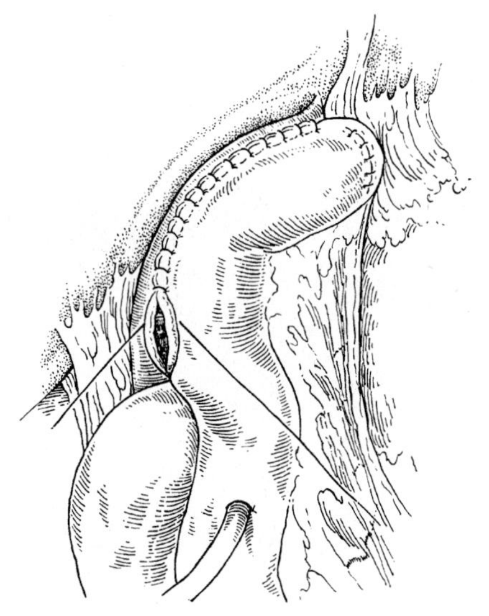
H. 间断缝合前壁

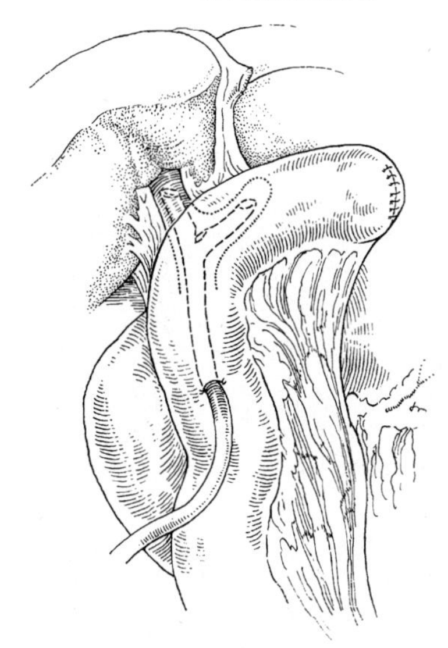
I. 吻合完毕

图 53-91（续）

包膜上以减轻吻合口张力。清洗手术野，肝下区放置引流，T 形管经侧腹部戳口引出。

右肝胆管开口处狭窄的手术方法与左侧者相同，但右侧肝胆管较短，所以常伴有二级肝胆管分支开口的狭窄，手术困难较多。

2. 双侧肝胆管开口处狭窄手术

【手术指征】

肝总管上端及双侧肝胆管开口处的狭窄，使肝脏左、右两侧的胆汁引流不畅，当并发急性化脓性感染时，可迅速出现感染性休克，甚至发生死亡。

【手术步骤】

沿胆总管前方向上分离，显露肝总管上端及左、右肝胆管的分叉处。该处由于胆管溃疡及狭窄，周围的瘢痕组织粘连一般较紧。在大多数患者中，肝右动脉是在肝总管的深面经过。认清肝动脉与胆管间的关系后，纵行剪开肝总管及左、右肝胆管的前壁。狭窄处的胆管后壁不宜分离，以免伤及肝动脉和门静脉。清除狭窄以上各肝胆管内的结石。将胆管上的 Y 形切口，按照上述方法与空肠段做侧 - 侧吻合（图 53-92）。

（五）联合的手术方法

【手术指征】

长时间的肝胆管梗阻及感染，肝胆管系统及肝实质常已发生广泛的病变，上述的任何一种方法，均难以解决所存在的问题。因此，需要根据患者的具体情况，将几种手术方法联合使用。手术一般包含以下几个主要部分：

1. 选择规则性肝段 / 叶切除术，去除区域性结石的病变肝脏区段，或弥漫性结石的萎缩肝段，或结石难以取净的或肝管狭窄难以矫治的肝段。

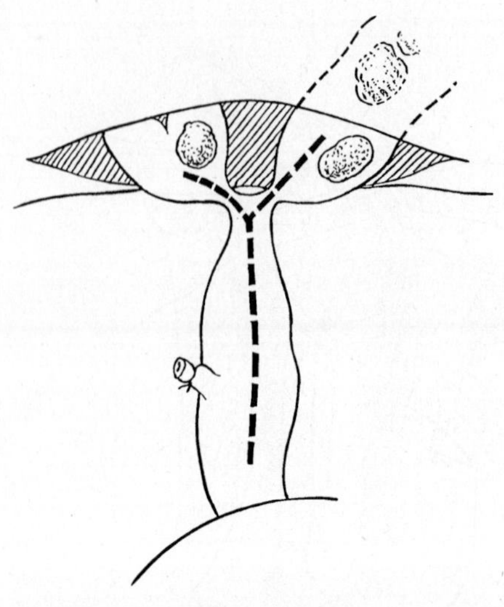

图 53-92　双侧肝胆管狭窄的 Y 形切开

2. 全面探查剩余肝脏的各胆管分支,在术中清除所有肝内胆管结石。

3. 对剩余肝脏的胆管狭窄以狭窄段胆管充分切开,以及胆管与空肠吻合术予以矫治。全面探查肝内各胆管分支开口,并尽可能在术中清除所有肝内胆管结石。

【手术步骤】

此种手术方式比较复杂,故应根据具体病情进行个体化手术设计。下面选择两病例的手术经过,用以说明此种手术步骤。

1. 病例一　27 岁,男性。以往曾因胆囊炎、胆管泥沙样结石而做过胆囊切除及二次胆总管探查取石。最后一次手术后,局部因感染形成脓肿。脓肿穿破后又形成一胆外瘘(图 53-93A)。1 年多来,患者因经常性的上腹痛、发冷、发热及黄疸等,卧床不起,几乎每

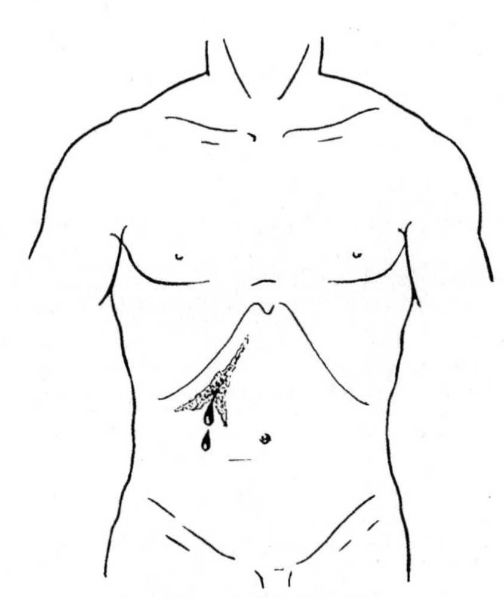

A. 腹壁广泛瘢痕及胆汁瘘

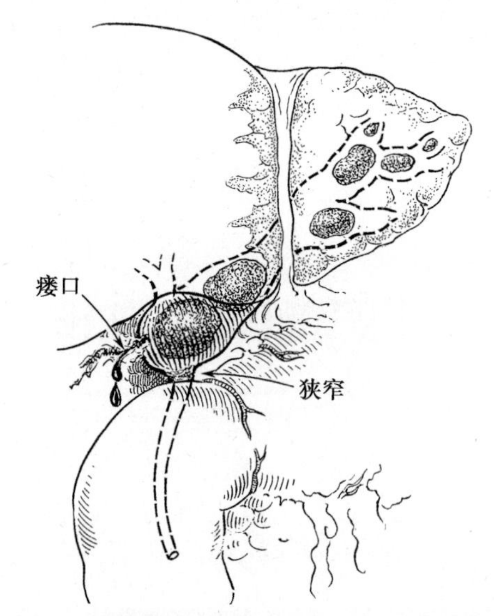

B. 肝总管上端狭窄，左肝管大量结石及肝组织萎缩

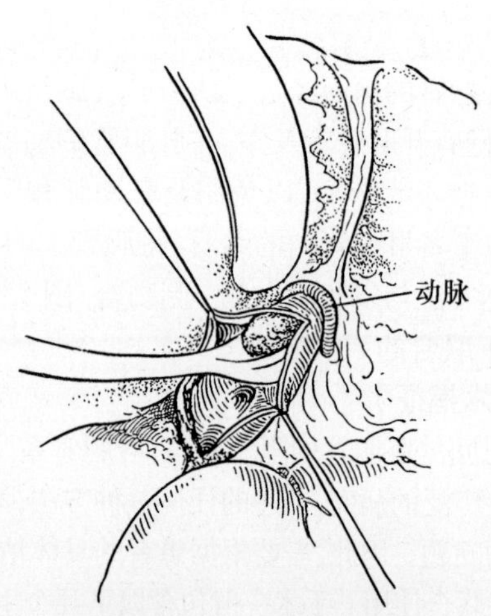

C. 切开胆总管、肝总管及左肝管，探查各肝管开口，清除结石

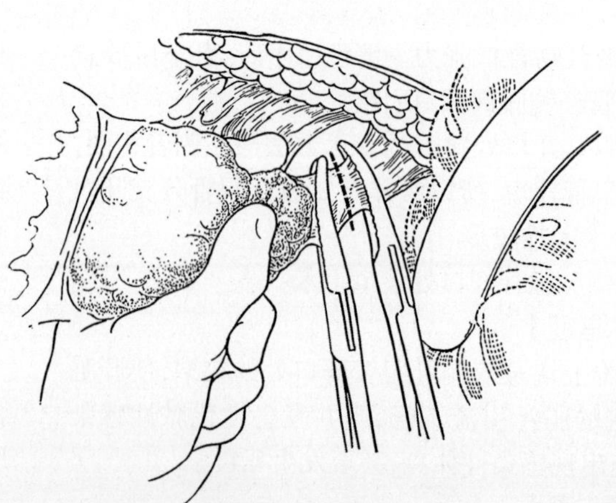

D. 切除左外叶：切断左三角韧带

图 53-93　肝胆管结石:联合的手术方法(病例一)

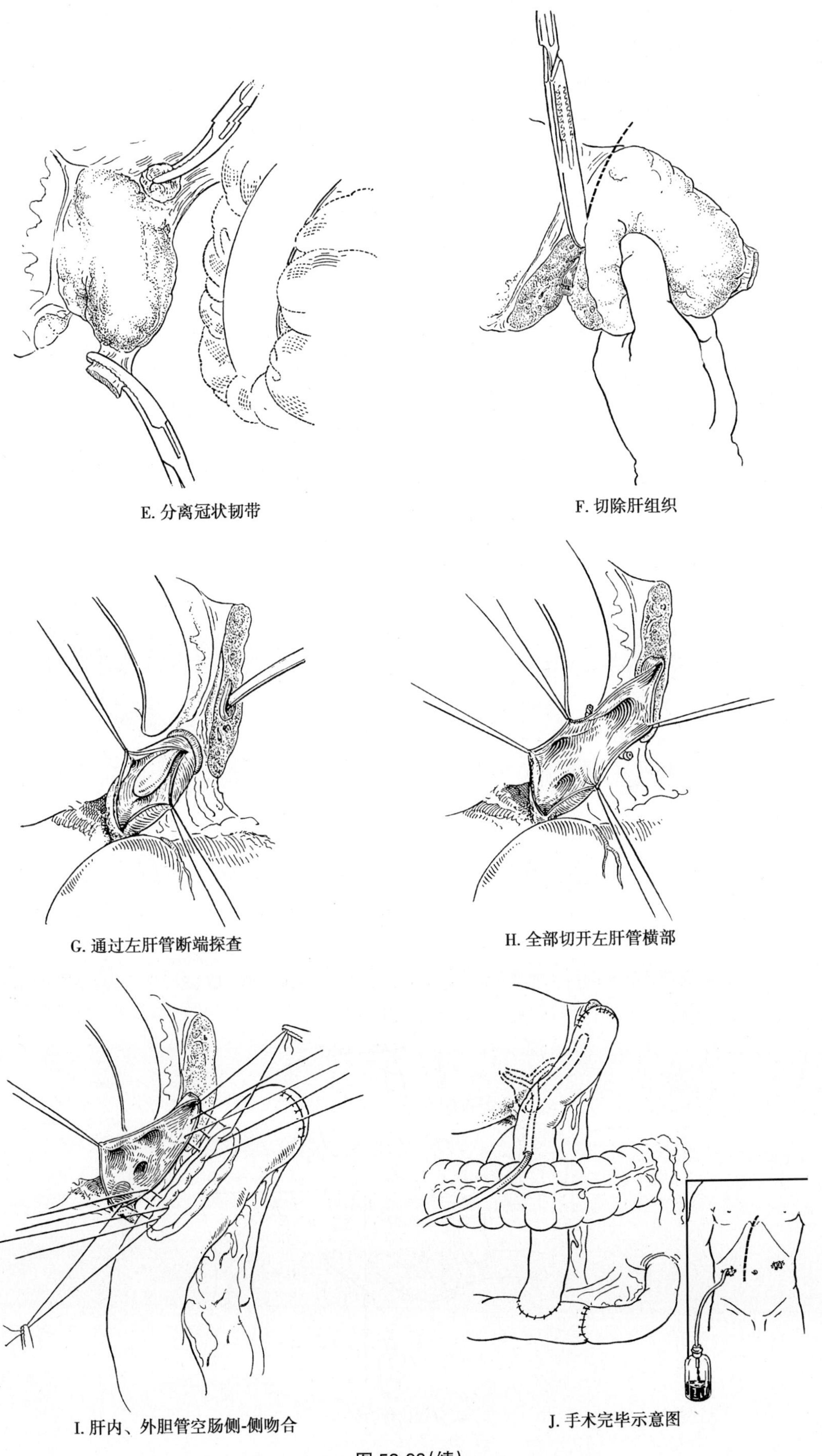

E. 分离冠状韧带

F. 切除肝组织

G. 通过左肝管断端探查

H. 全部切开左肝管横部

I. 肝内、外胆管空肠侧-侧吻合

J. 手术完毕示意图

图 53-93（续）

天均需用哌替啶止痛，一般情况逐渐恶化。经瘘管胆道造影显示肝胆管结石。手术时发现肝总管有狭窄，狭窄处以下胆总管内无结石；狭窄处以上的肝胆管显著扩张，其中塞满了巨大的色素性结石；肝左外叶呈明显的纤维瘢痕性改变、体积缩小（图 53-93B）。

分离肝门处粘连，切开肝总管及左肝管的前壁，取除大量色素性结石。经此切口并探查右肝管、左内叶肝管、尾状叶肝管，逐一清除其中的结石（图 53-93C）。

切除左外叶，并通过肝断面上肝胆管的开口，取尽左肝管内的结石（图 53-93D~G）。跨越左肝管前方通向左内叶的动脉较细，先试行阻断，未见左内叶循环有何改变，故将其双重结扎后切断。如此便将左肝管前壁全部纵行切开，与肝总管连成一个很大的切口（图 53-93H）。经此切口可进一步逐一检查左内叶及尾状叶的肝胆管开口。

将一长约 50cm 的游离空肠段经横结肠后，在中结肠动脉右侧向上提至肝门，与胆管做侧 - 侧吻合（图 53-93I）。右肝管及肝总管内放一 24 号 T 形引流管，通过空肠壁从腹壁另一戳口引出体外（图 53-93J）。

术后恢复良好，6 周后拔除引流管。患者早已恢复工作。

2. 病例二　23 岁，男性。因胆总管结石及急性胆囊炎行胆囊切除术及二次胆总管切开取石术，手术后仍反复发生急性胆管炎及黄疸。第 3 次手术时发现左、右肝管狭窄，上方有大量结石嵌顿，切开两侧狭窄环后，仍未能将肝内结石彻底清除。故将一 24 号 T 形管的两横臂，分别放在左、右肝胆管内，手术后继续给予抗感染、疏肝利胆的中西医结合治疗，并定期冲洗引流管。半年后造影复查，显示部分肝内结石已下降至主要肝胆管内。

第 4 次手术时发现双侧肝胆管狭窄，肝左外叶纤维化及有结石堆积（图 53-94A）。将胆总管向上剪开，

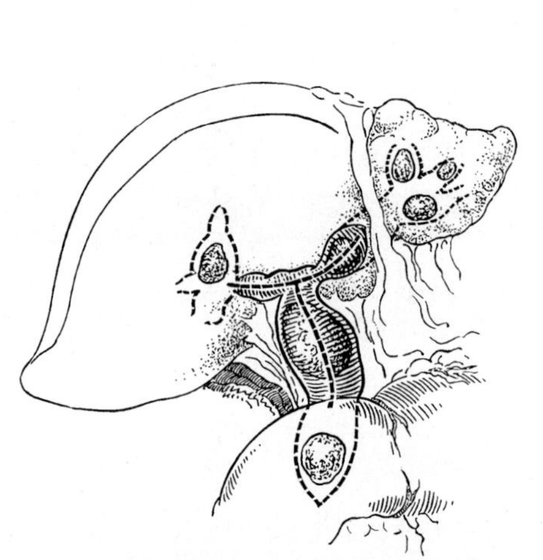

A. 双侧肝胆管狭窄及结石，左叶萎缩

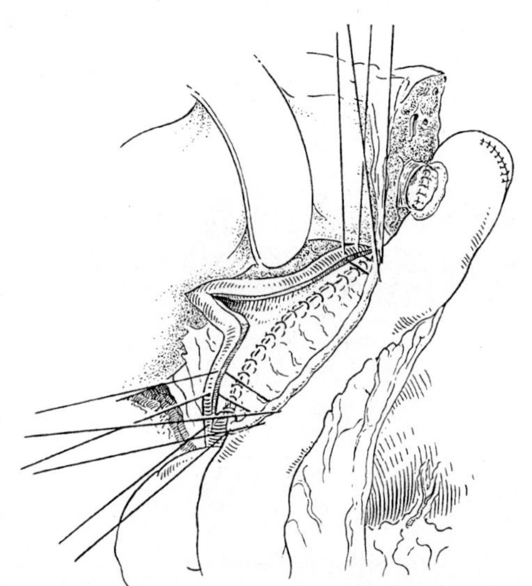

B. 左、右肝胆管、胆总管、左肝内胆管空肠吻合

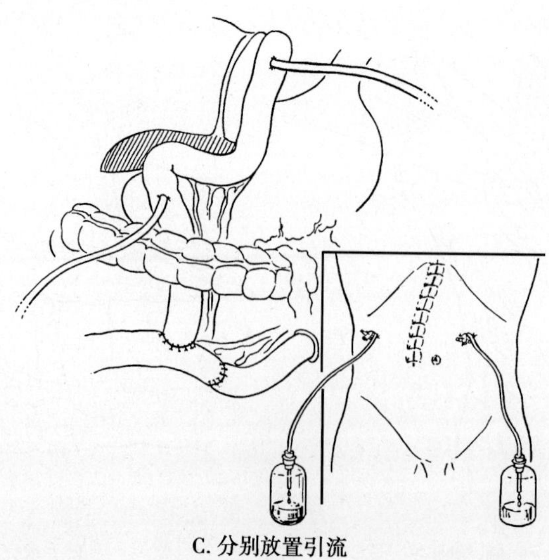

C. 分别放置引流

图 53-94　肝胆管结石：联合的手术方法（病例二）

切开两侧肝胆管开口处的狭窄环,直达狭窄以上扩大的肝胆管,然后清除各肝胆管内结石,切除左外叶。将空肠与左、右肝管及胆总管上的广泛切口做侧 - 侧吻合,胆总管及左肝管内分别放置引流管(图 53-94B、C)。

手术后恢复良好。45 天后拔除引流管,术后 2 年未再出现胆道梗阻及感染症。

四、手术并发症

(一) 胆道出血

胆道出血既可能发生在术中,也可发生在术后。术中胆道出血多源于取石过程中的暴力操作。因反复发作的胆管炎可造成胆管与门静脉之间的致密粘连,硬质取石器械的不当操作和暴力取石容易造成胆管壁和门静脉管壁的撕裂、穿孔。在一些慢性、合并巨大铸型结石的患者,长期的结石压迫可能造成胆管门静脉内瘘,结石取出后内瘘开放造成胆道出血。

术后胆道出血多源于胆管壁的出血。胆管及周围组织因慢性炎症纤维化多合并胆管壁动脉增生。术中如止血不彻底可在术后出现胆道出血,多表现为黑便,胃镜检查可见近端肠袢有鲜血涌出。

(二) 胆瘘

胆瘘是肝胆管结石术后的常见并发症,主要源自胆肠吻合口漏,因缝合不严实或缝合时胆管撕脱所致。胆瘘也可能来自联合肝切除时的肝脏断面。多数情况下,经充分引流后,胆瘘一般很快愈合。部分病例可在窦道拔除引流后,引流处形成一经久不愈的窦道及持续的胆汁瘘,多由于:①仍遗留有肝胆管狭窄,以致部分肝内胆管引流不畅;②肝内胆管损伤;③肝断面处大块肝组织坏死及遗留有多量的粗丝线缝线等异物,成为感染灶(图 53-95)。若瘘管经久不愈,需再行手术,通畅引流,或切除遗留的病变肝组织。

(三) 膈下感染

发生于膈下引流位置不当及引流不畅、肝断面残存感染病灶、手术中对膈下区的污染、止血不彻底等情况。肝断面用褥式缝合止血的方法,术后常有较多的血性分泌物及脱落的坏死肝组织排出,易致感染。宜避免大块结扎肝组织。引流放置的时间应较长,一般在手术后第 3 及第 5 天时拔除。若分泌物多,可将引流分次逐渐抽出。若局部疼痛、体温上升,表现为膈下感染时,宜及时做 B 超检查,调整引流管位置,或在 B 超引导下另穿刺置管引流。

(四) 全身性感染

手术后早期可能出现全身性感染、脓毒症,血液培养可获得与胆道感染相同的细菌,其原因多由于手术操作时高压冲洗胆道或取石时造成细菌入血所致。因此手术操作应轻柔,并在术前应尽可能控制胆道感染,围术期预防性使用抗生素,术后常规胆汁细菌培养选择有效抗生素。

(五) 肝功能不全或肝功能衰竭

规则性肝切除是肝胆管结石病的常规治疗手段。虽然多数情况下,肝胆管结石病的肝切除是切除萎缩的无功能性肝实质,但仍可能发生术后肝功能不全或肝功能衰竭。影响因素包括合并的梗阻性黄疸甚至胆汁性肝硬化等,限制了临床医师使用传统的肝功能检测技术如 Chlid 分级、ICG 排泄试验等,难以准确评估预留肝脏的功能。合并的胆管炎以及全身炎症状态影响肝脏代偿能力。

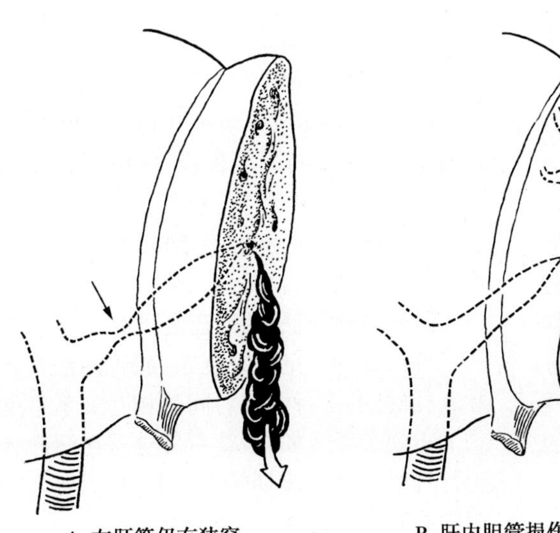
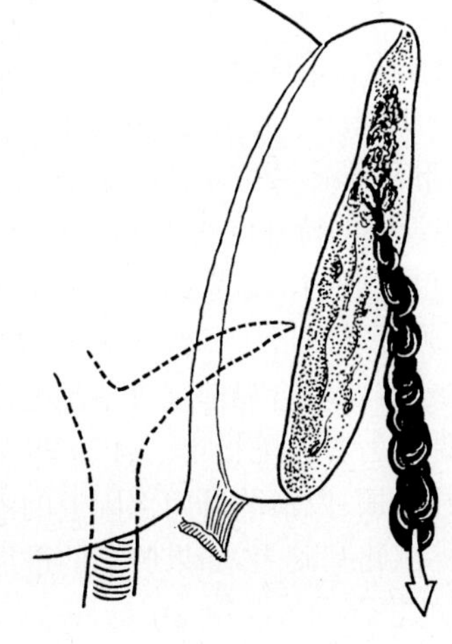

A. 左肝管仍有狭窄　　B. 肝内胆管损伤　　C. 残存异物、坏死组织

图 53-95 肝部分切除后肝断面处瘘管形成的常见原因

(董家鸿 曾建平)

参考文献

1. Suzuki Y1, Mori T, Yokoyama M, et al. Hepatolithiasis: analysis of Japanese nationwide surveys over a period of 40 years. J Hepatobiliary Pancreat Sci, 2014, 21(9): 617-622.
2. 中华医学会外科学分会胆道外科学组．肝胆管结石病诊断治疗指南．中华消化外科杂志，2008，7(5)：398-400.
3. 黄志强，黄晓强，张文智，等．肝切除术治疗肝内胆管结石20年的演变．中华外科杂志，2008，46(19)：1450-1452.
4. Vetrone G1, Ercolani G, Grazi GL, et al. Surgical therapy for hepatolithiasis: a Western experience. J Am Coll Surg, 2006, 202(2): 306-312.
5. 董家鸿，黄志强，蔡景修，等．规则性肝段切除术治疗肝内胆管结石病．中华普通外科杂志，2002，17(7)：418-420
6. Uchiyama K, Onishi H, Tani M, et al. Indication and procedure for treatment of hepatolithiasis. Arch Surg, 2002, 137(2): 149-153.

第十节　肝门部胆管癌的外科治疗

一、手术原理

肝门部胆管癌的定义尚有争论，临床实践中一般将累及或需要切除左右肝管汇合部的胆管癌定义为肝门部胆管癌。

胆管癌有三种大体病理亚型，即硬化型、结节型和乳头型。肝门部胆管癌多为硬化型，表现为胆管壁的环形增厚及管腔狭窄；结节型表现为质地坚硬、突向管腔的不规则结节；乳头型表现为息肉样肿物堵塞管腔致远端胆管扩张，而胆管壁没有缩窄。胆管癌的浸润方向包括沿着胆管树方向的轴向进展和垂直于胆管树方向的侧方浸润。轴向进展包括沿着黏膜层和沿着黏膜下层的浸润。硬化型以黏膜下进展为主；而约30%~40%的结节型和乳头型病例可见到肿瘤沿着黏膜层上皮的进展。肝门部胆管癌向侧方浸润可累及邻近的肝动脉、门静脉及肝组织。与此同时，胆管癌还会沿着神经和神经间隙、淋巴管侵袭以及发生区域性浸润转移。由于肝门部胆管癌的特殊位置，尾状叶也经常受累。

由此可见，肝门部胆管癌的根治手术要求切除肝门区、肝外胆管并对肝十二指肠韧带内的血管进行骨骼化，同时还需要联合局部或大范围的肝切除。肝切除的基本要求是切除尾状叶、S4和S5的围肝门部分肝实质和肝门板，以清除肝门部附近的沿着细胆管浸润的肿瘤。在此基础上，如果肿瘤的进展深入肝内的三级肝管，可联合受累肝管及引流肝段切除。

二、术式的沿革与发展

文献中有关肝门部胆管癌的报道出现于20世纪50年代，而在1965年Klatskin等首次系统地描述了肝门部胆管癌的临床和病理特点。20世纪80年代以前肝门部胆管癌的手术方式主要是肝外胆管切除、胆肠吻合术，手术效果较差；80年代以后，随着对肝门部解剖研究的深入和Nimura教授等倡导的胆道引流技术等的进步，对肿瘤在胆管树内的进展范围的判断能力有了很大提高，联合肝切除的比例逐渐增加，手术根治性和长期预后也相应提高。近年来，肝胆影像学技术取得了长足的进步，MDCT、MRCP等使得外科医生在术前不必借助胆道造影等有创检查便可以比较准确地把握脉管的解剖关系及肿瘤的进展范围。与此同时，由Makuuchi教授等创立的选择性门静脉栓塞等技术的逐渐推广，包括血管切除重建在内的大范围肝脏切除的安全性得以提高，长期生存率也取得了长足的改善。Nagino等报告的名古屋大学2001—2008年298例肝门部胆管癌患者的手术死亡率为2%，五年生存率为42%。

20世纪90年代以来，也有不少学者尝试利用肝脏移植治疗肝门部胆管癌。全肝切除和肝脏移植能获得最佳的肝脏和肝内胆管的切缘，从理论上讲应该优于一般的根治切除术，但淋巴结的转移和周围神经的浸润限制了肝脏移植的使用。目前一般对肿瘤局限于肝内的、无法切除的肝门部胆管癌的患者尝试进行肝脏移植。

三、术前评估

手术切除是肝门部胆管癌目前唯一有效的治疗方法，因此对肝门部胆管癌的治疗评估首先是对肿瘤可切除性的评估。首先，外科医生必须评估患者的体能状态和对于包括肝切除在内的手术治疗的耐受性。合并其他系统疾病，存在慢性肝病或者门静脉高压时通常不主张手术切除。

肝门部胆管癌的术前影像学评估主要包括以下内容：①肝门区脉管(动脉、门静脉和胆管)间的空间位置关系；②轴向进展程度，即癌在胆管树内的进展范围；③侧方进展程度：包括血管受累和肝叶萎缩；④转移的情况：包括淋巴结转移、肝转移及远隔转移等

【肝门部解剖是否存在变异】

肝门部的解剖关系复杂，胆管的汇合方式及肝动脉、门静脉的走行及三者间的相互关系是决定手术方式的重要参考。如，胆管右后支若在门静脉右支足侧走行(即所谓的“南回转”)，则一般需要左三肝切除的胆管癌采用扩大左半肝切除就可以。

【轴向进展程度的评估】

肿瘤在胆管内的累及范围是判断肝门部胆管癌可切除性的首要问题，早先主要依靠胆道造影，随着

影像技术的进步，现多用 MDCT 和 MRCP，有时选择性使用内镜检查和活检。一般多采用 Bismuth-Corlette 分型对轴向进展程度进行分级（图 53-96）。

【侧方进展程度的评估】

门静脉、肝组织的受累比较容易判断，而肝动脉的受累及是否需要切除重建多较难判断。值得注意的是，有时影像学上可见的明显的血管受累仅仅是炎性粘连，并非真正的肿瘤浸润。

【转移的评估】

淋巴结转移及肝转移可根据 MDCT 进行判断。PET-CT 检查对远处转移的诊断有一定的价值。

肝门部胆管癌术前评估的另一个重要内容是预留肝脏储备功能的评估。一般根据 ICG 试验和 CT 容量分析的结果（切除肝实质占全肝的比例或预留肝实质与标准肝体积之比）来进行手术决策。但使用 ICG 试验需要患者的血清胆红素水平降至 3mg/dl 以下，其临床应用受到限制。

四、患者的选择

手术切除是肝门部胆管癌所有治疗方法中的第一选择，所以对肝门部胆管癌应采取积极手术治疗的态度。

确定肿瘤是否能够切除需要仔细考虑所有的临床和影像学资料。Jarnagin 等提出了一个不可切除标准（表 53-2）。

在此诊断标准中，关于“患者因素”和“远处转移”内的条目一般没有争议，但有关“局部因素”内的条目尚存在争议。如 Jarnagin 等认为“肿瘤侵犯双侧胆管二级分支起始部”，即 Bismuth-Corlette Ⅳ型被认为是不可切除的，但是选择性采用扩大半肝切除或三区域切除后部分病例仍可达到根治性切除，且预后及生存质量良好。同样，即便门静脉主干受累，如果能切除重建则也应该积极手术。

表 53-2　肝门部胆管癌不可切除的标准

患者因素
不能耐受手术
肝硬化 / 门静脉高压
局部因素
肿瘤侵犯双侧胆管二级分支
门静脉主干到分叉部被肿瘤包绕或堵塞
单侧肝叶萎缩，肿瘤包绕对侧门静脉分支
单侧肝叶萎缩，对侧胆管二级分支起始部受累
远处转移（组织学证实）
淋巴结转移范围超出肝十二指肠韧带（腹主动脉旁、胰腺后方）
转移到肝脏、肺或腹膜

五、手术方式与手术操作

考虑到肝门部的解剖结构和胆管癌的病理特点，在切除肝门区胆管和肝外胆管、廓清区域的淋巴结及神经丛的基础上，还要联合局部或大范围的肝切除，必要时进行门静脉和肝动脉的切除重建。目前临床上最常进行的手术是肝外胆管切除、区域淋巴结及神经组织廓清、肝叶切除及 Roux-en-Y 肝肠吻合术。现以定型的联合扩大右半肝切除为例介绍手术的步骤。

【麻醉与体位】

全身麻醉，仰卧位。

【切口】

一般采用右上腹部反 L 形切口。

【手术步骤】

1. 显露　逐层切开腹壁，显露出肝十二指肠韧带。

2. 腹腔探查　注意有无腹水以及腹壁、大网膜、肝脏、肠系膜根部、盆腔有无肿瘤种植和转移性结节。

6

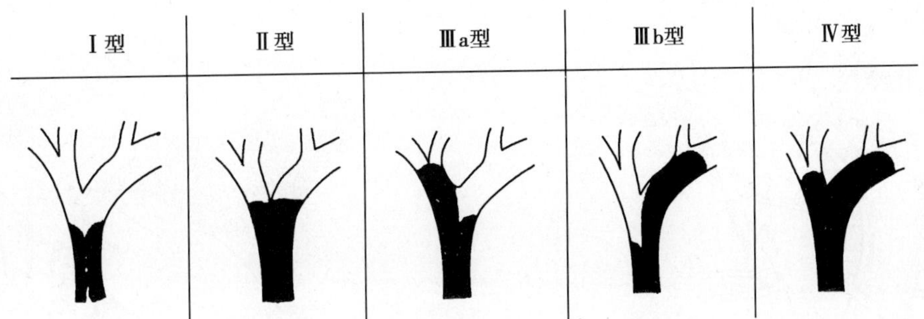

图 53-96　Bismuth 肝门部胆管癌分型

Ⅰ型：肿瘤位于左右肝管汇合部以下；Ⅱ型：肿瘤累及左右肝管汇合部，但未累及左右肝管二级分支；Ⅲ型：肿瘤累及右侧肝管二级分支（Ⅲa 型）或左侧肝管二级分支（Ⅲb 型）；Ⅳ型：肿瘤累及左右肝管二级分支

3. 肝十二指肠韧带的廓清　结扎切断胃右动脉后，剪开小网膜，分离出肝总动脉，廓清周围的淋巴结及周围神经丛组织。接着以 Kocher 手法游离胰头和十二指肠，廓清胰头后的淋巴结。然后沿着十二指肠向左侧分离出胆总管，向足侧分离至胰腺上缘，将其结扎切断，断端送术中快速病理检查。将切断的胆总管牵向肝侧，悬吊肝固有动脉和门静脉主干，从足侧向肝侧骨骼化肝十二指肠韧带。分离显露出肝右动脉，于根部将其结扎切断。继续向上追踪分离肝左动脉至其入肝处，完全廓清其周围的神经丛。将从门静脉分叉部及左支横部后面发出的数支细小的尾状叶分支仔细地逐一切断，充分游离出门静脉左支的横部(图 53-97)。结扎切断门静脉右支，中枢侧断端以 5-0 的 Prolene 线连续缝合闭锁(图 53-98)。如果门静脉左右支分叉部受累，则需要行门静脉的切除重建。

4. 左尾状叶的游离　以肝脏拉钩将左外叶向前上方翻起，充分显露左尾状叶(Spiegel 叶)，结扎切断 Arantius 管后，仔细分离、切断左尾状叶与下腔静脉间的肝短静脉以充分游离左尾状叶。

5. 右半肝的游离　向足侧牵拉右肝，切断右侧的冠状韧带和三角韧带，充分显露第二肝门。而后切断肝肾韧带并游离裸区后，自足侧向头侧分离切断下腔静脉前方的肝短静脉。在切断 Makuuchi 韧带后，充分显露出肝右静脉的根部，使用内镜下切割闭合器予以切断，此时可将右肝进一步地向左翻起，分离切断尾状突和腔旁部数支汇入静脉的肝短静脉，至此可将尾状叶从下腔静脉上完全游离下来(图 53-99)。

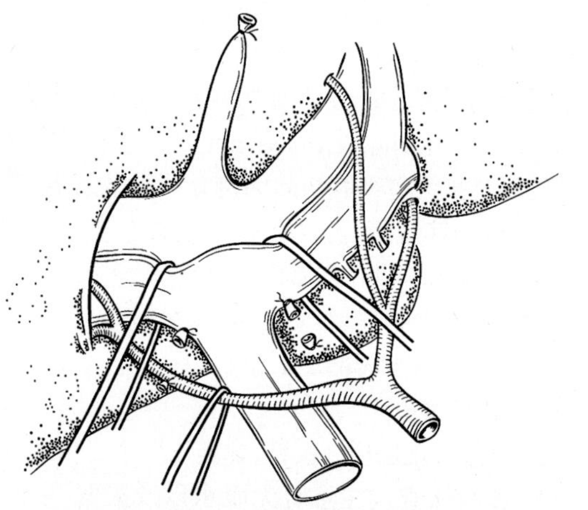

图 53-97　游离门静脉与肝动脉

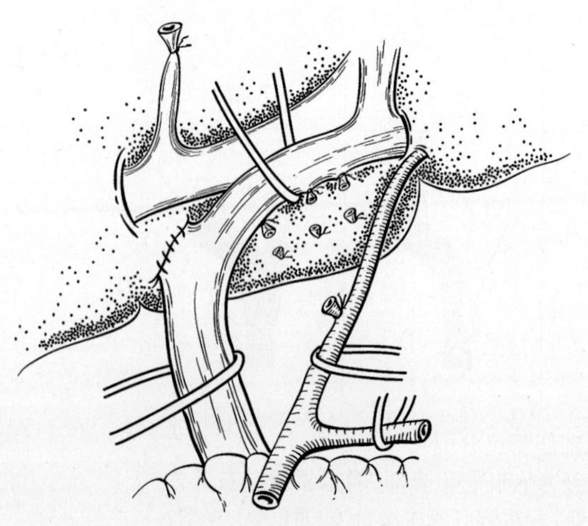

图 53-98　切断门静脉右支

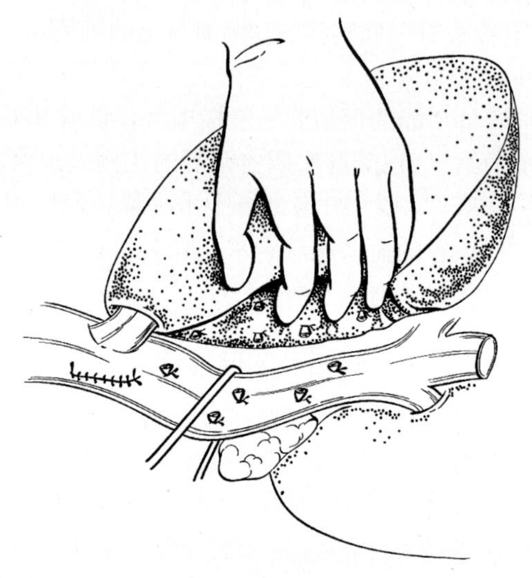

图 53-99　游离下腔静脉

6. 肝实质的离断　膈面的预切线为左右半肝间的缺血线，脏面的预切线距左肝管 1.5cm 左右。肝实质的离断从胆囊窝的位置开始，向头侧及深部分离显露出肝中静脉的分支后，沿其分离至其主干的右侧壁，然后沿着肝中静脉进一步切开肝实质，小心地逐一结扎汇入肝中静脉的 S5 及 S8 的分支。显露出肝中静脉的后壁后，切肝的平面偏向 Arantius 管方向，将 Spiegel 叶置入切除侧，在矢状部右侧约 0.5cm 切断左肝管(图 53-100)。

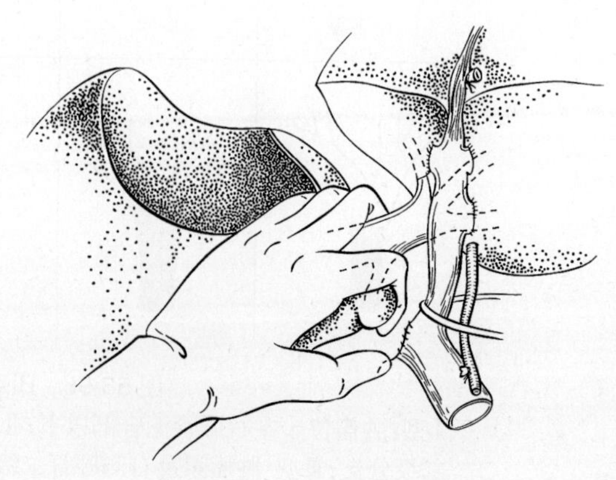

图 53-100　处理切断左肝管

7. 肝管空肠吻合　右半肝联合全尾状叶切除后，由于肝内胆管的汇合方式及胆管切断位点的差异，在门静脉矢状部右侧可能有2~3个胆管开口，因此一般先用5-0的PSD Ⅱ进行胆管成形，尽量形成一个开口，但不勉强。

距Treitz韧带以远20cm左右切断空肠，以Roux-en-Y方式吻合，旷置空肠袢长度为50cm。后壁的缝合可使用5-0的PSD Ⅱ，前壁的缝合可使用5-0的Prolene线。

六、手术要点

1. 胆管切除范围　就肝门部胆管癌而言，胆管的下切缘位于胰腺上缘，如果术中冷冻病理显示断端仍为阳性，则原则上要追加胰十二指肠切除。胆管的上切缘要求距胆管癌前缘至少5mm，有鉴于此，目前多联合肝叶切除以实现真正意义的根治性切除。

2. 淋巴结清扫　肝门部胆管癌的淋巴结转移多数是向邻近的淋巴结侵犯，而远处转移往往较晚。其淋巴结转移主要有两条途径，其一是通过门静脉两侧的淋巴结，在胰腺后沿门静脉向下走行到腹主干旁和肠系膜上动脉周围淋巴结群；其二是沿着肝动脉走向，分布在肝动脉周围，最后转移到腹腔动脉周围淋巴结群。目前推荐的清扫范围包括：肝十二指肠韧带（12组）、肝总动脉（8组）、腹腔干（9组）右侧和胰头后淋巴结（13a组）。在2006年版的最新的TNM分期中，如果肿瘤转移至腹主动脉和腔静脉间的16组淋巴结则定义为远处转移。

此外，考虑到胆管癌浸润转移的特点，胆管癌的廓清需要沿着血管外膜，将其周围的淋巴组织和神经丛一并廓清。

3. 门静脉切除重建　目前在大的肝胆外科中心，肝门部胆管癌的门静脉切除重建已经成为常规的操作。切除重建的方式可以为楔形切除+横行缝合、环形切除+直接端-端吻合或环形切除+间置移植血管等。行右侧肝切除时，可以在肝门分离结束准备离断肝实质之前完成门静脉的切除重建；而左侧肝切除时，一般要等肝实质离断完成后才能进行门静脉的重建。

4. 肝动脉切除重建　肝动脉切除重建的价值尚有争议，一般认为此类手术风险较大，故很少进行。新近的研究表明随着血管重建技术的提高，联合动脉的切除重建也可获得满意的疗效。

七、围术期处理

1. 术前胆道引流　肝门部胆管癌患者术前多伴有梗阻性黄疸，术前胆道引流可以减轻黄疸对全身重要器官的损害，提高预留肝脏的储备功能，必要时还可以通过胆道造影明确胆管癌的进展范围。但术前胆道引流会推迟手术时机，还常常会引起胆道感染。此外窦道的种植也是一个不可忽视的问题，文献报道窦道种植的发生率为4%。目前一般认为下列情况需要术前胆道引流：伴发胆管炎；长时间的黄疸；严重的营养不良；大范围肝切除前（切除功能性肝实质超过60%）。此外，选择性门静脉栓塞术前一般需要将黄疸降至5mg/dl以下。

术前一般引流预留侧肝叶，在伴有胆管炎或黄疸下降较慢时可以考虑双侧引流。引流方式一般采用PTBD，随着影像诊断技术的提高和内镜技术的进步，有学者推荐内镜下的外引流，即ENBD引流。将胆汁外引流后，建议口服胆汁及熊去氧胆酸胶囊。

2. 术前选择性门静脉栓塞（selective portal vein embolization，sPVE）　肝门部胆管癌通常会联合大范围的肝切除，而大范围肝切除会导致大量肝实质的丧失和剩余肝脏内门静脉压的上升。如果术前行sPVE，术后的门静脉高压可被耐受；同时，因为萎缩-肥大的组合理论，肝实质丧失的比例减少。文献报道sPVE后预留肝脏的体积可增加8%~16%。目前sPVE已被越来越多的医学中心所采用，但严格的适应证尚不明确，名古屋大学的标准是预留肝脏的ICG-K值小于0.05则行sPVE。

3. 术后处理　①术后应进入外科ICU病房监护，给予支持治疗；②给予抑酸药物，预防应激性溃疡及消化道出血；③大范围肝切除术后腹水较多，注意补充白蛋白并加强利尿；④早期胃肠营养可以促进患者的残肝再生。

八、手术并发症和处理

1. 术后胆漏　胆漏的定义为引流管每日有胆汁样液体流出超过50ml，连续7天以上。当患者伴有高胆红素血症时，若腹腔引流液的胆红素浓度高于血清胆红素浓度的3倍以上，则可确定腹腔引流液中有胆汁混入。由于肝门部胆管癌肝切除术后肝脏断面较大，同时胆道重建较为困难，胆漏的发生较为常见，文献报道其发生率在7%左右，因此在术中一定要将引流管放在合适的位置。一般在胆肠吻合口的上下方各放置一根引流管，在正常进食后2~3天再逐渐向外拔除。

2. 吻合口漏及腹腔脓肿　肝管空肠吻合后，若发现从吻合口附近的引流管流出胆汁样液体，一般容易诊断。但应与肝断面末梢胆管的胆漏相鉴别。怀疑吻合口漏时，应尽快通过胆道引流管或腹腔引流管造影，明确吻合口漏的程度以及和引流管的位置关系。如果腹腔引流管位置良好，漏出的胆汁、肠液引流通畅，没有感染的征象，则可以继续观察，并逐渐向外拔

6

出引流管；持续的发热和腹痛、白细胞和CRP的升高是引流不良的征兆，应检查一下是否有腹腔内的液体潴留及脓肿形成。如果有液体潴留或感染征象，可在X线引导下调整引流管的位置以实现通畅引流，如不成功，则可在超声引导下进行穿刺引流。如引流管位置尚可，但出现感染征象，可在术后第10天左右开始更换三腔引流管，使用生理盐水持续冲洗并负压吸引，准确记录每日冲洗的出入量，如患者感染征象消失，吸引量与冲洗液量的差值逐渐减少，可逐渐减少冲洗量，进一步观察后可拔出引流管。

3. 腹腔出血　肝门部胆管癌的术后出血分为两类，一类是术后数天内出现的离断面和结扎部位的出血；另一类一般发生于术后10天以后、多见于合并有术后肝功能不全和吻合口漏的、全身情况不良的患者，当这些患者有感染表现时容易出现腹腔出血。前者多数全身状态比较好，及时进行紧急开腹止血和TAE则可以挽救生命；后者即使能够止血，由于出血使肝功能进一步恶化，预后极差。因此术前有必要提高预留肝脏的储备功能并加强围术期管理。

4. 消化道出血　肝门部胆管癌术后消化道出血的原因大致分为两类。一类是继发于胆道外科手术并发症的难治性出血，如假性动脉瘤破裂、继发于肝功能不全及MOF的消化道出血；一类是与一般的消化道外科手术相同的术后消化道出血，如消化性溃疡、急性胃黏膜病变和吻合口出血等。根据不同的出血原因，选择急诊内镜检查和血管造影检查有着重要的价值。

5. 术后肝功能不全　为提高手术的根治性，肝门部胆管癌的手术多伴有大范围肝切除，出现术后肝功能不全的病例也随之增加。有鉴于此，术前进行预留肝脏的胆道引流及预定切除侧肝脏的sPVE，避免术中大量出血有着积极的意义。

（项灿宏　董家鸿）

参考文献

1. 二村雄次．要点与盲点胆道外科．董家鸿，项灿宏，丁光辉，译．北京：人民卫生出版社，2011.
2. Jarnagin WR. Blumgart's Surgery of the Liver, Biliary Tract, and Pancreas. 5th ed. Philadelphia: Elsevier Press, 2012: 437-469.

第十一节　中下段胆管癌手术

（一）中下段胆管的定义

根据日本胆道癌处理规约，将左右肝管汇合部下缘至胰腺上缘的胆管均分为上段胆管和中段胆管，而将胰腺上缘至其汇入十二指肠壁的胆管定义为下段胆管（图53-101）。

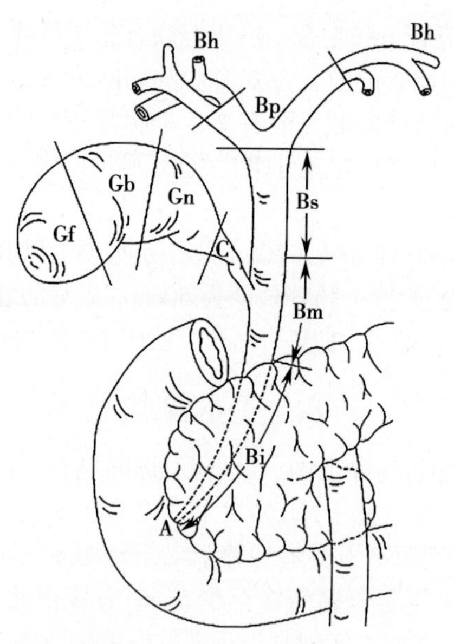

图53-101　肝外胆道系统示意图

（二）中下段胆管的解剖要点

83%的下段胆管在背侧有舌状胰腺组织所覆盖，其中全部覆盖的为42.5%。接近40%的患者舌状组织较厚，显露时较为困难。

（三）中下段胆管癌的外科治疗

中下段胆管癌多需要进行胰十二指肠切除术（pancreatoduodenotectomy，PD），具体的手术方法请参考有关章节。与对胰腺癌进行的PD手术相比，对中下段胆管癌进行的PD手术的手术切除率、R0切除率更高，而切除标本中区域淋巴结转移检出的比例较低。

如患者肿瘤较为局限、上下缘有足够的切缘，或患者一般情况较差、耐受不了PD手术时可以考虑局部切除手术，以下简要介绍手术的步骤。

1. 开腹　一般采用右上腹反L形切口，因不必进行肝脏切除，右侧的腹壁切开至腋前线-腋中线的位置即可。

2. 肝十二指肠韧带的廓清和胆管的剥离　结扎切断胃右动静脉后，切开小网膜，分离悬吊肝总动脉后，顺次廓清肝总动脉周围和腹腔干右侧的淋巴结和神经丛。然后做Kocher切口，廓清胰头后的淋巴结后，分离悬吊胆总管并尽量向胰腺内分离，切断后断端送病理检查，如为阳性则需改行PD手术。将胆管断端向头侧、腹侧牵引，分离悬吊肝固有动脉及门静脉，从十二指肠侧向肝侧廓清肝十二指肠韧带。分离悬吊左右肝动脉，廓清左肝动脉至其入肝处。游离胆囊后，结扎切断胆囊动脉，廓清右肝动脉至其入肝处。向肝侧廓清门静脉，分离悬吊门静脉左右支。

3. 切断胆管　根据肿瘤进展的范围确定上段胆

管的切断线，必要时切除左右肝管以获得足够的切缘。由于胆管汇合方式的不同，断面可有 5~7 支的胆管断端，必要时予以整形后做胆肠吻合。

4. 胆肠吻合　参考第七节　胆管损伤与损伤性胆管狭窄的修复。

（项灿宏　董家鸿）

参考文献

1. 二村雄次 . 要点与盲点胆道外科 . 董家鸿，项灿宏，丁光辉，译 . 北京：人民卫生出版社，2011.
2. Jarnagin WR. Blumgart's Surgery of the Liver，Biliary Tract，and Pancreas. 5th ed. Philadelphia：Elsevier Press，2012：437-469.

第十二节　胆肠内引流术

一、手术原理

胆肠内引流术是指将肝内外胆道与肠管连通，恢复胆汁通畅性，是胆道重建的重要手段。最常用的有效手段是胆管空肠 Roux-en-Y 吻合术。胆道重建需遵循的原则：在具有健康黏膜的胆管上重建、无张力缝合及黏膜对黏膜吻合。

二、术式沿革与发展

1891 年德国外科医生 Oskar Sprengel 首先报道了胆总管十二指肠吻合术。在一位胆囊结石合并胆总管结石的患者身上，切除胆囊后，对于难以取尽的胆总管结石，Sprengel 将胆总管切开与十二指肠吻合，患者获得存活。其后的同类患者多由于胆汁性腹膜炎等感染原因死亡。直至 20 世纪初，有了一系列成功案例，该术式才被认可。

Cesar Roux（1857—1934）于 1893 年发表 Roux-en-y 胃空肠吻合术，以防止胃空肠吻合术后胆汁反流及呕吐胆汁；1907 年再发表用 Roux 肠袢做远距离的食管胃间置术，以治疗食管梗阻，随后，Roux-en-Y 手术原则，被广泛地应用于治疗上消化道、胆道、胰腺等多种疾病。

三、胆囊空肠吻合术

【手术指征】

胆囊空肠吻合术多用于治疗不能施行一期胰十二指肠切除的 Vater 壶腹周围癌，分胆囊空肠袢式吻合及胆囊空肠 Y 形吻合两种。

【手术步骤】

1. 胆囊空肠袢式吻合　经横结肠前面将空肠提至胆囊处，距十二指肠悬韧带约 25~30cm 处，一般以不压迫结肠根为度，与胆囊吻合。

切开胆囊底部及空肠系膜对侧缘，吸净胆囊内积存的胆汁，以 4-0 可吸收线间断或连续缝合胆囊与空肠的浆肌层。在距吻合口约 25cm 处，做一空肠近、远侧段的侧 - 侧吻合，将食糜转流。横结肠与空肠系膜间的间隙以丝线缝合关闭，以防内疝（图 53-102）。

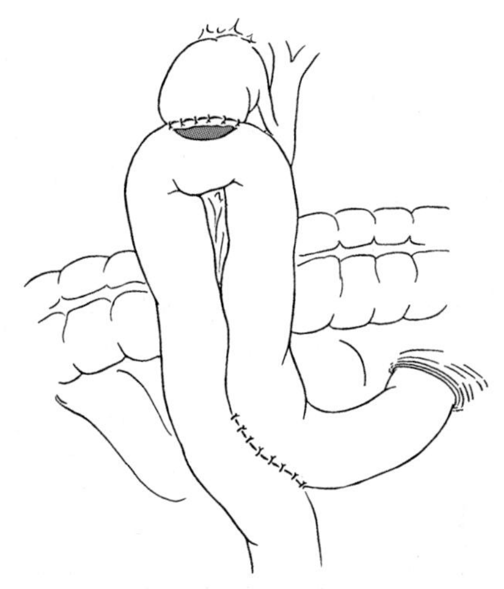

图 53-102　胆囊空肠袢式吻合术

2. 胆囊空肠 Y 形吻合　离空肠十二指肠交界约 15cm 处切断空肠及空肠系膜上的血管弓，将空肠远侧端与胆囊做端 - 侧吻合，或将其断端缝合关闭后做侧 - 侧吻合。在离吻合口约 25cm 处，做空肠间的端 - 侧吻合（图 53-103）。缝合空肠系膜间的空隙及空肠与横结肠间的空隙。在处理空肠系膜血管弓时，应注意保证空肠断端的血液循环良好。

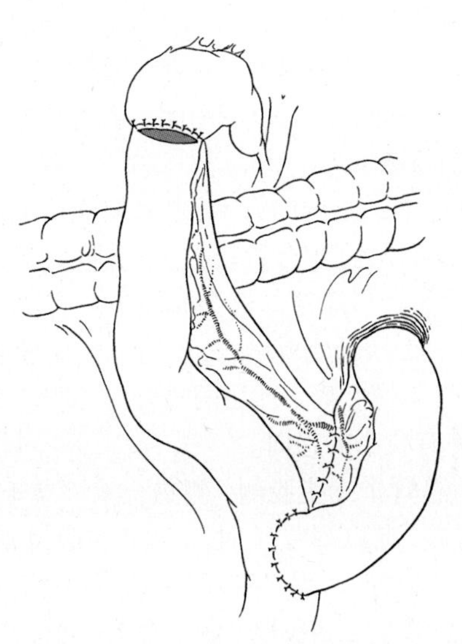

图 53-103　胆囊空肠 Y 形吻合术

四、胆总管十二指肠吻合术

胆总管十二指肠吻合术的手术指征应严格掌握，对于腹腔粘连严重，无法上提空肠者，只能行此法。必须强调，胆总管十二指肠吻合术只能解除胆管下端的梗阻，对吻合口以上或肝胆管处的梗阻则毫无治疗意义，且将导致上行性感染。因此，在选择此种手术时必须首先确定吻合口以上没有梗阻的因素存在。

【手术指征】

1. 缩窄性十二指肠乳头炎或奥迪（Oddi）括约肌纤维性狭窄，胆总管明显扩张，直径达1.5~2cm者。

2. 慢性胰腺炎所引起的胆总管胰腺段狭窄及梗阻。

3. 胆总管下端癌不能手术切除者。

【禁忌证】

1. 由于狭窄处上方的肝胆管扩张、肝内结石存留、肝内胆管引流不畅、胆汁淤积等，胆总管十二指肠吻合术后，将造成难以控制的上行性感染，严重者发生肝胆管积脓、胆道感染性休克。因此，肝总管及一侧或双侧的肝胆管狭窄者，应认为是手术的禁忌证。

2. 肝胆管内残留结石，特别是在左、右肝胆管开口及肝叶胆管处的结石，胆总管十二指肠吻合后，常引起严重的化脓性肝胆管炎，亦被视为禁忌证。

3. 位于肝胆管第2级分支或以上的结石，或有肝胆管引流不畅、轻度的肝胆管狭窄者，亦以不选用胆总管十二指肠吻合为宜。否则，胃肠道内容物的反流，将引起该部分肝内胆管的慢性炎症或急性感染，手术后可能出现肝区持续性疼痛、肝脓肿，效果不佳。

4. 由于胆总管十二指肠吻合口在手术后一段期间内常有明显缩窄的倾向，特别是有长时间的慢性胆管炎时，胆管壁呈纤维性增厚，手术后容易发生狭窄。因此，胆总管直径小于1.5cm者，一般难以做到够大的、功能良好的吻合口，以不用此手术为佳。

【手术方法】

胆总管十二指肠吻合术，多采用低位的侧-侧吻合，方法较简单，且吻合口较大，不受胆总管直径的限制，手术后吻合口缩窄的机会亦较少。另法是将胆总管断端与十二指肠侧壁吻合，多用于损伤性胆总管狭窄及胆总管末端肿瘤。此法的吻合口受胆总管直径的限制，容易有狭窄的趋向。

1. 胆总管十二指肠侧-侧吻合术　对于病情重，一般状况差，难以耐受长时间手术或因肿瘤侵及广泛、胆管下段粘连严重，导致胆总管下段剥离困难时，可采用胆总管十二指肠侧-侧吻合术。胆总管十二指肠侧-侧吻合后，吻合口以下的胆总管形成一盲端，其内可能有结石及食物残渣的堆积，但多不引起明显的临床症状；此外，手术后钡餐检查时，尚可经常见到钡剂进入胆总管下端，但一般都可以通过胆总管下端开口（若没有完全梗阻）或吻合口排至十二指肠内，故不影响胆总管十二指肠侧-侧吻合术的临床应用。但是若有下端梗阻，则可引起胆总管盲端内食物残渣堆积、感染、结石形成，并可以引起临床症状。

手术步骤如下：

(1) 先行系统的肝、胆道探查及切除胆囊。

(2) 吻合口尽可能地靠近胆总管的下段。首先将十二指肠第1段从胆总管前壁分离（图53-104A），结扎胆管与十二指肠壁之间的一些小血管分支，但需防止损伤位于胰头上缘的胰十二指肠上动脉的主要分支。将胆总管上的探查切口向下延伸（全长不宜小于2cm，过小的吻合口容易发生狭窄，以及为肉芽组织所阻塞），以便做到较低位的吻合（图53-104B）。对显著扩大的胆总管，可剪除其部分前壁，使呈椭圆形缺口。胆管壁上的出血点可以点状电凝处理或以4-0丝线缝合结扎止血。

(3) 在十二指肠前壁，相当于胆总管的切口处，做一相应的横向或纵向切口。以4-0丝线全层间断或连续缝合胆总管及十二指肠吻合口的后壁，再缝合前壁（图53-104C~E）。缝合时黏膜内翻不宜过多，连续缝合时，要避免缝线过于收紧的荷包收口作用所引起的吻合口狭窄。胆总管内一般不放置T形引流管。在肝下区域放置两根引流，从右上腹部另作戳口引出。

2. 胆总管十二指肠端-侧吻合术

手术步骤如下：

1) 于十二指肠上缘，剪开胆总管前面的肝十二指肠韧带，向上分离出胆总管约1cm，并横行切开。吸净胆汁，再将其后壁与门静脉分离、切断。胆总管的近端游离不宜过长，以免损伤其血液循环，影响愈合，远端以丝线做全层缝合关闭。

2) 在十二指肠第1段的上缘，做一与胆总管口径相等的纵向切口。若胆总管的直径过细，可将其断端前壁向上切开稍许，以扩大吻合口。以4-0线将胆总管后壁与十二指肠间断缝合，做到准确地黏膜与黏膜的对合（图53-105）。吻合口应毫无张力。否则，应剪开十二指肠外侧腹膜，将十二指肠第2段充分游离，以减少吻合口张力。

【术后并发症】

1. 吻合口瘘　虽不常见，但较严重。若瘘口较小，经用双套管持续吸引引流后，瘘口多能闭合。若瘘口较大，流出十二指肠液及胆汁较多，短期内难以闭合者，宜行全静脉内营养治疗，禁食，或做胃造瘘术，将一直径较粗的多孔的橡皮管经幽门放至十二指肠第2、3段，进行连续抽吸，同时另做一空肠造瘘用于灌注

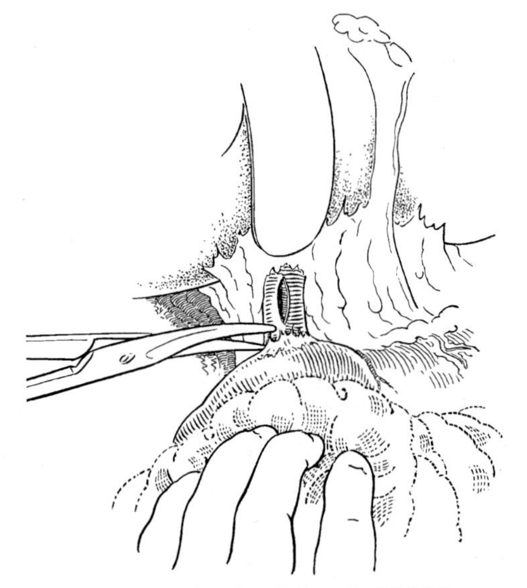

A. 向下方牵开十二指肠，剪开浆膜层

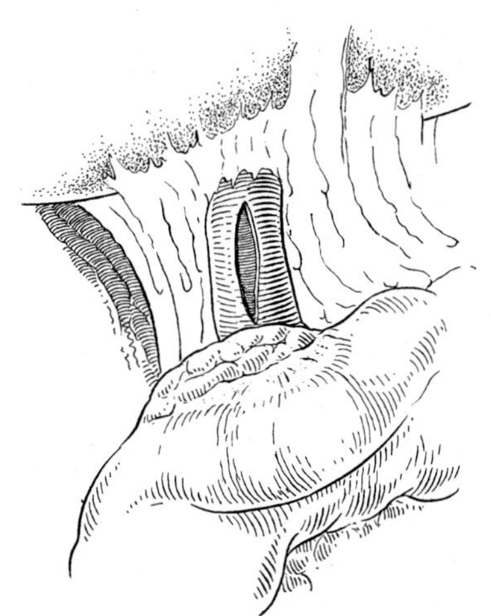

B. 将胆总管探查切口向下延伸至较低位

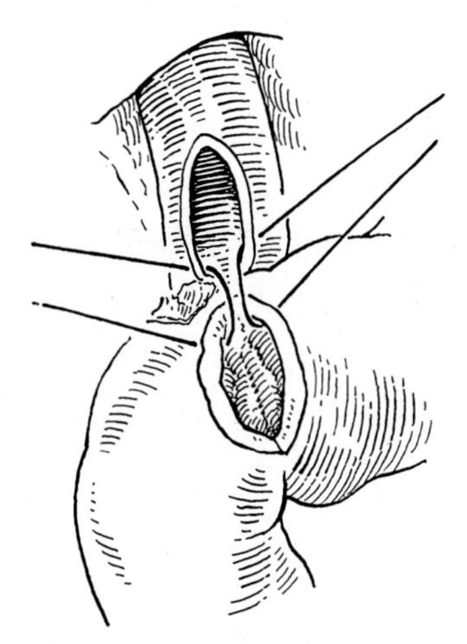

C. 缝合吻合口后壁

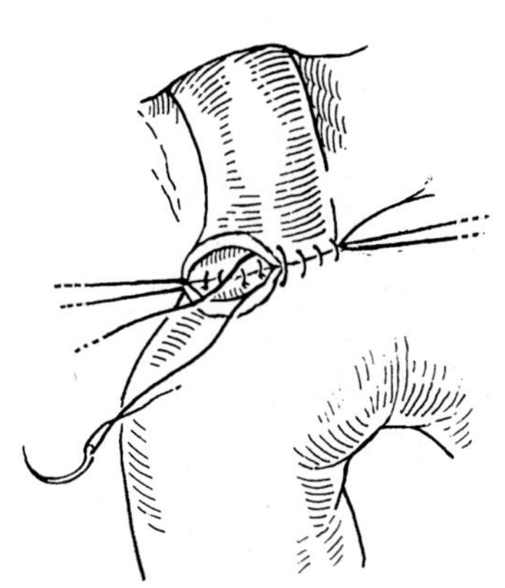

D. 内翻缝合吻合口前壁

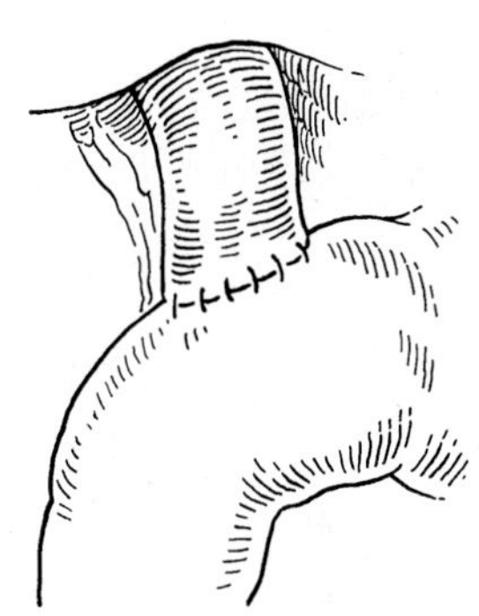

E. 吻合完毕

图 53-104 胆总管十二指肠侧 - 侧吻合术

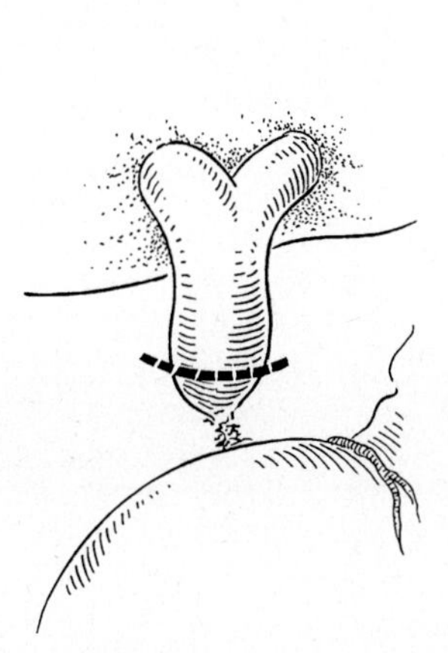

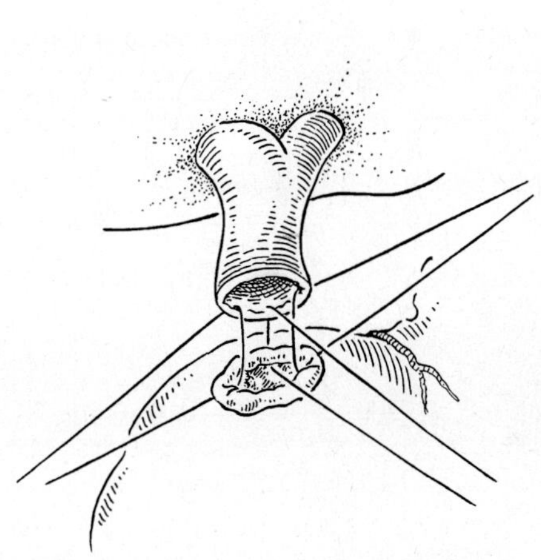

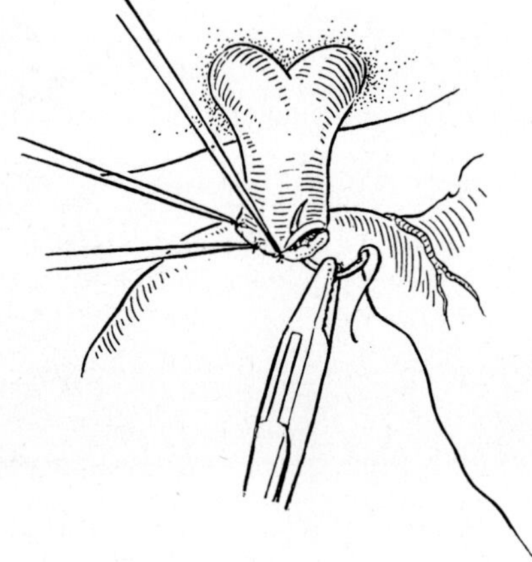

图 53-105 胆总管十二指肠端 - 侧吻合术（一层缝合）

6

食物及引流胆汁。由于吻合口周围的炎症水肿，早期手术缝补往往失败。引流管放置于肝肾隐窝，靠近吻合口的位置，以便获得有效的引流，控制炎症发展。

2. 吻合口出血　少见。多由于分离十二指肠第1段及切开胆总管时损伤胰十二指肠上动脉的后支所致。若出血持续且量大，应再行手术。拆开吻合口的前壁，结扎出血处及胃十二指肠动脉。

3. 吻合口狭窄　多发生于手术后数月至2年内，患者表现有化脓性胆管炎的症状。一般可在头低、俯卧位下观察钡剂通过吻合口的情况。由于钡剂较黏稠，胆管一般显影不佳，可试放一十二指肠管至十二指肠内，管端对准吻合口，如能成功，注入泛影酸钠30~40ml后，可获较好的逆行胆道造影。通过十二指肠镜检查，更可以看清吻合口的情况和做逆行胆道造影。若吻合口狭窄或胆总管内有结石，需再次手术，拆除吻合口，重新吻合，或改做胆总管空肠吻合术。有时通过逆行胆道造影尚可发现肝胆管内有狭窄或结石，同样需再手术处理。

五、奥迪括约肌成形术

【手术原理】

胆总管末段通过十二指肠壁肌层上的裂隙即胆总管窗，进入十二指肠，并在黏膜下行走，形成胆总管的壶腹部，最后开口于十二指肠乳头。位于十二指肠壁内的胆总管，其主要作用是调节胆汁的流量及胆道内压力。胆总管末端肌肉纤维的排列组合甚为复杂。根据一些解剖生理学上的观察，胆管末端及胰管末端各有其独立的括约肌，连同乳头部括约肌，总称为奥迪（Oddi）括约肌，此括约肌的收缩独立于十二指肠环肌的收缩。

奥迪括约肌含有胆总管括约肌、胰管括约肌、壶腹部或乳头部括约肌三个组成部分（图53-106~图53-108）。胆总管从进入十二指肠壁开始，即为一层环形的肌肉鞘所包裹，称为胆总管括约肌，是胆总管最强的肌肉纤维，收缩时可将胆总管下段关闭。胰管括约肌的肌纤维较弱，且并非所有人均有。自胆管与胰管汇合成壶腹之前起，有一层环形的肌纤维，围绕胆管及胰管末端至十二指肠乳头处，称为壶腹括约肌。此括约肌的收缩，在一定的解剖学结构的条件下（如胆胰管共同通道较长），有可能使胆汁经壶腹部逆流至胰管内。但有时胆管及胰管并不形成壶腹，则此括约肌便称为乳头括约肌。奥迪括约肌与十二指肠壁的环形肌纤维及纵形肌纤维间的联系交织，组成该处复杂的解剖结构。

胆总管下段在胰腺头部后方斜向十二指肠第2段中部的内侧，胆管与十二指肠壁交界处所形成的角度，因人而异，多数是二者并行一段很短的距离（8~22mm），外有纤维组织包绕，中间无胰腺组织分隔（图53-109）。此种解剖关系，有可能使手术时括约肌切开的长度达2~2.5cm，而不致引起严重的并发症，但由于患者的个体间差别较大，切开长度达2~2.5cm时并不安全。

【手术指征】

经十二指肠括约肌成形术是一较细致而复杂的

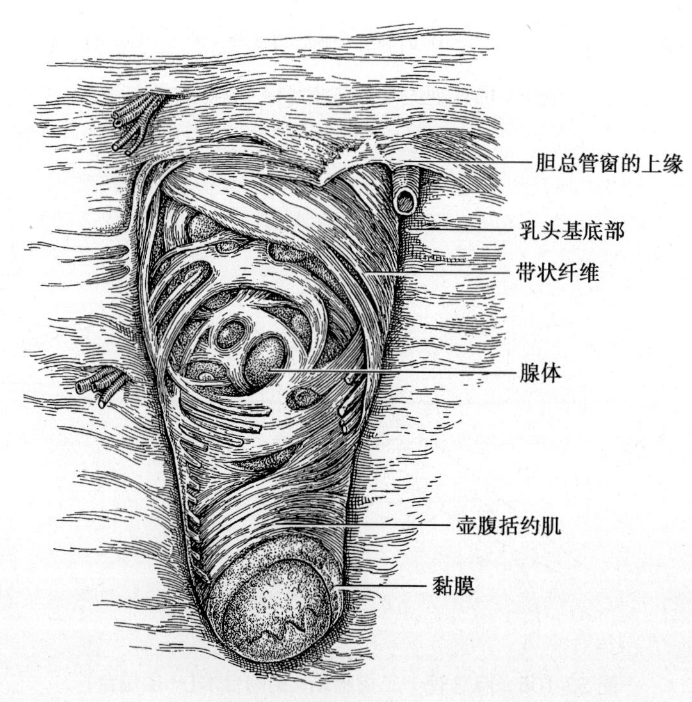

图53-106　从十二指肠内所见之十二指肠乳头的解剖（黏膜层已除掉）

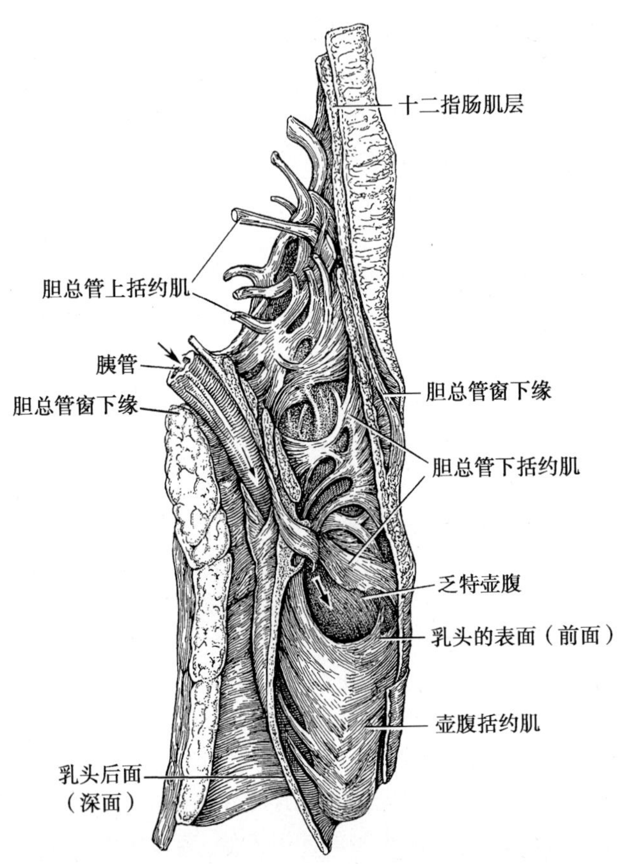

图 53-107　胆管下端之纵剖面(胆管内黏膜已经除掉)

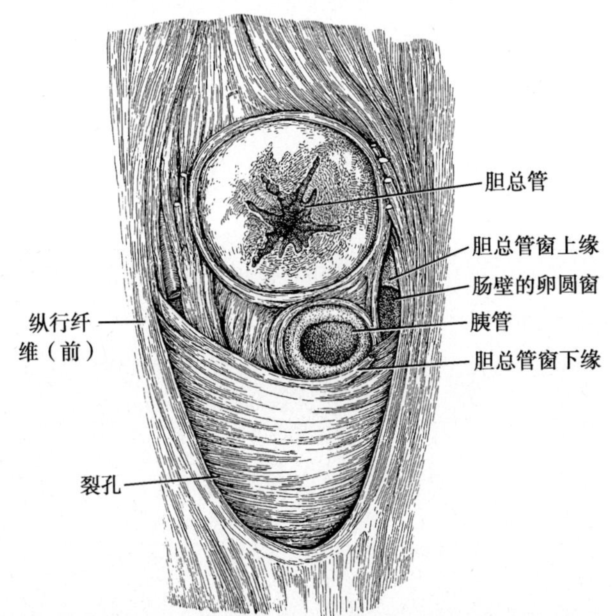

图 53-108　胆、胰管开口的十二指肠里面观

手术,在具备内镜外科条件下,此手术已较少使用。

1. 胆囊及胆总管结石伴有胆总管开口狭窄。
2. 原发性十二指肠乳头炎及胆总管开口狭窄。
3. 胆总管下端嵌顿性结石。

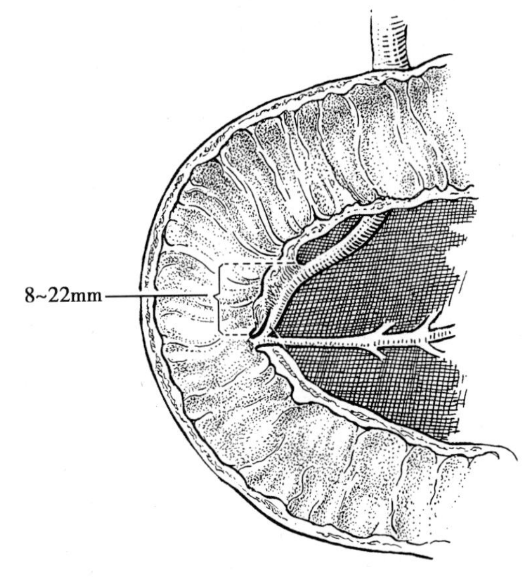

图 53-109　胆总管末端与十二指肠壁的关系

4. 伴有奥迪括约肌狭窄的慢性复发性胰腺炎。
5. 复发性胆管炎,考虑括约肌痉挛为发病因素之一者。

当前,奥迪括约肌成形术在临床上已较少施行,原因是大多数的情况下,可以用较为简单、创伤小的经内镜乳头切开术来解决。另一个重要考虑在于随着对奥迪括约肌功能的认识,保护奥迪括约肌功能的操作应作为首要选择。如继发性的胆总管结石,可采用腹腔镜下胆总管切开取石术、腔镜下经胆囊管取石或结石清除术以及十二指肠乳头气囊扩张术。此外,对于奥迪括约肌损伤的患者可试行奥迪括约肌修复手术。

决定做括约肌成形术前,需对整个胆道系统有较全面的了解。胆总管上段及肝门处肝胆管的狭窄、主要肝胆管的结石梗阻、结石残留等,若病变不能纠正,均被认为是手术的禁忌证,因为括约肌切开后,必然有反流,在有肝胆管梗阻的情况下,将造成严重的后果。

【患者评估与手术规划】

在胆石症的患者中,十二指肠乳头炎性狭窄较多见,特别在胆总管结石时,更为常见。胆囊内微小结石通过胆囊管排出,比大的结石更容易引起急性胰腺炎及括约肌狭窄。此外,有少数患者,胆囊及胆总管内均无结石,胆囊的功能尚属正常,但在十二指肠乳头处有狭窄,此种病变称为原发性缩窄性乳头炎。原发性缩窄性乳头炎在临床上可引起一系列胆道的部分梗阻症状,有时给诊断造成困难。尚有很多的所谓胆囊切除术后综合征的患者,实际上多因乳头处炎症狭窄在胆道手术时未能得到处理,以致手术后仍有症状。

从治疗方面来考虑,奥迪括约肌狭窄的改变一般可分为两种类型：①乳头处黏膜炎症狭窄，括约肌尚属正常，可用胆道扩张器将其扩开；②括约肌腺肌增生、炎性浸润及纤维化而狭窄者，需经十二指肠行括约肌切开成形术。

切开十二指肠乳头0.5~0.8cm，一般只能切断壶腹部的括约肌，而胆总管下端括约肌未被切断，仍能关闭胆总管下端，使胆囊在空腹时充盈，十二指肠液回流至胆管的现象亦较轻，但是对胆管系统的减压作用较差。因而括约肌切开长度在1cm以内者，临床症状的缓解有时不够完全；复因切口较小，手术后容易发生切开处的瘢痕组织收缩狭窄。此种比较姑息的切开法一般用于治疗十二指肠乳头开口处的狭窄，或为了探查胰管而进行的括约肌切开。切开括约肌1.5~2.0cm，并将胆总管黏膜与十二指肠黏膜缝合，亦即通常所指的括约肌成形术，不仅切断了壶腹部括约肌，并切断了胆总管下端括约肌的绝大部分；切开至2.0cm以上者，则将胆总管下端括约肌完全切断，这样有可能切透十二指肠壁，亦有增加出血及十二指肠瘘的危险，其效果相当于一低位的胆总管十二指肠吻合。一般切开1.5cm便可。对括约肌瘢痕性狭窄并发慢性胰腺炎的患者，也以切开1.5cm为宜，过小则容易再发生狭窄。

括约肌切开后，胆道系统便失去了括约肌调节压力的作用，胆道内压力降低，胆汁不断地流进十二指肠内；同时胆囊不能充盈，亦丧失对胆汁排出的调节作用。因此较长的奥迪括约肌切开成形术，实际上等于一个低位的胆总管十二指肠吻合术，手术后肠液可以经吻合口反流至胆道内。钡餐检查时，可见钡剂流入胆道系统内。因此行括约肌切开时，也需切除胆囊，以免日后发生感染。

由于对胆总管开口处狭窄或缩窄性乳头炎在胆道疾患中的重要性的较普遍的重视，故括约肌成形术曾为胆道外科中一项较常用的手术。但此手术的操作较复杂，且有一定的危险性及严重的术后并发症。由于内镜外科的发展，内镜下乳头切开术的创伤小，故已成为当前的主要治疗手段。

关于括约肌切开术或胆总管十二指肠吻合术的选择，多根据：①胆总管直径的粗细；②狭窄范围的长短；③有无慢性胰腺病变等三个条件来考虑。若胆总管扩张很显著，直径达1.5~2.0cm以上，狭窄的距离比较长（例如胰腺段的胆总管狭窄），而胰腺尚属正常时，可以选择较简单的胆总管十二指肠吻合术；反之，若胆总管直径在1.5cm以下，括约肌狭窄且胰腺有慢性病变者，则宜用经十二指肠括约肌成形术，以达到同时解除胆总管及胰管梗阻的目的。若手术前或手术中胆道造影，显示括约肌狭窄，造影剂向胰管反流，有急性胰腺炎的发作史者，亦宜行括约肌成形术。不论是括约肌成形或胆总管十二指肠吻合术，均不能在胆总管上端或主要肝胆管内存留狭窄或结石梗阻。

【麻醉】

由于手术部位较深，要求良好的腹肌松弛，故多采用连续硬脊膜外腔阻滞麻醉或全身麻醉。用硬脊膜外腔阻滞麻醉时，可在十二指肠后侧及肝十二指肠韧带等处，用0.5%普鲁卡因浸润，以增强麻醉的效果，减少操作时引起的疼痛、恶心及呕吐。

【切口】

多用右上腹旁正中切口。

【手术步骤】

1. 探查胆道　胆囊切除后，在十二指肠上方切开胆总管，清除胆总管内结石。先以8~10号橡皮导尿管试探能否通过括约肌。若能通过，改用粗一号的导尿管，以确定胆总管出口狭窄的程度。若导尿管不能通过括约肌，注入等渗盐水时可见液体从胆总管切口溢出（图53-110）。探查开始时不宜用金属器械，可能将黏膜上的狭窄环扩开，以致对狭窄的程度不能有较正确的了解。经导尿管探查发现狭窄后，即改用金属胆道扩张器探查。从小号的探子开始，逐步扩大。如果系Vater乳头（十二指肠乳头）处黏膜狭窄，可较容易地将其开口处的黏膜狭窄扩开。一般以能通过7号扩张器为度。若10号导尿管及3号胆道扩张器均不能通过时，说明胆总管下端有明显的纤维性狭窄，此时应行经十二指肠括约肌切开成形，切不可试图用力强行扩张，否则，可导致额外的损伤或穿通十二指肠壁。

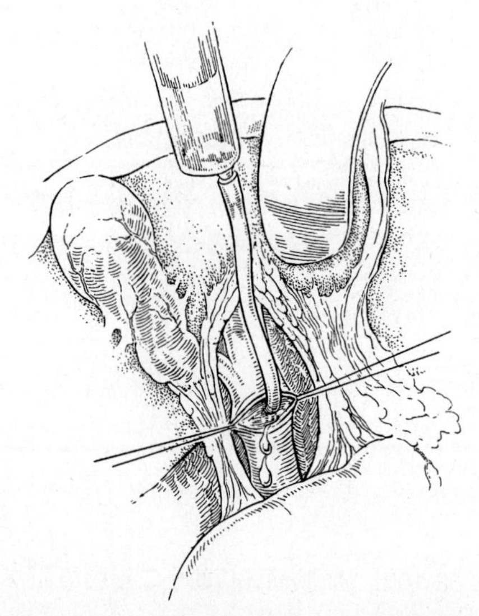

图53-110　奥迪括约肌切开术：探查胆道

2. 十二指肠切开（图53-111）　将结肠肝曲向下方分离（图53-111A），切开十二指肠外侧后腹膜（图53-111B），将十二指肠第2段及胰头向前游离

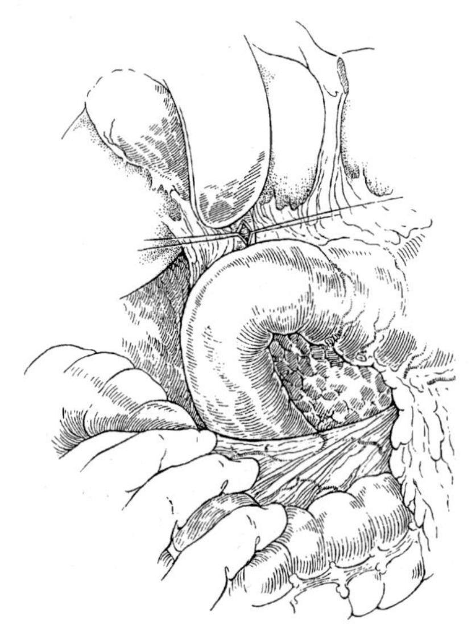
A. 向下分离结肠肝曲

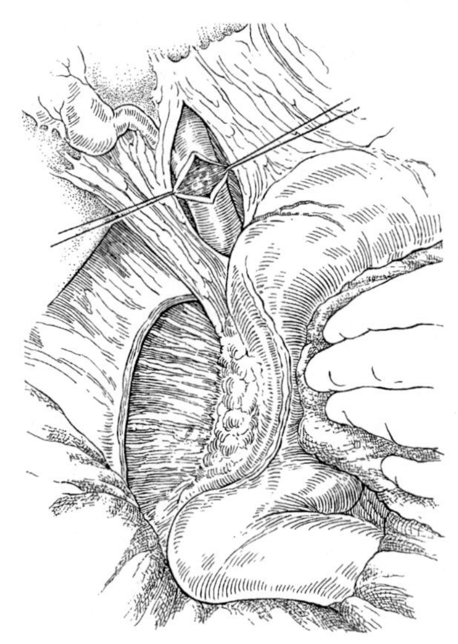
B. 剪开十二指肠外侧腹膜及疏松组织

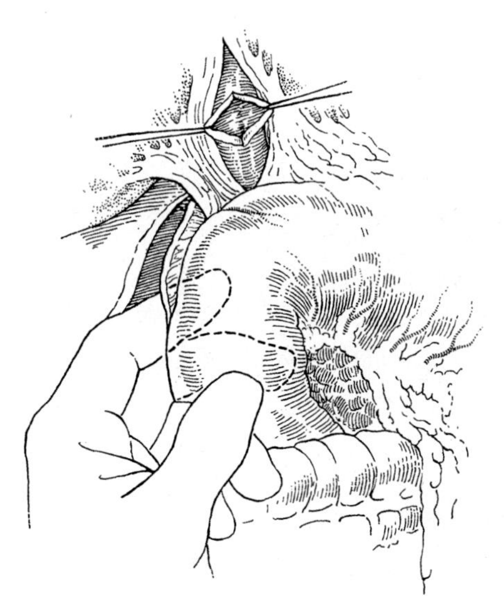
C. 向前方游离十二指肠第2段及胰头

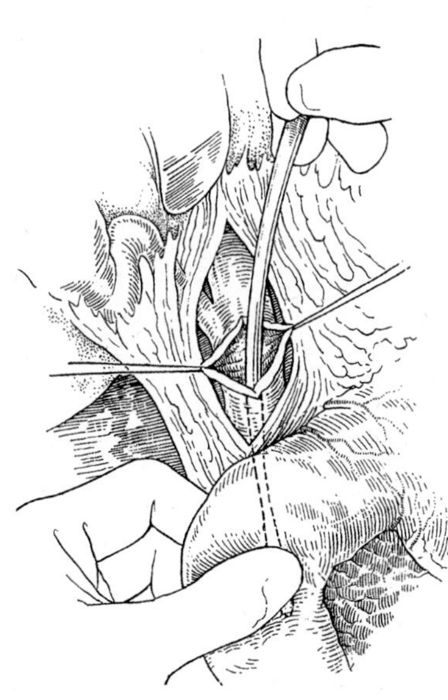
D. 扪清十二指肠乳头的部位

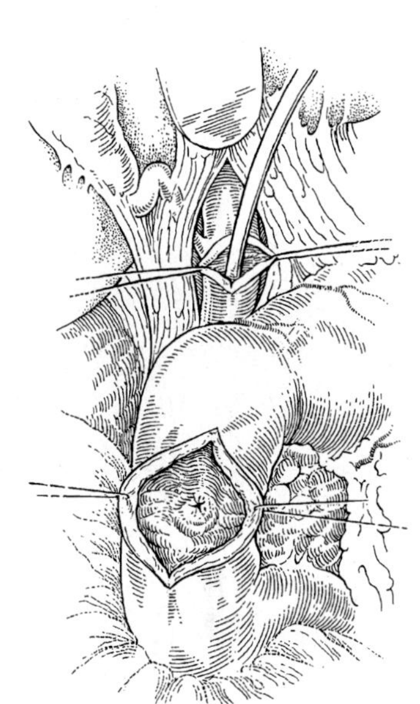
E. 切开十二指肠

图 53-111　奥迪括约肌切开术：十二指肠切开

(图 53-111C)，使之能提至切口表面，以增加对括约肌处的显露及减少手术的困难，特别是在肥胖或胰头肿大的患者，更属必要。若未充分地游离十二指肠，则手术操作较困难。

十二指肠乳头一般位于十二指肠第 2 段中部内侧，但亦有变异。当乳头因慢性炎症而肥大时，有时在十二指肠壁外便可以摸到隆起的乳头；但最准确的方法是经胆总管放入一胆道扩张器或橡皮导尿管，左手示指及中指在十二指肠后壁，拇指在前，扪摸乳头的部位(图 53-111D)。若单纯通过切开十二指肠来寻找乳头的位置，有时甚为困难。相当于乳头所在的部位，在十二指肠前壁缝以两牵引线，然后在两线之间切开十二指肠。对体型偏瘦、十二指肠活动度较大、乳头的位置容易判断的患者，多采用短横切口(2cm)，以减少因缝合对十二指肠管径的影响；对体型较胖、十二指肠位置较深、显露不充分、胰头明显肿大者，则多用纵切口(长约 4~5cm)，若显露仍有困难，可向上、下方略为延长。纵切口的显露较好(图 53-111E)，只要细致地缝合，手术后发生狭窄的机会较少。

3. 括约肌成形　切开十二指肠后，根据胆道探子所指示的位置，找到乳头，在其周围以 5-0 丝线缝两根牵引线，将十二指肠后壁及乳头提起(图 53-112A)。以胆道扩张器为衬托，在 11 点钟处切开括约肌长约 1.5cm，之后，探头便可进入十二指肠内(图 53-112B)。若括约肌原来可以通过一橡皮导尿管，则将其近末端处劈开约 5cm，分成两半，再将导尿管的两端拉紧

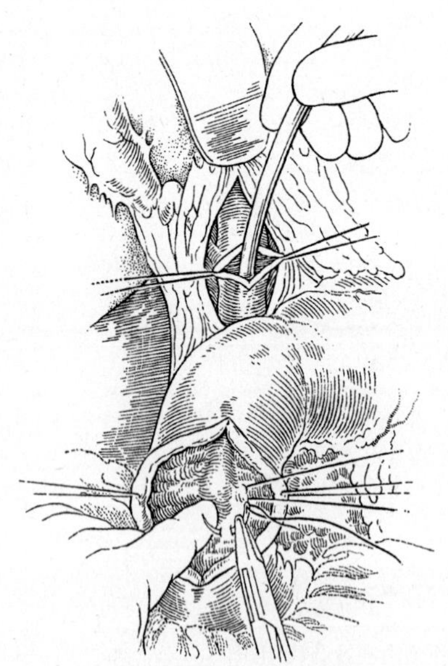

A. 在乳头周围缝以3根牵引线

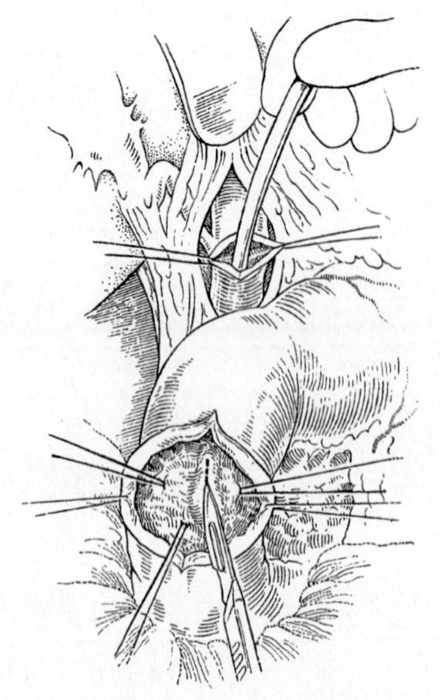

B. 切开括约肌（以胆道扩张器作衬托）

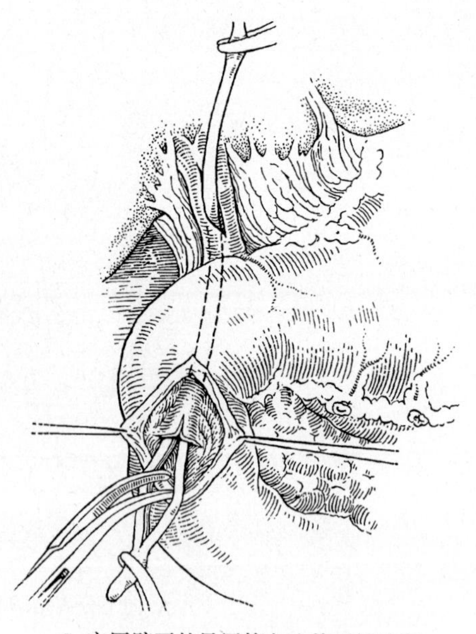

C. 应用劈开的导尿管方法剪开括约肌

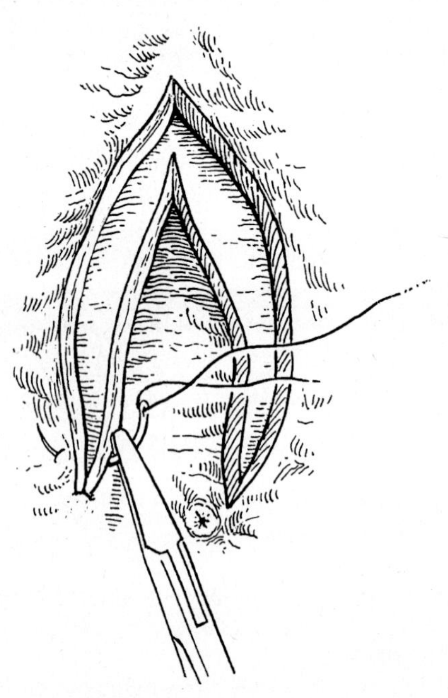

D. 缝合胆管及十二指肠黏膜

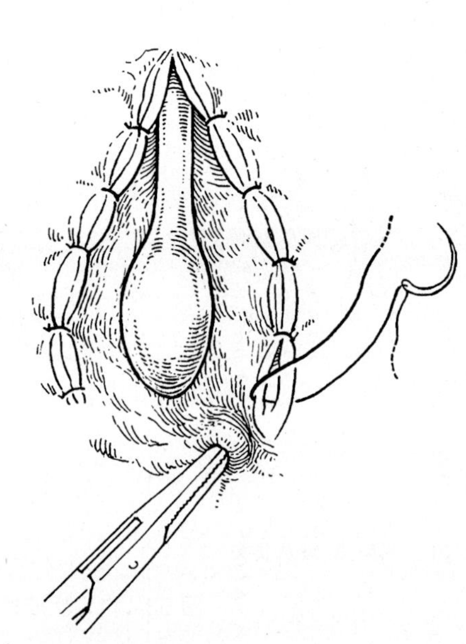

E. 括约肌成形术毕，血管钳尖端插入胰管开口

图 53-112　奥迪括约肌切开术：括约肌成形

提起，用血管钳将劈开处撑开，剪开括约肌的前外侧(图 53-112C)。亦可以特制的尖端带有槽沟的胆道探子，通过括约肌后，沿其槽沟切开。括约肌切开处一般出血很少。将胆管黏膜与十二指肠黏膜用 5-0 可吸收缝线间断缝合对拢(图 53-112D、E)。注意缝合括约肌切开的顶端，特别当切开长于 1.5cm 时。应注意检查该处十二指肠后壁是否被切开，十二指肠壁的血管或胰十二指肠上动脉后支的分支有无损伤，若被损伤，应做到确实的止血、缝合胆管壁与十二指肠壁。

为了减少缝合胆管及十二指肠黏膜时技术上的困难，亦可以从乳头的开口开始，沿切开线两旁，各夹一蚊式血管钳，在两血管钳间剪开，每次切开的长度不超过 2mm，以 5-0 线缝合胆管与十二指肠黏膜，线尾留长做牵引用。如此逐步切开括约肌，直至达到所需要的长度，然后仔细缝合切口的顶端。

4. 探查胰管　在括约肌的后内侧，相当于 4~5 点钟的方位，寻找胰管的开口。根据胰液流出的部位，一般较易发现。但有时因胰液分泌少或胰管开口狭窄，寻找亦可能有困难。需要时(如慢性胰腺炎)，用细软的导管，经开口处放入胰管内，探查有无梗阻。若胰管开口较小，可用蚊式血管钳尖端将其略加扩张；若开口处狭窄或有明显慢性胰腺炎时，可将胰管口切开或做成形术，放置大小适宜的塑料管或硅橡胶管，作为暂时的胰管引流（图 53-113）。

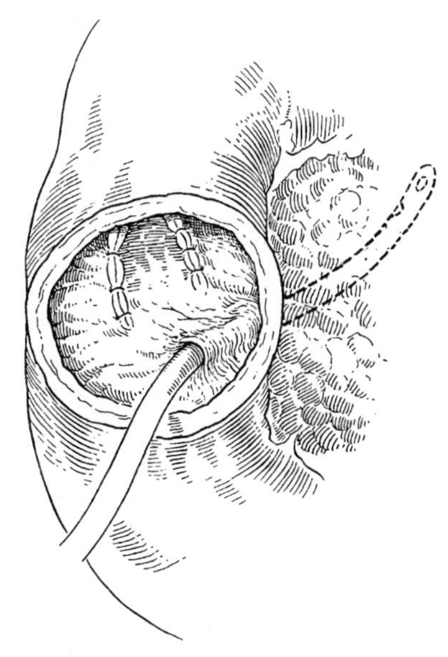

图 53-113 奥迪括约肌切开术：胰管内放入导管作暂时引流

5. 缝合十二指肠 我们主张以 4-0 丝线将十二指肠壁依切口的方向做单层细致的连续缝合，即纵切纵缝，横切横缝。缝合时，注意勿将十二指肠壁内翻过多，以免手术后发生肠腔狭窄梗阻。有人主张十二指肠上切口用纵切横缝的方法，欲以扩大十二指肠肠腔，但由于十二指肠内侧壁固定于胰腺头部，当纵切口较长，特别是胰头肿大时，纵切横缝可使缝合处的张力增大，反而影响十二指肠切口的愈合，有可能发生十二指肠瘘。

胆总管内放置一 T 形引流管，两臂应剪短，远侧臂不宜通过括约肌切开处，以免因引流管阻塞胰管开口，引起手术后急性胰腺炎。

肝下区域放置两根引流管，与 T 形管一起经另一戳口引出体外。1 周后夹闭 T 形引流管，使胆汁流向肠道，2 周后拔管。若无特殊需要，一般不做逆行胆道造影。

【术后并发症】

1. 急性胰腺炎 是括约肌成形术后最常见的并发症，也是引起手术后死亡的最重要原因。故手术后应常规检查血、尿淀粉酶。当并发急性胰腺炎时，患者常感上腹部深处持续性疼痛，并放射至背部，同时脉搏加快，一般情况恶化，有腹部膨胀等症状；腹腔引流可能有多量的液体或血性渗出液，其中淀粉酶的含量很高。应积极进行抢救，否则死亡率较高。急性胰腺炎的预防，主要是在手术时认清胰管的开口，防止缝合黏膜时误将胰管开口缝闭。游离胰腺头部及切开括约肌等操作均应轻柔，以减少手术后的炎症、水肿，保持胰管通畅。对有过急性胰腺炎、胰腺肿大、胰管开口狭窄的患者，于切开及扩大胰管开口后，胰管内可暂置一塑料管，用 1 针缝线绑扎固定引流管，以利胰液引流。塑料管的尾端放在十二指肠内，以后可以自行排出。手术后饮食恢复的速度应较其他腹部手术缓慢，一般于术后 3 日开始进清淡的流质饮食。忌食生冷及刺激性食物。有时手术后已 4~5 日，仍可因饮食不当而诱发急性胰腺炎。

2. 十二指肠瘘 可继发于肝下区域的感染或十二指肠的切口愈合不良。若瘘口较小，经引流后，可望自行闭合。当手术后出现腹腔内感染的征象时，应及时处理，避免过多地依赖抗生素，延误治疗时间。

3. 术后出血 小量出血，经一般处理后，多能停止。若出血量大，或引起休克，需再次手术处理，若有条件，亦可以施行十二指肠镜检查，检查括约肌切开处；若反复发生出血，应做纤维十二指肠镜检查，确定出血部位及治疗方法。手术后并发急性胰腺炎、手术后应激性溃疡亦可引起胃肠道出血，应注意加以鉴别。

六、胆总管空肠吻合术

【手术指征】

1. 胆总管下段梗阻合并有肝内胆管二级分支以上的狭窄。

2. 慢性复发性化脓性胆管炎，胆总管明显扩大者。

3. 肝胆管结石未能清除，需做手术后胆道镜取石者。

4. 肝外胆管远端切除需重建胆道引流者。

【手术步骤】

手术时应充分探查胆总管，注意清除左、右肝胆管内的结石，胆管壁上出血处均以 5-0 线缝合结扎，根据手术的需要，适当地分离胆总管。

提起空肠近段，仔细检查空肠系膜的动脉弓及形成动脉弓的空肠动脉。保留第 1 支空肠动脉，切断第 2 支空肠动脉。在距十二指肠悬韧带约 15cm 处切断空肠，远侧断端以 4-0 号丝线缝合关闭，在离远侧断端 50~60cm 处的侧面，做半环形切开，行空肠与空肠的端 - 侧吻合，并将近段空肠系膜游离缘缝于远段空肠的系膜上。在中结肠动脉的右侧，切开横结肠系膜无血管区，经此切口将远段空肠在十二指肠的前方向上提至肝门处。

根据胆总管上切口的大小，在离空肠断端约 3~4cm 处肠系膜的对侧，做一相应的纵切口。以 4-0

线将空肠切口左缘与胆总管切口左侧缘做一层间断的全层缝合，缝线留长，暂不打结，待全部缝妥后，才将空肠送至肝门处，将缝线逐一结扎。若以利术后经瘘管做胆道镜检查，肠腔内可放置T形管（宜用F16以上的T形管，可根据各单位胆道镜型号而定），T形管的横臂经吻合口放在胆总管内，纵臂从空肠断端的附近或在吻合口的下方引出肠腔外，并间断缝合肠壁固定，再以细线做全层间断缝合吻合口的前壁（右缘）。结扎缝线时，将空肠黏膜翻至肠腔内。最后将空肠断端缝合固定于附近肝门处。将结肠系膜切口边缘与空肠缝合固定，关闭所形成的裂隙。肝下区域放置两根引流，与T形管各经另一戳口引出体外。T形管在腹腔内的途径应该最短、最直，以减少日后放置胆道镜时的困难，一般是在右肋缘下锁骨中线处引出体外。

【手术要点与盲点】

1. 行胆总管空肠吻合术时，若发现主要的肝胆管有狭窄或结石梗阻，必须同时予以处理，否则不能达到预期的手术结果，并且同样可以加重胆道感染。

2. 关于空肠肠袢的准备 空肠肠袢应按照Roux-en-Y的方式，造成一旷置的空肠段，Roux-en-Y型吻合时，由于有一段旷置的空肠袢存在，可以防止食糜向上逆流至胆管内。但有时亦有用袢式吻合，食糜经过空肠间的侧-侧吻合，转流至胆管空肠吻合以下的远段空肠（图53-114、图53-115）。

6

Roux-en-Y型的空肠吻合方法，一般能够较好地将食糜转流，手术后反流至胆道内的机会减少，是目前较常采用的方法。但在有的手术后患者，有时仍可见到有肠液及少量的食物碎屑自T形管流出。此种逆流现象可能与小肠的逆蠕动有关。根据小肠蠕动的动力学，有建议做空肠与空肠的半环形切开端-侧吻合，并将近端空肠与旷置肠袢间平行缝合固定约5cm的距离，使肠内容物沿远端肠袢下行，以减少逆流。

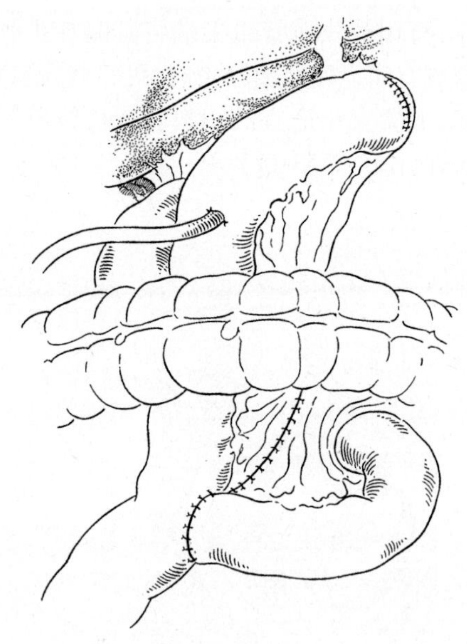

图53-115 胆管空肠Roux-Y型吻合

为更彻底地防止食糜逆流至胆道内，可采用切断一段空肠（保存血管弓），上端与胆总管吻合，下端重新与空肠端-侧吻合，此所谓游离空肠段Y形吻合法。此法虽略为复杂，需多做一个吻合，但通过手术后的观察，食糜反流的情况比以往典型的Roux-en-Y型吻合有所减少，对减少手术后胆道的上行性感染可能有所帮助（图53-116）。

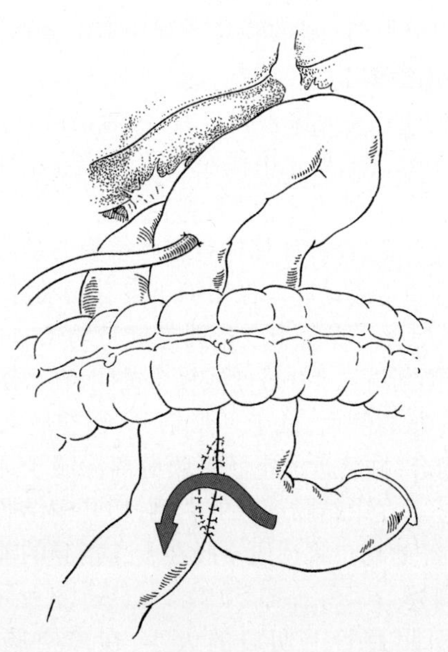

图53-114 胆管空肠襻式（侧-侧）吻合

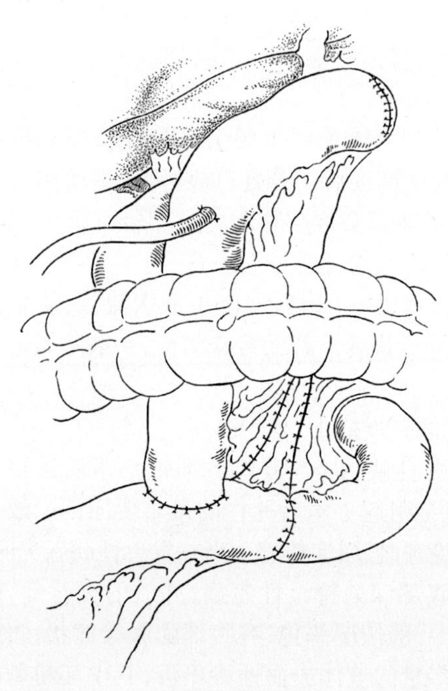

图53-116 胆管游离空肠段Y形吻合

因下段小肠肠腔内的细菌较多，故旷置的空肠段应尽可能地接近空肠上端。一般距十二指肠悬韧带约15cm处切断空肠，保留空肠系膜上的第1支空肠动脉，切断第2支空肠动脉，游离一段长约50cm的肠袢，拉上至肝门处与胆管吻合。与胆管吻合时，一般不宜用空肠的断端，因其不容易适合于胆管的口径，手术后亦易发生吻合口的环状狭窄。将游离的空肠段近端缝合关闭，经横结肠系膜，从结肠后提至肝门，在断端下方约3~4cm处肠系膜的对侧做相应的切口，进行胆管空肠端-侧或侧-侧吻合。这样，手术的机动性较大，吻合口亦较满意。

3. 胆(肝)总管的处理　除利用胆(肝)总管的探查切口与空肠做侧-侧吻合外，亦可将胆总管在十二指肠上方切断，缝合关闭远端，再附加纵行切开近端及左肝管，并略加修剪，使成一较大的开口，再与空肠侧壁吻合(图53-117)。这样不仅有利于手术操作，而且吻合口较大，引流较好，胆总管下端不遗留盲端。对于曾做过括约肌成形或胆总管十二指肠吻合术的患者，则必须将胆总管切断，方能防止食糜反流至胆道内。

4. 胆(肝)总管与游离空肠段侧壁吻合的手术步骤(图53-117)　离十二指肠悬韧带约15cm处切断空肠，往下50cm，再切断空肠，如此可游离一段长约50cm保持血液循环良好的空肠段(图53-117A、B)。

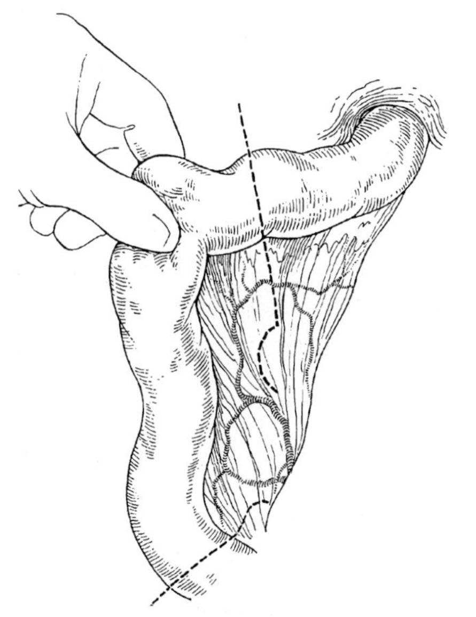

A. 游离一长约50cm保持血运的空肠段

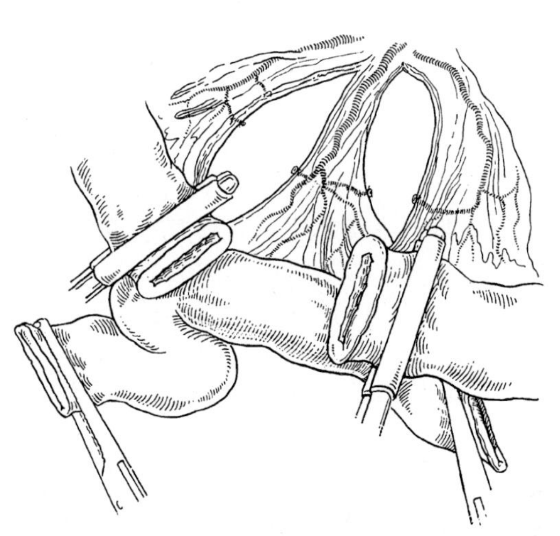

B. 切断空肠段两端

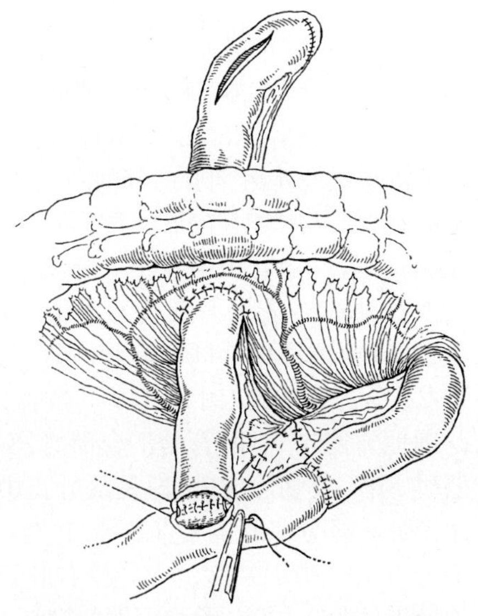

C. 将空肠段上拉至肝门处吻合，下端作空肠端-侧吻合，关闭肠系膜及横结肠系膜裂隙

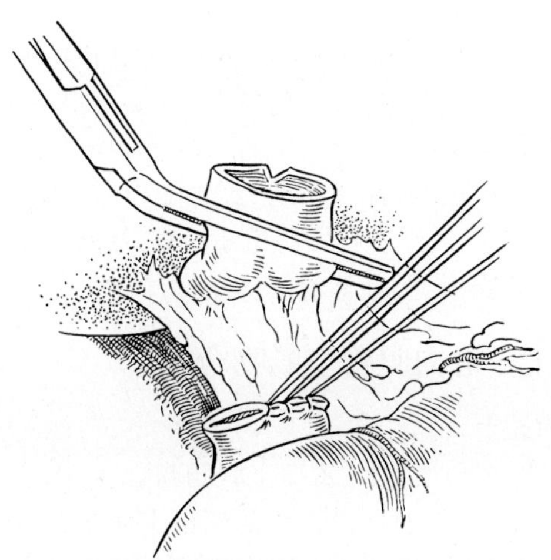

D. 在十二指肠上缘切断肝总管、远端关闭

图53-117　胆总管切断，胆总管与游离空肠段侧壁吻合术

6

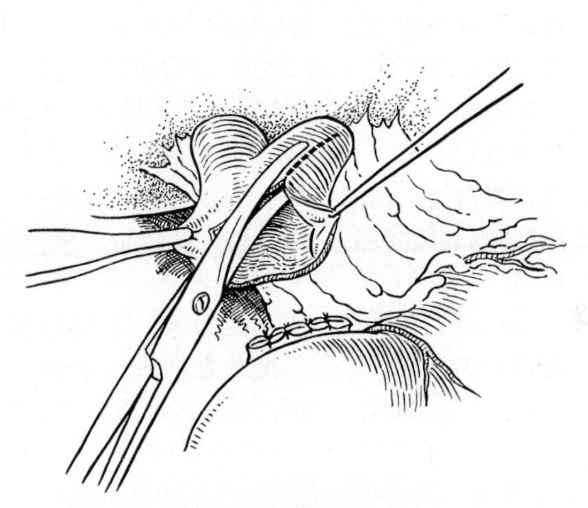

E. 纵行剪开肝总管及左肝管

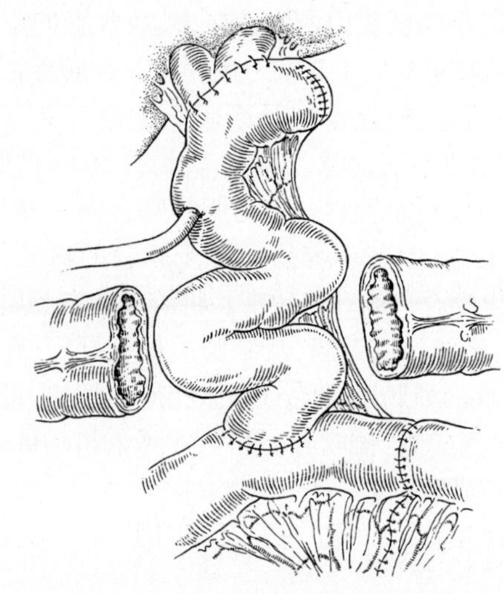

F. 胆管与空肠吻合毕，T形管放于左、右肝管

图 53-117（续）

将空肠上、下两段做对端吻合。再将游离空肠段的近端缝合关闭。在中结肠动脉右侧，切开横结肠系膜无血管区，将空肠段经此切口提至肝门处。有时亦可用结肠前的方法，注意缝合系膜裂孔，避免术后形成肠梗阻。远端在距空肠对端吻合口下方约 20cm 处再做端 - 侧吻合。缝合空肠与结肠系膜间的裂隙(图 53-117C)。在十二指肠上方切断胆总管，缝合关闭其远端(图 53-117D、E)。按前面所介绍的方法进行胆(肝)总管的端、侧与空肠侧吻合。吻合口处的 T 形引流管经空肠引出体外(图 53-117F)。

为肝胆管结石施行的胆管空肠吻合，术后部分患者仍可能结石残留或复发。手术时可将空肠段的盲端置于腹壁皮下，当有需要时，可通过该处做空肠袢的穿刺插管造影，或在局部麻醉下切开该处皮肤及肠端，放入纤维胆道镜进行检查、取石，或通过器械方法扩张吻合口并取石引流。

5. 缝线 采用可吸收缝线。如 4-0 的 PDS 或 Vicyl 线。

【术后处理】

手术 3 周后开始夹闭 T 形管，经 1~2 周后，如无症状，可将其拔除，或经瘘管做胆道镜检查，然后置换另一同样粗细的导尿管，使瘘管保持开放。

七、肝内胆管空肠吻合术

【手术原理】

肝内胆管空肠吻合术，属高位胆肠吻合术，因位置较高，暴露困难，涉及肝内胆管的解剖走向及毗邻关系，是胆肠内引流术的难点。因而，需要明确肝内主要胆管的位置及其与一些重要结构间的解剖关系，才有可能在肝内胆管的不同平面完成胆管肠道吻合。

通过肝门的肝冠状切面可显示左、右肝管、门静脉与肝实质间的关系(图 53-118)。临床上，在肝门处切开肝方叶下缘与肝十二指肠韧带前腹膜附着，掀起肝方叶，降低肝门板，便可以将肝管与肝门处肝实质分开，出血很少。一般情况下，单纯通过肝门板的解剖分离就能充分显露左、右肝管，完成肝胆管空肠吻合。

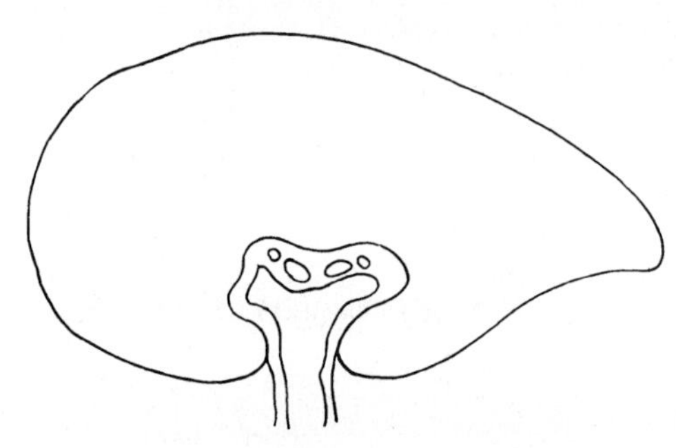

图 53-118 通过肝门的肝冠状切面

若需更进一步解剖肝门部的左、右肝管甚至二级肝管时，常要从中裂分离肝实质，通过肝门的顶部接近左、右肝管。沿肝中静脉左缘分离肝实质，可以直接从上方显露左、右肝管及其汇合部而不会损伤重要的血管，只要注意保存肝中静脉，则在分离肝实质时不致发生大量的出血(图 53-119)。当需要更进一步较大范围地显露左、右肝管的汇合部时，例如切除肝胆管癌时，则需要切除方叶，即是从肝正中裂左缘和肝镰状韧带右缘分离肝实质直到肝门，然后将覆盖在肝门部上方的肝组织切除，全部左、右肝管便将得到充分的显露(图 53-120)。分离肝镰状韧带右侧的肝实质时，需分离、结扎、切断经肝左裂走向肝左内叶的一些门静脉分支。

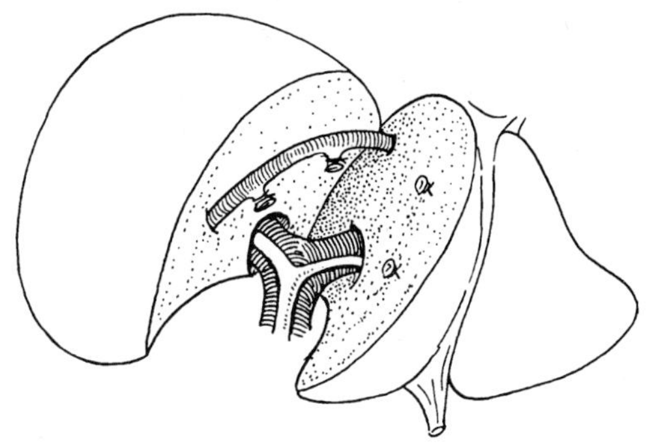

图 53-119 沿肝中静脉左缘分离肝实质

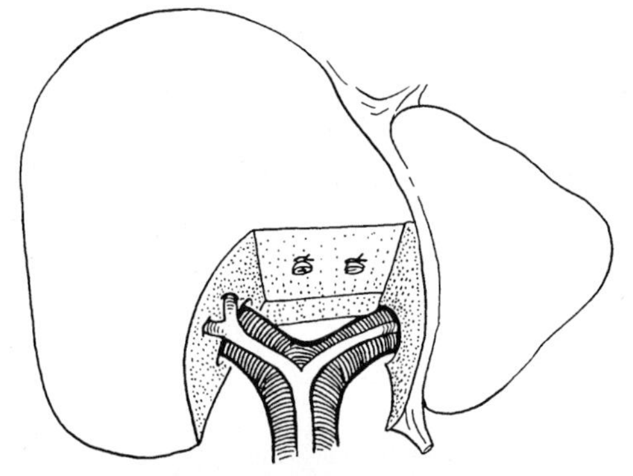

图 53-120 将覆盖于肝门上方的肝组织切除，左、右肝管全部得到充分显露

显露左外叶的肝内胆管时，可在肝镰状韧带左侧沿肝圆韧带向深部分离肝实质，分离门静脉分支以便达肝左外叶的下段支肝管(图 53-121)，可供胆道引流或做肝内胆管肠道吻合(经肝圆韧带入路)。通常可从肝圆韧带左侧邻近肝脏组织劈开肝脏，并切除小块肝脏组织，可暴露切开肝内胆管，便于完成胆肠吻合。此法可避免解剖分离进入左外叶下段的肝脏组织的肝门血管而到达胆道系统，从而减少出血、损伤的发生。左外叶下段肝管位置比较恒定，当有胆管阻塞时呈明显扩张，可供胆管肠道吻合。

右侧的肝内胆管由于经常有解剖学上变异和厚的肝实质，解剖右侧各肝内胆管分支比较复杂而困难。约有半数的人缺乏右侧主肝管，而是由右前叶和右后叶分别与肝外胆管汇合。但是，在肝外胆管阻塞及肝内胆管扩张时，仍有可能在肝右裂处分离右前叶肝管，或切开胆囊右侧肝实质，沿肝内胆管分支向深处钝性分离，可以达到右前叶肝管(图 53-123)。

经肝门路径或经肝圆韧带右侧路径困难时，可采用切除部分肝脏的周边肝段空肠吻合术。常用的肝内胆管空肠吻合术，系于切除肝左外叶后，行左肝内胆管与空肠的端-侧吻合(Longmire 手术)(图 53-122)。

【手术适应证】

1. 左肝管狭窄，狭窄上方的肝管有扩张及多数结石不能清除者。

2. 左肝管横部狭窄，经肝门处切开狭窄有困难者。

3. 高位的肝外胆管损伤，经多次修复手术失败，肝门处瘢痕粘连广泛，分离困难，未能找到胆管的断端，经肝穿刺胆管造影证实，左、右肝管扩张，互相沟通，引流左侧肝管便能达到对整个肝胆管系统引流的目的(图 53-124)。

Longmire 手术步骤如图(图 53-125)

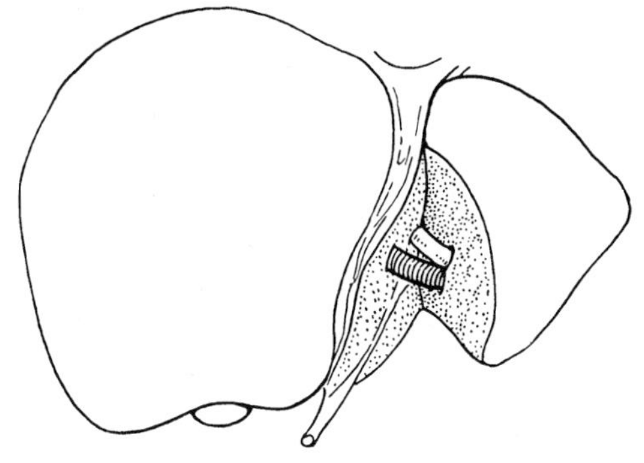

图 53-121 沿肝圆韧带向深部分离肝实质，便能达到左外叶的下段支肝管

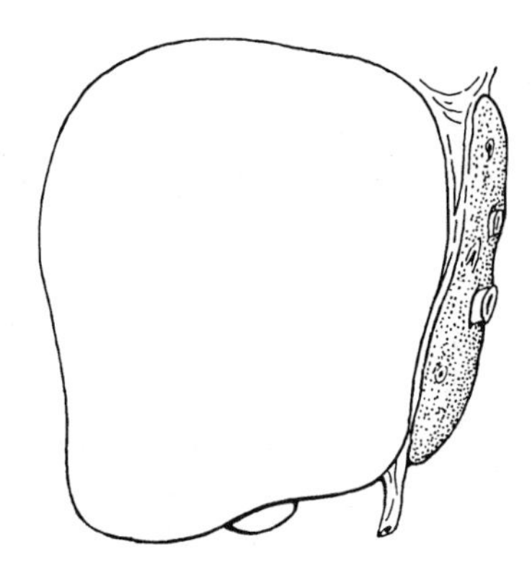

图 53-122 肝左外叶的上、下段肝管分叉部

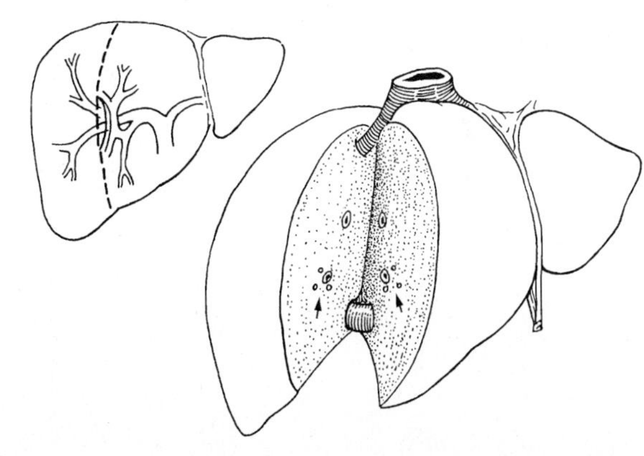

图 53-123 肝右裂左侧分离肝实质时，肝右前叶门管支的位置

6

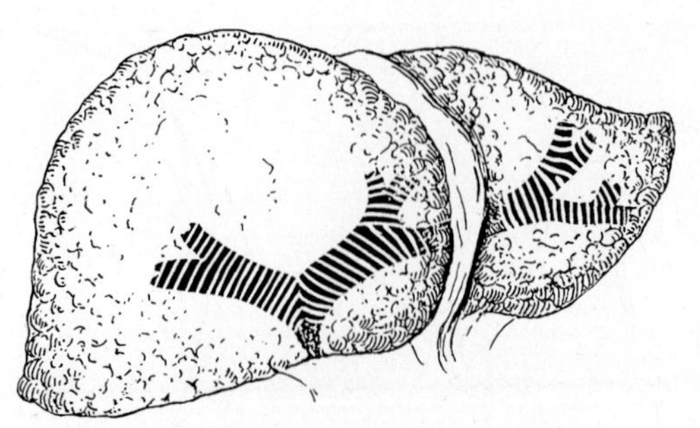

图 53-124　高位肝外胆管损伤、狭窄，左、右肝管扩大，互相沟通

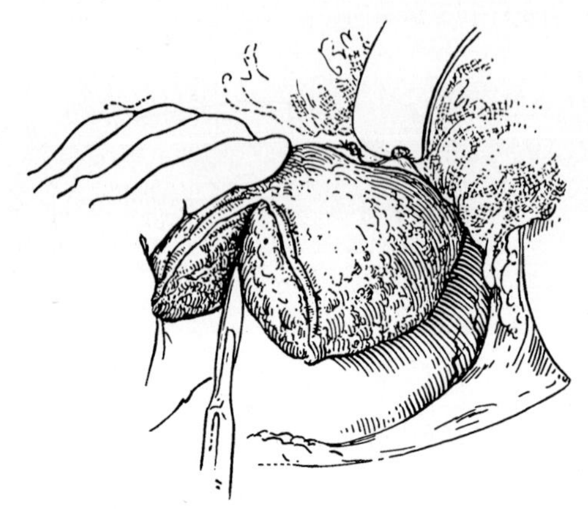

A. 切除肝左外叶

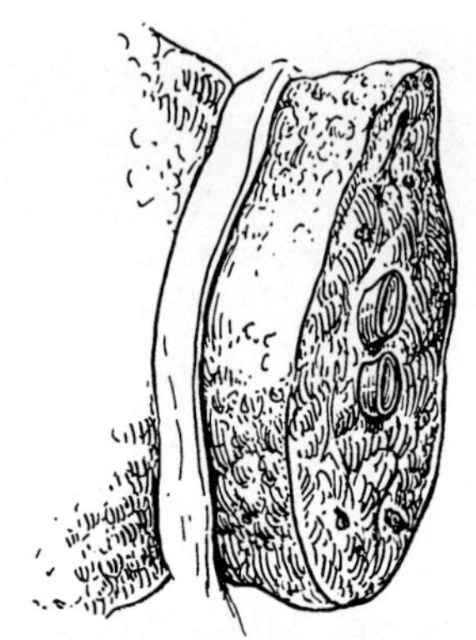

B. 结扎和缝合肝断面处的出血处

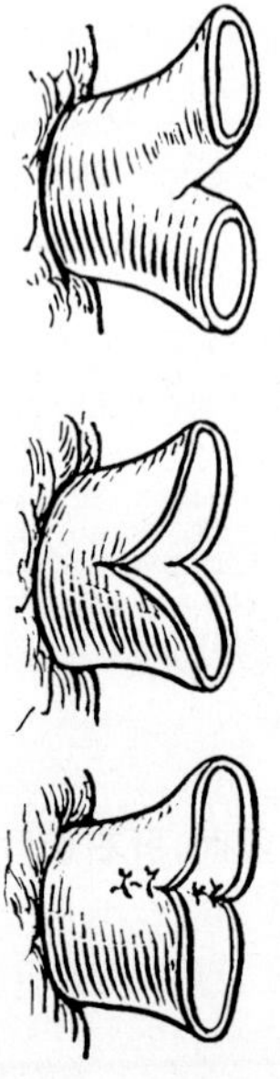

C. 游离和扩大肝内胆管口径

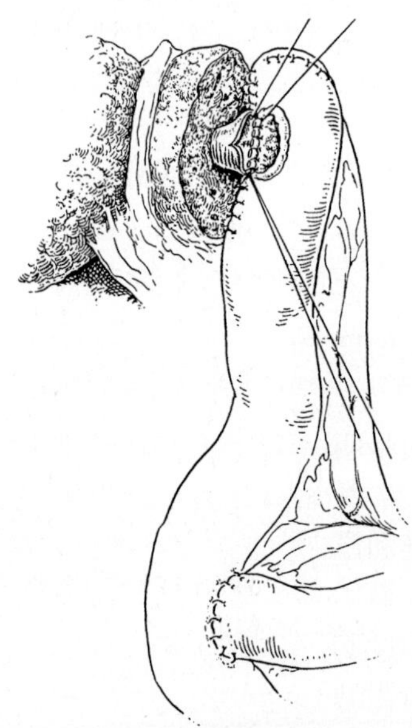

D. 肝内胆管空肠吻合

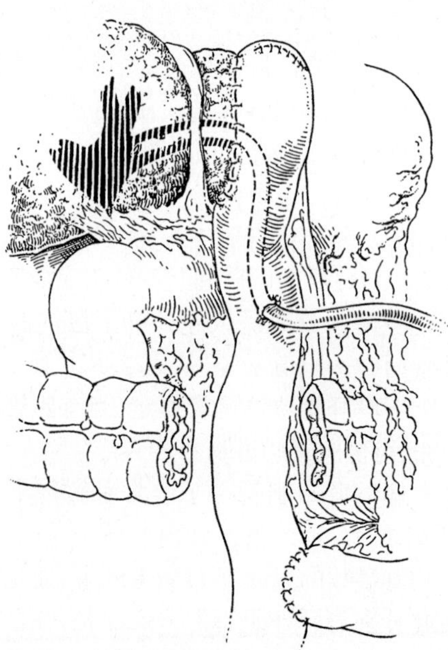

E. 放置引流管，手术完成

图 53-125　肝内胆管空肠吻合术

（黄晓强　梁斌）

参考文献

1. Horgan E. Reconstruction of the biliary tract: a review of all the methods that have been employed. New York: Macmillan, 1932.
2. Blumgart LH, Kelley CJ. Hepaticojejunostomy in benign and malignant high bile duct stricture: approaches to the left hepatic ducts. Br J Surg, 1984, 71(4): 257-261.
3. 黄志强．黄志强胆道外科手术学．北京：人民军医出版社，1991：247-254.

4. Bismuth H, Corlette MB. Intrahepatic cholangioenteric anastomosis in carcinoma of the hilus of the liver. Surg Gynecol Obstet, 1975, 140(2): 170-178.
5. Rosemurgy AS, Burnett CM, Wasselle JA. A comparison of choledochoenteric bypass and cholecystoenteric bypass in patients with biliary obstruction due to pancreatic cancer. Am Surg, 1989, 55(1): 55-60.
6. Blumgart LH, Fong Y. Surgery of the Liver and Biliary Tract. 3rd Edition. London: W.B.Saunders Company, 2000: 455-473.

第十三节　胆道疾病的肝切除术

肝胆相照是肝脏与胆道系统关系的生动写照，涉及肝门部及肝内胆管病变，如肝门部胆管癌、肝内胆管结石、损伤性胆管狭窄等病变往往需要切除受累肝脏。1958 年黄志强首先报道了肝切除治疗肝内胆管结石的成功病例，提出肝切除治疗肝内胆管结石病，切除病变组织，保留含有健康胆管的肝脏组织，减少结石残留、胆瘘、感染、腹腔脓肿形成等并发症。肝切除在肝门部胆管癌的根治性手术中的比重也日益增加。日本名古屋大学医学院 2001 年至 2008 年的 298 例肝门部胆管癌中，采用肝右叶切除、肝左叶切除、肝右三叶及肝左三叶切除等治疗肝门部胆管癌 280 例(93%)。此外，肝切除亦常用于慢性胆道系统感染、肝脓肿、肝外伤、肝内胆管扩张症、胆囊癌以及肝内胆道出血等。

一、肝脏的解剖

(一) 肝脏的分区

肝门部胆管及肝内胆管的解剖位置的辨识，有助于正确实施胆道外科疾病中的肝脏切除术。1951 年瑞士学者 Hjortsjö 利用肝脏铸型腐蚀标本和胆管造影的方法，研究了 10 例标本，发现肝内动脉、胆管呈节段性分布。1953 年美国学者 Healey 和 Schroy 等再次证实肝内动脉、胆管呈区域性分布，并提出动脉胆管系统肝段划分法，将肝脏分为左右半肝，左侧半肝又可分为左外侧叶、左内侧叶，右侧分为右前叶及右后叶，每叶再复分为上下两个肝段(图 53-126)。

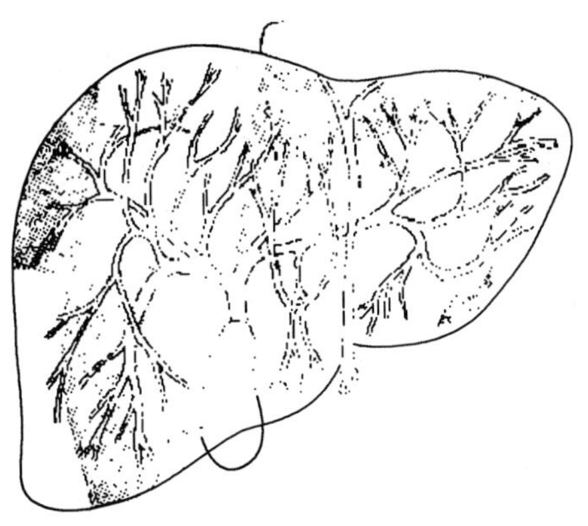

图 53-126　Healey 的动脉胆管肝脏分段

1954 年法国学者 Couinaud 提出以门静脉系统为基础，将肝脏分为 4 个扇区(sector)，左外侧扇区(left lateral sector)、左旁正中扇区(left paramedian sector)、右旁正中(前)扇区[right paramedian(anterior) sector]、右外侧(后)扇区[right lateral(posterior) sector]，其中左外侧扇区、右旁正中扇区及右外侧扇区等三个扇区又分别分为 2 个肝段(segment)，加上肝尾状叶及左内侧扇区，可将肝脏分为 8 个功能肝段(图 53-127)。

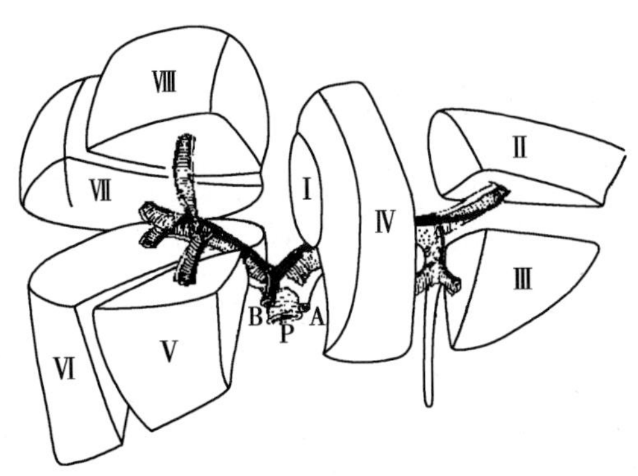

图 53-127　Couinaud 肝脏分段

Goldsmith 及 Woodburne 等也以门静脉为基础进行肝段划分，提出肝脏可分为 4 段(segment)，每段包含 2 个亚段(subsegment)。上述三人的研究为外科医师了解肝内解剖提供了帮助，成为现代肝脏外科的奠基石。

Healey 的段面"area"与 Couinaud 的肝段是相对应的，但 Healey 将 Couinaud 所描述的单独Ⅳ段，再次人为地划分为Ⅳa，Ⅳb 段。比较 Couinaud 门脉肝段划分法与 Healey 动脉胆管划分法，两者右半肝所指的解剖区域是一致的，而两者划分的左半肝解剖学区域并不一致，Couinaud 所描述的左内扇区，包含了肝脏的Ⅲ、Ⅳ段。

肝脏解剖学命名法存在不一致，造成外科应用上的一些混乱。2000 年由国际肝胆胰学会(IHPBA)提出布里斯班 2 000 肝脏解剖和肝切除术术语命名方法，将肝脏分为 9 段，用阿拉伯数字代替罗马数字，试图规范肝脏统一命名。新的命名方法中，第一级划分由胆囊窝和下腔静脉窝连线所构成的肝中界面进行划分，将肝脏(liver)分为左、右半肝(hemiliver)，界面内含肝中静脉；第二级划分将右半肝分为右前区(section)、右后区，无表面标志，右区界面内走行肝右静脉。左半肝分为左内区、左外区，左区界面由脐裂和镰状韧带的附着线构成；第三级划分的界面为肝段(segment)界面，将肝脏分为9段(segment1-9)，其中第9段指尾状叶腔静脉旁部＋尾状突，段界面内无主要结构在其内走行，也无体表标志，是指由胆管动脉段分支所涵盖的区域构成。

IHPBA的命名法是参照Healey动脉胆管系统分型，对此仍有争议。Strasberg等支持Healey的胆管分型，认为对于左外叶切除，难以用Couinaud扇区进行描述。此外，他对于Couinaud左肝扇区的描述也不认同，认为门静脉右支多与相应的动脉及胆管交织在一起，血管分支为典型的双分叉类型(bifid)；而门静脉左支矢状部向两侧肝脏发出分支，是一种肝内独特的血管分支方式，与胚胎期矢状部作为静脉导管(duct venosus)有关。而Couinaud本人并不认同这样的意见，认为从胚胎学上将肝脏分为以门脉为基础的4个扇区完全合理，胚胎期门静脉较早发育，动脉、胆管后期方出现，且多围绕门脉走行；另外，他认为门静脉的解剖变异少见，宜作为肝脏区段划分的基础，而动脉、胆管的解剖学变异常见。

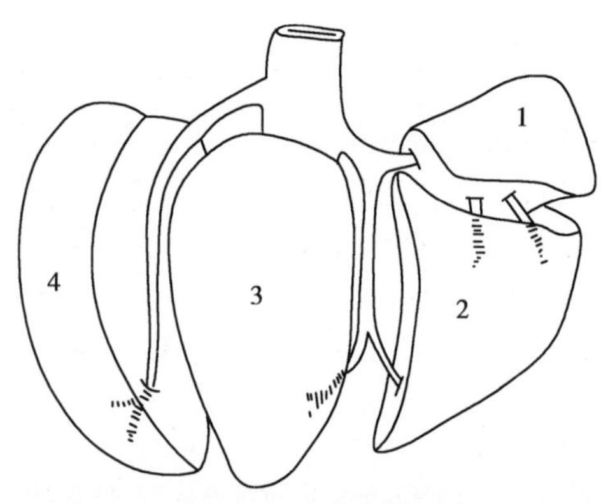

图53-128　肝脏分段图

1. 肝背静脉段；2. 左肝静脉段；3. 中肝静脉段；4. 右肝静脉段

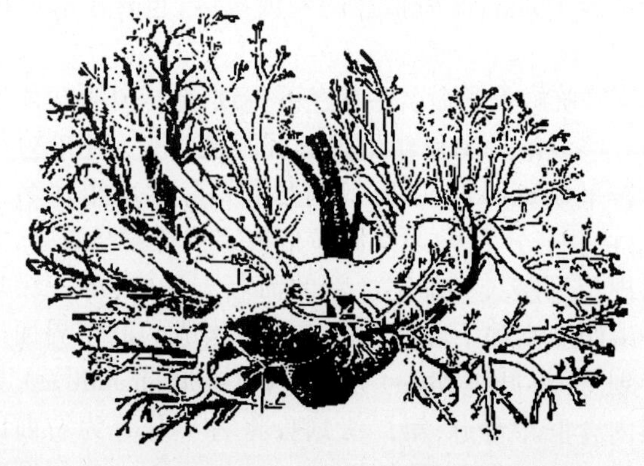

图53-129　门静脉与肝静脉系统的相互关系脏面观

灌注腐蚀标本，黑色者为肝静脉

若按肝静脉引流区域所进行的划分为静脉肝段(venous segmentation)，如肝背静脉段、左肝静脉段、中肝静脉段及右肝静脉段(图53-128)。每一肝静脉不只引流1个肝段，因此某一肝段静脉的阻断，不会造成严重后果，而肝静脉主支受累，则可能导致肝大、腹水；晚期出现肝硬化、肝萎缩。肝静脉在肝内与门静脉呈插指状关系(图53-129)。

(二) 肝门部及肝内胆管的解剖

多数情况下肝脏右前、右后肝管汇合成右肝管，而后与左肝管汇合形成肝总管，这种汇合方式最为常见，约占52%，右肝管的平均长度为0.8~0.9cm。当右前、右后肝管并未汇合形成单一的右肝管时，称为右肝管缺失，存在三种解剖学变异：①右后扇区肝管汇入左肝管；②三叉型肝管；③肝右前扇区肝管汇入左肝管，上述解剖学变异的发生率分别为24.3%、14.0%、8.4%(图53-130)。这种右后、右前肝管跨越主肝裂与左肝管汇合的方式，构成左肝切除时损伤右侧肝管的解剖学危险因素。此外，约2%的患者右肝管或其分支胆管低位汇入肝外胆管树，或先与胆囊管汇合后，再与肝总管汇合，成为腹腔镜胆囊切除术中胆管损伤的高危因素。

左肝管的位置比较恒定，其肝外段较右肝管长，平均长度为2~3cm，无左肝管者少见。解剖变异有：①左肝管是由左外叶上、下段胆管与左内叶胆管汇合后而成，约占38.5%；②左内、左外叶上、下段胆管汇入同一点，类似于肝门部胆管的三叉型肝管；③左内叶胆管与左外叶下段胆管汇合形成共干，再与左外叶上段胆管汇合。当左内叶与左外叶的汇合点位于左矢状裂的左侧，在行肝左外叶切除术中可能损伤内叶的胆管，造成术后的胆汁漏及感染。

尾状叶由Spiegel叶、腔静脉旁部及位于门腔静脉间的尾状突构成。尾状叶胆管通常开口于左、右肝管，可有1~4支，但最常见的是3支。Spiegel叶胆管开口于左肝管系统，腔静脉旁部胆管可以开口于右后叶胆管，尾状突胆管开口于右后叶肝管系统(图53-131)。基于此，对于肝门部胆管癌Bismuth分型Ⅱ型以上的肿瘤患者，连同尾状叶切除者预后优于尾状叶保留者。

二、手术指征

1. 肝内胆管结石　肝内胆管结石属于节段性分布的良性胆道病，彻底地清除病灶往往需要行肝叶或肝段切除。自1958年黄志强首次报道肝切除治疗肝内胆管结石以来，该法已广为接受。与肝段、肝叶切除相匹配的其他肝门部胆管切开整形、高位胆管空肠吻合以及留置皮下空肠袢等各种个体化外科治疗方式，明显提高了该病外科治疗的临床效果。依照《肝胆管

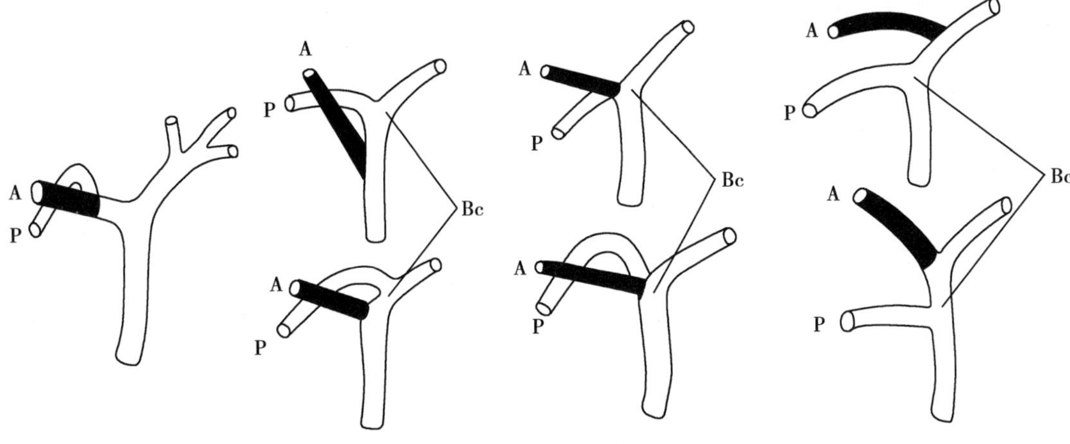

图 53-130 右肝管的解剖学变异

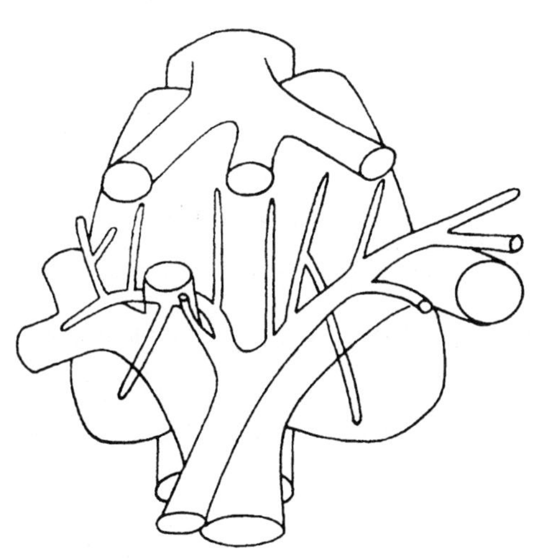

图 53-131 尾状叶胆管引流的常见类型

结石病诊断治疗指南》将肝胆管结石病分型中，Ⅰ型：区域型及Ⅱ型：弥漫型中伴有区域性肝实质纤维化和萎缩，通常合并萎缩肝脏区段主肝管的狭窄者适合肝切除手术。

一般而言肝段或肝叶切除的手术适应证包括：①受累肝段明显的萎缩纤维化；②慢性炎性感染灶或胆管源性肝脓肿(cholangitic liver abscesses)；③二级肝管以上的肝内胆管狭窄和(或)肝内胆管结石难以取尽者；④合并肝内胆管出血；⑤合并胆管癌。

2. 肝胆管狭窄 难以手术矫正的1~3级肝内胆管狭窄，且常伴有肝内胆管结石、肝纤维化、萎缩及肝脏脓肿形成者。

3. 肝内胆道出血 由于创伤、肿瘤、感染及手术等原因引起的肝内胆道出血、动脉胆管瘘或伴行的门脉分支出血等，若诊断明确，同时伴有出血部位肝段病变者，可进行相应肝叶(段)组织切除。仅动脉出血者，可考虑动脉介入栓塞治疗。

4. 肝内胆管扩张症 当囊肿分布范围局限，并伴有肝内胆管结石及肝段(叶)萎缩，肝脏部分切除可明显降低胆道并发症，是根治的最为有效的措施。近年随着肝脏切除理论和技术的提高，在一些技术先进的肝胆专科中心，对于累及双叶肝内胆管扩张症，通过积极的扩大肝脏切除，可以完整切除肝内胆管病变而获得根治。此时，需根据病变胆管分布特点行多肝段联合切除。

5. 切除部分肝方叶及肝脏右前叶组织以增加对于肝门部胆管的显露。

6. 肝门部胆管癌 对于一侧胆管受累或1级肝管分叉部的肿瘤以及伴有同侧肝脏转移者，常需进行半肝或扩大的半肝切除，以期完整切除肿瘤。

7. 胆囊癌 进展期胆囊癌可根据病理分期，联合进行相应范围的肝切除。若T1b需行根治性胆囊癌切除术，包括肝十二指肠韧带骨骼化以及距胆囊床2cm的肝脏实质切除以及淋巴结清扫；T2期根治切除的手术范围包括：胆囊连同肝S4b+S5整块切除及淋巴结清扫，不建议常规行肝外胆管切除；T3期行扩大右半肝或右三肝切除术或联合受累脏器切除的扩大根治术；T4期无远处转移行扩大根治术有望达到R_0切除者根据局部浸润范围可行联合肝外胆管、扩大右半肝或右三肝切除、门静脉切除重建、右半结肠切除以及肝胰十二指肠切除等。

三、肝脏血流的阻断

常温持续的第1肝门阻断的时间为15~20分钟是安全的。通过间断阻断肝门，一次阻断15~20分钟，放开5~10分钟，可满足长时间肝脏手术的要求。分次阻断复流时仍不免增加失血量，而对于肝脏所能耐受持续缺血时限，不同物种差别很大。文献报道持续入肝血流阻断的安全时限可达90分钟。而实施半肝切除时，为使剩余肝脏组织免受影响，可在肝门阻断

6

第二级门管分支，如半肝血流阻断，甚至可进行肝脏区、段分支的阻断。

围肝门外科中将肝门处称为第一级肝门，其内出入肝十二指肠韧带；将左、右肝门称为第二级肝门，其内含有胆管及门静脉的第一级分支，位于肝门横沟内；第三级肝门是指段肝门（Healey-Schroy 分类），其肝带为第二级肝管及门静脉分支，位于肝脏实质内。因此，采用 Pringle 手法进行阻断的是出入第一级肝门的门管系统，即全肝血流阻断。

第二级肝门的阻断，属于半肝血流阻断，可减少 Pringle 血流阻断对非目标肝段的影响，适用于肝脏硬化时的半肝血流阻断。日本 Makuuchi 认为肝硬化时半肝血流阻断更为安全，可使对侧肝脏组织免受缺血性肝损伤。操作方法较为简单，一般先将胆囊切除，暴露右侧肝门，下降肝门板，以弯度适宜的血管钳自肝门板上方肝实质内戳入，朝向右侧肝门后方戳出。操作过程中，右手持血管钳轻柔操作，用力适度，左手示指在右侧肝门后方导引，穿出后套入阻断带，即可完成右侧肝门阻断。若向对侧方向牵拉阻断带，可达到左侧二级肝门的阻断。操作要点如下：①弯度适宜的血管钳分离肝门板；②防止损伤肝中静脉、门静脉分支；③以手指在肝门后作引导和保护；④阻断肝脏一侧血流并保护对侧肝门。

6

第三级肝门位于肝脏实质内，单独通过肝门解剖不易被发现，可采用肝内分离出各肝段的血管胆管蒂加以控制，称为肝内纤维鞘外径路（intrahepatic extrafacial approach），在高位胆管狭窄修复和肝门部胆管癌时常被应用。具体方法为切开右尾状突与肝实质间肝被膜及肝门上缘肝包膜，沿肝门板深面钝性分离，便可分出第二级肝胆管血管蒂，以吊带或钳夹进行阻断。

上述三级肝门的阻断方法，可称为 Glisson 鞘外血流阻断，也有人将其称为 Glisson 鞘一并处理法。其手术要点为避免打开 Glisson 鞘，在第二、三级肝门阻断建立过程中，先行应用 Pringle 手法，可减少肝实质分离过程中的出血。而对于第二级肝门的阻断，尚可通过解剖肝门，将门静脉、动脉分支结扎、离断的方法进行，谓之 Glisson 纤维鞘内血流阻断。

此外，在肝段切除中，术中超声为术中准确定位肝段提供了便利，可用于病变范围的定位、肝脏门管系统及静脉系统的定位。在超声引导下穿刺肝段门静脉，注入亚甲蓝溶液，可于肝表面勾勒目标肝段的范围。但对于胆道系统疾病，胆管阻塞常伴有肝段纤维化，界限较为明显。

四、左外叶切除

第Ⅱ、Ⅲ肝段联合切除常用于左肝外叶肝内胆管结石，合并肝管狭窄及肝实质萎缩时。对于很少数肝内胆管结石仅局限于一个肝段，常为第Ⅱ肝段而另一肝段正常并有增生时，才实施单一肝段切除。

【手术步骤】

1. 手术切除时，离断肝圆韧带和肝镰状韧带，向下牵拉左肝，切开冠状韧带和左三角韧带，充分游离肝左外叶（图 53-132）。

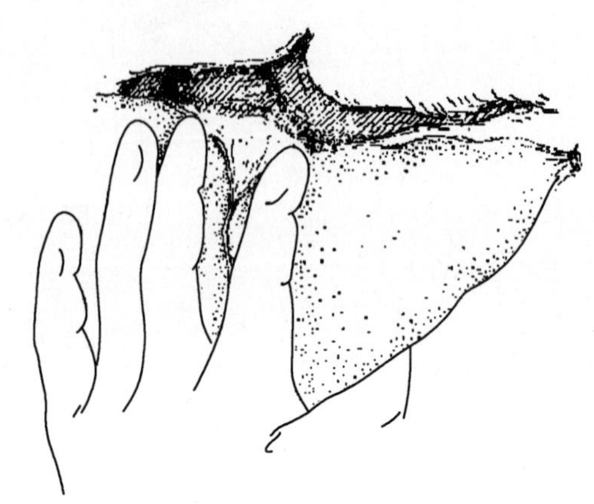

图 53-132　分离第二肝门的疏松组织，显露肝上下腔静脉前面及左肝静脉

2. 向前上方牵引肝圆韧带，切开肝左外叶及左内叶间的肝组织桥，显露肝脐裂。在门静脉角部左侧，触及左外叶肝动脉分支搏动，以无损伤血管钳阻断肝左外叶血流（图 53-133）。

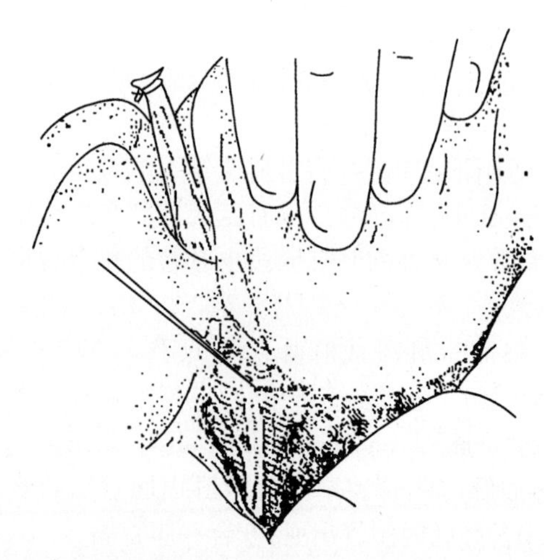

图 53-133　向上牵开肝左外叶下缘，剪开肝十二指肠韧带左缘腹膜，分离出肝左动脉

3. 门静脉的左外叶支和左外叶胆管支一般不做预先处理，即不在矢状裂分离通向Ⅱ、Ⅲ段的胆管血管蒂，因为不离断Ⅲ段血管胆管蒂，Ⅱ段血管胆管蒂很难从肝门处显露。通常在肝镰状韧带左侧沿肝圆韧带分离肝实质过程中处理（图 53-134）。

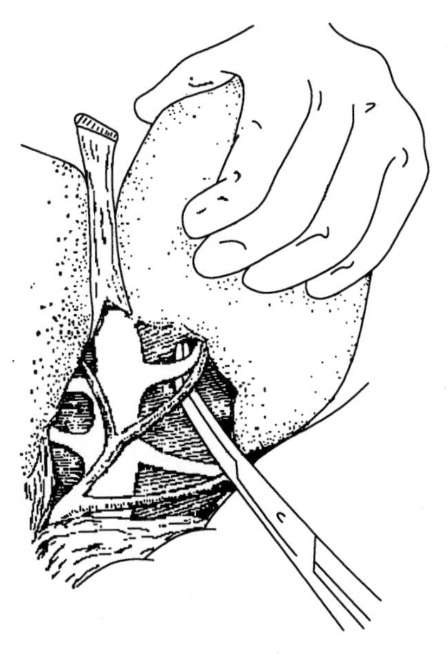

图 53-134　较少情况下可通过切开脐静脉卧处腹膜，分离左门静脉矢状部，结扎离断从门静脉通向左肝外叶的分支

4. 在镰状韧带左侧 1cm 处，切开肝包膜，钝性分离，逐步深入，结扎离断门静脉矢状部分至左外叶的分支。肝胆管结石时，肝内胆管扩张，管壁增厚，常有活动的动脉出血，需逐一缝扎，避免再出血（图 53-135）。

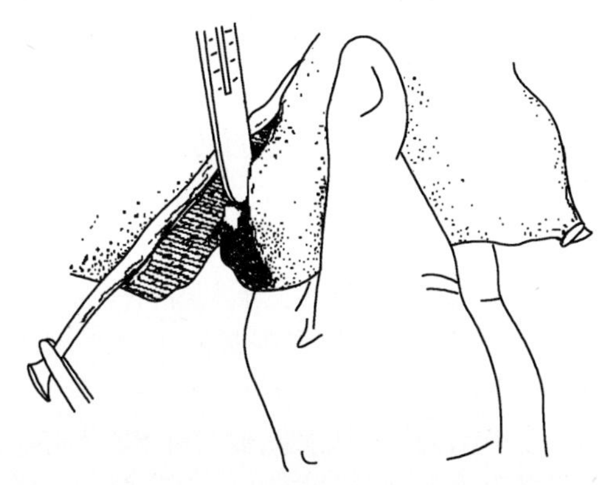

图 53-135　镰状韧带左侧切开肝包膜，钝性分离肝组织，遇有管道结构时，在二血管间钳夹离断

5. 继续向上分离至镰状韧带附着的左侧，静脉韧带的前方，以 3 把血管钳钳夹肝左静脉连同部分肝脏组织，在第 2 及第 3 把血管钳间离断，移除肝左外叶（图 53-136）。

6. 逐一结扎或缝扎肝断面上的出血点。

7. 依据肝门部胆管有无狭窄及阻塞情况，可将肝胆管断端缝合关闭，或行肝内胆管空肠吻合术。

8. 以生理盐水冲洗膈下区，于肝断面膈下摆放引流管。

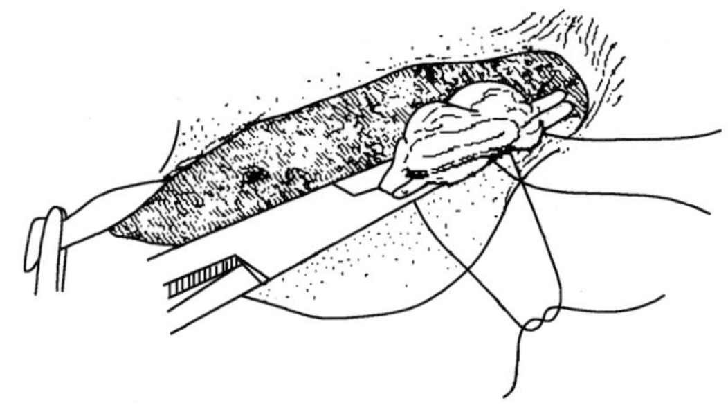

图 53-136　肝左静脉在钳夹下离断后，以 3-0 Prolene 贯穿缝扎

在左外叶肝段切除中，第Ⅲ段肝切除术首先是从门静脉矢状部囊部左侧发向第Ⅲ段肝脏的门脉分支，其上后方为第Ⅲ段胆管（Healey-Schroy 分类为左外下区胆管），切断第Ⅲ肝段胆管血管蒂后，肝表面上便可见Ⅱ、Ⅲ段间的分界线，用电灼将其标出。自左外叶尖端开始向中央分离。肝断面可将肝包膜缝合以封闭或网膜覆盖。

第Ⅱ肝段切除，一般从左外叶尖端开始向中央分离肝实质，最后处理肝蒂。此时注意保存肝左静脉通向Ⅲ段的分支。

【手术要点】

肝左外叶切除术是胆道外科中最常用的肝脏切除术，与左外叶肝内胆管结石多见，通过一般探查手术难以取尽，以及肝左外叶体积较小，较容易实施肝叶切除等原因有关。

1. 肝内胆管结石、肝胆管阻塞等病变时，门静脉血流量减少，肝动脉血流增加，于肝十二指肠韧带左缘分离出肝左动脉，于左侧肝裂处予以结扎，切断。离断前注意右肝动脉是否存在搏动，避免损伤。对于走行于肝胃韧带内，起源于胃左动脉的肝左外叶动脉，予以结扎离断。

2. 肝左外叶切除时，肝左外叶动脉结扎后，切除时的出血量较少，并可用手压迫止血，一般并不需要阻断入肝血流。

3. 在离断左三角韧带游离肝左外叶时，若手术视野显露不够充分或粘连较多，在用力牵引肝左外叶时，可致左肝静脉汇入下腔静脉处撕裂，或在剪开该部粘连时，不慎误伤肝左静脉或下腔静脉，发生大量出血。此时，术者要保持镇定，左手示指轻按破口，右手持无损伤血管钳夹持破缘，暂时控制出血后，以 4-0Prolene 线缝闭破口。

4. 预切线一般设定在镰状韧带左侧缘 1cm 处，避免过分靠近左纵沟，防止损伤门静脉矢状部，发生出血。对于左内叶胆管开口于左外叶上段支肝管或在上、下肝管的汇合部时，有可能损伤左内叶肝管或将其缝扎阻塞，因此，手术时要细心解剖。

5. 肝胆管结石行左外叶切除术后，胆瘘、膈下及切口感染发生率较高，可能与损伤左内叶引流胆管及胆道慢性感染有关。为此，要强调手术操作轻柔，术中应用抗生素及保护切口免受污染。

五、左半肝切除术

肝左叶切除术是胆道外科中仅次于左外叶切除术的手术类型，多用于左肝内胆管结石伴有左肝管开口狭窄的情况下（图 53-137~ 图 53-139）。

【切口】

选择右侧肋缘下斜切口，可向左侧肋缘下延伸或将切口向上延伸至剑突左侧，必要时可将剑突切除，以增加显露。也可选择右上腹反 L 形切口。

【手术步骤】

1. 切断、结扎肝圆韧带，以圆韧带为牵引，切开镰状韧带，直至膈肌附着处，并左侧分离肝脏冠状韧带，结扎离断左侧三角韧带，向下牵引左外叶，剪开冠状韧带的后叶，至静脉韧带与膈肌连接处，注意避免损伤膈静脉及肝左静脉。

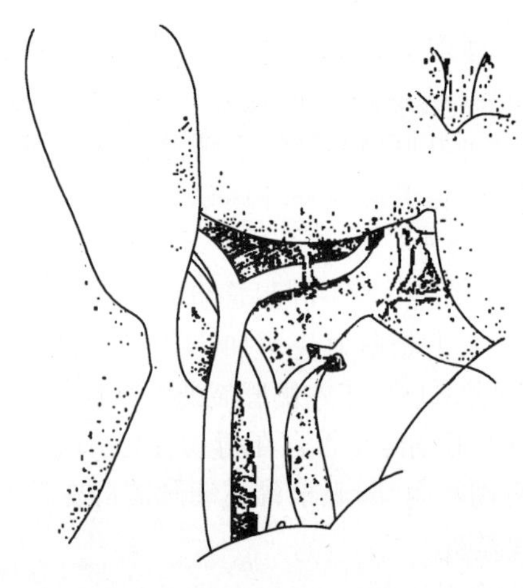

图 53-137　切断肝左动脉及肝中动脉，分离门静脉左干

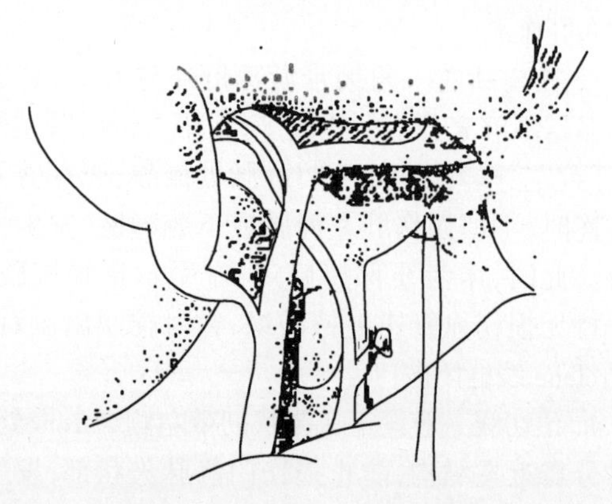

图 53-138　分离门静脉左干，于门静脉左尾叶分支的上端，结扎并切断门静脉左干

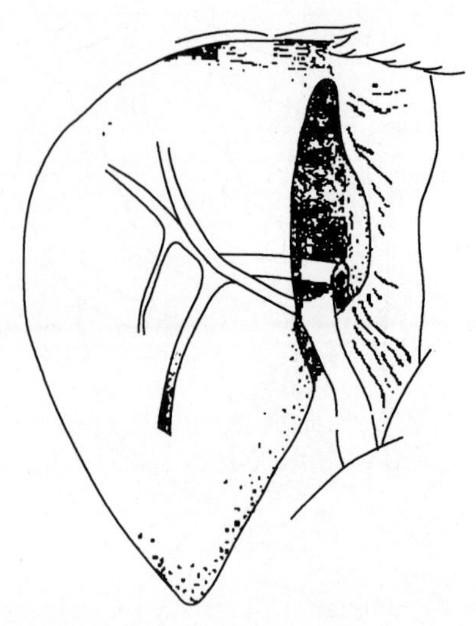

图 53-139　异位开口于左肝管横部的肝右后叶肝管，若不加注意有可能被误伤

2. 结扎、切断肝左动脉，沿肝动脉分离，结扎、切断肝中动脉；约 63% 的人存在肝中动脉，跨过左肝管前方，供血至左内叶。

3. 分离门静脉左支，要注意肝门部门静脉的解剖学变异，特别是存在门静脉主干分出右后分支，再由门静脉左支分支分出右前分支的情况。为此，在离断门静脉前要先行阻断，确认分界线，再离断。

4. 分出门静脉左干后，在其分出左尾叶门脉分支的上端，结扎离断门静脉左支，如此可保留尾叶门静脉分支。

5. 在门静脉左干前上方切断左肝管，胆道疾病行肝左叶切除时，左肝管开口常有狭窄，由于胆管周围炎和胆管周围纤维瘢痕化明显，分离困难，但重要的在于切取组织标本留送冷冻病理检查，以除外胆管癌。

6. 肝十二指肠韧带留置阻断带，用于肝实质出血较多时暂时阻断入肝血流。在规则性肝切除时，离断肝实质时有可能撕破肝中静脉，此时可阻断入肝血流。

7. 结扎肝左动脉及门静脉左干后，肝左叶的颜色便发绀，与右叶之间有明显分界线，其内为肝中静脉走行。于分界线左侧 1cm 切开肝包膜，用血管钳压榨钝性分离肝实质，显露脉管结构，逐一电凝离断或结扎切断。手术时离断肝中静脉的左前支，注意避免损伤肝中静脉主干。若肝中静脉破裂出血，及时阻断入肝血流，减少出血，同时用手指轻压破口，在术野清晰的情况下，缝补肝中静脉主干破口。

8. 肝左静脉于肝内处理，最后钳夹离断肝静脉后取出标本。左肝静脉残端以 4-0Prolene 线封闭。当前也可以血管切割闭合器于肝内切割离断，操作更为简捷。

9. 肝断面用大网膜覆盖，细致止血，膈下充分引流，若有严重的肝胆系统感染或曾行胆肠吻合者，可于肝脏断面放置双套管持续负压引流。

【手术要点】

肝左叶切除多需解剖第一肝门，因为左肝管的病变常在左肝管的横部或其开口部，因而需要清楚地显露左、右肝管汇合部，并取得病理检查。但由于胆管周围炎，肝管周围粘连较多，亦是其困难所在。

当胆道感染时，如肝内胆管囊性扩张症时，肝左内叶胆管囊肿可能与下腔静脉的前壁有紧密粘连，血管丰富，分离时注意不可损伤下腔静脉或来自尾状叶的肝短静脉。

六、右半肝切除术

肝右叶切除术可用于治疗来源于右肝管的胆管癌、胆管扩张症中囊肿分布局限者、右肝管狭窄常规手术难以解除者以及合并右肝管狭窄的肝内胆管结石等情况，右肝病变严重，应实施右半肝切除术。对于右肝存在纤维化、萎缩、转位以及广泛粘连等情况时，手术是困难和充满风险的。

【麻醉】

气管插管全身麻醉。

【卧位】

左侧斜卧位，右侧抬高 45°。

【切口】

一般采用长的右肋缘下斜切口，或右上腹反 L 形切口，内侧缘至左侧肋缘，外侧可沿第 10 或 11 肋弯向下胸部，在大型牵开器的牵引下，可完成对于右侧膈下及肝门部的良好显露。

【手术步骤】

1. 首先探查肝右叶病变情况。对于良性病变的手术方案，不单纯依靠术前影像学资料，更重要的是依照术中具体情况进行相应的调整。胆管阻塞、肝脏纤维化及炎症粘连、肝脏萎缩 - 增大综合征时旋转移位、门静脉高压症以及手术部位的粘连、出血等情况，影响手术最终的决定。

2. 进行肝门部胆管探查。首先游离胆囊，若胆囊瓣不作为修复材料之用时，予以切除，暴露右侧肝门，依次分离出右肝动脉及门静脉右支，分别结扎离断，门静脉右支要进行缝闭，以免结扎线脱落引起大的出血。肝门部胆管周围炎症，解剖分离困难时，可待肝实质离断后最后处理右侧肝门部门管结构（图 53-140）。

3. 肝右叶的游离　肝右叶常由于炎症，与腹后壁、膈肌形成致密的粘连，分离困难，出血较多，甚至损伤膈肌。肝右叶有时就像一块纤维瘢痕组织附着于下腔静脉及右侧脊柱旁，强行分离会导致难以控制的静脉出血，由于肝周炎症导致可作为肝右静脉标示的静脉韧带的解剖结构不清晰，所以对右肝静脉的处理

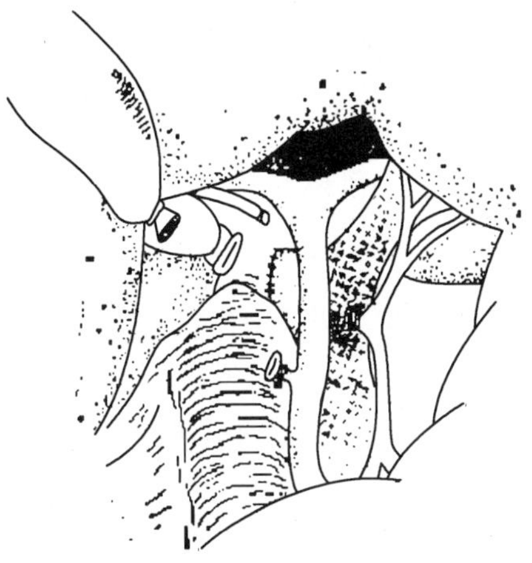

图 53-140　在肝门右侧分离、结扎、切断胆囊管、右肝动脉、门静脉右干

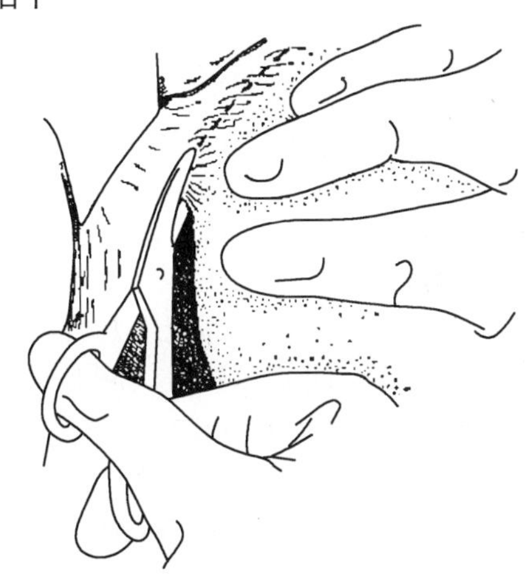

图 53-141　向内侧牵开肝右叶，剪开右三角人带和右冠状韧带，直至与镰状韧带交接处

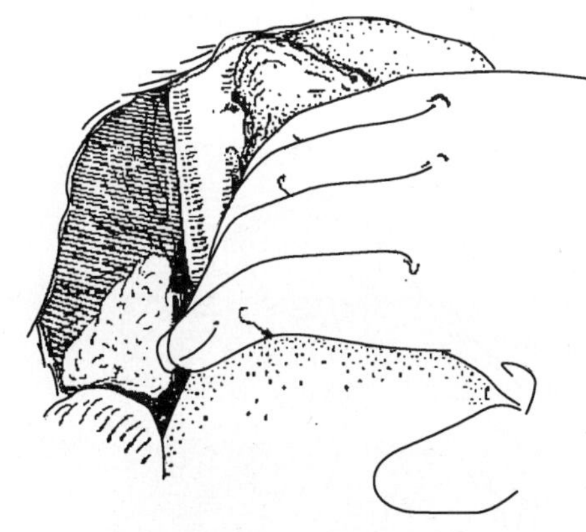

图 53-142　向左侧翻转肝右叶，将右肾上腺小心地从肝右叶背面分离，显露下腔静脉肝后段及引流背部肝叶的肝短静脉

一般在肝内进行（图 53-141、图 53-142）。

4. 肝脏实质的离断。在纤维化萎缩的右肝与代偿增生的左肝之间常有一明显的自然分界线，依此分界线离断肝脏实质，钳夹离断肝叶间的管道结构（图 53-143）。

6

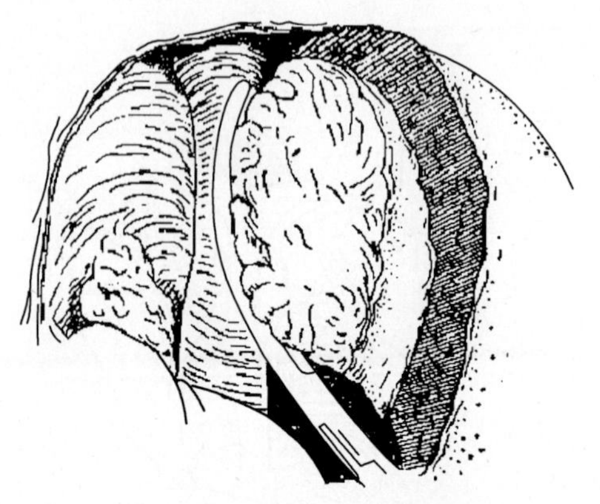

图 53-143　肝内胆管结石及肝右叶萎缩纤维化时，肝右叶与下腔静脉间粘连紧密，一般可首先分离肝实质，最后钳夹控制肝右静脉下切除肝右叶

5. 肝静脉一般最后在肝内处理，可以遗留一薄层肝组织及纤维组织在下腔静脉及第二肝门前方，以免损伤肝静脉（图 53-144、图 53-145）。

6. 术毕，于膈下放置乳胶及潘氏引流管。

【手术要点】

1. 胆道系统疾病时，胆管系统压力增高导致门脉系统血供减少，而肝动脉系统扩张，结扎肝动脉后，可明显减少肝实质离断过程中的出血；

2. 合并门静脉高压症时，肝门部及粘连处满布怒张的血管网属于门静脉系统，解剖过程中出血量大，甚至被迫终止手术，唯一的办法是耐心细致地逐一结扎或缝扎出血点，但肝内的出血，仍以动脉为主。

3. 胆道疾病进行右肝切除术时，主要通过解剖肝门部血管控制出血，较少采用门脉胆管鞘外阻断的方法，因为肝门部胆管的解剖和处理同样是手术的重要组成部分。除非出现离断过程中肝实质的大量出血，一般不用单纯阻断肝十二指肠韧带的方法阻断入肝血流。

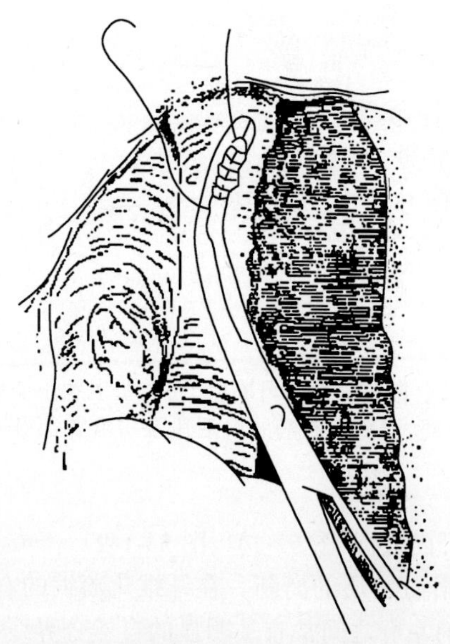

图 53-144　缝闭肝右静脉断端，在良性病变时，可在下腔静脉前保留一薄层纤维组织以作保护

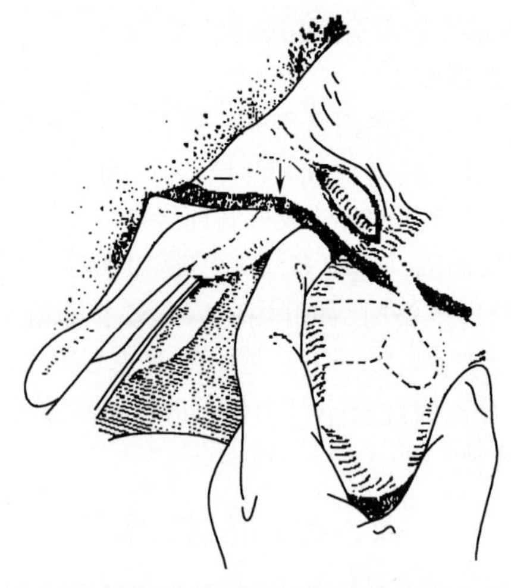

图 53-145　迷走肝右动脉起始于肠系膜上动脉，经门静脉后上方升至胆囊三角处入肝（箭头所示）

4. 肝右动脉的解剖变异很多，异位起源的肝右动脉常见。常见的是起自肠系膜上动脉的肝右动脉，走行于胰头后方，位于胆总管及门静脉后，向上转到胆管右侧，经或不经胆囊三角进入肝脏。

5. 肝脏右叶后侧与膈肌粘连紧密，可自腹膜外进行分离，虽有损伤膈肌的可能，但也要避免进入肝脏包膜下分离，防止损伤位于肝脏右后叶上缘的浅表肝静脉。

6. 右侧肾上腺的处理要细致，结扎离断右侧肾上腺与肝脏被膜间的组织，若间距短，离断后肝脏侧要缝扎，防止结扎线脱落。肾上腺一侧钳夹离断后连续缝合止血。对于存在于右侧肾上腺左下方的肝短静脉，要小心分离，避免损伤。

7. 对于肝静脉或下腔静脉的撕裂，应立即用手指将裂伤处压迫止血，后用无损伤血管钳夹住伤缘，用血管缝合线缝合修复。

七、中肝叶切除

中肝叶切除是指包括左内叶及右前叶的肝脏组织（Couinaud 分类中的Ⅳ、Ⅴ、Ⅷ段）切除，胆道外科时常用于肝门部胆管肿瘤或肝门部胆管狭窄时切除中肝叶下段，以利手术进行，也常用于切除肝中部巨大肿瘤，包括胆囊癌肝脏侵犯，以保留较多的肝组织。中肝叶切除困难，涉及第一、二、三肝门，有两个肝脏切面，需要离断肝中静脉，保存肝右及肝左静脉，保护下腔静脉，要切断下腔静脉前方多支肝短静脉，手术创伤大，手术死亡率及并发症发生率较高。

首先切断胆囊管及胆囊动脉，胆囊可留在肝床上。手术是从左侧镰状韧带右旁离断肝实质，肝内切断肝中静脉；从右肝裂旁离断肝实质，若能预先切断右前肝蒂，右肝表面会出现缺血分界线，此时注意避免损伤绕行于门静脉右前头背侧的右后肝管。对于难以完成右前肝蒂阻断者，可通过术中超声标出右肝静脉的位置，然后在肝脏血流阻断下完成右肝裂分离（图 53-146）。

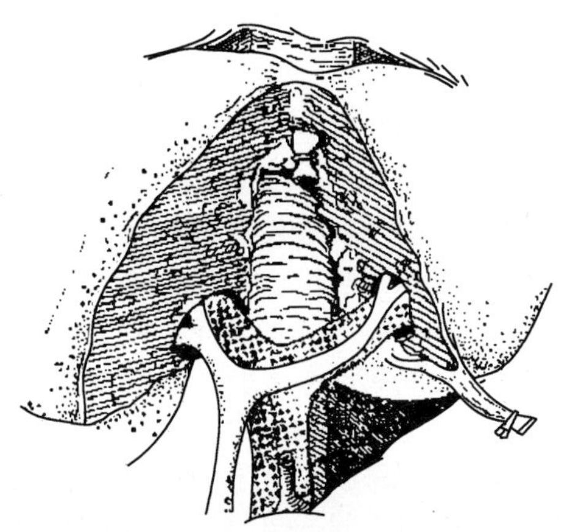

图 53-146　中肝叶切除术后肝脏上的创面及肝门的显露

【手术要点】

①在第一肝门分离降低肝门板，以保护左肝管横部免受损伤；②沿右肝裂分离时保护肝右静脉和右后肝管；③切断中肝静脉，可在肝实质内进行，并避免肝左、右静脉主干损伤；④处理好肝后回流至下腔静脉的肝短静脉，以免发生出血；⑤中肝的后方与尾状叶相连，其间无明显界限，在断肝时可能有出血。

（黄晓强　黄志强）

参考文献

1. 黄志强，马霄．肝部分切除治疗肝内胆管结石．中华外科杂志，1958，6：1221.
2. Huang CC. Partial resection of liver in treatment of intrahepatic stones. Chin Med J，1959，10：40.
3. Nagino M. Anatomical right hepatic trisectionectomy（extended right hepatectomy）with caudate lobeectomy for hilar cholangiocarcinoma. Ann Surg，2006，243：28-32.
4. 黄志强．肝胆胰外科聚焦．北京：人民军医出版社，2010：361-366.
5. 黄志强．黄志强胆道外科手术学．北京：人民军医出版社，1991：144-155.
6. 董家鸿，杨世忠，段伟东，等．精准肝脏外科技术在复杂肝脏占位性病变切除中的应用．中华外科杂志，2009，47（21）：1610-1615.

6

第五十四章

胰腺手术

第一节　胰腺解剖生理概要

一、胰腺外科解剖学

胰腺是位于腹膜后的一个狭长的器官，从右向左横跨第1~2腰椎的前方，长约12.5~15cm，宽3~4cm，厚1.5~2.5cm，重60~100g，与周围重要脏器及血管的关系密切。胰尾延伸至脾门处，常位于脾蒂血管的后下方。胰腺可分为头、颈、体、尾四部分(图54-1)。体尾部互相延续，边界不确定，故临床上常将体尾部作为一个单位。

6

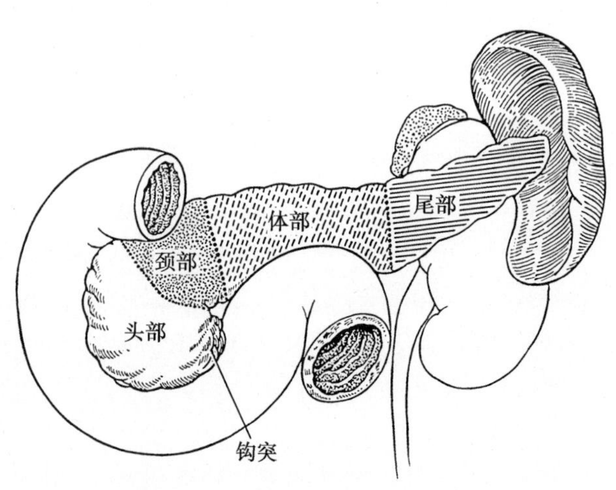

图54-1　胰腺的外科解剖学划分

胰头部在脊柱右侧，其上、下、右三面均为十二指肠所环抱，胆总管下端经过胰头背面进入十二指肠第2段的后内侧。在肠系膜上静脉的右后方，胰头的下缘形成钩突，从三方面包绕肠系膜血管。一部分钩突位于肠系膜血管的后方，手术时不易显露，是行胰十二指肠切除术时处理比较困难的部位。此外，生长在该处的胰腺肿瘤也往往容易被忽略。了解胰腺发育的过程，对胰头与肠系膜血管的关系就较易理解(图54-2)。

胰腺颈部是胰腺的最狭窄部分，手术时常在此处切断胰腺。肠系膜上静脉在胰腺背面经过，与脾静脉汇合后，形成门静脉。肠系膜上静脉通过胰腺背面时，接受来自胰头及钩突的数支小静脉，切除胰腺时需将这些壁薄的小静脉逐一分离结扎后切断，否则，容易造成出血或损伤肠系膜上静脉。肠系膜上静脉、门静脉的前方与胰颈背面间，一般并无血管分支，因此，可以从下方或自胰腺上缘，沿肠系膜上静脉的前面进行探查，检查肿瘤有否侵及门静脉或肠系膜上静脉。约半数肠系膜下静脉在胰腺体部后方与脾静脉汇合；其余半数，或流入肠系膜上静脉，或开口于肠系膜上静脉与脾静脉的交界处。脾静脉行走于胰体尾部上缘的深面，并接受来自胰腺的5~6支小静脉，行脾肾静脉吻合术时，需要小心地分离、结扎、切断这些小静脉。

胰腺的前面构成小网膜囊的后壁，与胃后壁及胃小弯处的关系甚为密切。胃癌或胃小弯后壁的穿透性溃疡常侵犯胰腺。因此，行胃癌的根治手术时，有时需同时切除胰腺的体尾部。胰腺的背面是下腔静脉、腹主动脉及腹腔神经丛，其间隔有一层疏松组织，将胰腺与血管分开。胰腺体尾部上缘连接小网膜囊的后腹膜，下缘连接于横结肠系膜，背面为疏松组织，偏左与左肾上腺、左肾相隔。手术时将横结肠系膜根部切开，再剪开胰腺上缘腹膜，便可将胰腺体尾部充分游离(图54-3)。

胰腺的血液循环丰富，动脉来自胃十二指肠动脉、肠系膜上动脉及脾动脉。胃十二指肠动脉在门静脉前面，起自肝总动脉，经十二指肠后方达胰腺上缘时，分出一支胰十二指肠上后动脉。胰十二指肠上后动脉行走于胰头部的深面，自左至右横跨胆总管下端，然后与胰十二指肠下后动脉相吻合，形成胰十二指肠后动脉弓，供血给胰头部及十二指肠下部后壁(图54-4)。

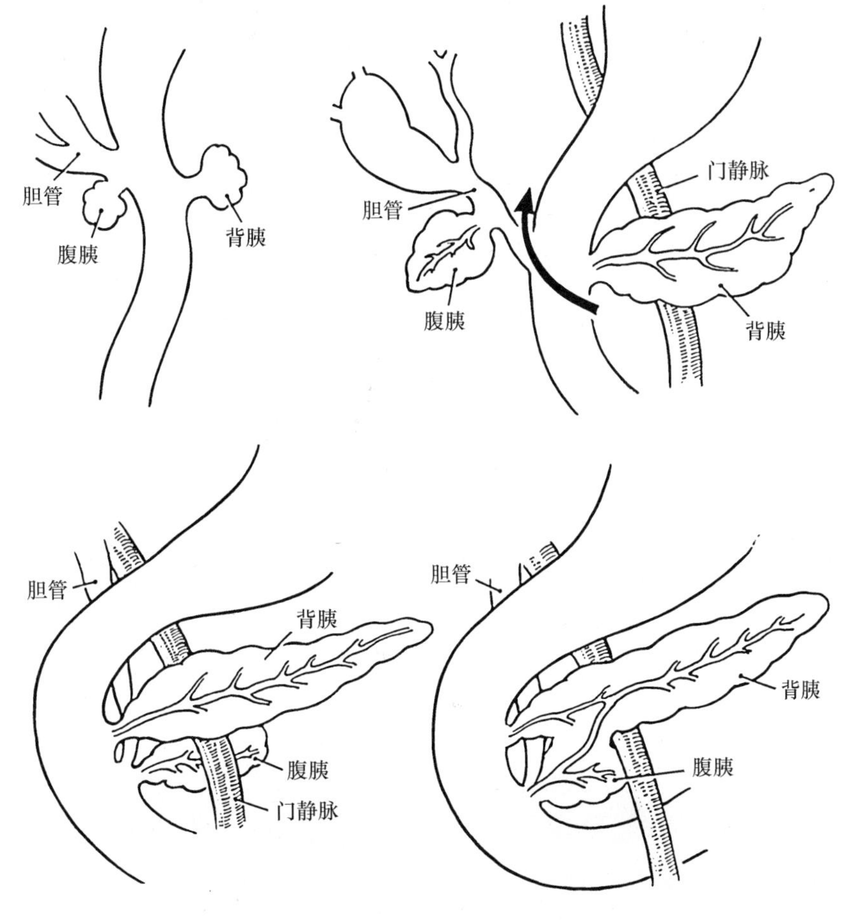

图 54-2　胰腺的发育过程

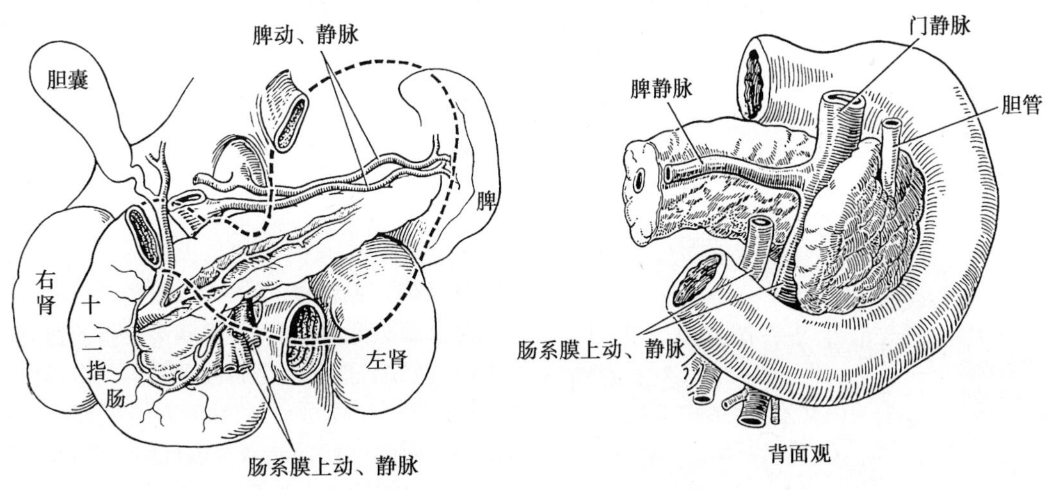

图 54-3　胰腺与邻近器官的关系

胃十二指肠动脉分出胃网膜右动脉后，其延续部分即为胰十二指肠上前动脉，在胰头前面往下行，与胰十二指肠下前动脉相吻合，形成胰十二指肠前动脉弓，供血给胰头及十二指肠前壁（图 54-5）。胰十二指肠下动脉为肠系膜上动脉的第 2 个分支，在肠系膜上静脉的前方或后方经过，分出前后两支。前、后支亦可单独起自肠系膜上动脉。

胰腺体尾部的动脉主要来自脾动脉。胰背动脉从脾动脉分出后（亦可起自腹腔动脉或肝动脉），向下达胰体背部时，分出左、右两支，右支与胰十二指肠动脉弓吻合，左支行走于胰体尾部下缘，形成胰横动脉，并与来自脾动脉的胰大动脉吻合。在脾门处的胰尾部，尚有来自脾动脉的胰尾动脉（图 54-6）。

胰腺的淋巴引流途径主要是向上至腹腔动脉周

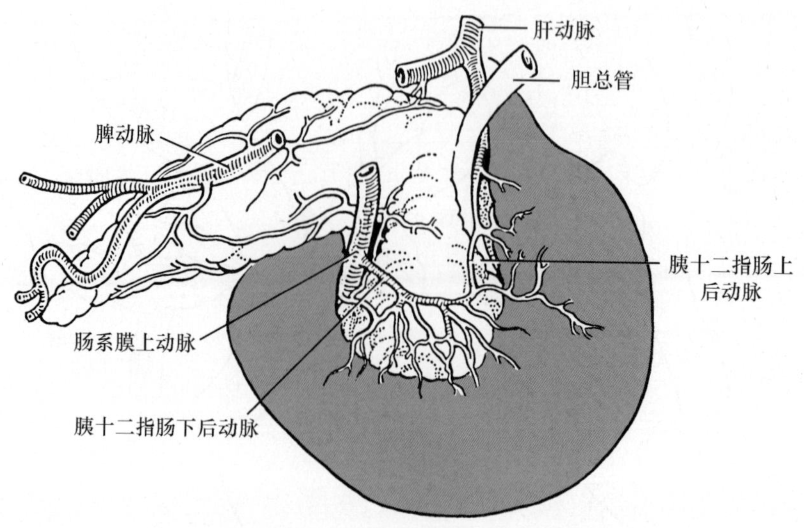

图 54-4　胰头十二指肠背面之动脉(背面观)

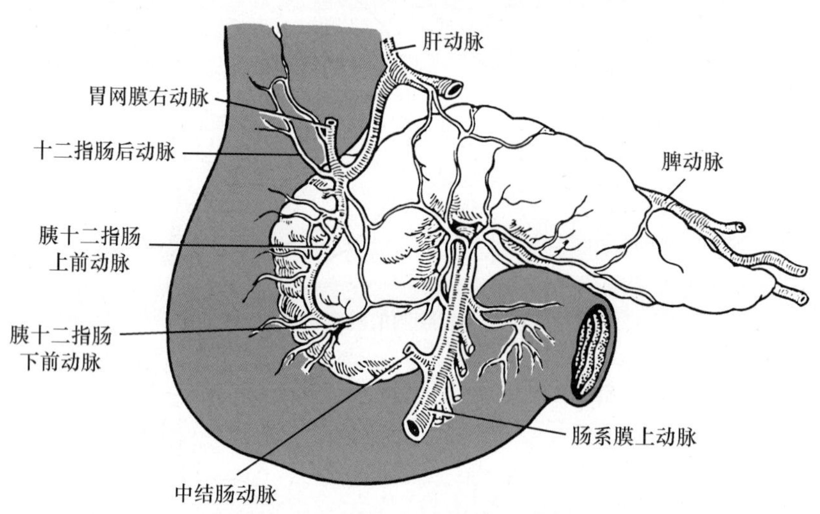

图 54-5　胰头十二指肠前面之动脉

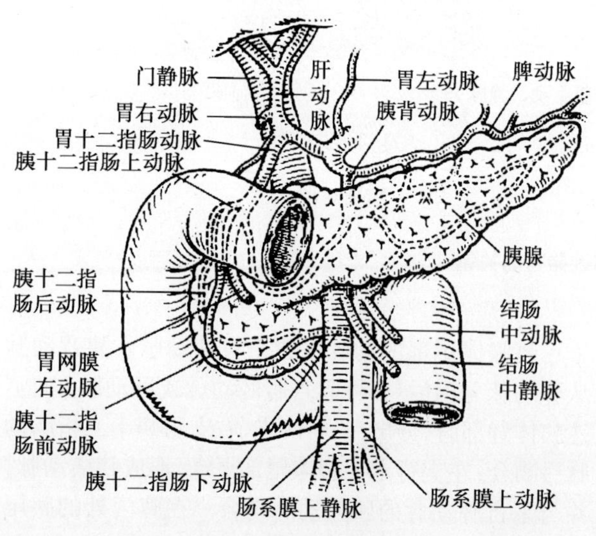

图 54-6　胰腺的动脉分布

围淋巴结。胆总管下端、十二指肠、胰头部的淋巴，首先流入胰头旁淋巴结，复随胰十二指肠血管弓至胰腺上缘淋巴结，再向上至腹腔动脉周围淋巴结。部分淋巴则随胰十二指肠下动脉流向肠系膜上动脉周围淋巴结。因此，对 Vater 壶腹癌行胰十二指肠切除术时，应同时仔细检查小肠系膜根部是否有癌肿转移。胰腺体尾部的淋巴流向脾门处及胰腺上缘淋巴结，再沿脾动脉至腹腔动脉周围淋巴结(图 54-7)。

胰腺外分泌的排泄管道系统由主胰管及副胰管所组成。主胰管开始于远端的胰尾，沿途收集各分支胰管，横贯整个胰腺，与胆总管下端汇合，经十二指肠乳头而流入十二指肠者约占 70%~80%，而胰管与胆总管两者各自独立进入十二指肠者约占 10%~13%。副胰管经小乳头流入十二指肠。小乳头的位置较主乳头为高而表浅，在正常人体中约有 10% 的副胰管为胰腺

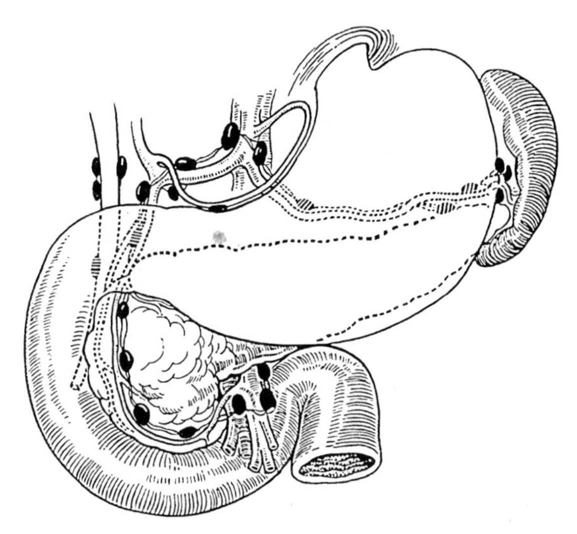

图 54-7 胰腺的淋巴引流

的主要排泄管。具有这种异常解剖关系的患者，若发生慢性十二指肠溃疡时，由于慢性炎症及瘢痕收缩，副胰管开口明显移位接近胃幽门部，当行胃大部分切除时，若不注意则可能损伤副胰管，以致手术后发生急性胰腺炎或胰瘘等严重并发症。少数情况下，主胰管与副胰管是分离的、不相交通，称为分裂胰(pancreas divisum)。

二、胰腺生理与病理生理

胰腺是一个重要的消化器官，分泌食物消化过程中不可缺少的消化酶；胰腺又是一个重要的内分泌器官，参与调节体内能量的消耗与储备，维持身体的内环境稳定。

胰腺分泌的胰液是最主要的消化液之一，含有消化蛋白、脂肪及碳水化合物的各种酶，每天分泌量为800~1 200ml。胰蛋白酶原在肠道内被激活后，对蛋白质食物起消化作用。若手术或外伤后发生胰液外漏，胰蛋白酶亦能消化组织，致创口破裂、血管出血、皮肤糜烂。缺乏胰酶时，影响食物的消化及吸收，除碳水化合物仍能在小肠内消化、吸收外，对脂肪及蛋白质的消化则发生明显障碍，尤其是脂肪，患者易出现脂泻。正常情况下，血液中有少量胰酶(包括淀粉酶、脂肪酶、蛋白酶等)经肾脏排出，当发生胰管梗阻、胰腺泡破裂或急性胰腺炎时，血液中胰酶活性便显著升高。

正常胰液呈碱性，pH 为 8.3~8.6，内含 0.8%~1% 的蛋白质，其电解质含量中碳酸氢根含量较一切消化液都高，可达 60~100mmol/L。钾、钠的浓度与血浆内的浓度相近。当有胰液外漏及大量胰液丧失时，液体的补充应考虑胰液的特殊性。比较简便的计算方法是等量补充胰液的丧失，其中一半用等渗盐水，另一半用 1/6 克分子量的乳酸钠或碳酸氢钠溶液。若无禁忌，每 1 000ml 的液体内加 20mmol 的氯化钾(大约相当于 1.5g 氯化钾)。此外，随着大量胰液丧失，亦有较多的蛋白质丧失，因而亦需同时补充血浆、白蛋白等，以避免产生低蛋白血症。

胰液的分泌受体液因素及神经因素所控制。胰泌素使胰液的总量及碳酸氢根的分泌增加；促胰酶素使胰酶的分泌增加而不增加胰液的总量。在胰外瘘时，应用麻黄碱、碳酸酐酶抑制剂、阿托品、溴丙胺太林等可以抑制胰酶的分泌，减少胰液的丧失及胰酶对组织的消化作用。

胰腺最主要的内分泌功能是由胰岛中的 B 细胞分泌胰岛素。与外科有直接关系的是功能性胰岛细胞腺瘤，肿瘤细胞分泌大量胰岛素，引起低血糖性昏迷。此外，胰岛的非 B 细胞瘤可以分泌促胃液素，使胃酸分泌大量增加，导致严重的胃、十二指肠或空肠上部的溃疡。分泌胰高血糖素、血管活性肠肽、胰泌素的腺瘤，亦见有报道。但胰岛细胞瘤以非功能性者更为常见，这类肿瘤不会引起明显的生理功能改变。

(苗毅 陈建敏)

参考文献

1. Steger U, Range P, Mayer F, et al. Pancreatic duct anatomy in the corpus area: implications for closure and anastomotic technique in pancreas surgery. Langenbecks Arch Surg, 2010, 395(3): 201-206.
2. 胡建昆，周总光，杨开清．胰腺的应用解剖．世界华人消化杂志，2001，(7):826-829.
3. 张家喜，胡仁昭．胰腺的应用解剖．实用外科杂志，1984，(3):138-140.
4. 孟昭鲁，刘翔林．胰腺动脉的外科解剖．临床应用解剖学杂志，1983，(2):108-112.
5. 胡仁昭．胰腺的外科解剖．腹部外科，1988，(3):126-129.
6. 周总光．胰腺微循环的解剖和生理．外科理论与实践，1998，(2):75-79+129.

第二节 胰腺外伤手术

胰腺损伤(pancreatic injury)主要指包括外力作用于腹部导致的胰腺外伤，也包括某些医源性损伤，两者外科手术的基本原则相似。

胰腺属于腹膜后器官，位置深在，前有肋弓，后有脊柱和腰背部强大的肌肉保护，周围紧邻上腹部重要器官和血管，包括胃、十二指肠、胆道、肝脏，小肠、结肠、脾脏及大血管等，胰腺创伤并不常见，孤立的胰腺创伤更为少见，胰腺损伤常常合并这些器官的损伤。国内外资料统计胰腺损伤约占成人腹部钝性损伤的3%~5%，在穿透性腹部创伤中约占 12%。由于以上生理解剖特点，胰腺损伤的症状和体征可以表现轻微，

6

或者被其他脏器的损伤所掩盖，早期诊断困难，常导致误诊、漏诊、治疗延误，许多病例需要手术探查明确诊断。

胰腺外伤大体上可分为闭合性和开放性两大类。当上腹部受到严重冲击挤压时，横跨于脊柱前方的胰腺被挤压到后方坚硬的脊柱，缺乏缓冲，可能导致胰腺头部及体部的挫裂伤，严重者可致胰腺完全断裂，或伴有十二指肠破裂。胰腺上缘及深面与大血管相邻，特别是在穿透性伤时，可伴有血管破裂而大量出血。胰腺损伤后可引起急性胰腺炎、胰腺坏死、胰腺脓肿、胰瘘、假性胰腺囊肿等并发症，病情危重，总死亡率约 5%~30%，并发症发生率约 50%。

胰腺损伤的分级具有重要的临床意义，国内外的分级方法很多，但尚无统一的标准分型标准，目前应用最广泛的是美国创伤外科学会（ASST）1990 年提出的分级标准，将胰腺损伤分为 5 个等级。Ⅰ级：不伴有主胰管损伤的轻微挫伤、撕裂伤或血肿。Ⅱ级：不伴有主胰管损伤的较大血肿、较深挫伤或撕裂伤。Ⅲ级：肠系膜上静脉左侧远端胰腺的断裂伤或累及主胰管的撕裂伤。Ⅳ级：肠系膜上静脉右侧近端胰腺横断伤或累及壶腹部、主胰管的撕裂伤。Ⅴ级：胰头严重损伤伴有主胰管损伤。

准确评估胰腺损伤类型，尤其是寻找受累的胰管损伤，是治疗胰腺损伤的关键。有主胰管破裂的伤员，非手术治疗的死亡率很高。到目前为止尚无标准的胰腺损伤处理方式。

临床表现、体征、恰当的实验室检查及必要的影像学检查有助于早期诊断胰腺损伤。血清淀粉酶对诊断胰腺损伤具有一定意义，但不能对胰腺损伤程度作出准确分级。超声检查是最常用方法，但易受肠气干扰。腹部增强 CT 最有诊断价值，表现为胰腺连续性缺失、胰腺实质水肿或血肿、胰周积液或活动性出血等，但对胰管损伤的诊断缺乏特异性。磁共振胰胆管成像（MRCP）或内镜逆行胰胆管造影（MRCP）有助于评价胰管损伤的部位及程度，尤其后者必要时还可进行治疗，如放置支架管或置管引流，但两者均需要患者充分配合，严重创伤患者难以耐受，ERCP 还存在增加胆道感染和诱发胰腺炎的风险，限制了其在急性创伤患者中的应用。

【适应证】

1. 腹部外伤，疑有腹内脏器损伤、出血或腹膜炎，有剖腹探查的指征者。

2. 上腹部闭合伤，有局部体征，血清及尿淀粉酶持续升高者。

3. 腹腔穿刺抽出液淀粉酶升高并有腹部伤的症状和体征者。

4. 影像学诊断如上腹部 CT 检查，显示胰腺实质破裂及小网膜囊内积液者。

5. 血清淀粉酶不升高并不能否定胰腺伤。

【禁忌证】

1. 对多发伤的患者，应根据病情分清先后缓急，一次处理，胰腺伤的本身并不立即构成对生命的威胁。

2. 单独的血清淀粉酶升高不伴有腹部的症状和体征时，不作为手术指征。

【术前准备】

1. 积极的抗休克治疗，使患者能有稳定的血液循环状态以便实施手术。

2. 迅速了解伤情并做必要的检查，诊断未能明确时，应有血清及尿淀粉酶测定、腹腔穿刺抽液、胸 X 线片、上腹部 B 超或 CT 检查。

3. 疑有胰腺损伤或者腹膜后组织结构损伤者，应从上肢静脉内输血及输液。

4. 在积极的抗休克治疗下若血压不能稳定并有内出血的表现，多为胰腺外的大血管损伤，此时宜紧急手术止血。有时出血可来源于实质脏器伤，如肝脏、脾脏。胰腺伤处大量出血者少见。

5. 术前即应使用广谱抗生素，有助于预防术后腹腔内感染及败血症。

6. 胰腺外伤剖腹探查术时应做好对其他脏器伤和大血管伤的紧急处理的准备。

【麻醉与体位】

一般采用气管插管全身麻醉。仰卧体位。

【手术步骤】

1. 胰腺外伤的剖腹探查术

(1) 多采用上腹部正中长切口，从剑突下方至脐下 2~4cm，该切口对胰腺的显露较好。若需要重点处理左侧或者右侧腹腔内的损伤时，可做一向左或右侧的附加横切口。

(2) 腹腔内的探查应首先确定有无肝、脾、肠系膜血管的破裂出血，有无消化道穿孔，逐一给予妥善的处理之后，再探查胰腺。

(3) 若手术前并未作出胰腺损伤的诊断，只因其他脏器损伤实施剖腹探查，当发现以下情况，应该探查胰腺：①小网膜囊内血肿；②胃穿透伤；③横结肠系膜根部水肿、淤血、血肿；④十二指肠壁血肿；⑤十二指肠外侧腹膜后血肿、积气、捻发音、胆汁染色；⑥腹膜后血肿；⑦腹腔内（如网膜、系膜）有脂肪坏死、皂化斑块；⑧腹腔内血性或棕色液体，或有血液，但未发现出血来源。

(4) 胰腺探查步骤：首先剪开胃结肠韧带，将大网膜向上提起，沿横结肠上缘网膜附着处的无血管区剪开（图 54-8A），或切开胃结肠韧带后，将胃大弯及大网

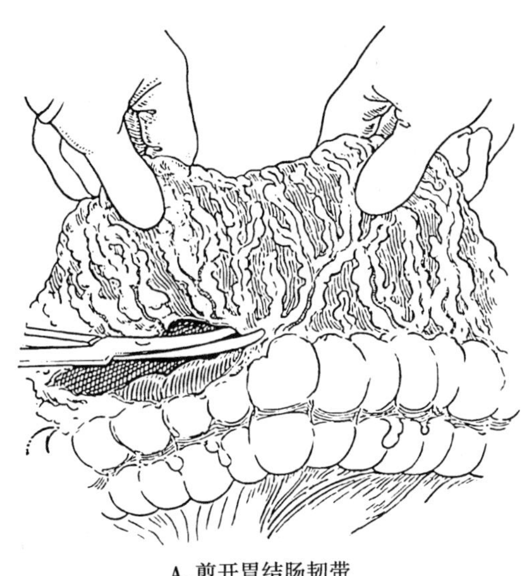
A. 剪开胃结肠韧带

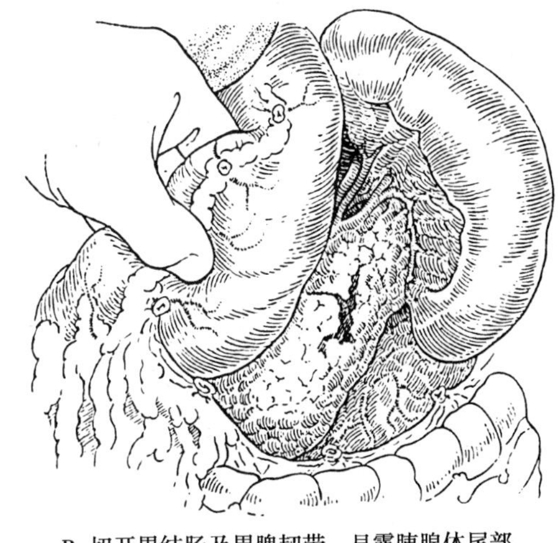
B. 切开胃结肠及胃脾韧带，显露胰腺体尾部

图 54-8　胰腺外伤手术:探查胰腺

膜向上提起,同时将横结肠向下牵压,以显露胰腺及其上、下缘(图 54-8B)。探查胰腺头部时需要分离横结肠肝曲的附着,将结肠肝曲向下方游离,切开十二指肠外侧腹膜(Kocher 切口),充分游离十二指肠及胰头后面,直至腹主动脉前方,使整个十二指肠和胰头翻向内侧和左下方,充分检查胰头和十二指肠有无损伤。也可用双合触诊法检查胰头深部组织及胆总管下端。位于胰尾的损伤,需切开胰体尾上、下缘的后腹膜,将胰体尾充分松动以检查其后表面,必要时可将脾脏一并游离后移至切口外。

(5) 当发现胰腺的挫伤、血肿、裂伤等损伤时,必须进一步确定主胰管有无断裂。大胰管的损伤直接影响手术术式的合理选择及患者的预后。术中见下述情况之一者,可认为有大胰管损伤:①胰腺完全横断;②在胰腺断裂面可清楚见到大胰管裂伤或断裂;③胰管断裂、撕裂大于胰腺直径 1/2,特别是胰颈、胰体中上部断裂;④胰腺中心较大穿透伤;⑤胰腺组织严重挫灭已近碎裂。对于术中难以确定是否大胰管损伤者,可以切开十二指肠,经十二指肠乳头的插管注入稀释的造影剂进行术中逆行胰管造影予以确定(图 54-9)。

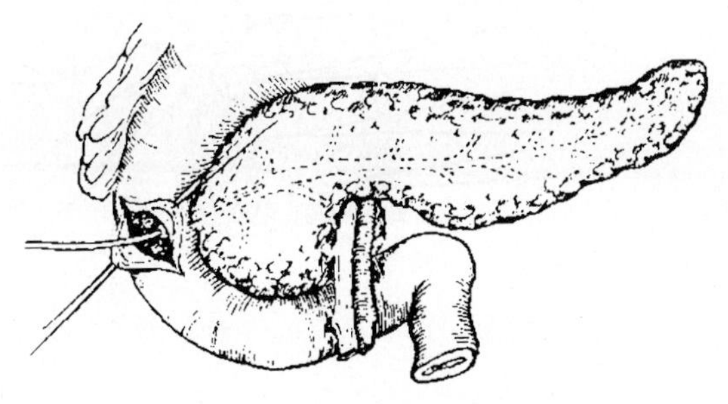
图 54-9　术中逆行胰管造影

2. 胰腺裂伤单纯缝合　在报道的胰腺损伤中,70% 的病例为不伴有主胰管损伤的胰腺挫伤或者浅表胰腺裂伤,其处理可在探查和止血后引流。采用体位引流的方法就足够,但闭式负压吸引引流可使术后并发症发生率下降约 50%。如发现胰腺被膜下有小血肿,则需切开被膜,清除血肿,局部用细丝线缝合止血后充分引流。

若为表浅胰腺裂伤,并未伤及胰管,可将裂伤处予以缝合。在离伤缘两侧约 1cm 处,各以细丝线做与创缘平行的一排褥式缝合,逐渐扎紧,以达到止血及防止胰液外漏的目的。然后在褥式缝合之间,进行间断缝合,对拢创缘(图 54-10)。胰腺质地脆弱,操作宜轻柔,以免增加胰腺的损伤。无论胰腺的损伤多么轻微,胰腺损伤部位处或小网膜囊的引流都是必要的。最后清洗小网膜囊,在缝合处附近放置 Penrose 引流及一质软的橡皮管引流。引流管应从距离最近的腹壁另外戳口引出。

3. 胰腺部分切除术　30% 的胰腺损伤伴有主胰管的损伤,胰腺损伤的具体手术方式取决于胰管破裂的位置。较严重的损伤往往造成胰腺完全离断或主胰管断裂。对胰腺较深的损伤,一般应作为有胰管损伤处理(图 54-11A)。

位于脊柱左侧或者肠系膜血管左侧的胰腺严重损伤,简单而有效的手术方法是施行包括损伤部位在内的胰体尾部切除加胰头侧断端缝合修补。此法简单易行,并可减少手术后感染及胰瘘等并发症。胰腺脾脏一同切除是此类胰腺损伤急诊手术时最常采用的术式。但是,由于切除了脾脏,会导致术后脾脏对机体的免疫功能破坏,进而可能引起抗感染能力下降,因此,如果术中条件允许,尤其是在儿童患者中,还是推

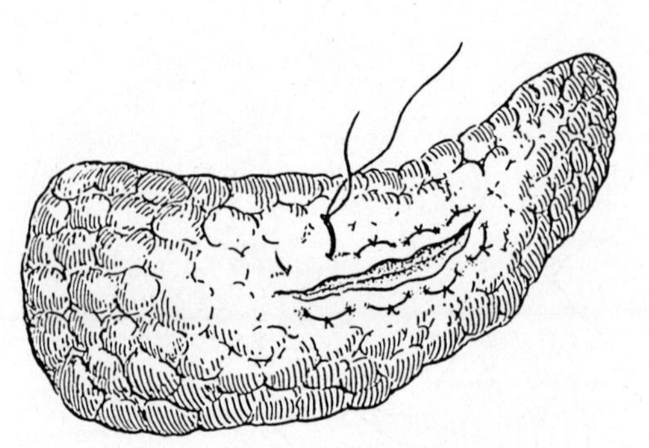

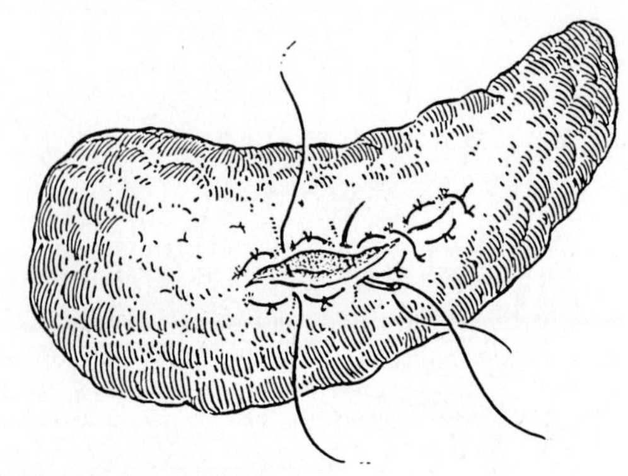

图 54-10　胰表浅裂伤处的缝合

荐行保留脾脏的胰腺远端切除。

切开胃脾韧带及脾结肠韧带后，将脾脏与胰尾一起游离。此类伤员的脾脏体积常较小，一般不需先结扎脾动脉。切开胰腺上、下缘的腹膜，游离胰腺体尾部。在胰腺损伤部位的右侧约 2~3cm 处，结扎并切断脾动脉及脾静脉，用一心耳钳轻轻夹住胰腺，然后在裂伤的右侧较为正常的组织处切断胰腺（图 54-11B）。单独结扎胰管，断面上出血点均以细丝线缝扎。用 1 号丝线褥式缝合胰腺的断端，外面再做间断缝合（图 54-11C），将附近的横结肠系膜或大网膜缝合覆盖在胰腺的残端上。在左膈下及胰腺的断端附近各置一 Penrose 引流，再置一质软的橡皮管引流，以便发生胰瘘时作持续负压吸引用（图 54-11D）。

如果单纯为胰腺体尾部伤而脾脏和脾蒂无损伤，

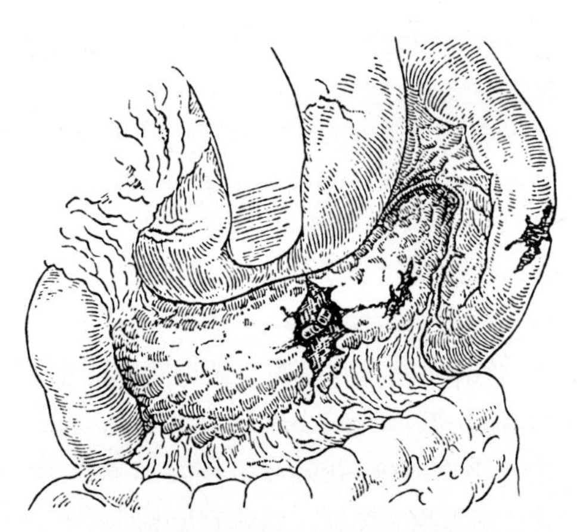

A. 对较深的裂伤应作为胰管伤处理

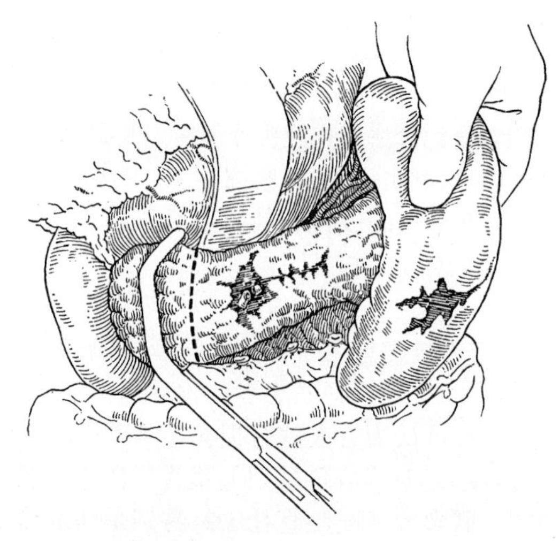

B. 胰体尾部切除，在裂伤右方较正常的组织处切断胰腺

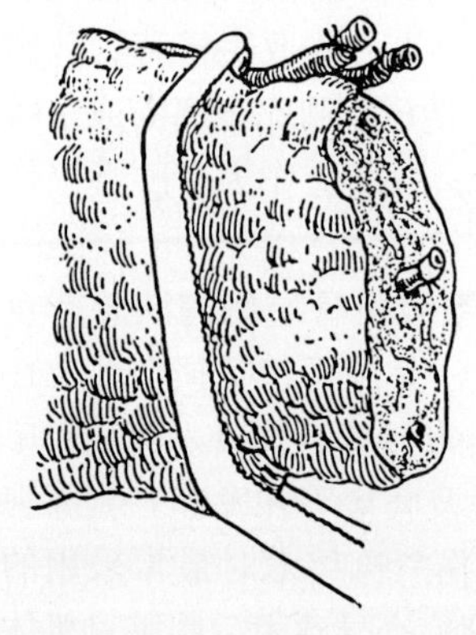

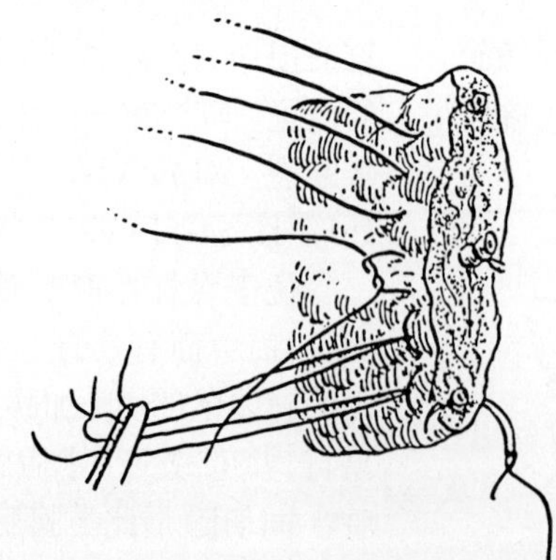

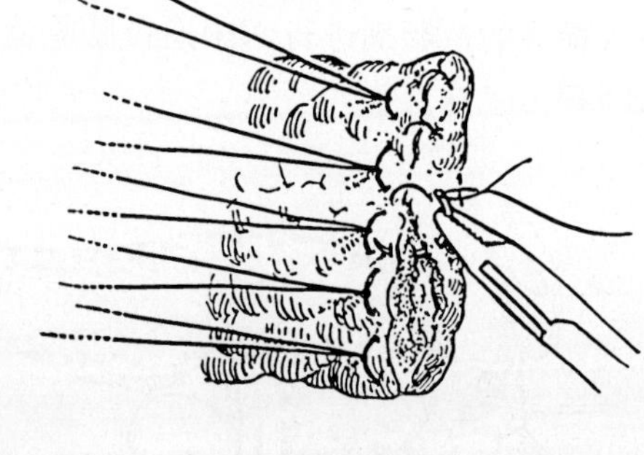

C. 缝合胰腺断端

图 54-11　胰腺部分切除术

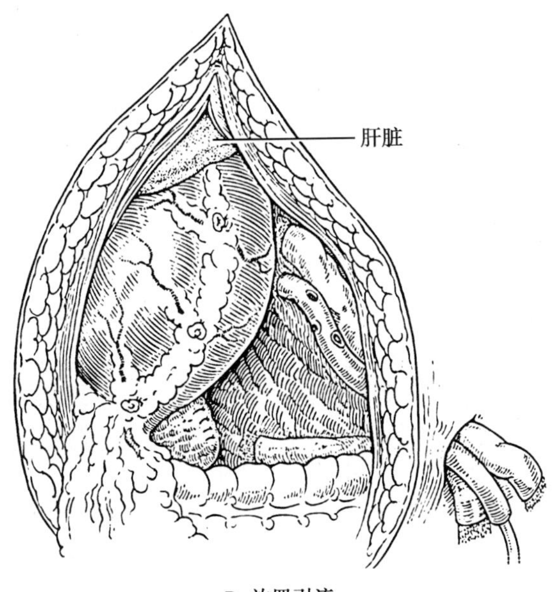

D. 放置引流

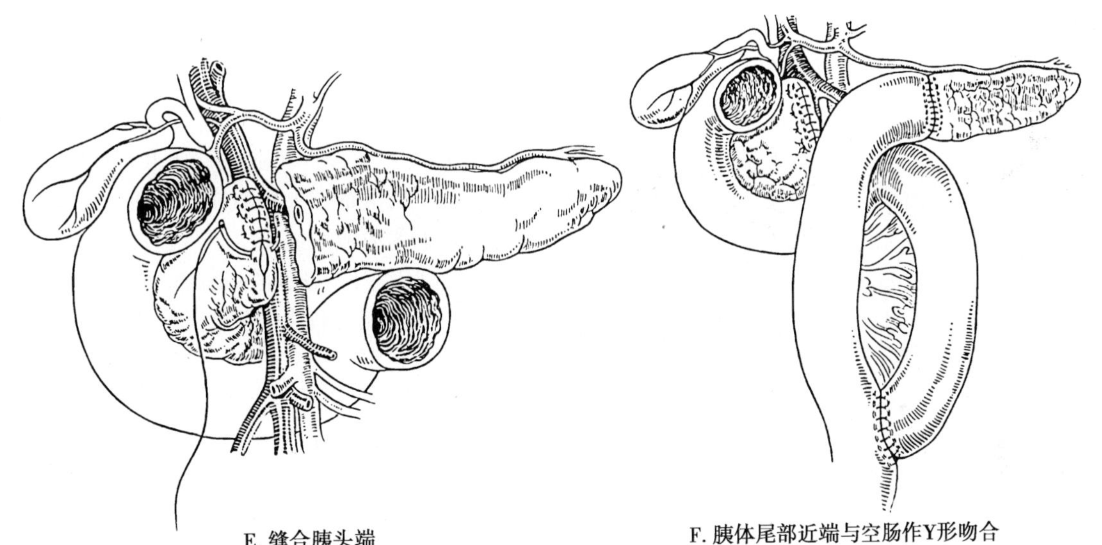

E. 缝合胰头端　　F. 胰体尾部近端与空肠作Y形吻合

图 54-11（续）

患者血流动力学稳定时，可单纯切除胰体尾部并保留脾脏。若大网膜上的血管弓和胃短动、静脉仍保存完整，可将胰腺体尾部连同脾动、静脉切除但保存脾脏，并不影响脾脏的血液供应与回流。

4. 胰腺空肠吻合　位于脊柱右侧或者肠系膜上血管右侧的胰管及胰腺断裂伤，常需考虑远侧端胰腺组织的保存问题，若切除过多的有功能的胰腺组织，会引起胰腺内、外分泌功能的不足。因此，若伤员的情况允许，推荐行胰头侧断端缝合修补，将胰腺的体尾部保留，胰体尾侧断端与空肠进行 Roux-en-Y 吻合以恢复其生理功能。

将胰腺右侧断端的坏死组织清除后，以丝线结扎主胰管，然后缝合断端。先做一排褥式缝合，以达到止血及防止胰液外漏的目的，再加间断缝合，对合胰腺的创缘（图 54-11E）。远侧胰腺断面的清创及止血和近端相同。然后，离 Treitz 韧带约 15cm 处切断空肠，造成 Roux-en-Y 肠袢，旷置肠段的长度约 45cm，经横结肠系膜上提，将空肠断端与胰腺远端行套入式双层吻合（图 54-11F）。胰管内的导管可剪短留置于空肠内，待日后自行排出。为防止胰腺空肠吻合口处发生肠瘘，也可在胰体尾侧断面将主胰管游离出来，插入硅胶管经空肠穿出肠壁和腹壁引出体外，3~4 周后待伤处完全愈合无胰瘘时再行拔出。此法的优点是可以保存胰腺组织，减少胰瘘的发生。其缺点是手术时间较长，并因切开肠腔，激活胰消化酶，有增加感染的可能性，并发症发生率较高。

5. 胰十二指肠损伤的手术　胰十二指肠联合伤是胰腺损伤中最严重的一种类型，此类伤的伤情复杂，手术处理困难，手术后的严重并发症发生率和死亡率均较高。手术治疗方法主要根据伤情的严重性：①轻型的胰腺挫裂伤合并十二指肠破裂，主要针对十二指肠破裂伤进行处理，胰腺伤处缝合加放引流；②较严重的胰挫裂伤和十二指肠破裂，较保守的手术方法是缝合修复伤处，同时做膈下双侧迷走神经干切断、胃窦切除、十二指肠造瘘、胆管引流，若可能的话，同时做胰管插管引流，达到将十二指肠憩室化（图 54-12）。因手术过于复杂，可用缝闭胃幽门、胃空肠吻合的十二指肠排外的改良手术方法；③严重的胰头十二指肠挫裂伤，十二指肠失去活力，伤部出血难于控制者，唯一能挽救伤员的手术方法是胰十二指肠切除术，由于此手术的死亡率仍较高，术后并发胰瘘、胆瘘、胃肠吻合口瘘、腹腔内感染、继发性出血的发生率均较高，故选择此手术时应十分慎重。

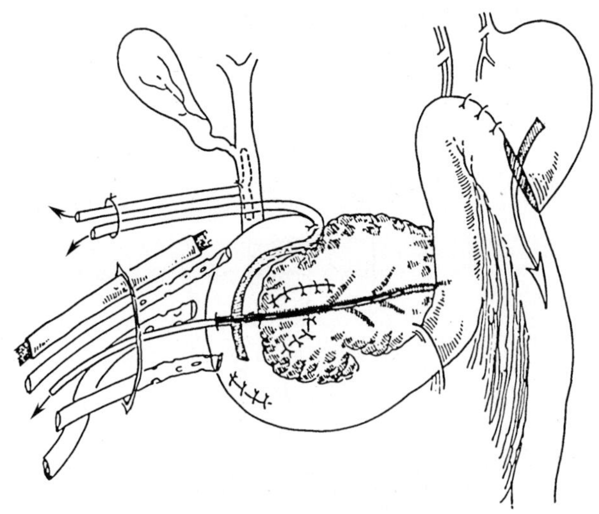

图 54-12　十二指肠憩室化治疗胰十二指肠伤

【术后处理】

1. 严重胰腺损伤者应密切监护生命体征和加强呼吸管理，有条件者可在 ICU 监护治疗。

2. 一般较轻的胰腺损伤患者，手术 7 日后开始进清淡流质饮食，以后逐步增加。严重胰腺损伤患者需术后加强营养支持以维持足够的营养需要。根据患者情况及病情，可给予深静脉插管的全胃肠道外营养或者通过空肠造瘘管及鼻胃管鼻饲。

3. 用生长抑素八肽抑制胰腺分泌。

4. 必须保证各个引流管的通畅，是降低胰腺损伤术后的并发症和死亡率的关键措施。充分的胰腺周围和腹腔内引流，一般用 4~5 根 Penrose、软质橡皮管负压引流，以避免渗出液和胰液在腹腔内潴留。必要时，可用生理盐水或抗生素液体冲洗引流管。

5. 观察腹腔引流液体的性质及量，并检查其淀粉酶含量。若引流量很少，术后第 3 日可拔除引流；淀粉酶含量较高时，将引流管留待 5~7 日之后淀粉酶正常时再拔除；对已形成瘘管者，则需待瘘管内口封闭后再拔除。

6. 做血、尿淀粉酶测定，伤后最初 3 日，每日 1 次，以后依情况酌定。

【术后并发症及处理】

1. 胰瘘　胰腺损伤术后最常见的并发症，发生率约为 10%~30%。胰头部损伤发生胰瘘者比胰尾部损伤者多见。胰瘘最基本也是最重要的处理措施是保证引流通畅，避免胰液在腹腔内集聚，防止胰酶被激活后消化周围组织造成大血管破裂出血及继发感染等严重并发症。可用负压吸引及生理盐水冲洗或者抗生素溶液冲洗，减少胰液分泌量，患者完全禁食，给予全胃肠外营养支持，应用生长抑素可减少胰腺损伤患者的胰液流出量，有助于减少胰瘘发生。长期胰瘘尤其是造影证实与胰管相通的严重胰瘘患者，可行 ERCP 并放置支架治疗。大多数胰瘘可通过保守治疗或二期确定性手术治愈。

2. 腹腔内感染、脓肿形成　发生率约 20%~30%。它与胰腺损伤的程度、范围、合并胃肠道损伤、腹腔引流不畅及胰瘘有关。处理：引流物细菌培养及药敏试验，同时全身大剂量应用广谱抗生素，通畅引流，B 超引导下穿刺引流，切开引流等。

3. 腹腔内出血　术后近期的出血多来自胰腺创面的渗血，术后晚期的出血多因腹腔内大血管被胰液腐蚀破裂。处理：首选介入栓塞治疗。如果造影未能明确出血部位，应立即再次开腹探查。

4. 创伤性胰腺炎　一般经保守治疗后多可治愈。

5. 胰腺假性囊肿　是胰腺损伤后期并发症，可根据情况行外引流术、内引流术或者囊肿切除术。

6. 胰腺功能不全　主要是因为过多切除胰腺组织所致，多见于胰头十二指肠切除术后和广泛的胰体尾切除术后。定期监测血糖、尿糖，必要时可给予胰岛素治疗。

（石军）

参考文献

1. 田孝东，杨尹默．胰腺损伤诊断、分级及外科治疗．中国实用外科杂志，2015，35（03）：258-262.

2. Girard E，Abba J，Arvieux C，et al. Management of pancreatic trauma. Journal of Visceral Surgery，2016，153（4）：259-268.

第三节　急性胰腺炎手术

一、急性胰腺炎外科治疗理念的演变和手术原理

Berkely.Moynihan 在 1925 年形容急性胰腺炎是"所有腹腔疾病中最可怕的,突然发病,然后是无尽的痛苦,紧随的是死亡的命运,这真是最可怕的灾难"。回顾坏死性胰腺炎的治疗史,从简单引流到胰腺切除,到清创再到坏死清除;从手术到保守再到手术;从早期手术到延迟手术,一直充满着争论、质疑和艰苦的探索。虽然过程曲折,但病死率从早期的 60%~80% 到今天的 10%~20%,体现出了外科医生在处理急性胰腺炎及其并发症方面所作出的巨大贡献。

(一)急性胰腺炎病理学以及作为临床独立疾病的确认

中世纪前,人们对胰腺疾病还没有一个清楚的认识,直到 1652 年,荷兰的 Nikolaus Tub 在对一位突发腹痛并死亡的年轻患者进行尸检发现:胰腺变大、脓肿、腐烂,才首次记录和描述了坏死性胰腺炎。之后的研究不多,直到 1842 年,Herinrich Claessen 提议将急性胰腺炎作为一种独立的临床疾病。在后来的 50 多年里,一些杰出的病理学家进行了大量的解剖学研究。1889 年 Reginald Fitz 综合了以前的研究提出了急性胰腺炎的 Fitz 分型系统(出血性、坏疽性和化脓性)。

(二)急性胰腺炎早期的外科治疗探索

对于急性胰腺炎外科治疗的最初尝试似乎证明外科手术并不适宜。早在 1845 年 Wandeleben 尝试着用切开、引流的方法治疗一例胰腺脓肿的患者,但结果不得而知。1882 年 Rosenbach 也对一例胰腺脓肿的患者进行了引流,但患者手术后早期即死亡。1887 年 Hirschberg 也进行了尝试,但患者也在术后早期死亡。

早期的这些尝试均失败了,但并未影响到外科医生对急性胰腺炎外科手术治疗的探索和坚持。1886 年,Nikolas senn 在发表的论文中写道:"坏疽是胰腺急性炎症的结局之一。及时手术清除坏死组织似乎有利于增加痊愈的机会。因此,我们应该增加坏疽作为胰腺疾病的手术适应证"。

(三)19 世纪末、20 世纪初外科手术成功治疗急性胰腺炎,并成为治疗的主导方法

德国外科医生 Werner Koerte 于 1894 年首次报道了通过手术成功治疗了坏死性胰腺炎的病例。一位重症胰腺炎的患者在发病 1 个月后,他通过左侧腹部切口,引流了巨大的胰腺脓肿,并在腹膜后填入碘仿纱布,手术后定期更换,在切口排出大量坏死胰腺组织、脂肪组织后,形成胰瘘,5 个月后痊愈出院。虽然他的另外 2 例采用相同处理方法的患者因复发感染死亡,但 Koerte 提出了治疗坏死性胰腺炎的观点:对胰腺感染应延迟探查,早期不推荐手术治疗,有胰腺脓肿形成才是手术的指征。之后的 1895 年,美国的 Thayer 报道了采用清创和封闭式引流的方法成功治愈一例坏死性胰腺炎继发感染的病例。有了手术成功治疗的先例,很多外科医生开展了胰腺炎的外科治疗。Mayo Robson 报道了 4 例坏死性胰腺炎早期手术 2 例存活。Johann von Mikulicz 提倡早期探查。很快,其他外科医生也报道了手术成功治疗坏死性胰腺炎及其并发症的病例。这一时期出现了早期探查、清创加纱布引流,以及早期手术行胰腺被膜切开、胰周纱布引流的方法。另外也有对胰腺脓肿延迟手术,采用敞开创口、纱布填塞、用或不用侧腹部对口切开的方法。

尽管外科医生对手术的时机以及手术的方法存在诸多争议,但手术干预成为接下来 20 余年治疗坏死性胰腺炎的绝对性主导策略。1925 年 Moynihan 对此提出了质疑。1927 年法国的 Viktor Schmieden 教授收集了 124 家国际临床机构的 1 510 例坏死性胰腺炎病例,其中 1 278 例接受手术治疗,总死亡率为 51%,与世纪之交的 60% 死亡率没有明显的差异,并发现出血性和坏死性胰腺炎患者死亡率最高(60% 和 65%),水肿性胰腺炎死亡率最低(24%)。尽管当时普遍认为:只有手术治疗才能防止急性胰腺炎患者的死亡,但也认可了手术操作和术后处理所遇到的困难。

6

(四)20 世纪 30 年代到 50 年代末,保守治疗占据了急性胰腺炎治疗的主导地位

一直以来,急性胰腺炎的临床诊断存在困难,这无疑成为早期手术死亡的主要原因,因为只有表现非常典型和严重的患者才易于诊断。1929 年,这一切发生了变化,Elman 等人提出血清淀粉酶测定能可靠地诊断急性胰腺炎。随着血清淀粉酶资料的积累,很明显大部分急性胰腺炎患者的病情较轻。随后,出现了对手术在急性胰腺炎治疗中的必要性和主导性的质疑。1929 年,维也纳外科医生 Peter Walzel 首先指出:对大多数急性胰腺炎患者,保守治疗的死亡率明显低于手术干预。之后,急性胰腺炎的非手术疗法迅速得到欧洲和北美的支持和倡导,从 20 世纪 30 年代初至 50 年代末,很少再采用外科干预方法治疗急性胰腺炎。

然而,对于保守疗法也并不是不存在质疑,1948 年 Paxton 和 Payne,1959 年 Pollock 在病例分析和回顾中对此提出了疑问。1962 年,Foster 和 Ziffren 也谈到了保守治疗的高死亡率,某些情况下保守疗法的死亡率超过 80%。外科医生再次开始怀疑严格限制坏死性胰腺炎的手术适应证能否进一步改善死亡率。

（五）外科干预再次成为接下来的趋势，欧洲倾向于激进的胰腺切除，美国相对保守

外科医生认为，坏死组织的出现自然就是切除的指征。一些激进的外科手段，包括胰腺切除开始出现，希望胰腺切除能终止疾病的进展。1945年里昂的Dargent为一例坏死性胰腺炎患者施行全胰腺切除，但患者未能存活。1959年，Chau等报道了第一例胰腺远端切除成功治疗坏死性胰腺炎的病例。1963年，英国的George Watts首次报道成功为一位"暴发性"急性胰腺炎患者施行全胰切除术。认为去除坏死和破损的胰腺能改善预后，结果，数项相关的研究发表了。"经支持治疗无效"作为重症胰腺炎外科干预的主要指征，很多欧洲外科医生通过对这类高危患者施行胰腺大范围切除而积累了经验。通常在急性发病48小时内就进行干预，包括左侧胰腺切除和偶尔的全胰腺切除。经验最多的法国Louis Hollender教授1967年开始尝试，采用胰腺被膜切开和早期切除出血的胰腺段，以及后来的胰腺坏死部位的切除和灌洗。在他们的干预下，82例患者的死亡率达到26%。与20世纪头25年50%~70%的手术死亡率相比，胰腺切除显得比较成功。不过，这一成果部分要归功于其他领域的研究成果，如外科患者代谢和液体的平衡的认识，血管收缩药的使用等。

这一时期，相较于欧洲胰腺切除占支配地位的观点，美国更倾向于采用相对保守的外科方法。清创术和闭式引流是当时美国治疗胰腺感染的常用手段。1968年，Waterman开发出一种改良引流方式"深坑式引流"，10例患者在坏死出血阶段的早期接受该手术全部存活。马萨诸塞总医院于1970年在此基础上加上胆囊造瘘、胃造瘘和空肠营养性造口的方法早期进行手术干预，获得了成功。Warshaw等报道应用该策略治疗来自同一机构的38例患者，死亡率为34%。早期手术行"深坑式引流"加上三造口和静脉高营养治疗坏死性胰腺炎成为美国主要的治疗方法，1976年，White和Heimbach报道了30例病例，死亡率为20%，但是发现术后感染导致一半的患者需要再次手术。

随着欧洲对大量急性胰腺炎切除胰腺的病理学观察，获得了两个重要的发现：大多数重症胰腺炎患者存在胰腺的坏死，提示临床表现的严重性与胰腺的坏死过程相关；另外，在切除的大量标本中经常发现有活力的胰腺组织，提示手术切除超出了必要的范围。鉴于在坏死出血阶段行大范围胰腺切除的高死亡率，以及无法判断切除区域内是否存有有活力的胰腺组织，许多外科医生开始寻找替代早期干预和广泛切除的方法。

（六）急性胰腺炎治疗的现代阶段

1974年，John Ranson发表了试图通过临床观察和一些实验室检测来预测急性胰腺炎发作严重程度的报告，这一报告开启了急性胰腺炎治疗的新纪元。建立预测指标产生了一系列重要的临床问题：如何对急性胰腺炎引起的坏死进行诊断？外科干预的指征是什么？最佳的手术方法是什么？何时手术？

1. 坏死的诊断　强化CT解决了这一问题。1984年，Leena Kivisaari观察到坏死性胰腺炎患者行增强CT扫描时，胰腺坏死部分未显示强化。随后欧洲和美国的实验和临床研究证实，超过90%的未显示强化病例存在胰腺坏死。

2. 外科手术指征　无菌性坏死的治疗经历了一个从积极切除到保守的转变。基于三个合理的假设：①胰腺坏死组织清除可防止导致器官功能衰竭的"有毒物质"的释放；②坏死组织继发的感染将不再发生；③手术死亡率将会得到改善。形成了坏死组织必须清除的观点。德国乌尔姆的Hanns Beger倡导在重症胰腺炎早期进行外科干预，胰腺坏死病灶清除代替了原有的胰腺切除，发病后经过48小时严格的保守治疗无效，增强CT提示坏死性胰腺炎的患者，无论感染是否发生均进行手术，即使是胰腺无菌性坏死也必须清除。乌尔姆研究组1988年报道无菌性坏死采用这种治疗方法总死亡率为8.1%。1995年，他们提出了改进，允许对一些无菌性坏死的胰腺炎患者采取保守治疗。2005年，他们总结时指出，经手术治疗的无菌性坏死和感染性坏死的重症急性胰腺炎（SAP）患者，死亡率为13.1%，而保守治疗的死亡率仅为6.2%。而且，通过清创和小网膜囊灌洗，感染性坏死的手术死亡率降到了21%。同一时期，美国波士顿的Warshaw也主张对无菌性坏死进行清除。但是1986年美国Edward Bradley进行的一项前瞻性调查得出的结论是：胰腺是否有无菌性坏死或是否有器官功能衰竭并非手术干预的指征。这一观点虽然引发了大量的争论，但随后的其他前瞻性研究支持了这一观点，认为无菌坏死性胰腺炎非手术治疗的死亡率等于或低于手术治疗。

感染性坏死治疗的共识：手术是必要的。不同于无菌性坏死是否需要手术治疗的争论，感染性坏死需要外科手术治疗的观点几乎达成了共识。不过，对于感染性胰腺坏死的手术方法和手术干预的时机问题仍存在一些争论。比较"开放式填塞法""计划性分阶段清创法"和"封闭式手术引流或小网膜囊灌洗"哪种方法更有优势似乎还没有结论。

3. 外科干预时机　在20世纪80年代和90年代，对于急性坏死性胰腺炎的手术时机是早期（发病1周内）还是延迟（发病后2~4周）产生了争论。提倡早期就清除无菌坏死物的外科医生主张早期手术，而主张坏死感染后才手术的外科医生则坚持延迟手术。随着

6

无菌坏死作为手术指征的观点被改变，这场争论实际就结束了，延迟手术的优势很快就显现出来。Mier 等在 1997 年采用随机对照的研究也证明，延迟手术对降低死亡率有优势。

（七）展望

经过几代外科医生的不懈努力，重症胰腺炎的病死率从初期的 60% 降到目前的 10%~20%，这无疑是巨大的成就。展望未来，重症胰腺炎的治疗结果会不会有更大的提高？回顾历史，似乎每次外科理念的更新和新技术的出现和进步，都带来急性胰腺炎外科治疗观念的转变，随之而来的是治疗效果的提高。正如黄志强教授所说："回顾 SAP 外科治疗的轨迹，均是切除坏死组织，治愈疾病。然而，清创术的重大外科手术侵袭及损伤的重叠效应，反而因"二次打击"而达不到目的。对坏死组织并非不应该清除，而是讲究怎样清除才能避免"二次损伤"的恶果。手术方式可以改变，但最重要的仍然是观念上的转变，那就是外科对于 SAP 应该环绕着"损伤控制"这个理念。随着"损伤控制"理念的完善，以及"微创"技术的不断进步，急性胰腺炎的治疗进入了一个新的时代。

从 20 世纪末开始，微创技术开始进入到坏死性胰腺炎的治疗，多家大型胰腺炎治疗中心开始尝试微创坏死组织清除术。出现了经皮穿刺引流，利用内镜、腹腔镜、肾镜等不同器械采取经游离腹腔、经消化道、经腹膜后等不同途径进行清创引流，积累了一定的经验。其中比较有代表性的是荷兰胰腺炎工作组提出的基于微创的阶梯处理流程（step-up approach）。这一治疗策略，充分体现了损伤控制原则。该流程首先经皮引流液化的坏死组织或感染性渗液，临床症状得到好转，并有一部分患者得到治愈；如未能得到治愈或临床症状加重则行微创化腹膜后坏死组织清除；对于无法通过上述途径得到治愈的患者则开腹手术。该工作组并对上述流程与开腹手术进行了多中心随机对照研究，结果显示两组死亡率并无差异，但微创组糖尿病的发生率低于开腹手术组。

目前，微创下坏死组织清除技术还不是标准的 SAP 治疗方法，还不能被完全接受。然而，微创技术处理 SAP 患者的前途似乎一片光明，尤其是随着经验的增加，必定会出现技术革命。

二、手术指征和手术时机的掌握

（一）腹腔高压（IAH）和腹腔间隔室综合征（ACS）

腹腔高压（IAH）定义为腹腔内压力持续升高 >1.33kPa（10mmHg），并引起功能性腹内外器官损伤。当腹腔内压力升高 >2.66kPa（20mmHg），伴发新的器官功能不全和衰竭时定义为腹腔间隔室综合征（ACS）。多数重症急性胰腺炎患者都合并有腹腔内高压，其原因有肠道麻痹，腹腔、腹膜后液体积聚，腹腔、腹膜后组织水肿。在重症急性胰腺炎患者急性期，由于大量炎症介质的释放，出现毛细血管渗漏综合征，导致血浆向组织间隙和腹腔渗漏，造成组织水肿和腹腔内液体积聚。而此时有效循环血量并不足，为维持有效血容量而进行的液体复苏又加重了这一过程，加之肠道麻痹从而使腹腔内压力急剧升高。

为便于指导治疗，目前国外提出了分级方案：Ⅰ级（IAP 10~15mmHg）；Ⅱ级（IAP 16~25mmHg）；Ⅲ级（IAP 26~35mmHg）；Ⅳ级（IAP >35mmHg）。并根据分级提出四级治疗方案：Ⅰ级，维持有效血容量的保守治疗；Ⅱ级，积极地液体复苏以维持心排出量并行严密监护；Ⅲ级，可行各种腹腔减压术；Ⅳ级，行紧急的开腹减压术。腹腔内高压在重症急性胰腺炎的发生、发展和治疗中具有重要的地位。黄志强等提出将"减压、给炎症渗出以出路和减少手术创伤"作为重症急性胰腺炎的治疗目的和原则。因此，一旦出现腹腔内高压，应积极予以干预，尽量避免发展到 ACS。膀胱内测压应当作为常规的监测项目，以及时发现 IAH。

ACS 是重症胰腺炎急诊手术指征之一。腹腔减压是治疗 ACS 确切有效的方法，开腹手术能获得确切的效果。但是在严重全身炎症反应综合征（SIRS）状态下开腹手术风险极大，并增加了腹腔感染的机会，易带来肠坏死及肠瘘等并发症。因此，开腹手术是经过其他积极的治疗措施后病情进一步加重而不得已采取的措施。对于重症急性胰腺炎发生 IAH，治疗的重点应放在保守治疗和微创治疗措施上。针对 IAH 的病理生理学特点，非手术治疗措施包括控制 SIRS，精确的液体管理，合理使用利尿剂，及时地机械正压通气。持续床旁血滤可以清除炎症介质，在严密的监护下可以快速纠正水、电解质、酸碱失衡，并能脱水减轻组织水肿，是一很好的治疗措施。对于缓解肠道麻痹，中医药的应用可以起到一定的效果，有条件的情况下也可肠道内放置减压管。上述措施强调早期的综合应用。经过积极的保守治疗仍不能有效缓解腹腔高压，可以在超声或 CT 引导下引流腹膜腔及腹膜后的渗液，或腹腔镜下进行灌洗引流。经过以上的治疗，多数患者的病情可以得到缓解。如果腹腔高压持续存在或进行性升高，出现呼吸、循环不稳定或器官功能不全加重，应及时果断采取开腹减压。

（二）胰腺及胰周坏死组织清除的手术时机和指征

胰腺及胰周组织坏死是重症急性胰腺炎常见的局部并发症。胰腺坏死分为无菌性胰腺坏死和感染性胰腺坏死。对于胰腺坏死的治疗一直存在争论，治疗观念经过了以手术清除坏死组织为主流的治疗观

6

点到保守治疗再到手术的过程。进入20世纪50年代后，美国多采取保守治疗急性胰腺炎，而在欧洲，20世纪七八十年代后手术治疗再次成为治疗的主流。以Beger为首的学者认为胰腺坏死组织的清除可以减少毒素的释放，降低感染的发生率，同时降低死亡率。但是之后的研究显示，对于无菌性坏死，多数情况下经过保守治疗而痊愈，相反，手术反而认为使无菌性坏死转变为感染性坏死，增加肠瘘、出血等并发症，从而增加了病死率。目前主流的观点认为多数无菌性胰腺坏死的非手术治疗效果良好，只有大面积的无菌性坏死在经过充分的保守治疗后病情仍无改善甚或恶化者，才考虑适当的外科干预。

胰腺及胰周坏死组织感染是手术的明确指征。坏死组织感染如果不进行外科干预，其病死率近100%，目前几乎所有的指南均把坏死组织感染作为手术的指征。确认坏死组织感染推荐应用CT引导下细针抽吸(FNA)，根据穿刺物涂片及培养结果来诊断，但是也要注意FNA有近10%的假阴性率。当临床上怀疑继发感染而FNA阴性者，应连续施行FNA。另外，CT增强扫描上出现气泡征也可诊断胰腺坏死感染。

对于感染性胰腺坏死，过早进行积极的手术并不能取得良好的效果。发病早期，全身炎症反应重，坏死组织与正常组织分界不清，此时手术的打击会加重病情，且手术清创不彻底，局部并发症较高。另外，即便感染，病情也不一定会迅速恶化。因此，目前多主张延期手术。手术清除坏死组织的最佳时机多在发病后2~4周。当然越晚越好，此时患者全身炎症反应已减轻，坏死组织界限明确，与有生机的组织已分离，甚至部分坏死组织出现液化。坏死组织邻近的脏器表面形成纤维化，后期可形成包裹，这时手术，对机体的打击小，局部清除较易且彻底，术后出血及肠瘘的发生率也低。但是，也要注意避免过度延长非手术时间，以免出现器官功能衰竭而失去手术的机会。一般来说，发病后4周，坏死组织已形成包裹，此时是最佳的手术时机。

三、手术方式

(一) 坏死组织清除引流术

1. 体位　一般情况下取平卧位，若采取后腹膜入路则取左或右斜卧位，一般倾斜30°~45°。

2. 麻醉　一般采取全身麻醉。

3. 切口　双侧肋缘下切口，可以方便探查胰腺，并能获得良好的视野，根据术中的情况，也可在必要时方便采用开放式引流。切口一般距肋缘3~5cm，切口两侧到腋前线，如果腹腔内组织炎症水肿严重，视野显露不好也可向上延长成人字型切口，也可以根据术前CT检查提示的病变部位做适当的延长或缩短。正中切口也可作为选择，对腹壁的破坏小，在增加横切口后也能使胰腺病灶获得良好的暴露，缺点是行开放式引流无法防止肠管脱出，且张力大，术后切口疝发生的概率高。

4. 探查　进入腹腔后首先了解腹腔内渗液的情况，要明确腹腔内有无气体，有无粪液等。要了解腹腔渗出液的颜色、性状和量。另外要留取少量渗液做涂片和培养以及淀粉酶、脂肪酶的检测。接着对腹腔做一全面探查，如肝、胆、脾、胃、小肠、结肠等。最后重点详细探查胰腺及胰腺周围侵犯情况。

胰腺探查：显露胰腺一般可通过以下三种途径：

(1) 胃结肠韧带途径：切开胃结肠韧带，保留网膜血管弓，将胃向上牵开，分离胃后壁与胰腺粘连，可以显露胰腺前面。这个途径一般是显露胰腺的首选途径。但是在急性坏死性胰腺炎患者，胃结肠韧带常常因炎症而粘连成块，这时在切开该韧带后紧贴胃后壁游离，以获得一个清晰的界面并可防止损伤横结肠等其他脏器。如果炎症过于严重，经此途径确实很困难，可选择其他途径。

(2) 横结肠系膜途径：提起横结肠，在横结肠系膜下方从无血管区进入，一般可选择在结肠中动脉左侧进入。急性胰腺炎病例，横结肠下区炎症一般不是很重，经该途径多可完成。需要注意的是不要损伤结肠中动脉。由于横结肠系膜有很多血管，尤其是不能损伤结肠中动脉，使得视野比较小。另外，由于切开横结肠系膜后，胰腺周围感染的渗液可流入相对清洁的结肠下区，造成感染的扩散，因此该途径虽然易于操作，但一般不作为首选。

(3) 肝胃韧带途径：切开肝胃韧带后，向左、右延伸撑开后即可暴露胰腺上缘，分离胰胃间粘连即可暴露胰腺。该途径手术视野相对狭小，一般情况下不选择此途径。

显露胰腺前面后观察胰腺有无坏死、出血。观察胰腺周围渗液的性状，吸净，并使用生理盐水冲洗，冲洗干净后观察胰腺及周围坏死的范围，决定是否探查胰腺头部。如果确定胰头部受累，也应游离十二指肠和胰头部。如果胰腺坏死广泛，胰腺周围结构不清晰，游离胰腺有困难，可以钝性清除坏死组织，一边清除一边向周边扩大。

5. 胰外侵犯的探查和坏死物清除　胰外侵犯的探查和清除应根据病灶的分布规律结合CT检查，全面、有目的地进行。病灶的清除包括胰腺坏死灶和胰外侵犯病灶的彻底清除，以及病灶区域放置充分、有效的灌洗引流以保证术后炎症和感染产物的清除。

胰外侵犯的常见部位有：小网膜囊；胰尾脾肾间隙；胰头十二指肠后方；左、右结肠后区域，并可向下蔓延至髂窝；左、右肾周间隙；肠系膜血管根部区域。操作时可以边探查，边清除，边扩大探查范围。遇到创面的渗血可以先以纱布压迫止血。首先，要探查小网膜腔，清除小网膜腔内、胰腺体尾的上方和左膈下区域的渗液和坏死组织。坏死组织的清除要使用钝性的方法，坏死组织触摸起来是松软没有弹性的，活性组织则比较硬并连接紧密。坏死组织清除应由浅入深地清除，触到松软的坏死组织可以用手捏挤去除，较深在的坏死组织可以采用卵圆钳反复夹挤去除。然后，从横结肠附着处向左、右斜向下后方探查：向左侧探查胰尾、脾肾间隙及左结肠后方区域；向右探查十二指肠外侧及右结肠后方区域。向下方探查肠系膜血管根部。必要时可切开左、右结肠外侧腹膜，以及游离结肠脾曲和肝曲进行广泛的结肠后区域的清除，包括左右髂窝、左右肾周、系膜根部等区域。

坏死组织清除干净后，以大量的温盐水冲洗。检查手术野，仔细地止血，对于血管性出血缝扎止血，对于裸露的动脉，如果发现外膜破损应果断地结扎以防术后腐蚀破裂或形成假性动脉瘤破裂出血。原则上，所有的病灶区域都应放置灌洗引流装置。以两根柔软的较大口径的硅胶管制成一组，放置时应当注意避免直接压迫结肠、十二指肠以引起损伤，引流从两侧低位引出，引流通道尽可能直，以利于术后引流管的更换以及经窦道进行残余感染的清除。

6. 腹壁切口的处理　坏死组织清除后仍然会有小部分残留，另外手术后坏死和感染仍然可能进展，因此坏死组织清除后必须进行术后的灌洗和引流。根据手术切口关闭与否，分为闭式引流和开放式引流。

一般情况下宜采用闭式灌洗和引流。经过对腹腔感染性渗液及坏死组织的清除，腹腔内压力会减低，关闭腹部切口不会造成腹腔内高压。可以采用0#PDS Ⅱ缝线进行腹膜、肌肉、筋膜的全层连续缝合。

当手术时创面广泛，出血较多，出血很难控制，或者胰外侵犯广泛而行局部冲洗有困难时可以考虑采用开放式引流。创面使用碘仿纱布覆盖，或是纱垫加压填塞以利于止血，然后在其上方覆盖生理盐水浸湿的纱布。在最上层的几层纱布之间可以放置Panrose引流管，以便在术后给予持续吸引以减少腹腔内渗液的积聚。最外层可以使用干纱布覆盖，或使用透明薄膜与腹膜缝合覆盖以减少肠管的膨出并利于观察。术后当腹腔内肉芽生长接近切口高度时，可在皮下做适当的分离，然后缝合关闭切口。

开放式引流术后管理比较困难，感染的概率增加，术后并发症较闭式引流增多，术后易出现肠瘘、腹腔内大出血等致命性的并发症。因此，目前多数学者不主张采用开放式引流，而是有计划、分阶段地多次进行坏死组织清除+闭式引流。

（二）再次清创手术

1. 术前准备　再次清创手术是清除残余的以及新发的感染性坏死组织和脓肿。由于经历过手术，腹腔内内脏组织粘连，正常的解剖结构发生了变化，因此再次手术相对困难。另外，机体经过手术的打击以及感染、营养不良等影响，手术耐受性差，术前需细致地准备。

(1) 改善全身情况：改善营养状态，纠正贫血，纠正水、电解质、酸碱平衡紊乱。根据细菌培养结果和药敏试验选择有效的抗生素，控制感染。

(2) 术前详细的影像学检查：结合超声、CT、MRI等影像学检查了解腹内残余感染的情况。增强CT检查是必要的检查，可以了解残余感染的部位，与周边的毗邻，感染灶有无包裹、分隔，以及坏死灶有无液化，腹腔内有无出血等情况，为制订详尽的手术计划提供有价值的参考。

(3) 肠道准备：再次手术由于腹腔内粘连、炎症以及正常解剖的变化，肠管的损伤常难以避免。术前肠道准备十分必要。

2. 麻醉　采用气管插管全身麻醉。

3. 手术方法

(1) 一般原则：一般来讲，手术不要进行腹腔过多、广泛的游离使感染扩散，尽量从腹膜外途径进入病灶。切口可选择原切口，或根据CT显示的病灶另行设计切口。再次手术，为防止内脏损伤，动作要轻柔，不可强行分离。病灶多处，或有分隔，应仔细检查不要遗漏，也要打开分隔彻底引流，以免残留。

(2) 小网膜囊途径：可以清除小网膜囊、胰腺体尾部周围及左膈下区域的坏死灶、脓肿和残腔。也可对左、右结肠后区、肠系膜根部的病灶进行探查和清除。对于残余病灶广泛，或存在于小网膜囊内以及胰腺体尾部、左膈下之间的病灶，可选用此途径。切口可利用原有双侧肋缘下的横向切口，根据病灶部位选取一侧或做适当延长。腹腔内不做过多游离，找到胃后，切开胃结肠韧带，沿胃后壁向头侧、向背侧分离。坏死脓腔灶由于周围炎症和包裹，质地略硬，仔细扪查并根据CT定位可试行细针穿刺。如抽得脓液，或有落空感觉以此为引导向深处分离。找到脓腔后，扩大病灶开口，用卵圆钳钝性清除坏死组织。清除由浅入深，由中心向四周逐渐进行，直到胰腺表面、胰腺上下及后方、脾门、结肠后等病灶完全清除干净。肠系膜根部的坏死感染灶位置深，比较隐蔽，可由此途径经横结肠后方向下小心、仔细分离，对于肠系膜根部的感染坏死灶应小心、仔细地分离，以免损伤血管。清除坏死组织后，要对所有的脓腔放置引流。

(3) 大麦氏切口途径：用于清除左、右结肠后、肾前间隙以及向下蔓延至髂窝的病灶。此途径在腹膜后进行，而不进入腹膜腔。根据病灶的位置选取左或右切口，根据病变范围进行适当长度的切口。逐层切开腹外斜肌、腹内斜肌、腹横肌和腹横筋膜，在腹膜外将腹膜向内侧推开，仔细分离腹膜后的粘连，按前述方法寻找脓腔，清除脓腔内的脓液后，逐步清除坏死组织。清除过程中注意保护输尿管及结肠，以免损伤。向头侧、尾侧沿脓腔逐步切开，向上、向下、向内逐步清除坏死组织，并敞开全部脓腔。清除后彻底冲洗，然后向头侧、尾侧放置冲洗引流管。

4　腰部切口腹膜外途径：用于肾周以及胰头、十二指肠外后方坏死感染组织及脓腔等病灶的处理。选择左侧或右侧略偏仰卧的侧卧位，手术切口从背部正中线外 3~5cm 第 12 肋下沿第 12 肋走行方向至腹直肌外缘。逐层切开皮肤、腹外斜肌、腹内斜肌、腹横肌和腹横筋膜到达腹膜后间隙。注意勿切开腹膜，向内推开腹膜，钝性分离肾周间隙，当出现脓液或手指触到质软的坏死组织时即达到病灶，仔细清除坏死组织。注意勿损伤结肠和十二指肠。有时需切开肾周脂肪囊，清除肾脂肪囊内的坏死组织并敞开。彻底冲洗干净后，放置大口径的冲洗引流管。

(三) 腹膜后残腔的处理

在病程的后期，胰周、腹膜后组织的坏死进程已停止，感染已得到控制，病情趋于稳定。此时，腹腔、腹膜后可能仍存在一些感染灶，这些病灶已完全包裹，有些病灶较小不引起临床症状，可以观察等待吸收而无需处理。有些仍可引起发热等临床症状，有些可经引流管道或窦道与外界相通，虽有脓液流出，但引流不好形成残腔引发临床症状，这些需要处理。随着微创技术的发展，这类患者一般不需要再次手术敞开残腔。

对于处于病程晚期的患者出现持续的发热，排除其他因素后应考虑腹膜后残余脓肿的可能。寻找并确认残腔是关键，可综合利用各种影像学手段，如增强 CT、MRI、窦道造影，或经窦道、引流管注入碘水后 CT 扫描来确认有无残腔。对于孤立的包裹性脓腔可在 CT 引导下穿刺，如抽出脓液则放置引流管引流。如窦道造影显示脓腔与引流管相通，可更换或调整引流管的位置并冲洗负压引流；或扩张窦道更换宽口径引流管或利用胆道镜进行冲洗引流。如果造影证实脓腔经一细窦道与引流管相通，引流管无法达到脓腔底部，可在透视下采用交换导丝的方法在脓腔内置入硬导丝，再于透视下沿导丝置入脓腔引流管并调整到合适位置。由于引流管管径较细，术后应反复冲洗防止引流管堵塞。

(四) 腹腔灌洗

腹腔灌洗是重症胰腺炎初期治疗的一个有效方法，是由已故的 Ranson 等用于临床。

腹腔灌洗的意义和适应证：急性胰腺炎患者，腹腔内可积聚大量液体，这些含有毒性较强的胰酶和炎性介质的腹水可以加重全身炎症反应，并能导致重要脏器的功能障碍。腹腔灌洗可以去除这些有毒的物质。近年来，血液净化作为 SIRS 治疗的一种重要方法，腹腔灌洗的作用不仅限于腹腔内，对循环中化学介质的去除、水、电解质平衡紊乱的纠正以及合并肾功能不全时代谢产物的清除都有一定的效果。对于重症胰腺炎处于急性炎症反应期的患者，确认腹腔内大量腹水，且 APACHHE Ⅱ评分较高或合并肾功能不全以及其他脏器功能不全时，可以考虑使用。

腹腔灌洗的实施：手术前行胃肠减压和导尿。仰卧位，可以在全麻或局麻下进行。选择正中线脐下 2~3cm 纵向切口，逐层切开皮肤、皮下、筋膜，注意仔细止血，在直视下切开腹膜。经该切口向盆腔方向插入导管，缝合切口并固定导管。也可在腹腔镜下施行：脐下切口，直视下切开腹膜，插入吸引器，吸出部分腹腔渗液后置入穿刺套管，做低压气腹并置入腹腔镜。电视监视下观察腹腔内情况，于肋缘下穿刺置入吸引器，留取一些渗液做化验检查，吸净腹腔内渗液，并以大量生理盐水反复冲洗腹腔至冲洗液清亮后撤出器械，经脐下切口向盆腔方向插入导管，缝合切口并固定导管。

腹腔灌洗的方法：灌洗液采用腹膜透析液，可以加入少量肝素和抗生素。灌洗液用量每日 20 000ml。灌洗方法是 2 000ml/ 次，大约 30 分钟内点滴注入，留置大约 30~45 分钟后开放，利用虹吸原理回收灌洗液。间隔大约 2 小时进行一次。灌洗过程中要严格无菌操作，并严格计量以监测有无灌洗液回收不完全。持续时间约 1 周，待灌洗回收液清亮、透明，细胞数减少，临床症状改善后可停止。

(五) 胰腺炎合并腹腔出血的处理

腹腔出血是重症急性胰腺炎的严重并发症之一，其发生率并不低，而且一旦发生，处理困难，病死率高。因此，如何预防和有效处理腹腔出血是提高重症急性胰腺炎救治成功率的关键之一。

急性胰腺炎腹腔出血的原因一般分为全身因素和局部因素。全身因素如凝血功能障碍，应激性溃疡等。这类出血一般采用内科保守治疗，如补充血容量，维持血流动力学稳定，纠正凝血功能障碍，控制感染，应用止血剂和制酸剂等。另一因素为局部因素，如手术后创面出血，胃肠道穿孔后引起的消化道和腹腔出血，富含消化酶的渗液及感染腐蚀造成的血管破裂引起出血等。局部因素造成的出血是重症胰腺炎腹腔出血的常见因素，一般多发生在病程的中后期，是重症急性胰腺炎中后期死亡的常见危险因素。这类出血常常需要外科处理。

1. 腹腔出血的早期诊断　巨大的假性囊肿形成、胰腺及胰周大范围坏死并感染、区域性门脉高压、手术清除坏死组织后以及凝血功能障碍是 SAP 腹腔出血的高危因素。SAP 合并腹腔出血出血量大，出血速度快，患者短期内可发生失血性休克。早期发现、及时处理是抢救成功的关键。对于已进行手术的患者，由于常规放置引流管，术后引流管引流出大量血性液，诊断并不困难。对于未进行手术或引流管堵塞的患者，突然出现剧烈的腹痛、腹胀或者腹部包块时应警惕腹腔出血的可能。进一步出现心率加快、血压下降等休克表现时，结合血红蛋白的下降以及腹部超声、腹腔穿刺等检查可作出诊断。CT 增强扫描是诊断腹腔出血的最佳无创检查方法，尤其是当引流管出现少量鲜红血性引流液的前兆出血症状，进行腹部增强 CT 是非常必要的。CT 检查可以显示腹腔内局部或弥漫性稍高或高密度出血影。增强后，更可以清晰显示坏死病灶，以及动脉期显示假性动脉瘤或出血血管，不仅对腹腔出血提供诊断，也能显示出血的部位及血管，为进一步的治疗提供非常有价值的信息。

2. 腹腔出血的处理　根据出血的来源部位，可以分为动脉性出血、静脉性出血及创面渗血。假性动脉瘤破裂出血是重症急性胰腺炎腹腔出血的主要原因。胰腺周围毗邻多条重要的动脉血管，且彼此间存在交通。胰腺炎时，胰腺及胰腺周围组织坏死，消化酶外渗，动脉受其腐蚀或手术时损伤血管使管壁薄弱形成假性动脉瘤。动脉瘤破裂可造成腹腔内大出血。这种情况一般发生于病程的中后期，患者全身情况差，局部炎症重，或由于手术造成腹腔内脏器粘连，使得手术困难。此时盲目进行手术，不但不易找到明确的出血部位有效止血，且手术后并发症高。选择性动脉造影和栓塞应当作为首选方法。动脉造影直接在血管内操作，直接、快速，能准确定位出血部位并可栓塞出血血管。腹腔出血好发的动脉有脾动脉、胃十二指肠动脉、胰十二指肠动脉、结肠动脉、肠系膜上动脉分支及肝动脉分支。应着重以上动脉造影，发现假性动脉瘤或出血动脉，应用钢圈及吸收性明胶海绵颗粒栓塞出血的近端动脉及所有的侧支血管。对于重要的动脉无法栓塞时，可考虑放置带膜支架止血。如果没有条件或无法完成上述操作，也可在出血动脉近端血管内放置气囊，间断充气阻断血流，可以降低出血速度，减少出血量，为下一步手术创造有利条件。

由于 TAE 止血效果确切，所以绝大多数 SAP 腹腔出血的患者不需要急诊手术。对于生命体征不稳，没有机会进行 TAE 或 TAE 治疗失败的患者，或者是静脉性或创面的大出血，开腹手术止血是唯一有希望的止血方法。手术应充分显露，去除凝血块，清除坏死组织，找到明确的出血部位。对于明确的出血血管，采用无损伤血管缝线妥善缝扎止血，有时需要缝扎出血近端未被腐蚀的血管甚或动脉主干的起始部。对于胰腺创面的出血，应去除其周围的坏死组织后，做较深的 8 字缝合。若患者全身情况不好，生命体征不稳，或视野不清，局部情况复杂使操作困难，或较大面积的创面渗血以及较大的静脉出血不宜处理等情况时，填塞压迫止血可能是唯一的方法。虽然填塞止血可以控制威胁生命的出血，但是由于填塞止血后感染等并发症发生率高，易再次出血等，一般不主张使用。

（六）胰腺炎伴肠瘘的手术

肠瘘是重症急性胰腺炎中后期的常见并发症。并发肠瘘的主要原因有：①坏死感染病灶腐蚀穿透肠壁，如胰头周围坏死感染病灶穿透十二指肠以及结肠肝曲和升结肠；胰体尾周围坏死感染病灶腐蚀穿透横结肠、结肠脾曲及降结肠等；②引流管压迫和摩擦造成肠壁损伤；③手术及穿刺等造成的损伤；④炎症、感染等导致肠系膜血管栓塞，肠管坏死穿孔等。胰腺炎合并的肠瘘多见于结肠、十二指肠及上段小肠。作为中后期的并发症，可以造成大量消化液丧失导致机体内环境紊乱；含有大量细菌的肠内容物渗漏引起和加重腹腔感染；消化液及感染腐蚀血管导致腹腔出血；大量消化液的丢失，营养的消化、吸收功能障碍导致机体营养不良，使得机体抵抗力下降从而使感染更难控制。因此，重症胰腺炎合并肠瘘对机体的危害大，病死率高。如何预防和正确治疗肠瘘是降低重症急性胰腺炎病死率的关键之一。

6

1. 结肠瘘　重症胰腺炎合并肠瘘的患者中，结肠受累最常见。这可能与结肠肠壁薄，血供较差，结肠内内容物量多、干结、细菌含量高，以及与胰腺解剖关系毗邻等因素有关。重症胰腺炎时结肠及系膜受到炎症的影响发生系膜血管栓塞，以及低血压低血流灌注等影响易发生肠壁坏死、穿孔。结肠的病变主要有坏死、穿孔、狭窄，一般多发生在病程的中后期，发生后可造成腹腔、腹膜后严重感染，病死率高。文献报道 SAP 发生结肠受累占总例数的 15%，结肠坏死发生的平均时间为发病后 25 天，病死率为 54%。

结肠瘘发生后患者临床表现为高热，腹胀，血象高，便血以及腹腔、腹膜后脓肿等。手术后的患者引流管或切口有肠内容物流出，口服或经胃管、空肠营养造瘘管注入亚甲蓝后能从引流管或切口引出，经引流管窦道造影可显示肠管与外界相通。出现上述表现时，诊断并不困难。

结肠瘘由于有较高的病死率，临床上要加强注意。所有重症急性胰腺炎的患者，在发病 2~8 周时都要注意有无血便，也要定期进行便潜血的检查。如果便潜血阳性或有血便，应高度怀疑结肠并发症的发生。增强 CT 检查对早期发现结肠并发症也有一定的价值：CT 扫描发现孤立扩张的结肠袢，结肠壁增厚、水肿，与结肠相接触的坏死病灶内出现积气等提示有结肠并发症发生的可能。此时，要加强临床关注以免漏诊延误病情而失去最佳的治疗机会。

结肠瘘的治疗：病情稳定，瘘口周围包裹好，或瘘口比较小的患者，可以采取保守治疗。保守治疗的原则是保持局部的引流通畅、彻底。可行穿刺、局部切开或更换引流管，采用三腔引流管持续冲洗、负压引流，同时辅以低渣饮食，加强支持治疗等措施，一般感染可以得到控制，病情稳定，瘘口可自行愈合或转变为管状瘘。对于病情不稳定，或瘘口较大，局部不包裹感染扩散的患者，或保守治疗失败的患者应采取开腹手术治疗。

结肠瘘开腹手术有 2 种治疗策略：结肠切除和回肠造口术。术式的选择应根据患者的全身和局部情况。一般来说，病程较早期，全身情况比较稳定，腹腔内炎症粘连不重的情况下可以选择相应节段结肠切除、近端造口术。手术可以和坏死组织清除同时进行。切口可以选择胰腺炎坏死组织清除的切口，清除坏死组织后，根据病变部位及切除的相应肠段做切口的适当延长。根据肠瘘的部位以及缺血或坏死的范围，决定结肠切除的范围。游离结肠后，结扎切断结肠系膜，注意系膜结扎要可靠以防术后出血。在血运良好的部位横断结肠，远端关闭，近端在适当部位拉出腹壁行造口。对于肠瘘发生在病程后期，全身情况差不能耐受较大手术打击，或多次清创术后腹腔内粘连严重的患者可以选择末端回肠造口术。选择右下腹麦氏切口，由于回盲部周围结肠固定，游离有一定困难，选择距回盲部一定距离的游离度较好的末段回肠造口。适当游离后，肠袢提出腹壁，肠壁浆肌层与腹膜、皮肤等间断缝合固定，系膜无血管区穿过硬质管道防止回缩。术中或术后切开肠管完成造口。肠瘘感染区域要充分放置引流，术后持续冲洗负压引流。

2. 小肠瘘　小肠为腹腔内位器官，肠管游离，血运丰富，和胰腺无直接毗邻，直接受胰液腐蚀的机会小。小肠瘘多由肠梗阻、脓肿腐蚀、穿刺或手术等损伤造成，有时也会作为坏死或脓肿壁的一部分形成肠瘘。治疗处理前行胃肠造影或窦道造影了解瘘口与肠管的关系，瘘口周围有无残腔，远端有无梗阻等，然后在此基础上制订治疗方案。如瘘口开口于包裹的坏死脓腔内，可行穿刺或脓腔引流。如瘘口与引流管相通，而周围无残腔，保持引流通畅等肠瘘保守治疗即可。其他需要手术的可按小肠瘘来处理。

3. 十二指肠瘘　十二指肠与胰腺毗邻关系紧密，尤其是胰头部及其周围坏死、感染及渗出的胰液腐蚀，或血管栓塞缺血坏死或手术等操作损伤可发生十二指肠瘘。十二指肠瘘初期不易发现，但十二指肠漏出量大，腐蚀性强，且周围血管丰富，极易出现腹腔和消化道致命性出血，危险极大。根据临床症状，上消化道造影以及 CT 扫描发现胰头后方积气等表现作出诊断。由于胰腺炎胰头十二指肠周围坏死组织感染和炎症等因素，行瘘口修补或肠吻合易失败或出现吻合口瘘，因此，局部应尽早充分冲洗、引流。瘘口可应用无损伤具一定弹性的缝线如 PDS Ⅱ缝线缝合修补，以减少漏出量，瘘口周围放置多根引流管，术后持续冲洗引流，并在近端空肠建立肠内营养通路。术后持续胃肠减压，禁食，漏出的消化液可通过空肠营养途径回收。

（七）胰腺假性囊肿手术

胰腺囊肿可分为先天性、寄生虫性、肿瘤性、炎症性及外伤性五类，后二者因囊壁缺乏上皮的衬托，属于假性囊肿。

胰腺假性囊肿多系急性胰腺炎、胰腺外伤或手术创伤后胰腺炎症的结果。胰液及坏死组织积聚于胰腺附近或小网膜囊内，被周围组织因炎性反应所产生的一层炎性纤维膜包裹而形成。胰腺假性囊肿有两种类型，一是液体积存在胰腺实质内；一是液体积存在胰腺实质外。胰实质内假性囊肿的体积一般不太大，周围胰腺组织呈慢性炎症及纤维化的改变。位于胰尾部的实质内假性囊肿，可将胰尾连同脾脏一起切除。实质外的假性囊肿常很大，多发生于小网膜囊内，亦可位于腹膜后胰腺周围。囊肿与周围器官难以分开，所以囊肿多不能切除，故多行内引流手术。在决定处理方法之前，应注意区分真、假两种性质不同的囊肿，不能将真性囊肿当做假性囊肿进行引流。

囊肿所在的部位与胃肠道的关系比较复杂，而且与手术方式的选择也有密切关系。

1. 囊肿外引流术

(1) 手术指征

1) 新近的外伤、胰腺手术、急性胰腺炎等引起的病程较短的胰腺囊肿，因囊壁薄，经引流后囊壁萎陷，多能逐渐闭合。对早期的假性胰腺囊肿或急性小网膜囊积液，当前多已采用 B 超引导下经皮穿刺抽液或放置导管引流，已较少用开放手术。

2) 在囊肿合并感染时，病情危重，可先行外引流术以策安全。若囊肿与胰管相沟通，而胰管的开口有梗阻时，外引流后每天丧失胰液较多，严重影响水、电解质平衡及营养的维持，且局部由于胰酶的作用，致皮肤糜烂，患者甚为痛苦。更以引流的时间很长，瘘管有时经久不愈，最后尚需将瘘管移植至胃肠道内，因此目前一般已很少采用囊肿的外引流术。

(2) 术前准备：因病情多较重，术前宜着重改善患者的一般健康状况，纠正水、电解质平衡失调，注射维生素 K 等。

(3) 手术步骤

1) 切口根据囊肿所在部位而定。

2) 病程短、壁薄、炎症明显、体积小而位置深在(如在胰头后、钩突处)的假性囊肿，可行橡皮管引流。切开胃结肠韧带，显露囊肿，经穿刺抽出液体证实为囊肿后，切开囊壁，吸除囊腔内的液体及坏死组织，检查囊肿内壁，必要时取组织进行病理检查，以除外肿瘤性囊肿的可能性。囊腔内放置一较粗的软橡皮管(或双套管)引流。将引流管周围多余的囊壁切口缝合数针。腹腔内另放置烟卷式引流，与上述橡皮管引流一并经戳口引出体外。

3) 对囊肿较大、囊壁较坚韧、距离腹壁较近，而囊肿又因感染形成脓肿者，或因患者的情况极差不宜做内引流术者，可做囊肿袋形缝合引流术。手术时将囊肿壁切开后，吸除囊肿内容物，将囊壁切缘缝合于皮肤切口边缘上，囊腔内暂时用纱布填塞。同时剪下一块囊壁做病理检查，以摒除肿瘤性囊肿的可能。

(4) 术后处理：主要是对引流口的处理。囊肿经引流或袋形缝合引流术后，开始时，引流液为混浊的囊肿液体，1~2 天后便转为澄清的、淀粉酶含量很高的胰液，每日分泌量可达 300~600ml 或更多，2~3 周后逐渐减少，囊肿腔迅速缩小而成一瘘管，但在以后的较长时间内每日仍有一定数量的胰液流出，需经 2~3 个月，始可闭合。当瘘管与胰管相通，而胰管出口处又有梗阻时，则可持续数月或经久不愈。有时因周围瘢痕组织的收缩致瘘口暂时关闭，但由于胰管引流不畅，可再形成囊肿。因此，对长期未能愈合的胰瘘，应做瘘管造影检查。若瘘管与胰管相通，而胰管有梗阻时，需再行手术，将瘘管移植至胃或肠道内。若瘘管来自胰尾处，可将瘘管连同胰尾、脾脏一并切除，然后做胰管空肠吻合。

引流术后每日损失多量的胰液。未经活化的胰酶，对组织的刺激较轻，若胰酶已被激活，由于碱性胰液的刺激及胰酶的消化作用，致瘘口周围皮肤糜烂，疼痛甚剧。局部处理措施是：引流管持续负压吸引，使胰液不存留于伤口内，保持皮肤干燥；瘘口处不宜覆盖多量的敷料，以免敷料被胰液浸湿后与皮肤接触，更易造成皮肤糜烂。瘘口周围皮肤可用凡士林、锌氧膏等保护，待引流管周围形成窦道后，胰液便由引流管流至瓶内，不再外溢刺激皮肤。每天胰液损失过多时，应注意保持水、电解质平衡，防止酸中毒。可给予麻黄碱、阿托品、生长抑素等以减少胰液分液。若引流量过多，必需时，亦可将每天排出的胰液滤过后，经一长期放置的细塑料管分次注入胃内。

2. 囊肿、胃或肠道吻合术(囊肿内引流术) 若胰腺囊肿体积较大、囊壁较坚韧、病情许可时，简单而有效的手术方法是做囊肿、胃或肠道吻合术，手术后症状消失，囊肿可以迅速缩小。虽然和外引流术一样，内引流术后需要经一段较长时间，囊肿始能完全闭合，但胰液可以流到肠道内，不致造成对患者的负担。这是目前治疗胰腺假性囊肿最常用的手术方法。

拟行囊肿切除，或拟行囊肿 - 胃 / 囊肿 - 空肠吻合时，很重要的问题是要掌握正确的诊断，避免误将肿瘤性囊肿与胃或肠道吻合，导致囊肿内感染、出血，甚至肿瘤发展为恶性变。因此，手术时应注意对囊肿内部的探查，同时取囊壁组织做冷冻病理切片检查，以帮助确定诊断。

胰腺假性囊肿与胃、肠道吻合的方法很多，选择的标准主要根据囊肿所处的部位而定。位于胰尾部的囊肿，可将胰尾及囊肿连同脾脏一并切除。位于小网膜腔、胰头等处的囊肿，一般用囊肿空肠吻合术；紧靠胃小弯、胃后壁的囊肿，可做简单的囊肿胃吻合术；紧靠十二指肠降部的囊肿，有时亦可做囊肿十二指肠吻合术。最常用的方法是用空肠 Y 形吻合术，理论上，它可以防止食物反流至囊肿内，而发生囊肿感染的机会较少。囊肿与胃或十二指肠吻合后，虽然食物可以进入囊腔，有些患者术后检查亦可见钡剂进入囊腔，有如一个大的胃或十二指肠憩室，但实践证明只要吻合口通畅，引流好，继发感染较少见，治疗效果仍较好。

(1) 囊肿空肠 Y 形吻合术：手术步骤

1) 根据囊肿所在的位置，做左或右侧腹直肌切口，探查腹腔内脏器，包括对胆道系统的探查，若有病变，可同时予以处理。

2) 根据囊肿所在位置，切开胃结肠韧带或横结肠系膜的无血管区显露囊壁，在囊肿的最低部位，切开囊壁，吸尽囊内液体，注意探查囊腔内有无间隔或肿瘤赘生物。应切除一块囊壁做冷冻病理切片检查。

3) 离十二指肠悬韧带约 15cm 处切断空肠，准备一 Y 形空肠段，旷置肠管长度约 25~30cm。为使吻合口够大，避免术后狭窄，可将空肠袢断端关闭，做空肠与囊肿的侧 - 侧吻合。先将空肠的浆肌层与囊壁缝合，切开空肠及扩大囊肿切口，然后将囊壁与空肠做全层间断缝合，再缝合前壁空肠的浆肌层与囊壁。吻合口以能容纳 2~3 横指为度。最后在吻合口附近放置引流两根，术后 3~5 天时拔除。

(2) 囊肿胃吻合术：适用于胃小弯及紧靠胃后壁的囊肿。

相当于囊肿的部位切开胃前壁浆肌层，结扎胃壁上血管后，切开黏膜，吸尽胃内容物。在紧连囊肿的胃后壁处以18号针头穿刺，了解囊肿与胃后壁的关系，并以此选择囊肿切开的位置，以免误伤胰腺或胰腺上缘的血管，如脾动、静脉。切开胃后壁黏膜约5cm，以细丝线结扎黏膜下血管，然后切开胃浆肌层及囊壁，吸尽囊腔内容物并检查囊腔壁。以可吸收全合成线将胃后壁与囊肿壁的创缘连续缝合，再缝合关闭胃前壁切口。

四、手术并发症

1. 术后出血　手术后出血是严重的并发症，常常是致命的。分析原因，一方面由于感染、全身炎症反应甚至器官功能衰竭造成的凝血功能障碍；另一方面是由于手术本身以及胰腺炎渗出及感染腐蚀所致。由于预后凶险，应强调预防。①掌握合适的手术时机。既要避免手术过晚，感染加重造成凝血功能障碍，又要避免手术过早，坏死组织与有活力的组织分界不清，创面出血；②加强术中注意。清除坏死组织不要过度，只清除完全坏死的组织，未完全坏死脱离的组织可以待到术后冲洗引流排出；术中止血可靠，出血点缝扎止血，裸露于创面的血管也应妥善结扎以防术后腐蚀破裂出血。③加强术后引流及敞开创面的管理。

2. 胰瘘　胰腺坏死累及胰管，当坏死组织清除或脱落后造成胰液渗漏。如果未累及主胰管，经过引流常可治愈。累及主胰管，常出现经久不愈的胰瘘，或形成假性囊肿，外科手术行胰瘘空肠吻合或假性囊肿空肠吻合是目前的主要治疗方法。

6

3. 消化道瘘　术中操作轻柔，炎症水肿或炎症粘连的分离应仔细，避免误伤肠管。如发现浆膜撕裂，妥善修补。放置引流管也应避免直接接触肠管。创口敞开的病例，将肠管保护在切口下方，并覆盖凡士林纱布保护。手术后应加强临床关注，时刻想到有肠瘘的发生，适时做便潜血检查，如怀疑肠瘘及时行消化道造影、窦道造影或口服亚甲蓝，争取早期诊断、早期处理。

4. 切口疝　腹部横向切口较纵向切口术后切口疝的发生率低，清创后开放式引流肠道并发症及疝的发生率高。因此，手术尽量采用横向切口，一期缝合关闭腹部切口。切口敞开的部分或术后切口裂开的争取在创面肉芽生长新鲜、感染控制后二期缝合切口，以减少切口疝的发生。切口疝一般在感染控制、全身情况好转、营养状态恢复、创口愈合后再行修补。

（刘志伟）

参考文献

1. 黄志强．外科手术学．3版．北京：人民卫生出版社，2005，4：1068-1070.
2. 津纳，著．Maingot腹部手术学．万远廉，译．北京：科学出版社，2010：768-780.
3. Edward L.Bradley Ⅲ，Nadine D. Dexter. Management of severe acute pancreaitis-A surgical odyssey. Annals of Surgery，2010，251：6-17.
4. Raraty MG，Halloran CM，Dodd S，et al. Minimal access retroperioneal pancreatic necrosectomy：improvement in morbidity and mortality with a less invasive approach. Annals of Surgery，2010，251（5）：787-793.
5. 黄志强，宋青，刘志伟，等．论重症急性胰腺炎治疗观念的转变．中华消化外科杂志，2010，9：321-325.
6. 蔡守旺，刘志伟，黄志强，等．腹膜后入路经皮肾镜下感染性胰腺炎坏死的治疗．中华肝胆外科杂志，2010，16：597-599.

第四节　慢性胰腺炎手术

一、手术原理

慢性胰腺炎（chronic pancreatitis）是由多种原因所致的胰腺弥漫性或限局性炎症。由于炎症持续不断地发展，腺体发生一系列复杂、不可逆的损害，最终导致胰腺内、外分泌功能的部分或全部丧失。在临床上主要表现为顽固性腹痛，在其末期可发生多种并发症。慢性胰腺炎手术目的主要是去除病因，解除疼痛，改善生活质量，尽可能保留更多的胰腺组织以保护其内外分泌功能，预防和治疗并发症。

（一）术式沿革与发展

慢性胰腺炎的外科治疗方式数十年来进展很快，手术方式也发生了较多改进，其中可分为3类：胰腺去神经，梗阻胰管减压，近远端或全胰腺切除术。多种改良混合术式被证明更为有效和安全，这些新术式切除很少的胰腺组织以达到胰管减压从而长期消除疼痛的目的，具有极低的死亡率和极少的并发症。

（二）去神经手术

造成胰源性疼痛的主要原因有：①胰腺包膜张力增加，刺激感觉神经纤维；②胰管内压力增加；③胰腺周围神经炎或纤维化；④胰腺癌对周围神经的直接浸润。从理论上讲，阻断胰腺痛觉传导途径的任一环节均可缓解疼痛。1947年Ray和Neill研究胰腺对胸腰段交感神经节切除术的反应时发现，切除术完全缓解了由牵拉或电刺激胰腺引起的疼痛，但临床上切除术对缓解慢性胰腺炎患者的疼痛效果不佳。腹腔神经节松解术和迷走神经切断加胃部分切除术对慢性胰腺炎的疼痛缓解作用也不理想。20世纪60年代开始应用化学性内脏神经切断术，该方法采用50%酒精于腹腔动脉水平的主动脉两旁注射，虽能减缓病痛，但容易复发。1984年Warren等提出了治疗慢性胰腺炎的去神经胰脾瓣术。该手术包括在门静脉上方切断胰颈，切除胰头，体尾自胰床分离而产生去神经效果。胰体尾借脾蒂与脾脏相连呈瓣形，空肠袢与体尾部胰管做 Roux-Y 吻合。Shires 等报道的 5 例该手术患者中 3 例疼痛控制良好，其长期效果未见相关报道。1993 年 Worsey 采用胸腔镜行左侧内脏神经切断，术后疼痛很快缓解，但胸腔内脏神经分支多，不容易完全切除，术后疼痛易复发。另外，国内有报道左侧内脏大神经切断术可最大限度减轻慢性胰腺炎患者的疼痛，提高生活质量，但缺乏长期随访结果。总之，由于去神经手术治疗的疗效不确切，目前并不作为一线治疗术式。

（三）胰管减压术

1911 年，胰腺外引流术以减轻结石或纤维化导致的胰管梗阻第一次被 Goethe link 提出来，这项手术的成功开展确定了减压手术的历史地位，由胰腺导管结石引起的胰腺炎几乎都可以实施减压手术。内引流术也由于外科手术技术的发展而发展。1947 年 Cattell 提出了一种 Roux-en-Y 端 - 侧胰管空肠吻合术以减轻由胰腺肿瘤导致的胰管梗阻。1954 年，Duval 和 Zollinger 等人分别提出了端 - 端胰管空肠吻合术以治疗慢性胰腺炎。然而这些努力都由于胰管分支的再次狭窄而以失败告终。随后 Puestow 和 Gillesby 提出了对胰管纵行切开减压、胰空肠侧 - 侧吻合术，这就是著名的 Puestow 术式。该术式主要采用胰尾部加脾切除联合胰空肠吻合术。对胰腺主胰管近侧炎性狭窄或结石伴胰管扩张的(直径大于 7~8 mm)慢性胰腺炎患者，适合的手术方式是采用胰管纵行切开减压、胰空肠侧 - 侧吻合术式。主胰管切开的长度取决于管内狭窄部位能否全部切开和是否能取尽结石。这种术式的优点是操作较为简单、并发症少、死亡率极低。多数以主胰管病变和结石为主的慢性胰腺炎患者可以通过这一术式取出结石、纠正主胰管的狭窄和获得疼痛等症状的缓解，并在随后的大规模临床试验中也证实了其有效性。但如果有多发性狭窄的主胰管的直径扩张不够大，这种术式操作起来则比较困难。尽管 Puestow 术式作为标准引流手术长达 40 年，但术后 3~5 年疼痛复发的患者高达 30%。疼痛复发往往归因于胰头部位原发或再发性疾病。1960 年，Partington 和 Roehelle 对 Peustow 手术加以改进，提出了保留脾脏胰空肠旁吻合术（Partington 术），该术保留脾及胰体尾部，沿胰腺横行切开胰管，行胰空肠侧 - 侧 Roux-en-Y 吻合，最大限度地保留了胰腺组织的完整，可以减少胰腺内分泌功能不全的危险，是目前广泛应用的引流术式。这一术式安全有效，病死率低于 5%，70% 的慢性胰腺炎患者可获疼痛长期缓解。1984 年 Warren 等提出了胰管胃吻合术，即首先找到胰体部扩张的胰管，将其纵行切开，取尽结石，然后纵行切开胰管近旁的胃后壁，行胰管 - 胃后壁侧 - 侧吻合，选择一管径相近的 T 形管置入扩张的胰管内，经胃前壁引至体外，最后缝合胰胃吻合口前壁，术后约 3~4 周拔除 T 形管。该术式主要适用于胰管全程扩张，直径 >8mm 的患者。

（四）胰腺切除术

全胰切除术似乎是解决慢性胰腺炎疼痛的最彻底的方法，但会引起胰腺外分泌和内分泌功能障碍。1944 年 Priestley 首次为一位高胰岛素血症患者成功实施全胰切除术。随后研究者发现全胰切除术会导致极高的死亡率。

自 1946 年 Whipple 提出近端胰十二指肠切除术（Whipple 术）治疗慢性胰腺炎以来，Whipple 手术被证明是解决慢性胰腺炎疼痛和并发症的一个有效方法，慢性胰腺炎患者术后 4~6 年疼痛缓解率达 71%~89%，死亡率降低到低于 5%。其术后致命的并发症包括残余胰腺急性胰腺炎以及胰腺动脉或胃十二指肠动脉破裂引起的大出血，远期并发症包括吻合狭窄引起的疼痛复发和胰腺内外分泌功能障碍，内外分泌功能障碍可达 50%。

1970 年，Hans Beger 观察到慢性胰腺炎的炎性反应部位主要位于胰头，并在 1972 年提出了保留十二指肠胰头切除术（duodenum-preserving pancreatic head resection，HPPHR）（BEGER 术式），即在胰颈部切断胰腺，挖空胰头部组织以减压胆管，以空肠分别和胰体及胰头部创面 Roux-en-Y 吻合。此手术不仅缓解了 80% 以上患者的慢性疼痛并保留了胰腺体尾部的内外分泌功能，并逐渐取代 Whipple 手术成为肿块性胰腺炎的主要手术方式。

1978 年 Traverso 和 Longmire 提出了保留幽门的胰十二指肠切除（PPPD）治疗慢性胰腺炎的手术方式，由于其保留幽门带来的营养和生理优势而得到广泛采用，但其术后发生胃排空延迟高于 Whipple 手术。

1987 年 Frey 和 Smith 对 BEGER 术式进行改良，提出了 BEGER 联合胰管纵行切开术，即局限性胰头切除加胰管纵切空肠吻合术（FREY 术式）。这一术式在切除胰头同时切开胰腺体尾部的主胰管，纠正胰腺体尾部主胰管的狭窄和取石，应用于胰头结石、胰头炎性改变合并胰腺体尾部主胰管狭窄和结石的患者。与传统的 Whipple 手术比较，Frey 手术的优点在于保留对消化和糖代谢起关键作用的十二指肠和胆管及壶腹的解剖。胰腺组织的少量切除使本术式的胰腺内分泌功能不全危险性降至 10%，对疼痛缓解效果可达 80% 以上。其长期疼痛缓解率与 Whipple 和 DPPHR（BEGER）相当，死亡率远低于 Whipple，术后并发症也低于 DPPHR 和 Whipple。

1998 年 Izbicki 对 Frey 手术加以改良，除开放胰管外，沿胰长轴楔形切除胰头至胰尾部分胰腺组织，以使分支胰管充分引流，治疗胰管不扩张的慢性胰腺炎。改良 Frey 术式有如下特点：①切除胰腺组织较少，能够最大限度保存胰腺组织；②损伤胰头十二指肠血管弓和胆总管的可能性小；③对于合并胰管结石和胰管不规则扩张的患者更为适合；④手术操作相对简单，并发症少。由于胰头组织切除较少，改良 Frey 术式只能够解除胰管梗阻和缓解疼痛，而不能有效解除肿大胰头对胆总管的压迫。也就是说，术前有梗阻性黄疸的患者不适合此术式。同年，Spay P 对 Beger 手术加以改良，残余胰头部封闭不做吻合，远侧胰腺行胰胃吻合。此术式缓解了 80% 以上的患者慢性疼痛并尽可能地保留了胰腺内外分泌功能。

由于 Whipple 手术和 PPPD 术常致内、外分泌不足，且术后易出现较重的并发症，患者的生存质量和长期预后不满意。而 Beger 提出的原始 DPPHR 术式及其改良 Frey 术式，均局限了胰头的切除，解除疼痛可靠，提高了生存质量，且死亡率低，但也有诸如胰瘘、腹膜后感染和积液等明显并发症发生。同时为避免十二指肠缺血坏死，要求至少保留胰十二指肠后动脉弓，这就要求较高的手术技巧和耐性，增加了手术难度。2001 年瑞士 Bern 大学的学者提出不切断胰腺，必要时切开胆总管的手术术式，称为 Berne 法。该术式保留十二指肠和部分胰头组织的亚胰头切除术，尤其是保留背侧部分胰腺组织，仅切除足以保证胆管和胰管引流的胰头组织，不切断胰腺，不需分离门静脉从而减少出血，如有需要则同时切开胆总管以引流。此术式能在短时期内解除症状，增加体重和保留、改善胰腺分泌功能，同时又能保留胃和十二指肠的功能，提高患者的生存质量，严重并发症发生率和死亡率均较低。最近一项报道指出 Beger 术式及其改良的 Frey 和 Berne 术式三者在疼痛缓解、生存质量、器官功能等方面的效果相近，而 Berne 术式则相对更简单易行，提高了手术的安全性，近来受到了广泛的应用。

慢性胰腺炎的手术治疗应以控制症状、改善胰腺功能和治疗并发症为重点，强调以个体化治疗为原则的综合治疗。合理的手术治疗不仅能有效缓解患者的疼痛，并能尽可能取净导管内结石和解除胰腺导管的狭窄，达到消除导管梗阻导致的导管内和胰腺实质内高压状态、延缓胰腺实质的改变和推迟胰腺内外分泌功能障碍的发生。手术方式的选择除考虑解剖因素外，还必须依据胰腺及邻近脏器的病理结构改变情况和围术期的风险。对主胰管结石并伴有主胰管扩张的慢性胰腺炎患者，通常采用胰管纵行切开取石、胰肠侧-侧吻合术（引流术），而对于伴有胰腺炎性包块或结石存在于分支胰管而不易取出者，则常常采用胰腺部分切除术达到取出结石、解除导管梗阻的目的。只有选择适合的手术方式才能使患者受到的创伤最小，更好地缓解症状。

二、手术适应证与禁忌证

（一）手术治疗原则

外科治疗基本原则是在能够缓解症状的基础上尽可能保留有功能的胰腺组织，避免加重胰腺内、外分泌功能的进一步减退，预防和治疗并发症。具体包括：①去除病因；②缓解疼痛；③改善胰腺内外分泌功能；④取尽结石；⑤解除梗阻或狭窄；⑥通畅引流胰液。手术根本目的在于提高患者的生存质量，长期随访复发率低。

（二）手术指征

1. 非手术治疗难以控制的顽固性腹痛。
2. 合并梗阻性黄疸、胆道疾病（狭窄、结石、感染）。
3. 合并胰管内结石，尤其是合并胰管扩张≥0.8cm 者。
4. 合并胰腺囊肿（≥6cm）、脓肿、胰瘘者。
5. 合并十二指肠梗阻、结肠梗阻者。
6. 并发脾静脉栓塞和胃底静脉栓塞者。
7. 炎性肿块，不能排除恶性肿瘤者。
8. 内科治疗无效的胰源性胸腔积液、腹水。
9. 胰源性门静脉高压症。

（三）术式选择

选择具体手术方式前，应区别以下情况：①有无胰管开口处狭窄及胰管扩张；②有无胰管内结石；③有无胰管的多处狭窄；④是否有广泛的胰腺钙化等。奥迪括约肌狭窄者，切开括约肌可能收到较好的效果；胰管开口狭窄、胰管系统扩张者，可采用纵形胰管空肠吻合术、胰管胃吻合术等；胰头肿大的慢性胰腺炎患者，可以选择的术式包括：①胰头十二指肠切除术；②Beger 术式；③Frey 术式；④Berne；⑤Warren 术式等。胰腺广泛钙化或多发性胰管闭锁及狭窄者，一般手术难以奏效，若疼痛剧烈，需行胰腺次全切除术（图 54-13）。但此手术比较复杂，不仅容易损伤胆总管下端，而且术后并发症较多，患者需长期使用胰岛素及大量胰酶，故对此种手术的选择应慎重。胰头肿块难与肿瘤鉴别而症状明显，可行胰头十二指肠切除术，但手术指征应从严掌握。另外对于胰腺有慢性炎症，且胰管无明显扩张，无囊肿及胰石者，炎症主要位于胰头，可选择胰头神经丛切断术。若胰腺体尾部炎症较重，可行左内脏神经及腹腔神经节切除术。

（四）手术禁忌证

1. 合并有心脑血管等基础疾病而不能耐受手术者。

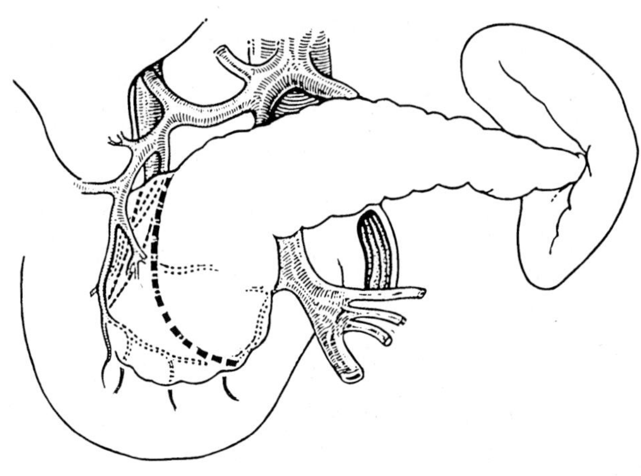

图 54-13　胰腺次全切除术

2. 合并胰腺恶性肿瘤不宜采用减压手术者。

三、手术方式

(一) 胰管减压手术

我国的慢性胰腺炎多属于梗阻性，常合并胆胰管出口梗阻、先天畸形、胰管结石等，胰腺实质的损害一般较轻，如能有效地降低胰管压力，大多数患者的腹痛可以得到明显的缓解。胰管减压手术既可缓解症状，又能最大限度地保留胰腺的内、外分泌功能，被认为是比较理想的术式之一。胰管减压手术主要有以下三种术式：

1. 胰尾部加脾切除联合胰空肠吻合术（Puestow 手术）　切除胰尾，纵行切开胰腺体尾部扩张胰管，然后将空肠和剖开胰管行套入吻合。Puestow 手术是一种相对安全有效的术式，既减压效果充分，又可最大限度地保护胰腺功能。但值得注意的是，对胰尾部有明显炎症者，应避免行 Puestow 术式，以免胰尾部引流减压不充分，导致症状复发。

2. 胰管空肠侧 - 侧吻合术（Partington 手术）　全程切开扩张的胰管，彻底清除结石，再行胰管空肠 Roux-en-Y 侧 - 侧吻合（图 54-14）。该术式可迅速解除梗阻，结石处理彻底，并最大限度地保留胰腺组织。手术成功的关键是注意最大限度地剖开胰管全程，包括

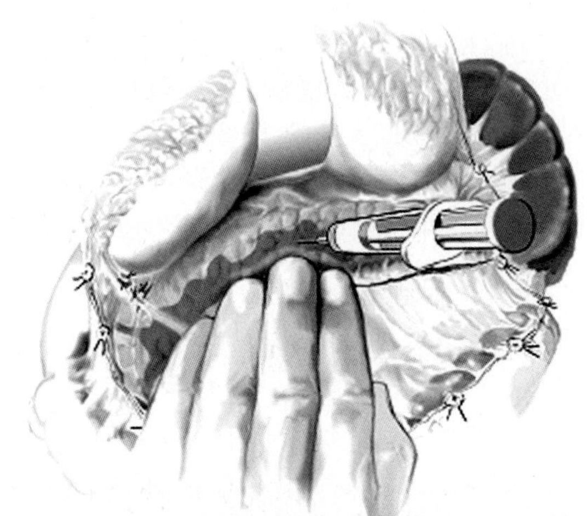

A. 空针穿刺确认扩张胰管

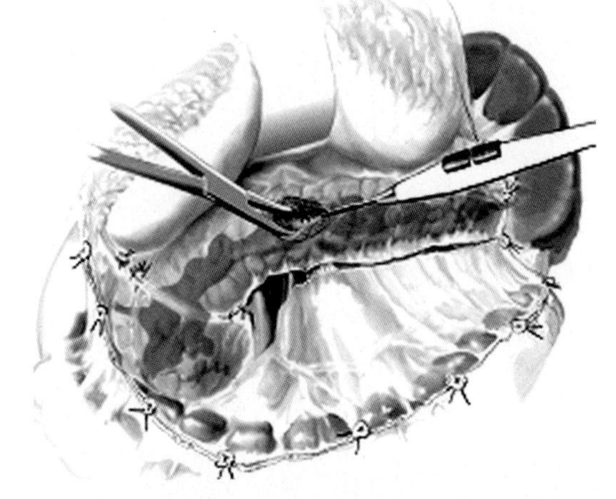

B. 切开全部胰管

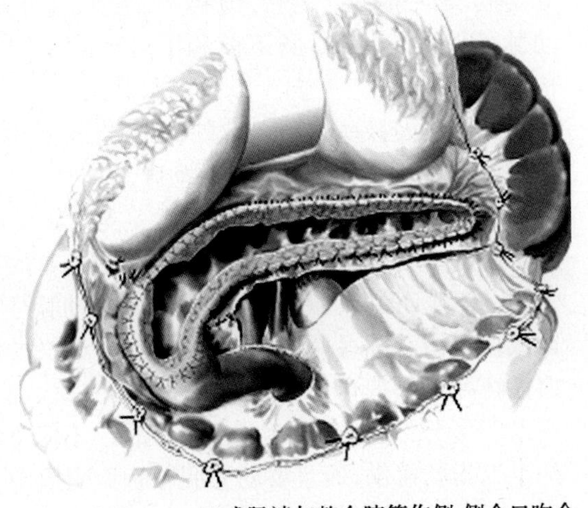

C. Roux-en-Y 式肠袢与整个胰管作侧-侧全口吻合

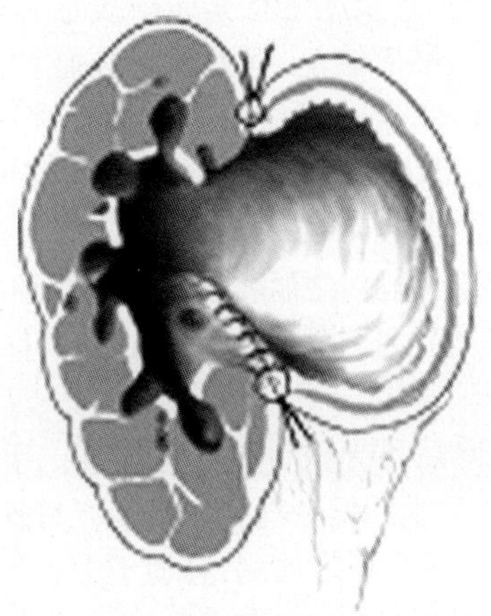

D. 胰肠吻合侧面观

图 54-14　Partington 手术

6

主、副胰管，否则随病情发展有症状复发可能。该术式是目前国内应用最多的手术方式，主要适用于胰管有扩张及多处狭窄的病例。

3. 胰管胃吻合术（Warren 法）　首先找到胰体部扩张的胰管，将其纵行切开，然后在胰管近旁的胃后壁行胰管胃后壁侧 - 侧吻合术（图 54-15）。选择一管径相近的 T 形管置入扩张的胰管，经胃前壁引出体外。术后 3~4 周拔除 T 形管。该术式主要适用于胰管全程扩张，直径 >8mm 的患者。

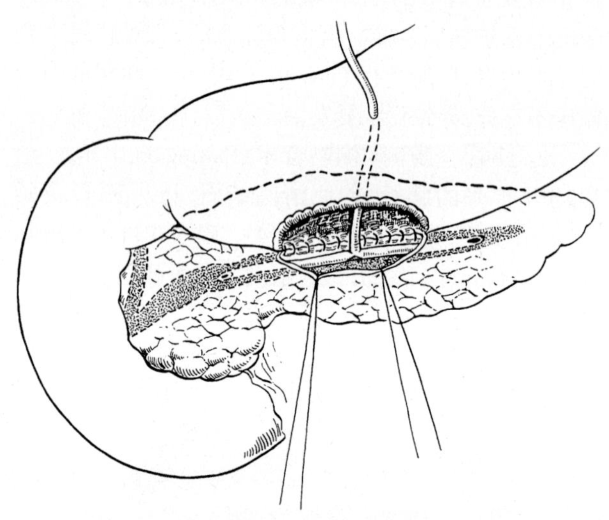

图 54-15　胰管胃吻合术（Warren 法）

（二）胰腺切除术

胰腺切除术适用于胰腺纤维化严重而胰管不扩张者或怀疑有癌变者。根据病变的部位和范围可行远端胰腺切除或次全胰腺切除或全胰切除或胰十二指肠切除术切除。创伤较大，并可导致胰腺内外分泌功能障碍或丧失。

1. 全胰切除术　全胰切除手术常用的手术方法有两种：①分离脾脏及胰尾将其向中线翻起，逐步游离胰体部及区域淋巴结，注意处理脾脏血管，近胰钩突部处理门 - 肠系膜上静脉，仔细将小静脉分支一一分离结扎切断。整块切除全胰、脾脏和十二指肠。②沿门 - 肠系膜上静脉方向横断胰腺体部，充分显露其下方的门 - 肠系膜上静脉，之后将胰腺向两侧翻起，再分别向胰头及胰尾分离，将胰头十二指肠，胰体和脾脏分别切除。

全胰腺切除后可导致胃酸分泌增高。手术应切除半胃，以预防手术后发生吻合口溃疡。另外将胃肠吻合口置于胆肠吻合口之远侧，有利于中和胃酸。胆管空肠吻合行端 - 侧吻合，如胆总管直径不增粗，只要吻合技术娴熟，胆管切缘血供良好，胆总管内可不放置 T 形引流管。

2. Whipple 手术　手术内容包括整块切除胰头、远端胃、十二指肠、胆囊、远端胆总管、近端空肠和局灶淋巴结，之后进行胰腺空肠吻合、空肠胆总管吻合和胃空肠吻合。该术式适合胰头部肿块型慢性胰腺炎不能排除恶变者。

3. 保留幽门的胰十二指肠切除（PPPD）　保留幽门的胰十二指肠切除术，简称 PPPD 手术，是改良的 Whipple 手术，因为后者常常需要合并远端半胃的切除，手术范围大，术后并发症发生率可高达 50%。而 PPPD 手术，保留了完整的幽门，不切除胃窦，对于手术后营养恢复有很大好处。常规的 PPPD 手术并不强调保留胃右动脉及胃窦区的迷走神经鸦爪支，因此手术后很容易引起胃排空障碍。

4. 保留十二指肠胰头切除术（Beger 术式）①Kocher 切口分离胰头、十二指肠与下腔静脉间隙（Trietz 筋膜），探查十二指肠及胰头；②辨认并保留胃十二指肠动脉后分支；③于门静脉 - 肠系膜上静脉前方横断胰颈，距十二指肠内侧缘约 0.5~1.0cm 处次全切除十二指肠内侧胰腺及胰头肿块。即胰十二指肠上前动脉和胆总管的左侧呈弧形向胰腺深部切开胰腺组织直至主胰管，并显示主胰管汇入胆管处。距汇合处约 0.5cm 切断主胰管，继续切开胰腺组织直至胰后纤维板，注意保护壶腹部、胆总管及胰十二指肠前后动脉弓；④重建引流：取尽结石、解除梗阻因素，胰腺体尾部断面行胰空肠 Roux-en-Y 肠袢吻合和十二指肠内侧残留胰腺组织空肠袢端 - 侧胰肠吻合，主胰管与空肠黏膜对黏膜吻合，胰腺残面与空肠浆肌层缝合（图 54-16）。

解剖特点：实施 DPPHR 必须熟悉胰头与十二指肠的特殊解剖关系，两者具有密切的解剖学联系。胰头和十二指肠的血供均来自胃十二指肠动脉的终末支胰十二指肠及其前后动脉，上述动脉沿十二指肠内缘与胰头向前后方走行，即胰十二指肠上前和上后动脉，以及胰十二指肠下前和下后动脉，相互吻合，构成前后动脉弓，并向十二指肠与胰头发出分支，供应十二指肠及胰头血运。此外，十二指肠上部还接受十二指肠上动脉，十二指肠后动脉，胃网膜右动脉的分支供血。十二指肠升部接受第一支空肠动脉的供血。这些分支在十二指肠黏膜下层形成丰富的毛细血管网。实践证明，如将胰十二指肠上、下动脉弓完整保留或仅保留动脉弓后侧支，则不会引起十二指肠的缺血性坏死。保护十二指肠框内筋膜的完整性，可避免手术中胰十二指肠下后动脉免受损伤。不但要注意保护十二指肠血供，而且要防止胆胰管免受损伤。十二指肠后端及胰内胆管由伴行的十二指肠后动脉分支供血，血运较丰富。如显露剥离胰内胆管和前壁，保留

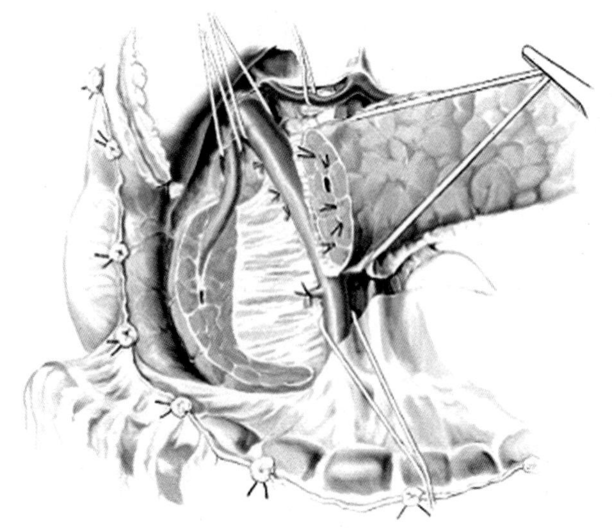

A. 门静脉-肠系膜上静脉前方横断胰颈，保留胆总管、十二指肠的胰头组织次全切除术

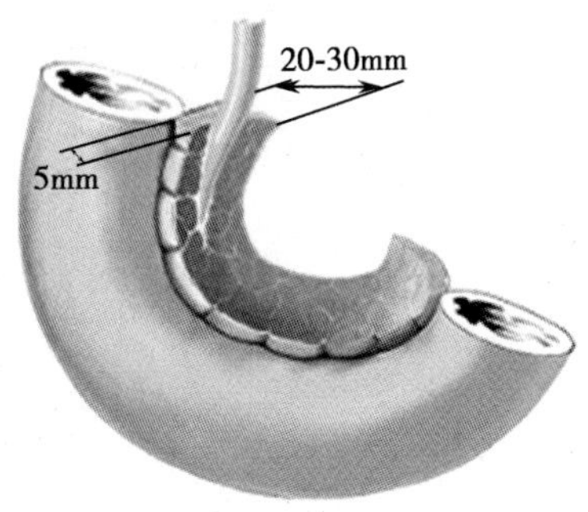

B. 胰头保留残端示意图

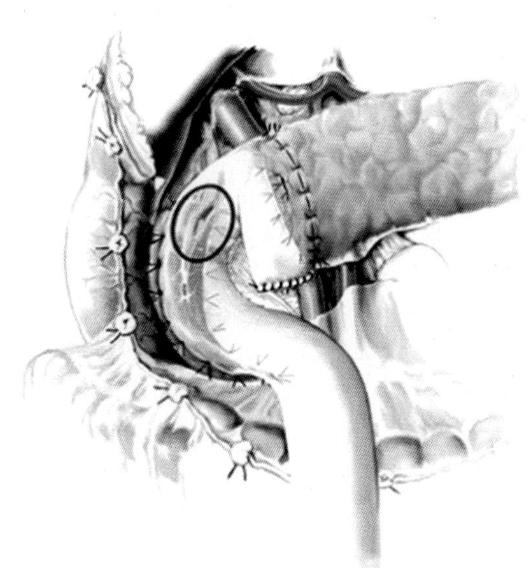

C. 胰体胰头-空肠吻合

图 54-16　Beger 手术

胆管壁少许胰腺组织，则不会导致胆管的供血障碍。

手术要点：实际操作中，关键在于尽可能在胰内胆管后方保留一薄层胰腺组织，既可避免损伤十二指肠后段及胰内胆管伴行的十二指肠后动脉供血，又不会导致胆管缺血性坏死。同时为避免胆管损伤，可将胆总管予以切开，置入 6 号胆道探条或将胆囊切除经胆囊管残端向胆总管内插入硬质导管。在手术切除胰头过程中，时刻注意探摸胆总管下端探条或导管的位置，了解胆管的解剖位置。这一点对于操作经验少的术者尤为重要。

Beger 术式次全切除胰头组织范围较广。主要切除胰头组织，治疗处理胰腺体尾部病变受到局限，主要适用于：胰头部病变，尤其是胰头肿大炎性包块者；合并胰头、胰颈、胰管结石及胰管狭窄梗阻；亦适用于胰腺源性胆总管胰腺段狭窄梗阻；肿大胰头推挤导致十二指肠梗阻者；胰头病变压迫门静脉及胰腺源性区域性门静脉高压者。

5. 局限性胰头切除加胰管纵切空肠吻合术（Frey 术式）　① Kocher 切口探查胰头、十二指肠及辨认胰十二指肠前、后动脉弓；②穿刺确认主胰管位置，电刀切开主胰管及切除狭窄（胰尾至十二指肠内侧），取净结石，探子探查可经主胰管、Vater 壶腹通向十二指肠；③挖除胰头肿块（病变）即胰头“去核化”，保留 Vater 壶腹及胆总管，分次切除胰头及钩突（局限性切除 Wirsung 管和钩突分支导管，所有胰头组织包括 Santorini 管一并切除），保留十二指肠内侧和胰头后方

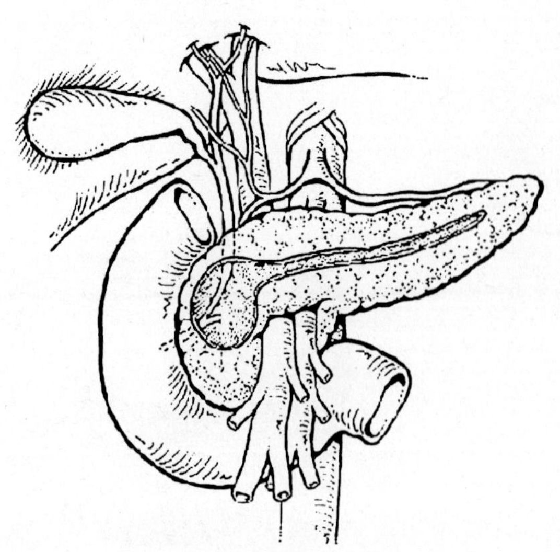
A. Frey手术胰腺组织切除范围

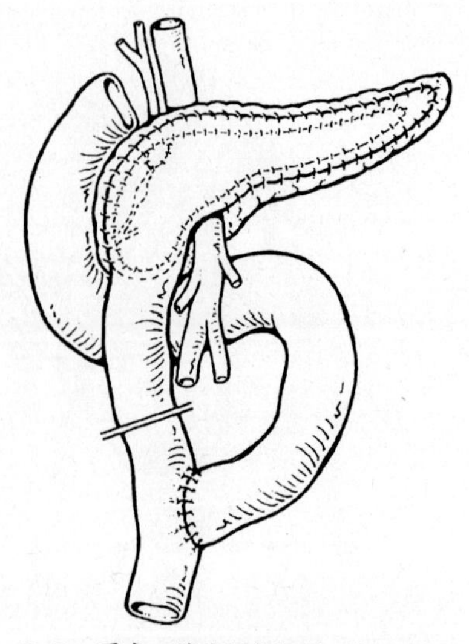
B. Frey手术：胰头局部切除+纵行胰管切开减压，胰腺创面空肠吻合

图 54-17　Frey 手术

胰腺导管病变和 Frey 手术胰腺组织切除范围(局限性切除 Wirsung 管和钩突导管,所有胰头组织包括 Santorini 管一并切除)

空壳样的薄层状胰腺组织及纤维板;④残留下来的胰腺创面与空肠袢行胰肠吻合引流胰液(图 54-17)。

Frey 术式胰头组织切除范围局限,可能残留病灶,主要适用于:胰头较小或胰头炎性肿块较小,合并主胰管体尾段炎性狭窄或扩张及结石,特别是结石小易取出者;胰腺源性胰内胆总管狭窄梗阻。尤其适用于合并胰腺体尾部胰管扩张伴结石、炎性狭窄、主胰管合并炎症较重者。

6. 胰头部肿大部分 V 形切除加胰管空肠侧 - 侧吻合(改良 Frey 术式)　其与 Frey 术式最主要的不同在于对胰头部分切除时,采用 V 形切除肿大胰头的腹侧部分,切除深度以能够充分显露胰管,方便进行胰管空肠吻合即可(图 54-18)。此种改进使本术式对于胰管扩张不明显的患者同样适用,与 Frey 术式相比适应证得到扩展的同时优点得以保留。

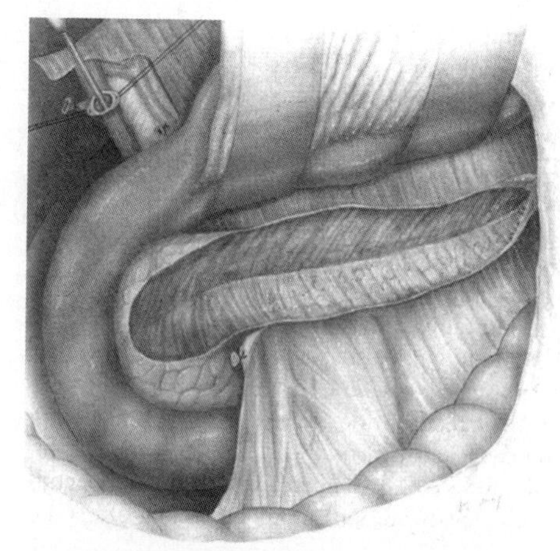
图 54-18　改良 Frey 术式

伴有胰管狭窄的胰腺腹侧部纵向 V 型切除,显露主胰管,以便胰管空肠吻合

7. 保留十二指肠次全胰头切除术(Berne 术式)　手术目的是局部广泛地切除胰头的肿块,即胰头的次全切除,解除肠管和可能存在的胰腺内段胆管的受压。手术步骤的关键是不在门静脉上方切断胰腺。术中行活组织快速病理检查,排除恶性肿瘤后完成此术式。术者手指自胰腺后方与肠系膜上静脉之间分离的间隙,抵住胰腺胰颈背侧,以免损伤肠系膜上静脉,需保留胰头后缘、十二指肠侧及胰头上缘 5~10mm 的胰腺组织,由浅而深切除胰头组织至暴露胰管和胆管并切开胰管,形成一胰头部的空洞,而非完全切除胰头,既保证胰液引流,同时合并黄疸的患者可切开胰腺段梗阻的胆总管前壁,纵行切开扩张的胆总管 8~10mm,并缝在其周围的胰腺组织上。最后行空肠 - 胰头空洞壁前缘 Roux-en-Y 吻合,以引流胰液,黄疸患者打开胆总管后,此空肠袢同时引流胆汁(图 54-19)。

此种术式可以有广泛的适应证,主要可用于以下病变:①胰头部肿块型慢性胰腺炎;②胰头部良性肿瘤,尤其是和主胰管关系密切,无法单纯切除者;③部分未侵及十二指肠、有完整包膜的胰头部交界性甚至低度恶性肿瘤。

(三) 内脏神经切除术

仅适用其他止痛方法无效的患者,可行直视手术下或影像导引下的内脏神经切断或无水酒精注射腹腔神经节注射。内脏神经切断可有以下几种术式:化学性、经胸腔镜和经腹腔内脏神经切断术。

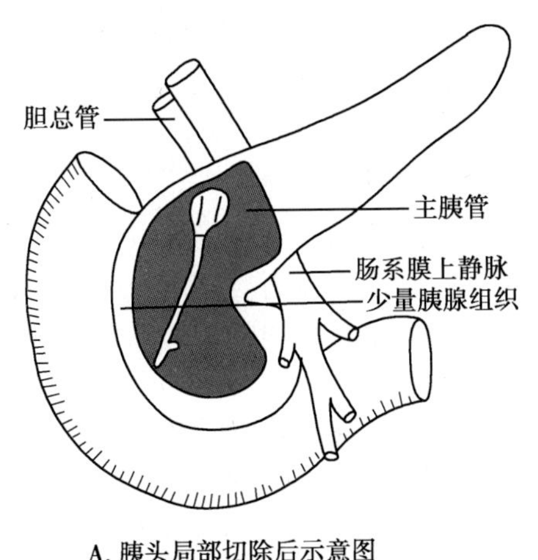

A. 胰头局部切除后示意图

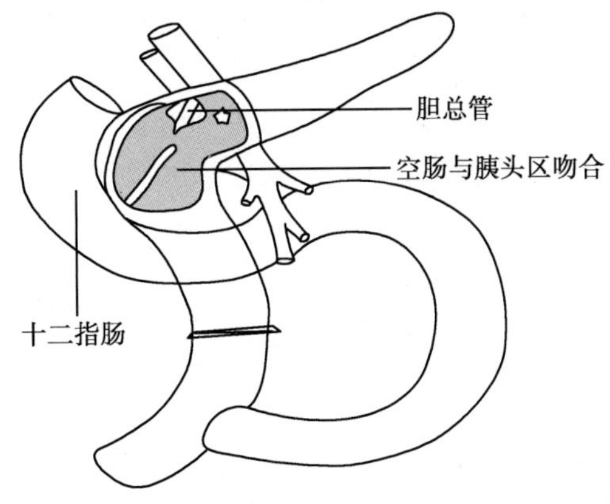

B. 胰空肠吻合（必要时胆总管切开缝合于两侧组织减压）示意图

图 54-19　Berne 术式

1. 化学性内脏神经切断术　采用 50% 的酒精于腹腔动脉水平的主动脉两旁注射，虽能减缓病痛，但容易复发，也可采用无水酒精、苯酚等，但破坏性大，并发症多，现已弃用。除开腹手术外，该方法也可经腹腔镜、胸腔镜或影像导引经皮穿刺进行。总之，该方法需极为熟练的技巧，止痛时间短，仅为 3 个月，且存在低血压、血尿，甚至严重的神经系统和心血管系统并发症。

2. 经胸腔镜内脏神经切断术　在双腔支气管插管，静吸复合全麻下，左侧或右侧卧位行单肺通气，先在第 6 肋间隙腋前线处置入 10mm 鞘，造成气胸，由此插入体腔镜，然后在腹腔镜直视下，在腋前线第 4 肋间隙、腋后线第 7 肋间隙分别置入 5mm 鞘，并由此分别插入 2 把抓钳，用钳杆将肺向后内侧轻轻推压，排出肺内积气，以使肺充分萎缩，暴露整个胸腔后壁，用电钩切开第 5 交感神经节内侧的脏层胸膜，并沿此向下切开达 10 或 11 肋处，同时小心识别内脏神经，将其游离后电凝切断，放置胸腔闭式引流管，结束手术。该手术后疼痛易复发，主要原因是神经传导变异引起。

3. 经腹左侧内脏大神经切断术　打开腹腔后，切开胃小弯上方的肝胃韧带，向左侧牵拉食管，右侧尽量牵开肝左叶，显露膈肌的腹主动脉裂孔，不过多分离膈肌脚以避免副损伤。于膈肌脚旁腹主动脉左缘寻找左侧内脏大神经，找到后以小直角钳挑起，钳夹切断 0.5~1.0cm 即可。需经术中冷冻病理证实是神经纤维。如有其他细小的分支，一并予以切断。该手术亦可在腹腔镜下进行。

（四）慢性胰腺炎合并胆总管狭窄的手术

胰腺组织慢性炎症及纤维化改变将导致胰腺段胆管发生狭窄，慢性胰腺炎中大约 30% 的患者会发生胆管严重狭窄。此类狭窄通过扩张及支架治疗虽然早期疗效较佳，但仅有 10% 左右的病例能获得满意的长期疗效，胰腺头部有多发钙化的病例治疗效果更差，因而建议如果内镜治疗超过 1 年，胆管狭窄无显著改善者应考虑外科手术治疗。外科手术的目的是解除胆总管狭窄梗阻，引流胆汁。肿大的胰头压迫或胆总管本身缩窄性改变可行胆总管旁路术，如胆总管空肠 Roux-en-Y 吻合术，胆总管十二指肠吻合现已少用；胰腺假性囊肿可行内引流术，如胃囊肿吻合术或 Roux-en-Y 空肠囊肿吻合术等。

（五）慢性胰腺炎合并门静脉高压症的手术

慢性胰腺炎有部分病例因脾静脉受压或闭塞合并门脉高压症即胰源性门静脉高压症。胰腺因炎性纤维化挛缩，使脾静脉受到束缚、压迫、管腔变窄；受胰腺炎症的波及，脾静脉发生痉挛，血液淤滞内膜损伤，进而引起脾静脉血栓形成，从而导致脾静脉栓塞，回流受阻。脾静脉位于胰腺后方与胰腺紧贴而行，易引起脾静脉阻塞，形成侧支循环，通过胃短静脉，经胃黏膜下血管至胃冠状静脉。胰源性门静脉高压症主要症状是多数有上消化道出血，其次为腹痛，伴有一些慢性胰腺炎或胰腺肿瘤的症状。

胰源性门静脉高压的诊断：①急、慢性胰腺炎病史；②影像学检查：CT、B 超、彩色多普勒、磁共振成像等是急、慢性胰腺炎和胰源性门静脉高压症诊断的重要手段；③胃底食管钡餐及内镜检查可确定有无静脉曲张及曲张程度并除外其他来源的消化道出血；④肝功及肝影像学检查正常；⑤疑有 SMV-PV 梗阻需行 MRA 或肠系膜上动脉造影做出诊断。

胰源性门静脉高压症是门静脉高压症中唯一能通过手术治愈的疾病，治疗的关键是阻断脾动脉供血，因而多数学者主张进行脾切除术。脾切除后脾静脉内无血液循环，故由于脾静脉阻塞时大量脾血取道胃短静脉或胃网膜静脉、胃冠状静脉回流到门静脉系，造成门静脉小循环高压的状态消失，曲张的胃底静脉将自行消退，从而达到止血和消除脾功亢进的目的。由于该病的特殊性，治疗上需在解除其原发病因的基础上行脾切除手术，如对于慢性胰腺炎引起的区域性门静脉高压可行单纯脾切除，必要时加胰腺部分切除。同时切断胃短静脉与冠状静脉侧支循环，可有效地降低左侧门静脉压，达断流目的，避免了出血的可能性。

四、慢性复发性胰腺炎手术

胰腺管的狭窄、梗阻，是慢性复发性胰腺炎的基本病理改变。炎症反复发作后，胰腺组织被破坏，最后全部或部分呈纤维化、萎缩、钙化、结石形成、一处或多处胰管阻塞，以及并发假性囊肿、脓肿等，胰腺的内、外分泌功能因此而受到严重的破坏。慢性胰腺炎的主要临床表现之一是经常性上腹部疼痛，长期发作给患者带来极大的痛苦。外科治疗慢性胰腺炎一方面针对病因进行，去除病因如胆道疾患以延缓胰内、外分泌功能损害的进程，减少或避免并发症的发生；另一方面是针对其疼痛与并发症，手术治疗可解除梗阻、切除无功能的病变组织、消除患者顽固性腹痛等症状以及恶变的风险。

手术类型分为引流术与切除术，前者适用于单纯胰管梗阻导致扩张（直径 >8mm）而胰头无炎性肿块者，而无胰管梗阻扩张的慢性胰腺炎伴有胰头、胰体尾或小胰管病变则需行切除术。

6

引流术是基于对胰管梗阻导致胰管内压增高是慢性胰腺炎最基本的病变，亦是引起腹痛的主要原因的认识。有效的胰管减压被认为可以缓解症状并能保留胰腺功能，理论上是慢性胰腺炎对症治疗的理想手术方式。引流的基本术式有胰管口成形术、胰尾切除 - 胰腺空肠吻合术（Duval 术）、胰尾切除 - 胰腺空肠内植入吻合术（Peustow-Gillesby 术），主胰管 - 空肠侧 - 侧吻合术（Partington-Rochdle 术）等四类。

胰腺切除术包括各类胰头切除术、胰体尾或胰尾切除术、胰腺局部切除加胰肠吻合术以及全胰切除、自体胰岛移植术等。胰头切除术适用于胰头炎性包块者。胰体尾或胰尾切除术、胰腺局部切除加胰肠吻合术适用于胰腺炎性病变或主胰管狭窄局限于胰体或胰尾者。全胰切除、自体胰岛移植术适用于全胰腺广泛炎性改变、不能通过局部切除或胰管切开等方式达到治疗目的者。胰头切除手术方法主要有标准 Whipple 术式（SW）、保留幽门的 Whipple 术式（PPW）、保留胰周器官（胃、胆总管和十二指肠）的术式（DPRHP）即 Beget 术式、Frey 术式和 Berne 术式胰体尾切除（DP）等。

（一）胰管探查术

慢性复发性胰腺炎手术时，若无手术前胆胰管造影（ERCP）检查，常需探查胰管，了解胰管有无扩张、狭窄、梗阻，必要时可行胰管 X 线造影，再根据病变情况选择适当的手术方法。

【手术方法与步骤】

（1）胰管探查：按奥迪括约肌切开术的方法显露十二指肠乳头，于前外方（相当于 11 点钟处）切开胆管壶腹约 0.8~1.0cm。因只切开壶腹部的括约肌部分，仍可防止十二指肠液逆流至胆管。一般胰管开口在切开的胆管开口的后内侧，相当于 4~5 点钟处。

将一根细软的塑料管经胰管开口放入胰管内，注意导管能放入的深度。经过简单的探查，多可发现胰管有无狭窄、梗阻及梗阻所在的部位。

（2）胰管造影：当确认有胰管造影的需要时，将导管拔至开口处，再重新放入 2~3cm 深，将 50% 胆影葡胺或 50% 泛影葡胺 2~3ml，借提高注射器时的重力作用流入胰管内，切忌加压注射或注射的药量过多，否则容易使胰腺泡破裂，引起手术后急性胰腺炎的严重并发症。文献上有关于胰管造影后发生急性胰腺炎致死的报道，故对胰管造影应严格掌握其指征，防止发生并发症。

若胰管明显扩张，亦可用穿刺造影的方法，直接将造影剂注入胰管内摄片。此法的优点是不需要切开胆总管、十二指肠及括约肌等。手术时将胰腺体部显露后，以 22 号穿刺针头在肠系膜上血管前方的胰腺管所在部位穿刺。胰管一般位于胰腺的中央靠后，当有明显扩张时，穿刺易于成功。穿刺进针不宜过深，以免伤及肠系膜上血管。抽出胰液 2~3ml 后，向胰管内注入等量的造影剂，立即摄片。若胰管有梗阻，需同时做相应的手术处理，解除梗阻。否则，造影后易引起急性胰腺炎及胰瘘。

若行胰尾切除时，亦可通过胰尾断端之胰管进行探查及胰管造影。

胰管造影可以清楚地显示胰管的形态，有无扩张、不规则、狭窄、囊肿形成或结石等，对胰腺病变的诊断有一定帮助，但由于技术上的复杂性，一般不应作为常规的诊断方法。目前术前 MRCP 检查往往能提供胰管水成像影像。

（二）胰尾空肠吻合术

胰尾空肠吻合术是胰管内引流术之一，适用于胰头部胰管有梗阻，胰管全程扩张的患者。由于胰管开口梗阻所致的胰腺慢性梗阻性病变，若梗阻不能用括约肌切开的方法解除，则可做胰管空肠吻合术，重建胰液排泄通道，使临床症状能得到缓解，改善消化功能。胰尾切除术亦适用于急性坏死性胰腺炎后体尾部胰管梗阻，胰腺纤维化、假性囊肿，伴有严重疼痛症状者。

【手术步骤】

(1) 探查手术时先检查胆道，若胆囊及胆管均无病理改变，而病变原发于胰腺，有胰管梗阻及梗阻远方胰管扩张者，可以考虑做胰尾空肠吻合术。有时从胰腺外面即可扪到扩张的胰管，或用22号针头穿刺定位。若诊断有疑问时，可做胰管造影。

(2) 切除胰尾：为便于手术进行，可切开胃脾韧带、脾结肠韧带及脾肾韧带，将脾脏连同胰尾一起游离。但一般可以保存脾脏。在胰尾预切断平面（一般离尾部约5~6cm）的右侧约3cm处，结扎及切断脾动、静脉。在切线近端的上、下缘，各用丝线贯穿缝合结扎，以控制行走于胰腺上、下缘处的动脉出血。切断胰尾，连同脾脏一并移除。胰腺断端出血点以细丝线缝合结扎。

在胰腺近端断面上找出扩大的胰管断端，放入细导尿管或塑料管探查胰管的梗阻部位，需要时，可用胰管造影。若胰管无多发性狭窄，即可做胰尾空肠吻合。

(3) 吻合：向上翻转横结肠，在中结肠动脉的左侧无血管区切开系膜。在距十二指肠悬韧带约15cm处切断空肠。经横结肠系膜切口将空肠的远段提至左上腹，并将其断端用细丝线两层间断缝合法与胰尾断端做对端吻合（图54-20），将胰尾断端包裹于空肠内。近侧断端与远段空肠做端-侧吻合，形成一Y形空肠袢，两吻合口之间距离约40~60cm。胰管内放一短塑料管，将胰液引流至空肠内，并起暂时支撑作用，用一针丝线将其缝扎固定于胰管断端。将横结肠系膜切口边缘缝于空肠上。左上腹部放置引流，用丝线缝合腹膜及腹壁各层。

若胰管内有多处狭窄及梗阻，上述单纯引流胰尾并不能解除胰管内的全部梗阻时，需要将胰管的所有狭窄广泛纵行切开，清除胰管内结石，然后利用切开的胰管全长与空肠吻合。方法是：切除胰尾后经胰管断端放入一有槽探针，在胰腺前面沿探针切开纤维化的胰腺组织，尽可能将胰管内的多处狭窄全部切开，清除其中结石。以细丝线缝合结扎胰腺切口上的出血点。沿肠系膜对侧缘切开Y形空肠段远端断端，将空肠与胰腺上的切口用两层缝合法吻合。若胰体上的切口短，胰腺体积小，亦可以将整个胰腺体尾部缝入空肠内（图54-21）。

由于胰尾空肠吻合术对整个胰腺引流效果较差，在慢性胰腺炎时止痛效果不理想，故当前多是采用胰管全程切开，胰管空肠吻合的手术方法。

（三）胰管胃或肠吻合术

处理胰管的狭窄及梗阻，重建胰液排泄通道时，也可直接纵行切开胰腺扩大的胰管，做胰管与空肠吻合，不必切除脾脏及胰尾，这样可简化手术操作。胰管与胃吻合的方法亦曾经使用，但因胰管切开范围不够，影响效果，现已很少使用，胰腺切开处，应切取组织做病理检查。

1. 胰管空肠侧-侧吻合术　此手术方法比较简单适用，对胰管的切除较彻底，并可以同时处理胆管及胰管的梗阻。

【手术步骤】

(1) 切开胃结肠韧带，将胃大弯用大S形拉钩向上拉开，充分显露胰腺。分离胰腺下缘，将肠系膜上静脉与胰腺背面分开，以免手术过程中损伤。

(2) 在胰腺体部相当于胰管的部位，以22号针头穿刺胰管，以了解胰管的位置及深度。当胰管扩张时，穿刺颇易成功（图54-22A）。必要时，于抽得胰液后，随即做胰管造影。根据穿刺的发现，注意胰管的位置及距离胰腺表面的深度，作为找寻胰管的参考。顺胰管的

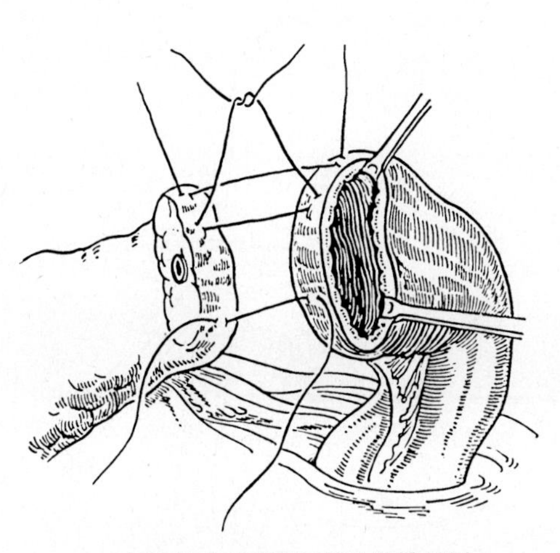

A. 间断缝合胰腺背面及空肠浆肌层

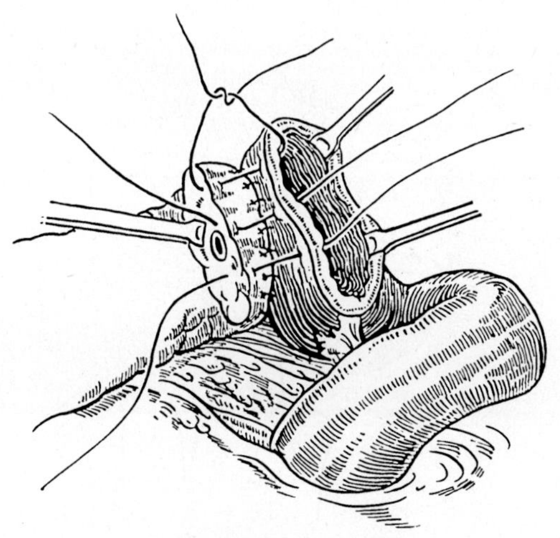

B. 缝合胰腺及空肠断端

图54-20　胰尾空肠吻合术：胰尾与空肠断端吻合

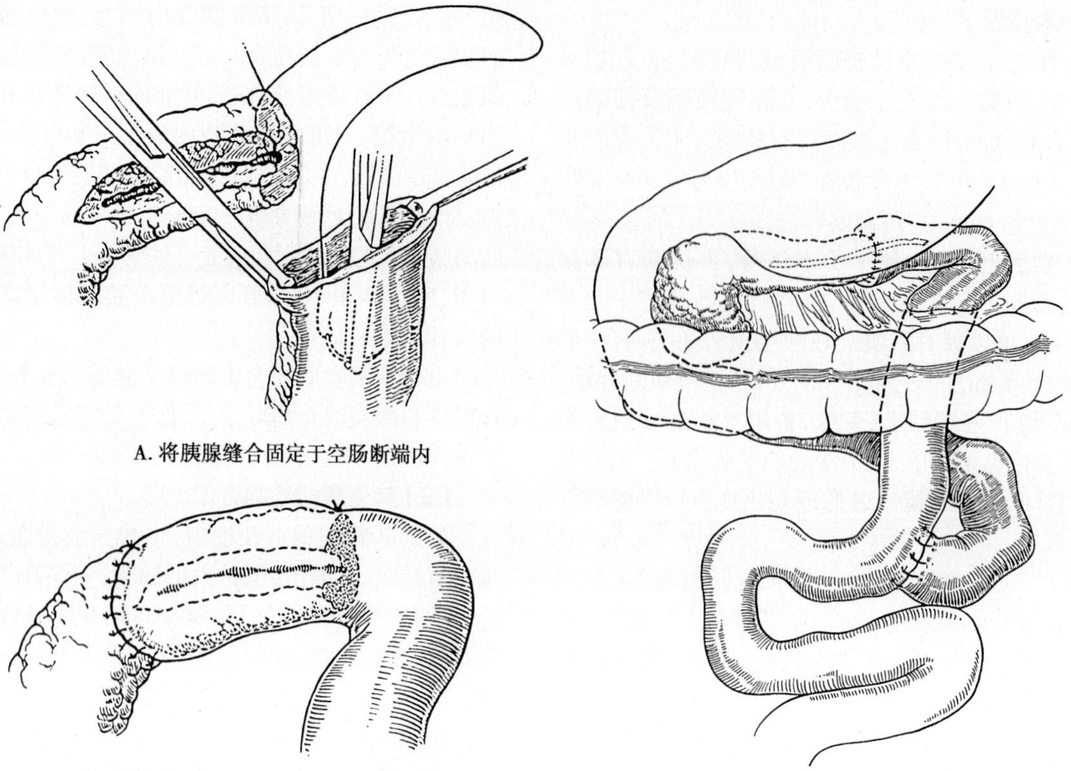

A. 将胰腺缝合固定于空肠断端内

B. 空肠断端套在胰腺外，并与胰腺被膜缝合固定

C. 胰尾空肠吻合完成

图 54-21　胰管广泛切开与空肠吻合

走向切开胰腺组织直达胰管(图 54-22B)牵引线之间将其纵行切开,切开长度 5~6cm,清除胰管内的结石,并以小号胆道探子探查胰管阻塞的部位(图 54-22C)。

(3) 当胰管明显扩张时,为了能更好地保持吻合口的通畅,可用 3-0 丝线将胰管切口边缘与胰腺包膜做间断缝合,遮盖胰腺切开处创面(图 54-22D)。

(4) 准备一 Y 形空肠段,缝合关闭空肠远端,经横结肠后将胰管与空肠做侧 - 侧吻合。远侧空肠段的长度根据是否同时做胆总管空肠吻合而定,若需要同时纠正胆总管下端梗阻,则肠段应长些。一般胰管空肠吻合处与空肠空肠吻合处之间的距离约 40~60cm(图 54-22E)。

(5) 空肠与胰管侧 - 侧吻合时,可行一层胰管和空肠的间断或连续吻合,或行两层吻合。第 1 层在距离胰腺切开边缘约 1cm 处,以 0 号丝线将空肠浆肌层与

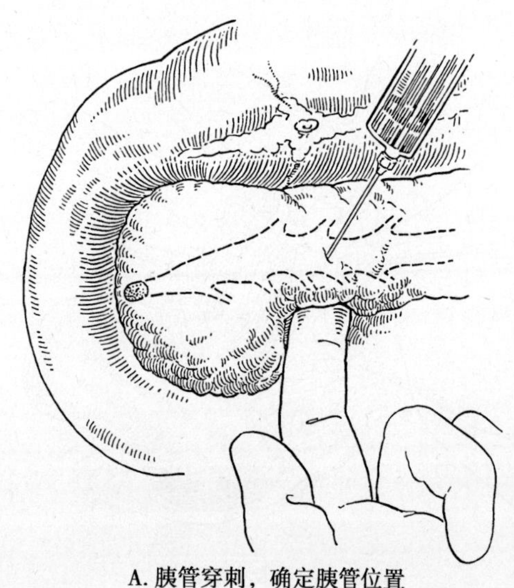

A. 胰管穿刺，确定胰管位置

B. 纵行切开胰腺组织及胰管

图 54-22　胰管空肠侧 - 侧吻合术

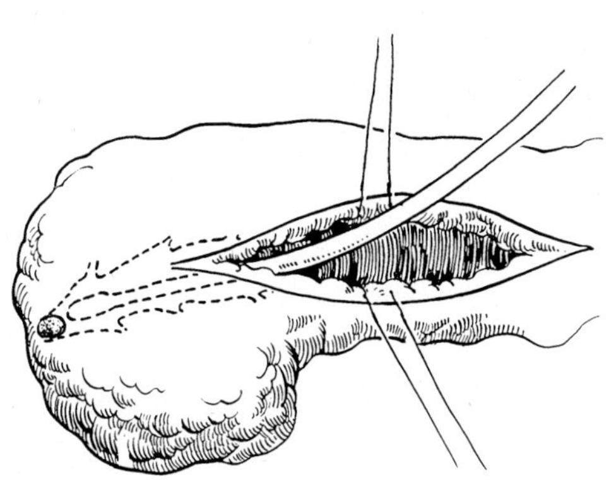

C. 以胆道探子探查胰管梗阻的部位

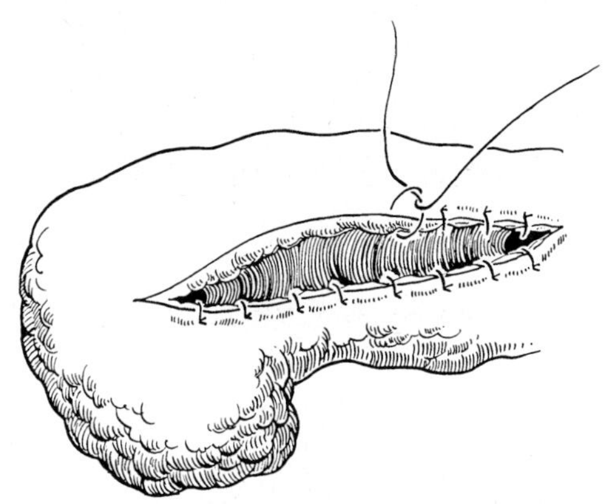

D. 胰管边缘与胰腺包膜缝合

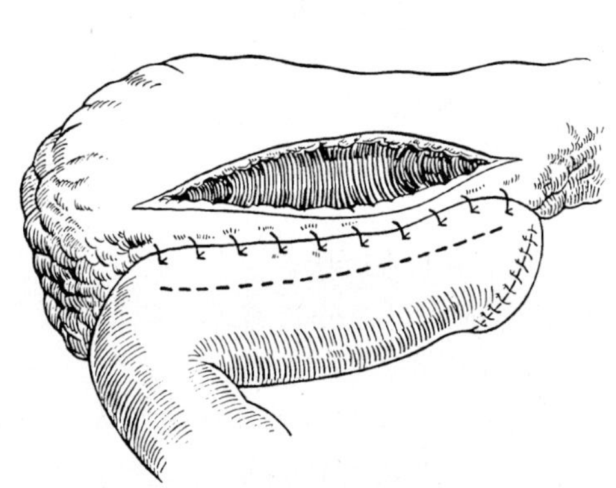

E. 空肠与胰腺包膜缝合

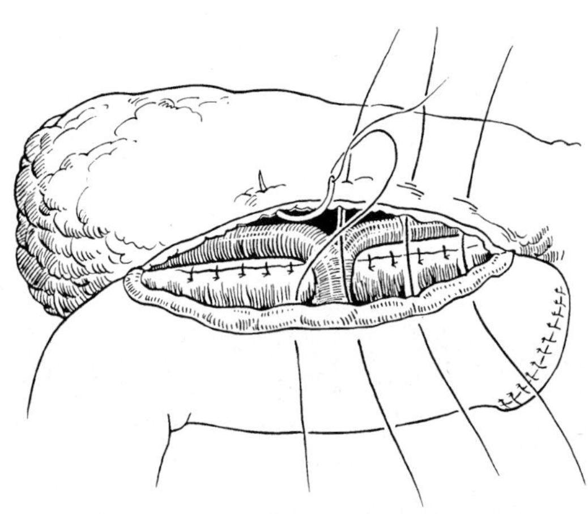

F. 胰管内放置T形引流管

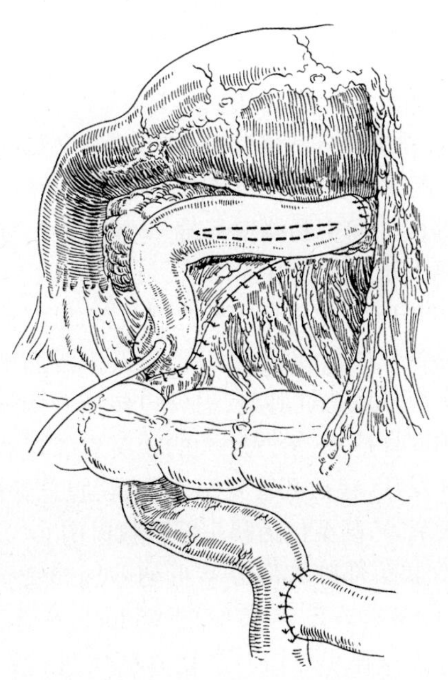

G. 胰管空肠侧-侧吻合术后，T形管

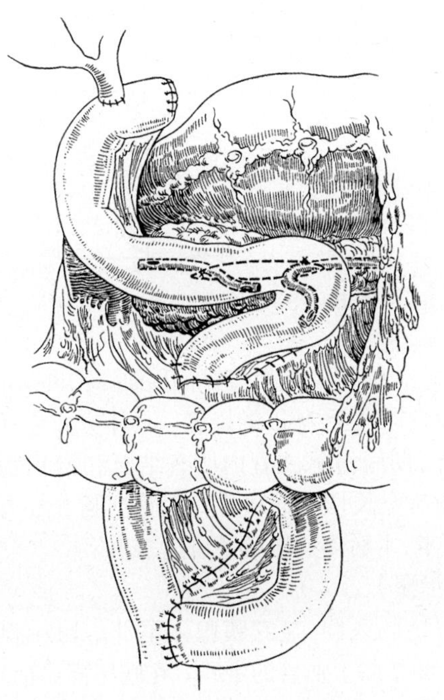

H. 同时纠正胰管及胆总管下端梗阻的胆总管

图 54-22(续)

胰腺包膜做间断缝合；第2层则以3-0丝线将空肠黏膜与胰管做间断缝合。胰管内放置一8~12号T形管，其纵臂通过Y形空肠段引出体外(图54-22F、G)。

(6) 将横结肠系膜切口的边缘缝合在空肠壁上，并缝合关闭系膜裂隙。在吻合口附近放置引流。

(7) 若需同时纠正胰管及胆总管下端梗阻，Y形空肠段的长度约为40~60cm，先做胆总管空肠端-侧吻合，再行胰管空肠侧-侧吻合(图54-22H)。

2. 胰管胃吻合术　胰管胃吻合术是利用胰腺与胃后壁间的紧邻关系，简化操作；缺点是胰管切开不足，不能彻底清除胰管内结石，亦不能同时解决胆总管下端梗阻的问题。

【手术步骤】

手术时将胃后壁缝于胰腺包膜上，再将胰管黏膜与胃黏膜以3-0丝线作间断缝合。用胰腺断端的胰管(图54-23)或用胰管的侧壁与胃黏膜吻合。

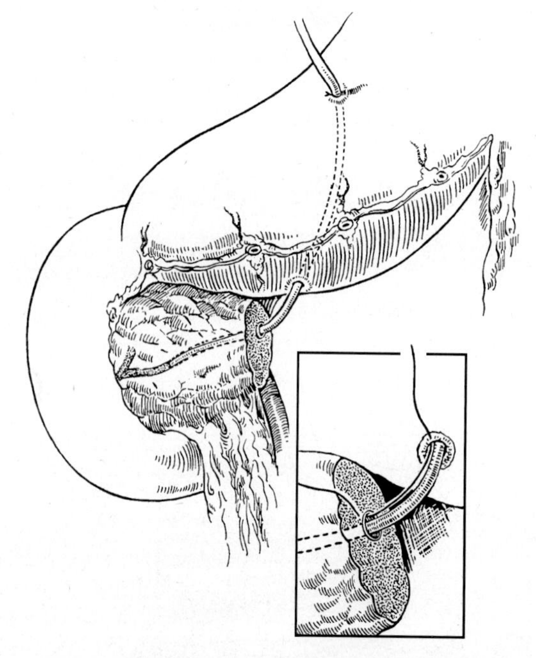

图54-23　胰管胃吻合

3. 胰管空肠侧-侧吻合术(Peustow-Gillesby术)　适用于胰管直径大于7mm的患者。具体方式包括：胰管全程剖开，彻底清除胰管内所有结石和淤积物，于结肠后空肠与全长切开的胰管行胰管空肠Roux-en-Y侧-侧吻合术，术后疼痛缓解率可达70%。

【手术步骤】

切开胃结肠系膜，显露胰腺体尾部。切除脾脏。游离胰尾至肠系膜上血管的中线。在胰尾部最远端切断胰尾直至显露胰管，可见胰液流出。残存的胰腺保留连续性并取部分组织予以活检。用探针穿入胰管并尽可能地向右侧切开胰管(图54-24)。如果Santorini管和Wirsung管也扩张，同样切开。胰腺断端用可吸收缝线间断缝合止血后行胰肠吻合。

在十二指肠韧带远端离断空肠，远端空肠穿过结肠系膜向上，与切开的胰管吻合。将远端空肠覆盖所有切开胰管的胰腺直至肠系膜上血管处并缝合。也可以在空肠对系膜缘切开空肠与胰腺缝合覆盖所有切开的胰管。胰-肠吻合可行一层缝合及Roux-Y重建。检查是否有漏的发生。最后放置引流管。

4. 胰管空肠侧-侧吻合(Partington-Rochelle术)　手术步骤：双向肋缘下切口打开腹腔，打开胃结肠韧带，解剖胰腺。通过触诊或术中超声检查寻找扩张的胰管。纵向切开胰管10~12cm，并去除胰管内的结石。采用Roux-en-Y吻合方法，远端空肠与切开的胰管行侧-侧吻合。

5. 保留十二指肠的胰头切除术(duodenum-Preserving Pancreatic Head Re-section，DPPHR)(Beger术式)　对慢性胰腺炎具有良好的临床效果，从而部分代替了传统的创伤巨大的胰十二指肠切除术。

【手术步骤】

常规进腹后行腹腔探查。

(1) Kocher切口充分游离十二指肠胰头，向左分离与下腔静脉和腹主动脉之间筋膜。

(2) 分离解剖胃十二指肠动脉后支，注意保护。该血管主要供应胆总管胰腺段、十二指肠和贴近十二指肠的部分胰腺。

(3) 门静脉肠系膜上静脉前方横断胰腺颈部，距离十二指肠边缘0.5~1.0cm处切除左侧胰腺及胰腺肿瘤，于胰十二指肠上前动脉弓和胆总管左侧分离，距离胆总管汇入胆总管约5mm处切断主胰管及胰腺，注意勿损伤胆总管及壶腹部。

(4) 胰肠吻合：将胰腺体部残端和远端空肠行胰肠端-侧或断端，一层或双层吻合，在相应空肠位置将胰头部残端和空肠侧壁行端-侧吻合术，即用空肠覆盖胰腺头部及体部创面。

DPPHR主要适用于治疗胰头部局限性炎性肿块，胰头部良性肿瘤和囊性病变，以及未浸润至十二指肠的胰头部低度恶性肿瘤，另外也包括慢性胰腺炎所引起的顽固性疼痛，治疗肿大的胰头对邻近器官压迫所致的并发症，包括胰管狭窄或梗阻、胆总管梗阻、十二指肠狭窄等，甚至包括胰头部胰腺损伤。

6. 胰头部肿大部分V形切除加胰管空肠侧-侧吻合(Frey术式)　与传统的Whipple手术比较，Frey手术的优点在于保留对消化和糖代谢起关键作用的十二指肠、胆管及壶腹的解剖。Frey术后疼痛缓解率大于80%，术后并发症发生率小于10%。手术仅摘除含有胰管结石或炎性肿大的部分胰头，充分保留了正

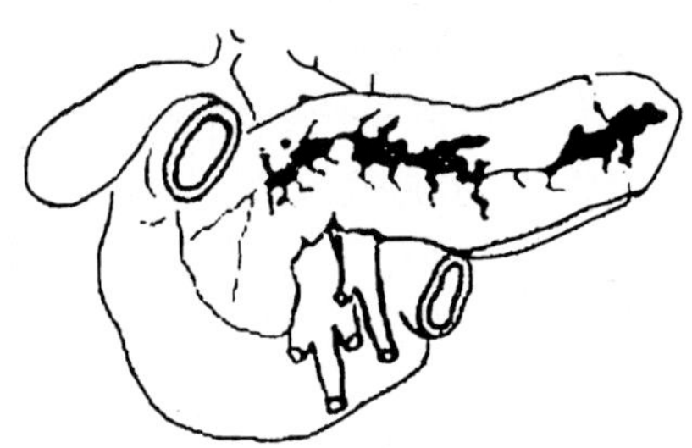

A. 慢性胰腺炎的胰管造影片，狭窄与扩张交替存在

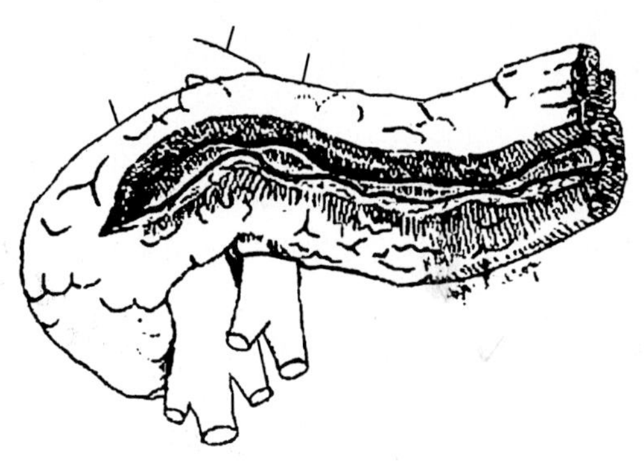

B. 切开胰管，显露狭窄和扩张的区域

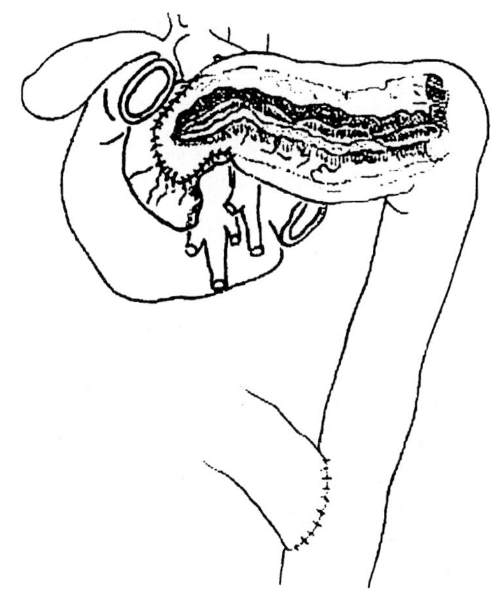

C. 空肠缝合到右侧切开的胰腺上（胰管空肠吻合术）前面观，结肠系膜下方行Roux-Y肠吻合术

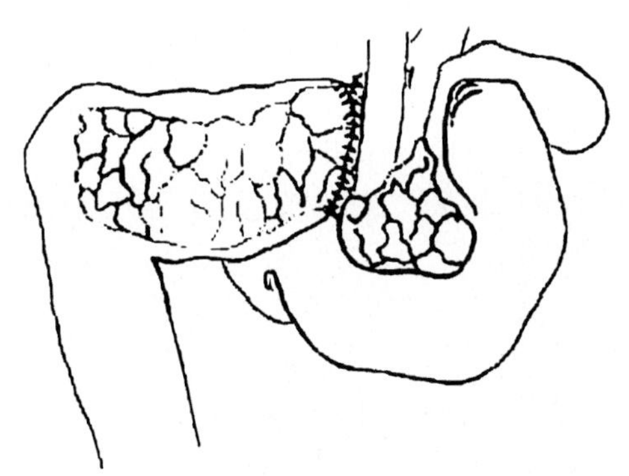

D. 空肠缝合到肠系膜上血管左侧的胰周组织的后面管

图 54-24　Puestow 手术

常的胰腺组织，对内、外分泌功能的影响较小。

【手术步骤】

先全程纵行切开扩大的胰管，取出胰管结石。切除胰头，但保留胰头后方完整的薄层胰腺组织。为避免损伤胆管，术中可切开胆总管并置入金属探条或导尿管作为导引。以刀片或电刀挖除胰头，避免损伤左侧门静脉、肠系膜上静脉。将空肠袢和敞开的胰管及胰头空壳行侧 - 侧吻合。在保留十二指肠的同时，既切除了肿块，又解除胰管梗阻。

对于胰头炎性改变同时伴有胰腺体尾部主胰管扩张和结石的病例，在切除胰头的同时切开胰腺体尾部的主胰管取石。切除胰头的方法与传统 Beger 方法不同，距十二指肠降部 0.5~1.0cm 和肠系膜上静脉 - 门静脉右侧之间行胰头部分切除，保留侧壁和后壁，即胰头去“核”术，在胰头部保留一个“壳”，在“壳”内找到主胰管的远侧和近侧断面，证实近段主胰管无狭窄和结石，如远侧主胰管存在结石，需通过主胰管的断端取石。将胰头留下的“壳”及切开的主胰管与空肠行 Roux-Y 侧 - 侧吻合。对于胰头结石伴有胰头潴留性囊肿的病例选择囊肿壁部分切除，并在囊肿内找到主胰管的近侧端，切开主胰管近侧端的狭窄处并取出其中的结石。对于出现梗阻性黄疸的病例，为确保解除梗阻和避免复发，在胰头切除后残留的“壳”内切开胆总管，并将切开的胆总管壁的两侧缘与“壳”内的胰腺组织缝合，使切开的胆总管敞开于胰头“壳”内。

对于合并门静脉高压、胰尾部囊肿的患者，需同时行胰尾局部切除和脾切除术。对于胰头部组织增生和广泛的胰头部小胰管结石患者则切除增生组织及周围含有小胰管结石的胰腺组织，并切开主胰管取出结石。施行 Frey 术式的关键是保证近端主胰管和胰胆管共同通路至十二指肠乳头部位的通畅，即无结石和狭窄。

Frey 术式采用 V 形切除肿大胰头的腹侧部分，切除深度以能够充分显露胰管、方便进行胰管空肠吻合即可。Beger 术式则要求对胰头行次全切除，在不破坏胰头十二指肠血管弓和胆总管的情况下，尽可能多切除胰头组织。与 Beger 相比，Frey 切除胰腺组织较少，能够最大限度保存胰腺组织，手术操作也相对简单，损伤胰头十二指肠血管弓和胆总管的可能性减小。Frey 手术的适应证是胰头肿块合并胰体尾部的主胰管狭窄和结石。

7. 保留十二指肠亚胰头切除术（Berne 术式）Berne 术式仅切除足以保证胆管和胰管引流的胰头组织，尤其是保留背侧部分胰腺组织，不切断胰腺，不需分离门静脉从而减少出血，如有需要则同时切开胆总管以引流。此术式的严重并发症发生率和死亡率均较低，因此手术相对安全。

【手术步骤】

手术目的是局部广泛地切除胰头的肿块，即胰头的亚切除，解除肠管和可能存在的胰腺内段胆管的受压。术中关键是不在门静脉下方切断胰腺。术中均行活组织快速病理检查，排除恶性肿瘤后完成此术式。术者手指自胰腺后方抵住肠系膜上静脉，以免损伤，需保留胰头后缘、十二指肠侧及胰头上缘 5~10mm 的胰腺组织，由浅入深切除胰头组织至暴露胰管和胆管并切开胰管，形成一胰头部的空洞，而非完全切除胰头，保证胰液引流，同时合并黄疸的患者可切开胰腺段梗阻的胆总管前壁，纵行切开扩张的胆总管 8~10mm，并缝在其周围的胰腺组织上。最后行空肠-胰头空洞壁前缘 Roux-en-Y 吻合，以引流胰液，黄疸患者打开胆总管后，此空肠袢同时引流胆液。

此种术式可以有广泛的适应证，主要可用于以下病变：①胰头部肿块型慢性胰腺炎；②胰头部良性肿瘤，尤其是和主胰管关系密切，无法单纯切除者；③部分未侵及十二指肠、有完整包膜的胰头部交界性甚至低度恶性肿瘤。

（四）胰腺次全切除术

当胰腺体尾部呈广泛的纤维钙化性改变，胰管造影显示胰管有广泛炎症，管腔闭锁，疼痛严重时，一般胰肠、胰胃吻合不能明显消除症状，可考虑做胰腺次全切除术，切除胰腺远端的 80%，只留下约 20% 的胰头组织附着于十二指肠曲，以保存十二指肠的血液循环及保护胆总管的下端。更广泛的胰腺切除术将加重糖尿病，应十分谨慎。

【手术步骤】

游离脾脏及胰腺等操作方法同全胰腺切除术，所不同者是只切除脾、胰尾、体及头部的部分，保留胃及十二指肠、胰十二指肠动脉及前、后动脉弓的完整，并避免损伤胆总管。术后可收到一定的止痛效果，但并发症发生率仍较高，术后需长期使用胰岛素及胰酶。故仅在胰腺被严重破坏，呈广泛纤维钙化，疼痛难忍的患者使用，且应慎重考虑使用本手术方法。

（五）胰十二指肠切除术

适用于胰头部病变、引流手术后失败、难以与肿瘤鉴别者，最宜用保留幽门胰十二指肠切除术。

【手术步骤】

1. 切口　上腹正中切口，便于上、下延伸，显露充分。

2. 探查　探查的目的主要是了解病变性质和周围组织情况，以决定是否需要及能够切除。具体见胰十二指肠切除术一节。

胰头部肿块：胰头癌及壶腹周围癌的肿块均在十二指肠降部内侧，前者一般较大、很硬，在胰头内，而后者较小、较软，在十二指肠腔内；慢性胰腺炎时，胰腺呈弥漫性肿大，质地较癌肿相对为软。

活组织检查：当不能鉴别病变性质时，可考虑行胰头部肿块活组织检查，笔者建议经十二指肠腔行胰头肿块组织活检，准确性高，能有效避免出血及胰瘘并发症。

3. 切除及重建部分　如经仔细探查，判断肿瘤能够切除，将胰头部、十二指肠全部、空肠一部分和胆总管切除；如不行保留幽门胰十二指肠切除，可将胃窦部分一并切除。

目前 Child 重建为主流消化道重建方式。Whipple 法和 Cattel 法目前较少采用。

（1）胰空肠吻合：胰腺残端的胰管与空肠吻合的方法有端-端和端-侧吻合两种，具体步骤见胰十二指肠切除术一节。笔者常采用胰肠端-侧全口吻合。适用于所有大小的胰腺断端。缝合前，应充分游离胰腺残端，至少 2cm，断端严密缝扎止血，可先行胰腺后壁与空肠后壁的缝合，同法再缝合前壁。在距离吻合口约 0.5cm 处行空肠浆肌层和胰腺的加强缝合。

（2）肝总管空肠吻合：因胆总管多已扩张，采取端-侧吻合，缝合操作不难。在距胰腺空肠吻合口远端 5~10cm 处选定吻合部位，切除肝总管残端钳夹过的部分，切缘尽量靠近肝门，以免切缘阳性并保持胆管断端的良好血供，对胆管癌患者尤为重要。可用细线间断或连续缝合。对于不扩张的胆管可用 5-0 PDS-II 缝线连续缝合。一般胆管内不需要放置 T 形管。

（3）胃空肠吻合：在距胆肠吻合口以远约 30cm 处做结肠前或结肠后胃空肠吻合。先将胃断端与空肠行端-侧吻合（Billroth-Ⅱ式吻合），关闭结肠系膜裂孔。

总之，手术治疗慢性胰腺炎有多种术式，具体根据实际情况以及其适应证选择。胰腺空肠端-侧吻合术(Duval 术):该术式较少应用,胰尾和脾切除后,将胰腺与空肠行 Roux-en-Y 端-端吻合,使胰液逆行引流入空肠,术后疼痛缓解率约为 40%;胰腺胃吻合术:此术式仅应用胰管存在局部一处梗阻时;括约肌成形术:仅在壶腹部单处梗阻时应用,疼痛缓解率可达 25% 到 30%。胰腺切除术:包括远端胰腺切除术:适用于病变仅累及胰体尾部的患者;胰腺次全切除术:仅保留沿十二指肠边缘胰腺组织,术后可导致难控性糖尿病;保留幽门的胰十二指肠切除术:当病变仅局限于胰头区,可选用保留幽门的胰十二指肠切除术,疼痛缓解率约为 82%;保留十二指肠的胰头切除术(Beger 术):将胰腺从肠系膜上静脉离断,并将胰头切除,胰体用空肠 Roux-en-Y 段以端-端吻合的方式引流,手术难度较大;胰头中心部分切除、胰管空肠侧-侧吻合术(Frey):是一种变异的保留十二指肠的胰头切除术,吻合方式为纵向胰腺空肠吻合术,主要用于胰头增大或病变主要在胰头,伴有胰体尾部胰管扩张者,疼痛缓解率 70%~80%;胰腺全切术:胰腺全切术不可避免地造成胰腺整个外分泌和内分泌功能的不足,因此,仅作为胰头十二指肠切除和远端胰腺切除术失败时采用的候补术式。

五、围术期处理

【术前准备】

按外科手术前常规处理。术前要严密观察是否有低血糖症状,掌握发作规律及预防方法;黄疸者术前常规补充维生素 K_1,改善凝血功能;抽血查血糖、肝、肾功能及生化,及时纠正及维持水、电解质平衡;术前晚行温盐水或肥皂水清洁灌肠;手术日晨置胃管及导尿管。

【术中处理】

术中全面仔细探查,必要时予快速病理学检查以明确诊断。

【术后处理】

1. 按外科手术后一般常规护理及全麻后护理常规。

2. 严密观察脉搏、呼吸、血压等生命体征。监测血糖与尿糖。

3. 监测血糖变化、尿糖、电解质,定期监测肝、肾功能,术后指导早期活动,以增加腹压,促进引流及恢复肠蠕动。积极采取合理的营养支持。恢复饮食后,应做好饮食宣教,少量多餐,从无脂流质逐步向低脂饮食过渡,观察进食后情况,通过淀粉耐量试验、口服葡萄糖耐量试验和非弹性蛋白酶测定等对胰腺功能进行评价。

4. 在手术后 3 日内应检查血、尿淀粉酶及注意急性胰腺炎的发生。胰腺次全切除术后应根据血糖及尿糖,调节胰岛素的用量。

六、手术并发症

除常见手术并发症外,还有胰腺手术所特有的并发症:①胰瘘;②出血;③胃排空延迟;④糖尿病;⑤胰腺外分泌功能障碍等。

(苗毅　蒋奎荣)

参考文献

1. 陈拥华,杜冰清,向光明,等.Beger 及 Frey 手术在胰腺良性疾病及低度恶性肿瘤治疗中的应用.中国普外基础与临床杂志,2011,18(3):341-347.
2. 王春友.慢性胰腺炎治疗中外科干预的抉择.临床外科杂志,2007,15(12):812-814.
3. 杜冰清,陈拥华,龚军,等.Frey 手术治疗慢性胰腺炎的临床疗效分析.中国普外基础与临床杂志,2011,18(2):187-190.
4. 张东生,于江,步向阳,等.保留十二指肠亚胰头切除术八例临床分析.中华全科医师杂志,2009,8(7):495-496.

第五节　胰腺囊性疾病手术

与胰腺实性占位性疾病相比,胰腺的囊性疾病明显少见,估计的发病率 <1%,但近年来外科切除的胰腺囊性疾病病例越来越多,在一些医院甚至占了胰腺肿瘤切除病例的 15%,可能与下列因素有关:①现代影像技术的发展,越来越多无临床症状的病例得以诊断;②多数胰腺囊性肿瘤是非浸润性的,发现后仍有机会进行外科切除;③外科技术和围术期管理的良好发展,大型医疗中心胰腺手术的死亡率已从 20 世纪 80 年代的 20%~30% 降低到 <5%,手术风险已明显降低等。

然而,目前对胰腺囊性疾病尚无统一分类。在本章,胰腺囊性疾病将被可分为非肿瘤性和肿瘤性囊性疾病两大类(表 54-1)。胰腺非肿瘤性囊性疾病又进一步分为真性囊肿和假性囊肿,肿瘤性囊性疾病分为囊性肿瘤和实性肿瘤内部出现退行性或坏死性改变(实性肿瘤出现囊性改变)。

在所有的胰腺囊性疾病中,假性囊肿大约占 75%。胰腺囊性肿瘤仅占胰腺全部肿瘤的 10%~15%,占胰腺恶性肿瘤的 5% 左右,其中浆液性囊性肿瘤(SCN)、黏液性囊性肿瘤(MCN)和导管内乳头状黏液性肿瘤(IPMN)占 90% 左右,是最常见的胰腺囊性肿瘤,其世界卫生组织(WHO)分类见表 54-2。

由于偶然发现的胰腺囊性疾病越来越多,术前准确诊断胰腺囊性疾病,可避免不必要的手术风险。然而,现代的 CT、MRI 和 EUS 仍然不足以充分鉴别胰腺

6

表 54-1　胰腺囊性疾病的分类

胰腺囊性疾病的分类
非肿瘤性囊性疾病
假性囊肿
真性囊肿
潴留性囊肿
先天性囊肿
淋巴上皮囊肿
表皮囊肿
肿瘤性囊性疾病
囊性肿瘤
浆液性囊性肿瘤（SCN）
黏液性囊性肿瘤（MCN）
导管内乳头状黏液性肿瘤（IPMN）
实性肿瘤内部出现退行性或坏死性改变
实性假乳头状肿瘤（SPT）
胰腺导管腺癌囊性改变
胰腺内分泌肿瘤囊性改变
囊性间叶细胞肿瘤
转移性肿瘤囊性改变

表 54-2　WHO 胰腺囊性肿瘤分类

WHO 胰腺囊性肿瘤分类
浆液性囊性肿瘤
浆液性微囊腺瘤
浆液性少囊腺瘤
浆液性囊腺癌
黏液性囊性肿瘤
黏液性囊腺瘤
黏液性囊性边缘性肿瘤
黏液性囊腺癌
非浸润性
浸润性
导管内乳头状黏液性肿瘤
导管内乳头状黏液性腺瘤
导管内乳头状黏液性边缘性肿瘤
导管内乳头状黏液性癌
非浸润性
浸润性

囊性疾病的良恶性，囊肿的活检组织细胞学和囊液肿瘤标志物分析，也存在敏感性和特异性差的问题。因而对于胰腺囊性疾病，目前较为一致的诊治策略是：

1. 具有胰腺假性囊肿和 SCN 特征的病例，观察处理是安全的，除非出现症状，或假性囊肿体积增大。

2. 如果患者的预期寿命长、身体健康，具有主胰管型 IPMN、混合型 IPMN 或有实性成分或囊壁有结节的、囊肿周边钙化等特点，以及血清肿瘤标志物增高的胰腺囊性疾病，都应手术切除。

3. 其余的孤立性囊肿或巨大的囊肿，如果没有假性囊肿或分支型 IPMN 的特点，应进行 EUS 检查及囊液的黏稠度和 CEA 分析。如果囊壁无结节或囊液无 MCN 的特征（黏稠度 <1.6 和 CEA<192ng/ml），观察处理是安全的。

4. 一些学者提出基于囊肿大小的外科手术策略，其优点是不需要 EUS、囊液分析或排除 IPMN。对于分支型 IPMN 及囊肿 <3.5cm、无结节、血清 CA19-9<25U/L、无近期发生的糖尿病或糖尿病病情加重等特征的病例，观察是安全的，但观察的方式、复查的频率等，尚缺乏研究。囊肿长大，或出现实性成分、囊壁结节或症状，是外科手术切除的指征。

由于 SCN、MCN 和 IPMN 是除胰腺假性囊肿以外最常见的胰腺囊性疾病，本章将介绍其手术治疗方式，而胰腺假性囊肿的手术治疗方式，请见相关章节。

一、浆液性囊性肿瘤

浆液性囊性肿瘤（SCN）又称富含糖原的囊腺瘤，占胰腺囊性肿瘤的 50% 左右，占胰腺外分泌肿瘤的 1%~2%。多见于女性，男女比为 1：1.5。在 WHO 的分类中，微囊腺瘤约占 70%，少囊腺瘤占 10%~25%。此外，文献报道的 VHL（von Hippel-Lindau 病）相关性囊腺瘤及实型 SCN 相当罕见。大约 50% 的 SCN 病例是在常规体检时发现的，无临床症状，但当其体积较大时，可出现各种症状，包括腹痛、体重下降和黄疸等。

【适应证】

1. 有症状的病例。

2. 囊肿 >4cm；尤其是迅速长大的囊肿，或有壁上结节或囊肿周围有浸润性表现的病例。

3. 囊肿的性质不明。现代诊断方法可能无法区分 SCN 和 MCN，因而，当术前诊断不肯定时，应手术切除。

【禁忌证】

存在严重的并发症，或高龄患者。

【患者评估与手术规划】

一般认为 SCN 是良性肿瘤，但浆液性囊腺癌已有报道，但是罕见，因而绝大多数 SCN 应是良性肿瘤，不需要外科切除，只需观察处理。对于观察中的 SCN，可接受的生长速度是每年 0.6cm。有手术适应证的病例，外科切除可以治愈，没必要进行淋巴结的扩大清扫。

【手术方式】

根据肿瘤的位置，可进行解剖性的胰腺切除。典型SCN多位于胰头，胰十二指肠切除术，尤其保留幽门的胰十二指肠切除术是常用的方法。对于位于胰体尾的SCN，可采用远端胰体尾切除术。其他组织或器官保留的手术方法，如胰腺中段切除或保留脾脏的远端胰腺切除术等，也可以选择。肿瘤剜除术已有报道，但并发症发生率高（达35%），术后胰漏是其主要的并发症。而事实上，因肿瘤较大，剜除术常常难以完成。

【手术并发症】

见相关胰腺切除手术章节。

【术后处理】

手术切除后，100%可以治愈，因而没有必要长期随访。

二、黏液性囊性肿瘤

黏液性囊性肿瘤（MCN）占胰腺外分泌肿瘤的2.5%左右。>90%的MCN发生在女性，70%~95%位于胰体和胰尾，其与胰腺假性囊肿和IPMN区别的特征之一是囊肿与主胰管不相交通，然而，有报道6%的MCN与主胰管相通。此外，约30%的胰腺假性囊肿与主胰管不相交通，因而，囊肿是否与主胰管相交通，有鉴别诊断的价值，但并不是鉴别这些囊肿的可靠特征。

MCN可以是良性的、生长缓慢的黏液性囊腺瘤，也可以是进行性和浸润性生长的囊液囊腺癌。浸润性癌的发生率为6%~36%。

【适应证】

由于大部分MCN会发展成恶性肿瘤、现代影像学技术术前难以准确确定是否有恶变等原因，普遍认为所有确诊为MCN的病例，都应行手术切除。

【禁忌证】

存在严重的并发症，或高龄患者。

【患者评估与手术规划】

由于恶性MCN的淋巴结转移发生率低，因此，即使在高度怀疑恶性MCN时，除切除胰腺周围的淋巴结之外，更多的淋巴结清扫，没有必要或不能获益。在很少情况下，需切除肿瘤邻近器官（包括门静脉）。然而，与胰腺癌不同，恶性MCN更多地倾向于“推挤”邻近器官而不是“浸润”。

IPMN通常要求术中冷冻病理切片评估切缘，以确保无肿瘤残留，但对MCN没有必要，因为肿瘤的边界通常十分清楚。

术前与胰腺假性囊肿的鉴别诊断是重要的，因为二者的外科手术治疗的方式不同。无急性胰腺炎病史的女性胰腺囊性疾病病例，应高度怀疑MCN，除非有证据证明是其他疾病。随着时间的延长，大部分假性囊肿会自然消失，而MCN将继续存在。但采用术中冷冻病理切片作为鉴别诊断的方式，可能导致误诊，因为MCN经常没有完整的、连续衬里的上皮细胞，在冷冻切片上可能无法和假性囊肿区分。MCN术中冷冻切片的指征仅仅是切缘附近有可疑的硬块组织，可疑存在浸润性恶性肿瘤时。如果切缘发现浸润性肿瘤，处理方式与胰腺的其他浸润性肿瘤一样。

在权衡可能切除太晚和失去手术切除机会与早期不必要切除所带来的并发症和死亡风险之间的利弊后，近年来一些医学中心对低度恶性危险的MCN病例（如无症状的、<3cm的MCN，或囊壁上无结节、胰管和胆管无扩张的、胰腺周围淋巴结无肿大的病例），采用保守的、定期影像学监测的观察处理方法。此外，对于高度手术风险或高龄的MCN病例，也可采用保守的、观察处理的方法。总之，患者的一般状况，是外科医生决定是否切除胰腺囊性疾病时应该考虑的重要临床因素，外科手术切除后并发症所带来的风险，不应该超过恶性肿瘤本身所带来的风险。

【手术方式】

对于胰头的MCN，胰十二指肠切除术，尤其保留幽门的胰十二指肠切除术，是常用的手术方式。由于大部分MCN位于胰体尾，标准的胰体尾切除和脾脏切除适宜于大部分病例。

腹腔镜切除适于小的或中等大小的、胰尾的MCN。术中尽量完整切除肿瘤。术中肿瘤破裂，可能导致肿瘤的播散。保留脾脏对于小的或中等大小的、没有恶性表现的MCN是合理的。更多的保留组织或器官的切除术，如胰腺中段切除、保留脾脏的胰体尾切除术，对于没有浸润性特征的MCN也是可以考虑的，但在<10%的病例，其可能不能获得阴性切缘。更局限的、非解剖性的切除术，如肿瘤剜除术或十二指肠保留的胰头部分切除术，理论上是可行的，但不是最佳选择，因为无论术前还是术中，都难以确定是否存在浸润性癌。

【手术并发症】

见相关胰腺切除手术章节。

【术后处理】

对没有浸润性成分的MCN（如良性MCN、非浸润性增生的MCN），手术切除能确保治愈。这些肿瘤是孤立的，术后局部或远处不会复发。因而，对于无组织浸润的MCN，采用影像学方法有规律的术后随访，可能没有必要。恶性MCN切除后，复发的危险性高，因而应每6个月复查一次CT或MRI。

一些文献称“黏液性囊腺癌”的5年生存率超过50%，最高可达70%，但这些报道可能没有准确地区分存在上皮细胞增生的 MCN(但无组织浸润)与有组织浸润的、真正的囊腺癌。“真正”无浸润的 MCN 完全切除后不会发生肿瘤的复发和转移，但是，偶尔无证据的浸润癌灶可能存在于被认为是非浸润性增生的 MCN 中，其术后可能发生肿瘤的复发和转移。因而，对所有 MCN 应进行仔细的组织病理学检查。肿瘤浸润程度是恶性 MCN 最重要的预后因素。真正的浸润性 MCN，术后 5 年生存率似乎相当低(15%~35%)，尽管其比胰腺导管癌的预后好，而失去根治性切除机会的恶性 MCN，其预后与不能手术切除的胰腺癌相似。由于与浸润性 MCN 的预后存在巨大差异，提示准确诊断非浸润性 MCN 十分重要，在其发展为浸润性 MCN 前，应尽可能地切除。

根治性切除后的浸润性 MCN，即使无淋巴结转移，也可考虑进行放疗、化疗等辅助治疗，但其有效性尚缺乏研究。

三、导管内乳头状黏液性肿瘤

导管内乳头状黏液性肿瘤(IPMN)占胰腺原发囊性肿瘤的 25% 左右，过去 20 年间发现的病例越来越多。恶性 IPMN 淋巴结转移的发生率约 22%。

IPMN 典型特征是主胰管和(或)分支胰管囊性扩张。根据肿瘤涉及胰管的位置和程度，IPMN 分为主胰管型、分支胰管型和混合型(同时存在主胰管和分支胰管的病变)，其中主胰管型又分为主胰管节段扩张型和主胰管弥散扩张型，分支型又分为局限分支型和多发分支型。据文献报道，25%~48% 的 IPMN 含有浸润性癌，主胰管型和分支胰管型恶变的发生率分别为 57%~92%、6%~42%。从 IPMN 腺瘤发展到浸润性癌的时间大约是 3~6.4 年。影像学上显示 IPMN 恶变的征象包括存在壁上结节、囊壁厚、主胰管扩张超过 1~1.5cm、弥散型或多灶型、腔内出现钙化、分支型出现主胰管扩张和邻近器官侵犯等。

【适应证】

由于存在隐匿或潜在的恶性可能，手术切除是大部分 IPMN 患者的选择。手术的主要目的是切除所有腺瘤样或恶性胰管上皮细胞，以最大化地减少残留胰腺的肿瘤复发。IPMN 的手术指征如下：①主胰管型 IPMN(包括混合型)；②囊肿直径超过 3cm 的分支型 IPMN，或虽然囊肿直径在 1~3cm，但存在囊壁结节；③主胰管扩张的 IPMN；④细胞学检查有阳性发现的 IPMN。

【禁忌证】

存在严重的并发症，或高龄患者。

【患者评估与手术规划】

由于分支型 IPMN 恶变率很低，故对一些选择的病例，可观察处理。观察处理的标准是无症状的、囊肿 < 3cm、无壁上结节或主胰管扩张的病例，尤其适于一般身体情况较差的病例。在观察过程中，采用影像学方法进行评估，如果肿瘤变大、出现影像学特征的改变，或症状，需重新评估是否需手术。十分明显的是，观察只适合能够进行密切的影像学监测的病例，因其浸润性肿瘤的发生率低(2%)，与手术切除的死亡风险接近。分支型 IPMN 是发生胰腺导管腺癌的高危因素，当采用观察处理时，也需考虑这一因素。

主胰管型 IPMN 的治疗很少有争议。由于其高度恶变发生率(单独原位癌的发生率约 30%，浸润性癌的发生率约 40%)，所以，如果患者一般情况允许，大部分病例需手术切除。

【手术方式】

IPMN 的手术方式取决于其类型。局限的分支型，肿瘤根治性的局部解剖性切除是适合的方式，如位于胰头或钩突的，PD 尤其是 PPPD 是可选择的术式；位于胰颈和近端胰体的 IPMN，可采用胰腺中段切除；位于胰体尾的，可采用远端胰腺切除。对多发的分支型 IPMN，理论上全胰切除是合适的手术方式，但全胰切除的并发症应慎重考虑，而更保守的治疗方法是切除有恶变特征的肿瘤(>3cm，壁上有结节)，观察其余的肿瘤，直到其出现恶变特征，再手术切除。

胰体尾主胰管型 IPMN 的发生率约 10%~25%，手术方式是远端胰腺切除及脾脏切除，术中冷冻切片检查近端切缘。若切缘的胰管上皮细胞无真正的腺瘤样改变(不是指反应性胰管上皮细胞增生)，提示近端胰管无累及，就不需要全胰切除。相反，当切缘存在浸润癌或非浸润性的恶性 IPMN，大部分外科医生提倡进一步切除胰腺。如果在第 2 次进一步的胰腺切除后切缘仍有肿瘤，需行全胰切除。

如果全胰管弥漫性扩张，可能是胰头部病变的生长和(或)黏液导致了胰管堵塞，如果胰头切缘边界外的胰管无囊肿内或外的肿块，可行 PD，术中冷冻切片检查切缘。切缘有腺瘤样改变的病例，仍需进一步切除胰腺。需记住的是，IPMN 病灶可能弥漫性存在于整个胰管，如果第 2 次进一步地切除后仍无阴性切缘，就需全胰切除，其发生在大约 20%~30% 的病例。大部分医生不主张预防性的全胰切除，且在大部分病例，其无必要。需强调的是，即使是阴性切缘，也并不能保证残留胰腺无肿瘤细胞存在。胰腺导管腺癌是肿瘤克隆细胞的连续扩张，并不是多中心肿瘤，IPMN 与之不同，其可能是多灶性疾病，在 8%~10% 的主胰管型病例，存在“跳跃性”病灶。一些医生进行术中胰管镜检查残留胰腺，取得一些经验。当浸润性 IPMN 出现淋巴结转移，目前尚无证据支持进行扩大淋巴结清扫。

【手术并发症】

见相关胰腺切除手术章节。

【术后处理】

有组织浸润的IPMN，即使无淋巴结转移，在治愈性切除后，也应该考虑辅助治疗，但目前缺乏随机对照研究的结论。

良性IPMN术后复发的风险低，可每年一次CT或MRI随访。如果几年后无复发，随访间期可延长。相反，恶性IPMN术后，有更高的复发危险，应每6个月进行一次影像学检查。血清CEA和CA19-9在IPMN随访中的价值，尚未被证明。

未行手术切除的分支型IPMN应密切随访。对于大小在1~2cm的分支型IPMN，应每6~12个月进行1次CT或MRI检查。对于大小超过2cm的，应每3~6个月检查1次。此外，需同时进行患者症状的评估。

IPMN患者有较高的同时存在胰腺外其他肿瘤的可能性，因而，应监测该方面。

（陈明易）

参考文献

1. Irie H, Yoshimitsu K, Tajima T, et al. Imaging Spectrum of Cystic Pancreatic Lesions: Learn from Atypical Cases. Curr Probl Diagn Radiol, 2007, 36: 213-226.
2. Sakorafas GH, Smyrniotis V, Reid-Lombardo KM, et al. Primary pancreatic cystic neoplasms revisited. Part Ⅰ: Serous cystic neoplasms. Surgical Oncology, 2011, 20: e84-e92.
3. Sakorafas GH, Smyrniotis V, Reid-Lombardo KM, et al. Primary pancreatic cystic neoplasms revisited. Part Ⅲ. Intraductal papillary mucinous neoplasms. Surgical Oncology, 2011, 20: e109-e118.
4. Sakorafas GH, Smyrniotis V, Reid-Lombardo KM, et al. Primary pancreatic cystic neoplasms revisited: Part Ⅱ. Mucinous cystic neoplasms. Surgical Oncology, 2011, 20: e93-e101.
5. Verbesey JE, Munson JL. Pancreatic Cystic Neoplasms. Surg Clin N Am, 2010, 90: 411-425.

第六节 胰腺癌手术

一、手术原理

胰腺癌发病率逐年增高，已成为常见的消化道恶性肿瘤之一，据美国2011年统计，胰腺癌位列癌症死亡原因的第4位，恶性程度高，早期易侵犯周围组织器官和发生远处转移，无特异性的症状和体征，缺乏有效的早期诊断方法，确诊时多属晚期，预后极差，总体5年生存率低于5%，近40年来没有显著改善。

手术切除是唯一可能根治胰腺癌的治疗方式，但30%的胰腺癌患者在诊断时已经是局部晚期，50%的胰腺癌患者诊断时已经发生转移，无法手术根治切除。有经验的治疗中心手术死亡率已经降到<5%，但即使在最佳条件下，接受切除的患者中位生存期为15~19个月，5年生存率约为20%。局部晚期、晚期的胰腺癌在当前的治疗条件下，中位生存期分别为9~10个月和3~6个月。

经过一个多世纪的努力，胰腺癌外科治疗已经取得了很大改善，自1935年Whipple首次成功地为1例壶腹癌患者行胰十二指肠切除术，奠定了外科治疗胰腺癌的基础，此后胰十二指肠切除及胰体尾切除便成为治疗胰腺癌、壶腹周围癌和胰体尾癌的经典术式。在此基础上，包括联合静脉切除、区域性胰腺切除、全胰切除、保留幽门胰十二指肠切除等术式相继应用于临床，在胰腺癌外科治疗中发挥了积极作用。经过几代人的努力，胰腺癌手术并发症发生率和死亡率显著下降，手术切除率也不断提高，但与其他消化道肿瘤相比，总体疗效仍令人失望，鉴于胰腺癌生物学行为呈现显著的高侵袭性和高转移性，我们应认识到，单纯依靠扩大手术切除是远远不够的，应强调多学科共同参与，术后加强综合治疗，随着肿瘤靶向治疗技术的发展，分子靶向治疗可能成为提高存活率的有力工具。胰腺外科仍需提高技术水平，通过循证医学研究提高治疗的科学性，尽快改善胰腺癌治疗效果。

二、胰腺癌手术沿革与发展

1898年意大利Codivilla为1例胰头癌患者行胰头及十二指肠部分切除术，幽门及胰腺断端缝合，胆总管末端结扎，再行胃空肠及胆囊空肠吻合，开创了胰腺癌外科手术治疗的先河。同年Halsted为1例壶腹癌患者行十二指肠和胰头部切除。1912年Kausch对壶腹癌患者一期行胆囊空肠及胃空肠吻合，两个月后二期行胰头十二指肠切除，患者术后9个月死于急性胆管炎。1935年Whipple首次成功地为1例壶腹癌患者行胰十二指肠切除术，奠定了外科治疗胰腺癌的基础。该手术分两期完成，一期行胆肠和胃肠吻合，30日后二期行胰头大部和十二指肠切除，十二指肠断端及胰腺断端缝合关闭，术后28个月死于肝转移。1937年Brunschwig为1例胰腺癌患者行广泛的胰十二指肠切除术，一期行胃肠吻合，胆囊空肠吻合，空肠间侧-侧吻合；二期行部分胃、近全部十二指肠和胰头切除，胰腺断端缝合关闭，关闭胃断端和十二指肠，术后2个月死于肿瘤转移和十二指肠瘘。1941年Whipple报告一期胰头十二指肠切除的经验，切除后吻合顺序为胃肠、胰肠和胆肠，成为治疗胰头癌的标准术式，在胰腺外科中具有里程碑的意义，至今仍然作为胰头癌外

6

科治疗的经典术式。1944年Child对Whipple的一期胰十二指肠切除术进行了改进，将原来胃肠、胰肠、胆肠吻合顺序改为胰肠、胆肠和胃肠吻合，减少胃肠吻合口溃疡的发生，使胰肠吻合口位于近端，一旦发生胰瘘可以降低危害性，同时减少逆行性胆道感染，临床上被广泛采用，为目前多数学者采用的消化道重建方式。

此后胰十二指肠切除术便成为治疗胰腺癌及壶腹周围癌的经典术式。但在临床开展早期，手术并发症发生率和围术期死亡率高，未得到广泛推广。随着手术技术和围术期处理的进展，胰腺手术的专业化，胰十二指肠切除术的并发症发生率和死亡率显著下降，其中死亡率已降低至5%以内，但胰腺癌早期即可向胰周浸润，淋巴结转移扩散以及沿神经束扩散，经典的胰十二指肠切除术后复发转移率高，与其他消化道肿瘤相比，治疗效果不佳，5年生存率平均低于5%。由此部分学者希望通过扩大手术切除或清扫范围来提高手术切除率和长期生存率，提出了不同的手术方式，主要包括以下几种：

（一）联合静脉切除胰十二指肠切除

门静脉侵犯是胰腺癌局部晚期病变不能切除的最常见原因，切除静脉无疑可以提高手术切除率。20世纪70年代，早期施行联合PV/SMV切除与重建的疗效较差，至90年代，随着胰十二指肠切除并发症发生率的降低，总体死亡率下降，静脉切除与重建使根治切除(R0切除)成为可能，与不需要静脉切除的患者比较，并不增加并发症发生率或死亡率。而且在胰十二指肠切除术中接受静脉切除的患者与标准胰十二指肠切除术的患者相比，其长期预后没有显著差异，因此推荐在合适的病例中行静脉切除。

（二）区域性胰腺切除术

为了达到更大范围切除和提高手术切除率，1973年Fortner提出了联合血管切除的区域性胰腺切除术，治疗切除困难的胰头癌或术后复发病例，包括Ⅰ型(联合SMV/PV切除)，Ⅱ型(Ⅰ型基础上附加腹腔动脉或肠系膜上动脉及其分支的切除)。之后Cublilla(1978)、日本学者于20世纪80年代也积极开展类似的胰腺癌扩大切除，提出胰腺癌手术切除病灶的同时应行区域淋巴结清扫，廓清腹腔动脉、肠系膜上动脉周围神经丛，联合血管切除及全胰切除。随访资料显示，扩大手术提高了胰腺癌手术切除率，但术后早期并发症发生率和手术死亡率高，远期生存率并不理想，随机对照前瞻性研究并未发现广泛淋巴结清扫可以延长患者的生存期。目前相关资料不支持在标准的胰十二指肠切除术附加区域淋巴结清扫能够提高生存率。

（三）全胰切除

1954年Ross首次报道应用全胰切除术治疗胰腺癌。早期结果显示手术并发症发生率和死亡率高，术后血糖控制困难，生活质量差，预后不佳。20世纪60年代末至70年代，以Pliam、Ihse等学者为代表，认为胰腺癌为多中心发生，肿瘤细胞沿胰管胰腺内转移，全胰切除可以避免遗漏隐匿的多发病灶，同时避免胰瘘等严重并发症，针对胰腺癌又兴起了扩大切除手术，包括全胰切除术。其中Remine、Brooks等倡导对所有胰腺癌采用全胰切除术，Ishikawa特别强调胰腺癌手术中施行全胰切除，区域淋巴组织清扫及血管骨骼化的重要性。在该时期全胰切除被认为是胰腺癌外科治疗的重要手段，可以减少吻合口并发症，保证切除彻底性，改善预后。到了20世纪90年代，胰十二指肠切除术围术期并发症发生率(特别是胰瘘发生率)和死亡率显著下降，全胰切除与胰十二指肠切除术比较，并未减少并发症发生率和死亡率，长期生存率并未提高，且术后胰腺内分泌功能障碍，需终身胰岛素替代治疗，影响患者生活质量及长期生存，国内外多数学者建议对早期胰腺癌不必行扩大手术，而晚期胰腺癌扩大手术并无益处，不主张行全胰切除。同时病理学研究发现大多数胰腺癌不是多中心发生，因此对胰腺癌治疗选择全胰切除更加慎重。但近期有研究显示，胰腺癌全胰切除术后短期、长期结果与胰十二指肠切除或胰体尾切除类似，术后糖尿病和消化功能障碍可以更有效地得到控制，对全胰切除在胰腺癌治疗中的地位进行了重新评估，建议有条件的单位在合适的病例中选择应用。

1978年，Traverso与Longmire提出了保留幽门的胰十二指肠切除术(pylorus preservative pancreatico-duodenectomy，PPPD)，该术式保留胃的储存和消化功能，术后消化道激素的分泌更接近生理状态，可防止经典胰十二指肠切除术后的营养性并发症、碱性反流性胃炎以及倾倒综合征等，提高了患者的生活质量。目前认为PPPD与经典Whipple手术相比，两者手术并发症(包括胃排空延迟)发生率，死亡率及术后长期生存率相当，但术后早期生活质量前者优于后者，对胰头癌未侵犯十二指肠及幽门，胃周5、6组淋巴结无转移的病例都适合。

胰体尾癌较胰头癌少见，早期多无明显不适，待出现症状就诊时大多数已属晚期，根治手术切除率低，预后更差。1882年Trendelenberg首次为1例巨大胰尾部梭形细胞癌患者行胰体尾和脾切除，此后胰体尾切除术一直是治疗胰体尾癌的主要手术方法。常规胰体尾脾切除术的基础上，切除腹腔动脉周围和肠系膜上动脉左侧淋巴、神经组织。

胰体尾癌因病变位置的关系，易侵犯腹腔动脉而失去手术切除机会，Nimura等首次将联合腹腔干及肝总动脉切除的 Appleby 手术应用于胰腺体尾癌的扩大根治术中，Hishinuma 等对 Appleby 手术进行了改进，保留了全胃，即改良的 Appleby 术。应用该术式时必须注意保留胃十二指肠动脉、胰十二指肠动脉弓的完整，另一方面，胃左动脉和胃短血管切断后，胃右动脉对胃的血供非常重要，只有保留完整的胃十二指肠动脉，胃右动脉的血供才有保障。但这部分患者随访结果并不理想，临床应用应十分慎重。

三、胰腺癌可切除性评估

胰腺癌位置隐匿，缺乏早期特异性的症状，80%以上的患者诊断时已经无法通过手术切除治愈，手术切除是胰腺癌唯一可能根治的治疗方法。外科手术治疗成功的关键是患者选择是否恰当，客观的术前评估可以对不同患者进行临床分期、可切除性判断，有助于制订个体化的综合治疗方案，减少不必要的探查手术，改善胰腺癌的疗效。

胰腺癌的手术可切除性是指胰腺癌无胰外局部及远处转移，未侵及周围重要血管及脏器，可以通过手术达到根治切除（R0 切除）。胰腺癌的可切除性通常结合患者一般情况、肿瘤相关因素及影像学检查结果综合评估。患者一般情况差，术前有腰背部疼痛是不可切除、预后不佳的危险因素；肿瘤大小不是影响手术可切除性的决定因素，是否侵犯邻近重要血管及其程度才是可切除性评估的核心内容。随着影像技术的日益进步，影像学检查已成为胰腺癌分期及手术可切除性评估的最有效方法。常用检查手段及特点如下：

（一）腹部彩超

操作简便、无创，可以发现胰腺占位病变、胆管及胰管有无扩张及肝脏转移灶，常规作为胰腺癌患者的筛查方法，但因操作的主观性，成像技术的限制，需结合其他检查予以补充。

（二）增强 CT

目前最常用的胰腺癌诊断、分期及可切除性评估的影像学检查，其预测胰腺癌不可切除性的阳性率为90%~100%，预测可切除性阳性率在 52%~96%。三期扫描及三维重建技术可以选择性地显示重要的血管（腹腔干、肠系膜上动静脉、门静脉及脾静脉等），评估肿瘤的血管浸润情况，提供关于胰腺肿瘤和周围血管及器官相对解剖关系的信息。CT 扫描对于肝脏和腹膜小转移灶的敏感性有限，必要时需配合其他检查。常用的 Loyer 标准将血管受侵程度分为 6 级：A 型：低密度肿瘤和（或）正常胰腺与邻近血管之间有脂肪分隔；B 型：低密度肿瘤与血管之间有正常胰腺组织；C 型：低密度肿瘤与血管之间有凸面点状接触；D 型：低密度肿瘤与血管有凹面接触，或者部分包绕；E 型：低密度肿瘤完全包绕邻近血管，但尚未造成管腔变化；F 型：低密度肿瘤阻塞血管或浸润血管致使管腔狭窄。其中 A~B 型为可切除型；C~D 型为有可能切除，需视术中情况而定；E~F 型为不可切除型。

（三）MRI

MRI 多用于无法行 CT 检查的患者（如造影剂过敏），随着 MRI 成像技术的完善，在显示胰腺癌局部浸润和血管侵犯方面可以取得和 CT 相似的效果，尤其在高危患者胰腺外病灶检测方面可以作为 CT 检查的有益补充。其诊断可切除性的敏感性及特异性分别为82% 和 76%。MRCP 可以了解胆道、胰管狭窄、扩张程度，可以替代 ERCP 等有创检查，对梗阻性黄疸的患者更有意义。

（四）超声内镜（EUS）

超声内镜可以发现直径 <2cm 的肿瘤，为可疑血管浸润和淋巴结转移的患者提供更多的信息，提供较 CT 更准确的关于胰腺癌血管受累的评估结果，特别对静脉受累的评估准确度很高，可以替代血管造影，但在显示动脉浸润方面不够准确。预测可切除性准确率在 80% 以上。同时超声内镜引导下的细针穿刺（EUS-FNA）可以对胰腺肿物及胰周淋巴结进行组织学诊断，为分期及综合治疗提供依据。但是 EUS 为局部检查，无法发现远处转移等病变，而且检查结果依赖于操作者，临床应用有一定局限性。

（五）PET/CT

在诊断胰腺原发肿瘤方面，PET/CT 可以获得和 CT 相似的结果，但由于其为功能学检查，在解剖学及形态学上无法获得和 CT 相似的影像效果，对胰腺癌局部浸润及血管侵犯显示不足。PET 检查的主要目的是发现 CT 检查遗漏的远处转移病灶。在术前可切除性评估上 PET/CT 仍无法替代高质量的增强 CT。

（六）腹腔镜及腹腔镜超声

腹腔镜对于发现肝脏表面小的转移灶及肠系膜、腹膜网膜转移灶优于 CT，腹腔镜超声（LUS）是另外一种可准确预测胰腺癌可切除性的检查方法。近来有研究支持选择性地使用腹腔镜进行分期，特别在影像学检查或临床体征提示存在隐匿性转移灶及影像学检查未能发现转移灶的病例（尤其是胰体尾癌）。在高度怀疑存在转移灶，且不需要姑息性手术治疗时才考虑行腹腔镜探查，可以避免不必要的开腹手术。

目前对于可切除性标准尚未达成共识，任何一种检查方法都不能绝对正确地判断胰腺癌可切除性。美国国家综合癌症网络公司（National Comprehensive Cancer Network，NCCN）指南 2011 版将胰腺癌分为可切除、可能切除和无法切除三种情况。可切除判定标准为：无远处转移，无肠系膜上静脉（SMV）和门静脉被肿瘤组织围绕、变形、瘤栓形成或无静脉被肿瘤组织包绕的影像学证据，腹腔干、肝动脉、SMA 周围有清晰的脂肪层；可能切除（交界性可切除）：无远处转移，SMV/ 门静脉受累，肿瘤组织包绕血管，侵及管壁并伴管腔狭窄；肿瘤组织包裹 SMV/ 门静脉但未包裹周围动脉；或者由于肿瘤组织包裹或癌栓导致小段静脉闭塞，但在受累静脉的近侧和远侧有合适的血管可进行安全切除及重建，胃十二指肠动脉至肝动脉有小段动脉被肿瘤组织包裹，或肝动脉直接被包裹，但尚未侵及腹腔干，肿瘤围绕 SMA 未超过 180°。无法切除：有远处转移，肿瘤围绕 SMA 大于 180° 或侵犯腹腔干，SMV/ 门静脉闭塞且无法重建，肿瘤侵犯或围绕腹主动脉；淋巴结转移范围超出手术所能切除范围视作不可切除。然而，考虑患者是否可以切除的关键标准就是能否达到 R0 切除，有证据表明 R1 切除与未经手术仅行姑息性放化疗者预后相似。当评估患者是否适合手术切除时，获得阴性切缘（即 R0 切除）的可能性是需要考虑的一项关键标准。可能切除的定义应为不完整切除（R1 或 R2）的可能性较高的肿瘤。对于可能切除的患者，手术治疗很难达到 R0 切除，常需术前新辅助治疗，使原本没有手术机会的患者获得手术治疗的机会，并且提高切缘阴性的机会。

如何在术前正确临床分期，选择适合手术治疗的患者接受手术尤为重要，准确预测胰腺癌的可切除性成为胰腺癌患者治疗过程中至关重要的一环。我们可以针对性地选择合适的影像学方法，结合患者的全身情况对可切除性进行综合评估，避免不必要的剖腹探查，提高手术切除率，改善患者的预后。

6

四、胰腺癌根治性手术

胰腺癌的根治性手术切除是患者获得长期生存的唯一手段。胰腺癌手术难度大，风险高，切除率相对低，手术并发症发生率、死亡率高，术后长期存活时间短，应严格掌握手术适应证，合理选择手术方式，加强围术期处理．提高手术的安全性，降低并发症发生率和死亡率，改善预后。切缘阴性（R0 切除）、肿瘤体积小、无淋巴结转移是影响预后的最主要因素，达到 R0 切除是提高胰十二指肠切除术后远期存活率的关键。

（一）根治性的胰十二指肠切除术

标准的胰十二指肠切除范围：①门静脉左侧切断胰腺；②肝总管处切断胆管，清扫肝门、肝十二指肠韧带处的淋巴结及脂肪组织；③切除远端 1/2 胃、十二指肠、近端空肠 10cm 及右半大网膜；④完整切除胰腺钩突；⑤清扫肝总动脉及腹腔干周围淋巴结；⑥清除肠系膜上动脉右侧的软组织及十二指肠系膜；⑦清除下腔静脉和腹主动脉之间的淋巴、结缔组织。接受胰十二指肠切除术的患者中，标准的淋巴结切除术包括十二指肠和胰腺、肝十二指肠韧带的右侧、肠系膜上动脉的右侧以及胰十二指肠前方、后方的淋巴结。美国学者报道的扩大淋巴结切除术还包括右侧的从右肾门至腹主动脉左侧的后腹膜软组织，以及左侧的从门静脉至肠系膜下动脉起始部位之间的软组织。

胰腺癌早期即通过神经鞘和淋巴结进行侵袭和转移，胰十二指肠切除术后有淋巴结转移者中位生存期 <17 个月，而淋巴结阴性的患者 5 年生存率高达 38%。理论上广泛的扩大淋巴结清扫可以延长患者的生存期，然而 Evans 等研究结果显示扩大的淋巴结清扫与标准术式的死亡率没有明显差异，但扩大术式并不能显著延长患者的生存时间，而且术后因腹腔神经丛切除易引起严重的腹泻、胃排空延迟及胰瘘等并发症。因此建议胰十二指肠切除联合标准的淋巴结清扫是胰头癌患者的标准术式，清扫至少 15 个淋巴结，扩大淋巴结清扫不应该作为胰十二指肠切除手术的常规操作。淋巴结转移标志着肿瘤为全身性疾病，切除这些淋巴结不大可能改变总的生存期。

胰腺导管腺癌有亲神经性，易沿神经束侵袭进展，胰腺癌术后复发率高可能是肿瘤细胞残留在胰周神经节和肠系膜上神经丛，因此胰周神经丛切除可能有助于降低切缘阳性率以及减少术后局部复发。腹腔神经节的切除一般不会引起严重并发症，但部分患者在施行全周性 SMA 周围神经丛切除后，可出现顽固性腹泻，严重影响患者的生活质量和营养状态。因此主张完整切除患侧腹腔神经节，保留对侧半周 SMA 神经丛。胰头癌根治术时切除的神经丛包括右侧腹腔神经节、肝动脉旁神经丛、腹腔干旁神经丛、SMA 右半侧神经丛。

Toomey 等认为联合静脉切除的胰十二指肠切除术的术后生存率和未联合血管切除相比并无明显差异，可增加 R0 切除的机会，使特定患者能够获得生存期延长，其优于姑息性放化疗，主张术中如疑有 PV/SMV 侵犯时应首先考虑联合静脉切除的可能性。如胰腺癌已侵犯肠系膜上动脉或肝总动脉，即使行联合动脉切除，其腹膜后切缘阳性率极高，并发症发生率高，故目前多数学者不主张行联合动脉切除。当前，由经验丰富的胰腺外科医生为胰腺癌患者实施联合静脉切除根治性手术已被认为是标准的手术方式。

胰腺癌诊断时 70% 的患者具有胆道梗阻的症状，术前胆道引流的主要目的在于改善瘙痒和胆管炎症状，改善肝功能而降低手术并发症。一些研究提示在高胆红素血症的情况下进行胰十二指肠切除术与更高的围术期死亡率相关。其他研究显示：切口并发症在引流组显著升高；在其他如败血症、胰瘘或死亡方面却无相关性。胰头癌术前胆道引流会增加并发症的发生率，但对总生存率没有影响，建议选择早期外科手术而不主张常规减黄。多数中心主张只对那些有显著症状、脓毒症或必须延期外科手术的患者才实施术前减黄处理，而对手术切除前进行新辅助治疗的患者而言，术前胆道减压是必需的。

（二）保留幽门胰十二指肠切除

1978 年，Traverso 与 Longmire 提出了保留幽门的胰十二指肠切除术（PPPD），该术式保留胃的储存和消化功能，可使术后消化道激素的分泌更接近生理状态，可防止经典 PD 术后的营养性并发症、碱性反流性胃炎以及倾倒综合征等，从而提高了患者的生活质量，适合胰头癌未侵犯十二指肠及幽门，胃周 5、6 组淋巴结无转移者。但由于手术保留幽门，可能影响幽门上下淋巴结的清扫，降低手术的彻底性；同时因手术可能会影响幽门及十二指肠球部的血供和迷走神经的鸦爪神经丛的完整性，切除了十二指肠及胃运动起搏点，部分患者可能发生术后胃排空延迟。PPPD 与标准 PD 相比，两者手术并发症发生率、死亡率及术后长期生存率均接近，但前者的术后早期生活质量优于后者。保留幽门的胰十二指肠切除术仍然是一种虽未经证实、但不失为经典胰十二指肠切除术联合胃窦切除术的可接受的替代手术方式。近来在临床上应用有逐渐增多趋势。

（三）区域性胰腺切除

胰腺癌尤其是胰头癌易侵犯门静脉 / 肠系膜上静脉，这也是胰头癌切除率低的主要原因之一。为了做到更大范围切除和提高手术切除率，1973 年 Fortner 提出了联合血管切除的区域性胰腺切除术，治疗切除困难的胰头癌或术后复发病例，包括Ⅰ型（联合 SMV-PV 切除），Ⅱ型（Ⅰ型基础上附加动脉的切除，腹腔动脉或肠系膜上动脉及其分支）。1978 年 Cublilla，20 世纪 80 年代日本学者也积极开展类似的胰腺癌扩大切除，提出胰腺手术切除病灶同时，应行区域淋巴结清扫，还应廓清腹腔动脉、肠系膜上动脉及腹主动脉周围神经丛，包括扩大的腹膜后淋巴结廓清、联合血管切除及全胰切除。随访资料显示，扩大手术大大提高了胰腺癌手术切除率，但术后早期并发症发生率和手术死亡率高，远期生存率并不理想。但上述报道的随机对照前瞻性研究并未发现广泛淋巴清扫可以延长患者的生存期。

（四）胰体尾切除

胰体尾癌较胰头癌少见，切除率低，预后更差。由于胰体尾癌早期多无明显不适，待出现症状就诊时大多数已属晚期，根治手术切除率低。胰体尾切除术（distal pancreatectomy，DP）是治疗胰体尾肿瘤的主要手术方法。需切除胰体尾（占 80% 左右的胰腺）、脾脏、腹腔动脉周围和肠系膜根部的淋巴结及腹主动脉前的淋巴、结缔组织，常规进行神经丛切除，包括左侧腹腔神经节、肝动脉旁神经丛、腹腔干旁神经丛及 SMA 左半侧神经丛。

胰体尾癌因病变位置的关系，易侵犯腹腔动脉而失去手术切除机会，Nimura 等首次将联合腹腔干及肝总动脉切除的 Appleby 手术应用于胰腺体尾癌的扩大根治术中，Hishinuma 等对 Appleby 手术进行了改进，保留了全胃，即改良的 Appleby 术。应用该术式时必须注意保留胃十二指肠动脉，胰十二指肠动脉弓的完整，另一方面，胃左动脉和胃短血管切断后，胃右动脉对胃的血供非常重要，只有保留完整的胃十二指肠动脉，胃右动脉的血供才有保障。但这部分患者随访结果并不乐观，临床应用应十分慎重。

五、胰腺癌姑息性手术

胰腺癌早期诊断困难，约 80% 的患者在诊断时因局部晚期或远处转移失去了根治手术切除的机会，对于这些患者，针对胆道梗阻、胃流出道梗阻以及肿瘤相关疼痛的姑息性治疗可以缓解症状，改善生活质量，是晚期肿瘤患者综合治疗的重要组成部分。

（一）胆道梗阻

65%~75% 的胰腺癌患者会发生有症状的胆道梗阻，就诊时如评估为不可切除伴胆道梗阻的患者，最佳姑息治疗为内镜下置入胆道支架，尤其当预期生存期较短时，推荐置入永久性支架（如可扩张金属胆道内支架），常常能获得胆道梗阻的持久缓解。如内镜无法置入胆道支架，可以选择经皮经肝穿刺胆道引流（PTCD），同时尝试放置支架内引流。

对于可能切除肿瘤伴黄疸的患者，术中探查发现肿瘤无法切除，如果既往未行活检，应尽量术中活检明确病理诊断，同时行胆肠旁路手术，获得胆道梗阻的持久缓解，也可以与缓解胃流出道梗阻和癌性疼痛的操作同时进行。首选术式为胆总管（肝总管）和空肠的旁路手术（图 54-25），该术式优于胆囊空肠旁路手术（图 54-26），原因在于胆管空肠吻合能提供更持久的胆道梗阻缓解。胆肠旁路时同时行胃 - 空肠吻合并不增加手术死亡率，部分（20%）患者术后可出现胃排空延迟．但经保守治疗后均可短期内恢复，而未行胃 - 空肠吻合的患者中，约 15% 的患者最终会出现梗阻症状。

（二）胃流出道梗阻

10%~25% 的胰腺癌患者发生有症状的胃流出道梗阻。局部晚期或远处转移无法手术且预期生存期

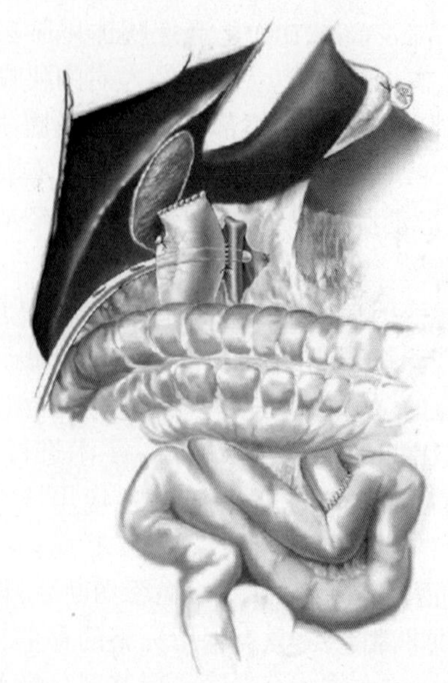

图 54-25　胆总管空肠 Roux-en-Y 吻合

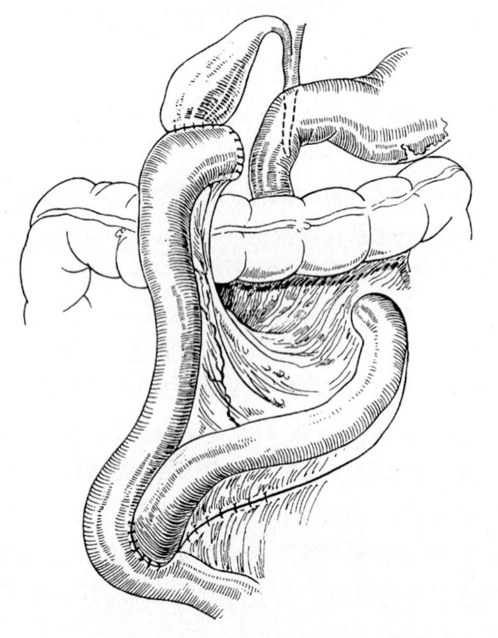

图 54-26　胆囊空肠 Roux-en-Y 吻合

较短或体力状况较差的患者，可经内镜下置入消化道支架获得姑息性缓解；另一种方法为经皮内镜胃造口(PEG)导管置入。对于预期生存期大于 3~6 个月伴胃流出道梗阻的患者，可以考虑剖腹或腹腔镜下胃空肠吻合，这种方法相较消化道支架植入能提供更持久有效的梗阻缓解。

对于肿瘤可能切除但在剖腹术中发现无法切除的患者，如术前已有梗阻表现或术中评估有发生梗阻的风险，应该行姑息性胃空肠吻合术。对于剖腹术中发现肿瘤无法切除然而没有症状的患者，有研究显示约 20% 未接受预防性胃空肠吻合者术后发生了有症状的消化道梗阻，预防性胃空肠吻合可降低迟发的胃流出道梗阻的发生率，且不延长住院时间或增加并发症发生率。如果在腹腔镜分期中发现肿瘤无法切除，可根据预期生存期及手术技术条件行腹腔镜下胃空肠吻合，联合或不联合胆道旁路术，姑息性缓解症状。

(三) 严重的肿瘤相关疼痛

多数局部晚期或远处转移胰腺癌患者会发生癌症相关疼痛，严重影响胰腺癌患者生活质量，疼痛主要由于肿瘤压迫或浸润其后方邻近的腹腔神经丛所致，可采用腹腔神经丛阻滞缓解疼痛。包括 EUS 引导下或经皮 CT 引导下腹腔神经丛阻滞；腹腔镜、胸腔镜下神经丛阻滞；如术中探查发现无法根治手术，可行术中 50% 酒精注射，方法为：胃小弯上方，腹腔动脉周围，第 1 腰椎前方腹主动脉两侧椎前间隙分别注射 50% 酒精 20ml。对部分严重疼痛的患者，可考虑给予姑息性放疗。

(苗毅　吴峻立)

第七节　胰腺内分泌肿瘤手术

一、胰岛素瘤

【手术指征与手术方式】

胰岛素瘤的特点是不受生理控制地大量分泌胰岛素，出现自发性低血糖。临床上根据以下典型表现进行诊断：①自发性低血糖性昏迷：出现于过度劳累或饥饿后，故常在午夜以后或清晨发作；②低血糖昏迷发作时，血糖的测定值在 50mg% 以下；③口服糖水或静脉内注射葡萄糖后患者的症状立即消失。

进一步的诊断可根据血浆中胰岛素水平升高，特别是不受血糖水平的制约胰岛素水平升高。

有上述典型的三联症时，若能排除其他引起低血糖的原因，如饮食量不足、肝功能障碍、下垂体功能不全、肝癌或其他消耗大量糖原的恶性肿瘤，则多数患者均能在手术中发现胰岛素瘤。值得注意的是，有部分患者的临床表现并不典型，而以精神症状为主，以致误诊为各种类型的精神病，错过了手术治疗的时机。对于症状不典型的患者，可用饥饿 24 小时或增加运动量的方法观察血糖的改变，亦可用刺激 B 细胞分泌胰岛素的药物，如甲苯磺丁脲(D860)及左旋亮氨酸等试验。在胰岛素瘤的患者可获阳性结果。但是有些肝脏病及其他肿瘤的患者，若对这些药物敏感时，亦可出现假阳性结果。此外，尚可以用放射免疫的方法测定外周血液和脾静脉血中的胰岛素、做超选择性的胰腺动脉造影、胰腺的放射性核素扫描、B 型超声显像、CT 等方法帮助确定诊断及定位。

1. 手术指征　凡发作频繁、症状较重、符合胰岛素瘤诊断条件而能排除胰外病变或疾病引起的低血糖的患者，应施行手术治疗。且尽可能早期手术，以避免进一步的神经系统器质性损害。

2. 手术方式选择　手术方式应根据胰岛素瘤的性质、大小、部位以及和主胰管之间的关系来确定。有胰岛素瘤切除术、远端胰腺切除、中段或节段性胰腺切除、胰十二指肠切除以及保留十二指肠胰头切除等术式。具体选择如下：①若单个（直径 <2cm）或少量多发的胰岛素瘤，可行肿瘤摘除术。②瘤体难于摘除或局部集中者可行局部切除。应紧贴肿瘤包膜将其完整剥离，基底血供往往较为丰富，应予以缝扎，尽量不损及正常胰腺及主胰管，以免术后胰瘘发生。③胰体尾部大的或多发肿瘤宜行胰体尾部切除，有时合并脾切除。④为多发性内分泌腺瘤病（MEN-1）患者，可有遍布胰腺的多个小胰岛素瘤，宜行胰腺次全切除术。⑤胰头部巨大肿瘤并深在，难以剥除或局部切除，或恶性胰岛素瘤，可行胰十二指肠切除术。⑥凡位于胰腺上下缘、胰体尾或胰头腹侧的表浅瘤体，可行腹腔镜下胰岛素瘤切除术，本法具有创伤小、恢复快、术后并发症少等优点。⑦对术前已明确诊断胰岛素瘤，而术中探查、触诊及配合术中超声检查（IOUS）等未找到肿瘤时，可用分段切除的盲切法，从胰尾开始，以 5mm 的间隙连续切除胰腺，最多可达 80%~90% 胰腺，对每段切除标本均行快速冷冻病理检查，同时测定血糖，血糖上升 5.6mmol/L 以上时，可认为肿瘤完全切除；如血糖仍不升高，提示可能还有多发性胰岛素瘤或异位胰岛素瘤存在或是增生组织切除得不够，应寻找肿瘤或进一步切除一段胰腺。⑧对恶性胰岛素瘤病例，应尽可能切除原发灶和转移灶，以缓解或减轻低血糖症状，改善患者生存质量，延长生存期。

对于曾经施行探查手术而仍然有症状的患者，应该进行具体分析，不要满足于前次手术时所见，而放弃再次手术的机会。有些患者的症状虽然典型，但以往手术探查时并未发现，若症状较重，再次手术探查是需要的，因为有可能由于瘤体位置较隐蔽，或因肿瘤的体积原来比较小，埋于胰腺实质内不易察觉，而再次手术时肿瘤的体积可能已经长大，易于发现。若仍未被发现，亦可做胰腺大部分切除。在切除的胰腺标本中，常可发现隐藏的瘤体，或有胰岛的 B 细胞增生，部分患者因此得以治愈。当条件许可时，可以做手术前或手术中脾静脉血的胰岛素水平测定，有助于诊断及定位。对于以往手术时曾切除了瘤体而后又有症状者，则应该注意在胰岛素瘤的患者中，属多发性的约占 10%~15%。因此，手术时若不注意，则有被遗漏的可能，以致将其中部分切除后，仍有症状。若已恶变，其转移灶亦有分泌胰岛素的功能。有时在异位胰腺组织内亦可生成肿瘤。

【手术方式与手术操作】

1. 麻醉　连续硬脊膜外腔阻滞麻醉或气管内插管全身麻醉辅以肌肉松弛剂。

2. 切口　常用是上腹部正中切口。

3. 手术步骤

（1）探查胰腺：胰岛素瘤手术的关键在于详尽地探查胰腺。沿横结肠上缘剪开胃结肠韧带及脾结肠韧带，再切断胃脾韧带，将胃大弯连同网膜向上牵开，充分显露整个胰腺（图 54-27A）。

约 3/4 的患者胰岛素瘤位于胰腺的体尾部。由于胰岛素瘤的血管网比较丰富，所以有时从胰腺的表面便可见到带粉红色、棕色或蓝色的圆形肿物。胰岛素瘤表面有丰富毛细血管网及完整的包膜，与胰腺组织的分界较清楚，直径一般为 1~2cm，小的可仅 3~5mm，但有时可能大如拳头。体积大的胰岛素瘤，恶性变的机会较多。胰岛素瘤的质地较周围胰腺组织为硬，探查时容易扪出。

虽然有时在探查开始时即从胰腺表面发现胰岛素瘤的位置，但需警惕有多发性的可能，仍应进行全面细致的探查。切开胰腺下缘的腹膜，将胰腺体尾部从腹膜后游离，并用右手触摸检查（图 54-27B）。检查必须仔细周密，不能放过任何 1cm 的胰腺组织；但又需轻柔，防止损伤胰腺组织及引起手术后急性胰腺炎。应注意对胰腺尾部及脾门处的探查，并注意与胰腺上缘的淋巴结相鉴别。淋巴结的质地较软，位于胰腺实质以外。

继续分离胰腺下缘，显露肠系膜上血管及胰腺的钩突部。钩突部的部分胰腺组织位于肠系膜上血管的深面，发生在该处的肿瘤最易被忽略，探查时应予以重视。Kocher 切口充分游离十二指肠第 2 段及胰头，将拇指置于胰头前方，其余手指置于胰头后方仔细扪诊，探查胰腺头部。深埋在胰头内的小胰岛素瘤有时不易发现。位于钩突邻近肠系膜上静脉的肿瘤，有时需要游离血管方能显露病变。

充分游离胰腺，仔细触摸仍未找到肿块时，行术中 B 超可发现肿瘤。

（2）摘除胰岛素瘤：发现胰岛素瘤后，切开该处胰腺包膜。可在胰岛素瘤包膜上缝 1 针牵引线，以钝性或结合锐性分离的方法沿胰岛素瘤包膜与胰腺组织间的分界面将胰岛素瘤从周围的胰腺组织中分离出来。对位置较深的胰岛素瘤，手术时应谨防损伤胰管。胰岛素瘤摘除后，缝合胰腺创面，以控制出血及避免术后胰瘘的发生（图 54-27C）。

若位于胰体尾部的胰岛素瘤疑有恶性变、胰岛

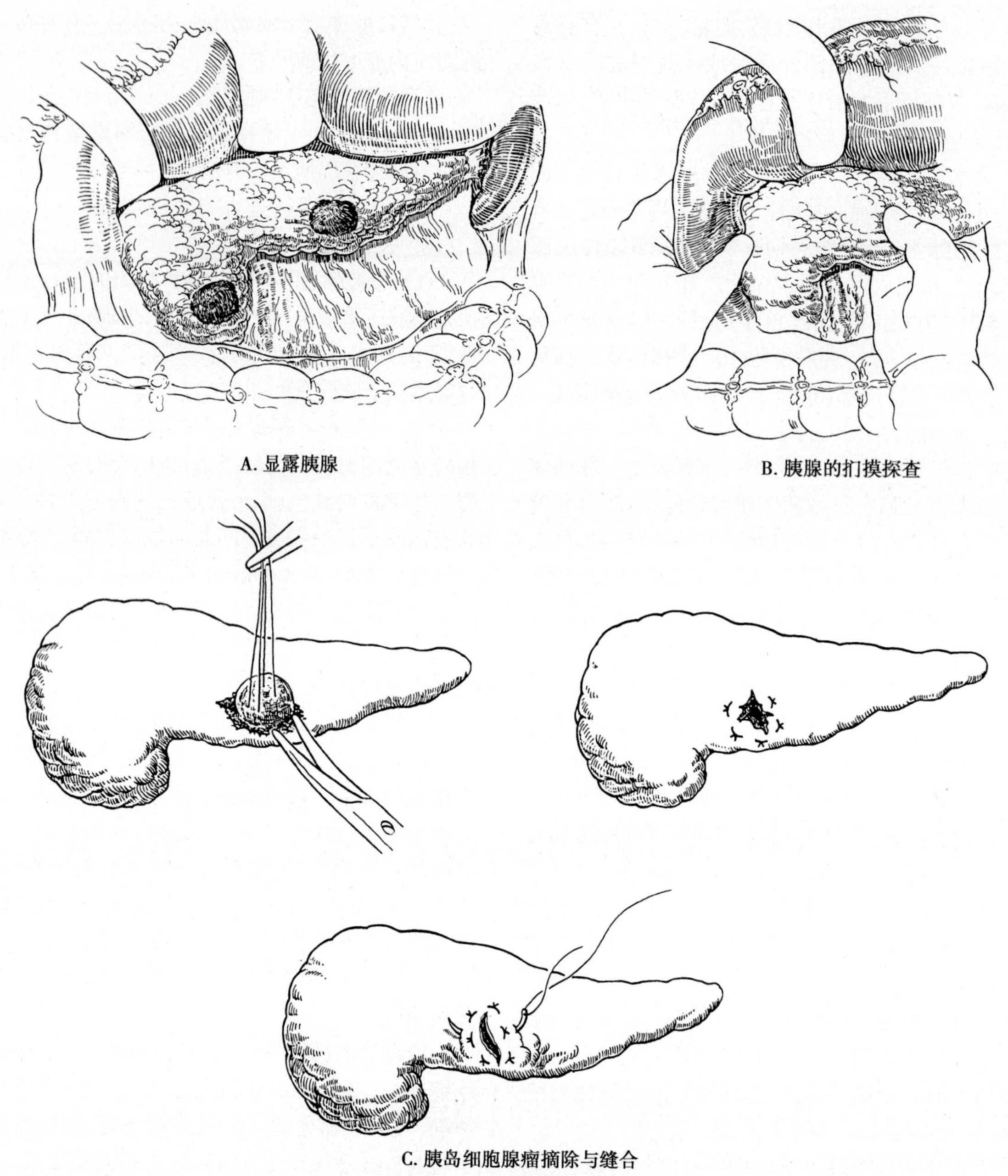
A. 显露胰腺

B. 胰腺的扪摸探查

C. 胰岛细胞腺瘤摘除与缝合

图 54-27　胰岛素瘤切除术

素瘤为多发性或位置深在，单纯切除有可能伤及胰管时，可将胰体尾切除，手术应尽量保留脾脏。胰体尾切除比单纯切除胰岛素瘤为安全，并发症也较少。以往由于考虑到有些胰岛素瘤在组织形态上有恶性变的可能性，为了减少手术后的复发，手术时将胰岛素瘤及其周围一层胰腺组织一并切除，此种方法很容易损伤胰管的分支，甚至主胰管，因而手术后发生胰瘘者亦较多。实践证明单纯摘除胰岛素瘤的效果良好，很少症状复发。因此，同时切除胰岛素瘤周围的胰腺组织并非必要。

(3) 引流：胰岛素瘤摘除后，腹腔内必须予以引流，以防胰液积存在小网膜囊中，形成假性胰囊肿。一般于胰腺手术处附近放置引流。引流不宜拔除过早，多于手术后 1 周左右，拔管前可同时测定血清和引流液淀粉酶，如引流液淀粉酶正常，可予拔除，如引流液淀粉酶高于血清淀粉酶 3 倍以上，需要待引流液逐渐减少后再拔除。暂时性的胰瘘多在手术后 3~4 周闭合。

4. 注意事项　探查胰腺时若未发现胰岛素瘤，应注意寻找异位胰腺组织的胰岛素瘤，异位胰腺多在胰腺附近，如脾门处、胃壁、十二指肠壁、空肠壁、空肠系膜、大网膜等处。

经过详细的探查后，若仍未找到胰岛素瘤，有人建议做胰腺体尾部切除，并将切除的标本立即进行细致的病理检查；若未发现胰岛素瘤，再做胰次全切除；

若仍未见胰岛素瘤，则做全胰十二指肠切除。但是全胰十二指肠切除的危险性大，且带有一定的盲目性，未必可取。对于有典型症状，或已经做过手术未发现胰岛素瘤的患者，可做胰体尾部切除（切除胰腺的75%）。有时可发现小的胰岛素瘤深埋在被切除的胰腺组织内。若手术后仍有症状，经过慎重研究，可考虑切除胰腺的90%（图 54-28）。

为了发现胰岛素瘤和避免遗留下病变未得到处理，手术中的胰腺 B 型超声检查、血糖监护和脾静脉血的胰岛素水平测定，对指导手术进行很重要。患者于手术开始后，即避免输入含葡萄糖的液体，当胰岛素瘤切除后，抽血做血糖测定，若胰岛素瘤已全部切除，则有明显的反应性血糖升高，可高达 200% 以上。若能同时测定脾静脉血的胰岛素水平，则显示明显下降。

另外术中快速冷冻活检是术中胰岛素瘤最可靠的定性诊断方法，有时会把淋巴结或正常的胰腺组织当做胰岛素瘤送检，因此需要反复取材送检。对于胰腺深部，特别是与胰管等结构关系密切者，开始时可行细针穿刺细胞学活检，不必盲目切开。

【围术期处理】

1. 术前准备　对于拟手术患者，术前自入院当天起即监测血糖谱，了解患者为避免发病所形成的加餐规律，并督促患者按时加餐。另外，必要时需调整加餐时间及方法，从而使得术前空腹血糖水平保持在 2.8mmol/L 左右，这样既可以避免低血糖发作，又可使术前血糖控制在较低水平，以利于术中及术后血糖监测及对比。为避免术晨低血糖昏迷等症状发作以及患者夜间加餐，影响术中血糖监测，术前晚给予 5% 葡萄糖注射液 1 500~2 000ml 持续静脉滴注，麻醉前及术中不应用含糖液以免干扰。检查血浆电解质，纠正低钾血症。准备术中超声探查。

2. 术中处理　术中连续动态血糖检测是判断手术成功与否最简便有效的方法，可较准确地反映肿瘤切除是否完全，有条件的可同时行血清胰岛素的测定。术中明确肿瘤行切除前，测定血糖，并以此血糖水平为基础值。肿瘤切除后分别在 15 分钟、30 分钟、45 分钟、60 分钟等不同时间内测定血糖，如血糖逐步升高达基础值的两倍或上升到 5.6mmol/L，则可认为切除完全，这为保证手术彻底性的前提下减少不必要的探查提供了客观的指标。一部分患者肿瘤虽已完全切除，但血糖上升缓慢，需要等待较长时间。除了手术医师术中的仔细探查触诊外，血糖监测是另外一种非常实用的方法，对于可疑病灶，可比较切除前后的血糖变化，并结合术中 B 型超声、冷冻切片等技术保证完整切除所有病灶。

3. 术后处理　异常增殖的肿瘤细胞分泌大量胰岛素反馈性抑制肿瘤以外正常 B 细胞功能状态，不仅导致发作性低血糖，同时抑制瘤体以外的正常胰腺 B 细胞功能，所以患者术后常出现暂时性高血糖及轻度的糖尿，持续时间多在 2 周以内，随着 B 细胞功能逐渐恢复，血糖水平渐正常。持续的高血糖状态不利于患者的恢复，还可增加并发症的发生率，因此应积极处理，可采用胰岛素持续静脉泵入，监测血糖变化，根据血糖水平调节胰岛素泵入速度。对于术后血糖短暂升高后又明显降低者，应警惕病灶残留可能，对于这类患者，应重新评估，明确病灶部位，必要时手术治疗。极个别患者术后可能会继发糖尿病，这可能与病灶较大，切除过多胰腺组织有关，这类患者可依靠降糖药或者胰岛素控制。

【手术并发症】

手术后常见的并发症是胰瘘及假性胰腺囊肿。

6

二、胃泌素瘤

【手术指征与手术方式】

自 1955 年以来，临床上注意到因胰岛的非 B 细胞分泌大量促胃液素而致的一种严重胃肠道溃疡病，或称之为 Zollinger-Ellison 综合征（ZES）。此综合征的特点是有严重的、复发性的、往往是多发性的胃肠道溃疡。溃疡除了发生于胃及十二指肠外，尚可发生在空肠，容易并发出血及穿孔等。

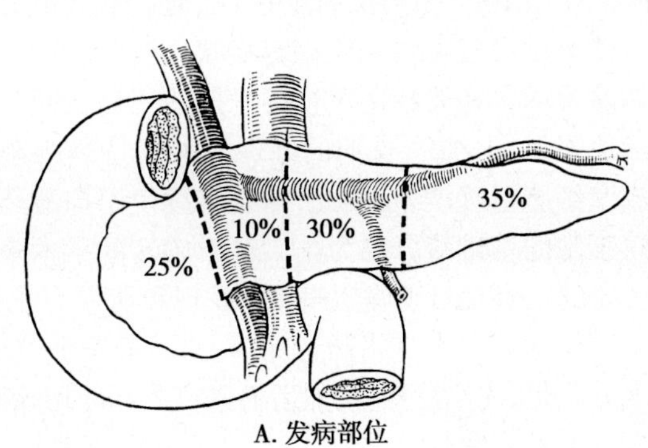

A. 发病部位

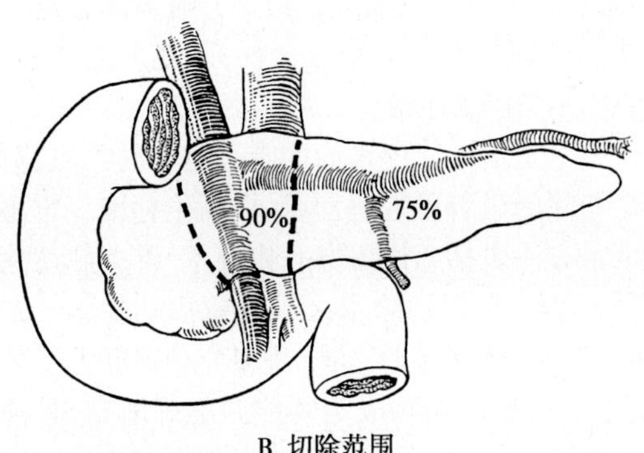

B. 切除范围

图 54-28　胰岛素瘤发病部位和切除范围

胃泌素瘤是一种比较少见的疾病，发病率为0.1~15.0/100万。约75%的患者为单发，25%的患者合并多发性内分泌肿瘤Ⅰ型(包括甲状旁腺亢进、胰腺内分泌瘤和垂体瘤)。部分肿瘤位于胰腺外和十二指肠黏膜下。超过60%的患者因有转移而被诊断为恶性肿瘤。因此，对一些具有以下特征的溃疡病患者应警惕有胃泌素瘤存在的可能：①上消化道巨大、多发而难治的溃疡；溃疡病变位于十二指肠球后和空肠上段；②外科治疗后很快复发或出现并发症；③伴不明原因的水样腹泻或脂肪泻；④伴有甲状腺瘤或垂体瘤；⑤有明显的内分泌肿瘤或溃疡病家族史。第三条尤应引起外科医生的注意。手术切除肿瘤是唯一能彻底治愈该病的方法。对恶性胃泌素瘤已有广泛转移者，应尽可能地进行肿瘤大部切除，靶器官切除，以期延长患者生存时间和改善患者生活质量。

定性诊断胃泌素瘤的临床特点依据为严重的凶险型溃疡、高胃酸分泌和高促胃液素血症三联症，根据临床及实验室检查，胃泌素瘤的诊断有4项标准：①严重的顽固性消化性溃疡或长期不明原因腹泻；②促胃液素测定基础值大于200pg/ml，部分病例促胃液素波动于100~200pg/ml，可能是促胃液素以多种形式存在造成检测结果的差异之故；明显增高的基础胃酸分泌量>15mmol/h，或基础胃酸分泌量与最大胃酸分泌量之比即BAO∶MAO>0.6；③胰泌素刺激试验阳性(静脉注射胰泌素2U/kg后血清促胃液素增加200pg/ml)；④经病理组织学检查证实是神经内分泌肿瘤。只要具备其中2项标准，就可以确定诊断。但促胃液素增高也可见于以下情况：①恶性贫血，因胃酸缺乏不能反馈抑制胃窦部G细胞分泌促胃液素；②消化性溃疡合并幽门梗阻，胃窦部膨胀也可刺激促胃液素的分泌释放；③肾功能不全导致促胃液素分解排泄障碍，根据临床及生化检查不难与胃泌素瘤鉴别。在临床上十二指肠溃疡患者若遇以下情况应考虑ZES：①顽固性糜烂性食管炎、多发性消化性溃疡；②溃疡位于十二指肠远段或空肠；③腹泻；④高钙血症或肾结石；⑤青年人或老年人消化性溃疡并有胃肠分泌疾病家族史，尤其是MEN-Ⅰ型综合征；⑥复发性溃疡；⑦药物治疗不能控制症状。

外科手术是治疗胃泌素瘤的唯一有效的手段，对不能完全切除的患者可缓解症状，提高生存率。胃泌素瘤的手术方法包括急诊胃穿孔修补术、胃大部切除术、残胃切除术、全胃切除术及胃泌素瘤切除术。20世纪90年代由于术前定性诊断，尤其定位诊断方法的进步，胃泌素瘤根治切除成为可能并准确性高，是治愈率高的理想疗法。完全切除肿瘤既能缓解高胃酸分泌，获得症状治愈，又能防止肿瘤进展，以期取得治愈性切除。术式的选择取决于肿瘤部位：①位于胰腺表面或胰头部的肿瘤行摘除术；②深埋于肠系膜上静脉左侧胰腺实质内的肿瘤可行胰体尾部切除术；③位于十二指肠壁的孤立性肿瘤可切除肿瘤，修补肠壁，如若同时发现十二指肠附近有转移性淋巴结亦应一并切除；④若十二指肠壁或胰头多个肿瘤或肿瘤侵犯至Vater壶腹、胰头部巨大肿瘤、术前功能性定位诊断提示肿瘤位于胰头十二指肠区而术中未能发现肿瘤者、胰头十二指肠周围多发转移淋巴结，可行胰十二指肠切除术；⑤肝脏有局限性转移灶，可行肝叶切除术，从而使临床症状改善，生存率提高。无论术中所见如何，均应常规切除胰头十二指肠周围淋巴结，以清除隐匿性病灶。目前认为胃泌素瘤多发生于“胃泌素瘤三角”，通常多发，如有肝脏转移则可能是恶性的。虽切除了胃泌素瘤，降低了肝脏转移的发生率，但获得长期治愈的病例仍少于30%。提醒外科医生在处理溃疡病手术时应常规探查胰腺，尤其是胃泌素瘤好发的三角区；另外原发于胃的多在胃窦部，胃次全切除，切除了胃窦部，未仔细检查，可忽略本病，误认为一般的溃疡病，如为胃窦部G细胞增生，不做病理细查更易遗漏。MEN-Ⅰ型胃泌素瘤：有10%~25%的胃泌素瘤属于MEN-Ⅰ型，可合并甲状旁腺、垂体腺瘤、胰岛素瘤及肾上腺皮质腺瘤。本型胃泌素瘤体微小，常为多发，并有胰外病灶，术前定位较困难。对MEN-Ⅰ型胃泌素瘤手术治疗仍有争论，有人认为肿瘤多发且不能完全切除，又不能改善预后，不主张手术治疗；但胃泌素瘤直径超过3cm，转移机会将大大增加，影响预后，此时应积极施行手术探查切除术。MEN-Ⅰ型手术治疗主要针对其他内分泌瘤：甲状旁腺瘤、胸腺类癌、垂体腺瘤切除等。胃泌素瘤症状不重，口服奥美拉唑、苯丙咪唑等可控制。在进展期肿瘤或肿瘤症状无法被其他方法控制时，可使用化疗、干扰素和栓塞等方法。

【手术方式与手术操作】

对于十二指肠胃泌素瘤的治疗有两个方面，一方面控制高胃酸分泌；另一方面，就是原发性肿瘤的切除。使用H_2受体拮抗剂能够很好地控制胃酸分泌，还可以有效缓解疼痛和腹泻等症状，能够基本替代全胃切除手术。还要特别重视围术期的用药，特别是在切除原发肿瘤之后，长期的高促胃液素持续刺激，会造成壁细胞过度增殖，因此，需要继续使用抑酸药，到建立正常的基础酸分泌为止。对于ZES的手术来讲，最主要的一点是对于确切病灶的发现和切除。手术分为局部切除和胰十二指肠切除等方式，最符合逻辑的手术方式是，先广泛探查，然后再进行局部的切除手术。

手术步骤

(1) 肿瘤定位：争取术前对肿瘤明确定位，但尽管采取各种检查手段，术前仍有约半数难以明确定位。术中结合B超、超声内镜、核素扫描等可有一定发现。十二指肠壁内肿瘤，尤其是微小胃泌素瘤很难发现，现多采用术中B超、十二指肠内镜透照（endoscopic transillominafion，TID）结合十二指肠切开视触诊进行。

(2) 手术探查：术中仔细探查是最主要的诊断方法之一。多采用上腹部正中切口，探查重点为胃泌素瘤三角区。以Kocher手法探查胰头，并结合术中影像等方法以提高诊断率。十二指肠切开应作为常规方法，对发现肠壁多发、微小病变有重要意义，常于十二指肠对系膜缘，沿长轴方向剖开，以手指仔细扪诊。

十二指肠切开有一定并发症率，应注意勿损伤周围器官，优化十二指肠缝合技术。胰十二指肠探查后应顺序探查腹腔内其他部位，包括血管周围各组淋巴结，确定有否肝转移灶。女性患者还应探查双侧卵巢。通常肝转移会影响预后，原发瘤越大，肝转移可能性越大，原发瘤直径>3cm时，肝转移率达61%。术中探查结合B超检查可提高诊断率。

(3) 手术方式：原发瘤的部位、大小、数量及有无肝转移决定手术方式。总的原则为广泛探查、局部切除。孤立的胰头部肿瘤可局部摘除；胰腺体尾部肿瘤亦可局部摘除，若瘤体深埋于肠系膜上静脉左侧胰腺实质内，可行胰体尾部切除术，保留或同时切除脾脏。如胰头无肿瘤，而十二指肠存在多发胃泌素瘤者，应尽量逐一摘除或包括肿瘤壁的全层肠壁切除，局部淋巴结应同时摘除。胰十二指肠切除术在下述情况时也应考虑：胰头部肿瘤较大，但无肝转移；十二指肠多发性肿瘤，难以逐一剔除；胰头、十二指肠同时存在多发肿瘤；十二指肠受累超过浆膜或侵犯Vater壶腹部。胰十二指肠外的肿瘤确诊后也应以局部切除为主，并处理相应淋巴结。未找到肿瘤、肿瘤难以切除或已有肝转移者，可行高选择性迷走神经切断术，以提高H_2受体拮抗剂敏感性，减少术后药物用量。另有报道称有原发于淋巴结的胃泌素瘤，其余部位探查均阴性，这类淋巴结多位于促胃液素三角区内，局部摘除效果良好。也有人认为淋巴结胃泌素瘤为十二指肠微胃泌素瘤（microgastrinoma）转移所致。约20%ZES患者合并MEN-Ⅰ。此型胃泌素瘤常多发，体积微小，难以发现。MEN-Ⅰ患者中，70%~80%合并甲状旁腺功能亢进，如果单纯切除胃泌素瘤而不处理甲状旁腺瘤，持续性高钙血症仍可刺激胃酸分泌亢进。现多先处理甲状旁腺瘤，行甲状旁腺次全切除术或完全切除后自体前壁内移植。在随后血钙正常的患者中，多数患者BAO、MAO及空腹促胃液素均下降，1/3患者促胰液素激发试验阴性，患者对H_2受体拮抗剂敏感性增加。术中行经皮肝穿刺门静脉置管采血法（THPVS）后定位明确者可局部切除，定位不明确者可行药物治疗。

肝转移的处理：局限性肝转移灶应尽量手术切除，不手术者5年生存率仅20%~38%，手术者可达79%。肿瘤部位深在难以切除者，可行瘤体内无水酒精注射，肝动脉栓塞或结扎疗效均差。无手术适应证者应积极进行化疗，常用氟尿嘧啶、多柔比星、链佐星。另外，奥曲肽、干扰素、白介素-2等亦有一定疗效。

【围术期处理】

1. 术前准备　术前需要控制高胃酸分泌，并进行常规术前准备。

(1) 质子泵抑制剂能有效控制高胃酸分泌和消化性溃疡，可用于临床评价期和手术前期。对不能手术或术中未发现肿瘤或无法切除者均应长期予以该药治疗。制酸药物的用量应因人而异，一般主张基础胃酸分泌量（BAO）<10mEq/h，胃大部切除术后则BAO<5mEq/h，才是药物治疗剂量足够的标准。

(2) 静脉注射H_2受体拮抗药或质子泵抑制剂对稳定患者病情有价值，适用于临床评价和围术期需静脉给予抗分泌药物者。

2. 术中处理　术中仔细探查胃泌素瘤三角区，进一步明确诊断。

3. 术后处理　抗炎、营养支持，密切观察和治疗胰腺手术相关并发症。

【手术并发症】

同一般胰腺手术并发症。

6

三、其他内分泌肿瘤

除上述胰腺内分泌肿瘤外，还有：①胰高血糖素瘤；②类癌；③水泻低钾综合征（分泌血管活性肠肽）；④无功能胰岛细胞瘤等。

（一）胰高血糖素瘤

胰高血糖素瘤（glucagonoma，GCGN）是一种罕见的胰岛A细胞肿瘤。1923年Marlin首先发现，1942年Becker等首先描述GCGN，1966年McGavran等发现患者存在高胰高血糖素血症，组织化学证实胰岛A细胞肿瘤。1974年Mallinson正式将其命名为GCGN综合征。胰高血糖素瘤综合征是以皮肤迁徙性坏死性红斑、糖尿病等为主要特征的一组症候群。通常将血胰高血糖素测定值>1 000pg/ml作为诊断标准。

外科手术是目前治疗本病的首选方法。确定诊断后应及时采用手术切除肿瘤，对有怀疑者也应手术探查。术式选择根据肿瘤的数目、大小及其位置而定：如瘤体小而孤立，可采用肿瘤剜出术；对于瘤体较大、肿瘤恶变及多个瘤灶者，则需行胰腺切除术。由于大多数胰高血糖素瘤位于胰体、尾部，故通常采用远侧半胰切除即能满足手术要求；必要时行胰腺次全切除。多发性胰岛细胞瘤为手术遗漏的主要原因，尤其是位于胰头钩突部和近脾门胰尾部的肿瘤应详细探查，以免肿瘤残留。肿瘤切除后病情可迅速改善，皮肤损害消失或明显减轻，术后2~3周可恢复正常，血浆氨基酸水平升高，糖尿病或糖耐量减低也得以痊愈。对于瘤体很大，或恶性伴有转移的患者，也不应放弃根治性手术或减瘤手术。因为胰高血糖素瘤增长很慢，有报道肿瘤恶变伴有转移者，行手术切除后仍生存21年。对于已经发生肝转移的病例，除行肝叶或肝段切除外，部分难以切除者，也可行肝动脉栓塞，因为恶性胰高血糖素瘤的肝脏转移灶主要由肝动脉供血。辅以肝动脉插管化疗亦可达到降低血中胰高血糖素水平、提高氨基酸浓度、改善症状，甚至延长寿命的目的。据报道栓塞后瘤体缩小可达50%。也有作者报道在栓塞时经动脉注射化疗药物或链佐星，可增强栓塞的效果。经外周静脉使用链佐星和多柔比星联合化疗有效率可达60%。

围术期处理十分重要，术前应控制血糖、改善皮疹、加强营养支持治疗并预防深静脉血栓形成。皮肤病变严重者应给予抗生素和激素治疗。生长抑素类似物奥曲肽（150μg皮下注射，每日3次）可抑制肿瘤胰高血糖素的释放，并对皮肤损害也有显著的治疗作用，术前使用数周可改善患者的一般状况。静脉输入氨基酸和口服锌剂对缓解皮疹亦有效。患者易发生深静脉血栓及肺栓塞，使用低剂量的肝素可防止静脉血栓形成。术后胰高血糖素水平迅速下降，24~48小时内皮肤红肿改善，贫血、低蛋白血症、糖尿病病情也迅速减轻。即使不能根治切除，减瘤手术或切除大的肝转移灶也可取得姑息性疗效。胰头、钩突、近端胰体的肿瘤侵犯肠系膜上静脉时，可用脾静脉代替受侵的肠系膜上静脉，将肿瘤连同受侵的肠系膜上静脉做整块切除。目前认为化疗(链佐星、氟尿嘧啶及多柔比星等)有一定疗效，生长抑素也有良好效果，尤其对胰高血糖素持续升高的患者。

6

（二）类癌

胰腺类癌又名类癌胰岛细胞瘤、胰岛细胞类癌，多源于胃肠道嗜银细胞（Kultschitzky细胞），是一种低度恶性、生长缓慢的肿瘤，90%为多灶性，常伴有淋巴结和肝脏转移。可分泌大量强生理活性激素，如5-羟色胺(5-HT)、胰舒血管素、组胺等，其中最常见的5-HT不断被肝脏及肺内的单胺氧化酶破坏分解成5-HIAA，由尿中排出。若肿瘤释放大量5-HT未能全部被分解，或肝功能受损而未能灭活5-HT，则患者可发生类癌综合征，表现为间歇发作性皮肤潮红、眼眶周围水肿、腹痛、腹泻、恶心、心悸、气促、哮喘、肢体发麻等，严重者出现发绀、四肢厥冷、血压下降、呼吸停止甚至死亡。胰腺类癌的主要症状是疼痛，伴有严重的、难以控制的腹泻和体重减轻。绝大多数临床所见的胰腺类癌生长缓慢，侵袭性小，恶性度低，尽管如此，仍可能造成致残性的内分泌综合征。因而需要积极治疗，以减轻症状。类癌综合征、血5-HT和尿5-HIAA测定有鉴别意义，完善血5-HT和尿5-HIAA测定可提高术前确诊率。B超、CT、MRI等影像学资料对肿瘤定位和术后复查有重要意义。

手术治疗作为胰腺类癌的主要治疗手段，应尽可能切除肿瘤，对于无法切除者，化疗、放疗、干扰素等应用可取得一定效果。手术选择：①首选肿瘤切除。因有较好预后，即使晚期远处转移亦应积极手术治疗，不应与一般消化道腺癌等同处理，同时要彻底清扫胰周淋巴结，适宜根治性切除。多中心性或转移性类癌，如能将原发的类癌病灶切除，行姑息性胰腺切除，也能缓解甚至消除症状以提高患者生活质量和延长生存期。②类癌综合征的治疗。类癌综合征的严重程度与类癌组织的大小密切相关，术中术后因手术麻醉等因素，患者肝功能会有不同程度下降，使肝脏不能有效代谢灭活类癌分泌的激素，故应尽量避免术中过度肿瘤刺激，术前术后应预防性地应用抗组胺及激素等5-羟色胺拮抗剂。术前可行内科对症治疗：用生长抑素及类似物奥曲肽等广泛抑制内分泌激素的释放，控制症状，减少或防止类癌危象发生。③类癌伴肝转移的治疗。若是局限性转移可采取肝叶切除，多发性病灶或巨大病灶不能切除者，现在有多种方法可选择，根据肿块大小、数目和位置选择射频、肝内结节无水乙醇注射、肝动脉插管栓塞及化疗等可延长大多数患者的生存时间。④癌灶无法切除者的治疗。可应用化疗、放疗、干扰素等综合治疗，其中人工合成生长抑素的应用受到广泛重视，由于类癌组织中含有大量生长抑素受体，故用药后肿瘤组织中高浓度的生长抑素能控制肿瘤的生长，使患者的生活质量得到改善。

围术期处理包括：尽量避免诱发因素；术前使用生长抑素（如奥曲肽）可广泛抑制内分泌激素的释放、抑制五肽促胃液素引起的面色潮红，可改善症状、减少或防止类癌危象发生，尤其对肝转移者；H_1、H_2拮抗剂（如甲基麦角酸丁醇酰胺）抑制组胺和肽类激素分泌；对症处理。

（三）胰血管活性肠肽瘤

胰血管活性肠肽瘤（vasoactive intestinal peptide-secreting tumors，VIPoma）是一种极为罕见的胰腺内分泌肿瘤，本病系由胰岛D1细胞分泌大量的血管活性肠肽（VIP）引起的顽固性水泻，大量钾离子丢失而出现低钾血症、胃酸过少或无胃酸综合征，故又称为水泻、低钾血症、无胃酸综合征（watery diarrhea，hypokalemia，achlordria，WDHA）。由于绝大部分为胃酸减少，无胃酸者少见，故目前多改称为 WDHH（watery diarrhea，hypokalemia，hypochlorhydria）。

手术切除是治疗 VIPoma 最有效的方法。一旦确诊即应手术，尽量行根治手术，无法根治时也应行姑息性切除。VIPoma 有两种重要的病理类型：①胰岛内分泌肿瘤，VIPoma 起源于胰岛 D_1 细胞，60%~70% 为恶性，其中 50% 已有肝转移，30%~40% 是腺瘤或增生病变；②神经节瘤和成神经细胞瘤，多见于儿童，主要来源于交感神经组织，约占 10%。因此，术中需仔细探查整个后腹膜脏器及腔隙，如胰腺、肾上腺及交感神经节等，寻找异位肿瘤和多发肿瘤。术中采用 B 超与仔细触诊相结合，以保证手术的彻底性。对可疑肿瘤或增生病变，应反复穿刺活检。

根据肿瘤在胰腺的位置、良性和恶性的情况选择手术方式。①对于胰头部的肿瘤，如位置深在且紧靠肠系膜上血管，术中快速病理切片证实为良性肿瘤，可采用楔形切除法；如侵及胰管，可行保留胆总管的胰头部切除，胰腺远端与空肠 Roux-en-Y 吻合。如肿瘤为恶性或胰管、胆总管同时受侵但无转移，可行胰十二指肠切除术。②对胰岛细胞增生者，如术中经仔细探查及术中 B 超均未发现异位肿瘤，可试行胰体尾切除术，症状多能缓解。对于位于胰尾部者，如肿瘤较大且深，边界不清，良恶性难辨，或为多发性肿瘤者，应行胰体尾切除。肿瘤一经切除，症状即可缓解，血浆 VIP 浓度降至正常。近年来也有腹腔镜治疗 VIP 瘤的报道。③VIP 瘤伴肝转移者，在原发灶切除后，转移病灶局限可行肝叶切除。如多处转移灶不能手术切除者，则采用如下方法：肝脏肿瘤射频、肝动脉栓塞有一定疗效且对肝功能的损伤较轻；对于多次肝内复发的胰腺 VIP 瘤患者，可考虑采用肝移植治疗。

VIPoma 患者围术期的处理亦格外重要，必须对术前术后水电解质紊乱（尤其是低钾血症）、营养失调、代谢性酸中毒、糖尿病、高钙血症、低镁血症、感染等进行监测与纠正，并做好心、肺、肾功能的保护。生长抑素能抑制胰腺内分泌肿瘤的激素释放以缓解症状，特别是对 VIPoma 有明显的疗效。由于长期使用易产生耐药性，且对抑制肿瘤生长的疗效尚无定论，故主要适用于术前控制症状或改善未能切除肿瘤患者的症状。

（四）无功能胰岛细胞瘤

无功能胰岛细胞瘤（nonfunctional islet cell tumor，NICT）又名胰腺多肽瘤，临床罕见，发病率为 0.6/10 万，约占全部胰腺内分泌肿瘤的 60%。肿瘤性质、大小和部位是决定手术方式的重要因素。即使恶性 NICT 已有局部侵犯或淋巴结转移，积极手术切除后 5 年生存率仍可达 77%。因此，NICT 患者应积极进行手术治疗。

手术切除是无功能胰岛细胞瘤的首选治疗方法。对胰腺内分泌肿瘤无论良恶性，手术切除的原则是扩大根治，尽量切除一切可切除的肿瘤及远处转移病灶（包括肝转移灶切除等）。

手术方式选择：对于良性或较为局限的 NICT，应采用肿瘤摘除、中段胰腺切除、保留十二指肠的胰头切除、保留脾脏的胰体尾切除术等保胰或缩小的手术方法，在切除肿瘤的同时能最大限度地保留胰腺内外分泌功能。肿瘤摘除适用于肿瘤较小、位于胰腺较浅表部位、未侵犯胰腺主胰管者。而中段胰腺切除适用于胰腺颈体部、直径一般不超过 5cm 的肿瘤，尤其适用于肿瘤位置深在，已侵犯主胰管，但未有局部浸润者。对于恶性病变较大、有弥漫性病变、局部有侵犯、缩小手术难以保证 R0 切除者，则采取 Whipple 术、胰体尾切除术或全胰切除术。当涉及附近脏器、组织时，需行同时切除者，大多数技术上无困难，有的看似局部浸润、粘连，但小心游离，仍可分出界线，剥出肿瘤。总之要尽可能手术切除。个别的情况下，残余少许薄片肿瘤组织，以避免大血管切除重建的危险性也是可行的。

（苗毅 蒋奎荣）

参考文献

1. 许菊萍，赵永福，翟文龙，等 .131 例胰岛素瘤的诊断和治疗 . 中华普通外科杂志，2009，24（5）：368-370.
2. 张东伟，杨维良 . 胃泌素瘤的诊断与治疗现状 . 中华内分泌外科杂志，2009，3（4）：261-264.
3. 刘雯静，赵玉沛，张太平，等 . 胰高血糖素瘤的临床诊治经验 . 中华外科杂志，2009，7（5）：333-336.
4. 秦连进，冯文明，鲍鹰，等 . 胰腺类癌的临床诊治 . 中华普通外科杂志，2008，23（1）：65-66.
5. 狄忠民，杨卫平，蔡伟耀，等 . 胰血管活性肠肽瘤的诊断和治疗 . 中国实用外科杂志，2002，22（1）：55-57.
6. 蒋奎荣，苗毅，徐泽宽，等 . 无功能胰岛细胞瘤的诊断和外科治疗 . 中华外科杂志，2009，47（5）：326-328.

第八节 胰腺少见肿瘤手术

胰腺内分泌肿瘤如：胰岛素瘤、胃泌素瘤、胰高血糖素瘤、多发性内分泌肿瘤、胰多肽瘤、生长抑素瘤、类癌及无功能胰岛细胞瘤等均属于少见胰腺肿瘤。前面一章“胰腺神经内分泌肿瘤手术”已描述，故不赘述。

其他一些胰腺少见肿瘤：胰腺囊性肿瘤、浆液性囊腺瘤、黏液性囊腺瘤、导管内乳头状黏液瘤、实性假乳头状瘤、实性浆液性囊腺瘤、囊性畸胎瘤、希 - 林病相关囊性肿瘤、淋巴上皮囊肿、胰腺导管内乳头状黏液瘤、囊性淋巴管瘤、神经鞘瘤、血管瘤、纤维组织细胞瘤、假性淋巴瘤、胰腺实性乳头状肿瘤等均为胰腺少见肿瘤。这些肿瘤，应早期手术，术中需行病理检查，排除恶性肿瘤可能性。手术方式由肿瘤位置和大小决定，分以下几种情况：

1. 若肿瘤体积较小可试行肿瘤摘除术（图 54-29）

2. 若肿瘤位于胰头者，可选择保留十二指肠的胰头切除术或胰十二指肠切除术。胰十二指肠切除术有专门章节论述，下面介绍保留十二指肠的胰头切除术（图 54-30）。

逐一结扎、切断门静脉到胰头和胰体的分支，切除胰头的肿块，解除了胰管的阻塞，保持了十二指肠的通畅。不能损伤胆总管。应逐一缝扎胰腺断面的出血，缝扎断面的胰管，间断缝合胰腺创面。可保留更多胰腺实质和功能，因而可避免全胰切除后的胰源性糖尿病（图 54-30A）。

如患者同时存在胆管、胰管扩张，可行胰胆管与空肠双引流术（图 54-30B）。

具有两处吻合口的空肠 Roux-en-Y 肠袢消化道重建，在切除胰头的同时行胆肠吻合术（图 54-30C）。

纵向剖开残余的胰管后与空肠行 Roux-en-Y 吻合。胰头断面与空肠行 Roux-en-Y 吻合（图 54-30D）。

3. 若肿瘤位于胰腺颈部者可选择胰腺节段切除术（图 54-31）

封闭胰头侧残端，单独结扎或缝扎主胰管，远断端胰管空肠 Roux-en-Y 吻合（图 54-31A）。

如果胰头侧残端创面较大，或胰头侧胰管存在狭窄或梗阻，不应勉强缝合，而应分别行胰腺近、远端与空肠 Roux-en-Y 双吻合（图 54-31B）。

4. 若肿瘤位于胰腺体、尾者，可选择保留脾脏的胰体尾切除术（图 54-32）。

切开胰体上下缘的后腹膜，充分游离胰体尾（图 54-32A）。

切断胰腺，充分游离胰体、尾部（图 54-32B）。

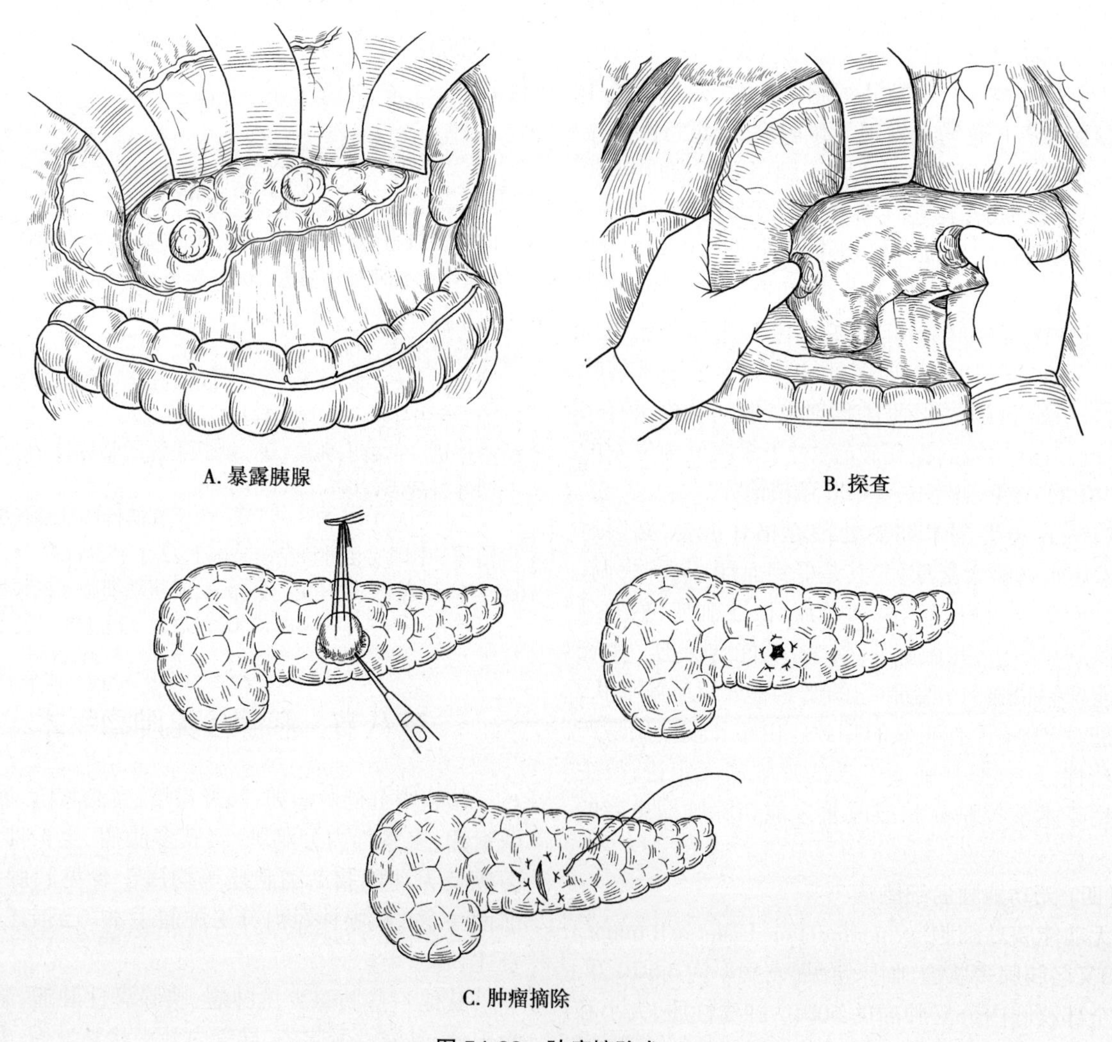

A. 暴露胰腺　　B. 探查

C. 肿瘤摘除

图 54-29　肿瘤摘除术

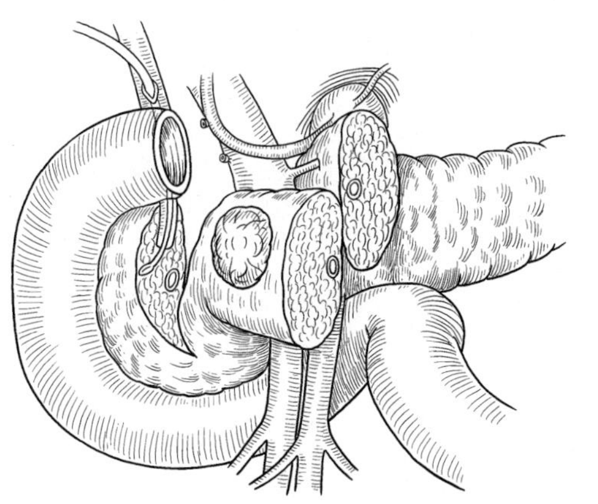

A. 切断结扎门静脉到胰头、胰体的分支

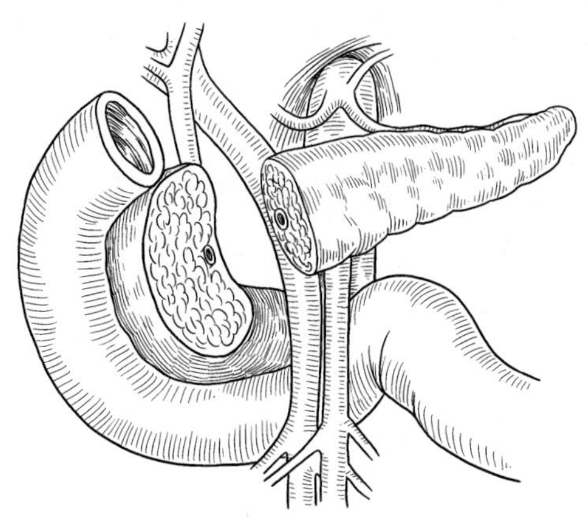

B. 切除胰头的肿块

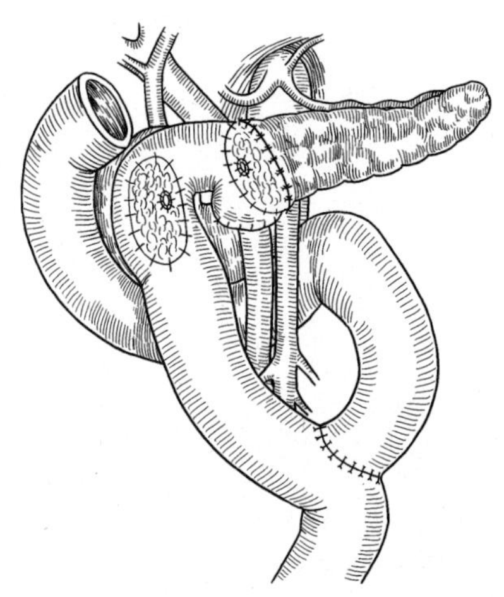

C. 空肠Roux-en-Y肠襻消化道重建及胆肠吻合术

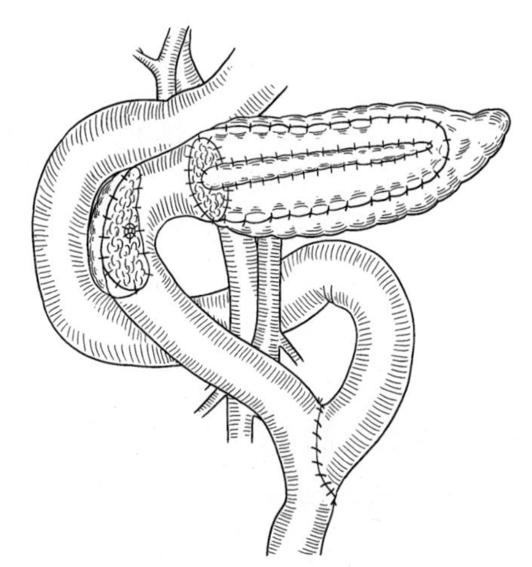

D. 纵向剖开残余的胰管与空肠行Roux-en-Y吻合及胰肠吻合术

图 54-30　保留十二指肠的胰头切除术

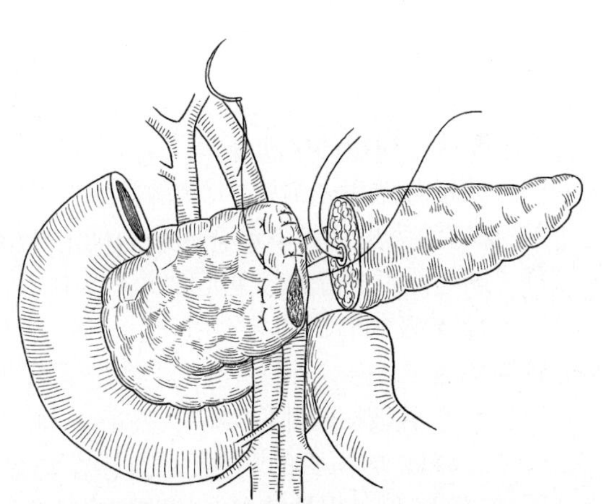

A. 封闭胰头侧残端，远断端胰管空肠Roux-en-Y吻合

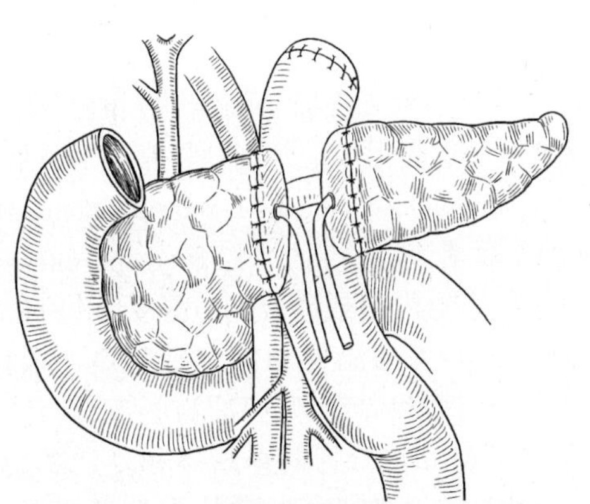

B. 胰腺近、远端与空肠Roux-en-Y双吻合

图 54-31　胰腺节段切除术

切除胰体、尾部或加脾切除(图 54-32C)。

保留脾脏的胰体尾切除关键是要解剖并保留脾动脉、脾静脉(图 54-32D)。

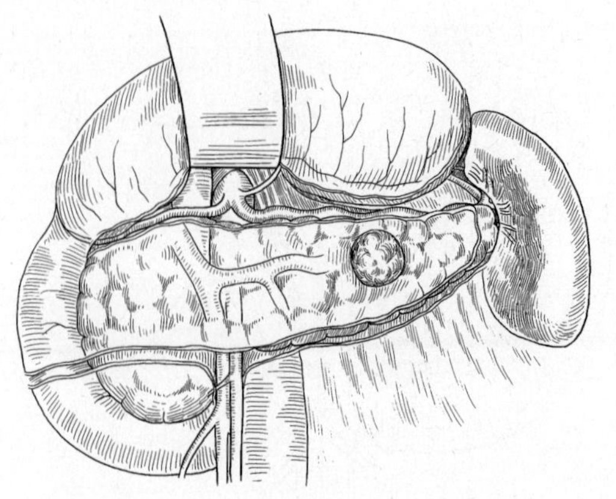

A. 切开胰体上下缘的后腹膜，充分游离胰体尾

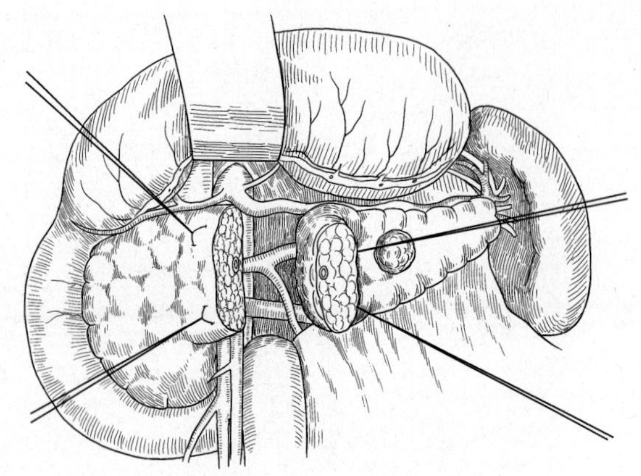

B. 切断胰腺，充分游离胰体、尾部

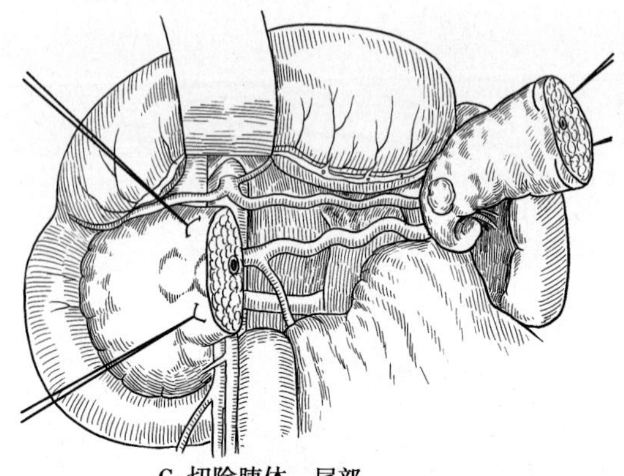

C. 切除胰体、尾部

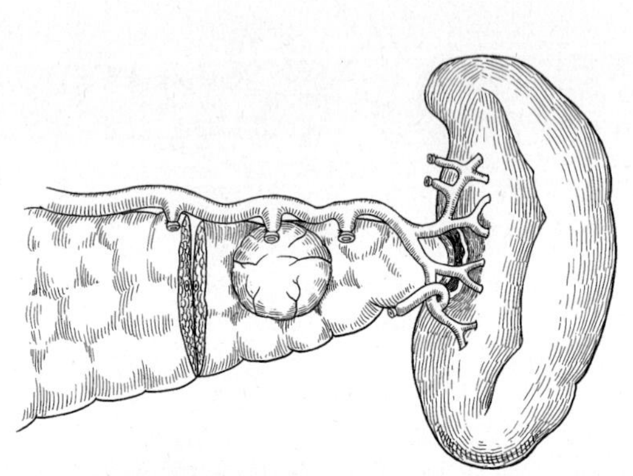

D. 保留脾脏的胰体尾切除关键是要解剖并保留脾动脉、脾静脉

图 54-32　选择保留脾脏的胰体尾切除术

（谭嘉鑫　王槐志）

第九节　胰瘘手术

胰瘘的定义是胰管和皮肤，或者胰管和腹膜腔、胸膜腔或其他空腔脏器形成的解剖性异常交通，前者称为胰外瘘（pancreaticocutaneous fistula 或 pancreatic external fistula），后者称为胰内瘘（pancreatic internal fistula）。胰瘘除分为内瘘或外瘘外，还按照每日流出量，以 200ml 为界为高流量和低流量胰瘘。根据瘘液性状分为单纯型和混合型（胰液与肠液、胆汁混合）。根据窦道的分布可分为简单胰瘘和复杂胰瘘，前者指胰腺与皮肤或其他器官直接相通，后者指多条窦道与体表或其他内脏器官相通。另外，术后胰瘘（postoperative pancreatic fistula，POPF）指术后 3 天以后，出现可计量的液体引流，瘘液淀粉酶值高于血清淀粉酶的 3 倍。需要指出的是，胰瘘不是一种独立的疾病，而是胰腺炎、手术、创伤后的并发症。

胰内瘘临床表现不明显并可能很少被认识到，易与胰腺外伤、炎症等情况时存在的渗出、感染等相混淆。消化道瘘（通常十二指肠或高位空肠）以后，漏出的胰液直接进入肠道，可缓解原有的假性胰腺囊肿或感染的胰周脓肿带来的症状和体征，甚至自愈。临床上的胰瘘一般指的是胰外瘘。

胰瘘首选保守治疗，大多数胰瘘可自行闭合。另外，保守治疗也可为不愈合胰瘘的确定性治疗提供条件。胰瘘能否自行愈合主要取决于以下几个因素：

1. 涉及胰管的直径（主胰管，一级、二级、三级胰管等）。

2. 胰管破损的部位（胰头、胰颈体、胰尾）。

3. Oddi 括约肌的功能（是否存在炎症、水肿、结石、狭窄等，例如慢性胰腺炎的胰瘘难以自行愈合）。

保守治疗的原则包括：

1. 合理引流，避免胰液积聚。

2. 维持水电解质平衡。

3. 防治局部感染。

4.（肠内或肠外）营养支持。

5. 皮肤护理。

是否采用肠外营养、使用奥曲肽以减少胰液分泌还存在争议。当保守治疗无效，存在病理解剖因素，并且预期保守及内镜介入治疗难以成功时，需要考虑手术治疗。

一、胰瘘手术指征与手术时机

保守治疗以外的治疗手段包括：内镜和手术治疗。另外，亦有报道对于低流量瘘采用蛋白胶栓堵瘘管使胰瘘愈合。

需要手术治疗的胰瘘，其正规保守治疗时间及手术时机需根据胰瘘发生的病因、胰瘘的类型、和主胰管的交通模式、胰瘘相关并发症以及患者的一般情况等因素综合考虑，其中主胰管的情况是胰瘘能否自愈的决定因素。有文献报道存在胰腺离断，平均6个月的积极保守治疗无一例愈合，最终都需要手术治疗。当胰瘘持续2周且无明显减少时可考虑行瘘管造影，以判断胰瘘的类型，尤其是胰瘘管和主胰管的关系，胰管是否存在病理或解剖性梗阻，从而预测自行闭合的可能性，采取相应的内镜、手术治疗手段。

根据瘘管造影见到的胰管交通模式，胰瘘可以分为以下几种情况：

1. 和副胰管相交通。当主胰管不存在梗阻情况时，因此类胰瘘都能最终自行闭合，宜采取保守治疗，即使需要等待数月时间。

2. 和主胰管相交通，主胰管显示“正常”。除在和瘘管连接处的破损外，其余胰管显示正常，此类患者大多可经保守治疗自愈。如保守治疗失败，采用内镜支架“架桥”胰瘘处，愈合率很高，是此类患者的首选确定性治疗。当内镜治疗失败后再选择手术治疗。

3. 和主胰管相交通，主胰管近端存在梗阻。经保守治疗而自愈的可能性很低。首选内镜治疗，将支架通过主胰管狭窄梗阻处，以及通过主胰管缺损（瘘管根部）处，内镜治疗的成功率据报道高达75%~100%，大多可在几周之内闭合。闭合后10~14天再移除支架。即使支架不能通过胰管缺损处，Oddi括约肌处放置支架亦能胰管减压，促进胰瘘愈合。

4. 和主胰管相交通，主胰管离断（disconnected duct syndrome）。此类情况，不宜保守治疗，且内镜“架桥”难以成功。需等待周围炎症消退、患者的一般状态改善后采取手术治疗，通常手术前需要保守治疗几周到几个月时间。

另外，当胰瘘出现并发症如腹腔脓肿、活动性出血或者胰管梗阻引起反复发作的胰腺炎等，也是手术干预的指征。

二、手术原理和手术选择

胰瘘的手术方式包括：

1. 胰瘘瘘管吻合术（fistulojejunostomy或fistulogastrostomy），最早由Lahey和Lium于1937年报道，即将异常瘘出的胰液引流入胃肠道。

2. 存在主胰管离断的胰体尾部胰瘘也可采用切除包括胰瘘在内的胰体尾部加或不加远端胰空肠吻合术的方法。

3. 对于手术之后（尤其是胰十二指肠切除术）的胰瘘，亦有采用全胰切除或重新吻合的报道。

4. 当瘘较小且胰管流出道通畅时可单纯切除瘘管，该手术目前较少使用，因胰管流出道通畅的胰瘘多数可经保守及内镜介入治疗而愈合。

胰瘘手术的选择取决于胰瘘的成因（手术、胰腺炎、外伤等）、瘘管位置、是否伴有并发症等。对于各种手术方式的比较尚无随机对照研究，但通常认为，由于胰瘘的成因导致腹腔炎症、粘连，再次全胰切除、胰体尾切除、重新做胰腺吻合手术难度大、并发症率高。一项对照研究比较胰体尾切除和胰腺瘘管吻合术治疗胰瘘，虽然在并发症率、胰瘘复发率、死亡率等方面无显著差异，但胰瘘空肠吻合术的手术参数包括失血量、手术时间等明显占优，并有避免腹腔过度分离、保留胰腺功能等诸多优点。

但是为实现胰瘘空肠吻合术，患者必须首先经过长期、有效的经皮引流。文献报道时间多为6个月，以改善患者营养状况、炎症消退，并形成坚韧的瘘管通道。

三、胰外瘘手术

术前准备：按一般肠道手术准备；术前需加强支持治疗，积极纠正水、电解质及酸碱失衡，控制感染；术前窦道造影明确窦道和胰管的情况、有无混合瘘存在。

麻醉、体位：多采用静脉复合麻醉，也可采用硬膜外阻滞麻醉。体位采取仰卧位。

切口选择：采用上腹部正中切口进腹，然后再剥离瘘管。亦有报道采用直接经瘘口的上腹部纵向切口。

（一）胰腺瘘管吻合术

手术要点：

吻合术式选择：根据瘘管的具体位置，选择瘘管和胃或者肠道吻合（fistulojejunostomy或fistulogastrostomy）。如瘘管位于结肠上区靠近胃体，可以和胃吻合，虽然存在胃液导致逆行感染的顾虑，但实际应用中发生率不高。大多数情况下采用瘘管空肠Roux-en-Y吻合术。

瘘管分离长度：多数文献要求尽量分离瘘管直至贴近胰腺（瘘管根部），以保证瘘管吻合后不会再出现扭曲、压迫、塌陷等情况导致引流不畅。也有报道为了避免对胰腺过度分离，保留距离胰腺5~7cm的瘘管；甚至还有日本学者Shibuya报道只分离瘘管至皮下后和肠道吻合，从而避免腹腔内分离。

吻合方式：多数推荐瘘管空肠端-侧吻合。亦有保留一段瘘管后侧壁切开而侧-侧吻合，或者鱼嘴样斜行切开吻合。除单纯吻合外，国内亦有学者报道“捆绑式”瘘管空肠吻合。

支架管放置：有学者选择放置支架管引出或不引出体外。

吻合选择间断、连续缝合均可，缝合材料建议采用可吸收缝线（薇乔或PDSII等），吻合口一层吻合，不做加强。

我中心主要使用胰腺瘘管空肠Roux-en-Y吻合术，现介绍如下：

1. 采用正中切口进腹，分离粘连，分离瘘管。以引流管或者在瘘管内插入一适当直径的乳胶管，作为剥离瘘管的引导。经瘘口的切口可直接环瘘口切开进腹，以乳胶管为引导，锐性剥离出全长的瘘管（图54-33）。

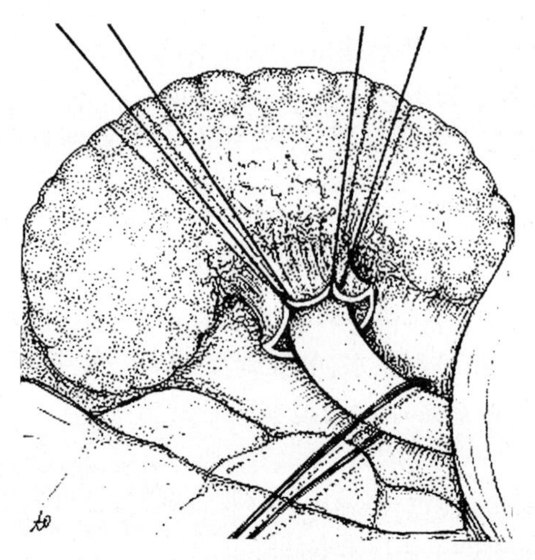

图54-33　瘘管在引流管导引下分离至基底部

2. 我们建议尽量分离瘘管直至贴近胰腺（瘘管根部），以保证瘘管吻合后不会再出现扭曲、压迫、塌陷等情况导致引流不畅。在根部切断瘘管。采用4-0丝线间断缝合几针悬吊，以利于吻合（图54-34）。

3. 远端瘘管可以切除，也可不切除单纯结扎，但皮肤窦道口勿缝合。

4. 距离Treitz韧带15cm离断空肠后，远端空肠残端闭合器关闭，经结肠前提起与瘘管邻近，距离残端5cm对系膜缘切开和瘘管口直径相当，采用4-0薇乔线间断全层缝合，将瘘管-空肠端-侧吻合（图54-35）。吻合亦可采用薇乔线或PDS Ⅱ连续缝合。近端空肠

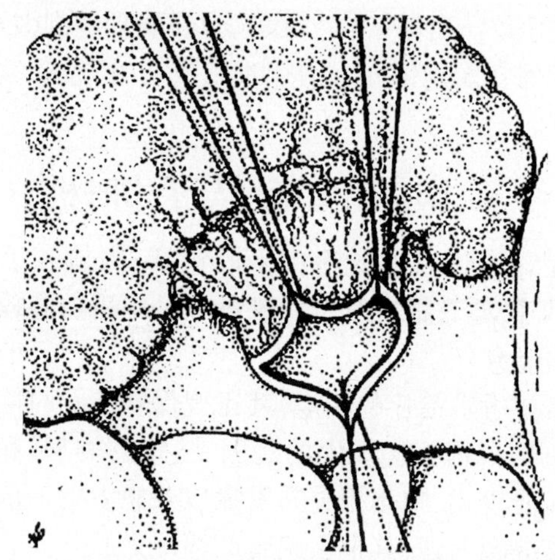

图54-34　瘘管横断并间断缝合几针牵引

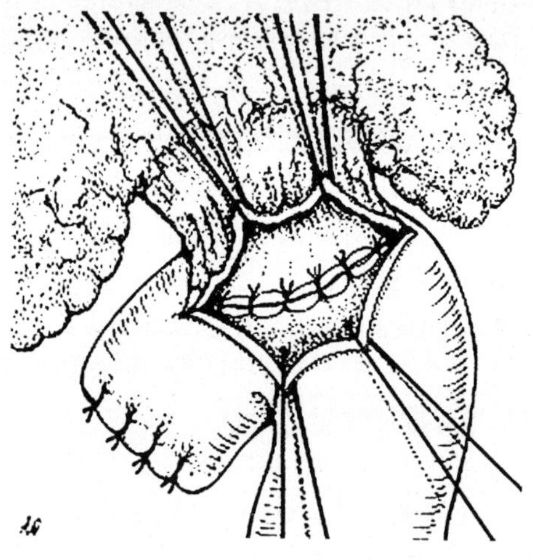

图54-35　采用间断缝合，将瘘管和空肠端-侧吻合

和远端空肠距离瘘管空肠吻合口50cm处侧-侧吻合。

5. 亦有文献报道，为了避免对胰腺过度分离，保留距离胰腺5~7cm的瘘管吻合（图54-36）。如瘘管保留较长可能压迫、扭曲，或瘘管较细，可以考虑放置硅胶支撑管，支撑管可采用可吸收线缝合固定或不做固定，支撑管可放置入肠腔待其自然脱落。亦可从肠壁穿出并引出体外，2周后拔除。

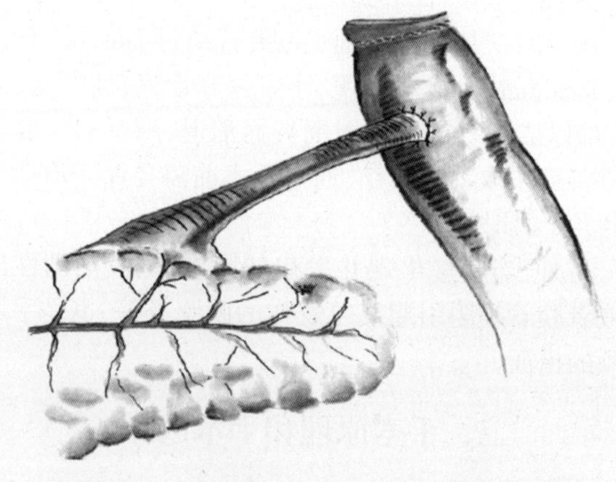

图54-36　保留瘘管5~6cm，瘘管空肠端侧吻合

6. 放置引流后关腹　以往亦有不使用 Roux-en-Y 吻合，而采用空肠袢直接和瘘管吻合，距离吻合口 10~15cm 空肠做侧 - 侧吻合的方法，但已被淘汰。

瘘管空肠捆绑式吻合：术中游离瘘管至腹腔内 2cm，瘘管内置入硅胶管；离断空肠，外翻空肠远断端 3cm，用苯酚破坏其黏膜，瘘管与黏膜断端缝合，空肠翻上套住瘘管，用粗丝线环绕空肠捆绑一周，硅胶管由空肠造瘘经腹壁引出体外。由于瘘管空肠吻合术后吻合口瘘发生率低，多无必要捆绑式吻合。

（二）胰腺瘘管胃吻合术

如瘘管位于结肠上区靠近胃体，可以和胃吻合，虽然存在胃液导致逆行感染的顾虑，但实际应用中发生率不高。此术式的优点在于腹腔无需做过多分离，操作相对简单。因此，亦有报道在腹腔镜下完成瘘管胃吻合术。

1. 瘘管分离　同瘘管空肠吻合术。

2. 根据瘘管所在部位和胃体相对关系，保留一段瘘管或在根部切断瘘管。

3. 选择和胃体贴近位置，用一号丝线将瘘管壁与胃壁浆肌层缝合 3~5 针，暂不结扎。取出瘘管内的导管，在胃前壁瘘管前端相应处做一全层切开小口，将瘘管口置入胃腔，用细线将瘘管与胃壁切口一周做缝合固定（图 54-37）。

4. 结扎缝线。胃浆肌层加强缝合，结扎后将瘘管埋入胃壁隧道内，局部可以大网膜覆盖（图 54-38）。

（三）切除包括胰瘘在内的远端胰腺（加或不加远端胰空肠吻合术）（具体详见胰体尾切除术）

1. 多采用上腹部正中切口，进腹后再剥离瘘管至胰腺处。

2. 游离胰腺体尾部　因胰瘘时，腹腔粘连严重，胰尾部与脾之间分离常十分困难，故往往将脾脏一起切除，但解剖尚有层次时也可考虑保留脾脏。分离并结扎脾动脉。

3. 游离胰腺下缘，显露肠系膜上静脉，沿其分离和胰颈之间的隧道。在门静脉 - 肠系膜上静脉前方切断胰腺，远端胰腺提起，切断结扎脾静脉。向左侧分离，直至将胰体尾连同脾脏切除。

4. 亦可采用从左向右的切除方法，首先切断脾脏周围韧带，游离脾脏和胰尾向右侧掀起，向胰颈处游离，切断脾静脉和胰颈，完成切除。

5. 近端胰腺断面的出血处逐一缝合结扎止血，丝线结扎胰管。间断缝合关闭胰腺残端，于胰床及脾窝处放置引流后关腹。

6. 如果存在近端胰管梗阻情况并不易解除，采用远端胰腺空肠吻合术。离十二指肠悬韧带约 15~20cm 处切断空肠，经结肠后提至左上腹，断端关闭，胰尾断端用可吸收缝线两层间断缝合法与空肠做端 - 侧吻合。空肠近侧断端与远段做端 - 侧吻合，形成 Y 形空肠袢，两吻合口之间距离约 50cm。

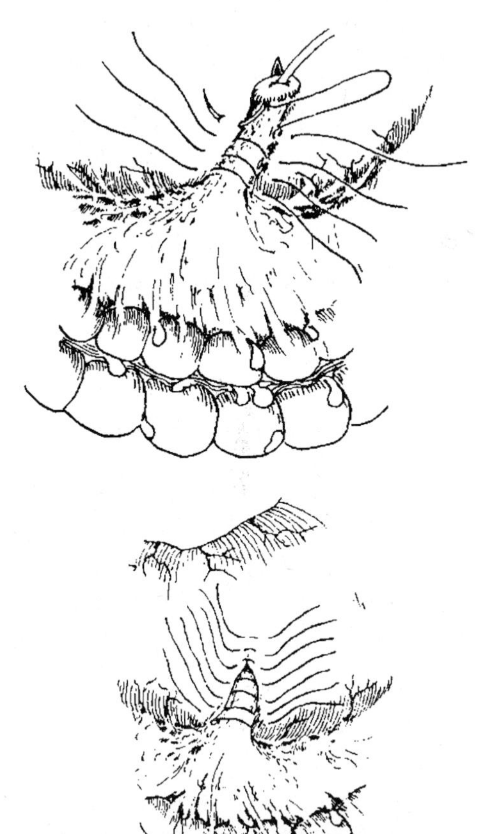

图 54-37　在胃前壁将瘘管壁与胃壁浆肌层缝合；在胃前壁瘘管处作一小口，将瘘管口置入胃腔

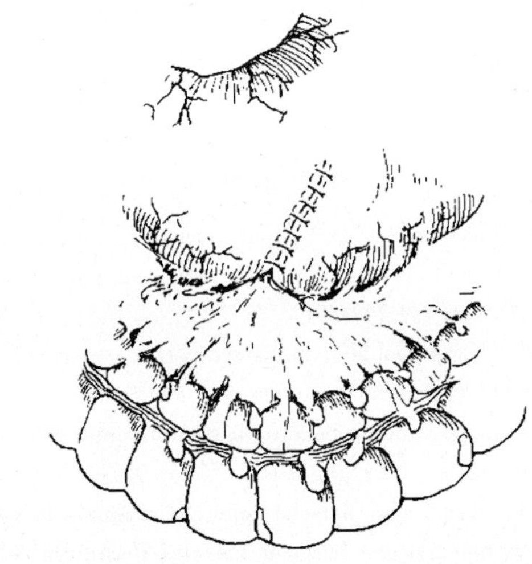

图 54-38　胃浆肌层加强缝合，结扎后将瘘管埋入胃壁隧道内

7. 胰肠吻合口可利用附近的横结肠系膜或大网膜将其妥善地覆盖。在脾床及吻合口附近放置引流后

关腹。

（四）胰瘘窦道切除术

切口和窦道分离同前。一直分离到贴近胰腺，拔出导管，切除缝扎瘘管，残端用大网膜覆盖。

（五）手术后处理

1. 按一般胃肠道术后处理。

2. 注意引流液的性质和量，必要时查引流液的淀粉酶值，警惕吻合口瘘。一般无吻合口瘘，可在一周左右拔除引流管。

四、胰内瘘手术

胰管和腹膜腔、胸膜腔或其他空腔脏器形成的解剖性异常交通称为胰内瘘，包括胸膜瘘（胸腔积液）、腹腔瘘（胰源性腹水）、胃肠道瘘、胆道瘘等，往往是由于胰腺炎、创伤等导致腹腔感染、积液、肠管缺血等因素导致。胰内瘘的临床表现往往不明显，诊断手段包括消化道造影、ERCP 或 MRCP。其外科治疗重点在于处理病因和继发的病理因素，所以首选保守治疗。胸腔、纵隔、腹腔积液可予外科穿刺引流，胰管近端流出道的梗阻可在内镜下采用十二指肠乳头切开、支架、架桥等方法解除，绝大多数患者均能经保守治疗而自愈，仅有很少患者需行手术治疗。手术选择可结合病变实际情况（胰管扩张程度、胰管破口的部位等）而定：如胰管破口位于远端，可行胰尾切除加胰腺残端胰管空肠 Roux-Y 吻合；如位于近端，可行胰管空肠 Roux-Y 吻合；如合并胰腺假性囊肿，按假性囊肿的治疗原则处理；如无局部脓肿或坏死的证据，不推荐外引流。

（苗毅　高文涛）

参考文献

1. Butturini G, Daskalaki D, Molinari E, et al. Pancreatic fistula: definition and current problems. J Hepatobiliary Pancreat Surg, 2008, 15(3): 247-251.
2. Bakker OJ, van Baal MC, van Santvoort HC, et al. Endoscopic transpapillary stenting or conservative treatment for pancreatic fistulas in necrotizing pancreatitis: multicenter series and literature review. Ann Surg, 2011, 253(5): 961-967.
3. Hans G. Beger, Seiki Matsuno, John L. Cameron. Diseases of the Pancreas: Current Surgical Therapy. Berlin: Heidelberg Springer, 2008: 21-285.
4. The Pancreas: An Integrated Textbook of Basic Science, Medicine, and Surgery. 2008, Second edition, Massachusetts: Blackwell, 2008: 357-359.
5. 赵永福，吴阳，孙万日，等．瘘管空肠捆绑式吻合治疗胰外瘘．中华医学杂志，2006, 86: 2721-2722.

第十节　全胰切除术

【手术原理】

标准的全胰切除术是指切除全部胰腺，并联合脾脏、远端胃、十二指肠、近端空肠、胆囊和胆总管切除；同时行胆道、消化道重建的手术方式；在此基础上可选择保留幽门和（或）保留十二指肠和（或）保留脾脏（图 54-39）。

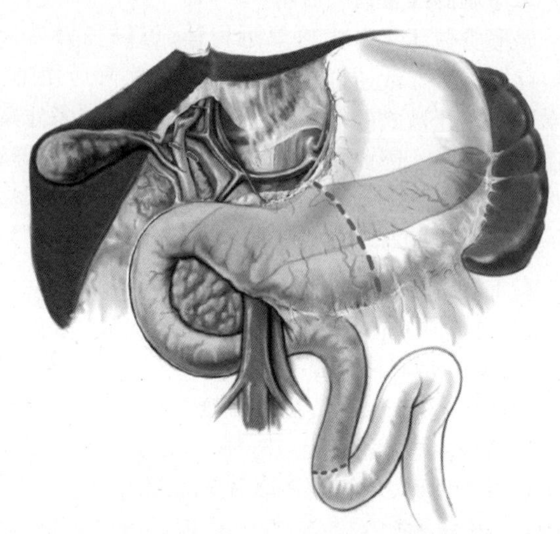

图 54-39　标准全胰切除范围

胰腺癌可以多中心发生，容易经淋巴或血行途径向胰周及远处转移，沿神经侵犯，对于胰腺多发癌或隐匿病灶，胰十二指肠切除或胰体尾切除术的切除范围不够，易致肿瘤残留复发，同时胰周区域淋巴结未进行广泛清扫，无法达到根治目的；或者胰腺部分切除后残留胰腺吻合困难；其他胰腺病变，包括慢性胰腺炎、遗传性胰腺炎（hereditary pancreatitis）、胰腺神经内分泌肿瘤、胰腺导管内乳头状黏液性肿瘤（IPMN）等，发生胰腺多发或弥漫性病变，上述这些情况需行全胰切除才可以彻底切除病灶，避免残留，达到根治手术的目的；而且全胰切除不需要胰肠吻合，消化道重建相对简单，避免了胰瘘、胰腺炎等严重并发症。随着现代外科技术及围术期处理的进展，全胰切除术的并发症发生率和死亡率显著下降，在专业的胰腺外科中心已常规开展，术后血糖控制及消化不良的处理较以往有很大改进，因此在合适的病例中开展全胰切除也日益增多。

【术式沿革与发展】

文献记载 Priestley 于 1942 年完成首例全胰切除，1943 年 Rockey 等最早文献报道全胰切除，1954

年 Ross 首次报道应用全胰切除术治疗胰腺癌。这些早期全胰切除病例结果显示手术并发症发生率和死亡率高，患者预后不佳，术后血糖控制困难，消化不良难以改善，生活质量差，因此部分学者建议放弃该手术方式。自 20 世纪 60 年代末至 70 年代，以 Pliam、Ihse 等学者为代表，认为胰腺癌为多中心发生，肿瘤细胞沿胰管胰腺内转移，全胰切除可以避免遗漏隐匿的多发病灶，同时避免胰瘘等严重并发症，针对胰腺癌又兴起了扩大切除手术，包括全胰切除术。其中 Remine、Brooks 等学者在 20 世纪七八十年代对所有胰腺癌均采用全胰切除术，Ishikawa 等特别强调胰腺癌手术中行全胰切除、区域淋巴组织清扫及血管骨骼化的重要性。在该时期全胰切除被认为是胰腺癌外科治疗的重要手段，可以减少吻合口并发症，保证根治彻底性，改善预后。到了 20 世纪 90 年代，随着外科技术的发展，营养支持、重症监护水平的提高，胰十二指肠切除术围术期并发症发生率（特别是胰瘘发生率）和死亡率显著下降，全胰切除与胰十二指肠切除术比较，并未减少并发症和死亡率发生率，部分文献报道发生率甚至更高，而且长期生存率并未提高，术后胰腺内分泌功能障碍，需终身胰岛素替代治疗，影响患者生活质量及长期生存，多数学者不支持全胰切除，建议对早期胰腺癌不必行扩大手术，而晚期胰腺癌扩大手术并无益处。同时病理学研究发现大多数胰腺癌不是多中心发生，因此对胰腺癌治疗选择全胰切除更加慎重。但近期也有研究显示，胰腺癌全胰切除术后短期、长期结果与胰十二指肠切除或胰体尾切除类似，短期内围术期死亡率相当，手术安全有效，术后糖尿病和消化功能障碍可以更有效地得到控制，对全胰切除在胰腺癌治疗中的地位进行了重新评估，建议有条件的单位在合适的病例中选择应用。

目前全胰切除在其他胰腺疾病的应用逐渐增多，包括遗传性胰腺炎（hereditary pancreatitis），因反复胰腺炎发作，发生胰腺癌的风险明显增高；多发性胰岛细胞肿瘤；导管内乳头状黏液性肿瘤（IPMN），主要是主胰管型，目前被认为是一种癌前病变，易多中心发生，向周围扩散；慢性胰腺炎致顽固性疼痛，内外分泌功能障碍，保守治疗无效时全胰切除也是一种很好的治疗手段，有条件的中心还可以开展全胰切除同期自体胰岛移植。随着外科技术的进步，脏器功能保留理念的不断深入，手术方式选择上，对于慢性胰腺炎、IPMN 等良性或低度恶性病变，应尽量选择保留幽门、脾脏或十二指肠的全胰切除术。

【适应证】

1. 胰腺癌　胰腺多中心病灶或全胰受累，无远处及广泛转移，胰周浸润有根治性切除可能；家族性胰腺癌预防性全胰切除可以避免患者侵袭性胰腺癌的发展。

2. 慢性胰腺炎　病变累及全胰，胰腺内外分泌功能严重受损；胰管多发结石、胰管梗阻、顽固性疼痛，经保守或内镜治疗无效。

3. 遗传性胰腺炎　因反复胰腺炎发作，胰腺癌发生的风险明显增高，宜行全胰切除，有条件一期行自体胰岛移植（islet cell autotransplantation）或二期行同种异体胰腺移植。

4. 胰腺导管内乳头状黏液性肿瘤（IPMN）　特别是主胰管型，目前被认为是一种癌前病变，如病变累及全胰，或术中切缘提示重度不典型增生 / 高级别上皮内瘤变宜行全胰切除术。

5. 其他　胰十二指肠切除或胰体尾切除术后因吻合口瘘、腹腔脓肿等并发症需切除残余胰腺；由于胰腺质地脆、胰管不扩张等因素，胰头切除后胰腺吻合口发生胰瘘的风险很高或残余胰腺吻合困难，可以选择全胰切除。

【禁忌证】

1. 胰腺癌晚期，胰外或腹腔广泛转移。

2. 高龄或重要脏器功能障碍不能耐受手术。

3. 无条件接受术后长期糖尿病治疗。

【手术操作】

1. 麻醉与体位　全身麻醉，患者取平卧位。

2. 切口　常规选择上腹部正中左侧绕脐切口；部分病例可选择上腹部弧形切口。

3. 手术步骤　全胰切除的基本操作在胰头部同胰十二指肠切除术，在胰体尾部同胰体尾切除术。切除顺序可以自胰尾部向胰头部进行，不切断胰腺，整块切除；也可以按照胰十二指肠切除的步骤，先于胰颈部切断胰腺，再分别向两侧行胰头及胰体尾切除。结合病变性质及探查情况决定是否保留幽门、脾脏和（或）十二指肠。以胰腺恶性病变行标准全胰切除为基础介绍手术步骤。

（1）一般性探查：进腹后首先探查有无腹水，腹膜转移及腹腔其他脏器转移，然后再顺序检查盆腔脏器、肝脏、肝十二指肠韧带、横结肠系膜、小肠系膜根部、腹主动脉旁、胃、十二指肠、脾脏有无转移侵犯等异常，可疑的病灶应切取送快速病理检查。初步判断有无根治手术指征及切除范围，如发现有腹腔内转移或局部侵犯等情况无法根治切除时，选择行胆道、消化道引流或其他姑息性手术。

（2）Kocher 切口打开十二指肠外侧后腹膜，充分游离胰头、十二指肠，分离胰头后方疏松组织，显露下腔静脉、腹主动脉（图 54-40），探查胰腺与下腔静脉、腹主动脉有无侵犯，胰头后方、腹主动脉旁淋巴结有无转移，腹膜后组织及门静脉（PV）有无侵犯，并初步了

6

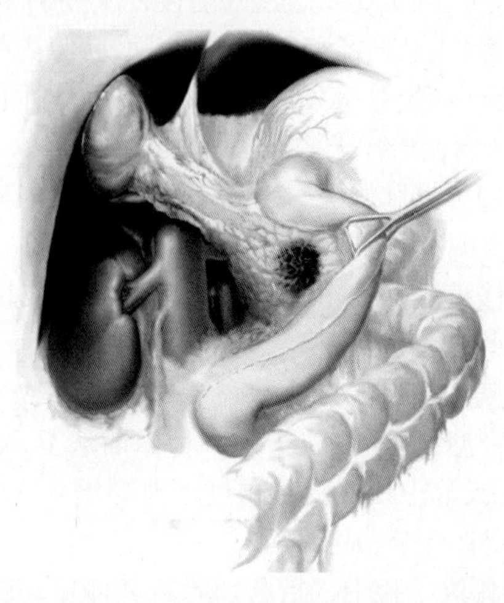

图 54-40　Kocher 切口游离胰头十二指肠

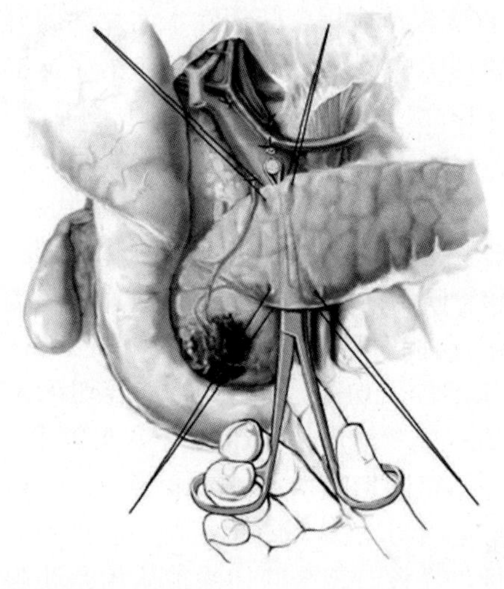

图 54-42　胰腺后方与肠系膜上静脉 / 门静脉之间分离通过

解肠系膜上动脉（SMA）与肿瘤间的关系（图 54-41）。如需进一步明确胰头部病变性质，可以经十二指肠行肿块穿刺活检（core biopsy），术中送快速病理明确诊断，该方法取材确切，可以避免经胰腺直接取材活检所致胰瘘、出血等严重并发症。打开胰头前面和十二指肠水平部覆盖的腹膜，显露胃结肠干和结肠中静脉汇入肠系膜上静脉（SMV）处，避免牵拉损伤结肠中静脉。沿横结肠上缘的无血管区打开胃结肠韧带进入小网膜囊，向左侧分离至结肠脾曲脾脏下极，再向右侧游离至结肠肝曲，结扎切断胃网膜右静脉，将结肠肝曲离断松解。牵拉胃体充分显露十二指肠第 2、3 段、胰腺及胃后壁。进一步探查胰腺病变范围，胰腺上缘、肠系膜上血管根部有无淋巴结转移（图 54-41）。胰腺下缘打开横结肠系膜前叶，沿结肠中静脉显露 SMV，于胰腺后方与门静脉 PV/SMV 之间以示指或血管钳游离（图 54-42），通常 PV/SMV 前面无分支，如病变侵犯血管，不宜勉强分离，以免引起难以控制的出血，根据

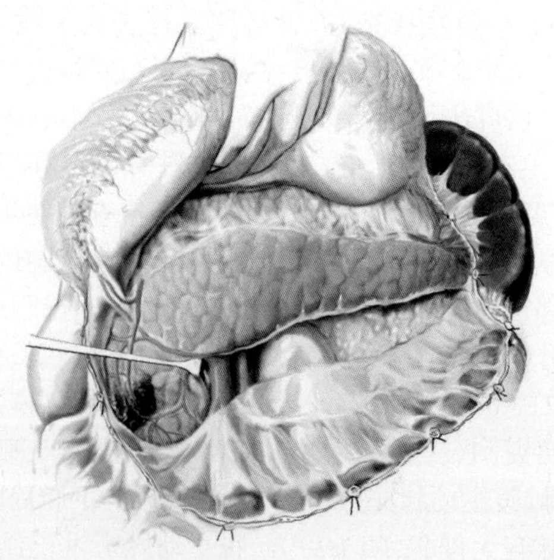

图 54-41　小网膜囊显露，探查胰腺、肠系膜上血管根部

病变及患者具体情况选择放弃根治手术或行联合静脉切除的全胰切除。

（3）常规切除胆囊，胆囊管不离断，整块切除标本。解剖肝十二指肠韧带，分离胆总管，胆总管右后方淋巴结清除，特别注意探查胆管右侧有无异位肝右动脉等异常血管，避免损伤。通常于胆囊管开口上方切断肝总管，近侧胆管以无损伤血管夹夹闭，远侧胆管结扎牵引，胆管后方游离显露门静脉前壁及右侧壁，继续解剖肝十二指肠韧带，解剖肝固有动脉、肝总动脉、胃右动脉及胃十二指肠动脉（GDA），胃右动脉和 GDA 分别离断，如保留幽门，胃右动脉尽量保留（图 54-43）。处理胃十二指肠动脉时，不宜太靠近动脉根部，应适当保留一段距离，予结扎 + 缝扎处理。进一步打开胰腺上缘后腹膜，将肝动脉从胰腺上缘分开，此时可以沿门静脉前方用手指向下探查，进一步确定门静脉有无侵犯（图 54-44），应注意门静脉的癌性粘连与侵犯不易区别，局限性的侵犯可行血管切除重建，不一定是手术切除的禁忌。如此时判断无法根治手术，仍可行胆道引流等姑息性手术。慢性胰腺炎时，静脉与胰腺之间往往粘连致密，需仔细分离。至此完整的探查程序结束，根据探查结果决定是否行全胰切除或行姑息性手术。

（4）远端胃切除：确定全胰切除后，首先将胃切断，分离切断胃远端大小弯血管后，胃体部切断，切除远端 1/3 或 1/2 胃大部。如保留幽门，于幽门下 1.0cm 切断十二指肠（见保留幽门胰十二指肠切除章节）（图 54-45）。

（5）游离脾脏及胰体尾部：脾门前面切开胃脾韧带，沿胃大弯向近端解剖至脾脏上极，逐支结扎离断胃短血管；再分别切断脾膈韧带及脾结肠韧带，将结肠脾曲压向下方，游离切断脾肾韧带，将脾脏托起，并

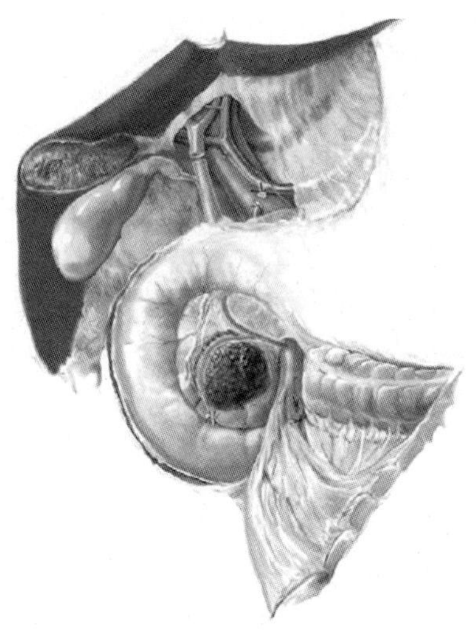

图 54-43　胆囊切除，肝十二指肠韧带解剖，肝总管离断，胃十二指肠动脉离断

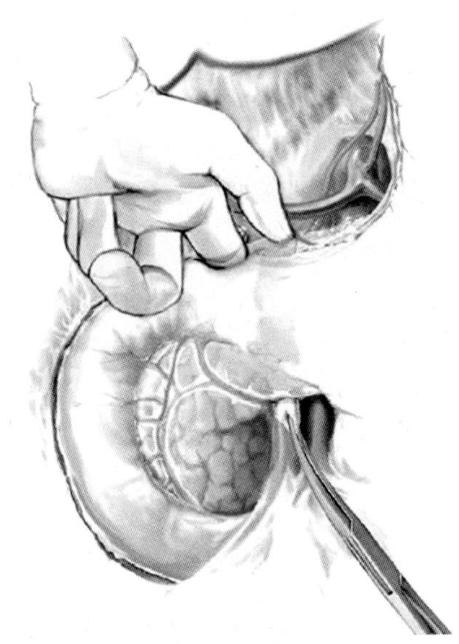

图 54-44　胰腺上缘门静脉前方向下方探查

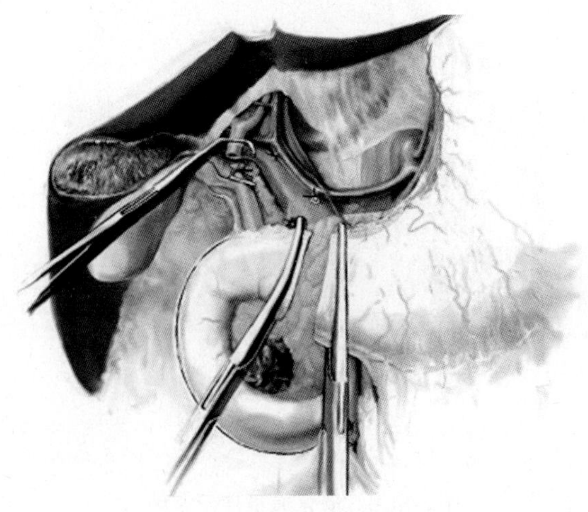

图 54-45　胃或十二指肠离断

沿胰腺上下缘分离切开后腹膜，注意勿损伤深面左肾上腺动脉，将脾脏及胰体尾部一起翻向右侧，分离切断胰腺后方疏松组织，至脾动脉根部结扎离断脾动脉，于脾静脉汇入 PV 处结扎切断脾静脉。此时只有胰头及钩突部与门静脉和肠系膜上血管相连（图 54-46，图 54-47）。

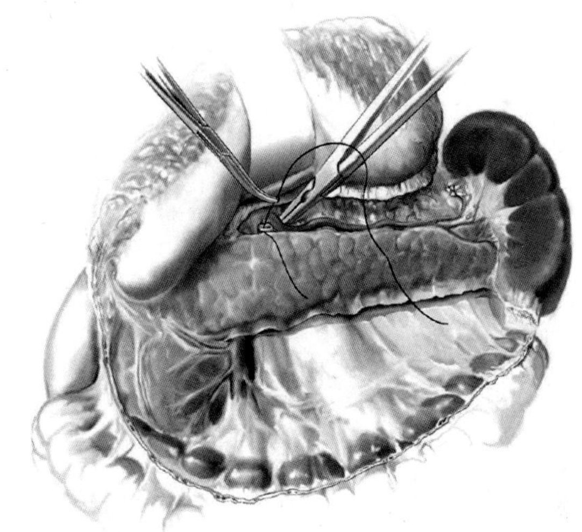

图 54-46　胰腺上缘脾动脉结扎切断

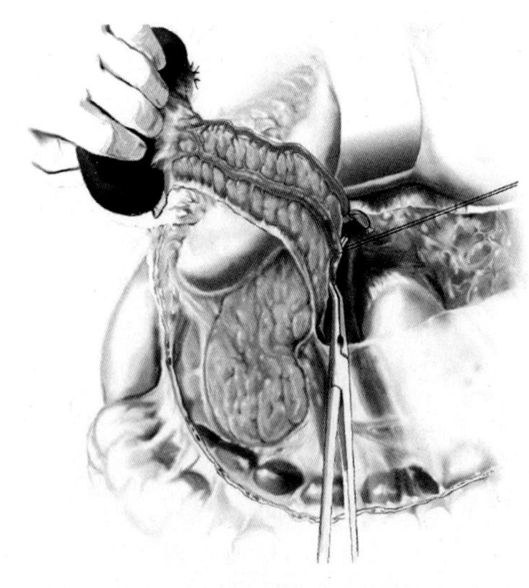

图 54-47　胰体尾游离，脾静脉结扎切断

(6) 切断空肠：游离十二指肠空肠曲，离断 Treitz 韧带，距 Treitz 韧带 10~15cm 切断空肠，贴近肠壁逐段离断近侧空肠系膜，结扎切断系膜血管，注意勿损伤 SMA 及肠系膜下静脉。游离近侧空肠、十二指肠升部，将切断的近侧空肠于 SMA/SMV 之后牵至右侧（图 54-48）。

(7) 胰头及钩突部切除：此时只有胰头和钩突与

6

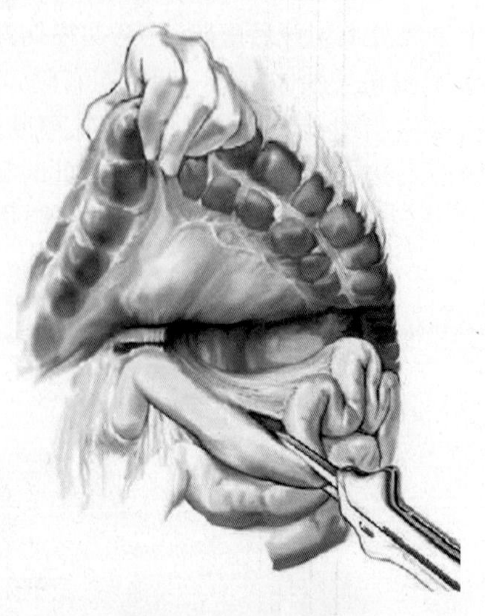

图 54-48　切断空肠

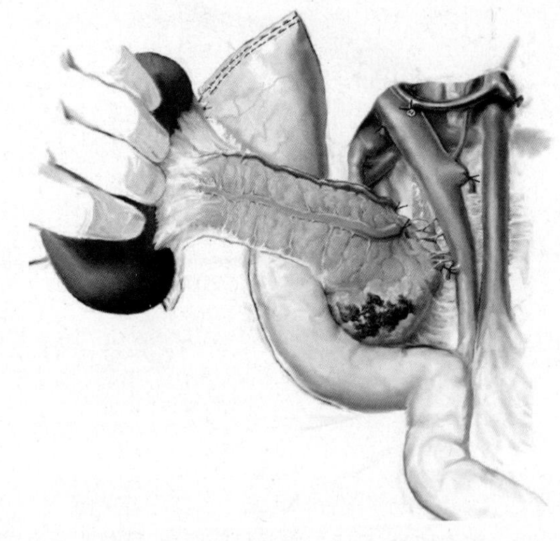

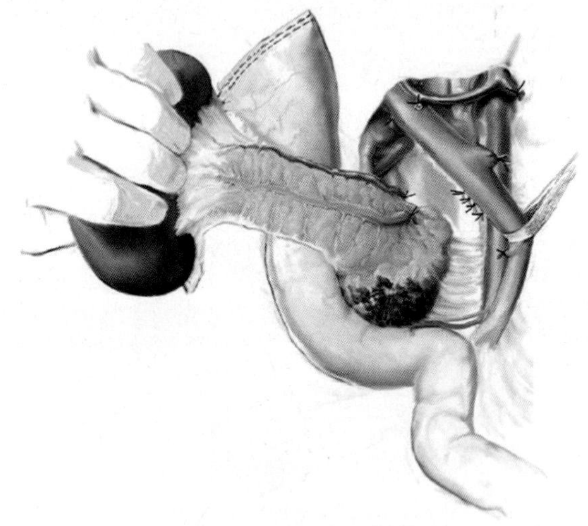

图 54-49　胰腺钩突部血管离断

门静脉及肠系膜上动静脉相连，其余胰腺处于游离状态。将胰头部牵向右侧，显露胰腺汇入 PV 及 SMV 的小静脉分支，仔细分离结扎后切断，避免牵拉撕断引起出血；如遇出血，不可盲目钳夹止血，可暂时压迫，看清出血部位后以 Prolene 线缝合止血。此处常可解剖见一支较大的空肠静脉，注意不要将这支血管误认为胰腺钩突血管离断。如肿瘤侵犯门静脉，根据侵犯程度范围选择门静脉侧壁切除或联合门静脉切除。SMA 向钩突发出许多小分支，最大分支为胰十二指肠下动脉，分别结扎后离断（图 54-49）。

6

（8）消化道重建（图 54-50）：横结肠系膜无血管区打开，远端空肠经裂隙上提，先行胆肠吻合（肝总管空肠端 - 侧吻合），以可吸收缝线连续或间断缝合；距胆肠吻合口约 50cm 行结肠前胃空肠吻合（吻合器或手工缝合）。横结肠系膜裂隙与空肠壁间断缝合关闭固定。

（9）引流管放置：胆肠吻合口附近及脾窝分别留置引流管。

（10）关腹。

在标准全胰切除基础上，可以选择其他术式，包括：保留幽门全胰切除，保留脾脏全胰切除及保留十二指肠全胰切除；如肿瘤侵犯 PV/SMV，可联合静脉切除。具体手术要点见相关章节。

【手术要点】

1. 全胰切除术的技术　要点包括了胰十二指肠切除术和胰体尾切除术的内容，其主要手术要点详见上述两个章节。

2. 切除步骤选择　如术前已计划性全胰切除，术中探查无特殊异常，一般并不需要先切断胰腺，可以自胰体尾部开始向胰头侧整块切除。

3. 术中如需获得组织学诊断，建议经十二指肠

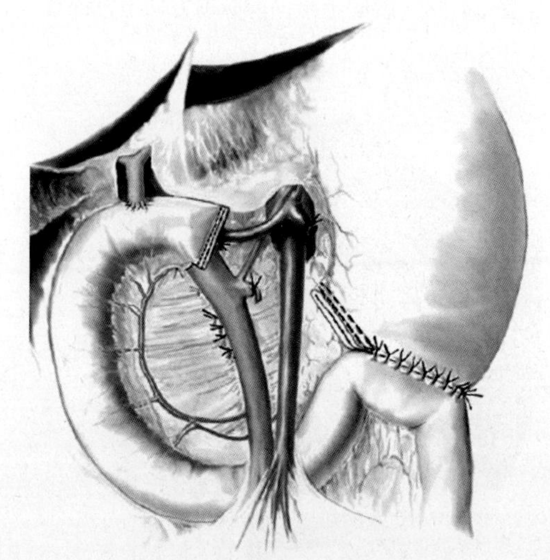

图 54-50　消化道重建示意图

行肿块穿刺活检(core biopsy),该方法取材确切,可以避免经胰腺直接取材活检所致胰瘘、出血等严重并发症。

4. 对于胰腺恶性肿瘤,病变易浸润侵犯肠系膜上静脉及门静脉,术中若条件允许,可行联合门静脉/肠系膜上静脉切除的全胰切除术。切除血管长度不宜过长,以免吻合困难,一般切除5cm以内血管段可直接行门静脉/肠系膜上静脉对端吻合,如切除血管段较长,直接对端吻合困难,可选用自体或人造血管。

5. 对于慢性胰腺炎、胰腺良性或低度恶性肿瘤,条件允许时尽量保留幽门及脾脏。

【围术期处理】

1. 术前准备　患者多有消化功能障碍及营养不良,贫血,胆道梗阻致肝功能损害、凝血功能障碍等。全胰切除手术复杂、时间长、创伤大,应做好充分的术前准备。

(1) 给予高蛋白、高碳水化合物饮食,补充维生素及胰酶制剂,改善营养状况。输血、输注白蛋白纠正贫血及低蛋白血症。检测电解质、肝肾功能等生化指标,注意纠正水电解质及酸碱平衡紊乱。

(2) 胆道梗阻伴黄疸的患者,常规术前注射维生素 K_1 改善凝血酶原时间,予保肝、降酶、退黄等治疗,输注极化液增加肝脏储备功能。合并有胆道感染者,术前予抗生素治疗。一般不需要行胆道引流减黄处理,仅在需延期手术或新辅助治疗患者中考虑经皮经肝穿刺胆管引流或经十二指肠内镜逆行放置支架引流,待肝功能改善后择期手术。

(3) 糖尿病患者,术前应积极控制血糖,停用口服降糖药,改为注射胰岛素调节。与患者充分沟通,告知术后需终身注射胰岛素调节血糖。充分了解患者治疗依从性及家庭治疗的能力。

(4) 术前尽量完善影像学检查,包括腹部超声、增强CT、磁共振(MR)、MRCP、超声内镜(EUS)等,充分评估病变性质范围及可切除性。

(5) 其他术前准备:交叉配血,清洁肠道,术晨留置胃管等。

2. 术后处理　基本处理同胰十二指肠切除及胰体尾切除术后治疗,特别注意血糖的调节控制。

(1) 给予抗生素、制酸剂,保持水电解质平衡。术后补充胶体,包括血浆、白蛋白等,维持循环稳定,保证足够的尿量(1 000~1 500ml/d)。

(2) 持续胃肠减压,待胃肠功能恢复后开始进流质饮食,逐步过渡至正常饮食后应严格按照糖尿病饮食合理用餐。密切观察引流物性状,注意有无胆瘘或胃肠吻合口瘘发生。

(3) 血糖控制:全胰切除术后重要的治疗内容。全胰切除术后没有胰岛素分泌,而且失去了胰高血糖素的缓冲作用,机体对胰岛素的反应极其敏感,与普通糖尿病相比,胰岛素安全剂量的范围变窄。术后早期静脉营养和由静脉营养向经口营养过渡中,血糖变化显著,应每日监测,根据血糖变化调整胰岛素用量,避免血糖波动甚至低血糖休克,应与内分泌科医师密切合作。一般手术后早期血糖在胰岛素控制下维持在12~15mmol/L。最大的危险是低血糖休克,患者本人必须对此充分理解并且配合控制血糖。

(4) 补充胰酶制剂及多种维生素。

【手术并发症】

常见并发症及处理基本同胰十二指肠切除术及胰体尾切除术,但全胰切除术后无胰瘘的风险,主要并发症包括胆瘘、胃肠吻合口瘘、出血(腹腔或消化道)、胃排空障碍、糖尿病、消化功能障碍等。

1. 胆瘘　多见于吻合技术缺陷,或胆管游离过多,血运障碍,引流管紧邻胆肠吻合口压迫所致。处理主要依赖充分有效的引流。

2. 出血　术后大出血是全胰切除术后的严重并发症,可发生于手术后早期或晚期。出血部位包括腹腔或消化道。出血的原因主要有重要血管处理缺陷、止血不彻底、胃肠吻合口出血、消化道应激性溃疡、凝血机制障碍(尤其多见于术前有梗阻性黄疸的患者)。胃十二指肠动脉是最常见的出血来源,动脉残端结扎处坏死破溃,或假性动脉瘤形成,破裂后进入肠道引起消化道出血。因此术中对胃十二指肠动脉的处理应特别重视,残端尽量距根部预留一定距离,结扎勿过分用力,结束手术时以肝圆韧带缝合覆盖。术后出血可选择动脉造影检查,如发现出血部位,予以动脉内栓塞止血;如术后大出血再次手术止血时,应对胃十二指肠动脉残端重点探查。因肝功能及凝血功能障碍导致出血者,应输注新鲜血液、新鲜冷冻血浆或冷沉淀以改善凝血功能,同时补充维生素 K_1、葡萄糖酸钙;术后常规给予制酸剂预防胃肠道应激性溃疡的发生。

(苗毅　吴峻立)

参考文献

1. 田雨霖.胰腺外科手术学.沈阳:沈阳出版社,1995.
2. 沈魁.胰腺外科.北京:人民卫生出版社,2000.
3. Reddy S, Wolfgang CL, Cameron JL, et al. Total pancreatectomy for pancreatic adenocarcinoma: evaluation of morbidity and long term survival. Ann Surg, 2009, 250: 282-287.
4. Beger HG, Matsuno S, Cameron JL, et al. Disease of the Pancreas: Current Surgical Therapy. Springer, 2008.
5. John P. Neoptolemos, Raul Urrutia, James L. Abbruzzese, et al. Pancreatic Cancer. Springer, 2010.

第十一节　胰十二指肠切除术

【手术指征】

无远处转移而局部尚可以切除的胆总管下端及胰、十二指肠区恶性肿瘤，当患者的全身情况允许时，可行一期胰十二指肠切除术。严重的胰十二指肠损伤有时也需要行胰十二指肠切除术。

【禁忌证】

腹腔内已有广泛肿瘤转移、胰腺癌侵犯肠系膜上血管、严重营养不良、重度梗阻性黄疸、全身情况差、70岁以上高龄、重要器官功能衰退、不能承受重大手术者。

【术前准备】

壶腹部癌患者，多有较长时间的阻塞性黄疸、消瘦、贫血、消化功能障碍及营养不良、肝脏功能损害、凝血功能障碍等，而胰十二指肠切除手术又比较复杂，手术的创伤大、时间长，故做好充分的手术前准备甚为重要。

1. 给予高蛋白、高碳水化合物的饮食，补充足量的维生素、钙剂，口服胆盐及胰酶制剂。患者因有黄疸及胰管的阻塞，单纯依靠口服营养，一般难以短期内改善全身状况。

壶腹及十二指肠部癌的患者，可因长期的慢性失血而致明显的贫血。当患者有消瘦、体重下降，若体重下降>10%时表示有明显的营养不良和体内血容量的减少，术前若不予以纠正，手术中出血及手术后的液体渗出，均可使血容量锐减，发生低血压，同时在有深度的阻塞性黄疸的情况下，很容易引起急性肾功能不全，即所谓肝肾综合征。所以手术前常需要注意营养补充、多次输新鲜血液，以补充血容量，提高血浆蛋白水平，改善凝血功能及纠正贫血。

2. 手术前应做详细的肝、肾功能检查，测定血浆电解质含量，特别注意有无低钾血症，并予以纠正。

3. 手术前注射维生素 K_1 以提高凝血酶原活动度，缩短凝血酶原时间。

4. 一般患者经过充分的手术前准备后，多能耐受一期胰十二指肠切除术。个别体质较差、黄疸很深的患者，亦可考虑分期手术，目前可以先做经皮肝穿刺肝内胆管插管引流，或经十二指肠内镜逆行置管引流，以解除阻塞性黄疸，配合全身支持治疗，经2~3周后，便可行根治手术。

5. 合并有胆道感染症状者，手术前3日开始抗生素治疗。

6. 交叉配血，血液贮存时间最好不超过1周。

7. 手术日晨放胃管。

【麻醉与体位】

胰十二指肠切除术操作比较复杂，手术时间长，要求有良好的腹肌松弛，以利手术进行。患者多有长时间的梗阻性黄疸，肝功能有一定程度的损害，对麻醉剂的选择应加以注意。当前最常用的麻醉方法是气管插管全身静脉复合麻醉，可综合静脉麻醉和气管吸入麻醉。

【切口】

手术切口可依手术者的习惯而定，原则是利于暴露术野和操作。以往常用的切口是右侧腹直肌切口向下至脐下4cm，由于腹部牵开器的广泛应用，现在最常用上腹正中切口自右侧或左侧绕脐延长至脐下2~4cm。上腹正中切口至脐上向右侧横行呈反L形切口也是当前肝胆胰外科手术比较通用的选择。

【手术步骤】

整个手术过程应包括：①诊断；②探查；③切除；④胰、胆、胃肠道重建四个部分。

1. 诊断　胰头癌及Vater壶腹周围癌的患者在手术前并不一定都能明确诊断，若无手术前的纤维十二指肠镜检查、MRCP、肝穿刺胆道造影、超声引导肿瘤穿刺吸取组织活检等诊断措施时，不少患者往往因阻塞性黄疸而行手术探查。所以手术的首要问题是明确病变的性质。手术时当肿瘤体积较大或侵犯至邻近组织时，诊断常无困难。但在部分患者中，肿瘤的体积较小且深藏在胰头内或位于壶腹中，即使在术中进行穿刺活检，要获得一个明确的诊断，有时仍然是很困难的。

Vater壶腹周围癌与慢性胰腺炎的鉴别有时很困难，不能因为有慢性胰腺炎的存在而否定肿瘤。胰头癌经常合并慢性胰腺炎，尤其是当较小的肿瘤埋藏在肿大、变硬的慢性炎症的胰腺组织内时，诊断更为困难。胰腺癌之所以引起慢性胰腺炎，主要由于肿瘤阻塞胰管，胰管扩张，整个胰腺呈纤维组织增生、边缘变钝等慢性炎症的改变。故只根据胰腺的慢性炎症改变并不能排除癌肿。一般因癌肿引起的慢性胰腺炎，胰头部呈不均匀性的肿大，并有硬块，胆总管及胰管扩张，胰腺周围一般没有明显的炎性改变。相反地，慢性胰腺炎时，胰腺常呈一致性的肿大(纤维化后缩小)，胰腺周围有时有明显的炎性水肿。临床上Vater壶腹周围癌可以有腹痛，黄疸亦可以呈波动性，甚至在个别病例中，黄疸并可暂时消退，或有胆管炎的表现。有的患者还可能合并胆总管结石，使胰十二指肠部肿瘤又可能与胆石症、胆管炎混淆。以上这些情况，探查时均需加以注意，并结合大体的病理改变进行分析。

为了确定诊断，常需做快速病理切片检查。但是，采取切片检查胰腺的活体组织往往是不够准确且带有一定的危险性，手术后可因此而并发急性胰腺炎、胰腺坏死及胰瘘等。因为肿瘤深埋在胰腺组织内，活组织采取过深，可能发生出血或胰管的损伤；若组织采取过浅，只限于胰腺表面的组织，以致病理检查结果常诊断为慢性胰腺炎。因此，一般对病理检查的阴性结果，只能作为参考，更重要的是根据探查发现，并结合临床表现来决定。当前最常用而较安全的方法是使用细针经十二指肠穿刺活检。对深埋于胰头内肿瘤的诊断，用细针直接刺入肿块处抽吸做涂片细胞学检查，其阳性率亦较高，并发症最少。

NCCN胰腺癌诊疗指南指出，对于明确可切除的患者，手术前不需要获得恶性的活检结果，并且当临床高度怀疑胰腺癌时，非诊断性的活检也不应该延误手术时机。但如果手术期间发现肿瘤不可切除，如果之前未行活检，推荐通过活检证实为胰腺癌。在新辅助治疗前以及对于局部晚期胰腺癌和不可切除胰腺癌或发生远处转移的患者都有必要进行活检确诊，以指导后期的综合治疗。

若胰腺附近有肿大的淋巴结，宜送病理检查。对壶腹部癌或十二指肠癌可切开十二指肠，由肠腔内探查及取活检，或经十二指肠穿刺胰头肿块活检，但应注意避免将含有癌细胞的十二指肠液污染腹腔。

2. 探查　探查目的在于确定肿瘤的范围及是否适合做根治手术。探查应该有次序地进行。

(1) 腹腔探查：开腹后首先探查腹膜腔及其他脏器有无转移，再顺序检查腹膜、肝脏、肝十二指肠韧带、横结肠系膜、小肠系膜根部及盆腔脏器等，从而初步决定癌肿能否切除及所需切除的范围(图54-51)。若已发现有腹腔内转移或因局部浸润不能切除时，可做一胆囊或胆总管空肠Y形吻合术，以解决胆汁引流问题(图54-52)。

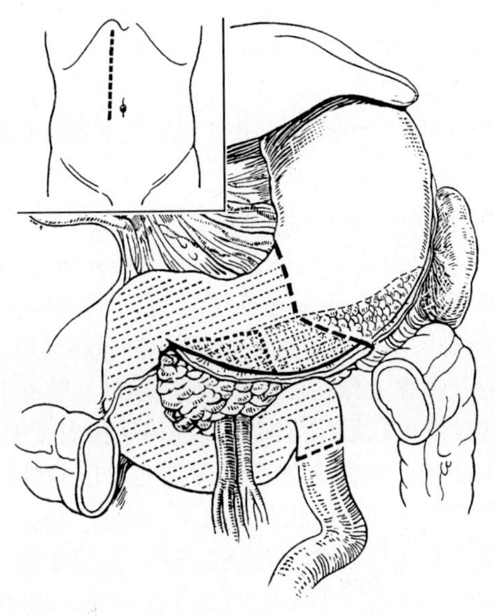

图54-51　胰十二指肠切除术的切除范围

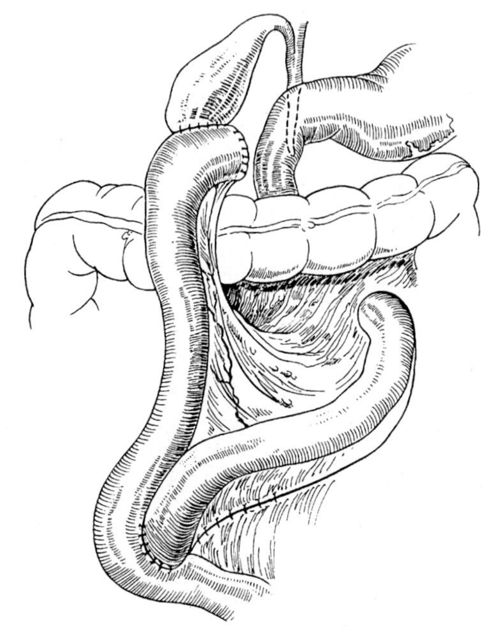

图54-52　胆囊空肠吻合术(Y形)

(2) 探查小网膜囊：沿横结肠上缘的无血管区将胃结肠韧带剪开，再从横结肠的左侧向肝曲分离、结扎及切断胃网膜右静脉，继之将结肠肝曲向下方分离，注意勿损伤结肠中动脉。以大S形拉钩向上牵开胃体，充分显露十二指肠第2段、胰腺头部、体尾部及胃后壁。检查胰腺肿瘤侵犯的范围，胰腺上缘、肠系膜上动脉根部、腹腔动脉周围及主动脉旁的淋巴结(图54-53)。

6

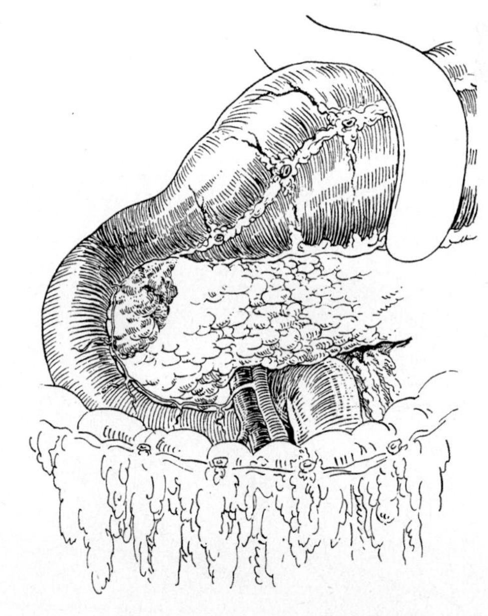

图54-53　一期胰十二指肠切除术：探查胰腺及小网膜囊

(3) 游离十二指肠：若小网膜囊内未发现转移，则进一步切开十二指肠外侧后腹膜(图54-54A)，以将十二指肠连同胰头部向前游离，直至腹主动脉的前面

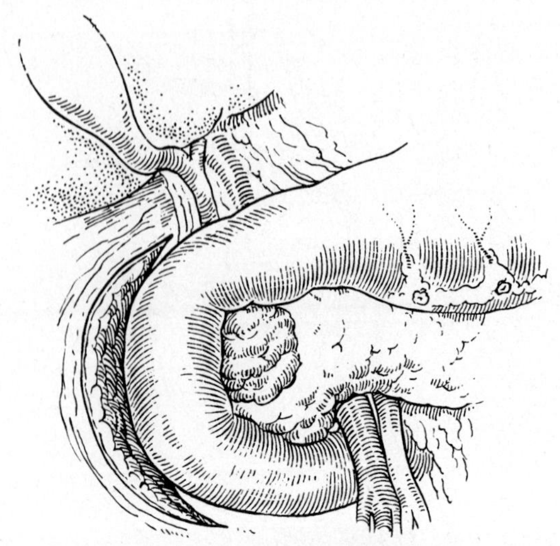

A. 切开十二指肠外侧腹膜

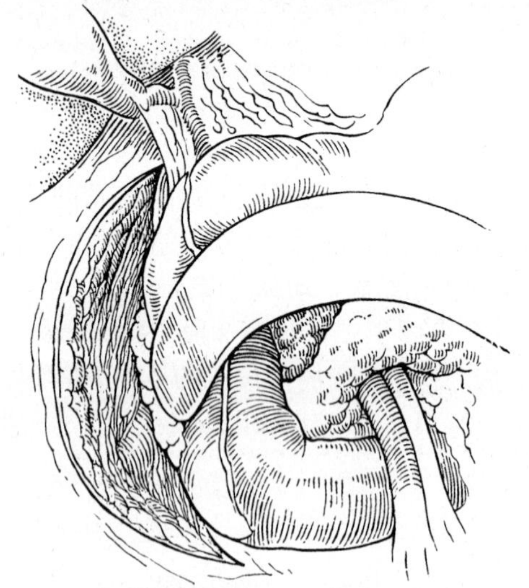

B. 游离十二指肠后方显露胰头

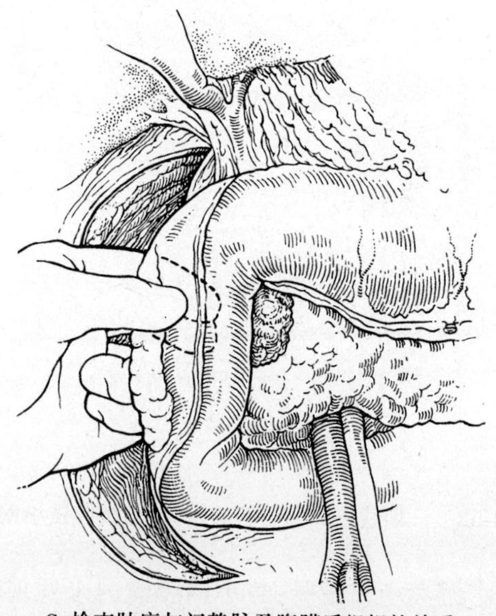

C. 检查肿瘤与门静脉及腹膜后组织的关系

图 54-54　一期胰十二指肠切除术：游离十二指肠

(图 54-54B)。胰腺背面与大血管间为一层疏松组织，容易分开。若肿瘤已侵犯下腔静脉或腹膜后组织，则已不能切除。十二指肠及胰头向前游离后，将手指伸至胰腺与下腔静脉之间，检查胰头后面及其附近的胰腺旁淋巴结、腹主动脉旁淋巴结及小肠系膜根部淋巴结有无转移，腹膜后组织及门静脉有无被肿瘤侵犯，并应检查肠系膜上动脉与肿瘤间的关系(图 54-54C)。

(4) 切断胆总管：若门静脉及胰腺后间隙未被侵犯，进一步探查门静脉的前面及两侧。切开肝十二指肠韧带，分离胆总管，并切除胆总管右后方的淋巴结。一般应切除胆囊，但亦可保存胆囊。若胆囊管开口低，则在胆囊管开口上方切断肝总管，再切除胆囊；若胆囊管开口较高，则在十二指肠上方切断胆总管，有时不一定切除胆囊。近端胆总管以无损伤血管钳夹住，防止胆汁外溢污染腹腔。远端胆总管以丝线连续缝合关闭。切断胆总管后，便可以检查门静脉前方及其右侧线(图 54-55)。若门静脉已被癌肿侵犯，可将近端胆总管与十二指肠或空肠吻合，手术便告结束。

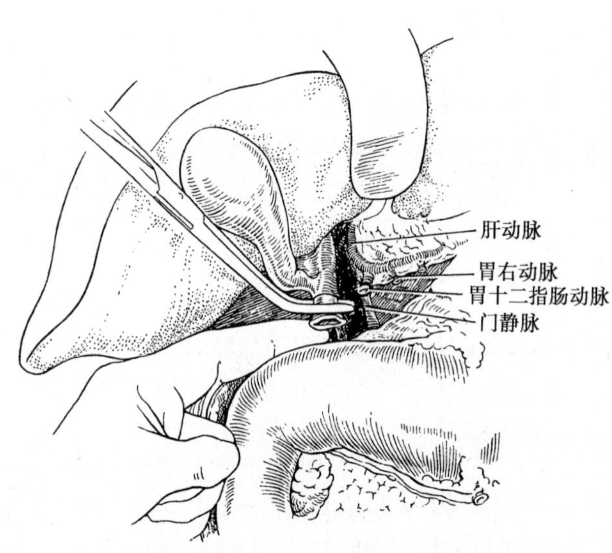

图 54-55　一期胰十二指肠切除术：切断胆总管

(5) 探查门静脉：继续解剖肝十二指肠韧带，切断胃右动脉，分离肝动脉及胃十二指肠动脉。结扎胃十二指肠动脉时，不要过于紧靠肝动脉，将动脉断端留得稍长些，用丝线双重结扎，再用网膜将其覆盖。进一步剪开胰腺上缘的后腹膜，将肝动脉从胰腺上缘分开。这样便可以沿门静脉的前面用手指向下探查(图 54-56)，确定门静脉有无被肿瘤侵犯。门静脉的右侧有一来自胰头部的较粗的静脉支，亦是门静脉最常被肿瘤侵犯的部位，应特别注意。应注意门静脉与癌的炎症粘连与癌浸润不易区别，而门静脉的局限性癌侵犯可行血管切除重建，不一定是手术切除的禁忌。

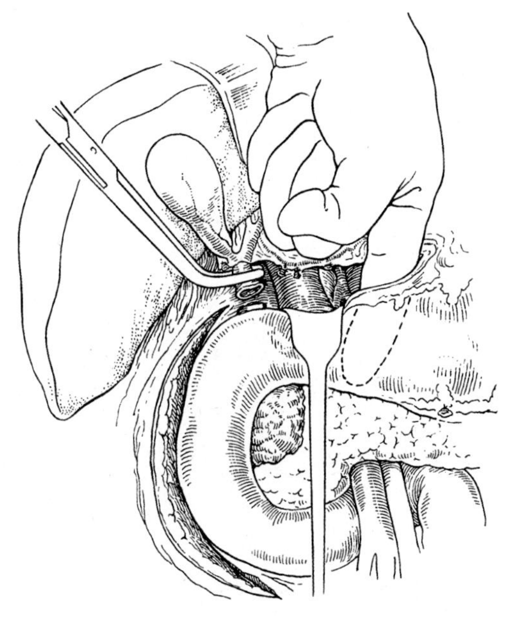

图 54-56　一期胰十二指肠切除术：从胰腺上缘探查门静脉

(6) 胰腺下缘分离肠系膜上静脉：最后在胰腺下缘分离肠系膜上静脉。肠系膜上静脉的前面与胰腺背面之间，并无血管分支，容易分离。但在慢性胰腺炎时，静脉与胰腺之间可能有一些纤维性粘连，需仔细分离(图 54-57)。至此，探查手术便告完毕，根据探查的结果，决定是否做胰十二指肠切除术。

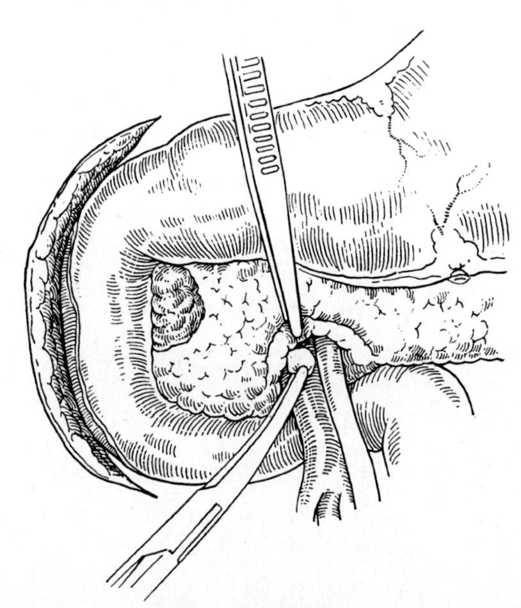

图 54-57　一期胰十二指肠切除术：分离肠系膜上静脉

根据手术探查的发现，若横结肠系膜、肝十二指肠韧带、门静脉、肠系膜上动、静脉及胰腺后组织如下腔静脉及腹主动脉有癌肿侵犯者，应放弃根治手术。若只有附近淋巴结转移和局限的门静脉癌侵犯，但可与癌肿一并切除者，仍可做胰十二指肠切除术。

3. 切除

(1) 决定施行胰十二指肠切除术后，首先将胃切断。一般切除胃组织的50%或略多一些，若切除过少，手术后可能发生胃空肠吻合口溃疡。在预定切除线的两侧夹两把胃钳，在两钳之间将胃切断，缝合断端的小弯侧，大弯侧留做胃空肠吻合(图 54-58A)。近来有人主张保留胃及十二指肠第 1 段与其血管神经支配，有助于手术后消化功能的恢复。

(2) 将胃的远段翻向右侧，在肠系膜上静脉左侧准备切断胰腺。先在切线左方胰腺的上、下缘，各以中号丝线贯穿缝合 1 针，结扎行走于胰腺上、下缘的动脉，作为止血及牵引用。切线的右侧，用粗丝线结扎后，切断胰腺。在切线的左侧，以心耳钳或无损伤血管钳轻轻夹住远段胰腺，但不必扣紧钳柄，以能控制断面上的出血为度。切断胰腺时应随时注意胰管的所在，胰管的切断部位应较胰腺切线长 0.3~0.5cm(图 54-58B)。若胰管留得过短，切断后断端回缩至胰腺实质内，将给予后做胰管空肠吻合时造成困难。

(3) 远侧胰腺断端以单股合成线做褥式缝合止血，注意不要将胰管缝闭。放松血管钳，当断面不出血时，再以细丝线间断缝合。胰管内放置一细导尿管或塑料管，将胰液暂时引出手术野以外(图 54-58C)。

(4) 将胃的远段连同切断的胰头部翻向右侧，充分显露胰腺后面的门静脉及肠系膜上静脉。为了将肠系膜上静脉从胰腺游离，需分离、结扎及切断来自胰腺头部及钩突处汇入肠系膜上静脉的小静脉支。此处操作需要特别小心细致地进行，防止出血或损伤壁薄的肠系膜上静脉。最好先以 0 号丝线结扎，然后在两结扎线之间切断小静脉支，避免用血管钳钳夹，以防撕破或损伤壁薄的静脉而引起严重出血(图 54-58D)。若肿瘤与肠系膜上静脉 - 门静脉间有粘连，尽可能地将其小心分开。若血管壁上已有少许浸润，可将其切除后用 5-0 血管缝线缝合修复破口，或将其切除一段后重新吻合。

(5) 分离肠系膜上血管后面的十二指肠第 3 段，剪开十二指肠悬韧带，将十二指肠和空肠上段从肠系膜血管后方拉至右侧，并钳夹切断。此时只剩下胰腺钩突与肠系膜上动脉间的联系，其中有通向胰腺的腹腔神经丛纤维、胰十二指肠下动脉及一些小血管分支。分离肠系膜上静脉后方的胰腺钩突，结扎、切断来自肠系膜上动脉的胰十二指肠下动脉。以左手扪清肠系膜上动脉的行径，剪开肠系膜上动脉外鞘膜，在两血管钳间切断胰腺与肠系膜上动脉间的联系，并逐一将其缝合结扎(图 54-58E)。注意避免损伤肠系膜上动脉。

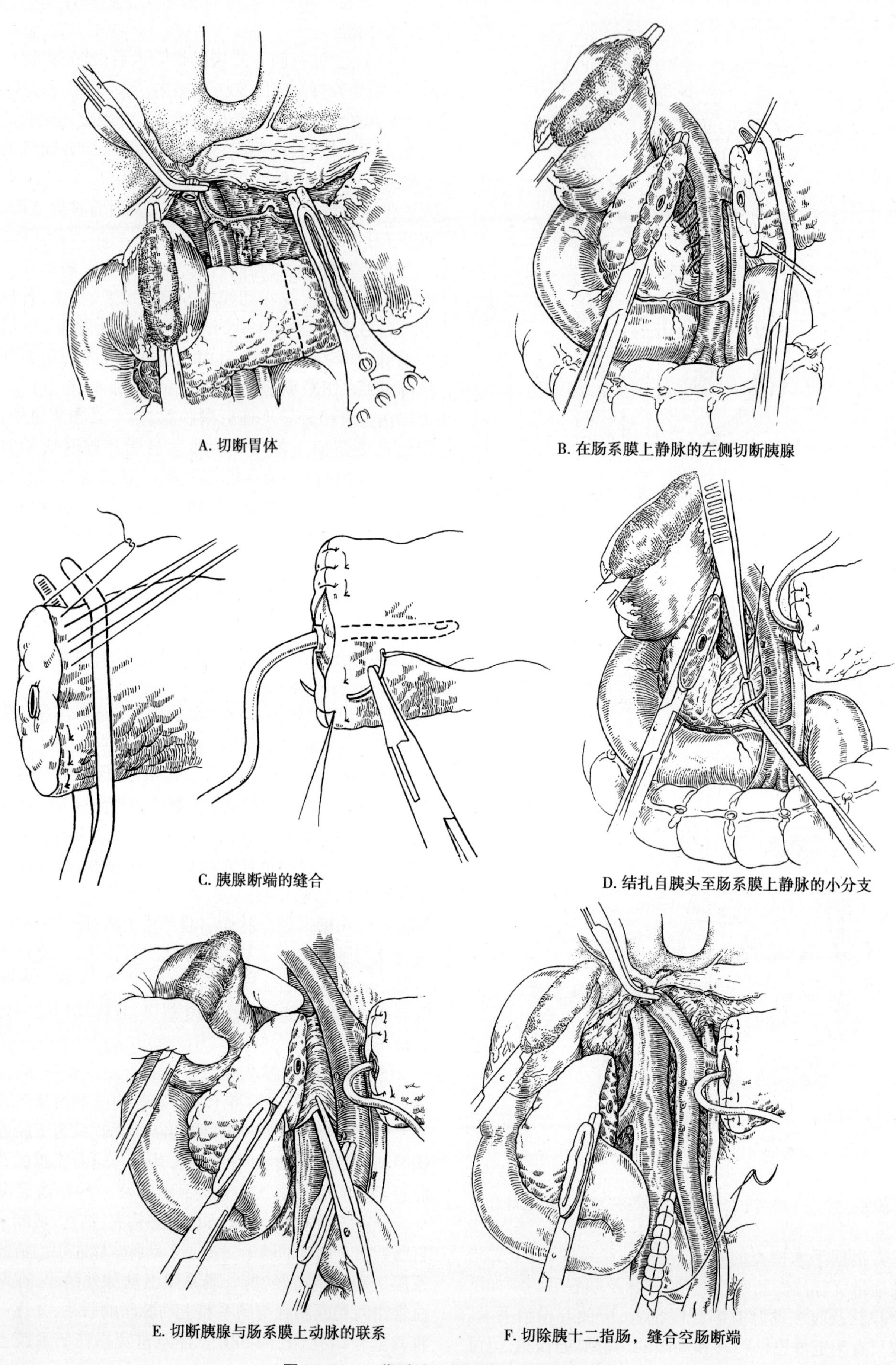

A. 切断胃体

B. 在肠系膜上静脉的左侧切断胰腺

C. 胰腺断端的缝合

D. 结扎自胰头至肠系膜上静脉的小分支

E. 切断胰腺与肠系膜上动脉的联系

F. 切除胰十二指肠，缝合空肠断端

图 54-58　一期胰十二指肠切除术:手术切除

6

(6) 将胰腺头部、胆总管下端、胃远端及十二指肠一块切除。检查手术区并彻底止血。以丝线缝合关闭空肠断端，然后将其送回至肠系膜血管的左方(图54-58F)。在一些患者中，若需用空肠断端与胰腺吻合或病变为十二指肠癌者，则切除上段空肠 10~15cm，以便于游离空肠；若属胆管下端癌或胰腺头部癌未侵犯十二指肠者，则非属必须。

4. 胃肠道重建　胃肠道重建的方式很多，常用的有胰管空肠吻合、胰腺空肠吻合，这两种重建方式的主要区别点是胰腺的吻合方式不同，选择的依据是：①若胰管扩张，尽可能施行胰管与空肠吻合；②若胰管细小，吻合困难时，宜采用胰腺空肠吻合。此外，胃肠道重建还包括：胆管与空肠端 - 侧吻合及胃空肠吻合(图 54-59)。

(1) 胆管空肠吻合：由于胆总管下端梗阻，胆管系统常呈显著扩张，吻合一般无困难。将空肠在横结肠前向上提至肝门处，以 3-0 丝线做两层间断缝合，注意做好黏膜对黏膜的吻合。为了避免连续缝合时拉紧缝线引起的收紧荷包口作用所致吻合口狭窄，吻合时宜用合成的可吸收线间断缝合。在吻合口上方的胆总管内放入一 T 形引流管，引流管的一臂通过吻合口放至空肠内。T 形引流管对吻合口起支撑作用，以免发生早期吻合口狭窄及胆外瘘。手术后 2~3 周，若无胆瘘或胰瘘并发症，便可将 T 形管拔除(图 54-60)。

(2) 胰管空肠吻合：在胆管空肠吻合处下方 5~10cm 处，根据残留胰腺断端的大小，切开空肠浆肌层。以细丝线连续缝合胰腺后壁包膜及空肠浆肌层切口边缘，待缝合完毕后才逐一结扎缝合。在与胰管断端相应处将空肠黏膜切开一小口，以 4-0 合成线将胰管后壁与空肠黏膜连续缝合。在胰管内放置一粗细合适的橡皮导尿管、聚乙烯管或硅橡胶管，另一端通过空肠引出，作为支撑吻合口及引流胰液之用，将导管固定。缝合前壁胰管与空肠黏膜。再以合成线连续缝合空肠浆肌层与胰腺包膜(图 54-61)。

(3) 胰腺空肠吻合：适用于胰管较细，与空肠直接吻合有困难，而胰腺残端不宽，可以容纳于空肠内的患者。采用此种吻合方法时，将空肠距十二指肠悬韧带 10~15cm 处切断，将空肠近段从肠系膜上血管后方拉至右侧，连同胰头、十二指肠等一起切除。在不影响肠壁血液循环的前提下切断远段空肠系膜上 1~2 根血管，便可将空肠袢经肠系膜上血管后方，或在横结肠前提至上腹部进行吻合。后一种方法比较简单方便(图 54-62)。

将胰腺断端与空肠断端以细丝线做两层内翻缝合，使胰腺断面完全包埋于空肠内。包埋缝合时张力不能过大和过紧，否则影响肠端血液循环，致吻合处愈合不良，反而容易形成胰瘘。在包埋缝合之前，胰管内放入一小塑料管，并用 1 针细丝线与胰管缝合固定，作为支撑及引流胰管用。此外，尚可用一 4 号丝线在胰腺断端套入空肠段外做一捆绑，以防胰瘘。

(4) 胃空肠吻合：距胆管空肠吻合口下方约 20~30cm 处，做结肠前胃空肠吻合，输入端对向胃小弯侧。

5. 腹腔引流　吻合完毕后，以多量温消毒水冲洗腹腔。在原来十二指肠、胰腺头的部位放置两根引流，另在胰空肠吻合附近置一软橡皮管引流，引流物分别从右侧及左侧腹部戳口引出体外。T 形管引流管另行戳口引出。需要时，橡皮管内置一塑料管连接持续负压吸引，若无胰瘘或胆瘘形成，术后 3~5 天间将引流逐一拔除。

6

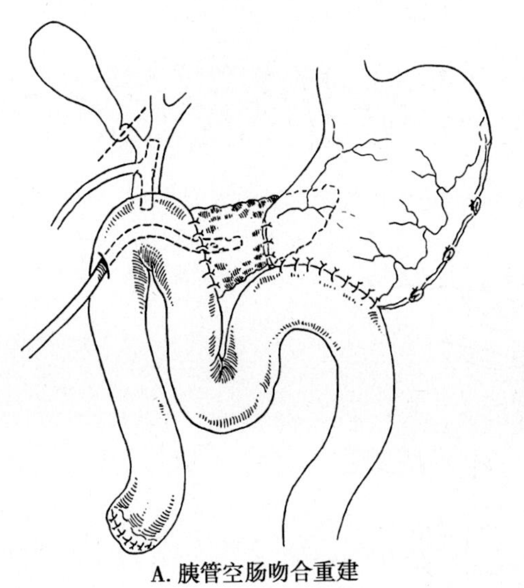

A. 胰管空肠吻合重建

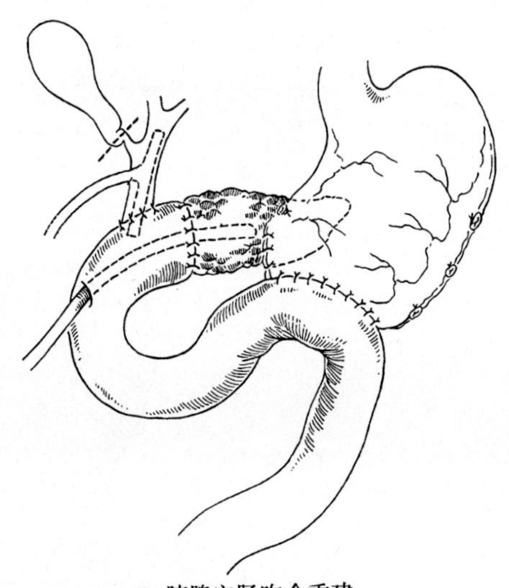

B. 胰腺空肠吻合重建

图 54-59　一期胰十二指肠切除术：胃肠道重建的方式

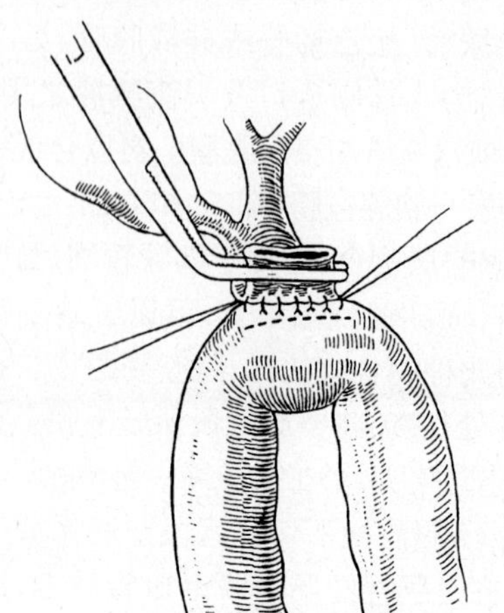

A. 将空肠在横结肠前向上提至肝门处，缝牵引线

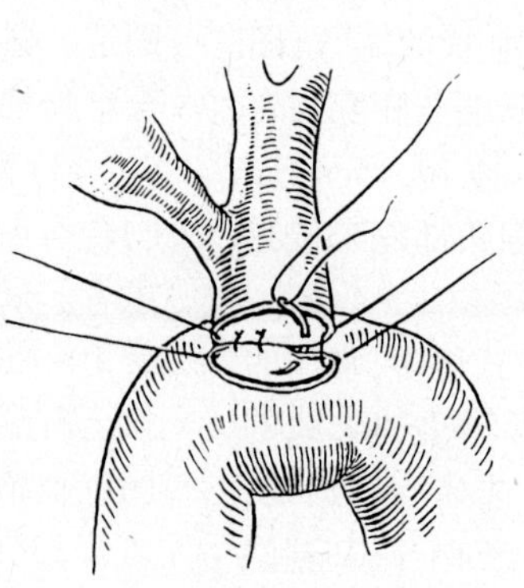

B. 间断缝合吻合口后壁

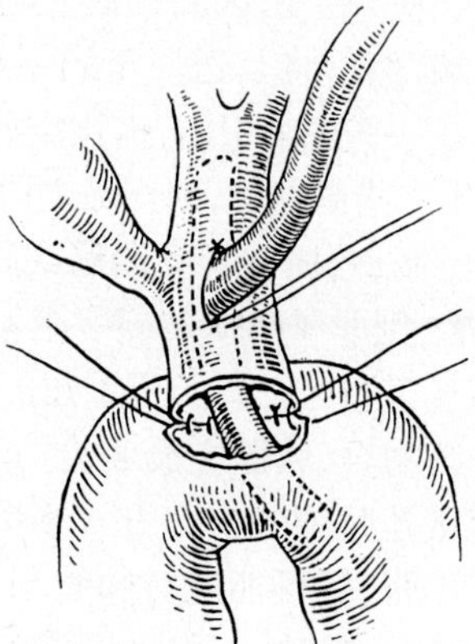

C. 在吻合口上方胆总管内放入T形引流管

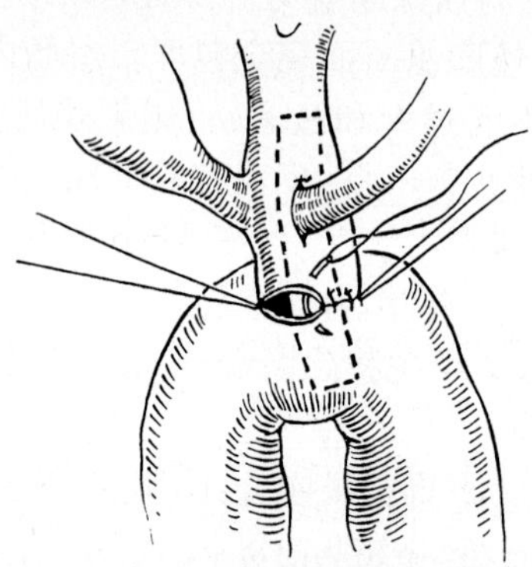

D. 间断缝合吻合口前壁

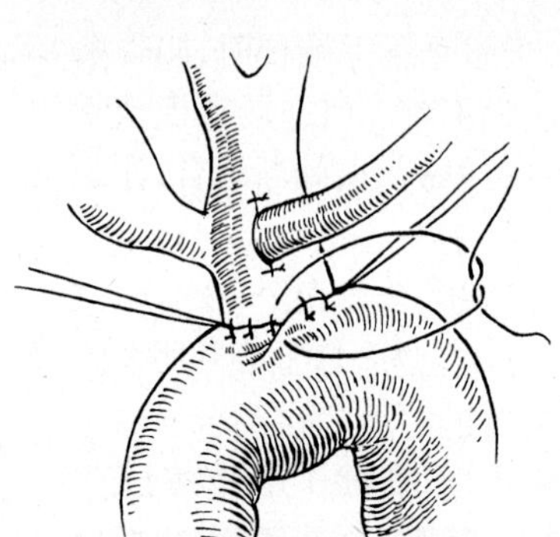

E. 可做浆膜层加固缝合

图 54-60　胆管空肠端 - 侧吻合

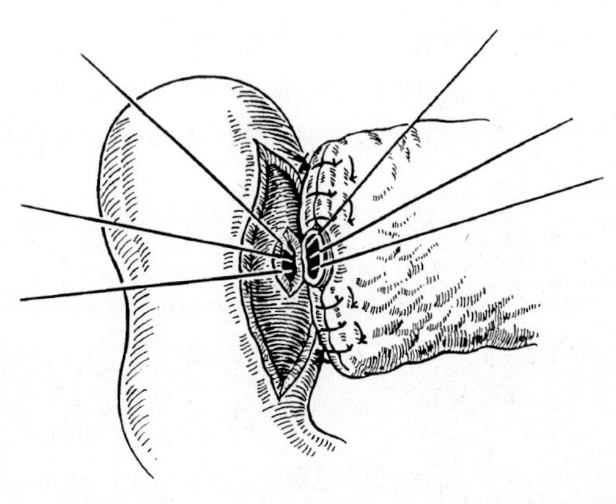

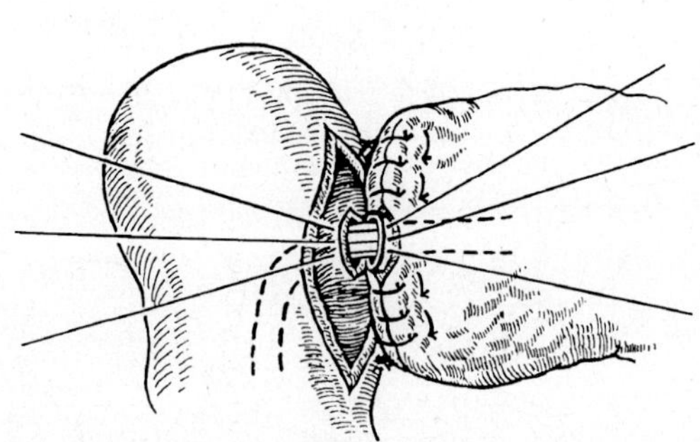

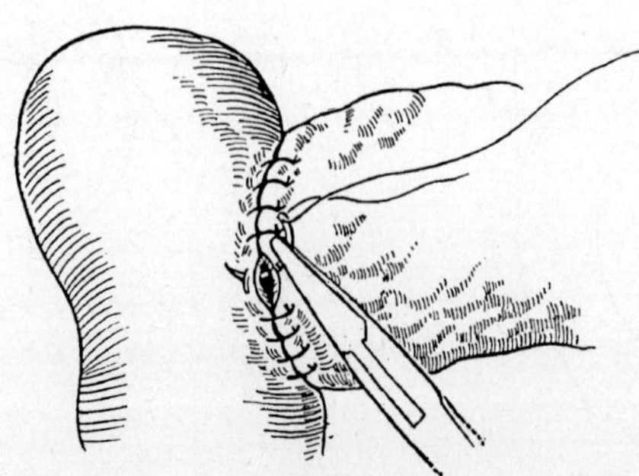

图 54-61　胰管空肠吻合

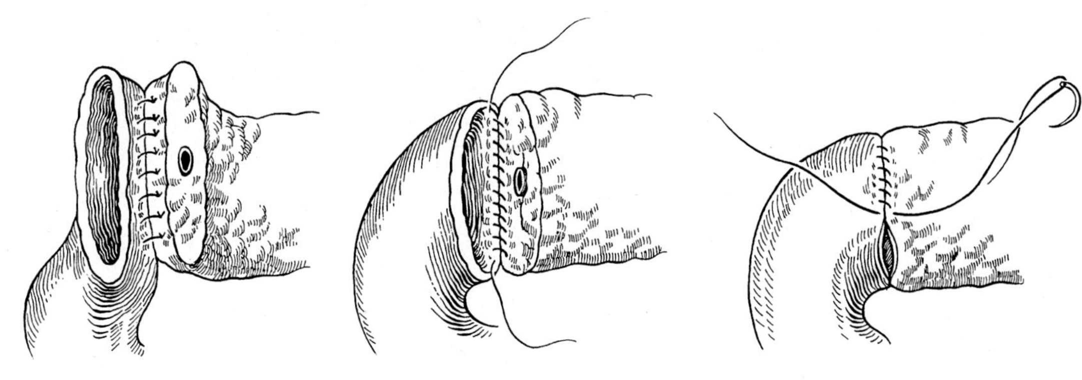

图 54-62　胰腺空肠吻合

所有手术中用线，包括结扎、缝合等均需用合成线，因肠线可被胰液消化，致缝合处破裂出血或发生胰瘘。腹壁切口分层间断缝合。对一般状况较差，手术后容易发生腹壁切口裂开的患者，还应在腹膜外用尼龙线做腹壁减张缝合，手术后 2 周时拆除。

【术后处理】

手术后 48 小时内，引流出的血浆样渗出液一般较多，若未及时予以补充，将造成血容量减少，甚至休克。所以当手术结束后，仍需适当地输血或血浆，以维持稳定的血压及足够的尿量。

手术后给予抗生素，补充维生素 K、维生素 B、维生素 C 等，并保持水及电解质平衡。

持续胃肠减压，一般至术后 48~72 小时，待胃肠功能恢复后，开始进清流质饮食，以后逐步增加，并注意有无胰瘘或胆瘘的发生。目前，手术后一般应用静脉内营养约 2 周，以利患者恢复。

【术后并发症】

早期并发症主要是胰瘘、胆瘘、出血、腹膜炎、肝肾功能不全、切口感染、胃肠吻合口梗阻及胃肠功能紊乱如胃潴留等；晚期则可能有大出血、胆管空肠吻合口狭窄、胆道感染、胰管梗阻、消化功能障碍及胃空肠吻合口溃疡等。

1. 胰瘘　胰十二指肠切除术后胰瘘的发生率较高。以往的文献报道，胰瘘平均发生率约 25%，有的甚至高达 45%，尤以早年采用结扎胰管、关闭胰腺断端等手术方法时，胰瘘几乎毫无例外地发生。改用胰管空肠黏膜对黏膜的吻合方法后，胰瘘的发生率已大为减少，但一般仍在 10%~15%。文献报道，随着手术技术的进步，胰瘘可进一步降低到 5% 左右。做好胰管与空肠吻合，胰管内放置引流管，可以大大减少胰瘘的发生。胰 - 空肠吻合的手术方法并不能完全预防胰瘘，而且尚有发生胰管开口狭窄的可能。国内报道的捆绑式胰空肠套入有可能减少术后胰瘘的发生。胰十二指肠切除术后的胰瘘，因食物已经改道，残留的胰腺体积较小，经非手术治疗多能自行闭合，甚少有长期不愈而需再行瘘管手术治疗者。

胰瘘的处理方法主要是采用持续负压吸引法，保持胰液引流通畅，以防止胰液积存于腹膜腔内或外溢至切口及瘘口周围皮肤，引起组织的消化及糜烂，甚至发生大出血。此外，补充营养及维持水及电解质的平衡，在治疗中占有很重要的地位。每天损失的大量胰液中，含多量的钠、钾、碳酸氢根及蛋白质等，应及时予以补充。若引流量持续不减，可做一空肠造瘘，不仅可以将引流的胰液经空肠造瘘管输回，亦可作为灌注要素饮食用。瘘管周围的皮肤应保持干燥，或涂以凡士林，防止皮肤糜烂。必要时可采用全胃肠外营养，以补充营养、水分与电解质。由于不经口服，尚可减少胰液分泌，促进瘘管愈合。应用生长抑素对胰瘘有较好的防治作用。

2. 胆瘘　胰瘘的患者常同时合并有胆瘘。胆瘘的处理与胰瘘相同。手术时胆总管内放置T形管引流，可能减少手术后胆瘘的发生。

3. 出血　手术后发生大出血是胰十二指肠切除术后的一项严重并发症，可发生于手术后早期，或出现于数周以后。出血部位可能是腹腔内或胃肠道出血。出血的原因最常见伴发于胰瘘，亦可能由于胰液消化腐蚀手术区血管、凝血功能改变、消化道应激性溃疡、胃肠菌群失调。有时原因难于查明。胃十二指肠动脉残端可破裂形成假性动脉瘤，然后再穿破入肠道。胃十二指肠动脉是行胰十二指肠切除时必须切断的重要动脉，胃十二指肠动脉的结扎端与胰腺断端及胰空肠吻合处邻近，手术后有可能由于消化酶的作用，加以局部的感染，使动脉的断端愈合不良，或因结扎处发生坏死破溃而致腹腔内或肠道内大量出血。有时胰瘘发生大出血，亦可能来源于胃十二指肠动脉残端破溃。因此，手术时对胃十二指肠动脉的处理应予以极大的重视，胃十二指肠动脉的断端必须预留稍长，且勿过分紧靠肝动脉，以丝线双重结扎，并用大网膜将其妥为覆盖。手术后出血患者应行选择性动脉造影检查，当发现出血部位，应予以动脉内栓塞止血。同时遇有手术后大量出血需再次手术止血时，应对胃十二指肠动脉残端处首先加以探查。对因肝功能障碍及凝血功能改变而致出血者，应输以新鲜血液，注射维生素 K_1。手术后，特别是有重度黄疸的患者，应给予 H_2 受体抑制剂及抗酸剂，以预防术后胃肠道应激性溃疡的发生。

4. 手术后肝功能不全　多发生于有严重的阻塞性黄疸、全身情况差、手术前未经充分准备的患者。预防的方法主要是加强手术前的准备或分期手术。

【关于手术指征的讨论】

用胰十二指肠切除术治疗壶腹部癌，意见比较一致，手术效果亦较肯定；但用于治疗胰腺癌，特别是胰腺导管癌，则有的意见分歧，不过由于近年来对胰腺疾病诊断方法的进步，对早期的胰腺癌采取手术治疗的看法亦渐趋一致。

1. 对壶腹部癌与胰头癌的治疗态度上有一定的区别。Vater 壶腹癌的发展较慢，远处转移发生较迟，并由于癌肿位于胆总管的出口处，早期便出现梗阻性黄疸，促使患者能较早地接受手术治疗，因此肿瘤的手术切除率比较高，手术后 5 年生存率亦较高，所以胰十二指肠切除术治疗壶腹部癌，特别是对发展较慢的乳头状腺癌的效果较好。但是，来自胰头或胰体部的腺癌，肿瘤发展迅速，转移早，黄疸出现晚，接受治疗较晚，手术切除率低，只有很少数的患者手术后能生存至 5 年，而手术的死亡率及并发症却较高，因而有人对用胰十二指肠切除术治疗胰头癌抱有一定的怀疑态度。随着对胰腺癌早期诊断的重视，手术治疗效果也有明显的改进。

6

2. 对胰腺癌的扩大根治问题，由于胰腺癌的发展和转移快，常规的手术切除后复发率高，是否需要扩大胰十二指肠切除的范围，以期提高获得根治的机会，以及对于较晚期的胰腺癌，是否应该扩大手术范围，争取达到根治的目的，也仍存在不同的意见。

一种意见认为胰十二指肠切除术本身是一项危险性很大的手术，手术的死亡率高，术后并发症多，应该从严掌握手术指征。并认为对胰腺癌的治疗来说，胰十二指肠切除术实际上并非一个很广泛的根治手术，因为手术切除的范围往往是紧靠着胰腺或肿瘤进行的，并不能切除更多的邻近组织及胰腺的淋巴引流径路，所以当探查手术中发现已有淋巴结转移时，便认为不应该施行此种手术，不应该将其当做一姑息性手术。

导管细胞癌是胰腺癌中最常见的一种类型，约占全部病例的 80%~90%，其次为腺泡细胞癌，其他种类的病理类型则非常少。转移虽然是胰腺癌的主要临床表现，但临床上仍有一定数量的患者（15%~25%）直至死亡前癌肿仍然局限在胰腺本身。有时，胰腺癌在发生时便是多灶性的，因此，典型的胰十二指肠切除术（Whipple 术式）并不能切除全部的癌组织，估计近 20% 的患者在剩余的胰腺组织和腹膜后组织中仍有遗留癌组织。由于以上原因，部分作者对胰腺癌采用全胰腺十二指肠切除术，认为能提高手术后 5 年的生存率，而不增加死亡率。同时，全胰腺切除后反而可以避免胰头十二指肠切除术后发生的胰瘘并发症，并简化了手术操作，但患者于手术后需要长期用外源性胰岛素。对全胰十二指肠切除术的评价尚有待更多的临床经验的积累。

除了全胰十二指肠切除以扩大切除范围之外，尚有当癌肿已侵犯门静脉时，将门静脉切除重建，或做门静脉部分切除、缝合，或将门静脉切除后做人造血管移植，以求增加癌肿的手术切除率。

不同的手术方法代表着对疾病治疗的不同态度。用胰十二指肠切除术单纯作为姑息性治疗是不可取的，因为手术的危险性大，特别对体质差的晚期患者，手术切除反而增加患者的痛苦，缩短生存时间。然而，手术时虽已发现有淋巴结转移，但淋巴结仍然处于可以切除的范围内，在患者能安全地耐受手术的前提下，仍应采取手术切除，以减轻患者的痛苦，延长生存时间。当前认识到胰腺癌直径 <2cm、无淋巴结转移、切缘无遗留癌细胞、癌细胞分化程度高者，手术切除可能有较好的效果。

【分期胰十二指肠切除术】

对有严重阻塞性黄疸，病情重，不能耐受长时间手术的患者，在无条件施行经皮肤肝穿刺胆管置管引流的情况下，可做分期胰十二指肠切除术。第一期手术只是解决胆汁引流问题，可在局部浸润麻醉下进行。经过腹腔探查对肿瘤的情况有所了解以后，做胆囊空肠吻合术。对胰腺头部及肝十二指肠韧带等处，可不做过多的探查，以免发生粘连增加第二期手术的困难（图 54-63）。

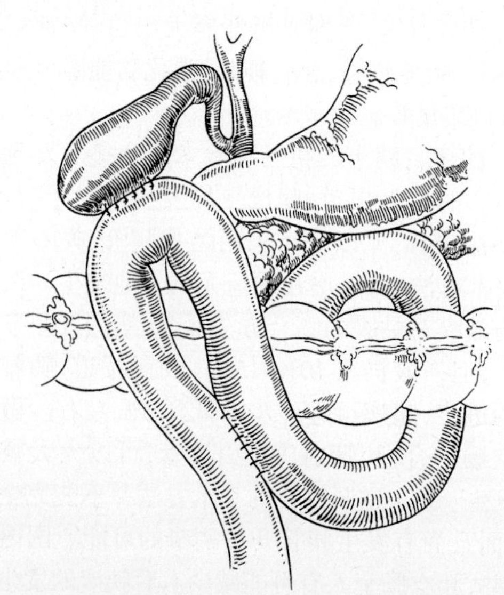

图 54-63　分期胰十二指肠切除术：第一期手术——胆囊空肠吻合

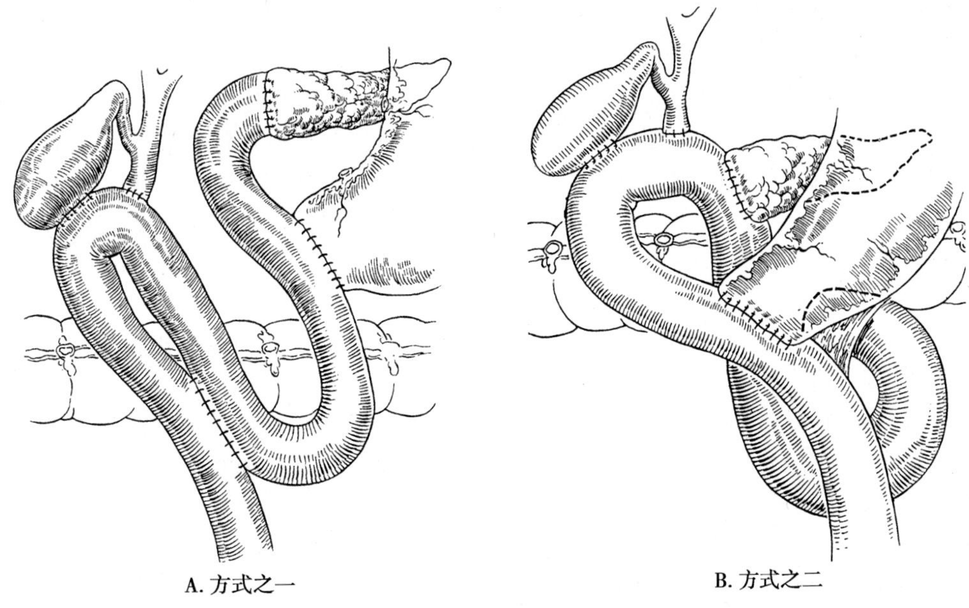

图 54-64　分期胰十二指肠切除术：第二期手术——胃肠道重建

第一期手术后经 2~3 周的全身支持治疗，改善患者的一般情况，便可做第二期手术。第二期手术方法和一次完成的手术方法相同，只是由于有胆囊空肠吻合的关系，影响手术区的显露，增加手术操作上的困难。

如何处理胆道与肠道的吻合？第一期手术时已做了胆囊空肠吻合，若吻合口通畅，有人主张二期手术时将胆总管在胆囊管开口下方切断，并结扎或缝合，保留胆囊空肠吻合口。此法虽然节省手术时间，但手术后发生胆总管下端破裂、胆汁性腹膜炎和胆汁瘘的机会很高，并且胆囊管细而弯曲，日后亦容易因炎症而梗阻。所以最好将胆总管断端与空肠做端 - 侧吻合，而胆囊空肠吻合口仍保留于原处不动。胃肠道重建时，可将空肠上段游离并提至上腹部与胰和胃吻合，或利用原胆囊空肠吻合的肠袢远、近段做胰胃空肠吻合（图 54-64）。

（董家鸿　黄志强　冷建军）

第十二节　胰腺肿瘤局部切除术

【命名和定义】

胰腺局部切除术在英文中没有对应的命名，local/localized pancreatectomy 或者 local excision 在英文文献中很少出现。类似的名称还包括：enucleation，regional pancreatectomy，partial pancreatectomy，segmental pancreatectomy。Regional pancreatectomy（区域性胰腺切除）通常指针对进展期胰腺癌，包括区域淋巴结清除在内的胰腺切除。而 partial pancreatectomy 是相对于完全胰腺切除而言。Segmental pancreatectomy（胰腺节段或区域切除）是指精准胰腺外科理念，根据胰腺的解剖区域而施行的胰头部切除、近端区域切除、中央区域切除术等，本书第十三章胰腺节段切除术将集中表述。因此本章将主要讨论 enucleation（挖除术），原指将胰腺肿瘤完整剥离而不切除胰腺组织，但目前文献中倾向于指包括胰腺组织的局部切除（例如对于分支型 IPMN 的局部切除）。

【适应证】

相对于标准的胰腺切除术，胰腺局部切除术的选择个体化程度更高，因此需要在高容量胰腺外科中心评估适应证。通常适应证需同时满足以下条件：

(1) 胰腺良性或低度恶性病变，并可排除恶性变。

主要包括 3 类病变：

1) 囊性病变如囊肿，实性假乳头状瘤，浆液性囊腺瘤和黏液性囊腺瘤；黏液性囊腺瘤如果有囊壁增厚、结节样或乳头状突起并伴有强化等恶性征象，则不适合挖除。

2) IPMNs：主要适用于分支胰管型 IPMN，当囊肿（扩张胰管）直径 >25~30mm 时有手术指征，当扩张胰管内有乳头状突起，可能是腺瘤本身或恶性病变，慎重采用挖除术。

3) 胰腺神经内分泌肿瘤，包括无功能和有功能的神经内分泌肿瘤，如胰岛素瘤、胃泌素瘤、胰高血糖素瘤等。除和肿瘤直径相关外（如胰岛素瘤 >2cm，恶性可能性高），肿瘤侵犯包膜、肝转移等恶性征象是挖除术的禁忌证。

对于此三类病变恶性程度的评估，术前除肿瘤标志物外，影像学检查至关重要。除常规的增强 CT，MRCP 有助于了解 IPMNs 胰管全貌，ERCP 检查可以向深部胰管插管收集胰液行细胞学检查。内镜超声（EUS）则对于判断囊性病变内隆起成分、判断包膜外侵犯等有特殊意义，并可进行细针穿刺活检获得细胞学诊断，囊液测定 CEA 对区分黏液性肿瘤有诊断意义。

如术中评估不能完全排除恶性病变，则建议做快速病理检查，如为恶性，则进行规则性胰腺切除。

(2) 术前判断能够保留主胰管：术前影像学检查，除肿瘤本身外，注意主胰管有无扩张。术前内镜超声判断肿瘤和主胰管的关系更为准确。

(3) 无局部周围组织和血管侵犯。

(4) 肿瘤大小：通常认为肿瘤直径 <2cm 施行挖除术是安全的，实际上肿瘤大小并不是能否局部挖除的决定因素，如肿瘤外生性，或者位于胰头钩突部，排除恶性时，并且确认挖除不损伤胰管时，即使肿瘤直径 >5cm，都可以考虑采用挖除术。

(5) 术中判断：探查术者的经验是判断能否局部切除的关键，包括肿瘤的定位、活动度等；术中超声判断肿瘤和主胰管的关系更为准确。

(6) 如拟行局部挖除，又担心主胰管损伤时，可以考虑术前放置胰管支架，作为术中指引。

【手术操作】

(1) 患者取平卧位，上腹正中切口或上腹横切口，常规腹腔探查。

(2) 胰腺的显露、游离、探查：沿横结肠上缘剪开胃结肠韧带及脾结肠韧带，将胃大弯连同网膜向上牵开，充分显露整个胰腺。

对于胰头和钩突部的探查要求行 Kocher 切口，切开十二指肠降部外侧腹膜，在下腔静脉浅面向内侧游离，直至腹主动脉前方。分离过程中注意从下腔静脉发出的生殖血管和左肾静脉。

对于胰颈、体尾部的探查，需要切开胰腺下缘腹膜，胰体尾部可以从肾前筋膜浅面无血管区游离，将胰体尾部向头侧掀起，直至胰腺上缘，并显露后方的脾静脉。胰颈部下方显露肠系膜上静脉，在胰颈后方隧道式分离。

(3) 肿瘤的探查和评估：将胰腺完全游离后，可以采取扪诊的方法进行全面探查，尤其应当注意胰腺钩突部、胰尾脾门前方容易遗漏。判断肿瘤单发或多发（尤其神经内分泌肿瘤），有无血管和局部侵犯，边界是否清楚，有无包膜，必要时术中超声探查和胰管关系，评估局部切除可行性。

(4) 局部切除（挖除）：切开该处胰腺包膜，当肿瘤表面有薄层胰腺组织时切开胰腺显露肿瘤。表面采用无损伤线缝合牵拉，以钝性分离法或超声刀沿肿瘤包膜与胰腺组织间的分界面，遇有任何脉管（血管或小胰管）均用 4-0 丝线结扎后（或者可使用钛夹）切断，将腺瘤从周围的胰腺组织中分离出来（图 54-65）。对位置较深的肿瘤，手术时应谨防损伤胰管。

(5) 剥离创面的处理：肿瘤摘除后，如创面较小，可以沿胰腺伤口两旁用无损伤线单纯缝合对拢胰腺创面，以控制出血及避免手术后胰瘘的发生。但胰腺创面较大时强行对拢缝合会撕裂胰腺，并可能扭曲胰管。因此可彻底止血后，创面敞开不做缝合。如果创面较大较深，需观察创面有无胰液渗漏。如预期胰瘘风险性高，亦可一期做胰腺创面和空肠的 Roux-en-Y 吻合（图 54-66）。

(6) 腹腔内必须予以引流，以防胰液积存。一般于胰腺手术处附近放置引流管。引流多于手术后 5~7 天引流液性状和淀粉酶测定正常后拔除。

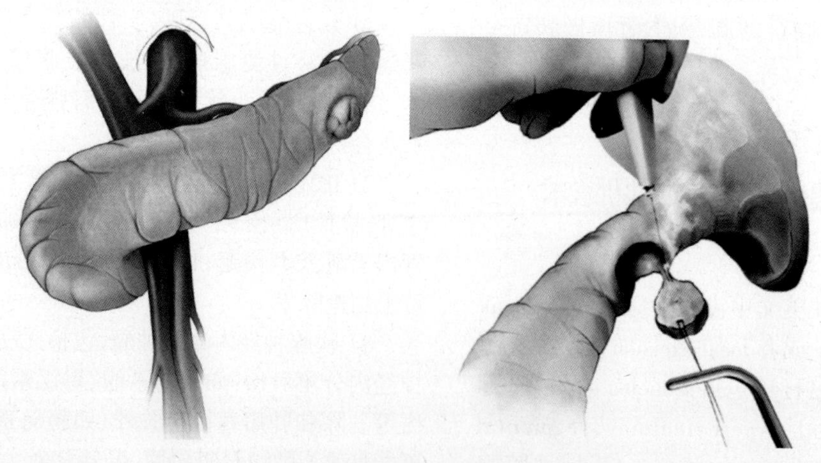

A. 表面无损伤线缝合悬吊后，钝性分离肿瘤

图 54-65　表面无损伤线缝合悬吊后，钝性分离肿瘤

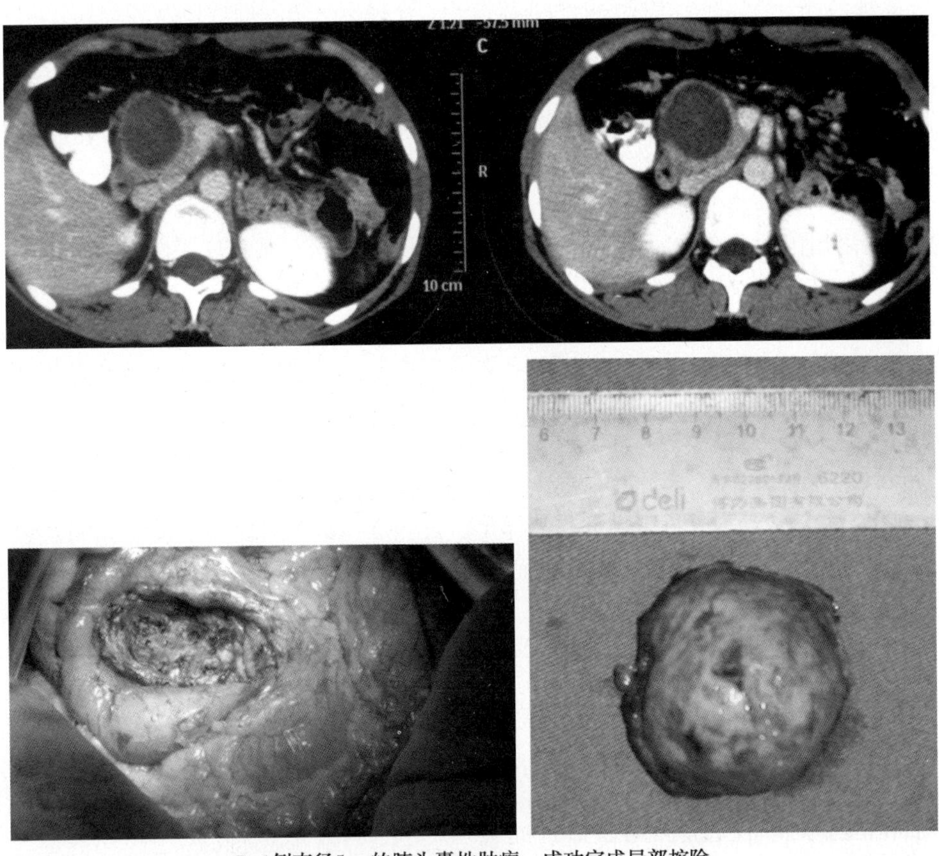

B. 1例直径5cm的胰头囊性肿瘤，成功完成局部挖除

图 54-65(续)

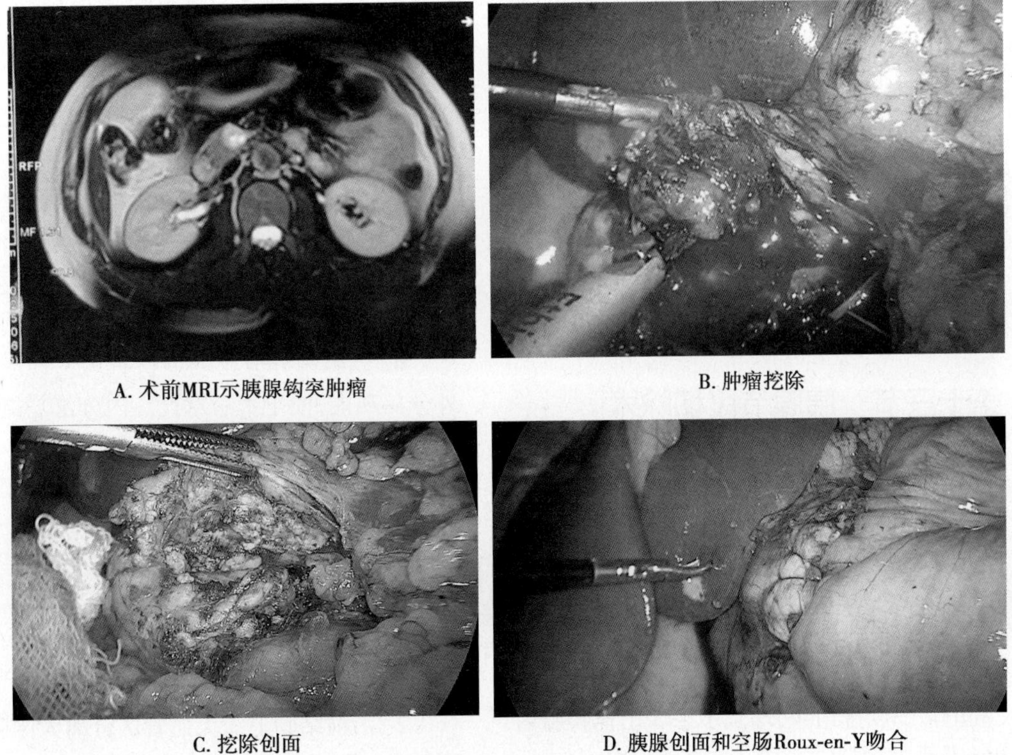

A. 术前MRI示胰腺钩突肿瘤

B. 肿瘤挖除

C. 挖除创面

D. 胰腺创面和空肠Roux-en-Y吻合

图 54-66　胰头肿瘤局部挖除后，创面和空肠 Roux-en-Y 吻合

(7) 建议常规行术中快速病理检查，排除恶性病变。

【手术要点】

术中局部切除指征的掌握。胰腺局部切除术的选择个体化程度更高，因此需要在高容量胰腺外科中心由有经验的探查术者判断能否局部切除。

胰瘘的预防：采用钝性分离或超声刀分离，遇有任何脉管（血管或小胰管）均用4-0丝线结扎后（或者可使用钛夹）切断。分离时切记勿损伤主胰管位置。如果创面较大较深，需观察创面有无胰液渗漏，必要时改行标准切除术或创面空肠吻合术。

【并发症】

由于Oddis括约肌功能存在，胰腺局部切除术后发生胰瘘概率显著高于胰十二指肠切除术和胰体尾切除术，但通常为A级胰瘘，均不需外科干预，通畅引流可自行闭合。

（苗毅　高文涛）

参考文献

1. Hackert T, Hinz U, Fritz S, et al. Enucleation in pancreatic surgery: indications, technique, and outcome compared to standard pancreatic resections. Langenbecks Arch Surg, 2011, 396: 1197-1203
2. Fortner JG, Klimstra DS, Senie RT, et al. Tumor size is the primary prognosticator for pancreatic cancer after regional pancreatectomy. Ann Surg, 1996, 223(2): 147-153.
3. Turrini O, Schmidt CM, Pitt HA, et al. Side-branch intraductal papillary mucinous neoplasms of the pancreatic head/uncinate: resection or enucleation? HPB (Oxford), 2011, 13 (2): 126-131.
4. Casadei R, Ricci C, Rega D, et al. Pancreatic endocrine tumors less than 4cm in diameter: resect or enucleate? a single center experience. Pancreas, 2010, 39: 825-828.
5. Falconi M, Zerbi A, Crippa S, et al. Parenchyma-preserving resections for small nonfunctioning pancreatic endocrine tumors. Ann Surg Oncol, 2010, 17: 1621-1627.

第十三节　胰腺节段切除术

节段性胰腺切除术，也称为中段胰腺切除术、中央或中间胰腺切除术，是针对胰腺颈部或体部肿瘤性病变的一种手术方式。胰腺颈体部肿瘤传统的手术方法为胰十二指肠切除术或远端胰腺切除术（有时合并脾切除）。这两种手术对于恶性肿瘤较合适，能较彻底地切除肿瘤。但对良性肿瘤而言，这两种术式意味着丧失大量正常的胰腺组织，增加了患者出现胰腺内外分泌功能不足的风险。与胰十二指肠切除术或远端胰腺切除术相比，胰腺节段切除术为胰腺肿瘤的治疗提供了第三种选择方式。具有以下优点：①避免切除过多正常的胰腺组织；②吻合方式符合生理情况，避免切除十二指肠及胆道，保持了消化道的生理连续性，降低了吻合口并发症的发生率；③极大地提高了保脾率。

中段胰腺切除术主要适用于胰腺颈部或体部的良性、交界性或低度恶性的肿瘤。

【适应证】

1. 胰腺颈部或体部良性肿瘤或低度恶性肿瘤，如功能性或无功能性内分泌肿瘤、囊腺瘤、实性假乳头状瘤等。

2. 肿瘤直径一般 <5cm，因肿瘤深在，如行单纯的肿瘤摘除术可能造成主胰管损伤。

3. 非肿瘤性囊性病变如淋巴囊肿、皮样囊肿和棘球蚴囊肿。

4. 胰腺胰颈部孤立的转移灶（如肾癌和胰腺内分泌肿瘤的转移灶）。

5. 局灶性慢性炎性，伴有胰管狭窄或胰管结石等。

【禁忌证】

1. 肿瘤较大，残留的远端胰腺 <5cm。

2. 胰体尾萎缩。

3. 胰腺恶性肿瘤。

4. 低度恶性肿瘤伴有胰腺外侵犯或转移。

5. 弥漫性慢性胰腺炎和局灶性胰腺炎未侵及中段胰腺。

6. 胰体尾血运单独来自胰横动脉（胰背动脉坐支），切除中段胰腺可能引起远端胰腺缺血坏死。

【术前准备】

1. 超声内镜穿刺活检可获得术前病理学诊断，对术式的选择可提供重要参考价值。

2. 增强CT、B超、磁共振成像（MRI）和磁共振胰胆管成像（MRCP）可提供病变范围和特征，明确肿瘤和血管、胰管之间的关系。

3. 血清CEA、CA19-9等检查。

4. 胰腺内外分泌功能检查可发现或评估胰腺内外分泌功能，便于术后对比。内分泌功能的实验室检查有：血糖、糖化血红蛋白、胰岛素和C肽、OGlrr试验；外分泌功能的实验室检查有胰十二酯试验、粪便脂肪球或粪便弹性蛋白酶-1检查。

【麻醉和体位】

气管插管全麻。仰卧体位。

【手术要点】

1. 一般选用上腹正中切口。

2. 沿横结肠上缘无血管区分离大网膜，进入小网膜囊。也可经传统的胃结肠韧带入路进入小网膜囊。脾胃韧带不必切断以保留胃短血管，一旦脾动静脉因故结扎、离断，脾脏仍可通过胃短动脉保持血运而得以保留。

3. 对于术前难以获得病理学诊断的病例，手术中的快速病理检查，可帮助决策是否选择胰腺中段切除。

4. 于胰颈上下缘解剖分离肠系膜上静脉、门静脉、肝总动脉和脾动脉。并于肠系膜上、门静脉前方分离与胰颈之间间隙，充分游离胰颈部，向左侧逐一结扎脾动静脉通向胰腺的分支。于肿块两侧各约 1cm 处分别切断胰腺，移除肿瘤，并于脾动、静脉前方充分游离远端残留胰腺，直到离开切缘 2cm 左右。也可先切断一端胰腺，然后再进一步游离切断另一端，往往更加方便。

5. 消化道重建 最常见的消化道重建方式有两种：一是胰腺近端关闭。辨认近端主胰管并予单独缝扎，然后先做一排褥式缝合，以达到止血及防止胰液外漏的目的，再加间断缝合，缝合近端胰腺残端；胰腺远断端主胰管内置一小胶管作为支架，在结肠后行远端胰腺空肠 Roux-en-Y 吻合（图 54-67）；二是不关闭胰腺近切端，而分别行胰腺近、远端空肠 Roux-en-Y 所谓的“双吻合”，即文献所述 Ω 吻合（图 54-68）；采取何种手术方式应视胰头残端的情况决定。胰头残端宽大，难以直接缝合时需要行空肠胰腺 Ω 形缝合。

【术后并发症及处理】

1. 胰瘘 文献报道胰腺中段切除术后胰瘘的发生率为 22%~30%，其发生率要高于一般的胰腺手术。可能原因是：①残留两个胰腺切缘，增加了胰瘘的发生率；②由于 Oddi 括约肌的存在，术后早期胰头侧胰管内压力较高；③手术胰腺很少存在慢性炎症，质地较软，操作困难；④保留胰腺实质更多，术后胰液分泌较多。围术期使用奥曲肽有积极作用。在无腹膜炎、感染、出血或器官衰竭时，可保持外引流通畅、应用抗生素、营养支持等保守治疗，大多数低流量胰瘘可治愈。如果胰瘘合并严重并发症，如出血和感染加重，经保守治疗无效，需进行手术干预。

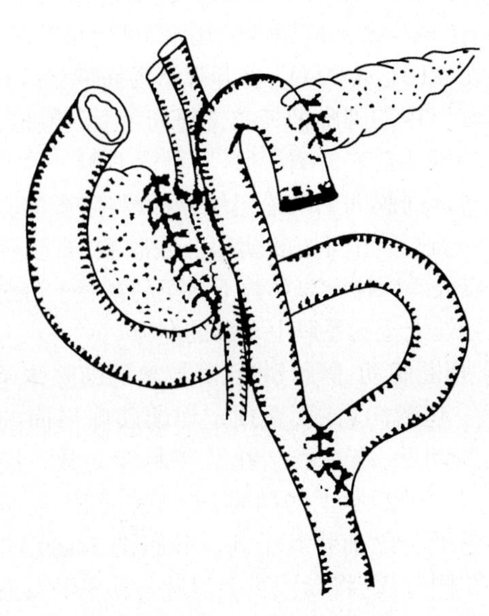

图 54-67 胰腺近端缝合，远端胰腺空肠 Roux-en-Y 吻合

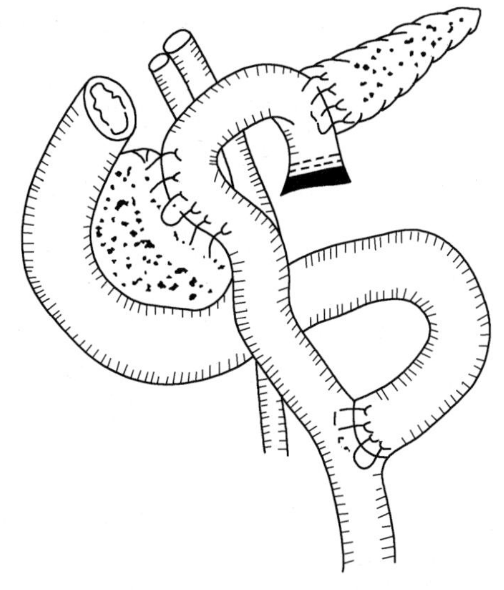

图 54-68 胰腺 Ω 形空肠袢吻合

2. 出血 中段胰腺切除术后出血分为手术后早期出血和迟发出血。早期出血多因止血不当或结扎线脱落所致，多发生于术后 24~48 小时，迟发出血常常由于胰瘘腐蚀血管引起，多见于术后 1~3 周。术后应常规应用质子泵抑制剂。如果可疑消化道出血，需行内镜检查以明确出血原因。如果考虑胰腺残端出血，需尽早再次手术止血。如果确定出血部位后可行选择性动脉造影栓塞术。

（石军）

参考文献

1. Santangelo M，Esposito A，Tammaro V，et al. What indication，morbidity and mortality for central pancreatectomy in oncological surgery? A systematic review. International Journal of Surgery，2016，28（Suppl 1）：S172-S176.

2. Werner J；Büchler MW. Resectional techniques. Pancreaticoduodenectomy，distal pancreatectomy，segmental pancreatectomy，total pancreatectomy，and transduodenal resection of the papilla of Vater//Blumgart's Surgery of the Liver，Biliary Tract，and Pancreas.Fifth Edition. Elsevier Inc，2012：945-966.

3. 苗毅，蒋奎荣，徐泽宽．中段胰腺切除治疗胰腺良性或低度恶性肿瘤．中国实用外科杂志，2008，28（5）：346-349.

第十四节 胰体尾切除术

对于位于胰体尾部病变，胰体尾切除术是最主要的治疗方法。胰体尾切除术即在保留胰头部及其分泌

6

功能的前提下，切除胰腺的体部和尾部，并根据患者的情况决定是否切除脾脏。近年来，随着对脾脏生理功能的认识，保脾手术更符合保存机体功能、提高生存质量的外科理念。

胰体尾切除术的手术方法包括开腹胰体尾切除术、腹腔镜胰体尾切除术和机器人胰体尾切除术。

【适应证】

1. 胰体尾部各种良性肿瘤，如胰腺内分泌肿瘤、浆液性囊腺瘤等。

2. 胰体尾部各种交界性肿瘤，如交界性黏液性囊腺瘤、导管内乳头状瘤等。

3. 胰体尾部各种恶性肿瘤，且术前评估无重要血管侵犯及远处转移者，如胰腺癌等。

4. 胰腺损伤、慢性胰腺炎。

5. 胰腺炎合并假性囊肿。

6. 脾静脉和脾门侵犯不作为禁忌证。

7. 患者全身情况和脏器功能能耐受重大手术。

【禁忌证】

对于下列的情况，一般不宜手术：

1. 胰腺恶性肿瘤，术前评估胰腺多发占位，需行全胰切除术才能彻底清除肿瘤者。

2. 急性胰腺炎发作期。

3. 术前考虑腹腔主要血管侵犯或恶性肿瘤邻近器官转移。

4. 心、肺等重要脏器功能障碍，不能耐受手术治疗。

【患者评估与手术规划】

（一）手术时机

胰体尾切除术属于择期手术，应在充分评估患者病变的大小、范围、浸润和转移情况的前提下施行手术治疗。如果患者伴有急性胰腺炎的情况，由于炎症性渗出较多，此时手术后并发症较多，应行保守治疗，待患者病情稳定的情况下行择期手术治疗。

（二）开腹手术与腹腔镜胰体尾切除术

1913 年 Mayo 对胰体尾部肿瘤患者施行远端胰腺切除的同时联合切除脾脏，该手术作为胰体尾切除术的标准术式被广泛应用。随着人们对脾脏功能的认识，1988 年 Warshaw 首次报道了保留脾脏的胰体尾切除术并为广大外科医生所接受。随着 20 世纪 80 年代腹腔镜手术的发展，Cuschieri 等于 1996 年首次报道了腹腔镜胰体尾切除术（laparoscopic distal pancreatectomy，LDP）的成功，因此引起了外科界的普遍关注。同年，Kimura 等报道了腹腔镜保留脾脏的胰体尾切除术获得成功。随后关于腹腔镜胰体尾切除术的病例报道逐渐增多。近年来，随着达芬奇机器人手术的开展，机器人胰体尾切除术也逐步发展起来。

腹腔镜胰体尾切除术为择期手术，手术的适应证根据术者的经验适当地选择。在开展腹腔镜手术早期，适应证应该严格把握，等逐步取得一些经验后再进一步展开。对于有经验的手术者，往往能顺利地完成较复杂的手术，故手术的适应证和禁忌证，需要充分考虑手术者经验。

对于术前考虑病变与周围组织粘连较重分离困难或者有既往上腹部手术史的患者，应慎重考虑选择腹腔镜胰体尾切除术。

【手术方式与手术操作】

（一）开腹胰体尾切除术

1. 麻醉　连续硬脊膜外腔阻滞麻醉或全身麻醉。

2. 体位与切口

（1）体位：常规采取仰卧位，左侧腰部可垫一软枕，使身体与手术台成 15°~30° 角。

（2）切口：常规采用的是左上腹直肌或上腹部正中切口，需要时向左侧肋缘下加做一横切口。上腹部弧形切口对胰腺的显露亦较好。

3. 手术步骤

（1）腹腔内探查：对于肿瘤患者应普遍检查腹腔脏器及探查肝十二指肠韧带、腹腔动脉周围、腹腔主动脉旁和小肠系膜根部等处有无转移。切开胃结肠韧带及脾胃韧带，用大 S 形拉钩将胃体向上牵开，用手将横结肠向下方牵引，显露胰体尾部及其上下缘。检查胰腺病变的性质及其范围，决定手术的方法及其切除范围。

（2）游离胰腺：胰腺体尾部与脾动、静脉间有些细小的血管相连，分离时常感困难。偶有不慎可致脾静脉损伤，发生出血或脾静脉血栓，故做胰体尾部切除时，可将脾脏一起切除，但亦可行保留脾脏的胰体尾部切除术。如一起切除脾脏，为使脾脏缩小变软、易于游离，并减少游离脾脏时的出血，可先结扎脾动脉，但暂不切断（图 54-69A）。剪开脾结肠韧带、脾肾韧带，切断脾脏上极的脾膈韧带及胃脾韧带后，使脾脏仅借脾蒂与胰腺相连。游离脾脏，并翻向右侧。分开胰腺尾部与肾前筋膜间的疏松组织，继续将胰腺向右侧游离，在两弯血管钳间切断胰腺上缘腹膜，直至脾动脉的起始点处。同样游离胰腺下缘至肠系膜下静脉与脾静脉汇合处或至肠系膜上动脉的左方。

（3）切断脾动、静脉：将已经游离的胰腺体尾部连同脾脏一起翻向右侧，在预定切断胰腺平面的右侧靠近腹腔动脉，以丝线结扎及切断脾动脉。继在胰腺背部剪开脾静脉上的鞘膜，分离脾静脉，在与肠系膜下静脉汇合之前将其结扎、切断（图 54-69B），然后继续向右侧分离，将肠系膜上静脉与胰腺的背面分开（图 54-69C）。脾静脉与胰腺间有些小分支，分离脾静

6

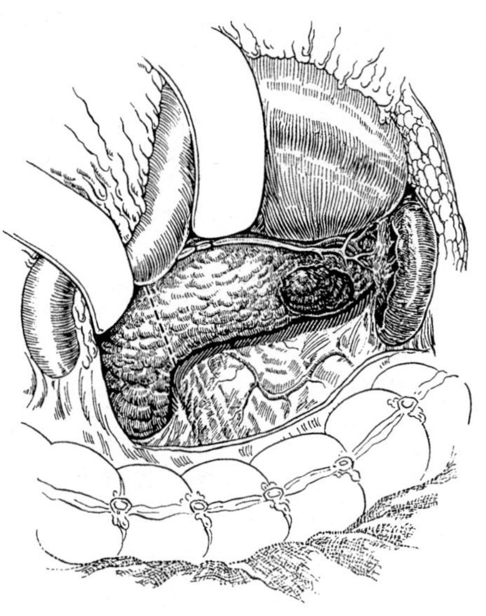

A. 游离胰腺显露胰体尾部并结扎脾动脉

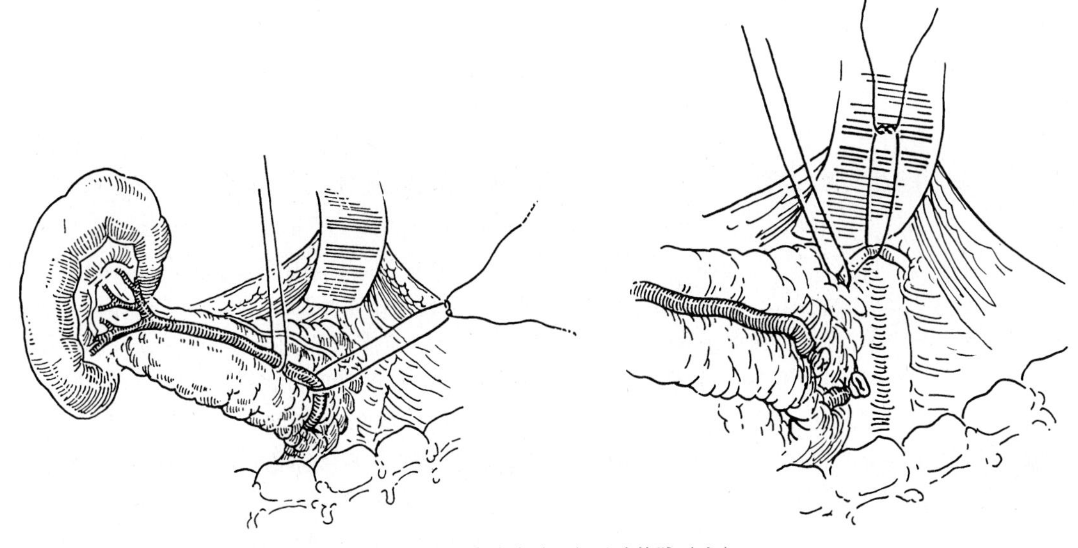

B. 结扎脾动脉（左）及脾静脉（右）

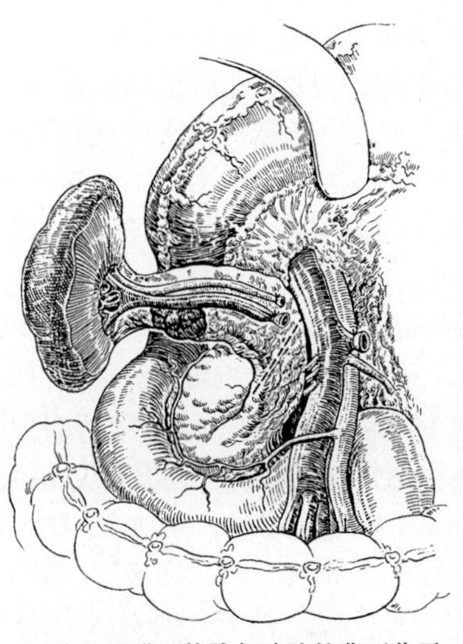

C. 将肠系膜上静脉与胰腺的背面分开

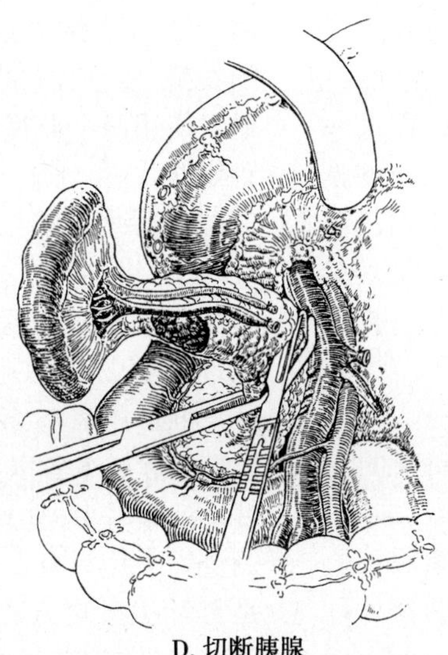

D. 切断胰腺

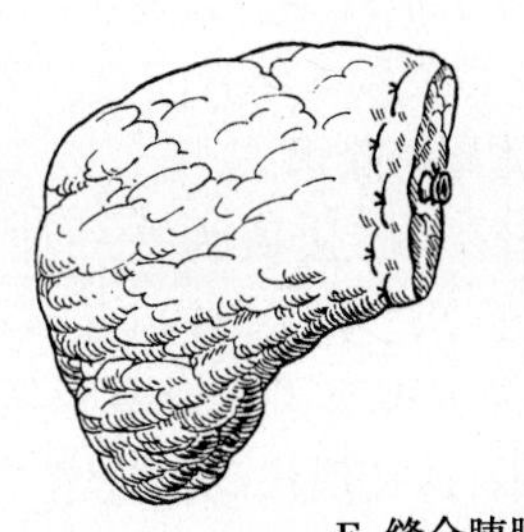

E. 缝合胰腺断端

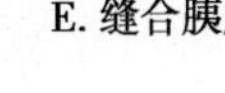

图 54-69　胰体尾部切除术

脉时应将其逐一结扎后切断，注意避免撕破脾静脉。若为慢性复发性胰腺炎，胰腺与血管间有较紧的纤维性粘连，宜用锐器将其分开，或在血管表面保留一层薄的组织，以免损伤血管。

(4) 切断胰腺：在胰腺预订切线处的右侧上下缘，各用1号丝线缝合结扎，将行走于胰腺上下缘内的动脉缝扎在内。以无损伤血管钳或心耳钳，轻夹胰腺的近端，但不必夹紧，以能控制断面的出血为度。在切断胰腺时，注意胰管的位置，用蚊式血管钳夹住后切断，再将脾脏连同胰腺体尾部一起移除(图54-69D)。放松胰腺断端处的心耳钳，将断面的出血处逐一缝合结扎，彻底止血，并以丝线结扎胰管。在离断端约1cm处做一行褥式缝合，再将断面用丝线做间断缝合，对拢胰腺的前后缘(图54-69E)。

(5) 引流：胰腺体尾部切除后，清洗手术区，彻底止血，特别注意脾床处的止血。细致的止血是防止手术后左侧膈下积液及感染的重要环节。对胰腺断端，可利用附近的横结肠系膜或大网膜将其妥善地缝合覆盖。在脾床及胰腺断端附近放置引流。在胰腺断端处再放置一质软的橡皮管引流。引流从左侧腹部的戳口引出体外。腹部切口用丝线分层缝合。

4. 手术后处理　与胰十二指肠切除术相同。除一般腹部手术后的处理外，需注意腹部引流液的数量及性质，并测定引流液的淀粉酶含量。由于手术区的创面较大，手术后48小时内引流出的液体常较多，但以后便迅速减少。术后3日一般情况可时将引流拔除。若引流液很少，淀粉酶含量不高，可于术后第5日时拔除橡皮管引流。若引流液一直不减少，且淀粉酶数值高，则表示已有胰瘘形成。若胰液量很多，可在橡皮管内放置一塑料管，做持续负压吸引，直至分泌物已很少，引流处形成窦道后，将橡皮管引流逐步拔除。胰腺体尾部切除术后并发胰瘘并不多见。若胰管在十二指肠的开口处通畅，则瘘管多能在3周左右逐步闭合。若胰管开口处梗阻，则将形成持久性的胰瘘，需进一步处理。有时由于引流放置位置不当，不能将小网膜囊及胰腺床处的分泌物充分引出，从表面看来引流液少，但拔除引流后不久，即形成胰腺假性囊肿。处理左膈下积液及感染的方法是行囊肿或左膈下引流，排出积液，保持负压吸引，以使胰瘘早日闭合。

(二) 腹腔镜胰体尾切除术

开腹胰体尾切除术已公认为是一种安全的治疗胰体尾部病变的方法。但在1996年，Cuschieri和Kimura先后在临床开展报道了不保留和保留脾脏的腹腔镜胰体尾切除术，这是现代高端技术在传统外科上的运用，开辟了一种治疗胰体尾部病变的创伤小、痛苦少以及恢复快的最小创伤外科新技术，明显缩短了患者的住院天数并降低了费用。现在，腹腔镜胰体尾切除术已是一种比较成熟的外科技术，在国内外多家医院开展实施。随着外科医生对腹腔镜技术临床经验不断地增加和腹腔镜器械的不断改进，腹腔镜胰体尾切除术将逐步取代开放性胰体尾切除术，成为胰体尾部病变手术治疗的金标准。

1. 腹腔镜手术设备　全套LC设备(30°腹腔镜探头、分离钳、电凝钩、吸引器、持针器、Trocar等)，腹腔镜超声探头，钛夹，可吸收夹，内径直线切割闭合器，超声刀，LigaSure，腹腔镜氩气刀，腹腔镜取物袋等，备常规开腹器械。

2. 麻醉　全身麻醉是腹腔镜外科最好的选择之一，此种麻醉既能满足手术要求，包括安全、无痛、肌肉松弛等，又可维持循环稳定和良好的呼吸管理。全身麻醉是以胰体尾切除为中心的上腹部腹腔镜外科较理想的麻醉方法。全身麻醉的方法很多，无论采用哪一种麻醉方法，均应行气管内插管，这更有利于腹腔镜手术中呼吸的管理。

腹腔镜外科的最大特点是增加了人工气腹，在腹腔内注入二氧化碳，在手术过程中要求良好的肌肉松弛，使腹部隆起以便手术操作。所以在术中必须应用肌松剂，如潘可宁、方可松或阿曲库铵等。要求麻醉平稳，保证患者完全制动，良好的肌肉松弛和术中管理，做到安全及便于手术野显露和手术操作。

3. 切口与体位　随着腹腔镜的广泛开展，现常采用平卧位或头高脚低的截石位。在腹壁上定点置套管鞘的位置：在脐部下缘切开皮肤1cm准备放置10mm套管鞘，于剑突下2~3cm、左侧腋前线肋缘下2cm处分别穿刺置入5mm套管鞘作为辅助操作孔；于左侧锁骨中线肋缘下5cm处穿刺置入12mm套管鞘作为主操作孔，便于使用内镜下切割闭合器。术者站在患者的右侧，第1助手站在患者的左侧，第2助手站在术者的右侧，监视器应放在术者和助手都易见到的地方，通常使用两个监视器。手术室应选择较大的，以便放置仪器。

4. 手术步骤

(1) 建立气腹：在患者腹部常规消毒后，铺无菌手术巾。沿脐窝下缘做弧形切口，约10mm长，若下腹有过手术史，可在脐上缘切开以远离原手术瘢痕，切开皮肤。术者与第1助手各持布巾钳从脐窝两侧把腹壁提起。术者以右手拇指、示指夹持气腹针(Veress针)，腕部用力，垂直或略斜向盆腔插入至腹腔，在穿刺过程中针头突破筋膜和腹膜时有两次突破感；判别是否针尖已进入腹腔内，可接上抽有生理盐水的注射器，当针尖在腹腔内时呈负压，注射器内的水自动进入腹腔，接上气腹机充气压力显示不超过13mmHg

(1.73kPa),这表明气腹针在腹腔内。开始气腹时不应过快,采用低流量充气,1~2L/min。同时观察气腹机上的腹腔内压力,充气时压力应不超过 13mmHg(1.73kPa),如果过高说明气腹针的位置不正确或麻醉过浅及肌肉不够松弛,要适当做一调整。当腹部开始隆起和肝浊音界消失时,可改为高流量自动充气,直至达到预定值 13~15mmHg(1.73~2.0kPa),此时充气约 3~4L,患者腹部完全隆起,可以开始手术操作。

(2) 肿瘤的探查与定位:先对腹膜和肝脏等腹内脏器表面做全面检查,排除肿瘤转移情况。切断胃结肠韧带,显露胰体尾部,如术前已明确保留脾脏,注意防止胃部血管的损伤。如术前已明确切除脾脏,可打开脾胃韧带,注意防止脾门的损伤。联合腹腔镜超声扫查胰腺,明确胰腺病变的位置、大小及与周围管道关系,确定切除范围。

(3) 胰体尾联合脾脏的切除:①游离:打开胰腺下缘腹膜,分离胰后间隙,显露肠系膜上静脉、脾动、静脉及门静脉,解剖脾动、静脉;②断胰:解剖胰腺上缘腹膜,将胰腺向前提起,使用内镜下切割闭合器将胰腺实质切断,胰腺断面较小的静脉出血可用氩气或双极电凝止血,较大的出血需用 Prolene 线缝合;③处理脾脏血管:使用外科夹或用内镜下切割闭合器离断脾动、静脉。如术前已确定联合脾脏切除,可于游离脾动脉后即夹闭离断,可使脾脏缩小,减少术中出血;④切除胰体尾及脾脏:将胰腺向左侧翻起,逐步分离胰周组织,游离脾结肠韧带及脾脏外侧腹膜,将胰体尾连同脾脏一并切除。

(4) 保留脾脏的切除:如患者拟行保留脾脏胰体尾切除术,则在断胰时注意不要损伤脾动、静脉,尽可能保留脾动、静脉。断胰后,应轻轻提起胰体尾,将脾动、静脉从胰体尾中游离,遇较粗分支需用钛夹夹闭,尽可能保留脾动、静脉血供,行 Kimura 术式。如术中因出血等原因结扎脾动、静脉时,需注意观察脾脏色泽改变,如果脾脏血供尚可,可行 Warshaw 术式。如果脾脏血供较差,应离断胃部血管后行联合脾脏切除的胰体尾切除术。

(5) 引流管及切口位置:引流管位置:于胰腺断面放置引流管,从左侧穿刺孔处引出。切口位置:手术结束后,可延长左侧腋前线处穿刺孔为 5cm 左右切口或于耻骨联合上做 5cm 左右切口取出标本。

5. 手术要点

(1) 腹腔镜胰体尾切除术的手术方式选择:腹腔镜胰体尾切除术包括保留脾脏的胰体尾切除与不保留脾脏的胰体尾切除。以往,由于脾脏和胰腺的特殊关系,一般在行胰体尾切除时同时行脾脏切除。自从脾切除术后凶险感染(overwhelming Postsplenectomy Infection,OPSI)发现以来,随着脾脏的外科基础与临床研究的不断深入,发现脾脏是人体重要的免疫和造血器官之一,在维持人体正常活动方面发挥着重要作用,特别是脾脏的抗感染与抗肿瘤功能已被证实。目前,在脾脏功能方面达成的共识包括:①脾脏是人体最大的免疫器官,约占全身淋巴组织总量的 25%,其内拥有大量功能各异的免疫活性细胞,并可分泌很多免疫因子,如:Tuftsin 因子,在促噬和抗肿瘤方面发挥重要的作用;②脾脏具有造血、储血、滤血、毁血的功能;③脾脏具有内分泌功能,是机体"免疫 - 神经 - 内分泌"调节环路的重要组成部分;④脾脏是产生和储存Ⅷ因子的重要场所。国内外统计显示:切除的脾脏有近 50% 是既无肿瘤细胞浸润,也无肿瘤转移的正常脾脏,即所谓的无辜性脾切除。因此,在手术过程中尽量保留脾脏及其功能成为现代胰体尾切除术新的指标。不保留脾脏的胰体尾切除术的指征主要包括:①胰腺各种恶性肿瘤;②胰腺各种交界性肿瘤,肿瘤较大或已侵犯脾脏血管者;③肿瘤距离脾门较近或与脾门发生粘连者;④胰腺慢性炎症重,与脾血管致密粘连,强行分离可能造成大出血者。简单归纳起来即两种情况:一是恶性肿瘤,为了保证肿瘤治疗的彻底性而切除脾脏;二是病变影响了脾脏的血供而被迫切除脾脏。在实际手术操作中,不能一味地保脾,由于误伤脾脏血管而引起的不能控制的大出血,应果断切除脾脏,坚持"安全第一,保脾第二"的原则。

(2) 肿瘤的定位:胰体尾手术过程中,由于胰体尾占位,尤其是内分泌性肿瘤,常常位置较深,直径较小,而腹腔镜手术的视野有限,且不能进行触诊,因此如何正确定位肿瘤是 LDP 术中的一大难题:①术前尽可能完善 B 超、CT、MRI 等各项影像学检查,明确肿瘤的大致位置;②有些胰腺肿瘤,特别是功能性胰岛细胞瘤,有时可为多发,术前可行血管成像检查,以防漏诊;③术中可采用腹腔镜超声进行定位;④切除后标本应剖开,确保切除病灶;⑤对术中无法定位的患者,应行开腹手术或终止手术。

(3) 保脾的方法:目前,关于腹腔镜胰体尾切除保留脾脏的方法主要有两种:Kimura 法和 Warshaw 法。Kimura 法即充分游离脾动、静脉,在保留脾动、静脉的前提下保脾;Warshaw 法即离断脾动、静脉,依靠胃短及胃网膜左血管提供脾脏血供而保脾。Kimura 法的优点是充分保证了脾脏的血供,术后发生脾梗死的概率较低;Warshaw 法最大的优点在于不必游离脾动、静脉,手术风险小,对于胰体尾占位病变压迫紧贴脾动、静脉的患者有较大临床应用价值,但同时切断脾动、静脉也使其术后脾脏梗死发生率明显增加。此外,对于脾大患者,单独保留胃短和胃网膜左血管难以保证脾脏血供，应禁忌施行 Warshaw 法。因此在术中离断脾动、静脉后应注意观察脾脏的血供，如果脾脏血供尚可，可以拟行 Warshaw 术式。LDP 术时保留脾脏的关键在于脾动、静脉的游离。术中应注意：①操作必须轻柔，以防止对组织的过度牵拉导致血管的破裂出血；②预先显露脾脏血管，并置血管吊带，以便在大出血时可提拉吊带控制出血；③在处理脾动、静脉血管时，应注意其分支和解剖变异的发生，逐个离断结扎分支血管；④对于脾动、静脉血管的损伤，用 5-0 Prolene 线缝合止血，对于无法修补的出血，可行 Warshaw 法或切除脾脏；⑤对于出血量大，难以控制的出血，应及时中转开腹。

(4) 胰腺断端的处理：术后胰瘘是 LDP 术最常见的并发症之一，因此术中如何处理胰腺断端以及主胰管是预防胰瘘发生的关键。常见的 LDP 术中胰腺离断的方法有：①应用 Endo-GIA 闭合切断胰腺，不需单独处理主胰管；②套扎线双重套扎后切断胰腺处的近端，用 Ligasure 或超声刀离断胰腺；③扩大主操作孔，直视下切断胰腺，U 字或间断缝合胰腺残端。其中，Endo-GIA 具有良好的切割闭合作用，能在断胰的同时有效夹闭胰管，高效又节省时间，可有效地预防胰漏的发生。

6. 手术后处理　患者术后常规给予营养支持、消炎、抑酸等支持治疗，同时监测患者血常规、血生化、凝血以及引流液情况，并测定引流液的淀粉酶含量。所有患者术后常规锻炼排尿正常后拔除导尿管，视患者胃液情况（胃液量小于 300ml/d，无胆汁或血性样物）给予拔除胃管，视患者的胃肠恢复情况（患者已排气，有肠鸣音）给予流食并逐步恢复正常饮食，视患者引流液的性状及检测结果（引流液小于 20ml/d，无胰瘘、感染、出血等情况）给予拔除引流管，视患者术后恢复情况、并发症情况以及伤口情况安排患者出院。

7. 手术并发症

(1) 术中出血：LDP 术中出血是导致手术失败而中转开腹的重要原因之一。胰体尾与脾动、静脉的关系极为密切，且脾静脉粗大、壁薄、无瓣膜、分支较多，因此 LDP 术中容易发生出血，术中出血的主要原因包括：①保脾手术时，损伤脾脏血管引起的出血；②切脾过程中，损伤胃短血管、胃网膜左血管引起的出血；③手术过程中误伤其他腹腔内重要血管。对此预防的主要措施包括：①首先游离胰腺上缘以暴露脾动脉，一旦发生术中大出血即可控制；②横断胰腺时，需保证切割闭合器在视野内，防止其损伤周围血管；③保留脾脏时，应仔细分离结扎脾动、静脉的分支，减少分支出血；④切除脾脏时，可先结扎离断脾动脉，既能有效控制出血又能使脾脏缩小；⑤在整个手术过程中，操作必须轻柔，防止过度牵拉导致出血。

(2) 术中中转开腹：LDP 术中导致中转开腹的主要原因包括：①进入腹腔探查时，不能明确肿瘤位置；②肿瘤与周围组织粘连较重，分离困难；③肿瘤与腹腔重要血管关系密切，易损伤血管；④肿瘤已发生远处转移，需联合切除脏器者；⑤术中发生难以控制的大出血。对此，术前应尽量完善相关影像学检查，了解肿瘤的位置和周围血管的走行，制订合理的手术方案。对于术中发生的难以控制的大出血情况，应果断中转开腹，以减少失血对患者的创伤。

(3) 术后出血：LDP 术后出血包括术后早期出血和术后晚期继发性出血，前者主要是术中离断结扎的血管发生的出血，后者主要是继发于胰瘘基础上的出血。术后出血的发生，无论是早期出血还是晚期继发性出血，主要与术中术者的操作有关，其预防主要在于术中的精细操作和确切止血，此外，术后应注意监测患者凝血机制的恢复。对于术后出血的患者，一旦发生，如果出血量不大，一般采取保守治疗即可，若出血量较大，患者生命体征不平稳，应积极行动脉栓塞止血或二次手术探查止血。本组资料中无发生术后出血的患者，因此只要注意术中的精细操作和确切止血，术后出血是可以避免的。

(4) 术后胰瘘：胰瘘是各种胰腺手术术后最常见的并发症之一，可引起继发性腹腔感染、腹腔出血等严重后果，因此，我们要尽量预防和减少术后胰瘘的发生。胰瘘的预防关键在于术中的操作：①术前及术中超声明确切除范围，切断胰腺时采用超声刀或者 Endo-GIA，避免使用电刀；②行 Endo-GIA 离断胰腺时，采用悬吊法，保证其横贯胰腺，防止胰腺断端闭合不全；③ Endo-GIA 夹闭胰腺后保持位置固定，避免牵拉胰腺组织，间隔 20 秒以上后再激发切断胰腺；④切断胰腺后，仔细检查胰腺创面，对于明显的胰管，给予缝合；⑤胰腺创面应用氩气刀喷凝，减少创面胰液的渗出；⑥术后常规在胰腺创面周围放置引流管，保持引流管通畅。LDP 术后应监测引流管中引流液的量与性状，监测其淀粉酶水平的变化。胰瘘一旦明确诊断，对于 A 级和 B 级的胰瘘一般采用保守治疗，同时可给予生长抑素等药物治疗，胰瘘大多都能愈合，对于迁延不愈的胰瘘可择期手术治疗。同时应警惕继发性腹腔感染和腹腔出血的发生，并针对患者的情况，给予禁食、营养支持、抑酸、抗炎处理，不排除再次手术的可能。

(5) 脾梗死：脾梗死是保留脾脏的腹腔镜胰体尾切除术后并发症之一，其发生的关键在于是否保留脾动、静脉。评估患者是否适合行 Warshaw 法的关键在于术中切断脾动、静脉后脾脏色泽的变化，术中超声监测脾脏血流是否有助于评估术后脾梗死发生的概率,尚无统一定论。因此在术中,应尽量保留脾动、静脉,对于脾大患者,严禁切断脾动、静脉,如已损伤,可联合脾脏切除;对于不保留脾动、静脉的保脾患者,切断脾动、静脉后应主要观察脾脏色泽的变化,如果脾脏血供不可靠,应联合切除脾脏。对于保脾的LDP病例,术后应严密观察患者生命体征和化验指标等的变化,对怀疑有脾梗死发生的患者,可行超声检查以助明确诊断。对于早期发现的局灶性脾梗死,早期使用抗生素治疗多数可以保守治愈。

(6) 胃底静脉曲张:对于行Warshaw法保脾的患者,由于脾脏血流的供应主要靠胃短及胃网膜左血管的供应,增加了这些血管的血流负荷,会引起胃底静脉曲张,从而增加了上消化道出血的风险。

(史宪杰)

参考文献

1. 曲辉. 胰腺肿瘤手术方式的新进展. 中国微创外科杂志,2008,8(1):88-89.
2. Al-Taan OS, Stephenson JA, Briggs C, et al. Laparoscopic pancreatic surgery: a review of present results and future prospects. HPB (Oxford), 2010, 12(4):239-243.
3. Jayaraman S, Gonen M, Brennan MF, et al. Laparoscopic distal pancreatectomy: evolution of a technique at a single institution. Am Coll Surg, 2010, 211(4):503-509.
4. Cusehieri A, Jakimowicz JJ, Van Spreeuwel J. Laparoscopic distal 70% pancreatectomy and splenectomy for chronic pancreatitis. Ann Surg, 1996, 223:280-285.
5. Kimura W, Inone T, Futakawa N, et al. Spleen-preserving distal pancreatectomy with conservation of the splenic artery and vein. Surgery, 1996, 120(5):885-890.
6. Vijan SS, Ahmed KA, Harmsen WS, et al. Laparoscopic vs open distal pancreatectomy: a single-institution comparative study. Arch Surg, 2010, 145(7):616-621.
7. 代文杰,朱化强,姜洪池. 保留脾脏胰体尾切除术临床用与评价. 中国实用外科杂志,2008,28(9):776-777.
8. Merchant NB, Parikh AA, Kooby DA. Should all distal pancreatectomies be performed laparoscopically. Adv Surg, 2009, 43:283-300.
9. Kooby DA, Gillespie T, Bentrem D, et al. Left-sided pancreatectomy: a multicenter comparison of laparoscopic and open approaches. Ann Surg, 2008, 248(3):438-446.
10. Nau P, Melvin WS, Narula VK, et al. Laparoscopic distal pancreatectomy with splenic conservation: an operation without increased morbidity. Gastroenterol Res Pract, 2009: 846340.
11. Borja-Cacho D, Al-Retie WB, Vickers SM, et al. Laparoscopic distal pancreatectomy. Am Coll Surg, 2009, 209(6):758-776.
12. Suzuki O, Tanaka E, Hirano S, et al. Efficacy of the electrothermal bipolar vessel sealer in laparoscopic spleen-preserving distal pancreatectomy with conservation of the splenic artery and vein. Gastrointest Surg, 2009, 13(1):155-158.
13. Warner EA, Ben-David K, Cendan JC, et al. Laparoscopic pancreatic surgery: what now and what next. Curr Gastroenterol Rep, 2009, 11(2):128-133.
14. DiNorcia J, Schrope BA, Lee MK, et al. Laparoscopic distal pancreatectomy offers shorter hospital stays with fewer complications. Gastrointest Surg, 2010, 14(11):1804-1812.

6

第五十五章

脾脏手术

【解剖概要】

脾脏为一实质性器官,正常位于左上腹膈肌下、左季肋区深面,稍偏后外方;相当于平左侧第9~11肋。正常成人脾脏上下径为10~12cm,宽6~8cm,重80~120g。脾脏外形上可分为前缘、后缘、上极和下极。前后缘可有2~3个脾切迹。后外侧为膈面,呈凸形,又称为凸面;前面为脏面,呈凹形,又称为凹面。除与各邻近脏器的附着处及血管蒂部以外,脾的表面光滑。在其前内缘有脾胃韧带,内含胃短动、静脉;在后上极有脾膈韧带;下极有与结肠脾曲相连的脾结肠韧带;后外侧有与左肾前方后腹膜相连的脾肾韧带;脾门处有脾胰韧带,其内有脾动静脉、淋巴管和神经走行(图55-1)。

6

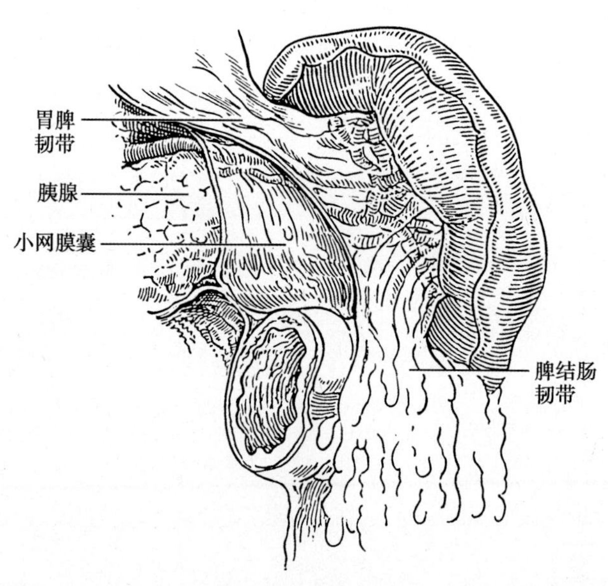

图 55-1 脾脏的解剖关系

脾借这些韧带与附近脏器相连并保持其肋缘上方的固定位置。平时脾脏不能触及。如这些韧带松弛,同时脾蒂又较长者,易形成游走脾。

脾动脉起自腹腔干,80%的脾动脉在胰腺体、尾部的上缘向左走行,8%走行在胰腺后面,约3%走行在胰腺前面。接近胰尾处先后分出胃网膜左动脉及数支胃短动脉;在脾门处分出几个大支入脾,称脾叶动脉。最近的脾脏解剖研究结果显示:84%分为上极、下极2支,16%分为上极、中极、下极3支。进入脾脏后,呈分段性分布。在灌注腐蚀标本的脾动脉造影片上发现两个重要特征,即脾叶之间、脾段之间存在相对的无血管区,而脾动脉是脾实质的主要支持结构。这在脾脏挫裂伤手术修补或脾脏部分切除术时具有重要意义。

脾静脉和动脉伴行,位于动脉的后下方,汇集脾脏、胃短静脉、胃网膜左静脉、胰腺静脉以及肠系膜下静脉的血流,在胰颈的背侧与肠系膜上静脉汇合成为门静脉。

脾门处淋巴引流,沿脾动脉至腹腔动脉旁淋巴结。

约10%人群在脾门附近尚有副脾,多数者只有1个副脾,其中约15%有2~4个副脾。副脾一般只有0.2~1.0cm,多无临床症状。但在脾功能亢进时,副脾也扮演了脾功能的角色,因此在临床上有一定重要意义。

由于过去对脾的生理功能认识不足,对脾的外伤与疾病,数百年来一直采用脾切除术。近30年来,临床各种观察资料表明,脾切除术后患者不仅对感染的易感性增加,死亡率亦惊人增加,特别是婴幼儿脾切除后暴发性感染(OPDI)发生率较对照组高60倍,死亡率比正常人高200倍,其中以原发性血液病患者切脾后感染率最高。随着免疫学研究的进展,人们越来越认识到脾脏在机体免疫功能中的重要作用,主要包括:脾对血液中的细菌有过滤、吞噬作用;脾内所含的大量T淋巴细胞和B淋巴细胞参与细胞免疫和体液免疫;脾产生一种吞噬作用激素,能增强中性粒细胞的吞噬作用;脾所产生的备解素,有利于补体的激活。婴幼儿脾组织的发育时,其他网状淋巴成熟早,在抗感染中有着重要的作用。而在脾切除术后则导致患者近期和远期免疫功能下降。因而，除脾切除术外，近年开展了脾修补术、脾部分切除术，以及腹腔镜下脾脏切除术等的新手术方式。

第一节　脾切除术

【适应证】

1. 脾破裂　腹部穿透性或闭合性损伤引起的外伤性脾脏破裂、自发性脾破裂、手术副损伤所致的脾破裂，由于可能合并致命的大出血，须立即行脾切除术止血，挽救生命。主要适应于Ⅳ级（脾广泛破裂，或脾蒂、脾动静脉主干受损）和部分Ⅲ级（伤及脾门或脾脏部分离断，或脾叶血管受损）脾脏破裂者，保脾手术仍不能有效止血者。此外，邻近重要组织、脏器（如胰体尾）损伤无法保留脾脏时。

2. 脾功能亢进　各种原因引起的脾功能亢进，理论上都可以通过脾切除得到根治或缓解，脾切除是脾功能亢进重要的临床治疗手段。常见的情形有两类：

(1) 原发性脾功能亢进：发病或疾病进展与脾功能亢进密切相关的血液系统疾病如先天性溶血性贫血、原发性血小板减少性紫癜症、遗传性球形红细胞增多症、原发性中性粒细胞减少症、原发性全血细胞减少症等。这类疾病应先经内科积极综合治疗，慎重掌握手术时机，5 岁以下儿童应避免行脾切除术。白血病是否适应于脾切除目前仍有争论，但有报告表明某些白血病患者可以通过脾切除达到缓解或部分缓解。

(2) 充血性脾大：晚期血吸虫病性脾大伴脾功能亢进、肝硬化门静脉高压症、肝外形门静脉高压症、区域性或特发性门静脉高压症所导致的脾功能亢进综合征。此时的脾切除常作为与其他的手术方式进行联合治疗的手段。对肝炎后或门脉性肝硬化所致的门脉高压症，即使在肝功能稳定的情况下，若非严重的继发性脾功能亢进，应严格掌握脾切除术的指征。对门脉高压症伴有明显的食管下端或胃底静脉曲张或有上消化道出血史者，切脾的同时做脾静脉或肠系膜上静脉与体静脉吻合术（分流术）或门奇静脉断流术。

3. 脾脏疾病　①脾脏囊肿，特别是合并感染者；②脾脏肿瘤；③脾动脉瘤；④脾脏脓肿和脾结核；⑤游走脾（异位脾），脾蒂扭转；⑥其他。

4. 附带性脾切除　邻近脏器恶性肿瘤根治术如胃、胰、结肠、腹膜后组织的恶性肿瘤根治术，在需要时，可将脾一并切除。

5. Hodgkin 病的分期性剖腹探查术。

【禁忌证】

对于下列的情况，一般不宜手术：

1. 心、肺、肾等重要器官功能不全，难以耐受全身麻醉者。

2. 严重凝血机制障碍者。

3. 中、晚期妊娠。

【患者评估与手术规划】

（一）急症手术与择期手术

外伤性脾脏破裂，一旦诊断成立，应急诊行剖腹探查、脾脏切除手术。同时积极配血、补液，维持循环稳定。如果仅为脾脏包膜下血肿，循环稳定，可以在严密观察下，保守治疗。一旦包膜下血肿增大，延迟手术有破裂危险，应及时手术。对于其他脾脏疾病，一般采取择期手术；脾脏恶性占位性病变者，应在完善术前检查、准备后，限期手术切除脾脏。

（二）开腹手术与腹腔镜脾脏切除术

开腹脾脏切除手术一直都是治疗脾脏外伤、血液病、脾脏肿瘤和感染性疾病以及门脉高压症脾脏功能亢进的主要手段。随着腹腔镜技术的不断进步，以及配套器械改进，腹腔镜技术由早期的胆囊切除，逐渐扩展到腹腔内其他器官。腹腔镜下脾脏切除术适应证也由初期的脾脏占位，逐渐到门脉高压症的巨脾。在腹腔镜技术开展较早，设备、技术成熟单位，在严格选择适应证前提下，可优先选择腹腔镜下脾脏切除术。

（三）脾脏切除术与脾脏部分切除、脾脏修补术

脾脏具有广泛的抗感染和抗肿瘤的生理功能，因此脾损伤时，只要具备一定的条件和指征，应当采用保脾技术。

单纯的轻度外伤性脾破裂，尤在儿童，若无影响生命的体征出现时，在严密观察下进行谨慎的保守治疗，一部分病例可在非手术治疗下痊愈。对于远离脾门的、浅表的、1~3 处的脾裂伤，以及外伤性脾包膜下血肿，在血肿清除后脾实质的浅在裂伤，可行脾脏修补术。

对于脾脏严重的横形裂伤，未涉及脾门血管，但裂远端脾实质血运不良者；脾上极或下极的粉碎性破裂；或者脾的某些疾病如囊肿、良性肿瘤，仍可保留一定的脾组织及功能时，可考虑行脾脏部分切除术。这要求对疑为脾损伤的患者在采取各种抢救措施的同时，进行周密的检查，排除其他合并损伤，而且应随时准备进行必要的紧急手术处理。

【手术方式与手术操作】

脾脏切除术因脾脏的病理基础和要达到的治疗目的不同而有所差别。外伤性脾破裂的脾切除术一般为急诊手术，脾脏不肿大，要求手术尽可能迅速地控制出血，以防治失血性休克。脾功能亢进时脾脏肿大，有时甚至为巨脾，脾脏的血管扩张，血池增加，不同程度地存在贫血和凝血机制障碍。因此，脾功能亢

进时的脾切除要求在手术的各个环节尽量减少出血的可能。

（一）麻醉

1. 气管内插管全身麻醉　脾破裂有严重的内出血及休克或合并有其他脏器损伤；粘连较多的巨大脾切除和复杂的脾切除。

2. 持续硬膜外麻醉　适用于一般的脾切除，尤其对肝功能代偿较差者。

（二）切口

主要依脾脏大小和病情选择切口（图 55-2）。

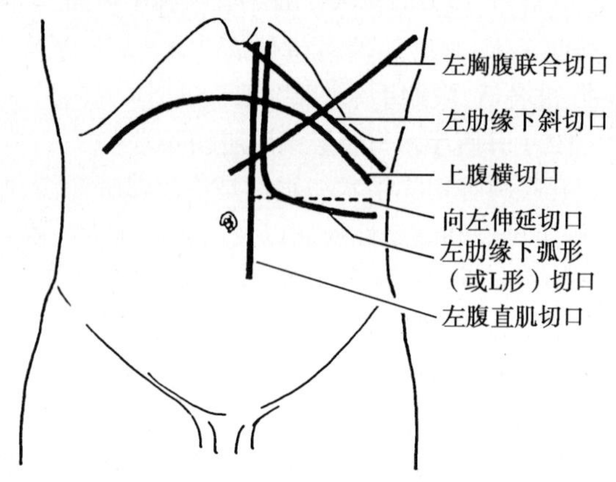

图 55-2　脾切除手术切口

1. 外伤性脾破裂脾切除　一般采用左上腹直肌切口，必要时可向左侧加一横切口，使切口呈 ├形。

2. 脾功能亢进，肿大脾脏的切除　脾大不显著时，常采用左上腹正中旁切口或经腹直肌切口，操作方便。当脾较大或估计粘连较重时，可采用左上腹 L 形切口或在上述切口的基础上补充做横切口（├形切口），以更好地显露脾脏。亦可做左肋下斜切口或上腹横切口。必要时采用经第 8 或第 9 肋间的左侧胸腹联合切口。

（三）体位

依切口而定，一般取仰卧位，左侧腰背部可垫高 10cm，手术台略向右倾斜。

（四）外伤性脾破裂脾切除

1. 探查　脾破裂大出血的腹腔探查必须准确迅速，及时控制出血。进腹后，可一边吸除积血，一边向脾门及血块最多处探查。移去血块，以右手扪查脾脏，分开脾脏后方的腹膜，将脾向内侧翻转，捏住脾蒂控制出血，然后再吸净腹腔内积血，进行脾脏切除。在脾蒂钳闭之前，一直要用手指持续控制脾蒂，这是外伤性脾切除的手术要点之一。有时为了便于操作，也可暂时用一心耳钳或套有软橡皮管的肠吻合钳夹住脾蒂控制出血，使手术野得以充分显露。如仍有活动性出血，则可能合并有其他脏器或血管损伤，应立即查明，进行处理。

2. 仔细处理脾周围的粘连、韧带及脾门血管后，将脾切除（部分步骤同择期脾切除，见下）。最后探查左肾及贲门以下的消化道及其系膜，以免遗漏损伤。

（五）脾功能亢进，肿大脾脏的切除

1. 探查　探查是验证诊断、了解病变和决定手术的重要一环，包括了解脾大的原因、脾脏与周围组织的关系以及脾病变引起的局部解剖上的改变等，如脾周有无粘连、侧支循环的多少、脾动静脉情况以及有无副脾。对肝硬化患者，应特别注意肝脏大小、肝硬化程度、有无新生物等，并应检查门静脉系统有无栓塞形成，测定门静脉压力。对先天性溶血性疾病的患者，应检查胆囊及胆管有无结石。

2. 离断胃结肠韧带　提起胃网膜，在无血管区剪一小孔，并沿胃大弯方向自下而上地逐渐离断脾胃韧带，钳夹、切断、结扎所遇血管，直到近脾脏上极处。

3. 阻断脾动脉　离断胃结肠韧带进入小网膜囊后，向右上方牵开胃体，显露胰腺体尾部及周围后腹膜，在胰尾部上方隐约可见或可扪到向左行走的脾动脉，充血性脾大时，脾动脉常增粗、迂曲，有时有震颤。在搏动明显处提起后腹膜并剪开，暴露出脾动脉鞘。切开脾动脉鞘，于鞘内轻柔地分离出脾动脉约 1~2cm，在其下缘绕过背面穿出两根粗丝线，在相距 3~5mm 处分别结扎（图 55-3）。

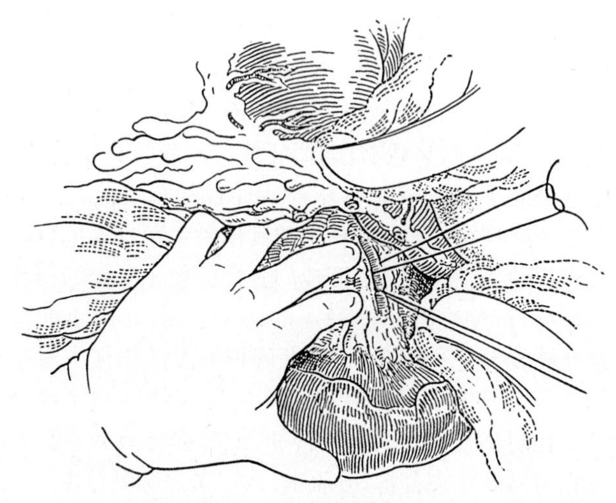

图 55-3　结扎脾动脉

打结时注意不要扯动脾动脉，用力要缓、适度，尤其当脾动脉壁有粥样变时，若突然用力结扎，易致脾动脉断裂。在少数患者，脾动脉位置深，处于胰腺组织的背面，常规分离困难，可显露胰体部，在脊柱左侧胰腺上缘行脾动脉结扎。因该处的脾动脉距胰腺上缘稍远，便于结扎。若在此处结扎仍感困难，也不必勉强，可待脾脏游离后再予以处理。结扎脾动脉可以使

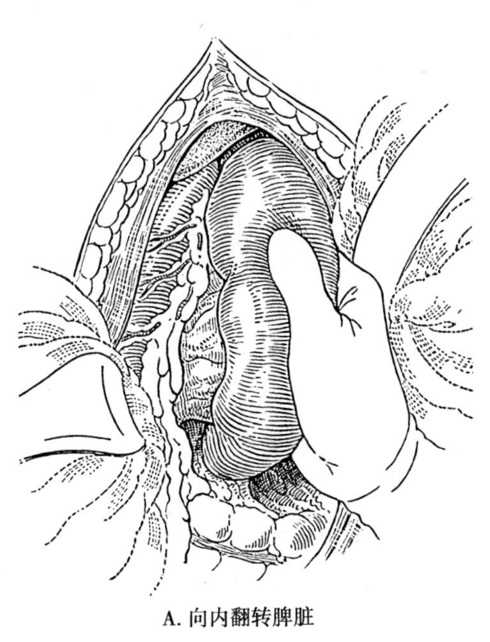

A. 向内翻转脾脏

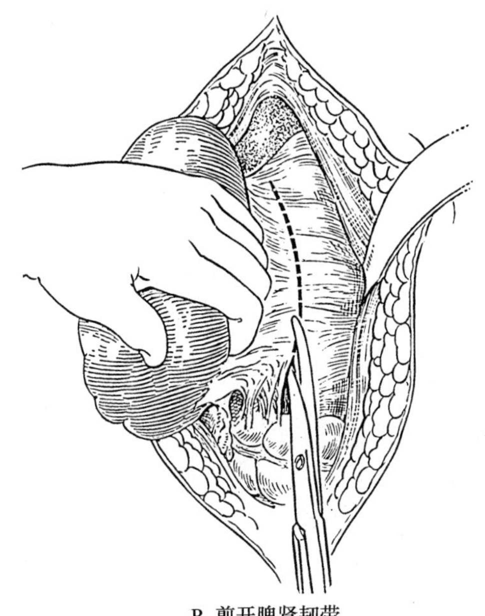

B. 剪开脾肾韧带

图 55-4　游离脾脏

脾内阻留的血液有效地流入血液循环内，使得脾脏缩小，便于操作，并且可减少血液的丢失，因此对于肿大脾脏和巨脾的切除应尽量先结扎脾动脉。

4. 游离脾脏　脾脏完全游离的关键，在于充分地分离和处理脾肾韧带和脾膈韧带，尤其是巨大的脾脏，粘连及侧支循环较多，分离时若不仔细，很容易引起大量出血。脾动脉结扎后，将脾稍加按摩，脾即可迅速而明显地缩小变软。将脾脏下极向上向左轻柔地掀开，显露、切断、结扎脾结肠韧带。再将脾的外下方翻向内前侧，暴露脾肾韧带，予以离断（图 55-4）。

将手深入脾背侧与膈肌之间，如粘连不多可沿其间隙用手指将脾膈韧带和脾脏与后腹膜之间的疏松结缔组织钝性分离；如粘连紧，侧支循环较多时，应充分暴露脾脏，并将脾脏向内牵拉，在直视下自下而上地逐步切断缝扎脾脏与侧腹膜的粘连组织和脾膈韧带，使脾得以充分游离。脾床以热盐水纱布垫填塞止血，并可防止脾脏重新滑回腹腔（图 55-5）。

向外翻转脾脏或将脾脏托出切口，进一步切断脾胃韧带及胃短血管（图 55-6）。

注意脾上极与胃底之间的距离常较短，钳夹时尽可能靠近脾脏，注意不要损伤胃壁。如位于其中的胃短血管粗大迂曲，在靠近胃壁一侧予以缝扎，以免结扎线脱落引起出血。此后脾脏的支持结构全部游离完毕，脾脏可以轻松地置于切口之外。

5. 处理脾蒂　脾游离后，助手将脾轻轻托住并翻向内侧，避免过度牵拉脾蒂。术者以右手示指、中指或用小纱布自上而下地在脾蒂后方轻轻推开胰尾（图 55-7）。

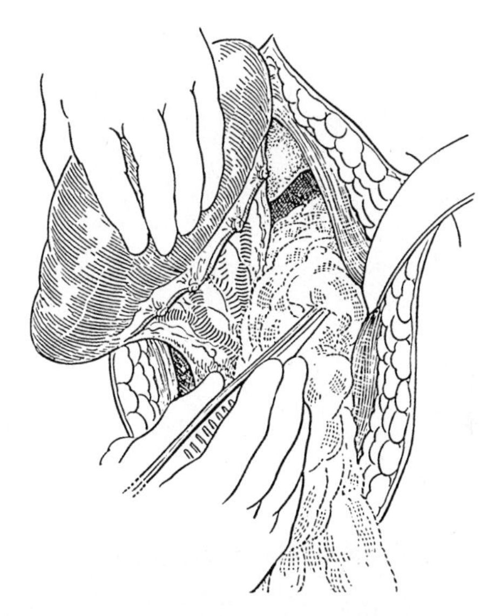

图 55-5　热盐水纱布垫填塞脾床

注意避免损伤胰尾后血管。将胰尾从脾蒂分开后，再将脾脏翻向左侧，在脾门处通过各血管间隙将脾门血管分别钳夹处理。靠近脾脏自下而上分别双重结扎 / 缝扎脾脏动脉、静脉二级分支，在贴近脾门的血管钳的内侧切断（图 55-8、图 55-9）；移除脾脏。

6. 对脾脏巨大、脾周围炎致粘连重的患者，按上述步骤操作困难时，可在结扎脾动脉后，离断脾结肠韧带，将脾下极内侧游离。先在脾门处仔细分离脾动、静脉各分支，并将其离断、缝扎。然后自下向上离断脾门与后腹膜之间的结缔组织和侧支循环、脾胃韧带及胃短血管。再离断脾肾韧带、脾膈韧带，取出脾脏。此法可减少出血，避免胰尾损伤，但要求术者操作精细。

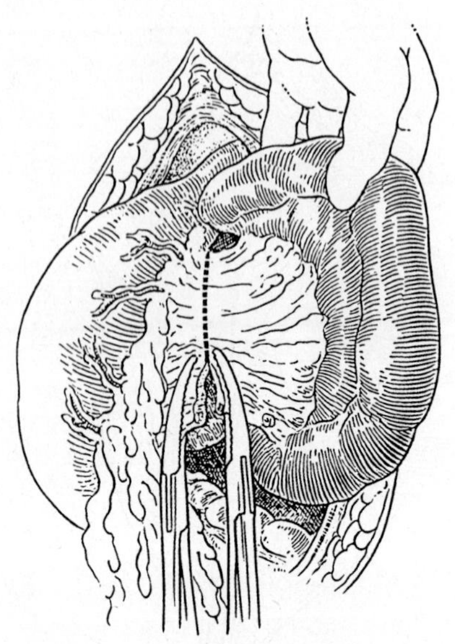

图 55-6　切断脾胃韧带及胃短血管

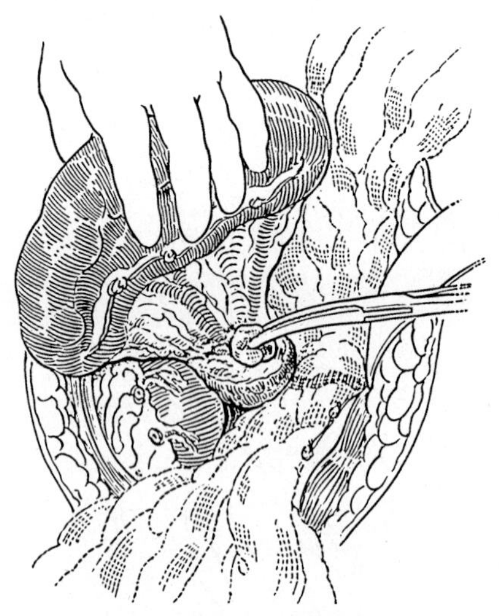

图 55-7　将胰尾自脾蒂推开

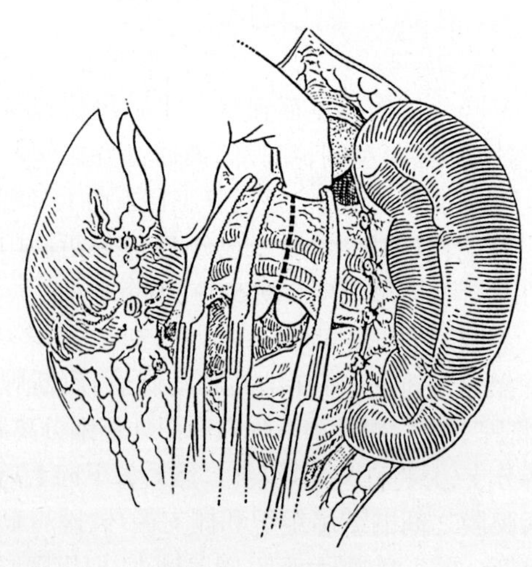

图 55-8　处理脾蒂

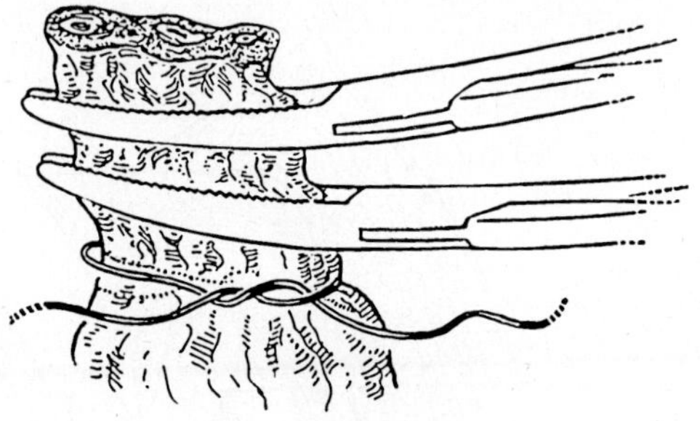

A. 结扎脾蒂

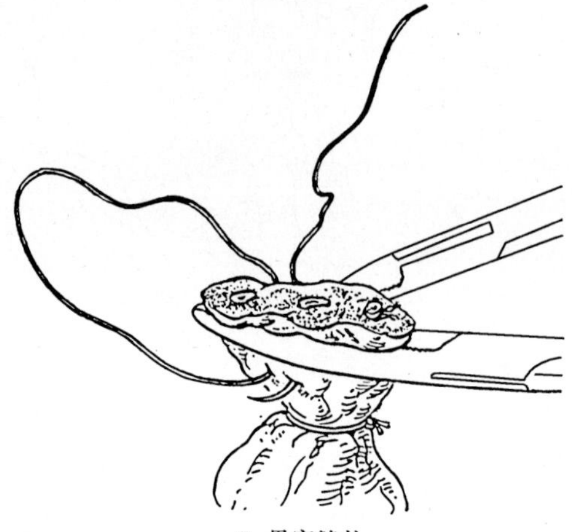

B. 贯穿缝扎

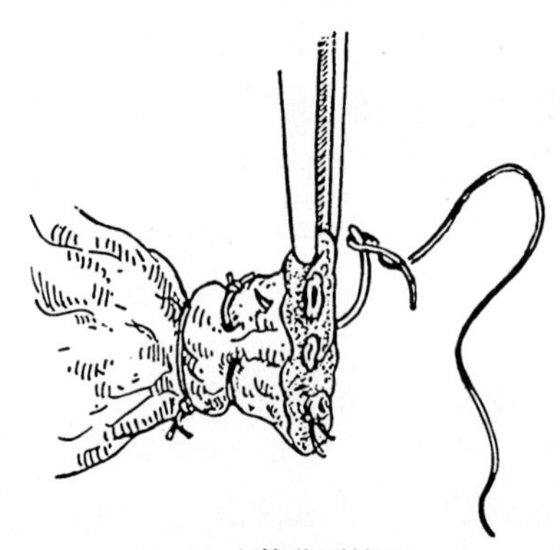

C. 血管分别结扎

图 55-9　结扎 / 缝扎脾蒂

7. 最后取出脾床的纱布垫，冲洗手术野，应特别注意胰尾、胃大弯、脾床粗糙面有无出血，采用 8 字缝扎，或连续缝合彻底止血。可将脾蒂残端和胰尾包埋缝合在后腹膜下。

8. 肝炎后肝硬化门静脉高压症患者脾切除、门奇静脉断流术后，为防止门静脉血栓形成，近年有人主张在胰腺颈部下缘左侧解剖出脾静脉，在肠系膜下静脉汇入左侧将其结扎，以避免术后脾静脉的血栓向门静脉主干延伸。

9. 如果回收脾血，可在脾脏取出后，迅速放松夹住脾门的血管钳，将脾血放出，收集在盛有抗凝剂的保养液的容器中，过滤入无菌输液瓶内。放血时勿用力挤压脾脏。如无禁忌，可用为自身输血。操作过程中应严格执行无菌技术。术中亦可用血液回收器回收脾血，但仅能回输红细胞成分，在大出血时可用此法回收脾血。

10. 腹腔引流 冲洗腹腔，在左膈下放置多孔血浆引流管和潘氏引流条(图 55-10)，大网膜塞入脾窝。逐层关腹。

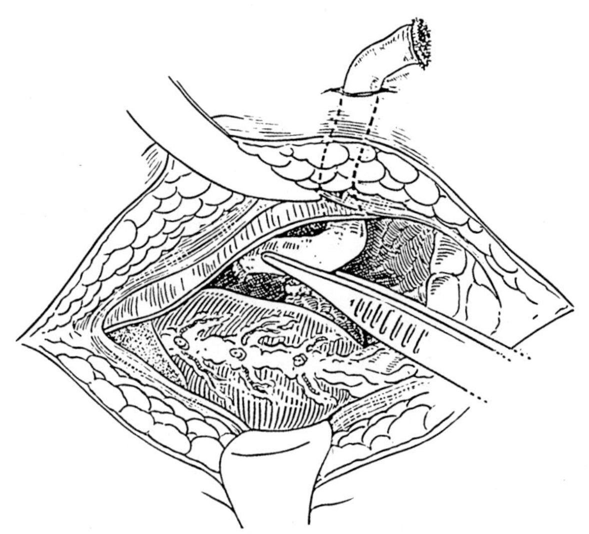

图 55-10 左膈下放置引流

【手术要点】

对于肝硬化所致的充血性脾大，有时脾切除的效果不能令人满意，例如：因为手术创伤的影响，反而使肝功能恶化；由于门静脉的血栓形成，加重食管下端静脉曲张程度，甚至发生破裂出血。虽然脾切除可以减少门静脉 20%~40% 的血液来源，消除脾功能亢进所造成的血液方面的改变，但未能解决肝脏代偿及出血的问题，故对手术指征的选择应慎重。若患者已有食管下端静脉曲张或上消化道出血史，应同时行门-奇静脉断流术；对肝功能代偿较好时，除行脾切除、门-奇静脉断流外，可行选择性门-体静脉分流术。

1. 脾切除术前一般不放置胃管，不仅可以减少患者痛苦，对已有食管下端及胃底静脉曲张的患者，尚可避免因胃管损伤所致的大出血。如果手术中胃胀气较显著，可行穿刺抽吸减压，以利手术操作。

2. 腹腔探查时，应结合具体发现做全面分析。对少数肝硬化肝脏代偿功能较差、脾大且粘连及侧支循环均较多的患者，若手术难度很大，确有困难时，不可勉强进行。因为在此种情况下强行行脾切除术导致的失血、创伤、侧支循环的破坏以及机体抵抗力低下发生手术后感染等，均易诱发肝性脑病；或者因为手术本身的困难，发生难以控制的大量失血及严重休克。

3. 脾破裂脾切除要迅速控制脾蒂，并在控制脾蒂下完成其他主要步骤。

4. 肿大脾脏或巨脾切除时先结扎脾动脉有一定优点 ①可使脾内部分积血经脾静脉回流至体内，起到自身输血的作用；②减少游离脾脏时的出血；③脾血回流后，脾脏变软、缩小，有利于手术野的显露及操作；④减少因不慎引起脾动脉出血的危险性。

5. 分离脾动脉时，应切开动脉的外鞘，在鞘内进行，至背面时，将直角钳从下缘伸入血管的背面进行分离，不要从上缘向下绕过，否则，容易损伤伴行的脾静脉及其周围的静脉分支。若误伤脾静脉或其分支发生多量出血时，切忌在伤口深处以血管钳盲目钳夹，否则，将进一步撕裂静脉，造成严重出血，而应以纱布暂时填塞止血，并迅速游离脾脏，将脾蒂及胰腺尾部游离后，暂时用一心耳钳或带橡皮管的肠吻合钳夹住止血，然后根据情况处理出血的静脉。

6. 术中应充分游离脾周韧带，同时要注意不要误伤邻近器官。特别是脾脏巨大对邻近器官产生压迫或形成粘连时，其他器官组织变得菲薄甚至挛缩变形，而且操作空间狭小，容易造成其他组织或器官损伤。

7. 有的患者脾胃韧带较短，并有胃短动、静脉从中通过。处理时，注意勿钳夹胃壁，以免造成损伤。避免局部缺血坏死，术后并发胃瘘。血管断端应以贯穿缝合法结扎，必要时缝线可穿过胃壁的浆肌层，以防滑脱出血。

8. 在处理脾蒂时，不宜过度牵拉，因为脾静脉壁较薄，易致破裂造成大出血。钳夹和结扎静脉时应徐缓均匀用力，否则病变的静脉易被撕破。最好先用 4 号丝线双重结扎，在两结扎线之间再用两血管钳夹住，然后在两钳之间切断静脉，贯穿缝扎。如不慎将静脉撕破，切勿慌张，可先用手将破口处捏住，再用心耳钳或带橡皮的肠吻合钳夹住脾蒂暂时止血，然后仔细分离破裂的静脉，进行彻底止血。有时脾蒂很短，脾静脉破裂后回缩至胰尾后方，难以处理，则应先将脾脏迅速摘除，再将胰尾连同脾静脉一并向右侧游离，在钳夹的近端缝扎脾静脉。有时因脾蒂未及游离，不能用手捏住，则可将手伸入小网膜囊，将胰体上缘压向脊柱以阻断脾静脉血流，然后再进行脾蒂的游离及处理。

9. 手术中大出血的另一常见原因是在搬移脾脏至切口外时，发生脾蒂破裂。预防的方法是：①腹部切口选择及大小适当，麻醉必须良好，肌肉松弛，不致在搬移脾脏时因切口不适当、过小或腹肌紧张，造成困难，导致脾蒂破裂；②必须在粘连已完全分离及脾韧带大部切断后才可移除脾脏。有时巨大脾脏不能移出切口的原因，除粘连外，往往是脾肾韧带、脾膈韧带或胃脾韧带上缘太短或粘连，使脾脏的上后极被拽拉于膈肌之下。遇此情况，如果脾脏或其他部分粘连已游离，可用手钝性分离脾肾韧带（或如前述往腹膜外游离），将脾脏向下向内翻开，在直视下钝性或锐性分离脾膈韧带。然后将大部分脾脏包括下极托出切口外，用手指从上方伸入胃脾韧带的深面，将韧带轻轻顶起，在直视下钳夹、切断、缝扎。脾上极游离后，脾脏即可托出切口外；③移出脾脏时，动作应轻柔，先将脾下极移至切口外，然后按顺时针方向稍许转动，如遇阻力，查明原因，不可强行移出；④已如前述将脾动脉结扎可使脾脏变小、变软，有助于脾脏的移出，而且万一脾蒂破裂时，也便于处理。如果结扎脾动脉有困难，可将胃脾韧带、脾结肠韧带尽可能游离切断，充分显露胰尾上、下缘及脾蒂后，再搬移脾脏，即使发生脾蒂出血，也可用手迅速将脾蒂捏住。

10. 脾床出血可在手术中及手术后发生。常见的出血来源为：胃短动、静脉、脾蒂血管及腹膜后曲张静脉破裂出血，或分离后的粘连面渗血。分离粘连时，除较疏松的粘连外，可靠的方法是在直视下钳夹后切断、贯穿缝扎。如手术时发现腹膜外有明显粗大的曲张静脉，应注意保护，做腹膜后分离。如果曲张静脉破裂出血，也不要任意钳夹，以免造成更多的撕裂。可先用手指压住，然后在其上、下连续缝合止血。脾蒂渗血多数因胰尾裂伤所致，需用细丝线褥式缝合止血。如果脾蒂系用双重结扎加缝扎法处理，一般滑脱的机会甚少，但最好将血管分离后结扎加缝扎；但如果结扎包含软组织太多则易滑脱或松脱。一般脾床渗血可用热盐水垫压迫止血，较大的出血点应予结扎或缝扎。关腹前必须仔细检查有无活动性出血；手术后，应经常观察引流管流出的液体是否有新鲜血液。如果引流管的血量较多，经一般止血措施无效，或患者出现休克现象时，则应重新考虑手术止血。有时，特别是肝功能较差或手术时间较长、失血或输血较多的患者，由于凝血功能的障碍，脾床常渗血不止，若经一般止血措施处理后无效，应根据其凝血功能情况，可给予新鲜冷冻血浆，必要时输入冷沉淀、血小板等，以改善其凝血功能，并作相应的处理。

11. 对于原发性血小板减少性紫癜、先天性溶血性贫血等患者，应注意将副脾切除，否则可能复发。副脾多位于脾门及胰尾附近，但亦有在大网膜、胃脾韧带、肠系膜根部等处者，应仔细寻找。

12. 对于脾破裂的腹腔内积血，如无其他内脏损伤或污染及溶血时，应予收集，用为自身输血，以节约输血量。至于充血性脾大的脾血是否可以利用的问题，仍有争论。一般认为若无禁忌（如感染等），可以利用。但取血时不能挤压脾脏，挤压的脾血输入后常常反应较多，如发热、溶血性黄疸等。

13. 脾破裂切除后，应仔细检查其他腹内脏器是否有损伤，并予以处理。较常与脾破裂同时发生的是结肠脾曲或肝左叶破裂。有时可合并左肾或胰腺挫裂伤，不可忽略。

【术后处理】

肝硬化的患者在脾切除术后，可能发生肝功能代偿不全，如出现腹水、黄疸、甚或肝性脑病，应加强保护、观察和治疗。

1. 注意延迟性腹腔内出血，发现后应及时处理。若经保守治疗无效，或出血量 >100ml/h，应急诊手术止血。

2. 保持腹腔引流通畅，若膈下积存血液或渗出液时，易致膈下感染。膈下感染又可能引起左胸腔感染，应予注意。

3. 一般手术后 48 小时可拔除腹腔引流管。

【手术并发症】

脾切除的手术后并发症与疾病本身有密切关系。主要并发症包括：

1. 出血、休克　可发生于手术中或手术后。术后迟发性腹腔内出血常发生在脾功能亢进和肝功能不佳的患者。对于这些患者，应在术前、术后采取措施，改善凝血功能，以防治出血。另外的常见原因系由于脾脏血管及侧支循环血管的损伤、血管的结扎线不紧或滑脱，或创面渗血等所。因此，脾脏切除后对手术区的反复检查及彻底止血，是预防手术后迟发性出血的一项非常重要的措施，不可忽视。

2. 感染　常见的是左膈下感染，有时可以形成膈下脓肿。多与积血或手术中损伤胰腺有关。手术后膈下放置引流，可减少膈下发生感染的机会，但并不能杜绝其发生。最关键的预防方法仍是手术时的彻底止血、严格无菌技术及避免胰腺损伤。术后 3~4 日后，体温又复升高者，要高度警惕，及时详查。如已形成脓肿，可先行穿刺引流。

3. 脾静脉及门静脉血栓形成　脾静脉血栓形成为脾切除后较常见的并发症。术中结扎脾静脉后，因近端成为盲端，加之脾切除后血小板增高及脾静脉断端残留较长，故极易产生血栓。多数患者表现持续较久的低度或中度发热；少数严重患者，血栓可由脾静脉延伸至门静脉，发生门静脉血栓，临床上出现腹痛、发热、白细胞升高及黄疸等。有时甚至可引起门静脉压力升高进而导致食管下端曲张静脉破裂出血。术后两周内应及时监控血小板变化情况；当血小板极度升高达 $1\,000 \times 10^9$/L（100 万 /mm^3）以上时，可考虑用肝素等抗凝剂，必要时实施血小板过滤治疗。如并发感染后常出现高热、腹痛和败血症等症状，应注意防治。脾静脉炎常为脾切除术后高热不退的主要原因，但也需注意除外由于脾切除术后，患者免疫力下降易致感染的可能。

4. 肺部并发症　除一般上腹部手术较常见的肺不张和肺部感染外，较多见的是左侧胸腔积液。可能与手术部位影响膈肌的运动，手术时对膈肌的刺激，以及手术后膈下感染有关。小量积液除发热外，患者多无其他不适，积液常可自行吸收，不需特殊处理。大量积液尤其是急骤发生者，可严重影响患者的通气功能，发生呼吸困难，可进行胸腔穿刺抽液，注入抗生素溶液以预防感染。少数由于膈下感染所致的胸腔积液，可继发感染成为脓胸，应予注意并及时处理。

5. 急性胰腺炎　少见，常由于术中损伤引起。对于有剧烈上腹或左上腹疼痛的患者，应及时测定胰淀粉酶，以明确诊断，及时处理。若出现胰漏，应保持引流通畅，多能保守治愈。

6. 黄疸和肝性脑病　多发生在肝硬化的患者，一般预后较差，应提高警惕，及时防治。

第二节　脾修补术

【适应证】

1. Ⅰ级脾损伤　被膜下破裂或被膜及实质轻度损伤，手术所见脾裂伤长度≤5cm，深度≤1cm。

2. 部分Ⅱ级脾损伤　裂伤总长度 >5cm，深度 >1cm，但脾门未累及。

3. 外伤性脾包膜下血肿，在血肿清除后脾实质的浅在裂伤。

4. 不合并其他腹内脏器的破裂或穿孔，患者全身情况稳定者。

【禁忌证】

对于下列的情况，一般不宜手术：

1. 心、肺、肾等重要器官功能不全难以耐受全身麻醉者。

2. 严重凝血机制障碍者。

3. 脾脏毁损严重，不适合修补术者。

4. 合并腹腔内空腔脏器破裂、穿孔者。

【患者评估与手术规划】

脾脏修补术与脾脏部分切除、脾脏切除术同脾切除术部分内容。

【手术方式与手术操作】

术前准备及麻醉选择：同脾切除术

体位：仰卧。

切口：一般采用左上腹直肌切口，必要时可向左侧加一横切口，使切口呈 ├形。

(一) 手术步骤

1. 要求良好的腹肌松弛，以利左上腹区的良好显露。

2. 仔细探查腹内脏器有无合并伤存在。若合并有消化道穿孔，虽经手术处理，即不再适应脾裂伤修补术。

3. 充分显露和游离脾脏，根据伤情决定手术方式。如有活动性出血，可用压迫止血，暂时控制脾蒂止血；有较大出血也可将脾动脉结扎，但结扎部位应靠近脾门 5cm 以内，且不要分离脾周围组织，防止破坏侧支循环而造成脾缺血坏死。

4. 脾裂伤处在修补前应清除凝血块和已碎裂断离的脾组织。而后用 4 或 7 号丝线或薇乔(2-0，3-0)等可吸收缝合线做间断褥式缝合，进针距创缘 0.5cm，由于脾脏质脆易碎，缝合时应尽可能缝住创缘之脾包膜，并可用吸收性明胶海绵或大网膜作衬垫，进针出针力避粗暴，结扎时均匀用力，避免撕裂。

5. 裂伤修补后，应观察 10~15 分钟，若有出血即再给予有效处理；若无出血，则将网膜游离并固定于裂伤处，以使之愈着(图 55-11)。

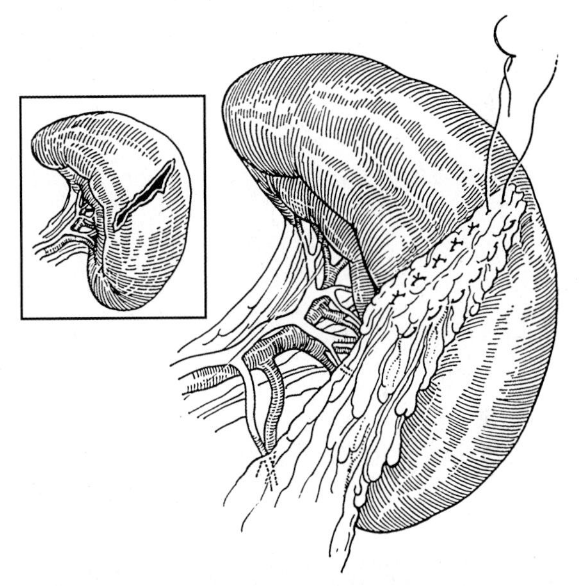

图 55-11　脾修补术

6. 脾修补术后脾床是否需放置引流，不作为常规要求。

(二) 术后处理

宜卧床休息，注意全身情况及血压、脉搏的变化，随时注意有无再出血及休克发生。病情平稳，胃肠蠕动恢复后，可开始进食。

【手术并发症】

延迟性腹腔内出血：术后迟发性腹腔内出血易发生在肝功能不佳的患者，或者由于脾脏修补时缝线切割脾脏组织。对于前者应在术前、术后采取措施，改善凝血功能，以防治出血。第二种情况，术中结扎时均匀用力，避免撕裂。脾脏创面可以喷洒止血胶，或者填塞止血纱布。

第三节　脾部分切除术

【适应证】

1. Ⅱ级脾损伤　裂伤总长度 >5.0cm，深度 >1.0cm，脾段血管受损，裂伤远端脾实质血运不良者。

2. 部分Ⅲ级脾损伤　伤及脾门或脾脏部分离断，或脾叶血管受损。

(1) 脾上极或下极的粉碎性破裂。

(2) 脾的某些疾病如囊肿、良性肿瘤，病灶位于上或下极，仍可保留一定的脾组织及功能者。

【禁忌证】

对于下列的情况，一般不宜手术：

(1) 心、肺、肾等重要器官功能不全难以耐受全身麻醉者。

(2) 严重凝血机制障碍者。

(3) 脾脏毁损严重，剩余脾脏组织血供不良者。

(4) 合并腹腔内空腔脏器破裂、穿孔者。

【患者评估与手术规划】

脾脏修补术与脾脏部分切除、脾脏切除术

同脾切除术部分内容。

【手术方式与手术操作】

术前准备及麻醉选择：同脾切除术。

体位：仰卧。

切口：同脾脏修补术部分。

6

(一) 手术步骤

1. 以手控制脾门血管后充分游离脾脏，直视下判定伤情，并迅速移去腹内及脾周围积血。

2. 仔细检查并清除脾破裂处之凝血块、碎裂组织，并以手指或刀柄钝性切除失去生机的脾组织。

3. 将活跃性出血或内血管支妥为缝扎(图 55-12)。

4. 结扎脾损伤部位的脾外脾动脉分支。

5. 脾实质断面用丝线或薇乔可吸收缝合线做垂直褥式缝合，并以网膜覆盖(图 55-13)。

6. 常规放置腹腔引流。

(二) 注意事项

1. 保留脾手术以脾裂伤修补术最能保存脾的生理功能，脾部分切除术能保存一定的生理功能，残留脾组织以不低于原体积的 30%~50% 为最佳。

2. 采用脾脏的保留手术应强调手术时对伤情的判断、术式的正确选择和手术后的严密与及时处理。

3. 保留脾手术不能取代脾切除术，尤其当合并脏器伤、腹内大出血、休克时，更宜慎重。

【手术并发症】

1. 延迟性腹腔内出血　术后迟发性腹腔内出血易发生在凝血功能不佳的患者，或者由于脾脏断面止血不彻底。对于前者，应在术前、术后输入新鲜冰冻血浆、冷沉淀等富含凝血因子产品，改善凝血功能，以防治出血。第二种情况，术中除了对脾脏断面活动性出血进行仔细缝扎外，外加垂直褥式缝合。必要时脾脏断面可以喷洒止血胶，或者填塞止血纱布。

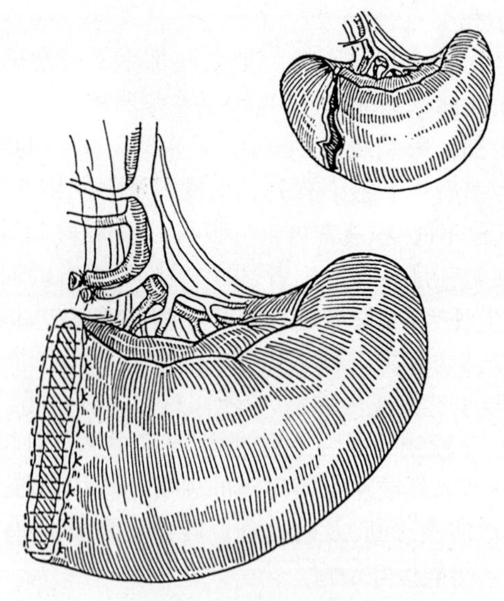

图 55-12　脾断面缝合处理

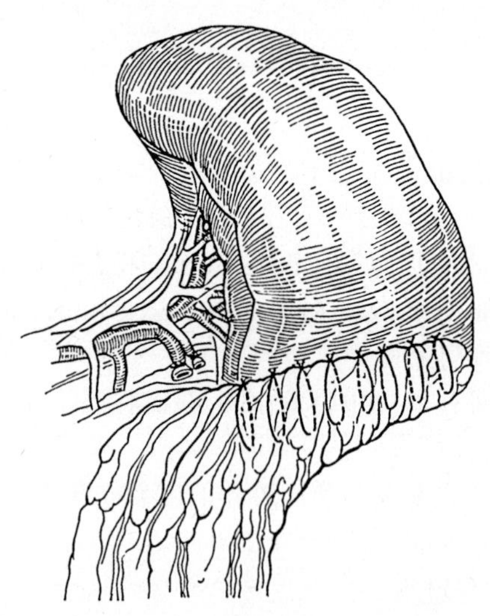

图 55-13　脾断面以网膜覆盖

2. 残余脾脏坏死、脓肿形成　主要由于残余脾脏组织血供不佳，导致局部组织坏死；同时合并空腔脏器损伤者，不易实施该种术式，同时注意保持腹腔引流通畅。

(别平)

第四节　腹腔镜脾脏切除术

【术式沿革与发展】

脾脏切除术仍是目前治疗脾脏肿瘤、外伤、与脾脏相关的血液病、血吸虫病、门静脉高压症等的主要方法。由于脾脏位于腹腔深部，传统开腹脾切除手术时必须有较大的切口，影响术后恢复。从切口大小讲，腹腔镜脾切除术有很大优点。此外，腹腔镜手术的难点是各类重建吻合操作，而脾切除术不需要这些操作。故脾切除是腹腔镜手术的良好适应证。1991 年世界首例腹腔镜脾切除术（laparoscopy splenectomy）在澳大利亚里斯本皇家医院成功实施，开创了脾脏微创手术的先河。我国首例腹腔镜脾脏切除术于 1994 年在中国人民解放军第三〇九医院获得成功。近年来，随着腹腔镜技术进步和器械改进，腹腔镜微创手术在脾脏外科得到了十分广泛的应用，开腹条件下实施的各种脾脏外科手术方式，如全脾切除术、部分脾切除术、巨脾切除术、脾破裂修补术、脾移植术、脾囊肿开窗引流术等均可在腹腔镜下实施。与开腹手术相比，腹腔镜手术具有创伤小、切口美容、术后恢复快、住院时间短、并发症发生率低等微创优势。目前，腹腔镜脾脏切除术已被认为是合并脾功能亢进的血液病及部分脾脏肿瘤患者脾切除的标准术式。腹腔镜脾切除术分为全腹腔镜下脾切除术及手助腹腔镜脾切除术，本章重点介绍全腹腔镜脾切除术。

【适应证】

原则上，对于熟练掌握腹腔镜技术的医生，腹腔镜脾切除术的适应证与开腹脾脏切除术是一致的。腹腔镜手术只是改变了手术的入路，并没有改变手术治疗疾病的原则和机制。其中有手术指征的脾脏良性肿瘤，血液系统疾病，生命征平稳、无迅猛出血的脾脏外伤是腹腔镜脾切除术的良好适应证。

1. 脾脏肿瘤　原发脾脏肿瘤较少见。良性肿瘤多为囊肿、血管瘤、淋巴管瘤、内皮瘤等。若有恶变倾向，或瘤体较大，有压迫邻近脏器症状或破裂风险者，应行腹腔镜脾切除术。恶性肿瘤多为肉瘤，如血管肉瘤、淋巴管肉瘤等。脾脏肉瘤发展迅速，如未累及邻近脏器，无转移扩散，仍可选腹腔镜脾切除术，并辅助应用放疗或化疗。转移性脾脏肿瘤，如胰腺癌、乳腺癌、胃肠道肿瘤等的转移，这部分患者主要根据原发肿瘤的进展情况确定手术方式，如原发肿瘤可在腹腔镜下根治切除，而又无其他远处转移，仍然可以联合行腹腔镜脾切除术。

2. 血液系统疾病　遗传性球形红细胞增多症、地中海贫血、自身免疫性溶血性贫血、特发性血小板减少性紫癜（ITP）、霍奇金淋巴瘤及非霍奇金淋巴瘤等。对上述血液病患者，腹腔镜脾切除术是内科治疗无效时所采取的一项有效措施。

3. 脾脏创伤　外伤性脾破裂、迟发型脾破裂，血流动力学平稳、无迅猛出血者。

4. 充血性脾大、脾功能亢进　晚期血吸虫病性脾大伴脾功能亢进、肝硬化门静脉高压症、肝外形门静脉高压症、区域性或者特发性门静脉高压症所导致的脾功能亢进综合征等，可选择行腹腔镜下巨脾切除术。对门静脉高压症伴有重度食管下段或胃底静脉曲张或有上消化道出血史者，可在腹腔镜巨脾切除的同时做贲门周围血管离断术。

5. 脾部分切除的适应证　部分脾破裂、脾脏边缘的良性肿瘤、囊肿，部分脾梗死，边缘性脾脓肿等。

【禁忌证】

1. 绝对禁忌证　不能耐受 CO_2 气腹；难以纠正的凝血功能障碍；合并心、肺、肝、肾、等重要脏器功能不全而不能耐受手术者。

2. 相对禁忌证　膈疝；既往左上腹手术史以及脾脏周围炎症粘连；外伤性脾破裂出现休克，估计出血较为凶猛者；脾脏恶性肿瘤等。

【患者评估与手术规划】

同开腹脾切除术。

【手术方式与手术操作】

（一）手术方式

腹腔镜脾切除术包括全腹腔镜脾切除术及手助腹腔镜脾切除术两种方式，本节只介绍全腹腔镜脾切除术的操作步骤。

（二）手术操作

1. 麻醉方式　气管插管静吸复合麻醉。术中常规行心电及血氧饱和度监护，有创动脉血压、中心静脉压监测等以确保手术安全。

2. 体位及操作孔布局　通常取仰卧分腿位，将患者身体左侧垫高 30°，头高脚低 10°~20°，左上肢固定于悬吊架上。术中根据需要再将手术台向左侧回转或再向右倾斜约 30°，使患者接近平卧位或呈右斜卧位，以方便显露脾脏前方和后方的韧带及血管。实际上这是一种混合体位，术中根据实际情况转动手术台的角度，充分利用了仰卧位和右侧卧位的优点。

根据脾脏大小确定操作孔位置，观察孔一般在脐部左侧，操作孔在观察孔的两侧围绕脾脏呈扇形分布。体位及 Trocar 布局见图 55-14。

（三）手术步骤

1. 建立气腹　在脐上缘或者下缘偏左的适当距离切开皮肤 1cm 左右，左手提起腹壁，右手持气腹针垂直进入腹壁，感觉到落空感后表示进入腹腔，打开气腹开关，气腹压力设定为 12~14mmHg，流量设定为高流量。

2. 腹腔镜探查　右手提起腹壁，左手持腹腔镜戳卡垂直旋转进入腹腔，气腹连接于腹腔镜戳卡上的入气孔后置镜，用腹腔镜全面探查腹腔和盆腔：观察肝、

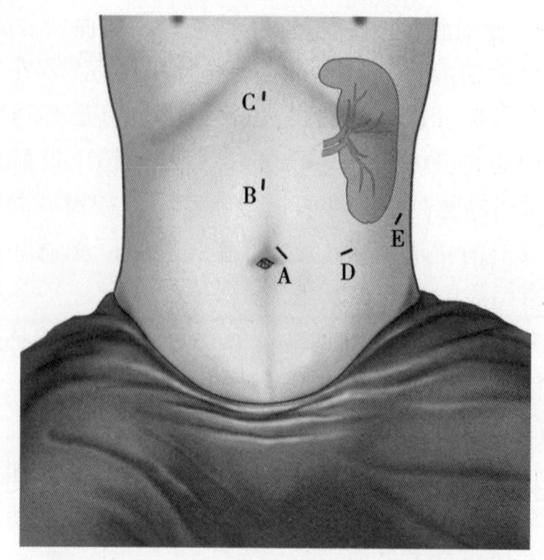

图 55-14　脾切除操作孔布局

A. 10mm 镜孔；B. 12mm 主操作孔；C. 5mm 辅操作孔；D. 12mm 助手孔；E. 5mm 助手孔

脾、胃、肠、胆囊等脏器，探查脾脏大小、与周围粘连情况，重点了解脾脏肿瘤大小、数量、质地，有无邻近脏器侵犯及腹膜转移等，进一步明确有无手术禁忌证，并寻找副脾。对门静脉高压症患者，还应了解食管及贲门周围血管曲张情况、肝硬化程度、腹腔内有无腹水及性状、量。

3. 显露、结扎脾动脉　腹腔镜探查无手术禁忌证后，首先用超声刀剪开胃结肠韧带，分离胰腺被膜与胃后壁粘连，显露胰腺上缘。在胰腺上缘，镜下寻找、确认脾动脉走行，剪开局部后腹膜，分离、显露脾动脉予以结扎或以血管夹夹闭，阻断入脾血流（图 55-15）。在手术早期结扎脾动脉后，脾脏就会缩小、张力降低，便于之后的手术操作。尤其在肿大脾脏或巨脾切除时先结扎脾动脉有一定优点：①使脾内部分积血经脾静脉回流至体内，起到自身输血的作用；②脾血回流后，脾脏变软缩小，有利于手术野的显露及操作；③降低游离脾脏时操作不慎致脾脏损伤出血的风险。

4. 离断脾胃韧带及胃短动、静脉　首先用超声刀切断脾下极附近的脾胃韧带，进入网膜囊，从下向上顺次切断胃网膜左动、静脉分支及胃短动、静脉。另外，越向上分离，胃短动、静脉的分支就越短，而且位置越深，此时，将胃底向右侧牵开，同时向左牵引脾脏上极可以帮助显露和处理胃短血管。但操作要轻柔，避免撕裂胃短血管及脾上极（图 55-16）。

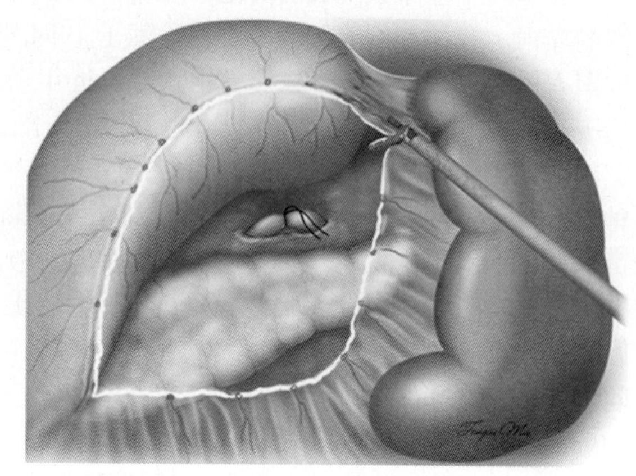

图 55-16　离断脾胃韧带及胃短动、静脉

5. 离断脾结肠韧带、脾肾韧带，解剖显露脾胰韧带　调整手术床，使患者向右侧倾斜，脾脏向内侧翻转，以无损伤钳将脾下极向上推开，在脾门下方即可显露脾结肠韧带，用超声刀进行离断（图 55-17）。接着，离断脾脏与左肾前方之间的结缔组织（脾肾韧带），使脾脏进一步向内侧翻转，显露脾胰韧带（脾门及脾动静脉）的后方，将胰尾从脾门及脾动静脉后方游离开，通过以上分离操作，脾门和胰腺之间仅通过脾动静脉相连（图 55-18）。

6. 离断脾动静脉、显露并离断脾膈韧带，切除脾脏　用腹腔镜下直线切割闭合器靠近脾门将脾动静脉一同离断，注意勿伤及胰尾（图 55-19）。也可将脾动静脉逐支解剖分离，以血管夹夹闭后离断。最后，用无

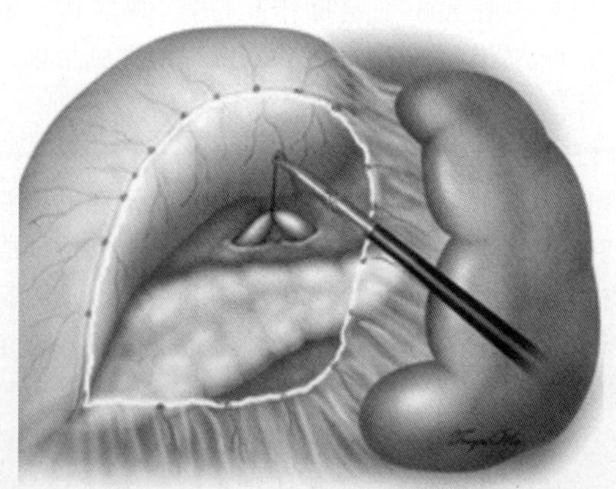

图 55-15　显露和结扎脾动脉

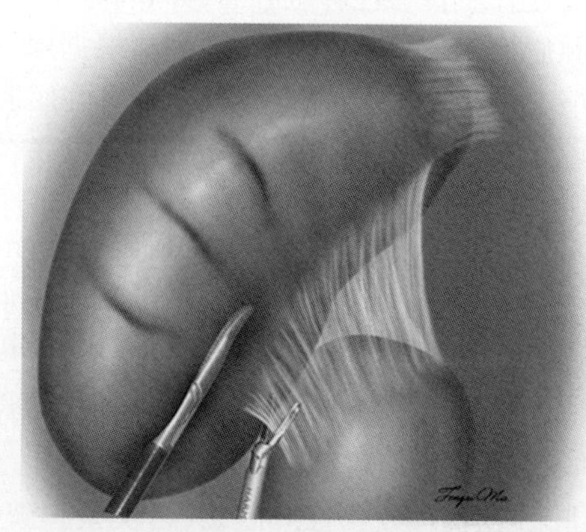

图 55-17　离断脾肾韧带

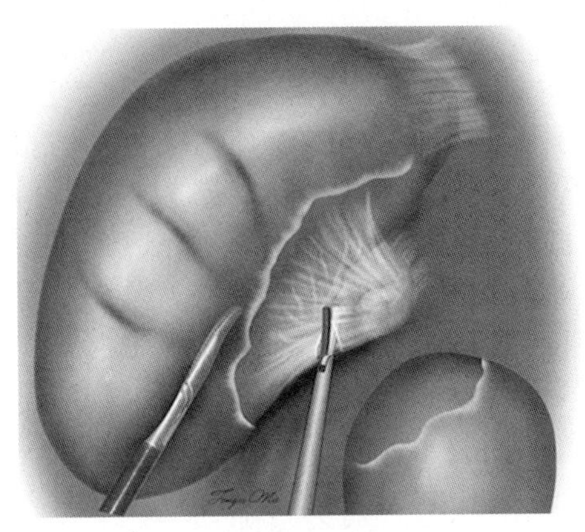

图 55-18　解剖显露脾胰韧带

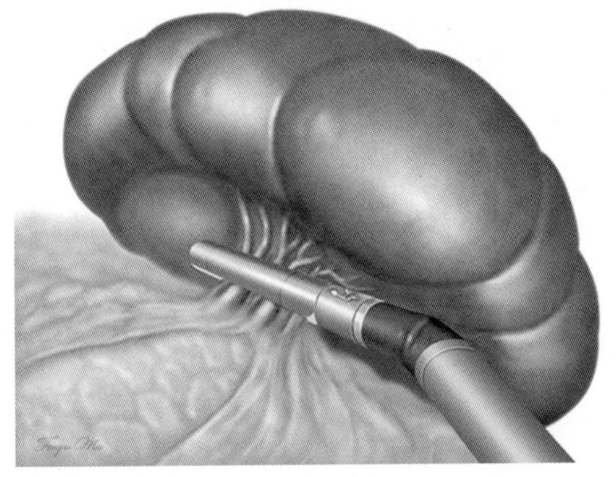

图 55-19　切割闭合器离断脾动脉、脾静脉

损伤钳将脾脏向右前方推移，脾脏仅通过脾膈韧带与膈肌相连，用超声刀离断脾膈韧带（图 55-20），完整切除脾脏。

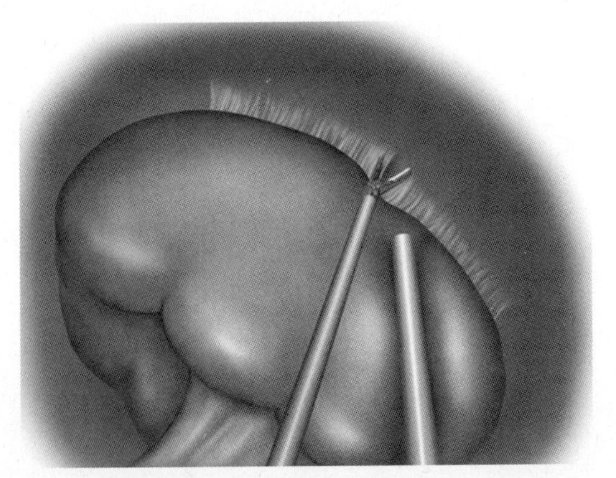

图 55-20　离断脾膈韧带

7. 取出脾脏、彻底止血、留置引流　将脾脏装入一次性取物袋，脾脏巨大时，常难以装入取物袋，需在腹腔镜内将其剪成 2~3 份，然后再分别装入 2~3 个取物袋中。脾脏良性肿瘤、血液病及外伤脾脏等标本可破碎后经 12mm 穿刺孔取出，更能体现微创效果。操作程序是拔出穿刺孔 Trocar 后，将取物袋的入口部引出体外，以血管钳或手指在袋中破碎脾脏，将破碎的脾脏组织逐块取出。脾脏恶性肿瘤标本根据脾脏及肿瘤大小经腹上区操作孔扩大切口或耻骨联合上横切口完整取出（图 55-21）。

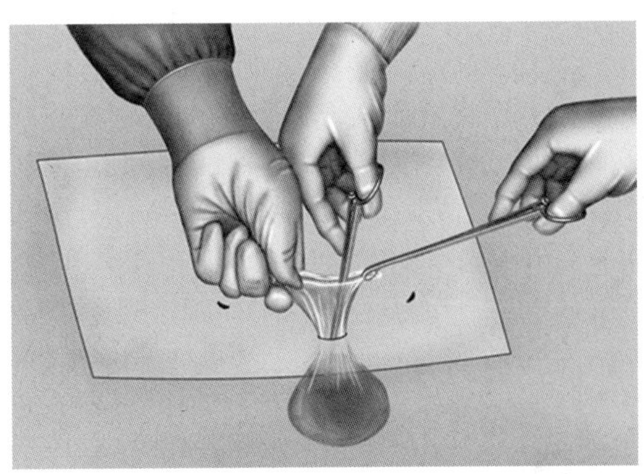

图 55-21　脾脏标本装标本袋后，从耻骨联合上横切口取出

取出脾脏后，用无菌生理盐水（良性疾病）或蒸馏水（恶性肿瘤）反复冲洗创面，检查确认有无出血，有无胰尾和胃肠道损伤，活动性出血可以钳夹或缝合处理，渗血用双极电凝或氩气刀喷凝止血，创面可覆盖止血材料，常规于左膈下放置腹腔引流管后结束手术。

【手术并发症】

腹腔镜脾切除术的并发症及处理原则和开腹手术大致相同，包括出血相关并发症，胃肠、胰腺损伤，血栓性并发症，膈下积液、感染，肺部并发症等（见开腹脾切除术）。腹腔镜脾切除术特有的并发症是 CO_2 气腹相关并发症，如 CO_2 刺激腹膜引起疼痛以及 CO_2 对机体酸碱平衡的影响等。如术中损伤较大的静脉，有可能造成 CO_2 气体栓塞。此外，笔者在临床实践中发现腹腔镜脾切除术后门静脉系统血栓的发生率要高于开腹脾切除术，尤其是门静脉高压症巨脾切除患者，可能与腹腔镜脾切除术中使用能量设备离断血管时损伤血管内皮，激活凝血系统等原因有关。目前，通过强化围术期抗凝方案，已使腹腔镜巨脾切除术后门静脉系统血栓的发生率显著降低。

【要点与盲点】

脾脏为储血、造血器官，血运丰富。腹腔镜脾切除术中需处理离断多支血管，而腹腔镜下缝合止血相对困难，中转开腹的主要原因就是不能有效控制术中出血。特别是门静脉高压症巨脾切除术中，脾脏巨大，张力高，部分患者脾脏已越过腹中线，甚至突入到盆腔，占据腹腔大部空间，脾周间隙狭窄，加之侧支循环开放，脾门及脾周血管迂曲扩张，如操作不慎，易造成术中大出血。因此，在腹腔镜巨脾切除时，①要首先在胰腺上缘解剖出脾动脉，近端结扎，同时可向远端注入含肾上腺素的生理盐水（1/10 000）30ml，使脾脏缩小、变软，以增大脾周间隙及腹腔空间，有利于手术操作，减少大出血风险，笔者认为，只要能解剖出脾动脉并进行结扎，腹腔镜巨脾切除手术就等于完成了一半；②巨脾时胃脾韧带较短，处理不当，可导致胃损伤和胃短血管撕裂出血，或者脾上极被膜撕裂导致脾出血，应在脾动脉结扎后分层次解剖，打开韧带的前、后层腹膜，使胃脾韧带松解，这样血管就能游离，长度增大，易于用血管夹夹闭离断或用超声刀切断；③胰腺尾部常包绕在脾门后方，解剖脾胰韧带时应找准组织间隙，避免过度牵拉推移造成脾门血管撕裂及凶险出血；④术中使用超声刀和 LigaSure 等能量设备离断脾周韧带可方便手术操作，尤其应用 LigaSure 血管闭合系统可直接闭合直径 <7mm 的血管，达到与血管夹夹闭和缝线结扎相似的效果；⑤正确选择使用腔内直线切割闭合器离断脾蒂，离断前应充分游离脾蒂，留有足够操作空间，选择合适长度和成订高度，注意切割闭合器置入的方向、角度和力度，切割闭合过程动作要稳定，避免动作过大，否则会造成脾门血管撕裂大出血。此外，笔者建议在腹腔镜巨脾切除术前应常规准备开腹脾切除手术器械，以便在术中出现腹腔镜下无法控制的大出血时能迅速中转开腹，控制出血，挽救患者生命。

（郑树国）

参考文献

1. 戴朝六，许永庆．脾外伤分级与外科治疗的选择．中国实用外科杂志，2004，24（12）：711-713.
2. Resende V，Petroianu A. Functions of the splenic remnant after subtotal splenectomy for treatment of severe splenic injuries. Am J Surg，2003 185（4）：311-315.
3. 夏穗生．谈我国脾脏外科的发展．中华肝胆外科杂志，2004，10（5）：289-292.
4. 中华医学会外科学分会脾功能与脾脏外科学组．中国实用外科杂志，2007，27（6）：421-423.

6

第五十六章

门静脉高压症手术

第一节　解剖生理概要

门静脉系统血液主要来自消化道腹段(包括食管胸段下段到直肠上部)、脾、胰、肝外胆道及肝圆韧带等处。其主干由肠系膜上静脉、肠系膜下静脉和脾静脉汇合而成(图 56-1)。门静脉主干经肝十二指肠韧带上行入肝。中国人门静脉长度平均为 6.75cm(4.9~9.2cm),其管径平均为 1.7cm(0.7~2.7cm)。脾静脉供应门静脉血量的 20%~40%。门静脉血量约占人肝血量的 75%,肝动脉血量约占 25%。因肝动脉血含氧量高,门静脉血与肝动脉血供氧的比例则几乎相等。

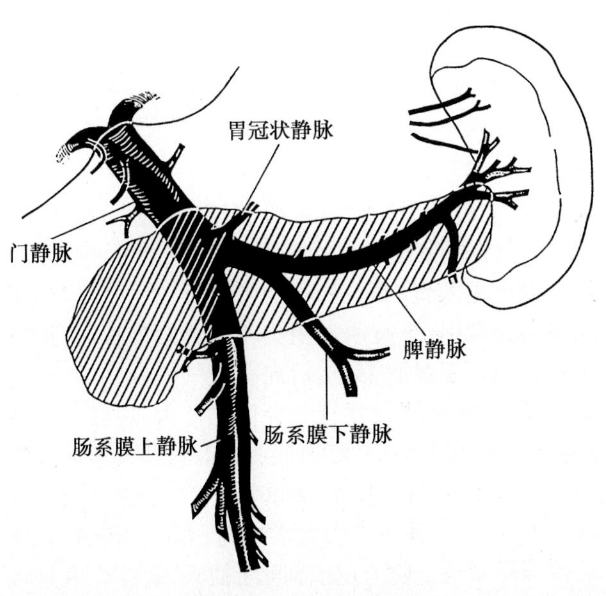

图 56-1　门静脉的属支

在胚胎发育时,门静脉首先出现,所以门静脉干的重要解剖学变异非常罕见,有时可能遇见十二指肠前位的门静脉、门静脉汇流至一异常的肺静脉、双门静脉干、门静脉汇至下腔静脉等。门静脉的主要属支包括肠系膜上静脉、脾静脉、肠系膜下静脉、胃冠状静脉(胃左静脉)、胃右静脉及胃网膜右静脉等,这些属支的解剖学变异却比较常见,并有一定的临床意义。

胃冠状静脉在胃小弯与动脉伴行,在幽门处为胃右静脉,汇入门静脉,管腔一般较细;在胃贲门部,接受来自胃底贲门部及食管的静脉支之后,离开胃壁进入胃胰皱襞内,并转弯向右下,成为胃冠状静脉(胃左静脉),管径较粗,汇流入门静脉。其汇入部位分为三种类型:汇入门静脉者占 51.2%,汇入脾静脉者占 40%,汇入门、脾静脉的上交角者占 8.8%。在门静脉高压症时,此静脉及其胃底、食管支均呈异常扩张、弯曲,传导门静脉的压力,成为门体静脉间沟通的主要通道(图 56-2)。

6

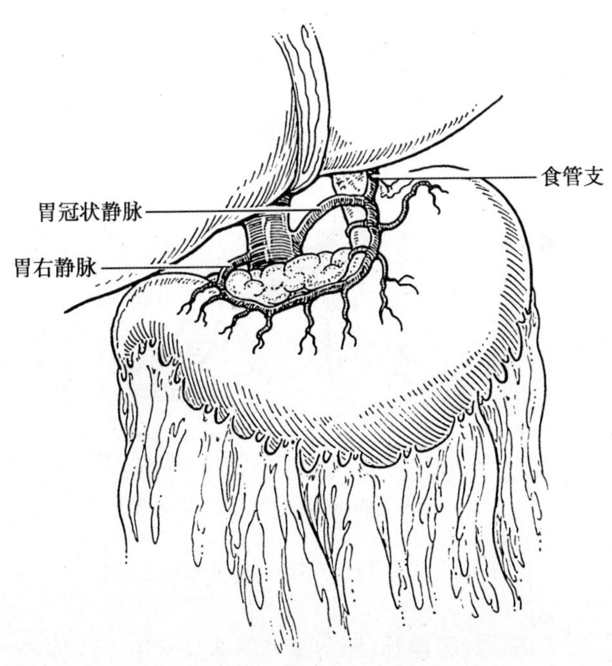

图 56-2　胃的冠状静脉

门静脉入肝后,在肝内渐次分支,以毛细血管分支在肝脏的窦状隙与肝动脉的毛细血管支相汇合。之后,经肝静脉系统而入下腔静脉。故门静脉系统的两端都是毛细血管网。肝动脉与门静脉血液的沟通，除窦状隙以外，尚有肝小叶间动静脉交通支。这些交通支在正常情况下多不开放，而当肝内病变使窦状隙变窄、闭塞时，才逐步开放，压力较高的肝动脉血流（正常时较门静脉压力高出8~10倍）通过交通支进入门静脉，对门静脉压力的增高有一定影响。

正常门静脉压力为15~20cmH_2O（1.47~1.96kPa）。当肝内门静脉回流受到障碍时，即产生门静脉系统的淤血、扩张、门静脉压力升高、脾大、继发性脾功能亢进等改变，称为肝内型门静脉高压症。肝外门静脉主干或其主要分支（如脾静脉）阻塞时，所产生的门静脉高压（肝脏正常），称为肝外形门静脉高压症，此种类型较少见，约占门静脉高压症患者的5%~10%。在我国，绝大多数（90%~95%）的门脉高压是由于肝炎或坏死后肝硬化、血吸虫性肝硬化、门脉性肝硬化所致。即所谓肝内型门静脉高压症。

门静脉系统与腔静脉系统之间，在正常情况下亦有交通支存在，即在胃底及食管下段，由胃冠状静脉、胃短静脉经奇静脉、半奇静脉注入上腔静脉（图56-3）；在肛管和直肠下端，由直肠上静脉经直肠下静脉而入下腔静脉；在前腹壁，由脐旁静脉经腹壁上、下部静脉而入腔静脉；在腹膜后，由肠系膜静脉与下腔静脉间的吻合支而转流。其中，食管下端及胃底静脉曲张因常发生破裂而致严重出血，故临床重要性较大。

6

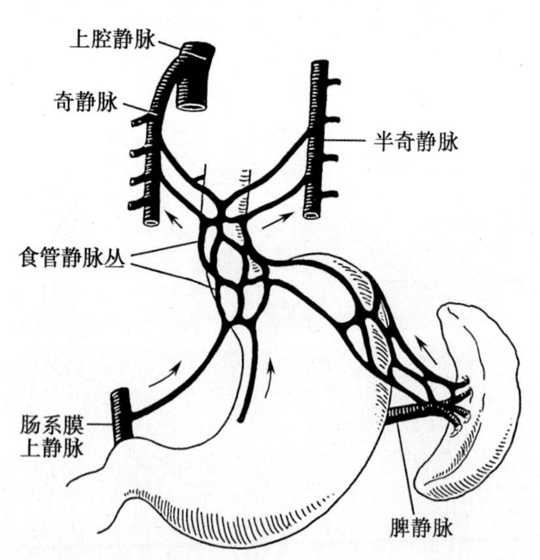

图56-3　胃底及食管下端门静脉的侧支循环

门静脉、脾静脉、肠系膜上静脉是常用于门体静脉分流术的主要血管。肠系膜上静脉的外科干是指回结肠静脉分出处和Henle干或其分支分出处之间的一段肠系膜上静脉。Henle干为右结肠静脉和胃网膜右静脉汇流的静脉。Henle干至脾静脉一段深居于胰腺之后。肠系膜上静脉外科干是用于做分流术的部位。

第二节　脾切除、食管下段贲门胃底血管离断术

【适应证】

1. 门静脉高压症并发食管下段或胃底静脉曲张破裂出血的患者，经一般治疗及双气囊三腔管压迫止血无效。

2. 门静脉高压症合并严重脾功能亢进，并有重度食管下段或胃底静脉曲张者，或有食管下段或胃底静脉曲张破裂出血史者。

3. 各种原因所致的脾静脉栓塞引起区域性门静脉系统高压合并重度食管下段或胃底静脉曲张者。

【禁忌证】

1. 严重心肺和肾功能不全、不能耐受手术者。

2. 合并明显肝性脑病而不宜手术者。

3. 无明显脾功能亢进、轻度食管下段或胃底静脉曲张，且无食管下段或胃底静脉曲张破裂出血史者。

4. 近期拟行肝脏移植手术者，一般不考虑此术式。

【患者评估与手术规划】

1. 对择期手术患者　有条件可行CT或磁共振上腹部血管成像，以了解门静脉主干及各属支走行情况，特别是了解冠状静脉及曲张的胃底及食管下段门静脉的侧支循环。

2. 对胃底及食管下段门静脉破裂出血需急诊手术者，如以往有CT或磁共振上腹部血管成像资料，可作为参考。

3. 急诊手术患者　若患者能够合作，当出血量较大时，应立即放置双气囊三腔管压迫止血。放入前，需检查管腔是否通畅、气囊的容量、有否漏气等。当两气囊已进入胃内后，先将胃囊充气、夹住相应的管端并向外牵引，至有明显阻力不能继续外拽时，用胶布将管固定于鼻唇部，然后向食管气囊内注入空气，夹紧管端，最后测量食管气囊内的压力，一般以维持20~25mmHg（2.67~3.33kPa）间为宜。若两气囊内的压力很快降低，表明有漏气，应重新更换。经第3管口抽除胃内的积血，并用等渗盐水冲洗干净。将该管腔连接持续吸引器，或用注射器间断抽吸，观察胃内是否继续出血。若出血已停止，经输血补充血容量后若需行手术时，可于24~48小时内施行手术，或继续观察。若患者不能合作、呕吐或气囊压迫未能制止出血时，应加速输血及抗休克处理，同时可静脉内滴注脑下垂体后叶素、生长抑素等，维持血压稳定，并立即施行急症手术，不宜做过久的观察。

4. 此术式为无菌手术，择期手术患者一般不预防

性使用抗生素，但对急性出血患者，可预防性使用抗生素，特别是针对呼吸道感染的抗生素。

5. 此术式切除脾脏的同时，不需切开胃腔，而是在胃壁及食管外切断进入胃壁的血管，以减少侧支循环的血流量，间接地达到止血的目的。过去为了增加断流术的彻底性，断流的同时切断食管下段或胃底贲门部，然后再吻合，或借助于管状消化道吻合器进行切断及吻合，但目前基本上不再采用。

【麻醉】

一般采用全身麻醉。

【切口】

上腹部正中切口或左上腹正中旁切口或左上腹直肌切口。

【手术步骤】

1. 开腹后，对腹腔内器官进行探查，明确门静脉高压症的原因。探查肝硬化程度、有无新生物等，了解脾脏大小、脾脏与周围组织的关系、粘连与侧支循环形成情况、脾动脉情况等。找到胃网膜右静脉，通过该静脉插入一导管，测量并记录切脾和断流前自由门静脉压力。

2. 打开胃结肠韧带，从胃网膜左动脉与胃网膜右动脉交界处的无血管区开始，沿胃大弯向左逐步切开胃脾韧带，在靠近胃壁处结扎切断血管，直到近脾脏上极处。用拉钩向右上方牵开胃体，显露胰腺体尾部及周围后腹膜，在胰尾部上方隐约可见或可扪及向左行走的脾动脉。门静脉高压患者，脾动脉常增粗、迂曲，有时有震颤。在搏动明显处提起并剪开后腹膜和脾动脉鞘。剪开脾动脉鞘，用直角钳在鞘内钩起脾动脉，以粗丝线双重结扎脾动脉(图 56-4)。

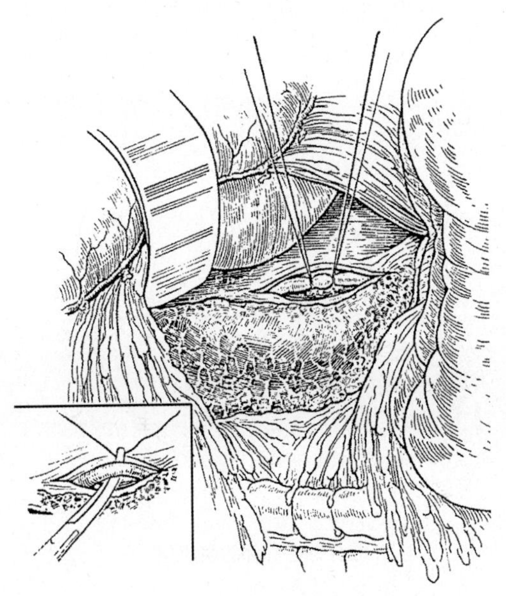

图 56-4　结扎脾动脉

3. 脾动脉结扎后，将脾脏向上左轻柔地掀开，显露、切断、结扎脾结肠韧带。再将脾脏的外下方翻向内前侧，显露脾肾韧带并切断。再深入脾背侧与膈肌之间，沿间隙用手指将脾膈韧带和脾脏与后腹膜之间的疏松结缔组织钝性分离，有粘连时应将脾脏向内牵拉，直视下切开缝扎脾脏与侧腹膜的粘连组织、脾膈韧带，使脾脏充分游离。将脾脏向外翻转或将脾脏托出切口，进一步切断脾胃韧带和胃短血管。脾脏游离后，助手将脾脏轻轻托住，术者以示指、中指或用小纱布自上而下地在脾蒂后方轻轻推开胰尾，而后用大号血管钳或脾蒂钳夹住脾蒂，切除脾脏，以 4-0 血管缝线缝扎脾蒂。也可在脾门处通过各血管间隙分别用血管钳钳夹脾门血管，切断并以 5-0 血管缝线缝扎。

4. 将胃体部大弯侧向右上方翻开，结扎有时从脾静脉自胰腺上缘走向胃底部后壁的静脉支(胃后静脉)(图 56-5A、B)。

5. 以大 S 形拉钩将肝左外叶向上牵开，同时将胃向下方牵引，显露肝胃韧带。剪开肝胃韧带，在胃冠状静脉的根部，用直角血管钳引过两根 4 号丝线，同时结扎胃冠状静脉及胃左动脉，以减少手术过程中的出血。从胃小弯幽门切迹处开始，切断胃右动、静脉，再沿胃小弯向上逐步剪开肝胃韧带、结扎切断胃冠状静脉及胃左动脉通向胃前壁的分支，直达食管下段的右侧缘，紧靠胃壁结扎切断扩大的静脉支。同样地处理通向胃小弯后壁的血管分支(图 56-5C、D)，使食管下端右侧缘完全分离。务必结扎切断胃冠状静脉的最高食管支。否则，遗漏的食管支将因门静脉高压及门脉血反流而逐步扩张，将导致复发出血。结扎切断胃小弯血管时，将其伴同的胃迷走神经支一并切断，但应注意保存 Lartajet 神经(图 56-5E)，以减少手术后胃无力及胃潴留的并发症。若该神经已被切断，可以同时加做一胃幽门环肌切断术。最后结扎、切断经肝胃韧带向上至食管旁的血管分支，保留通向腹腔神经节的迷走神经右后干并以 4-0 缝线缝合胃小弯浆肌层(图 56-5F)。

6. 再次测量并记录自由门静脉压力。对于急诊病例，放掉三腔管气囊内的空气，抽吸胃内容物，检查是否仍有出血。

【术后处理】

1. 脾窝处应放置引流，术后早期可能有不同程度的淡血性渗出，待转为清亮浆液性渗出后，特别是有较多腹水渗出时，可拔除引流管，封闭腹壁引流口。

2. 对于因食管胃底静脉曲张破裂出血而行急诊手术的病例，手术结束后放掉三腔气囊内的空气，连接持续胃肠减压器，若未再出血，24 小时后可将三腔管拔除，拔管前，口服少许液体石蜡，以减少拔管时对

6

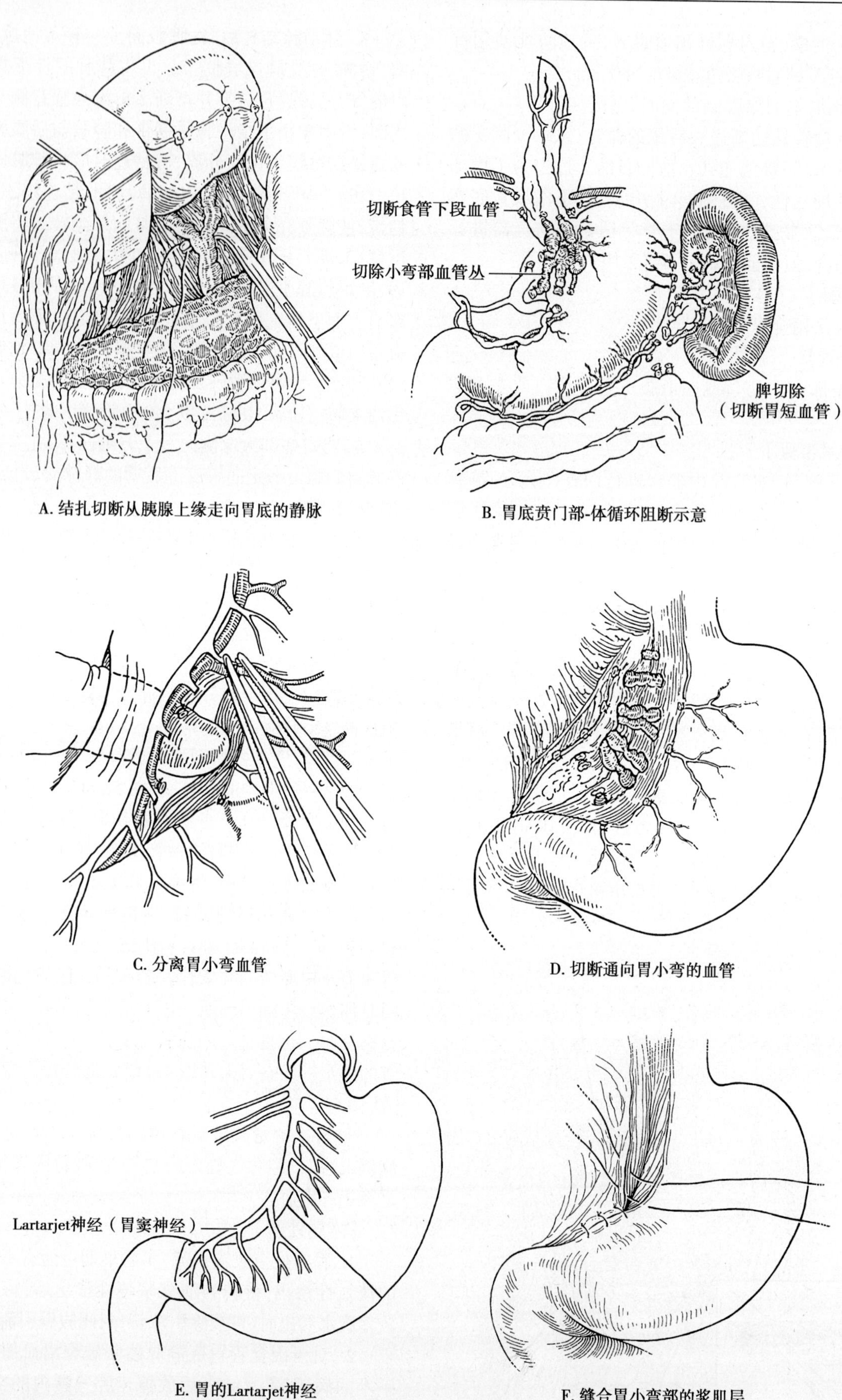

A. 结扎切断从胰腺上缘走向胃底的静脉

B. 胃底贲门部-体循环阻断示意

C. 分离胃小弯血管

D. 切断通向胃小弯的血管

E. 胃的Lartarjet神经

F. 缝合胃小弯部的浆肌层

图 56-5　食管下段贲门胃底血管离断术

食管黏膜的损伤。

3. 手术后第3天开始进流质饮食，以后酌情增加。

【问题讨论】

1. 治疗方法的选择　随着医学科学技术的进步，临床上门静脉高压症的治疗方法呈多种治疗方式并用的局面。近年来TIPS应用指征把握和技术及材料的进步，降低门脉压力效果明显，且肝性脑病发生率明显降低，对一些肝功能较好、脾功能亢进不明显而食管胃底重度静脉曲张的患者，取得了较好的临床治疗效果，但在基层医院往往难以开展。其他治疗方法如食管胃底曲张静脉套扎或硬化剂治疗等，在一些不宜手术的患者中也可取得较好的近期疗效，但再出血率较高。脾切除、食管下端胃底血管离断术能够解决严重脾功能亢进、预防和治疗出血效果可靠，是临床目前普遍采用的治疗方法。特别近年来腹腔镜下脾切除门体断流术的广泛开展，作为推荐术式已得到业内公认。并发食管下端静脉曲张破裂出血往往很突然，危险性大，手术的效果在很大程度上受病情的影响。肝功能的好坏对治疗效果有着非常重要的意义。在肝外形门静脉血栓形成、血吸虫病性肝硬化、门脉性肝硬化、肝炎或坏死后肝硬化等四种引起门静脉高压症并发上消化道出血的疾病中，前二者对肝功能的损害一般较轻，出血常容易停止，手术结扎止血的效果亦较好；肝炎肝硬化合并出血的患者，若肝功能的损害较重，出血后往往使肝功能进一步恶化，发生黄疸、腹水、肝性脑病，在一般治疗下出血停止的机会较少，手术结扎止血的效果亦较差。但是，肝炎肝硬化的患者，在肝功能代偿与出血之间并无肯定关系，因而在一些肝功能较稳定的患者，经过手术治疗后，亦能获得较好的效果。应结合患者具体病因、病情及可能获得的治疗结果，选择个体化的治疗方案。

2. 手术方法的评价　缝扎食管下段及胃底部曲张静脉制止出血的，手术方法很多，除了以上介绍的手术方法之外，尚有：①经胸食管曲张静脉缝扎术；②经胃胃底贲门曲张静脉缝扎术；③贲门部浆肌层切开黏膜下血管环形缝扎术；④胃底贲门部切断后重新吻合；⑤胃底、贲门、食管下段切除及胃食管吻合；⑥食管大部或全部切除，结肠或空肠代食管等方法。除后两种比较复杂的手术外，其他方法均为暂时性的止血措施，再出血的可能性仍较大，临床上已基本不再采用。胃底贲门部门-体循环阻断术的止血效果较好，并发症较少，由于不切开胃腔，手术后并发感染及胃瘘的机会也较少。对于肝炎肝硬化的患者，若肝功能不适宜做分流术，以采用脾切除及食管下端胃底血管离断术效果较佳，此手术的早期止血效果较好，同时由于手术后不降低肝脏的血流量，对肝脏功能的影响不大。至于经腹胃底曲张静脉缝扎术，手术后再出血的机会仍较高，并且由于切开胃腔，又增加感染的机会。经胸食管下段曲张静脉缝扎术，一般多用于肝外形的门脉高压症，不仅能避免经腹手术所致的并发症，而且有利于以后行分流手术的操作。有时对曾做过上腹部手术及脾切除术的患者，因腹腔内血管性粘连较多，手术难于进行，当患者的情况许可时，亦可经胸结扎食管下端曲张静脉。

第三节　门静脉系统分流术

门静脉系统血流全部或部分地不经过肝脏而回流入右心，从而达到降低门静脉压力的目的，称之为门-体静脉分流术，或简称为分流术。此种手术是治疗门静脉高压症食管胃底静脉曲张破裂出血有确定疗效的一类外科手术。根据门静脉分流量，分为完全性分流术和部分性分流术。

完全性分流术是指通过手术方法，将门静脉和血流全部或近全部地转流向腔静脉，如门腔静脉端-侧分流术、大口径门腔静脉侧-侧分流术等。由于此类分流手术后，门静脉向肝血流完全转向腔静脉，使肝脏血液供应明显减少，血流动力学受到影响，肠道来源的营养因子及有害物质直接转流入体循环，使肝脏功能严重受损，肝脏萎缩、肝性脑病及脊髓病发生率很高，患者术后生存质量差，此类手术目前在临床上已被弃用，故本章节不再介绍此类分流术。部分性分流术是指将门静脉系统血流部分转流至腔静脉系统的分流手术，如限制性门腔静脉分流术、近端脾肾静脉分流术、近端脾腔静脉分流术等。此类手术是目前临床上门静脉高压症合并食管下端胃底静脉曲张破裂出血的主要分流术式，得益于技术上的进步，此类术式术后肝性脑病较以往已不常见。

分流术式很多，特别是近年来TIPS技术进步及在临床上的应用，为门脉高压症的治疗提供了更多选择，应根据患者的具体情况加以选择使用。

【适应证】

1. 门静脉高压症的患者，有明显的胃底或食管静脉曲张，特别是并发出血或曾有出血史者。

2. 门静脉高压症患者行脾切除及食管下端胃底血管离断术再出血者。

3. 肝外形门静脉高压症合并顽固性腹水者。

4. 门静脉压力在400mmH_2O（4.0kPa）以上者。

【禁忌证】

1. 活动性肝病、肝功能Child C级者。

2. 门静脉主干及主要属支广泛血栓形成者。

3. 合并严重心、肺、肾等脏器疾病者。

【患者评估与手术规划】

1. 术前有条件可行CT或磁共振上腹部血管成像，以了解门静脉主干及各属支走行情况，特别是了解门静脉主干、肠系膜上静脉外科干、脾静脉、左肾静脉和下腔静脉情况，注意这些血管的走行、口径、变异及有无血栓形成等情况。

2. 如脾静脉已闭塞或曾行脾切除术的患者，常常只能选择肠系膜上静脉腔静脉分流术或限制性门腔分流术。而左肾血管变异者不宜选择脾肾静脉分流术。

3. 除肝外形门静脉阻塞者外，门静脉高压症多系肝硬化所致，肝代偿功能差，对手术的耐受力较低，手术前应做充分准备。肝炎后肝硬化患者术前应控制乙肝病毒DNA复制数10^3以下，维持肝功能稳定在Child B级以上。

4. 术前改善全身状况，包括给予富于营养的高蛋白、高碳水化合物、低脂肪、少盐、多种维生素的饮食，并补充维生素K。对低蛋白血症的患者，应酌情输入全血、血浆或人体白蛋白。有出血倾向时，要检查凝血功能并做相应的治疗。注意纠正水、电解质的紊乱，特别是稀释性低钠血症、低钾血症以及酸碱平衡失调。

5. 为避免引起上消化道出血，术前一般不放置胃管。

【麻醉】

一般采用全身麻醉。

【切口】

切口应根据手术方式和患者体型加以选择。常用上腹部的直切口和上腹部横切口。对脾、肾静脉吻合，脾、下腔静脉吻合，肠系膜上静脉、下腔静脉吻合等，上腹部正中切口或左上腹正中旁切口或左上腹直肌切口一般都能得到较好的显露，必要时可根据术中情况附加左侧或右侧横切口。

【手术步骤】

开腹后，在无干扰情况下首先经胃网膜静脉的一较大分支或肠系膜上静脉的分支内置入一硅胶导管，连接三通接头，从测压管上读出由第1、2腰椎体前缘作为零点至液平面的高度，即门静脉的压力。测压完毕后，以肝素生理盐水冲洗后暂时关闭，留待手术完毕后再作测压用。探查肝脏大小，病变的性质与程度，有无肿瘤以及与周围组织的粘连等。其次探查脾脏及其与周围组织的关系，粘连的程度和侧支循环的情况，并通过小网膜孔，探查肝十二指肠韧带，了解门静脉有无血栓形成，与周围组织有无粘连，以及肝尾状叶是否增生肥大。再检查胃、十二指肠有无慢性溃疡，肠道有无肿瘤。探查左右肾大小及质地，确认肾脏正常。

根据手术前的检查及手术中的发现，选定手术方法。目前临床上常用的几种分流手术如下：

（一）脾静脉肾静脉吻合术

1. 参阅第二节，游离脾脏。

2. 分离脾静脉　脾脏游离后，从脾门处将脾静脉与周围组织及胰腺尾部分开，结扎、切断在脾静脉上缘的脾动脉分支，用无损伤性血管夹夹住脾静脉，靠近脾门处再夹一大弯血管钳或特制的脾蒂钳，在二者间切断脾静脉及脾蒂的其余部分，移除脾脏。分离脾静脉时，勿将脾脏牵拉过紧，以免撕破脾静脉。继之将脾静脉从胰腺尾部分离出来（图56-6A）。脾静脉与胰尾间有多数较薄的小静脉支相连，分离过程中应倍加小心，用蚊式弯血管钳分离，钳夹切断后以6-0血管缝线缝扎。若不注意，极易撕破其与脾静脉的汇接处而发生出血，影响手术操作甚至无法吻合。若已将脾静脉分破出血，可用6-0血管缝线将裂口缝合修复。一般将脾静脉游离3~4cm长即足够，除少数脾蒂甚短者外，多不需切除胰尾。

3. 分离左肾静脉　以盐水纱布妥为保护脾蒂，并用一大S形拉钩将其向右侧牵开。扪清肾门的部位，切开腹膜后纤维脂肪组织。分离左肾静脉，结扎切断左侧精索内静脉（或卵巢静脉），有时甚至需结扎、切断左肾上腺静脉。一般不需游离左肾。将肾静脉的前面及上、下缘游离达周径的2/3，长4~6cm，以能容纳三翼钳或大小适宜的心耳钳为度。肾静脉的后壁不需游离。

4. 吻合　用三翼钳左翼或心耳钳夹住肾静脉的前壁（图56-6B），以三翼钳右翼或用一L形血管夹（B1alock钳）夹住脾静脉，脾静脉口径的大小剪除部分肾静脉的前壁，以肝素生理盐水（肝素1支，1 250U，加入100ml生理盐水中）冲洗脾静脉断端管腔，以6-0双针血管缝线进行吻合。先将脾静脉与肾静脉切口的两端以6-0血管缝线各缝合1针，作为固定和牵引，使两血管开口两端靠紧对齐。必要时在肾静脉及脾静脉吻合口的前壁中点各缝1牵引线，使后壁得以充分显露。在整个吻合过程中，助手应注意将血管钳及拉钩的位置固定好。用连续缝合法吻合后壁，针距约1cm，最后在吻合口外打结，完成后壁吻合（图56-6C）。

放松脾静脉上三翼钳右翼或L形血管夹，使血流冲出脾静脉内的血块，然后立即夹紧，肝素生理盐水冲洗血管腔，以6-0血管缝线连续缝合前壁，保持吻合门边缘外翻（图56-6D）。吻合完毕后，先放开肾静脉上的三翼钳左翼或心耳钳，观察吻合口有无较大的出血，如裂隙较大，需修补1~2针。若只有少量出血，用盐水纱布稍加压迫，多可停止。随后放开脾静脉上的血管夹，完成手术（图56-6E）。

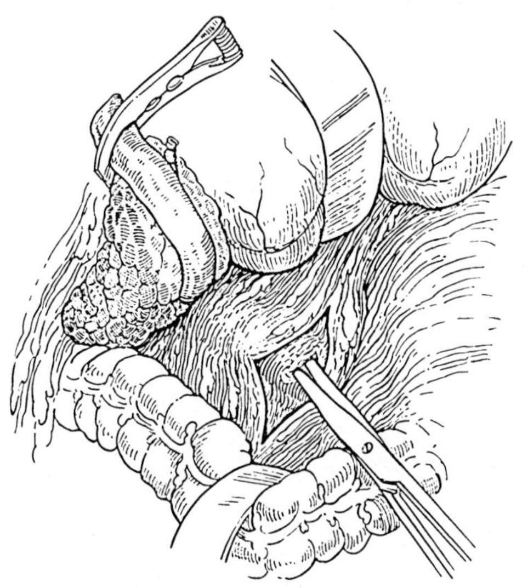

A. 分离脾静脉，夹以无损伤性血管钳，在胰腺后分离左肾静脉

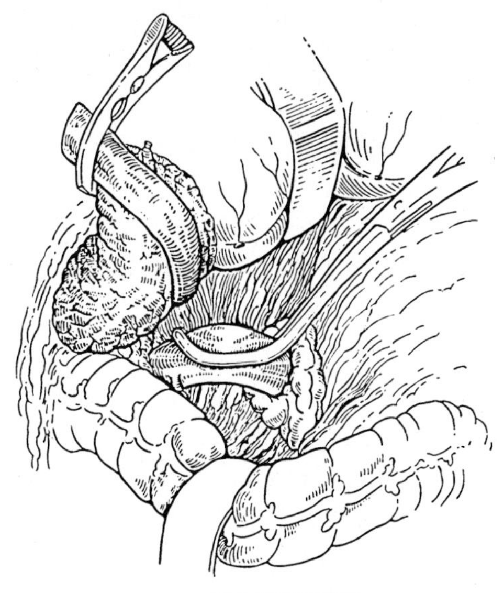

B. 部分阻断肾静脉

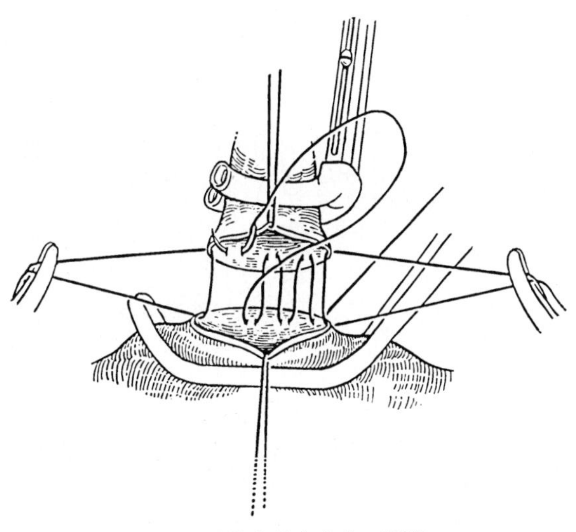

C. 连续外翻缝合吻合口后壁（为了示意缝合方法，未将缝线拉紧）

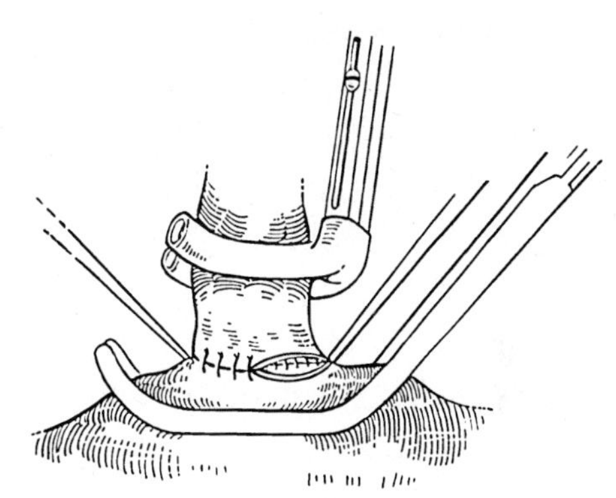

D. 间断缝合吻合口前壁

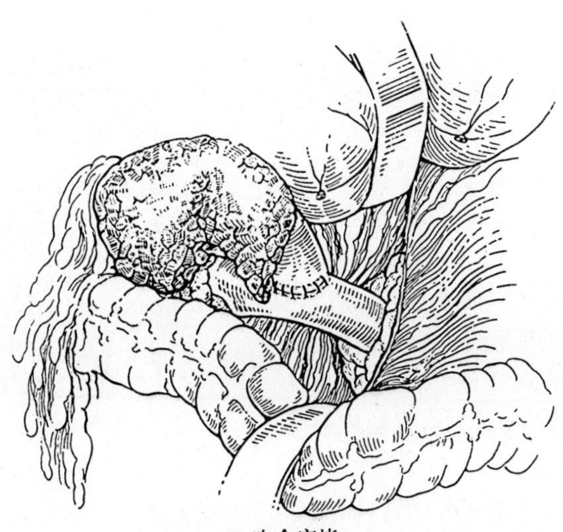

E. 吻合完毕

图 56-6　脾肾静脉吻合术

5. 测量并记录自由门静脉压力，以了解降压效果。再仔细检查手术野，彻底止血。左膈下脾窝处放置引流。

（二）脾静脉根部与肾静脉吻合术

游离切除脾脏时，若撕破脾静脉或因脾静脉近脾门处慢性炎症波及脾静脉或因脾静脉较细或静脉壁过薄，无法施行上述手术时，可用靠近肠系膜上静脉的脾静脉根部与肾静脉在横过腹主动脉前方的部位吻合，常能获得一个吻合口够大且效果较好的分流。但在分离脾静脉根部时，需特别小心，脾静脉根部一旦撕破，易发生大出血。

参阅第二节，切除脾脏，检查脾静脉，如脾静脉过细，或分离过程中撕裂较大，可缝扎近脾门处脾静脉。沿胰腺上缘、脾动脉的上方，剪开后腹膜及纤维脂肪组织，达脾静脉的根部，6-0 血管缝线缝扎切断来自胰腺的细小静脉支。再剪开胰腺背部的疏松组织，将胰腺体尾部向前游离。向右侧牵开胰腺，在腹主动脉的左前方切开腹膜后脂肪组织，显露及游离肾静脉（图 56-7A）。在胰腺体部背面，距肠系膜上静脉 3~4cm 处，切开脾静脉的外鞘，游离脾静脉并切断。其远端以 5-0 血管缝线缝合结扎，近端则夹以一 L 形血管夹，结扎、切断来自胰腺的静脉小分支，继续向其根部游离（图 56-7B），至脾静脉与肠系膜上静脉交界处，长约 3cm 即可满足吻合。该处脾静脉的管径较大、壁较厚、易于操作。将肾静脉壁用心耳钳夹住，吻合方法同端 - 侧脾肾静脉吻合术（图 56-7C）。

6

（三）脾静脉、下腔静脉吻合术

脾肾静脉吻合术技术上相对容易，但并非每例门静脉高压症患者都能按计划完成，如肾静脉变异或有左肾静脉高压的患者。下腔静脉具有位置恒定、管径大、壁韧、压力低的特点，行脾静脉下腔静脉分流术，因吻合口大小不受限制、血流量大，降压效果好，晚期吻合栓塞的机会可能少于脾肾静脉吻合术。此术式要求脾静脉粗大、脾蒂较长，并需充分游离胰腺体尾部，手术操作较脾肾静脉吻合术复杂。

1. 分离脾静脉方法同脾、肾静脉吻合，但脾静脉的分离不必过长，一般只游离 2~3cm 即可（图 56-8A、B、C）。

2. 游离胰腺　用大 S 形拉钩将胃向上牵开，暴露胰腺体尾部。切开胰腺上、下缘的腹膜，游离胰腺体尾部。上缘至脾动脉根部（图 56-8D），下缘至肠系膜下静脉终止处（图 56-8E）。可同时结扎胃左动脉及胃冠状静脉。切断胰腺上缘之腹膜后组织时，应注意缝合结扎通向腹腔动脉周围淋巴结的扩张的淋巴管，以免手术后发生淋巴漏。游离胰腺时，应沿胰腺后的组织间隙，避免在前面损伤脾静脉，在后面损伤左肾上腺

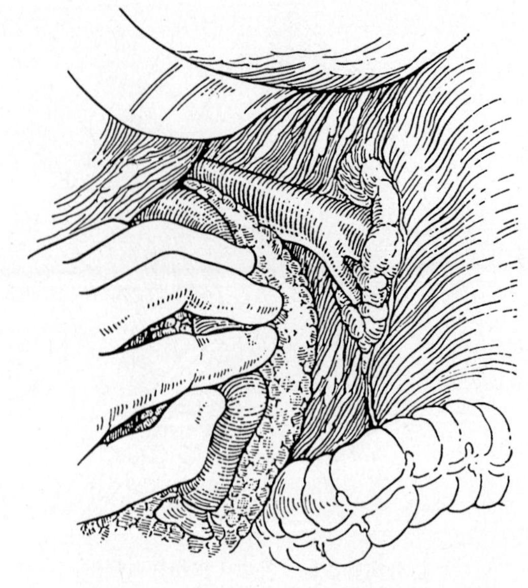

A. 游离胰腺上缘，切开腹膜后组织显露肾静脉

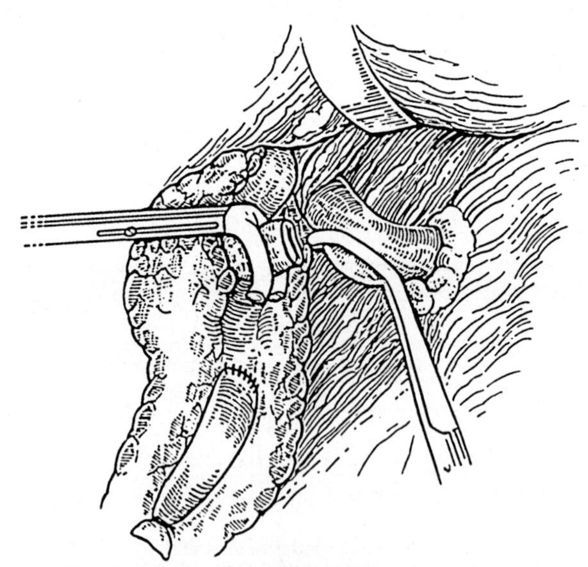

B. 切断脾静脉

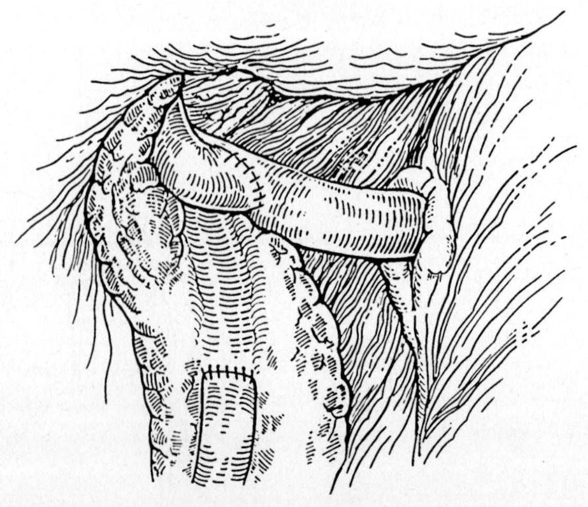

C. 脾静脉的根部与肾静脉吻合

图 56-7　脾静脉根部肾静脉吻合术

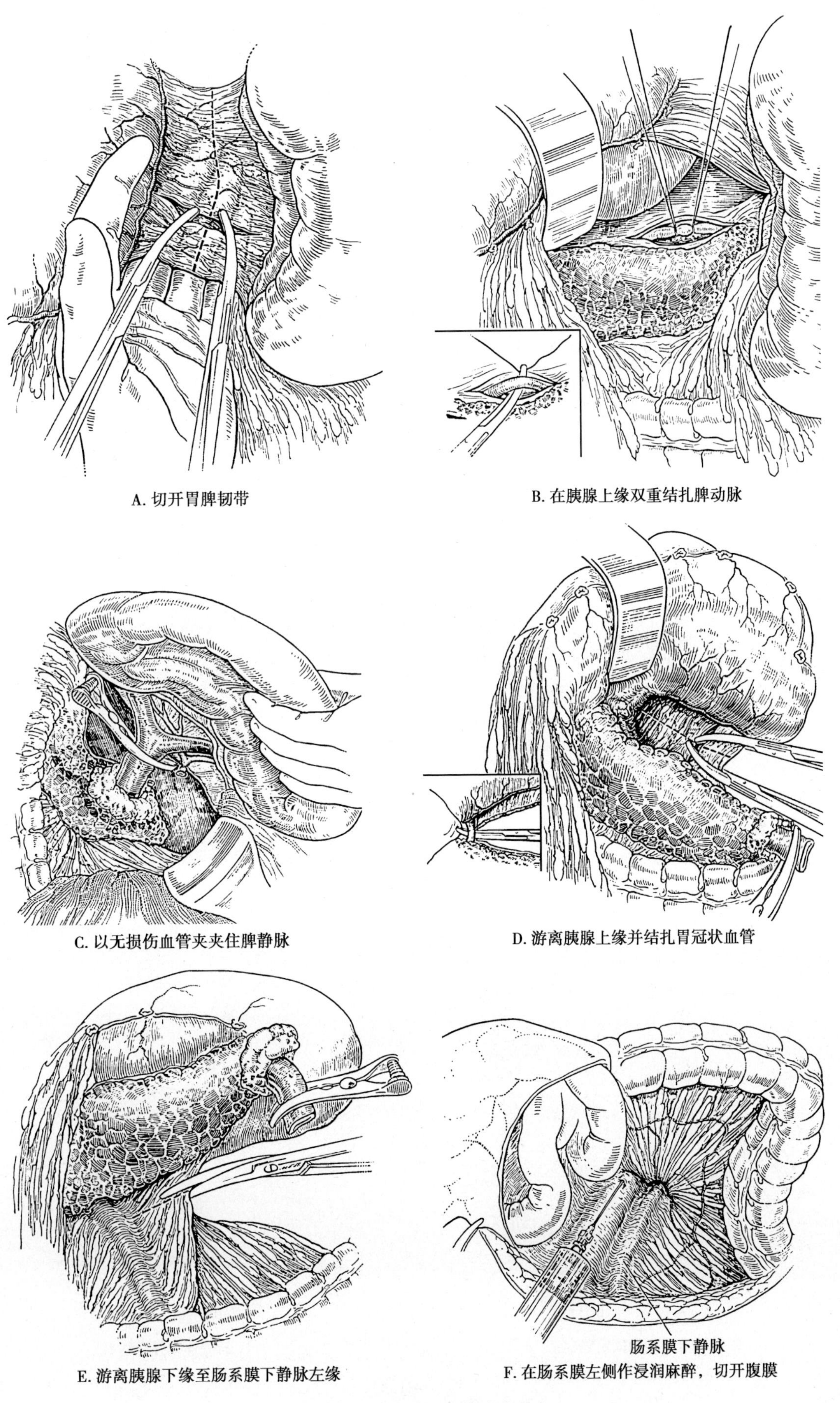

A. 切开胃脾韧带

B. 在胰腺上缘双重结扎脾动脉

C. 以无损伤血管夹夹住脾静脉

D. 游离胰腺上缘并结扎胃冠状血管

E. 游离胰腺下缘至肠系膜下静脉左缘

F. 在肠系膜左侧作浸润麻醉，切开腹膜

图 56-8　脾静脉下腔静脉吻合术

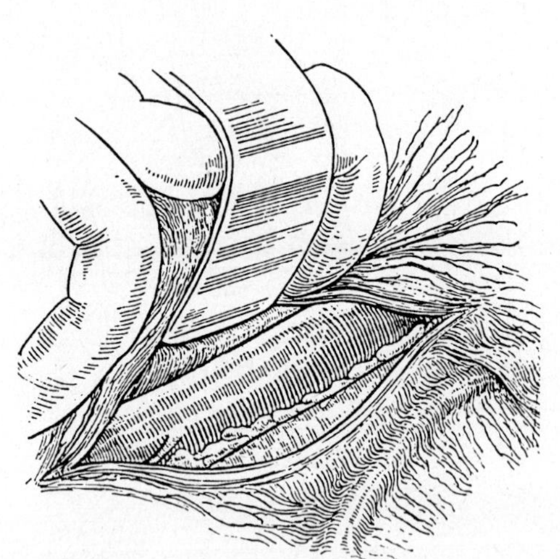

G. 钩开小肠系膜后，显露下腔静脉

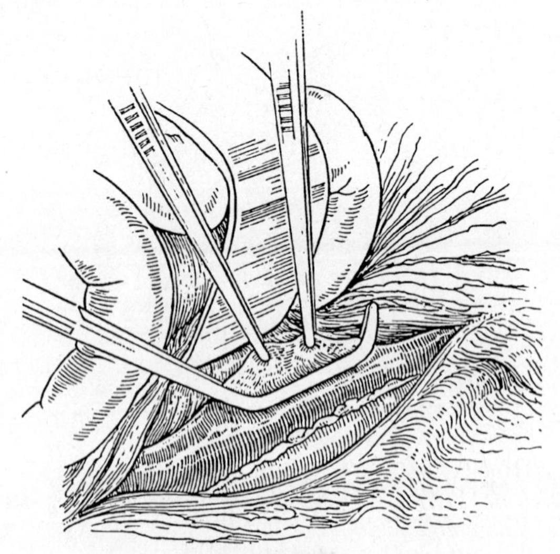

H. 以下腔静脉钳部分阻断下腔静脉

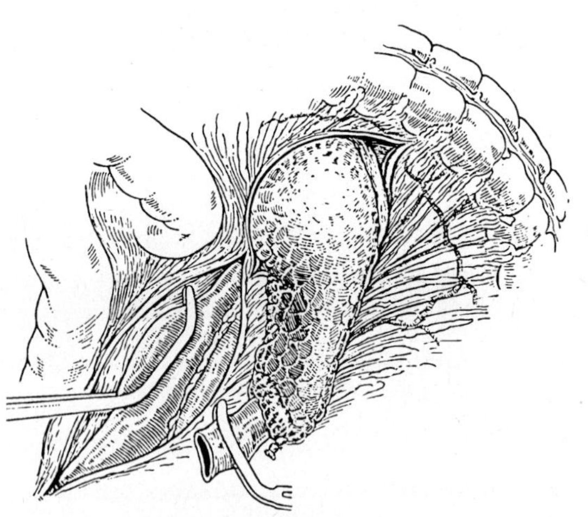

I. 将脾静脉连同胰腺体尾部通过横结肠系膜拉至下腔静脉旁

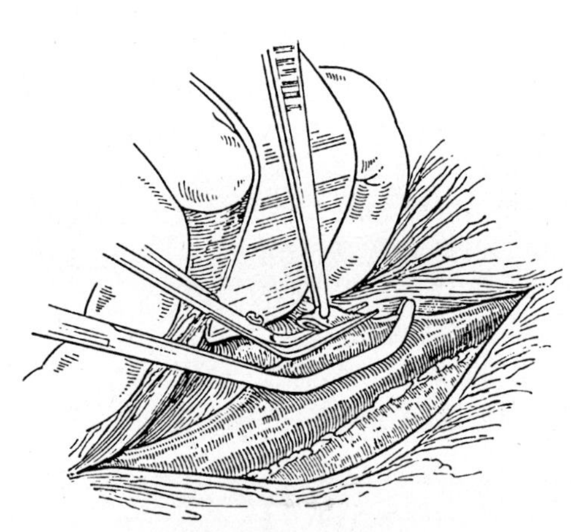

J. 依脾静脉粗细在下腔静脉上剪开一椭圆形缺口

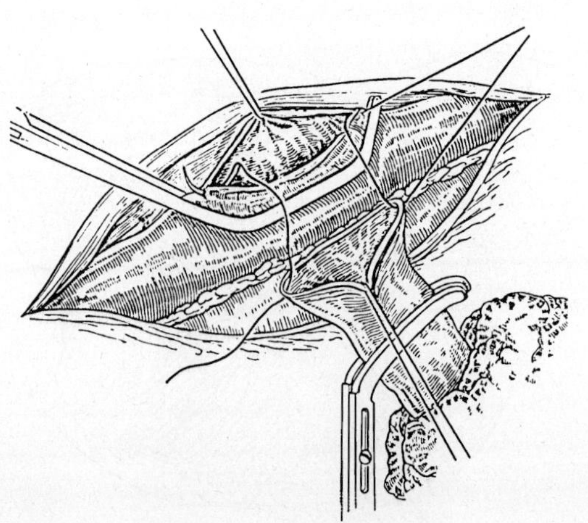

K. 作吻合口两角固定缝合

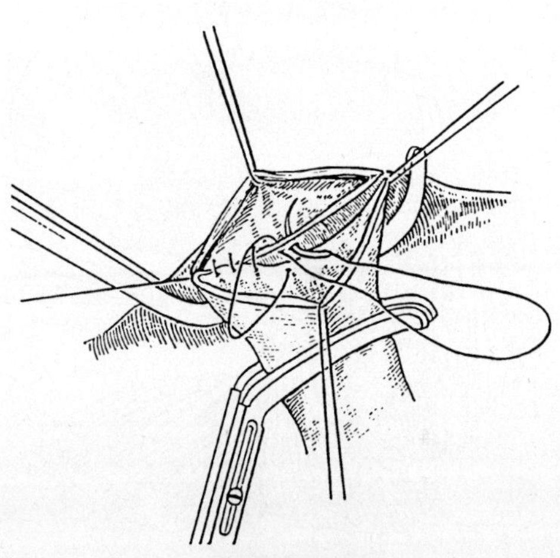

L. 后壁连续外翻缝合

图 56-8(续)

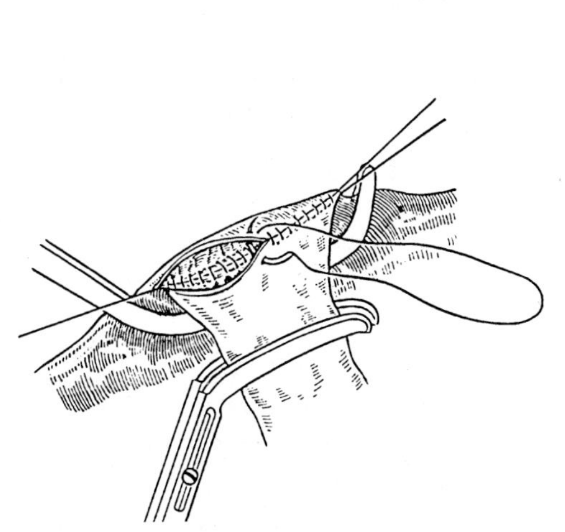
M. 连续缝合吻合口前壁

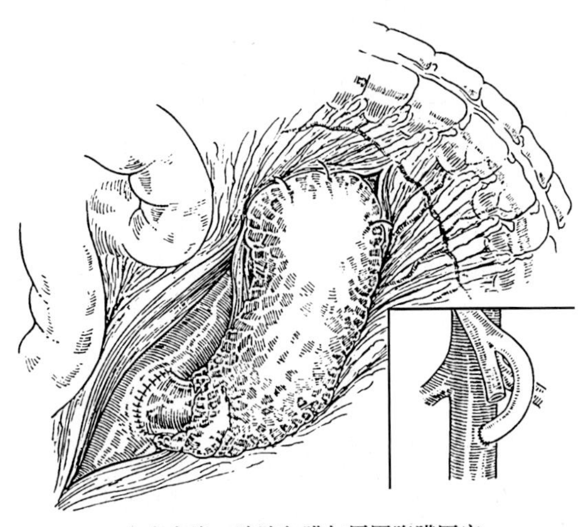
N. 吻合完毕，胰腺包膜与周围腹膜固定
（右下图：吻合脾静脉与下腔静脉的关系）

图 56-8（续）

或左肾静脉。胰腺经游离后，脾静脉便可随同胰体尾部向右下方转移，长度一般足够供吻合之用。

3. 分离下腔静脉　提起横结肠，将小肠牵向腹腔右侧。若肠系膜脂肪较多，显露不佳时，可将小肠移至切口外，盛于塑料袋中，外加热盐水垫覆盖保护。在空肠系膜左方向腹膜后注入 0.5% 普鲁卡因 20~40ml，以减轻牵拉肠系膜根部的反应（图 56-8F）。剪开十二指肠悬韧带，沿空肠系膜左缘，在腹主动脉的前面剪开后腹膜，用小纱布块及手指稍加分离后，以 S 形拉钩将空肠系膜向前、右方牵开，显露居于腹主动脉右侧、肾静脉分支下的下腔静脉。切开腹膜后疏松组织及下腔静脉鞘膜，遇有淋巴管及小的血管分支时，应予以结扎，切断。分离下腔静脉的前壁约 6~7cm 长，分离、结扎、切断来自腹膜后汇入下腔静脉的 2~3 支小分支。然后，向两侧游离下腔静脉至腰静脉的分支处，一般不需要切断腰静脉（图 56-8G）。

4. 吻合　切开十二指肠悬韧带的左侧横结肠系膜的无血管区，将脾静脉及胰体尾部向前及右方旋转，经系膜切口，提至下腔静脉的左方。一般脾静脉的长度足够吻合而不致有张力，但有时胰腺因水肿而肿大，可能影响操作，必要时可将脾静脉从胰体尾部分离出来。同时可将下腔静脉鞘膜切口左侧缘与横结肠系膜根部组织做 2~3 针间断缝合以减轻张力，缩短距离。当脾蒂短、胰腺肿大不易游离时，不宜选择此种手术方法。在肾静脉开口的下方，以下腔静脉钳或三翼钳左翼夹住下腔静脉前壁，而三翼钳右翼或 L 形血管夹夹住脾静脉（图 56-8H、I）。以角形弯剪刀或弧形剪将下腔静脉壁剪一个与脾静脉口径相等的椭圆形缺口（图 56-8J），肝素生理盐水冲洗脾静脉断端和下腔静脉切口。先在下腔静脉及脾静脉吻合口壁各缝一牵引线，继之用 5-0 双针血管缝线先连续缝合吻合口后壁，针距约 1mm。牵紧血管缝线，放开脾静脉上的阻断钳，冲出其中血块后再夹紧，以肝素生理盐水冲洗干净血管腔，继续以另一端缝线连续缝合吻合口前壁，并与后壁缝线打结（图 56-8K、L、M）。吻合口一般约 2~2.5cm。吻合毕，先放开下腔静脉钳（或三翼钳左翼），若无出血，再放开脾静脉上的血管夹（或三翼钳右翼）。吻合口有活动出血时，可用 6-0 或 5-0 血管缝线间断缝合。清除手术野的血块，将胰腺包膜固定于后腹膜上（图 56-8N）。由于脾静脉游离的距离很短，并有胰腺体尾部支撑，一般不易发生扭曲。

5. 将横结肠系膜的切口边线与胰腺包膜缝合固定。再将横结肠及小肠复位。重复检查脾床处有无渗血并止血，然后放置左膈下引流。

（四）肠系膜上静脉下腔静脉侧 - 侧吻合术

此术式技术上较为复杂，并受到局部血管条件的限制，应根据术中探查情况决定是否加以选择，主要适用于门静脉高压症合并有门静脉血栓形成、肝外形门静脉阻塞、脾切除或脾肾静脉分流术后再出血的患者。比较理想的手术条件是：①体型瘦长的年轻患者；②曾做过脾切除术，肠系膜上静脉的管径粗，且有足够长度的肠系膜上静脉干；③肠系膜上静脉本身无血栓形成、无静脉炎或静脉周围炎；④无腹水，小肠系膜和腹膜后组织无严重的水肿及增厚；⑤胰腺柔软，无胰头肿大型胰腺炎；⑥下腔静脉位于椎体的右前方。

当有下列情况时，则手术可能遇到技术上的困难，效果可能欠佳：①肥胖或有大量腹水的患者，小肠系膜肥厚或水肿，肠系膜上静脉与下腔静脉间的距离加宽；②肠系膜上静脉血栓形成、壁厚，与周围组织有炎性黏着；③肠系膜上静脉分支过早，主干短并且移动度减少；④胰腺肿大、变硬，十二指肠第3段位置过低。此时，肠系膜上静脉、下腔静脉侧-侧吻合术较为困难，若勉强对合，可能发生吻合口撕开或使肠系膜上静脉扭曲成角，易致血栓形成，影响治疗效果。遇此情况时，宜改用自体颈内静脉架桥术或人造血管架桥。因此，每例手术患者在手术前应有所说明，并在消毒皮肤时，应该同时准备颈部皮肤，以便于需要时切取颈内静脉。

1. 切口　一般使用右侧上腹直肌切口，当需要同时结扎胃冠状静脉或处理胆道疾病时，切口宜自剑突下至脐下4cm。对有上消化道出血的患者，应首先从上腹部开始，结扎胃冠状静脉及沿胃小弯至食管下端，结扎通至胃壁内的血管，但保留通向胃窦的血管及胃迷走神经支，有如高选择性胃迷走神经切断术。已行脾切除术的患者，结扎胃小弯血管后，便能起到止血作用，避免发生分流术后早期消化道出血。待胃小弯血管处理完毕后，才进行分流手术。对于有胆道疾患需同时引流胆管者，则宜首先做好分流术后，待横结肠放回原位，再解剖肝门部引流胆管，以避免分流术处受到污染。

2. 游离十二指肠（图56-9A、B）提起横结肠，在相当于十二指肠第3段处切开横结肠系膜，游离十二指肠的第2、3、4段，直至十二指肠空肠交界处。充分游离胰头及十二指肠甚为重要。因为经过游离后，胰头可移位至右侧，缩短肠系膜上静脉与下腔静脉间的距离，并避免十二指肠压迫吻合口。通过十二指肠第3段前面与小肠系膜间之空隙，可用手指触诊检查肠系膜上静脉的情况（图56-9C）。在肠系膜上动脉的右侧，可以触感到扩张的、有一定张力感的肠系膜上静脉；当肠系膜上静脉亦呈栓塞改变时，则在该处触到索条样物。

3. 分离肠系膜上静脉　将小肠系膜右缘向前翻转，从后侧分离显露肠系膜上静脉。因该处静脉外的纤维脂肪层组织最薄，易于显露，亦有利于与下腔静脉吻合。以两牵引线将肠系膜缘向左侧牵开，从右侧显露肠系膜上静脉（图56-9D）。剪开肠系膜上静脉的鞘膜（图56-9E），在鞘内游离静脉，向上至胰腺下缘，向下长4~5cm。肠系膜上静脉分支的类型常是决定手

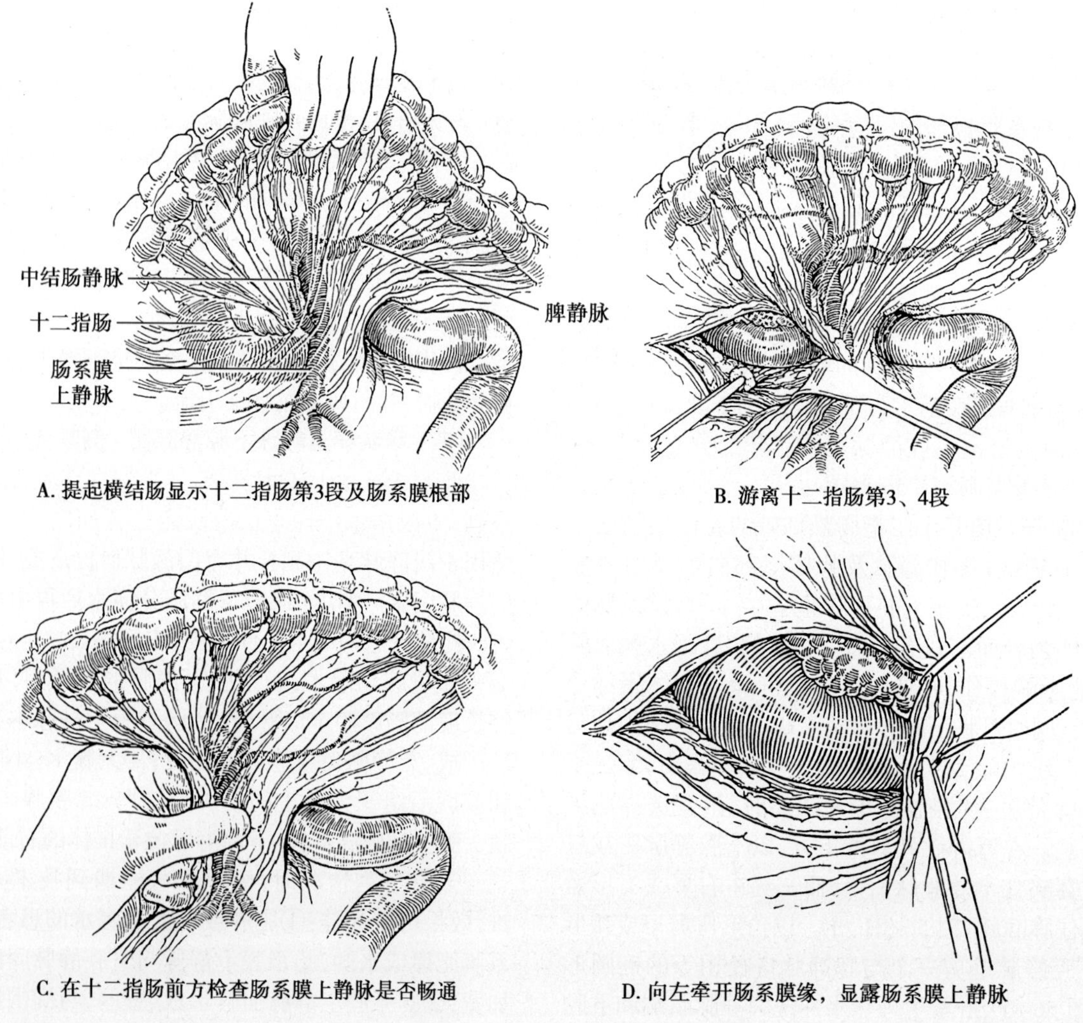

A. 提起横结肠显示十二指肠第3段及肠系膜根部

B. 游离十二指肠第3、4段

C. 在十二指肠前方检查肠系膜上静脉是否畅通

D. 向左牵开肠系膜缘，显露肠系膜上静脉

图56-9　肠系膜上静脉下腔静脉侧-侧吻合术

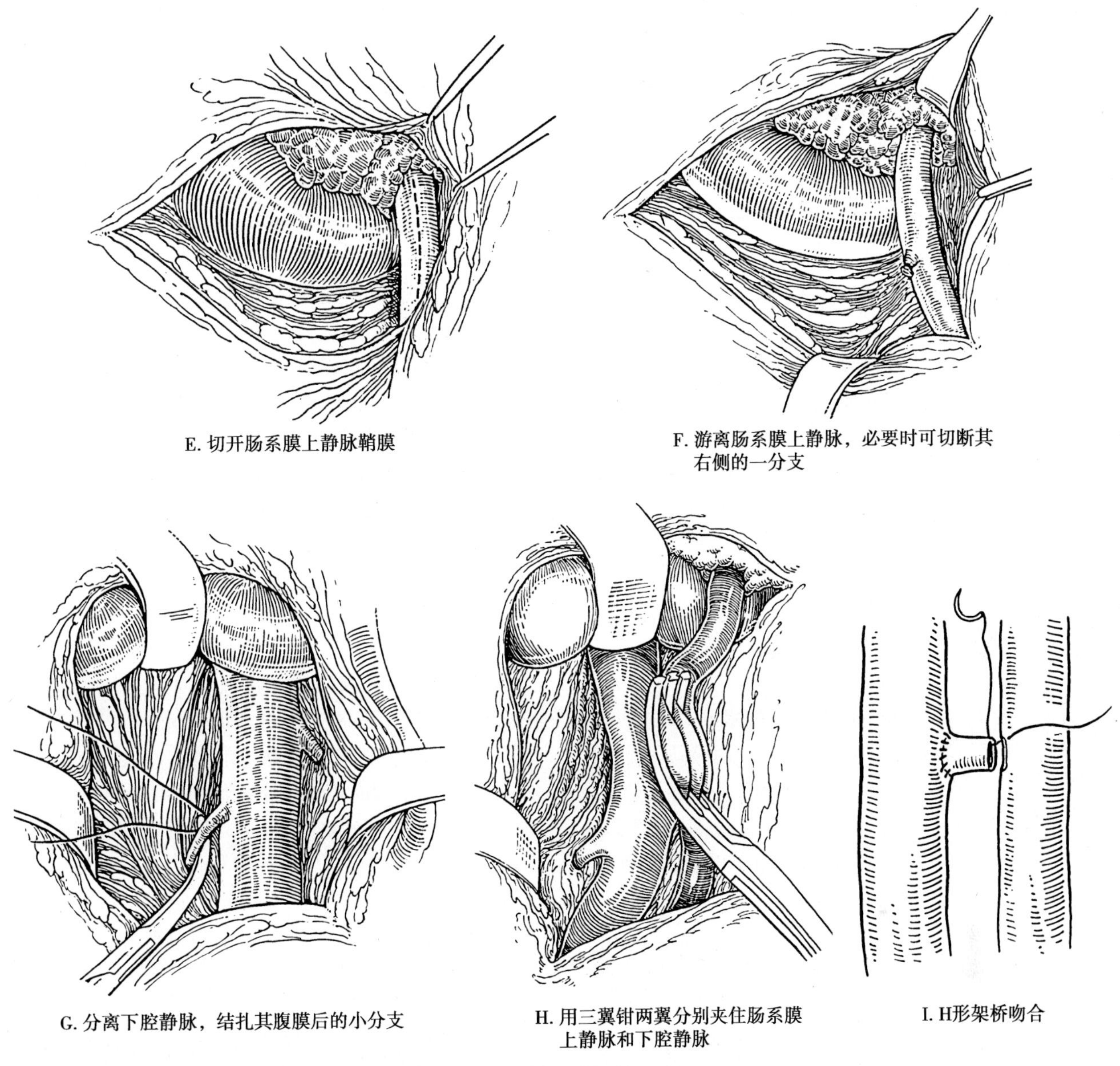

E. 切开肠系膜上静脉鞘膜

F. 游离肠系膜上静脉，必要时可切断其右侧的一分支

G. 分离下腔静脉，结扎其腹膜后的小分支

H. 用三翼钳两翼分别夹住肠系膜上静脉和下腔静脉

I. H形架桥吻合

图 56-9（续）

术的关键。如果静脉的分支过高、过多，没有足够长度的肠系膜上静脉外科干，吻合口可能过小，有一定张力或技术上有困难。所以在显露肠系膜上静脉主干后，应检查其静脉壁情况，有无静脉炎、栓塞或静脉壁厚薄不均。注意可供吻合的外科干的长度。当有静脉炎或曾有过静脉血栓形成时，如常见于血吸虫性肝硬化和脾切除术后的患者，除了静脉周围有粘连分离困难之外，静脉干的长度亦往往缩短，静脉壁厚薄不均，使手术困难。应该将肠系膜上静脉干从静脉床游离，并与胰腺钩突部分开，以脱离小肠系膜对它的牵引。有时需要结扎、切断跨过静脉前面的有结肠动脉分支及其伴行的静脉支，以获得必要长度的静脉干（图 56-9F）。当分离完成后，必须根据静脉干长度、活动度、分支情况、十二指肠曲位置、小肠系膜组织厚度、胰腺体积等因素，估计判断直接吻合的可能性；如果技术上的困难较大，应改做自身颈内静脉架桥术，防止勉强吻合，反而影响分流的效果。门静脉高压症，特别是伴有长时间的大量腹水时，在肠系膜上静脉周围常有较多的粗大淋巴管丛，对此处的淋巴管丛应注意保护，避免损伤，如果必须切断，应妥善结扎，以免术后发生乳糜腹水。

4. 游离下腔静脉　向上钩开十二指肠第 3 段，切开下腔静脉的前鞘膜，结扎其中的血管和淋巴管。充分游离下腔静脉长约 6cm（图 56-9G），使其能向前旋转，缩短与肠系膜上静脉间的距离。

5. 吻合　将肠系膜上静脉右侧的纤维脂肪与下腔静脉外鞘缝合数针，使两者靠近，易于操作，并可以减少吻合后吻合口所承受的张力。用三翼钳的右翼夹住肠系膜上静脉的后外侧壁，再以左翼夹住下腔静脉的前壁（图 56-9H），将两静脉靠拢，剪除部分下腔静脉壁使成长约 1.5cm 的椭圆形开口，在肠系膜上静脉做一相称的切口，用 6-0 血管缝线进行吻合。先在下腔静脉及肠系膜上静脉吻合口壁各缝一牵引线，继之用 5-0 双针血管缝线先连续缝合吻合口后壁，针距约 1mm。牵紧血管缝线，无张力下放开肠系膜上静脉上三翼钳右翼，冲出其中血块后再夹紧，以肝素生理盐水冲洗干净血管腔，继续以另一端缝线连续缝合吻合口前壁，并与后壁缝线打结。

6. 肠系膜上静脉、下腔静脉 H 形架桥吻合　当肠系膜上静脉与下腔静脉间的距离过远，不能做直接侧-侧吻合时，可在两静脉间做一自身颈内静脉或开放扩张的脐静脉作血管架桥，也可用 18~20mm 直径的一段人造血管。为减少栓塞机会，故一般以自体颈内静脉段或脐静脉移植较为常用。静脉移植时，应先做移植静脉与下腔静脉端 - 侧吻合，然后再与肠系膜上静脉主干做端 - 侧吻合（图 56-9I）。静脉段的长短宜适中，过短使移植血管段受牵引闭塞；过长使血管屈曲，均能妨碍吻合口的畅通。

（五）肠系膜下静脉下腔静脉分流术

生理情况下肠系膜下静脉较细，门静脉高压症时可明显扩张，直径可达 5~8mm。行肠系膜下静脉容易分离，距下腔静脉较近，行肠系膜下静脉下腔静脉分流术，手术操作较容易，由于分流口较小，对肝脏门静脉血流量影响不大。适用于脾切除食管下段胃底血管离断术后门静脉压力较高的患者，有利于减少术后腹水形成。

1. 脾脏切除门体断流手术方法同前。

2. 游离肠系膜下静脉　提起横结肠，将小肠牵向腹腔右侧。剪开十二指肠悬韧带，以 S 型拉钩将十二指肠第 4 段和空肠向右侧牵拉，此时可看到肠系膜下静脉。剪开肠系膜下静脉鞘膜，游离肠系膜下静脉至其汇入脾静脉处，游离长度 5~6cm 即可。

3. 游离下腔静脉　以 S 形拉钩将空肠系膜向前、右方牵开，显露居于腹主动脉右侧、肾静脉分支下的下腔静脉。切开腹膜后疏松组织及下腔静脉鞘膜，遇有淋巴管及小的血管分支时，应予以结扎，切断。分离下腔静脉的前壁 6~7cm。

4. 吻合　以下腔静脉钳或心耳钳夹住下腔静脉前壁，用一 L 形血管夹夹住肠系膜下静脉、远端再夹一血管钳，切断后远端缝扎。以角形或弧形剪刀将下腔静脉壁剪一个与肠系膜下静脉口径相一致的椭圆形缺口，以 6-0 或 7-0 血管缝线进行吻合。先以双针血管缝线的一端连续吻合后壁，收紧缝线，开放肠系膜上静脉上的 L 形血管夹，冲出血块后再夹住，以肝素生理盐水冲洗吻合口，再以双针血管缝线的另一端连续吻合前壁，与后壁缝线打结，注意打结松紧以自然对合、不引起血管壁皱缩为度。

（六）限制性门静脉下腔静脉侧 - 侧吻合术

门静脉下腔静脉分流术目前在临床上已弃用，主要原因为术后肝性脑病发生率甚高。而限制性门静脉下腔静脉分流术因限制了分流口的直径，仍保持部分门静脉血流通过肝脏，肝性脑病较大口径分流有所降低，但仍有一定的发生率。只是在个别患者无法采用其他手术方式时可考虑限制性门静脉下腔静脉侧 - 侧吻合术。

1. 患者仰卧，右侧垫高，斜向左侧 30°。取肋缘下斜切口或上腹部横切口。若腹腔探查时是直切口，则需向右侧加一横切口。腹腔内探查步骤同前。

2. 游离门静脉　以大 S 形拉钩向上牵开胆囊及肝下缘，将幽门窦部及十二指肠向下牵压，充分显露肝十二指肠韧带。剪开胆总管的后外方腹膜，向前、内方向牵开胆总管，显露门静脉的前、外侧壁。切开门静脉鞘，分离门静脉前壁，上抵其分叉处，下至十二指肠后。在鞘内钝性分离静脉的内侧壁及后壁，以直角形（或弯形）血管钳从内侧向后分离，置牵引带，将门静脉提起，以利于进一步分离。分离内侧时，可能遇到小静脉小分支，有时，胃冠状静脉也由内侧注入门静脉，慎勿将其撕破，必要时可予以结扎切断。

3. 分离下腔静脉　切开十二指肠外侧的后腹膜，游离十二指肠第 1、2 段，并将其翻向内前方，显露下腔静脉。在下腔静脉前面向上切开后腹膜，再切开下腔静脉鞘。分离下腔静脉前壁及左、右侧壁，至其周径的 2/3 左右，长 4~5cm。在正常情况下，门静脉后缘与下腔静脉接近，但在肝硬化患者，有时尾状叶代偿性增大，介于门静脉与下腔静脉之间，给侧 - 侧吻合造成困难。如果两血管间的距离较远，则应充分游离门静脉及下腔静脉，以减少侧 - 侧吻合时的张力，或用自身静脉、人造血管行架桥手术。

4. 吻合　根据门静脉压力的高低，确定吻合口的大小。一般约为 0.8~1.0cm。用三翼钳左翼夹住下腔静脉的前内侧壁，以三翼钳右翼夹住门静脉的后外侧壁，在两静脉壁上各做一对称的梭形切口，以 5-0 双针血管缝线连续吻合前壁和后壁，方法同前。

【术后处理】

1. 大多数门静脉高压症的患者，均有程度不同的肝功能损害，手术又比较复杂，特别是肝功能损害较严重时，手术后并发症较多，应加强观察与处理。

2. 术前一般不放置胃管，为避免术后腹胀，可于术中麻醉后放置。3 天后开始进食。有时可能发生胃潴留或胃扩张，需及时发现，并持续胃肠减压。

3. 注意水、电解质平衡，特别对手术前曾长时间使用利尿剂、低盐饮食者，防止发生低钠血症及低钾血症。

4. 术后应加强全身营养支持，必要时适当输血浆、浓缩人体白蛋白，以纠正低蛋白血症，减轻腹水。

5. 对无凝血机制障碍的患者，为减少吻合口血栓形成，可每日给予低分子右旋糖酐500ml，连续一周，以降低血液黏滞度，减少血小板聚集。

6. 术后给予抑酸治疗，常用质子泵抑制剂，预防胃黏膜糜烂出血。

7. 小剂量的皮质激素治疗，以减轻手术创伤应激反应对肝脏的损害。若患者无溃疡病史，手术中可给予地塞米松10mg，手术后逐日减量，一般于手术后3~5天停药。

8. 为防止肝性脑病，应从低蛋白质饮食开始，逐步增加，避免一次摄入多量蛋白质。急诊出血患者，应及时灌肠，清除肠道内积血。

【术后并发症】

常见的较严重的并发症有：

1. 出血倾向　多发生于手术后早期，常与凝血功能障碍、纤维蛋白溶解活性增加，血浆内纤维蛋白原缺乏有关。

2. 肝功能不全　手术后可出现黄疸加深、腹水、血浆白蛋白减少，甚至肝性脑病。多发生于手术前肝脏代偿功能较差的患者。

3. 感染　常见的为肺部感染、左膈下及切口感染，重者可诱发肝性脑病。

4. 脑神经症状　出现于手术后期，与肝功能的代偿情况有密切关系，多见于门、腔静脉侧-侧吻合，肠系膜上静脉腔静脉吻合的患者，与分流术后入肝门静脉血流减少，肝动脉血流代偿不全有关。其他类型的门体静脉系统分流术（包括远端脾、肾静脉吻合术）后亦有发生。分流术后脑病常与血氨水平升高有关。

【问题讨论】

1. 手术方法的评价　门体分流术方式较多，具体应用应根据患者的条件、疾病的种类、手术中的具体情况和手术者所掌握的技术来选择。我国门静脉高压症多为肝炎肝硬化引起，此类患者对分流手术的耐受性差，晚期肝功能衰竭的发生率较高，因而更多地采用断流手术，以保持肝脏的门静脉血流灌注。近年来TIPS的技术和材料进步，对需要进行门体分流的患者，增加了治疗方式的选择。因此，对患者应个体化选择治疗方案。

(1) 对中等度以上的脾大，合并有脾功能亢进及上消化道出血的门静脉高压症的患者，可首选脾静脉下腔静脉或脾静脉肾静脉吻合。下腔静脉具有管腔大，压力低，胸腔内的负压作用，血流量大，吻合口大小不受限制，不致损伤肾静脉及吻合口发生栓塞的机会可能较少等特点，效果较好。若采用脾静脉肾静脉吻合时，如果脾静脉的管径较细，可用脾静脉的根部（中央型）与肾静脉吻合，效果较好。

(2) 有出血史、脾功能亢进不明显且脾大不显著者，以选用选择性门体分流术式为宜。

(3) 对肝外形门静脉高压症已行脾切除，或肝硬化所致之门静脉高压症行脾切除术后门静脉血栓形成而再发生出血者，当条件许可，首先选择肠系膜上静脉下腔静脉侧-侧吻合术，或肠系膜上静脉下腔静脉H形自体颈内静脉架桥术。

(4) 有重度食管下段静脉曲张及出血史者，行分流手术时，宜将胃冠状静脉的分支同时结扎，以减少发生手术后早期出血的机会。

2. 急症门静脉系统分流术　救治食管下段曲张静脉破裂出血，一般采用双气囊三腔管压迫、急诊食管黏膜下曲张静脉硬化治疗或急诊脾切除门体断流术，多能有效地解决门静脉高压出血问题。急症门体分流术，虽可有效降低门静脉系统压力，出血效果可靠，但手术后易肝性脑病，手术死亡率亦甚高，特别是对一些肝炎后或坏死后性肝硬化，且肝功能有明显损害的患者，效果更差，应谨慎使用。

(1) 肝功能及一般情况好，双气囊三腔管压迫无效者，可采用脾切除，脾静脉下腔（肾）静脉吻合术，同时结扎胃冠状静脉或行断流术。

(2) 肝功能及一般情况尚好，但出血量较多者，可采用延期分流手术。先放置双气囊三腔管压迫止血，积极输血补充血容量以维持循环稳定，积极改善全身情况及纠正凝血机制障碍。一般经过4~72小时的准备，肠道积存的血液已绝大部分排出，便可施行脾切除及脾静脉的分流手术。若患者已做过脾切除术，可采用肠系膜上静脉分流手术，以不用门静脉下腔静脉分流术为宜。

3. 肝外形门静脉高压症　新生儿的脐带炎、全身感染、严重脱水等可导致门静脉、脾静脉、肠系膜上静脉等处的血栓形成，发生门静脉高压症，继之出现食管下段静脉曲张及反复大量的出血。对此种病例目前多采用肠系膜上静脉与下腔静脉吻合术，也可用门体循环阻断及脾静脉下腔静脉吻合的方法。

4. 门静脉高压症的非手术方法治疗　门静脉高压症的手术治疗主要是针对发生消化道出血等严重并发症者，而分流手术本身的创伤大，要求患者有较好的肝功能代偿，且大口径分流术的后期，患者往往发生肝性脑病，故临床应用受到诸多限制。非手术治疗方法如双气囊三腔管压迫止血、经内镜注射硬化剂治疗食管静脉曲张出血以及内镜下食管曲张静脉套

6

扎等，止血效果确切，但存在再出血率高等问题。非手术治疗后反复再出血的患者，仍然需要分流手术。近年来TIPS的进步，支架栓塞率和肝性脑病发生率明显下降，使分流术变得简单化而不需要外科手术，但需严格掌握指征。有观点认为TIPS可用于肝硬化终末期出血时的肝移植术前的准备，但肝移植临床实践表明，TIPS后第二肝门特别肝静脉汇入下腔静脉处纤维组织增生显著，为肝移植切除病肝过程中处理第二肝门带来极大困难。因而作为门静脉高压症出血患者肝移植术前准备，双气囊三腔管压迫止血、经内镜注射硬化剂治疗食管静脉曲张出血以及内镜下食管曲张静脉套扎等应是优先考虑的选择。

5. 肝脏移植时代门静脉高压症外科治疗　肝内型门脉高压症的根本原因是肝脏的病变，外科治疗效果往往取决于肝功能代偿程度、肝病发展状况及全身重要脏器受累情况。对于肝功能好、肝病活动已停止的门静脉高压症患者，传统的门体断流和分流手术以及TIPS仍可作为首选。原位肝移植术是治疗终末期肝病的有效方法，对于终末期肝病合并门脉高压症、门静脉高压症术后再次出血、分流术后肝性脑病及再次出血、门静脉高压合并肝硬化及早期肝癌等，应首选肝脏移植。除术后再出血和肝性脑病等并发症因素外，传统手术还易导致严重腹腔粘连、门静脉、肠系膜上静脉和脾静脉炎症及血栓等，增加肝移植手术的难度，故有可能选择肝脏移植的患者，应尽量避免传统外科手术的干预。

6

第四节　选择性门静脉系统分流术

门体静脉系统分流术使门静脉高压症上消化道大出血的病死率大幅度下降，但门体分流术后肝性脑病发生率升高，其原因是门体静脉系统分流手术均造成门静脉血液转流，在降低门静脉压力的同时不同程度地减少入肝的门静脉血流量，减少肝血窦的血流灌注，导致肝细胞的缺氧性损害，这是手术后晚期发生肝性脑病或肝功能衰竭的重要原因。

有学者对门静脉高压患者术前连续腹腔动脉造影，发现肝硬化门静脉高压患者胃左静脉区域的血管阻力减低和动脉血流量增加，造成该区域的高动力血液循环状态。也有人发现肠腔分流术后吻合口通畅而发生再出血的病例，其胃左静脉和脾内压高于肠系膜上静脉。因此认为门静脉-肠系膜静脉系统和胃-脾静脉系统间存在分区现象。选择性门静脉系统分流术的目的是将引流食管下段、胃贲门、脾脏的血液与门静脉循环隔离，使该部分的血液经脾静脉冠状静脉（胃左静脉）的远端流入肾静脉，起到区域性分流减压的作用。这类手术主要包括远端脾静脉肾静脉吻合术、远端脾静脉下腔静脉吻合术和冠状静脉下腔静脉吻合术。

【适应证】

1. 有胃底食管曲张静脉破裂出血史者；

2. 虽然无出血史，但重度食管胃底静脉曲张或内镜可见曲张静脉有红色征，有高度破裂出血风险者；

3. 有肝性脑病史，不宜行门体分流术者；

4. 脾大不严重、超声下脾脏前后径 <7.0cm，脾功能亢进不显著者；

5. 肝功能稳定在Child A级或B级。

【禁忌证】

1. 严重脾静脉炎、脾静脉栓塞或狭窄者；

2. 严重脾功能亢进症、脾大显著者，不宜选择远端脾肾脾腔静脉分流术；

3. 肝炎活动未控制者；

4. 严重心、肺、肾功能障碍者。

【患者评估与手术规划】

1. 术前行CT或磁共振上腹部血管成像，以了解门静脉主干及各属支走行情况，特别是了解脾静脉、胃左静脉情况，注意这些血管的走行、口径、变异及有无血栓形成等情况。脾静脉内径应大于1.0cm、胃左静脉内径应大于0.5cm。

2. 术前明确门静脉向肝型血流　如肝硬化严重或门静脉闭塞致门静脉离肝型血流者，选择性分流术后易产生严重腹水。彩色多普勒超声检查，门静脉血流速度大于8~10cm/s。

3. 术中测量自由门静脉压（FPP）和肝门阻断后门静脉压（HOPP）。如FPP高于45cmH_2O，术后易产生腹水和腹膜后水肿，从而影响手术效果。HOPP与FPP之压差大于20cmH_2O，其压差越大，向肝性血流灌注越大，术后发生腹水可能越小。

4. 除肝外形门静脉阻塞者外，门静脉高压症多系肝硬化所致，肝代偿功能差，对手术的耐受力较低，手术前应做充分准备。肝炎后肝硬化患者术前应控制乙肝病毒DNA复制数10^3以下，维持肝功能稳定在Child B级以上。

5. 术前改善全身营养，包括给予富于营养的高蛋白、高碳水化合物、低脂肪、少盐、多种维生素的饮食，并补充维生素K。对低蛋白血症的患者，应酌情输入新鲜冰冻血浆或人体白蛋白。纠正出血倾向。注意纠正水、电解质的紊乱及酸碱平衡失调。

【麻醉】

全身麻醉，要求腹肌松弛良好、麻醉过程平稳。

【切口】

左上腹直肌或左正中旁切口，切口可延长至脐下

2~4cm，达到手术野良好显露，且能满足选择性门体分流和胃小弯侧门体断流的要求。如果游离胰尾部脾静脉显露不好时，可加左侧横切口。

进腹后探查腹腔，了解有无腹水及估计腹水量。探查肝脏大小、有无肝硬化及肝硬化程度和类型，注意探查肝脏有无可疑癌结节，必要时术中超声检查或病理检查。探查门静脉有无血栓。探查肝胃韧带，了解胃左静脉迂曲扩张情况和管径大小，估计有无施行冠腔分流可能。切开胃结肠韧带，检查胰腺质地，有无慢性胰腺炎。探查左右肾大小和质地，并确定肾脏正常。经胃网膜右静脉或肠系膜上静脉小的分支插入直径 2~2.5mm 硅胶导管测量 FPP，并留置导管，用于手术结束时测量 FPP。

【手术步骤】

（一）远端脾静脉肾静脉吻合术（Warren 手术）

1. 暂时性阻断脾动脉　分离胃结肠韧带，结扎胃网膜右静脉，保留胃网膜左静脉弓。按前面方法，游离脾动脉，以血管夹或阻断带暂时阻断脾动脉，以减少游离脾静脉时的出血和术中因脾静脉撕裂发生大出血。

2. 提起胃体部及横结肠，剪开胃结肠韧带，结扎网膜上的血管，显露小网膜囊，但保留胃脾韧带及其上的血管，保证胃体及胃底的血流能汇至脾静脉（图 56-10A）。

3. 向右侧牵开胃体，将横结肠向下方施压牵引，显露胰腺体尾部直至脾门处。在胰腺的下缘，切开肠系膜根部的腹膜，稍加钝性分离，便可达胰腺背面的腹膜后间隙（图 56-10B）。沿着正确的解剖间隙进行分离，一般甚少出血。脾静脉贴附于胰腺背面，从腹膜后组织分离，小心勿撕破脾静脉。继续游离胰腺，内侧达脾静脉与肠系膜上静脉的汇接处。将胰腺下缘向上方翻转，显露紧附于胰腺背面的脾静脉（图 56-10C）。

4. 从靠近肠系膜上静脉处开始游离脾静脉的近端，一般在脾静脉近端的分支较少，较易于从胰腺背面分离（图 56-10D）。继续向远端游离脾静脉，结扎、切断从胰腺汇至脾静脉的小分支。脾静脉游离的长度约为 6~7cm（图 56-10E）。

5. 以牵引带穿过胰腺与脾静脉间的间隙，将脾静脉提起，暂不切断静脉，以免影响血液回流，加重渗血（图 56-10F）。

6. 分离左肾静脉　扪清左肾门，切开后腹膜及纤维脂肪组织，妥善结扎或缝扎，以防淋巴漏。分离左肾静脉，结扎、切断左侧精索静脉或左侧卵巢静脉，必要时结扎、切断左肾上腺静脉。左肾静脉前面及上下缘均需游离，长度约 4cm，以能容纳小心耳钳为度。

7. 吻合　在肠系膜下静脉入口的左侧，以无损伤血管钳钳夹脾静脉，用 L 形血管钳夹住远端，切断，近端以 6-0 血管缝线连续缝合断端。用小儿心耳钳夹住左肾静脉前壁，以弧形剪刀剪一与脾静脉口径一致的缺口，远端脾静脉修剪成斜口状与左肾静脉端 - 侧吻合，吻合前必须检查脾静脉有无扭曲和张力。将脾静脉断端与左肾静脉缺口对拢，以 6-0 双针血管缝线先连续吻合后壁，收紧缝线，开放脾静脉血流，以观察脾静脉血流是否通畅，并冲出可能存在的血栓，再次夹住脾静脉，以肝素生理盐水冲洗吻合口，继续缝合吻合口前壁，前后壁缝线打结（图 56-10 G、H）。吻合完成后，先开放左肾静脉小心耳钳，再开放脾静脉侧 L 形血管钳，如吻合口有活动性出血，可用 6-0 血管缝线加针缝合。最后，松开脾动脉阻断带或血管夹。

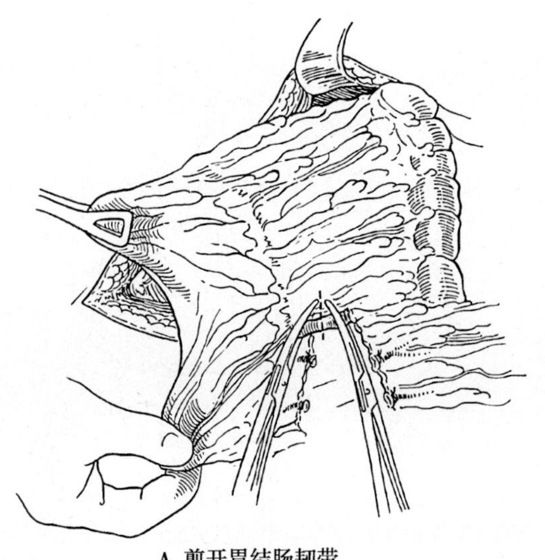

A. 剪开胃结肠韧带

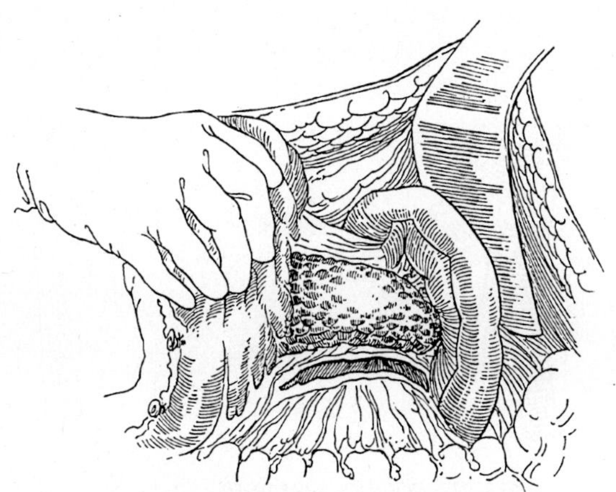

B.切开横结肠系膜根部，游离胰腺下缘及背面

图 56-10　远端脾静脉肾静脉端 - 侧吻合术

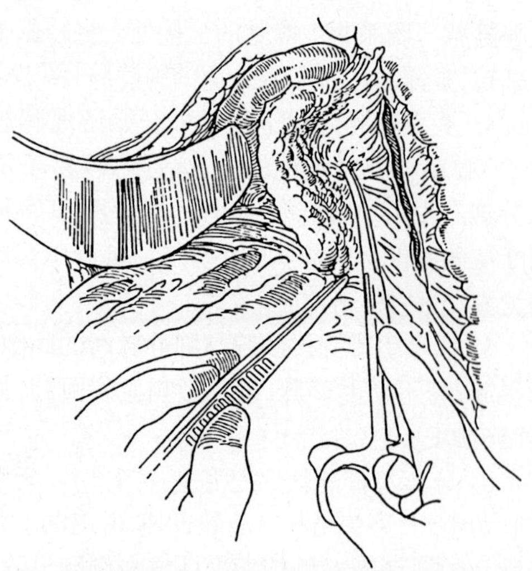
C. 继续游离胰腺，并将其向上翻，显露紧附于胰腺背面的脾静脉

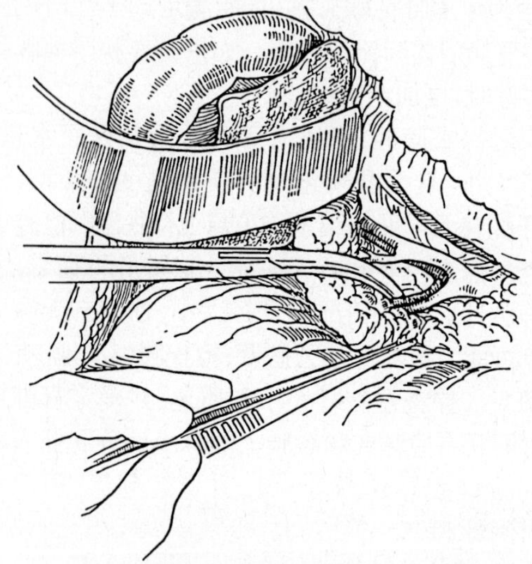
D. 显露脾静脉并将其从胰腺背面分离

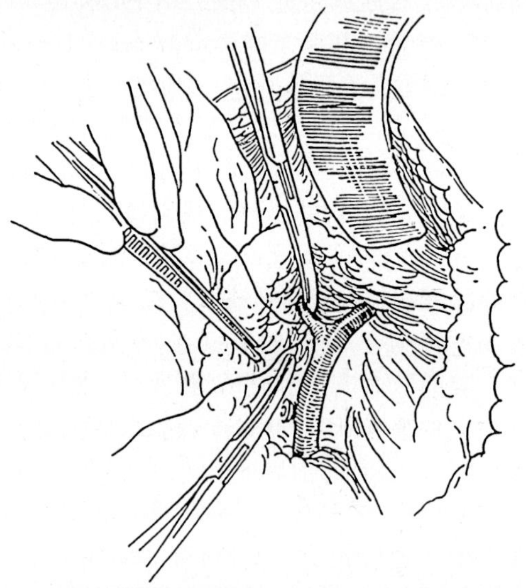
E. 结扎切断胰腺与脾静脉间之血管，游离脾静脉6~7cm

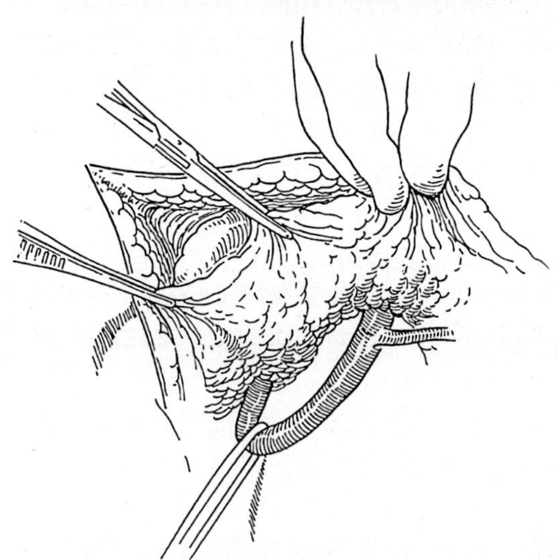
F. 以索带提起脾静脉，暂不切断

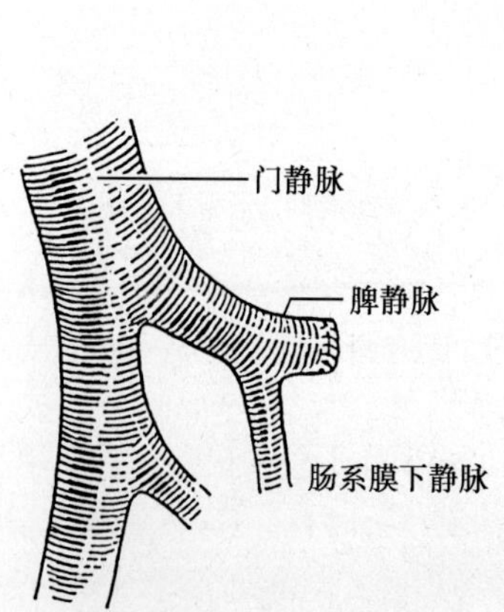

G. 在肠系膜下静脉入口远端切断脾静脉，近端以5-0缝线连续缝合

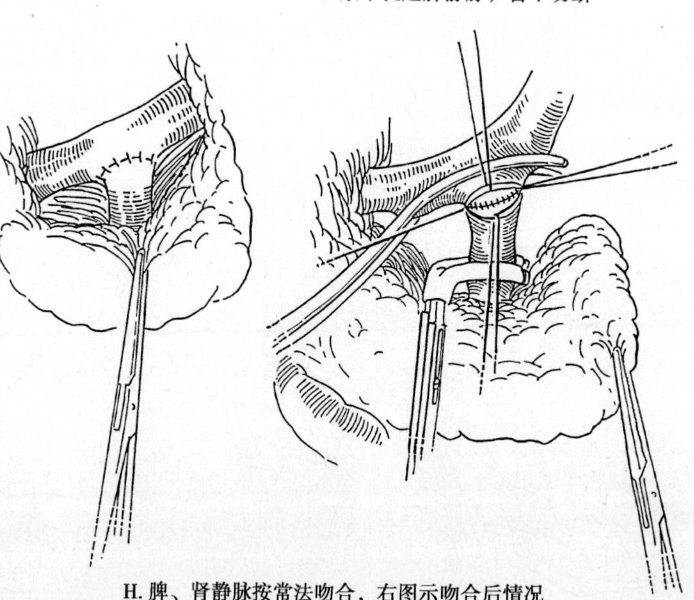
H. 脾、肾静脉按常法吻合，右图示吻合后情况

图 56-10（续）

6

8. 胃小弯侧门体断流　按第一章方法，从胃小弯幽门切迹处开始，切断、结扎胃右动、静脉，再沿胃小弯胃壁向上逐步剪开肝胃韧带，结扎、切断胃左动、静脉通向胃前壁的分支，直达食管下端右侧缘。以同样方法处理通向胃后壁的血管支。在胰腺上缘将胃左静脉干和胃左动脉结扎。以4-0丝线间断缝合胃小弯浆肌层，使胃小弯胃壁浆膜化，减少侧支循环再形成。

9. 结扎肝圆韧带及脐旁静脉。这样便达到门静脉肠系膜上静脉系统与胃脾静脉系统的隔离。

（二）远端脾静脉下腔静脉吻合术

1. 暂时性阻断脾动脉　方法同远端脾肾静脉吻合术。

2. 游离脾静脉　方法同远端脾肾静脉吻合术。为保证脾静脉分离足够长度，缝扎切断肠系膜下静脉和胃冠状静脉(汇入脾静脉者)。汇入脾静脉小分支以7-0血管缝线缝扎为宜。

3. 游离下腔静脉　分离十二指肠悬韧带，纵行切开后腹膜，连同十二指肠第4段(升部)于腹主动脉前向右侧分离显露下腔静脉，纵行切开下腔静脉鞘并妥善结扎或缝扎血管和淋巴管。分离下腔静脉前面和两侧面，游离下腔静脉上至左肾静脉下缘，仔细分离结扎、切断腹膜后汇入下腔静脉的小静脉。根据脾静脉的长度，如果吻合口有张力，需结扎、切断1~2支腰静脉，使下腔静脉完全游离，长度一般6~7cm。以1-0丝线间断缝合下腔静脉鞘与脾静脉鞘，可缩短两者间距离，便于吻合，减轻吻合口张力。

4. 吻合　将脾静脉在汇入门静脉处切断，处理方法同远端脾肾分流术。用三翼钳左翼夹住下腔静脉前壁，用弧形剪刀在下腔静脉前壁剪一口径与脾静脉口径一致的椭圆形缺口，以三翼钳右翼夹住远端脾静脉断端。以5-0血管缝线先在下腔静脉和远端脾静脉吻合口前壁缝一牵引线，以5-0或6-0双针血管缝线的一端先从吻合口一端腔外进针至腔内，连续缝合吻合口后壁至吻合口另一端并穿出腔外，针距1mm。收紧缝线，开放脾静脉侧三翼钳右翼，观察脾静脉血流是否通畅并冲出可能的血栓。再将脾静脉夹住，以肝素生理盐水冲洗吻合口，以双针血管缝线的另一端继续连续缝合吻合口前壁，并与后壁的缝线在腔外打结。吻合完毕，先开放三翼钳左翼下腔静脉侧，若无出血再开放三翼钳右翼脾静脉侧。有活动出血时可用6-0血管缝线间断缝合止血。

5. 松开脾动脉暂时阻断带，可扪及脾动脉细震颤，脾脏变小、变软。

6. 胃小弯侧门体断流　同远端脾肾静脉分流术。并结扎肝圆韧带和脐旁静脉。

7. 再次测量并记录FPP，了解选择性分流后门静脉压力变化。

（三）冠状静脉下腔静脉吻合术

基于胃左静脉与食管胃底曲张静脉侧支交通较胃短血管丰富、血流分流和减低胃食管区静脉压力效果好，将胃左静脉与下腔静脉吻合，称之为冠腔分流术。由于仅降低胃食管区静脉压力而不影响门静脉血流，故属于选择性门体分流术的一种术式。

1. 切口　可选择上腹正中切口、右上腹正中旁切口、上腹横切口或右肋缘下斜切口，视患者体型及肋弓交角大小而定。开腹后探查同前述方法。

2. 游离胃左静脉　切开肝胃韧带，显露并游离胃左静脉2~5cm至门静脉、脾静脉交界处。因胃左静脉为门静脉高压症病理条件下高度曲张，管壁很薄，分离时应小心，避免血管损伤撕裂出血。撕裂后，除非行血管架桥，否则无法继续完成手术。

3. 胃左静脉的处理　以弧形无损伤血管钳或小心耳钳夹住门静脉脾静脉交角，以L形血管夹夹住胃左静脉。于胃左静脉汇入处切断胃左静脉，应尽量靠门静脉侧切断，以使胃左静脉断端带少量门静脉壁而形成喇叭口状，便于吻合。将门静脉切口以6-0血管缝线连续缝合关闭。

4. 分离下腔静脉　切开十二指肠外侧后腹膜，游离十二指肠第1、2段，并将其翻向内前方，显露下腔静脉。在下腔静脉前面切开后腹膜，再切开下腔静脉鞘。分离下腔静脉前壁及左、右侧壁，至其周径的2/3左右，长约4~5cm。

5. 吻合　分离胰腺后上空间，通过小网膜孔试将胃左静脉与下腔静脉并拢，若无张力即可将胃左静脉与下腔静脉直接行端-侧吻合。吻合时先用一小儿心耳钳夹住下腔静脉，用弧形剪刀在下腔静脉壁剪一口径与胃左静脉口径一致的椭圆形缺口。将胃左静脉断端与下腔静脉缺口对拢，注意避免胃左静脉扭曲，用6-0双针血管缝线的一端先连续缝合吻合口后壁，紧缝线后开放胃左静脉，检查胃左静脉血流通畅情况并冲出可能的血栓，再夹住胃左静脉，肝素生理盐水冲洗吻合口，用双针血管缝线的另一端连续缝合吻合口前壁，并与后壁缝线打结。吻合完毕，先开放下腔静脉，无活动出血后再开放胃左静脉。对吻合口活动性出血，可加针间断缝合。

6. 常规方法切除脾脏，切断并结扎胃网膜动脉、静脉和胃左与胃右静脉间交通支，可有效消除向食管胃底区的反常血流。

【术后处理】

1. 术前一般不放置胃管，为防止术后腹胀，可于术中麻醉后放置。3天后开始进食。有时可能发生胃潴留或胃扩张，需及时发现，放置持续胃肠减压管加以处理。

2. 术前 2 小时、术中及术后 1 天预防性全身使用抗生素，预防肺部、膈下和切口感染。

3. 注意水、电解质平衡，特别对手术前曾长时间使用利尿剂、低盐饮食者，防止发生低钠血症及低钾血症。

4. 术后应加强全身营养支持，必要时适当输血浆、浓缩人体白蛋白，以纠正低蛋白血症，减轻腹水。

5. 对无凝血机制障碍的患者，为减少吻合口血栓形成，可每日给予低分子右旋糖酐 500ml，连续一周，以降低血液黏滞度，减少血小板聚集。

6. 术后给予抑酸治疗，常用质子泵抑制剂，预防胃黏膜糜烂出血。

7. 术后给予生长抑素、进食后口服普萘洛尔等 β 受体阻滞剂，以降低门静脉压力，减少腹水形成。

【问题讨论】

1. 手术方式的评价　选择性分流术将胃食管区静脉系统与门静脉肠系膜上静脉系统隔离，只降低胃食管区静脉压力，达到治疗和预防门静脉高压症食管下端胃底曲张静脉破裂出血的目的。与传统门体分流相比，疗效确切、肝性脑病发生率低。理论上，选择性门体静脉分流术在各种分流术中，具有合理的解剖生理学和血流动力学基础。但此类术式较复杂，技术要求较高，限制了临床普遍开展。

(1) 远端脾肾静脉分流术在西方国家开展较多，疗效也较好。此术式易受肾静脉位置、脾静脉吻合的角度以及肾静脉压力等因素的影响。如肾静脉位置偏高，脾静脉与之吻合后易成角，吻合口易受胰腺压迫，导致吻合口不畅甚至血栓形成。肾静脉压力常高于下腔静脉，分流量可能受到影响。Warren 在开展此术式时采用脾动脉结扎，其目的是减少术中出血，便于操作，并纠正脾功能亢进。但临床实践和血管造影证明，脾动脉结扎增加了脾静脉和吻合口栓塞的机会，且脾动脉结扎对纠正脾功能亢进并无明显的远期疗效。目前多采用暂时性阻断脾动脉。

(2) 远端脾腔静脉分流术与远端脾肾静脉分流术相比，由于下腔静脉压力低、壁韧、容量大和吻合口不受限制，且脾静脉处于顺位与下腔静脉吻合，无成角及胰腺压迫，有利于分流后保持吻合口通畅。此外，还克服了左肾静脉解剖变异的术后可能发生左肾静脉高压、早期再出血的危险。

(3) 冠腔静脉分流术直接分流高压的食管下端胃底区静脉血流，既能实现高选择性区域性减压分流，降低食管胃底曲张静脉血管的压力，防止出血，又能维护肝脏门静脉的血供，对防止肝性脑病有较好的作用。同时，由于切除了脾脏，又能解决脾功能亢进的问题。理论上，该术式最适宜于纠正门静脉高压症血流动力学的改变。但此术式要求胃左静脉有足够的口径和长度，并非每一例门静脉高压症患者的胃左静脉都符合手术条件。胃左静脉曲张后壁极薄，易撕裂。故不少病例难以按计划完成此术式。

2. 手术疗效的评价　选择性门体分流术理论上是治疗门静脉高压症的理想方式，但临床实践中发现不少病例术后数年便失去选择性分流术的效果，甚至发生再出血。其原因可能为：①脾胰断流不彻底：无论是远端脾肾静脉分流还是远端脾腔静脉分流术，都必须靠近脾门处将脾静脉充分游离，如果达不到脾胰完全断流，均不可能达到选择性分流的目的；②胃食管区静脉血流与门静脉肠系膜上静脉区隔离不完全：远端脾肾静脉分流或远端脾腔静脉分流术式中未离断胃左动静脉、胃右动静脉、肝圆韧带（开放的脐静脉）和脐旁静脉；③侧支循环再形成：门静脉高压下，手术后新的侧支循环再形成，胃小弯及食管下端区逐渐失去断流效果。总之，与其他分流术一样，选择性分流术的疗效取决于肝病状态，肝病进行性加重，手术效果均不理想。

（王曙光　黄志强）

参考文献

1. 黄志强，金锡御 . 外科手术学 . 北京：人民卫生出版社，2005：941-965.
2. 黄莛庭 . 门静脉高压症外科学 . 北京：人民卫生出版社，2002：515-529.
3. Warren WD, Zeppa R, Fomon JJ. Selective trans-splenic decompression of gastroesophageal varices by distal splenorenal shunt. Ann Surg, 1967, 166(3): 437-455.
4. Wong LL, Lorenzo C, Limm WM, et al. Splenorenal shunt: an ideal procedure in the Pacific. Arch Surg, 2002, 137(10): 1125-1130.
5. Parker R. Role of transjugular intrahepatic portosystemic shunt in the management of portal hypertention. Clinics in Liver Disease, 2014, 18(2): 319-334.
6. Henderson JM, Boyer TD, Kutner MH, et al. Distal splenorenal shunt versus transjugular intrahepatic portal systematic shunt for variceal bleeding: a randomized trial. Gastroenterology, 2006, 130(6): 1643-1651.
7. Knechtle SJ, D'Alessandro AM, Armbrust MJ, et al. Surgical portosystemic shunts for treatment of portal hypertensive bleeding: outcome and effect on liver function. Surgery, 1999, 126(4): 708-713.
8. Chen YC, Ho GJ, Yang YC, et al. Selective surgical shunts for treating complications of portal hypertension: 10-year experience in a single institution in eastern Taiwan. Tzu Chi Medical Journal, 2012, 24(2): 61-64.
9. 蔡景修，董家鸿，顾红光，等 . 选择性远端脾腔分流术治疗

6

门静脉高压症．中华外科杂志，1998，36：336-339.
10. 蔡景修，黄志强．脾腔静脉分流术治疗门静脉高压症．中华外科杂志，1981，19：157-160.
11. 罗蒙，吴志勇．门体静脉分流术的术式选择．中国实用外科杂志，2009，29(5)：385-387.
12. 蒋安，李宗芳，王志东，等．肝硬化门静脉高压症分流术和断流术疗效比较的Meta分析．中华普通外科学文献(电子版)，2010，4(1)：76-81.

6

第 七 篇

泌尿外科手术

第五十七章

肾 脏 手 术

自20世纪80年代腔道泌尿外科技术取得长足进步以来，越来越多的肾脏外科疾病可以通过输尿管镜、经皮肾镜、腹腔镜、机器人手术微创解决。开放性肾脏手术在上尿路手术中的比例和重要性逐渐下降，已有逐渐被取代的趋势。但开放手术是微创外科技术的基础和保障，且对于腹膜后巨大肿瘤、严重炎症性粘连病灶、肾脏移植、再次手术及腔镜治疗失败的患者，开放手术仍是病灶处理的首选和根本性治疗方法，以后在很长时间微创肾脏手术与开放肾脏手术将会并存，相互补充。

第一节　肾脏解剖概要

【肾脏的位置和毗邻】

肾脏位于腹膜后脊柱两旁，左右各一，上极平第十二胸椎体上缘，下极在第2、3腰椎体之间。右肾较左肾稍低1~2cm。双肾上极靠近，下极分开，故其长轴由上内向下外倾斜，与脊柱成30°角。肾的外侧缘凸出为弓形；内侧缘内凹，其中为肾门，血管、神经及淋巴管经此出入。肾盂亦由此而出，向下延续为输尿管。肾盂在肾动、静脉的后方，肾动脉居中，肾静脉在正前方。

左、右肾的上内方分别为左、右肾上腺；后上方及外侧面与膈肌、部分膈肌脚和胸膜返折部相邻；后下紧贴腰方肌及腰大肌外侧缘。右肾前上方有肝脏，正前方为胆囊，下前方为升结肠及结肠肝曲，内侧靠下腔静脉，肾门则贴近十二指肠第二段。左肾前上方为胃底及脾脏，肾门前面为胰尾，下前方为结肠脾曲及降结肠(图57-1)。

【肾脏的被膜和韧带】

肾脏的被膜有三层，从外向内依次为肾周筋膜，肾脂肪囊及肾包膜(图57-2A、B)。

肾周筋膜(Gerota's fascia)比较坚韧，在肾脏外侧缘分为前后两叶，包围整个肾脏及肾上腺。前叶越过肾脏前面，在腹主动脉、下腔静脉前与对侧前叶相汇合；后叶经肾脏后面与腰部肌肉筋膜汇合后再向内附

7

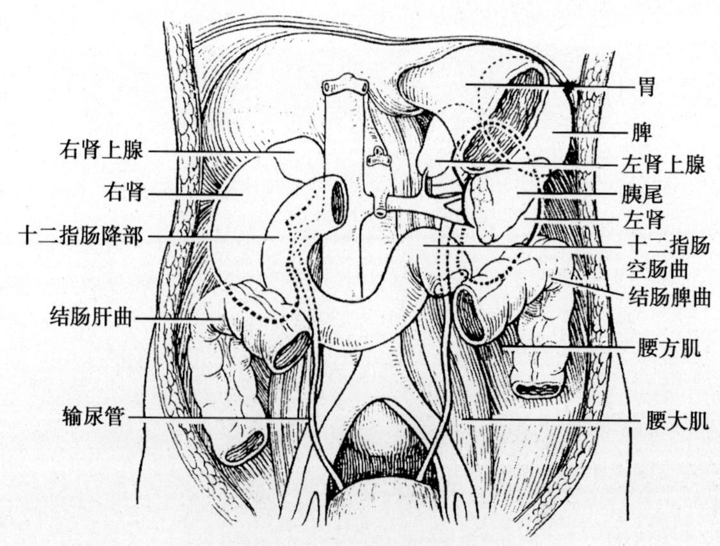

图57-1　肾的位置及毗邻

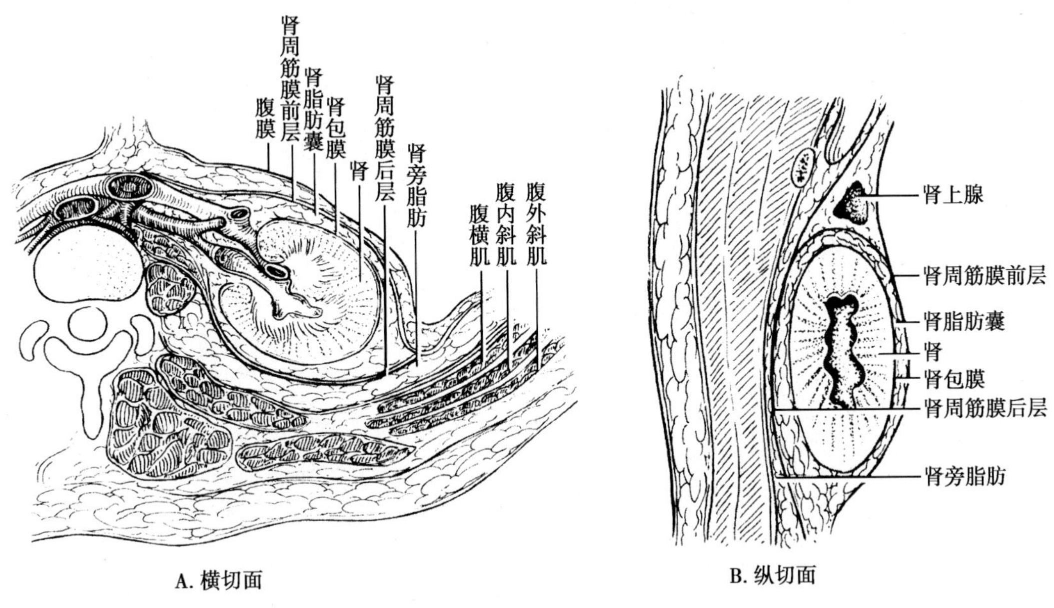

A. 横切面　　B. 纵切面

图 57-2　肾的被膜

着于锥体筋膜。两叶的下缘呈开放状态，故肾周脓液、尿液、血液可向下蔓延至髂窝。肾周筋膜外围绕腹膜外脂肪，又称肾周脂肪或肾旁脂肪，在显露肾脏的各种切口中肾周脂肪是分离腹膜与肾周筋膜的重要标志。肾包膜为一极薄的纤维膜，紧贴肾实质而又极易剥离。故当严重感染造成肾周围紧密粘连以致不能按一般方法切除肾脏时，可行包膜下游离，切除肾脏，称包膜下肾切除术。肾脂肪囊为充填于肾周筋膜与肾包膜间的脂肪组织，有固定和保护肾脏的作用。对肾脏起固定作用的韧带有位于肾脏顶端的肾横膈韧带，位于右肾内侧的十二指肠肾韧带及左肾内侧的脾肾韧带。

【肾脏的血管、神经和淋巴】（图 57-3）

双侧肾动脉在第一腰椎水平，起于腹主动脉肠系膜上动脉开口下方两侧，右侧稍长于左侧，主干多为 1 支，少数为 2 支或多支。右肾动脉在下腔静脉及右肾静脉之后、右肾盂之前进入右肾；左肾动脉在左肾静脉及胰腺后、左肾盂之前进入左肾。肾动脉于肾门处又分为较粗的前干支及较细的后干支。前干支在肾窦内再分成上、中、下 3~4 支肾段动脉（segmental artery），有时上支又分出顶支，这些分支在肾盂前方进入肾实质，分别供应肾脏顶区、肾腹侧中区和肾下区的血运；后干又称为后肾段动脉，常不分支或仅分为 2 支，在肾盂后上方肾门的后唇进入肾脏，供应肾脏背侧中部（后区）的血运（图 57-4）。肾内动脉支缺乏相互的侧支循环。肾的副动脉较常见，多在肾脏上极或下极，常发自肾动脉主干或腹主动脉，有时也可起于其他动脉，如膈下动脉、肠系膜上动脉、髂总或髂内动脉等，手术时应予注意。进入肾下极的异位动脉有时也可压迫输尿

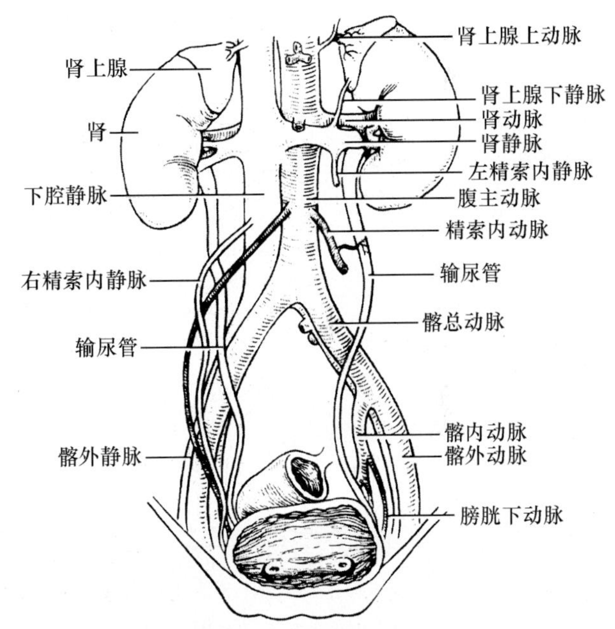

图 57-3　肾及输尿管的血管

管造成梗阻。熟悉肾段动脉的解剖及变异（图 57-5），对于肾脏手术时保护肾脏血液供应，减少出血有重要意义。肾脏的静脉与动脉伴行，出肾门后汇合为肾静脉主干，位于肾动脉的前下方，然后进入下腔静脉。肾静脉与肾周围脂肪囊静脉相吻合，输尿管周围静脉亦汇入肾静脉。右肾静脉较短，右肾游离或切除处理肾蒂时要注意防止腔静脉的损伤，左肾静脉较右侧长，跨腹主动脉之前，并有左肾上腺静脉、左精索内静脉及腰静脉汇入（图 57-6），在肾移植整块取双侧肾脏剖开腹主动脉灌注时要从背侧剪开，防止腹侧剪开腹主动脉时剪断左肾静脉。

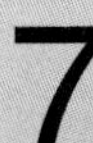

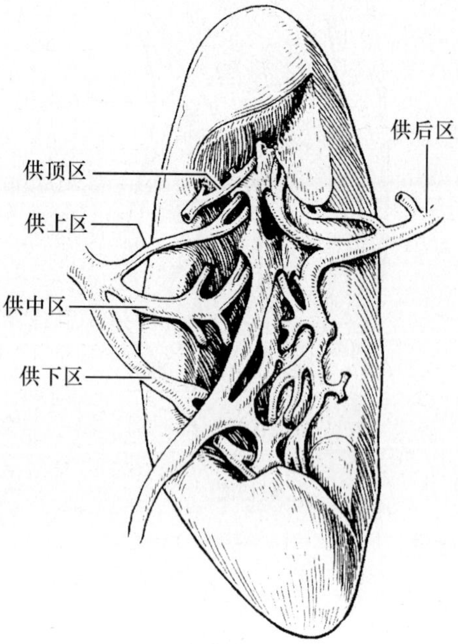

A. 肾段动脉

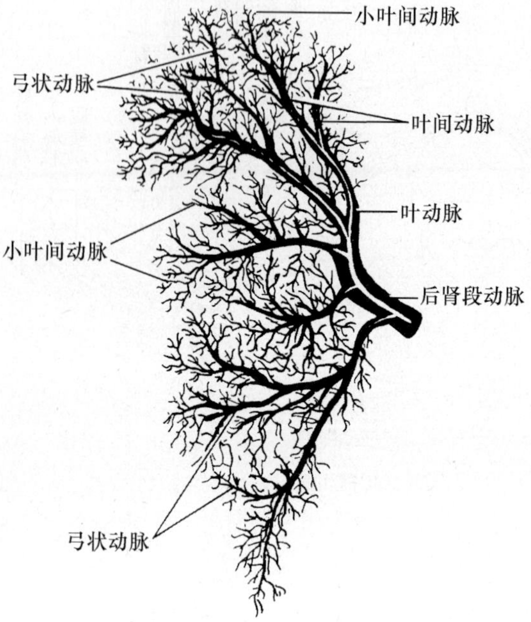

B. 肾段动脉的逐级分支

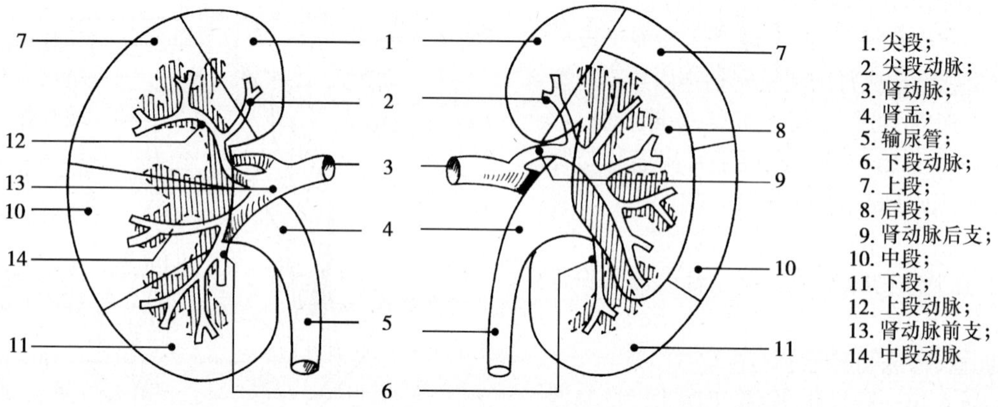

1. 尖段；
2. 尖段动脉；
3. 肾动脉；
4. 肾盂；
5. 输尿管；
6. 下段动脉；
7. 上段；
8. 后段；
9. 肾动脉后支；
10. 中段；
11. 下段；
12. 上段动脉；
13. 肾动脉前支；
14. 中段动脉

C. 肾段动脉的分支（右肾）

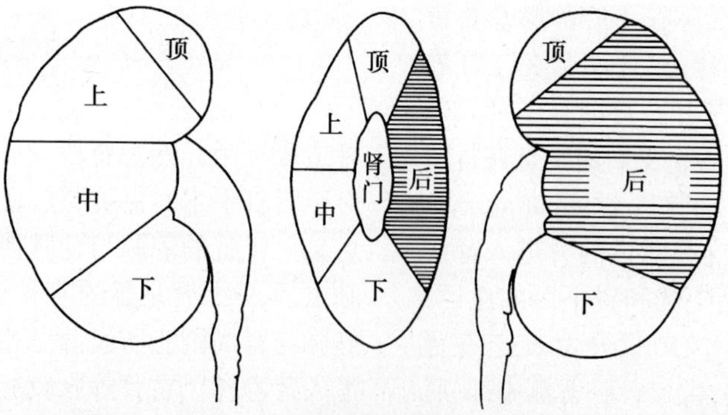

D. 肾段动脉供血区

图 57-4 肾动脉及分支

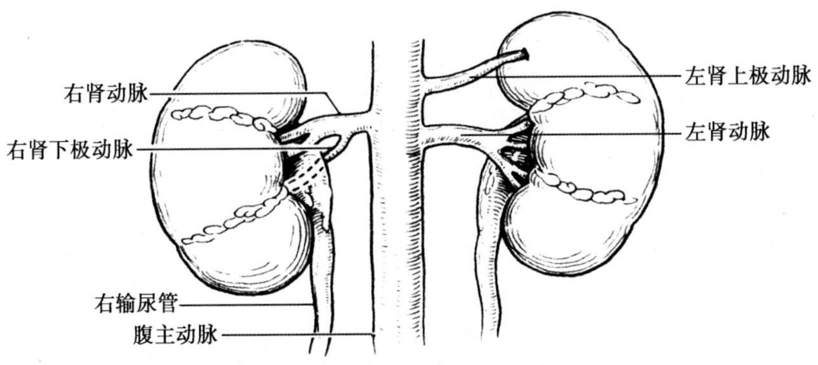

A. 右肾下极动脉位于输尿管之后，左肾上极动脉直接起于腹主动脉

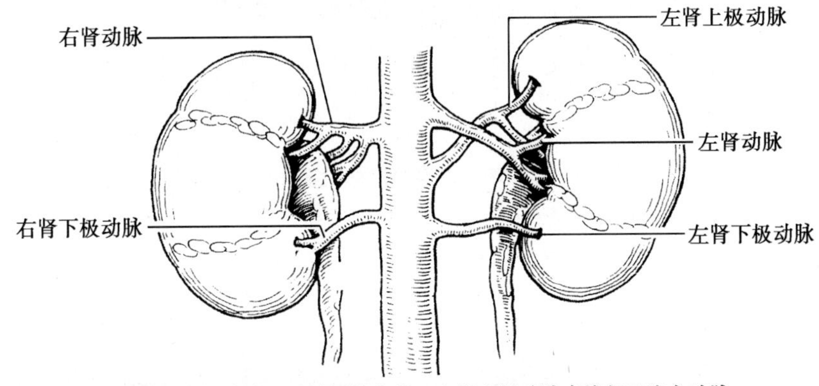

B. 两侧肾下极动脉通过输尿管之前，左肾上极动脉直接起于腹主动脉

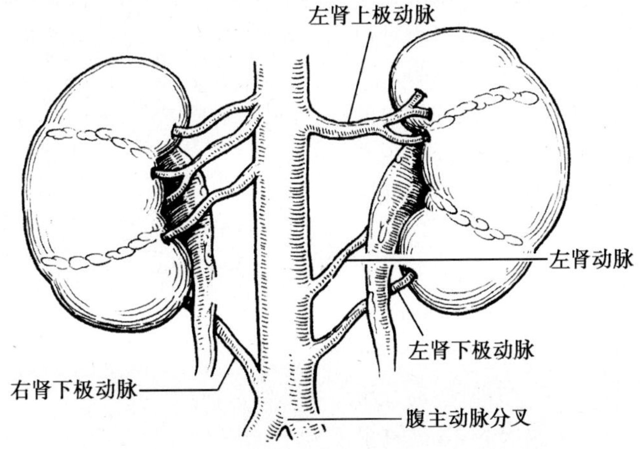

C. 双侧下极动脉起于腹主动脉分叉之上（后面观）

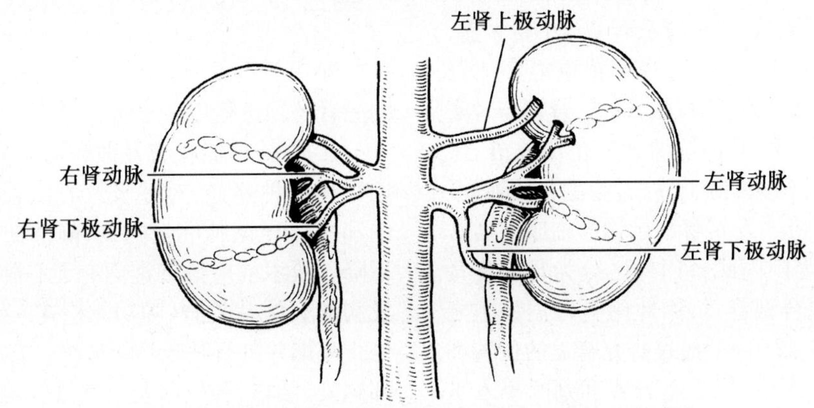

D. 左肾上极动脉直接起自腹主动脉，左肾下极动脉起自肾动脉

图 57-5　肾动脉的变异

7

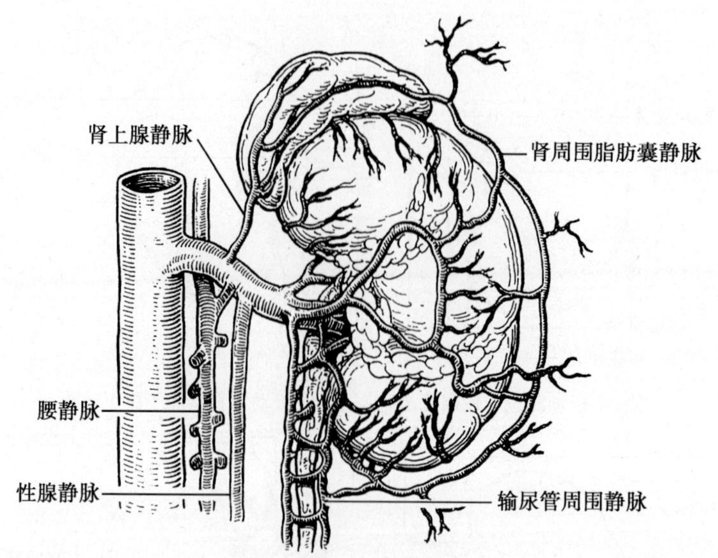

图 57-6　左肾静脉吻合支

支配肾脏的神经来自脊髓胸椎下段及腰椎上段，汇成腹腔神经丛后到达肾脏神经丛，沿肾蒂进入肾脏。在经腰部切口行肾脏手术时，常在腰腹部肌肉的深面遇到髂腹下神经和髂腹股沟神经，应避免损伤。

肾脏的淋巴分深、浅二组，互相交通。深组引流肾实质，在肾蒂处汇成较粗的淋巴管。浅组引流肾包膜及脂肪囊。深、浅二组均注入肾盂后淋巴结，再汇入腹主动脉及下腔静脉周围腰淋巴干。在乳糜池以上淋巴管梗阻时，可使肾蒂周围淋巴管增粗、曲张甚至破入肾盂、肾盏而发生乳糜尿，彻底结扎肾蒂周围淋巴管可以有效治疗乳糜尿。

【肾脏的结构概要】

7 正常肾脏长 9~12cm，宽 4.5~6.5cm，厚 2~3cm，重 110~140g，由肾实质和肾盂两部分组成（图 57-7）。肾实质又分为皮质（外层）及髓质（内层）两部分，部分皮质伸展入髓质锥体内形成肾柱。髓质由 8~15 个肾锥体构成，锥体的尖端为肾乳头，突入肾小盏内。每 2~4 个肾小盏组成一个肾大盏，每个肾脏有 2~5 个肾大盏，一般多见上、中、下三个肾大盏，肾大盏再汇集成肾盂。肾盂为漏斗状，有时为壶腹状。肾盂、肾盏与肾实质之间的间隙称为肾窦，其内除肾血管的分支外，主要为疏松的脂肪结缔组织，易于分离，肾盂、肾盏的手术常在肾窦内施行，应熟悉其解剖结构。临床上通常以肾盂的主体位于肾门内或肾门外区分为肾内型肾盂、肾外型肾盂和混合型肾盂，因此施行肾盂手术之前应根据静脉尿路造影或 CT 检查研究肾盂的位置和形态，这对于选择手术切口、手术方式和判断手术难易程度有很大的价值。肾盂位于肾血管的后方，所以分离肾盂及肾盂切口，常选在肾盂的背侧，以免损伤肾血管。

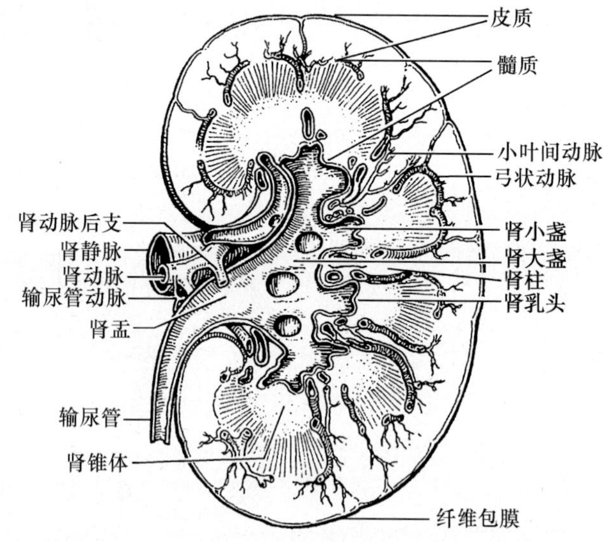

图 57-7　肾脏的解剖结构

第二节　肾脏手术的术前准备及麻醉

除一般手术前的准备外，对需接受肾脏手术治疗的患者还须进行以下准备：

1. 心肺功能检查及改善心肺功能　肾脏手术无论采用何种路径，对呼吸及心血管功能均有影响，术中和术后早期肺活量降低、静脉回流障碍、回心血量下降。故术前应详细询问有无心肺疾患，进行心电图及胸部 X 线片检查、肺功能检查，必要时行血气分析，停止吸烟并进行呼吸功能锻炼。有高血压、冠心病、肺部感染、结核、肺气肿及支气管哮喘者，术前要给予有效治疗。

2. 改善全身状况　手术前注意营养的补充。对一般肾脏手术患者，术前不必输血。对严重贫血及营养不良者,可输全血或其他静脉营养物质,待全身情况改善后再施行手术。但准备接受同种异体肾移植手术的肾性贫血患者,术前禁输全血,因可引起群体反应抗体(PRA)阳性,导致超急排斥反应,这类患者应使用重组人促红细胞生成素(rEPO),严重贫血紧急情况下可输入洗涤红细胞。手术较复杂,预计术中有较多出血可能时,手术前应交叉合血备足血源。

3. 进行血小板及凝血功能检查　术前常规行血小板计数,出、凝血时间检查,现多采用凝血四项检查取代出、凝血时间检查,对凝血功能的判断更为科学可靠。有过量饮酒习惯、长期服用某些药物者(如阿司匹林)、肝功能异常、术前血液透析等可能影响凝血机能的因素,更应特别注意,并进行必要的处理。

4. 对中老年人应注意有无糖尿病,并检查血、尿糖。有糖尿病或隐性糖尿病者,术前应给予治疗。

5. 详细了解病侧和对侧尿路并包括膀胱的形态、病变和功能　除尿液分析和一般的肾功能检查外,应行尿路平片、静脉尿路造影。必要时行膀胱镜检查及逆行尿路造影。其他影像学检查如B超、CT、增强CT、MRI及肾血管造影等,可提供重要诊断依据,特别对肾脏占位性病变的诊断及鉴别诊断,价值更大。要特别注意患侧肾脏侧别的核实,要有两种以上影像学资料证实为同一侧肾脏疾病才能可靠避免手术侧别的错误。术前对分侧肾功能的检查应给予足够的重视,除常规行静脉肾盂造影外,必要时应行肾功能显像检查评估分侧GFR。

6. 改善肾功能、纠正水和电解质紊乱　由于肾脏的代偿作用,单侧肾脏疾病而对侧肾功能及形态正常者,常无肾功能障碍及水、电解质紊乱。但双侧肾脏疾病,如双肾结核,一侧肾结核对侧肾积水、双肾结石及双侧上尿路梗阻性疾病,或孤立肾有病变者,可能表现出程度不同的肾功能障碍及水、电解质紊乱,应在手术前予以药物或透析纠正。尿路梗阻致肾功能明显障碍者,可先行引流(肾造口)术,待肾功能好转后再对病肾进行手术治疗。

7. 对肾脏恶性肿瘤患者,特别是肿瘤较大者,应行肾动脉造影术,并可在手术前3~5天施行永久性肾动脉栓塞术,便于肿瘤肾脏的游离和防止瘤细胞转移,也可减少术中出血。

8. 控制感染　对可疑或已肯定有尿路感染者,手术前必须进行尿液细菌学检查。尿路结核患者手术前应有一段时间的抗结核治疗,非特异性尿路感染应根据病原菌的种类给予敏感的抗生素治疗,一般应待急性感染控制后再进行手术。慢性感染也应于手术前数日给予有效抗生素,以防感染扩散。如为梗阻合并感染,经抗生素治疗不能控制时,应先行引流手术,待炎症好转后,再行相应的手术治疗。

9. 引流管及手术器械的准备　对需行肾或肾盂造口术、成形术的患者,应在手术前选好合适的引流管和支架管。肾部分切除、肾实质切开取石或肾血管手术,还应准备控制肾血流的器械或进行局部降温保护肾脏的物品及药物。对于肾脏周围粘连较重、肾脏恶性肿瘤向周围浸润、术中有可能损伤大血管引起大出血者,应备好较大的心耳钳或血管侧壁钳,以便及时阻断大血管,控制出血。肾移植患者术前应备好肾移植特殊器械和血管缝合针线。

10. 同种异体肾移植术前应做HLA位点配型、PRA动态监测、CDC(淋巴细胞毒实验)等组织配型,另外根据配型情况确定是否需要做免疫诱导治疗。

肾脏手术大多采用硬膜外间隙阻滞麻醉,适用于一侧或双侧肾脏手术,也适用于肾移植手术。对于儿童、严重高血压、休克、凝血机能不好或需同时开胸的患者,采用气管插管、静脉复合麻醉较为安全。

第三节　开放肾脏手术的径路

开放肾脏手术可选择四种途径:①经腰部第11肋间切口;②经腰部第12肋下切口;③经腹部切口(又分腹腔内切口和腹膜外切口);④胸腹联合切口。目前使用较多的是前两种切口。应按照肾脏病变的性质、部位、大小,以及手术方式选择肾脏手术的径路,首先要达到充分地暴露,其次要尽可能减少组织损伤。

目前最常用的是经腰部第11肋间隙切口。其优点在于能较满意地显露整个肾脏,在直视下处理肾蒂;对肾脏体积增大、粘连较重、肾实质切开、肾蒂淋巴管结扎或需行部分肾切除术者,此切口更为适宜。对于定位诊断明确的肾上腺手术,此切口亦可提供较好的手术野显露。因此,切口位置较高,有切破胸膜的可能,但只要细致操作,胸膜损伤一般是可以避免的。经腰部第12肋骨下缘切口适用于不太困难的肾脏手术及肾盂和输尿管上段手术。采用此切口手术时,若显露不够满意,操作发生困难,可切除第12肋骨。经腹部腹膜内切口主要用于肾脏外伤而需及时探查腹腔脏器或对侧肾脏,以及肾血管手术、较大的肾脏肿瘤切除术等。经腹部腹膜外切口多用于因脊柱畸形或有其他疾病不能侧位经腰部切口进行手术的患者。此法与经腹部腹膜内切口基本相同,其优点是不进入腹腔,对胃肠道扰乱较少,但临床应用的机会较少,故不作介绍。胸腹联合切口可广泛显露肾脏、肾血管、腹主动脉和下腔静脉,适用于根治性肾切除术、孤立肾肾肿瘤的部分肾切除术、巨大肾上腺肿瘤切除术及肾动脉疾病的修复手术。在其他径路施行肾脏手术发生意外时，如肾蒂滑脱、下腔静脉损伤等，也可改行此切口处理意外情况。

一、经腰部第 11 肋间切口

【体位】

全侧卧位，手术侧朝上，健侧腰部垫高，头及下肢适当放低，以扩大第 12 肋骨与髂嵴间距离，便于显露（图 57-8）。

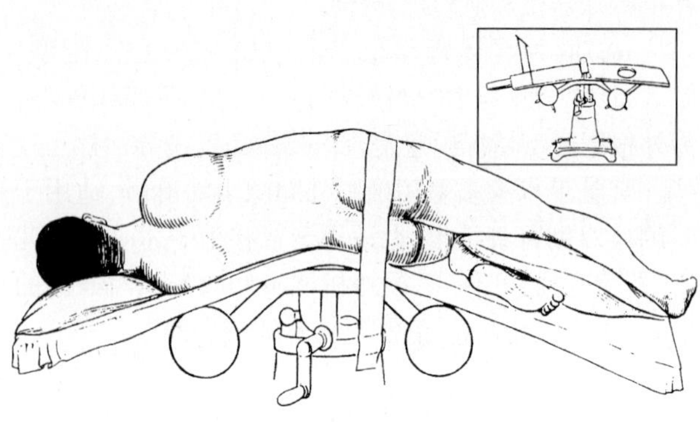

图 57-8　经腰部肾脏手术的体位

【手术步骤】

1. 切口　起于第 11 肋间隙骶棘肌外缘，经过第 12 肋尖端斜向前下，并可根据需要将切口向髂前上棘内上方延长（图 57-9）。

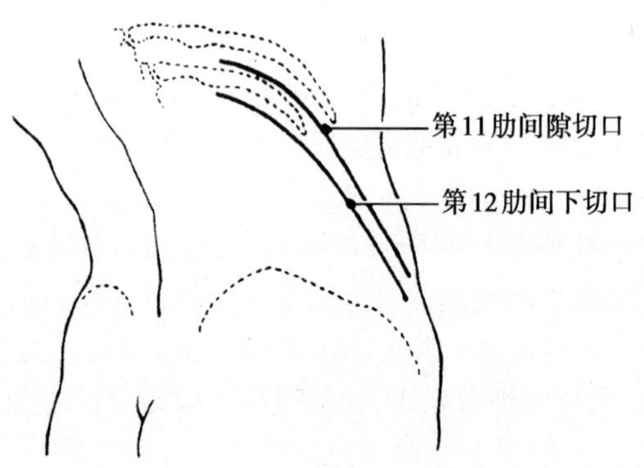

图 57-9　经腰部肾脏手术的切口

2. 显露肾脏（图 57-10）

(1) 显露第 11 肋间肌、腰背筋膜及腹内斜肌：切开皮肤和皮下组织后，循切口方向再切开背阔肌及腹外斜肌，即显露出其深层的下后锯肌、第 11 肋间肌、腰背筋膜及腹内斜肌（图 57-10A）。将肋间神经、髂腹下神经、髂腹股沟神经牵向切口两侧妥为保护，以防受损。

(2) 继续切开肌层：在第 11 肋间肌表面切开下后锯肌。用止血钳先将腰背筋膜捅一小洞达腹膜外脂肪，然后切一小口，插入示指，在腹横肌深面将腹膜及腹膜外脂向前方推开，然后在手指的保护下沿切口方向向下将腰背筋膜、腹内斜肌及腹横肌作为一层剪开（图 57-10B）。保护皮肤，用自动牵开器扩大术野，加强显露。注意勿剪破腹膜，保护腹膜的关键是在腹横肌深面充分地游离腹膜，遇腹膜与腹横肌粘连较紧，应小心锐性分离，如不慎剪破腹膜，应先修补关闭腹腔，以免腹膜破口越撕越大。向上仔细剪开腰背筋膜和附着于第 11 肋间隙的肋间横韧带至第 12 肋骨尖端。

(3) 分离第 11 肋间：紧贴第 12 肋尖上缘切开 0.5~1.0cm 肋间外肌，用刀柄或手指将肋间内肌或肋间后膜及其深面的胸膜窦及膈肌脚紧贴第 12 肋骨上缘向后上推开，直至切口的上端（图 57-10C）。牵开切口，即可在切口上端见到部分膈肌脚，切断部分膈肌脚，使膈肌连同胸膜自然上缩。至此，第 11 肋间隙即分离完毕，牵开切口，即可显露其下的肾周脂肪。

(4) 切开肾周筋膜：用湿纱布推开腹膜外的肾周脂肪，充分显露肾周筋膜。用长针头穿刺肾周筋膜，针尖位于肾周筋膜与肾包膜之间的肾脂肪囊内，并用止血钳将肾周筋膜与针钳夹以固定针尖，注意勿穿透肾包膜损伤肾实质。向肾脂肪囊内注入 0.25% 普鲁卡因 20~40ml 以封闭肾周神经，减轻肾脏手术操作时分离牵拉对内脏神经的刺激，特别是对于硬膜外间隙阻滞麻醉的患者有明显的效果。此外，肾脂肪囊封闭也便于肾脏钝性游离。术者和第一助手各持一把镊子在肾脏的背侧下方提起肾周筋膜，先将其切一小口，探清平面后将其充分切开（图 57-10D）。注意不应在肾脏的腹侧切开肾周筋膜，以免伤及腹膜甚至腹腔脏器。

(5) 游离肾脏：显露肾脂肪囊后，在脂肪囊内钝性游离肾脏，一般用手沿肾包膜表面将肾脏从肾脂肪囊内剥出，或用海绵钳提起肾脂肪剥离肾脏，遇纤维组织或粘连时再用剪刀一一剪断或结扎剪断，直至肾蒂部（图 57-10E）。在游离肾上极时，注意保护好肾上腺。遇肾脏表面有异位血管穿过时，除需行肾切除者外，一般不宜盲目结扎切断，可行暂时阻断，观察肾脏缺血范围，如缺血范围较小，又妨碍下一步的操作，可结扎切断小血管。肾脏游离后即可稍被提起，可在直视下处理肾蒂和肾脏任何部位。至此，肾脏的显露完成，可根据预定手术方案完成其他操作。

3. 缝合切口　肾脏手术完成后，用生理盐水冲洗术野，如系肾脏恶性肿瘤手术，应以蒸馏水冲洗、浸泡伤口，破坏可能残留于伤口内的肿瘤细胞；如系肾结核手术，术野可撒链霉素粉末，以杀灭残存的结核杆菌，防止形成经久不愈的窦道。检查创面有无出血，

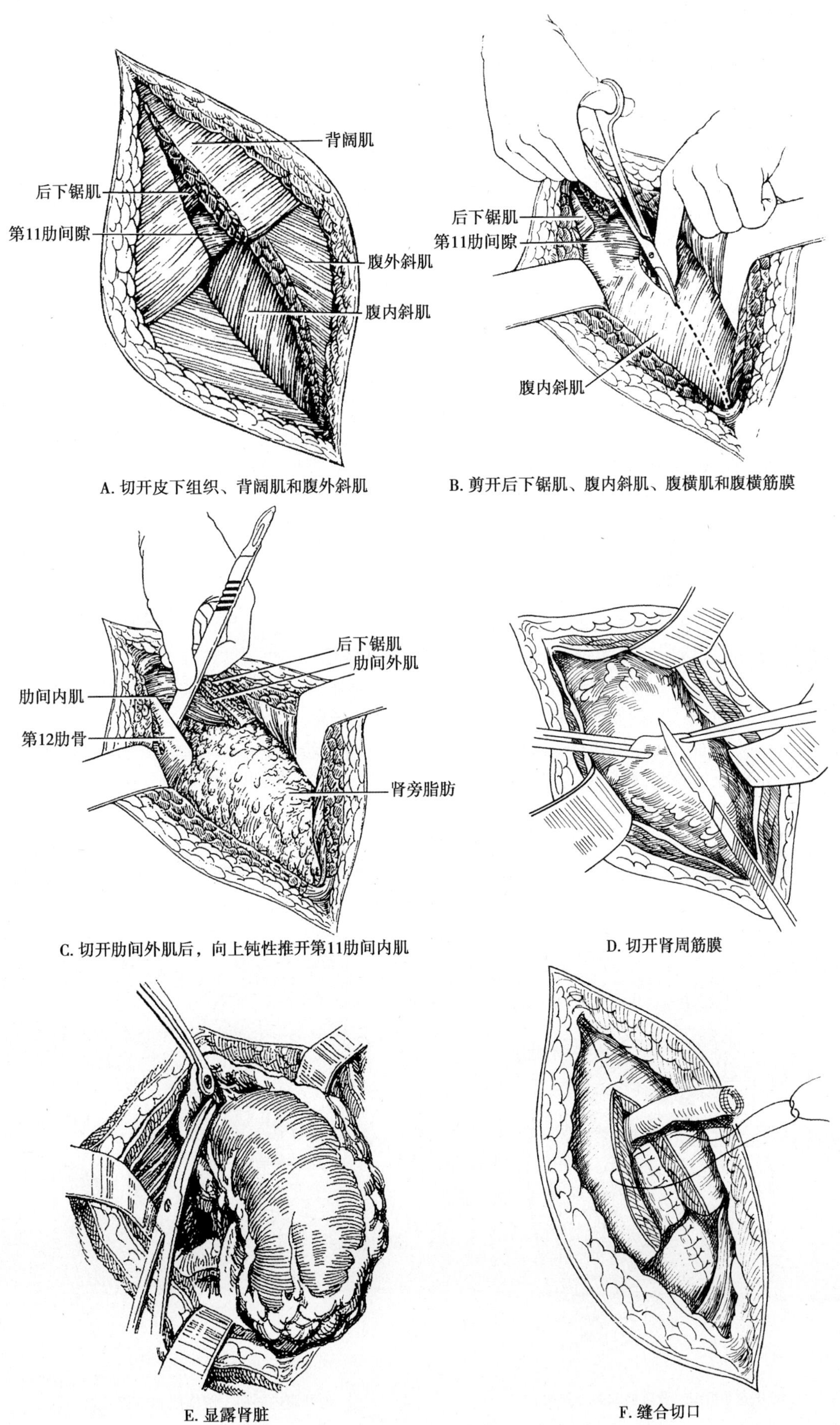

A. 切开皮下组织、背阔肌和腹外斜肌

B. 剪开后下锯肌、腹内斜肌、腹横肌和腹横筋膜

C. 切开肋间外肌后，向上钝性推开第11肋间内肌

D. 切开肾周筋膜

E. 显露肾脏

F. 缝合切口

图 57-10　经腰部第 11 肋间切口显露肾脏

肾脏有无扭转，肾脏活动度大者应适当固定；如系肾切除术，尚应检查肾蒂结扎处是否牢固。切口内置负压引流管，引流管的尖端应位于肾周筋膜内，并尽可能置于平卧位时血液、尿液最易存积部位，保证充分引流，但注意不要压迫输尿管或肾血管。取下自动牵开器，放下手术床的腰桥，抬高头部和下肢，使切口松弛。0号丝线间断缝合肾周筋膜；7号丝线将腰背筋膜、腹横肌、下后锯肌及腹内斜肌作为深面肌层"8"字缝合牢固，注意勿将肋间神经、髂腹下神经和髂腹股沟神经缝合结扎，以免术后发生顽固性疼痛；4号丝线将背阔肌、腹外斜肌作为浅肌层8字缝合（图 57-10F）；缝合皮下及皮肤。

【注意事项】

此路径在分离第11肋间隙时要特别小心防止胸膜损伤，切勿用锐利器械推离或剪断肋间内肌。用钝性方法将第11肋间肌及其下层的胸膜一并向后上方推离，是防止胸膜破损的重要方法。如不慎胸膜破损，切不可在胸膜未游离之前，胸膜处于张力状态下进行修补。可切断部分膈肌脚，充分松解破损胸膜及其周围肋间肌，使组织松弛后再考虑修补破口；也可待手术结束，升高腰桥使破损胸膜充分无张力下修补。修补胸膜应带缝周围软组织，否则脆薄难缝、胸膜可能被重新拉裂。最后一针缝线封闭胸腔之前，置一小尿管于胸腔，以负压吸引抽吸胸腔内残余气体及液体，使胸腔呈负压；如系全身麻醉，可同时行正压呼吸排除胸腔气体、液体，然后收紧最后一针缝线关闭胸膜。手术完毕后应检查气胸程度及患者氧合情况，如仍然有大量气胸，应在患侧前胸第2肋间穿刺胸腔，吸出空气，至胸腔内压呈负压为止。

二、经腰部第12肋下切口

【体位】

同经腰部第11肋间切口（图 57-8）。

【手术步骤】

1. 切口　起于骶棘肌外缘，沿第12肋骨下缘斜向前下至髂前上棘内上方（图 57-9）。

2. 显露肾脏（图 57-11）

（1）切开皮肤及皮下组织：顺切口方向切开背阔肌及腹外斜肌，显露腰背筋膜及腹内斜肌（图 57-11A）。

（2）于腰背筋膜切一小口，插入示指，在腹横肌深面与肾周脂肪表面之间将腹膜向前方推开，再沿切口方向，向下将腹内斜肌及腹横肌做一层剪开，向上在第12肋下剪开腰背筋膜及露于切口内的下后锯肌，即显露出其深面的肾周脂肪（图 57-11B）。剪开腰背筋膜时，应注意勿损伤胸膜及肋下神经。

以后步骤包括切开肾周筋膜、显露肾脏、缝合切口均与经腰部第11肋间切口相同。

三、经腹部腹膜内切口

【体位】

仰卧位，手术侧稍垫高，如行双侧肾脏手术，则将腰部稍垫高，以利显露。

【手术步骤】

1. 切口　单侧肾脏手术，可采用经腹直肌切口或上腹部横切口；双侧肾脏手术，则采用上腹部横切口。经腹直肌切口，上起肋缘下至脐下2~3cm，横切口起自腋前线肋缘下，横过腹正中线（图 57-12A），如行双侧肾脏手术，则再横向对侧延长（图 57-12B）。

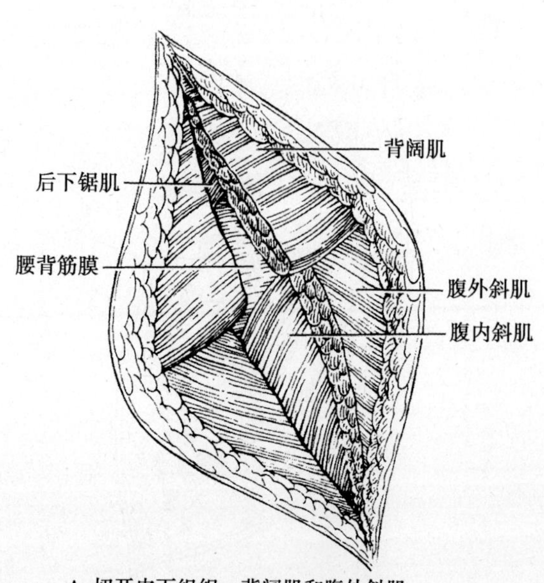

A. 切开皮下组织、背阔肌和腹外斜肌

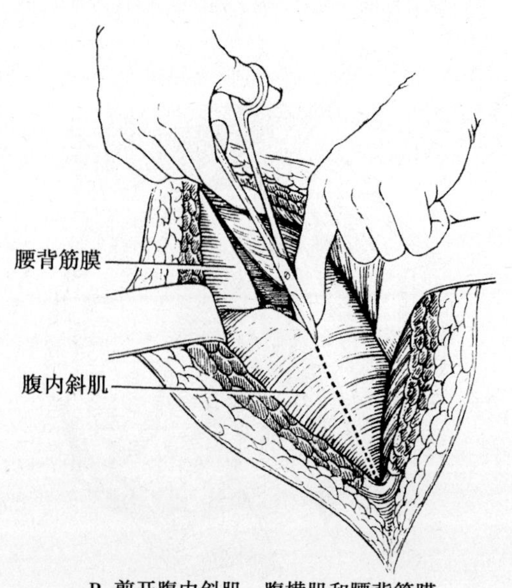

B. 剪开腹内斜肌，腹横肌和腰背筋膜

图 57-11　经腰部第12肋下切口显露肾脏

2. 显露肾脏(以右肾为例)

(1) 切开腹壁各层:步骤同一般剖腹术。如腹直肌切口显露不佳时,可于其外侧缘附加横切口。进入腹腔后将结肠及小肠推向内侧,露出结肠旁沟。此时,可隔腹膜触清肾脏。于结肠外侧切开后腹膜,游离升结肠及结肠肝曲(左侧为降结肠及结肠脾曲),将其牵向内侧(图 57-13A)。

(2) 剪开肾周筋膜及剥离肾脂肪囊后,即显露出

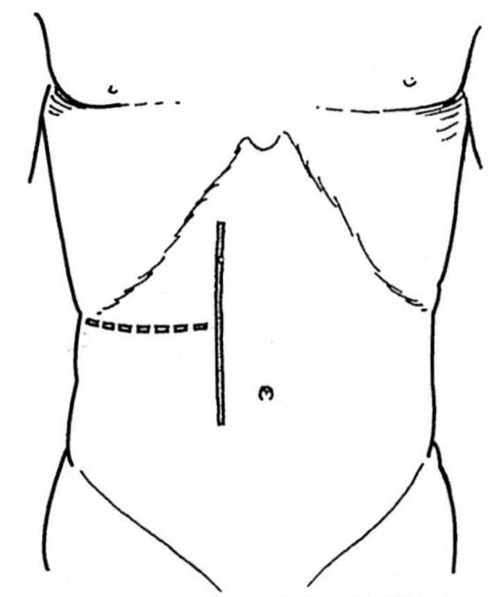

A. 单侧肾脏手术切口(虚线示附加切口)

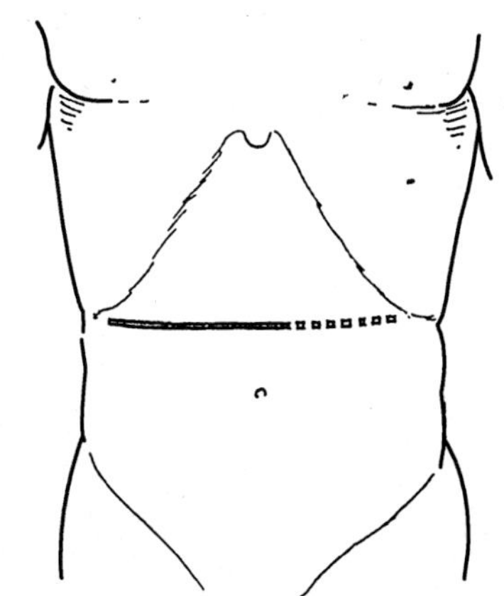

B. 双侧肾脏手术切口(虚线示延长切口)

图 57-12　经腹部腹膜内肾脏手术切口

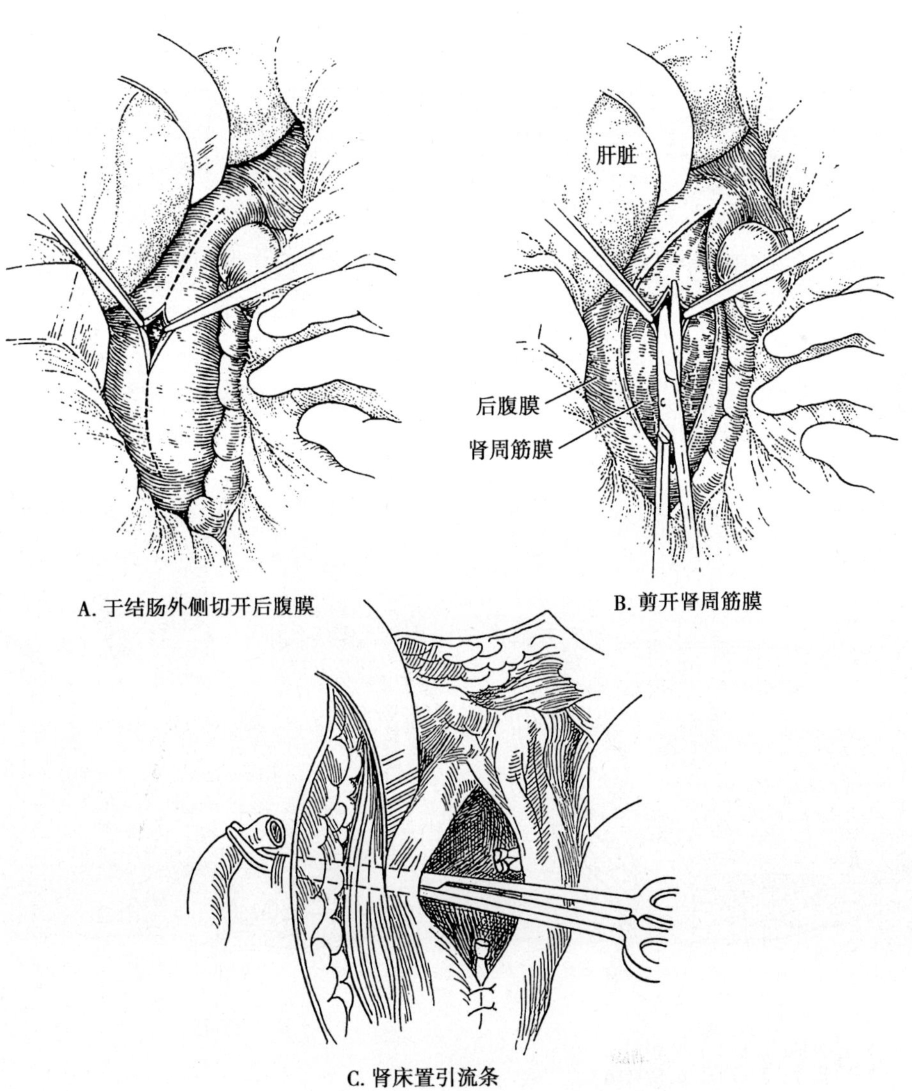

A. 于结肠外侧切开后腹膜

B. 剪开肾周筋膜

C. 肾床置引流条

图 57-13　经腹部腹膜内切口显露肾脏

肾脏(图 57-13B)。

(3) 缝合切口：肾床内置一负压引流，在腰部另作戳口或自横切口外端引出(图 57-13C)。用细丝线间断缝合肾周筋膜后，将结肠复位，缝合后腹膜切口及清理腹腔，再按层缝合腹壁切口。

四、胸腹联合切口

【体位】

斜仰 45°卧位，手术侧背部用沙袋垫高并妥为固定。双上肢屈曲前置。骨盆用宽胶布固定于手术台上。

【手术步骤】

1. 切口　切口起自腋中线，斜向前下止于脐上。切口起点高度可按病变性质、大小及部位确定。可切除第 9 肋或第 10 肋骨经肋骨床入胸(图 57-14)。或经第 11 肋床或肋间隙进入。切口较高者需切开胸腔；切口较低者，仅切开膈肌，将胸膜向上推开，经胸膜外显露。如病变肾脏位置不高，也可仅推开腹膜牵向内侧，在腹膜外完成手术。

2. 显露肾脏(图 57-15)

(1) 切开胸壁及腹壁：沿切口方向依次切开皮肤、皮下组织、背阔肌、腹外斜肌、腹内斜肌及腹横肌，并切断同侧腹直肌及腹直肌前鞘(图 57-15A)。

(2) 切开胸腔及腹腔：经肋床者，切除相应肋骨的

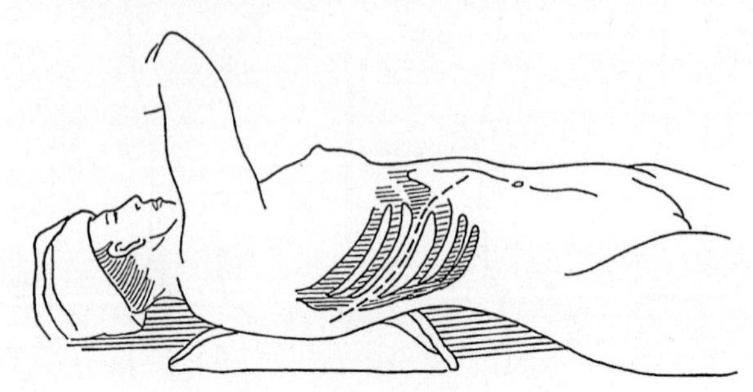

图 57-14　胸腹联合切口示意图

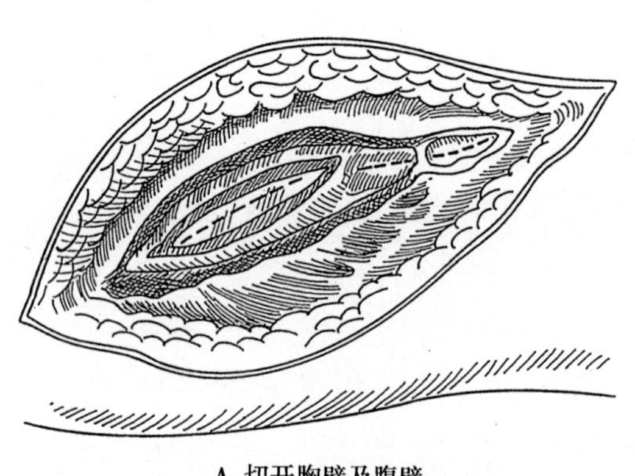

A. 切开胸壁及腹壁

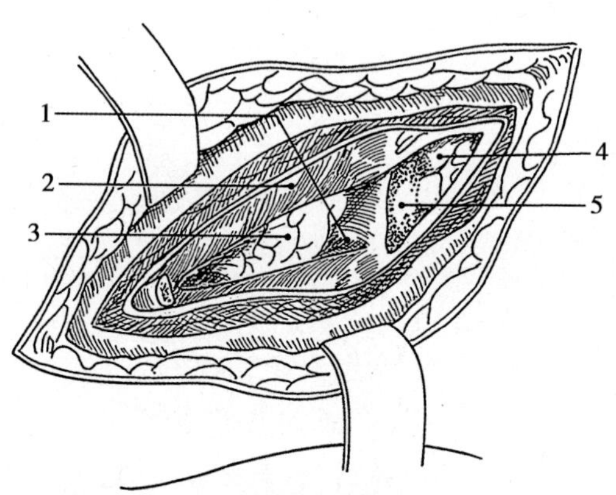

B. 切开胸腔及腹腔
1. 膈肌；2. 胸膜；3. 肺脏；4. 横结肠；5. 肝脏

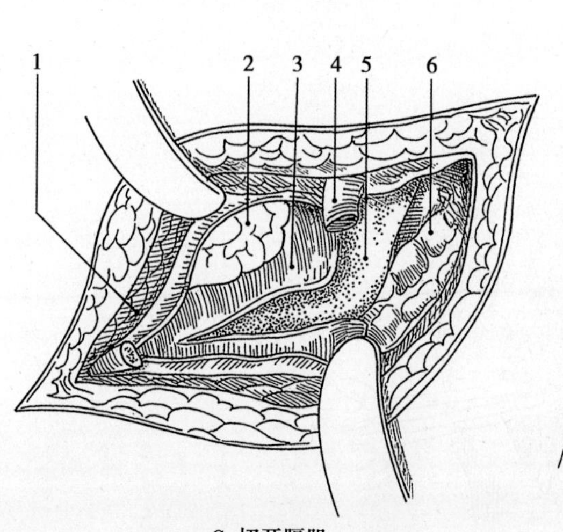

C. 切开膈肌
1. 背阔肌；2. 肺脏；3. 膈肌；
4. 肋软骨；5. 肝脏；6. 横结肠

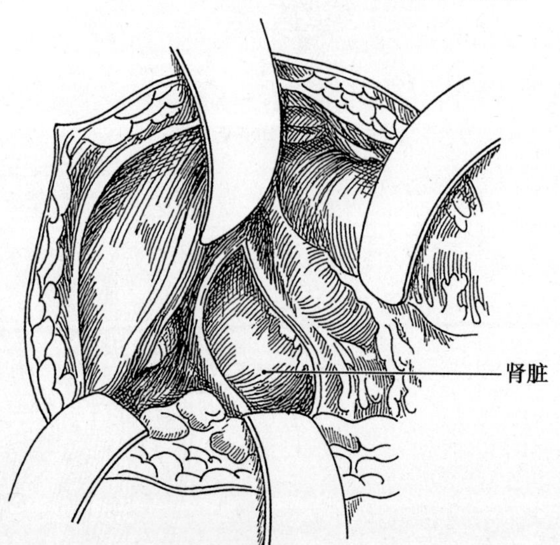

D. 显露肾脏

图 57-15　胸腹联合切口显露肾脏

远侧 2/3，同时切断肋缘之肋软骨弓，切开肋间肌或肋床后，再小心切开胸膜，进入胸腔。注意此步骤勿损伤肋间神经和血管。下半部切口则切开腹直肌后鞘及腹膜，进入腹腔（图 57-15B）。

(3) 切开膈肌：进入胸腔后，肺即萎缩。用盐水纱布妥善保护肺脏，将其向上方推开，露出膈肌。用牵引线将膈肌提起并予以切开，即可见位于其下面的肝脏（图 57-15C）。

(4) 游离肾脏：此时再扩大切开腹腔，用拉钩将肝脏、胃、十二指肠向四周拉开，切开后腹膜及肾周筋膜，即可获得手术野的良好显露（图 57-15D）。

3. 关闭切口　先放置胸腔肋间引流管，按序缝合胸膜、膈肌、腹膜、腹横肌、腹直肌后鞘及肋软骨弓，然后分层缝合切口，术后行胸腔闭式引流。

第四节　肾脏裂伤修补术

【手术指征】

需手术治疗的肾脏损伤，若在手术探查时发现伤肾主要裂口整齐，其余裂口浅小，整个肾脏血液循环良好时，可行肾裂伤修补术，减少伤肾切除率，尽量保留伤肾组织结构和功能。术前应积极抗休克，备血 600~1 200ml，留置导尿管。

【手术步骤】（图 57-16）

1. 切口的选择　如合并有腹腔脏器伤的可能时，应选用经腹部腹膜内切口，以便探查腹腔并进行相应的处理；如手术前能肯定无其他脏器损伤，则采用经腰部第 11 肋间切口或第 12 肋下切口。

2. 清除肾周围血肿，制止伤肾出血　切开肾脂肪囊后，应立即清除大的血块，并沿着血肿的方向，用左手探查伤肾，将其捏紧，暂时控制出血，然后进一步吸净积血，游离整个肾脏，分离出肾蒂，用无损伤性血管夹或心耳钳将其暂时夹住（图 57-16A）。

3. 修补肾盂肾盏裂伤　出血控制后，进一步游离肾脂肪囊，显露肾脏裂伤部位并仔细探查裂伤的深度。肾实质裂伤内的明显出血点，应用 5-0 血管缝合线缝扎止血。如裂伤达肾盂肾盏，应先将裂口的黏膜层用 3-0 可吸收线间断或连续缝合（图 57-16B）。

4. 缝合肾实质裂口　肾实质的裂口，用 3-0 可吸收线间断褥式缝合，并在线结下垫以小肌肉或止血纱

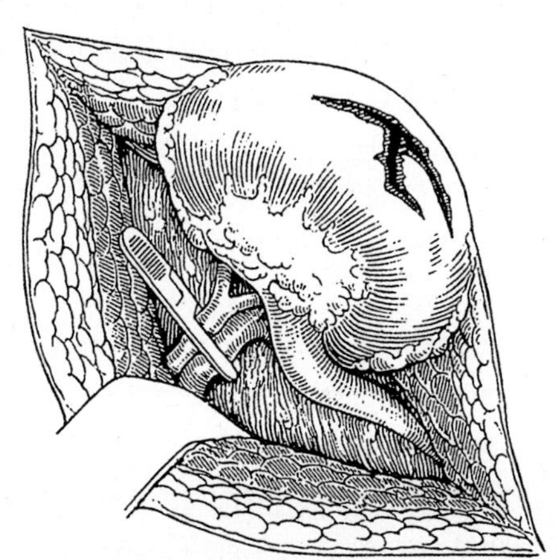

A. 钳夹伤肾蒂，控制出血

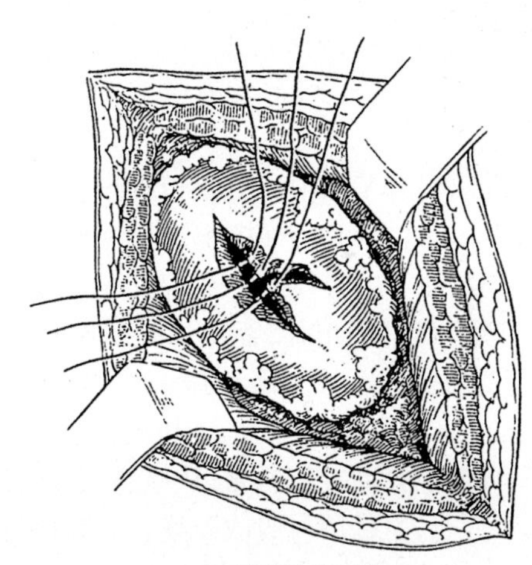

B. 间断缝合肾盂肾盏

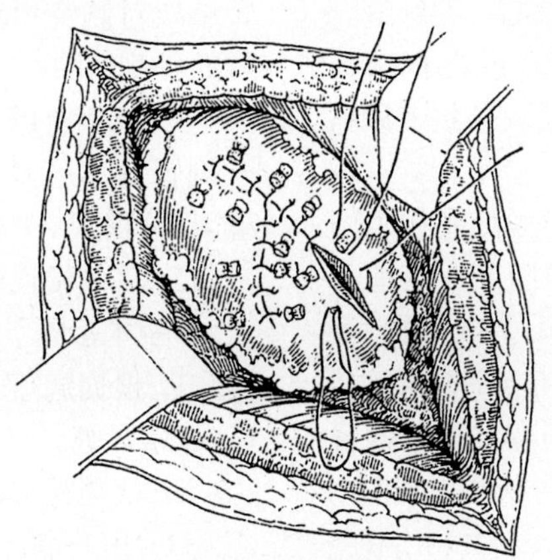

C. 缝合肾实质裂口

图 57-16　肾脏裂伤修补术

7

布，以防打结时因肾实质脆而被割裂。肾包膜用0号丝线间断缝合（图57-16C）。

5. 关闭切口，放置引流　肾脏裂伤修补完毕后，放开血管夹，观察伤肾创面有无较大之出血，一般渗血可用热盐水纱布压迫数分钟即可止住。冲洗伤口，于肾脏下方将肾周筋膜前后两层缝合，以固定肾脏。肾周围置负压引流1~2根，逐层缝合切口。

【术后处理】

1. 绝对卧床10~14天，术后早期注意伤口及引流管引流情况，有无血尿。及时复查血色素。如考虑存在活动性出血应做彩超或CT检查，必要时须再次手术探查止血。

2. 加强抗感染治疗，抗菌药物治疗至少持续3周。

3. 继续应用止血药物。

4. 如无引流物，切口负压引流于术后5~7天拔除。

术后并发症：肾脏裂伤修补术后的主要并发症为继发性出血、尿瘘及肾盂肾炎。有时亦可因肾脏缺血发生肾性高血压，因此手术后应定期检查血压。手术3个月后需做一次静脉尿路造影检查，以观察肾脏的功能及形态。

【注意事项】

1. 切开肾脂肪囊后，肾周血肿的压力突然解除，出血可加重，常发生血压下降，此时应加强输血的措施，并迅速控制出血。

2. 在未游离出肾蒂以前，不要盲目钳夹肾蒂，以免损伤周围脏器。钳夹肾蒂不得使用一般血管钳或肾蒂钳，以免损伤肾血管内膜导致血栓形成，伤肾萎缩。

3. 如伤肾裂口已无出血，而上尿路仍有较大量的新鲜血尿，要高度怀疑肾盂肾盏裂伤处的对侧肾盂肾盏也有裂伤，特别是刀刺伤，其刀尖可穿透肾盂伤及对侧黏膜，此时应重新控制肾蒂，从原裂口进入，用手指或直视下探查，直接用可吸收线缝合对侧黏膜裂伤；如直接缝合困难，可在手指的指引下，用2-0可吸收线从对侧肾皮质入针直至裂伤肾盂黏膜，大针缝合止血。如肾盂内仍有小渗血，可行肾盂造口，同时另放入一根硅胶管行持续冲洗，防止血凝块导致上尿路梗阻。

4. 注意阻断肾蒂的时间，一般应尽可能在阻断肾血流15分钟以内完成修补术，所以阻断血流前要作好各种用品的准备。如肾脏断血超过15分钟，最好阻断前肾动脉注入肌苷、肾周隔纱布放冰泥降温，降温条件下也不要超过30分钟，否则有发生急性肾衰竭可能。开放血流后，尽快静脉注射呋塞米（速尿）20~40mg利尿。

5. 如果伤情及设备条件许可，于手术前施行静脉尿路造影或增强CT检查，以明确对侧肾脏功能和形态。如情况紧急，术前未检查对侧肾功能和形态，而术中发现肾脏伤情严重，有可能要切除伤肾时，应探查对侧肾脏，如经腰部切口手术时，可切开腹膜探查了解对侧肾脏大致形态；阻断伤肾输尿管观察对侧肾脏泌尿功能，了解对侧肾脏大致功能，如术前未检查双肾功能，术中只能以上述两项指标作为补救措施判断伤肾是否可以切除。切忌在手术前不作检查，手术中又不探查随意将伤肾切除。

6. 除生活外伤导致的肾损伤外，目前各种有创性操作如肾活检、经皮肾术后及肾移植后排斥反应导致的肾破裂出血也不少见。经保守治疗和肾动脉超选择性栓塞介入治疗仍无法控制出血时，应果断选择开放手术治疗。我们认为，严重的肾周血肿可压迫肾静脉回流，加重肾脏出血。通过开放手术清除肾周血肿，可解除对肾静脉的压迫，有利于肾裂伤的修补和止血。

第五节　肾切除术

肾切除术是泌尿外科常用的手术之一，术前应详细了解手术侧和对侧肾脏的功能、形态及病变程度。在确保对侧肾脏足以维持伤患者正常生理代谢的前提下，方可施行患侧肾切除术。

【手术指征】

1. 单侧肾脏恶性肿瘤。单侧肾脏良性肿瘤已毁损大部分肾脏无法行肾部分切除或肿瘤局部剜除术者。

2. 肾脏严重碎裂伤及肾蒂血管撕裂伤，已无法进行修补术或作肾部分切除术者。或肾脏损伤后感染、坏死及继发大出血者。

3. 单侧肾结核已有广泛破坏或结核性脓肾者。双侧肾结核一侧破坏严重或已丧失功能，而对侧病变在抗结核治疗下有可能恢复或能维持患者代谢，一侧肾结核对侧肾积水但积水侧肾功能尚好，可将破坏严重的一侧切除。

4. 单侧肾巨大肾积水，肾已萎缩丧失功能者。或一侧肾脏多发性结石、鹿角形结石合并长期严重感染、肾脏积脓，肾实质已严重毁损者。

5. 单侧慢性萎缩性肾盂肾炎合并肾性高血压者。

【手术步骤】（图57-17）

1. 根据病（伤）情，选择本章第三节所述的一种切口，显露肾脏。

2. 处理肾蒂

（1）用一深直角钩将腹膜牵向内侧，充分显露肾蒂后，仔细用一小纱布块钝性游离出肾脏血管（图57-17A）。

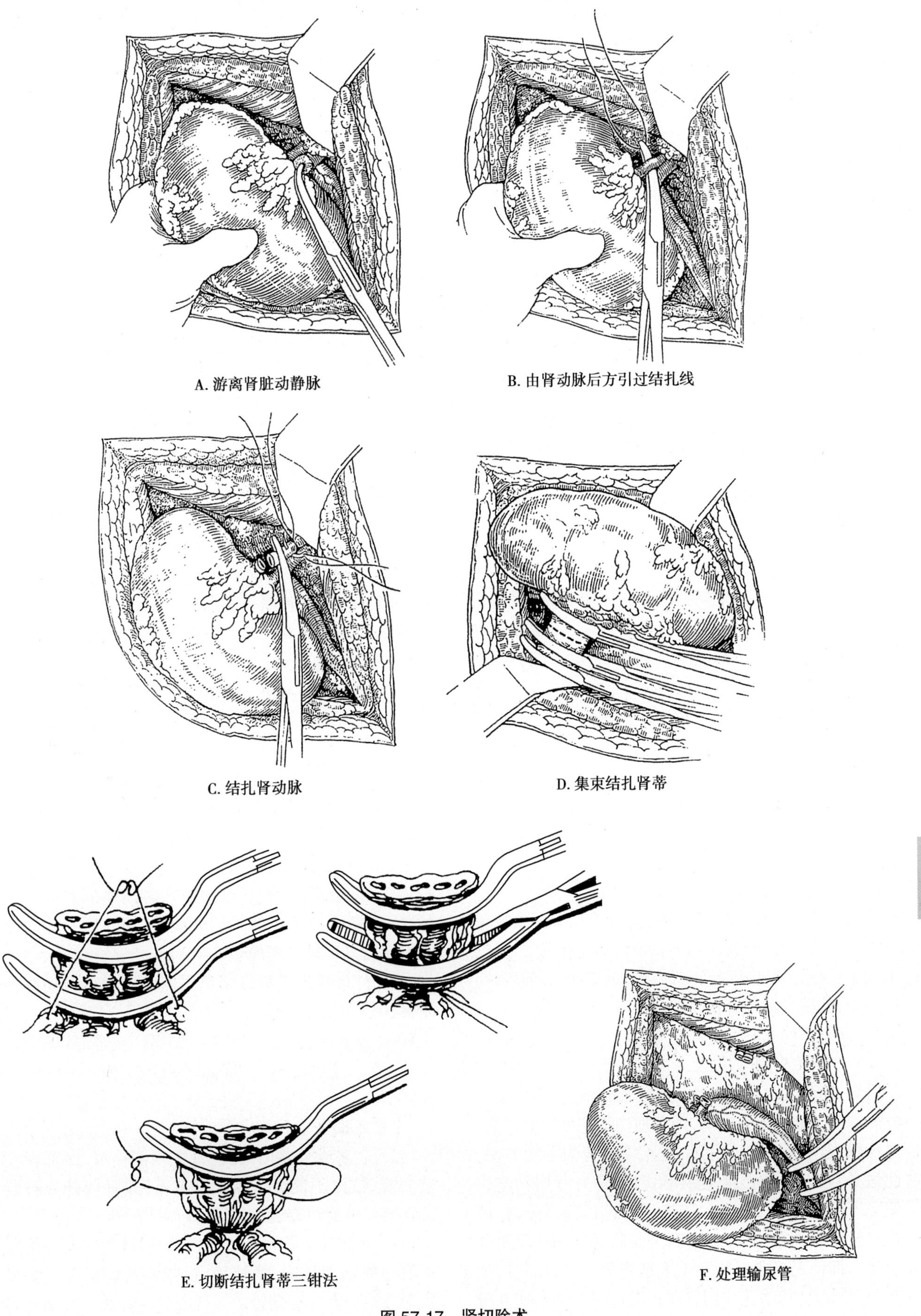
A. 游离肾脏动静脉
B. 由肾动脉后方引过结扎线
C. 结扎肾动脉
D. 集束结扎肾蒂
E. 切断结扎肾蒂三钳法
F. 处理输尿管

图 57-17　肾切除术

(2) 然后用直角(或长弯)血管钳绕过肾动脉后方，引过两根4号丝线，将肾动脉远近两端各结扎一次，线尾暂时不剪断(图57-17B)。于两结扎线间再用一长弯血管钳夹住，从肾脏侧切断肾动脉，近端再用1号丝线贯穿缝扎一次(图57-17C)。放松血管钳，检查确系将肾动脉扎牢后再剪去线尾。肾静脉用同法处理。

处理肾蒂是肾切除术的关键步骤。如肾蒂周围条件许可，应尽量在直视下分别结扎和切断肾动脉和肾静脉，如此处理肾蒂血管最为安全可靠。若肾蒂周围有粘连，预计游离肾血管有危险或用时较长，分别结扎肾动、静脉有困难时，也常将肾蒂集束钳夹和结扎(图57-17D)。肾蒂集束钳夹和结扎时，应注意以下几点：①首先检查肾蒂钳是否牢靠，用长弯血管钳比肾蒂钳钳夹肾蒂更为可靠，肾蒂尽可能游离细一些，大块组织钳夹不牢、结扎不可靠，上血管钳时应缓慢逐步上紧，避免快速大力钳夹引起有病变较脆肾蒂断裂；②强调用三钳法，即肾蒂上三把肾蒂钳；③血管钳的前端不要误夹其他组织，如系右侧肾切除术，应注意检查近下腔静脉侧的一把蒂钳是否误将下腔静脉壁或十二指肠壁夹住；④在肾侧和中间的蒂钳之间切断肾蒂；⑤先用7号丝线结扎肾蒂残端，在结扎的同时，助手略放松内侧蒂钳，以便将肾蒂扎紧，然后移除内侧蒂钳，再用7号丝线在原内侧蒂钳的压迹上结扎一次，最后用4号丝线贯穿结扎肾蒂残端，取下中间蒂钳(图57-17E)。

3. 处理输尿管　肾蒂处理完毕后，可将肾脏完全游离于切口之外。在切口显露范围内，尽可能较低位钳夹切断输尿管，移除肾脏(图57-17F)。输尿管残端经电灼后，以丝线双重结扎。冲洗伤口，肾床置一负压引流，逐层关闭切口。

有时亦可在处理肾蒂之前，先将输尿管游离并单纯结扎一次，待肾蒂处理完毕后再切断输尿管。这样，可以避免在处理肾蒂时，将肾内容物(脓液、肿瘤碎片、细小结石)挤入输尿管及膀胱内。

【注意事项】

1. 严重的肾脏感染及二次肾手术病例，往往在肾脂肪囊和肾包膜之间形成极为致密的粘连，无法顺利游离肾脏。如果勉强游离，则有损伤其他脏器的可能。遇此情况，行包膜内肾切除是比较安全的手术方法。此法是：在肾外侧凸缘做纵形切口，切开肾周粘连组织和肾包膜，将示指伸入肾脏深面进行钝性分离，即可将肾脏全部游离出来，游离至肾门时再切开肾包膜返折。即使是严重感染及手术粘连的肾脏，在肾门处肾包膜外脂肪组织粘连也较轻，沿肾门处环形切开肾包膜可有效松解肾脏，并可顺利寻找、游离肾蒂血管。钳夹、切断和贯穿缝合结扎血管残端。如肾蒂处粘连严重形成一团瘢痕组织，不能安全游离出肾蒂血管则可先分离输尿管上段，切断结扎后，再顺着输尿管上段分离至肾盂，在肾盂附近逐步钳夹包膜和肾门的瘢痕组织，逐步切断，再贯穿缝合肾蒂组织，最后切除肾脏，有时甚至留一部分肾盂在肾蒂残端上。此法渗血较多，应及时补充血液、包膜下游离动作要快，对肾实质表面的出血可用热盐水纱布盖压，待钳夹肾蒂后出血即止。肾脏输尿管切除后，应尽量将易剥离的残存肾包膜及肾周围脂肪组织切除。

2. 肾癌应行根治性肾切除术，根据肿瘤的TNM分期，切除范围可包括肾、肾脂肪囊、肾上腺和腹主动脉前的淋巴结。一般采用经腰部第11肋间隙切口；如果病肾较大，则采用经腹部腹膜内切口。

若发现肾周围匍行着许多蔓状的扩张静脉丛，或摸到肾静脉变硬，则表示肾静脉内有癌栓梗阻，应先证实癌栓是否延伸到腔静脉，如腔静脉无癌栓，则用心耳钳将肾静脉入下腔静脉处暂时夹住，将肾静脉壁切开取出癌栓，冲洗干净后再结扎切断肾静脉；如肾静脉壁已浸润，应切除肾静脉，腔静脉用血管缝合线连续缝合关闭。肾癌患者最好术前行CT增强及血管成像明确肾静脉及腔静脉内有无癌栓，提前做好手术方案并进行相关准备。

3. 肾盂癌或输尿管癌，应同时将输尿管连同其开口处的膀胱壁全部切除。经腰部切口游离出肾脏及输尿管上段后，将其置于切口之外，按层缝合切口上半段。然后将患者的体位改为仰卧位，再延长切口至下腹部，显露和切除整段输尿管。输尿管还须切除该侧输尿管口周围的膀胱壁。也可先行肾癌根治性切除，输尿管残端结扎线尾保留较长，缝合腰部切口后改仰卧体位，重新消毒铺单下腹切口，游离输尿管和部分膀胱，找到有长线尾的输尿管残端，切除所有输尿管及输尿管开口处之膀胱壁。

4. 肾结核患者应在切口显露范围内尽量切除输尿管，但一般不必延长切口或行输尿管全切除。

第六节　肾部分切除术

【手术指征】

1. 上盏或下盏内结石、肾盏颈部狭窄，该部肾实质变薄，估计不能经肾盂切开取石，或肾切开取石后又有复发可能时，或复发性肾盏内结石者。

2. 上盏或下盏肾结核或极部结核性脓肿，经抗结核治疗后病变局限，病情稳定，肾盂及输尿管无明显病变或狭窄者。双侧肾之一极或孤立肾之一极结核病灶，长期药物治疗疗效不佳者。

7

3. 上半或下半肾盏损伤，无法进行修补者。

4. 先天性重复肾、孤立性肾囊肿及单极良性肾肿瘤者。

5. 孤立肾一极发生恶性肿瘤尚未侵犯其他部位者。

肾组织切除范围，以往肾部分切除仅限于肾的两极，近年来因技术上的改进，中部病变亦可切除；且手术范围逐渐扩大，可切除一侧肾组织的三分之二以上，所余部分仍具有功能；现提倡保留肾单位手术(nephron sparing surgery，NSS)，术前应根据CT检查进行TNM分期，对肿瘤直径 <7cm 的T1期肿瘤在患者知情同意的情况下均可考虑实行肾部分切除术。肾组织的切除范围可依据下列检查结果确定：①手术前CT、MRI或肾盂造影图像所显示的病变部位；②从显露肾之外观以判定切除的部位；③用手指触诊肾脏以辨明病变范围；④先在CT、MRI或肾盂造影图像上测量病变范围及肾之大小。后再测量手术游离出肾之大小，从而计算出病变的范围。

【手术步骤】（图57-18）

1. 经腰部第11肋间切口显露肾脏。

2. 分离出肾蒂，用无损伤性血管夹夹住肾动、静脉，暂时阻断肾血流。然后在肾部分切除的一极，纵行切开肾包膜，用刀柄将其翻转并钝性分离至正常肾组织。注意肾包膜菲薄，极易撕破，操作应十分轻柔。于正常肾组织上横行（或稍向内呈楔形）切除病变部分的肾脏（图57-18A）。

3. 先用5-0血管缝线将断面上的血管逐一贯穿缝扎，然后放松血管夹（暂不移除），再一次仔细缝扎断面上的出血点（图57-18B）。注意缝线不可过深，以免穿入肾盂或肾盏腔内造成异物。对一般渗血可用热盐水纱布暂时压迫止血。

4. 断面彻底止血后，移除肾蒂处的血管夹，用3-0

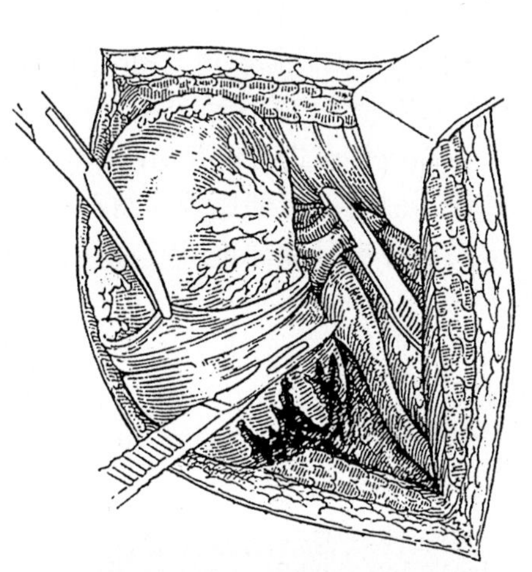

A. 翻转肾包膜，切除病变部分的肾脏

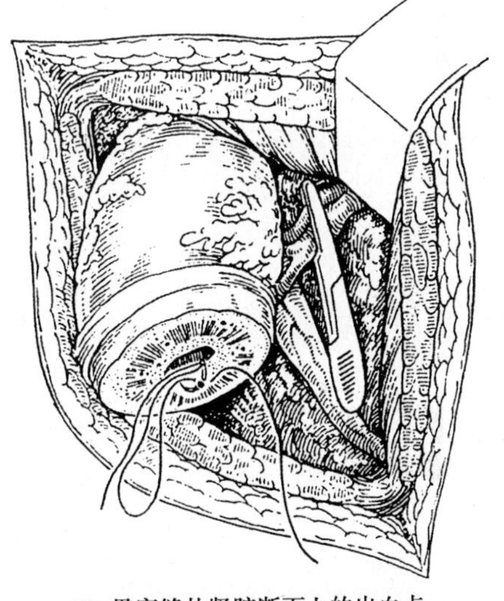

B. 贯穿缝扎肾脏断面上的出血点

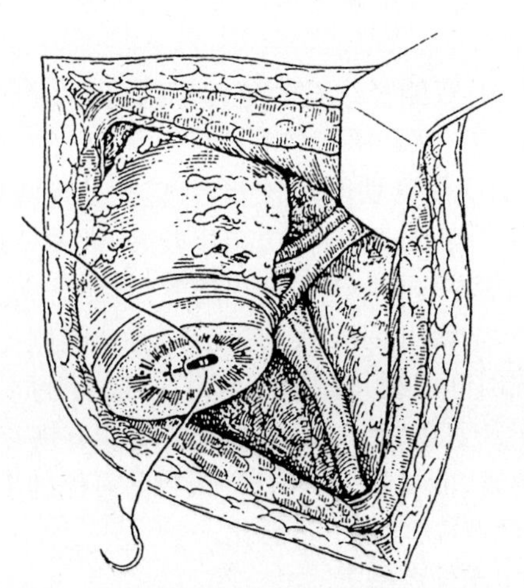

C. 间断缝合肾盂和肾盏

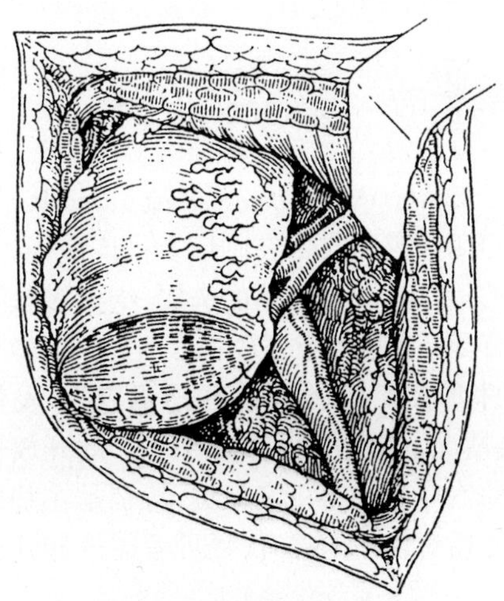

D. 缝合肾包膜

图57-18 肾部分切除术

或 4-0 可吸收线间断缝合关闭肾脏断面上的肾盏或肾盂(图 57-18C)。

5. 肾脏断面敷以止血材料或压碎的自体肌肉组织,然后用 0 号丝线间断缝合肾包膜,将断面覆盖(图 57-18D)。切口内置一负压引流,逐层缝合切口。

【术后并发症】

1. 出血　原发性出血是由于手术时止血不完善所致。小渗血常可自行停止,大出血则需再次手术止血。继发性出血常为感染或患者过早下床活动所致,多发生在术后 5~10 天内。必要时,可将切口扩大,再次手术止血,特殊情况下,可填充压迫止血。

2. 尿瘘　有时可长期不愈,甚至需再次手术。其发生原因为:①手术时肾盂或肾盏缝合不佳,②血肿感染或肾脏断面感染;③尿路梗阻使肾盂输尿管内压力增高,以致缝合处裂开;④病变组织切除不够彻底,影响切口愈合。

3. 病灶扩散　如肾结核病例选择不当或原有肾盂肾炎治疗不够充分,均可引起病灶扩散,甚至使手术治疗失败。

【注意事项】

肾蒂断血时间不宜过长,一般应每 15~20 分钟放松血管夹 1~2 分钟,此期间可用热盐水纱布压迫肾脏断面暂时止血,也可用冰泥肾周降温延长肾蒂断血时间。手术完毕后,应检查肾脏有否血循环障碍。如果肾脏色泽浅淡或呈蓝紫色,则提示有动脉痉挛或静脉回流受阻。动脉痉挛时可用 0.5% 利多卡因 5~10ml 封闭肾蒂,严重者可将利多卡因直接注入肾动脉内,待肾脏血循环确实恢复后,再关闭切口。术中可从肾动脉内注射肌苷减轻肾脏缺血损害,同时静滴呋塞米促进肾脏利尿。若系静脉回流受阻,应查明原因,予以解除。术后患者应按肾裂伤处理原则,严格卧床休息 14 天。

第七节　肾结石取出术

体外冲击波碎石(extracorporeal shock wave lithotripsy, ESWL)及腔道泌尿外科技术在临床上推广应用以来,上尿路结石的治疗有了突破性的进展,绝大多数肾结石和输尿管结石患者可免于开放手术治疗。但微创手术对设备条件要求较高,手术费用昂贵,对多发性结石、合并感染情况下常须反复多次手术。故开放性手术在肾结石的治疗中仍有一定地位,特别是在基层医院和经济条件相对较差的患者,仍可考虑选择开放性取石手术。

对所有肾结石患者均应积极寻找病因。已明确肾结石病因者,应先行病因治疗,如甲状旁腺功能亢进、高尿酸血症、肾小管酸中毒等,待原发病治愈后再对肾结石进行治疗。若肾结石已有明显梗阻或并发感染者,则先治疗肾结石,并应及时处理原发病,以免结石复发。

肾结石应根据不同情况选择不同的手术方式,包括单纯肾盂切开取石术、肾窦内肾盂切开取石术、肾实质切开取石术、无萎缩性肾切开取石术、肾部分切除术及肾切除术等。采用何种手术方式将在各种术式中介绍。肾部分切除术及肾切除术前已述及,本节不再介绍。

【手术指征】

1. 肾结石伴有梗阻　因梗阻而继发结石者,如肾盂输尿管连接部梗阻,应果断进行手术治疗,取出结石并行整形手术解除梗阻;因结石造成梗阻而不能用其他方法排出结石解除梗阻者,亦应积极手术治疗。

2. 肾结石伴有感染　肾结石有继发感染者可加速肾脏的损害,甚至形成脓肾而毁损肾功能;如炎症扩散至肾周围,可致肾周围炎或肾周脓肿甚至全身感染。细菌隐藏于结石缝隙内或梗阻所致的感染,抗菌治疗效果欠佳,应予手术治疗。

3. 肾结石伴有进行性肾功能损害　已有肾功能损害且证实引起损害的原因为结石梗阻、感染并导致肾功能损害进行性加重,特别是孤立肾并发肾结石者。

4. 严重血尿　虽然大多数肾结石患者均为显微镜下血尿,但少数患者可因结石刺激造成黏膜充血水肿,或出现溃疡,发生肉眼血尿。出现肉眼血尿者应手术治疗。

5. 复杂性或特殊成分肾结石　巨型结石、铸形(鹿角形)结石、多发性结石或一水草酸钙结石、胱氨酸结石等宜早期手术。老年人双侧铸形结石手术应慎重。

6. 双侧肾结石的处理原则　①先处理发生急性梗阻的一侧和手术较安全的一侧;②根据分侧肾功能情况,双侧肾功能均较差者,应先处理肾功能损害较重的一侧,若双侧肾功能比较好,则先处理肾功能损害较轻的一侧;③一侧有功能,对侧已完全丧失功能预计已无法保留者,则先治疗有功能侧;④两期手术间隔时间应视具体情况而定,一般为 2 周 ~3 个月,且宜早不宜晚,待一期手术侧肾功能有恢复,一般情况有改善,能承受手术时,即应行另一侧的手术治疗,以免该侧肾功能进一步恶化。

【术前准备】

肾结石手术应充分作好术前准备,除一般术前准备外,特别强调:做好病因检查,若能明确病因,对预防术后结石复发极其重要；特殊检查要全面，包括B超、平片、同位素肾图、静脉尿路造影和必要的逆行造影或穿刺造影，了解结石的大小、数目、形状、部位、肾盂形态以及肾功能等，作为制定手术治疗方案的依据；术前有水及电解质平衡失调及肾功能障碍者，应积极治疗稳定后再接受手术；常规进行尿培养，根据尿培养结果选用敏感抗菌药物。抗生素的应用至少应在手术前48小时开始，以使肾实质及尿中保持足够浓度以达到控制尿路感染的效果；若患肾感染严重，结石梗阻已发生尿毒症，患者体质衰弱不能承受肾脏取石术者，可先行肾造口术行暂时性尿流转向，待肾功能改善、一般情况好转后再行进一步手术治疗。

一、单纯肾盂切开取石术

【手术指征】

肾盂结石或肾盏结石直径小于肾盏颈的宽度，特别适用于肾外型肾盂可经肾门外肾盂切开取出结石者。

【手术步骤】（图57-19）

1. 切口及显露肾脏　经第12肋下切口，一般即可充分显露肾盂。依次切开皮肤、皮下及各层肌肉，直至肾脏。

2. 切开肾盂　单纯肾盂切开取石术不必完全游离肾脏，仅将肾下极及输尿管上段游离即可。将输尿管用一橡皮片或细导尿管提起，沿输尿管向上分离，在肾脏背侧面将肾盂背侧表面的脂肪组织分离干净，显露光滑的肾盂外膜。在预计行肾盂切开线的两侧，用细针0号丝线各缝1针牵引线，然后沿纵轴切开肾盂(图57-19A)。

3. 取出肾盂结石　轻轻提起牵引线，如果结石就在切口下方，则可在直视下用取石钳轻柔地将其取出。如果结石位于肾内型肾盂，则可用取石钳经切口插入肾盂内探触，待触到结石后再准确钳夹取出(图57-19B)。

4. 取出肾盏结石　如果结石位于肾盏内，不可盲目地钳夹结石，宜先用小指轻轻插入肾盏内，触摸清楚结石数目、大小、位置。如结石与肾盏黏膜粘着较紧，可先用手指微微将其松动，再按结石部位选用不同弯度的取石钳，小心完整地取出结石(图57-19C)。

5. 检查结石　结石取出后，应仔细检查其完整性、大小、形态和数目，并与术前X线片仔细核对，检查有否残留小结石。如有可疑，应在手术台上摄片复查。

6. 冲洗尿路　确定已完全将结石取出后，用F8~F10号导尿管插入肾盂内，用温盐水反复冲洗，注意有无肾内新鲜出血或陈旧血块。然后从肾盂切口将导尿管或输尿管导管插入输尿管直至膀胱，检查有无输尿管梗阻。

7. 缝合切口　肾盂切口用4-0可吸收线间断全层缝合(图57-19D)。一般可不做肾盂造口。如果肾盂黏膜炎症、水肿较重，或取石后黏膜渗血较明显，亦可做一暂时性肾盂造口。冲洗切口后，置一负压引流于肾盂切口附近，逐层关闭切口。

【注意事项】

1. 有时肾盂背侧有肾动脉小分支横过，在分离及切开肾盂时，慎勿误伤。若动脉不粗，且又影响切开取石操作时，可先试夹观察肾脏有无缺血区及其范围，若阻断后不影响肾脏血供，可将其切断结扎。

2. 肾盂切口下端不能过于靠近肾盂输尿管连接部，以免缝合后引起狭窄。

3. 取石动作要轻柔，特别是钳取肾盏结石忌用暴力，更应注意勿误夹肾盏黏膜，以防止结石被压碎或肾内创伤导致肾内大出血。

【术后处理】

1. 使用抗菌药物防治感染。

2. 负压引流一般于手术后72小时拔除。

3. 若置有暂时性肾盂造口，可于术后7~10天，先夹闭24小时或做造影检查，证实该侧尿路无梗阻后拔除。

二、肾窦内肾盂切开取石术

肾盂和肾实质之间的间隙称肾窦，有一层脂肪组织相隔，名肾窦脂肪垫。肾窦脂肪垫并无较大血管，可于肾盂表面经此脂肪垫进入肾窦并剥离出肾盂，甚至可显露出肾大盏，并不引起出血。在肾窦内切开肾盂取出结石，称肾窦内肾盂切开取石术。

【手术指征】

肾内型肾盂、肾盂结石较大、较小的鹿角形结石和肾大盏结石，如果勉强经单纯肾盂切开取石，可造成肾盂、肾盏或肾盂输尿管连接部撕裂，引起肾内严重出血或结石碎裂，而经肾窦内肾盂切开大多可顺利取出结石，此种方法已代替了大部分肾实质切开取石术。

【手术步骤】（图57-20）

1. 切口及显露肾脏　经第11肋间切口显露肾脏。若结石较复杂，估计取石难度较大者，应游离整个肾脏，以便必要时将肾脏提出切口外进行操作。

2. 分离肾盂　找到输尿管上段，沿输尿管背侧向上游离至肾门。仔细剥离肾门脂肪组织直至显露肾盂表面。紧贴肾盂表面用扁桃体剥离器或小纱布球钝性

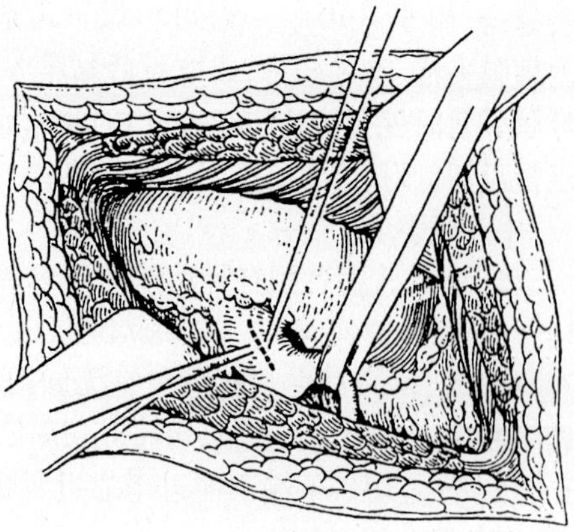

A. 显露并切开肾盂

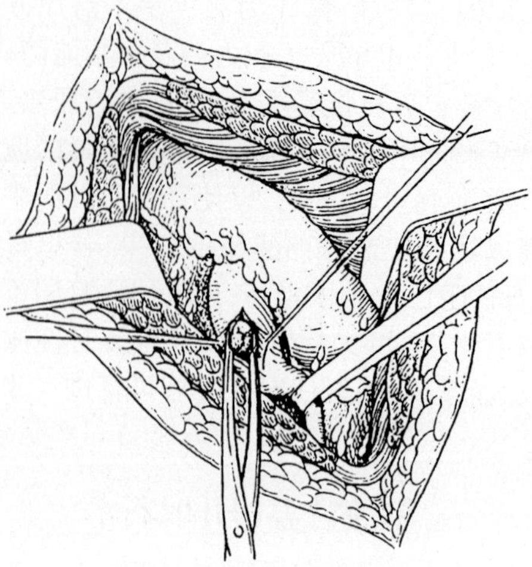

B. 取出肾盂内结石

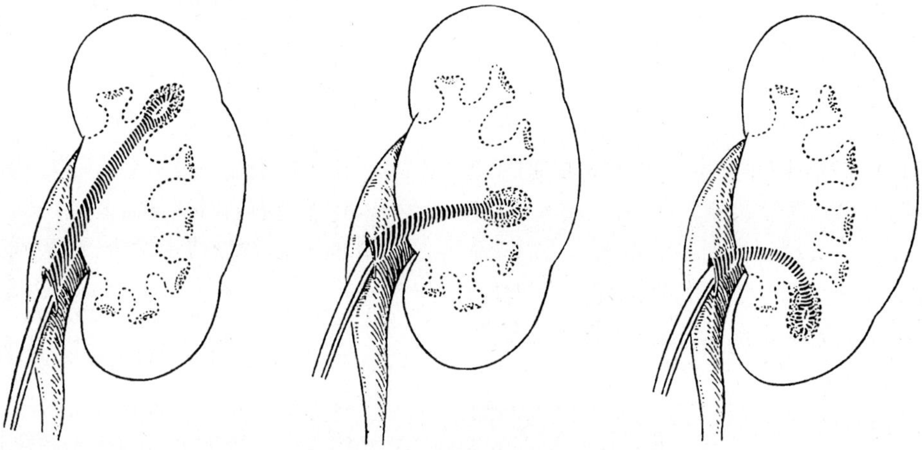

C. 取出肾盏内结石

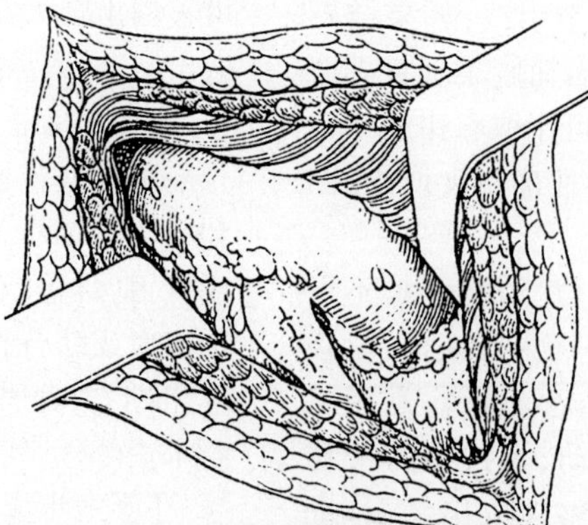

D. 缝合肾盂切口

图 57-19　肾盂切开取石术

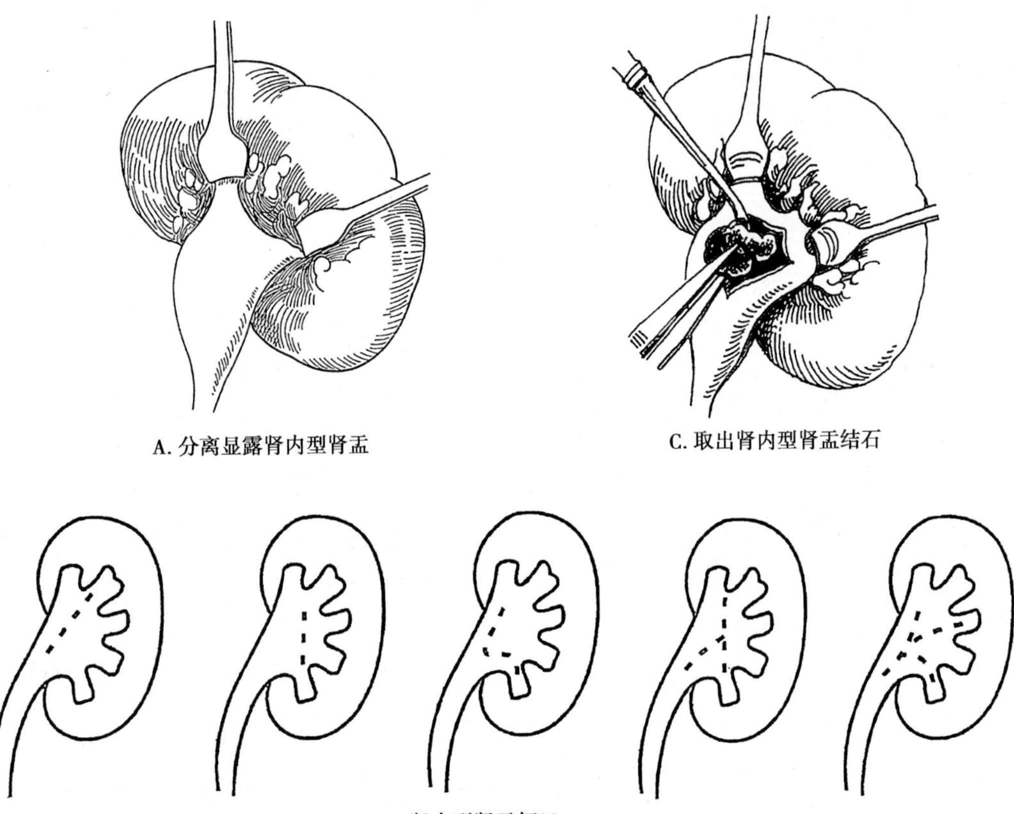

A. 分离显露肾内型肾盂

C. 取出肾内型肾盂结石

B. 肾内型肾盂切口

图 57-20　肾窦内肾盂切开取石术

剥离肾窦，并不断向左右及深部剥离，以扩大其肾窦内间隙。若肾门较宽，可以用手指紧贴肾盂表面插入其内逐渐扩大之。根据结石大小及部位，继续剥离肾窦内肾盂，必要时可分离至肾大盏。用静脉拉钩牵开肾门，显露出其下的肾盂（图 57-20A）。

3. 切开肾盂　肾盂切口根据结石位置及大小而定。肾窦内肾盂血液循环丰富，因此，可作任何方向的切口（图 57-20B），而且尚可根据需要将切口向内延伸。在切口线两旁各缝牵引线一针，切开肾盂。

4. 取出结石　切开肾盂后，一般即能看见结石。用取石钳轻轻松动结石，并根据结石形状，顺着切口将其取出（图 57-20C）。若结石与肾盂或肾盏黏膜有粘连，应用扁桃体剥离器沿结石表面轻轻将粘连剥开。若结石过大或嵌顿较紧，切忌施用暴力强行拉出，以免造成严重肾盂肾盏撕裂，可用咬骨钳经肾盂切口将结石夹断，分块取出。

5. 缝合肾盂　检查无残余结石后，冲洗肾盂，用 5-0 可吸收线间断缝合肾盂切口。部分病例由于切口过深，无法完全缝合时，只需将便于缝合之处缝合，再将肾实质及肾窦脂肪遮盖于肾盂切口表面，并将肾门脂肪缝合于肾盂表面，切口便可自行愈合，很少发生尿瘘。如果在深处勉强缝合，反而可能撕裂肾盂或造成肾盏颈部狭窄。若肾内有渗血或炎症较重，亦可作一暂时性肾盂造口。

6. 关闭切口　冲洗切口，肾盂旁置负压引流一根，逐层关闭切口。

【注意事项】

1. 肾窦内肾盂的分离，一定要在肾盂外膜下的平面进行，特别是再次手术病例肾窦可能已有粘连，若不在此平面进入肾窦，可能渗血较多，界限不清。在有粘连的情况下分离至肾盂外膜表面时，可见有小的瘀血点，此即表示已到达肾盂外膜层，即可顺利向深部推进。

2. 肾盂后静脉丛肾盂后上方横过肾门，分离时应注意它的存在，必要时可予以结扎，不致引起血液回流障碍。

3. 在肾门水平的肾盂外膜下分离时，应向下盏方向分离，尽量少向上盏方向分离，因为肾盂后横动脉常在肾盂与肾上大盏交界处或肾上唇深面由肾后段动脉发出，若损伤止血困难，且影响所属肾实质供血甚至发生肾性高血压。

4. 多发性结石或咬碎结石后分块取石者，一定要仔细检查有无残余结石。

【术后处理】　同单纯肾盂切开取石术。

三、肾实质切开取石术

【手术指征】

肾盏结石，结石大于肾盏颈部不能经肾盂切开取石者；嵌顿于肾盂、肾盏的鹿角形结石，不能经肾窦内肾盂切开取石者。

【手术步骤】（图 57-21）

1. 切口及显露肾脏　经第 11 肋间切口显露肾脏。因多需暂时阻断肾脏血流，不但应游离整个肾脏，亦应分离出肾动、静脉主干。

2. 阻断肾脏血流　游离出肾蒂血管后，在肾实质切开前，用无创伤血管钳或血管夹钳夹肾动、静脉，以暂时阻断肾脏血流（图 57-21A）。

肾脏对缺血耐受力较差，在常温下 1 次阻断肾脏血流时间最好不要超过 15 分钟，否则将会引起肾实质的损害。若估计肾实质切开取石不能在 15 分钟内

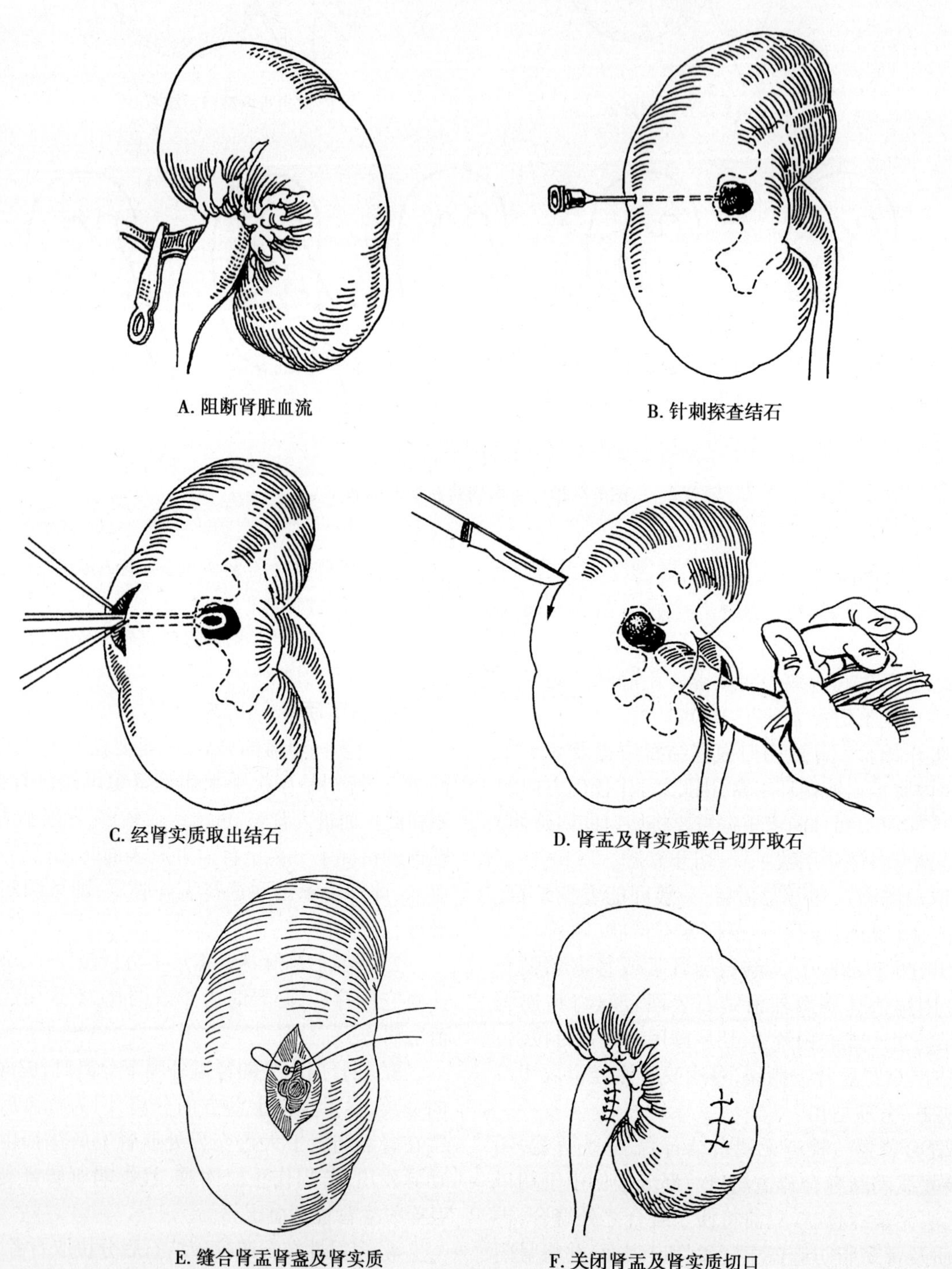

A. 阻断肾脏血流　B. 针刺探查结石　C. 经肾实质取出结石　D. 肾盂及肾实质联合切开取石　E. 缝合肾盂肾盏及肾实质　F. 关闭肾盂及肾实质切口

图 57-21　肾实质切开取石术

7

完成者,应行肾脏局部降温,以延长肾脏对缺血的耐受时间,一般采用无菌等渗氯化钠溶液制成冰块并捣成冰泥后敷于肾脏表面,数分钟后使肾脏温度明显下降。在不妨碍手术操作的情况下,不断向切口内添加冰泥并吸出溶化的盐水,以保持局部低温;此外,尚可静脉注射肌苷、甘露醇、呋塞米(速尿)以防止肾脏缺血性损害。

3. 单纯肾实质切开取石　根据术前X线片的结石位置,先用一穿刺针头在相当于结石部位的肾实质表面穿刺探查,当针尖触及结石时,即有坚实感或可听到碰撞结石声,将穿刺针留在原位不动(图57-21B)。用尖刀片沿穿刺针切开肾实质,直至结石表面,轻轻将结石取出(图57-21C)。

4. 肾盂及肾实质联合切开取石　经上述方法不能确定结石位置时,则应切开肾盂,伸入一手指在肾盂肾盏内探查结石。触及结石后,用手指顶住,在相应部位切开肾实质并取出结石(图57-21D)。

5. 止血　结石取出后,应检查其完整性并与X线片对照,放入一细导尿管于肾盂内反复用冷等渗氯化钠溶液冲洗,以冲出其内的结石残渣和血块。若肾实质切口较小,可先开放肾蒂之血管夹,恢复肾脏血流。肾脏切口用两手指捏拢暂时止血。肾实质切口内的活动性出血应用5-0血管缝线贯穿缝扎(图57-21E)。较小的渗血,可用湿纱布压迫,即可止血。

6. 缝合肾脏切口　经肾实质切开的肾盂及肾盏用4-0可吸收线连续缝合,要使肾切口与肾盂隔开,避免术后肾实质渗血流入肾盂内而发生血块阻塞。肾实质切口用3-0可吸收线间断缝合或间断褥式缝合,肾包膜用细丝线间断缝合。若肾内无明显出血,肾盂切口亦可用4-0可吸收线间断缝合(图57-21F)。若肾内渗血较多,应做肾盂造口或肾造口术。

7. 缝闭切口、放置引流　术毕,冲洗切口。将肾脏置于原位,肾周筋膜前后作两层缝合以固定肾脏,肾周置负压引流1或2条,逐层缝闭切口。

【注意事项】

1. 嵌顿于肾盏肾盂的结石,在取石时动作要轻柔,肾实质切口的大小应适应结石顺利取出,取石前用扁桃体剥离器或刀柄轻轻分离嵌顿,避免暴力拉出结石,从而使肾盂肾盏黏膜撕脱导致难以控制的肾内出血。

2. 肾盏整形　肾盏颈狭窄可影响尿液引流,甚至从肾实质切口漏尿,所以应行肾小盏重建。根据情况可采用两种方法:一是相邻肾小盏颈均狭窄可剪开间隔变成一较大肾盏,创缘缝合,敞开肾盏;二是单个肾盏颈狭窄可将颈口周围的纤维组织剪除,边缘用可吸收线缝合止血,扩大肾盏颈。

【术后处理】

1. 绝对卧床1~2周。
2. 密切观察术后血尿情况及有无内出血。
3. 继续应用抗菌药物,防止感染。
4. 负压引流根据引流量可于术后72小时拔除。
5. 若有肾盂造口,手术后7~10天拔除。

四、无萎缩性肾切开取石术

肾动脉主干在肾门处或肾窦分为前、后两支,进入肾实质后,各支缺乏相互的侧支循环。肾动脉前后支的末梢在肾弓形缘中部靠背侧面约1cm距离处形成相对无血管的前后段间线,称Brödel线。沿此线切开肾实质取石,可减少出血量及避免肾缺血性萎缩(图57-22)。但前后段间线因人而异,弯曲走行,多不在一条直线上,常不能根据表面的固定解剖标志划出其准确位置,若暂时阻断肾动脉后支,则可清晰显示段间线,沿此平面切开肾实质,可避免损伤肾动脉主要分支,出血少,不致发生缺血性肾萎缩。

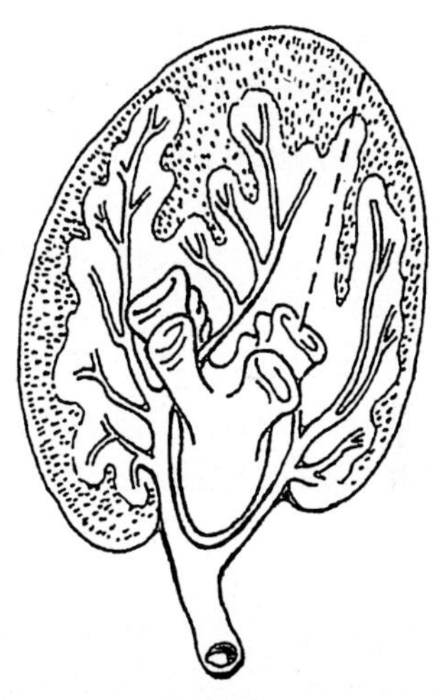

图57-22　沿Brödel线切开可减少出血量

【手术指征】

巨大鹿角形肾结石,多发性肾盏结石,肾盂较小,用其他肾或肾盂切开取石难以取出或取尽结石者。肾脏严重感染或已无功能者禁忌实施本手术。术前准备局部降温用品及备血600ml。

【手术步骤】(图57-23)

1. 确定相对无血管区的平面　一般采用第11肋间切口显露肾脏。需将整个肾脏及肾蒂血管均充分游离,使能提出切口。确定相对无血管区平面(Brödel线):最常用的方法是在肾门后上唇处用手指阻断搏动的肾后段动脉,如手指无法准确阻断后段动脉,则须进行分离,用无创性血管夹暂时阻断肾动脉后支,则

7

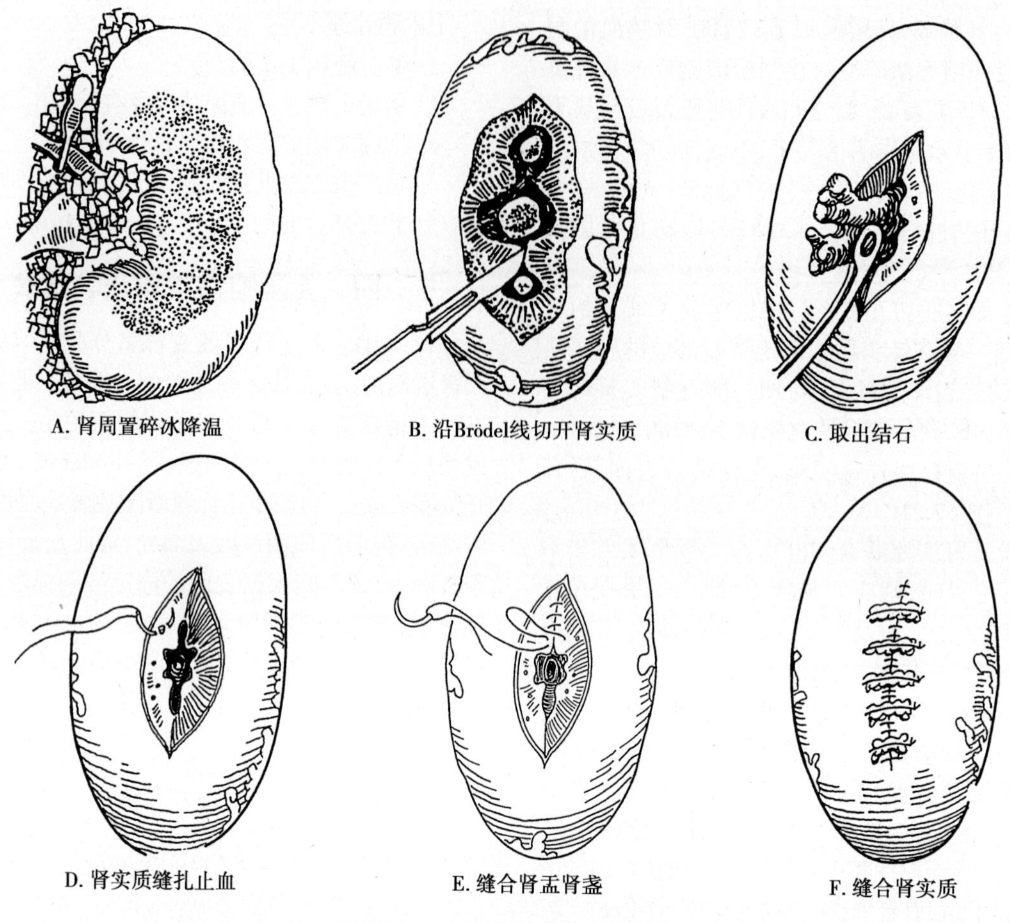

图 57-23　无萎缩性肾切开取石术

被夹动脉的供血区无动脉血灌注，缺血区肾组织颜色迅速转为苍白，与肾动脉前支供血范围之肾组织形成鲜明界限，用细丝线在肾包膜上缝合标记。为增强肾组织对缺血的耐受性，钳夹肾动脉期间可在肾周置碎冰块降温(图 57-23A)。亦可用多普勒超声波听诊器测定相对无血管区平面。

7

2. 切开肾脏　用无创伤性血管钳暂时阻断肾脏血供，行肾脏局部降温。沿标记的相对无血管平面纵行切开肾实质，切口长度视结石大小而定，但一般3~4cm 即足够(图 57-23B)。用锐利刀片整齐地切开肾脏并直抵结石，避免钝性分离使肾组织发生严重挫伤。

3. 取出结石　用取石钳夹住结石，轻轻摇动松解并顺切口方向取出结石。若遇结石与肾盂肾盏黏膜粘连，应用刀柄拨离，切忌暴力拉曳(图 57-23C)。如果结石过长过大不能取出，可于结石中段用钳夹断分块取出。结石取出后，用细导尿管彻底冲洗肾盂肾盏，清除结石碎片及凝血块。

4. 止血　肾实质切面上，靠近肾盂处有较大的血管断端，应用 4-0 可吸收线贯穿缝扎(图 57-23D)。肾皮质和髓质交界处的弓状血管断端亦用 4-0 可吸收线缝扎，缝线在髓质处打结，以免撕裂脆弱的肾皮质。

5. 缝合肾盂肾盏　自肾脏切口插一 F8 号导尿管或输尿管导管，经肾盂至膀胱，证实输尿管无梗阻后，用 4-0 可吸收线将切开的肾盂及肾盏作连续缝合，使肾切口与肾盂肾盏完全隔开(图 57-23E)。

6. 缝合肾实质　用细长的大弯圆针穿 3-0 可吸收线间断或褥式缝合肾实质，打结使肾切面靠拢，为使肾实质不被缝线割裂，可用游离的肌肉组织或止血材料垫于缝线之下(图 57-23F)，再用细丝线对位缝合肾包膜。肾脏缝合完毕，解除肾蒂血管夹，如仍有出血，可补缝或压迫止血。

7. 关闭切口，放置引流　同肾实质切开取石术。

【注意事项】

1. 本手术是否做肾盂或肾造口术，意见尚不统一。关键是术中的严密止血和取尽结石。若术中止血彻底，确无残余结石，可以不做造口。如合并上尿路感染或有残余结石，可留置肾造瘘管以便于引流尿液或二期经此通道进行经皮肾镜碎石治疗。

2. 注意阻断肾血流时间。除局部降温处理外，尚可以断血时经肾动脉注入肌苷，更可保护肾脏功能。

3. 肾实质缝合完毕，解除肾蒂血管夹后，即静脉注入 20% 甘露醇 100ml 或静脉推注呋塞米(速尿)20~40mg,使肾脏及时利尿。

4. Brödel 线有时过于弯曲,应适当拉直,避免过度成角和跨过该线,防止缝合困难和更大血管损伤。

5. 如遇肾盏颈狭窄,应同时作肾盏整形。

6. 术中应避免切开、夹伤或缝合肾乳头。

【术后处理】

1. 卧床 10~14 天,严密观察有无出血。

2. 应用广谱抗生素 2 周,若尿常规检查仍有异常,需继续抗菌治疗。

3. 留有肾或肾盂造口者,视血尿程度决定是否行持续点滴冲洗。待尿液澄清,术后 7~10 天拔除。

4. 切口引流物在术后 3~5 天拔除。

5. 术后 3 个月应行静脉尿路造影检查及肾图检查,观察肾脏功能形态。

五、肾结石术后并发症及其防治

1. 切口漏尿及尿瘘　做好肾实质及肾盂切口的严密缝合并进行良好的内外引流,术后一般不会发生切口漏尿或尿瘘。若术后早期切口发生少量漏尿,负压引流应延迟拔除,待漏尿自然停止后再拔除引流管。术后大量漏尿并经久不愈的常见原因是残余结石堵塞输尿管,原发性梗阻病变未矫治,或肾盂输尿管连接部手术损伤性或炎症性狭窄。大量漏尿若未进行充分引流,则可发生腹膜后尿外渗及尿性囊肿,进而感染形成脓肿,是导致手术失败的重要原因。术后切口漏尿严重者,应及时行腹部平片、CT 或逆行尿路造影,查明原因。若为残余结石堵塞输尿管可经膀胱镜自输尿管口插入 F6~F7 号双 J 或单 J 管到肾盂并固定行尿液引流,或通过肾造瘘口行经皮肾镜碎石治疗,方可治愈尿瘘。治愈后小的残余结石可望自行排出。若残余结石较大,输尿管插管失败,则应再行手术取出残余结石。若尿瘘系原发性梗阻病变或肾盂输尿管连接部损伤性、炎症性狭窄所致,则需及早施行经皮肾造口术,以解除梗阻和控制感染,2~3 个月后再施行解除梗阻的手术治疗。

2. 术后出血　肾盂或肾切开取石术后,早期常有轻微血尿,不必特殊治疗,短期内即可自行停止。若发生严重出血,则需要紧急处理。严重的肾脏出血可形成肾周围血肿,腰或侧腹部可触及肿块。肾内出血则表现为严重血尿,血块堵塞肾盂、输尿管,尿液引流不畅,造成更为复杂的并发症。预防措施是术中彻底止血,严密缝合肾脏切口,对肾盂肾盏黏膜由于取石而造成的轻微损伤出血可局部使用止血纱布、止血粉等止血材料。肾切开取石后肾内渗血较多者,最好行暂时性肾或肾盂造口术,并可再置一细硅胶管于肾盂内,术后以冰冷等渗氯化钠溶液低压持续点滴冲洗,以防出血形成凝块阻塞尿路,并加强抗感染治疗,一般出血可逐渐停止。取石后肾内较严重活动性出血者,可应用以下几种方法处理:①手握持压迫可能出血部位肾实质片刻,多可止血,然后用吸引器或血管钳轻轻清除肾盂或造瘘管内血凝块,不强求将血凝块完全清除,也尽量不用水冲洗,以免出血部位血凝块松动再次出血,用此法可避免大多数因肾内大出血所致的肾切除;②少量 3% 过氧化氢冲洗,因过氧化氢可快速产生大量气泡,可凝固血液并产生一定的压力止血,但要注意低压,防止发生气栓;③也可用手指自肾盂切口伸入肾盂肾盏内配合肾外手指进行压迫止血,并不断变化位置寻找出血的准确部位,如片刻压迫仍不能止血,用可吸收线贯穿肾实质缝合止血;④如明确是由于肾盂肾盏撕裂出血,可试行肾盂内置放气囊肾盂造瘘管,气囊内注水适量稍加牵引压迫止血;⑤对肾实质严重出血有肾周围血肿或严重血尿无减轻者,可行选择性肾动脉造影以明确出血部位,并用可吸收性栓塞剂(自体凝血块或明胶海绵)行超选择性肾动脉栓塞。

继发性出血常发生于术后 1 周左右,多因感染、可吸收线脱落、残余结石梗阻或假性动脉瘤所致。一旦发生,不但很难用保守方法治愈,且后果十分严重。患者往往因血块阻塞输尿管及膀胱发生难以忍受的腰部剧烈胀痛和排尿困难,且多有发热、寒战,除了输血,加强抗感染等治疗外,多需紧急手术。若为肾周出血、血肿感染,可行肾周围引流术;若有肾内出血,则应针对原因,切开肾盂取出血块,通畅引流并置造口管持续冲洗;对反复快速大量的一过性出血,要考虑是否为假性动脉瘤,最好行肾动脉造影,发现动脉破裂处行超选栓塞即可止血。若肾脏出血及感染严重,无法止血者,则不得不行肾切除手术。

3. 残余结石　残余结石的发生率各家报道不一,10%~40% 不等。笔者所在医院 160 例肾脏多发性及鹿角形结石取石手术的残石发生率为 15.6%。残余结石对患者的危害极大,是术后早期急性梗阻和感染的重要原因,也是日后结石增大,再发和导致肾功能严重损害的重要因素。发生残余结石的原因有:①术前照片不能准确确定结石的数目,由于结石的重叠或隐藏于其他阴影内,使其能看出的个数少于其真实的个数,取石时又仅仅满足于照片上所数出的个数;②未能或不能对肾盂及全部肾盏进行仔细探查,特别是肾盂颈狭窄而其内有结石者,仅经肾盂切口是不能取出结石的;③手术发生意外或困难,如肾内出血,取出部分结石后,被迫中止手术;④钳破质地松脆的结石,取出了大块,残留小块或残渣。

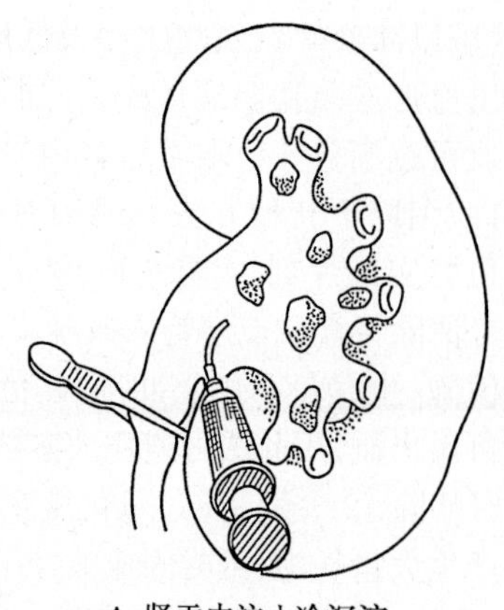
A. 肾盂内注入冷沉淀

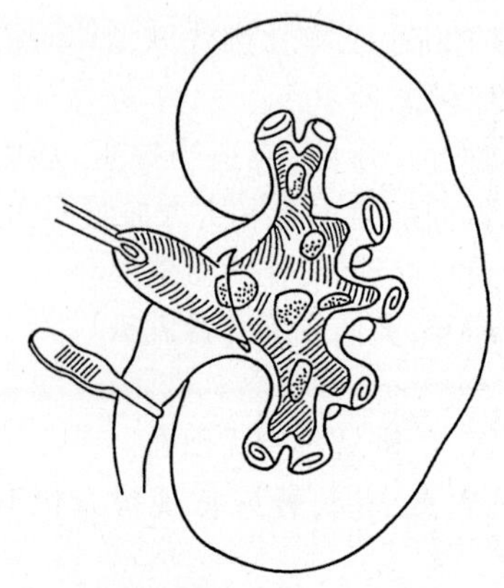
B. 取除包囊残余小结石的凝块

图 57-24　凝块法取石术

以下几点可降低残余结石的发生率：①术者要有取尽结石的坚定决心；②慎重选择手术方式，对散在于多数肾盏内的结石，单纯采用肾盂切开取石方式是不可取的，应针对结石的部位、大小及个数，选用不同的肾脏取石手术；③采用必要的其他取石辅助手术，如凝块法取石（图 57-24）：即用自体血或冷沉淀注入肾盂肾盏内（图 57-24A），待 7~8 分钟这些物质形成凝块后再取出，结石小残渣包含在凝块内也被一并取出（图 57-24B）；④术中定位：若疑未全部取尽结石，应行术中照片或超声检查，针刺触碰，或扩大肾盂切口，用手指探入肾盂内对肾盏逐个触摸，甚至采用术中肾镜检查；⑤缝合切口前应反复对肾盏进行冲洗，以冲出细小的结石碎片。

对于多发性结石，有时完全取尽结石是非常困难的，如企图强行将所有嵌于小盏的小结石取出，常常导致大出血而不得已切除肾脏或大片肾实质受损，医师常常陷于取尽结石和保存肾脏的矛盾之中。对此应权衡利弊，如结石梗阻于肾盂或大盏颈应坚决取除，位于较大小盏的结石也应千方百计取尽；而广泛位于较细小的小盏中的小结石，通过肾盂途径和肾实质途径可大部分取除，少数小结石位置深、触及困难，勉强取石容易发生危险则可放弃，以图肾脏安全。总之，在保证安全的前提下，应优先处理导致尿路梗阻的结石，对封闭于肾盏内的结石，如不造成梗阻，并不强求取出；根据术中情况也可留置肾造瘘管待二期经皮肾镜取石。

一旦发生残余结石，除应加强术后抗感染措施及通畅尿流引流外，应密切观察，避免结石梗阻，术后宜早期行经皮肾镜或体外冲击波碎石治疗，以排出残余结石。若残余结石已进入输尿管并已形成梗阻，亦可经腔内技术或再次手术取石。

4. 持续尿路感染　若取石手术后，持续尿路感染不愈，应作进一步检查。多为残余结石或其他原因的尿路梗阻所致。感染、梗阻及结石三者之间常互为因果，互相影响而使三者均进行性加重，最终可致肾功能毁损。有尿路感染者，应行尿培养并针对细菌的药敏结果采用有效抗菌药物，同时应采取措施，解除尿路梗阻及治疗残余结石，否则尿路感染很难治愈。

第八节　肾造口术及肾盂造口术

肾造口术及肾盂造口术是高位尿液改道的方法，在泌尿外科有重要用途。肾及肾盂造口术可以是单独手术，也可应用于肾脏其他手术如肾盂成形之后。在上尿路梗阻肾积脓时肾造口术则是一种紧急引流措施。现也常用于经皮肾造口碎石、取石、排石。

肾造口术分为永久性肾造口和暂时性肾造口。暂时性肾造口常在肾脏、肾盂手术后安放造口管，保持肾脏引流通畅，防止脓块、凝血块及尿盐梗阻导致手术失败。对于一般情况差或肾脏严重感染者，可以采用肾造口这一过渡性治疗为今后根治性治疗创造条件。永久性肾造口在输尿管因肿瘤阻塞而无法切除、放射性损伤致输尿管广泛狭窄等输尿管严重病变时，作为永久性尿液引流方式。

肾造口术按其手术方式可分为经皮肾穿刺造口术，经腰部显露、不游离肾脏的原位肾造口术，以及游离肾造口术。肾穿刺造口损伤较小，方法较为简单快速，能迅速解除梗阻，但其引流管小且不能保证造口管的恰当位置，对肾积水不重者操作不慎可能造成肾血管、胸膜等损伤，所以肾穿刺造口术常用于肾皮质较薄肾积水严重的患者。原位肾 / 肾盂造口术在直视下完成，损伤不大，可在局部麻醉下完成，是单纯肾 / 肾盂造口的常用方法。游离肾 / 肾盂造口术常在上尿路其他手术后完成。

【手术指征】

孤立肾有梗阻性病变发生尿闭者；严重肾积水，

7

肾功能不全，不能耐受复杂性手术治疗者；严重肾积脓，引流肾脓液改善患者中毒症状，以便后续治疗；肾或输尿管疾患手术后，作为暂时性尿流转向，有利于创面愈合；双侧输尿管下端或膀胱发生梗阻性疾病（恶性肿瘤）无法根治时行永久性肾造口；某些鹿角型肾结石进行经皮肾造口碎石和ESWL联合治疗时。

一、经皮肾穿刺造口术

【手术步骤】（图57-25）

1. 局部麻醉，根据肾积水大小选择体位，俯卧、平卧均可。

2. 现大多使用消毒好的肾造口穿刺针套装，用urovision较为方便安全，成人选用F14，内有穿刺针、导丝、扩张器、套管、气囊双腔引流管。

3. 选择穿刺点　用B超确定穿刺点、穿刺点皮肤到肾实质的距离及肾实质厚度，做好标记。局部麻醉后用长针头在该点试行穿刺，抽出尿液后于入针处皮肤做一小切口，切开皮肤、皮下组织1~2cm，从针孔处放入导丝进入肾盂，拔除穿刺针（图57-25A）。

4. 穿刺造口沿导丝逐次放入扩张器，一般从F10开始，然后F12、F14逐渐扩张（图57-25B），最后沿导丝放入可撕开式导管，拔除导丝，将F14气囊双腔引流管自导管内放入肾盂（图57-25C），气囊充水5ml左右固定，经皮肾穿刺造口术将套管撕开拔除（图57-25D），气囊引流管向外拔出受阻后观察尿液引流通畅即可。

二、原位肾/肾盂造口术

【手术步骤】

1. 硬脊膜外腔阻滞麻醉，危重患者亦可用全身麻醉。侧卧位。

2. 切口于患侧第12肋缘下做长6~8cm切口，切开皮肤、皮下组织和浅筋膜，显露背阔肌和腹外斜肌。

3. 显露肾脏与其他显露肾脏手术方式相同。用长穿刺针于肾实质最薄处或肾下极背侧凸缘内

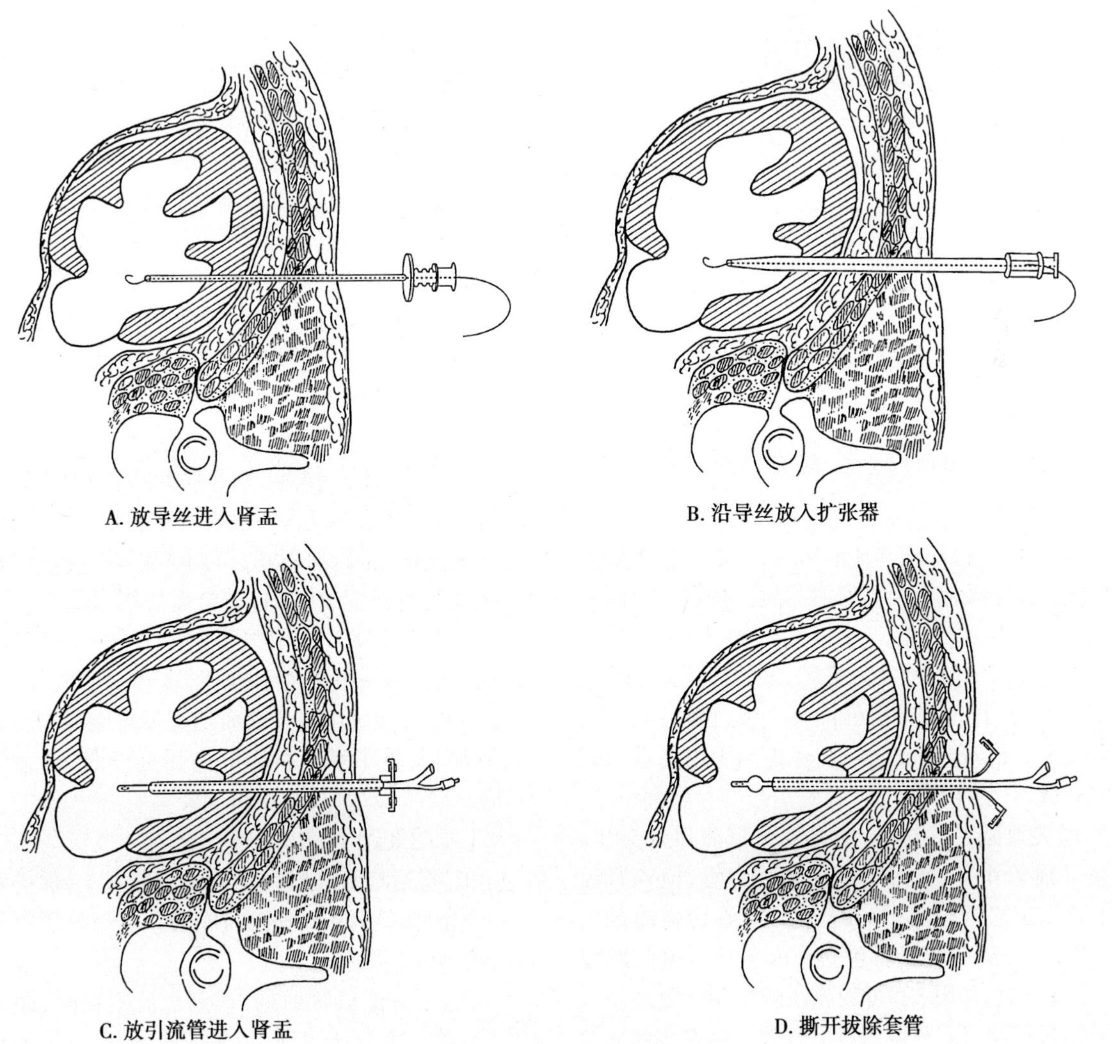

A. 放导丝进入肾盂

B. 沿导丝放入扩张器

C. 放引流管进入肾盂

D. 撕开拔除套管

图57-25　经皮肾穿刺造口术

0.5~1.0cm 处做肾穿刺，抽出尿液后，退出穿刺针。

4. 放置造口管在肾穿刺部位切开肾包膜。切开前，切口周围用盐水纱布保护，减少污染。切开肾包膜后用蚊式钳或探针沿穿刺针方向戳穿肾实质达肾盂，略扩大针孔，使此孔的直径稍小于造口管直径，沿此孔放置带侧孔的引流管或蘑菇头状导尿管达肾盂。吸出积液，用生理盐水反复冲洗肾盂，清除血块、脓块等易致造口管堵塞的存留物，证实造口管引流通畅后，用 3-0 可吸收线于肾包膜下作荷包缝合或间断缝合，妥善固定造口管（图 57-26）。如肾实质较厚，也可游离肾盂切开放入造口管固定，称为肾盂造口。

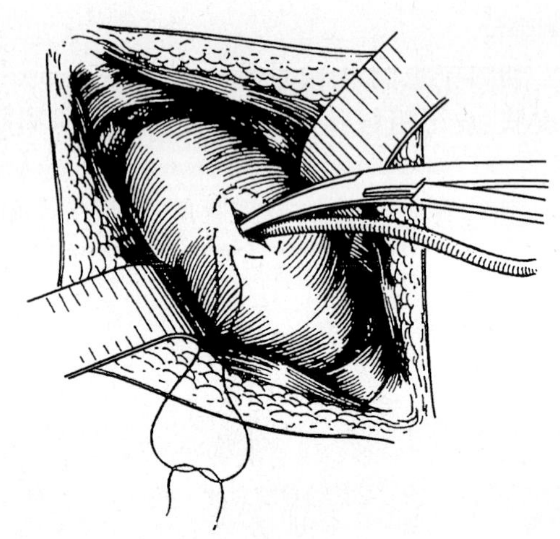

图 57-26　放置造口管

5. 缝合切口待造口管固定妥当后，逐层关闭切口。根据情况在肾周放置烟卷引流或橡皮管引流。皮肤处用丝线固定造口管。

三、游离肾 / 肾盂造口术

【手术步骤】

1. 切口根据原发病作腰部切口，切口长度按处理原发病变的要求及满意显露肾脏为度。按层次显露及游离肾脏，同时显露肾盂。

2. 放置造口肾脏手术完成后，以长弯止血钳从肾盂切口探入，在肾皮质最薄处或肾下极背侧近凸缘处顶向肾皮质，在穿出肾皮质前应考虑到引出的造口管在体内不成角，易于引流。选择好适当的穿出部位后，在该处用尖刀戳一小切口，使血管钳自戳口处穿出，轻轻张开血管钳，夹住带有侧孔的造口管，拖入肾盂内（图 57-27），松开止血钳，调整造口管在肾盂内的位置后，用 3-0 可吸收线于肾包膜作荷包缝合或间断缝合，固定造口管，并用 3-0 可吸收线间断缝合肾盂切口或上段输尿管切口。肾盂切口下方放置烟卷或橡皮管引流。如肾脏手术未切开肾盂，肾皮质又较薄，也可按

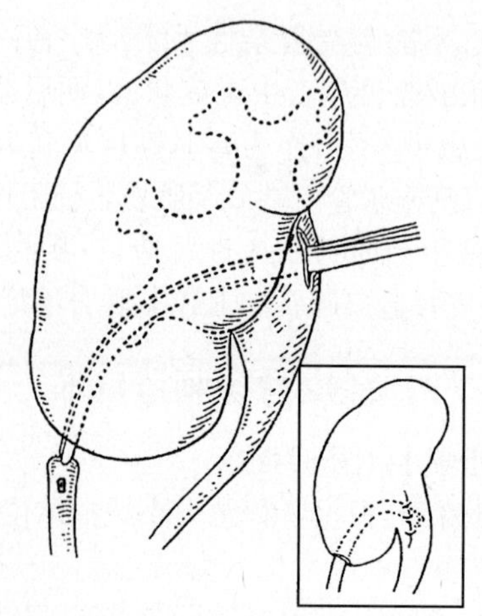

图 57-27　自肾皮质戳口将造口管拖入肾盂

原位肾造口术方法行肾造口术。

3. 缝合切口肾脏复位后，将肾脏予以适当固定，造口管用可吸收线固定于腰背筋膜上，注意防止成角，导致引流不畅。逐层缝合诸层切开组织，皮肤上再用丝线固定造口管。

【注意事项】

1. 放置造口管时应将造口管的端部放在肾盂内，不要扭曲成角，防止引流不畅。特别要注意肾脏放回原位后，造口管必须取直道从肾脏引出切口外，一是可以保持引流通畅，二是需要更换导管或万一导管脱落，容易重新放置。肾积水引流后，扩大的肾盏、肾盂逐渐回缩，原在肾盏中引流良好的造口管可发生引流不畅，因此，若术中因某些情况造口管只能放在肾盏内时，要选择与肾盂通畅的肾盏，切忌将造口管经过狭窄肾盏颈再到肾盂，这样在拔管时较困难，并可引起肾盏颈损伤。

2. 放置造口管后，如有脓块或出血时要反复冲洗，保持引流通畅。术中发现肾实质切口处渗血，可暂时压迫止血；若出血不止，可用 2-0 号可吸收线在戳孔处做横行褥式缝合止血，若有血块堵塞造口管可能性者，可同时做肾盂或输尿管上段造口，一根造口管作持续冲洗，另一根作为引流。

3. 对有出血倾向、凝血功能障碍或肾实质充血水肿明显者，为了解除梗阻需急诊处理时，最宜行肾盂或输尿管上段造口，避免引起肾实质出血。

【术后处理】

1. 将造口管连接在消毒引流装置上，保护好造口管，防止造口管脱出或扭曲成角。引流装置应注意无菌、清洁，按期更换。

2. 保持造口管通畅，遇到引流不畅时，如在血尿明显、肾盂感染、尿液沉渣多等情况下，可用生理盐水冲洗造口管，以保持造口管通畅，冲洗时应注意低压

和无菌操作，防止感染扩散。

3. 鼓励患者多饮水或静脉输液、用抗生素防止感染。

4. 烟卷或橡皮管引流在术后3~4天内取出。

5. 需长期放置引流者，首次更换造口管可在术后3~4周进行，更换造口管时宜准备好两根造口管（一根管径与原造口管相当，另一根则比原造口管管径略小些），在拔出原造口管时，应立即放置备好的造口管，插入深度与原管相同。更换造口管后，即时检查引流管通畅情况。

【主要并发症】

1. 出血　常由于穿刺部位不当或血管钳及造口管引起肾实质血管损害所致。一般为自限性，多数在1周内消失。若出血明显应持续或定期冲洗造口管，防止形成血块堵塞造口管。迟发性出血可能是由于造口管压迫肾实质或肾窦，引起组织坏死，或因血块溶解、感染及造口管损伤肾盂黏膜等引起，多数经冲洗、通畅引流而治愈。若出血多或间断大量出血，应考虑有无动静脉瘘形成，可通过肾动脉造影确诊，酌情作选择性肾动脉栓塞治疗。个别病例严重出血需行手术治疗。

2. 造口管脱出　术后早期发生造口管脱出是严重的并发症。新鲜伤道欲将造口管插入至适当位置十分困难，试插失败需要再次手术处理。因此，术中应将造口管固定好，术后加强护理，避免造口管脱出。造口管在术后3~4周脱出，立即放置造口管多无困难。若原来大小的造口管脱出后未能及时发现，瘘管收缩，放置原来大小的造口管多难以成功，需更换较小的造口管。若此举失败可试行：①窦口注入消毒液状石蜡，扩张窦道，使造口管易于滑入原来的部位；②窦道用宫颈探子扩张，扩张前正确估计窦道的深度，经扩张后放入造口管。

3. 结石形成　是常见的并发症，常与尿路感染有关。经常冲洗、防治感染、定期更换造口管、酸化尿液是防止结石形成的必要措施。小的结石可经皮肾镜窥视下取出。

4. 尿外渗和尿瘘形成　肾造口术后常有少量尿外渗，只要引流通畅，均能自愈。开放肾造口时，术中低压冲洗造口管，看是否有尿外渗。拔出造口管后，经瘘管有持续尿外渗者多因尿路远端狭窄梗阻所致，只有解除造口以下部位梗阻，尿瘘才能自愈。

第九节　肾上腺切除术

一、肾上腺解剖生理概要

肾上腺位于腹膜后紧附于肾脏上极，平第11胸椎。右侧呈三角形，内缘靠近下腔静脉；左侧呈新月形，在腹主动脉的外缘。一般长3~5cm，宽2~4cm，厚0.4~0.6cm；各重约3~6g，平均4g。肾上腺分为两层，表面有一完整的包膜。外层为皮质，呈土黄色，占肾上腺的90%；内层为髓质，完全被皮质包围，呈棕褐色，占肾上腺的10%（图57-28）。

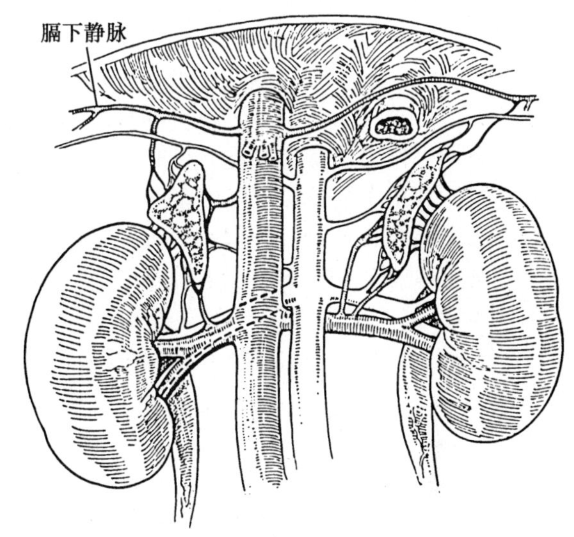

图57-28　肾上腺的位置及血管

根据细胞结构，肾上腺皮质又分为三层：最外层为小柱状细胞，排列呈球状，最薄，称球状带；中层由多角细胞组成，排列呈束状，最厚，称束状带；最内层细胞呈不规则的网状排列，称网状带。肾上腺髓质由交感神经节细胞和嗜铬细胞组成。实际上肾上腺是由两个不同的内分泌腺组成的。

肾上腺的血运非常丰富，自膈下动脉、腹主动脉和肾动脉，分别分出肾上腺上、中、下动脉，进入肾上腺皮质及髓质。髓质中有丰富的血窦，血窦汇合成中央静脉，右侧进入下腔静脉，左侧进入左肾静脉。此外尚有与动脉伴行的小静脉，回流至膈下静脉及肾静脉。肾上腺的淋巴回流至肾周围淋巴管和肾蒂淋巴管。肾上腺的神经起源于内脏神经，形成肾上腺神经丛，穿过肾上腺皮质进入髓质。

肾上腺是维持生命的重要器官之一，生理功能极为复杂，特别是肾上腺皮质。近年来，对肾上腺的生理功能有了更进一步的了解，但仍有许多问题有待深入研究。

肾上腺的生理功能通过其分泌的激素起作用。肾上腺皮质分泌的激素有糖皮质激素、盐皮质激素、孕激素、雄激素和雌激素五大类，均属类固醇激素。肾上腺髓质分泌的激素为肾上腺素和去甲肾上腺素，其中80%为肾上腺素。

概括起来，肾上腺皮质的生理功能如下：

1. 调节电解质和水的代谢　主要激素是醛固酮，其次还有 11- 去氧皮质酮、皮质酮和皮质醇。它们的主要作用是维持正常的血容量及血钠浓度。醛固酮由肾上腺皮质球状带产生，有促进远侧肾小管对钠的再吸收，对钾及氢离子排泄的作用。故当其分泌增加时，尿排钾增加，排钠减少，引起高钠低钾血症，并由于钠的潴留导致水的潴留，使细胞外液增加和二氧化碳结合力上升等，ACTH 对其只能起一定作用。

2. 调节糖和蛋白质的代谢　主要激素是皮质醇，这类激素由束状带产生，可促进蛋白质的分解及转变为糖(糖原异生作用)。故其功能亢进时，血糖增高并可出现尿糖，并由于蛋白质分解代谢增加，致肌肉萎缩，组织愈合能力低下，钙、磷代谢紊乱，骨质疏松，脂肪沉积，血液嗜酸性细胞和淋巴细胞减少等。束状带受 ACTH 的控制。

3. 分泌性激素　性激素主要由性腺分泌，肾上腺皮质的分泌量很小，有孕激素、雄激素及雌激素，由网状带产生。故其功能亢进时，出现男性早熟、女性男性化等。网状带也受 ACTH 的控制。此外，肾上腺皮质功能异常时，对机体的免疫功能、心血管系统、消化系统等，均有影响。肾上腺髓质通过分泌肾上腺素及去甲肾上腺素对机体多器官、多系统都有影响，对机体能量代谢的影响最为明显；增加氧耗量，影响糖代谢，使血糖升高。对循环系统的影响也很大，主要是对心率和血压的影响，故其功能亢进时，临床上表现出高血压、心动过速及代谢亢进的综合现象。

二、肾上腺切除术的手术指征及术前准备

【手术指征】

1. 皮质醇症(Cushing 综合征)　75% 为双侧皮质增生，15% 为腺瘤，5% 为癌，5% 属正常。根据不同病变选择不同的术式。

(1) 腺瘤行患侧肾上腺切除术，可治愈，疗效良好。癌应尽早行患侧肾上腺根治术，连同包膜，局部淋巴结一并切除。

(2) 双侧肾上腺皮质增生：手术方式尚不一致。手术方式有：

1) 双侧肾上腺次全切除或一侧全切除，另一侧次全切除。优点是可保留一定的肾上腺组织，术后不需终生用激素治疗。缺点是症状改善不够理想。

2) 双侧肾上腺全切除，术后终身靠人工补充激素。其优缺点恰好与次全切除相反。为了弥补双侧肾上腺全切的缺点，有人主张将切除肾上腺的一部分进行自体移植，但其优越性尚需进一步观察。我们的意见是根据目前情况，以一侧肾上腺全切除加对侧次全切除为妥，条件具备者，可考虑行双侧全切除。

2. 原发性醛固酮症(Conn 综合征)　约 85% 为腺瘤，10% 为增生，癌及正常者甚少见。治疗根据病变而异。

(1) 术前确诊为腺瘤者，行腺瘤剜除术，可以治愈，疗效好。癌应行患侧肾上腺根治术。

(2) 术前确诊为增生者，目前的观点是先用药物治疗(螺内酯每日 100~400mg)，多数病例能控制症状而无须手术治疗。药物治疗无效者，可行双侧肾上腺次全切除，或一侧全切，另一侧次全切除。

3. 肾上腺性征异常症(adrenogenital syndrome)　可分为两大类：

(1) 先天性男性化肾上腺增生(congenital virilizing adrenal hyperplasia)最多见者为 C21 羟化酶缺乏，皮质醇不足而双侧肾上腺皮质增生，雄激素合成增加。女性者形成女性假两性畸形，男性者发生男性生殖器增大早熟症。治疗主要是补充皮质醇，抑制肾上腺皮质增生及雄激素的合成，禁忌行肾上腺切除术。

(2) 后天性肾上腺皮质肿瘤及增生：①女性男性化：多为恶性肿瘤引起，应早期行患侧肾上腺切除术；增生者用皮质醇治疗；②男性女性化：几乎全系肾上腺肿瘤引起，应行患侧肾上腺切除术；③男性性早熟：多因恶性肿瘤引起，应行患侧肾上腺切除术。

4. 儿茶酚胺症——嗜铬细胞瘤或肾上腺髓质增生　嗜铬细胞瘤约 80% 发生于肾上腺，20% 发生于身体其他部位。对于定位诊断明确的肾上腺嗜铬细胞瘤，则应行该侧肾上腺切除术。定位诊断不明确者，可行双侧肾上腺探查术。对于肾上腺髓质增生，可行双侧肾上腺次全切除术，或先行一侧肾上腺全切除术，观察术后临床表现，必要时，再行对侧肾上腺部分或大部切除术。

5. 非功能性肾上腺肿瘤　包括肾上腺皮质腺瘤、皮质癌、肾上腺髓质神经母细胞瘤、交感神经胚胎瘤和神经节细胞瘤等。神经母细胞瘤最常见，恶性程度极高，早期手术并行放射治疗，效果尚好，但一般发现较晚，故手术疗效很差。

【术前准备】

肾上腺功能亢进一般都伴有不同程度的代谢失调、机体的免疫功能降低，心血管系统、肾功能的损害。因此，增加了手术治疗的复杂性和危险性。仔细做好术前准备和各种应急措施，对保证手术的安全和成功，非常必要。

1. 一般准备

(1) 对于无内分泌功能的肾上腺肿瘤，术前准备同一般腹部大手术，无须特殊准备。

(2) 尽可能明确诊断，除一般检查外，对皮质醇症、肾上腺性征异常症的患者，术前应检查尿 17- 羟皮质类固醇、17- 酮类固醇。有条件者行血浆皮质醇定

量检查及促肾上腺皮质激素ACTH试验、抑制试验等。对原发性醛固酮症患者应行血及尿醛固酮定量检查。对嗜铬细胞瘤及肾上腺髓质增生患者，应测定尿内儿茶酚胺和3-甲氧基-4羟基苦杏仁酸(VMA)。如有条件，则可进一步测定血浆中及尿中肾上腺素和去甲肾上腺素的含量。

(3) 根据医院条件，有选择地进行有关的影像学检查，如静脉尿路造影、肾上腺超声检查、131碘-19-碘化胆固醇肾上腺扫描、腹主动脉造影、肾上腺静脉造影，以及电子计算机体层扫描(CT)、磁共振体层扫描(MRI)等。

(4) 手术前仔细检查心血管系统，肝、肾功能，出、凝血功能，血液生化测定。有心力衰竭、血压过高、水和电解质平衡失调、凝血功能障碍者，都应事先纠正。

(5) 交叉配血。

(6) 从手术前2~3天开始，给予抗生素，剂量应大于一般用量。

2. 特殊准备

(1) 对于皮质醇增多症患者，应特别注意肾上腺皮质激素的应用，以预防手术中及手术后发生肾上腺皮质功能不全。如系皮质肿瘤，手术前两天开始肌肉注射促肾上腺皮质激素(ACTH)25~50单位，每12小时1次。手术前1天开始，肌内注射醋酸可的松50mg，每12小时1次。手术前两小时再肌内注射醋酸可的松50mg。如系皮质增生，第一期手术前不需特殊准备，但第二期或一次完成双侧肾上腺(次全或完全)切除者，术前必须用醋酸可的松准备，用法及用量同皮质肿瘤。术中尚应静脉滴注氢化可的松(100mg溶于5%葡萄糖溶液500ml中)。为促进蛋白质的合成代谢，有利于切口的愈合，可于术前1周开始肌肉注射丙酸睾酮25mg，每日1次。

(2) 对于原发性醛固酮症患者，术前应纠正低钾血症和高钠血症，控制高血压。至少应在术前2周开始服用螺内酯，40~60mg每日3次，如果仍不能有效地控制低血钾症，可加大剂量，每日口服氯化钾6~9g。血压过高者，应给予低盐饮食。必须在低钾血症纠正后方能手术。

(3) 对于肾上腺嗜铬细胞瘤或肾上腺髓质增生，术前准备极为重要，是保证手术中平稳的关键。①α-肾上腺素能受体阻滞剂控制高血压的发作，最好选用酚苄明(phenoxybenzamine)，其作用持久，效果良好。成人由每日3次，每次10mg开始，后逐渐增加剂量，使血压降至正常，无高血压发作，出汗减少，空腹血糖正常时，维持量为20~50mg，每12小时1次。一般需准备1~2周左右。②当用α-肾上腺素能阻滞剂，发生心动过速、心律不齐时，可同时给予β-肾上腺素能阻滞剂普萘洛尔10mg，每日3次。③由于长期血管痉挛，多有血容量不足，故在用酚苄明的同时，尚应补充血容量，最好用血浆。可根据血细胞比容来决定补充量。④做好患者思想工作，术前1~2天服用较大剂量的镇静剂，以地西泮较好。对特别紧张的患者可采用偷切术，以避免因过度紧张而诱发高血压。⑤此外，手术前应备血1 000ml左右，并做好术中抢救的措施，以及工作人员的具体分工，对保证手术的顺利进行，也十分重要。术中行心电图监护。

三、肾上腺切除术的麻醉及手术径路的选择

【麻醉】

由于肾上腺功能亢进患者多有代谢紊乱及心血管系统功能障碍，以气管内麻醉较安全，可采用氧化亚氮诱导。病情不重，心血管功能尚好者，可采用硬脊膜外腔阻滞麻醉。但嗜铬细胞瘤或血压过高者，忌用椎管内麻醉，以免发生难以控制的血压大幅度波动与下降。嗜铬细胞瘤及肾上腺髓质增生者，阿托品有诱发儿茶酚胺活跃的作用，故禁用。可以用东莨菪碱代替。肌肉松弛剂以琥珀酰胆碱为宜，禁用箭毒类药物。此外尚可选用氯烷麻醉。

【手术径路的选择】

肾上腺位置深，和大血管相贴近。手术路径较多，有经腰部、经腹部、经腰背部和胸腹联合切口等。各有其适应范围。其选择原则如下：

1. 根据定位诊断手术前定位诊断明确且病变体积不大者，选用经腰部第11肋间隙切口，操作简便，不进腹腔，对胃肠道影响较小。如定位诊断不明确，则采用经腹部切口，可以探查双侧肾上腺，特别是定位诊断不明确的嗜铬细胞瘤，更应采用这一切口，便于探查腹腔。原发性醛固酮症行探查手术者，亦宜采用腹部切口。

2. 根据肿瘤的大小较小的肿瘤，经腰部第11肋间隙切口较好。巨大肿瘤，或估计可能与腹膜或腹腔器官有黏膜者，经腹部或胸腹联合切口，显露较好，手术比较安全。

3. 根据病变性质与手术目的肾上腺皮质增生一次行双侧肾上腺手术者，经腹部切口可节省手术时间，手术创伤小，不需改变体位，也可经背部切口。如分期手术，则经腰部第11肋间隙切口较好。

现将各种手术径路的切口简介如下(图57-29)：

1. 经腰部切口　体位为侧卧位，手术侧朝上，头脚放低，升高腰桥。

(1) 第11肋间切口(图57-29A)：显露步骤见肾脏手术的第11肋间切口所述。

(2) 第12肋骨切除切口(图57-29B)：切除第12

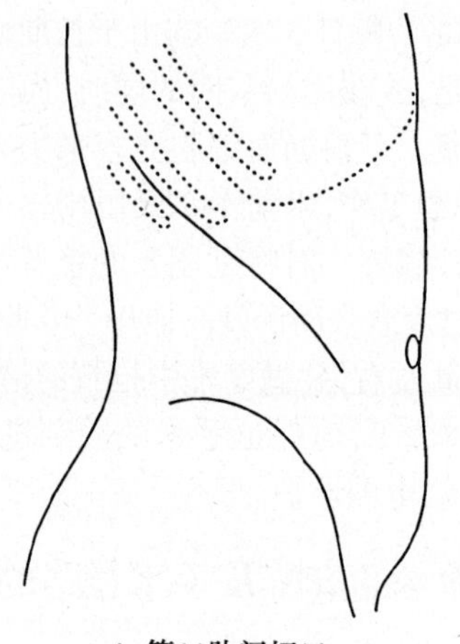

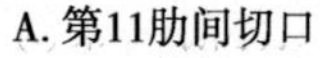

A. 第11肋间切口

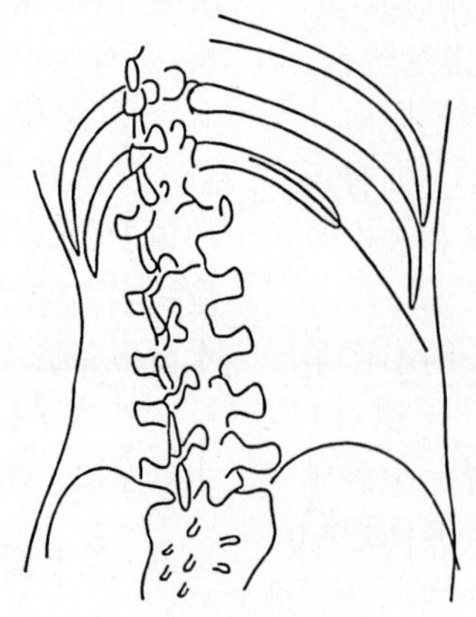

B. 第12肋骨切除切口

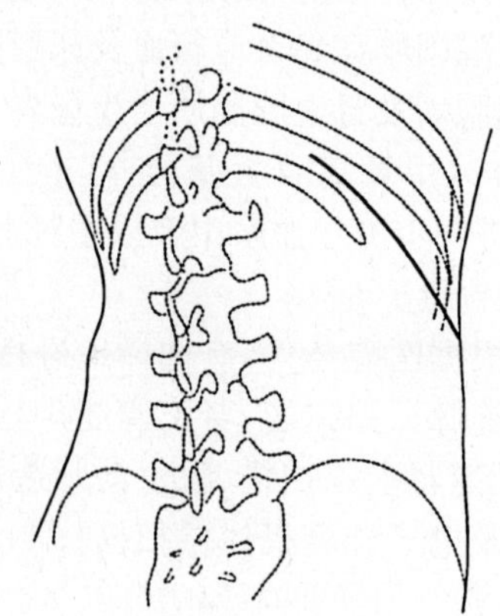

C. 第11肋骨切除切口

图 57-29　经腰部切口

肋骨,可较好地显露肾脏及肾上腺,应注意避免操作胸膜。

(3) 第 11 肋骨切除切口(图 57-29C):切除部分第 11 肋骨,经第 11 肋骨,胸膜外进入腹膜后间隙,应注意避免损伤胸膜。

2. 腰背部切口　切除第 11 肋,切除部分第 10 肋及 12 肋,经胸膜外、腹膜外显露肾上腺,适用于位置较高、体积较大的单侧肾上腺肿瘤(图 57-30)。

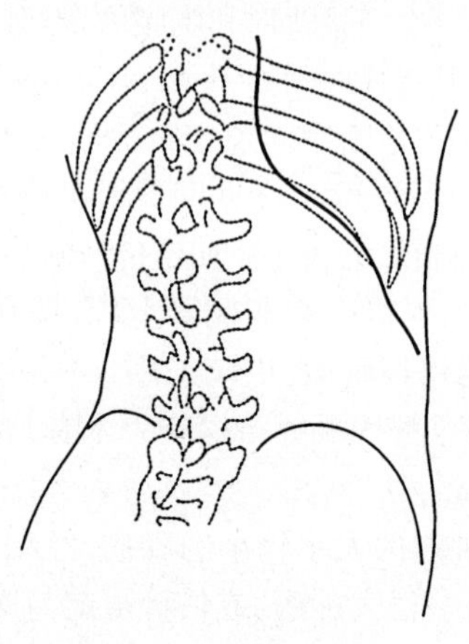

图 57-30　腰背部切口

3. 胸腹联合切口　患者取 45°斜仰卧位,切口起自腋中线沿第 9 肋间斜行向前向下,止于脐上,开胸开腹显露。此切口对肾上腺巨大肿瘤最为合适,并又较好地显露腹主动脉、腔静脉及肾皮质(图 57-31)。

4. 经腹部切口　经腹部径路可一期行双侧肾上腺探查和切除手术,还可对肾上腺外的嗜铬细胞瘤做探查和切除,对肾上腺恶性病变,亦可行淋巴结清扫。

(1) 单侧腹部横切口(图 57-32A):患者仰卧位,患侧腰部垫高,皮肤切口由第 11 肋尖向内达脐上两横指。此切口可根据需要向上、向下、向后或向对侧延长

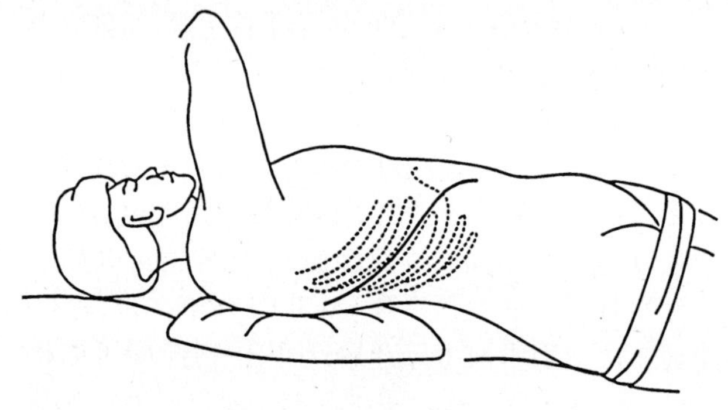

图 57-31　胸腹联合切口

(图 57-32B)。

(2) 肋缘下斜切口(图 57-32C):单侧病变,做该侧肋缘下切口进入腹腔,双侧病变,则可将切口作双侧肋缘下切口。

(3) 单侧腹部斜直切口(图 57-32D):用于病变明确的单侧肾上腺病变,切口起自剑突下,稍向左(或右)偏斜至脐旁,经腹直肌进入腹腔,必要时切口可向下延长。

5. 经背部径路双侧切口　此切口损伤较小,但显露范围亦较小,可用于肾上腺小的腺瘤切除及双侧肾上腺皮质增生,大的肾上腺肿瘤不宜采用此切口。患者俯卧位,全身麻醉,头及脚端向下斜,分别做距中线 5cm 左右直切口,起自第 10 肋间,稍向外斜行,抵髂嵴后缘,分虽切开及游离各层软组织,达腹膜后间隙(图 57-33)。

四、经肋缘下斜切口肾上腺切除术的手术步骤及注意要点

【手术步骤】

1. 切口及显露

(1) 切口:仰卧位。起自病变侧第 11 肋骨尖端,

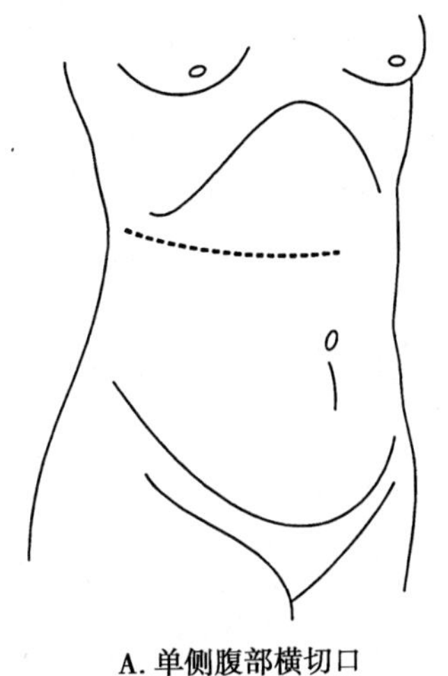

A. 单侧腹部横切口

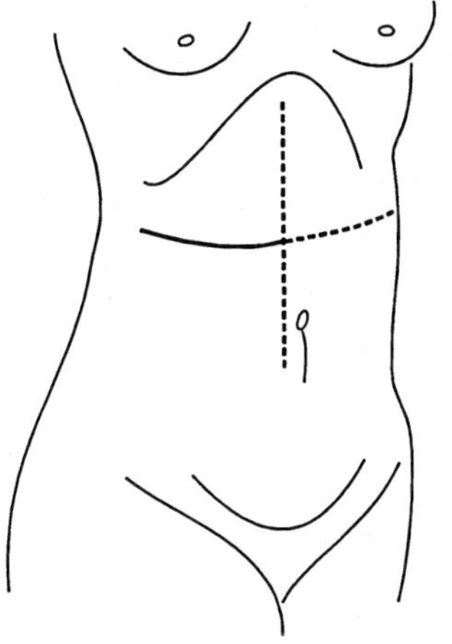

B. 单侧腹部横切口延长切口

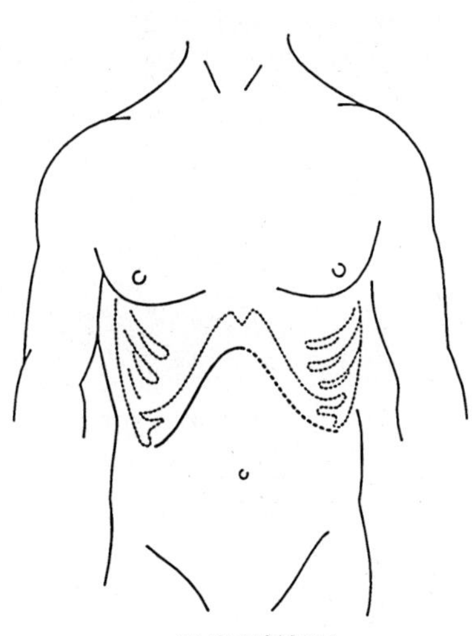

C. 肋缘下斜切口

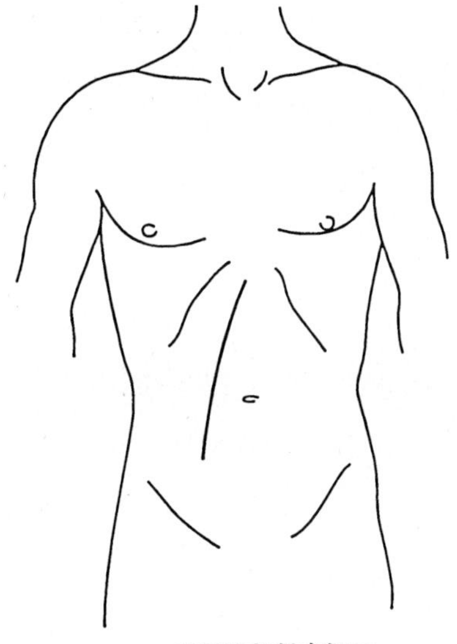

D. 单侧腹部斜直切口

图 57-32　经腹部切口

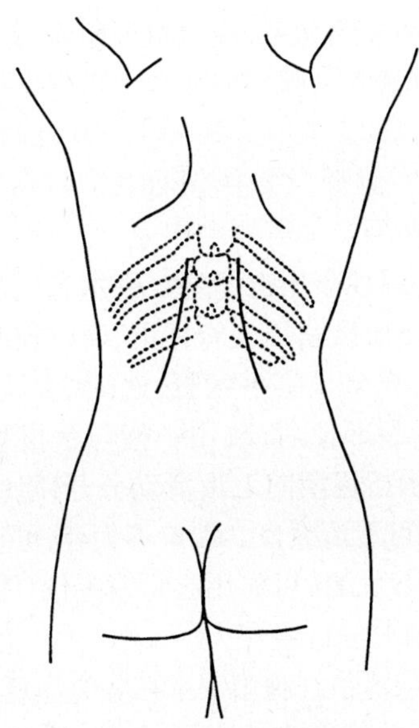

图 57-33　经背部双侧切口

横向内上至剑突下 3cm 左右(图 57-34A)。如为双侧手术,一般先作右侧。右侧手术完毕后,再将切口向左侧第 11 肋骨尖端延长,进行左侧手术。

(2) 显露肾上腺:按层切开进入腹腔后,在右侧者将肠管用纱布保护推向内侧,肝脏牵向上方,并剪开肝结肠韧带,将结肠牵向下方。在十二指肠第二段外侧,切开后腹膜(图 57-34B),将十二指肠和部分胰头翻向内侧。如患者肥胖,显露有困难时,可将升结肠外侧的后腹膜切开,再将升结肠推向内下方。显露及切开肾周筋膜(图 57-34C),可见肾周脂肪及肾脏。在肾脏的内侧分离出下腔静脉前壁,向下牵引肾脏,即显出肾上腺周围的脂肪组织。将肾上腺周围的脂肪组织钝性分离后,显露肾上腺,沿肾上腺包膜将其游离,然后游离出肾蒂。

在左侧者,先向前向上牵开脾和胃底,切开结肠脾曲外的后腹膜,将结肠牵向前下方后,再切开露出

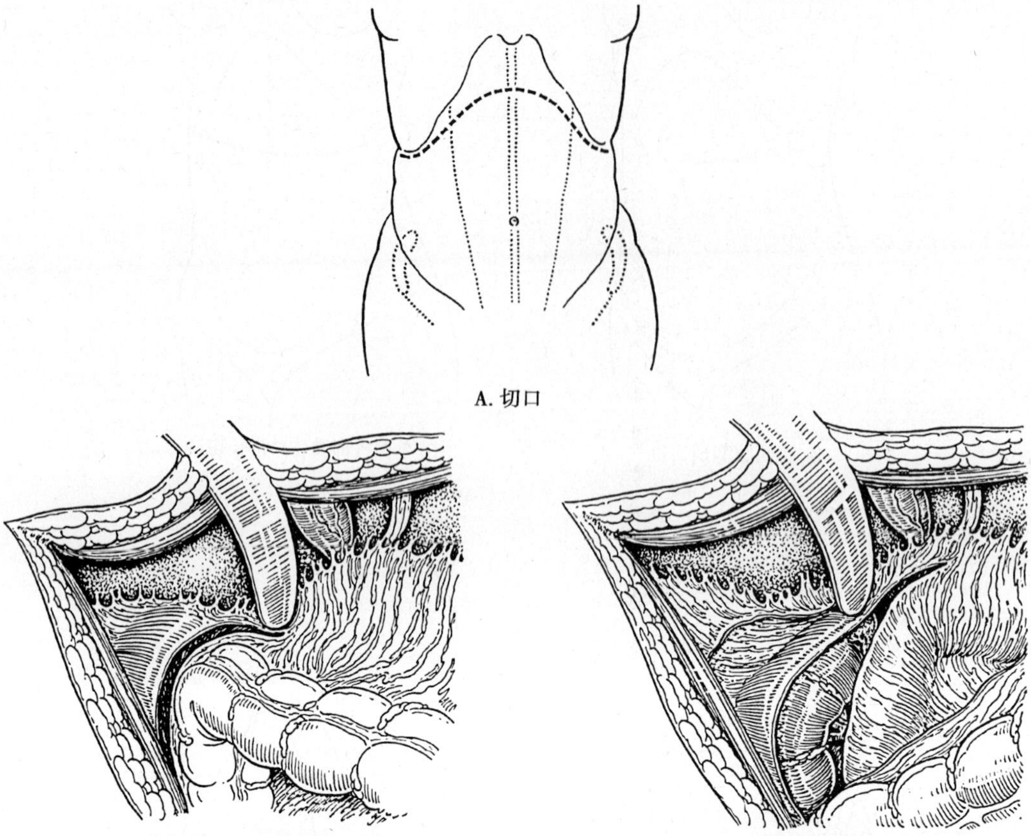

A. 切口

B. 切开右侧后腹膜

C. 切开右侧肾周筋膜

图 57-34 经肋缘下斜切口肾上腺切除术:切口及显露

的肾周筋膜,即可进一步游离腹主动脉前壁、肾脏上半部和左侧肾上腺。

2. 肾上腺全切除术 显露肾上腺后,用钝性分离法将其与肾脏上极分开,结扎其间的血管。在肾上腺内下方分离出肾上腺下动、静脉,将其结扎切断(图 57-35A)。用血管钳或缝线牵引肾上腺下外方的包膜,轻轻向上外方提起,钝性游离肾上腺内侧与背面,并逐渐将其与下腔静脉分开,露出肾上腺中静脉,用长弯血管钳夹住、结扎和切断(图 57-35B)。注意操作要轻柔,以免将下腔静脉撕裂。然后,用静脉拉钩向内牵开下腔静脉,在其后方分离肾上腺中动脉,将其结扎切断(图 57-35C)。继续沿肾上腺内侧及背侧向上游离,至肾上腺顶部,分离、结扎切断肾上腺上动、静脉,即将肾上腺切除(图 57-35D)。检查切口内无明显出血后,逐层关闭切口。一般不放引流,若渗血较多,可置一烟卷引流,24 小时后拔除。

3. 肾上腺次全切除术 与肾上腺全切除基本一致,但不结扎肾上腺上动、静脉,以保证留下的肾上腺的血运。右侧保留肾上腺的内上部,左侧保留其内下部。为防止出血,可边切边用细丝线间断缝合残余肾上腺切口的边缘。余同全切除术(图 57-36)。

【注意要点】

1. 探查肾上腺时,应注意其大小、形态、表面状况和硬度。如果该侧肾上腺已萎缩,则对侧多为肿瘤,应探查对侧;如为增生,可将其全切或次全切除。如果肉眼观察不易判断肾上腺是否肥大、萎缩或肿瘤,不应盲目切除或关闭切口,应对可疑组织行冰冻切片检查,或显露对侧肾上腺对照比较。再根据病史做相应的手术处理。

2. 分离右侧肾上腺中静脉时,应特别注意防止发生下腔静脉撕裂。如若撕裂出血,切勿用血管钳盲目钳夹,也不要用纱布压迫堵塞。手术者应迅速用手指将下腔静脉出血区紧压于脊柱上,暂时控制出血。然后吸尽血液,充分显露手术野,逐渐松开压迫出血的手指,看清撕裂部位后,改用中指与示指紧压于撕裂处,再将中、示指逐渐向上下滑动分开,阻断下腔静脉上下血液,即可看清裂口。裂口不大者,可直接用细丝线缝补;裂口较大者,可先用心耳钳夹住(图 57-37),再根据裂口的情况进行缝合。

3. 肾上腺嗜铬细胞瘤手术切除时注意事项

(1) 手术中应有专人负责血压、脉搏、呼吸的测量,密切观察麻醉和手术过程中病情的变化,如能观

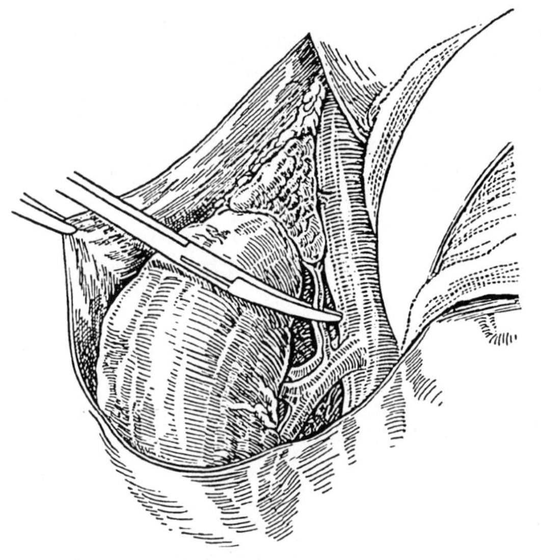

A. 结扎肾上腺下动、静脉

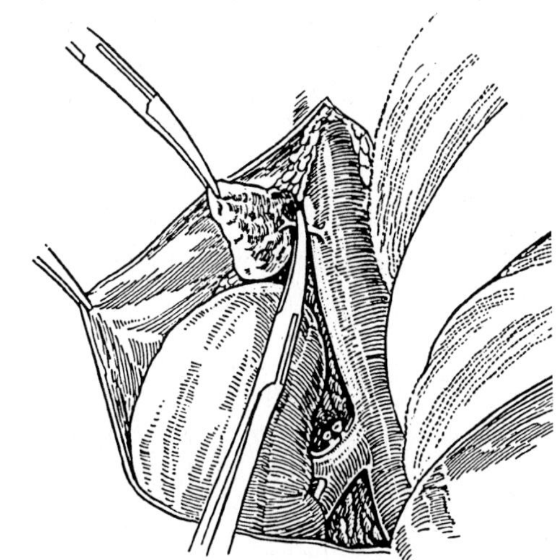

B. 结扎肾上腺中静脉

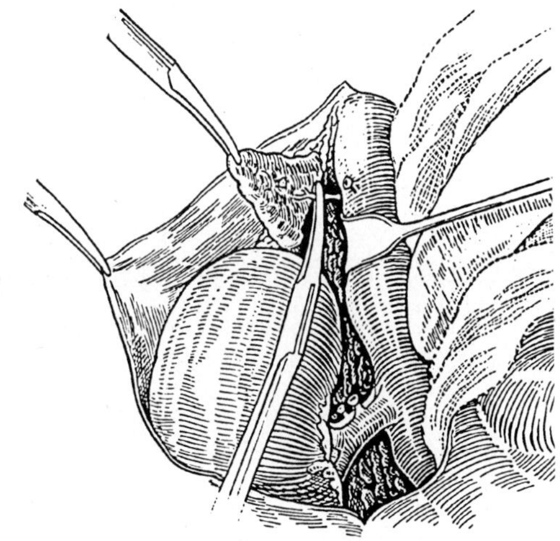

C. 结扎肾上腺中动脉

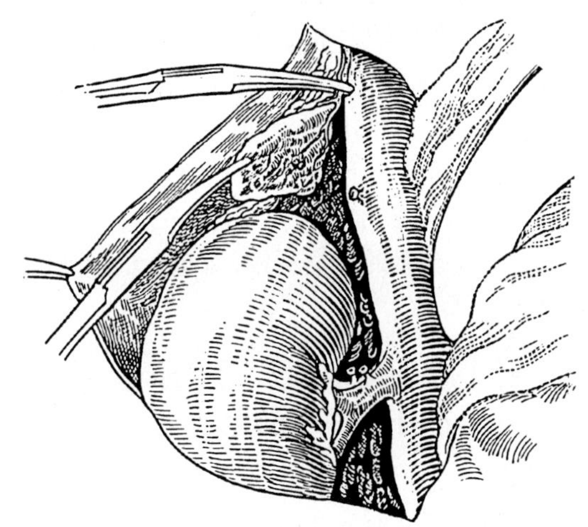

D. 结扎肾上腺上动、静脉

图 57-35　肾上腺全切除术

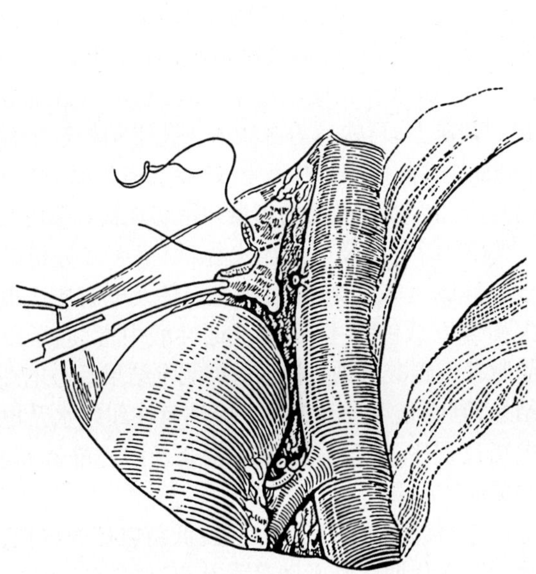

图 57-36　肾上腺次全切除术

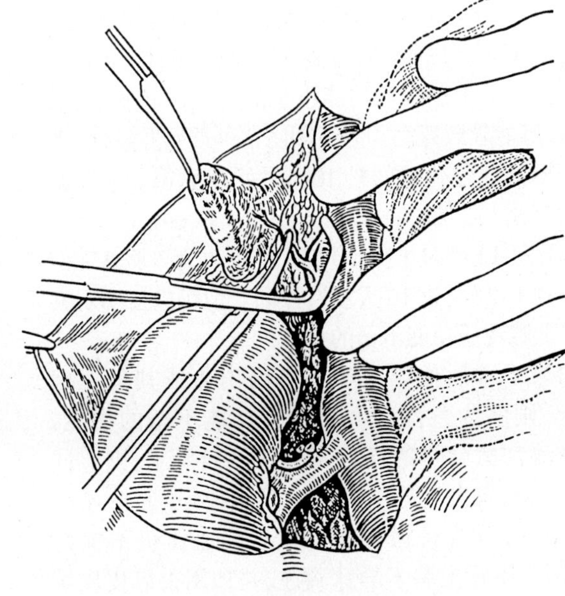

图 57-37　下腔静脉撕裂的处理

测中心静脉压，更有助于术中输液量的调节。

(2) 手术中应保持两条静脉输液通道：一条用为输血、输液；另一条用为输入控制血压的药物。在麻醉诱导，气管内插管，改变体位和探查肾上腺时，均可诱发高血压。当收缩压升至150mmHg时，即开始静脉滴注苄胺唑啉液（苄胺唑啉10~20mg加于5%葡萄糖液500ml内），速度以维持收缩压在110~120mmHg左右为宜。如高血压仍不能控制，或升至170mmHg以上，可临时从静脉缓慢推注苄胺唑啉（10~20mg溶于5%葡萄糖液20ml内），用量及速度以能控制高血压为度。当肿瘤血管即将结扎完毕时，停止输入苄胺唑啉，此时应加快输入全血。肿瘤切除后，血管舒张，若术前准备不够充分，血容量不足，可出现严重的低血压，此时主要是快速补充血容量，若血压下降显著，应立即静脉滴注去甲肾上腺素溶液（5%葡萄糖液500ml中含3~5mg去甲肾上腺素），并继续输血、补液，密切观察中心静脉压，使能较快地补充有效循环血量，保持血压正常。如血压仍不稳定，可静脉滴注氢化可的松100mg。

(3) 在探查和切除肾上腺嗜铬细胞瘤的过程中，切忌挤压肾上腺或肿瘤，游离时最好用锐器，以免肾上腺素和去甲肾上腺素的大量释放，引起血压剧烈增高及其所致的意外。

五、肾上腺切除术的术后处理及手术并发症的防治

【术后处理】

肾上腺切除术后一般处理与腹部大手术同，但应注意以下几个问题：

1. 加强抗感染措施，应选用有效的抗生素，直至体温恢复正常为止。

2. 补充肾上腺皮质激素，预防和治疗急性肾上腺皮质功能不全。皮质醇增多症肾上腺切除术后，有可能发生急性肾上腺皮质功能不全的危险，如不积极采取措施，可能导致死亡。为了预防这种严重并发症，手术中静脉滴注氢化可的松100mg；手术后第1、2天肌内注射醋酸可的松50mg，每6小时1次；第3、4天减为50mg，每12小时1次；第5天开始改为口服25mg，每8小时1次；至第10天左右停药。但仍应密切观察有无肾上腺皮质功能不全的症状。

如果手术后血压下降不是因出血或其他原因所引起，则多为急性肾上腺皮质功能不全的先兆，应静脉滴注氢化可的松。如确认已经发生，则应同时输血和输入大量等渗氯化钠溶液（24小时内不少于2 000ml），以维持循环血容量。如血压仍不能维持，可用去甲肾上腺素静脉滴注，并加用去氧皮质酮5~20mg。以后每8小时静脉滴注氢化可的松100mg，直至血压平稳时再逐渐减量。

如为肾上腺皮质肿瘤，手术后还应同时肌肉注射ACTH 25~50单位，每日2次，持续1周左右，以促进已有萎缩的对侧肾上腺恢复功能。

3. 肾上腺嗜铬细胞瘤手术后应勤测血压，有低血压或血压不够平稳时，不宜搬动患者，应继续补充血容量，用去甲肾上腺素静脉滴注以维持血压，直至血压平稳后再逐渐停药。并观察尿量。

4. 注意水和电解质的平衡，经常测定血和尿内电解质含量，适时地予以调整。

5. 术后应定期随访，当出现慢性肾上腺皮质功能不全的症状时，应予治疗。一般口服可的松12.5mg，每日3次；亦可用泼尼松，泼尼松龙或地塞米松。如有感染、创伤、分娩、手术等情况，应据情况暂时加大激素用量，防止诱发急性肾上腺皮质功能不全，并给以高盐饮食（氯化钠每日不得少于8g），防止发生低钠血症。

【手术并发症的防治】

肾上腺是人体重要的内分泌器官，生理功能极其重要，患病后对人体代谢及内环境的干扰特别严重，机体免疫力低下，手术治疗可出现轻重不等的应激反应，甚至发生严重并发症，应注意预防及治疗。现将常见的手术并发症及其防治简述于下：

1. 肾上腺危象　肾上腺危象又称急性肾上腺皮质功能衰竭。主要发生于皮质醇症的手术治疗后早期，一般发生在手术后1~3天之内。主要临床病象为体温升高或低于正常、精神萎靡或烦躁不安、嗜睡、神志不清甚至昏迷、心率快、呼吸急促、血压下降甚至休克、四肢冷厥、周围血循环衰竭等，实验室检查血糖偏低、低钠、酸中毒等，不及时抢救可致死亡。认真的术前准备及术后合理应用激素，是预防肾上腺危象的重要措施。一旦发生，应紧急处理。主要措施如下：

(1) 快速补充皮质激素：除已在术后常规应用激素的基础上，再快速静脉滴入氢化可的松琥珀酸钠酯100mg，要求1小时内滴完，若症状有好转，其后继续治疗应加大皮质激素的用量并密切观察病情的发展。

(2) 纠正水及电解质失衡：根据血气分析结果及中心静脉压等监测结果，补充液体及电解质。电解质失衡常以低钠为主，出现代谢性酸中毒，应予以适量静脉补充碳酸氢钠。根据血钾测定结果及心电图检查结果，判明是否补充钾盐。应注意在纠正水及电解质失衡过程中，应经常做血气检查及中心静脉压测定，避免液体超载。

(3) 预防和治疗低糖血症：低糖血症的出现，多与术后激素代谢紊乱及胰岛素补充过量有关，应经常检查血糖，血糖值较低者，应注意及时补充，过低者，可

直接经静脉推注50%葡萄糖40~60ml，予以快速纠正。

2. 出血　术中血管处理不妥，可致严重出血的并发症。

(1) 腔静脉撕裂：肾上腺肿瘤体积过大或与周围粘连过紧，分离时易发生撕裂。一旦发生，可发生大出血，其处理已于术中注意要点中阐明。其预防的方法是手术时应看清楚腔静脉的走向，在分离肿瘤时应紧贴肿瘤包膜进行。肿瘤包膜与腔静脉难以分离时，宁可留下部分包膜，以避免腔静脉损伤。

(2) 出入肾上腺的血管漏扎：诸如肾上腺上、中、下动、静脉的漏扎，特别是在术中血压下降时易于忽略。待术后血压恢复时形成手术床的血肿。小血肿可不必处理，待其自行吸收。血肿较大或出血影响血压稳定时，应打开切口止血或清除血肿后纱条引流。其预防方法是在游离肾上腺时，逐一结扎各部血管。

3. 肾上腺周围组织器官损伤　过高的切口或胸腰部切口，均有切破胸膜形成气胸的可能。应在切口逐层切开，特别是切开膈肌角时，推开胸膜，避免锐性分离，可避免胸膜被切破或剪破。一旦切破胸膜，应在麻醉医师的协同下，做正压呼吸并用细丝线关闭胸膜破口。术毕检查气胸量，若气胸量大，影响呼吸功能，应及时穿刺排气。肝、脾、胰、十二指肠损伤则多在肿瘤体积巨大，与这些器官有粘连，在分离粘连过程中发生撕裂伤，手术操作仔细准确可以避免。

4. 切口感染　肾上腺皮质功能亢进患者，因激素代谢失衡，易发生水及电解质平衡失调，免疫力低下，皮下脂肪过厚，血液循环较差，术后可发生脂肪液化，切口延迟愈合，并继发感染。除术后常规应用抗生素预防感染外，若有较多脂肪液化，应在其集中液化部位拆除部分缝线，排出液化的脂肪组织，再酌情作减张缝合，适当推迟拆线时间。

（金锡御）

第十节　肾脏手术的术后处理、手术意外、并发症及其防治

一、肾脏手术的术后处理

肾脏手术后的处理基本上与其他大手术相同。除密切观察一般情况的变化，注意预防心血管、呼吸道及消化系统并发症外，还应特别注意以下几点：

1. 密切注意有无手术后内出血及休克　内出血可能来自肾蒂或下腔静脉意外，亦可能来自肾实质切口或肾盂肾盏和手术损伤。严重出血除有休克症状外，肾周围血肿较大者可在手术侧腰部出现肿块，或有严重血尿，严重出血常需再次手术处理。

2. 体位　手术当天一般取平卧位，以后可取低坡半坐位。肾切除的患者，如无特殊情况，手术后2~3天即可鼓励下床活动。其他手术患者应适当多卧床数日，特别是肾实质切开或肾部分切除者，至少应卧床1周，以防术后继发出血及肾脏下垂。

3. 观察肾功能　手术后尿量的观察非常重要。由于肾脏直接受手术的影响，少数患者可能在手术后发生少尿或无尿，而慢性肾功能不全或急性尿路梗阻的患者，又往往在手术后发生多尿，二者均可能造成体内水和电解质平衡失调，均应及时做血、尿生化检查，并根据临床表现及血、尿生化测定的结果，相应调整水和电解质的摄入量。

4. 抗菌药物的应用　若为无菌手术，又无引流管或支架管，术后可不用抗菌药物。术前后尿路感染或置有引流管者，宜于术后继续应用抗菌药物，一般待伤口拆线后即可停用，必须注意选用对肾脏无损害或损害较轻的抗菌药物。

5. 引流物的处理　置有负压引流者，应根据不同手术分别于术后1~4天内拔除。一般肾切除者在术后1~2天；行造口引流者，在术后2~3天；肾脏外伤后肾周围血肿及尿外渗明显或手术后引流液较多者，可酌情于术后3~7天内拔除。肾盂或肾造口引流管的拔除日期，则应根据其引流目的而定，一般肾盂或肾造口术后无梗阻者，可在手术后10天左右拔除。若为整形术后之支架引流，则应留置3~4周以上。拔除前应先行造影或压力测定，检查尿路是否通畅，或先夹管1~2天，如无腰胀、发热、血尿等情况，方能拔除。

6. 肾移植后处理较为特殊，参见第十节术后处理。

二、肾脏手术术中意外及其处理

1. 肾蒂意外　在处理肾蒂时，不慎肾蒂滑脱、撕裂或退缩，可发生严重出血。

(1) 发生原因：①钳夹肾蒂的血管钳或肾蒂钳对合不佳，未能完全夹紧，或钳夹后扣齿自动松开，以致肾蒂血管滑脱，发生大出血；②肾蒂周围严重粘连，解剖困难，在分离肾蒂血管时撕破动脉或静脉，造成大出血；③肾蒂过短，加之未能充分游离肾蒂，仅上一把肾蒂钳后切断，肾蒂断端未做贯穿缝扎，以致结扎线滑脱，引起大出血；④肾脏周围有感染，肾蒂周围淋巴结肿大而未将其与肾蒂分离，与肾蒂钳夹在一起。以致结扎不牢，造成大出血。

(2) 预防措施：在处理肾蒂前，应充分评估肾脏、肾蒂游离的程度，肾门组织的多少及硬度，应仔细检查血管钳或肾蒂钳性能是否良好。最好在直视下分别结扎肾动、静脉，肾动脉应加一贯穿缝扎。若肾蒂粘连

严重，无法分别结扎肾动、静脉而必须集束结扎肾蒂时，也应尽量将肾蒂游离长些，然后紧靠肾门上两把肾蒂钳后切断肾蒂，在结扎线的肾侧再贯穿缝扎1次后解除另一把肾蒂钳。

(3) 处理：遇肾蒂意外时，应镇静沉着，先迅速用纱布暂时填压肾蒂制止大出血，稳定血压，在此期间，准备充足血源、两把以上较大的心耳钳、准备效力强大通畅的吸引器，准备就绪后，召集所有手术人员高度集中精力，清除创口内积血，再逐渐移开纱布，看准出血点，小心而又迅速地用血管钳夹住出血点，予以结扎。结扎前应再次检查周围脏器有无损伤。切忌在血泊中盲目钳夹，以免招致更严重的肾脏周围脏器或大血管损伤。如无法看清出血点，可在出血部位的近端试上心耳钳，再寻找肾蒂断端。若肾蒂滑脱、退缩，局部已形成血肿，无法认清出血点，则应在纱布暂时压迫下改为平卧位，延长切口并进入腹腔。右侧者推开十二指肠及升结肠，左侧者推开脾脏及降结肠，显露下腔静脉及腹主动脉，在肾动、静脉靠近大血管处予以结扎。

2. 下腔静脉损伤

(1) 发生原因：多发生在右侧肾脏手术时，有时因与肾蒂周围组织粘连，在分离过程中损伤下腔静脉，或在钳夹肾蒂时牵引过甚，可能在钳夹时将部分下腔静脉壁钳夹在一起而切破，有时则因肾盂及输尿管病变与下腔静脉紧密粘连，游离肾盂及输尿管时损伤下腔静脉。

(2) 预防措施：当用肾蒂钳钳夹肾蒂时，应注意检查肾蒂与下腔静脉的关系，不要过分牵引肾脏。如肾盂及输尿管与下腔静脉粘连而无法分离时，可于输尿管外侧将增厚的纤维化的输尿管鞘切开，于鞘内切断输尿管后，再沿输尿管向上游离肾盂，然后再处理肾蒂。当发生肾蒂意外时，切忌盲目大块钳夹，避免将下腔静脉壁钳入。

(3) 处理：遇此种情况，切忌用血管钳盲目钳夹，以免造成更为广泛的损伤，宜先用纱布填压止血，然后用手将下腔静脉压向锥体止血，并做好输血及各项必要的抗休克准备。数分钟后缓慢取出纱布，看准下腔静脉破口，用心耳钳将下腔静脉破裂处之侧壁夹住，用无创伤性针线修补损伤处(图57-38)。若切口范围小，处理有困难，则应延长切口，进入腹腔，显露下腔静脉损伤处，再予以修补。

3. 十二指肠损伤

(1) 发生原因：十二指肠第二段紧邻右侧肾门。因此，当肾脏与周围组织紧密粘连时，有时与十二指肠界限不清，不易分离，可能将十二指肠误认为肾周脂肪而分破或剪开。在右侧肾蒂意外或下腔静脉损伤时，盲目钳夹亦可误伤十二指肠。

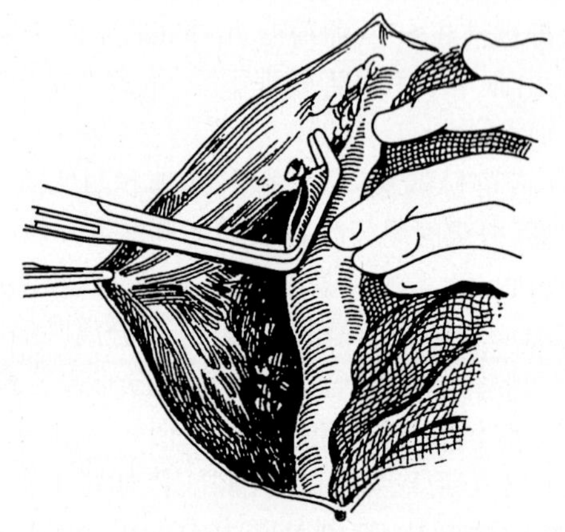

图57-38　心耳钳钳夹下腔静脉裂口

(2) 预防措施：在处理右侧肾蒂时，应看清是否已将十二指肠推向内侧。若肾脏周围感染及粘连严重，无法游离肾脂肪囊时，以行包膜下肾切除术较为安全。

(3) 处理：术中发现十二指肠破损，应立即修补，用丝线行双层间断缝合，一般不会发生严重后果。手术毕应在肾床放置负压引流，术后应密切观察有无十二指肠瘘形成。

三、肾脏手术并发症的防治

肾脏手术除可发生与其他大手术术后相同的常见并发症诸如脑血管意外、心肌梗死、充血性心力衰竭、肺梗死、肺不张、肺部感染及血栓性静脉炎外，还可发生某些肾脏手术特有的并发症。

1. 感染　为较常见的术后并发症。皮肤及皮下组织的感染，通常仅需将缝线拆除，使之通畅引流，数日即可治愈。深部感染者应行深部引流并加用敏感抗生素治疗。若引流出的液体量较多或持续不断，应疑有异物残留的可能或有消化道瘘的可能，需作进一步检查。有时深部感染后可遗留经久不愈的窦道。主要是由于伤口内已有感染的坏死组织未排尽或丝线结头异物未排出所致。可行窦道搔刮或切开术，以排出异物，扩大引流，并辅以物理治疗。经久不愈的慢性窦道可行窦道切除术。

2. 消化道瘘　如十二指肠瘘，结肠瘘、胰瘘等。术中发现上述器官损伤，即时缝合修补，术后很少发生瘘。如上述器官在术中被切破，钳夹后又被忽视，术后数天内其内容物流入伤口内，就可引起感染并形成瘘管。

十二指肠及胰瘘因消化液大量丧失和对组织的刺激，可继发感染、组织坏死、营养不良和水、电解质及酸碱平衡失调。一旦发现，应禁食、静脉高营养、保持水和电解质平衡。从伤口插入多孔橡皮引流管进行负压吸引，用氧化锌软膏保护周围皮肤，使瘘逐渐愈合。术后并发结肠瘘瘘口不大、结肠内容物较少进入腹腔或术野、未导致严重感染者，大多能自行愈合。如经久不愈，或形成严重感染，可于近端行暂时性结肠造口，并扩大手术切口，使引流通畅，待瘘愈合后再关闭结肠造口。

3. 肋间神经痛　早期疼痛剧烈者，可用长效局部麻醉剂行肋间神经封闭，疼痛较轻者可投与镇静剂及镇痛剂。疼痛顽固者，可用醋酸氢化可的松加局部麻醉剂肋间神经封闭。多数患者疼痛在数月后缓解或消失。

（吴雄飞　刘宏）

第十一节　自体肾移植术

现代肾移植技术的发展不仅体现在供受者配型技术、新型免疫抑制药物的不断发展上，同样表现在离体器官的低温保存、供体显微修整技术上。具体体现在：①对肾血管、髂血管解剖结构的认识更加彻底、完善；②对血管吻合、肾脏修整等显微外科手术技术更加细致、熟练；③采用供肾低温灌注，专用肾脏保存液体外保存，可确保供肾再植后肾功能的良好恢复；④在体外无出血状态下的精细工作台手术，可保证病灶的彻底切除和肾脏的良好修复。因而，将这些技术应用于普通泌尿外科手术中，可有效克服在体状态下肾脏热缺血和肾功能损害难以避免、肾脏创面和血管修复止血困难等难题。同时，随着人口老龄化和高血压、糖尿病等导致肾功能损害的疾病发病率增加，肾功能保护的观点更加深入人心，既往须行病肾切除的疾病如肾脏 T1 期的恶性肿瘤和肾脏良性肿瘤均可采用在体肾部分切除和离体肿瘤切除后的自体肾移植技术加以解决。

【手术指征】 当髂动脉正常时，方能行自体肾脏移植术。具体指征如下：

1. 肾动脉狭窄　①肾脏原位血管重建手术失败；②小儿肾动脉狭窄；③腹主动脉硬化，不适于血管吻合；④再次肾血管手术，局部粘连严重，原位肾血管暴露、处理困难。随血管介入技术的进步，许多较为局限的血管病变可通过介入手段解决，但对于病变较为广泛者仍需外科手术处理。

2. 体外手术

(1) 多支肾副动脉狭窄或肾动脉的分枝多支狭窄，需在体外进行血管重建者。

(2) 肾动脉二级分枝狭窄，需行显微血管手术者。

(3) 孤立肾血管损伤，需在体外行血管修补者。

(4) 孤立性肾损伤合并其他脏器伤，伤情危重，肾脏修补与其他脏器伤处理不能同时进行时，切除肾脏，一组在体外修补伤肾，另一组处理其他脏器，待伤情稳定后，再行肾移植术。

(5) 孤立肾肾癌，行保留肾单位手术（NSS），肿瘤较大，在体手术风险较大，在体外可细致地行部分肾切除，完全切除癌肿，对残端可从容地多处进行冰冻切片，保证无肿瘤残余。

(6) 肾门或肾窦内的良性肾肿瘤，受肾实质和肾血管遮挡导致在体手术困难，通过离体工作台手术精细操作，以最大限度保存肾组织并减少术后出血。

(7) 巨大腹膜后良性肿瘤与同侧肾脏关系密切，暂时性切除肾脏对肿瘤的安全切除确有必要时。

3. 大段输尿管缺损　多源于输尿管镜使用中的医源性损伤。

【术前准备】

1. 除急诊外，一般行肾动脉、髂动脉造影及肾盂输尿管造影，了解肾动脉、髂动脉及输尿管有无病变。

2. 肾血管性高血压，术前应停用降压药，纠正电解质紊乱，合并心衰者术前应洋地黄化。

3. 肾结石，同肾切开取石术，并准备术中体外肾脏 X 线摄片。

4. 输尿管缺损者，多合并肾积水感染，应行造瘘引流，控制感染。待感染完全控制后，再行手术。有肾盂肾炎者应控制，否则失败率高。

5. 术前备冰袋、无菌冰、肾脏保存液、甘露醇、呋塞米、低分子右旋糖酐等术中用药。

【手术步骤】

1. 麻醉体位　全身麻醉或持续硬膜外麻醉，切取供肾时采用腰部体位，自体肾移植时改为平卧位。

2. 自体供肾切取　与一般肾切除的方法相同。但应注意下面几个问题：①分离肾蒂时用 1% 利多卡因封闭，操作要轻巧，勿用力牵拉，防止肾动脉痉挛；②肾切除时，尽量保留长的肾动脉，便于血管吻合；③肾门处脂肪不宜过度分离，以保留输尿管动脉；④肾切除前，可酌情快速静脉滴注 20% 甘露醇 250ml，呋塞米 40mg，低分子右旋糖酐 500~1 000ml。

3. 肾脏低温　根据手术时间的长短、难易来选择低温的方法。常用低温肾保液肾脏灌注 + 冰袋局部降温。于肾切除后立即以 0~4℃ UW 液或 HCA 液肾动脉按 100cm 水柱的压力灌注，直到肾静脉流出液清亮为止。

4. 体外肾脏手术　将肾脏于低温状态下，根据手术目的的不同分别进行血管重建或切除病变组织、取尽结石，修复、重建肾血管、缝合肾组织，严密止血，肾血管如有严重缺损可采用髂内动脉、脾动脉、大隐静脉等游离血管重建。

7

5. 植肾切口 多选择右腹直肌旁切口，上平脐，下达耻骨联合。逐层切开皮肤、皮下，于腹直肌外缘切开腹外斜肌、腹内斜肌、腹横肌，结扎横跨切口的腹壁下动、静脉，游离精索或子宫圆韧带，必要时也可结扎。

6. 显露髂血管 向内推开侧腹膜，以自动拉钩拉开切口，显露髂血管，分离结扎髂外静脉表面的结缔组织，逐钳结扎其表面的淋巴管，使髂外静脉充分游离。(图 57-39A)根据供肾情况和受者髂血管、凝血功能情况决定使用髂内或髂外动脉，如髂内动脉无明显粥样硬化，动脉分支位置较低，患者凝血功能正常，供肾为单支动脉，可选择髂内动脉行端端吻合；反之则可选择髂外动脉行端侧吻合。一般髂外动脉分离简单，位置浅表，手术时间较短。分离时同样须结扎其表面的淋巴管，血管予充分游离。如选择髂内动脉，则于充分游离后近端以动脉阻断钳阻断其血流，远端切断后予结扎和缝扎，血管腔内以肝素生理盐水冲洗。

7. 血管吻合 一般先行静脉吻合，将肾脏置入冰袋内，以侧壁钳夹闭髂外静脉，以侧壁剪根据供肾静脉口径剪取适当大小的椭圆形静脉壁，以 5-0 的血管缝合线，于吻合口两端 2 定点连续缝合将肾静脉与髂外静脉行端侧吻合(图 57-39B、C、D)缝合最后 2 针时以肝素生理盐水冲洗驱除血管内气泡并可防止。补缝血管时血管内凝血的发生。静脉吻合后再行动脉吻合，同样可采用两定点连续缝合，为防止吻合口狭窄可将吻合口两断端剪成斜面(图 57-39E)。血管吻合完毕后以无损伤血管钳于近肾门处夹闭动静脉，分别开放肾动、静脉血流，观察吻合口情况，如有漏血，予

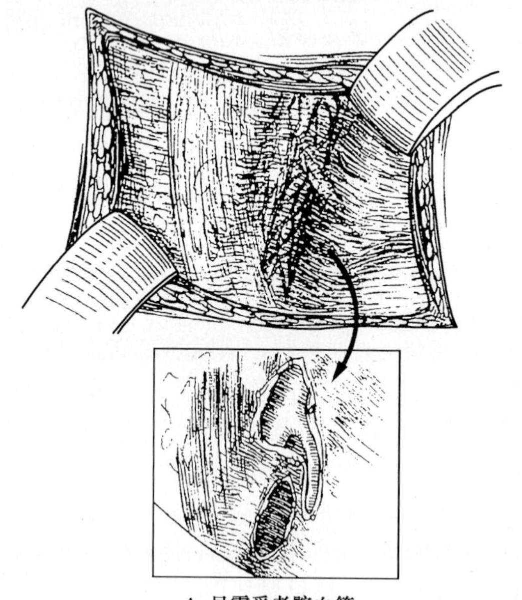

A. 显露受者髂血管

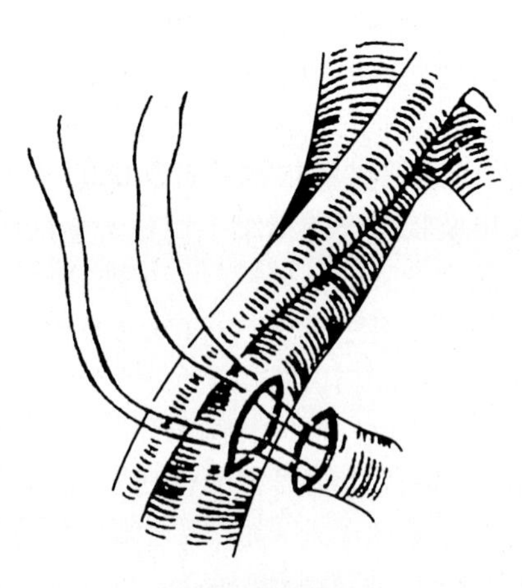

B. 两定点法

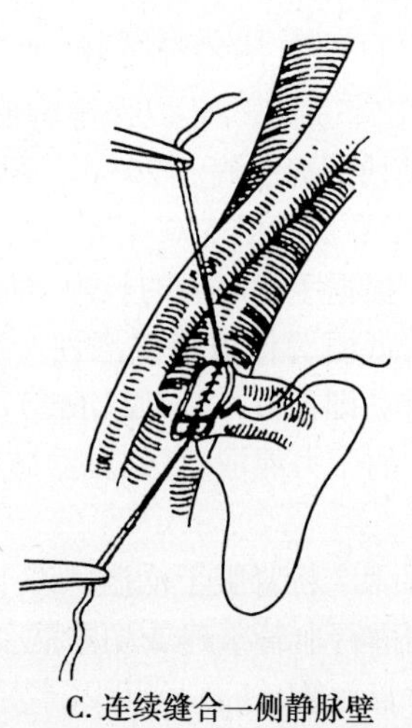

C. 连续缝合一侧静脉壁

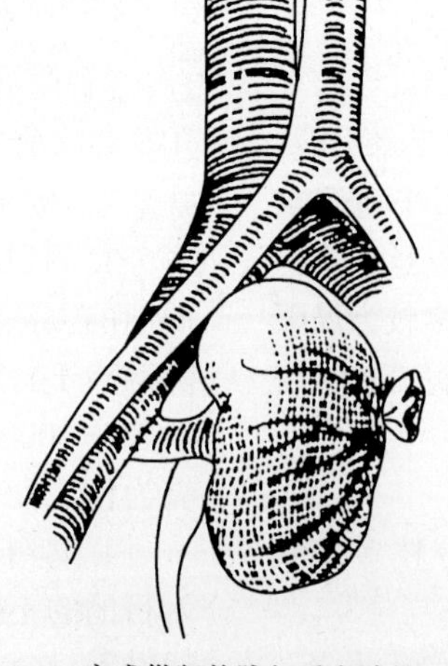

D. 完成供肾静脉与受者髂外静脉端侧吻合

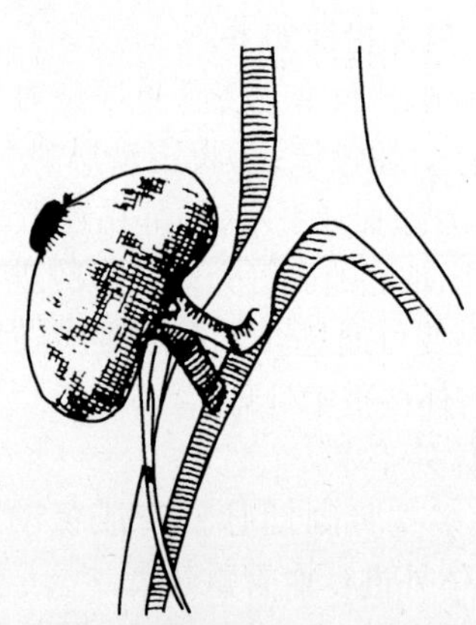

E. 肾动脉与髂内动脉行端端吻合（两定点连续缝合）

图 57-39 肾脏移植术

7

局部缝合修补。

8. 开放肾血流 检查血管无漏血，调整血压使收缩压达150mmHg以上，静脉输入呋塞米（速尿）后，开放肾血流，一般先开放肾静脉，再开放肾动脉，同时热盐水局部复温。可见移植肾色泽迅速转红润，体积增大，表面张力增高有明显搏动感，移植肾多可于开放血流后3~5分钟内来尿，检查肾门、吻合口、移植肾表面、输尿管出血情况，结扎、缝扎出血点。同时由尿管内注入生理盐水400ml。

9. 输尿管吻合 根据需要修剪输尿管长度，于对系膜缘纵行剪开约0.5~0.7cm，输尿管内可留置2.5~3mm直径硅胶管或双J管，也可不留置。留置硅胶管外支架的好处是便于术后观察移植肾尿量变化，发现问题及时处理。将硅胶管头置入肾盂，观察引流通畅后以5-0可吸收线固定；向上分离腹膜返折，显露膀胱前壁，以血管钳分离膀胱肌层直至膀胱黏膜，直角钳向膀胱颈方向于黏膜下分离约2.0cm，电刀切开膀胱黏膜，于切口远端剪开直径约0.7cm的膀胱黏膜。将输尿管支架管引入膀胱，另戳孔引出。采用5-0可吸收线将膀胱黏膜与输尿管末端两定点连续缝合，以0号线包埋固定输尿管，使输尿管于黏膜下潜行约1cm，形成抗反流吻合。5-0可吸收线于输尿管支架管膀胱出口处收紧一针，以防局部漏尿（参见第58章输尿管膀胱吻合术）。根据移植肾输尿管情况也可选用供肾肾盂与受者输尿管吻合或输尿管与受者输尿管行端侧或端端吻合。极少数情况下可选择回肠代输尿管或回肠段尿流改道。

10. 关闭切口 切口严密止血后再次检查移植肾、吻合口、肾门等处无出血，移植肾血管无扭曲、压迫，于肾周和输尿管膀胱吻合口周围留置引流管后逐层关闭切口。

【术中异常情况处理】

1. 受者血管异常 原则上尽量选用髂内动脉。术中若发现髂内动脉粥样斑块形成，可取出斑块再行吻合，若斑块过大或内膜损伤过重则结扎髂内动脉而行髂外动脉吻合。若髂内动脉过细影响移植肾血供可直接选用髂外动脉。髂内、外动脉均过细或有病变者选用髂总动脉或腹主动脉吻合。

2. 移植肾开放血流后出现花斑，应考虑以下情况：①供肾动脉痉挛；②供肾血管内血栓形成。处理：检查肾血管有无扭转或痉挛，扭转者将其复位，痉挛者向供肾动脉内注入利多卡因；肾血管内血栓不易诊断，在以上治疗的同时可向肾动脉内注入肝素，但须防止凝血功能障碍的出现。肾动脉搏动差，移植肾灌注不佳、张力差，须考虑肾血管内血栓形成。可试行紧急切除供肾，取除血栓，以冷灌注液冲净肾内积血后再次移植。

3. 通血后肾脏颜色、质地正常而无泌尿者，以供肾功能延迟恢复可能性大，检查无其他异常，可不必等待移植肾泌尿而继续手术。

【术后处理】

1. 术后应保持生命体征平稳，保证自体移植肾充分灌注，注意观察移植肾尿量，必要时可行床旁彩超检查了解移植肾血流情况；

2. 肾移植后多尿期输液原则是“量出为入”。一般术后早期尿量较多时应及时给予液体补充和检测，以防止水、电解质紊乱。

3. 其他术后处理同普通泌尿外科手术处理。

4. 移植后远期可行同位素检查以评估移植肾功能。

（吴雄飞 刘宏）

参考文献

1. Joseph A. Smith, Stuart S. Howards, Glenn M. Preminger. 辛曼泌尿外科手术图解 . 北京：北京大学医学出版社 . 2013. 720-994.
2. 黄翼然 . 肾脏开放性手术手术路径的选择 . 现代泌尿外科杂志，2012，17(5)：429-430.
3. Uzzo R G, Novick A C. Nephron sparing surgery for renal tumors: indications, techniques and outcomes. The Journal of urology, 2001, 166(1): 6-18.
4. 黄吉炜，孔文，陈勇辉，等 . 开放性肾部分切除术后出血的危险因素分析及临床处理 . 中华泌尿外科杂志，2013，34(9)：649-652.

7

第五十八章

上尿路腔内手术

第一节 术前准备及麻醉

1. 上尿路的腔内手术一般包括经皮肾镜手术和输尿管镜手术，术前准备基本和肾脏手术相同，除常规术前检查外，一般需完善静脉肾盂造影（CTU）和CT检查，以了解肾脏和肾周的解剖结构、结石位置与积水情况，为穿刺位点的选择提供依据；有条件的单位可行肾功能显像ECT检查以了解分侧肾脏功能和梗阻的严重程度。如术前有明确尿路感染者应行尿培养，术前充分抗感染治疗。

2. 手术器械准备 输尿管镜或肾镜，经皮肾扩张套件，超滑导丝，输尿管导管，输尿管扩张鞘，双J管等。

3. 输尿管软镜手术术前可留置双J管2周左右以达到扩张输尿管、引流尿液的作用；

4. 经皮肾镜手术麻醉一般采用气管插管、静脉复合麻醉，部分输尿管镜手术也可以采用硬脊膜外腔阻滞麻醉。

第二节 经皮肾途径及经输尿管途径的手术径路

经输尿管途径采用截石位，经皮肾途径一般采用截石位+俯卧位或斜仰卧截石位。经皮肾途径的通道一般根据结石的位置和肾盂形态决定，由B超或C臂引导下，在第11肋或12肋下腋后线至肩胛线之间的区域建立经由皮肤、皮下、肌肉、肾周筋膜及肾实质到达肾盏或肾盂的工作通道，选择肾盏穹窿部进针以减少出血，穿刺点还应避开肋骨、胸膜和肾脏周围脏器（如肝脏、脾脏和结肠等）以避免临近脏器的损伤。

第三节 经输尿管腔内手术

【简介】

近年来，随着输尿管镜和纤维导光设备的不断改良与应用，现代输尿管镜技术有了飞速发展，并已逐步取代输尿管切开取石等传统开放手术，成为大部分输尿管结石的主流手术方式和各种其他上尿路疾病的重要诊断治疗方法。经输尿管腔内手术根据手术器械的不同可分为输尿管硬镜手术和输尿管软镜手术；根据碎石取石的方法不同包括气压弹道、钬激光等。

【手术指征】

1. 输尿管硬镜 输尿管下段结石；输尿管中段结石；SWL失败后的输尿管上段结石；SWL后的“石街”；X线阴性的输尿管结石；停留时间长的嵌顿性结石而SWL困难；可疑的尿路上皮肿瘤的诊断；输尿管狭窄的诊断和治疗；输尿管内异物的取出。

2. 输尿管软镜 2cm以下的输尿管上段结石或肾结石；大于2cm的结石可采用分期输尿管软镜或结合经皮肾镜碎石；可疑肾盂内肿瘤性病变的诊断；极度肥胖的患者；马蹄肾、孤立肾脊柱畸形等特殊类型患者合并输尿管上段结石或肾结石；伴有轻度出血倾向或不能停用抗凝药物的患者。

【手术禁忌】

严重的全身出血性疾病；严重的心肺功能不全，无法耐受手术；未控制的泌尿道感染；严重尿道狭窄，腔内手术无法解决。

【手术步骤】

1. 输尿管硬镜

(1) 手术器械：输尿管硬镜（10F或8F）、导水管、灌注泵、光源、摄像头、引导导丝、超滑导丝、输尿管导管、碎石设备(气压弹道或钬激光)、结石封堵导管等(图58-1~图58-5)。

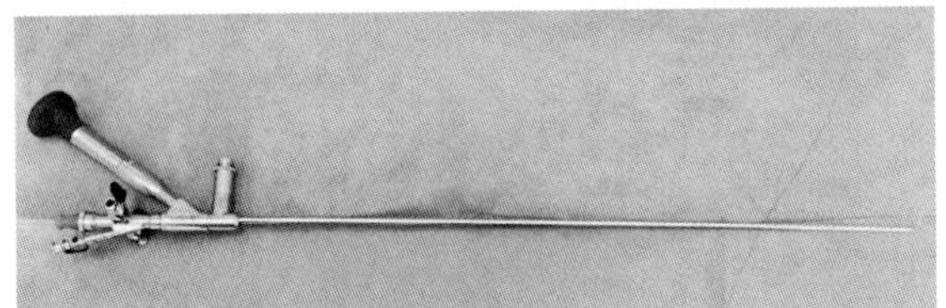
图 58-1　输尿管硬镜

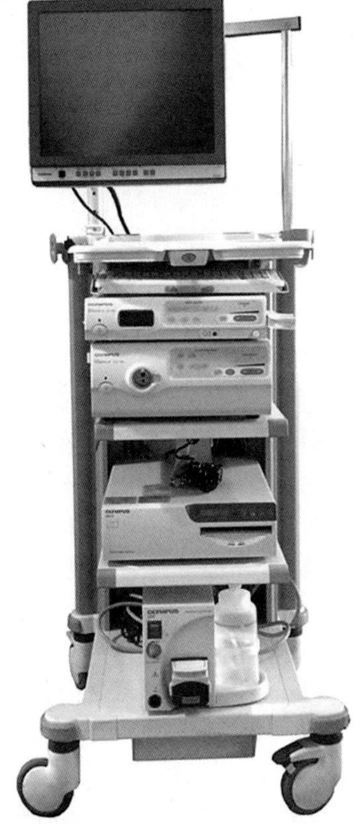
图 58-2　摄像系统

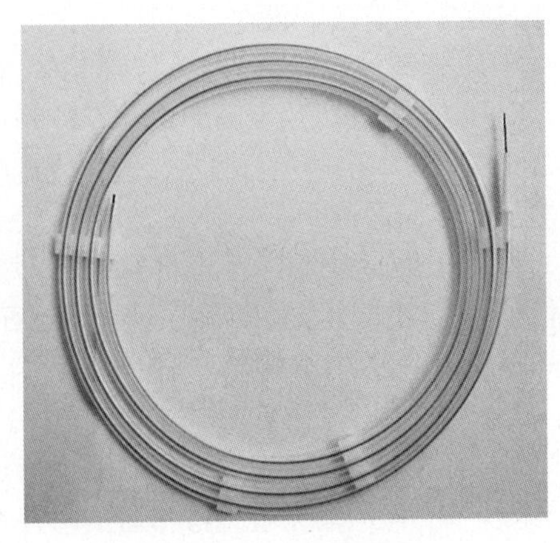
图 58-3　超滑导丝

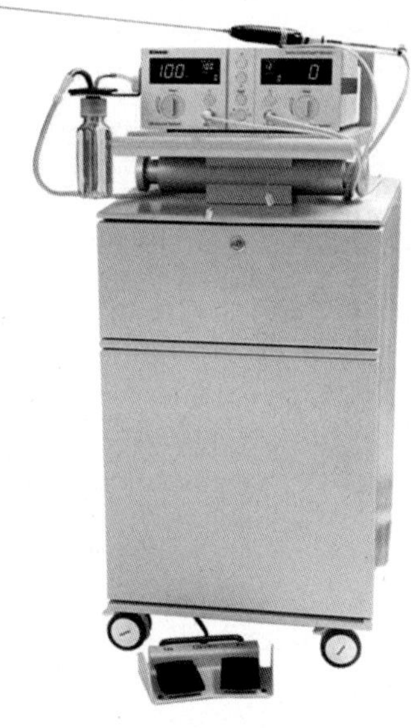
图 58-4　气压弹道碎石系统

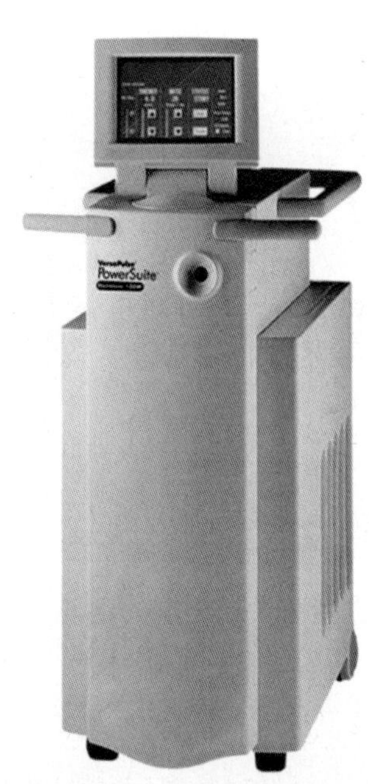
图 58-5　钬激光碎石系统

(2) 患者体位：一般为截石位，或头高脚低截石位(图 58-6)。

(3) 输尿管镜持握方法：右手拇指、示指和中指分别置于镜体手柄处，将镜体固定；进镜前检查所需器材是否完备、擦拭镜头、调节好白平衡、焦距及镜头角度后打开水泵，准备操作。

(4) 男性尿道进镜方法：后推包皮，充分暴露阴茎头，左手拇指、示指和中指在冠状沟处持握阴茎头，并将阴茎上提 60°~90°，输尿管镜经尿道口进入尿道，注

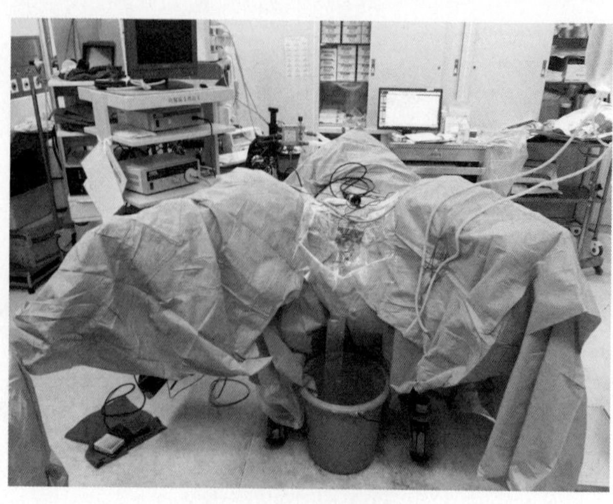

图 58-6　截石位

意避开舟状窝前方的盖兰氏窦(Guerin's sinuses),以免形成假道。冲水量保持视野清晰即可,尽量避免高压冲洗,顺尿道方向进镜,至精阜水平后将镜体下压至水平,继续进镜至尿道内口,进入膀胱(图 58-7)。

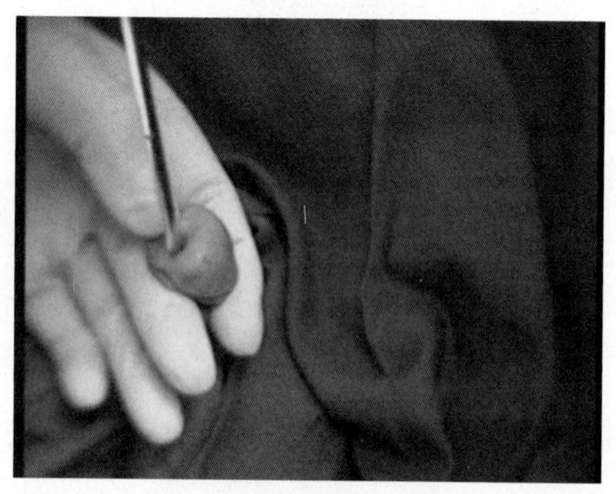

图 58-7　输尿管镜进镜

7

(5) 输尿管镜进入膀胱后,先停止注水,观察膀胱腔内情况,如膀胱内尿液较多,或预计操作时间较长,可预先留置 8~10F 橡胶尿管引流减压。沿输尿管间嵴找到患侧输尿管开口,观察喷尿情况,如为脓性尿液,应果断放弃进镜,直接插管。先向输尿管近端插入引导导丝,沿着导丝慢慢接近输尿管口内侧,稍加压冲水,向内侧旋转镜体 60°~90°,利用导丝将输尿管开口向外挑开的缝隙(图 58-8),将输尿管镜慢慢推送入输尿管,镜体经过膀胱壁间段瓦耳代尔鞘(Waldeyer's sheath)时,可感觉到轻微突破感,进入输尿管后,视野会相对清晰,此时应关闭冲水管,留置输尿管导管或继续进镜操作。

(6) 输尿管内操作:输尿管硬镜进入输尿管后,沿工作导丝逐步进镜,进镜过程中一定要沿生理弯曲和

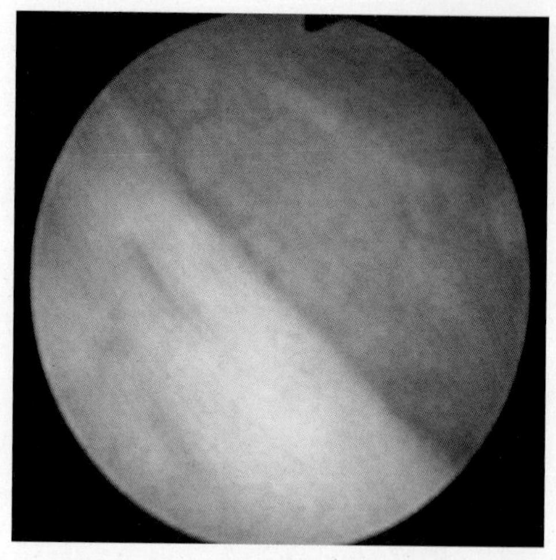

图 58-8　输尿管开口

走行特点进行,如遇到输尿管蠕动收缩或少量出血影响视野时可少量、低压、短时间冲水,整个过程应围绕导丝直视下进行,需始终将导丝或者腔道置于视野中央;如输尿管痉挛或狭窄导致输尿管镜和输尿管壁不能发生相对滑动,出现输尿管“抱死”时切忌暴力进镜,应保持镜体固定位置,如患者为全身麻醉可加用肌松类药物,缓慢旋转退镜,可尝试经由输尿管导管向输尿管腔内注入石蜡油等润滑剂帮助退镜,然后选择膀胱镜下输尿管插管,或留置双 J 管,二期处理结石。如确需继续手术,应选择直径更细的输尿管镜。输尿管镜至结石或病变部位后,去除导丝进行相关操作。输尿管中段结石可选用结石封堵导管(图 58-9)以防止结石被冲入肾盂内,碎石操作时气压弹道探针或激光光纤顶端应伸出镜头 0.5~1cm,避免损伤镜头,激光碎石时应尽量避免接触输尿管黏膜导致损伤或穿孔,碎石顺序应尽量由结石外侧向内侧逐渐蚕食。如手术目的为狭窄内切开,应先将安全导丝置入肾盂,用钬激光或电刀将狭窄段全层切开,直到监视器下见到输尿管外疏松结缔组织,术后留置 6F 以上的双 J 管。

操作过程中注意控制灌注泵流速,在保证视野清晰的情况下减少灌注压力,以避免结石上移、液体外渗和肾盂高压,碎石后可用取石钳或套石篮等器材取出较大结石(图 58-10),避免反复进出输尿管造成的损伤。如输尿管腔内尿液十分混浊或为脓液,应果断终止手术。原则上如输尿管镜手术目的为经皮肾插管准备,时间不超过 10 分钟,如为输尿管镜下碎石取石,手术时间一般不超过 30 分钟。

(7) 输尿管镜手术操作后一般需要留置双 J 管,如留置 5F 以下的双 J 管,可将双 J 管、5F 输尿管导管预穿在超滑导丝外,并从输尿管镜操作通道内置入输尿管,直视下越过病变或碎石区域,边退镜边向上推入

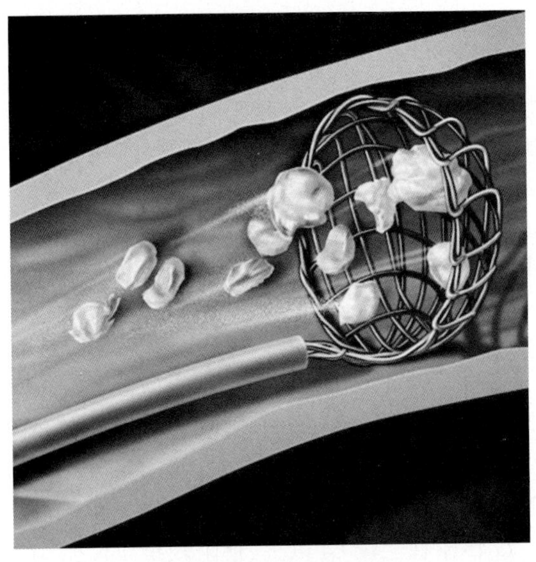

图 58-9 结石封堵网篮

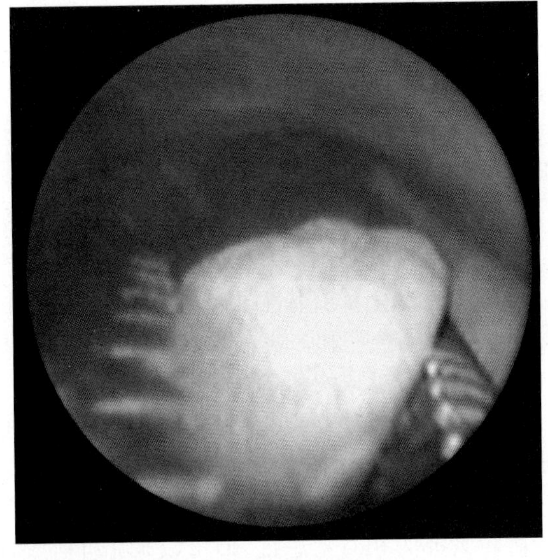

图 58-10 输尿管镜取石

导丝和双J管，镜头退至输尿管口外，观察双J管刻度适合后拔除导丝，稍侧向调整镜体位置后顶入输尿管导管，推出双J管，观察其外露长度，必要时用异物钳调整。如需留置5F以上的双J管，可先将导丝直视下放入肾盂，保持导丝位置，退出输尿管镜后将双J管和推管沿导丝方向置入，必要时可沿导丝旁再次置入输尿管镜，观察输尿管口双J管推入情况，或在C臂定位下完成。术后常规留置18F三腔导尿管。

2. 输尿管软镜

(1) 手术器械：输尿管软镜(图 58-11)、光源、摄像头、导丝、14F输尿管扩张引导鞘、钬激光光纤、套石篮、双J管等。

(2) 手术体位同输尿管硬镜手术，也可采用斜仰卧截石位；对于截石位困难的患者(如髋关节畸形或强直性脊柱炎患者)可采用仰卧位，双脚稍分开。

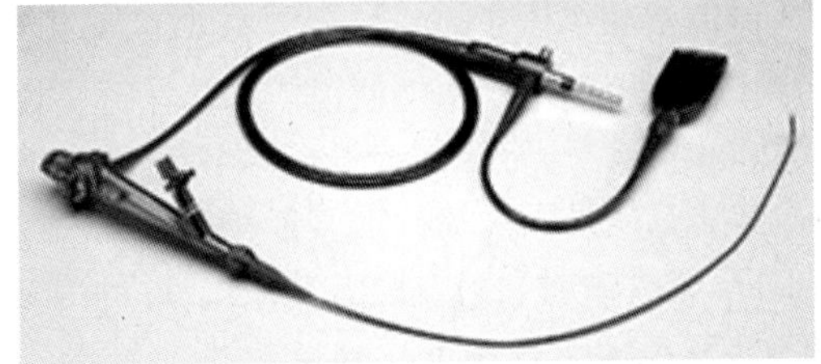

图 58-11 一体式电子软镜

(3) 使用输尿管硬镜向输尿管插入导丝至肾盂(术前留置双J管患者需拔除双J管)(图 58-12)。导丝尽量越过结石部位，可在透视下监测导丝的位置，如导丝于结石处受阻，可沿导丝插入输尿管导管作为支撑继续上插导丝并越过结石。

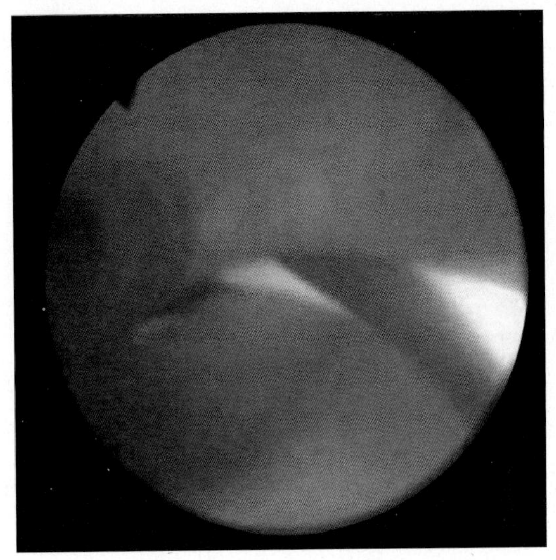

图 58-12 输尿管镜置管

(4) 退出输尿管硬镜，沿导丝持续钝力置入输尿管扩张引导鞘至输尿管上段，一般男性鞘长45cm，女性鞘长35cm。输尿管鞘在通过输尿管开口时有轻微突破感，不可用暴力避免输尿管损伤(图 58-13)。

(5) 退出输尿管鞘内芯，直视下顺工作导丝放置输尿管软镜并到达结石部位。

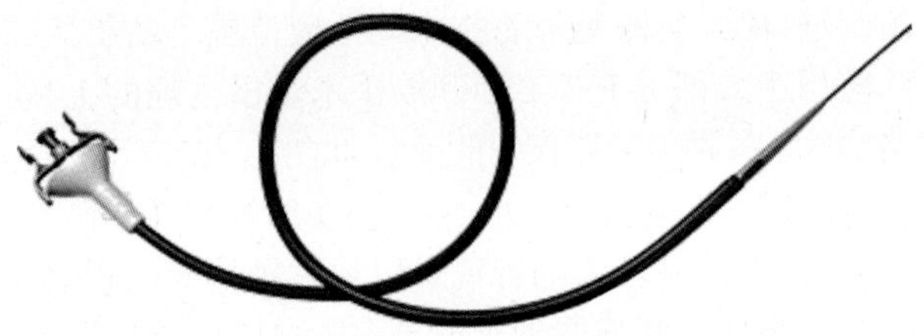

图 58-13 输尿管软镜鞘

(6) 拔除导丝，通过调整输尿管软镜的角度、弧度寻找到结石，控制操作手柄使镜体末端保持零度位置插入 200μm 钬激光光纤，光纤前端置于镜头前方 2~3mm，将结石从外向内粉碎成直径小于 2mm 碎石，较小的结石可由输尿管鞘内冲出，较大结石可用套石篮取出(图 58-14)。

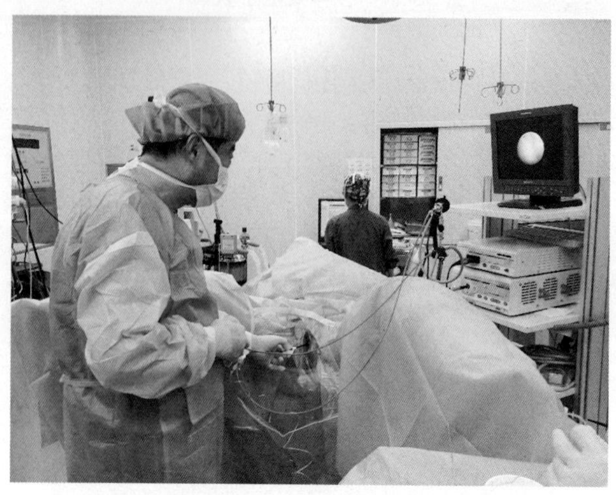

图 58-14　输尿管软镜操作

(7) 碎石完毕后，取出钬激光光纤，沿输尿管软镜放入导丝，直视下退出输尿管鞘和软镜，退鞘时应持续缓慢操作，以免输尿管撕脱甚至断裂。

(8) 沿导丝放入双 J 管，可在输尿管硬镜直视下推管或在 C 臂辅助定位下放置双 J 管(方法同输尿管硬镜)，术后常规留置导尿管。

【术后处理】

1. 常规静脉输注抗生素治疗，术后 2~3 天复查 KUB，以了解结石残留情况和双 J 管位置。

2. 如有较明显结石残留(大于 0.5cm)可行 ESWL。

3. 术后 3~4 天拔除导尿管。

7

第四节　经皮肾腔内手术

【简介】

经皮肾腔内手术是腔道泌尿外科的重要组成部分，它改变了许多有关上尿路疾病诊治的传统概念，提高了诊治水平。随着手术技巧日趋熟练与腔镜设备的改进，使经皮肾镜取石技术的适应范围不断扩大，并应用于大部分 ESWL 和开放手术难以处理的上尿路结石及各种上尿路疾病的诊断和治疗。传统经皮肾扩张通道一般为 F30~F36，由于损伤血管和肾脏撕裂的风险较大，且较大的肾镜难以通过较狭窄的肾盏，故有人将标准经皮肾通道改至 F24~F26 以避免增加创伤，近年来提出微通道经皮肾手术(minimal invasion percutaneous nephrolithotomy，MPCNL)进一步将经皮肾通道缩小至 F16~F18。经过不断改良和手术经验的不断丰富，PCNL 的适应证越来越广泛，根据患者具体情况术中可选择输尿管镜、肾镜或配合输尿管软镜操作，配合单通道或者多通道，可供选择的碎石设备也更多，包括气压弹道、钬激光、超声负压吸引等，以达到更理想的碎石取石效果，术后二期手术清石可在局部麻醉下完成，结石取净率大大提高，并发症也得到了很好的控制。

【手术指征】

1. 肾脏多发结石，铸型结石或鹿角结石、≥2cm 的肾结石、有症状的肾盏或憩室内结石、体外冲击波难以粉碎及治疗失败的结石。

2. 输尿管上段 L4 以上、梗阻较重或长径 >1.5cm 的大结石；或因息肉包裹及输尿管迂曲、ESWL 无效或输尿管置镜失败的输尿管结石。

3. 特殊类型的肾结石，包括小儿肾结石梗阻明显、肥胖患者的肾结石、肾结石合并肾盂输尿管连接部梗阻或输尿管狭窄、孤立肾合并结石梗阻、马蹄肾并结石梗阻、移植肾合并结石梗阻以及无积水的肾结石等。

4. 各种上尿路梗阻或原因不明的肾积水。

5. 手术后上尿路梗阻、狭窄、闭锁或肾积脓。

【手术禁忌】

1. 未纠正的全身出血性疾病。

2. 严重心脏疾病和肺功能不全，无法承受手术者。

3. 未控制的糖尿病和高血压患者。

4. 盆腔游走肾，邻近脏器(肝脏、脾脏或后位结肠)完全遮挡穿刺通道者或重度肾下垂者。

5. 脊柱严重后凸或侧弯畸形、极度肥胖或不能耐受俯卧位者亦为相对禁忌证，但可以采用仰卧、侧卧或仰卧斜位等体位进行手术。

6. 服用阿司匹林、华法林等抗凝药物者，需停药 2 周(阿司匹林 1 周，华法林 INR<1.5)，复查凝血功能正常才可以进行手术。

【手术步骤】

1. 手术器械　输尿管镜或肾镜、经皮肾穿刺针、经皮肾扩张套件(Amplatz\Alken 扩张器)或球囊扩张器、导水管、灌注泵、光源、摄像头、导丝、碎石设备(气压弹道、超声负压吸引或钬激光)、取石钳、双 J 管等；(图 58-15~ 图 58-17)

患者先取截石位，经尿道输尿管硬镜向输尿管内置入 F5 输尿管导管(置管方法详见输尿管镜操作步骤)，体外接延长管以便术中制造人工肾积水充盈肾盂，常规留置导尿，变更体位为俯卧位(图 58-18)；如患者已预留输尿管支架管或二期经皮肾手术则直接取俯卧位；手术区域贴集水外科贴膜。

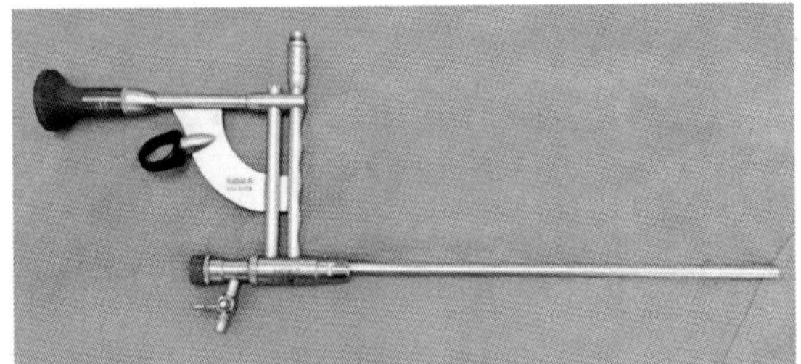
图 58-15　肾镜

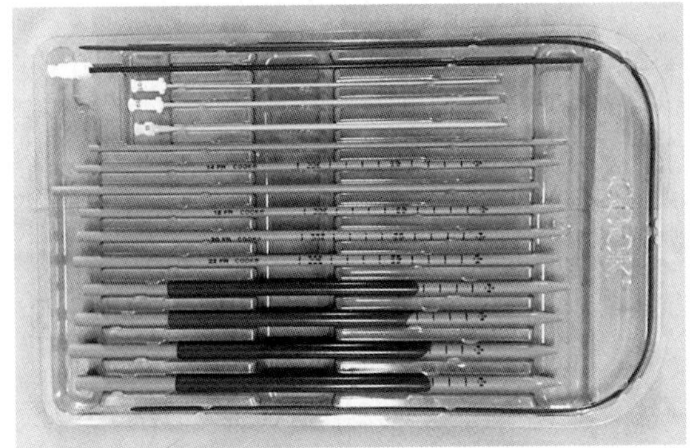
图 58-16　经皮肾筋膜扩张器

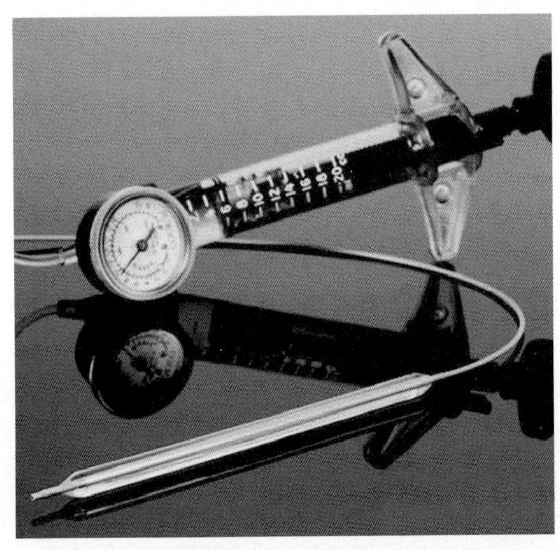
图 58-17　球囊扩张器

2. 应用 B 超或 C 臂定位，根据结石部位和肾盂肾盏形态设计穿刺位点。穿刺点一般选在 11 肋间腋后线和肩胛下线之间，穿刺方向与脊柱垂直、与水平面夹角 30°~60°（图 58-19），穿刺过程在 B 超或 C 臂定位引导下进行，必要时可观察超声血流信号以避开大血管，穿刺过程中如肾积水不明显可缓慢自输尿管导管内推入生理盐水制造人工肾积水以利于穿刺，理想的进针点位于肾盏的穹窿部，通常选择后组中盏（图 58-20），此入路可更大范围地上下摆动输尿管镜并兼顾更多

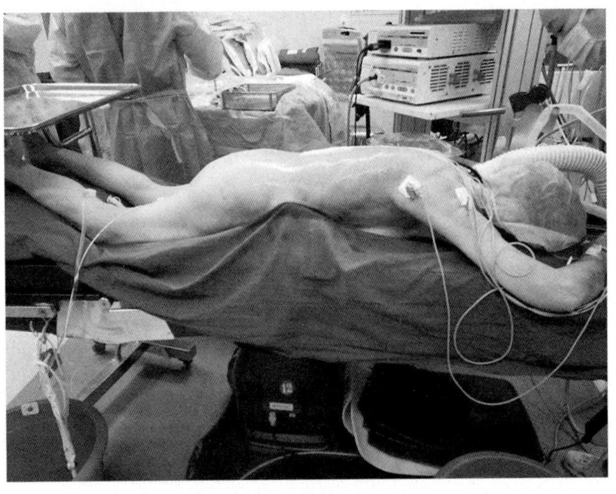
图 58-18　俯卧位

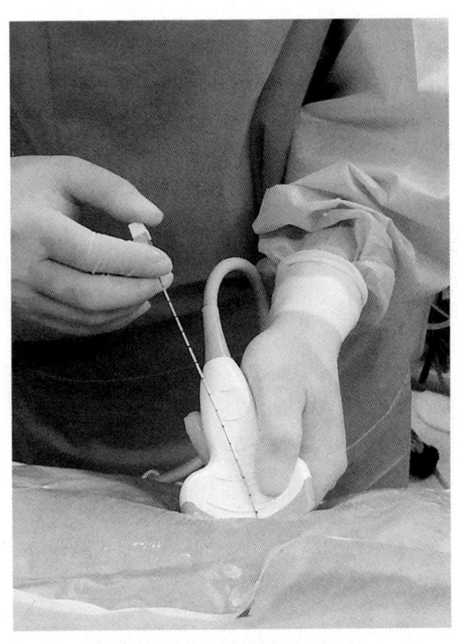
图 58-19　穿刺位点与方向

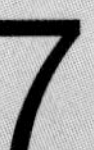

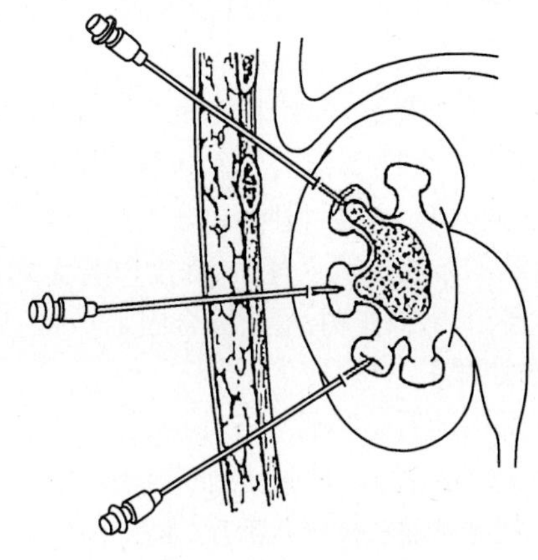
图 58-20　进针点

的肾盏，方便放置双J管，也可根据结石的具体情况选择下盏或上盏。进入肾盂或肾盏后有突破感，此时拔除针芯，可见尿液流出，证明穿刺成功，迅速将导丝沿穿刺针内腔插入肾盂并妥善固定，防止导丝弹出。

3. 以尖刀片斜行切开穿刺针旁的皮肤，保持导丝的位置，缓慢拔除穿刺针，并记录穿刺深度，如采用经皮肾扩张套件（Amplatz扩张器，图58-16）则从F8开始沿导丝方向逐级扩张至所需工作通道的大小（常用的MPCNL通道为F16，标准通道为F24），扩张时根据穿刺针的深度以旋转推进的方法逐步扩张至工作通道（图58-21）；如采用球囊扩张的方法，则将球囊扩张器（图58-17）沿导丝置入穿刺通道内，连接压力泵，然后按照产品要求向球囊内注入扩张剂（一般为生理盐水）并维持一定压力（25~30atm）5分钟左右，然后沿球囊方向推入工作鞘，退出球囊，完成通道建立。

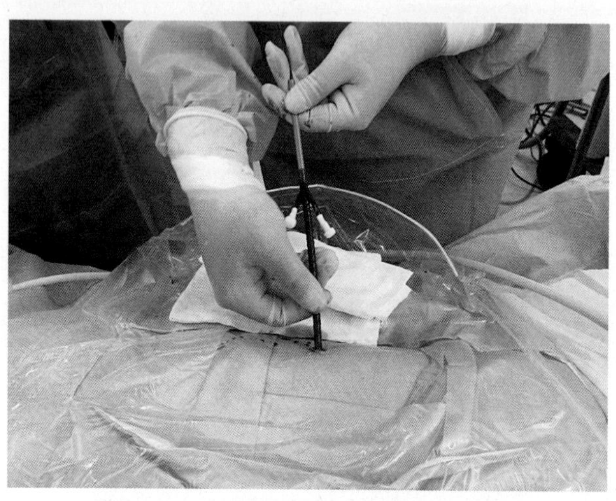

图58-21　旋转推进逐步扩张至工作通道

4. 沿工作通道插入输尿管镜或肾镜，镜下寻找结石的位置、肾盂肾盏结构和输尿管开口，利用碎石设备（气压弹道、钬激光或超声负压吸引）进行碎石，较小的结石可经通道冲出体外，较大的结石可用取石钳取出。在灌注泵持续灌水冲洗下，保持视野清晰，寻找肾盏或取石过程中注意保持工作鞘的深度，以防工作鞘滑脱。

5. 逐一检查肾盂、各肾盏及输尿管上段确认无明显残留结石后，直视下推入导丝入输尿管，下端至膀胱，沿导丝推入双J管后拔除导丝。选择合适尺寸的肾造瘘管经工作通道置入肾盂，深度以肾盂和皮肤间的距离为宜，退出工作鞘，皮肤缝合固定。

【术后处理】

1. 术后夹闭肾造瘘管3~5小时，保持尿管引流通畅，如引流尿液颜色较红则行膀胱持续冲洗。

2. 常规静脉输注抗生素治疗，术后平卧5~7天（根据引流颜色决定卧床时间，一般术后第2天可下床）后复查KUB，以了解结石残留情况和双J管\肾造瘘管位置。

3. 如有较大结石残留（大于1cm）可二期清石手术或择期行ESWL。

4. 若无明显残石可夹闭肾造瘘管观察1天，如无发热、腰部胀痛等不适，可依次先后拔除肾造瘘管和导尿管。术后4周膀胱镜下拔除双J管。

【上尿路腔内手术后并发症及防治】

1. 输尿管穿孔或输尿管撕脱　输尿管穿孔在输尿管硬镜操作时并不少见，尤其是输尿管合并有狭窄、扭曲或输尿管结石较大等情况时容易出现。进镜时应始终保证导丝或者腔道位于视野中央，术者手臂靠紧自己的腰部或者患者健侧大腿内侧以利于固定，增加稳定性。碎石操作时尽量避免气压弹道探杆或者钬激光光纤直接接触输尿管黏膜。发生输尿管穿孔后应在术必直视下将导丝放入肾盂内，并沿着导丝放置双J管即可，术后可适当延长双J管留置时间。

输尿管撕脱或断裂是输尿管镜最严重的并发症之一，常常由于暴力操作或输尿管合并有基础病变（肿瘤侵犯、结核、炎症等），一旦进镜困难后持续操作过程中突然出现落空感应考虑输尿管撕脱或断裂，应及时中转开放手术，如撕脱输尿管条件允许可行输尿管膀胱再植或输尿管吻合术，如长段输尿管缺损则需行自体肾移植或肠道带输尿管术。

2. 周围脏器损伤　经皮肾腔内手术易损伤的周围脏器包括胸膜、肝脏、脾脏、结肠等，如损伤胸膜出现气胸可放置闭式引流管。术中穿刺定位要准确，入针和扩张"宁浅勿深"。尽量在腋后线后背侧入针以避免腹腔脏器损伤。在穿刺中、上组肾盏时，应在呼气末闭气后入针以减少胸膜损伤的机会。术中注意观察患者全身情况、腹部和呼吸情况，及早发现和处理；如术中发现损伤结肠，可先于输尿管内置管引流，并将肾造瘘管置于结肠内，予以禁食、静脉给予广谱抗生素。7天后行结肠造影，如结肠内壁瘘口已愈合，可将造瘘管拔出到结肠外，14天后再拔除造瘘管。如感染不能控制、腹膜炎加重，需开放手术治疗；如术中发现损伤肝脏、脾脏等实质性脏器，应立即停止手术，必要时应立即行开放手术处理。应该说发生周围脏器损伤的概率是较小的，应强调术前对患者肾脏周围解剖的了解，如发现肝脏、脾脏增大、结肠后位或既往有开放手术病史的患者应仔细阅读CT片，避免穿刺误伤。

3. 出血　术中出血在经皮肾腔内手术中很常见，穿刺通道不理想、操作中强行摆动器械或孤立肾、感染肾等均可造成术中较明显出血，如出现严重出血造成镜下视野模糊，生命体征不稳定时，应及早终止手术，多学科联合救治，积极抗休克，控制后期并发症。

二次手术时机应选择 3~6 个月后。术后迟发性出血多是引流管和支架管的刺激或手术碎石损伤黏膜所致，适当的抗炎、止血处理可缓解，如出血不缓解甚至增加，造瘘管血尿颜色加深不易凝固，应注意凝血功能异常或因出血后过多使用止血药物消耗了凝血因子，需及时补充红细胞或凝血因子等，同时夹闭造瘘管压迫止血，术后应注意保持尿管引流通畅，若存在出血，可以保持膀胱持续冲洗防止膀胱填塞，并尽量将膀胱内残留血块冲洗干净，切忌冲洗肾造瘘管。如保守治疗出血仍持续性加重，应考虑假性动脉瘤或动静脉瘘形成，应及早行高选择性肾动脉栓塞治疗，可收到立竿见影的效果。

4. 感染　结石本身携带大量的病原菌，在泌尿系腔内手术过程中，经常发生严重感染，导致严重感染性，乃至脓毒血症和脓毒性休克。脓毒血症发生时，隐蔽性强，起病迅速，进展快，病死率很高。目前认为病原菌随冲洗液经开放的静脉、淋巴管大量进入体循环，从而快速大量繁殖，释放大量内毒素是其主要致病原因，失血过多、高压冲洗、手术时间过长、诊治不及时等也是诱因之一。对于脓毒血症的治疗，我们建议把握以下几个关键点：①早期诊断，在没有药敏结果时应用广谱抗生素经验治疗，保证血、尿抗生素有效浓度以控制感染，必要时推荐早期使用碳氢霉烯类抗生素；②维持循环稳定，保证充足的循环血量，使用去甲肾上腺素维持血压，保证重要器官的氧合作用；③呼吸机辅助正压呼吸，维持正常血氧饱和度；④全身支持治疗，预防多脏器衰竭、DIC 和应激性溃疡等；⑤防治真菌等二重感染；⑥强调多学科协作。围手术期密切监测生命体征、血常规、降钙素原等感染相关指标及肝肾功能、凝血功能及血气分析的变化；若一期手术困难，预计手术时间较长可以放置引流管，待肾盂引流充分后行二期手术。

5. 灌注液或尿液外渗　经皮肾腔内手术无法完全避免灌注液或尿液外渗，主要原因是尿液可经穿刺扩张的皮肾通道渗至肾周，也可因术中鞘管脱出，冲洗液直接冲至肾周。少量尿外渗一般不用处理，可自行吸收。大量尿外渗须行肾周引流，术后常规留置双 J 管可明显减少尿外渗的发生。肾积水严重者术后拔除造瘘管时间过早，由于肾皮质较薄失去收缩功能、瘘口不易闭合而致尿外渗，一般应在术后 7~10 天后拔管。术后 B 超检查如发现肾周液性暗区，可穿刺抽液或置引流管。手术结束后应注意腰腹部情况，若肾周积液严重乃至腹腔积液，必要时可以在 B 超引导下穿刺引流。

6. 经皮肾腔内手术术后残余结石的处理　据统计经皮肾术后残余结石发生率大约 8%~10%。临床无症状性残留结石是指直径 4~5mm 以下，最大横截面积小于 25mm^2 的残留结石，且无残余结石的增大、反复尿路感染、肾绞痛或其他需要就诊的残石相关临床事件，此类残余结石可不处理或保守治疗。如有较大结束残留可在经皮肾术后 5~7 天行二期或三期清石，经由原手术通道操作有视野清晰、操作简单、麻醉要求低的特点，可将结石清除率提高至 93%~97%；对于部分特殊的结石患者（如鹿角形结石、肾积脓、肾功能不全），有计划地实施分期手术可大大提高手术的安全性和减少并发症的发生；输尿管软镜也是近年来处理残余结石的良好方法，配合使用可增加术中视野覆盖面，减少 PCNL 通道数量，有报道将软镜和经皮肾镜同时使用处理鹿角形结石可大大提高清石率。腔内手术和开放手术相比，是否彻底取出结石似乎已经不是手术成功与否的衡量标准，如何增加安全性、防止和减少并发症的发生更为重要。

参考文献

1. Matlaga BR, Jansen JP, Meckley LM, Byrne TW, Lingeman JE. Treatment of ureteral and renal stones: a systematic review and meta-analysis of randomized, controlled trials. J Urol, 2012, 188(1): 130-137.
2. Hyams ES, Shah O: Percutaneous nephrostolithotomy versus flexible ureteroscopy/holmium laser lithotripsy: cost and outcome analysis. J Urol, 2009, 182(3): 1012-1017.
3. Mitropoulos D, Artibani W, Graefen M, Remzi M, Roupret M, Truss M: Reporting and grading of complications after urologic surgical procedures: an ad hoc EAU guidelines panel assessment and recommendations. Eur Urol, 2012, 61(2): 341-349.
4. Traxer O, Thomas A: Prospective evaluation and classification of ureteral wall injuries resulting from insertion of a ureteral access sheath during retrograde intrarenal surgery. J Urol, 2013, 189(2): 580-584.

7

第五十九章

膀胱手术

第一节 膀胱解剖概要

【位置、毗邻及膀胱周围筋膜】（图 59-1）

膀胱位于骨盆前部腹膜外，其形态及位置随其充盈程度而异。成人膀胱空虚时呈锥状，完全位于盆腔内，充盈时膀胱顶部即升至下腹部。小儿膀胱位置较高，随年龄增长而逐渐下降。成人膀胱的正常容量为300ml。膀胱上方及顶部被以腹膜。充盈时，腹膜亦随之上升，故对尿潴留患者可于耻骨上行膀胱穿刺而不致伤及腹腔脏器。膀胱前壁与耻骨联合深面之间称膀胱前间隙，内为蜂窝组织。外伤和手术后，此处常易发生血肿或尿液淤积，应注意充分引流。膀胱底固定于前列腺上，前列腺又借尿生殖膈固定于骨盆上，故膀胱底较固定。膀胱外有盆筋膜覆盖，在耻骨联合与前列腺之间，盆筋膜加强，称为耻骨前列腺韧带。膀胱顶部有中脐韧带及两侧的侧脐韧带与脐相连，对膀胱有悬附作用。在男性，膀胱与直肠之间有膀胱直肠筋膜。该筋膜上与腹膜相连，向下分为两层，前层紧贴于前列腺、精囊上，后层紧贴直肠，行全膀胱切除时，应于两层之间进行分离。在女性，膀胱后为子宫，其间亦有疏松结缔组织，腹膜沿膀胱前壁、侧壁及顶部折向后壁，覆盖子宫大部。膀胱侧壁由盆筋膜构成膀胱侧韧带，随提肛肌固定于腱弓上，内有膀胱动脉伴行。

【结构】

1. 膀胱壁　由肌层、黏膜下层及黏膜层组成。其外为脂肪纤维组织。肌层含两组平滑肌：①逼尿肌：分为外纵行肌、中环行肌、内纵行肌三层。外纵行肌及内纵行肌延续至尿道。中环行肌至膀胱的前 2/3 时，肌纤维呈扇形排列，名乌氏基底环（Uhlenhuth's fundus ring）。②三角区肌：分深浅两层。浅层与输尿管内纵行肌相续，出输尿管口，左右两侧向中间伸展，构成输尿管间嵴，并向下延伸，止于精阜。深层向下伸展，止于膀胱颈后 1/3，左右两侧与乌氏基底环相连接。乌氏基底环与三角区深肌合称为基底板（base plate）。当基底板呈平面时，膀胱颈即关闭，呈漏斗状时即开放。黏膜为移行上皮，其下有丰富的黏膜下层（三角区除外），故当膀胱空虚时，除了三角区外，黏膜发生皱襞（图 59-2）。

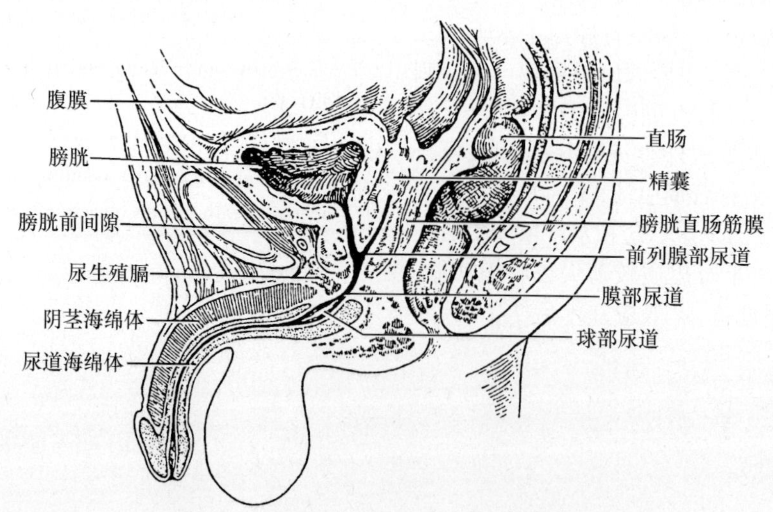

图 59-1　膀胱位置、毗邻及膀胱周围筋膜

7

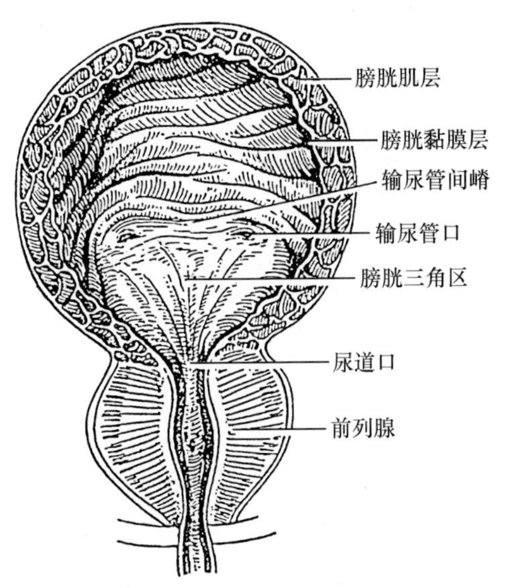

图 59-2　膀胱结构

2. 膀胱的血管　膀胱主要的血供来自髂内动脉，有膀胱上及膀胱下动脉。膀胱上动脉分成数小支进入膀胱，与对侧同名动脉吻合，分布于膀胱外侧壁；膀胱下动脉分布于膀胱底，并分出小支至精囊、前列腺及输精管等。闭孔动脉及直肠中动脉亦有分支进入膀胱。由于膀胱的侧支循环丰富，结扎了双侧髂内动脉及广泛膀胱切除，均不会使残余膀胱发生坏死。膀胱的静脉不与动脉伴行，而围绕着膀胱颈形成静脉丛，汇入髂内静脉。

3. 膀胱的神经　有来自胸腰段的交感神经及骶2、3、4副交感神经(盆神经)。二者均有传入及传出神经。交感神经经骶前神经丛延伸的左右下腹神经至膀胱。

4. 膀胱的淋巴　引流至髂外、髂内、骶旁及骶正中淋巴结，最后汇集于髂总淋巴结。髂内淋巴结是膀胱癌最常见的转移部位，故膀胱癌手术时，更应探查此淋巴结。

第二节　膀胱手术的术前准备、麻醉及术后处理

【术前准备】

1. 一般准备与下腹部手术同。

2. 有膀胱感染者，手术前导尿，用 1∶5 000 的呋喃西林溶液反复冲洗，直到抽出的冲洗液清亮为止，最后注入 100ml，保留于膀胱内。

3. 对术前已有较长时间膀胱造瘘者，于术前 1~2 天更换造瘘管，并反复冲洗膀胱。对长期膀胱造瘘并持续开放引流者，术前应测试膀胱容量，对膀胱容量过小者应行膀胱训练，以增加膀胱容量。

4. 膀胱肿瘤患者，术前导尿，并经导尿管向膀胱内注入抗癌药，以减少手术中肿瘤种植的机会。

5. 膀胱阴道瘘患者术前除充分冲洗膀胱外，还应行阴道冲洗，每日两次。对有尿性皮肤损害者应作相应处理。

6. 膀胱直肠瘘及需要应用肠道替代泌尿系统器官者，应行肠道准备。

【麻醉】

简单的手术可用椎管内麻醉，复杂的手术用全身麻醉或持续硬脊膜外腔阻滞麻醉。

【术后处理】

1. 妥善固定引流管。耻骨上膀胱造瘘者，导管应与皮肤缝合固定，同理，作输尿管外引流者，引流管亦应与皮肤缝合固定。

2. 定期冲洗导尿管，保持引流管通畅。对膀胱出血较轻者可每日冲洗膀胱 1~2 次，对出血较重者应行膀胱持续冲洗。鼓励患者多饮水及适当增加补液量形成多尿，有助于保持良好的引流和减轻感染。

3. 耻骨上烟卷引流一般于术后 48 小时拔除，膀胱造瘘管一般于术后 10 天左右拔除。

4. 术后膀胱痉挛，常见的原因为膀胱引流管刺激和膀胱炎症(感染性和创伤性为主)。膀胱痉挛的危害及处理见前列腺手术后膀胱痉挛的处理。

第三节　膀胱的显露、探查和缝合

一、膀胱的显露

【体位】

仰卧头低足高位。如需同时施行尿道手术则采用膀胱截石位。

1. 切口的选择

(1) 下腹部正中或正中旁切口：多用于耻骨上膀胱造瘘术、膀胱切开取石术、膀胱外伤修补术。切口长度根据手术需要确定。

(2) 耻骨上弧形横切口：多用于膀胱部分切除术、膀胱颈部成形术或前列腺摘除术。

2. 切开腹壁各层

(1) 正中切口：切开皮肤和皮下组织后，露出腹白线及腹直肌前鞘。切开腹白线(图 59-3A)，从左右腹直肌间分离(图 59-3B)，再将切口下端的椎状肌分开或剪开，至耻骨联合上缘，即显露出腹膜返折和膀胱周围脂肪组织(图 59-3D)。

(2) 弧形切口：于耻骨联合上 1~2 横指与耻骨联合平行作一凹面朝上的弧形切口，切开皮肤和皮下组织后，顺切口方向剪断腹直肌前鞘和腹直肌(图 59-3C)，即显露出腹膜返折和膀胱周围脂肪组织(图 59-3D)。

7

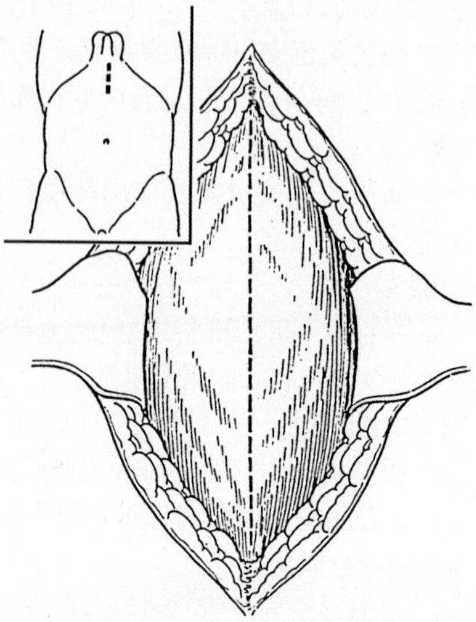

A. 下腹部直切口，切开腹白线

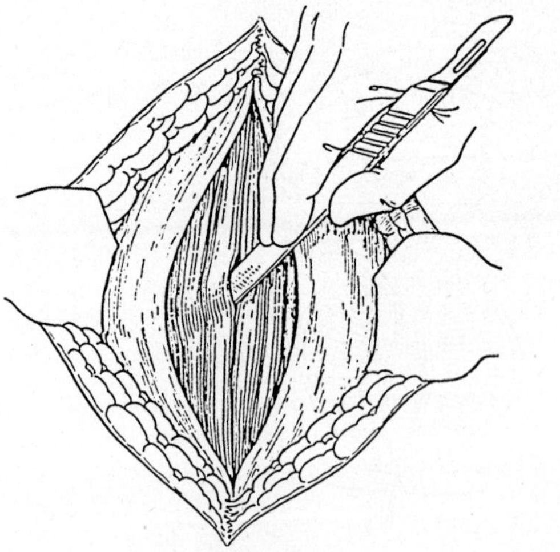

B. 分离腹直肌

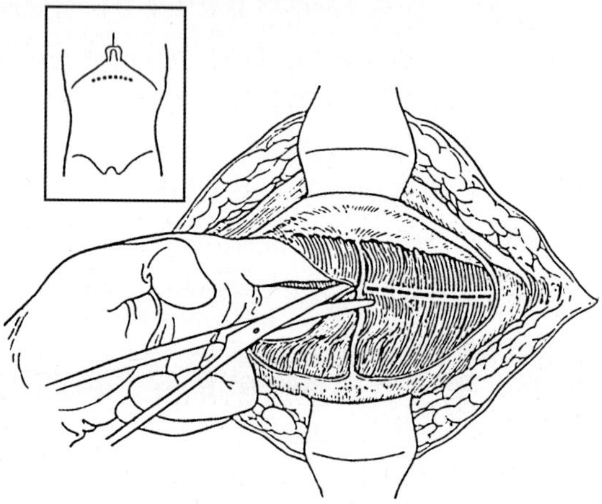

C. 耻骨上横弧形切口，剪断腹直肌前鞘及腹直肌

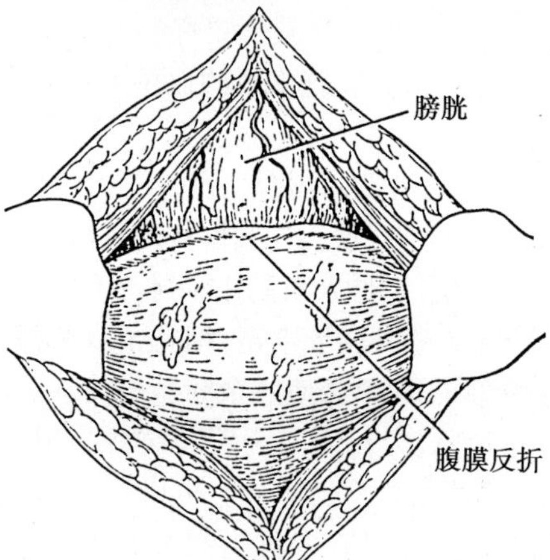

膀胱

腹膜反折

D. 显露腹膜反折

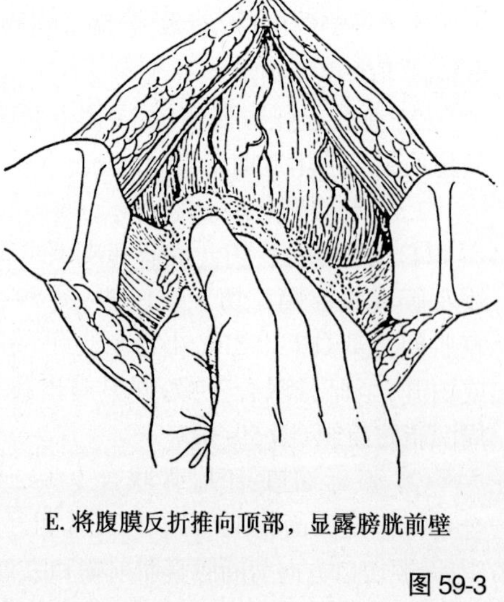

E. 将腹膜反折推向顶部，显露膀胱前壁

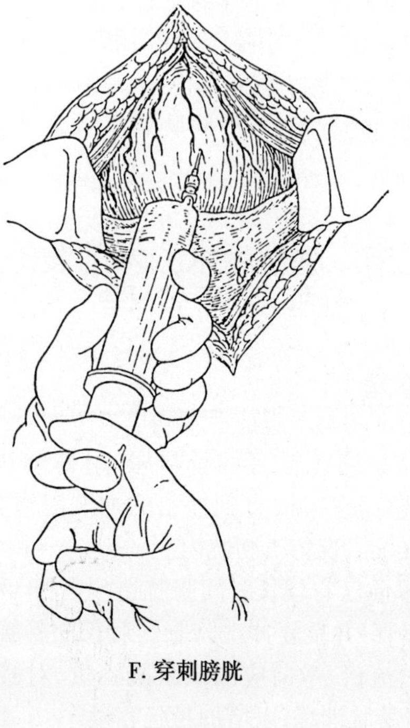

F. 穿刺膀胱

图 59-3　膀胱的显露

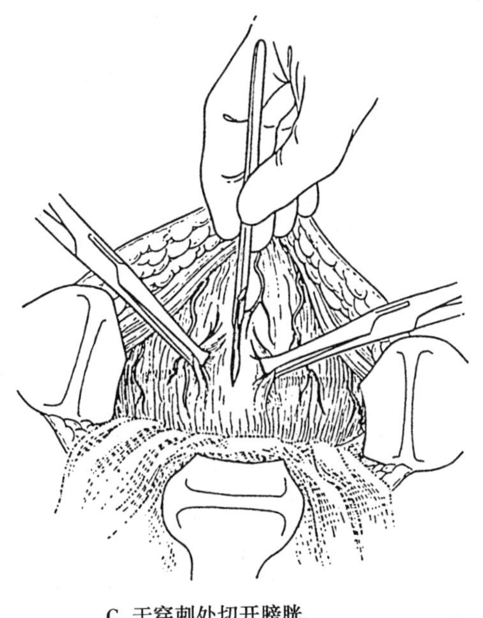

G. 于穿刺处切开膀胱

H. 扩大膀胱切口

图 59-3(续)

3. 显露和切开膀胱　在耻骨联合后，用裹以纱布的手指，将膀胱周围脂肪连同腹膜推向头侧。此时，可见到膀胱前壁粗大的肌肉纤维和表面的静脉(图 59-3E)。穿刺膀胱，抽出尿液证明为膀胱无疑后(图 59-3F)，于穿刺处的两缘，用组织钳将膀胱壁提起，切开膀胱(图 59-3G)，再根据需要扩大膀胱切口(图 59-3H)。切开膀胱前应用盐水纱布垫将切口周围遮盖，妥为保护，以免尿液溢到周围组织内。膀胱的血运极为丰富，切开膀胱时肌层及黏膜下层渗血常较多，可用组织钳将膀胱壁全层夹住止血，如为小动脉出血，应用钳夹后结扎止血。

二、膀胱探查

1. 脐尿管的探查　手术者将示指伸入膀胱内，拇指放于膀胱外腹膜返折处，两手指轻轻挤捏(图 59-4A)，探查脐尿管部位有无结节、变硬等异常情况，如有，应考虑有脐尿管病变，此处为探查膀胱时极易忽略的部位。

2. 探查膀胱顶部及侧壁　该处病变常可因黏膜皱缩而被掩盖，因此需要用拉钩将膀胱黏膜伸展，再进行观察。

3. 探查输尿管间嵴　正常输尿管间嵴略隆起，如有肥厚，则隆起明显，其后形成输尿管间嵴后凹陷(图 59-4B)。探查时还应仔细观察三角区黏膜的色泽，表面情况等。

4. 探查输尿管口　于膀胱三角区的两侧端寻找输尿管口，如有困难，可从静脉内注射靛胭脂，借助输尿管口喷射蓝染的尿液以确定其位置。注意输尿管口的大小，形态，周围黏膜情况及舒缩状态，必要时用输尿管导管探查有无梗阻。

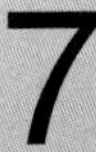

5. 最后探查后尿道及膀胱颈　正常的膀胱颈呈

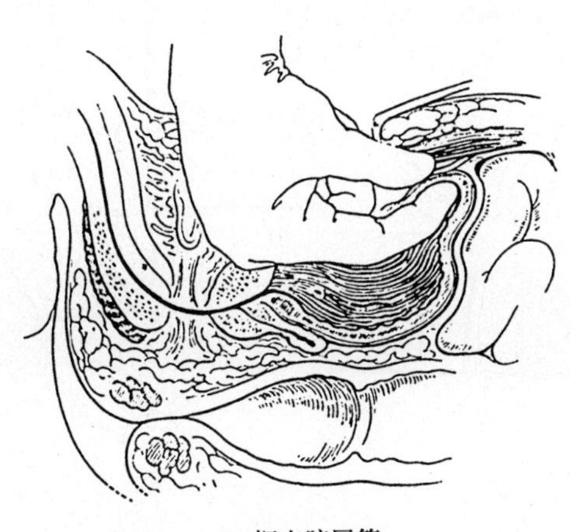

A. 探查脐尿管

正中嵴形成

输尿管间嵴肥厚

B. 探查输尿管间嵴及膀胱颈

图 59-4　膀胱探查

喇叭口形，表面光滑，平整无突起，手指伸入后尿道时有环状感，成年人可容纳一示指尖通过，若有明显突起，或颈口小，说明颈部有梗阻。

三、膀胱的缝合

膀胱的切口用2-0~3-0的可吸收线缝合。短切口可采用连续缝合法，长切口则用间“8”字缝合法。缝合时应做全层缝合(图59-5A)，尤其是黏膜层不要遗漏，否则术后黏膜出血较多，较难控制。外层用丝线间断内翻缝合，但注意缝线勿深入黏膜内以免成为异物诱发结石形成(图59-5B)。

行膀胱造瘘者，瘘口位置以在顶部为宜。过低则引流管刺激三角区，手术后容易引起膀胱痉挛。

手术毕，应用等渗氯化钠溶液冲洗切口，于膀胱前间隙及膀胱切口附近，常规放置烟卷式引流，以防尿外渗引起蜂窝组织炎。

第四节 耻骨上膀胱造瘘术

【手术指征】

1. 作为一种暂时的尿液引流方法，以临时缓解排尿困难和尿潴留，留待以后处理引起排尿困难的原发病，如尿道外伤、尿道狭窄、良性前列腺增生、膀胱颈梗阻等。

2. 作为一种永久性尿液引流方法，以缓解排尿困难，延长患者生命，如晚期盆腔肿瘤等。

3. 作为膀胱和尿道手术后的暂时尿液引流的方法，以利于膀胱尿道创口愈合。

【手术步骤】(图59-6)

下腹正中切口，长约5~6cm，显露膀胱后，行膀胱

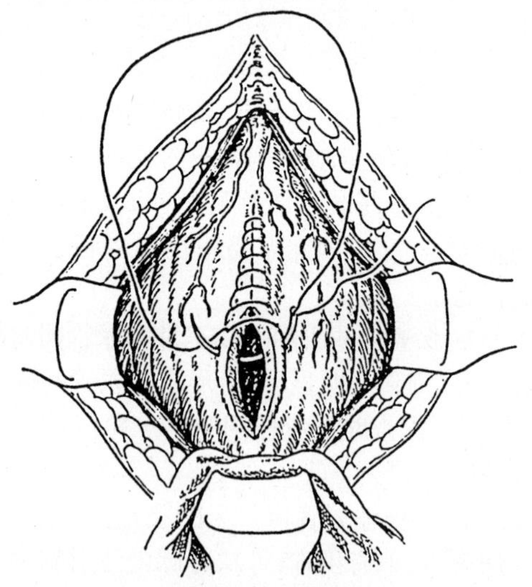

A. 肠线毯边缝合膀胱全层

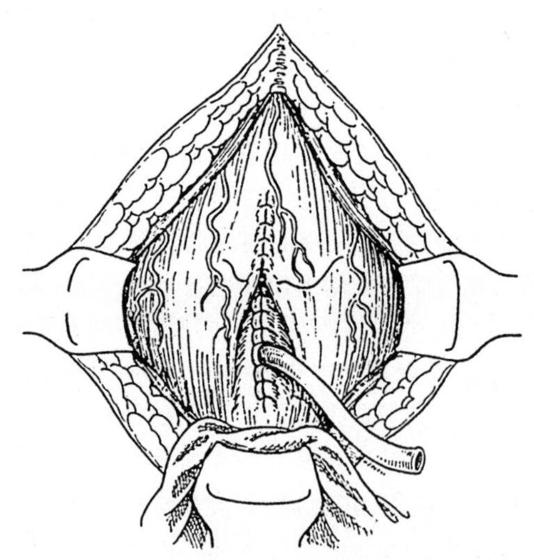

B. 丝线间断缝合膀胱肌层

图59-5 膀胱的缝合

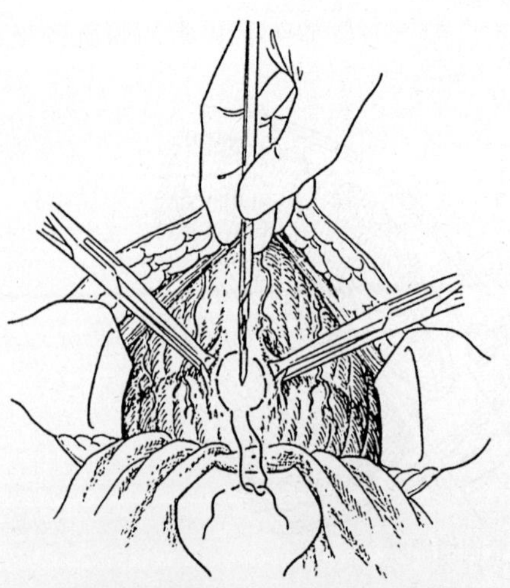

A. 在荷包缝合的中央，用尖刀刺破膀胱

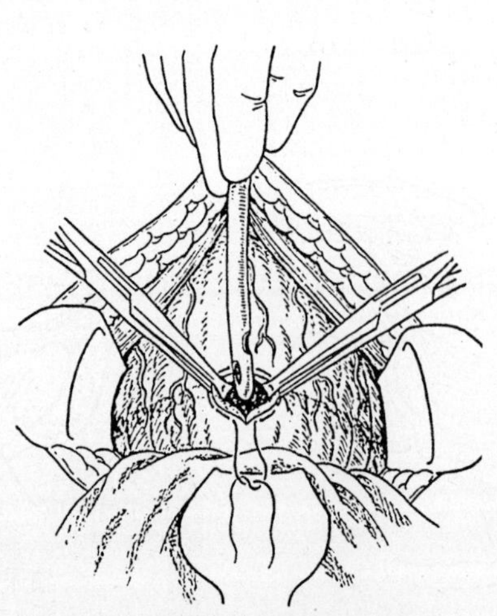

B. 插入导尿管

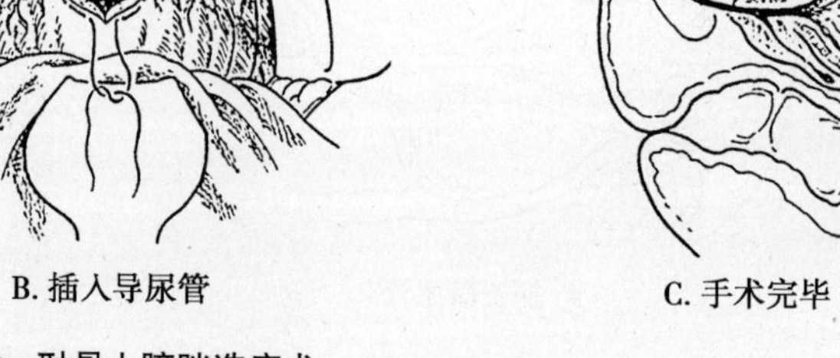

C. 手术完毕

图59-6 耻骨上膀胱造瘘术

穿刺减压。沿穿刺口周围,用2-0~3-0可吸收线作一荷包缝合,暂不结扎,在荷包缝合的中央,用尖刀刺破膀胱(图59-6A),置一F20~F24蕈形导尿管于膀胱内(图59-6B),将荷包缝线拉紧后结扎,用1号丝线做间断浆肌层缝合加固。耻骨后放置烟卷引流,按层缝合切口。将造瘘管缝合固定在皮肤上以防滑脱(图59-6C)。

膀胱造瘘管的位置对术后尿液引流有重要影响,引流管过浅膀胱不能完全排空,过深则刺激三角区。较合理的造瘘深度是导管顶距离三角区约0.5~1cm。术中可借冲洗膀胱来辅助确定导管位置,若注入膀胱的液体能顺利完全吸出则表明导管位置适当。

第五节　膀胱损伤的手术

膀胱损伤分为腹膜内型、腹膜外型和膀胱挫伤三型。后者多不需要手术治疗,前两型常需要行手术治疗。由于膀胱损伤常伴发有其他器官损伤,术前应争取进行较全面的检查,以期明确膀胱损伤的类型和是否合并其他脏器损伤。

一、膀胱损伤的探查

膀胱损伤的探查,应在病史、体检及其他影像学检查的基础上,有计划、有侧重地进行。

1. 闭合性损伤的探查　如能肯定为腹膜外膀胱损伤,则可不必探查腹膜腔,但有下列情况之一时,应切开腹膜腔进行探查:①可疑为腹腔内型膀胱损伤者:如受伤前膀胱内有较多尿液;膀胱注水试验时注入量与抽出量有较大的出入;切开后在腹膜外膀胱周围无明显的尿外渗及血肿等。②已经或初考虑存在着腹膜内型膀胱损伤者:如膀胱造影见有造影剂外溢现象;体格检查有腹膜炎的体征;或腹腔穿刺抽出血性液体。③可疑或已明确有腹腔内脏器官损伤者:如腹腔内有游离气体、腹腔穿刺抽出不凝固血性液体等。

2. 开放及火器伤探查要点　下腹正中切口,首先探查腹腔内脏有无损伤,应特别注意沿伤道方向探查,在火器伤者还应特别注意异物存留部位。

3. 膀胱探查应注意的问题　如膀胱破口较小,切开膀胱后,膀胱收缩,破口可能闭合而被忽略,应将膀胱用牵开器伸展,全面检查。特别是膀胱颈部。方法是:将示指伸入膀胱内触摸颈部,如有破裂,即可找到裂口。对是否有膀胱破裂判断仍有困难者,可置导尿管于膀胱内,注入含有亚甲蓝的无菌等渗氯化钠溶液200ml,观察有无蓝染液体外溢,在女性患者应注意阴道有无蓝染的液体流出。

二、膀胱损伤修补术

(一)腹膜外膀胱损伤修补术

【手术步骤】(图59-7)

下腹正中切口,显露膀胱后清除膀胱周围血肿,

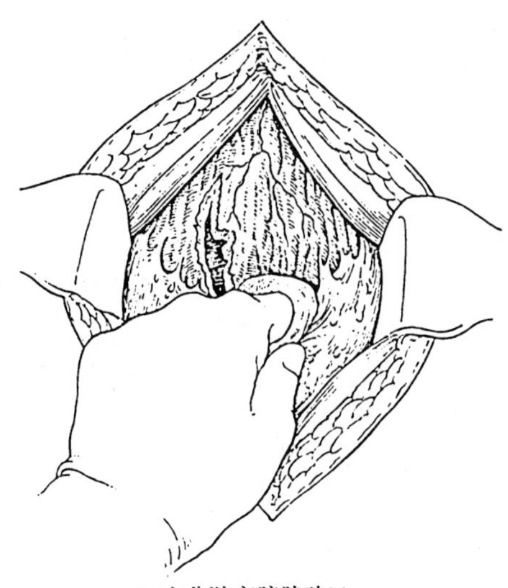

A. 充分游离膀胱破口

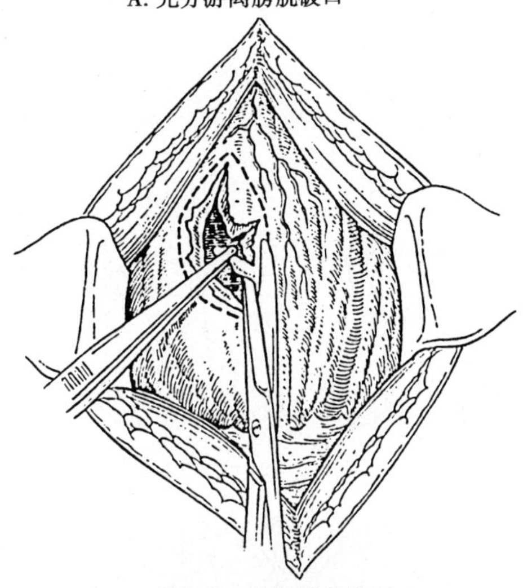

B. 剪除破口边缘挫伤组织

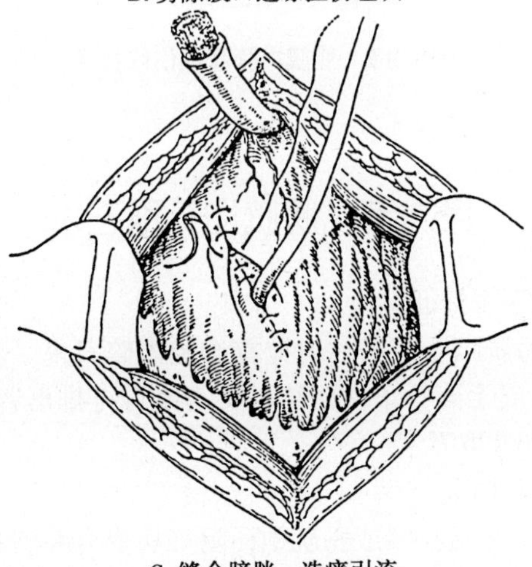

C. 缝合膀胱,造瘘引流

图59-7　腹膜外膀胱损伤修补术

7

充分游离膀胱破口(图 59-7A),剪除破口周围挫伤组织,使伤缘平整(图 59-7B),然后缝合膀胱。如裂口较大,应行耻骨上膀胱造瘘;裂口不大者,可不造瘘,但应从尿道放入留置导尿管。耻骨后置烟卷引流,以引流外渗尿液(图 59-7C)。

如果膀胱颈损伤,由于部位较深,手术野小,不易显露,手术者可用左手垫以纱布,将膀胱压向后上健侧,即可较好地显露膀胱侧壁及膀胱颈,然后用短粗圆针缝合裂口。

(二) 腹膜内膀胱损伤修补术

【手术步骤】

下腹正中切口进入腹腔,吸尽腹腔内积存的血液及尿液。于膀胱破口处将腹膜与膀胱完全游离,剪除膀胱破口周围的挫伤组织,用 2-0~3-0 可吸收线全层间断缝合关闭膀胱破口,再用 1-0 丝线间断缝合膀胱肌层,最后用 1-0 丝线间断缝合腹膜。膀胱腹膜间有较多渗液者应于膀胱腹膜间放置引流(图 59-8),根据情况行耻骨上膀胱造瘘,或从尿道放置导尿管。逐层缝合腹膜及腹壁切口。适当的游离膀胱破口处的腹膜,修补时腹壁和腹膜分层缝合对减少修补失败是十分重要的。

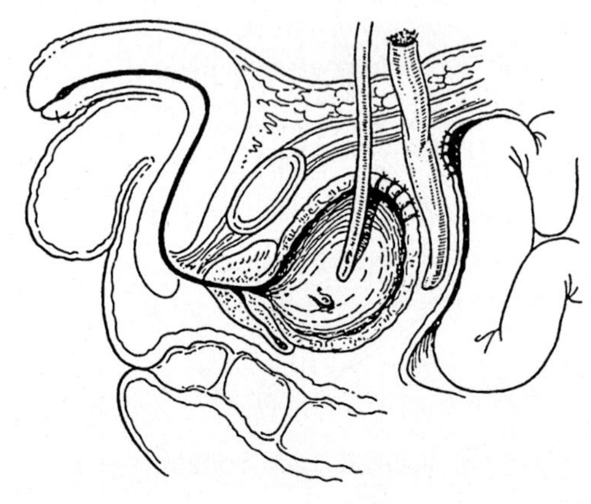

图 59-8　腹膜内膀胱损伤修补术

第六节　膀胱切开取石术

【手术指征】

膀胱结石有条件时应首选腔内碎石术。若结石过大,或无碎石条件而结石又不能自行排出者,可行膀胱切开取石术。

【禁忌证】

1. 尿道狭窄或膀胱颈梗阻等病变合并膀胱结石时,仅行膀胱切开取石不能解决患者排尿问题,应在取石的同时解决膀胱出口梗阻的问题。

2. 膀胱憩室合并结石或脐尿管囊肿结石,不应单纯行膀胱切开取石,应同时行憩室或囊肿切除术。

【手术步骤】

平卧位,下腹正中切口,显露膀胱后,先用左手示指探查结石的位置、大小、数量,然后用海绵钳在手指引导下取出结石(图 59-9)。然后缝合膀胱,有明显膀胱感染者应行膀胱造瘘。

如术前已肯定诊断,但术中未找到结石时,应探查确定结石是否存在于憩室内或脐尿管内。取石后要仔细探查,勿遗留结石或结石碎片,对膀胱炎症较重者,在关闭膀胱前后都应认真冲洗,以减少切口感染机会。

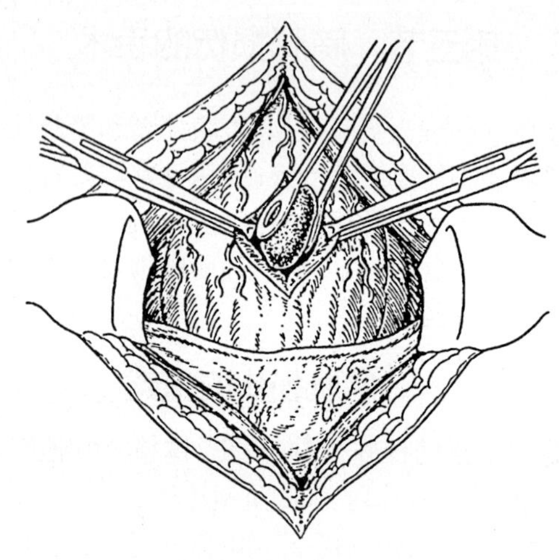

图 59-9　膀胱切开取石术

第七节　输尿管膀胱吻合术

对盆腔段输尿管的缺损,远端输尿管无使用价值时,可通过输尿管膀胱吻合术重建尿液引流的通路。手术成功的关键在于充分游离输尿管,必要时可行膀胱游离后悬吊于同侧腰大肌,甚至施行患侧肾脏的游离,以保持吻合口无张力;重建输尿管末段的抗反流机制,保证尿液的正常单向流动。输尿管吻合的方式有膀胱黏膜下潜行输尿管膀胱吻合术、乳头状输尿管膀胱吻合术两种基本术式,也可将两种方法结合使用。

【适应证】

1. 输尿管下段的损伤、狭窄、输尿管阴道瘘。

2. 膀胱肿瘤、憩室、膀胱阴道瘘等病变行膀胱部分切除术后输尿管无法保留、输尿管囊肿、先天性巨输尿管等。

3. 肾移植手术中输尿管的吻合。

【手术步骤】

1. 膀胱黏膜下潜行输尿管膀胱吻合术　切除病

变并充分游离输尿管使其能无张力与膀胱吻合，将输尿管断端于对系膜缘切开 0.7cm 以扩大输尿管吻合口(如输尿管较宽大也可直接吻合)(图 59-10A)；通过术前留置尿管将膀胱充盈；向上分离腹膜返折，在膀胱侧壁无血管区分开膀胱壁直达膀胱黏膜，勿穿透膀胱黏膜；以直角钳向膀胱颈方向于膀胱黏膜与肌层间潜行分离约 2~3cm，以电刀沿分离方向切开膀胱浆肌层，于切口远端以尖刀片切开膀胱黏膜约 0.5cm(图 59-10B)；以 5-0 可吸收线将膀胱黏膜与输尿管全层间断缝合 5~6 针，也可行两定点连续缝合；0 号丝线于输尿管表面缝合切开的膀胱肌层，将末段输尿管于膀胱黏膜下包埋约 1cm；同法以 0 号丝线将输尿管与膀胱行浆肌层加强缝合以减轻吻合口张力，防止术后尿瘘的发生(图 59-10C)。

2. 乳头状输尿管膀胱吻合术　适用于输尿管残端较长，术中已行膀胱切开的病例。通过膀胱前壁切口由膀胱内于膀胱后壁或顶部戳孔(图 59-11A)，将游离的输尿管断端拉入膀胱约 2cm(图 59-11B)；于膀胱外以 0 号丝线将输尿管浆肌层固定于膀胱外壁以防输尿管断端回缩；将输尿管残端于对系膜缘切开约 0.5cm，以 5-0 可吸收线将输尿管残端行外翻缝合固定于膀胱黏膜 5~6 针，形成外翻输尿管乳头(图 59-11C)。缝合膀胱前壁，留置气囊尿管或行膀胱造口。

【术中注意事项】

1. 术中须仔细选择输尿管膀胱吻合口的位置，保证吻合口无张力。

2. 行乳头状输尿管膀胱吻合时膀胱戳孔的口径应略大于输尿管外径，以防影响输尿管血供。

3. 手术中可选择放置输尿管外支架管，由膀胱切口或戳孔引出，也可放置双 J 管内支架。

4. 当输尿管较短估计吻合口有张力时，可选择充分游离膀胱后壁后将手术侧膀胱顶部向外上方牵拉并以丝线与腰大肌固定，以缩短与输尿管断端的距离。如仍有张力可考虑行输尿管膀胱瓣吻合术。

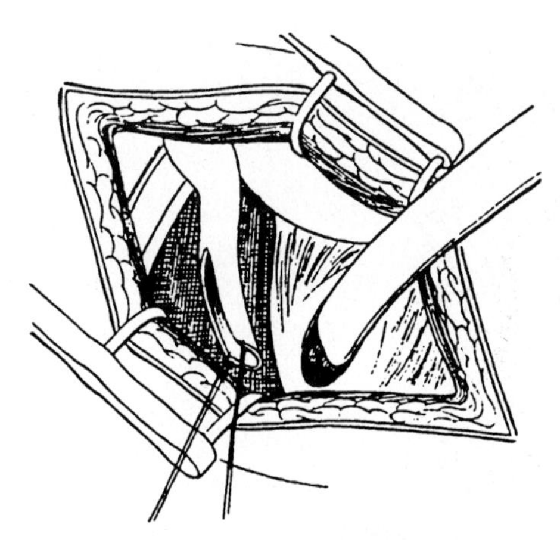

A. 分离输尿管，于对系膜缘剪开0.7cm

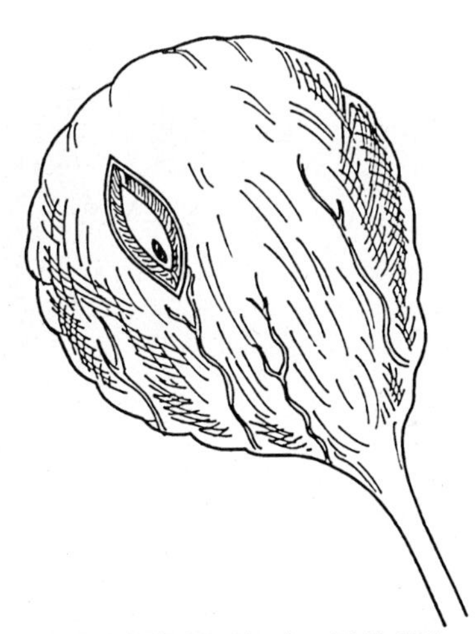

B. 分离膀胱肌层，切开膀胱黏膜

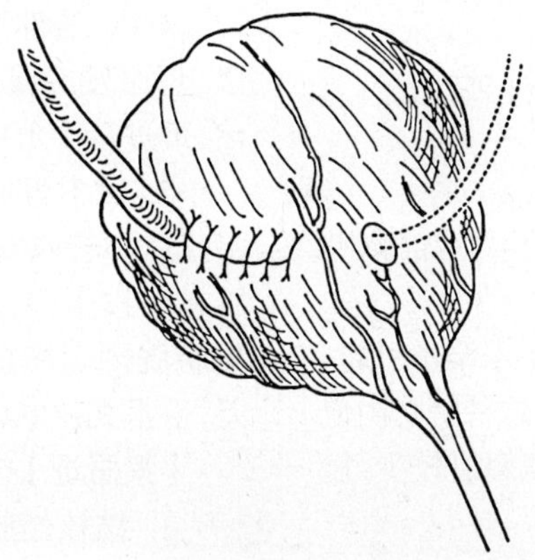

C. 输尿管膀胱黏膜吻合，丝线缝合膀胱肌层包埋吻合口

图 59-10　膀胱黏膜下潜行输尿管膀胱吻合术

7

A. 于膀胱适当部位戳孔

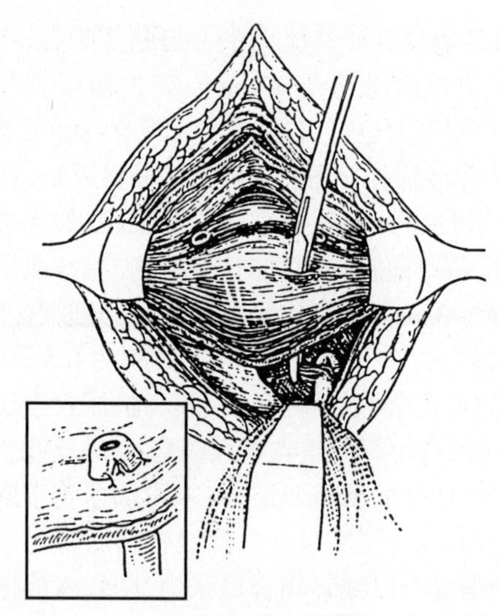

B. 将输尿管拉入膀胱

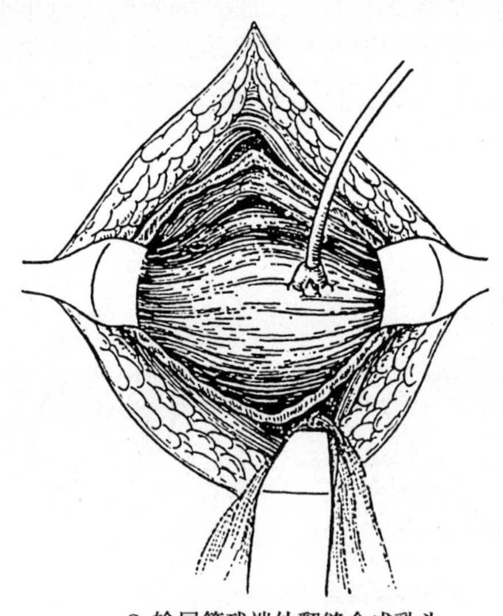

C. 输尿管残端外翻缝合成乳头

图 59-11　乳头状输尿管膀胱吻合术

第八节　膀胱阴道瘘修补术

【手术指征】

1. 先天性膀胱阴道瘘　较少见，于学龄前修补为宜。

2. 外伤性膀胱阴道瘘　因外伤或手术误伤引起。应于炎症完全消退后 3 个月进行修补。这种膀胱阴道瘘的瘘口一般较小、边缘整齐、周围组织瘢痕较少，血供较好，修补的成功率较高。

3. 难产所致的膀胱阴道瘘　多因产程过长，胎头长时间将膀胱壁压迫于耻骨联合上，导致局部缺血坏死所致。此类膀胱阴道瘘的瘘口大小不一，因瘘口周围组织瘢痕形成，血液循环较差，手术较困难，手术失败率也较高，手术应于局部炎症消退后 3 个月后进行。

4. 结核性膀胱阴道瘘　如果膀胱容量在 100ml 以上，原发的肾脏结核已切除，且膀胱结核已得到根治，可进行手术修补。

5. 放射性膀胱阴道瘘　常见于盆腔肿瘤行放射治疗后。若原发肿瘤已治愈，膀胱容量大于 100ml，膀胱放射性损害已愈（溃疡面已愈）者可行修补术。此类膀胱阴道瘘的瘘口周围组织血运很差，愈合能力差，手术失败率很高。

【禁忌证】

1. 结核性膀胱阴道瘘在下列情况下不能进行修补，膀胱结核未愈、膀胱挛缩、原发的肾结核未愈、合并尿道狭窄。

2. 放射性膀胱阴道瘘在下列情况下不能进行修补，原发性肿瘤未治愈、膀胱挛缩、放射性膀胱损害未控制。

3. 难产引起的膀胱 - 尿道 - 阴道瘘，即使能修补成功但术后仍不能获得尿液控制者。

4. 合并不能治愈的尿道狭窄、晚期恶性肿瘤穿孔也不宜行修补术。

【手术方法的选择】

膀胱阴道瘘的修补方法较多，应据具体情况恰当选择。从手术入路上主要有经阴道和经膀胱两大类修补法。

经阴道修补术手术创伤较小，手术操作较简单，主要适用于瘘口较小、瘘口位于膀胱三角区或膀胱颈，距输尿管口尚有一定距离者。如果有下列情况不宜采用经阴道修补：阴道缩窄、子宫固定经阴道不能充分显露瘘口者；瘘口位于三角区以上或为膀胱 - 子宫颈 - 阴道瘘经阴道不能满意显露瘘口者；瘘口过大或位于输尿管口边缘可能或需要行输尿管膀胱重吻合者。

经膀胱修补术的优点是能较好地显露三角区和三角区以上的瘘口，对瘘口与输尿管口关系紧密及需要行膀胱输尿管重吻合者只能采用这种手术入路。

一、经阴道膀胱阴道瘘修补术

【体位】

可采用截石位或膝胸卧位。

【手术步骤】

1. 显露瘘口　将两侧的小阴唇分别缝以牵引线，固定于两侧大腿内侧。用阴道拉钩将阴道后壁向后牵开，用宫颈钳将子宫颈拉出阴道外（图 59-12A），则阴道前壁即可全部显露。如果显露不佳，可经瘘口放入一气囊尿管，气囊内注水后向外牵拉，则可更好地显露瘘口（图 59-12B）。

2. 分离瘘口　分离瘘口是获得无张力缝合的关键。可用镰状刀片，沿瘘口周围，将阴道壁切开，用组织钳夹住切口边缘，然后用弯剪刀沿瘘口四周在阴道壁与膀胱壁之间进行潜行分离（图 59-12C），使阴道壁与膀胱壁分开，直到膀胱瘘口可在无张力下对合为止。瘘口位于三角区者分离中应避免损伤输尿管，必要时可先置入输尿管导管。

3. 切除瘢痕　将瘘口周围的瘢痕组织切除，直到露出正常的组织为止（图 59-12C）。彻底切除瘢痕组织有利于创口愈合，但对于瘘口较大者切除组织过多又可使缝合时张力过大。

4. 缝合膀胱壁　缝合膀胱壁用 3-0 铬制肠线或可吸收合成线行间断内翻全层褥式缝合，针距稍密，每 1cm 缝合 2~3 针，每缝合 1 针打结前，助手必须协助将膀胱黏膜翻向膀胱腔内，使创面良好对合。瘘口的两角，行半荷包式缝合。用 0 号丝线间断缝合膀胱肌层加固（图 59-12D）。

在进行缝合以前应：①检查瘘口与输尿管口的关系，如果输尿管口不易找到时，可静脉注射靛胭脂，在确定无输尿管损伤和缝合时不会损伤输尿管时才可缝合；需要注意的是，由于瘢痕挛缩的作用，输尿管口可偏离正常位置，对瘘口较大、瘢痕较多、瘘口靠近三角区的患者可先向输尿管内插入导管，待缝合完毕再拔除导管。②彻底清洗消毒和止血，可用 5% 碘仿消毒瘘口和阴道，用等渗氯化钠溶液冲洗；对活动性出血用电凝或结扎止血。③确定瘘口周围瘢痕已彻底切除、缝合时能在无张力下达到切缘对合。

5. 缝合阴道壁　用 2-0 铬制肠线或可吸收合成线间断缝合阴道壁，缝合的方向应与膀胱的缝合方向垂直（图 59-12E）。若缝合的张力过大，可将阴道壁两侧切开减张。经尿道放置导尿管，阴道内置一碘仿纱条。

二、经膀胱膀胱阴道瘘修补术

【手术步骤】

1. 切口　下腹部正中切口或耻骨上横弧形切口，显露膀胱。

2. 显露瘘口　切开膀胱后寻找瘘口。检查瘘口周围瘢痕组织的范围及瘘口与输尿管口的关系，必要时先行输尿管插管，以引导手术减少损伤。

如瘘口显露不佳，可用一气囊尿管经瘘口插入阴道内，气囊内注入适量盐水后向膀胱腔牵拉（图 59-13A），这样可较好地显露瘘口。

3. 分离瘘口　于瘘口边缘正常的膀胱黏膜上先用尖刀切开膀胱壁至膀胱肌层深面（图 59-13B），然后用弯剪刀在膀胱壁与阴道壁之间做潜行分离，直到膀胱壁能在无张力下对合为止。

4. 剪除瘘口周围的瘢痕组织（图 59-13C）。

5. 缝合膀胱壁和阴道壁，检查瘘口与输尿管口的关系，在确定无输尿管损伤和缝合时不会损伤输尿管后，碘仿消毒瘘口和阴道，用等渗氯化钠溶液冲洗，电凝或结扎活动性出血。

用 2-0~3-0 可吸收线间断褥式外翻缝合阴道壁全层，使阴道壁创缘良好对合，再用细丝线间断缝合阴道壁肌层加固（图 59-13D）。用 3-0 可吸收线间断内翻全层缝合膀胱壁（图 59-13E）。膀胱壁缝合方向与阴道壁的缝合方向垂直。

若为膀胱 - 子宫 - 阴道瘘，可经膀胱将膀胱与子宫颈完全分离，用 0 号可吸收线缝合子宫颈。阴道壁和膀胱壁关闭方法同上。

若膀胱阴道瘘在膀胱侧壁，可经膀胱外，将膀胱与阴道壁分离，将瘘口周围的不健康膀胱壁充分切

7

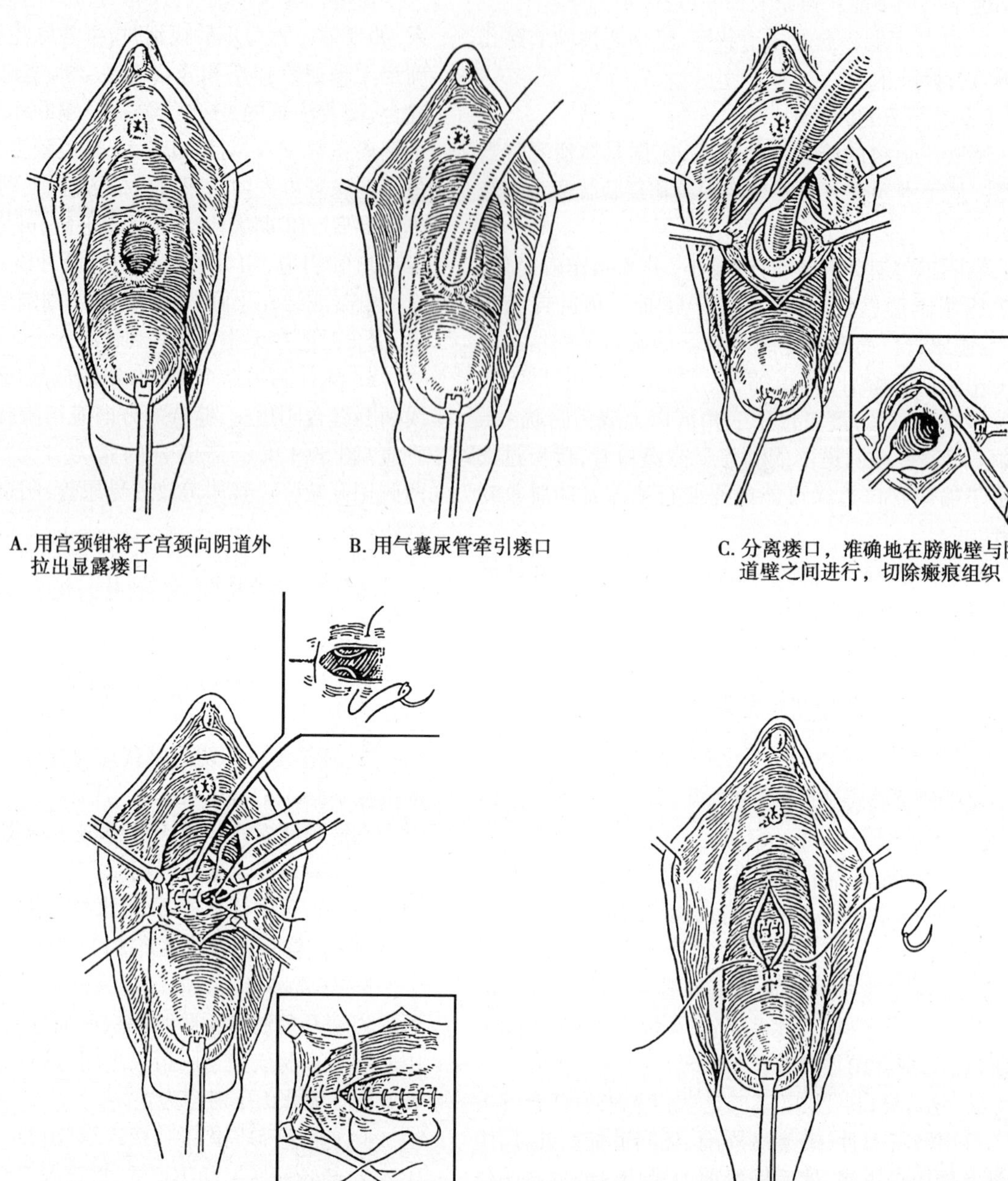

A. 用宫颈钳将子宫颈向阴道外拉出显露瘘口

B. 用气囊尿管牵引瘘口

C. 分离瘘口，准确地在膀胱壁与阴道壁之间进行，切除瘢痕组织

D. 缝合膀胱壁

E. 缝合阴道壁

图 59-12　经阴道膀胱阴道瘘修补术

除，再行修补。这种膀胱阴道瘘修补的成功率较高。

若分离时损伤了输尿管，或分离及缝合瘘口时无法避免输尿管损伤，应同时做输尿管膀胱重吻合。

瘘口修补完毕后，行耻骨上膀胱瘘，关闭膀胱切口，耻骨后置一烟卷引流，逐层关闭切口。阴道内置一碘仿纱条。

【注意事项】

1. 修补成功的关键在于　①分层游离瘘口，使膀胱壁与阴道壁完全分离；②彻底切除瘘口周围的瘢痕组织；③无张力缝合瘘口；④分层缝合瘘口且膀胱和阴道的缝合方向不重叠；⑤膀胱壁缝合时膀胱黏膜翻向膀胱腔，阴道缝合时阴道黏膜翻向阴道腔，以保证创口的良好对合；⑥妥善止血及预防感染。

2. 瘘口位于膀胱颈或膀胱颈 - 尿道 - 阴道瘘在修补时应注意保存尿道的尿液控制功能，以免术后出现压力性尿失禁甚至完全性尿失禁。对这种瘘口缝合的方向应与尿道长轴一致，如果尿道缺损较长，则应用其他方法修补缺损的尿道而不能直接缝合。

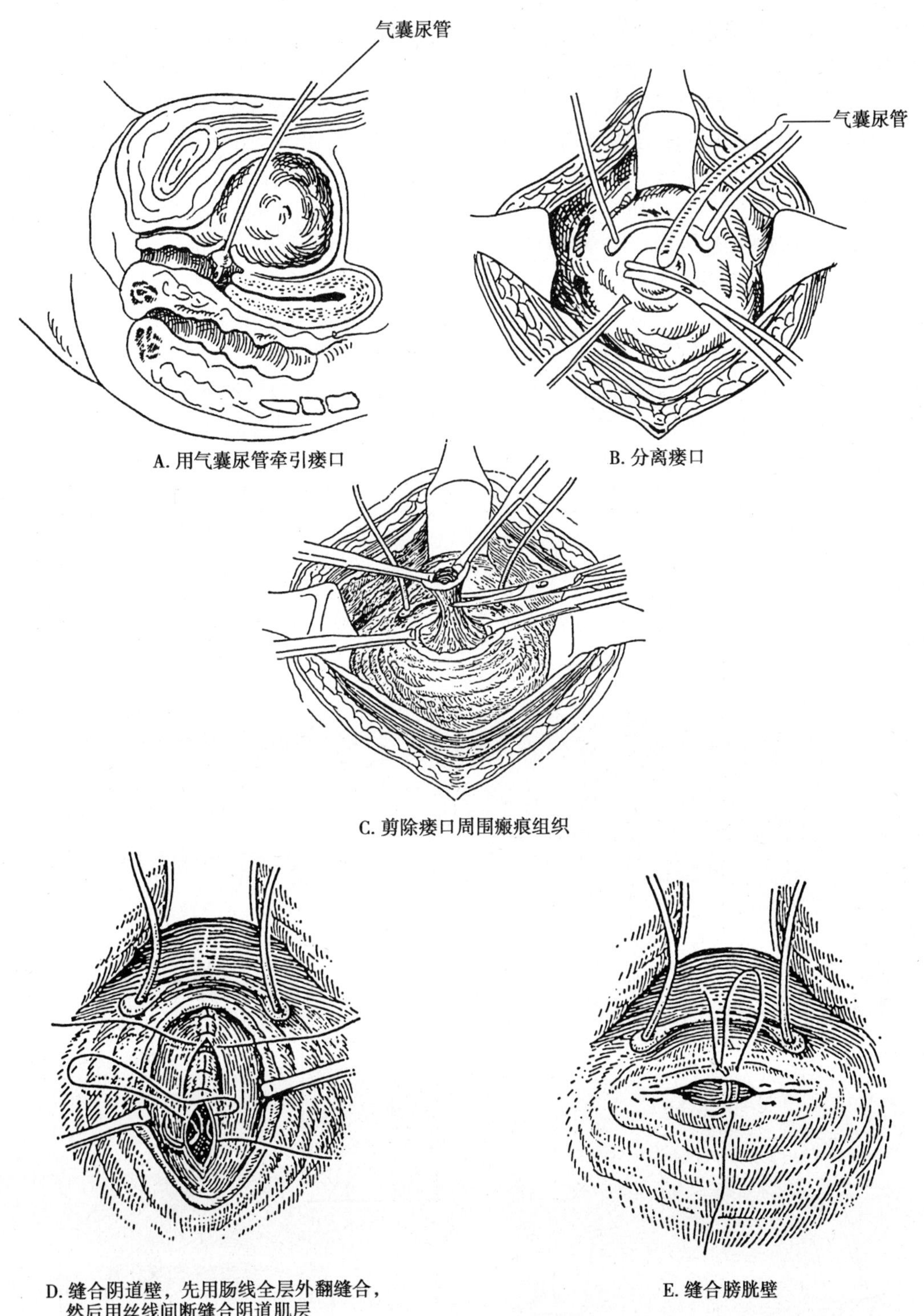

A. 用气囊尿管牵引瘘口

B. 分离瘘口

C. 剪除瘘口周围瘢痕组织

D. 缝合阴道壁，先用肠线全层外翻缝合，然后用丝线间断缝合阴道肌层

E. 缝合膀胱壁

图 59-13　经膀胱膀胱阴道瘘修补术

第九节　膀胱部分切除术

【手术指征】

1. 膀胱憩室　当憩室内发生肿瘤时应及时行膀胱切除术。膀胱憩室内结石、膀胱憩室合并感染、较大的膀胱憩室，尤其是憩室口小、憩腔较大者为预防并发症，应行膀胱部分切除术。

2. 脐尿管疾病　如脐尿管囊肿、脐尿管瘘、脐尿管囊肿并结石、肿瘤或脓肿等，在切除脐尿管病变的同时，应同时切除相邻部位的膀胱组织。

3. 膀胱肿瘤　随着腔内技术的发展，膀胱肿瘤行膀胱部分切除已极少采用。在下列情况下可考虑采用膀胱部分切除术：局限性的膀胱憩室内肿瘤、合并其他需要开放手术治疗的膀胱或和尿道疾病，如巨大膀胱结石、肿瘤紧靠输尿管口预计需要行输尿管膀胱重吻合、非尿路上皮性肿瘤可行部分切除者。

4. 膀胱转移癌 如直肠癌、子宫颈癌，仅有膀胱局部转移或邻近肿瘤仅小范围浸润膀胱壁时，在切除原发病灶的同时，可行该处膀胱部分切除术。

【手术步骤】（以膀胱肿瘤为例）（图 59-14）

1. 切口 下腹正中切口或耻骨上横弧形切口，逐层切开显露膀胱。

2. 探查肿瘤 探查肿瘤的位置、数目、大小、形态及与输尿管口的关系，对诊断可疑者做术中冰冻检查，对可疑的膀胱壁组织亦应进行活检（图 59-14A）。对浸润性肿瘤应探查肿瘤浸润深度、范围及局部淋巴结情况等。

3. 游离膀胱壁 于膀胱内衬以手指，用钝性及锐性交替法分离膀胱壁，将受侵犯的膀胱壁从附近组织中完全游离出来（图 59-14B）。

4. 膀胱部分切除 将膀胱探查切口延伸至肿瘤旁，距肿瘤边缘 2cm 处环形切除包括肿瘤在内的膀胱壁（图 59-14C）。

5. 缝合膀胱，并行耻骨上膀胱造瘘。耻骨后置一烟卷引流，逐层关闭切口（图 59-14D）。

【注意事项】

若输尿管口已被肿瘤侵犯，或输尿管口位于拟切除的范围内，则应同时行输尿管膀胱重吻合。

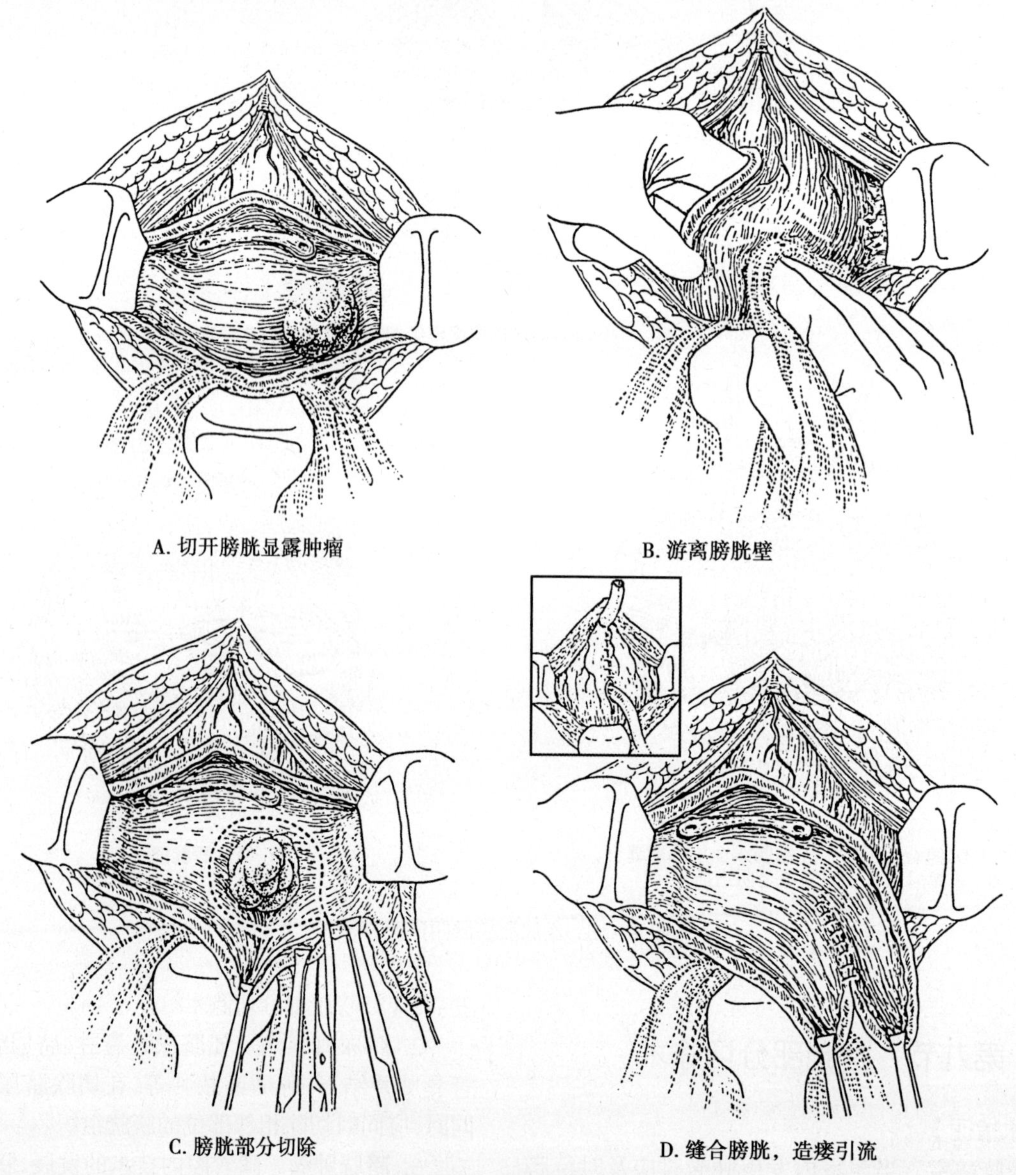

A. 切开膀胱显露肿瘤　B. 游离膀胱壁　C. 膀胱部分切除　D. 缝合膀胱，造瘘引流

图 59-14 膀胱部分切除术

7

第十节　膀胱全切术

【手术指征】

1. 膀胱移行细胞癌有下列情况者：浸润性肿瘤、肿瘤位于三角区或膀胱颈、多发性范围广泛无法施行部分切除术、多次复发的肿瘤、膀胱原位癌经保守治疗无效。

2. 非尿路上皮性膀胱恶性肿瘤：如膀胱腺癌、鳞癌、肉瘤等，这些肿瘤除少数范围局限者外，都应行膀胱全切术。

3. 膀胱转移癌：常见者为邻近的脏器恶性肿瘤侵犯膀胱，如直肠、子宫、子宫颈及阴道等，如膀胱受累范围较广泛，在原发癌根治术的同时可考虑行膀胱全切术。

4. 后尿道恶性肿瘤常需要同时行膀胱全切术。

5. 膀胱已完全失去储尿和排尿功能，如膀胱外翻且已纤维化、膀胱挛缩（结核、间质性膀胱炎等）等。

膀胱全切术是一破坏性很大的手术，切除膀胱后需要进行尿路重建，以解决储尿和排尿问题。因此，在掌握手术指征上，不仅应从原发病的治疗考虑，而且要从患者的全身情况，主要脏器的功能考虑。若患者的全身情况较差，如贫血、低蛋白血症、糖尿病等，需待全身情况好转后再行手术。

【手术类型】

膀胱全切术有两种方法，一种是单纯膀胱切除，保留前列腺和精囊，这种手术较简单，适用于非肿瘤患者，对恶性肿瘤不适使用。另一种是将前列腺、精囊、后尿道连同膀胱一并切除，适用于膀胱恶性肿瘤，对尿道亦受侵犯者还需将球部尿道以远的尿道也一并切除。从切除路径不同分为顺行性和逆行性两种，前者系从膀胱顶开始直至完全切除膀胱，后者是从膀胱颈和前列腺开始，直至完全切除膀胱。近年来，逆行性切除法运用者逐渐增多。

一、顺行性膀胱全切术

【体位】

仰卧位或截石位。

【手术步骤】

1. 手术探查　下腹正中切口。对术前尚不能完全确定是否需要行膀胱全切者，可先切开膀胱探查并取组织送病理学检查。决定行全切后缝合关闭膀胱。延长切口，切开腹膜进入腹腔行腹腔探查：先探查肝脏及大网膜，然后探查髂总、髂内、外血管等处淋巴结以及骶旁、骶正中等处淋巴结有无转移。

2. 切断输尿管结扎髂内动脉　于髂血管分叉处切开后腹膜，游离出输尿管，于其近膀胱处切断，远端结扎，近端插入 8 号导尿管，暂时将尿液引向体外(59-15A)。在髂血管分叉处显露出髂内动脉，剪开动脉鞘，于鞘内分离结扎髂内动脉，以减少术中出血。在结扎前需要触摸股动脉或足背动脉搏动，以防误扎髂外动脉导致下肢缺血坏死。

3. 游离膀胱　钝性游离膀胱前壁和两前侧壁，将腹膜返折推向头侧，结扎切断中脐韧带（图 59-15B)。用血管钳夹住并牵引膀胱顶部脐尿管后，分离膀胱及腹膜(图 59-15C)，直至膀胱底，在分离中可用交替使用电刀和钝性分离，以减少出血。在膀胱底的外侧面分别分离切断输精管，分离出输尿管残端，于输尿管末端外侧，钳夹、结扎和切断膀胱侧韧带及其内的血管，切断后双重结扎(图 59-15D)。

4. 游离前列腺　将膀胱向后上方牵拉，显露耻骨后的前列腺，游离、钳夹、结扎、切断耻骨前列腺韧带(图 59-15E)。沿前列腺前面和侧面向会阴部分离，显露前列腺尖和膜部尿道交界处，切断尿道(图 59-15F)，若不需行正位尿道重建，则缝合结扎远端尿道。进行该部分操作时若损伤前列腺静脉丛，将出现较难控制的出血。操作要点是，先打开前列腺两侧的盆底肌筋膜，沿前列腺两侧向会阴部钝性分离，于前列腺和耻骨之间结扎位于前列腺表面的血管，之后再分离切断前列腺前面的韧带。

5. 需要切除尿道者进行以下操作　在会阴部做倒 U 形切口，达中心腱时将其切断(图 59-15G)。将会阴浅横肌与直肠分开(图 59-15H)，并向深部分离，在受累尿道远端切断尿道，关闭远端尿道(图 59-15I)，游离前列腺的前侧面，直至与腹部切口相通(图 59-15J)。腹部组与会阴组相互配合，将膀胱及其周围完全游离(图 59-15K)。

6. 切除膀胱后暂时用温盐水纱布填塞压迫创面数分钟，仔细结扎创面的活动出血点。

7. 行尿流重建术。

8. 术毕膀胱窝内放置烟卷引流或橡胶管引流，腹腔内放置橡胶管引流，逐层关闭切口。

二、逆行性膀胱全切术

与顺性膀胱切除术相比，逆行性切除的操作主要不同点是：分离膀胱前壁后即分离前列腺，于前列腺尖部切断尿道后沿前列腺后面向头侧分离直至切除膀胱。近年来多数术者使用该术式。其主要优点如下：①可保留勃起神经，从而大大地减少了术后阳痿的发生率；②可显著缩短手术时间。主要缺点是手术要求较高，显露耻骨后较困难，如果位于前列腺表面的阴茎背静脉处理不好则出血较多。

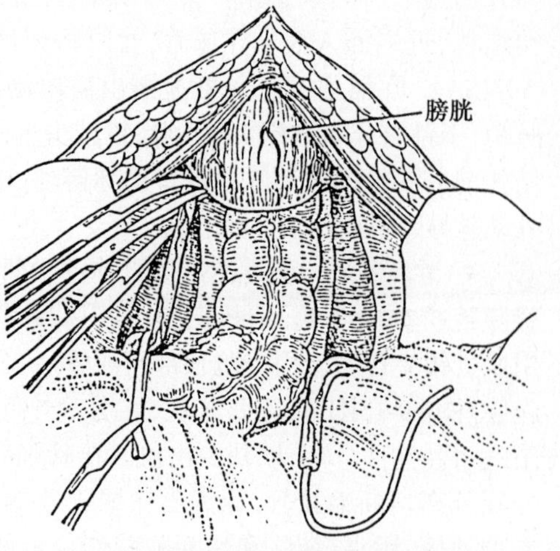

A. 切开后腹膜，切断输尿管

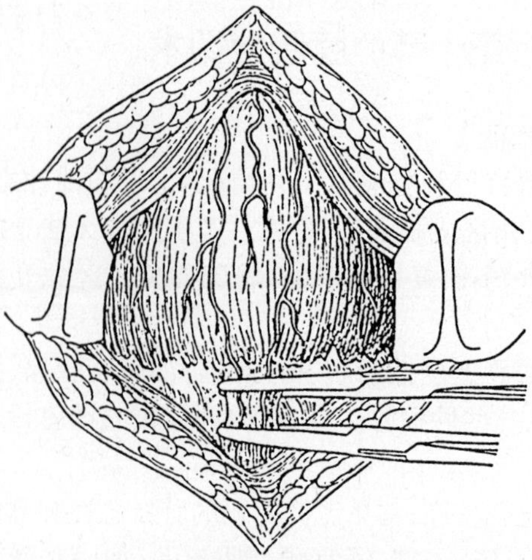

B. 切断中脐韧带

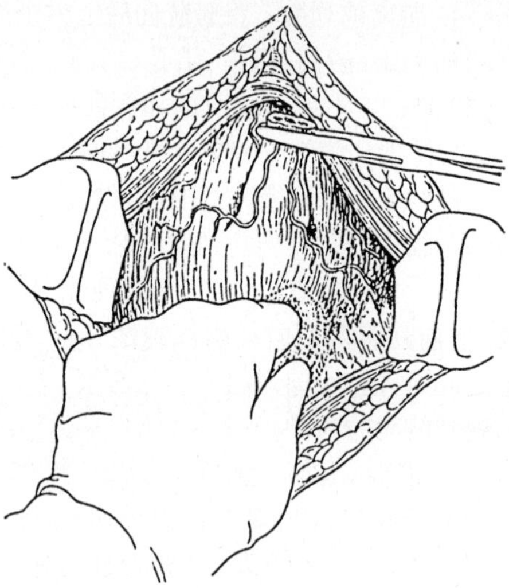

C. 进一步游离膀胱至膀胱底

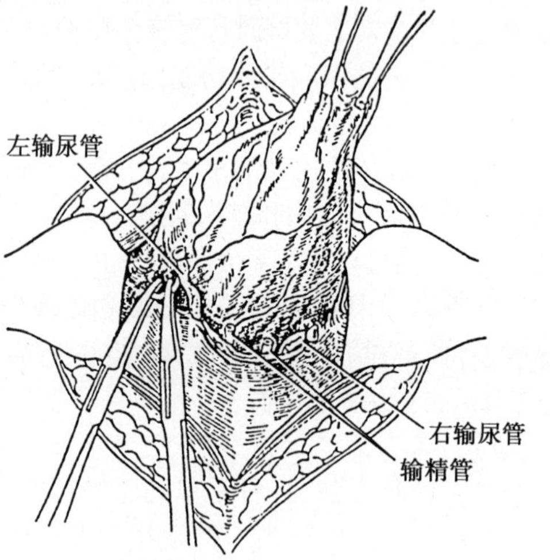

D. 切断输精管，切断并结扎膀胱侧韧带和其内的血管

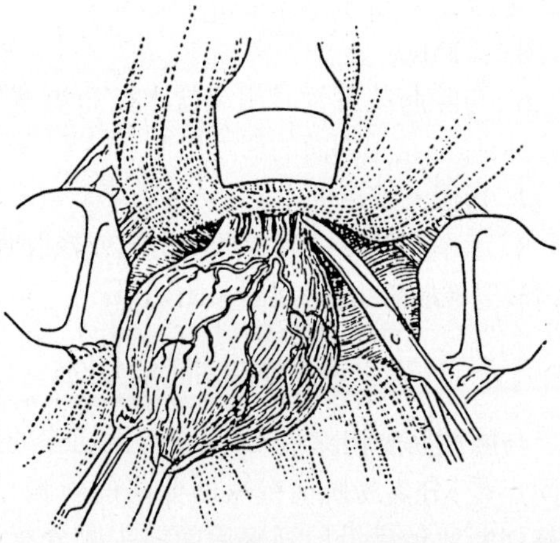

E. 切断耻骨前列腺韧带

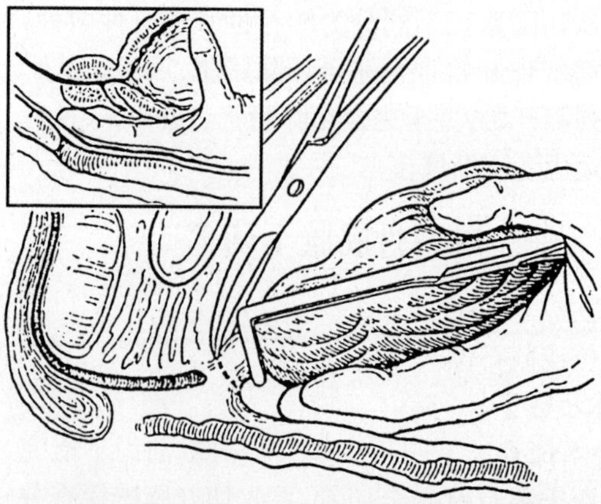

F. 前列腺尖端与膜部尿道近端之间钳夹、剪断

图 59-15　顺行性膀胱全切术

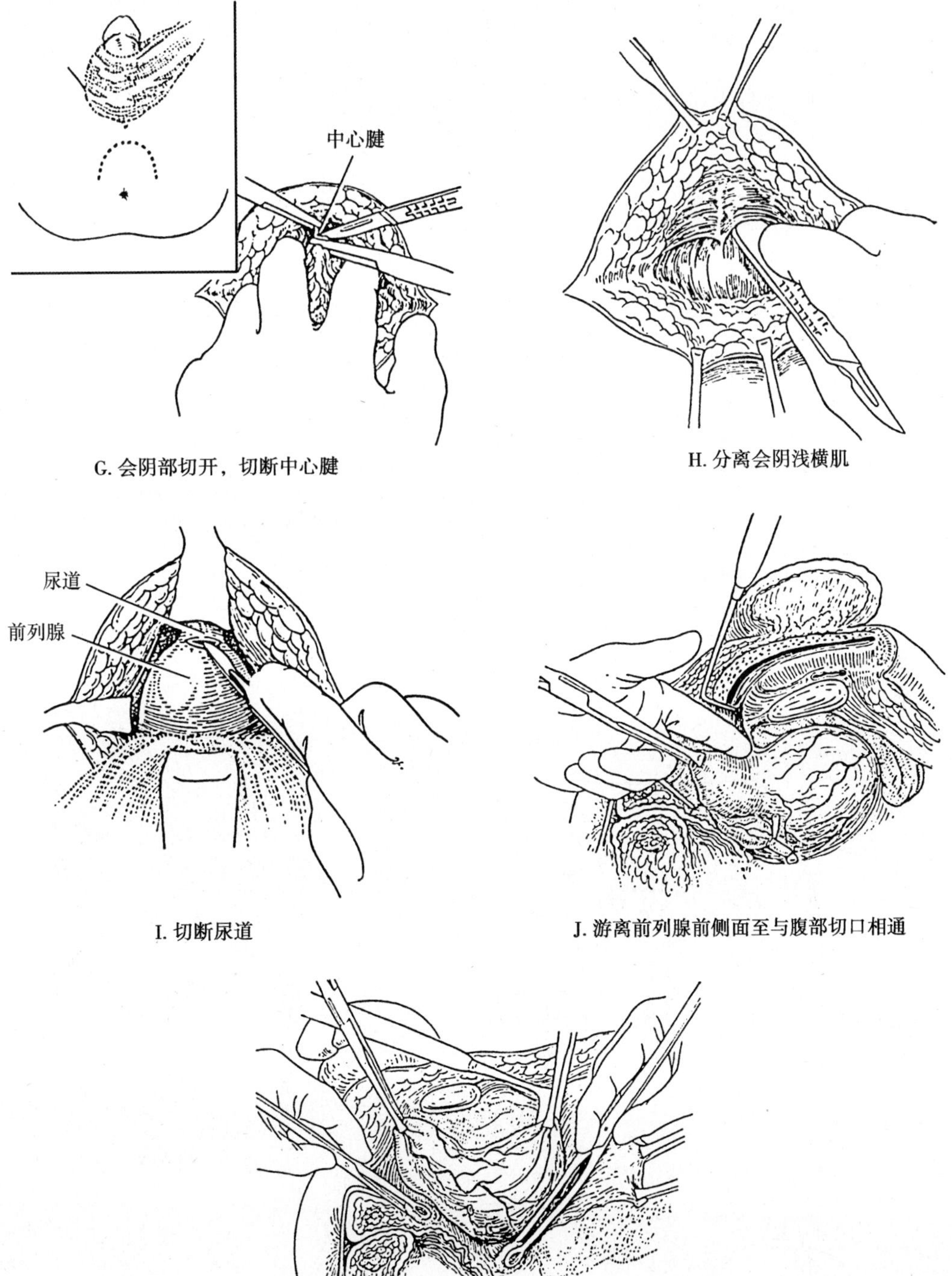

G. 会阴部切开，切断中心腱

H. 分离会阴浅横肌

I. 切断尿道

J. 游离前列腺前侧面至与腹部切口相通

K. 两组协同操作，游离前列腺后面和膀胱直肠筋膜

图 59-15(续)

【体位】

仰卧位或截石位。

【手术步骤】

1. 手术探查，切断输尿管结扎髂内动脉等操作，同前(图 59-15)。

2. 游离前列腺　将膀胱连同其前面的腹膜推向上方，沿耻骨后分离，直到盆筋膜表面，此时可见耻骨联合深面向膀胱走行的阴茎背静脉，于前列腺两侧分别切开盆底筋膜(图 59-16A)，沿切开处向下钝性分离前列腺两侧，以较好地显露耻骨前列腺韧带，在耻骨前列腺韧带附着于耻骨处切断韧带(图 59-16B)，暴露耻骨后间隙，于前列腺两侧盆筋膜切口向下分离，使前列腺侧面完全暴露。

3. 结扎阴茎背静脉，横断尿道　以术前放置于尿

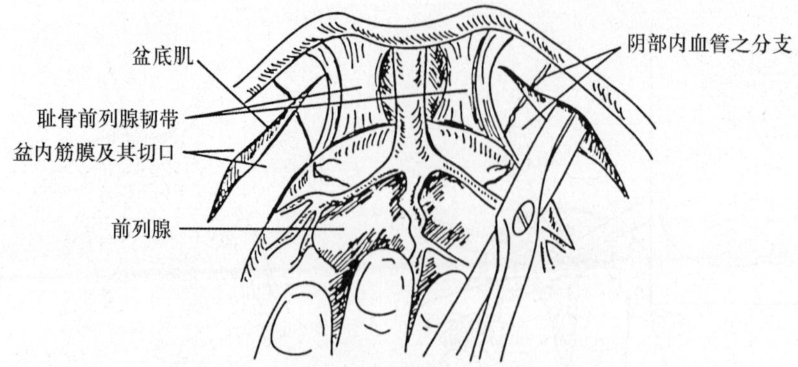

盆底肌
耻骨前列腺韧带
盆内筋膜及其切口
前列腺
阴部内血管之分支

A. 切开盆底筋膜

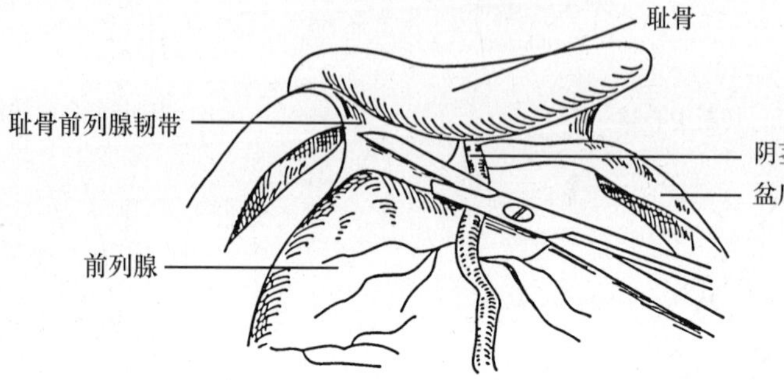

耻骨
耻骨前列腺韧带
阴茎背静脉
盆底肌
前列腺

B. 切断耻骨前列腺韧带

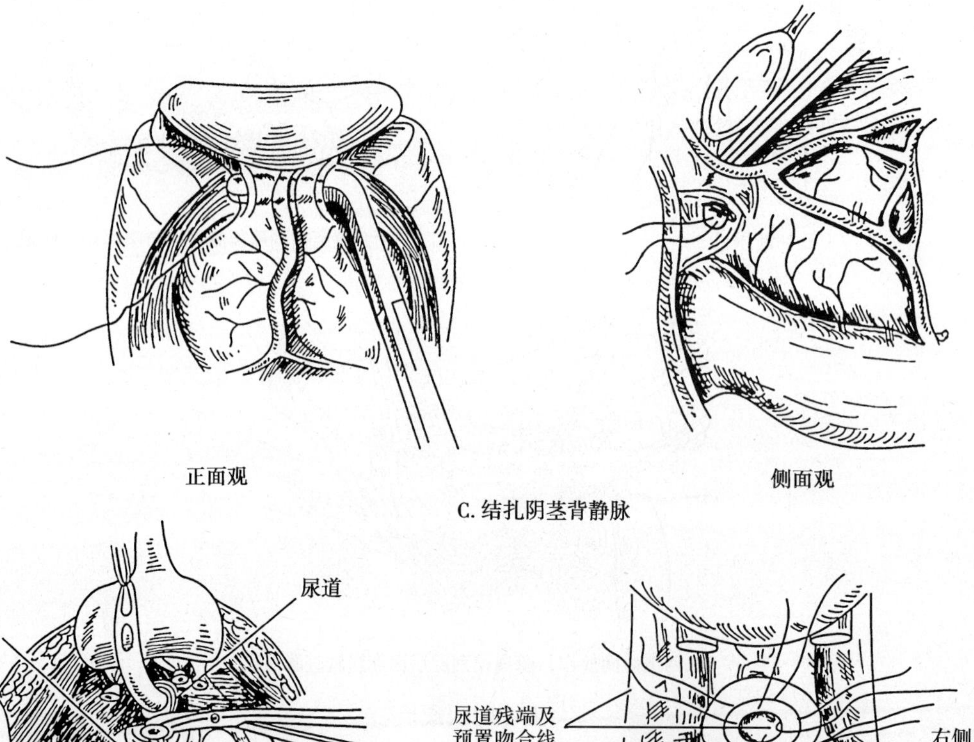

正面观　　侧面观

C. 结扎阴茎背静脉

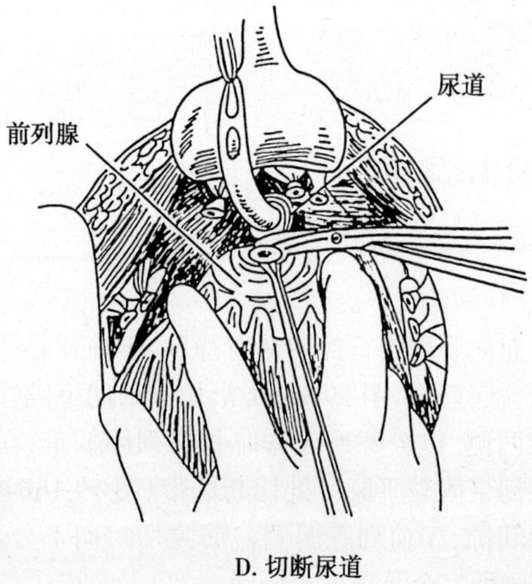

前列腺
尿道

D. 切断尿道

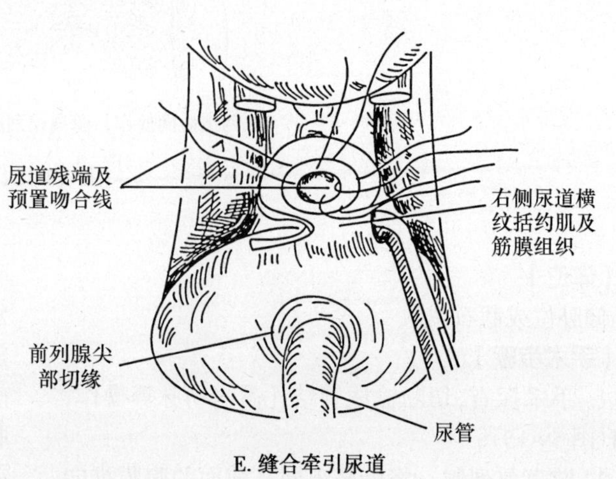

尿道残端及预置吻合线
右侧尿道横纹括约肌及筋膜组织
前列腺尖部切缘
尿管

E. 缝合牵引尿道

图 59-16　逆行性膀胱全切术

道内的导尿管为标志，于前列腺尖部(该部为一相对无血管区)紧贴前列腺穿过一直角钳，游离切断并结扎阴茎背静脉丛(图 59-16C)。沿静脉丛切断处的深面向下进一步显露前列腺的前壁，直到前列腺尖部。于该处横行切开尿道前壁，将从耻骨上切口引出，适当牵引下即可较好地显露并横断尿道(图 59-16D)。若拟行正位膀胱重建，则分别于 11~1、2~4、5~7 和 8~10 点处用 2-0 可吸收线做 4 针全层外翻缝合(图 59-16E)，备吻合用，并可防止尿道回缩。若不作正位尿道重建，则缝扎尿道残端止血。

4. 用组织钳夹住前列腺尖与气囊尿管一并拉向头侧，即可显露前列腺后壁，紧贴前列腺表面向膀胱侧分离，切断、结扎膀胱侧面的组织和血管，在分离中可交替使用电刀和钝性分离以减少出血。切除膀胱后暂时用热盐水纱布填塞压迫创面数分钟，仔细结扎创面的活动出血点。

5. 行尿流重建术。

6. 膀胱窝内放置烟卷引流或橡胶管引流，腹腔内放置橡胶管引流，逐层关闭切口。

第十一节 膀胱手术并发症及其预防

一、膀胱出血

【原因】

膀胱手术后均有轻度血尿，一般 3 天左右尿色转清。如术后 24 小时内膀胱大量出血为原发性出血，多系手术时止血、缝合不完善所致。如术后 1 周左右膀胱大量出血为继发性出血，多系继发感染引起。

【防治】

1. 中膀胱壁的止血、缝合必须完善。

2. 术后抗感染措施必须得力。

3. 如发生膀胱大量出血，首先应加强膀胱冲洗，洗净膀胱内血块，膀胱造口者应由尿道插入导尿管，无膀胱造口者可由尿道插入去掉气囊的双腔导尿管或三腔导尿管，行膀胱持续冲洗，以防膀胱内血块形成。

4. 如膀胱内大量血块经反复膀胱冲洗仍不能去净时，应在局部麻醉下放入电切镜，用等渗氯化钠溶液反复彻底冲洗膀胱，并吸净血块，然后，留置三腔导尿管做膀胱持续冲洗，以防血块再次形成，必要时予以输血。

5. 膀胱内充满血块，经电切镜冲洗抽吸无效时，应及早手术，切开膀胱，取出血块，并彻底止血，同时予以输血。

6. 应用止血药物　全身用药常用止血芳酸静脉滴注，局部用药有垂体后叶素、去甲肾上腺素及 1% 硫酸铝钾液等。

二、伤口漏尿

【原因】

1. 膀胱创口缝合不严密或缝线脱落。

2. 膀胱创口感染，影响创口愈合而漏尿。

3. 下尿路痉挛或梗阻，使膀胱内压增高，引起伤口漏尿。

【防治】

1. 术中膀胱缝合后应从造口管或留置导尿管注入等渗氯化钠溶液 200ml，证实缝合处不漏后再缝合腹部切口。

2. 由尿道留置导尿管，并保持引流通畅，即可降低膀胱内压，减少伤口漏尿，促使膀胱创口愈合。

3. 如有感染，应扩大皮肤切口，充分引流，以控制膀胱创口感染，并及时取出丝线头，以利于膀胱创口愈合。

4. 解除下尿路痉挛及梗阻，才能彻底解决伤口漏尿。

三、感染

【原因】

1. 膀胱手术属二类污染性手术，术中有尿液污染。膀胱缝合后短期内仍可能有尿液渗出。因此，必须放置引流条，将外渗的尿和液体引出。如引流不畅，即可导致耻骨后间隙及创口感染。如有感染的尿液术中污染创口，则更增加了感染的机会。

2. 膀胱手术后由于留置尿液引流管，膀胱内均有轻度感染，尿内可有少量白细胞或脓细胞，并无症状，只要尿液引流通畅，无需特殊处理。如尿液引流不畅或引流管留置过久，则尿内白细胞或脓细胞增多，说明膀胱感染较重，应予积极处理。

【防治】

1. 显露膀胱后，在切开前应将膀胱内尿液及液体放净，并用纱布保护创口，以减少污染的机会。

2. 注意引流条的引流是否通畅，如伤口引流处不断有液体渗出，引流条即不能拔除。

3. 耻骨后间隙及创口感染时，应及时充分引流，并取出丝线头，以利创口愈合。

4. 膀胱内感染时，除全身应用抗生素外，需用抗生素作膀胱内灌注，以尽快消除感染。最好根据尿培养及抗生素敏感试验的结果，选用敏感的抗生素。

四、膀胱腹壁瘘

【原因】

膀胱造口管拔除后，一般经数日即可自行愈合。

膀胱腹壁瘘形成的原因为：

1. 下尿道梗阻的存在，如前列腺增生症、膀胱颈挛缩、前列腺切除术后狭窄及尿道狭窄等。

2. 虽无下尿路梗阻，但耻骨上膀胱造口管留置过久，膀胱造口的通道变成致密硬化的管道，故难以愈合及闭锁。

【防治】

1. 解除下尿路梗阻。

2. 切除膀胱瘘的硬化组织后重新缝合，并经尿道留置导尿管引流，以利愈合。

（沈文浩　宋波）

参考文献

1. 金锡御，俞天麟．泌尿外科手术学．北京：人民军医出版社，2004.
2. Takayanagi A，Masumori N，Saito T，et al. The outcomes of surgical repairs of vesicovaginal fistula in 16 patients.J Obstet Gynaecol，2014，34(2)：169-171.
3. Dwyer P，Kaplan F，Alvarez J. Transvaginal repair of vesicovaginal fistula：surgical techniques to improve access and successful vaginal closure.Int Urogynecol J，2013，24(4)：531-532.
4. Wabrosch G，Lechner F. Ureterocystoneostomy.Acta Chir Acad Sci Hung，1965，6(4)：447-452.

7

第六十章

常用男性尿道手术

男性尿道疾病中,需经手术治疗的常见疾病为尿道损伤、尿道狭窄及尿道下裂。男性尿道下裂为先天性疾病,需手术治疗,在本书小儿外科手术篇中论述。男性尿道癌很少见,球部尿道癌和后尿道癌的根治性手术治疗,多需同时做前列腺切除,甚至膀胱全切除,若遇此类病例,可参照根治性膀胱全切术或前列腺切除术,本章亦不予论述。本章阐述尿道损伤及尿道狭窄的手术治疗。

第一节　男性尿道及会阴局部解剖概要

【男性尿道】

男性尿道长约 20cm,自然状态下呈 S 形,起于膀胱颈的尿道内口,止于阴茎头端的尿道外口。尿道内腔平时呈闭合状态,成人可通过 F24~F30 尿道探子。尿生殖膈将尿道分为前后两个部分:前尿道自尿道外口起,至尿生殖膈止,有尿道海绵体包绕;后尿道自尿生殖膈起,止于尿道内口(图 60-1)。

1. 前尿道　位于两阴茎海绵体之间的腹侧,长约 15cm,分为三部分。

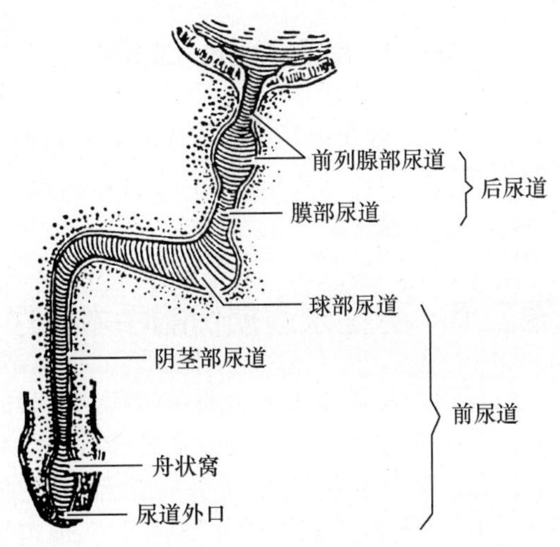

图 60-1　男性尿道

(1) 阴茎头部尿道:由尿道外口至冠状沟平面,尿道外口呈纵行裂缝状,是尿道最细的部分,尿道外口后即膨大,称舟状窝。

(2) 悬垂部尿道:亦称阴茎部尿道,是尿道最活动的部分。

(3) 球部尿道:起于耻骨弓下,止于尿生殖膈下筋膜,位于会阴部,比较固定,常因会阴部骑跨致伤,该部血液循环丰富,有尿道球腺开口。

2. 后尿道　分为膜部尿道和前列腺部尿道两部分。

(1) 膜部尿道:即穿过尿生殖膈的一段尿道,长约 1.2cm,有尿道外括约肌包绕,是尿道最固定的部位,也是除尿道外口外周径最小的部位。膜部尿道比较薄弱,行尿道内器械检查时,通过该部比较困难,操作不慎可致该部损伤。

(2) 前列腺部尿道:位于尿生殖膈以上,完全在盆腔内,有前列腺包绕,长 3~4cm,管腔呈梭形,是尿道最宽的部分。前列腺部尿道后壁的中部有精阜。呈纺锤状,射精管开口于精阜的下方,精阜的两侧有多数前列腺管开口。精阜的远近端有黏膜皱襞,名尿道嵴(图 60-2)。前列腺部尿道血液循环丰富,外伤后,出血甚多。

后尿道的血供来自膀胱下动脉的前列腺支,并有

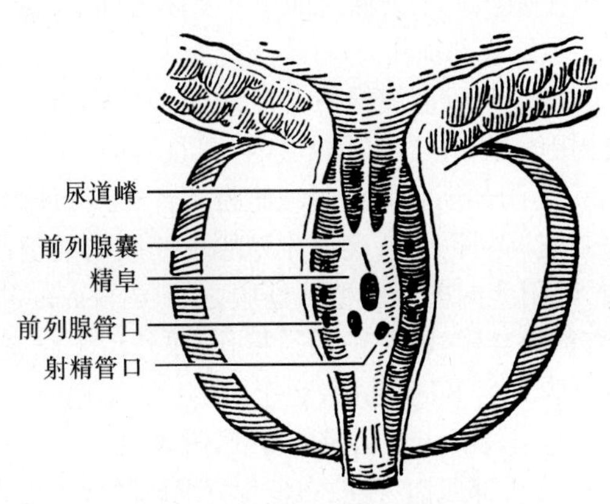

图 60-2　前列腺部尿道解剖

7

痔中动脉及阴部内动脉的分支，它们之间有吻合支。前列腺的动脉来自阴部内动脉的分支、尿道球动脉及尿道动脉。后尿道的静脉回流至膀胱前列腺静脉丛，前尿道的静脉回流至阴部内静脉，再至髂内静脉。

尿道的淋巴十分丰富。在尿道黏膜下为淋巴网，前尿道引流至腹股沟浅淋巴结，进而至腹股沟下深淋巴结，并沿髂外淋巴结向上引流。后尿道淋巴引流至髂内淋巴结、闭孔淋巴结及盆腔淋巴结。

【男性会阴】

男性会阴位于尿生殖膈以下，前为耻骨联合，后为尾骨尖，两侧为坐骨结节，呈一菱形（图 60-3）。以左右坐骨结节的连线为界，前为尿生殖三角，后为肛门三角。尿生殖三角的结构如下：

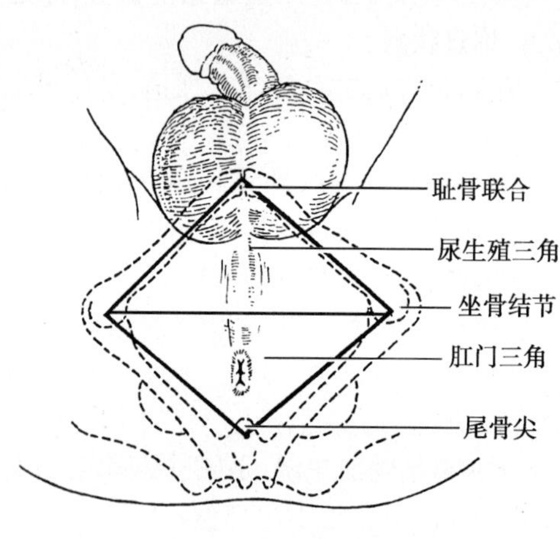

图 60-3　男性会阴

1. 尿生殖膈　尿生殖膈又名三角韧带，位于左右耻骨下支及左右坐骨上支的三角区内，上缘与耻骨弓韧带相连，下缘为游离缘，略呈弓状，被会阴浅横肌覆盖。其上为盆腔，其下为会阴。尿生殖膈由两层坚韧的筋膜及其间的肌肉组成，上层为尿生殖膈上筋膜，下层为尿生殖膈下筋膜，其间有会阴深横肌、尿道外括约肌。尿道膜部贯穿其中央，此外尚有动静脉及神经。尿生殖膈上下筋膜之间呈一密闭的间隙，称会阴深囊。单纯膜部损伤，尿外渗于此囊内，但膜部损伤常合并有尿生殖膈筋膜损伤，因而尿外渗常向上蔓延至膀胱周围，或向下至会阴浅囊内（图 60-4）。

2. 会阴部筋膜　会阴浅筋膜又名 Colles 筋膜，起于耻骨支、坐骨上支，经尿生殖膈下筋膜向前至阴囊相续，经阴茎向前至腹壁浅筋膜之深层（Scarpa 筋膜）相续，称为会阴浅囊，前尿道损伤，尿外渗于此囊内，阴茎筋膜又名 Buck 筋膜，起于尿生殖膈下筋膜，绕过阴茎，至其背侧，止于阴茎悬韧带（图 60-4）。

3. 会阴部肌肉　左、右坐骨海绵体肌起于坐骨结节，止于阴茎海绵体上，为阴茎勃起的肌肉。坐骨海绵体肌间有球海绵体肌，起于尿生殖膈，止于尿道海绵体上，有协同射精的作用。当这些肌肉严重损伤时，可引起阳痿。会阴浅横肌起于坐骨结节，游离缘附着于尿生殖膈上。会阴浅横肌、球海绵体肌及肛门括约肌在会阴部中点相会合，形成腱样组织，称中心腱或会阴体，是尿道手术时的重要标志（图 60-5）。

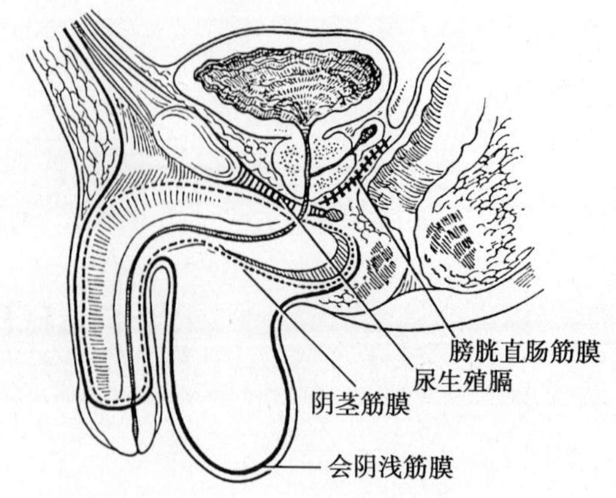

图 60-4　男性会阴筋膜

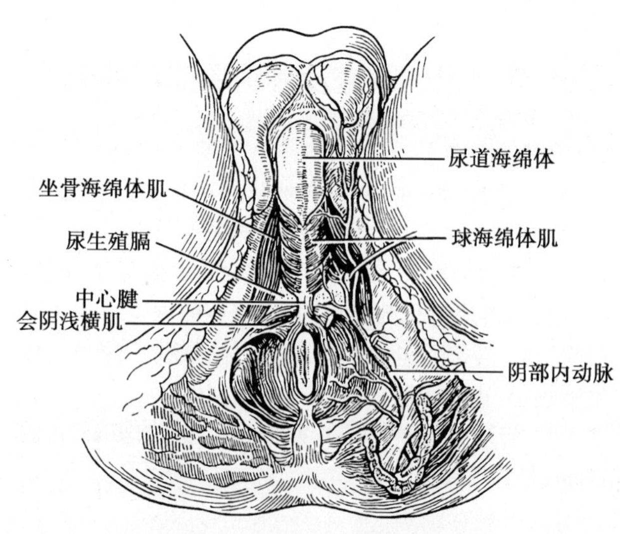

图 60-5　男性会阴部肌肉及血管

4. 会阴部血管和神经　会阴部的血管和神经均由两侧向前内走行。动脉系阴部内动脉的分支，静脉则汇入前列腺静脉丛。

第二节　男性尿道损伤的手术治疗

男性尿道损伤最多见于会阴部骑跨伤引起的球部尿道损伤和各种暴力所致的骨盆骨折合并的后尿道损伤。尿道破裂和断裂，多需手术治疗。尿道损伤的手术治疗，主要包括尿外渗的彻底引流、尿道连续性的恢复和尿液的引流。由于前后尿道解剖位置和组织结构的差异,其手术治疗方法不尽相同,现分别介绍如下。

一、球部尿道损伤修补吻合术

【手术指征】

球部尿道损伤,多为会阴骑跨伤引起。有下列情况者,说明尿道破裂或断裂,应行尿道修补术或尿道吻合术。

1. 伤后会阴有明显尿外渗或较大血肿者。

2. 伤后排尿困难,导尿管不能插入膀胱,于损伤部位受阻者(若导尿管能插入膀胱,多为尿道挫伤,留置导尿管即可,不必施行尿道修补吻合术)。

3. 尿道造影检查证实为尿道破裂或断裂者。

闭合性尿道损伤无明显感染者,尿道修补吻合术应在伤后72小时以内施行,开放性尿道损伤尿道修补吻合术应在伤后24小时内进行。

【禁忌证】

1. 闭合性尿道损伤超过72小时,开放性损伤超过24小时。由于局部组织水肿、充血、不宜施行尿道修补吻合术,只能行耻骨上膀胱造瘘术和尿外渗切开引流术。

2. 球部尿道损伤并有其他威胁生命的组织器官损伤,患者伤情严重,应先治疗威胁生命的其他损伤。伤情不稳定者,不施行尿道修补吻合术,仅行耻骨上膀胱造瘘术。

【术前准备】

1. 仔细检查伤情,确定有无合并伤。

2. 尿道损伤程度难以判明者,可用稀释的静脉造影剂做逆行尿道造影,以确定损伤程度。

3. 尿潴留明显者,必要时应先行耻骨上膀胱穿刺排尿,以预防或减轻尿外渗。

4. 抗休克治疗并作好输血准备。

5. 应用抗生素预防感染。

【麻醉与体位】

一般采用低位椎管内麻醉或硬脊膜外腔阻滞麻醉,儿童宜采用全身麻醉。手术体位以膀胱截石位为佳,可使会阴部获得良好的显露。

【手术步骤】

1. 切口　会阴部切口。球部尿道损伤的手术切口可根据损伤部位选择。靠近阴囊根部的球部尿道损伤,可采用会阴部正中直切口。其优点是组织损伤小,但显露球膜部交界处较困难。靠近膜部的球部尿道损伤或球膜部尿道损伤,宜用∪形或∩形切口,虽然组织损伤较直切口大,但显露良好。必要时∩形切口的顶部还可加直切口向阴囊根部方向延长,使整个球部尿道获得充分显露(图60-6A)。

2. 显露尿道　沿切口方向切开皮肤、皮下组织及深筋膜后,即显露出球海绵体肌。清除球海绵体肌周围的血肿,并沿球海绵体肌表面向两侧充分分离,显露出双侧坐骨海绵体肌。纵行切开球海绵体肌,即显露出尿道受伤部位(图60-6B)。

3. 寻找尿道断端　球海绵体肌切开后,即露出尿道海绵体白膜,在球海绵体肌的深面、尿道海绵体白膜的表面进行游离,清除其间的血肿后,一般即可在伤部寻得尿道断端,如寻找困难,可经尿道外口插入导尿管,导尿管前端穿出部即为尿道断端的远侧端(图60-6C)。近侧尿道断端有时回缩而不易寻找。如在伤部未见近侧断端,切忌在切口内盲目钳夹。可压迫耻骨上膀胱区,循切口内尿液射出处寻找近侧断端。若仍未发现,可切开膀胱,用尿道探子经由膀胱颈插入后尿道,探子尖端穿出部即为近侧断端(图60-6D)。

4. 游离尿道断端寻得两断端后,分别用组织钳将其全层提起,用剪刀沿白膜表面锐性游离,使其在无张力下进行尿道吻合(图60-6E)。近端尿道游离1~2cm,远端尿道游离2~3cm。切除两端的损伤组织,使之平整,用组织钳全层提起,以备尿道吻合(图60-6F)。须注意,尿道断端必须用组织钳钳夹,一方面达到制止断端出血的目的,另一方面可防止黏膜回缩。尿道海绵体脆弱,不得用一般血管钳钳夹,以免加重尿道损伤。

5. 吻合尿道用细可吸收线以间断缝合法或间断褥式外翻缝合法进行尿道对端吻合,先吻合尿道背侧壁(图60-6G)。背侧壁吻合后。自尿道外口插入一根F14~F16号气囊导尿管,其前端通过吻合口置入膀胱内,起支架作用并引流尿液(图60-6H),然后再吻合尿道侧壁及腹侧壁(图60-6I)。应注意吻合两端黏膜边缘对准,线结打在尿道腔外。吻合完毕,再用细线间断缝合尿道海绵体白膜,以加固吻合口。若尿道损伤靠近尿生殖膈,可将海绵体缝于其上,以免裂开。

若尿道仅为破裂,裂口不大时,可只行尿道修补。将破口用细可吸收线全层间断缝合后,再用细线缝合白膜加固。若尿道已大部破裂,可将伤部切断并修整创缘后行对端吻合。

6. 关闭切口尿道　吻合完毕,以等渗氯化钠溶液冲洗伤口。间断缝合球海绵体肌、深筋膜、皮下组织及皮肤(图60-6J)。

7. 放置引流　在关闭球海绵体肌前,将橡皮片引流置于尿道吻合口两侧,再逐层关闭。橡皮片末端露于切口外并妥善固定,以免滑脱(图60-6K)。

8. 引流外渗尿　有尿外渗的部位,应做数个深达皮下的小切口,每一切口内置一橡皮片引流,或两个小切口间放置贯通橡皮片引流,每片引流条尾端妥善固定,以免滑脱(图60-6L)。

A. 切口、显露球海绵体肌、清除血肿（虚线示球海绵体肌切开线）
1. 坐骨海绵体肌 2. 球海绵体肌

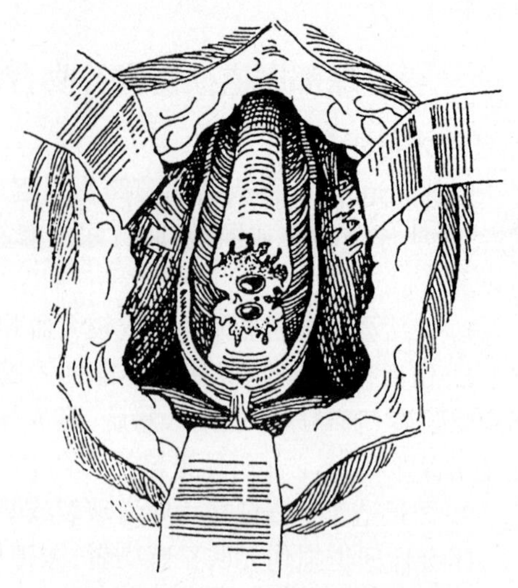

B. 切开球海绵体肌，显露尿道受伤部位

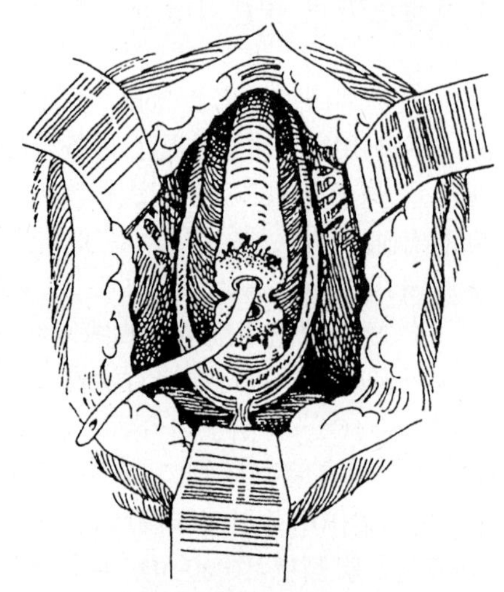

C. 寻找远侧尿道断端

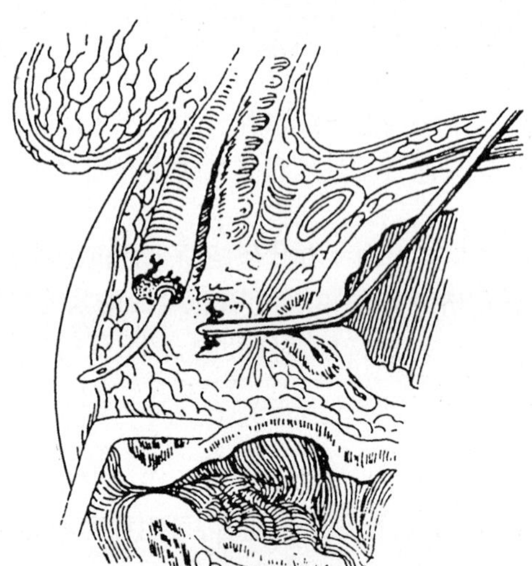

D. 寻找近侧尿道断端

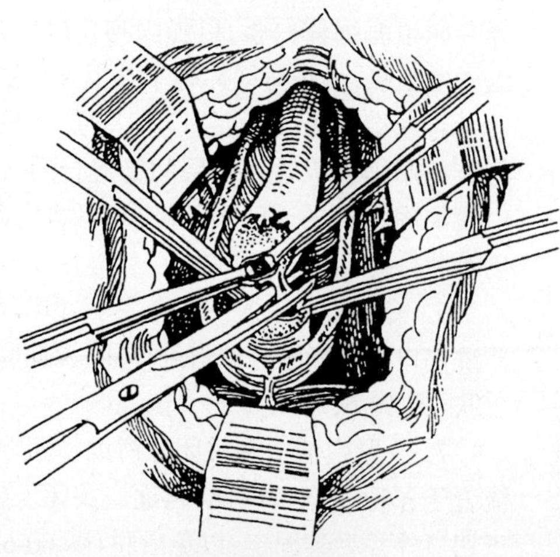

E. 游离尿道断端

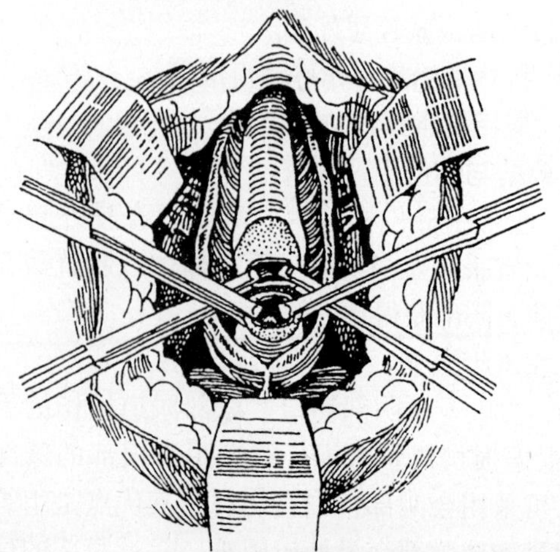

F. 修整尿道断端

图 60-6 球部尿道损伤修补吻合术

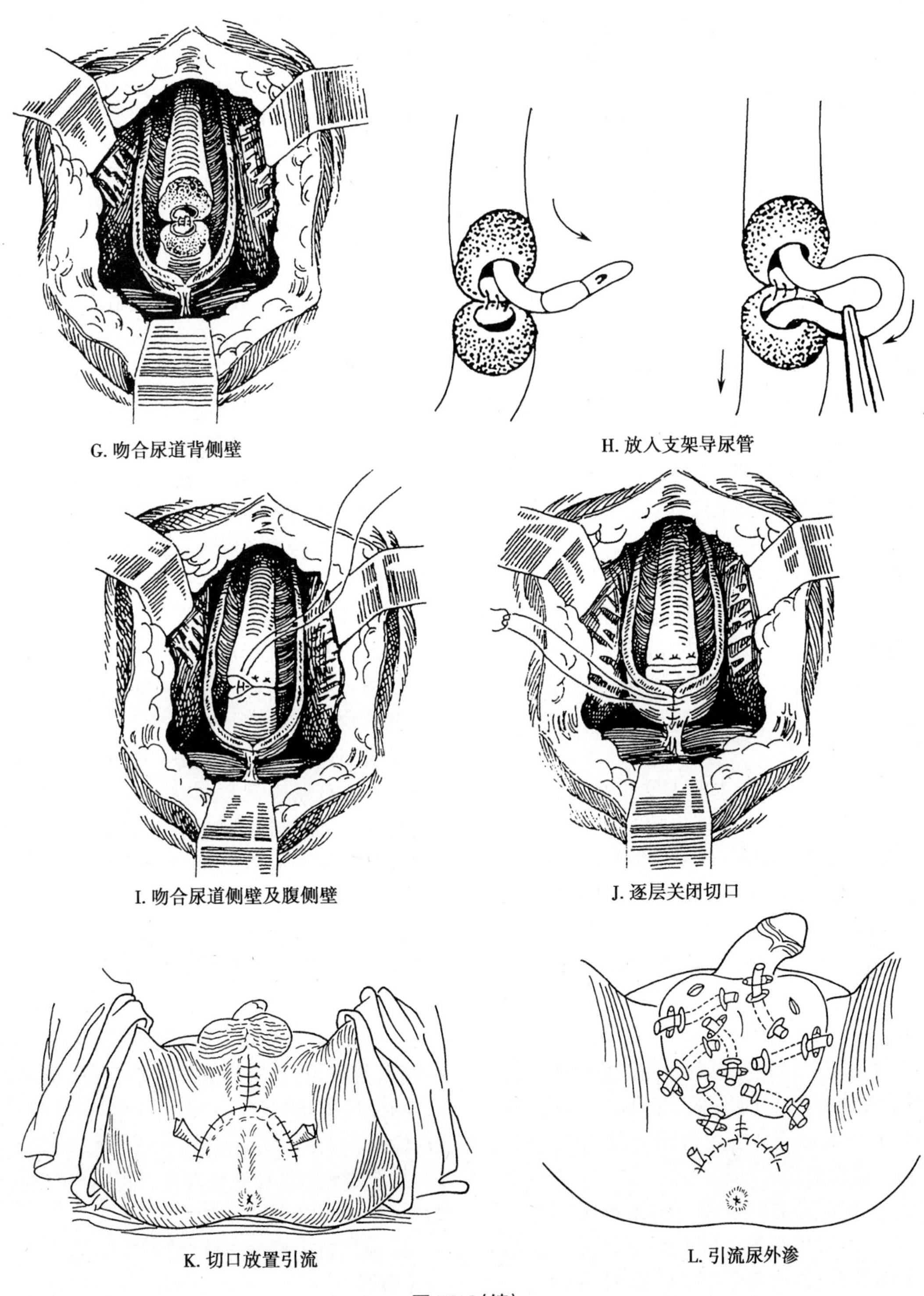

G. 吻合尿道背侧壁

H. 放入支架导尿管

I. 吻合尿道侧壁及腹侧壁

J. 逐层关闭切口

K. 切口放置引流

L. 引流尿外渗

图 60-6（续）

如术中已切开膀胱，以暂行耻骨上膀胱造瘘术为宜，尿道内可不留置导尿管，若未切开膀胱，则应留置气囊导尿管，气囊内充无菌生理盐水 15~20ml，以硅橡胶导尿管为首选。

【术中要点】

本手术最关键的步骤为寻找尿道断端和吻合尿道。由于外伤出血及局部组织破损，尿道断端有时难以寻找，特别是近侧断端不易辨认，此时切忌盲目钳夹，以免造成新的创伤或使近侧断端越来越短。给吻合带来困难。切开膀胱经膀胱颈插入尿道探子寻找尿道近侧断端时，若尿道探子插入有困难。可扩大膀胱切口，在直视下经膀胱颈插入导尿管。因导尿管柔软可弯曲，易穿出尿道近侧断端。

游离尿道断端应适度，以达到吻合尿道后吻合口无张力为准，这对日后尿道愈合、避免狭窄极为重要。吻合时，黏膜应外翻，以免形成吻合口瓣膜状狭窄。

【术后处理】

1. 妥善固定留置导尿管，每日冲洗2~3次，保持其通畅。

2. 应用抗生素防治感染。

3. 服用雌性激素及镇静药物抑制阴茎勃起，特别是中青年患者更应注意此点。

4. 注意防止大便时污染切口。大便秘结者便前应灌肠。

5. 切口橡皮片引流于术后48小时拔除，尿外渗引流片于术后72小时起根据局部肿胀消退情况，逐日拔除。

6. 留置尿道内的导尿管于术后7~14天拔除，若有耻骨上膀胱造瘘，可于术后12~14天夹管，试行排尿，排尿通畅者，次日即可拔除。

7. 手术后排尿困难者，可在出院前扩张尿道1次，以后根据排尿情况决定是否继续进行尿道扩张及扩张期限，排尿不畅者，应查明原因，必要时行尿道造影检查或尿道镜检查，若系局部瘢痕增生，应坚持定期尿道扩张术。

【主要并发症】

球部尿道损伤修补吻合术的主要并发症是切口感染和吻合口出血，这是导致手术失败的重要原因。

1. 切口感染的主要原因 ①手术时机掌握不当，局部已有感染迹象而施行手术者，术后感染率明显增加；②手术野被直接污染；③术中止血不彻底，血肿及尿外渗未彻底引流。术后早期局部疼痛剧烈，切口水肿、发红者，应加强抗感染治疗，并可适当拆除皮肤缝线，延期拔除引流。已形成脓肿者，应切开引流。轻度感染者，不要轻易拔除留置导尿管而应注意保持其畅通。严重感染者，或吻合口因感染而裂开者，应拔除导尿管，保持耻骨上膀胱造瘘管引流尿液，感染可导致尿道狭窄，应再择期治疗。

2. 吻合口出血的主要原因 ①尿道两断端清创不彻底，吻合口发生坏死；②吻合口张力过大，术后部分或全部裂开；③阴茎勃起，加之海绵体充血，使吻合口张力增大；④感染。其预防在于避免上述因素，同时应保持大便通畅，避免腹压增高的各种诱因。出血发生后，除全身应用抗感染及凝血治疗外，轻者会阴部加压包扎、冷敷，保持导尿管通畅；重者应切开止血。吻合口出血后，尿道狭窄的发生率增加。

二、后尿道损伤的手术

后尿道损伤的伤情一般较球部尿道损伤严重，多有合并伤，出血较多，休克的发生率较高。对后尿道损伤的局部治疗，应权衡伤者的全身情况，如伤者全身情况严重，合并有威胁生命的其他脏器损伤。如颅脑、胸部及腹部脏器伤，则应先处理之，然后再处理尿道损伤。

后尿道破裂的治疗，如能插入导尿管，则留置2~3周左右；如导尿管插入失败，则行耻骨上膀胱造瘘加尿道会师牵引术。对于后尿道断裂的局部治疗，大致有以下几种方案：①争取早期施行后尿道吻合术；②施行耻骨上造瘘术加尿道会师牵引术；③单纯耻骨上膀胱造瘘术，待伤者一般情况好转．创伤性尿道狭窄形成后，再择期进行后尿道狭窄的手术治疗。后尿道吻合术难度较大，但效果好。而单纯耻骨上膀胱造瘘多避免不了日后形成尿道狭窄而需再次手术治疗。选择何种手术，应考虑以下三个方面的条件：①伤者的全身情况及合并伤情况；②医疗单位的物质条件；③经治医生的专科技术水平。

【手术指征】

骨盆骨折合并后尿道损伤，导尿管不能插入，有出血及尿外渗的伤者，受伤在72小时以内，伤情比较稳定者，均应行尿道手术治疗。

受伤超过72小时，已发生感染或疑有感染时，一般不勉强施行尿道手术，应先行耻骨上膀胱造瘘术及引流尿外渗，以控制感染为主要目的，待感染治愈、局部狭窄形成后再择期施行修复尿道的手术。

【术前准备】

1. 后尿道损伤多系交通事故、高处跌落、塌方、战伤所致。骨盆骨折是后尿道损伤的主要原因。伤情复杂，出血多，伤势严重，有时还可合并其他脏器损伤。因此，应详细了解伤情，做系统的全身检查，以确定有无颅脑、胸腹、骨骼等合并伤；试行导尿及直肠指检，以判断尿道损伤程度。若伤情比较稳定，应行骨盆X线片检查。

2. 防治休克，补充血容量，待休克纠正后再行手术，并配一定量血液供术中输用。

3. 应用抗生素预防感染。

【麻醉】

一般情况尚好者，可采用硬脊膜外腔阻滞麻醉；有严重骨盆骨折，出血性休克或合并其他器官损伤者，以全身麻醉较安全。

【手术方式】

若并发腹腔脏器损伤者，先行腹腔脏器伤处理。后尿道损伤的处理，可根据后尿道损伤类型选择不同的手术方法；常用者有以下5种：①腹、会阴切口后尿道吻合术；②耻骨后后尿道吻合术；③经耻骨联合后尿道吻合术；④尿道会师牵引术；⑤前列腺尖端—会阴牵引术。

(一) 腹会阴切口后尿道吻合术

【手术指征】

适用于膜部尿道断裂、球膜部尿道断裂及前列腺部膜部球部混合型断裂并发尿生殖膈撕裂会阴部出现血肿及尿外渗者。

【禁忌证】

由于后尿道解剖位置较深,膜部尿道损伤多同时有严重骨盆骨折及内出血,后尿道吻合术的技术操作难度也较大,如果伤者情况较差,医疗单位的物质及技术条件不具备,不可冒险施行后尿道修补吻合术,以行尿道会师牵引术为宜。

【体位】

同球部尿道损伤修补吻合术。

【手术步骤】

手术分两组进行,一组行会阴切口,另一组行腹部切口。

1. 会阴切开,显露尿道会阴部　做倒U形切口,必要时切口可向上加直切口延长,切开皮肤、皮下组织、直至切开血肿及尿外渗区域,清除血肿,显露球海绵体肌,纵向切开球海绵体肌,显露球部尿道(图 60-7A)。

2. 寻找并游离尿道远侧断端　自尿道外口插入一导尿管,其尖端即自尿道远侧断端穿出(图 60-7B)。在寻得尿道远侧断端后,即可将球部尿道的远侧断端稍作游离,并修平远侧断端以备吻合。

3. 寻找并游离尿道近侧断端　耻骨上下腹正中切口依次切开腹壁,显露膀胱前壁,清除耻骨后间隙血肿及尿外渗,切开膀胱,吸尽尿液,用一粗尿道探子经膀胱颈插入后尿道,探子的前端即自会阴部切口露出,术者借助此探子的引导,在其旁周仔细认准已断离的尿道近侧断端,用组织钳将其提起(图 60-7C),并将近侧尿道断端的周围组织稍微游离,使近端游离出1~2cm,修平断端,以备吻合。

4. 吻合尿道　两侧尿道断端各游离出 1~2cm,修剪平整后,用细可吸收线间断对端吻合。先吻合尿道背侧壁(图 60-7D),然后将 F16~F18 号气囊导尿管

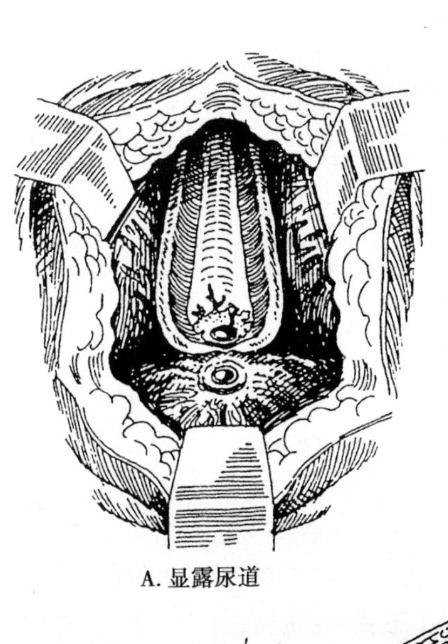

A. 显露尿道

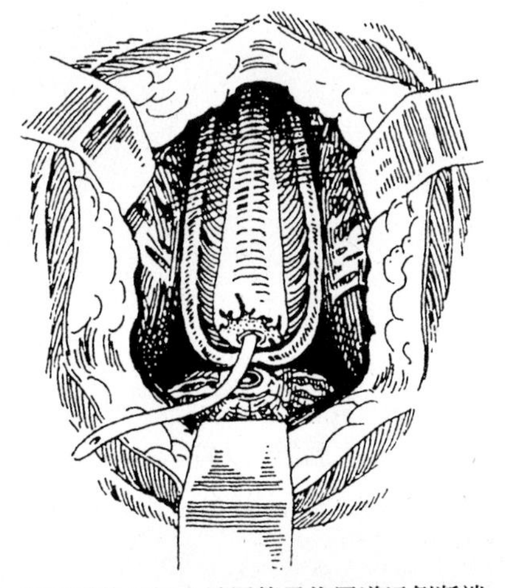

B. 自尿道外口插入导尿管寻找尿道远侧断端

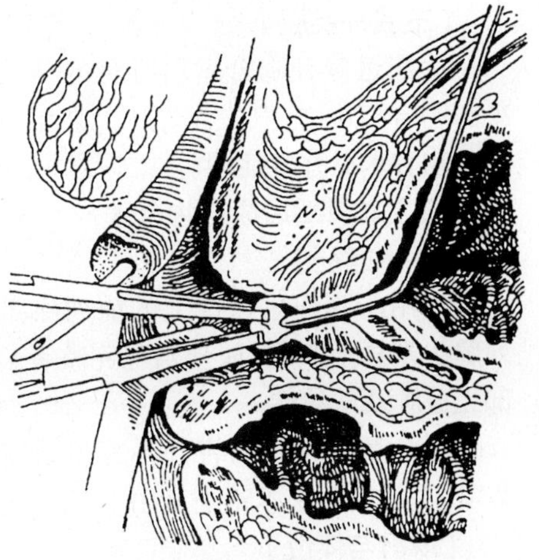

C. 寻找尿道近侧断端

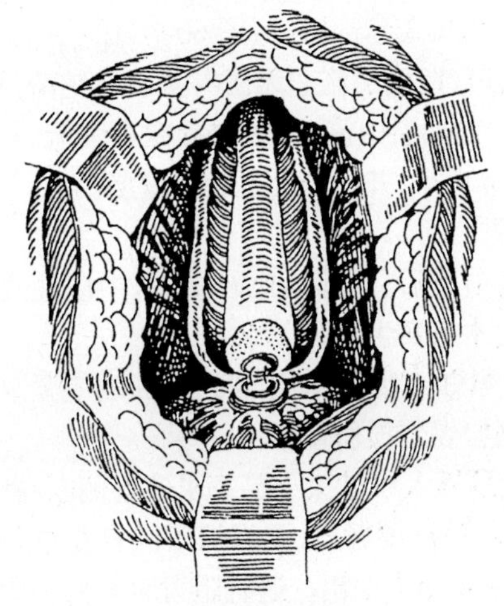

D. 吻合尿道背侧壁

图 60-7　腹会阴切口后尿道吻合术

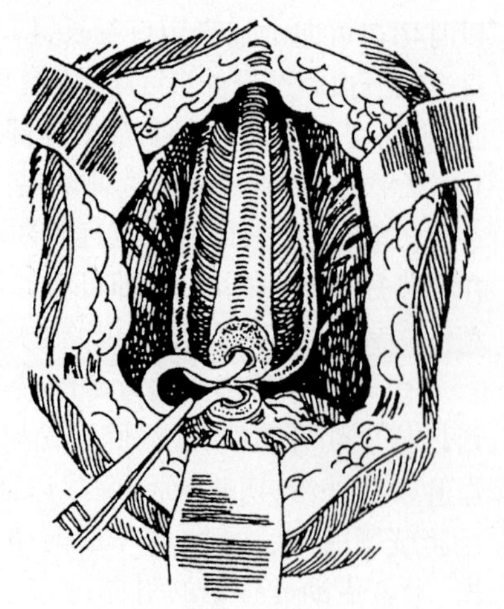
E. 置入尿道支架管

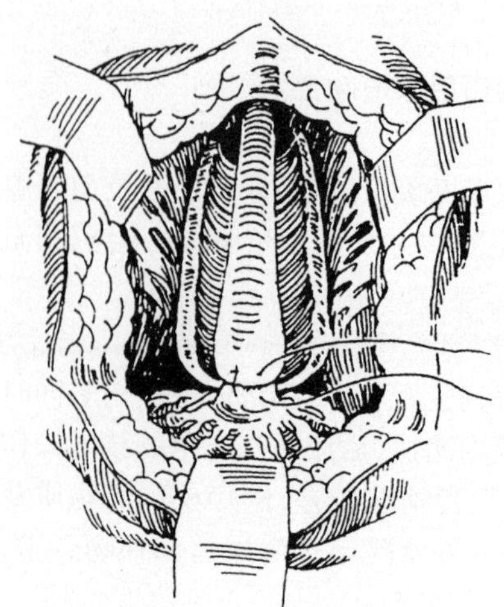
F. 吻合尿道侧壁及腹侧壁

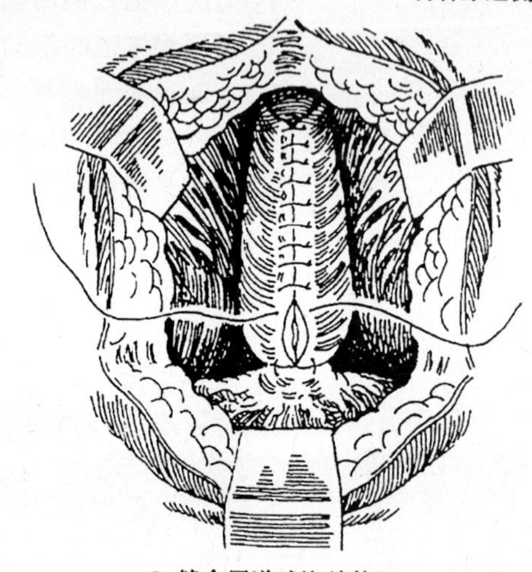
G. 缝合尿道球海绵体肌

图 60-7(续)

7

自尿道外口插入，经吻合口进入膀胱，以置入支架(图 60-7E)，最后吻合尿道侧壁及腹侧壁(图 60-7F)。再用细线在其表层加固缝合。

5. 缝合球海绵体肌　用细线将已切开的球海绵体肌间断缝合，以覆盖球部尿道(图 60-7G)。

6. 关闭切口，造瘘引流　无菌等渗氯化钠溶液冲洗伤口，耻骨后置烟卷引流，会阴部置橡皮引流，按层缝合会阴及腹部切口，并行耻骨上膀胱造瘘。

【术中要点】

1. 后尿道损伤后，局部出血较重，术中应注意彻底止血，以避免术后发生血肿。

2. 后尿道紧邻直肠，游离尿道近侧断端应紧靠尿道进行，并时刻警惕勿损伤直肠。

3. 经膀胱颈插入尿道探子寻找尿道近侧断端时，宜用大号探子且手法要轻柔，要靠探子的自身重量滑入尿道内再经尿道断端而出。遇有阻力时切勿强力推进，以免造成假道而错误地将远侧尿道断端吻合在假道上。

【术后处理】

1. 根据骨盆骨折的情况，或卧硬板床，或行骨盆悬吊，历时 4 周。

2. 其他术后处理同球部尿道修补吻合术。

【主要并发症】

后尿道修补吻合术后常见的并发症仍为切口感染和吻合口出血，其发生原因及防治措施与球部尿道修补吻合术后并发症同。

(二) 耻骨后后尿道吻合术

【手术指征】

适用于膜部尿道以上的前列腺部尿道断裂或前列腺尖端尿道断裂、尿生殖膈完整者。这类伤者会阴部无血肿及尿外渗。

因儿童前列腺发育尚不完善，膀胱颈位置较高，骨盆较浅，故此手术特别宜用于儿童病例。

【麻醉与体位】

硬脊膜外腔阻滞麻醉，儿童全身麻醉。平卧位，骨盆稍垫高。

【手术步骤】

1. 探查及寻找尿道断端　下腹部正中切口显露膀胱。游离耻骨后间隙，清除耻骨后及膀胱周围血肿及尿液。术者一手将膀胱压向下方，使膀胱向后上方移位，自尿道口插入一粗导尿管或金属尿道探子，其前端自尿道远侧断端穿出，即可寻得远侧断端。切开膀胱，将另一粗尿道探子经膀胱颈插探子前端即可从尿道近侧断端穿出，从而确定近侧断端。

2. 吻合尿道后壁　尿道两断端确定后，将尿道探子分别退于尿道内及膀胱内，认准尿道断端，用细可吸收线间断吻合尿道后壁两针，注意线结打在尿道腔外(图 60-8A)。

3. 置入导尿管　选一合适的气囊导尿管经尿道插入膀胱内(图 60-8B)　儿童用 F10~F12 号。成人则用 F16~F18 号导尿管。

4. 吻合尿道前壁　用弯圆针带细可吸收线间断吻合尿道前壁(图 60-8C)，尿道吻合即告完成。

5. 放置引流，关闭切口　冲洗切口，耻骨后置烟卷引流，做耻骨上膀胱造瘘，再逐层缝合切口。

【术后处理】

同腹会阴切口后尿道吻合术。

(三) 经耻骨联合后尿道吻合术

【手术指征】

后尿道断裂并发耻骨联合分离骨折，尿生殖膈撕裂者，采用这种手术最为简便。

【体位】

平卧位。

【手术步骤】

下腹正中切口显露膀胱及耻骨后间隙。先行尿道及膀胱探查确定损伤情况后，骨折断端垫以纱布，用拉钩由骨折处将耻骨联合牵开，一方面可以充分显露后尿道，另一方面压迫骨折端止血。依前法在导尿

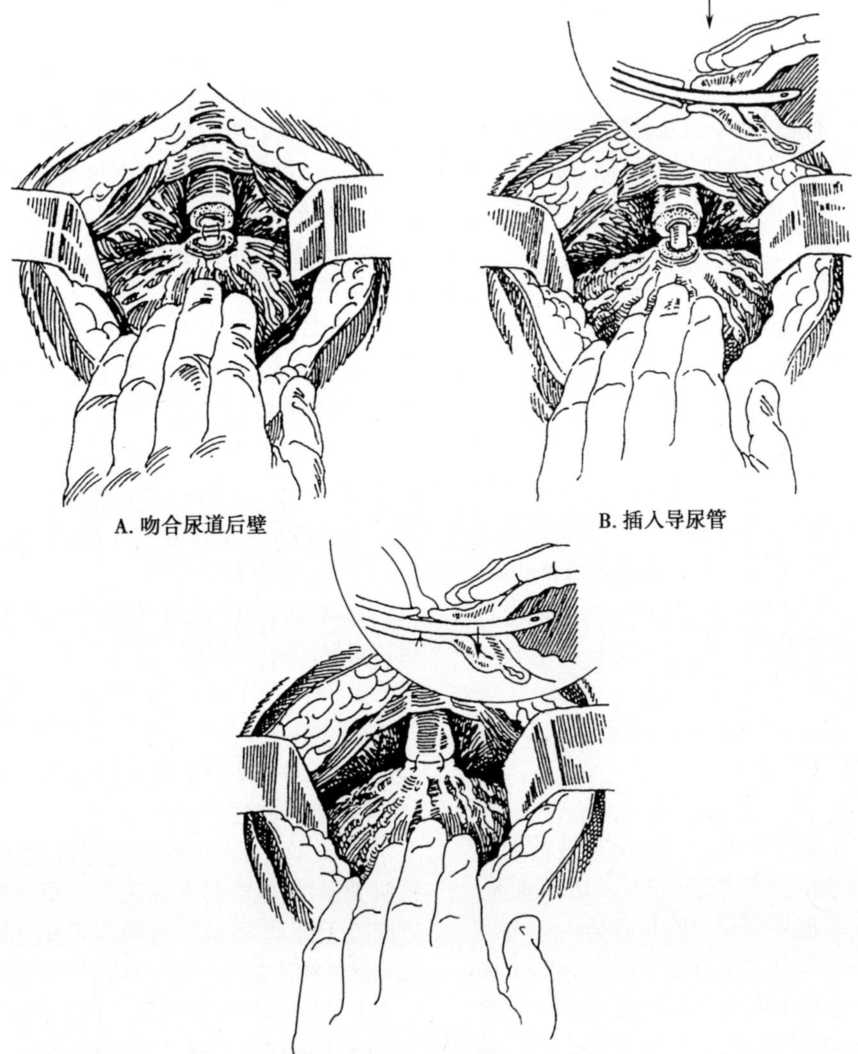

A. 吻合尿道后壁　B. 插入导尿管　C. 吻合尿道前壁

图 60-8　耻骨后尿道吻合术

7

A. 牵开耻骨联合，进行尿道吻合

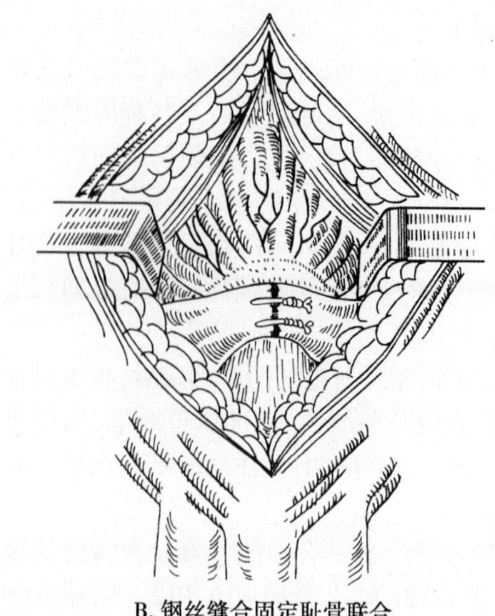

B. 钢丝缝合固定耻骨联合

图 60-9　经耻骨联合后尿道吻合术

管或尿道探子引导下，找到尿道远近两侧断端，并用细可吸收线行后尿道吻合（图 60-9A）。尿道留置 F16~18 号气囊导尿管。吻合毕，耻骨联合骨折端钻孔，用钢丝缝合固定（图 60-9B）。行耻骨后引流及耻骨上膀胱造瘘。

用这种方法手术，后尿道显露十分满意，手术也不困难，手术时骨折端出血，可行压迫止血。骨折完全固定后，出血即可慢慢停止。

【术后处理】

同腹会阴切口后尿道吻合术。

（四）尿道会师牵引术

【手术指征】

尿道会师牵引术手术操作简单，出血较少，但尿道断端未做直接吻合，靠牵引力使已断裂的尿道复位对合，愈合后发生尿道狭窄的可能性较尿道修补吻合术大。适用于伤势严重，或有其他脏器合并伤，一般情况较差，不能耐受较复杂的手术的伤者，或医疗条件不具备施行后尿道吻合术者。

【麻醉与体位】

根据伤者情况，选用硬脊膜外腔阻滞麻醉或全身麻醉。平卧位或膀胱截石位。

【手术步骤】

1. 尿道会师　下腹部正中切口，显露膀胱前壁及耻骨后间隙，清除血肿及外渗尿液，止血。切开膀胱，吸尽其内尿液。经尿道外口及膀胱颈各插入一金属导尿管或尿道探子，使两管尖端会师于尿道损伤部（图 60-10A）。如两探子会师有困难，亦可用示指插入后尿道（图 60-10B），在示指或后尿道探子的引导下，将由尿道外口插入之探子导入膀胱内（图 60-10C）。

2. 尿道内置入气囊导尿管　在导入膀胱内的尿道探子上，套一普通导尿管，退出尿道探子，使导尿管进入尿道内（图 60-10D）。再在此导尿管尾端缝接一气囊导尿管，并将其带入膀胱内（图 60-10E）。

3. 尿道牵引　用无菌等渗氯化钠溶液 20~25ml 充胀气囊，沿尿道方向牵引气囊导尿管，借牵引力使尿道道两断端对合（图 60-10F）。

4. 耻骨后放置烟卷引流，关闭切口，并行耻骨上膀胱造瘘。

【术中注意要点】

尿道会师宜用较粗的金属导尿管或尿道探子进行，以免造成新的损伤或假道。

气囊导尿管牵引方向应与躯干成 45°，如此可使前尿道保持伸直状态，避免使尿道的阴茎阴囊交界部发生压迫坏死。牵引重量为 1 磅（1 磅≈ 0.45kg）。

【术后处理】

1. 尿道牵引 3 天后逐渐减重，至 1 周时解除牵引，再留置导尿管 2~3 周。

2. 拔除导尿管后，应观察排尿情况定期行尿道扩张术。

3. 其他术后处理同球部尿道修补吻合术。

【主要并发症】

1. 若术后尿道牵引力过重或过久，可使尿道外括约肌受损，发生暂时性或永久性尿失禁。若尿道牵引方向过于低垂，可致尿道阴茎阴囊交界处发生压迫坏死。继发感染后可形成尿瘘或尿道狭窄。

2. 部分病例发生后尿道狭窄，需再次手术治疗。

（五）前列腺尖端 - 会阴牵引术

【手术指征】

前列腺尖端尿道断裂，尿生殖膈未破坏者，可用

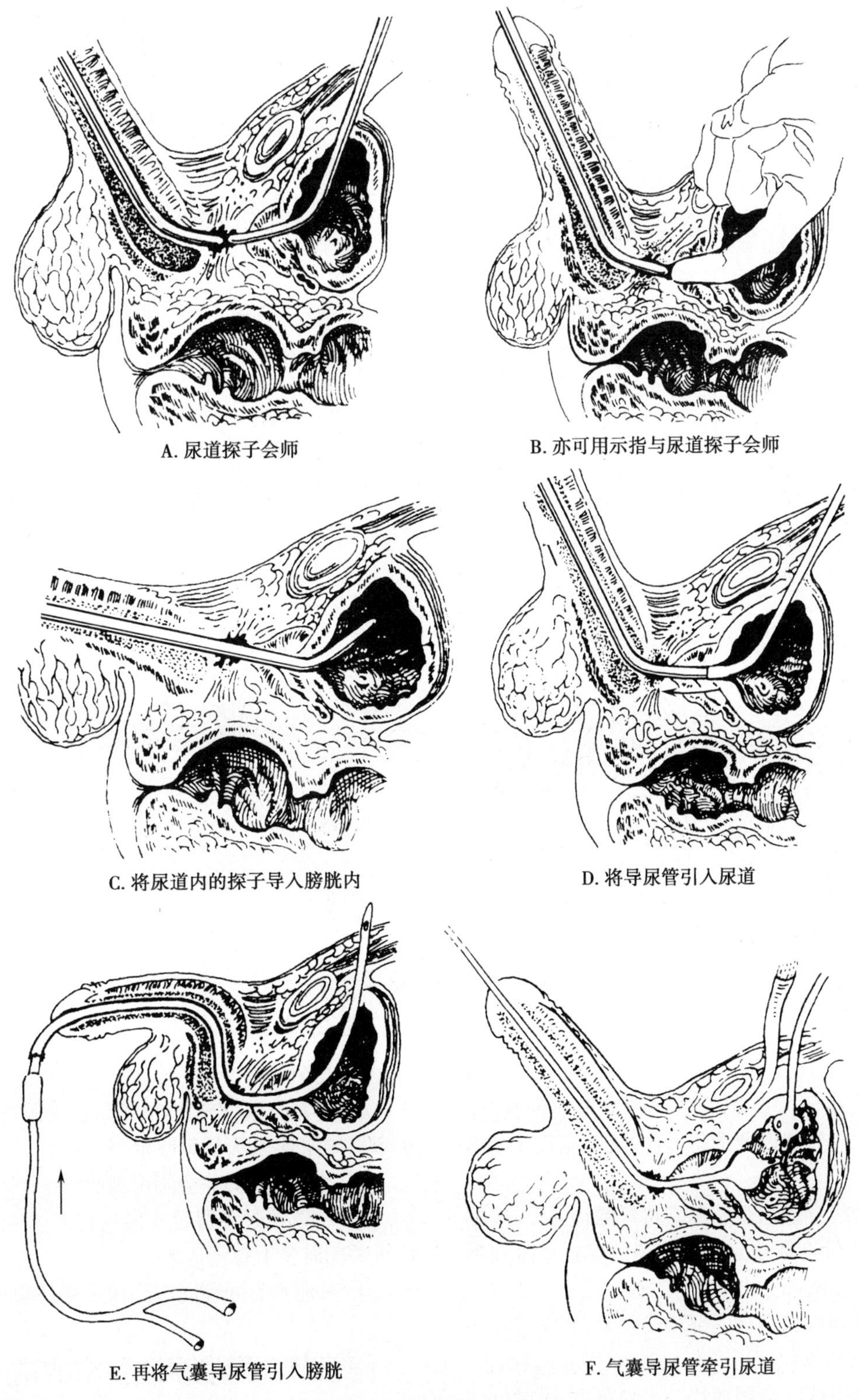

图 60-10　尿道会师牵引术

此法治疗。此法操作简单，能将已断裂的尿道两端对拢，效果较尿道会师牵引术好，但仍不及尿道吻合术。

【麻醉与体位】

同尿道会师牵引术。

【手术步骤】

先按尿道会师牵引术的方法显露膀胱，将气囊导尿管经尿道导入膀胱内，然后按以下步骤行前列腺尖端 - 会阴牵引术。

1. 显露前列腺尖端，穿过牵引线　术者一手将

A. 显露前列腺尖端，穿过牵引线

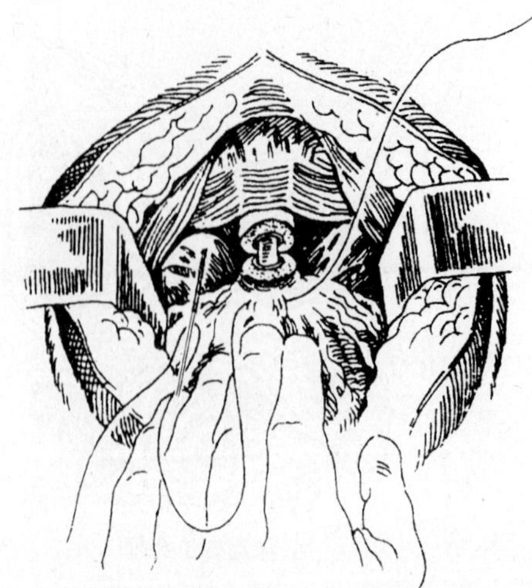

B. 牵引线穿过尿生殖膈，至会阴部穿出

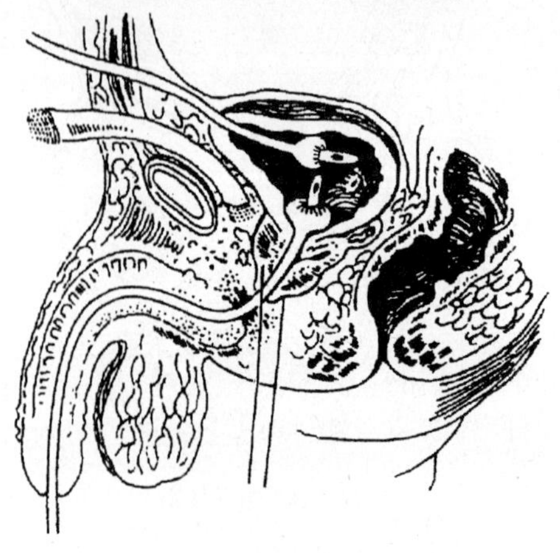

C. 收紧牵引线，牵引前列腺

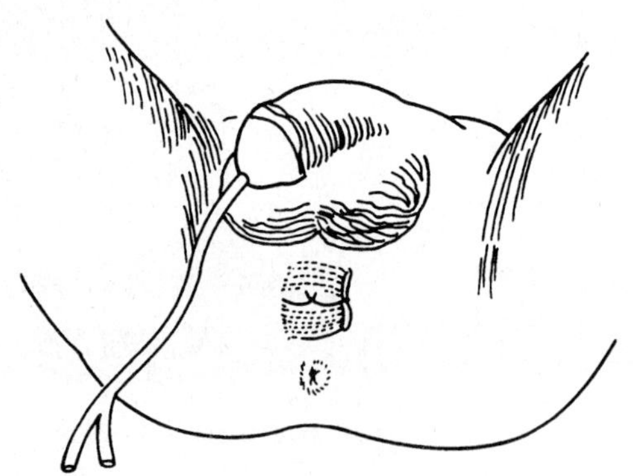

D. 固定牵引线

图 60-11　前列腺尖端 - 会阴牵引术

膀胱压向后上方，在耻骨后显露前列腺尖端。用弯圆针将可吸收线于膀胱颈侧方横行穿过前列腺(图60-11A)。注意此针线既要缝得深些，又不能穿入尿道腔内。

2. 直针带线穿过尿生殖膈　将弯圆针去掉，线尾穿于直针上，直针在尿道远侧断端两侧穿过尿生殖膈(图 60-11B)，至会阴部穿出。

3. 牵引前列腺　在会阴部将线收紧，使前列腺向尿生殖膈靠拢，从而使尿道两断端对合(图 60-11C)。

4. 固定牵引线　会阴部垫一小纱布块，线尾打结并固定于小纱布块上(图 60-11D)。

5. 耻骨上膀胱造瘘，耻骨后置烟卷引流，逐层关闭切口。

【术中要点】

用直针带线穿过尿生殖膈时，注意既不要穿入尿道腔内，也不要穿入球部尿道的海绵体，应在球部尿道后方穿入会阴部。

【术后处理】

1. 气囊导尿管充水 20~25ml，按尿道会师术的方法牵引导尿管，3 天后解除牵引。

2. 术后 2 周拆除会阴可吸收线。

3. 气囊导尿管留置 3 周后拔除。观察排尿通畅后可关闭耻骨上膀胱造瘘。

4. 其他术后处理同球部尿道修补吻合术。

第三节　男性尿道狭窄的常用手术

男性尿道狭窄可发生于尿道的任何部位，但以球部尿道、后尿道和尿道外口居多。球部尿道及后尿道狭窄多为尿道损伤后所致，尿道外口狭窄多为炎症性狭窄。有的狭窄范围较局限。有的则为长段狭窄，有的为单一狭窄，有的则为多发性狭窄，甚至并发尿道瘘或尿道结石、假道等。手术治疗的目的是切除尿道狭窄及其周围瘢痕组织，恢复尿道的连续性和通畅性，尿道狭窄范围局限者，可行切除吻合术，狭窄段过长不能行尿道吻合者，行尿道成形术。

手术前，应根据不同病情，做好以下术前准备：

1. 若系外伤性尿道狭窄，应了解尿道外伤的受伤原因、受伤部位、并发伤及其处理经过，伤后有无尿瘘及感染史，是否接受过尿道扩张治疗、效果如何。

2. 进行尿道造影及肾功能检查。有耻骨上造瘘者，应行排尿性膀胱尿道造影并可行会师尿道探子检查，以判明尿道狭窄的部位、程度及长度。

3. 检查有无尿道瘘管、尿道结石或膀胱结石。

4. 炎症性或创伤性尿道狭窄，并发急性或亚急性尿道炎或有瘘管者，宜先行耻骨上膀胱造瘘。待炎症或瘘管治愈后3个月，再行尿道手术。否则，不仅手术成功机会极小，且有引起感染扩散甚至发生败血症的危险。

5. 行尿液细菌培养检查。

6. 有耻骨上膀胱造瘘者，手术前应反复冲洗膀胱。

7. 会阴部皮肤有感染者，应治愈后方行手术。

8. 应用抗菌药物防治感染。

9. 做好输血准备。

10. 后尿道狭窄者或既往施行过后尿道手术者，应注意检查狭窄处与直肠有无粘连以及粘连程度，如粘连较重或范围较广，应充分估计手术操作有损伤直肠的可能性。已并发尿道直肠瘘者，应按结肠手术准备肠道。

11. 外伤性尿道狭窄，应在伤后3个月之后，施行尿道手术。

一、尿道口及舟状窝尿道狭窄的手术

(一) 尿道外口切开术

【手术指征】

先天性或后天性尿道外口狭窄，狭窄段较短，不超过1cm者。

【麻醉与体位】

阴茎根部阻滞麻醉或局部麻醉。平卧位。

【手术步骤】

1. 尿道外口剪开法（图60-12）　消毒麻醉后，用眼科剪刀的一翼插入狭窄的尿道外口内，于尿道腹侧将狭窄的尿道外口纵行剪开，至正常尿道的0.5~1.0cm处，使已剪开的尿道外口口径与其近端尿道口径一致，用细可吸收线将尿道黏膜与阴茎头表皮做U形间断缝合。

2. 尿道外口切开法（图60-13）　消毒麻醉后，用一有槽探针插入狭窄的尿道外口内，再用尖刀顺探针槽自尿道外口沿尿道腹侧切开尿道，至正常尿道的0.5~1.0cm处，用细可吸收线或细丝线间断缝合尿道黏膜与阴茎头表皮间的创缘。

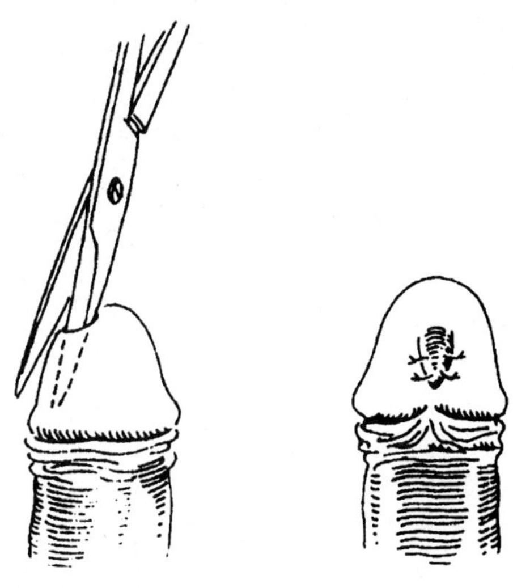

图60-12　尿道外口切开术（剪开法）

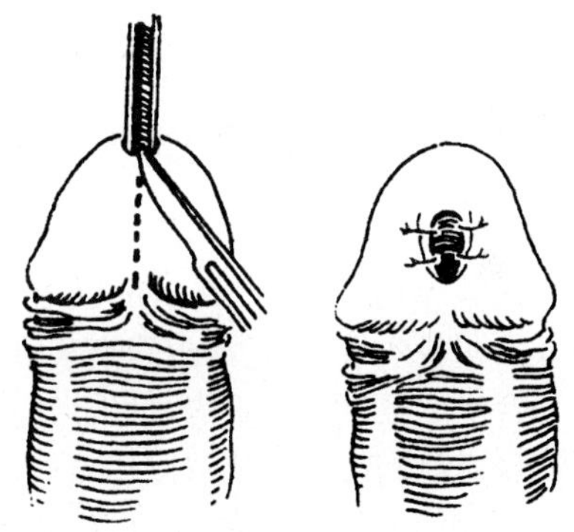

图60-13　尿道外口切开术（切开法）

【术后处理】

术后可不留置导尿管，暴露切口使其保持干燥。每次排尿后拭尽尿液并涂以无刺激性消毒液。术后第3天开始，每日应用温的1∶5 000高锰酸钾溶液浸泡局部2次，每次10分钟。可吸收线不拆除待其自行脱落。切口愈合后若尿道外口有狭窄倾向，应定期行尿道扩张术。

(二) 带蒂包皮皮瓣阴茎头部尿道成形术

【手术指征】

尿道外口狭窄段较长，已延及舟状窝部尿道者，若行单纯尿道外口切开，愈合后外形似阴茎头部尿道下裂，影响美观，且有发生再次狭窄的可能，应用带蒂的包皮腹侧皮瓣成形尿道，既可治疗该处尿道狭窄，又形成正位尿道外口。

【麻醉与体位】

同尿道外口切开术。

【手术步骤】

1. 切取皮瓣，切开狭窄尿道　于阴茎腹侧冠状沟

7

下方约 1cm 处做一基底宽约 2cm 的包皮舌状皮瓣。自尿道口切开狭窄的舟状窝尿道段(图 60-14A)。

2. 前移皮瓣,形成尿道腹侧壁　将舌状皮瓣的尖端与切开的尿道下缘对位缝合。在舌状皮瓣的基底,做向下约 1cm 宽的皮瓣延长双纵向切口,长度为尿道切开长度的 1 倍左右(图 60-14B)。

3. 形成尿道、关闭切口　用细可吸收缝线将皮瓣与切开的尿道口创缘间断对位缝合,使皮瓣逐渐前移。缝毕即形成扩大了的新的尿道腔,再将前移的皮瓣折返并与尿道口创缘的外侧缘对位缝合。对位缝合完毕,即形成了新的舟状窝尿道(图 60-14C)。

【术后处理】

术毕,留置一细气囊导尿管引流尿液,应用抗菌药物预防感染并每晚口服安眠药物及己烯雌酚,防止阴茎勃起。术后 5 天拔除导尿管,缝线可自行脱落,不必拆线。

二、球部尿道狭窄段切除及吻合术

【手术指征】

球部尿道狭窄、狭窄长度在 3cm 以内,尿道扩张治疗失败或无明显效果,可行尿道瘢痕狭窄段切除及尿道端端吻合术。虽有文献报告,可采用腔内技术治疗,但对狭窄段较长者,尿道狭窄段切除、对端吻合术的疗效最佳,应列为治疗的首选。炎症性尿道狭窄者,局部应无明显炎症;外伤性尿道狭窄者,应在伤后 3 个月后方行手术。

【禁忌证】

尿道狭窄并发急性或亚急性尿道炎,或有瘘管者,禁忌球部尿道吻合术,宜先行耻骨上膀胱造瘘术,待炎症或瘘管治愈后 3 个月再行尿道手术。否则,不仅手术成功机会极小,且有引起感染扩散甚至发生败血症的危险。

【麻醉与体位】

成人采用椎管内麻醉或硬脊膜外腔阻滞麻醉,儿童宜用全身麻醉。膀胱截石位。

【手术步骤】

1. 切口及显露尿道球海绵体肌　若球部尿道狭窄靠近阴囊根部,则宜采用倒 U 形切口。按层切开皮肤及皮下组织至球海绵体肌表面。在其表面钝性游离周围组织,使球海绵体肌完全显露于切口之内(图 60-15A)。

2. 游离尿道狭窄段　纵行切开球海绵体肌,显露包绕于其内的球部尿道。沿尿道海绵体表面向两侧及上下将尿道从球海绵体肌中游离出来。然后用一组织钳在尿道瘢痕处钳夹提起,在尿道海绵体与阴茎海绵体之间,用剪刀分离,使尿道瘢痕狭窄段及其近远侧部分正常尿道与阴茎海绵体完全分开(图 60-15B)。

3. 切除瘢痕狭窄段尿道　经尿道外口插入一尿道探子,其尖端受阻部位即为尿道狭窄的远端。于探子尖端受阻处的正常尿道上横行切断,远侧尿道断端用组织钳全层夹住以暂时止血。再切除瘢痕狭窄的尿道段,显露出正常的近侧尿道断端,断端亦用组织钳全层钳夹提起(图 60-15C)。

4. 吻合尿道　尿道断端用细可吸收线间断端端吻合。先吻合尿道背侧壁,经尿道口插入气囊导尿管经吻合口进入膀胱,扩充气囊后,再吻合尿道前壁。用细丝线间断缝合加固吻合口(图 60-15D)。

5. 放置引流,关闭切口同球部尿道损伤修补吻合术。

【术中要点】

1. 游离尿道狭窄段时,应在尿道海绵体与阴茎海绵体之间进行,勿损伤各自的包膜,则不致发生海绵体包膜破裂出血。若不慎分破,可用细丝线缝合止血,切勿钳夹,否则将加重海绵体损伤。

2. 尿道吻合时应注意以下两点:①彻底切除瘢痕狭窄段,以保证吻合口组织健康,血运良好,避免日后再形成绞窄;②尿道对端全层吻合,吻合口应平整,既勿使尿道黏膜滑脱,也勿使黏膜内翻形成瓣膜状皱折,影响排尿;③吻合口无张力,避免其撕裂。有时由

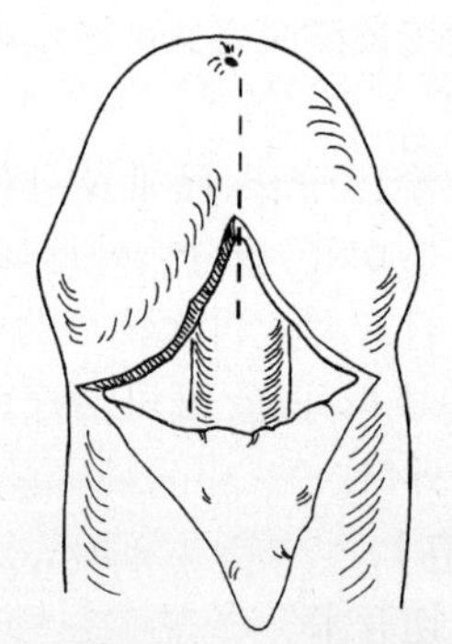

A. 切取皮瓣，切开狭窄尿道

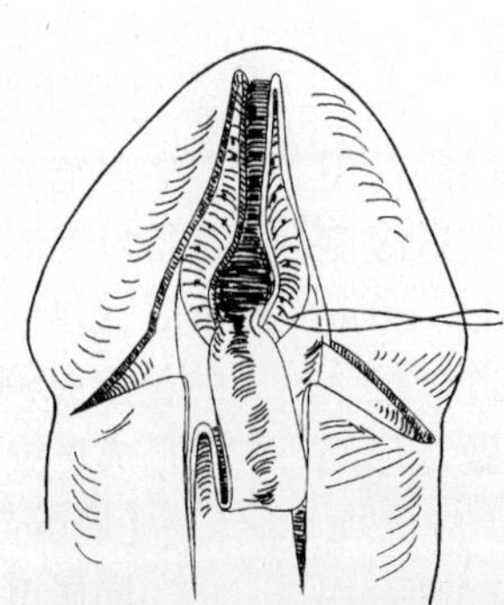

B. 前移皮瓣，形成尿道腹侧壁

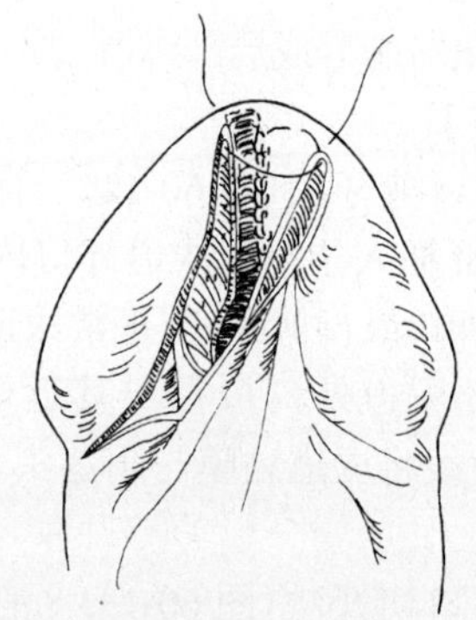

C. 形成尿道，关闭切口

图 60-14　带蒂包皮皮瓣阴茎头部尿道成形术

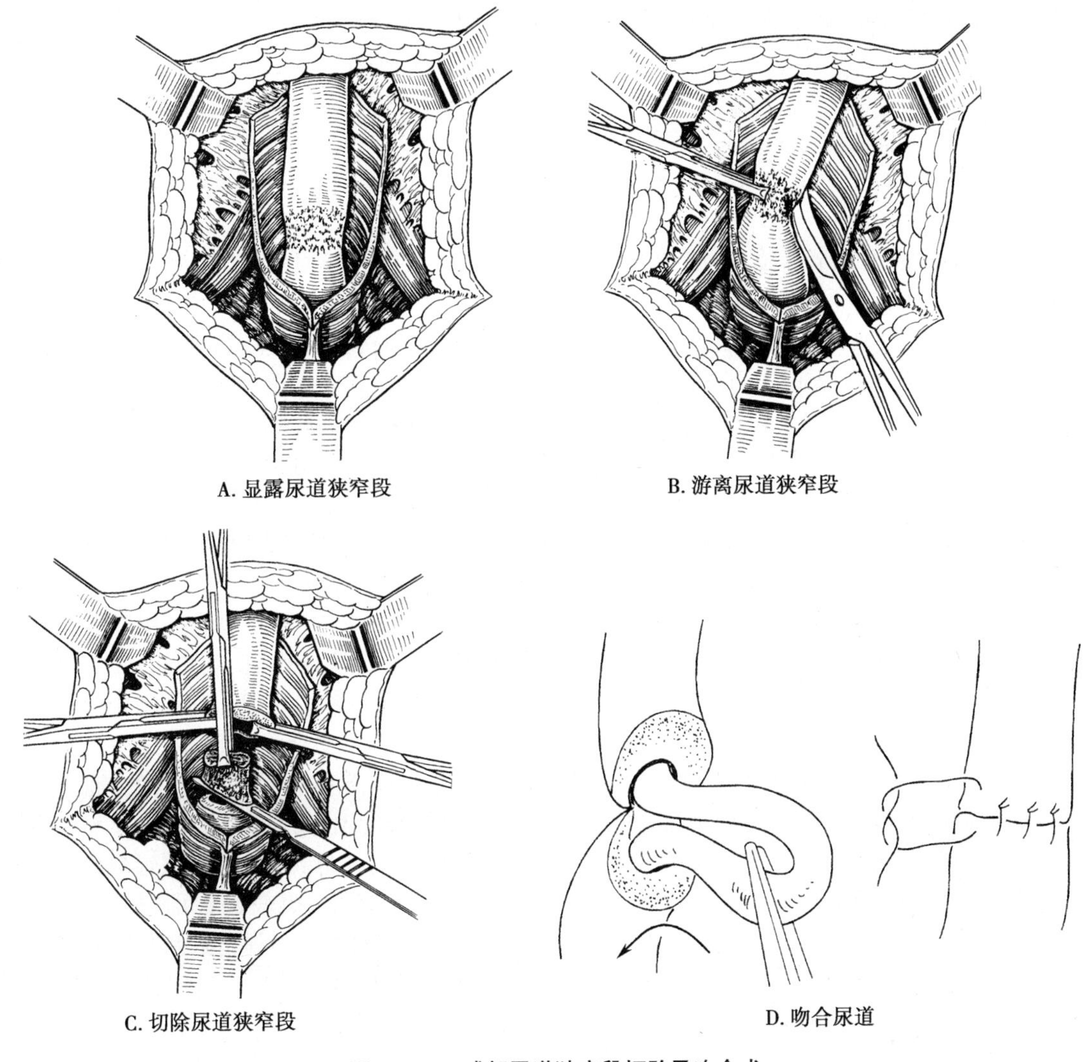

A. 显露尿道狭窄段　B. 游离尿道狭窄段

C. 切除尿道狭窄段　D. 吻合尿道

图 60-15　球部尿道狭窄段切除及吻合术

于切除的狭窄段极长，吻合时若感有张力，应将尿道两侧断端向前或向后稍加游离，降低吻合口的张力。

【术后处理】

同球部尿道损伤修补吻合术。

三、后尿道狭窄的手术治疗

当今对后尿道狭窄的治疗，多已采用腔内技术，其创伤小，术后性功能障碍的发生率较低。但后尿道吻合术仍是治疗后尿道狭窄的基本方法之一。其优点是切除瘢痕彻底，尿道对位良好，愈合后瘢痕少，手术后一般不需经常扩张尿道。但由于手术野小而深，操作不便。为此，选择手术途径十分重要。常用的手术途径是经会阴途径或腹 - 会阴途径，亦可经耻骨途径。合并后尿道直肠瘘者，除可经会阴途径外，亦可经肛门直肠途径。

(一) 经会阴或腹会阴后尿道吻合术

【手术指征】

有下列情况之一者，可采用这种手术。

1. 膜部或球膜部尿道狭窄，长度在 1cm 以内者，可采用会阴途径。

2. 膜部及膜部以上后尿道狭窄，狭窄段较长，或后尿道闭锁、后尿道缺损者，采用腹会阴联合途径为宜。

3. 在会阴途径后尿道吻合术中发生困难时，可加用腹 - 会阴联合途径进行。

4. 多次手术，后尿道有假道存在时，最好采取腹 - 会阴途径，术中可探查膀胱，便于确定假道。

【禁忌证】

同球部尿道吻合术之禁忌证。

【术前准备】

1. 注意仔细检查后尿道狭窄处与直肠有无粘连及粘连程度，如粘连较重或范围较广，应充分估计手术操作有损伤直肠的可能性，术前应行清洁灌肠。

2. 有耻骨上膀胱造瘘者，手术前应反复冲洗膀胱。行尿液细菌学检查。

3. 术前2~3天开始加强抗菌药物治疗，预防术后感染。

4. 做好输血准备。

【麻醉与体位】

同球部尿道吻合术。

【手术步骤】

1. 切口及显露后尿道狭窄部位　会阴部倒U形或U形切口。切开皮肤及皮下组织，显露球海绵体肌、中心腱、会阴浅横肌。纵向切开球海绵体肌，在其深面将球部尿道游离出来并向膜部尿道方向游离，直至尿道狭窄部位。尿道内插入一粗尿道探子，其尖端受阻处即为狭窄段与正常尿道交接处，在此处切断尿道(图60-16A)。

2. 游离球部尿道　尿道切断后，拔出金属尿道探子，换一导尿管自尿道口插入，其尖端自尿道断端穿出。提起尿道断端，将球部尿道向前方游离出3~4cm以备吻合(图60-16B)。

3. 游离尿道狭窄段　用一组织钳提起尿道狭窄段的远端。若有耻骨上膀胱造瘘，可经瘘口插入一粗尿道探子，经膀胱颈进入前列腺部尿道，探子尖端顶于狭窄段的近端将狭窄段向会阴切口内顶出，并可借此探子之引导以识别后尿道位置。若未做膀胱造瘘，且在会阴切口内又难辨识瘢痕位置，则应做耻骨上膀胱切开，经膀胱颈插入尿道探子于后尿道内。借助于探子的引导，围绕探子切开尿生殖膈，充分游离尿道狭窄的瘢痕段，直至能在切口触到位于前列腺部尿道内的尿道探子尖端(图60-16C)。

4. 切除尿道狭窄段　将插入前列腺部尿道内的探子向会阴顶出，在其尖端切除瘢痕狭窄段，探子即从后尿道断端露于会阴切口内(图60-16D)。

7

5. 游离近侧尿道断端　用组织钳将近侧尿道断端全层提起，并用剪刀环绕尿道壁做仔细游离，使近侧尿道断端游离出1cm左右，以备吻合(图60-16E)。

6. 吻合尿道　以细可吸收线将球部尿道(尿道远侧断端)与前列腺尖部尿道(尿道近侧断端)做间断端端吻合。后壁吻合后，自尿道口插入F18~F20号气囊导尿管，通过吻合口至膀胱内，再吻合尿道侧壁及前壁(图60-16F)。

7. 关闭会阴切口，放置橡皮片引流　尿道吻合毕，再用细线将尿道球海绵体间断缝于尿生殖膈上，以加固吻合口。吻合口两侧各置橡皮片引流1条，清洗手术创面后，逐层关闭会阴切口(图60-16G)。

8. 膀胱切开者，行耻骨上膀胱造瘘后，关闭腹部切口并于耻骨后间隙置烟卷引流1根。

将气囊导尿管气囊充入无菌生理盐水15~20ml，并妥善固定之。

【术中要点】

后尿道吻合术会阴切口小而深，操作不便，且其周围组织结构较球部尿道复杂，术中应注意以下问题：

1. 与球部尿道吻合术一样，应彻底切除瘢痕组织，并在无张力下做尿道吻合。

2. 避免直肠损伤　切开尿生殖膈向后游离和切除尿道瘢痕段是手术操作中最困难的步骤，稍有不慎就可能损伤直肠前壁，特别是既往已行过后尿道手术、局部瘢痕广泛、组织粘连严重者。避免直肠前壁损伤的方法是，经膀胱放一尿道探子至后尿道内作引导，用尖刀或剪刀沿探子尖端向深部游离。术者亦可将左手示指插入直肠内作为标志，在该示指引导下，紧贴尿道后壁部位游离和切除瘢痕，直至切至正常组织为止(图60-17)。

3. 后尿道吻合　一般均可用弯圆针在会阴切口内进行操作。但由于会阴切口小而深，对接近膀胱颈的高位后尿道狭窄，一般弯圆针吻合尿道操作极其困难，可改用直针吻合法。此法为作者本人于20世纪60年代首创，方法简便且行之有效，解决了高位后尿道吻合的操作困难。其方法如下：腹部和会阴部操作互相协同，先在球部尿道(尿道远侧断端)的3、6、9、12点钟处各穿过一针较长的可吸收线，然后将各根可吸收线换以直针，穿过尿道近侧断端或膀胱颈相应部位，直针从膀胱切口拉出，4针可吸收线一一拉紧，则尿道远侧断端随可吸收线拉紧而与尿道近侧断端紧密对拢，尔后在膀胱内打结，剪去线尾(图60-18)。

4. 后尿道狭窄有时合并假道，应注意避免将尿道吻合在假道上。尿道与假道的鉴别是，尿道黏膜光滑呈淡红色，管腔较宽大，易插入导尿管而进入膀胱；假道表面呈灰色，表面较粗糙，不易插入导尿管。若有膀胱造瘘或已切开膀胱，可用探子经膀胱颈插入后尿道，探子尖端穿出者为真尿道的断端，则不致发生错误的吻合。

【术后处理】

1. 妥善固定引流导尿管，定时冲洗，保持通畅。

2. 应用抗菌药物防治术后感染，服用雌性激素及每晚给予镇静药物，以抑制阴茎勃起。

3. 会阴切口橡皮片引流于术后48小时拔除。耻骨后烟卷引流术后72小时拔除。

4. 尿道留置的导尿管于术后3周拔除，拔除后3天可夹闭耻骨上膀胱造瘘管试行排尿，排尿通畅者可关闭耻骨上膀胱造瘘。根据排尿通畅程度再决定是否需定期扩张尿道。

(二)经耻骨后尿道吻合术

后尿道位居耻骨后，经会阴途径往往显露不佳，

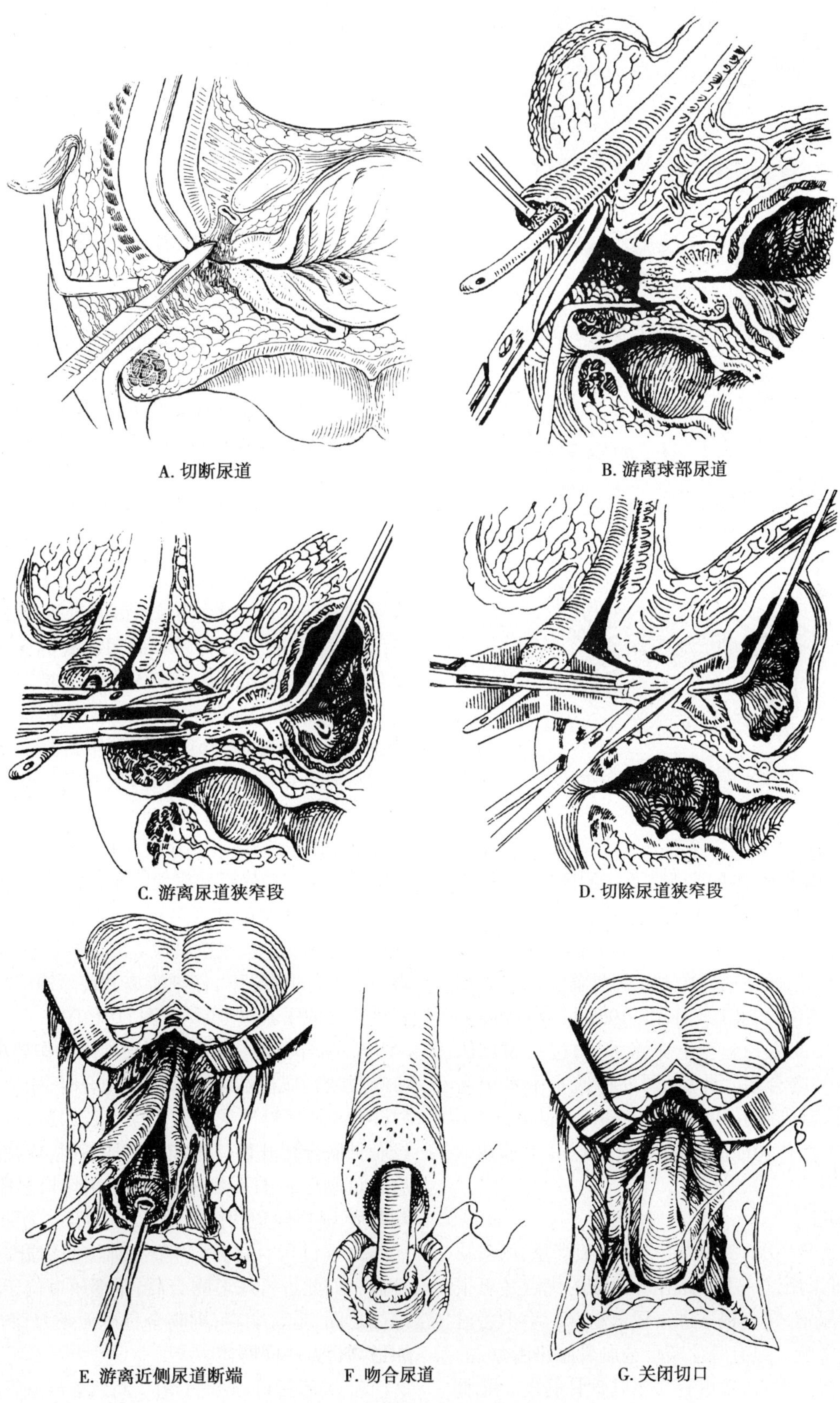

图 60-16　经会阴或腹会阴后尿道吻合术

7

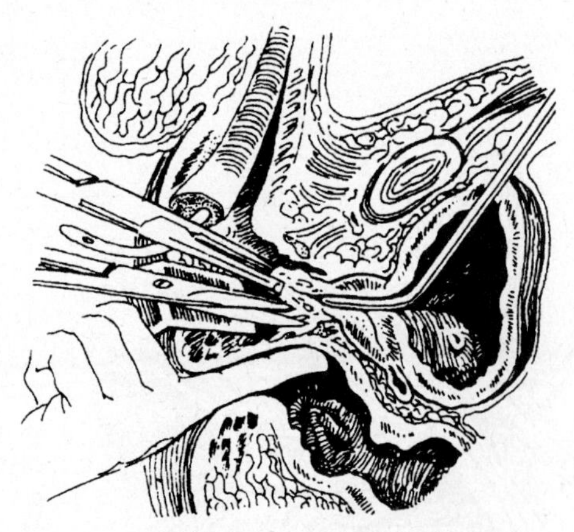

图 60-17　示指插入直肠引导后尿道瘢痕切除

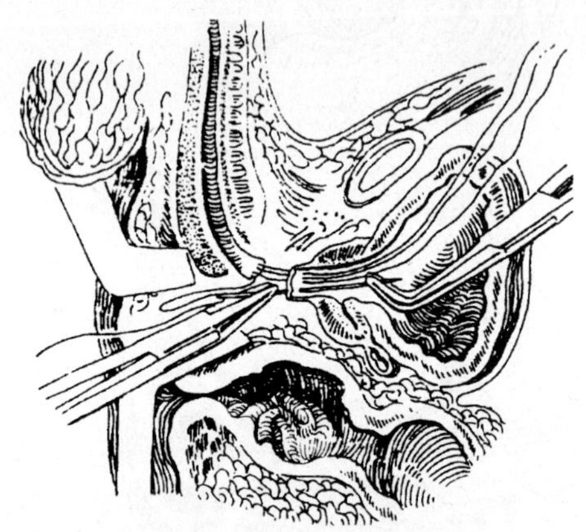

图 60-18　后尿道直针吻合法

使手术操作发生困难。切除部分耻骨联合，直接显露整个后尿道，满意地解决了显露不佳的问题，使切除瘢痕及后尿道吻合均可在直视下进行。Walker（1921）首先采用经耻骨联合切开施行前列腺癌切除术，Pierce（1962）应用此路径首次对 1 例骨盆骨折后膜部尿道狭窄患者施行了尿道修补术。1963 年 Waterhouse 系统介绍了用此途径施行下尿路手术，包括膜部尿道狭窄的修补吻合术。此后，国外将这一手术定名 Waterhouse 尿道成形术（Waterhouse urethroplasty）。不过，需施行这类手术的病例极少，所以这一手术在临床上很少应用。

【手术指征】

后尿道狭窄多次手术失败、会阴瘢痕严重、尿道缺损较长者，可采用这一手术路径。此法的优点是可很好地显露后尿道，在直视下进行尿道吻合。手术后对负重无重大影响。但有骨盆畸形或耻骨感染者禁忌。有耻骨上膀胱造瘘者，术后有发生耻骨骨髓炎及耻骨后感染之虑，应慎用。此外，术中有损伤前列腺静脉丛及痔下静脉丛的危险，发生大出血。有的术后发生压力性尿失禁。因此，我们认为这一手术径路只适用于极少数病例，不宜作为一种常规的后尿道吻合方法。

【术前准备】

同经腹会阴后尿道吻合术。

【麻醉与体位】

麻醉同经腹会阴后尿道吻合术。狭窄局限于后尿道，不需做会阴切口者，可取平卧位；需游离球部尿道者，应取截石位。

【手术步骤】

1. 切口　下腹正中切口，下缘抵耻骨上缘后延伸成“人”字形（图 60-19A）。

2. 显露耻骨联合　腹部切口依次切开各层直至膀胱前间隙。耻骨上阴茎根部处之切口则一直切至耻骨联合骨膜表面，并沿其表面向两侧钝性游离。在耻骨联合下缘切断阴茎悬韧带及阴茎背浅静脉，使阴茎根部向前下方移位，阴茎根部与耻骨联合下缘之间可出现一段距离。

3. 游离耻骨联合　以手指伸入耻骨后间隙，沿耻骨联合后面之骨膜表面将膀胱前壁钝性游离出来。直至前列腺表面至前列腺尖端。用大直角钳紧贴耻骨弓下缘骨膜外穿过尿生殖膈，使钳尖与伸入耻骨后的手指汇合，紧贴耻骨后骨膜表面向两侧剪开尿生殖膈，使耻骨联合游离出 4cm 宽度（图 60-19B）。

4. 切除部分耻骨联合　在耻骨联合上切开耻骨骨膜并将其与耻骨游离，至左右各 2~3cm，引过线锯，分别将耻骨距中线 2cm 处锯断，移去切除的耻骨，断端用骨蜡封闭止血（图 60-19C）。

5. 切除尿道瘢痕狭窄段　移去切除的耻骨后，其下即可直视尿道瘢痕狭窄段。用一粗尿道探子经膀胱造瘘或膀胱切开处插入后尿道，使其尖端抵达狭窄处尿道的近侧端。自尿道口插入尿道探子至狭窄的远侧端，在探子的引导下，仔细游离并切除瘢痕狭窄段，使露出正常的尿道两侧断端（图 60-19D）。

6. 吻合尿道　对两侧尿道断端稍作游离后，用细可吸收线行尿道端端吻合术。吻合时，尿道内应留置 F16~F18 号气囊导尿管做支架。若尿道狭窄段较长，经耻骨联合切开切口不能游离尿道时，应按经腹会阴后尿道吻合术的手术步骤，做会阴切口显露尿道，切除瘢痕，游离尿道两侧断端，以备吻合。为保证吻合在无张力下进行，可将两阴茎海绵体间剪开，边缘缝合止血。如此进行尿道吻合后，球部尿道位于两阴茎海绵体之间，走行变直，则吻合口可无张力（图 60-19E）。尿道吻合方法同前述。

7. 关闭切口，放置引流　将气囊导尿管的气囊充入无菌生理盐水 15~20ml，行耻骨上膀胱造瘘，缝合耻骨骨膜，耻骨后置烟卷引流一条，会阴切口置橡皮片引流，逐层关闭切口（图 60-19F）。

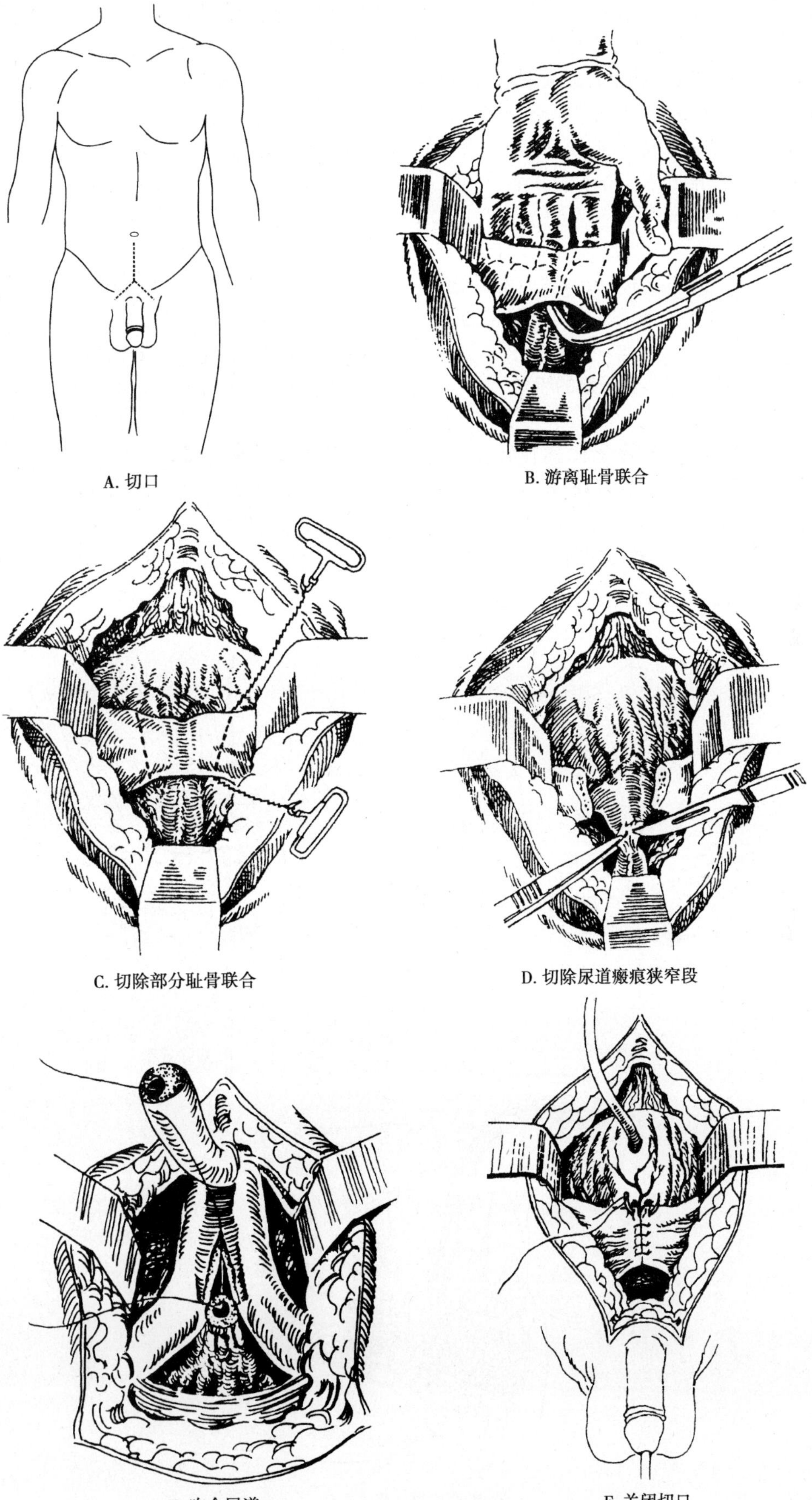

A. 切口

B. 游离耻骨联合

C. 切除部分耻骨联合

D. 切除尿道瘢痕狭窄段

E. 吻合尿道

F. 关闭切口

图 60-19　经耻骨后尿道吻合术

【术中要点】

1. 儿童病例，耻骨联合尚为软骨组织，可将其切开而不必做大块切除，用重力拉钩牵开耻骨联合即可得到良好的显露。

2. 在游离尿道、切除瘢痕时，应紧靠尿道进行操作，以避免损伤前列腺静脉丛及痔下静脉丛，否则损伤后将发生严重出血。

【术后处理】

加强抗感染治疗，警惕耻骨感染。其他术后处理同经腹会阴后尿道吻合术。术后2~3周再下床活动，初期不宜负重。

（三）后尿道狭窄合并尿道直肠瘘的手术

【手术指征】

凡后尿道狭窄并发尿道直肠瘘者，需在处理尿道狭窄时同时将瘘管切除，修补直肠瘘口。

【术前准备】

1. 瘘口较大或有感染者，就先期行耻骨上膀胱造瘘及结肠造瘘，等炎症完全消退3~6个月后，再行手术。

2. 术前常规准备肠道。

3. 术前清洁灌肠，灌肠完毕后，直肠内保留1‰新霉素液50~100ml。

【麻醉与体位】

同经腹会阴后尿道吻合术。

【手术步骤】

1. 切除瘢痕及瘘管　切口及游离后尿道狭窄的方法与经腹会阴后尿道吻合术同。分离至瘘管时，于后尿道与直肠之间将瘘管切断（图60-20A），在狭窄的尿道完成游离后，将其和瘘管一并切除（图60-20B）。

2. 吻合尿道，修补直肠　彻底切除瘢痕后，行尿道对端吻合。将直肠瘘口周围的瘢痕组织切除，直肠创面先用细可吸收线间断内翻缝合，再用细丝线间断缝合直肠肌层，然后关闭切口，放置引流（图60-20C）。

【术中要点】

1. 瘢痕切除必须彻底。因已行结肠造瘘和充分

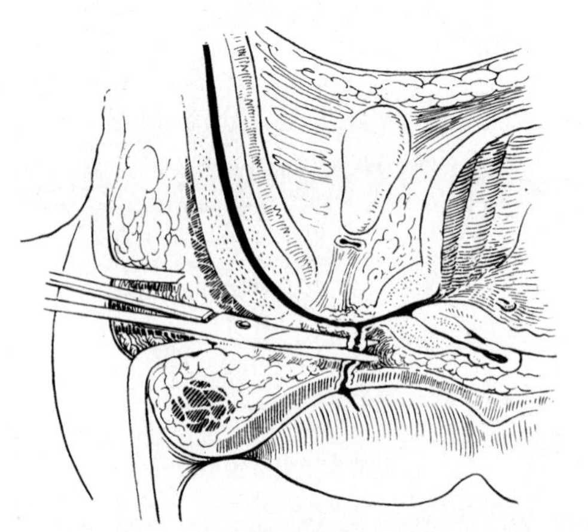

A. 切断瘘管

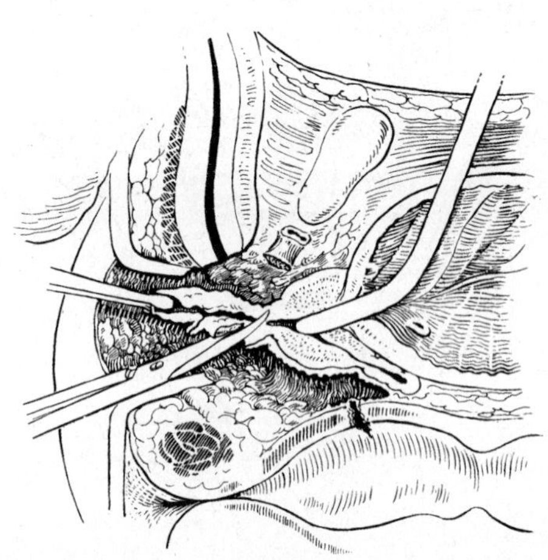

B. 切除狭窄

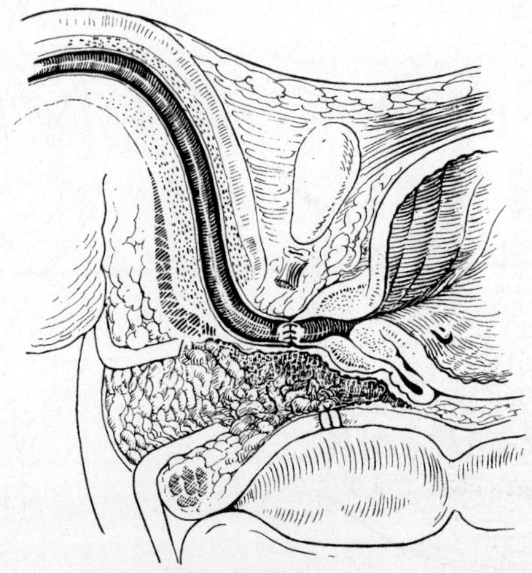

C. 吻合尿道、修补直肠

图60-20　后尿道狭窄合并尿道直肠瘘的手术

7

的肠道准备，直肠呈空虚状态，术后仍保留结肠造瘘，故不必再虑及直肠瘘口瘢痕切除及修补后的感染，关键是彻底切除直肠瘘口周围的瘢痕组织，使其创面新鲜、血液循环良好，修补后无张力，方能保证其愈合。

2. 尿道吻合与直肠修补处之间，应垫以软组织，使其隔开，不留死腔。若瘢痕切除后局部无法用自身软组织充填，可用凡士林纱布填入其间，部分缝合会阴切口，既有利于局部引流通畅，又能促进局部肉芽生长，凡士林纱布定时更换。

【术后处理】

按结肠手术和尿道手术后进行术后处理，2周内避免灌肠。待排尿通畅后先关闭膀胱造瘘再关闭结肠造瘘。

（四）尿道拖入术

尿道拖入术是指在尿道瘢痕狭窄段切除后，两断端不作对端吻合，而是将远侧尿道断端借助导尿管的牵引作用．拖至近侧尿道断端上，以重建尿道的连续性。此法由Solovov（1932）首先用于治疗外伤性后尿道狭窄，Badenoch（1950）进一步倡导，目前仍为许多医院应用。这一手术的优点是只需切除尿道瘢痕狭窄段，游离远侧尿道断端，不作尿道吻合，故不需游离近侧尿道，手术操作较简便。缺点是这种手术的尿道对位是靠牵引力量来维持，若牵引力过小，尿道两断端常不能对合，中间存有距离；牵引力过大，使尿道两断端套叠或使尿道断端缺血坏死，日后仍将发生狭窄。在临床上应严格掌握其手术指征，只对那些施行尿道吻合术确有困难的病例，方考虑采用本手术治疗。

【手术指征】

后尿道狭窄，位置较深，狭窄范围较广，或已做过尿道手术，尿道缺损较长，再行尿道吻合术确有困难者，可行尿道拖入术。

【麻醉与体位】

同经腹会阴后尿道吻合术。

【手术步骤】

1. 游离远侧尿道并将其断端固定于牵引导尿管上，按经腹会阴后尿道吻合手术步骤切开会阴部显露尿道，在瘢痕狭窄段之远端切断海绵体部尿道，充分游离尿道远侧断端。自尿道外口插入导尿管，其尖端至断端露出长约5cm。在距导尿管尖端3~4cm处用细可吸收线紧紧缠绕2~3圈并打结固定，将远侧尿道断端用细可吸收线间断全层缝合4针并固定于可吸收线圈上（图60-21A）。

2. 显露近侧尿道断端　切开膀胱，经膀胱向后尿道内插入金属尿道探子顶于瘢痕狭窄段的近端，在探子引导下彻底切除瘢痕，至显露出近侧尿道断端（图60-21B）。

3. 牵引远侧尿道　经膀胱插一导尿管经尿道近侧断端穿出。此导尿管尖端缝一粗丝线，缝线再缝于远侧尿道内之导尿管尖端下。牵出膀胱内之导尿管，使尿道远侧断端随导尿管的牵引而紧贴于近侧尿道断端上（图60-21C）。

4. 固定牵引线，关闭切口　将导尿管尖端的缝线经膀胱拉出，微微用力牵引并固定于腹壁上，以使尿道两断端对合。耻骨后置烟卷引流，作膀胱造瘘，再逐层关闭腹部及会阴部切口（图60-21D）。

【术中要点】

1. 远侧尿道断端必须充分游离，使其能在无张力状态下拖至近侧尿道断端，牵引后两侧尿道断端间不留空隙。

2. 后尿道不需游离，但瘢痕必须彻底切除，露出的近侧尿道断端应有足够宽度。瘢痕切除后，其创道应容一示指通过，方不致使拖入的尿道管腔受压变窄。

3. 会阴创面必须彻底止血，避免尿道两断端之间发生血肿。

【术后处理】

1. 术后一般处理同经腹会阴后尿道吻合术。

2. 术后7~10天，牵引导尿管上的可吸收线松脱，但导尿管应留置3周以后再拆除牵引线并拔出导尿管。

3. 拔出尿道留置导尿管后，观察排尿情况，排尿通畅后再关闭耻骨上膀胱造瘘。

四、长段尿道狭窄的尿道成形术

尿道成形术的手术方法繁多，但不外一期尿道成形术和分期尿道成形术两种。本节仅介绍利用皮肤的几种简便的手术。

【手术指征】

下列情况可行尿道成形术：

1. 创伤或战伤引起的尿道缺损或多次手术切除尿道，尿道缺损严重不能再行尿道吻合术者。这类尿道缺损是真正尿道的缺如，需行尿道成形术。

2. 先天性尿道闭锁或狭窄，缺损段较长者。

如果患者以前进行过手术，本次手术距前次手术必须在3个月以上。

【术前准备】

有膀胱造瘘者，需行尿培养，选用对所培养出细菌有效的抗生素。膀胱内的细菌多为革兰阴性杆菌，一般用1‰新霉素液术前进行膀胱冲洗。阴茎皮肤术前3天开始每日清洗两次。

【麻醉】

根据病情及年龄可选用椎管内麻醉、硬脊膜外腔

A. 游离远侧尿道

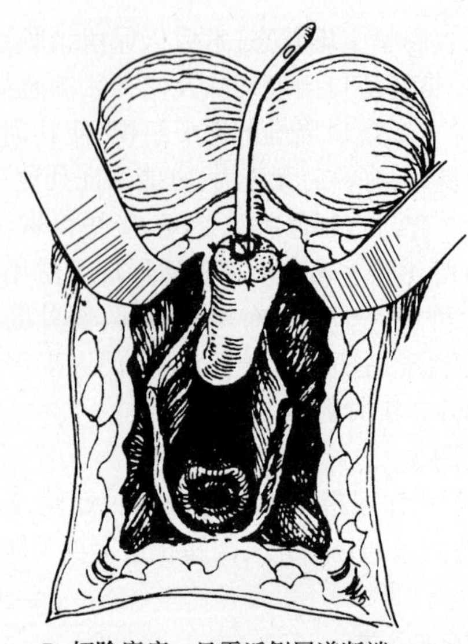

B. 切除瘢痕，显露近侧尿道断端

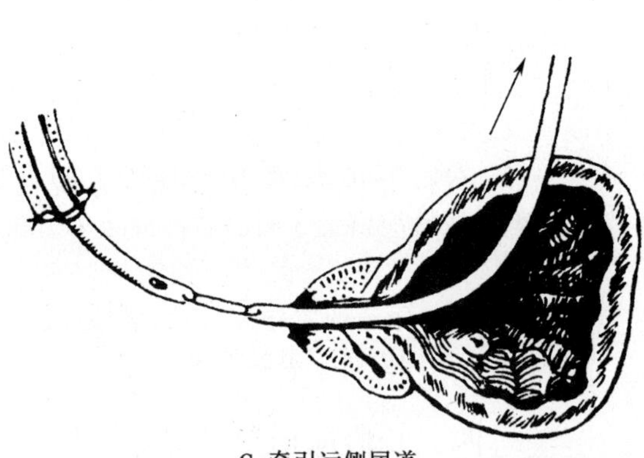

C. 牵引远侧尿道

D. 固定牵引线，关闭切口

图 60-21　尿道拖入术

阻滞麻醉或全身麻醉。

【体位】

阴茎部尿道狭窄用平卧位，球部尿道及后尿道取截石位。

(一) 阴茎部尿道长段狭窄的尿道成形术

【手术指征】

阴茎部长段尿道狭窄或尿道缺损。尿道狭窄者，尿道正中切开，尿道边缘与皮肤间断缝合成尿道裂。尿道缺损者，将远近两个断端分别移植于阴茎干腹侧皮肤上。3 个月后，远近尿道口均无狭窄时，再行尿道成形术，这种手术成功率较高。即使发生了尿瘘也易于修补。很少发生切口裂开或皮肤坏死。其缺点是手术周期长。

【手术步骤】

1. 第一期手术　用刀或剪切开尿道狭窄段达远近端尿道正常部位(图 60-22A)。将尿道切口缘与皮肤切口缘对位缝合(图 60-22B),形成人工尿道裂。

2. 第二期手术　在第一期手术 3 个月后施行。经尿道裂边缘切开皮肤并稍作分离,尿道缘有一游离面(图 60-23A)。与尿道裂相应的阴茎皮肤作一与尿道裂长度相当的带蒂皮条,翻转皮条并与尿道裂边缘作对位缝合,形成尿道(图 60-23B)。关闭阴茎皮肤切口(图 60-23C)。

(二) 后尿道成形术

【手术指征】

后尿道长段缺损。

【麻醉与体位】

同经腹会阴后尿道吻合术。

【手术步骤】

手术分两期进行。

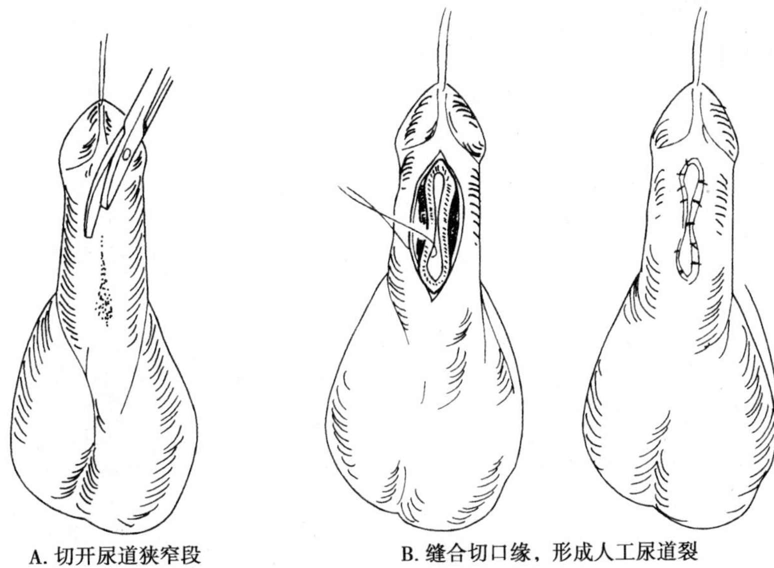

A. 切开尿道狭窄段　　B. 缝合切口缘，形成人工尿道裂

图 60-22　阴茎部尿道长段狭窄的尿道成形术（第一期手术）

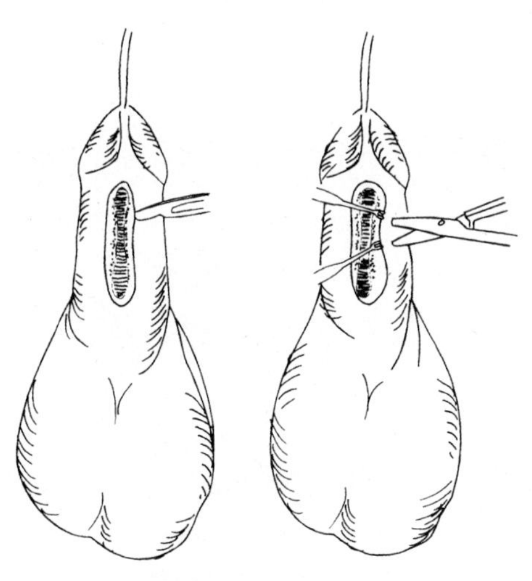

A. 沿尿道裂边缘切开皮肤

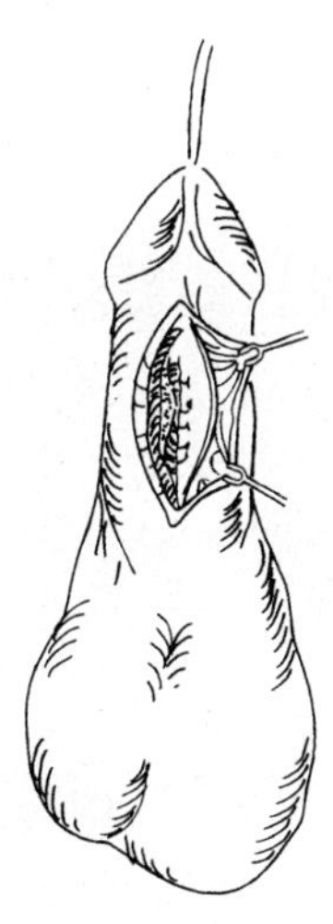

B. 切取阴茎带蒂皮条并与尿道裂切缘对位缝合

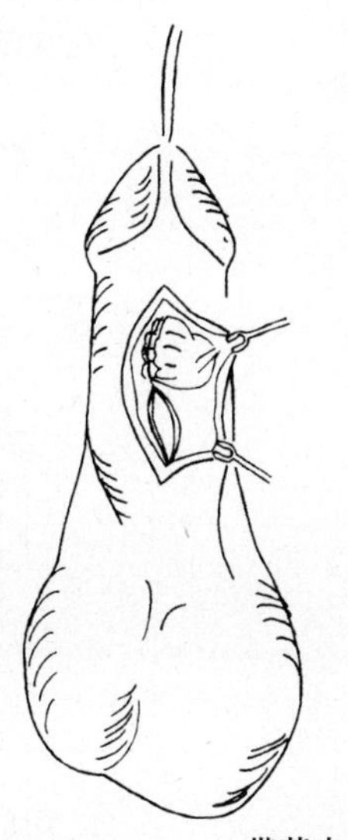

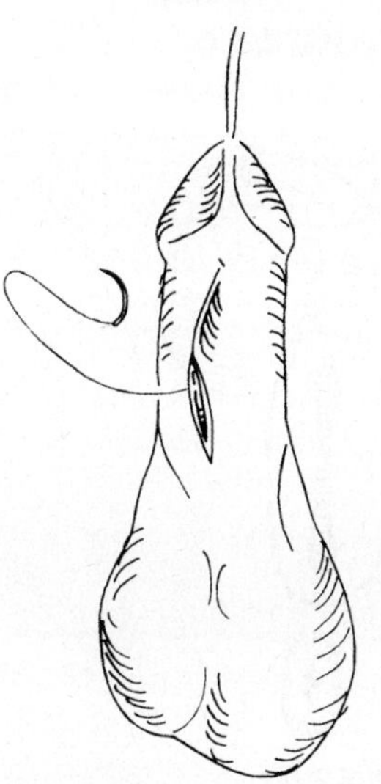

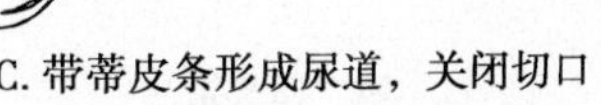

C. 带蒂皮条形成尿道，关闭切口

图 60-23　阴茎部尿道长段狭窄的尿道成形术（第二期手术）

1. 第一期手术　广泛切除尿道瘢痕，行会阴带蒂皮管形成尿道，做尿道会阴部造口。3~6 个月后应用阴囊及会阴皮肤形成新的尿道。

(1) 切取皮瓣做会阴部舌形切口，依次切开各层组织，显露尿道(图 60-24A)。

(2) 形成皮管：尿道瘢痕组织彻底切除，远侧尿道

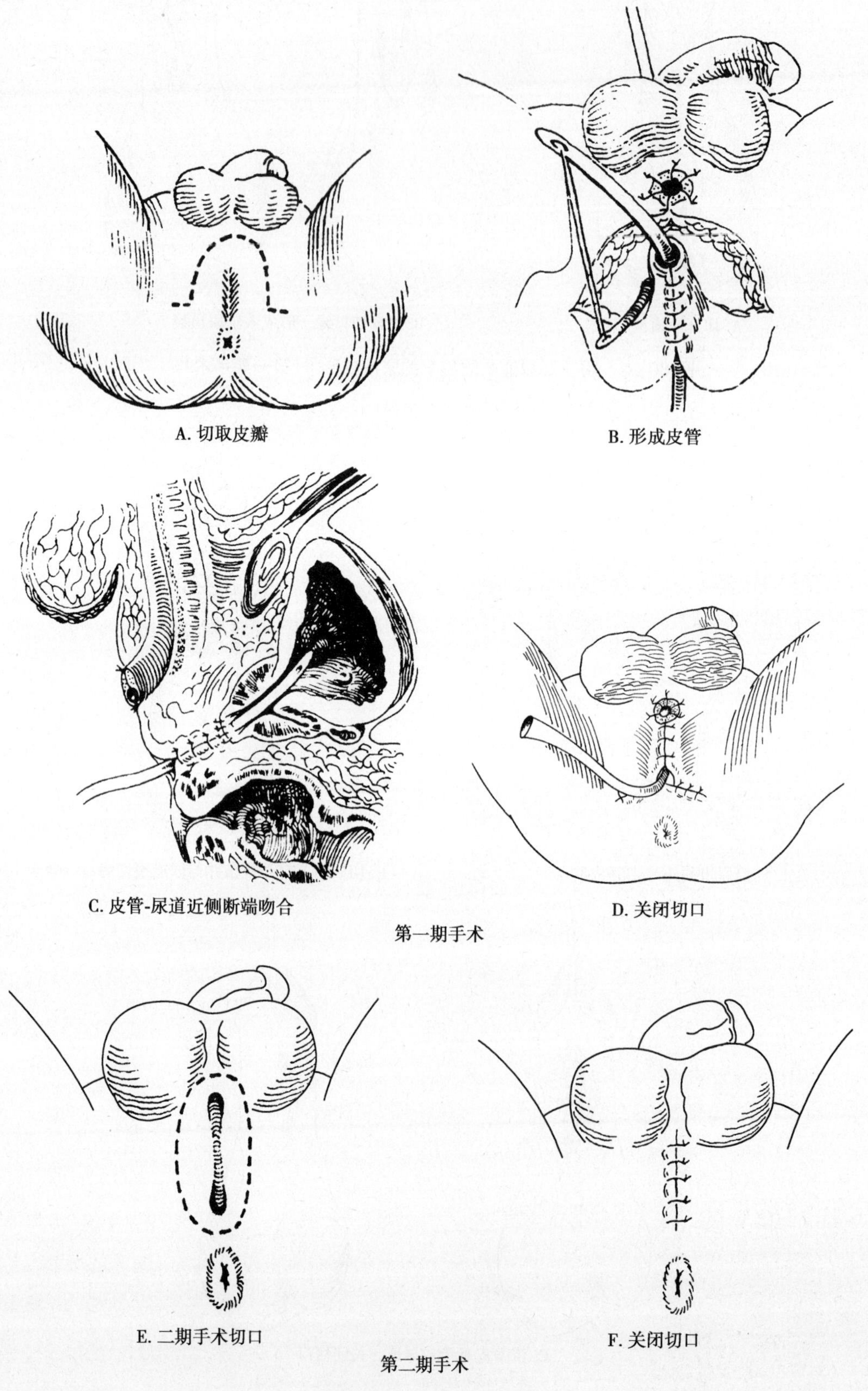
A. 切取皮瓣
B. 形成皮管
C. 皮管-尿道近侧断端吻合
D. 关闭切口
第一期手术
E. 二期手术切口
F. 关闭切口
第二期手术

图 60-24　后尿道成形术

断端与阴囊根部皮肤边缘用细可吸收线间断缝合。舌形皮瓣以F18号导尿管做支架，皮瓣翻转使创面向外，用细可吸收线间断缝合皮瓣使呈一皮管。切开膀胱，经膀胱颈插入一金属导尿管在尿道近侧断端穿出。导尿管尖端穿一粗丝线并固定于金属导尿管尖端(图60-24B)。

(3) 皮管-尿道近侧断端吻合 抽出金属导尿管，将皮管断端牵入并用细可吸收线将其与近侧尿道断端吻合(图60-24C)。

(4) 关闭切口：逐层缝合会阴皮下组织和皮肤，皮管内置导尿管引流尿液，一期尿道成形术即告完成(图60-24D)。

2. 第二期手术 一期手术后3~6个月，会阴切口已完全愈合，瘢痕软化之后，按前尿道成形术的方法切取会阴皮条并形成新的尿道(图60-24E、F)。

【术后处理】

同前尿道切开术及前尿道成形术。

第四节 尿道外伤和尿道狭窄手术失败的原因及预防

尿道损伤和尿道狭窄的手术失败并不少见，近年疗效虽有提高，但再次手术率仍有10%左右。兹就其失败原因及预防措施讨论如下：

1. 手术方法选择不当 尿道外伤及尿道狭窄的治疗，手术方法多种多样。在实际应用中，不少病例是因手术方法选择不当而失败。如在处理尿道损伤时，常规地采用尿道会师术，致尿道损伤处呈瘢痕连接，或尿道两断端间为瘢痕组织所取代，形成了尿道狭窄；在处理尿道狭窄时，采用尿道强力扩张术、尿道外切开术等，由于尿道及尿道周围瘢痕组织并未切除，术后常致再狭窄或仍需经常扩张。因此，避免采用这些缺点多、成功机会少的治疗方法，是减少治疗失败率的措施之一。尿道吻合术是较好的一种治疗方法。它的优点是尿道愈合后瘢痕组织少、呈线状，不需经常扩张，疗效较满意。

2. 感染切口 感染是手术失败的重要原因之一。感染的原因是多方面的，常常是几种因素同时存在。主要的有：①术前在尿道或尿道周围即有潜在性感染灶，如小的脓肿、窦道、瘘管等；②膀胱严重感染，术前准备不够；③手术野直接污染；④术中止血不彻底、引流不畅、血肿形成，继发感染；⑤有尿瘘、尿道周围炎，未做膀胱造瘘而过早施行手术。

3. 尿道吻合技术错误 常见者有：

(1) 瘢痕切除不彻底。

(2) 吻合口张力过大，往往愈合不佳，甚至发生吻合口裂开，导致再狭窄。

(3) 错误的端侧吻合：易发生于膜部尿道狭窄，偶见于球部尿道狭窄。其原因有二：①后尿道游离不够；②尿道探子位置不当。在施行后尿道手术时，为了寻找尿道近端，一般均用尿道探子经膀胱造瘘口或膀胱切口插入后尿道。如探子尖端过度上翘，则其尖端顶于尿道前壁，在此处切开吻合，则形成尿道前壁之端-侧吻合(图60-25A)；反之，如探子尖端过于下压，其尖端顶于尿道后壁，切开吻合后，将成为尿道后壁之端-侧吻合(图60-25B)。结果是吻合口狭窄，排尿不畅，需再次手术纠正。

(4) 尿道对端吻合黏膜发生缺陷：发生的原因可能为黏膜未全缝住；或缝合后滑脱；或缝合过多致使黏膜内翻；或尿道黏膜修剪不齐，形成黏膜瓣或肉芽突入尿道腔内。尿道黏膜缺损处可进一步形成瘢痕，轻者排尿困难，重者尿道闭塞。

(5) 尿道与假道吻合：常见的有远端正常尿道与近端假道吻合；远端假道与近端正常尿道吻合，尿道

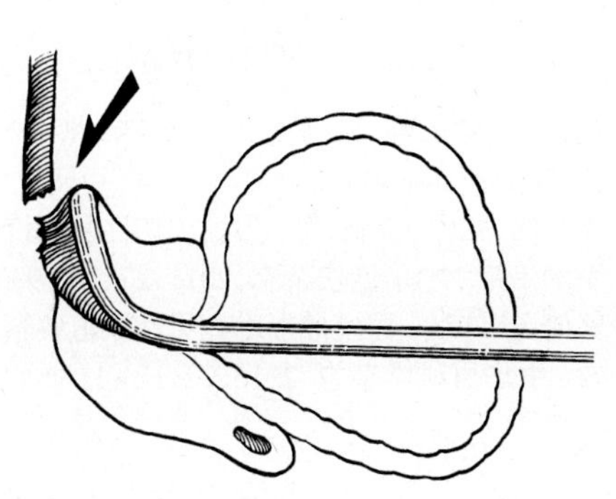

A. 探子尖端过度上翘，形成尿道前壁端-侧吻合

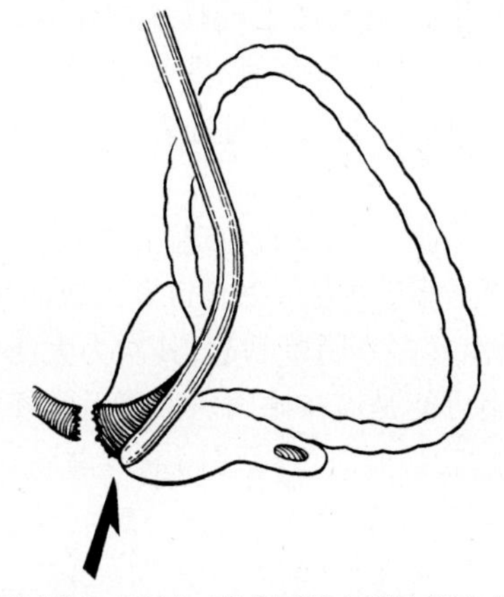

B. 探子尖端过于下压，形成尿道后壁端-侧吻合

图60-25 尿道探子位置不当导致错误的端-侧吻合

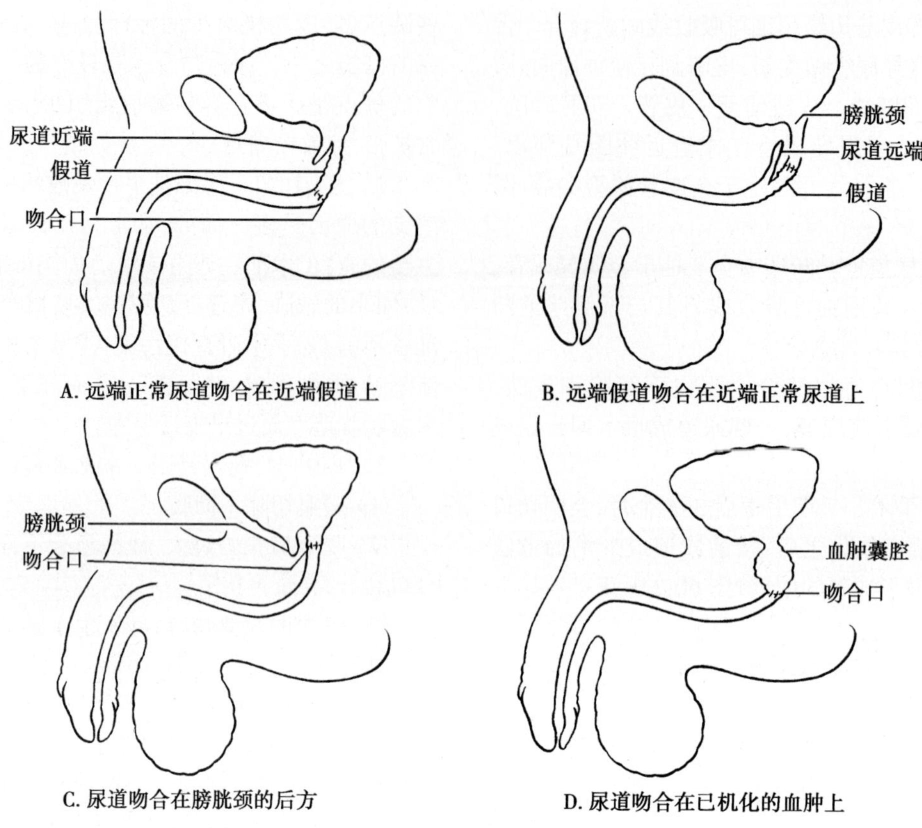

A. 远端正常尿道吻合在近端假道上

B. 远端假道吻合在近端正常尿道上

C. 尿道吻合在膀胱颈的后方

D. 尿道吻合在已机化的血肿上

图 60-26 尿道与假道吻合

吻合于膀胱颈后方，尿道吻合于已机化的血肿囊腔上（图 60-26）。

为了预防上述错误的发生，术中须做到：①彻底切除尿道及其周围的瘢痕；②充分游离尿道断端，使能在无张力下对端吻合；③断端黏膜修剪平整，对位良好；④区别正常尿道与假道，认清尿道断端，避免与假道吻合。

7

4. 留置导尿管不当 尿道留置导尿管过粗、过硬、放置时间过长，或导尿管质量低劣等，可导致尿道炎。有的压迫尿道，引起局部缺血、坏死，致术后再次造成长段尿道狭窄，更增加了治疗上的困难，一般尿道内导尿管以 F16~F18 号为宜，儿童患者应更细些。最好放置硅胶导尿管，留置时间为 7~10 天，最长不应超过 2~3 周。

5. 吻合口出血 继发性尿道出血发生在术后 5~7 天。青壮年居多。主要因吻合口全部或部分裂开，裂开出血的诱因又多系阴茎勃起，其次为大便秘结腹内压增加，感染可能是潜在原因。手术后常规服用已烯雌酚及镇静剂，必要时服用缓泻剂或灌肠，保持大便通畅，均可降低手术后出血的发生率。

发生出血后，除全身使用抗生素及止血剂外，轻者会阴部加压包扎、冷敷，保持导尿管通畅，及时清除膀胱内积血，一般可控制出血。严重者，大量血液反流入膀胱，积聚成血块，影响尿管引流，则不得不切开膀胱，清除血块，更换造瘘管，行膀胱持续冲洗。吻合口破裂出血后，严重者可能再次发生狭窄。

6. 术后尿道扩张术操作不当 诸如尿道扩张成假道，尿道扩张后大出血等可致治疗失败。手术后第一次尿道扩张术，最好由参加手术者亲自施行，因熟悉手术中尿道情况，可减少损伤和假道的发生。

参考文献

1. 金锡御，俞天麟．泌尿外科手术学．北京：人民军医出版社，2004：346-430.
2. 沈文浩，张恒，李新，等．男性创伤性复杂性后尿道狭窄的手术治疗．中华创伤杂志，2011，27（10）：933-936.
3. 郭倚天，许斌．尿道成形术在男性尿道狭窄中的应用及疗效．中华男科学杂志，2016，22（12）：1135-1139.

第六十一章

常用女性尿道手术

在女性尿道手术中，治疗女性压力性尿失禁的手术是最常用的手术之一。目前其开放性手术已被微创性手术所取代，如人工吊带或人工填充物置入的方法。女性压力性尿失禁手术治疗的专科性极强，故本章将不予阐述，读者可参阅有关专科手术书籍。女性膀胱性梗阻也是女性常见疾病，有的需手术治疗，其治疗目前亦已普遍采用腔内技术，本章不予阐述。本章仅就除上述两种疾病之外的女性常用尿道手术介绍于下。

第一节　女性尿道解剖概要

【女性尿道】

女性尿道位于耻骨联合之后，阴道前壁下部之前，周围由筋膜固定，开口于前庭，成年人尿道长3.5~5cm，直径9~10mm，尿道外口最细，在排尿时尿道内口扩张，尿道呈圆锥形（图61-1）。

女性尿道可分为上、中、下三段，彼此相互延续。上段尿道称近端尿道，下段尿道称远端尿道。尿道内层为黏膜，尿道口为复层鳞状上皮，其余部分为复层柱状上皮。尿道黏膜及黏膜下形成多数皱襞及陷窝，尿道黏膜下有许多小的尿道腺，开口于黏膜表面。尿道旁腺（Skene腺）开口于尿道口的黏膜上。尿道肌层主要由平滑肌构成。上段尿道环状平滑肌与膀胱颈环状肌相连贯，在颈部增厚，形成收缩力较强的内括约肌，对控制排尿起着重要作用。中段尿道除平滑肌层之外，还有少量随意环状肌，起部分外括约肌作用。下段尿道无肌肉只有2~3层纤维组织。

女性尿道的血液供应十分丰富，上段为膀胱下动脉，中段为阴道中动脉，下段为阴部动脉的分支，这些血管彼此吻合。静脉血流入膀胱前静脉丛和阴部静脉丛，最后注入髂内静脉。女性尿道淋巴十分丰富，下段尿道淋巴引流至腹股沟浅淋巴结，进而至腹股沟深淋巴结及髂外淋巴结。中、上段尿道淋巴经尿道旁淋巴管进入盆腔淋巴结。故女性尿道癌在腹股沟淋巴结未曾转移时，盆腔淋巴结已可能有了转移。

【女性会阴及盆腔】

1. 女性会阴　女性会阴大体与男性相同。尿生殖膈较男性薄弱得多，除有尿道穿过外，阴道亦经尿生殖膈穿过。尿生殖膈下面的游离缘有会阴浅横肌，起于坐骨结节，止于中心腱。坐骨海绵体肌起于坐骨结节止于阴蒂。球海绵体肌起于中心腱，肌肉于阴道两侧分开，经过阴道口及尿道，止于阴蒂（图61-2）。耻

7

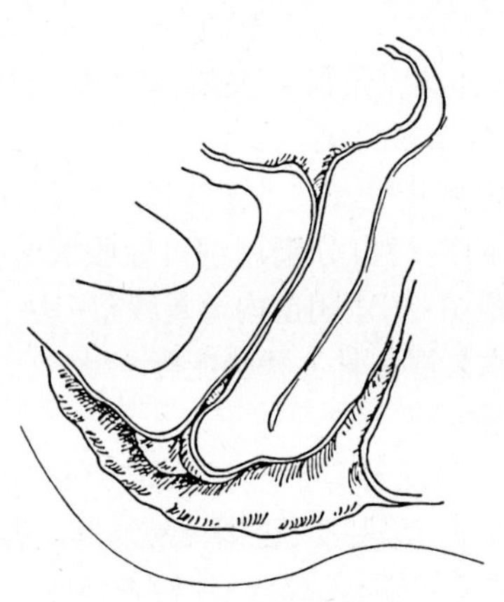

图61-1　女性尿道

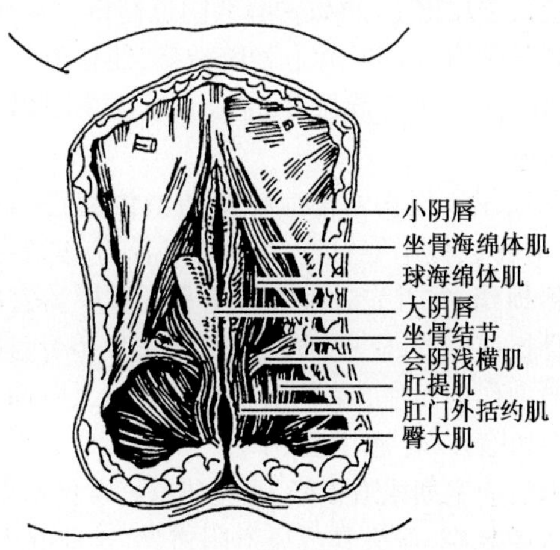

图61-2　女性会阴及尿道相关的盆底肌肉

骨尾骨肌走行于尿道及阴道侧壁。上述肌肉对盆底有支持作用,也起着悬吊尿道的作用。这些肌肉的损害,可使尿道长度缩短,尿道阻力降低,是女性压力性尿失禁的重要原因之一。

2. 女性盆腔　女性盆腔与男性相似,不过骨盆较男性浅而宽。相当于男性耻骨前列腺韧带的筋膜,为耻骨尿道韧带,它有悬吊固定膀胱颈及尿道的作用。耻骨尾骨肌横行于尿道及阴道侧壁,也起着悬吊尿道的作用。

第二节　女性尿道损伤的手术治疗

女性尿道短而直,前有耻骨联合保护,后为阴道,位置比较隐蔽,故尿道损伤较男性少见得多。直接暴力损伤多为刀切割或其他锐器经阴道穿入尿道,可致尿道切破或穿破,同时有阴道损伤。间接暴力损伤多并发于骨盆骨折伤,多见于车祸、工伤事故或房屋倒塌所致之骨盆挤压伤,损伤一般都比较严重,除骨盆骨折尿道损伤外,常并发阴道撕裂伤及其他脏器如膀胱、子宫、直肠、小肠损伤等,出血多常伴休克,此类损伤常为尿道撕脱、断裂或破裂。

外暴力所致的女性尿道损伤诊断并不困难,有明确的外伤史,伤后不能排尿或有血性尿液自阴道溢出,阴道检查可以发现阴道前壁有破损,导尿或尿道探子检查可以触到或看到导尿管或尿道探子经过损伤的部位进入膀胱,有的可穿过损伤的尿道插入阴道。

女性尿道损伤的治疗,应强调早期手术,积极恢复尿道的连续性和完整性。尿道横断者,可用细可吸收线对端吻合,破裂者行修补,尿道撕脱回缩至阴道内者,应将其复位,尿道口缝合于前庭尿道口的位置上。手术时应注意尿道及阴道应分别进行修补,在尿道吻合修补完毕后,应将尿道周围的筋膜以细线褥式缝合覆盖于尿道上,再致密缝合阴道创口。术毕尿道内留置导尿管并行耻骨上膀胱造瘘,使尿流暂改道。术后10天左右拔除导尿管,排尿通畅后再关闭耻骨上膀胱造瘘。

女性尿道损伤术前应积极防治休克,补充血容量,应用抗生素防治感染。骨盆骨折者,应查清有无其他脏器损伤,并首先处理危及生命的重要器官损伤。骨盆骨折移位者,应尽可能复位,防止发生骨盆畸形。阴道撕裂伤创面整齐者可直接对位缝合,清创时亦不宜过多切除,以避免阴道狭窄。

术后应定期尿道扩张,避免狭窄。常见术后并发症有尿道狭窄、尿失禁或尿道阴道瘘,这些并发症一般均需再次手术治疗。

第三节　女性尿道全切除术

女性尿道癌的治疗,主要依据其部位和分期。治疗方法包括经尿道切除术、部分或全部尿道切除术、放疗、单纯膀胱尿道全切除术等,并视情况作淋巴结清除术。

下段尿道癌局限于0期或A期者,可经尿道切除,B期病变较小者,若尚能保留足够长度尿道,可行部分尿道切除术。上段尿道癌多行尿道及膀胱全切和尿流改道手术,即使如此,预后也不容乐观。这类患者发现肿瘤时已较晚期,50%以上已有淋巴转移。5年生存率仅10%~17%。手术治疗方面,本节介绍女性尿道全切除术。

【手术指征】

1. 早期尿道下段癌,未侵及尿道周围组织,可行尿道部分切除术。

2. 上段尿道癌,局限而无转移,或下段尿道癌已侵及至中段尿道者。可行尿道全切除术。

【麻醉与体位】

硬脊膜外腔阻滞麻醉或椎管内麻醉。膀胱截石位。

【手术步骤】

1. 切口　距尿道外口边缘0.5cm做绕尿道外口的环形切口,在环形切口6点钟处再做阴道前壁正中切口,纵切口的长度视尿道切除长度而定,一般3~4cm即可(图61-3A)。

2. 游离尿道　阴道前壁纵行切开后,用组织钳夹住阴道壁创缘,于阴道壁与尿道壁之间的平面将尿道分离出来。此平面组织疏松,易于分离,出血较少(图61-3B)。

3. 切除尿道　将尿道完全游离出来后,在肿瘤上方2cm处切断尿道或齐膀胱颈切断尿道(图61-3C),尿道及肿瘤即被切除。

4. 关闭残端　尿道残端或膀胱颈断端用细可吸收线间断或连续全层缝合关闭,其外层再用细线间断缝合加固(图61-3D)。

5. 缝合阴道切口　尿道切除后,创面应彻底止血,然后将阴道切口分别用细可吸收线分两层缝合,关闭切口(图61-3E)。阴道内填塞纱布一块,覆盖切口。

6. 行永久性耻骨上膀胱造瘘。

【术中要点】

女性尿道癌行尿道全切除术应严格选择病例,保证手术能彻底切除肿瘤,否则极易复发。为此,术中应对切除之尿道残端行冰冻切片检查,确定残端是否已达正常组织。触到腹股沟淋巴结者,应行双侧腹股沟

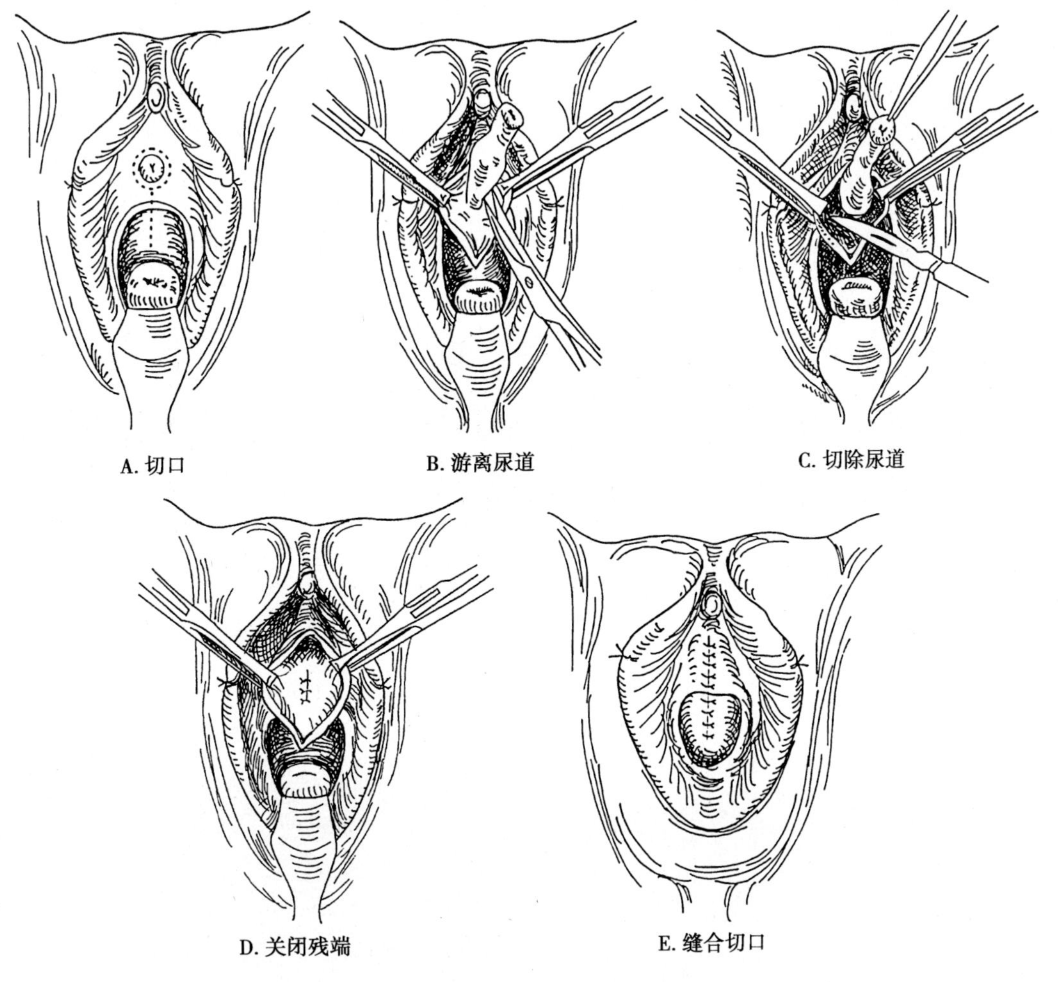

图 61-3　女性尿道全切除术

淋巴结清扫。

【术后处理】

1. 术后 3 天拔除填塞于阴道内的纱布。

2. 应用抗菌药物及止血药物预防术后感染及出血。

3. 保持膀胱造瘘管引流通畅，定时冲洗。

第四节　尿道憩室切除术

【手术指征】

女性尿道憩室可分为两类：憩室壁有完整肌层者称为真性憩室，缺乏肌层者称为假性憩室。真性憩室以先天性者居多，假性憩室则多为后天性原因，因尿道腺感染或梗阻所致。当尿道腺感染或梗阻后，形成囊肿，囊肿向尿道内穿破，即形成憩室。女性尿道憩室多位于尿道的底部或侧面，并多位于尿道中段及下段。女性尿道憩室是尿路感染的重要原发病灶，有的可引起尿道梗阻，憩室内的慢性感染可并发结石，少数可并发癌肿，因此应手术切除。

【禁忌证】

并发急性憩室炎者，禁忌手术。应加强抗感染治疗，每日经阴道轻轻按摩憩室，协助排出其内的炎性分泌物，待急性炎症控制后方可手术切除。

【术前准备】

1. 行尿培养，根据细菌培养结果应用抗菌药物。

2. 白带较多或有生殖道感染者，应作相应检查和治疗。

3. 按阴道手术进行阴道常规清洗。

【麻醉与体位】

一般采用椎管内麻醉。截石位，臀部垫高。

【手术步骤】

1. 切口　腹部及会阴部、阴道常规消毒，小阴唇分别缝于同侧大阴唇上，尿道内置气囊导尿管并扩充气囊以作适当牵引，重力拉钩将阴道牵开，在阴道前壁尿道憩室部位做一纵向切口，切口稍长于憩室的直径(图 61-4A)。

2. 剪开阴道全层　循阴道切口，自黏膜下向深部游离，分开阴道肌层直至憩室壁，注意勿分破憩室。然

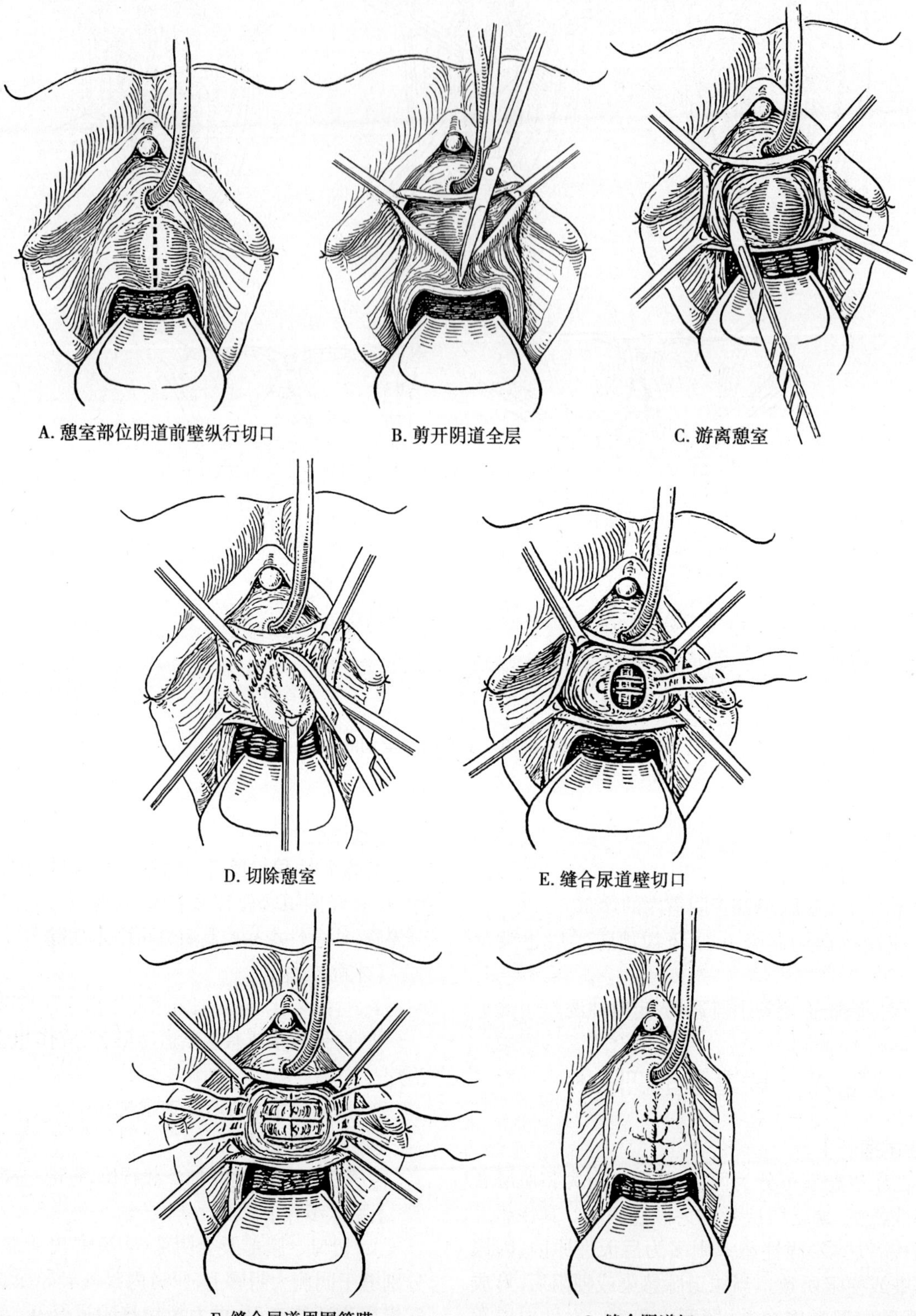

A. 憩室部位阴道前壁纵行切口

B. 剪开阴道全层

C. 游离憩室

D. 切除憩室

E. 缝合尿道壁切口

F. 缝合尿道周围筋膜

G. 缝合阴道切口

图 61-4　女性尿道憩室切除术

7

后用剪刀将阴道全层剪开(图 61-4B)。

3. 游离憩室 阴道全层剪开后,阴道切缘用组织钳提起,沿尿道憩室壁表面以锐性及钝性方法将憩室与阴道壁充分游离,直到憩室颈部(图 61-4C)。

4. 切除憩室 用组织钳将憩室提起,在其与尿道开口处剪断,切除憩室(图 61- 4D)。憩室切除后,即可见到尿道内的导尿管。

5. 缝合尿道 用细可吸收线缝合尿道壁切口(图 61-4E)。尿道周围筋膜再用细线间断折叠缝合,以增强尿道后壁(图 61-4F)。

6. 关闭阴道切口 剪除多余的阴道壁,用可吸收线间断缝合阴道切口(图 61-4G)。术毕。阴道内填塞一无菌纱布块,妥善固定导尿管。

【术中要点】

1. 术前应做好憩室的准确定位,以免术中难以寻找憩室。较大的或充盈度较好的憩室,术中易于确定。对较小的憩室,可于术前行尿道镜检查,经憩室口插入一细导尿管作为标志,便于切开阴道后触摸导尿管寻找憩室。

2. 因既往憩室炎致手术不能完整剥离及切除憩室者,可切开憩室做分片切除。憩室壁应切除彻底,避免复发。

【术后处理】

1. 使用抗菌药物预防切口感染。

2. 阴道内的纱布于术后 24 小时取出。

3. 留置导尿管 7~10 天,保持其通畅。

第五节 尿道肉阜环切除术

尿道肉阜是位于女性尿道口的红色肿瘤样组织,但并非真正的肿瘤。尿道肉阜一般较小,多位于尿道口下方正中处,少数可累及尿道口四周,有的带蒂,多数基底较宽,突起于尿道黏膜表面,触之易出血并有疼痛。临床上尿道癌误诊为肉阜者并不少见,故无论手术治疗与否,其诊断必须经病理检查证实。

对尿道肉阜的治疗,较小者多采用雌激素软膏贴敷,尤其适用于中老年妇女。对范围不大、有蒂的肉阜,亦可采用电灼、激光、微波或冷冻方法切除,但有的病例可复发。广泛或较大的肉阜,可手术切除。

【手术指征】

基底较宽或已形成环状之尿道肉阜。

【麻醉与体位】

局部浸润麻醉。截石位。

【手术步骤】

1. 切口 沿尿道外口做一环状切口,切线应距肉阜基底边缘约 0.5cm,切口深至黏膜下(图 61-5A)。

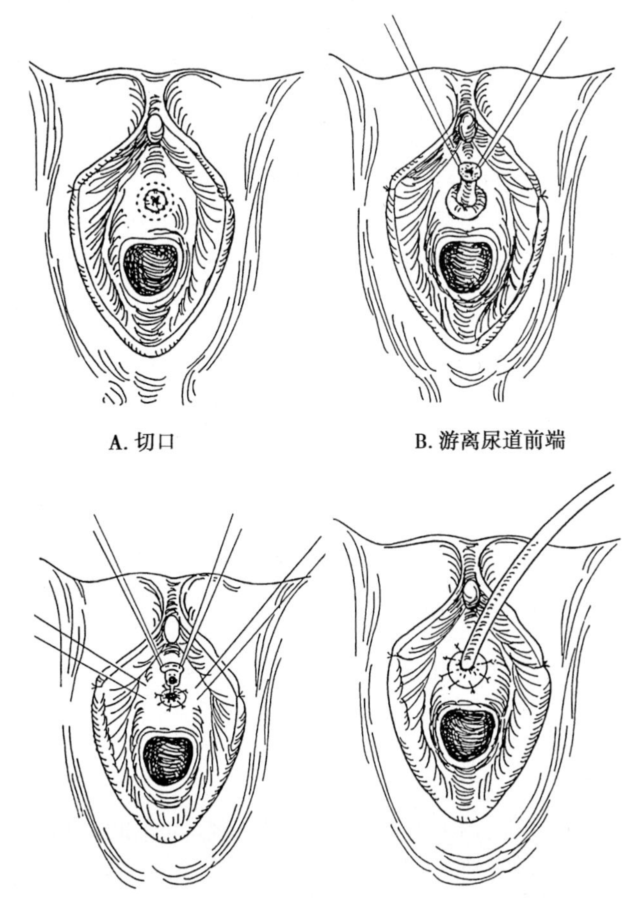

图 61-5 尿道肉阜环切除术

2. 游离尿道前端 尿道口穿过两针缝线,向外牵引,在黏膜下环状游离尿道口,使其越过肉阜基底(图 61-5B)。

3. 切除肉阜 在肉阜基底的边缘切开尿道后壁,露出尿道腔。于 6 点钟处,用细可吸收线将该处尿道口连续与尿道切口行对位缝合。然后,边环切除肉阜,边将其游离缘与原环状切口边缘行环形缝合,直至完全切除尿道口及肉阜组织(图 61-5C)。

4. 留置导尿管 当尿道口及肉阜切除完毕时,新的尿道口亦与原切口环状缝合完毕(图 61-5D)。经尿道插入适当粗细的气囊导尿管,扩充气囊并妥善固定。切口处覆盖消毒纱布。

【术后处理】

1. 注意创口护理,酌情使用抗菌药物及止血药物。

2. 保持大便通畅,避免便秘及用力排便增加腹压导致切口出血。

3. 保持导尿管通畅,若无继发出血,于术后 7 天拔除。

4. 如遇切口渗血,可适当牵引气囊导尿管,局部使用浸湿肾上腺素溶液的棉球加压外敷,一般即可制止。

7

第六节　女性尿道手术的术后处理、并发症及其防治

【术后处理】

1. 女性尿道手术后，多有留置导尿管或耻骨上膀胱造瘘管，给予妥善固定，防其脱落，每日定时冲洗，保持通畅。尿管阻塞或脱落导致术后尿潴留或过早自行排尿是女性尿道手术失败的重要原因，应严防其发生。

2. 保持外阴清洁。留置尿管期间，每日用1‰新洁尔灭棉球清洗外阴2次，尤其是阴唇沟内、阴蒂、尿道口与导尿管相接处必须保持清洁干燥。经常清除尿道口及阴道内分泌物。

3. 应用己烯雌酚2mg，每日3次，持续1周左右。

4. 继续使用有效抗菌药物预防术后感染。

5. 预防便秘和咳嗽。术后第2天起即可口服液体石蜡，每日1次，每次15~30ml，直至排便为止。便秘时应及时行肥皂水灌肠。有咳嗽者应服用止咳药物。避免因便秘或咳嗽而增加腹压导致切口出血或裂开。

6. 阴道内放置纱布者，应于术后24小时取出。一般引流物(橡皮片或烟卷引流)于术后48小时拔除。

7. 尿道留置导尿管可视情况于术后1周左右拔除。有耻骨上膀胱造瘘者，一般在尿道手术切口愈合，能自行排尿无困难后，再将其拔除。

【并发症及其防治】

1. 切口感染　切口感染的原因主要是手术前局部的准备不够充分。尿道内或阴道内有炎症性病灶，手术时切口被污染等。切口感染可使伤口裂开，继发出血并可形成尿瘘，导致手术失败。

7

预防切口感染，重点应作好术前准备，外阴湿疹需先行治疗。手术前后应用有效抗菌药物，术中彻底止血，术后放置必要的引流。置有导尿管者，应保持通畅，避免因导尿管阻塞而自行排尿。一旦发生感染，除加强全身抗感染措施外，应仔细检查炎症性分泌物系来自尿道抑或自阴道溢出，及时清除脓性分泌物，加强阴道冲洗，保持外阴及阴道清洁。阴道及尿道切口因感染已裂开者，为避免留置导尿管的刺激，应改行耻骨上造瘘引流尿液。切口感染后，多将形成尿瘘，可再择期手术处理。

2. 出血　女性尿道血液循环丰富，原发性出血多系黏膜缝合不够缜密所致。尿道外口的手术，应做到尿道黏膜与前庭黏膜的对位缝合。尿道口渗血较多者，应仔细检查。轻者可置气囊导尿管，尿道口加纱布压迫。重者，若黏膜缝合不慎，应再次对位缝合。继发性出血多发生于术后3~7天，多因感染、缝合口裂开所致。除应加强全身抗感染及止血措施外，应留置气囊导尿管稍加牵引，使尿道内出血不致反流于膀胱内，阴道内填塞纱布并向阴道前壁方向压迫，使出血停止。

3. 伤口漏尿及尿瘘　术后早期出现伤口漏尿，应仔细检查是尿道口溢尿还是创口漏尿。若为尿道口溢尿，可调整留置导尿管位置，冲洗导尿管以保持通畅。若尿液自阴道溢出，则多示切口裂开而漏尿，更应保持留置导尿管的畅通，加强抗感染治疗。轻微漏尿可望自愈，但严重者多形成尿瘘，仍需手术治疗。

4. 尿失禁　女性尿道手术后，可因尿道长度不够，张力降低，或膀胱尿道后角变大，致使控制尿液的功能下降，出现尿失禁。多数表现为不同程度压力性尿失禁，严重者可为完全性尿失禁。轻度压力性尿失禁通过针刺治疗、盆腔物理治疗、括约肌锻炼、热水坐浴等，可望逐渐恢复。尿失禁严重者，应全面检查尿道功能及形态。并视具体情况，施行阴道前壁修补折叠术，尿道延长术或吊带手术等手术治疗。

5. 排尿困难　女性尿道手术后发生排尿困难者，首先应检查是否有尿道外口狭窄或尿道吻合口狭窄。此种情况引起者，可经间断尿道扩张治疗，效果良好。有些病例并无器质性狭窄，手术后排尿困难可能为逼尿肌收缩功能尚未恢复之故，可适当延长留置导尿管时间，每日定时开放数次，辅以针刺治疗，以训练膀胱，促进逼尿肌功能恢复。

（金锡御）

参考文献

1. 金锡御，俞天麟．泌尿外科手术学．北京：人民军医出版社，2004：433-450.

2. 金重睿，撒应龙，舒慧泉，等．女性尿道憩室的临床诊治分析．中华泌尿外科杂志，2017，38（10）：746-750.

3. Joseph A. Smith，Stuart S. Howards，Glenn M. Preminger. 辛曼泌尿外科手术图解．马潞林，译．北京：北京大学医学出版社．2013：172-203.

4. 陈敏，孙丰银．女性尿道损伤的修复与重建．临床泌尿外科杂志，2007，22（12）：881-884.

第六十二章

阴 茎 手 术

第一节　阴茎解剖概要

阴茎为男性外生殖器官。阴茎悬垂并附着于尿生殖膈和耻骨弓前侧面，分为阴茎根、阴茎体和阴茎头三部分。阴茎根部是阴茎的固定部，阴茎体部是阴茎的可动部，阴茎头为阴茎末端的膨大部。阴茎的主要组织结构如下(图 62-1、图 62-2)。

1. 阴茎皮肤　包绕整个阴茎，呈棕褐色，薄而柔软，是全身最薄的皮肤，厚度不到 1mm，缺乏皮下脂肪，富于伸缩性，向前延伸为包皮，向后与阴囊皮肤相延续。

2. 阴茎的海绵体　阴茎的海绵体由背侧的两个阴茎海绵体和腹侧正中的一个尿道海绵体组成。阴茎海绵体是构成阴茎体的主要部分，前端较尖锐，嵌入阴茎头底面的凹陷内，后端为阴茎海绵体角，分开固定于左右耻骨坐骨支，有坐骨海绵体肌覆盖。左右阴茎海绵体相融合处的背侧和腹侧各有一纵行沟。背侧沟较浅，其中央有一条阴茎背静脉，静脉的两旁为阴茎背动脉及阴茎背神经。腹侧沟较深，尿道海绵体位于其内。其后端膨大，成为尿道球，有球海绵体肌包绕；尿道海绵体的顶端显著膨大，即为阴茎头

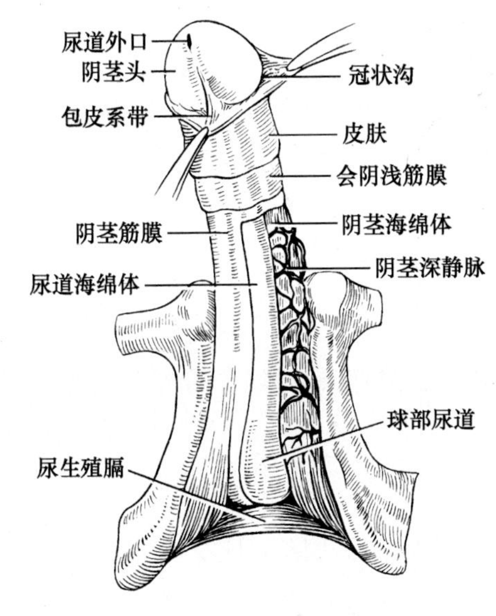

图 62-1　阴茎的结构

(图 62-3)。

阴茎的海绵体为勃起组织，三个海绵体均有各自的白膜包绕，白膜为纤维组织结构，阴茎海绵体白膜较坚实，中间融合成阴茎中隔，尿道海绵体白膜较薄。白膜之外侧由阴茎筋膜(Buck 筋膜)将三个海绵体包绕在一起。阴茎筋膜之外为阴茎浅筋膜，由疏松结缔

7

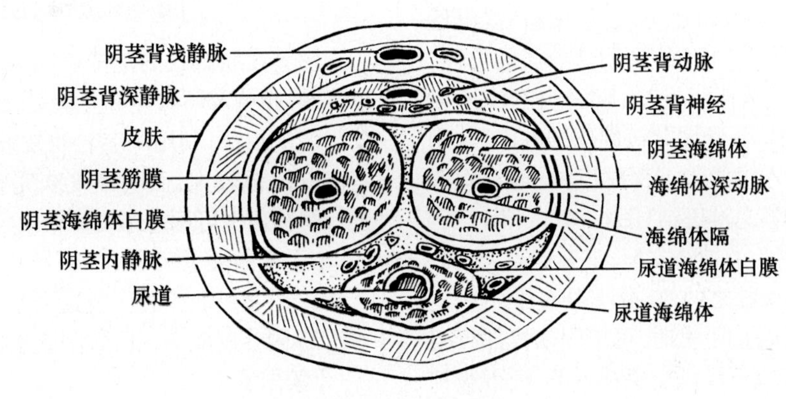

图 62-2　阴茎干横断面

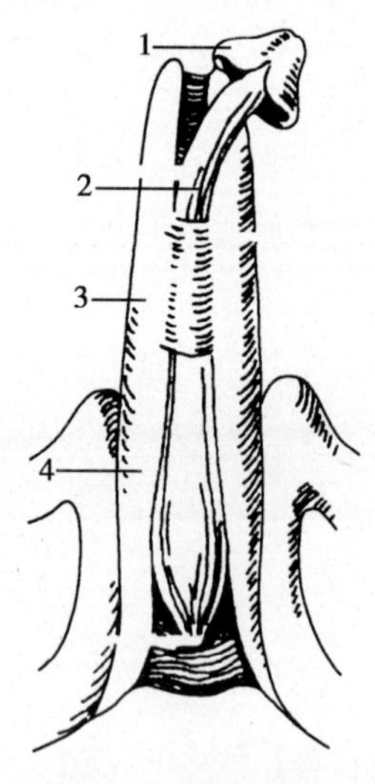

图 62-3　阴茎的海绵体

1. 阴茎头；2. 尿道海绵体；3. 尿道；4. 阴茎海绵体

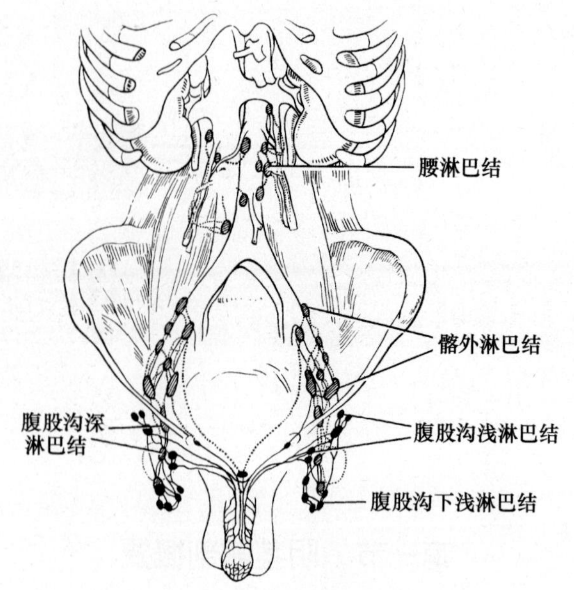

图 62-4　阴茎的淋巴回流

组织构成。

3. 阴茎韧带　阴茎有两条韧带，即阴茎系韧带和阴茎悬韧带。阴茎系韧带位置较浅，为弹力纤维束，起自腹白线的下端，向下分为两束，经阴茎两侧附着于阴茎筋膜上。阴茎悬韧带呈三角形，位于阴茎系韧带的深面，起自耻骨联合前下面的下部，向下附着于阴茎筋膜，由致密的纤维束构成。

4. 阴茎血管　阴茎的动脉来自阴部内动脉，有阴茎背动脉及阴茎深动脉，彼此有吻合支。阴茎背动脉行于阴茎海绵体背侧沟内，并发出分支营养阴茎头及包皮。阴茎深动脉进入海绵体后，由近及远贯穿于阴茎海绵体内，向前直达阴茎海绵体顶端，向后抵达阴茎脚。阴茎的静脉主要有三条，即阴茎背浅静脉、阴茎背深静脉及阴茎海绵体静脉。阴茎背浅静脉引流包皮及阴茎皮肤血流，入阴部外静脉。阴茎背深静脉位于阴茎筋膜之下、阴茎背动脉的两侧，经阴茎悬韧带下方穿过尿生殖膈汇入前列腺静脉丛。阴茎海绵体的血流回流至阴茎海绵体静脉，并有旋静脉与阴茎背深静脉相吻合。

5. 阴茎淋巴　阴茎的淋巴分浅、深两组，浅淋巴管收集包皮、阴茎皮肤、皮下组织和阴茎筋膜的淋巴，淋巴管与阴茎背浅静脉伴行，注入腹股沟下浅淋巴结。深淋巴管收集阴茎头和阴茎海绵体的淋巴，与阴茎背深静脉伴行，注入腹股沟下深淋巴结，再经腹股沟管至髂外淋巴结和髂总淋巴结（图 62-4）。

6. 阴茎神经　阴茎的神经支配，躯干神经为阴茎背神经，位于阴茎背动脉之两侧，分支分布于阴茎皮肤、包皮和阴茎头，行包皮手术时，可于阴茎根部行阻滞麻醉。交感神经起源于腰骶交感神经链，经下腹神经、阴部神经和盆神经抵达阴茎。

第二节　阴茎创伤的手术

阴茎创伤有闭合性损伤和开放性损伤两种。闭合性阴茎损伤包括挫伤、海绵体断裂和阴茎脱位。开放性阴茎损伤包括皮肤撕脱伤、切割伤（部分或完全）及绞轧伤等。

闭合性阴茎损伤中，如严重的挫伤、海绵体断裂和脱位等，均有血肿形成，需施行血肿清除术及白膜缝合术。开放性阴茎损伤中，如皮肤撕脱伤、阴茎切割伤及枪弹伤等，轻者均需行清创缝合术，重者行阴囊皮肤阴茎修复术、植皮术或阴茎再植术。阴茎创伤的初期外科处理极为重要，如处理不当，给后期治疗造成困难。阴茎创伤的治疗原则与一般软组织创伤相同。但阴茎由于血液循环丰富，愈合力强，因此在伤后初期外科处理时，应尽可能保留一切尚有生机的组织，以保持其生理功能和进行必要的成形手术。

一、阴茎皮肤缺损修补术

阴茎皮肤缺损的范围可因其创伤大小而有不同，可背侧、腹侧及环状等部分缺损，也可完全缺损。范围较小的缺损，可利用阴茎自身皮肤或包皮修补。如阴茎皮肤缺损较大，而阴囊皮肤完整，可利用阴囊皮肤进行修补。也可用中厚皮片修复。

【手术指征】

1. 阴茎皮肤撕脱伤所致阴茎皮肤缺损。
2. 阴茎皮肤坏死所致阴茎皮肤缺损。

【禁忌证】

阴茎皮肤坏死者，若感染未能控制或无健康肉芽不能行修补术。

【术前准备】

1. 阴茎皮肤撕脱者，应先行清创术。

2. 阴茎皮肤坏死者，虽其感染已控制，肉芽生长健康，也应加强抗感染及换药治疗。

3. 术前剃去阴毛，并用肥皂水清洗外阴部。

【麻醉与体位】

椎管内麻醉。仰卧位。

【手术步骤】

1. 小的阴茎皮肤环状缺损可利用包皮修补。将损伤部的皮肤边缘修剪整齐，再将包皮向阴茎干翻转与创缘皮肤对拢后缝合(图 62-5)。

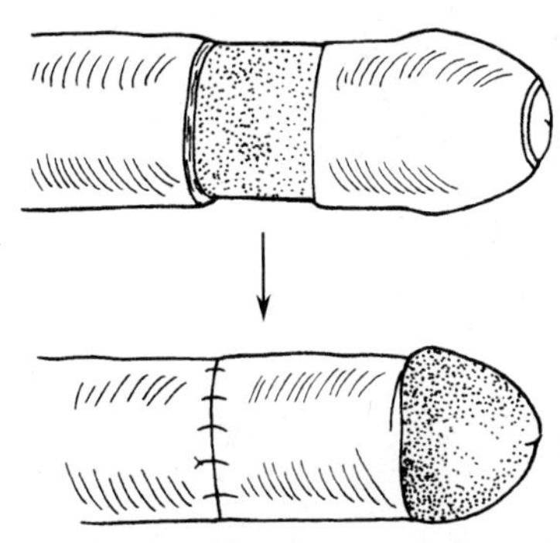

图 62-5　利用包皮的延伸性修补小的阴茎皮肤环状缺损

2. 阴茎腹侧皮肤缺损可利用阴囊修补。可依据情况选用以下方法：

(1) 带蒂阴囊皮瓣修补法：先将皮肤缺损区的边缘修剪整齐，再根据皮肤缺损的范围设计带蒂阴囊皮瓣的大小。一般带蒂阴囊皮瓣基底最好位于阴茎阴囊交界处，以便皮瓣转移和阴茎伸直。皮瓣沿皮肤与肉膜之间分离，将皮瓣向上翻转以覆盖阴茎皮肤缺损区，用细丝线将阴囊皮瓣和阴茎皮肤缺损创缘间断缝合(图 62-6)。最后将阴囊供皮区之创缘拉拢后缝合。

(2) 半埋藏式阴囊皮肤修补法：在阴囊正中切开皮肤(图 62-7A)，并向切口两侧潜行游离。彻底止血后，阴茎皮肤缺损区边缘与阴囊皮肤切口两缘对位缝合(图 62-7B)。3 周后，在阴茎两侧阴囊皮肤各形成一扁平皮瓣(图 62-7C)，将阴茎自阴囊床游离后，对位缝合扁平皮瓣使其包被阴茎腹侧缺损。最后，缝合阴囊皮肤(图 62-7D)。注意皮瓣设计时，使缝合后不成一直线，以免将来切口挛缩后，影响阴茎伸直或勃起。

(3) 全埋藏式阴囊皮肤修补法：阴茎皮肤环状大片缺损可用此法。在阴囊正中横形做一宽度与阴茎皮肤缺损相等的皮瓣(图 62-8A)，彻底止血。然后将皮瓣覆盖于阴茎皮肤缺损的背侧(图 62-8B)。3 周后，阴

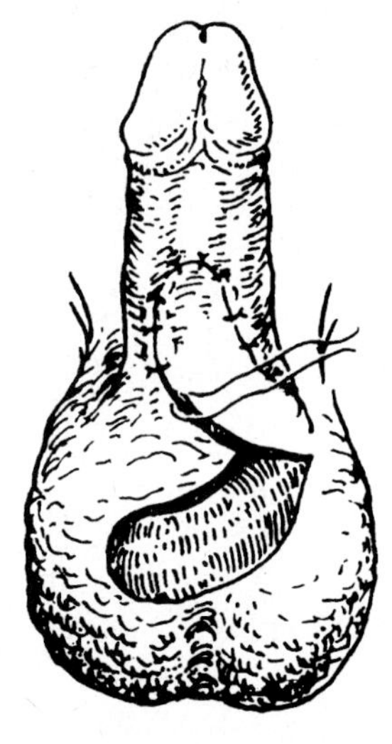

图 62-6　带蒂阴囊皮瓣修补阴茎腹侧皮肤缺损

囊皮瓣与阴茎已建立血供，此时，在阴茎两侧阴囊形成扁平皮瓣(图 62-8C)，于阴茎腹侧对位缝合，覆盖阴茎皮肤缺损区，最后缝合阴囊切口(图 62-8D)。

3. 阴茎皮肤完全缺损游离植皮术　阴茎皮肤全部缺损，采用中厚皮片植皮：从股部内侧或腹壁切取整块的游离中厚皮片，其大小根据阴茎皮肤缺损面积而定。将皮片从阴茎腹侧向背侧包裹。用细丝线将皮片缘环行间断缝合于阴茎根部皮肤创缘，并保留长线尾；再纵行缝合阴茎背侧的皮片缘；最后将皮片缘环行间断缝合于冠状沟皮肤创缘，也保留长线尾(图 62-9A)。用软性敷料包扎阴茎体，将两端留下的长线尾相互结扎，固定敷料，使阴茎伸直(图 62-9B)。最后，行耻骨上膀胱造瘘。

【术中要点】

1. 阴茎皮肤创面应彻底清创，皮肤创缘要修剪整齐，但要尽量保留有生机的皮肤。

2. 带蒂阴囊皮瓣的设计应根据阴茎皮肤缺损大小而定，其皮瓣基底部应较远端为宽。

3. 阴囊皮瓣隧道的设计也应根据阴茎皮肤缺损的大小而定，其皮瓣不可太薄以防坏死。

4. 中厚皮片的大小根据创伤阴茎而定，按植皮术的要求进行操作。

【术后处理】

1. 应用抗菌药物防治感染。

2. 应用雌性激素及镇静剂预防阴茎勃起。

3. 术后 7~8 天拆除伤口缝线；而中厚皮片植皮者 14~18 天拆线。

【主要并发症】

1. 出血多由于阴茎皮肤缺损区创面止血不彻底引起。轻者可压迫止血，重者可拆开缝线止血，并应用抗菌药物防治感染。

皮肤缺损区

切口

A. 在阴囊正中将皮肤切开

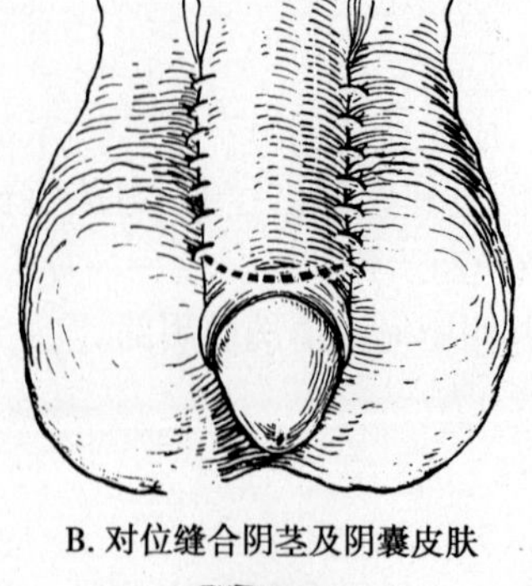

B. 对位缝合阴茎及阴囊皮肤

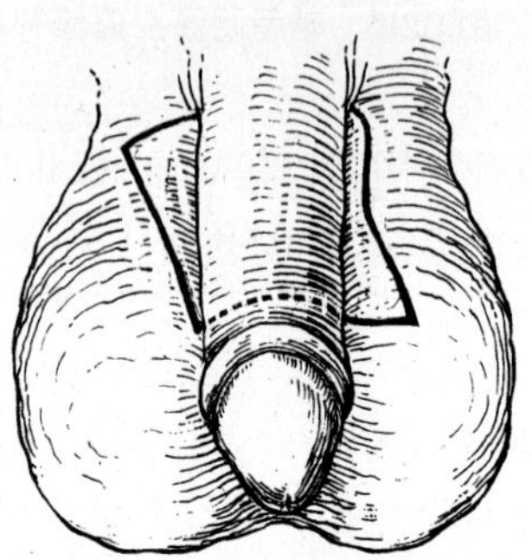

C. 3周后切取阴囊皮瓣

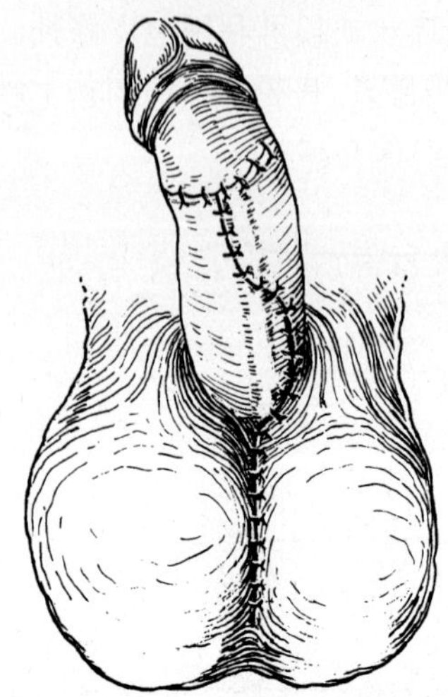

D. 阴囊皮移植于阴茎腹侧

图 62-7　半埋藏式阴囊皮肤修补法

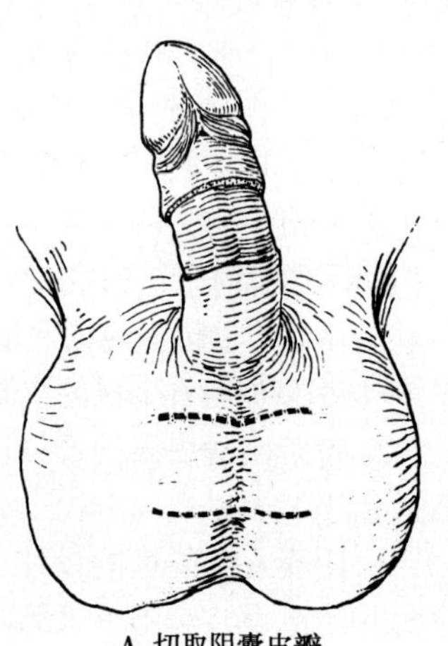

A. 切取阴囊皮瓣

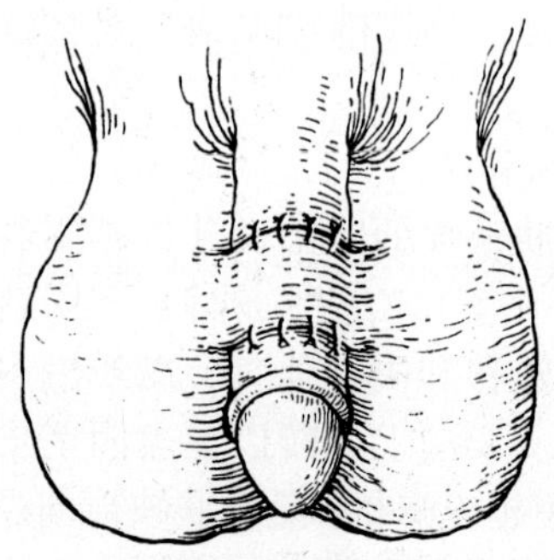

B. 将阴囊皮瓣覆盖于阴茎皮肤缺损区

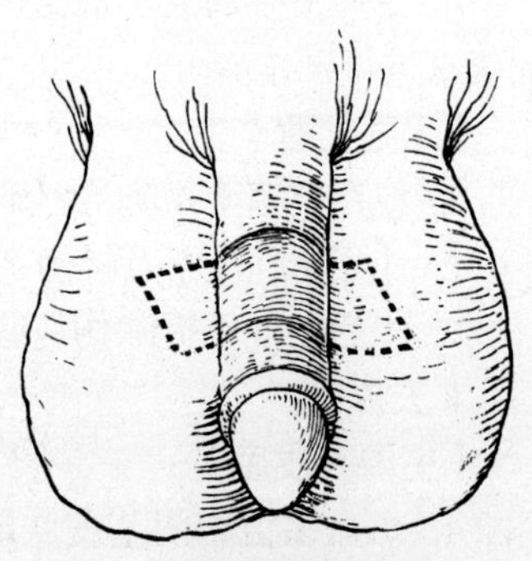

C. 3周后切断阴茎皮瓣

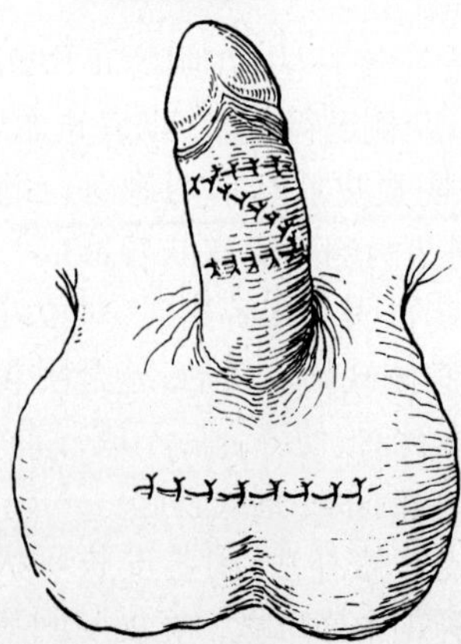

D. 缝合切口

图 62-8　全埋藏式阴囊皮肤修补法

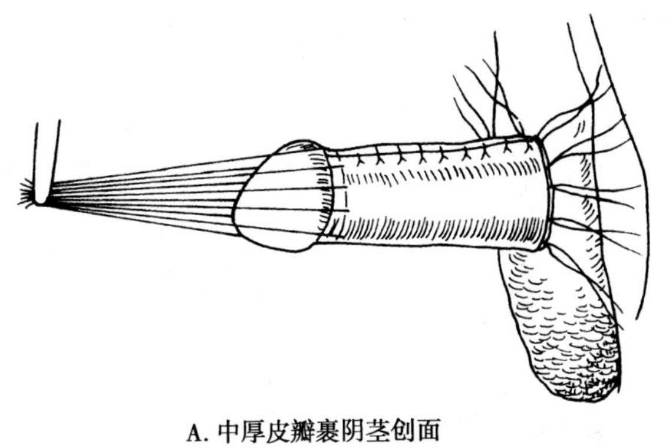
A. 中厚皮瓣裹阴茎创面

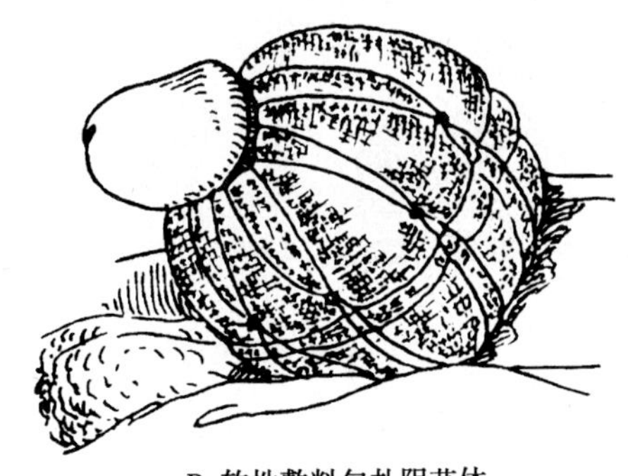
B. 软性敷料包扎阴茎体

图 62-9　阴茎皮肤完全缺损游离植皮术

2. 感染多由于损伤区清创不彻底，术后出血或尿液污染伤口等引起。如有感染应加强抗菌药物治疗及局部物理治疗。若有脓肿形成应及时拆除部分缝线，保持引流通畅。

3. 皮瓣和皮片坏死主要原因有带蒂皮瓣基底较窄、隧道皮瓣和游离皮片较薄，以及伤口包扎过紧、伤口出血或感染等引起。可待坏死组织界限清楚后，除去坏死组织，创面较大者，待健康肉芽生长后再行植皮术。

二、阴茎再植术

阴茎不完全性或完全性离断，若仅清创后缝合残端，不但影响外观，还可引起排尿不便和妨碍性交，给患者带来痛苦和精神创伤。阴茎再植术，尤其应用显微外科技术再植，不仅可以吻合阴茎背动脉、静脉和神经，使之迅速恢复血液循环，而且还能使尿道连续性得以恢复，保持了正常的排尿功能、性功能亦有可能恢复正常。

【手术指征】

1. 完全离断伤后 12 小时之内，创面污染不重者。

2. 不完全离断虽超过 12 小时，但血供尚好，无明显坏死倾向者。

【禁忌证】

伤后阴茎离体超过 12 小时，或创面污染严重，离断部分已有坏死者。

【术前准备】

1. 将离断的阴茎置于 4℃等渗氯化钠溶液中，备用。

2. 输血、抗休克治疗。

3. 抗菌药物预防感染。

4. 剃去阴毛，用肥皂水和清水彻底洗涤外阴部。

【麻醉与体位】

椎管内麻醉。体位取仰卧位。

【手术步骤】

1. 离体阴茎段的处理　将离体阴茎浸泡于加有肝素和抗生素的 4℃等渗氯化钠溶液中。用肝素等渗氯化钠溶液反复冲洗阴茎断面，同时轻轻挤压海绵体内积血。解剖出阴茎背动脉、背深静脉和背神经，并游离少许尿道残端。用肝素等渗氯化钠溶液灌注远端阴茎背动脉，直至静脉断端流出清亮的液体。最后，行阴茎断面修整，除去坏死组织。

2. 留体阴茎残端的处理　用肝素等渗氯化钠溶液反复冲洗留体阴茎残端创面，轻轻挤压海绵体内积血。解剖出阴茎背动脉、背深静脉及背神经，游离出少许尿道残端，将残端创面修整。如留体阴茎较长，于阴茎根部放置止血带阻断血流，便于手术操作。

3. 吻合尿道　从离体段之尿道外口插入 F16~F18 硅胶导尿管，经留体残端尿道插入膀胱，使两端复位，对位准确后，用 3-0 可吸收线外翻吻合尿道（图 62-10A）。

4. 缝合阴茎海绵体　用细丝线间断缝合阴茎海绵体中隔。再用 7-0 聚丙烯线将阴茎海绵体内的阴茎深动脉吻合，间断缝合 4~6 针。最后，再用细丝线间断缝合阴茎海绵体白膜（图 62-10B）。

5. 吻合阴茎背血管及神经　用 7-0 聚丙烯线间断缝合阴茎背深静脉 4~6 针。同法吻合阴茎背动脉和阴茎背神经（图 62-10C）。

6. 开放血流　松解阴茎根部止血带，检查阴茎的血供情况（如血供良好，则动脉搏动、静脉充盈，远端阴茎色泽转红、增粗）。若血管吻合处渗血，可压迫止血，其余出血点予以结扎。

7. 缝合皮肤　用 3-0 丝线缝合阴茎筋膜，再用细丝线间断或褥式缝合阴茎皮肤。为防止术后阴茎肿胀，可在阴茎根部的背侧腹侧纵行切开皮肤，包皮如有肿胀也可行纵行减张切开。

8. 耻骨上膀胱造瘘。

【术中要点】

1. 阴茎的离体段和留体端创面均应彻底清创，用等渗氯化钠溶液反复冲洗，挤出海绵体内淤血，清除

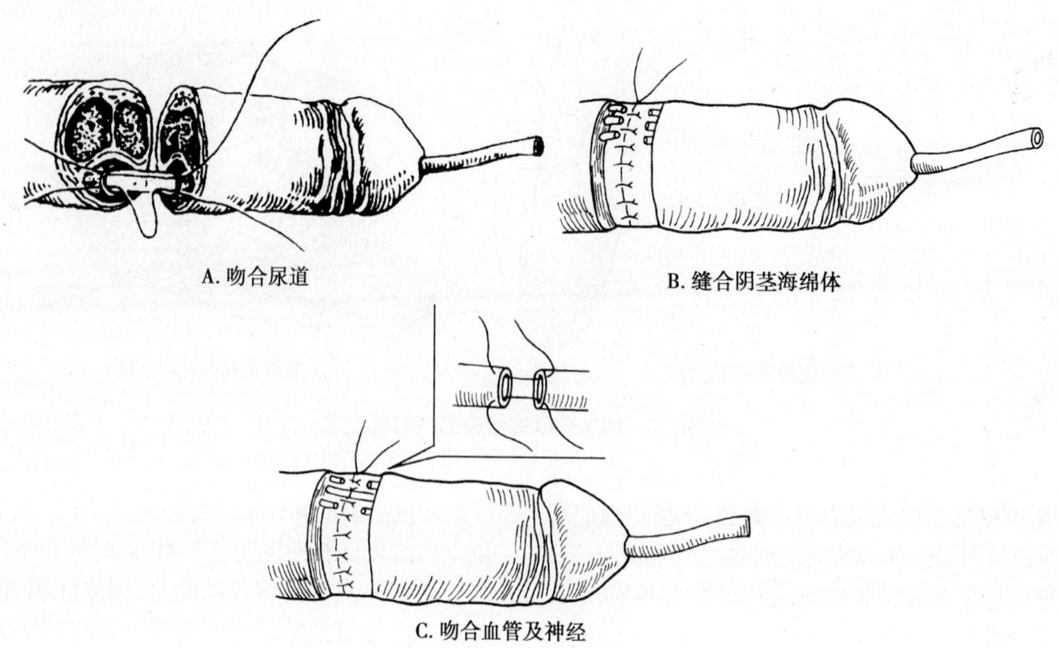

A. 吻合尿道　　B. 缝合阴茎海绵体

C. 吻合血管及神经

图 62-10　阴茎再植术

坏死组织。

2. 阴茎血管神经均较细，吻合较困难，因此操作最好能用显微外科技术。阴茎海绵体内的深动脉亦可不予缝合，而予结扎，只将两侧海绵体断端面做间断缝合。阴茎背动脉和背神经也可仅选做一侧吻合。

【术后处理】

1. 术后用低分子右旋糖酐静脉滴注，或用丹参及尿激酶滴注。

2. 口服双嘧达莫和阿司匹林。

3. 应用雌性激素及镇静剂防止阴茎勃起。

4. 应用抗菌药物防治感染。

5. 注意观察再植阴茎的色泽、局部温度和肿胀情况。

6. 术后 7~8 天拆去缝线，1~2 周拔除尿道内导尿管，2~3 周拔除耻骨上膀胱造瘘管。

【主要并发症】

1. 再植阴茎坏死多由于阴茎离体时间过长，动静脉血管吻合未成功或血栓形成所致。如系全段坏死，则除去坏死端，行留体残端处理。若仅为皮肤坏死，必要时可予植皮。

2. 再植阴茎皮肤感觉障碍多由于阴茎背神经吻合未成功所致。可择期行神经探查，必要时可重新吻合。

3. 尿道狭窄多由于尿道吻合不佳，吻合口坏死、感染等造成。如已发生狭窄可定期行尿道扩张治疗，必要时再次行尿道吻合术。

第三节　阴茎癌手术

阴茎癌大多数为鳞状上皮细胞癌，极少数为基底细胞癌。该肿瘤恶性度较低，转移较晚，其转移途径主要是淋巴转移，而且以浅淋巴回流为主，可转移至腹股沟浅深淋巴结及髂淋巴结。阴茎癌的治疗包括放射治疗、化学治疗和手术治疗，但以手术治疗为主。根据病变范围，病理性质及腹股沟淋巴结转移情况，手术可分为阴茎部分切除术、阴茎全切除术及髂腹股沟淋巴结清除术。

【术前准备】

1. 向患者及家属说明手术的必要性，取得其同意。

2. 怀疑阴茎癌，但病变不能肯定者，应先行活组织检查。

3. 阴茎癌合并不同程度的局部感染，手术前数日起，用 0.05% 高锰酸钾溶液浸泡阴茎，每日 2~3 次；全身应用抗生素。手术前 1 日用肥皂水彻底清洗阴茎及阴囊，防止术后切口感染。

4. 阴茎全切除及腹股沟淋巴清扫术的创伤大，渗血多，手术前应备血。

5. 对拟行淋巴清扫的患者，如合并下肢静脉曲张，应检查深静脉回流情况，若有阻塞，忌行大隐静脉结扎。

【麻醉】

行阴茎部分切除术者，一般采用椎管内麻醉或阴茎根部阻滞加局部浸润麻醉。行阴茎全切除术及淋巴清扫者，可采用硬脊膜外腔阻滞麻醉或气管内乙醚麻醉。

一、阴茎部分切除术

【手术指征】

1. 阴茎癌早期，癌肿局限于阴茎头或冠状沟者。

2. 阴茎癌虽已侵及阴茎前半部，但其余部分正常，海绵体未被癌肿浸润者。

【手术步骤】

1. 平卧位，用肥皂水、清水彻底清洗病灶，用0.1%硫柳汞酊消毒手术区域，再以无菌阴茎套或无菌敷料包裹肿瘤。阴茎根部扎一止血带(图62-11A)，控制出血。

2. 距病变上方2.5cm处，做一环形鱼口状切口，切开筋膜，显露阴茎背动脉及阴茎背静脉，分别结扎、切断(图62-11B)。

3. 在同一平面上，横行切断阴茎海绵体。注意结扎阴茎背深动脉、静脉。游离尿道，距阴茎海绵体残端约1cm处横行切断尿道(图62-11C)。用2-0可吸收线穿过阴茎海绵体白膜，将两侧阴茎海绵体残端对拢缝合(图62-11D)。缝毕后松开止血带，再结扎出血点。

4. 缝合皮下和皮肤。将尿道残端剪成两瓣，缝合于皮肤切口上，形成新尿道口(图62-11E)。

5. 留置导尿管。

【术后处理】

1. 继续应用抗生素至拆线日止。术后如有高热、白细胞增多，应仔细检查阴茎海绵体及阴茎残端切口，如发现阴茎海绵体变硬、压痛，则为急性阴茎海绵体炎的表现，应进一步加强抗感染措施，防止感染扩散；若阴茎残端肿胀、发红或溢出脓性分泌物，则为残端感染，应早日拆线减张引流。

2. 给以镇静剂和雌性激素，防止阴茎勃起。

3. 导尿管于术后5~10天拔除。

4. 如发生尿道外口狭窄排尿困难，应定期行尿道扩张术。

二、阴茎全切术

【手术指征】

1. 肿瘤浸润已达阴茎一半以上，切除后残留的阴

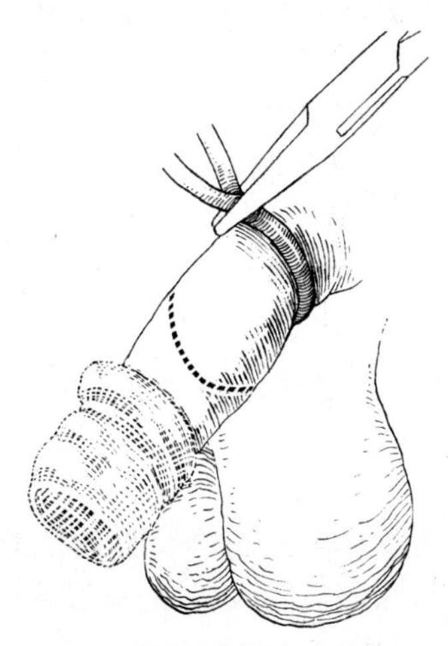

A. 阴茎根部扎一止血带

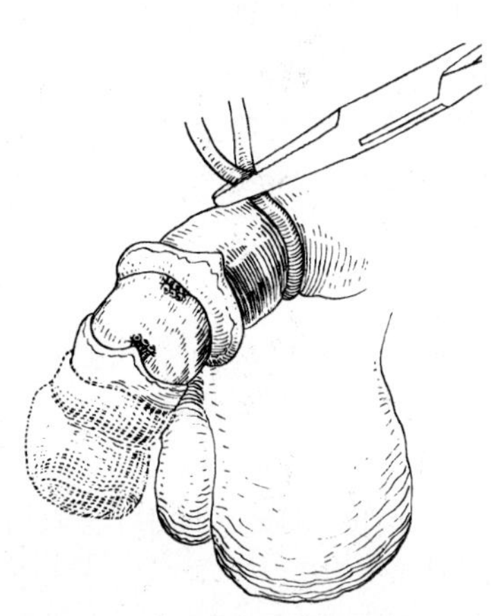

B. 距病变上方2.5cm处做一环行鱼口状切口，结扎阴茎背血管

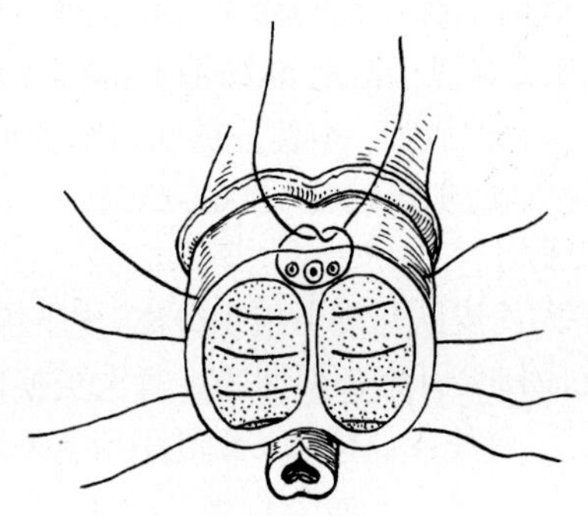

C. 切断阴茎海绵体及尿道并进行缝合

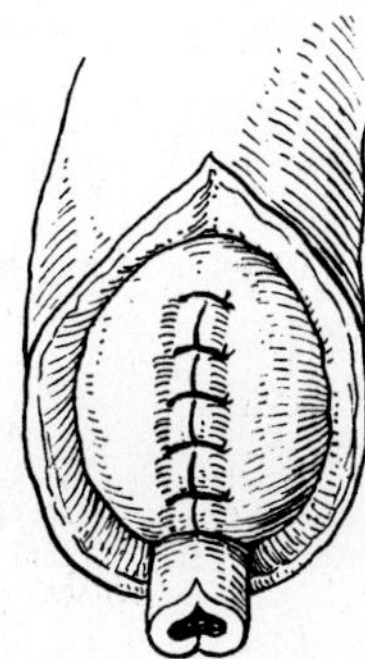

D. 将两侧阴茎海绵体对拢缝合

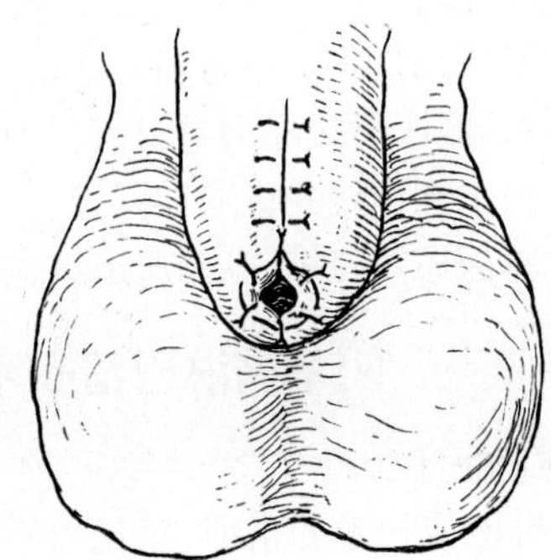

E. 缝合皮肤后，尿道口剪成鱼口状与皮肤缝合

图62-11 阴茎癌阴茎部分切除术

茎很短，若勉强施行阴茎部分切除术，既不能保存患者的性生活能力，又有残留肿瘤的危险。此外，阴茎残端过短，排尿时，尿流不成柱状，常湿内裤，生活不便。这种情况，宜行阴茎全切除术。

2. 癌肿外表虽然局限于阴茎头或冠状沟，但阴茎海绵体已有癌肿浸润。

3. 癌肿已蔓延至阴囊，除行阴茎全切除术外，同时应切除阴囊及阴囊内器官。

4. 肿瘤已有远处转移，无法根治时，亦应行阴茎全切除术，以消除恶臭、疼痛、出血和排尿困难，减轻患者痛苦。

【体位】

截石位。

【手术步骤】

1. 切口　耻骨联合上 2cm 做一直切口至阴茎根部，再绕阴茎根部两侧环形切开，达阴茎腹侧时，将切口向阴囊正中延长约 2cm（图 62-12A）。

2. 切开各层筋膜显露阴茎悬韧带并切断。再分别结扎阴茎背动、静脉（图 62-12B）。

3. 游离并切断尿道　游离阴茎腹侧，将阴茎上翻，显露球部尿道及双侧阴茎海绵体脚。然后游离并切断尿道，结扎远端，向后再游离近端尿道至会阴部，残端用组织钳夹住止血（图 62-12C）。

4. 切断阴茎海绵体　将阴茎下翻，在双侧阴茎海绵体脚处切断，移除阴茎。用丝线贯穿缝扎阴茎海绵体脚残端（图 62-12D）。

5. 会阴部尿道造口　于会阴部做一长约 2cm 的直切口，切开各层筋膜并通向原切口，将尿道残端剪成鱼口状，经此切口拉出，用 3-0 可吸收线将其与会阴皮肤切口间断缝合，完成尿道口会阴部移植（图 62-12E）。于尿道口移植处上方约 1cm 处，再做一小切口与原切口相通，置一烟卷引流（图 62-12F）。

6. 缝合切口　创口内置烟卷引流 1 根，放置导尿管。

【术后处理】

1. 继续应用抗生素预防切口感染。
2. 术后 48 小时拔除烟卷引流。
3. 术后 1 周拆线并拔除导尿管。
4. 如排尿尿线变细，应行尿道口扩张，防止狭窄。

三、阴茎癌淋巴清扫术

【手术指征】

关于淋巴清扫术的指征，意见尚不一致。从理论上讲，阴茎癌已有淋巴转移者，应行淋巴清扫术。实际在临床上有无淋巴转移不易确定。有时即使活组织检查阴性，也不能完全排除淋巴转移的可能性。应用淋巴造影术进行淋巴转移的诊断，也有假阳性和假阴性的可能。所以有的学者对阴茎癌常规进行淋巴清扫术。有的学者在活检证实有转移时才行淋巴清扫术。一般认为进行淋巴清扫术的指征是：

1. 原发癌的大小，不是进行淋巴清扫术的指征。但腹股沟淋巴结小而软，活动者，一般不做清扫，仅行阴茎切除术，术后定期随访。若术后腹股沟淋巴结逐渐增大，变硬，应再行手术清扫淋巴。

2. 淋巴结肿大明显，质硬，不活动者。

3. 活组织检查证实有癌肿转移者。

4. 术后随访有困难者，以行淋巴清扫术为妥。

淋巴清扫术可与阴茎切除术同期进行，亦可于阴茎切除、控制感染后进行。间隔大约 3 周。

【手术步骤】

1. 切口　先做一凹面向上的耻骨上横弧形切口，再于双侧腹股沟外环稍外方各做一向下的直切口，起自弧形切口，下至股三角部位。

2. 清扫浅层脂肪淋巴组织　切开皮肤后，由髂前上棘下一横指平面开始，在皮肤与皮下组织之间做广泛锐性游离，向下游离直至股三角。然后再从上同一平面开始，切开皮下脂肪组织至腹外斜肌腱膜表面，将皮下组织整块锐性游离，露出精索，再向下越过腹股沟韧带，直至卵圆窝以下。仔细解剖卵圆窝。必要时，结扎大隐静脉及其分支。将切口下皮肤与腹外斜肌腱膜间大块的皮下脂肪及淋巴组织一并切除（图 62-13A）。进一步检查深淋巴结，若卵圆窝内的淋巴结已肿大，应行扩大淋巴清扫。

3. 扩大清扫深层脂肪淋巴组织　于髂前上棘内侧 2cm 处开始，沿皮肤切口方向切开腹外斜肌腱膜，腹内斜肌及腹横肌，再切断腹股沟韧带至卵圆窝。推开腹膜显露髂动、静脉及股血管。自髂外动脉起始处，仔细剥除髂血管及股动、静脉周围的淋巴脂肪组织（图 62-13B）。

4. 缝合及引流　逐层缝合腹壁各层肌肉及腹股沟韧带。自髂前上棘处切断缝匠肌起始处，将其转移到内侧，肌肉断端缝于腹股沟韧带上，覆盖股三角区股动、静脉，以保护血管。双侧皮肤切口下置烟卷引流各 1 根，缝合皮肤，加压包扎（图 62-13C）。

【术后处理】

1. 由于大片皮肤与皮下组织分离，皮下极易积存大量渗出液，因此，引流必须彻底。每次更换敷料后，都应加压包扎，避免皮下积液。烟卷引流于术后 72 小时拔除。

2. 切口边缘皮肤常有坏死，应及时将坏死组织剪除。缺损较大者，应等坏死组织完全脱落，肉芽组织生长健康后，及时植皮。

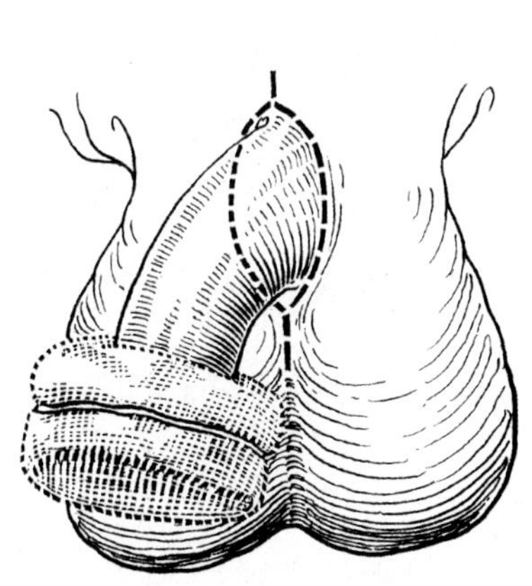

A. 绕阴茎根部做环行梭状切口

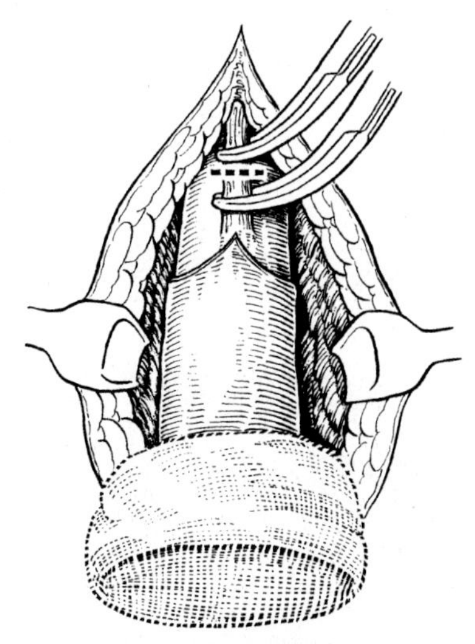

B. 切断阴茎悬韧带

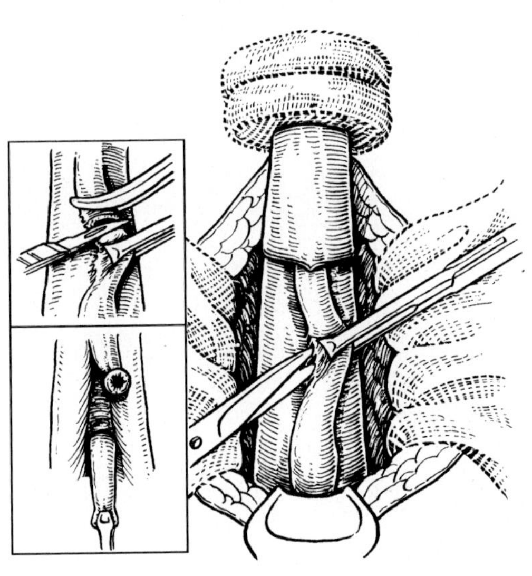

C. 游离并切断尿道，尿道远端缝扎

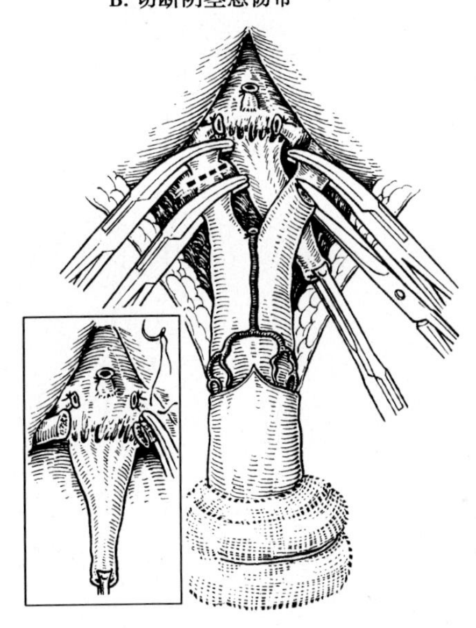

D. 在双侧阴茎海绵体脚处切断阴茎海绵体，缝扎断端

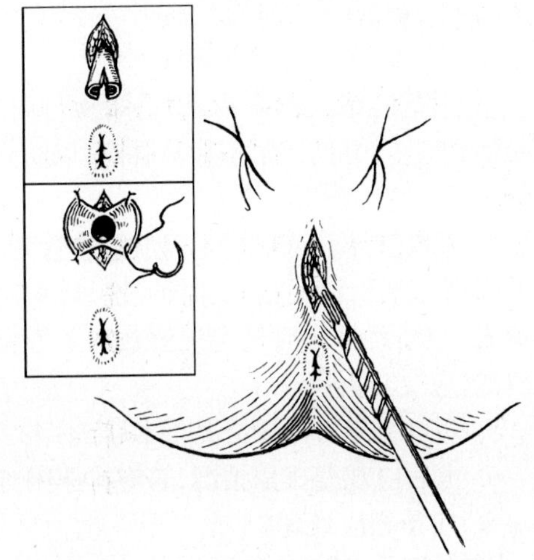

E. 会阴部切口，尿道断端剪成鱼口状于会阴部造口

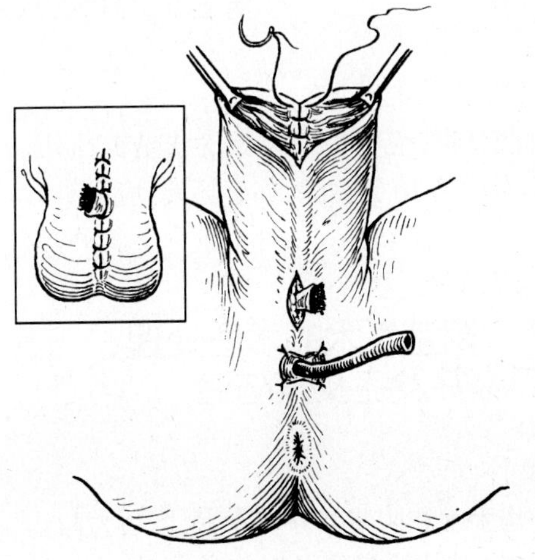

F. 放置引流，缝合切口

图 62-12　阴茎癌阴茎全切除术

A. 切口及清扫浅层脂肪淋巴组织

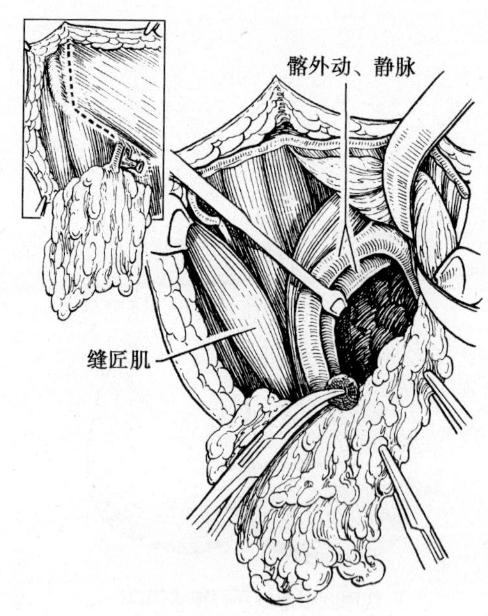

B. 扩大清扫深层脂肪淋巴组织

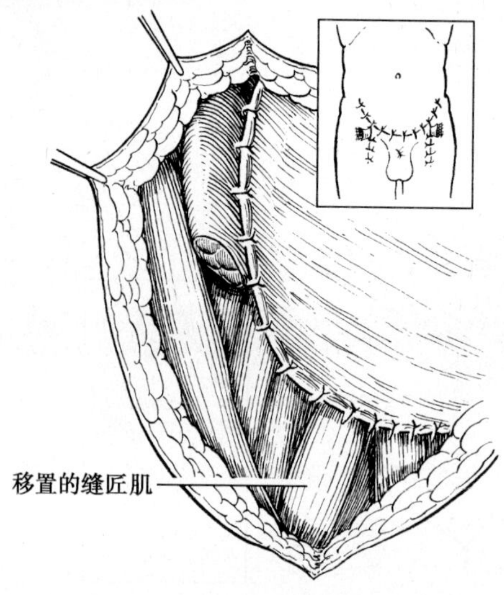

C. 缝合腹股沟韧带，缝匠肌移置，关闭切口

图 62-13　阴茎癌淋巴清扫术（阴茎已切除）

3. 抬高下肢，以利淋巴回流。

4. 术后拆线日期，应视切口边缘皮肤是否坏死，如无坏死，可于术后第 10 天拆除，如有坏死，应较早拆除缝线。

第四节　阴茎手术的术后处理、手术并发症及其防治

【术后处理】

1. 阴茎创伤手术和阴茎部分切除术，术后为防止阴茎勃起而导致伤口出血感染及影响愈合，故应继续给予雌性激素，并酌情给予镇静剂。

2. 尽管术前做了局部清洁的准备，但由于外阴部清洁度较其他部位为差，术后仍需应用抗菌药物。

3. 阴茎的绝大部分为悬垂体，易与周围摩擦，尤其是活动时。因此，术后应卧床休息，以防止术后出血感染。

4. 安置导尿管或耻骨上膀胱造瘘管者，应妥善固定并保持尿液引流通畅，定时冲洗。对未留置导尿管引流者，应注意排尿时避免浸湿敷料。若敷料已被尿液浸湿，应及时更换。

5. 切口引流物可视情况于术后 24~48 小时拔除。

6. 术后应观察排尿情况，若有排尿困难或尿道外口狭窄，应予相应处理。

【并发症及其防治】

1. 出血　阴茎手术术后出血的原因，主要有术中止血不彻底、结扎血管之缚线滑脱和海绵体出血未予处理等。出血之血管退缩在松弛的阴茎皮下组织内未

予结扎，常于术后造成阴茎出血，甚至形成较大血肿。术后剧烈活动及阴茎勃起，也是造成术后出血的重要原因。仅有切口出血，可予加压包扎切口。有明显出血点者，应结扎止血。若有较大血肿，应拆开伤口清除血肿，寻找出血点给予结扎。术中彻底止血，血管结扎牢靠，海绵体出血缝合白膜，术后卧床休息，应用雌性激素和镇静剂等措施，即可以预防此并发症。

2. 感染　阴茎手术后感染，主要由于术前感染未能控制、术后出血坏死及尿液污染伤口等原因引起。若已发生，除应用抗菌药物外，局部可部分拆除缝线，引流通畅，还可行热敷及理疗。术前控制感染、术中彻底止血及术后防止尿液浸湿敷料，则可预防感染。

3. 尿道狭窄　阴茎手术若不慎伤及尿道，本身有尿道手术操作和尿道残端处理不当，均可造成术后尿道狭窄或尿道口狭窄。若已发生，可先行尿道扩张治疗，必要时行尿道外口切开或整形手术。

（沈文浩　金锡御）

参考文献

1. 龚以榜，吴雄飞. 阴茎阴囊外科学. 北京：人民卫生出版社.
2. 金锡御，俞天麟. 泌尿外科手术学. 北京：人民军医出版社，2004 ：467-495.
3. Loreto C，Garaffa G，Dijnovic R，et al. Penile disassembly：anatomical surgical steps.BJU Int，2013，112（7）：1035-1045.
4. Koifman L，Hampl D，Koifman N，et al.Radical open inguinal lymphadenectomy for penile carcinoma：surgical technique，early complications and late outcomes.J Urol，2013，190（6）：2086-2092.

7

第六十三章

阴囊内容物手术

第一节　阴囊内容物局部解剖

1. 阴囊　阴囊位于阴茎根部的下方，两侧大腿根部之间，呈袋状，由肉膜形成的阴囊隔将其分为左右两个囊腔，同侧睾丸、附睾及精索下段分别居于其内，阴囊具有较大的活动性及舒缩性对其内容物起着保护作用。

阴囊可分为6层，由外向内依次为皮肤、肉膜、精索外筋膜、提睾肌、精索内筋膜和鞘膜（图63-1）。阴囊皮肤薄而柔软，色素较深，富有弹性，表面皱褶，缺乏皮下脂肪，富有汗腺及皮脂腺，除阴囊缝两侧一狭长地带区无阴毛外，其余区域生有稀疏而弯曲的阴毛，肉膜紧贴皮肤，相当于腹壁浅筋膜，由稀疏的平滑肌纤维和致密的结缔组织和弹力纤维组成。

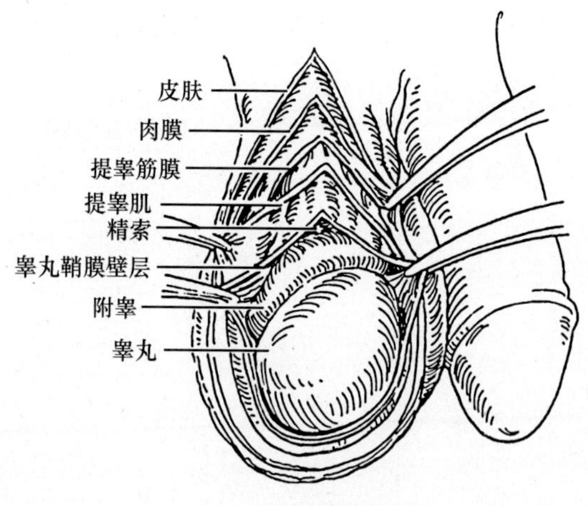

图63-1　阴囊的结构

精索外筋膜又名提睾筋膜，与肉膜连接疏松，起于腹股沟管皮下环的边缘，与腹壁浅筋膜深层和腹外斜肌腱膜相延续。提睾肌是一层薄的肌纤维，来自腹内斜肌和腹横肌精索，通过腹股沟管皮下环贴附于肉膜的深面。提睾肌的深面为精索内筋膜，是腹横筋膜的延续。阴囊的最内层为睾丸鞘膜，为腹膜的延续，分为脏层及壁层。脏层与睾丸、附睾的白膜紧贴，并向上包绕精索下端的两侧和前面，壁层贴附于阴囊内面，两层鞘膜之间形成鞘膜囊，内合少量浆液。阴囊的血运丰富，动脉主要来自阴部外动脉、阴囊后动脉及精索外动脉。静脉在阴囊内形成血管网并与同名动脉伴行，除阴部外静脉汇入大隐静脉外，其余注入阴部静脉丛，或经阴部内静脉入髂内静脉。由于阴囊十分松弛又富于血运，手术时止血必须彻底，否则可发生巨大血肿。阴囊的淋巴亦十分丰富，主要回流至腹股沟下浅淋巴结和深淋巴结。阴囊的神经有髂腹股沟神经和生殖股神经的分支，分布于阴囊的前壁，还有会阴神经的阴囊后神经及股后皮神经的会阴支，分布于阴囊的后壁。

2. 睾丸　睾丸位居阴囊内，左右各一，卵圆形，左侧较右侧略低，长约4~5cm，厚约3~4cm，各重约10g。上有精索将其悬吊，下端游离，其后侧与附睾全部由鞘膜脏层覆盖，其下为厚而坚实的睾丸白膜，不易与睾丸实质剥离。睾丸系产生雄性生殖细胞的器官并分泌男性激素，睾丸的血供主要来自睾丸动脉，即精索内动脉，在睾丸后缘入睾丸。此外，输精管动脉由睾丸尾部进入睾丸并与睾丸动脉有吻合。来自精索外动脉的提睾肌动脉亦有分支进入睾丸内。睾丸静脉在精索内形成蔓状丛向上汇集成精索内静脉伴随精索内动脉上升。睾丸的淋巴管形成浅深二丛，浅丛位于睾丸鞘膜脏层内面，深丛位于睾丸实质内汇集成淋巴管后在精索内伴血管上升，经腹股沟管入腰淋巴结。睾丸神经有交感神经和副交感神经，伴随睾丸动脉形成睾丸丛，分布于睾丸和附睾。

3. 附睾　附睾形似半月，长约5cm，分头体尾3部分，附着于睾丸的外后侧面。附睾头位于睾丸上极，膨大而钝圆，有睾丸输出小管与睾丸相连，体部位于睾丸后侧，较细，尾部位于睾丸最下方，较体部稍粗，有结

7

缔组织和鞘膜相连，附睾主要由附睾管组成，在附睾尾部，附睾管转向后上方，逐渐移行于输精管。附睾头尾二部与睾丸联系紧密，而体部则由疏松组织附着，因此在做附睾切除术时，应先从体部分离，不致损伤主要组织。附睾的血管、淋巴和神经分布与睾丸相同。

4. 输精管　输精管壁厚、质韧而硬，呈索状，发自附睾尾并直转向上，随精索经腹股沟管入盆腔，至膀胱底与精囊排泄管合成射精管，开口于前列腺部尿道，全长约 40cm。输精管由黏膜层、肌层及纤维膜层组成，管腔细小，约 0.3cm，输精管在腹股沟皮下环以下的部分位置最浅，通过阴囊壁极易触及，是输精管结扎术的部位。

5. 精索　精索为悬挂睾丸和附睾的柔软索状物，主要由进出睾丸的血管、淋巴管、神经及输精管包以被膜而成。精索起自腹股沟内环，走行于腹股沟管内，出皮下环后进入阴囊，止于睾丸后缘，全长约 11.5~15cm。在腹股沟管内，有髂腹下神经在精索上面通过，髂腹股沟神经及生殖股神经生殖支在其下方。精索内静脉汇集睾丸和附睾的血流，在精索内形成蔓状静脉丛，一般在内环处并为 2 支，至后腹壁则多汇为 1 个主干，但有时亦可能为 2~3 支。左侧者回流至肾静脉，右侧者回流入下腔静脉。因左侧精索内静脉入肾静脉时呈直角，故临床上精索静脉曲张以左侧多见（图 63-2）。

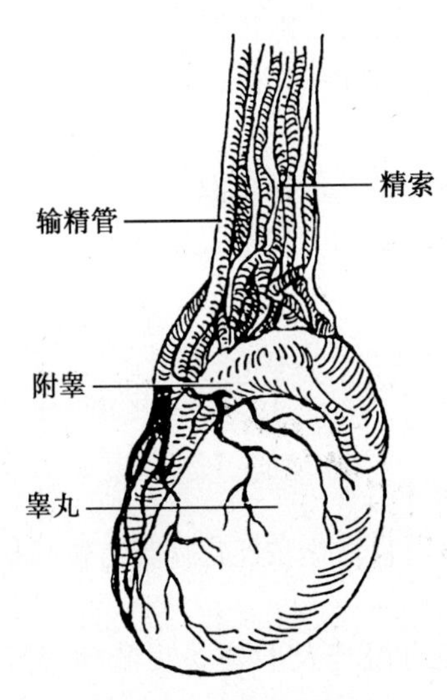

图 63-2　阴囊的内容物

第二节　阴囊内容物手术的术前准备及术后处理

【术前准备】

阴囊与阴茎和肛门邻近，皮肤松弛，表面皱褶，汗腺和皮脂腺十分丰富，因此皮肤较润湿，微生物较多，术前准备对预防切口感染至为重要。有条件者最好术前 1 天洗澡，以温热水将外阴洗涤干净。若无条件洗澡者，术前 2 天应每天用肥皂水洗涤 1 次。阴囊皮肤有湿疹糜烂、溃疡或有瘘管者，应先治愈后再施行手术。对行计划生育手术者，应做好思想工作、消除顾虑。

【手术的术后处理】

1. 术后卧床休息数日，并用提睾带或 T 字带将阴囊托起并加压包扎以防出血及血肿形成。

2. 根据情况应用抗菌药物预防感染。

3. 注意术后排尿排便时不要浸湿及污染敷料及手术切口，若已发生应立即更换敷料。

4. 阴囊术后放置之橡皮引流条应妥为固定，以防掉入阴囊内或自行脱落，一般于术后 24~48 小时拔除。

5. 一般术后 5~7 天拆除伤口缝线。

第三节　睾丸损伤修补缝合术

睾丸损伤多并发于阴囊损伤，分为开放伤及闭合伤两类。睾丸损防可分为挫伤、破裂、碎裂及脱位四种病理类型。破裂及碎裂损伤程度较重，可发生创伤性睾丸炎，损伤的睾丸内容物吸收入血，可产生抗精子抗体，致对侧睾丸萎缩及生精障碍。凡阴囊外伤后有血肿形成者，必须进行彩色多普勒检查，以鉴别是单纯阴囊血肿形成或合并睾丸损伤。闭合性损伤、鞘膜积液，无论有无睾丸损伤，均需手术治疗。

【适应证】

1. 开放性损伤睾丸白膜破裂或睾丸部分碎裂者。

2. 闭合性阴囊损伤伴睾丸裂伤或部分碎裂者。

【禁忌证】

伤侧睾丸已完全粉碎、血供已完全丧失者，修补缝合不能挽救睾丸，应行睾丸切除术。

【麻醉与体位】

椎管内麻醉或持续硬脊膜外腔阻滞麻醉。仰卧位。

【手术步骤】

1. 清创及清除阴囊血肿　若为开放性损伤，创面应用 1% 新洁尔灭液清洗清除创腔内异物及血块，仔细结扎出血点。若为闭合性损伤鞘膜积血，则切开阴囊皮肤清除鞘膜囊内积血，探查睾丸伤情。

2. 切除失活组织　清创后，用刀或剪先修整阴囊皮肤创面使其平整，然后对受伤的睾丸进行修整。若仅为睾丸裂伤，则用剪刀将突出于裂口之外的睾丸组织剪除，若睾丸一极已碎裂，则用刀在其碎裂边缘整齐地将已碎裂之部分切除（图 63-3A）。若睾丸未破裂，但其张力极大，色泽灰淡，说明有睾丸损伤或其内有血肿，应切开白膜减压，将溢出的睾丸组织清除，再缝

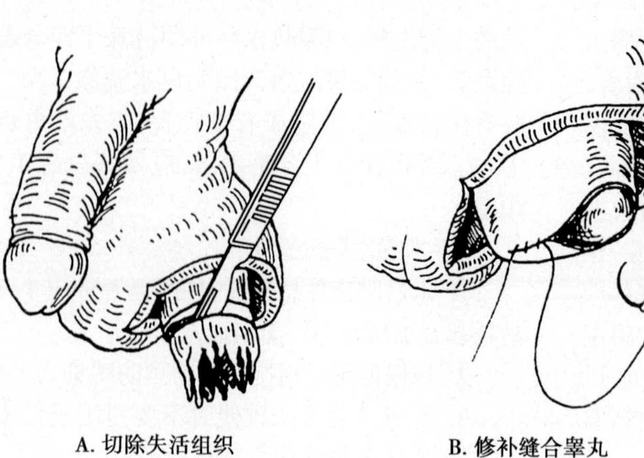

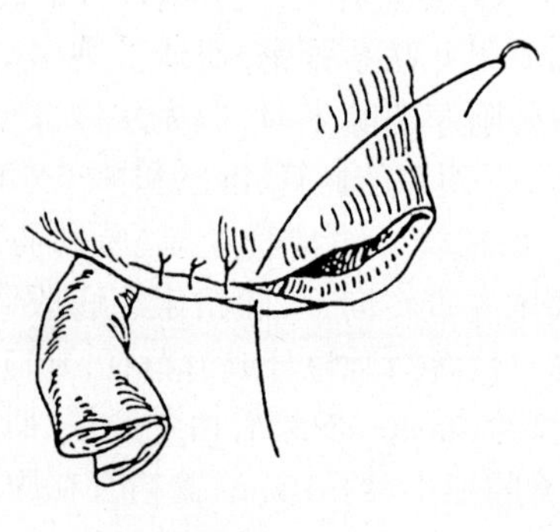

A. 切除失活组织　　B. 修补缝合睾丸　　C. 放置引流，关闭切口

图 63-3 睾丸修补缝合术

合白膜减压切口。

3. 修补缝合睾丸 用细丝线间断或连续缝合睾丸白膜破裂处，使两侧边缘紧密对合，完全覆盖睾丸组织(图 63-3B)。

4. 放置引流、关闭切口 将已修补缝合毕的睾丸放回鞘膜内，于睾丸旁放置橡皮片引流，引流从切口低位或阴囊底部另戳孔引出，先用细丝线间断缝合壁层鞘膜，再缝合肉膜和皮肤(图 63-3C)。

【术中要点】

1. 创面要彻底清洗，无生机组织要彻底清除。

2. 应彻底止血。

【术后处理】

1. 应用抗菌药物防治感染。

2. 应用 T 字带将阴囊托起。

3. 阴囊引流物于术后 24~48 小时拔除。

4. 术后 5 天拆除缝线。

【主要并发症】

1. 出血 主要由止血不彻底、睾丸白膜破裂缝合不佳等原因造成。如有血肿形成，应再次手术止血。

2. 感染 主要由创面清洗不净、坏死组织清除不彻底、创面出血及阴囊内未放引流物或引流不畅引起。如有脓肿形成，应切开引流。

第四节 睾丸鞘膜切除术

鞘膜积液分为 4 种类型：①交通性鞘膜积液，是先天性腹膜鞘状突未完全闭合所致；②精索鞘膜积液，是精索鞘膜囊内积液，但与腹腔及睾丸鞘膜均不相通；③精索睾丸鞘膜积液，是精索睾丸鞘膜囊内积液，但与腹腔不相通；④睾丸鞘膜积液，腹膜鞘状突完全闭合，只是睾丸鞘膜囊内积液过多。临床上以睾丸鞘膜积液为最常见。鞘膜积液分为原发性和继发性两种，以原发性为多见。继发性多为阴囊外伤、睾丸附睾非特异性感染、结核、肿瘤，阴囊寄生虫病及手术等引起，又称症状性鞘膜积液。

鞘膜积液的处理：2 岁以下婴儿的鞘膜积液有可能自行消失；成人鞘膜积液量少而无症状者可不必治疗；睾丸继发性鞘膜积液应先治疗原发病，对较小的鞘膜积液，可用穿刺后注药的方法，但交通性鞘膜积液者禁用；较大的鞘膜积液、交通性鞘膜积液需行手术治疗。

睾丸鞘膜切除术是治疗睾丸鞘膜积液的一种常用手术，是将多余的睾丸鞘膜切除，然后将剩余鞘膜翻转至睾丸附睾后面进行缝合，它亦可用于睾丸精索鞘膜积液和精索鞘膜积液。

【适应证】

1. 较大的睾丸鞘膜积液。

2. 较大的睾丸精索鞘膜积液。

3. 精索鞘膜积液，若无法完整切除也可以翻转至精索后方缝合。

4. 阴囊内容物手术为防止继发积液可同时行鞘膜翻转术。

【禁忌证】

1. 阴囊内容物化脓性疾病伴有鞘膜积液者，仅做引流，不做切除术。

2. 阴囊有湿疹及股癣等皮肤病，待治愈后再行手术。

【麻醉与体位】

局部浸润麻醉、椎管内麻醉或持续硬脊膜外腔阻滞麻醉。小儿可选用基础麻醉加局部浸润麻醉、静脉麻醉或乙醚麻醉。取仰卧位。

【手术步骤】

1. 切开阴囊壁 用左手固定阴囊，稍加压使阴囊皮肤伸展、选择无血管区做纵形或横形切口，其长度视积液大小而定。切开皮肤、肉膜及各层筋膜组织，直达鞘膜壁层(图63-4A)。

2. 分离鞘膜囊　将睾丸连同鞘膜囊用手挤向切口,用血管钳夹小纱布球或手指包以纱布沿鞘膜壁层表面与提睾肌之间作钝性分离(图63-4B),直至能将鞘膜囊挤出阴囊切口外。如鞘膜囊过大,可抽去部分积液,然后再分离挤出切口外,继续沿鞘膜壁层广泛分离并向上游离一小段精索(图63-4C)。

3. 切开鞘膜囊　用2把血管钳于无血管区提起鞘膜囊壁层。于其前壁切开,吸尽液体,纵形剪开鞘膜囊,扩大切口(图63-4D)。检查睾丸、附睾等有否病变,并沿鞘膜腔内向上探查腹膜鞘状突是否与腹腔相通。如不交通,则按睾丸鞘膜积液处理。

4. 切除鞘膜　用剪刀在距睾丸附睾边缘1.5~2.0cm处剪去多余的鞘膜(图63-4E),边缘彻底止血。将残余鞘膜壁翻转至睾丸附睾后面,用细丝线间断或连续缝合(图63-4F)。将睾丸下方残余之鞘膜缝合后固定于其后方的肉膜处,以防止精索扭转。

5. 放置引流,缝合切口　仔细检查手术野,彻底止血,将睾丸还纳于阴囊内,在切口下端或阴囊底部另做一小切口,放置橡皮片引流、用细丝线间断缝合阴囊肉膜,垂直褥式缝合阴囊皮肤(图63-4G)。

【术中要点】

1. 如为一侧睾丸鞘膜积液,可做阴囊前部纵行、横行或斜行切口;如为两侧者,则于阴囊下方之阴囊缝做纵向切口。

2. 切开阴囊至鞘膜壁层,即见浅蓝色的囊壁,在此平面分离鞘膜容易向四周游离。

3. 切开鞘膜囊前,先扪清睾丸附睾,以免损伤,剪去多余的鞘膜,同时也要避免造成睾丸附睾及精索的损伤。

4. 切开鞘膜后要沿鞘膜腔向上探查,如与腹腔相通,应向上延长切口,将鞘膜囊颈高位结扎。若合并腹股沟疝,可经腹股沟切口处理鞘膜积液,同时行疝修补术。

5. 术中应注意检查睾丸附睾有无病变。如怀疑肿瘤应做冰冻切片,若为恶性应作阴囊内容物切除。

6. 阴囊血管丰富,止血必须完善,并放置橡皮片引流以防血肿形成。

7. 阴囊皮肤皱褶多,可用垂直褥式缝合使皮缘对

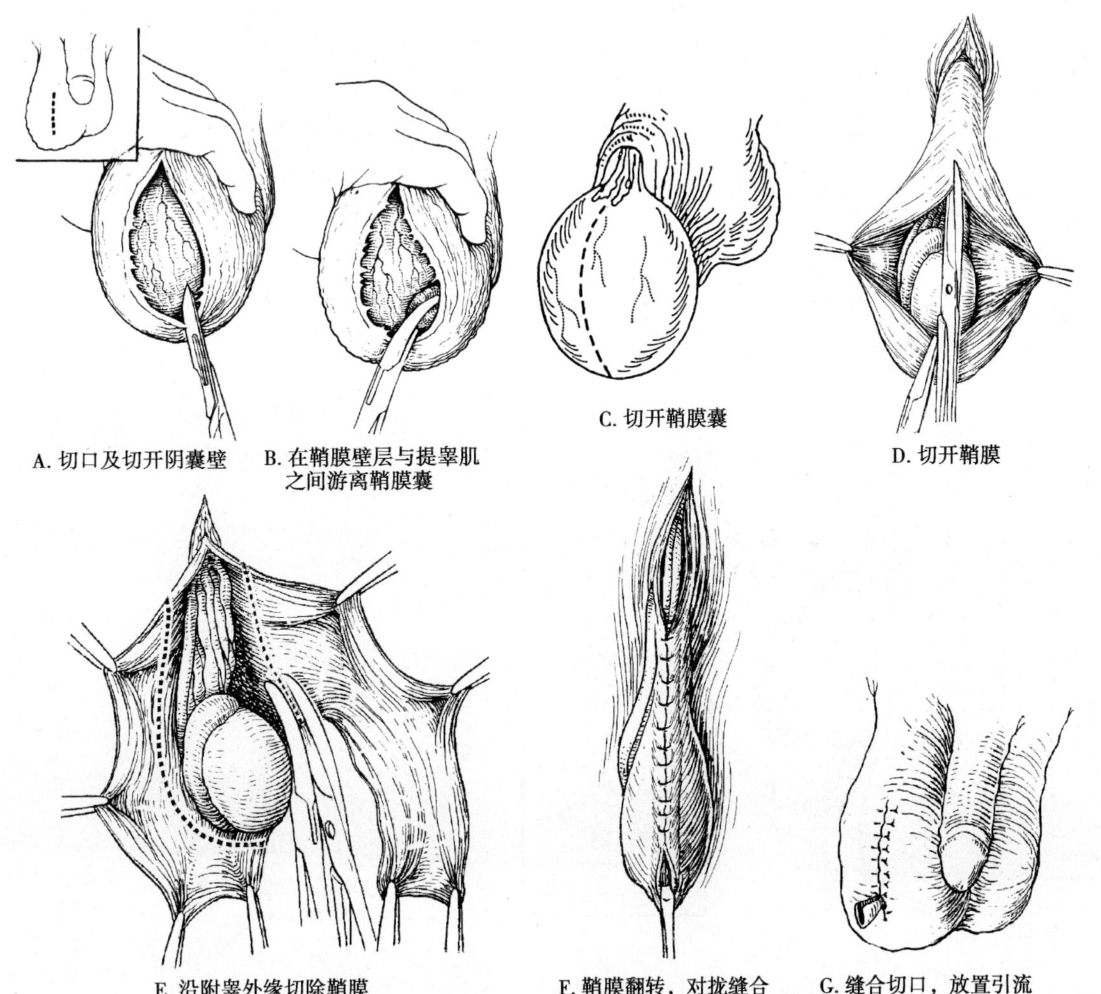

图63-4　鞘膜切除术

7

合良好。

【术后处理】

1. 将阴囊托起，并稍加压包扎。

2. 排尿或排便不要污染伤口及其敷料。

3. 引流条于术后 24~48 小时拔除。

4. 术后 5~7 天拆除缝线。

5. 阴囊明显肿胀者，可行理疗。

第五节　睾丸切除术

【适应证】

1. 睾丸恶性肿瘤。

2. 成人高位隐睾并睾丸萎缩或不能下降固定至阴囊内者。

3. 严重睾丸损伤经手术探查无法保留者。

4. 精索扭转致使睾丸已坏死者。

5. 晚期附睾睾丸结核，致使睾丸不能保留者。

6. 化脓性附睾睾丸炎，反复发作，致使睾丸萎缩者。

7. 婴儿鞘膜陈旧性血肿，致使睾丸萎缩者。

8. 其他疾病需做去势治疗，如前列腺癌，做双侧睾丸切除。

【术前准备】

1. 加为附睾睾丸结核，术前应抗结核治疗 1 周以上，若为化脓性附睾睾丸炎，术前也应行抗感染治疗。

2. 本前 1 天剃去阴毛。

【麻醉与体位】

椎管内麻醉或持续硬脊膜外阻滞麻醉；小儿用全身麻醉或基础麻醉加局部麻醉。仰卧位。

【手术步骤】

1. 切口　术前确诊为睾丸肿瘤者用腹股沟斜切口，上端起于腹股沟内环，下端沿精索向下延长，一般达阴囊上部（图 63-5A）。非睾丸肿瘤患者用阴囊外上部切口，双侧非肿瘤性睾丸切除者也可采用阴囊正中切口。如术前诊断未能明确睾丸病变性质，则可采用阴囊高位切口。

2. 分离精索　如为睾丸肿瘤，经腹股沟切口切开皮肤、皮下及腹外斜肌腱膜，牵开腹内斜肌，分离精索

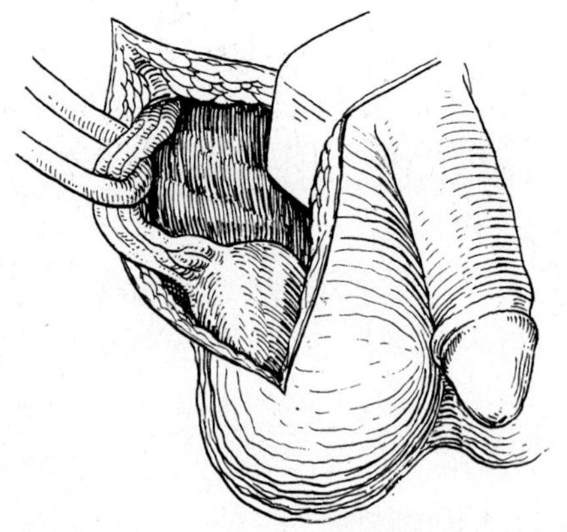

A. 游离精索

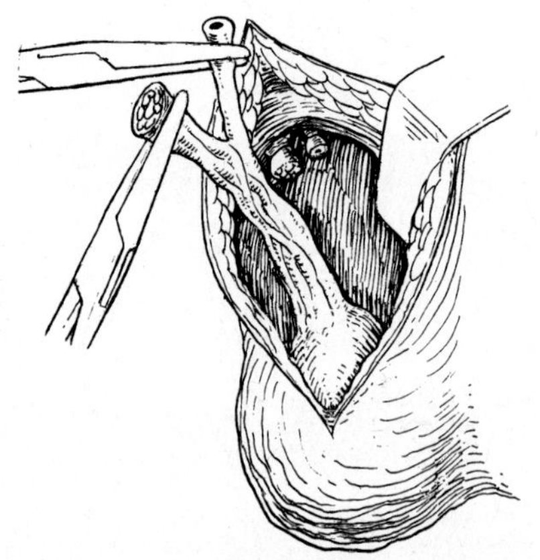

B. 分别结扎精索血管和输精管

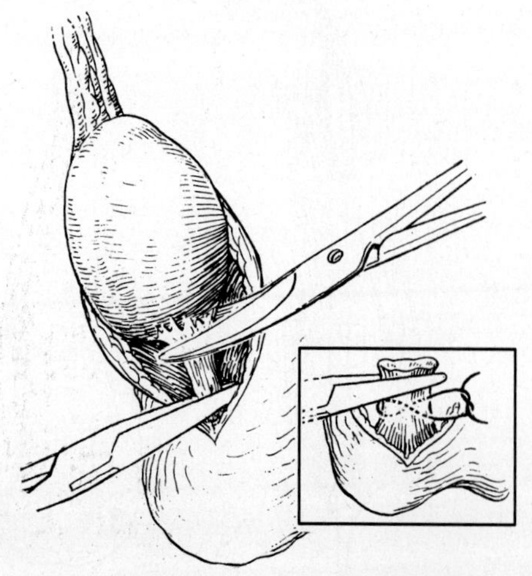

C. 切断并结扎睾丸与阴囊底部的联系

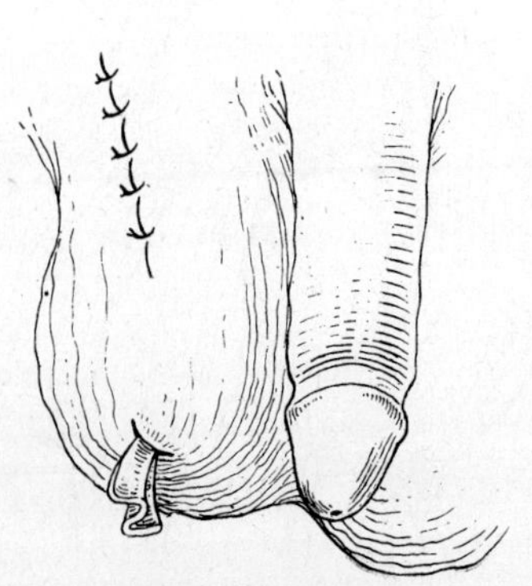

D. 缝合切口，放置引流

图 63-5　睾丸切除术

7

至腹股沟内环附近。于内环略下方先分离、结扎、切断输精管，再用血管钳钳夹并切断精索血管，用4号丝线于近端结扎并缝扎之，以防血管滑脱出血(图63-5B)。

3. 切除睾丸　将远侧端精索向上牵拉，用手指沿远端精索伸入阴囊内，于睾丸壁层鞘膜外进行分离。应注意不要挤压睾丸，最好多用锐性分离、将阴囊内容物拉出切口之外，于睾丸底部钳夹、切断并结扎睾丸引带。最后将睾丸、附睾及精索等全部阴囊内容物取出(图63-5C)。如肿瘤与周围组织粘连时，应将该部分阴囊一并切除。

4. 引流、缝合　彻底止血后，于阴囊底部另做一小切口，放置橡皮片引流，再缝合切口。用中号丝线间断缝合腹外斜肌腱膜，再用细丝线将切口缝合(图63-5D)。

【术中事项】

1. 术前已明确为睾丸肿瘤者，应先游离精索并于内环处将其结扎切断，然后分离睾丸及鞘膜，以减少挤压所引起的血行播散。若睾丸肿瘤的诊断尚未确定，则在游离精索后先分离输精管，精索用软钳阻断血流，再游离出睾丸，用纱布垫保护好切口后仔细检查睾丸，必要时切开鞘膜进行检查。对可疑组织应立即送冰冻切片定性。待确诊为恶性病变后方可切除睾丸。

2. 明确睾丸肿瘤性质为胚胎癌、畸胎癌或畸胎瘤者，若患者情况允许可同期行睾丸切除和腹膜后淋巴清扫术。

3. 睾丸非肿瘤性病变，原则上要尽量保留睾丸组织。

4. 切断精索时，精索血管和输精管要分别结扎，以免线结滑脱出血。如为结核病变，输精管断端需用苯酚(石炭酸)、75%酒精及等渗氯化钠溶液处理。

【术后处理】

1. 将阴囊托起，或加压包扎，以防阴囊内出血或血肿形成。

2. 阴囊内引流物于术后24~48小时拔除。

3. 伤口缝线于术后拆除。

4. 睾丸恶性肿瘤于伤口拆线后，按病理性质及全身情况行腹膜后淋巴清扫或放射治疗或化学药物治疗。

【主要并发症】

1. 出血　同睾丸鞘膜切除术。

2. 感染　同睾丸鞘膜切除术。

第六节　附睾切除术

【适应证】

1. 附睾结核经抗结核治疗后无效者，局部病变较广泛，尤其是已形成寒性脓肿，与皮肤粘连，或已形成窦道者。

2. 慢性附睾炎，经非手术治疗长期未愈，而症状仍明显者。

3. 附睾良性肿瘤。

【禁忌证】

未婚未育者为相对禁忌证。

【术前准备】

1. 附睾结核者术前应用抗结核药物至少2周。

2. 如合并有混合感染，术前应适当加用抗菌药物控制。

3. 术前1天剃去阴毛。

【麻醉与体位】

椎管内麻醉、硬脊膜外腔阻滞麻醉或局部麻醉、仰卧位。

【手术步骤】

1. 切口　阴囊前外侧纵向切口(图63-6A)。逐层切开阴囊壁直至睾丸鞘膜壁层。分离鞘膜囊将鞘膜囊连同阴囊内容物剥出切口外。

2. 探查附睾　切开睾丸鞘膜，显露睾丸、睾丸及远端精索、检查附睾病变大小、范围及粘连程度，特别注意与精索血管有无粘连。决定行附睾切除后，先将输精管自精索中游离出来(图63-6B)。

3. 游离附睾　先游离附睾头部，用组织钳将附睾头部提起，用小圆刀或剪刀将附睾头从睾丸上游离出来，注意不要损伤邻近的精索血管，再继续向下游离附睾体部，可从睾丸白膜表面游离(图63-6C)，如粘连紧密时，可于附睾的脏层鞘膜表面进行游离，避免损伤精索血管。

4. 切除附睾　整个附睾自睾丸上游离出来之后，于高位切断输精管，附睾即被切下(图63-6D)。睾丸创面用细丝线间断缝合。

5. 处理输精管残端　切断的输精管残端用苯酚、酒精及盐水涂拭后用丝线结扎。若为附睾结核应将输精管残端经阴囊根部另一皮肤戳口拉出，固定于皮肤上，以免残端引起切口感染。

6. 缝合切口　切除多余的睾丸鞘膜，翻转缝合。缝合精索外筋膜，以覆盖精索血管、将睾丸放回阴囊，由切口下缘或从阴囊底部另做一戳口，置入橡皮片引流、阴囊皮肤切口用细丝线做垂直褥式缝合。

【术中要点】

1. 附睾结核合并阴囊窦道者，应环绕窦道口做梭形切口，用丝线将皮瓣向内翻转缝合，以减少窦道污染。

2. 术中注意不要损伤精索血管。精索血管在附睾头部内侧进入睾丸，故在剥离附睾头体部时，应紧

A. 将输精管自精索中游离出来

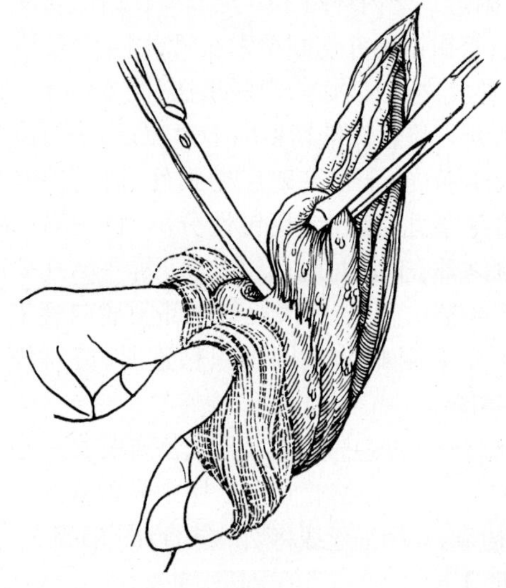

B. 游离附睾

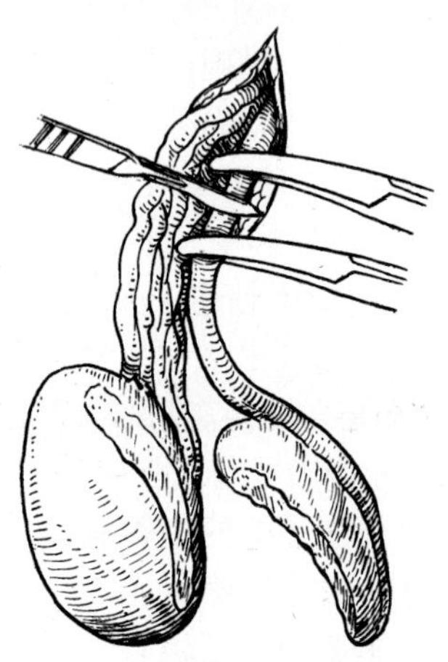

C. 切断输精管，切除附睾

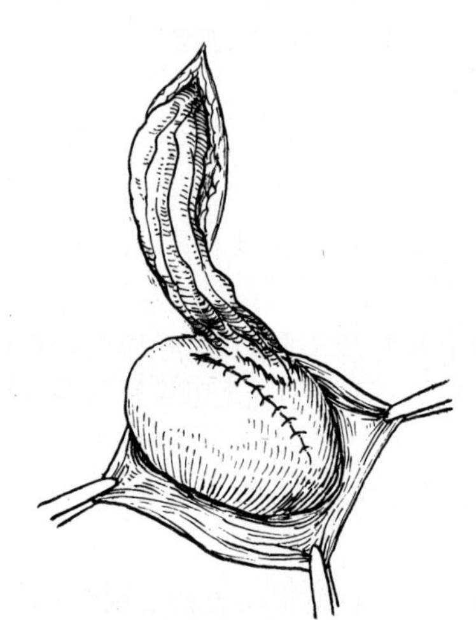

D. 缝合睾丸创面

图 63-6　附睾切除术

贴附睾壁进行。

3. 附睾结核病变可蔓延至睾丸，按病变范围行部分或全睾切除术。如双侧睾丸均有结核病变必须注意保留部分睾丸组织。

4. 彻底止血　如为附睾结核经仔细止血后可不放引流，以免伤口不愈或窦道形成；若术中经彻底止血后仍有渗血现象也可放置橡皮片引流。

【术后处理】

1. 附睾结核　术后继续抗结核治疗至少 6 个月。

2. 慢性附睾炎等　术后应用抗菌药物数天，以防治感染。

3. 术后托起阴囊。

4. 引流物于术后 24~48 小时拔除。

5. 术后 5~7 天拆除缝线。

【主要并发症】

1. 出血及感染　同睾丸鞘膜切除术。

2. 阴囊窦道形成　主要由于结核性病变污染伤口，输精管残端未予外置，以及术前术后抗结核治疗不良等因素所致。如有阴囊窦道形成应加强全身治疗和抗结核治疗，1 个月后再行阴囊窦道切除。

3. 睾丸坏死萎缩　主要由于附睾病变导致精索与附睾紧密粘连误将精索内动脉切断结扎或因大块组织钳夹止血而将精索内动脉结扎引起。如术后睾丸已萎缩，若无并发症可不予处理；若有感染疼痛等可行睾丸切除。

4. 健侧附睾结核形成　主要由于附睾结核患者有明显的前列腺和精囊结核。术中未将健侧输精管结扎、致使结核病变逆行蔓延至健侧附睾。如发生健侧附睾结核，除加强全身治疗和抗结核治疗外，也应考虑将附睾切除。

第七节　睾丸固定术

【适应证】

1. 儿童单侧隐睾。

2. 儿童双侧隐睾，经绒毛膜促性腺激素治疗仍未下降者。

3. 成人隐睾一般仍可行睾丸固定术，若单侧隐睾且该侧睾丸已高度萎缩，应行睾丸切除，以防睾丸恶性变。

4. 异位睾丸、游走睾丸或合并有腹股沟疝的隐睾。

5. 外伤性睾丸脱位，经手法复位未成功者。

【麻醉与体位】

椎管内麻醉，持续硬脊膜外腔阻滞麻醉或局部浸润麻醉。小儿用全身麻醉。仰卧位。

【手术步骤】

1. 切口　取腹股沟斜切口。从腹股沟韧带中点上方 1~2cm 处做平行于腹股沟韧带的皮肤切口，下至耻骨结节（图 63-7A）。

2. 显露睾丸　按腹股沟疝修补术切口切开皮肤、皮下组织，剪开腹外斜肌腱膜，显露腹股沟管。大多数隐睾位于腹股管内，即可将精索及睾丸连同鞘膜游离出来（图 63-7B）。合并腹股沟疝的患者，睾丸可能在腹腔内，可嘱患者咳嗽增加腹压，则睾丸可随疝囊进入腹股沟管内。位于腹膜后的隐睾，则需切开内环甚至向上延长切口切开腹膜，在髂窝乃至腰部仔细探查寻找。

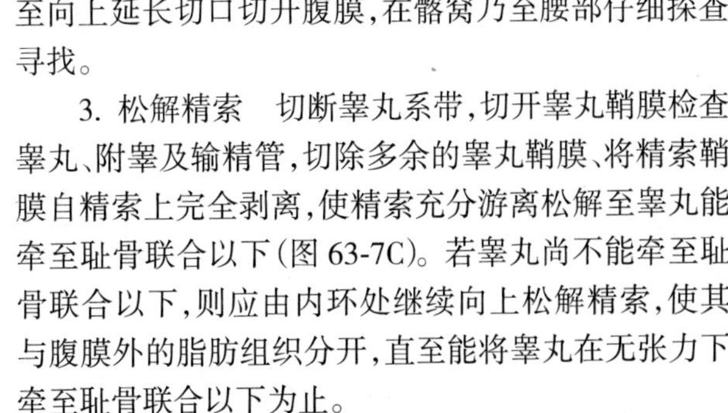

3. 松解精索　切断睾丸系带，切开睾丸鞘膜检查睾丸、附睾及输精管，切除多余的睾丸鞘膜、将精索鞘膜自精索上完全剥离，使精索充分游离松解至睾丸能牵至耻骨联合以下（图 63-7C）。若睾丸尚不能牵至耻骨联合以下，则应由内环处继续向上松解精索，使其与腹膜外的脂肪组织分开，直至能将睾丸在无张力下牵至耻骨联合以下为止。

4. 关闭腹膜鞘状突　如鞘膜与腹腔相通，应于内环处将鞘状突做环状缝合关闭（图 63-7D），此操作应注意勿损伤精索血管及输精管。如合并腹股沟斜疝，应作疝修补术。

5. 扩大阴囊　用示指经切口的腹壁深筋膜深面向阴囊分离，扩张囊腔，直达阴囊底部，建造放置睾丸

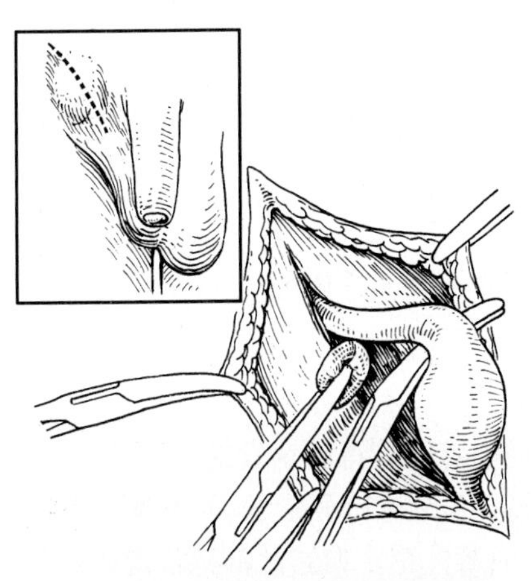

A. 切口，切开腹股沟管，游离精索

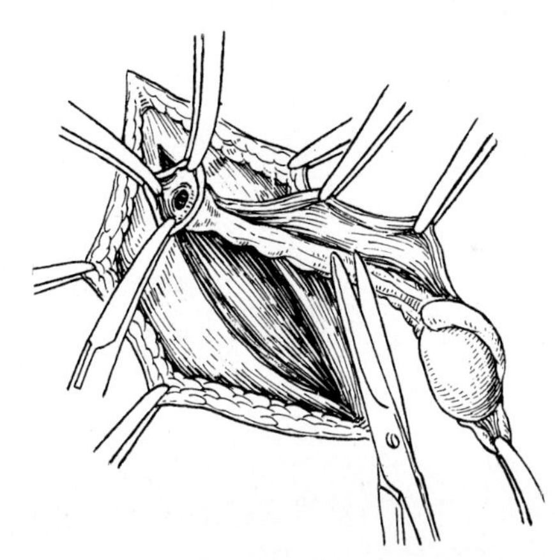

B. 切除鞘膜，松解精索

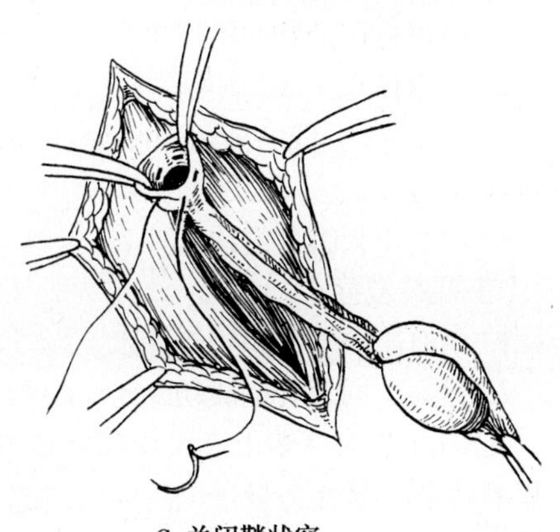

C. 关闭鞘状突

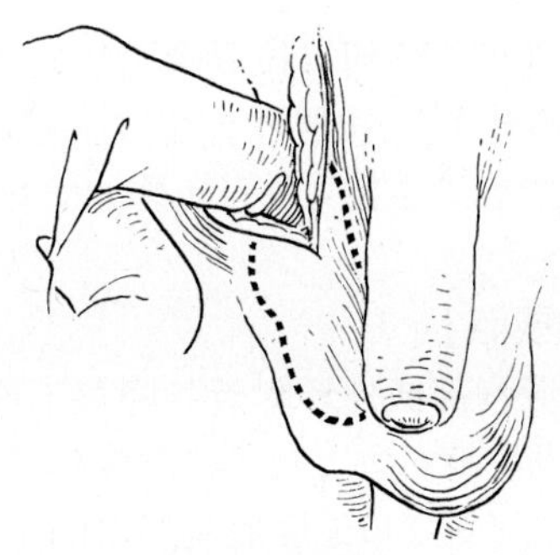

D. 扩大阴囊

图 63-7　睾丸固定术

E. 扩大阴囊

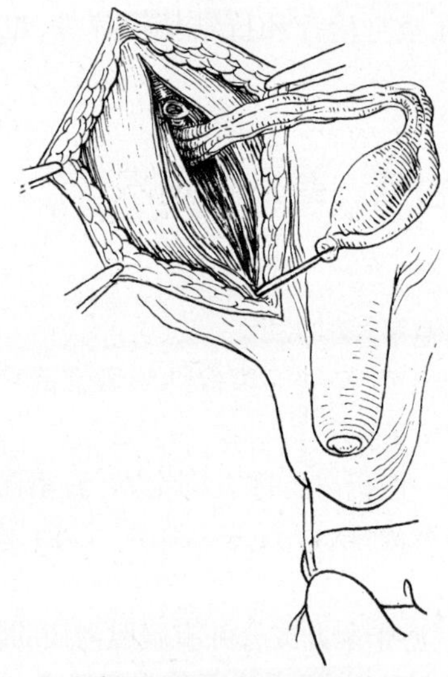

F. 在睾丸下方鞘膜上缝以牵引线，
牵引线再经阴囊底部穿出

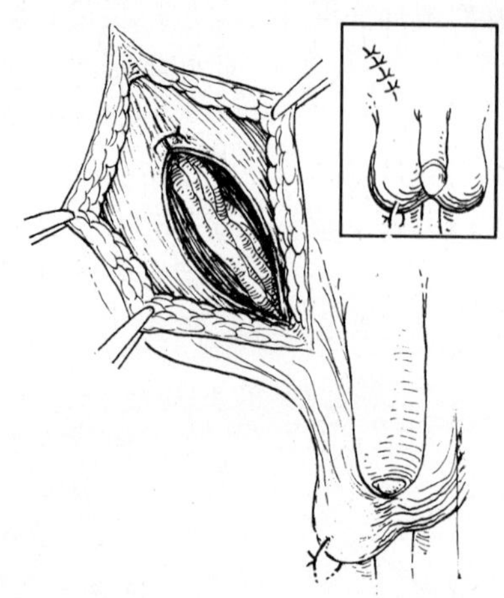

G. 将牵引线缝扎于大腿内侧（3周后拆除），缝合切口

图 63-7（续）

的囊腔(图 63-7E)。

6. 固定睾丸　用中号丝线穿过睾丸下方鞘膜或系带，暂不打结，两组线尾再经阴囊底部穿出皮肤外备牵引睾丸(图 63-7F)。将睾丸系带或睾丸下极白膜再缝于阴囊底部肉膜内面，使睾丸移至扩大的阴囊腔内，注意精索应无扭转。

7. 牵引睾丸　关闭切口拉紧牵引线并将其缝扎于同侧大腿内侧皮肤上、按层缝合切口注意外环处不要缝合过紧，以能容纳小指为度以免影响睾丸血运(图 63-7G)。

【术中注意要点】

1. 位于腹股沟部或外环附近的隐睾不论单侧或双侧均采用腹股沟斜切口。对于位于腹膜后的隐睾，单侧者采用下腹部斜切口或腹股沟切口的延长切口；双侧者可采用下腹部弧形切口或下腹部正中切口。该切口可广泛暴露腹膜后间隙能在直视下游离精索血管，使手术能获得满意效果。

2. 无论在松解精索、关闭腹膜鞘状突或行疝修补时均应避免精索血管及输精管损伤。

【术后处理】

1. 应用抗菌药物防治感染。

2. 卧床休息 7 天。

3. 睾丸牵引线根据张力大小可牵引 2~3 周后拆除。

4. 术后 7 天拆去缝线。

【主要并发症】

1. 出血　同睾丸鞘膜切除术。

2. 感染　同睾丸鞘膜切除术。

3. 睾丸萎缩　多由于术中损伤精索血管精索扭转和术后牵引睾丸力量过大等原因引起，无特殊处理方法。

4. 睾丸回缩　多由于术中精索游离松解不完全，

勉强将睾丸拉入阴囊，未行相应的牵引等处理所致。如回缩至阴囊上部可继续观察，不必手术。若回缩至外环口以上则于3个月后再次行睾丸固定术。

第八节　输精管结扎术(钳穿法)

【适应证】

1. 已婚男子坚决要求绝育，在告知其可能发生的手术并发症及后遗症，并经夫妻双方同意后，方可施行双侧输精管结扎术。

2. 一侧附睾结核和前列腺、精囊结核，为预防或减少健侧附睾感染机会，行健侧输精管结扎术。

3. 前列腺切除术后，为防止术后反复发生附睾炎者，可行双侧输精管结扎术。

【禁忌证】

1. 出血性疾病、精神病、严重神经官能症、性功能障碍、急性或严重慢性疾病。

2. 阴囊皮肤急性或慢性炎症、淋巴水肿或其他妨碍手术的皮肤病者应治愈后再行手术。

3. 阴囊内疾病，如腹股沟斜疝、鞘膜积液、精索静脉曲张等应治愈后再考虑手术或在阴囊内疾病行手术的同时行输精管结扎术。

【术前准备】

1. 术前对受术者本人及家属介绍输精管结扎术的知识，消除思想顾虑及不正确的认识。

2. 对泌尿系急慢性感染、阴囊皮肤疾病及阴囊内疾病，待治愈后行输精管结扎术。

3. 注意有无药物过敏史，做普鲁卡因皮试。

4. 手术前晚淋浴清洁外阴部，更换内裤、手术前剃去阴毛。

5. 术前先用1∶1 000新洁尔灭液浸洗阴茎、阴囊5分钟，再用1∶1 000硫柳汞酊或75%酒精消毒皮肤；也可用1∶1 000新洁尔灭液消毒3次。

【麻醉与体位】

局部浸润麻醉，仰卧位。

【手术步骤】

输精管结扎器械：最好有成套的专用器械，如果没有，可自制。①输精管分离钳：可用弯血管钳改制，将钳齿完全磨去，钳尖锐利光滑，用于分离皮肤切口及输精管；②输精管固定钳：用直血管钳改制，钳端凿成与输精管直径相等的环形圈，咬合部分钝性光滑、用于固定输精管；③输精管提出钩：是一个有柄的细钩，其尖加弯针，似鱼钩状，用于提出输精管(图63-8)。

【手术步骤】(图63-9)

1. 固定输精管　将一侧睾丸轻轻向下方牵拉，使精索拉紧成一直线。用三指法固定输精管即术者用左手中指和拇指将输精管捏住，中指上顶并示指下压，使输精管牢固地固定于阴囊上部外侧皮下浅表处(图63-9A)。

2. 局部麻醉　用0.5%~1%普鲁卡因在阴囊上部外侧固定输精管处之阴囊前壁无明显血管处，做直径1cm的皮丘，然后将针头靠近并沿输精管远方刺入，注入麻醉液1~3ml，使麻醉液沿输精管周围向上浸润以达精索套式封闭的作用(图63-9B)。

3. 分离切口　用尖刀或输精管分离钳的钳尖，从局部麻醉针眼处刺入阴囊皮肤，再向输精管方向刺入，直达被固定的输精管旁，顺此小孔分离并扩大裂孔至0.3~0.5cm，以分离皮肤、肉膜各层筋膜和输精管周围筋膜(图63-9C)。

4. 钳住输精管　将输精管固定钳从已分离的阴

7

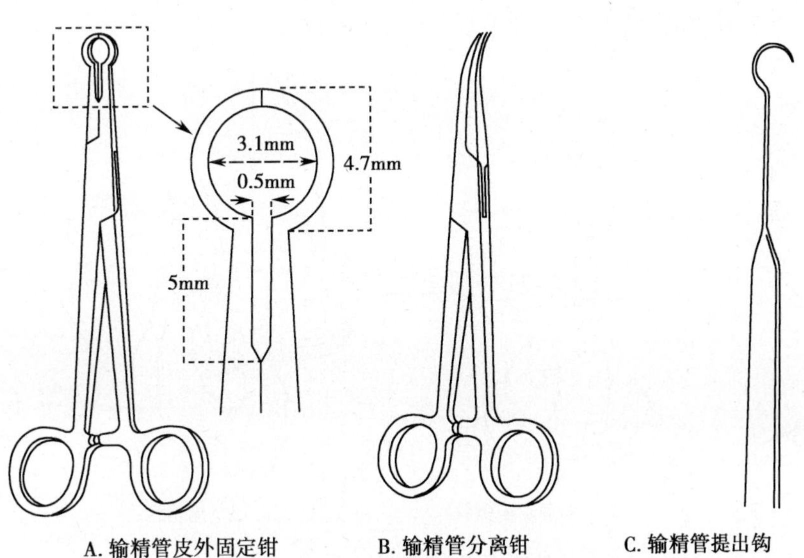

图63-8　输精管结扎术(钳穿法)手术器械

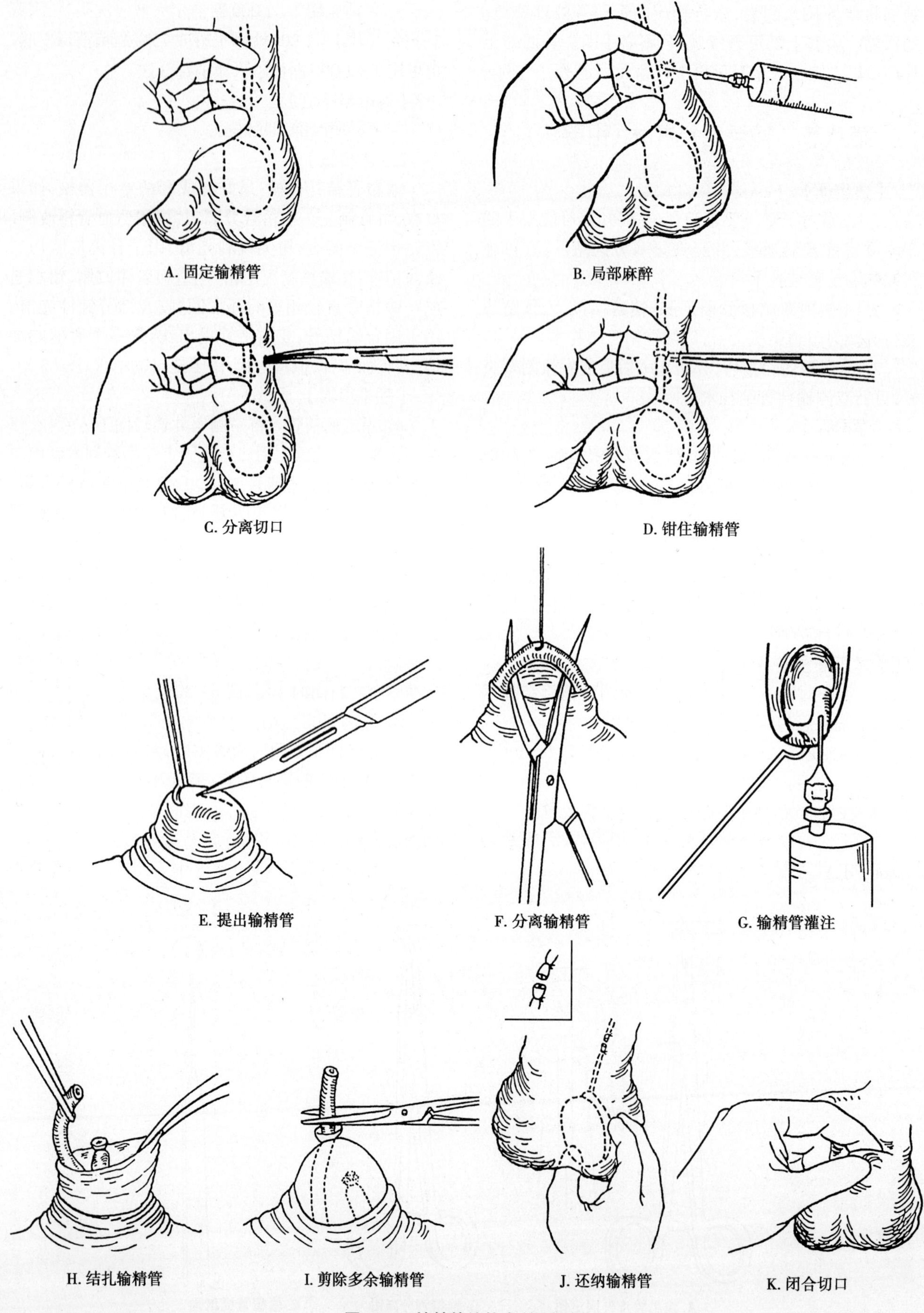

图 63-9 输精管结扎术（钳穿法）

7

囊皮肤孔道插入，直至输精管处，固定钳触到输精管后，于垂直位置张开钳圈，用左手中指将输精管顶入圈内，扣紧钳柄，套住输精管连同部分筋膜组织（图63-9D），并将输精管轻轻外提，外翻于切口之外。

5. 提出输精管　用尖刀或分离钳纵行刺穿输精管被膜直达管壁（图63-9E），仔细分离其被膜，露出白色光泽的输精管。再用输精管提出钩穿过管壁钩起输精管，并将其提出输精管筋膜切口之外。

6. 分离输精管　用分离钳紧靠输精管剥离附着的组织，当分出一个微小的间隙时，即将钳尖穿过，与输精管平行方向缓慢张开钳尖，游离输精管长约1.5~2.0cm（图63-9F）。

7. 精囊灌注　用注射针头刺入输精管腔。向精囊内缓慢注入杀精药物（图63-9G），常用者为1/10 000醋酸苯汞2~3ml。

8. 结扎输精管　用血管钳轻轻压榨输精管一端结扎处，以中号丝线将其结扎并剪断输精管（图63-9H）。对端用血管钳检查结扎断端无出血，剪短线尾，再用血管钳钳住结扎断端部分的输精管筋膜将其向上提起，使输精管结扎断端部向下退缩。然后，于未结扎端适当部位用血管钳轻轻压榨输精管，用中号丝线于压榨部位和对侧端提起的精索筋膜一并确实结扎，保留点线尾，将多余的输精管剪除约1cm（图63-9I）。如此将对端输精管包埋于筋膜内，使两断端隔离，以防再通。将输精管放置于阴囊（图63-9J、K）。

9. 同法结扎对侧输精管。

10. 还纳输精管　将先结扎侧输精管之长尾线轻轻上提显露输精管结扎处，仔细检查确实无出血后，剪短线尾。将睾丸轻轻回牵，把输精管送回阴囊使其复位。同法还纳对侧输精管。

11. 闭合切口　裂口缝合1针，或用镊子将裂口钳压闭合，或用手指将裂口压迫闭合，或用手指将裂口挤压闭合。

【术中要点】

1. 阴囊由于解剖上的特点，皱褶很多，易积污垢和细菌，要使手术野达到有效的灭菌目的，术前要认真地清洗消毒。

2. 输精管结扎术可分别采用外侧小切口，也可选用阴囊上部正中切口。切口位置过高过低、过于偏外均可给手术带来不便，并容易引起并发症。因此，两侧切口常选择阴囊前外侧中上1/3处，正中切口常取阴囊中线的中上1/3处。

3. 输精管固定是输精管结扎术的关键。若术中输精管滑脱，应重新触摸寻找，切勿盲目钳夹以免造成阴囊内出血。

4. 分离输精管要紧靠管壁平行均匀分离，注意勿损伤周围营养血管，如有出血应严密止血。

5. 术中有时难以确认输精管，可用针头做管腔穿刺注入少量等渗氯化钠溶液观察有无尿意，或切除后仔细检查输精管组织是乳白色，实质坚韧，管壁厚，并试用针头贯穿管腔以做鉴别。必要时术后送病理检查确认。若一侧输精管缺如，则术中触摸不到输精管。

6. 输精管结扎要用中号丝线，结扎松紧要适度，太紧使管壁断裂，太松易滑脱。输精管断端要行包埋处理，使两断端隔离。

【术后处理】

1. 术后观察2小时经检查无出血等异常情况，方可离去。

2. 休假1周，其间应避免重体力劳动和剧烈运动。

3. 术后阴囊切口出血、阴囊肿大、皮肤青紫应及时就诊。

4. 若术后数天内仍有阴囊疼痛，逐渐加重，应及时到医院就诊。

5. 术后5天去除伤口敷料，若有缝线于5~7天拆除。

6. 术后2周避免性生活，若未做杀精药物灌注，术后至少需继续避孕2个月或排精10次，若有条件最好行精液常规检查证实已无精子后才停用避孕措施。

【主要并发症】

1. 出血　引起出血的原因有手术适应证选择不当、阴囊切口未避开血管、阴囊切口过小、输精管固定滑脱、盲目钳夹、剥离输精管而损伤血管、输精管断端处理不佳及术后处理不妥等，但大多系手术操作粗糙及术中止血不彻底引起。出血大多发生于术后24小时内，一般可用冷敷，加压包扎，应用止血药物及抗生素治疗。如已形成血肿，数日后可抽出积血，注入透明质酸酶及肌注糜蛋白酶，以促进血肿液化吸收；若出血尚未停止，48小时内血肿迅速增大，则立即手术清除血肿。彻底止血，放置引流，应用止血药物及抗生素并防止产生其他并发症。

2. 感染　引起感染的原因有原有阴囊感染和泌尿生殖系感染、术前未按要求清洁和消毒阴囊、手术器械和敷料未达无菌要求、手术操作粗糙、组织损伤过多、止血不彻底、术后敷料脱落、伤口污染等。术后感染可分为两类，即阴囊切口浅层感染和精索等深层组织感染。前者仅限于阴囊切口及皮下组织，后者深达精索等组织感染，可使精索变粗变硬，有疼痛和触痛，甚至可发展为精索脓肿，引起附睾、睾丸及精囊、前列腺感染。如已发生感染，应用有效抗生素局部热敷、精索封闭等治疗，若有脓肿形成，应及时切开引流，并防止急性感染变为慢性感染。

3. 痛性结节　术后创伤引起的组织反应，局部可形成小结节。一般1~2个月内结节逐渐缩小，不遗留任何症状。若手术1个月以后，结扎处出现疼痛，结节增大，并有明显触痛则为痛性结书。引起的原因有手术操作粗糙、组织损伤较重、术后局部粘连导致瘢痕形成、结扎线过多、过粗，引起异物反应；精索或输精管结扎残端血肿机化；精索或输精管结扎残端残余感染；输精管未剥离干净，将伴行神经纤维大块结扎、切断致神经纤维瘤形成，输精管结扎过紧、过松使管壁破裂或结扎线脱落，精液由结扎残端溢出致精子肉芽肿形成等。如发生痛性结节，一般采用综合治疗，如用普鲁卡因加醋酸氢化可的松，或糜蛋白酶做局部浸润封闭、感染性结节还可加抗菌药物局部封闭。经各种治疗长期不愈者，可考虑手术切除。

4. 附睾淤积　术后短期内附睾可能稍有肿大疼痛，一般几天后即可自行消失。若手术1个月后附睾继续肿大，疼痛加重，可沿精索向上放射至小腹或腰部，并于性交或劳累后加重。检查发现附睾尾部、头部或全部增大，表面光滑，张力高，近阴囊端输精管也增粗，则为附睾淤积。其原因有结扎术后附睾管内精液不断淤积、管腔内压力继续增高，以致附睾管自行破裂，形成精子肉芽肿；附睾感染或手术损伤使局部血液供应减少，影响附睾的吸收功能。如发生附睾淤积一般先行非手术治疗，如用提睾带托起阴囊、避免性交过频、应用雌性激素、精索附睾封闭、热敷及理疗等。若经反复治疗不愈者，可考虑附睾切除或输精管吻合。

5. 性功能障碍　引起原因有受术者对输精管结扎术与性功能之间的关系缺乏认识而引起的心理障碍；器质性病变，如术后出血。感染痛性结节、附睾淤积、前列腺炎、精囊炎及其他慢性疾病；由于年龄的增长和健康的变异。性功能障碍者，如为器质性病变要进行积极治疗，非器质性病变者进行精神治疗和药物治疗，亦可考虑行输精管吻合术。

6. 再生育　原因有术中未行杀精药物灌注，术后残余精子未排空而过早放弃避孕措施；手术误扎其他组织而漏扎输精管、先天性输精管重复畸形。精液常规检查确有精子应重新结扎输精管。

（沈文浩　金锡御）

参考文献

1. 龚以榜，吴雄飞．阴茎阴囊外科学．北京：人民卫生出版社．
2. 金锡御，俞天麟．泌尿外科手术学．北京：人民军医出版社，2004，514-551.
3. Rofe CJ，Abbas A，Bryant T.Traumatic testicular injury：a fracture not to miss！Emerg Med J，2011，28（9）：820.

7

第六十四章

良性前列腺增生前列腺摘除术

第一节 前列腺解剖概要

前列腺(图 64-1)位于耻骨联合之后,直肠之前,基底部与膀胱颈相连,尖部与尿生殖膈接触,前列腺部尿道纵贯其间,射精管穿过其后部,开口于该段尿道。由于解剖上与尿道关系密切,所以前列腺增生,可引起下尿路梗阻。

前列腺由腺体组织及肌肉纤维组织构成,可分为五叶:前叶位于尿道腹侧;中叶位于尿道背侧;后叶位于中叶之后;侧叶位于尿道侧面。中叶及侧叶常常发生增生,引起尿路梗阻。

上述分叶源于 1912 年 Lowsley 对胎儿前列腺镜下结构的腺体分组。1972 年 MC Neal 对前列腺结构的再研究显示:前列腺组织由腺体和纤维肌肉基质两部分组成,位于前部的纤维肌肉基质主要由平滑肌纤维组成,约占前列腺全部体积的 1/3。腺体部分可分为中央带及周边带。在射精管与尿道内口至精阜间的组织呈圆锥状,称为中央带;中央带周围为周边带。除上述两部分外,在精阜近端尿道周围有一部分组织称为过渡带,约占前列腺的 5%。

包膜:前列腺表面被一层薄而坚韧的肌肉纤维包裹,名前列腺真包膜。在真包膜之外,由盆筋膜延续而来的一层纤维组织名假包膜,其后部为膀胱直肠筋膜。在真包膜之间有前列腺静脉丛通过。在假包膜前面与侧面均有盆筋膜加强的韧带,前面为耻骨前列腺韧带,侧面为前列腺侧韧带。耻骨后前列腺摘除术,切开前列腺包膜时,如损伤前列腺静脉丛,可导致严重出血。

血管(图 64-2):膀胱下动脉至膀胱底部时分出前列腺动脉,左右各一。每侧前列腺动脉又分为三支,前后支分别进入前列腺包膜的前后面;侧支穿过包膜,分别于前列腺膀胱颈交界处 5 点钟及 7 点钟位置进入腺体内,故前列腺摘除术时应于该两处进行缝合止血。此外,尚有直肠中动脉和阴部内动脉的分支供给前列腺后部的血运。

膀胱及前列腺前面的静脉,在耻骨联合之后、盆筋膜内,与阴茎背静脉汇合成为静脉丛,再经前列腺

7

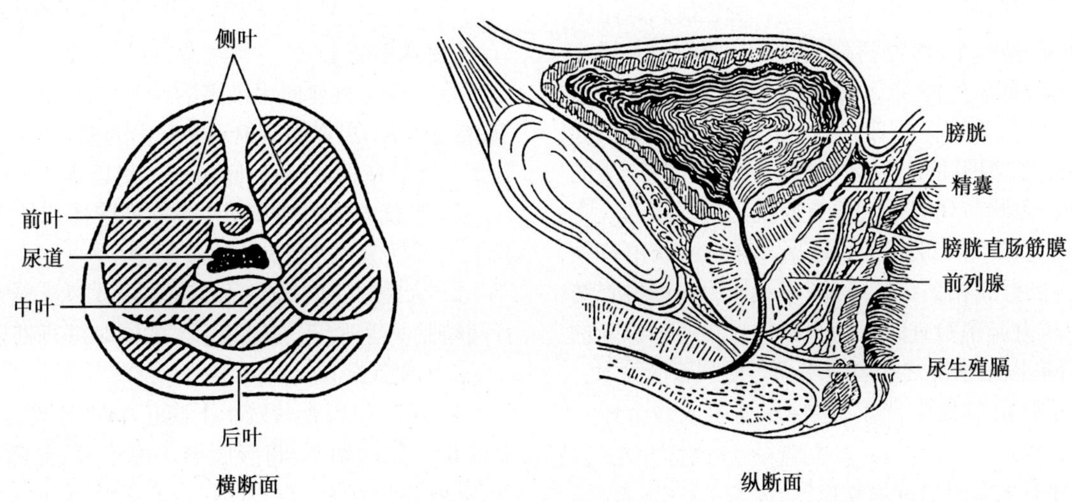

图 64-1 前列腺解剖

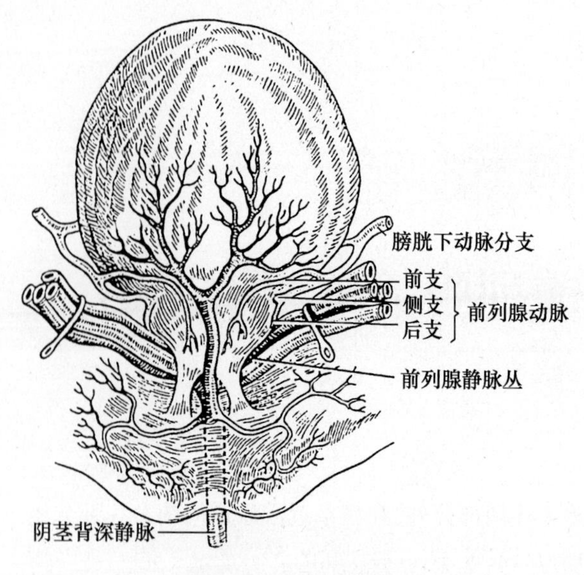

图 64-2　前列腺血管

的侧面回流至髂内静脉。

第二节　前列腺摘除术

随着我国老龄化人口的增多，良性前列腺增生症已成为我国老年男性最常见的疾病之一。有关良性前列腺增生症的病因，诊断及治疗方面都有了巨大的进步。但到目前为止，尚无有效的预防方法，药物治疗对某些症状不重者，有一定疗效，但手术切除增生的前列腺组织仍是目前良性前列腺增生最主要的方法。随着腔内技术和设备的进步，经尿道前列腺切除术已成为治疗的金标准，但对于基层医疗单位及不适宜做腔内手术治疗者，开放手术仍是较常用的治疗方法。

【手术指征】

确定需要行手术治疗应满足以下两个基本条件：①诊断准确，即能确定临床症状是由增大的前列腺引起；②症状较重或已有并发症产生。由于前列腺增大在老年男性是一个较普遍存在的现象，而前列腺增生症所引起的症状本身又无特异性，因此，不能仅凭前列腺增大就认为有关临床症状是由前列腺增生引起的。膀胱出口梗阻是良性前列腺增生病理生理产生的基本原因，因此前列腺增大伴有膀胱出口梗阻的客观证据是确定诊断的最主要的依据。确定膀胱出口梗阻的主要依据为相关症状、尿流率和压力流率检查结果，其中压力流率检查结果为金标准。在明确诊断的前提下伴有以下情况之一者应考虑行前列腺摘除术：

1. 膀胱出口梗阻严重，急性尿潴留或残余尿在50ml 以上者。

2. 伴有大量出血或反复血尿者。

3. 并发膀胱结石，膀胱憩室者。

4. 并发上尿路积水或损害者。

5. 症状明显，非手术治疗效果不佳者。

【禁忌证】

高龄体弱、严重的心、肺、肝、肾疾病、出凝血机能障碍。

对因膀胱出口梗阻引起肾功能障碍、氮质血症者应先行尿液引流（留置导尿或耻骨上膀胱造瘘），待肾功能恢复后再行手术。对因前列腺出血，血块引起梗阻者，尽量先积极清除血块引流膀胱，在周密准备后择期手术。对无法清除血块者也可考虑急诊手术，摘除前列腺。

【术前准备】

1. 因老年患者常有其他器官系统的疾病，因此，应详细地检查重要器官和系统的功能。除此之外，以下检查内容也十分必要：电解质、肾功能、尿常规、尿培养、前列腺特异性抗原（PSA）、尿流率等。有条件应行系统地尿动力学检查，全面了解膀胱出口梗阻和膀胱功能情况。

2. 有尿潴留和肾功能损害者，应引流尿液及抗感染治疗，待肾功能好转后方行手术治疗。

3. 合并冠心病、肺气肿肺心病、高血压或 / 和糖尿病者，术前应积极治疗，待身体条件稳定方行手术。

4. 对已行留置导尿或膀胱造瘘者，术前应反复冲洗膀胱并酌情使用抗生素，以减少感染尿液污染手术野和感染扩散。

【麻醉】

麻醉选择主要根据患者的心、肺及血管情况决定。对全身情况较好者可选用硬膜外阻滞麻醉；对心功能差及高血压患者使用全身麻醉有利于术中控制；对于肺部情况不佳及有严重肺部感染者最好不用气管插管，以减少术后肺部并发症。

一、耻骨上经膀胱前列腺摘除术

【手术指征】

该术式是目前使用最多的一种术式，此法操作简单，容易掌握，可以同时处理膀胱内病变。但常需要行耻骨上膀胱造瘘，住院时间较长。其具体的指征是：

1. 膀胱内型前列腺增生或前列腺体积较大，经膀胱手术可直视下进行操作比较安全。

2. 合并膀胱内病变，如膀胱结石、膀胱憩室、输尿管间嵴肥厚等，可于前列腺手术的同时进行处理。

【手术步骤】（图 64-3）

1. 显露和探查膀胱　下腹正中切口或耻骨上弧形切口。逐层切开，将腹膜向头侧推开，显露膀胱前壁，纵向切开膀胱。探查膀胱内有无结石、憩室及肿瘤等病变。检查确定增生的腺体与膀胱颈的关系和双侧

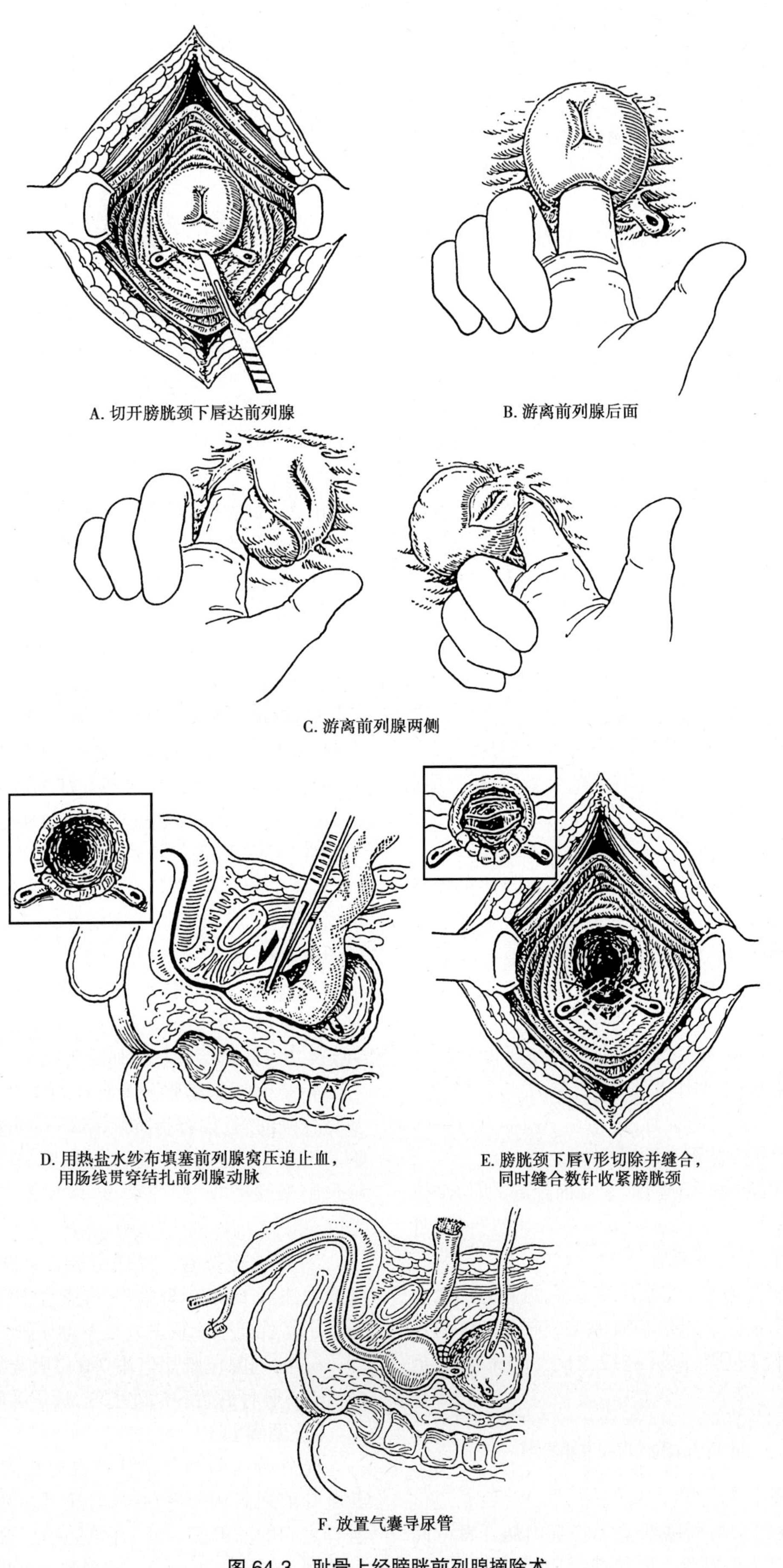
A. 切开膀胱颈下唇达前列腺

B. 游离前列腺后面

C. 游离前列腺两侧

D. 用热盐水纱布填塞前列腺窝压迫止血，用肠线贯穿结扎前列腺动脉

E. 膀胱颈下唇V形切除并缝合，同时缝合数针收紧膀胱颈

F. 放置气囊导尿管

图 64-3 耻骨上经膀胱前列腺摘除术

输尿管口的位置。

2. 游离和摘出前列腺　在膀胱颈的后唇前列腺突出处切开膀胱黏膜，直达前列腺（图 64-3A）。用剪刀扩大切口至能插入一指。注意该分离的平面应在增生的前列腺和前列腺外科包膜之间。术者将右手示指插入切口内，在前列腺腺体与外科包膜之间进行分离：先分离后面（图 64-3B），再分离左右侧，直到与膀胱颈前唇汇合（图 64-3C），当前列腺完全与外科包膜分离后，于紧贴前列腺尖的部位用手指掐断尿道，摘除前列腺。

3. 止血（图 64-3D）　前列腺摘出后迅速用热盐水纱布填塞前列腺窝压迫止血数分钟。用 2-0 或 3-0 可吸收缝线先分别于前列腺窝边缘 5 点和 7 点处做“8”字缝合，控制前列腺动脉出血。继后依次“8”字缝合前列腺窝侧壁和后壁，最后缝合前列腺窝顶壁。缝合完成后膀胱颈以能松松地通过示指为度，若膀胱颈过宽可将 1~11 点甚至 2~10 点之间做横形缝合收紧膀胱颈。

4. 放置造瘘管　经尿道插入一 F18 双腔气囊导尿管（图 64-3F），气囊内注入 15ml 生理盐水，气囊置于膀胱内。用一 F20 蕈形管行膀胱造瘘。

5. 关闭切口　仔细检查前列腺窝无明显出血，双侧输尿管喷尿正常无误后关闭膀胱，耻骨后置一烟卷引流，逐层关闭切口。

【注意事项】

1. 在分离前列腺时应紧靠前列腺，在增生的腺体和包膜之间进行，勿将前列腺包膜撕破，否则可发生出血、前列腺尿道狭窄或尿失禁等并发症。

2. 若膀胱颈后唇有明显的突起，应将 5 点与 7 点之间的突起部分作 V 形切除，使膀胱三角区与前列腺窝成一平面（（图 64-3E）。若输尿管间嵴明显突起者亦应将输尿管间嵴正中作 V 形切除。

3. 游离前列腺有困难时，可用左手指插入直肠内托起前列腺，双手互相配合游离（图 64-4）。

4. 在掐断前列腺尿道时应紧靠前列腺，切勿牵拉以免损伤膜部尿道，对掐断尿道困难者切勿粗暴，可用剪刀在手指的引导下剪断。

5. 缝合前列腺窝是实现良好止血的关键。缝合时膀胱侧的进针点要缝住膀胱黏膜，前列腺窝侧要缝住前列腺外科包膜，两针缝线之间尽量靠拢甚至重叠。

二、耻骨后前列腺摘除术

【手术指征】

用于尿道内型前列腺增生无膀胱内病变者。此法出血较少，可不做耻骨上膀胱造瘘。但对前列腺较大和向膀胱内突起明显者操作较困难。

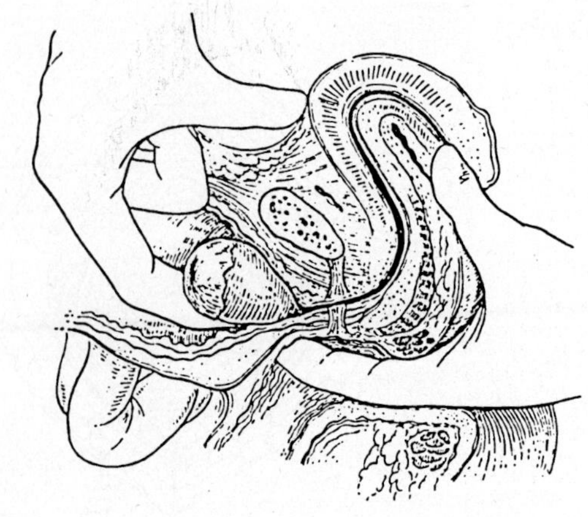

图 64-4　游离前列腺有困难时，手指插入直肠内托起前列腺，双手互相配合游离

【手术步骤】（图 64-5）

1. 显露耻骨后间隙　下腹正中直切口或耻骨上弧形横切口。逐层切开，充分显露膀胱前壁。钝性分离耻骨后间隙，结扎切断耻骨前列腺韧带，即可见耻骨后前列腺静脉丛。

2. 游离和摘除前列腺　用 4 号丝线双重结扎位于前列腺前面的前列腺静脉丛，于前列腺包膜表面做两排横形缝线，于缝线间切开前列腺包膜，直达前列腺（图 64-5A）。先用钝头剪刀在前列腺前面与包膜之间分离（64-5B），然后以示指钝性分离前列腺两侧面及后面，直到前列腺尖端（图 64-5C），用组织钳将前列腺牵出包膜外，于前列腺尖端剪断尿道（图 64-5D），摘除前列腺。

3. 止血　用热盐水纱布填塞前列腺窝数分钟，暂时压迫止血。用 2-0 或 3-0 可吸收线于前列腺窝边缘 5 点及 7 点处贯穿缝扎前列腺动脉。

4. V 型切除膀胱颈下唇（图 64-5E）　用小拉钩牵开膀胱颈前唇，如有膀胱颈抬高可用电刀将其 V 形切除。用 3-0 可吸收线将膀胱颈后唇与尿道断端或前列腺包膜做间断或“8”字缝合，恢复尿道后壁的连续性（图 64-5F）。

5. 安放造瘘管　经尿道放置 F20 号 Foley 导管，气囊内注入 15ml 生理盐水，气囊置于膀胱内。如有必要可于膀胱前壁安置 F20 号蕈形尿管（图 64-5G）。

6. 前列腺包膜切口用 3-0 可吸收线间断缝合（图 64-5H）。耻骨后置一烟卷引流，逐层关闭切口。

【注意事项】

充分游离前列腺是获得良好显露的关键。除切断耻骨前列腺韧带外，必要时还可切开位于前列腺与耻骨之间的盆筋膜，当切开该筋膜后可将前列腺的前和外侧与周围组织分开。前列腺与耻骨之间有丰富的

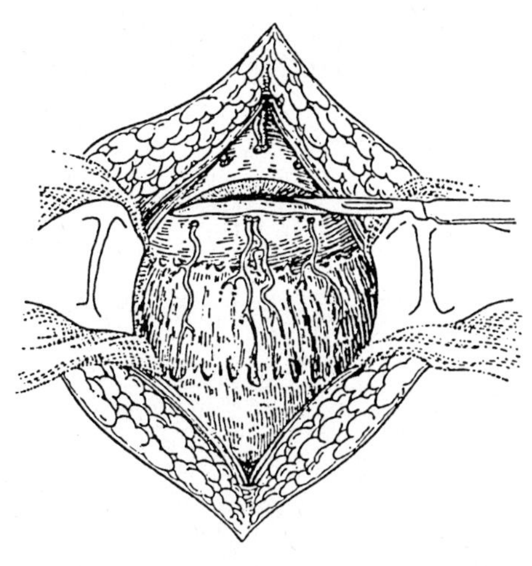

A. 结扎前列腺静脉丛，切开前列腺包膜

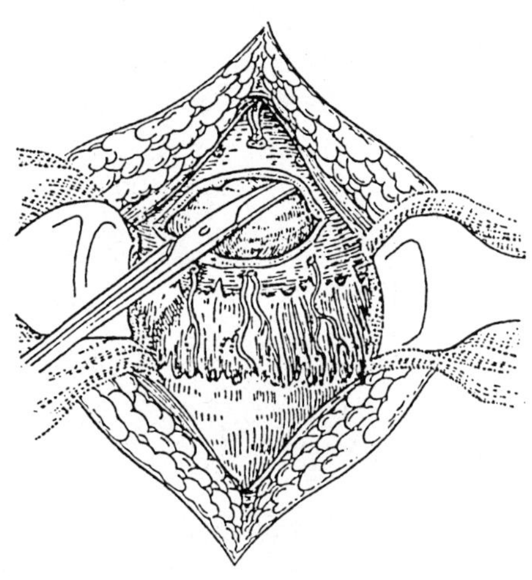

B. 游离前列腺前面

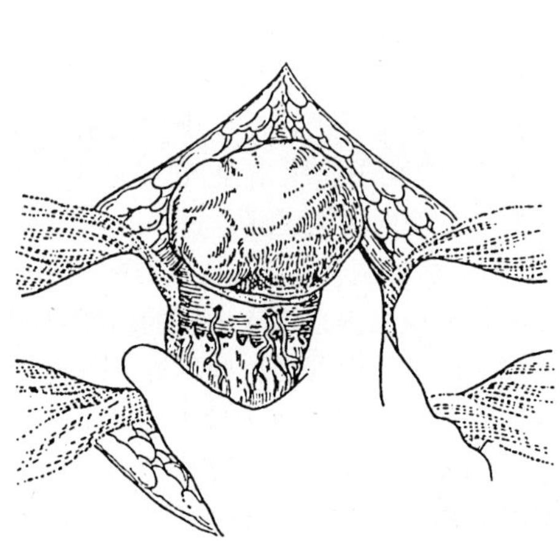

C. 游离前列腺两侧及后面

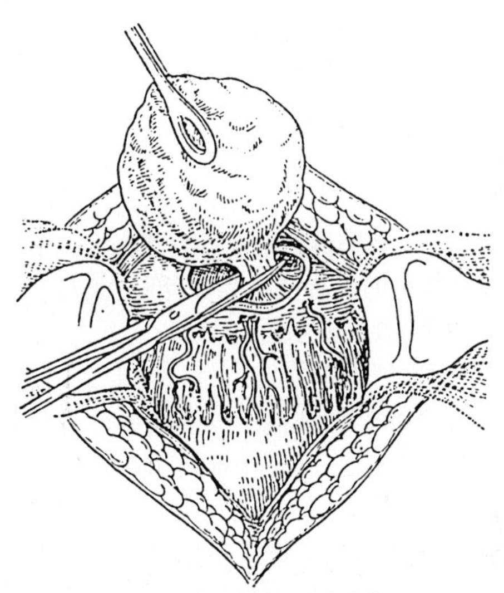

D. 在前列腺尖端剪断尿道

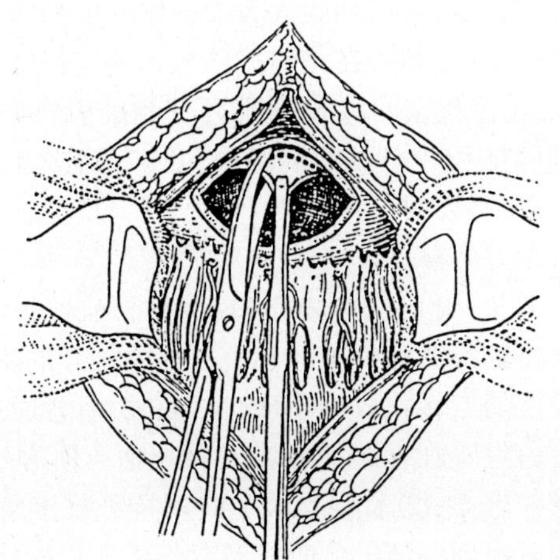

E. 膀胱颈下唇V形切除

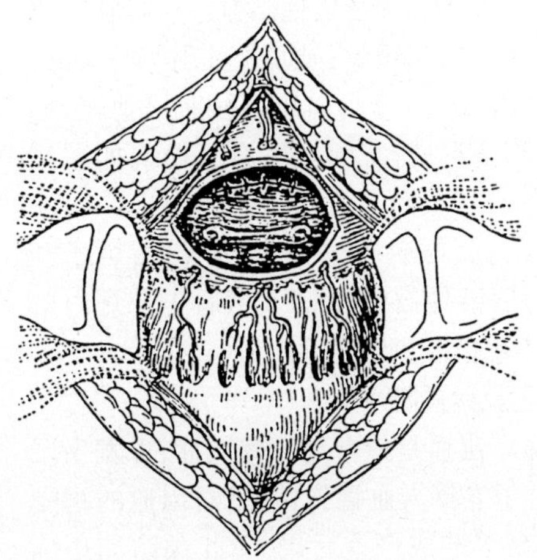

F. 靠拢缝合V形切除的边缘

图 64-5　耻骨后前列腺摘除术

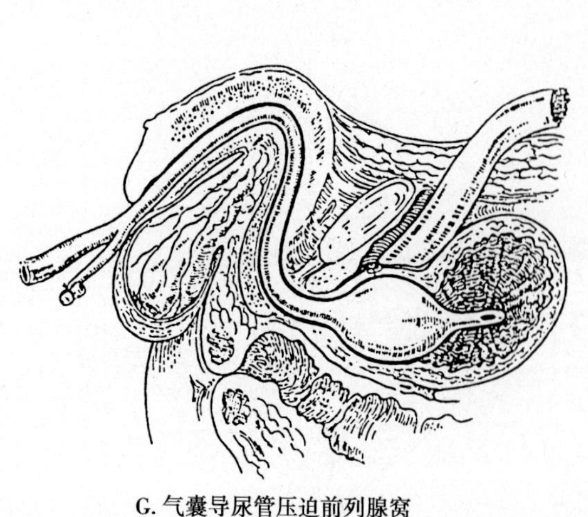

G. 气囊导尿管压迫前列腺窝

H. 缝合前列腺包膜

图 64-5（续）

静脉丛，可用电凝和缝扎止血。

三、术后处理和并发症防治

【术后处理】

1. 严密观察血压、脉搏、呼吸，记出入量，维持水电解质平衡。鼓励并协助患者咳嗽和深呼吸，翻身及活动下肢，预防心血管和呼吸并发症。

妥善固定导尿管，用生理盐水持续冲洗膀胱，耻骨后烟卷引流于术后 48 小时拔除。气囊尿管于术后第 3~5 天拔除。耻骨上膀胱造瘘在术后 10 天左右，排尿通畅后拔除。

2. 保持膀胱引流管通畅。血尿较重及有血块者应加快膀胱冲洗速度，及时清除血块。膀胱痉挛是术后较常见的并发症，常给患者带来巨大的痛苦，也常因之而引起尿管引流不畅和继发性出血。对膀胱痉挛严重者可酌情用下述方法缓解：硬膜外注射吗啡 2mg，有效作用时间可达 10 余小时；口服逼尿肌松弛药，如托特罗定、普鲁苯辛等；膀胱灌注平滑肌松剂如罂粟碱、阿托品等。

3. 其他　保持大便通畅，避免用力排便，可于开始进食后每晚口服液体石蜡 30ml。术后 1 个月内避免体力活动，多饮水以减少继发性出血。

【术后并发症及其预防】

1. 术中出血　出血是最常见的并发症，可发生于术中及术后。由于老年人血管弹性差，对出血的耐受性差，大量出血易于造成严重后果，因此预防和正确处理出血是前列腺手术极为重要的内容。

术中出血原因及其预防：

(1) 前列腺动脉未缝合结扎牢固是手术中或手术后出血的重要原因。前列腺动脉一般位于膀胱颈 4~5 点及 7~8 点位置，术中必须常规缝扎这两个部位，缝扎时应将膀胱颈连同前列腺包膜全层缝合，于前列腺窝侧的出针点应稍深，以防动脉回缩。有少数患者前列腺动脉位置有变异，应予同法缝扎。

(2) 膀胱颈黏膜出血：也较常见。应将膀胱颈黏膜切缘与前列腺包膜缝合。

(3) 前列腺窝内出血：供应前列腺的血管一般均与前列腺包膜垂直进入增生的前列腺内，当增生的前列腺被摘除后前列腺包膜回缩，压迫血管止血。前列腺摘除后用热盐水纱布压迫有助止血。在一般情况下，经上述处理后前列腺窝内出血并不明显。引起前列腺窝内明显出血的常见原因为：前列腺摘除不彻底，使前列腺窝不能充分回缩；前列腺包膜破裂。预防的方法是在摘除前列腺时一定要紧贴前列腺包膜剥离前列腺，对前列腺太大及分叶状前列腺有时不能整块取出前列腺，在完成摘除操作前应仔细检查前列腺窝，清除残余的腺体、修整不光滑的前列腺包膜。对前列腺体积较小及前列腺与包膜有粘连者分离时更应小心，必要时可用剪刀剥离。对有前列腺包膜破裂者应尽力修补。

(4) 凝血机能障碍：较少见。前列腺包膜中含有丰富的能激活纤溶酶原（plasminogen）的酶，该酶能使纤溶酶原转化成纤溶酶（plasmin），后者通过分解纤维蛋白阻碍血液凝固，引起广泛出血。预防方法：①手术操作轻柔；②术前及术中应用抗纤维溶解的止血药；③若出现广泛出血时应及时作凝血机能检查，一旦确定为纤维溶解亢进，应按 DIC 的处理原则进行抢救，其中输注纤维蛋白和新鲜血浆十分重要。

2. 术后出血　其原因和处理方法如下：

(1) 尿管引流不畅：术后常有小血块在膀胱内凝

聚，若将导尿管阻塞，则将加重膀胱内出血，使血块越集越多，越集越大。因此保持膀胱引流通畅极其重要。有膀胱造瘘者，术后行持续膀胱冲洗，直至冲洗液完全清亮。无膀胱造瘘者若无明显出血可通过增加给水量，利用多尿获得自然冲洗，若有明显出血者应行定时膀胱冲洗。无论在何种情况下，若膀胱内有血块形成，均应及时清除。对膀胱内已有较大血块形成者可用膀胱镜或金属尿管冲洗，对经上述处理仍不能清除血块者应尽早再次手术清除血块和止血。

(2) 膀胱痉挛：膀胱痉挛是术后出血的重要原因之一。膀胱痉挛的本质是膀胱自发性收缩，亦称为逼尿肌不稳定。膀胱痉挛的特点是：突然出现强烈的尿意和疼痛、尿管引流不畅，有膀胱冲洗者有时可见冲洗液倒流、血尿加重。膀胱痉挛产生的原因为手术创伤、尿管及造瘘管刺激等，前列腺增生患者因慢性膀胱出口梗阻使膀胱逼尿肌代偿增生，兴奋性增加，更易发生。膀胱痉挛与膀胱尿液引流有密切的关系，在尿液引流不畅时更易发生，因此，在处理膀胱痉挛时不应只使用解痉措施，保证通畅的膀胱引流是十分重要的。

(3) 术后远期出血：常发生于术后 1 周左右，长者可在术后 1 个月左右。大便秘结，用力排便、过早下床活动、肠线吸收脱落等都是较常见的原因。

3. 附睾炎　较常发生于患者开始自主排尿前后，多因逆行感染引起。

4. 尿失禁　研究证实前列腺术后尿失禁有三种类型：①真性尿失禁：其产生原因为手术损伤尿道括约肌；②膀胱源性尿失禁：其产生原因为膀胱内压过高，主要表现为低顺应性膀胱和（或）逼尿肌不稳定。前列腺增生引的逼尿肌代偿、老龄逼尿肌变化及神经系统对逼尿肌控制异常均可为膀胱源性尿失禁的原因；③前两种情况混合存在。临床表现有助于病因诊断，但最后确诊需要通过尿动力学检查。轻中度真性尿失禁通过盆底肌训练、盆底肌电刺激、α 受体兴奋剂等治疗可获治愈，重度和完全性尿失禁常需要行手术治疗，如安置人工尿道括约肌等。膀胱源性尿失禁可采用膀胱训练、抑制膀胱收缩的药物等治疗。

5. 排尿困难　研究显示前列腺术后近期排尿困难主要有两大类原因：①残留梗阻：前列腺未彻底摘出、前列腺窝内瓣膜样组织形成、膀胱颈后唇隆起未加处理，或切除不彻底、输尿管间嵴隆起未处理，或切除不彻底等；②诊断错误：临床症状并非前列腺增生而引起，错误的施行前列腺摘出术。逼尿肌尿道括约肌协同失调、脑血管疾病、脑老化、逼尿肌无力等。前列腺术后远期排尿困难的常见原因为膀胱颈挛缩、尿道狭窄，极少数为前列腺再度增生。除此之外少数前列腺术后排尿困难为假性排尿困难，其产生原因主要为膀胱尿意容量减少和膀胱感觉过敏，临床表现为极度尿频和尿不尽感，有排尿费力和排尿等待，但并无尿路梗阻。

6. 血栓和栓塞　国外报道较多，国内较少。多发生于下肢和盆腔静脉系统。

7. 阳痿　发生率 3%~15% 不等。

8. 其他少见并发症。

（沈文浩　宋波）

参考文献

1. 金锡御，俞天麟. 泌尿外科手术学. 北京：人民军医出版社，2004：319-325.
2. Shafik A. Subpubic prostatectomy: an approach for removal of the enlarged prostate. J Urol, 1972, 107 (3): 448-449.

7

第六十五章

下尿路腔内手术

一、概述

下尿路腔内手术包括经尿道前列腺切除术(电切、汽化电切、等离子、激光手术等)、经尿道膀胱肿瘤电切术、经尿道尿道狭窄内切开术、经尿道精道镜检查术等。该类技术通过人体自然腔道处理病变,使得相关疾病的处理微创化,改变了传统治疗策略。下尿路腔内手术是腔内泌尿外科最早发展完善的技术,本节将简要介绍临床上最常用的经尿道前列腺电切术和经尿道膀胱肿瘤电切术。

二、经尿道前列腺电切术

【适应证】

1. 前列腺增生导致的反复尿潴留(至少在一次拔管后不能排尿或两次尿潴留)。

2. 前列腺增生导致的反复血尿,5α 还原酶抑制剂治疗无效。

3. 前列腺增生导致的反复泌尿系感染。

4. 前列腺增生导致的膀胱结石。

5. 前列腺增生引起的上尿路积水(伴或不伴肾功能损害)。

6. 前列腺增生患者合并膀胱大憩室,腹股沟疝、严重的痔疮或脱肛,临床判断不解除下尿路梗阻难以达到治疗效果者。

7. 症状明显,非手术治疗效果不佳者。

【禁忌证】

1. 高龄体弱、严重的心、肺、肝、肾疾病,不能耐受麻醉和手术。

2. 凝血机能障碍。

3. 急性尿路感染。

4. 不能采用截石位者。

5. 尿道狭窄、挛缩膀胱。

6. 前列腺体积大于 80ml,为相对禁忌证。对于技术熟练的泌尿外科医生,前列腺体积没有明确限制。但对于刚开展这项手术的医生,建议选择前列腺体积在 80ml 以下的患者。

【术前准备】

同第五十七章良性前列腺增生前列腺摘除术。

【体位与麻醉】

患者取截石位。一般多采用持续硬膜外麻醉,对于特殊患者可采用全身麻醉。

【手术步骤】

1. 置入电切镜　F24、F26 金属尿道探子扩张前尿道,如尿道外口无法通过,可行尿道外口剪开。将外鞘置入球部尿道处后,取出闭孔器,换置电切镜,持续冲洗,直视下经球部尿道进入膀胱,观察后尿道与膀胱的情况:了解后尿道是否存在狭窄,精阜与前列腺顶尖部的关系,确定尿道外括约肌位置;前列腺腺体增生的类型和程度(图 65-1);膀胱三角区、双侧输尿管开口与增生腺体的关系;有无膀胱肿瘤、小梁、陷窝、憩室和结石,观察三角区、输尿管开口与前列腺增生腺体的位置关系。

2. 前列腺增生腺体的切除　切除顺序无标准规定,根据前列腺增生状况及手术者习惯而定。

(1) 建立标志槽:于 6 点处由膀胱颈部至精阜近侧切出标志槽。标志槽切割深至外科包膜,膀胱颈部露出内括约肌环形肌纤维(图 65-2)。再于 2 点、10 点两点同样深度切出膀胱颈至精阜的标志槽。确立腺体切除范围及深度并利于冲洗液灌注。

(2) 切除标志槽间的增生腺体:由浅入深逐次切除三条标志槽间的侧、中叶和顶叶增生腺体。

(3) 前列腺尖部切除:认清精阜及精阜远侧的外括约肌平面,切除前列腺尖部,对于超出精阜远侧的增生腺体,须将其切平(图 65-3)。

3. 术毕处理　前列腺切除完成后,退出镜体,以膀胱冲洗器反复冲洗,冲出电切组织碎块,再置入窥镜,确定手术创面无活动性动脉出血及膀胱内无前列腺碎块残留,然后退出电切镜鞘,留置 F22 三腔气囊

7

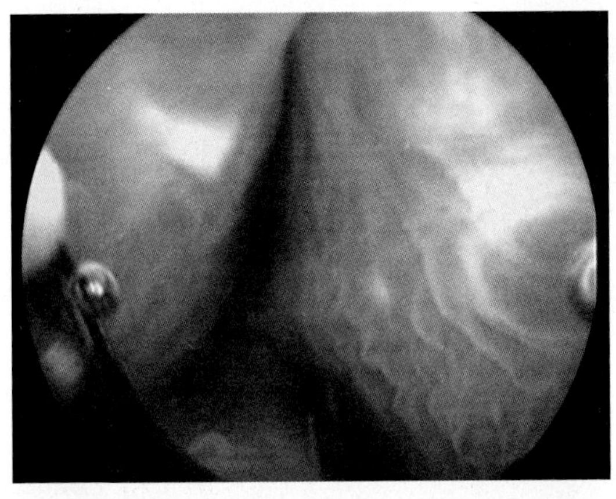

图 65-1　经尿道前列腺电切术（置入电切镜）

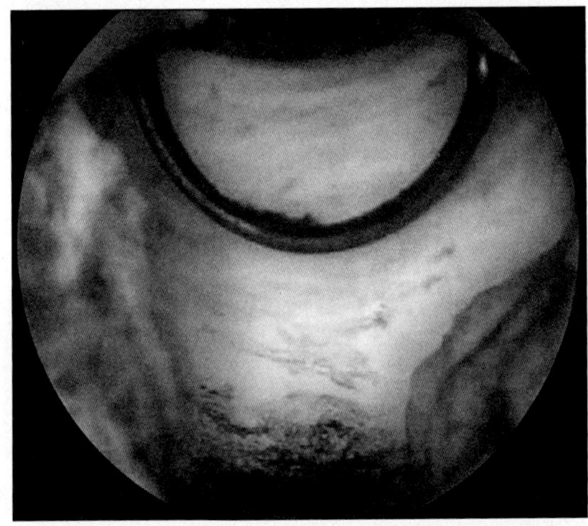

图 65-2　经尿道前列腺电切术（建立标志槽）

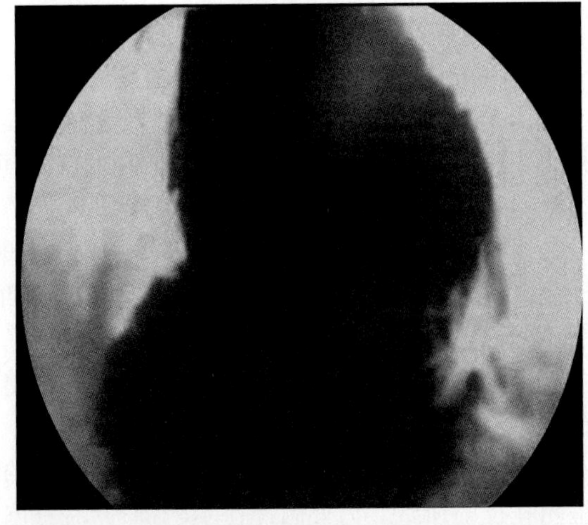

图 65-3　经尿道前列腺电切术（前列腺尖部切除）

导尿管，若冲洗液清凉，气囊内可注水 20ml，稍加牵引；若冲洗液为淡红色，气囊内可注水 40~60ml，尿道外口加压牵引。

【注意事项】

1. 避免切穿前列腺外科包膜　术中切穿包膜，往往由过分切除所致，发生较小或有周围组织覆盖的穿孔时，手术可继续进行，但须采用低压灌注，手术时间适当缩短。严重穿孔导致冲洗液短时间内大量入血，是发生电切综合征（TURS）的主要原因。此时，应迅速冲出切除的前列腺组织，即使通道未能良好建立，也应尽快结束手术。同时观察患者生命体征，若有 TURS 发生，及时进行相应处理。未切除的增生组织，可二期处理。

2. 认清精阜和尿道外括约肌平面　精阜是前列腺切除的远端标志，外括约肌位于精阜远侧，电切镜退至远侧，借助灌洗液的开放与停止，可动态观察括约肌环状收缩。切除的远端切忌超过外括约平面。切除精阜周围的前列腺组织时，建议采用定终点切割法作小块薄层切除，保持视野清楚，确保切割环在包膜内切除。

【术后处理】

1. 持续膀胱冲洗　冲洗过程中视导尿管流出液颜色调整液体滴注速度，注意导尿管是否通畅。如导尿管阻塞应及时检查原因，血块堵塞时以消毒冲洗器抽吸血凝块，灌洗持续时间据出血情况而定，一般 1~3 天。若行导尿管加压牵引，一般于 24 小时内松开。

2. 术后常规补液，监测生命体征及水、电解质，发现异常及时处理。

3. 如合并有尿路感染，根据中段尿培养结果合理应用抗生素。

4. 保持大便通畅。

5. 术后 3~5 天拔除导尿管并观察排尿情况。

【术后并发症及其预防】

1. 继发性出血　术后短时间内出血，常为在腹压增加，如排便时用力或搬重物时前列腺窝内切除创面坏死组织或电凝血管部位的焦痂脱落后所引起。若判断为动脉出血，且导尿管气囊压迫效果不佳时，须急诊行直视下电凝止血。若判断为静脉出血，可采用留置导尿管膀胱冲洗、抗感染、补液及适当应用止血药等措施。

2. 尿失禁　术后尿失禁须根据患者症状判断原因。感染、术前存在不稳定膀胱导致的急迫性尿失禁，可行相应处理。尿道外括约肌损伤所致的真性压力性尿失禁，发生率较低，常由手术操作不当引起。轻度尿失禁患者，可通过盆底肌肉收缩锻炼恢复。1 年后仍不能恢复的严重尿失禁患者须手术治疗。

3. 尿道狭窄　发生率 2%~6%，常在术后 3~4 周出现，主要表现为尿线变细，排尿困难。狭窄部位常发生在舟状窝与阴茎尿道连接处、阴茎阴囊交界处、膜部与前列腺尿道交界处。可经尿道扩张或尿道内切开处理。

4. 膀胱颈挛缩　较小体积的前列腺患者易出现。术中在 11 点 ~1 点处保留正常黏膜,可以降低膀胱颈挛缩的发生率。术后一经发现应立即治疗。可采用尿道扩张术或膀胱颈电切术。术后定期尿道扩张预防其复发。

5. 性功能障碍　主要为阳痿和逆行射精,术中应避免过度电凝前列腺外侧包膜,尽可能保留膀胱颈部。出现逆行射精患者,若既不影响性快感也无生育要求,则不必治疗,否则可使用麻黄碱或丙咪嗪等治疗。

三、经尿道膀胱肿瘤电切术

【适应证】

1. 低级别、低分期(T0、T1 及 Tis)的表浅膀胱肿瘤。

2. 膀胱新生物的诊断性切除和初次治疗后的二次电切。

【禁忌证】

1. 肌层浸润性和已有膀胱外转移的膀胱肿瘤。

2. 高龄体弱、严重的心、肺、肝、肾疾病,不能耐受麻醉和手术。

3. 急性尿路感染。

4. 不能采用截石位者。

5. 严重尿道狭窄,不能置入电切镜者。

【术前准备】

1. 常规术前检查,了解心、肝、肾等重要脏器的功能。

2. 进行静脉肾盂造影除外并存的上尿路肿瘤。

【体位与麻醉】

患者取截石位。一般多采用持续硬膜外麻醉,对于特殊患者可采用全身麻醉。侧壁的膀胱肿瘤硬膜外麻醉应加用闭孔神经阻滞,以防止闭孔反射引起的膀胱穿孔。

【手术步骤】

1. 置入电切镜与检查膀胱　F24、F26 金属尿道探子扩张前尿道,如尿道外口无法通过,可行尿道外口剪开。将外鞘置入球部尿道处后,取出闭孔器,换置电切镜,持续冲洗,直视下经球部尿道进入膀胱,了解肿瘤的部位、大小、基底情况及与膀胱颈口、输尿管开口的关系。

2. 切除肿瘤　根据肿瘤大小、位置、是否有蒂等情况,切除的技术略有不同。

(1) 有蒂直径在 1cm 以下的膀胱肿瘤,电切时,适当充盈膀胱,用电切环直接从肿瘤基底部切除肿瘤及其深部的肌层(图 65-4),用钳夹或冲洗的方法将整个肿瘤取出。

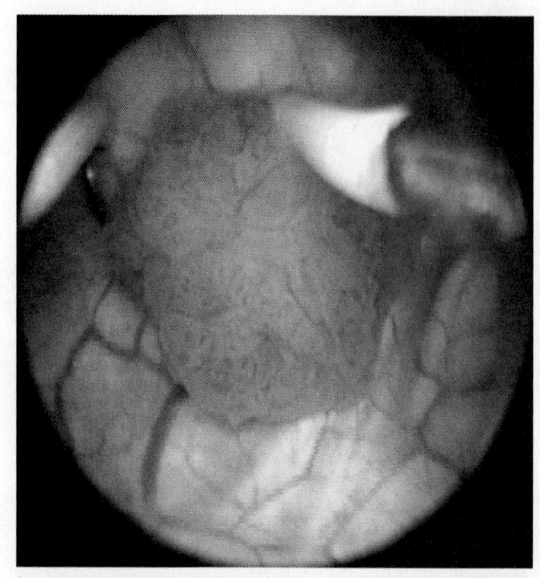

图 65-4　经尿道膀胱肿瘤电切术

(2) 有蒂直径在 1cm 以上的膀胱肿瘤,直接暴露基底部往往比较困难。可先电切肿瘤瘤体,直至基底部显露后再将基底部及其深部的肌层切除。

(3) 基底宽大的膀胱肿瘤可先电切肿瘤瘤体,基底部可用长条块的电切手法从肿瘤的一侧切到另一侧。应保持膀胱膨胀,使肿瘤之下的膀胱肌层伸长内凹,不易被电切袢损伤。电凝由肌层而来的动脉出血。然后继续电切,直到肌层显露平坦基底为止。

3. 电切肿瘤周边黏膜　肿瘤切除完毕后,基底部周边 2cm 范围的黏膜亦应切除。

【注意事项】

1. 术中出血的处理　瘤体较大、基底宽的肿瘤血供丰富,术中容易出血。如果出血轻微,不影响操作,可代肿瘤切除完毕后,彻底止血。如果遇到出血较严重,手术野模糊,可加快冲洗速度,暴露止血点进行止血。

2. 闭孔神经反射的预防　电切膀胱侧壁肿瘤时,由于闭孔神经被电流刺激,引发股内收肌猛烈收缩,即使预先已行闭孔阻滞麻醉,仍有可能发生。可通过术中简短触发电流等方式减少发射的发生,避免膀胱穿孔。

3. 膀胱穿孔的处理　术中膀胱穿孔最常见的原因是闭孔反射所致。另外因操作不熟练、膀胱过度充盈导致膀胱壁变薄也可引起。术中一旦经膀胱看到发亮的黄色脂肪组织时,提示膀胱已穿孔。对于腹膜内膀胱穿孔,一旦发生后,应立即改为开放手术,修补膀胱。对于腹膜外膀胱穿孔,如果肿瘤已切除完毕,可迅速止血后留置三腔气囊尿管充分引流。如果肿瘤未切除完毕,要根据冲洗液外渗程度决定是否需要改为开放手术。

【术后处理】

1. 持续膀胱灌洗　灌洗持续时间据出血情况而定，一般 1 天。

2. 正常情况下术后第 1 天可拔除导尿管，拔除尿管前行膀胱腔内的灌注化疗。出院前预约复查日期和膀胱开始灌注化学药物的日期。

3. 在预防复发的治疗期间应每 3 个月做一次膀胱镜检查。如果在随访期间肉眼出现血尿，要考虑复发的可能性，应随时提早进行膀胱镜复查。

【术后并发症及其预防】

术后出血是经尿道膀胱肿瘤电切术后最常见的并发症。术后出血原因多为术中止血不彻底或术后电切焦痂脱落。轻度出血可通过使用止血药物，持续膀胱冲洗等保守治疗。保守治疗无效的出血，应及时再次手术，明确出血原因，彻底止血。

参考文献

1. 夏术阶．微创泌尿外科手术学．济南：山东科学技术出版社，2006：141-143.
2. Persu C，Georgescu D，Arabagiu I，et al.TURP for BPH. How large is too large? J Med Life，2010，3（4）：376-380.
3. Gilling P.TURP remains a safe and effective alternative for benign prostatic hyperplasia（BPH）surgery. BJU Int，2014，113（1）：5-6.
4. Kavanagh LE，Jack GS，Lawrentschuk N，et al. Prevention and management of TURP-related hemorrhage. Nat Rev Urol，2011，8（9）：504-514.

7

第六十六章

自体肠管在泌尿外科的应用

第一节 概述

【手术方式的选择】

由于目前尚无理想的材料来替代缺损的尿路器官，自体肠管仍是最常用的替代材料，主要被用于替代和部分替代因故缺损的尿路器官，其应用已有200年的历史。但由于存在的问题较多，效果并不满意，因此手术方法也极多，上自胃，下至直肠，都有被用于替代尿路器官的报道。

1. 利用一段肠管代替部分尿路器官

(1) 游离小肠代替部分或全部输尿管(单侧或双侧)：输尿管由于先天性或后天性狭窄、损伤或疾病进行了部分或全部切除术，其缺损用其他整形手术不能矫正或矫正失败者，可行肾盂(或肾下盏、输尿管 - 回肠 - 膀胱吻合术，以修复尿路，保存肾脏。

(2) 肠管代替膀胱：患者因恶性肿瘤进行了全膀胱切除；或因结核、放射治疗或间质性膀胱炎等所致的严重膀胱挛缩，容量极小呈尿失禁状态；或因巨大膀胱阴道瘘、膀胱外翻实属无法修补者，均可行肠管替代手术。利用一段游离的回肠或乙状结肠代替部分膀胱功能的手术，称为回肠(或乙状结肠)膀胱术(Bricker 手术)；利用直肠代替膀胱的称为直肠膀胱术。

2. 利用一段肠管以扩大膀胱容量　常用于各种原因所引起的膀胱挛缩或膀胱大部分切除，致膀胱容量减少至100ml以下的患者。利用一段游离回肠、乙状结肠或回盲部肠段以扩大膀胱的，称为膀胱扩大术。

【注意问题】

自体肠管在泌尿外科中的应用，虽然对修复尿路，保存尿路功能开辟了新的途径，但手术后并发症仍多，有的手术则给患者的工作和生活带来许多困难。因此，必须严格掌握手术指征，选用对患者最有利，且并发症及痛苦最少的一种手术。一般应着重考虑以下几个问题：

1. 是否一定需要应用肠管　肠管具有吸收、分泌功能，且并非无菌，其蠕动和排泄功能与泌尿器官不尽相同，因此，移植于泌尿系统之后可能引起不同程度的电解质紊乱、肾盂肾炎等并发症。如果尿路器官的缺损能用其他手术修复时，如尿道狭窄、膀胱阴道瘘等，则尽量不用肠管。但是也不要因顾虑其手术后并发症而轻率地采用其他破坏性手术，例如输尿管缺损本来可以用回肠代替，却采用了肾造瘘术、输尿管皮肤移植术，甚至将尚有功能的肾脏切除等。总之应根据实际情况，选用肠管做修复手术。

2. 采用尿路成形(如回肠代输尿管、肠代膀胱、膀胱扩大术)还是采用尿路改道　尿路形成术后尿液仍经尿道排出，肠管不直接与外界相通，感染的机会较少，接近于生理状态，故膀胱挛缩的患者应首先考虑选用。但若患者一般情况极差，严重肾积水或肾功能明显障碍者，为了保护肾功能，使尿液引流通畅，减少肠管的再吸收，则尿路改道较为适当。

3. 采用何种输尿管肠吻合法　理想的输尿管肠吻合法，应当是吻合口具有抗反流的功能，防止尿液的反流，且又不会发生吻合口狭窄。输尿管肠吻合的方法虽多，但常用者如直接法(黏膜对黏膜)、潜行法、乳头法等，均不能达到满意的程度，直接法吻合口较大，不易发生吻合口狭窄，尿液引流通畅，但当压力大时，常不能避免反流；潜行法可防止反流，但易发生狭窄。因此，可根据具体手术的要求来加以选择。如行Bricker 手术，因肠管只是作为尿液的通道，压力低，无反流因素，则多选用直接法；行直肠膀胱术和膀胱扩大术者，为避免排尿时肠管内压力升高而发生反流，则选用潜行法加直接法较合理；如输尿管积水扩张者，以行乳头法较好。

【术前准备】

这类手术直接牵涉消化系统和泌尿系统，对机体干扰较大，故周密的术前准备，对保证手术的安全和减少术后的并发症十分重要。

1. 全身准备 包括纠正贫血和低蛋白血症，纠正水和电解质平衡失调和酸中毒，以及抗感染治疗等，特别对已有尿路感染的患者，尤为必要，手术前应给予抗生素。

2. 泌尿系统准备

(1) 常规进行肾功能检查和静脉尿路造影。如有严重肾积水、感染和肾功能损害者，可先行肾造瘘引流、待肾功能改善后再行手术。

(2) 对膀胱挛缩患者应行膀胱造影和测量膀胱容量。如病情许可，尚应行膀胱镜检查，以了解膀胱情况作为选择手术的依据。对泌尿生殖系统结核患者应先行病灶切除（肾、附睾）及抗结核治疗，待膀胱结核治愈后，再行膀胱扩大术。

(3) 行膀胱扩大术者，应行尿道造影及尿道探子检查，以了解尿道情况。如有尿道狭窄，应在治愈后再行膀胱扩大术。

3. 肠道准备

(1) 根据选用的肠段，行钡餐或钡灌肠检查，以了解肠道有无病变；对结核患者尚应注意有无结核性腹膜炎。拟行直肠膀胱术者，应行直肠指检，以了解肛门括约肌功能及直肠有无病变。

(2) 手术前2~3天开始用高热量、富含维生素的无渣半流质饮食或流质饮食，服用抗生素准备肠道，同时补充维生素K。

(3) 手术前晚用肥皂水灌肠；手术日晨置胃管。如为结肠和直肠手术，应于手术前3天开始，每晚用肥皂水灌肠1次；手术前晚清洁灌肠；手术日晨清洁灌肠。

【麻醉】

根据情况选用硬脊膜腔阻滞麻醉或全身麻醉。

第二节 常用的输尿管肠吻合法

根据手术目的不同，输尿管与肠腔吻合后有两种要求：即通畅地引流和单向的通畅引流。前者只要求达到输尿管的尿液能顺畅地流出，后者时还要求具有抗反流作用，也就是只能让尿液从输尿管到肠管，而肠腔内的尿液不能回流入输尿管。根据所用的肠管不同，可有输尿管-空肠、输尿管-回肠等不同的吻合，但基本原理和方法相似，下以输尿管乙状结肠为例进行介绍：

【手术步骤】

1. 输尿管的显露（图66-1） 做下腹部正中或正

7

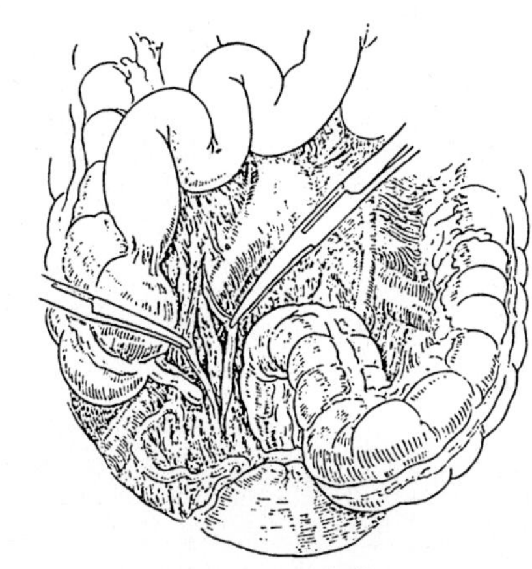

A. 切开后腹膜

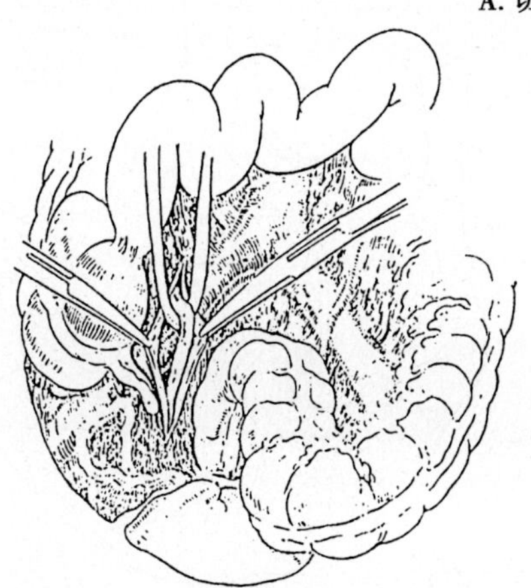

B. 游离输尿管

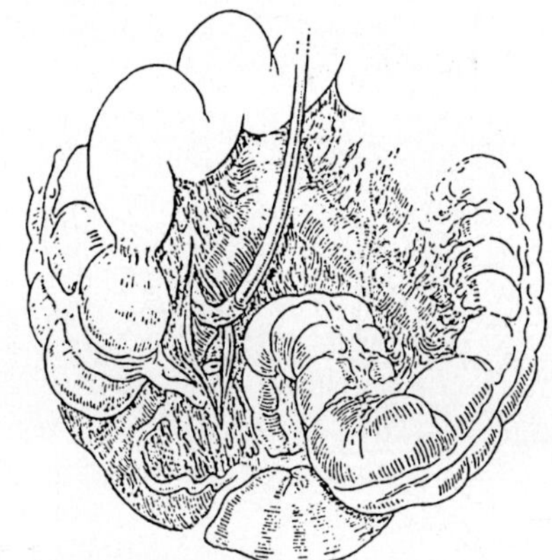

C. 切断输尿管，远端结扎，近端插入导尿管

图66-1 输尿管的显露

中旁切口，上至脐、下至耻骨联合。进入腹腔并行必要的探查后，将肠管用纱布垫保护好，推向腹腔上部，显露出直肠及乙状结肠、切开手术侧髂血管前的后腹膜，稍加分离，即可见输尿管经髂血管前跨过(图 66-1A)。先游离出一小段输尿管，用乳胶片提起(图 66-1B)，再继续向下游离，至手术需要的长度，将其切断，远端结扎，近端插入一 F8 号导尿管暂时引流尿液(图 66-1C)。

2. 潜行(隧道)输尿管肠吻合法(图 66-2)　在所选择的肠壁的对系膜缘上，沿其纵轴用细丝线上下各缝二针，作为牵引。在牵引线之间纵行切开浆肌层(注意勿切破黏膜)，长约 3~4cmm(图 66-2A)，并向左右潜行分离，宽度以能容纳输尿管即可。在该切口的下角，将黏膜切一小口，不要过大，以能穿过输尿管为度。将输尿管断端剪成斜面，用 5-0 可吸收线，先穿过斜面的尖端，然后再将线的两端，经肠黏膜小切口引入肠腔内，在距切口下角 2cm 处，穿出肠壁外结扎(图 66-2B、66-2C)。如此，则输尿管下端即进入肠腔内并固定在肠壁上。最后用细丝线间断缝合肠浆肌层，将输尿管的下端埋于浆肌层的“隧道”内(图 66-2D)。

此法的优点是，吻合处比较牢固，很少发生吻合口瘘，有较好的抗反流作用，其缺点是吻合口狭窄发生率相对较高，主要用于需要抗反流的尿路重建手术。

3. 直接(黏膜对黏膜)输尿管肠吻合法(图 66-3)　在已选择好的肠管吻合处，先缝二针牵引线，在二牵引线间将肠壁全层切一与输尿管断端等大的切口。用 5-0 可吸收线将输尿管全层与肠黏膜行间断缝合。缝合不要过密，6~8 针即可，结打在肠腔外。再用细丝线间断缝合肠浆肌层与输尿管肌层，以起到加固和减少

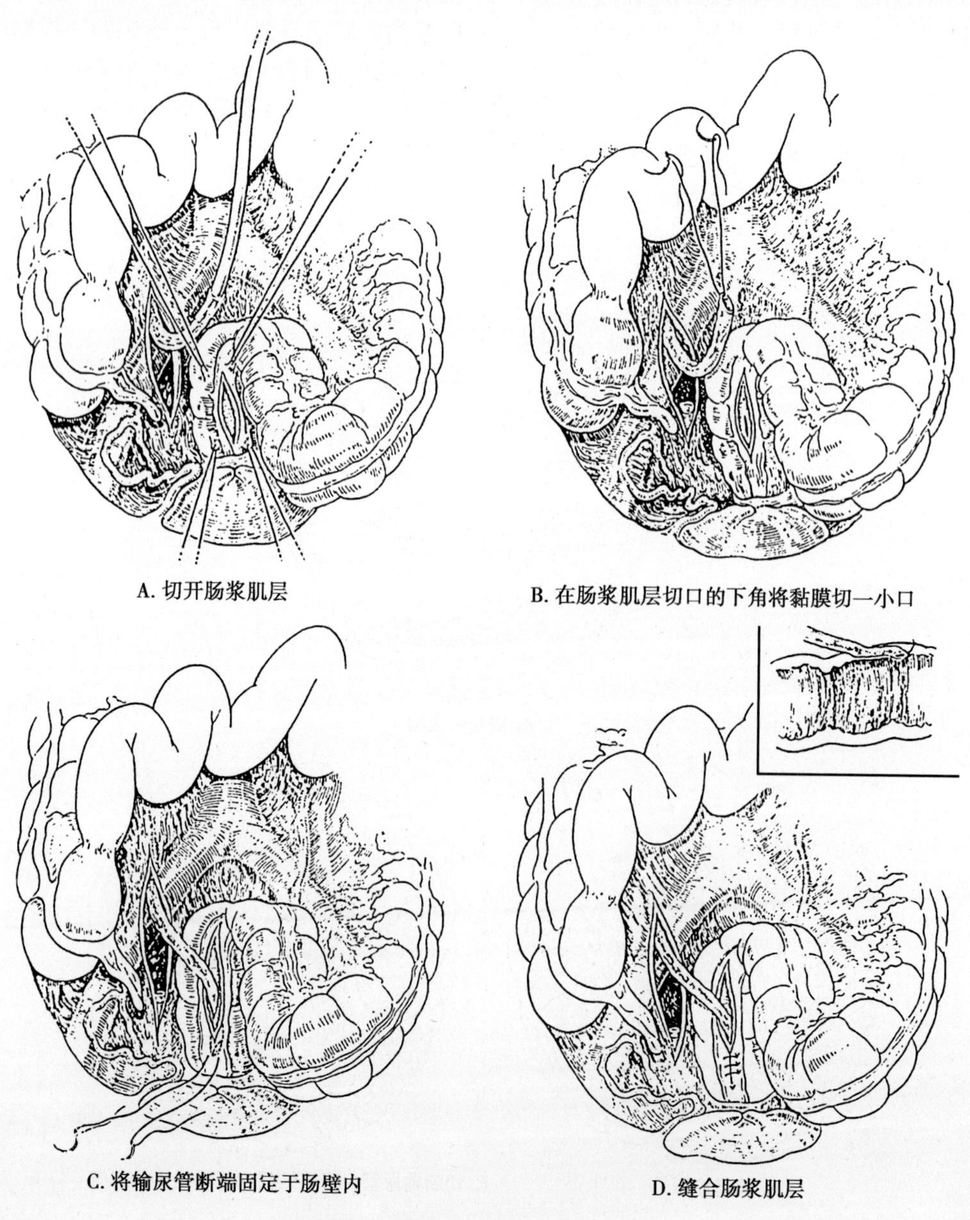

A. 切开肠浆肌层

B. 在肠浆肌层切口的下角将黏膜切一小口

C. 将输尿管断端固定于肠壁内

D. 缝合肠浆肌层

图 66-2　潜行(隧道)输尿管肠吻合法

7

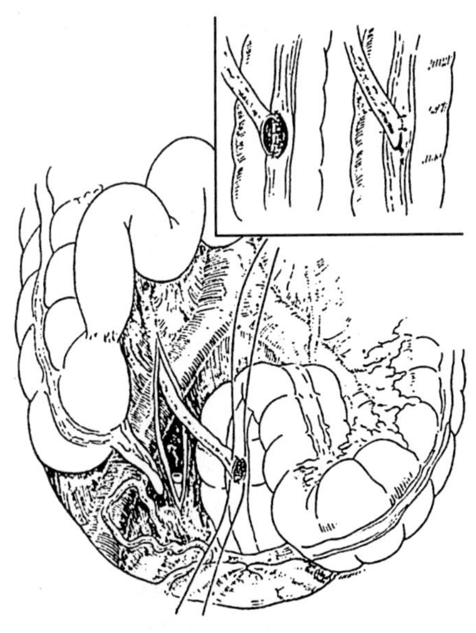

图 66-3　直接（黏膜对黏膜）输尿管肠吻合法

吻合口张力的作用。

此法的优点是吻合口较大，狭窄的机会较少，但肠管内压力增高时，可以发生反流。故多用于 Bricker 手术等不需要输尿管具有抗反流作用的手术，对需要具有抗反流作用的手术如膀胱扩大术和直肠膀胱术等不能用这种吻合法。

4. 潜行吻合法加直接吻合法　实际上是上述两种方法的结合。输尿管口与肠黏膜行直接吻合，输尿管末端潜行于肠浆肌层下 2cm 左右。理论上讲，应具有上述二者的优点，克服其缺点，可用于输尿管扩张积水的病例。这种吻合法是最常用的具有抗反流作用的吻合法。

5. 乳头状输尿管肠吻合法（图 66-4）　此法基本

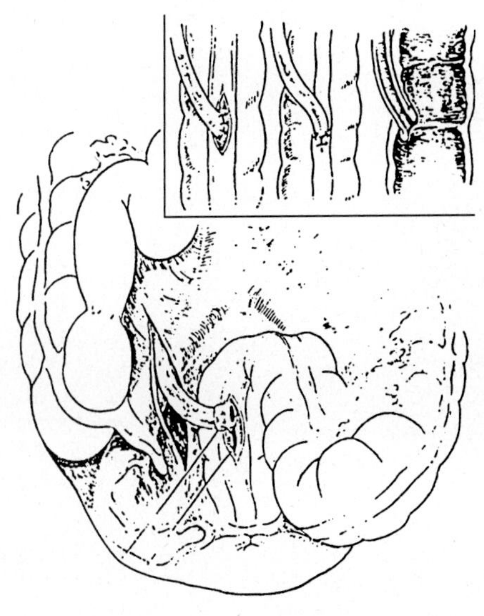

图 66-4　乳头状输尿管肠吻合法

与直接吻合法相似，不同的地方是将输尿管断端翻转 1.0~1.5cm，用 5-0 可吸收线缝合固定使其呈一乳头状，然后再与肠管直接吻合。

设计此法的目的，仍是为了避免尿液反流和吻合口狭窄。从理论上讲，当肠腔内压升高时，借肠腔内的压力使乳头关闭，防止反流，同时黏膜对黏膜吻合，吻合口狭窄的机会也较少。

【注意事项】

1. 游离输尿管时，要保存输尿管鞘膜，并应注意勿损伤其周围血管，同时吻合口以上的输尿管也不能游离过长，以免影响血运，导致吻合口愈合不良，发生尿瘘。

2. 输尿管肠吻合时。应注意输尿管不要发生曲折或扭转，以免影响尿液引流，引起积水。吻合后，输尿管应自然松弛，吻合口不应有张力。否则，可使吻合口缺血坏死，甚至撕裂。输尿管内放置支架可较好地防止输尿管扭转形成锐角。

3. 切开肠壁时要仔细止血，以免发生吻合四周围血肿，影响愈合。吻合时，缝线的疏密、松紧要适宜，不必过密过紧，以免发生缺血、狭窄。

4. 为了预防吻合口水肿，引起无尿，可经吻合口插一硅胶管或细导尿管至肾盂内，用以引流尿液，引流管的另一端根据不同的手术方式，经不同途径引出体外。

第三节　自体肠管在泌尿外科应用中的几种主要手术

肠管在泌尿外科应用的主要目的有三种：其一，是替代全部和部分输尿管；其二，是替代膀胱；其三，是扩大膀胱。为达到上述目的而设计的手术方式有数百种之多，准确说各种术式都不同程度地存在令人不满意的地方，目前尚无一种所谓标准术式，在选用时应综合考虑诸多影响因素：①切取肠管后对肠消化吸收的影响：如长段取回肠可影响水溶性维生素的吸收，长段取结肠后肠内容物水吸收减少可产生稀便；②肠管与尿路器官在功能上的区别：如肠管的吸收功能造成水电解质紊乱（见本章第四节）、肠管的分泌功能造成尿中有较多的黏液和 pH 变化、替代膀胱时不具有膀胱的感觉功能和与膀胱相同的排尿功能等；③患者的客观条件和主观需求，如患者的可能寿命、患者的自理能力、患者对生活质量的要求等。

一、回肠膀胱术（Bricker 术）

【手术指征】

1. 膀胱全切除者。

2. 各种原因所致膀胱挛缩，容量极小已呈尿失禁状态者。

3. 结核性膀胱挛缩合并结核性尿道狭窄或结核性膀胱阴道瘘者。

4. 巨大膀胱阴道瘘和膀胱外翻，实属无法修补者。

5. 晚期膀胱癌或盆腔脏器恶性肿瘤，已有尿路梗阻，无法根治者可考虑行回肠膀胱术

【手术步骤】（图 66-5）

1. 切取回肠　按前法（小肠代全段输尿管术）在距回盲部 15~20cm 处，游离一段回肠。长约 20cm（图 66-5A）。肠端 - 端吻合，恢复回肠通畅，并缝合回肠系膜（图 66-5B）。

2. 输尿管回肠吻合　由于游离的回肠袢只达输送尿液的作用，肠腔内压很低，一般不会发生反流，故采用输尿管回肠直接吻合法即可。

3. 回肠袢腹壁造接（图 66-5C）　于右下腹（相当于髂前上棘与脐连线的中 1/3）另切一小切口，切开腹壁各层，切口的大小以能松松地将回肠拖出为度，必要时可将皮肤、腹外斜肌腱膜切除一小块，以免因腹壁切口过小影响游离肠管的血供或发生狭窄。将游离回肠的远端经此切口拉出腹壁外 5cm 左右，将腹膜、腹外斜肌腱膜与肠袢浆肌层间断缝合数针，以固定肠袢。将肠袢末端对系膜缘剪开约 2cm，将肠黏膜转，并与腹壁切口固定。

4. 关闭切口　将回肠袢的近端连同输尿管肠吻合口置于腹膜外，缝合后腹膜，继沿肠袢将回肠系膜的两游离缘与后腹膜缝合以防发生内疝、分层缝合切口。

【问题讨论】

1. 回肠通道术的游离回肠袢并无储尿的功能，因此不能称之为“回肠代膀胱”，使用肠袢的主要目的是借其顺行性的蠕动将尿液经造瘘口排出，尿液反流及因之而产生的上尿路感染发生率低，同时尿液不断地排出体外，吸收尿中氯化物的现象也较需要储尿的其他术式少，手术后水、电解质紊乱亦不明显．故对已有上尿路积水、感染及肾功能减退的患者较为适用。

2. 因回肠皮肤造瘘，手术后为尿失禁状态，故手术前应向患者讲明，征得患者的同意。手术后应协助和指导患者佩戴尿袋。

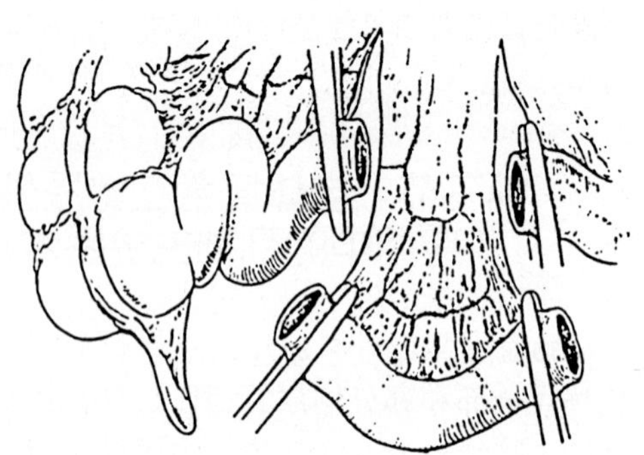

A. 切取回肠

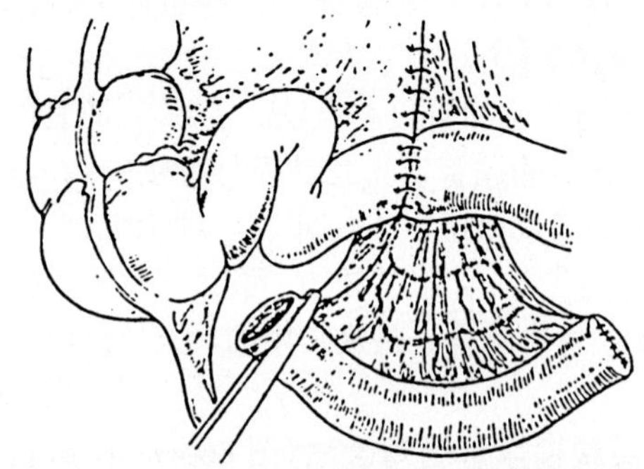

B. 恢复回肠通畅，缝合回肠系膜

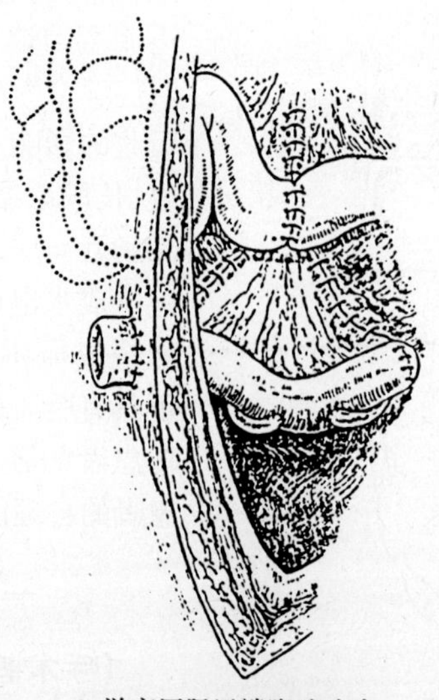

C. 游离回肠远端腹壁造瘘

图 66-5　回肠膀胱术

7

二、乙状结肠膀胱术

此手术即输尿管 - 乙状结肠 - 腹壁皮肤造瘘术，适用于全盆腔脏器切除的患者，其手术机制和操作与回肠膀胱术相同，但因利用一段游离结肠代替游离回肠，减少了手术操作程序和手术后腹部并发症的发生率。其手术步骤为切取一段乙状结肠（直肠已在全盆腔脏器切除时切去）长约 15~20cm（图 66-6A）。缝闭近端，用直接吻合法行输尿管游离乙状结肠吻合，其远端行左下腹部腹壁造瘘，降结肠断端行左下腹壁造瘘，即人工肛门（图 66-6B）。

三、乙状结肠膀胱扩大术

此手术的目的是利用一段肠管以扩大膀胱容量。过去采用回肠，目前则多利用乙状结肠，因为乙状结肠位于盆腔，管腔较大，收缩力较强，较回肠效果好。乙状结肠与膀胱的吻合多采用“猫尾式’法。

【手术指征】

见本章第一节概述。

【手术步骤】（图 66-7）

1. 切取乙状结肠（图 66-7A）　下腹部正中或旁正中切口进入腹腔，切取乙状结肠段，长约 15~20cm。注意保留乙状结肠动脉，封闭游离肠段的近端并向肠腔内注入 0.1% 新霉素溶液，以消毒肠腔。在游离肠袢的外侧，将远、近侧乙状结肠对端吻合，以恢复肠道的连续性（图 66-7B）。

2. 乙状结肠膀胱吻合（图 66-7C）　在腹膜外游离膀胱、切除一块顶部膀胱壁，大小与乙状结肠口径相近。然后将游离乙状结肠段的远端与膀胱切口吻合，内层用 2/0~3/0 可吸收线做间断全层缝合，外层用细丝间断缝合肠浆肌层与膀胱肌层。间断缝合覆盖膀胱顶的腹膜，使吻合口置于腹膜外。缝合乙状结肠系膜，以防发生内疝。

3. 输尿管的处理　如无积水，可不必行输尿管肠吻合。若输尿管口已狭窄或扩张，有肾、输尿管积水，则应行输尿管肠吻合。可采用潜行法加直接法或潜行法加乳头法吻合。

4. 行耻骨上膀胱造瘘　常规行耻骨上膀胱造瘘，吻合旁置烟卷式引流逐层缝合切口。

四、膀胱替代术

因各种原因需要行膀胱切除或膀胱已完全失去储尿和排尿功能时，都应考虑采取适当的尿液引流方法。前面已介绍的回肠和结肠膀胱术实际上只是一个把尿液引出体外的通道，并不具有类似膀胱储尿和排尿的功能，严格说并不是“代”膀胱，只是因为利用肠管将尿液引出体外较单纯的输尿管皮肤造瘘在远期并发症及患者生活质量上都要好。

膀胱替代术是利用肠管制作一在功能上相似于膀胱的“新”膀胱。根据所制作的方法不同，要分为两种类型：正位膀胱替代和异位膀胱替代，在前者新膀胱具有储尿和从尿道排尿的功能，在生理上与膀胱功能很相似，后者具有储尿功能，但排尿时要通过定时导尿完成。由于这两种术式后患者都能控制排尿，因而又称为可控膀胱。

可控膀胱在制作上包括三个主要部分：贮尿囊、

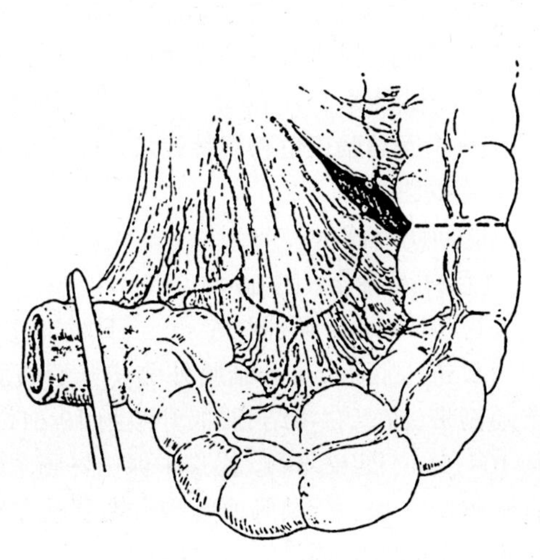

A. 切取乙状结肠

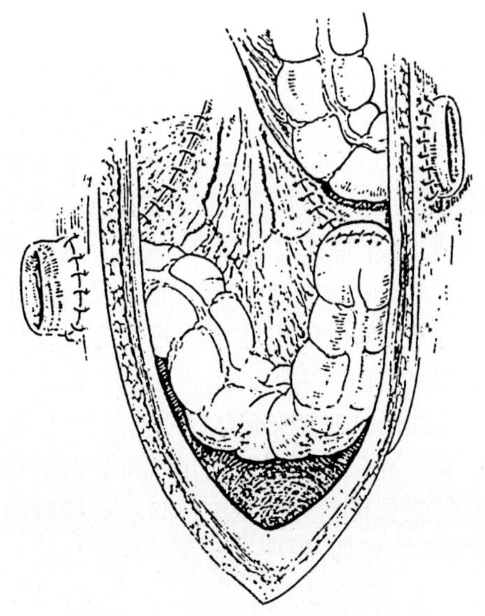

B. 输尿管-乙状结肠吻合，乙状结肠远端于右下腹壁造瘘，降结肠于左下腹壁造瘘

图 66-6　乙状结肠膀胱术

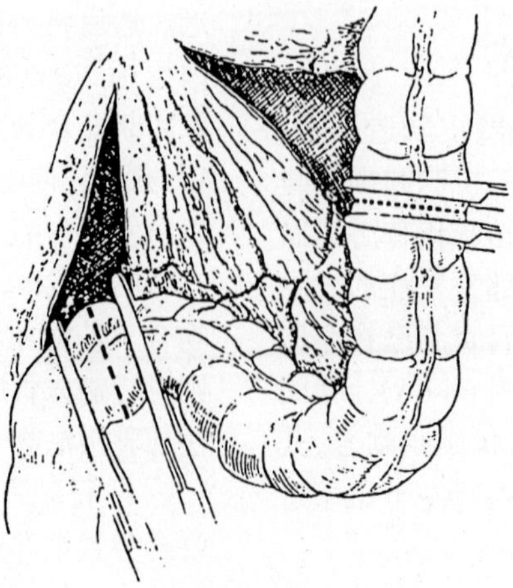

A. 切取乙状结肠

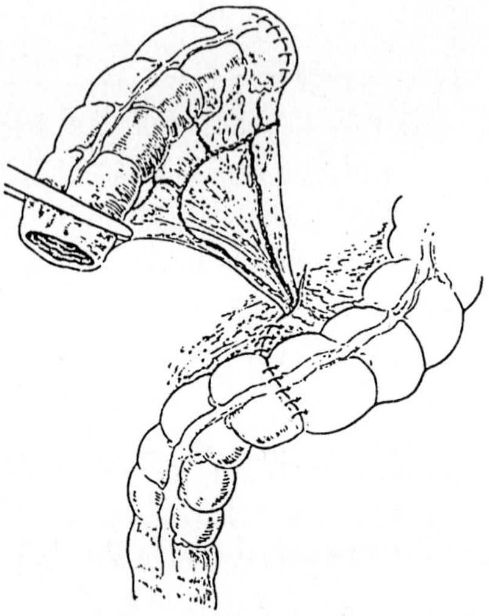

B. 关闭游离肠段近端，乙状结肠对端吻合，恢复肠道通畅

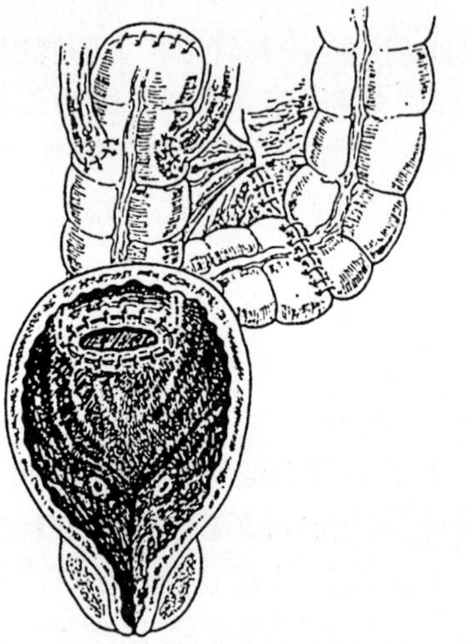

C. 输尿管-乙状结肠吻合，乙状结肠-膀胱吻合

图 66-7 乙状结肠膀胱扩大术

7

输入端(输尿管新膀胱)抗反流吻合和输出端可控。胃、空肠、回肠和结肠都有用于制作贮尿囊的报道，现用回结肠和回肠者较多，贮尿囊的最基本的要求是低内压和大容量，以保证能储存较多的尿液，无尿失禁和上尿路尿液能顺利流入新膀胱。输入端抗反流吻合多采用潜行(隧道)输尿管肠吻合法，以达到上尿路尿液能通畅流入新膀胱而膀胱内尿液不能反流入上尿路为目的。正位膀胱替代输出端可控是依靠尿道外括约肌结构和功能的完整而获得的，术中保存尿道外括约肌的完整，尤其是保护好支配盆底肌肉的神经(勃起神经)十分重要。异位膀胱替代输出端可控的制作方法较多，其目的是保证新膀胱皮肤瘘口具有控制尿液的作用而不发生尿失禁，制作具有这一尿控作用的方法较多，目前尚无一致的方法。

可控膀胱的最大优点是患者的生活质量得到大幅度提高，但也存在许多潜在的问题，外科技术要求更高，术中和术后并发症增加，肠管吸收和分泌带来的许多问题，以及如果手术失败面临的其他问题，因此，术前应全面综合分析，与患者协商确定。

已有文献报道的可控膀胱制作方法极多，以下仅介绍两种供参考。

(一) 回结肠正位膀胱替代术

【手术指征】

同回肠膀胱术。

【手术步骤】(图 66-8)

1. 切取回结肠(图 66-8A) 下腹部正中或旁正中切口进入腹腔，从升结肠外侧切开后腹膜，切断肝结肠韧带，游离右半结肠，取升结肠 10~15cm，末段回肠 10~15cm(图 66-8B)。操作中保护好肠系中的血管。行阑尾切除术。行结肠回肠吻合恢复肠连续性，关闭系膜防止内疝形成。

2. 制作贮尿囊 截取的肠袢内用氯己定液或新洁尔灭反复冲洗，直到冲洗出的液体完全清亮。切除阑尾。肠的对系膜缘剪开，用 3-0 可吸收线间断缝合，

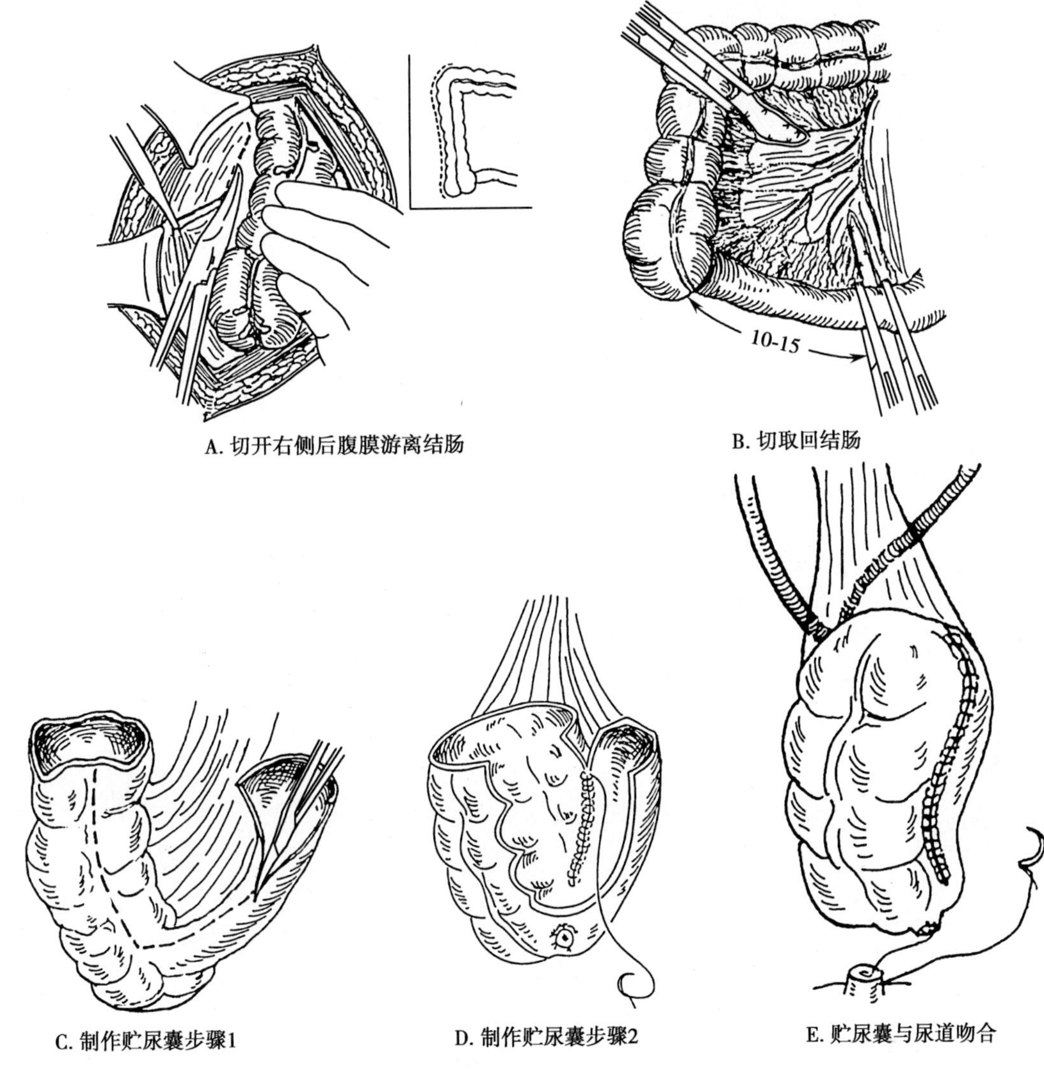

A. 切开右侧后腹膜游离结肠

B. 切取回结肠

C. 制作贮尿囊步骤1

D. 制作贮尿囊步骤2

E. 贮尿囊与尿道吻合

图 66-8　回结肠正位膀胱替代术

将回肠和结肠对折缝合(图 66-8C),用 0 号丝线间断缝合肠浆肌层加固。

3. 输尿管肠吻合　用潜行法分别将两侧输尿管吻合在结肠两侧(图 66-8D)。输尿管内置入支架,分别从贮尿囊前壁引出。

4. 新膀胱尿道吻合　于盲肠尖部切开一小口,直径与尿道近端大致相同,分别于 11~1 点、2~4 点、5~7 点、8~10 点做四针褥式外翻缝合,尿道置入一气囊尿管,气囊内注水 10~20ml,牵引气囊将新膀胱与尿道靠拢后分别打结(图 66-8E)。

5. 关闭新膀胱　3-0 可吸收线间断缝合加浆肌层间断缝合关闭新膀胱。F20 蕈状管于新膀胱前壁造瘘。将新膀胱置于腹膜外。冲洗腹腔关闭腹膜,腹腔内置一血浆管从右侧下腹部引出。耻骨后置一血浆管,逐层关闭切口。

【术后处理】

一般处理见第四节。

术后两周拔除双侧输尿管支架管。术后 3 周左右夹闭膀胱造瘘管试排尿,排尿满意则拔除气囊尿管,之后在排尿训练的同时辅以间断导尿,并最终过渡到正常排尿。

7

(二)回结肠异位膀胱替代术

【手术指征】

同回肠膀胱术。

【手术步骤】(图 66-9)

1. 切取回结肠　与正位替代法基本相同,不同的是切取末段回肠长度为 20~30cm。

2. 制作贮尿囊　与行正位膀胱替代不同的有两点其一是回肠近端 20cm 不切开(图 66-9A);其二,在缝合形成贮尿囊前制作输出袢抗反流。

3. 输出袢抗反流的制作　在未切开的回肠系膜上切出 5cm 的“窗口”(图 66-9B),将近端肠管向远端拖入,形成长约 5cm 的肠套叠(图 66-9C),再分离肠套叠基底部的肠系膜,形成 1.5cm 的无系膜区,将一宽

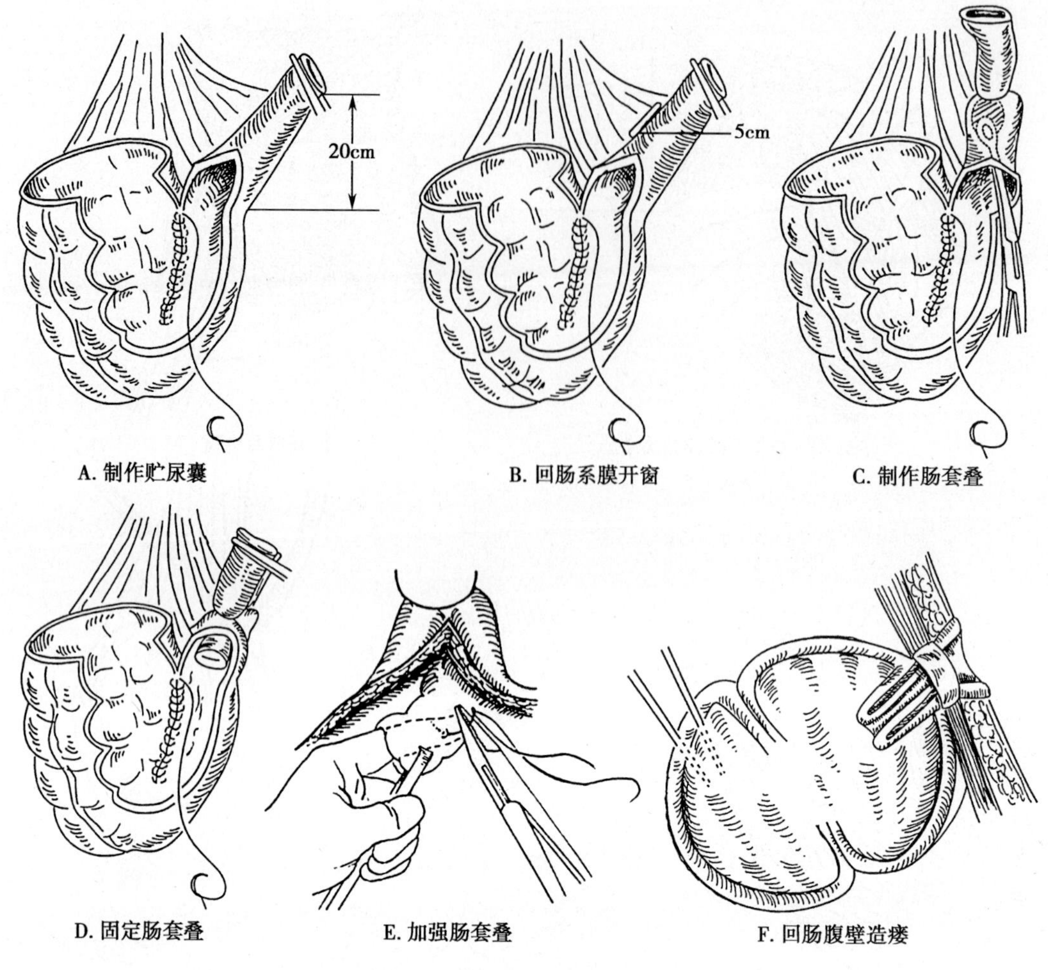

A. 制作贮尿囊　B. 回肠系膜开窗　C. 制作肠套叠

D. 固定肠套叠　E. 加强肠套叠　F. 回肠腹壁造瘘

图 66-9　回结肠异位膀胱替代术

2.5cm 的涤纶条穿过此孔，环肠管一周。用 0 号丝线将涤纶条与肠套叠基底部肠管的浆肌层间断缝合数针固定（图 66-9D），再用 3-0 可吸收线间断将叠入的肠管间断缝合两排，以防套叠滑脱而失去抗反流效果（图 66-9E）。

7

4. 输尿管肠吻合　与正位法相同。

5. 回肠腹壁造瘘　关闭新膀胱后，将新膀胱置于右侧下腹部，与侧腹膜间断缝合两排固定。于右下腹皮肤做一圆形切口，逐层切开，至与腹腔相通，通道大小以能顺利通过二横指为度。将回肠的游离端由此拖出腹壁外，用细丝线将回肠与腹膜固定数针。继后用细丝线将回肠末端与腹壁切口做间断缝合（图 66-9F）。与行回肠膀胱皮肤造瘘不同的是，在此回肠皮肤造瘘口与腹壁平齐。经造瘘口将一 F20 蕈状管置入新膀胱。

【术后处理】

一般处理见第四节。

术后 2 周拔除双侧输尿管支架管。术后 3 周左右经回肠造瘘口试插导尿管排空新膀胱，当能顺利插管并排空膀胱后拔除膀胱造瘘管，培训患者插导尿排空膀胱。

第四节　术后处理

【全身方面的处理】

手术后常有水、电解质平衡失调及营养不良。水、电解质失调，又以高氯性酸中毒、脱水和低钾血症最常见。因此，要根据化验检查及时调节补充，同时还要注意营养，必要时应间断输血、血浆等，以利切口及吻合口的愈合。

【泌尿系统方面的处理】

1. 积极预防尿路感染　加强抗感染措施、密切观察有无尿路感染症状，定期行尿培养，根据检查结果，及时处理。

2. 导管的护理　手术后，一般各种引流管较多，每根均应有明确标志，并加固定，防止弄错引流管的引流部位，影响观察。同时要注意滑脱和扭折、堵塞等。置于肾盂和输尿管内者，原则上不作冲洗，防止逆行感染诱发肾盂肾炎。如被肠黏液堵塞，应在严密无菌条件下用 0.1% 新霉素溶液或呋喃西林溶液

5~10ml，低压缓慢冲洗。输尿管内的导管一般在7~10天拔除。拔管前1~2天应加大抗生素用量。拔除后注意观察尿量，全身反应和有无漏尿等情况。膀胱造瘘管每日冲洗2~3次，以防肠黏液堵塞。并于手术后2周拔去，拔管前应先夹管1~2天，观察排尿情况。每日应分别记录各导管的排出量，并注意观察引流液性质的变化。

3. 定期测定肾功能及生化　手术后至1年内，每3~4个月行静脉尿路造影一次（包括代替尿路的一段肠管），以了解肾、输尿管功能、形态和肠管有无扩张，吻合口是否狭窄等，膀胱扩大术后应观察排尿情况，有无二次排尿现象，并测量残余尿，如二次排尿现象明显，残余尿过多应进一步行逆行性及排尿性膀胱尿道造影，查明原因。如肠膀胱吻合口狭窄，形成葫芦状膀胱，或肠管过度扩张，应考虑再次手术，扩大肠膀胱吻合口。

4. 膀胱替代术后患者应作排尿训练　正位膀胱者因新膀胱并不具有膀胱的感觉功能，膀胱充盈时并无尿意感，因此，应根据尿量进行定时排尿，或依据下腹部胀感排尿。排尿时新膀胱并不能很好地根据患者的排尿意识启动收缩，用腹压排尿和手助压迫下腹部排尿是主要的排尿动力。对异位膀胱替代者应训练患者自身导尿的方法。

5. 行回肠或结肠代膀胱者术后肠腹壁造瘘口的护理　于术后10~15天拔除造瘘管后选择适当的集尿袋，要教会患者正确使用集尿袋的方法，和造瘘口的护理方法，减少漏尿带来的生活不便和减少造瘘口远期并发症。

第五节　术后并发症及其预防和治疗

自体肠管在泌尿外科中的应用给泌尿器官的修复开辟了新的途径，但这类手术还存在不少问题，特别是手术后并发症，有的极为严重甚至可造成死亡、如何有效地防治其发症是需深入探讨的课题，以下就部分常见的进行介绍：

【输尿管肠吻合口的并发症】

1. 漏尿与尿瘘形成　常见的原因有：①盆腔脏器切除时，因广泛游离脏器清除盆壁组织和结扎盆腔血管，致使输尿管局围软组织过少，下段血液供应不足，造成愈合不良；②输尿管末段游离过长，血运不足，引起坏死；③输尿管肠吻合不良或张力过大；④贫血和低蛋白血症；⑤局部血肿和感染。

2. 吻合口急性梗阻　多在1周内发生，因吻合口水肿引起，表现为无尿、腰胀痛。但应注意与急性肾衰竭鉴别，必要时试行导尿、同位素肾图、超声检查或肾穿刺造影。手术时放置输尿管支架可以有效地预防这一并发症。如已发生，则应行肾（或肾盂）造瘘术，待吻合口水肿消退后再拔除造瘘管。

3. 吻合口狭窄或反流　可造成肾积水和尿路感染。这与输尿管肠吻合的方法有关。术后如肾积水不断加重，或肾盂肾炎反复发作，应考虑先行肾造瘘术。然后择期另行输尿管肠吻合术，选用适宜的方法予以纠正。

【电解质紊乱】

1. 高氯性酸中毒　一般认为与肠道对氯化物再吸收有关。尿液中的尿素在肠管内被细菌分解，所产生的氨在肠腔内形成氯化铵，后者被吸收后经门静脉入肝脏，在此转化成尿素和盐酸，致使体内氯离子增高。盐酸与碳酸氢盐化合后，成为氯化钠、水及二氧化碳，后者经肺排出，尿素又从尿中排出，如此反复，体内氯化物进一步升高（图66-10）。若患者肾功能良好，通过肾脏排泄可无或仅有轻微症状；若肾功能损害严重时，则可出现明显的高氯性酸中毒。根据血生化及临床表现，应用碳酸氢钠和钾盐，以纠正酸中毒。

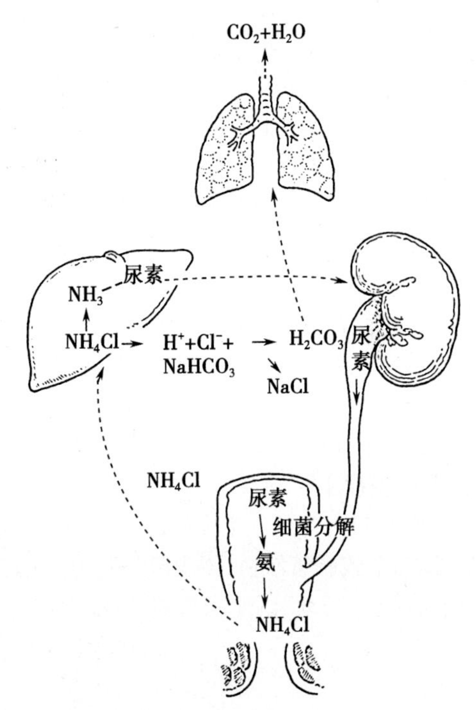

图66-10　高氯性酸中毒发病机制

2. 低钾血症　其发生与下列两个因素有关：①肠管排钾增加，除了肠管本身排出一定钾外，排入肠管内的尿液中钠离子与肠壁细胞内的钾离子交换，使钾排出增多；②肾功能障碍特别是肾小管对钾的重吸收功能下降，尿的排钾量增加。低血钾症又会加重肾小管功能的损害，形成了排钾增加的恶性循环。治疗方法主要是大量补充钾盐。因患者多有高氯性酸中毒，故口服不宜用氯化钾而用枸橼酸钾。

肠管移植于尿路后，患者均有不同程度的电解质代谢的变化，但是否将产生显著的全身性电解质紊乱将受到多种因素的影响，其中肾功能状况，肠袢吸收面积和尿液在肠袢内停留的时间是最主要的因素。预防和处理方法如下：手术前后积极改善和保护肾功能；肾功能有严重障碍者，最好采用 Bricker 术；游离的肠管不要过长，以减少肠管吸收的面积；可控性尿流改道者可于夜间置管作开放引流，以减少尿液的重吸收。有报道认为使用剥脱了黏膜层的肠袢和用化学的方法破坏部分肠黏膜能减少电解质紊乱。

【肾脏的并发症】

1. 肾盂肾炎 多为肠杆菌属感染。其原因有：①手术前已有慢性肾盂肾炎；②肠道内细菌逆行性感染；③吻合口狭窄并发肾积水等。治疗除了应用抗生素外，对反复发作者，应进行全面检查(包括 X 线)，查找原因并行病因治疗，因吻合口梗阻引起急性感染难以控制时，可先行肾造瘘术；因吻合口反流引起的感染可先行肠袢引流(根据不同术式，正位膀胱重建者经尿道，异位者经腹壁瘘造口)。

2. 肾积水 原因有：①输尿管肠吻合口水肿，多发生在早期，其积水多于术后 3 个月左右逐渐消退；②吻合口瘢痕挛缩，积水进行性加重，严重者需再次手术；③尿液反流，高压下才发生的反流和没有明显症状的反流不需要特殊处理，对有反复尿路感染及有肾积水加重者应手术处理。

3. 慢性肾衰 肾盂肾炎、肾积水、肾结石等并发症的结局是慢性肾衰，多在后期发生。故手术后应定期行肾功、排泄性尿路造影、尿细菌学检查等。若慢性肾衰合并肾积水，可行肾造瘘术，其他原因引起者，按慢性肾衰的原则处理。

【肠管并发症】

1. 肠管造口处坏死 主要原因有：①肠系膜过度紧张，血管痉挛致肠管缺血；②腹壁的孔道过小，腹壁肌肉及筋膜压迫肠动脉，使肠管缺血；③术中分离肠管时肠壁血运受到损害。较小区域的坏死一般无严重的后果，坏死范围较大者使用外集尿器常不能保持干燥，可于 3 个月后手术重建肠乳头。

2. 肠造瘘口狭窄 常见原因为皮切除过少、肠袢回缩、尿性慢性皮肤炎症等。轻者可用手指定期扩张，重者需行手术治疗。

3. 游离肠管扭曲 常见于肠管代输尿管水及 Bricker 手术，多因游离肠袢过长引起。影响排尿者需行手术治疗。

4. 肠管膀胱吻合口狭窄 常见于肠管扩大膀胱术。

【其他并发症】

1. 切口裂开 肾功能减退、氮质血症及营养不良者其发生率较高。术前应充分准备，术后应加强营养及护理。

2. 腹腔内并发症 腹膜炎、腹腔内脓肿、肠粘连、肠梗阻等亦较多见，按相应疾病的原则处理。

3. 膀胱并发症 膀胱内并发症，最常者为结石，多发生在扩大膀胱的肠袢中，与残余尿、肠分泌物及感染有关。

4. 肿瘤 甚罕见。一般于术后数年至 10 余年后发生，肿瘤部位常在肠上皮与尿路上皮交界处，细胞类型多为腺癌，也可为移行上皮细胞和腺上皮的混合癌。恶性程度较高。

(沈文浩 宋波)

参考文献

1. 金锡御，俞天麟 . 泌尿外科手术学 . 北京：人民军医出版社，2004：558-602.
2. Boyd SD，Lieskovsky G，Skinner DG. Kock pouch bladder replacement. Urol Clin North Am，1991，18：641-648.
3. Madersbacher S，Schmidt J，Eberle JM，et al. Long-term outcome of ileal conduit diversion. J Urol，2003，169 (3)：985-990.
4. McDougal WS. Use of Intestinal Segments and Urinary Diversion. In：Campbell's Urology，7th ed. Walsh PC，Retik AB，Vaughan ED Jr，Wein AJ，eds. Philadelphia (PA)：W. B. Saunders，1998：3162-3245.

第六十七章

泌尿外科腹腔镜技术

一、概述

（一）腹腔镜手术设备及器械

1. 影像系统　由腹腔镜、摄像系统和光源三个部分组成。

(1) 腹腔镜：腹腔镜是腹腔镜外科最重要的器械，是腹腔镜外科医生的眼睛，腹腔镜质量的高低直接关系到图像显示质量的好坏，对医生的手术操作有很大的影响。现代腹腔镜一般采用柱状透镜技术，具有导光性好、分辨率高、亮度均匀、成像清晰等特点。目前临床上应用的主要是硬性腹腔镜，长度一般为 330mm，直径一般为 5mm 或 10mm 两种，视角分为 0°~120°不同，15°~30°前斜视镜具有可改变视野、盲区小，可以从不同角度观察同一结构的特点，是泌尿外科最常用的腹腔镜。

近年来，电子腹腔镜取得了很大的发展，电子腹腔镜采用先端芯片技术以及一体化设计，可减少透镜的数量，减少光线的吸收和反射，使更多光线能传导到 CCD 上，从而得到更加明亮、自然和真实的图像。

(2) 摄录系统：摄录系统可通过腹腔镜传入的图像信号转化成电视信号并在显示器上同步显示。由摄像头、图像数字转换器和显示器三部分组成。摄像头的核心是由众多小硅片组成的耦合光电晶片（charged coupled device，CCD），能将光信号转化为电信号输送到摄像机和显示器重建图像，目前采用的多为三晶片技术，由三个 CCD 分别接受传入图像中的红绿蓝三原色，然后再合成为一幅图像，使色彩更加真实完美。摄像头通过专用的卡口与腹腔镜的目镜相连，并通过线缆与摄像主机相连，摄像主机可将来自于摄像头的信号通过高速运算后转变为实时成像，并输出至显示器。通过数字成像程序处理的图像对比度增强、细微结构显示清楚、周边图像清晰，有利于提高结病变的判断及手术能力；腹腔镜摄像系统可以将图像放大而不失真，并保留了组织的自然色彩，使观察更清晰，而且使操作者手眼分离，减轻了操作者的劳动强度，增加了操作的灵活性。

(3) 光源：清晰明亮的腔内照明是腹腔镜外科手术的先决条件，目前所用的腹腔镜照明系统大都采用以氙灯为基础的冷光源系统，色温 6 000K，亮度高发热量小。冷光源通过导光纤维与腹腔镜的光源接口相连，由镜体的前端射出，光的强度可以通过光源主机进行控制，可在 0~100% 的范围内调节腹腔镜的亮度，提供自然逼真的图像，灯泡使用寿命可达 2 000 小时，是目前最可靠、最理想的光源系统。

2. 气腹系统　气腹系统是保证腹腔镜手术空间的必备设备，通过向腹腔内注入气体，可以使腹前壁抬高，为良好的手术视野和器械操作提供空间。理想的气体应具备无毒、对人体生理干扰小、易溶于血，无色、不易燃，易排出等特点。目前二氧化碳是临床应用较广泛的气体，它的主要不足是可以在腹膜和组织间隙被广泛吸收，形成高 CO_2 血症和酸中毒，但因其的血液中溶解度高，且容易通过肺排出体外，因此，CO_2 血症和酸中毒多为一过性，术后在腹腔或组织间隙的 CO_2 能够在较短的时间排出体外，也不易形成致命性的气体栓塞。

7

气腹机是建立和维持气腹必不可少的设备。目前常用的气腹机为电子式气腹机，具有腹内压、流速、进气量等数字显示功能，可连续调节腹内压，进气速度可达 30L/min 以上，可保证复杂手术时的进气需求。多数电子式气腹机的工作状态分为送气期和测定期。送气时，气体经过连接导管进入腹腔，送气后立即进行压力测定，气压达到设定压力时则停止送气。由于手术时会出现气体的漏出，以及需排出术中能量设备产生的水汽或烟雾、吸出手术部位产生的血液和其他液体等，都需要排出气体，出现腹内压的快速降低，因此，最好使用 10L/min 以上的气腹机，高速下灌注气体时，气体最好经过加热，因为过量的低温气体会降低腹腔温度，导致体温的下降。气腹压一般不超过

15mmHg，过高的气腹压会造成静脉回流受阻，膈肌上升，回心血量下降，引起心血管功能障碍。

3. 能量系统　切割和止血是腹腔镜手术中最重要的操作，直接关系着手术的成败和患者的安全。一般使用的能源有电能、超声、激光等，目前临床常用的设备有高频电刀、超声刀、PK 刀、电外科工作站等，激光和氩气刀等运用较少。

（二）腹腔镜手术的麻醉

腹腔镜手术的麻醉一般均采用静脉全身麻醉，目前，大多数腹腔镜都需要建立 CO_2 人工气腹，CO_2 气腹可导致腹内压升高，CO_2 吸收还可导致继发性高碳酸血症；腹腔镜手术有时还需采用一些特殊体位，如头低脚高位、头高脚低位、侧卧位等，都会增加患者心血管、呼吸等方面的负担，使麻醉管理变得较开放手术更为复杂。这就要求麻醉师对腹腔镜外科的麻醉技术、基本理论要全面掌握，提高围手术期的麻醉管理水平，掌握腹腔镜麻醉技术的特点，这样才能正确处理腹腔镜麻醉过程中的各种意外，及时进行干预，确保手术的顺利和患者的安全。

（三）腹腔镜手术的体位及入路

泌尿及男性生殖系统主要位于腹膜后间隙或盆腔，脏器位置比较隐匿，腹腔镜手术时的体位和手术入路对手术的成败有较大的影响。一般情况下，肾上腺及上尿路器官的手术多采用健侧卧位，这样肠道等腹腔内组织由于重力的作用移向健侧，有利于增大腹膜后间隙的操作空间，减少腹腔内脏器的干扰；膀胱、前列腺等器官手术时则应采用头低脚高位，使肠管移向腹部，有利于盆腔的显露。手术入路可采用经腹入路或经腹膜外入路。对体位和手术的正确选择，可以提高手术部分显露的效率，对保证手术成功，减少并发症有重要意义。

7

1. 手术体位

(1) 仰卧位：仰卧位主要适用于泌尿生殖器官的输尿管下段、膀胱、前列腺、精索等手术。一般不采用纯粹的平卧位，而是根据不同手术的特点做相应的调整，膀胱前列腺部位的手术常采用头低脚高位（图 67-1）。

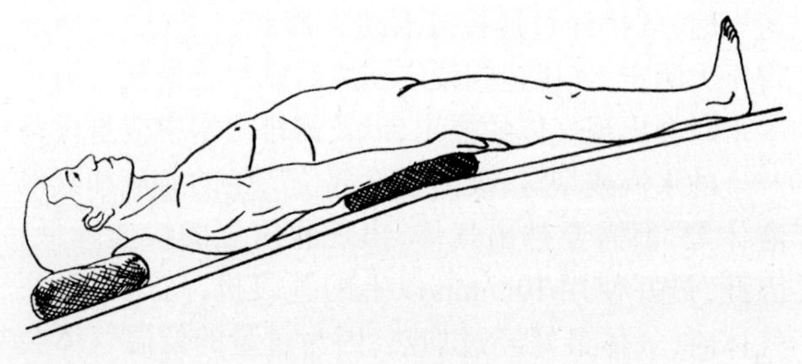

图 67-1　仰卧位

(2) 侧卧位：侧卧位是泌尿外科上尿路手术的常用体位，可以经腹膜外也可以经腹腔入路手术，侧卧位可以使肠道等腹腔内组织由于重力的作用移向健侧，有利于增大腹膜后间隙的操作空间，减少腹腔内脏器的干扰，而且该体位可以使套管更接近于手术的脏器，有利于手术操作。为配合套管的位置和术者的操作习惯，患者的体位还可以前倾或后倾 5°~10°（图 67-2）。

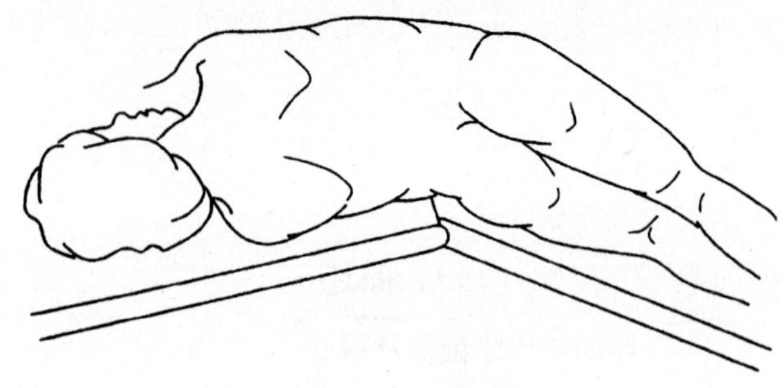

图 67-2　侧卧位

(3) 斜卧位：斜卧位可用于肾上腺、肾、输尿管、精索静脉等器官的手术，患侧垫高 45°~70°，有利于腹腔脏器移向健侧，更好地显露结肠沟和手术区域，倾斜的角度根据患者的体形而有所不同，一般较肥胖的患者需要较大的倾斜角度（图 67-3）。

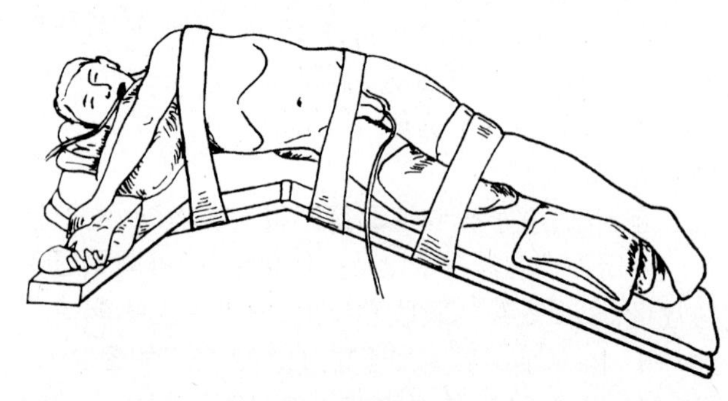

图 67-3　斜卧位

2. 手术入路

(1) 经腹腔入路：该手术入路几乎可适用于所有的腹腔入腹膜后脏器的手术，它具有术野清晰，解剖结构清楚，操作空间大等特点。对于病灶大操作比较复杂或双侧病变的手术，多选用该入路。经腹腔入路又可分为侧卧位经腹腔入路和仰卧位经腹腔入路两种。①侧卧位经腹入路：适用于单侧肾上腺、肾的手术。常先用脐旁或腹直肌外缘平脐水平进入第一个套管，然后根据手术需要选择其他套管。②仰卧位经腹腔入路：主要用于膀胱、前列腺、输尿管下段、精索静脉曲张、隐睾、两性畸形等手术。一般采用经脐或脐上或脐下进入第一相套管，可用穿刺法或切开法进入，其他套管位置根据手术需要确定。

(2) 经腹膜外入路：该手术入路适用于肾上腺、肾、输尿管、膀胱、前列腺等手术，具有不干扰腹腔脏器，不污染腹腔、减少胃肠反应和肠粘连等优势，但有手术空间小、显露困难、解剖标志不明显等不足，不适用于病灶体积大、操作复杂的手术。

经腹膜外入路又可分为侧卧位经腹膜外入路和仰卧位经腹膜外入路两种。①侧卧位腹膜后入路：多用于肾上腺肾及输尿管上段手术，建立腹膜后间隙的方法有气囊分离法、手指分离法、腹腔镜分离法等。进入腹膜后腔后，首先看到的是腹膜外脂肪，自上而下整块清理腹膜外脂肪，将其翻转置于髂窝，过度肥胖患者也可将腹膜外脂肪清理后完全切断，自腋后线切口取出，这样可以避免过多脂肪对手术的干扰。清理完腹膜外脂肪后，可辨认出肾周筋膜、膈肌、腰大肌、前腹膜返折线、后腹膜返折线等解剖结构。良好的后腹膜间隙是完成手术的前提。②仰卧位腹膜外入路：主要用于膀胱、前列腺相关手术。由于手术操作在腹腔外进行，对腹腔的干扰比较小，但操作空间较小，需要较高的腹腔镜操作技术作为基础。采用15°~30°头低脚高位，脐下缘2cm弧形或正中直切口，逐层分离皮下组织，切开腹直肌前鞘，于中线分开腹直肌，手指在腹直肌后方与腹膜之间分离出一定空间，置入扩张器，扩张该间隙，置入10mm套管及腹腔镜，充入CO_2气体并维持气腹压12~15mmHg，在直视下穿刺放置其他套管。

二、后腹腔镜肾囊肿去顶减压术

肾囊肿是一种常见病，多发病，其发生率在50岁以上的人群中约为50%。开放手术和经皮穿刺硬化治疗是过去常用的手术方式，但两种方法都有明显的不足，开放手术疗效好，是过去的金标准，但创伤大、痛苦大、术后恢复慢、手术并发症率高；经皮穿刺创伤小，痛苦少，但效果差，复发率高达17%~44%，且对肾脏腹侧及上极囊肿操作困难，对靠近集合系统的囊肿，有损伤肾盂造成肾盂瘘的可能。而腹腔镜肾囊肿去顶减压术是一种安全、有效、创伤小、恢复快和手术方式，是泌尿外科运用较为广泛的腹腔镜手术之一。

【手术适应证与禁忌证】

1. 直径大于5cm的单纯性囊肿。

2. 穿刺治疗无效或复发的肾囊肿。

3. 伴有疼痛、感染、出血或压迫肾盂肾盏、伴有高血压的单纯性肾囊肿。

4. 多发性囊肿、多房性囊肿、双肾囊肿等。

5. 伴有严重的心肺疾病、心肺功能不良者，应慎重选择，伴有严重的出血性疾病、严重感染急性期者为手术禁忌。

6. 肾囊肿合并严重感染时；可疑肾囊肿恶性变或囊肿与肾盂相通者为手术禁忌。

【术前准备】

全身检查，包括血尿常规、肝肾功能、凝血功能、血糖、血电解质，心电图、胸片等。术前还应常规做肾CT平扫或增强以及静脉尿路造影(IVU)，以了解肾囊肿的大小位置，以及是否与肾盂相通等。肾上极囊肿还要注意与重复肾相鉴别。

术前准备：灌肠、手术当日术前静脉内预防性使用抗生素。

【麻醉】

全身静脉复合麻醉，气管插管，留置尿管。

【手术步骤】

1. 体位　全健侧卧位，抬高腰桥，充分拉伸肋弓与髂嵴间的距离，健侧下肢屈曲90°，患者下肢伸直，中间垫软枕，肘踝关节部位垫软垫，用约束带在骨盆和膝关节部位固定体位。

2. 扩张后腹膜间隙、放置套管　腹膜后腔是一个潜在的间隙，需在术中通过人工扩张进行制备。主要方法有两种：

(1) Hasson技术：于腋后线第12肋下缘骶棘肌外缘纵行切开皮肤2cm左右，弯血管钳钝性分离肌肉及腰背筋膜，用示指沿腹内壁自下向上、由后向前分离，将腹膜向腹侧推开，置入扩张气囊，充气600~800ml，扩张3~5min后排气取出(图67-4)。

在示指引导下，于腋中线髂嵴上1~2cm穿入10mm套管作为腹腔镜套管；腋前线肋缘下置入第2个套管(左侧卧位时为12mm套管，右侧卧位时为5mm套管)；腋后线扩张切口处置入第3个套管(左侧卧位时为5mm套管，右侧卧位时为12mm套管)，缝合切口以防漏气。

(2) 腹腔镜直接扩张术：在腋中线髂嵴上1cm用气腹针直接刺入腹膜后腔，连接气腹机充气扩张后腹腔，然后再在该点置入10mm套管，用腹腔镜镜体做钝性分离，扩张后腹膜间隙，并在腹腔镜直视下放入其他套管。

3. 清理腹膜后脂肪显露肾囊肿(图67-5)　从腰大肌外缘开始，自上而下清理腹膜外脂肪，将其翻转置于髂窝，过度肥胖患者可以将腹膜外脂肪清理后完全切断，由腋后线切口将脂肪取出，可获得较大的操作空间。纵行切开肾周筋膜和肾脂肪囊至肾脏表面。沿肾包膜与脂肪囊间的间隙游离肾脏，并根据CT所示，显露肾囊肿及周围肾脏，在分离过程应尽量避免刺破囊肿，以免囊液流出后囊肿与周围界面不清，影响囊肿的暴露。在已显露部分囊肿后，如果囊肿体积大，影响其余部分显露时可将囊肿切开，用吸引器吸

7

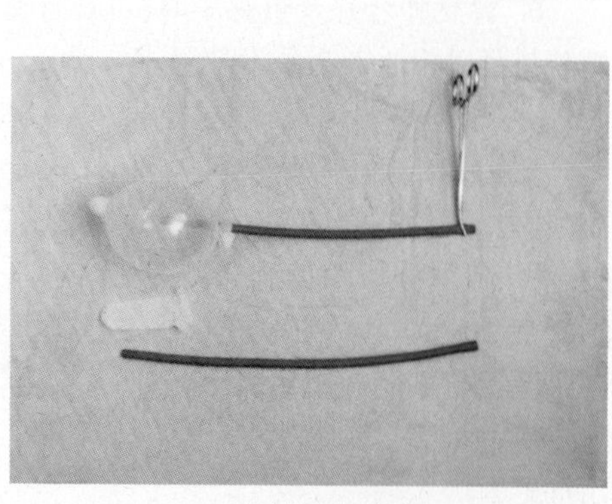

A. 自制扩张球囊

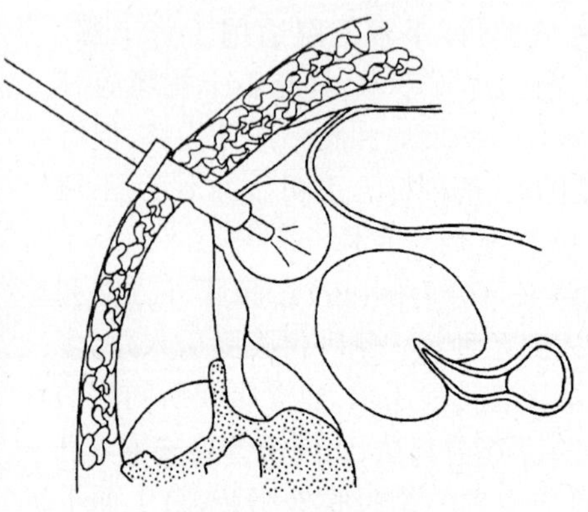

B. 球囊扩张腹膜后腔

图 67-4　Hasson 技术

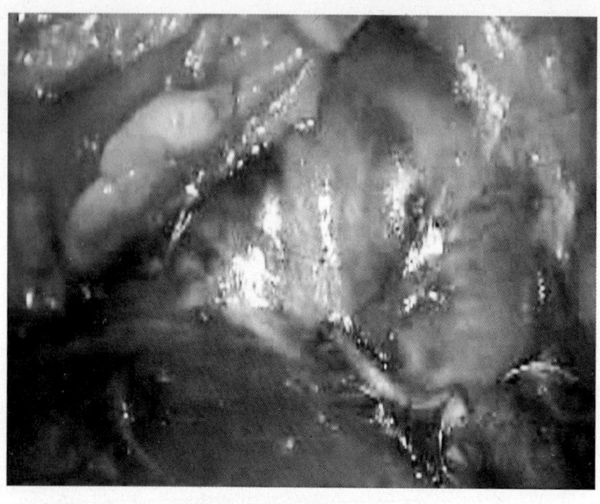

图 67-5　显露肾囊肿

尽囊肿内液，然后再沿已显露的界面分离余下的囊肿壁，直至完全显露囊肿壁及部分邻近肾组织。

4. 囊肿去顶　沿肾囊肿与正常肾组织交界，距肾组织 0.5cm 以内呈环形切除囊肿壁（图 67-6），切缘电凝止血。观察囊肿基底部有无异常，如有可疑病变，可做术中冰冻活检，降低气腹压，观察切缘有无出血。

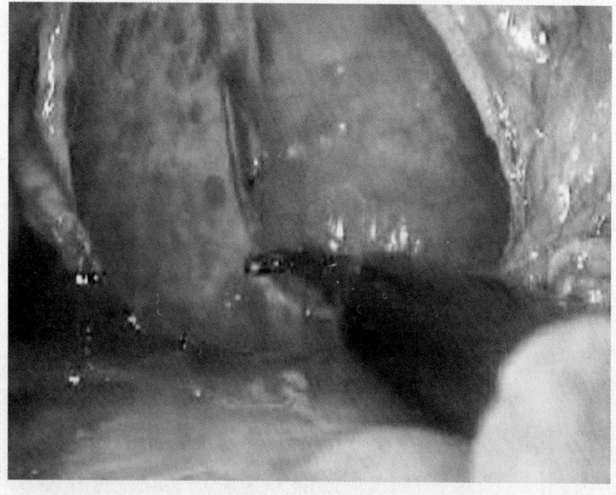

图 67-6　切除囊肿壁

5. 取出切除之囊壁送病理活检，经腋中线套管留置伤口引流管，退出套管，关闭切口，术毕。

【术后处理】

术后常规应用抗生素，次日可进食，并下床活动。引流管可根据引流量情况于术后 24~48 小时拔除。

【注意事项】

1. 术前 CT 和 IVU 对明确囊肿位置及是否为肾盏憩室有重要意义，文献报道，约有 10% 的肾盏憩室 IVU 不显影，故若 CT 提示囊肿位置与肾窦关系密切，有肾盏憩室可能时可于术前留置输尿管导管，术中切除囊壁后从输尿管导管中注入生理盐水，观察囊肿基底部有无液体流出，如有，则应找到漏口并缝合关闭。

2. 肾蒂血管和集合系统常由于囊肿的挤压而移位，术中有时较难辨认，因此分离时需注意观察，应完全分离囊壁外的脂肪组织后再切除囊壁。

3. 囊肿口小底深时，去顶后可能因囊壁塌陷，对应囊壁接触，上皮化而造成囊肿复发，故此类囊肿去顶后可于囊肿腔内置入带蒂脂肪，或于囊壁边沿钛夹或 Hem-o-lock 等方法，预防复发。

三、后腹腔镜肾上腺切除术

1992 年 Gegner 成功进行首例腹腔镜肾上腺切除术后，该术式得到广泛应用，1994 年北京医科大学泌尿外科研究所那彦群教授首先报道我国首例腹腔镜肾上腺切除术。大量手术及随访报道表明腹腔镜肾上腺切除术具有微创、出血少、术后痛苦少、恢复快、并发症少、伤口美观等开放手术无法比拟的优势。借助腹腔镜显示系统的放大作用和腹腔手术器械，可以获得比开放手术清晰的手术视野和更方便的操作，当前，腹腔镜已成为肾上腺手术的金标准，腹腔镜肾上腺手术，可有不同的体位及入路，主要有经腹和经后腹腔镜两种入路，本章主要介绍经腹膜后入路的肾上腺手术方法。

【肾上腺手术的应用解剖】

肾上腺是一对位于腹膜后双肾脏内上方的内分泌器管，与肾脏共同位于肾包膜内。长约5cm，宽约3cm，厚0.5~1cm，重5~7g。右侧肾上腺呈三角形，左侧肾上腺呈新月形，CT和MIR断层扫描时，可见肾上腺由较厚的中间嵴和较薄的支、外侧支构成。肾上腺分为皮质和髓质两层，外层为皮质层，约占肾上腺体积的90%，内层为髓质，约占肾上腺体积的10%。

右肾上腺前方与右肝下后部相贴，前内方为下腔静脉；左肾上腺前方为胰腺、胃及脾动静脉，内侧为腹主动脉，双肾上腺后上方都是膈肌；两肾上腺之间有腹腔神经节等。肾上腺血供丰富，达6~7ml/(g·min)；血供分为上、中、下三支动脉，上动脉源自膈下动脉，由肾上腺上方分多支呈梳状进入肾上腺组织；肾上腺中动脉来源于主动脉；肾上腺下动脉来源于肾动脉，性腺动脉也可能有分支进入肾上腺。这些动脉环绕肾动脉形成一个动脉环，然后再分支进入肾上腺组织，在被膜内形成丰富的吻合支。肾上腺的腹侧面和背侧面为相对无血管区，是良好的手术层面。肾上腺静脉只有一支，即肾上腺中央静脉，右肾上腺中央静脉于肾上腺中部汇入下腔静脉，长度约为0.5cm，另有少数汇入右副肝静脉，因此在行右肾上腺切除时，应在其汇入右肝静脉前结扎切断；左肾上腺中央静脉汇入左肾静脉中部，长度约为3cm，左肾上腺中央静脉先与左膈下静脉呈Y字形汇合，然后再汇入左肾静脉，汇入位置常与左性腺静脉相对应。

【手术适应证】

1. 功能性肾上腺肿瘤　皮质醇症、原醛、肾上腺性征异常或儿茶酚胺症伴肾上腺肿瘤。

2. 无功能性肾上腺肿瘤　肿瘤 >4cm 或虽肿瘤 <4cm 但有继续长大趋势。

3. 肾上腺皮质增生伴相应临床表现。

4. 肾上腺髓质增生伴相应表现。

【手术禁忌证】

1. 浸润性肾上腺皮质癌，合并周围组织浸润性广泛粘连、淋巴结转移，需要切除同侧肾等周围组织及行淋巴清扫的，就行开放手术。恶性肾上腺肿瘤多 >6cm，但是否为手术禁忌主要取决于肿瘤的浸润情况。

2. 妊娠期妇女，可能因气腹导致流产，一般不宜行腹腔镜手术。

3. 过度肥胖者。

4. 无法纠正的凝血功能障碍性疾病。

5. 呼吸循环功能严重受损，不能耐受全身麻醉插管和气腹者。

6. 肿瘤巨大，多大的肿瘤不适宜行腹腔镜切除目前没有统一标准，与术者的技术、经验、肿瘤性质、周围粘连情况、患者体质、合适状况等相关。

【术前准备】

1. 常规术前检查，心肺功能，电解质等。

2. 胃肠道准备　术前进少渣饮食，术前一日予缓泻剂，术日晨禁食，留置胃管。

3. 交叉配血。

4. 术前30~90分钟预防性应用抗生素。

5. 原发性醛固酮增多患者，术前控制血压，服用螺内酯，补钾以纠正低血钾，血钾水平 >3.0mmol/L。

6. 儿茶酚胺症患者术前扩容，服用α受体阻滞剂，术前一日输血和血浆。

7. 无功能性肿瘤按儿茶酚胺症进行准备。

【手术步骤】

1. 麻醉与体位　气管插管，全身静脉麻醉；完全健侧卧位，抬高腰桥。

2. 手术步骤

(1) 后腹腔制备和套管放置，清理腹膜后脂肪(见后腹腔镜肾囊肿去顶减压术)。

(2) 进入肾脂肪囊：纵行切开肾周筋膜(图67-7)，上至膈下，下至髂窝上缘平面。切开后可见黄色的肾周脂肪，切开范围不宜过小，否则对后期手术显露不利。

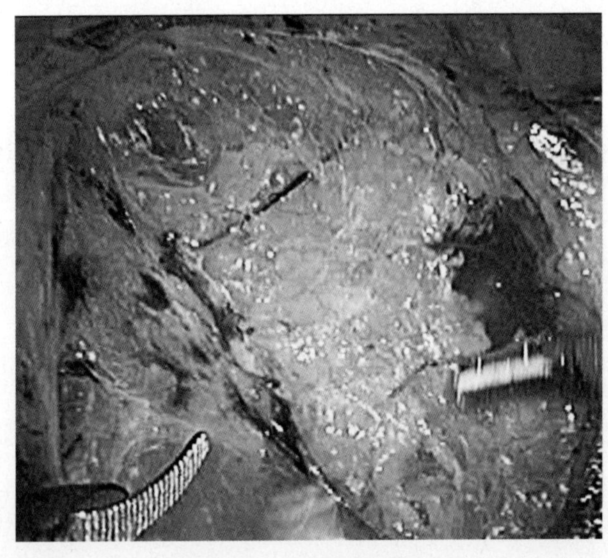

图67-7　切开肾周筋膜

(3) 于肾内上方，肾脂肪囊腹侧与肾周包膜内侧间的无血管间隙进行分离(图67-8)，其间为一些白色网状的组织，是判断进入该层面的重要标志。以钝性

7

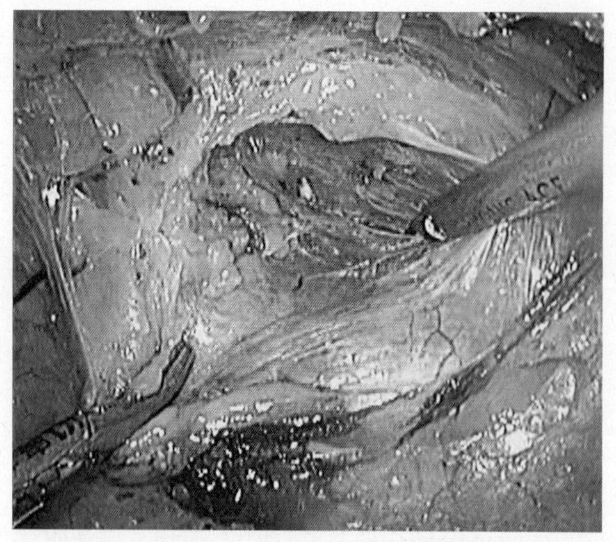

图 67-8　分离肾脏腹侧无血管平面

分离为主，少量血管可用超声刀切断，深入分离可见显露肾上腺腹侧面或肿瘤腹侧面。见到上述结构表明该层面分离已到位。右侧还可显露部分下腔静脉前壁。

(4) 于肾周筋膜背侧面与肾脂肪囊之间的无血管平面向内上方分离，后方可见到腰大肌，直达肾上腺的后部。此时肾上腺的前部和后部均已和周围结构分离（图 67-9）。

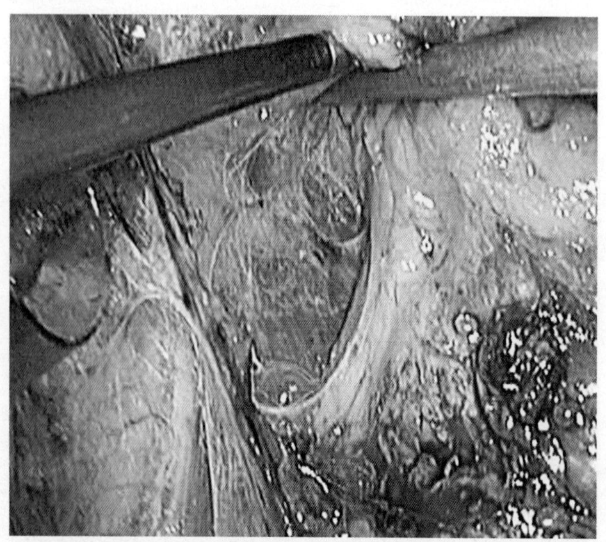

图 67-9　分离肾上腺背侧无血管平面

(5) 切断肾上腺外侧与肾上极之间的脂肪组织，上至肾上腺上极，下达肾上腺下极，连通肾上腺腹侧和背侧已分离平面，离断肾上腺与肾之间的联系（图 67-10）。患者脂肪较少，不影响视野时可不切断肾上极与膈肌之间的脂肪，这样减少手术的创伤；如患者脂肪较厚，对视野有影响则于膈下切断肾上极脂肪，并向下游离，将脂肪移到肾脏的外侧，显露肾上极，这样可保证肾上极与肾上腺之间有良好的手术空间。

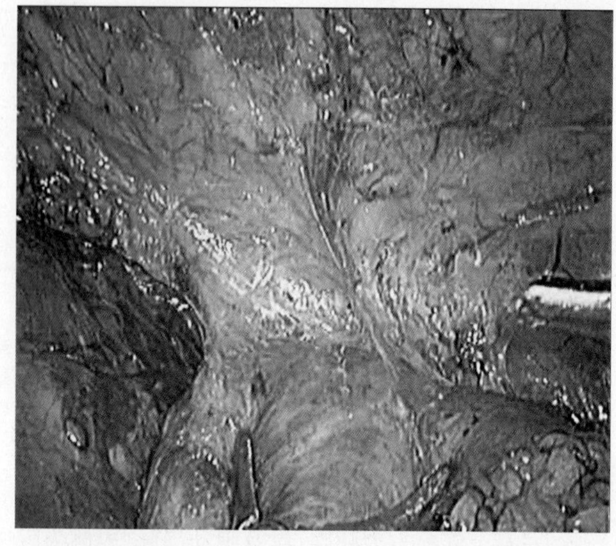

图 67-10　切断肾上腺与肾上腺之间的纤维组织

(6) 分离切断中央静脉：左侧中央静脉位于左肾上腺下极内后方，其前方为肾上腺下动脉的分支，多数较细小，可直接用超声刀切断。提起肾上腺下极周围脂肪组织，钝锐结合切断肾上腺下动脉的细小分支，可显露位于其后方的中央静脉和膈下静脉，以 Hem-o-lock 夹闭切断。

右侧中央静脉位于右肾上腺中部，其内侧为下腔静脉。术中先于肾上腺下极处显露下腔静脉，然后沿肾上腺内侧与下腔静脉之间向上分离，超声刀切断其间进入肾上腺组织的细小动脉，将肾上腺组织向外侧牵拉即可显露中央静脉，分离后以 Hem-o-lock 夹闭切断（图 67-11）。

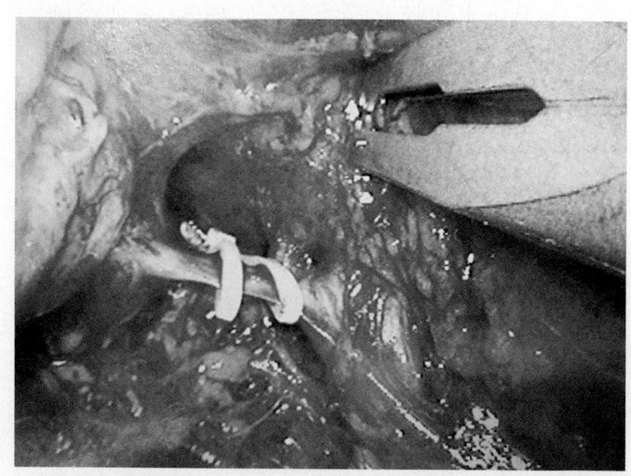

图 67-11　切断右肾上腺中央静脉

7

(7) 切断肾上腺上极与膈下之间的组织，将肾上腺完整切除。观察有无活动性出血，将先前游离的肾上腺脂肪复位。切除组织装入组织袋取出，肾上腺窝置橡胶引流管一根，关闭切口。

【术后处理】

1. 术后即可拔除胃管，术后一天可下床活动，根据肠道恢复情况开始进食。

2. 术后一天可拔除尿管。

3. 引流管根据引流量的多少于术后 24~72 小时拔除。

4. 术前伴发高血压患者术后定期观察血压，并根据血压高低做相应处理。

5. 原发性醛固酮增多症患者术后定期观察血钾，若仍有低血钾则可加大补钾力度，待血钾恢复正常后即可停止补钾。此类患者术后低血钾多为术前细胞内低钾所引起，待细胞内低钾纠正即可恢复，加之此类患者多因术前长期低钾，机体对低血钾有较高的耐受性，故不必用过快的速度补钾以免引起高钾血症。

6. 皮质醇症患者手术日及术后 2 日氢化可的松用量 300mg，最好用输液泵匀速输入，肠道功能恢复后即可改为泼尼松口服，用量从 30mg/d 开始，并逐步减量，至 5mg/d 后出院。继续服药 3~6 个月停药，并观察有无不良反应。

【注意事项】

1. 肾上腺占位性病变根据所分泌激素的不同可分为原发性醛固酮增多症、库欣征、儿茶酚胺症和无功能性肿瘤等，不同性质的肿瘤术前准备及术后处理方法不同，一般无功能性肿瘤按儿茶酚胺症进行准备，因部分儿茶酚胺症平时可无高血压等表现，但在术中受到麻醉或手术刺激时表现出来，对患者的术后恢复有较大影响。

2. 肾上腺位置固定，术中不用刻意寻找肾上腺，只需按步骤进行分离即可，在分离肾上腺组织过程中，应保留部分肾上腺周围脂肪，以利于术后提起肾上腺进行分离，直接提起肾上腺组织易引起肾上腺组织的破裂出血。

3. 右肾上腺中央静脉较短，且直接汇入下腔静脉，如术中处理不慎易造成下腔静脉的大出血，术中应先显露位于肾上腺下极的下腔静脉壁，然后再向上分离，切断下腔静脉后方与腰大肌之间进入肾上腺的血管神经组织有利于中央静脉的显露。如中央静脉过短可只用 Hem-o-lock 夹闭下腔静脉侧后切断，远端的少量出血不影响手术的进行，切断肾腺上动脉后出血自然停止。

4. 肾上腺上极的血管及纤维组织对肾上腺有向上的牵拉作用，有利于肾上腺与肾上极的分离，故术中应先切断肾上腺下极与肾脏之间的组织，尽可能最后切断该处组织，以利于手术空间的显露。

四、后腹腔镜单纯性肾切除术

1991 年 Clayman 等人首次报道用腹腔镜经腹肾切除术，1992 年 Gaur 等人报道的后腹腔镜肾切除术，从而开创了腹膜后入路的腹腔镜肾手术方法。后腹膜入路的肾手术方式引入国内后得到了广泛的应用，成为国内上尿路手术的主流手术入路。

【肾脏手术的应用解剖】

肾脏上内方为肾上腺，共同包绕于肾筋膜内，二者之间为疏松结缔组织。双肾的内下方为肾盂和其相连的输尿管。左肾内侧在腹主动脉，右肾内侧有下腔静脉，双肾内后方有左、右腰交感干。肾前方的毗邻左右侧各有不同，右肾前方上部分有肝右叶、结肠肝曲、肝结肠韧带，十二指肠降部紧邻右肾肾门和肾盂，前下部有结肠。左肾的前方由上到下分别为脾门、胰尾、结肠脾曲及降结肠。肾后面第 12 肋以上部分与膈肌相邻，在第 12 肋以下部分除了有肋下血管神经外，自内向外有腰大肌及其前方的生殖股神经，腰方肌及其前方的髂腹下神经、髂腹股沟神经等。

肾动脉通常于肠系膜下动脉下方自腹主动脉发出，动脉多发 1 支(85.8%)、2 支(12.57%)或 3 支(1.63%)。肾动脉在进入肾门前，多分为前后两支，再由前后支分出肾段动脉。在肾窦内，前支走行于肾盂前部，分出上段动脉、上前段动脉、下前段动脉和下段动脉，后支走行于肾盂后方，为后段动脉。每条段动脉都有相应的供血区域，上段动脉分布于肾上端；上前段动脉分布于肾前面中上部和肾后面外缘；下前段动脉分布于肾前面中下部及肾后面外缘；下段动脉分布于肾下端；后段动脉分布于肾后面的中间部分。每一支段动脉分布的区域称为肾段，肾脏共分为上、上前、下前、下和后五段。

肾静脉与肾动脉不同，无节段性，有广泛的吻合，结扎单支静脉不影响血液回流。叶间静脉汇合成较大的分支，在肾门处汇合成肾静脉，在肾动脉前方，注入下腔静脉。左肾静脉还有肾上腺静脉、生殖腺静脉注入，有时还有腰静脉注入，形成与奇静脉系统之间的交通，左肾和睾丸的恶性肿瘤可经此途径向颅内转移。

肾内的淋巴分浅深两组，浅组位于肾纤维膜深面，引流肾包膜及其附近的淋巴。深组位于肾内血管周围，引流肾实质的淋巴。两组淋巴管相互吻合，在肾蒂处汇合成较粗大的淋巴管，汇入腰淋巴结。肾受交感和副交感神经双重支配，同时有内脏的感觉神经。

【手术适应证】

1. 各种良性病变所致的肾功能丧失，对侧肾功能正常。主要有：感染性肾脏疾病、慢性梗阻性肾脏疾病、反流性肾脏疾病、巨大肾结石、有症状的先天性或获得肾囊性肾病。

2. 肾血管性高血压，其他方法无法控制者。

3. 移植肾后高血压等。

【手术禁忌证】

绝对禁忌证主要有严重的心肺疾病、凝血功能障碍、全身感染急性期等不能耐受手术，相对禁忌证为严重感染性无功能肾和过度肥胖等。

【手术步骤】

1. 麻醉和体位　气管插管全身静脉复合麻醉，患者取完全健侧卧位，抬高腰桥。

2. 手术步骤

(1) 后腹腔制备和套管放置，清理腹膜后脂肪(见后腹腔镜肾囊肿去顶减压术)。

(2) 游离肾脏(图 67-12)：纵行切开肾周筋膜和肾周脂肪，沿肾实质表面与肾脂肪囊之间的无血管区分离肾脏，钝锐结合，小的交通血管以超声刀切断，上极可先不游离，起牵引作用，防止肾脏下移影响手术。

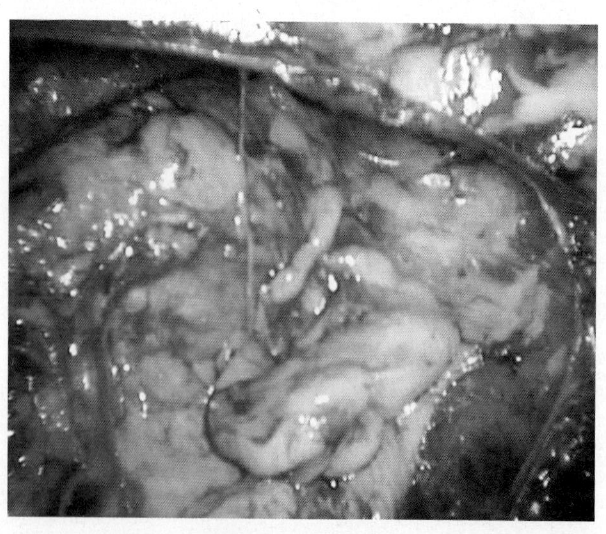

图 67-12　游离肾脏

(3) 处理肾蒂：游离肾脏背侧后，将肾脏推向腹侧，使肾蒂保持一定张力，观察肾动脉搏动，游离切断肾蒂处的脂肪纤维组织显露肾动脉，超声刀切开肾动脉鞘，直角钳在动脉鞘内充分分离暴露肾动脉，动脉近心端两个 Hem-o-lock 夹夹闭，远心端一个 Hem-o-lock 夹夹闭后切断肾动脉(图 67-13)。进一步游离其深面的肾静脉，切断动静脉之间的纤维组织，直角钳充分游离肾静脉，同动脉方法结扎切断肾静脉。也可用直线切割缝合器分别或一并离断肾动静脉。结扎肾静脉前最好先用分离钳钳夹肾静脉，观察静脉远心端有无明显扩张现象，以防漏扎异位肾动脉。

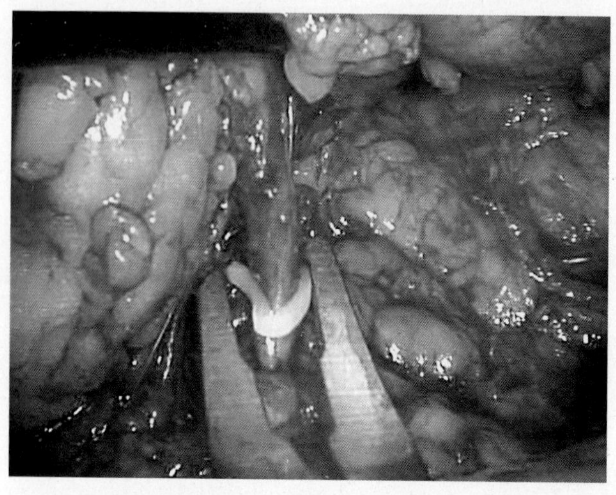

图 67-13　处理肾动脉

(4) 游离切断输尿管(图 67-14)：于肾下极腰大肌表面游离显露输尿管，Hem-o-lock 结扎后切断。完整切除肾脏，腹膜后留置引流管，根据肾脏大小适当扩大皮肤切口，取出肾脏。术毕。

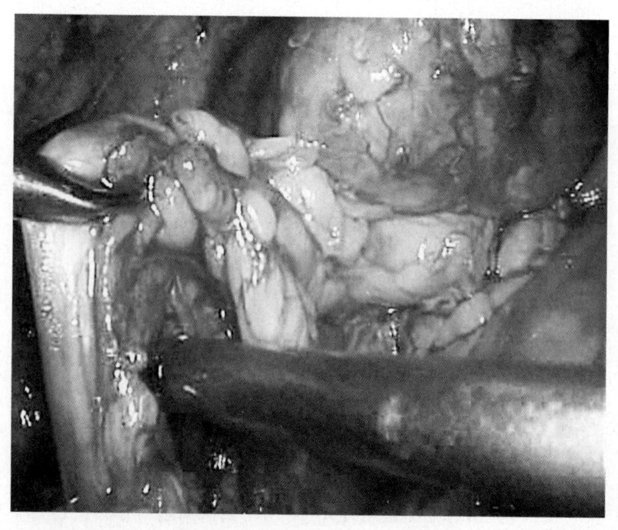

图 67-14　游离切断输尿管

【术后处理】

术毕拔除胃管。术后常规应用相应抗生素，注意观察腹膜后引流液颜色及引流量，术后 24~72 小时拔除胃管及尿管。

【注意事项】

1. 肾脏游离　先游离腹侧有利于利用气腹压力进一步扩张后腹膜间隙，如先游离背侧，则肾脏被过度推向腹侧，不利于腹侧的显露并增加腹腔脏器损伤的风险。

2. 肾蒂处理　肾动脉一般位于肾蒂的背侧，从背侧进入有利于动脉的处理，但左肾静脉常有变异，形成一支小的静脉支位于肾动脉的后下方，干扰肾动脉的处理，此时可先结扎异位的肾静脉，然后再处理肾动脉；处理肾静脉前，最好先阻断肾静脉观察有无远端的扩张，如有明显扩张则提示可能有异位肾动脉的存在；结核肾的肾蒂常有较多的增生淋巴结，多位于肾动脉后方，对肾动脉的处理造成较大影响，分离时可切除淋巴结，或在淋巴结近肾门侧进行分离，这样有利于肾动脉的显露和结扎。

3. 巨大肾积水处理　巨大肾积水时，可在分离显露部分肾表面，确定分离层面后切开肾实质，将积水吸出，可显著扩大操作空间。巨大肾积水有时可造成肾血管的移位，故在分离过程中遇到较粗大的组织条索时，最好先上 Hem-o-lock 后再切断。

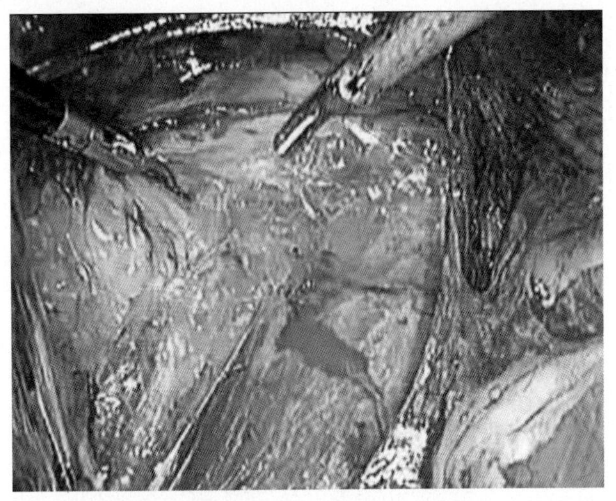

图 67-15　沿腰大肌与肾后筋膜间分离

五、后腹腔镜肾癌根治性切除术

腹腔镜肾癌根治术手术效果与开放手术相当，但具有开放手术无法比拟的微创优势，故目前欧美等国家已将腹腔镜肾癌根治列为肾癌治疗的标准术式。欧美国家多采用经腹入路手术，而国内则多采用经后腹腔入路，两种入路各有优势，本书主要介绍经后腹腔入路的肾癌根治手术。

【手术适应证】

后腹腔镜肾癌根治术适用于肿瘤局限于肾周包膜内，无周围组织侵犯及淋巴结转移，无静脉瘤栓的局限性肾癌患者，但可行肾部分切除术小肾癌应排除。

【手术禁忌证】

过大的肿瘤，合并腔静脉癌栓，肿瘤突破肾周包膜，同侧肾手术史，肾周感染史，腹腔内大手术史等。随着手术技术的提高，手术的禁忌证也在逐渐变化，腔静脉癌栓及手术史等也有采用腹腔镜手术的报道，故术者应根据自身技术条件慎重选择。

【手术步骤】

1. 麻醉和体位　气管插管全身静脉复合麻醉，患者取完全健侧卧位，抬高腰桥。

2. 手术步骤

(1) 后腹腔制备和套管放置，清理腹膜后脂肪（见后腹腔镜肾囊肿去顶减压术）。

(2) 显露并离断肾蒂血管：沿腰大肌与肾后筋膜间分离（图 67-15），上至膈肌，下至髂窝，沿腰大肌深面向内侧分离，于肾脏中部可见肾动脉搏动，超声刀切开表面脂肪及肾动脉鞘，用直角钳在肾动脉鞘内游离出肾动脉，Hem-o-lock 夹闭并切断（一般为近心端 2 个远心端一个）（图 67-16）。继续向深面游离，切开肾动静脉间的结缔组织，显露肾静脉，同法处理肾静脉（图 67-17）。此时肾脏血供已完全离断。

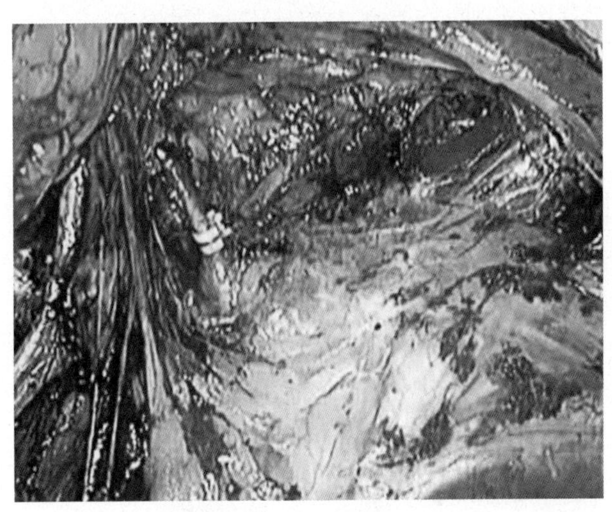

图 67-16　分离切断肾动脉

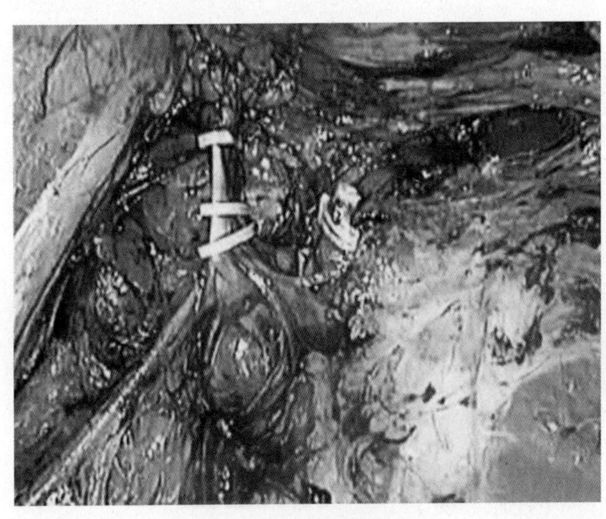

图 67-17　分离切断肾静脉

(3) 游离肾脏腹侧(图 67-18):于肾下极腹膜返折下方切开侧锥筋膜,分离肾周筋膜前层与腹膜间间隙,找到间隙后向上下扩展,完全显露肾脏腹侧。

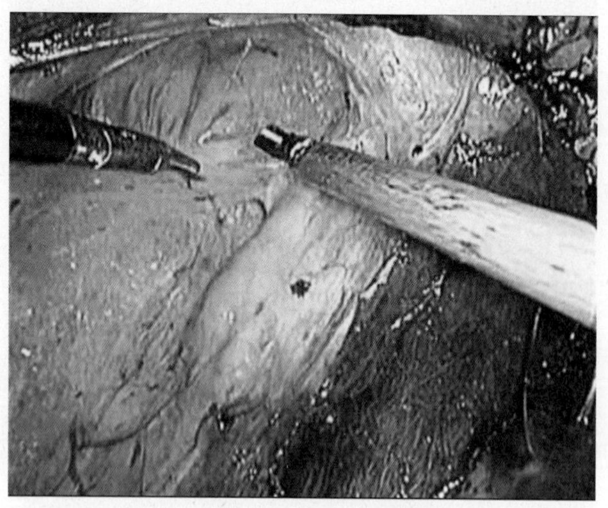

图 67-18 游离肾脏腹侧

(4) 处理下极及内侧:于肾下极下方近髂血管水平切断与肾下极相连的纤维结缔组织,显露输尿管并结扎切断(图 67-19)。将肾脏向外侧牵引,切断内侧肾脏相连的纤维组织。

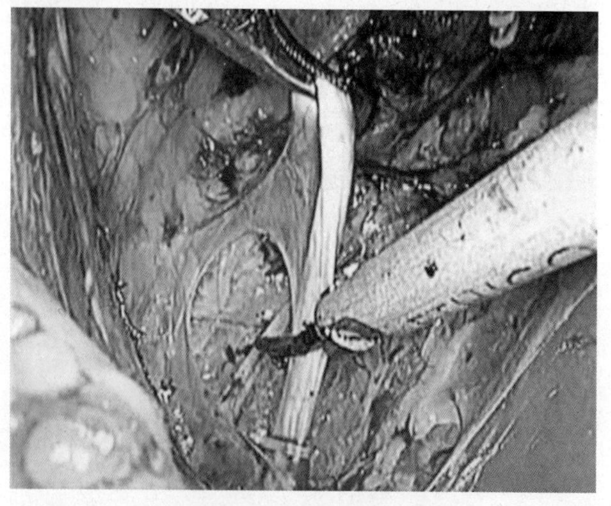

图 67-19 切断输尿管

(5) 处理肾上极(图 67-20):于膈下切断肾周包膜,并根据病情需要决定是否保留肾上腺。

(6) 取出标本,关闭切口。标本装入标本袋后,可延长背部切口或于腹侧另开切口取出标本。

【术后处理】

同单纯性肾切除术。

【注意事项】

肾蒂的显露和处理:充分分离显露肾背侧与腰大

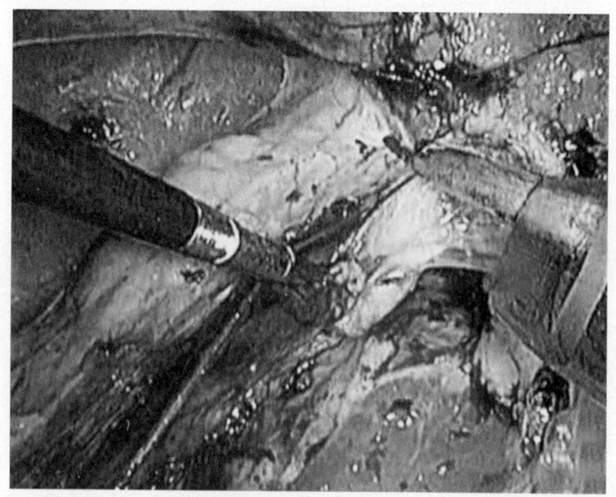

图 67-20 处理肾上极

肌之间间隙,可自然见到位于肾中部的肾动脉搏动。肾动脉的分离结扎最好在动脉鞘内进行,可有效避免肾静脉的损伤。处理肾静脉时最好先用分离钳夹闭肾静脉,观察静脉远端有无扩张,如有明显扩张则提示先前离断的肾动脉可能是肾动脉的分支或有异位肾动脉的存在,应先寻找处理后再处理肾静脉。

六、后腹腔镜乳糜尿肾蒂淋巴管结扎术

乳糜尿多由于丝虫感染导致淋巴系统与肾集合系统间发生病理性交通,淋巴液逆流进入尿路系统,使尿液呈乳白色。肾蒂淋巴管结扎术是目前阻断淋巴管与尿液系统交通最有效的方法。传统开放手术由于肾蒂显露困难,视野局限,可能漏扎肾蒂的小淋巴管,导致术后复发,而腹腔镜手术由于可借助腹腔镜的放大作用,术中可清晰分肾蒂血管及细小淋巴管,漏扎概率小,手术效果确切。

肾脏淋巴液在肾内汇集后,沿肾蒂血管注入主动脉外侧淋巴结,肾盂及输尿管上段淋巴液也注入肾蒂血管周围淋巴管或主动脉外侧淋巴结,输尿管下段及膀胱的淋巴液则注入髂总淋巴结及髂外淋巴结。尽管病理性乳糜尿的瘘口可以发生于整个泌尿系统,但绝大部分都发生于肾盏的穹隆部,淋巴液通过肾蒂淋巴管逆流入肾,形成乳糜尿。因此,肾蒂淋巴管结扎术的主要目的就是,离断肾血管周围及输尿管上段周围淋巴管,通过阻断淋巴液的逆流治疗乳糜尿。

【手术适应证】

乳糜尿长期反复发作,伴或不伴有血尿,经保守治疗无效者。

【手术禁忌证】

绝对禁忌证主要有严重的心肺疾病、凝血功能障碍、全身感染急性期等不能耐受手术等。

【术前检查】

除常规术前检查外，乳糜尿患者还需行尿乳糜定性实验以明确诊断；高脂餐后2小时内行膀胱镜检查，以明确乳糜尿的来源，必要时行双侧输尿管插管，收集尿液行分侧乳糜定性试验。

【手术步骤】

1. 麻醉和体位　气管插管全身静脉复合麻醉，患者取完全健侧卧位，抬高腰桥。

2. 手术步骤

(1) 后腹腔制备和套管放置，清理腹膜后脂肪（见后腹腔镜肾囊肿去顶减压术）。

(2) 纵行切开肾周包膜，切开肾周脂肪。

(3) 分离切开肾脂肪囊与肾脏背侧（图67-21），上至肾上极上方，下至肾下极下方，充分切开后，肾脏可由于气腹的压力作用向腹侧移动，有利于肾蒂血管的显露。

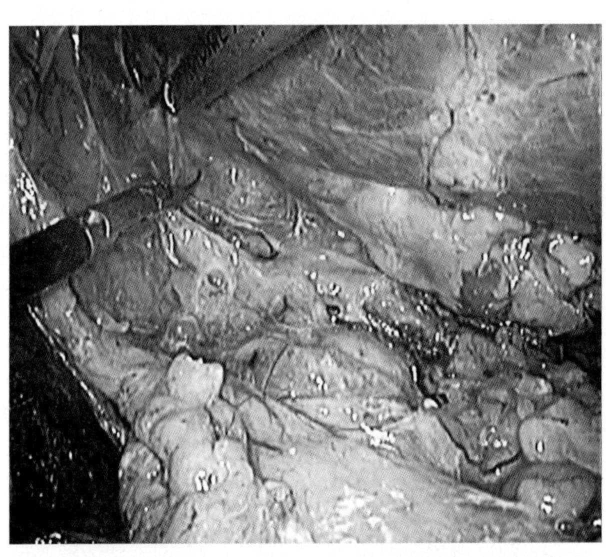

图67-21　分离切开肾脂肪囊

(4) 于肾下极内侧分离，显露输尿管上段，游离输尿管上段3~4cm，切断输尿管周围的淋巴管。然后沿输尿管向上游离，切结扎切断肾盂内侧淋巴管（图67-22）。

(5) 于肾脏中部切开肾窦外脂肪，显露肾蒂背侧，切开肾动脉血管鞘，于鞘内分离，将血管周围淋巴管分离成束，于近心端以钛夹夹闭，超声刀切断，直至肾动脉上、下及背侧完全"骨骼化"，然后分离肾动脉与肾静脉间淋巴管并同法结扎切断显露肾静脉背侧（图67-23）。

(6) 充分游离肾脏上下极及腹侧，显露肾静脉的腹侧，结扎切断腹侧的淋巴管（图67-24）。

(7) 检查肾动静脉及输尿管上段（图67-25），完全切断肾血管周围淋巴管及血管鞘，确保肾脏与机体间

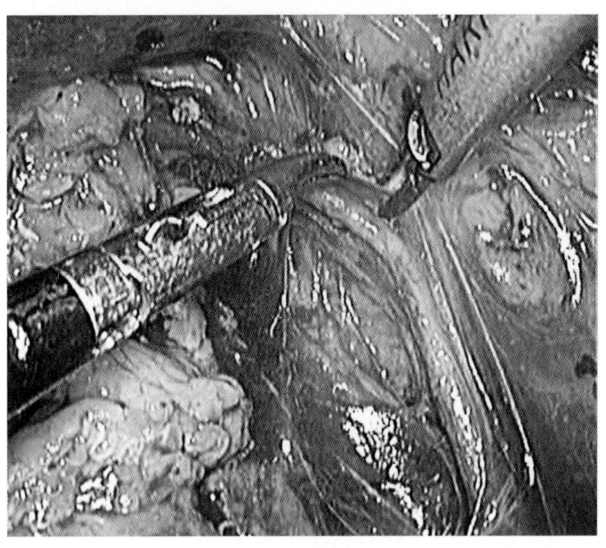

图67-22　游离输尿管

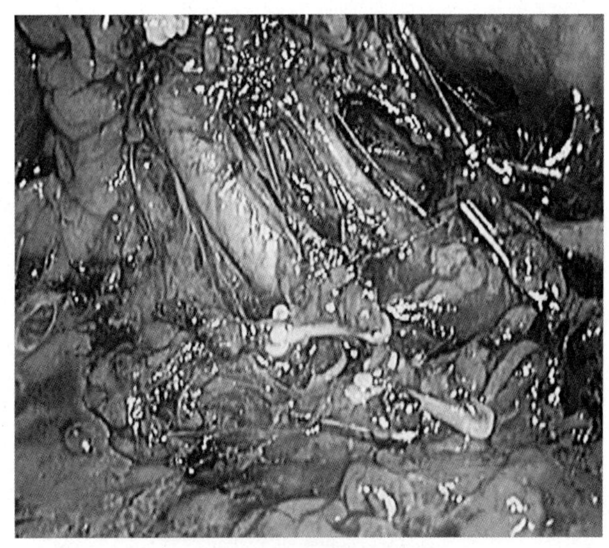

图67-23　显露肾蒂背侧

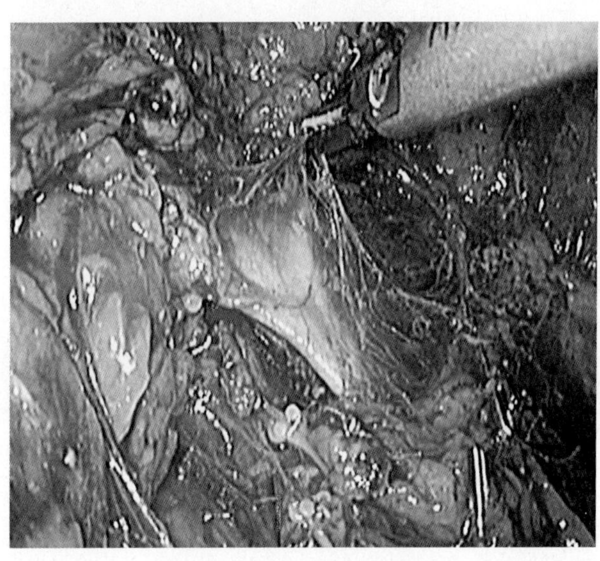

图67-24　显露肾静脉腹侧

7

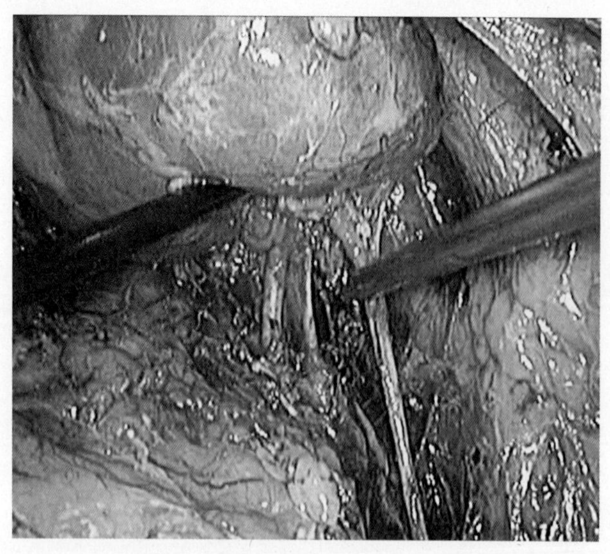

图 67-25　检查肾动静脉及输尿管上段

只有血管及输尿管相连。

(8) 以 3-0 可吸收线缝合肾脏背侧包膜与腰大肌筋膜，固定肾脏，防止肾下垂及扭转，检查创面有无出血，腹膜后置橡胶引流，缝合切口，术毕(图 67-26)。

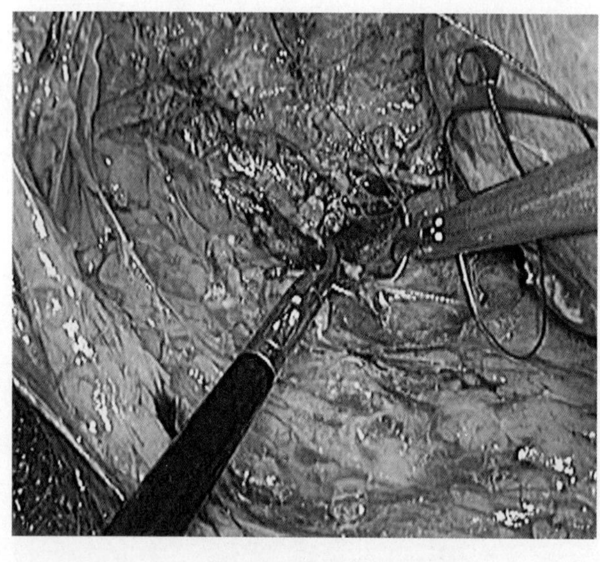

图 67-26　缝合肾脏背侧包膜与腰大肌筋膜

【术后处理】

术毕可拔除胃管，患者卧床 3~4 天，预防性使用抗生素，进食后检查有无乳糜尿发生。术后避免高脂饮食。术后 3 个月复查血红蛋白及人血白蛋白水平，观察营养改善情况。

【注意事项】

1. 先显露肾的背侧，可使肾脏由于气腹下压作用移向腹侧，有利于肾动脉的显露。

2. 肾动脉的显露最为重要　乳糜尿淋巴管主要位于肾动脉周围，常使肾动脉周围包绕较厚的淋巴结缔组织，肾动脉的显露较平时更为困难，可用超声刀或分离钳沿肾动脉走行、动脉搏动最强处分离开部分淋巴管，显露肾动脉背侧，然后再在动脉鞘进行分离。

3. 动脉分离层面不可距肾门过近，最好在肾动脉的主干周围进行分离，在肾动脉分枝以后分离困难较大，容易损伤肾动脉。

4. 注意副肾血管的处理　过多的肾动脉分支可使每个动脉支都很细小，不利于其周围淋巴管的结扎，也容易造成血管的损伤，位于上下极的血管还会限制肾脏的活动度，增加了手术难度(笔者曾见过 4 根肾动脉和 3 根肾静脉同时存在的情况)。笔者认为，位于肾上极或下极的细小动脉，如果对肾的活动度影响较大，可以结扎切断，以牺牲部分肾功能换取手术的成功；肾静脉由于在肾内有较多的吻合支，可结扎切断较细的肾静脉对肾的静脉回流不会产生影响。

5. 术后患者应避免过度的高脂饮食，以免对侧复发。

参考文献

1. 张旭 . 泌尿外科腹腔镜手术学 . 北京：人民卫生出版社，2008：20-92.
2. 黄健，李逊 . 微创泌尿外科学 . 武汉：湖北科技出版社，2005：60-100.
3. 潘进洪，熊恩庆，宋波，等 . 后腹腔镜肾蒂淋巴管结扎术治疗乳糜尿 . 临床泌尿外科杂志，2007，22(8)：577-579.
4. 潘进洪，熊恩庆，宋波，等 . 后腹腔镜肾上腺手术与开放手术的比较 . 临床泌尿外科杂志，2006，21(11)：816-818.
5. Casale CP, Pomara G, Simone M, et al. Hemolock clips to control both the artery and the vein during laparoscopic nephrectomy: Personal experience and review of the literature. Journal of endourology/ Endourological Society, 2007, 21: 915-918.
6. Hetet JF, Rigaud J, Renaudin K, et al. Retrospective study of laparoscopic retroperitoneal radical nephrectomy. Prog Urol, 2005, 1510-1517.
7. Xu zhang, Bin Fu, Bin Lang, et al. Technique of anatomical retroperitonialscopic adrenalectomy with report of 800 cases. J Urol, 2007, 177: 1254-1257.

第八篇

骨科手术

第六十八章

开放性骨与关节损伤的初期处理

第一节 概述

严重的骨与关节开放性损伤是全身多发损伤的一部分,创伤急救及初期处理应注重整体观念及优先原则,首先对危及生命的合并伤救治,即 A、B、C、D、E 原则,在保护颈椎前提下保证有效通气及气体交换;有效止血条件下维持循环等。

现场处理非常重要,对开放性骨与关节损伤局部而言,妥善的现场急救不但可以避免附加损伤,一定程度地减少伤口污染,预防和避免休克的发生,从而减少肢残率。因此,所有医务人员必须熟练地掌握包扎、止血、固定及输送四大技术。

一、开放性骨折 Gustilo and Anderson 分型

Ⅰ度:清洁伤口,皮肤裂伤 <1cm,通常由内向外;肌肉轻度挫伤;单纯横断骨折或短斜形骨折。

Ⅱ度:皮肤裂伤 >1cm,没有广泛的软组织损伤;单纯横断或短斜形骨折,可有骨折轻度粉碎。

Ⅲ度:伴有广泛软组织损伤(肌肉、皮肤、神经血管结构);多为高能量损伤。

8

ⅢA:广泛软组织挫伤,但是有足够的软组织覆盖;多为节段性骨折或严重的粉碎性骨折;这种情况下即使裂伤伤口 <1cm,也属于这种类型。

ⅢB:广泛软组织缺损,伴有骨折端外露、骨膜剥脱,需要行皮瓣转位覆盖创面;伤口严重污染。

ⅢC:开放性骨折合并需要手术修复的血管损伤;这种情况下,即使软组织损伤的范围非常小,也属于这一类型。

大伤口严重开放性骨折伴有广泛皮肤、软组织损伤,肌肉挤压伤或肌肉缺失,骨折粉碎,此度又分为:①粉碎性骨折骨外露,但有骨膜覆盖;②粉碎性骨折骨外露伴有骨膜缺失;③血管损伤或伴有神经损伤。外伤性肢体离断。

一般来说,由直接暴力造成的开放性骨折,特别是高能量损伤,局部软组织常受损严重、组织挫灭、骨折粉碎、伤口严重污染,时常伴有神经、血管损伤,发生感染的风险性较大。而由间接暴力造成的开放性骨折,外力作用部位与骨折端常有一定的距离,骨折局部软组织损伤及伤口污染程度相对较轻,常常是锋利的骨折端由内向外刺破软组织和皮肤所致。

二、止血带的合理应用

开放性骨折均有不同程度的失血,有效的止血是防止休克,乃至抢救伤员生命重要的一环。对创面渗血及较小的血管出血,局部加压包扎是常用的止血措施。对合并大血管损伤的开放性骨关节损伤,宜采用气囊止血带或弹力止血带止血。止血带应放置在大腿及上臂的上 1/3。捆绑前应充分置垫,以免组织压伤,上肢充气压力为 250~300mmHg(33.3 ~40kPa),下肢的充气压力为 350~400mmHg(46.7~53.3kPa),止血带的使用时间一般为 1 小时,最长不应超过 90 分钟,若手术复杂超过此时限,先可用湿纱布填塞于伤口内,对创面施加一定的压力压迫止血,然后放尽止血带气囊内积气,恢复肢体供血 10 分钟后再次使用止血带。解除止血带的压力时应注意患者的血压变化,逐渐解除压力,切忌突然解除止血带压力。对肉眼可见的较大血管的活动性出血可用血管夹止血后改用加压包扎。禁止长时间使用止血带,否则会造成组织坏死,或因伤肢大量毒素或氧代谢产物蓄积,再吸收造成急性中毒反应或急性肾衰竭。严重开放性骨折除伴有大血管损伤外最好不使用止血带,原因是使用止血带会增加对组织活力及血液循环辨别的难度,或因伤肢缺血促使厌氧菌更快生长。

三、清创术的时限

开放性骨关节损伤,骨折端或关节腔与外界直接或间接相通,伤口成为细菌滋生良好的培养基,若不

及早清创，必将发生感染，因此及早地外科清创是预防伤口感染的关键，所以原则上所有的开放性骨折均应尽早行清创术，而且手术时机应该越早越好。伤后清创的时间是伤口感染与否的重要因素。此外，受伤的原因、部位，伤口的大小和污染程度，伤员自身的疾病状况，以及受伤时外界温度，细菌的数量、种类、毒力，初期救治是否得当均是影响伤口感染率的重要因素，一般来说伤后 6~8 小时内是较为理想的清创时限，此时伤口仅为污染，感染尚未形成，经过彻底的清创，绝大多数伤口能避免感染的发生。超过 8 小时以后的清创，创口发生感染的概率会明显增大，但伤后 6~8 小时并非绝对的清创时限，8~24 小时之间的开放性骨损伤也可行清创术，尤其是在冬季外界温度较低时，细菌繁殖缓慢，彻底的清创可极大程度减少伤口感染率。若为夏季外界气温较高或伤口已有明显的炎症时，则不宜作清创术。超过 24 小时的开放性骨折，通常细菌已大量生长繁殖，伤口感染已经形成，广泛的清创会损害已形成的肉芽屏障，促使感染扩散，所以，对此类伤口应敞开换药，逐步清除坏死组织和异物，保持伤口通畅的引流，根据伤口感染程度及肉芽生长情况，延期或二期闭合伤口，消灭创面。

四、开放性骨折再清创

治疗开放性骨折最终目的是恢复解剖结构的完整性，达到伤口及骨愈合，早期恢复伤肢功能。对于严重开放性骨折，初期的外科清创应清除所有的坏死组织及异物，遗憾的是肉眼所见的组织坏死界限小于实际组织坏死范围且界限往往不清，而且，目前尚缺乏有效地判断组织活力的方法。实际上一次清创很难彻底，所以多数学者建议实行反复清创，通常在初次外科清创坏死组织和异物后，于伤后 24~48 小时再次进手术室行清创术，直至确认所有坏死组织被清除为止。

五、抗生素应用

开放性骨关节损伤在伤口清创前应行伤口的细菌培养及药敏试验，从而可以充分了解伤口污染细菌的种类及其性质。术前、术中及术后预防性静脉使用广谱抗生素能有效地降低伤口感染率，一旦伤口发生感染，更应根据细菌培养及药敏试验结果合理使用抗生素。

六、局部伤情判断

在对危及伤员生命的全身多发伤进行及时的诊断及处置后，应了解伤口的疾病状况、致伤原因及经过、受伤时间及环境。术前应详细记录肢端的血液循环状况，如皮肤色泽、温度、动脉搏动及甲床充盈等，详细检查肢体的感觉、运动，以了解神经、血管、肌肉、肌腱的功能状态。同时应注意观察伤口并估计其范围、深度和污染程度。此外，还应做常规 X 线检查，以了解骨折的部位及类型，对伤口的检查应在手术室进行，尽量减少术前揭开敷料开放伤口的次数。

第二节　开放性骨折的外科处理

【基本原则】

清除所有无生机组织；尽量保存骨及软组织的血运；稳定的固定；早期无痛功能锻炼。

【麻醉】

根据受伤部位、患者年龄及病情危重程度等选用臂丛麻醉、椎管内麻醉或气管内插管全身麻醉。

【手术步骤】

清创术的手术过程主要包括伤口清理及组织修复两个方面：

1. 清洗与皮肤消毒（图 68-1）　麻醉实施后，由助手牵引固定肢体远端，术者常规洗手戴手套，先用灭菌敷料覆盖伤口，用软毛刷蘸无菌肥皂水反复刷洗伤口周围皮肤 2~3 次。然后用无菌生理盐水冲掉肥皂泡沫，皮肤污染较重，特别是有油渍污染皮肤者，在反复肥皂水刷洗后，应用乙醚等有机溶剂清洁皮肤，最后用无菌敷料擦干皮肤。皮肤清洗的范围应视伤口的部位而定。如为前臂开放性骨折，其范围应包括上臂下 2/3、前臂及手；若为小腿中段开放性骨折，清洗的范围应超过膝、踝关节。伤周皮肤清洗后，术者更换手套，再用大量生理盐水反复彻底冲洗伤口，清除肉眼可见的凝血块、异物及游离的失活组织，然后用过氧化氢、3‰ 氯己定或碘附液分别冲洗及浸泡伤口，最后用无菌生理盐水清洗残存于伤口的氯己定液。用无菌纱布拭干创口及创周，按常规消毒皮肤，铺无菌巾单。

2. 清创（图 68-2）　清创的顺序应由外向内，由浅入深，一处清创时，伤口的其他部位应用纱布保护，既可压迫止血，又可避免深层污染。在清创基本结束后应放松止血带止血，同时判定肌肉的活力。

（1）皮肤清创：对严重挫伤失去血液供应的皮肤应彻底切除，切除的范围以皮肤坏死的界限而定。直至切至有鲜血渗出为止。对挫伤不重的皮缘，用有齿镊夹住皮肤边缘，利刃切除 1~2mm 污染的皮缘即可，对深部组织损伤较重而皮肤创口较小的伤口，应适当延长皮肤切口，以充分显露伤口深部的组织损伤。对潜行性皮肤剥脱伤，可将皮肤纵行切开，以求彻底清除皮下组织间隙内的坏死组织、血肿和异物。对已丧

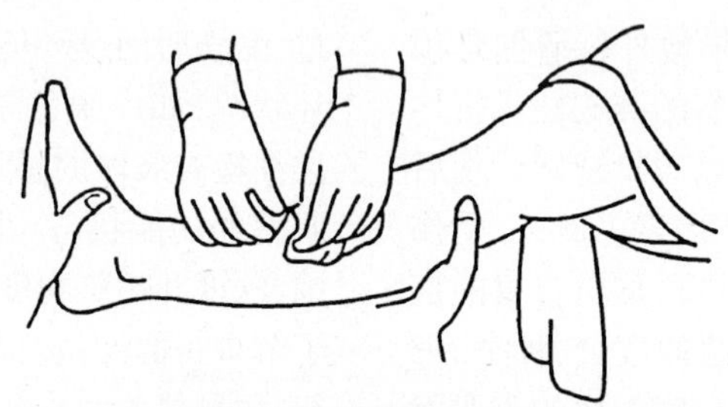
A. 刷洗创口周围皮肤

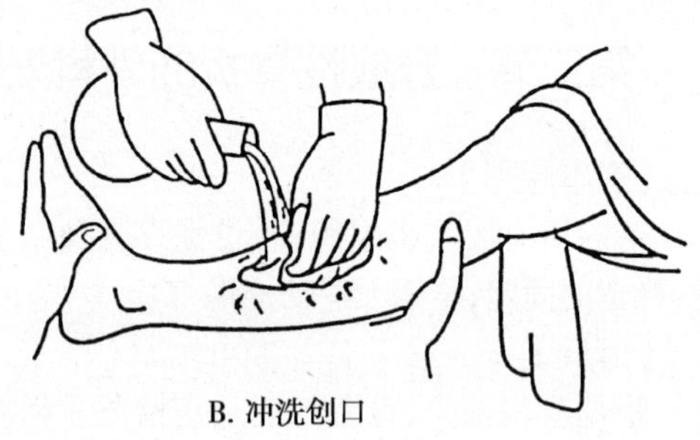
B. 冲洗创口

C. 消毒皮肤

图 68-1　清洗与皮肤消毒

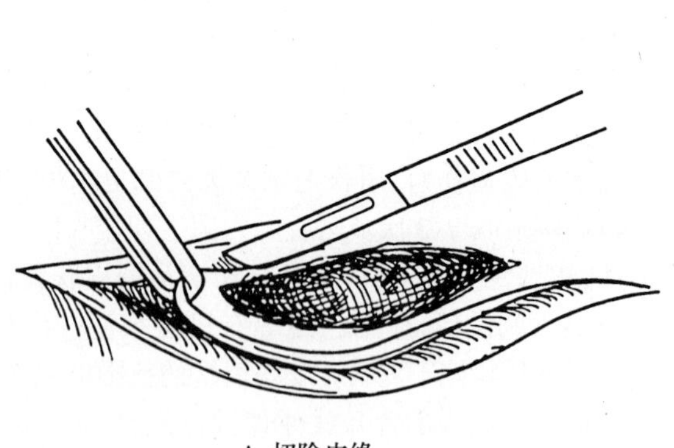
A. 切除皮缘

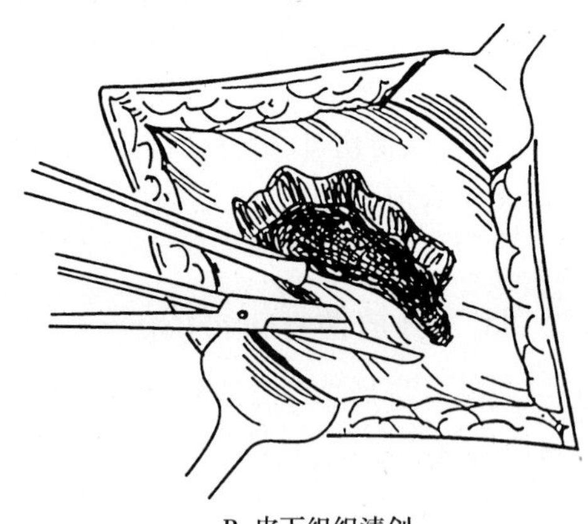
B. 皮下组织清创

图 68-2　清创

失血液循环的大面积皮肤剥脱伤，应将其切开，然后用鼓式切皮机制成中厚皮片备用，清创完毕后，根据创面情况游离植皮。清创后的创面应用生理盐水反复冲淋，或用生理盐水纱布覆盖，以防组织干燥坏死或再度污染。

(2) 皮下组织清创：皮下脂肪组织血液循环较差，挫伤后清创不彻底易发生液化坏死而导致细菌感染，清创时应注意皮下组织挫伤形成的盲袋，一定要扩创。挫伤皮下组织的应多切除一些。

(3) 肌肉、肌腱组织的清创：正常肌肉组织色泽鲜红，创面渗血较多，钳夹时有收缩反应。肌肉组织的清创一定要切至有出血和收缩反应处为止，一切失去活力的肌肉碎块、游离条索均应彻底切除。肌肉已严重破坏的非主要肌腱可予切除，但对重要肌腱应予保留。对肌肉或肌腱表面的污染，可切除少许肌膜或腱周膜。伤口内坏死肌肉组织是细菌生长繁殖良好培养基，同时也是大量毒素吸收，加重全身中毒反应的重要原因，对组织界限不清，清创难以彻底的伤口，应开放伤口，用消毒敷料覆盖创面，24~48 小时后行再清创术。

(4) 血管、神经损伤的处理：微小血管的出血加压数分钟后即可止血，不必结扎，伤口内过多的结扎线及被结扎组织的坏死会增加伤口感染的概率。较大血管必须结扎止血，任何神经损伤均应保留。影响肢体血液循环的重要血管损伤必须予以修复。

(5) 骨折的处理：应当保留有骨膜附着及有软组织相连的骨块，对骨折端表层的污染可用刀片刮除或用骨凿凿去少许皮质，对干骺端松质骨的污染可用高压冲洗清除污染颗粒，骨端髓腔内的污染也应彻底清洗，必要时可用小刮匙伸入髓腔内进行搔刮。对小的游离碎骨块可以在清创时清除，多个小碎骨块清除后所遗留的骨缺失可根据伤情一期或二期行自体松质骨移植术。而对较大的或节段性的皮质骨缺损，为了避免摘除术造成骨缺损和骨不连或肢体短缩等不良后果，可于彻底清创后，用 1‰ 新洁尔灭溶液或 0.5% 碘附溶液浸泡 3~5 分钟，用生理盐水清洗原位再植。

(6) 伤口清洗：经上述彻底清创后，为了最大限度地减轻伤口污染及组织碎屑遗留，应用大量灭菌生理盐水再次清洗伤口及伤周，同时检查初次清创是否彻底。拭干伤口及伤周后，用 5/10 000 氯己定液或 0.5% 碘附浸泡伤口，以杀灭残余细菌，伤口污染较重或受伤时间较长者，应用 3% 过氧化氢液清洗伤口，以减少厌氧菌感染的概率，最后用灭菌生理盐水冲洗伤口，术者重新更换手套，重新铺巾单，清创时用过的手术器械也用 5‰ 碘附浸泡消毒备用。手术进入组织修复期。

3. 组织修复骨折固定　骨折固定是组织修复的第一步，良好的固定是促进伤口愈合，降低感染率重要的步骤。可供骨折固定的方法很多，如石膏托、骨外固定器、钢板、髓内针、克氏针等，固定方法的选择主要依据于骨折感染可能性的大小，骨折的形态，以及软组织损伤情况等。既要考虑到骨折固定的力学因素，达到骨折的牢稳固定，又要考虑到影响骨折愈合的生物学因素，尽量少干扰骨折的血液循环，方便软组织覆盖及降低感染率。

骨外固定技术由于在远离骨折端和伤口的区域穿针固定，对骨折断端的血液循环干扰较小，而且在严重粉碎性骨折或骨缺损的条件下可采用中立位固定，有效地维持了肢体的长度，特别对超过清创时限或已有感染的开放性骨折尤为适用。所以近年来骨外固定在严重开放性骨折治疗中备受推崇。骨外固定可以是一种最终的治疗方法，也可以作为临时固定措施，择期根据软组织条件及感染的可能性大小转换内固定。

Ⅰ、Ⅱ度开放性骨折，若伤口污染不重，受伤时间在 6~8 小时以内，在彻底清创基础上选择合适的内固定是可行的，伤口是否感染主要取决于组织损伤程度和清创是否彻底等，内固定并非伤口感染的直接原因，只有在伤口已经感染的情况下内固定才起异物作用。而且，近年来采用的纯钛内置物具有较好的组织相容性，限制性接触或点接触设计，较好地保护了骨皮质血液循环。牢稳的骨折内固定在有伤口感染的情况下也能保证骨折的顺利愈合，所以骨折内固定并非开放性骨折的禁忌证。但是，对伤后时间较长，Ⅲ度开放性骨折，伤口污染较重或其他不利条件有可能发生伤口感染时，应慎用内固定，为了安全起见，在彻底清创后，将骨折复位，可选用拉力螺钉固定骨折端后骨外固定，骨折端稳定时直接加压外固定，中和位骨外固定，或石膏托固定，必要时也可采用骨牵引术。

血管、神经损伤的修复：合并重要血管、神经损伤者，在彻底清创后应分别按血管神经损害的治疗原则处理。对火器伤造成的神经断裂，可将神经断端用黑丝线结扎做好标记，并缝合固定邻近软组织上便于二期寻找修复。

肌肉、肌腱的修复：若为锐器伤，肌肉、肌腱组织无明显缺损时，可将其断端直接缝合；腱性组织缺损时，除可采用腱移植外，还可将其断端缝合于其他同功能的健康肌腹或肌腱上。

创口的闭合如前所述，清创术的目的是清除一切坏死组织、异物及血肿等，在严重开放性骨折，组织损害严重，坏死界限不清，凭肉眼很难辨别出组织坏死的界限，而且目前尚无可靠的辨别坏死组织的方法。所以严重开放性骨折清创很难做到一次清创彻底，一旦一期闭合伤口，大量的坏死组织将会成为细菌繁殖良好的培养基，诱发感染，所以清创术后是否一期闭合伤口应根据伤情区别对待。

对Ⅰ、Ⅱ度开放性骨折，若伤口污染不重，伤后时间在 6~8 小时（气候寒冷时可适当延长），组织挫伤不重，而且清创及时彻底时应争取一期闭合伤口，将开放性骨折转化为闭合性骨折，争取伤口的一期愈合。

对Ⅲ度开放性骨折，超过清创时限的开放性骨折及伤口污染较重者，应当毫不犹豫地将伤口开放。部分扩创用的延长切口在无张力条件下可以缝合，重要的组织结构如神经、血管、肌腱、骨骼、关节囊等应用邻近的健康组织覆盖，敞开的创口可以用人造敷料或灭菌湿敷料覆盖以达到伤口引流，此时应避免试图采用减张切口或皮瓣来修复创面。2 日内再次进手术室在麻醉下再清创直至坏死组织完全清除干净为止，如此反复清创一般应在 1 周内完成，因为长时间暴露伤口会增加交叉感染的概率。一旦完成彻底清创，应尽快覆盖创面。无皮肤缺损且皮肤张力不高时可直接缝合伤口；皮肤缺损直接缝合有张力时可采用减张缝合（图 68-3），减张伤口创面较大时可考虑游离植皮；肉

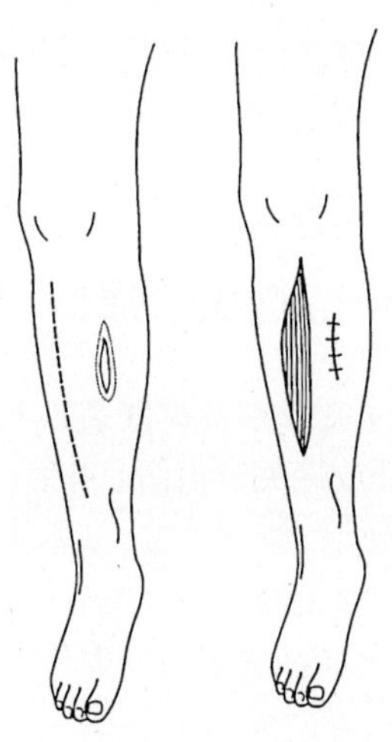

图 68-3　皮肤减张缝合

8

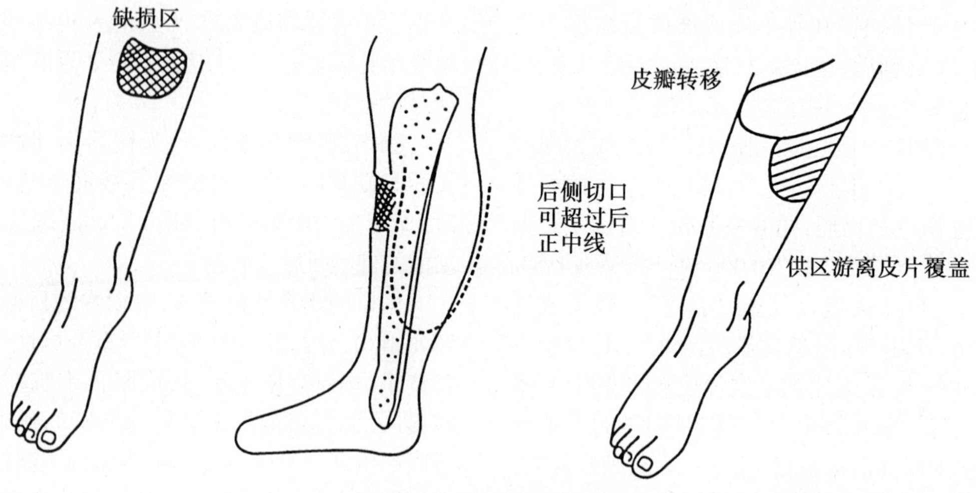

图 68-4　局部旋转皮瓣

芽创面或软组织床血供好者，可采用游离植皮。临床上常见的胫前骨外露如果 1 周内未得到良好覆盖，骨骼将因干燥坏死，最终变成棕黄色乃至感染。小腿中上段骨外露的覆盖多无困难，可采用局部旋转皮瓣（图 68-4）、腓肠肌筋膜瓣等。小腿下端的骨外露在创伤后 4 周内采用局部皮瓣非常危险，因为小腿下端皮肤的血液循环来源于肌筋膜的穿支血管，局部转移皮瓣有缺血坏死的可能，若条件许可，应于 1 周内伤口清洁与稳定后，采用游离皮瓣或游离肌瓣移植。

【术后处理】

1. 继续观察创伤及术后反应，对原发疾病对症用药，对多发伤伴有休克患者继续抗休克治疗，并注意合并伤的处理。

2. 根据术前伤口细菌培养应用抗生素或应用广谱抗生素，常规注射破伤风抗毒素，伤口污染严重者，1 周后可重复注射 1 次。

3. 注意观察伤肢的感觉，运动及血液循环，术后将肢体抬高，以利于淋巴及血液回流。肢体采用石膏固定者应经常检查石膏的松紧度及肢体肿胀情况，若疑诊骨筋膜间隙综合征者应早期切开减张。放置引流者应于术后 24~72 小时内拔除。疑有伤口感染者必要时应扩创引流。

8

第三节　开放性关节损伤的外科处理

关节腔通过关节囊及皮肤裂口与外界直接或间接相通者称为开放性关节损伤。开放性关节损伤的治疗原则如急诊救治、清创术等，基本上与开放性骨折处理相同。其治疗目的是恢复关节软骨的解剖形态和关节功能，预防化脓性关节炎发生。

【分类】

1. 单纯关节囊损伤　多为锐性外力直接穿破皮肤与关节囊。创口多较小，关节软骨及骨骼尚完整，亦无关节软骨外露。关节腔内可有积血、积液及异物存留，治疗后多可保存关节功能。

2. 合并骨折及关节面损伤　多为钝性暴力所致，软组织损伤广泛，关节囊广泛撕裂，关节面裸露，或合并韧带损伤及关节脱位，关节软骨及骨骼中度损伤，伤口污染及异物存留，经治疗后可部分恢复关节功能。

3. 关节内粉碎性骨折　多为较大暴力直接作用所致，软组织毁损严重，关节软骨及骨骼严重受损，伤口污染重，常有异物存留并伴有血管、神经损伤，韧带断裂，关节脱位或半脱位。

【手术步骤】

开放性关节损伤若能在 6~8 小时内做到彻底清创，伤口多能一期愈合，在同等条件下与开放性骨折相比，因为完整的关节结构具有较强的抗感染能力，开放性关节损害的清创时限也较宽。虽然早期给予制动，但大多亦不影响关节功能的恢复。

1. 按开放性骨折的清创要求及方法清洗皮肤及伤口，常规消毒、铺巾后，由外向内，由浅至深逐层切除坏死皮肤，皮下组织及筋膜，清除可见的血肿、异物等，并用大量生理盐水冲洗伤口，若为单纯关节囊损伤，可于非伤口部分穿刺冲洗关节腔，让冲洗液自关节囊裂口由内向外流出，清除积血及异物后逐层缝合。

2. 若合并骨折及关节面损伤，在关节囊外清创后，重新消毒、铺巾，术者更换手套，适当扩大伤口或采用标准关节切口，充分显露关节，用大量静脉用生理盐水或 1∶1 000 新洁尔灭彻底冲洗关节腔，清除血肿，脱落的小骨块及异物，一般大关节需要冲洗液 6~12L。关节内骨折块的处理应尽可能地保留附带关节软骨的大骨折块，以恢复关节面的完整性，将骨块复位后选用拉力螺钉或配合支撑钢板做内固定。游离的破碎软骨对关节功能影响不大者可以清除。某些部位的粉碎性骨折如尺骨鹰嘴近端70%,桡骨小头、尺骨远端等若的确难以复位固定,亦可切除。所有关节开放性损伤均应一期缝合关节囊,若关节囊缺损可用筋膜修补。如果伤后时间较长,伤口污染较重或关节周围已形成蜂窝织炎,但关节腔内感染尚未形成时仍可缝合关节囊,但不缝合皮肤,用温盐水或灭菌液纱布充填覆盖伤口形成开放引流,配合局部换药及经静脉使用大剂量抗生素,待3~5天局部炎症消退后再延期缝合伤口。关节腔内严重污染,受伤时间较长或估计清创难以彻底的开放性关节损伤,关节腔内可置入双导管,术后用林格液或生理盐水加抗生素持续灌洗引流,成人每24小时的液体用量为6~12L,48小时后拔除导管。

3. 关节内严重粉碎性骨折彻底清创后,应尽可能地恢复关节解剖结构,尽量争取一期缝合或修补关节囊,开放伤口,充分引流,争取延期创面修复。若条件允许,骨折粉碎,若无法保留关节软骨可考虑一期关节融合术。

【术后处理】

基本同开放性骨折。

1. 制动　清创术后,关节应该制动,一利于创口的愈合,二避免炎症扩散。制动时间一般为术后3周,固定时间太长会造成关节僵直。髋关节可采取下肢牵引制动,其他关节可采用石膏固定。

2. 关节穿刺　术后关节腔内积血、积液或疑诊关节腔感染时,可行关节腔穿刺,抽出积血、积液。必要时取关节液做细菌培养及药敏试验,同时做关节腔冲洗及注入抗生素。若抽出液为黏稠脓液,穿刺冲洗不能奏效时,可置管灌洗,按化脓性关节炎处理。

(陈华)

参考文献

1. Gustilo RB, Anderson JT. Prevention of infection in the treatment of one thousand and twenty-five open fractures of long bones: retrospective and prospective analyses. Journal of Bone & Joint Surgery American Volume, 1976, 58(4): 453.
2. Gustilo RB, Mendoza RM, Williams DN. Problems in the management of type Ⅲ (severe) open fractures: a new classification of type Ⅲ open fractures. Journal of Trauma, 1984, 24(8): 742.
3. Pollak AN. Timing of debridement of open fractures. Journal of the American Academy of Orthopaedic Surgeons, 2006, 14(10 Spec No.): S48-51.

8

第六十九章

四肢骨折的手术治疗

第一节　上肢骨折脱位手术

一、锁骨骨折手术

锁骨骨折占全身骨折的5%，为儿童最常见的骨折之一。成年人的骨折多由强烈暴力引起。锁骨骨折少有不愈合，因此大多数病例可采用非手术治疗，常用的方法为“8”字绷带固定。但是近年来，目前越来越多的学者开始强调骨折的手术治疗。

【手术指征】

1. 开放性骨折。
2. 骨折合并神经血管损伤。
3. 骨折合并肩胛颈骨折。
4. 锁骨外端明显移位的骨折。
5. 锁骨骨不连。

【麻醉及体位】

全身麻醉或颈丛阻滞麻醉，沙滩椅位（半坐位），肩后垫枕，患肢置于身旁。

【手术步骤】

平行于Langer线的切口优于平行于锁骨的切口。

1. 锁骨中段骨折钢板内固定术　以骨折部为中心做锁骨上缘2.5~5cm长切口，显露骨断端后，整复骨折，用骨折固定器将骨折连同钢板固定于满意的位置，钻孔及攻丝，拧入适当长度的螺钉。可以选择的钢板有3.5mm重建钢板或3.5mm锁骨解剖钢板，或锁定重建及锁定解剖钢板。由于锁骨承受一定的力量，因此，选用的钢板最少应有7~10个钉孔，保证骨折断端两侧各有3枚双皮质螺钉的固定。钢板可以置于锁骨的上方，也可以置于前侧。如置于前侧，需要剥离三角肌和胸大肌的部分止点，降低了血管损伤的风险，同时钢板也可获得较好的皮肤保护（图69-1）。

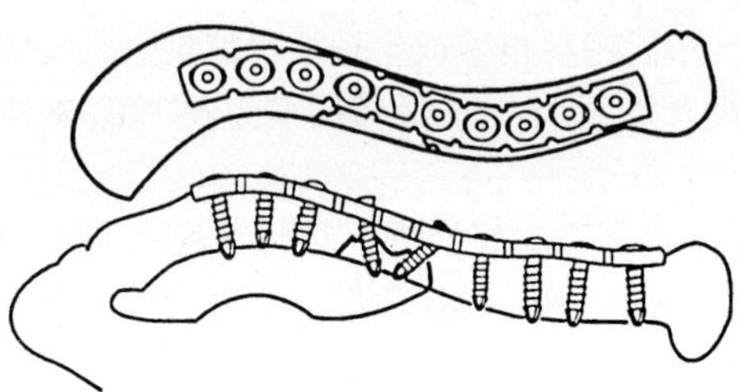

A. 3.5mm重建钢板固定

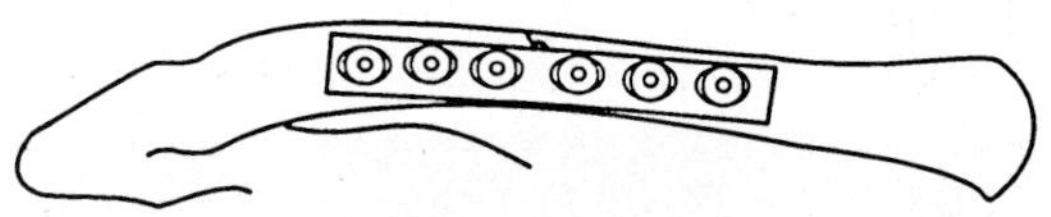

B. 3.5mm动力加压钢板固定

图69-1　锁骨骨折钢板内固定术

2. 髓内钉固定术　显露锁骨骨折断端，清除断端血肿及嵌入的肌肉组织。用持骨器或巾钳夹持锁骨骨折近端，用合适的钻头量取，再用C臂验证钻头是否充满髓腔，并标记髓腔的方向。连接钻头和T柄，扩锁骨髓腔，不要穿透锁骨前侧皮质。连接丝攻和T柄，髓腔攻丝直到前侧皮质。外旋上臂，抬起锁骨骨折远断端。使用同样的钻头，连接T柄，扩锁骨远断端髓腔。C臂引导下穿透后外侧皮质，确保钻头从肩锁关节囊的后内侧、锁骨后外侧下半部位穿出。连接丝攻和T柄，攻丝。取下髓内钉的螺帽，T柄连接髓内钉的内侧末端无螺纹处。把持住锁骨骨折外侧部分，将锁骨髓内钉穿入外侧髓腔，在以前钻孔部位穿出。在皮下触及髓内钉，切一个小口，用止血钳钝性分开皮下组织，显露髓内钉，用止血钳或小的牵开器保护使髓内钉穿出切口，接着扳手旋转髓内钉直至内侧螺纹咬合外侧断端皮质，然后T柄连接髓内钉外侧头继续旋转使髓内钉没入髓腔。抬上臂、复位骨折断端，将髓内钉旋转送入锁骨骨折近端，使用C臂确认髓内钉穿过内侧骨折线，确保所有内侧螺纹穿过骨折线。在髓内钉外侧端冷焊接两个螺母，先拧上一个螺母，然后再拧上一个小的螺母，用一把扳手夹住内侧螺母，然后用另外一把扳手旋转外侧螺母，将两个螺母锁在一起；用外侧螺母扳手和C臂引导，将髓内钉旋进锁骨骨折近端直至髓内钉接触前侧皮质；使用扳手、逆时针解锁打开两个螺母；然后旋进内侧螺母，让锁骨骨折位置加压；再次锁紧两个螺母；使用内侧螺母扳手，将髓内钉系统从软组织里拽出显露螺母，大约1cm，便于将髓内钉剪断，使其与螺母平齐；最后，用外侧螺母扳手用相同骨折部位加压力量将髓内钉系统推回进入锁骨骨折内侧部。逐层缝合切口（图69-2）。

3. 锁骨远端骨折锁骨钩钢板内固定术（图69-3、图69-4）　切开皮肤、皮下、颈阔肌，在颈阔肌下游离，尽量不做肌肉附着点和骨膜剥离，显露喙锁韧带和肩锁关节。用缝合锚钉修复喙锁韧带、锁骨钩钢板固定脱位的肩锁关节：锚钉拧入喙突基底，缝合断裂的喙锁韧带，不打结；复位肩锁关节，克氏针临时固定，在肩锁关节的后方，插入锁骨钩钢板的钩（钩深度的选择，有小号到大号试模选择；钩太深对肩锁关节固定不牢固；钩太浅钩对肩峰的压力太大，会出现钩陷入肩峰引起疼痛）；骨折断端近侧至少要3枚螺钉固定；修复断裂喙锁韧带的缝线打结。如果肩锁关节韧带断裂，可以用PDSII缝线加固缝合。生理盐水冲洗，彻底止血，逐层闭合切口。

【术后处理】

术后早期即可行患肢关节功能锻炼，患者起床时可用颈腕悬吊带支持上肢1~2周，骨折可在6~8周内愈合。半年后可取出内固定器材。

【注意事项】

1. 钢板固定时，锁骨上钻孔应特别小心，钻的方向应向前下方，不可向后下方，并以骨膜剥离器保护好，以免损伤锁骨下血管及胸膜等重要组织。

2. 锁骨骨不连者，需行自体松质骨移植。

二、肱骨近端骨折手术

肱骨近端骨折可分为肱骨头骨折、解剖颈骨折、外科颈骨折。肱骨解剖颈骨折少见，多发生于老年人，易并发肱骨头无菌性坏死。肱骨外科颈骨折发生于肱骨解剖颈下2~3cm处，为肱骨大小结节移行至肱骨干的交界部，即松质骨与皮质骨相邻界的部位，以成年人为多见。老年患者多继发于跌倒后上肢伸展位着地或者肩部着地所致。肱骨头骨折并不常见，但肱骨头骨折常使临床治疗面临许多棘手的问题：①如肱骨头已粉碎成许多碎片，要想恢复接近正常的肱骨头光滑的关节面已不可能；②骨折碎片已失去血液供应，即使复位，仍将缺血坏死；③如切除碎片，各旋转肌无处附着，肩的肌肉控制完全丧失，形成连枷关节；④大量的瘢痕组织形成，肩关节功能极差。最常使用的骨折分型为Neer分型。

【手术指征】

肱骨近端骨折80%~85%为无移位或稍微移位骨折，可通过非手术疗法获得满足效果（通常对于“一部分骨折”和大多数“二部分骨折”均可采用非手术方法治疗）。成角45°、骨折块分离1cm或有移位的大结节骨折、“三部分骨折”及“四部分骨折”多需内固定手术治疗。

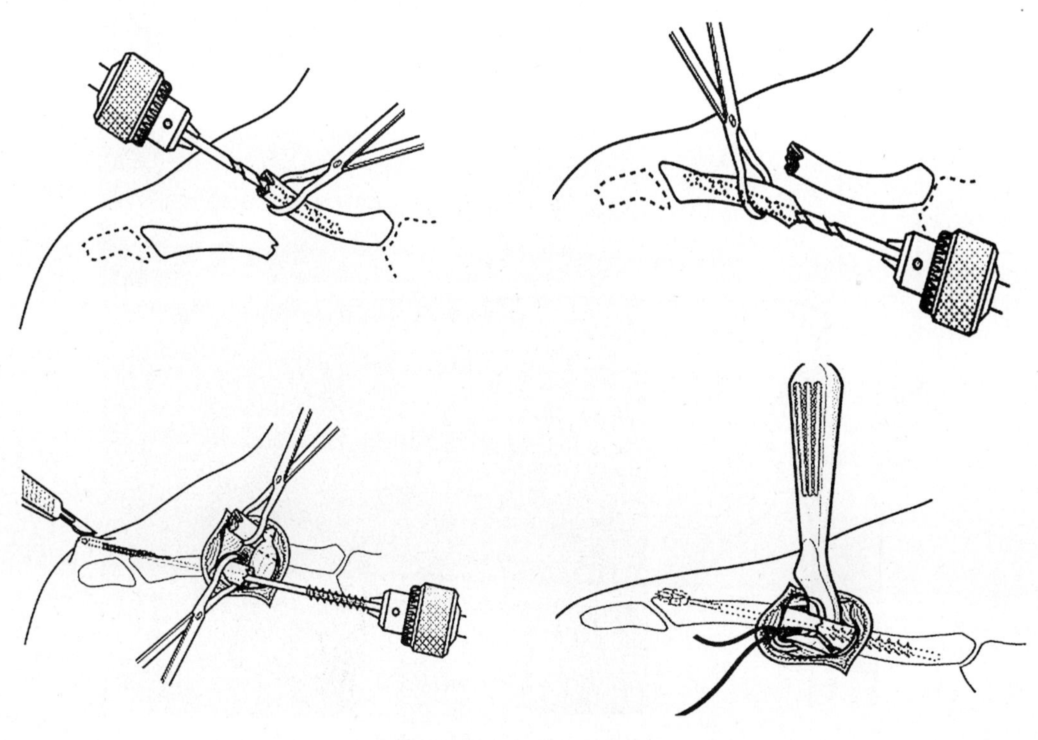

图69-2　髓内钉固定术

图 69-3　锁骨远端骨折锁骨钩钢板内固定术

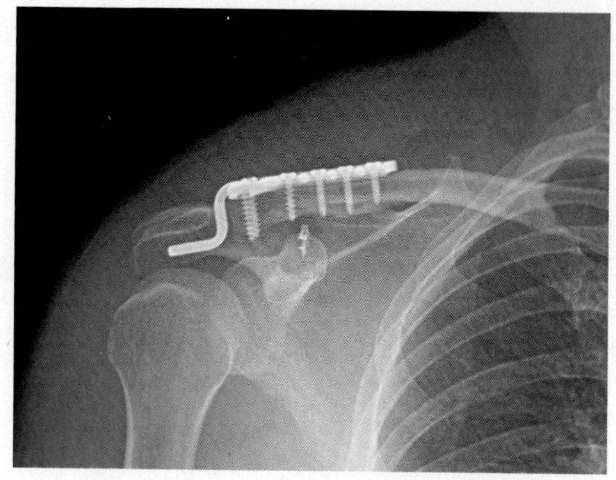

图 69-4　锁骨远端骨折锁骨钩钢板内固定术

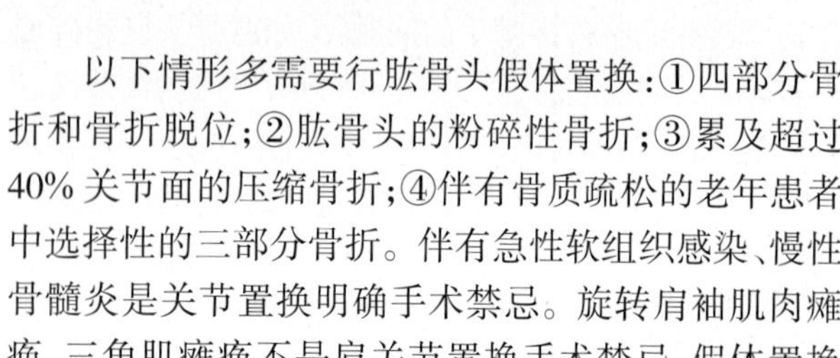

以下情形多需要行肱骨头假体置换：①四部分骨折和骨折脱位；②肱骨头的粉碎性骨折；③累及超过40%关节面的压缩骨折；④伴有骨质疏松的老年患者中选择性的三部分骨折。伴有急性软组织感染、慢性骨髓炎是关节置换明确手术禁忌。旋转肩袖肌肉瘫痪、三角肌瘫痪不是肩关节置换手术禁忌，假体置换可以保留一定肩关节功能。

【麻醉及体位】

采用全身麻醉，半仰卧位肩下垫高或侧卧位。

【手术步骤】

1. 肱骨大结节骨折拉力螺钉内固定术（图 69-5）取三角肌胸大肌间隙入路（图 69-6），做弧形切口长约

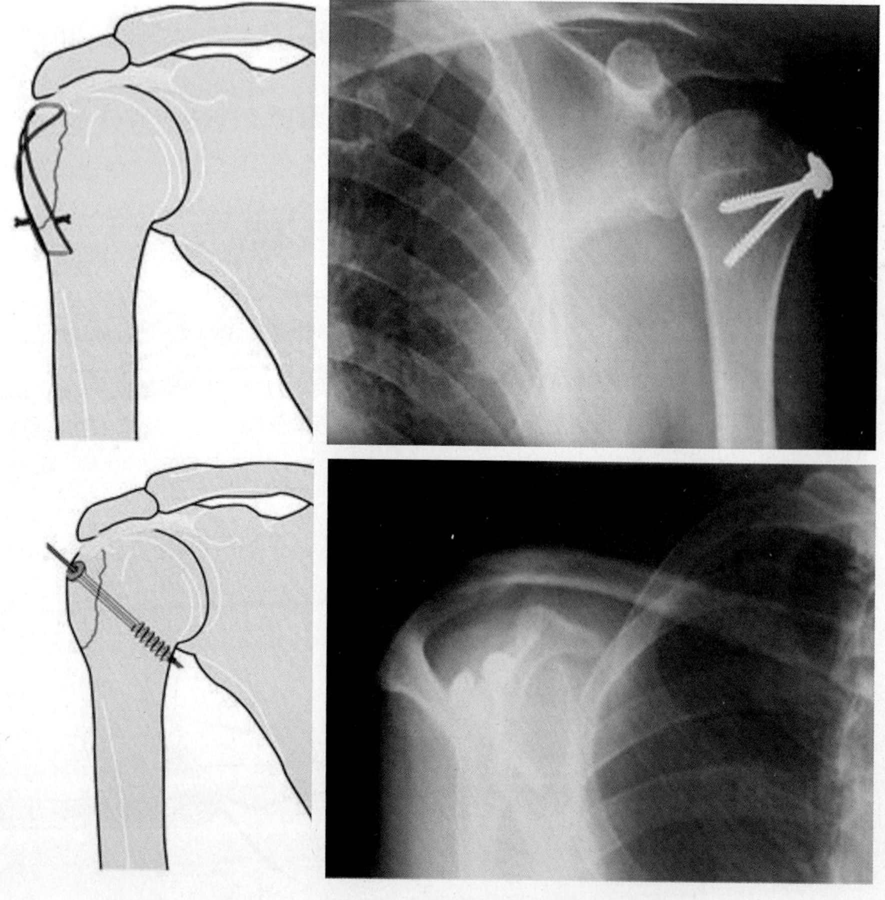

图 69-5　肱骨大结节撕脱骨折拉力螺钉内固定术

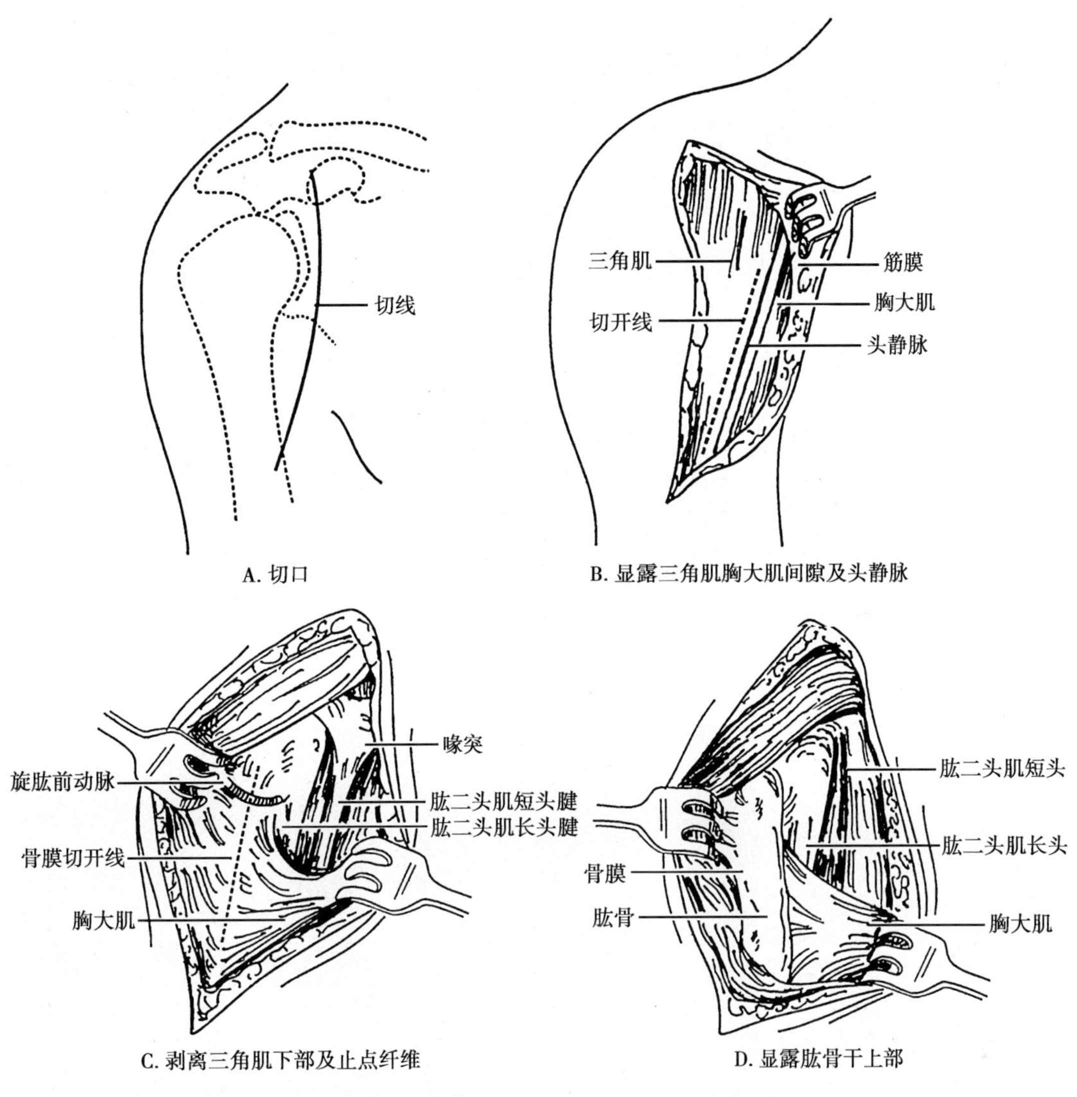

A. 切口　　B. 显露三角肌胸大肌间隙及头静脉

C. 剥离三角肌下部及止点纤维　　D. 显露肱骨干上部

图 69-6 肱骨头骨折三角肌胸大肌入路(肩关节前内侧入路)

12cm,将三角肌连同头静脉拉向外侧,切开头静脉内侧筋膜,伤肢轻微外展,钝性分离三角肌下滑囊,即可显露骨折部位,清除血肿。必要时可以部分切断三角肌和胸大肌止点。内外旋上臂,明确二头肌长头腱和大小结节的位置。骨折准确复位后,用克氏针临时维持稳定,以两枚松质骨拉力螺钉或空心螺钉固定。对于撕脱的大小结节等碎骨块也可以用张力带固定。如患者骨质疏松则需要放垫片;如螺钉松动可在钉孔注入骨水泥以加大螺钉把持力。检查固定牢固后,冲洗留置负压引流,关闭伤口。

2. 肱骨近端骨折钢板螺钉内固定术(图 69-7) 取三角肌胸大肌间隙入路,显露骨折断端。肩胛下肌和冈上肌腱止点置粗的不可吸收线。上肢外展复位向后移位的肱骨大结节。肌腱附着部置牵引缝线复位骨折块;维持软组织附着,根据需要打开旋转间隔。透视用钝性撬拨杆撬拨复位肱骨头。复位骨折,1~2 枚克氏针临时固定。钢板固定(钢板置于肱骨近端的外侧,恰在肱二头肌长头腱的外侧;透视评估钢板高度保证钢板不向上方突出;螺钉长度固定在肱骨头中心软骨下骨,该位置抗拔出力量最大)。结节最后修复以及通过透视确认复位和固定后,关闭三角肌胸大肌间隔,常规不需要引流。

3. 人工肱骨头置换术(图 69-8) 采用肩关节前内侧入路。切口起自锁骨水平,沿喙突至三角肌止点前缘,长约 15cm,显露头静脉并牵向内侧,外展手臂 25°,向外侧牵开三角肌,切开胸锁筋膜至喙肩韧带处。在肩峰下插入一骨撬协助显露,屈曲并外旋肩关节结扎旋肱前动静脉。如肱骨小结节未骨折,上臂外旋位显露和切断肩胛下肌,在肩胛下肌断端上缝一牵引线,以利术毕缝合。如小结节已骨折,可用股二头肌长头肌腱作为引导。横行切开关节囊,显露关节内部。从关节盂上切断股二头肌长头肌腱,并将其由二头肌沟中游离出来,用湿纱布保护。对陈旧性肱骨头粉碎骨折,将肱骨头经关节囊前部脱出并切除肱骨头;对

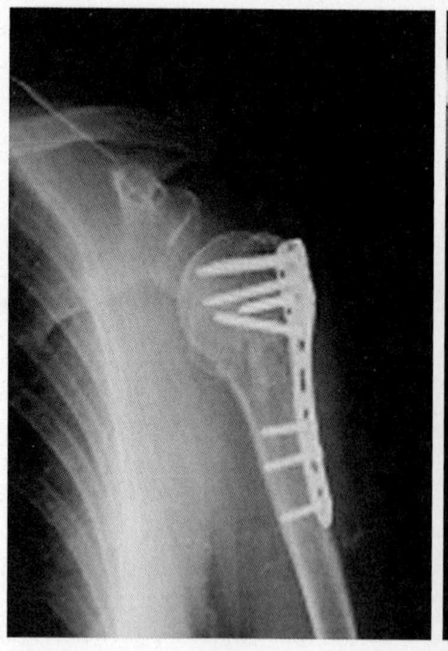
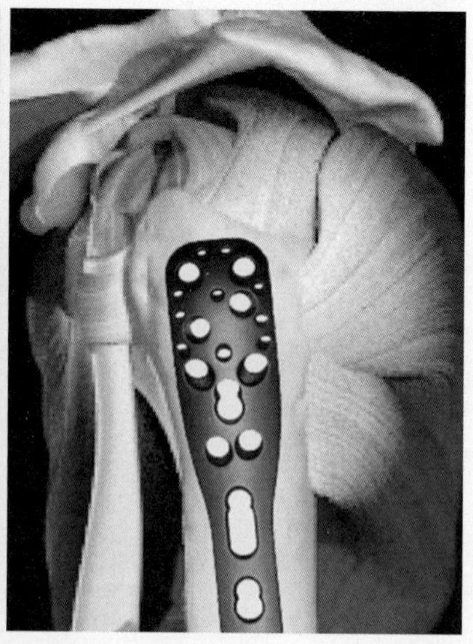

图 69-7 肱骨近端骨折钢板螺钉内固定术

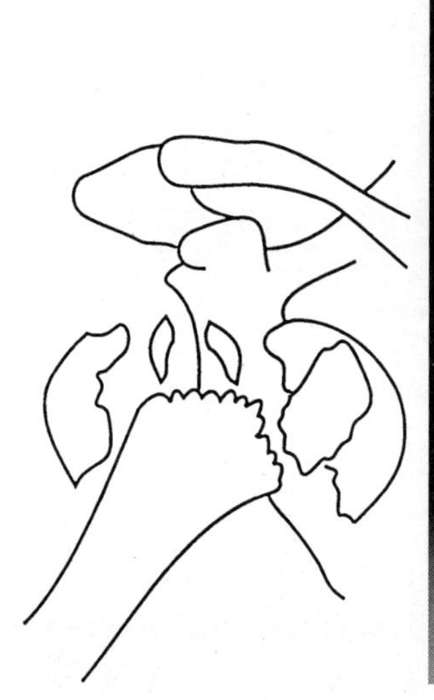
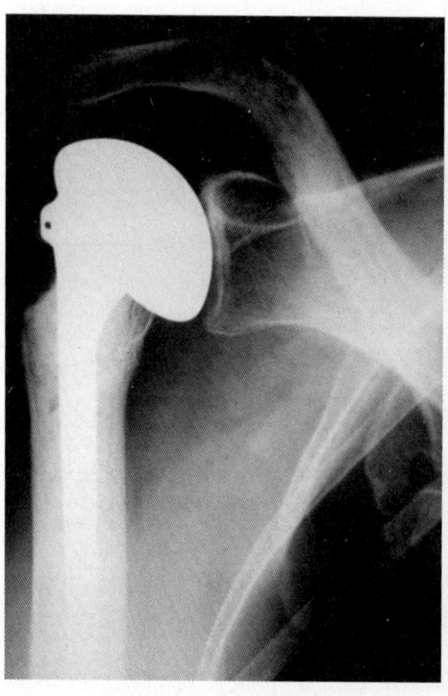
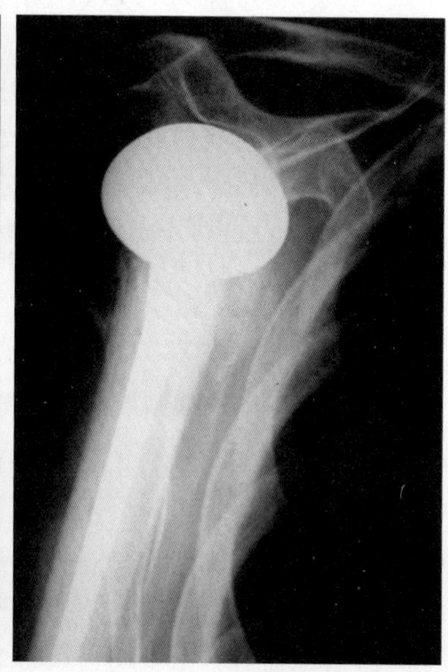

图 69-8 人工肱骨头置换术

新鲜肱骨头粉碎骨折，则将肱骨头碎片切除。用髓腔扩大器扩大髓腔，在肱骨颈的松质骨内按照人工肱骨头的颈部两翼及外侧大结节翼的开关形状用骨刀凿出骨槽，以适合人工肱骨头在该部的插入。插入假体试模并复位，检查截骨的高度、后倾角度和肱骨头的大小是否合适。肱骨头的中心应后倾 30°，并恰好安放在肱骨颈上，屈肘 90°、肩关节旋转中立位时肱骨头应正对关节盂。拔除试模，冲洗髓腔并擦干，充填骨水泥，用手力插入人工肱骨头至半途时，摸清肱骨下端的内外上髁，核定插入的人工肱骨头后倾 30°后完全插入，加压至骨水泥硬化。如无后倾，术后将立即并发脱位。将肩的旋转诸肌或附有旋转诸肌的大小结节缝于人工肱骨头颈部翼上的小孔中。最后缝合二头肌腱、关节囊、三角肌和皮肤。

【术后处理】

1. 肢体尽早活动（研究发现术后立即开始功能活动比制动 3 周后再开始功能锻炼，患者功能恢复更好）。术后即开始钟摆运动锻炼（大结节骨折，术后 4~6 周避免做主动外展和外旋；小结节骨折，术后 4~6 周内避免做主动内旋和被动外旋）。术后 4~6 周开始主动锻炼，8~12 周开始抗阻力锻炼。

2. 假体置换术后，在肩内收位和肘屈曲位包一

Velpeau 绷带固定患肢于胸前 48~72 小时。然后做患肩钟摆样运动锻炼，逐渐做前屈活动。术后第 4 天后，日间可自己活动患肩，晚间仍需将上肢固定于胸前。3 周内不做肩的外展和外旋动作，以利肩胛下肌的愈合。

【注意事项】

1. 头静脉位于三角肌与胸大肌间沟的浅层，切开皮下组织时应注意保护。为避免损伤，可将三角肌前缘部分肌纤维连同头静脉一起纵行分离并牵向内侧。

2. 翻转和牵开三角肌时，必须注意勿损伤其深面的腋神经。

3. 人工肱骨头置换术应做好充分的术前准备。术前摄带标尺的健侧肩关节 X 线片，测定肱骨头的大小和髓腔的粗细，根据测定结果选用合适的假体。

4. 正常肱骨头有 30° 的后倾角，在插入人工肱骨头前，须先摸清肱骨下端的内外两上髁，然后将人工肱骨头向后旋转 30° 再予插入。后倾角也可根据假体和二头肌沟、小结节的相对位置决定。

三、肱骨干骨折手术

肱骨干骨折约占全身骨折的 1%。绝大多数为直接暴力所致。近端骨折可导致腋神经损伤，肱骨中 1/3 和下 1/3 骨折可导致桡神经损伤。肱骨干骨折合并血管损伤所占比例较小。肱骨干骨折，应以手法复位外固定治疗为主。

【手术指征】

1. 保守疗法不能达到满意的对位和对线者。
2. 开放性骨折。
3. 伴有原发的或继发的桡神经损伤或血管损伤。
4. 双侧肱骨干骨折，或同一肢体多发骨折。
5. 病理骨折和肱骨干骨折骨不连。
6. 合并全身性疾病（如震颤性麻痹等）亦可考虑手术。

【手术步骤】

1. 钢板螺钉内固定术（图 69-9）　仰卧体位，伤肢外展或置胸前。上段骨折，做前外侧切口，自胸大肌及三角肌之间进入，中、下段骨折，切口起自三角肌止点前缘沿肱二头肌外侧缘向下延伸，止于肘部，长度视骨折情况及手术需要而定。切开皮肤和深筋膜后，从肱三头肌和肱肌之间分离进入，将肱三头肌牵向外侧，肱肌及股二头肌牵向内侧，即可显露骨折处。注意勿损伤桡神经沟内的桡神经。若为肱骨下段骨折，则从肱桡肌与肱肌之间分离进入，在外侧肌间隙寻找及游离桡神经，用乳胶条牵开保护。暴露骨折端后，纵行切开骨膜并剥离至所需长度，清理骨折端血块及肉芽组织。然后屈肘，由助手牵引前臂，术者用骨钩钩住断端帮助牵引使之复位或用成角复位法复位，但要注意成角方向，避免神经血管损伤。复位后，选用适当长度的接骨板（骨折断端两侧至少 3 枚螺钉固定），置于肱骨外侧，用持骨器固定并维持对位，然后逐一钻孔，拧入螺丝钉。

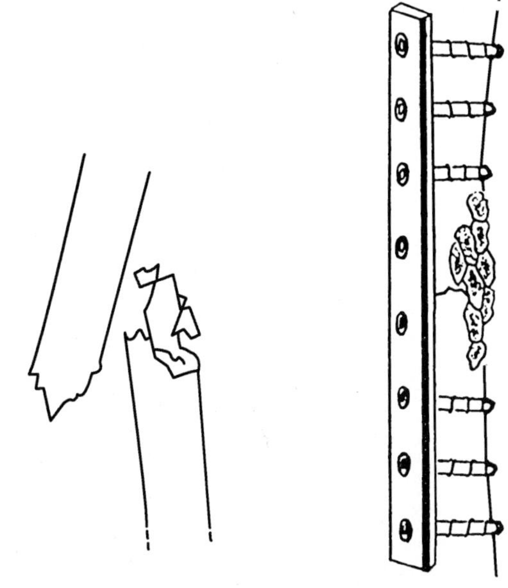

图 69-9　肱骨干骨折钢板螺钉内固定术

对于肱骨下 2/3 的骨折，也可采用后侧入路（Henry 入路）（图 69-10）。患者采用侧卧位，将上臂置于支架上。在肩峰后缘与鹰嘴的连线上做皮肤切口，分开浅筋膜，至肱三头肌两个浅头之间的 V 形沟内始向近端分离，在 V 形沟的深面有桡神经及其伴行的血管横过肱骨，牵开桡神经，分开肱三头肌内侧头即可充分显露肱骨干。

2. 髓内钉固定术（图 69-11）　为了避免肩袖损伤，常采用逆行进针法。

（1）逆行进针法：患者侧卧位，上臂垫枕，患肢自

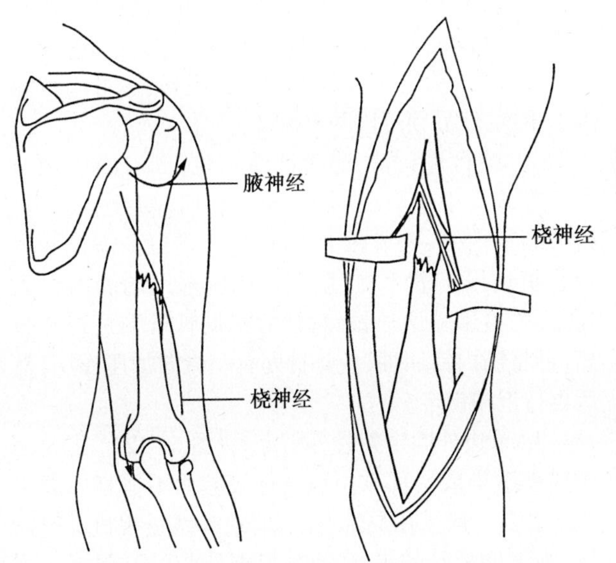

图 69-10　肱骨干骨折后侧入路（Henry 入路）

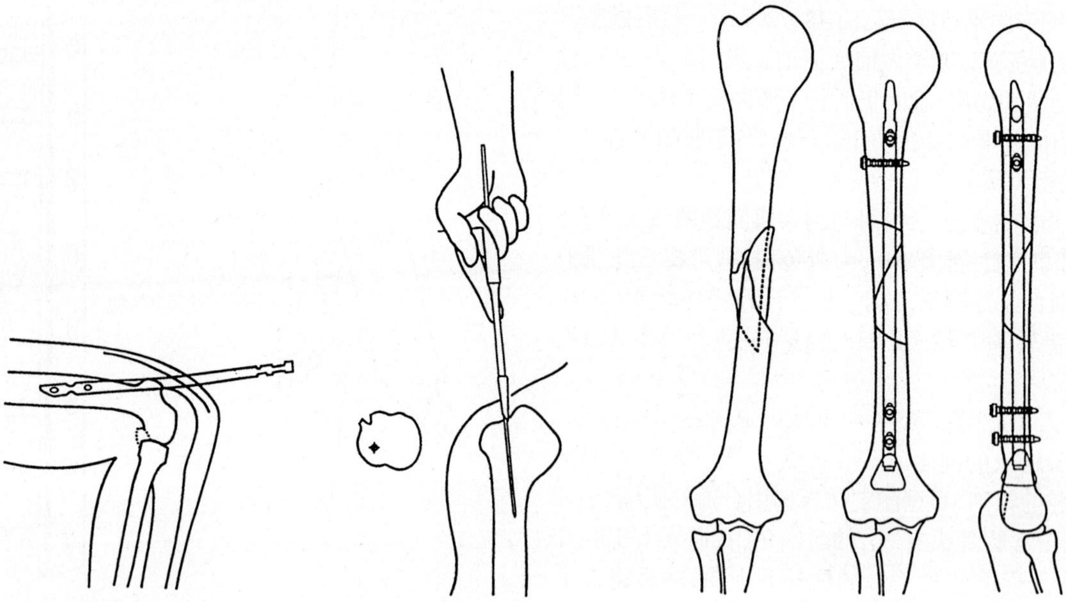

A. 逆行进钉法入点选择　　B. 顺行进钉法　　C. 髓内钉固定术

图 69-11　肱骨干骨折髓内钉固定术

然垂于床旁，置于突出床旁的透X线支板上。患肘屈曲90°。切口自尺骨鹰嘴顶点至近端6cm处，切开皮肤、皮下及肱三头肌肌腱膜，钝性劈开三头肌暴露鹰嘴窝及近端处。髓内针入点在鹰嘴窝顶以近约2cm处之中央。先以3.2mm钻头垂直钻3个孔，再用4.5mm钻头扩孔，最后用8.5mm钻头扩孔并边扩边倾斜，最终以30°角进入髓腔。根据术前X线片所测量肱骨干长短及髓腔的大小选择合适的交锁髓内钉，试行插入髓内针，如遇较大阻力则退出髓内针再修整扩大入针点，不可用力锤击，否则易造成骨质劈裂。插入髓内针时助手需把持屈90°的肘关节并行牵引，避免骨折端移位而挫伤桡神经。通过X线透视机一般可以顺利穿入近骨折端，必要时可以切开复位。通过瞄准器先行远端锁定，锁定后若骨折端有分离移位，可向近端敲击手柄，然后锁近段两枚锁钉。

(2) 顺行进钉法：患者沙滩椅位，于肩峰前做一2cm的纵行小切口，纵行劈开三角肌，切开肩袖，显露大结节内侧、关节面下方进钉点，进钉前需扩髓者行骨折远段扩髓术，扩髓直径比所选用的髓内钉大1mm，先锁远端两枚锁钉，然后根据骨折端是否有分离，可将髓内钉回抽，使骨折处有一纵向加压作用，然后再行近端锁定。

3. 单边外固定架骨外固定术(图 69-12)　主要用于局部感染或局部软组织条件较差而不适宜内固定的患者。一般采用局部麻醉，借助X线透视机进行操作，画出桡神经的走行，自肩峰至肱骨外上髁画一连线，即肱骨外侧之中心线上选择进针位置，从上臂的

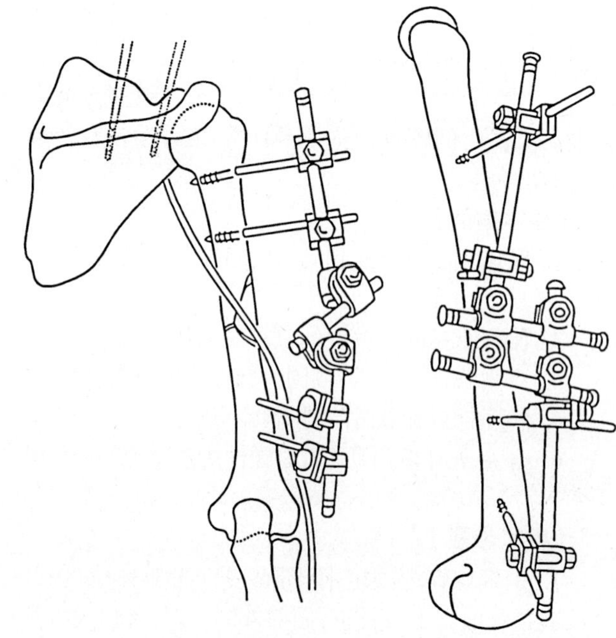

图 69-12　肱骨干骨折外固定支架固定术

前外侧进针，在骨折的近端和远端各做1cm长小切口，分离肌层达骨质，分别置入套管，与骨干纵轴垂直钻孔，穿入4枚相互平行且与肱骨干纵轴相互垂直的固定针，使其穿过对侧骨皮质约0.5cm，维持对位，并安装外固定支架，外固定器距皮肤约3cm。复位满意后加压固定，钉眼处酒精纱布包扎。

【术后处理】

用三角巾或肩肘石膏托固定，拆线后酌情改用小夹板固定。早期活动肩、肘关节，特别是肘关节伸屈活动

应尽早开始，应避免直立位做肩关节前伸及外展运动。

【注意事项】

1. 显露切口上段应避免损伤头静脉，下段注意保护前臂外侧皮神经，该神经沿肱二头肌外缘下行。在分离肌间隙、暴露骨折端、剥离骨膜和整复骨折等操作过程中，均应防止损伤桡神经。

2. 钢板螺钉固定适用于各型骨折，尤其是近关节部位。固定接骨板时，尽量减少对软组织的剥离，保护骨折断端的血运。

3. 髓内钉适用于从肱骨外科颈以远2cm到鹰嘴窝以近3cm之间的肱骨干骨折、骨不愈合、病理性骨折等，尤其是多段骨折。目前髓内钉技术的进步，已经扩展应用于合并肱骨近端骨折的干性骨折。髓内针固定时，要使骨折断端紧密接触，减少间隙。术后定期复查，防止和及时纠正因重力引起的骨折端分离。逆行进针时开孔应足够大，髓内针要徒手插入，不能锤击进针，防止医源性髁上骨折。

4. 外固定架在治疗伴有严重的软组织损伤、感染和骨不愈合的肱骨干骨折中有特殊地位。

四、肱骨远端骨折手术

肱骨远端骨折包括髁上骨折、经髁骨折、髁间骨折、髁部骨折(内髁和外髁)、关节面骨折(小头和滑车)。髁上骨折多发生于儿童，没有关节内损伤，一般用手法复位外固定。局部软组织肿胀严重时先行尺骨鹰嘴牵引或外固定支架固定，待肿胀消退后再行治疗。

【手术指征】

1. 髁上骨折手法复位失败者。
2. 波及关节面的骨折。
3. 开放性骨折。
4. 伴有神经或血管损伤的骨折。
5. 髁部骨折手法复位不易达到满意对位和固定，常需采用切开复位内固定治疗。

【麻醉及体位】

全身麻醉或臂丛麻醉。取俯卧位，伤肢外展置于托板上，肘关节屈曲90°。也可采用仰卧位，伤肢置于胸前，或者侧卧位，患肢置于垫于胸前的衬垫上。

【手术方法】

1. 肱骨髁上骨折内固定术(图69-13)　一般采用肘后侧切口，儿童可选用肘关节外侧切口，但合并神经血管伤者做肘前S形切口。

儿童肱骨髁上骨折外侧显露途径，以肱骨外髁为中心做长5~6cm纵向切口，从肱桡肌与肱三头肌之间进入，沿外上髁嵴切开骨膜，剥离显露骨折端，清除血块，将骨折复位并维持对位。分别从内、外髁各钻入一枚不锈钢针，使针体穿入近段髓腔，针尾留于皮外折弯。或将钢针穿过近段对侧皮质，剪去多余钢针，针尾折弯埋于皮下。

成人肱骨髁上骨折采用肘后侧入路，切口起自鹰嘴尖端远侧5cm，向近侧延伸于上臂中线内侧距鹰嘴上10~12cm，翻开皮肤和皮下组织完全显露鹰嘴和肱三头肌腱，将肱三头肌筋膜做一舌状瓣(Campbell显露法)，中线分离肱三头肌，在肱骨下端通过骨膜下分离翻开软组织，尽可能保留附着在骨片上的软组织，对于横形或斜形骨折可于骨折复位后、选用合适钢板固定。关闭切口时间断缝合肱三头肌腱的舌状筋膜瓣。

2. 肱骨单髁骨折内固定术(图69-14)　对于肱骨外髁骨折，切口以外髁为中心，切开皮肤后，从肱三头肌与伸肌总腱之间进入。因骨折线多在伸肌总腱附丽点上方，故骨折片常发生严重旋转移位。充分显露撕裂的骨膜和关节囊，清除关节内的积血和骨屑。屈曲肘关节，松弛前臂肌肉，用巾钳夹持外髁骨片，纠正旋

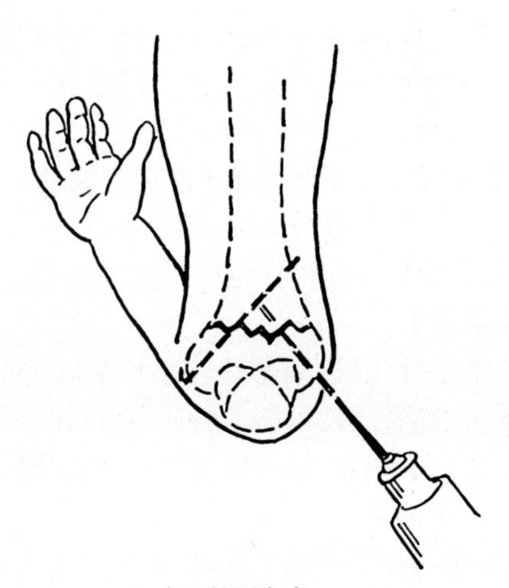

A. 克氏针固定术

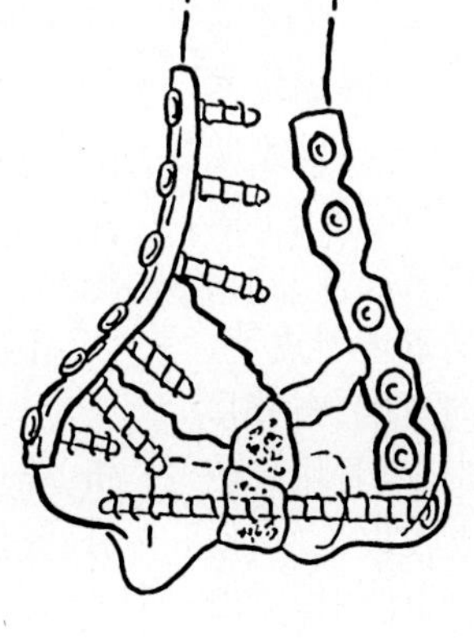

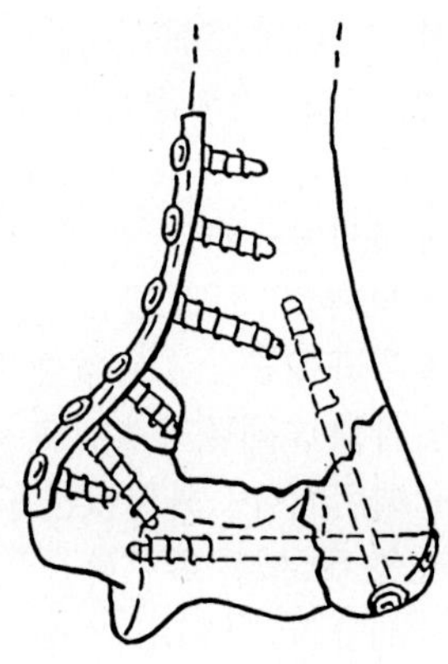

B. 钢板固定术

图69-13　肱骨髁上骨折内固定术

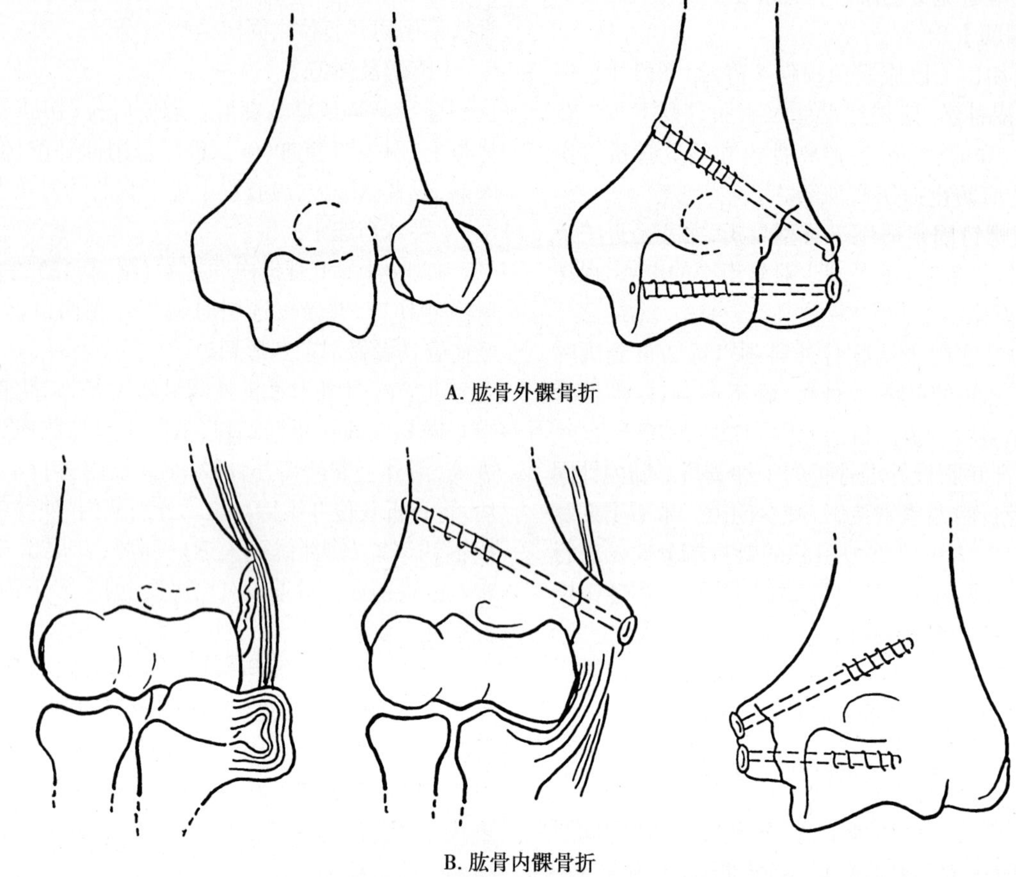

图 69-14 肱骨单髁骨折内固定术

转移位并准确复位，再以巾钳临时固定，随即用一枚长度适宜的拉力螺丝钉或张力带钢丝固定，缝合撕裂的腱膜。

对于内髁骨折，切口以内髁为中心，做长约 4~5cm 纵向切口，但较肱骨髁上骨折手术切口为低。显露时先游离尺神经，用乳胶片牵开保护。骨折的复位和固定方法同外髁骨折。缝合时，可将尺神经移至皮下，以防日后瘢痕或骨痂压迫。如骨折线恰在尺神经沟，可将尺神经移至肘关节前方。

3. 肱骨远端关节面骨折（AO 分型 C3）内固定术（图 69-15） 肘后正中尺骨鹰嘴 V 形截骨入路显露肱骨远端粉碎的关节面。术中肱三头肌内侧肱骨内上髁后方找到尺神经，向近端和远端充分游离尺神经后、用橡皮条牵开保护。术后常规尺神经前置埋于皮下。截断鹰嘴骨块连同肱三头肌腱一起翻向近端，充分暴露肱骨远端后面、内、外髁及滑车。仔细辨别骨块的位置及相互关系，把骨折小碎片逐一拼成较大骨块、使关节面解剖复位，分别用 0.8mm 克氏针临时固定。滑车复位若有骨缺损，取自体髂骨植骨，支撑关节软骨面或维持其正常宽度。滑车和肱骨小头复位满意后，用 1~2 枚空心钉贯穿滑车横轴固定。变肱骨远端 C 型骨折为 A 型骨折进一步处理。将 AO 内、外侧解剖锁钉钢板分别固定肱骨远端内侧柱骨嵴上和外侧柱的背面。用螺钉、张力带固定尺骨鹰嘴截骨部分，常规将尺神经前置皮下，放置引流后缝合。

【术后处理】

术后第 1 天，即去除石膏，在皮下臂丛阻滞置管镇痛下行肘关节主动屈伸功能锻炼，每天 1 次，做极度屈曲、伸直各一次，活动时间约 20 分钟。然后石膏固定保护肘关节，做石膏固定下肱二头肌、肱三头肌等长收缩锻炼。术后第 2 周，去除石膏、臂丛置管，改为三角巾悬吊固定，每天至少做 1 次极度屈曲、伸直锻炼。6 周后根据骨折愈合情况，开始进行轻微的抗阻练习。若疼痛明显，可适当口服非甾体类止痛药。

【注意事项】

1. 髁部骨折，因远端骨片较小且常属关节内骨折，要求复位准确，固定可行。为此，骨折端显露要充分，复位前应识别相互关系，以便对位；固定时掌握好方向，避免反复穿针。

2. 对于所有髁部骨折的患者，无论是主动或是被动用力地活动或是麻醉下手法强行活动都是被禁止的，强行伸展和用力活动通常会引起出血、纤维化，有

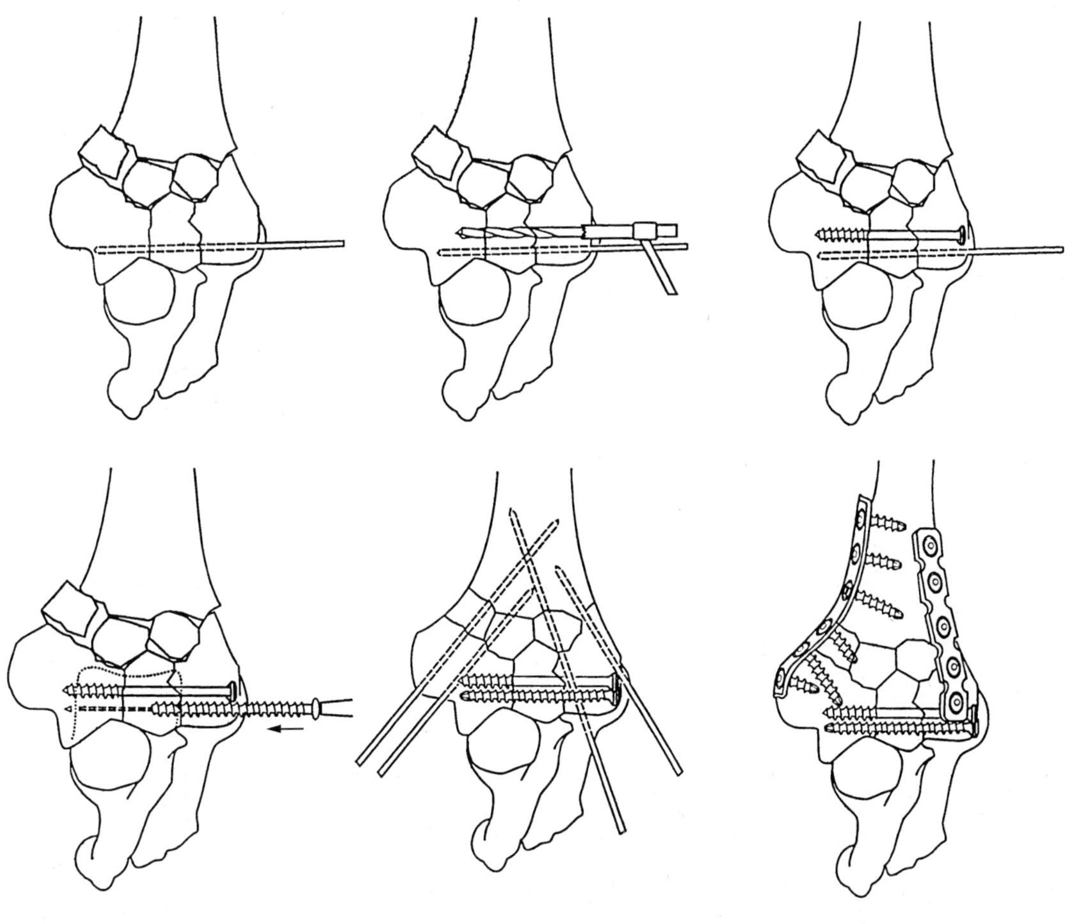

图 69-15　肱骨髁间骨折内固定术

增加关节周围钙化和肘关节挛缩的危险。

3. 对陈旧肱骨髁上骨折，清理断端时应防止损伤正常骨质，以免造成对位困难。

4. 对游离和牵开的尺神经，注意保护。

五、尺骨鹰嘴骨折手术

【手术指征】

尺骨鹰嘴骨折多发生于成年人，属关节内骨折。由于肱三头肌的强烈收缩，骨片移位明显，手法不易整复，多需行手术治疗。

【麻醉及体位】

臂丛麻醉，仰卧位、伤肢置于胸前的托盘上，气压止血带止血。

【手术步骤】

以尺骨鹰嘴为中心，做纵行或弧形切口，长约4~5cm。切开皮下组织，将皮瓣稍向两侧分离，即可显露肱三头肌腱的断裂部及骨折端。牵开近端骨折片，清理关节腔内血肿和骨屑。伸直肘关节，使肱三头肌松弛，准确复位后以巾钳维持对位。

1. 张力带钢丝固定术（图 69-16）　适用于冠状突及鹰嘴非粉碎性骨折，最常用于撕脱骨折和横形骨折。用 2mm 直径钻头或钢针分别在距骨折线两端约 1cm 处平行各钻一孔，穿入中号不锈钢丝拧紧，剪去钢丝多余部分，将残端折弯埋于软组织内。钻孔位置应在尺骨前后径的中点稍偏后，上下骨孔应在同一平面，以免拧紧时骨片分离或移位。也可用顺行或逆行方法将两根克氏针平行做髓腔内固定，然后在骨折远端尺骨嵴上横行钻孔，用中号不锈钢丝穿过此孔，在鹰嘴后面做“8”字交叉，再绕过克氏针突出部，拉紧后扭转结扎，注意两侧必须各自分别扭紧，以产生对称性张力。也可用两根钢丝各自绕过一枚克氏针突出部而分别扭紧固定。使用本法可不用外固定，并可早期活动。

8

2. 拉力螺钉固定术（图 69-17）　采用螺丝钉固定时，先于鹰嘴突处将肱三头肌腱纵行切开 1cm 左右，用钻头于鹰嘴突稍下方，与尺骨纵轴成 20°~30° 斜角向前下方钻一骨孔，用一枚适当长度的拉力螺丝钉固定。

3. 钢板螺钉固定术（图 69-18）　对于严重粉碎性骨折可用 3.5mm 的 DCP 或 LC-DCP 塑形后固定于尺骨近端背侧，注意最远端的螺钉应指向髓腔。也可以把 1/3 管状钢板一端钉孔打开，并处理成双钩形状，用

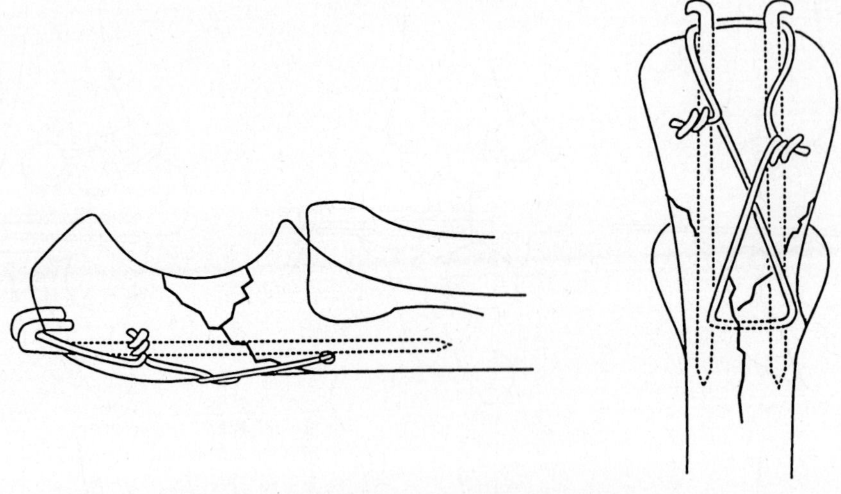

图 69-16　尺骨鹰嘴骨折——张力带钢丝固定术

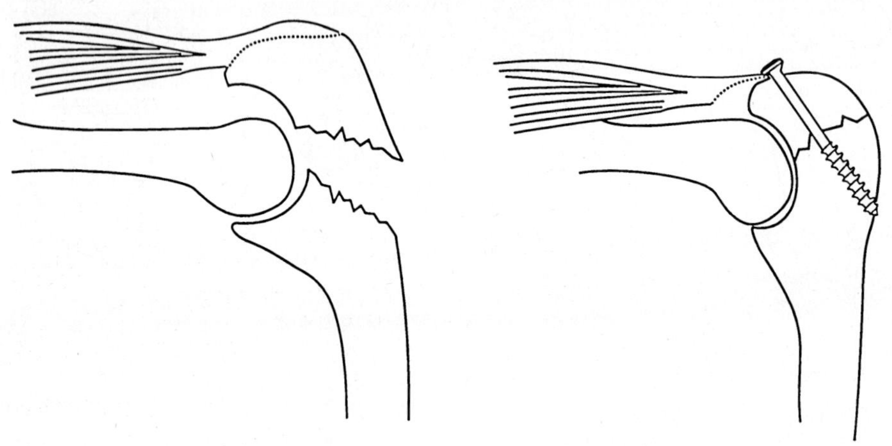

图 69-17　尺骨鹰嘴骨折——拉力螺钉固定术

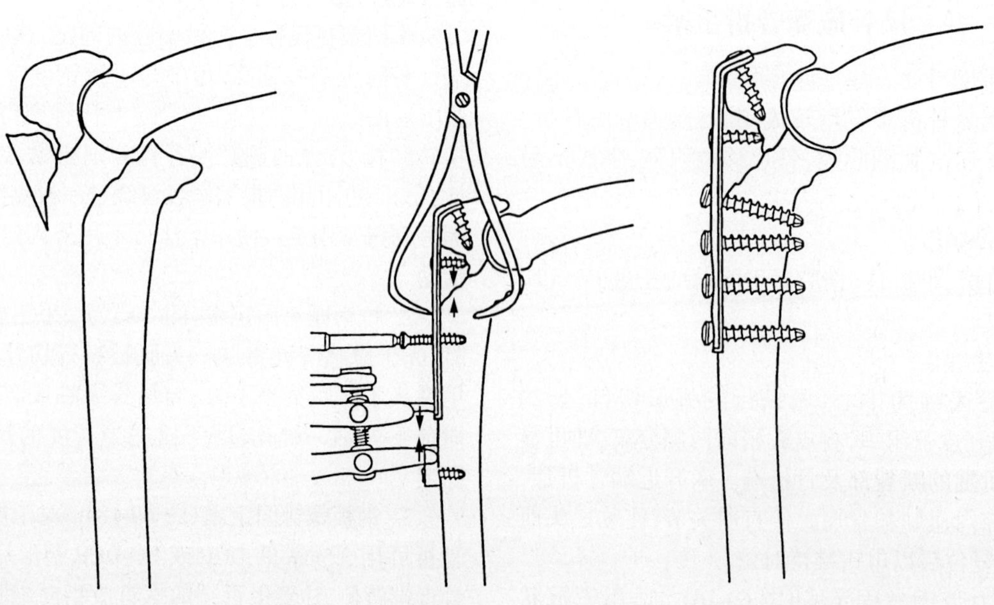

图 69-18　尺骨鹰嘴骨折——钢板螺钉固定术

8

两钩尖钩住鹰嘴近端骨折块，直视下达到解剖对位，依次固定远端螺孔。

4. 近端骨块切除术　如鹰嘴粉碎，不可能复位固定，而冠状突和滑车的前部结构没有受损时，可行近端骨块切除术。U形切开三头肌腱膜，清除碎骨片，紧贴骨面剥离鹰嘴残余碎块，保持肱三头肌腱止点完整。将远侧骨折断面修平，尽量保留半月切迹，清除关节内骨屑，冲洗切口，用不可吸收线将原U形三头肌腱膜瓣两侧原位缝合，远侧与尺骨上的骨膜和筋膜重叠缝合，也可以把尺骨近端钻孔后与远侧三头肌腱膜缝合。屈肘70°检查U形腱膜瓣的张力。

【术后处理】

术后第1天，即去除石膏，在皮下臂丛阻滞置管镇痛下行肘关节主动屈伸功能锻炼，每天1次，做极度屈曲、伸直各一次，活动时间约20分钟。然后石膏固定保护肘关节，做石膏固定下肱二头肌、肱三头肌等长收缩锻炼。术后第2周，去除石膏、臂丛置管，改为三角巾悬吊固定，每天至少做1次极度屈曲、伸直锻炼。6周后根据骨折愈合情况，开始进行轻微的抗阻练习。若疼痛明显，可适当口服非甾体类止痛药。

【注意事项】

1. 鹰嘴粉碎性骨折、合并冠状突骨折以及韧带损伤的鹰嘴骨折，钢板固定最为适合。

2. 对于老年骨质疏松不能牢固固定、要求相对低的患者，可以选择骨块切除、肱三头肌肌腱止点重建术。

3. 张力带技术适应于单一的、非粉碎性、没有合并韧带损伤的尺骨鹰嘴骨折。2枚克氏针平行打入，实现骨折断端加压、有利于鹰嘴骨折愈合。克氏针穿过尺骨近端前侧皮质，可减少克氏针退针机会。“8”字钢丝结包埋在周围肌肉中，可避免结外露、造成对皮肤的刺激。

六、尺骨冠状突骨折手术

【手术指征】

尺骨冠状突骨折多合并肘关节其他部位的损伤，提示骨折不稳定，多需要手术治疗重建肘关节前方的稳定性。

【手术步骤】

取肘内侧切口，长约3~5cm，切开皮肤及皮下组织，游离并保护尺神经，凿断肱骨内上髁或于近止点部切断前臂屈肌腱起始部，向下牵开，切开关节囊，即可显露骨折部，清理关节积血，复位后进行内固定。小的Ⅰ、Ⅱ型冠状突骨折可以通过缝合锚钉固定，大的Ⅱ、Ⅲ型冠状突骨折需要逆行螺钉固定或钢板固定，累及冠状突内侧部位的骨折需要钢板坚强固定。然后克氏针交叉固定凿断之肱骨内上髁或缝合切断的前臂屈肌腱起点（图69-19）。

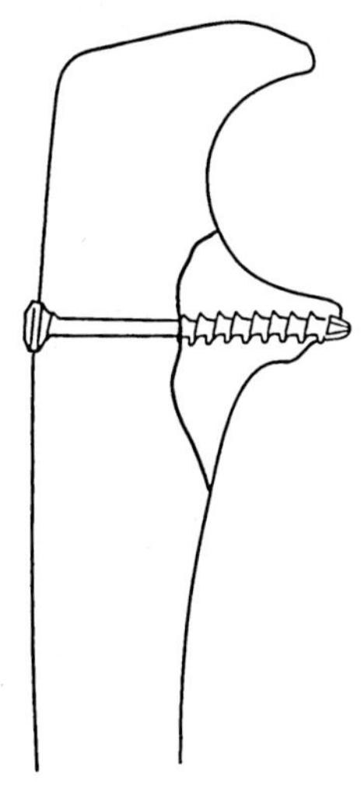

图69-19　尺骨冠状突骨折松质骨螺钉固定术

【术后处理】

石膏托功能位固定3周，拆除后加强肘关节伸屈锻炼。

【注意事项】

1. 冠状突合并桡骨头骨折及韧带撕裂时必须修复。

2. 对于手术固定困难或翻修手术患者，需要铰链外固定架辅助固定来维持骨折固定的稳定性。

七、桡骨头骨折手术

【手术指征】

前壁旋转不稳的骨折、旋转过程中感觉有阻挡的患者都有手术适应证，包括骨折块移位超过3mm或合并桡骨头、尺骨鹰嘴或冠状突骨折、肘关节脱位、韧带撕脱伤以及远端腕关节损伤。

【手术步骤】

1. 复位内固定术（图69-20）　患者仰卧，取肘外侧切口，在肘肌和尺侧腕伸肌间隙进入，牵开两肌后，即可显露关节囊。桡神经深支紧靠关节囊的前外方，注意防止损伤。术中应注意保护外侧副韧带，若暴露术野或内固定需要，可部分切断外侧副韧带，切开时应稍偏向桡骨头中线的内侧，完成复位内固定后进行仔细修复。切开关节囊，清理关节内血肿，清除小游离骨块。用尖骨钩和巾钳解剖复位并把持。轻柔旋转前臂，检查桡骨头和桡骨颈情况，细克氏针临时固定。用细拉力螺钉固定，骨折有压缩时需用位置螺钉，根据骨折粉碎和压缩情况也可选用T或L型微钢板辅助固定。应注意所用的螺钉需要埋头并不能过长，所有内固定物不能影响前臂旋转活动。全程活动肘关节，

图 69-20　桡骨头骨折复位内固定术

检查骨折固定的稳定性和环状韧带、外侧副韧带完整性，如有损伤应修复。

2. 桡骨头切除手术（图 69-21）　手术入路同前。用纱布保护关节腔，防止骨屑落入。如仅为桡骨头骨折，则在环状韧带上缘平面切除桡骨头，若环状韧带撕裂，应予修复；若桡骨颈也有骨折并且环状韧带已破裂，应切除环状韧带，并在桡骨结节近端切除桡骨头和桡骨颈，同时要把对应部位的骨膜切除干净。移去纱布，仔细清除所有骨折片，冲洗术野。将附近的软组织间断缝合，覆盖残端。缝合关节囊，逐层关闭切口。

3. 桡骨头置换术手术　手术入路同前。切除桡骨小头和相应位置骨膜后修整骨端，用扩髓器或骨钻扩大桡骨远端髓腔以适合假体的柄插入，用试模选择适当的假体型号，按具体假体类型要求安置假体，使肘关节在全程活动时假体需与肱骨小头接触良好。

【术后处理】

术后三角巾悬吊，每日冰敷，每日 1 次极限、全程肘关节活动，其余时间三角巾悬吊休息。术后 6 周，逐渐进行肘关节抗阻力功能锻炼。

【注意事项】

1. 桡骨头骨折合并内侧副韧带损伤时，桡骨头切除是手术禁忌。

2. 桡骨头置换时要保护外侧尺骨副韧带，如果断裂，需要重建和修复外侧尺骨副韧带。

3. 切开复位内固定术治疗时，手术中应首先对较小的中心部位的骨折块进行复位，并且用较大骨折块的复位来稳定小骨折块，然后用细克氏针或复位巾钳把持，最终用微型钢板完成固定。应特别注意固定所用的螺丝钉不应太长，所有内固定物均应位于“安全区”内，不能影响前臂旋转活动。

八、尺、桡骨干骨折手术

尺、桡骨干骨折虽然是骨干部位的骨折，但是对其治疗按关节内骨折要求治疗，解剖复位、坚强固定、早期活动。如治疗不当，其并发症都将影响手和上肢的功能。尺、桡两骨构成前臂的支柱，其两端组成结构复杂的多个关节：肱桡关节、肱尺关节、桡尺近侧及远侧关节、桡腕关节。这些关节结构上的细微变化，将会妨碍前臂所特有的旋转活动功能。尺、桡骨干之间具有坚韧的骨间膜相连，骨间膜除供前臂肌肉附着外，对稳定桡尺近、远侧关节及维持前臂的旋转功能起重要作用。

【手术指征】

尺桡骨双骨折、存在旋转畸形的单骨骨折、开放骨折、孟氏和盖氏骨折以及陈旧性骨折畸形愈合影响功能者，应行切开复位内固定术。

【手术步骤】

前臂的解剖非常复杂，先介绍几个手术入路。

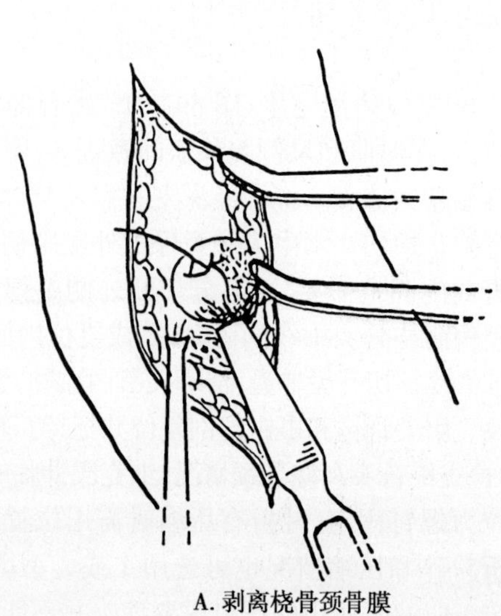

A. 剥离桡骨颈骨膜

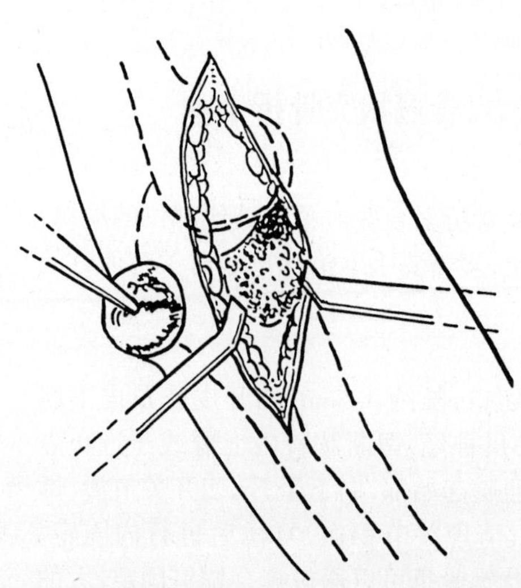

B. 切除桡骨头，缝合骨膜，覆盖粗糙面

图 69-21　桡骨头切除术

尺骨全长的显露：前臂后内侧直切口，沿尺骨后缘做纵向切口，分离尺侧腕伸肌和尺侧腕屈肌之间的间隙可显露尺骨全长。暴露尺骨远端时要注意避免损伤尺神经背支。

桡骨背外侧显露：以骨折为中心，沿肱骨外上髁和桡骨茎突连线做切口，切开深筋膜后，沿桡侧腕短伸肌与指伸肌分离并将两肌牵开，显露桡骨干。沿此肌间隙分离直至位于切口远端的拇长展肌，若骨折处在此肌腹附近，则游离此肌肉以能在其下放置接骨板，注意不要损伤在附近浅出的桡神经浅支。显露近端时要注意避免损伤在桡骨头下 3 横指处穿旋后肌的桡神经深支。

桡骨掌侧显露：肘关节伸直，在前臂掌侧做直切口并弧向肱骨外上髁，在肱桡肌与桡侧腕屈肌之间分离，显露并结扎供应肱桡肌的桡动脉分支，将肱桡肌拉向外侧，桡血管拉向内侧。在确认桡神经浅支穿旋后肌的位置后，充分旋后前臂，靠近桡骨剥离旋后肌，即可显示桡骨。在手术过程中，可以通过旋转前臂来改变手术野的显露。

1. 尺桡骨干双骨折钢板内固定术（图 69-22）　全身麻醉或臂丛阻滞，前臂置于胸前。按患者的骨折部位在上述入路中分别选择两骨折的暴露方法。首先对骨折较简单的一侧进行切开复位，用复位钳或 1~2 枚螺钉临时固定，然后暴露并复位另一侧骨折，通常在对侧复位的基础上容易完成此侧骨折的复位。若无法复位则松动刚才的临时固定，调整后再进行复位和固定，之后再将刚才的临时固定改为确实固定。在整个手术过程中要注意随时检查前臂的旋转情况。放置引流条后逐层关闭切口，注意不要严密缝合筋膜层，防止术后骨筋膜室综合征或缺血性肌挛缩。

2. 孟氏骨折手术（图 69-23）　孟氏骨折，即尺骨干骨折伴上尺桡关节脱位。常为尺骨近端骨折，桡骨头向前方或外侧脱位，按上文所述入路显露骨折端，正确复位尺骨后桡骨头通常会自行复位。桡骨头向后方脱位、陈旧性骨折脱位或若尺骨复位固定后前臂旋转时仍有脱位倾向时需要切开复位。通常在外侧单独做切口，从肘后肌和尺侧伸腕肌间隙进入，显露旋后肌，切开关节囊和骨膜，防止损伤从旋后肌中穿过的桡神经深支，应在关节内和骨膜下进行剥离。显露尺骨桡切迹、肱骨小头和脱位之桡骨头。清除碎骨片、血块或机化的瘢痕，复位桡骨头，缝合环状韧带。若复位桡骨头成功但不能维持，可在切口内适当部位制备一深筋膜骨膜条，其蒂部应在尺骨鹰嘴的背外侧。于尺骨冠突下方确认尺骨桡切迹并在其稍下方钻孔，制成裂隙，将筋膜条经裂隙由后向前拉出并绕过桡骨颈，整复桡骨头，拉紧筋膜条，松紧度以不影响桡骨头旋转且不能滑出为宜，光滑面对桡骨颈，在穿入孔外与蒂部做重叠缝合固定。也可取阔筋膜条，将其光滑面朝外并折叠缝合成长筒状，穿过同上法备妥的骨洞后同时绕过桡骨颈对接后重叠缝合。

3. 盖氏骨折手术（图 69-24）　盖氏骨折即桡骨干骨折伴下尺桡关节脱位。通常复位和固定桡骨骨折后，下尺桡关节可自行复位。透视检查复位情况，若复位不满意或固定骨折后下尺桡关节仍不稳定，可采用背侧切口探查腕关节，使用克氏针在旋后位固定下尺桡关节，并维持 3 周。

【术后处理】

术后屈肘 90°，前臂中立位石膏夹板固定（石膏固

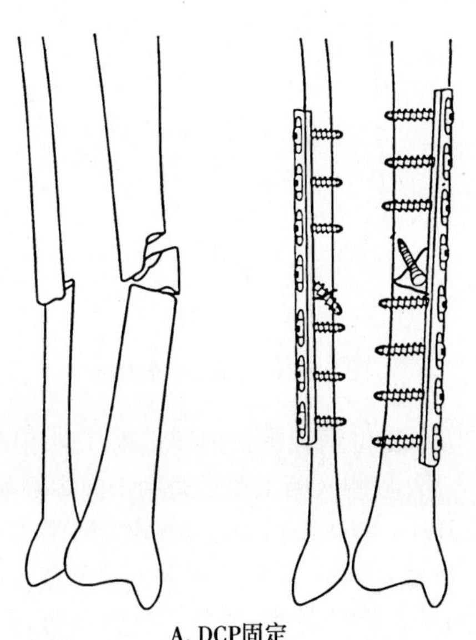

A. DCP固定

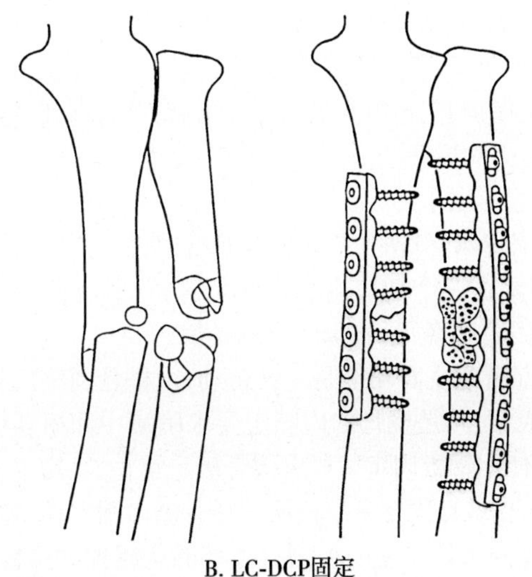

B. LC-DCP固定

图 69-22　尺桡骨干双骨折钢板内固定术

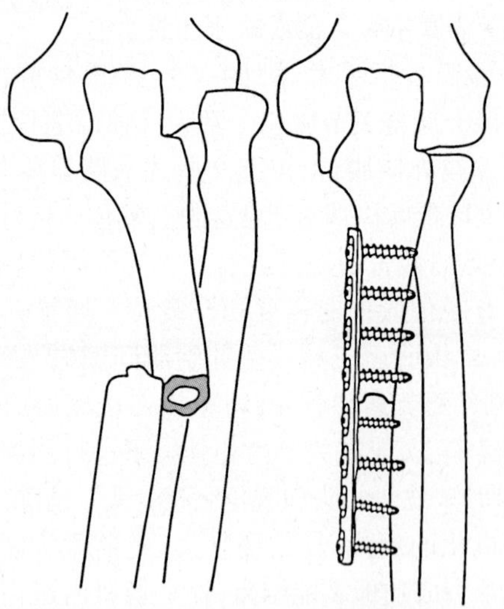

图 69-23　孟氏骨折钢板内固定术

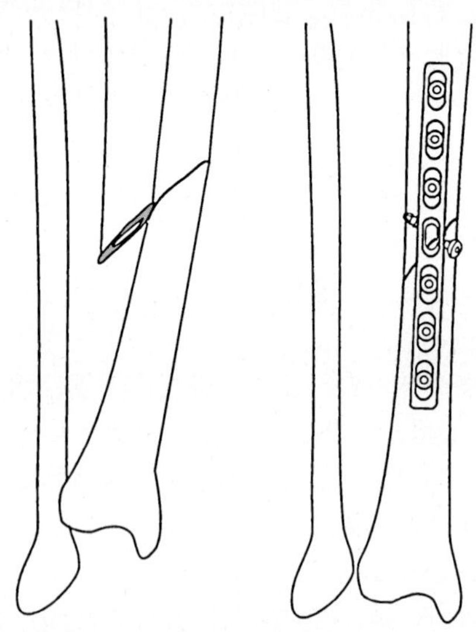

图 69-24　盖氏骨折钢板内固定术

定近端肘关节、远端至掌指关节)，三角巾悬吊。每日取下石膏，做全程屈肘、前臂旋转极限运动 1 次，再次石膏固定保护，三角巾悬吊休息。术后 6 周，逐渐进行前臂抗阻力功能锻炼。

8

【注意事项】

1. 前臂双骨折时，应按各处骨折部位分别做切口显露，不要在一个切口内处理两个骨折，或将两个切口内部相通，以免尺、桡骨间形成骨桥。

2. 前臂的主要功能是旋转运动，由桡骨围绕尺骨旋转而成，尤其是桡骨的内固定要求确实中和扭转应力，推荐使用钢板固定。要求接骨板足够长，每侧主骨至少用 3 枚螺钉固定 6 层皮质。尽管髓内固定在多段骨折或皮肤条件较差的病例有独特的优越性，但髓内固定控制旋转的能力较弱，虽然有不少成功病例，但其学术地位有待进一步探讨。

3. 对于开放性骨折，通过仔细清创并且在软组织覆盖良好的情况下进行切开复位内固定术，但要求二期关闭切口。若软组织缺损严重，无法覆盖接骨板则采用临时外固定架固定，为了减少旋转畸形和假关节形成的概率，可二期改用内固定。

九、桡骨远端骨折手术

【手术指征】

除了移位不明显的关节内骨折、关节外骨折和短缩不明显的稳定型嵌插骨折可以通过闭合复位保守治疗以外，其余类型一般都需要手术处理。

【麻醉】

臂丛阻滞麻醉。

【手术步骤】

1. 闭合复位交叉克氏针固定术(图 69-25)　在 C 臂 X 线透视监视下，先行骨折闭合手法整复，对复位困难的病例可使用克氏针撬拨复位，复位成功后，交叉克氏针固定术助手牵引维持复位后的位置，根据骨折类型设计皮肤进针点及克氏针方向，先自桡侧向尺侧横向用一枚克氏针固定，使关节面对合平整，然后再从桡骨茎突尖追加交叉克氏针，固定完毕后，透视下再次确认骨折复位良好、固定稳定、关节被动活动正常后，剪短克氏针尾部。

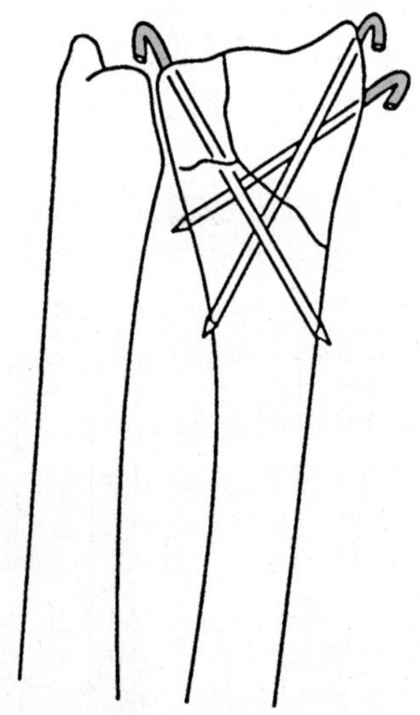

图 69-25　桡骨远端骨折

2. 切开复位钢板螺钉内固定术　常用掌侧和背侧两种入路，掌侧入路主要是适用于向掌侧移位的骨折、掌侧 Barton 骨折及需要行掌侧软组织修复、减压手术等情况；背侧入路主要适用于向背侧移位的骨折、背侧干骺端粉碎性骨折、桡骨茎突骨折等；同时存在向掌侧和背侧移位骨块的骨折可联合应用两种入路。

(1) 掌侧入路(图 69-26)：臂丛麻醉，切口呈长折线

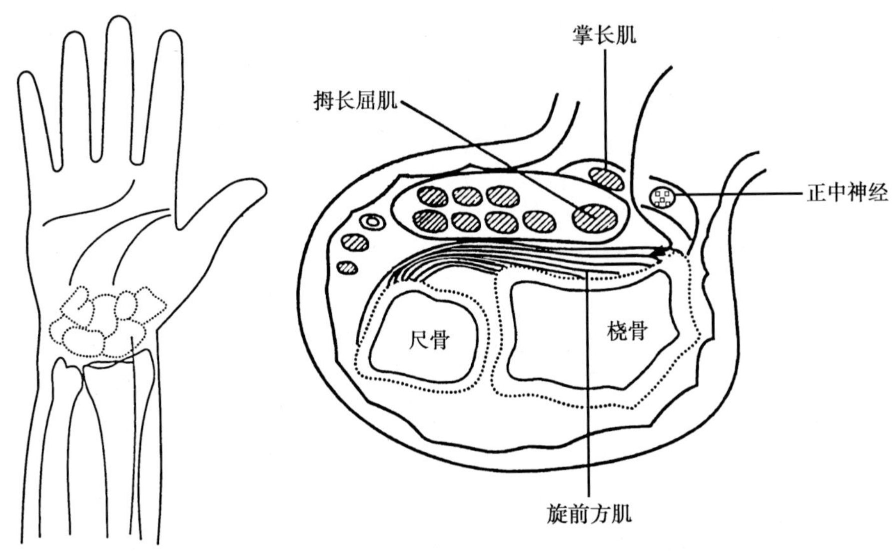

图 69-26　腕部掌侧入路

形，近侧始于桡骨干，经腕远侧纹的尺侧，纵行沿鱼际纹达近侧掌横纹。可在腕部进行正中神经或尺神经减压。在桡侧神经血管束与指深屈肌腱之间分离，并牵向两边，注意保护正中神经鱼际支及桡腕屈肌和桡动脉。根据需要显露尺或桡骨，切断旋前方肌的桡骨或尺骨附着处，显露骨折处。建议所有掌侧手术均应行腕管减压。显露尺骨茎突或尺骨头时采用尺骨前侧纵切口，在尺侧腕屈肌腱和指浅屈肌腱之间分离，注意保护尺神经和尺动脉。

(2) 背侧入路(图 69-27)：根据需要暴露部位的不同在相应的伸肌腱之间做纵行直切口。暴露桡骨茎突的切口位于第 1、2 指伸肌腱之间，注意保护桡神经浅支的多个分支及经过桡骨茎突的桡神经。显露桡骨干骺端背侧和关节面中央应在 Lister 结节处做纵行桡背切口，切开深筋膜及背侧支持带，在拇长伸肌腱和指伸肌腱间分离，做骨膜下分离即可显露。尺骨茎突或尺骨头也可采用背侧纵切口显露，当切口延伸至腕关节以远时注意保护尺神经的背侧皮支。

暴露骨折处后，根据骨折的具体情况选择包括拉力螺钉、3.5mm 或 2.7mm 的 DCP、LCP、T 型或斜 T 型支撑钢板及特殊的解剖型钢板等内固定器材。支撑钢板置于骨块的移位趋势方向，对有骨缺损者可同时取自体髂骨植骨(图 69-28)。

3. 骨外固定术(图 69-29)　采用臂丛麻醉，平卧位，患肢外展置侧台上，常规消毒铺无菌巾，在 C 臂透视复位满意后，按交叉克氏针固定法尽量固定近关节面的骨折块。在第二掌骨两端的基底部背侧以 45° 左右指向掌侧的夹角钻入两枚螺纹针；在桡骨远端骨折以近的部位间隔 5cm 同样钻入另外两枚螺纹针。进针前先做 1cm 大小切口，止血钳钝性分离，暴露骨质后再穿针，避免损伤肌腱、神经血管等重要结构；进针时注意，针尖刚穿出对侧皮质就立即停止，避免损伤重要结构，螺纹针尖仅穿过对侧皮质 3mm 时为最佳位置。经 C 臂透视检查骨折复位满意、螺纹针进针深度适宜后，装配外固定架，锁紧螺母及关节。Colles 骨折固定在尺偏中立位或尺偏轻度屈腕位。Smith 骨折固定在腕尺偏背伸 25° 位。缝合或不缝合切口皮肤，针孔覆盖酒精纱布。

【术后处理】

用石膏托固定腕关节于功能位，固定范围为肘关节以下至掌指关节水平，术后次日行手指活动，4 周后拆除石膏，摄片复查，加强功能锻炼。交叉克氏固定者 6 周后根据复查情况考虑拔除克氏针。采用外固定架者穿针部位注意换药消毒，术后 X 线片复查，必要时行适当调整，一般固定 5 周左右，骨折临床愈合后拆除外固定器，拆除外固定后加强功能锻炼，锻炼间隙戴保护支具 3 周。

【注意事项】

1. 手术方式的选择　简单的 Colles 或 Smith 骨折大多数可通过闭合复位外固定达到良好复位，若骨折不稳定，可采用闭合复位交叉克氏针固定；桡骨茎突骨折有旋转移位、肌腱嵌入、桡骨茎突压缩伴骨缺损，可用 2 枚克氏针固定，若骨折块大于螺钉直径的 3 倍以上，也可用带垫圈的松质骨螺钉固定，同时加用 1 枚克氏针防止旋转；背侧 Barton 骨折牵引后腕背伸位可复位，但不易维持，可选用交叉克氏针、拉力螺钉或背侧钢板固定；掌侧 Barton 骨折是掌侧支撑钢板固定的典型适应证；干骺端严重粉碎性骨折时，切开复位钢板内固定容易引起短缩或不稳定，适合采用闭合复位外固定架固定，必要时辅以经皮穿针、钢板固定或骨

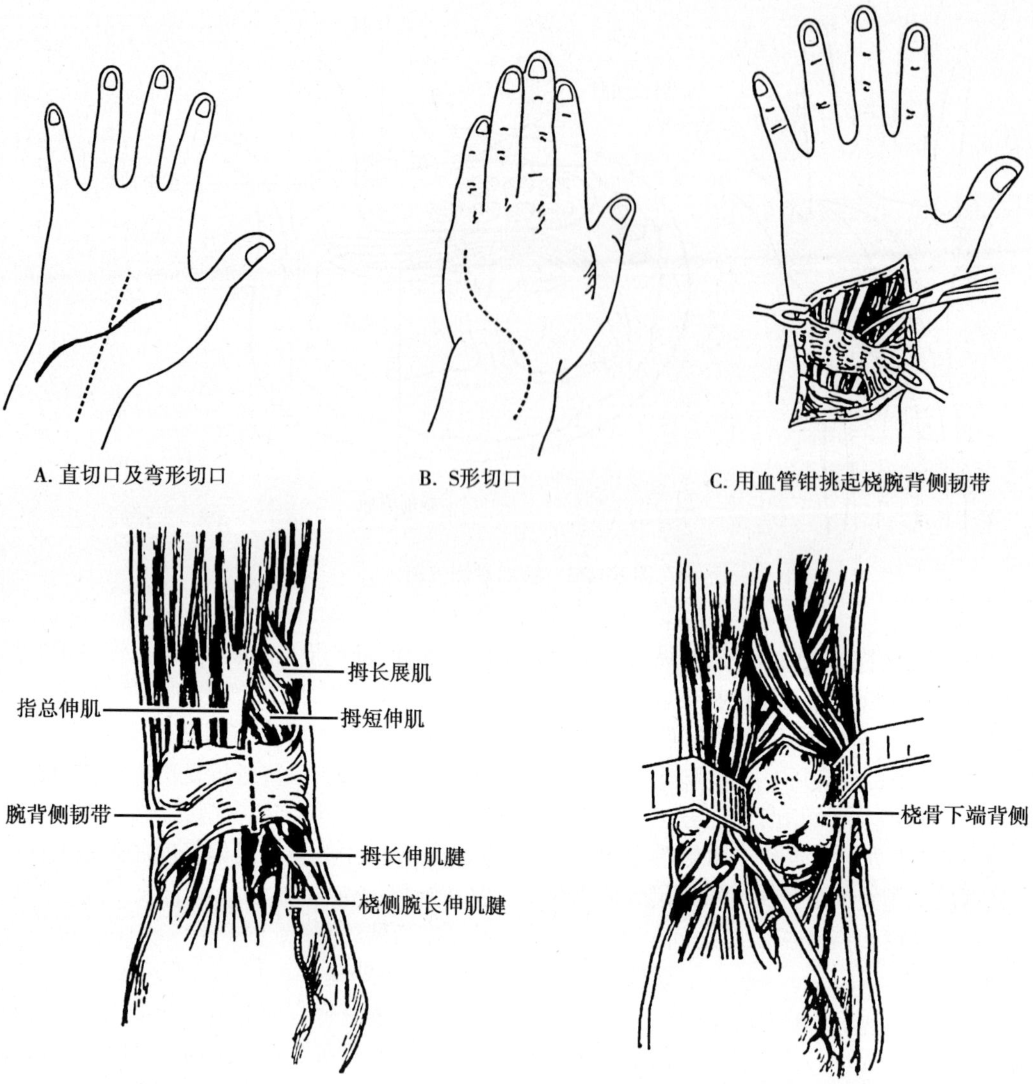

A. 直切口及弯形切口　　B. S形切口　　C. 用血管钳挑起桡腕背侧韧带

拇长展肌
指总伸肌
拇短伸肌
腕背侧韧带
拇长伸肌腱
桡侧腕长伸肌腱
桡骨下端背侧

D. 切开桡腕背侧韧带　　E. 显露桡骨下端

图 69-27　腕部背侧入路图

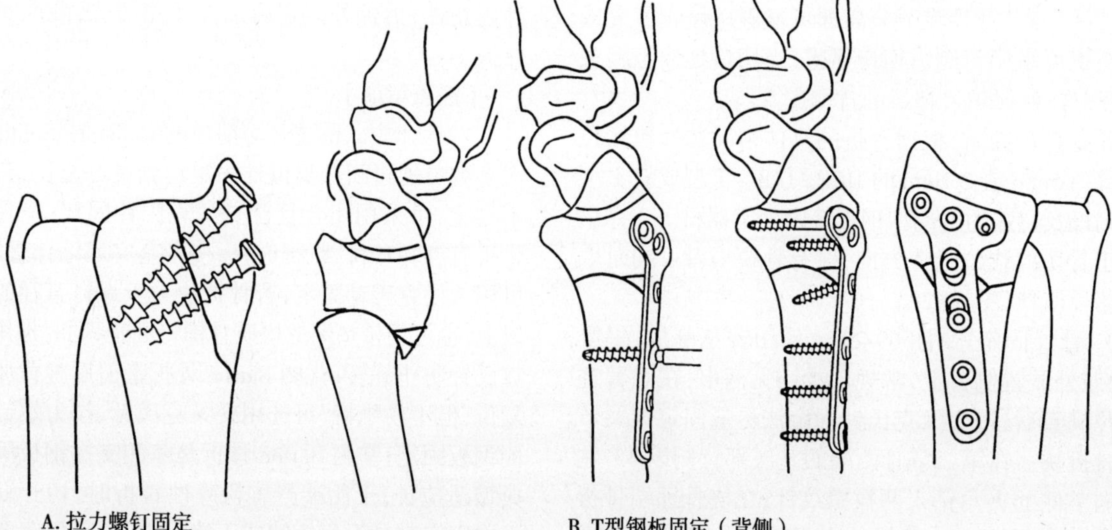

A. 拉力螺钉固定　　B. T型钢板固定（背侧）

图 69-28　桡骨远端骨折钢板内固定术

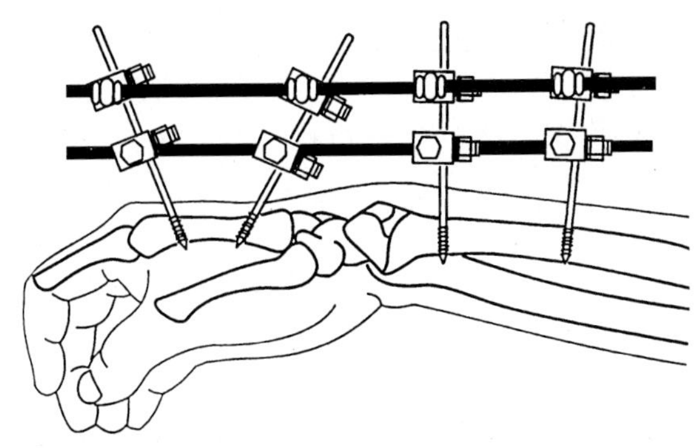

图 69-29　桡骨远端骨折骨外固定术

移植；对于严重不可复位骨折可经背侧切口行腕关节融合术或人工腕关节置换术。

2. 手术时机的选择　主要根据软组织的情况来决定，开放骨折及出现神经压迫症状的患者应该急诊手术；软组织严重肿胀可能导致术后无法关闭切口，可延期 5~6 天手术，当然出现骨筋膜室综合征例外。开放骨折不要一期关闭伤口。

3. 桡骨背侧入路使用钢板内固定时，要求钢板严格塑形，用伸肌支持带覆盖钢板，防止钢板对伸肌腱的磨损。

（陈华）

第二节　下肢骨折脱位手术

一、股骨近端骨折手术

股骨近端骨折包括股骨头骨折、股骨颈骨折、转子间骨折，是一类多发和常见的骨折类型，多见于老年人，而年轻人多是因巨大的暴力作用引发，并发症多，伤情严重。根据 Müller AO 分类，股骨近端骨折为 3 个类型：

A 型：关节外，股骨转子间骨折

B 型：关节内，股骨颈骨折

C 型：关节内，股骨头骨折

（一）股骨头骨折

【手术指征】

单纯股骨头骨折较为少见，常为髋关节损伤的一部分，多为髋关节后脱位伴股骨头骨折。不伴有髋关节脱位的股骨头骨折，若骨折块没有明显的移位或压缩，可行非手术治疗。如果骨折块明显塌陷、移位、嵌入关节间隙影响关节活动、伴有髋关节脱位而闭合复位失败者，应立即手术。对关节完整性影响不大的小骨片可摘除，较大的骨片要用小的拉力螺钉固定。

【麻醉及体位】

麻醉、体位参见髋关节骨折脱位手术章节。

【手术方法】

根据骨折块位置及合并损伤情况选择前外侧或后外侧入路，显露髋关节并使股骨头脱出髋臼。如骨片较小，可予切除；如骨折块较大应复位骨折块并用螺丝钉固定；如骨折块较厚，可经股骨头的关节外部分逆行置入松质骨拉力螺钉。如固定有困难只能顺行钻入时，可选用可吸收螺钉，并使螺钉头低于软骨面（图 69-30）。骨折部塌陷者，应将其撬起，并以自体松质骨衬垫。如塌陷范围超过关节负重面一半，或骨折块粉碎难于施行内固定，或合并股骨颈骨折时，应考虑关节置换术。术毕缝合前应反复冲洗，避免遗留软骨或骨碎片，留置负压引流 24~48 小时。

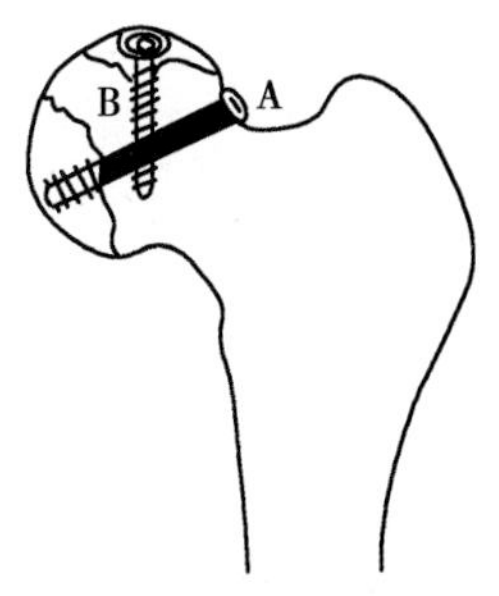

A. 较大碎片，可从关节外以松质骨拉力螺钉固定
B. 较薄碎片，可吸收螺钉固定，钉头应低于关节软骨面

图 69-30　股骨头骨折内固定示意图

【术后处理】

视情况可实行皮牵引 2~3 周。术后即可做股四头肌收缩及足趾伸屈活动，1~2 周活动髋膝关节，2 周后可使用连续被动运动机（CPM）。患者卧床休息 6 周后扶拐下地非负重活动，3 个月后逐渐负重行走。

【手术并发症】

主要是股骨头或骨折片缺血性坏死和继发性骨关节炎。一旦发生可对症处理，如导致明显疼痛或功能障碍，需全髋关节置换。

（二）股骨颈骨折

股骨颈骨折多见于 50 岁以上的老年人，常在骨质疏松症的基础上发生，女性多于男性，外力可以较轻，中青年股骨颈骨折常为较大暴力引起。其致残率和致死率均较高，为导致老年人生活质量下降或死亡的主要威胁。股骨颈骨折按骨折线的部位可以分为：头下型、经颈型和基底型，其中头下型和经颈型的骨折线位于关节囊内，为囊内骨折。股骨颈基底型骨折的骨折线后侧位于关节囊外，为囊外骨折。临床常按骨折移位程度分类（Garden 分型）：Ⅰ型为不完全性骨折或外翻嵌插骨折；Ⅱ型为无移位的完全骨折；Ⅲ型为完全骨折部分移位；Ⅳ型为骨折完全移位。

【手术指征】

稳定的股骨颈骨折(Garden Ⅰ型、Ⅱ型),可根据情况进行非手术治疗,如外展牵引或穿丁字形鞋,保持伤肢于外展、旋转中立位等。但由于患者多为老年人,为避免长期卧床引起的各种并发症,稳定的股骨颈骨折也可考虑闭合复位空心钉内固定。不稳定性股骨颈骨折多采用手术治疗。

【麻醉及体位】

硬膜外麻醉。仰卧于骨科牵引床上,垫高患髋,伤肢中立位或稍外展牵引固定,健肢屈髋屈膝并适当外展固定于手术床的托板上。

【手术方法】

1. 闭合复位空心螺钉内固定术　伤肢在C臂透视下复位骨折后牵引固定(图69-31)。骨折的复位必须在正侧位两个方向经C臂透视确定。经股骨颈前侧骨表面插入一枚导针,与股骨颈纵轴平行并可确定前倾角。在C臂透视下于大转子尖下方弧形凹陷处沿股骨颈纵轴用电钻经皮钻入1枚导针,穿过骨折断面达股骨头软骨面下约0.5cm处,在定位器的帮助下另外平行钻入2枚导针,3枚导针在股骨颈断面上的分布呈品字形。测量导针在骨内的长度,空心钻钻孔,分别沿导针植入合适长度的3枚7.0mm或7.3mm空心松质骨螺钉固定(图69-32)。

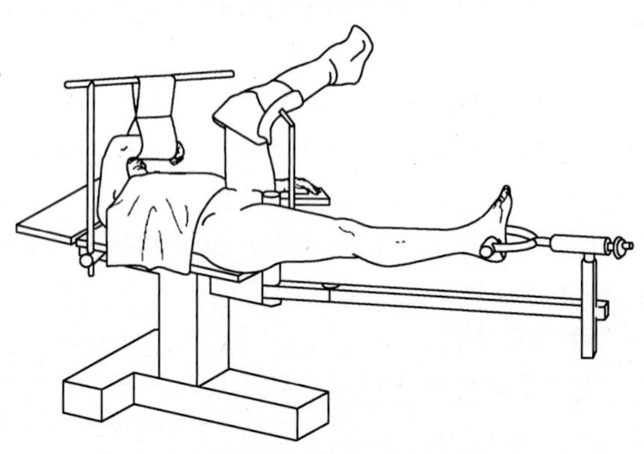

图69-31　骨科牵引床上患者的体位

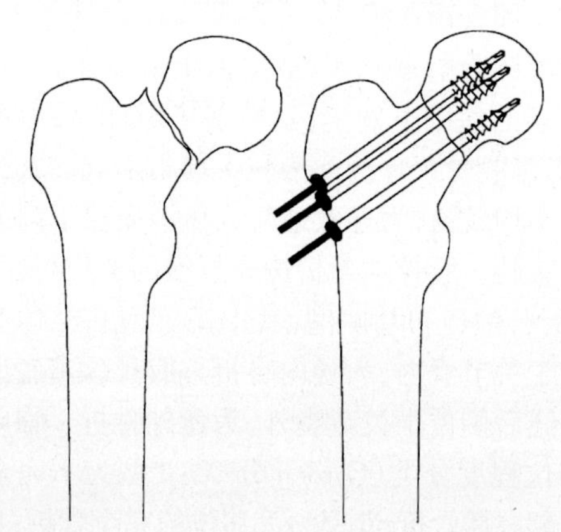

图69-32　3枚7.3mm空心螺钉内固定术

术中注意:①每拧入一螺钉,均需正侧位透视观察,避免钻透关节面。螺钉长度要适宜,其尖端距股骨头软骨面0.5cm较合适。②3枚空心螺钉固定在股骨颈断面上的分布应呈品字形。③钉头部螺纹必须全部通过骨折线,这样能起骨断端加压作用,否则可能导致骨折断端分离。④对于骨质特别疏松的患者,使用垫圈增强固定的稳定性,防止螺钉头沉入近侧骨质内。⑤对于新鲜骨折,绝大多数病例可通过闭合穿针得到满意的复位和固定,切开复位可作为闭合复位失败的补救措施。

2. 动力髋螺钉(DHS)内固定术　适用于骨质量较差的股骨颈骨折患者。体位同空心螺钉内固定术,亦可侧卧位。骨折闭合复位后,取大腿上段外侧纵形切口,长约12cm,暴露股骨转子部。用1枚克氏针经大转子穿过骨折线至股骨颈上缘暂时固定。选择大转子下2cm,股骨外侧中点处为进针点,使用定位器,对准髂前上棘与耻骨结节连线中点方向钻入导针,穿过骨折线,达股骨头下0.5cm处。C臂确定导针位置正确后去除定位器,空心钻沿导针钻孔,并记录钻头进入的深度即为所需加压螺钉的长度。取出钻头,攻丝后置入相应长度的加压螺钉。理想的螺钉位置应在张力骨小梁和压力骨小梁的交界处和股骨头的中心略偏向股骨颈的内侧。放置配套钢板于股骨上段外侧,将套筒与螺钉尾部相连,扭紧尾部螺帽,放松牵引,钢板常规螺钉固定。为增加固定的稳定性,防止股骨头旋转,通常在DHS近端平行打入1枚6.5mm松质骨螺钉(图69-33)。

3. 人工关节置换术　人工股骨头置换术适用于高龄伤员或陈旧性股骨颈骨折。优点是术后可以早期负重行走,避免了因长期卧床和精神忧虑而发生的各种并发症,而且没有骨折不愈合和股骨头坏死之虞。此法虽有感染、假体松动等并发症发生的可能,但如果手术操作正规熟练,一般均有良好疗效。手术方法

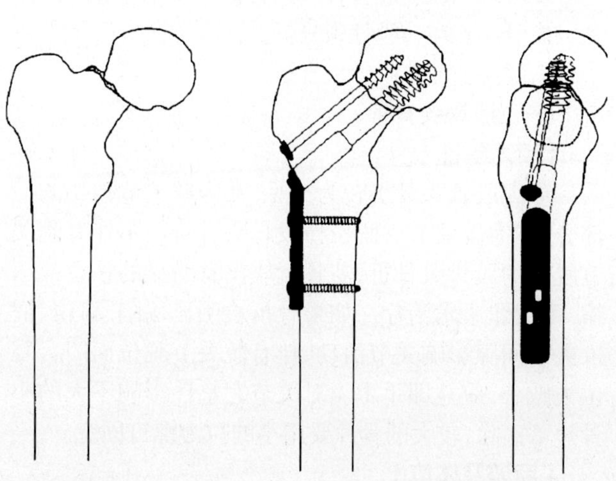

图69-33　股骨颈骨折动力髋螺钉(DHS)内固定术

8

详见关节置换术(第七十五章第一节)。

(三)股骨转子间骨折

股骨转子间骨折是指从股骨颈基底部至小转子下缘之间区域的骨折,是股骨近端最常见的损伤,主要发生于老年患者。转子间骨折在关节囊外,极少影响股骨头的血供,大多数患者可通过手术治疗获得良好的预后。但老年患者往往合并较多的全身疾病,围手术期风险较高,在治疗时要尽量选择创伤小、骨折固定可靠、又便于患者早期活动的治疗方法。根据Müller AO分类,转子间骨折为A型骨折,根据骨折的稳定程度又可进一步分为稳定性(A1型),部分稳定性(A2型)及不稳定性(A3型)。

【手术指征】

各种类型的股骨转子间骨折。

【麻醉及体位】

硬膜外麻醉或全身麻醉,对于高龄或有严重肺部疾患者也可采用神经阻滞麻醉。平卧位,伤肢牵引床牵引固定。

【手术方法】

1. 股骨近端髓内针(PFN)内固定术　具有创伤小、固定稳固、适用范围大等优点,适用于所有类型股骨转子间骨折(图69-34)。

(1) 平卧位,伤肢牵引床牵引固定,为方便C型臂透视和手术操作,在不影响骨折复位情况下可将伤肢适当内收。

(2) C型臂下行骨折闭合复位后,于大转子顶端向近侧做长约5cm切口,沿肌纤维方向分开阔筋膜张肌,显露大转子顶点。

(3) 在透视下确定入钉点,即大转子顶端稍外侧与股骨髓腔曲线延伸部的交汇点。经入针点钻入导针至髓腔,观察位置满意后用空心骨锥将转子部皮质开孔,1.7cm空心钻头扩髓。根据术前在X线片上测定的股骨近端髓腔大小,选用直径及长度大小合适的髓内针,安装在髓内针导向器上并插入髓腔。通过C臂检查髓内针置入的位置,透视下经过导向器钻入的导针在正位应位于股骨颈中轴线的两侧,侧位应位于股骨颈的中轴线上。

(4) 测量股骨颈锁钉的所需长度,空心钻钻孔后拧入股骨颈锁钉。通过导向器手柄上的导向孔安放髓内针远侧锁钉,锁定髓内针近端尾帽。

(5) 最后,从正侧位两个方向透视检查髓内针的位置是否合理、固定是否稳定可靠。逐层闭合切口。

2. 动力髁螺钉(DCS)内固定术　适用于A1及部分A2型股骨转子间骨折。

(1) 平卧位,牵引床固定。为方便C臂透视和手术操作,伤肢中立位或稍外展牵引固定,健肢屈髋屈膝并适当外展固定于手术床的托板上。

(2) 取大腿上段外侧纵形切口,长约12cm,暴露股骨转子部。用一枚克氏针经大转子穿过骨折线至股骨颈上缘暂时固定。

(3) 选择大转子下2cm、股骨外侧中点处为进针点,使用定位器,对准髂前上棘与耻骨结节连线中点方向钻入导针。经股骨外侧骨皮质,穿过骨折线,达股骨头下0.5cm处。借助C臂X线机,确定导针位置正

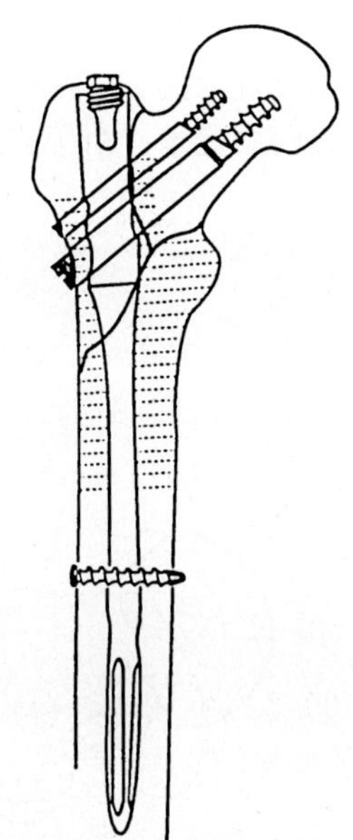

A. 股骨近端髓内针在股骨中的位置及其适用的骨折部位的范围(阴影部分)

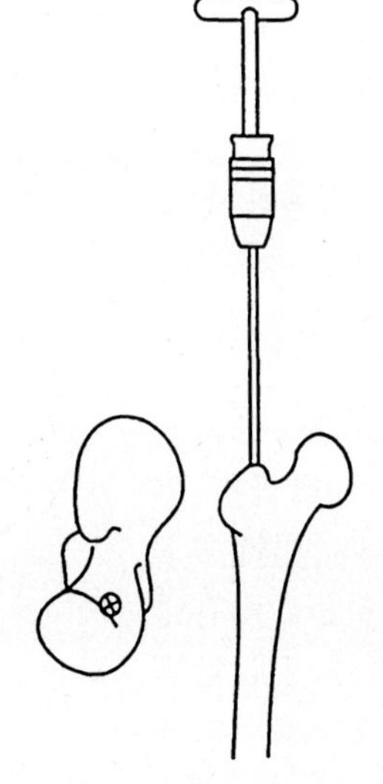

B. 股骨近端髓内针进针位置

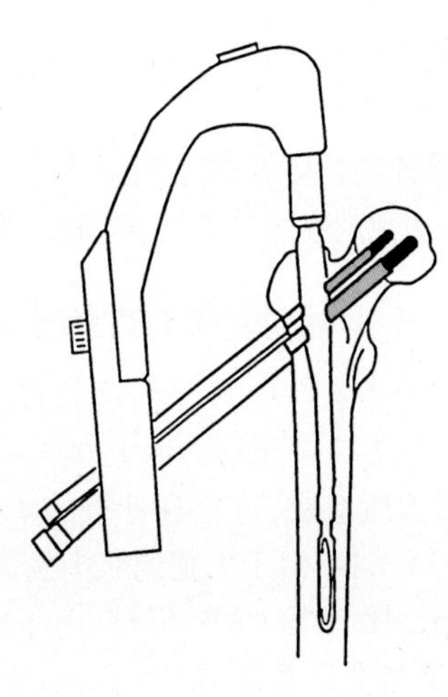

C. 股骨近端髓内针的瞄准系统

图69-34　股骨转子间骨折PFN固定术

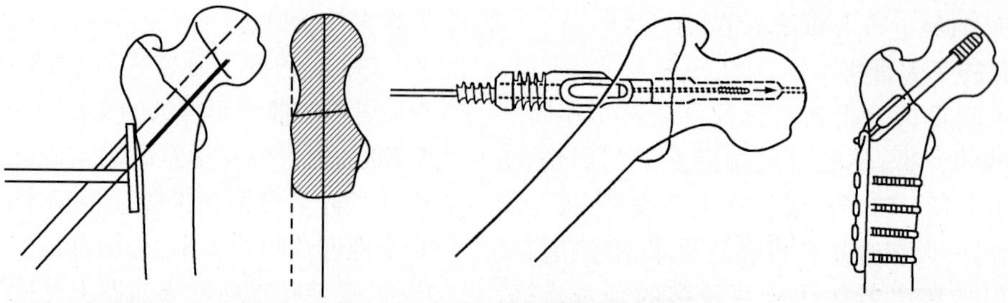

A. 定位器引导下钻入导针　　B. 置入加压螺钉及配套钢板　　C. 动力髋螺固定后

图 69-35 动力髁螺钉内固定术

确后去除定位器，沿导针旋入套针钻头，记录钻头上的刻度，即是所需加压螺钉的长度。取出钻头及导针，攻丝后置入相应长度的加压螺钉，理想的螺钉位置应在拉力骨小梁和压力骨小梁的交界处和股骨头的中心略偏向股骨颈的内侧(图 69-35A，图 69-35B)。

(4) 放置配套钢板于股骨上段外侧，其套筒与螺钉尾部相连，放松牵引，常规螺钉固定，扭紧尾部螺帽(图 69-35C)。

【术后处理】

术后穿丁字鞋控制伤肢于中立位。术后早期可行肌肉等长收缩和被动关节活动。术后根据内科病情及骨质疏松、固定强度综合判断，鼓励尽早扶拐下地活动，以减少卧床并发症，并有利于功能康复。6 周后复查 X 线片。此后每 3 个月复查 X 线片，6 个月后逐渐完全负重。

【注意事项】

1. 术前根据骨折后时间、移行程度，行一定时间骨牵引，将有利于术中复位。身体条件允许的前提下，新鲜骨折建议尽早手术，陈旧性骨折一般试行牵引后决定手术时机。

2. 复位必须准确，争取解剖复位，若多次复位失败可行切开复位。

3. 导针的位置要在正侧位下观察确认无误，必要时可动态透视观察，避免固定器械偏斜及进入关节腔。

二、股骨干骨折手术

股骨干是人体中最长的管状骨。股骨干骨折系指小粗隆下 2~5cm 至股骨髁上 2~5cm 的股骨骨折，多由强大暴力所造成，占全身骨折的 4%~6%，男性多于女性，约 2.8∶1。由于大腿的肌肉发达，骨折后多有错位及重叠。股骨下 1/3 骨折时，由于血管位于股骨折的后方，而且骨折远断端常向后成角，故易刺伤该处的腘动静脉。

【手术指征】

1. 非手术治疗失败者。

2. 同一肢体或其他部位多处骨折。

3. 合并神经血管损伤。

4. 不宜长期卧床的老年人骨折。

5. 陈旧性骨折或有功能障碍的畸形愈合。

【麻醉及体位】

硬膜外麻醉，仰卧位。

【手术方法】

1. 闭合复位交锁髓内针固定术　适用于新鲜股骨干骨折。

患者平卧牵引床上，闭合复位后伤肢牵引固定，也可在术中由助手辅助复位。在大转子尖端近远侧 2cm 处做斜形皮肤切口，向近侧中间部延长约 8cm，按切口方向切开臀肌筋膜，按肌纤维方向分离肌肉，触及梨状窝，拉开臀部肌肉，用骨锥在梨状窝偏外侧做进针点，用 T 形手柄锥状髓腔扩大器自直径 8mm 开始扩大髓腔，每次递增 0.5mm 直至比所用髓内针直径大 1mm，将与定位器相连的交锁髓内针锁孔朝外侧插入股骨髓腔，借助定位器或透视定位下分别在大腿外侧作小切口，交锁远近各两枚螺钉(图 69-36)。

2. 钢板螺钉内固定术　由于交锁髓内针固定在

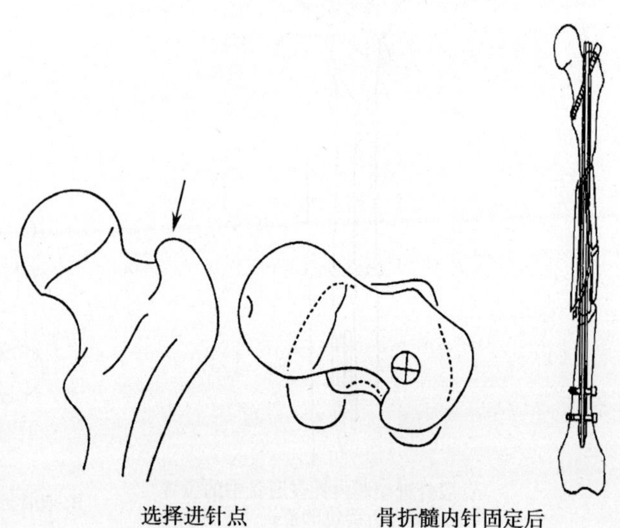

图 69-36 交锁髓内针固定术

股骨干具有明显的优越性，钢板螺钉内固定仅用于不适用髓内针固定的儿童骨折，或合并神经、血管损伤的骨折、陈旧性股骨干骨折，畸形愈合或骨不连者。

采用大腿外侧切口入路或前外侧入路，暴露股骨骨折处，直视下解剖复位骨折端，选用4.5mm LC-DCP钢板固定骨折。先用持骨器将钢板与股骨临时固定，骨折线应位于钢板中央，骨折线远近端应至少有4孔固定螺钉。用3.2mm钻头钻孔，攻丝后拧入4.5mm螺钉固定(图69-37)。

【术后处理】

术后第4天开始CPM膝关节被动活动，术后1~2周可扶拐不负重站立。根据骨折类型、手术复位修复的质量和临床X线随诊结果，以及伤员合作情况，来决定开始负重的时间，一般10~12周开始练习负重行走。

【注意事项】

1. 术前牵引　行骨牵引，牵引重量为8~12kg，牵引5~7天，使骨折断端呈轻度分离将便于术中复位。

2. 选择髓内针时应参照健侧股骨长度和髓腔直径，挑选合适的长度和尽量大的直径的髓内针，以获得较好的机械稳定性。对于股骨远端1/3附近的骨折，髓内针长度是否准确更为重要。术前可通过测量健肢股骨大转子尖至髌骨上缘的距离确定选用的髓内针的长度，也可术中透视观察髓内针与健侧股骨长度和最狭窄部位的横径来确定所用髓内针的长度和直径。

3. 扩髓与非扩髓髓内针的选择　与扩髓髓内针比较，使用非扩髓带锁髓内针不仅简化了扩髓腔的复杂步骤，而且可避免因扩髓可能造成的对营养血管的破坏、骨坏死、髓腔内压力增高，脂肪或骨屑造成的血管栓塞等不良影响。不扩髓髓内针通常设计为实心，避免人为形成死腔，减少感染的可能性，因此特别适合钝性软组织损伤和开放性骨折病例。但是，有学者认为扩髓操作可以增加髓内针和皮质骨的匹配程度，更符合骨折愈合的生物力学，并指出不扩髓比扩髓治疗有较高的不愈合或延迟愈合率及较高的断钉率，故目前扩髓交锁髓内针仍然是治疗长骨干骨折的首要选择。

4. 对于术中是否已纠正短缩、旋转畸形，可通过测量肢体的长度、测量髂前上棘至足第1、2趾间连线是否通过髌骨中点，以及观察X线影像中骨折远近端皮质厚度和髓腔宽度来判断。

三、股骨远端骨折手术

股骨远端骨折一般指距股骨髁关节面7cm左右范围内的骨折。股骨远端骨折发生率占所有股骨骨折的4%，由于骨折部位骨结构的特点，骨折后多为粉碎性，不稳定骨折，难以牢固固定，骨折接近膝关节，波及关节面，易影响膝关节活动，畸形愈合，不愈合及感染的发生率相对较高，是最难治的骨折之一。

股骨远端骨折包括髁上骨折与髁部骨折，其中髁部骨折为关节内骨折，需要解剖复位固定。

【麻醉及体位】

硬膜外麻醉，仰卧位，大腿高位扎气囊止血带。

【手术入路】

1. 后外侧入路　较为常用，皮肤切口从大腿远端1/3纵向向下，绕向胫骨结节，切开阔筋膜，在股外侧肌后缘进入，切开关节囊，将髌骨牵向内侧(图69-38)。

2. 前外侧入路　经股外侧肌与股直肌间隙进入，切口沿髌骨外缘向远端延伸，绕过髌骨止于胫骨结节。

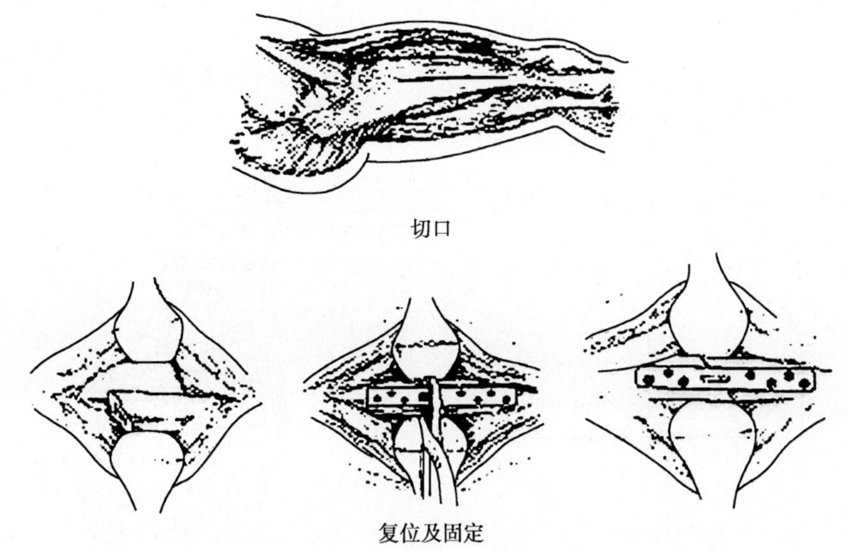

图69-37　钢板螺钉内固定术

此入路常常被认为是术后膝关节僵直的原因之一。

【手术方法】

1. 动力髁螺钉(DCS)内固定术　适用于股骨髁上骨折及髁部骨折。做大腿远端外侧股骨正中直切口，如需显露全膝关节面，可向远端延长至髌韧带外侧。切开阔筋膜，分离股外侧肌，根据需要可切开外侧关节囊。切开股骨下端外侧骨膜，行骨膜下剥离。将髌骨翻向内侧，充分显露股骨髁部及髁上各骨折片。先将髁部骨折复位，使关节面恢复平整，在不妨碍钢板的位置用拉力螺钉固定。在外髁侧面观上，选择最长直径处的前半中心点、距关节面2cm处为髁螺钉植入点，放置DCS导向器，钻入髁螺钉导针，导针方向与膝关节轴和髌股关节面平行，取下导向器，测量所需髁螺钉长度，经导针钻孔攻丝后拧入髁螺钉，套入钢板，复位股骨髁上部骨折后固定钢板螺钉(图69-39)。

2. 股骨逆行髓内针固定术　适用于股骨髁上骨折。伤员取仰卧位，伤肢膝关节弯曲50°，膝后部放软枕，以防远端碎骨片反屈。取髌内侧切口，长4~6cm，打开关节囊进入膝关节，把髌骨往外侧牵拉，暴露股骨髁。进针点在髁间切迹，先用一根3mm克氏针穿

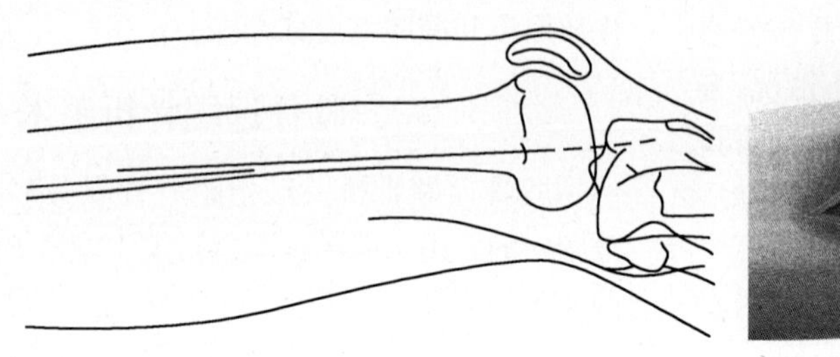

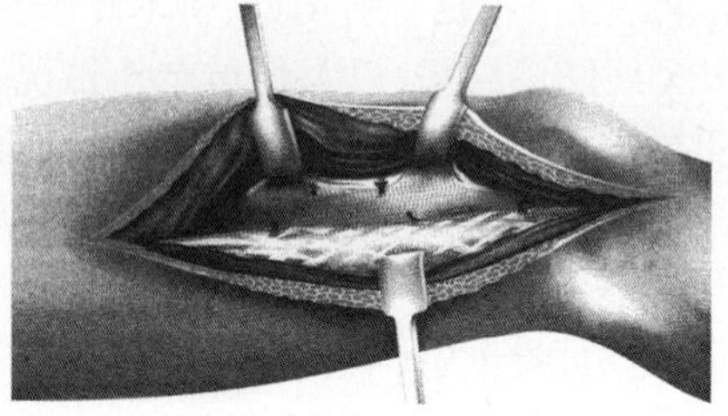

图69-38　手术入路

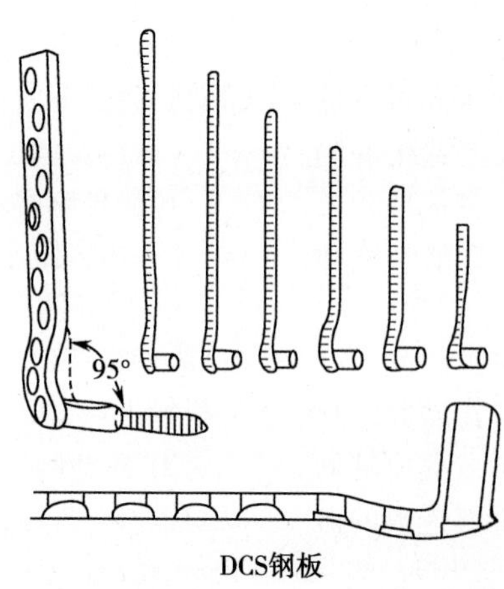

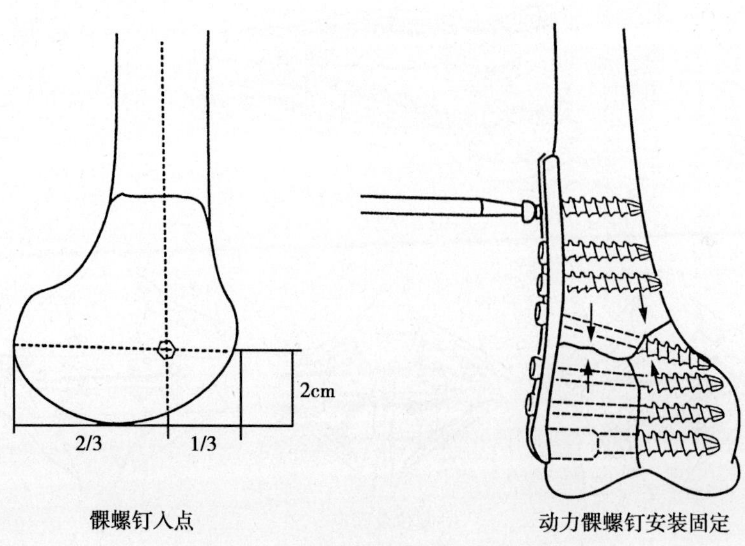

图69-39　股骨髁部骨折DCS内固定术

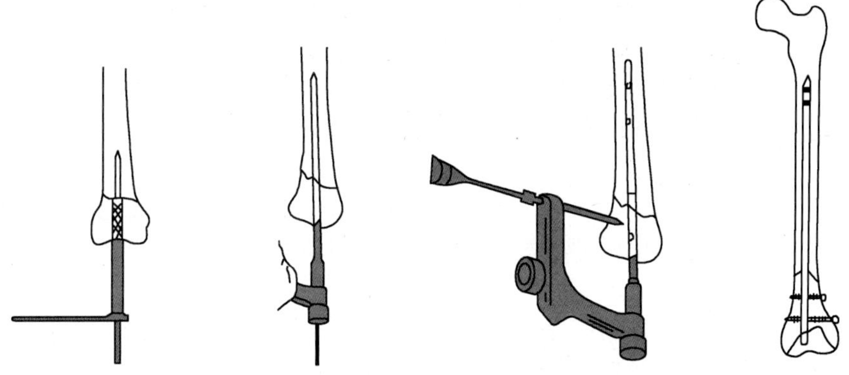

图 69-40　股骨逆行髓内针固定术

入髁间切迹居中位置，即在后交叉韧带附着点前缘，克氏针进针点必须与股骨干长轴平行保持一致（这可用C臂X线机检测）。把中心套筒沿着克氏针插入，再用带袖导向套筒穿过中心套筒，其齿部保护交叉韧带附着点，用带袖导向套筒紧紧固定，然后退出中心套筒，再用一根10mm直径的可弯曲扩髓钻打开股骨髁进针点，退出3mm克氏针并替换一根3mm直径的橄榄头导针，插入导针通过近端骨折端直至小转子水平，并将股骨髓腔扩大至12mm或12.5mm，下端7mm髓腔需扩大至12.5mm，以容纳髓内针远端增粗部分。将合适长度的髓内针装入手柄，取出带袖导向套筒，把橄榄头导针更换为平头导针，沿着导针插入髓内针，并使髓内针远端尾部低于髁间切迹的表面，这样它就不会突出于膝关节之内。在髓内针的近端和远端上好锁钉，上紧终端螺帽。用生理盐水1 000ml加庆大霉素16万U冲洗关节腔，关闭切口（图69-40）。

3. 松质骨拉力螺钉固定术　适用于单髁或双髁骨折。复位后使用松质骨拉力螺钉，使用垫圈防止螺钉头在松质骨表面下沉。骨折块较大，涉及关节负重时要加用T形支撑钢板或髁支撑钢板（图69-41）。

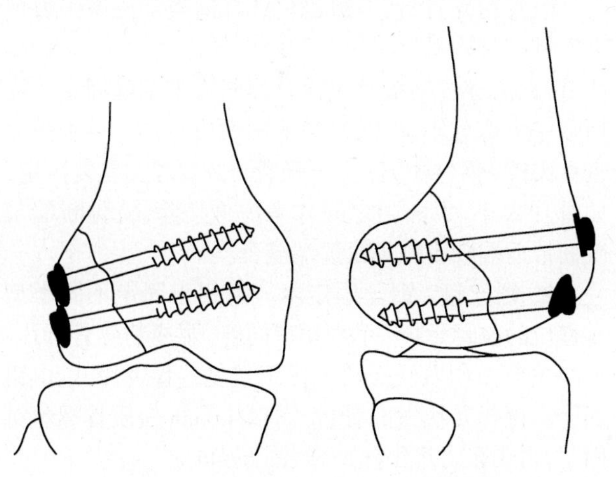

图 69-41　股骨髁骨折拉力螺钉固定术

【术后处理】

术后伤肢抬高。术后第2天使用CPM活动膝关节，术后5天允许伤员在床旁坐起，悬垂小腿。术后1周，可以扶拐站立，8~12周后逐渐负重行走。适时拍片复查，1年后可以拆除内固定。

【注意事项】

股骨远端主要为松质骨，容易因为压缩或碎骨块丢失骨质，造成术后肢体短缩和骨不愈合，内侧皮质缺损者还容易内翻造成钢板的折弯，因此存在骨缺损时需要自体或异体骨移植。

【并发症】

1. 不愈合和畸形愈合　多由于早期处理不当引起，临床中并非少见，其结果常见骨折端骨质明显疏松，膝关节僵硬。治疗必须分两步进行，先解决骨折不愈合及畸形愈合问题，再解决功能改善。治疗骨折不愈合时，可于骨折端周围植以松质骨，诱导骨愈合。在固定欠牢固的情况下，辅以石膏固定，直至骨折愈合。膝关节的功能改善必须在骨愈合牢固及良好塑形后再行松解。对畸形愈合患者，应考虑截骨矫正，以维持正常负重力线。根据下肢短缩及关节面成角，决定截骨及固定方法。

2. 膝关节功能障碍　多数为纤维僵直，应根据患者年龄、职业及生活需要考虑是否行松解术来改善功能。详见第七十五章第二节膝关节松解相关内容。

四、髌骨骨折手术

髌骨是伸膝装置的重要组成部分，有增强股四头肌力、维持膝关节的稳定性和保护股骨髁部的作用。多数是由于间接暴力，膝关节跪倒受伤，股四头肌强力收缩导致横形骨折；直接暴力撞击多为粉碎骨折。髌骨骨折最大影响是膝关节伸膝装置失去连续性和髌骨关节运动作用不协调。

根据骨折的成因，以及骨折线形态可分为：①横形骨折由于股四头肌突然强烈收缩引起，可在髌骨中部或两极横形断裂。除骨折外,还可伴有关节囊和髌骨两侧股四头肌扩张部横向撕裂。②粉碎性骨折直接暴力造成。通常骨折移位较少,关节囊和股四头肌扩张部的撕裂也较少,但髌骨的关节面和股骨髁常有严重损伤。③纵形骨折。

【手术指征】

对于无移位、移位 <1cm 或老年体弱的各类髌骨骨折,可采用加压包扎或各种抱膝固定等非手术治疗,采用伸直位固定 4~6 周。如伸膝装置受损,骨折无论是否波及关节面的髌骨骨折均应采用手术治疗。横形骨折以 AO 张力带克氏针 - 钢丝固定效果好,还可用螺钉钢丝固定。粉碎有移位的骨折亦可按横形骨折固定或行钢丝髌骨周围缝合术,如粉碎骨折或上下极小块骨折缝合固定困难,也可做髌骨部分切除。

【麻醉及体位】

硬膜外麻醉,仰卧位。

【手术入路】

膝关节纵向切口和横向切口均可应用。纵向切口的近远端可延长,以后须行翻修术也不受影响。横向切口较美观,因为与皮纹平行,但可能损伤隐神经的髌下支。髌旁切口有时也可以应用,特别是在开放性骨折,可结合皮肤裂口进入。切开浅筋膜,暴露伸膝装置,能够看到附属伸肌的撕脱。若有必要探查膝关节腔,则从髌旁内侧切开(图 69-42)。

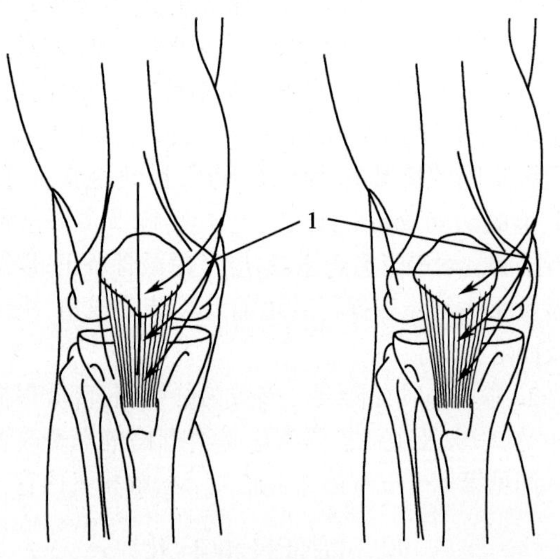

正中纵向切口(可保护隐神经髌下支 1)及髌旁切口(左侧),横向切口(右侧)

图 69-42　皮肤切口

【手术方法】

1. 张力带钢丝固定术　髌骨正中纵向切口,长 8~12cm。切开皮肤,深筋膜下剥离,牵开皮瓣,显露髌骨及股四头肌腱膜及髌韧带附着部。以横形骨折为例,先显露骨折片,吸干关节内积血、血凝块及碎骨屑。于近位骨折片断端中央偏关节面处,距中点 1cm 左右两侧以 2mm 钻头钻孔,钻孔的位置应将髌骨分为外侧、中部及内侧三等份。将骨折片整复,以巾钳固定。取 1.6~2.0mm 克氏针两根,经近位骨折片钻孔向远侧端,钻透穿过远位骨折片,至髌韧带处。以 1~1.2mm 钢丝分别绕两克氏针做“8”字固定或绕两针作环形固定。距髌骨上极约 1cm 剪断克氏针,将针上端弯成钩状,绕向关节面,击入髌骨上极内。再距髌骨下极 0.5cm 处剪断克氏针远端,并折弯少许(图 69-43)。

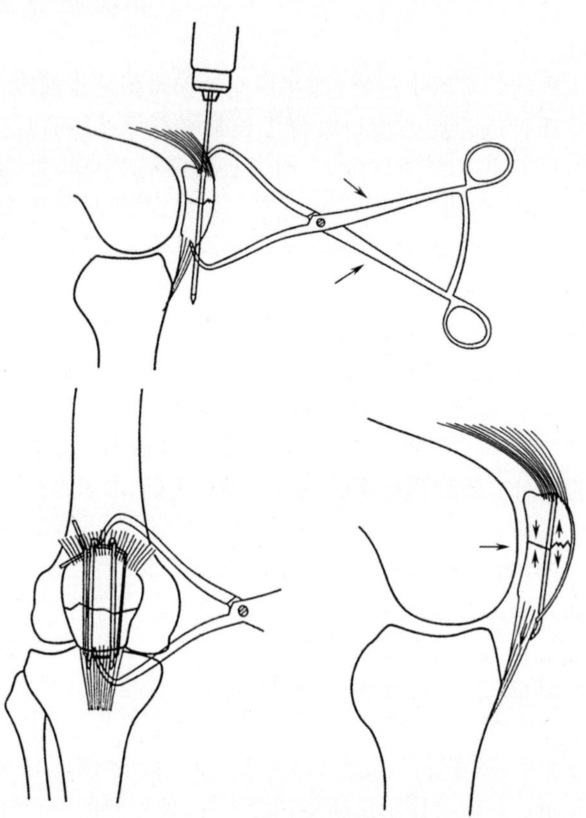

图 69-43　张力带钢丝固定术

髌骨粉碎骨折,一般也可选择适当部位做张力带克氏针 - 钢丝固定。如上下两极骨片较大,中央粉碎严重,无法穿过钻头及克氏针作张力带钢丝固定。可切除中央部分小碎片,修整成两大块骨片。再用张力带克氏针 - 钢丝固定。上下极骨折片要尽力整复固定,如骨片太小,无法固定时才考虑做切除,将骨断端与髌韧带近端或股四头肌远端缝合。

2. 螺丝钉 - 钢丝固定术　适用于固定不同类型有移位的髌骨骨折。手术切口同前。显露粉碎骨折片,吸净关节内积血及血块。仔细整复各骨折片,以巾钳固定。选择几块大的骨折片,以 4.0mm 松质骨螺丝钉固定,再用张力带钢丝加强(图 69-44)。

3. 周围钢丝缝合术　适应髌骨粉碎骨折穿克氏

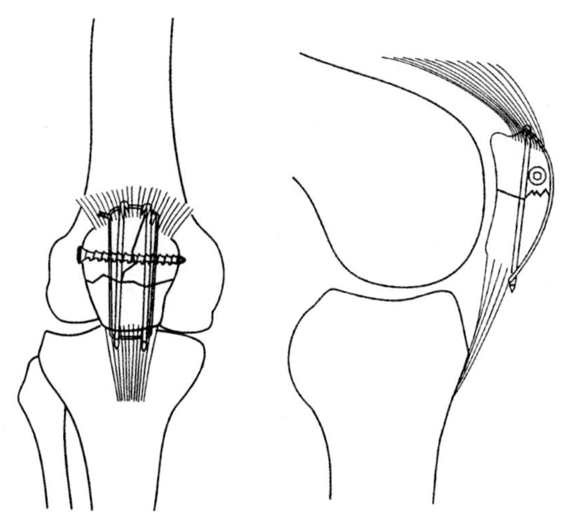
图 69-44　螺丝钉 - 钢丝固定术

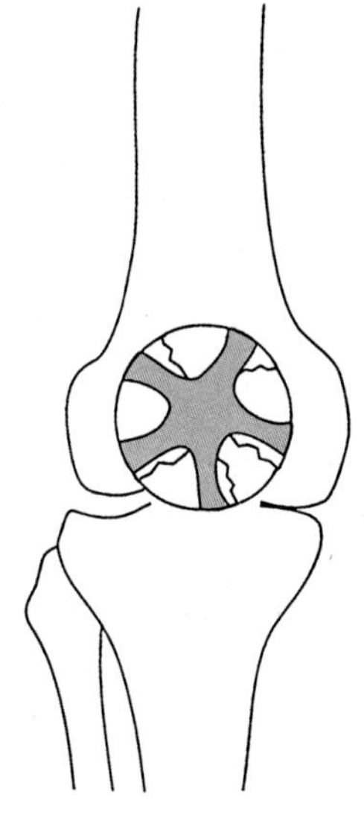
图 69-46　抓髌器固定术

针或螺钉有困难者。显露髌骨后应保存其表面的腱膜，整复各骨块后，以 2~3 把巾钳固定。紧贴髌骨缘周围做环形钢丝缝合，拧紧（图 69-45）。

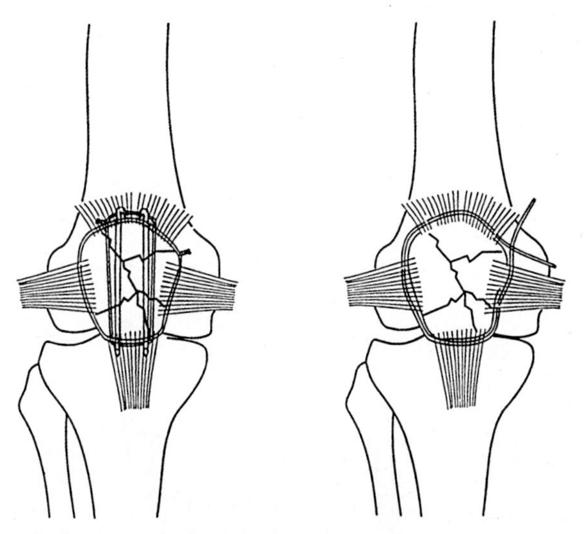
图 69-45　周围钢丝缝合术

4. 抓髌器固定术　骨折显露后，吸干关节内积血、血凝块及碎骨屑。复位骨折并用复位钳固定。将抓髌器置于 0~5℃消毒生理盐水中 3~5 分钟，用钳子将抓髌器的爪枝和腰部展开，安装在复位的髌骨表面，用 42℃左右的盐水纱布热敷抓髌器，抓髌器便恢复原状并固定于髌骨上。检查固定的牢固情况，必要时可用 0~5℃的盐水纱布冷敷后进行调整，直至达到满意要求（图 69-46）。

5. 髌骨全切除术　适合于年龄偏大、严重粉碎性骨折。髌骨切除，将明显影响伸膝装置，故应慎重考虑，现已少用。切除时尽可能保留髌腱和股四头肌肌腱。用粗的不可吸收缝线穿过髌腱、股四头肌肌腱及髌韧带扩张部行荷包缝合并牢固打结，外观上类似小髌骨。进一步间断缝合，加强断端牢固性。如肌腱不够长，不能将股四头肌肌腱与髌腱缝合，可行股四头肌腱延长术。

【术后处理】

1. 术后膝关节置于屈曲位，2~3 天后伸屈活动膝关节。这样可应用张力带原理，有利髌骨骨折面接触愈合。3~4 周可逐渐负重行走。

2. 粉碎骨折，如张力带钢丝固定不够牢固，应包扎长腿石膏 4~6 周。术后 3~5 天开始肌肉收缩活动，2~3 周练习直腿抬高，4~6 周去石膏后逐渐负重行走，伸屈活动膝关节。

【注意事项】

1. 髌骨骨折复位时，不能只看表面对合程度，应以关节面的平整为准。钻孔穿过髌骨时，应在前后径的正中，偏前或偏后均可能使固定后的骨折面接触不良或（和）关节面不平整。

2. 髌骨部分或全切除后，韧带的修复张力要适中，股四头肌腱扩张部的破损应牢固缝合，以免影响关节功能。

3. 关节腔内若有积血或积液，手术后 72 小时抽出。

4. 不论非手术或手术治疗，初期治疗后应即刻开始股四头肌锻炼，并鼓励早期不离床活动。

5. 抓髌器为记忆合金材料制成，常温下禁止强力折弯扭转。

五、胫骨平台骨折手术

【手术指征】

为常见的关节处骨折，无移位的单纯劈裂骨折可以保守治疗。需要手术才能恢复关节面平整的胫骨平台骨折或合并侧副韧带或半月板损伤是手术的适应证。

【手术方法】

1. 单髁骨折切开复位内固定术　外髁骨折最为常见，采用膝关节外侧弧形切口，起自股骨外髁上缘，斜向内下，止于胫骨结节，长约10cm。切开皮肤和深筋膜，在外侧副韧带前缘切开关节囊，清除积血和碎骨块，暴露骨折部位。如有半月板破裂，应予以切除。牵引伤肢，并将膝关节稍向内翻，增大关节间隙。直视嵌压及移位的骨折块，保留与其相连的骨膜，复位关节面，用T形、L形钢板或解剖支撑钢板固定。冲洗关节腔、彻底止血，检查侧副韧带和前后交叉韧带后关闭切口(图69-47)。

2. 双髁骨折切开复位内固定术　常用膝前正中切口，切口的长度随暴露范围增大而延长。将皮瓣向两侧分离，在内侧可横断半月板胫骨韧带，从双侧半月板下方显示胫骨平台，观察平台塌陷程度及关节软骨损伤情况，必要时可采用Z形切断髌韧带，然后将髌韧带连同髌下脂肪垫及半月板一起向上牵开。首先重建平台并用尖端复位钳或克氏针临时固定，然后以螺钉代替克氏针，胫骨平台塌陷可采用关节面下的干骺端开窗，用钢棒向上敲击以托起关节面，自体骨植骨充填骨缺损。用复位钳或克氏针将平台与骨干固定后，用两块严格调整其外形的支撑钢板或多枚螺钉加一块支撑钢板固定。术毕后用可吸收缝合线修补髂胫束(图69-48)。

【术后处理】

术后早期功能锻炼是关节内固定治疗的重要目

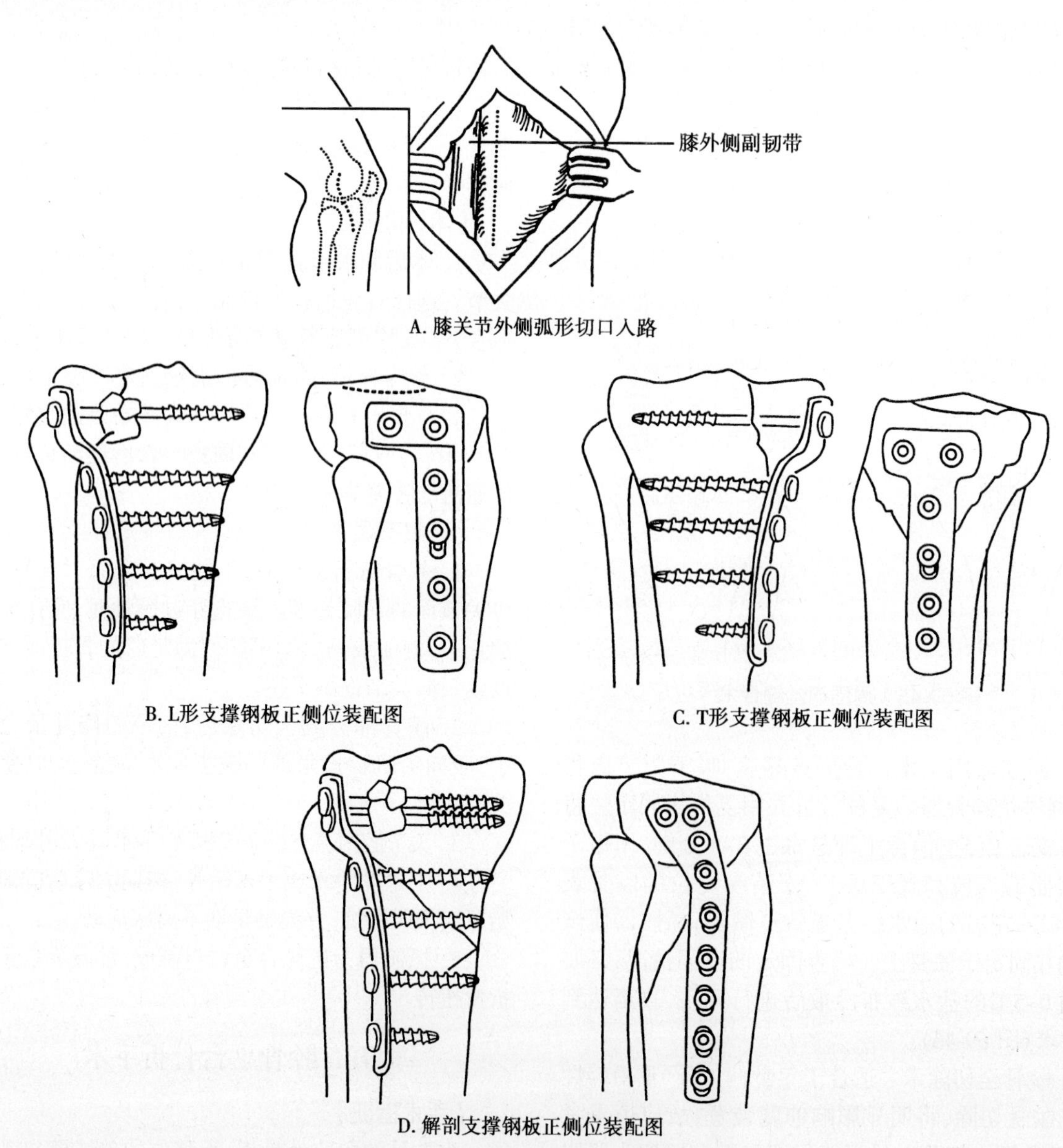

图69-47　单髁骨折切开复位内固定术

8

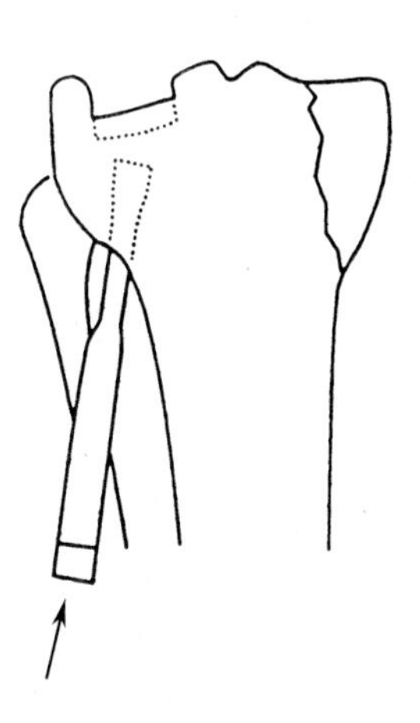
A. 开窗复位关节面并自体植骨

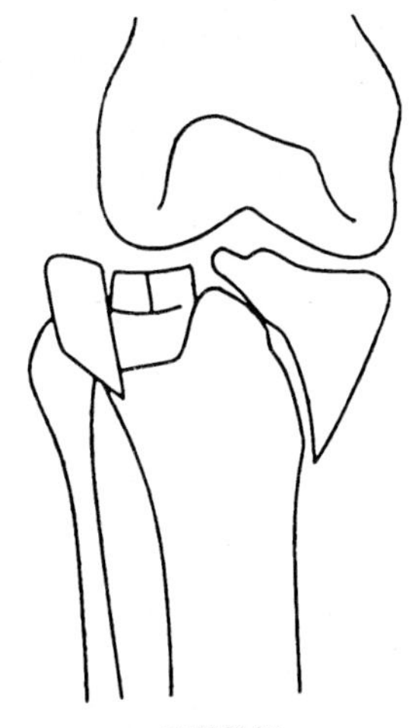
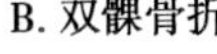
B. 双髁骨折

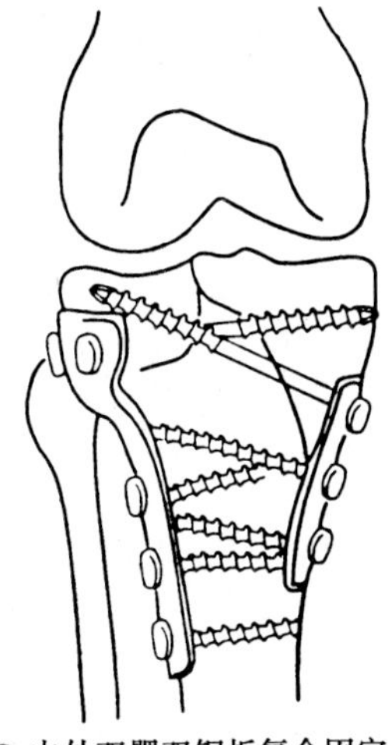
C. 内外双髁双钢板复合固定

图 69-48 双髁骨折切开复位内固定术

的之一，但负重要晚，通常在3个月以后开始逐渐负重，以免造成关节面的再塌陷。

【注意事项】

1. 劈裂骨折（Ⅰ型）向外移位超过5mm，塌陷骨折（Ⅱ型）凹入超过8mm，劈裂塌陷型骨折（Ⅲ型），伴有移位的内髁骨折（Ⅳ型）及不稳定的双髁骨折（Ⅴ型）伴有韧带、半月板损伤均作为胫骨平台手术治疗的指征。

2. 内固定物的选择 对于单髁劈裂压缩骨折复位后在干骺端应使用支撑钢板和垂直于骨折线的松质骨螺钉加压固定，双髁骨折复位后使用支撑钢板，或其他内固定物做双髁复合固定才能有效地维持复位，劈裂压缩骨折以单独螺丝钉固定。

3. 关节面解剖复位、坚强的内固定、塌陷骨折复位后的植骨以及术后早期功能锻炼被认为是胫骨平台骨折治疗中的四要素。其中坚强的内固定要求对内固定的支撑能力引起足够的重视。单纯的拉力螺钉难以对轴向的剪切应力提供足够的稳定性，解剖形状的支撑钢板是比较理想的固定材料。胫骨平台骨皮质薄、松质骨多，此处骨折经常需要植骨，植骨不实是造成骨折再次塌陷或移位的重要原因。因大多数胫骨平台骨折既有关节面的塌陷又有矢状面的劈裂骨折，植骨时不易压实，也可因为植入较大的骨块挡住了植骨的入路不能将深部骨缺损的空洞填满。采用骨折复位固定后开窗植骨的方法可以较好地解决植骨不实的问题。

六、胫骨干骨折手术

【手术指征】

合并血管神经损伤或骨筋膜室综合征的胫骨干骨折是手术的绝对适应证。不稳定骨折、开放骨折、软组织镶嵌、多段骨折、陈旧性骨折、手法复位失败、合并同侧肢体骨折或关节损伤及多发损伤需要监护治疗的患者都有手术适应证。

【手术方法】

1. 胫骨交锁髓内针内固定术 取胫骨结节处前正中纵向切口长约5cm，劈开髌韧带（也可作胫骨结节上方髌韧带内侧纵向切口，牵开髌韧带），选择胫骨结节内上方和胫骨髁间区下方为进针点，用弧形尖锥插入胫骨髓腔，然后自骨孔插入导针，在C臂透视下将骨折端闭合复位，使导针顺利插入骨折远端髓腔。从细到粗依次用不同型号的髓腔锉顺导针插入髓腔扩髓，扩髓深度达胫骨远端关节面以上2~3cm。髓腔封闭的病例扩髓如有困难，则采取切开暴露骨折端，用手动扩髓器逆行扩髓。扩髓完成后选用比最后一个髓腔锉直径 <1mm 的长短合适的髓内针插入髓腔，使尾部稍低于骨皮质。应用瞄准器或透视下拧入2枚骨折远端交锁螺钉，透视检查骨折端对位情况，如存在旋转或分离可通过插入把手进行调整。最后借助瞄准器分别在近端的静力交锁孔和动力交锁孔中各拧入一枚交锁钉。取下插入把手，拧入钉尾螺盖，冲洗并缝合切口（图 69-49）。

2. 钢板螺钉内固定术 主要用于不能用髓内针固定的近关节处或儿童胫骨骨折。由于胫骨内侧皮肤和皮下组织较薄，因此钢板最好放在胫骨外侧、胫前肌深面。

以骨折处为中心，在胫骨前嵴外约1cm做切口或向外做弧形切口，切开皮肤，皮下组织和骨膜，适当行骨膜下剥离，直视下进行骨折复位，将蝶形骨块用拉力螺钉固定将钢板置于胫骨外侧面用螺丝钉固定，缝合皮肤。

【术后处理】

踝关节置于中立位，抬高伤肢，术后3天行膝关节

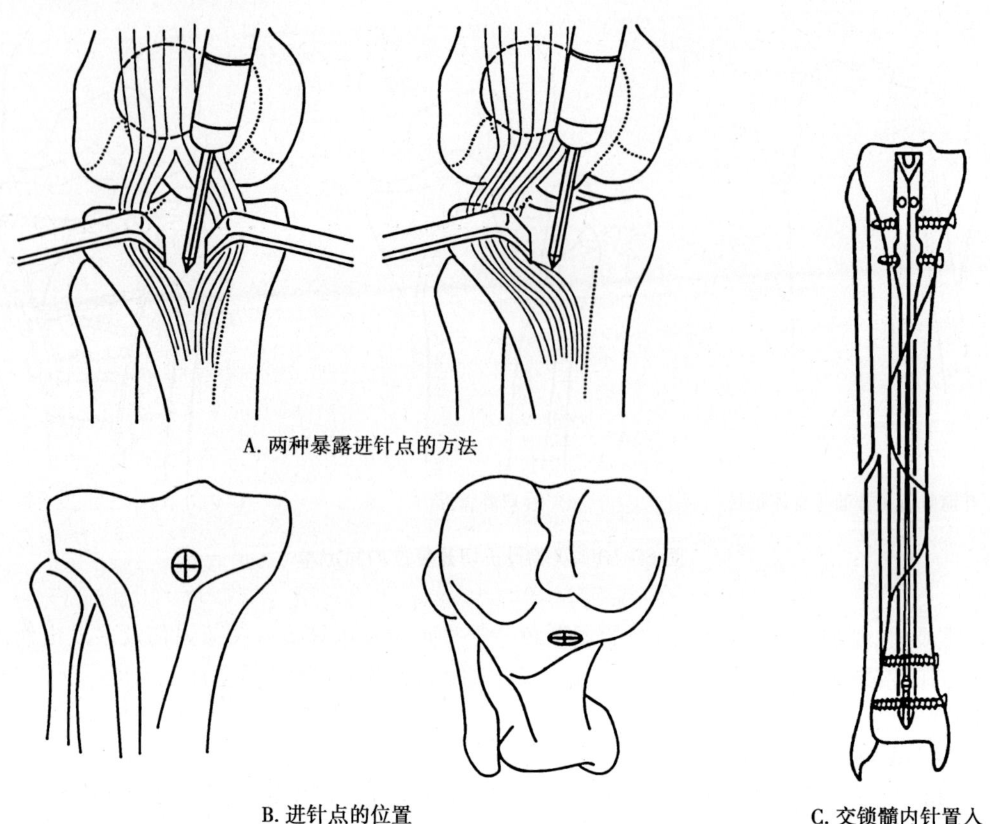
A. 两种暴露进针点的方法

B. 进针点的位置

C. 交锁髓内针置入

图 69-49　胫骨交锁髓内针内固定术

被动功能锻炼，2 周扶拐下床活动，1~1.5 年取内固定。

【注意事项】

1. 根据交锁髓内针固定后负重时骨折端加压与否，可将其分为静力型和动力型两种。在骨折远近端至少各有一枚锁钉，具有防止骨折短缩和旋转移位，起到坚强固定作用者，多用于不稳定的骨折粉碎性、长斜形或螺旋形骨折等，称为静力固定。对于横形和短斜形等稳定性骨折只固定远端或近端，未固定一端的骨折段可在动力孔范围内顺髓内针产生纵向移动，在骨折端产生纵向挤压，形成骨折端的嵌插，利于骨折愈合，但稳定性欠佳，称为动力固定。需要时，手术早期采用静力固定，当骨折愈合到一定程度后，可拔去一端静力锁钉，可改为动力固定。

2. 交锁髓内针适用于距胫骨平台 6cm 以下及踝关节面 5cm 以上之间的各种类型的胫骨骨折，确切地说，骨折线位于锁钉孔之间，且须距锁钉 1cm 以上。若合并超出此范围的骨折，需改用钢板螺钉等其他固定方式。

3. 由于胫骨尤其下段血供较差，而胫骨全长位于皮下，周围软组织较少，骨性标志明显，一般闭合穿钉易达到复位效果，不必切开软组织而加重血供损伤，尤其是对开放粉碎性骨折，周围软组织损伤严重，骨膜血管系统受到严重破坏，更不宜切开整复。但在一些严重多段粉碎骨折中，有的骨块已呈横位，闭合复位难以奏效，则需要行切开复位。

七、踝部骨折手术

【手术指征】

踝关节骨折是最常见的骨折类型之一，治疗的主要目的是恢复踝关节生物力学稳定性和解剖上的适应性，手术切开复位重建踝穴是适应证。

【手术步骤】

1. 内外踝骨折内固定术　内踝骨折采用内后侧弧形切口，起自内踝后上方约 3cm 处，沿胫骨后缘向下，绕内踝尖转向前，将皮瓣向前方拉开，可以暴露骨折端（图 69-50）。外踝采用外侧弧形切口，起自外踝后上方约 3cm，沿腓骨后缘弯向外踝前约 2cm，切开深筋膜，将皮瓣向前方拉开，也可采用外踝外侧直切口。在外踝后缘切开关节囊，注意勿损伤腓骨长短肌腱，暴露骨折处，清除关节腔内积血及小骨块。骨折复位后用巾钳临时固定，从踝的末端向对侧上方打入松质骨拉力螺钉固定，也可以采用张力带固定（图 69-51）。

2. 踝部骨折合并下胫腓联合损伤内固定术　内、外侧切口同上，根据需要向近端延长，双踝骨折需要做内、外侧两个切口，三踝骨折一般可以通过内侧切口显露。有后踝骨折时，应先复位后踝骨折并用拉力螺钉

8

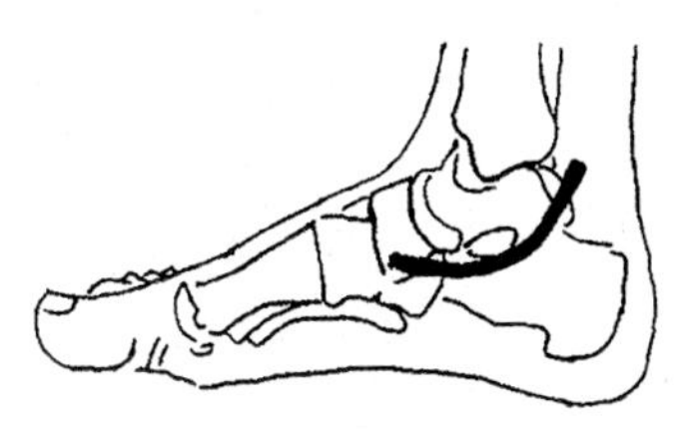
内踝骨折切口

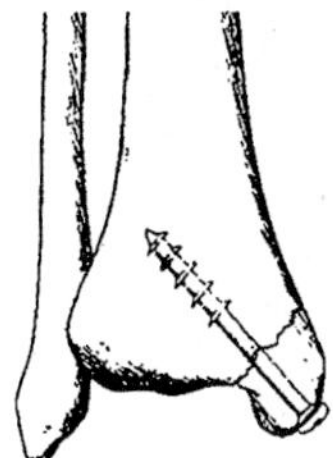
拉力螺钉固定

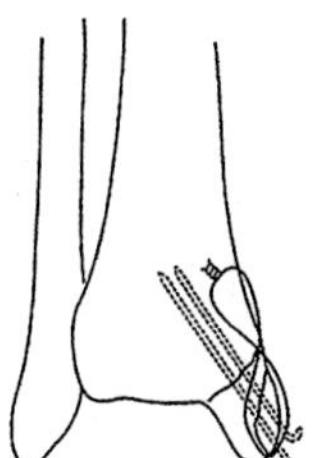
张力带钢丝固定

图 69-50　内踝骨折内固定术

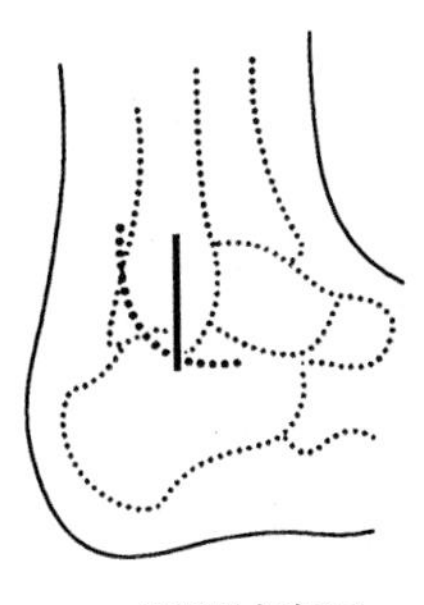
外踝骨折切口

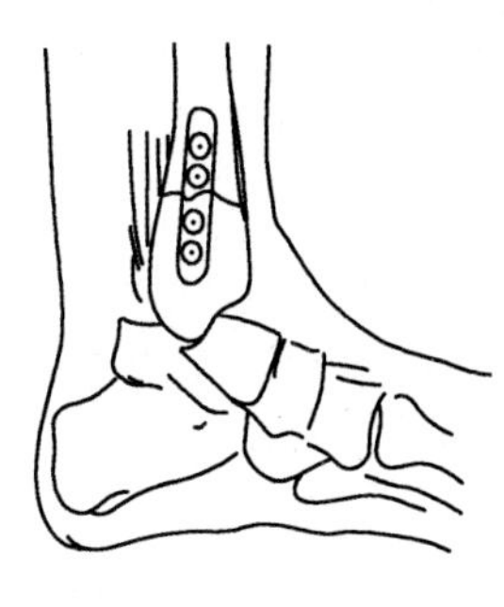
钢板内固定

图 69-51　外踝骨折钢板内固定术

固定，然后处理腓骨骨折，注意恢复腓骨的正常高度，用拉力螺钉或 1/3 管状钢板固定。用探钩牵拉腓骨下端检查下胫腓联合的稳定性，存在不稳定时可用皮质骨螺钉在踝关节上方 2~3cm 处，经腓骨通过胫骨两层皮质，从后方向前倾斜 30°固定，此时踝关节应保持 90°中立位，以免踝穴变窄，影响踝关节背屈（图 69-52）。

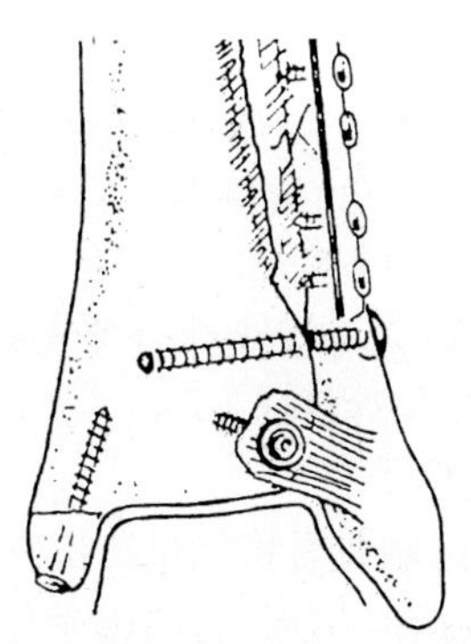
图 69-52　踝部骨折合并下胫腓韧带损伤拉力螺钉及钢板固定术

3. Pilon 骨折内固定术　Pilon 骨折是指累及胫距关节面的胫骨远端骨折，一般是指胫骨远端 1/3 波及胫距关节面的骨折，胫骨远端关节面严重粉碎，骨缺损及远端松质骨压缩。最常发生于高处坠落、车祸骤停、滑雪或绊脚前摔。常合并有腓骨下段骨折（75%~85%）和严重软组织挫伤。Rockwood 等认为，Pilon 骨折应包括：①踝关节和胫骨远端的干骺端骨折，通常伴有踝关节的关节面粉碎性骨折；②内踝骨折；③胫骨前缘骨折；④胫骨后面横形骨折。

Ruedi 和 Allower 倡导 Pilon 骨折的治疗遵循 AO/ASIF 组织的切开复位内固定（ORIF）原则，包括：①恢复腓骨长度；②重建胫骨远端关节面；③干骺端骨缺损的松质植骨（支撑关节面、填补空缺、刺激成骨、促进骨折愈合）；④胫骨内侧支持钢板固定，早期功能锻炼，晚负重。

术中先行腓骨骨折固定，腓骨骨折复位对于肢体长度的恢复至关重要。常规选用后外侧切口，腓骨固定一般选用 1/3 管型钢板或薄型重建钢板。胫骨选用前方切口，不剥离皮下组织以免皮肤坏死，两切口间距离不少于 7cm。胫骨关节面复位以距骨上关节面为参考，尽量恢复关节面平整，复位时重点复位内踝，前外侧骨块（Chaput 结节）和后唇骨块（Volkmann 三角），特别是前外侧骨块常常与下胫腓前韧带相连，在外踝复位后可作为关节面复位时的基准点。先用克氏针临时固定，有骨缺损者行自体髂骨或人工骨植骨。C 臂透视，复位满意后再以胫骨远端解剖钢板固定。如软组织条件较差，可行外固定支架结合有限内固定，有条件者可选用羟基磷灰石螺钉，以减少钉道感染和松动的发生。术后闭合切口，如皮肤张力较高时，先缝合胫前切口，腓骨切口植皮或皮瓣转移覆盖（图 69-53）。

【术后处理】

术后抬高伤肢，踝关节在无痛前提下进行被动活动，术后 10 天起进行踝关节主动活动，术后 2 周患者非负重站立，6~8 周拍摄 X 线片显示骨折线模糊后开始负重行走练习。

【注意事项】

1. 理想的手术时间是在伤后 6~8 小时内，即在明显水肿或骨折后张力性水泡发生之前。否则就需行闭合复位并石膏固定、抬高伤肢，推迟 4~6 天待水肿消退后进行。

2. 应用交叉克氏针或张力带固定对骨块小、粉碎骨折及骨质疏松者的内踝及外踝撕脱骨折尤为适

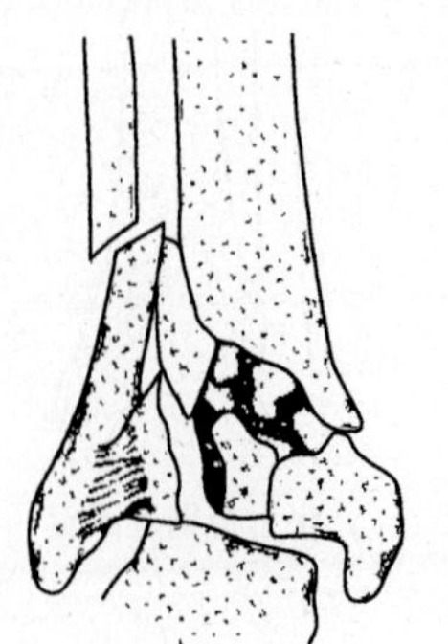
A. 术前骨折情况

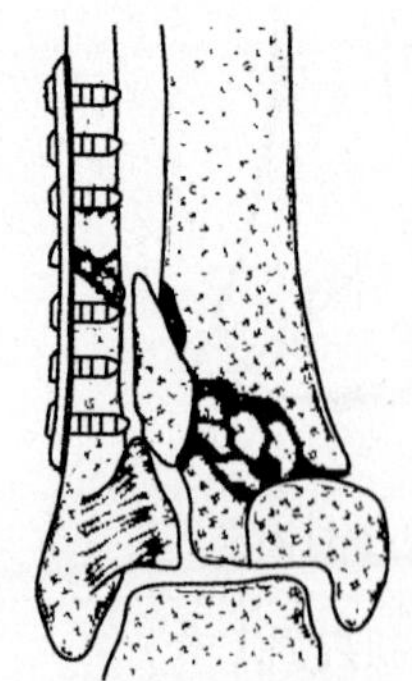
B. 恢复腓骨长度及骨折固定

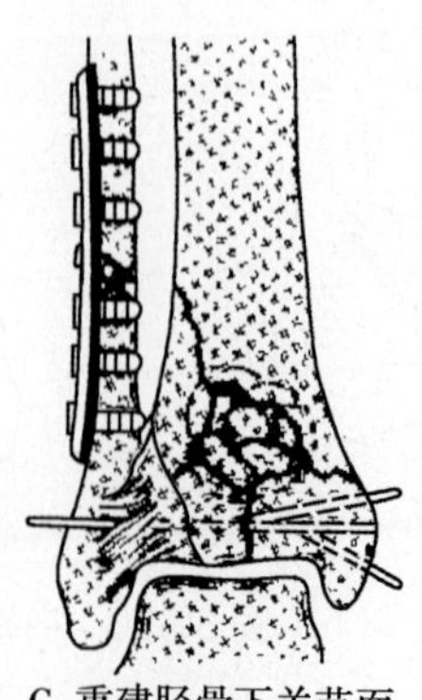
C. 重建胫骨下关节面，骨缺损处植骨

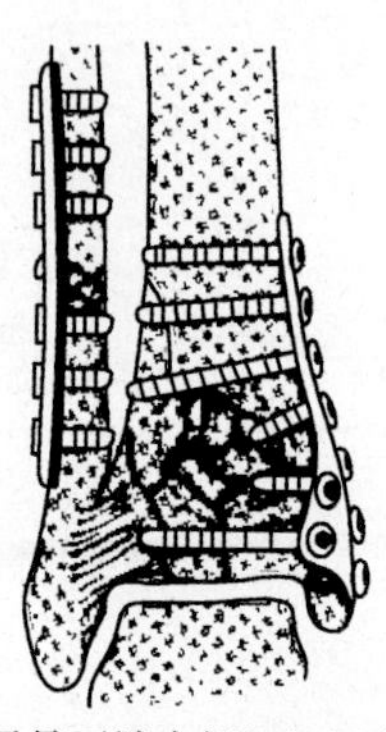
D. 胫骨下端内侧钢板固定

图 69-53　Pilon 骨折内固定术

用，但克氏针易突出皮下引起疼痛，主要原因为克氏针针尾未能深埋以及克氏针松动退出，手术时应引起注意。

3. 踝穴的稳定，主要依赖腓骨的长度和腓骨在胫骨切迹中的精确位置，以及下胫腓联合的完整。外踝及腓骨骨折复位称之为治疗踝部骨折的关键，腓骨长度的恢复是获得解剖复位的基础。如果未能恢复其长度，腓骨切迹向后上方移位，踝穴增宽，踝关节失去稳定，最终导致创伤性骨关节炎引起持续性踝疼痛。因此对于踝关节平面以上腓骨骨折使用钢板做内固定时，要求达到解剖复位，恢复外踝及腓骨下段形状，防止外踝上移，踝穴增宽，纠正其旋转移位使其准确地位于胫骨的下胫腓联合沟内。

4. 三踝骨折要按先后踝、外踝、后内踝顺序复位固定，最后处理内踝骨折或断裂的三角韧带。若先处理内踝，则有可能在处理外踝骨折的时候，使原来固定好的内踝移位或三角韧带断裂，影响手术效果。

5. 下胫腓联合在维持踝关节的完整性的同时也允许距骨有前后、上下、旋转和侧方移位，使踝关节具有一定弹性，在下胫腓联合内固定未取出之前，强行做踝关节的屈伸运动时，胫距关节、距腓关节在做高压力的强行运动会造成距上关节软骨面的损伤。因此有学者认为下胫腓联合所做的内固定材料尽可能在术后 3 个月取出，以便使患者在断裂的韧带得到合理修复的同时，又不影响踝关节的早期功能训练。

八、跟骨及跖骨、趾骨骨折手术

（一）跟骨骨折

跟骨骨折为跗骨骨折中最多见者，约占足部骨折的 60%，其中关节内的跟骨骨折占全部跟骨骨折的 83%，双侧跟骨骨折占 15%。成年人男性较多，常由高处坠下或挤压致伤。经常伴有其他部位骨折或合并其他组织脏器损伤，初诊时切勿贻误。

【骨折分类】

跟骨骨折分型方式众多，临床上多采用传统的 Essex-Lopresti 分型。

1. 关节外型（Ⅰ型）　指不波及跟距关节的骨折。又可分为：① 跟骨后结节骨折：又有纵形骨折、横形骨折及撕脱性骨折之分；② 跟骨前结节骨折：其骨折线穿过跟骨前结节；③ 载距突骨折：表现为跟骨之载距突呈断裂状，多伴有移位；④ 结节前方近跟距关节骨折：实际上此处已波及关节，在处理上应注意。

2. 关节型骨折（Ⅱ型）　视其形态及受损程度等又可分为以下（图 69-54）：①舌型骨折：多系垂直暴力所致；②压缩型骨折：跟骨后关节面被距骨所传导的垂直暴力作用很远使跟骨发生压缩或塌陷；③残株型骨折：即波及距骰及跟距关节的纵（斜）向骨折；④粉碎型骨折：跟骨的前、后及关节面均发生多数骨折。

【治疗原则】

跟骨骨折的治疗原则是恢复距下关节的对位关系和跟骨结节关节角，维持正常的足弓高度和负重关系。不波及距下关节的骨折，仅闭合复位绷带包扎固定或石膏固定即可。波及距骨下关节的跟骨骨折的治疗以达到解剖复位为目标。

【非手术治疗】

1. 无移位的跟骨骨折　包括骨折线通向关节者，用小腿石膏托制动 4~6 周。待临床愈合后即拆除石膏，用弹性绷带包扎，促进肿胀消退。同时做功能锻炼。但下地行走不宜过早，一般在伤后 12 周以后。

2. 有移位的骨折　如跟骨纵行裂开，跟骨结节撕脱骨折和跟骨载距突骨折等。可在麻醉下行手法复位，然后用小腿石膏固定于功能位 4~6 周。后结节骨折需固定于跖屈位。

3. 60 岁以上老年人的严重压缩粉碎性骨折　采用功能疗法。即休息 3~5 天后用弹性绷带包扎局部，再做功能锻炼，同时辅以理疗按摩等。

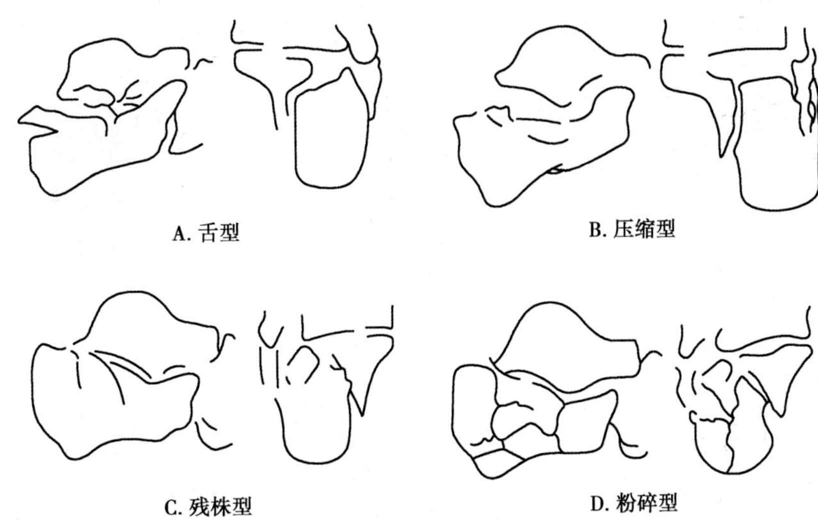

图 69-54　跟骨关节型骨折

【手术治疗】

1. 跟骨舌型骨折、跟骨体横形骨折波及关节并有移位者　可在麻醉下用骨圆针撬拨复位，再用小腿石膏固定于轻度跖屈位 4~6 周。

2. 有移位的跟骨横形骨折、舌型骨折以及跟骨后结节骨折　应行切开复位，加压螺丝钉内固定。术后石膏固定于功能位 4~6 周。

3. 青壮年的跟骨压缩骨折甚至粉碎性骨折　有人主张早期即行切开复位并植骨，以恢复跟骨的大体形态及足纵弓。视情况用或不用内固定。术后用小腿石膏固定 6~8 周。

4. 跟骨严重粉碎性骨折　有人主张早期行关节融合术，包括跟距、跟骰关节。但多数人主张先行功能疗法，以促进水肿消退，预防肌腱、关节粘连。待后期出现并发症时，再行足三关节融合术。

【手术方式】

1. 骨圆针撬拨复位及固定　手术在麻醉后气囊止血带下进行。于跟骨后结节跟腱外侧方，用尖刀戳一小口，由此插入一粗骨圆针到近位骨折块内。然后将膝屈曲，以松弛腓肠肌。术者握住骨圆针向足跖面下压，使骨折块复位。最后将骨圆针击入远位骨折块内固定(图 69-55)。

2. 切开复位加压螺丝钉内固定　自外踝后下 2~3cm 始向前做一弧形切口，止于舟骨。切开深筋膜后，将腓骨肌腱牵向后方，显露跟骨体横形骨折及跟距关节。直视下用骨膜剥离子将移位骨折复位，由后骨折块的外面向前上加压螺丝钉固定。舌型骨折或后结节骨折螺丝钉由上向下固定(图 69-56，图 69-57)。

3. 切开复位和骨移植术　切口及软组织显露同上，显露距骨下关节面和压缩凹陷的跟骨骨折及其关节面。用骨膜剥离子插至跟骨凹陷骨折下缘，将压缩

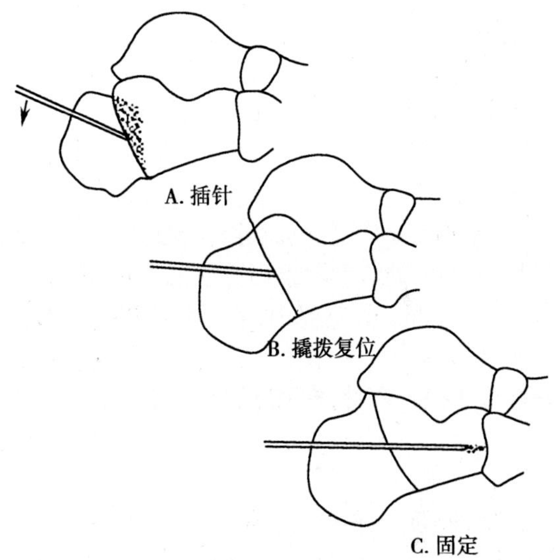

图 69-55　跟骨体横形骨折撬拨复位固定术

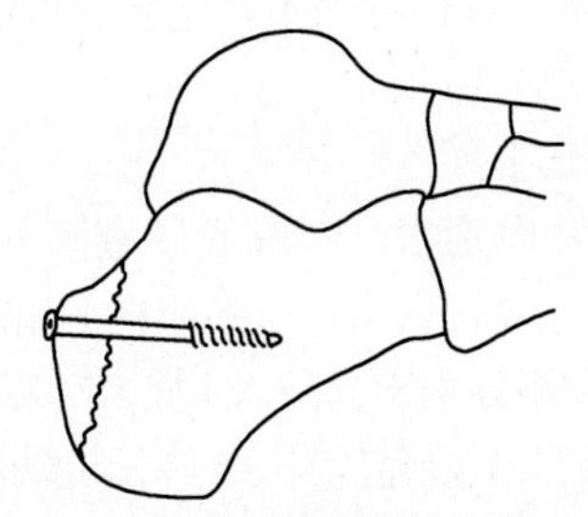

图 69-56　跟骨后方骨折螺丝钉固定术

的骨折块撬拨复位。残留空隙填以取自髂骨的三面有皮质骨的骨块。术后用石膏固定于功能位 6~8 周。

【注意事项】

1. 由于跟骨骨折可严重破坏跟距关节，引起粘连、僵硬和创伤性关节炎，遗留患足疼痛和运动功能

8

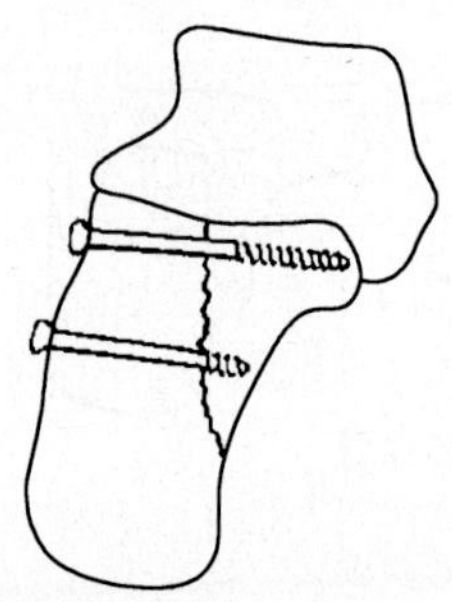

图 69-57　跟骨纵形骨折双螺钉内固定

障碍，故术中应尽快解剖复位关节面，术后早期活动患足和逐渐承重步行，以达到满意的功能恢复。

2. 骨折固定时遵循跟骨三点固定原理，在跟骨前部或骰骨、截距突、跟骨粗隆这三点固定骨折，不仅可以提高解剖复位的成功率，而且可减少手术的并发症。

（二）跖骨骨折

跖骨骨折是足部最常见的骨折，可分为基底骨折、干部骨折、颈部骨折。其中以基底骨折最常见，干部骨折次之。在大多数情况下，跖骨骨折为直接暴力引起，如重物打击、车轮碾压等。少数情况下，由长期慢性损伤（如长跑、行军）致第 2 或第 3 跖骨干发生疲劳骨折。在足的 5 个跖骨中，第 1 跖骨最粗大，发生骨折的机会较少，第 4 跖骨发生骨折机会最多。第 5 跖骨基底由于是松质骨，常因腓骨短肌猛烈收缩而发生骨折。

【治疗原则】

根据骨折有无移位及复位情况，而酌情选择相应的治疗措施。无移位及可获得满意复位者、跖骨头嵌插稳定性骨折、移位不严重的跖骨干骨折及跖骨基底部骨折，伤后或复位后患肢均可以小腿石膏或短靴石膏固定 4~6 周。对合后仍不稳定者，则需用克氏针交叉固定或钢板螺钉固定。

【手术方式】

1. 克氏针固定术　腰麻或硬脊膜外麻醉。平卧位，大腿部上气囊止血带。C 臂透视下闭合复位，经骨折远端跖骨两侧分别交叉钻入 1 枚 1.5~2.0mm 克氏针，或者经一侧钻入 1 枚克氏针，维持骨折端的稳定性，术后再辅以石膏托外固定。如果骨折复位有困难，可在伸趾肌腱一侧做小切口辅助复位（图 69-58）。

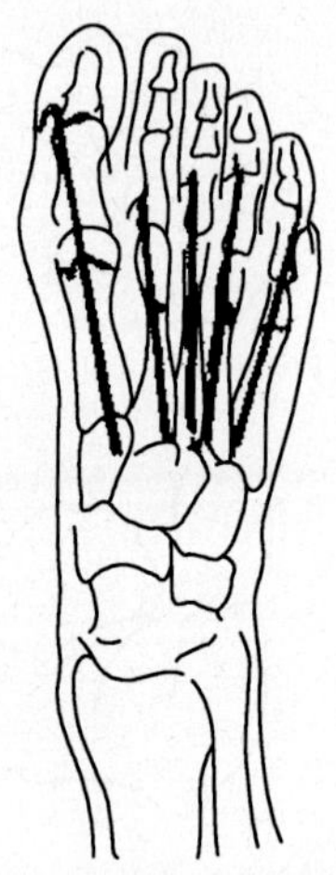

图 69-58　跖骨骨折克氏针固定术

2. 钢板螺丝钉固定术　适用于开放性骨折或手法复位失败者。腰麻或硬膜外麻醉，仰卧位。

（1）切口：第 1 跖骨采用背内侧切口。第 5 跖骨采用背外侧切口。第 2~4 跖骨骨折，采用第 3 跖骨为中心的纵向直切口（图 69-59）。

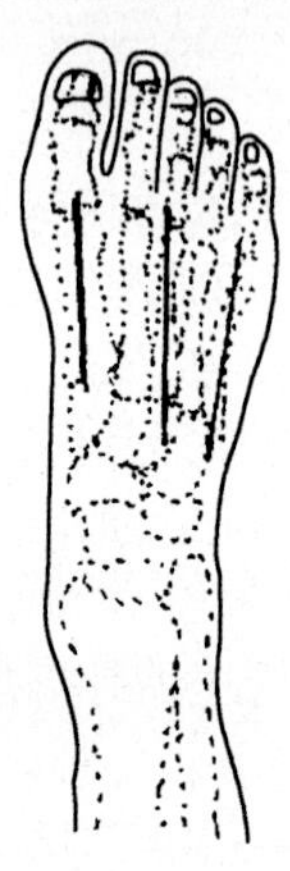

图 69-59　跖骨骨折皮肤切口

（2）显露：纵向切开皮肤、筋膜、骨膜，显露骨折端，清除血块和软组织。在 2~3 跖骨足背内侧有皮神经，第 2 跖骨背侧有足背动脉及分支通过，显露时要特别仔细，不要损伤神经血管。

（3）复位和固定：第 1 跖骨可用 4 孔小钢板固定，最好用 T 型或管型钢板（图 69-60）。第 5 跖骨基底部骨折可用螺丝钉或 AO 系张力带钢丝固定（图 69-61）。

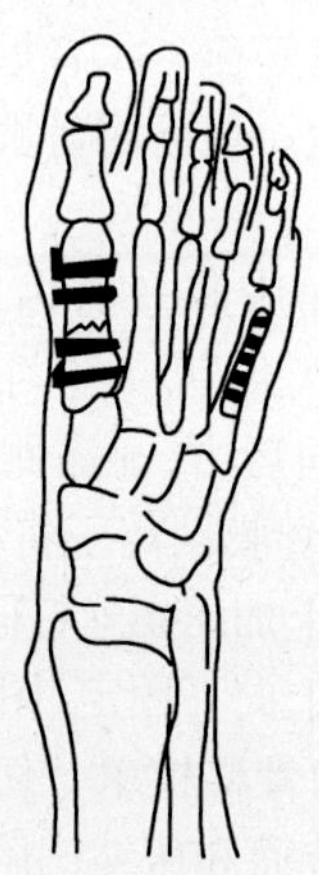

图 69-60　第 1、5 跖骨骨折钢板固定

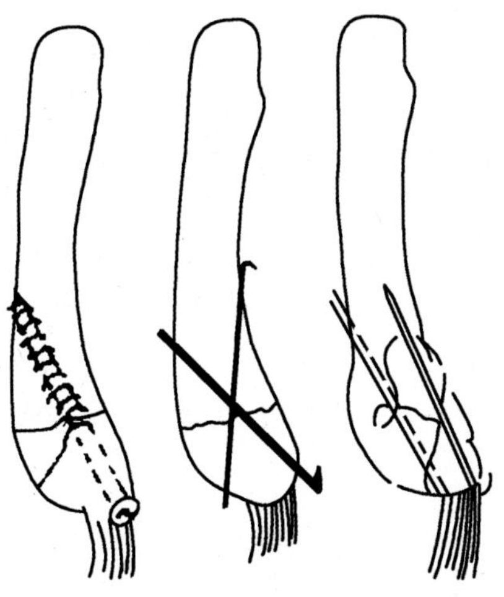

图 69-61 第 5 跖骨基底部骨折固定

（王序全）

参考文献

1. Lenich A, Vester H, Nerlich M, et al. Clinical comparison of the second and third generation of intramedullary devices for trochanteric fractures of the hip - Blade vs screw.Injury, 2010, 41(12): 1292-1296.
2. Nishiura T, Nozawa M, Morio H.The new technique of precise insertion of lag screw in an operative treatment of trochanteric femoral fractures with a short intramedullary nail.Injury, 2009, 408(10): 1077-1083.
3. Innocenti M, Civinini R, Carulli C, et al.Proximal femural fractures: Epidemiology.Clinical Cases in Mineral and Bone Metabolism, 2009, 6(2): 117-119.
4. Saarenpää I, Heikkinen T, Ristiniemi J, et al.Functional comparison of the dynamic hip screw and the Gamma locking nail in trochanteric hip fractures: A matched-pair study of 268 patients.International Orthopaedics, 2009, 33(1): 255-260.

第七十章

手部常用手术

第一节　解剖概要

一、手部皮肤

手掌的皮肤和手背的皮肤在解剖结构上有所不同，所起的功能亦不尽相同。手掌皮肤的角质层及皮下脂肪垫均较厚，以掌心和小鱼际处最明显，鱼际处较薄；它与深层的掌腱膜、腱鞘、指骨骨膜有较多的纤维小隔相连，致不易滑动，有利于抓握、持物动作。与手背皮肤比较，手掌皮肤坚韧固定，不易移动，缺乏弹性及伸缩性，因此，即使小的手掌皮肤缺损，往往也不易直接缝合，需植皮闭合创面。若令其自然愈合，将形成较多的瘢痕．影响功能。

手掌皮肤的乳头层内有许多神经小体，对手的感觉，特别是实体感觉甚为重要。手部较腹部皮肤感觉敏感 20 倍；指腹部触觉更为敏感，两点分辨率可达 3~5mm。

皮纹的产生常和关节的活动相适应，因此皮纹如同皮肤之关节。手掌有三条皮纹：鱼际纹或称近侧掌横纹，适应拇指单独对指活动；远侧掌横纹起始于示、中指间指蹼，终止于手掌尺侧，适应尺侧三个手指的屈曲活动；掌中横纹与远侧掌横纹平行，适应示指的活动。手掌横纹将手分为三个部分：拇指有单独的肌肉，并有特殊的关节结构，成为独立部分，拇指屈曲，近侧掌横纹明显；示指的屈肌腱分化较好，并有两个伸肌腱，可以单独屈伸，示指屈曲时，掌中横纹明显；中、环、小指组成另一组，它们屈曲时，远侧掌横纹明显，主要用以握物。

手指掌面亦有三条横纹，它们不完全和指关节在同一平面。近侧指横纹位于近节指骨中部相当于指蹼水平；中间指横纹对应近指间关节；远侧指横纹在远指间关节的近侧。指横纹将手指分成三个皮下脂肪垫，指横纹处无皮下脂肪，皮肤直接与屈指肌腱鞘相连，该处刺伤易直接损伤腱鞘及肌腱，如发生感染，则可沿腱鞘蔓延。指掌横纹两侧的终点即为手指掌、背侧交界的标志，若行手指侧方切口，以指掌横纹侧方末端连线为标志，不致伤及指掌侧的血管、神经。

手背皮肤较薄，皮下脂肪少，仅有一层松软的疏松结缔组织，其下为深筋膜，覆盖手背伸指肌腱。故手背皮肤不仅易被撕脱而且移动性较大。手屈曲时，手背皮肤面积较手伸直时约大 1/4。小块皮肤缺损，也较易于拉拢缝合。此外，由于手掌皮肤固定于掌腱膜，故手掌感染后手背肿胀明显，不要因此误诊为手背感染，而在手背切开引流。

掌腱膜系由手深筋膜浅层增厚而成，位于手掌中部，呈三角形，近端（三角形顶部）为掌长肌的延续，远端（三角形底部）中部形成四条腱束和手指相应的屈肌腱鞘及掌指关节的侧副韧带相融合（图 70-1）。手的重要血管神经均在掌腱膜深部，掌腱膜起到了保护它们的作用。如果掌腱膜特殊增厚，则可出现掌腱膜

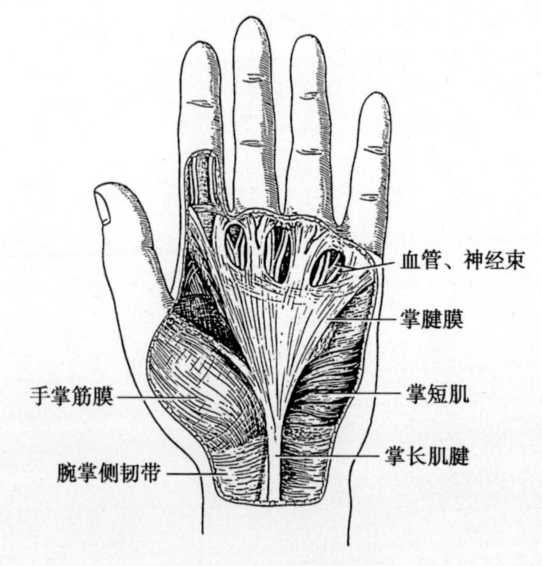

图 70-1　掌腱膜的解剖

8

挛缩。

指甲的作用是加强指腹抓、捏、压等动作的力量。指甲的生长部位在甲根部的基质组织。指甲与甲床紧密相贴，远端离开甲床后成为指甲的游离缘。指甲的缺损，将影响功能和美观。

二、手部肌肉及肌腱

手部肌肉可分外在肌、内在肌两部分。

手部外在肌系指起于前臂而腱止于手的肌肉。分为掌、背侧两组，掌侧为屈肌腱，包括指浅屈肌、拇长屈肌及指深屈肌，人群中约 85% 比例存在掌长肌。拇长屈肌止于拇指末节指骨掌面基底，功能为屈曲拇指指间关节。指浅屈肌起于肱骨内上髁屈肌总腱，进入手指时分为两束，分别止于 2~5 指中节指骨掌面基底两侧，主要功能为屈 2~5 指近指间关节。指深屈肌起于尺骨前内侧面的上 3/4，肌腱部到手部后穿过指浅屈肌两束进入手指，止于末节指骨掌面基底，功能为屈曲 2~5 指末节指间关节。从掌骨头平面至末节指骨基底，深浅指屈肌腱，均包裹在鞘管内。鞘管又称腱鞘，在其掌骨头入口处，近节指骨中部及中节指骨中部明显增厚，形成滑车，以防止手指屈曲时屈肌腱的弓弦样隆起(图 70-2)。由于屈肌腱收缩滑动幅度较大，屈肌腱的腱鞘内断裂，其近端可回缩至掌部蚓状肌附着处，处理肌腱Ⅰ~Ⅱ区损伤时应注意此解剖特点。背侧伸肌包括指总伸肌，示指及小指固有伸肌，拇长展肌，拇长、短伸肌。其功能为伸指、伸拇。在掌指关节

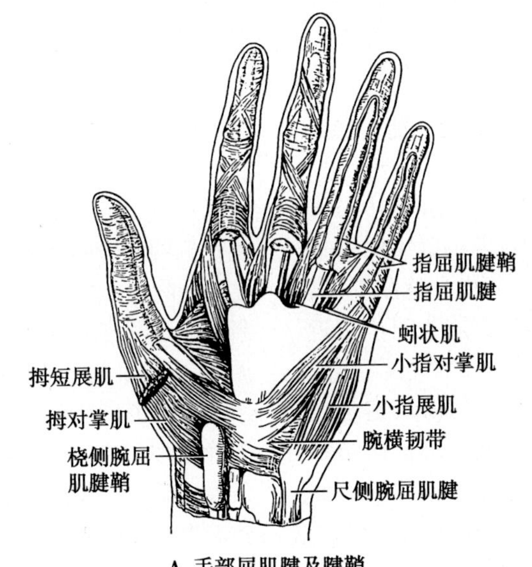

A. 手部屈肌腱及腱鞘

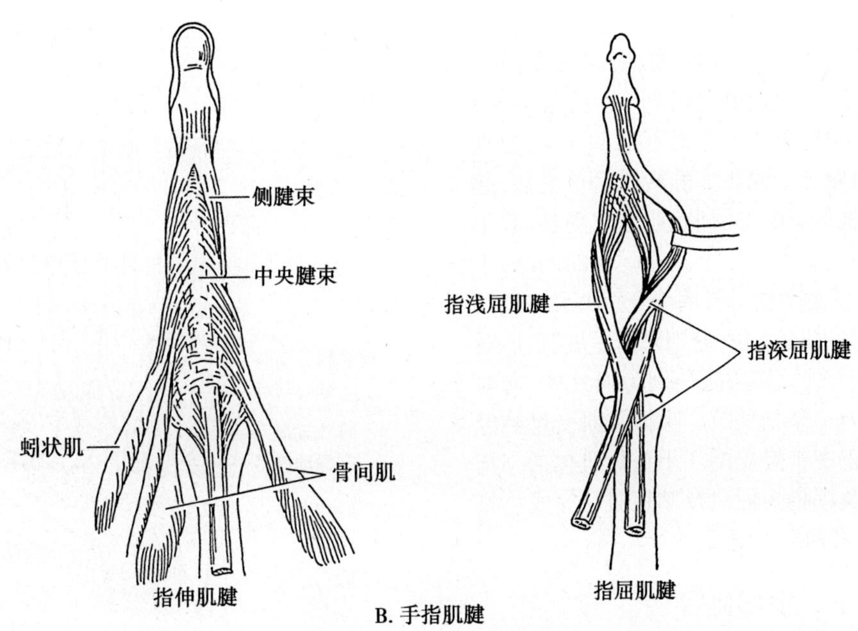

B. 手指肌腱

图 70-2　手部肌肉及肌腱

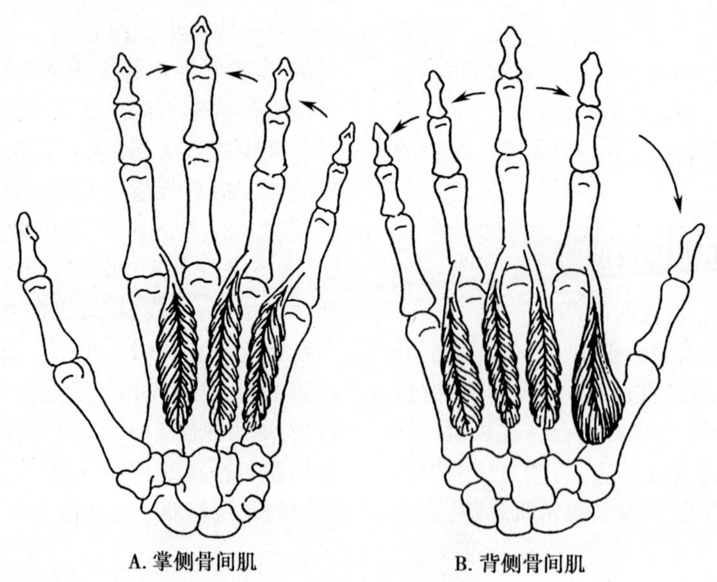

图 70-3　手部骨间肌

处，伸肌腱扩展呈膜状，称为腱帽。腱帽的功能为稳定伸肌腱不向两侧滑脱。伸肌腱在近指间关节处分成三股，即中央腱束和两侧腱束。中央腱束止于中节指骨背侧基底，功能为伸近指间关节；两侧腱束沿中节指骨向背侧渐渐汇成一束，止于末节指骨背侧基底，功能为伸远指间关节。故中央腱束损伤后，可出现近指间关节屈曲，远指间关节过伸的纽扣状畸形；侧腱束断裂，则可出现锤状指畸形。手背的伸肌腱与表面的皮肤和深部的指骨骨膜，均仅有一层疏松结缔组织覆盖，外伤后炎症水肿，很易造成粘连，影响手的功能。

手部内在肌可分为鱼际肌、骨间肌、蚓状肌及小鱼际肌四组。手内在肌功能复杂。手部的各种精细动作，均依靠手内在肌配合屈、伸肌完成。骨间肌共7块，掌侧3块，背侧4块。分别起到分指(外展)、并指(内收)的作用，受尺神经支配(图 70-3)。蚓状肌共4块，分别起于2~5指深屈肌腱上。第1、2蚓状肌呈单羽状，起于示、中指肌腱的桡侧；第3、4蚓状肌呈双羽状，起于第3~5指肌腱的两侧。大部止于指背腱膜的侧缘，小部分与骨间肌同止于近节指骨基底。分别由尺神经及正中神经支配。鱼际肌有4块，分别是拇短展肌、拇对掌肌、拇收肌、拇短屈肌，其功能分别为拇外展、拇对掌、拇内收和屈曲拇指掌指关节。除拇收肌受尺神经支配外，其余均受正中神经支配。小鱼际肌包括小指展肌、小指对掌肌及小指短屈肌及掌短肌。完成小指外展、对指功能，受尺神经支配。

三、手部血管

手部血运非常丰富。动脉有尺动脉形成的掌浅弓和桡动脉形成的掌深弓，以及掌骨间掌、背侧动脉。它们在手部形成动脉网和较多的交通支，主要侧支有掌深弓腕掌侧网与骨间掌侧动脉的吻合；掌背动脉、腕背侧网与骨间背侧动脉的吻合；骨髓腔与皮下血管之间的吻合。因此，在腕部尺、桡动脉单独断裂或同时断裂，只要骨间掌、背侧动脉和软组织完整，通过侧支循环，仍可维持手部血运(图 70-4)。

手部静脉回流主要靠浅静脉，即手背静脉网。而深静脉多和掌浅弓、掌深弓动脉伴行。每条动脉有两条伴行静脉，但多较细小，深静脉多回流到尺、桡静脉。也有交通支和浅静脉相通，直接回流到手背静脉网(图 70-5)。

每个手指尚有两条掌侧固有动脉，位于屈肌腱鞘

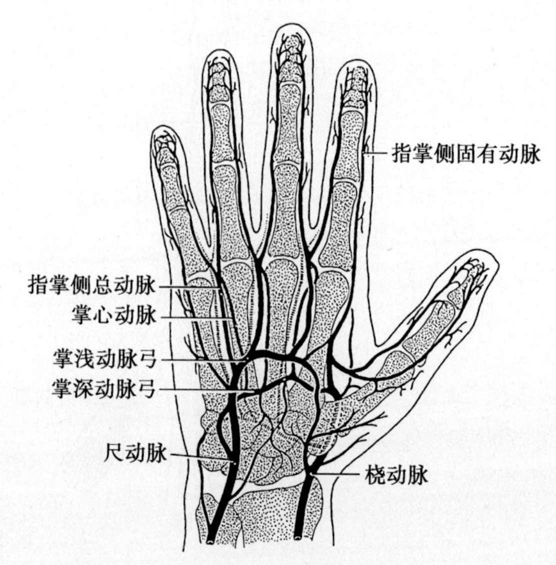

图 70-4　手部血液供应

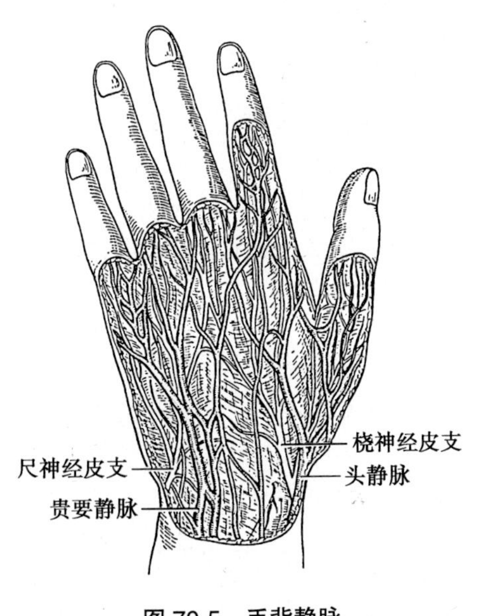

图 70-5　手背静脉

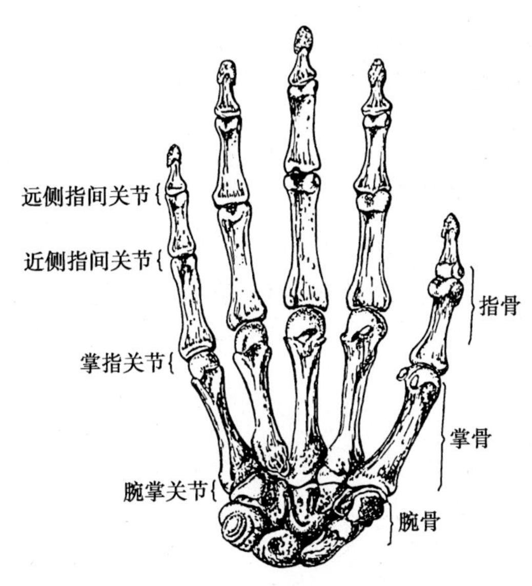

图 70-6　手部骨关节（掌面）

掌面两侧，另外尚有两条次要的指背动脉。指掌侧固有动脉在指端吻合成血管网，由其发出细支，分布于指远端及指背。

四、手部神经

手部神经以正中神经和尺神经为主要支配神经，桡神经的运动支虽然不直接支配手内在肌，但腕背伸位是发挥手的最佳功能必须保持的功能位，因此桡神经对手部功能维持意义亦不可忽略。

正中神经的皮支，支配桡侧 3 个半手指掌侧全部及背侧远端的皮肤；肌支支配鱼际肌及第 1、2 蚓状肌。

尺神经在腕掌侧尺管（Guyon 管）进入手掌，于钩骨钩对面分为深、浅 2 支。浅支（皮支）支配尺侧 1 个半手指掌侧皮肤，深支发出肌支支配所有骨间肌、拇收肌、拇短屈肌深头及第 3、4 蚓状肌。

桡神经在手背所见系其浅支，支配腕背、手背外侧及桡侧 3 个半手指近侧的皮肤。

五、手部骨与关节

手部骨骼由 8 个腕骨、5 个掌骨、14 个指骨构成（图 70-6）。

掌骨可分掌骨基底、掌骨干和掌骨头，第 1 掌骨最短且粗，第 2、3 掌骨较长亦较粗，第 4、5 掌骨短且较细。

指骨 14 个，除拇指为两节外，其余各指均为 3 节。

手部关节包括桡腕关节、腕中关节、掌指关节及近、远侧指间关节。

手部关节中最为重要的为拇指腕掌关节。该关节由大多角骨与第 1 掌骨基底组成，为鞍状关节。关节囊较松，可使拇指屈、伸、内收、外展和旋转。故在处理手外伤时应尽量保存该关节的功能。其他掌指关节也是手指活动的关键关节，若掌指关节僵直，则手的功能将受到较大影响，故亦应尽量保持掌指关节功能，不要轻易行融合术。但若拇指腕掌关节功能良好时，拇指掌指关节受损，为了稳定拇指，可以行拇指掌指关节融合。

六、手部的骨性纤维鞘管

手掌面除有手指屈肌腱鞘（自掌骨头至末节指骨基底）外，尚有腕管及尺管。腕管是由腕横韧带及腕骨掌面所形成的骨性纤维鞘管，其中有指深、浅屈肌，拇长屈肌，正中神经通过。若有腕管内压力增高，压迫正中神经，出现正中神经激惹或麻痹症状，即腕管综合征。尺管在豌豆骨和钩骨之间，为尺侧腕屈肌扩张部形成的另一骨性纤维鞘管，尺神经和尺动脉在其中通过。由于各种原因，引起的鞘管缩窄，亦可使尺神经受压，但较腕管综合征发生率低。

七、手的筋膜间隙

可分为鱼际间隙和掌中间隙。鱼际间隙在第 3 掌骨外侧，位于鱼际肌深面及拇收肌横头浅面，第 1 蚓状肌之后。有时第 2 掌骨开放性骨折，可引起该间隙感染。掌中间隙在第 3 掌骨内侧，背侧为第 4、5 骨间掌侧肌筋膜，前面为第 3~5 指屈肌腱鞘、蚓状肌及筋膜，桡侧为掌腱膜外缘至第 3 掌骨筋膜，尺侧为掌腱膜内缘至第 5 掌骨筋膜。第 3~5 掌骨开放性骨折可引起该间隙感染。

八、手的休息位和功能位

手的功能位是指能使手发挥最大功能的体位或

姿势。即腕关节背伸 30°;尺偏 10°;第 2~5 指掌指关节和指间关节半屈曲;拇指对掌位,各掌指关节、指间关节亦稍屈曲。手外伤后,除个别情况外,一般均应固定于功能位。

手的休息位即当人们入睡时手部的姿势。这是手部伸屈肌平衡的位置。此时腕关节屈曲 15°,拇指触及示指远侧指间关节,示指到小指均呈半屈曲状,其中以示指屈曲最小,循序增加,小指最大(图 70-7)。

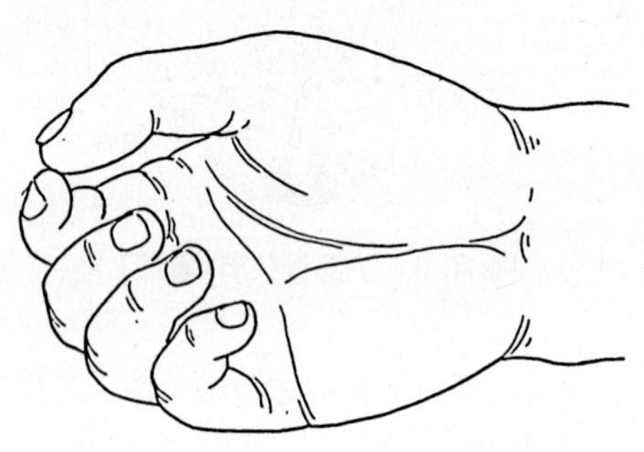

图 70-7 手的自然姿势(休息姿势)

手部肌腱遭受损伤后,这个平衡状态被破坏。这点有助于肌腱损伤的诊断。例如,某一手指被动伸直时没有抗力,常表示屈指肌腱有损伤;相反,掌指关节被动屈曲时没有抗力,则是伸肌腱损伤的表现。

第二节 手部损伤的早期处理

要提高手部损伤的治疗水平,首先应从处理好新鲜手外伤入手。新鲜手外伤如果能处理得当,则损伤组织可以得到一期修复,疗程缩短,功能早日恢复。故新鲜手外伤均应争取做到一期修复。如不适于做一期修复的,也要在急诊处理时,尽量为以后的修复创造条件。

在日常门诊工作中,常见到一些晚期手外伤,由于早期处理不当而造成不应有的残废。例如,有的骨关节损伤没有复位;有的神经、肌腱伤漏诊,或误将神经与肌腱吻合;有的因对损伤皮肤活力判断不准,或缝合张力过大,致缝合后皮肤坏死或植皮不成活,造成覆盖缺失,深部组织外露;有的因清创不当,伤口感染,经久不愈;有的因长期不合理制动,如石膏固定时间过久或内固定钢针过长超越关节影响关节活动,因而造成严重功能障碍等。这些情况不仅延误了手外伤的治疗,而且甚至在原来损伤的基础上加重了损伤和残废,使晚期修复困难程度增大,或根本失去了晚期修复的可能。因此,掌握好新鲜手外伤的处理原则,是提高手外伤的治愈率,减少残废率的关键。

一、急救

由于手部血循环丰富,手部开放伤出血常较多,甚至可引起失血性休克。但急救时局部加压包扎多可止血。一般不用止血带。同时应注意全身检查,以防遗漏其他脏器的损伤。如无特殊情况,应尽快地送往医院,进行初期外科处理。

二、术前准备

检查伤手了解伤情,并了解有无其他合并伤,若手部休息位有改变则可由此想到可能合并肌腱、神经伤等,以便为手术做进一步准备。

三、麻醉

手外伤的处理必须在良好的麻醉下进行。成人一般可用臂丛阻滞麻醉,儿童则可用全身麻醉。较局限的单指或两指损伤亦可采用指神经阻滞麻醉,或屈肌腱鞘管内麻醉(图 70-8)。

初期外科的正确处理,是恢复手部最大功能的主要环节。任何全身或局部的抗生素和药物的应用,均不能替代它。初期外科处理应包括清创术、早期修复以及闭合创面等。

四、清创术

清创是否彻底,是手部开放性损伤处理的关键环节。清创的目的是清除伤口内的污物与异物,切除已失去活力和坏死的组织,变污染伤口为清洁伤口,为伤口的一期愈合创造条件。

为了减少出血和更好地辨清各类组织,清创可在充气止血带下进行,但持续使用时间一般不超过一个半小时,压力 250mmHg(33.3kPa)

清创术的主要步骤如下:

1. 刷洗伤肢 是清创中不可少的重要步骤。刷洗前应先修剪指甲,剃尽附近毛发。先用消毒软毛刷蘸无菌肥皂水将伤肢皮肤刷洗至清洁为止,然后用无菌等渗氯化钠溶液、0.1% 氯已定溶液反复冲洗伤口,特别注意组织深部及隐蔽部位的清洗。冲洗后,用碘酒酒精或碘附消毒伤口周围皮肤至肘关节以上,铺消毒单。

2. 用刀剪等器械切除受污染和失去活力的组织 手术者必须熟悉手部解剖。按组织种类、方向、层次,循序进行,分清已进行清除和尚未进行清除组织的界线,避免干净创面再受污染。为了更充分显露伤口内部,必要时可扩大伤口,同时进一步对伤情作出判定。扩大伤口时,应注意切口与皮肤的关系,避免术后形成垂直通过关节的瘢痕或瘢痕挛缩。手掌可行

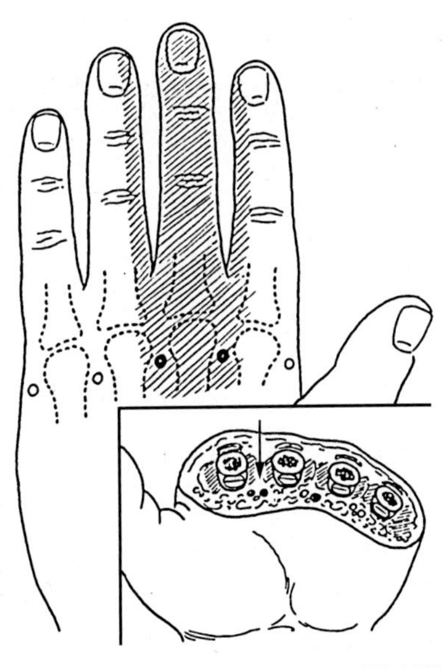

A. 指总神经阻滞法（箭头示注药部位）

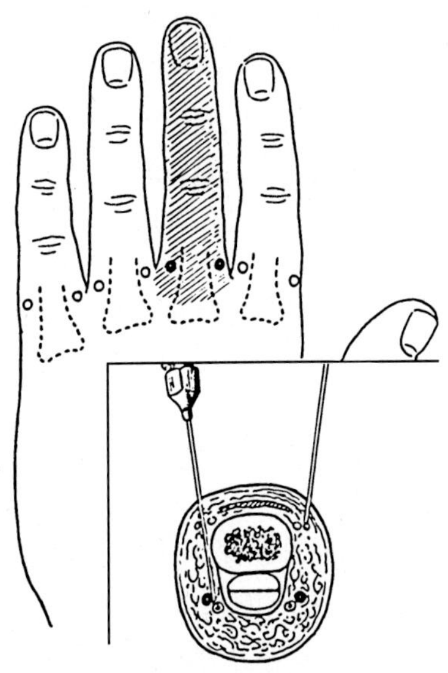

B. 指神经阻滞法（指根麻醉）注射点

图 70-8　手指区域阻滞麻醉法

“Z”字形切口；手指可用大锯齿或侧中线切口。

按方向清创，可采用顺时针或逆时针方向；按层次清创，应由浅入深，由皮肤开始一层一层清理，直达骨折端；按组织清创，即根据局部解剖检查有无遗漏的组织，如掌部指屈肌腱外伤后往往向近端回缩，因此应想到该组织是否已进行清创。

清除坏死组织既要彻底，又要珍惜一切可保留的组织，尤其是皮肤一般不宜切除过多。手术要轻柔，尽量避免钝性剥离与暴力撕扯。清创完毕时，应将在清创过程中应用的刀、剪、镊子、止血钳调换或用 0.1% 新洁尔灭或氯己定液浸泡冲洗后再用。术者应更换消毒手套。

3. 伤口经过清创后，放开止血带，彻底止血　再次用无菌等渗氯化钠溶液冲洗两次，然后用 0.1% 新洁尔灭或 0.1% 氯己定溶液冲洗，创口较深者亦可用 3% 双氧水冲洗。止血必须仔细、彻底。这也是清创术成功的要点之一。否则，术后血肿，不仅影响伤口愈合，甚至造成感染。

五、手部各种组织的早期修复

手外伤经清创后，只要条件允许，均应争取一期修复各类损伤的组织，包括肌腱、神经等。一期修复时，各类组织解剖关系清楚，易于辨认；且无粘连，手术操作容易，效果亦好；治愈时间可以缩短，功能恢复快。修复顺序是从内向外。有骨折者应先行骨折复位固定，然后修复破坏的关节囊、肌腱、神经、血管等。手部血循环丰富，一侧的血管损伤，对手部血运影响不大，但有条件亦应进行血管修复。

六、闭合创面防止感染

清创后创面如不能妥善闭合，感染仍是不可避免的。一旦发生感染，肌腱、骨骼等即受到严重损害，并影响创面的正常愈合，进而会产生瘢痕挛缩而导致功能障碍。因此，如无特殊情况，及时闭合创面，是预防手部开放性损伤感染的另一个重要措施。

关于一期闭合创面的时限问题。一般应争取 12 小时内进行清创，闭合创面。由于手部血循环较丰富，因此，如污染不严重，或无明显感染且局部条件较好，24 小时内亦可清创，一期闭合伤口。手部创面基本闭合方法：

1. 直接缝合　用于整齐的切割伤，对不整齐的裂伤，经清创后皮肤无缺损者，亦可缝合。但缝合时张力不能过大，以免影响局部血运。如果创口与皮纹垂直，垂直跨越掌和背侧的关节，或平行指蹼或与皮肤肌腱纵向重叠，在条件许可的情况下，局部血运良好、污染不重，受伤时间较短，可采用“Z”字成形术，改变原创口的方向，以免愈合后瘢痕或与肌腱粘连影响功能。

2. 皮片移植（游离皮肤移植）　方法简单，效果亦较满意，适用于单纯皮肤缺损的创面。对于有深部组织（如肌腱、血管、神经等）外露并且不能用健康组织覆盖者，则不适用。具体可采用刃厚、中厚、全厚及带真皮下血管网皮片：①刃厚皮片：厚 0.2~0.25mm，易于成活，应用较广，但由于皮片缺乏真皮，弹性差，术后挛缩较大，不耐摩擦。②中厚皮片：分为薄中厚（0.3~0.45mm）、厚中厚（0.55~0.625mm）两种。因含有较多真皮纤维组织，具有一定的弹性，能耐受一般摩擦和负重，是手外伤修复最常用的皮片。③全厚皮片：包括皮肤的全层组织，成活后功能恢复好，质地柔软，活动度好，耐摩擦，挛缩程度小，但成活条件要求高，仅适用于基底条件好的创面，范围不能过大。④带真皮下血管网皮片：即全厚皮片附有真皮下血管网。优点同全厚皮片，且易成活，使用范围也较大。

为了植皮成活，创面止血要彻底，应无血肿；周围应固定缝合，皮肤张力适当；术后加压包扎固定，压力均匀；成活时间，刃厚皮片大约5~7天；薄中厚10~14天；全厚14天以上；真皮下血管网皮片，时间更长，约需2~3周。

3. 皮瓣移植　创面如有深部组织暴露或者指端创面，应用皮瓣修复，常用的皮瓣有：①任意皮瓣：可在身体任何部位形成，但皮瓣的长宽比例，一般不超过1.5∶1，否则远端有坏死的可能，必要时可改为1∶1；②轴形皮瓣：以知名动、静脉为轴心设计的皮瓣，即皮瓣内含有与皮瓣纵轴平行的知名动、静脉，血运丰富，故皮瓣不受长宽比例所限，而受血管的走行支配，应用方式较灵活；③岛状皮瓣：设计基本同轴形皮瓣，只是以知名动、静脉为血管蒂，转移更灵活，少受角度限制；④游离皮瓣：设计同岛状皮瓣。只是将血管蒂切断（即供区血管），与受区知名动、静脉吻合，用于远处转移，一次完成手术。目前全身能供游离皮瓣的部位甚多，如能掌握显微外科技术，应用前景很宽广。

修复手部创面皮瓣的要求是：①要薄，皮下组织要少；②容易塑形，能应用于不同创面；③最好带有神经，能及早恢复感觉；④选择皮肤色泽、质地、厚薄均相似的皮瓣，以局部任意皮瓣为首选；⑤游离皮瓣血管蒂要长，便于转移吻合；⑥供区能一期缝合。

第三节　手部皮肤损伤与缺损的处理

一、单纯皮肤裂伤

切割，撕脱，挤压等均可造成。多数的手指、手背、手掌等处的皮肤裂伤，经清创后均可直接缝合。

二、指端缺损

（一）单纯指端软组织缺损

缺损指端无末节指骨外露。一般可在清创后，立即取中厚或全厚游离皮片移植修复。如果指腹皮肤缺损较多，手指末端的丰满外形遭到破坏，需移植较厚的皮肤进行修复，可行全厚或带真皮下血管网的皮肤移植，亦可从足趾趾端切取游离复合组织瓣移植。因游离的组织瓣较小，移植后亦可成活。但加压包扎及固定时间需较游离皮片移植要长。如果指腹切割伤较小而整齐，也可原位缝合。

（二）合并有末节指骨缺失的指端缺损

对于不重要的手指，可采取指端残端修整缝合。为了保证有一个无痛的残端、皮肤缝合后不应有张力，以免残端坏死；两侧的指神经应予切除，以防形成残端神经瘤引起残端疼痛。若为重要手指的指端缺损，则应尽量保留手指的长度，可考虑选用以下方法修复：

1. 掌侧三角形皮瓣（V-Y）、指端三角形推移皮瓣或指背双蒂皮瓣　这种皮瓣可一次覆盖创面，但所覆盖缺损面积小（图70-9）。

2. 掌侧推进皮瓣（双蒂推移皮瓣）　手指掌侧皮瓣包含双侧指掌侧固有血管神经束，可向远端推进修复指端缺损。手术操作简单。由于指掌侧皮肤结构致

8

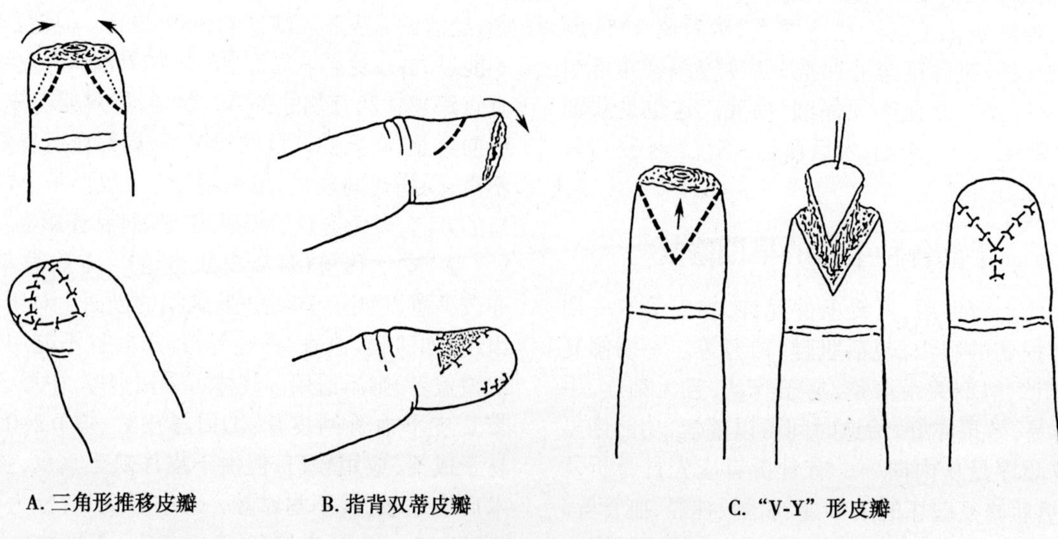

图70-9　覆盖指端损伤的几种皮瓣

密，术后指端丰满耐磨，感觉良好。在指两侧行正中切口，在屈指腱鞘浅面锐性分离，由远而近掀起皮瓣，注意将两侧指掌侧固有血管神经束包含在皮瓣内，不要损伤。缝合时，指间关节屈曲位，一般可向前推移1~1.4cm左右。去除固定、拆线后，应行关节功能锻炼。在老年患者，此皮瓣应慎用，以防长期关节屈曲使关节僵硬而造成手指屈曲挛缩（图70-10）。

3. 指侧方岛状皮瓣　既往指侧方皮瓣需要牺牲手指一侧指神经和血管，现经改进，设计了不包含指掌侧固有神经的指侧方皮瓣和包含指掌侧固有神经背侧支的指侧方皮瓣。前者皮瓣内不包含指掌侧固有神经，仅包含指动脉，皮瓣切取后不损害供指指端感觉功能，但所切取的皮瓣范围小，且无感觉。后者包含指掌固有神经背侧分支和指动脉，而不切除指神经主干，皮瓣切取后既保留了供区感觉，且切取的皮瓣亦有感觉，用于修复指端创面，亦可用于拇指再造（图70-11）。

4. 单蒂推进皮瓣　此皮瓣是在指端皮肤缺损的近侧作一个与缺损区面积相似的皮瓣，一侧边缘呈锯齿状，即形成单蒂齿状皮瓣。略屈指间关节，皮瓣即可向远侧任意移动覆盖创面。由于切口呈锯齿状，可交错直接缝合，但皮瓣通常不能超过1cm×1.5cm，否则会发生指间关节屈曲（图70-12）。

5. 指动脉逆行岛状皮瓣　两侧指动脉在掌侧有三组较大的网状吻合系统，最远一组在远侧指间关节处，故可做成逆行岛状皮瓣，修复第2~4指端软组织缺损。此岛状皮瓣除带指动脉外，尚可设计蒂部带一窄条皮肤的乒乓球拍状皮瓣，柄长1~1.2cm，宽0.3~0.4cm，切断指动脉，结扎同侧指血管近端，在其深面掀起皮瓣，旋转180°覆盖创面，柄部嵌入切线内增加宽度，以使血管束不受压。供皮皮瓣区游离植皮，此皮瓣亦无感觉（图70-13）。

三、指背和手背皮肤缺损

一般情况，指背和手背的皮肤缺损，若无深部组织暴露，基底条件较好的创面，行中厚或全厚游离植皮即可（图70-14）。如有深部组织裸露的创面，则需用皮瓣修复。首选任意皮瓣；旋转皮瓣（图70-15）、推进皮瓣（图70-16）。此类皮瓣的皮肤厚薄、色泽较好，且手术操作简单。

（一）拇指掌侧皮肤缺损有深部组织暴露者

1. 示指近节背侧皮瓣（包括岛状皮瓣及轴形皮瓣）　此皮瓣的血管神经蒂行走在第1掌骨间隙的背侧，包含由桡动脉腕背支发出的第1掌背动脉、指背动

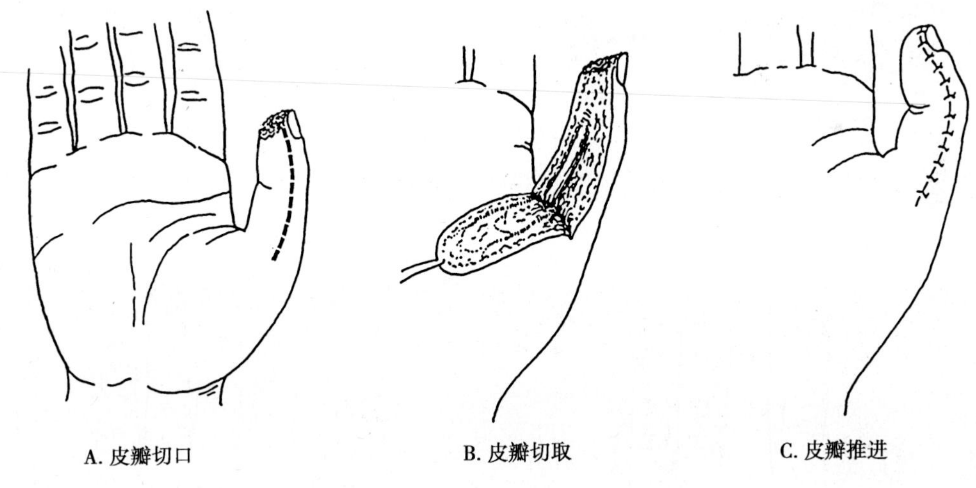

图70-10　手指掌侧皮瓣修复指端创面

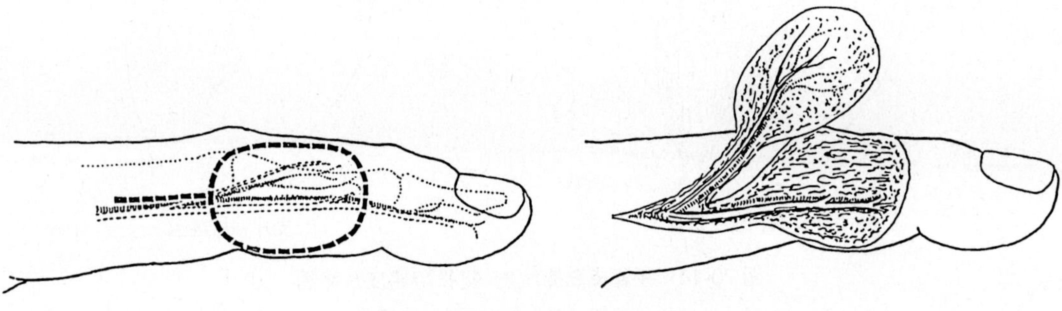

图70-11　切取包含指侧固有神经背侧支的指侧方皮瓣

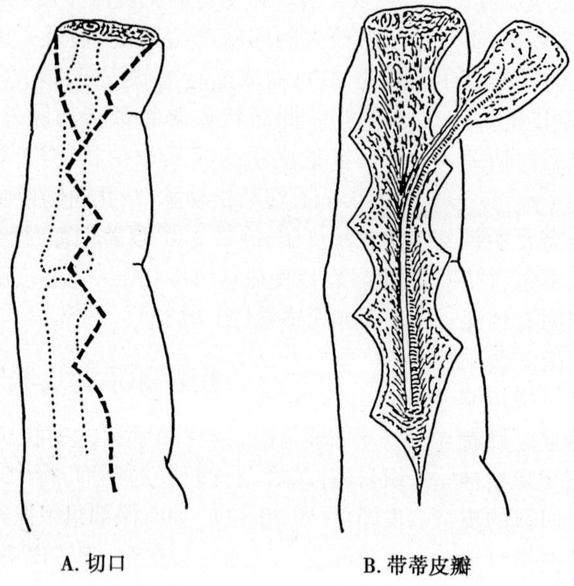

A. 切口　　B. 带蒂皮瓣　　C. 缝合

图 70-12　单蒂推进皮瓣图

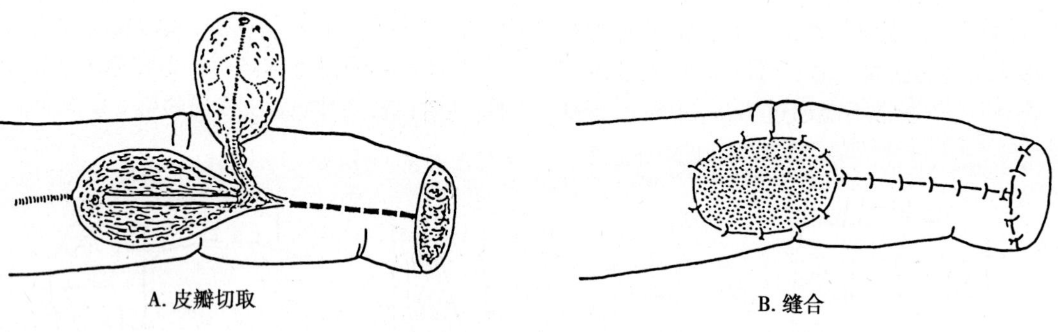

A. 皮瓣切取　　B. 缝合

图 70-13　指动脉逆行岛状皮瓣

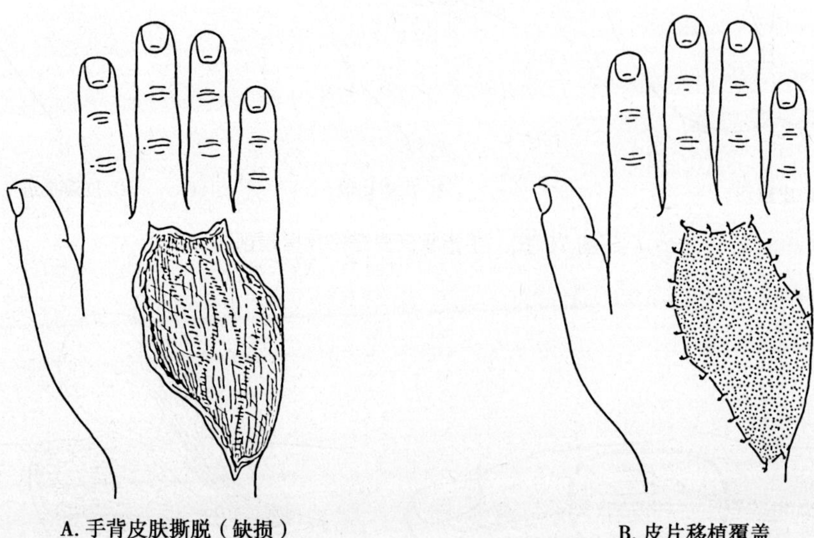

A. 手背皮肤撕脱（缺损）　　B. 皮片移植覆盖

图 70-14　手背皮肤撕脱伤，整张游离皮片移植

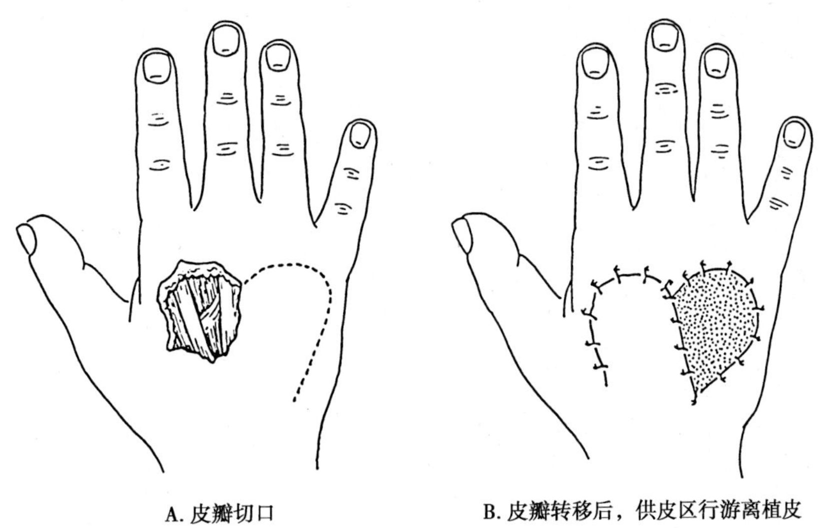

图 70-15　局部旋转皮瓣修复术

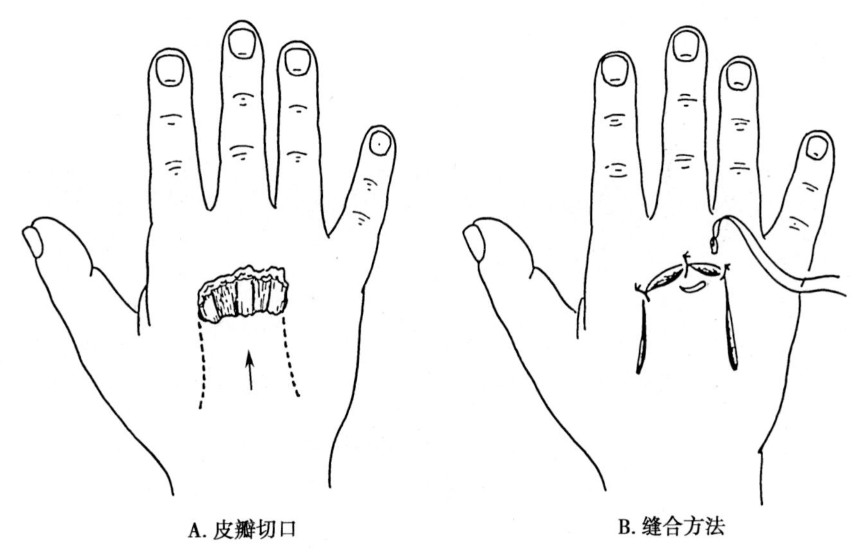

图 70-16　局部推进皮瓣修复术

脉以及由桡神经浅支发出的指背神经，可形成带神经血管蒂的岛状皮瓣。亦可形成轴形皮瓣局部转移。此皮瓣邻近拇指，皮肤颜色、质地、厚薄均和拇指近似，长度亦合适，是修复拇指软组织缺损较理想的供区。皮瓣有较长及活动性较大的血管神经蒂，手术可在清创时一次完成。皮瓣内有桡神经感觉支，修复后皮瓣有感觉，术后固定简单(图 70-17，图 70-18)。

【应用解剖】

示指近节背侧皮瓣的血管神经蒂行走在第 1 掌骨间隙的背侧，此区的血供主要为第 1 掌背血管，此血管的终末支为示指背桡侧动脉，感觉神经为桡神经浅支的终末支。

第 1 掌背动脉：位置较恒定，起自桡动脉手背段，表面投影相当于拇长伸肌腱尺侧缘与第 2 掌骨桡侧缘相交处。该血管口径较细，仅 0.3~0.5mm，与腕背动脉发出的第 2、3、4 掌骨背动脉无交通支。第 1 掌背动脉在骨间肌的浅面沿第 2 掌骨走行，有分支到拇指尺侧，终末支达示指近节背侧，与指动脉有交通支吻合，供应示指近节背侧皮肤。

静脉：在第 1 掌骨间隙的背侧区，有一条行程较直的掌背静脉。该静脉为头静脉始部属支。掌背静脉分示指桡侧背静脉，示指桡侧固有静脉，中指、拇指桡侧静脉以及掌深部静脉，其外径 1.3~2.5mm。示指近侧指背中部常有一静脉弓，远侧接纳 3~4 支小静脉，两端向指根部各形成一条指背静脉。

皮神经：此区皮肤由桡神经浅支终末支分布，桡神经浅支在第 1 掌背动脉起点附近发出拇指背侧支，行于第 1 掌背动、静脉之间，延续为示指背桡侧神经，

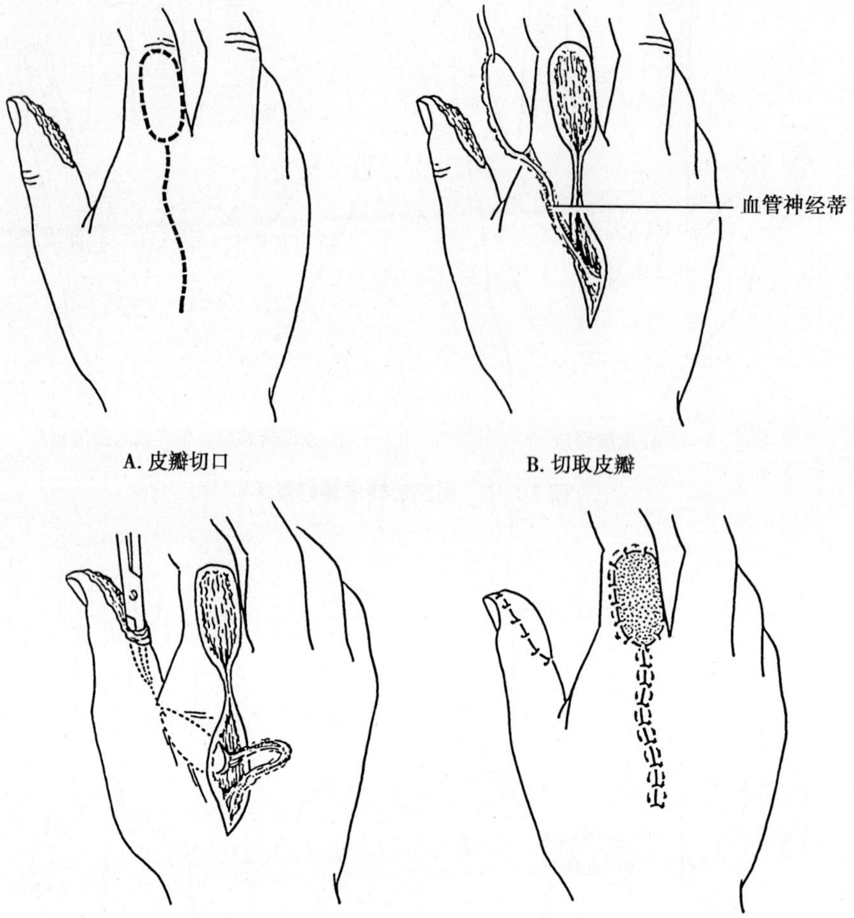

血管神经蒂

A. 皮瓣切口　　B. 切取皮瓣

C. 皮瓣通过皮下隧道转移　　D. 供皮区行皮片移植

图 70-17　示指背侧岛状皮瓣移植术

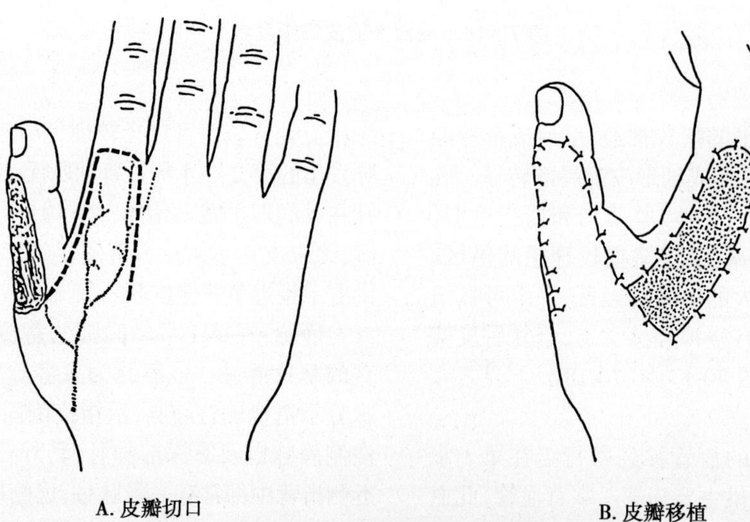

A. 皮瓣切口　　B. 皮瓣移植

图 70-18　示指背侧轴形皮瓣移植术

达近节指间关节平面，神经和血管虽不成束，但行走方向一致。

【手术步骤】

皮瓣设计根据受区创面大小设计皮瓣，其切取范围，远端达示指近侧指间关节，两侧不超过手指侧中线，近端视需要可达腕背部。皮瓣切取面积，轴形皮瓣为 9~10cm×3~4cm，岛状皮瓣为 3cm×6cm 左右。

皮瓣切取 岛状皮瓣切取，手术可在不驱血的情况下在止血带控制下进行。以第 2 掌骨背面的掌背静脉为标志做 S 形切口，长 3~4cm，在第 1 背侧骨间肌浅面解剖，游离第 1 掌背动静脉及桡神经浅支，并带一些血管周围软组织及第 1 背侧骨间肌肌膜。血管蒂尽可能游离长一些，以保证皮瓣转移后无张力。血管蒂暴露后，沿皮瓣设计线切开皮肤，在伸肌腱浅面逆行掀起皮瓣。松止血带后观察皮瓣血运并止血再转移至受区，注意勿使血管蒂扭转及局部受压。供区创面行游离植皮覆盖。若切取轴形皮瓣则术中不暴露血管蒂，可直接沿切口线在伸肌腱浅面由远向近掀起皮瓣，达第 1 背侧骨间肌时应将该肌膜一并带到皮瓣上，以保证第 1 掌背血管神经束包括在皮瓣内。若形成岛状皮瓣，解剖血管蒂尽可能游离些，以保证皮瓣转移后无张力，血管蒂不受压。

2. 第 1 掌骨背侧皮瓣 是以拇指指背动脉及桡动脉掌深支为蒂，向远端翻转修复拇指背侧皮肤缺损。逆行皮瓣切取时，以两掌指关节水平之中点为轴点，沿两掌骨间设计皮瓣，先切开血管蒂部皮肤、皮下组织、深筋膜，确认掌背动脉存在后，再切开皮瓣皮肤、皮下组织，解剖血管（在深筋膜与骨间背侧肌肌膜之间）至轴点。在掌骨间解剖时要在背侧骨间肌表面，在腕部要紧贴骨膜，勿伤及血管（图 70-19）。

（二）指背手背大面积皮肤缺损及深部组织裸露创面者

1. 前臂逆行岛状皮瓣

（1）桡动脉岛状皮瓣（图 70-20）：以桡动脉为血供的前臂岛状皮瓣，皮肤质地好，血管蒂长，解剖变异少，易于切取。根据手部创面所需形状及大小，在前臂设计皮瓣，皮瓣内尚应包括头静脉，并要计算出所需血管蒂的长度。桡动、静脉血管蒂的长度，取决于创面部位。一般情况下，以腕横纹桡动脉搏动处为蒂之根部，由此至手部创面最近端距离，再加 1.5cm 左右，即为血管蒂的长度的近心端，划出所需皮瓣的范围。手术在充气带下进行。先在皮瓣上界沿桡动脉向上做纵向切口，切开皮肤，筋膜，显露桡动、静脉及头静脉。在皮瓣下界，按桡动脉走向切开各层组织，找到桡动脉、头静脉及桡神经浅支，并予以保护。沿皮瓣设计切开皮肤，直达深筋膜深面并作锐性分离。自皮瓣两侧向中心翻起。在接近肱桡肌与桡侧屈腕肌之间隙时，皮瓣分离面应逐渐加深，将肱桡肌及桡侧腕屈肌小部分肌膜包括在皮瓣内，并向桡动脉深层小心分离。注意勿损伤桡动脉发出的细小皮支。从桡动、静脉深面掀起皮瓣，仔细结扎由桡动脉发出的肌支。皮瓣完全游离后，用阻血夹阻断皮瓣近端的桡血管束，观察血运。若皮肤颜色及桡动脉远端搏动良好，则可切断结扎桡血管束。皮瓣内可不包括头静脉。然后将皮瓣血管蒂翻转 130°~180°，通过皮下隧道或通过直接切口转位，修复受区创面。皮下置橡皮引流片。供区创面直接缝合或作中厚游离植皮。

此皮瓣由于前臂供区不隐蔽，创面常不能直接缝合而需植皮，影响美观，加之需牺牲一知名重要血管，故应慎用。

（2）尺动脉岛状皮瓣：前臂尺动脉岛状皮瓣是以尺动、静脉为血管蒂的前臂皮瓣，此皮瓣位置偏尺侧，

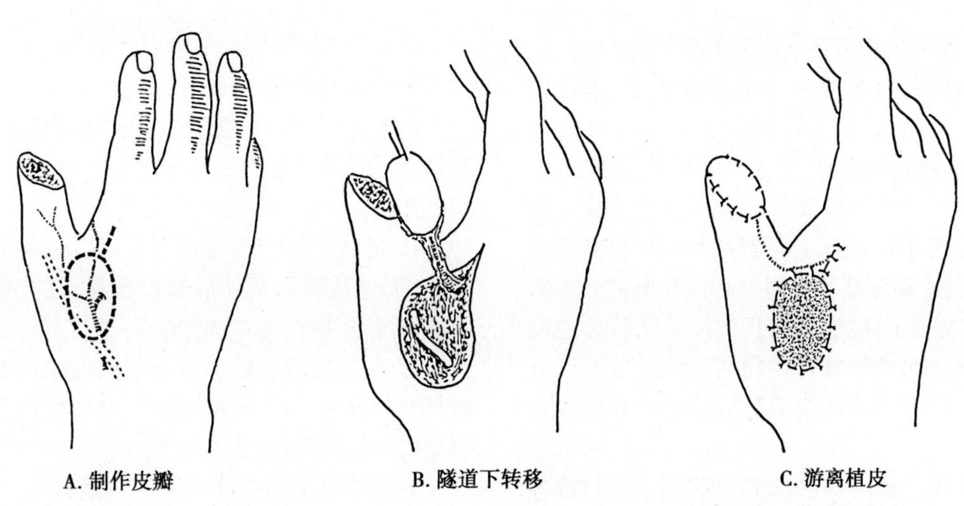

图 70-19 第 1 掌骨背侧皮瓣：皮瓣通过皮下隧道移至拇指受区，供皮创面用中厚皮片修复

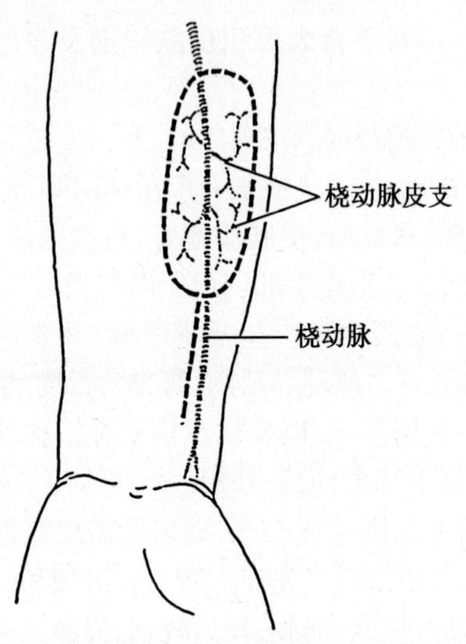

图 70-20　桡动脉岛状皮瓣

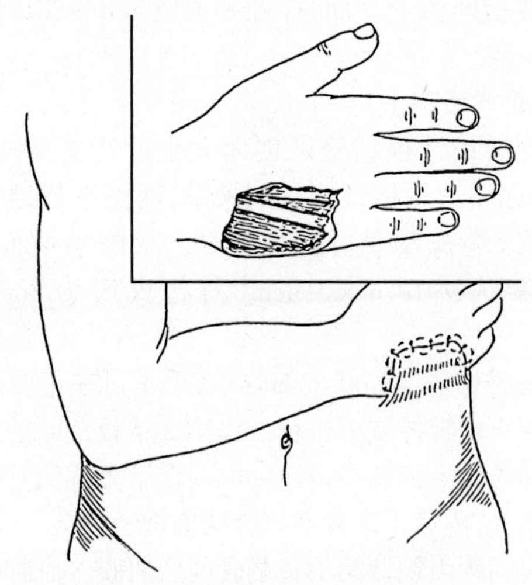

图 70-21　腹部带蒂皮瓣移植术

较桡动脉皮瓣位置隐蔽，且皮瓣皮下脂肪少，尺动脉的肌支又较桡动脉少，切取较易，又不需吻合血管，为外伤创面覆盖常选用的岛状皮瓣之一。

前臂尺动脉皮瓣的血供为尺动脉，静脉回流为尺静脉及贵要静脉，前臂内侧皮神经为其感觉神经。

根据手部创面的大小、形状、设计的尺动、静脉为中心的轴形皮瓣，并应计算出逆转时所需的血管蒂长度，然后在血管蒂长度的近心端设计出所需皮瓣的范围。该皮瓣的上界可达前臂中上 1/3 交界，内侧为前臂尺侧缘，外侧为桡动脉的内侧缘，下界可达腕横纹处。逆行岛状皮瓣一般切取较多，手术在止血带下进行。分别从皮瓣的远端及两侧切开皮肤及深筋膜，然后向中线分离并于指浅屈肌腱与尺侧腕屈肌腱间显露尺、动静脉，结扎其两侧的肌支，保留尺动、静脉主干及皮支在皮瓣内，同时在皮瓣的远近端亦要解剖出贵要静脉及前臂内侧皮神经并保留于皮瓣内，皮瓣内除保留血管神经蒂外应完全游离，松止血带后阻断近端血管蒂观察皮瓣血运情况，若血运正常，则可切断近端血管蒂行逆行皮瓣转移以修复手部创面。

8

此皮瓣的优点为毛发少，皮肤薄而柔软，部位较桡动脉隐蔽，且尺动脉肌支较桡动脉少，术中需结扎的血管少，因而切取更容易，手术时间相对亦较少，术中应注意保护尺动脉下段及其皮支。因尺动脉发出的皮支血管主要位于下段，且需经肌间隔穿出供养皮肤，术中应将皮肤和深筋膜临时缝合以免两者分离影响皮瓣血运。术中尚应注意勿损伤尺动脉后方之尺神经。贵要静脉和尺静脉直径均在 1.0mm 以上可分别吻合。亦可同时吻合两组静脉以促进皮瓣的静脉回流。

2. 远位皮瓣　常用的是腹部皮瓣（图 70-21）或各种交臂皮瓣（图 70-22）。

腹部皮瓣可以行任意皮瓣亦可形成带血管蒂的轴形皮瓣，任意皮瓣因受长宽比例的限制，有时切取的范围不一定满足受区的需要，因此亦可采用带旋髂浅血管的轴形皮瓣。此皮瓣可按血管走行方向切取，长宽比例可不受限，蒂部可卷成管状封闭创面，由于可做成较长的蒂，手部固定较任意皮瓣舒适。加之有知名血管在内血运亦较好。

四、指及手掌部软组织缺损

无深部组织暴露、基底条件好的创面，可选用厚中厚或全厚游离皮片移植；手掌部创面可将掌腱膜切除后植皮。

有深部组织暴露的手指掌侧皮肤缺损，可选用邻指皮瓣修复（图 70-23）。

掌部创面如较深，可选用薄型皮瓣修复，以防过厚的皮瓣修复所致的手掌臃肿，影响握拳和脂肪过多造成的持物滑动。

五、手指脱套伤

（一）拇指脱套伤

由于拇指在手部功能中占有特别重要的地位，故对拇指的脱套性损伤，应行修复手术，常用的方法有如下几种。

1. 足趾甲瓣游离移植术　用以修复拇指脱套性损伤，无论从功能及外形都较满意，在有显微外科技术的情况下，应作为首选方法。

2. 虎口皮瓣翻转加示指背侧岛状皮瓣或轴形皮瓣复合修复术　此方法较简单，修复后的手指外形及感觉均较好，但缺点是无指甲。

3. 快速皮管成形术　为一古老方法，所造拇指外形及感觉均不够满意，但在其他方法不能修复的情况

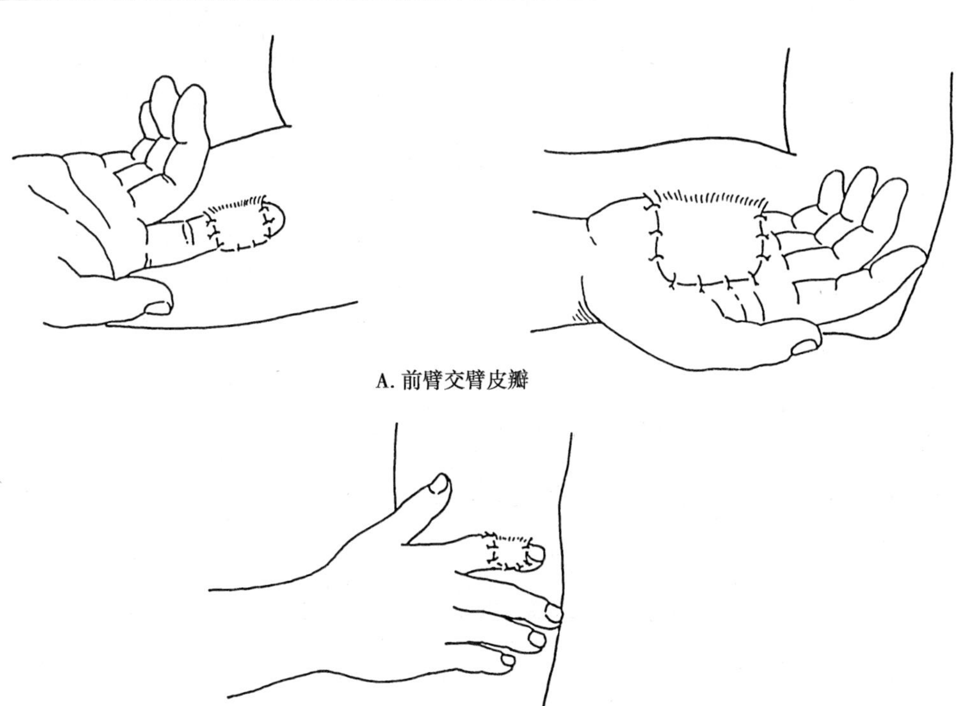

A. 前臂交臂皮瓣

B. 上臂交臂皮瓣

图 70-22　各种交臂皮瓣

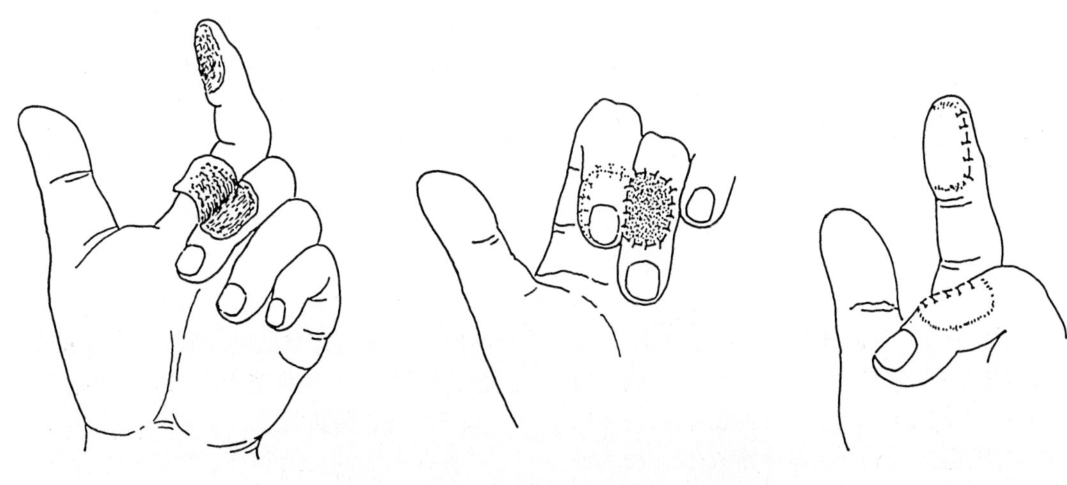

图 70-23　应用指背皮瓣修复邻指的组织缺损

下，仍可考虑应用，以保留拇指(图 70-24)。但缺点较多，慎用。

(二) 其余各指单指脱套伤

由于拇指以外的单指缺失，对手部功能影响相对要小，故可以考虑截指的同时行手部成形术。如示指脱套在切除示指的同时将第 2 掌骨头切除，开大虎口；小指脱套伤可将第 5 掌骨头切除；中、环指脱套伤可切除相应指的部分掌骨，以紧缩手掌。这样既不破坏手部原有的功能，缩短疗程，又不影响外观。切忌行快速皮管成形。

六、全手脱套伤

全手脱套伤，一般是指自腕关节平面至指端的全部皮肤逆行呈套状撕脱，肌腱、骨质尚保留完好，是手部皮肤损伤处理上最棘手的一种损伤。术后多遗留关节僵硬和功能障碍。处理此类损伤应本着恢复和改善手的部分功能为目的，手术应视伤情而定，尽量简单，清创务求彻底，争取创伤早期愈合，尽早进行功能锻炼。原则上创面的消灭尽量应用游离植皮。不能接受游离植皮的创面，也可用皮瓣修复。皮瓣修复往往需

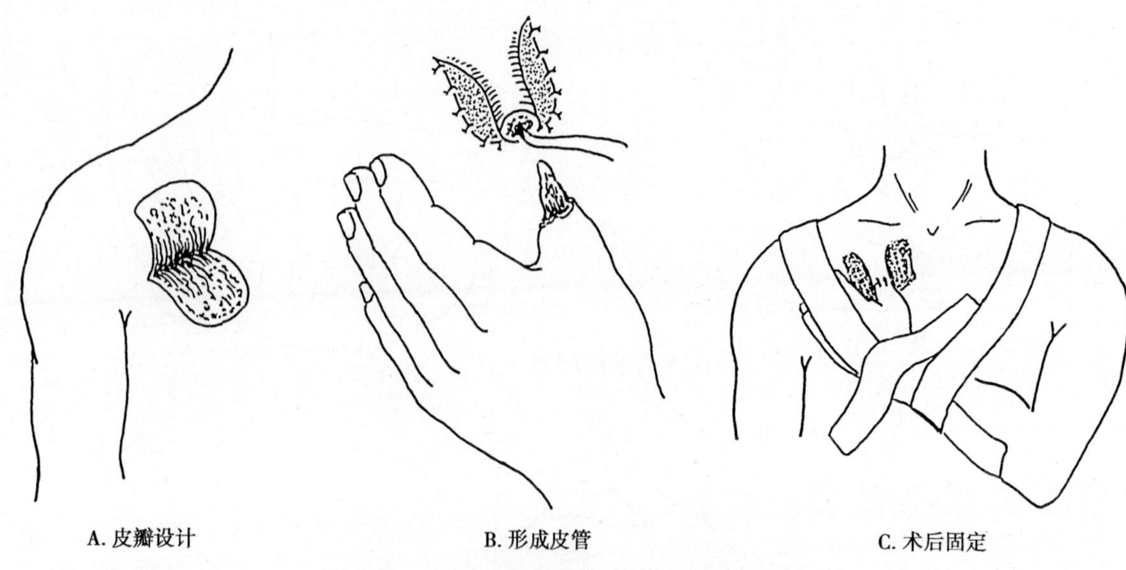

图 70-24　肩胸单蒂皮管修复拇指指骨裸露创面

要并指，待皮瓣成活后，再逐步分指整形。此类手术手指臃肿，血运差，关节功能亦不佳。另外尚可将脱套的手指远端一节半手指切除，遗留的近节一节半手指及手背手掌创面一并行腹部埋藏，使手指表面重新建立血运形成肉芽组织(若不切除一节半过长的手指远端，重建血运困难)。4~6 周后取出包埋的手再行分指游离植皮。此法术后外形较皮瓣修复稍好，但关节功能仍差。

第四节　手部肌腱损伤的处理

肌腱损伤多为开放伤，只要条件允许均应一期修复损伤的肌腱，不仅解剖关系清楚，且手术操作简单。二期手术，则由于肌腱断端的粘连与回缩等，手术难度增大，患者也多承受一次手术痛苦。

肌腱修复失败的主要原因之一，是粘连形成。因此对肌腱的缝合方法要求较高，除用显微材料(现多用合成纤维单丝，异物少，反应小)、显微器械、操作技术创伤小外，甚至要求在显微镜下进行修复，以减少术后的粘连，更好地恢复功能。粘连最常发生的部位是肌腱缝接处，因此要求该处要光滑、平整，忌粗大，腱端不能有碎裂外露，否则均易与周围粘连。术后有控制地早期活动，也是防止肌腱术后粘连的有效措施。常用的肌腱缝合法，有“8”字缝合法(图 70-25)、双垂直缝合法(图 70-26)、Bunnell 法，以及鱼嘴插入缝合法等。

一、指屈肌肌腱损伤

指屈肌肌腱根据其部位可分为五区(图 70-27)。

(一) Ⅰ、Ⅱ区(鞘管区)损伤

随着手外科技术发展，对Ⅰ、Ⅱ区指屈肌肌腱损伤的治疗已改变了过去传统的治疗方法，即不主张一期修复，等待二期行游离肌腱移植，重建屈肌腱功能。如果伤口污染不重，清创时间早而彻底，且技术条件许可时，均应考虑行一期修复。如不宜一期修复或由于某些原因未能一期修复，也应在伤后 1 个月内争取迟延一期修复，效果较好。由于近年的研究，对肌腱的营养有了进一步的认识。具有壁层滑膜的鞘管，可产生滑膜液，故修复肌腱的同时，尽量修复腱鞘而不需切除。损伤较重或滑膜已不存在的鞘管，应该切除，在适当部位保留滑车，以利修复的肌腱发挥功能。

(二) Ⅰ区单纯指深屈肌损伤

治疗时既要考虑手指功能的改善，又要注意不损害原有浅屈肌的功能。若深肌腱在止点附近断裂，则以止点重建为首选治疗方法。若指浅屈肌功能好，损伤时间过久不能修复肌腱，则可考虑行末节指间关节融合，以增加关节的稳定来改善手指功能。

(三) 拇长屈肌断裂

所有平面的新鲜损伤，伤情允许均应一期修复。如无法进行一期修复的也应争取在伤后 3~4 周行迟延的一期吻合。附着点处断裂，也应首选止点重建。在鱼际处暴露拇长屈肌应仔细，以防正中神经返支损伤。二期手术时，除行游离肌腱移植外，尚可考虑行肌腱转位恢复屈拇功能。肌腱转位时，应注意用协同肌，而避免用拮抗肌。最常用环指指浅屈肌作为动力肌。

(四) 指屈肌肌腱损伤游离肌腱移植

【手术时机】

伤后 3~6 个月，局部瘢痕软化，伤指各关节伸、屈被动活动范围，基本达到正常，有良好的皮肤覆盖。

【麻醉】

一般选用臂丛阻滞麻醉，儿童用全身麻醉。

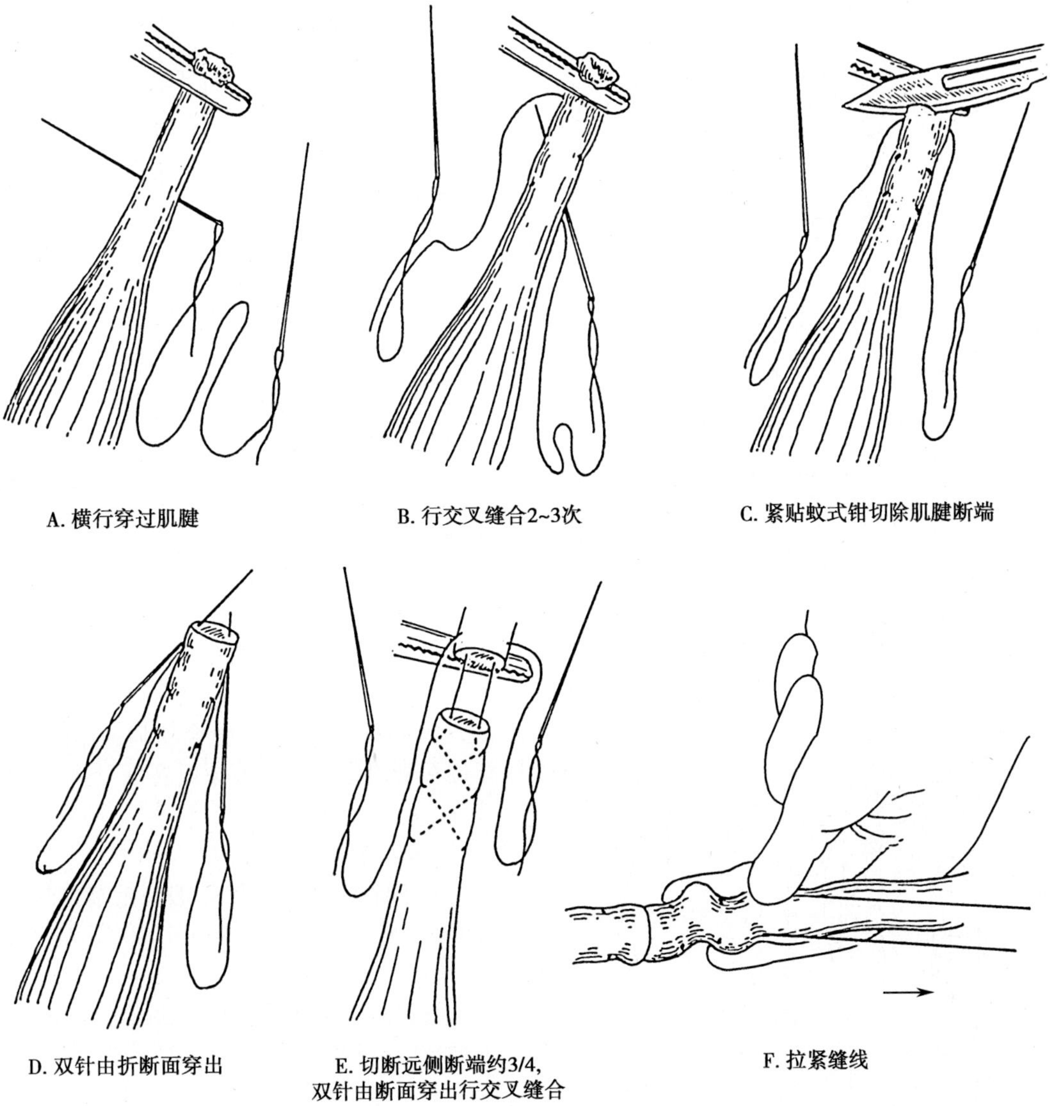

A. 横行穿过肌腱

B. 行交叉缝合2~3次

C. 紧贴蚊式钳切除肌腱断端

D. 双针由折断面穿出

E. 切断远侧断端约3/4，
双针由断面穿出行交叉缝合

F. 拉紧缝线

图 70-25　肌腱“8”字缝合法

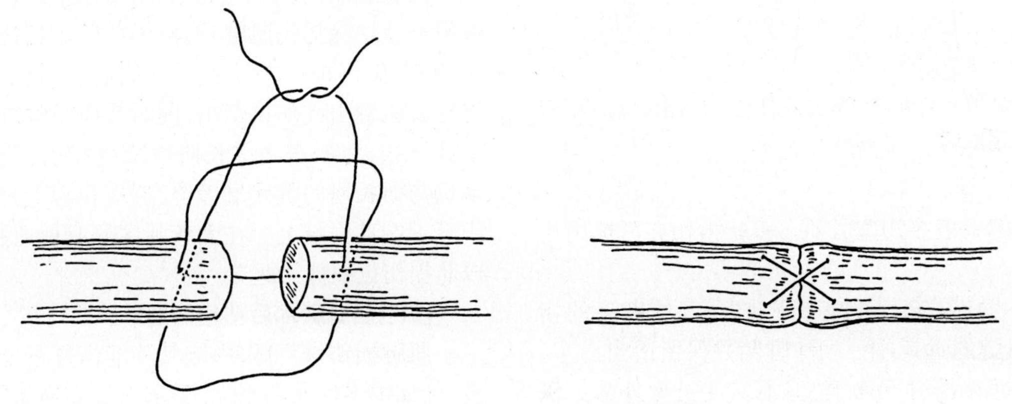

图 70-26　手指肌腱双垂直缝合法

A. 指屈肌腱分区

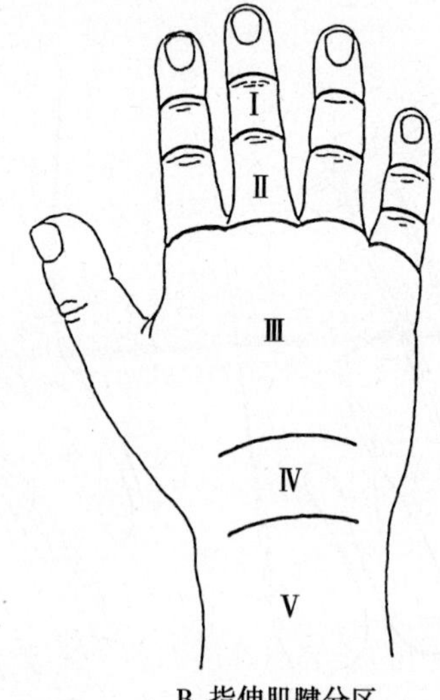

B. 指伸肌腱分区

图 70-27　手部肌腱分区

【手术步骤】

1. 切口采用掌侧大锯齿切口，比手指侧正中切口优点多，除切口能较好地显露屈肌腱鞘和指神经外，还可与手掌弧形切口相连接（图 70-28）。

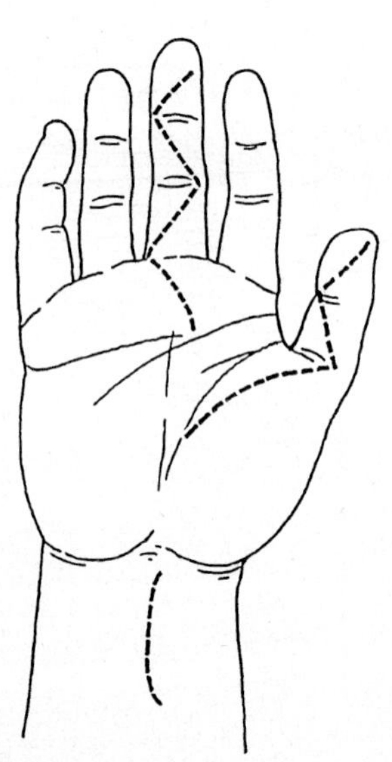
图 70-28　掌侧大锯齿切口显露屈肌腱，前臂掌侧远端弧形切口显露长屈肌腱

2. 供腱一般多用掌长肌。多指损伤亦可选用指伸肌。

3. 手术应在充气止血带下进行，显露断裂的指深、浅屈肌腱的远近端。切除腱鞘并保留适当滑车。切除浅腱远端及腱床瘢痕，但不应使指骨外露。深腱止点末端保留 0.5cm，以便和游离腱吻合。深腱近端暴露至蚓状肌附着处，若深腱近端有粘连，弹性不好，亦可选用浅腱近端作为动力腱。取掌长肌或指伸肌。将供腱与深腱残端吻合，并固定于末节指骨上，或钢丝减张固定于指甲两侧。然后通过所保留的滑车与近端的动力腱行编织缝合，张力调整于休息位。松止血带压迫止血后，缝合伤口。术后可行屈腕伸指位石膏固定 3 周。拆除石膏后行物理治疗及功能锻炼。

【术中注意事项】

滑车保留数量问题，一般在近节指骨近 1/2 处及中节指骨中部各保留一个即可。保留滑车以防肌腱在手指屈曲时产生弓弦状绷起。

断裂的浅肌腱远端，应从近侧指间关节囊近端水平处切除，任其自然回缩，保留浅屈肌腱未遭破坏的附着点，可为移植肌腱提供更为合适的后侧腱床。若浅肌残端保留过长，可与近节指骨粘连形成腱固定，妨碍近侧指间关节伸直。若浅肌残端保留过短，掌侧关节囊松弛而形成近节指间关节过伸畸形。

拇长屈肌游离移植时，除指掌侧的切口暴露，保留滑车及切除损伤肌腱外，再于前臂远端桡侧做一弧形切口，长 5~6cm，找出拇长屈肌肌腱与肌肉移行部，将近端肌腱由此切口牵出，同时在原肌腱隧道中带入缝线一根，将所需之掌长肌再随缝线引入至拇指，远端仍与拇长屈肌腱残端缝合，近端在腕上将移植腱编织至近端动力腱上。在大鱼际区暴露此肌腱应仔细，以防损伤正中神经返支。

（五）屈肌腱术后粘连问题

肌腱损伤修复后，影响其功能恢复程度的原因很多，诸如损伤性质和平面，手术方法和质量等，但肌腱术后粘连是肌腱外科中最关键而复杂的问题，术后粘连的轻重对术后效果影响较大，处理方法有：

1. 肌腱修复后的早期控制活动　可促进内源性

愈合,使肌腱的滑动面及早恢复,加快肌腱愈合速度。肌腱术后24~48小时,可在医生监督指导下,开始进行不承受张力的早期活动。

2. 粘连松解　肌腱粘连松解常常是有些肌腱修复术后不可避免的二期手术。一般应在术后3~6个月进行。粘连松解术的手术时机,直接缝合患者可较行移植术者早施行。

松解术注意事项:①切口要够大,有时粘连松解的切口比原肌腱移植的切口还要长;②肌腱松解要彻底,松解后的肌腱,牵拉远端可屈至正常,近端可有1~2cm的弹性回缩;③松解时尚需保留腱鞘滑车,以便更好地发挥肌腱功能;④术后24小时即开始进行功能锻炼,以防再次粘连。

(六) 儿童屈肌腱损伤

儿童屈肌腱损伤与成人不同的是诊断较困难;肌腱结构较小,修复技术难度增大;而且不能合作增加了术后锻炼的困难。但儿童恢复功能容易,并发症少,故儿童Ⅰ、Ⅱ区损伤也可行一期修复。但儿童因掌长肌、跖肌等能供腱均较小,故有人主张8~10岁后再行移植。

二、指伸肌肌腱损伤

伸肌腱位置较浅,在手背皮下疏松的筋膜内滑动,无腱鞘,术后粘连较少亦轻,术后效果较好。

1. 锤状指的修复　锤状指系伸肌腱的侧腱束附着点损伤,可为撕脱伤并可合并末节指骨背侧基底撕脱骨折,亦可由锐器伤所致,伤后末节手指是锤状畸形。伤后2~3周内手术,过久术后效果差。手术如图70-29。术后将远侧指间关节固定于过伸位4~6周。

2. 指伸肌腱中央腱束损伤　伤后可出现近指间关节屈曲。远指间关节过伸畸形(鹅颈畸形)。手术方法如图70-30。术后手指伸直位固定3周。

3. 掌指关节处伸肌腱损伤　此处损伤大都伴有关节囊及腱帽损伤,使关节外露,修复时可先修复关

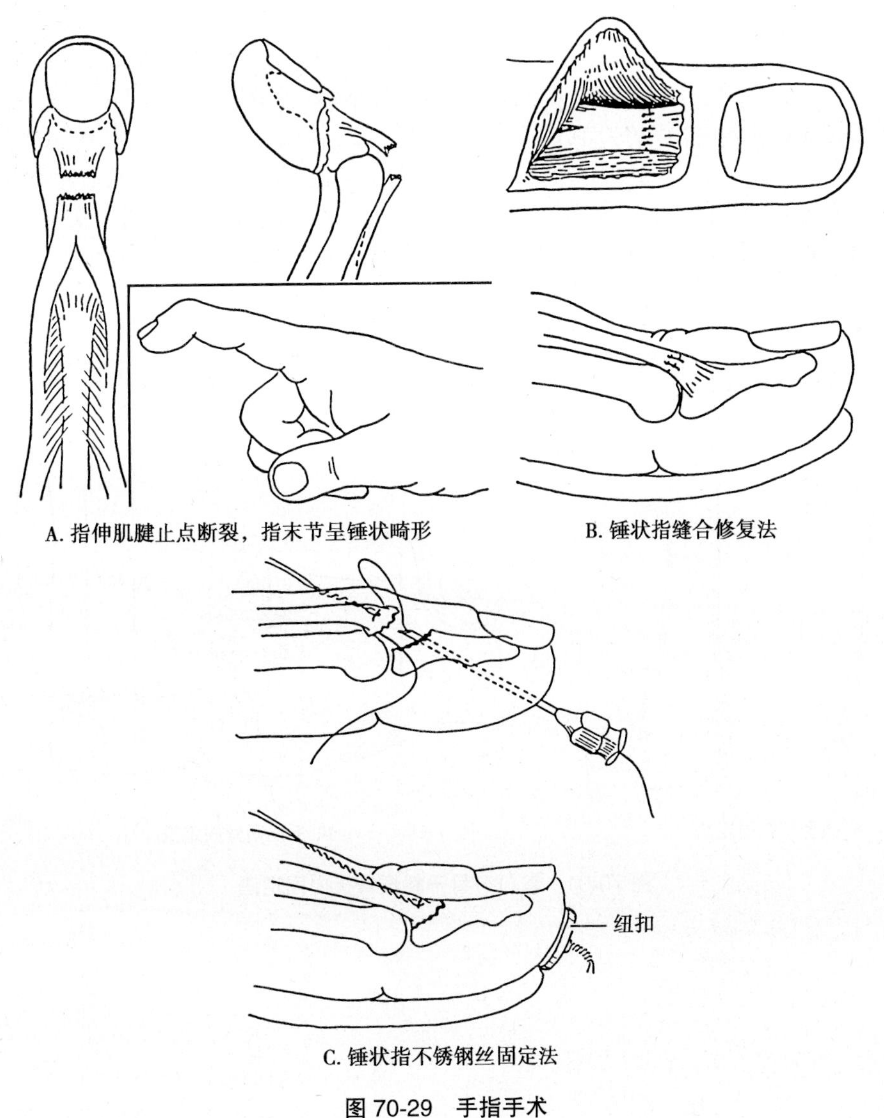

A. 指伸肌腱止点断裂，指末节呈锤状畸形

B. 锤状指缝合修复法

C. 锤状指不锈钢丝固定法

图70-29　手指手术

8

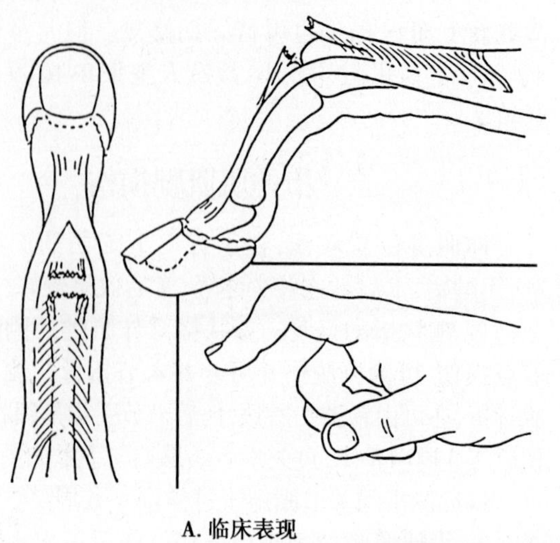

A. 临床表现

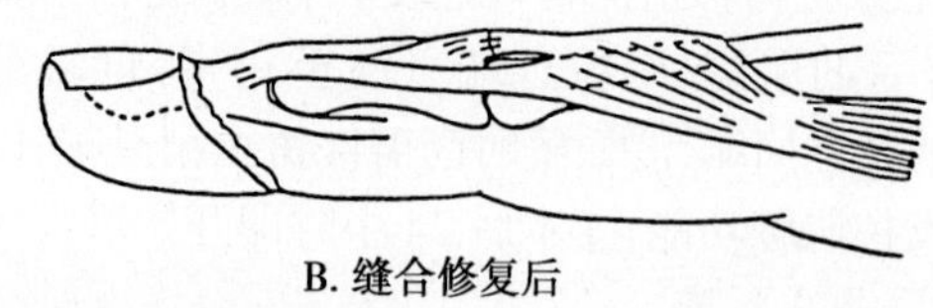

B. 缝合修复后

图 70-30　指伸肌腱中央腱束断裂修复术

节囊再缝合肌腱。术后伸直位固定，3 周后功能锻炼。

4. 手背及腕部伸肌腱损伤　较多见，一般在清创后直接缝合，术后固定于伸指伸腕位，3 周后功能锻炼。

第五节　手部骨与关节损伤的处理

手部的骨、关节闭合伤一般可采用非手术疗法；开放伤，可在清创的同时施行开放复位固定，对不稳定骨折或关节内骨折亦应积极进行手术治疗。

1. 骨干骨折　掌指骨骨干的斜形骨折复位后可行微型螺钉固定（图 70-31）。横断骨折可行微型接骨板螺钉固定（图 70-32）。钢针固定效果较差，不能早期功能锻炼，应少用。

2. 骨端骨折　斜形可用螺钉固定（图 70-33），横断骨折可用微型 L 型钢板或钢针固定（图 70-34）。

3. 指间关节粉碎骨折　关节面不能修复的可一期行指间关节融合（图 70-35）。

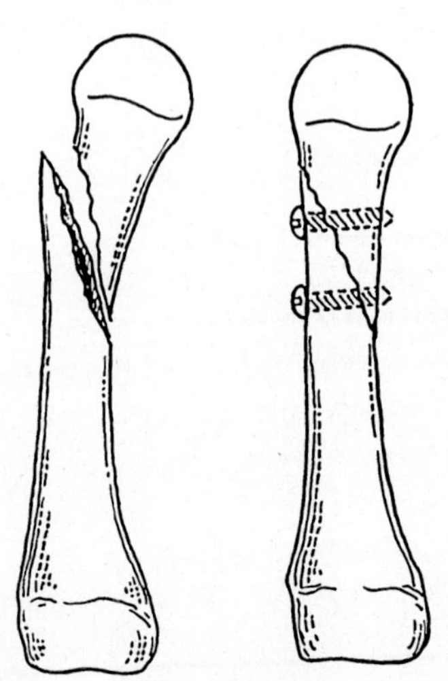

A. 微型螺钉固定法

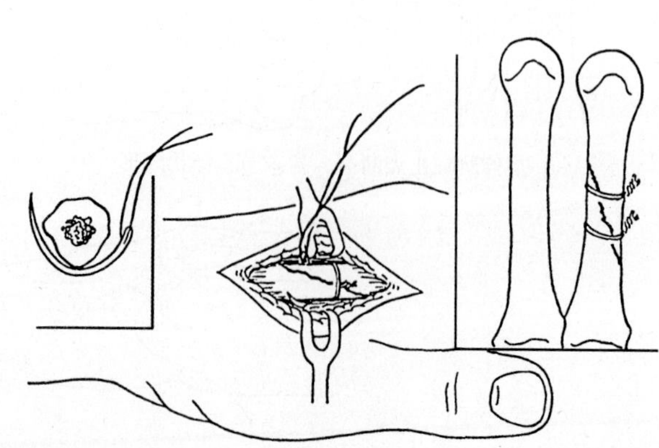

B. 不锈钢丝固定法

图 70-31　掌（指）骨干斜形骨折内固定法

8

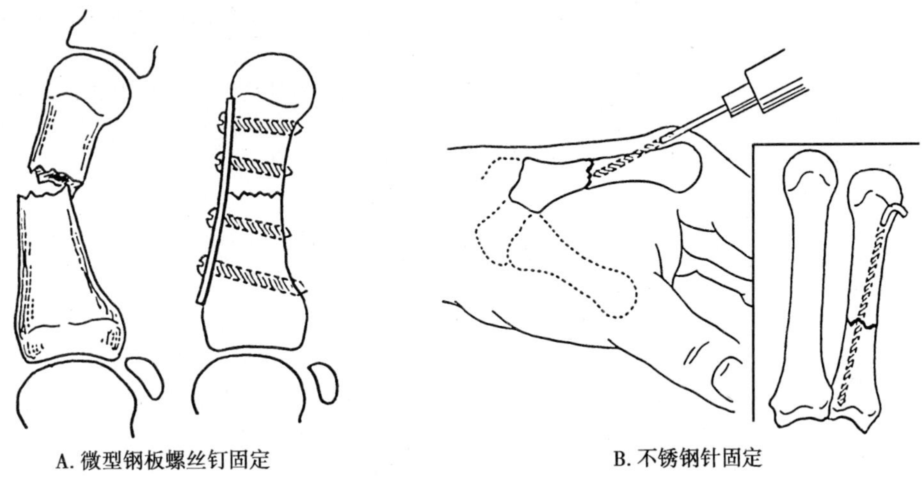

图 70-32　掌、指骨干横断骨折内固定法

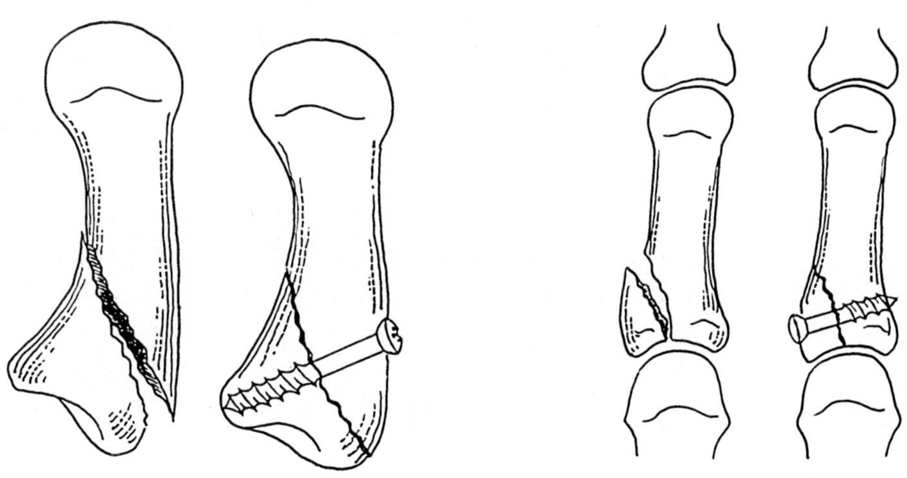

图 70-33　骨端斜形骨折螺钉固定

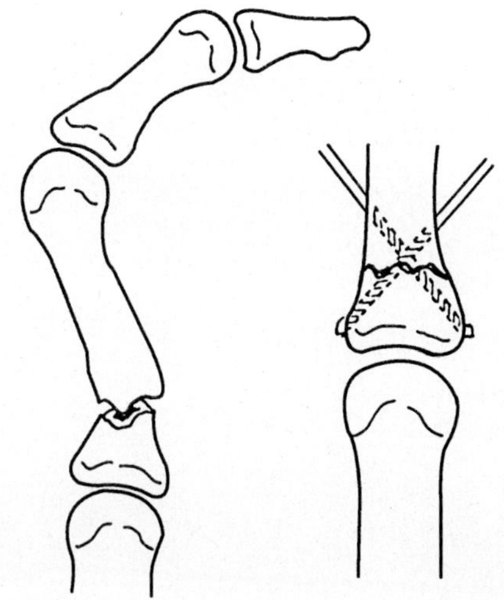

图 70-34　指骨近端骨折钢针交叉固定法

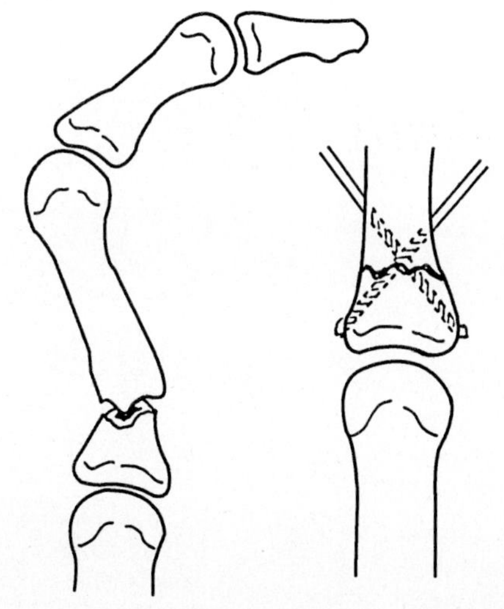

图 70-35　指间关节粉碎性骨折行关节固定

（陈华）

参考文献

1. 高士濂.实用解剖图谱:上肢分册.2版.上海:上海科学技术出版社,2004.
2. 卡内尔,贝蒂.坎贝尔骨科手术学.王岩,译.11版.北京:人民军医出版社,2009.
3. 王澍寰.手外科学.2版.北京:人民卫生出版社,1999.

第七十一章

周围神经损伤手术

四肢神经伤可分为开放伤和闭合伤，无论哪种手术形式的神经损伤均可造成肢体功能的完全或部分丧失。因此，应及时正确地修复损伤的神经，以争取最大限度的神经功能恢复。

第一节　神经损伤的常用修复方法

1. 神经内松解术　用于神经的解剖连续性完整，仅是周围的瘢痕或突出的骨对神经产生压迫。手术将神经周围的瘢痕完全切除，刮平突出压迫神经的骨块，以减轻外部对神经的压迫。必要时亦可将神经外膜切除进行神经束间松解，以减少神经内部的压力。神经松解应无创操作，松解应彻底（图 71-1）。

2. 神经缝合　包括神经完全断裂的端对端缝合，或部分神经断裂的损伤部分缝合。常用方法有：

(1) 外膜缝合：是目前神经修复最常用的方法。只缝合神经外膜，在神经断面两侧各缝合一针定点牵引线后用 7-0 或 8-0 带针缝线先缝合前面，然后再翻转 180°，缝合后面。缝合时应以神经外膜外面的血管走行方向为标志。此法操作简单，适用于混合神经的主干或单纯运动、感觉神经断裂的修复（图 71-2）。

(2) 神经束膜缝合法：在显微镜下，先将两断端的神经外膜切除 1~2mm 然后根据神经束的分布，分离出若干相对应的束，每个束或束组用 10-0 或 11-0 带针线对不同平面行对应的束缝合。为了缝合无张力及缝合方便，亦可在两端距断端 1~1.5cm 处用 3-0 或 5-0 缝合各缝合一针作为牵引线，待神经束间缝合完成后拆除。此法优点是神经束对合准确，但缝合要求较高，神经干内遗留线头较多，造成神经内瘢痕亦多（图 71-3）。

(3) 外膜束膜联合缝合：为了避免神经内神经束的扭转，同时又减少束间内的缝隙可根据神经两断端的束组排列，将神经束用少数缝线缝合固定，再行外膜缝合（图 71-4）。

3. 神经移植　若神经两断端有缺损，经神经游离等方法处理仍不能达到无张力缝合者，则需考虑行神经移植。这是因为神经的吻合强调在无张力下进行，如果在张力下缝合神经，则丧失了神经显微外科修复的优点，其预后还不如神经移植的结果。神经移植可分为：

(1) 游离自体神经移植：血供一是靠缝合口长入，二是靠受纳床血管的长入，因此移植物不能太粗，以免中央坏死（图 71-5）。

8

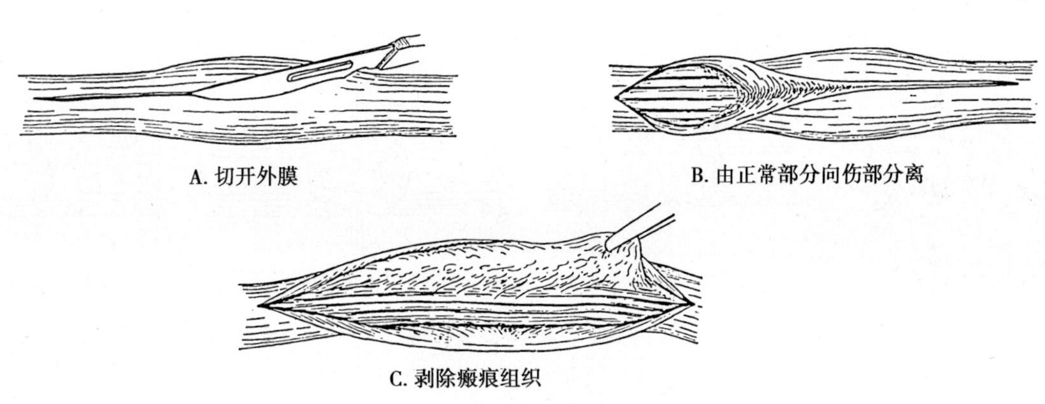

图 71-1　神经内松解术

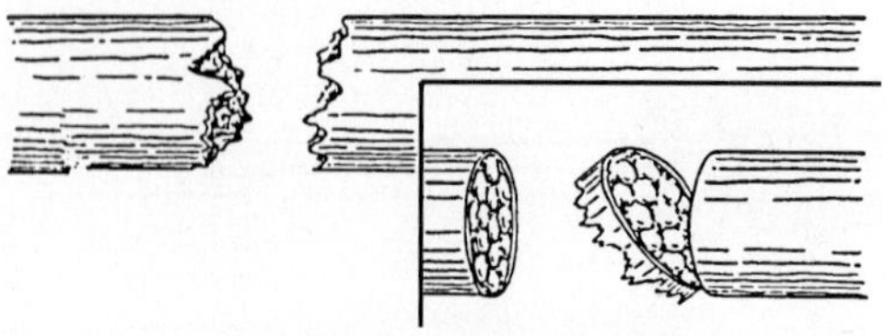

A. 新鲜神经损伤断端的处理

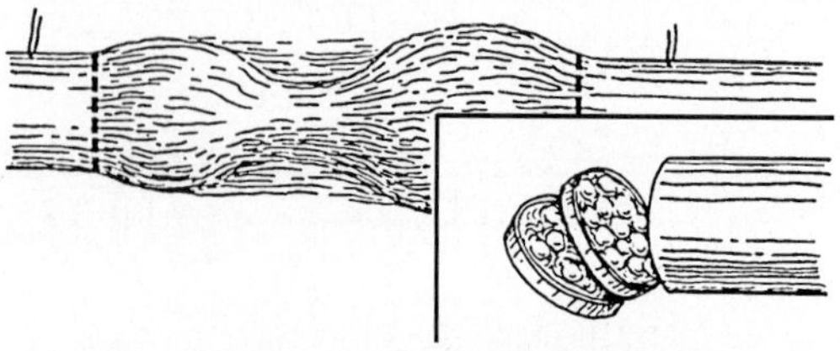

B. 陈旧性神经损伤断端的处理

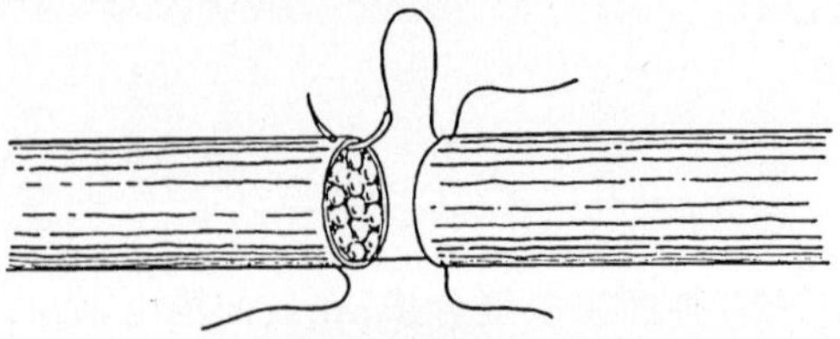

做定点缝合

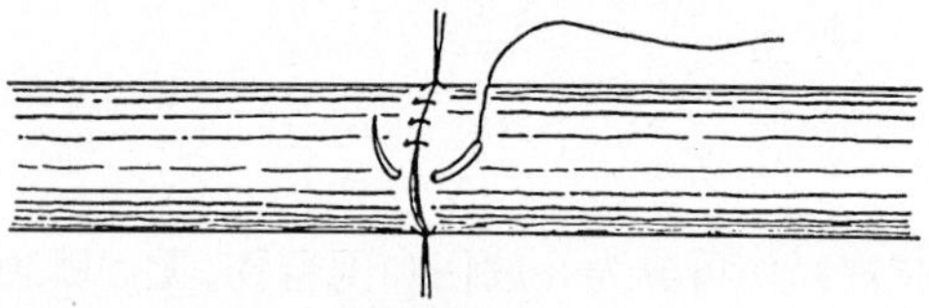

缝合前侧

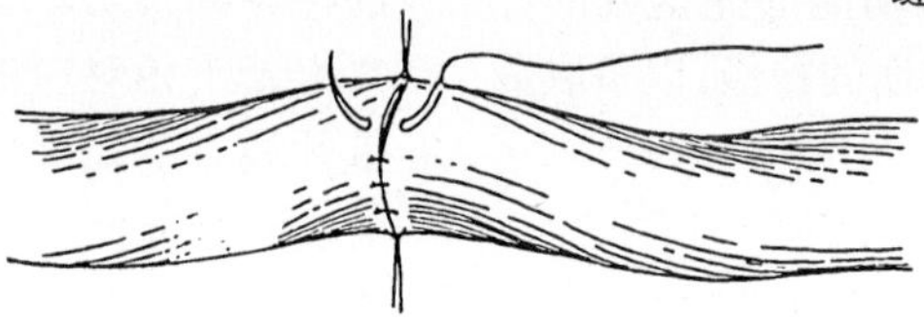

缝合后侧

C. 神经外膜缝合法

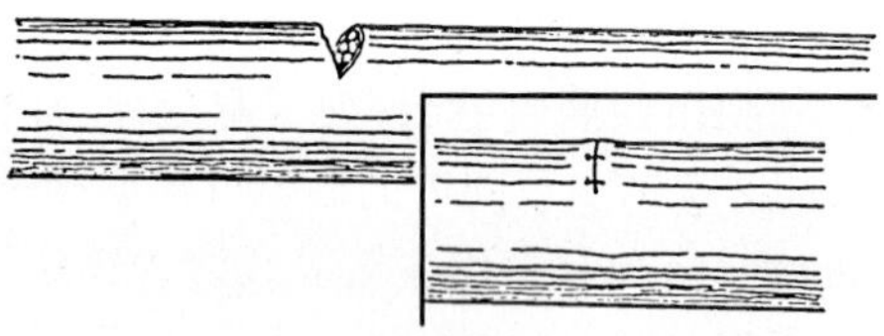

D. 新鲜神经部分损伤断面整齐者，可直接缝合

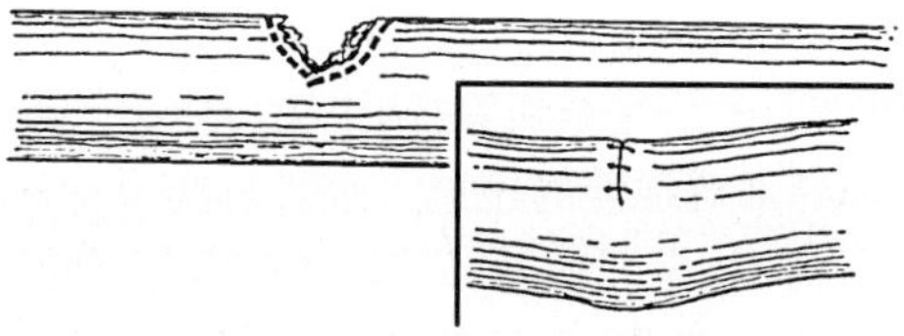

E. 断面有挫伤者，经清创后再缝合

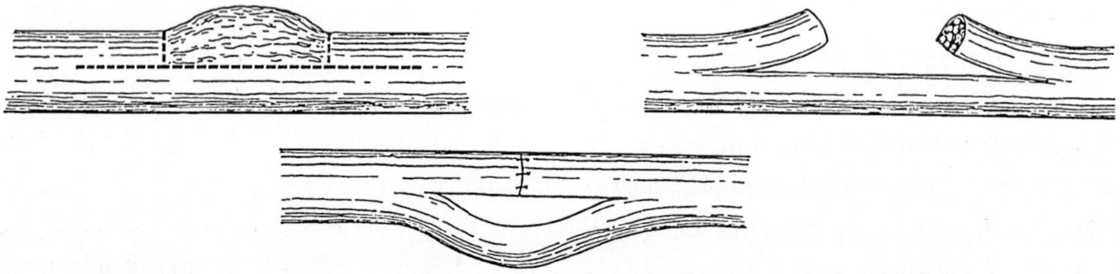

F. 陈旧性神经部分断裂缝合法；先切除神经纤维瘤及瘢痕组织（上、中）；再行部分端端缝合（下）

图 71-2　神经外膜断端的处理

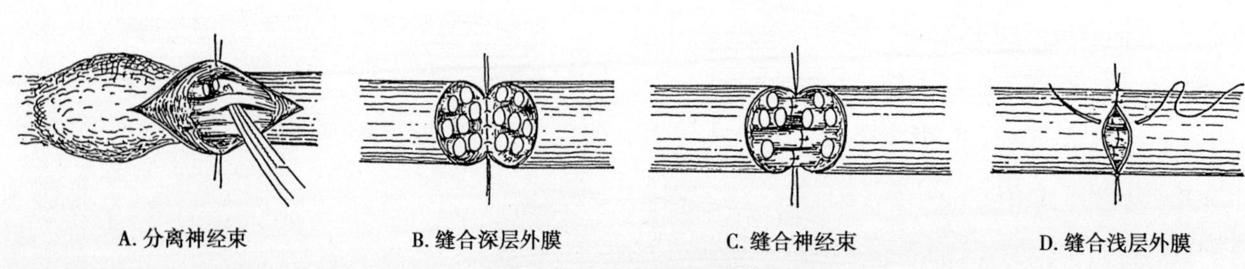

A. 分离神经束　　B. 缝合深层外膜　　C. 缝合神经束　　D. 缝合浅层外膜

图 71-3　神经束膜缝合法

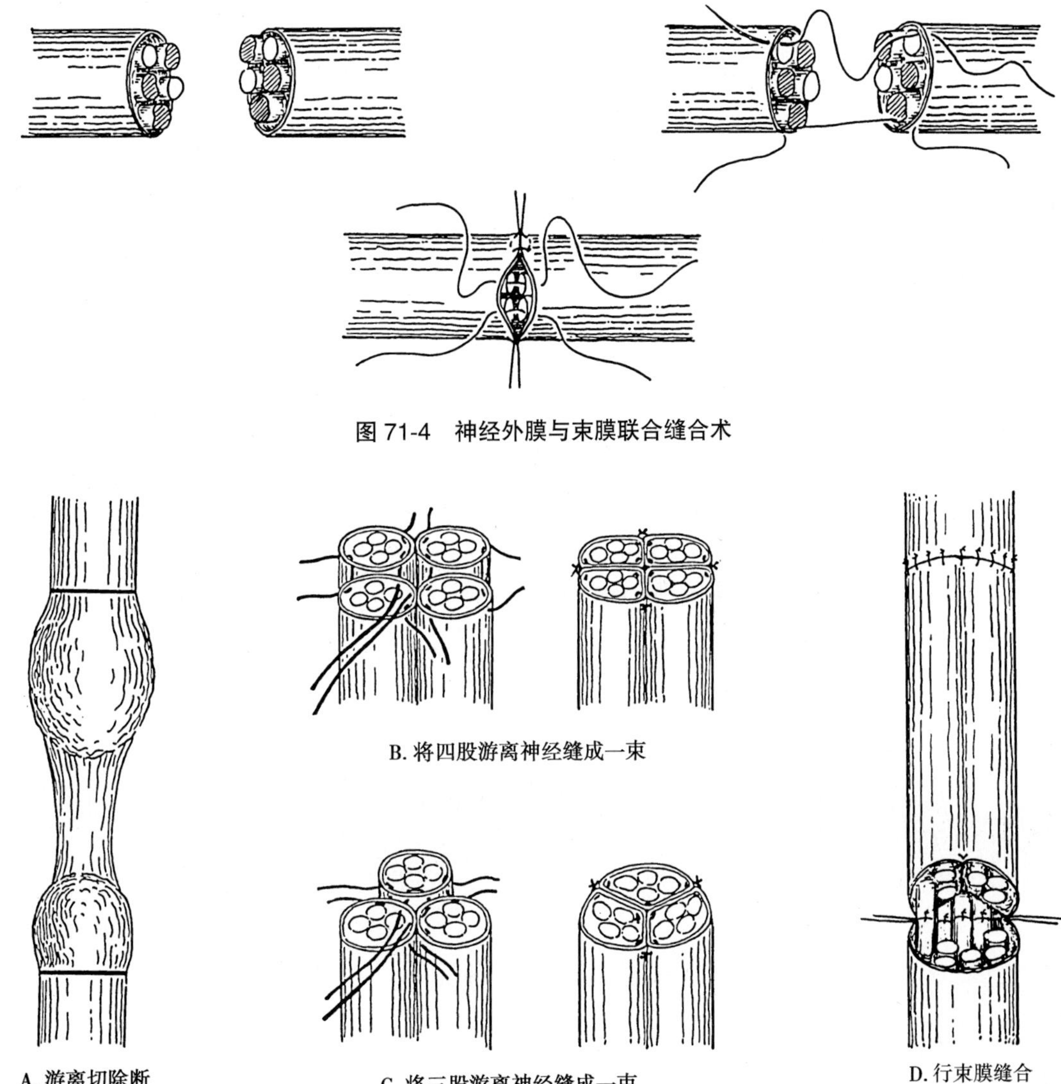

图 71-4　神经外膜与束膜联合缝合术

图 71-5　神经移植术

常用的供区为腓肠神经(可取 20~40cm),桡神经浅支(可取 20~25cm);前臂内侧皮神经,其外径较小,只适于修复细的神经。前后支合用可获 20~30cm。

(2) 带血管蒂的自体神经移植:超过 10cm 的神经缺损,血运常通不过,游离神经移植常可因中央坏死而造成失败,故可行带血管蒂神经移植。其优点是吻合了血管,增加了长而粗的神经移植成活机会;可同时带有其他组织一起移植,如肌肉组织,受纳床有瘢痕也能成活;由于移植血管,可改善肢体循环;血管吻合失败,神经亦可作为传统的移植物。供体可选用带血管的桡神经浅支;小隐静脉动脉化的腓肠神经。

(3) 神经移位:如有些外伤导致神经近端毁损无法缝接,如臂丛根性撕脱。则可用神经移位来治疗,常用的有用副神经,颈丛、膈神经等移位治疗臂丛上干损伤。

第二节　神经损伤修复手术操作原则

①要用无创技术;②手术要从正常部位的神经向有瘢痕部位解剖游离;③缝合不能有张力;④神经缝合处不能有瘢痕阻挡;⑤经移植物或神经组织必须安置在血运好的组织床上。

第三节　影响周围神经恢复的因素

①损伤的原因和性质:锐器伤效果较好,根性撕脱伤差;②损伤部位:部位越高效果越差;③修复时间:原则是越早越好;④年龄:越小恢复越好;⑤修复的准确性;⑥缺损的长度,缝合的张力;⑦有无其他合并伤。

第四节　臂丛显露法

【解剖】

臂丛由颈5至胸1脊神经组成，是支配上肢的主要神经。颈5、6合成上干，颈7单纯延伸成中干，颈8胸1合成下干。三个干又各自分成前后两股，三个后股合成后束，上、中干的前股合成外侧束，下干的前股单独形成内侧束。臂丛的五大神经分支则分别自各束发出（图71-6）。

【显露方法】

1. 臂丛中段显露法　仰卧上肢外展，切口起自锁骨中点沿三角肌内缘向下延伸止于胸大肌下缘，术中注意保护头静脉，将切断的胸大肌锁骨附着点外侧部和贴近喙突处的胸小肌牵向内侧，即可显露（图71-7A）。

2. 臂丛上段显露法　可将切口如图向上延长，达

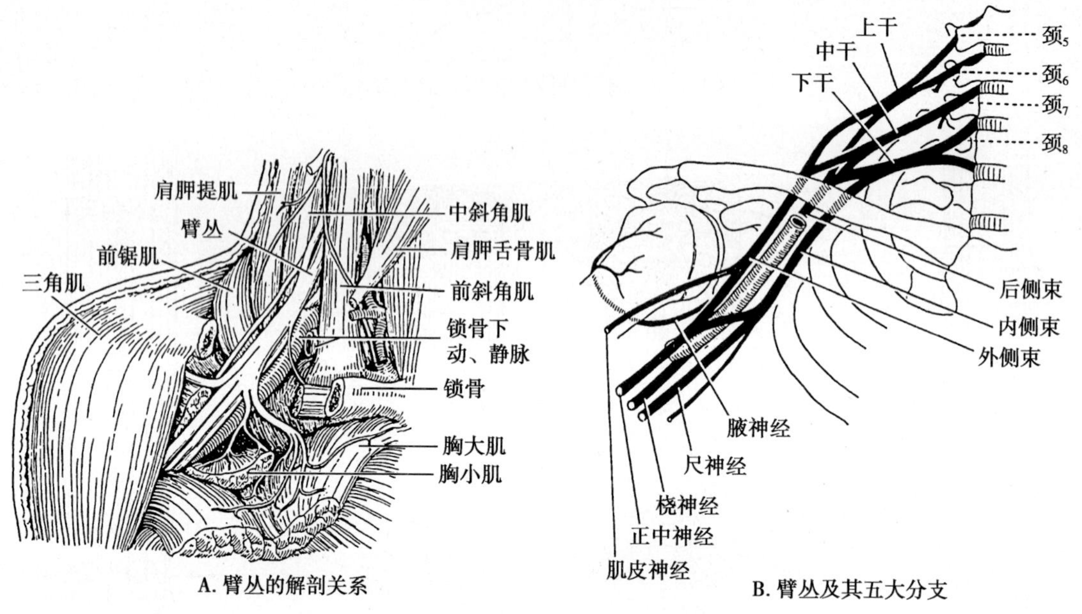

图71-6　臂丛和腋丛

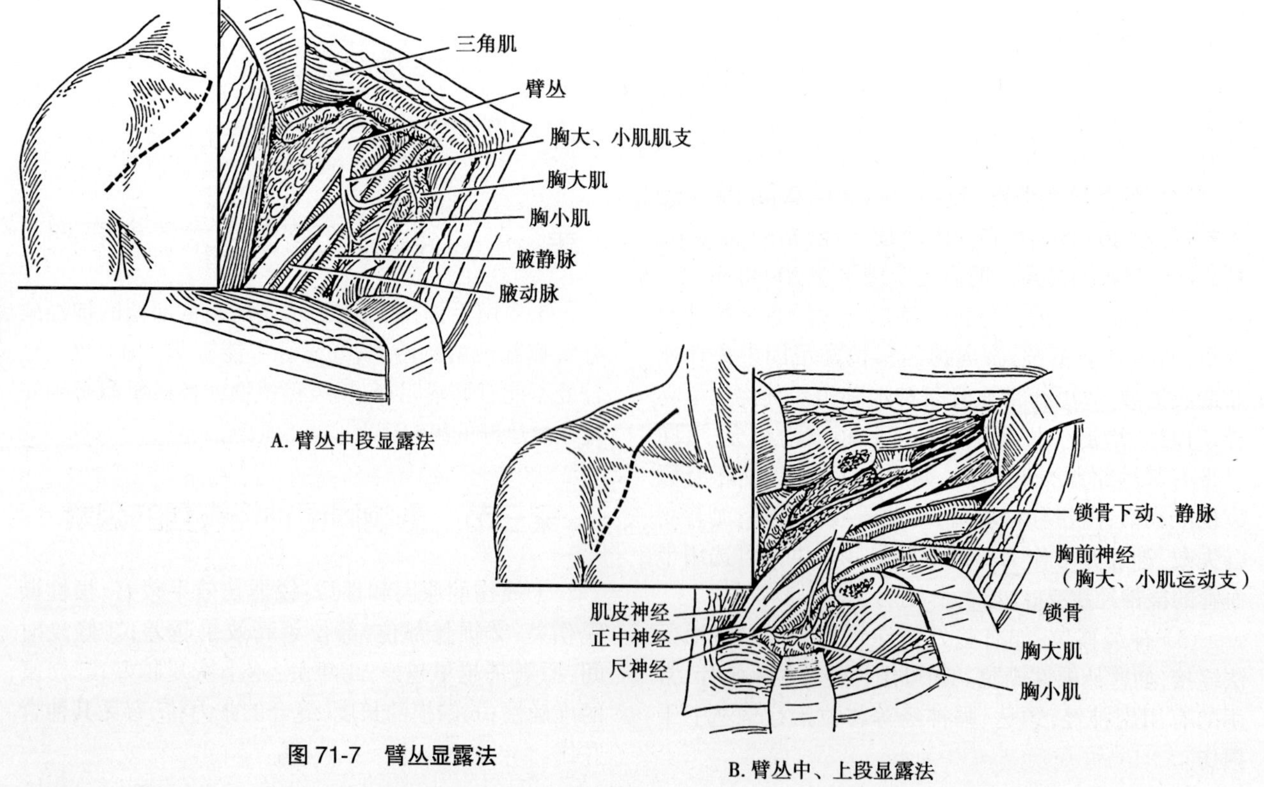

图71-7　臂丛显露法

胸锁乳突肌后缘中点，用线锯将锁骨锯断，即可显露，术后将锁骨用钢丝固定（图 71-7B）。

3. 腋丛显露法　显露时肩需充分外展外旋（图 71-8）。行腋窝弧形切口，显露后将可见到腋部的血管和神经，腋动脉前方为正中神经，外侧为肌皮神经，后侧为桡神经，内侧为尺神经。

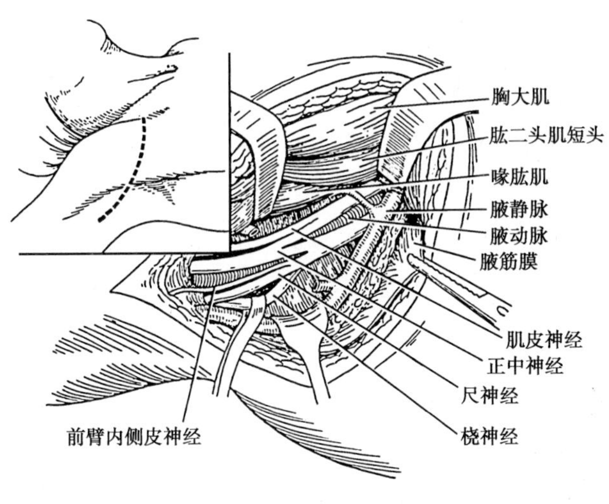

图 71-8　腋丛显露法

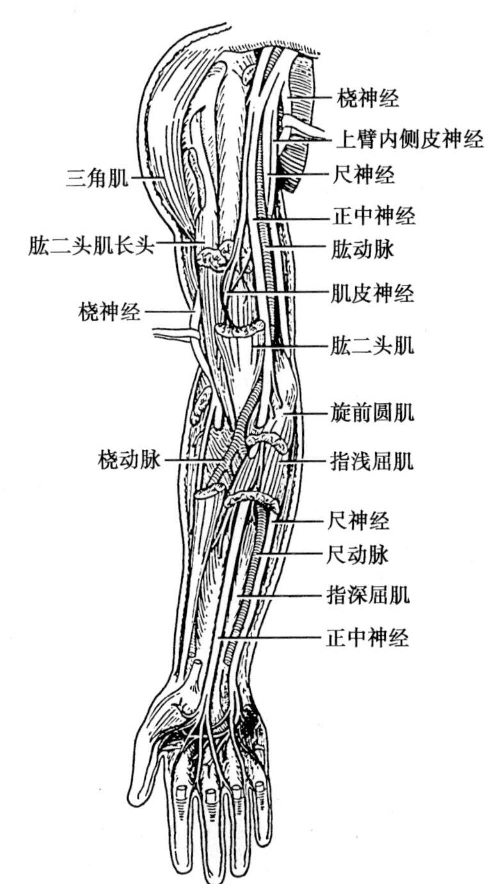

图 71-9　正中神经走向及解剖关系

第五节　正中神经显露法

正中神经由臂丛外侧束及内侧束共同组成包含颈 6、7、8 胸 1 脊神经。在上臂内侧下行并渐转向肱动脉内侧与其伴行。正中神经在上臂无分支，在肘部发出旋前圆肌肌支，通过肱二头肌筋膜后，穿过旋前圆肌的肱骨头、尺骨头之间进入前臂，发出除尺神经支配以外的前臂屈肌肌支。在手部正中神经支配拇短展肌，拇对掌肌，拇短屈肌浅头，以及 1、2 蚓状肌。感觉支支配桡侧三个半指皮肤感觉（图 71-9）。

1. 上臂正中神经显露法　切口起自腋窝，长度视需要而定，切开皮下及深筋膜，剖开内侧肌间隔，向外侧牵开肱二头肌即可显露正中神经、尺神经和肱动、静脉。正中神经位于肱动脉外侧，下段位于肱动脉内侧（图 71-10）。

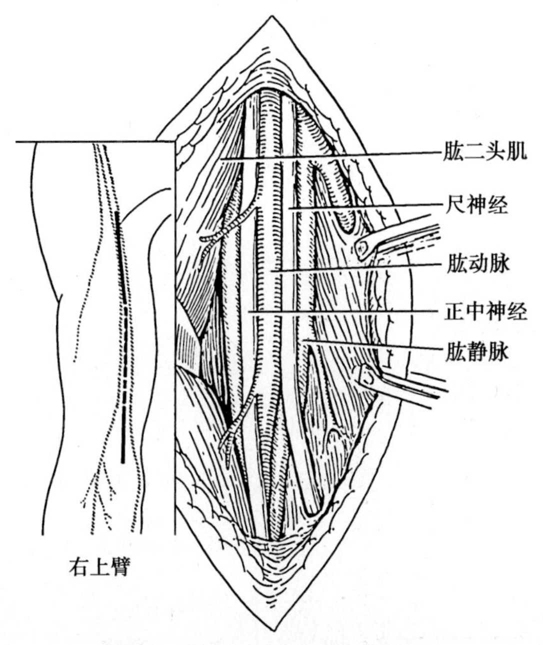

图 71-10　上臂（中部）正中神经显露法

2. 肘部正中神经显露法　于肘窝行 S 形切口。正中神经位于肱二头肌腱内侧和该肌腱的深面。在肱二头肌外缘切开腱膜并牵开，即可显露正中神经及伴行的肱动脉（图 71-11）。

3. 前臂正中神经显露法　前臂上部显露，自肘横纹沿前臂掌侧正中向下延伸至中部。切开深筋膜钝性分离牵开旋前圆肌与桡侧腕屈肌，并向尺侧牵开指浅屈肌即可找到正中神经（图 71-12）。前臂下部，正中神经位置较浅，可沿将切口向下延长至腕部掌侧（图 71-13）。腕部正中神经探查可行腕横韧带切开。

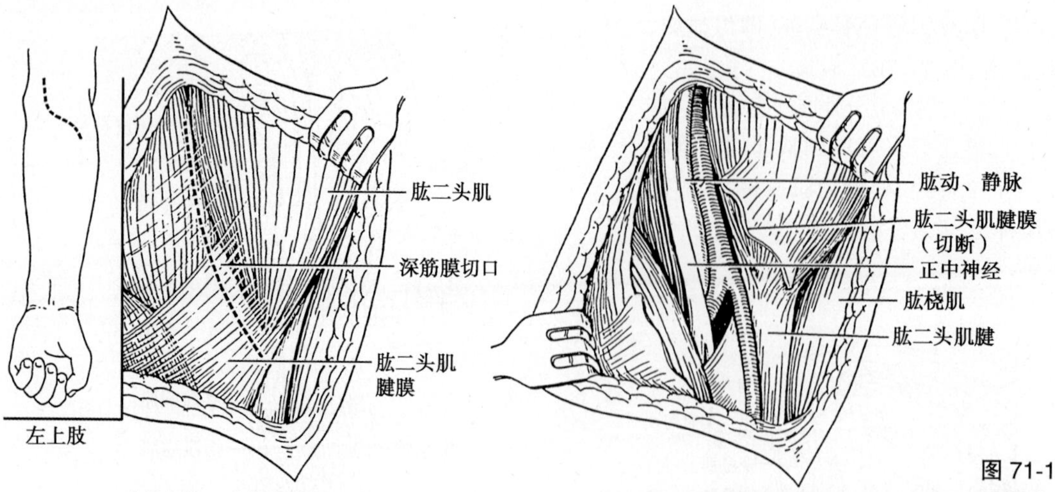

肱二头肌
深筋膜切口
肱二头肌
腱膜
左上肢

A. 皮肤与肱二头肌腱膜切口

肱动、静脉
肱二头肌腱膜
（切断）
正中神经
肱桡肌
肱二头肌腱

B. 显露正中神经和肱动脉

图 71-11　肘部正中神经显露法

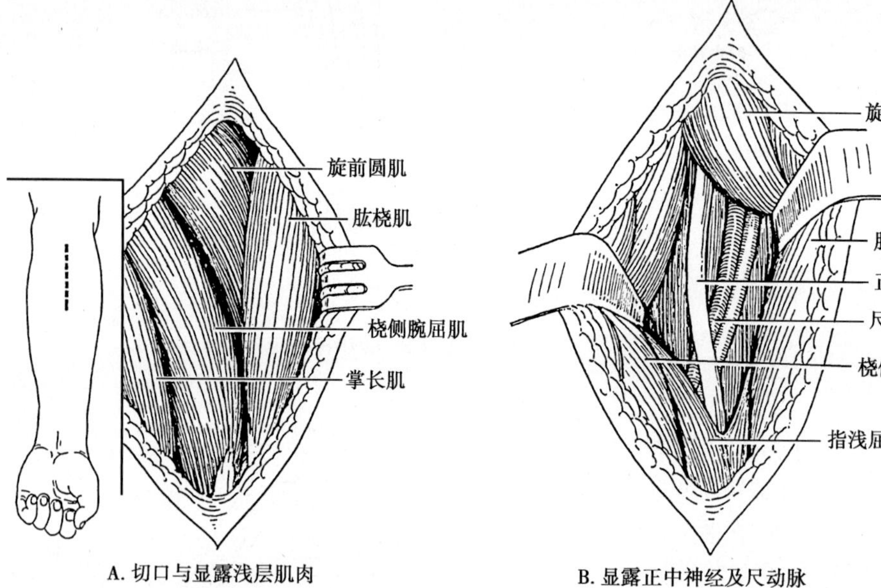

A. 切口与显露浅层肌肉　　B. 显露正中神经及尺动脉

图 71-12　前臂上部正中神经显露法

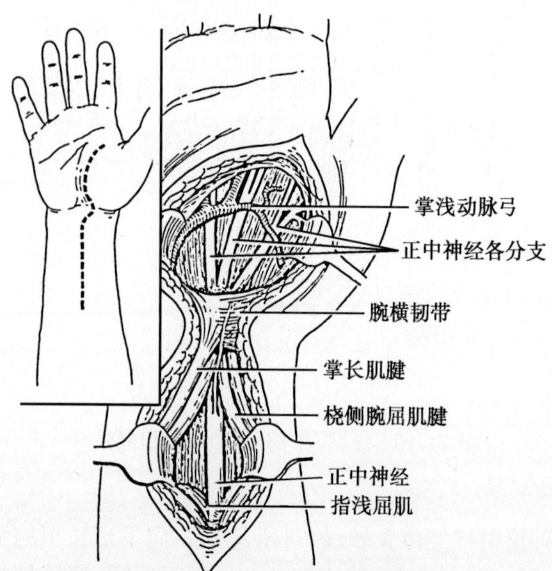

图 71-13　前臂下部正中神经显露法

第六节　尺神经显露法

【解剖】

尺神经发自臂丛内侧束，包含颈 7、8 胸 1 脊神经，在上臂肱动脉内侧下行转向尺侧，至肘部经尺神经沟穿过尺侧腕屈肌肱骨头渐进前臂尺侧。尺神经在上臂无分支，在肘关节处发出分支支配尺侧腕屈肌及 4、5 指指深屈肌。在前臂尺神经与尺动脉伴行，至腕部绕过豌豆骨桡侧在腕横韧带浅面入手掌。入手掌前分为深浅两支。深支发出肌支，支配全部骨间肌及 3、4 蚓状肌、小鱼际肌群、拇内收肌及拇短屈肌深头，浅支支配手部尺侧一个半指感觉（图 71-14）。尺神经在中上部显露同正中神经。

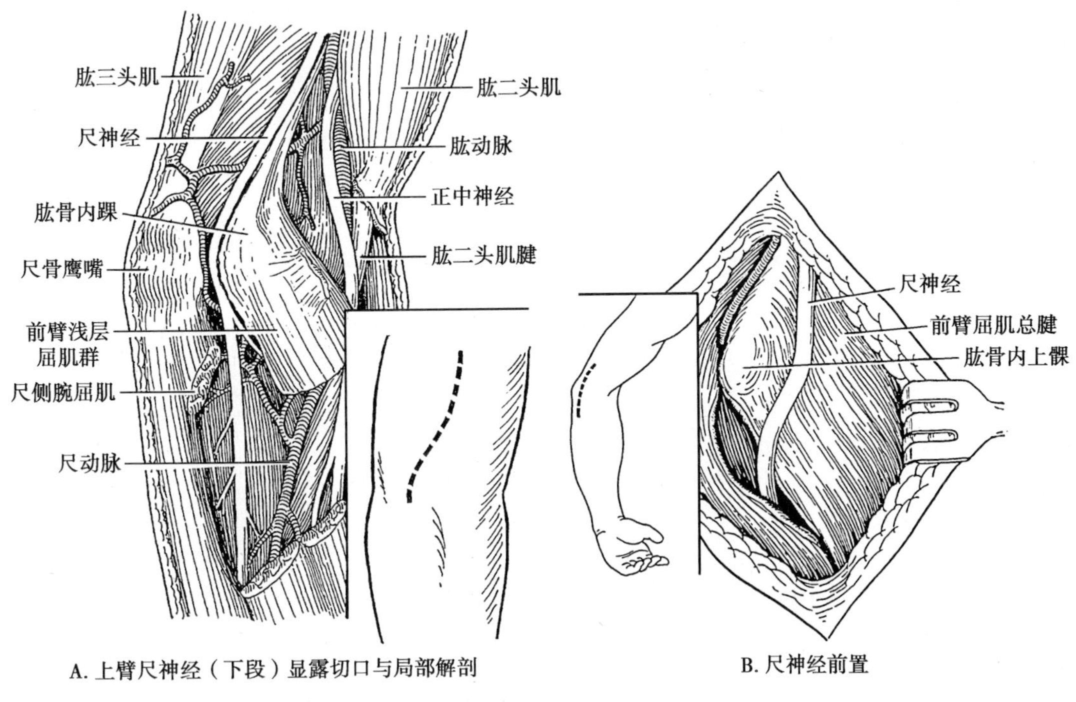

A. 上臂尺神经（下段）显露切口与局部解剖　　B. 尺神经前置

图 71-14　肘部尺神经显露法

【显露方法】

1. 肘部尺神经显露法　切口起自肱骨内上髁上 3~5cm，并沿内侧向下延伸达肘下 3cm，打开尺神经沟即可找到尺神经。

2. 前臂及手部尺神经显露法（图 71-15）　切口沿前臂内侧的尺侧腕屈肌外缘下行。切开筋膜，分离尺侧腕屈肌外缘并牵开该肌及指浅屈肌即可显露尺神经及尺动脉。

第七节　桡神经显露法

【解剖】

桡神经发自臂丛后束的所有神经纤维。从腋动脉后方斜向上肢后侧绕过桡神经沟到肱骨中部外侧。

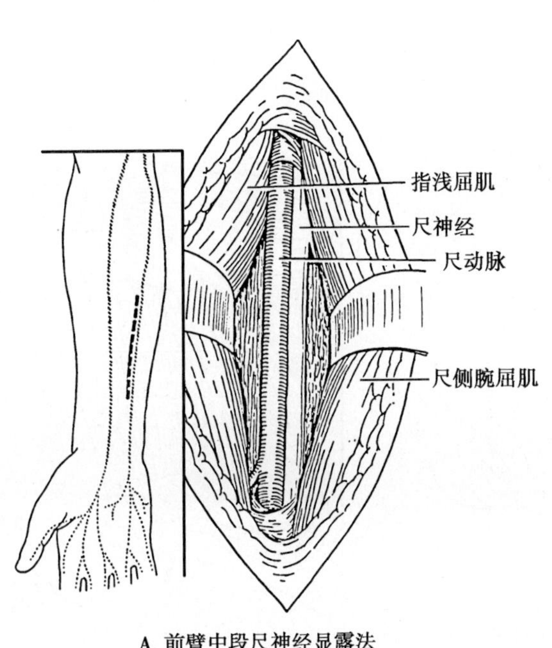

A. 前臂中段尺神经显露法

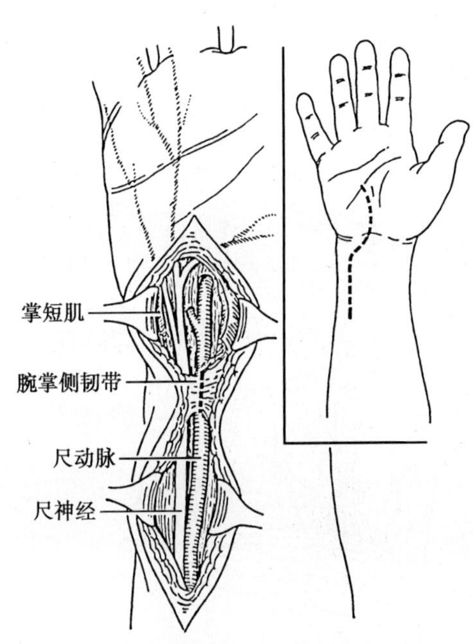

B. 腕掌部尺神经显露法

图 71-15　前臂及手部显露法

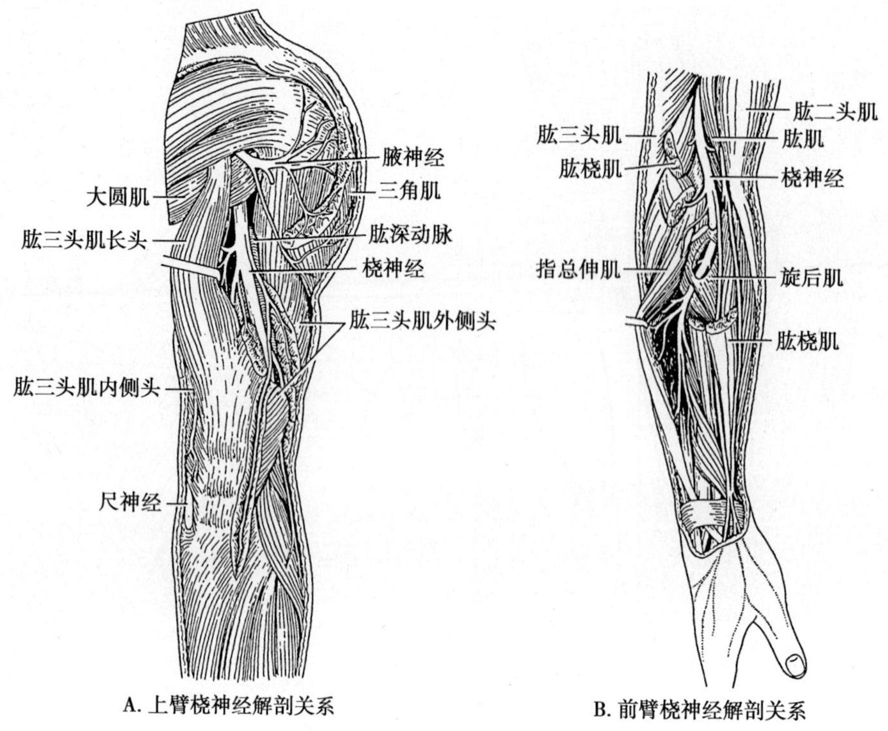

A. 上臂桡神经解剖关系　　B. 前臂桡神经解剖关系

图 71-16　桡神经走向及解剖关系

桡神经在肱骨上 1/3 平面发出肱三头肌肌支，在肱骨中下段平面发出肱桡肌、桡侧腕伸肌及旋后肌分支。然后从肱肌、肱桡肌之间转向肘前分成深浅两支，深支通过旋后肌进入前臂背侧发出前臂伸肌分支，浅支发出皮支，支配腕背部及虎口区皮肤（图 71-16）。

【显露方法】

1. 上臂桡神经显露法　切口如图 71-17 所示，起自腋后皱襞下方，沿三头肌长头和外侧头之间向下达上臂中点，再转至上臂下外方至肘部。探查中段桡神经，分开肱三头肌外侧头及肱肌即可在桡神经沟处找出桡神经。向下桡神经位于肱肌与肱桡肌之间。

2. 肘部及前臂上部显露法（图 71-18）　切口自肘上 5cm，沿肱桡肌进入前臂上部外后侧切开深筋膜，在肱肌、肱桡肌间找到神经主干再向下找出深浅两支。浅支与桡动脉伴行。深支穿过旋后肌分出前臂伸肌肌支。

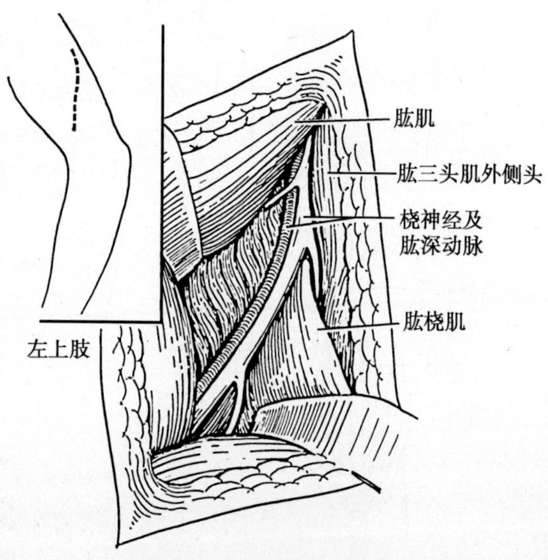

图 71-17　上臂桡神经显露法

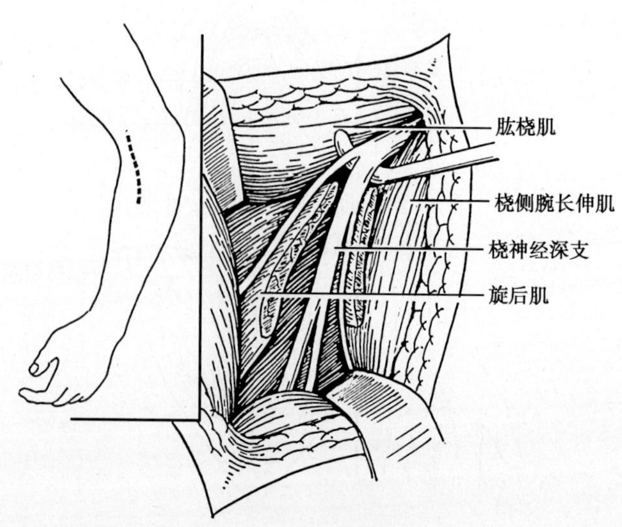

图 71-18　前臂上部桡神经显露法

8

第八节　股神经显露法

【解剖】（图 71-19）

股神经由腰 2~ 腰 4 脊神经组成。先在腰大肌后方下行，再达该肌外缘在腰肌与髂肌之间向下从腹股沟中部深面穿出骨盆，与股动脉伴行进入股三角区，分成前后两支，并发出股四头肌及缝匠肌分支，终支延续为隐神经。

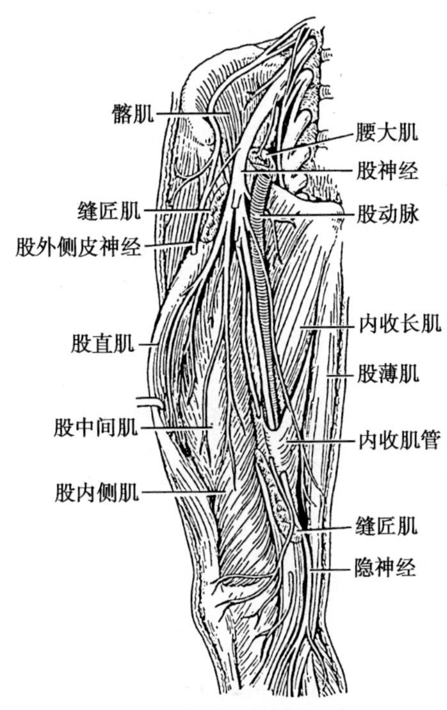

图 71-19　股神经走向及解剖关系

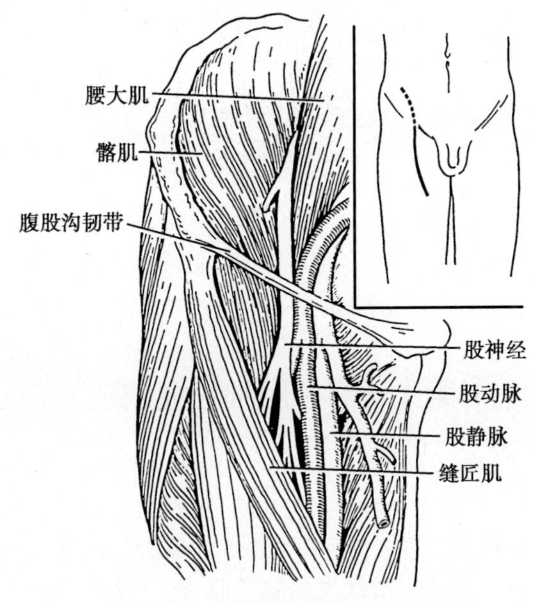

图 71-20　股神经显露法切口与局部解剖

【显露方法】

切口自腹股沟中点，沿缝匠肌内缘切开深筋膜，向外牵开缝匠肌即可见股动脉搏动，股神经于股动脉外侧。若需向上探查，可将切口向上延长至髂前上棘内上方 3~4cm，并打开腹外斜肌腱膜、腹内斜肌和腹横肌。推开腹膜即可见股神经于腰大肌与髂肌之间（图 71-20）。

第九节　坐骨神经显露法

【解剖】

坐骨神经由腰 4、5 及骶 1~ 骶 3 脊神经组成，在坐骨切迹出盆腔进入臀部。位于闭孔内肌，上、下孖肌，股方肌表面，被臀大肌覆盖，到大腿后侧的大转子与坐骨结节之间，然后沿股二头肌与半腱肌和半膜肌之间下行至大腿下 1/3 处分胫神经及腓总神经（图 71-21）。

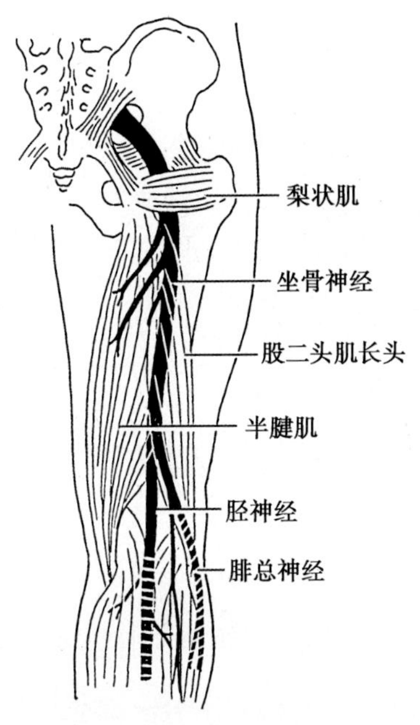

图 71-21　坐骨神经

【显露方法】

1. 臀部坐骨神经显露法　俯卧位，切口自髂后上棘下外侧弧形绕过大粗隆，到臀皱襞平面转向内侧至大腿中后中央（图 71-22）。切开浅筋膜后，分离皮瓣。在大粗隆部切断臀大肌止点及阔筋膜张肌，并向内翻开即可暴露出该神经。

2. 股后部坐骨神经显露法　沿大腿后侧中线切开至腘窝（切口长度根据需要而定）。切开深筋膜，分离半腱肌、半膜肌和股二头肌。并分别向内外牵开即可显露坐骨神经（图 71-23）。

8

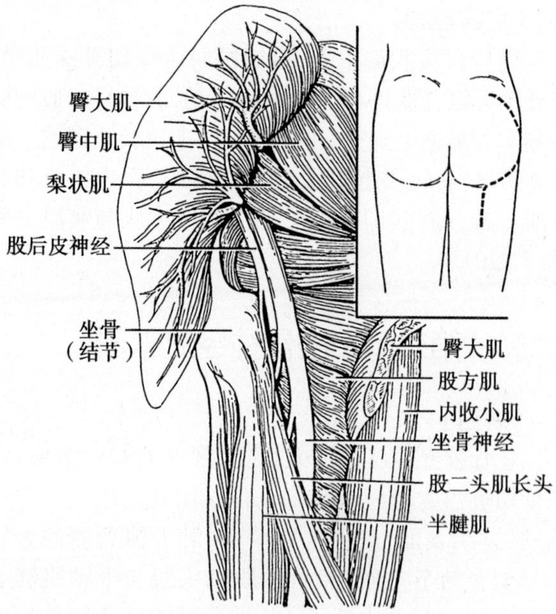

图 71-22　臀部坐骨神经显露法切口与局部解剖

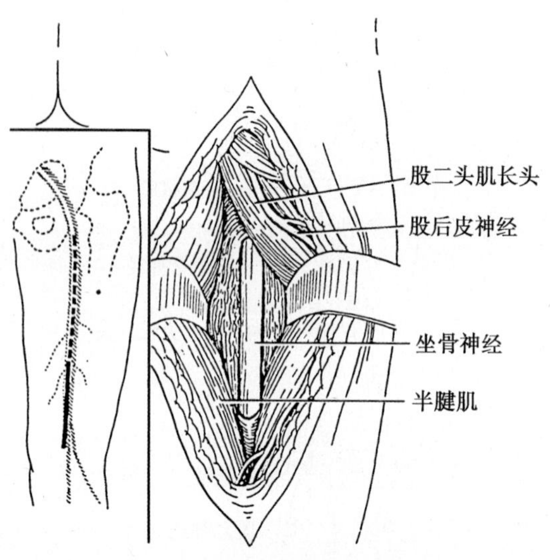

图 71-23　股后部坐骨神经显露法

第十节　腓总神经显露法

【解剖】

腓总神经由坐骨神经分出后,经腘窝斜向外下方,沿股二头肌内侧缘与腓肠肌外侧头之间向外下方延伸,自腓骨头后方绕过腓骨颈外侧,进入小腿前方,位于腓骨长肌深面分成腓深、腓浅神经两支(图 71-24)。

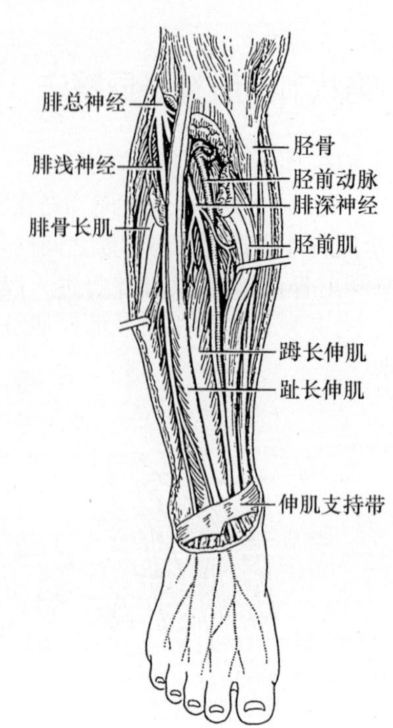

图 71-24　腓总神经走向及解剖关系

【显露方法】

自腘上股后中线 5cm,沿股二头肌内缘向外下斜切开,并切开股二头肌腱内侧筋膜,向外牵开股二头肌及其肌腱即可显露腓总神经上段,在腓骨后缘腓总神经为筋膜所覆盖。切开筋膜即可见到腓总神经下段分为深浅两支。此处腓总神经位置表浅,是该神经损伤的好发部位(图 71-25)。

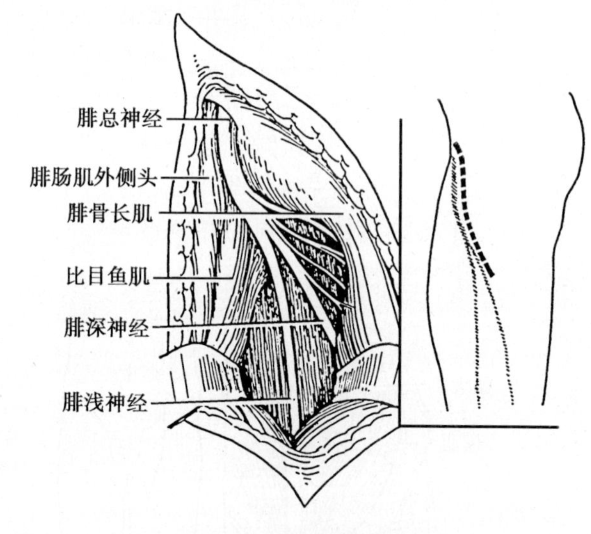

图 71-25　腓总神经显露法

第十一节　胫神经显露法

【解剖】

胫神经由坐骨神经分出后,经腘窝直线下行和胫后动脉伴行,进入比目鱼肌深面于跟腱与内踝之间行走,进入足底。沿途发出腓肠肌、比目鱼肌、跖肌、腘肌、胫后肌、趾长屈肌长屈肌等肌支(图 71-26)。

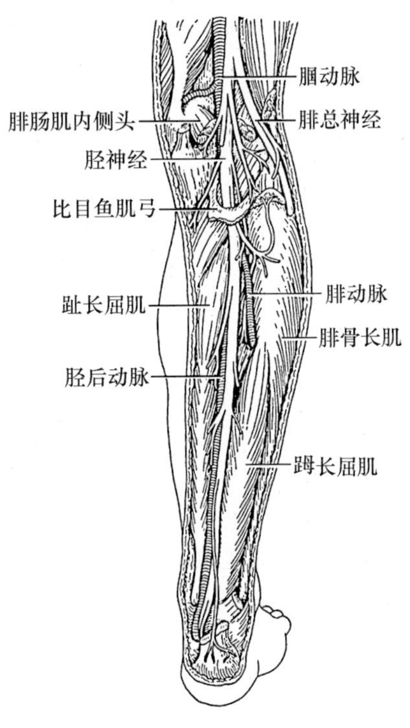

图 71-26　胫后神经走向及解剖关系

【显露方法】

1. 腘部胫神经显露法　可行腘部横 S 形切口，分离皮瓣并向两侧牵开，切开腘筋膜后即可见腘窝脂肪层内的胫神经（图 71-27）。

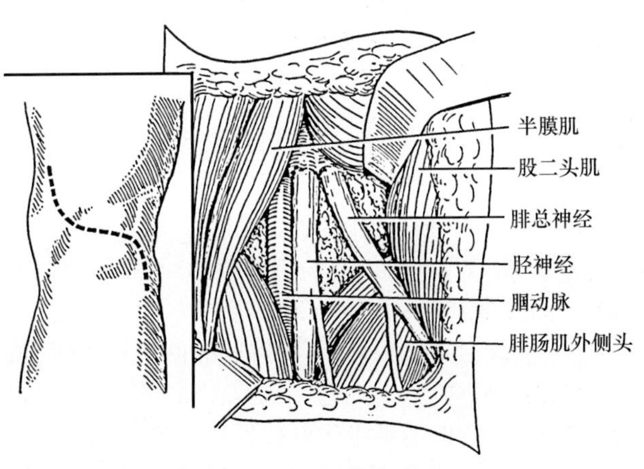

图 71-27　腘部胫神经显露法

2. 小腿胫神经显露法　可沿胫骨后缘切开并据需要长度延伸。在小腿上部需切开比目鱼肌的胫骨起点，向外牵开腓肠肌和跟腱内缘即可见到胫神经（图 71-28）。

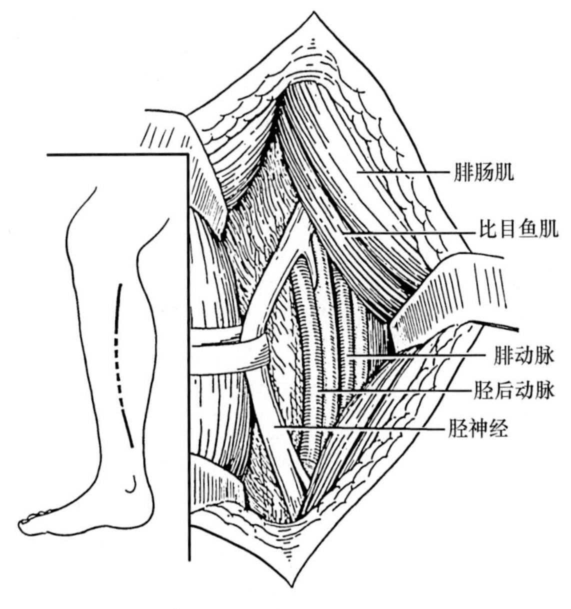

图 71-28　小腿中部胫神经显露法

（陈华）

参考文献

1. 高士濂．实用解剖图谱：上肢分册．2 版．上海：上海科学技术出版社，2004.
2. 卡内尔，贝蒂．坎贝尔骨科手术学．王岩，译．11 版．北京：人民军医出版社，2009.
3. 王澍寰．手外科学．2 版．北京：人民卫生出版社，1999.

8

第七十二章

断肢(指)再植术

虽然关于肢体离断再植的动物研究在20世纪初就已经开始,但临床应用直到20世纪60年代才取得了成功。1963年1月上海第六人民医院陈中伟、钱允庆对一例前臂完全离断再植成功,并于同年报道,成为人类历史上第一篇断肢再植成功的医学报道。1962年美国波士顿的Malt和McKhann对一个12岁男孩完全离断的上臂再植成功,但在1964年报道。1968年日本的Komatsu和Tamai完成了第一例断指再植术。在此后的二十年里,世界各地的肢体再植中心纷纷成立,成绩卓著。

我国人口多,工业化发达,现代化不足,使得机器伤导致的断指和断肢患者远远超过世界上其他国家。庞大的患者人群,陈中伟等人的先驱效果,又由于再植对器械的依赖有限,使得我国的显微外科技术处于世界一流水平,这在整个外科学的诸多亚专科中也是不多见的。

在国内断指再植的病例要远远多于断肢再植,而这中间民营医院也逐渐成为断指再植的主力军,平均再植成功率已达93%。目前,显微外科技术已经在小儿断指再植、末节再植、撕脱性再植、多指或十指再植、多手指多节段、手指节段性缺损、拇手指再造等各领域内不断取得成功。千千万万的患者因而恢复了肢体的全部或部分功能。

8

第一节　断指再植

一、断指再植适应证与禁忌证

断指是否适应再植,随着时代与医疗技术的发展而在不断认识和提高。20世纪70年代初,不少学者认为中节中段以远断指再植难以成活而不主张再植。当进入80年代,不仅成人的末节断指可以再植成活,而且小儿的末节断指也能再植成活,成活率可达90%,成活后指体的外形与功能均较满意。1981年程国良施行了末节断指再植,成活率达96%;以后田万成又提出了指尖离断再植的主张;拇指旋转撕脱性离断,由于血管、神经、肌腱均从近端抽出,不少学者认为这是无法再植的,从而把它列入断指再植禁忌证。程国良等应用邻近血管、神经、肌腱移位的方法进行再植后基本保存了原拇指的外形和功能;过去对手指多节断离断也是望而生畏,现在却可以把它互相串连起来获得再植成活,并恢复一定的功能。

第五版《格林手外科手术学》(*Green's Operative Hand Surgery*)把断指再植的适应证归纳为:"①拇指离断;②多指离断;③手掌离断;④儿童的所有手指或部分手指离断;⑤腕、前臂离断;⑥肘或肘上离断;⑦单个手指在指浅屈肌腱远端离断者"。我国程国良等认为:"60岁以内,各种原因致伤,手指离断于末节基部以近的完全性断指,或不吻合血管不能成活的不完全性断指,只要指体结构完整,远近两端无明显挫伤及多发骨折,凡要求者均适应再植。"这个标准相比西方发达国家的适应证而言有明显的拓宽,从另外一个角度体现了我国断指再植的技术水平。

但是断指再植还是有一定的禁忌证,如遇到以下几种情况不宜再植:

1. 患有全身性疾病,不允许长时间进行手术,或患者有出血倾向者。

2. 断指及近端手指伴有多发性骨折及严重软组织挫伤,手指血管床严重破坏,血管、神经从远端撕脱较长者。

3. 断指经刺激性液体浸泡时间较长者。

4. 断指发生于夏季或高温地区,离断时间较长,且未经冷藏者。

5. 多发性手指撕脱伤,血管、神经、肌腱从近、远端抽出较长,无条件作移位再植者。

6. 精神不正常,本人无再植要求者。

二、指体条件及致伤原因

在选择适应证时亦应了解致伤原因,以便对指体的条件，再植方案及术后功能恢复有一粗略的估计。

1. 切割伤　因锐利的刀刃造成的切割性离断，常见的有切纸机、家用菜刀、斧头、农村的铡刀等。这类断指的特点是：断面整齐，污染较轻，清创时两断面仅清除 2~3mm 组织已够，在修复肌腱同时可缝合腱鞘，以利肌腱的营养及愈合，防止肌腱粘连，利于功能的恢复。因切割伤离断的指体条件最好，再植后功能恢复最为满意。对因切纸机离断的指体亦要有足够的认识，不能盲目认为这种切割伤条件好。因为切纸机在未切纸前，先有一压纸钢板牢牢压住纸张，然后切纸刀再下落切纸。所以在手指被切断前此压纸钢板先压住手指，这种先压后切，会造成手指远端部分较重的挤压损伤。重者可以使远端指骨呈粉碎性骨折，指体造成严重挤压挫灭，使软组织与指骨剥脱，而丧失再植条件；轻者可使远端指背皮肤呈不同程度损伤，以致伤及指背静脉。

2. 电锯伤　电锯横断伤离断的指体条件比切割伤者差。这类断指两断面挫伤较重，然而指体较完整，挫伤不明显，具有再植条件。有以下特点：①电锯锯断的指体已造成 4.5~5mm 的组织缺损，比切割伤的要重；②于关节附近的断指其关节均呈开放性损伤，部分病例断端指骨呈粉碎或劈裂；③软组织断面参差不齐，但其损伤范围仅局限于断面附近，当两断面各清除 3mm 后即为正常组织。所以电锯伤离断的指体，经清创后，指体短缩需达 10~12mm，于关节附近离断时，短缩达 12~15mm。为此术前应有充分估计。

3. 裁板机及冲压伤　经冲压伤离断的指体，从断面观似乎比较整齐。这类断指是发生于两个呈直角的刚面钝性剪刀离断，在离断的一瞬间，使指体连同机件一起分离，所以软组织的损伤范围不仅局限于两断面，而且还涉及断面的两侧而且范围广。有时断指两侧软组织呈紫色，显示组织挤压挫伤较重。另一方面因冲压离断指体其损伤程度与冲床的模具及冲压速度有关。凡冲压模具锐性且是空心的，速度快，其指体损伤程度较轻，具有较好的再植条件；若冲压模具是实性的，不论速度快慢，指体挤压挫伤程度较重，甚至发生脱套或挫灭，再植条件较差。

4. 压砸伤　对压砸伤造成多指离断，如果大部分指体已挫灭，仅某一节段完好时，术者应千方百计为患者创造条件，争取再植或移位再植 1~2 个有功能长度的手指，以挽救该手的部分功能。

5. 撕脱伤　这类断指伤情最为复杂。大部分伤员因戴手套违反操作规程操作机器所致。其特点为：①指体断端不在同一平面；②血管、神经、肌腱均从近端撕脱而抽出相当长的一段，近断端组织均回缩，无法与原位的血管、神经、肌腱做直接缝合；③皮肤也均有不同程度撕脱，严重者呈瓣状或套状撕脱；④拇指呈撕脱性离断者，大多数发生于左侧，离断平面在掌指关节附近。

三、断指性质

可分完全性断指和不完全性断指两大类：

（一）完全性断指

是指指体远侧部分完全与伤手分离，无任何组织相连，或只有少量挫灭组织相连，清创时，必须将这部分组织切断或切除，称完全性断指。这类断指已失活，指体苍白。凡指体较完整，无明显挫伤，有要求者，可予以再植。

（二）不完全性断指

手指外伤后大部分组织均已离断，仅有少许皮肤或其他组织与伤指相连，不吻合血管不能成活者称不完全性离断。由于这类断指尚有部分组织相连，再植时或再植后对指体的成活与功能均有一定影响，因此这类不完全性断指又可分为下列几种类型：

1. 有皮蒂相连

(1) 皮蒂内无任何可见血管相连，指体苍白，再植时需吻接动、静脉者。

(2) 皮蒂内有可见的静脉相连，但无动脉供血，指体略呈淡灰色，瘪、有毛细血管回充盈现象，但速度缓慢，再植时需吻接动脉才能成活。

(3) 皮蒂内只有动脉相连，无静脉回流，指体呈暗紫色，指腹张力增高，将一侧做切开后先流出暗紫色血液，以后流出鲜红色血液，此时指体由紫变红，再植时需吻接静脉才能成活。

2. 有指神经相连　指体致伤后除指神经相连外，其他组织均已离断。再植时需吻接动脉、静脉及肌腱，但神经不需修复，再植术后易发生动脉痉挛。断指一旦再植成活，即有感觉，术后指腹饱满，外形满意。

3. 有肌腱相连　指体外伤后除伸、屈指肌腱相连外，其余组织均离断。再植时需吻接动脉、静脉、神经，但不需修复肌腱。这类断指再植后由于肌腱保持其连续性，术后可早期行自主功能练习，功能恢复较佳。

如果指体结构大部分离断，仅有少量正常皮肤相连，即使是指体周径的 1/10，仍保持血液循环者，不应列入不完全性断指之列。

四、指别

1. 拇指　拇指占手功能的 40%，一旦造成缺损，手的对捏功能完全丧失。所以当拇指呈外伤性离断后，只要指体较完整，无明显挫伤，应尽量予以再植。即使指体有轻度挫伤或部分血管缺损，可采用血管移植、移位的方法予以再植。拇指于指间关节处离断或末节基部甚至末节中段离断，凡有再植条件者应予以再植，以保全拇指长度与功能。

2. 示、中、环指　这三个手指与拇指相对来完成手的捏握功能，起着稳定、准确、协调的重要作用。如果缺少其中之一，就会丧失这一手功能的完整性，使持物不稳、捏握力减弱、协调能力减退。所以，当以上3个手指或其中1~2个手指离断时，凡有再植条件者均应予以再植。若在离断的手指中有一个挫灭，应再植或移位再植中指，以利外形与功能。离断于中节中段至末节基部的断指应按以上作原位再植或移位再植。3指离断，指体均已挫灭，残端缝合后又无功能长度者，根据残存小指功能及患者要求，必要时也可在急诊做第2足趾移植手指再造。

3. 小指　从近侧指间关节以近离断再植成活的小指，始终不能参与手的功能活动，小指总是翘着，该手不能获得及时应用，使同侧肢体出现萎缩。小指离断，除个别为适应职业的需要与美观外，再植应慎重。然而，对于多指离断同时伴小指离断者应予以再植，理由是多指离断再植后，诸指功能大致相似，多一个小指有利于外形及协调功能。对于小儿单个小指离断，应根据条件尽量予以再植。

五、离断平面

显微外科应用于断指再植以来，对手指不同平面离断是否适应再植的认识随着时代的变迁，技术的进步和方法的改进而有不断变化和提高。20世纪80年代初不少学者主张再植近侧指间关节以近的断指，对其以远者不主张再植。而新近则认为近侧指间关节及其以近断指再植后的功能不如中节中段以远，理由是，近侧指间关节及近节手指离断再植后，因指骨固定、关节融合及制动等因素造成活动度下降，且Ⅱ区肌腱缝合易发生粘连。中节中段以远的断指，因近侧指间关节、中央腱及指浅屈肌腱均未受损伤，即使远侧指间关节作融合，或指伸、屈肌腱修复后发生粘连，对再植指功能影响也较小。近年来不少学者掌握了0.3mm小血管吻合术后，把断指再植的平面由末节基部向远端延伸，直达末节中段甚至达指尖。一指多段离断：当一个手指造成两段以上离断称手指多段离断。这类断指在临床上比较少见，常因切纸机或冲床连切致伤。因切割致伤所以指体条件较好，只要中间节段有一定长度，可予以再植。

原位缝接：于甲弧影线以远的断指，由于血管接近末梢，对未掌握末节断指再植技术者，可采用末节原位缝接的方法，使一部分断指获得成活。原位缝接是末节手指综合组织移植，初期完全依靠组织液渗透，后期依靠新生血管的形成来提供营养。原位缝接的成活率往往与以下几种因素有关：①越接近末端的成活率比近端高；②儿童的成活率比成人高；③切割性离断的成活率比绞扎性离断者为高；④离体时间短的成活率比时间长的高；⑤末端缝合时要求皮纹及螺纹对准，选用 <3-0 线缝合。甲弧影线以远的断指离断无法再植时，两断端作微量清创；近断端用钳夹止血法，使断端间不残留缝线结。行原位缝接不失为一种可选用的方法。

六、再植时限

组织离体后能够耐受缺血的时限到目前为止尚无一个确切时间，在临床上没有一种可靠的方法来测定其再植后组织能否成活，并保留功能。根据病理形态学的观察肢体离体10小时以内呈轻度变性，10小时以后呈中度至重度变性。因此，不难理解随着缺血时间的延长再植成活率逐渐减低的道理。所以在通常情况下，断肢再植是分秒必争的，争取在组织尚未变性前重建肢体血液循环，才不至于造成不良后果。指体组织内仅为皮肤、皮下组织、肌腱骨骼等，这些组织对缺血缺氧比肌肉较多的肢体有较强的耐受性，其再植时限也可延长。如果指体经冷藏保存还可以降低组织的新陈代谢，减慢组织变性，更为再植成活创造有利条件。在通常情况下，指体离断后虽未经冷藏，到达医院予以冷藏保存，并争取在24小时内重建血液循环，断指是可以再植成活的，成活后对指体的外形、功能无明显影响。如果指体离断后立即予以冷藏保存，断指的耐受缺血时间还能延长，甚至可达40小时以上。当然随着缺血时间延长，其成活率必将逐渐下降。

季节的变化对断指的缺血时间是有影响的。在寒冷的季节或地区，离断指体组织变性较慢，从而相对地可以延长指体耐受缺血时限。相反，在盛夏或炎热地区，因气温高，离断后指体组织变性较快，必然缩短指体缺血的时限。所以正当夏季或炎热地区，指体离断后应争取尽早冷藏，并尽快施行再植手术。

七、断指的保存

断指经冷藏保存可以降低组织的新陈代谢，减慢组织变性，为断指延长温缺血时间创造了条件。因此，指体离断后的保存方法有着重要的意义。断指保存大致有以下三种情况：

1. 近地伤员的断指保存　伤员手指一旦离断，所在单位卫生机构或保健人员，对伤手做简单加压包扎，把断指用消毒纱布或清洁辅料做一简单包裹即送医院。伤员致伤到求诊时间一般在1~2个小时左右。

入院后经检查，凡有再植条件者，应把断指用无菌纱布包裹，放入无菌弯盘，置4℃冰箱内冷藏保存；若为多指离断，分别辨认指别予以标记后再冷藏保存，并立即组织手术人员进行再植手术，以缩短断指缺血时间。

这里需特别指出一点，冷藏时断指只能置于4℃的低温层内，决不能置于冰冻层内。如果把断指置于冰冻层内，指体渐渐冷冻，细胞内水分结晶膨胀，致细胞膜破裂，导致细胞死亡。结果会使指体变成一个冰冻块，复温后再植，虽一时也能通血，大部分断指难以成活。即使再植成活，断指功能亦较差。所以，切忌把断指放入冰冻层内保存。

2. 远地伤员的断指保存　远地伤员在转运途中，由于时间长，指体保存显得十分重要。保存方法：把断指用8层无菌干纱布包裹，然后放入无漏孔的塑料袋内，扎紧袋口，使袋口朝上放入冰桶或放入装有冰块的器皿内，将2/3埋入冰块间（图72-1），这样保存较理想。切忌把断指直接放入冰桶或盛有冰糕的冰瓶内，也决不能把断指浸泡在各种消毒液及生理盐水中，也不宜把断指藏在腋下或任意放在口袋里。有些陪送人员，由于缺乏知识，指体保存不良，结果到医院一经检查，发现指体污染严重，甚至血管、神经、肌腱已干涸，无条件再植。

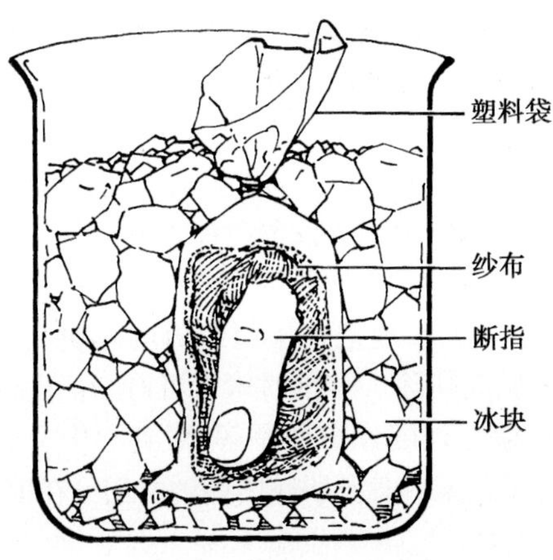

图72-1　断指的保存

3. 术中冷藏　任何断指除术前冷藏保存外，术中当断指做完清创后亦应置冰箱内冷藏。遇多指离断再植时可先取一个断指作再植操作，其余断指均置冰箱内冷藏保存，以延长指体耐受缺血时限。术中冷藏保存还须特别注意：①术中有两个患者同时再移植时，应分别标记及冷藏，避免断指错接；②清创前，清创后的断指要分别放置，以免污染；③双手同时离断的手指，亦应左右手分别标记。为此，手术室巡回护士要加强对冰箱内断指保存的管理，尤其当遇到上述三种情况时，更应详细交班，以免发生差错。

八、断指再植顺序与方法

断指再植术的操作顺序有两种，一种是顺行法，另一种是逆行法。国内外大部分学者习惯采用顺行法再植。由于手术者操作习惯不同，也存在着一些差异，但却不影响再植操作的全过程。现以对完全性断指采用顺行法施行再植为例，再植手术操作大致按以下程序进行；远近端清创—骨与关节内固定—修复伸、屈指肌腱—吻合指背静脉—缝合指背皮肤—缝合两侧指神经—吻合指动脉—缝合掌侧皮肤。现按上述顺序陈述如下：

1. 清创　清创术是一切开放性损伤的处理基础。认真而细致的清创，不仅清除了被污染、挫灭的组织，为减少和预防感染，防止术后粘连起着极其重要的作用。而且也是实现各种组织的修复，减少瘢痕，早日建立侧支循环，增进术后功能的一个重要步骤；也是提高断指再植成活率与成功率的重要环节。如果清创不彻底，首先可导致局部感染，引起周围组织的炎性反应，使组织肿胀，产生静脉回流障碍，炎性刺激易导致血管危象发生，导致指体血供障碍而再植失败；其次，在断面处残留过多失活组织，再植虽成活，术后局部形成一个坏死的组织间隙，进而形成大块瘢痕屏障，影响术后侧支循环的建立，也不利于神经再生，并造成肌腱粘连而影响术后功能恢复。因此，必须引起再植外科医师高度重视，认真细致地做好清创术中各个环节。当然，在清创过程中还可以全面地了解每一断面血管、神经、肌腱及骨骼的损伤情况，为再植术制订手术方案提供可靠依据，从而加速手术进程，为顺利完成再植手术创造了良好的条件。凡离断1~2个手指施行再植者，可由一个手术组来完成再植手术；凡遇到离断3个以上手指者，由两个手术组同时清创，清创术毕，根据术者的技能与体力全程完成或轮流进行再植；凡遇双侧多指离断时，可组成三个手术组同时清创，由A、B组分别对左、右手近断端行清创，由C组对断指进行逐个清创，然后，根据技术能力组成梯队轮流进行再植。现就由一个手术组完成再植术的清创安排介绍如下：

(1) 首先剪除断指指甲：凡有油污的断指用洗洁剂或肥皂液洗刷，自来水冲洗，连续洗刷冲洗三遍后再灭菌生理盐水冲洗，消毒纱布擦干，用消毒液对指体皮肤消毒，断面用1%新洁尔灭生理盐水或其他消毒液浸洗，随后于手术显微镜下清创。清创的第一步在断面内寻找指动脉、神经及静脉并予以标记。寻找的方法如下。

(2) 动脉：可按手指正常解剖位置去寻找，一般均能顺利地找到。指动脉位于屈指肌腱鞘的两侧，与指神经在骨皮韧带一个狭长的血管神经束中走行。指体离断后两端的血管神经束均有回缩，所以不可能在断面处直接找到。指动脉与神经的解剖关系是恒定的，它们的关系是：指动脉位于神经的外背侧，其外径比神经细；而指神经位于指动脉的内掌侧(图 72-2)。所以只要了解这一关系就可以顺利地找到，只要找到其中之一组织，就可以按这一解剖关系找到另一种组织，断端用 5-0 线标记之。

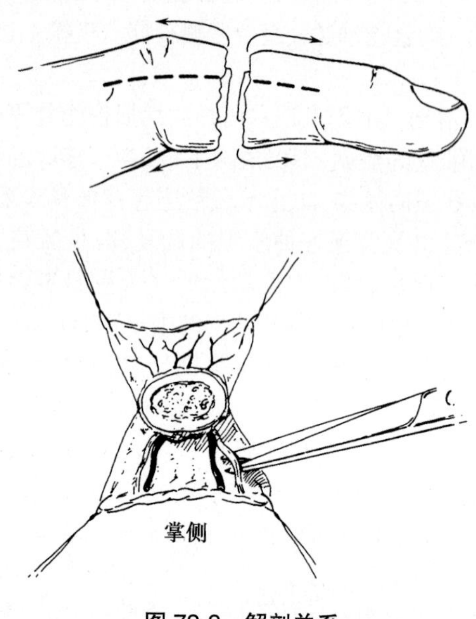

图 72-2　解剖关系

(3) 静脉：断指再植一般均选择缝合指背静脉，偶尔也选用掌侧皮下静脉。由于指背皮下静脉无固定的解剖位置，寻找时为了避免遗漏，可以自左至右，或自右至左地在皮下与伸指肌腱之间寻找。静脉断裂后也有一定回缩，由于静脉腔内尚留有少量积血，所以在断端相应位置内见到有血性红点处即可找到。另一方面，静脉呈网状结构，所以，当找到一条静脉时可沿着该条静脉向远端逆行分离即可找到第 2 及第 3 条相连的静脉。为了便于寻找静脉，也可把断指的远端做轻轻挤压，当断面出现血性红点时，认准该点即可找到。一般指背静脉找到 3~4 条已够，并予以标记。如果指背皮下只找到 2 条或 1 条较粗的静脉，且无明显挫伤，只要血管吻合保证质量，断指依然是可以成活的。如果在指背仅有 1 条较细的静脉，则可在掌侧皮下寻找，掌侧皮下静脉紧贴真皮下，口径细而管壁薄，所以寻找时应格外小心。一般位于血管神经束相对应的掌侧皮下，有时在掌侧正中皮下就能找到口径较粗、管壁较薄的静脉，并予以标记。手指静脉的走向虽不像指固有动脉、神经走向恒定，但它也有一定规律，只要了解这一解剖规律，寻找静脉也就会感到方便。指背静脉的走向规律是：①自指甲两端的小静脉于甲基至远侧指间关节背侧正中处汇合形成 1~2 条，当走行于中节时又呈网状交叉向近端走行，达近侧指间关节时又相应集中，到近节时又是网状分散，达掌指关节时分向两侧而形成头间静脉。其口径明显增粗。所以指背皮下静脉是由分散—集中—分散—集中这一规律走行；②一手五指静脉有偏离中线的倾向。中指的指背静脉基本上位于正中，其他各指指背静脉则有偏离中指，即示、拇指的指背静脉向桡侧偏移，尤其以示指明显；环、小指指背静脉呈网状相连，只要找到一条静脉，将该静脉做牵拉时在邻近可找到另一条静脉。术者掌握以上静脉走向的规律，术中寻找指背静脉就比较容易。

当血管、神经已做标记后，可对断面施行清创。先用眼科组织剪在肉眼下紧贴断缘真皮下剪除皮缘约 2~3mm，尤其当剪刀行进到指背皮肤时，应十分小心，防止损伤背皮下静脉。断面的清创须在手术显微镜下进行。作者操作习惯以选定掌侧的一侧血管神经束为中心点，先对该侧血管、神经施行清创(图 72-3)，用显微弹簧剪小心剪除血管神经周围被挫灭及污染的组织，并对动脉外膜外组织作简单的剥离，并由此逐渐向周围及对侧扩大清创范围，注意保护掌侧较粗的皮下静脉，当清创扩大到对侧血管神经束时，又以对侧的血管神经束为中心作相同的清创，并对鞘管周围的组织也作同样的清创，通过掌侧清创切除厚约 2~3mm 有挫灭及污染的脂肪及其他组织，使断面成为一个干净、健康的软组织床基。按同样方法，以指背某一静脉为中心，向左右扩展清创，切除一层厚约 2~3mm 挫灭污染的皮下脂肪组织。清创时保护好已标记的动脉、静脉、神经以及伸、屈指肌腱。清创时不应是东一剪、西一剪，杂乱无章地把这层组织剪成碎块，而是呈一层组织片掀起切除。清创时术者可对断面的动脉、静脉及神经损伤程度作全面了解，做到心中有数，使实施再植有了预案。骨及肌腱断端的清创可在肉眼下进

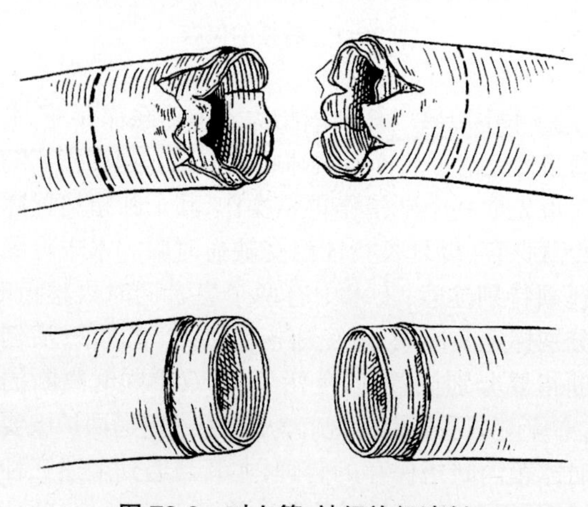

图 72-3　对血管、神经施行清创

8

行。当断面清创结束，把断指浸入 1% 新洁而灭生理盐水或其他皮肤消毒液中约 5 分钟，然后用灭菌生理盐水清洗两遍，此时断指清创已告结束，用纱布包裹，置入冰箱内冷藏保存，取回第二个断指继续按上述程序清创。

(4) 近侧端清创：在麻醉下，于上臂上 1/3 处扎气性止血带，剪除正常手指指指甲，用洗洁液或肥皂液自上臂下 1/3、前臂及伤手进行清洁洗刷，自来水冲洗，连续 3 遍后用灭菌生理盐水冲洗，消毒纱布擦干，前臂、伤手常规皮肤消毒，断面用 1% 新洁尔灭生理盐水消毒后铺单。近断端的血管、神经寻找比远端容易，可按前述的解剖位置及其规律寻找标记之。由于近端指体存在血供，其手术野也不如远断端清楚，为便于寻找组织，可先放松止血带，在屈指肌腱鞘两侧可见有搏动的即为指动脉，根据解剖关系即可找到两侧指神经。由于近端指背静脉处于充盈状态，因此，寻找也较容易。待动脉、静脉、神经找到并标记后，继续使用止血带，按远断端相同的清创方法施行清创。由于近断端组织内尚有少量出血或渗血，使清创的手术野不是十分清晰。因此，近断端的清创操作需特别小心。近断端屈指肌腱离断后一般回缩较多，术者可持小血管钳沿鞘管小心夹捏，把断头夹住轻轻拖出并用 3-0 缝线贯穿标记，有时肌腱断头回缩超出纤维鞘管，断头卡于鞘管以后，给寻找肌腱造成困难，术者可在手指掌侧做轻柔按摩，使断头复位，然后用前述方法小心将其拖出。有时仍找不到断头时，不要勉强夹捏，以免损伤鞘管，可于掌横纹处做一横切口，在Ⅲ区找到断头，用探针自断面引出标记。待骨断端按要求缩短清创后，伤手断面用 1% 新洁而灭生理盐水或其他皮肤消毒液浸洗两遍，最后用灭菌生理盐水清洗两遍，并更换敷料、手套，准备再植。

2. 骨与关节内固定　骨与关节的固定是再植术的开始。合理正确的骨与关节固定，不仅是骨与关节损伤的处理原则，也为后续的肌腱、神经、血管修复创造了条件。现将断指再植术中处理骨与关节有关原则陈述如下：

(1) 两骨断端须彻底清创及有限的骨缩短：在通常情况下，成人每断端缩短 3~5mm，小儿每断端缩短以不超过 2~3mm 为限。

(2) 尽量保留关节：当手指在近节或中节指骨近 1/3 离断时，以缩短远断端指骨为主，当手指于近节或中节指骨远 1/3 离断时，以缩短近断端指骨为主，尽量保留关节。凡手指在关节附近离断，且关节未开放，关节囊完整者，也应缩短干较长一端的指骨，以保留关节的完整性。

(3) 于拇指掌指关节水平离断，可行掌指关节融合术；第 2~5 掌指关节水平离断者不宜做关节融合，只做关节成形术。

(4) 于指间关节水平离断，均可做关节融合在术，并要求融合于功能位。

(5) 小儿断指骨缩短总长度以不超过 5mm 为限，尽量保留关节及骨骺，任何于关节离断者，均不宜做关节融合，仅做关节成形。

(6) 采用克氏针内固定者，必须使骨端接触密切，防止旋转，并要求缝合骨膜，避免克氏针贯穿关节或多个关节，不得已时只能贯穿一个关节，但克氏针不得从关节囊处及关节间隙穿出皮肤。提倡采用单枚克氏针斜行或双针交叉内固定。

(7) 所有指骨内固定及关节融合术，均要求达解剖复位，当手指屈曲时，使手指纵轴的延长线对准腕部舟状骨结节。

克氏针具有取材方便，操作简单之优点。然而单根克氏针纵贯内固定却存在一个不可否认的缺点，即不能克服旋转，并需贯通关节，从而影响愈合及术后功能练习。为此，在内固定的方法上要作慎重选择(图 72-4)。

(1) 纵行克氏针内固定：是临床常用的一种内固定材料与方法。根据年龄及骨断端部位，选择不同直径的克氏针。方法：先将克氏针向远断端髓腔钻入，纵行向远侧逆行穿出，然后再顺行向近端钻入。纵行克氏针内固定宜用于指间关节融合，必要时也可用于掌指骨内固定。当用于指骨内固定时只能贯穿一个关节并强调缝合骨膜，防止克氏针从关节间隙穿出。

(2) 钢丝十字交叉内固定：适用于各种平面的指骨内固定。固定方法：距两骨断端约 3mm 处通过髓腔中点于额状及矢状面各钻直径为 1mm 之骨孔，用 2 条单股细不锈钢丝贯穿拧紧固定，把钢丝结倾倒非功能区一侧。钢丝十字交叉内固定效果确凿，接触密切，骨愈合快，利于术中肌腱张力的调节，不影响关节活动及功能练习，是一种较实用的掌、指骨固定方法。

(3) 交叉克氏针内固定：适用于指骨中段或近、远 1/3 离断时内固定。方法：选直径 1mm 的两枚克氏针，先在断指远侧端通过断面中点与指骨纵轴呈 30°~40° 分别向两侧做逆行交叉斜穿并于断指两侧皮肤穿出，使两克氏针针尾端与骨断面平齐，助手持断指与近断端骨面对正并达解剖复位后，将两克氏针再通过近断端中心顺行斜向近侧指骨穿入固定之。交叉克氏针内固定具有固定可靠，防止旋转，不影响关节功能的优点。但由于操有一定难度，不易被初学者掌握。

(4) 螺栓内固定：螺栓或骨栓内固定适于近节指骨及掌骨中段离断者，术后仍需用外制动保护。

(5) 微型螺丝钉或钢板内固定：适用于各种不同

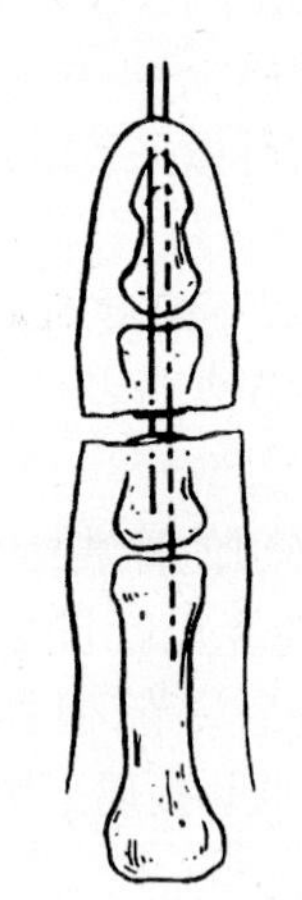
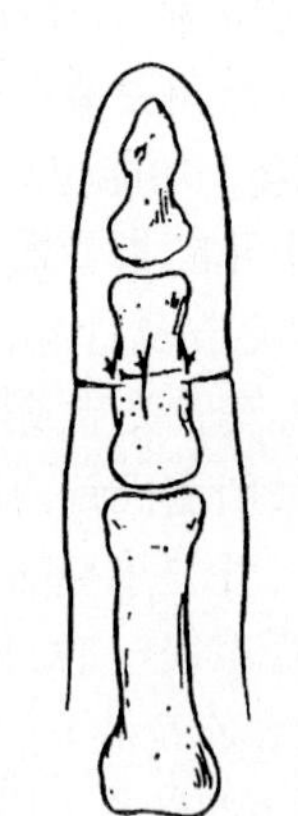
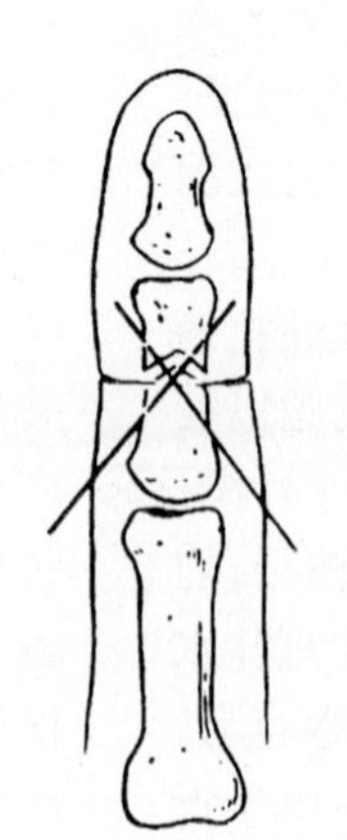
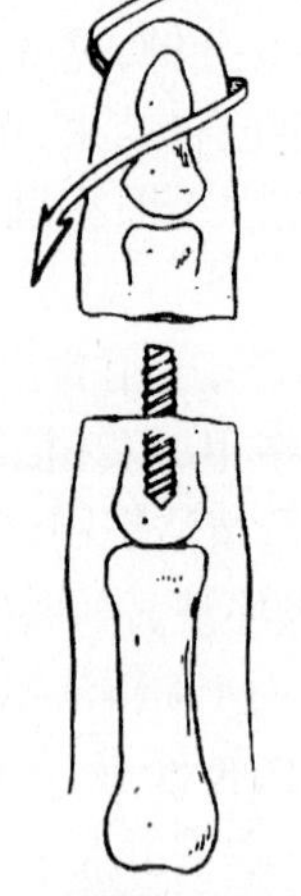
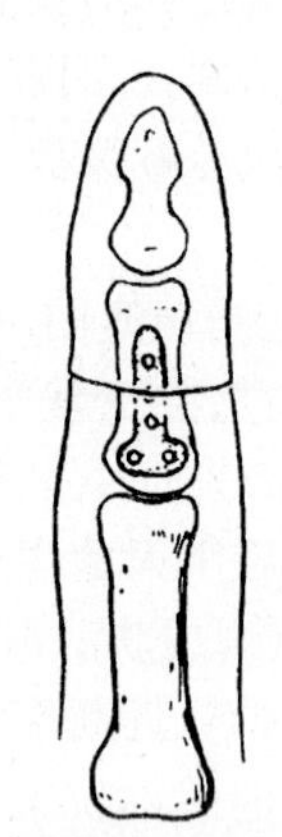
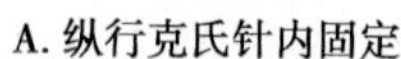

A. 纵行克氏针内固定　B. 钢丝十字交叉内固定　C. 交叉克氏针内固定　D. 螺栓内固定　E. 微型螺丝钉内固定

图 72-4　克氏针固定

平面较理想的内固定材料。固定时要求两断面咬成斜面或做成台阶状骨面。一般选用直径为 1.6~1.8mm 的微型螺丝钉固定。凡采用本法固定者，骨愈合后需要切开取出为其不足。

断指再植指骨内固定的方法很多，如何选择应根据不同地区、医院的条件及术者的操作习惯、技能灵活应用。

3. 肌腱的修复　当骨骼内固定并缝合骨膜后，接着修复伸指、屈指肌腱。断指再植的肌腱修复应根据指别、离断部位及不同的解剖结构进行修复。肌腱修复是否完善直接影响手指外形与功能。术者应严格无创操作，认真细致地进行修复。修复顺序：先修复伸指肌腱，后修复屈指肌腱，这样便于术中肌腱张力的调节。

(1) 伸指肌腱的修复：断指再植的伸肌腱离断水平一般在掌指关节以远。在掌指关节至近侧指间关节这一范围的断指，除修复中央腱外，同时应修复两侧腱束；离断于近侧间关节者，做关节融合后修复两侧腱束；离断于中节指骨者，应修复伸指肌腱；离断于远侧指间关节及其以远者，做关节融合或内固定，不需要修复伸指肌腱；遇小儿从远侧指间关节离断，不做关节融合，行关节成形需修复伸、屈指肌腱。

伸指肌腱的修复方法：修复前需详细检查两断端伸指肌腱离断情况，在通常情况下，一经骨骼缩短，伸指肌腱经清创后是完全可以直接缝合的。一般用 3-0 或 5-0 尼龙单线做 8 字缝合，使肌腱紧密对合，不露腱纤维断头。伸指肌腱修复的张力调节，以使中节及末节手指处于伸直位为原则。若张力过松会造成伸指无力；若张力过大将影响肌腱愈合。在这里需特别强调，在修复伸指肌腱前，应在骨骼链接处缝合骨膜或用其他软组织覆盖，否则术后将造成肌腱粘连，影响伸指功能恢复。

(2) 屈指肌腱的修复：断指再植屈指肌腱离断范围均在 I~Ⅱ区，基于该区肌腱营养的特殊形式，为利于肌腱修复的营养及愈合，防止肌腱粘连，修复屈指肌腱时要根据致伤原因及离断部位，采用不同的方法处理。

1) 于掌指关节至近侧指间关节间：因电锯、压砸及冲压伤离断者由于腱鞘肌腱损伤较重，清创时可切除已挫伤的腱鞘及指浅屈肌腱，仅缝合指深屈肌腱；因锐性刀具切割伤离断者，其鞘管、肌腱断面整齐，清创时腱鞘及肌腱一般不需缩短，仅在周围把污染的组织予以清除，除缝合指深屈肌腱外，也可缝合指浅屈肌腱，同时缝合腱鞘，使开放的鞘管封闭。采用这一方式修复的优点：①不人为地切除深、浅屈肌腱间的腱纽，有利于肌腱的营养及愈合；②鞘管封闭后有利滑液对肌腱的营养及愈合，并防止肌腱粘连。

2) 于近侧指间关节至中节中段：因电锯、冲压及压及砸伤离断者因上述同样原因清创时切除部分鞘管及近端指浅屈肌腱，仅缝合指深屈肌腱；因锐性切割伤离断者，除修复指深屈肌腱外，也可缝合鞘管。近侧指间关节融合者不需修复指浅屈肌腱。

3) 于中节中段处离断：无论什么原因致伤仅缝合指深屈肌腱，不必修复鞘管。

4) 远侧指间关节离断：仅行关节融合，不需修复肌腱。小儿手指离断者，仅作关节成形并修复伸、屈指肌腱。

屈指肌腱缝合的方法可根据术者不同操作习惯，采用对肌腱内循环影响小的方法进行缝合。如：双十字、Kessler、Kleinert、Tsuge、Verdan、D.Beden、Wilms 及田岛等缝合法进行修复，并将断端间用 6-0 无创尼龙单线连续缝合，使腱纤维断端包埋，以达缝合牢固，防止肌腱粘连的目的。鞘管修复宜选用3-0无创尼龙单线，做环形间断或连续缝合，使鞘管闭合。所有屈指肌腱修复时各指应按休息位姿势的张力调节缝合之。缝合后发现肌腱张力过松或过紧，应查找原因并重新调节缝合。

某些断指肌腱的离断平面与骨、关节及皮肤离断平面不一致，有的从肌腱与肌肉交界处撕脱，难以做原位肌腱修复时可采用邻指指浅屈肌腱移位修复。发生肌腱缺损时可采用游离肌腱移植或邻指肌腱移位的方法修复。若肌腱从止点处撕脱，且肌腱保持完好时，通过皮下隧道重新种植于止点处，用抽出钢丝法缝合。

4. 指背静脉的修复　伸、屈指肌腱修复后，先将再植指两侧的皮肤各缝两针，以防止手指旋转，影响血管吻接。然后用缝线牵开两断缘皮肤显露指背静脉。根据两断端已标记的静脉数目、口径、位置进行选择搭配，尽量选用原血管直接吻合，断指因移位再植或指体短缩较多时可根据血管情况吻合。在通常情况下每一断指宜修复2~3条静脉，但在清创标记时每侧断面宜准备3条以上静脉，以便选择。

(1) 静脉清创：每条静脉修复前，首先对两断端的静脉做细致的清创，被污染或挫灭的静脉断端外膜外组织予以剥离切除，当了解血管断端情况后将损伤的血管段切除，经肝素生理盐水冲洗管腔，内无任何血块、纤维素沉着，使内膜完整光亮为原则，并向远近端各游离5mm，以备放置血管夹及缝合时血管的翻转。

(2) 静脉吻合段的选择：在通常情况下静脉吻合应选择静脉干为宜，如果吻合口之一端有静脉瓣，在血管长度允许时，将带有静脉瓣的一段切除。若切除后造成静脉缺损，又无其他静脉可代替时，可以保留该段无损伤的静脉瓣，用肝素生理盐水冲洗管腔的同时观察静脉瓣情况，并用弹簧剪切除部分瓣膜，吻接血管时，缝针、缝线不贯穿瓣膜。

每当一条静脉吻合完毕，应及时开放血管夹，一般均能见到静脉血反流并通过吻合口使远侧端静脉管腔充盈，有时还可见到静脉血从远断端静脉口溢出。为了保护已缝接之静脉，应把该静脉相应处的皮肤缝合。

(3) 静脉的开放吻合：遇到远侧指间关节附近的断指再植修复静脉时，由于远断端静脉不允许游离过长且静脉口径小，管壁薄，若用血管夹阻断血流易造成管壁的损伤。因此，可采用静脉开放吻合方法。静脉开放吻合是在静脉血有反流的情况下进行，为保证进针能看清楚，可以边洗边缝合。有时当有少量血液反流使管腔充盈，呈现红白对比，不仅有利血管吻合操作，又可避免缝合对侧管壁。尤其当缝合最后一两针时，由于静脉压力较低，血液以沿修复的管腔内反流，而不外溢，同时也使远断端静脉充盈，更有利于缝合血管操作。所以，静脉开放吻合虽有断端出血影响操作之不便，但也具有使血液与管壁对比清晰，避免缝穿对侧管壁之优点，所以是一种可选用的方法。

(4) 静脉修复的数目：断指再植以修复2~3条静脉为宜，当断端有4条静脉可供选作缝合时，亦应予以修复。因为静脉修复数目多，有利于断指血液回流，减轻术后肿胀、防止感染发生，即使个别静脉因吻合质量差而形成栓塞，尚有多条静脉以供回流，从而也增加断指成活的安全系数。有些学者主张仅修复1~2条静脉，其理由是当动脉修复后，在单位时间内血流通过1~2条静脉时，其血流量明显增加，从而流速快，压力高，有防止栓塞之可能。在临床实践中我们也看到，若仅修复一条静脉而又无其他静脉可选做缝合时，当动脉通血后，远断端其他静脉断口可见喷射状出血现象。所以，只要这条静脉吻合质量保证，指体是可以成活的。当然，在此并不提倡仅修复一条静脉，再植术中静脉有条件时应尽多地修复，以保证指体有足够的静脉血回流。

5. 缝合指背皮肤　当指背已修复足够的静脉后，在缝合指背皮肤前，应对远端未行修复的静脉用3-0缝线予以结扎，以防动脉通血后造成断面出血，形成局部血肿而影响静脉回流及感染。缝合皮肤是外科操作常规，对外科医师来讲已习以为常。然而，缝合断指的皮肤，即不同于一般皮肤缝合，应引为注意。

(1) 皮肤缝合点的选择：为了避免缝针、缝线损伤已修复的血管，缝合指背皮肤时，应选择皮下无静脉的间隙处缝合。

(2) 必须缝合皮下有修复静脉的皮肤时，宜在手术显微镜下进行。

(3) 缝针以选用△1/2为宜，不宜过粗；缝线以3-0丝线或3-0尼龙线为妥。

(4) 遇断指一端周径大，而另一端周径小时，可将周径小的一侧皮缘做多处三角瓣切开加长周径，以防狭窄及瘢痕挛缩。

(5) 缝合皮肤：要求皮缘对合整齐，外翻满意，以利愈合。否则，卷曲的皮缘将压迫静脉而影响循环。

(6) 多余皮肤应予切除，以免缝合后造成局部臃肿；造成皮肤缺损时，在不影响静脉血流的条件下，可做局部皮瓣转移来覆盖已修复的静脉，其他皮肤缺损区，可用游离皮片移植修复。

6. 指神经的修复　指背皮肤缝合毕，将手翻转，使手掌侧朝上，把掌侧两断面相当于血管神经束处皮缘做缝线牵引，充分显露伤口，并把手术显微镜移向手术野，把已标记两断端之神经置于镜下，对神经做

8

再次清创，切除挫灭及多余的指神经，试调张力，使其能在无张力下缝合。一般采用 9-0 无创尼龙单线作束膜或外膜间断缝合。每条神经以缝合 6 针为宜，使两断神经均称地对合，以不使神经外露为原则。为了使再植指术后恢复满意的感觉功能，两侧指神经均应同时修复；当指神经缺损时，可采用神经移植或神经交叉吻合的方法修复。

如果一侧或两侧指神经缺损较多，移植或移位修复均有困难时，可根据指别，以修复主要一侧指神经为主来处理。其修复原则是，拇指、小指以修复尺侧为主，示、中、环指以修复桡侧为主。

指神经修复的重要性：断指再植是为了恢复手的完整性及其功能。为了使再植指获得较满意的感觉功能，指神经的修复显得非常重要。随访证明凡指神经修复较佳的指体，不仅指腹饱满，外形满意，手指能出汗，有触、痛、温觉，其两点分辨率略低于健指，满足了手指正常感觉功能的基本要求，达到了再植的目的；凡指神经修复不佳或未经修复，不仅指体及指腹萎瘪，而且手指干燥，无汗，触痛、温觉迟钝，两点分辨率差，易被烫伤或冻伤。个别患者还可以出现痛觉过敏，手指发凉，并影响其他手指正常功能的发挥，使整个上肢萎缩，给患者工作、学习、生活带来痛苦，成了累赘，这就失去了再植的意义。所以，手外科医师及再植手术者，对指神经的修复要像吻接血管一样的重视来进行精心的缝合，决不能有半点轻视与马虎。对于初学者来说，更必须严格养成修复指神经的操作习惯，才能不断提高断指再植的质量。

在手术显微镜下，完全可以鉴别指神经挫灭及损伤程度，经切除后行一期修复是完全可以做到的。不提倡行二期修复，否则造成神经回缩，两断端神经瘤形成，神经瘤一经切除，所造成的神经缺损，需要做较复杂的神经修复，且影响神经修复效果，增加了患者的痛苦及经济负担。

7. 指动脉的修复　修复指动脉，是重新建立断指血液循环的一个关键性操作。为了保证血管吻合质量，术者应以充沛的精力，来完成修复动脉的操作。

指动脉的解剖位置是恒定的，因清创时已作了标记，所以，吻接动脉之前，应先了解两断端指动脉的损伤情况及血管外径等，来制定修复指动脉的方案。如果两侧指动脉均能直接缝合时，则两侧指动脉应同时修复，如果经清创后仅有一侧指动脉可作直接吻合，而另一侧有明显缺损者，则要视其血管的口径情况而定。若口径较粗的一侧指动脉能作直接缝合者，则可修复该侧指动脉，口径较细的一侧可不予移植修复；若口径较粗的一侧指动脉有一段缺损，除缝合对侧指动脉外，该侧指动脉应做血管移植来修复；若两侧同时有缺损者，应选择血管口径较粗的一侧做血管移植修复。

于指动脉吻接前，先于吻合侧指动脉的近侧端管壁外及其附近敷以罂粟碱或 2% 利多卡因等以解除近断端的动脉痉挛，此时对近侧端暂不做任何操作，而对远侧端指动脉做血管清创。其理由是，远侧端动脉已失神经支配，动脉处于松弛状态，而远侧端血管清创操作一般需用 5 分钟，当近侧端动脉经罂粟碱或利多卡因等外敷后，血管痉挛已解除，此时，于近侧端高位上一微型血管夹，对近断端动脉清创，并小心游离近端动脉，以减低血管缝合时的张力。于动脉断口处做一轻柔的机械扩张，然后开放血管夹，此时若出现有力的喷血，说明动脉痉挛已解除，即可进行缝合；如果动脉搏动无力，仅少量涌血，继续用 1~2 滴罂粟碱等局部做湿热敷，等候片刻，一般痉挛均可解除。如果仍未解除，则应寻找原因。最常见的原因：

(1) 疼痛引起血管痉挛：臂丛阻滞麻醉一般能维持 3~6 小时。因麻醉师的操作技术及麻醉用药关系，在缝合动脉时若麻醉作用减弱或消失而出现疼痛时，应及时追加麻醉药，待麻醉作用完全后痉挛即可解除。若出现高位动脉痉挛，可于近断端管壁周围注入少量罂粟碱，局部湿热敷，此时术者不必花费时间专门等候缓解，可进行对侧动脉清创，往往在操作过程中，该侧动脉突然出现喷血，而告痉挛解除。

(2) 清创不彻底引起血管痉挛：一般近侧断端的动脉损伤在清创时易看清而做适当清除。动脉痉挛解除后即恢复正常搏动而出现喷血。但有时近侧端动脉有多段损伤，清创时因未做高位暴露而未被发现，这种情况好发于指骨或掌骨离断时刺伤血管，或其他间接暴力引起血管损伤，损伤的血管段位于组织内不易被发现。损伤特点：血管连续性存在，外膜尚完好，而血管的肌层或内膜层断裂。临床表现为开放止血带或血管夹后血管断端不喷血，管壁松弛血管搏动传导不明显。应沿此血管向近侧游离，找到血管损伤段，再继续向近端游离约 4~5mm，切除该段血管，量取血管缺损长度行小静脉游离移植修复。

(3) 外来压迫：指动脉行经蚓状肌管及骨皮韧带附近，因外伤骨骼清创时骨碎片嵌入而引起痉挛，这些细小的碎片往往不被术者所发现，为了预防，于血管缝接前应仔细检查，近侧端血管周围有无骨碎片或其他组织碎块残留，一经发现应及时清除。

(4) 顽固性动脉痉挛：经以上检查与处理，一般动脉痉挛均可解除，断端出现正常喷血。但也有个别病例的动脉呈顽固性痉挛，此时术者应沉着，立即暴露痉挛段血管，解除其他软组织致卡压的因素外，若发现近端血管仍处痉挛状态，可用外膜外组织对抗牵拉，使管腔逐段松解并在管壁周围注入罂粟碱或利多卡因局部湿热敷等综合处理方法，待其痉挛解除后即可出现喷血。远端动脉因失神经支配而处于松弛状态一般不发生痉挛，但也能见到远端呈顽固性痉挛，其原因尚不清楚。用罂粟碱解痉难以奏效，术者习惯用两把显微镊对痉挛血管的外膜外组织作对抗牵拉，局部敷以温热水持续湿敷，使血管渐渐扩张而恢复血供。

不同指别两侧动脉粗细不同。再植时吻合指动脉可以根据患者的体位、指动脉损伤程度、助手配合的熟练程度及术者的小血管吻合技能加以选择。拇指及示指尺侧的指动脉比桡侧粗，而小指桡侧却比尺侧粗，中、环指两侧指动脉粗细相差不大。再植时术者一般先吻合较粗的一侧动脉，然后根据情况再修复另一侧较细的指动脉。断指再植时患者处于仰卧位，上肢自然外展置于手术台上，这一姿势对缝接示、中、环、小四指的动脉及神经较为方便，然而给吻合拇指尺侧指动脉及神经带来了困难，这是因为拇指处于旋前位，其桡侧血管神经束朝上，便于术者操作，而尺侧血管神经束位于后下方，虽然拇指尺侧动脉口径最粗，然而因位置关系，却又是最难吻合的一条动脉。为此可将患手作充分旋前，使尺侧血管、神经束充分显露于手术野下，利于术者操作。若采用逆行再植法，克服了因体位关系对吻合尺侧指动脉带来的不便，可先行拇指尺侧指神经，指动脉的修复。

不同的离断平面血管深浅不同。手指从近节中段以远离断者，血管、神经束均与指骨纵轴平行，位置适中，缝合较为方便；若离断于手指根部或指蹼处，由于血管神经束刚从蚯蚓肌管穿出，其位置较深，操作较困难。为此，术者应设法将两端皮肤作充分牵引来显露深部指动脉及神经并清除血管周围妨碍视线的皮下脂肪，为吻接血管创造良好的视野，同样目的，术者应将两断端的指固有动脉向远、近端充分游离，便于在较深的位置做吻合操作。

指动脉缺损时，可采用邻指动脉移位，交叉吻合或小静脉移植的方法来修复。

当两侧或一侧指动脉修复毕，一般用 1~2 滴罂粟碱敷于已修复的近端动脉壁，开放血管夹后断指可立即或逐渐恢复血液循环，指体由萎瘪变成饱满，由苍白变为红润，出现毛细血管回充盈现象，指体逐渐温热，手指端侧方切开处可见有活动出血。某些断指在转送过程中保存欠佳，或温缺血时间过长，断指重建血液循环后指体张力较高，指端侧方切开处虽可见活动性出血，但指体呈蜡白色，无毛细血管回充盈现象，指温改变不明显，此种现象系指体缺血缺氧时间较长，当血液循环重建后，因毛细血管通透性增加，出现组织水肿压迫指端微循环所致。此并非血管危象，术后患者经休息、保温及防凝治疗，一般经 6~12 小时后指体逐渐变为红润，指温升高，但毛细血管充盈现象仍不明显。

及时结扎远端静脉。当指体重建血液循环后，由于修复的静脉数量有限，使远侧指体静脉回流压力增高，有时于掌侧皮下可出现喷射状出血，此时术者不必惊慌，应及时小心地将该出血点予以结扎，以防术后局部血肿形成而继发血管危象及感染发生。

8. 掌侧皮肤的缝合　这是断指再植术的最后一步，应有始有终细致地完成每一操作步骤。在缝合掌侧皮肤之前，拆除皮肤之牵引线，局部用温盐水清洗，清除伤口内血迹及缝线头等异物，然后缝合皮肤。缝合掌侧皮肤时尤要注意在两侧血管神经束处进针不宜过深，否则易误伤已修复之动脉及神经。遇小儿断指再植缝合两侧血管神经束部位的皮肤时，可在手术显微镜下进行。掌侧皮肤缝合的注意事项与缝合指背皮肤相同，不再重述。

9. 包扎　断指再植手术结束，伤手宜用温灭菌盐水清洗，洗去所有血迹，以便观察正常与再植手指的皮肤色泽。于皮肤缝合处，用一层拧干的酒精纱布覆盖，利于引流。然后用多层灭菌纱布交叉重叠包扎，每指以 8~12 层为宜。

10. 逆行再植法　逆行法再植顺序与顺序法相反，其再植手术操作按以下顺序进行：断指清创后在再植前先将断指远端贯穿好克氏针，然后缝合掌侧皮肤—吻合两侧指动脉—缝合屈指肌腱—骨内固定—缝合伸指肌腱—吻合指背静脉—缝合指背皮肤。采用逆行法再植操作中，骨与关节内固定虽在修复屈指肌腱与伸指肌腱之间进行，但内固定前的一切准备工作均必须在第一次缝合掌侧皮肤前完成。如果采用克氏针交叉内固定，则在清创结束后先在断指侧作好交叉穿针，当修复屈指肌腱后，再将两克氏针斜行固定于近侧指骨。同样，采用钢丝十字交叉内固定，于清创毕，将两骨端均钻好骨孔，甚至穿好钢丝，当屈指肌腱修复后再将钢丝固定拧紧。这样，以免损伤已修复的动脉、神经及肌腱。

(1) 采用逆行法再植的优点

1) 一切手术操作不翻动手指，均由背侧进行。

2) 吻合动脉、神经及屈指肌腱时可使断指两端靠近，也可转动指体利于血管、神经的缝合操作并使修复操作中无张力。

3) 可以缩短操作时间，加快再植速度。拇指及末节断指施行再植时，采用逆行法更显示优点。尤其是对拇指的再植，患者平卧时拇指处于旋前位，拇指尺侧指动脉正处于后内侧，若先固定克氏针，缝合尺侧指动脉及神经十分困难，如果采用逆行法再植，则缝合尺侧指动脉、神经时非常方便。

(2) 逆行法再植虽有它的优点，但也不能忽视它的缺点。

1) 在行再植前必须先为内固定做好准备，带着内固定物影响血管、神经及肌腱的缝合。

2) 如果事先对血管、神经缺乏正确估计，行内固定后易增加血管、神经及肌腱的张力，而导致血管栓塞，影响神经再生及肌腱愈合。

3) 先吻合动脉，当开放血管夹易造成创面出血，影响以后的组织修复速度与质量。

4) 由于从背侧入路，动脉位置较深，影响操作及质量。

不同的术者有不同的操作习惯，一旦已形成习惯，要改变是不容易的。所以，不论是顺行法还是逆行法，都有它优点缺点，采用哪种方法再植，应尊重术者的习惯，保质保量地完成再植手术。

第二节　断肢再植

断肢再植是一项复杂的综合性外科技术，它涉及骨科、显微外科、神经外科以及整形外科等方面的专业理论与技术。尤其是显微外科技术更为重要。高质量的血管和神经修复是断肢成活及良好的功能恢复的根本保证。手术医师还应掌握四肢不同平面的解剖结构，以便对不同平面、不同肢体的断肢再植手术，能做到得心应手。

一、断肢的分类

依情况有几种分类：

（一）根据离断肢体的离断程度分类

1. 完全离断　受伤肢体的远侧完全和近侧分离，无任何组织相连；或离断肢体远侧仅有极小量组织与近侧相连，但在再植手术清创时，必须将该相连的组织切除者，称为完全断离。

2. 不完全断离　受伤肢体的远侧部分大部与近侧分离，伤肢断面有骨折或(和)脱位，相连的组织小于该断面软组织面积的 1/4，主要血管断裂或栓塞，肢体远侧无血运或严重缺血，如不吻合血管则会造成肢体坏死者，为不完全离断。

（二）根据创伤致伤原因及造成断肢伤情的不同分类

1. 切割性离断　多发生在上肢。常见的为刀砍，切纸机、剪板机、铡刀等锐器所致。断肢创面较整齐，软组织损伤轻，适于再植，且成功率亦高，功能恢复往往比较满意。

2. 碾压性离断　常发生在下肢，有时可能为双下肢离断。多见于火车、齿轮等暴力碾压。离断处有较多组织缺损，软组织损伤重，断面不整齐，有撕裂现象。

3. 撕脱性离断　多由于肢体卷入高速旋转的机器中被牵拉离断。常发生在上肢。往往有主要神经的根性撕脱。对此类离断伤，应严格掌握再植指征。再植后功能恢复一般较差。

二、断肢再植的手术指征

离断肢体能否进行再植，要根据伤情、伤后时间及本单位技术条件而定，适应证不是绝对的。下列问题应予全面考虑。

（一）患者的全身情况

肢体离断伤往往是由于强大的暴力所致。故同时可合并其他部位的创伤。如颅脑伤，胸、腹部脏器损伤，甚至有脊柱骨折脱位等，严重者多伴有创伤性休克。当创伤性休克未能很好纠正，危及生命的严重其他部位伤未得到有效处理，则不应首先考虑断肢再植，而首先应该是挽救生命，然后再考虑肢体再植。曾有不少报道，因仓促进行再植手术，而忽视了伤员全身情况而死于休克者。

（二）伤肢的情况

断肢再植的目的是恢复肢体功能，因此要求：离断的肢体有一定的完整性，血管床无严重破坏，肢体的主要神经可以修复。例如：上肢撕脱性断肢，其三条主要神经均根性撕脱，无法缝接，再植后即便成活，功能无法恢复，因此失去了再植的意义。

（三）再植时限

离断肢体的远侧段，由于缺血、缺氧，组织细胞可发生一系列病理变化，并由可逆性发展为不可逆性。再植恢复血流后，如果组织细胞尚未发生不可逆性变化，则再植的肢体可以成活。由肢体离断缺血到再植后肢体成活最长的缺血时间为再植的时限。再植时间和受伤当时的气温、肢体离断平面的高低，都有一定关系。常温下肌肉缺血时间一般不超过 6 小时，故大的肢体离断再植时限一般为伤后 6~8 小时，寒冷气候加之冷藏后适当延长再植时限。若缺血时间过久，则不宜勉强行再植手术。

三、急救及术前准备

发生肢体离断伤后，应及时进行急救处理，以争取尽早将患者及离断肢体送往有条件进行再植手术的医疗单位，进行挽救肢体的再植手术。完全离断肢体的近侧断面，应行加压包扎，尽可能不用止血带，若必须用止血带时，注意标明上止血带的时间及定时松止血带，以防肢体缺血时间过长。离断肢体的远侧，应妥为保护并尽量冷藏保存，最好是包裹后外置冰袋降温，严禁用冰水直接浸泡。不完全离断的肢体伤口，亦应行加压包扎，然后将肢体予以固定后再转送。

若患者有休克征象，急救时即应给予适当的抗休克处理，以防在运送途中休克加重或发生意外。在患者送往可行再植手术的医疗单位后，进行进一步检查和抗休克的同时，通知手术室进行再植手术的准备。远侧肢体应置于4℃冰箱内保存，直至再植开始。一般应待休克平稳后再行再植。如果伤后时间较长，可边抗休克边行再植。术前即应开始应用抗生素。

四、再植手术的方法

断肢再植手术是综合性的外科修复手术，清创是防止再植术后感染的基础，任何术后的抗生素应用都不能替代彻底的清创。各种组织的成功修复，是术后肢体功能恢复的保证，血管吻合是肢体成活的关键，因此再植手术的各个步骤，各个环节都要慎重对待，高度重视。断肢再植术的一般步骤：清创，骨折内固定，血管床区的肌肉、肌腱的修复，血管吻合，缝合未缝合的软组织，闭合创面。其具体方法如下。

（一）清创

在清创的过程中，可进一步检查离断肢体的伤情，使再植手术过程中更心中有数。完全离断伤，清创可分两组同时进行，先用软毛刷及无菌肥皂刷洗患肢，然后用等渗氯化钠溶液冲洗、擦干，常规消毒、铺巾，按清创原则由外向内，按层次、按顺序进行清创，由于血管、神经、肌肉等断离后均有一定的回缩，清创时骨骼则可适当缩短，以利再植时血管、神经的吻合。并应找回需要吻合的主要血管、神经，以黑线标记，以便吻合时寻找。对失去活力的肌肉，以及挫伤的皮肤、皮下组织均应予以彻底切除。离断肢体的远侧，亦应同样清创及找出要吻合的主要神经、血管。离断肢体远侧的血管，一般可不进行灌注冲洗，仅将血管离断处用等渗氯化钠溶液冲洗干净，待吻合血管时，可再进一步在显微镜下清创（图72-5）。

（二）骨折内固定

骨折的修复是整个再植修复手术的第一步，骨折内固定为修复软组织的支撑打下基础。由于肢体离断后软组织的回缩，骨骼可相对较长，固定前应进一步检查骨骼的长度，给予适当的缩短。骨折内固定要求

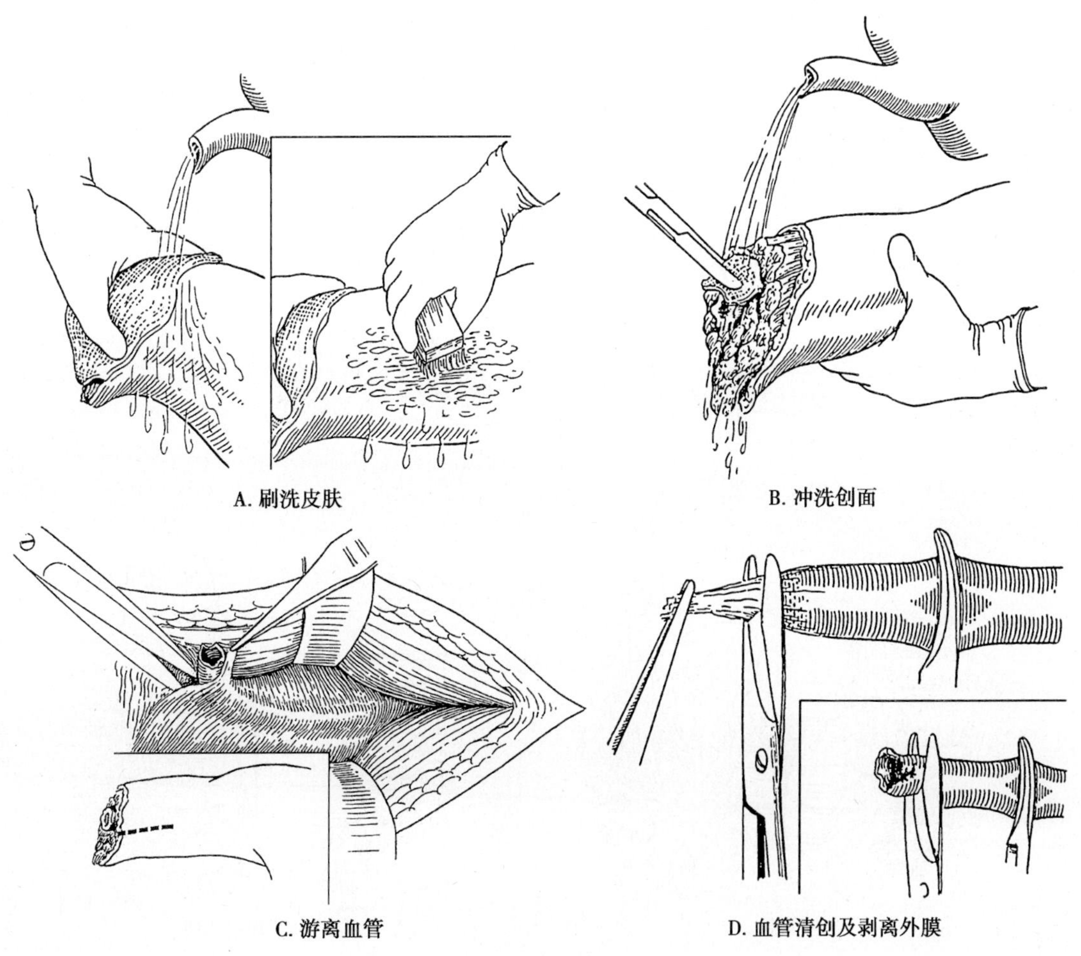
A. 刷洗皮肤　B. 冲洗创面　C. 游离血管　D. 血管清创及剥离外膜

图72-5　清创

8

固定牢靠，简单易行，这样可缩短手术时间，争取尽早进行血管吻合，根据离断肢体不同平面及部位，可选用髓内针、交叉钢针、钢板螺丝钉等不同的方法进行固定。总之，一切固定方法，均应根据伤情决定，只要达到确定、稳定、简便、迅速即可（图 72-6）。

（三）肌肉、肌腱等软组织的修复

骨折内固定后，则可着手进行血管深面的软组织修复（图 72-7）。待血管吻合后，再将未修复的软组织，尽可能地进行修复。肌肉、肌腱的早期修复，有利于术后关节的主动锻炼和功能恢复。特别是上肢离断伤，良好的肌肉、肌腱修复，对恢复功能更为重要。早期肌肉修复后利于骨折端血液循环的建立，从而更加速骨折的愈合。肌腹处的肌肉断裂，可用丝线做褥式缝合，缝合时应注意对合严密，以免遗留死腔，形成局部血肿而影响愈合。离断肌腱的断面粗细相等时，一般可用双“8”字端-端吻合，对合欠佳处再加用间断缝合；或可用包埋缝合，若断面粗细不等，则可采用鱼嘴式编织缝合。如果在同一平面有多根肌腱损伤，如断腕的修复，应注意不要在同一平面吻合，以免术后粘连，影响功能恢复（图 72-8）。

（四）血管的修复

血管吻合后是否通畅，远侧肢体的血运是否良好，是断肢再植能否成活的关键。为保证肢体的成活，必须强调高质量的血管吻合。对于口径较小的血管，吻合时应尽量在手术显微镜或手术放大镜下进行。

1. 血管的显露与再检查　清创时已将所要吻合的血管找出并做标记，但为了吻合的方便，尚应在吻合血管前沿血管走行的方向切开血管外面的软组织，使血管显露一定的长度，然后在手术显微镜或放大镜下进一步检查血管的伤情，如血管内膜有无挫伤或剥脱等，若有可疑损伤，应再进一步清创，剪除有损伤的血管段，若切除有损伤的血管后，直接吻合有张力时，则应考虑行血管移植。若张力不大，可直接吻合，则应将两吻合端的血管外膜剥离 0.5mm 左右，以免吻合血管时将外膜带入血管腔发生栓塞。在吻合动脉前要检查近侧血管有无喷血及喷射力量如何，如有血管痉挛，则动脉喷血力量较小或有可能不喷血，这样在吻合前则需局部加压扩张血管（图 72-9）。直到痉挛解

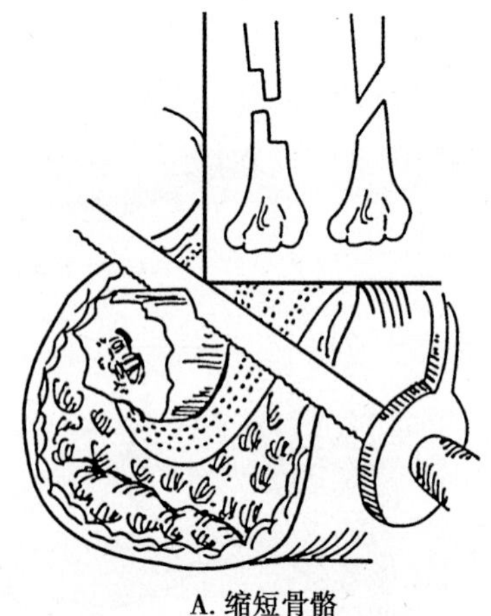

A. 缩短骨骼

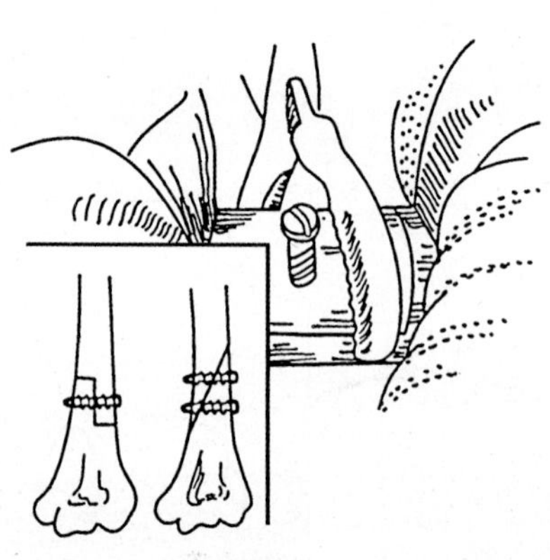

B. 固定骨骼

图 72-6　内固定

8

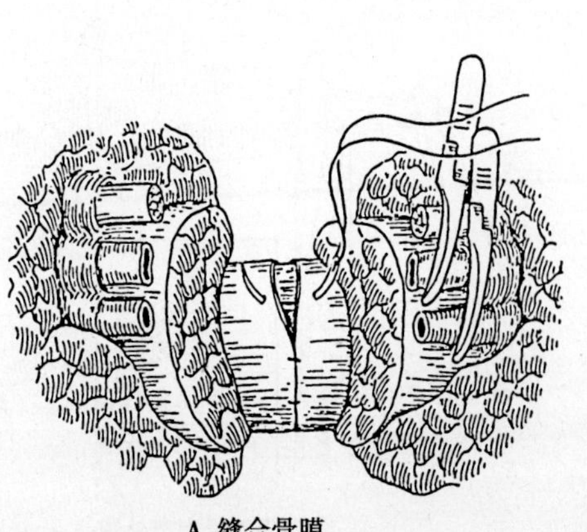

A. 缝合骨膜

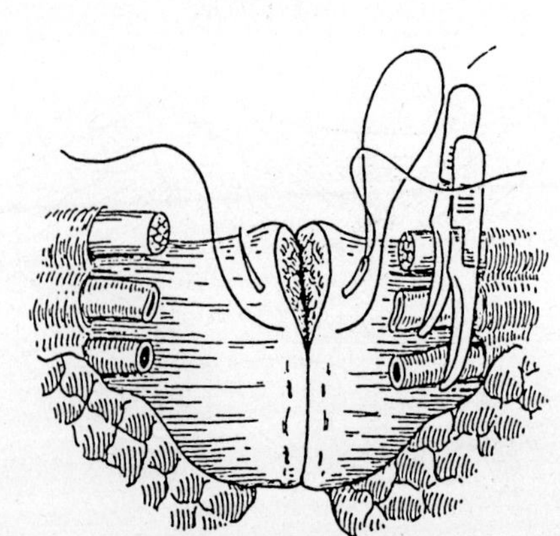

B. 缝合血管深层肌肉

图 72-7　软组织修复

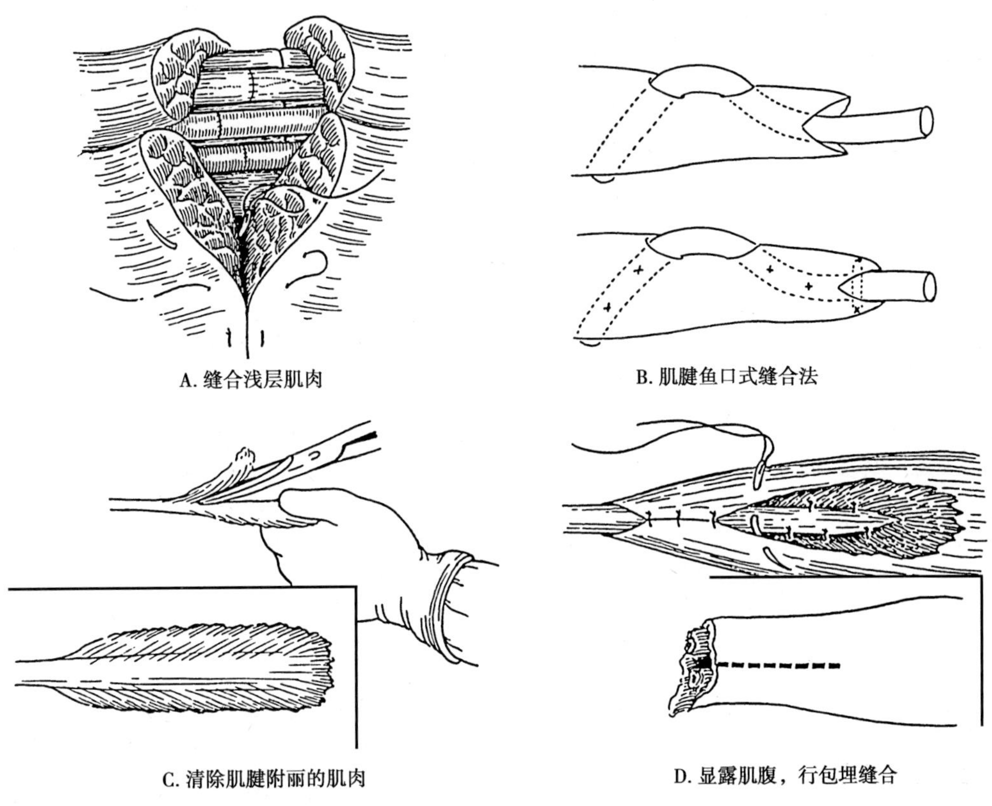

A. 缝合浅层肌肉　　B. 肌腱鱼口式缝合法

C. 清除肌腱附丽的肌肉　　D. 显露肌腹，行包埋缝合

图 72-8　肌肉、肌腱缝合

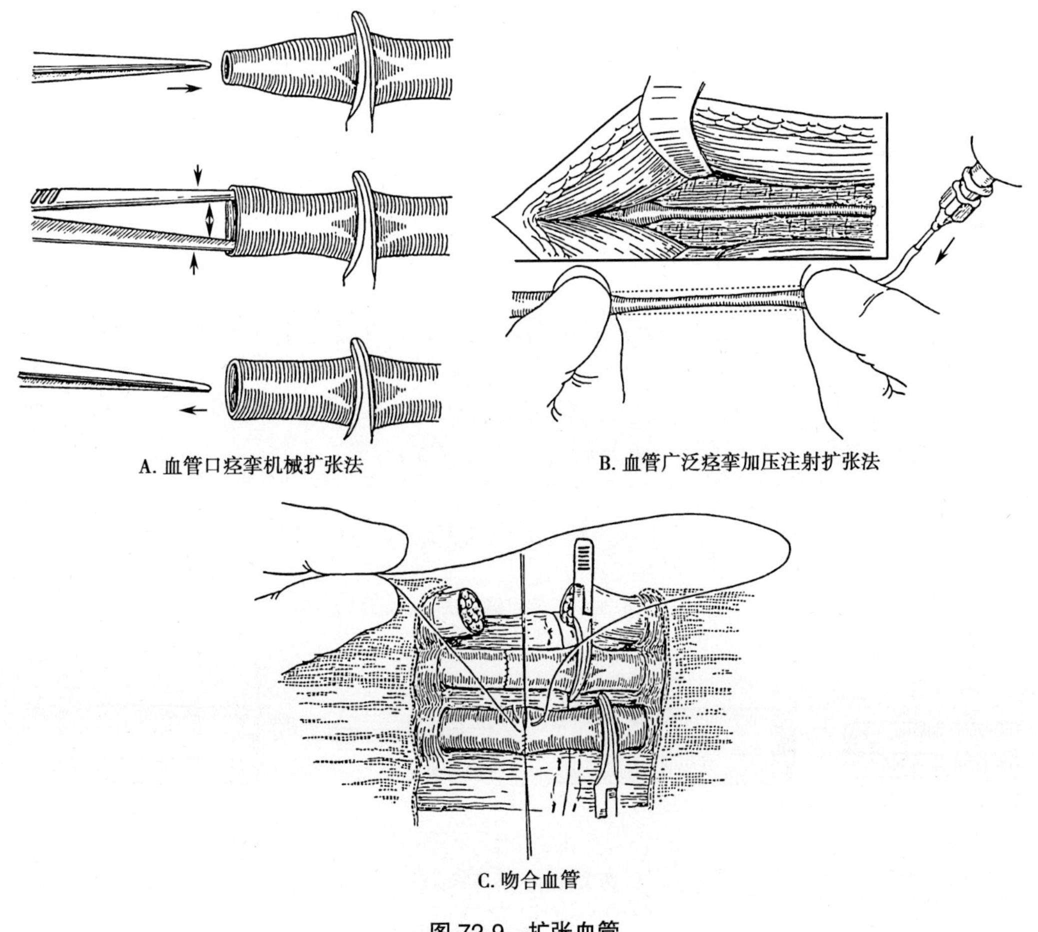

A. 血管口痉挛机械扩张法　　B. 血管广泛痉挛加压注射扩张法

C. 吻合血管

图 72-9　扩张血管

除，喷血正常才可进行吻合。一般远侧血管床不用灌注，仅用肝素盐水或肝素利多卡因液体冲洗吻合口局部即可。

2. 血管吻合方法（图72-10） 一般可根据血管口径的大小，选用二定点或三定点吻合法。血管口径较大，超过4mm，尤其是静脉，可采用连续缝合。口径较小时，一般均用间断缝合法。近、远侧血管口径大小相差较多者，可将口径小的一侧剪成斜面，然后再行吻合。若血管缺损较多，不能直接吻合者，可首选自体静脉移植。动、静脉吻合的顺序，可视病情自行决定。动静脉吻合的比例最少为1：2，若情况允许，可吻合更多的静脉。在高位断肢，尚应注意深静脉的吻合，以保证术后回流通畅，减少术后再植肢体的肿胀。血管修复后，血运良好时，缺血的肢体皮肤转为红润，毛细血管充盈时间正常，可触到再植肢体远侧的动脉；若血管修复后，肢体远端仍表现供血不足，则应进一步查找原因，若系吻合质量问题，则应重新吻合。

（五）神经的修复

断肢再植后肢体的功能能否恢复，主要取决于修复的神经是否恢复。因此断肢再植时，应强调一期修复离断的神经。早期修复，解剖关系清楚，手术操作容易，同时有利于尽早的功能重建。若神经牵拉，挫伤较重，一期多采用外膜缝合，亦可用束膜缝合，但无论采用哪种方法，均应强调在无张力下进行。如在张

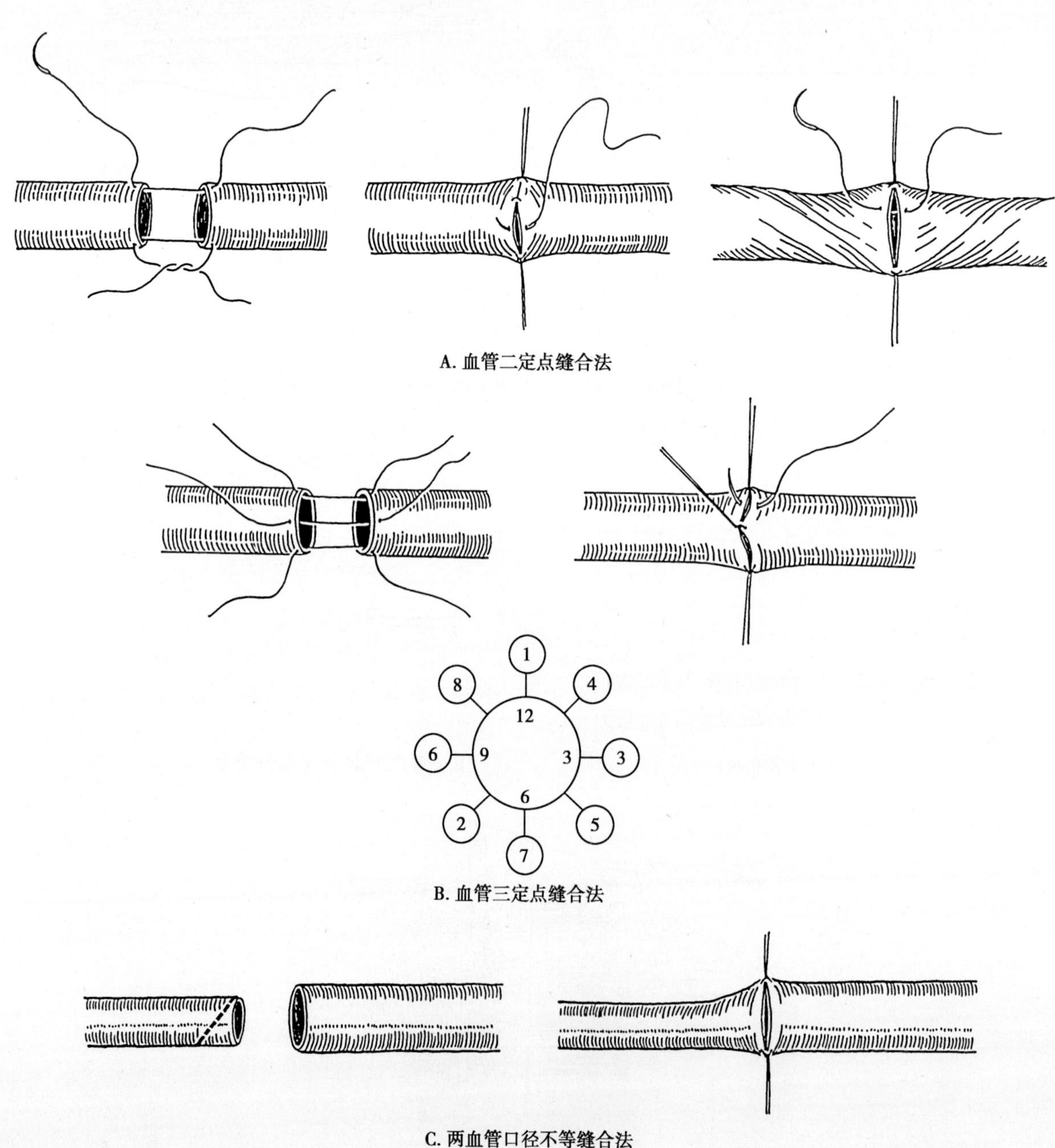

图72-10 血管吻合方法

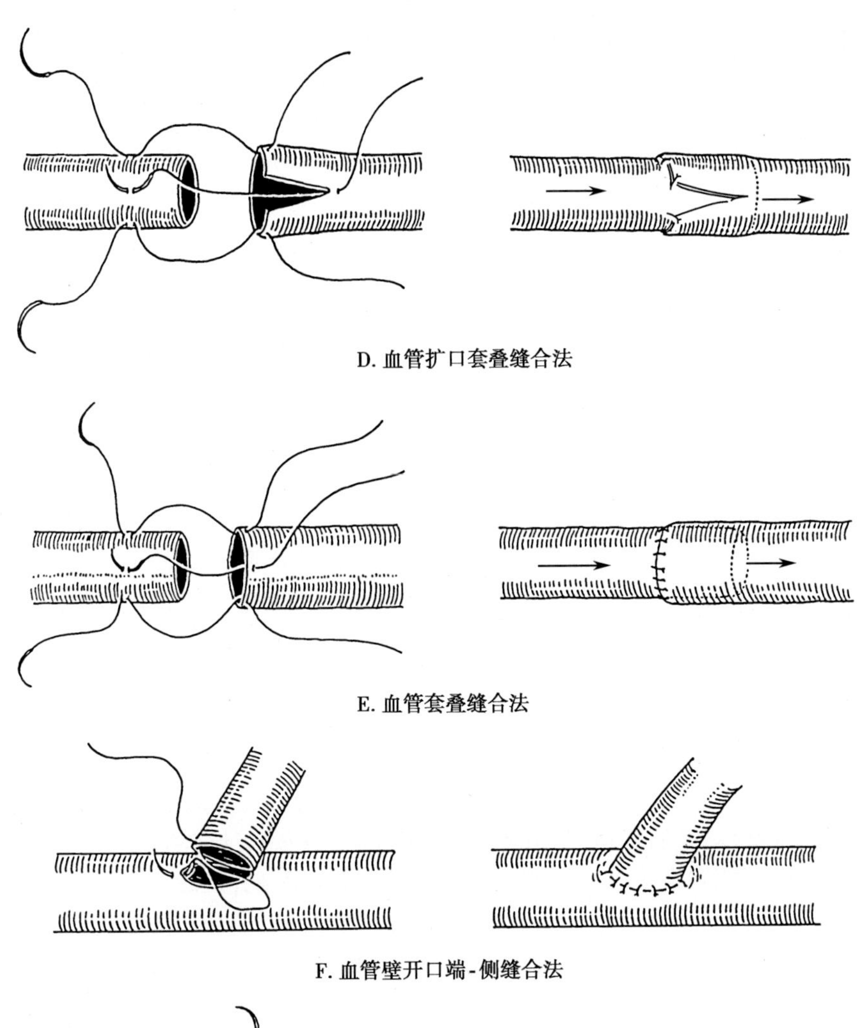

D. 血管扩口套叠缝合法

E. 血管套叠缝合法

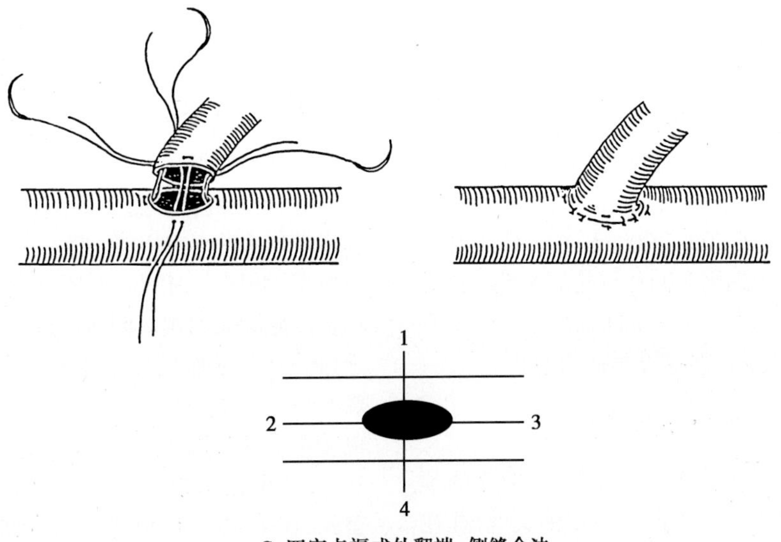

F. 血管壁开口端-侧缝合法

G. 四定点褥式外翻端-侧缝合法

图 72-10（续）

力下缝合，神经纤维受到牵拉，会引起神经纤维断裂或瘢痕化，以致影响神经的再生和功能的恢复。神经缺损不多时，可采用缩短骨骼、屈曲关节或神经改道等方法，克服张力后直接吻合；若缺损较多，以上方法无法克服时，则需考虑行神经移植。神经移植的供区，常用的为腓肠神经或局部皮神经。

（六）创面覆盖

创面的早期闭合，可防止感染，有利于肢体存活，同时减少瘢痕形成，为二期功能重建手术创造条件。封闭伤口时为了防止环形瘢痕形成，可在缝合皮肤时采用"Z"字成形(图 72-11)。有皮肤缺损时,可用局部皮瓣转移覆盖重要组织裸露处,其余部位可行游离植皮。创面闭合后,若肢体肿胀明显,可行预防性的筋膜切开,以减少术后筋膜间隔综合征的发生。创面缝合不应过紧,以防压迫静脉影响血液回流,术毕,筋膜下应置橡皮片引流。

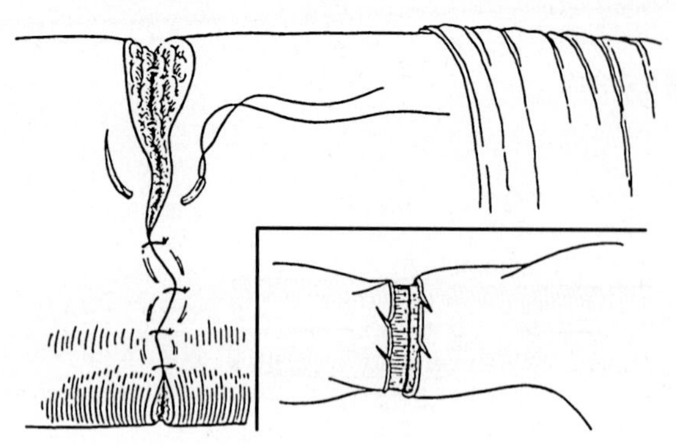

图 72-11　"Z"字形缝合

五、再植术后处理

1. 应将患者置于温暖、安静的环境中,适当抬高患肢,并露出肢体远端以便观察再植肢体的血液循环。

2. 继续防治休克。断肢伤尤其高位离断伤往往出血较多,加之术中创面的不断渗血,失血量较多,故术后仍应防治休克,尽快补充血容量,尤其是全血的补充更为重要。

3. 应用抗生素。

4. 维持水与电解质平衡。避免发生脱水、血液浓缩或血液黏稠度增高。为了降低血液黏稠度,术后每日输注低分子右旋糖酐 500~1 000ml,共 7 日。血管吻合的质量是保证断肢远侧血循环重建的关键。只要血管吻合质量良好,术后一般不需抗凝治疗。必要时可给予小剂量罂粟碱、妥拉唑啉等解痉药物。

8

六、并发症的防治

断肢再植后,能否成活及功能恢复,并发症的预防是一非常重要的环节。许多断肢再植的失败,往往系由于并发症所致。因此,一是尽可能预防其发生;二是发生后及早发现并妥善处理。

(一) 全身并发症

1. 血容量不足　由于肢体离断时的大量失血加之再植手术过程中的渗血,若不注意术前、术中补充足够的血容量,则随时可发生失血性休克。由于低血容量、血压下降、血管痉挛、血流缓慢可造成血管吻合口的栓塞,使再植手术失败。因此,术后应严密观察患者,并采用各种检测方法以了解循环血量以及心功能等。及时输血输液,尽早恢复正常血容量、血压、心功能等。务使低血容量不要发生,发生后时间也尽量不要太长。一般断肢再植平均输血量为 3 500~4 000ml,但由于离断的部位不同,失血量也不相同。

2. 急性肾衰竭　多发生在高位离断肢体再植,尤其是大腿离断再植。断肢再植术后发生急性肾衰竭的主要原因是:①创伤造成的失血性和创伤性休克未能及时纠正而致较长时期处于低血压状态,导致肾脏缺血、缺氧时间过长。②肢体离断时的暴力,致肢体血运重建后,毒素被吸收引起肾脏损伤,特别是在低血容量低血压的情况下。③由于术后感染造成毒素吸收,加重了肾脏负担。急性肾衰竭发生后,不仅再植失败,而且病死率很高,故关键在于预防其发生。因此,对于高位离断且有广泛而严重挤压伤,局部条件不好者,不要勉强进行再植手术。若行再植手术时则必须彻底清创,切除一切失活的肌肉,再植通血后及早行筋膜切开减张,预防筋膜间隔综合征的发生。若术后发生急性肾衰竭,则应及时按急性肾衰竭处理。有时为了保全性命,应及早将再植肢体截除,如延迟过久则截除后也难以保全生命。

(二) 局部并发症

常见的局部并发症为再植肢体出现血运障碍(包括动脉危象及静脉危象)、肢体肿胀以及伤口感染。

1. 血运障碍　断肢再植术后患者,除应注意全身情况外,尚应严密观察再植肢体的血运情况,包括皮肤颜色、毛细血管充盈情况、皮肤温度以及远端肢体的脉搏搏动情况等。再植肢体若发生循环障碍,应首先判断是动脉危象还是静脉危象。动脉危象则表现为皮肤苍白,指腹干瘪,皮温降低,脉搏减弱或消失,针刺指端出血少或不出血;静脉危象则表现肢体远端皮肤发紫,肿胀重,指腹饱满,脉搏存在,指端针刺后有较多的静脉血渗出。同时应进一步判断血管危象是由于血管痉挛或血栓形成造成。从而取相应措施,若怀疑有血栓形成,则应及时手术,不要观察较长时间,以免贻误手术时机而造成再植失败。

2. 再植的肢体肿胀　为了防止再植肢体的肿胀,首先,在手术时动、静脉的吻合比例要适当,尤其深浅静脉的比例;其次,对某些肌肉挫伤或肿胀严重的人,除彻底清创外,术后应行预防性的筋膜切开,以减少术后肿胀的加重。一般术后均有轻度肿胀,如进行性加重则提示有病理情况发生。引起肿胀的原因常常为静脉回流不畅,伤口内继发出血压迫,或因创面感染使局部肿胀加剧。若术后肢体肿胀加重是继发性出血或感染压迫所造成,则需及时对症处理。必要时可切开减张或拆线引流。

3. 伤口感染　也是常见的局部并发症。为了预防感染，术中应彻底清创，关闭伤口前可安放引流，以及术后适当地应用抗生素。一旦发生感染，首先应拆除缝线敞开伤口，以利引流，必要时尚应清除坏死组织，但应注意勿损伤缝合的血管。

七、康复治疗和后期功能重建

断肢再植存活后，则应鼓励患者尽早进行功能锻炼。若骨折固定牢固，可行主动被动的关节活动，同时配合物理治疗，这样可减轻软组织肿胀及防止粘连。经主动被动锻炼半年后，如果肢体功能恢复不满意，则可根据具体情况进行肌腱、神经的粘连松解或进一步行功能重建手术。

（徐永清　朱跃良）

参考文献

1. 高士濂 . 实用解剖图谱:上肢分册 .2 版 . 上海:上海科学技术出版社,2004.
2. 卡内尔,贝蒂 . 坎贝尔骨科手术学 . 王岩,译 .11 版 . 北京:人民军医出版社,2009.
3. 王澍寰 . 手外科学 .2 版 . 北京:人民卫生出版社,1999.
4. 乌尔夫,霍奇科斯,佩德森,等 . 格林手外科手术学 . 田光磊,蒋协远,陈山林,译 .6 版 . 北京:人民军医出版社,2012.

8

第七十三章

脊柱损伤的手术

第一节　概述

腰椎位于脊柱的下部,上接胸椎,下接骶椎,具有运动、负荷和稳定的功能。正常人体腰椎由 5 节脊椎及相应的椎间盘及韧带结构构成,与胸椎的生理性后凸相比,5 节腰椎构成了生理性腰前凸,在失去胸廓的限制和保护后,其关节突关节由冠状面面向矢状面过渡,腰椎的生理活动度明显增强,其稳定性的维持更依赖于椎间盘、韧带、关节突关节和肌肉。

一、腰椎损伤的机制

腰椎损伤是常见的脊柱损伤,人体在暴力作用下,由于暴力传导到腰椎引起腰椎的反常活动而造成腰椎损伤。依据损伤暴力的作用方式和受暴力作用时的体位的不同,所致的腰椎损伤也不相同。常见的暴力类型及其损伤机制有下列几种:

1. 压缩型暴力　损伤的暴力与脊柱纵轴方向一致,垂直重压椎骨,使椎体压缩,暴力达到一定程度则出现爆裂性骨折。骨折块向椎体左右和前方散裂,并可向椎体后部突出而进入椎管,致使脊神经不同程度地损伤。如从高处坠落,足跟或臀部垂直着地;或站立时重物落在头顶,引起腰椎粉碎性骨折及压缩性骨折。

8

2. 屈曲型暴力　此种类型的损伤最为常见。在受伤害时,暴力使患者的身体猛烈屈曲,椎体相互挤压,使脊柱前部承受压应力,而脊柱后部承受牵张应力。屈曲暴力通常造成椎体前方压缩性骨折,在较大暴力作用下,可同时伴有棘上韧带断裂而分离。如果这种暴力的水平分力较大,则发生脊柱脱位,上一椎体前移,并使关节突脱位,或者出现骨折。

3. 屈曲旋转性暴力　这种类型的暴力是屈曲和扭转两种力量同时作用于脊柱,不仅使脊柱前屈,导致椎体前方压缩,同时又使脊柱向一侧旋转,损伤后方韧带及关节突的关节囊,严重者可造成关节突关节脱位或骨折,引起脊柱不稳。这种暴力多引致胸腰椎损伤。

4. 屈曲分离型暴力　这种暴力损伤常见于车祸,高速行驶的汽车发生车祸时,由于安全带的作用,下肢和躯干下部保持不动,上半身高速前移,作轴向屈曲运动,结果造成安全带附近脊柱后部承受过大的牵张力而撕裂,故又称为安全带损伤。这种撕裂可以是韧带、椎间盘软组织的撕裂,也可以是骨组织的撕裂。

5. 平移型暴力　亦即剪切暴力,这种暴力容易导致相邻两椎体间的所有稳定结构遭受到严重破坏,从而引起脊柱骨折、脱位,稳定性极差。这种暴力对脊髓和马尾神经的损伤严重,预后较差。

6. 伸屈型暴力　此种类型的暴力损伤多发生在高空仰面坠落者,坠落的中途背部被物阻挡,使脊柱过伸,引起前纵韧带断裂,椎间盘或椎体横行撕裂,棘突、椎板互相挤压而断裂。

二、腰椎损伤的特征

腰椎骨折最好发于腰 1 和腰 2 节段,发生于下腰段者较少。腰 1 和腰 2 属于脊柱胸腰段(包括胸 10 至腰 2 节段),处于胸椎和腰椎两个生理弧度的交汇处,从胸椎至腰椎经过胸腰段的转接,脊柱屈伸活动度明显增大而轴向旋转度明显减小,椎体活动逐渐失去肋骨的限制,椎间盘的大小及形状也存在很大的改变,这种活动方式的改变及解剖结构的特殊性,使胸腰段处于应力集中之处,因此该处骨折十分常见。发生于下腰段者多由高能量暴力所致,创伤大,脊柱稳定结构破坏严重,后柱损伤发生率高。

腰椎与脊髓圆锥、马尾神经的解剖关系在很大程度上决定了腰椎骨折时合并的神经功能损害的特点。在大多数男性,脊髓圆锥终止于腰 1、2 椎间盘水平,在女性,脊髓圆锥止点更趋于头端,远端的椎管内为马尾神经。因而,严重的腰 1 骨折,往往造成脊髓圆锥损伤,神经损害严重,且预后不佳。而发生于腰2及以下的腰椎骨折,只会导致马尾损伤,由于椎管容积较大,所造成的神经损害并不像胸腰段那么严重。

第二节　腰椎损伤的分类

腰椎损伤分类的目的是预见损伤的自然史及生物学行为,指导治疗。腰椎损伤有多种不同的分类方法,各种分类方法各有不同的侧重点,有的依据损伤的机制;有的依据影像学的表现;有的依据生物力学的不同概念。但由于腰椎损伤不是一个简单的损伤,还没有一种分类能完全达到上述目的。常用的分类方法如下:

一、根据暴力作用方向分类

1. 屈曲型损伤　此型最常见。受伤时的暴力使患者身体猛烈屈曲,椎体相互挤压,使椎体前方压缩,同时可伴有棘上、棘间韧带断裂分离。

2. 伸展型损伤　此型甚为少见。多发生于高空后仰落下坠,中途背部被物阻挡,使脊柱过伸,引起前纵韧带断裂,椎体横行裂开,棘突互相挤压而断裂或上位椎体向后移位。

3. 垂直压缩型损伤　暴力与脊柱的纵轴方向一致,垂直积压椎骨。如高处坠下,足和臀部着地,脊柱承受轴向的垂直暴力,产生椎体终板骨折,椎间盘突入椎体中,椎体粉碎骨折。

4. 旋转型损伤　旋转型损伤一般伴有屈曲损伤或压缩损伤。旋转屈曲损伤可见于矢状面或冠状面的损伤,包括后柱损伤、横突骨折和非对称性前柱损伤;旋转压缩损伤,即在轴向旋转载荷时产生的椎体侧方压缩骨折,常合并对侧旋转损伤。此类损伤多发生于胸腰段,常并发肋骨骨折、横突骨折和小关节脱位。

二、根据骨折形态分类

1. 压缩骨折　椎体前方受压缩呈楔形变。压缩程度以椎体前缘高度与后缘高度的比值计算。分度为前缘高度与后缘高度之比。Ⅰ度为1/3,Ⅱ度为1/2,Ⅲ度为2/3。

2. 爆裂骨折　椎体呈粉碎骨折,骨折块向四周移位,向后移位可压迫脊髓、神经。椎体前后径和横径均增加,两侧椎弓根距离加宽,椎体高度减小。

3. 撕脱骨折　在过伸或过屈位损伤时,在韧带附着点发生撕脱骨折,或旋转损伤时的横突骨折。

4. Chance骨折　经椎体、椎弓及棘突的横向骨折。

5. 骨折-脱位　脊柱骨折合并脱位。脱位可为椎体向前或向后移位,并有关节突关节脱位或骨折;亦可为旋转脱位,一侧关节突绞锁,另一侧半脱位。

三、依据Denis三柱理论的分类

Denis将脊柱理解成三条纵行的柱状结构,即:前柱,包括脊柱前纵韧带、椎体及椎间盘的前2/3部分;中柱,由椎体及椎间盘后1/3和后纵韧带组成;后柱,由椎弓、椎板。附件及黄韧带、棘间、棘上韧带组成。在Denis三柱理论基础上,按照损伤机制将胸腰椎骨折分为4大类:

1. 屈曲压缩性骨折　为临床最常见的一种类型,约占胸腰椎损伤的50%。因脊柱处于屈曲位时,由纵轴的超负荷引起,通过前柱的压缩和后柱的张力造成脊柱损伤。其损伤机制的特点是:前柱承受压力,后柱承受张力,中柱作为支点,椎体后缘高度不变。根据外力方向不同,又可分为前屈型及侧屈型;椎体压缩常少于50%,如大于50%,则后柱受累。压缩骨折以椎体上终板受累多见,下终板较少。

2. 爆裂性骨折　该型损伤的特点是脊柱中柱受累,在轴向应力或轴向应力伴屈曲应力作用下使椎体呈爆裂样裂开,椎体后侧骨折片常连同椎间盘组织突入椎管,引起椎管狭窄,脊髓或马尾神经损伤,该类骨折在普通正、侧位X线片可见椎体前高、后高及侧高有不同程度的减小,椎间盘高度可能减小或不变,椎弓根间距增宽,CT扫描对此类损伤诊断价值最大。

Denis将爆裂性骨折分为5型:A型,是指在严重的完全纵向垂直应力所致的上、下终板均破裂的骨折,一般不引起后凸成角,多见于下腰椎。B型,为不完全纵向垂直或略带前屈应力所致的上终板损伤,能导致急性或晚期向后成角,为胸腰段爆裂型骨折中最常见的一型。C型,为下终板损伤,作用机制与B型相似,但比B型少见。D型,是轴向应力伴有旋转暴力所致,多见于腰椎,该型极不稳定,可造成骨折脱位,但与屈曲旋转型骨折不同之处在于该型椎体多为粉碎骨折,椎弓根间距增宽,椎体后壁可突入椎管,椎板可有纵向骨折。E型,为轴向应力伴有侧向屈曲,该型除椎弓根间距增宽外,压缩侧可由骨块挤入椎管(图73-1)

3. 屈曲牵张性骨折　此型损伤常见于乘坐高速汽车腰系安全带,在撞车的瞬间患者躯体上部急剧前移并屈曲,以前柱为枢纽,后柱与中柱受到牵张力而破裂张开。Denis根据这一损伤累及一个或两个水平分为4型:A型,骨折线在一个水平,横行经过伤椎棘突、椎板、椎弓根与椎体,即Chance骨折。B型,为经同一水平的韧带组织损伤,后结构的棘上、棘间及黄韧带断裂,暴力大者可同时伴有后纵韧带及椎间盘纤

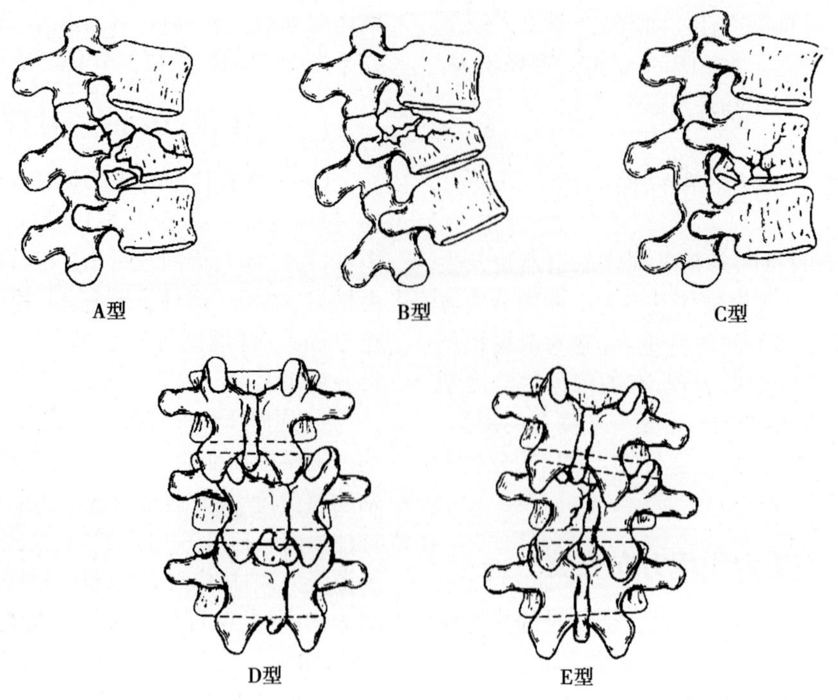

图 73-1 胸腰椎爆裂性骨折

维环断裂，也可有椎体后缘的撕脱骨折。C 型，发生中柱骨折的经两个水平的损伤。D 型，经过中柱韧带和椎间盘的两个水平的损伤（图 73-2）。

4. 骨折脱位 在压缩、牵张、旋转及剪式应力的共同作用下，脊柱产生骨折并伴有脱位或半脱位，此型损

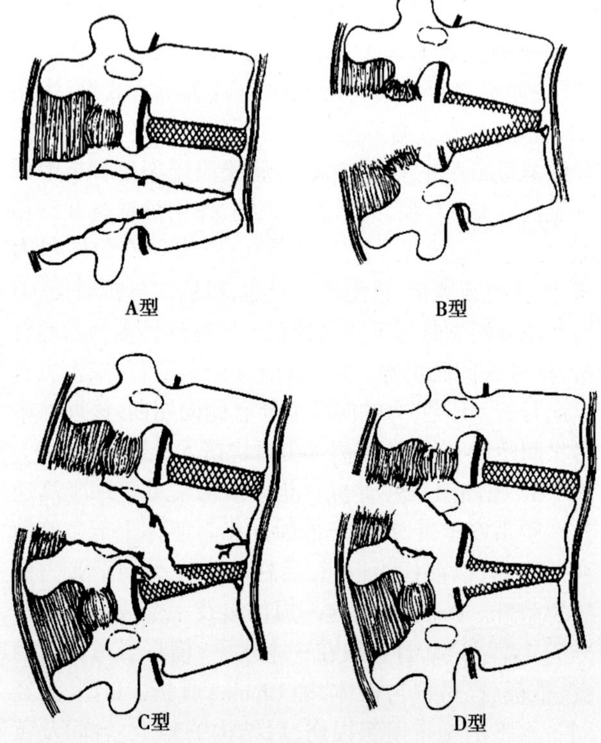

图 73-2 胸腰椎屈曲牵张性骨折

伤后果严重，前、中、后柱常同时受损。根据损伤机制的不同，可分为三种类型的骨折脱位：A 型，屈曲旋转损伤，前柱受到压缩力与旋转力，中柱与后柱受到牵张与旋转力，常导致关节突骨折、椎体间脱位或半脱位。B 型，剪切损伤，椎体可向前、后或侧方移位，前、中、后三柱均受累，移位超过 25% 则椎体所有韧带断裂，常有硬脊膜撕裂和截瘫。C 型，双侧关节突脱位，由屈曲牵张性损伤所致，在安全带型的基础上，外加椎体间脱位或半脱位，可有单纯韧带损伤及合并撕脱骨折两类（图 73-3）。

四、AO 分类方法

AO 学派的学者 Mageral 和 Aebi 认为，完整的胸腰椎结构具备抗压、抗拉和抗旋转的能力。基于这种认识，他们在脊柱损伤的大量研究的基础上提出了自己的分类方法，这种分类法是将胸、腰椎骨折依据抗压，抗拉和抗旋转张力的丧失程度，以 3-3-3 模式进行分类（图 73-4）。

A 型：椎体压缩性骨折

A1：椎体压缩性骨折

A2：椎体劈裂性骨折

A3：椎体爆裂性骨折

B 型：前后结构的牵伸损伤

B1：韧带破坏为主的后结构的牵伸损伤

B2：骨性结构破坏为主的后结构的牵伸损伤

B3：通过椎间盘的前结构的牵伸损伤

C 型：旋转暴力导致的前后结构损伤

8

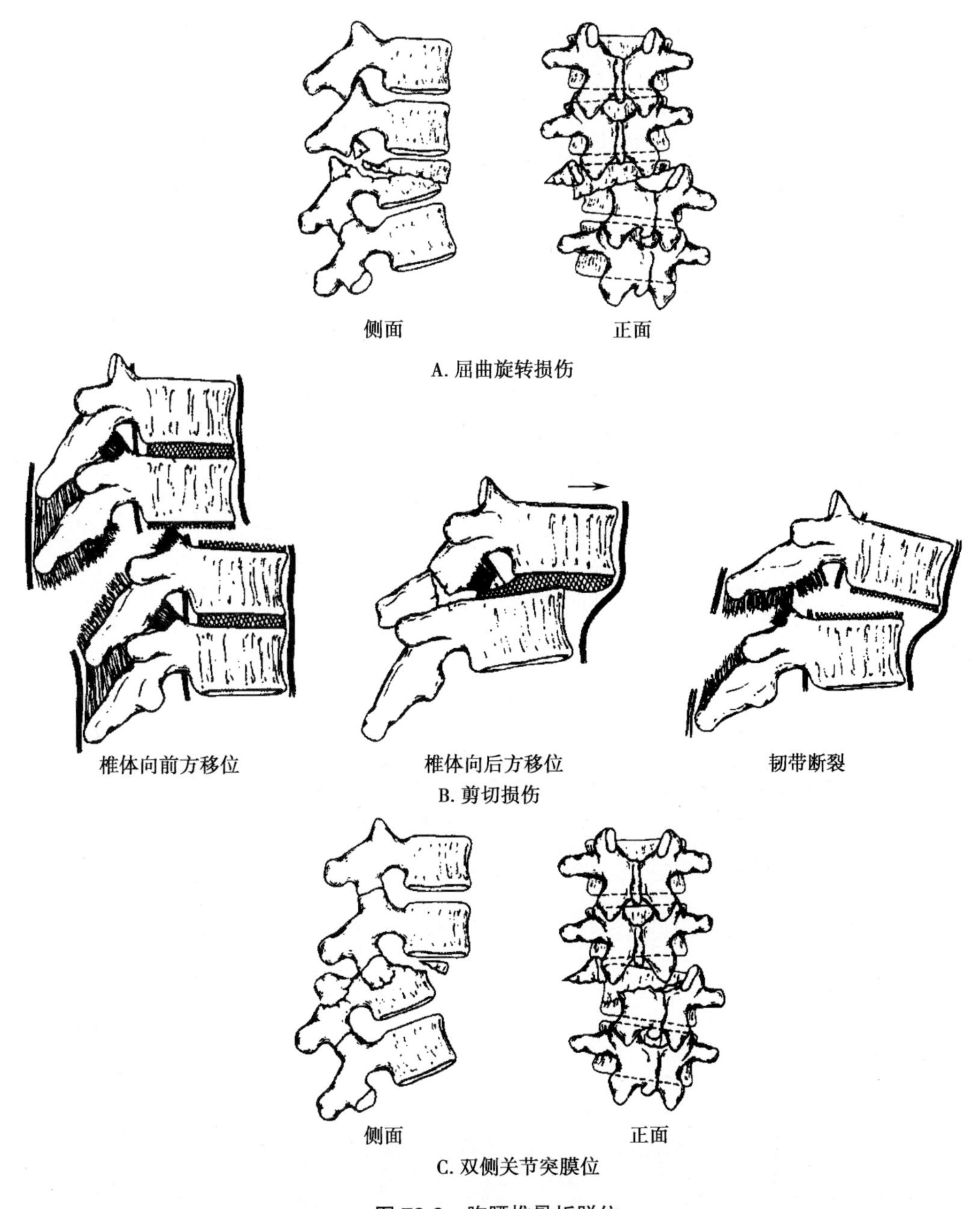

图 73-3　胸腰椎骨折脱位

C1:A 类骨折合并旋转暴力损伤

C2:B 类骨折合并旋转暴力损伤

C3:旋转剪切损伤

五、胸腰椎损伤分型及评分系统

美国的脊柱创伤研究会(Spine Trauma Study Group, STSG),最近提出了一种新的胸腰椎损伤的分型方法——胸腰椎损伤分型及评分系统(thoracolumbar injury classification and severity score,TLICS),从三个方面综合评估骨折情况,即骨折形态、后方韧带复合体的完整性、脊髓神经损伤。具体标准是:①骨折的形态表现。压缩性骨折 1 分,爆裂性骨折 2 分,旋转性骨折 3 分,牵张性骨折 4 分。若有重复,取最高分。②椎体后方韧带复合结构的完整性。完整者 0 分,不完全断裂者 2 分,完全断裂者 3 分。③患者的神经功能状态。无神经损害者 0 分,完全性脊髓损伤者 2 分,不完全损伤者或马尾综合征者 3 分。各项分值相加即为 TLICS 总评分,该系统建议≥5 分者应考虑手术治疗,≤3 分者考虑非手术治疗,4 分者可选择手术或非手术治疗。

六、脊柱载荷评分系统

1994 年 McCormack 等提出的脊柱载荷评分系统(load sharing classification,LSC)是目前较受关注的评分系统。该系统以 CT 及 X 线片评价椎体粉碎程度、

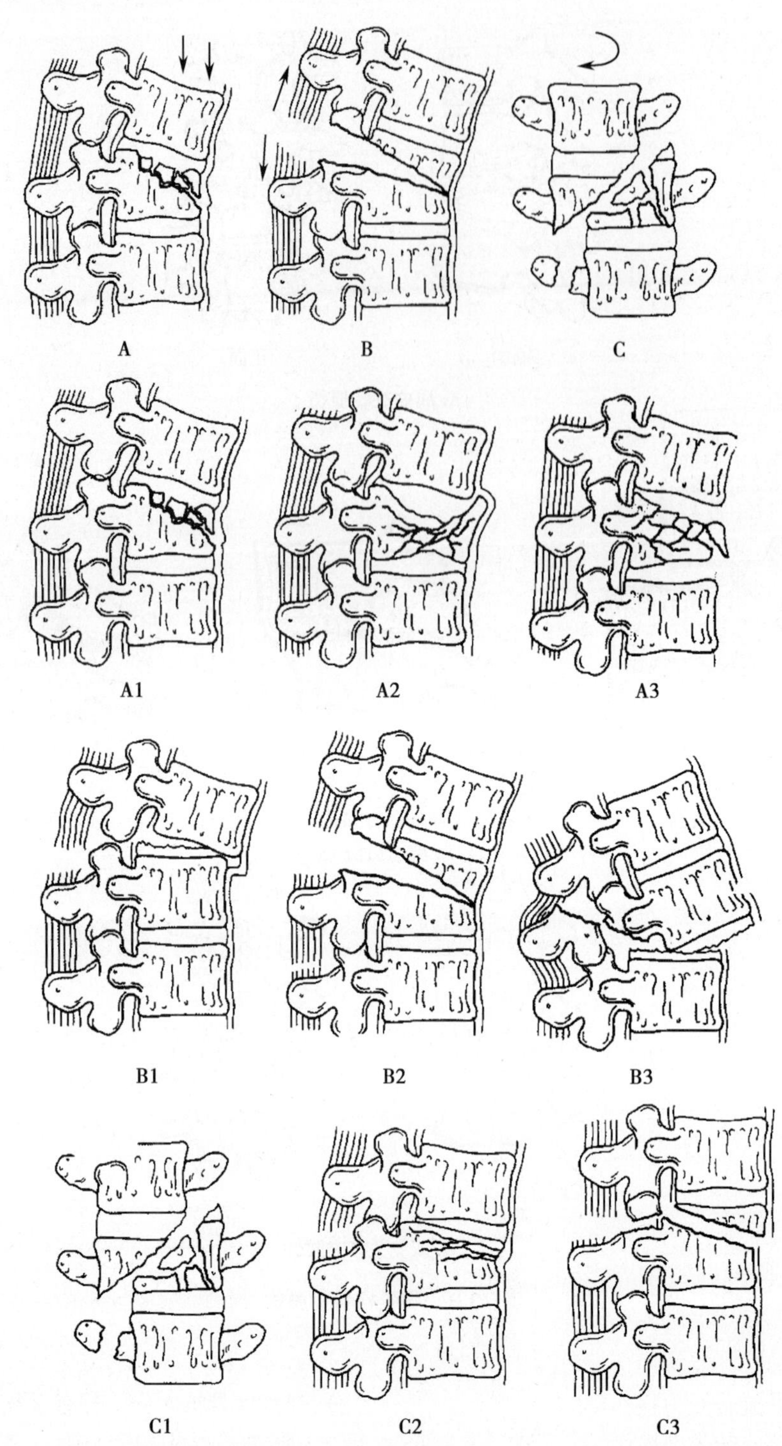

图 73-4 胸腰椎骨折 AO 分类

A 型(A)为椎体压缩性骨折;B 型(B)为牵张暴力损伤;C 型(C)旋转暴力造成的损伤

8

碎骨块突入椎管的位移以及需矫正的后凸畸形度数三方面进行计分,每项各 3 分,总分最低为 3 分,最高为 9 分。建议总分≤6 分的患者行后路短节段固定融合;总分≥7 分的患者行前路支撑植骨融合内固定;对于 LSC 高分的骨折脱位则行后路短节段固定融合 + 前方支撑植骨。该评分系统对临床选择手术方式有较好的指导意义。

第三节 脊柱损伤的诊断

腰椎损伤的诊断应根据病史、临床表现、体格检查、影像学检查和其他辅助检查来综合判定。

一、病史

患者有明确的外伤史，如高处坠落伤，重物砸伤，车祸等，应详细询问受伤时间，受伤过程，伤后肢体运动、感觉，大小便情况，急救、搬运经过等。

二、临床表现

1. 局部情况　伤区疼痛，活动受限，皮下淤血，局部压痛，轴向叩击痛，脊柱生理曲度异常，可有后凸、侧弯畸形等。

2. 神经功能障碍　伴有脊髓或马尾神经损伤的患者，由于损伤部位和损伤的程度不同，可出现不同程度神经功能障碍。表现为肢体运动、感觉功能障碍，括约肌功能障碍，大小便失禁，尿潴留，男性勃起功能障碍，甚至截瘫等圆锥或马尾神经损害表现。

三、体格检查

1. 由于腰椎损伤常由较大暴力产生，应注意对患者一般情况的检查，尤其是生命体征，注意患者有无休克和重要脏器损伤。

2. 脊柱检查　寻找致伤暴力的作用部位：重物打击伤常常引起受伤局部皮肤挫伤；高处坠落伤可能合并跟骨骨折或下肢其他部位骨折。确定损伤部位：根据致伤暴力的类型、作用部位、患者疼痛部位、压痛点及局部畸形情况，定位受伤部位。判断损伤程度：脊柱后凸畸形表明椎体压缩，或者脊椎脱位，棘突周围肿胀表明肌肉韧带断裂或椎板骨折，棘突排列不在一条直线上，表明脊柱有旋转或有椎体侧方移位。

3. 神经系统检查　肢体运动功能，四肢肌力、肌张力，肛门括约肌收缩力，躯体及四肢深、浅感觉及感觉平面定位，会阴部感觉，腹壁反射、提睾反射、肛门反射、腱反射等深浅反射，病理征等。最常见的神经损伤表现为圆锥损伤和马尾神经损伤，表现为损伤平面下感觉、运动、膀胱、肛门括约肌功能障碍，可以是完全或不完全损伤。

四、影像学检查

1. X线片检查　X线片检查对确定腰椎损伤部位、损伤类型和骨折脱位现状，以及指导治疗均有重要价值，是腰椎骨折最基本的影像学检查手段。通常拍正侧位X线片，若需观察椎间孔、小关节突和椎弓等，应加拍斜位片。

2. CT检查　CT检查比普通X线片检查有很大的优越性。CT检查能够提供椎体椎管的矢状径的情况，能够反映脊椎骨折的移位程度、移位方向，脊髓受压程度及血肿大小。对爆裂性骨折及其骨折片进入椎管的诊断很有意义。通过多平面重建、三维重建等图像后期处理技术，可清晰地显示小骨折块移位、小关节突骨折、脱位、绞锁等情况。

3. 磁共振检查　磁共振能清楚地显示椎间盘、脊髓、出血等CT不易显示的结构，在观察脊髓损伤的程度和范围等方面明显优于CT。此外，通过普通X线片和CT难以鉴别的急性与慢性脊柱骨折，磁共振具有独特优势。通常急性脊柱骨折由于局部水肿，骨折线呈现异于正常椎体的T1稍低信号，T2高信号表现，而陈旧性骨折或慢性骨质疏松性骨折，其信号与正常椎体相似，T1和T2均呈中等偏低信号。

4. 体感诱发电位检查　包括感觉诱发电位和运动诱发电位。感觉诱发电位可以反映脊髓感觉通道，而运动诱发电位反映脊髓运动通道。诱发电位为正常波形者，表示脊髓传导功能存在，为非完全损伤，其功能可望恢复；凡无诱发电位者，诱发电位表现为一直线，表示完全性脊髓损伤，功能恢复的可能性不大。

第四节　腰椎损伤的治疗

一、腰椎损伤的手术指征

腰椎损伤的治疗包括手术治疗和非手术治疗。尽管有许多分类系统已应用于腰椎损伤，但是却没有一个可以包含所有的损伤并对其治疗做出指导，因而决定腰椎损伤是否采用手术治疗目前尚无统一的标准，必须综合多种因素进行考虑。概括地说，腰椎损伤手术治疗的指征应包括：①骨折的部位存在明显的且非手术治疗不能控制的不稳；②神经功能损害；③伴有严重的轴向或矢状面的脊柱序列异常。

近年来，胸腰椎损伤分型及评分系统（TLICS）为胸腰椎手术的治疗选择提供了较为客观的指导依据。TLICS从骨折形态、后方韧带复合体的完整性、脊髓神经损伤三个方面综合评估骨折情况，建议评分≥5分者应考虑手术治疗，评分≤3分者考虑非手术治疗，4分者可选择手术或非手术治疗。

（一）腰椎不稳

在腰椎骨折，因屈曲或屈曲分离损伤导致的严重后方韧带复合体损伤被认为是不稳定性损伤，即使没有合并神经损害症状，应手术治疗。关于这一点没有太多争议。大多数的学者都认为非手术治疗不能使患者重新获得稳定性，而倾向于手术重建稳定性。同

8

样，合并后方韧带复合体和椎间盘损伤的屈曲分离损伤也极不稳定，可致矢状面的脊柱序列异常。此外，环形撕裂导致的剪切损伤是公认的不稳定型损伤，需要手术治疗重建稳定性。爆裂性骨折的稳定性问题更为复杂，因为它代表了一系列的损伤，很难根据静态的X线片预知日后是否会出现不稳定。没有神经症状且畸形较轻者一般不需手术治疗。爆裂性骨折如果有明显的椎管内侵占、椎体前部与后部的分离以及椎板骨折等，都被认为不稳定，需要手术治疗。

（二）神经功能损伤

神经功能损害是手术治疗的另一个指征。关于脊髓损伤的手术疗效存有很大争议，但普遍认为腰椎的损伤应手术治疗，因为大多数的腰椎损伤是神经根的损伤。腰椎椎管与神经结构的比率较大，在没有严重的后突畸形时椎管的侵占率一般不超过30%，神经损伤较轻微。当椎管侵占率超过50%，神经损伤的程度相对较重，可出现马尾综合征表现，直接的神经减压常得到良好的恢复。此外，局部的神经根受压能通过手术探查和减压而得到功能的改善。

（三）轴向或矢状位的脊柱序列紊乱

大多数的腰椎骨折可引起后突畸形，且可能合并平移和旋转畸形。因为正常腰椎的矢状序列（前凸）对于维持人体的轴向负重功能及椎旁肌的最佳功能状态是非常重要的，因此重建正常的矢状序列是评定治疗效果的一个重要指标。对于没有合并脊柱后凸或侧凸的稳定骨折可以用外固定治疗而得到良好的疗效。但是，对于合并严重后凸或其他畸形的骨折，外固定治疗并不能达到也不能维持复位，应手术治疗重建脊柱的正常序列。

二、腰椎前后路手术的选择

腰椎手术的治疗目的是使骨折解剖复位，恢复脊柱正常序列，解除神经压迫，维持脊柱稳定，固定节段最小化，尽量减少并发症发生。手术可以采用前路或后路进行，随着内固定器械的飞速发展，前后路手术的治疗效果均取得了长足的进步。

手术方式的选择取决于脊柱骨折的水平、骨折类型、椎管受累的程度和术者的经验。胸腰段骨折的手术入路主要为侧前方入路及后侧入路。文献报道未证实哪种手术入路更有优势。通常认为，胸腰椎的暴力骨折前路减压直接彻底，可同时重建稳定，但手术创伤大一直是人们关注的重点。相当一部分学者认为，多数的胸腰椎骨折脱位可通过后路手术达到减压、复位和固定，并且创伤小，但存在减压不彻底、后凸畸形矫正丢失等问题。

当存在压迫来自前方的不全性瘫痪，椎体爆裂性骨折前中柱不稳，椎管侵占 >50%，椎体高度丢失 >70%，通常应选择前方入路。当存在后柱明显不稳定的骨折，椎管后方受压严重，或硬膜外血肿压迫、硬膜撕裂致脑脊液漏者，应考虑选择后路手术。

近年来，胸腰椎损伤分型及评分系统（TLICS）和脊柱载荷评分系统（LSC）的建立为胸腰椎手术的治疗选择提供了较为客观的指导依据。TLICS 评分从骨折形态、神经功能、后部韧带复合体的完整性三方面进行评估，建议 TLICS>5 分应采取手术治疗；而 LSC 评分对椎体受伤程度、骨折碎片的分散度和外伤性脊柱后凸畸形度进行评估，明确建议总分≤6 分应选择后路复位内固定手术，总分≥7 分应行前路减压内固定手术。对于 AOB2 型、B3 型及 C 型骨折，同时 LSC 载荷评分≥7 分的患者可以选择前后联合入路。

Vaccaro 等认为，影响胸腰椎骨折手术入路选择最重要的两个因素是 TLICS 三大因素中的椎体后方韧带复合结构的完整性及神经系统功能状态。其基本原则是：对有不完全神经功能损伤且影像学检查证实压迫来自椎管前方者，通常需要前路减压；对有椎体后方韧带复合结构破坏者，通常需要后路手术；对两种损伤均存在者通常需要前后路联合。

（一）前路手术

前路手术在脊柱胸腰段骨折，尤其在对伴有不全性脊髓损伤的患者治疗中广泛采用。前路手术的主要的优点是能够对椎管进行直接而充分的减压。尤其在不完全性瘫痪的患者，通过前路减压可以获得很高的神经功能改善率。在脊髓圆锥不完全性损伤的患者中，通过前路减压，有半数恢复大小便控制能力（图73-5）。

前路手术内固定的另一个优点是可以重建前方的椎体。爆裂性骨折前柱和中柱均已破坏，在前路减压的同时，不造成后柱的附加损伤，结合支撑骨块移植和内固定可以重建前柱和中柱，使脊柱达到即刻稳定（图 73-6）。

腰椎骨折时，椎管内的占位性压迫多来源于前方，因而前路手术的减压操作通常在直视下进行。术中不牵动硬膜囊，不会加重神经损害症状，相对于后路手术减压更为安全。但前路手术创伤大，手术操作难度高，对脊柱的抗旋转能力较差，限制了运用。如存在 PLC 损伤则需加行后路手术。

（二）后路手术

后路手术是治疗胸腰椎骨折的传统术式。创伤小，操作简单，对椎管可以进行探查，固定可靠，可以获得更佳的畸形矫正效果。早期的后路手术多采用钩-

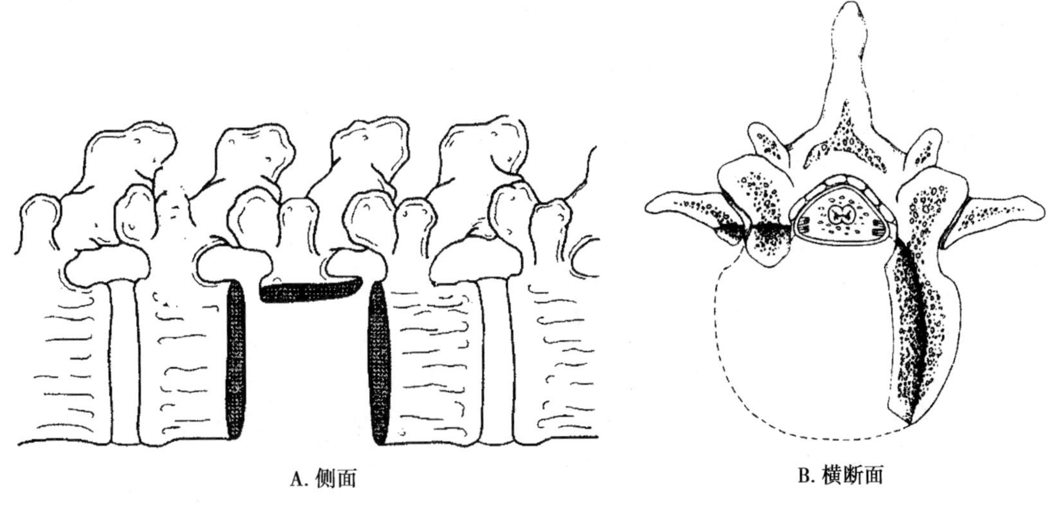

图 73-5　胸腰椎骨折前路减压范围

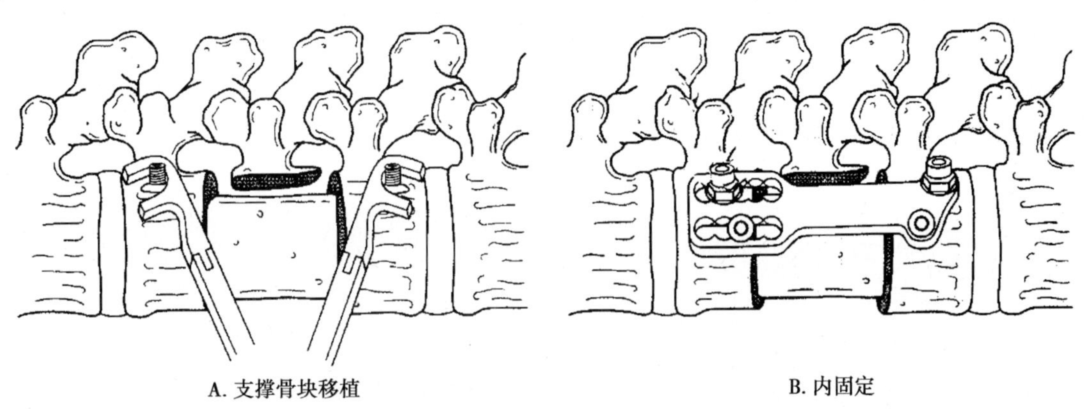

图 73-6　胸腰椎骨折前路减压植骨融合内固定

棒内固定系统固定，包括 Harrington 棒、Luque 棒等，这些内固定复位常不够理想，需对脊柱损伤节段的上下数个节段进行固定或融合，严重影响脊柱的正常功能，现已基本放弃使用。

后路短节段椎弓根螺钉技术已经在临床广泛应用，在治疗腰椎骨折上取得了良好的效果（图 73-7）。椎弓根钉内固定仅需融合损伤上下各一个节段，融合节段少，融合率高，保留了重要的腰椎活动节段，并能维持腰椎生理前凸，较少发生内固定失败。椎弓根钉内固定系统一个最大的优点是棒和椎弓根钉的安置有较大的灵活性，这样可分别独立地施加牵引、提拉和使腰椎前凸的作用力，达到良好的复位、矫形和固定作用。

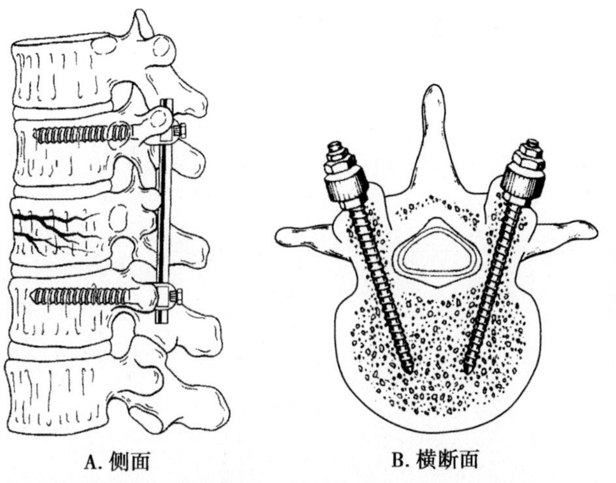

图 73-7　胸腰椎骨折后路短节段椎弓根螺钉固定

伤椎椎弓根螺钉植入技术由传统的后路跨伤椎短节段固定技术发展而来，即在跨越伤椎的短节段固定的基础上在伤椎置入椎弓根螺钉协助复位及固定（图 73-8）。传统跨伤椎后路短节段固定治疗胸腰椎骨折的最常见并发症是后凸复发和内固定断裂，而通过伤椎植钉技术不仅能起到推顶作用，提高骨折复位质量，协助矫正后凸畸形，同时，伤椎固定可达到三点固定的效果，增加内固定系统强度，降低内固定系统的悬挂效应，从而减少后凸复发，为骨折愈合提供更好的条件。此外，通过伤椎固定可改善内固定系统应力

8

分布，保护受损椎体和椎间盘，并能增加内固定系统的把持力，减少骨 - 金属界面的运动，降低内置物松动、脱落的发生。

腰椎后路手术的难点在于椎管减压。对于后纵韧带完整的患者，若凸入椎管的骨块不超过椎管矢状径的 40%，在椎弓根钉内固定系统帮助下行撑开、提拉复位，通过后纵韧带的牵拉可间接实现韧带的轴向复位，是一种较为安全的方法。有学者报道此种间接减压方法残留椎管狭窄的比例可达 25%~42%，对伴有不全性神经功能损害的患者，有可能影响神经功能的恢复。但也有学者报道，无论手术与否，爆裂骨折所致的椎管狭窄可随着时间逐步重塑并使椎管容积扩大，5 年随访研究显示，椎管容积可以增加约 15%。

后路手术对前方压迫的直接减压可通过后外侧减压技术完成（图 73-9）。该操作首先切除伤椎椎板和关节突，必要时需扩大邻近节段暴露范围，用尖头咬骨钳或电动磨钻切除椎弓根，认清硬膜囊、神经根，绕过其前外侧对前方压迫直接减压，采用“弹壳技术”可完成伤椎次全切（图 73-10）。该方法在脊柱胸腰段手术时的风险较大，对术者手术技能要求高，不可向中线过度牵拉硬膜囊，以免造成脊髓圆锥损伤。在下腰椎的手术中，该减压方法效果较为可靠，风险相对较小。

经后外侧前方减压植骨融合术是在经后路完成椎管前方减压的同时，通过后外侧入路植骨重建脊柱的前、中柱（图 73-11）。对于前、中柱不稳的骨折，单纯的后路复位减压固定术后往往发生椎体高度的丢失和后凸复发，其主要原因是撑开复位后前、中柱空虚，同时由于内固定应力遮挡作用，出现骨质丢失表现，呈现椎体的“蛋壳样”改变。因此，椎体前、中柱高度严重丢失胸腰椎爆裂性骨折患者，在后路椎管环形减压及内固定同时，经伤椎后外侧入路进行椎体内植骨，可恢复伤椎椎体高度，重建前、中柱的稳定性，对预防术后远期椎体塌陷的发生起到一定作用。

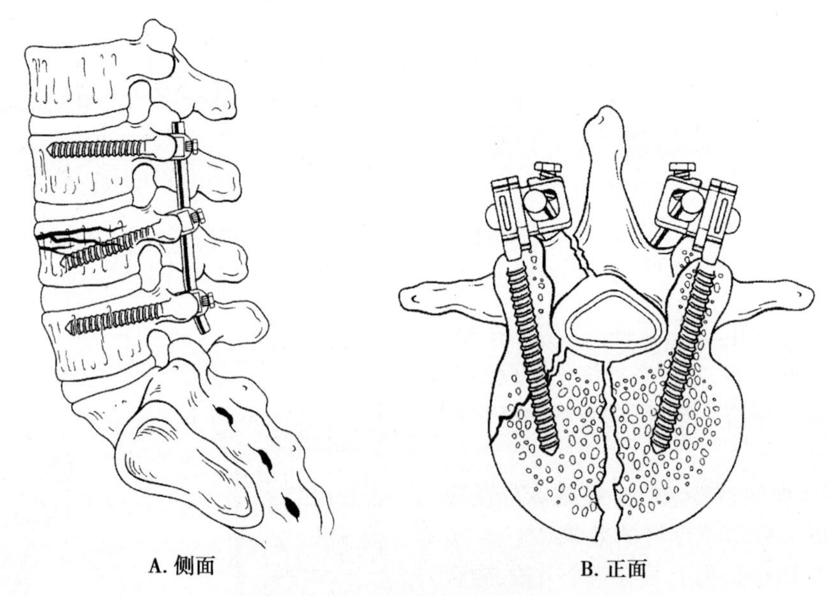

图 73-8　伤椎椎弓根螺钉置入

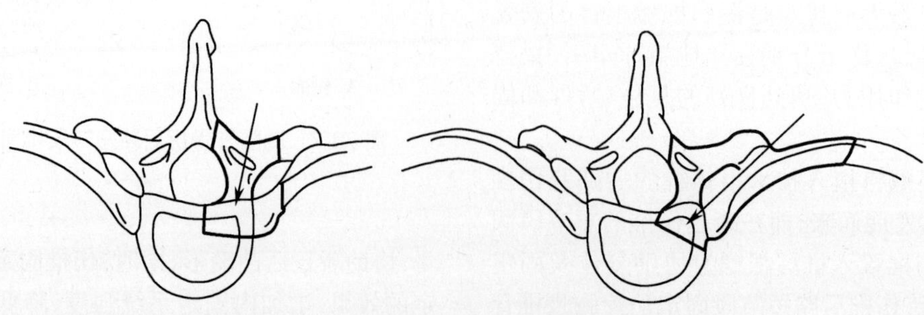

图 73-9　胸腰椎骨折后路减压的侧后方入路

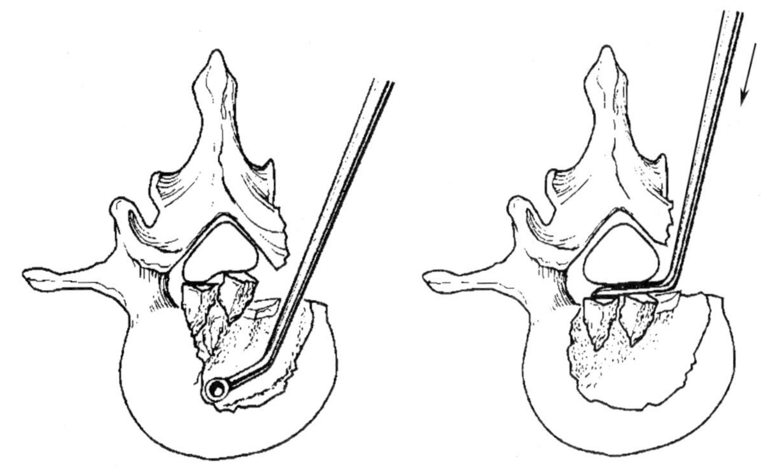

图 73-10 胸腰椎骨折侧后方减压复位弹壳技术

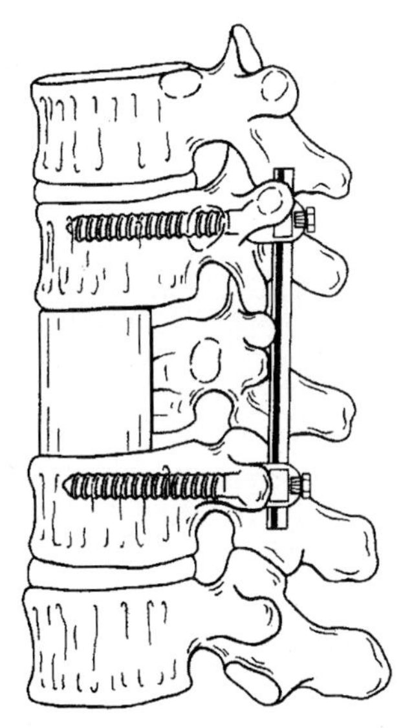

图 73-11 经后外侧前方减压植骨融合术

三、各类腰椎损伤的治疗

(一) 腰椎压缩性骨折

腰椎压缩性骨折通常预后良好,但是必须注意鉴别是否伴有严重的韧带损伤或是爆裂性骨折。压缩性骨折如椎体高度丢失低于 50%,通常是稳定的,治疗的目的主要是防止椎体前面的进一步压缩及形成后凸畸形。通常选择非手术治疗,选择合适的支具固定,通常固定时间为 3 个月直至骨折愈合。治疗期间应定期拍片了解脊柱是否存在不稳定,如果发现压缩性骨折进一步加重,则考虑改用手术复位恢复脊柱的正常序列。

(二) 爆裂性骨折

腰椎爆裂性骨折大多需要手术治疗。爆裂性骨折表现为前柱粉碎性骨折,中柱明显受损,骨折块突入椎管,部分合并神经损伤,多属于不稳定性骨折。发生于腰 1 椎体的爆裂性骨折可出现脊髓圆锥损伤,腰 2 及以下的腰椎爆裂骨折神经损害以马尾综合征为主。合并神经损害的腰椎爆裂骨折,手术治疗的目的除骨折复位,恢复腰椎序列外,神经减压具有极其重要的意义。

(三) 屈曲 - 牵张性损伤

屈曲 - 牵张性损伤中的 Chance 骨折,由于损伤经过棘突、椎板、椎弓根以及椎体,以骨性损伤为主,韧带损伤较轻,骨折愈合后稳定性好,因而可采用非手术治疗,予以后伸位外固定。但如果损伤通过棘间韧带、关节突间关节囊及后侧纤维环,损伤以韧带为主,尽管大部分此类损伤不伴神经损伤,但损伤后韧带和纤维环以瘢痕组织愈合,晚期常出现疼痛和脊柱不稳,因此,此类损伤最好手术治疗。对伴有不全性神经损伤的患者,对可能存在的神经压迫应进行探查、减压。对于完全性神经损伤的患者,Antoine 等建议考虑到神经损伤恢复的可能性较小,仅需复位后维持脊柱稳定即可。

(四) 骨折 - 脱位

此类损伤通常由多种类型的暴力共同作用所致。由于脊柱三柱均有损伤,不仅是前后不稳,同时还有旋转不稳,脊柱稳定性极差,必须行手术治疗。手术可以采用闭合复位结合内固定的方法,或切开复位内固定的方法,甚至于前后联合手术的方法。

(任先军)

参考文献

1. Yunus MD, Kaya RA, Aydin Y, et al. Modified transpedicular approach for the surgical treatment of severe thoracolumbar burst fracture. Spine J, 2004, 4(2): 208-217.
2. Verlaan JJ, Dhert WJ, Verbout AJ, et al. Balloon vertebroplasty

in combination with pedicle screw instrumentation: a novel technique to treat thoracic and lumbar burst fractures. Spine, 2005, 30(3): 73-79.

3. Vaccaro AR, Lehman RA Jr, Hurlbert RJ, et al. A new classification of thoracolumbar injuries: the importance of injury morphology, the integrity of the posterior ligamentous complex, and neurologic status. Spine, 2005, 30(20): 2325-2333.
4. Defino HL, Scarparo P. Fractures of thoracolumbar spine: monosegmental fixation. Injury, 2005, 36(Suppl 2): 90-97.
5. Singh K, Kim D, Vaccaro AR. Thoracic and lumbar spinal injuries in Herkowitz HN, Garfin SP, Eismont FJ, et al. ed. Rothman-Simeone The Spine 5th edition. Elsevier Inc, 2006, Volume Ⅱ: 1132-1156.

第七十四章

膝关节韧带与半月板损伤手术

需要指出的是，随着关节镜技术的发展越来越成熟，关节镜的应用也越来越普遍，不少基层医院可以在膝关节镜的辅助下进行多种手术。由于关节镜辅助下的手术较常规手术创伤小，患者恢复快，因此对于有关节镜手术指征的患者应尽量应用关节镜进行手术。

第一节　侧副韧带损伤手术

侧副韧带位于膝关节内侧者为内侧副韧带，外侧者为外侧副韧带（图 74-1、图 74-2）。膝内侧副韧带实际是股大收肌腱膜的延续，它起自股骨内上髁的内收肌结节，止于胫骨干骨骺端内侧后半部、“鹅足”肌腱深面的骨面，为一扁平而坚韧的带状组织，宽约 2cm，分深浅两层。浅层纤维较长，分为前纵部和后斜部，与内侧半月板仅有疏松的联结；深层纤维较短，行于股骨和胫骨之间，紧贴关节面水平的侧方骨面之间，与半月板联结紧密，故内侧副韧带深层断裂时，常合并内侧半月板损伤。内侧副韧带表面后部有半腱肌、股薄肌和缝匠肌等肌腱通过。当膝关节伸直时，韧带深浅两部分纤维均呈紧张状态，以维持膝关节的稳定；屈曲时，内侧副韧带深层纤维一直处于紧张状态，半屈位时，浅层纤维前纵部紧张，但是在屈曲过程中逐渐滑向胫骨关节面的后方，后斜部处于松弛状态，两部分纤维均松弛，此时若膝关节遭受暴力打击就容易发生损伤。完全屈曲时，韧带浅层后斜部纤维松弛，前纵部滑向胫骨关节面后方，深层纤维呈紧张状态，故仍可保持膝关节的稳定。

外侧副韧带呈圆索状，起自股骨外上髁，止于腓骨头外侧。其深面有腘肌腱相隔，不与半月板相连，故外侧副韧带损伤，一般不致引起外侧半月板撕裂。外侧副韧带的浅面有股二头肌腱和坚韧的髂胫束保护，故损伤机会较少。且其对膝关节的稳定作用也远不及内侧副韧带重要。

一、内侧副韧带损伤修复术

膝内侧副韧带损伤较多见，其损伤程度和性质因暴力大小而异。轻度损伤仅部分纤维断裂；严重者可合并半月板、交叉韧带撕裂（图 74-3），造成膝关节脱位或半脱位。

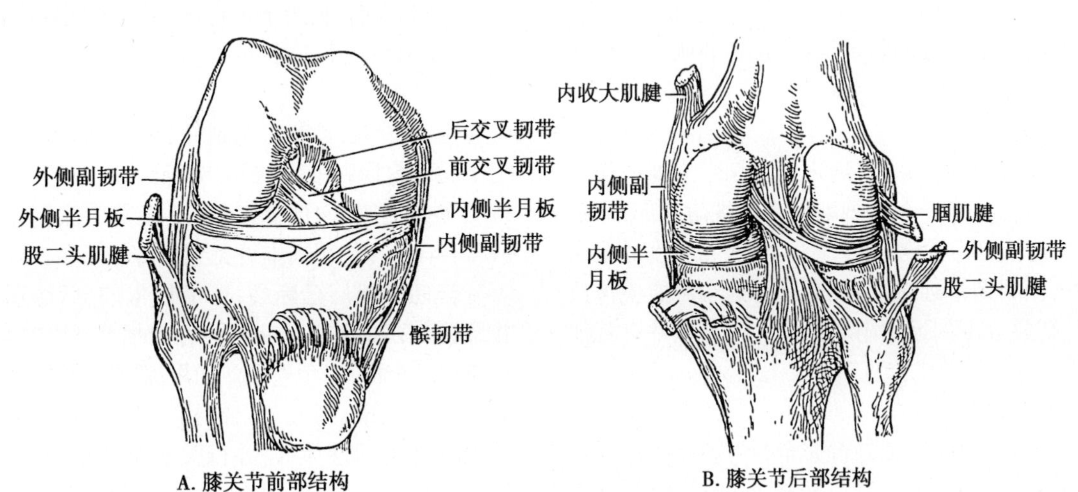

图 74-1　膝关节前部和后部结构

8

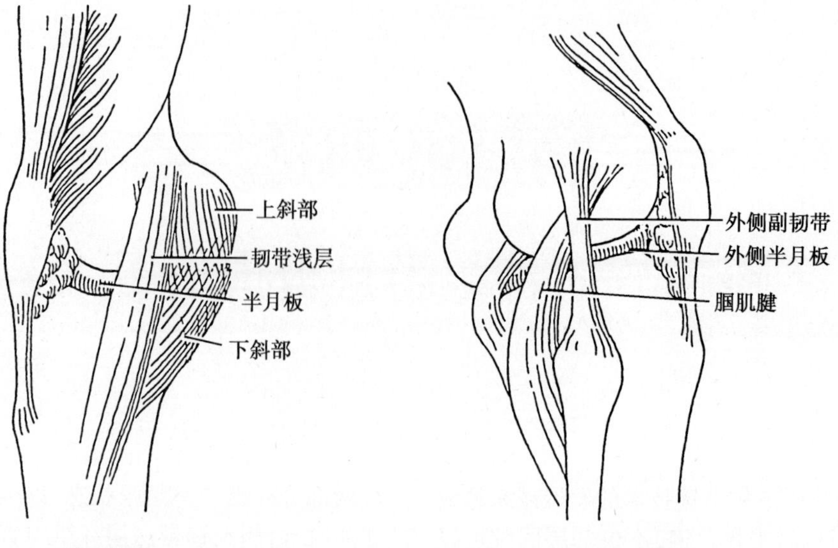

上斜部
韧带浅层
半月板
下斜部
外侧副韧带
外侧半月板
腘肌腱

A. 内侧副韧带　　B. 外侧副韧带

图 74-2　内侧及外侧副韧带

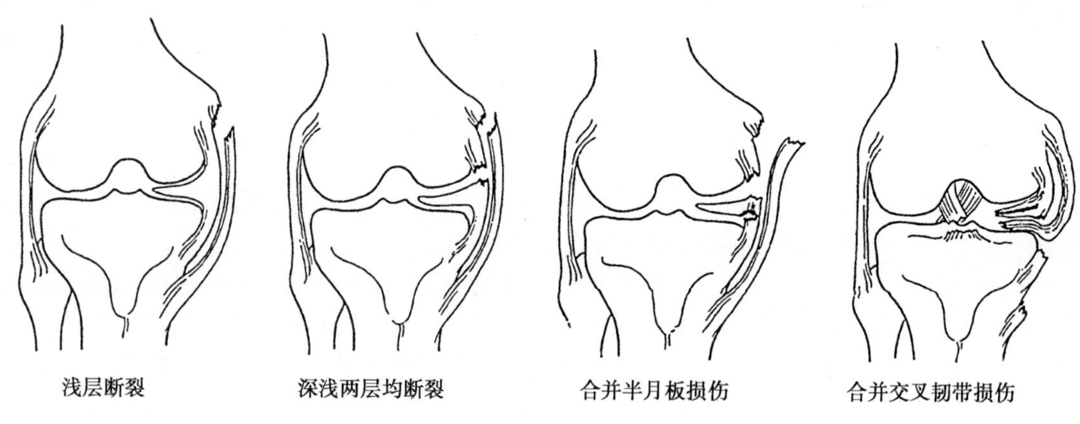

图 74-3　内侧副韧带损伤类型

膝关节内侧副韧带的治疗分为非手术治疗和手术治疗。

单纯的内侧副韧带部分撕裂采用保守治疗疗效较好。保守治疗的方式包括：暂时制动和保护下负重，疼痛缓解后开始积极的阻抗训练，包括等张、等长、等动肌力锻炼程序。

【手术指征】

完全断裂者，如果为单纯内侧副韧带三度损伤可尝试保守治疗。撕裂在内侧副韧带近端附着部，非手术治疗的疗效更为肯定和成功。同样严重程度的损伤发生在内侧副韧带远端附着部，韧带远端可能会被拉向近侧，则愈合不如近端附着部肯定。如合并有其他组织损伤，应及早手术修复。

【术前检查】

细致检查，明确韧带是否完全断裂，有无合并伤。不完全断裂者，局部创伤反应较轻：X 线检查，关节间隙不增宽；伤部用普鲁卡因封闭后，膝关节功能活动不受限制。完全断裂者，则创伤反应较为剧烈：X 线检查，内侧膝关节间隙明显增宽，有时可发现骨折片。如合并交叉韧带损伤，则抽屉实验阳性。

手术宜在止血带下进行，以便较彻底地检查伤情。

【手术步骤】（图 74-4）

于膝内侧做长约 12cm 略呈 S 形切口。起自股骨内髁上方约 2cm，沿内侧副韧带皮下标志向下延伸，止于胫骨内髁稍前方、距关节缘约 6cm 处。切开皮下组织和深筋膜，向两侧牵开，即显露内侧副韧带浅层（图 74-4A），在伤部周围可见到血肿。

若韧带浅层已断裂，可沿韧带前、后缘适当分离并翻开，仔细检查韧带深层有无损伤（图 74-4B）。探查应力求全面，以免遗漏。如果深层纤维未断裂，关节囊亦完整无损，则关节内结构损伤可能性小，可进一步检查有无阳性体征，并行关节穿刺检查有无积血。如果均属阴性，则不必探查关节。若深、浅两层纤维均断裂，关节囊亦有不同程度的损伤，或韧带深层纤维

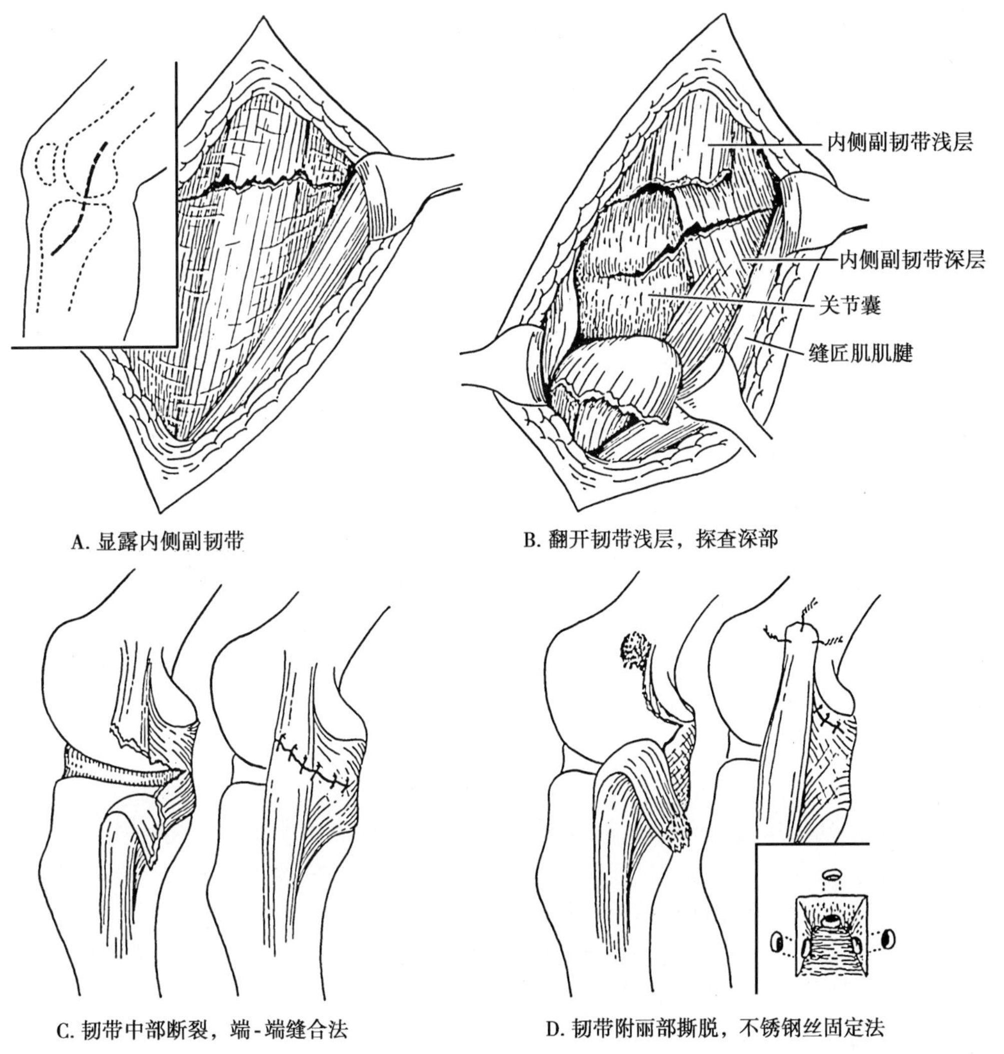

图 74-4　内侧副韧带损伤修复术手术步骤

断裂疑有膝内结构损伤可能时，则应探查内侧半月板和交叉韧带。

做膝关节内探查时，可将皮肤和筋膜向前方牵开，沿髌韧带内缘切开关节囊，依次探查内侧半月板和前、后交叉韧带。若半月板体部已破裂，应予切除。如仅为边缘裂伤，可缝合。合并交叉韧带损伤时，应妥善修复（见第七十四章第二节交叉韧带损伤手术）。关节内探查处理完毕后，缝合关节囊，然后处理副韧带损伤。

建议采用关节镜技术完成关节内损伤探查和半月板修整、缝合和前交叉韧带重建手术。

单纯韧带深、浅两层中部断裂时，可行端-端缝合，或将两断端重叠缝合（图 74-4C）。若韧带附着点撕脱，有条件缝合者，可直接缝合；无条件缝合时，可在撕脱部位，凿一大小相应的浅骨槽，用细钻头围绕骨槽钻骨孔数处，将韧带撕脱部纳入骨槽内，用不锈钢丝贯穿固定（图 74-4D）。

髁部有撕脱骨折时，骨片较大者在复位后可用一枚长螺丝钉固定，骨片很小时，可将骨片剥除，然后按上法用不锈钢丝固定韧带。

【术后处理】

术后暂用石膏夹板固定，2 周后更换管型石膏。在石膏保护下可扶拐下床活动。4~6 周后拆除石膏，扶拐练习走路。在石膏固定期间即应开始坚持股四头肌功能锻炼，直至膝关节功能恢复正常。

二、外侧副韧带损伤修复术

膝外侧副韧带因有股二头肌腱和髂胫束保护，一般不易损伤，但如暴力过大，在韧带损伤的同时尚可发生腓总神经和交叉韧带撕裂。故术前应仔细检查，明确诊断，以免延误治疗。

针对二度及以下损伤的患者，采用石膏或者功能支具制动 4 周的非手术治疗能够取得优或良的疗效。三度损伤的非手术治疗结果较差。

【手术步骤】（图 74-5）

沿股骨外髁至腓骨头做纵切口，起自股骨髁上 2~3cm，止于腓骨头下 2~3cm. 长约 8cm。切开外皮组

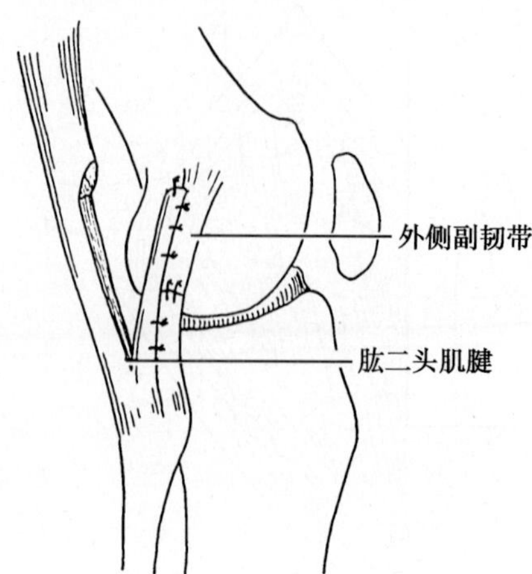

A. 直接端 - 端缝合　　B. 利用股二头肌腱加强

图 74-5　内侧副韧带损伤修复术手术步骤

织和髂胫束，将其向两侧牵开，即可显露外侧副韧带。清除血肿，仔细检查损伤范围，腓总神经有无损伤，应检查记录术前腓总神经功能，进行早期探查，并在有指征时进行确切的修复。关节囊有无撕破。根据伤情，必要时，可于髌韧带外缘切开关节囊，探查膝关节内部。

单纯韧带断裂或撕脱时，尽量采用直接端 - 端缝合法修复（图 74-5A）。如在中部以下断裂，可利用股二头肌腱加强。将靠近韧带一侧的肌腱按所需要的长度于近侧做部分切断，然后向远侧纵向劈开至肌腱（腓骨头）止点。用间断缝合法将肌腱和韧带缝在一起（图 74-5B），以增加外侧副韧带的坚固性。

若腓骨头有撕脱骨折时，骨片较大者，复位后，用一枚中等长的螺丝钉固定；如骨片较小，可将其切除，在腓骨头是钻孔，用不锈钢丝固定韧带。

第二节　交叉韧带损伤手术

膝交叉韧带位于股骨髁间窝内，纤维很短，位置很深，周围又有关节囊，韧带、肌腱等组织的保护，单纯损伤的机会很少，多与侧副韧带损伤同时发生，前交叉韧带起自股骨髁间窝外侧，止于胫骨棘突的前面；后交叉韧带起自髁间窝内侧，止于胫骨平台后缘之下。两韧带于髁间窝内略呈交叉状。膝关节伸、屈至任何角度，前、后交叉韧带均有一部分纤维处于紧张状态，以维持膝关节的稳定，防止膝关节过伸、过屈和旋转等异常活动。并与侧副韧带协调一致，形成一个完整的稳定结构，以保障膝关节的功能。

一、前交叉韧带胫骨止点撕脱性骨折修复术

前交叉韧带长约 31~35mm，其血液供应来自膝中动脉，该动脉穿过关节囊，进入股骨附着点附近的髁间窝。交叉韧带的骨性附着区对其不提供血供。当前交叉韧带损伤后，血供对前交叉韧带的修复发挥着重要的作用。

非手术治疗前交叉韧带损伤其治疗效果不佳，其主要原因可归于前交叉韧带损伤后出现的伴随损伤，在最初受伤时外侧半月板损伤更为常见，随着损伤时间的延长，内侧半月板损伤发病率逐渐上升。对于愿意改变生活方式并在伤后可避免参加造成反复关节不稳活动的患者，非手术治疗是一种可行的选择。手术治疗包括：止点撕脱骨折修复、前交叉韧带增强修复以及重建术。增强韧带修复术和重建手术手术入路和材料相同，不同的是增强修复时组织材料在髁间窝顶部穿过股骨外髁，有利于保护前交叉韧带的股骨止点，在胫骨侧定位于胫骨印迹的前内侧，有利于保护胫骨附着部。

前交叉韧带损伤撕脱骨折者多为远端附着点撕脱，近端损伤者则极少见。损伤后，膝关节内可有较多的积血，对新鲜损伤，可用关节穿刺法帮助诊断。有撕脱骨折时，X 线检查可发现骨折片。抽屉试验对诊断帮助较大。若前、后交叉韧带同时撕裂，可发生膝关节半脱位。术前还应查明有无侧副韧带损伤。

【手术步骤】（图 74-6）

沿髌骨内侧做弧形切口，长约 12cm。上端起自股内侧肌与股直肌之间，下端止于髌韧带内侧（图 74-6A）。切开皮下组织和深筋膜后，沿股内侧肌与股直肌之间分离，向下切开股四头肌腱扩张部和关节囊。将髌骨向外侧翻开，屈曲膝关节，即充分显露膝关节内部结构（图 74-6B）。清除关节内积血，检查关节囊、半月板和侧副韧带有无损伤。

若仅为前交叉韧带远端撕脱，可于胫骨结节髌韧

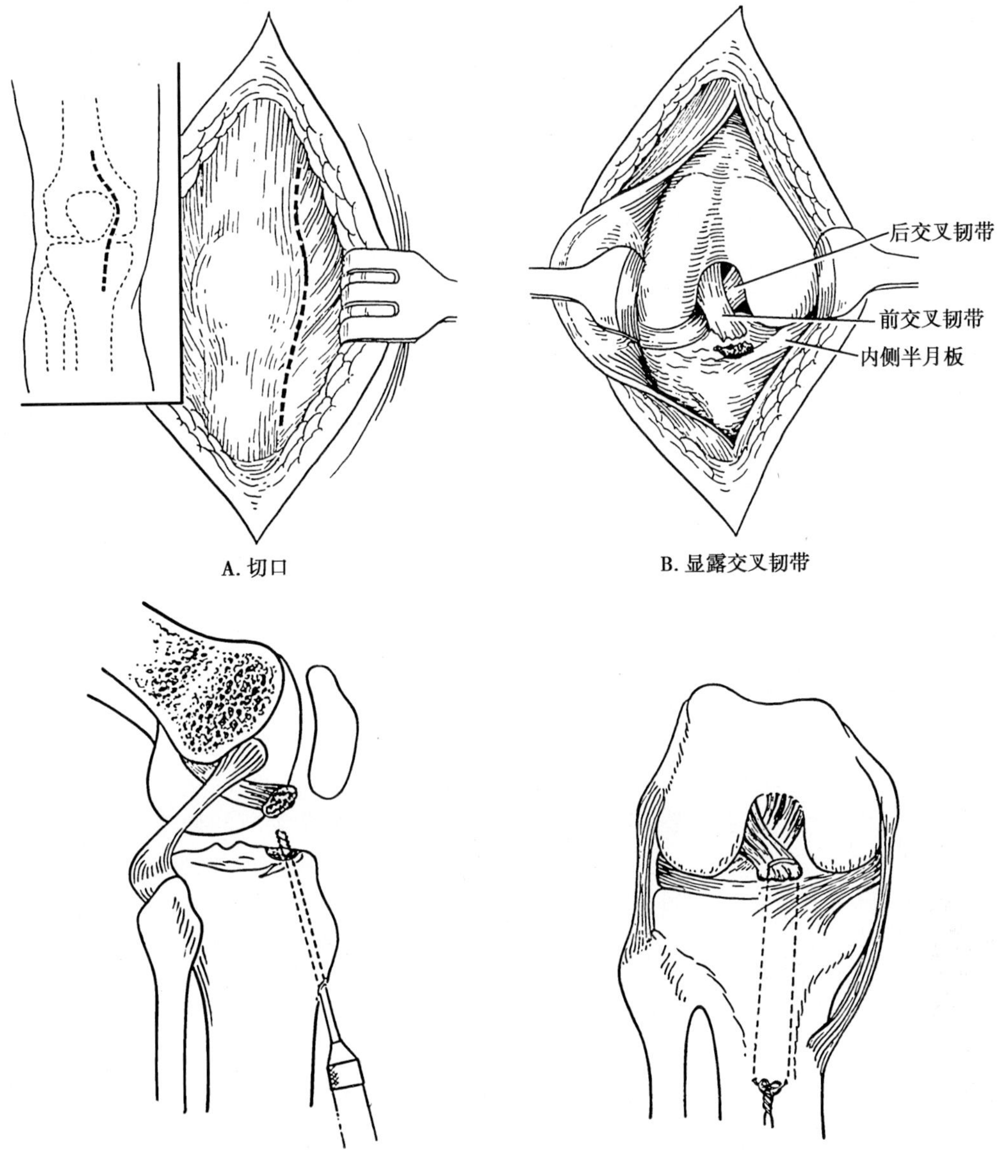

后交叉韧带
前交叉韧带
内侧半月板

A. 切口　　B. 显露交叉韧带

C. 钻孔　　D. 用不锈钢丝固定

图 74-6　前交叉韧带胫骨止点撕脱性骨折修复术

带止点稍下方的两侧，对准前交叉韧带撕脱处，用细钻头平行钻两侧孔道（图 74-6C），以不锈钢丝贯穿韧带断裂部，将钢丝两端分别由骨孔中穿出，拉紧结扎。若髁间突有撕脱骨折，钢丝可穿过骨片，行复位固定（图 74-6D）。

韧带近端撕脱时，则于大腿外侧髁上做长约 6cm 的纵切口，显露股骨外上髁上部骨面，由此对准髁间窝的韧带撕脱部，平行钻两骨孔，按上法用不锈钢丝固定韧带撕脱部（图 74-7）。

冲洗关节腔，注意勿残留骨屑。彻底止血后，分层缝合关节囊、股四头肌腱扩张部及外层组织。

建议采用关节镜辅助下复位前交叉韧带止点撕脱骨折，内固定方式可选用半螺纹空心螺钉或者带线锚钉等方式。

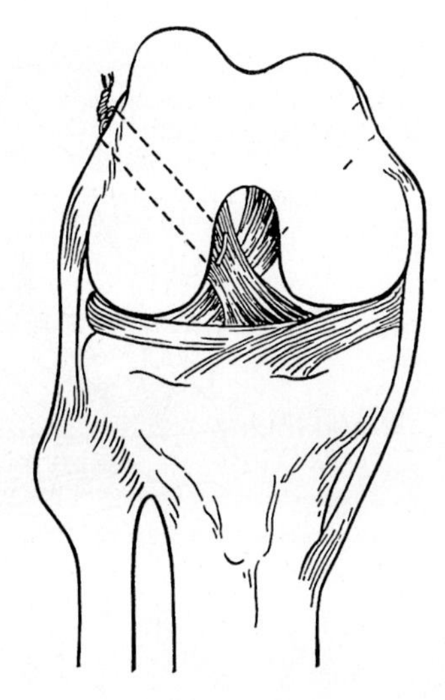

图 74-7　不锈钢丝固定韧带撕脱部

8

【术后处理】

用膝关节支具将膝关节固定于伸直位，待切口不痛时即开始股四头肌功能锻炼，3周后在支具的保护下进行从0°~90°的屈伸活动，并开始股四头肌和腘绳肌的等长收缩练习。术后6周弃拐，8周应达到全范围的膝关节主、被动活动，渐进性的抗阻练习持续3个月。

二、后交叉韧带胫骨止点撕脱骨折修复术

后交叉韧带起于股骨内髁的外侧面，靠近后部，胫骨侧止点位于胫骨的后下方凹迹。后交叉韧带粗大、坚韧，单纯的后交叉韧带损伤较少见，可能合并内侧或者外侧韧带的撕裂。

非手术治疗Ⅰ度和Ⅱ度损伤临床疗效良好。对于要求较高的运动员，Ⅱ度或者更为严重的后向松弛需要手术治疗。单纯韧带止点撕脱骨折而无明显移位者，均可采用非手术疗法。如较大，移位较明显，对膝关节功能影响较大时，则仍需手术治疗。

【手术步骤】

于腘窝做S形切口。切开皮下组织和深筋膜后，显露腓肠肌内侧头，在附着点下方从股骨髁上剥离腓肠肌内侧头，连同腘窝部神经、血管束一起向外侧牵开，即显露后侧关节囊(图74-8A)。适当扩大关节囊裂口，清除血块和骨屑，即可找到骨折片。若骨折片较大，复位后，可用螺丝钉固定(图74-8B)；如较小，可将其切除，然后用丝线缝合固定韧带。修补关节囊，将腓肠肌归位缝合。

【术后处理】

同前交叉韧带修复术。

第三节 膝关节半月板切除术

【解剖与生理概要】

膝关节半月板有内、外两个，位于股骨髁与胫骨平台之间，由纤维软骨构成，外缘厚，内缘薄并游离于膝关节中。除边缘有少量血液供应外，其余部分既无血管又无淋巴，营养全靠关节液供应，故体部损伤后不能愈合。内侧半月板较大，近似新月形，其前角附着于前交叉韧带的前面，后角附着于髁间棘与后交叉韧带之间，其外缘与内侧副韧带深层纤维紧密相连。外侧半月板较小，近似环形，其前角附着于髁间棘之前，前交叉韧带的外侧，后角附着于髁间棘之间(图74-9)。

半月板是膝关节良好的衬垫，其楔状面恰好嵌入关节腔隙内，使胫骨平台凹度加深，对膝关节起稳定作用。由于半月板的可移动性，使滑液均匀分布，以润滑关节，并可防止其他组织入侵关节内，产生干扰。此外，当膝关节受到撞击时，半月板尚有吸收震荡、保护关节的作用。

半月板随膝关节的伸屈活动发生一定的移动。屈膝时，半月板被挤向前；伸膝时，则挤向后。当膝关节处于半屈位，小腿外旋或内旋时，此时膝关节再行伸屈，则半月板便不能再随之移动，在这种情况下常易发生撕裂。

在我国，盘状软骨(半月板)发生率较高。盘状软骨是半月板发育不全的结果，多见于外侧，发生于内侧者极少。由于其形状呈圆盘形，故当膝关节运动时，常不能协调一致，久之，可出现各种症状(如膝关节酸

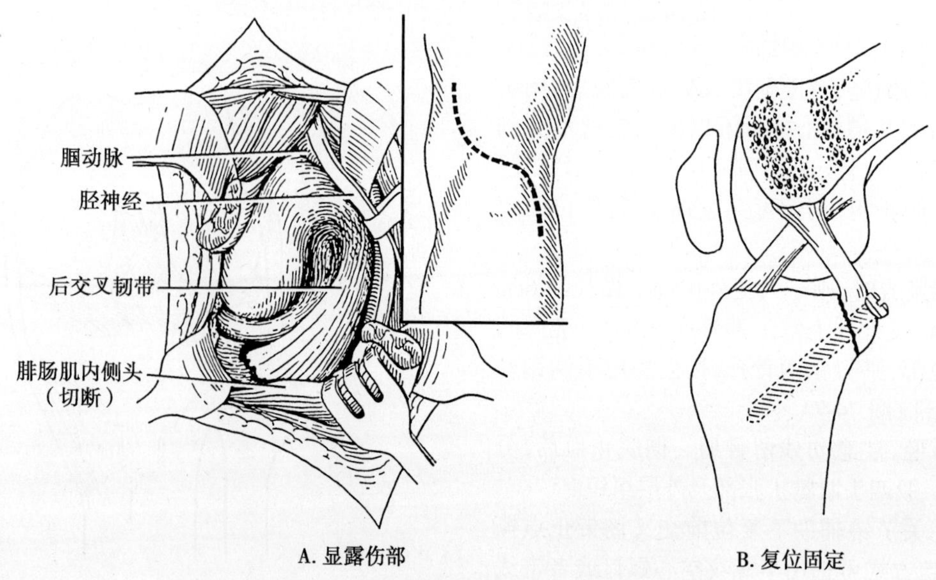

图74-8 后交叉韧带胫骨止点撕脱骨折修复术

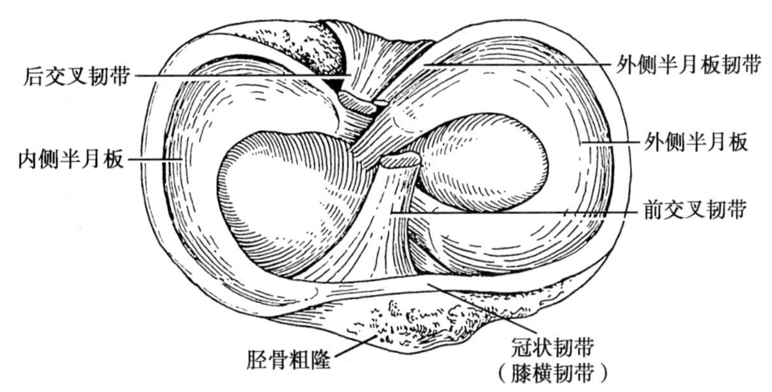

图 74-9　膝关节半月板的解剖

痛、弹响等)，且易发生损伤。

半月板切除后，外周创缘有纤维组织增生以填充半月板切除后遗留的间隙。这种新生“半月板”实际是一种瘢痕组织。若半月板切除不彻底可影响其“再生”。半月板损伤不严重者，可在关节镜下行损伤部分切除，以保留半月板的功能。

非手术治疗：不完全半月板撕裂或者小的(5mm以内)、稳定的边缘撕裂，只要不伴有膝关节内其他损伤，采用非手术治疗可以取得良好的结果。稳定的半月板小撕裂经过3~6周的保护即可愈合。半月板边缘血管区稳定的垂直、纵行撕裂，已有非手术治疗后痊愈的报道。

非手术治疗的方法包括采用腹股沟到踝部的管型石膏或者膝关节支具制动4~6周，指导患者在石膏固定期间进行渐进性肌肉等长锻炼，以加强膝关节周围股四头肌、腘绳肌、腓肠肌、比目鱼肌的力量。4~6周后停止制动，加强膝关节和髋关节周围肌肉的功能锻炼。

【手术指征】

1. 半月板损伤症状明显，膝关节交锁不稳，股四头肌日渐萎缩无力者。

2. 半月板囊肿较大，已侵入体部，经常引起膝关节疼痛，影响功能者。

3. 盘状软骨，已影响膝关节功能活动，症状明显者，但若膝关节已有退行性改变，则手术效果不够满意，应慎重。

【术前准备】

这类患者就诊时，病程多半较长，对膝关节功能损害较明显者，于术前应先做一段时间的股四头肌锻炼，使肌力达到一定程度，以利术后功能恢复。

半月板切除术包括：部分切除术、次全切除术、全切除术。完全切除半月板术后短期疗效满意，然而长期随访发现关节退行性病变的发生率增加，即使切除1/3的半月板组织，膝关节的接触应力便会增加350%。关节软骨退变的量和半月板切除的量成正比。但如果病变引发的症状经常出现，如频繁的交锁、反复出现的慢性渗出等，则切除半月板病变部分是必要的，因为现有病变所造成的问题远比将来发生的退行性骨关节炎严重得多。半月板切除后保留更多的边缘组织，长期随访效果会更加理想。无论切开手术还是关节镜手术，都要尽可能多地保留半月板。

开放性半月板切除术的局限性在于对半月板观察的准确性不如关节镜手术，而且对关节周围软组织创伤大，恢复时间长。关节镜技术具有微创、康复迅速、并发症少的优势，是目前半月板损伤的首选治疗手段。

一、外侧半月板切除术

(一) 开放式外侧半月板切除术

【手术步骤】(图 74-10)

仰卧位，膝关节屈曲，小腿内旋内收或垂于手术台下(注意保持无菌)。沿髌骨外缘做一弧形切口，起自髌骨中点外缘，向外下方延伸至膝关节间隙平面，并稍向外后方延长，止于外侧副韧带前缘(图 74-10A)。也可做关节间隙横切口。逐层切开皮下组织、深筋膜(髂胫束)和关节囊。然后切开滑膜，即进入关节腔。用半月板拉钩(或其他小型深部拉钩)向两侧牵开关节囊和滑膜，即可显露半月板的前角及前外侧缘(图 74-10B)。

使小腿内旋内收，以增大外侧膝关节间隙，检查外侧半月板的损伤情况，以及膝关节、膝内结构有无慢性病变和关节游离体，以便做相应处理。

经检查证明无误后，先游离切断半月板前角，切割时要紧贴附着点。用有齿血管钳(或组织钳)夹住切断的前角，向外侧牵开关节囊及外侧副韧带，将

8

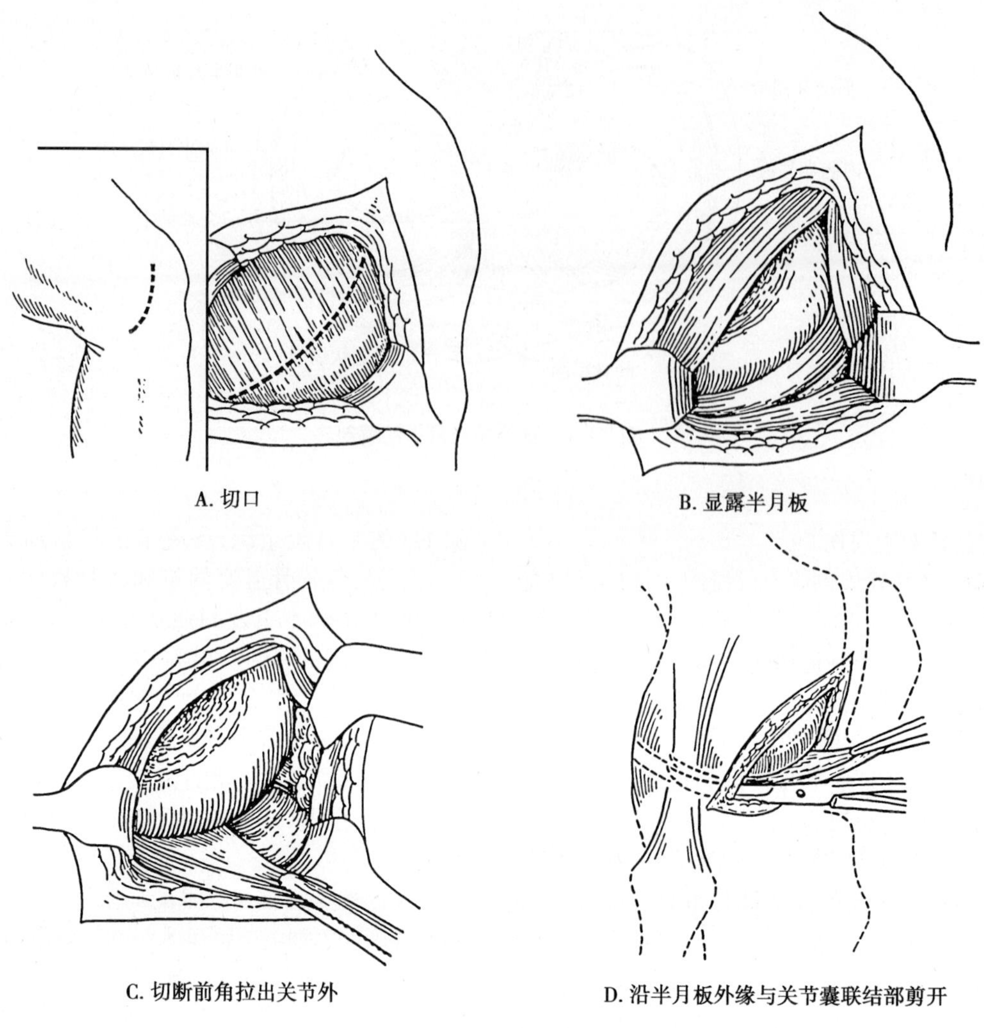

A. 切口　B. 显露半月板

C. 切断前角拉出关节外　D. 沿半月板外缘与关节囊联结部剪开

图 74-10　外侧半月板切除术

半月板向关节外前方牵拉(图 74-10C),然后用半月板刀或小儿胸科剪沿半月板外缘和关节囊联结部,由前向后仔细地挑割,边切边将半月板向外拉出(图 74-10D)。切至后角时,半月板大部可拉出关节腔之外,最后切断后角,移除半月板。用细线分层缝合滑膜和关节囊。

(二)关节镜下外侧半月板切除术

【手术步骤】(图 74-11)

因半月板撕裂的形态、范围多变,没有标准的关节镜手术方法适用于每个病例。常用的方式为:

建立标准前内、前外侧入路。前内侧入路位于内侧关节线上 1cm,髌骨下极 1cm,髌腱内缘内侧 1cm 处;前外侧入路位于外侧关节线上 1cm,髌腱边缘外侧 1cm,入口应在髌下 1cm 处(图 74-11A)。

通过前内侧入路放入关节镜检查撕裂,通过前外侧入路放入探钩进行探查,评估撕裂部位、范围(图 74-11B)。

采用蓝钳或者半月板剪切除外侧半月板撕裂或者退变部分(图 74-11C)。

探查稳定的半月板边缘,确保没有多余的瓣状半月板组织翻卷入半月板下或者髁后。水平状撕裂应该切至稳定的边缘(图 74-11D)。

如果术前 MRI 检查提示半月板囊肿存在,从对侧入口置入探针、刨削刀打开囊肿区,对囊肿进行切开减压,切除后视半月板稳定性对囊肿造成的软组织缺损区进行缝合处理。

刨削刀修整半月板内环边缘,清除半月板小碎块。

充分地冲洗关节腔并放置引流。

二、内侧半月板切除术

内侧半月板损伤发病率高于外侧半月板撕裂,内侧半月板损伤部位通常在后角,常见的损伤类型为纵行撕裂、斜行撕裂和水平撕裂。除靠近关节囊处的纵行撕裂外,应行半月板切除术。手术操作较外侧半月切除稍困难。

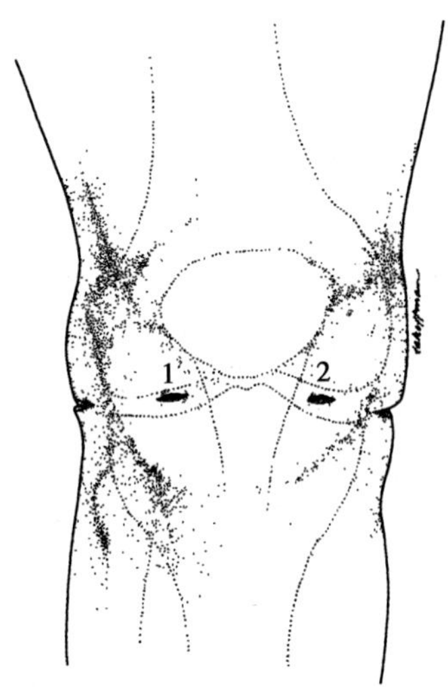

A. 标准关节镜入路
1. 前外侧入路；2. 前内侧入路通过使用标准的前内、前外侧入路。可以完成大部分关节镜下半月板切除术

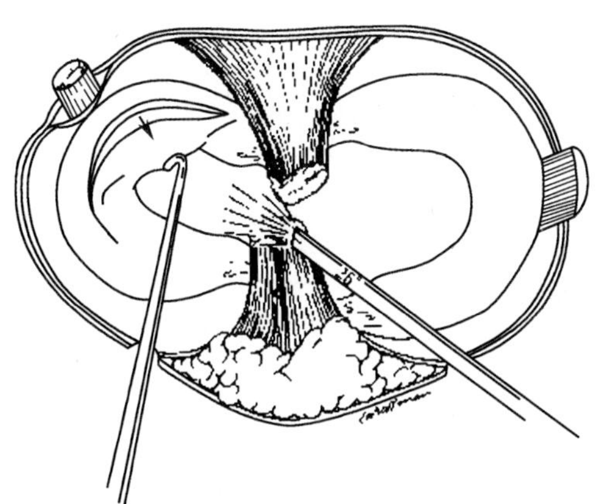

B. 探针从外侧入路进入探查撕裂部位、范围

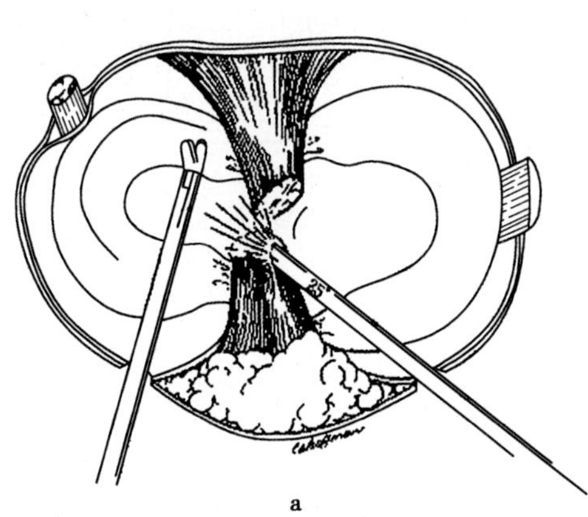

a

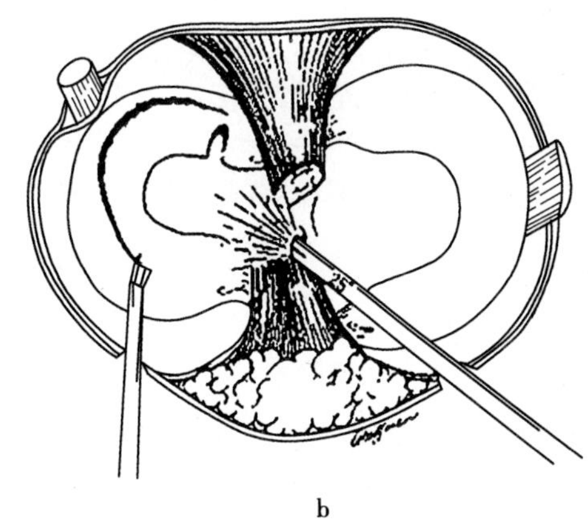

b

C. 蓝钳从外侧入路进入切除撕裂半月板后方连接部，切除撕裂半月板前方连接部

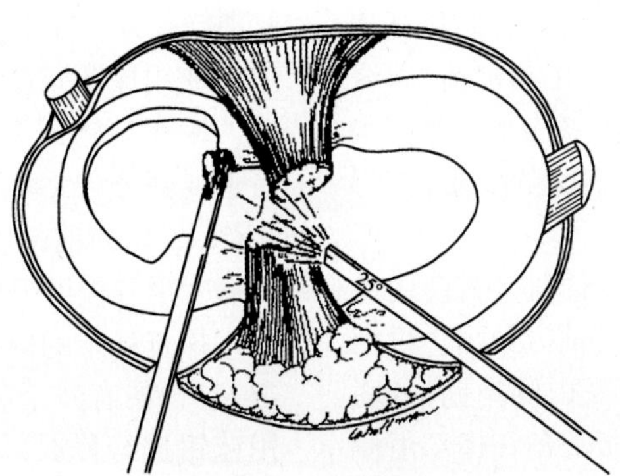

D. 修整外侧半月板至稳定外环

图 74-11　关节镜下外侧半月板切除术

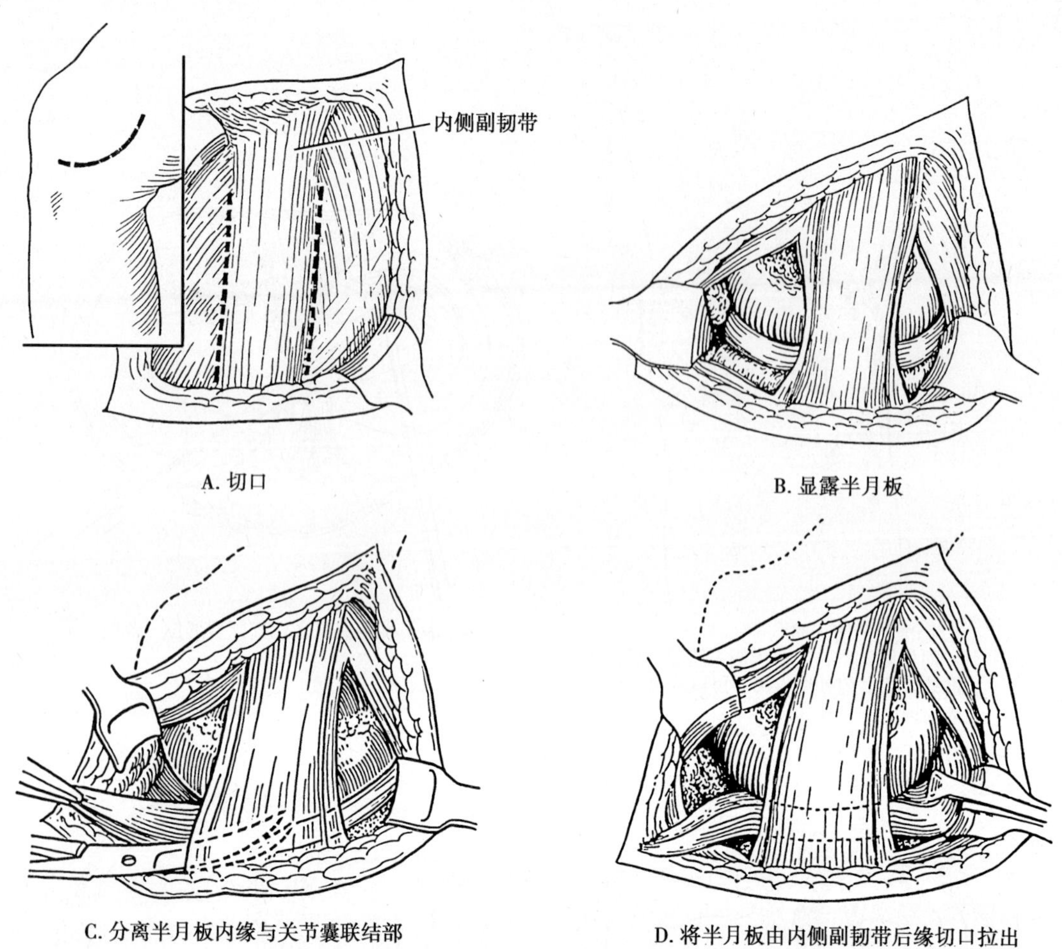

A. 切口

B. 显露半月板

C. 分离半月板内缘与关节囊联结部

D. 将半月板由内侧副韧带后缘切口拉出

图 74-12　内侧半月板切除术

（一）开放式内侧半月板切除术

【手术步骤】

开放式内侧半月板切除术（图 74-12）多用膝内侧弧形切口或关节隙横切口，以便同时显露后角。切口起自股骨内髁稍后方，膝上约 4cm 处，呈弧形向下至关节面以下约 0.5cm，然后平行向前延伸，止于髌韧带内侧缘。切开皮下组织和深筋膜后，向前上方牵开皮瓣，即显露内侧副韧带（图 74-12A）。在韧带前、后缘平行切开深筋膜、关节囊和滑膜，进入关节腔。显露半月板后（图 74-12B），按外侧半月板切除的要求，进行关节内探查。

先游离半月板前角，分离并剪断冠状韧带，用血管钳（或组织钳）夹持前角，将其向外前方拉出。再由前向后分离半月板内缘与关节囊（及内侧副韧带）联结部（图 74-12C），将已游离的半月板前角和体部由侧副韧带后缘切口拉出关节腔外（图 74-12D），继续向后切割，游离内、后缘，最后切断后角，将半月板移除。

彻底止血，分层缝合滑膜、关节囊和外层组织。

（二）关节镜下内侧半月板切除术

建立标准前内、前外侧入路：前内侧入路位于内侧关节线上 1cm，髌骨下极 1cm，髌腱内缘内侧 1cm 处；前外侧入路位于外侧关节线上 1cm，髌腱边缘外侧 1cm，入口应在髌下 1cm 处。

将膝关节外翻可以牵开股骨和胫骨，显露内侧关节间隙，使内侧半月板后部 1/3 从遮挡范围显露。

通过前外侧入路检查撕裂，通过前内侧入路进行探查。

使用探针探查撕裂部位，评估撕裂类型和范围。

采用蓝钳或者半月板剪切除内侧半月板撕裂或者退变部分。大块的撕裂可以先切断其裂口后方的连接部，再切断前部附着处，将撕裂部位游离后整块取出病变半月板组织（图 74-13）。

探查稳定的内侧半月板外环，确保没有残余的撕裂裂口，如有残余裂口，位于后角可通过内侧入路采用蓝钳进行修剪，位于体部、前角可通过外侧入路采用蓝钳和刨削刀进行修整。确保形成稳定的外环。

将半月板内缘进行均衡和成形。采用蓝钳修整中、后部剩余部分，确保撕裂周围的平滑，使得内侧半月板外环能够把压缩力向整个半月板分散。

多余的瓣状半月板组织翻卷入半月板下或者髁

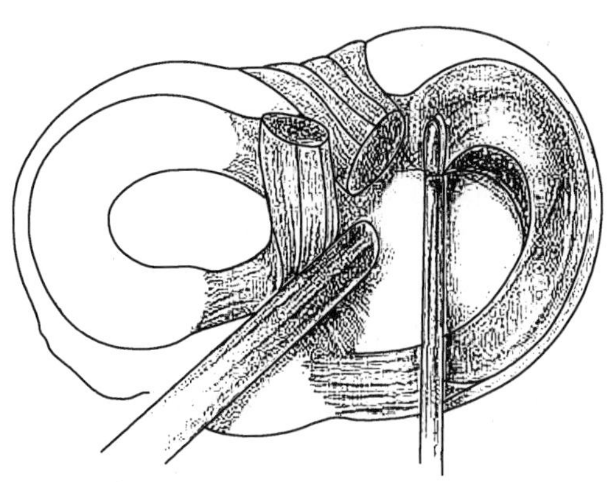

A. 内侧半月板后角损伤可通过内侧入路采用蓝钳进行修剪，镜头置于外侧入路

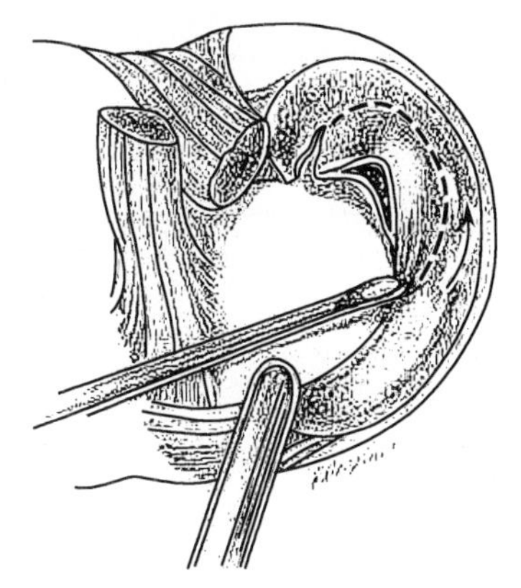

B. 内侧体部、前角损伤可通过外侧入路采用蓝钳和刨削刀进行修整，镜头置于内侧入路

图 74-13　内侧半月板切除

后。水平状撕裂应该切至稳定的边缘。

刨削刀修整半月板内环边缘，清除半月板小碎块。

充分地冲洗关节腔并放置引流。

【术后处理】

膝部用强力绷带包扎(或普通绷带加压包扎)，适当抬高肢体。次日即可开始练习股四头肌的收缩。如关节积液较多，可在严密无菌技术下行关节腔穿刺抽液。14 天拆线；2 周左右可在床上练习屈膝和抬腿活动；术后创伤反应较轻者，拔除引流管后可下床活动。开始练习走路时，膝关节应保持伸直位，以防发生扭伤，必要时可辅以局部按摩和物理疗法。

【注意事项】

1. 半月板切除务必彻底，否则，将形成关节内“异物”，术后症状不能消除。因此，要检查切除的半月板是否完整，如残缺不全，应设法将残留部分切净。

2. 切割半月板后部时。切勿使刀刃或者蓝钳刺入腘窝，以免损伤腘部血管。切断前、后角时，注意不要割伤交叉韧带。

3. 由于半月板深居于关节腔内，助手的有力配合很重要，术中应保持小腿内旋内收或外展外旋，增大关节间隙，以利操作。采用各式腿架将有助于关节间隙的显露。

4. 半月板边缘形状应当保持渐进性改变，避免在半月板表面形成尖锐转角和不规则曲面。

5. 尽量保留半月板关节囊附着部，半月板的切除应当保守。

6. 多使用探针进行细致地探查。

（杨柳　何锐）

参考文献

1. Andrews K, Lu A, Mckean L, et al. Review: Medial collateral ligament injuries. J Orthop, 2017, 15, 14(4): 550-554.
2. Bowman KF Jr, Sekiya JK. Anatomy and biomechanics of the posterior cruciate ligament, medial and lateral sides of the knee. Sports Med Arthrosc, 2010, 18(4): 222-229.
3. Fanelli GC. Surgical treatment of lateral posterolateral instability of the knee using biceps tendon procedures. Sports Med Arthrosc, 2006, 14(1): 37-43.
4. Murphy KP, Helgeson MD, Lehman RA Jr. Surgical treatment of acute lateral collateral ligament and posterolateral corner injuries. Sports Med Arthrosc, 2006, 14(1): 23-27.
5. Quarles JD1, Hosey RG. Medial and lateral collateral injuries: prognosis and treatment. Prim Care, 2004, 31(4): 957-975, ix.
6. Paschos NK, Howell SM. Anterior cruciate ligament reconstruction: principles of treatment. EFORT Open Rev, 2017, 13, 1(11): 398-408.
7. Englund M, Roemer FW, Hayashi D, et al. Meniscus pathology, osteoarthritis and the treatment controversy. Nat Rev Rheumatol, 2012, 22, 8(7): 412-419.

第七十五章

人工关节置换术

关节创伤、风湿性疾病、感染、肿瘤、先天性畸形及其他病变可使关节发生不可逆损伤，导致关节活动度严重丧失或其他治疗无法缓解的疼痛，此时应施行关节置换术。关节置换术早期的雏形开始于19世纪中叶。医师对患者行关节成形术(anhroplasty)以重建关节的活动性，同时修复与关节密切相关的肌肉、韧带、关节囊及其他软组织，赋予关节动力和稳定性。广义的关节成形术包括关节切除术、关节面成形术、部分关节截骨术、关节清理及松解术、人工关节置换术。狭义的关节成形术通常指人工关节置换术，也是近代常用的关节疾病的治疗方法。随着假体设计的生理化、手术技术的进一步成熟，关节置换以其确切的疗效，在治疗关节疾病中逐渐成为最为重要的术式。

【手术指征】

关节疼痛和严重的关节畸形　存在关节病损的客观依据、伴有难以控制或明显影响关节功能的疼痛是关节置换术的最主要适应证，包括：

1. 各种局部病损导致关节面或软骨下骨质严重破坏，关节对合异常，肢体力线不良或失稳，如创伤、骨性关节炎等。

2. 系统性疾病在局部关节内的表现，疼痛伴有软组织的挛缩等。多关节受累病例在手术时应考虑治疗顺序的先后，如类风湿性关节炎等。

3. 感染性病变及感染后遗症　感染病变过去被列为绝对手术禁忌证。近年来，治疗后的感染病例和有效抗感染治疗保护下病例行关节置换或翻修手术已经有较多报道。近期效果良好，远期效果有待进一步观察。

4. 关节肿瘤　关节置换术是肿瘤保肢手术中一类重要的治疗手段，通常需要特殊设计的肿瘤假体植入。

5. 关节先天性发育不良或畸形等关节病损，在病变后期多因关节面的病损而表现为关节疼痛。

【禁忌证】

患者体质过差和病情程度不同可能导致关节置换术无法适用，但随着关节置换技术的成熟，其共同的禁忌证正在逐渐减少，近期或活动的感染性关节炎在多数学者的观点中仍被列为关节置换术的禁忌证。此外，关节的神经源性病变是关节置换术的绝对禁忌证。

第一节　髋关节置换术

人工全髋关节置换术在全身的各大关节置换中开展较早，人工股骨头使用已60余年，带低摩擦聚乙烯臼杯和全金属股骨头人工全髋关节的应用至今亦已有40余年历史，技术成熟，疗效可靠。目前在关节假体材料方面仍在不断改进，陶瓷和全金属假体的长期效果正在临床测试中。股骨头表面置换假体的设计在近年也有较多改进，有望在年轻、高活动量患者的治疗中取得良好的长期疗效。

一、人工全髋关节置换术

【手术指征】

1. 髋关节骨性关节炎。

2. 高龄患者股骨颈骨折、骨折不愈合或GardenⅢ型、Ⅳ型股骨颈骨折。

3. 股骨头缺血坏死。

4. 类风湿性关节炎伴有无法缓解的疼痛、严重关节间隙狭窄或关节融合。

5. 股骨颈和股骨上端肿瘤。

6. Paget病。

7. 强直性脊柱炎。

8. 各种髋关节感染后遗症。

【术前准备】

严格的全身检查确证身体其他部位无感染灶，糖尿病、高血压，重要脏器疾病要在术前得到治疗并控制在安全水平。术前对皮肤进行彻底的清洁和消毒。

【手术步骤】(图75-1)

以后方入路(Gibson)为例介绍股骨头无菌性坏死

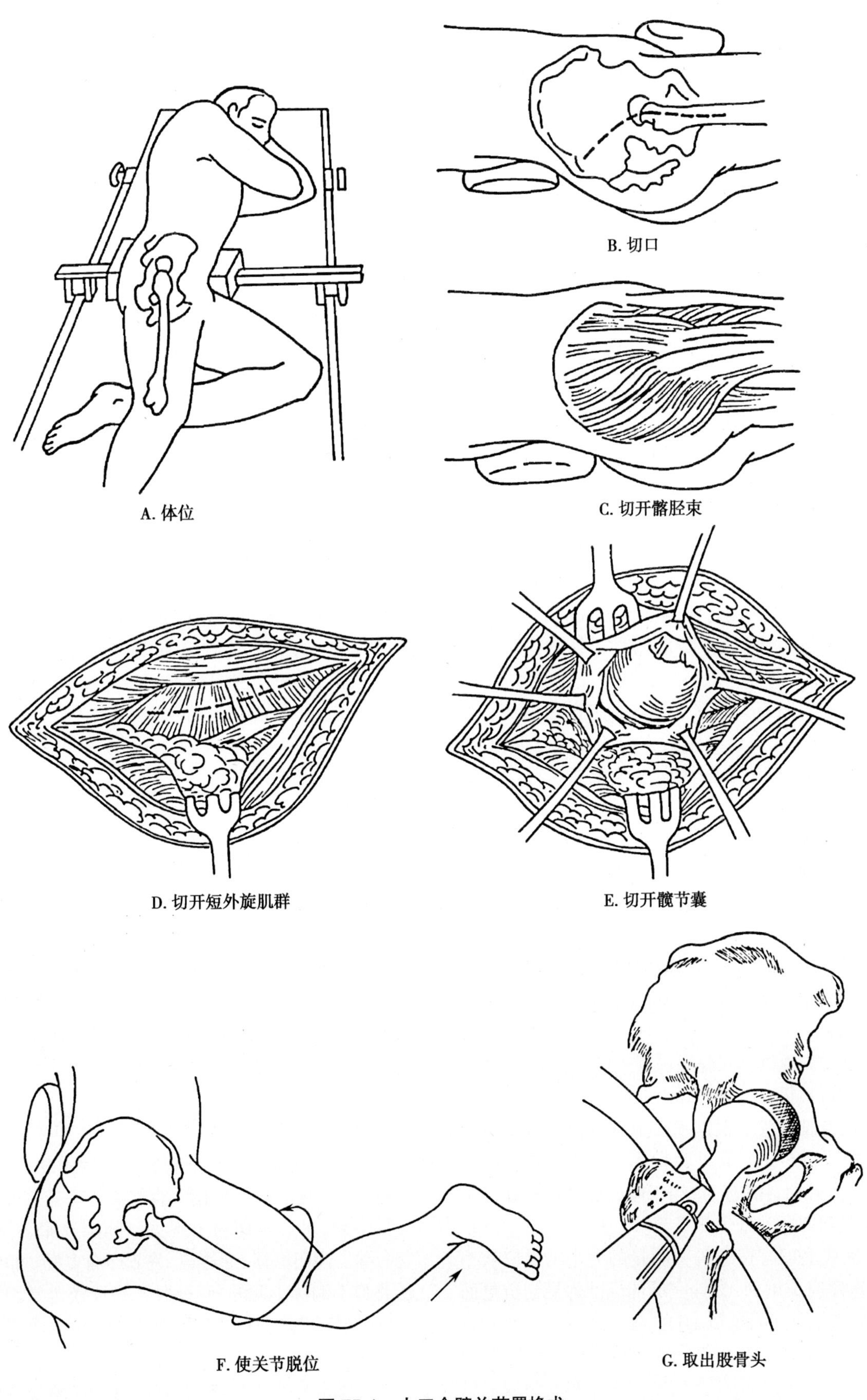

图 75-1　人工全髋关节置换术

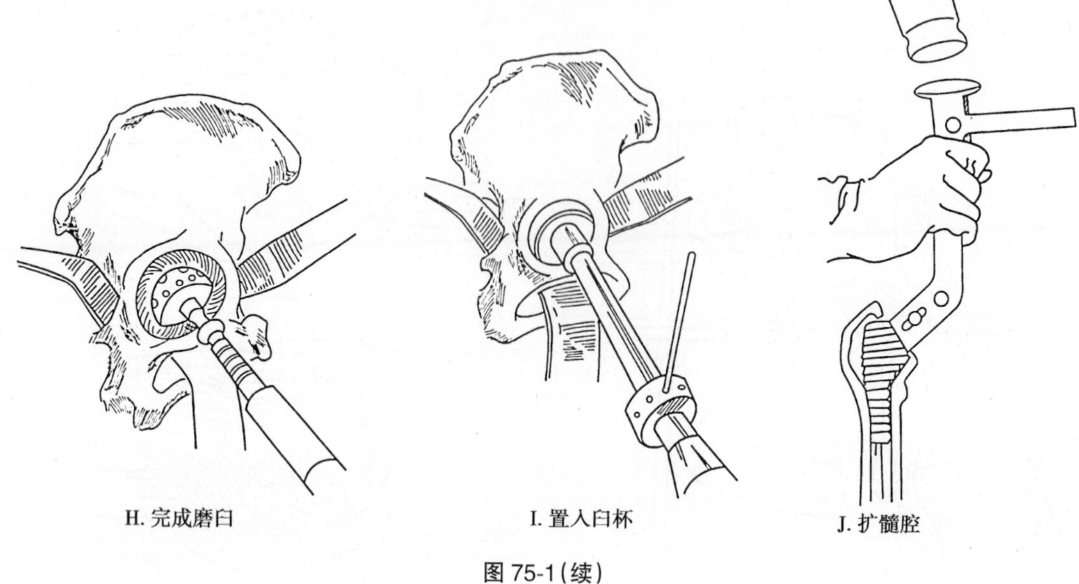

图 75-1(续)

病例行非骨水泥型全髋关节假体置换术的步骤。

1. 体位 患者取健侧卧位(图 75-1A)。

2. 切口 自髂后上棘前方 6~8cm 髂嵴处切开，向远延长绕过大粗隆前缘，沿股骨干纵轴向下延长 15~18cm(图 75-1B)。

3. 切开髂胫束 自深筋膜浅面向前后两侧钝性游离皮下，沿髂胫束纤维走行方向切开直至大粗隆。外展髋关节，沿臀中肌前缘向近侧继续切开髂胫束(图 75-1C)。

4. 切开短外旋肌群 牵开切口前后组织，暴露出大粗隆及其上附着的短外旋肌群，自臀中肌后缘钝性分开，部分切断臀中、小肌止点后部和部分短外旋肌群(或行大粗隆截骨)(图 75-1D)。

5. 切开髋关节关节囊 向前翻开暴露出关节囊：沿股骨颈方向，自髋臼向粗隆间线尽量多地切开关节囊(图 75-1E)。

6. 使关节脱位 屈膝屈髋并外展外旋下肢，即可使髓关节脱位(图 75-1F)。

8

7. 取出股骨头 根据术前 X 线片测量结果行股骨颈截骨(图 75-1G)，取出股骨头。内旋、内收、前移股骨后显露髋臼，用髋臼拉钩于髋臼缘骨质坚硬处暴露髋臼，去除臼唇和增生骨赘等。

8. 完成磨臼 按股骨头测量的大小结果依从小到大的次序完成磨臼，磨锉完成的标准为见到负重面软骨下骨渗血即可(图 75-1H)。

9. 置入臼杯 按磨锉完成时的号码置入匹配的臼杯，打入后根据紧密压配的情况可以在髋臼后上象限置入 2~3 枚螺钉加强早期臼杯稳定性(图 75-1I)。

10. 扩髓腔 内旋、内收股骨并屈膝即可显露股骨髓腔，抬高股骨近端。髋臼拉钩置于股骨转子前后能够清楚地显露股骨髓腔，依术前测量髓腔直径依次完成扩髓(图 75-1J)，置入股骨柄假体后用不同颈长的假体头试模依次检测髋关节松紧度，并检测有无易脱位倾向，装好合适的假体头后将关节囊和短外旋肌群止点重新在股骨上附着，依次关闭切口后完成手术。

【术后处理】

手术后患肢置放于外展 30°位，穿防旋鞋限制髋关节的内外旋。术后早期对髋关节的康复训练包括：术后 2~3 天内进行踝关节屈伸活动、股四头肌及股二头肌收缩运动；4~5 天时可以开始从坐位到立位的训练；6~7 天时扶双拐行部分负重行走训练，同时开始外展肌群的训练，日常生活小心避免髋关节过度内旋内收动作造成脱位。对全髋关节置换的患片来说，应减少关节假体的过度磨损，最适合的活动为关节不负重或缓和负重的运动如散步、游泳等。

二、人工股骨头置换术

手术适应证基本与全髋关节置换术相同，要求髋臼侧软骨状况良好。但由于金属股骨头与髋臼软骨的反复摩擦，术后早期易出现关节间隙狭窄，并逐渐演变为继发髋臼磨损、穿透等，关节疼痛多发。目前已经逐渐趋于淘汰。此外，双极股骨头置换也常因置入假体后股骨头与内衬关节之间失去活动性而丧失了双极设计的意义。

人工股骨头置换术的指征是：①高龄患者股骨颈骨折或骨折不愈合；②股骨颈头下骨折或 Garden Ⅲ型、Ⅳ型股骨颈骨折；③股骨头粉碎性骨折；④髋臼侧软骨面保存良好的股骨头缺血坏死；⑤股骨颈良性肿瘤。

第二节　膝关节置换术

最早的膝关节成形术设想通过修整膝关节面，使用人工材料或生物组织重建膝关节面达到改善关节功能的目的，但疗效较差。直到1951年，受髋关节假体的启发，设计出最早的限制型膝关节假体，并引发了一系列膝关节假体的设计。完全限制型假体采用小单轴链结构，松动率高，目前仅适合用于骨质缺损较多或稳定性极差的膝关节如肿瘤、翻修手术。半限制型假体的连结式结构使关节获得了一定范围的多平面活动能力。非限制型假体是膝关节置换术的重大突破，发展出多种假体，成为目前膝关节置换的主流，有长期稳定可靠的治疗效果。

【手术指征】

1. 各种风湿性关节疾病。
2. 创伤性关节炎。
3. 保守或高位截骨术后失败的骨性关节炎。
4. 严重的髌股关节炎。
5. 感染性关节炎后遗症。
6. 原发性或继发性骨软骨坏死性疾病。

【术前准备】

严格的术前皮肤准备，提前1天开始静脉预防性使用抗生素，超净层流手术室及术中无菌操作等措施对防止术后感染非常重要。止血带充气前15分钟常规从静脉快速滴入抗生素。精确测量力线是膝关节置换术前准备的关键，测量股骨的解剖轴与力学轴之间的夹角（图75-2）可以帮助确定术中股骨髁截骨角度。

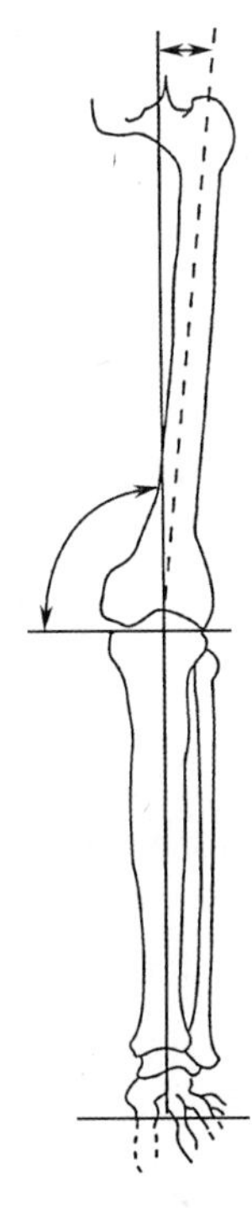

图75-2　股骨的解剖轴与力学轴之间的夹角

【手术步骤】（图75-3）

以膝关节正中切口行骨水泥型后稳定膝关节假体手术步骤为例介绍人工全膝关节置换术。

1. 切口　自髌骨上缘7cm至胫骨结节内侧做膝

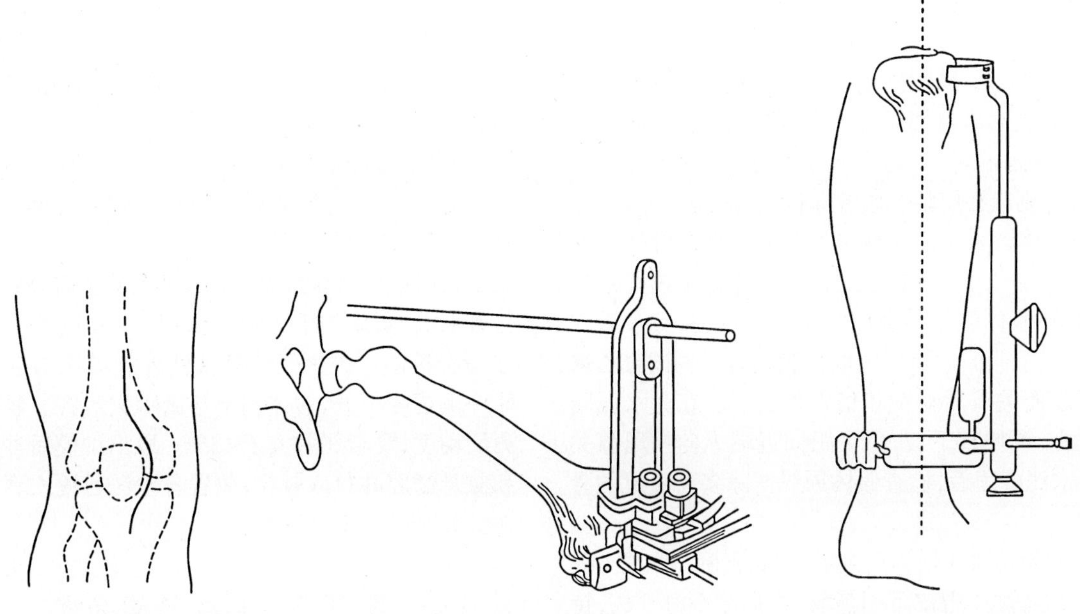

A. 切口　B. 股骨侧髓内定位截骨　C. 胫骨外侧髓外定位截骨

图75-3　膝关节置换术

8

关节前正中皮肤切口，在股四头肌腱中内1/3沿纵轴切开，延至髌骨止点附近时绕向髌骨内缘(保留少许髌腱组织便于术后关闭关节囊)，向远端沿髌韧带内缘延至胫骨结节内下缘，打开关节腔(图75-3A)。

2. 截骨　屈膝90°切除内外侧半月板、前后交叉韧带、股骨、胫骨及髌骨边缘骨赘，充分暴露膝关节腔。采用髓内定位系统，从股骨髁中心点插入轴线导向杆，安置截骨导向器后进行股骨髁截骨(图75-3B)。截骨厚度应与对应部位假体厚度一致，截骨线外翻5°~7°，后髁3°~5°外旋截骨。胫骨侧截骨采用髓外定位系统(图75-3C)，调整定位杆与胫骨前缘平行、胫骨平台截骨面垂直胫骨纵轴，截骨厚度控制在8~12mm以内，应特别小心避免锯片损伤侧副韧带、髌韧带及后方腘动静脉等结构，尽量保留胫骨近端高强度的骨质，防止术后假体的下沉。选择的假体厚度不应改变关节线位置，并使膝关节松弛度适合。完成截骨后用试模测试假体大小以及与骨贴合是否紧密。测试力线时测定杆应同时通过股骨头、膝关节和踝关节的中心。

3. 髌骨置换　对髌骨关节面损伤较重的病例应该施行髌骨置换术，保留的残存髌骨厚度在14mm以上，且置换假体后髌骨厚度无增加。目前对髌骨置换仍存在争议，反对者认为髌骨置换改变了髌骨的运动轨迹和髌骨关节压力，而且出现术后髌骨骨折等并发症。而支持者认为置换髌骨可以降低术后膝前疼痛的发生率，而且髌骨骨折的发生率极低。

4. 软组织平衡　膝关节软组织张力直接影响术后关节功能和稳定性。术中遵循膝关节屈曲位和伸直位关节间隙相等的原则。通常按照正确的软组织显露、骨赘清除和标准截骨后屈伸间隙可以大致平衡。但特殊情况下，屈膝间隙偏大可以调整聚乙烯衬垫厚度，无法解决时应增加股骨远端截骨量。伸膝间隙偏大可在股骨远端断面上植骨或加垫片。如加厚衬垫后屈膝受限，则应在屈膝位做侧方软组织松解。

5. 假体置入　彻底冲洗截骨面后选择合适尺寸的假体，准备骨水泥，混合搅拌3~5分钟至拔丝期即可使用，在假体的骨结合面涂少量骨水泥，其余涂在截骨面，安置假体后适当力度打紧贴合。调试聚乙烯衬垫厚度使关节活动性和稳定性良好。在骨水泥凝固过程中，可伸直下肢，由足跟向近端纵向挤压膝关节。骨水泥凝固后，检查假体周缘凿除多余溢出的骨水泥。

6. 关闭切口　松解止血带，彻底止血。留置1根关节内引流管，1根皮下引流管，术后6小时开放，持续负压吸引。屈膝位做切口，完全闭合关节囊，逐层缝合，关闭皮肤，伤口敷料加压包覆切口。

【切口处理】

术后膝关节持续冰敷，给予静脉或硬膜外持续镇痛(PCA)，第1天开始行被动膝关节活动，排出积血和积液，待患者全身情况好转后开始行主动踝关节活动和股四头肌收缩训练，10次/组，3组/d。第2~3天开始辅助下的主动和被动活动锻炼2~3次/组，3~4组/d。术后第4天根据患者身体状态开始行扶双拐下地行走，术后2周内都以床上活动度的恢复为主，2周末时要求达到90°。2周后开始加大活动量，着重在股四头肌的力量训练。

第三节　肘关节置换术

肘关节的活动性较稳定性更为重要，恢复部分活动能力比功能位强直效果更好，因此，肘关节面切除术作为重要的成形术式长期用于肘关节强直等病例。该术式开始于16世纪Ambroise的肘关节病变骨切除术，至1882年Ollier行肘关节切除治疗肘关节强直开创了最早的肘关节成形术。肘关节置换术则可以在增加活动度的同时使患者肘关节获得稳定性，因此成为肘关节成形术的主流。假体分为完全限制型、半限制型和非限制型。

【手术指征】

1. 类风湿性关节炎引起关节结构改变伴有中或重度的关节疼痛。

2. 创伤导致关节面结构无法修复的毁损或功能障碍。

3. 骨性关节炎伴有严重疼痛。

4. 各种关节感染后引起的肘关节结构破坏或非功能位强直。

5. 功能位强直的病例对肘关节活动度要求较高者。

【手术步骤】

通常采用肘关节后方改良Kocher入路，偏向内侧，注意分离并保护尺神经。从肱骨外上髁部分分离肱三头肌后可以显露关节。清理关节腔后分别用骨凿打开肱骨远端髓腔和尺骨近端髓腔并按术前测量值进一步扩髓。放入假体试模使外侧边缘与滑车切迹的外侧边缘平齐，假体顶部与鹰嘴尖对齐。复位后检测活动度，要求屈肘大于135°。取出试模后冲洗尺骨和肱骨髓腔并打入骨栓，放置骨水泥后置入真正的假体。关闭切口完成手术。

第四节　踝关节置换术

踝关节是人体最主要的负重关节，较其他大关节

8

活动范围更小、更为稳定,在传统治疗中更加注重关节稳定性的恢复。踝关节融合术优异的长期疗效使之成为最重要的治疗踝关节病变术式之一。而全踝关节置换术在同时解决关节活动度和缓解疼痛的长期疗效方面尚无法令人满意,尤其对年轻人单纯踝关节创伤性关节炎的远期疗效不佳。目前踝关节假体的设计仍处于进一步改进中。因此,即使在关节置换盛行的年代里,踝关节融合术仍然在踝关节疾病的治疗中占有重要的地位。选择踝关节融合术与选择全踝关节置换术之间争议未停止。踝关节的关节面较小,但其在推进期所承受的应力是体重的8倍,以前踝关节假体的设计未充分考虑踝关节的运动学与生物力学特点,无法解决既要提供足够内源稳定性,又要提供足够活动度之间的矛盾,踝关节所承受的巨大负荷常直接传递至假体-骨质界面,可导致假体的早期下沉和松动。但踝关节置换既可以缓解疼痛,又可以维持踝关节一定的功能活动范围,因此可以预防继发的距下关节退行性改变等,在未来,踝关节假体性能进一步改进后,踝关节置换的患者可能会逐步增加。

人工踝关节的发展史:Richard Smith假体为球-窝关节,假体非常不稳定,行走时无安全感;Oregon假体包括整个踝穴,松动率高;ICLH(伦敦帝国学院医院)和TPR(汤普森·帕克里奇·理查兹)假体为金属表面覆盖距骨,聚乙烯的凹面衬垫胫骨,主要并发症是外踝的应力骨折和伴踝关节半脱位关节置换所致踝关节完全破坏;1976年使用的Mayo假体为半限制型踝关节假体。近年来国内大量使用的STAR(斯堪的纳维亚全踝关节置换术)踝关节假体,革命性地采用了"半月板型"三构件的设计,在考虑踝关节屈伸运动的同时解决了踝关节滑动运动和旋转运动。使假体的设计为非限制型,减少了假体所受的应力,降低了假体的松动率。同时,大大减少了假体之间的磨损。

人工踝关节适应证:类风湿性关节炎踝关节疼痛、残留功能极差者;踝关节疼痛和踝关节的退变;距骨骨质尚好,踝关节周围韧带稳定性完好者;内/外翻畸形小于10°者;后足畸形可以矫正者。

人工踝关节禁忌证:踝关节区域的深部感染或是胫骨感染;严重的骨质疏松;难以控制的活动期关节炎,如:牛皮癣性关节炎等;距骨缺血性坏死;Charcot关节炎;神经元性疾病导致足部感觉丧失;小腿的肌肉功能丧失;退行性骨关节炎造成骨质严重丢失或踝关节侧副韧带缺损;胫距关节畸形超过35°;患者对术后康复没有信心,不能配合术后康复训练者。

【术前准备】

1. 最新的踝关节的X线片(正、侧位)。

2. 确认跟距关节的退变范围。

3. 通过X线片的观察,了解胫骨和距骨的骨质情况。

4. 观察并记录步态及疼痛情况、功能和活动度。

【手术操作】

1. 患者仰卧位。

2. 取踝关节前方纵向弧形切口,自踝上10cm经踝关节中点沿向第1跖骨。

3. 胫骨远端安置选定的胫骨截骨板并用钢钉固定,之前将截骨板与5mm的SIZER连接,SIZER的表面应与胫骨远端的关节面对齐,定位杆固定于胫骨中线上,必要时可调整钢钉的位置。

4. 首先在截骨板的内侧用往复锯自关节面向近端截骨,注意截骨深度为5mm,取下5mm的SIZER,用摆锯紧贴截骨板,垂直于胫骨截骨,确定截骨线的位置,取下截骨块。

5. 将4mm的SIZER安装到胫骨截骨板上,使踝关节背伸90°,尽量使距骨贴近胫骨远端,贴紧4mm的SIZER垂直向下在距骨上截骨,取下距骨上的截骨块,根据距骨的大小和左右侧选择合适的距骨截骨板,于距骨的中央位置贴距骨的截骨面放入,用固定钉将距骨截骨板固定,沿距骨截骨板用往复锯截骨,外侧截骨切入距骨1.5cm,内侧仅1cm,用持物钳夹住另一截骨板,将其放置在(距骨)截骨面的中央,分别截除距骨后方、前方的骨质,放置并固定相应的距骨Milling板,用直径3mm钻头打出一沟槽,距骨的截骨面准备完毕。

6. 用测深尺测出胫骨远端的前后径,用直径6mm的定位钻头通过胫骨截骨板的孔钻入胫骨远端,用一特制的半圆凿将胫骨远端的孔打开,注意避免劈裂性骨折,距骨和胫骨的截骨面准备完毕。

7. 试模后,安装距骨假体(距骨帽),用专用的打入器打紧,打入胫骨假体,注意打入方向应与胫骨长轴垂直,胫骨假体的前缘不要低于胫骨截骨面的前缘,然后放入滑动核试模。

8. 检查踝关节的活动度和紧张度,选择合适厚度的滑动核假体,整个假体安装完毕。

【术后护理】

1. 术后用行走石膏固定。

2. 抬高患肢,两天后间断负重行走10分钟。

3. 3~4周后(非骨水泥固定)去除石膏。

4. 注意练习足部肌肉和小腿后部肌肉。

5. 手术后3~6个月踝关节可能肿胀,可用弹力绷带间断固定或间断抬高患肢。

6. 术后12个月疗效基本稳定。

【并发症】

1. 术中截骨失误,外踝骨折,需改行踝关节融合术。

2. 术中因假体内外径过大，且术中截骨时内踝骨折，经内固定后行全踝置换术。

3. 伤口延迟愈合，可换药或游离植皮。

4. 踝骨撞击疼痛，可能由后足进行性外翻而致，故需切除外踝远端；若彻底解决需行三关节融合术。

第五节　肩关节置换术

肩关节（盂肱关节）是人体活动度最大的关节，同时也是稳定性最为薄弱的关节，其活动及稳定取决于关节周围稳定结构，特别是肩袖结构的完整性。尽管大多数肩关节的疼痛都由肩关节周围软组织病损引起，肩峰成形术、肩袖修补术等术式对其恢复有良好的远期疗效，但在一些严重的肩关节损伤及病变中，上述治疗并不能提供良好疗效。同时，肩关节融合术这样的传统治疗手法，严重限制了关节功能，所以肩关节置换术成为越来越多人的追求和选择。

1893 年法国医生 Jules Pean 首先报道了 1 例全肩关节成形术，其后由于人工材料及设计等方面的限制，其发展较为缓慢。近 50 年来，随着外科技术的不断发展和临床医师对于肩关节解剖认识的深入，尤其在 Neer 等学者的努力改进及创新下，人工肩关节置换术在假体设计、固定技术及治疗效果方面都取得了长足的进步，获得了快速发展，目前能够达到临床上解除肩关节疾病疼痛、重建肩关节功能、恢复关节稳定性的关节置换要求。人工肩关节假体包括人工肱骨头、人工全肩关节（包括非制约式、制约式和半制约式关节）、人工全肩胛骨肩关节。同时，关节盂生物表面成形术和无柄肱骨头表面置换术等新技术也开始广泛应用于临床，而反式人工肩关节假体作为一种制约式全肩关节假体，为伴有肩袖缺失患者的治疗带来了转机。

【适应证】

1. 难以闭合或手术复位，或恢复功能困难的肱骨头粉碎性骨折及肱骨近端骨折（Neer 3 部分、4 部分骨折）。

2. 骨性关节炎、创伤性关节炎。

3. 类风湿性关节炎。

4. 肩关节肿瘤。

5. 肱骨头缺血性或放射性坏死。

6. 化脓性感染、结核等疾病后遗肩关节破坏。

【禁忌证】

1. 神经源性肩关节病变。

2. 近期或活动性感染。

3. 肩袖和三角肌功能同时完全丧失。

4. 无法治愈的肩关节不稳。

【手术步骤】

患者平卧位，术肩垫高约 30°或沙滩椅位，通常采用三角肌 - 胸大肌间隙入路，注意分离并保护头静脉，部分剥离肱骨近端胸大肌止点，完全剥离肩胛下肌止点或直接肩胛下肌肱骨近端止点截骨，显露并切开关节囊，清理关节腔，肱骨解剖颈截骨。保护腋神经，充分显露肩胛盂，逐渐磨锉至合适骨床，选择合适大小试模准备。仔细保护肩袖附着点，肱骨髓腔开槽、扩髓至合适大小，尝试复位确认关节高度等合适后，置入人工肩胛盂、肱骨柄及头假体。原位钻孔缝合剥离的肩胛下肌肌腱，随后逐层关闭切口。

（杨柳　郭林）

参考文献

1. Boileau P, Sinnerton RJ, Chuinard C, et al. Arthroplasty of the shoulder. J Bone Joint Surg Br, 2006, 88(5):562-575.
2. Bryant D, Litchfield R, Sandow M, et al. A comparison of pain, strength, range of motion, and functional outcomes after hemiarthroplasty and total shoulder arthroplasty in patients with osteoarthritis of the shoulder: a systematic review and meta-analysis. J Bone Joint Surg Am, 2005, 87(9):1947-1956.
3. Deshmukh AV, Koris M, Zurakowski D, et al. Total shoulder arthroplasty: long-term survivorship, functional outcome, and quality of life. J Shoulder Elbow Surg, 2005, 14(5):471-479.
4. Wirth MA, Tapscott RS, Southworth C, et al. Treatment of glenohumeral arthritis with a hemiarthroplasty: a minimum five-year follow-up outcome study. J Bone Joint Surg Am, 2006, 88(5):964-973.

第七十六章
关节脱位手术

关节脱位一般按时间分为急性和慢性，按病因可分为外伤性、先天性、病理性等，按脱位程度则分为不稳、半脱位和脱位。本章仅就创伤性全脱位的手术治疗做一介绍。

创伤引起的关节脱位超过3周者为陈旧性关节脱位，反之为急性关节脱位，急性关节脱位的处理原则是尽早处理，尽早整复，整复手法应轻柔、仔细、小心、完全，同时避免加重关节的损伤，急性关节脱位且无并发症的情况下一般很少需要用手术切开的方法复位，在良好麻醉情况下绝大多数均可手法复位成功，需要指出的是，急性关节脱位的整复并不能确保满意疗效，应当让患者有所了解。

【急性关节脱位切开整复的手术指征】

1. 良好麻醉下，手法整复失败或未解剖复位，提示关节内有点位(如软组织、碎骨片或关节囊嵌入)。

2. 手法整复后易再脱位，提示关节内有碎骨片和(或)关节囊及周围支持韧带严重损伤，需手术修复。

3. 整复前后出现严重肢体周围神经功能障碍者，有手术探查神经损伤指征者。

4. 整复前出现脱位关节远端血液循环障碍需行血管损伤探查者。

急性创伤性关节脱位以往一般认为除上述指征需求切开复位外，应该以闭合手法整复，但随着近年来人们对关节脱位损伤认识的提高和外科技术的发展，有强调微创性手术或小切口进行切开复位，重要结构进行修复的趋势，如应用关节镜技术进行关节囊、韧带修复，细小碎骨片、血肿清除等。

第一节　陈旧性关节脱位切开复位术

一般而言，外伤性关节脱位超过3周者，称为陈旧性脱位。关节脱位后如未及时早期整复，将发生一系列病理生理改变，关节软骨退变，关节囊、肌肉、韧带等挛缩，骨的血液循环损害，骨质疏松等，也可发生异位骨化、创伤性关节炎和无菌性坏死。因此，对于急性创伤性关节脱位，应尽早进行手法整复，整复手法应轻柔、小心，避免加重关节的损伤。这些病变随着时间的延长，若整复失败或陈旧性关节脱位手法难以整复时，应早手术。陈旧性关节脱位的手术治疗方法有切开复位、关节成形、人工关节置换、关节融合以及截骨矫形术等。一般来说，只要关节软骨未严重退变，应尽可能采用切开复位，下面介绍几种常见陈旧性关节脱位切开复位术。

一、陈旧性肩盂肱关节脱位切开复位术

【手术指征】

20~45岁青壮年，肩盂肱关节脱位在1个月左右，X线显示无明显骨质疏松及关节内、外无骨化征象，关节似有一定活动范围，无并发骨折及血管神经损伤，可试行尺骨鹰嘴牵引1~2周至肱骨头于关节盂附近，在全身麻醉、持续牵引下逐渐加大活动范围，需有相当临床经验的医师实施手法复位，手法宜轻，防止骨折或神经血管损伤。复位后处理同新鲜肩关节脱位；若手法整复失败或不具备手法复位经验和条件者则可考虑行人工肩关节置换术。

【术前准备】

一般术前准备同其他手术，但需制备或准备一外展支架或支具，以便术后使用。

【手术步骤】

仰卧位，垫高伤侧肩部。肩前做弧形切口，从锁骨外侧段1/3下起，再沿三角肌内缘向外下方延伸，长10~12cm。切开皮肤、皮下及深筋膜后，在胸大肌和三角肌之间隙进入，注意保护头静脉并拉向内侧，根据术中所需情况，于锁骨下1cm切断三角肌(图76-1A)，将肌瓣向外下方牵开，将肱二头肌短头和喙肱肌向内侧牵开，在喙突下方即扪到脱位之肱骨头，喙突下切断喙肱肌和肱二头肌短头的联合腱并将其向内侧或向下翻起，亦可用骨刀喙突截骨，术毕再复位螺

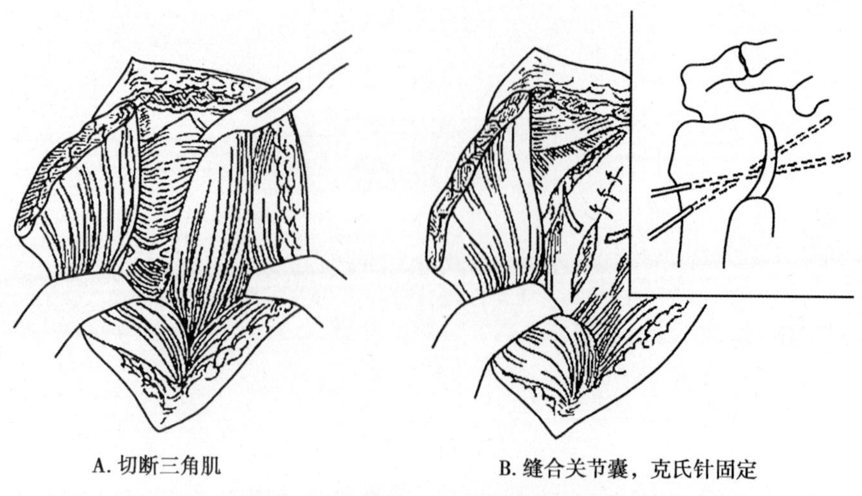

A. 切断三角肌　　B. 缝合关节囊，克氏针固定

图 76-1　肩盂肱关节脱位切开复位术

钉固定，在肩胛下肌肱骨小结节止点处切断该肌，向内侧翻开，充分显露关节囊的前内侧部分，扪清肱骨头，切开关节囊，切断喙肱韧带，显露肱骨头，在不损伤肱骨头关节软骨的情况下，清除和松解肱骨上端的纤维粘连，清除关节盂内的瘢痕组织，上臂活动范围逐渐轻柔地加大以了解松解的程度，并寻找不能复位的因素，逐一解除，术中应注意腋部血管和臂丛勿受损伤。必要时可切断胸大肌的肱骨止点，使肩关节充分解脱。

另外陈旧性肩关节脱位还可以采用 Cubbins 入路，暴露盂肱关节，即沿肱二头肌腱切开关节囊，从其间沟剥离肌腱，切断翻下，清理松解肱骨近端、关节囊和肱骨大结节，清除关节内所有纤维瘢痕组织，复位后缝合关节囊(图 76-1B)，复位肱二头肌腱，褥式缝合。若张力过大，不能直接缝合，可于肱骨大结节部位通过钻孔缝合固定。也可沿肱二头肌长头腱切开后用骨刀掀起肱骨大结节，显露肱骨近端并松解其后侧软组织，清除关节囊内瘢痕组织，复位后固定肱骨大结节，其余同前处理。

8

充分松解后，即可按手法复位步骤进行整复，外展牵引下复位，避免强力的手法复位或器械撬拔，以免发生肱骨外科颈骨折或损伤关节软骨，复位后检查盂肱关节活动，若有粘连影响，继续松解，直至基本正常范围，切断的肌腱应予以修复，特别是肩袖上的裂口要修补，关节囊则尽可能修复。

为避免再脱位，复位后可用 2 枚克氏针将肱骨头交叉固定于肩峰上(图 76-1B)。助手应始终维持肩关节外展位，直至术毕安放于外展支架或支具上。

【术后处理】

用外展支架或支具将肩关节固定于外展屈曲和旋转中立位。进行肌肉等长收缩锻炼，2~3 周后拔除克氏针和拆除外固定支架或支具，逐步进行功能锻炼。夜间必须继续用外展支架，至肩关节主动的外展活动恢复到被动活动范围为止，一般需半年左右，需要提醒并告知患者的是在康复过程中防止再脱位；肩关节功能几乎不可能完全恢复，特别是外展和外旋活动；若术中发现有软骨退行性改变，则可能出现活动时疼痛。

二、陈旧性肘关节脱位切开复位术

【手术指征】

肘关节脱位达 3 周以上者，由于肱骨鹰嘴窝和尺骨半月切迹及周围间隙已为瘢痕组织所填充，且撕裂的关节囊与骨膜发生粘连，以及关节周围肌肉，特别是肱三头骨的挛缩，故手法复位多不易成功。但对某些脱位时间较短，鹰嘴向上移位不大者，手法整复亦有成功的可能，应予以争取。复位前，可先行尺骨鹰嘴牵引数日，以解除肱三头肌的挛缩，然后在麻醉下行手法复位。手法复位不能成功脱位时间较久者，应及早手术。

脱位已达 3 个月以上者，关节软骨多半已有显著的退化性改变，切开复位效果不满意，如为成年伤员，可酌情考虑作关节成形术。

【手术步骤】

仰卧位，将伤侧肩部略垫高，前臂置于胸前，或取俯卧位，将伤肢置于手术床旁小桌上。采用肘后纵向切口，起自肘后上方 6~7cm，向下绕过尺骨鹰嘴突，经尺骨鹰嘴内缘下行，止于鹰嘴下 3~4cm。

切开皮下组织后，向两侧适当剥离皮瓣。沿肱骨内髁沟切开筋膜，将尺神经向上、下游离 7~8cm，用橡皮条牵开并妥加保护。如果尺神经周围有瘢痕粘连，可先从肱三头肌内侧的健康组织进行分离，以免损伤。

然后，将肱三头肌腱做倒 Y 形切开，以备术毕肱三头肌延长后缝合（蒂部在尺骨鹰嘴突），剥离并向远侧翻开腱膜瓣。沿肌纤维纵行切开肱三头肌，直达肱骨。轻柔地行骨膜下剥离肱骨下端内、外髁部所有肌肉附丽点和瘢痕组织。肘后部组织剥离松解后，紧贴肱骨下端剥离肘关节前部肌肉和粘连。使肱骨下端解脱。剥离肘关节前部肌肉时，务必要小心前方的血管和神经，不可使骨膜剥离器突入前方软组织中，以免造成损伤。

剥离肌肉后，肱骨下端即充分解脱。用骨膜剥离器清除鹰嘴窝和尺骨切迹内残余的瘢痕组织，检查关节软骨有无病理改变。若关节情况良好，即行手法复位。将肘关节稍加牵引即可整复。在维持复位下，缝合骨膜和肱三头肌。屈肘 90°，使舌形腱膜瓣向下移至适当位置，行肱三头肌腱延长缝合。复位后，如尺神经张力过大，可将其移置于肱骨内髁前方。缝合皮肤之前，于关节囊内放置负压引流管，术后 6 小时开放引流。如果复位后关节不稳，可用不锈钢骨圆针通过尺骨鹰嘴穿入肱骨，以防再脱位（图 76-2）。

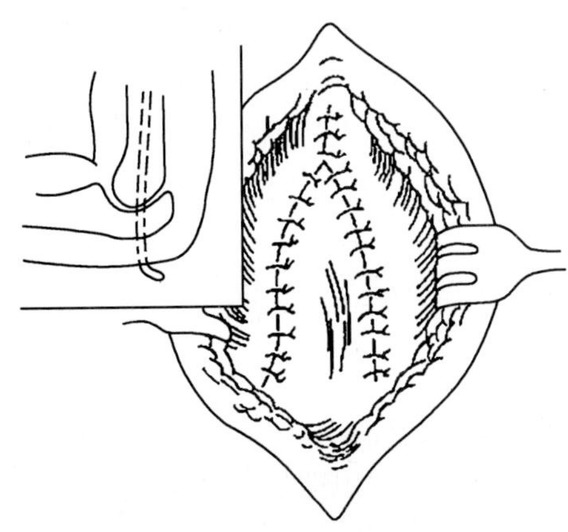

图 76-2　肘关节脱位切开复位术

【术后处理】

屈肘 90°，用石膏夹板固定。24~36 小时后拔除引流管。尽早活动肩、腕关节。如切口愈合良好，肿胀已消退，2~3 周后可解除石膏，用三角巾悬吊，拔除不锈钢针，并开始轻柔地活动肘关节，在屈曲 90°范围内逐渐增加活动幅度，有条件者最好在康复理疗师指导下进行。要鼓励伤员长期不懈地进行功能锻炼，以最大限度地恢复肘关节的功能和肌力。

三、陈旧性髋关节脱位切开复位术

【手术指征】

髋关节外伤性脱位 2~3 个月内者，手法整复仍有成功可能，应予优先考虑。复位前，应先行股骨牵引，将股骨头牵至髋臼平面，然后在麻醉下复位。手法复位失败，以及病史在一年以内的青壮年伤员，可行切开复位术。脱位已达一年以上者，髋关节的并不是改变已很严重，不宜再做复位手术。这类伤员，根据职业和经济条件选择人工髋关节置换或髋关节融合术。既往采用的股骨上端截骨术已弃用。

【术前准备】

切开复位术，可在手法复位失败后立即进行。因此手术前应做好输液和输血的准备。应予指出，即使不宜行手法复位者，手术前亦应先行骨牵引 1~2 周，以伸展挛缩的软组织，使股骨头下降接近髋臼，以利手术复位。

【手术步骤】

多采用髋关节前外侧显露途径以利于松解前方。仰卧位，伤侧臀部稍垫高，使骨盆倾斜 30°左右。切口以髂前上棘延伸 6~7cm；向下沿股骨纵轴延伸约 10cm，止于股部上、中 1/3 交界处（图 76-3A）。切开皮下组织后，向两侧稍加剥离，在髂前上棘下方找出股外侧皮神经，游离后，牵向内侧，加以保护。于髂前上棘下找出阔筋膜张肌与缝匠肌间隙，将此二肌分开。沿髂骨嵴下缘切断肌肉附丽部直达骨膜，并行骨膜下剥离，将阔筋膜张肌和部分臀肌自髂骨附丽部和外板剥下，直至髋臼上缘。用干纱布填塞止血。然后于缝匠肌深肌小心地分离股直肌腱及其近侧肌腹。在此注意勿损伤旋股外侧血管及神经束。在髂前下棘下方约 1cm Z 字形切开股直肌腱，将其向下翻开，其深层即为关节囊。

剥离关节外的脂肪组织，结扎旋股外侧动脉与静脉分支。将耻骨肌向内侧推开（耻骨肌前面有股动、静脉通过，应予注意），充分显露并切开关节囊。清除髋臼内的瘢痕组织，分离股骨头周围的粘连，将股骨头从瘢痕组织中分离出来（图 76-3B），注意勿损伤软骨表面。旋转伤肢，经检查股骨头已充分解脱后，即可复位。

屈曲髋关节达 90°，在牵引下外展下肢，用撬骨板将股骨头送回髋臼内。复位后，以无菌盐水冲洗作品，彻底止血，放负压引流管。缝合关节囊，将肌肉缝回原位，分层缝合切口。

【术后处理】

手术后可根据术后髋部肌肉和软组织挛缩情况行小腿皮肤牵引，成人重量为 3~4kg。保持髋关节于 20°~30°外展位。1~3 周后可停止牵引，开始在床上活动髋关节。4~6 周后可扶拐非负重下地活动，8~12 周后做 X 线摄片和 MRI 检查，若无股骨头坏死表现，可逐渐弃拐杖练习负重及走路。

8

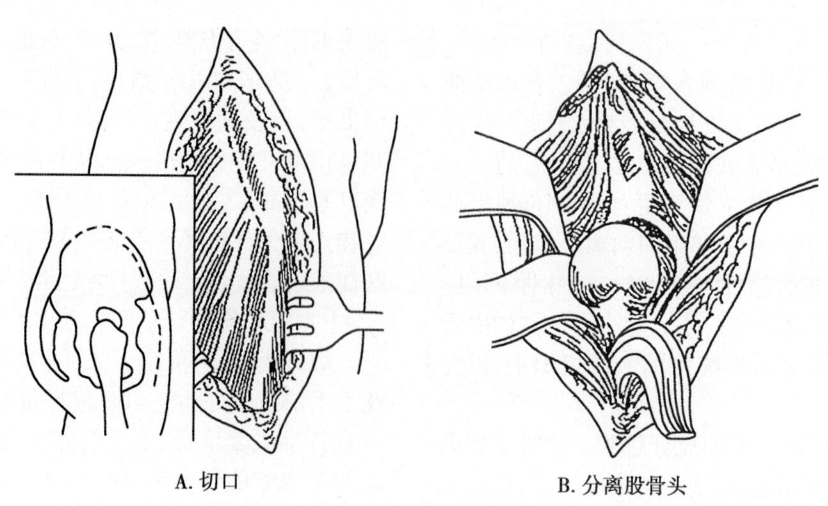

A. 切口　　B. 分离股骨头

图 76-3　髋关节脱位切开复位术

【注意事项】

髋关节手术，部位深创伤大，手术中必须严密观察病情，保障安全。只需清除髋臼内的瘢痕组织，对髋关节周围的瘢痕粘连，只作松解。松解时应紧贴股骨头分离，看清组织关系，以减少出血。手术中如发现肌肉挛缩严重，不能复位，或股骨头及髋臼软骨已有严重破坏时，则应考虑改做关节成形术或融合术。这种情况必须事先估计到，并做好患者的思想工作。

第二节　复发性肩关节脱位的手术

复发性肩关节脱位也称习惯性肩关节脱位，按其病因可分为非创伤性及创伤性两类。前者多见于先天性关节过度松弛的患者，无明显创伤史，并伴有全身多处关节过度伸展及松弛现象。后者多见于青壮年，一般认为与第一次脱位后肩关节发生创伤性改变而未能得到有效治疗所致，其发生与首次脱位时损伤的部位、性质以及患者首次脱位时的年龄相关。

复发性肩关节脱位的发生过程常有其特殊规律：暴力多来自后方，造成肩胛盂前部、肱骨头后部以及关节囊前部的损伤。术中常可发现以下病理改变：肩胛盂前部软骨缘及肩胛颈部关节囊撕裂；肱骨头的后外侧有骨质缺损（Hill-Sachs 损伤）；肩胛颈的前部骨折或破损。这些改变都可能成为复发性肩关节脱位的原因。肩胛盂软骨缘和肩胛颈部关节囊撕裂后愈合比较困难，而且，当上肢外旋外展时，肱骨头后外侧的骨缺损部恰好与浅平的关节盂相对，很不稳定，故容易发生再脱位。

对创伤性复发性肩关节脱位，需手术治疗。手术方法及各种改良术式较多，在术式选择上应根据病变特点，尽可能进行解剖矫正。本节仅就临床上常见的复发性肩关节前脱位介绍两种经典的手术方法：针对肩关节前方软组织稳定因素的 Bankart 手术，以及针对骨性稳定因素的 Bristow 手术。

一、Bankart 手术

【手术指征】

首次脱位在 30 岁以前的患者，或经保守治疗失败的复发性肩关节前脱位患者。由于创伤或轻微活动即可造成肩关节前脱位，脱位次数≥3 次。临床上存在肩关节盂唇前下方在前下盂肱韧带复合体附着处的撕脱性损伤，即 Bankart 损伤的证据，如恐惧试验阳性、肩关节前下不稳等。术前 MRI 和 MRI 造影提示 Bankart 损伤。

【术前准备】

一般术前准备同其他手术，如需在关节镜下手术则按肩关节镜手术常规准备。如术后需使用支具，需准备一外展支架或支具。

【手术步骤】

患者体位、手术切口和关节显露方法同陈旧性肩盂肱关节脱位切开复位术。切断并向内翻肩胛下肌后，肩关节置于完全外旋位，即可显示关节囊。注意检查关节囊是否存在松弛或多余部分，以便在关节囊修补时将其消除。在距关节盂缘 5mm 处垂直切开关节囊前壁，显露肱骨头。使用肱骨头拉钩将肱骨头牵向外侧，再向内侧牵开关节囊，检查盂唇和关节囊的破损部位，探查盂肱关节，如有游离体和瘢痕组织可将其去除。采用特制的弯锥在关节盂缘建立三个骨道，一般骨道在右肩位于 2 点、4 点和 6 点，在左肩位于 10 点、8 点和 6 点。注意打骨道前，用刮匙刮净肩胛颈边缘及前关节盂缘组织，以促进关节囊附着并与骨组织愈合。将缝线穿过骨道，然后把切开的关节囊外缘缝

8

合固定在盂唇上，再将切开的关节囊内缘缝合于关节囊上，这样既紧缩了关节囊，又使其强度增加，有助于前盂唇的稳定。

另外还有一种常用方法是用缝合锚钉代替骨道，使用缝合锚钉将关节囊固定于关节盂颈部。将缝线穿过关节囊重叠的内侧瓣，使关节囊的内侧瓣重叠，从而加强了关节囊的修补，锚钉的位置与前述的骨道位置相同。修复肩胛下肌、喙肱肌和肱二头肌短头联合腱，检查冲洗伤口，缝合伤口前于关节囊放置负压引流。

值得一提的是，随着关节镜技术的发展，结合缝合锚钉技术，Bankart 损伤已可以在关节镜下完成。由于关节镜手术较传统开放手术创伤更小，术后恢复快，关节镜下缝合锚钉技术修复 Bankart 损伤目前已基本上取代 Bankart 开放手术，二者手术修复的原理相同，只是前者通过关节镜实现。Bankart 手术的改良术式很多，近年来有学者采用两枚缝合锚钉，在关节镜下垂直褥式缝合修复 Bankart 损伤，亦取得了不错的临床效果。

【术后处理】

术后 12 小时开放负压引流，48 小时内根据引流量拔除引流管。可采用外展支架或颈腕吊带悬吊防止肩关节外旋。第 2 天即可进行早期功能锻炼，开始肩关节被动活动。3 周时，在可耐受的情况下，开始主动的肌肉等长收缩锻炼。3 个月开始外展外旋锻炼。

二、Bristow 手术

【手术指征】

复发性肩关节脱位患者，脱位次数≥3 次，影响正常生活。经影像学检查证实肩胛盂前缘存在骨性缺损，临床上无肩关节多向不稳证据。另外，肩关节前方关节囊及肌肉组织支持不良的患者，也可采用此术式加强肩关节前方稳定性。

【术前准备】

术前除常规肩关节 X 线检查外，有条件的可行三维 CT 检查，以明确肩关节骨性损伤的程度。

【手术步骤】

手术切口同陈旧性肩盂肱关节脱位切开复位术，显露喙突及联合腱附着点，将胸小肌和喙肩韧带牵向上方，利用摆锯截下 1~3cm 带联合腱的喙突，骨蜡创面止血。向远端松解喙突尖及其附着的肱二头肌短头和喙肩韧带，注意保护肌皮神经。找到肩胛下肌上下缘，顺其肌纤维走行方向，在该肌中下 1/3 处自外向内劈开肩胛下肌。向上提起肩胛下肌，暴露前方关节囊。横行切开关节囊，暴露前方肩胛颈及盂肱关节腔，探查关节腔，如有游离体则将其取除。骨膜下剥离前方肩胛颈，在关节盂中线以下，距盂缘 5mm 处，采用克氏针钻孔并透视定位。定位准确后，去除肩胛颈前方的软组织，打磨皮质骨使其粗糙化，用 1.5mm 带螺纹导针将截下的喙突固定于肩胛颈前方的骨床上。使喙突的外侧骨面与关节面平齐，使用 3.5mm 空心钻钻通喙突骨块和肩胛颈，根据喙突大小，采用 1~2 枚空心螺钉将喙突固定于肩胛颈前方。适度外展外旋肩关节，检查骨块固定的牢固性和肱二头肌及喙肱肌联合腱的紧张度。关节腔放置负压引流，于转位肌肉的两侧间断缝合劈开的肩胛下肌，逐层关闭切口。

根据经典的 Bristow 手术理念，还衍生出很多改良术式并更多地应用于临床。常用的有小切口改良

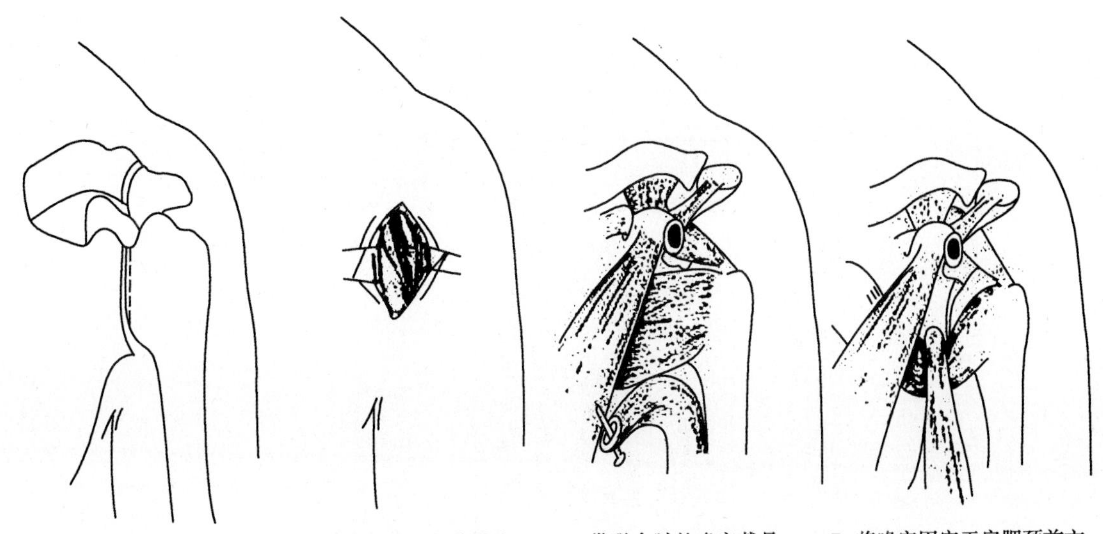

图 76-4　小切口改良 Bristow 手术示意图

Bristow 手术（图 76-4），自喙突尖向腋窝中点做一 3~5cm 的切口，采用“移动窗”技术，可以完成手术所需的显露。术中可不横行劈开肩胛下肌，使用 Homann 拉钩将其拉到下方，自肩袖间隙可以暴露前方肩胛颈并完成喙突转位固定。这种改良术式较经典的 Bristow 手术创伤更小，减少肩胛下肌瘢痕形成，有利于术后功能康复。

【术后处理】

术后 12 小时开放负压引流，48 小时内根据引流量拔除引流管，3 天内予肩关节周围冰敷。使用颈腕吊带悬吊 6 周，注意 6 周内不可主动与被动伸肘，可进行被动屈肘。麻醉恢复后即可早期行肩关节被动前屈、外展活动。6 周后开始主动活动，3~4 个月时进行非接触性运动。6 个月时进行接触性运动。

（唐康来）

参考文献

1. 唐康来，徐格，吴雪晖，等．两种手术方法治疗习惯性肩关节前下脱位的比较．中华创伤骨科杂志，2008，10（10）：908-910.
2. Josefsson PO，Bo EN. Incidence of elbow dislocation. Acta Orthopaedica Scandinavica，1986，57（6）：537-538.
3. 蒋协远．复杂肘关节骨折脱位的治疗进展．中华关节外科杂志：电子版，2011，5（3）：1-3.

8

第七十七章

关节融合术

第一节　概述

【适应证】

1. 创伤后关节炎或严重不稳不适合行关节置换者。

2. 慢性骨髓炎、感染性或结核性关节炎、化脓性关节炎后遗症、疼痛的假关节，关节功能难以保存，又不适宜行人工关节置换者，在病灶清除的同时可施行关节融合术。

3. 脊髓或神经的损伤或病变而致关节运动肌瘫痪引起关节严重不稳，用单纯肌腱转移不能保持关节稳定和恢复一定的功能，可行关节融合术。

4. 关节成形或人工关节置换术失败者。

5. 复杂战争伤伴有大量骨和软组织缺损。

6. 其他　如陈旧性关节脱位非手术治疗无效，关节邻近的骨肿瘤切除术后，关节运动肌肌力不佳，周围瘢痕较多，不适合行人工关节置换者。

【禁忌证】

除一般择期手术的禁忌证以外，有下列情况也应禁忌融合：

1. 同侧肢体毗邻关节已骨性强直者，不应再施行关节融合术。

2. 两侧肢体的相同关节中，一侧已有强直者，对侧就不宜施行融合术。

3. 12 岁以下的儿童是一个相对禁忌证，最好延迟施行关节融合术，必须融合时，应预留可能发生畸形的角度。

【术前准备】

1. 对患者说明病情，消除患者的顾虑，关节融合为不得已而为之。

2. 术前应做好手术方案，选择正确、有效的融合方法。

3. 积极做好手术准备，大关节融合时，应配血备用；应用止血带减少出血和保持术野清晰；炎性关节病变（如化脓性、结核性）应于手术前应用抗生素或抗结核药物；合并有脱位或软组织挛缩畸形的病废关节，术前应先予牵引或手术松解，解除软组织挛缩，否则术中复位困难。

【操作注意事项】

1. 显露全关节面和骨端四周时应注意避免损伤邻近血管、神经。尤其需在止血带下施行病灶清除术时，更应注意避免损伤。

2. 融合的关节必须安置在功能或理想的位置。

3. 选择内固定要品种适当，长短适宜，保证安全。

4. 关节为骨端组成，周围无厚软组织覆盖，神经、血管位置表浅，容易受压，故不宜依赖压迫止血或绷带止血，强调术中彻底止血。

【术后处理】

1. 术后应注意防治休克、观察手术肢体远端的血运情况。

2. 鼓励患者早期活动未固定的肢体与关节，经常锻炼肌肉收缩，减少肿胀，防止肌肉萎缩。

第二节　各部位关节融合术

一、肩关节融合术

肩关节是人体最复杂、活动度最大的关节，由四个关节组成：盂肱关节、胸锁关节、肩锁关节、肩胛胸壁关节。大多数活动发生在盂肱关节和肩胛胸壁关节，其他关节仅起协助作用使其达到最大活动范围。通常，把盂肱关节理解为肩关节，即狭义的肩关节。

肩关节融合术曾较广泛应用于临床。此后，由于原发性化脓性关节炎、脊髓灰质炎、结核病等疾病的发病率大幅度下降，肩关节置换术及反肩关节置换术的推广应用，遂使肩关节融合的应用逐渐减少。随着现代工业和公路交通的发展，高能量撞击暴力所致

8

的严重创伤发生率逐年增长，目前肩关节融合术的适应证主要包括：肩部臂丛撕脱伤、肩部肌肉瘫痪，严重无法修复的肩袖损伤、反复脱位持续存在的肩关节不稳、肱骨头肩胛盂粉碎骨折、人工肩关节置换术失败案例的补救措施。禁忌证包括：无法控制肩胛部、发展的潜在神经问题、面对畸形脓毒血症和患者无法处理之后的康复要求、可行其他保留肩关节功能的手术特别是肩关节置换术。肩关节融合目的是为了获得一个无痛有力的上肢，从而发挥手的最大功能。因此术前必须了解患者的手、腕及肘部功能是否完好，应将之视为是否具备手术指征的重要依据。

所谓肩关节融合，实乃盂肱关节固定，而肩关节尚有 1/3 运动系来自肩胛骨与胸壁间的活动）即所谓肩胸关节）。故在施行盂肱关节融合之前亦应检测控制肩胛运动肌群）斜方肌、菱形肌、提肩胛肌和前锯肌）是否正常，否则将影响肩胛骨代偿能力，难以达到手术预期效果。合适的肩关节固定位置是手术成功重要因素。一般认为应置放于外展 30°~40°，前屈 20°~30°，内旋 25°~30°，同时充分考虑患者年龄、职业等因素。这个位置有利于肌肉力量的最大恢复并可使上肢得到充分休息，同时避免肩胛骨突出。以手能到达口、面、会阴和对侧腋窝为最主要功能位，足以满足患者日常生活的最低需要。

肩关节融合术中尽管融合盂肱关节和肩峰肱骨关节，但并未丧失功能，相反在许多病例中的活动度还得到改善。大多数报道总活动度可以达到主动外展 30°~90°，平均 60°。目前文献并未指出哪一种肩关节融合术最好，钢板、螺钉、外固定（图 77-1）也有各自的优缺点。与螺钉固定相比，钢板固定发生假关节的概率看似更低一些，然而钢板固定术后发生感染和骨折的风险更高。螺钉固定更适合用在手术范围小的病例，然而术后固定过程更费时也是螺钉固定的一个缺点。

肱骨头比关节盂大，后者仅能容纳肱骨头的 1/4~1/3，同时肩胛盂和肱骨头接触面小，又是很浅的杵臼关节，受上肢重力的牵引总使二者分离，手术切除关节面将使关节更不稳定，这些结构特点使盂肱关节融合有较高的骨不愈合率，因此，肩关节融合固定的同时，多需要植骨来保持稳定和促进愈合。

二、肘关节融合术

肘关节是非负重关节，活动简单，稳定性相对重要。施行肘关节融合术后，对患者日常生活和工作的影响较大。肘关节融合术比踝，髋或膝关节融合术对关节功能的影响更大。

对病废肘关节施行关节切除或成形术能保留较好的关节活动度，故近代肘关节融合术的适应证有所减少。传统上，肘关节融合术主要用于治疗肘关节结核感染，据报道，当用于治疗结核时其融合成功率约为 50%。目前其适应证包括：创伤后关节炎或严重不稳、疼痛的假关节、肱骨远端严重粉碎性关节内骨折、慢性骨髓炎、感染性或结核性关节炎、复杂战争伤伴有大量骨和软组织缺损、内固定失败不愈合、化脓性关节炎后遗症。禁忌证包括：不适合做全肘关节置换的年轻健康的体力劳动者，大量骨缺损可能使用同种异体骨假体复合物重建的患者，软组织缺损不适合皮瓣重建者，行肘关节融合术导致肢体广泛短缩者，同侧肩关节、腕关节、脊柱功能受损者。

肘关节融合没有理想的角度或位置。无论选择哪种位置融合，患者都会出现显著功能限制。有文献建议将融合角度定于 45°~110°。当选择融合角度时要考虑的因素包括性别、职业、优势手、对侧上肢的功能以及患者功能要求。此外，还要考虑到同侧肩部和腕关节的病损。为了更好地确定融合的最佳位置，建议将肘关节用支具或石膏固定到各种角度，患者自己可以感知哪种角度对他来说是最佳角度。男性往往喜欢将角度融合到 70°~90°，女性更喜欢 40°~70°。对所有人而言，90°~110°更适合个人卫生，而 40°~70°更适合其他运动。在双侧肘关节融合患者，通常推荐优势手侧融合在 110°，非优势手侧融合在 65°，二者互相配合就可生活自理。

由于肘关节融合部位周围的力臂长和弯曲强度大，使其成为最难融合的关节之一，此外，由于肘关节位于上肢中央，关节面小，又需屈曲融合等解剖、生理上的特殊性，融合时多需加用植骨和内固定。最开始的技术包括：使用单一后方胫骨皮质骨嵌入到鹰嘴中，使用改进 Brittain 术式，将胫骨移植骨通过肱骨和尺骨之间的洞连接，加入其他松质骨移植骨到关节中。近几年流行的肘关节融合技术包括：结合肋背阔肌皮瓣术的肘关节融合术；对于肱骨严重骨丢失的患者，采用无血管腓骨移植，螺钉固定近端远端接触面并用外架加强；使用锁定钢板进行肘关节融合（图 77-2）。

三、腕关节融合术

腕关节包括 3 排关节，即：桡腕关节、两排腕骨之间的关节和腕掌关节。腕关节融合术包括部分腕关节融合加近排腕骨切除术和全腕关节融合。尽管如今部分腕关节融合和近排腕骨切除术经常被用于维持腕关节活动，全腕关节融合术（TWF）仍然是处理腕关节一些腕关节病损的有效方法，其适应证有：外伤、月骨无菌性坏死晚期和退行性或炎性关节炎。有文献报道在类风湿性关节炎患者中，相比腕关节置换术，全腕

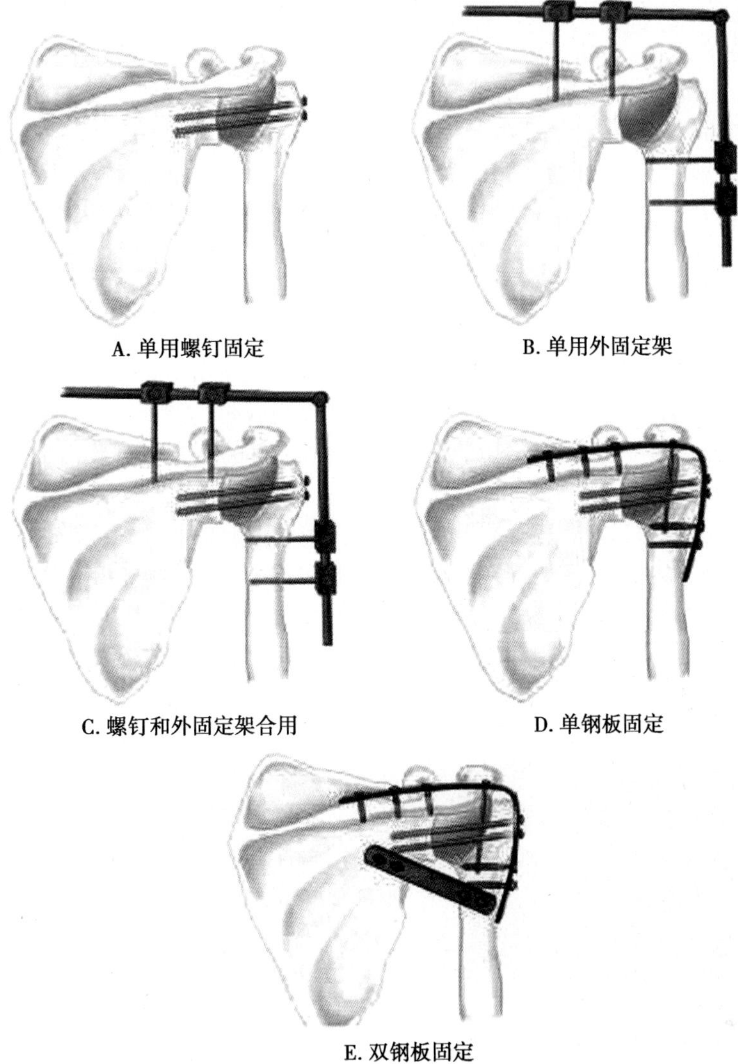

A. 单用螺钉固定　B. 单用外固定架　C. 螺钉和外固定架合用　D. 单钢板固定　E. 双钢板固定

图 77-1　肩关节融合方法

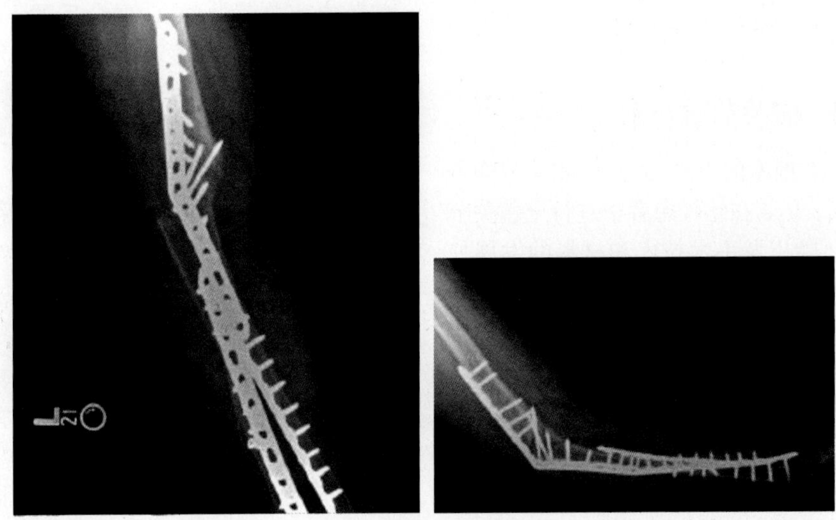

图 77-2　采用锁定钢板对肘关节进行融合

关节融合术临床效果更好。医生可以根据有限病变骨应用范围更小的局限融合术治疗，如舟骨、多角骨融合，舟骨、头状骨融合，月骨、头状骨融合，头状骨、钩骨、月骨、三角骨融合，结果比较满意。病变累及下桡、尺关节时，则应在融合桡腕关节的同时行尺骨远端切除术，以保留前臂的旋转功能。

对于双侧腕关节融合的患者，推荐将一侧腕关节稳定为屈曲，另一侧腕关节稳定为伸展位。现有文献证明采用克氏针和钢板固定在疼痛和功能上具有相似的临床结果，主观满意上和抓持力量上钢板固定要更好(图 77-3)。尽管恢复了力量，患者满意度也较高，仍然要考虑到腕关节融合术的一些缺点，比如最常见的一些问题是患者无法顺利完成一些精细活动，比如处理个人卫生、拿取硬币和系扣子等。在考虑融合方法时，外科医生应该考虑可能需要的额外手术，局部骨质量和腕关节的松弛程度。

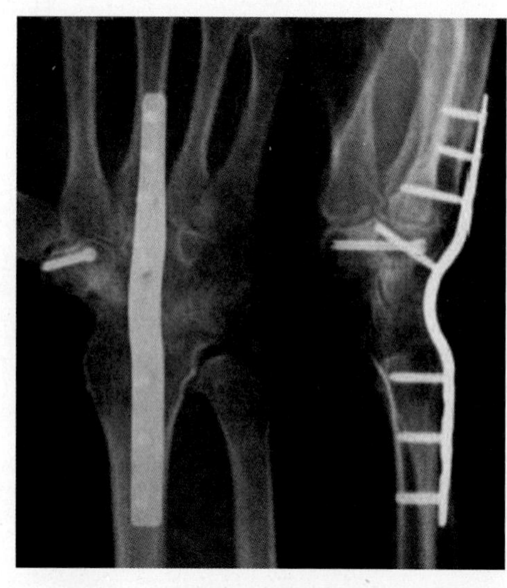

图 77-3 采用钢板对腕关节进行融合

四、髋关节融合术

8

随着全髋关节置换术的出现，人们对髋关节融合术的兴趣明显降低。尽管在年轻患者中进行全髋关节置换术存在明显风险以及手术技术和材料的发展使得全髋关节置换术治疗年轻的严重骨关节炎患者的比例增加，但是对于 40 岁以下患有严重关节炎，通常是创伤性关节炎的年轻患者，如果腰椎、对侧髋关节和同侧膝关节功能正常，髋关节融合术仍被认为一种可供选择的手术方法。关节融合术的绝对禁忌证包括：髋关节的活动性化脓性感染，要求在感染得到清除或未处在活动期数月后才可以行关节融合术。相对禁忌证包括：骨质疏松或医源性原因引起的骨量稀少如股骨近端因肿瘤被切除后的患者行髋关节融合术会导致成功率下降和伤残增加，此外，腰骶椎、对侧髋关节或同侧膝关节的严重退行性改变也是相对禁忌证。在考虑进行关节融合术之前，应该先进行关节炎的非手术治疗方法，如使用助行器和抗炎药物，然后是使用创伤小且致残危险性小的手术方法。

髋关节为负重关节，活动必须以稳定为基础。一个稳定、无痛、无畸形的髋关节比仅有关节活动更为重要。多篇文献回顾都证实如果合理选择年轻患者，髋关节融合术可以作为全髋关节置换术的一个功能良好和效果持久的替代方法，Stover 和 Schafroth 两人都发现合理的髋关节融合术可以获得多年的疼痛缓解和良好的功能改善。

有人认为髋关节融合后，会促使下腰椎、同侧膝关节和对侧的髋、膝关节发生退行性改变而导致疼痛和功能障碍。不少作者经长期随访(20~50 年)髋关节融合后的病例，注意到只要被融合的髋关节的功能位正确，严格仔细地选择患者，70% 患者的效果是满意的，劳动能力增加，尤其对年轻时手术的患者和女性患者的手术效果更好。邻近关节的退行性变通常在髋关节融合术后 15~25 年开始出现症状。似乎疼痛症状非常常见但通常很晚才发生，对于融合位置良好的患者更是如此。如能控制体重、保持患肢良好肌力、消除肢体不平衡等因素，疗效可持久。75% 的患者会出现下腰痛，54% 的患者出现同侧和对侧膝关节疼痛。尽管同侧膝关节疼痛和对侧髋关节疼痛的发生率比下腰痛的发生率低，但却往往更需要手术治疗，通常是行全膝或全髋关节置换术。

髋关节可以通过不同的方法获得成功的融合。不论选择哪种手术方法，理想的融合位置应为屈曲 20°~30°、内收 0°~5° 及外旋 0°~15°。单纯采用关节内或关节外融合，融合后的不愈合率较高，约为 15%~25%，个别报道竟达 50%。常用的髋关节融合方法包括：使用松质骨螺丝钉固定的关节融合术，从髂骨内侧表面拧入 1 枚或 2 枚松质骨螺丝钉将股骨头固定住，在拧紧螺丝钉使股骨头与髋臼间加压之前，先做股骨粗隆下截骨，以减小股骨长杠杆臂的压力。使用髋关节加压螺丝钉固定的关节融合术，近端用 2~3 枚松质骨螺丝钉辅助固定的髋关节融合术，髋臼内移截骨术和蛇型钢板坚强的内固定(图 77-4)，但据报道，青少年患者体重在该年龄段对应体重的 90% 区间或以上时，行这一技术可能会发生假关节，因此，建议对于体重超过该年龄段对应体重的 90% 区间的青少年患者，应选择其他手术方式或辅以稳定措施。股骨头缺失的关节融合术，对于髋关节感染后股骨头和股骨颈完全破坏的患者可采用这种手术。这一手术要按 2~3 个阶段进行：①矫正畸形(很少单独作为一个阶

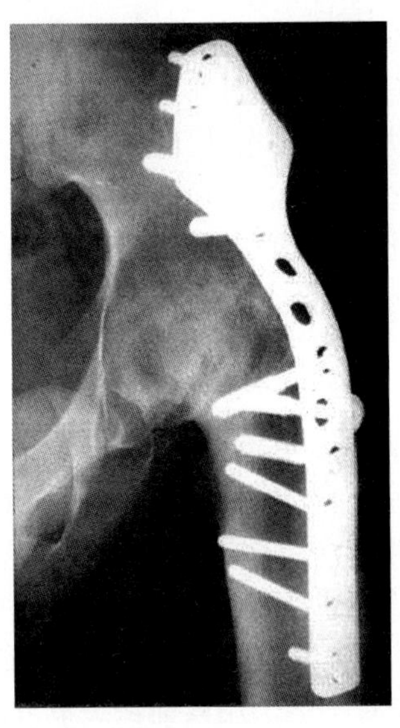

图 77-4　使用蛇型钢板行髋关节融合术

段)；②在完全外展条件下融合髋关节；③通过股骨粗隆下截骨确定最后的位置滑动髋关节加压螺丝钉固定。此外，当股骨头严重病损或缺失时，还可以使用股骨近端与坐骨融合的髋关节融合术。为促进愈合可用转子间或转子下截骨来消除不利于愈合的股骨杠杆作用，也可用带肌蒂骨瓣作关节外移植以增加血供等方法。

五、膝关节融合术

膝关节融合术过去的最大适应证为严重的骨性关节炎、创伤性关节炎、Charcot 关节病、膝关节全关节结核、化脓性关节炎和严重脊髓灰质炎后遗症。现在，全膝关节置换术成功地广泛开展，脊髓灰质炎基本消失，抗微生物制剂使结核和梅毒等引起的膝关节并发症得到控制，大大减少了需行膝关节融合术患者的数量。当前最常见的膝关节融合术的适应证是全膝关节置换术后失败的补救措施，尤其是因为感染而失败的病例。其他适应证主要有全膝关节置换术后造成的不可挽回的失败(假体无菌性松动、伸膝结构无力或软组织条件差)及 Charcot 关节病等。此外，胫骨近端或股骨远端肿瘤、干骺端大块骨质缺损、翻修术失败、合并微生物感染等，也应考虑行膝关节融合术。某些情况下，严重关节病的年轻患者由于体重、职业、活动量等原因，更适合做膝关节融合术。膝关节融合的相对禁忌证包括同侧髋关节或踝关节严重病变、对侧膝关节或髋关节融合术、对侧肢体髁上截肢术、严重节段性骨缺损或严重软组织损伤需广泛重建。脊柱退行性关节炎患者也不是膝关节融合术的合适对象，因为行走时补偿性骨盆倾斜可增加作用在腰椎的力量。

膝关节融合术后患者乘坐交通工具困难，难以就坐以及摔倒后起身困难等。在术前应告知患者这些情况，可以让一些患者在术前试着用长腿石膏或者支具固定患肢，以决定是否能适应膝关节融合后的膝关节。

术前必须全面评估膝关节融合术与全膝关节置换术后多次翻修的效果，确定哪种治疗方案疗效更好。全膝关节翻修术后感染再次翻修的失败率高，初次全膝关节置换术后感染行多次翻修的失败率高，可考虑膝关节融合术。膝关节置换术失败的主要原因是技术不当(假体位置不当、韧带不平衡等)，可行关节翻修术。有软组织问题和(或)持续性微生物相关感染时，可行膝关节融合术。大块骨质缺损可能严重影响膝关节融合术的成功率。融合成功的最重要因素是合适的融合技术，与固定物的选择和骨表面的接触情况有关。大块骨质缺损也可能是影响全膝关节置换术后融合成功的最关键因素。膝关节融合术必须要求同侧肢体的髋、踝关节功能正常，否则患者生活自理将发生困难。

膝关节融合术后将导致产生肢体短缩 2.5~6.4cm，可在术前拍摄下肢全长 X 线片估计短缩长度。X 线片还可用于评估髓内钉的尺寸。若肢体短缩较大(>5cm)，可同时行肢体延长术。

膝关节融合在 10°~15° 位能提供较好的坐位，改善步态，然而可增加肢体的短缩。为减轻肢体的进一步短缩，大多数医生主张将膝关节融合于伸直 0° 位。融合于 0° 位时骨盆过度抬高，患者可通过髋关节外展和下肢向外划圈来补偿膝关节的僵直。也有人主张融合在屈膝 5°~10° 位。

外翻 5°~7° 是理想的冠状面力线，用外固定架比髓内钉更容易做到这一点。直的髓内钉常把膝关节置于内翻 2°~5° 位，增加了髋关节的内翻运动，理论上将增加同侧髋关节关节炎的危险性。然而，有文献报道，在 33 例用髓内钉行膝关节融合术的患者中，随访 2 年没有同侧髋关节病变出现。

为加强关节截骨面的对合稳定和促进愈合，可采用各种不同的固定方法，文献报道的膝关节融合技术包括加压外固定融合术、钢板螺丝钉固定融合术，髓内钉融合术抑或上述术式的组合。加压外固定融合术比较适合骨缺损较小能达到良好的骨性对位和加压的效果的病例，其优点在于能在远离感染或神经性关节病病灶部位进行确切固定并且稳定加压融合端。缺点在于外固定针道的问题，患者顺应性较差以及经常需要早期去除外固定改用石膏固定。双钢板固定的膝关节融合术，和外固定架相比，钢板固定(图 77-5)避免了外固定针道感染和松动的风险，并且为早期负

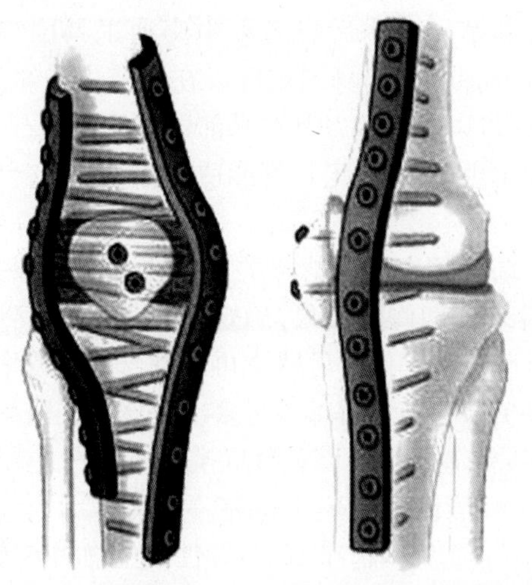

图 77-5　膝关节内侧和外侧使用动力加压钢板固定进行膝关节融合术

重提供了可能。双钢板固定不适用于广泛或急性感染的膝关节，但如果是低度感染，细菌培养阳性的结果并不是双钢板固定的绝对禁忌证。髓内钉膝关节融合术通常用于广泛骨缺损的病例，使用加压技术无法获得良好的骨松质面错合。

髓内钉膝关节融合术（图 77-6）用于肿瘤切除术后或者失败的膝关节置换术。其优点在于术后即可负重，康复训练较为方便，没有外固定针道感染问题以及较高的融合率。缺点在于脂肪栓塞的风险、潜在的髓腔内感染扩散的风险、感染率和失血量都相对高，

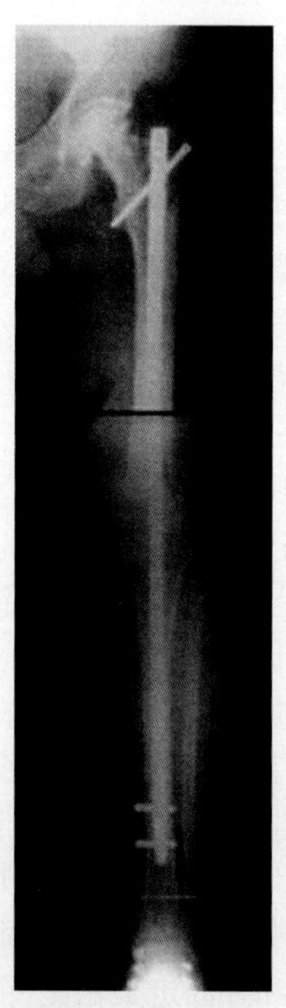

图 77-6　膝关节置换术后感染使用髓内钉进行膝关节融合术

以及是潜在的影响下肢力线的因素。

目前，膝关节镜辅助下的关节融合术是目前欧美最常用的方法。关节镜下去除关节面，准备融合骨面，再通过不同形式的外固定器进行加压固定。该手术既可避免切开关节，简化手术，还能加快骨面愈合。

六、踝关节融合术

踝关节融合术至今仍是临床常用的手术方法。虽然人工关节置换术已广泛应用，但踝关节的人工关节置换术的并发症较多。踝关节融合术的适应证主要有：踝关节终末期原发性骨关节炎、创伤性关节炎、风湿性关节炎及化脓性关节炎伴有严重的踝关节疼痛和功能障碍且不能采用其他保关节方法，踝关节不稳或神经源性疾病导致的胫距关节不稳且出现晚期踝关节炎改变，全踝关节置换术后假体松动、感染，Charcot 踝关节病及骨髓炎导致的踝关节不稳、骨破坏等。踝关节融合术禁忌证为骨骺未完全闭合的儿童或青少年患者。吸烟会增加骨不愈合风险。患肢血运不良会增加发生伤口并发症、感染及截肢的风险。术前需仔细评估患者一般状况及外周血管状况。糖尿病、神经源性足病并不是绝对禁忌证，因为对于这类疾病，由于踝关节不稳而发生溃疡、感染及截肢的风险更大。

有文献表明，患足融合后距下关节活动度降低，距下关节、距舟关节、跟骰关节、舟楔关节、跖跗关节及第 1 跖趾关节发生退行性变，且患足出现活动受限、疼痛及功能障碍等。因此，在踝关节融合术前应充分告知患者术后相邻关节关节炎发生可能性。

踝关节融合术的目标是建立无痛且能负重的跖行足，足与胫骨或小腿之间的力线十分关键。理想的力线应为踝关节处于屈伸中立位、外翻 0°~5°、中立或轻微外旋。足的力线不良会对下肢的生物力学产生影响，踝关节过度背伸使足跟受力增加，引起足跟疼痛，甚至形成溃疡。而过度跖屈会引起跖痛症或膝反屈步态。踝关节内外翻还会导致第 1、5 跖底痛性胼胝体形成。踝关节外翻畸形则会导致距下关节退行性病变及胫后肌腱功能不全。经步态分析及距下关节应力测试证实，踝关节融合位置不良是造成踝关节融合术远期效果不佳的主要原因。

踝关节融合术有原位踝关节融合术和矫正力线的踝关节融合术。原位踝关节融合术适用于轻微的踝部畸形如轻度马蹄足畸形等，对于畸形明显及有骨缺损的患者矫正能力有限。可在关节镜下或微创手术联合经皮螺钉内固定进行。与常规入路的踝关节融合术相比，微创手术术后疼痛程度轻、住院时间短、软组织

剥离较少，有利于提高骨性融合率（>90%），且融合时间较短，可获得较高的患者满意度。矫正力线的踝关节融合术适用于严重的踝关节内外翻畸形、Charcot 踝关节病等畸形明显或伴有骨缺损的患者创伤或缺血性坏死导致的距骨塌陷。其主要优势在于可通过截骨矫正畸形或通过植骨填补骨缺损并恢复高度，缺陷在于软组织剥离较多，可能加剧术后疼痛，导致术后伤口愈合延迟、伤口裂开、感染、骨不连及血管神经损伤，术后康复及融合时间延迟等。

决定踝关节融合术入路的因素有踝关节畸形类型、固定技术、软组织条件及术者喜好和经验。外侧入路是踝关节融合的常用入路，可同时在直视下进行距下关节融合，便于矫正后足内外翻畸形。内侧入路有经内踝或经内踝前方两种，进入后依次清除关节软骨及硬化骨。内踝可切除或保留作为内侧阻挡结构。前侧入路可完整暴露整个踝关节冠状面，但存在损伤前方血管神经束的风险，该入路易发生踝关节内翻矫正不足。踝关节后方血运丰富，软组织覆盖较厚，对有既往手术史、踝关节前外侧皮肤软组织条件较差的患者，可选择后侧入路。

踝关节融合固定方法包括外固定架固定、螺钉内固定、钢板固定、髓内针固定。

由于操作复杂、术后护理不便，外固定技术在踝关节融合术中的使用逐渐减少。仅适用于软组织条件差及骨缺损明显而不适合内固定的患者。传统的踝关节融合固定方法为 3 枚加压螺钉固定法（图 77-7）。术中前 2 枚螺钉置入方式分别为自内上向外下和自外上向内下交叉打入距骨；第 3 枚螺钉置入方向因距骨处理方式不同而各异，若进行保留距骨顶部形态的原位融合，则由前向后置入第 3 枚螺钉更能减少踝关节背屈时微动峰值，若进行距骨穹窿顶部削平处理，则由后向前置入第 3 枚螺钉更具生物力学优势。使用加压螺钉固定融合踝关节总体上可取得不错的融合效果，近期融合率普遍高于 90%，且创伤小、费用低。对于合适病例，加压螺钉内固定是踝关节融合术的首选固定方式。钢板固定（图 77-8），近年来随着锁定钢板的出现和发展，锁定钢板的角稳定性被应用于关节融合术中。主要有前方解剖型锁定钢板、经腓骨外侧入路的肱骨近端钢板（倒置置入）。经后方入路的钢板均取得极高的踝关节融合率。后足逆行髓内钉较偏心固定的钢板更具力学稳定性，可有效分载应力，适用于胫距跟同时严重受累如严重的踝关节创伤、距骨坏死、全踝关节置换术失败及严重的后足骨丢失等患者。对于保守治疗难以获得稳定跖行足的 Charcot 踝关节病患者，采用逆行髓内钉技术进行踝关节融合术是可替代截肢术的治疗方案。但逆行髓内钉技术须同时固定胫距关节和距下关节，不适合仅需单一融合踝关节的患者。

常规踝关节融合术并不一定需要植骨，但对于可能出现感染、距骨坏死、骨缺损及骨不连的患者，植骨十分重要。可选用的植骨来源包括髂骨、切除的腓骨远端或内踝可磨成碎骨粒植入融合界面以促进骨性融合，去矿质化的同种异体骨移植也可用于踝关节融合术，其植骨融合率与自体骨植骨相当。

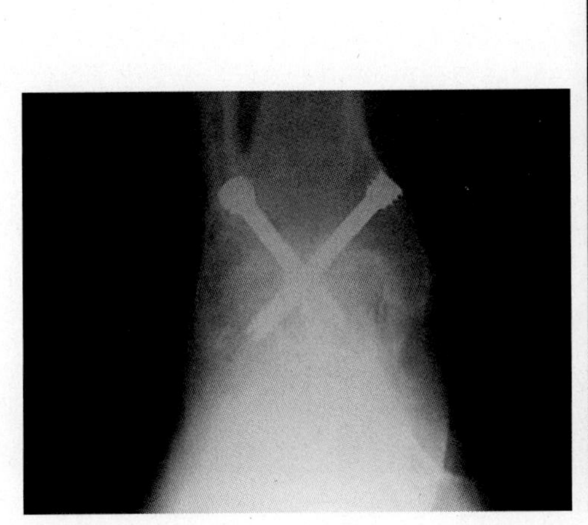

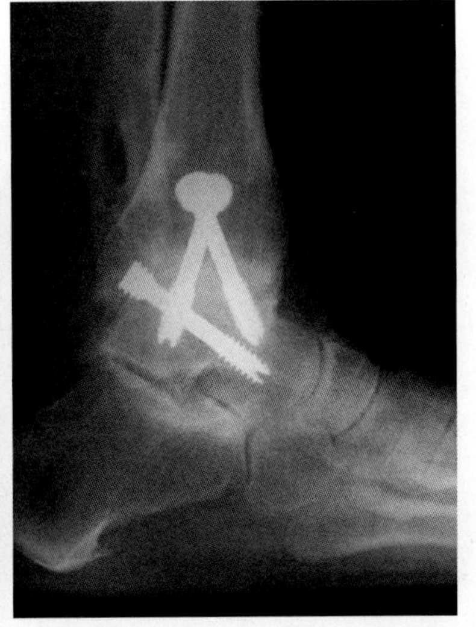

图 77-7　3 枚螺钉行踝关节融合术

8

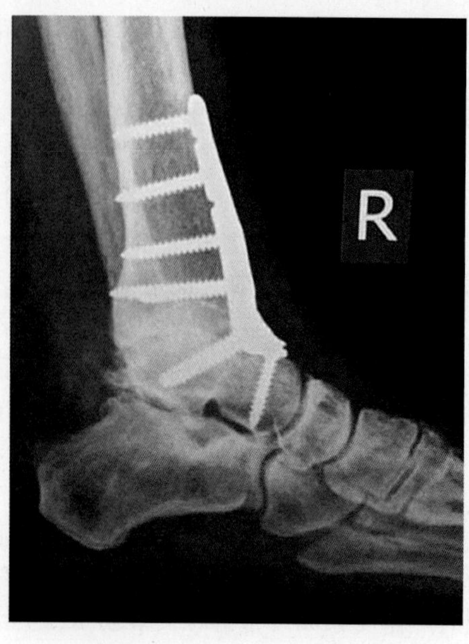

图 77-8　钢板行踝关节融合术

参考文献

1. Syal A, Macdonald P. Arthroscopic arthrodesis of the shoulder: a report of two cases. J Shoulder Elbow Surg, 2008, 17(2): e23-e25.
2. Reichel LM, Wiater BP, Friedrich J, Hanel DP. Arthrodesis of the elbow. Hand Clin, 2011, 27(2): 179-186.
3. Rauhaniemi J, Tiusanen H, Sipola E. Total wrist fusion: a study of 115 patients. J Hand Surg Br, 2005, 30: 217-219.
4. Beaule PE, Matta JM, Mast JW. Hip arthrodesis: current indications and techniques. J Am Acad Orthop Surg, 2002, 10: 249-258.
5. Somayaji HS, Tsaggerides P, Ware HE, et al. Knee arthrodesis: a review. Knee, 2008, 15: 247-254.

（蔡谞）

第七十八章

骨移植术

骨移植术常用于治疗骨不连、填充某些良性骨肿瘤切除后的骨缺损，以及关节融合术等，以促进骨愈合。目前，已广泛用于临床的有传统骨移植术、吻合血管的游离骨移植术以及带肌蒂的骨移植术等。

第一节　传统骨移植术

【概述】

移植骨可采用自体骨或同种异体骨，实验研究表明：不论自体还是异体骨移植后，均需经过爬行代替的演变过程。自体骨移植后，表面骨细胞可从周围组织液中吸取营养而生存，但深层骨细胞则因缺乏血液供应，1 周左右便逐渐死亡。骨移植后早期，植骨块周围有大量新生微血管的肉芽组织，逐渐向植骨块的深部生长。在生长过程中，破骨细胞不断破坏和吸收死骨，成骨细胞不断产生新骨，以代替移植骨，即所谓爬行代替，以完成骨连接和愈合。最后便进入骨重建阶段，经过改造，重新形成骨皮质和骨髓腔。

经过 100 余年的发展，同种异体骨去抗原处理、消毒保存技术已较成熟，尤其是 1976 年美国组织库协会（AATB）提出并不断更新的指南，成为世界上大多数骨库采取、处理、消毒、保存同种异体骨的标准。异体新鲜冷冻骨和冷冻干燥骨是两种最常用的异体植骨材料。新鲜冷冻骨在生物力学方面与自体骨无明显差别，且在处理过程中保留了部分骨形成蛋白（bone morphogenetic protein，BMP），有一定的骨诱导功能，因此是较为理想的植骨材料，但新鲜冷冻骨在处理和保存方面要求较高，不如冷冻干燥骨方便。冷冻干燥骨经脱脂、脱细胞、$^{60}Co\gamma$ 射线照射灭菌、深低温冷冻后已极大程度地降低了其免疫原性，骨诱导、骨传导作用仍然得到保留，但其力学性能也遭到一定程度破坏。

经新鲜冷冻或冷冻干燥处理的异体骨均是失去活力的死骨，移植后全部要被爬行代替。植骨早期，在新生肉芽组织中，有大量的异物巨细胞和吞噬细胞，不断破坏、吸收移植骨；同时在其周围有新骨形成。到后期，原移植骨完全消失，而代之以新生骨，继而进行骨的重建。使用同种异体骨移植有传播疾病的危险，在临床应用中应特别严格检验挑选供体，严格遵守 AATB 操作标准制作、保存的异体骨。

实践证明，无论自体或异体骨，移植后对成骨功能均有诱导作用，经久不愈、已老化的骨折端，通过骨移植后，可使成骨功能重新活跃，成骨细胞又开始增生，不断形成新骨。故在骨缺损的情况下，用大小适宜的密质骨板移植架桥，不仅可起到内固定作用，而且可促进骨折愈合。骨折断端新生骨沿桥梁向对侧端爬行而汇合，移植骨还可为局部成骨细胞提供钙盐，为新骨形成创造有利的条件。自体骨无移植免疫排斥反应，易于成功，植骨融合效果优于异体骨移植；异体骨移植成活率较低，尤其是大块移植，骨组织中的胶体成分（蛋白质）受到排斥时，可出现较强烈的移植免疫反应，影响成骨。

松质骨又较密质骨容易成功，因为松质骨小梁之间有广泛的间隙，便于新生肉芽组织和微血管长入，爬行代替过程完成较快；而密质骨结构致密，移植后骨块的吸收和新骨的形成只能从骨表面逐步进行，爬行代替过程缓慢，如果附加有其他不利因素，则可能导致失败。

同种异体骨经过一系列处理，可以得到脱钙骨基质（DBM）、骨基质胶（BMG）和 BMP。DBM 和 BMG 可制成小块状或粉状，用以填充空腔或骨不连断端。因其中含有 BMP，具有良好的诱导成骨作用，已用于临床。其用法与传统的碎骨块填充相似，但不宜单独用于较大范围的骨缺损。

BMP 不仅可从人骨中提取，从牛、羊、猪等动物中亦可获得，目前也可人工合成，国外已有商品化产品。纯化的 BMP 不仅有良好的诱导成骨作用，且具有非特异性。但是，由于其在骨中含量极微，提取后所获得的 BMP 量很少，临床应用需借助于载体。故目前尚未得到广泛应用。

同种异体骨经特殊处理，将所含胶体成分（蛋白质）完全去除，可得到脱蛋白骨，移植后有骨传导作用可促进骨愈合，其用法与 DBM 相似。如与 BMP 结合效果更好，是 BMP 较好的载体。由于来源受限使用亦受到限制，国内已有数种商品化产品应用。

【手术指征】

1. 四肢骨折不愈合或骨缺损。

2. 某些良性骨肿瘤或骨囊肿，局部切除或搔刮术后造成的骨质缺损。

3. 施行关节融合术时，用于关节内、外的固定或填充，以加强关节融合。

患者情况的好坏与手术成败的关系很大。凡患者全身或局部条件不好，应推迟手术。

【术前准备】

1. 全身和局部的准备　如果患者有营养不良、贫血或骨质疏松等现象，应首先纠正；慢性骨髓炎应先予治疗，包括清除死骨和异物充分引流等，治愈后再择期手术；局部皮肤或（和）软组织条件不良时，应先行瘢痕切除，移植皮瓣修复，待移植皮肤软化后再进行骨移植术。也可以在移植皮瓣的同时行骨移植术。

2. 移植骨的准备　切取自体骨者，应严格准备供区皮肤。如用异体骨，最好选用国家食品药品监督管理总局（SFDA）认证的产品，不要轻易使用自制异体骨。

儿童行骨移植术时，可用库存骨或临时从父母身上取骨。一般患者尽可能采用自体骨。如需用大块骨组织，而自身又不能解决时，则可采用异体骨（新鲜的或冷藏的均可）。

一、移植骨的切取

（一）密质骨取骨部位及取骨术

密质骨主要优点是坚固，移植后可同时起到内固定的作用，但由于结构致密、爬行代替过程较慢，常需很长时间才能发挥支撑作用。最常切取的密质骨部位是胫骨，有时亦可用腓骨、尺骨（图 78-1）。原则上应尽可能在手术区或附近取材，以免再在其他部位切口取骨。胫骨骨骼粗大、表浅，切取方便（图 78-1A）。

腓骨中间一段可作为供骨材料。下端由于构成外踝，上端有膝外侧副韧带和股二头肌附着，一般情况下均应保留。

尺骨较小，且切取时限于外侧面（图 78-1B），故范围小，一般很少应用。

胫骨皮质上段较薄，切取较易；下端坚厚，不易切取。如果移植骨的支持力量不需要太强，最好切取上段。

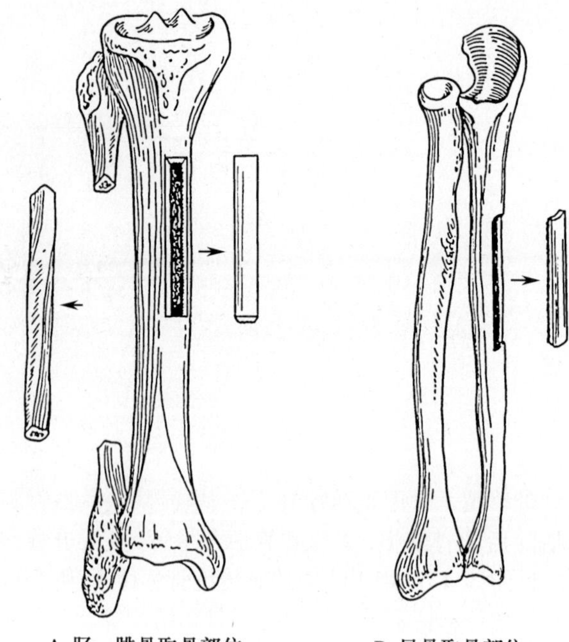

A. 胫、腓骨取骨部位　　B. 尺骨取骨部位

图 78-1　密质骨的取骨部位

【手术步骤】

以切取胫骨为例。

于胫骨前外侧适当平面做弧形切口，长度视所需骨块的长度而异。切开皮下组织及深筋膜，向内侧适当分离皮瓣，显露胫骨前内侧面（图 78-2A）。I 形切开骨膜，剥离骨膜至前、内侧缘（图 78-2B）。

用湿纱垫妥善保护周围组织，按所需骨板的长、宽，用电（风）锯，先锯两平行纵切口，深达髓腔（图 78-2C），再锯断上、下端，最后用骨刀截断四角连接部分取出骨板（图 78-2D），用湿纱布包好备用，严防滑落或污染。分层缝合切口。

电（风）锯转速很快，取骨时应不断向骨切口内注入无菌冷盐水，借以降温。如无电（风）锯，可采用钻孔法（图 78-3）。钻头应小，孔距约 1cm，深达髓腔。用骨刀逐孔凿开孔间连接部分，操作要轻，防止胫骨或骨板劈裂。

由于供骨区骨质缺损，取骨后早期注意防止骨折的发生。

（二）松质骨取骨部位及取骨术

松质骨多取自髂骨，整个髂嵴都可应用（图 78-4）。四肢骨关节骨移植时，可取自髂嵴前半部；骶髂关节或脊椎融合术时，可从髂后上棘切取。

自体髂骨由于具有良好的骨诱导、骨传导、骨生成作用，成为骨移植最理想的材料，其优点是生物相容性好，骨融合快，融合率高，无传播疾病的危险。带三面皮质骨髂骨块还能提供坚强的支撑，骨融合时间 3~6 个月。但其缺点却不容忽视：包括供骨区并发

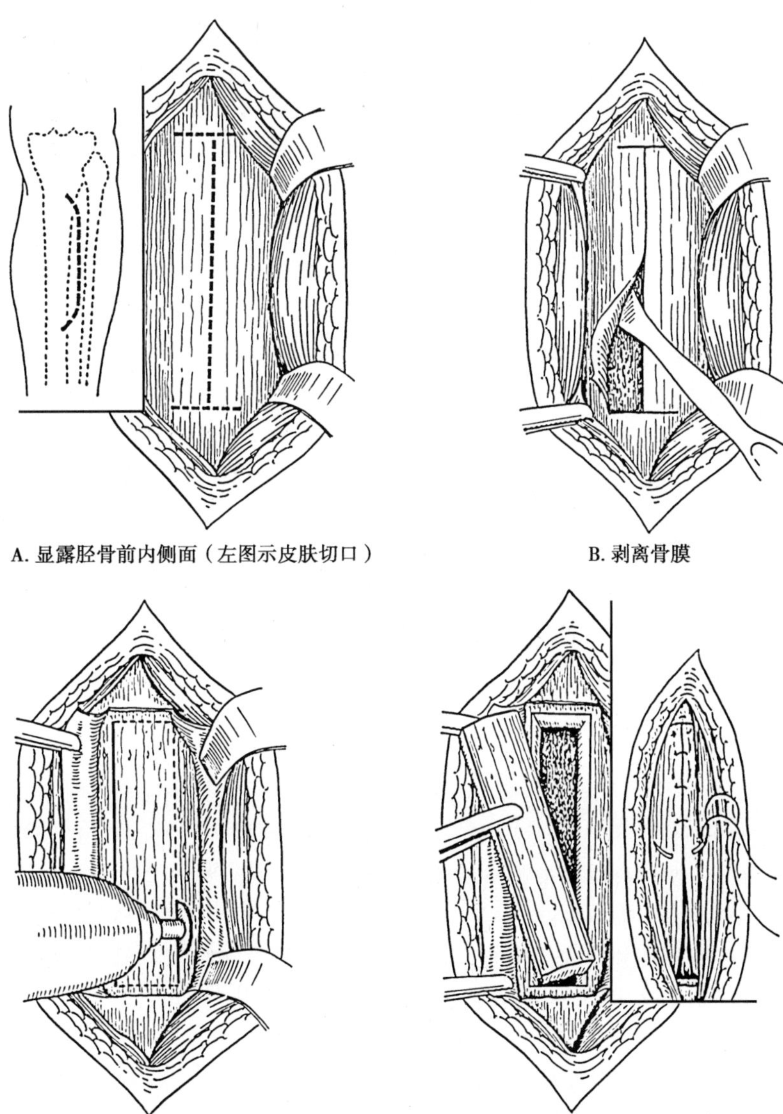

A. 显露胫骨前内侧面（左图示皮肤切口）　B. 剥离骨膜

C. 切取骨板　D. 取出骨板，缝合骨膜

图 78-2　胫骨切取术

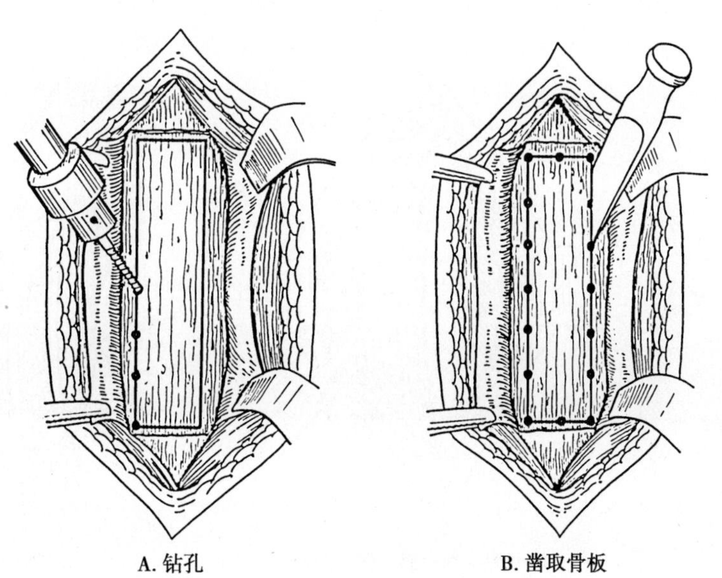

A. 钻孔　B. 凿取骨板

图 78-3　胫骨钻孔取骨法

8

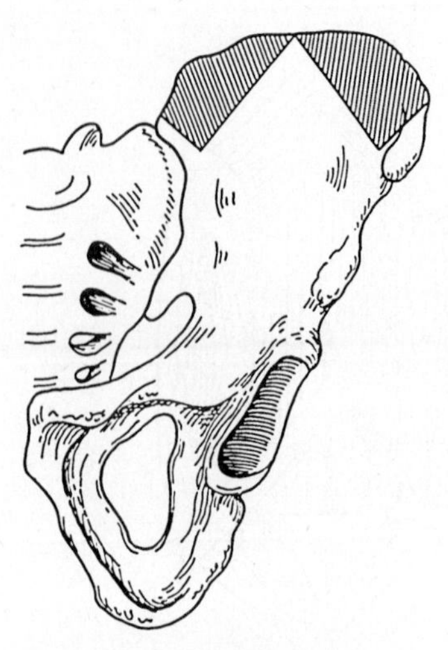

图 78-4　髂骨切取部位

症，如血肿、感染、慢性疼痛、神经血管和尿道损伤、骨盆骨折或骨盆不稳以及腹膜穿孔等，即使无并发症发生，也会增加手术时间，加重创伤，供骨区也会留下瘢痕，影响美观。

【手术步骤】

以髂嵴前半部取骨术为例。

仰卧位，垫高术侧臀部。切口自髂前上棘沿髂嵴向后延伸至所需长度，一般为 6~7cm（图 78-5A）。切开皮下组织和深筋膜，将皮瓣剥离并向两侧牵开。沿髂嵴分别切开腹肌和臀肌附丽以及骨膜，剥离髂骨内、外板骨膜（图 78-5B）切取髂骨（图 78-5C）。用于特殊目的的移植骨，事先应认真设计，务使切取的骨块符合要求。切骨时应妥加保护，严防骨块弹出或滑落。取下的骨块用湿纱布包好备用。如数取出止血的纱垫，分层缝合切口。

当取骨量不大时，可采用翻盖取骨术（图 78-6）。此法可使髂嵴外形保持完整。按上法显露髂嵴。垂直切开髂嵴两处，深约 1cm，距离依所需骨块长度而定。再切开髂骨外板肌肉附丽，用宽骨刀由外向内横形切断髂嵴顶部（不剥离髂骨内板），将其翻向内侧（图 78-6A）。骨膜下适当剥离髂骨外板。在已翻开的骨瓣深面切取所需大小的骨块（图 78-6B）。再将骨瓣复原缝合，以保持髂嵴外形（图 78-6C）。这种骨块只有外板皮质。

二、常用骨移植术

传统骨移植方法很多，应根据具体情况和植骨目的进行选择。密质骨主要用于四肢长骨干的架桥和支撑，最常用于治疗骨不连；松质骨则主要用于填充空腔或关节融合。为了取长补短，更好地发挥植骨效果，二者常混合使用。

（一）骨不连骨移植术

治疗四肢长骨干骨折不连接的方法较多，就骨移植而言，常用的有上盖、嵌入、滑槽等骨移植法。它们的基本术式是用密质骨板在上、下两骨折端之间架桥，恢复连接，以加强骨干的支撑力量，同时植以适量的松质骨。故要求受骨的上、下段有足够的长度，以便接受骨板；要求骨端硬化骨少，血液循环好，以利新骨形成。如骨端硬化骨过多，切除后两断端之间缺损太长，则以选用带血管蒂的游离骨移植为佳（见本章第二节）。此外尚有髓腔骨移植法及填充骨移植法等，可视情况选用。

【手术步骤】

1. 上盖骨移植法　以肱骨骨不连为例（图 78-7A），先取骨板。显露受骨上、下端。适当剥离骨膜，切除

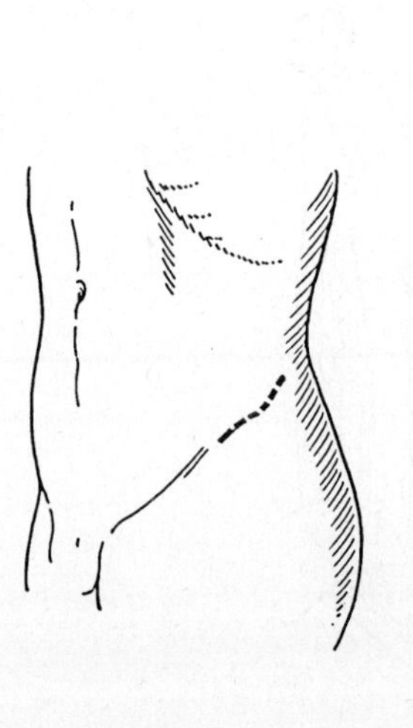

A. 切口

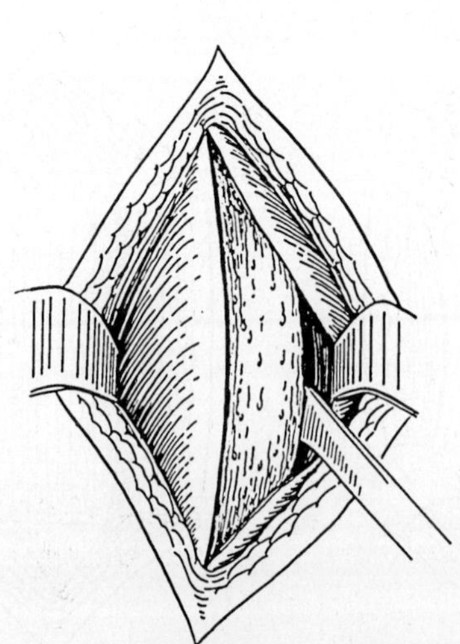

B. 骨膜下剥离髂骨内、外板

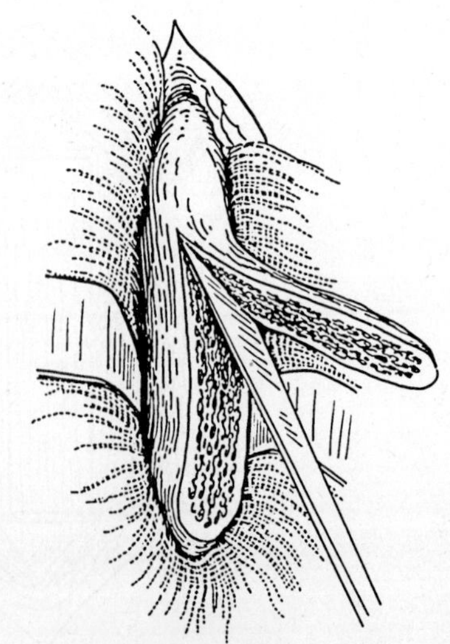

C. 切取髂骨

图 78-5　髂骨切取术

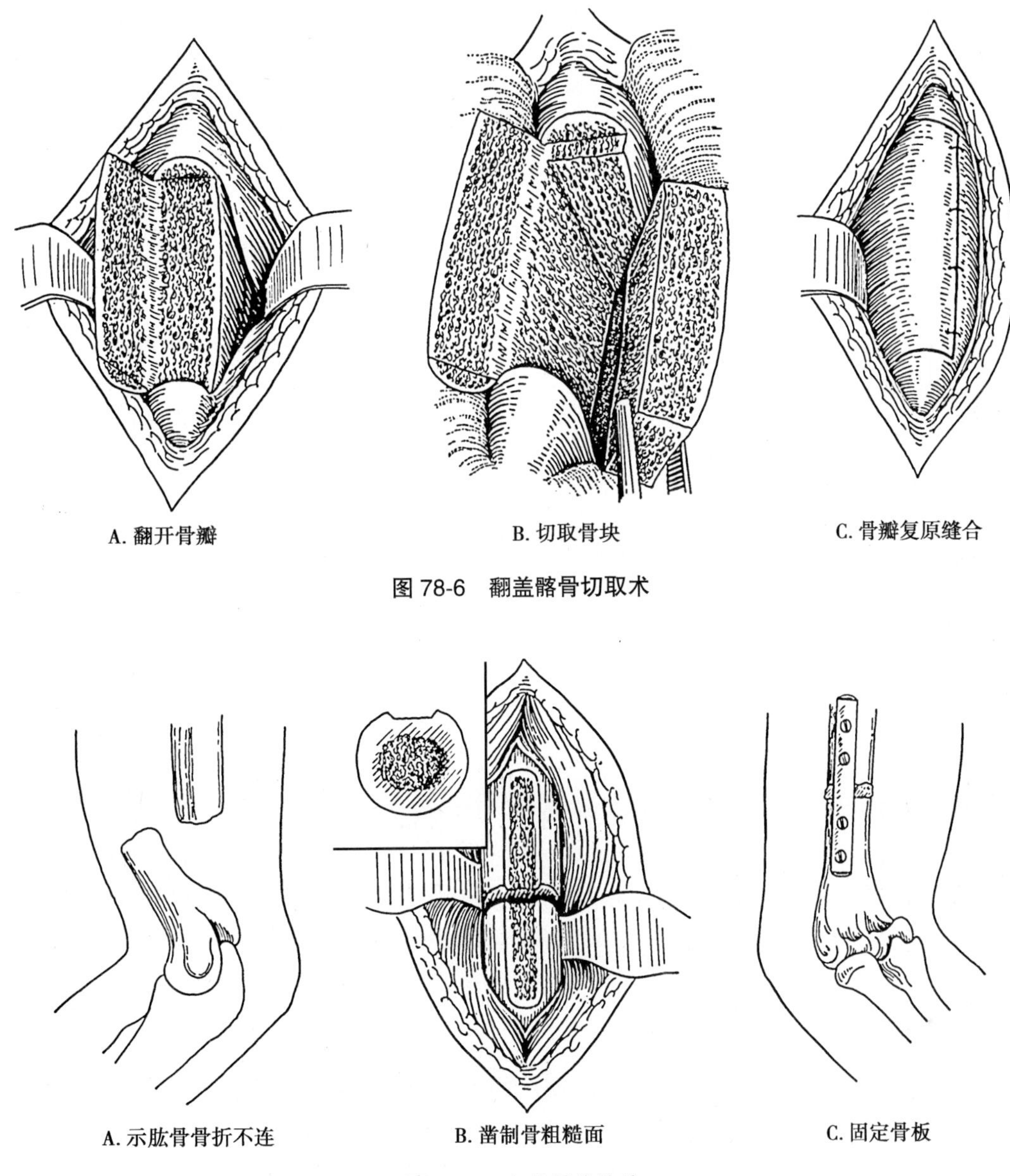

A. 翻开骨瓣　　B. 切取骨块　　C. 骨瓣复原缝合

图 78-6　翻盖髂骨切取术

A. 示肱骨骨折不连　　B. 凿制骨粗糙面　　C. 固定骨板

图 78-7　上盖骨移植法

骨端间瘢痕组织，截除硬化骨质，打通髓腔。将两骨端对位，注意防止旋转，然后在受骨上、下段的同一侧面，根据骨板长度切除一薄层皮质骨，造成粗糙面(图 78-7B)。将骨板置于粗糙面上紧密相贴，并用螺丝钉固定。骨端间隙用松质骨碎片填充(图 78-7C)。凿制骨粗糙面取下的碎骨片，亦可用于填充骨间隙，不要丢弃。对四周肌肉发达、骨缺损较大的股骨骨折，可采用双侧上盖骨移植或骨板与接骨板并用，以加强内固定作用。

2. 嵌入和滑槽骨移植法　嵌入骨移植法是在受骨上、下段切制一直达髓腔的整齐骨槽，然后将骨板紧嵌槽内，用螺丝钉固定(图 78-8)。骨缺损或骨端间隙以松质骨碎片填充。滑槽骨移植法实际上也是嵌入法。不同点是就近取材，避免从健肢取骨，即将一侧骨槽切制长一些，另侧短些，取出骨板，相互倒置后嵌入骨槽内，并用螺丝钉固定。断端之间填以碎骨片(图 78-9)。有时由于患肢长期废用，骨质疏松，骨板质量较差；有时由于骨膜剥离范围较广，骨血运受损，影响骨愈合，选用此法时应予注意。

3. 髓腔骨移植法　此法操作困难，且远远不易达到足够的长度，固定不牢，故不适用于四肢长骨干骨折不连接。但对掌、指骨等短管状骨，在某些情况下仍可采用。按上述要求处理骨折上、下断端后，先将大小适宜的骨条(可取自髂骨外板)插入近段髓腔内，注意插牢，再插入远段髓腔，然后靠拢两骨端、紧密接触(图 78-10)。

4. 填充骨移植法　此法系用松质骨块(片)填充骨间隙、骨腔，或与以上骨移植方法合用。此外，对陈

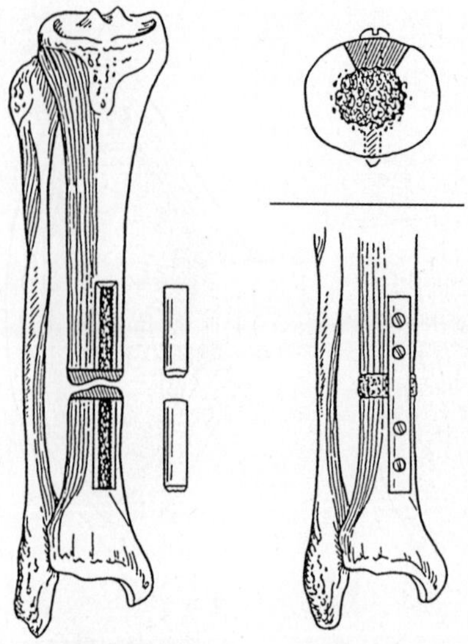

A. 切制骨槽，切除骨端硬化骨　　B. 植骨固定

图 78-8　嵌入骨移植法

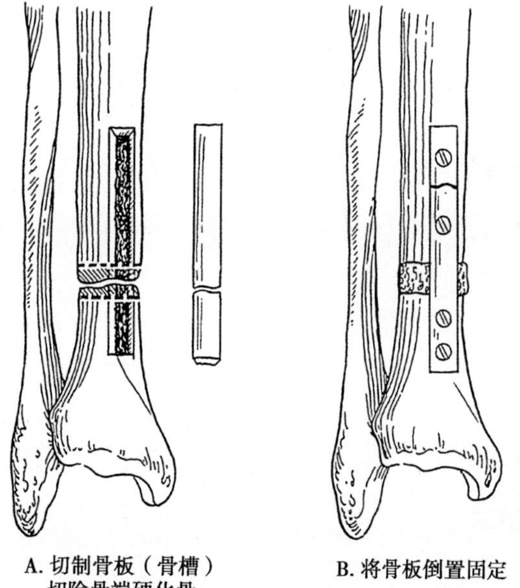
A. 切制骨板（骨槽）切除骨端硬化骨　　B. 将骨板倒置固定

图 78-9　滑槽骨移植法

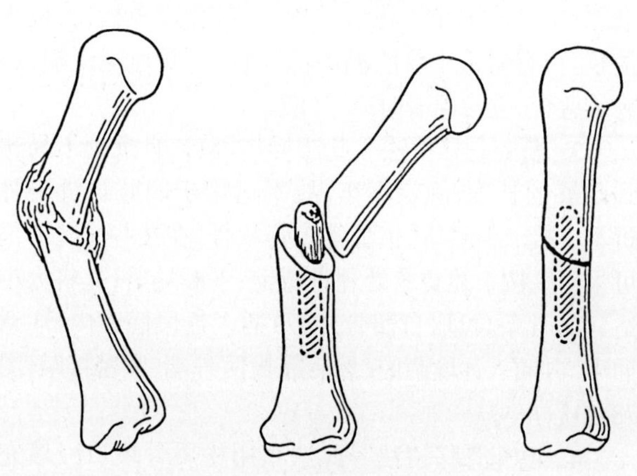
图 78-10　髓腔内骨移植法

旧性骨折对位线不良行切开复位或骨折畸形愈合行截骨矫形术时，在牢固的内固定基础上，可用松质骨条嵌入骨折上、下段切制的槽内，借以促进骨愈合。槽长一般 3~4cm，宽约 0.5cm，深达髓腔（图 78-11）。如两骨端之间有空隙，亦可同时填以松质骨碎片。

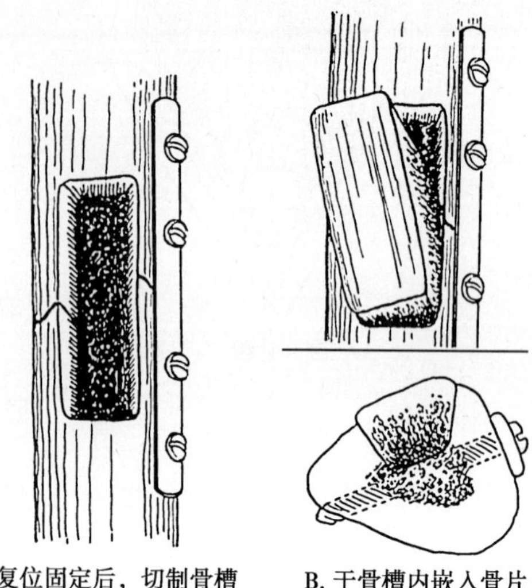
A. 复位固定后，切制骨槽　　B. 于骨槽内嵌入骨片

图 78-11　填充骨移植法

（二）良性骨肿瘤局部切（刮）除骨移植术

治疗良性骨肿瘤的手术有搔刮术、局部切除术等。所残存的骨腔或骨缺损需行骨移植。一般地说，内生软骨瘤、Ⅰ级骨巨细胞瘤、骨囊肿等，可采用搔刮骨移植术。但肿瘤组织的刮除必须彻底，否则容易复发。位于四肢长骨干或骨端体积较大的良性骨肿瘤，或有恶性趋向者如Ⅱ级骨巨细胞瘤，可酌情行局部切除骨移植术或关节融合术。

【手术步骤】

1. 搔刮骨移植术　以胫骨上端内生软骨瘤为例。以肿瘤部位为中心，根据肿瘤大小做长度适宜的纵切口。切开深筋膜后，向两侧牵开皮肤，切开骨膜并适当剥离。用弧形骨凿在肿瘤部开窗。进入瘤腔后，用刮匙将肿瘤组织彻底刮除。冲洗骨腔，热盐水纱布填塞止血。然后取适量髂骨，剪成小块填入骨腔内（图 78-12）。要求骨块填塞较紧密，不留空隙。

2. 局部切除骨移植术　以股骨下端内髁部骨巨细胞瘤为例（图 78-13）。取膝内侧弧形切口。切开深筋膜后，翻开并切除髌骨。横形切开关节囊，切除半月板和交叉韧带。剥离股骨下端。将肿瘤及邻近正常骨质 1cm~2cm 整块切除。并切除胫骨上端关节软骨和股骨下端剩余的关节软骨（图 78-13A、图 78-13B）。于胫骨上段的前内侧面，切取宽约 2.5cm、长度适宜的骨板（图 78-13C）。适当修整股骨内髁和胫骨内髁的内侧骨面，以便接受骨板。先将骨板的一端用两枚螺丝

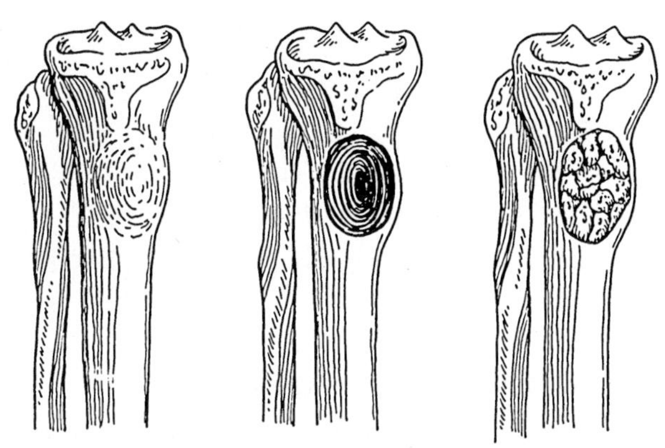

图 78-12 良性骨肿瘤搔刮骨移植术

钉固定于股骨下端(图 78-13D),对好股骨下端与胫骨上端,用两根不锈钢针交叉固定,然后用一枚长螺丝钉(或骨栓)将骨板另一端固定于胫骨上端(该处可做适当凿修)(图 78-13E)。如固定不牢靠,还可于适当位置加用一 6 或 8 孔钢板。最后将切下的髌骨除去软骨面和软组织剪成碎块,填于骨缺损空隙内(图 78-13F)。如骨块不足,可另取髂骨块。注意保持膝关节于功能位。修复股四头肌腱与髌韧带。分层缝合切口。

【术后处理】

1. 加强抗感染措施,选用有效抗菌药物,直至体温正常后 2~3 天。注意观察全身反应。对应用大块异体骨者,应特别注意保护肝、肾功能。

2. 外固定必须牢固可靠,石膏变松软时,应及时更换。下肢的骨移植术,须待移植骨牢固愈合后,方可逐步负重,不能片面地以固定时间的长短来决定。因此,应定期作 X 线检查,了解骨愈合情况。

3. 加强支持疗法,注意营养。在不影响固定的条件下,加强肌肉活动,防止肌萎缩。

【注意事项】

1. 预防感染 骨移植术最忌感染,必须采取各种措施积极预防。感染发生的原因是多环节的,包括手术指征选择不当、术前准备不足、或手术操作不当等。因此,均应予以重视。以往伤口有过感染,尤其是慢性

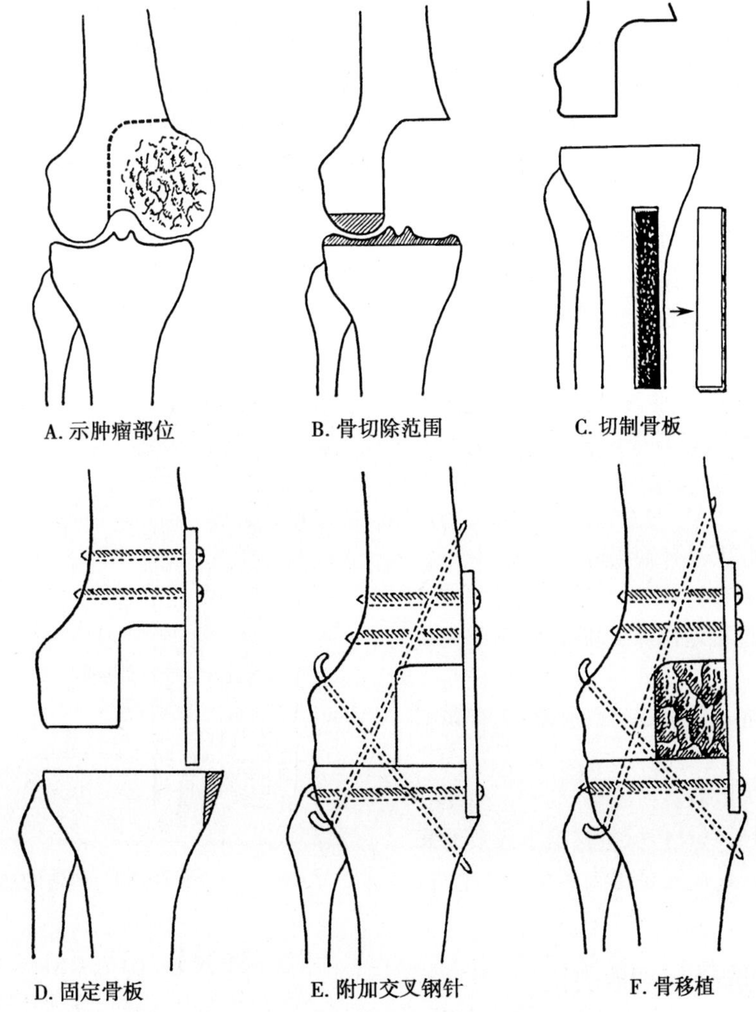

图 78-13 良性骨肿瘤局部切除骨移植术

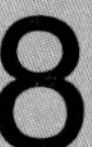

骨髓炎患者，更应严格。一般需在伤口完全愈合半年以上才考虑行骨移植术。重视术前皮肤的准备。手术时，应严格无菌操作，彻底止血，操作应轻柔以减少组织损伤。如用异体骨，应注意骨的质量，是否有污染等。

2. 术前应认真研究病情，制订详尽的方案，防止仓促上阵，以致术中顾此失彼，影响效果。内、外固定均须确实可靠，以防骨板折断或骨块脱落，导致手术失败。

3. 手术操作要严谨，方法要适当。上、下骨端的瘢痕组织和硬化骨质必须彻底清除。髓腔内的瘢痕组织和骨痂亦需清除，使髓腔敞开以免妨碍新骨形成。骨不连伴骨缺损者，应采用混合植骨术，以提高成功率。

4. 行异体骨移植时，严格选择骨源。最好采用SFDA认证的市售产品，尽量不用自行简易处理的异体骨，而绝不可应用已有硬化或污染的骨。骨质量的优劣，对手术成败关系十分密切。

第二节　吻合血管的游离骨移植术

由于显微外科的发展，吻合血管的游离骨移植术已用于临床。实验结果表明，采用显微血管吻合后，骨细胞保持存活，使移植骨的愈合过程与一般骨折的愈合过程相似，无须经过爬行代替。这一新技术使骨移植术进入了一个新阶段。

目前，临床上采用吻合血管的游离骨移植日渐增多，不仅缩短了骨愈合过程，提高了愈合率，而且对一些难治之症如先天性胫骨假关节、骨髓炎后大段骨缺损等提供了一有效的新疗法。对某些特殊病例，还可选择带血管蒂骨块转移术，以修复邻近部位的骨缺损或骨不连，其特点是不需吻合血管，成功率更高。

一、手术指征

1. 开放性骨折引起大段骨缺损者。

2. 先天性胫骨假关节。

3. 化脓性骨髓炎过早地摘除大块死骨，引起大块骨缺损者。

4. 低度恶性骨肿瘤或巨大良性骨肿瘤，需行包括肿瘤的骨段切除者。

5. 传统骨移植术失败者。

开放性骨折、骨髓炎以及传统骨移植术失败的病例，均需等待伤口愈合、炎症完全消失后至少3个月，才可施行手术。

二、供骨选择与切取方法

目前临床上常用的供游离移植的有腓骨、髂骨和肋骨。切取游离骨块是本手术成功的一个关键，术者对其局部解剖应详细了解。

（一）腓骨

腓骨较长，在成年人平均长约32.5cm，故可供给较长的骨段，一般可切取20~26cm，儿童根据情况可取10cm左右。腓骨下端构成外踝，是维持踝关节稳定的重要结构，上端有韧带和肌的附丽，不能切取。全长的3/4仅为肌肉附丽，切除后对下肢负重与稳定影响不大，可供移植用。腓骨为密质骨，比较坚固，便于固定，一般用1~2枚螺丝钉固定即可，适于负重部位的移植。腓骨上段横剖面为四边形，下段横剖面呈三角形，固定后不易旋转移位。

腓骨的血液供应（图78-14）　腓骨的血液由腓动脉供应，可分为两部分：髓腔及大部分骨皮质，由1支（偶为2支）营养血管供应，多在中段近侧，相当于骨间膜附着处的后面进入腓骨。骨膜及骨皮质表面的血液，由腓动脉发出至长屈肌，腓骨长、短肌的肌支供应。这些肌支往往有4~5条，在长屈肌内，距腓骨皮质约0.5~1cm处向外前行走，包绕腓骨，到达外侧的腓骨长、短肌前缘时，紧贴骨膜。故在切取腓骨时，其前外侧附着的肌肉可以留下薄薄一层（2~3mm），而内后侧则需留下0.5~1cm的一层胫后肌和长屈肌。腓血管从胫后血管在相当于腓骨颈平面分出。在成人接近胫后血管处，腓动脉外径为1.5~2.5mm，腓静脉为2~3mm。

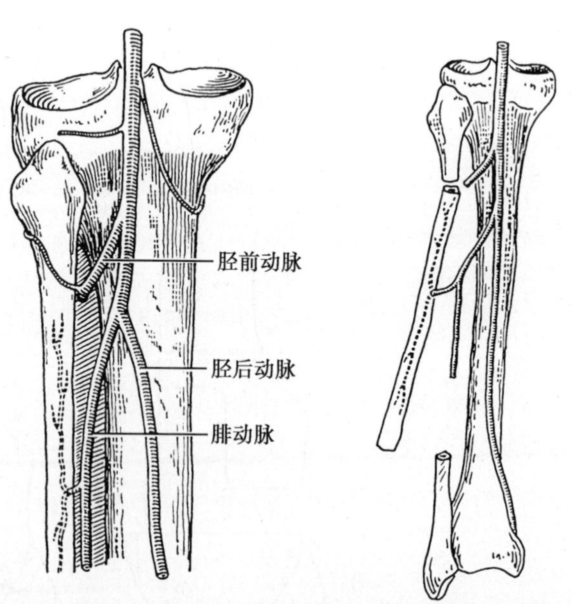

图78-14　腓骨的血液供应

【手术步骤】（图78-15）

手术在使用气囊止血带下进行。取小腿外侧上2/3直切口，上段自腓骨颈处斜向腘窝约5~7cm（图

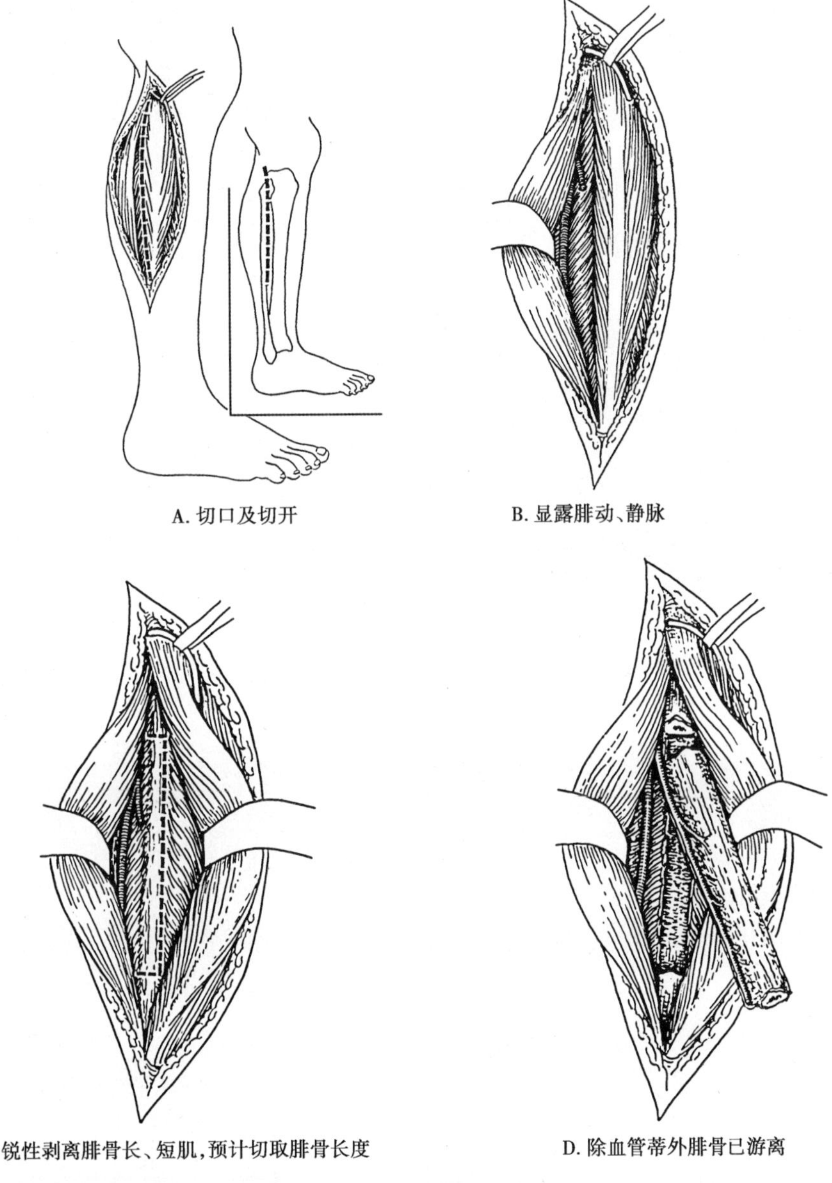

A. 切口及切开　　B. 显露腓动、静脉

C. 锐性剥离腓骨长、短肌，预计切取腓骨长度　　D. 除血管蒂外腓骨已游离

图 78-15　腓骨切取手术步骤

78-15A)。在腓骨后方切断比目鱼肌的附丽，保留少许肌肉于骨膜上。分离比目鱼肌，在其深面将进入该肌的几组横行血管切断、结扎，并向后牵开，即可在切口近侧显露腓动、静脉(图 78-15B)。沿腓血管向上分离至胫后血管发出处。腓血管自胫后血管分出后，斜向下外行走，于腓骨的后方进入长屈肌深面。沿腓骨上、中 1/3 锐性剥离附着于其前方的腓骨长、短肌，保留 2~4mm 厚的肌肉于骨膜上。自腓骨颈向下量取所需腓骨的长度(骨缺损及骨端插入固定所需长度之和)。在拟截断的部位横行切开薄层肌肉及骨膜。骨膜下稍加剥离后，用线锯截断上、下端(图 78-15C)。将截断的腓骨段向前、向后翻转，以利进一步剥离腓骨。先将腓骨向后翻转，切开附着于其前内侧的趾长伸肌和长伸肌，注意勿损伤胫前血管和腓深神经，将肌肉连同神经血管牵向胫侧，显露骨间膜。切开骨间膜，再将腓骨向前翻转。自腓血管穿入长屈肌处起，沿其走向小心地切开该肌浅面，显露腓血管，注意保护，不要损伤。在腓血管与胫后神经之间，自上而下切开胫后肌，在腓骨上保留该肌附着 0.5~1cm 厚。于腓骨远侧截断平面切断结扎腓动、静脉。此时除血管蒂外，腓骨已完全游离(图 78-15D)。放松止血带，观察腓骨的血液循环。如腓骨游离段表面及髓腔均渗血，说明血供良好。待受区备妥后，即在紧靠胫后血管处切断血管蒂，结扎近侧断端。用肝素盐水灌洗取下的腓骨段动脉，直至静脉流出清亮液体为止。结扎创口内活动出血点；对位缝合切断的肌肉；肌肉层内放乳胶条引流；分层缝合切口，厚敷料加压包扎。

【手术要点】

1. 切取带血管蒂腓骨（图 78-16、图 78-17）　此是手术关键步骤之一。

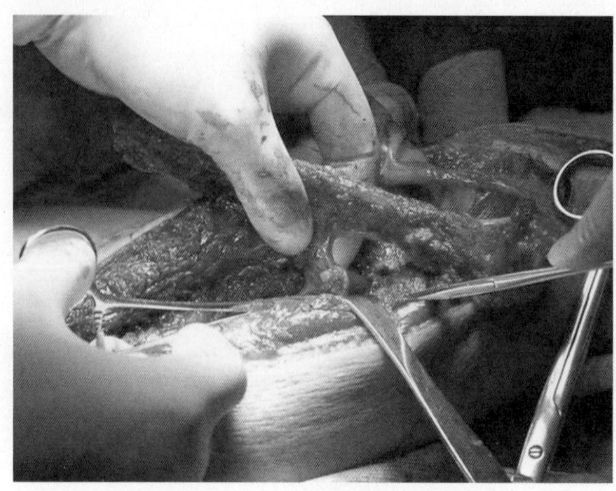

图 78-16　切取带血管蒂腓骨

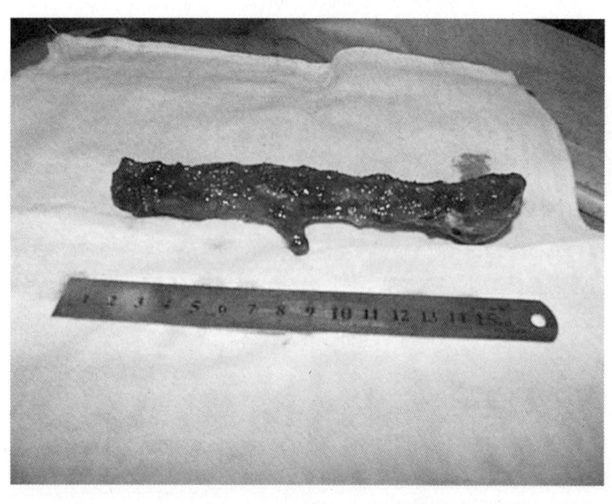

图 78-17　游离后带血管蒂腓骨

（1）解剖技术：保留腓骨外周 0.5~1cm 肌袖，保证游离骨的充分血供。

（2）切取腓骨或腓骨头的长度，应根据滋养血管位置及进入骨膜血管营养支数而定，至少应有两支营养血管。

2. 移植吻合　将腓骨倒转后移植于受骨区，与相应之血管吻合，保证游离腓骨条通血是手术的重要环节。吻合口两端动静脉口径及紧张度必须适宜，力争血管壁完整光滑，无挫伤。成功的标志是肌袖红润，髓腔渗血（图 78-18、图 78-19）。

3. 遵循原则

（1）腓骨滋养动脉进入腓骨处相当于腓骨中段上部，术中应注意保护。

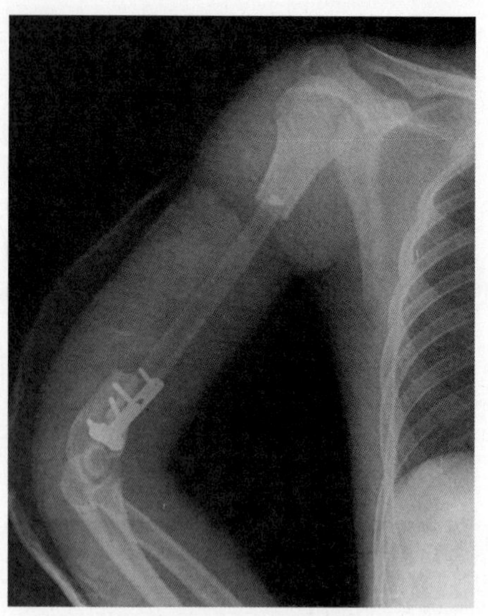

图 78-18　术后侧位片

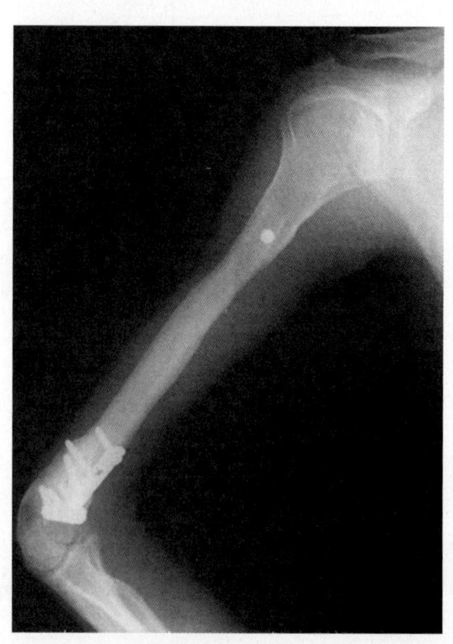

图 78-19　术后 9 个月侧位片

（2）腓骨下 1/4 必须保留，以保持踝关节稳定性。

（3）保护腓神经：腓总、腓浅、腓深神经。

吻合血管游离腓骨移植立即使游离的移植骨获得良好的血液循环，骨细胞保持存活，使移植骨的愈合过程转化为一般骨折的愈合过程，明显地提高了疗效。术中为保持膝关节的稳定性，将切断的膝外副韧带和股二头肌腱缝合固定于胫骨适当位置非常必要，这样不破坏膝关节的稳定性。

（二）髂骨

髂骨为松质骨，髂嵴前半部分的血液主要由旋髂深动脉的营养支供给。采用吻合血管的髂骨游离移植，腓骨的切取愈合较快。成人可取髂嵴部骨块约 10cm×3.5cm，能满足一般骨缺损的修复。如受区皮肤瘢痕较多，还可采用髂骨 - 皮瓣移植，一期修复骨 - 皮肤缺损。此外，采用旋髂深动脉为蒂的髂骨移植还有以下优点：①血管外径较大，成人一般在 2mm 以上，便于吻合，通畅率高；②血管蒂较长，成人可达 5~7cm；③髂骨切取后对患者影响较小；④即使切取宽达 8~10cm 的皮瓣，亦可直接缝合切口。

髂骨的血液供应（图 78-20）髂嵴部血供来源主要有二：①旋髂深动脉，分布于髂肌和髂嵴前半部，并通过肌皮血管供应相应的皮肤；②腰横血管前行支，供给髂嵴后半部。此二动脉在中部互相吻合。

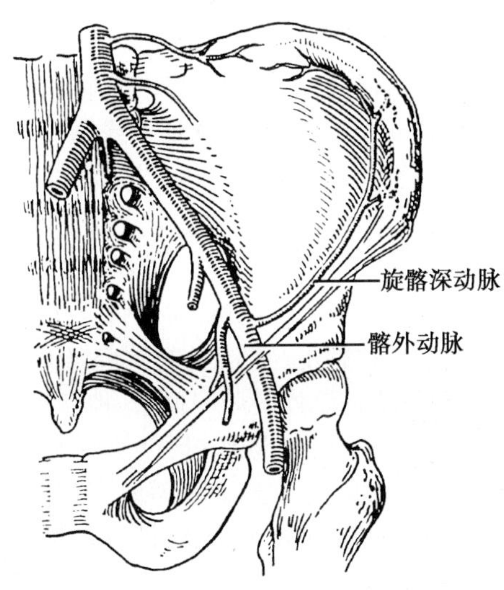

图 78-20　髂嵴的血液供应

大多数旋髂深动脉自髂外动脉分出，少数起自股动脉上部。一般于腹股沟韧带深面上、下 1.3~1.4cm、从髂外动脉或股动脉的前外侧发出，在腹横肌深面、腹横筋膜浅面、斜行向外，指向髂前上棘，比较恒定，并在沿途发出数分支，其中一较大升支，向上进入腹内、外斜肌。主干行至髂前上棘内侧后，沿髂嵴内唇、在髂肌表面向上向后行，与前行的腰横血管吻合。在髂嵴内唇行走过程中向外发出数支，穿入髂骨内板；向内发出数小分支，进入髂肌及腹肌。

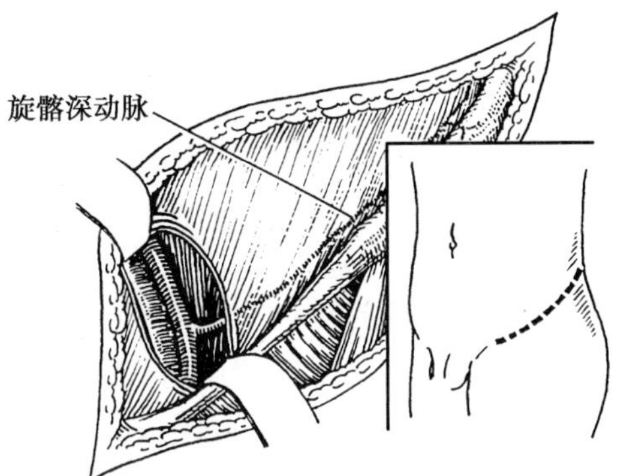

A. 切口及显露髂外动脉和旋髂深动脉起始部

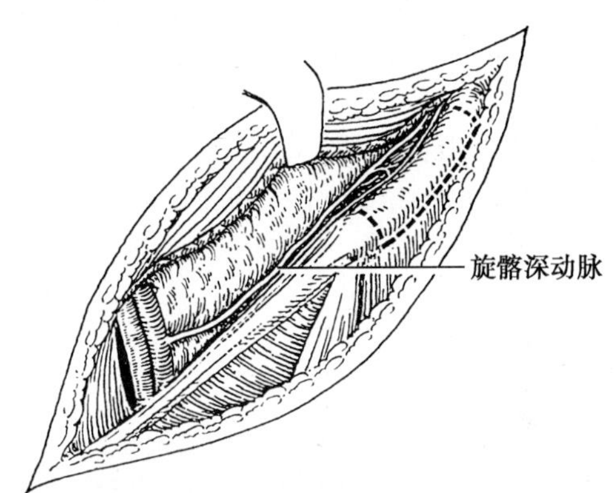

B. 于髂骨内侧切断附丽的肌肉显露旋髂深动脉走向

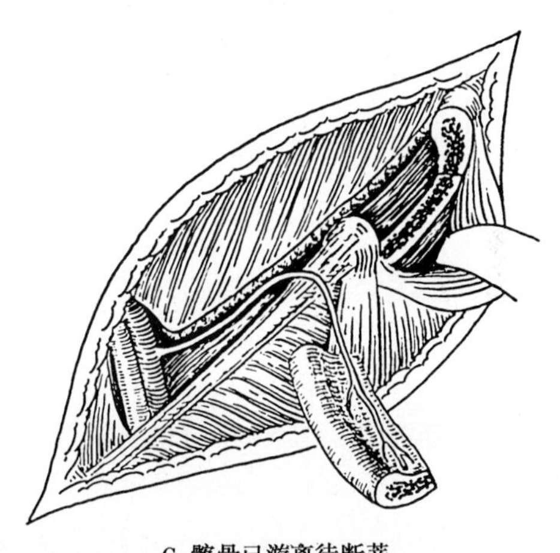

C. 髂骨已游离待断蒂

图 78-21　髂骨的切取方法

【手术步骤】（图 78-21）

切口起自髂嵴中点，沿髂嵴下行，至髂前上棘再沿腹股沟韧带向下、向内，至股动脉搏动点内侧 1~2cm（图 78-21A）。切开皮肤及深筋膜，稍作分离，在腹股沟韧带上方纵行切开联合腱膜，分离并显露髂外动脉，并在其前外侧仔细分离旋髂深动脉起始部（图 78-21A），旋髂深静脉位于其上方深面。经解剖一段髂外动脉后，如未能找到旋髂深动脉起始部，可将腹股沟韧带切断，以显露髂外动脉末段及股动脉上段。于该二处仔细解剖并辨认旋髂深动脉起始部。在旋髂深动脉浅面、腹股沟韧带上缘，顺动脉走向小心剪开腹外斜肌腱膜、腹内斜肌及腹横肌，直至髂前上棘内侧。显露该段旋髂深动脉及其小分支，其中一升支从腹横肌深面穿入腹肌，均予一一切断结扎，将该段血管游离。沿髂嵴内唇，在距髂嵴 0.5~1cm 处，向上、向后仔细逐层切开腹外斜肌、腹内斜肌及腹横肌。将切断的肌肉向内牵开，显露该段旋髂深血管（图 78-21B），注意不要损伤。在血管深面、距髂嵴约 0.5~1cm 处，将髂肌切开直至髂骨内板。用骨膜剥离器向下剥离内板骨膜，干纱垫填塞止血。然后沿髂嵴外唇切开附着其上

8

的臀肌及阔筋膜张肌，并剥离外板深约3~4cm。于髂前上棘内侧向内牵开旋髂深血管，从髂前上棘稍上方截开髂嵴深约3~3.5cm。再按所需取骨长度，于髂嵴中部横形切断残存其上之腹肌、髂肌及其中的血管，并结扎止血。于此同一平面凿开髂嵴深约3~3.5cm（图78-21B），然后由内向外在旋髂深血管之深面横行截断髂嵴。此时，除血管蒂外，髂骨块已全部游离（图78-21C）。待受骨区备妥后，即可于旋髂深动脉起始部断蒂，结扎近端，然后分层缝合切口。

（三）肋骨

肋骨呈弧形，属扁平骨，具有松质骨的优点，适用于修复下颌骨缺损。如受骨区皮肤缺损，亦可行骨-皮瓣移植。

肋骨的血液供应（图78-22）肋骨血供来源有二：①肋间后动脉的营养血管供给下部9根肋骨及肋间的后部。肋间后动脉从主动脉发出后，与静脉、肋间神经一起进入肋间隙中部。动脉离开椎体时，发出一向背侧行走的脊髓支。然后向外行走，斜向肋骨角进入肋沟下。在肋骨角的远侧，分出一肋骨营养支，向上行至肋骨内面，进入肋骨。②胸廓内动脉分出的肋间前动脉，供应骨膜及附近的肋间肌。临床上一般多用第8或第9肋骨后部，以肋间后动、静脉为蒂，做游离骨移植。

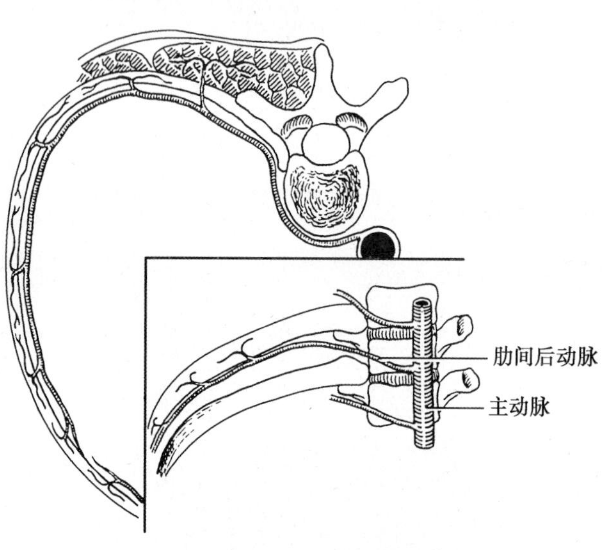

图78-22 肋骨的血液供应

【手术步骤】（图78-23）

在第8或9肋间后部，距后中线1~2cm做横切口，长度按需切取肋骨长度而定（图78-23A）。切开背阔肌，内侧沿背棘肌外缘分离，并将其牵向中线，显露第9肋后半段（图78-23A）。如取第9肋，则于其上缘切开肋间外、内肌，但注意不要切开胸膜，在肋间后膜与胸膜之间小心推开胸膜，在第9肋下缘寻找该处的神经血管束。再沿神经血管束向内侧游离，继续小心向上下推开胸膜，范围约2~3个肋间宽，比所需切取的肋骨略长。注意避免损伤胸膜。在第9肋骨下缘切开肋间外、内肌，但切勿损伤肋间血管。按所需切取的长度，于肋骨远端切开骨膜，向前剥离约1cm后截断肋骨，并切断结扎该处的肋间血管、神经；再于肋骨角稍后方，以同样方法截断肋骨，但注意勿损伤神经血管蒂（图78-23B）。顺神经血管蒂向深部游离，于尽可能高位结扎并切断神经血管蒂，但注意勿损伤脊髓背支。取下肋骨用肝素盐水灌洗其动脉，供移植。按层缝合切口。

三、受骨区的准备与骨移植术

（一）受骨区的准备

1. 受骨区的病变组织必须彻底切除。骨的截断面以达到正常骨组织为准，打通髓腔。

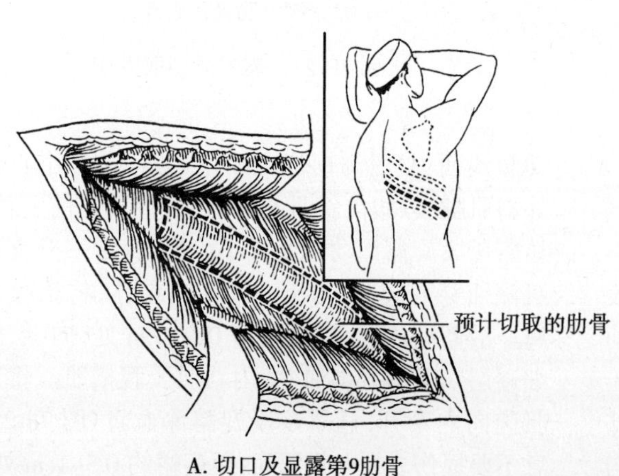

A. 切口及显露第9肋骨

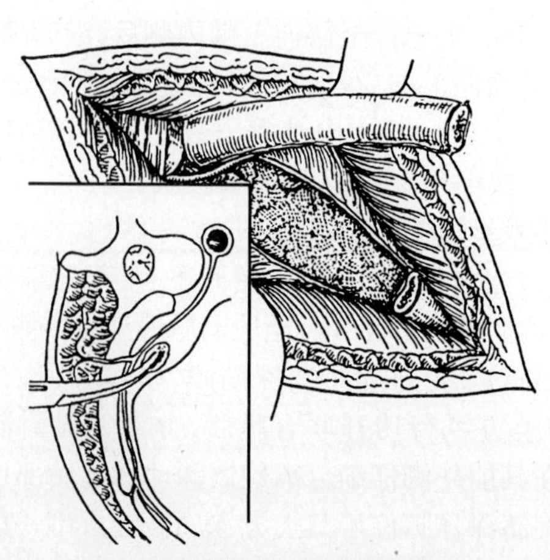

B. 分离胸膜并游离肋骨待断蒂

图78-23 肋骨的切取

2. 分出一组血管供移植骨血管的缝接。分出的血管，暂不切断，用无损伤血管夹阻断血流，放松止血带，观察肢体血运是否有障碍。如果肢体远端出现血液循环障碍，则此血管不能切断，只能行端 - 侧吻合。此外，还应注意受骨区血管的口径和长度。一般只有在移植骨内固定后，才能准确测出其所需长度。过长或过短均不适宜。受骨区常用为缝接的血管是：上臂为肱深动脉或旋肱前、后动脉；前臂为尺或桡动脉；小腿为胫前或胫后动脉；大腿为股深动脉或膝最上动脉。一般伴行静脉较细，故以选用附近的皮下浅静脉为好。

（二）骨移植术

虽由于各部位解剖不同而有所差异，但大体上是相似的。现以胫骨骨缺损为例介绍如下：

【手术步骤】（图 78-24）

取胫骨前外侧切口（图 78-24A）。切开深筋膜，但不作潜行剥离。分离胫前肌胫侧缘并牵向腓侧。纵行切开上、下骨端骨膜，行骨膜下剥离，显露上、下骨端，截除硬化骨质（图 78-24A），打通骨髓腔。彻底切除上、下骨端之间的瘢痕或病变组织。用热盐水纱垫填塞止血。放松止血带。仔细分离胫前肌腓侧，找到胫前血管后，结扎切断其分支，并适当游离一段，但暂不切断，用无损伤血管夹阻断动脉近侧血流，以观察肢体远端血液循环（图 78-24B）。向胫侧皮下分离切口近端，找到大隐静脉后，分离结扎其分支，并游离一段备用。

徒手牵引踝部，测量骨缺损长度，再加上两端插入髓腔内的长度，即为所需切取的移植骨（腓骨或髂骨）的总长度。切取游离移植骨，继续进行下一手术步骤。

将经灌洗的游离移植骨置骨缺损处，血管蒂朝腓侧浅面铺平，试行对位，并计算骨的长度是否恰当。如合适，剥离游离移植骨上、下端骨膜各 1~1.5cm，将下端插入胫骨远端，上端插入胫骨近端，并各用一枚螺丝钉固定（图 78-24C）。注意不要将移植骨上、下端剥离的骨膜嵌入胫骨髓腔与移植骨之间，否则骨愈合发生困难。骨的内固定以简单为宜。髓内针易破坏髓腔内的营养血管，不宜采用。如受骨与移植骨粗细相似，亦可将受骨两断端切成梯形，相嵌后各用一螺丝钉固定（图 78-24D）。儿童腓骨较细，不便用螺丝钉固定时，可用克氏针固定。

于适当平面切断胫前动、静脉，结扎远端，近端以无创血管夹夹住，以便与移植骨血管吻合。一般先吻合静脉，如断血时间过长，亦可先吻合动脉。若移植骨动脉有两支伴行静脉，除一条伴行静脉与胫前静脉吻合外，最好将另一伴行静脉与大隐静脉（浅）吻合。血管吻合是此手术的另一关键，因此操作宜轻、准，尽可能一次成功。通血后移植骨四周渗血较多，色泽鲜红，证明血供良好。检查血管有无扭曲及漏血等。尽快分层缝合伤口，放乳胶条引流，厚敷料包扎，石膏托固定，注意勿施加压力。血管吻合技术、注意事项及术后处理等（详见第三十七章相关内容）。

游离骨移植的术后观察，不像游离皮瓣移植可直接观察其血运，但血管吻合口不通畅不一定导致骨移植完全失败，移植骨仍可以爬行代替的方式起作用。如有必要了解移植骨的血供情况，可酌情用多普勒超声血流仪，同位素 ^{99m} 锝或血管造影等方法检查。

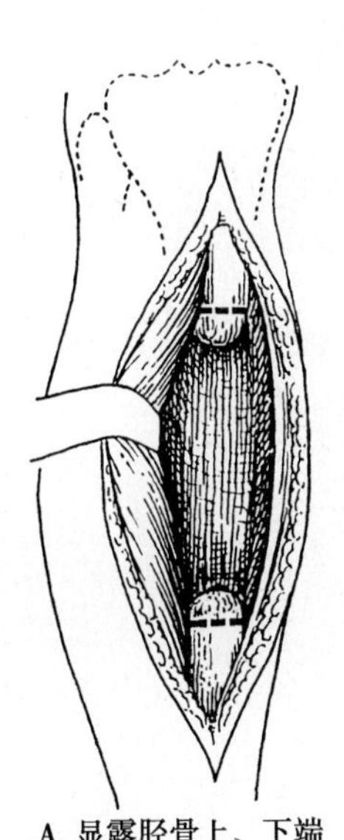

A. 显露胫骨上、下端

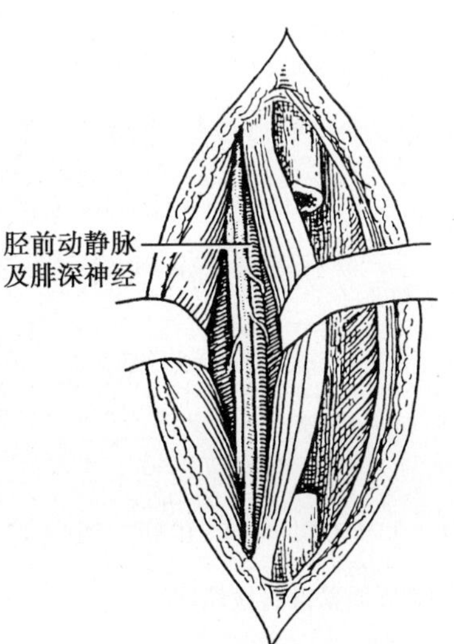

B. 显露胫前动、静脉和腓深神经

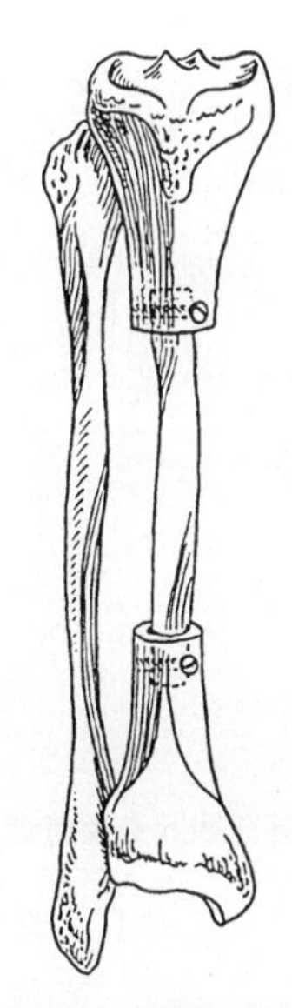

C. 插入上、下端，各用一枚螺丝钉固定

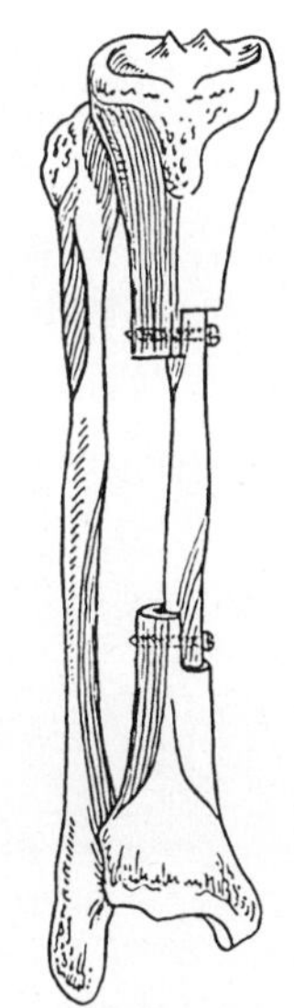

D. 切制梯形，各用一螺钉固定

图 78-24　胫骨大块骨缺损的骨移植术

带血管蒂骨块转位(移植)术,用以修复邻近部位的骨不连。例如:用带腓血管的腓骨段修复同侧胫骨骨不连或骨缺损;用带旋髂深血管的髂骨块转位修复陈旧性股骨颈骨折或不连接;带肋间血管的肋骨后段转位,用于椎体结核病灶术清除后植骨,以促进病椎融合。其切取方法与吻合血管的骨移植术相同。切取后不切断血管蒂,待邻近部位骨端准备好后,即可转位移植。具体操作方法可参考下节带肌蒂骨移植术。

第三节　带肌蒂的骨移植术

吻合血管的游离骨移植术,需行小血管吻合,有一定的失败率。带血管蒂骨转位移植,虽然不需要吻合血管,成功率更高,但受血管蒂限制,解剖血管蒂的操作也比较复杂。临床上应用带肌蒂的骨移植较多。该法同样是活骨移植,不需经过爬行代替过程,手术操作比带血管蒂者方便。常用的有带缝匠肌蒂的髂骨块移植、带股方肌蒂的转子间骨块移植、带阔筋膜张肌蒂的髂骨块移植。前三者均用于治疗股骨颈骨折或骨不连。带旋前方肌蒂桡骨块(小)移植,用于治疗腕骨无菌坏死等等。下面以带缝匠肌蒂的髂骨块移植为例,介绍这种手术的操作方法。

【手术指征】

1. 陈旧性股骨颈骨折。
2. 股骨颈骨折骨不连或伴股骨头无菌坏死。
3. 老年人股骨颈骨折。

【切取方法】

缝匠肌起于髂前上棘,上半肌腹的血供来源于旋股内侧血管。股骨颈骨折采用带缝匠肌蒂骨移植者,均需切开复位。采用髂股外侧切口(Smith-Petersen)。切取髂骨块的切口恰与此切口相一致。

【手术步骤】(图 78-25)

沿髂股前外侧切口切开皮肤、皮下组织和深筋膜后,不切断缝匠肌起点,沿髂嵴剥离髂骨内外板所附着的肌肉深约 2cm。沿缝匠肌起点向远侧游离一段肌腹约 3~4cm。然后按需要由髂前上棘向后切取带肌蒂骨块,深约 1.5cm(图 78-25A)。将髂骨块向下翻转备用(图 78-25B)。切断股直肌起点,切开关节囊前侧,显露股骨颈骨折端及股骨头下方。颈部剥离需至其基底部。如系陈旧性骨折,切除两端瘢痕组织。于股骨上端外侧做一直切口,逐层切开显露股骨上段包括大转子下缘。直视下行骨折复位。于大转子外侧适当部位钻孔,拧入 2 枚加压螺丝钉以固定骨折端。于股骨颈前侧上份,横跨骨折线凿一骨槽,由颈的基底部至头下并潜行至头内约 1cm,骨槽宽 1.2~1.4cm,深约 1.5cm。将切取的骨块按骨槽大小修整后嵌入骨槽内。如嫌不稳,可用一枚可吸收螺丝钉固定于颈的基底部。冲洗创口,放负压引流管后分层缝合切口。

术后伤肢行皮肤牵引,48 小时后拔除负压引流管,2 周拆线后行单髋人字石膏固定 10 周。

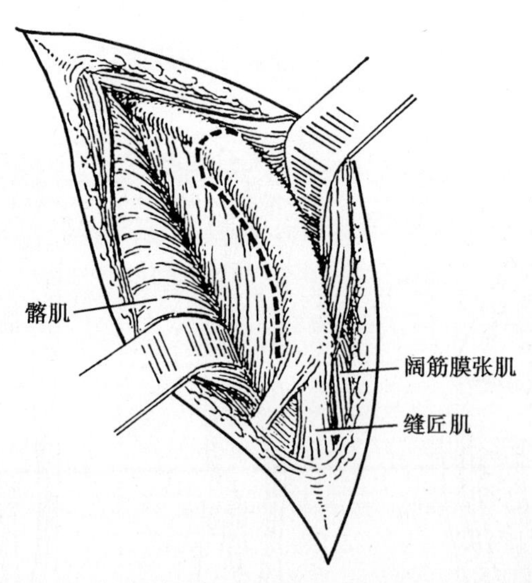

A. 显露缝匠肌起点及髂骨

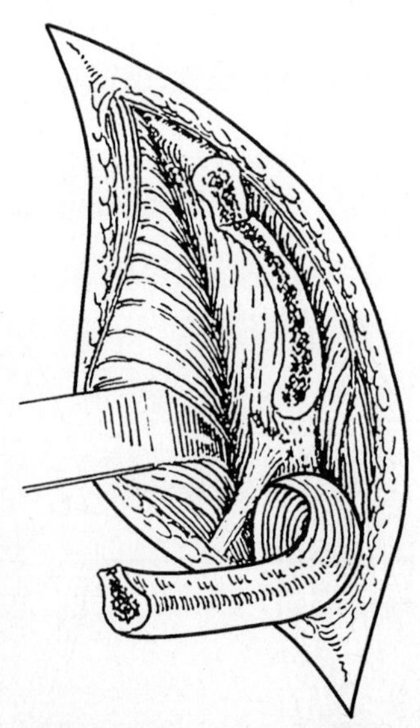

B. 切取带肌蒂髂骨块后翻转

图 78-25　带缝匠肌蒂髂骨块切取

(许建中　张泽华)

参考文献

1. Bauer TW, Muschler GF. Bone graft materials. An overview of the basic science. Clinical Orthopaedics & Related Research, 2000, (371): 10-27.
2. 李宝兴. 骨库操作规程的制定——美国组织库协会骨保存标准简介. 中国骨肿瘤骨病, 2004, 3(1): 28-29.
3. Bridwell KH, Lenke LG, McEmery KW, et, al. Anterior structural allografts in the thoracic and lumbar spine. Spine, 1995, 20: 1410-1418.
4. Silber JS, Anderson DG, Daffner SD, et al. Donor site morbidity after anterior iliac crest bone harvest for single-level anterior cervical discectomy and fusion. Spine, 2003, 28(2): 134-139.
5. Butterman GR, Glazer PA, Bradford DS. The use of bone allografts in the spine. Clin Orthop, 1996, 324: 75-85.
6. Zou S, Dodd RY, Stramer SL, et al. Probability of viremia with HBV, HCV, HIV, and HTLV among tissue donors in the United States. N Engl J Med, 2004, (351): 751-752.

8

第七十九章

截 肢 术

第一节　截肢的一般原则

原始的截肢手术是在没有麻醉或用最原始的麻醉方法（如给患者灌酒、撞击患者头部等）下，将肢体迅速地切割下来，然后压迫开放的残端，或将残端浸入煮沸的油中用以止血。故手术速度是衡量外科医生技术水平的重要标志，当时最快的截肢手术时间不足2分钟。当时截肢术的死亡率很高。而那些幸存者的残肢功能很差，也缺乏安装假肢的条件。现代外科之父古希腊医生希波克拉底（Hippocrates）第一个在截肢时使用了结扎法。这种方法在中世纪失传了。1529年，法国军医 Ambroise Pare 再次应用了该方法，并在术中使用了动脉钳，大大降低了截肢的死亡率，也提高了残端的功能。同时，他还设计了相对复杂的假肢，提高了患者术后生存质量。1674年，More 开始使用止血带。1867年，Lord Lister 引入了无菌技术，进一步推动了截肢手术的发展。到19世纪后期，氯仿和乙醚全身麻醉技术的应用，使截肢手术更加安全与完善。假肢技术也随之有了很大的进步。

20世纪中期以后，因生活方式的改变，周围血管性疾病、糖尿病、骨肿瘤等原因而截肢的病例增多。今天，随着对生物学和生理学认识的提高，手术技巧及术后护理均趋于成熟。相关生物力学和材料学的进步也极大地促进了假肢技术的发展，使得截肢患者能够进行更高水平的活动。一些人佩戴假肢后甚至能像正常人一样参加竞技体育运动。

截肢的绝对或相对指征是：不可修复的严重创伤、肢体坏死、肢体无功能、不可矫治的严重畸形、不可修复的神经损伤造成肢体严重畸形和功能障碍、皮肤溃疡不可修复或有恶变倾向、久治不愈的骨髓炎、烧伤及冻伤后肢体坏死。通过近年来的努力，我们已经在处理肢体外伤后遗症方面积累了丰富的经验。我们认为，除非肢体已经坏死，为了挽救患者的生命而需要截肢，其他的外伤并发症或后遗症都不能成为截肢的理由。因为这些疾病都可以通过治疗，保留肢体并恢复肢体的部分功能。

一、创伤截肢的适应证

据美国国家健康统计中心调查，美国有40万截肢患者，其中年轻人的截肢主要原因是创伤，尤其是交通事故创伤。我国1987年统计，肢体残疾约80万人，外伤和骨肿瘤是截肢的主要原因。儿童截肢主要原因是外伤、恶性肿瘤和先天疾病。性别统计，我国男性约占80%，其中下肢截肢占85%。目前截肢手术仍然是骨科处理严重肢体外伤、保存生命的一种常见方法。高位截肢会导致肢体的严重功能障碍和心理影响，因此，对创伤后的肢体实施截肢前，要进行严格的检测、科学的评估，严格掌握截肢的手术适应证。只有当外伤肢体确实无法修复存活时，才是外伤性截肢的适应证。若肢体存活后无实用功能，给患者生活和工作带来不良影响，保留残肢不如截肢后安装假肢功能好，患者有强烈的截肢要求时，才考虑截肢。其指征包括：

1. 临床证实该肢体已完全无活力（组织干枯，弹性消失，血供消失）。
2. 严重毁损的离断肢体。
3. 估计治疗后虽可成活，但全无功能。
4. 伤肢存留可严重损害全身，甚至危及生命（如气性坏疽）。
5. 若保留肢体，则疗程过长，代价昂贵，效果不佳。
6. 所保留下来的是无用而成为累赘的肢体。

二、截肢的类型及处理原则

（一）闭合截肢

在彻底清创、良好的软组织覆盖骨组织后早期闭合伤口较开放伤口为佳，无论战时或平时，随着后送手段和速度的提高，手术技术及药物的不断发展，致伤武器能量低、伤后至手术时间 <8 小时、软组织条件较好、

8

污染程度低、手术时能获得良好的清创、有充分的血液和抗生素供应、术后管理条件好时可选择性闭合截肢，尤其是平时，如非烈性炸药、鞭炮伤等低能量损伤，以及手、足等特殊部位的截肢均可采取闭合截肢，以缩短伤口愈合时间，减少二期处理的麻烦和节省经费。

截肢术除遵循外科手术的基本原则外，还应遵循截肢术本身所特有的一些重要原则。

1. 止血带的应用　创伤截肢一般均可在充气止血带控制下进行，在止血带充气之前，先用有弹性的驱血带由远端向近端驱血。感染的肢体截肢可先将患肢抬高 5 分钟，然后再将止血带充气止血。止血带应绑扎在上臂中段或大腿中段，止血带与皮肤之间用软纱布垫平顺地衬垫，外加绷带包扎固定。阻断血流的压力上肢为 250~300mmHg(33.3~40kPa)，下肢为 500~600mmHg(66~80kPa)，不宜过高，以免压伤软组织。阻断血流时间一般在 1 小时以内，不可过久，以免发生缺血坏死或神经麻痹。

2. 截肢平面　由于装配义肢技术的发展，特别是全接触套筒式(total contact sockets，TCS)义肢的应用，对截肢平面已无严格的要求，原则上除某些部位，如足踝部截肢有特殊要求外，截肢平面的确定主要取决于外科情况的需要，在满足外科治疗的前提下，尽可能保留肢体的长度。创造一个构成合理，无压痛和愈合良好的残端。如可能我们仍主张在膝关节或股骨大粗隆下截肢时，残肢仍保留一拳距离。良好的截肢残端应该满足以下要求：适当的长度，皮肤无溃疡、窦道、皮炎，皮下组织适当，局部无敏锐压痛、耐磨、耐压、感觉正常，近侧关节有良好的功能和肌力。

3. 皮瓣的设计　肢体残端的皮肤必须有良好的血液循环和感觉，有适当的松动度而不显多余。不同的截肢平面，皮瓣设计可以不同，高平面截肢为了保全肢体的长度，可以采用不典型的皮瓣设计。由于 TCS 义肢的应用，瘢痕的位置已不重要，重要的是如何防止瘢痕与其下方的骨粘连，否则一是装配义肢困难，二来长期使用义肢后瘢痕的溃破会形成不稳定性瘢痕。皮瓣两端的“猫耳朵”对安装义肢不利，应在手术时加以修整。

4. 截肢残端外形要求　呈圆柱形，而传统要求残端呈圆锥形。圆锥形在假体安装上较困难，易松脱或产生捆扎效应，骨组织易突出压迫皮肤而形成溃疡。而圆柱形残端不是局部受力，受力分布较均匀，不易产生溃疡，在安装义肢时更稳固。

5. 筋膜及肌腱的处理　筋膜切断时应避免使之与皮肤剥离，且筋膜切口应与皮肤切口一致，经筋膜缝合可防止缝线对肌肉的切割，同时包裹肌肉并成为肌肉新的附着点，并防止皮肤与骨断端的粘连，使皮肤具有良好的滑动性。肌腱的处理原则上应在肌肉与肌腱交界处离断，其断端亦不必与拮抗肌缝合。但在肘、膝关节离断时，一般要求将肱三头肌或股四头肌腱留长些并与拮抗肌断端或对侧软组织缝合。

6. 肌肉的处理　以往所强调的“圆锥形残端”在现代义肢装配中有害无益，已不应用。现代义肢技术要求残端外形是圆柱形而非圆锥形，肌肉的切断平面在计划截骨平面远侧至少 5cm，用肌成形(myoplastic)或张力性肌固定(tension myodesis)的方法处理肌肉残端，即在骨端钻孔缝合肌肉，或在稍有张力的情况下将前后或左右的肌肉及筋膜相互缝合，完全覆盖骨端。这一技术可有效地改善肌肉的功能和残端的血液循环，有利于防止幻觉痛。

7. 神经的处理　神经切断后的残端不可避免地会形成神经瘤，神经瘤受瘢痕组织的压迫而产生疼痛，故截肢时应将神经稍加游离，轻轻向远侧牵拉，用锐刀片在近侧较高平面切断，任其回缩到截骨平面以上的健康组织中。在操作时应避免过度牵拉神经，伴随大神经像坐骨神经的滋养血管应用细丝线结扎。没有必要在切断神经前向神经干注射局部麻醉药物，亦不必结扎神经。

8. 血管的处理　对血管的处理要确实可靠。肘、膝以上的大血管结扎切断后，近端的动脉血管应双重结扎或缝扎。且在关闭伤口以前，应放松止血带，结扎或电灼所有的出血点止血。

9. 骨的处理　于预计的截骨平面环形切开骨膜后应将骨膜向远侧剥离，骨残端过分的骨膜剥离会导致环状骨坏死。不能被良好软组织覆盖的骨凸部分应加以修整，并用骨锉打磨，使其形成圆滑的外形。膝上截肢股骨的外侧可切成斜形，使骨端与 TCS 义肢套筒的侧壁之间压力分布均匀。膝下截肢时，腓骨截骨平面应比胫骨高 2~3cm。也可行胫腓骨残端融合术，以防止行走时两骨发生异常倾斜。残端髓腔可用骨蜡封闭止血。也有主张用骨膜封闭残端髓腔，以保持髓腔内正常的压力梯度。

10. 引流　截肢本身就是一种新的创伤，为了引流伤口内的出血渗液，减轻组织水肿及防止感染，各种形式的引流是必要的。可根据伤情及残端创面的大小选用乳胶片、潘氏引流条及硅胶管负压引流。术后 48~72 小时拔出引流物。

(二) 开放性截肢

由于创伤严重、气性坏疽、严重休克或野战环境伤口污染严重、时间短促，为了抢救生命，截肢完成以后，残端皮肤肌肉等不予缝合，待延期或二期再行残端修整来完成创面修复，或在更高的平面再截肢。开放性截肢的目的是防止或消除感染，使最终缝合的伤口获得良好的愈合。开放性截肢分为带有皮瓣的开放性截肢和无皮瓣的环形开放性截肢，即肢体截断术(gillotine)。前者通常不必再缩短残肢，在术后10~14天行二期缝合伤口。后者创口愈合需要较长时间，需使用持续皮牵引防止皮瓣回缩。伤口愈合往往形成迂曲的瘢痕，故为了避免长时间牵引及瘢痕形成，往往不得不在更高平面行再截肢手术。

1. 皮瓣内翻开放性截肢术　此术式大都不需再次高位截肢。其皮瓣切口从计划截骨平面的近侧开始，比一般截肢术留得稍长一些，最好采用前后等长皮瓣。但在高位截肢时，为了避免残肢太短，也可以采用不规则皮瓣。皮瓣切开后向近侧翻转，并于计划截骨平面的远侧切断肌肉，任其回缩至截骨平面，常规处理神经、血管、骨端及放松止血带止血后，将皮瓣的皮缘与瓣根部皮下组织、筋膜用可吸收线间断贯穿缝合，使皮肤边缘内翻形成翻转皮瓣(图79-1)。用凡士林纱布覆盖于残端及折叠的皮肤与筋膜之间，然后用纱布或纱头散置于残端上，外加薄层纱布垫，用胶布固定，然后外套以弹性织物，其近端用黏合剂固定于皮肤上，远端拧成四股捆绑住残端以固定纱布敷料。回病房后，利用弹性织物行纵向牵引，重量为1.5kg。鼓励患者在对抗牵引下作肢体功能锻炼，防止关节屈曲挛缩。术后次日更换敷料，10~14天残端已有良好的肉芽覆盖，若无明显感染，则可考虑行残端伤口的二期缝合。

2. 环形开放性截肢术　环形切口计划在伤部的上方，并尽可能靠近伤部，以保留残端长度。切开皮肤达深筋膜，皮肤回缩后于皮缘环形切开深筋膜，再于深筋膜缘环形切开浅层肌肉，再沿浅层肌肉回缩的边缘环形切开深层肌肉。有时为了缩短手术时间，环形切开皮肤后，可用截肢刀环形一次切断肌肉达骨膜，然后按前述方法处理血管、神经及骨端。残端冲洗干净后，用凡士林纱布覆盖，包扎不要过紧，并立即用宽胶布进行皮肤牵引，牵引重量为2kg。但气性坏疽或严重感染截肢后，1周内不做皮肤牵引。术后间隔更换敷料，持续牵引皮肤。术后4~7天，若伤员全身情况较好，残端无明显感染，皮肤长度能够覆盖创面，即可行延期缝合，以期尽早封闭创面，减少瘢痕。一般说来，如果截肢平面合适，术后处理妥善，残端伤口可在术后4~5周愈合。此时应确定残端是否适宜装配义肢，若不合适则需再次手术处理。可采用残端修整术，或于残端上方行闭合性再截肢术，创造一个适合安装义肢和能发挥最大功能的残端。

3. 再截肢术的适应证　截肢术后再截肢术是在原有肢体残端以上做高位截肢，一些残肢问题如残端骨刺形成可以通过残端修整术来解决，或残肢挛缩可通过松解术来适应义肢装配，但在某些情况下不得不再截肢，再截肢的适应证有：

(1) 骨断端因软组织挛缩而相对变长，突于皮下或穿破皮肤。

(2) 肢端广泛不稳定性瘢痕或形成溃疡影响装配义肢。

(3) 初次截肢后因坏死界限判断不准确，或原发疾病如糖尿病等截肢平面太低，出现残端组织坏死。

(4) 持续存在或反复发作、经久不愈的创面感染。

三、截肢术后并发症

(一) 出血及血肿

常见原因为术中止血不彻底；组织处理不当；术中血压偏低，术后血压回升后血栓或结扎线脱落；以及引流不畅等。若术后引流出较多血液，患者突感残端剧烈胀痛，更换敷料时发现残肢肿胀较甚，有明显的液波感，则提示局部出血和(或)血肿形成。轻者可行加压包扎及穿刺抽液引流。重者尤其是大血管出血，应立即绑扎止血带，将患者送手术室重新缝扎止血点及清除血肿。

(二) 感染

术中严格的无菌技术，彻底清创和止血，关闭伤口前彻底冲洗及术后引流通畅是预防感染的关键。截肢前尽可能清除感染源，术后应予适当的加压包扎及固定。对感染肢体的截肢，术前术后应根据细菌药敏试验应用有效的抗生素。一旦有感染迹象，可全身应用大剂量抗生素及拆线引流。若脓肿或残端骨髓炎，均可导致残端窦道和溃疡。在急性炎症控制后，还需行病灶清除及植皮或皮瓣转移术。必要时于残端上方行再次截肢术。

(三) 皮肤坏死

外伤截肢由于组织损伤重，坏死组织界限往往不十分清楚，为了保留肢体长度，切除可能不彻底，偶可

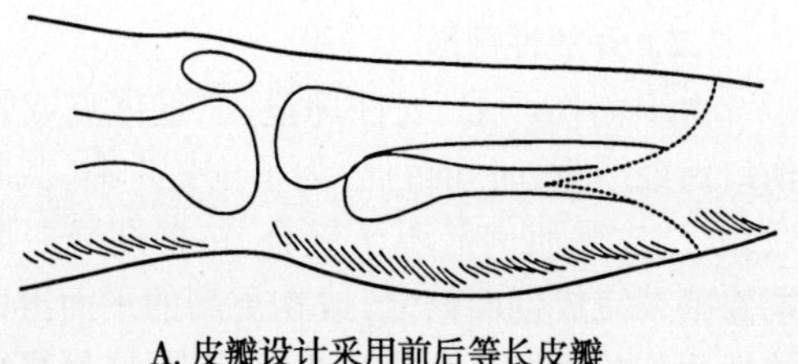

A. 皮瓣设计采用前后等长皮瓣

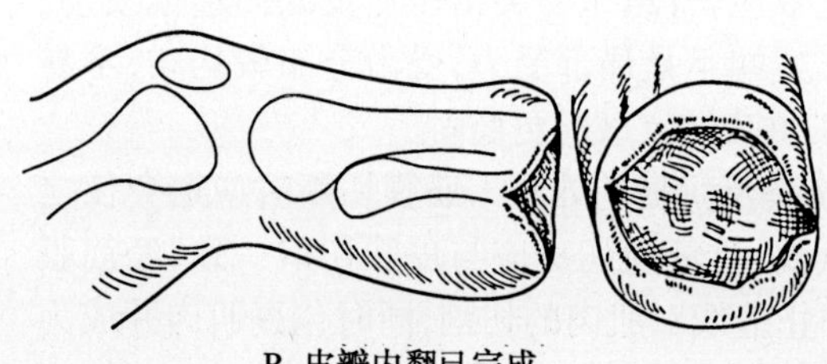

B. 皮瓣内翻已完成

图79-1　皮瓣内翻开放性截肢术

出现皮缘坏死可先行保守治疗，严重者表明残端血供不良，不宜耽搁，应于残端上方行再截肢。

(四) 关节挛缩

残端出血、血肿、感染及坏死是关节挛缩的常见原因，应积极预防。一旦出现挛缩畸形，早期应将残肢放在恰当的位置，通过肌肉的主、被动功能锻炼及适当的外固定来纠正。后期严重的屈曲挛缩则需通过楔形石膏矫形及关节松解术矫正。

(五) 残端痛

神经瘤的形成是残端痛的常见原因，神经残端因神经纤维的再生，不可避免地会形成神经瘤。但绝非所有的神经瘤均会引起残端疼痛，神经瘤所引起的疼痛与神经纤维的种类，神经残端的血供，以及是否被骨端瘢痕组织压迫和牵拉有关，大约 10% 的患者出现痛性神经瘤。主要表现为压迫或叩击病灶部位时出现疼痛及放射痛。一旦出现神经瘤性疼痛，可适当改变义肢套筒和避免病变部位的压迫与牵拉。保守治疗无效者，则需在更高位切断神经摘除神经瘤。其次是局部的瘢痕形成，骨断端过长和皮肤粘连可造成残端痛，有此情况出现可再次手术修整骨端。

(六) 幻觉和幻肢痛

几乎所有的截肢患者术后仍感到该伤病肢依然存在，但无疼痛，这种幻觉随着时间的流逝会逐渐减轻，以至逐渐消失。少数患者会出现严重的患肢疼痛，这种疼痛与神经瘤性疼痛不同，持续存在，夜间尤甚。疼痛的性质可为烧灼、针刺、刀割、虫咬样疼痛，多数局限于手指及足趾，少数波及整个截除的肢体。其发病机制尚不明确，有周围神经刺激及中枢性因素两种学说。因其机制不清，故亦缺乏有效的治疗方法，疗效更难确定。治疗的方法有：①理疗；如离子透入、蜡疗、水疗等；②经皮或直接对神经的电刺激；③局部封闭、交感神经阻滞及切除术；④心理治疗。个别患者通过神经瘤切除、肌成形术或残端修整术后疼痛缓解。

四、幼儿及儿童截肢

幼儿及儿童截肢约 75% 是由于创伤造成的，前述截肢术中所提到的大部分原则和技术要点在儿童截肢术中同样适用。由于儿童的生理特点，全身的生长发育及残端的继续生长，为了保留长骨远端的骨骺，只要有可能，应尽量可能地行关节离断术而不做经长骨干的截肢术。如在腕部截肢时应争取行腕关节离断；在肘部截肢时行肘关节离断；在膝部截肢时应争取在膝关节离断而不行股骨髁部截肢。如果软组织损伤较重，也可选用中厚皮移植术等，以保全肢体的一段长骨，争取肢体的长度。如 5 岁儿童经大腿中段截肢后，由于丧失了股骨远端骨骺的生长，当患儿 14 岁骨骺闭合时仅留有一极短的残肢。相反，5 岁儿童行膝下截肢，即使保留一个很短的膝下残端，由于胫骨上端及股骨下端骨骺的生长发育，当患儿 14 岁时仍有一个满意的残肢，正好安装正规的义肢。儿童截肢术一般无幻觉，亦不发生幻肢痛，神经瘤也很少严重到需要手术治疗的程度。对残端的广泛瘢痕形成的耐受性也较好。儿童对义肢的适应能力也很强。由于儿童好动且生长发育快，所以要注意义肢的修理、改造，及时更换新的义肢。

五、截肢术后的康复和义肢装配的准备

截肢术是对患者生理及心理上沉重的打击，外科医生没有能力保全患者的肢体，但应尽可能地保留或重建其功能。残肢的康复需要通过外科医师、康复医师和义肢技师的共同努力，使患者重返社会。截肢患者康复的独特之处就是通过义肢来弥补残肢的功能。为了使残肢获得一个最有效的义肢，术后至装配永久性义肢这段时间的正确治疗非常重要。目前国外多采用术后截肢残端软质敷料包扎固定及硬质敷料作坚实的套筒固定两种方法。前者残肢残端用无菌软质敷料舒适包扎，骨凸部分重点衬护并保持适度的压力，术后注意防止关节屈曲挛缩畸形，并在医生的指导下进行肌肉锻炼及关节活动。下肢截肢后，若患者能控制肢体而无特殊不适时，即可下地扶拐行走。此法要求残肢始终要有弹性的紧贴包扎，从而促进残端愈合、消肿和定形。硬质敷料作坚实的套筒固定（rigid dressing）是指在手术室立即用石膏或塑料包裹残肢做成一个坚实服帖的套筒，残肢制成坚实的套筒后可早期装配临时性义肢负重行走，并可于术后 4~8 周改装永久性义肢，大大缩短了康复训练的时间，但对残肢感染或潜在性感染、开放性截肢以及因血管疾病行张力性腱固定者不宜采用术后立即临时性义肢。由于临时性轻质义肢的装配技术要求高，目前国内尚未推广，应由有经验的义肢技师来完成临时义肢的装配。一般来说装配永久性义肢需在术后 3 个月左右才能进行。

第二节　上肢截肢术

一、腕关节离断术和经腕骨截肢术

尽可能保留下尺桡关节而避免行前臂截肢术，因为保留下尺桡关节可使前臂旋转功能的 50% 传递至义肢，此外，经腕骨截肢尚可能保留桡腕关节的活动。而且与前臂截肢相比，腕部截肢保留了较长的杠杆臂，使用义肢时方便有力。切口应为掌侧长、背侧短的皮瓣，比例为 2∶1，根据伤情亦可以选用不典型皮瓣设计以保全肢体的长度。皮瓣分离至截骨平面的

近侧，切断屈指、伸指肌腱并任其回缩至前臂，游离并高位切断正中神经、尺神经和桡神经皮支，使其回缩到残端的较高水平。于计划截骨平面的近侧切断、结扎尺、桡动脉。若为经腕骨截肢术，则用钢锯横行截断腕骨，用骨锉将骨断面磨成光滑的椭圆形残端。在残留的腕骨上选择若干与正常肌腱附着力线一致的点，将腕屈、伸肌腱固定在这些点上，以保全桡腕关节的活动。若为腕关节离断则环行切开关节囊，切除尺、桡骨茎突，磨光骨端，但不要损伤下尺桡关节和三角纤维软骨(图 79-2)，以保留部分前臂的旋转活动，避免关节疼痛。放松止血带彻底冲洗和止血后，缝合筋膜及皮肤，伤口放置乳胶引流条或负压吸引管。

二、肘下(前臂)截肢术

前臂截肢也应尽量保留肢体的长度。有时为了避免在更高位截肢，尚可考虑做典型皮瓣。但前臂远 1/3 皮肤薄，缺乏皮下组织，血液循环差，当上肢血液循环受损时，可能出现皮肤愈合不良。此时应选择前臂中、下 1/3 截肢，前臂截肢即使保留 3.8~5.0cm 的肘下残端，由于保留了肘关节的功能，对术后装配义肢也非常重要。若截肢平面在肱二头肌腱止点以上，可切除肱二头肌腱远端 2.5cm，这样会增加功能性残肢的长度，有利于装配义肢。也由于肱肌、肱桡肌的作用，可保留满意的屈肘功能。前臂截肢一般选用前后等长皮瓣，皮瓣的长度相当于截肢平面前臂的前后径。切开皮肤、皮下组织及深筋膜并向近侧翻转，于截肢平面的近侧双重结扎切断尺、桡动脉。高位切断正中神经、尺神经和桡神经，任其回缩到高位正常组织内。在截骨平面远侧横形切断前臂诸肌，让其回缩到截骨平面。又在预计截骨面平面环形切开尺、桡骨骨膜并向远侧剥离，横行锯断尺、桡骨，锉平锐利骨缘。放松止血带彻底止血及冲洗伤口，逐层缝合(图 79-3)。深筋膜深层放置乳胶条或负压引流管。远端截肢必要时可行肌成形术。用掌侧指浅屈肌做成一肌瓣与背侧的深筋膜缝合。

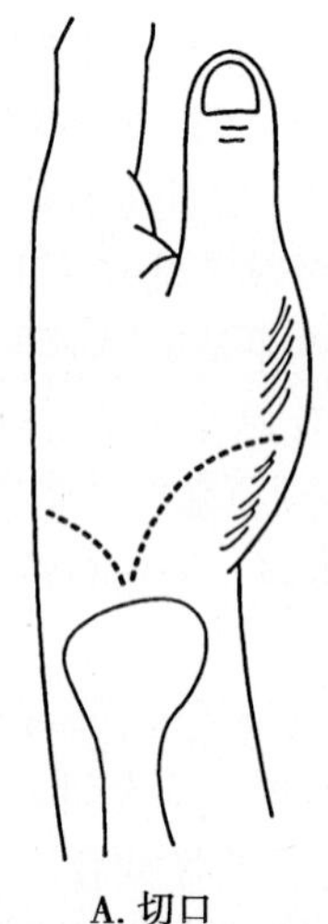

A. 切口

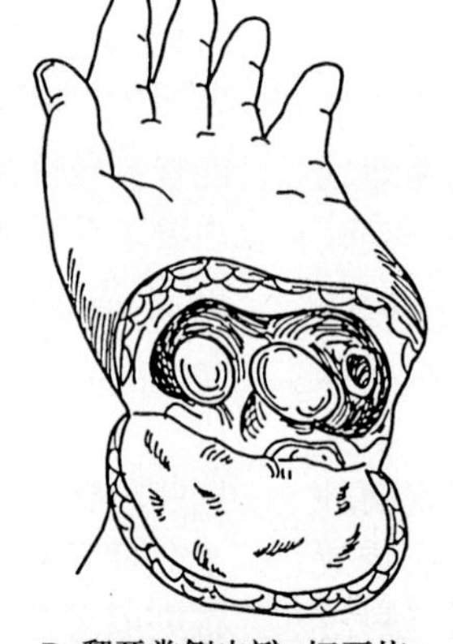

B. 翻开掌侧皮瓣，切开桡腕关节和结扎血管

C. 保全正常的下尺桡关节及三角软骨

图 79-2 腕关节离断术

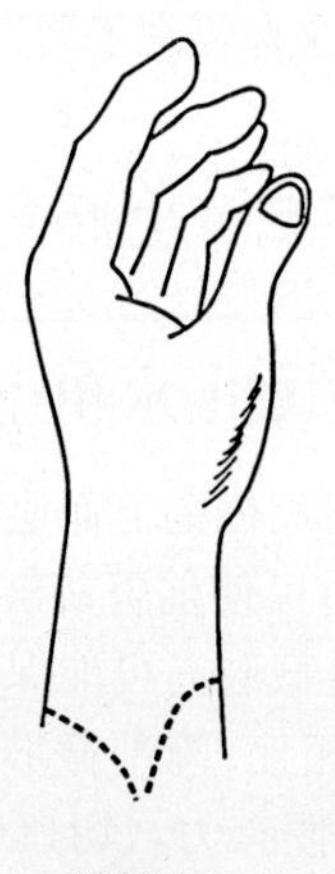

A. 皮瓣切口

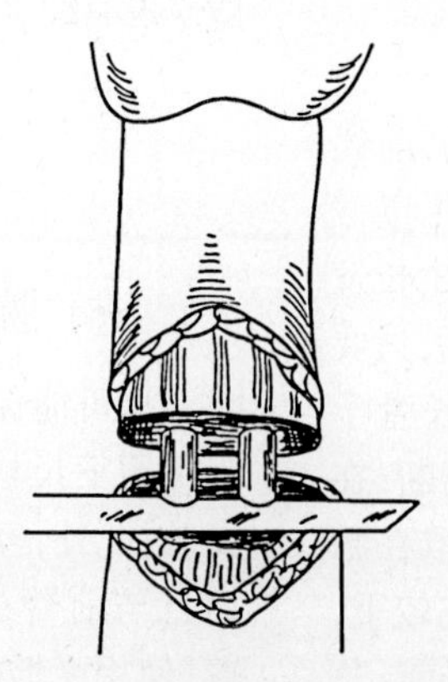

B. 截骨

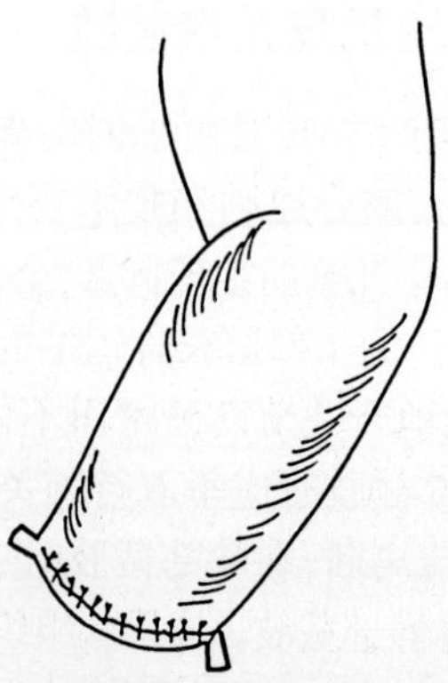

C. 缝合

图 79-3 肘下截肢术

三、肘关节离断术

因肘关节离断术保留了肱骨宽大的内外髁，能被义肢套筒牢固的套住并能传导肱骨的旋转功能，所以优于上臂截肢。缺点是对义肢的装配要求较高。皮肤切口自肱骨内、外上髁向远侧切取前后等长皮瓣，皮瓣前方通过肱二头肌腱止点，后方皮瓣通过尺骨鹰嘴远侧 2.5cm 处。将皮瓣向近侧翻转，从肱骨内上髁显露切断前臂屈肌的附着点，显露肱二头肌腱内侧的神经、血管束，在肘关节近侧双重结扎、切断肱动、静脉，高位切断正中神经，使其回缩至关节面上 2.5cm 处。在肱骨内上髁后方尺神经沟内游离尺神经，按上法处理。将肱二头肌腱止点从桡骨上剥离切断，肱桡肌止点从尺骨喙突处剥离切断。在肱肌和肱桡肌之间游离桡神经并在更高平面切断之。在关节面远侧 6cm 处横行切断从肱骨外上髁起始的前臂伸肌并将其翻向近侧。切断肱三头肌在尺骨鹰嘴上的止点，切断关节囊。完成关节离断。放松止血带止血冲洗后，将肱三头腱与肱二头肌腱、肱桡肌缝合，将保留在肱骨外上髁的伸肌块修剪成肌瓣缝合于肱骨内上髁屈肌的起点上。最后缝合深筋膜及皮肤，深筋膜下放置引流（图 79-4）。

四、上臂截肢术

指从肱骨髁上至肩峰下 8cm（相当于腋窝皱襞顶端）之间各平面的截肢。由于术后所装配的义肢有一个机械结构的“肘关节”，其长度约 3.8cm，为使义肢机械结构的“肘关节”与健肢肘关节的长度平面一致，上臂下端的截肢平面至少应在肘关节平面以上 4cm，保留下一定空间位置便于安放义肢“肘关节”。上臂高位截肢应尽量保留肱骨近侧长度，以利保持肩关节的正常外形和义肢的稳定性。手术从截肢平面近侧开始做前后等长皮瓣，皮瓣长度为截骨断面的半径。按皮瓣的形状切开筋膜，并向近侧翻转，于截骨平面近侧肱二头肌内侧找出肱动、静脉，双重结扎后切断。上臂截肢需要切断肌皮神经、正中神经、桡神经和尺神经 4 个神经干。为避免神经残端在同一平面或形成较大的神经瘤，并受义肢套筒的摩擦压迫，4 条神经应在不同平面切断。分别于截肢平面以远 3.8~5.0cm 及 1cm 外切断肱三头肌和肱骨前侧肌群。环形切开骨膜并向远端剥离，横行锯断肱骨，锉去骨端锐利骨缘。松开止血带，止血及冲洗后，将肱三头肌残端切成斜形薄肌瓣与前侧肌筋膜缝合，缝合皮肤，深筋膜下放置引流（图 79-5）。

五、经肱骨外科颈截肢术及肩关节离断术

仰卧，患侧肩下用沙袋垫高使背部与手术台成 45° 角，患肢外展外旋。切口线起自喙突，沿三角肌前缘至其止点，随即转向外后侧，沿三角肌后缘至腋后皱襞，再经腋窝与喙突相连。切开皮肤与筋膜后，在三角肌内缘找到头静脉，并予结扎、切断。将胸大肌自其止点处切断，并向内侧翻转。在喙肱肌和胸小肌之间显露神经血管束，于胸小肌下缘水平双重结扎并切断

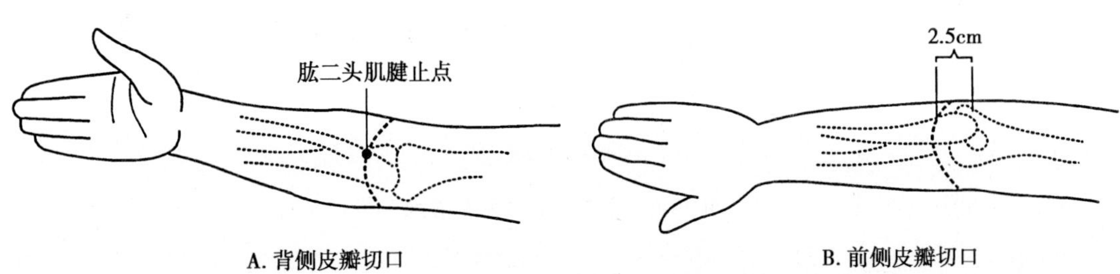

A. 背侧皮瓣切口　　B. 前侧皮瓣切口

图 79-4　肘关节离断术

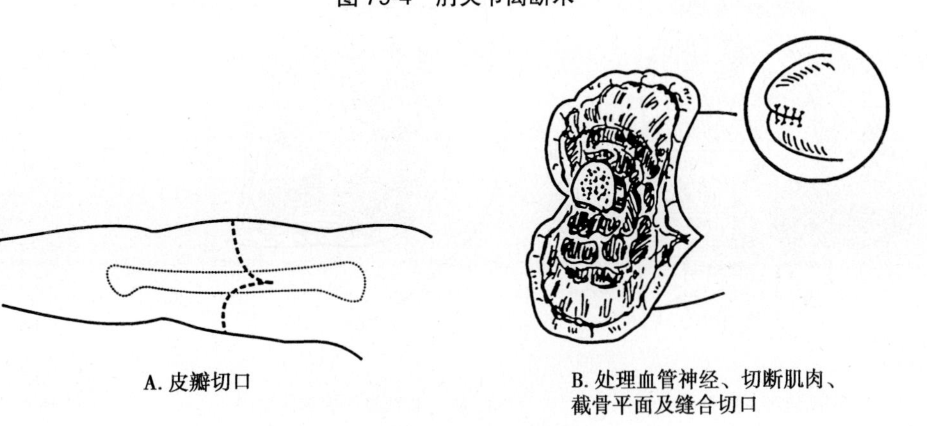

A. 皮瓣切口　　B. 处理血管神经、切断肌肉、截骨平面及缝合切口

图 79-5　上臂截肢术

肱动、静脉。显露桡神经、正中神经、尺神经和肌皮神经，向远侧轻轻牵拉，分别在不同平面切断。正中神经有滋养血管伴行，如断面出血应予以结扎，任其回缩至胸小肌深面。切断三角肌止点连同外侧皮瓣向上翻转，在邻近肱二头肌腱沟处切断大圆肌及背阔肌止点。若为外科颈截肢则在截骨平面远侧2cm处切断肱二头肌腱长短头、肱三头肌腱和喙肱肌。于外科颈处截断肱骨，锉平锐利骨缘，完成截肢。彻底冲洗后，将肱三头肌长头、肱二头肌长短头和喙肱肌缝合包裹残端。将胸大肌转向外侧在骨端缝合。修剪外侧皮瓣及其下方的三角肌覆盖创口，逐层缝合，放置引流(图79-6)。若为肩关节离断则将喙肱肌及肱二头肌短头在喙突附近切断，再将上臂内旋，切断冈上肌、冈下肌、小圆肌止点及关节囊，再将上臂极度外旋，切断肩胛下肌与前方关节囊，再切断肱三头肌的起点及肩关节囊下部，完成关节离断，止血冲洗后，将所有的肌肉残端拉拢反折缝合填充于肩盂内，用三角肌皮瓣内翻，正好放在肩胛盂下方缝合。三角肌瓣深层放置引流，部分切除过度凸起的肩峰，使肩部有一圆滑的外形。修整皮瓣，逐层缝合(图79-7)。

六、肩胛带截肢术

指在肩胛骨与胸壁之间切除整个上肢和肩胛带，故又称肩胸间截肢术或前1/4截肢术。平时创伤较少采用肩胛带截肢。通常采用肩前、后侧联合手术入路。取患侧在上侧卧位，用沙袋从前后侧固定躯干。

1. 先做后侧切口 从锁骨内1/3开始，沿锁骨表面全长切向肩外侧和肩峰，然后沿肩胛骨腋缘弧形向下切开，经肩胛下角至棘突旁5cm处。切开锁骨骨膜，骨膜下剥离显露锁骨中外段，将皮瓣从深筋膜下剥离后向中线翻转。自斜方肌下缘钝性分离，然后自肩胛骨内缘自下而上切断斜方肌，同法显露切断肩胛舌骨肌、提肩胛肌和菱形肌。向上牵拉肩胛骨，识别前锯肌肩胛带截肢术并自其靠近胸壁处切断。在解剖过程中，注意结扎出血点，尤其是颈横动脉和肩胛横动脉的分支。用线锯将锁骨内、中1/3锯断，同时切断锁骨下肌。将肩部向下后牵拉，显露锁骨下血管及臂丛神经。双重结扎、切断锁骨下动、静脉。在轻轻牵引下，用锐

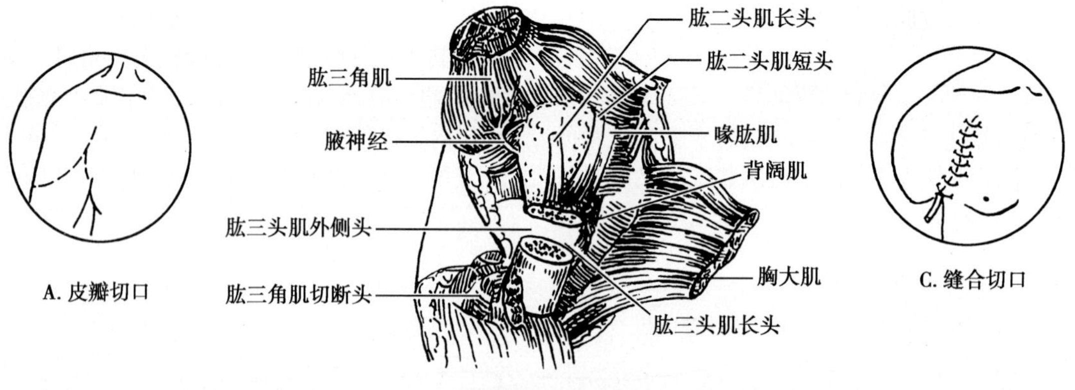

图79-6 经肱骨外科颈截肢术

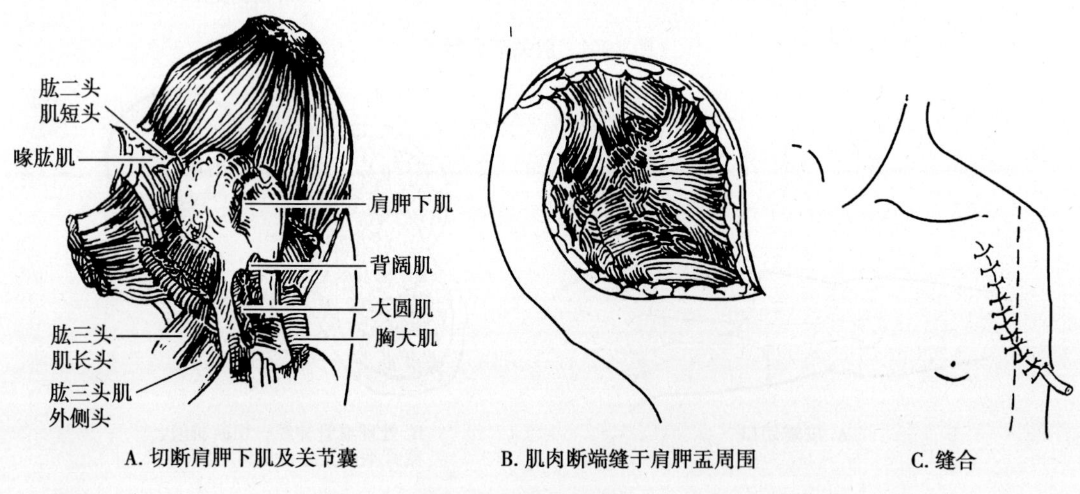

图79-7 肩关节离断术

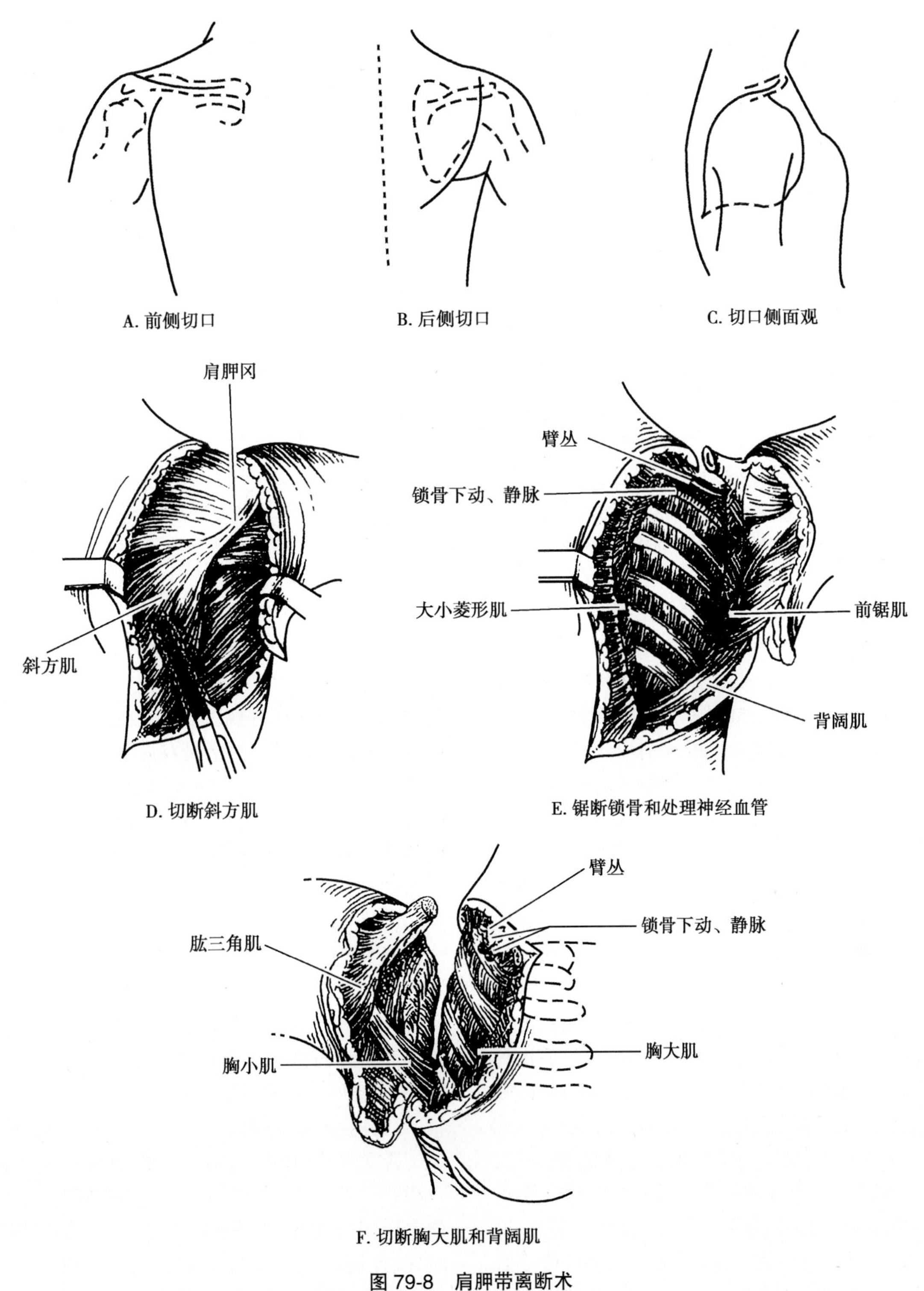

图 79-8　肩胛带离断术

刀将臂丛于不同平面切断，任其回缩至切口以上。

2. 再做前侧切口　于锁骨中段起向外侧至胸大肌与三角肌沟处，然后下行经腋皱襞下方至肩胛腋缘下 1/3 处与后侧切口相连。切开皮瓣，深筋膜稍加游离后，钝性分离胸大、小肌，在距其止点 5cm 处切断，最后自胸壁切断背阔肌，完成肩胛带离断(图 79-8)。修整皮瓣边缘及破碎组织，彻底止血及冲洗后，于伤口下方放置一负压引流管，逐层缝合，加压包扎。

第三节　下肢截肢术

一、足及踝部截肢

足、踝部截肢残肢长，残端可负重，并可保留小腿

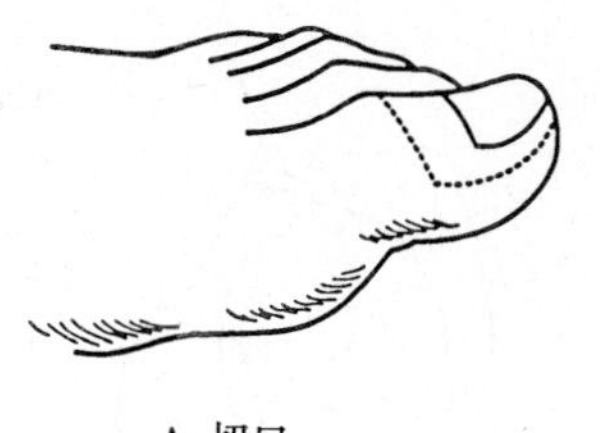

A. 切口

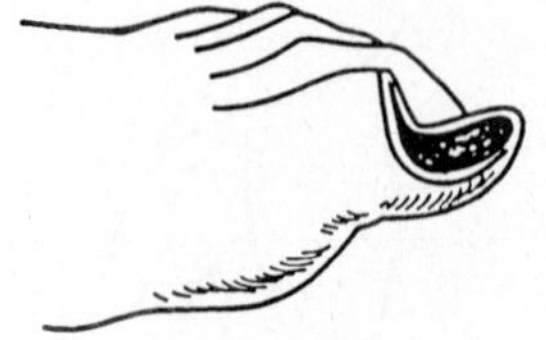

B. 剥离趾骨跖侧皮瓣

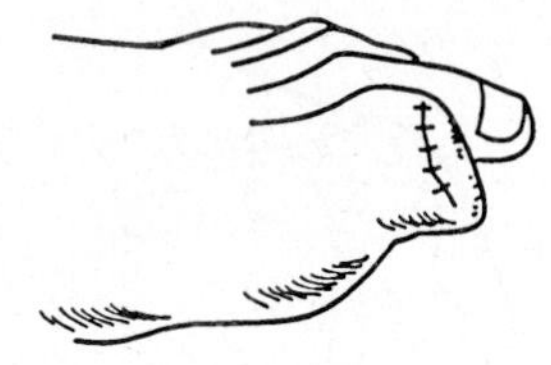

C. 缝合切口

图 79-9　经远侧趾骨截趾或趾间关节离断术

的位置觉。单一足趾截除对站立姿势及步态一般没有影响。趾截除后会影响足的推进力，在快速行走或奔跑时可出现跛行。第2趾截除后可继发严重的外翻畸形。所有足趾截除后对慢行影响不大，但影响快速行走、下蹲和足部弹跳力。足趾截除后一般不必安装义肢，只需穿合适的鞋即可。经跖骨截肢时对足的推进力影响较大，而且截肢平面越高功能受损越大。跖跗关节以近截肢时，由于背伸肌失去止点，后足会发生严重的下垂畸形，影响行走，所以大部分经前足截肢现已少用，而多采用功能较好的经后足截肢术或踝部截肢术。常用的是Syme法，效果最好，其次是Boyd法和Pirogott法。

（一）经远侧趾骨截肢或趾间关节离断术

先自甲床近侧做横切口，再分别切开趾内外侧，使两侧切口近端与横切口相连，形成一跖侧皮瓣。自甲床根部切除趾甲及两侧软组织，在足趾背伸位剥离趾骨跖侧皮瓣。若为趾间关节离断，则切断趾长伸、屈肌腱，并切开关节囊，摘除远节趾骨；若为经远侧趾骨截趾则将趾骨远侧咬除，修整或锉平锐利骨端，止血及冲洗后，将跖侧皮瓣翻折于背侧缝合（图 79-9）。

（二）近侧趾骨截肢和跖趾关节离断术

采用网球拍状切口，第2、3、4趾切口从跖趾关节近侧1cm背侧面开始，至近节趾骨基底部时，向内外侧分开绕足趾至跖侧横纹（图 79-10），沿皮瓣近侧趾骨截趾及跖趾关节。切至趾骨，切断趾伸、屈肌腱使其回缩至截骨平面近侧，切断并结扎趾血管，切断趾神经，咬断趾骨修整骨残端，或将跖趾关节离断，行侧 - 侧皮瓣缝合关闭伤口。注意趾及小趾的切口延长部分（网球板柄部）应斜向足中线，球板形皮瓣长轴应位于趾的跖内侧和小趾的跖外侧，关闭伤口时分别将上述皮瓣翻向背外侧和背内侧，以便和趾蹼处皮缘缝合。2、3、4趾者，应与该趾的跖骨一致。趾的基底部截趾可将伸、屈肌腱绕过截骨端缝合固定，以维持籽骨的位置在第1跖骨头下方。

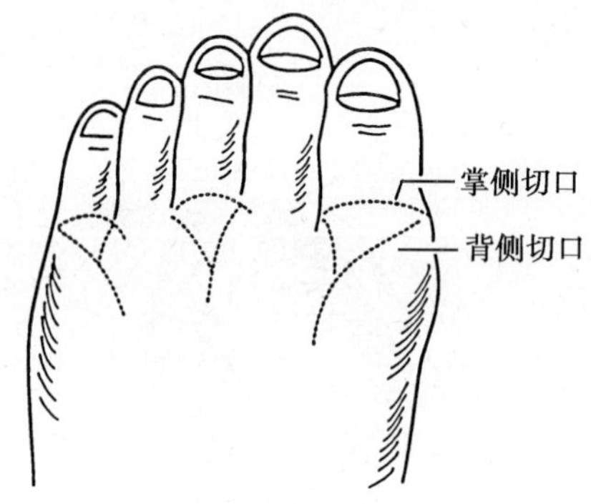

图 79-10　近侧趾骨截肢和跖趾关节离断术

（三）经跖骨前足截肢术

做跖侧长、背侧短的皮瓣或跖背侧等长皮瓣，切口从足外侧中点计划截骨平面开始，呈弧形沿画线切至足内侧中点；跖侧皮瓣需要较长，应超过跖骨头平面，且内侧皮瓣稍长于外侧皮瓣以利覆盖较厚的足内侧截肢断面。跖侧皮瓣尚要求带有皮下脂肪和一层略带斜形的肌肉层，第5跖骨的截骨平面应较其他跖骨稍靠近跖趾关节，并将第1跖骨的内侧、第5跖骨外侧和各跖骨跖侧修整成斜面。分别处理肌腱、神经和血管。最后翻转跖侧肌皮瓣覆盖于骨端，与背侧皮瓣缝合（图 79-11）。

（四）第4、5跖跗关节离断术

足背切口自3、4趾间开始斜向第5跖骨基底，跖侧切口较背侧者偏向足外侧缘，从而形成一跖侧皮瓣，使伤口位于足背。沿皮瓣切开剥离软组织后，切断第4、5跖骨与第3楔骨和骰骨的关节囊，将第4、5跗跖关节离断。止血、冲洗伤口后缝合皮瓣（图 79-12）。

（五）Syme 截肢术

踝关节取中立位，分别以外踝顶点及内踝下方一横指处为起点，背侧切口越过踝关节正前方，跖侧切口稍偏向前方，切开跖背侧皮瓣后，切断腓骨长、短肌，趾伸肌，胫前和胫后肌腱。分别切断和结扎胫前动、静脉。将足跖屈，切开踝关节囊前方，切断踝关节内侧的三角韧带，外侧的跟腓韧带和侧方踝关节囊。置骨钩于距骨后方，向前下牵拉，使足极度跖屈从而使距骨从踝穴中脱出。切开踝关节后方关节囊，沿跟骨结节后侧剥离至跟腱止点处并切断之。继续极度跖屈踝关节，自跟骨骨膜下解剖和切除跟骨，于跖侧皮瓣的远侧端切断和结扎胫后动、静脉。将胫前、后和腓神经及各肌腱分别轻轻牵向远侧，用锐刀切断，任其回缩至内、外踝平面以上。在关节线上方0.6cm或相

8

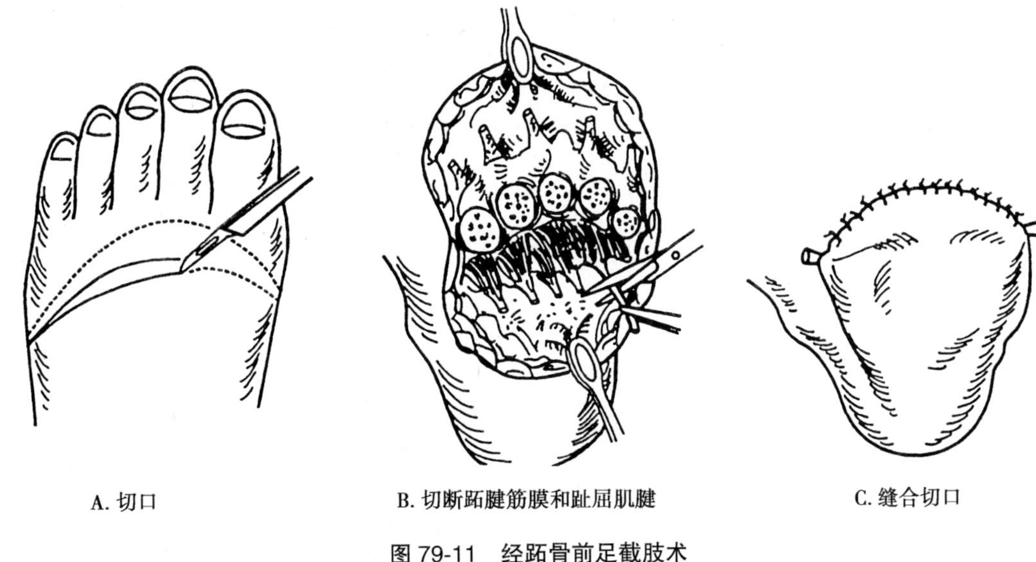

图 79-11　经跖骨前足截肢术

当于踝关节中央圆顶部平面环形切断胫腓骨骨膜向远侧剥离骨膜，继而截断胫腓骨，使截骨平面与地面平行，修整骨端使之为圆弧形。放松止血带彻底止血及冲洗后，将跟骨后部的骨膜与胫骨下端前方的骨膜缝合，然后缝合跖背侧筋膜及皮肤，两侧的"猫耳朵"不宜切除，否则将影响跖侧皮瓣的血液循环。缝合后足跟部皮瓣应恰好覆盖胫骨下端，伤口两侧放置引流，为防止跟垫后移，可用两条 5cm 宽的胶布十字交叉固定。外用较多的敷料适当加压包扎。术后 48 小时拔除引流条。2 周拆除缝线后用弹力绷带继续包扎 3~4 周。也可采用简单有效的 Wangner 跟垫固定法，即在胫腓骨骨端前缘钻孔，将跖侧皮瓣的深筋膜及里层的跟垫缝合至骨孔上。再缝合跖背侧的皮瓣（图 79-13）。

（六）Boyd 截肢术

Syme 截肢术后的常见并发症是足跟垫后移。Boyd 截肢术也具有良好的负重残端，同时可防止跟垫后移。Boyd 截肢术切口的起点同 Syme 截肢术，背侧皮瓣的长度在距舟关节平面，跖侧皮瓣的长度相当于跖骨基底部。切开皮瓣后，经跗中关节截除前足。切除距骨，于腓骨结节前面截除跟骨的前部。截除胫骨、腓骨和跟骨相对应的软骨面，将跟骨向前方推移至踝穴，使跟骨底面与地面平行，且足跟的负重部对准胫骨长轴，完成胫跟融合。必要时可用斯氏针做固定。血管、神经、肌腱等组织的处理同一般原则。缝合皮肤，放置引流 48~72 小时。2 周后拆除缝线，4 周后拔除内固定，8 周内禁止残端负重，以后给予行走石膏直至愈合（图 79-14）。

二、小腿截肢（膝下截肢）

小腿下 1/3 血液循环差，骨端软组织小。安装义

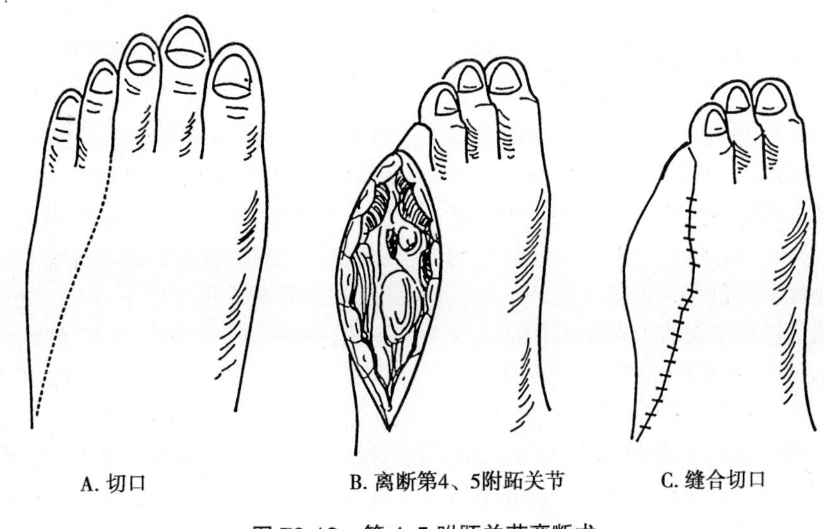

图 79-12　第 4、5 跗跖关节离断术

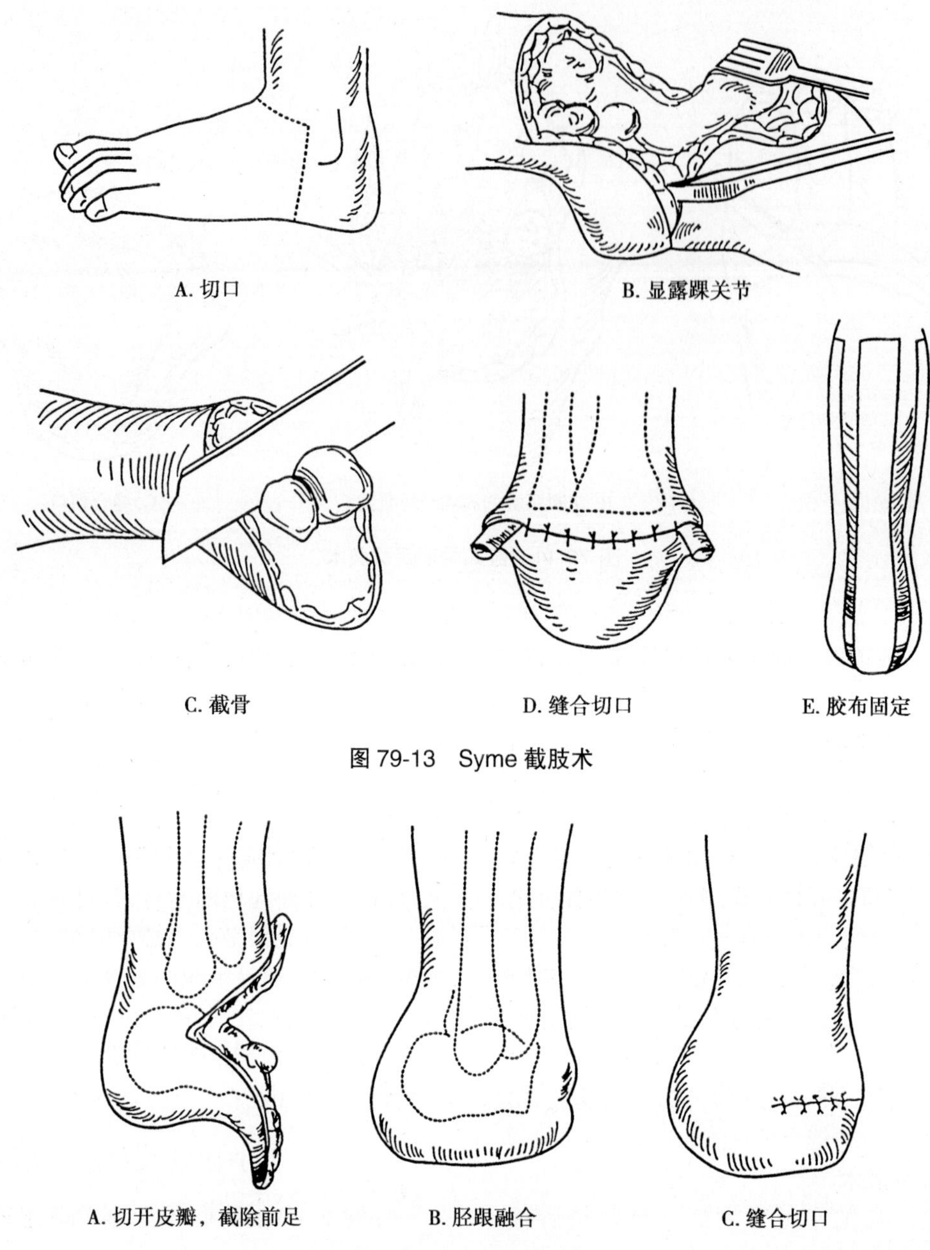

图 79-13　Syme 截肢术

图 79-14　Boyd 截肢术

8

肢后皮肤容易磨损溃破。小腿截肢残端位于胫骨结节以上时残端没有什么功能，应避免在这个平面截肢。小腿截肢理想的平面是在腓肠肌肌膜与肌腱的交界处。残端保留的长度以胫骨平台下 12.5~17.5cm 较为理想，或按患者的身高推算，每 30cm 身高保留的长度 2.5cm。例如，身高为 180cm，则截骨平面为胫骨平台下 15cm 处。由于小腿后侧的肌肉和侧支循环均较其前侧丰富，所以小腿截肢的皮瓣设计可根据伤情及肢体血液循环选择后侧长、前侧短，前后等长或前侧较后侧长 1cm 的皮瓣。必要时也可采用一单后侧长皮瓣。前后皮瓣长度之和应等于截肢平面的矢状径。按皮瓣设计切开至深筋膜下，避免剥离皮下组织。切开前侧皮瓣时同时切开胫骨嵴骨膜，并在该处皮质骨表面作一刻痕，以便术中正确测量切断肌肉和截骨的平面。自趾长伸肌和腓骨短肌之间游离切断腓浅神经，于预计截骨平面下 1cm 处切断胫前肌群后，于截骨平面环形切断胫骨骨膜向远侧剥离，横形锯断胫骨，同法在胫骨截骨平面近侧 2~3cm 处横行锯断腓骨。牵引下显露后方结构，仔细游离并按常规处理胫后血管及神经，在胫骨截骨平面以下 0.5cm 处切断比目鱼肌和腓肠肌，保留腓肠肌筋膜，其长度要足以覆盖残端，切断腱膜，截除肢体。腓骨残端用骨锉磨光。于胫骨骨端前上方 2cm 处至残端髓腔前 0.5cm 平面楔形切除胫骨骨嵴，同法磨光残端。放松止血带彻底止血，冲洗创面，用腓肠肌腱膜瓣覆盖骨端，与前方的肌筋膜缝合，其深层放置引流，缝合皮肤（图 79-15）。

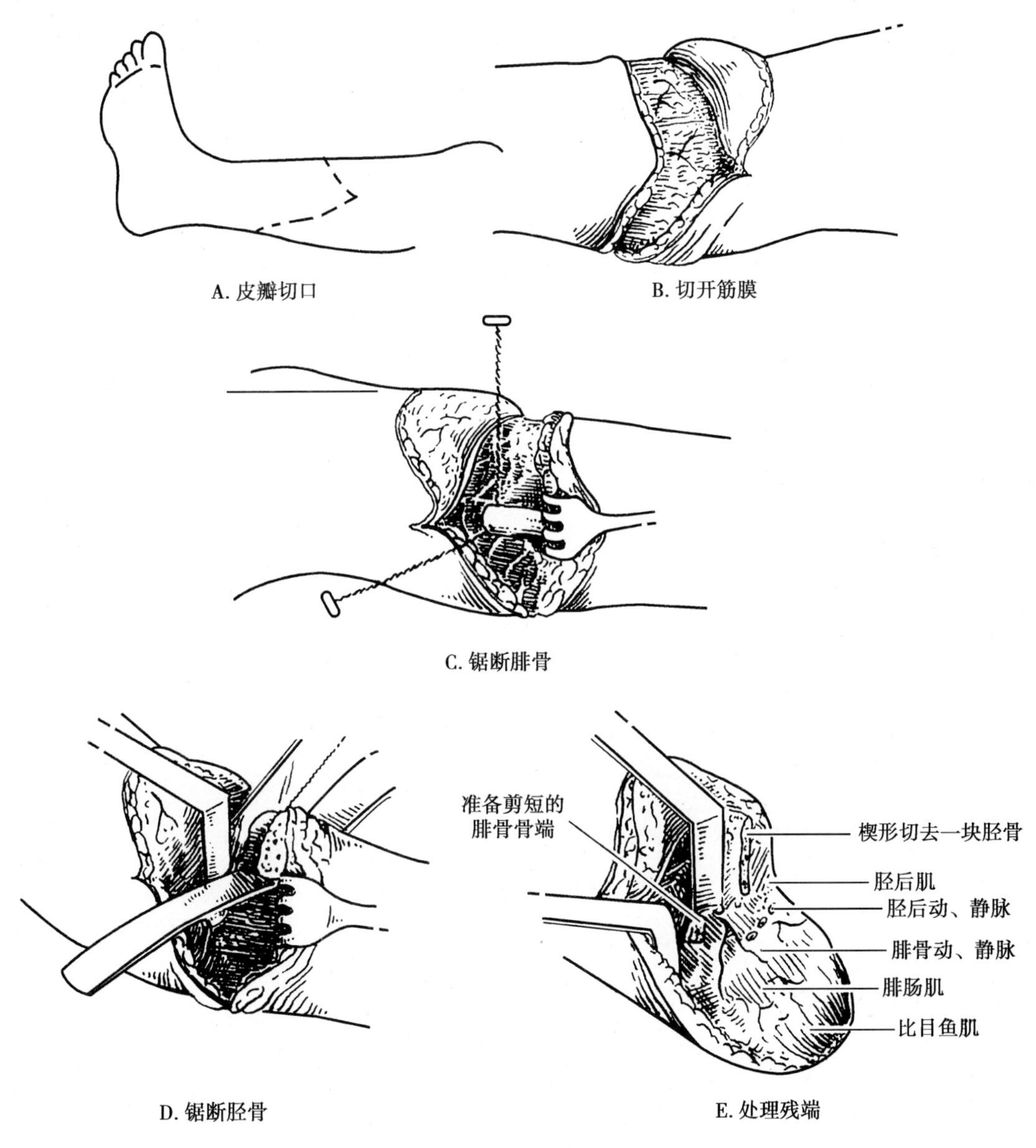

图 79-15　小腿截肢术

三、膝关节离断术

膝关节离断术保留了面积较大的股骨髁，形成了较好的负重残端，保全了大腿肌肉的作用，对站立及行走时的身体平衡有利。儿童膝关节离断由于保留了生长活跃的股骨下端骨骺，残肢仍可正常发育生长。因此，若有可能儿童应避免大腿下端截肢而尽可能行膝关节离断术。膝关节离断术式较多，Mazet 法切除了凸出的股骨外髁、内髁和股骨髁后份，能装配外形美观、使用方便的义肢。Kjoble 法采用膝内、外侧两个较短的皮瓣切口，较前后皮瓣更易愈合，对缺血性肢体更为合适。

Rogers 法：皮瓣前侧长、后侧短，前侧皮瓣应较后侧皮瓣稍宽，以便前侧皮瓣恰当地包住股骨髁。切口起点分别位于膝关节间隙内外侧中心稍后方的近侧。皮瓣长度前侧至胫骨结节以远 2.5cm 处，后侧至窝皮纹远侧 2.5cm 处。解剖膝内侧深部组织，分离半腱肌、半膜肌并于远平面切断。游离并常规处理动静脉及胫神经。血管切断平面，在其膝上分支的远侧。沿前侧切口切开深筋膜，于止点处切断髌韧带，于外侧切断股二头肌腱和髂胫束。显露腓总神经。轻轻牵拉后于近侧切断，任其回缩。于股骨髁起点处切断内、外侧的侧副韧带、十字交叉韧带及腓肠肌起点，将小腿完全截除。切除髌骨，保留股骨髁关节面。放松止血带彻底止血及冲洗后，将髌韧带向后经髁间凹缝合于绳肌起点处，缝匠肌与髂胫束、伸肌筋膜缝合。深层放置引流从伤口两侧引出，缝合皮肤(图 79-16)。

正常或已萎缩的滑膜组织日后会自行纤维化，术中可不必切除。

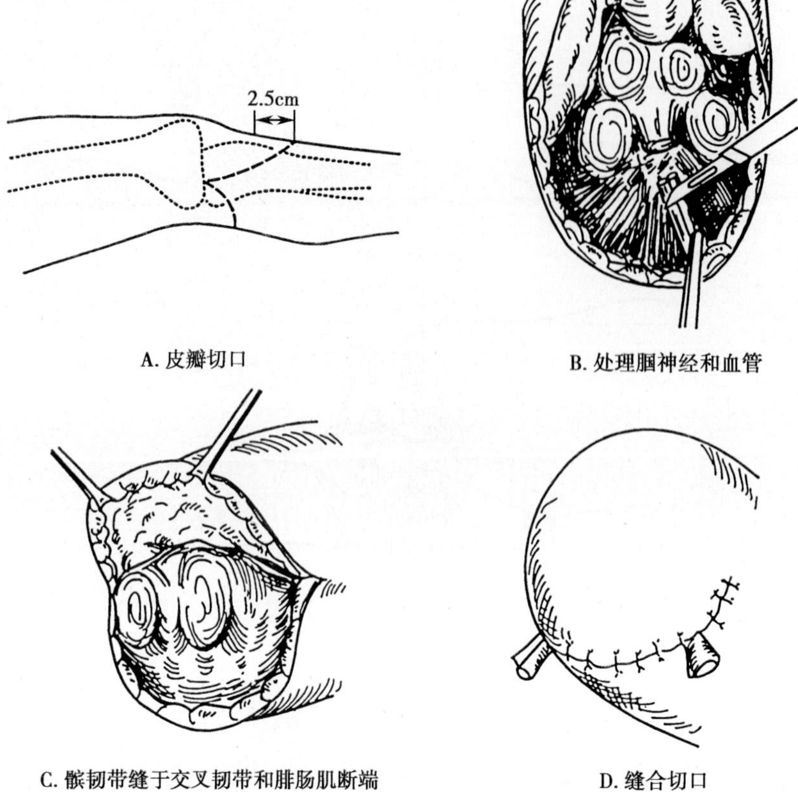

A. 皮瓣切口　　B. 处理腘神经和血管

C. 髌韧带缝于交叉韧带和腓肠肌断端　　D. 缝合切口

图 79-16　膝关节离断术

四、Kirk 股骨髁上截肢术

股骨髁上截肢可保留较长的残肢，但伤口愈合较大腿中下 1/3 处截肢困难，因此，对肢体血液循环障碍及肢体感染的患者应慎用。选用前侧长、后侧短皮瓣，从膝关节间隙上 4cm 大腿两侧中点为起点，皮瓣长度前侧至髌骨上缘水平，后侧仅为前侧的 1/4。沿皮瓣回缩的边缘切开股骨髁上部筋膜，于髌骨上缘切断股直肌肌腱，切除髌上滑囊，将上述皮瓣连同股直肌腱一同向上翻转。在后侧皮瓣回缩的边缘切开深筋膜，并在其回缩后的边缘切断股后方肌群，使其回缩至截骨平面。在距股骨关节面上 3cm 处环形切开骨膜并向远侧剥离，横形锯断股骨，锉去锐利骨缘。双重结扎和切断股动脉、股深动脉，以及其伴行静脉。轻轻牵拉胫神经和腓总神经，于其近侧用锐刀切断，任其回缩至截骨平面以上。放松止血带，彻底止血及冲洗后，将股四头肌腱与后方筋膜缝合，缝合皮瓣。伤口内放置引流条或硅胶管负压吸引，从伤口两侧引出。伤肢用石膏托固定（图 79-17）。

五、经大腿中段或中下 1/3 处截肢术

Kirk 股骨髁上截肢术保全了大腿的长度，但对装义肢不利，一般义肢的“膝关节”要向套筒的远侧延伸 9~10cm，所以截骨平面在膝上要有足够的高度，给义肢“膝关节”留下一定位置，使它与腱肢膝关节高度一致。股骨小粗隆下 5cm 内的截肢，其功能效果与髋关节离断相同。

选用前后等长皮瓣，前后皮瓣长度之和等于或稍大于截肢平面大腿的直径。切口的起点为预计截骨平面上 3cm 大腿内、外侧中点。切开皮肤、皮下及深筋膜后，将皮瓣向上翻转至截骨平面的近侧，在股管内牵开缝匠肌，先切断隐神经，而后分别双重结扎和切断股动、静脉。在股骨后面，于内收肌、二头肌与股四头肌间隙内同法处理股深动、静脉。将大腿前内侧肌肉自深筋膜回缩处下方斜向截骨线斜形切断，将大腿后外侧肌肉自其筋膜回缩稍下方横形切断。轻轻牵拉坐骨神经，用锐刀片于截骨平面近侧切断，并结扎与坐骨神经伴行的滋养血管。环形切开骨膜并向远侧剥离，横形截断股骨，切除突出的股骨嵴，磨光骨端，骨蜡充填髓腔止血，温盐水纱布压迫残端后放松止血带，彻底止血，冲洗伤口，将大腿前后筋膜层缝合，深层放置引流从切口两侧引出，缝合皮肤（图 79-18）。

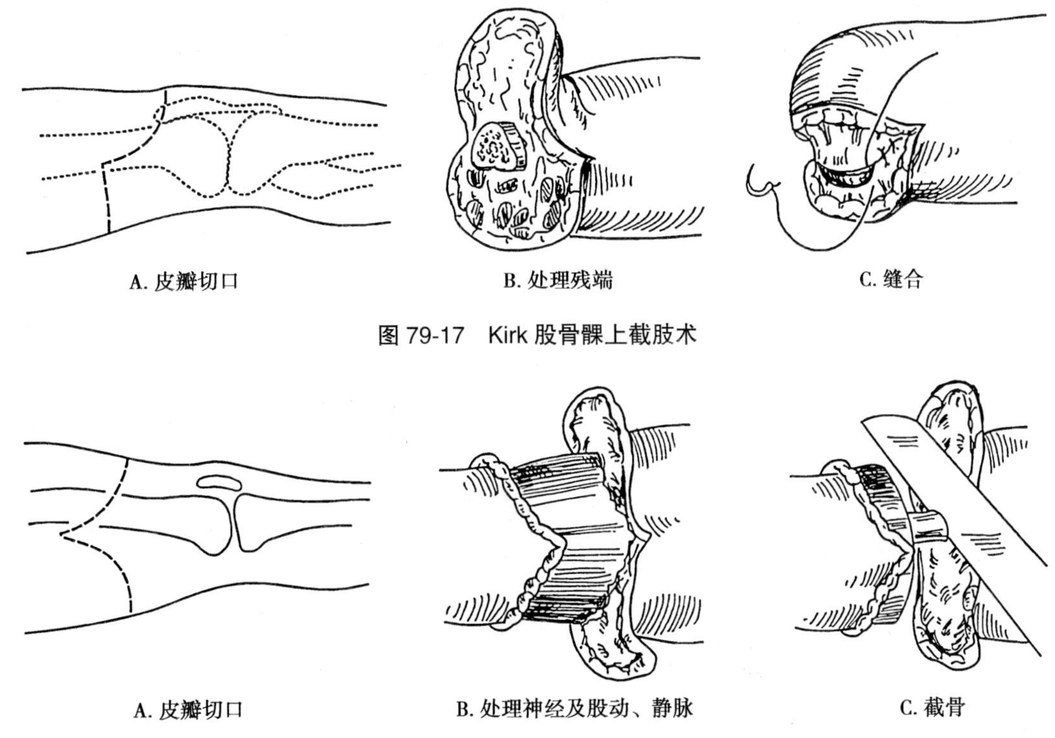

A. 皮瓣切口　　B. 处理残端　　C. 缝合

图 79-17　Kirk 股骨髁上截肢术

A. 皮瓣切口　　B. 处理神经及股动、静脉　　C. 截骨

图 79-18　经大腿中下 1/3 处截肢术

六、Boyd 式髋关节离断术

患者半侧卧位，健侧在下。用沙垫维持姿势。皮肤切口呈网球拍形，自髂前上棘垂直向下切至股骨颈平面（球拍柄部）后分成前内及前外侧两个切口，前内侧切口与腹股沟韧带平行切至内收肌起点下 5cm 处，然后呈弧形继续向后外侧切至大腿后侧中线坐骨结节下 5cm 处；外侧切口于“球拍柄”端起弧形向外下切至股骨大粗隆以下 8cm 处，再继续切向后侧中线与前内侧切口相连。沿皮瓣切口方向切开深筋膜，分别向切口两侧剥离和翻开皮瓣，显露及纵向切开股鞘，双重结扎和切断股动、静脉，同时注意结扎切断其分支。向远侧轻轻牵拉股神经，用锐刀片在其近侧切断，任其回缩至髋关节平面以上。于髂前上、下棘处分别将缝匠肌和股直肌的起点切断，并向远侧翻转其肌腹，于耻骨下方 0.5cm 处将耻骨肌切断，外旋髋关节，显露股骨小粗隆，切断附着于其上的髂腰肌腱止点，将其肌腹翻向内上。从耻骨和坐骨上切断股薄肌和股内收肌止点。在耻骨肌与闭孔外肌和外旋肌群之间游离、结扎闭孔动脉的分支，而后自闭孔外肌止点的近侧切断。注意不可自其起点切断，以防其近端回缩至盆腔内，造成止血困难。

将髋关节内收内旋，沿切口方向将阔筋膜自其肌腹以下切断；在股骨粗隆线处切断臀大肌腱并向上牵开。在股骨大粗隆顶部切断臀中、小肌肌腱。结扎切断臀上、下动静脉，切断坐骨神经，并结扎其滋养血管。切断股后侧的梨状肌，上、下状肌和股方肌在股骨的止点及绳肌在坐骨结节的止点。环形切开髋关节囊并切断圆韧带，完成关节离断。温盐水纱布压迫彻底止血，冲洗伤口，将臀侧诸肌缝合于耻骨肌和内收肌肌起处，深层放置负压引流，分层缝合筋膜和皮瓣（图 79-19）。

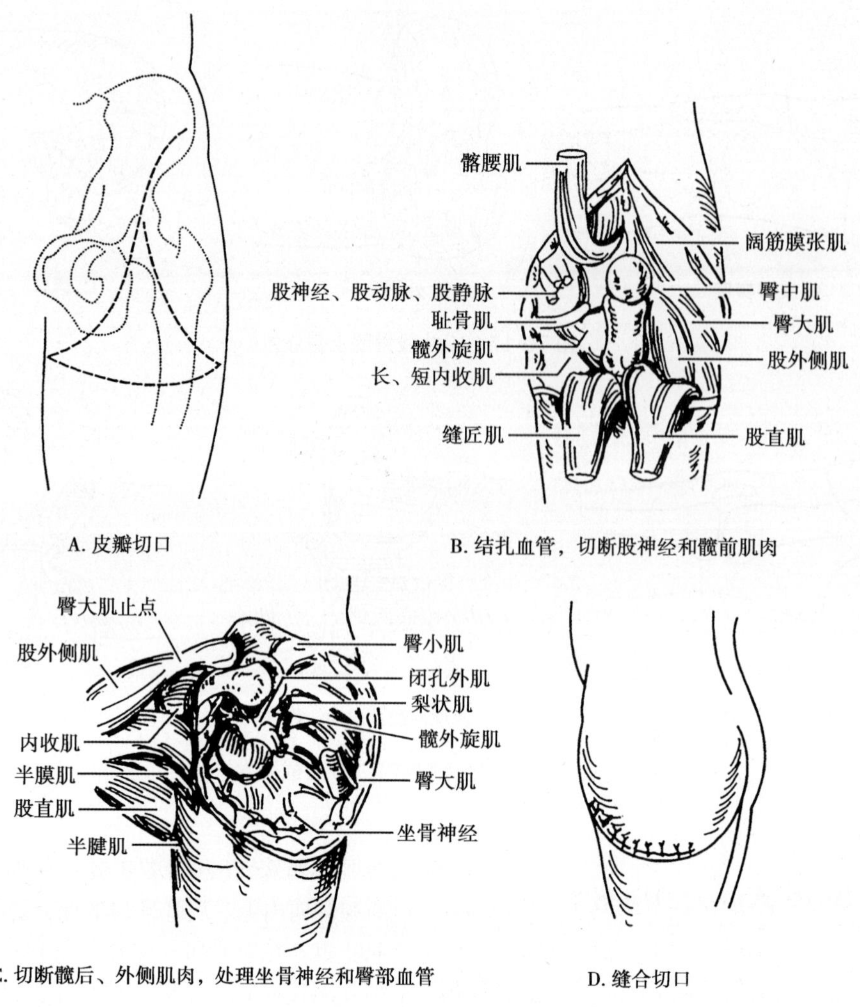

图 79-19　Boyd 式髋关节离断术

（许建中　徐格）

参考文献

1. Adera HM, James K, Castronuovo JJ, et al. Prediction of amputation wound healing with skin perfusion pressure.J Vasc Surg, 1995, 21: 823.
2. Barbera J, Albert-Pamplo R. Centrocentral anastomosis of the proximal nerve stump in the treatment of painful amputation neuromas of major nerves. J Neurosurg, 1993, 79: 331.
3. Georgiadis GM, Behrens FF, Joyce MJ, et al. Open tibial fractures with severe soft-tissue loss: limb salvage compared with belowthe-knee amputation.J Bone Joint Surg, 1993, 75A: 1431.
4. House JH, Fidler MO. Frostbite of the hand// Green DP, Hotchkiss RN, Pederson WC.Green's operative hand surgery.4th.Philadelphia: Churchill Livingstone, 1999.
5. Leow M, Pho R, Pereira B. Esthetic prostheses in minor and major upper limb amputations. Hand Clin, 2001, 17: 489.
6. Weiss T, Miltner WHR, Adler T, et al. Decrease in phantom limb pain associated with prosthesis-induced increased use of an amputation stump in humans. Neurosci Lett, 1999, 272: 131.

8

第八十章

骨关节及其他畸形矫正术

第一节 截骨矫形术

截骨矫形术是通过截骨、重新整复对合、矫正骨骼畸形，恢复肢体的正常轴线或改善生物力学性能的方法，是矫形外科常用的治疗手段。

【手术指征】

1. 骨折畸形愈合，影响功能和外观者。

2. 骨骼疾患所致骨发育畸形者。

3. 各种病因所致膝内、外翻畸形者。

4. 髋、膝关节局限性骨关节炎需截骨改变负重面者。

5. 骨关节先天性发育不良者。

【术前准备】

应根据临床和X线片检查，明确截骨部位，截骨方法及矫正的角度等。通常截骨部位愈靠近畸形顶点，矫形效果愈好。同时也应考虑截骨平面对骨愈合的影响。

一、佝偻病性下肢畸形的矫正

膝内翻和膝外翻是佝偻病下肢畸形的主要症状。一般认为，6岁以下可采用保守疗法治愈，对6岁以上，畸形较严重者，才考虑手术，手术应待佝偻病稳定后方能施行。

（一）膝外翻截骨矫形术

膝外翻畸形主要发生在股骨下端，截骨角度的测量须在术前正位X线片画线确定。因正常生理状态下，股骨下端轴线与通过膝关节面的水平线相交的垂线之间有10°左右的外翻角，故在实际截骨时应比计算所得角度少10°。

【手术步骤】

1. 股骨髁上线形截骨术（图80-1）

（1）切口：在大腿远端外侧自股骨外髁外上做外侧中线纵向切口，长8~10cm（图80-1A）。

（2）截骨：沿外侧肌间隔分离股外侧肌后缘，并向前牵开，骨膜下剥离，充分显露股骨下端，用胫骨牵开器插入股骨前内和后外侧保护周围软组织。用电动摆锯在股骨外髁上缘横形截断股骨周径的4/5（图80-1B），保留内侧少许骨皮质（图80-1C）。

（3）矫正畸形：将小腿及截骨远端内收以矫正外翻畸形（图80-1D）。此时截骨断面会有一楔形空隙，可切取相应大小髂骨填充，一般情况下，应做内固定，以防止骨端移位，有利于骨愈合。

2. 股骨髁上楔形截骨术（图80-2） 在大腿下端内侧自股骨内髁向上做内侧中线纵向切口，长8~10cm，沿股内侧肌间隔分离股内侧肌后缘，并向前牵开，骨膜下剥离显露股骨下端，并插入胫骨牵开器保护周围软组织。在股骨髁上预定截骨处按术前测量的角度用电锯做一楔形截骨，保留外侧少许骨皮质（图80-2A），取出楔形骨块后，将小腿及截骨远端内收，对合截骨端，矫正膝外翻畸形，最好同时行内固定，以维持稳定有利于骨愈合（图80-2B）。

【术后处理】

石膏外固定，2周拆线后换管型石膏，定期复查，截骨处临床愈合后可去除石膏行功能锻炼。

（二）膝内翻截骨矫形术

膝内翻畸形主要发生于胫骨上1/3或股骨下1/3，极少数严重的膝内翻畸形其股骨远端和胫骨近端都有明显畸形时，需在两处行截骨术。截骨部位和角度可在正位X线片上测定，从胫骨上下两干骺端各画一纵轴线，使之与骨骺线垂直，两线相交处即为截骨最佳位置。

【手术步骤】

1. 切口在预定截骨部位沿胫骨前外侧做一纵向切口（图80-3A）。

2. 截骨骨膜下剥离，显露胫骨，插入胫骨牵开器保护周围软组织，用电锯在畸形最明显处截断胫骨。截骨方式有线形、楔形、V形或弧形。线形截骨较简单，

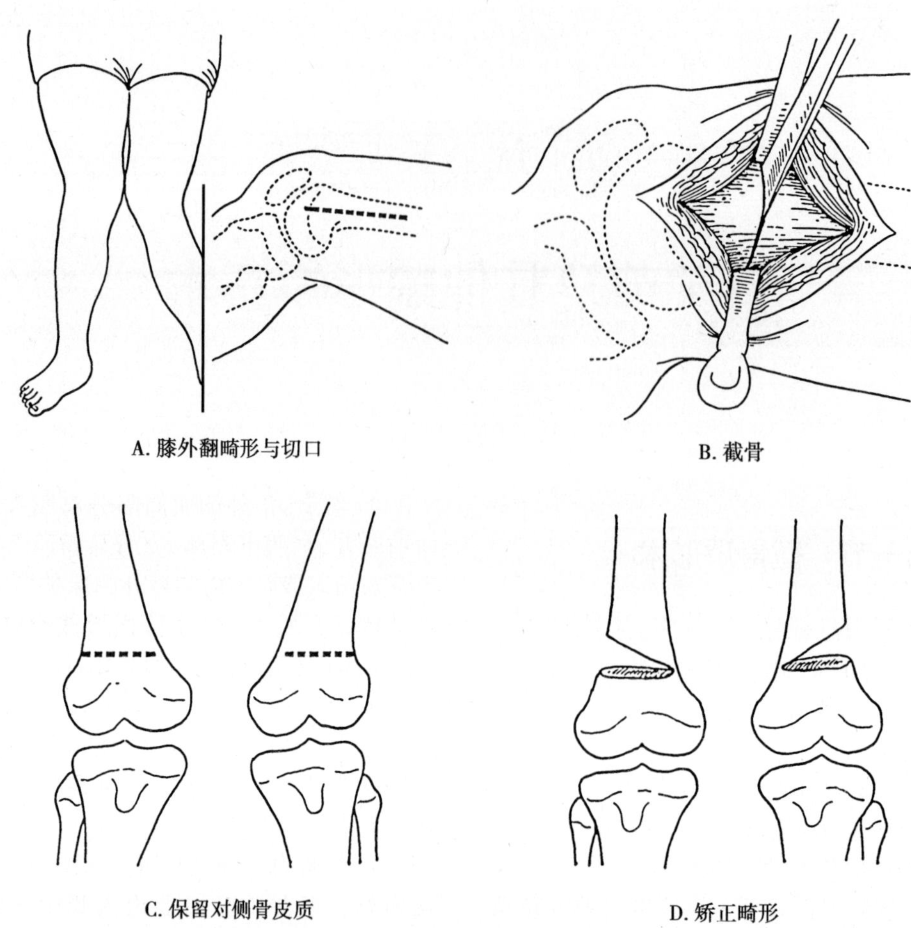

A. 膝外翻畸形与切口　　B. 截骨

C. 保留对侧骨皮质　　D. 矫正畸形

图 80-1　股骨髁上横(线)形截骨术

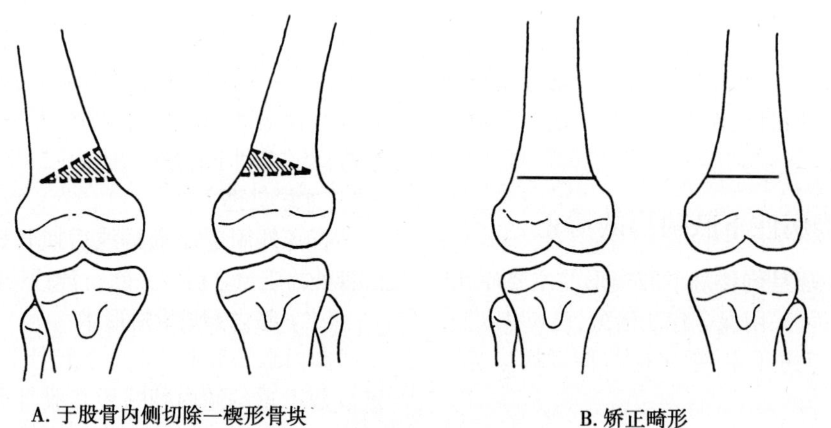

A. 于股骨内侧切除一楔形骨块　　B. 矫正畸形

图 80-2　股骨髁上楔形截骨术

矫形后的空隙应植骨填充。楔形截骨面接触好,但去除楔形骨块后,肢体会有一定缩短。弧形截骨能矫形胫骨旋转和前凸畸形。V 形截骨面较稳定,切除骨质较少(图 80-3B)。

胫骨截断后,应在稍低平面另做一小切口,斜形截断腓骨,以利于充分矫正畸形。若一处截骨不能完全矫正畸形,可在胫骨多个平面再行截骨。

【术后处理】

管型石膏固定,定期随访,待临床骨愈合后可去除石膏,行功能锻炼。

二、股骨上端截骨术

股骨上端截骨包括粗隆间截骨术与粗隆下截骨术,用以矫正髋内、外翻畸形、股骨头过度前后倾斜或旋转畸形。

1. 粗隆间截骨术（图 80-4）　主要用于股骨颈骨折不愈合。以大转子为中心做一长约 10~15cm 外侧切口，切开皮肤、皮下组织、阔筋膜，在臀中肌和阔筋膜张肌之间进入，显露大粗隆，切断股外侧肌的肌止，将之翻向远端，以充分显露大粗隆基底部及股骨干近侧端，确定粗隆位置，用电锯从大粗隆下方向小粗隆上方截断股骨（图 80-4A）。然后牵引外展下肢，截骨端插入骨膜剥离子，将远侧段内移至股骨头下方。此法缩短了水平力臂，减少了股骨颈部的剪切力，有利于该处骨折愈合。截骨处可用 95° 角钢板或特制粗隆接骨板进行内固定（图 80-4B）。

2. 粗隆下截骨术（图 80-5）　做大腿外侧切口，上端起自大粗隆的顶点，向下纵形切开 8~10cm，切开皮肤、皮下、阔筋膜，在大粗隆下方切断股外侧肌部分肌止，并沿外侧肌间隔纵形切开股外侧肌，骨膜下剥离显露股骨粗隆下部。用电锯在紧靠大粗隆至小粗隆的下方，按预设方案做一楔形截骨（图 80-5A），矫正髋外翻畸形时，楔形骨块宽底应在内侧，矫正髋内翻畸形时，楔形骨块宽底应在外侧。若股骨头前倾角过大或

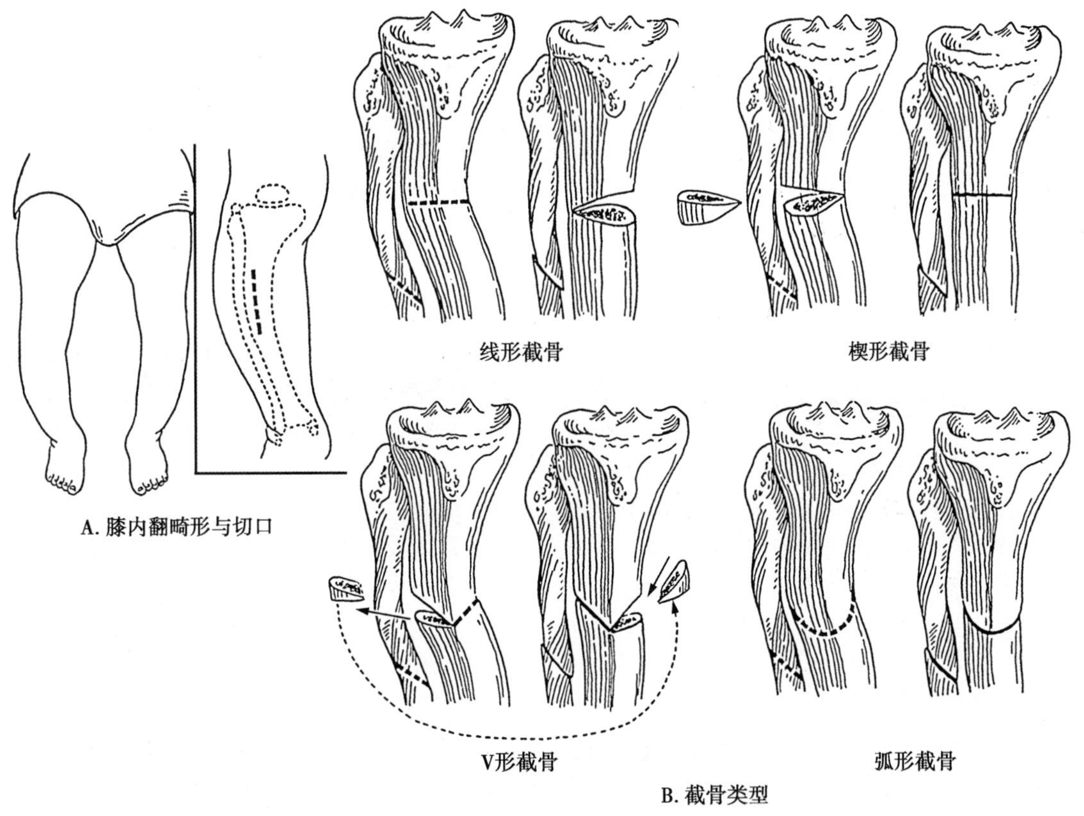

图 80-3　膝内翻截骨术

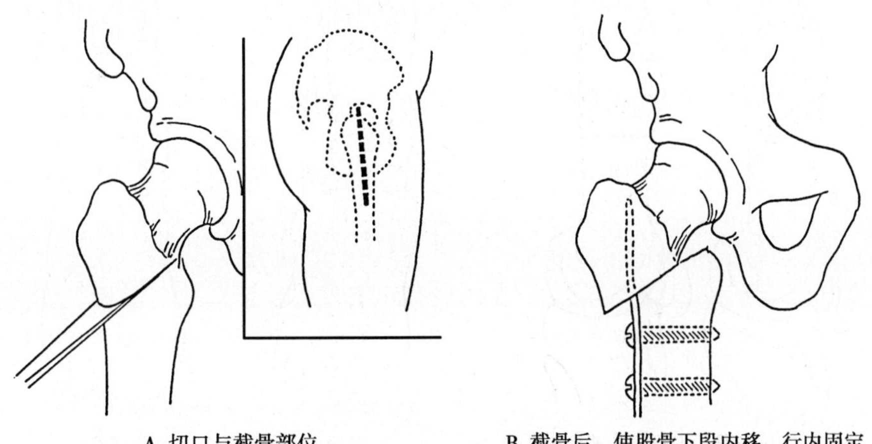

图 80-4　粗隆间线形截骨术

8

A. 截骨部位　　B. 矫正内翻畸形，行内固定

图 80-5 粗隆下(楔形)截骨术

过小时,可在截骨后将股骨头反向旋转。截骨后应行坚强内固定(图 80-5B)。

术后行人字石膏固定,定期复查。截骨处临床愈合后,可拆石膏行功能锻炼。

三、骨折畸形愈合截骨术

骨折畸形愈合可导致肢体成角、缩短及旋转,从而造成肢体功能障碍和外观畸形。在晚期,由于力线改变,关节面承重不平衡,常继发创伤性关节炎。骨折畸形愈合的治疗原则应是以改善功能为主,同时兼顾外观。手术的方式应考虑患者的年龄,畸形部位和程度,功能障碍的代偿等。

【术前准备】

通过术前 X 线片,了解畸形部位、成角方向和大小,确定截骨的方式。有感染者,应在伤口愈合半年至 1 年后再手术。畸形处软组织条件差者应选择避开原切开瘢痕入路,或先移植皮瓣等方式改善局部软组织状况。

此外,截骨矫正畸形愈合不一定必须在原骨折部位截骨,一些病例可在近干骺端行高位截骨,操作较易,且有利于骨愈合。

【手术步骤】

以预定截骨平面为中心(图 80-6),沿肢体纵轴做长 8~10cm 的纵形皮肤切口,骨膜下剥离,显露畸形部位,按预定角度用电锯楔形截骨,取出楔形骨块,对合骨折面,恢复肢体正常的力线。

截骨后,常规植骨,以利于骨愈合,同时选择合适的内固定,四肢长骨多选用加压钢板。术中应注意保护重要血管、神经。

【术后处理】

石膏外固定至骨折愈合,再行功能锻炼。

四、肘内翻截骨术

肘内翻是儿童肱骨髁上骨折后常见的并发症,肘内翻畸形超过 15°,畸形已稳定者可行截骨矫正术。

【手术步骤】

在肘关节正位 X 线片上(图 80-7),测定需矫正的角度,取肘关节后外侧切口,长约 10cm,切开皮肤、皮下组织和肱三头肌腱,骨膜下剥离显露肱骨下端,在鹰嘴窝上 2cm 处,用电锯按术前预设方案行楔形截骨(图 80-7A),注意保护内侧骨膜,将前臂外展使截骨端对合,然后用交叉克氏针或人字形钢板固定(图 80-7B)。

【术后处理】

屈肘 90°位石膏固定,4~6 周后开始功能锻炼。

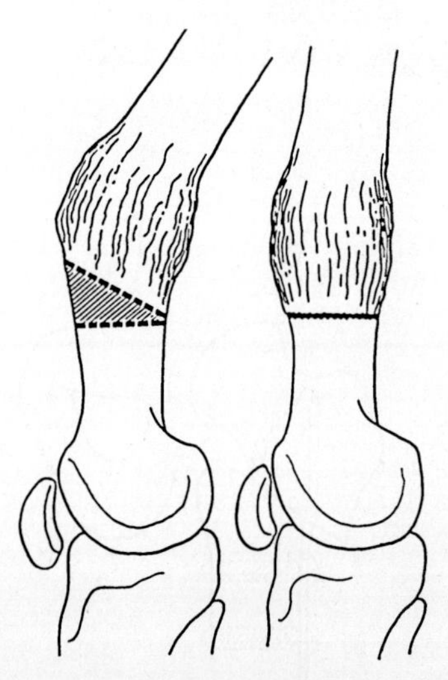

A. 股骨下1/3骨折畸形愈合截骨法

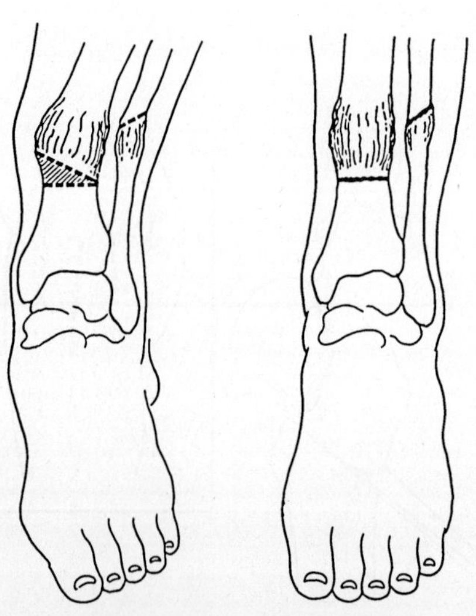

B. 胫腓骨下段骨折畸形愈合截骨法

图 80-6 骨折畸形愈合截骨术

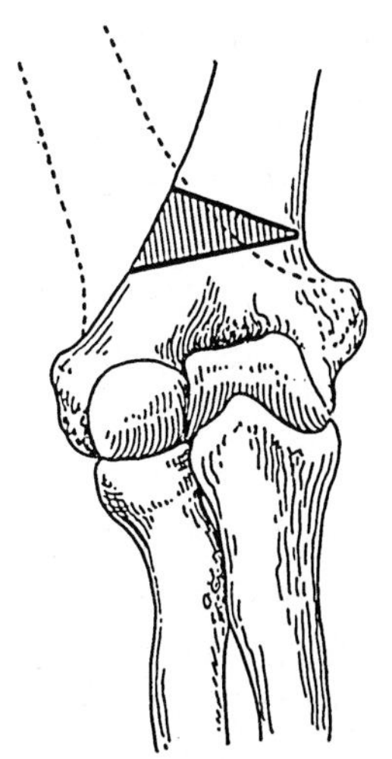

A. 于肱骨髁上做楔形截骨

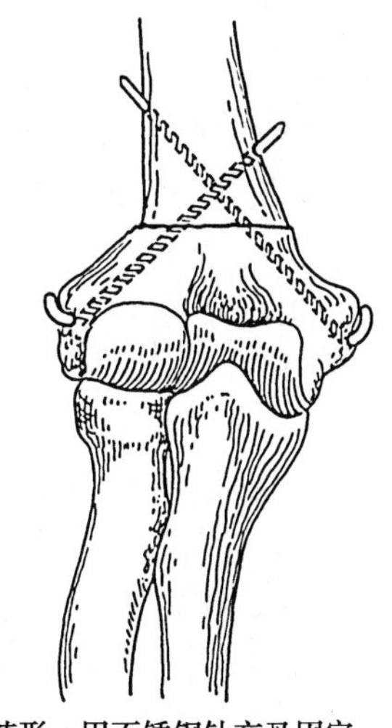

B. 矫正畸形，用不锈钢针交叉固定

图 80-7　肘内翻截骨术

第二节　跟腱延长术

跟腱延长主要治疗跟腱挛缩所引起的足下垂畸形。跟腱挛缩大多继发于小儿麻痹后遗症，此外，腓总神经损伤，小腿后部软组织损伤等也可造成跟腱挛缩。小儿麻痹后遗症所致跟腱挛缩多伴有足部骨性畸形，跟腱延长需与足部骨性矫正术同时进行。合并患肢明显短缩者，应先延长肢体，否则术后会丧失代偿功能，也容易造成复发。

【手术步骤】

沿跟腱内侧做一纵向皮肤切口(图 80-8)，长 6~8cm，切开皮下组织和深筋膜，显露跟腱。用手术刀将跟腱在左右或前后做 Z 形切断，做左右方向切断时，沿跟腱中央纵向切开，近端在肌腱肌腹交接处向一侧切断，远端在跟腱止点处向对侧切断，跟腱即被分成左右两部分。

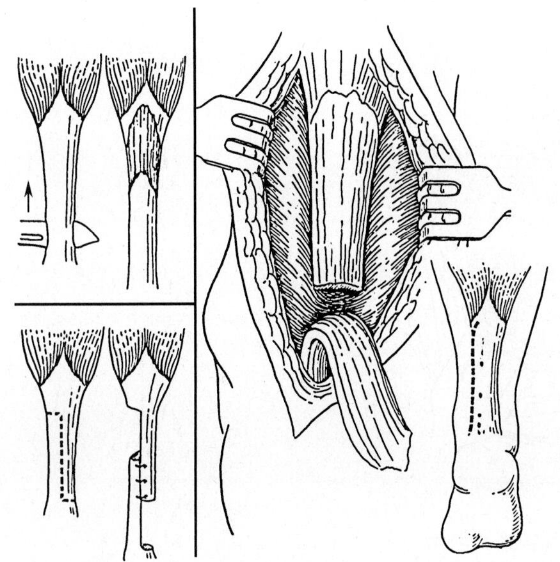

图 80-8　跟腱延长术

左上图为前后 Z 形切断延长法；左下图为左右 Z 形切断延长；右下图为切口

做前后方向切断时，刀尖于跟腱中央平行穿过劈开，在肌腹下缘切断浅层腱端，在跟骨止点再切断深层腱瓣，使跟腱分成前后两瓣。背伸踝关节，若残余部分足下垂，可切断深面趾肌腱，并横形切开踝关节囊后部，直至充分矫正足下垂畸形。间断缝合，延长的肌腱应至少重叠 1~2cm。

【术后处理】

长腿石膏固定 6 周，然后行功能锻炼。

第三节　斜颈矫正术

先天性肌性斜颈是一侧胸锁乳突肌发生纤维性挛缩后导致的畸形，大多是难产时胸锁乳突肌撕伤致出血、机化，继发纤维变性挛缩。

在生长年龄中，先天性斜颈会逐渐加重，患侧颌面部和五官变形，两侧不对称，最终颈椎也会发生形态和结构改变。这种晚期肌性斜颈，即使切断了挛缩的胸锁乳突肌，也很难恢复头面部和颈椎的畸形。因此，对先天性斜颈应早期手术矫正，通常应在学龄前最好，如超过 12 岁，容易遗留永久畸形。

术前应常规摄颈椎 X 线片，以除外先天性骨性颈椎畸形。手术方式根据病情而定，胸锁乳突肌胸骨和锁骨部肌腱切断术最为常用，手术简单，效果良好。胸锁乳突肌双极松解术适用于较大儿童、畸形严重者。

【手术步骤】

1. 胸锁乳突肌胸锁端切断术　在患侧胸锁关节和锁骨内上缘做约 5cm 长切口（图 80-9A），切开皮下组织、颈阔肌，显露胸锁乳突肌的胸骨头和锁骨头部。

切开胸锁乳突肌前鞘，用弯血管钳紧贴肌肉深面分离，充分游离胸锁乳突肌下端（图 80-9B），紧贴锁骨上缘处用电刀横形切断该肌胸骨头和锁骨头（图 80-9C），牵开胸锁乳突肌两断端，检查松解是否彻底，斜方肌肌鞘、颈深筋膜及血管鞘有挛缩时也应同时切断，在颈深筋膜深层有颈内静脉，锁骨下动静脉等重要血管，应注意保护。最后将患者头部转向对侧，用手指探查深部有无紧张肌纤维索条，并小心切断。

2. 胸锁乳突肌乳突端切断术　大龄儿童，畸形较重者，单纯行胸锁乳突肌胸锁端切断仍不能过度矫正时，应同时行胸锁乳突肌乳突端切断。

在外耳道下缘与乳突部的平面做一约 4cm 短弧形切口（图 80-10A），切开皮肤、皮下组织，牵开皮肤，显露胸锁乳突肌起点，然后用骨膜剥离器自乳突剥离胸锁乳突肌肌止点，或用电刀切断其附着点。

上述操作时，切断胸锁乳突肌乳突端不能在乳突尖下，以免损伤面神经和副神经，乳突前有耳后动脉，肌肉深面有副神经、枕动脉和枕大、小神经通过，均应避免损伤（图 80-10B）。

【术后处理】

头颈胸石膏将头颈固定于过度矫正位置 4~6 周，去除外固定后，坚持主动和被动颈部活动。

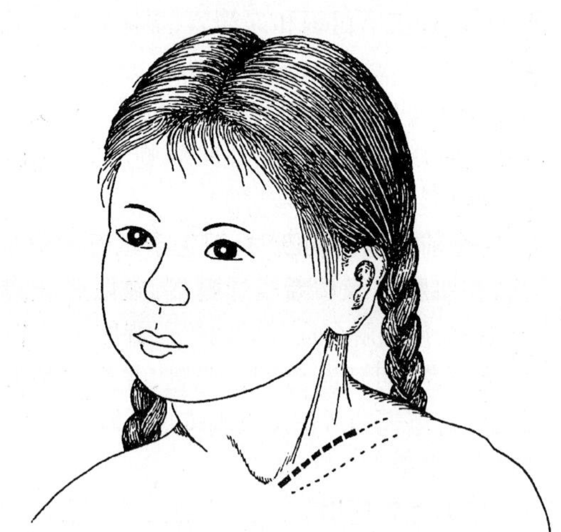

A. 斜颈畸形与切口

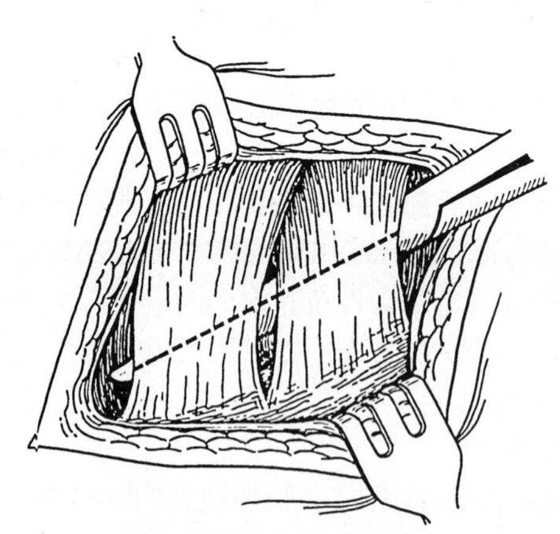

B. 游离胸锁乳突肌胸锁端

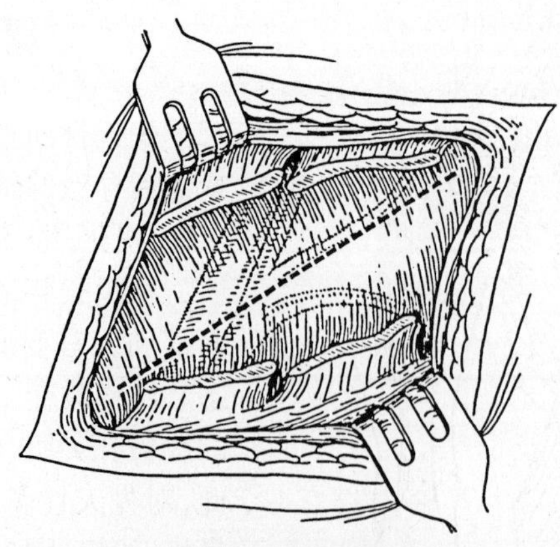

C. 切断胸锁乳突肌胸锁端

图 80-9　胸锁乳突肌胸锁端切断术

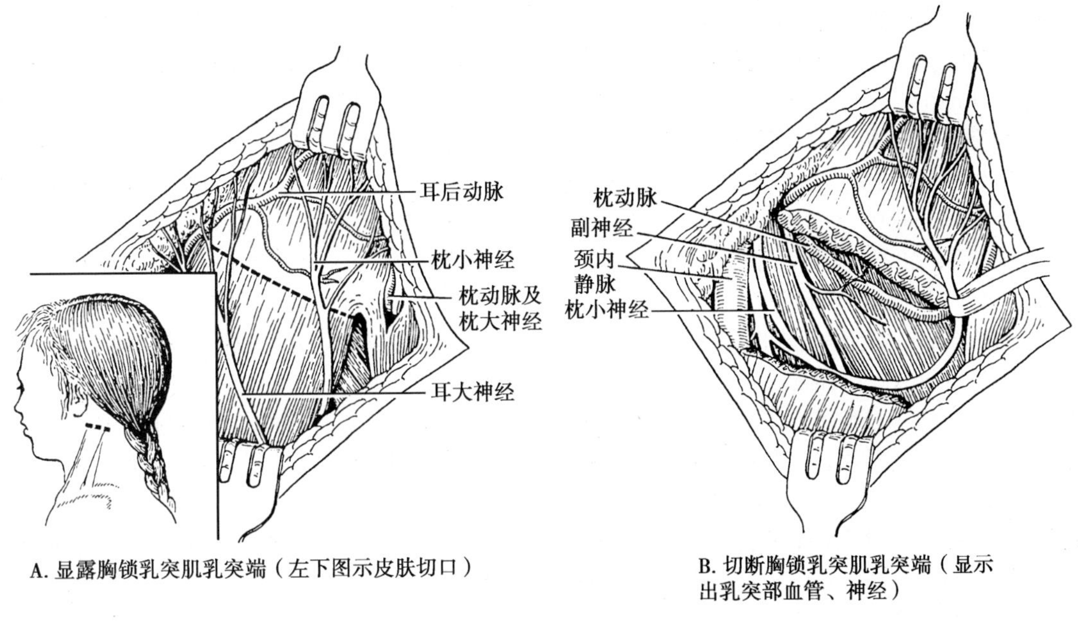

A. 显露胸锁乳突肌乳突端（左下图示皮肤切口）

B. 切断胸锁乳突肌乳突端（显示出乳突部血管、神经）

图 80-10　胸锁乳突肌乳突端切断术

第四节　马蹄内翻足及高弓足畸形矫正术

（一）马蹄内翻足矫正术

马蹄内翻足多为出生后出现的一侧或双侧足不等程度的内翻下垂畸形。轻者足前部内收、下垂、足跖面出现皱褶，背伸外展有弹性阻力，至小儿学走路后，畸形逐渐加重，足部及小腿肌力平衡失调，健康肌挛缩，加之体重影响，足内翻、下垂加重，步态不稳、跛行，用足背外缘着地，延误治疗后畸形进一步加重，足前部向后内翻，足背负重部位产生胼胝及滑囊、胫骨内旋加重。

马蹄内翻足的治疗原则以矫正畸形为主，如果畸形能早期矫正，足功能均可恢复。治疗可分为四期：①1 岁以内的婴儿，手法矫正、宽胶布固定。②1~3 岁，分期手法矫正、石膏固定。以上方法，对轻型足内翻、下垂畸形，多数患儿畸形能够矫正，然后用 Denis-Browne 夹板维持固定。③3~15 岁，对于手法治疗失败者，或未经治疗患者，可用软组织松解手术治疗。④15 岁以后的治疗，对手法矫正不满意、软组织松解不能达到预期目的或严重足内翻下垂畸形未经治疗者，适应三关节融合手术（跟距、距舟和跟骰关节），术后石膏固定，直至关节骨性融合。

患足畸形矫正要求：①足可在各个方向主动、被动自由活动；②足应位于小腿纵轴外展约 40°~50° 位；③足跖面较平（足原先凹陷）；④X 线检查：足横弓及纵弓基本恢复正常，跟骨纵轴与距骨纵轴形成角度正常；⑤足跟后面观略偏向外侧。

【手术步骤】

1. 手法矫正足前部内翻畸形。

2. 跟腱延长　跟腱延长应放在手法矫正足前部内翻畸形之后，因为紧张的跟腱可构成矫正足前部畸形的杠杆臂，否则将失去跟骨结节的支撑点，常用的延长方法，有以下两种：

（1）直视下延长：硬膜外或全身麻醉。沿着跟腱外侧旁，取弧形切口，上至肌腱肌腹相接处，下止于跟骨结节，切口长 8~18cm，切开皮肤，皮下组织及腱鞘，然后用尖刀，与跟腱垂直，刺入其中央，由上向下，纵向切开跟腱，跟结节处切断其内侧半，肌腹端切断外侧半，待足畸形矫正后，做 Z 字形延长。

（2）皮下跟腱延长：全身麻醉，患儿俯卧，在无菌下操作，助手一手扶持膝关节，保持伸直位，另一手握足前部使其足背伸，跟腱挺紧。有两种延长方法。

1）斜切延长法：由跟骨结节处经皮用尖刀将跟腱由下向上作额状面形切断，保留前侧腱旁膜，保持跟腱血供，足背伸牵拉延长。

2）直切延长法：在跟腱的下端与肌腹端，用尖刀垂直刺入跟腱上下两端的中心，肌腹端切断跟腱外侧半，跟骨结节端切断内侧半，足背伸牵拉，于腱膜内跟腱延长。

3. 矫正跟骨内翻畸形　将三角韧带及跟距关节囊切断，不缝合，跟骨内翻手法矫正（三角韧带与关节囊应在不同平面切开，以防止胫后、趾长屈、䠀长屈等肌腱及血管神经向距、跟骨之间移位）。

4. 跖腱膜切断　有两种切断方式。

（1）直视下跟骨结节处切断术：切口内，在助手将足外翻外展背伸拉紧跖腱膜时，刀尖伸至跖腱膜下，由跟骨结节处切断该腱膜起点，待足跖面能够放平，显示跖腱膜完全切断。

(2) 经皮跖腱膜切断术：助手一手握患足前部分，另一手扳着足跟，使跖腱膜挺紧，易于摸清，在无菌下操作，术者左手摸着跖腱膜，右手持小尖刀，由跖腱膜内侧缘与皮肤之间，平行经皮刺入跖腱膜下方，然后刀尖旋转 90°，刀刃向腱膜，轻轻用小的拉锯动作切断，直至足跖面松弛，足弓趋向正常即可，刀尖刺入不宜过深，防止损伤足跖部血管、神经。

5. 完成上述软组织松解步骤后，保持患侧膝关节伸直位，术者左手握住足跟，用力外翻，矫正跟骨畸形，右手推足前部背伸、外展，外翻，根据矫正位置，缝合所有延长的肌腱，逐层关闭伤口，无菌纱布包扎。管型石膏屈膝 15° 固定患肢，足处于矫枉过正位，石膏管型固定（上起大腿中上部下至跖趾关节）。

【术后处理】

对严重足内翻下垂畸形，2~3 个月更换一次石膏，每次均应在麻醉下矫正畸形，直至足畸形完全消失，改用矫形足托，半年内全天穿戴，半年后改换矫形鞋（此鞋外缘略高，底面略向外侧偏斜，鞋跟外缘略高、长于内缘）。

（二）高弓足畸形矫正术

高弓足畸形发病原因非常复杂，大约 80% 病例是神经肌肉性疾病，动力性因素减弱（胫前肌或 / 和小腿三头肌肌力减弱，以及足跖侧内在肌挛缩），造成足纵弓增高。这些神经肌肉性疾病可以发生在大脑锥体系、脊髓皮质束、脊髓前角细胞、周围神经和肌肉等各个不同水平。常见疾病有脊髓皮质炎、大脑性瘫痪、脑脊髓脊膜膨出、神经管闭合不全；还有一些少见疾病，如脊髓纵裂、脊髓栓系综合征、Charcot-Marie-Tooth 病等。某些病例有明确的家族史，又无神经肌肉病变的证据，可能是先天性病变或称为特发性高弓足。

早期轻型高弓足可采取被动牵拉足底挛缩的跖筋膜、短缩的足底内在肌，以缓解跖骨头受压，使体重呈均匀性分布，在鞋内相当跖骨头处加一厚 1cm 毡垫，并在鞋底后外侧加厚 0.3~0.5cm，以减轻走路时后足出现的内翻倾向。但是，这些措施只能减轻症状，既不能矫正高弓足畸形，也不能防止畸形加重。

当高弓足妨碍负重行走、穿鞋，或进行性加重时，应手术治疗。手术方法可分为软组织松解和骨性手术。一般根据患者年龄、畸形类型及严重程度、原发性疾病所处的状态等因素，选择手术方法。原则上先作软组织松解手术，如足跖侧软组织松解、胫前肌、胫后肌腱移位及趾长伸肌后移等。若软组织手术不能矫正畸形，可选择骨性矫形手术。

【手术步骤】

1. 足跖侧软组织松解术　是一个传统的方法，经足内缘的后侧纵向切口显露跖侧软组织，先切断跖筋膜、跖长韧带，继之把拇短屈肌、趾短屈肌和小趾屈肌一并从跟骨起点剥离，推向远端。如需彻底松解，可切断分歧韧带，切开第 1~3 跗跖关节囊跖侧部分，同时切断胫后肌腱扩张部分（止于跖骨及楔骨的纤维）。

术后系列矫形石膏固定 8 周。

2. 骨性矫形手术　包括第 1 楔骨开放性截骨，跗骨背侧楔形、V 形截骨，跟骨后移截骨。足背侧跗骨 V 形截骨具有较多的优点，适用于 6 岁以上的儿童（不损伤跗骨骨骺，不使足短缩，可矫正前足内收、内旋畸形）。

(1) 采取足背横切口或纵切口，骨膜外显露足跗骨。

(2) 在足弓顶点设计 V 形截骨线，一般位于舟骨中央，内侧支从舟骨斜向第 1 楔骨内侧皮质。

(3) 完成截骨操作后，术者向远侧牵拉前足，将前足抬高，同时下压截骨远侧断端。如有内旋、内收畸形，可将前足外旋、外展，予以矫正。

(4) 然后用一枚克氏针从第 1 跖骨内侧穿入，通过截骨线止于跟骨的外侧部分。

术后用小腿石膏固定 6 周。解除石膏固定后，拔除克氏针，并摄 X 线片观察截骨愈合情况。若已愈合，可开始逐渐负重行走。

（陈华）

参考文献

1. Ilizarov GA. The tension-stress effect on the genesis and growth of tissues: Part Ⅱ. The influence of the rate and frequency of distraction. Clinical Orthopaedics and Related Research, 1989, 239: 263-85.
2. Song HR, Raju S, Kumar S, et al. Deformity correction by external fixation and/or intramedullary nailing in hypophosphatemic rickets. Acta Orthopaedica, 2006, 77(2): 307-314.
3. Cheng JCY, Tang SP, Chen TMK, et al. The clinical presentation and outcome of treatment of congenital muscular torticollis in infants-A study of 1,086 cases. Journal of Pediatric Surgery, 2000, 35(7): 1091-1096.
4. Ippolito E, Farsetti P, Caterini R, et al. Long-term comparative results in patients with congenital club foot treated with two different protocols. Journal of Bone And Joint Surgery-American Volume, 2003, 85A(7): 1286-1294.
5. Hadfield MH, Snyder JW, Liacouras PC, et al. Effects of medializing calcaneal osteotomy on Achilles tendon lengthening and plantar foot pressures. Foot & Ankle International, 2003, 24(7): 523-529.

第八十一章

腰椎间盘突出症手术

腰椎间盘突出症是一种常见的腰椎退变性疾病，随着影像学技术的不断发展，越来越多的个体可被检查出腰椎间盘突出，先进的影像学技术也有助于临床医生对病变节段和疾病严重程度的判断。在治疗方案的选择却具有挑战性，非手术治疗在大多数情况下有效，手术治疗可获得更好的治疗效果，尤其是短期内可有效缓解疼痛，但需要注意病变节段和类型、社会和心理因素对治疗效果的影响。在非手术治疗失败后，手术时机选择、术式选择和术后康复方法选择仍存在争议。单凭经验和直觉可能会导致较差的结果，必须严格结合患者症状、体征和影像学检查来制订治疗方案。

第一节 病理解剖学与病理生理学

【病理解剖学】

了解椎间盘和周围组织的关系有助于对腰椎间盘突出症的正确理解，椎间盘位于两个椎体之间，后面中间部分覆盖有薄的后纵韧带，同时后纵韧带向椎间盘外侧方延伸，这样的解剖结构导致椎间盘多向后外侧突出（图 81-1）。

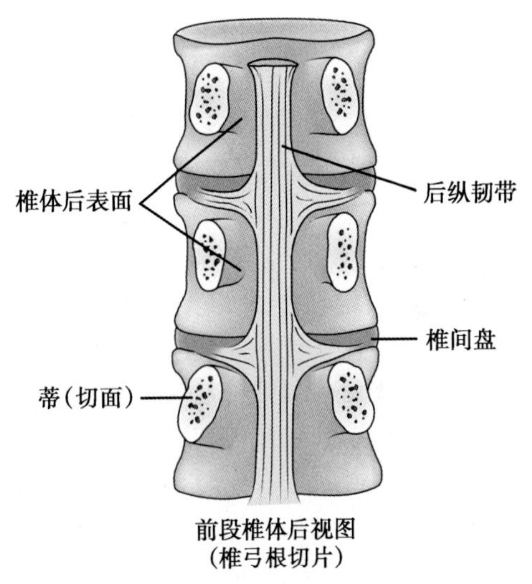

图 81-1 后纵韧带分布位置

脊髓下端大约在腰 1（L1）椎体下缘，脊髓末端称为脊髓圆锥，自脊髓圆锥以下腰骶神经根称为马尾，位于腰椎椎管内。腰骶神经根浸泡在脑脊液内，由软脑膜、蛛网膜、硬脑膜膜包绕着。腰椎神经根离开硬膜囊后，斜形向下至椎间孔穿出，而下一节段的神经根走行则正好处于上一节段椎间盘的水平（图 81-2），所以椎间盘突出的位置决定哪个神经根受影响。如腰 4~ 腰 5 椎间盘突出，通常压迫腰 5 神经根，因为该神经在出腰 5 椎间孔前途经腰 4~ 腰 5 椎间盘。术前结合患者的症状、体征和影像学检查，来确定正确的手术节段，对手术效果来说至关重要。

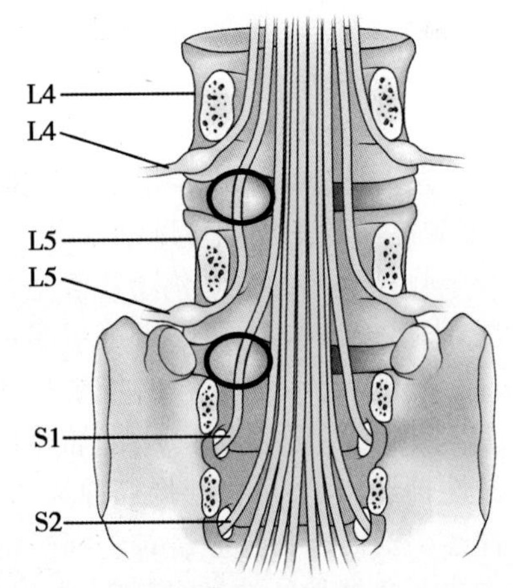

图 81-2 神经根走行与椎间盘、椎间孔关系

【病理生理学】

1. 椎间盘退变和突出　椎间盘突出是腰椎退行性变早期阶段之一，由于纤维环破裂而导致椎间盘突出。髓核 - 纤维环 - 终板作为一个密闭系统，髓核承受的纵向压力可转移为纤维环向四周的辐射力（图 81-3），当纤维环出现破损，则容易出现髓核突出或脱出。含水量多或“流动性好”的髓核容易突出，由于老

8

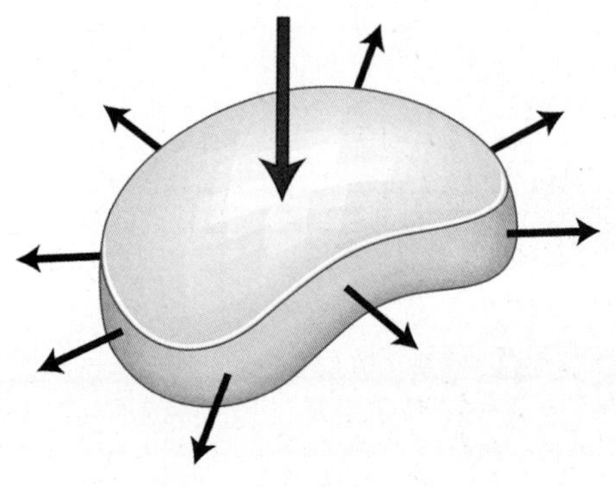

图 81-3　髓核承受力分布

年人髓核脱水明显，所以年轻人比老年人容易出现椎间盘突出。当有椎间盘突出时，纤维环的生物力学就已经发生改变，髓核摘除后，纤维环将承受更多力学强度，进而导致纤维环和终板交界处牵张力增加，长期的压力负荷异常引起软骨骨化或骨赘增生。

引起椎间盘突出的确切原因不清，一些学者认为急性创伤可导致已经退变的纤维环薄弱处发生破裂，进而导致髓核突出或脱出，所以椎间盘突出引起的急性坐骨神经痛常常伴有腰背痛的病史。体位变化可引起椎间盘内压力改变，当弯腰搬重物时椎间盘内压力最高，生物力学研究发现，腰椎前屈、侧屈和轴向旋转都可引起纤维环的撕裂。在轻微外伤或生理应力下，髓核或纤维环可向椎管内突出，由于椎体后方中部有后纵韧带，所以髓核或纤维环一般在侧方突出，仅少数位于中央。此外，髓核还可突入上、下椎体松质骨内，形成许莫氏结节(Schmorl's Node)。突入椎管内或椎间孔处的髓核及纤维环，若压迫脊髓或神经根，则会产生临床神经症状。

2. 椎间盘突出和坐骨神经痛　腰椎间盘突出引起的典型症状为下肢神经根性疼痛，神经支配区域的功能、感觉障碍能够帮助增加诊断准确性，但是腰椎间盘突出和坐骨神经痛的关系仍不甚清楚。单纯的神经根受压，未出现神经根炎症时，可引起运动和感觉的变化，而不会引起疼痛，出现神经根炎症刺激时方出现根性疼痛症状。这些研究表明，腰椎间盘突出引起的机械性神经压迫，可引起局部神经功能障碍，只有出现神经根炎时才出现坐骨神经痛。机械性的神经根压迫或非机械性的神经根刺激，如生化因素，可导致神经缺血，进而导致神经根出现炎症反应。这种现象有助于解释一些患者腰椎间盘突出轻，神经根受压不明显，但伴有神经根炎，因此可引起明显的疼痛症状，但没有明显的运动感觉障碍。神经化学方面，腰椎间盘突出引起的局部或全身的免疫也可引起坐骨神经痛。

3. 椎间盘突出和腰背痛　大多数腰椎间盘突出症患者会出现腰腿疼，但退行性腰背痛的机制仍不清楚。既然腰椎间盘突出是腰椎退行性变的一个阶段，那么椎间盘源性疼痛可能是引起腰背痛的一个因素。椎间盘退变时可使窦椎神经分布在纤维环后方的分支受到刺激，进而诱发腰背痛，这跟纤维环撕裂椎间盘突出引起的腰背痛途径相类似。

第二节　腰椎间盘突出分型

【形态学】

腰椎间盘突出是根据其形态来进行描述的，但是在先进的影像设备出现之前，术前是很难评估突出形态，随着 MRI 和 CT 的应用，现术前可以很好地进行突出形态的评估。根据突出形态腰椎间盘突出可分为三类：①膨出，腰椎间盘向后外侧凸起，纤维环完整；②突出，髓核穿过纤维环，但突出的髓核和椎间盘内残余的髓核连续；③脱出，髓核穿过纤维环，但突出的髓核和椎间盘内残余的髓核不连续，呈游离碎片状。根据是否突破纤维环外层腰椎间盘突出可分为：①包容性腰椎间盘突出，即突出的组织未穿过后纵韧带或纤维环外层；②非包容性腰椎间盘突出，突出的组织超过了这些界限。

【位置】

腰椎间盘突出的位置可见于后正中央、侧隐窝、椎间孔和椎间孔外侧，同时也可以表现为向上或向下的突出。95% 以上的腰椎间盘突出多发生在腰 4 或腰 5 间隙。

【椎间盘突出时间】

根据腰椎间盘突出初始症状发作时间，可分为急性和慢性腰椎间盘突出。急性腰椎间盘突出是指症状持续小于 3~6 个月，而慢性腰椎间盘突出则症状持续时间更长。椎间盘摘除手术效果跟手术时机的选择密切相关，文献研究发现如症状出现 2~16 个月之后再行手术治疗，则手术效果会有所下降。

第三节　病史和症状

很多腰椎间盘突出患者存在长期的轻中度腰背痛，虽然创伤不是引起腰椎间盘突出的唯一因素，但是有些患者仍是因为特定事件而引起腰腿疼，这些特定事件可能包括摔倒、扭曲或搬重物，特殊的姿势会导致椎间盘内压力增加，容易诱发椎间盘损伤。振动能量结合持续的侧屈或旋转可引起椎间盘突出，应仔细询问特定受伤事件和已有的腰腿疼，这可能与工作相关损伤有关。

疼痛是最常见的症状，常伴有腰背痛，但是有部分患者则不出现此症状。下肢放射痛跟椎间盘突出节段有关，症状比较典型，治疗后效果较明显。下腰椎或腰骶椎椎间盘突出可引起膝盖以下放射性疼痛，常可放射至足部，按皮节分布。腰4神经根受压，疼痛可位于小腿内侧，腰5神经根性疼痛常可放射至足背，骶1神经根性疼痛常可放射至小腿和足底后外侧(图81-4)。上腰椎椎间盘突出常可引起下肢近端的症状，腰1神经根受压常可引起腹股沟附近疼痛，腰2和腰3神经根受压可引起大腿前、内侧和腹股沟附近疼痛。神经根性疼痛很难辨别，有时不是典型的根性疼痛，症状不完全按照皮节进行分布，有时疼痛不沿着下肢进行放射，只是引起臀部、小腿或足部的疼痛。在咳嗽、弯腰或搬重物时神经根性疼痛会加重，仰卧位屈膝屈髋可缓解，特别是下腰椎椎间盘突出时，这些表现更加明显。与腰椎管狭窄患者主诉正好相反，腰椎间盘突出患者所诉的疼痛呈持续性，不会因行走而加重。臀部疼痛与神经根性疼痛相类似，患者常常把臀部疼痛与腰背部疼痛混为一谈，但是两者之间的病理学意义是不一样的。疼痛是神经根症状的部分表现，神经根受压还可引起运动感觉障碍，如压迫较重或压迫时间较长可出现肌肉萎缩。巨大腰椎间盘突出或大块中央型突出除可引起腰腿疼外，还可伴有会阴区麻木疼痛和二便发生改变，所以问诊时需要注意患者二便情况，当出现马尾综合征时，应紧急手术减压。

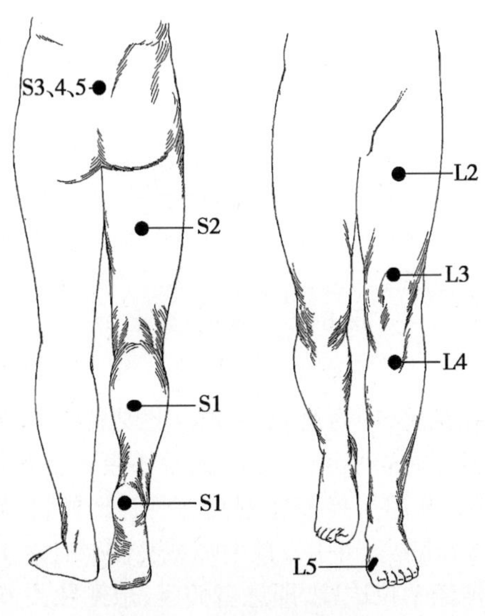

图 81-4　神经根投射点

社会和心理因素对腰椎间盘突出手术效果也有影响，问诊时需要注意患者精神病史、用药史、工种、吸烟史等，吸烟史可作为下腰痛和术后效果不佳的独立风险因子。

第四节　体格检查

【视诊】

视诊作为体格检查的第一步，当患者进入诊室时，应观察步态。患者可能会出现躯干倾斜，如躯干向患侧倾斜，则椎间盘突出位置在神经根内侧，如躯干向健侧倾斜，则椎间盘突出位置在神经根外侧，如神经根与突出的髓核粘连，则无论躯干倾向何侧，均不能缓解疼痛。如行走时出现足下垂，则证明腰4或腰5神经根麻痹，Trendelenburg步态则表明髋外展肌肌力弱，这可能是腰5神经根受压的迹象，因为臀中肌常受腰5神经根支配。

腰椎间盘突出引起肌肉痉挛，导致正常腰椎前凸丢失，患者常向前屈髋来缓解疼痛，在某些情况下，拍摄腰椎X线片可见脊柱侧凸畸形，但一定要与其他类型的侧凸畸形相鉴别。

【触诊和叩诊】

对腰背部进行系统检查，逐一对棘突进行触诊，与多节段深压痛相比，一到两个节段的深压痛多反映骨性病理学改变。在某些情况下，对棘突的按压可再现坐骨神经症状。腰骶椎、骶髂关节和骶骨突起都需要触诊和叩诊，这些区域的炎症可出现坐骨神经痛和假性腰椎间盘突出症状。

椎旁肌触诊，除了压痛，可检查到椎旁肌痉挛，触诊时可触及条索状或局部“肿块”，但这些检查是非特异性的，对诊断价值不大。肌萎缩则表明神经受到长期的压迫，多表现为局部的肌肉萎缩，如出现双下肢广泛肌萎缩，则需考虑神经系统疾病，如脱髓鞘疾病。

【神经检查】

对疑似腰椎间盘突出的患者均应进行神经检查，检查腰1~骶1神经所支配的皮节区浅感觉。神经根支配皮节区表格有助于神经检查，但不排除个体差异的出现，而且主观性高。在对上腰椎神经检查时，可出现明显的重叠现象，腰4、腰5和骶1神经支配皮节相对独立和分散，这些神经根常受椎间盘突出的影响。在踝关节内侧进行腰4神经根感觉检测，在第1、2趾趾蹼间进行腰5神经根感觉检测，在足外侧缘进行骶1神经根感觉检测。皮肤感觉异常难以界定程度级别，多用正常、减弱和缺失进行描述。应和对侧同时对比进行检查，可有助于差异的检测。检查者应警惕袜子样或手套样感觉障碍，此表现可证明周围神经病变，如糖尿病或多发性神经炎等。

应常规进行下肢运动检查，并不只是检查特定的肌肉。腰4神经根多参与踝关节背屈，神经根受压可出现胫前肌肌力减弱，表现为足跟行走步态不稳。腰5神经根运动功能通过检测足趾背伸，特别是踇趾，和髋关节外展进行评估，神经根受压可出现踇长伸肌、臀中肌、趾长伸肌和趾短伸肌肌力下降。SI神经根运动功能可通过检测跖屈进行评估，神经根受压可出现腓骨长短肌、小腿三头肌或臀大肌肌力减弱。上腰椎可出现神经支配重叠，腰3神经根多支配伸膝运动(腰2和腰4神经根也支配伸膝运动)，屈髋进行腰1~腰2神经功能检查，髋关节内收进行腰2神经功能检查，肌力可分六级，按肌力减弱程度不同分为0~5级，肌力5级则表示为正常肌力。在进行骶1神经检查时，可嘱患者下地足尖着地反复行走，因为腓肠肌力量较大，即便肌力减弱也足够能够抵挡检查者手部力量，重复的足尖着地行走可有助于检测细微的肌力改变。

腱反射检查，常检查膝腱反射和跟腱反射。腰2、腰3或腰4神经根受压时膝腱反射减弱或消失，骶1神经根受压时跟腱反射减弱或消失，腰5神经根受压时常无腱反射异常，偶有胫后肌反射异常。检查腱反射时应双侧对比进行，如双侧腱反射对称性减弱，临床意义不大，神经根受压常引起患侧腱反射较弱，如双侧腱反射亢进，多提示颈髓或胸髓受压。

【特殊检查】

直腿抬高试验(Lasegue试验)是检查腰椎间盘突出常用的方法，检查时患者取仰卧位，检查者一手放在患者膝关节处，使其膝关节保持伸直状态，另一手握住患者足跟，缓慢抬高下肢至出现下肢放射痛为止。正常人一般可达80°左右，如抬高35°~70°之间出现下肢放射痛，则证明直腿抬高试验阳性。研究表明在下肢抬高35°之前，神经根处于松弛状态，当下肢抬高超过35°时，可引起神经根牵拉或向下移动，下肢抬高超过70°时神经根牵拉不会随着下肢抬高度数而增加。直腿抬高试验常用于腰4、腰5和骶1神经根压迫检查，上腰椎神经根受压常用股神经牵拉试验检查。直腿抬高试验阳性表示神经根受压的可能性达90%，但并不意味着神经根受压是椎间盘突出引起的，椎间孔受压或出现其他肿块也可引起阳性表现。

8

应双侧对比检查直腿抬高试验，如抬高对侧下肢也出现阳性表现，则多提示为椎间盘突出，特别是椎间盘脱出可能性大。如抬高无症状的肢体，出现患肢疼痛加重，则提示突出的椎间盘位于神经根腋部或内侧。在出现直腿抬高试验阳性的基础上可进行直腿抬高加强试验，即检查者将患者下肢抬高到最大程度后，降低约10°，将足背伸，引起坐骨神经和下腰椎神经根张力增加，若出现下肢放射痛则为阳性。直腿抬高加强试验对于肌肉等因素引起的病变常常为阴性，对鉴别椎间盘突出引起的神经根压迫特异性高于直腿抬高试验。

由于腰部肌肉痉挛，脊柱活动受限，但并不伴有神经根受压，直腿抬高试验会引起腰部疼痛，会给检查者腰椎间盘破裂的错误印象，此时有效的检查是坐位时直腿抬高试验，患者坐在检查床上，屈膝屈髋90°，缓慢抬高小腿，如伴有腰椎间盘突出，则患者会本能的屈曲髋关节或后仰来减轻神经根放射痛。如果坐位时直腿抬高试验阴性，仰卧位时阳性，则需要考虑症状夸大可能性。

Slump试验，即在患者取坐位，屈颈、屈胸状态下进行伸膝动作。这些动作可使脊髓向头侧滑移，而直腿抬高试验是使神经根向尾侧牵拉(图81-5)，如出现腰腿疼则为阳性，提示椎间盘损伤，如为阴性则表明不存在严重的椎间盘病变。最近研究发现弓形试验比直腿抬高试验更敏感，但是直腿抬高试验更具有特异性，但是需要跟腘绳肌疼痛进行鉴别，鉴别方法为放松颈部，如疼痛减轻，则为脊髓源性疼痛，如疼痛未减轻则为腘绳肌疼痛。

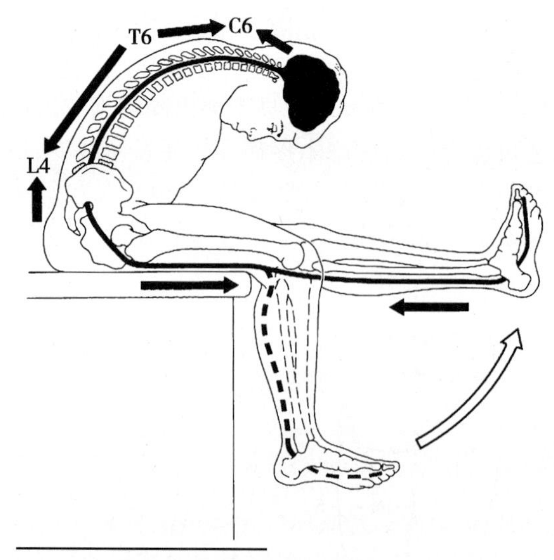

图81-5　Slump试验

弓弦试验，即直腿抬高试验出现症状，在此基础上，慢慢屈膝直到疼痛减轻，此时将患者足跟置于检查者肩部，并用拇指按住腘窝坐骨神经处，检查者迅速有力按压腘窝，可引发放射痛或复制原有疼痛。

股神经牵拉试验，即患者俯卧，患侧膝关节屈曲，上提小腿，出现大腿前面疼痛，多提示上腰椎神经根受压。

第五节　影像学诊断

根据病史、体格检查和影像学检查可以有助于确诊，缩小鉴别诊断范围。神经根性疼痛可由许多压迫性疾病引起，如椎管狭窄、肿瘤、脓肿和血管疾病等。神经自身的疾病也能引起相类似的症状，如神经肿瘤和多发性硬化等。周围神经疾病，如跗管综合征、感觉异常性股痛、闭孔或梨状肌综合征，也可导致类似的坐骨神经痛。

如果患者出现急性症状，病程小于2周，则需进行广泛的检查，如腰背部触诊、叩诊等。如果因外伤导致，则需要拍摄X线平片。如果为低能量损伤，可在随访6周后进行X线平片拍摄。许多患者在随访6周之后已基本恢复，不需要进一步的检查，如症状未缓解则需要拍摄X线平片。当症状持续不缓解，诊断不明确或需进行手术方案制定时，需拍摄X线平片。如出现以下症状时则需要尽早进行MRI检查，如全身症状（发热、寒战和出汗）、恶性肿瘤史、骨质疏松史、进行性神经功能障碍和大小便失禁。

【X线平片】

X线平片一般不能显示出椎间盘突出，但是可以显示椎间盘的变化，如上面提到的情况，躯干倾斜可以提示突出位置与神经根的关系。X线平片可见椎间盘退变的情况，如骨赘形成、椎间隙变窄、小关节增生肥大、矢状面改变等，但青少年急性腰椎间盘突出患者X线平片结果常常为阴性。平片检查可以排除明显的脊柱病变，如溶骨性改变、肿瘤、感染、腰椎滑脱等。

高质量的腰椎前后位侧位X线平片是手术治疗的前提，通过平片可以发现腰椎椎体数目的异常，如骶椎腰化，出现六块腰椎，这对术中定位是极其重要的。其他的先天性异常在平片上也可以显示出来，如隐性脊柱裂，这对术中术野的显露有影响。

【CT】

在出现MRI之前，CT是评估腰椎间盘突出的首选影像学检查方法。利用骨和软组织成像技术，可显示出椎间盘突出与硬膜囊的位置，其判断椎间盘突出的准确率达93%。也可以在鞘内注射造影剂后进行CT检查，现主要用于MRI禁忌或其他原因导致的不能行MRI检查时选择的检查方法。由于CT检查放射剂量大，不推荐常规进行CT检查。

CT影像上可见椎间盘真空征，也被称为Knuttson现象。研究发现椎间盘内气体为氮气，但是椎间盘真空是椎间盘突出之前已形成还是突出之后形成需要进一步的研究。

【MRI】

目前腰椎间盘突出最有效的检查手段是MRI，其对软组织的显示效果较CT优越，能够清晰显示突出的髓核和纤维环碎片，可显示椎管内、椎间孔、椎间孔外侧神经根受压情况。MRI也被广泛应用于脊柱肿瘤、血管瘤或其他骨性疾病的检查。

MRI上可清晰显示椎间盘突出的大小和类型，这对预后的判断有帮助。有研究表明大的椎间盘突出（>6mm）更加容易出现直腿抬高试验阳性或股神经牵拉试验阳性，术后效果往往较好，如椎间盘突出小（<6mm）则术后效果一般或差。

【脊髓造影】

虽然脊髓造影在某些情况下有助于显示些细微的损伤改变，但是现应用较少。在进行脊髓造影后，常应进行CT检查，主要用于不适合行MRI检查的患者。

第六节 保守治疗

【物理疗法】

卧床时间限制在2~3天，长期卧床可增加躯体功能障碍时间，甚至加重局部疼痛，卧床时采用屈膝屈髋侧卧位，两腿之间垫一枕头。腰椎间盘突出非手术治疗方法内应包括运动治疗和物理康复，治疗目标是恢复腰椎力量、柔韧性和功能。现临床上所采用的物理疗法中未见其中哪一项有特别的优势，物理疗法通常包括躯体稳定训练、椎旁肌拉伸和力量训练，主要以臀部、大腿和腹部为练习的重点，因为这些肌肉在脊柱动态和静态稳定性中起着重要的作用。无论是进行腰背部屈伸还是侧屈训练，都应经过训练师的评估后进行，否则容易加重疼痛。

一些辅助治疗也能缓解相关症状，如超声波、电刺激和按摩，这些方法可以短期内缓解一些症状。牵引也是临床上常用的物理治疗方法，牵引时可通过降低椎间盘内压力，增加椎间孔直径，对椎间盘突出引起的根性疼痛有缓解作用。有关整脊手法，现仍存在争议，虽然有些患者认为通过整脊可以"逆转"椎间盘突出，但是尚未有证据支持整脊手法具有改变正常的或病理的椎间盘形态的能力。

【药物治疗】

药物治疗可以减少椎间盘相关症状，因为局部或全身炎症反应参与炎性疼痛的产生，消炎镇痛药的使用可以减轻疼痛和炎症反应。非甾体抗炎药（NSAIDS）常作为一线类药物，但是在使用之前需考虑几个重要问题，应注意药物的副作用。有胃肠道出血或消化道溃疡病史应慎用或禁用非甾体消炎药，虽然环氧合酶-2选择性抑制剂可以降低此类风险，但是不能降为零，应向患者告知此类风险。此外，非甾体抗炎药对其他系统也有影响，如心血管、肝脏和肾脏。

在急性期，腰背痛和神经根放射痛是很严重的，此时应用短效麻醉类药品，可缓解相关症状，但麻醉

8

类药品应严格把控。在急性期,口服类固醇药物能缓解炎症相关神经根放射痛,口服类固醇药物时需逐渐减量。

肌松类药物可以直接作用于肌肉,并且还具有明显的镇静效果,应慎用地西泮和美索巴莫类药物。真正的解痉药可直接作用于痉挛的肌肉,如巴氯芬、环苯扎林和盐酸乙哌立松等。

选择性局部注射类固醇类药物可缓解相关症状,局部封闭可用于上述治疗方法效果不佳或无效时,不想手术或不适合手术的患者。在多节段椎间盘突出时,选择性的封闭可以有助于确定责任节段。选择性神经根封闭注射,可在短期内缓解椎间盘突出引起的神经根放射痛,虽然其生物化学效应尚未阐明,但是类固醇注射可以有效“避免”手术。

第七节　手术治疗与保守治疗对比

有许多研究对腰椎间盘突出手术治疗和保守治疗进行了比较。尽管手术治疗患者早期时症状比保守治疗多,但是长期随访时发现手术治疗组比保守治疗组症状轻,手术治疗组治疗满意度和术后生活质量均高于保守治疗组。术后两年内手术治疗效果较保守治疗明显,但是长期随访时发现这种优势在逐渐减小。在腰腿疼缓解方面,手术治疗组缓解率明显高于保守治疗组。

第八节　手术治疗

腰椎间盘突出症的外科治疗包括常规椎间盘摘除术、显微椎间盘摘除术和经皮穿刺椎间盘切除术等方法。常规椎间盘摘除术,效果确实可靠,是最普遍应用的方法。后两者具有创伤小,恢复快等优点,但需要较昂贵的设备,技术难度也较大,同时有一定的适应证。

一、常规后路腰椎间盘摘除术

8

腰椎间盘突出症的常规手术以后路为常用方法,包括局部开窗、腰椎后路椎间融合术(PLIF)和经椎间孔入路腰椎体间融合术(TLIF)、椎间孔镜等术式。

(一)局部开窗

【手术指征】

1. 反复发作,非手术治疗 3 个月无效者。
2. 有明显神经根受压症状者。
3. 出现马尾神经功能障碍者。
4. 合并椎管狭窄者。

【术前准备】

常规后路脊柱手术准备。

【麻醉】

可选用气管插管全身麻醉、持续硬膜外麻醉、局部麻醉。

【体位】

通常采用俯卧位,并应用俯卧位支架。侧卧或膝胸卧位均可,任何体位均应勿使腹部受压,并充分扩张椎板间隙。

【手术步骤】

1. 切口　取后正中纵形切口,包括上、下各一椎节,切开皮肤及皮下组织(图 81-6A)。

2. 切开椎旁肌肉自棘突旁切开腰背筋膜,用宽骨刀将骶棘肌从棘突和椎板上做骨膜下剥离,分离至关节突外侧,经填塞止血后置入椎板拉钩即可清楚显露术野。目前多用电刀剥离显露。

3. 切除黄韧带　在确定开窗处,用小锐性骨膜剥离器或刮匙将黄韧带自上位椎板下缘剥离(图 81-6B),然后用枪状咬骨钳咬除椎板下缘约 0.5~1cm(图 81-6C)。用血管钳夹住黄韧带上缘稍向后牵引,神经剥离子自黄韧带的游离上缘由上向下分离并挑起黄韧带。然后用尖刀靠近棘突纵行切开黄韧带,在直视下切断黄韧带于下位椎板上缘及关节突内侧附着。整片切除黄韧带后,即可清楚显露硬脊膜及外侧神经根,将神经根和硬脊膜牵向内侧,即可见到突起的白色椎间盘,分离时遇椎管内静脉丛出血,可用吸收性明胶海绵压迫或双极电凝止血。有的椎间盘突出处纤维环已破裂,将神经根粘连分离后,髓核会自行脱出,少数患者其髓核组织已脱出游离,应注意探查,合并严重退行性改变,关节突肥大,需切除上关节突前内侧部分,才能充分显露侧方神经根。

4. 摘除髓核　突出椎间盘纤维环已破裂者,可用髓核钳直接取出髓核,若纤维环完整,可用尖刀片做十字形式圆形切开,用髓核钳取出髓核,尽可能将椎间盘内碎片都取除,应用髓核钳时,先闭合探入再张开钳口夹取,以免损伤神经根,同时不可插入太深,以防损伤椎前大血管(图 81-6D)。

5. 缝合　髓核摘除干净后,应探查有无侧隐窝狭窄(图 81-6E),必要时可沿神经根走行扩大侧隐窝,彻底止血后,冲洗伤口,逐层缝合,留置负压引流管 1 根,24~48 小时后拔除。

对于已存在椎间不稳、椎管狭窄或术中减压需广泛切除椎板和关节突的患者,可考虑行病变椎间植骨融合内固定。

【术后处理】

根据情况,术后 24~48 小时可在保护下下床,10~14 天拆线,6 周内不能抬举重物、弯腰及扭曲活动,3 个月后可恢复正常生活和工作。行植骨融合内固定

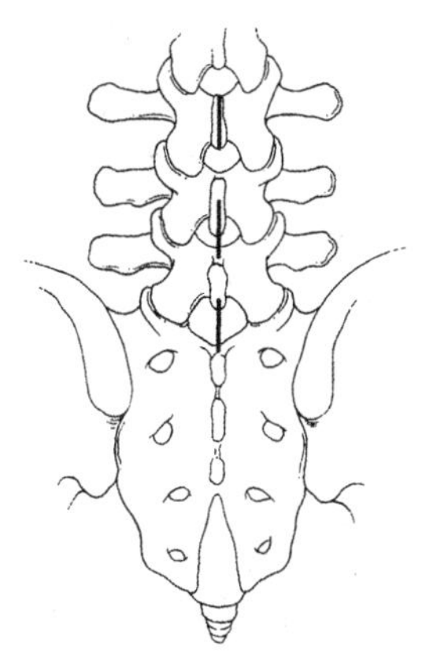

A. 切口位置

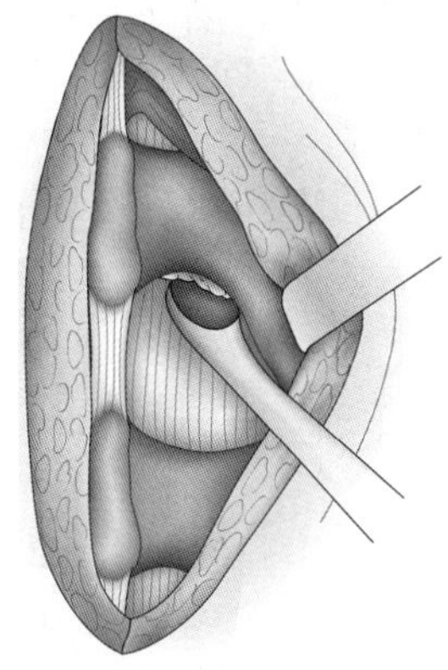

B. 从上椎板的下缘松解黄韧带，刮匙刮勺面应背对硬膜囊，避免出现硬膜囊损伤或撕裂

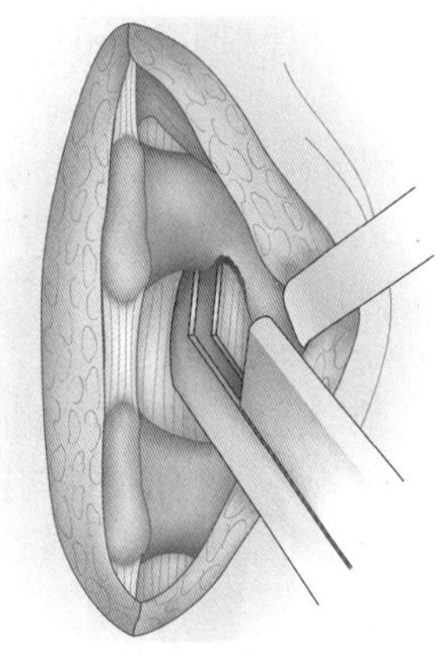

C. 在一些病例里面，特别是L5~S1水平，需要咬除部分椎板，以达到黄韧带的充分松解

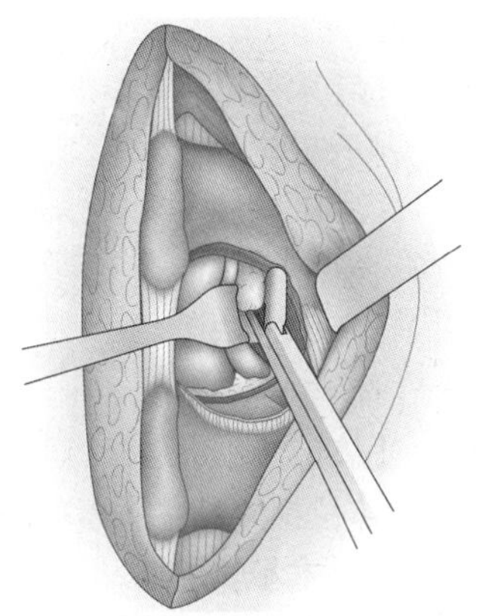

D. 神经拉钩轻轻拉开神经根，向中线方向牵拉以暴露突出的椎间盘

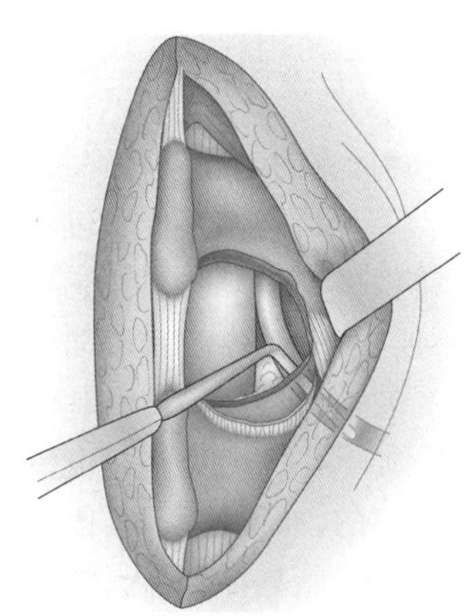

E. 突出的椎间盘摘除后，仔细探查双侧椎间孔、神经根和硬膜囊无碎骨块或髓核等致压物

图 81-6　局部开窗后路腰椎间盘摘除术

者，应常规支具固定 6~8 周，待植骨融合后方可开始功能锻炼。

（二）腰椎后路椎间融合术（posterior lumbar interbody fusion，PLIF）

PLIF 是经腰椎后路进行操作，进行椎间植骨融合，通常从两侧暴露椎间盘，牵拉硬膜囊显现突出的椎间盘。因手术解剖显露需要，术中出现神经根牵拉过度，硬膜囊撕裂的风险高，术后容易出现硬膜外纤维化、神经根损伤、植骨块移位等晚期并发症，应在熟练掌握该技术的情况下进行操作。

【手术指征】

伴有腰椎间盘源性疼痛、突出节段的腰椎不稳、滑脱、巨大椎间盘突出等的腰椎间盘突出。

【术前准备】

同局部开窗。

【麻醉方法】

可选用气管插管全身麻醉、持续硬膜外麻醉，不建议使用局部麻醉。

【体位】

通常采用俯卧位，脊柱呈中立位或轻度过伸状态，以便恢复腰椎前凸。腹部悬空，使静脉回流通畅，防止硬膜外静脉丛受压和有助于减少术中出血。

【手术步骤】

1. 后正中纵向切口，包括上、下各一椎节，逐层显露双侧椎板和小关节。

2. 术中透视确认显露节段是否为手术节段，椎弓根置钉可根据术者喜好，在椎间盘切除植骨之前或之后均可。笔者建议在椎间融合之前进行椎弓根置钉，避免椎板减压后伤及神经。

3. 切除上下椎板约 1/2，切除关节突关节内侧部分约 1/2~3/4，一般不主张进行全关节突关节切除，广泛切除上下椎板和切除关节突关节内侧部分旨在于减少对神经根的牵拉程度，避免神经根受伤。保护上一椎体棘突上半部分和下一椎体棘突下半部分及各自与相邻椎体的棘间韧带，保护上下节段关节突和关节囊，避免术后出现脊柱不稳。

4. 显露硬膜囊和神经根，显露范围至椎弓根内侧缘。

5. 在椎管的外侧缘通常会有硬膜外静脉丛，在椎间植骨时会出现出血量增加，可使用双极电凝和棉片进行止血。

6. 神经拉钩牵拉开神经根和硬膜囊（一般不要越过中线，避免医源性神经损伤），显露突出部位，使用尖刀做矩形开口，切开纤维环。当需要横向扩大纤维环切口时，需注意保护神经根。使用髓核钳尽可能多的去除椎间盘组织。

7. 一般为单侧也可双侧切开纤维环，使用椎间撑开器撑开椎间隙。逐渐缓慢撑开椎间撑开器，直到出现阻力，通常撑开距离为 11mm 或 12mm，切忌使用暴力直接撑开椎间隙和过度撑开，以防出现终板塌陷和椎体骨质破坏。

8. 使用刮匙顺时针和逆时针方向刮除软骨终板，同时使用反向刮匙进行软骨终板刮除。从不同角度和深度，尽可能多地刮除软骨终板，以便后期植骨愈合，刮匙刮除软骨终板时注意不要损伤骨性终板，以防术后出现椎体塌陷，Cage 或植骨块嵌入椎体松质骨。刮匙深度不要超过 30mm，前纤维环可防止刮匙过度深入，但有时仅靠前纤维环是不够的，如腰椎滑脱，因此带有标记的刮匙有助于避免出现刮匙过度深入，避免出现前面的血管和内脏损伤。

9. 使用试模测量椎间隙高度和深度，选择合适大小的移植物（Cage 或髂骨块），移植物高度不得大于所用的最大椎间撑开器的宽度。楔形移植物有助于恢复腰椎前凸。在确保神经根和硬膜囊安全的前提下，水平放置移植物，然后旋转至最终位置。

10. 截取合适长短的钛棒，弯曲成合适的前凸，放置钛棒至椎弓根螺钉内，透视确认移植物和椎弓根螺钉位置。

11. 确认移植物位置满意后行椎体间加压，使移植物与椎体终板之间的接触面更大、接触更紧密，利于融合并防止移植物滑移。

12. 仔细探查双侧椎间孔、神经根和硬膜囊无碎骨块或髓核等致压物。

13. 逐层缝合，留置负压引流管 1 根，24~48 小时后拔除。

【术后处理】

根据情况，术后 24~48 小时可在保护下下床，10~14 天拆线，6 周内不能抬举重物、弯腰及扭曲活动，3 个月后可恢复正常生活和工作。

【PLIF 和 TLIF 比较】

1. 与 PLIF 技术相比，TLIF 技术术中对硬膜囊和神经根牵拉小。

2. 与 PLIF 技术相比，TLIF 技术仅从一侧进行椎间盘切除，有时难以完全切除椎间盘。

3. 与 PLIF 技术相比，TLIF 技术术后融合率较低。

4. 与 PLIF 技术相比，TLIF 技术可应用于术后瘢痕与硬膜囊粘连或一侧椎间盘显露困难者。

5. PLIF 技术可获得更大的脊柱节段松解，但术中关节突关节切除广泛，易出现脊柱不稳。

（三）经椎间孔入路腰椎体间融合术（transforaminal lumbar interbody fusion，TLIF）

1982 年，TLIF 技术首次由 Harms 和 Rolinger 教授提出。TLIF 是采用椎间孔入路，通过对峡部和下关节突凹面进行骨质切除，减少神经根和硬膜囊的牵拉量，避免了前路并发症，比 PLIF 更低的并发症发生率。

【手术指征】

同 PLIF。

【术前准备】

同 PLIF。

【麻醉方法】

同 PLIF。

【体位】

体位摆放及注意事项同 PLIF。

【手术步骤】

1. 标准后正中纵向切口，包括上、下各一椎节，逐层显露，充分暴露横突和峡部，注意保护上一节段的关节突关节囊（如行 L4~L5 TLIF 手术，充分显露 L4~L5 横突和峡部，但是在显露 L4 椎弓根螺钉置入点时注意不要破坏 L3~L4 关节突关节囊）。

2. 术中透视确认显露节段是否为手术节段，椎弓根置钉可根据术者喜好，在椎间盘切除植骨之前或之后均可。笔者建议在椎间融合之前进行椎弓根置钉，避免椎板减压后伤及神经。

3. 去除手术水平棘间韧带，显露棘突间隙。如手术间隙过窄，可棘突间放置椎板撑开器，但不建议通过椎弓根螺钉来进行间隙撑开，因为可削弱椎弓根螺钉生物力学固定强度。

4. 切除黄韧带需要峡部和关节突关节切除前进行，以免增加硬膜囊破裂的风险。

5. 经椎间孔进入椎间盘之前，切除患侧关节突关节的大部或全部，以保证不牵拉或少牵拉硬膜囊。去除峡部骨质时应该尽可能去除头侧的骨质，但需注意不要侵犯椎弓根。为保护中线结构，首先应切除患侧椎板中间部分骨质，然后切除部分峡部骨质，切除峡部骨质时需要尽可能地远离头侧椎弓根的下缘，可使用磨钻和超声骨刀进行切除（图 81-7A）。

6. 使用咬骨钳或髓核钳去除关节突骨质，使用刮匙去除周围粘连的韧带。彻底对侧隐窝和神经根进行减压，确认神经根无受压。此时仔细辨认神经根和硬膜囊内侧缘是非常必要的。

7. 使用双极电凝烧灼椎间盘附近血管。

8. 椎间孔区显露完毕后，使用神经拉钩轻微牵拉开神经根和硬膜囊，避免过度牵拉，以免术后出现神经根痛。显露突出部位，使用尖刀做矩形开口，切开纤维环。纤维环切开过程需注意保护神经根（图81-7B）。

9. 使用髓核钳去除椎间盘组织，使用向前倾斜的髓核钳和带角度的刮匙去除对侧椎间盘组织。

10. 去除软骨终板，需注意对骨性终板的保护。使用弯刮匙从远外侧开始进行软骨终板刮除，尽可能多地刮除软骨终板，以便后期植骨愈合，刮匙刮除软骨终板时注意不要损伤骨性终板和前纤维环（图81-7C）。

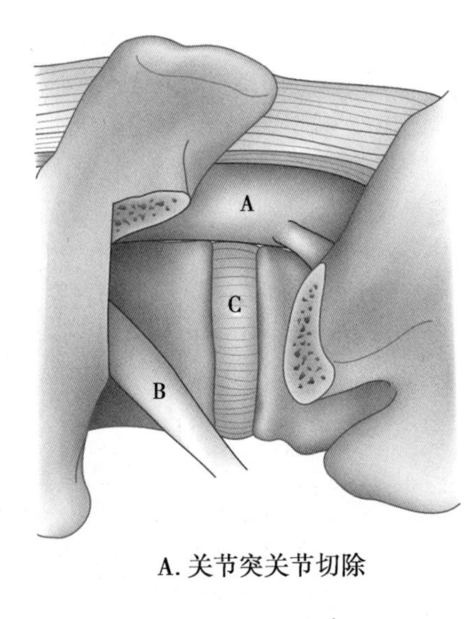

A. 关节突关节切除

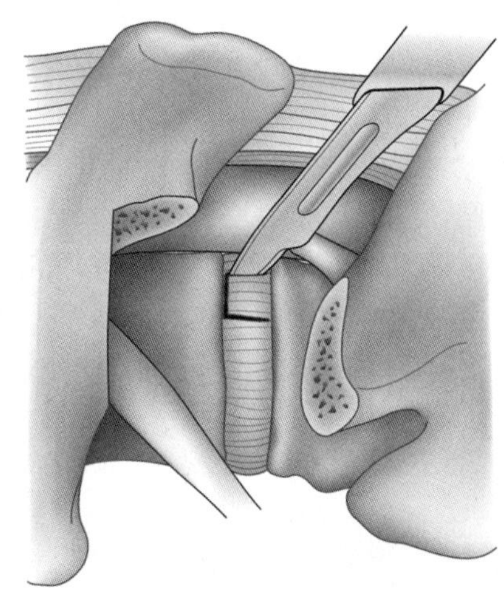

B. 纤维环切开

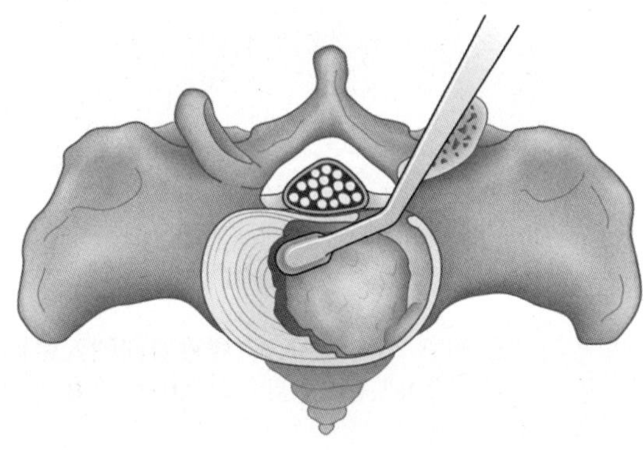

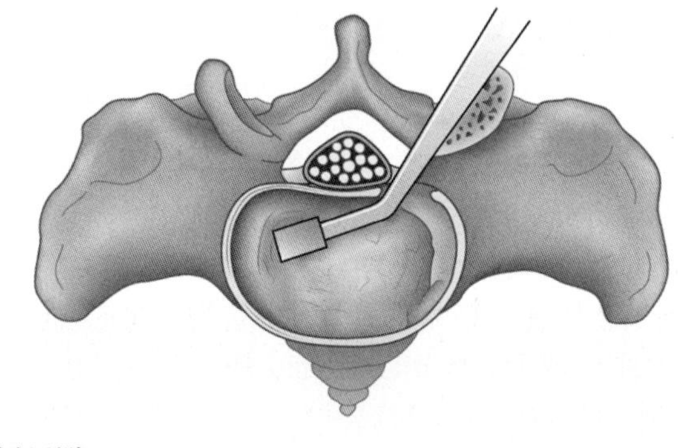

C. 软骨终板刮除

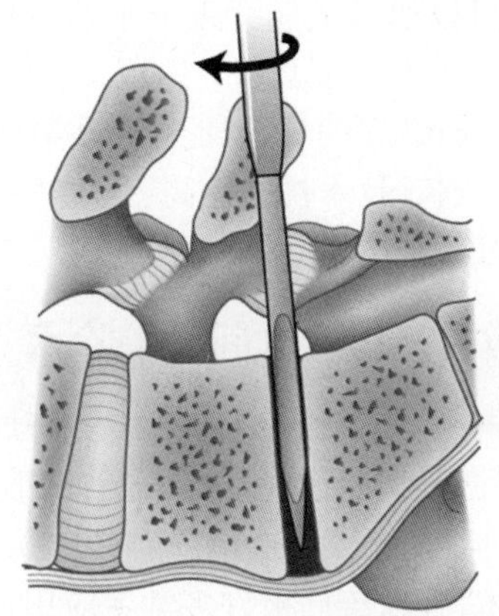

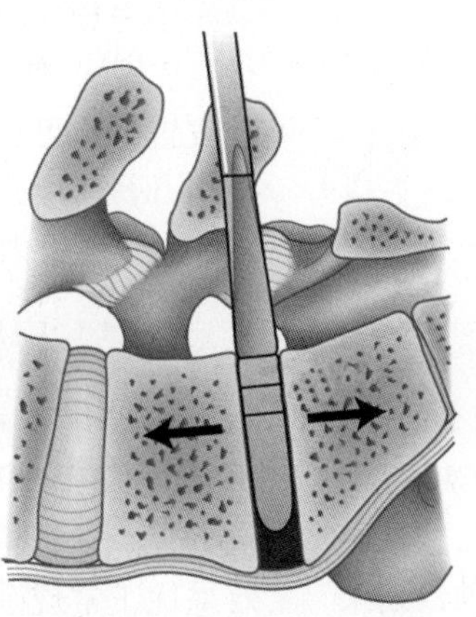

D. 椎间撑开器撑开椎间隙

E. 骨刀去除椎体后缘部分骨质

图 81-7　TLIF 术

11. 椎间盘切除后，使用椎间撑开器撑开椎间隙。逐渐缓慢撑开椎间撑开器，切忌使用暴力直接撑开椎间隙和过度撑开。对骨质疏松患者应更加注意。可配合使用椎板撑开器（图 81-7D）。

12. 可以使用骨刀去除椎体后缘部分骨质，便于移植物置入（图 81-7E）。

13. 使用试模测量椎间隙高度和深度，选择合适大小的移植物（Cage 或髂骨块），移植物放置在椎间隙前侧，然后使用器械夯实使移植物旋转至前内侧，笔者通常使用局部切除的骨质进行椎间植骨融合。

14. 截取合适长短的钛棒，弯曲成合适的前凸，放置钛棒至椎弓根螺钉内，透视确认移植物和椎弓根螺钉位置。

15. 行椎体间加压，使移植物与椎体终板之间的接触面更大、接触更紧密，利于融合并防止移植物滑移。

16. 探查椎间孔和硬膜囊无碎骨块或髓核等致压物。

17. 逐层缝合，留置负压引流管 1 根，24~48 小时后拔除。

【术后处理】

根据情况，术后 24~48 小时可在保护下下床，10~14 天拆线，6 周内不能抬举重物、弯腰及扭曲活动，3 个月后可恢复正常生活和工作。

（四）后路微创手术

近年来，脊柱微创手术在临床中应用越来越多，如 MIS-TLIF、MIS-PLIF 等，腰椎微创手术多采用 Wiltse 入路，下面以 MIS-TLIF 为例进行描述。

MIS-TLIF 主要用于治疗腰椎间盘突出，通过 Wiltse 入路，对肌肉破坏性小，术中需要 X-Tube 或 Quadrant 通道辅助，本节以 X-Tube 辅助下的 MIS-TLIF 为例进行阐述。

【手术指征】

1. 腰椎间盘突出症。
2. 腰椎管狭窄症。
3. 腰椎滑脱（1~2 度）。

8

【术前准备】

X-Tube 相关器械准备。

【麻醉与体位】

通常采用全身麻醉，俯卧位。

【手术步骤】

于手术节段椎间隙插入两枚长柄注射针头，经透视或拍摄侧位 X 线片定位。采用 Wiltse 入路，在棘突旁 3~4cm 进行切口，切口数目和长度根据术前计划来定。切开皮肤和皮下，确认最长肌和多裂肌肌间隙（图 81-8），切开腰背筋膜，用示指或 Cobb 剥离子进行肌间隙分离，触及骨性标记，如横突或小关节突。扩张管逐级扩张，最后置入 X-tube 工作套管，采用撑开钳纵向撑开后清理局部残留软组织，显露椎板外缘和上下关节突关节，清除残余附着肌肉等组织。透视确定椎弓根螺钉置入位置，钉道攻丝后骨蜡封堵备用。采用磨钻切除上位椎体下关节突，然后在直视下切除下位椎体部分上关节突和黄韧带，牵开神经根和硬膜囊后彻底清除椎间盘和软骨终板，将局部切除的自体骨咬成 2mm × 2mm 碎骨颗粒备用，取一部分碎骨颗粒放置于合适大小的 Cage 内，将 Cage 置入椎间隙，最后置入 2 枚短尾万向椎弓根螺钉和钛棒并适当加压固定，单侧椎弓根固定加压时注意力量适度避免造成医源性腰椎侧凸，C 臂 X 线机确定内固定位置良好。如果需要双侧减压则同法行对侧减压及双侧椎弓根螺钉固定。如果为单侧减压则行同侧椎弓根螺钉并对侧经椎板关节突螺钉固定。如果为双节段，则应用 Pipeline 管道和光源。术毕逐层缝合伤口，根据术中情况决定是否放置引流。

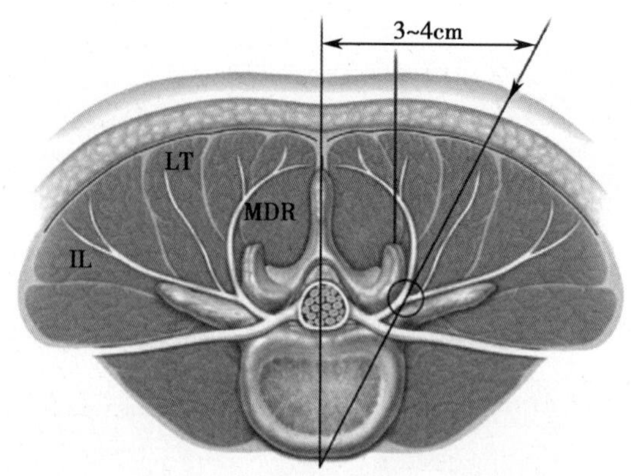

图 81-8　Wiltse 入路（腰椎肌间隙入路）

IL. 髂肋肌；LT. 背最长肌；MDR. 多裂肌

（五）经皮椎弓根螺钉置入

椎弓根螺钉可以通过微创旁正中小切口技术进行经皮置入，使用 Jamshidi 型套管针透视下进行置钉。经皮置钉也可以进行钛棒的放置，能够减少软组织的损伤，但是学习曲线长，技术挑战性高，术中透视辐射量较常规腰椎内固定置入术大。

二、显微内窥镜腰椎间盘摘除术

1975 年德国神经外科医师 Caspar 首先开展此项手术，应用手术显微镜切除椎间盘，具有创伤小、康复快等优点。经他本人超过 3 000 例患者的随访，临床效果优于常规手术，在欧美已被许多学者应用。近年来在此基础上又发展了利用椎间盘镜行显微椎间盘摘除，其原理与其他内镜相似，具体操作与常规手术基本相同，但需要复杂昂贵的设备，有一定的适应证，临床经验尚有待于积累。

（一）Caspar 显微椎间盘摘除术

【手术指征】

1. 单侧椎间盘突出。

2. 单侧椎间盘突出合并同侧侧隐窝狭窄。

【术前准备】

脊柱后路手术准备，300mm、350mm 或 400mm 手术显微镜，半圆形双面撑开器，各种特制显微枪状咬骨钳，切刀等。

【麻醉与体位】

硬膜外或全身麻醉，弓形架俯卧位。

【手术步骤】

于手术节段椎间隙插入一长柄注射针头，经透视或拍摄侧位 X 线片定位。在棘突旁 1.5cm 做一长约 2~3cm 切口，切开皮肤、皮下、腰背筋膜，将骶棘肌从棘突、椎板及骨膜下剥离，纱布填塞止血后，用示指插入探查椎板间隙，选取相应长度半圆形双面撑开器插入，扩大撑开器，清除残余附着肌肉等组织，即可充分显露椎板间隙及黄韧带，调整手术显微镜，在中央十字或 T 形切开黄韧带，用剥离子探入钝性分离，将黄韧带与硬脊膜分开，然后用枪状钳咬除黄韧带下 1/4 和头侧 1/3。多数患者需切除部分关节突内缘，以充分显露硬脊膜和神经根，将神经根及硬脊膜牵向中线，即可见突出的椎间盘。用显微刀具环形切开后纵韧带及纤维环，切口范围尽量大，上、下紧靠椎间上、下缘，外侧近关节突，内侧尽可能偏向中线。植入显微髓核钳，取出髓核组织，并尽可能将椎间盘内碎片彻底取除。常规检查神经根周围有无合并狭窄，并作相应处理，术毕逐层缝合伤口。

【术后处理】

术后当晚即可下床活动。

（二）后路椎间盘镜椎间盘切除术

【手术指征】

1. 单纯椎间盘突出症为主，未明显钙化者。

2. 椎间盘源性腰痛。

3. 椎管狭窄。

【术前准备】

后路椎间盘镜系统（MED）。

【麻醉与体位】

通常采用局部麻醉，也可采用硬膜外和全身麻醉，弓形架俯卧位。

【手术步骤】

透视定位后，以定位点为中心，做 1.5cm 纵向皮肤切口，切开皮肤、皮下及腰背筋膜，依次置入扩张套管抵达椎板间隙，最后插入工作通道管。接好椎间盘系统，通过监视器确定椎板上、下缘，用薄型椎板咬骨钳咬除部分椎板下缘，切除黄韧带，进入椎管，显露硬脊膜与神经根，牵开神经根显露椎间盘。切开后纵韧带及纤维环，用髓核钳摘除突出变性的髓核。伴有神经根管狭窄者，应适当咬除上关节突内侧骨质，扩大神经根管。术毕逐层缝合伤口。

【术后处理】

术后常规使用抗生素、脱水剂和激素，可早期下床功能锻炼。

【术后处理】

根据情况，术后 24~48 小时可在保护下下床，10~14 天拆线，6 周内不能抬举重物、弯腰及扭曲活动，3 个月后可恢复正常生活和工作。

（三）经皮椎间孔镜 YESS 技术

【手术指征】

1. 单纯椎间盘突出症为主，未明显钙化，无明显椎间孔狭窄，髂嵴不高者。

2. 椎间盘源性腰痛。

3. 椎管狭窄（不存在动态不稳）。

4. 腰椎滑脱（1~2 度，稳定型）。

5. 部分脊柱感染性疾病（结核、布氏杆菌等）。

【术前准备】

后路椎间孔镜系统（PELD）。

【麻醉与体位】

通常采用局部麻醉，也可采用硬膜外和全身麻醉，正常俯卧位。

【手术步骤】

前后位 X 线透视标记棘突中线、髂嵴最高点连线和手术椎间隙水平线；侧位像上确认通过横突的安全线。消毒铺巾，使用利多卡因进行局部麻醉，选用 18G 穿刺针穿刺，进针点为后正中线旁开 8~12cm，透视下调整穿刺针位于术前确定的目标区域，抽出针芯，置入导丝，于穿刺点处做一 0.7cm 皮肤切口，沿导丝依次置入 1 级扩张棒及 3 级扩张管，抽出 1、2 级扩张管，以 18G 长针行关节突和椎间盘外层纤维环局部麻醉，放入 1、2 级扩张管，透视确认 1 级扩张棒指向目标靶点，抽出导丝，再将 1 级扩张棒置入靶点，透视确认位置良好，依次使用 3 级扩开工作管道入径至椎弓根内侧缘连线内侧 2mm 处，工作管道置入，透视确认工作管道到达目标靶点，使用亚甲蓝进行椎间盘造影和染色，置入内窥镜，持续冲洗，摘除突出的髓核组织及椎间盘内退变蓝染的纤维环和髓核组织，显露神经根，检查神经根获得良好松解后，止血。去除工作通道，术毕，缝合切口（YESS 技术手术路径详见图 81-9）。

【术后处理】

术后常规使用抗生素 1 次，根据情况使用脱水剂

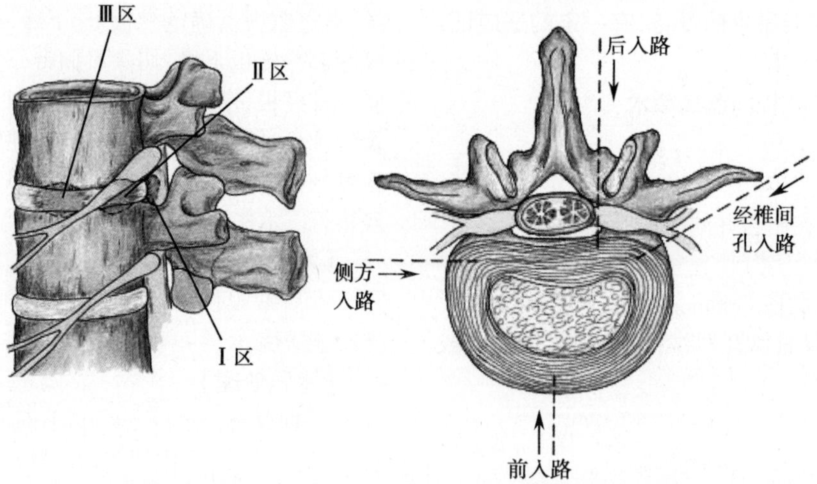

图 81-9 YESS(杨氏内窥镜脊柱手术系统)技术手术路径

和激素,可早期下床功能锻炼。

【术后处理】

根据情况,术后 3 小时可在保护下下床,10~14 天拆线,3~6 周内不能抬举重物、弯腰及扭曲活动,进行腰背肌功能锻炼。

(四)经皮椎间孔镜 TESSYS 技术

【手术指征】

1. 单纯椎间盘突出症为主,未明显钙化者。
2. 椎间盘源性腰痛。
3. 椎管狭窄(不存在动态不稳)。
4. 椎间孔狭窄。
5. 腰椎滑脱(1~2 度,稳定型)。
6. 部分脊柱感染性疾病(结核、布氏杆菌等)。

【术前准备】

后路椎间孔镜系统(PELD)。

【麻醉与体位】

通常采用局部麻醉,也可采用硬膜外和全身麻醉,正常俯卧位。

【手术步骤】

透视,确定体位摆放良好,以定位点为中心,沿棘突标记后正中线,标记髂嵴最高点连线,切口位置选择根据突出节段来定,腰 2~ 腰 3 和腰 3~ 腰 4 水平椎间盘突出,切口位置选择在旁正中线 6~10cm,腰 4~ 腰 5 和腰 5~ 骶 1 水平椎间盘突出,切口位置选择在旁正中线 12~14cm,实际旁开距离还需要依据患者躯体大小和肥胖程度做适当调整,肥胖、小关节假性关节病、椎间孔狭小患者旁开距离要大一些,向下脱出的髓核,进入点则需偏向头侧和外侧。侧位 X 线上标记出关节突上缘连线为安全线,穿刺针不能低于此安全线,防止出现腹腔脏器和血管的损伤。利多卡因局部麻醉,一根 18G 的穿刺针穿刺到安全三角区,到达突出髓核后外侧,在 18G 穿刺针管外再插入 22G 的穿刺针,到达突出的髓核,使用亚甲蓝 + 造影剂进行椎间盘造影。通过穿刺针放置导丝至病变的椎间盘内,撤出穿刺针,用小手术刀在进针点皮肤处切开一个约 8mm 切口,沿导丝向小关节突方向逐级插入扩张导管,插入直径最小的环钻(蓝色),到达上关节突的尖部,旋转环锯去掉小关节突远端增生的骨质和部分上关节突,以扩大椎间孔,退出环锯,再放入绿色、黄色、红色的环锯,透视,确定环钻位置,进一步扩大椎间孔,取出环锯,放入工作通道,连接椎间孔镜到光源和摄像机,并调节光源和摄像机,将椎间孔镜放入通道,调节合适的水流量和压力,用特制髓核钳取出蓝染的椎间盘髓核,暴露出神经根,双极射频电极消融纤维环内裂隙的肉芽组织和神经末梢,使纤维环开口处皱缩,手术结束前,使用射频电极对纤维环开窗处热凝皱缩成型。术毕缝合伤口(TESSYS 技术手术路径详见图 81-10)。

【术后处理】

术后常规使用抗生素 1 次,根据情况使用脱水剂

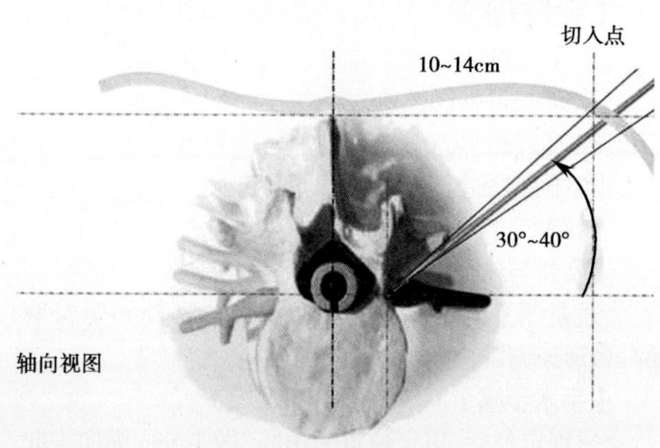

图 81-10 TESSYS(经椎间孔内窥镜脊柱手术系统)技术手术路径

和激素，可早期下床功能锻炼。

【术后处理】

根据情况，术后3小时可在保护下下床，10~14天拆线，3~6周内不能抬举重物、弯腰及扭曲活动，进行腰背肌功能锻炼。

三、其他技术

（一）纤维环修复技术

纤维环修复技术主要用于临床实验，暂时未广泛应用于临床，术后再突出率约3%~27%，纤维环破损越大，再突出率约大。

（二）前路腰椎椎体间融合术（Anterior lumbar interbody fusion，ALIF）

ALIF是通过身体正面入路进行腰前凸和椎间隙高度的恢复，恢复外侧和后面韧带纤维环紧张度。前面入路可以完全摘除椎间盘，增加椎间融合率。主要适应证为因脊柱和椎间盘退变引起的背痛，腰椎后路术后再次出现症状，后路术区出现严重瘢痕粘连者。

（三）椎间盘置换

椎间盘置换为治疗腰椎间盘突出症的一种方法，通过切除责任节段椎间盘，然后放置人工椎间盘。椎间盘置换可以维持手术节段的运动，保持正常的腰椎活动度，理论上可以预防相邻节段的退变。但是生物力学要求高，技术挑战性高，适应证较内固定置入术窄，目前应用得越来越少。

（四）腰椎动态稳定系统

近年来，出现了一些腰椎非融合内固定器械，术后能够维持腰椎活动度，如后路动态稳定系统和棘突间撑开器等。后路动态稳定系统主要由于脊柱融合术失败继发腰椎不稳导致的腰背痛，棘突间撑开器主要用于间接减压治疗腰椎管狭窄神经根性疼痛，一些术者也用于椎间盘突出的治疗。但是腰椎动态稳定系统面临的一个巨大挑战是疲劳性测试。

第九节　术后并发症

1. 伤口感染　发生率0~3%，主要分为浅表感染和深部感染。浅表感染可通过伤口局部护理和应用抗生素进行治疗，深部感染需对伤口进行切开和冲洗。硬膜外脓肿发生率较低，约为0.3%，需要进行手术清除。术中使用显微镜可能会增加术区污染的概率，因为显微镜的光学装置是非无菌的。

2. 术后神经症状复发　如术后复发坐骨神经痛，严格意义上神经症状复发是指原手术部位再次出现神经症状，发生率2%~5%。

3. 术后化脓性椎间盘炎　发生率约2.3%。早期发现能够避免周围骨质受累，静脉使用抗生素往往有效，必要时可进行手术清创。MRI检查可见终板附近骨水肿，椎间隙高度丢失，与椎体Modic改变相类似。实验室检查也有助于判断此诊断，如C反应蛋白升高。

4. 血管损伤　比较罕见，但常常非常凶险，如发生则需尽早进行血管修复。

5. 硬膜囊破裂　发生率0~4%，可导致术后恢复不佳，如慢性疼痛和头疼。

6. 术后脊柱不稳　发生率低，术中对关节突关节进行保护可避免术后出现不稳，如果术中操作正确，单纯的椎间盘摘除术不会引起术后不稳。

7. 复发性椎间盘突出　发生率约为18%，组织学检查可见复发性椎间盘突出主要是胶原纤维束和纤维环结构物质，原发性椎间盘突出复发是不存在的。临床表现主要为坐骨神经痛症状再次出现。

（崔赓）

参考文献

1. Weinstein JN，Lurie JD，Tosteson TD，et al. Surgical vs nonoperative treatment for lumbar disk herniation：the Spine Patient Outcomes Research Trial（SPORT）observational cohort. JAMA，2006，296（20）：2451-2459.

2. Weinstein JN，Tosteson TD，Lurie JD，et al. Surgical vs nonoperative treatment for lumbar disk herniation：the Spine Patient Outcomes Research Trial（SPORT）：a randomized trial. JAMA，2006，296（20）：2441-2450.

3. Majlesi J，Togay H，Unalan H，et al. The sensitivity and specificity of the Slump and the Straight Leg Raising tests in patients with lumbar disc herniation. J Clin Rheumatol，2008，14（2）：87-91.

4. Ford LT，Gilula LA，Murphy WA，et al. Analysis of gas in vacuum lumbar disc. AJR Am J Roentgenol，1977，128（6）：1056-1057.

5. Ambrossi GLG，McGirt MJ，Sciobba DA，et al. Recurrent lumbar disc herniation after single-level lumbar discectomy：incidence and health care cost analysis. Neurosurgery，2009，65（3）：574-578.

8

第八十二章

骨与关节化脓性感染手术

第一节　骨髓炎的手术治疗

【病理特点】

急性血源性化脓性骨髓炎，最常发生于四肢长骨的干骺端。易发于2岁以下或8~12岁的儿童。儿童免疫能力较弱，易发生菌血症，如同时合并其他病理性因素（如局部的创伤、慢性消耗性疾病、营养不良、免疫系统发育不完善等）存在时更易导致血源性骨髓炎，但临床上遇到的很多病例中，导致急性血源性骨髓炎的确切病因并不十分清楚。

细菌通过感染病灶侵入血流后，易停留于富有血管窦、血流缓慢的干骺端，此时如果儿童全身和局部抵抗力受到损害（如关节扭伤），便可能发病。感染发生后，首先引起局部炎性反应，继而骨组织发生局限性坏死，形成小脓肿。如未能及时控制感染，则脓肿逐渐扩大，向外可突破干骺端骨皮质，形成骨膜下脓肿；向内可直接穿入骨髓腔，并通过哈佛管向内、外扩散，甚至侵犯整个骨干。当骨膜下脓肿穿破骨膜时，脓液沿肌肉间隙流注，形成皮下脓肿（图82-1），最后穿破皮肤形成瘘管。与此同时，由于骨膜被脓肿广泛剥离，使整个骨干失去了血液供应，而形成死骨；骨膜则由于炎性刺激而增生，形成骨包壳。新生骨将死骨包于其中，由于引流不畅，进而发展成为经久不愈的慢性骨髓炎。

患儿的年龄不同，干骺端的血供及骨质结构也急性血原性骨髓炎对患儿所造成的破坏也不相同。两岁以下的儿童，其骺板中有一些血管通过，由此可以造成感染向骺端扩散。其他年龄段的儿童其骺板均能在一定程度上阻止感染向骺端扩散。婴幼儿童，干骺端中细胞含量相对较低，细菌易于在此驻留，形成感染灶，但骨干及骺板均有一定的抵抗感染能力，化脓性病灶易突破骨质较薄的干骺端骨皮质形成骨膜下脓肿，而骨干很少受到累及，髓腔内骨内膜的血供也很少受到累及，一般不出现大块死骨，也不易发展成为慢性化脓性骨髓炎。但有时会造成骺板或骨骺损伤，此年龄段内的儿童易出现肢体的短缩畸形或成角畸形。

2岁以后的儿童，骺板也能在一定程度上阻止病灶向骨骺扩散，但由于干骺端的皮质较厚，如果机体

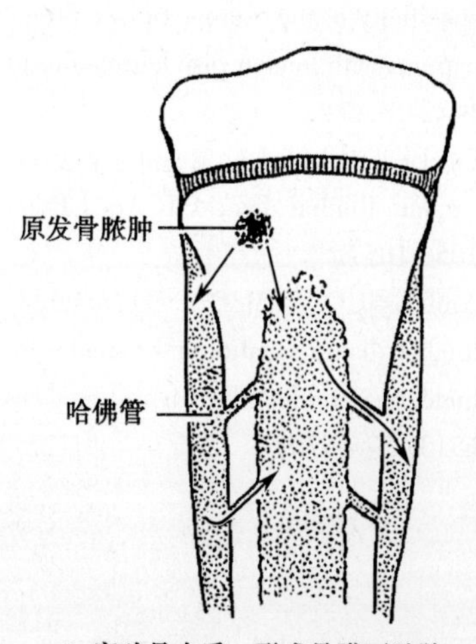

A. 穿破骨皮质，形成骨膜下脓肿

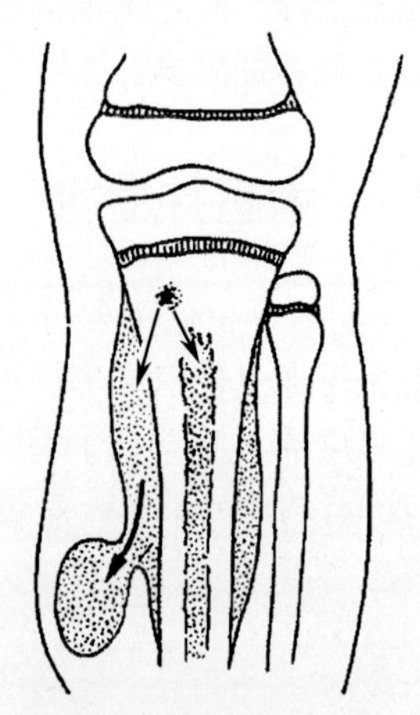
B. 穿破骨膜，形成皮下脓肿

图82-1　急性化脓性骨髓炎病变的发展

不能有效地阻止病灶向骨干发展，骨内膜的血液供应将受到影响，骨外膜也将被骨膜下脓肿剥离，结果导致大块的死骨形成，骨髓炎也会迁延不愈，转变为慢性骨髓炎。骨骺闭合后，血源性骨髓炎的发生机会将会大大减少，而外源性骨髓炎更为常见，此年龄段的患者如果发生血源性骨髓炎多累及椎体。骨感染可累及长骨干的任何部位，而且脓肿形成较为缓慢，少有大块死骨形成。有些情况下会累及骨干皮质的某一部分而导致病理性骨折。

感染可向骨端的关节蔓延，导致化脓性关节炎，但这一病理过程受到患者年龄及不同部位解剖结构的影响。在髋关节中有一部分股骨干的干骺端位于关节囊中，骨膜下脓肿破裂后，脓液会流入近端的关节囊，造成化脓性髋关节炎。肱骨的近端骨骺、桡骨头以及腓骨远端的骨骺均位于关节内，这些部位的化脓性感染均可造成关节化脓性感染。2 岁以下的儿童，骺板中有血管连通于干骺端及骨骺，因此，干骺端的化脓性感染会累及骨骺，最终会导致关节的化脓性感染。年龄增大后，骨板的血管将不再存在。骨骺闭合后，干骺端的感染会直接蔓延到骨骺端，造成关节的化脓性感染。

亚急性血源性骨髓炎与急性血源性骨髓炎不论是症状还是体征上均有很大的不同。主要的临床表现是隐匿出现的疼痛，患者的体温可以轻度升高或正常。由于缺乏症状及体征，发病后两周内常难以发现。白细胞计数多数正常，约有 50% 的患者血沉加快。血培养常阴性，骨穿或骨活检组织细菌培养仅有 60% 的阳性率。它的临床诊断常依赖于对可疑患者进行影像学检查。造成症状及体征不典型的原因是机体的抵抗力增加、细菌的毒力较弱或已经使用了有效的抗生素治疗。在当前抗生素使用较为普遍的情况下，亚急性血源性骨髓炎的发生率越来越高，可以占血源性骨髓炎的 35%。在临床诊断中要区分亚急性骨髓炎与骨肿瘤有时会很困难，不得不借助于组织活检或细菌培养。通常不易发现有脓性物质存在，病灶内通常是一些肉芽状组织。

慢性骨髓炎很难治愈。患者的全身症状多不明显，受累骨组织中常存在一个或多个病灶，且这些病灶中有脓性物质、感染的肉芽组织或死骨。死骨形成是慢性骨髓炎的特征性病理改变。病灶周围常有无血管的硬化骨圈包围，骨内的哈弗斯管也被瘢痕组织闭塞，骨膜增厚发生纤维化，周围的肌肉组织也出现纤维化，因此整个受感染区域缺乏血供。如果这些组织不能有效地清除，抗生素就不能有效地进入病灶起到消灭细菌的目的。

开放性骨折感染所致的骨髓炎，与血源性化脓性骨髓炎不同，主要表现为骨折端的坏死和硬化等，病变较局限，没有大块的死骨和新生骨形成。但由于骨折端感染坏死，可使伤口和骨折经久不愈，形成骨不连。

骨髓炎的治疗原则，应当是全身与局部并重。及时采取有效措施，控制感染的发展，尽可能使病变较快地控制在小的范围内，以减少骨组织的破坏，缩短疗程，避免残废。

【手术指征】

1. 急性血源性化脓性骨髓炎，发病早期使用大剂量有效的抗生素多可被控制，但已有骨膜下或髓腔内积脓者，应立即行切开引流或开窗减压术。

2. 慢性血源性化脓性骨髓炎已有死骨形成者，应行死骨摘除术。但在骨包壳形成尚未牢固、死骨尚未完全分离之前，不宜施行此项手术，以免发生病理性骨折，造成骨缺损或不连，为日后治疗带来困难。

3. 慢性骨髓炎经久不愈，瘘管反复穿破以及 X 线摄片显示有无效腔存在者，可行病灶清除术。

4. 对开放性骨折所造成的慢性骨髓炎，可在急性期被控制后，施行病灶清除，促进伤口愈合。如发生骨不连，可择期行骨移植术。

一、急性化脓性骨髓炎开窗引流术

急性化脓性骨髓炎经局部穿刺（须用 18 号以上粗针头）骨膜下已有积脓者，应即行开窗引流术；或虽无骨膜下脓肿，经非手术疗法，全身中毒症状无明显好转或有加重趋势时，亦应及早开窗引流，以解除骨髓腔内压力，减少骨组织的破坏及减轻全身中毒症状。

【手术步骤】

对适于应用止血带的部位一定要用止血带，这样可以创造一个清晰的手术视野。由于肢体内有感染病灶存在，应用止血带之前，先将患肢抬高数分钟，待静脉血充分回流后再对止血带进行充气。

以股骨上端急性化脓性骨髓炎为例。

仰卧位，适当垫高患侧臀部，使倾斜约 30°。自股骨大粗隆下缘，沿股骨外侧向下做长 6~7cm 的纵切口。切开皮下组织和阔筋膜，并向两侧牵开。沿肌纤维分开股外侧肌，即可见充血、水肿和增厚的骨膜。如有骨膜下脓肿，则骨膜可呈局部隆起。将骨膜做一十字形切口，长 3~4cm，宽约 2cm（图 82-2A），吸净脓液。如无骨膜下脓肿，可适当剥离骨膜瓣，显露部分骨面（图 82-2B），用粗钻头钻数个深达骨髓腔的骨孔（图 82-2C）。钻孔后，若无脓液流出，则已达减压目的，手术便可结束。如骨髓腔内有积脓，吸除脓液后，用小型骨刀，经骨孔沿股骨纵轴方向，切凿一骨窗，长

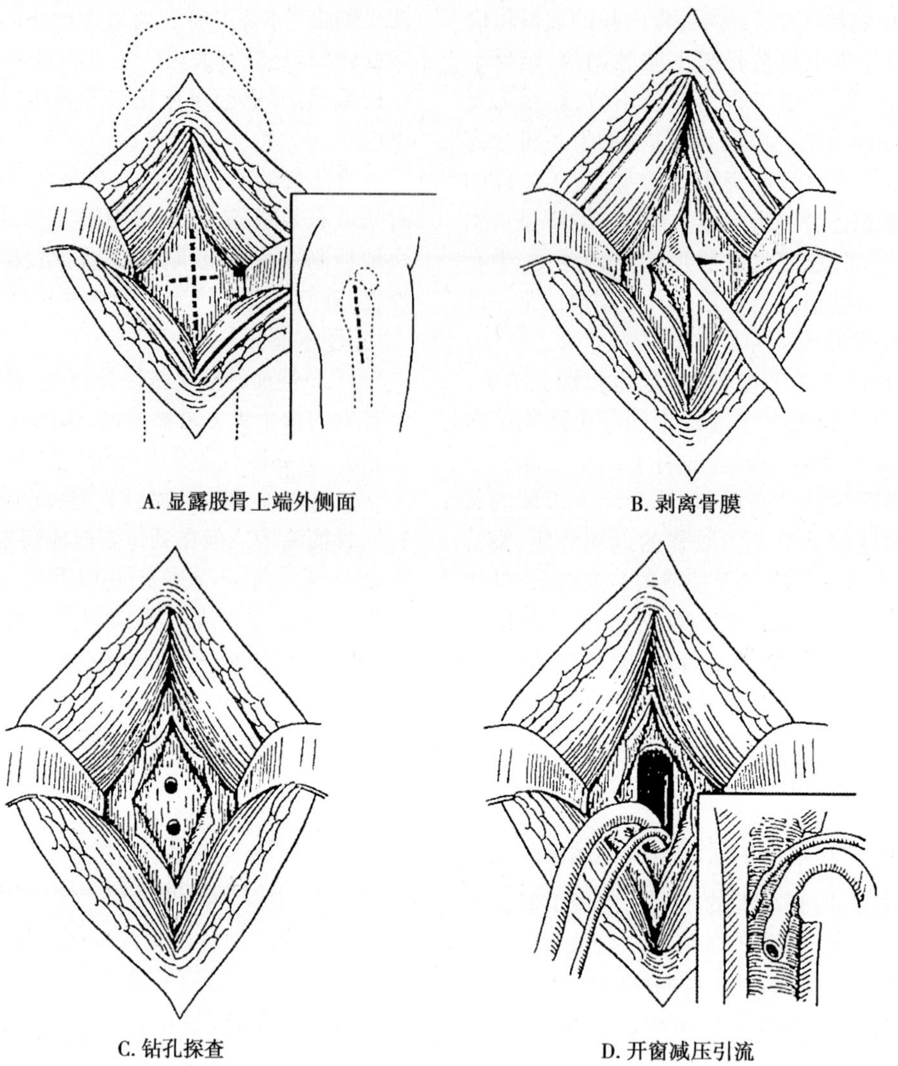

A. 显露股骨上端外侧面

B. 剥离骨膜

C. 钻孔探查

D. 开窗减压引流

图 82-2 急性化脓性骨髓炎开窗引流术

约 2cm，宽约 1cm，以充分减压。将骨髓腔内的黏稠脓块吸净，用无菌等渗氯化钠溶液或 0.1% 新霉素液冲洗，但不可搔刮髓腔，以免感染扩散。

于骨窗内放置一软乳胶管引流。此外，另置一细导尿管或软塑料管，以便在需要时注入抗菌药物（图 82-2D）。缝合切口，将引流管固定于切口皮肤上，以防脱出。管口用无菌纱布包好，防止污染。

【术后处理】

继续加强抗感染治疗和全身支持疗法。适当抬高患肢，保持引流通畅。每日定时更换敷料，注意勿使管口污染。4~5 天后，若全身中毒症状已好转，局部炎症已基本消退时，即可考虑拔除引流管。引流管一般不宜放置过久，以免发生混合感染。

【注意事项】

选择引流切口的一般原则是：有脓肿者，应选在脓肿最低的位置；无脓肿者，应选在干骺端压痛最显著处，并注意避开重要的血管和神经。对急性化脓性骨髓炎，单纯骨膜下（或皮下）脓肿切开引流不能达到骨髓腔内减压引流目的，须行开窗减压术才能奏效。

二、慢性骨髓炎手术疗法

慢性骨髓炎经久不愈的原因，多系有死骨或异物存留、残余的病灶及窦道形成。慢性骨髓炎的手术目的是消灭感染灶，为此要切除感染的瘢痕组织及骨组织、去除死骨。病灶清除不彻底常常导致骨髓炎复发，而这些病变经手术处理后，往往又遗有残腔，使伤口不能愈合。因此，慢性骨髓炎的手术治疗，不但应除去上述原因，而且应设法消灭手术后的残腔。消灭残腔有多种方法，较常用的是碟形手术、肌（皮）瓣填塞、松质骨填塞、游离大网膜移植填充等，可根据病灶的部位和范围选择。一般说来，病骨较表浅（例如胫骨）、死骨或病灶较广泛、皮肤瘢痕较多者，可选用碟形手术或用腓肠肌皮瓣转移术；病骨部位较深（例如股骨）、周围肌肉较丰富、病灶范围不太大、皮肤条件较好者，可选用肌瓣填塞；对于局限性脓腔，经彻底清除后，残腔小者可缝合切口，如无效腔较大，可酌情选用松质骨、肌瓣或游离大网膜填充。慢性骨髓炎的手术治疗中，应积极征求感染方面的专家及整形或纤维外科专家的意见，争取取得他们的配合或帮助。

【术前准备】

1. 手术时机　慢性血源性骨髓炎的手术，应在死骨已形成并完全游离，新生骨足以承担肢体负重功能时施行。创伤性骨髓炎，因其死骨多在两骨折端之间，最好在骨折有初步连接后进行死骨的摘除，但如果死骨妨碍骨折愈合时，仍应及早清除。遗有窦道者，应在急性炎症消退后 3~4 周再行手术。

2. 术前 3~5 天开始应用抗菌药物。对有窦道的患者，有条件时，应作细菌培养和药物敏感试验，以便选择有效的抗菌药物。对创伤性骨髓炎，术前按常规注射破伤风抗毒血清。

【手术方法和步骤】

1. 死骨摘除肌瓣填塞术（图 82-3）　以股骨下端慢性血源性骨髓炎为例。

死骨摘除及病灶刮除常需消耗较长的时间才能将病灶清除彻底，有时出血相当多，术前应做出充分的估计。最好在术前 24 小时经窦道注入亚甲蓝，以便术中易于发现病灶。在可能的情况下最好使用止血带，保持手术视野清晰，减少出血。

先以探针探查窦道的走向和深度。围绕窦道做一梭形切口，近端适当向上延长。沿切口线切除窦道及瘢痕组织（图 82-3A）。如软组织条件较好，应在正常组织与瘢痕组织之间分离，将窦道彻底切除，即可显露骨瘘孔及部分死骨。适当分离粘连，充分显露病变区，先摘除死骨。

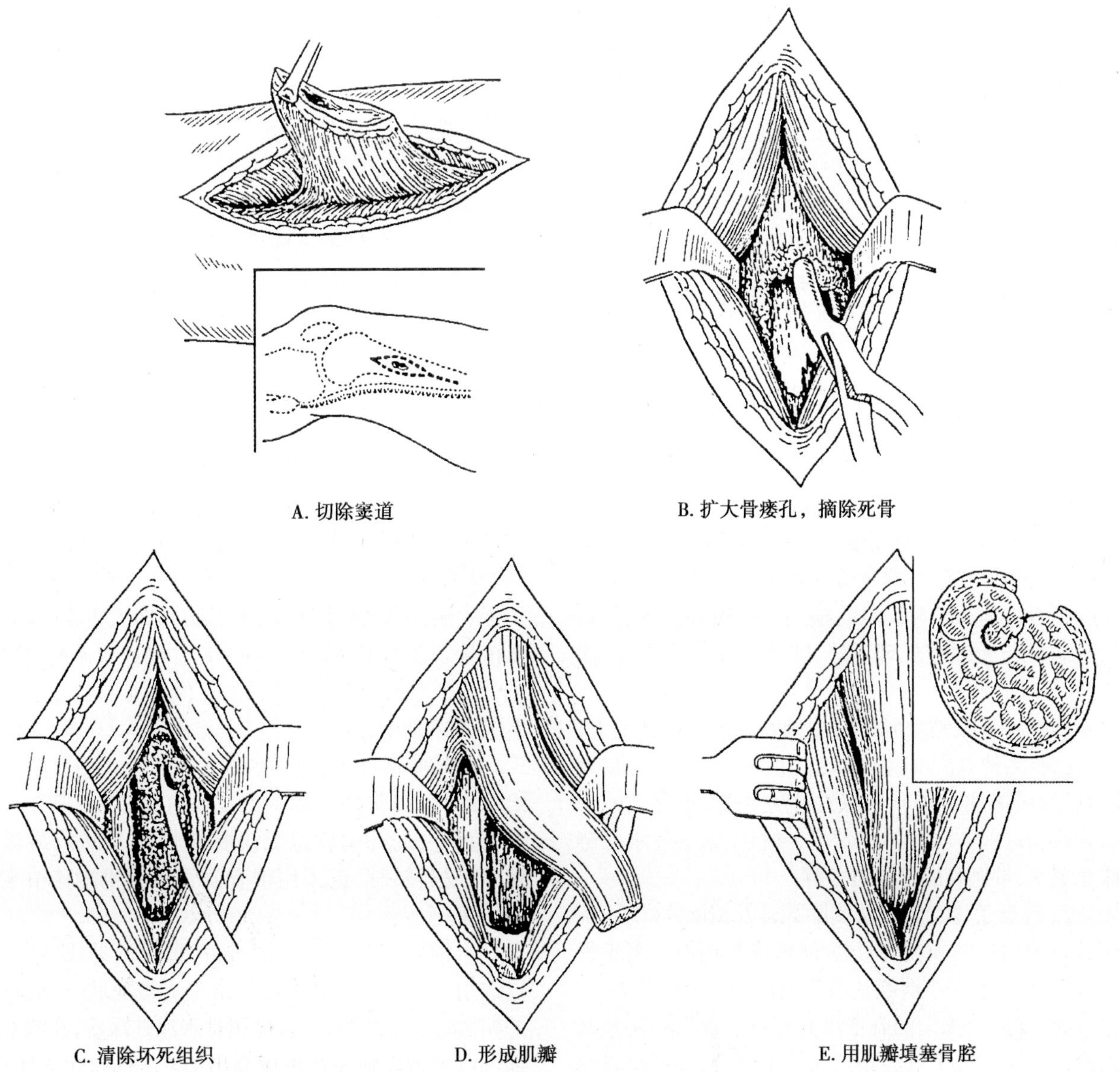

A. 切除窦道　B. 扩大骨瘘孔，摘除死骨　C. 清除坏死组织　D. 形成肌瓣　E. 用肌瓣填塞骨腔

图 82-3　慢性骨髓炎死骨摘除肌瓣填塞术

若死骨块较大或骨瘘孔较小，死骨摘除有困难时，可以扩大骨瘘孔。先纵向切开已经纤维化变硬的骨膜，向两侧剥离1.5~2.5cm，用钻头在骨瘘孔周围需要开窗的部位钻孔，用骨刀将钻孔连通开窗后将死骨摘除，也可以先用咬骨钳扩大骨瘘孔，再将死骨摘除(图82-3B)。用刮匙清除骨腔内的炎性肉芽组织和坏死组织，使病灶与髓腔相通，以便血管长入(图82-3C)。如果病灶周围的骨质有硬化，刮匙刮除有困难时可以用磨钻将其去除，直至周围有新鲜的创面为止，去除一切活力不佳的组织，以大量无菌盐水冲洗骨腔。再次检查有无残余坏死组织，并将其彻底清除。然后咬除多余的骨痂，将骨腔(死腔)敞开，再以无菌盐水冲洗，清除组织碎片和骨屑。以温热盐水纱布压迫骨腔止血后，于骨腔内注入青霉素100万单位、链霉素0.5g，或根据细菌培养和药物敏感度注入有效抗生素。

彻底清除病灶后，手术人员更换手套，重新消毒皮肤，铺无菌单，用另一套无菌器械继续进行手术。将骨腔边缘修平，使口、底等大。然后于残腔的一侧，纵行游离一段肌肉，将其远端切断，使形成一顺行带蒂肌瓣(82-3D)。肌瓣的长度不要超过其横径的两倍，蒂部要比游离端宽些，大小以能填满残腔为宜。分离肌瓣时，应顺肌纤维方向，使肌瓣保持良好的血液供应。将肌瓣填塞于骨残腔内，注意勿使其扭转，以免妨碍血液循环(图82-3E)。肌瓣与骨腔边缘的软组织应疏松缝合数针，以防脱出。分层缝合切口，如有皮肤缺损，可行减张缝合或局部皮瓣转移。供皮区创面可行游离皮片移植。术后用石膏夹板固定制动。术前、术中和术后需要使用有效的抗生素。

窦道的切除应注意从实际出发，如果窦道外口距原发骨病灶很远，或其附近有重要血管、神经通过时，则不应勉强切除，以免发生意外。慢性骨髓炎手术治疗成败的关键在于对原发骨病灶的处理是否彻底，无效腔是否被消灭。骨病灶与遗留的无效腔解决后，如果对病灶与无效腔处理不好，即使切除窦道，也不能达到治愈的目的。

摘除死骨及刮除病灶后的死腔一定要想法消灭，目前已有多种方法可以达到这一目的。除带蒂肌皮瓣转移术，游离肌皮瓣转移术这些方法外，还有其他一些方法。这些方法包括植骨术、含抗生素的骨水泥链珠充填术、带血管的骨移植术等。

2. 碟形手术　依上法摘除死骨及清除病灶后，刮除骨残腔内层的硬化骨(层)，使形成骨创面。用咬骨钳或骨凿切除骨腔周缘的骨质，使形成残腔底小、骨窗口大，或底口等大的骨槽以利引流。然后松松地塞以碘仿纱条或凡士林纱条。切口不缝合，用厚敷料包扎，每2~3天换药1次，使肉芽组织由残腔的骨创面慢慢生长。亦可于术后即用石膏封闭，2~4周拆除石膏，更换敷料，再包石膏，如此反复直至切口愈合止。石膏封闭疗法气味较大，不如前法便于交换敷料，保持清洁。若创面较大，可待肉芽组织长平时，行游离皮片移植或皮瓣转移术，以尽快消灭创面。

慢性骨髓炎经病灶清除后缝合切口者，应放置乳胶管引流，并另置一软塑料管作持续灌洗或滴注抗生素。1周左右，引流液澄清时拔除。

3. 开放植骨术　开放植骨术是基于以下原理：①肉芽组织的抗感染能力较强；②采用自体的松质骨移植，术后移植骨很快生长毛细血管，有一定的抗感染能力；③骨移植前周围的感染病灶清除较彻底；④骨移植后伤口引流较充分；⑤术后要采用一定的方式对肢体进行固定；⑥术后应用抗生素的时间较长。

手术分三步进行：①彻底切除感染的病灶，并根据骨缺损的情况可以采用外固定架、或髓内针对肢体进行固定；②自体松质骨移植；③皮肤覆盖创面。

具体方法如下：

在可能的情况下尽量使用止血带，以减少出血。彻底切除窦道，摘除死骨，去除周围活性较差的组织，将病灶修成碟形。当健康的组织与感染组织的边界无法确定时，可以在第一次手术后5~7天进行第二次手术，二次手术间隙期间伤口可以用含抗生素的敷料充填，必要时配合使用外固定或内固定。手术4~5天后，每天更换敷料，切除感染的组织，直到伤面长出新鲜的肉芽组织，无明显的感染征象为止。

取自体髂骨，将其修成3~6cm长，3mm厚，4mm宽的长方形骨条，将这些骨条叠瓦状摆放，放在骨缺的中央充填死腔。如骨干发生骨不连，可以在病灶彻底清除后将骨干的病灶端骨质修成鱼鳞状，将植骨条与骨干对端摆放，伤口用含抗生素的敷料充填。术后3~5天后更换敷料。在更换敷料时如果有部分植骨条发生脱落，可以将其放回原处。以后每天更换敷料，直至植骨条较为牢固地愈合在一起。局部有条件时可以进行肌瓣转移，以增加局部的血供。局部的皮肤和皮下组织要敞开引流。

在某些情况下，当移植的松质骨长出新鲜的肉芽组织后，可以将伤口周围的皮肤直接缝合，但在大多数情况下，局部的软组织缺损较多，常需进行皮瓣转移，肌皮瓣转移，或采用带有血管蒂的肌瓣移植来覆盖伤面。

当彻底清除病灶有困难，移植骨不易成活时，可以选用含抗生素的骨水泥链珠来充填死腔，而后进行二期植骨。它的原理是，应用骨水泥链珠后，在病灶局部可以维持较血浆内浓度高出200倍的抗生素浓度。这样能在病灶局部有效地杀灭细菌，减轻抗生素的全身毒性。应用含抗生素的骨水泥链珠后，一定要对伤口进行一期缝合，以增加局部抗生素的浓度。当一期缝合有困难时，可以用不透水的敷料覆盖伤口。不要对伤口进行引流，以利于抗生素发挥作用。含抗生素的骨水泥链珠可以根据需要在体内永久放置，长期放置或短期放置。一般来说短期放置不超过 10 天，长期放置不超过 80 天。

【术后处理】

术后继续抗感染治疗，未采用石膏封闭疗法者，患肢可酌情用石膏夹板固定 3~4 周，注意观察切口变化。骨腔用碘仿纱条填塞者，于术后 1 周更换敷料，以后每日换药 1 次；肌瓣填塞者，一旦发生感染，应按感染程度适当拆除缝线引流，并根据肌瓣有无坏死等情况，采取相应的措施。

第二节　急性化脓性关节炎切开引流术

细菌可以通过血液途径，或由于手术或外伤，或由于化脓性骨髓炎或蜂窝织炎的直接蔓延而进入关节腔，导致关节的化脓性感染。尽管现代的医学较发达，但延误诊断及治疗会导致严重的后果。化脓性关节炎可以发生于任何年龄段，但发生在儿童时会产生严重的后遗症。在儿童发生化脓性关节炎时，骨骺会被直接破坏，也可因关节内有大量的脓性渗出物导致关节内压力增大，骨骺的血供受阻而发生坏死。在婴幼儿由于骺板内有血管连通于干骺端与骨骺，因此干骺端的骨髓炎可以直接导致化脓性关节炎。在新生儿，感染的细菌以链球菌感染多见，而在成人，最常见的致病菌是淋病双球菌、金黄色葡萄球菌等。

尽管化脓性的关节感染存在多种途径，但临床上最常见的是通过血液传播途径发生的，这是由于存在于滑膜层的血管缺乏基膜，细菌易于通过滑膜的血管侵入关节腔内。早期病变仅限于滑膜，进而侵犯及破坏关节软骨，以及周围骨与软组织，甚至穿破皮肤形成瘘管。发病早期，关节内积液尚处于浆液性时，可在加强全身抗感染措施的同时，采用关节穿刺抽液，并对穿刺液进行细胞计数，细菌染色镜检，细菌培养，结晶体检查等多项检查。同时测定患者的血沉或 C 反应蛋白有助于确诊。通常认为关节穿刺液的白细胞计数大于 50 000/mm^3 时即可认为是关节感染。但也有人证明，关节感染的患者关节穿刺液的细胞计数一般不大于 28 000/mm^3，但白细胞分类中多形核白细胞的比例往往大于 90%。一旦怀疑关节发生了化脓性感染，就应及早注入抗生素治疗。较为表浅的关节如肘关节、踝关节等可以进行反复穿刺，抽出关节液，多次向关节内注入抗生素，并密切观察患者的症状是否减轻。如果治疗 24~48 小时后症状不能得到有效的控制，就应进行手术治疗。如果受累的关节距体表较深，如肩关节、髋关节等，可以早期行关节切开引流术。有条件时，对于发生在膝关节、髋关节、踝关节、肩关节、肘关节的化脓性感染，可以利用关节镜进行治疗。

在确定感染细菌的种类及敏感的抗生素之前，可以根据医生的经验选用针对最可能的细菌应用抗生素。一般来说，抗生素使用的时间应持续应用 4~6 周。

切口应选择在关节囊最接近于皮肤表面，并有利于引流的位置，尽量避开重要的血管和神经。

【手术步骤】

1. 髋关节切开引流术（图 82-4）　侧俯卧位，患侧向上，使病侧髋关节稍屈。自股骨大粗隆向髂后上棘方向做 8~10cm 的斜形切口。切开皮下组织和深筋膜，

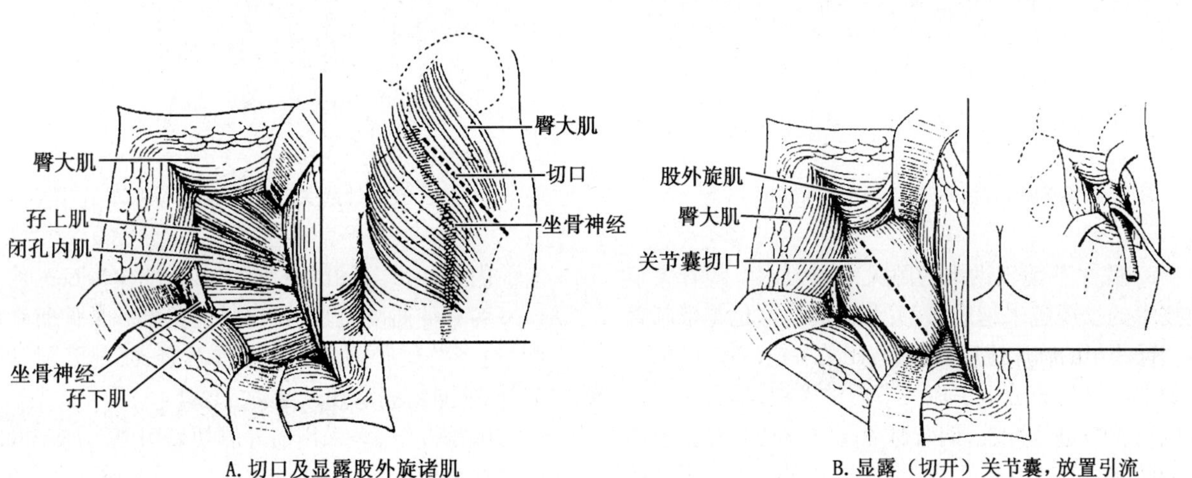

A. 切口及显露股外旋诸肌　　B. 显露（切开）关节囊，放置引流

图 82-4　髋关节切开引流术

沿臀大肌纤维进行钝性分离。在臀大肌深面有一层疏松的脂肪组织，分开后，显露股外旋诸肌，在切口内侧的脂肪组织中，有坐骨神经(图 82-4A)，注意勿使损伤。

沿孖下肌与闭孔内肌之间钝性分离，并向上、下牵开二肌，即达关节囊后壁。用粗针头穿刺抽出脓液后，将关节囊沿股骨颈方向纵行切开(图 82-4B)。吸除脓液，以大量的等渗氯化钠溶液冲洗关节腔。冲洗时，注射器可接以导尿管，插入关节腔隙内，洗净关节腔隙深部的脓液。

检查关节病变情况，如果关节无明显破坏，经彻底清除脓液后，可用肠线或细丝线缝合关节囊，于关节内置一乳胶引流管和一软塑料管，以备术后持续灌洗和滴注抗生素，分层缝合切口。若关节软骨已有破坏，经清除脓液和破碎的软骨组织后，应行关节开放引流，或将关节囊翻转缝于臀筋膜上，以保持引流通畅。

2. 膝关节切开引流术(图 82-5) 沿髌骨内缘(或外缘)约 1cm 处切开股四头肌腱扩张部和关节囊，吸除脓液，清除关节内的所有小的局限性的脓腔及粘连带。用大量等渗氯化钠溶液冲洗关节腔，并注意清除关节后方和髌上囊的脓液。牵开髌骨，检查关节病变，根据病变程度，清除破碎的软骨组织后，放置引流，敞开关节囊的滑膜层，用可吸收线疏松缝合关节囊皮肤。术后可以采用俯卧位利于脓液引流。如伤口缝合较为牢固时，患者可以行被动的膝关节屈曲功能锻炼。

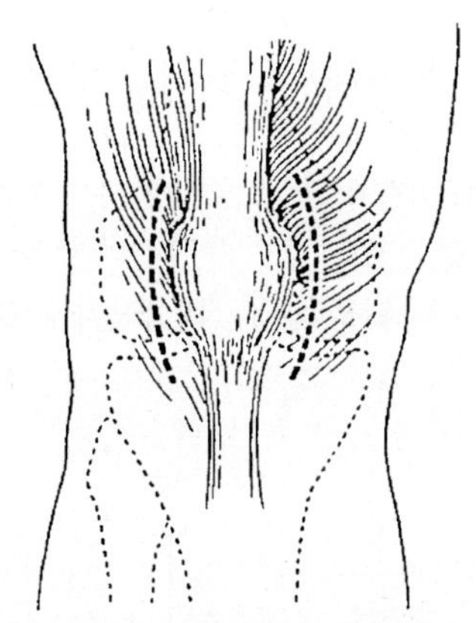

图 82-5 膝关节切开引流术切口

3. 膝关节镜辅助下的膝关节引流术 随着关节镜技术的发展越来越成熟，关节镜的应用也越来越普遍。近些年的临床应用表明，应用关节镜治疗，既能充分地清除又能充分地引流关节内的脓液，如需要时还可以对关节进行冲洗，同时避免了关节切开对关节结构的破坏。关节镜下可以清除关节内的小的局限性脓腔及粘连带。如果滑膜破坏严重，可以行部分滑膜切除术。术后可以进行早期功能锻炼，促进关节功能的康复。膝关节的化脓性感染，目前尽量避免使用关节囊切开引流术，而应使用关节镜治疗。

方法：手术可以根据需要采用局部麻醉、腰麻或全身麻醉。关节周围皮肤按常规消毒铺单。于膝关节的外上角置入冲洗管，通过膝关节前外侧的标准入口放入关节镜，用大量的生理盐水或林格液冲洗关节，直至流出的液体变为清亮，应用关节镜清除关节内坏死组织，关节内的所有小的局限性的脓腔及粘连带。同时检查关节内软骨的破坏情况，如发现关节软骨破碎可以将其清除。如有必要，可以利用膝关节的其他入口清除关节内的病灶。病灶清除彻底后，再用大量的生理盐水或林格液冲洗膝关节。术毕通过关节镜的外套管放入引流管，并将膝关节固定于功能位。

麻醉恢复后，可以进行直腿抬高训练和股四头肌的收缩功能训练。术后 24 小时可以主动活动。引流管可以在术后 24~48 小时拔除。关节固定一般在术后 1 周去除。

4. 踝关节切开引流术 有前外侧和前内侧两种切口。前外侧切口，起自踝关节上 3~4cm，沿外踝内缘垂直向下延长，止于踝关节下 2~3cm(图 82-6)。切开皮下组织和深筋膜后，即显露伸肌支持带，将其纵向切开。向内侧牵开趾长伸肌腱，显露并纵向切开关节囊，进行冲洗。

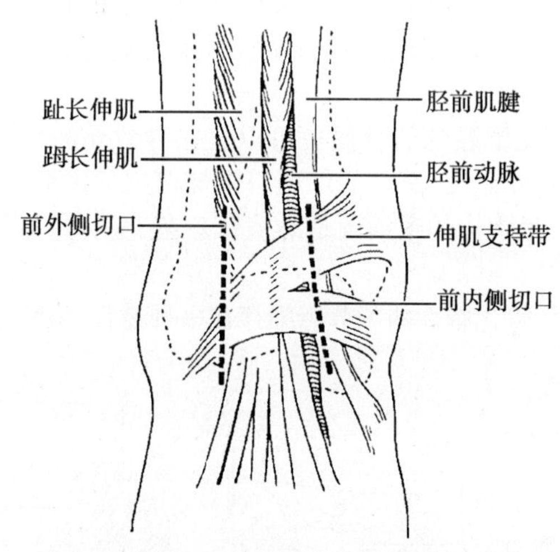

图 82-6 踝关节切开引流术切口

前内侧切口，系沿胫前肌腱内缘做长 5~6cm 的纵切口。切开伸肌支持带后，将胫前肌腱和长伸肌牵向内侧，适当游离胫前动脉和腓深神经，结扎胫前动脉关节分支，向内侧牵开，显露关节囊。

一般情况下，多采用前外侧切口引流。如需同时行前内侧切口引流时，脓液清除后，应关闭此切口，只留前外侧切口引流，以免影响胫前动脉和腓深神经。

5. 肩关节切开引流术(图 82-7)　有前侧和后侧两种切口。前切口起自肩峰下,沿肱骨头前方正中纵形切开,长约 5cm(图 82-7A)。切开深筋膜,沿三角肌纤维分开达关节囊前面。于结节间沟游离出并牵开肱二头肌长头肌腱。旋转肩关节,辨认关节间隙后,切开关节囊。单做前切口,关节冲洗一般不够充分,故应同时作后切口。

后切口起自肩峰后下缘,沿三角肌纤维向下延长约 5cm(图 82-7A)。钝性分开三角肌,显露肱外旋诸肌,在肱骨大结节后面将冈下肌与小圆肌分开,即达关节囊。腋神经及旋肱后动脉于小圆肌下缘穿出,进入三角肌(图 82-7B)。注意保护神经和血管,不要损伤。

为了便于确定后切口位置,在前切口切开关节囊后,可用大号血管钳,由关节腔内伸向后面,在软组织隆起处作切口。清除脓液后,可关闭前切口,保留后侧切口作引流。

6. 肘关节切开引流术　于尺骨鹰嘴外侧做 5~6cm 长的纵切口(图 82-8)。切开皮下组织和深筋膜后,沿鹰嘴外缘切开肱三头肌腱扩张部,分开肘后肌,即达关节囊,将其切开。必要时,可于尺骨鹰嘴内侧做对切口。

做鹰嘴内侧切口时,切开皮下组织后,沿肱骨内髁沟仔细地剖开深筋膜,将尺神经游离出来,向外侧牵开妥加保护。沿鹰嘴内缘切开关节囊。经吸除脓液,彻底清洗后,应关闭内侧切口,只用外侧切口引流,以免影响尺神经。

7. 腕关节切开引流术　有桡侧和尺侧两种切口。桡侧切口,以腕关节为中点纵向切开皮肤,长 3~4cm(图 82-9)。于拇长伸肌腱和指总伸肌腱之间切开伸肌支持带,将拇长伸肌腱向桡侧牵开,显露关节囊,进行切开引流。

尺侧切口由尺侧腕伸肌腱之间进行,切开伸肌支持带后,将小指固有伸肌腱向桡侧牵开,即显露关节囊,进行切开引流。

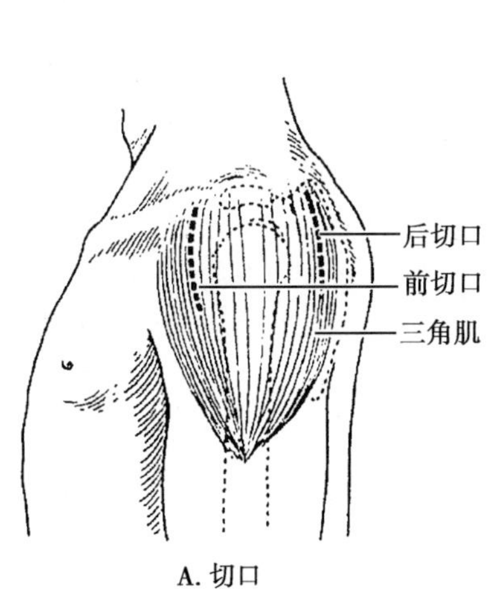

A. 切口

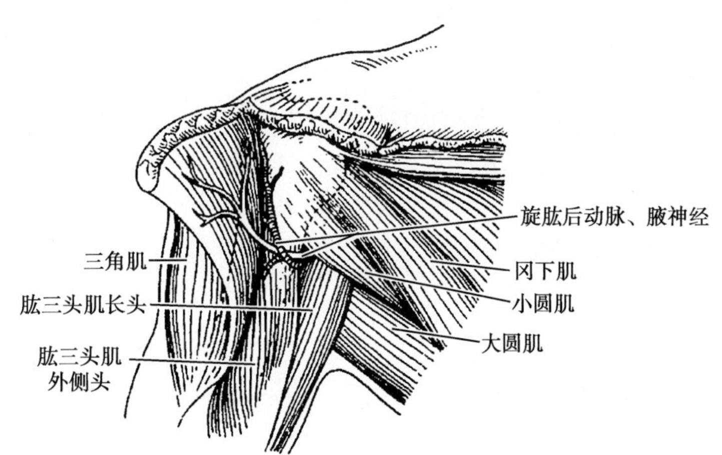

B. 肩关节后部解剖（腋神经与三角肌的关系）

图 82-7　肩关节切开引流术

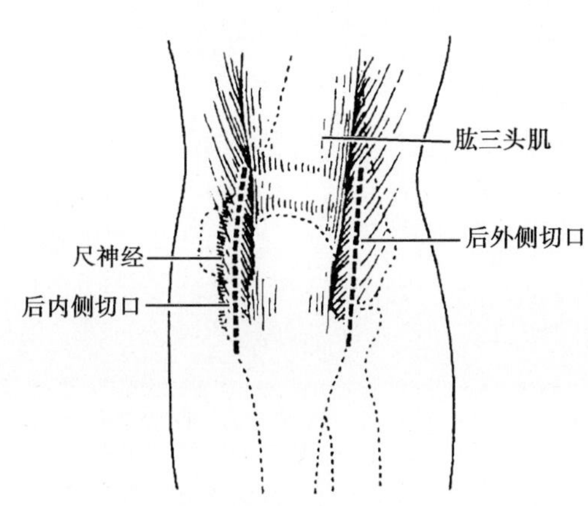

图 82-8　肘关节切开引流术切口

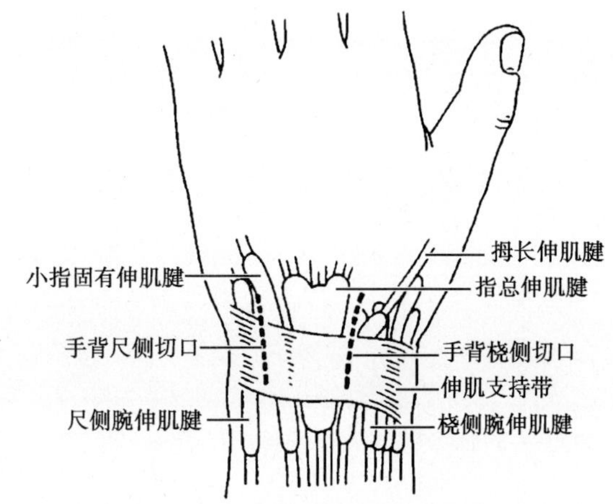

图 82-9　腕关节切开引流术切口

(张峡　梅芳瑞)

8

参考文献

1. Glatt AE. Osteomyelitis. N Engl J Med, 1997, 6: 428-429.
2. 王文，蔡锦方. 抗生素在骨髓炎治疗中的局部应用. 中国矫形外科杂志，2007，17：1328-1330.
3. Berendt T, Byren I.Bone and joint infection .Clin Mde, 2004, 6: 510-518.
4. 王健，王明才. 急性血源性骨髓炎临床治疗体会. 中国矫形外科杂志，2005，7：502.

第八十三章

骨关节结核病灶清除术

第一节　髋关节结核病灶清除术

髋关节病灶清除术用于髋关节结核的治疗。单纯性滑膜结核做滑膜切除；13周岁以下儿童的全关节结核，可单纯行病灶清除术，以保留部分关节活动功能；成人全关节结核，在彻底清除病灶后，可酌情行髋关节融合术；伴有病理性脱位、内收及严重屈曲畸形者，可同时或二期施行股骨转子下截骨矫形术。

【手术途径】

一般多选择髋关节髂股前外侧(Smith-Petersen)切口。如为全关节结核伴病理性脱位，考虑需同时行转子下截骨术者，可采用髋关节外侧切口。如拟进行关节置换可采用后外侧入路。

【手术步骤】

髂股前外侧切口显露关节后，用无菌纱布垫保护切口，以防污染。切开关节囊。清除脓液和干酪样物质(图83-1A)，并切除结核性肉芽组织。剪断圆韧带。若关节内无明显粘连，可轻轻地将髋关节屈曲、内收和外旋，脱出股骨头。但在全关节结核，髋臼内、外多有不同程度的粘连，股骨头脱出常较困难。为此，应首先分离粘连，使股骨头解脱，然后按上法将股骨头脱出。切不可施用暴力，以防发生股骨颈或股骨上段骨折。若粘连严重，无法解脱时，可用髋臼骨刀将粘连带和部分股骨头截断，使髋关节脱位。

股骨头脱出后，用刮匙或剥离器清除股骨头及髋臼内的破碎软骨、病骨和结核性肉芽组织(图83-1B)。切除圆韧带。病变组织务求清除彻底，特别应着重清除髋臼上部的关节软骨。

若为单纯滑膜结核，股骨头脱出后，彻底切除病变滑膜即可，关节软骨应妥为保护。注意检查股骨头、颈部和髋臼内外有无骨病灶，并予彻底刮除。

成年人全关节结核清除病灶后，用阴阳锉，将股骨头和髋臼上残存的软骨切除，以便施行关节融合术。当头臼大小达到相称后，将股骨头复位。助手维持髋关节于功能位，在股骨大转子、颈、头和髋臼上缘，用骨刀开一宽约1.5cm、深2~2.5cm的骨槽，长度视股骨头破坏程度或上移程度而定。于髂嵴前部取一

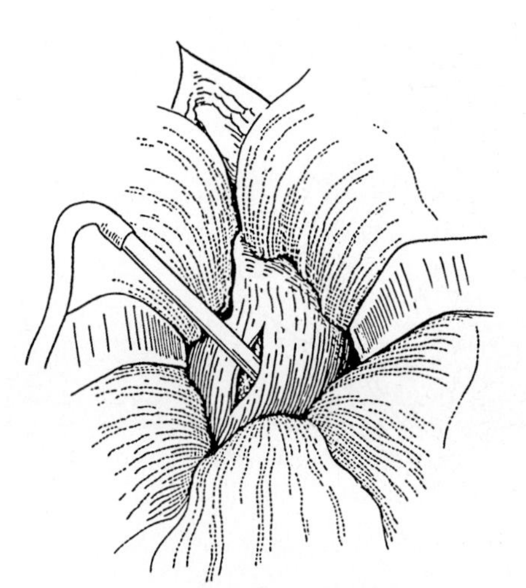

A. 切开关节囊，吸除脓液

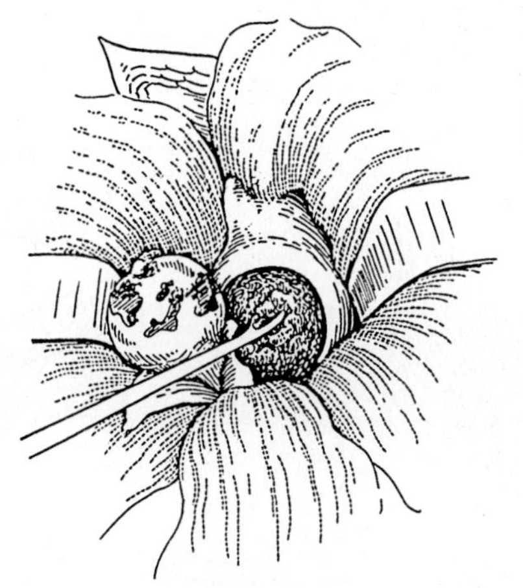

B. 清除病变组织

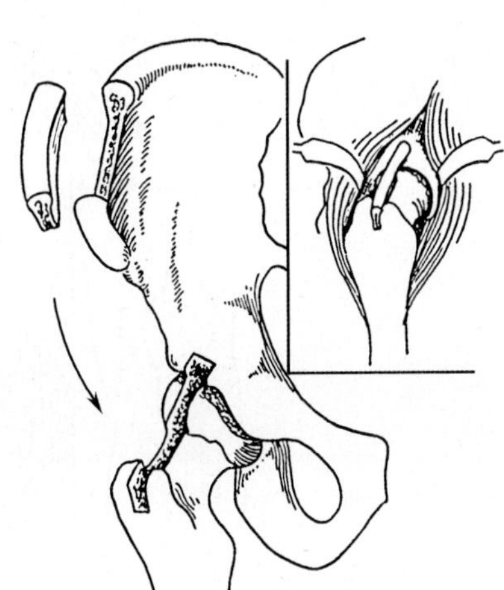

C. 嵌入植骨和碎骨填充骨

图83-1　髋关节结核病灶清除术

8

相应骨块，嵌于骨槽内。如头臼不称，接触不甚紧密时，可另取髂骨片，剪成碎块，填于其间（图 83-1C）。

如合并有髋关节病理性脱位，在病灶清除后，尽可能将股骨头纳入髋臼内。对复位后不稳定的病例，可用粗的不锈钢针暂时固定。钢针由大转子下缘穿入髋臼上缘，注意不要过深，以防误伤盆腔内血管及其他重要组织。将钢针尾部留在皮外，术后 3~4 周拔除。复位困难的病例，可酌情施行转子下截骨术。

术毕，以无菌盐水冲洗切口，清除组织碎片。关节腔内放置链霉素粉 1g。用细丝线缝合关节囊。依次缝合肌肉、皮下组织和皮肤。不放引流。

【术后处理】

双髋人字石膏固定髋关节于功能位约 3 个月。如系单纯滑膜切除，13 岁以下者，用石膏制动，13 周岁以上者，尚需行皮肤牵引。术后继续使用链霉素 2~3 周；口服其他抗结核药物半年。

第二节　膝关节结核病灶清除术

【手术步骤】

仰卧位，大腿中部扎气囊止血带。膝前内侧做弧形切口。切开深筋膜后，向两侧剥离至股骨内、外髁平面。然后于髌骨内缘切开关节囊，吸除脓液（图 83-2A）。

若为单纯滑膜结核，在脓液吸除后，将髌骨内缘关节囊切口向上下延长，向外侧翻开髌骨，充分显露关节腔。在关节囊的纤维层和滑膜层之间，仔细地彻底切除病变的滑膜组织（图 83-2B）。注意不要损伤关节囊纤维层和韧带，妥善保护关节软骨面。

若为全关节结核，由于需同时行关节融合术，膝关节的显露可沿髌骨上缘做弧形切开，切断股四头肌腱，再切开髌骨内外缘关节囊，将髌骨向远侧翻开（图 83-3）；也可切断髌韧带，将髌骨向上翻开，以充分显露膝关节内部。彻底清除关节内的干酪样物质和结核性肉芽组织。切除病变滑膜，冲洗关节腔。适当剥离股骨下端和胫骨上端周围的关节囊，以便做关节切除融合。髌骨破坏严重者，可紧贴髌骨表面从股四头肌腱和髌韧带上剥离髌骨，予以切除。若病变较局限，则只做局部病灶清除。然后屈曲膝关节，切除半月板和交叉韧带，清除膝关节后部的病变组织。在切除关节囊后部滑膜组织时，注意不要切破关节囊外层，以防损伤腘部血管。截除股骨下端和胫骨平台软骨面和病骨，行膝关节加压融合术。

病灶清除后，用无菌生理盐水冲洗关节腔，囊内放置链霉素粉 1g。用细丝线分层缝合关节囊及切口，用厚敷料加压包扎。

【术后处理】

术后继续注射链霉素 2~3 周，口服抗结核药物半年。单纯滑膜切除者，术后用石膏夹板或皮肤牵引制动 3~6 周；全关节切除者，同膝关节加压融合术。

第三节　脊椎结核病灶清除术

脊椎结核占骨结核的首位。可发生于颈、胸、胸腰和腰椎以及腰骶部，由于病灶部位不同，手术方法及入路亦异。药物治疗是治疗脊柱结核的基石，病灶清除术是外科治疗成功的关键，合理的手术入路是影

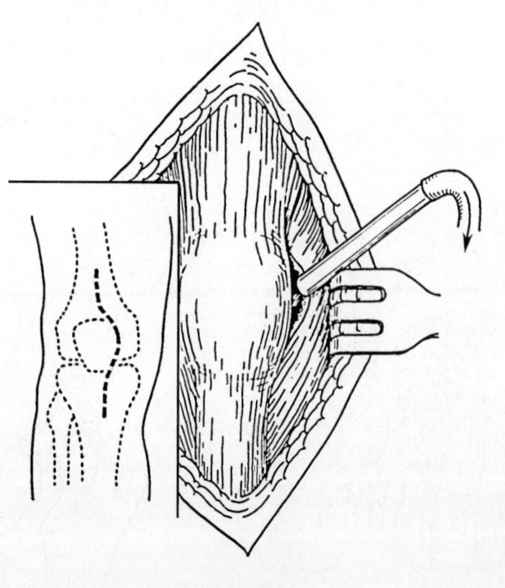

A. 切开关节囊，吸除脓液

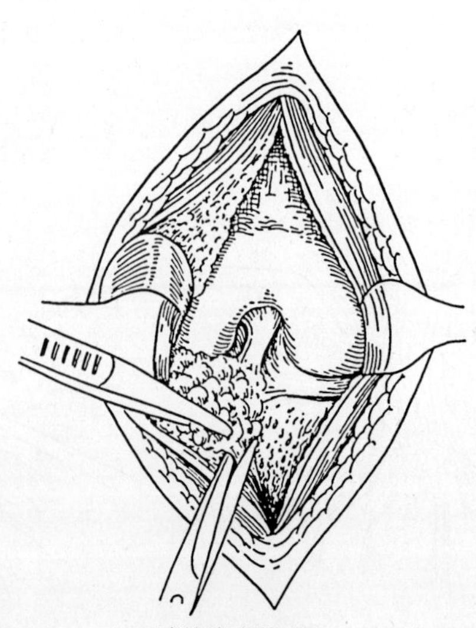

B. 清除病变滑膜

图 83-2　膝关节滑膜结核病灶清除术

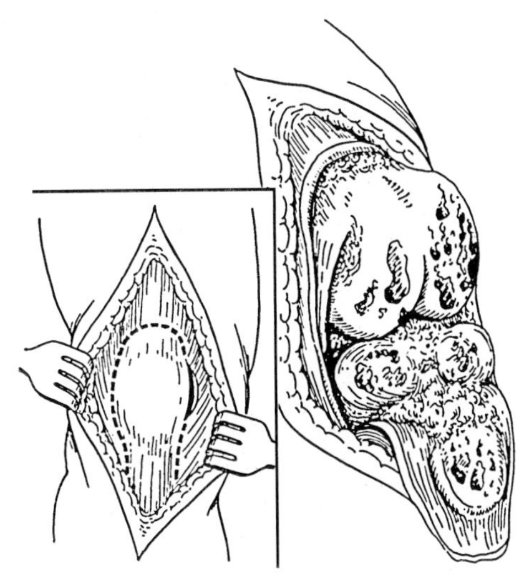

图 83-3 膝关节全关节结核显露法

响病灶清除效果的重要因素。病灶清除时对病灶中脓液、干酪样组织、肉芽组织、死骨、坏死间盘及窦道等应予彻底清除，但对于硬化壁、亚正常骨的处理尚存在不同的意见，彻底清除的界定缺乏统一标准。病灶清除的范围应结合病灶的部位、范围、程度、形态及抗结核治疗的效果来综合考虑，CT、MRI 影像资料可提供有价值的参考，不能为了追求病灶清除的“绝对”彻底而过多地破坏正常骨组织，特别是小儿脊柱结核患者，术中对骨骺及上下的生长骨板应尽量地保留或破坏均匀，以减少后期后突畸形或伴侧弯畸形的发生。应当正确理解彻底病灶清除的概念，依据个体化治疗原则，病灶清除的范围、方式还有待进一步规范化。

具体的病灶清除入路到底是采用前方入路还是后方入路，文献报道不一。多数学者主张前路病灶清除，通过前方入路实现病灶清除、前方植骨、内固定似乎也代表了目前脊柱结核手术治疗的主流。脊柱结核病灶发生部位绝大多数为椎体(占 99% 以上)。从清理病灶角度来看，经前路手术病灶清除避免了后路手术经未受结核杆菌破坏部位病灶清除的缺点，同时后路手术会不同程度破坏附件结构的完整性。但具体病灶清除入路应根据患者病灶部位、椎体破坏程度、椎管累及程度、脓肿的部位及大小而定，不宜一味强调某一种入路，宜个体化选择。术前根据横断面 CT 影像了解个体的重要血管位置，特别是腔静脉、椎动脉和主动脉的位置，椎体主要破坏位置，脓肿偏大一侧，选择经左侧、右侧或双侧入路。同时近年内固定技术在脊柱结核治疗中应用广泛，但传统手术切口入路选择以病灶清除为目的，尚未考虑清除病灶后安放内置物这一问题，故切口入路选择还需考虑手术安全、便于置入内固定这一因素。

一、颈椎结核病灶清除术

寰椎前弓及枢椎齿状突结核，合并椎前脓肿或环椎脱位者，应先行颅骨牵引。待复位后，采用经口腔病灶清除术。颈 2~7 椎体结核，一般采用前外侧入路行病灶清除和一期前融合术。颈椎结核常并发脊髓受压，出现脊髓功能障碍。单纯行椎板切除减压术多不能解除脊髓受压，可先行前路病灶清除及融合术，如截瘫不恢复，再行二期椎板减压术。

经前外侧病灶清除术：前外侧入路可在局部麻醉或颈丛麻醉下进行，手术安全，出血不多，术后反应较轻，且可同时行骨移植融合术。

【手术步骤】

多选右侧入路。仰卧位，肩胛部垫高，使头颈稍后伸，头偏向左侧。在右侧锁骨上 2cm 处做横切口(高位颈椎结核切口相应上移)，长 7~8cm，内侧过中线 2~3cm。也可沿胸锁乳突肌前缘做纵切口，长 7~8cm (图 83-4A)。切开皮肤和颈阔肌，结扎并剪断颈外静脉，在颈阔肌的深面向上下作锐性分离。

如病灶位于颈 5 以上，则从胸锁乳突肌前缘作钝性分离，并将其牵向外侧。该肌上 1/3 有副神经越过，注意勿损伤。小心分离颈鞘外缘及其后内侧的食管后间隙，一并将其牵向中线，即可显露颈长肌和椎前脓肿(图 83-4A)。上部颈椎结核选用颈鞘外侧进入可避免涉及面动脉，甲状腺上动、静脉，舌动、静脉和神经以及喉内外神经等分支。

如病灶位于颈 5 以下，在分离胸锁乳突肌前缘后，必要时可切断该肌胸骨头。再从颈鞘内缘分离，结扎并剪断甲状腺中静脉，将颈鞘牵向外侧，向中线牵开甲状腺、气管、食管及其间的喉返神经(勿寻找)。如病灶部位较低，必要时将结扎剪断甲状腺下动脉，即可显露颈长肌和椎前脓肿。注意不要将牵开颈鞘和气管的拉钩压得太紧，并每 15~20 分钟放松 1 次，以免影响脑血液供应和呼吸。

穿刺抽脓，于椎体前方纵向切开脓肿，清除干酪样物质、结核性肉芽组织、坏死的椎间盘、死骨和病骨(图 83-4B)。刮除椎间隙病变组织时，刮匙应由后向前，以防损伤颈脊髓。冲洗脓腔。于椎体前方开槽，槽宽不超过 1cm，深 1~1.5cm，长度视病变范围而定，上下应达正常椎体。切取相应大小的髂骨块紧嵌骨槽内。有时为了显露更佳，便于开槽，可纵向切开脓肿后壁并向两侧剥离，但应以颈长肌内缘为限，否则，有损伤椎动脉之虞。脓腔内放链霉素粉 0.5g。缝合脓肿前壁。乳胶片引流。分层缝合切口。包扎后，以石膏领固定(术前准备石膏领，将它剖为前后两半)。引流物于术后 48 小时取出。

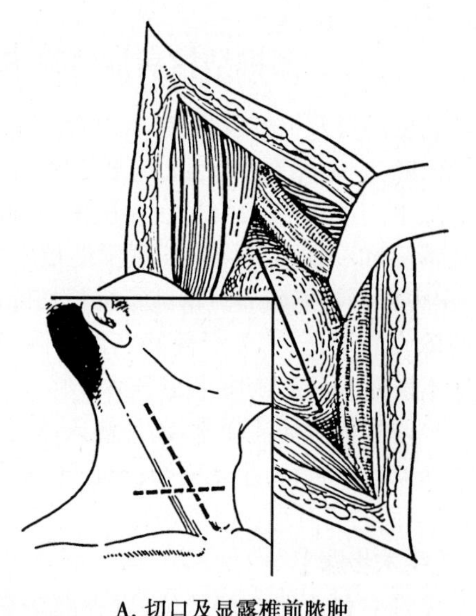

A. 切口及显露椎前脓肿

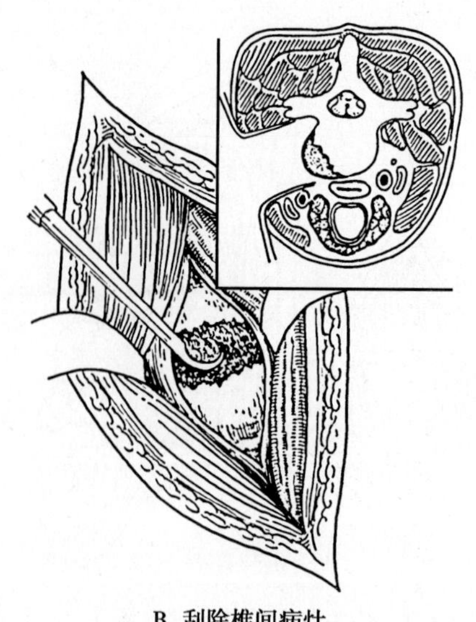

B. 刮除椎间病灶

图 83-4　颈椎结核经前外侧病灶清除术

二、胸椎结核病灶清除术

胸椎结核病灶清除术有后路和前路两种途径。后路常采用肋骨横突切除术，前路有经胸（腔）和胸廓内胸膜外途径。经胸入路有后侧开胸和前侧开胸两种。可视患者全身情况、病变范围和脓肿大小及有无脊髓受压等情况选用。

【手术步骤】

1. 经后路病灶清除术（肋骨角部及横突切除）（图 83-5）　此法适用于胸椎结核伴有较大椎旁脓肿，全身情况欠佳，且无明显脊髓功能障碍者。手术创伤较小，对患者影响较少。但对病灶的显露较差，只能引流脓液，刮除部分干酪样物质及结核性肉芽组织，故手术多不彻底。目前较少选用。

手术时，患者侧卧位。取背棘肌旁纵切口，以病椎为中心，向上下各包括 2~3 个棘突。切开深筋膜，连同皮肤牵向内侧。在胸椎上段手术时，由棘突旁切断斜方肌，将其向外侧牵开，显露背棘肌和背最长肌（图 83-5A）。沿背棘肌与背最长肌之间分离，并将二肌向两侧牵开，显露横突和肋骨角部（图 83-5B）。

切开由肋骨角至横突的肋骨骨膜，行骨膜下剥离。切断肋骨角与横突的连接纤维，剥离横突至其基底部（图 83-5C）。剥离肋骨深面时，勿撕破胸膜，外侧胸膜较薄，尤应注意。然后用肋骨剪在肋骨角处剪断肋骨，用咬骨钳截除横突，显露深部的肋骨颈。用有齿血管钳夹持肋骨旋转向上，剪断残余的韧带，取出肋骨（图 83-5D）。根据病变范围，用同法再切除 1~2 个肋骨角部和横突（共切除 2~3 个），以充分显露病变区。将肋骨残端的锐利部分修平，以免刺破胸膜（万一被刺破，立即用细丝线修补）。

经穿刺抽脓（图 83-5E）确定脓肿部位后，靠近椎体作一纵切口，切开肋床和肋间肌（图 83-5F、图 83-5G），结扎肋间血管和神经。用盐水纱布将切口周围组织妥为保护，以免脓液污染。然后切开脓肿壁，吸除脓液，并适当扩大脓腔显露范围。用胸椎病灶清除刮匙搔刮病灶，将干酪样物质、结核性肉芽组织、死骨和病骨尽量刮除干净（图 83-5H）。搔刮病灶时，动作要轻柔，并应由后向前或由后向上、下搔刮，避免由前向后，以免误伤脊髓。对椎体破坏严重者，尤应注意。

冲洗脓腔，于腔内放链霉素粉 1g。缝合脓肿壁和肋间肌，分层缝合切口，不放引流物。如情况允许，可通过同一皮肤切口同时做椎板融合术。

2. 经胸（腔）病灶清除术　经胸病灶清除术适用于胸 3~11 椎体结核。随着麻醉技术的发展，此手术已越来越多地被采用。其优点是：显露好，可在直视下行病灶清除。因此，能较彻底地清除病变组织；可发现和处理椎旁脓肿穿入肺的病灶；可同时行椎间骨移植融合术。缺点是：如麻醉掌握不当，对呼吸功能有一定影响。

经胸病灶清除术可经后侧或前侧开胸。后侧开胸切断肌肉多，出血多，但离病灶较近，便于处理，且可同时行前外侧减压术，手术应变性较好，多椎体结核或胸椎结核合并截瘫者，可首选此法；前侧开胸切断肌肉较少，可缩短手术时间，但病灶距切口较深远，处理不便，如胸椎结核椎旁脓肿较大，单纯行病灶清除（含植骨）者可选此法。开胸切口一般多取右侧，如椎体左侧破坏重或左侧脓肿大，则取左侧开胸。

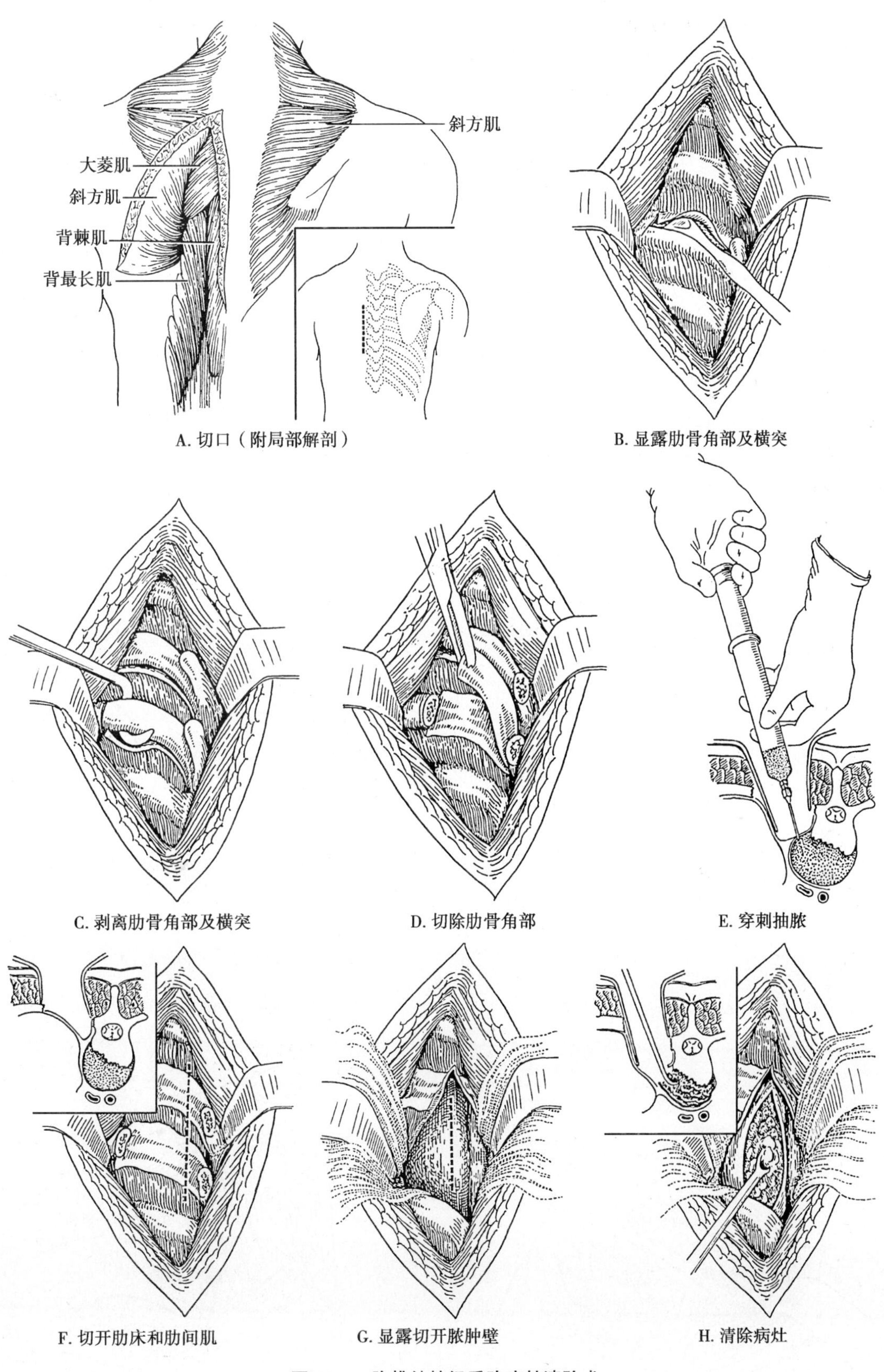

图 83-5 胸椎结核经后路病灶清除术

(1) 后侧开胸手术方法(图 83-6):侧卧位,切口在肩胛骨内侧缘和棘突之间,自肩胛冈平面起弧形向下向外,绕过肩胛骨下角约 2cm,止于胸侧壁腋中线。低位胸椎结核,可根据病灶部位,将切口适当下移(图 83-6A)。

切开深筋膜后,先找到肩胛三角区,其前下缘为背阔肌上缘,后上方为斜方肌与大菱形肌下缘,前上方为肩胛下角(图 83-6B)。切开该三角表面的筋膜,以左手示、中二指插入切口内,钝性分离肌肉深面与胸壁之间的疏松结缔组织。顺皮肤切口方向用电刀切断背阔肌、斜方肌和大菱形肌,并向两侧牵开,显露肋骨(图 83-6C)。

将右手伸入肩胛骨下间隙,从上至下摸数肋骨,所摸到的第 1 根肋骨实际是第 2 肋骨。据此将需要切除的肋骨准确定位并作标志。中段胸椎 5~8 结核,可选择切除病椎相应的肋骨;胸 5 以上,切除第 5 肋骨;胸 8 以下,切除第 8 肋骨;大都可得到满意的显露。顺肋骨长轴切开需要切除肋骨骨膜。行骨膜下剥离。后面在肋骨角,前面在腋中线水平切断肋骨并移除。沿肋床切开肋骨后骨膜及壁层胸膜。先切一小口,待肺萎陷后再剪开扩大。有时胸腔内粘连甚多,肺不萎陷,注意不要误伤肺。仔细分离粘连、一一结扎切断的粘连带,以免术后渗血。用纱布垫保护切口,放置胸腔自动拉钩。将肺牵向中线,显露椎前脓肿或病椎,行穿刺定位。用盐水纱垫保护周围组织,于椎前纵形切开脓肿前壁,吸净脓液(图 83-6D)。结扎肋间血管。如病灶位于胸 3~5 椎体,需在切开之前结扎半奇静脉。

扩大脓肿前壁切口,清除脓腔内容物。纵形切开脓肿后壁、钝性剥离至椎体两侧缘,以充分显露病椎,在直视下彻底清除干酪样物质、结核性肉芽组织、坏死椎间组织、死骨和病骨。清除病灶时,刮匙应由后向前搔刮,切勿由前向后,以免损伤脊髓。冲洗脓腔。

如需同时行椎间骨移植融合者,用骨刀于病椎前

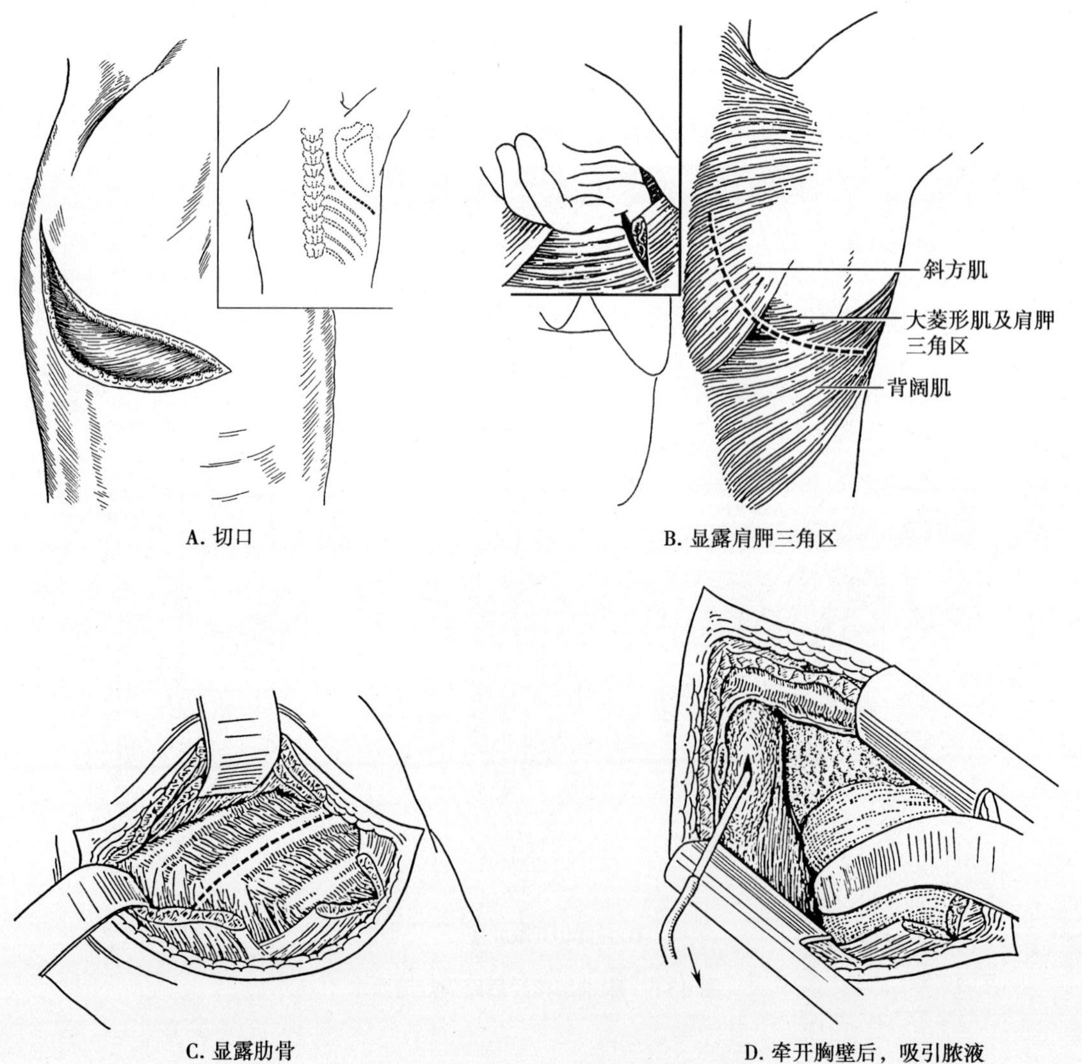

A. 切口　B. 显露肩胛三角区

C. 显露肋骨　D. 牵开胸壁后，吸引脓液

图 83-6　后侧开胸行胸椎结核病灶清除术

方开槽，骨槽上下应位于正常椎体上，一般宽 1~1.5cm，深 2~2.5cm，长度视病灶范围而定。然后用撑开器置病椎上下正常椎间并撑开，以矫正部分后突畸形。

更换手套，用另一套干净器械切取髂骨块，大小与撑开后的骨槽相当。将取下的髂骨块紧嵌槽内。也可利用切下之肋骨，截成大小适宜的骨条行椎间植骨，勿使骨块嵌紧（图 83-7）。

于病灶处放链霉素粉 1g，缝合脓肿壁。于第 8 肋间（如切除第 8 肋骨，则于第 9 肋间）腋中线处放闭式引流管。

(2) 前侧开胸手术步骤（图 83-8）：30°~45° 左侧斜卧位，右上肢悬于麻醉架上。U 形切口自右腋中线腋窝顶下方起，向下向前，弧形绕过乳头下 3cm 许（女性绕过乳房下缘），再转向上，止于胸骨右旁第 3、4 肋软骨处（图 83-8A）。

切开皮肤及深筋膜后，于切口外侧分辨背阔肌并纵向切开其前缘筋膜，钝性分离该肌深面并牵向外侧，即可见胸长神经及血管（图 83-8A），注意切勿损伤。于胸大肌外侧做一小切口，以左手示、中二指插入其内，钝性分离胸大肌深面与胸壁之间的疏松结缔组织；顺切口方向用电刀切断胸大肌，显露出肋骨。第 2 肋骨向下数，确定进入胸腔的肋间隙，并作标志。一般从第 4（或第 5）肋间进入。电刀切开外、内肋间肌后，将壁层胸膜做一小切口，待肺萎缩，再扩大切口。切除第 4（或第 5）肋软骨 1cm，剪断并结扎肋间血管（图 83-8B）。如病灶较高，从第 4 肋间进胸时，可同时切除

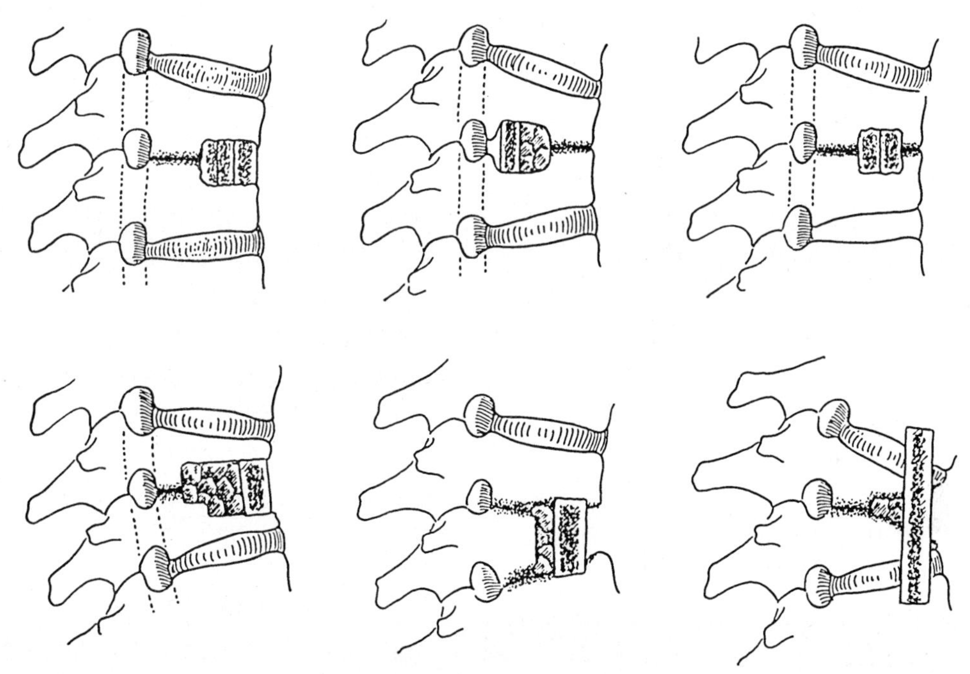

图 83-7　胸椎结核病变类型与植骨方法

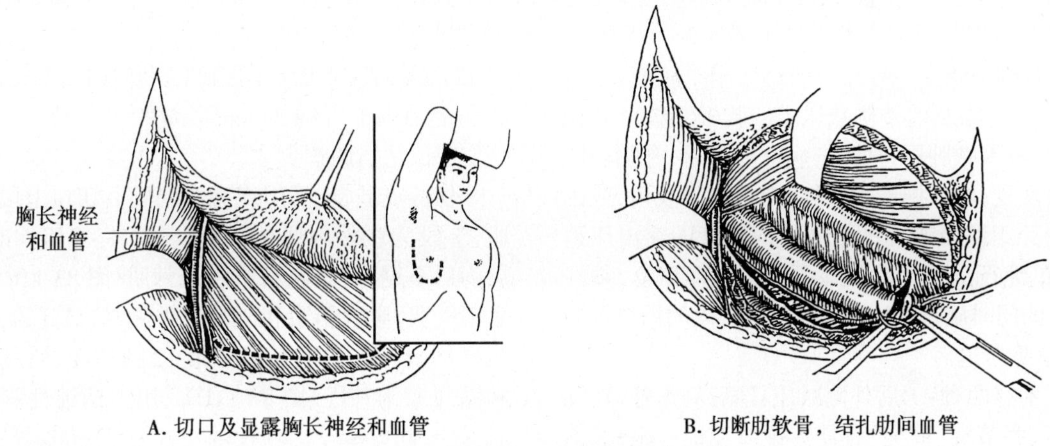

A. 切口及显露胸长神经和血管　　B. 切断肋软骨，结扎肋间血管

图 83-8　前侧开胸行胸椎病灶清除

第 4、第 3 肋软骨各 1cm；如病灶较低，从第 5 肋间进胸时，可将第 6 肋骨角处剪断，均可获得良好显露。牵开胸壁后，助手用左手将肺牵向中线，即可显露脓肿或病椎。

其他步骤与后侧开胸手术相同。

经胸病灶清除术后，患者卧硬板床，取头高脚低斜坡位，48 小时拔除闭式引流，X 线胸部透视见肺已扩张后，改为平卧位。

3. 经胸廓内胸膜外病灶清除术　适用于任何部位的胸椎结核。如为第 2 胸椎结核，可切除第 2 肋骨或再加部分第 1 肋骨，将胸膜自其顶部向下外方推开，即可显露病灶；如为胸腰段结核，可切开膈肌的附丽部，将膈肌推向前方，即可显露病灶（图 83-9）。

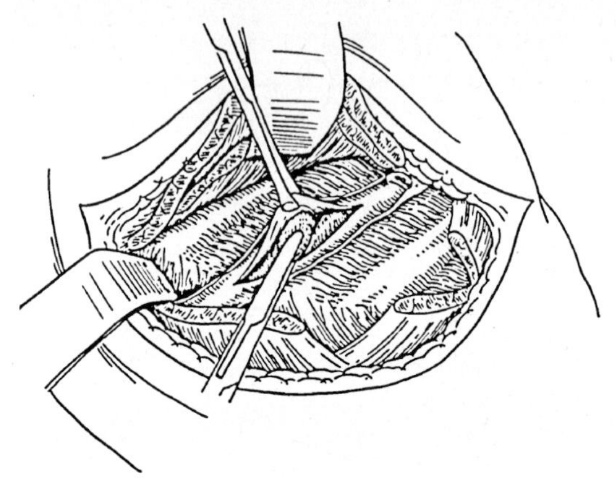

图 83-9　经胸廓内胸膜外病灶清除术
切开肋骨床后，剥离胸膜

此途径显露病灶较好，也可同时行前外侧减压，主要优点是不进入胸腔，可避免开胸所引起的呼吸功能紊乱。但有时因粘连太紧，胸膜易被撕破，或因炎症较重，大面积剥离可引起广泛渗血。

手术时，患者侧卧位、切口以及进入病灶区后的操作方法等与后侧开胸手术相同。唯一不同是切开肋骨床后，不切开壁层胸膜，在胸廓内与壁层胸膜之间进行剥离，范围至少应包括切口上下各 2~3 根肋骨，后侧应过脊椎中线。

8

4. 病灶清除及前外侧减压术　胸椎结核合并截瘫的患者，若因脓肿压迫所致，病灶清除后，脊髓功能多数可以恢复；如病椎严重破坏，向前塌陷成角，或因结核性肉芽组织及破坏的椎间盘向椎管内突出压迫脊髓时，单纯行病灶清除往往不能使截瘫恢复，须在清除病灶的同时施行减压术。清除椎管内的结核性肉芽组织，解除压迫。

减压术有两种：①后外侧减压：经后侧途径，切除一侧椎板、关节突、横突、肋骨头颈部及椎弓根；②前外侧减压：只切除肋骨头颈部和椎弓根。胸椎结核造成的截瘫，脊髓受压主要来自前方，故前外侧减压较为适宜，可同时完成病灶清除及骨移植融合。单纯椎板切除不能达到减压的目的，甚至可使截瘫加重。

手术时（图 83-10），切口及显露方法同后侧开胸病灶清除术。显露病灶后，先行病灶清除。然后用有齿血管钳夹住肋骨残端，剪断肋骨与横突的连接纤维，取出肋骨头颈部。在肋床下缘找出肋间神经（图 83-10A）。将其切断，并沿神经近段仔细解剖，寻找椎间孔。椎间孔上缘即为病椎的椎弓根。用咬骨钳咬除椎弓根（图 83-10B）。以同样方法切除病椎上下的肋骨头颈部椎弓根。切除数目视病变范围而定，一般 2~3 根即可。

切除椎弓根后，将肋间神经近段向后牵引，用脑膜剥离子或鼻中隔剥离子轻轻拨开硬脊膜外脂肪或肉芽组织，显露硬脊膜的侧方。继将剥离子从侧方伸入到硬脊膜前面，探查椎管前面致压情况，再清除椎管前面的病灶，包括突入椎管前方的结核性肉芽组织、破坏的椎间盘和死骨（图 83-10C）。如病椎严重后突，压迫脊髓，应将后突部分切除，以解除对脊髓的压迫（图 83-10D）。为了防止损伤脊髓，可先咬除病椎右后侧的皮质骨，用小刮匙将后突部分的松质骨刮除（图 83-10E）（因病变多有骨质疏松、不难刮除），使病椎后面只剩下一层薄薄的皮质骨，再用脑膜剥离子由侧方伸至病椎后面，将薄层皮质骨向前推压，使之塌陷，这样损伤脊髓的机会较少（图 83-10F）。

经病灶清除和减压后，最好同时行椎间骨移植融合术，以防畸形发展。如可能，亦可矫正部分后突畸形再植骨，以利促进病灶愈合（方法同前）。于病灶周围放链霉素粉 1g，分层缝合切口。

三、胸腰椎结核病灶清除术

胸腰椎结核，一般系指胸 11、12 和腰 1、2 段椎体病灶。常采用经胸、腹膜外手术途径。

【手术步骤】

侧卧位。健侧腰部垫以软枕，使患侧季肋部与髂骨之间充分分开。切口起自胸 11 棘旁 2~3cm，向下至第 12 胸椎棘突平面，再沿第 12 肋向前向下延伸，止于髂前上棘内上方约 2~4cm 处（图 83-11A）。长度根据病变部位适当调整。

切开皮肤、皮下组织和深筋膜后切口上段为背阔肌，下段为腹外斜肌（图 83-11B）。将二肌切断，其深层为后下锯肌、腹内斜肌和骶棘肌（图 83-11C）。切开后下锯肌、腹内斜肌和骶棘肌外侧缘，显露第 12 肋和腹横筋膜。注意不要损伤第 12 肋神经、髂腹下神经和髂腹股沟神经（图 83-11D）。用刀柄钝性剥离骶棘肌深层，向内牵开。顺长轴切开第 12 肋骨骨膜，行骨膜下剥离后，将其切除。在肋床远端切开腹横筋膜约

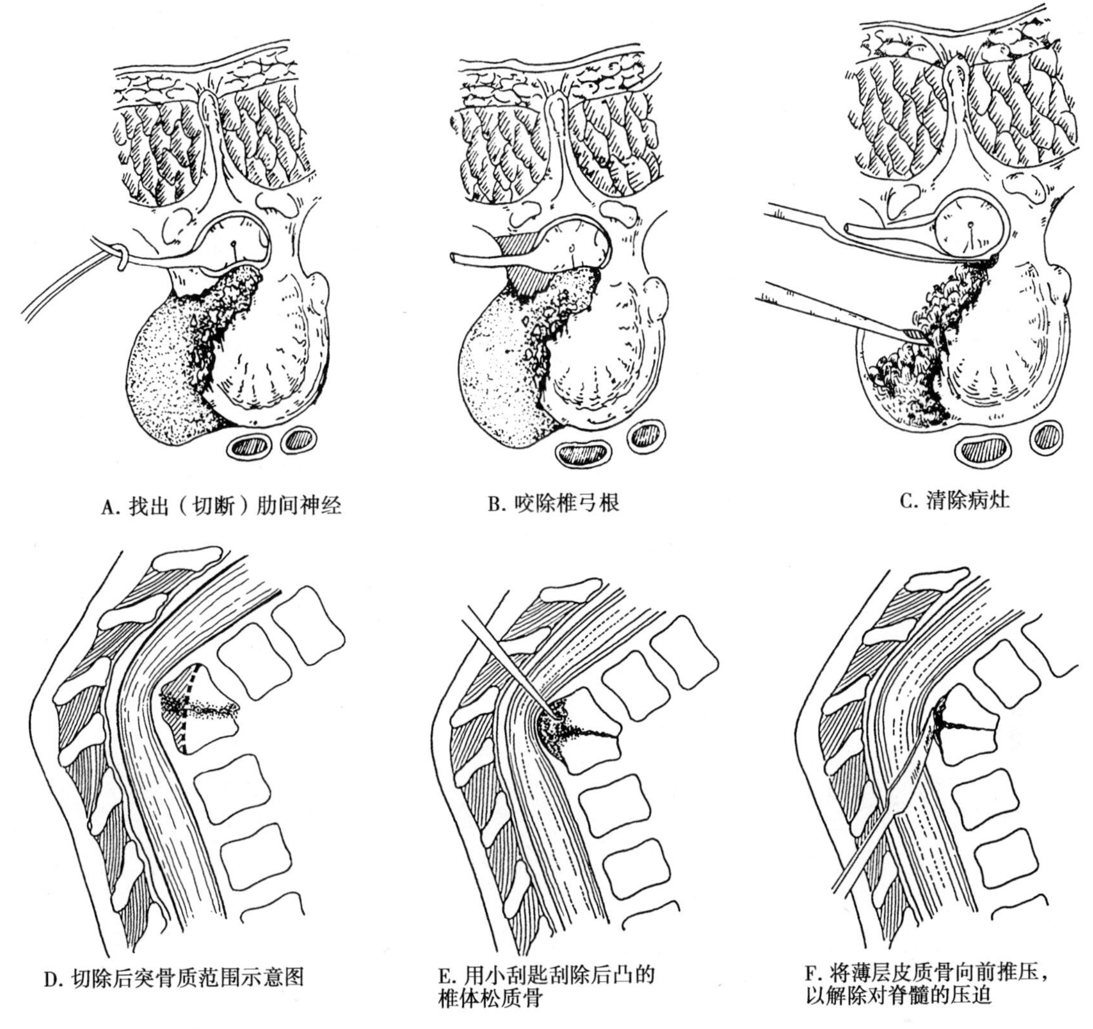

图 83-10　胸椎结核病灶清除及前外侧减压术

3cm，将手指伸入切口内，向后上推开胸膜窦，向前下推开腹膜(图 83-11E)。再剪开腹横筋膜及第 12 肋骨床。将肾脂肪囊、腹膜连同输尿管一并向前内侧进一步推开，显露椎旁或腰大肌前鞘的脓肿。以纱布垫保护切口。

穿刺抽脓定位后，纵行切开脓肿壁，吸除脓液，消除干酪样物质和结核性肉芽组织。经脓肿进入椎体病灶，清除死骨和病骨。在脓腔内搔刮时，如遇到索状物，可能是腰神经，不可钳夹或切断。

脓肿通向病椎的通路往往很小，遇此情况，可用深拉钩将脓肿壁牵开，在腔内小心地纵向切开脓肿内侧壁，直达椎体侧缘。有时可出现活动出血，系腰间血管被分破，应一一钳夹贯穿缝扎。再用骨膜剥离器作钝性剥离，显露病椎。清除椎间坏死组织、死骨和病骨。必要时行开槽骨移植术。

在脓肿内壁剥离、显露病椎时，操作应特别细致。脊柱左侧有腹主动脉，右侧有下腔静脉，注意保护，切勿损伤。

冲洗脓腔，腔内放链霉素粉 1g，缝合脓腔壁，分层缝合切口。术毕。

四、下腰椎及腰骶部结核病灶清除术

下腰椎及腰骶段脊椎结核病灶清除术可采用经腹膜外或经腹腔途径。

1. 经腹膜外病灶清除术　适用于腰 3、4、5 或腰骶段结核伴有椎旁脓肿或腰大肌前鞘脓肿，以及有瘘管形成(一侧或双侧)的病例。此法显露病灶较好，且可同时行椎间骨移植融合术。如为双侧脓肿，可一期或分期清除病灶。

术前放置导尿管排空膀胱。如合并瘘管形成，术前应行瘘管造影以了解瘘管走向及是否与病椎相通等。

手术步骤(图 83-12)：取约 30° 斜仰卧位。切口起自腋前线肋缘下，向内下延伸，止于耻骨结节外上 3~5cm(图 83-12A)。切开皮肤及皮下组织，沿肌纤维方向切开腹外斜肌及其腱膜，切断腹内斜肌和腹横

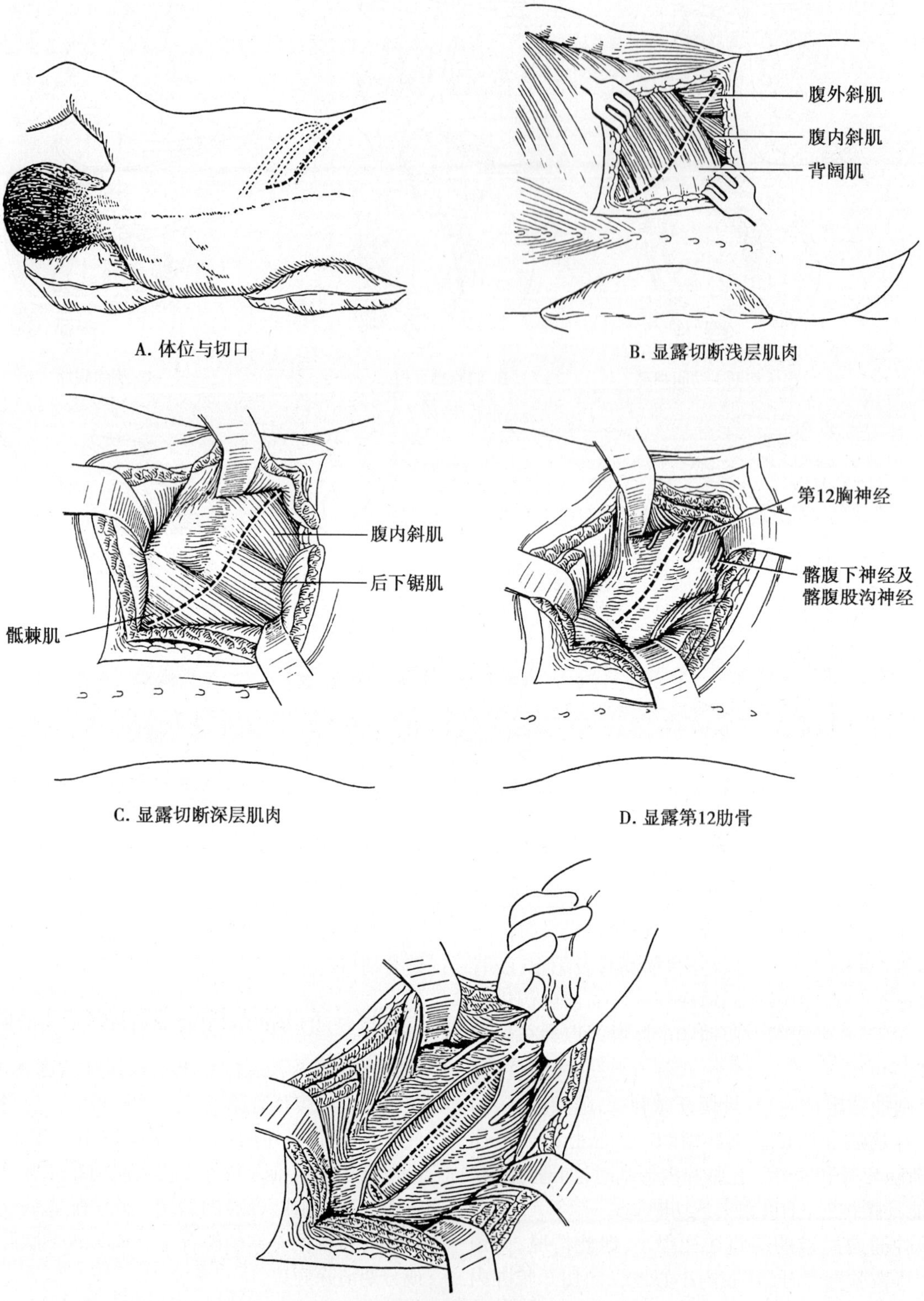

A. 体位与切口

B. 显露切断浅层肌肉

C. 显露切断深层肌肉

D. 显露第12肋骨

E. 分离胸膜窦和腹膜

图 83-11　胸腰椎结核病灶清除术

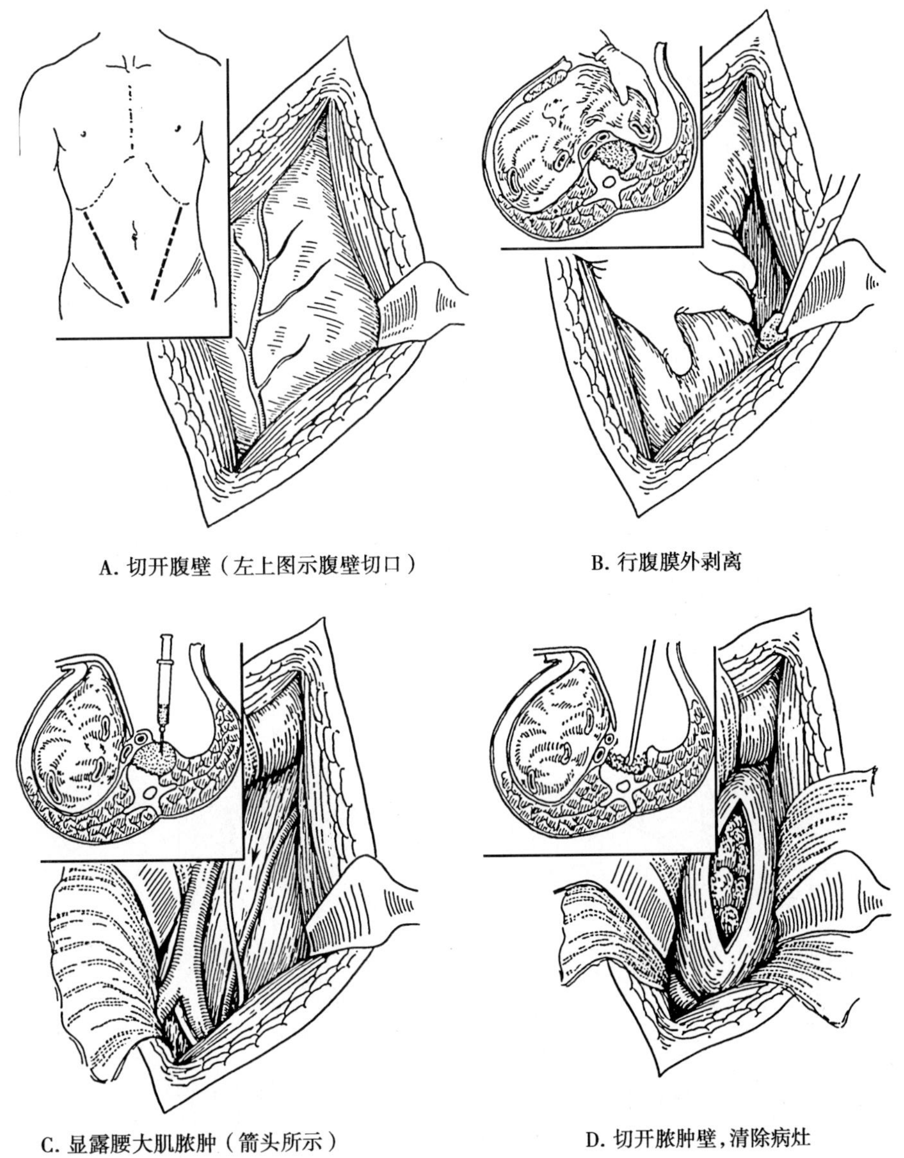
A. 切开腹壁（左上图示腹壁切口）

B. 行腹膜外剥离

C. 显露腰大肌脓肿（箭头所示）

D. 切开脓肿壁，清除病灶

图 83-12 腰骶椎结核经腹膜外病灶清除术

肌。行腹膜外剥离，将腹膜连同输尿管仔细地向内侧推开，即可显露腰大肌前鞘脓肿或椎旁脓肿（图 83-12B、C）。注意检查输尿管和精索（或卵巢）动、静脉是否已被推向内侧，切勿损伤。

用纱布垫妥善保护切口，防止污染。脓腔经穿刺定位后，纵行切开脓肿壁，吸除脓液，并用刮匙清除病变组织（图 83-12D）。向前侧牵开脓腔壁，显露病椎，行病灶清除。若病椎显露良好，可酌情同时行椎间骨移植融合术（方法同前）。冲洗脓腔；放链霉素粉 1g；缝合脓肿壁。将腹腔脏器复位后，分层缝合腹壁切口。

2. 经腹（腔）病灶清除术 此途径特别适用于腰 4、5 和骶 1 椎体结核。病灶显露满意，且有利于同时行骨移植融合术。故对此处经长期非手术治疗不愈的结核，即使无冷脓肿存在，亦可行手术，清除病灶，施行椎间骨移植，以促进病变愈合。如合并瘘管，在病灶清除、骨移植融合后，对瘘管行搔刮术，引流瘘口。在第 3 腰椎以上，由于肠系膜动脉和肾动脉的阻碍，此法对病灶显露不良，不宜采用。

术前放置导尿管，引流膀胱，以利操作。

手术方法（图 83-13）：仰卧位，头低脚高，使内脏坠向上腹部以便操作。正中或正中左旁切口，自脐上二横指向下，从脐左绕过，至于耻骨联合上方。分层切开腹壁，进入腹腔后，用纱布垫推开小肠及乙状结肠，并妥加保护，显露后腹膜（图 83-13A）。

如为腰 4、5 椎体结核，脓肿偏向左侧，可在中线仔细地纵向开后腹膜，显露腹膜后的主动脉和下腔静脉。在腹主动脉左侧行钝性分离，并一一结扎腰间血管，将腹主动脉和下腔静脉向右侧牵开（图 83-13B）。若脓肿恰好在腹主动脉和下腔静脉的深部，可在腹主

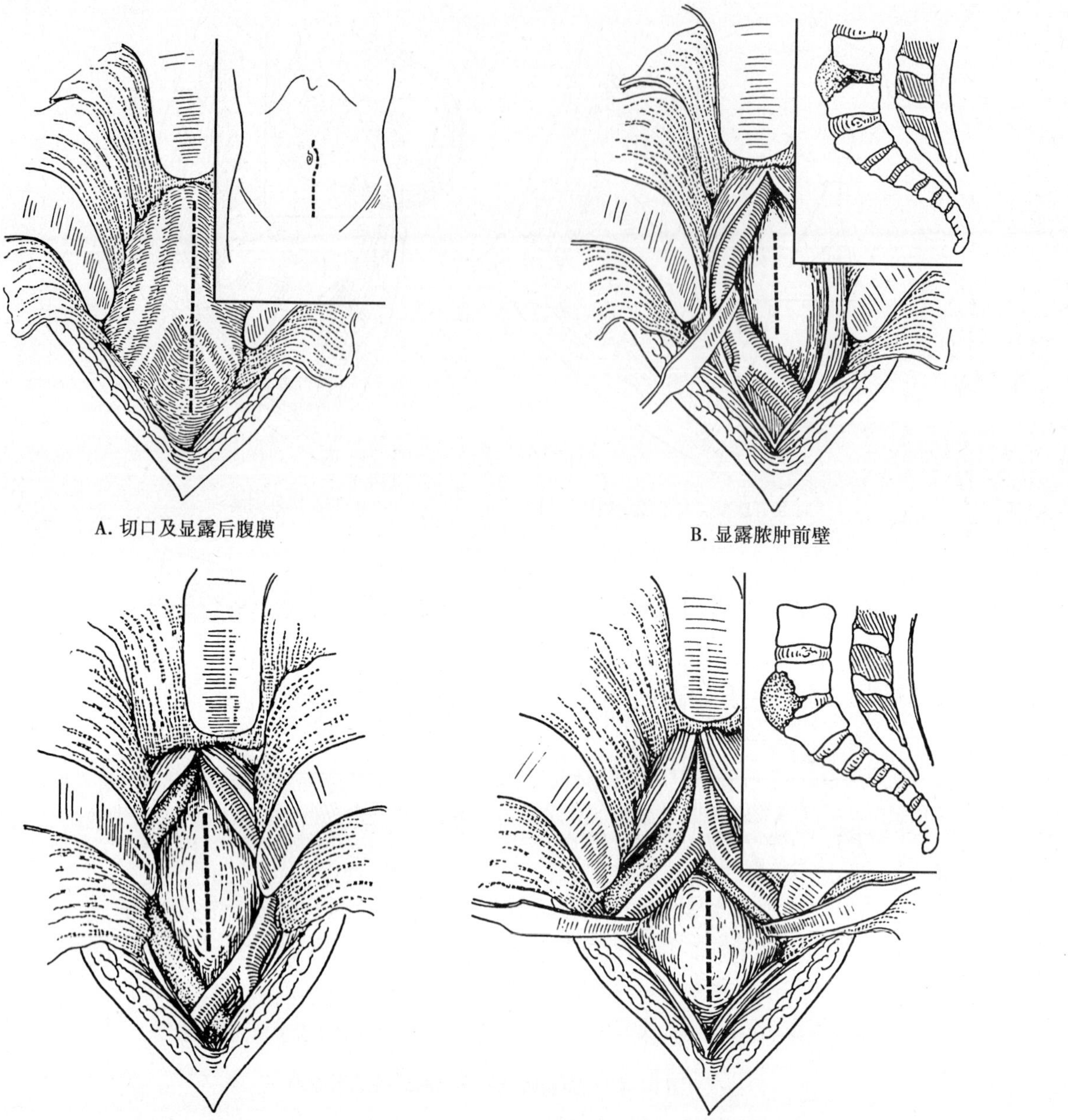

A. 切口及显露后腹膜

B. 显露脓肿前壁

C. 从腹主动脉与下腔静脉之间进入

D. 从主动脉，腔静脉分叉进入

图 83-13　经腹(腔)病灶清除术

8

动脉与下腔静脉之间行钝性分离，向左、右侧牵开动、静脉，显露脓肿前壁(图 83-13C)。动、静脉之间被切断的组织应妥为结扎。若病灶位于腰 5 骶 1 之间，则于主动脉和下腔静脉分叉的下方切开后腹膜，分离并结扎骶前静脉丛，即可显露(图 83-13D)。当腰骶椎结核无冷脓肿时，在腹主动脉和下腔静脉分叉下分离并牵开髂总动、静脉时，应仔细轻柔，牵引动作不可太大，以防撕裂下腔静脉分叉下缘。

用盐水纱垫将腹腔及脓肿周围妥为保护后，穿刺后纵行切开脓肿前壁，吸除脓液，刮除内容物。再切开脓肿后壁及前纵韧带，并向两侧稍加剥离，充分显露病灶。清除所有病变组织，病椎的椎间盘亦应尽量切除。于病椎的上下椎体前面，凿成一宽约 1.5cm，深 2.5~3cm(长度视病变范围而定)的骨槽。切取与骨槽大小相当的髂骨块，嵌入骨槽内，行椎间骨移植融合术。

冲洗脓腔，腔内放链霉素粉 1g。缝合脓腔前壁。再冲洗腹腔，分层缝合腹壁切口。

【术后处理】

1. 严格卧床休息，以利患者体质恢复和病椎愈合。加强全身支持疗法，设法增进患者食欲，给予高蛋白、多糖和多维生素的饮食。贫血患者，可酌情少量多次输血。

2. 继续抗结核治疗，以防病灶扩散和消灭残存病灶，促进病变愈合。链霉素应继续使用3~4周，异烟肼等口服抗结核药物使用半年以上，直至病灶完全稳定，症状消失，或移植骨已有骨性融合为止。此外，还应酌情加用其他抗菌药物，尤其是术前已有混合感染者，直至体温降至正常2~3天后为止。

3. 凡行椎间骨移植融合术者，术后可卧硬板床或石膏床(术前预制)3~4个月。石膏固定期间，应鼓励患者坚持体育疗法，在允许范围内，积极活动四肢，防止肌肉萎缩，增强全身抵抗力。对年龄较大或长期卧床患者，应多做深呼吸活动，定时翻身，多饮水，以预防肺炎、泌尿系结石和静脉栓塞等。

4. 病灶清除的同时未行椎间骨移植融合术者，可于病灶清除术后3~4周，待患者全身情况恢复，伤口愈合后，行二期脊柱后融合术。

5. 3~4个月后拆除石膏摄X线片或CT扫描复查，证明已有骨性融合时，即不需继续石膏固定。逐渐练习离床活动，定期复查，至少应观察1年以上。

(蔡谓)

参考文献

1. Rasouli MR, Mirkoohi M, VaccaoAR, et al. Spinal tuberculosis: diagnosis and management. Asian Spine J, 2012, 6: 294-308.

2. Valsalan R, Purushothaman R, Raveendran M, et al. Efficacy of directly observed treatment short-course intermittent regimen in spinal tuberculosis. Indian J Othop, 2012, 46: 138-144.

3. Rajasekaran S, Khandelwai G. Drug therapy in spinal tuberculosis.Eur Spine J, 2013, 22 Suppl 4: 587-593.

4. 王自力，恰当选择脊柱结核手术入路 . 中国脊柱脊髓杂志，2012，22：769.

5. Garg B, Kandwal P, Nagaraja UB, et al. Anterior versus posteriorprocedure for surgical treatment of thoracolumbar tuberculosis: Aretrospective analysis. Indian J Orthop, 2012, 46: 165-170.

8

第 九 篇

小儿外科手术

第八十四章

食管闭锁

新生儿食管长度9~11cm，管腔直径4~6mm，食管闭锁时，上段食管从入口处到盲端仅1~3.5cm。1941年Haight率先成功进行食管闭锁的吻合手术，至今70余年间，食管闭锁治愈率不断提高，胸腔镜修补技术也逐渐成熟。

一、手术适应证和患者评估

先天性食管闭锁、食管气管瘘，诊断确立后即应给予手术。85%的食管闭锁患儿食管远端盲段有气管食管瘘，没有瘘管的仅占7%，此外，近远端均有瘘管的占3%，H型食管气管瘘占4%，食管闭锁近端有瘘管的仅占1%（图84-1）。约一半食管闭锁小儿伴发其他畸形，其中心脏畸形，尤以室间隔缺损、法洛四联症最为常见。术前需行B超、心脏彩超、X线胸片检查排除VACTERL综合征（V脊柱，A肛肠，C心脏，T气管，E食管，R肾脏，L肢体）的系列畸形。出生体重大于1 500g没有严重心脏畸形者，生存率可达97%；出生体重小于1 500g，或者有较严重心脏畸形者，生存率为59%；而出生体重小于1 500g同时有严重心脏畸形者，生存率仅为22%。

患儿产前如果羊水过多，生后可以插入胃管，如果胃管插入长度少于10cm，口腔分泌物过多，皮肤及口唇青紫、呼吸困难或衰竭，需要考虑食管闭锁。胃镜或支气管镜对于少见类型食管闭锁有重要的诊断价值。

胸部X线可以发现胃管停留在上纵隔；胃和肠道的气体说明远端有食管气管瘘存在；胃反流有时候通

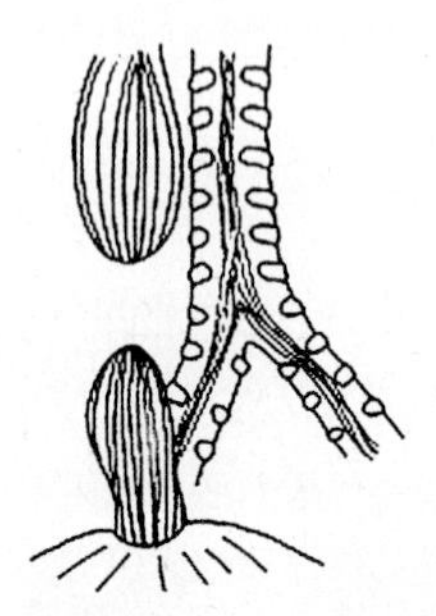

A.Ⅰ型食管闭锁，无食管气管瘘，食管两端距离通常较长

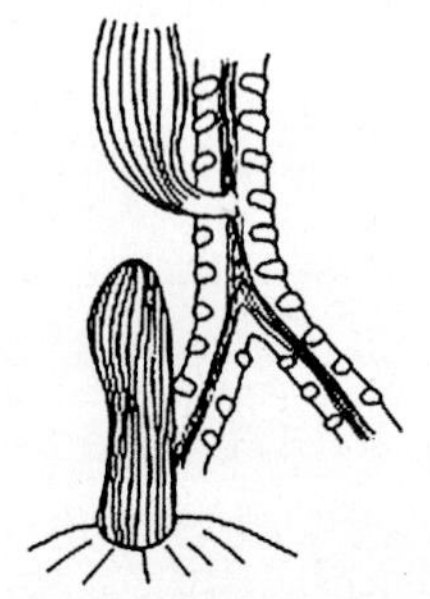

B.Ⅱ型食管闭锁，近端有食管气管瘘，远端为盲端

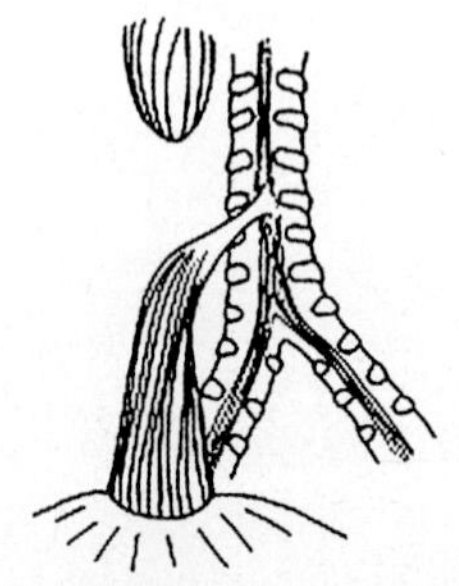

C.Ⅲ型食管闭锁，为最常见类型，近端为盲端，远端有食管气管瘘

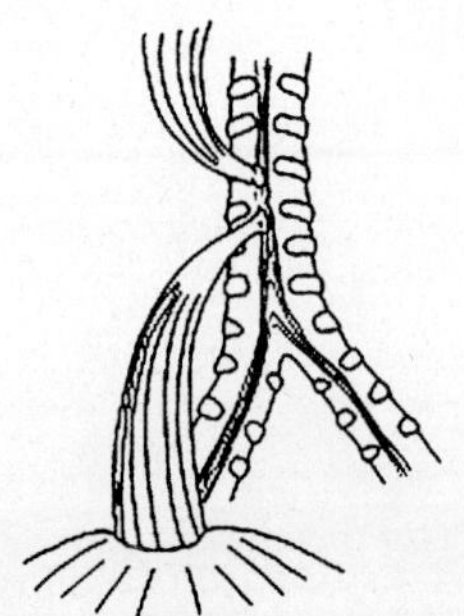

D.Ⅳ型食管闭锁，远端近端都有食管气管瘘

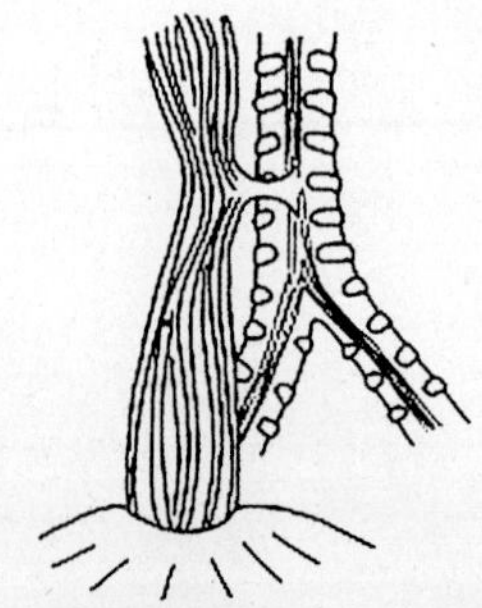

E.Ⅴ型食管闭锁，食管通畅，仅存食管气管间瘘管

图84-1 食道闭锁分型

过气管，气管可以有黄色胆汁样液体抽出。

食管造影：可以了解盲端的位置、扩张的程度、有无近端的瘘管。有时候近端的瘘管显影不一定非常清楚，但是有瘘管的食管盲端往往扩张不明显。食管造影方法是经导管滴入 25% 水溶碘剂或注入空气 0.5~1ml，摄胸片即可发现食管盲端。孤立的 H 型食管闭锁的诊断中应用食管造影以显示瘘管的方法不可取，因为该类食管闭锁其实是 N 型而不是 H 型的，单独的吞咽动作很难使造影剂进入瘘管和支气管。如果怀疑瘘管的存在，可将胃管仅插过环咽部，并在荧光屏监视下用高压注射造影剂。或者经气管注入亚甲蓝，行纤维食管镜检查，发现食管内蓝色有助于诊断。

患儿需要放入暖箱，给氧，胃泡有气的患儿可采用头高位，胃管需要不断吸出口腔分泌物，必要时采用呼吸机辅助呼吸，手术通常在入院 12~24 小时内安排，尽早手术结扎气管瘘管有时可以明显改变患儿呼吸状况，但部分条件较差的患儿结扎瘘管后也可适当延长至 7 天后二期吻合食管。

目前，食管闭锁手术的原则是：食管近远端距离小于 2 个椎体时，采用食管 - 食管Ⅰ期端 - 端吻合术；食管近远端距离位于 2~6 个椎体之间采用延期食管Ⅰ期吻合术，延期在生后 8~12 周；食管近远端距离大于 6 个椎体时，采用食管Ⅱ期修复术或食管替代术。

二、食管气管瘘结扎、食管 - 食管Ⅰ期端 - 端吻合术

本手术方式主要以Ⅲ型食管闭锁为例。Ⅲ型食管闭锁即便两端张力比较高，也可以Ⅰ期吻合。麻醉采用气管插管全麻，尽量减少瘘管通气。患儿左侧卧位，切口侧手臂用手架或敷料垫高，放置在面部前上方，乳头线下方垫高可便于暴露，胸部和骨盆前后用沙袋或纱布垫固定，胶布拉住臀部和肩部，从而使得患儿被牢牢固定在手术台上，铺巾时暴露乳头、肩胛下角、胸廓边缘和脊柱作为定位标记，切口从腋前线乳头下方 1cm 延伸到肩胛下角，定位需要在手抬高之前做好，切口可以一直延伸到竖脊肌。切口浅层有背阔肌及胸大肌表面，深层有前锯肌。胸长神经沿前锯肌表面下行，需注意保护，避免损伤。准备进胸前，数清楚肋骨，最上方能摸清的是第 2 肋，食管闭锁通常在第 3~4 肋间切开肋间肌。

经胸膜外途径需注意保护胸膜。先行拨开部分胸膜，放入撑开器，继续小心钝性分离，直至完全显露奇静脉和脊柱。亦可直接打开壁层胸膜，但术后需放置胸腔闭式引流纠治气胸（图 84-2）。分离结扎奇静脉后，可见远端食管紧贴迷走神经，其位于后纵隔，随呼吸而扩张，避开迷走神经游离食管远端一圈，用橡胶管提起瘘管，准确地分离并用 0 号线缝扎结扎瘘管。牵引线提起瘘管，远端血供比较脆弱，尽量避免过多分离。有人主张此时远端放入细管道吸出气体，防止腹胀（图 84-3）。

可以让麻醉师活动胃管，协助寻找近端食管盲端。该段食管血供较好，可以充分分离，但内侧需要避免损伤迷走神经和相贴近的气管。尽可能在食管最远端切开，避免血管钳钳夹，可用牵引线悬吊，切开大小随远端直径而定（图 84-4）。

食管吻合，通常用 5-0 或者 6-0 可吸收线单层间断缝合。后壁缝 4~5 针，每一针均排线，最后打结，缝合时注意黏膜层的对合。完成后壁缝合后，用神经钩牵开远端食管腔，胃管由近端食管导入远端，前壁在插入胃管后再行吻合，术后胃管可以用作胃肠内营养。两侧全层缝线可以稍作保留，以检查后壁有无遗漏（图 84-5）。

肋间用 4 号丝线缝合两针，关闭胸廓，用 4-0 可吸收线关闭肌层，皮内缝合伤口。胸膜未破损者，仅放置负压吸引球引流；胸膜破损者，则需放置胸腔闭式引流。

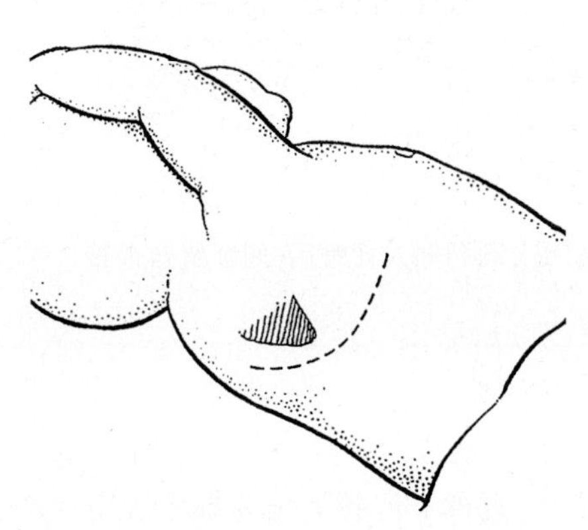

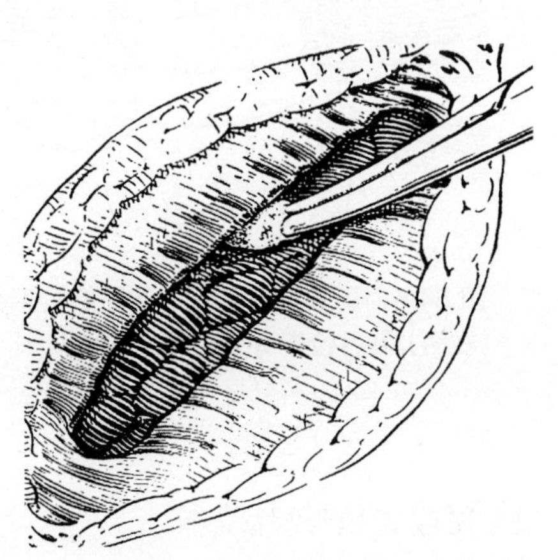

图 84-2　患儿取左侧卧位，右侧进胸，切口位于乳头与肩胛下角连线下方 1cm（左图）；切开肋间肌后从胸廓上仔细剥离壁层胸膜（右图）

9

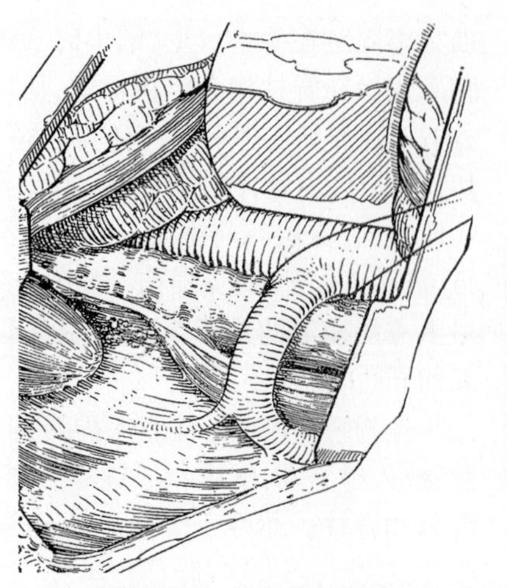

A. 游离奇静脉，双重结扎切断

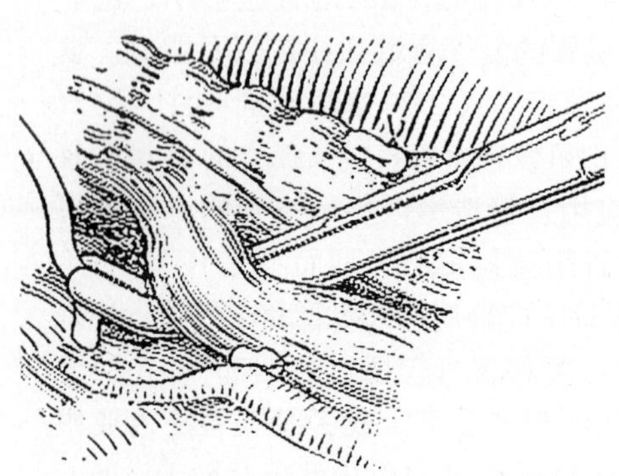

B. 沿迷走神经寻找食管远端和食管气管瘘，游离瘘管，套入橡皮圈

图 84-3　沿奇静脉、迷走神经寻找食管气管瘘

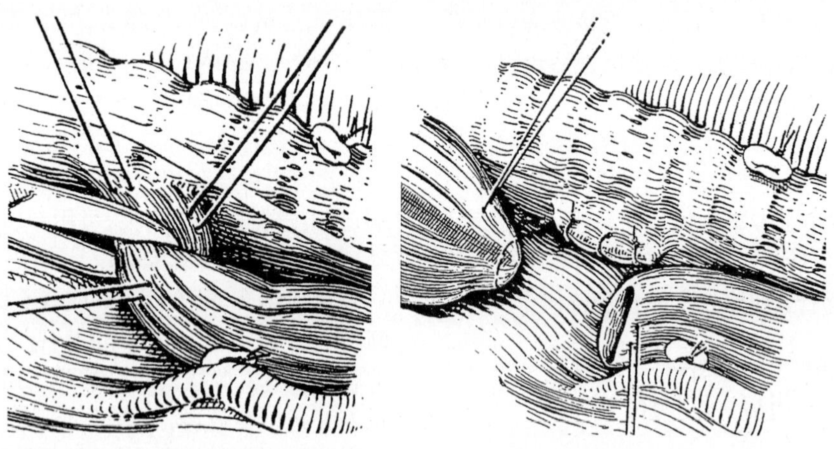

图 84-4　丝线牵引后切断缝合瘘管（左图），胃管引导下游离近端食管（右图），根据远端食管直径切开近端食管以备吻合

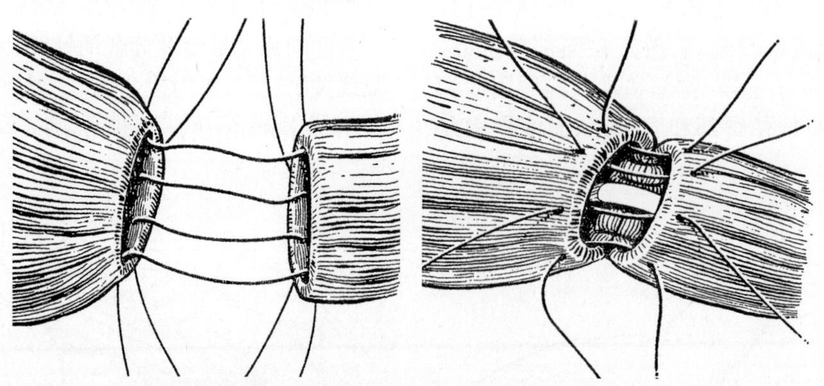

图 84-5　用 5-0 可吸收线间断缝合后壁（左图），顺利插入胃管后，间断缝合前壁（右图），最后检查有无遗漏

9

三、胸腔镜食管吻合技术

主动脉弓的位置，决定患儿体位是左侧位还是右侧位。手术者通常站在患儿的腹侧，助手在对面，监视器放在头部，器械护士站在患儿足侧。

直视下肩胛下角前方放置第一个 3.5mm Trocar，二氧化碳压力常调整为 5mmHg，流速为 0.1L/min，这时候血氧饱和度常会下降，需要调整呼吸机参数，放出二氧化碳。5~10分钟后，患儿会进入相对稳定状态，肩胛前后可再放置两个Trocar。

肺部瘪陷后，手术视野可清晰显示上部胸腔，前方是上腔静脉和膈神经，紧随其后的是气管和迷走神经，脊柱和肋骨头位于最后。奇静脉在其下方，顶部为胸廓尖部。如果发现降主动脉在右侧，则只能终止手术，转而行左侧进胸。

镜下远端瘘管随呼吸膨出，因而比较容易辨认，用电凝钩分离处理奇静脉后，通过迷走神经和瘘管颜色(亮白色)，可找到远端。

食管近端尽可能贴近气管给予切除，注意保护迷走神经，瘘管游离后，导入一段10cm的带针丝线或可吸收线，最好是直针，绕过瘘管缝合打结。

上方盲袋：麻醉师活动胃管后手术野中很容易发现，游离近端需要打开纵隔胸膜，食管与气管间可能有神经支配，需谨慎分离，这是手术最困难的部分。

与开放手术一样，在近端支撑下剪开，必要时可将近端与胸廓缝合固定，防止回缩。5-0可吸收线逐一从左侧间断缝合，每次保留前一针作为牵引，直至完整缝合一圈。通常缝合8针可完成一圈吻合，手术完成后膨肺，可不放胸腔闭式引流。

四、食管延长技术

1. Livadifis法　食管闭锁两端距离较远，可在上段食管环形做2~3个环形切口，也有学者改良为：在上段食管做3~5个横向切口，长度为食管周径的1/3~1/2，切口间距离2~4mm，上下切口有所交错，这样可延长食管约1.2~4.5cm。

2. Foker技术　自体食管是食管重建的最好材料。新生儿食管延长和扩张的速度远远快于体格的生长，在吞咽反射和胃内容物反流的刺激下，食管最快的生长时期在8~12周，外力的牵引将引发食管的加速生长。对于长段型食管闭锁，尤其是部分食管两端距离大于6个椎体的患儿，1997年Foker报道了牵引后食管延期缝合技术。经过不断改良，有报道部分两端距离达9个椎体的病例，也可最终达到自体食管满意吻合。

第一次手术：出生后进行单纯胃造瘘，术中阻断胃远端，近端造影显示两盲端距离，证实两盲端距离>3个椎体，进行Ⅰ期食管-食管端-端吻合暂不可能。术后给予食管近端经鼻置管，每2~3小时抽吸唾液，同时经胃造瘘进行肠道营养。

根治手术：第二次手术12周左右后进行，经胸探查，若食管两盲端距离<3cm，则进行钝性分离两端食管，缝合尖部作为牵引(图84-6)，用于评估吻合口的张力，当断端可以相对容易地牵拉至一起时，就可以在一定的张力下行食管-食管Ⅰ期端-端吻合；若食管两盲端距离>3cm，即使充分游离食管两盲端，仍无法进行吻合，则采用内牵引法或外牵引法诱导食管生长延长，5~10天内再次经胸进行食管-食管端-端吻合术。

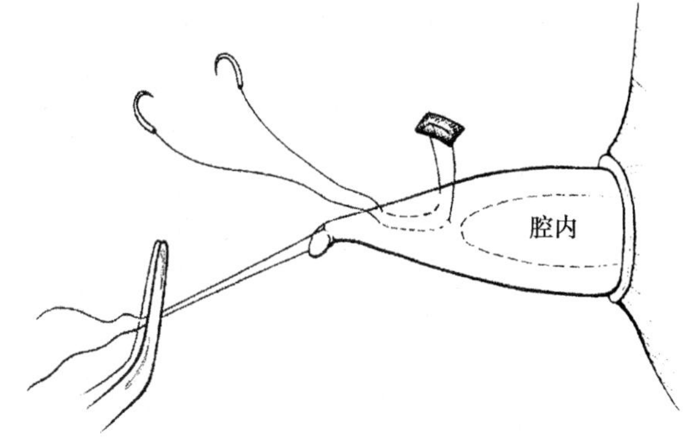

图84-6　5-0 prolene缝线带垫片水平褥式缝合置于两食管末端周围。入针需要深一些，但是必须避免进入管腔以防止发生唾液或胃液瘘

内牵引法：5-0 prolene缝线带垫片水平褥式缝合置于两食管末端周围。虽然入针需要深一些，但是必须避免进入管腔，以防止发生唾液或胃液瘘(图84-6)。将两端缝线相互打紧结，依靠张力把两侧末端拉近。关闭胸腔，5~7日后重新打开。两侧的食管末端均变得很松，下端则会增厚，提示食管增长已经被诱导。此时比较容易进行食管端-端吻合术。

外牵引法：即使利用解剖缝线很大的拉力，超长段缺损的患儿仍会有较长的中间距离存在(>2cm)。这些患儿，则需要食管大幅度地增长。3~4根5-0 prolene缝线横向褥式缝合牵拉组织作为外牵引(图84-7)。将这些缝线带出至切口的背部、上部和下部，并由硅橡胶管固定(图84-8)。每日增加张力，以保证食管能持续高速地增长。通过X线检查随访增长的速度(食管末端放置显影的夹子)。当两端相距少于1cm时，可再进行修复完成吻合。

五、食管替代手术

1. 胃食管吻合术　其优点在于仅有一个吻合口，胃血供丰富，其代替食管较少发生吻合口瘘。手术采取腹部正中切口，或左上腹横向切口。由于患儿通常有胃造瘘，先从腹壁上分离粘连，可吸收线间断缝合胃部造瘘处。沿胃大弯和胃小弯分离血管，注意贴近胃部离断胃左动脉，保留胃右动脉及血管弓，胃网膜血管离断时需适当远离胃壁，防止损伤血管弓及血管回缩。胃短血管处离断时，脾脏需保护好，防止损伤。

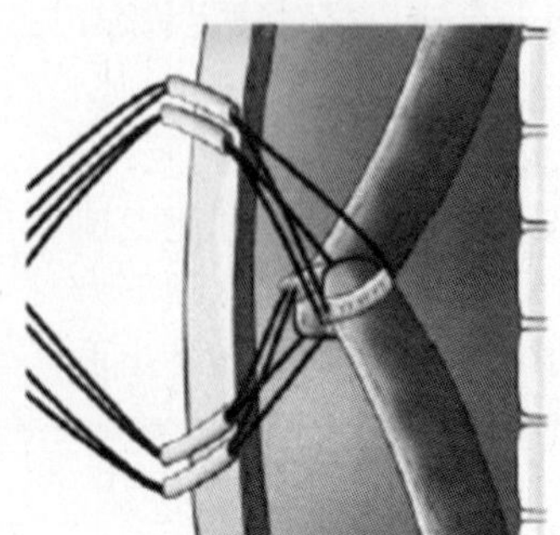

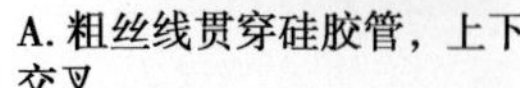

A. 粗丝线贯穿硅胶管，上下交叉　　B. 体外逐步牵引

图 84-7　外牵引法示意图

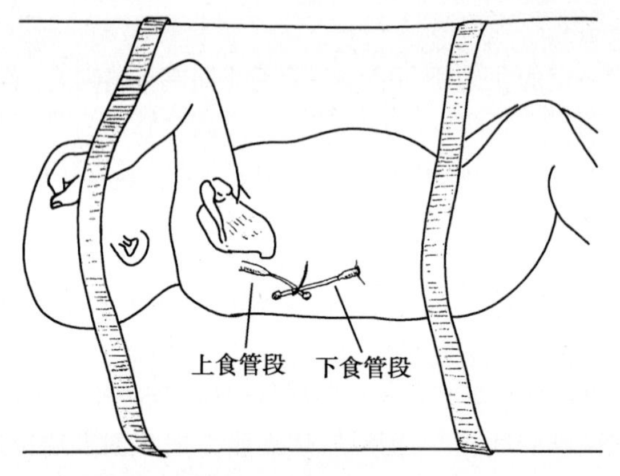

图 84-8　将这些缝线带出至切口的背部、上部和下部，并由硅橡胶管固定

从膈肌食管裂孔向上，分离食管盲端，胃壁前后迷走神经也尽可能分开，完全游离胃部，十二指肠侧方切开系膜，从而进一步游离胃体。胃食管连接处切断食管，封闭残端(图 84-9)。幽门处胃纵切横缝，行幽门成形。粗丝线缝合胃底最高处以备吻合。

颈部切开 3~4cm 分离食管造瘘口，后方保护好喉返神经，游离 1~1.5cm 的全层食管用于吻合。沿中线，在气管后面脊柱前方分离隧道，进入上纵隔。下方经食管裂孔，沿心脏后面向上，贯通隧道，隧道需 2~3 手指宽度。如果局部粘连隧道无法贯通，则需要外侧经胸，直视下手术。

颈部插入较粗的胃管，将胃顶端的缝合线与胃管固定，颈部缓慢牵拉胃部，防止扭转。颈部全层缝合胃与食管，经胸部留置 10~12 号胃管，防止术后早期急性胃扩张。胃角处与膈肌脚缝合数针，幽门留在膈肌下方，术中放置空肠营养管(图 84-10)。

术后 3 天开始空肠持续喂养，防止倾倒综合征，5~7 天行造影，无泄漏则拔除颈部引流管。

2. 结肠代食管手术　术前最好患儿能够学会咀嚼和吞咽，以减少吸入的风险。多数学者主张 6~8 个月进行该手术。术前需行肠道和食管的造影检查。

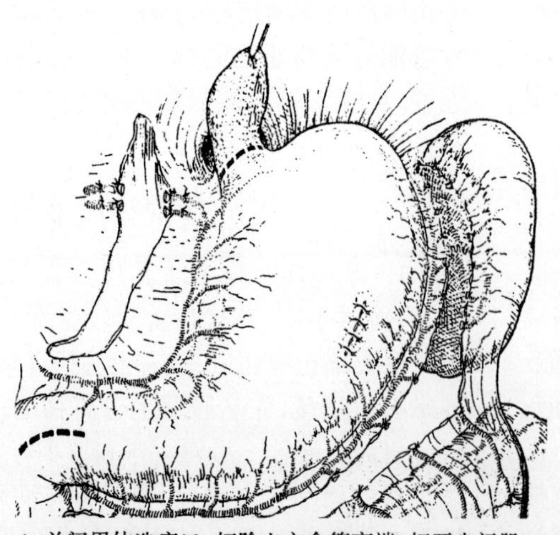

A. 关闭胃体造瘘口，切除上方食管盲端，切开幽门肌进行幽门成形，注意保护两侧血管弓

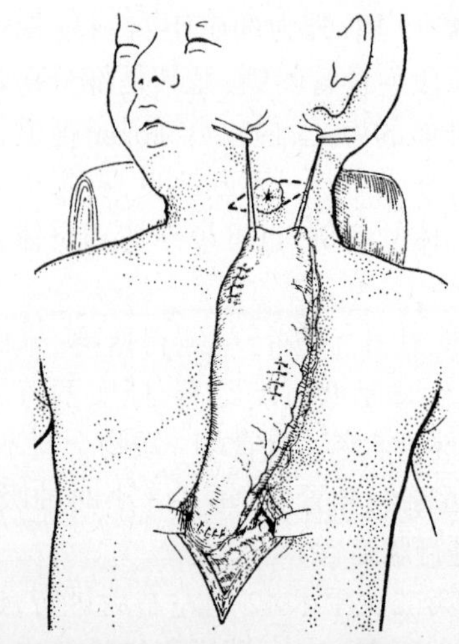

B. 胃底最高处缝合牵引线，食管瘘口切除后，向上提起胃部，估计吻合张力

图 84-9　切除食管盲端，幽门成形，提起胃底部估计吻合张力

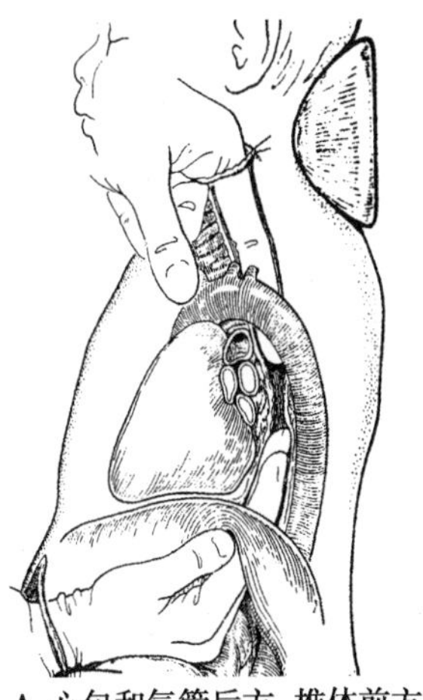

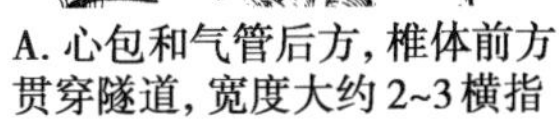

A. 心包和气管后方，椎体前方贯穿隧道，宽度大约2~3横指

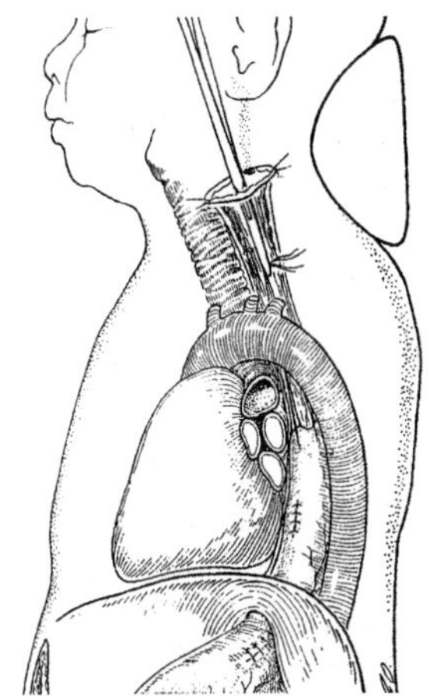

B. 将游离的胃部用牵引线从颈部拉出

图 84-10　胃代食管手术（纵隔后路径侧面观）

手术采用左颈部胸锁乳突肌前缘斜切口。从甲状软骨延至胸骨切迹，将胸锁乳突肌向后牵开，切开肩胛舌骨肌和胸骨舌骨肌，推开颈总动脉，在其内侧、气管和脊椎之间寻找颈段食管，避开喉返神经将其游离。

取上腹部正中切口，从剑突到脐部，进腹后重点探查右半结肠、横结肠血供情况和肠管长度。切开后腹膜，把右半结肠和后腹膜分离，注意保护输尿管和十二指肠。根据丝线测量胃小弯至甲状软骨距离，决定切取移植肠管的长度，右半结肠切除需要阻断结肠右动脉、回结肠动脉，保留结肠中动脉，切断血管干时可以先试行用无损伤血管夹阻断15~20分钟。距离回盲瓣5~10cm切断回肠，切除阑尾。食管结肠吻合后根据情况切断横结肠（图 84-11）。

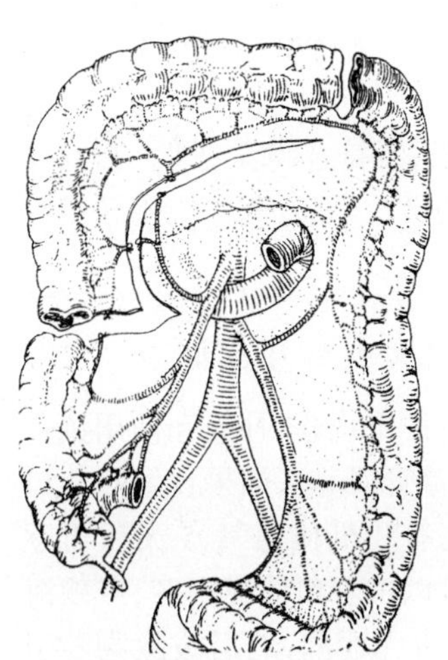

A. 分离结肠血管主干，保留结肠系膜缘血管，替代肠管可根据患儿情况加以选择

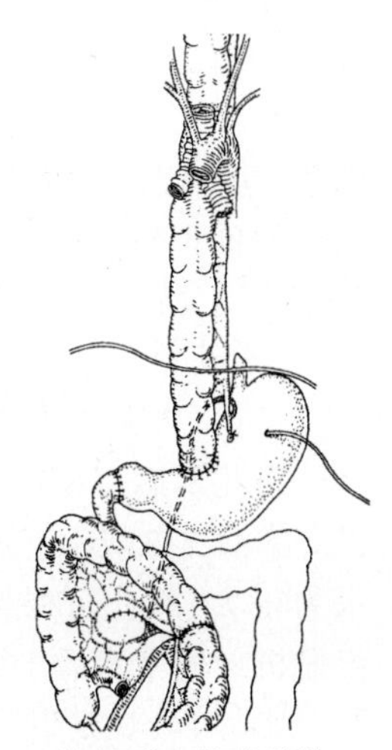

B. 胸骨后途径或后纵隔途径将上拖结肠与食管和胃小弯分别吻合，重建结肠的连续性

图 84-11　结肠代食管手术

腹部切口切除剑突，手指紧贴胸骨后向上分离，注意保护两侧胸膜，与胸骨切迹进入的另一手指汇合，用与结肠粗细相当的纱布通过胸骨后隧道，起引导结肠和止血作用。

颈部食管盲端与结肠或回肠端 - 端吻合，放置皮片引流。完成结肠与胃小弯吻合以及回结肠吻合。胸骨后结肠需与腹肌固定。术后胃肠减压3天，5~7天开始进食流质。

六、食管气管瘘手术

食管气管瘘患儿常常生后早期即出现喂养后窒息或难以解释的反复青紫，大量气体进入肠道可出现类似肠梗阻的表现。较大患儿可表现为反复的肺部感染，以右上肺尤为明显。常规的造影检查会有超过50%的漏诊率，胃镜和纤维支气管镜协同检查可使确诊率大大提高。

食管气管瘘可经胸或经颈部手术修补，经胸手术方法大致同Ⅲ型食管闭锁，多数患儿经颈部即可手术，以下简要介绍经颈部手术的方法：

患儿肩部垫高，颈过伸位，头部偏向左侧，锁骨上1cm平行锁骨做横向切口，切断胸锁乳突肌锁骨头，暴露颈动脉鞘并向后方牵拉，显露中间的甲状腺、气管和食管。结扎切断甲状腺中静脉、下动脉，保护喉返神经。由于颈部过伸位，瘘管位置常常比预期的高，胃镜辅助下探测瘘管，可能时插入导管，可对手术起重要的指引作用。

牵开上下食管，分离瘘管，间断缝合气管瘘口，横行关闭食管破口（图 84-12）。术后需要注意：24小时内可能出现气管水肿，必要时可术后早期带管呼吸。

七、手术要点及盲点

1. 瘘管的控制　对于先天性食管闭锁存在食管气管瘘的患儿，在应用呼吸机正压通气时往往有大量气体经瘘管进入消化道，产生胃扩张，有时会加重缺氧状况。术中我们常发现，只有分离结扎了瘘管，患儿情况才出现稳定，这在本来就患有严重肺部感染、肺功能损害的患儿尤为明显。如能尽早控制瘘管，对已存在呼吸窘迫的重症患儿，手术的安全性将大大提高。Greem I 报道先天性食管闭锁术中采用一种具有瓣膜的气管插管，既保证通气，又可阻塞气管瘘，防止无效通气和胃扩张，提高了手术安全性。

2. 吻合技术要求　新生儿食管吻合技术要求比较高，不提倡用镊子夹，即使轻钳夹也会出现小洞；吻合要用无损伤针、细而软的可吸收线单层吻合，黏膜应向内对合；为避免吻合口漏，要强调近、远端口径的配合。一般来说吻合口8针即可达到对合效果。过

A. 右侧颈部切口，推开颈动脉鞘、甲状腺，暴露食管

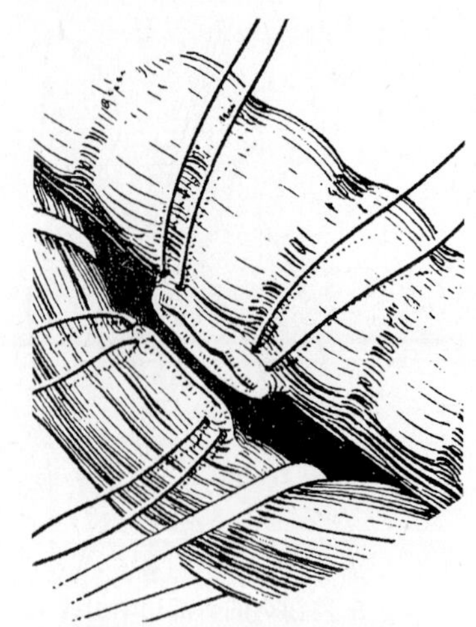

B. 内镜指引下寻找瘘管，结扎切断，分别缝合

图 84-12 颈部切口气管食管瘘修补

多容易引起吻合口血供障碍，过少吻合口漏的概率增加。

3. 减少吻合口的张力 对有张力的吻合，充分游离近端保证远端血供，但过分游离不利于愈合，用于延长的常用方法有：近端食管瓣翻转法、食管近端肌层松解法、近端螺旋延长法等。

4. 吻合口的保护 吻合口的保护性固定非常重要。术后的吞咽动作对于食管近端牵拉的幅度很大，剧烈的咳嗽、哭吵时，膈肌运动对于食管的牵拉也十分明显，术后第 3 天容易发生穿孔和断裂。术后需持续口腔吸引，减少吞咽，用镇静药物减少哭闹和强烈的膈肌运动；并注意口腔护理和控制呼吸，以避免呼吸道和吻合口的感染。

5. 低出生体重儿的食管闭锁 根据 Weterson 分型，体重 <1.8kg 的新生儿食管闭锁的预后较差。很多患儿需分期手术，随着伴发畸形数目的增加，死亡率增高。治疗低出生体重食管闭锁患儿的特殊性主要有以下几方面：①气管插管时插管要插过瘘管，斜面朝前；②高频振荡呼吸模式，NO 吸入及肺表面活性物质的应用，使低出生体重儿食管闭锁的治愈率提高；③需新生儿监护、呼吸管理、麻醉、外科手术的合作；④结扎瘘管后根据呼吸情况、伴发畸形的严重程度和食管本身条件，决定是否Ⅰ期手术；⑤手术时以血管钩替代血管钳，吻合针数小于 8 针，并且反对延长食管。

6. 长段型食管闭锁 对长段型食管闭锁延期食管Ⅰ期吻合术的术前准备非常重要，可为最终的食管Ⅰ期吻合成功提供有力保证。①预防吸入性肺炎：应用抗生素和加强吸痰、拍背等护理；②营养支持：输液，必要时输注白蛋白和少浆血；③胃造瘘进行管饲营养；④食管上端持续吸引，尽可能减少和防止吸入性肺炎的发生；⑤头低脚高：一方面有利于近端食管的吸引，另一方面有利胃液反流入远端盲端以刺激食管的生长；⑥在不进食时堵塞胃造瘘管，可以造成胃内高压，有利于胃液的反流；⑦胃造瘘 2 周后开始评估两盲端的距离(即 gap 的长度)，每 3 周一次，方法可采用两盲端造影和椎体计数。

长段型食管闭锁患儿的胃造瘘常需要家庭护理。手术在患儿 8~12 周时进行，此时患儿体重往往增加 1 倍，两盲端的距离也可能小于 2cm。手术采用食管-食管端-端吻合术，吻合方法同食管Ⅰ期吻合术。

对于食管近远端距离大于 6 个椎体的食管闭锁，只能采用食管替代术。食管替代物应符合如下标准：①构建通畅的经口-胃的通道，保证患儿营养需要；②尽可能少的胃酸反流，替代物具有抗酸的功能；③替代物的存在不影响心肺功能；④手术操作简单，适于小龄患儿；⑤替代物随患儿生长；⑥符合美容要求。目前可采用的食管替代物有结肠、胃、小肠，其中应用较多的是结肠代食管。

八、术后监护及手术并发症

患儿术后需在重症监护室观察，补液和使用抗生素。术后 2~3 天，可通过胃管喂养。如果食管吻合口张力很大，患儿可保持镇静和机械通气，5 天后再逐步撤机。通常术后 1 周可以试着口服亚甲蓝，或碘海醇造影检查，观察引流管有无泄漏，然后拔除胸腔引流管。

术后早期并发症包括：吻合口漏、吻合口狭窄、食管气管瘘复发。晚期并发症则有胃食管反流、食管动力障碍和气管软化。

1. 吻合口漏 据报道,食管闭锁食管吻合术后吻合口漏发生率为 5%~42%。吻合口漏可大可小,有的无明显临床症状,仅在食管造影时发现;有的漏口较大,甚至完全破裂,出现大量气胸,有明显的气促、呼吸困难及感染症状,危及生命。食管闭锁术后吻合口漏的治疗分为保守治疗和手术修补两种方法,轻度泄漏多可自愈,而严重泄漏如果完全破裂则需再次手术修补或行胃代食管术。保守治疗的具体措施包括加强胸腔闭式引流、保持引流管通畅、禁食、完全肠外营养支持、使用广谱抗生素等。

2. 术后吻合口狭窄 吻合口狭窄是食管闭锁的晚期并发症,发生于 30%~40% 的病例,通常在术后第 3~4 周随访 GI(胃肠道检查)时发现。对无临床吞咽困难症状、生长发育良好、GI 仅提示轻度狭窄的患儿,不予以主动扩张,而依靠食物进行被动扩张。但对于狭窄明显,有临床症状如吞咽困难、反复呼吸道感染的患儿,采用球囊或食管探条扩张,直径 0.5~1.5cm,在胃镜辅助下进行食管扩张。一般每月扩张 1 次,连续 2 个月,根据症状决定是否继续。扩张程度粗略以患儿拇指粗细为标准,每次扩张均需气管插管全麻。反复扩张无效则需再次手术。

3. 术后胃食管反流 术后胃食管反流主要产生于先天性的食管动力学异常和手术中对食管结构及其支配神经的损伤。轻度胃食管反流引起的食管炎可采用奥美拉唑 0.7~3.5mg/(kg·d)治疗,治疗剂量与反流程度有关,而与患儿年龄无关。奥美拉唑还可以预防因反流所致的食管狭窄。对于反流引起的反复误吸、多次肺炎、营养不能维持的患儿,应早期应用胃底折叠术(Nissen 或 Thal 术)。

4. 术后瘘管复发 有 5%~14% 的患者会出现食管气管瘘复发,通常表现为喂养时窒息或者青紫,或反复肺炎发作。瘘管复发的确诊需要通过支气管镜或者三维重建 CT 明确。有学者提出经内镜瘘管堵塞,但复发率高,再次手术是唯一彻底解决的途径。

5. 气管软化 气管软化在临床并不少见,是术后发生呼吸困难,甚至不能撤离呼吸机的主要原因,诊断需使用气管镜。镜中可以发现气管口径不呈圆形,为半圆形或椭圆形。治疗方法可采用主动脉弓悬吊术。

食管闭锁手术效果满意的标准是:患儿生理状态基本接近正常儿童,即患儿能正常进食,生长发育满意;基本没有心理影响(一般主张在患儿 2 岁前手术,大于 2 岁手术将会给患儿带来心理上的创伤,患儿有自卑、不合群、怪癖、脾气暴躁、与医生不合作等反应);不应该造成食管的病理性改变(如 Barrett 食管、萎缩性胃炎)。

(陈功 郑珊)

参考文献

1. 肖现民. 临床小儿外科学——新进展、新理论、新技术. 上海:复旦大学出版社,2007:279.
2. 施诚仁,蔡威,吴晔明,等. 先天性食道闭锁若干复杂问题的外科处理对策. 中华小儿外科杂志,2007,28(3):124-126.
3. Bax KM, van Der Zee DC. Feasibility of thoracoscopic repair of esophageal atresia with distal fistula. J Pediatr Surg, 2002, 37(2):192-196.
4. Spitz L. Esophageal atresia: past, present and future. J Pediatr Surg, 1996, 31(1):19-25.

9

第八十五章

膈疝修补术

膈肌由分隔胸腹腔的肌肉和腱膜组织组成。发育完善的膈肌由来自胸骨剑突后的两侧带状肌组织、来自两前外侧胸廓肋间肌群的肌性部分和来自腰背部肌肉组织三部分肌肉紧密相连,中央形成一肌腱样结构——中心腱,并由一对膈肌脚包绕食管腰椎体固定(图 85-1)。

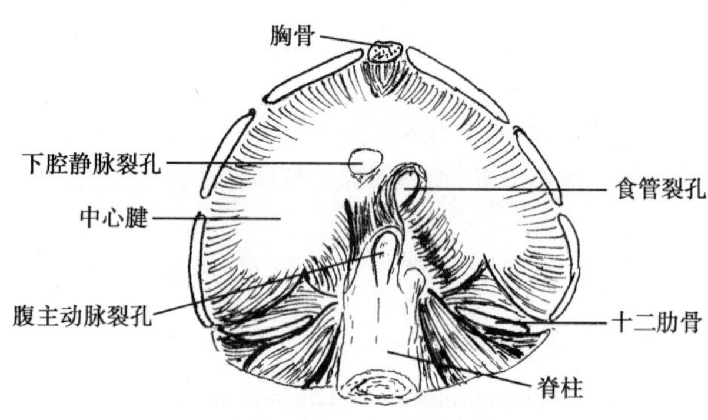

图 85-1 膈肌解剖示意图(吴晔明提供)

腹腔内脏器经膈肌的缺损或薄弱点进入胸腔或纵隔即称为膈疝。根据膈肌缺损的不同部位来进行分类,常见的有后外侧疝、食管裂孔疝和胸骨后疝(图 85-2)。上述三类膈疝都因胚胎期膈肌发育不完善所致,出生后即存在,因而也称为先天性膈疝。不同类型膈疝的临床症状和导致的后果不同,手术方法和途径也有各自特点。外伤也可因膈肌破裂导致腹腔脏器经裂孔进入胸腔,形成创伤性膈疝(图 85-3)。

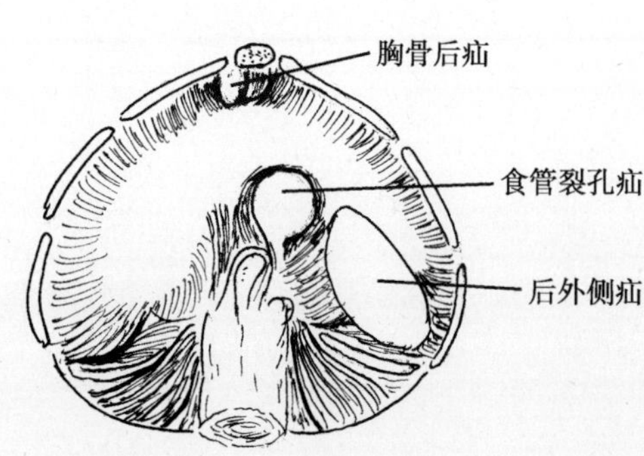

图 85-2 不同类型膈疝示意图(吴晔明提供)

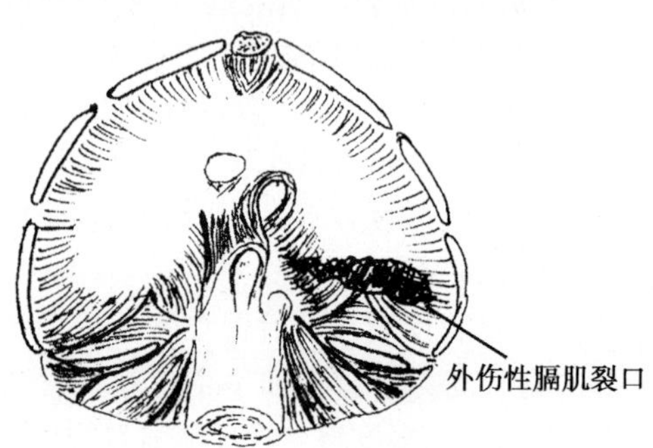

图 85-3 外伤性膈疝示意图

第一节 膈肌后外侧疝修补术

膈肌后外侧疝是儿童最常见的先天性膈疝类型,也称 Bochdalek 疝或胸腹裂孔疝,发生率为存活新生儿的 1/2 200~1/5 000。该病在胚胎中即已形成,对肺的发育有一定影响,严重者出生后数小时即可出现呼吸窘迫,需要机械通气支持,并有较高的死亡率。该病可通过影像学检查获得诊断,产前 B 超和产前磁共振可使患儿于产前获得诊断(图 85-4),并可评估胎儿肺发育不全的严重程度。值得提出的是单纯先天性膈疝并不是选择剖宫产的手术指标,试图在子宫内进行胎儿膈肌缺损修补只是处于研究和实验阶段。近年来对先天性膈疝胎儿进行胎儿气管堵塞以促进产前胎肺生长的研究已被放弃。婴儿出生后,一旦先天性膈疝诊断得到证实,应认识到先天性膈疝是一种生理学急症,而非外科急症。首先应努力稳定心肺系统,减少因治疗干预而产生的医源性损伤。患有膈疝的新生儿出现呼吸窘迫(图 85-5),多由严重的肺发育不良和潜在可逆的肺高压导致。治疗干预的目的主要在于控制肺

9

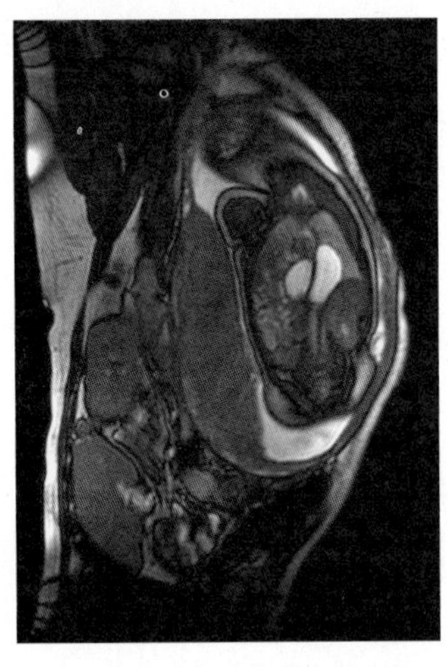

图 85-4　胎儿磁共振显示存在左侧膈疝（吴晔明提供）

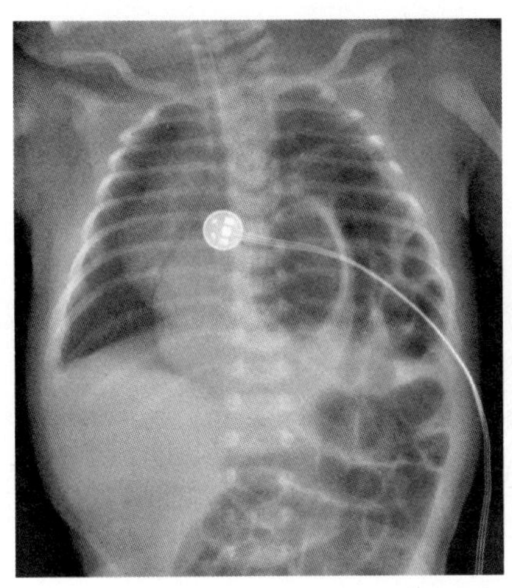

图 85-5　新生儿左侧膈疝，左胸腔见有肠道气体影（吴晔明提供）

血管的压力。处理包括：维持适当的体温、体液补充、机械通气、广谱抗生素的应用和抗高血压药物应用以调节肺血管阻力。

【手术时机和指征】

1. 只要膈肌后外侧疝得到确诊，就应择期进行手术修补。

2. 子宫内纠正膈肌缺损的胎儿外科目前仍停留于实验研究阶段。

3. 婴儿出生后，在先天性膈疝的诊断获得证实后，应首先采取措施稳定婴儿心肺功能，减少因治疗干预产生的医源性损伤。

4. 对于出现新生儿呼吸衰竭的膈疝患儿，目前多数主张先进行一段时间的内科治疗，延期手术修补膈疝缺损。术前以稳定支持为目的的治疗，时间从数天到数周不等。对重症肺动脉高压婴儿，应进行系列心动超声检查，直到肺动脉高压程度得到减轻或稳定后再进行手术。

【手术方法】

1. 麻醉　采用气体静脉复合麻醉，经口气管插管或经鼻气管插管，对于婴儿机械通气需使用压力转换婴儿呼吸机，连续 SaO_2 监测。留置导尿管、插鼻胃管排空胃和膀胱以减小腹腔脏器的容量。

2. 径路　可经胸或经腹途径进行手术，经腹途径有利于在完成膈疝修补的同时进行腹腔探查，排除其他合并畸形。

3. 经腹途径　取平卧位，术侧腰背部略垫高，做越过中线的肋缘下切口，分层进入腹腔后，先做探查，轻柔地将疝入膈肌缺损内的脏器回纳腹腔（图 85-6），用湿纱布覆盖后用手按压，充分暴露膈肌缺损（图 85-7），通常疝入胸腔的胃底、脾脏、肝左叶与位于胸腔内的疝囊有膜状粘连、牵拉，使上述脏器放松后再自然进入胸腔。因此，需将粘连索带充分游离，使胃底、脾脏等在自然放松状态下回纳腹腔。

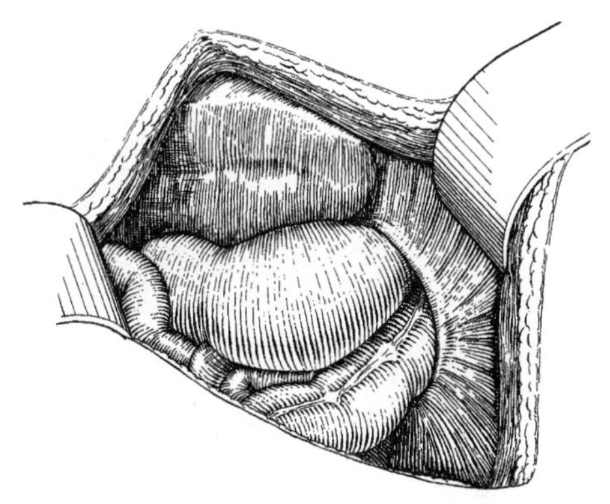

图 85-6　后外侧疝胃肠疝入示意图

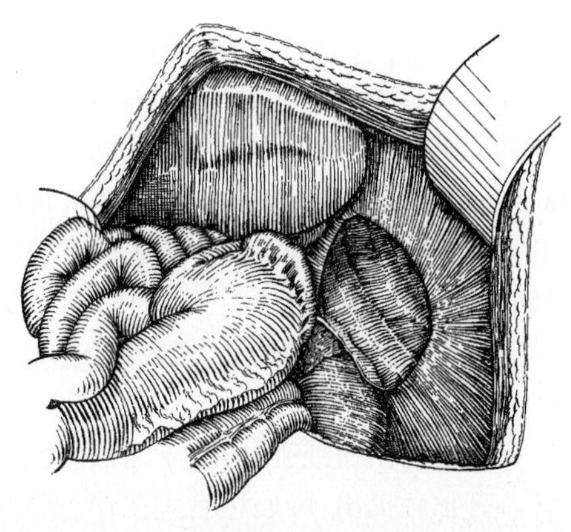

图 85-7　后外侧疝腹腔脏器回纳后膈肌缺损示意图

腹腔内脏器复位后，评估膈肌缺损大小及有无位于胸腔内的疝囊。如存在疝囊，应将疝囊向腹腔拖出并切除，后外侧膈疝手术的关键点在于准确地寻找膈肌缺损的后缘并判断能否直接关闭缺损，通常沿着膈肌缺损的前缘，向内后方顺沿寻找缺损后缘。多数中

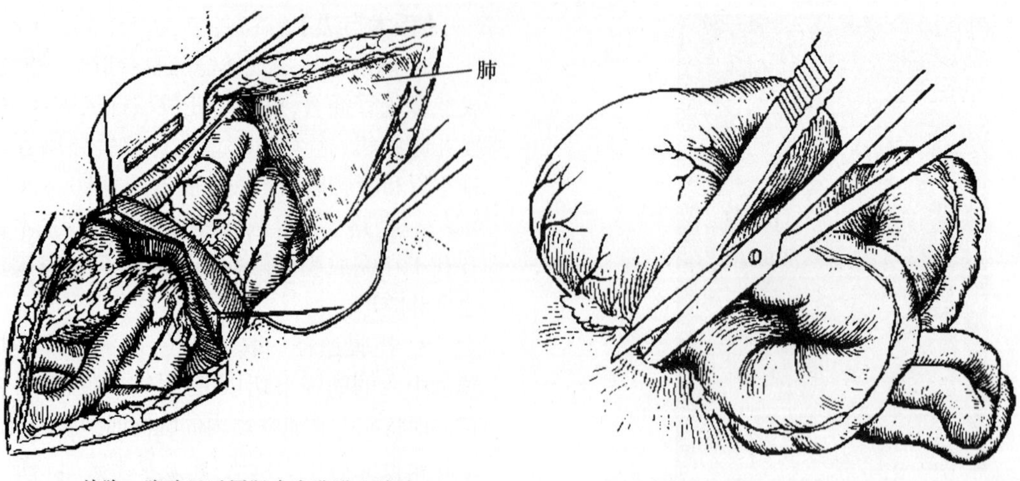

A. 从胸、腹腔显示胃肠自疝孔进入胸腔　　B. 用刀柄保护内脏，剪开缩窄的疝孔

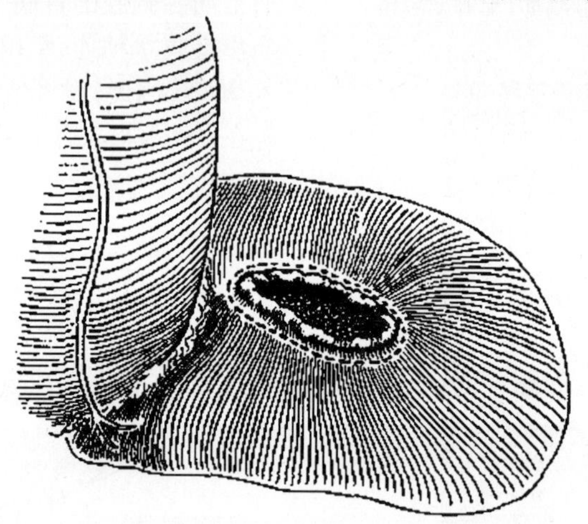

C. 疝环呈现纤维化增厚，虚线表示修补时剪除的边缘

图 85-8　膈肌缺损间断缝合关闭后示意图

小型膈疝能直接用不吸收线将膈肌缺损前后缘在无张力或低张力下做间断缝合关闭(图 85-8)，对于一些后外侧胸壁膈肌后缘缺失的病例，如前方有足够膈肌组织，可将其用不吸收线直接围绕肋骨做缝合固定。少数膈肌缺损巨大，无法直接一期关闭的，可应用人工补片裁剪成所需大小和形状，与膈肌缺损边缘缝合，后外侧缘与胸壁固定缝合(图 85-9)。目前人工补片多数采用 1mm 厚的 Groe-Tex，与胸壁的固定可绕肋骨间断捆绑缝合。

除非有胸腔内出血或肺损伤，不需放置预防性胸腔引流管。有学者提出，膈疝患者大多伴有肺的发育不全，术后多数需辅助机械通气，如存在胸腔引流管甚至低负压吸引，可能增加肺的损伤。

如考虑到在完成膈肌缺损修补后使用体外膜氧合(ECMO)，原则上不建议再做其他额外的手术(如 Ladd 术或阑尾切除术)，除非已存在机械性肠梗阻。

腹壁切口关闭：如术前腹腔脏器大量疝入胸腔，可导致腹腔容积较小，在脏器回纳腹腔、膈肌缺损修复后，少数患儿可出现腹腔关闭困难，要避免在高压、高张力下关闭腹腔，避免因腹腔压力过高导致脏器内静脉回流障碍。如无法一期关闭腹腔，可采用类似于巨大腹裂的 Silo 技术，用补片临时覆盖脏器与腹壁缝合，几天后再二期关闭腹壁。

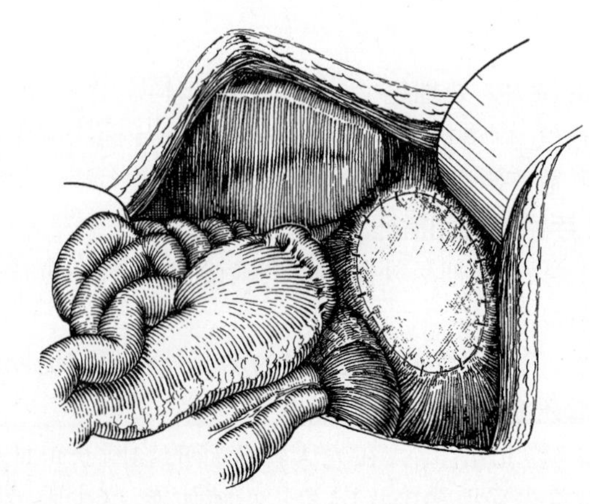

图 85-9　巨大膈肌缺损应用人工补片缝合关闭后示意图

4. 经胸途径 取侧卧位,胸壁后外侧切口,经第7~8肋间或第8~9肋间进胸。探查胸腔,若有疝囊则打开疝囊,将腹腔脏器经缺损回纳腹腔。如疝孔过小,回纳困难,可将膈肌缺损处扩大(图85-10),以便脏器回纳腹腔,用不可吸收线间断或褥式缝合关闭膈肌缺损。

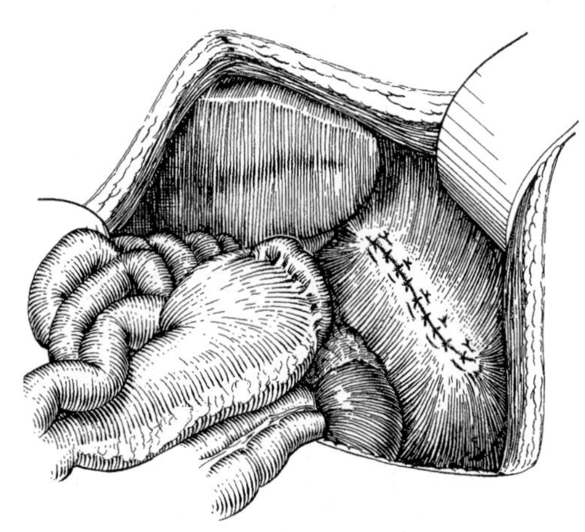

图85-10 经胸膈肌裂孔扩大示意图

检查无活动性出血,无肺破裂,鼓肺后直接关闭胸壁。用不可吸收线或慢吸收线绕切口上下肋骨缝3~4针,捆绑关闭胸腔。

术后处理:术后处理按照术前制订的策略,应该缓慢脱离呼吸机支持。辅助通气支持以保持动脉PO_2>80mmHg,PCO_2<30~35mmHg。常规进行心动超声检查,评估肺动脉压力、血液分流流速和左心功能,必要时给予干预措施(如ECMO、高频振荡通气等)。当婴儿耐受呼吸后,作好脱离呼吸机的准备。

给予足够的水电解质补充,维持足够的循环血量及携氧血红蛋白,保持胃肠减压。如预计禁食时间较长,需给予肠外营养支持。

ECMO:经内科治疗后,患儿重度肺动脉高压和进行性低氧血症的病情不能改善,是可应用ECMO的适应证。ECMO的应用有助于使患儿肺得到休息恢复,肺动脉高压逆转。多数需要ECMO支持的先天性膈疝婴儿,在术前就应先进行ECMO支持,在ECMO停止后再进行延迟膈肌修补术,也有在ECMO支持下行膈疝修补手术,但多数会面临ECMO应用中因使用肝素而出现出血问题。用ECMO支持的重症膈疝婴儿的总体生存率各家报道不一,从30%到87%不等。与许多其他变量有关,如妊娠时间、出生体重、肺发育程度、肺动脉高压程度等。

5. 胸腹腔镜膈肌修补 对于较大婴儿或儿童,经胸腔镜或腹腔镜同样可完成膈疝修补术,对于新生儿膈疝,虽有成功镜下修补的报道,但操作较为困难,尚不能成为一种标准的手术途径。比较两种腔镜途径,作者更愿意选择经腹腔镜进行腹腔镜下膈疝修补术,有利于腹腔脏器的同期探查。

6. 腹腔镜下膈疝修补术 于腹壁膈肌缺损侧肋缘下1.5cm处放置3把或4把3mm或5mm Trocar(其中,中间一把放置视镜的Trocar也可置于脐部)。CO_2气腹压力:新生儿年龄段设置于8mmHg,流量1.5L/min。气腹后进入视镜,观察经膈肌裂孔疝入脏器情况,使用抓钳将疝入脏器轻轻拉出,注意避免直接抓夹疝入胸腔的脾脏和肝左叶。可由一助进入另一把无损伤钳,帮助推压回纳腹腔的脏器,用5mm超声刀或电灼将与胃、肠、脾上极粘连牵拉的索带从膈上分离,避免脏器在索带牵拉下顺惯性疝入胸腔。

对于有膈疝疝囊的患儿,用抓钳经裂孔将疝囊拉入腹腔,可用镜下吻合切割器或直接用超声刀于腹腔内将疝囊切除。与开放性手术相同,用不可吸收线将裂孔前后膈肌间断缝合关闭。在裂孔完全关闭前,请麻醉师鼓肺排出胸腔气体后关闭膈肌。对于肺发育不良的新生儿,不宜过度扩张术侧肺,以免加重肺的损伤。

7. 胸腔镜下膈疝修补术 一些术者选择经胸腔镜完成膈疝修补。可选择侧卧位,术者站立于患儿头部,经腋前、腋中第4~5或第5~6肋间进入2把5mm Trocar,注入CO_2气体建立气胸。压力可选择6mmHg,新生儿可更低。进胸后先行探查,观察疝入胸腔的脏器及判断裂孔大小及确切位置,并决定第3把Trocar进入部位,以便于后续操作。用无损伤抓钳将疝入胸腔的肠管缓慢经裂孔回纳腹腔。通常低压气胸有助于将腹腔脏器回纳。用不可吸收线间断关闭裂孔,每一针缝合时要特别注意避免缝住膈肌下的肠管。

第二节 食管裂孔疝修补术

食管裂孔疝是一种先天性膈肌发育缺陷,是应该完全包绕食管的膈肌裂孔明显扩大,腹腔段食管、胃底甚至全胃及部分肠管疝入纵隔,使正常解剖结构中的抗反流机制丧失,导致胃食管反流,并因胃食管反流引起一系列临床症状,如呕吐、吸入性肺炎、反流性食管炎,甚至出血、贫血、营养不良、体重不升等。

食管裂孔疝的分型,目前最常用Berrott分型。根据裂孔缺损位置及疝入胃组织的多少分为滑动型疝(图85-11)、食管裂孔旁疝(图85-12)及混合型疝。其中滑动型疝最为常见(约70%)。

食管裂孔疝的诊断,主要依靠临床症状和影像学检查,胸片发现纵隔有胃泡影,钡剂显示胃底或整个胃体疝入膈肌上方。较轻的滑动型疝有时较难识别,需仔细观察并将患者处于头低位,可见贲门下胃黏膜

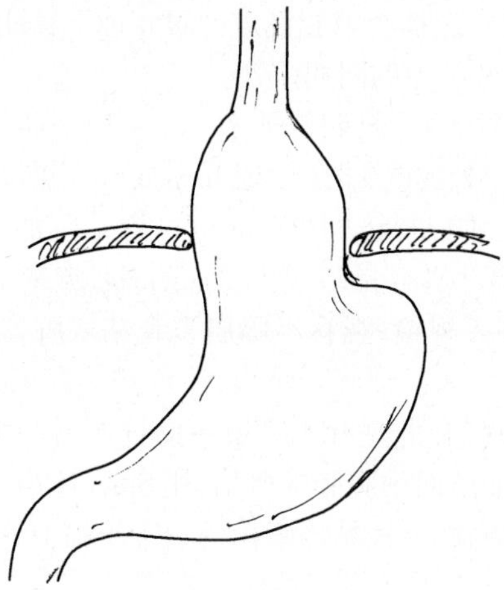

图 85-11　食管裂孔滑动型疝示意图(吴晔明提供)

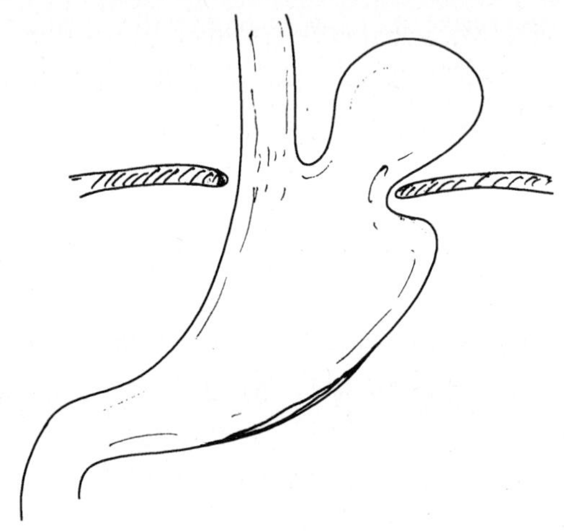

图 85-12　食管裂孔旁疝示意图

进入膈上纵隔。

食管动力学检查和 24 小时食管 pH 测定也能反映胃食管反流的严重程度。

除轻度的滑动型食管裂孔疝可进行内科保守治疗外,多数食管裂孔疝因存在显著的食管裂孔解剖异常并伴有不同程度的胃食管反流,多应进行手术修补食管裂孔并辅以抗反流手术。

【手术指征】

1. 内科保守治疗无效;

2. 因反复呕吐导致生长发育延迟或停滞、体重不升;

9

3. 伴有严重反流性食管炎,导致反复出血,出现贫血;

4. 食管旁型或混合型裂孔疝。

【手术目的】

1. 将疝入纵隔的胃回纳腹腔;

2. 延长腹腔段食管长度;

3. 修补食管裂孔;

4. 胃底折叠增加胃食管 His 角,增强抗反流机制。

【手术术式和途径】

主要的手术方式有经腹食管裂孔修补 + 胃底折叠,经典的手术方式有 Nissen 术、Toupet 术、Thal 术、Belsey 等,前三种较为常用。

自 1991 年 Geogea 首次报道应用腹腔镜成功完成 Nissen 手术以来,腹腔镜下胃底折叠术在西方发达国家迅速得到完善并呈飞速发展,目前已成为首选手术途径。国内 2000 年前主要在少数成人腔镜中心进行,2000 年后开始出现儿童食管裂孔疝的腹腔镜下胃底折叠术的报道。至今在上海儿童医学中心、上海交通大学医学院附属新华医院已完成儿童腹腔镜下食管裂孔修补、胃底折叠术超过百例,并已成为常规首选术式。但在国内仍未普及。

1. Nissen 术　是一种经典的经腹胃底折叠抗反流术式。

(1) 麻醉:吸入静脉复合麻醉。

(2) 体位:平卧位,插鼻胃管及留置导尿管。

(3) 切口:上腹正中切口。

(4) 手术步骤:经腹白线分层进腹后先做探查,观察裂孔大小和疝入脏器。将疝入纵隔的胃底贲门牵回腹腔,游离胃底及脾胃韧带,胃短血管结扎 + 缝扎。游离肝胃韧带至食管裂孔右侧。沿贲门游离覆盖在食管下端与贲门连接部的腹膜或疝囊,直至食管左侧。沿右侧膈肌脚于食管后方建立一腔隙,穿过一吊带包绕食管下端由助手向下牵拉(图 85-13)。沿食管裂孔边缘游离折入纵隔的疝囊,使裂孔边缘形成一没有疝囊覆盖的粗糙面,有利于术后形成粘连。突入纵隔的疝囊可游离切除或留置于纵隔。作者倾向于后者,可减少许多无谓的损伤和出血。为有足够长的腹腔段食管,充分游离食管下端,但游离过程中需注意避免损伤胃迷走神经。胃迷走神经分左右两支,右侧为优势支,尤其需要注意保护。右侧支位于食管的右后侧,紧贴食管肌层,解剖清晰可见。左侧支位于食管的左前方,较细,解剖时可先找到二支迷走神经保护之,再进行其他组织的分离。也可有意避开迷走神经部位进行分离,解剖时不要紧贴食管壁进行,甚至可残留部分疝囊壁于食管侧。食管充分游离后,充分暴露左右膈肌脚,通常右侧膈肌脚位置较低,容易显露,左侧膈肌脚位置较高,且表面常有疝囊浆膜组织覆盖。一些食管裂孔疝手术失败复发的原因常为术者未能完全暴露膈肌脚,而将表面的腹膜返折与右侧膈肌脚缝合。用不可吸收线将两侧膈肌脚缝合 1~3 针,缩窄食管裂孔(图 85-14),为避免裂孔过度缩窄导致术后食管狭窄,可由麻醉师协助经口插入食管支撑管。不同年龄选用不同直径的食管支撑管,通常新生儿可选用 24

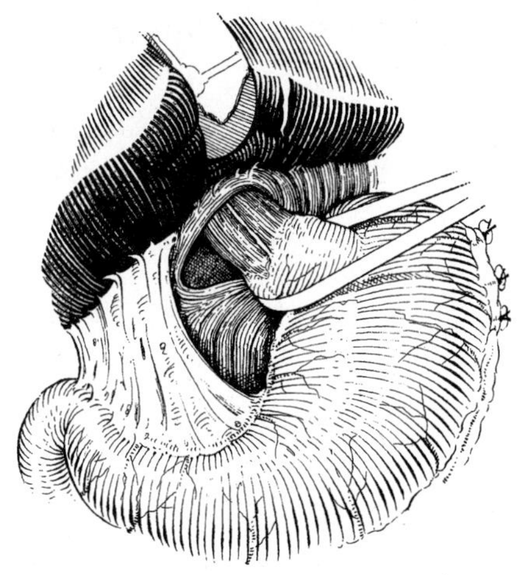

图 85-13　食管下端吊带牵拉食管

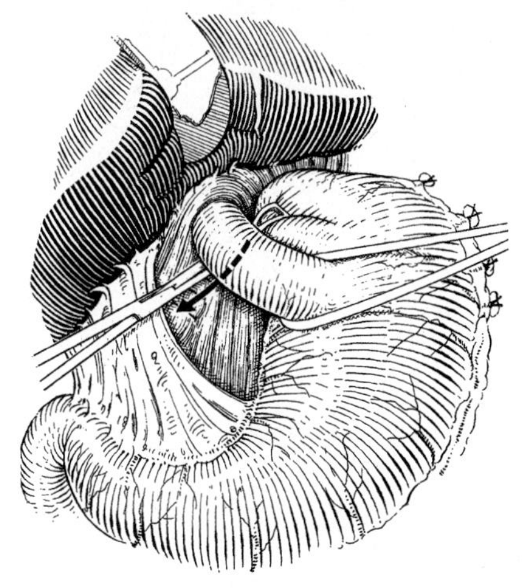

图 85-15　Nissen 术，胃底从食管后通过

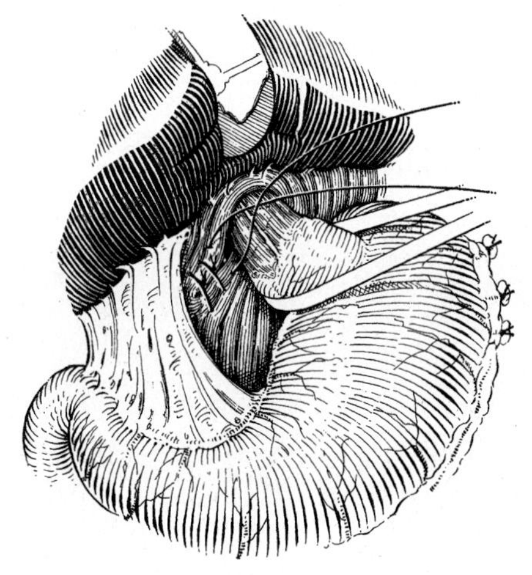

图 85-14　左右膈肌脚间断缝合缩窄食管裂孔

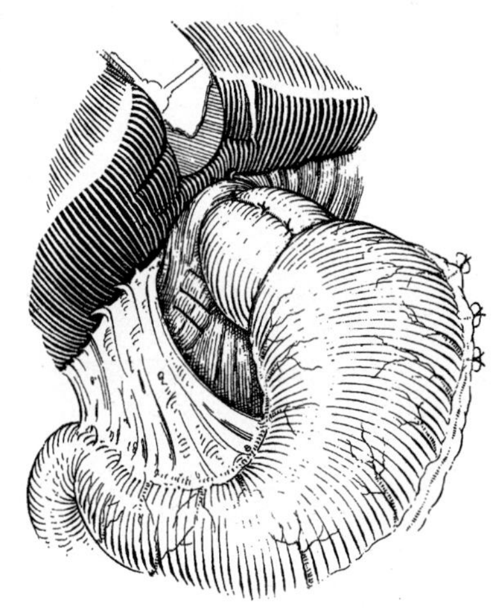

图 85-16　Nissen 术，胃底 360° 包绕食管

号(周径为 24mm) 支撑管，1 岁选用 32 号，以后每增加 1 岁增加 2 号。没有支撑管可用不同周径的胸腔引流管替代。在关闭食管裂孔和胃底折叠后，支撑管能顺利无阻力地通过即可。

为避免食管的回纳，可用细丝线将食管壁肌层与膈肌裂孔缝合固定 2~3 针，通常腹腔段食管可保留 3~5mm。

将胃底绕过食管后方，包绕食管缝合 3 针(图 85-15)，其中 1~2 针需与食管前壁固定，以防折叠的胃底顺食管贲门上下滑动。胃底包绕要宽松，不宜过紧，避免导致食管下端狭窄，包绕宽度以 2~3cm 为宜(图 85-16)。

完成胃底折叠包绕后，再次由麻醉师协助抽动食管支撑管，以无阻力为宜。

如无迷走神经损伤，不必进行幽门成形术。若术中怀疑有迷走神经损伤，为防术后胃扩张、胃排空障碍，可同期做幽门成形术。

腹腔不需要放置引流。

2. 部分胃底折叠术　部分胃底折叠术是 Nissen 术的改良手术，在完成胃贲门回纳腹腔、膈肌脚缝合、食管裂孔重建后，将胃底从腹腔段食管后方或前方作部分包绕，以重建 His 角，增加胃食管抗反流机制。主要术式有前壁部分包绕的 Thal 术和后壁部分包绕的 Toupet 术。

3. Thal 术　在完成疝入纵隔的胃和贲门游离回纳、腹腔段食管重建、食管裂孔缩窄重建后，将胃底游离，可部分离断脾胃韧带和胃短动脉，将近大弯胃底与左侧食管肌层缝合 2~3 针，并将胃底大弯于腹腔食管前向右侧包绕与食管右侧肌层缝合固定 2~3 针，形成胃底与腹腔段食管的侧壁及前壁 180°~270° 不完全性包绕(图 85-17)。作者较为推崇该术式并将其作为各型食管裂孔疝手术的首选。其优点是避免了 360° 包绕的 Nissen 术可能导致的术后食管下段狭窄，且操作也较为方便，尤其适合于腹腔镜下手术。

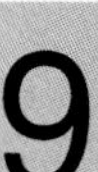

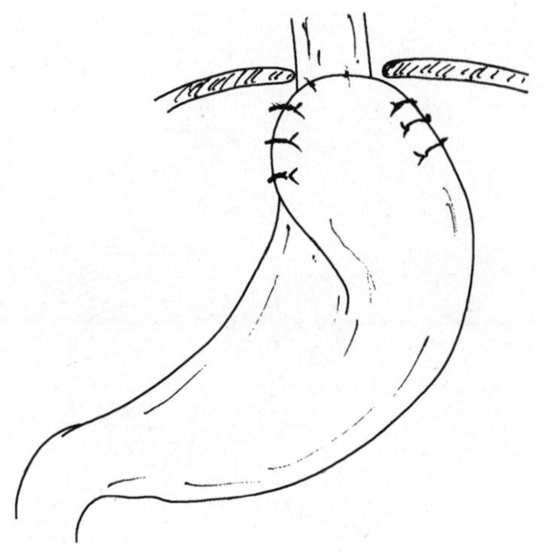

图 85-17　Thal 术

4. Toupet 术　与 Thal 术同理，在完成裂孔疝修补术，重建胃食管 His 角以增加胃食管抗反流机制。与 Thal 术所不同的是，将胃底经腹腔段食管后方包绕食管 270°，将包绕的胃底与食管的侧壁肌层缝合 2~3 针（图 85-18）。

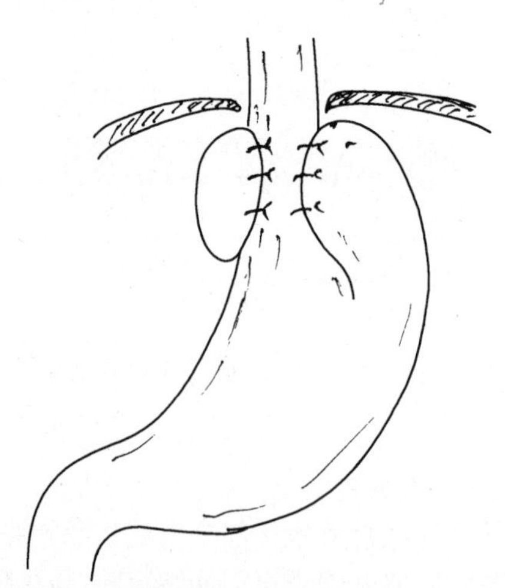

图 85-18　Toupet 术

也有经胸腔进行的食管裂孔疝修补，如经左进胸的 Belsey 术，经左侧后纵隔游离疝入的胃和食管，完成食管裂孔的重建和胃底折叠。该术式适用于经腹手术无法完成，伴有严重食管周围炎的患者。

5. 腹腔镜食管裂孔疝修补　在各类腹腔镜手术中，镜下食管裂孔疝修补胃底折叠术是最能体现腹腔镜微创优势的手术之一。因食管裂孔位于腹腔膈顶及后方，两侧膈肌脚位置尤深，开放手术显露困难，尤其小婴儿因严重反流的食管裂孔疝，大多伴有营养不良，开放手术术后存在切口裂开的风险。而镜下手术借助视镜，能使深部的食管裂孔及膈肌脚清晰显露，并使视野放大，腹部仅有 4~5 个 5mm 大小切口，无术后裂开之嫌。对于一个熟练的操作者，可在 1~2 小时内完成手术并几无出血。因手术创伤小，术后第 2 天即可进食，真正体现了微创美观的临床效果。所有镜下操作与开放手术相同，依次完成食管裂孔的修补和胃底折叠。

(1) 麻醉：全麻插管。

(2) 体位：平卧位。

(3) 留置鼻胃管和导尿管。

(4) 手术操作：于脐部、两侧腹壁及两上腹分别插入 5 把 5mm Trocar（图 85-19），脐部插入视镜，右侧腹 Trocar 放置肝叶推开器，左侧腹 Trocar 插入抓钳，由一助操作，二助扶视镜。主刀者经两上腹 Trocar 插入操作钳进行操作。根据不同年龄，给予不同压力的 CO_2 气腹，通常小婴儿和新生儿 CO_2 压力取 8~10mmHg，1.5L/min 流量，稍大儿童取 12mmHg CO_2 压力，1.5~2.0L/min 流量，成人可适当增加气腹压力和流量。

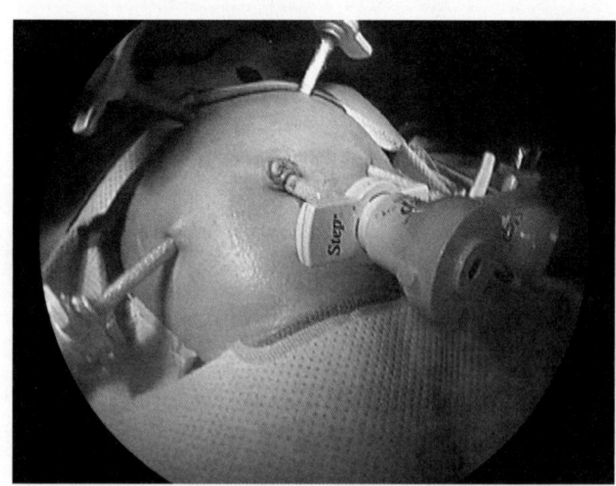

图 85-19　腹腔镜食管裂孔疝修补术腹部 Trocar 位置

用肝叶推压器将覆盖于胃前壁的左肝叶向右上方撑起推开，显露食管裂孔及肝胃韧带。将胃从裂孔内拉下，由一助抓持牵拉，充分显露裂孔和贲门，用超声刀或电灼游离肝胃韧带至贲门食管裂孔右侧。如同开放手术，沿贲门上方游离腹膜返折，并沿右侧膈肌脚于食管后建立一间隙，通过该间隙穿过一吊带包绕食管后由一助向下牵拉。游离牵拉食管的疝囊，建立足够长的腹腔段食管。显露左侧膈肌脚后，用不可吸收线于食管后缝合关闭两侧膈肌脚。缩窄食管裂孔（图 85-20、图 85-21），遇有特别宽大的食管裂孔，亦可于食管前方用不可吸收线缝合缩窄 1~2 针，以免食管后缝合过多使食管前推过度。若无法关闭裂孔，可用人工补片裁剪后修补缺损。通常在儿童病例，大多不需要人工补片修补食管裂孔。

同样，食管裂孔修补完成后可施行不同术式的胃

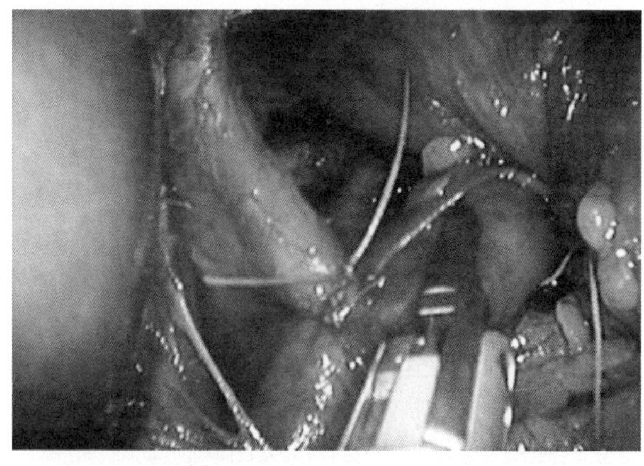

图 85-20　腹腔镜食管裂孔疝修补术巨大裂孔关闭

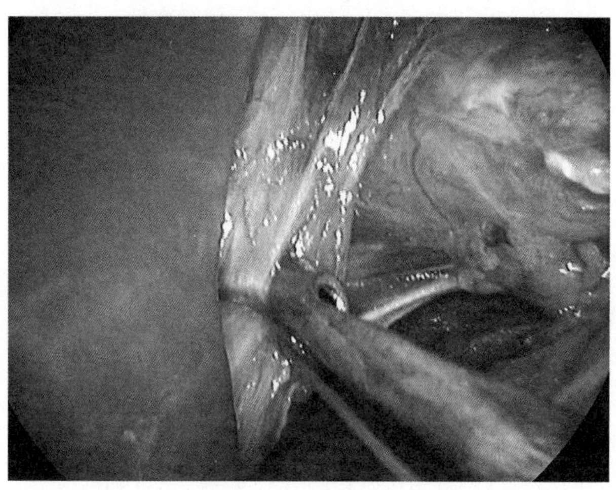

图 85-21　腹腔镜膈肌脚缩窄

底折叠术。美国 Geogea 教授推荐施行宽松的 Nissen 胃底折叠包绕，认为能起到可靠的抗反流效果。作者倾向于 Thal 术食管前壁胃底 180°~270° 折叠包绕，该术式不需要游离胃短血管，使操作更为简单，并且避免了因 360° 包绕可能造成的术后食管下端梗阻的并发症（图 85-22~ 图 85-25）。

【术中术后并发症】

1. 食管损伤　尤其是腹腔镜手术初学者，因操作不熟悉或镜下解剖不熟练导致食管损伤，如术中能及时发现，可于镜下给予修补缝合，加上胃底折叠覆盖，大多术后恢复较好。遇到严重的食管损伤应及时中转开放，进行食管修补。

2. 迷走神经损伤　也多与解剖的生疏和过度紧贴食管游离疝囊所致。因此，在术中可于解剖开始前先找到迷走神经加以保护，再游离周围组织，或避免过分紧贴食管进行游离。尤其是具有优势支的右侧迷走神经，如一旦怀疑右侧迷走神经损伤应行胃幽门成形术，以减轻因迷走神经损伤引起胃潴留、胃扩张。

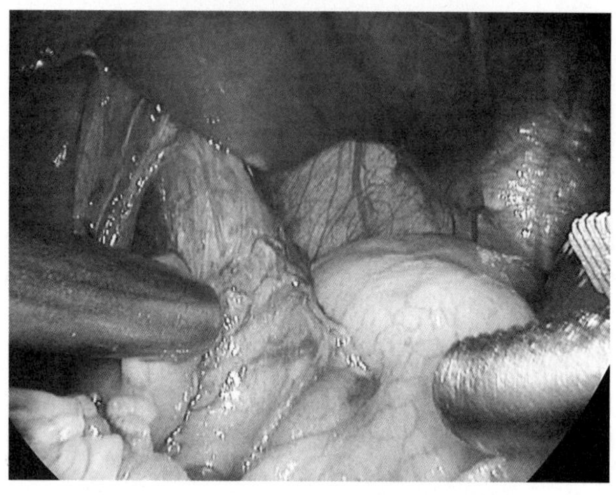

图 85-22　腹腔镜 Nissen 术胃底食管后包绕

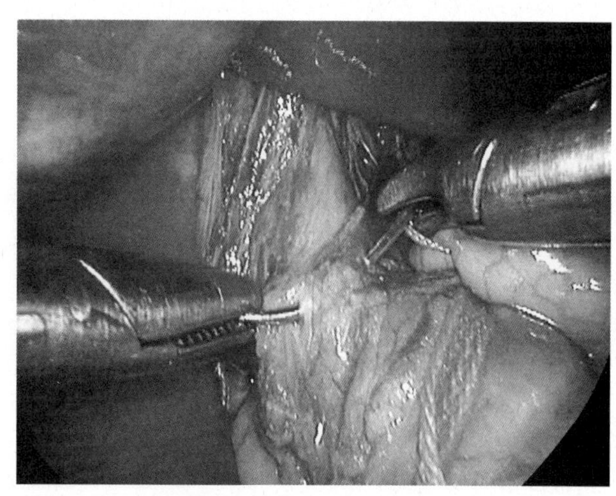

图 85-23　腹腔镜 Nissen 术胃底食管包绕与腹腔段食管前壁固定

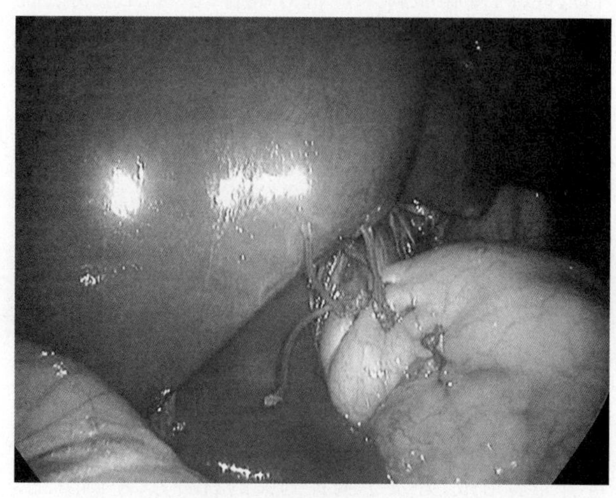

图 85-24　腹腔镜 Nissen 术完成胃底食管包绕

9

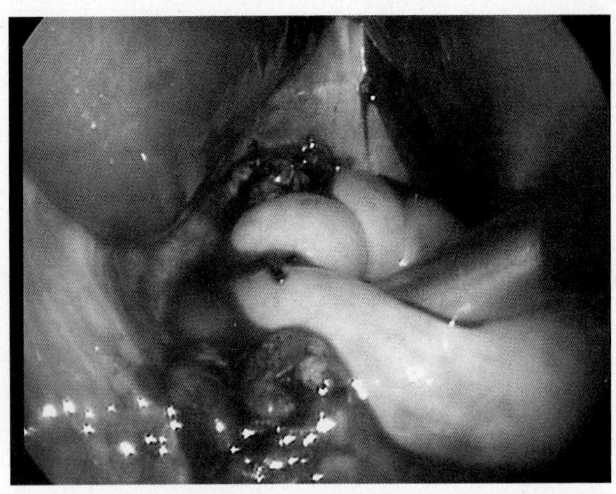

图 85-25 腹腔镜 Thal 术胃底食管前壁部分包绕

3. 吞咽困难 可因胃食管连接部水肿致术后狭窄导致,但因水肿引起的吞咽困难大多在术后数日至数周内缓解,多数食管裂孔修补胃底折叠术后出现持续性吞咽困难多因膈肌裂孔关闭过紧或 360°胃底折叠包绕过紧所致。术中放置与年龄相对应的食管支撑管是最好的预防措施。一旦发生因手术裂孔关闭过紧或胃底包绕过紧导致的吞咽困难,可试行食管球囊扩张,大多能获得改善。如扩张无效,则需再次手术,拆去胃底包绕缝线,甚至食管裂孔重新关闭。二次手术仍可在腹腔镜下操作。

4. 裂孔疝复发和胃食管反流 腹腔段食管过短、部分胃底折叠、食管裂孔关闭不够都可引起术后胃食管反流,但大多数可经保守治疗并随生长发育得到改善,极少数需要再次手术。

一旦食管裂孔疝复发,则需再次手术修补,二次手术修补仍可在腹腔镜下完成。但对于首次手术由传统开放手术完成的,则因术后严重粘连,镜下完成相当困难。术后裂孔疝复发的原因较多,可因裂孔修补不完善,两侧膈肌脚未能很好缝合,也可因缝线松脱导致。患儿因术前长期营养不良导致愈合能力差,如术后出现剧烈咳嗽、呕吐、胃内压增高也可导致膈肌修补裂开。

【术后效果】

食管裂孔疝大多术后预后良好,术前症状得到改善。

9

第三节 胸骨后疝

胸骨后疝(Morgagni 疝)因膈肌胸骨后部分与第 7 肋软骨融合障碍形成一足以疝入腹腔内脏器的裂隙,常有疝囊形成,好发于胸骨剑突的右后方,左侧少见,双侧罕见。临床表现常因脏器疝入或并发嵌顿引起胸骨后疼痛或消化道症状引起注意。影像学检查提示胸骨后有空腔脏器影或肿块影。

【手术修补术】

可经腹开放手术或经腹腔镜途径进腹,完成疝入脏器的回纳及胸骨后疝的修补。需要注意的是,膈肌缺损后缘及疝囊常与胸膜和心包紧密相连,疝囊游离不当或缺损修补缝合过深可能会伤及胸膜或心包,导致心包内出血,甚至心脏压塞。作者建议不必勉强游离疝囊,仅需将膈肌缺损处腹膜或疝囊用电灼分离,建立一粗糙面,用不可吸收线关闭缺损即可,疝囊可残留于纵隔内。个别无法直接关闭的可应用同侧腹直肌后鞘翻转进行修补。

胸骨后疝大多术后效果满意,复发率低。

第四节 创伤性膈疝

创伤性膈疝可因异物穿透导致膈肌损伤破裂或外伤时腹压剧增导致膈肌破裂所致。创伤性膈疝大多有其他合并伤,如脑外伤、肺挫伤、肝脾外伤等。一旦发生应及时诊断和治疗,外伤后胸腹部的影像学检查,包括 B 超、胸片、胸腹部 CT 可使诊断获得明确。

【手术操作】

可根据外伤情况和检查结果,评估可能存在的其他合并伤情况,决定经胸或经腹手术修补。术中将疝入胸腔的腹腔脏器回纳腹腔,用不可吸收线间断修补损伤的膈肌,术中需注意止血和对其他脏器的探查,若有损伤则同期修补。关胸或关腹前需放置引流管。

(吴晔明)

参考文献

1. 施诚仁 . 新生儿外科学 . 上海:上海科学普及出版社,2002:349.
2. Wung JT, Sahni R, Moffitt ST, et al. Congenital diaphragmatic hernia: Survival treated with very delayed surgery spontaneous respiration and no chest tube. J Prediatr Surg, 1995, 30:406.
3. West KW, Bengston K, Rescorla FJ, et al. Delayed surgical repair and ECMO improves survival in congenital diaphragmatic hernia. Ann Surg, 1992, 216:454.
4. Wilson JM, Bower LK, Lund DF. Evolution of the technique of congenital diaphragmatic hernia repair on ECMO. J Pediatr Surg, 1994, 29:1109.
5. Geogea T. Laparoscopic Nissen's fundoplication: preliminary report on ten cases. Surg Endosc, 1991, 5(4):170.
6. 吴晔明, Donal. C. Liu, 严志龙, 等 . 腹腔镜 Nissen's 胃底折叠术治疗小儿胃食管反流性疾病 . 中华小儿外科杂志, 2003, 24(5):415.

第八十六章

小儿腹股沟疝手术

腹股沟疝是小儿外科最常见的疾病，可分为斜疝和直疝。临床上所见的腹股沟疝几乎均为斜疝，直疝罕见。小儿腹股沟斜疝的发病与成人不同，系因腹膜鞘状突生后未闭，腹压增加使腹内器官疝入鞘突而形成疝，故为先天性。斜疝多发生在男孩，3 岁以下者约占 60%。右侧多于左侧，也可双侧同时发生或先后出现。小儿斜疝发生后逐渐长大，很少自愈，除个别情况外均需手术治疗。由于小儿的解剖生理特点，准确地实施疝囊高位结扎术，对绝大多数小儿斜疝即可达到治愈目的；对于巨大疝或复发疝可行疝修补术。

小儿腹股沟疝的手术方法包括经腹股沟开放手术和腹腔镜疝内环结扎术。

【适应证】

1. 择期手术年龄以出生 6 个月以上为宜。术前应矫治已存在的腹压增高因素，如慢性咳嗽、排尿困难、便秘等。

2. 斜疝合并隐睾者应尽早手术，年龄最好不超过 2 岁，以免影响睾丸的发育和功能。

3. 嵌顿疝手法复位未成功或已确定绞窄疝者应急症手术，不受年龄限制。但应作好术前准备。

4. 小儿腹股沟斜疝一般选用单纯高位疝囊结扎术。对于巨大疝或复发疝可选用疝修补术。

【禁忌证】

1. 有严重心、肝、肾、肺等重要器官疾病或营养不良者不做择期手术。

2. 患有急性传染病者，病愈后 3 个月内不考虑择期手术。

3. 腹股沟区皮肤有感染灶者，暂不行择期手术。

4. 存在出血性疾病者，凝血功能未纠正前不宜手术。

【患者评估与手术规划】

小儿腹股沟管的长度因年龄而异，一般长 1~3cm；年龄越小，腹股沟管走行越短，几乎从腹壁直接穿出。鞘状突是腹膜在腹股沟内环处向外突出的一个囊袋，出生时大部分仍未闭塞，随年龄增长逐渐萎缩闭塞。根据文献报道，生后第 1 年 60% 未闭或部分未闭，达 2 岁时才大部分闭塞。因此，小婴儿腹股沟疝有可能自愈，如无反复嵌顿，对于 6 个月以内的小婴儿不宜手术，可佩戴疝带或棉纱束带压迫腹股沟区保守治疗，部分患儿可通过此种方法使鞘状突自行闭合而痊愈。

进入疝囊内的腹腔脏器最多见的是小肠，盲肠和阑尾有时也可进入右侧疝囊之中。婴儿大网膜很短，很少能进入疝囊。女孩疝囊内可有卵巢、输卵管。如果随着年龄增长，疝块也增大，并有发生嵌顿、绞窄的可能，等待自愈是不可取的，应早期治疗。由于小儿腹股沟疝的病因主要是腹膜鞘状突未闭，多数患儿的腹壁薄弱不明显，一般只需单纯高位结扎疝囊就能达到满意的治疗效果，不必像成人腹股沟疝需做修补手术。

一、经腹股沟疝囊高位结扎术

【麻醉】

婴幼儿可采用基础麻醉加骶管阻滞麻醉，较大儿童可采取硬膜外阻滞麻醉。

【切口】

婴幼儿切口多选择在内环口体表投影稍下方的腹横纹处，横向切开长约 1.5~2cm 的小口，此切口符合皮纹走向，张力不大，愈合后瘢痕较小，成年后阴毛遮盖、隐蔽不明显。较大儿童需要修补者，亦可采用沿腹股沟管的斜切口，长约 3~4cm。

【手术步骤】

1. 切开显露　切开皮肤及皮下腹壁浅筋膜，再切开浅筋膜下方的一层脂肪组织，用止血钳分离脂肪后其切口下方即为腹外斜肌腱膜。应用小拉钩牵开切口，即可见腹外斜肌腱膜下方之裂隙——外环(图 86-1)。

2. 寻找疝囊　由于婴儿腹股沟管较短，可以不剪开腹外斜肌腱膜、经外环完成疝囊高位结扎术。清楚

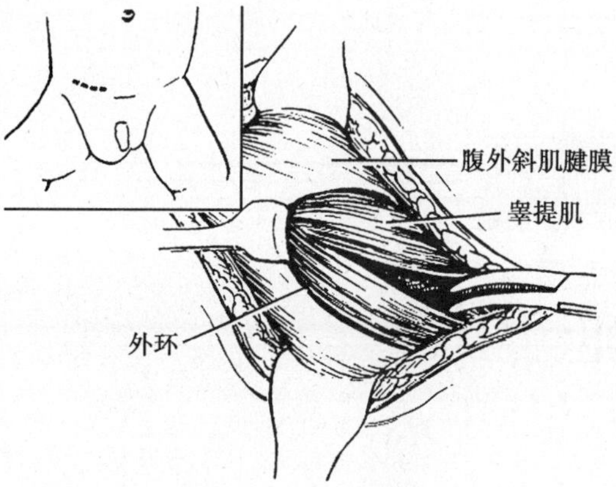

图 86-1　切口显露外环

地显露外环后，术者示指触及精索并向外侧推压，持弯止血钳在外环口处顺精索前内侧分开提睾肌，在精索的内前方寻找白色膜状物，即为疝囊（图 86-2）。钳夹提起疝囊剪开，可见疝内容物或少量液体溢出。

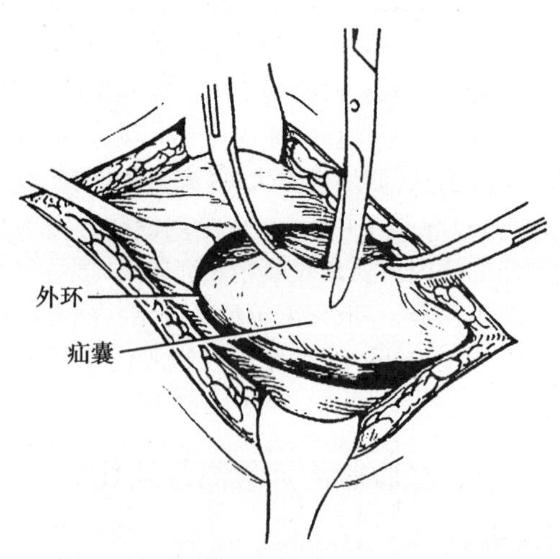

图 86-2　游离疝囊、剪开

3. 游离横断疝囊　如果疝囊较小未进入阴囊者，可将整个疝囊完全游离。疝囊较大已进入阴囊者，为避免过多剥离精索、减少创面渗血、渗液造成的术后阴囊肿胀，可自外环处离断疝囊，仅剥离腹股沟段疝囊；用 2~3 把蚊式钳经切开的疝囊前壁、钳夹提起疝囊后壁，紧贴疝囊后壁分离，使疝囊与精索分开，横断疝囊后壁（图 86-3）。将疝囊于外环水平横断后，提起近端疝囊，用湿纱布沿疝囊后壁剥离精索和输精管，游离疝囊至腹膜外脂肪（图 86-4），说明已达内环处。远端进入阴囊的疝囊不作剥离切除，但对其离断端必须彻底止血，以防术后渗血形成血肿。

4. 高位结扎疝囊　由于小儿的腹股沟管很短，通过扩大的外环即可将疝囊游离到内环处，稍加牵引，便可将疝囊颈部提至外环（图 86-5），由于囊壁甚薄，

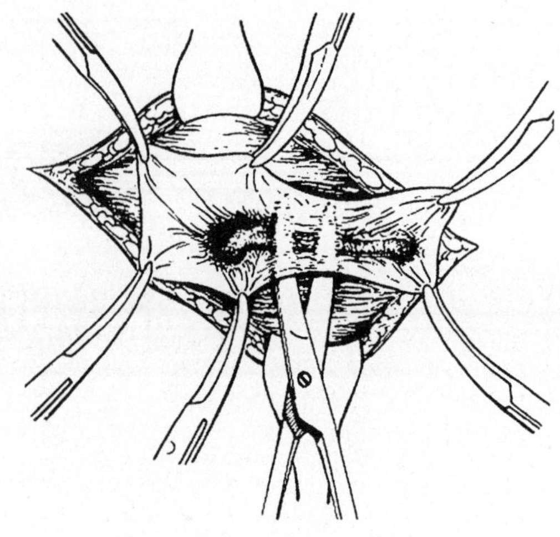

图 86-3　分离、横断疝囊后壁

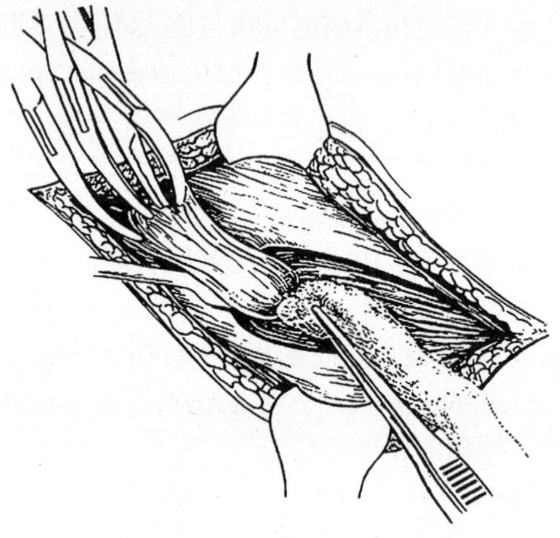

图 86-4　游离疝囊至内环

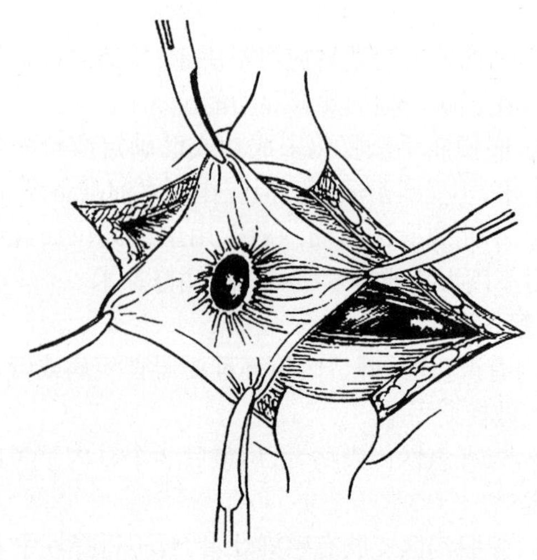

图 86-5　将疝囊颈部提至外环处

荷包缝合内环容易撕破，可将疝囊拧转数周使囊壁互相重叠，然后于内环处贯穿缝合结扎，再用缝线围绕疝囊结扎一次，这样，可以避免疝囊撕破或滑脱（图 86-6）。然后剪除游离的部分疝囊，疝囊颈结扎端自动

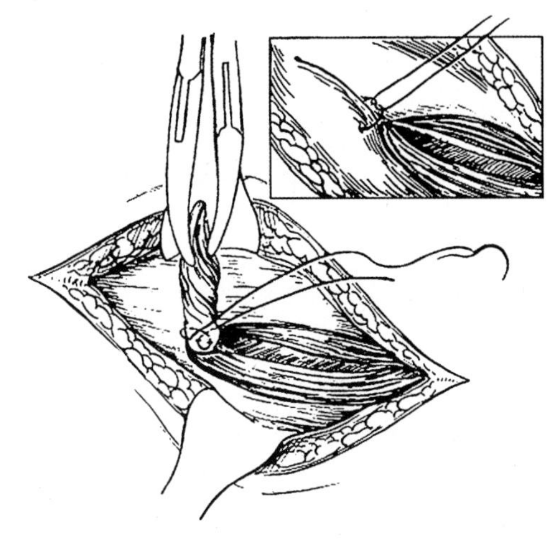

图 86-6　将疝囊拧转后贯穿缝扎

回缩到内环深处。

5. 缝合切口　由阴囊底部牵拉睾丸使残余疝囊和精索复位，以免造成医源性隐睾。最后，细丝线缝合分开的提睾肌，扩大的外环适当缝合缩小，最后缝合皮下组织和皮肤切口。皮肤切口也可不缝合，用生物胶粘合或用胶条牵拉皮缘对合。

【特殊疝手术】

1. 疝修补术　巨大疝、复发疝有明显腹壁薄弱者可选用疝修补术。在小儿加强前壁多可达到良好的治疗效果。手术时可采用沿腹股沟管的斜切口，切开腹外斜肌腱膜后，提起腱膜外侧叶游离至腹股沟韧带，再将腱膜内侧叶提起游离至联合肌腱，寻找、游离、高位结扎疝囊等步骤同疝囊高位结扎术，然后将腱膜内侧叶间断缝合在腹股沟韧带上，再将外侧叶重叠缝合于内侧叶面，新形成的外环不可过紧，以能容纳小指尖为宜，最后缝合皮下组织及皮肤。

2. 女性疝手术　女性疝内容物为卵巢和输卵管者属滑动疝，其手术步骤与男性疝不同处为疝囊的处理，其卵巢和输卵管构成疝囊壁的一部分，手术时无法将疝囊与卵巢、输卵管分离，应沿输卵管及卵巢两侧剪开疝囊直至疝囊颈部，彻底止血后将输卵管及卵巢送入腹腔，缝合疝囊，荷包缝合高位结扎疝囊，剪除多余疝囊后，依层缝合切口。

3. 嵌顿、绞窄疝手术　嵌顿疝手法复位失败或已确诊为绞窄疝者应积极做好术前准备后行急症手术。沿腹股沟管斜切口，打开疝囊后注意疝内容物的血液循环状况，同时探查紧勒疝囊颈的束环，在束环的外上部剪开束环，解除对疝内容物的压迫；剪开束环时应将疝内容物固定，以防解除压迫后疝内容物滑入腹腔。如肠管血运恢复良好，则送入腹腔，行疝囊高位结扎术或疝修补术；若肠管已坏死无生机，则应行肠切除吻合术。

4. 双侧疝手术　在进行手术治疗时，若患儿健康状况允许，可同时行两侧疝囊高位结扎术。采用横贯两侧外环的一字形切口；亦可两侧分别做横向切口，如需行修补术者则两侧分别做斜切口；若腹壁缺损或薄弱范围大，两侧同时修补张力过大者，可分两次手术，一侧痊愈后 3 个月再行对侧修补术。

5. 疝合并隐睾手术　疝合并隐睾者应早期手术，不应拖延至 2 岁以后，否则影响睾丸发育及功能。手术时应选用沿腹股沟管的斜切口，剪开腹外斜肌腱膜后充分暴露疝囊及精索，一般合并隐睾者其睾丸多位于腹股沟管内或外环处，高位结扎疝囊后充分游离精索及睾丸周围的粘连，同时做睾丸引降术。若腹股沟内未发现睾丸，则应行腹膜后探查。

【手术要点】

1. 寻找疝囊　婴幼儿多采用下腹横纹切口，此切口比外环口稍高，随年龄增长切口位置越应偏向腹横纹下方，否则距外环较远，暴露不佳，寻找疝囊比较困难。切口最好选择在外环体表处，用示指在耻骨结节的外上方左右滑动触扪精索，在精索向上延续触不清处即为外环，以此点为中心做横切口可直接暴露外环，外环下即为精索及疝囊。

2. 避免撕裂疝囊　年龄越小疝囊越薄，在游离过程中易被撕裂。输精管和精索血管位于疝囊的后壁，与疝囊紧密粘连，注意将输精管、精索血管与疝囊分开时要耐心、仔细、轻柔，以免造成损伤。为了防止疝囊撕裂，可在离断疝囊后将近端疝囊用一把止血钳横行钳夹，将精索血管及输精管以钝性和锐性分离相结合的办法游离疝囊达疝囊颈部，然后将夹住疝囊的血管钳做顺时针方向旋转，使疝囊拧成一条索，再于疝颈处做贯穿缝合后再做一单纯结扎。

3. 输精管损伤　输精管与疝囊密切相贴，不易分开，但其色白、硬韧，用手触摸易辨认。一旦输精管损伤，应积极处理。婴幼儿输精管过细，难于在肉眼下直接吻合，有条件者可在显微镜下吻合，无条件者可将两断端对端缝合在一起，以备成年后有必要时再行吻合。

4. 精索血管损伤　精索血管损伤常由于解剖不清，分离过程中损伤部分静脉所致。为了防止血管损伤，切口应暴露充分，在明视下辨清精索与疝囊的关系，分离时要仔细，小心止血，结扎出血点时尽量少带周围组织。重建外环时不可过紧，以免嵌压精索影响血液回流。

5. 疝内容物损伤　造成疝内容物损伤有以下情况：

(1) 切开疝囊时伤及疝内容物：一般可复性疝，在进行手术时应首先使内容物复位，然后再切开、离断、剥离疝囊；但在嵌顿疝时疝内容物不能回纳至腹腔，嵌顿时间久者疝内容物与疝囊粘连，切开疝囊时易伤及疝内容物。遇有此种情况时，在暴露清楚、确认为疝囊无误后，用镊子或止血钳提起疝囊壁剪开。在解除内环处紧勒的束环时，应先用手指或钝头止血钳探入内环，使疝内容物与两囊间粘连分开，然后再剪开束环，可避免损伤疝内容物。

(2) 疝囊高位结扎时伤及疝内容物：有时由于小儿麻醉不全、躁动致使腹内压增加，疝内容物膨出或疝内容物与疝颈有粘连，稍有不慎，缝针可刺伤肠管；另外，在收紧结扎疝囊时含有疝内容物。若疝内容物为肠，可因被结扎而术后发生肠梗阻、肠穿孔；若大网膜被结扎，可造成术后大网膜粘连综合征。因此，贯穿结扎前，先将疝囊端旋转拧成绳状，可以将疝内容物挤入腹腔，然后再作贯穿结扎。

(3) 处理滑疝误伤：术者应对滑疝有较清楚的认识，一般滑疝在手术前表现为疝内容物不能完全回纳腹腔，术中可见下滑脏器构成囊壁的一部分且直接延续进入腹腔。确认为滑疝后，应先沿下滑脏器的边缘切开疝囊，做疝囊成形后将下滑脏器送回腹腔，再做疝囊高位结扎术。

6. 膀胱损伤　婴幼儿期膀胱位置较高，手术寻找疝囊时偏离了精索，将膀胱误认为疝囊或在滑动疝手术时将膀胱误认为疝囊切开。切开膀胱后有尿液流出，用钝头止血钳探入可通向耻骨后方，不能进入腹腔，亦无疝内容物。如为膀胱损伤，应立即行膀胱修补术。

二、腹腔镜疝囊内环结扎术

经腹腔疝囊内环结扎术适用于婴儿疝、复发疝及经腹股沟途径难以找到的小疝囊。传统手术需在下腹部采取较大切口进入腹腔，显露内环予以缝扎，不仅造成腹壁组织的人为破坏，还会给患儿遗留永久的手术瘢痕。近年来，单孔腹腔镜监视下采用疝缝合钩针进行内环结扎术，可避免剥离疝囊、损伤精索，并可同时处理腹股沟对侧隐性疝或双侧疝，仅脐部遗留一个隐蔽切口不需拆线，具有创伤小、痛苦少、恢复快、美观的特点。

【疝缝合钩针介绍】

9

疝缝合钩针外鞘类似于硬膜外穿刺针，前端 1/3 弯成弧形，利于沿内环腹膜外潜行，针头斜面便于分离腹膜与精索和输精管，针芯前端凹槽便于钩挂结扎线，针芯后端装有弹簧，方便推出针芯前端钩挂结扎线后自动退回嵌入挂牢（图 86-7）。

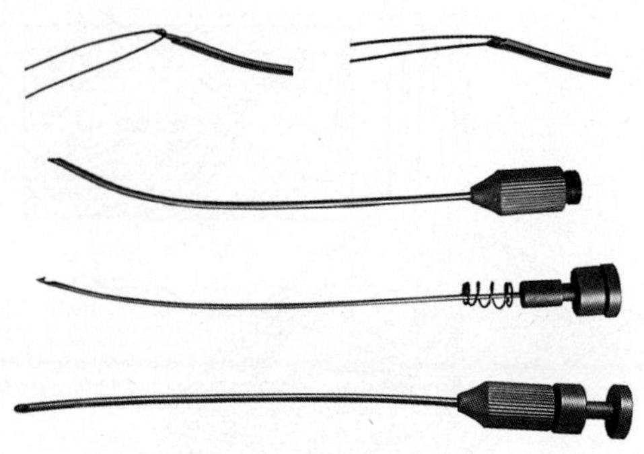

图 86-7　疝缝合钩针

【麻醉】

基础麻醉加骶管阻滞麻醉即可，为保证安全也可采用气管插管全身麻醉。

【体位与切口】

取头低足高仰卧位，向健侧倾斜 20°~30°。脐中心做 5mm 切口，分离脐环穿置 5.5mm 套管，建立 CO_2 气腹，气腹压 8~10mmHg，放入 5mm 30°腹腔镜。

【手术步骤】

1. 探查　先确定两侧内环口闭合情况，腹股沟斜疝可见内环口宽大、开放呈扁圆形，腹腔镜可由疝囊内环通过未闭腹股沟管伸入阴囊达疝囊底部（图 86-8）；隐性疝仅在腹股沟管区未闭合，呈锥形（图 86-9）。

2. 疝缝合钩针内环结扎　先在患侧未闭内环体表投影腹横纹处，用 12 号针头刺破皮肤全层，然后，手持针芯已套挂 2-0 丝线的疝缝合钩针刺入皮下、穿过腹壁肌层达内环口前壁腹膜外（图 86-10），沿内环口内侧紧贴腹膜外潜行，对于内环口较大、腹膜比较松弛不易将其与输精管分离者，可紧贴输精管穿透腹膜入腹（图 86-11），推出针芯，用腹腔镜挑拨丝线预置在腹腔内（图 86-12），回缩针芯，后退疝缝合钩针至内环口前壁腹膜外，注意勿将内置线带出；然后，疝缝合钩针沿内环口外侧腹膜外潜行，将后腹膜与精索血管剥离分开（图 86-13），跨过精索血管前方后、从同一腹膜穿刺点处再进入腹腔，调整疝缝合针角度，推出带钩的针芯，用针芯的钩槽钩挂腹内预置结扎线（图 86-14），挂住预置结扎线退回针芯，以便将其卡在针芯与外鞘之间，再将钩针前推，以确认结扎线挂牢，腹腔镜监视下缓慢退针、将腹内预置结扎线带出体外，挤压疝囊内积气，上提结扎线关闭内环，体外打结埋置于皮下，完成疝囊内环高位结扎。

3. 缝合针内环缝扎　在未闭内环同侧脐旁穿置另外一个 5mm 套管，用于放入持针器缝合，在内环外上方腹壁穿入一带线缝针（2-0 丝线，圆针后半部分扳直），线尾留在体外，将缝合针线拉入腹腔（图 86-15）。在腹腔镜监视下，单手持针在内环以上水平，分 3~4 针先在内环后半周腹膜下缝合（图 86-16），再环绕前半周缝合，形成内环口荷包缝合（图 86-17），收紧缝线检

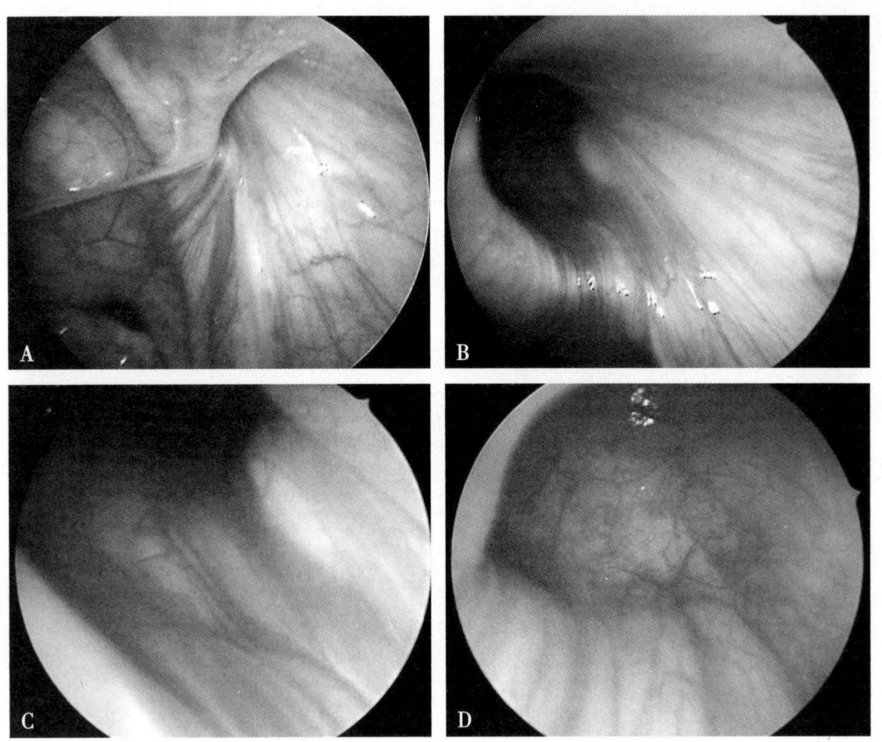

图 86-8　右斜疝

A. 确定两侧内环口闭合情况；B. 内环口宽大；C. 通过未闭腹股沟管；D. 疝囊底部

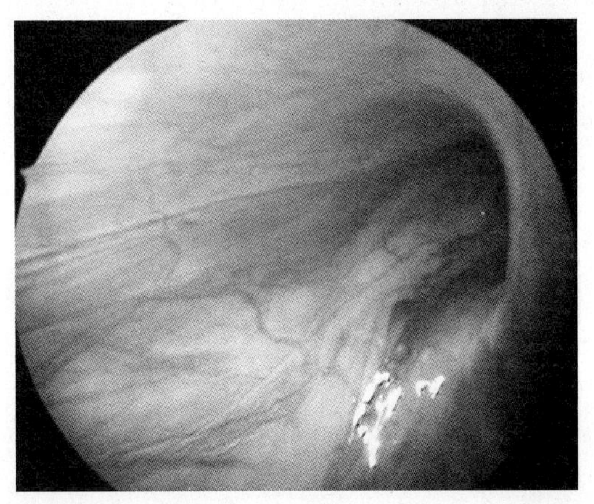

图 86-9　左隐性斜疝

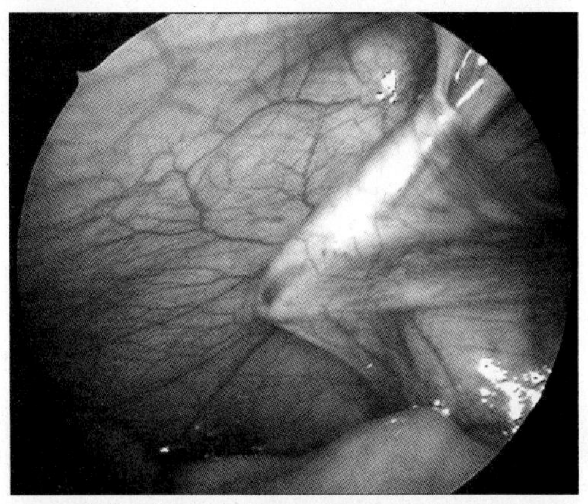

图 86-11　沿内环内侧腹膜外潜行

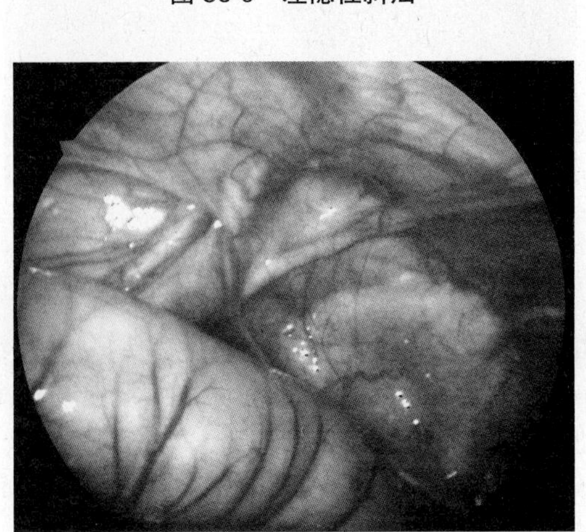

图 86-10　疝缝合钩针先穿至前壁腹膜外

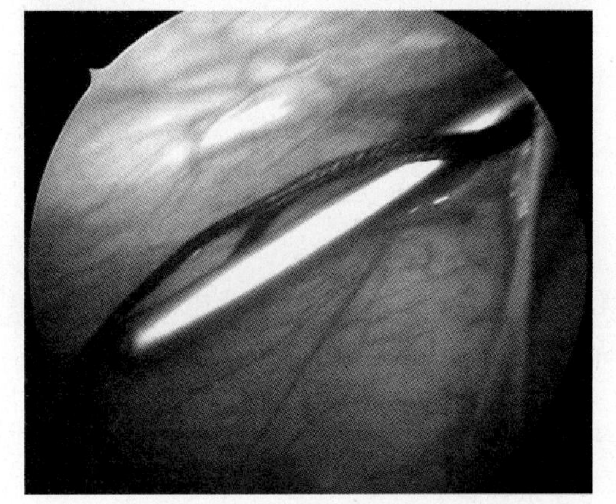

图 86-12　结扎线预置腹腔内

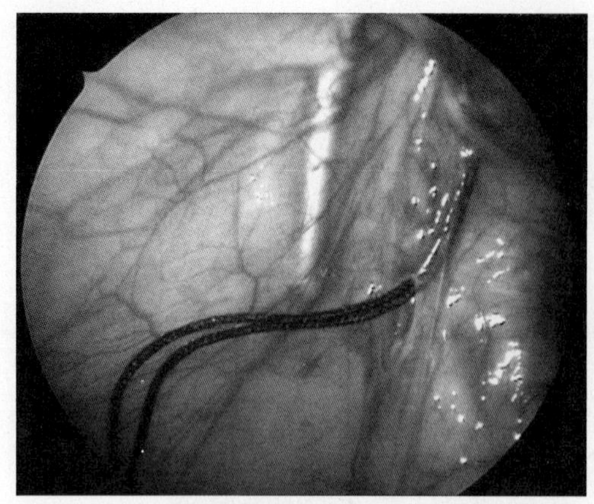

图 86-13　沿内环外侧腹膜外潜行

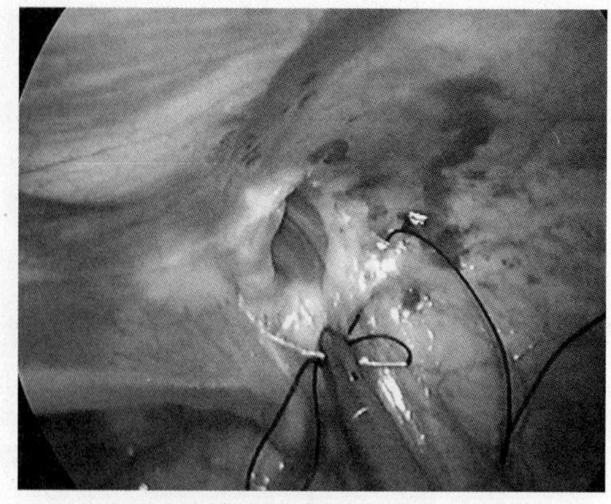

图 86-16　持缝针缝合内环口后半周

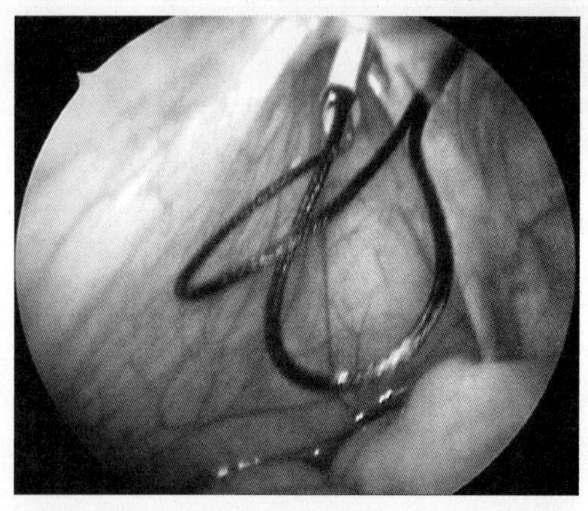

图 86-14　钩挂预置结扎线退出

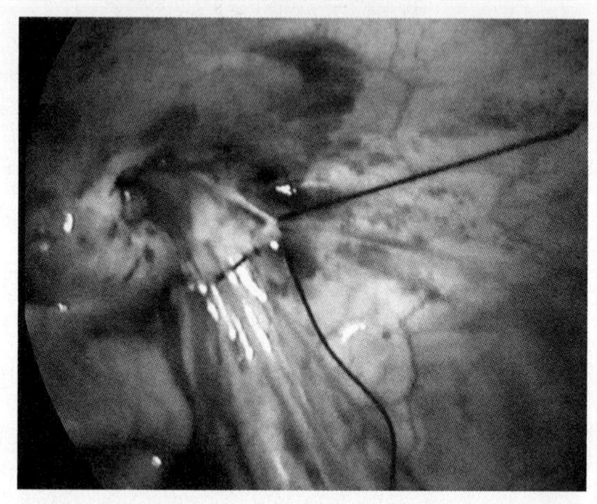

图 86-17　荷包缝合内环口

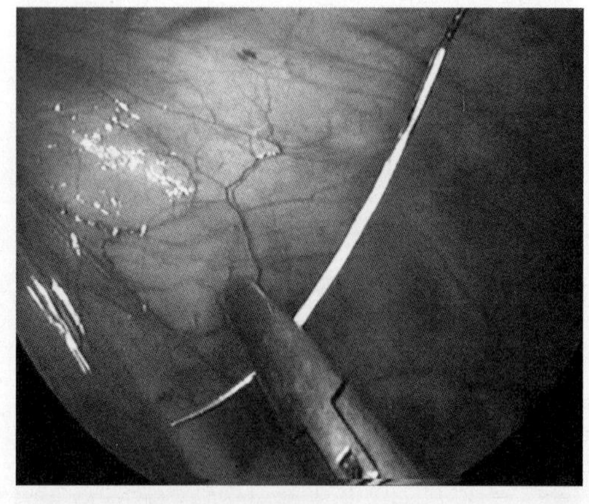

图 86-15　经腹壁穿入带线缝针

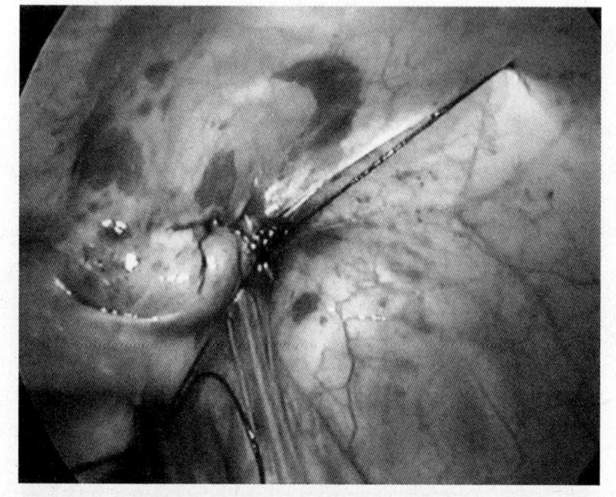

图 86-18　收紧荷包缝线结扎

查无漏洞后单手打结完成内环缝扎(图 86-18),最后,剪断缝线,取出缝针。

4. 关闭脐环　检查创面,无活动性出血,拔出脐部套管,缝合关闭脐环,手术结束。

【手术要点】

1. 疝缝合钩针腹膜外潜行　如遇疝环口过大、腹膜比较松弛时,先沿内环口内侧腹膜外潜行,仔细辨认输精管,助手牵拉同侧睾丸使输精管和精索血管紧张,便于将腹膜与之分离。

2. 另戳孔辅助　单孔腹腔镜监视下疝钩针缝合时,初学者如操作不熟练,可在脐旁穿置另外一个 3mm 套管放入操作钳,协助牵拉内环处腹膜,利于腹膜外潜行缝合。

3. 排空疝内积气　将结扎线环绕内环牵出体外后，结扎前降低气腹内压，挤压阴囊腹股沟区排出疝囊充盈气体，瞬时上提两端结扎线，关闭疝环后打结。

4. 脐膀胱皱襞加强　对于内环口较大、腹股沟区缺损较大者，可将同侧脐膀胱皱襞钩挂两针缝合固定在内环口后外侧腹壁，遮盖内环口加强。

三、手术后处理

1. 术后应卧床 1~2 日，避免哭闹、用力和咳嗽等腹压增高因素。

2. 一般疝手术在严格无菌操作条件下进行，术后可不用抗生素。但巨大疝、复发疝、嵌顿或绞窄疝手术后需要应用抗生素。

3. 一般疝手术后进清淡易消化饮食，2~3 日后可恢复正常饮食。多吃蔬菜以防便秘。

4. 绞窄疝行肠切除吻合者术后禁食、胃肠减压，待肠蠕动恢复后再进饮食。

四、手术并发症

1. 阴囊血肿　阴囊血肿多由于疝囊剥离面渗血，渗到组织间或渗血积存在残留疝囊内所致，表现为疝囊肿胀、增大。可兜起阴囊，局部理疗或热敷以促进吸收。如有积液表现可用注射器多次抽吸。为了防止阴囊血肿发生，在剥离疝囊时应彻底止血，特别是截断疝囊的残端，止血更为重要。

2. 术后睾丸异位、扭转、坏死　睾丸异位主要是游离疝囊时将睾丸提出切口，术毕复位欠妥或在重建外环时将精索缝在一起，致精索短缩、睾丸移位于阴囊上方或耻骨前方所致，应再手术松解精索，将睾丸置于阴囊内。睾丸扭转主要发生在切除全部疝囊、精索游离过多者，术毕精索睾丸放置不当发生睾丸扭转。开始因静脉回流障碍而致睾丸肿大、疼痛；如未及时处理，最终因动脉闭塞致睾丸坏死，此时阴囊出现发红、水肿；有前述症状出现时应急症手术，行睾丸扭转复位术。如睾丸已缺血坏死、无生机者，应行睾丸切除术。根据文献报道，斜疝手术后睾丸萎缩的发生率为 12%~15%，多由于嵌顿、绞窄的肠管压迫或手术时伤及精索血管造成睾丸缺血后所致。因此，手术的整个过程都应当保护精索以免损伤。对嵌顿疝手法复位失败者应及早手术，手术时发现睾丸确已坏死无生机者，应行睾丸切除术，以防发生交感性睾丸炎。

3. 术后腹膜炎　肠穿孔、肠坏死均可引起术后腹膜炎。

肠穿孔的原因有：

(1) 切开疝囊时肠管损伤滑入腹腔未能及时发现。

(2) 疝囊高位结扎时缝针刺破肠管或结扎疝囊时部分肠壁被结扎，术后肠壁坏死区脱落，肠腔内压力增加而肠破裂。

(3) 嵌顿疝时因束环紧勒造成肠壁条形坏死未做处理即送回腹腔，术后因肠蠕动肠腔内压增加而致肠坏死部穿孔。

(4) 肠管壁疝（Richter 疝）是部分肠管壁嵌顿在疝囊内，可发生嵌入部肠壁坏死而术中未做处理，术后破裂穿孔。

术后肠坏死的主要原因有：

(1) 术者对嵌顿肠管的血液循环判断错误。

(2) 逆行性嵌顿疝（Maydl 疝）或称 W 形疝，发生嵌顿时有 3 个肠袢同时受累，其中两个肠袢在疝囊内，1 个肠袢在腹腔中。腹腔内肠袢居中，承受压力最大，有时疝囊内肠袢血液供应尚好时，腹腔内肠袢的供应动脉已发生闭塞，肠管已坏死，若手术时未检查腹腔内肠袢而只将疝囊内肠袢送回腹腔，术后可出现肠坏死和腹膜炎。

(3) 有个别嵌顿疝术中检查肠管血液循环良好，术后肠系膜动脉继发血栓而出现迟发性肠坏死。

术后发现的肠穿孔和肠坏死均表现为腹膜炎的症状，有腹痛、腹胀、腹肌紧张、压痛、反跳痛，可伴有发热、白细胞增高等全身中毒症状。肠穿孔者腹透视可有膈下游离气体，腹腔穿刺可抽出脓液或血性液。明确诊断后应积极地做好术前准备，行急症手术。肠穿孔者可行穿孔修补腹腔引流术；肠坏死者可行肠切除吻合术。

4. 疝复发　根据国内文献报道，小儿斜疝术后复发率为 1%~2.5%。疝复发的原因有：①疝囊处理不当，包括疝囊未做处理、结扎不在高位、留有盲袋；②疝囊单纯结扎线脱落或疝囊撕裂未做修补；③巨大疝腹股沟管重建修补不当；④腹股沟区神经损伤，肌肉萎缩，腹壁软弱；⑤切口感染后局部组织瘢痕愈合，腹壁强度减低等。手术后疝复发均应再次手术。手术时机的选择应根据患儿情况而定。一般以术后 3 个月为宜。

（李索林）

参考文献

1. 王果，李振东．小儿外科手术学．2 版．北京：人民卫生出版社，2010：225-234.

2. 王果．小儿外科手术难点及对策．北京：人民卫生出版社，2006：234-237.

3. 李龙，李索林．小儿腹腔镜手术图解．上海：第二军医大学出版社，2005：44-46.

4. 孔赤寰，王莹，张柏，等．单孔腹腔镜下应用改型硬膜外针治疗小儿腹股沟疝．中国微创外科杂志，2009，9(7)：587-

588.

5. 涂永久，林大富，陈战，等．自制缝合针在腹腔镜小儿腹股沟斜疝疝囊高位结扎术中的应用．腹腔镜外科杂志，2008，13(2)：128-129.

6. 赵英敏，李龙，马继东，等．二孔法腹腔镜与开腹手术治疗小儿腹股沟斜疝的比较．中国微创外科杂志，2006，6(8)：595-596.

7. Chang YT，Wang JY，Lee JY，et al. A simple single-port laparoscopic-assisted technique for completely enclosing inguinal hernia in children. Am J Surg，2009，198(1)：e13-e16.

第八十七章

婴幼儿脐疝修补术

出生时脐带从中突出的筋膜环未能关闭是造成婴幼儿脐疝发病的原因，脐孔筋膜环内韧带或筋膜结构的发育不全、连接不完整或存在薄弱区域，都易导致脐疝的发生。多数脐疝可自动愈合，只有少数婴幼儿脐疝会维持至4岁或5岁。正是由于早期自发性闭合的发生率较高，因此在此期间，父母的信心比任何治疗都更为重要，而脐疝约束带或硬币绑扎等方式已经被证明对加速筋膜缺损的早期闭合无直接作用，反会导致患儿不适或皮肤刺激，因而并不在推荐使用之列。

【手术指征】

脐疝修补术适合大于3岁，且脐环缺损大于1.5cm的患儿，尽管3岁以后脐环发生自发性闭合的概率较小，但缺损较小时仍可临床观察至患儿4~5岁，最终的修复手术可安排于学龄前完成。虽然只有小于1%的脐疝患儿会发生嵌顿而需要医师复位，但对该类患儿建议尽快实施修补术。

【麻醉】

小于3岁幼儿可实施基础麻醉联合骶管阻滞，大于3岁者可联合硬膜外阻滞麻醉实施手术，气管插管麻醉适用于各年龄段儿童。

【手术方式】

在脐孔下缘做一横向弧形切口（图87-1），游离解剖皮下组织后，仔细将脐部皮肤与疝囊分离，若疝囊与皮肤难以游离，可切开疝囊，保留部分疝囊于脐部皮肤；术野解剖直至脐环上下缘可清晰暴露直至腹白线水平后，将疝囊游离直至脐环，切开疝囊后，查看并回纳疝囊内容物（图87-2）；切除疝囊后，仔细游离松解缺损的腹膜边缘，垂直或水平方向以丝线或可吸收线连续缝合腹膜缺损及腹直肌后鞘；脐环边缘腹直肌稍加游离后，以丝线或可吸收线缝合对拢（图87-3），横向缝合腹直肌前鞘；将脐孔皮肤底面缝合于腹直肌前鞘上以恢复脐部皮肤凹陷（图87-4），止血并查看无活动性出血后，皮内缝合脐孔下缘弧形切口（图87-5）。术

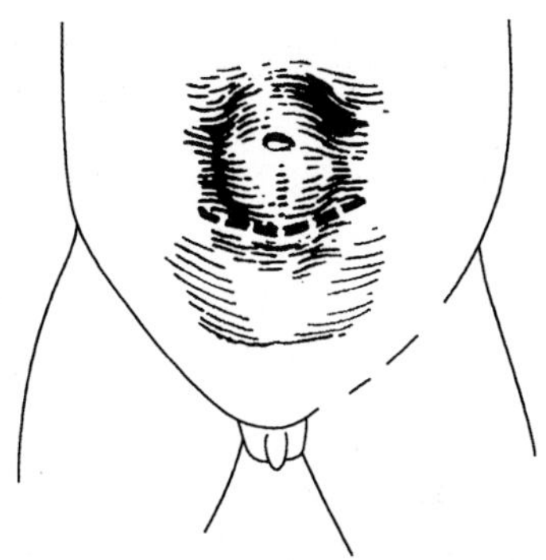

图87-1 在脐孔下缘做弧形切口

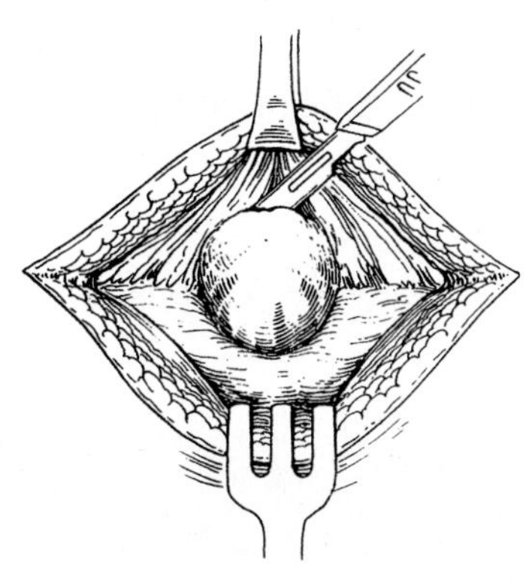

图87-2 将脐部皮肤与疝囊分离，必要时可保留部分疝囊壁于脐部皮肤

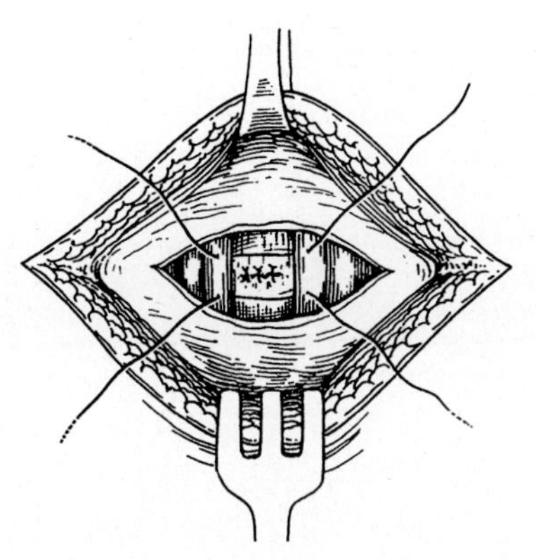

图87-3 切除疝囊、修复腹膜后，缝合两侧腹直肌

9

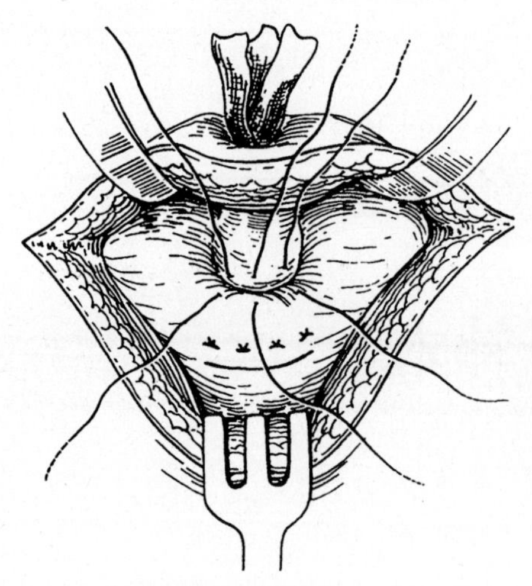

图 87-4　褥式缝合腹直肌前鞘，将脐部缝合固定于腹直肌前鞘

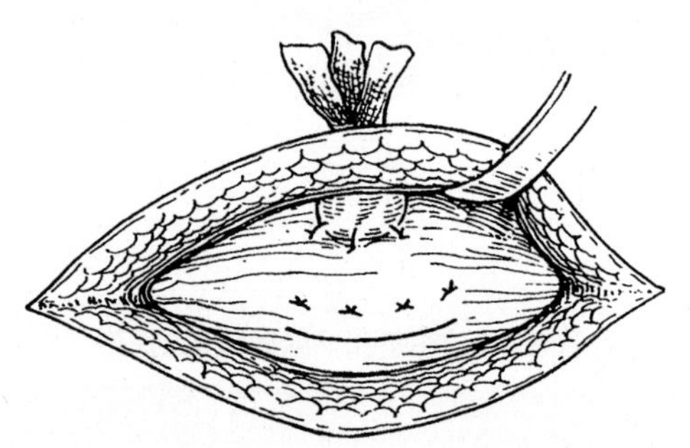

图 87-5　修补完毕，分层缝合切口

后以碘附纱布压迫脐孔凹陷处，并用敷料压迫 72 小时，以减少创面血肿可能。

【手术要点】

腹膜缺损部位需缝合严密，必要时可将腹膜连同腹直肌后鞘一并缝合，若张力较大，可行交叉 U 字缝合；腹直肌前鞘缝合前应做部分松解以减少对合张力；必要时，术后可用儿童腹带包裹以利于腹壁伤口愈合。

【手术后处理】

术后脐部伤口血肿是脐疝术后常见并发症，为减少其发生，切口关闭前必须严密止血，同时以碘附纱布压迫脐孔凹陷部位，并辅以敷料压迫止血；切口感染在脐疝修补术后甚为罕见，常规术后切口护理即可；儿童脐疝术后复发亦较少，必要时可予以术后腹带包裹以减少腹壁切口张力。

（潘伟华）

参考文献

1. Garcia VF. Umbilical hernia and other abdominal wall hernias. In: Ashcraft KW. Pediatric Surgery. Philadelphia: Saunders, 2000: 651-653.
2. Ameh EA, Chirdan LB, Nmadu PT, et al. Complicated umbilical hernias in children. Pediatr Surg Int, 2003, 19: 280-282.
3. Fonkalsrud EW, Coran AG, Caldamone AA, et al. Principles of Paediatric Surgery. 2 nd ed. Missouri: Mosby, 2004: 432-436.
4. Ciley RE. Disorders of umbilicus. In: Grosfeld J. Paediatric Surgery. Philadelphia: Mosby, 2006: 1143-1155.

9

第八十八章

幽门肌切开术

先天性肥厚性幽门狭窄是比较常见的消化道发育畸形，发病率约1‰，以男性婴儿居多。由于幽门肌层肥厚导致胃出口梗阻，胃内容物通过幽门管不畅，表现为频繁呕吐，呕吐物为奶汁或乳凝块、不含胆汁，并有脱水、电解质紊乱及营养不良；体检可见胃型及逆蠕动波型，尤其在右上腹部可扪及橄榄形、光滑、质硬的肿物。临床诊断除典型病史和体检外，辅助诊断首先采用B超检查，诊断标准为幽门肌厚度≥4mm，幽门管内径<3mm，幽门管长度≥16mm，幽门管直径≥14mm。诊断明确后，应积极做术前准备，尽早施行手术治疗。1908年Fredet提出分离肥厚的幽门肌层至黏膜下层并横向缝合肌层进行外科矫治手术，1912年Ramstedt发展为单纯幽门肌层切开，不必缝合肌层，之后便建立了现在的标准术式。

经典手术治疗方法是经腹幽门肌切开术，近年来已有相当一部分单位采用经腹腔镜幽门肌切开术。

【适应证】

诊断明确的先天性肥厚性幽门狭窄。

【禁忌证】

有严重脱水、电解质紊乱及营养不良者纠正酸碱失衡，改善一般状况后择期手术。同时纠正凝血功能障碍。

【患者评估与手术规划】

患儿常因频繁呕吐而致慢性脱水、酸碱失衡以及不同程度的营养不良。一旦确定诊断，必须立即开始病情评估，经过24~48小时的积极准备，根据患儿的临床表现及血液生化检查结果，给予静脉补液，纠正脱水、电解质紊乱和酸碱失衡；如有抽搐应适当补钙；严重营养不良者给予静脉营养，必要时输血浆或全血，改善其全身状况，以利手术安全。待一般情况改善后，行幽门肌切开术。

手术前日晚开始禁食，放置鼻胃管，抽净胃内容物后以温热生理盐水缓慢冲洗胃腔，最后抽净，以减轻或消除胃黏膜水肿，恢复胃壁正常弹性。为减少水和电解质丢失，可不必保留鼻胃管。手术当日术前再放置鼻胃管。同时注意保暖。

一、开腹幽门肌切开术

【麻醉】

静脉麻醉或基础麻醉加局部浸润麻醉，有条件时亦可作气管插管全麻。

【体位与切口】

手术取仰卧位。一般切口选择右上腹靠近肋缘下2~3cm的斜切口，其下有肝脏对切口起保护作用，切口内端在右腹直肌外缘，依腹壁肌层的纤维方向逐层分开，尽量避免切断肌肉以利愈合，然后横向切开腹膜进腹腔。切口如显露不足，将腹直肌鞘外缘切开少许即可。近年来从美容观念考虑，提倡做脐上缘半弧形切口。

【手术步骤】

1. 提出幽门肿块　进入腹腔后，将肝下缘轻轻拉向上方，用生理盐水纱布固定胃大弯，沿胃大弯向幽门探触肥大的幽门肿块，轻柔将其提出切口外。术者左手以拇指和示指固定肿块。

2. 切开幽门前壁浆肌层　在幽门肿块前壁无血管区纵向切开浆膜层及浅层肌纤维（图88-1），此切口胃侧端可达肿块边缘，而十二指肠端则需止于肿块边缘近侧，切勿超过。因为幽门肥厚的环肌突入十二指肠腔，使该部十二指肠黏膜重叠覆盖在肿块远端表面，此处的黏膜距前述之浆膜切口极近，属手术的危险区，稍有不慎就会切破十二指肠（图88-2）。

3. 幽门肌分离　用蚊式钳或专用幽门肌分离钳分离幽门肌至黏膜下层，每一操作均需在直视下，勿将钳尖插入组织盲目分离，肌肉离断后幽门管黏膜自然膨出到肌肉裂隙中，在分离肿块两端时，尤应注意保护黏膜，直至幽门管黏膜全部膨出为止（图88-3）。肌肉断面有小出血点时，以温热生理盐水纱布片压迫多可止血，肌肉分离及止血尽量少用电灼，以免损伤

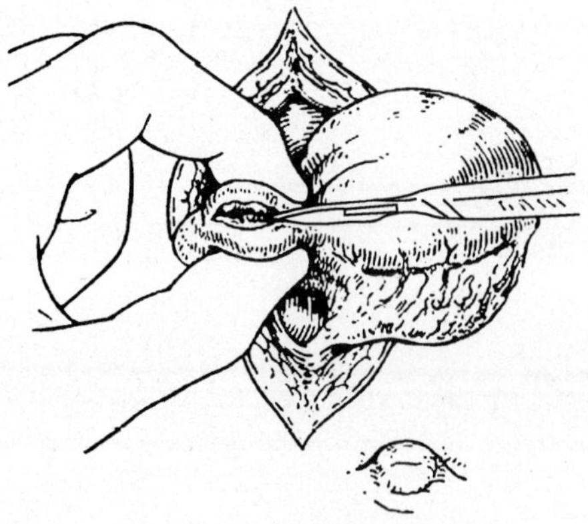

图 88-1　纵向切开幽门浆膜层及浅层肌纤维

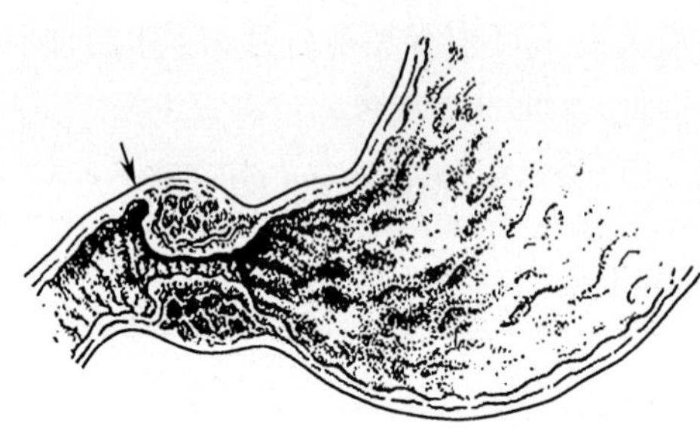

图 88-2　箭头所指处极易切破

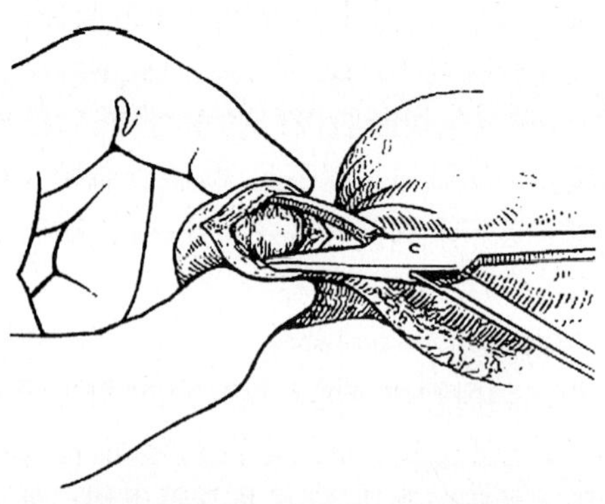

图 88-3　分开深层肌纤维，使黏膜膨出

黏膜。

4. 检查　幽门肌切开完毕后，将胃内气体挤入十二指肠，检查通过是否顺利，同时注意黏膜有无破损溢漏。如发现黏膜有破损，单纯修补常较困难，且有危险，一般先用可吸收缝线修补黏膜破孔，再将肌层缝合，另外选部位重新行幽门肌切开，仍可获满意效果。

5. 关闭切口　将幽门部送回腹腔。一般不放引流，如十二指肠黏膜有破损且修补不满意时，可放橡皮管引流。最后逐层缝合腹壁，关闭切口。

【手术要点】

1. 幽门肿块提出　手术操作时为便于操作，首先要把幽门肿块提出切口，但因切口太小或提出部位不正确，往往使术者、特别是初学者或临床经验不足的医师感到肿块提出困难。如果略扩大切口，且有正确解剖知识，寻找幽门部肿块是不难解决的。

2. 勿伤十二指肠黏膜　幽门部黏膜肌层在十二指肠端突然终止，故分离时务必小心，切勿分破黏膜。若术中切破黏膜，有绿色胆汁或胃内容物自破损黏膜处溢出，则及时吸引清洗后应立即缝合，并外加大网膜或取邻近的浆肌层肌瓣作转移性覆盖。

3. 幽门肌切开范围　手术者在幽门无血管区用尖刀沿肥厚的幽门纵轴全长切开浆膜及浅肌层，切口一般略超过幽门肿块，这样有利于防止切开长度不够。肌层分离时小心，以幽门管黏膜向外完全膨出达浆膜面为好，否则不能充分缓解梗阻。分离完毕后，将胃内气体挤入十二指肠或由胃管注入气体，观察幽门管是否顺利通过，同时也可了解黏膜有无破损。幽门肌切开范围小或幽门区黏膜膨出不够往往是术后呕吐的原因之一。

二、腹腔镜幽门肌切开术

近年随着腹腔镜技术的提高及设备的改进，应用腹腔镜技术治疗先天性肥厚性幽门狭窄逐渐开展起来。自 1991 年 Alain 等报道了腹腔镜幽门肌切开术治疗先天性肥厚性幽门狭窄后，不断有这方面的报道。近期一项有关腹腔镜幽门肌切开术和开腹手术比较的前瞻性随机研究以及有关两种手术方式比较的 Meta 分析显示，两种手术方式有着相近的治疗效果和相近的手术并发症，说明腹腔镜幽门肌切开术达到了切口小、创伤小、疼痛轻、恢复快等优点。因此，外科医生可依据本单位条件及手术经验选择腹腔镜幽门肌切开术。

【麻醉】

气管插管全身麻醉。

【体位与切口】

取头高足低仰卧位，头侧抬高 20°~30°。脐左缘 5mm 切口，剪开筋膜和腹膜入腹，开放式放置 5mm 套管，为防止套管滑脱，可用 2-0 丝线将其与腹壁缝合固定，连接气腹机建立 CO_2 气腹，插入腹腔镜，在腹腔镜监视下于右上腹穿置 3mm 套管作为操作孔（两孔法）。传统三孔法是在左上腹部穿置另外一个 3mm 套管作为主操作孔，右上腹戳孔作为辅助操作孔固定幽门。最近，为使切口隐蔽，采用脐环上缘 1cm 单切口同时放置腹腔镜和两个操作器械完成手术。

【手术步骤】

1. 两孔法腹腔镜幽门肌切开术　经脐旁孔腹腔镜监视下，由右上腹操作孔放入无损伤抓钳推开肝区横结肠，暴露幽门肿块，利用幽门相对固定的特点，可仅用一个操作孔完成手术。先用伸缩式幽门切开刀或细小电钩，自胃窦向十二指肠端纵行切开幽门前壁无血管区的浆膜及浅肌层（图 88-4），幽门中段可达中深部肌层，用幽门分离钳先分开幽门前壁中部肥厚肌层，分离钳两端轻柔顶压幽门使之相对固定，平衡用力完全分开幽门肌层（图 88-5）。经鼻胃管注入气体，检查幽门肌层分离是否充分及有无黏膜破损，创面纱条压迫止血，证实无黏膜损伤后取出操作器械，排出 CO_2，去除套管，缝合关闭戳孔。

2. 单切口腹腔镜幽门肌切开术　2010 年 Muensterer 等首先报道单切口腹腔镜幽门肌切开术的初步经验。脐上缘切开 1cm 切口，中间穿置 5mm 套管放入腹腔镜，左侧放入 3mm 抓钳固定幽门，右侧放入关节刀伸出刀片纵向切开幽门前壁浆肌层深约 2mm，收回刀片钝性分离扩开缝隙，再用分离钳充分分离幽门肌使黏膜膨起（图 88-6）。

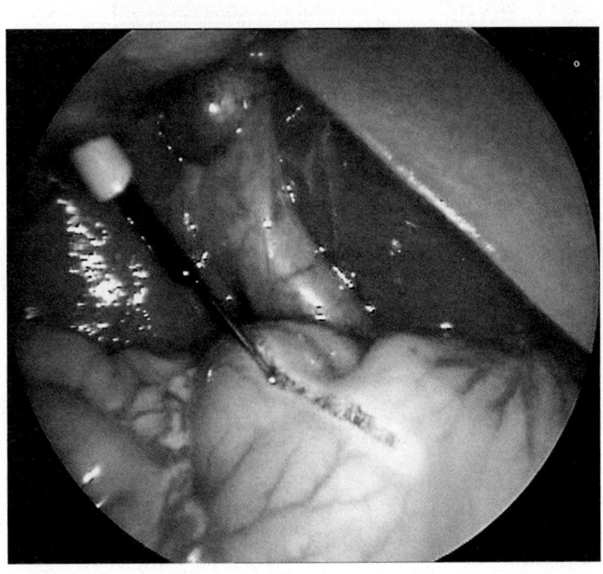

图 88-4　切开幽门前壁无血管区

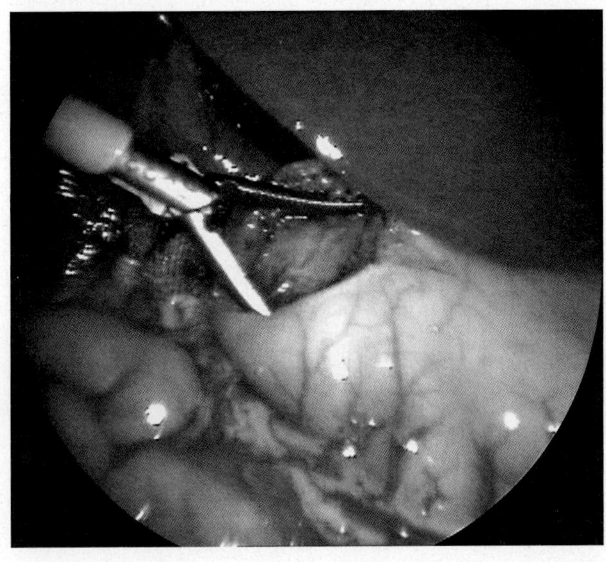

图 88-5　平衡用力分开幽门肌层

【手术要点】

1. 显露幽门肿块　有时因肝脏右叶和胆囊遮盖幽门，影响操作孔插入器械进行手术，可通过悬吊肝脏解决。先经右上腹季肋部穿入带针缝线，用针持夹针牵拉进入腹腔，缝线经右肝叶和胆囊下方绕过，针持夹针缝挂近肝处肝圆韧带，再从肝镰状韧带左侧剑突下经腹壁穿出体外，牵拉缝线悬吊右肝叶和胆囊充分显露幽门肿块，便于操作。

2. 前壁无血管区切开　为减少幽门肌切开术中出血，选择在幽门前壁无血管区用细小电钩或专用幽门切开刀沿肥厚幽门纵轴全长切开浆膜及部分肌层。

3. 下压幽门固定分离　虽然幽门相对固定，便于切开操作，但分离肌层时一定要小心谨慎，可在腹腔镜监视下降低腹压用分离钳平衡下压幽门肿块，分离钳两端均匀用力完全分开肥厚肌层，以幽门管黏膜膨起达浆膜面为好，否则不能充分缓解梗阻。

4. 纱条压迫止血　幽门肌层分离过程中，创面渗血会影响操作，可用浸有肾上腺素盐水或凝血酶的纱布条暂时填塞在分离创面压迫止血，并用吸引器在纱条上吸净渗血渗液，清洁创面便于继续操作。

5. 黏膜破损处理　如发现黏膜有破损，单纯修补常有危险，需要及时改为三操作孔或中转开腹手术，用可吸收缝线修补黏膜破孔后再将肌层缝合；再另选部位重新行幽门肌切开。

【手术后处理】

1. 术后 1~2 天继续静脉补液，纠正水、电解质紊乱。

2. 清醒后拔除鼻胃管，术后次日少量喂糖水，无呕吐后给予 15~30ml 母乳或牛奶，以后逐渐增加奶量，2~3 天恢复正常喂养。

3. 如有十二指肠黏膜损伤者，禁食、鼻胃管减压 2~3 天。

三、手术并发症

1. 术后呕吐　因幽门水肿、胃扩张或胃蠕动受抑制等原因，术后仍可出现短暂呕吐，故不宜过早进食。一般可在术后 12 小时先喂少量（15ml）糖水，24 小时后给予母乳或牛乳，并逐渐增量。初起喂奶后可有少量呕吐，但数日后多能恢复正常。

2. 术后复发　考虑可能为幽门肌切开不彻底所致，可先保守治疗，若呕吐频繁，经 2~3 周治疗无效者，可予上消化道检查，明确病因，确定为幽门肌未完全切开者可再次手术。

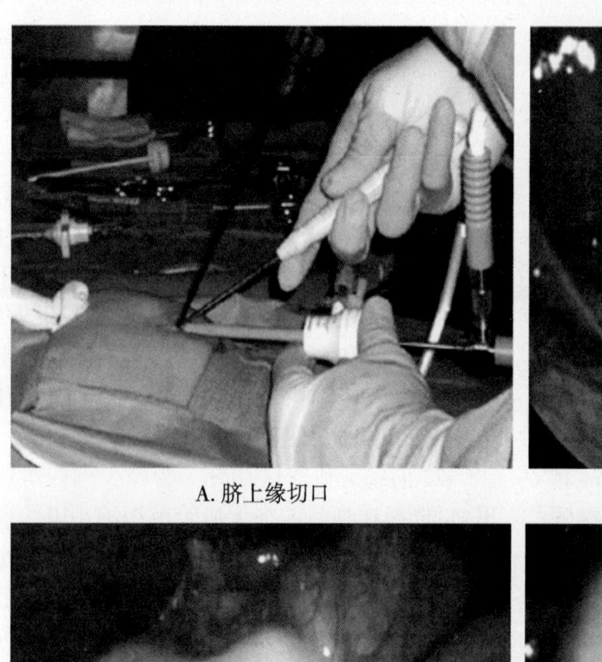

A. 脐上缘切口

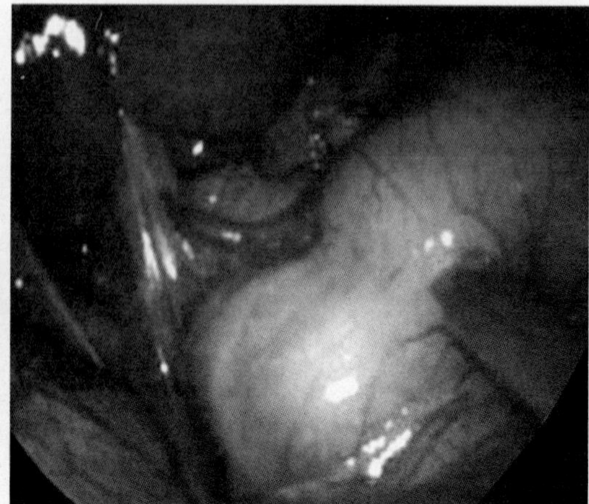

B. 切开刀切开

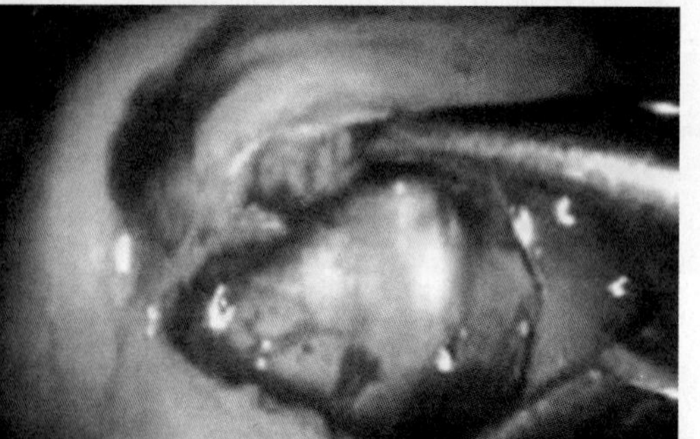

C、D. 分离幽门肌层

图 88-6　单切口腹腔镜幽门肌切开术

3. 水、电解质紊乱　因术前水、电解质紊乱未行纠正，术后又可因幽门管处水肿或幽门肌层切开不完全，仍有呕吐，也可因水摄入量不足等原因造成。可出现脱水，体重不增且有下降，尿量减少，大便干少。由于丧失水分与胃液，可出现与术前相似的水电解质紊乱表现，如脱水、碱中毒、低钾血症。应根据血液生化检测予以纠正。

4. 腹膜炎　大多数为手术时有分离破损黏膜未予注意。小的黏膜破裂处可通过禁食、胃肠减压，局部粘连而自行闭合；大的则往往胃内容物较多流入腹腔，引起典型穿孔性腹膜炎，如做 X 线腹部直立位平片，则可见膈下游离气体，此时应再次手术予以修补穿孔，修补术后应冲洗腹腔，置腹腔引流管。

（李索林）

参考文献

1. 王果，李振东．小儿外科手术学．2 版．北京：人民卫生出版社，2010：259-261.
2. 王果．小儿外科手术难点及对策．北京：人民卫生出版社，2006：257-262.
3. 李龙，李索林．小儿腹腔镜手术图解．上海：第二军医大学出版社，2005：75-77.
4. Muensterer OJ，Adibe OO，Harmon CM，et al.Single-incision laparoscopic pyloromyotomy：initial experience. Surg Endosc，2010，24（7）：1589-1593.
5. 任红霞，陈兰萍，陈淑芸，等．两孔法腹腔镜治疗先天性肥厚性狭窄．中国微创外科杂志，2005，5（9）：706-707.
6. Alain JL，Grousseau D，Temier G. Extramucosal pyloromyotomy by laparoscopy. J Pediatric Surg，1991，26（6）：1191-1192.

第八十九章

肠套叠手术

肠套叠是小儿最常见的急腹症之一，系由于某段肠管进入邻近肠管内引起，2 岁以内婴幼儿多见，以 4~10 个月婴儿发病率最高。

小儿肠套叠 90% 以上不伴有器质性病变，只有约 2%~5% 是由于回肠远端梅克尔憩室、肠息肉以及肠重复畸形或肿瘤的存在而引起。无器质性病变而发生肠套叠的原因目前认为与下列因素有关：①回盲部局部解剖因素，婴幼儿肠套叠中回盲型约占 95%；②饮食改变与刺激因素，肠套叠高发于 4~10 月龄期，正是婴幼儿添加辅食或断奶之际，若肠道不能立即适应，可导致肠痉挛和蠕动异常，而发生肠套叠；③感染与毒素因素，大量文献证实肠腺病毒、轮状病毒感染引起肠道炎性病变、腹泻刺激肠道蠕动节律紊乱，易发肠套叠；④神经内分泌因素，由于某些原因如季节交替转换、遗传等因素使肠道神经内分泌系统调节失常，如急性肠套叠时血清促胃液素（胃泌素）增高、胰高血糖素明显降低，肠套叠肠梗阻解除后二者水平恢复正常。

肠套叠分为回结型、回盲型、回回结型（复套）、小肠型、结肠型和多发型。其中回结型和回盲型占 75% 以上。

肠套叠的治疗包括非手术和手术两种方法。对于早期患儿，灌肠复位仍为首选方法，但对晚期患儿和非手术灌肠疗法不能复位时，手术则为有效的治疗。目前，随着微创腹腔镜技术在小儿外科领域的应用，关于腹腔镜手术诊断和治疗肠套叠的报道越来越多，纤维结肠镜下注气整复肠套叠也有报道。本章主要介绍空气灌肠复位、开腹及腹腔镜手术治疗方法。

第一节　空气灌肠复位术

【适应证】

1. 全身情况较好，生命体征基本正常。

2. 腹胀不明显，无腹膜刺激征。

3. 发病一般在 24 小时以内，最长不宜超过 48 小时。

【禁忌证】

1. 发病超过 48 小时或全身情况较差，有精神萎靡、面色苍白、高热、脱水、脉搏细速等表现，甚至出现中毒性休克。

2. 腹胀明显、腹壁发红或伴有腹壁压痛、肌紧张等腹膜刺激征。

3. 肿块过大已达结肠脾曲以下，估计难以复位者。

4. 多次复发，疑有器质性病变。

5. 发病 4 小时以内出现果酱样便或血便，并且量较大，肠壁血管损害严重者。

6. 小肠套叠。

7. 先患有痢疾等肠壁本身的损害性病变合并肠套叠者。

【术前准备】

1. 仔细查体，确定有无禁忌证。了解进食时间。

2. 必要时应用解痉剂、镇静剂，甚至应用基础麻醉，可提高复位成功率。

3. 告知家长，空气灌肠复位可能失败，有发生肠穿孔需急诊手术的可能，并且签字同意。

【操作方法】

1. 将双腔气囊管插入肛门，气囊注气 10~20ml，堵塞肛门防止灌肠时气体泄漏，注气管端接空气灌肠机。

2. 透视下观察腹部肠管充气状态，注意膈下有无游离气体。

3. 初始注气压力为 8.0~10.6kPa，随着结肠充气，即可见到肠套叠的软组织包块影及杯形。继续注气可见软组织包块影及杯形逐渐退缩，往往退至回盲部时再次出现停留。如患儿情况允许，可进一步提高注气压力至 13~16kPa。此时应仔细观察局部影像的变化，当看到结肠气体突然进入小肠，随之中腹部小肠也快

9

速充气，同时肠套叠软组织包块影消失，便可确认肠套叠已复位。

4. 当复位困难时，可适当做腹部按摩，推压包块帮助复位。

5. 有时，间歇注气与放气可提高复位率。

灌肠复位方法治疗肠套叠操作简单，复位较快，成功率可达95%。

【并发症预防及处理】

1. 结肠穿孔　为空气灌肠最严重的并发症，发生率约为1%左右。在空气灌肠过程中如腹部突然出现"闪光"样改变，气体迅速弥散到全腹及膈下，应立刻意识到发生了肠穿孔，此时拔出肛管亦无大量气体排出。患儿情况可急剧恶化，出现面色苍白、呼吸急促而艰难、心跳加快、脉搏细速、腹部极度隆起、全身缺氧发绀、皮肤出现青紫和花斑。此时最有效的救治方法是立即用粗针头在剑突与脐连线中点刺入腹腔减压，排出气体后患儿全身情况可能迅速好转，生命体征趋于正常。此时再将患儿急送手术室进行急诊手术。穿孔后如一味抢救休克、气管插管、加压给氧，不但效果不佳，反而会延误抢救时机。

最严重的情况是由于腹压突然增高，上抬膈肌，导致呼吸心搏骤停。应立即进行复苏抢救处置。

结肠穿孔的原因：①病例选择不当，对发病时间较长的患儿行空气灌肠时应适当降低压力，而且注气速度宜慢；对有明显中毒症状、便血较重、肠道有病变和注气时肿块不动者，应及时改为手术治疗。②注气速度过快过猛。③机件故障，导致放气失灵，压力不断增高以致穿孔。

2. 复位不全原因　①术者担心发生肠穿孔而灌肠时采用低压，压力不够导致复位不全；②空气灌肠小肠进入气体量少或不畅时，术者怀疑为回盲部水肿所致，而实际上是因复位不完全；③回回结型肠套叠，小肠不易复位。

3. 复发　成功率和复发率的高低主要与套叠时间长短以及操作者的技术熟练程度有关。国内报道复发率为0.08%~0.14%。近期复发多为复位不全所致，远期复发可能与器质性原因有关。

【复位后处置】

1. 透视下确认肠套叠复位后，应立即停止注气，拔出气囊管。此时常有大量气体和暗红色血便自肛门排出，患儿显得异常安静、平稳。

2. 对于复位征象不甚明确的患儿，可在注入肠腔内气体排出后，再次体检，确认腹部包块是否消失。

3. 炭剂试验，口服0.5~1.0g药用炭，在肠套叠已复位的患儿，将于6小时后由肛门排出黑便。

4. 如可疑复位不全者，在住院观察期间，间隔数小时后再次灌肠检查，必要时手术探查。

第二节　手术治疗

【适应证】

1. 空气灌肠、钡灌肠复位禁忌证者。

2. 空气或钡剂灌肠复位失败或穿孔者，或肠套叠反复发作多次（≥3次）。

3. 虽适合做空气或钡剂灌肠复位，但无相应的仪器设备。

【禁忌证】

对于下列情况，一般暂不宜手术而宜首先采用空气灌肠复位术：

1. 发病在24小时以内，4~10个月婴儿；

2. 初次发病，全身情况良好；

3. 合并其他器官（心、肺、肝、肾等）的严重疾病，或全身出血性疾病、严重感染者。

【患者评估与手术规划】

（一）保守疗法与手术治疗

1. 大部分早期的小儿肠套叠，经空气灌肠后可获复位。

2. 若复位不成功，或疑有肠坏死可能时，则应用手术复位。

3. 反复发作的肠套叠多伴有其他器质性病变，原则上套叠≥3次即应手术治疗。

4. 有5%~6%的患儿在麻醉后肠套叠可自行复位，麻醉满意后应再一次进行腹部检查，确认有无肠套叠包块。

（二）开腹手术与腹腔镜肠套叠复位术

腹腔镜手术的创伤小、对患儿打击小的优点已被世界公认。随着小儿外科医生对腹腔镜技术的临床经验不断地增加和腹腔镜器械的不断改进，已在临床越来越多地采用腹腔镜肠套叠复位术。如果具备腹腔镜手术的客观条件，患儿病情也许可，则选用腹腔镜肠套叠复位手术为佳。但是，如果病史已很长，患儿全身情况较差，有精神萎靡、面色苍白、高热、脱水、脉搏细速等表现，甚至出现中毒性休克，腹胀明显、腹壁发红或伴有腹部压痛与肌紧张等腹膜刺激征，肿块过大已达结肠脾曲以下，估计难以复位者，则不宜选择使用腹腔镜手术。

在手术前或腹腔镜探查时发现操作困难勉强实施腹腔镜手术时，有可能导致医源性损伤。

在开展腹腔镜手术早期，适应证应该严格把握，等逐步取得一些经验后再进一步展开。对于有经验的手术者，往往能顺利地完成较复杂的手术，故手术的适应证和禁忌证，需要充分考虑手术者经验。

【手术方式】

（一）开腹肠套叠复位术

1. 术前准备

(1) 建立静脉通道，纠正水电解质紊乱和酸碱平衡失调。

(2) 禁食，胃肠减压。

(3) 应用抗生素，必要时输血及血浆。

2. 麻醉

(1) 应用基础＋连续硬膜外阻滞，必要时采用气管内插管全身麻醉，以保证患儿充分松弛，有利于术中肠套叠复位。

(2) 麻醉满意后应再一次进行腹部检查，确认有无肠套叠包块和包块位置，作为选择手术切口的参考。

3. 手术步骤

(1) 切口：一般选择右下腹横切口（图 89-1），因复位最困难点往往在邻近回盲部部位。横切口手术后伤口裂开的概率也明显少。

(2) 整复手法：开腹后沿结肠走行找到肠套叠包

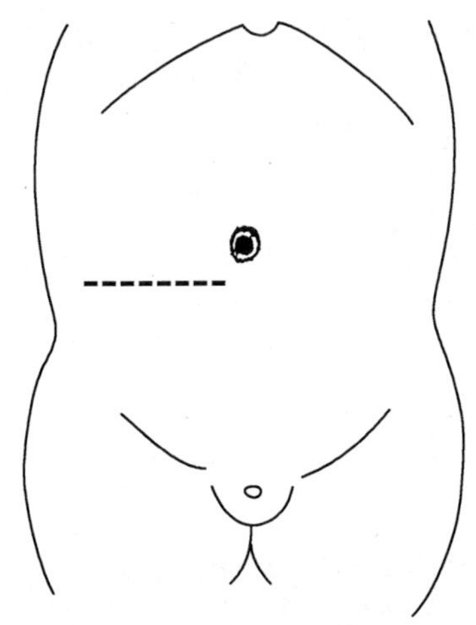

图 89-1　肠套叠手术切口

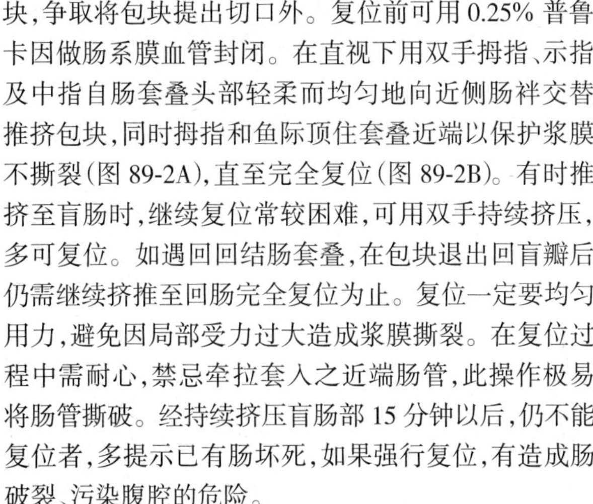

块，争取将包块提出切口外。复位前可用 0.25% 普鲁卡因做肠系膜血管封闭。在直视下用双手拇指、示指及中指自肠套叠头部轻柔而均匀地向近侧肠袢交替推挤包块，同时拇指和鱼际顶住套叠近端以保护浆膜不撕裂（图 89-2A），直至完全复位（图 89-2B）。有时推挤至盲肠时，继续复位常较困难，可用双手持续挤压，多可复位。如遇回回结肠套叠，在包块退出回盲瓣后仍需继续挤推至回肠完全复位为止。复位一定要均匀用力，避免因局部受力过大造成浆膜撕裂。在复位过程中需耐心，禁忌牵拉套入之近端肠管，此操作极易将肠管撕破。经持续挤压盲肠部 15 分钟以后，仍不能复位者，多提示已有肠坏死，如果强行复位，有造成肠破裂、污染腹腔的危险。

复位肠管常见有肠壁水肿、淤血，浆膜下出现小块出血或黑点区，此时应用温盐水纱布包裹该段肠管数分钟，如肠管色泽转红、肠壁血管搏动良好、肠管蠕动恢复、弹性正常，表明肠管生机活力良好。随后可将肠管还纳腹腔，通常不做任何固定手术。如果肠壁出现苍白的动脉性坏死，应予以全层修补，或行肠切除吻合。如果复位时浆膜层有细小裂开应予修补。

(3) 肠外置术：经过上述处理，肠管活力可疑，或肠段坏死界限不清以及患儿全身情况较差者，可施行肠外置术。将活力可疑肠段置于切口外，观察 24~48 小时，如果肠管活力、色泽和蠕动功能正常，则再次手术将肠管还纳腹腔。相反，如果肠管已坏死则行肠切除术。术后积极行抗感染和抗休克治疗。

(4) 肠切除术：对肠壁已坏死，不能复位者；手法复位时肠破裂者；肠管有器质性病变者；疑有继发性坏死者，在病情允许情况下做肠切除一期肠吻合术。如果病情严重，患儿不能耐受肠切除术时，可暂行肠造瘘或肠外置术，以挽救患儿生命，病情好转后再关闭肠瘘。

一期肠切除肠吻合术：①将准备切除的肠管提

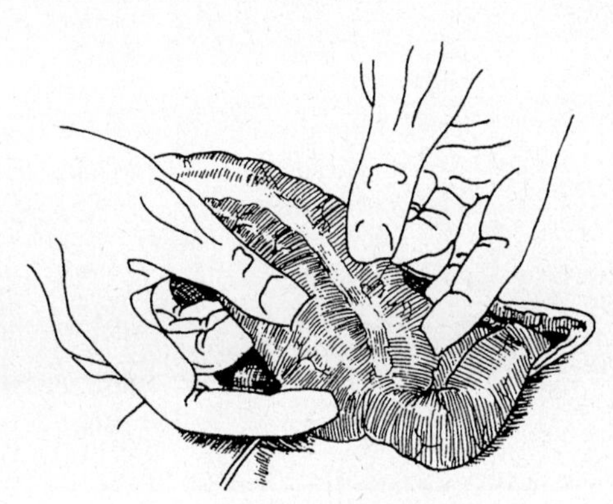

A. 双手轻柔将套入肠管挤出

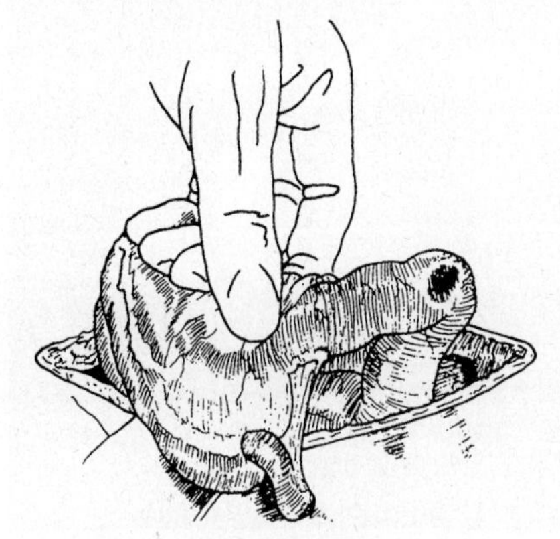

B. 检查回肠末端

图 89-2　套入部挤压复位

出切口外，用盐水纱布保护，防止肠内容物污染腹腔。②分离、结扎肠系膜血管，将肠系膜做扇形游离。③在预定切除的坏死肠管两侧约15cm各置一肠钳阻断肠内容物，用血管钳夹闭坏死肠管两端，切除坏死肠管，并尽量排空近端肠管内容物，以减少肠道内张力。④常规消毒肠管断端后，行肠端-端吻合。一般用4-0或5-0可吸收线全层连续缝合，再于浆肌层间断缝合一层。

对套叠头部已达乙状结肠的晚期不能复位的肠套叠，Shah介绍了一种结肠切开、最少肠切除手术，以避免施行大段套叠肠管切除、回肠乙状结肠甚或直肠吻合术。切开结肠后、在结肠内切除坏死肠管，再将套入部复位吻合，这样可保留套鞘部和没有坏死的套入部。

(5) 肠造瘘术：病史时间长，套叠肠段长而紧密，手法复位困难或已发生肠坏死者，不必再试图复位，而直接行肠切除吻合术反而更加安全，以避免术后出现严重的缺血再灌注损伤。肠坏死最多发生在回盲部附近，从患儿一生考虑，要尽量保留回盲瓣。小儿回盲瓣的功能尚未成熟，作者曾多次在距离回盲瓣2~3cm处做回肠吻合，未发生过吻合口瘘。当然，这需要术者有足够的经验和对手术的把握能力。必要时还可切除阑尾，经阑尾根部放置减压管，做成提吊式造瘘。拔管后伤口可自然愈合。

(6) 阑尾切除术：回盲型肠套叠复位后，阑尾挤压严重，应将阑尾切除。此时因阑尾残端水肿，只做单纯结扎，并用大网膜覆盖。

(7) 器质性病变的处理：肠套叠复位后发现局部存在梅克尔(Meckel)憩室或息肉等器质性病变，可行病变肠管楔形切除或肠切除吻合术；如果患儿病情危重，不能耐受手术时，可行二期手术切除。

4. 术后处理

(1) 肠套叠手法复位顺利者，待肛门排气排便后即可饮水，无呕吐就可进奶。术后腹泻较重者，静脉补液，注意水、电解质和酸碱平衡。

(2) 已有肠坏死行肠切除的患儿，术后禁食、胃肠减压，纠正水电解质紊乱和酸碱平衡失调，应用肠外营养支持治疗，必要时输血或血浆。

(3) 静脉应用广谱抗生素抗感染治疗，一般应用3~5天。行肠切除和腹腔污染较重者，应加大抗生素用量和疗程。

(4) 防治肠粘连，由胃管注入或口服理气通下中药，可减少肠粘连的发生。

(5) 密切注意患儿全身与局部情况，直至病情平稳。单纯手法复位患儿术后发生腹胀的概率和程度往往甚于肠切除的患儿，应予以足够重视。术后7天拆线，减张缝合应于术后12~14天拆除。

(6) 对外置的肠管应严密观察，注意肠管色泽、活力和蠕动功能。肠外置的再次手术时间多在术后24~48小时，肠造瘘后的关瘘手术常在术后1~2个月。

(二) 腹腔镜肠套叠复位术

1. 麻醉　采用气管内插管全身麻醉既能满足手术要求，包括安全、无痛、肌肉松弛等，又可维持循环稳定和良好的呼吸管理。

2. 手术步骤

(1) 建立气腹：采用仰卧位三孔法：脐部直视下置入第一个5mm Trocar观察，再决定其余操作孔的位置。一般在右上腹和脐耻之间分别置入第二、第三个Trocar。

(2) 置入无损伤抓钳，于套叠肠管近远端固定并缓慢牵拉直至复位(图89-3)。

(3) 判断生机良好，经脐部扩大切口1~2cm后将

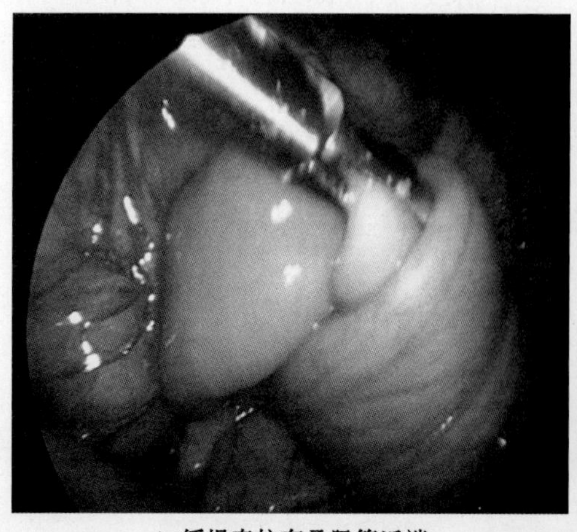

A. 缓慢牵拉套叠肠管近端

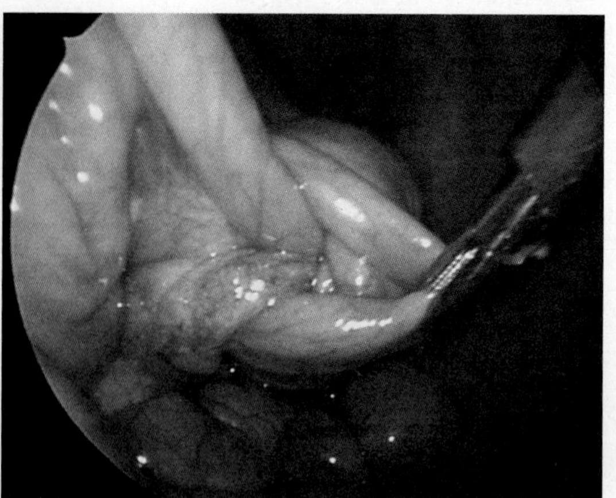

B. 缓慢牵拉套叠肠管远端

图89-3　套叠肠管近远端缓慢牵拉直至复位

病变肠段提出腹腔外，常规行增生的淋巴结切除、憩室、囊肿等切除，行肠吻合术（图 89-4）。检查缝合或吻合处无渗漏后，还纳腹腔。

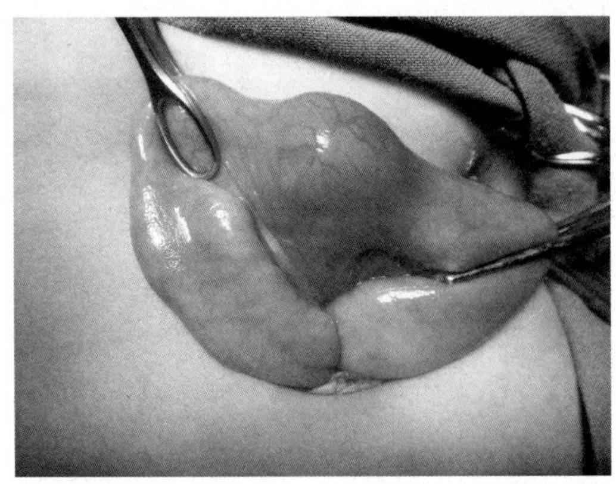

图 89-4　经脐部扩大切口将病变肠段提出腹腔外

【并发症】

1. 高热抽搐　肠套叠患儿由于肠道梗阻，呕吐频繁造成严重脱水，肠系膜血管绞窄肠壁坏死，肠腔内大量细菌繁殖、毒素吸收而发生全身中毒症状，术前、术后均可出现高热抽搐。因此，术前应采取纠正酸中毒、补液，降温至 38.5℃以下等对症支持措施，防止发生术后高热。术后亦应采取有效措施控制体温。

2. 腹泻　肠套叠患者术后常出现排便次数增加，可能与肠管水肿、黏膜出血及梗阻解除后肠内容物排出有关，这种腹泻多于数日内消失。严重腹泻可引起脱水与酸中毒，需补液及应用肠道抗生素。对于在胃肠炎或消化不良基础上引起的肠套叠，必须继续治疗原发病。

3. 肠坏死穿孔、腹膜炎　肠套叠手术复位后常可见到一段肠壁充血、色暗，术中用温盐水热敷，或在肠系膜根部以 0.25% 普鲁卡因封闭，肠管多可恢复红润、光泽，毛细血管出现搏动，证明该段肠段活力存在。有时判断错误，术后病变进一步发展，血管栓塞造成肠壁缺血性坏死、肠穿孔、腹膜炎。术中如果不能确定肠管活力时，宁可切除吻合，切不可侥幸放回腹腔，以致形成肠穿孔、腹膜炎危及生命。

4. 吻合口漏和肠瘘　吻合口肠壁水肿、血运不佳，缝合技术欠缺以及感染等因素，是导致肠切除肠吻合术后泄漏的主要原因。细小瘘孔局限性腹膜炎者，通过禁食、胃肠减压、肠外营养和抗感染等治疗多可痊愈。漏口大和弥漫性腹膜炎患儿多需手术，根据情况采用肠切除或肠造瘘术。

5. 术后肠套叠复发　术后复发率为 4% 左右。约 80% 的复发患儿年龄在 1 岁半以下，以后逐渐减少，与婴幼儿局部解剖及体质有关。年长儿童复发者合并器质病变较多见。复发性肠套叠的临床表现与首次发作类似，多有腹痛、呕吐、肿块，发生血便者甚少。诊断比较容易，空气灌肠或钡剂灌肠既可明确诊断又可进行治疗。目前对肠套叠术后复发者，首选灌肠复位治疗。多次复发、灌肠失败及疑有器质性病变者，应手术探查。

6. 伤口裂开　肠套叠患儿容易因腹胀、哭闹或肠吻合口漏导致伤口裂开，常发生在术后 3~4 天。改用横切口手术后，伤口裂开的情况基本杜绝。

术后一旦出现伤口崩裂，应及时采取有效措施。短距离裂开（0.5~1.0cm）可将肠管推回腹腔，腹壁用蝶形胶布固定。大型裂开、肠管脱出者，应急诊手术缝合。

7. 肠粘连　腹腔手术后均可发生不同程度的粘连，尤其是肠坏死穿孔，肠切除吻合术后。粘连严重时可出现肠梗阻症状，趋于完全保守治疗梗阻无效者应采用手术治疗。

8. 切口疝　腹腔镜手术后，应注意在直视下缝合切口，分别缝合肌肉和皮肤，以避免切口疝的发生。

（马丽霜）

参考文献

1. 王果，李振东 . 小儿外科手术学 . 北京：人民卫生出版社，2010：326-331.
2. 李贵斌，邱云，李龙，等 . 腹腔镜手术治疗小儿肠套叠 . 中国微创外科杂志 .2008，8（9）：781-783.
3. 孙俊，徐伟珏，吕志宝 . 腹腔镜与传统开腹手术治疗小儿肠套叠的临床疗效比较 . 中国微创外科杂志，2017，17（5）：422-424.
4. Edwards EA，Pigg N，Courtier J，et al. Intussusception：past，present and future. Pediatr Rediol，2017，47（9）：1101-1108.
5. Guo WL，Hu ZC，Tan YL，et al. Risk factors for recurrent intussusception in children：a retrospective cohort study. BMG Open，2017，7（11）：1-6.
6. Apelt N，Featherstone N，Giuliani S. Laparoscopic treatment of intussusception in children：A systematic review. J Pediatr Surg，2013，48（8）：1789-1793.

第九十章

环状胰腺手术

环状胰腺是一种比较少见的胰腺组织胚胎发生异常，胰腺组织以环状或钳状包绕在十二指肠第二段导致十二指肠梗阻（图 90-1）。临床症状取决于环状胰腺对十二指肠压迫的程度，约 2/3 的环状胰腺终生无症状，只有 1/3 的患者有症状。根据环状胰腺对十二指肠压迫程度的轻重而表现的临床症状不一，压迫越重、症状出现越早。环状胰腺常伴发其他畸形，最常见的伴发畸形为十二指肠闭锁或狭窄、肠旋转不良。X 线腹部正立位摄片可见到典型的"双气泡"征；钡剂胃肠透视检查可进一步确定诊断，可显示十二指肠球部及胃幽门管扩张，降段呈现内陷、线形狭窄或节段性缩窄，钡剂排空延迟。如果环状胰腺对十二指肠的压迫程度不重，导致十二指肠不完全性梗阻，症状可出现较迟，呕吐出现较晚，进食后上腹饱满膨胀、呃逆、嗳气，呈间歇性呕吐，呕吐物中多呈带酸味隔顿奶或宿食，随年龄增长，身体发育及营养状况均较同年龄儿差。

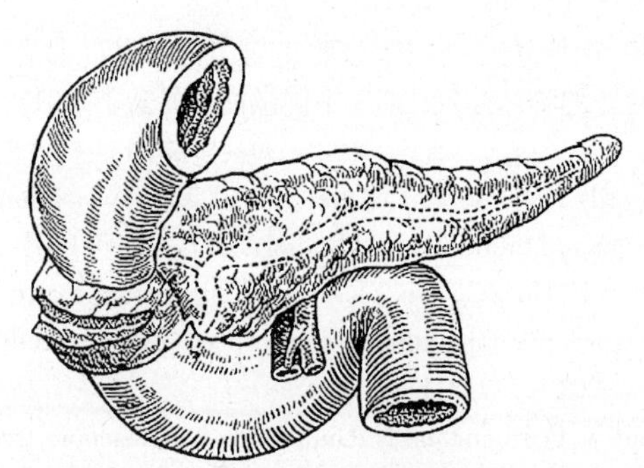

图 90-1　环状胰腺

9

治疗需要十二指肠前壁菱形侧 - 侧吻合术或十二指肠空肠吻合术。随着微创外科技术的发展，腹腔镜手术也应用到十二指肠吻合术。

【适应证】

1. 新生儿表现为十二指肠完全梗阻者需要积极准备后行急症手术。

2. 反复发作的慢性十二指肠不全性梗阻，影响生长发育者，应择期手术。

【腹腔镜手术禁忌证】

1. 早产儿或低体重儿不能耐受气腹者。

2. 并发多发畸形，心肺功能不良者。

【患者评估与手术规划】

环状胰腺唯一的治疗方法是手术，确诊后应积极准备手术。早产儿或体温不升的患儿应置暖箱内。十二指肠完全梗阻者，应持续鼻胃管减压以免呕吐误吸；合并肺部感染时给予抗生素控制，同时补充维生素 K、维生素 C 预防术后出血；纠正脱水、电解质紊乱、贫血和营养不良，病情较重者应输入适量的血浆或新鲜血。对于环状胰腺较狭小的新生儿采取十二指肠前壁菱形侧 - 侧吻合术，对于年龄较大或环状胰腺宽厚者应选择结肠后十二指肠空肠吻合术。

一、开腹十二指肠吻合术

【麻醉】

静脉复合麻醉或基础麻醉加连续硬脊膜外阻滞麻醉，有条件时亦可做气管插管全麻。

【体位与切口】

仰卧位。可选择右上腹横切口或腹直肌切口。

【手术步骤】

1. 十二指肠 - 十二指肠菱形吻合术　此手术可恢复十二指肠正常的连续通畅性，最合乎生理要求。进入腹腔后离断肝结肠韧带，推开结肠肝曲，可见十二指肠降部肠壁外被浅黄色带状结构的环状胰腺环绕。游离十二指肠降部直至水平部，在环状胰腺上端扩张的十二指肠前壁做长 1~2cm 横切口，而在环状胰腺下缘相对应的细小十二指肠段前壁做 1~2cm 的纵切口（图 90-2），然后用 5-0 可吸收缝线进行单层菱形吻合。吻合口后壁线结打在肠腔内（图 90-3），吻合口前壁浆肌层缝合，线结打在肠腔外（图 90-4）。

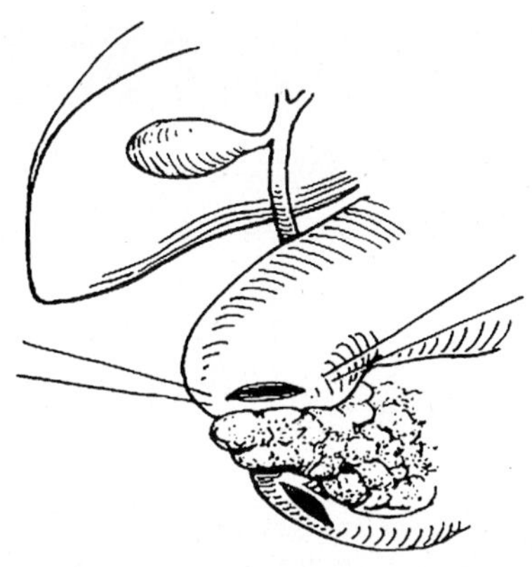

图 90-2　环状胰腺上端十二指肠横切口，下端纵切口

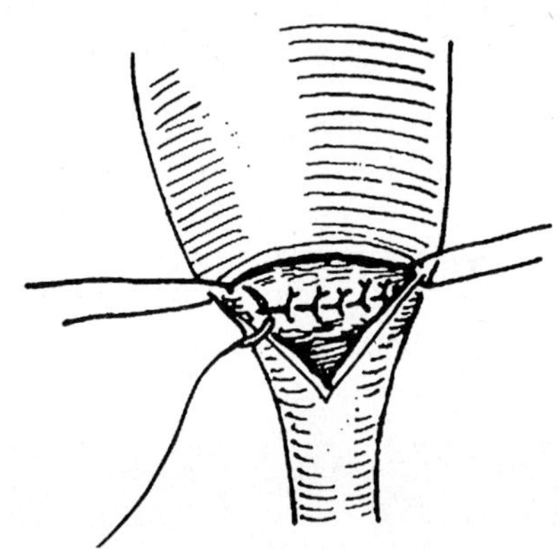

图 90-3　后壁肠腔内间断缝合

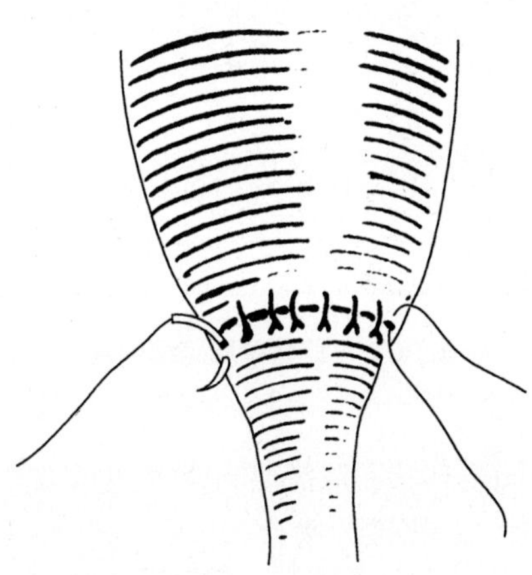

图 90-4　前壁浆肌层间断缝合

缝合时注意两端肠壁全层组织的完整对合，不应过多内翻组织，以免影响肠吻合血供，不利组织愈合。吻合局部不应有张力，如张力较大，可适当松解环状胰腺部位的十二指肠侧方腹膜，以利吻合进行。术中将鼻胃管经吻合口置于空肠内，术后必要时行空肠喂养。

2. 十二指肠空肠吻合术　本术式操作简便易行，一般均行结肠后吻合，具有使消化道接近正常通路的优点。切开横结肠系膜右侧的无血管区，经系膜裂孔分离显露扩张的十二指肠近端，横行切开。距 Treitz 韧带 10~15cm 处提起空肠，按顺蠕动方向与扩张的十二指肠进行侧 - 侧吻合（图 90-5）。吻合口应在十二指肠扩张段最低位，长 1.5~2cm。术中将鼻胃管经吻合口置于空肠内，作为术后早期肠内营养用。

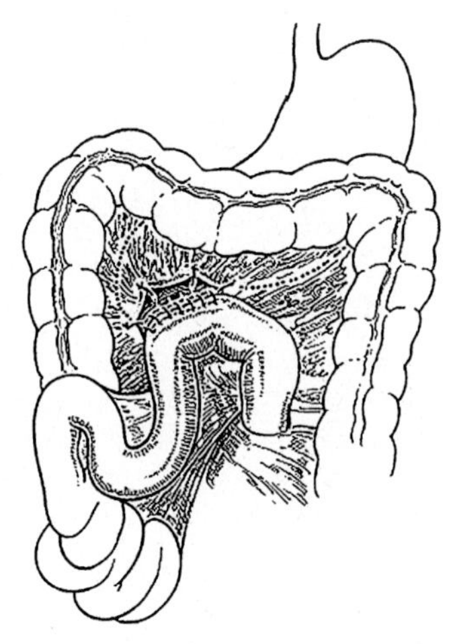

图 90-5　空肠十二指肠吻合术

【手术要点】

1. 不做胰腺分离或切除　因为环状胰腺组织较厚又与十二指肠壁粘贴紧密，手术易致出血，且因胰胆管开口解剖部位的异常也容易损伤胰管及胆壁，造成胰瘘、胆瘘及胰腺囊肿的可能；因此，切断环状胰腺或部分切除环状胰腺会导致不良后果，应行改道手术。再者，对合并有先天性十二指肠狭窄者，亦不能解除梗阻。

2. 避免胃空肠吻合术　1905 年 Vidal 首次采用胃 - 空肠吻合术治疗环状胰腺获得成功，该手术虽操作较简便，但手术后可产生吻合口溃疡及梗阻上部的十二指肠引流不畅，较长的空肠输入袢与高度扩张的十二指肠近端易致食物继续滞留，发生十二指肠近端盲端综合征，仍然存在呕吐、腹痛等症状，甚至水、电解质失调导致全身状态恶化。

二、腹腔镜十二指肠菱形吻合术

【麻醉】

气管内插管全身麻醉。

【体位与切口】

头高足低仰卧位，向左倾斜 20°~30°。脐左下缘 5mm 切口，开放式放置 5mm 套管与腹壁缝合固定，建立 CO_2 气腹，设定气腹压 6~9mmHg，放入 5mm 30° 腹腔镜；在腹腔镜监视下于右上腹腋前线肋缘下和右中腹穿置两个 3mm 套管作为操作孔。

【手术步骤】

1. 显露病变　离断肝曲结肠韧带，分离十二指肠侧腹膜，可确定环状胰腺嵌压十二指肠降部梗阻（图90-6），为充分显露十二指肠降段，牵拉梗阻远端十二指肠，松解游离达十二指肠水平部。

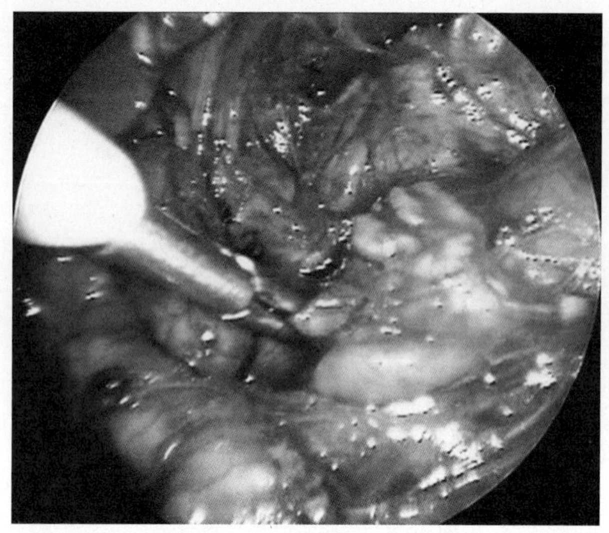

图 90-6　环状胰腺嵌压十二指肠

2. 切开胰腺上下端十二指肠　用细小电钩在环状胰腺下缘、比较萎瘪的十二指肠前壁浆肌层电切一长约 1~1.5cm 的纵切口，然后在环状胰腺上端相对应的扩张十二指肠段前壁同样切开约 1~1.5cm 横切口。

3. 菱形缝合吻合　将一根长 12~15cm 的 5-0 可吸收缝合针线经套管导入腹腔，先缝合固定远端十二指肠纵切口右缘中部和近端十二指肠横切口的右缘，然后进行吻合口后壁肠腔内连续缝合（图 90-7）；再导入一根可吸收缝合针线，完成吻合口前壁的单层连续缝合（图 90-8）。

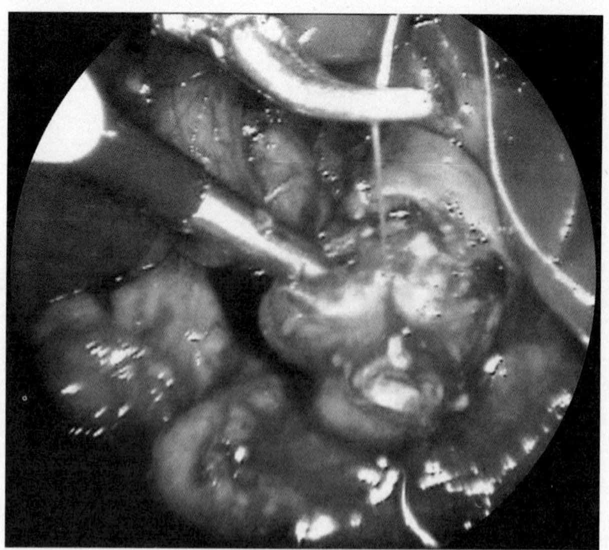

图 90-7　后壁肠腔内连续缝合

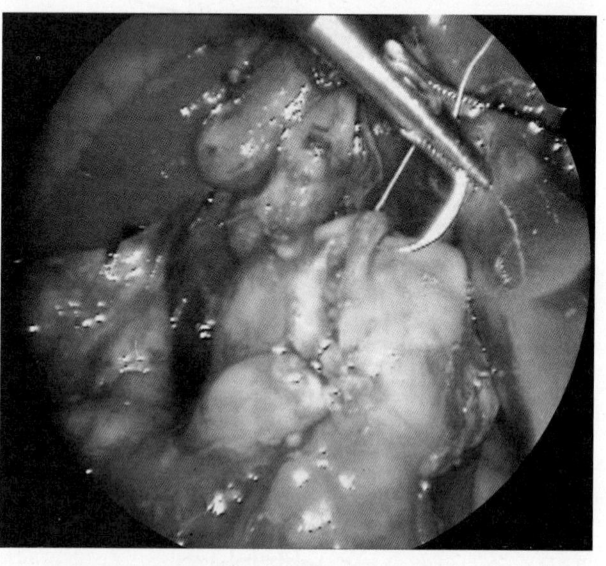

图 90-8　前壁单层连续缝合

4. 检查吻合口　由鼻胃管注入亚甲蓝生理盐水观察吻合口有无渗漏，由右季肋部戳孔导入引流管放置于吻合口附近。去掉套管，缝闭粘合戳孔，术毕。

【手术要点】

1. 充分游离十二指肠　为探明病变，便于十二指肠侧 - 侧吻合以及减轻吻合口张力，需要将病变十二指肠段充分游离，离断周围异常韧带时注意套管推进保护邻近肠管，以免电灼辐射损伤。

2. 单层缝合吻合确切　新生儿肠管质嫩、细小，为预防吻合口狭窄，常采取单层吻合，镜下缝合要求精度高，操作时间较长，如术中 CO_2 蓄积可暂停操作，缓解后再继续手术；或采用经腹壁悬吊右肝技术抬起，结合脐部固定套管上提扩大手术空间，便于完成缝合吻合操作。否则，如镜下缝合技术不熟练，游离十二指肠确定环状胰腺需要吻合时，也可经右上腹小切口完成十二指肠菱形吻合。

3. 避免过多分离胰腺　解剖分离压迫十二指肠环状胰腺组织时，易致胰管损伤和胰腺组织出血。因此，除薄片胰腺组织压迫、确定无胰管时可小心分离外，一般术中不必过多解剖和离断胰腺，仅在胰腺上、下缘分离能够完成十二指肠吻合即可。

三、术后处理

1. 密切观察生命体征变化，继续应用抗生素防治感染。

2. 育儿箱保暖，防治新生儿硬肿症。

3. 持续胃肠减压，待术后 2~3 天鼻胃管引流液明显减少后可夹闭胃管，试喂少量葡萄糖水，如无呕吐，可拔除鼻胃管、母乳喂养，逐渐加量，5~8天过渡到正常喂养。

4. 全身情况差或营养不良者，术后给予5~7天短期营养支持，以促进吻合口愈合。

5. 细心观察腹部变化，有无切口或腹腔感染及吻合口并发症发生。

四、手术并发症

1. 胰腺组织损伤　在行十二指肠前壁菱形侧-侧吻合时，为使间距缩短，力争做到相邻吻合，有时在少许解剖分离环状胰腺上下边缘组织时，致胰腺组织损伤出血。可用热盐水纱布压迫止血，小血管给予结扎。术中不需解剖胰腺过于广泛，否则亦可损伤胰管形成胰瘘。

2. 吻合口瘘　多为吻合口张力大，吻合肠管边缘血运不佳以及缝合技术不当造成。因缝合欠缺、漏针者，多于术后早期表现出腹膜炎症状。吻合口瘘一般多在术后7~10天出现症状。术前应积极纠正贫血及低蛋白。对十二指肠近端扩张明显并有食物潴留者，应给予等渗盐水洗胃，手术操作应仔细、轻柔、规范。对于吻合局部条件差者，可考虑在吻合部位放置多孔胶管引流。

3. 吻合口狭窄　十二指肠吻合切口过小、吻合时切口边缘组织内翻过多，吻合口呈直线形而非菱形等均可造成吻合口狭窄。新生儿的吻合口径以超过1.0cm为宜。如果手术后仍有十二指肠梗阻症状，经保守治疗半月无好转，需要再手术。

4. 十二指肠盲端综合征　在手术操作过程中，若吻合切口部位不当，远离环状胰腺上缘，术后仍可出现扩张段十二指肠的盲端综合征，并导致吻合口狭窄。如患儿术后仍经常呕吐，影响生长发育，可考虑再行十二指肠-空肠Roux-Y吻合术。

（李索林）

参考文献

1. 王果，李振东．小儿外科手术学．2版．北京：人民卫生出版社，2010：284-288.

2. 李龙，李索林．小儿腹腔镜手术图解．上海：第二军医大学出版社，2005：86-89.

3. 李索林，王志超，李英超，等．腹腔镜下十二指肠吻合术治疗新生儿十二指肠梗阻．中华小儿外科杂志，2009，30(6)：357-360.

4. Jimenez JC，Emil S，Podnos Y，et al.Annular pancreas in children：a recent decade's experience. J Pediatr Surg，2004，39(11)：1654-1657.

5. Glüer S，Petersen C，Ure BM. Simultaneous correction of duodenal atresia due to annular pancreas and malrotation by laparoscopy. Eur J Pediatr Surg，2002，12(3)：423-425.

第九十一章

小肠闭锁与狭窄手术

小肠闭锁与狭窄是一种较为少见而严重的先天性消化道畸形，多于新生儿期发病，男性略多于女性。本症曾严重威胁患儿生命，近年由于医学的发展进步，越来越多的患儿可以在产前获得诊断，出生后及早进行手术治疗，使治愈率明显提高。一般认为在胚胎发育过程中，由于局部的血运障碍使肠管发生无菌性坏死、吸收与修复的病理生理过程，形成小肠闭锁与狭窄的各种病变。胚胎期发生肠扭转、肠套叠、血管的分支畸形及胎粪性腹膜炎等为导致局部肠管血运障碍的最常见原因。肠闭锁与肠狭窄可以发生在消化道任何部位，闭锁多于狭窄。肠闭锁发生频率依次为回肠、十二指肠和空肠，结肠闭锁非常少见。肠狭窄以十二指肠最多见，空肠、回肠次之。多为一处闭锁，10%~25% 为多发闭锁。本症除胎粪性腹膜炎外较少合并畸形。

较为常用的病理分型如下（图 91-1）：

1. 肠闭锁　Ⅰ型：隔膜型闭锁。闭锁远近端肠管连续，肠腔内有隔膜，肠系膜完整。

Ⅱ型：闭锁两盲端肠管之间有索条相连，肠系膜无缺损。

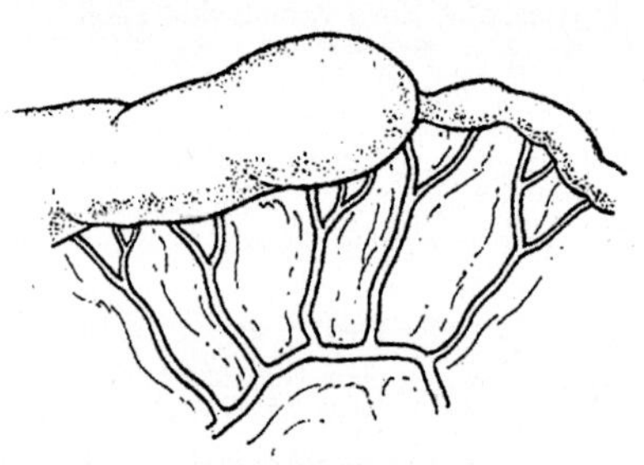

Ⅰ型：隔膜型闭锁

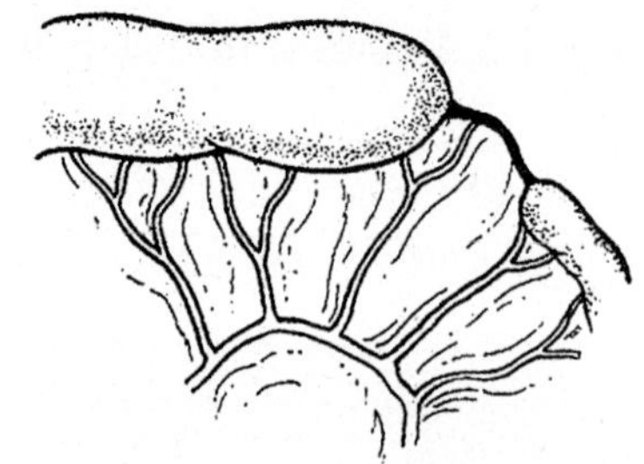

Ⅱ型：闭锁两盲端有索条相连，肠系膜无缺损

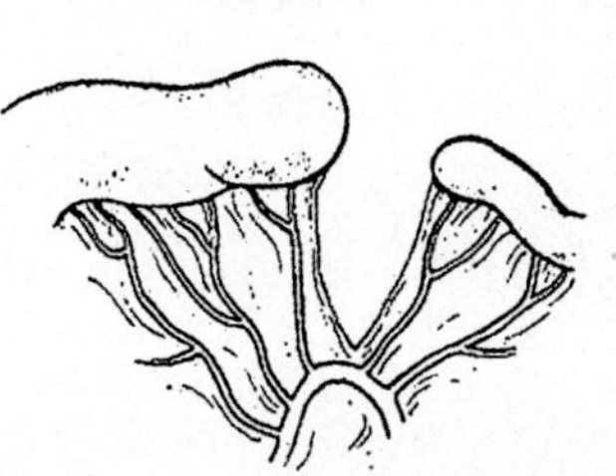

Ⅲa 型：闭锁两盲端游离，肠系膜呈V形缺损

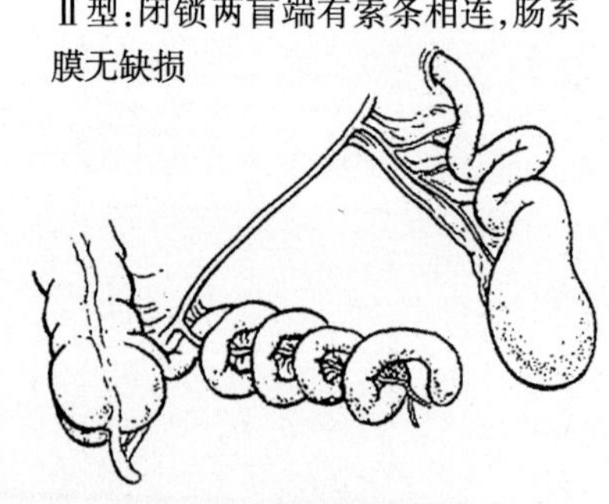

Ⅲb 型：苹果皮样闭锁

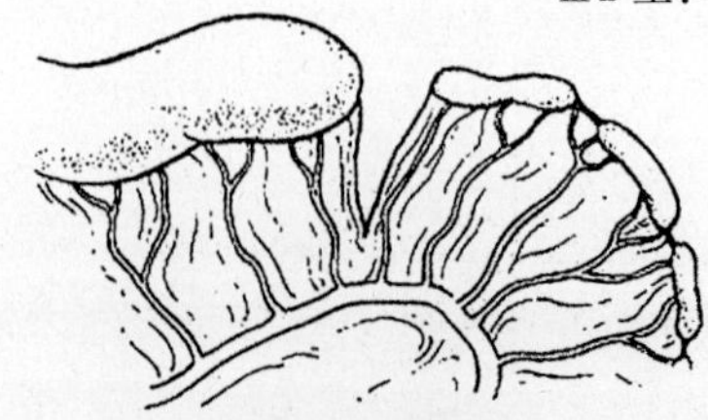

Ⅳ型：多发闭锁

图 91-1　小肠闭锁病理分型

9

Ⅲa 型：闭锁两盲端肠管游离，无索条相连，肠系膜呈 V 形缺损。

Ⅲb 型：闭锁两盲端肠管游离，远端细小肠管环绕肠系膜呈苹果皮样卷曲。

Ⅳ型：多发闭锁。可以Ⅰ、Ⅱ、Ⅲ型并存，常伴肠管长度减少。

2. 肠狭窄　分为隔膜型狭窄和短管状狭窄两种。

应根据不同的病理分型选择相应的手术治疗方式，对于复杂病例有时选择数种手术方式组合应用。

【适应证】

1. 小肠闭锁为完全性肠梗阻，原则上确诊后应及早进行术前准备，争取尽快手术。

2. 邻近闭锁盲端的肠管极度扩张可能发生穿孔，部分肠闭锁合并胎粪性腹膜炎、出生时穿孔尚未愈合，上述情况均可能在患儿出生后形成细菌性腹膜炎，应急诊手术。

3. 肠狭窄为不完全性肠梗阻，根据梗阻程度和患儿全身情况，可以进行一至数天准备，调整水电解质紊乱及营养状况后手术。严重肠狭窄也可以表现为完全性肠梗阻，处置同肠闭锁。

4. 大龄发病的肠狭窄为慢性梗阻，常存在严重营养不良，可于术前开始进行肠外及肠内营养，待营养状态改善后手术。

【禁忌证】

本症无明显手术禁忌证，但患儿就诊时存在休克或严重脱水、酸中毒及电解质紊乱，而腹部情况允许的情况下，应首先积极补液、抗休克治疗，待内环境有所改善时延期手术。

【患者评估与手术规划】

1. 隔膜切除、肠管纵切横缝术　主要适用于隔膜型肠闭锁及肠狭窄治疗。本术式操作简单，打击小，手术后病变肠管的后、侧壁保持连续状态，肠管粗细过渡平缓，有利于肠内容物通过和肠功能恢复。

2. 小肠端-斜吻合术/端-背吻合术　为小肠闭锁最常用和基本的吻合方法，适用于大多数类型肠闭锁的治疗。

3. 近端肠管剪裁成形、肠吻合术　距屈氏韧带 10cm 以内的空肠闭锁，近端空肠及十二指肠均扩张，而此段肠管不宜切除或切除后肠管口径仍不能达到满意程度时，可采用本术式。

4. 倒“丁”字肠吻合、肠造瘘术　即 Bishop-koop 手术，为沿用多年的传统术式，近年应用有所减少。如合并胎粪性腹膜炎的肠闭锁出现下列情况：病变位置较高、不适于肠造瘘，而肠管严重粘连、水肿、感染；远近端肠管口径相差甚远；远端肠腔存留大量干硬粪便（特别是不能除外胎粪性肠梗阻者）等，仍可以采用本术式治疗。本术式使有限的肠管尽早得到利用，减少因肠管条件差、梗阻和肠功能恢复延迟导致吻合口漏的风险，还可以通过瘘口进行减压、洗肠等辅助治疗。

一、隔膜切除、肠管纵切横缝术

【麻醉】

目前多采用气管内插管、全身麻醉。

【切口】

1. 根据术前腹立位 X 线片、消化道造影等影像学检查结果估计病变部位，确定切口位置。

2. 疑为中高位闭锁采用脐上横切口，低位肠闭锁采用脐下横切口。可先做较小切口，探查后向病变方向延长。

3. 既往采用的腹直肌切口已较少应用。

【手术步骤及要点】

1. 探查病变，显露肠管粗细交界部。梗阻近端肠管明显增粗，直径可达 2~4cm，伴肠壁肥厚水肿；梗阻远端肠管细小，直径仅 0.5~1cm，且肠壁薄，发育差。肠闭锁远端无气，肠狭窄可充少量气体。隔膜可位于肠管粗细交界部，但大部分病例隔膜向远端不同程度脱垂，因此，隔膜常附着于肠管粗细交界部近端一至数厘米水平，该处肠壁隐约可见环绕肠管、稍显苍白的浅凹迹。隔膜附着处稍远端肠管因脱垂隔膜的存在较近端肠管略增厚。

2. 跨越隔膜附着处纵行切开肠系膜对缘肠壁 1~2cm。探查隔膜，无孔为闭锁，如探及孔洞则为膜式狭窄。切口长度以能显露肠腔内病变并方便进行手术操作即可，过长切口横缝后将造成肠管曲折（图 91-2A）。

3. 近隔膜基底部剪除或用电刀环周切除隔膜，注意勿切除过深、损伤肠壁。较薄隔膜切除时电灼创缘即可止血；为防止切除较厚隔膜时出血，可边切边用 5-0 可吸收缝线间断缝合隔膜创缘（图 91-2B）。

4. 用可吸收线间断或连续横行缝合肠壁（图 91-2C、D）。

【术后处理】

1. 术后禁食、胃肠减压、静脉输注液体及抗生素等常规治疗。

2. 术后 3~4 天后可通过肛门指诊或开塞露刺激排便，如闭锁远端肠管存留过多干硬粪便，亦可用温生理盐水洗肠，以促进肠道功能恢复和肠内容物排空。

3. 肠功能多在术后 3~7 天开始恢复，达到正常经口喂奶量时间更长，因此，多数患儿需要一段时间肠外营养。

4. 术后胃肠减压量明显减少且变为白色时可夹

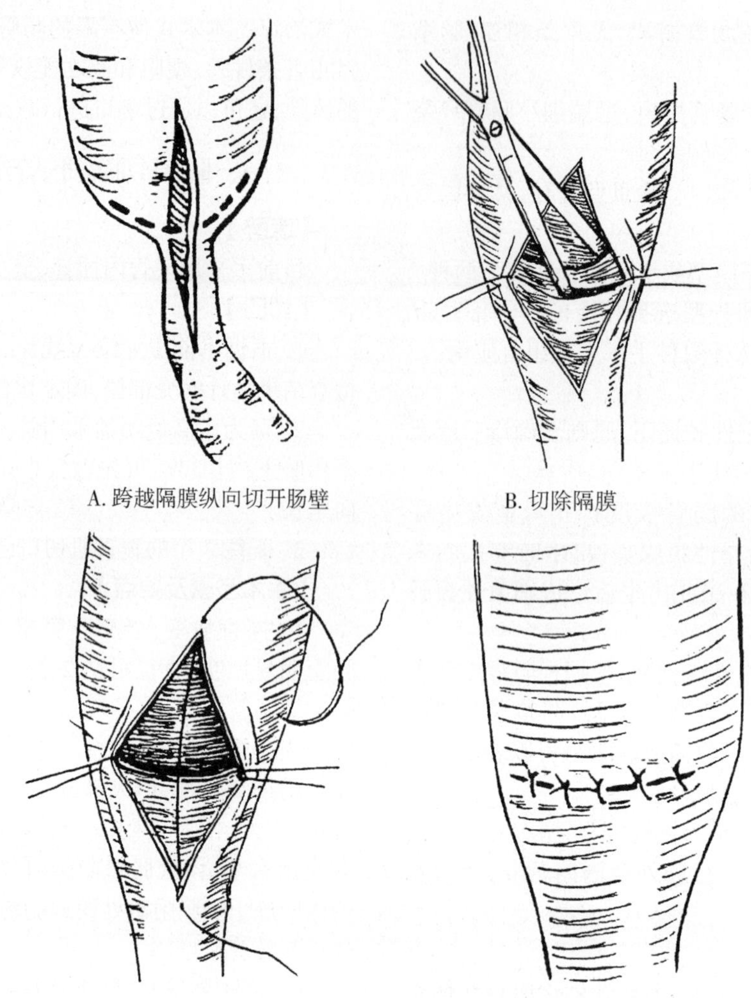

A. 跨越隔膜纵向切开肠壁

B. 切除隔膜

C、D. 横向缝合肠壁

图 91-2　隔膜切除、肠管纵切横缝术

闭或拔除胃管,次日开始喂水、喂奶,每日加量,并逐步停止肠外营养。

二、小肠端 - 斜吻合术 / 端 - 背吻合术

【麻醉与切口】

参照隔膜切除、肠管纵切横缝术。

【手术步骤及要点】

1. 探查病变,向远端肠腔注入生理盐水,并观察证实其充盈直至远端结肠,以除外多发肠闭锁的可能性。术前行结肠造影且证实通畅者可注水至回盲部。

2. 处理肠系膜,横行切除明显扩张、肠壁肥厚水肿的梗阻近端肠管(约 10~20cm),至肠管扩张明显减轻、肠壁状态改善处(图 91-3A)。

3. 向肠系膜对缘方向倾斜切除小段梗阻远端明显发育不良的肠管(约 2~3cm),使远端与近端肠管吻合口径相适应,称为端 - 斜吻合(图 91-3B)。如横行切除远端肠管,再部分切开肠系膜对缘肠壁,使远、近端肠管吻合口径相适应,称为端 - 背吻合(图 91-4B)。苹果皮样闭锁应根据远端肠管血运状态决定切除肠段,有时甚至超过 20cm。

4. 用 5-0 可吸收线做单层肠吻合。根据术者经验可采用:后壁连续、前壁间断内翻缝合;环周连续内翻缝合;或间断结节缝合(图 91-3B、图 91-4B)。

5. 缝合关闭肠系膜裂孔,注意勿造成吻合处肠管成角。

【术后处理】

参照隔膜切除、肠管纵切横缝术。

三、近端肠管成形、肠吻合术

【麻醉与切口】

参照隔膜切除、肠管纵切横缝术。

【手术步骤及要点】

1. 横行、少许切除梗阻近端肠管。于肠系膜对缘

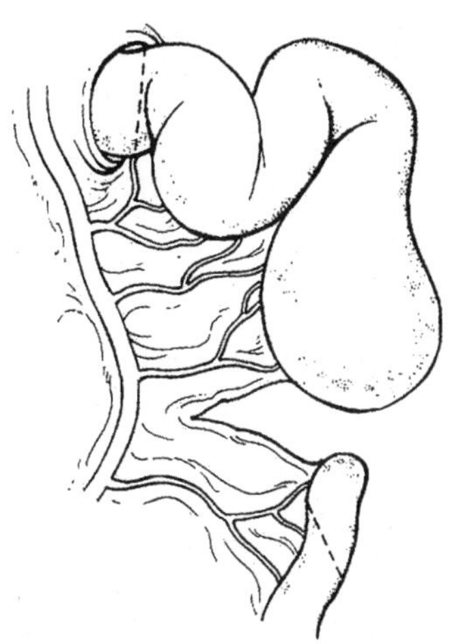

A. 横行除梗阻近端扩张肠管，斜行切除梗阻远端肠管

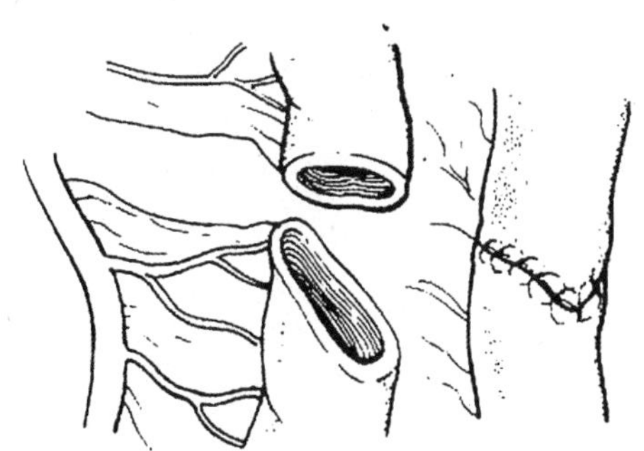

B. 行端 - 斜吻合术

图 91-3 小肠端 - 斜吻合术

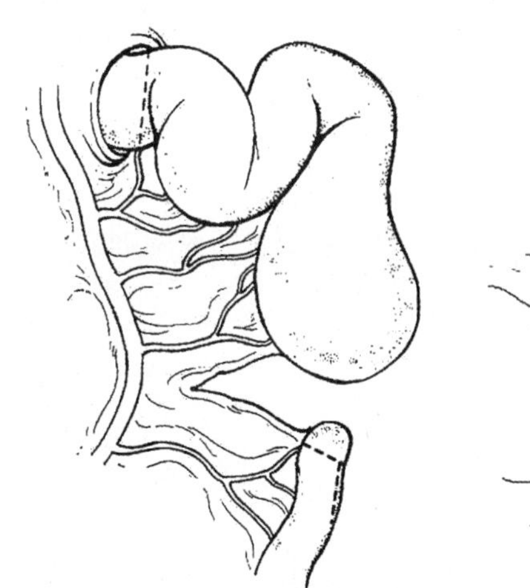

A. 横行除梗阻近端扩张肠管，横行切除远端肠管、再部分切开肠系膜对缘肠壁

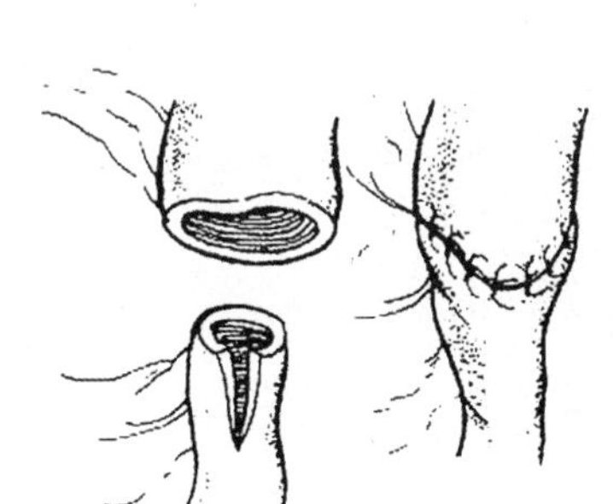

B. 行端 - 背吻合术

图 91-4 小肠端 - 背吻合术

楔形切除部分明显扩张的近端肠管壁，用可吸收线缝合肠管切缘。成形后的近端肠管末端呈锥状缩小，与远端细小肠管的口径相适应(图 91-5A)。

2. 横行或稍斜行切除发育较差的远端肠管。

3. 远近端肠管用 5-0 可吸收线做单层端 - 端吻合(图 91-5B)。

4. 缝合关闭肠裂孔。

【术后处理】

参照隔膜切除、肠管纵切横缝术。

四、倒“丁”字肠吻合、肠造瘘术

【麻醉与切口】

参照隔膜切除、肠管纵切横缝术。

【手术步骤及要点】

1. 探查病变，确定本术式应用指征。

2. 参照小肠端 - 斜吻合术进行吻合前肠管处理。

3. 将横行切断的近端较粗大肠管端对远端细小肠管的肠系膜对缘(远端肠管起始部保留 3cm 长的游离端，作为瘘口)，并纵向切开远端小肠壁，用 5-0 可吸收线做端 - 侧肠吻合。吻合口宽度等同于近端肠管直径(约 2~3cm)。

4. 缝合、修补肠系膜裂孔。因为端 - 侧吻合，系膜不在同一平面，不可能完全对合，应根据具体情况处理，以关闭系膜裂孔、且不造成肠管明显曲折、吊角，保持顺畅为原则。

5. 远端肠管的游离端可敞开或结扎封闭，自腹壁

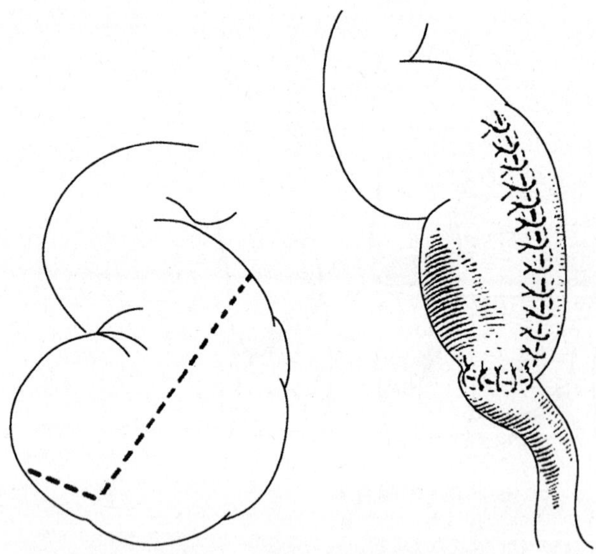

A. 横行及楔形切除部分近端肠管壁　B. 近端肠管缝合、锥状成型后与远端肠管吻合

图 91-5　近端肠管成型、肠吻合术

切口一端或另做小切口引出，行单孔肠造瘘。造瘘肠管与腹壁分层、间断缝合固定（图 91-6）。

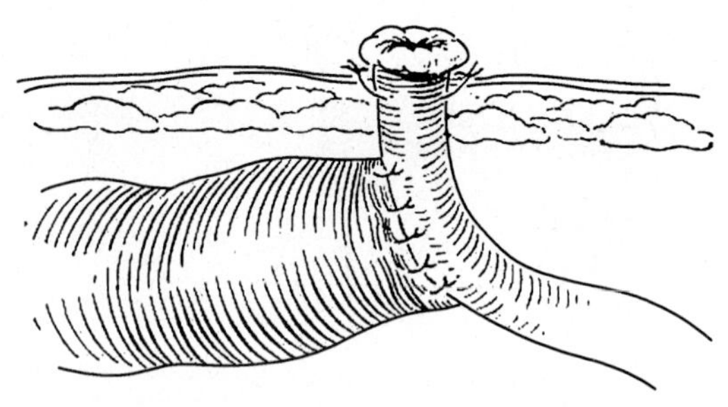

图 91-6　倒"丁"字肠吻合、肠造瘘术

【术后处理】

1. 参照隔膜切除、肠管纵切横缝术。

2. 瘘口处理原则

(1) 手术中结扎封闭的瘘口于次日开放，观察有无排气、排便，以评价肠功能是否恢复。

(2) 手术 2、3 天后如出现严重腹胀，可经瘘口轻柔向吻合口近端肠腔插入导管减压。

(3) 手术 5~7 天后肠功能仍不能如期恢复，可经瘘口行近端及远端肠管造影，以确定是否存在机械性或功能性肠梗阻。

(4) 如患儿肠腔内存留大量干硬粪便，可在确定吻合口愈合后经瘘口洗肠。

(5) 肠功能恢复后，瘘口仅间断排出少量气体及肠液，大部分肠内容物可排至远端肠管，此时仅需对瘘口进行简单护理。

(6) 关瘘时间与患儿保留肠管的长度和适应能力有关。经口进食可以维持营养，体重明显增加，即可关瘘（常在术后 3~6 个月）。

五、多发肠闭锁的处理原则

1. 手术步骤及要点　术中如发现为多发性肠闭锁按以下原则处置：

(1) 首先要全面仔细探查病变，确定闭锁及狭窄的数目和类型，总体规划手术处置方案。有时Ⅰ型、Ⅱ型、Ⅲ型闭锁及狭窄并存，因此，除术中大体观察外，还必须向远端肠管注入生理盐水逐段观察，以发现特别容易遗漏的膜式闭锁。

(2) 根据病变情况，可组合应用以上各种术式。手术处置的基本原则是妥善处理近端扩张肠管，可能的情况下尽量保留远端肠管，尤其是保留末段回肠和回盲部，以利于水电解质平衡和营养物质的吸收。

(3) 如数处闭锁肠段较短而集中，可将闭锁段肠管全部切除，行最近端与远端肠管吻合术。

(4) 如多处闭锁中间存在较长段肠管，也可以考虑做多处肠切除吻合（图 91-7），以尽可能利用有限肠管，避免术后发生短肠综合征或减轻其程度。但多处肠吻合相应的风险加大，对手术技术和综合管理水平要求更高。

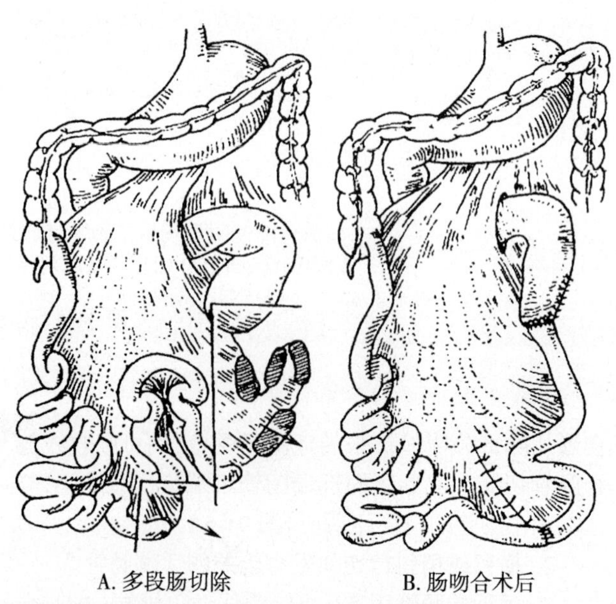

A. 多段肠切除　B. 肠吻合术后

图 91-7　多发性肠闭锁（多段肠切除吻合）

2. 术后处理

(1) 参照隔膜切除、肠管纵切横缝术。

(2) 多处肠吻合术后肠功能恢复时间较长，需要肠外营养支持，可考虑行中心静脉插管或 PICC。

(3) 短肠患儿可能需要更长时间肠外及肠内营养，手术后即应制订营养支持计划。

9

六、腹腔镜手术的应用

近年,腹腔镜手术已经在小肠闭锁与狭窄治疗中得到应用,取得了一些成功经验,并初步体现了其创伤小、康复时间短及切口隐蔽等优点。目前,腹腔镜在本症治疗中主要起到辅助作用,对于病变的处置,大多仍在腹腔外直视下进行。基本步骤:①通过腹腔镜探查病变、确定病理分型和治疗方案。②适当扩大脐部切口或在邻近病变部位做 2~3cm 小切口,将病变肠管提出腹腔。③根据不同病理类型选择相应术式在直视下进行手术治疗(也有报道通过腹腔镜于腹腔内完成相对简单的手术治疗)。④将肠管还纳腹腔,关闭切口。

腹腔镜在本症治疗中仍处于起始阶段,与传统手术相比尚有其局限性:①存在肠粘连(如合并胎粪性腹膜炎)、肠管极度扩张或明显腹胀者,腹腔镜探查困难。②肠系膜过短或病变复杂(如多发肠闭锁)者,难以通过小切口将病变肠管提出腹腔。③新生儿腹腔镜手术明显增加了麻醉管理难度,并需要制备精巧的手术器械,从而限制了其应用范围。④术者对腹腔镜手术技术的掌握和经验积累直接关系到手术成功与否,在这方面还需要不断探索、实践。

七、手术并发症

(一) 吻合口梗阻

为肠闭锁手术后最常见并发症,梗阻可能由于功能性和(或)机械性原因所致。

1. 功能性梗阻　手术后功能性梗阻的发生常与先天性因素有关:①原发疾病及继发的局部炎症可造成邻近闭锁盲端的肠管肌间神经节细胞减少、发育障碍或变性,且由于肠腔内压力持续增高使肠管明显扩张,肠壁肥厚、水肿,并进一步导致肠蠕动功能不良。如手术未能彻底切除该段肠管,肠吻合后将可能影响吻合口通过功能。②胎儿发生肠闭锁后,远端肠管可由于长期处于空虚状态而发育不全、蠕动功能减弱。肠吻合术后,在远端肠管功能的建立与恢复之前可出现暂时性功能性梗阻。

功能性梗阻常需要通过造影观察消化道排空情况并除外机械性梗阻而获诊。手术中按规程操作,尽量切除近端明显扩张及远端邻近盲端的发育不良肠管可以减少功能性梗阻的发生概率。对于确诊者应首先考虑以营养支持为重点的保守治疗。因手术解除了肠闭锁及狭窄所致的机械性肠梗阻,大部分患儿肠管继续发育,肠蠕动功能可望恢复。

2. 机械性梗阻　手术技术问题是造成吻合口机械性梗阻的常见原因:①远近两端肠管口径极不相称、系膜长度不对、近端肠管壁过度肥厚等原因,易导致吻合后出现肠管曲折或肠壁折叠而影响吻合口通畅。②肠吻合时内翻组织过多或采用双层吻合法,也可能造成吻合口狭窄或梗阻。

若患儿手术 1 周后胃肠减压液仍为胆汁性,或拔除胃管后出现腹胀、呕吐、无正常排便时应考虑机械性梗阻的可能性。可经胃管注入水溶性造影剂了解吻合口通过情况。确定吻合口机械性梗阻应考虑再次手术治疗,常需要切除包括原吻合口在内的病变肠段重新吻合。术者具备小儿外科专业知识和足够经验、规范操作才能从根本上避免或减少机械性梗阻的发生。

(二) 吻合口漏

1. 全身因素　患儿基础情况差(早产、低体重等)或生后未得到及时治疗,发生严重脱水、酸中毒、低蛋白血症及重症感染,将明显影响吻合口胶原纤维形成和组织愈合。

2. 局部因素　手术中处理不当和技术错误是发生吻合口漏的最重要因素:①吻合技术不佳:如缝合过疏或过密,两端肠壁对合不良(尤其黏膜外翻),肠系膜血管损伤或保留不适当致吻合部肠管血运障碍,及操作粗暴造成肠壁组织损伤等。②近端肠管切除不充分:过度肥厚、水肿及血运不佳的肠管影响吻合口愈合。③吻合口远端梗阻:如遗漏了多发闭锁,远端肠管扭曲、粘连或肠腔内干硬粪块阻塞等,均可造成肠内容物通过障碍、压力增加,也是导致吻合口漏的原因之一。

吻合口漏多发生在术后 3~7 天,新生儿有时不易确诊。如患儿术后持续胃肠减压情况下,发生腹胀、腹部压痛、发热、血白细胞和 CRP 增高、不能按预期排便等,要考虑到吻合口漏的可能性。应细致进行腹部体检、腹腔穿刺,并通过腹立位 X 线片、超声等检查确诊。对于早期发生的吻合口漏应积极处置,感染不严重时可考虑切除病变部位重新吻合,单纯破损处修补的手术并不可取。发生于回肠末端等低位消化道的吻合口漏应首选双孔肠造瘘。个别腹腔内存在严重感染、粘连而估计漏口较小者也可试行单纯腹腔引流。积极抗感染、维持水电解质平衡和营养支持为重要的常规治疗,并直接关系预后。

3. 短肠综合征　多发性小肠闭锁常伴有肠管短缩或不得已切除多段肠管,苹果皮样闭锁可能由于游离端血运差而切除部分肠管,以上两种情况为肠闭锁发生短肠的最常见原因。一般认为肠管过短(新生儿存留不足正常 1/3 的小肠)及切除回盲瓣将明显影响患儿的消化吸收功能,导致生长发育落后甚至不能存活,称为短肠综合征。短肠虽主要由于原发疾病所致,但手术处理得当可减少其发生率或减轻其严重程度。在总体肠管偏短的情况下尽量保留尚存功能的肠管及回盲部为基本原则,此时切除闭锁近端扩张与远端细小肠管应取更为保守的态度。多发闭锁的肠管保留也面临同样问题,保留肠管、进行多段肠吻合有利于术后消化吸收功能、但同时增加了吻合口漏及功能性肠梗阻的风险。应根据术者经验、手术技术及综合管理水平做出适当决定。

短肠患儿应在手术后尽早开始营养支持,初期以全肠外营养(TPN)维持生命、肠功能开始恢复时应用部分肠内营养,逐渐过渡到全肠内营养。完全脱离肠外营养的时间由于保留肠管长度和患儿适应能力而有很大不同,可从术后两周至数月,甚至终生。

(马继东)

参考文献

1. 王果,潘少川 . 小儿外科手术学 . 郑州:河南科学技术出版社,1994:158-159.
2. 刘钧澄,李桂生 . 现代小儿外科治疗学 . 广州:广东科技出版社,2003:164-167.
3. 张学衡,季海平 . 新生儿外科学 . 北京:人民卫生出版社,1984:140.
4. 佘艳雄 . 小儿外科学 . 上海:上海科学技术出版社,1979:372.
5. 李正,王慧贞,吉世俊 . 实用小儿外科学 . 北京:人民卫生出版社,2001:707.

第九十二章

先天性巨结肠手术

先天性巨结肠症(congenital megacolon)是由于结肠远端肠壁内缺乏神经节细胞,处于痉挛狭窄状态,肠管蠕动、收缩功能减弱,导致近端结肠积粪、积气,而继发肥厚、扩张,形成巨结肠改变。巨结肠是继发改变,国际上称为无神经节细胞症(aganglionosis),反映了该症的实质。由于1886年丹麦医生Hirschsprung第一次将其详细描述,所以又称为Hirschsprung病(Hirschsprung disease,HD)。但当时他认为疾病的根源在扩张结肠,故先天性巨结肠这一病名沿用至今。HD在消化道先天性畸形中,发生率仅次于先天性直肠肛门畸形,位居第二。HD的诊断主要根据临床表现、钡剂灌肠、直肠肛管测压、直肠黏膜活检等。性别构成比与病变范围有关,病变范围越短,男性越多。一般短段型为3.7∶1(男∶女),长段型为1.5∶1(男∶女),全结肠型巨结肠为1∶1.6(男∶女)。75%患者的移行段位于直肠乙状结肠区,8%的患者可达全结肠和回肠末端。临床分型如下:

1. 超短段型　病变局限于直肠远端,临床表现为内括约肌失弛缓状态。

2. 短段型　病变位于直肠近、中段交界处以远,相当于第2骶椎以下。

3. 常见型　病变位于乙状结肠中段以远,多数位于直肠近端或直肠乙状结肠交界处。

4. 长段型　病变位于乙状结肠中段以近或降结肠。

5. 全结肠型　病变累及全结肠,包括30cm以内的末端回肠。

【适应证】

1. 结肠造瘘术　①病情不稳定,灌肠后仍高度腹胀;②婴幼儿合并严重心脏等畸形,患儿一般情况较差;③肠穿孔;④严重脱水、电解质紊乱、并发重度小肠结肠炎;⑤长段型和全结肠型患儿可不需灌肠而紧急行结肠造瘘术。

2. 根治术　近年来随着对HD基础、诊断和治疗的深入研究,80%~90%的HD可以在新生儿时期确诊。患儿一般情况良好,诊断明确,医院设备完善,麻醉师及外科医师技术熟练者均可实施根治术。治疗上以一期微创手术为主流,包括单纯经肛门巨结肠根治术和腹腔镜辅助巨结肠根治术等。

根治术手术类型:

(1)经肛门手术:经肛门巨结肠手术、经肛门Soave手术、经肛门Swenson手术。

(2)腹腔镜手术:腹腔镜辅助巨结肠根治手术、腹腔镜辅助Soave拖出术、腹腔镜辅助Duhamel拖出术。

(3)经典开腹手术:全结肠无神经节细胞症手术、Martin手术、Boley手术。

(4)其他开腹手术:Swenson手术、Soave手术、Duhamel手术、王果手术、Ikeda手术、Rehbein手术。

【术前准备】

1. 检查血、大便、小便常规,心、肝、肾功能。

2. 纠正营养不良、贫血、水电解质紊乱、酸碱失衡及低蛋白血症等状况。

3. 术前生理盐水回流灌洗结肠,以解除梗阻,减轻腹胀,新生儿、婴儿洗肠1~3天;大龄儿童洗肠7~10天;肠管扩张明显者洗肠2~3周。方法是将较粗的肛管轻柔地放入肛门,头端应超过狭窄部达扩张段,经肛门注入生理盐水10~20ml/kg,每天1~2次,持续1~2周,注意流出量应与注入量基本相符。如有肠石,注入甘油、50%硫酸镁液保留灌肠。

4. 术前晚清洁灌肠。

5. 术前24~48小时禁食,术前1天口服肠道消炎药物,如新霉素100mg/(kg·d),分3~4次服用,大龄患儿可口服电解质溶液。

6. 手术开始前1~2天静脉内应用抗生素。

7. 手术开始前,在手术室用稀释的聚维酮碘清洗灌肠。

【患者评估与手术规划】

（一）分期手术与一期手术

1886年丹麦医生Hirschsprung确切描述先天性巨结肠之后，历经了各种治疗方法的探索。直到1948年Swenson采用开腹直肠切除、结肠拖出与肛管吻合术开创了一个新的根治方法。后来世界各国小儿外科工作者进行了各种手术技术（包括Swenson、Duhanmel、Rehbein、Soave等）的创新改进，使HD的手术效果及并发症的降低等方面均有明显的进步。手术一般分为二期或三期，即一期结肠造瘘、二期根治手术、二期同时或三期关瘘。近20年来，随着HD诊断年龄的提前，手术治疗从二期或三期向一期方向发展，目前传统的分期手术不再作为常规的选择。但对合并重度小肠结肠炎、全身条件较差或全结肠型的HD患儿，仍应选择分期手术治疗，先做结肠造瘘治疗。该手术操作简单，对于基层医院无条件进行根治性手术且病情严重时尤为适用。结肠造瘘口应在无神经节细胞肠管的近端，一般在乙状结肠近端或右侧横结肠，全结肠型应做末端回肠造瘘。一般造瘘术后3~6个月再行根治术或同时关瘘。

（二）开腹手术与微创手术

一期根治术是目前HD的标准治疗方法，最近的微创手术使这种术式变得更加完美。将先进的腹腔镜技术普遍应用于HD的治疗，是由Georgeson等医生开始的。这种方法和单纯经肛门拖出的手术方式在小儿外科领域广泛应用，是目前学界公认的治疗HD新的金标准。腹腔镜辅助下Swenson、Duhanmel和Soave直肠内拖出手术相继报道，其中腹腔镜辅助下Soave手术应用最广泛。开腹HD根治术目前仅在少数单位或基层单位开展，经肛门手术和腹腔镜手术成为主流手术方式。

腹腔镜辅助下HD手术适应证有一个不断变迁的过程。在小儿腹腔镜开展初期，腹腔镜辅助HD手术一般应用于各种类型的HD，部分医生对长段型HD辅以腹部小切口完成手术，而全结肠型HD是手术禁忌证。随着腹腔镜技术的积累和新的微创手术的发展，现在腹腔镜手术主要用于长段型、全结肠型和少部分常见型HD患儿（年龄大于3岁、肠管粗厚或扩张段较长的常见型HD患儿），而短段型和大部分常见型HD采用单纯经肛门手术。对于HD患儿，如果单纯经肛门手术困难或肠管游离不够，此时辅以腹腔镜的腹腔操作非常必要。从微创的角度讲，腹腔镜技术是单纯经肛门手术疗效的保证。禁忌证包括婴幼儿合并严重畸形、患儿一般情况较差、肠穿孔、并发重度小肠结肠炎病情难以控制及近端肠管高度扩张者。以上患者应行开腹或腹腔镜一期结肠造口术，再二期行拖出手术。

近1~2年，出现了经肛门NOTES HD根治术的报道，是腹腔镜辅助下HD手术的进一步发展，可应用于长段型甚至次全结肠切除的患儿，近期结果满意，远期疗效需要将来评估。

一、经肛门巨结肠手术

【麻醉】

采用静脉、气管内插管和骶管复合麻醉。

【切口】

新生儿齿状线上方0.5cm、婴幼儿齿状线上方1.0cm环形黏膜切口。

【手术步骤】

1. 经肛门Soave手术　1998年由Torre DL报道，这种手术由腹腔镜辅助下经肛门拖出术演变而来，少了经肛门分离前的腹腔镜下活检及远端肠系膜游离。此法不需开腹，不用腹腔镜，创伤更小，恢复更快，一经出现很快风靡全球。适用于新生儿和小婴儿的常见型或短段型HD患儿，对于长段型HD和巨结肠同源病，因病变肠管切除不完全容易导致便秘复发，应选择腹腔镜手术。

(1) 手术体位：仰卧位或俯卧位。

(2) 暴露肛门：扩肛后将齿状线与周围深浅颜色交界皮肤均匀缝合6~8针牵引线使肛门扩张外翻或使用肛门牵拉器显露肛门（图92-1）。

(3) 切口：在齿状线上方0.5~1.0cm处用针形电刀环形切开黏膜（图92-1）。

(4) 分离黏膜：建立黏膜下层和肌层之间的平面，近端黏膜切缘置12~16根牵引线，向下牵拉同时向上应用眼科钳和电刀分离黏膜数厘米（图92-2），当直肠黏膜或肌鞘从肛门内能轻松脱出时，提示已达腹膜返折水平。从前方切开直肠浆肌层并环行切断直肠肌鞘，向上环周游离直肠，进入腹腔。

(5) 游离系膜：向上外牵拉直肠或乙状结肠前壁，分离结扎直肠、乙状结肠系膜血管。切取肠壁浆肌层或全层快速切片明确病变位置，接近正常肠管时注意保留血管弓，直到正常肠管可以无张力拖出肛门吻合（图92-3）。

(6) 吻合：将结肠送入腹腔，显露肌鞘，肌鞘剪短至3~4cm，肌鞘后壁纵行劈开（图92-4A）。有些医生将肌套后壁做V形切除，V尖端至吻合口处（图92-4B）。新直肠与肛门直接间断两层缝合（图92-5）。

2. 经肛门Swenson手术　麻醉、切口与经肛门Soave手术相同。手术操作主要的不同是经肛门Soave手术齿状线上分离的是直肠黏膜，不会损伤直肠周围组织，而经肛门Swenson手术齿状线上分离的是直肠

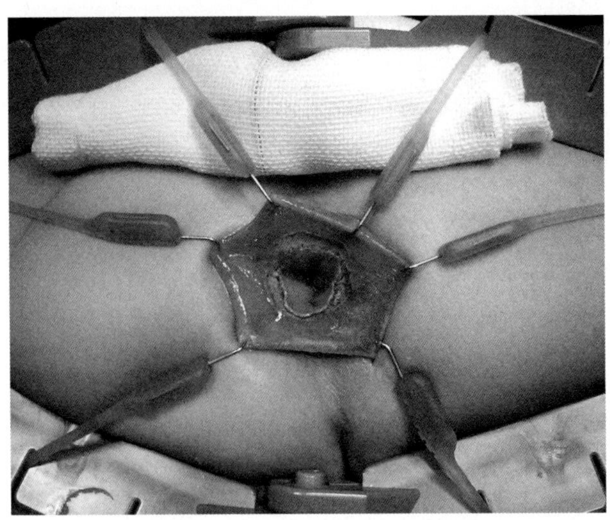

图 92-1　在齿线上方 0.5cm 处用电刀环形切开黏膜

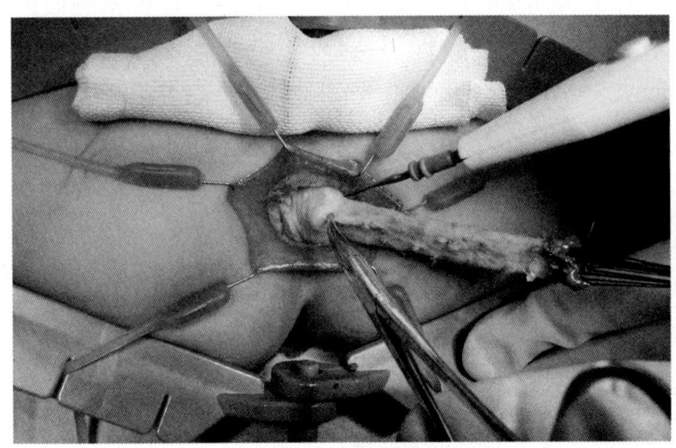

图 92-2　分离直肠黏膜

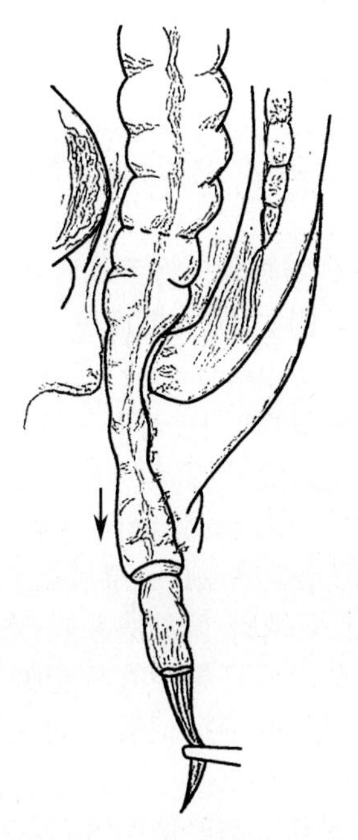

图 92-3　环形离断直肠肌层

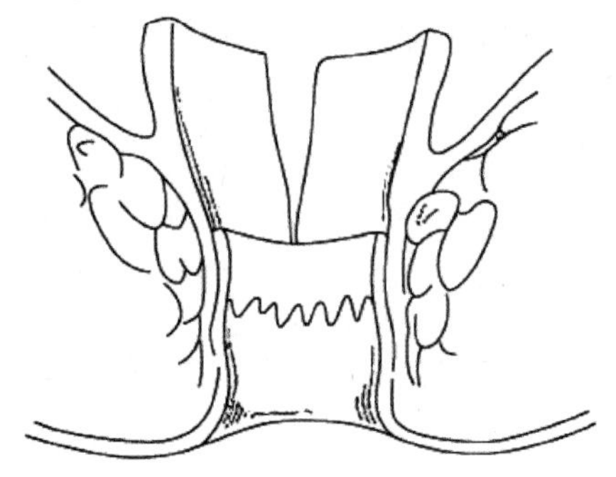

A. 肌鞘劈开

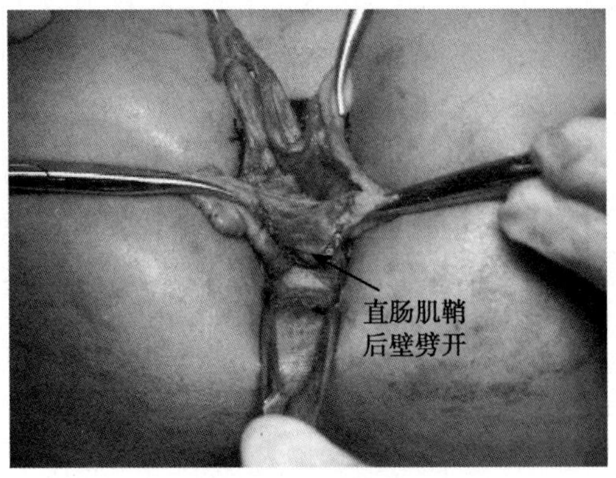

B. 肌鞘"V"形部分切除

图 92-4　直肠肌鞘后壁劈开，V 形部分切除

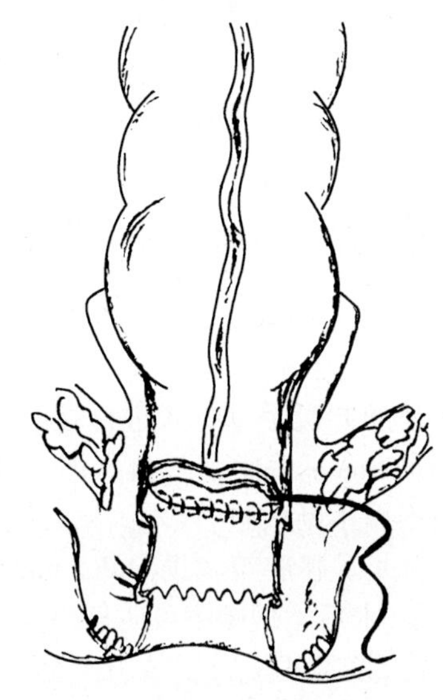

图 92-5　新直肠与肛门直接间断缝合

全层，需要注意的是靠近直肠壁游离，以免损伤周围的神经、尿道、阴道、输卵管、卵巢等。

【手术要点】

1. 直肠黏膜切口的位置　经肛门游离直肠黏膜，新生儿在齿状线上方 0.5cm 处做环形切口，婴幼儿及儿童在齿状线上方 1.0cm 做环形切口。太靠近齿状线可能损伤黏膜感受器，导致肛门失禁的发生。若离齿

9

状线太远，可能增加术后便秘的复发率。

2. 直肠黏膜的剥离　完整黏膜的分离取决于清晰的视野。常用的方法是在黏膜下注射1/100 000肾上腺素，以利于黏膜和黏膜下层分开，便于分离，但止血效果并不太好，影响视野。现在很多医生采用电刀钝性和锐性交替分离黏膜，分离快，但有时会出现出血和黏膜破损。我们采用间接电凝分离的方法，即应用一把前端较尖的眼科钳作为分离器，钳夹黏膜下组织及血管，电刀接触眼科钳电凝切割。电刀与黏膜不直接接触(图92-2)。此方法有如下优点：①不出血；②无黏膜破裂；③没有黏膜残留；④分离快速(30~40分钟)。Swenson术式与Soave术式经肛门游离直肠的区别是：应用电凝向近端进行黏膜的分离(Soave术式)，或在齿状线上方向近端进行全层直肠游离(Swenson术式)。

3. 肌鞘的处理　原始Torre术式描述是分离至少5cm的长肌鞘，现在大多数医生推荐3~4cm以下的短肌鞘，肌套后壁纵行劈开至吻合口处。长肌鞘可能引起便秘、肌鞘感染、小肠结肠炎等并发症，但长肌鞘的游离时可减少直肠周围结构如神经丛、卵巢、输卵管、尿道等损伤的可能性。肌鞘后壁V形切除，新直肠可形成良好的直肠储粪袋。

4. 经肛门手术由腹腔镜辅助下经肛门拖出术演变而来，少了经肛门分离前的腹腔镜下活检及远端肠系膜游离。当病变范围不明确或病变范围较长时，需要腹腔镜辅助手术。

二、腹腔镜辅助巨结肠手术

腹腔镜手术改变了传统的手术途径，但维持了经典HD根治术的手术原理，因此，大多数医生采用的是以前喜爱的开腹手术方式进行腹腔镜手术，目前腹腔镜辅助Soave手术是最流行的术式，手术技术随经验积累而不断改进，该术式适合于常见型或长段型HD患儿。腹腔镜辅助Duhanmel术能够建立良好的贮袋，术后大便频率可明显减少，能获得更好的排便功能，该术式适合于结肠次全切除或全切除患儿。

(一) 腹腔镜辅助Soave手术

【麻醉】

9

新生儿采用静脉、气管内插管和骶管复合麻醉，较大儿童可选用静脉、气管内插管和连续硬膜外阻滞麻醉，常规监测呼气末CO_2浓度。

【Trocar位置】

穿刺孔位置选择脐部、左中腹、右中腹三孔法，根据情况可以在右下腹再置入第四个5mm Trocar。直视脐部切开置入5mm Trocar，注入CO_2气体建立气腹，压力保持在8~12mmHg，气体流量保持在2~5L/min。

【手术步骤】

1. 手术体位　患儿放在手术台末端，仰卧蛙状位，骶部抬高，屈曲外展置于消毒单上(图92-6)。腹部、臀部、会阴部及双下肢消毒，并用无菌巾包裹双下肢，插入胃管及导尿管。

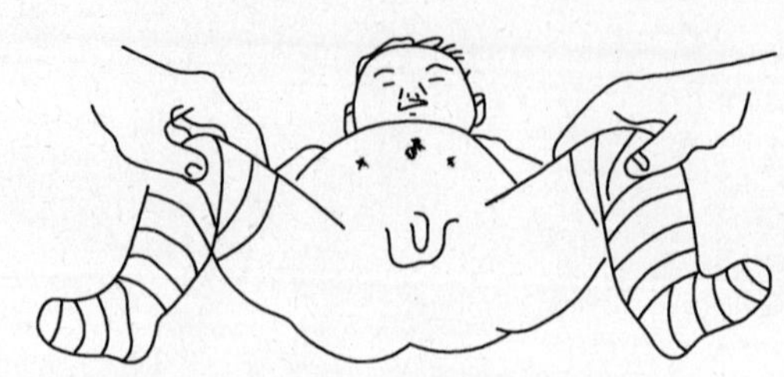

图92-6　仰卧蛙状位

2. 确定病变部位　找到狭窄肠段和扩张肠段的移行区。如果移行区不明显，于外观正常肠段起始处向近侧每隔2.0cm取肠壁浆肌层组织(图92-7)，快速冷冻切片查神经节细胞，确保切除全部无神经节细胞肠段。

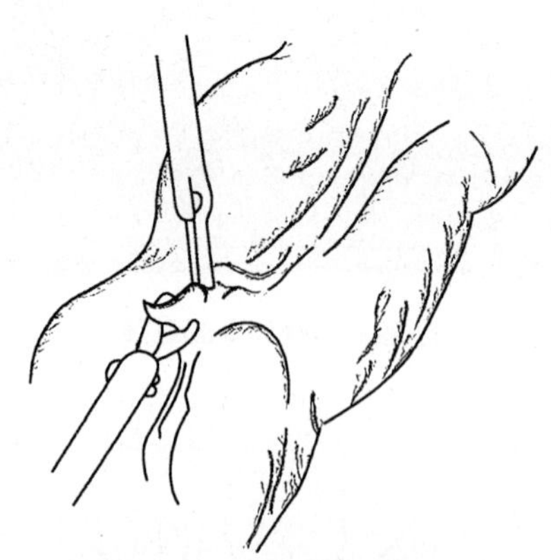

图92-7　肠壁浆肌层活检

3. 结肠及直肠游离　将手术台置于头低位，腹腔镜直视下辨清双侧输尿管、髂血管、卵巢或睾丸血管。从腹膜返折上方5~10cm直肠乙状结肠交界处开始解剖，提起结肠，将系膜展平，超声刀靠近肠管壁从右侧开始分离直肠、乙状结肠系膜(图92-8)。先将系膜切开一小孔，沿此孔靠近肠管壁向下切割系膜，紧靠直肠游离直肠系膜至腹膜返折。继续向上用超声刀沿血管弓下缘切割乙状结肠、降结肠系膜(图92-9)，直至预计切除水平。此时应仔细检查标记处肠管壁微细血管的跳动，如无搏动，则标记线应向上移至血供良好为止。

4. 会阴部操作　与经肛门Soave手术相同，不需要游离直肠和结肠系膜。

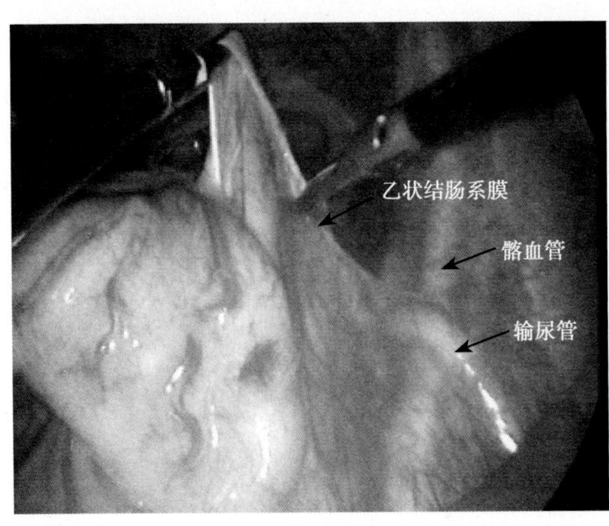

图 92-8　分离直肠、乙状结肠系膜

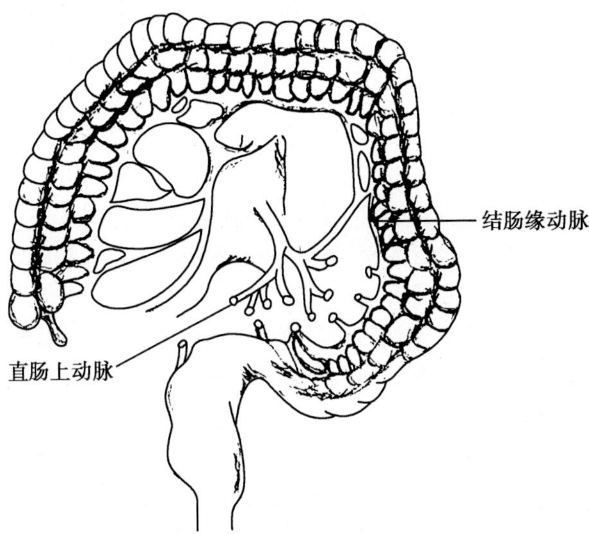

图 92-9　沿血管弓下缘切割乙状结肠、降结肠系膜

5. 重建气腹，仔细检查拖出结肠有无扭转、出血等。

6. 拔出 Trocar，解除气腹，脐部切口缝合腹膜后生物胶粘合，余切口直接对齐粘合。肛门放置粗橡胶管，术后 3~7 天拔除。

【手术要点】

1. 病变肠管的判断　如果移行区不明显，需要在直视下剪下 3~4 块浆肌层组织进行快速冷冻切片查找神经节细胞，肠管穿孔或出血可行 8 字缝合。由于移行区肠管常存在神经节细胞减少或发育不良，切除范围应在移行区近端 3~5cm。如果扩张段肠管太粗或肠壁太厚也应一并切除。

2. 拖下结肠的血供和张力　对移行区位于乙状结肠近端、降结肠或横结肠的患儿，在向下拖出有神经节细胞的结肠过程中需要一蒂状结构。系膜游离至预计切除水平时，应保留边缘动脉以提供拖至盆腔的结肠的血供，尽可能松解筋膜及周围组织，以保证结肠及血供在拖至肛门吻合过程中没有张力。

3. 盆腔重要组织和器官的保护　直肠向远侧游离至腹膜返折，年长患儿应游离至腹膜返折以下以使经肛门游离相对容易。注意需紧靠直肠壁，避免盆丛神经和膀胱的损伤。2 岁以下的患儿，游离系膜至腹膜返折水平已足够，因为这些患儿经肛门游离比较容易。

4. 直肠黏膜的剥离与肌鞘的处理同经肛门 Soave 手术。

(二) 腹腔镜辅助 Duhamel 手术

麻醉、Trocar 位置同腹腔镜 Soave 手术。不同之处是在右下腹放置一个 10~12mm Trocar，便于放置腔镜切缝机械。

【手术步骤】

1. 手术体位　同 Soave 手术。

2. 直肠后游离　将手术台置于头低位，腹腔镜直视下辨清双侧输尿管、髂血管、卵巢或睾丸血管。超声刀靠近肠管壁分离直肠、乙状结肠系膜，后方沿直肠后间隙作骶前分离至尾管尖。

3. 全结肠游离　变换患儿体位，应用超声刀游离结肠脾曲、肝曲和胃结肠韧带，注意游离结肠肝曲时勿损伤十二指肠。然后从乙状结肠开始，靠近肠管依次游离乙状结肠、降结肠、横结肠、升结肠、盲肠及回肠系膜，直至预计切除水平。

4. 切断直肠　远端直肠通过右下腹 12mm Trocar 孔用腔镜下胃肠切缝器闭合(Endo-cutting)，留下 6~8cm 的直肠残端(图 92-10)。

5. 扩肛后，将齿状线与周围皮肤均匀缝合 8 针牵引线，使肛门扩张外翻。在齿状线上 0.5~1.0cm 直肠后壁做 1.0cm 横切口(图 92-11)，放入 10mm Trocar 重

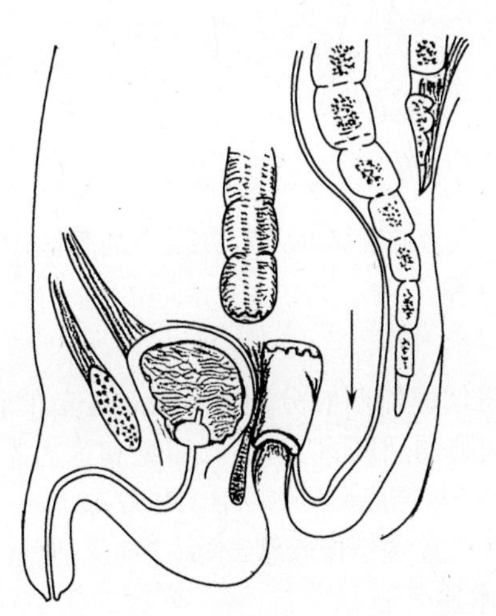
图 92-10　直肠后间隙分离至尾管尖，离断直肠

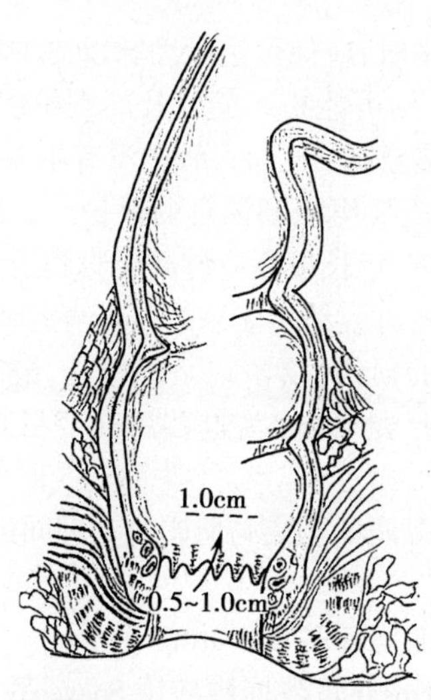

图 92-11　在齿状线上 0.5cm~1.0cm 直肠后壁做 1.0cm 横切口

新建立气腹。

6. 用腹腔镜抓钳从直肠后壁 Trocar 孔将肠管抓住，拖出结肠及部分回肠直至正常肠管(图 92-12)，拖出过程中注意不要有肠管扭转。切断肠管，用可吸收线将新直肠与原来直肠后壁切口间断环形吻合。

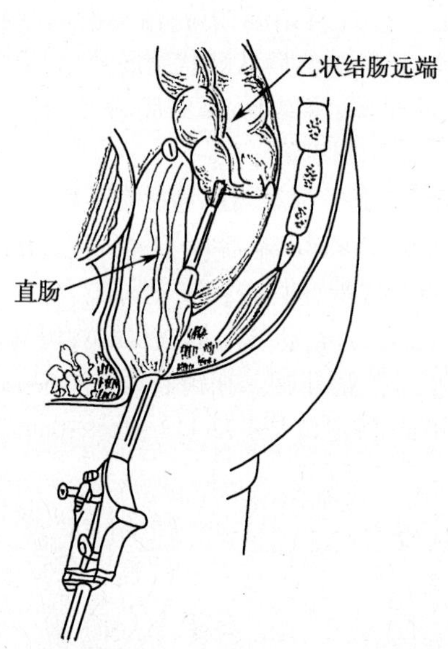

图 92-12　用腹腔镜抓钳从直肠后壁孔将肠管抓住，拖出结肠直至标记线

7. 将切缝器两肢分别放入无神经节的直肠和有神经节细胞的回肠，切开直肠后壁和拖出肠管前壁，同时使直肠与结肠侧 - 侧吻合(图 92-13)。

8. 肛门放置粗橡胶管，术后 3~7 天拔除。

【手术要点】

1. 病变肠管的判断　进行快速冷冻切片明确病变部位，注意全结肠型病变肠管常常累及末端回肠 30cm 左右。

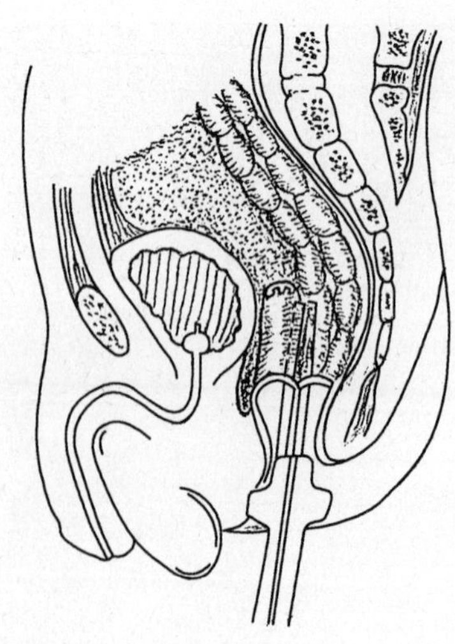

图 92-13　使用直线切缝器行直肠与结肠侧 - 侧吻合

2. 盆腔重要组织和器官的保护　游离直肠时先辨认左右侧输尿管及髂血管的位置，避免损伤。直肠前壁向远侧游离至腹膜返折，后壁应沿直肠后间隙分离至尾管尖，并向左右扩大后间隙，以便为拖下肠管留置空间。注意需紧靠直肠壁，避免盆丛神经和膀胱的损伤。

3. 直肠后壁切口的位置　充分扩肛，在直肠后壁齿状线上方 0.5~1.0cm 处切开 1.0cm 的横切口，向后上分离进入直肠后间隙。切口上下缘各留置 3~4 根牵引线，方便吻合。

4. 直肠和间隔切断的位置　首先经腹腔应用腔镜切割器切断直肠，保留远端直肠 6~8cm。直肠后壁与拖下肠管环形吻合完毕后，应用 7.5cm 直线切缝器，经肛门将两臂分别置于无神经节细胞的直肠和拖出肠管内，此时应在腔镜直视下观察直肠内切缝器臂是否达到顶部，这样可避免盲袋以及间隔切开过低。切割完毕可再次指诊检查，若发现间隔切割过低，可再经腹腔切除多余的无神经节细胞的直肠。

5. 腔镜下升结肠 Deloyers 翻转　病变位于横结肠或升结肠，常常需要进行结肠次全切除术。拖下升结肠时需要进行 Deloyers 翻转。腔镜下升结肠 Deloyers 翻转需要 270°，有一定难度。旋转时常需要腹部、会阴部操作相互配合，使拖下肠管无扭转。

三、经典开腹手术

(一) 全结肠无神经节细胞症手术

这种手术的适应证是全结肠型 HD，将无神经节细胞肠段与正常肠段进行侧 - 侧吻合，重建肠壁一半有神经节细胞，有蠕动排便功能，一半没有神经节细胞，有储存和吸收水的功能，减少腹泻的发生。这种补片手术的缺点是保留了较长的无神经节细胞肠段，利用这种补片进行Soave拖出术的患者有25%需要行内括约肌切开术。

1. Martin手术　这种手术实际上是Duhamel术式的一个改良，切除升结肠、横结肠，将正常回肠与降结肠、乙状结肠、直肠在系膜对缘行侧-侧吻合，回肠后壁与肛管吻合，前壁与直肠后壁钳夹（图92-14）。Martin等人最初描述保留整个左半结肠，现在建议保留至左结肠动脉水平，以降低术后便秘、肠炎的发生率。

2. Boley手术　切除降结肠和乙状结肠，将15~20cm包括盲肠在内的右半结肠与正常回肠侧-侧吻合，保留回结肠和右半结肠血管。回肠末端留5~10cm再进行直肠内拖出术（图92-15）。Kimura手术与Boley手术相似，先行右半结肠与正常回肠远段侧-侧吻合，建立供应结肠补片侧支循环，6个月后将结肠补片的原始血运切断结扎，有神经节细胞的回肠末端经肛门拖出术。

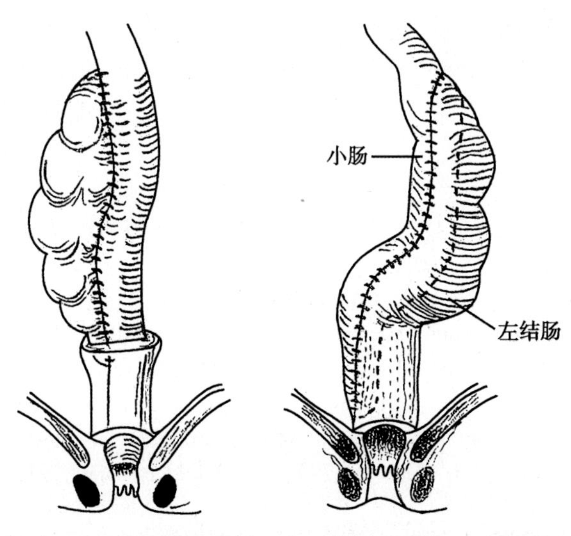

图92-14　Martin手术　　图92-15　Boley手术

四、其他开腹手术

1. Swenson手术　Swenson手术即拖出型直肠结肠切除术，此术操作范围大、出血多，容易损伤支配膀胱、直肠的神经。目前该手术已很少人使用，它是HD根治术的首创手术，其他手术均在此基础上加以改进。

2. Soave手术　Soave手术即直肠黏膜剥除、鞘内结肠拖出术，手术要点是经腹腔剥离直肠浆肌层与黏膜层，不需要解剖盆腔，结肠经直肠鞘内拖出，不会损伤骶丛神经，无肛门或膀胱失禁之虞，不易发生吻合口瘘。但直肠黏膜剥离不全，肌套内有时感染。术后容易发生狭窄、小肠结肠炎及内括约肌痉挛综合征。

3. Duhamel手术　Duhamel手术即结肠切除、直肠后结肠拖出手术。手术要点：腹腔内操作，保留直肠前壁，在耻骨平面切断直肠，直肠远端内翻缝合两层。切除巨大结肠，近端封闭。在直肠后间隙向下分离至皮下，近端结肠通过后壁齿状线切口经过直肠后间隙拖到会阴部，在拖出的结肠前壁与原直肠后壁间用特制的环形钳钳夹，钳夹的肠壁坏死脱落后两个肠腔相通。本法的缺点是术后遗留盲袋和闸门，造成继发性便秘的大便溢出性失禁。

4. 王果手术　王果手术即直肠肛管背侧纵切、心形斜口吻合术，手术要点是腹腔内游离直肠后壁和侧壁，直肠结肠套叠式拖出肛门外，直肠背侧纵行劈开至齿状线而不切除内括约肌，然后将拖出的正常结肠与直肠肛管做鸡心领式斜口吻合术。其目的在于防止切除内括约肌过多或过少，减少术后并发症的发生。

5. Ikeda手术　手术要点是保留了Duhamel手术不游离直肠前壁的优点，采用Z形吻合的方法使结肠直肠成为端-端吻合，消除了“盲袋”和“闸门”，减少了根治术后排便困难和污粪的机会。

6. Rehbein手术　Rehbein手术即经腹结肠切除、结肠直肠吻合术，手术要点是腹腔内切除有病变的肠管，盆腔基本未分离，结肠与直肠的吻合在耻骨平面下1~2cm处进行，根据患儿的年龄保留肛管及直肠远端3~7cm无神经节细胞肠段，术后常有便秘复发和内括约肌持续痉挛。

【手术后处理】

1. 禁食水，持续胃肠减压，术后开始先给予全静脉营养（TPN），肠功能恢复后可拔除胃管，先给予少量糖水，5~7天可开始肠内营养，逐步过渡到部分静脉营养，根据肠道的耐受情况调整饮食的量。根据情况补充白蛋白、球蛋白和血浆，必要时输压缩红细胞。

2. 应用两联或三联抗生素5~7天。

3. 50%以上患儿术后出现肛周皮炎，结肠次全切除或全切除患儿可应用收敛药物，保持肛周的干燥清洁。

4. Soave手术术后2周开始常规扩肛，持续3~6个月，Duhamel手术不需要扩肛。术后1、3、6个月门诊复查，积极发现、治疗小肠结肠炎。

【手术并发症】

1. 腹腔、盆腔出血　术中牵拉或分离操作一定要轻柔，以免损伤肠管或血管造成出血。血管需分离清晰，小血管直接用超声刀切割，粗大血管应先用低档凝固，再用高档切割或Hem-o-lok夹闭或用丝线双重结扎。

2. 输尿管损伤　术中应确认左、右输尿管位置，妥善加以保护，在游离直肠系膜或侧韧带前应先检查输尿管，确保不会被损伤，特别是左侧输尿管靠直肠比较近。

3. 肛周糜烂　肛周皮肤糜烂是TCA术后很常见的并发症，通常术后2~3个月内消失。手术后第1天开始应用护皮油脂涂抹肛周并保持局部干燥，可减轻该并发症的严重程度。随着手术后大便次数的减少，肛周皮肤将会愈合。造口师的护理对于预防和治疗肛周皮肤糜烂是非常有价值的。

4. 吻合口瘘　与肠管游离不充分导致吻合口张力过高，或者断离系膜血管超出了吻合范围导致其血运不良有关，需要紧急再手术或肠造瘘手术。部分瘘口较小，引流物少且引流通畅患儿可保守治疗。

5. 尿潴留　超声刀游离直肠侧韧带太靠近膀胱致热损伤，影响膀胱的排空。

6. 盲袋及闸门综合征　是Duhamel手术特有并发症，直肠结肠间隔切割过低或直肠切断位置过高，隔前直肠形成盲袋。应重新切除直肠结肠间隔或切除过多的直肠盲端。

7. 肌鞘内感染　是Soave手术特有并发症，剥离黏膜时应保持其完整性，术中止血要彻底，吻合前反复应用盐水冲洗。应用电刀分离黏膜后很少出现该并发症。

8. 括约肌失弛缓症　括约肌失弛缓症是指内括约肌松弛障碍，儿童可表现出很多症状，包括慢性便秘或者充盈型尿失禁。无论采用哪种术式，肛门内括约肌正常舒张功能丧失很常见。尽管很多患者可能无症状，这些临床上有症状者可以通过反复肛门扩张或者括约肌侧面切开术来治疗。肉毒杆菌毒素注射入肛门内括约肌对以后的括约肌切开术有潜在的好处，因为肉毒毒素的作用是暂时的，通常少于6个月。

9. 术后便秘　与痉挛段、移行段切除不充分有关，手术中必须明确病变肠管和正常肠管的位置，扩张明显和增厚肠管常存在神经节细胞减少或分布不均匀，彻底切除病变肠管，无张力地拖出正常肠管进行吻合。后天性神经节细胞缺失症的发病机制尚不明确，病因包括拖出肠管血管挛缩导致继发性神经缺血、病毒感染导致神经缺失和近端肠管神经支配异常。应用括约肌切开术可取得成功。

10. 小肠结肠炎　小肠结肠炎是HD最严重且可能危及生命的并发症。长段型HD和TCA患儿发生小肠结肠炎的并发症更为常见，高于正常的2~3倍。可能的原因包括机械扩张和粪便瘀滞、黏蛋白成分的改变、艰难梭状芽孢杆菌感染、轮状病毒感染和黏膜防御机制的损伤。早期诊断并及时治疗对于小肠结肠炎的治疗及预后是很重要的。目前主张使用直肠减压和灌洗、肠道休息、抗生素的应用治疗小肠结肠炎。有艰难梭状芽孢杆菌感染的患儿选择万古霉素或甲硝唑治疗。如果巨结肠根治术后反复持续存在小肠结肠炎，应当考虑到可能存在机械性因素。大多数患儿的小肠结肠炎会随着时间的推移得到改善。

11. 污粪　与括约肌切除过多或吻合口离齿状线太近有关。污粪对HD患儿的生活质量造成极大影响。大多数儿童随着时间的推移能够获得满意的控便能力。偶有污粪情况随着时间推移可有所改善。一项研究发现小于5岁的患儿中，12%的患儿有不同程度的污粪，在10~15岁的年龄组中，污粪发生率降至6%，超过15岁的患儿无失禁。首选保守治疗，包括施行饮食疗法和大便增量剂，其次再考虑外科手术治疗。

（汤绍涛）

参考文献

1. 李龙，李索林．小儿腹腔镜手术图解．上海：第二军医大学出版社，2005：112-115.
2. Georgeson，KE，Cohen RD，Hebra A，et al. Primary laparoscopic - assisted endorectal colon pull-through for Hirschaprung's disease. Ann Surg，1999，229（5）：678-682.
3. Tang ST，Yang Y，Wang GB，et al. Laparoscopic extensive colectomy with transanal Soave pull-through for intestinal neuronal dysplasia in 17 children. World J Pediatr，2010，6（1）：50-54.
4. 汤绍涛，王国斌，阮庆兰．腹腔镜辅助技术在先天性巨结肠手术中的应用价值．中华小儿外科杂志，2007，28（7）：347-377.
5. 高亚，李恭才，张宪生，等．I期经肛门巨结肠根治术15例报告．中华小儿外科杂志．2001，22（1）：21-23.

9

第九十三章

先天性肛门闭锁手术

先天性肛门直肠畸形(先天性肛门闭锁)是小儿常见消化道畸形,病理改变复杂,除肛门直肠自身发育缺陷外,肛周、盆底肌肉与神经系统均有不同程度的病理改变,约50%患儿合并瘘管,部分病例常合并其他脏器畸形。手术时应尽量保留和利用肛门括约肌,保护、利用肛周和盆底位置异常和发育不全的肌肉,恢复或重建这些肌肉与肛肠之间的解剖关系。

【适应证】

1. 低位肛门直肠畸形,无瘘或瘘孔小不能维持正常排便者。

2. 中位肛门直肠畸形伴直肠阴道瘘、直肠尿道瘘及无瘘者。

3. 高位肛门直肠畸形,包括有瘘或无瘘者。

【患者评估与手术规划】

(一)患儿评估

1. 患儿的发育情况及其对手术的耐受能力。

2. 直肠盲端的位置。

3. 瘘管的开口部位。

4. 合并畸形对身体生长发育带来的影响。

5. 直肠、肛管的狭窄对排便的影响,以及有无肠梗阻、脱水等。

6. 术者对病情应有正确的判断,对患儿耐受手术的能力有充分的估计,并需要综合考虑医院的设备条件和术者的经验。

(二)术式的选择

先天性肛门闭锁的手术方法依据其畸形类型与末端闭锁的高度不同而异,包括经会阴肛门成形术、后矢状入路肛门直肠成形术、骶会阴肛门成形术和骶腹会阴肛门成形术等。

1. 会阴前肛门无狭窄,排便功能无障碍者不需治疗。

2. 肛门或直肠下端轻度狭窄,一般采用肛门扩张术多能恢复正常功能。

3. 低位肛门直肠畸形,无瘘或有瘘但不能维持排便者,于生后或新生儿期手术。伴有较大瘘孔,如前庭瘘,基本能维持正常排便者,可于3~6个月时施行会阴肛门成形术。

4. 中位肛门直肠畸形伴直肠尿道瘘者,因瘘管位置特殊,从盆腔或会阴部均不易暴露,应行骶会阴肛门成形术。伴低位直肠阴道瘘者,如瘘孔较大,近段时间内尚能维持正常排便者,可不必做结肠造瘘。对无瘘和伴直肠尿道瘘的中位畸形患儿,原则上应先做结肠造瘘,3~6个月后再行骶会阴肛门成形术。

5. 高位肛门直肠畸形包括无瘘或有瘘,以及直肠闭锁的病例。确诊后应立即行横结肠或乙状结肠造瘘术,待3~6个月后再行骶腹会阴肛门成形术。

6. 后矢状入路肛门直肠成形术(Pena手术),适用于已行结肠造瘘术或新生儿期的高位、中位肛门闭锁合并直肠尿道瘘或直肠阴道瘘者。

7. 对泄殖腔畸形应在生后立即做结肠造瘘,使粪流改道,保持泄殖腔出口清洁,防止发生尿路感染。泄殖腔畸形修复术的时间应根据患儿情况、畸形程度及术者的经验而定,一般以6个月以后为宜。也有人主张阴道成形术应在青春前期完成。

8. 对于中、高位肛门闭锁可否在新生儿时期行一期根治性手术,取决于医疗单位的专业技术水平和治疗经验。但对早产儿、未成熟儿及有严重心脏血管畸形的患儿要简化手术操作,争取分期手术,先做横结肠或乙状结肠造瘘。

9. 除急诊手术外,择期肛门成形手术均应术前晚至术日晨洗肠净止,下留置导尿管。必要时术前3天开始应用肠道抗生素。

一、会阴肛门成形术

【麻醉与体位】

基础麻醉或气管插管全身麻醉。截石位,臀部稍垫高。

【切口】

于正常肛门位置行X形切口(图93-1),长1~1.5cm,切开皮肤、皮下组织。

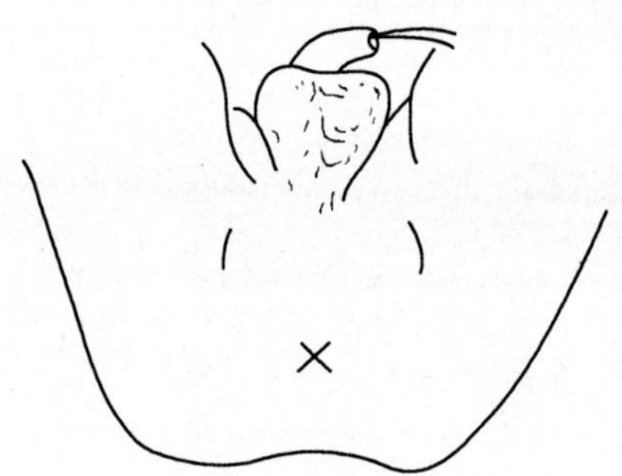

图93-1　肛门位置行X形切口

【手术步骤】

1. 游离直肠　先用电刺激仪找到外括约肌收缩最强的位置,止血钳向深部钝性分离至直肠盲端。用组织钳钳住直肠盲端,或用0号丝线于直肠盲端缝合两针支持线,缝线不要穿透肠壁,以免有胎粪外溢(图93-2)。用止血钳钳夹小纱布球紧贴肠壁行钝性分离(图93-3),分离的顺序为先游离直肠后壁及两侧壁,后游离直肠前壁。因直肠前壁距尿道或阴道很近,易损伤尿道或阴道壁。可于该处注入0.25%利多卡因溶液2~3ml,使肠壁与之较易分离。游离直肠要充分,应使直肠盲端自然突出于皮肤切口之外0.5~1.0cm。

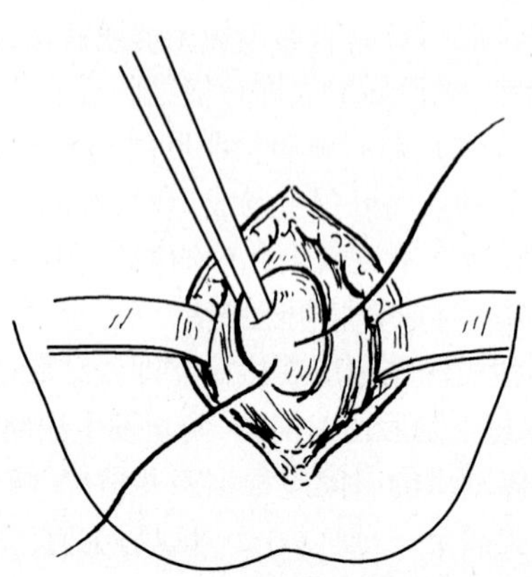

图93-2　直肠盲端缝支持线做牵引

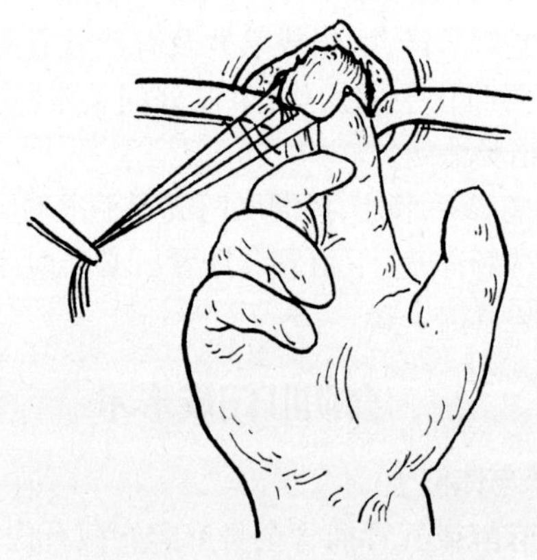

图93-3　紧贴直肠肠壁行钝性分离

2. 肛门成形　于直肠壁前、后、左、右行浆肌层缝合4针,固定于括约肌上(图93-4)。"+"形切开直肠盲端(图93-5),使胎粪排出,将皮肤切口的四个皮瓣尖端插入直肠盲端"+"形切口中,用1号丝线或无损伤缝线将直肠与皮肤准确缝合,在两缝线间加缝1~2针(图93-6),选择适当的肛管包以凡士林纱布后插入直肠内4~5cm。以缝线固定肛管。

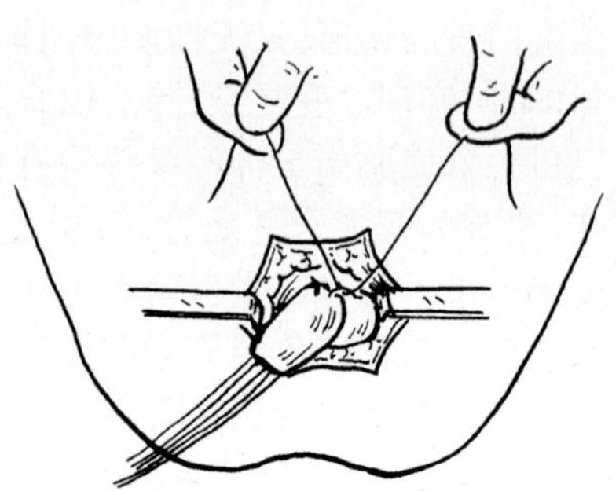

图93-4　肠壁与括约肌缝合固定

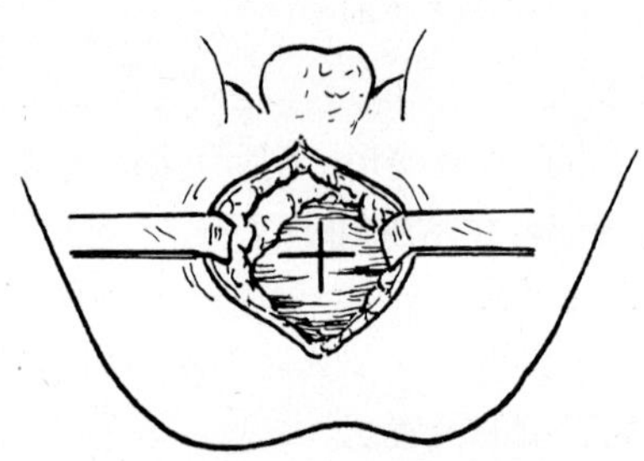

图93-5　+形切开直肠盲端

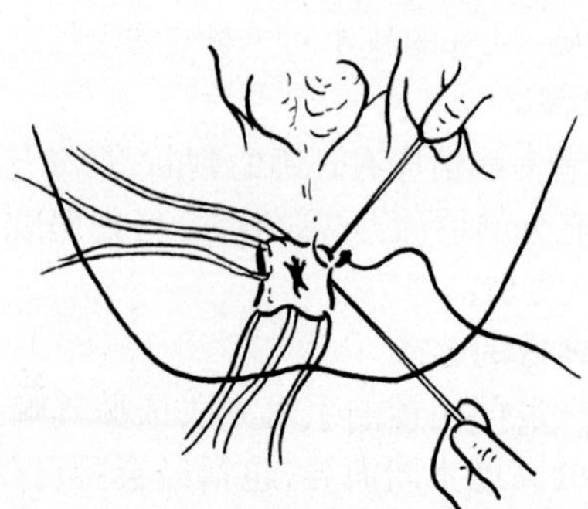

图93-6　缝合完成肛门成形

【手术要点】

1. 游离直肠时动作要轻柔,以免损伤尿道、盆底腹膜或神经丛。游离直肠应适度,以直肠黏膜与皮肤缝合后无张力为宜。过少易使直肠回缩,形成瘢痕狭窄；游离直肠过多，易发生黏膜外翻。

2. 新形成的肛门要比正常肛门大，一般以能顺利通过成人示指为宜。

3. 肛门皮肤瘘，直肠盲端距肛门皮肤的距离较近，多在1cm以内。应自瘘孔填入凡士林纱条，沿瘘孔两侧及后缘呈半环形切开皮肤，于中点向后方延长1.5cm（图93-7），游离直肠可不游离前壁，剪去已游离的瘘孔边缘，并沿瘘孔纵行切开直肠后壁1~1.5cm（图93-8），直肠壁与外括约肌缝合固定3针。

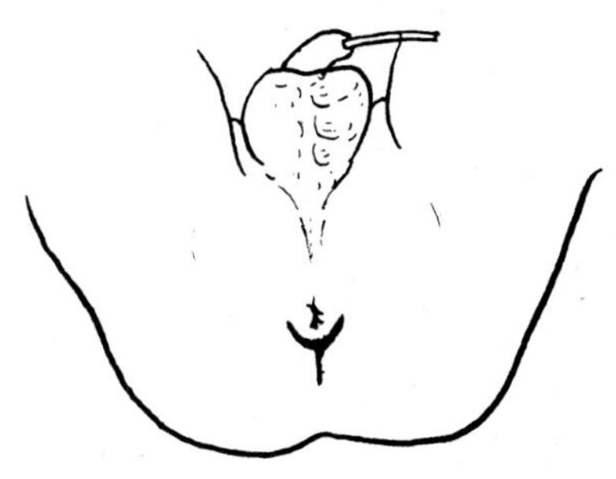

图93-7　肛门切口

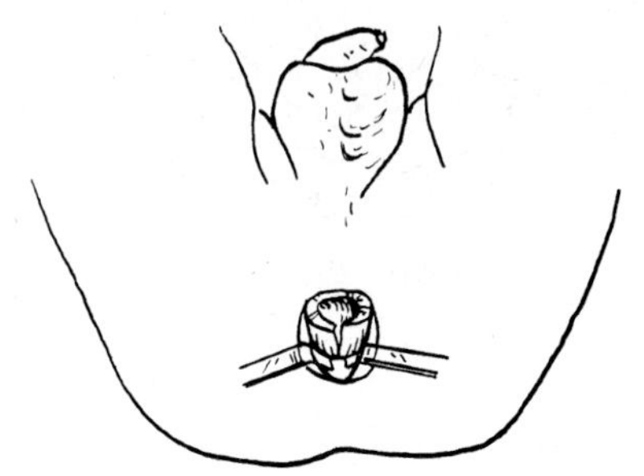

图93-8　剪除瘘孔边缘、纵行切开直肠后壁

4. 直肠前庭瘘手术切口。有人使用直切口或直切口加舟状窝部的横切口，直切口向骶骨一侧延长的L形切口或倒V形切口，于近舟状窝处先横断瘘管，再自下而上地将直肠前壁与阴道后壁分开。也可先游离瘘管，再将其切断。并将远端瘘管由舟状窝处的瘘孔向外翻出（图93-9、图93-10），于靠近瘘管口处将其贯穿缝合结扎（图93-11）。

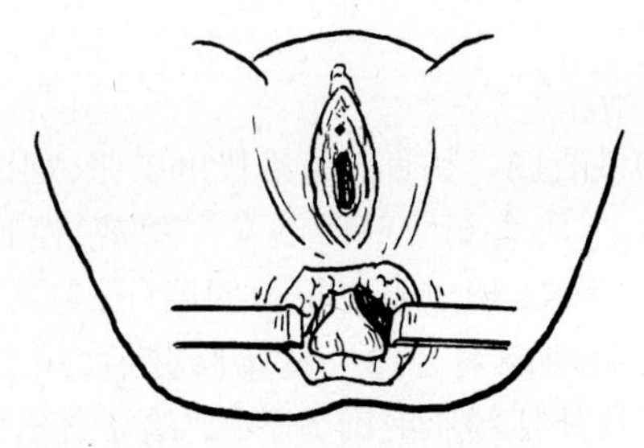

图93-9　分离瘘管及直肠盲端

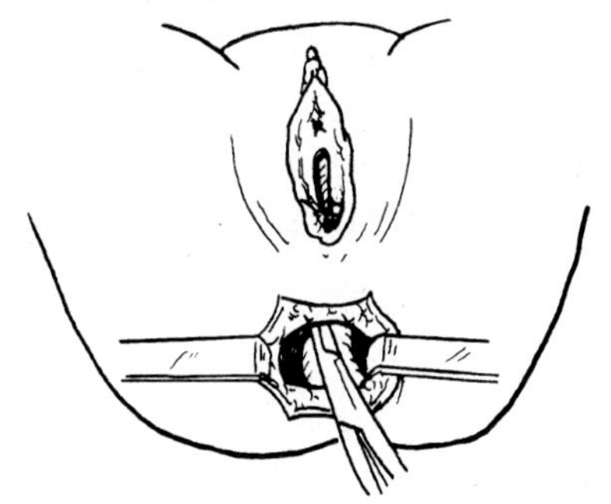

图93-10　翻出瘘管

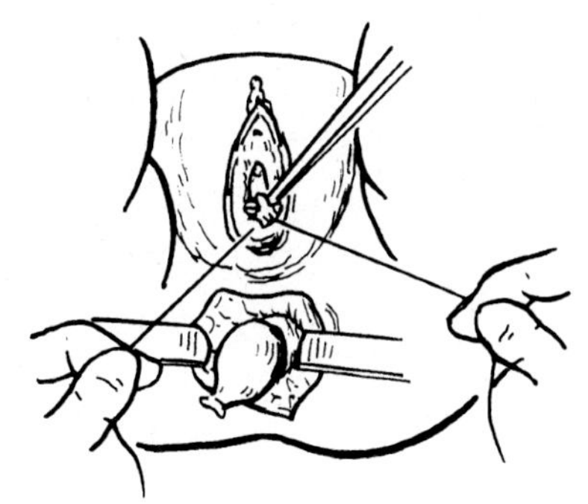

图93-11　贯穿缝合结扎瘘管

【术后处理】

1. 全麻术后24小时进食。

2. 合理应用抗生素。

3. 术后24~48小时拔掉肛管。

4. 肛门部护理，局部用灯泡照烤，保持清洁干燥。

5. 术后2周开始扩肛，最初每日1次，每次留置15~30分钟，每隔1个月复查，根据肛门口大小和是否有瘢痕生长，决定扩肛时间和间隔，一般需要3~6个月。

二、后矢状入路肛门直肠成形术

后矢状入路肛门直肠成形术（PSARP手术）适合于直肠尿道瘘、阴道瘘、一穴肛和较高位置无瘘的肛门闭锁。除直肠阴道瘘，因瘘孔较大，在一段时间内尚能维持排便者外，其他各型应在生后做横结肠或乙状结肠造瘘术，待3~6个月后，行骶会阴、腹骶会阴或后矢状入路肛门成形术。由于目前围术期监护水平和手术技术的提高，也有在新生儿期即行PSARP手术的报道。本手术优点是操作在直视下进行，术野清晰，避免了盲目的切开、分离，将手术损伤减少到最低程度；能够尽量保留直肠及肛周组织，恢复直肠与其周围组织的正常解剖关系，以便术后获得较好的肛门控制功能。

【麻醉与体位】

气管插管麻醉，辅加骶管麻醉。俯卧位，臀下适当垫高。

【切口】

骶尾关节上方至肛穴前方正中线上用针形电刀切开皮肤、皮下组织(图 93-12)。纵向切开尾骨。

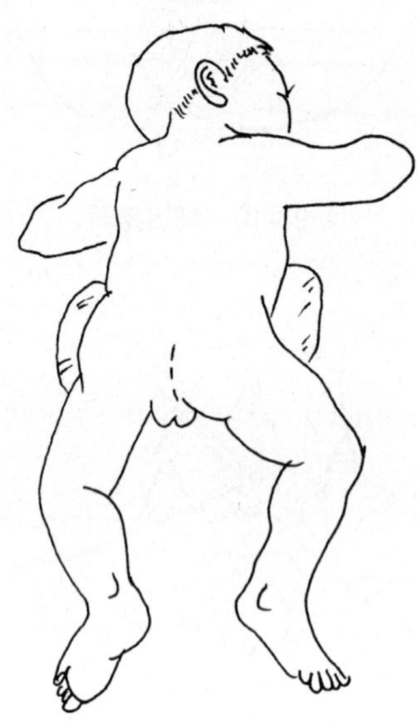

图 93-12　Pena 手术切口

【手术步骤】

1. 游离直肠　在电刺激下观察两侧肌肉的发育情况,并从正中将横纹肌复合体分为左、右两部分(图 93-13),显露直肠盲端。分离直肠后壁及两侧壁。如有尿道(阴道)瘘,于直肠盲端缝支持线,切开肠壁(图 93-14),直肠前壁中心凹陷处即为瘘口,在直视下距瘘口 3mm 处切开肠壁一圈,6-0 无损伤针线缝合闭锁瘘口(图 93-15),自下而上游离直肠前壁,直到直肠在无张力的情况下达到肛穴处为止(图 93-16),并将瘘管作内翻间断缝合(图 93-17)。如直肠达不到肛穴处或有张力,可将直肠周围纤维膜牵拉到紧张处,做多个不同水平小横切口使之松解,可延长直肠约 3~5cm,或开腹游离直肠。

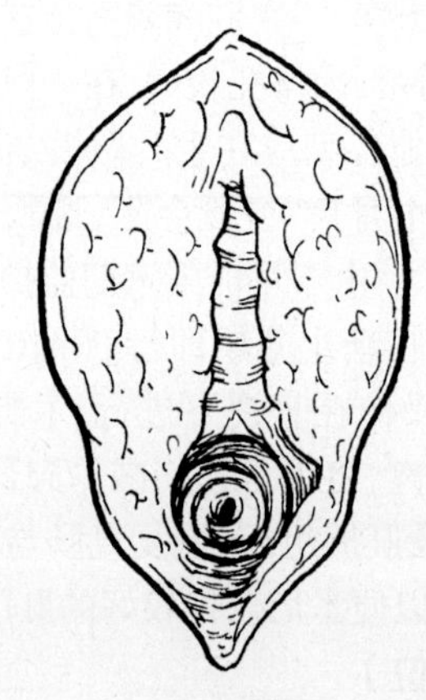

图 93-13　横纹肌复合体分为左右部分

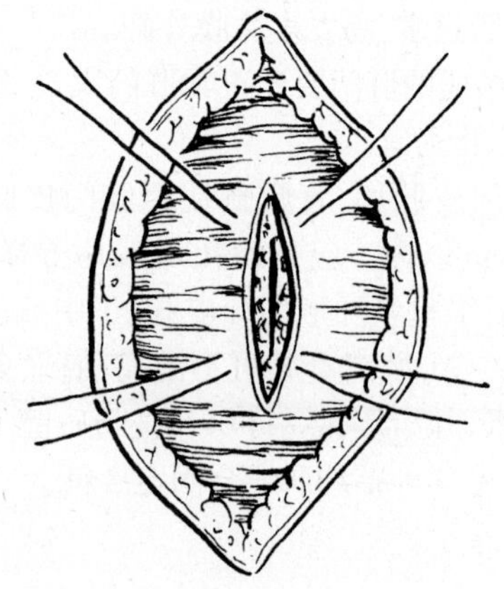

图 93-14　缝合支持线、切开肠壁

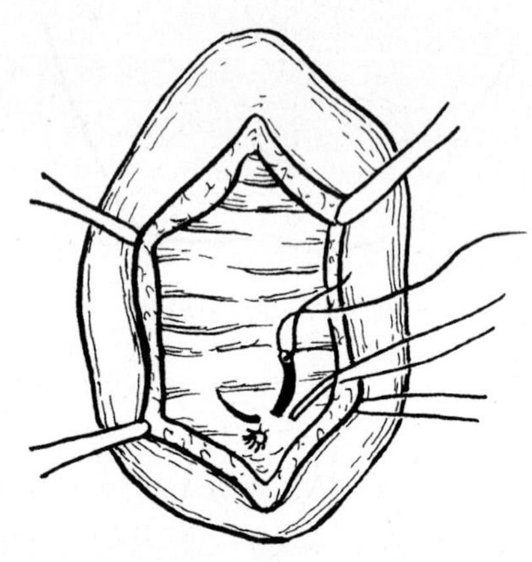

图 93-15　缝合、闭锁瘘口

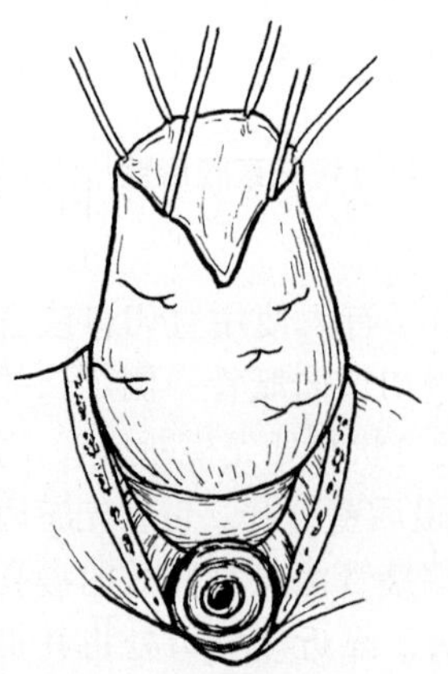

图 93-16　游离直肠前壁

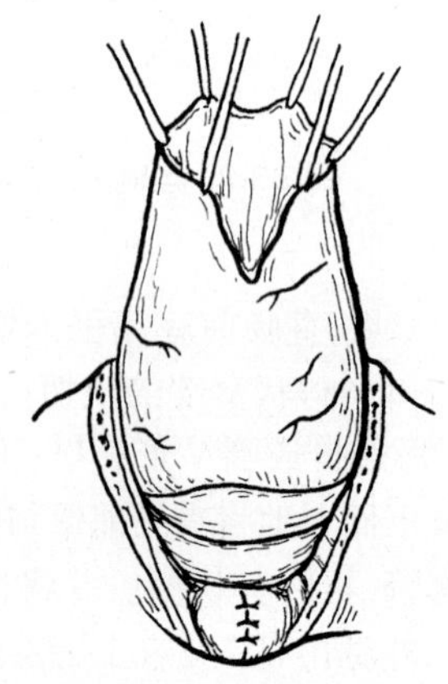

图 93-17　瘘管作内翻间断缝合

2. 剪裁直肠　如直肠盲端极度扩张,难以通过肌肉复合体,应将直肠后壁做倒 V 形剪裁,使其直径在 1.2~1.5cm(图 93-18)。肠壁缝合两层(图 93-19)。

3. 修补肌肉复合体　直肠修剪后,用电刺激找出肛提肌及外括约肌的前方界限,给予缝合修补(图 93-20)。直肠置于左右两部分横纹肌复合体之间,将

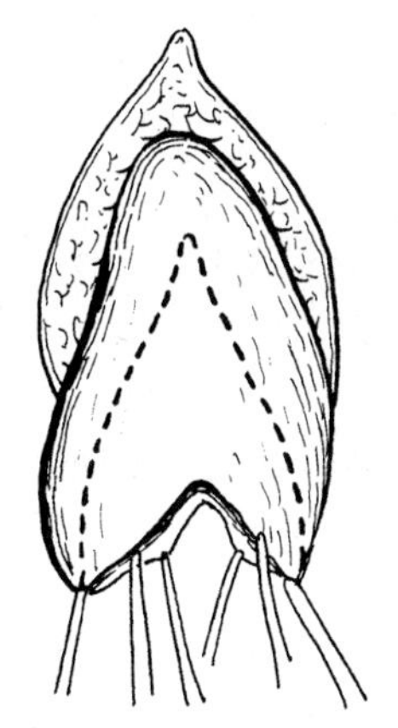

图 93-18　直肠末端倒V形剪裁

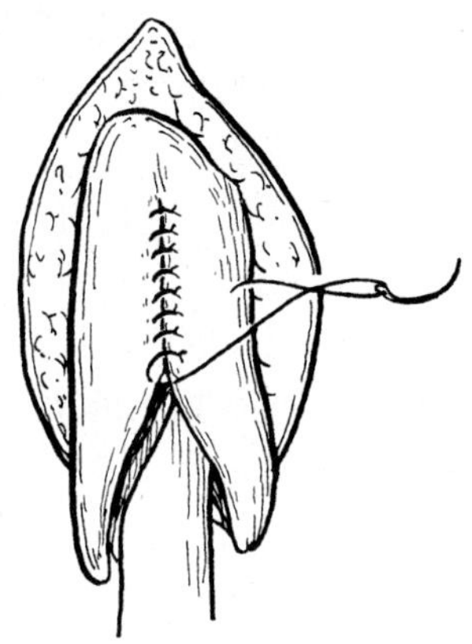

图 93-19　缝合直肠

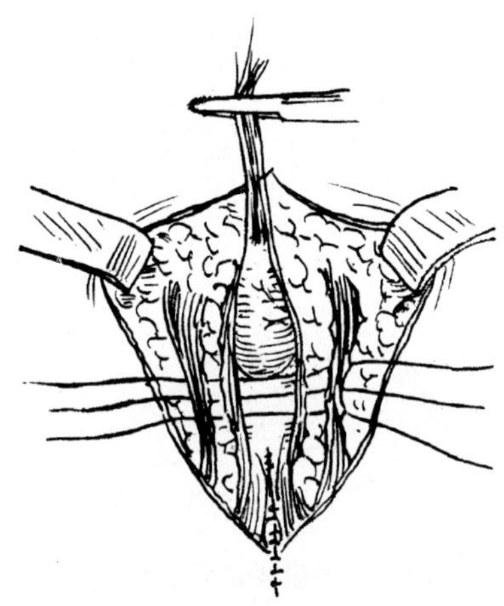

图 93-20　缝合直肠前方横纹肌复合体

肌肉复合体与肠壁缝合固定数针，缝合修复肌肉复合体及外括约肌（图 93-21、图 93-22）。

4. 肛门成形　直肠与肛周皮肤缝合形成肛门（图 93-23、图 93-24）。

【手术要点】

1. 全部手术过程均保持在正中线上进行。

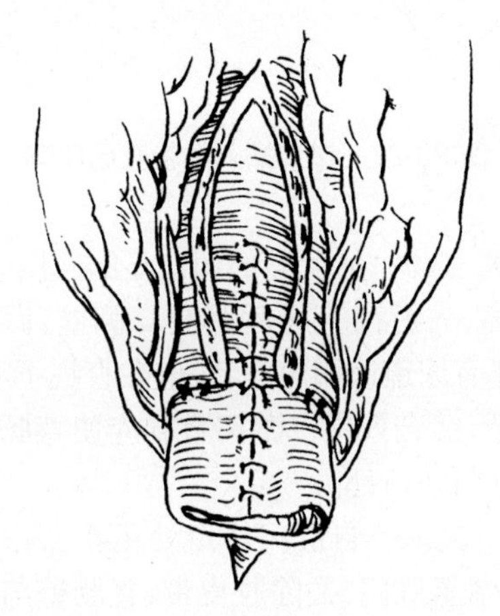

图 93-21　横纹肌复合体与直肠固定

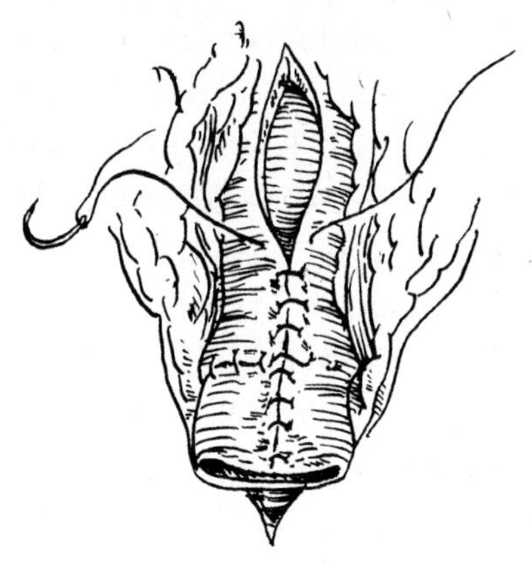

图 93-22　缝合直肠后壁横纹肌复合体

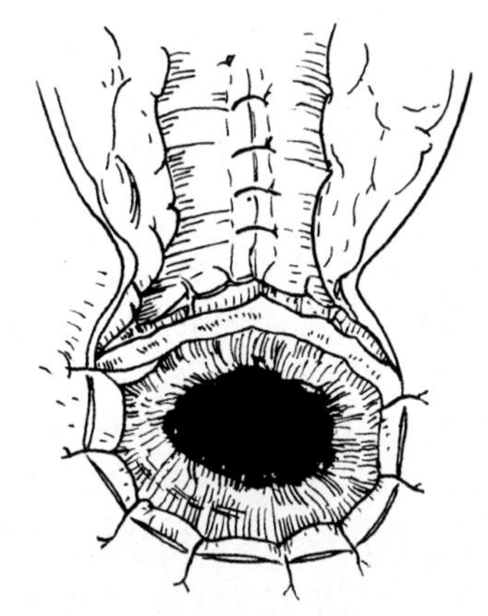

图 93-23　直肠与肛门皮肤间断缝合

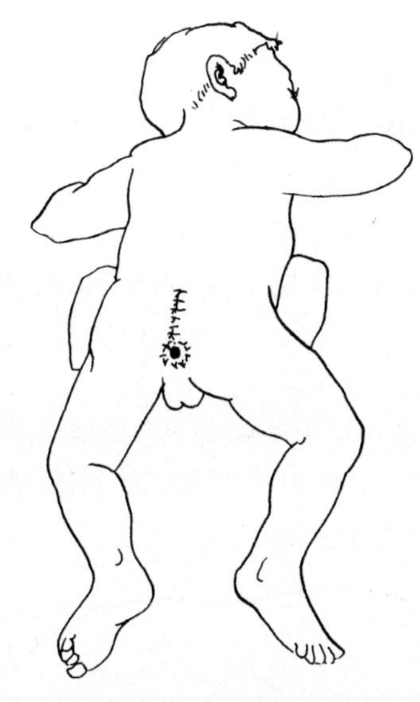

图 93-24　完成肛门成形

2. 术中必须以电刺激器仔细辨认肌肉的层次，切开各层肌肉缝线做标记，以便在成形术中准确地按层次缝合。

3. 游离直肠时应紧贴肠壁进行，防止损伤骶前神经丛，致排便排尿功能障碍。

9

4. 直肠前壁和尿道或阴道在瘘管上方有长 1~2cm 的共同肌层，紧密相连，分离时注意不要损伤尿道、前列腺、精囊或阴道，在近共壁处注射 0.25% 利多卡因 2~3ml，有助于在直肠与阴道或尿道间的共壁层上找出分离平面，同时在距瘘管口 3mm 处以 6-0 号丝线作一列牵引线，以便游离直肠前壁。将瘘管口从肠壁上剔除时，应将部分直肠壁留给瘘口，防止缝合瘘口时因组织太少造成尿道狭窄，但也不能留得过多而形成尿道憩室。

5. 修补肌肉复合体时，应按层次缝合。如肛提肌群或外括约肌前方完全分成两半时应重新修补重建，双侧肛提肌边缘、耻骨直肠肌及外括约肌均应围绕直肠，并与直肠缝合固定，以保证术后控制排便，防止术后直肠脱垂。

6. 根据患儿情况及手术情况，可酌情行膀胱造瘘，可采取穿刺法造瘘。

【术后处理】

1. 全麻术后 24 小时进食。

2. 导尿管可于手术后 24~36 小时去掉，行尿道瘘修补患儿，导尿管应留置 1 周以上。膀胱造瘘管一般于术后 14 天时，肛门愈合良好，闭管观察 1~2 天无不良反应时拔除。

3. 术后常规使用抗生素预防感染。

4. 术后 2 周开始扩肛，肛门部护理同会阴式肛门成形术。

5. 术后 2~3 周肛门部愈合良好，行横结肠闭瘘手术。

三、骶会阴肛门成形术

【麻醉与体位】

气管插管麻醉，有条件可加骶管麻醉。俯卧位，耻骨部垫高，暴露会阴部；或右侧卧位，背部略向前倾，臀部垫高。

【切口】

1. 骶尾部切口于尾骨尖下方做半弧形切口，长约 5cm（图 93-25），沿正中线切开肛尾肌膜，靠近中线向深部分离，以免损伤支配肛提肌的神经。

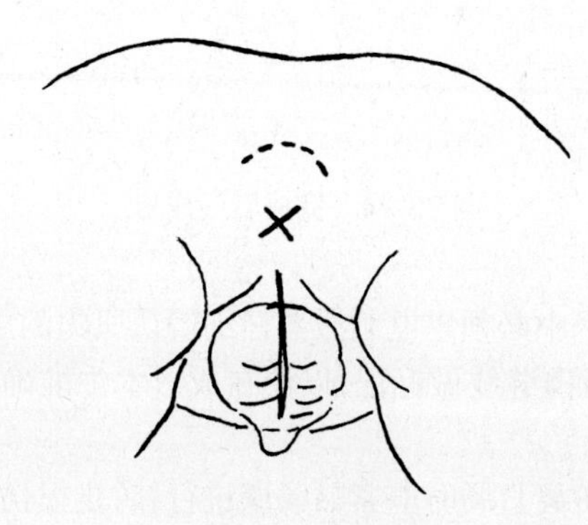

图 93-25　骶会阴切口

2. 会阴部切口同会阴式肛门成形术。

【手术步骤】

1. 分离耻骨直肠肌环　中位畸形耻骨直肠肌包绕于瘘管及直肠盲端的后下方，用直角钳紧贴直肠做钝性分离，至钳尖插入肌环（图 93-26、图 93-27）。自会阴切口于外括约肌中间插入止血钳，并轻柔地向上分离，使之与自骶部切口插入的直角钳相遇，用一条胶皮带穿过外括约肌中心及耻骨直肠肌环从二切口引出做牵引（图 93-28、图 93-29），渐将二肌环扩大至能通过直肠。

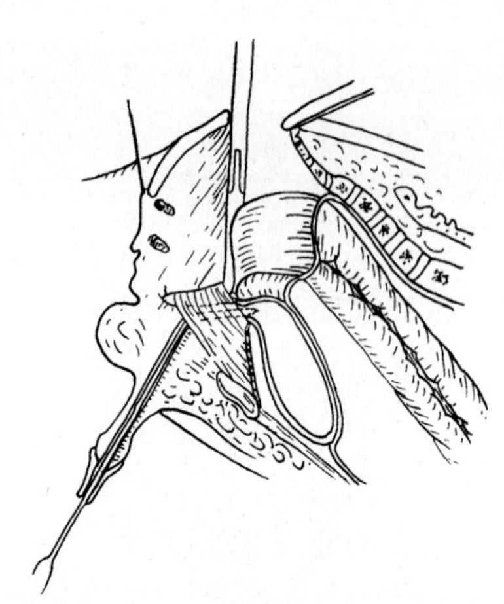

图 93-26　直角钳紧贴肠壁做钝性分离

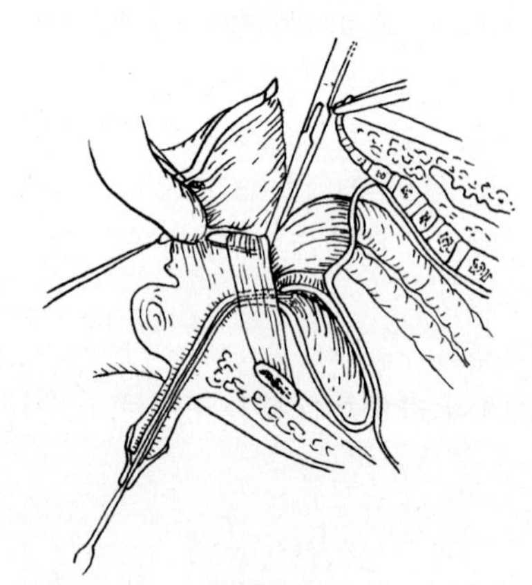

图 93-27　钳尖插入耻骨直肠肌环

2. 游离直肠　从骶尾部切口显露直肠，紧贴肠壁做钝性分离，先游离直肠后壁及二侧壁，后游离直肠前壁。对伴有尿道或阴道瘘者，应在直视下游离瘘管，并将其切断，缝合残端。游离直肠应使直肠无张力自然下降到肛门切口部。

3. 肛门成形　自肛门切口处用止血钳夹住直肠盲端，轻轻牵至肛门，去除胶皮带，直肠壁与外括约肌缝合固定 4 针。+ 形切开直肠盲端，直肠瓣与皮瓣交

9

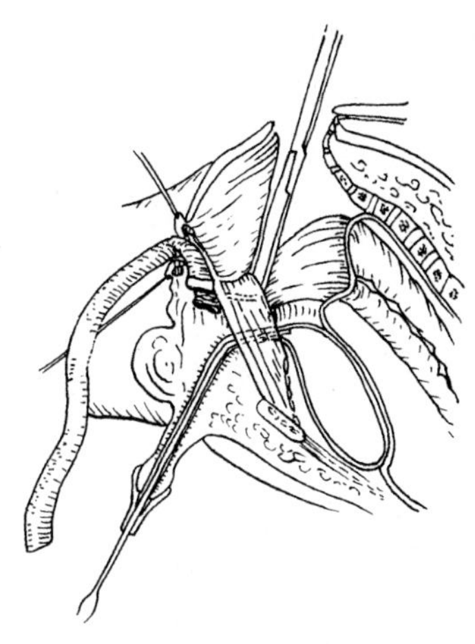

图 93-28　钳夹胶皮带

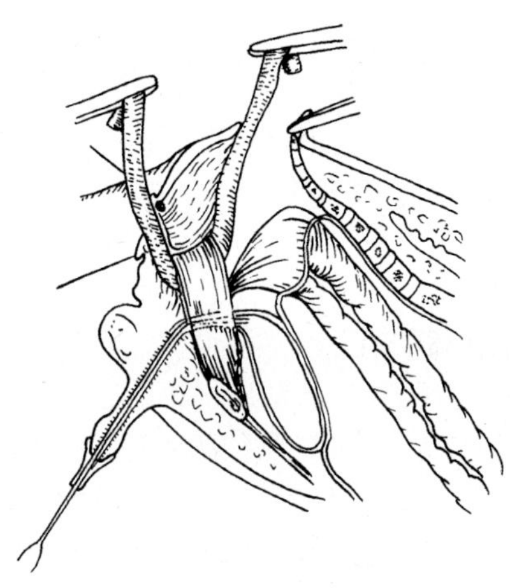

图 93-29　胶皮带穿过耻骨直肠肌环和肛门外括约肌中心

叉对合缝合。留置肛管。

4. 缝合骶尾部切口　切口内一般不放引流。

【手术要点】

1. 有尿道瘘者原则上行耻骨上膀胱造瘘。对无瘘和直肠尿道瘘的中位畸形，应先做横结肠造瘘，如瘘孔较大尚能维持排便也可不用造瘘。

2. 新生儿、婴儿肛提肌及外括约肌薄弱、纤细，分离时应轻柔，以免损伤肌纤维。

3. 男孩尿道与直肠前壁紧密粘连，被球海绵体肌、会阴浅横肌的肌纤维包绕，在游离直肠前壁时应特别小心，边分离边触摸已放入导尿管的尿道，不能轻易将组织切断，以免损伤尿道。直肠与尿道距离仅为 0.8cm，为防止损伤尿道，可于该处注入 0.25% 利多卡因溶液 2~3ml，使肠壁与尿道壁易于分开。分离应紧靠肠壁。一旦损伤尿道，应用无损伤线缝合修补。

4. 术前下导尿管困难时，应于术中切开直肠盲端，在直视下将导尿管插入膀胱。直肠盲端与尿道粘连紧密，无法了解瘘管走向，分离困难时，可切开直肠盲端，在肠腔内找到瘘口，沿瘘口剪开肠壁一圈，再向上游离直肠（图 93-30）。

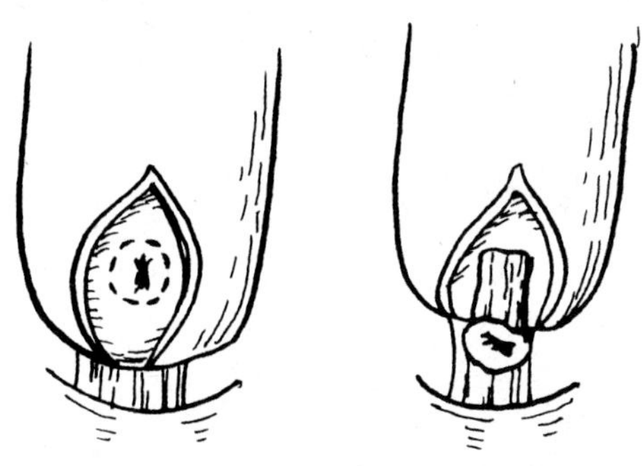

图 93-30　沿瘘口剪开肠壁，向上游离直肠

5. 直肠尿道瘘切断及缝合结扎时，不要距尿道太近或太远，易造成尿道狭窄或憩室。

6. 女孩直肠阴道瘘的瘘管较短，分离瘘管时易误伤阴道后壁。阴道后壁损伤轻微者，不必缝合多能自行愈合，破裂明显者应及时修补。

7. 直肠尿道瘘或阴道瘘的瘘口较小时，可将其做 + 字切开，扩大开口后与肛门部皮肤缝合。切忌将直肠远端（包括瘘部分）切除，以免将内括约肌切除，影响排便功能。

8. 在骶前游离直肠后壁及侧壁时，注意勿损伤骶中动脉，如有损伤出血不止，应用热盐水纱布压迫，切除尾骨，显露出血处缝合止血。

9. 当直肠充分游离后仍不能达到肛门切口时，可拉紧直肠将直肠壁外纤维层呈半环形横行切断使直肠延长（图 93-31）。若直肠远端过分肥厚扩张，可行尾状剪裁（图 93-32），再缝合成合适的直径。

【术后处理】

与后矢状入路肛门直肠成形术相同。

四、骶腹会阴肛门成形术（Stephens 手术）

术前 3 天需口服肠道抗生素，如甲硝唑，手术日晨远近端洗肠净止，放置胃肠减压管及留置导尿管。

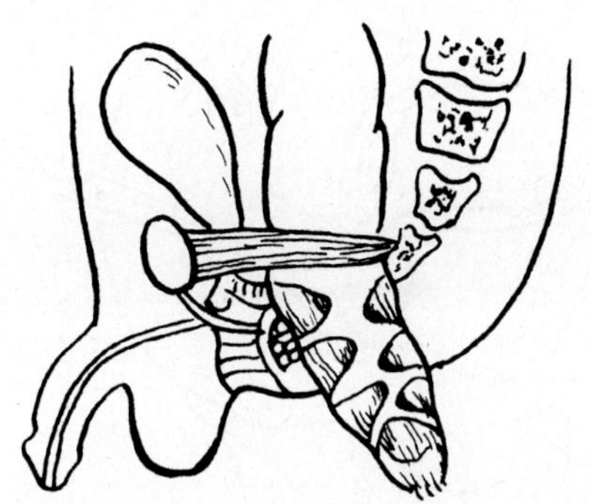

图 93-31　半环形切断直肠壁外纤维层

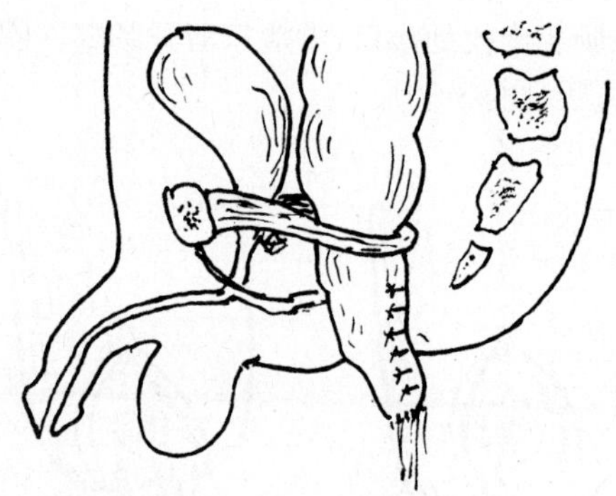

图 93-32　尾状剪裁后拖出肛门

【麻醉与体位】

采用气管内插管麻醉。先取右侧卧位，背部略向前倾，臀部垫高；在腹部操作时取仰卧位。为了术中便于变换体位，应同时将腹部、会阴部及两腿消毒，两腿用无菌巾包裹。

【切口】

1. 骶尾部切口　在尾骨尖下方纵行切开皮肤 2~3cm（图 93-33），沿中线切开肛尾肌膜，并向深部分离。高位畸形时耻骨直肠肌向前上方移位，位于尿道或阴道壁后方。显露该肌后，用直角钳紧贴尿道或阴道后壁，边张开两钳叶进行分离，边向前推进，直至钳尖插入肌环，然后将直角钳尖端向后至会阴部新肛门处（图 93-34）。

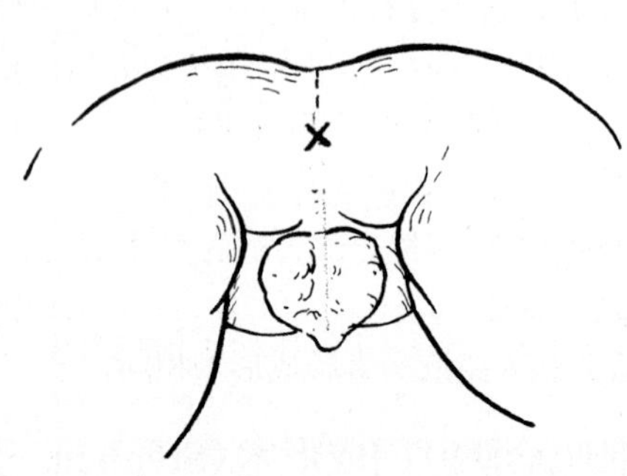

图 93-33　腹骶会阴肛门成形术的骶尾部切口

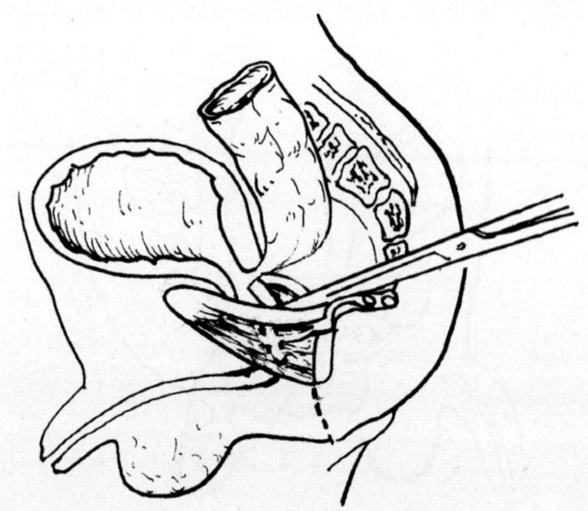

图 93-34　分离耻骨直肠肌环

2. 会阴切口　操作与骶会阴肛门成形术相同（图 93-35）。

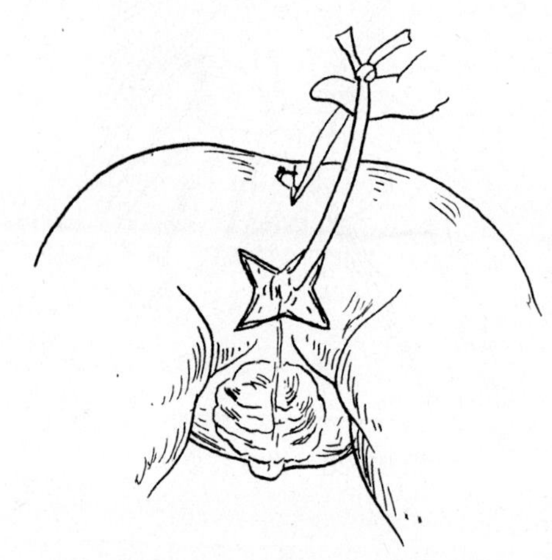

图 93-35　胶皮带自二切口引出

3. 腹部切口　左下腹经腹直肌切口，自脐上 2cm 至耻骨联合上缘。切开皮肤、皮下组织及腹直肌前鞘，将腹直肌从中央分开，剪开腹直肌后鞘与腹膜，注意不要损伤膀胱。

【手术步骤】

1. 游离直肠及乙状结肠　将膨胀的乙状结肠提出于腹壁切口外，切开乙状结肠两侧的腹膜向下延长（图 93-36），会合于膀胱或子宫后方。注意保护两侧输尿管，沿直肠周围向下做钝性分离，显露直肠盲端。如有瘘管，应充分显露并钳夹（图 93-37）切断，断端以碘酊、酒精处理，分别以 4 号丝线做贯穿缝合、结扎。剥除残端遗留的黏膜。充分游离直肠、乙状结肠，使其无张力达到会阴口之外。靠近骶骨前窝用手指向会阴部做钝性分离，分离到近肛门处。

2. 牵出直肠　用组织钳通过会阴部切口进入腹腔，钳住直肠侧瘘管断端的缝线，向下牵引直肠盲端至会阴部切口之外（图 93-38），在牵引时，助手于腹腔

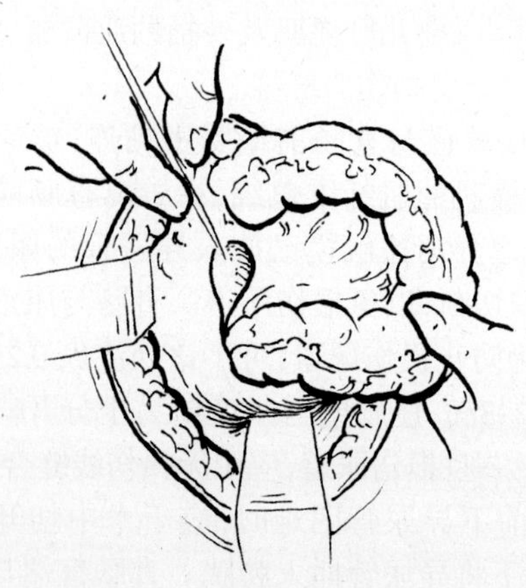

图 93-36　切开乙状结肠两侧腹膜

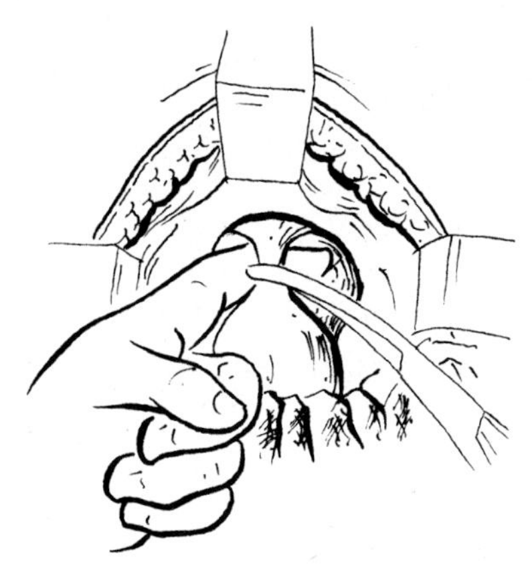

图 93-37　显露并切断瘘管

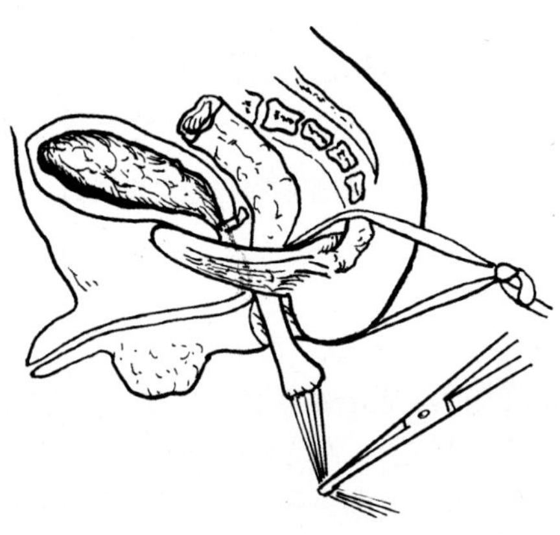

图 93-38　牵出直肠

一面将直肠的位置放正，防止发生扭转，向下轻轻推送。牵引直肠应适度，过度使肠系膜过于紧张，引起血液循环障碍。抽出胶皮带，结节缝合固定直肠壁与皮下组织，切开直肠盲端，缝合直肠与皮肤及骶尾部切口，留置肛管（图 93-39）。

3. 缝合腹膜及腹壁　应在牵出直肠及放好位置后，即修补盆底腹膜，固定乙状结肠。

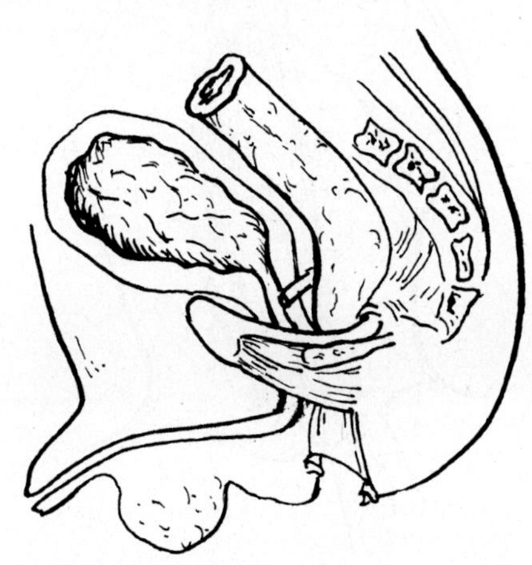

图 93-39　形成肛门

【手术要点】

1. 左下腹经腹直肌切口，应注意勿损伤膀胱。一旦发现膀胱损伤，应及时修补，并做耻骨上膀胱造瘘。

2. 游离直肠、乙状结肠时避免损伤输尿管。如有损伤应及时缝合修补。

3. 拖出直肠末端时防止扭转，应穿过耻骨直肠肌环及外括约肌中心，避免损伤肛提肌及外括约肌。拖出直肠后，血运必须良好。

4. 直肠膀胱瘘切断瘘管时不要离膀胱过近，便于结扎。瘘管较宽时，应在瘘管两侧缝两针支持线后切断瘘管，以细肠线间断缝合膀胱黏膜，再用无损伤针间断缝合膀胱肌层。

5. 高位直肠尿道瘘或阴道瘘，因瘘口位置较深，避免广泛游离盆腔和损伤盆神经丛。可做直肠黏膜剥除术。以生理盐水注入直肠上段的黏膜下层，使黏膜与肌层分离。切开浆肌层，保持黏膜完整，钝性和锐性分离黏膜至直肠盲端后切断、结扎瘘管（图 93-40）。手指放入直肠肌鞘，将直肠盲端自骶尾部切口顶出，剪开盲端。然后将结肠通过直肠盲端、耻骨直肠肌环及外括约肌拖出会阴部切口（图 93-41、图 93-42），形成肛门。

6. 高位畸形无瘘患儿肛门内括约肌缺如，手术时

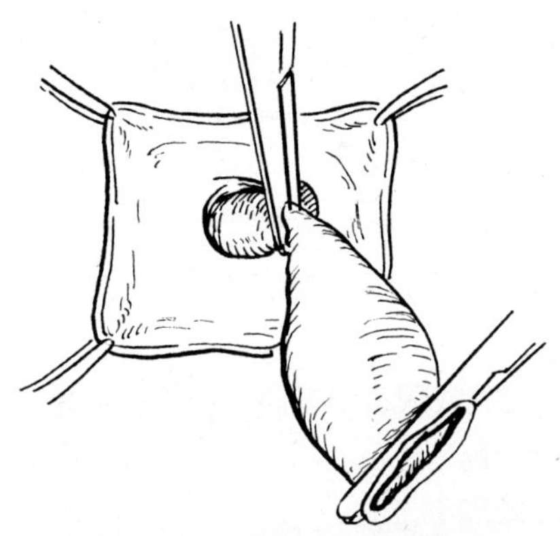

图 93-40　分离直肠盲端黏膜后切断

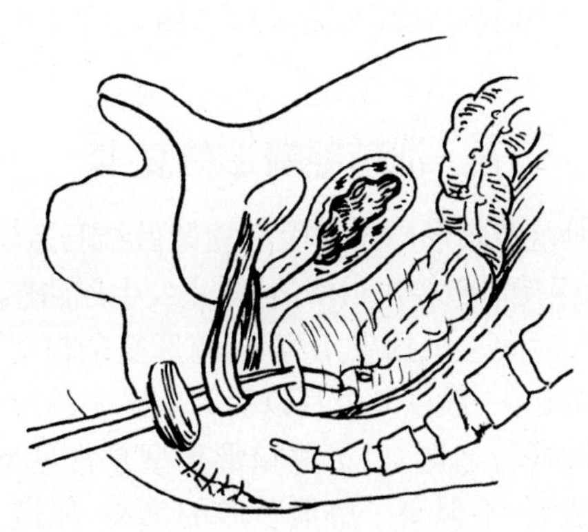

图 93-41　钳夹直肠盲端

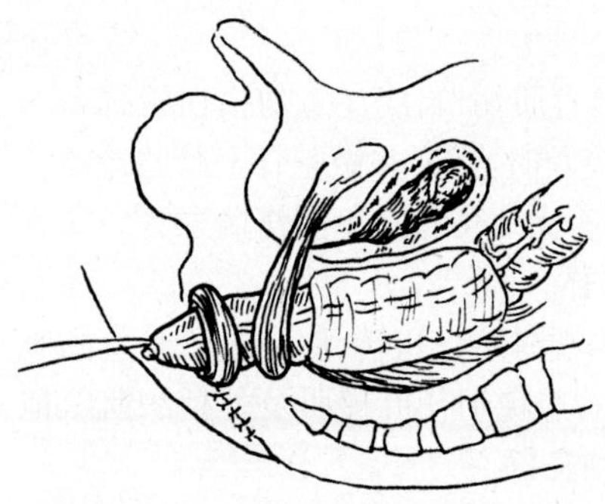

图 93-42　结肠通过直肠肌鞘、耻骨直肠肌及外括约肌拖出会阴部切口

可将结肠拖出会阴部切口外 5cm，切除该段肠管的黏膜，将肌鞘向上翻转 180°，与肠壁缝合固定，使结肠远端形成一个增厚的肌袖（图 93-43），然后再与肛周皮肤缝合，形成新的肛门。该肌袖可起到内括约肌的作用，有利于控制排便。

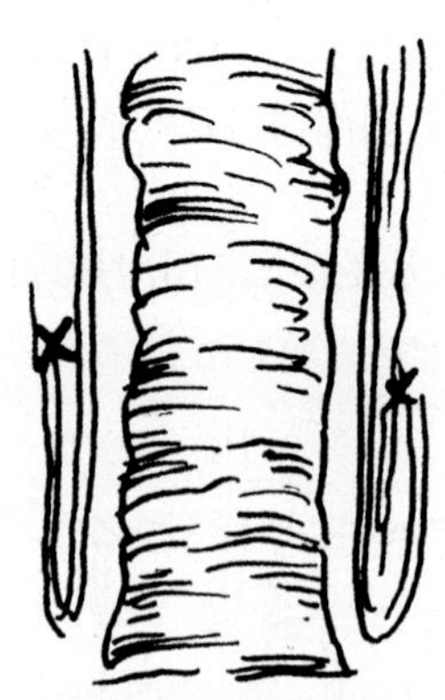

图 93-43　直肠远端去黏膜、浆肌层向上翻转形成肌袖

7. 有膀胱或尿道瘘者同时做膀胱造瘘术，以保证瘘管良好愈合。

【术后处理】

1. 禁食、补液。

2. 持续胃肠减压 2~3 天，肠道功能恢复后进食。

3. 其他术后处理与后矢状入路肛门直肠成形术相同。

五、泄殖腔畸形修复术

对泄殖腔畸形应于出生后立即做结肠造瘘，使粪流改道，保持泄殖腔出口清洁，防止发生尿路感染。根治手术的时间应根据患儿情况、畸形复杂程度及术者的经验而定，一般以 6 个月以后为宜。术前应从泄殖腔开口做逆行造影，以了解畸形类型是常见型、高位型或低位型，不但要了解泄殖腔的大小、尿道瘘和直肠瘘的高度，还要了解子宫的发育情况和有无畸形，以便选择术式。

【麻醉与体位】

气管插管麻醉，辅加骶管麻醉。俯卧位，臀下适当垫高。

【切口】

手术取后正中矢状切口，从骶骨中段到泄殖腔外口处（图 93-44），切开皮肤、皮下组织。

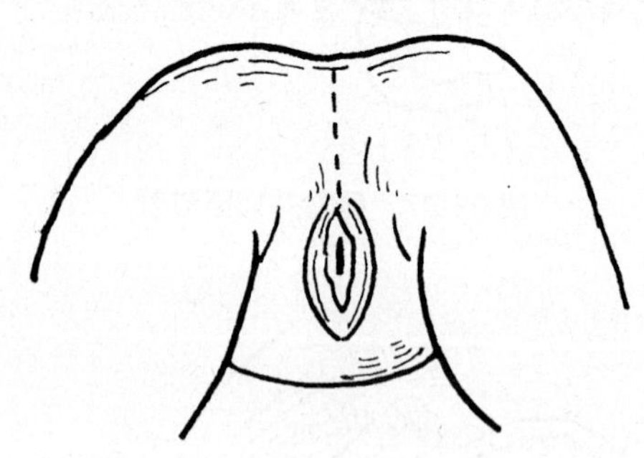

图 93-44　泄殖腔畸形修复术切口

【手术步骤】

1. 分离直肠　在电刺激引导下，在中线上分开外括约肌和肛提肌，充分游离泄殖腔管，切开直肠壁（图 93-45），显露直肠进入泄殖腔的入口。在该处直肠黏膜缝数根牵引线，于直肠和阴道共壁之间做黏膜下分离，一般分离到距阴道开口以上 2cm，直肠与阴道壁开始独立分开，分离直肠的长度直至能无张力地达到肛门皮肤为止（图 93-46、图 93-47）。

2. 分离阴道　直肠分开后可显露阴道后壁，用同样的方法将阴道从尿道与阴道的共壁间做黏膜下分离。此处分离比较困难，因为阴道从后面包绕尿道一半以上，而且组织弹性差（图 93-48）。

3. 尿道成形　阴道游离充分后修复尿道，围绕着

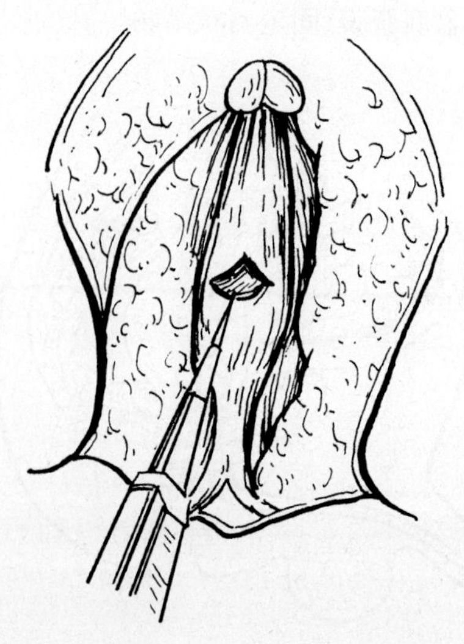

图 93-45　切开直肠后壁

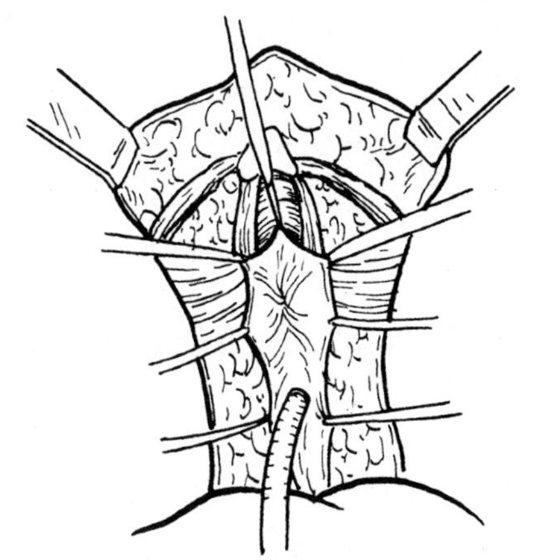

图 93-46　于直肠黏膜缝牵引线

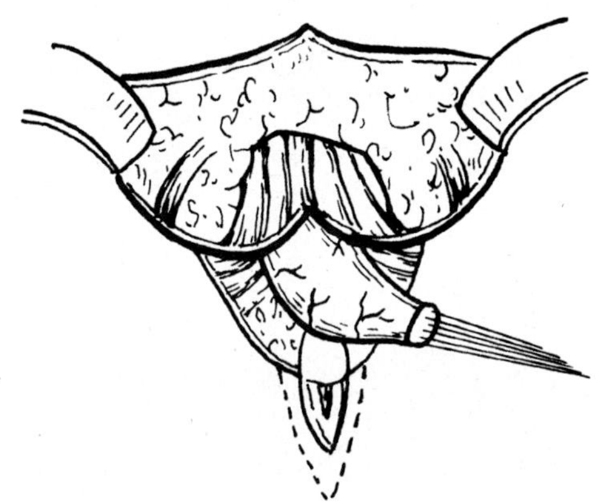

图 93-47　游离直肠

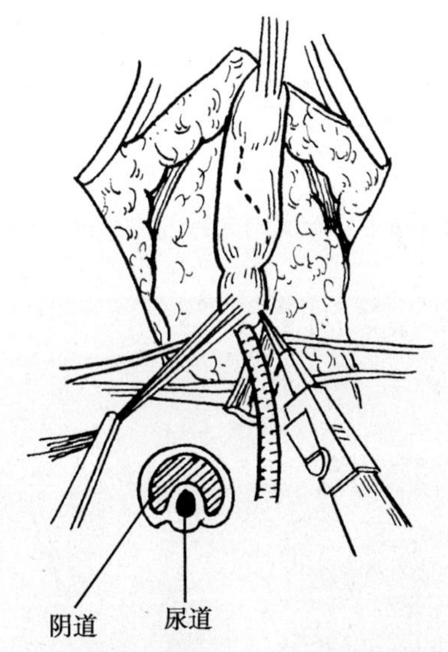

图 93-48　分离阴道

事先置入膀胱的导尿管修复尿道，缝合二层，特别是共同管两侧横纹肌对控制排尿有重要作用(图 93-49)。

4. 阴道成形　将阴道在尿道后方缝合于皮肤上。对分离时严重损伤阴道前壁的病例，为防止出现尿道

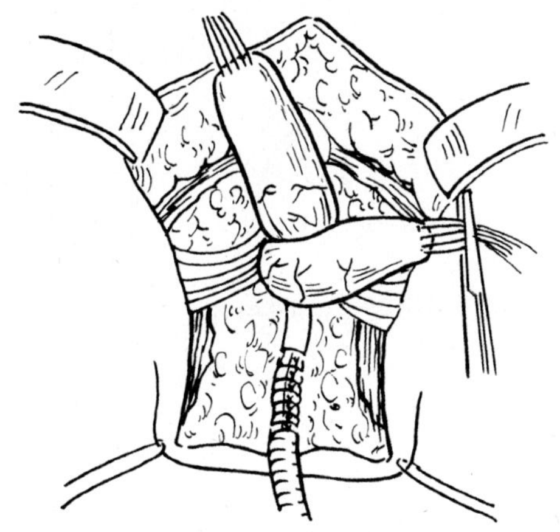

图 93-49　尿道成形

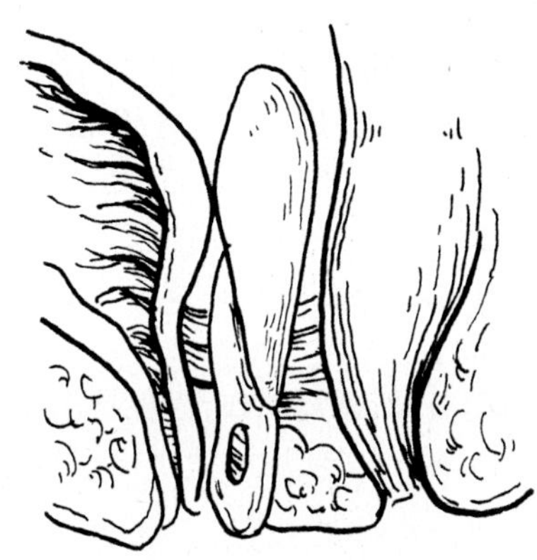

图 93-50　阴道扭转 90°

阴道瘘，应将阴道扭转 90°，以使有血运的阴道侧壁接触尿道缝线(图 93-50)。如阴道不能达到会阴皮肤，要选用下列方法做阴道成形：

(1) 皮肤阴道成形术：适用于阴道缺损较短的病例。皮瓣从未来阴道部位的两侧皮肤或阴唇皮肤形成，应为保留皮下组织具有良好血运的全厚皮瓣，两侧皮肤缺损缝合闭合。

(2) 肠管阴道成形术：阴道缺损较多或无阴道的病例，采用带肠系膜的回肠或乙状结肠修复阴道。即在尿道修复和直肠游离之后，开腹并切取一段带肠系膜的肠管，自会阴拖出，肠管近端缝合于子宫或阴道下缘，肠管远端缝合在会阴部皮肤上(图 93-51)。

5. 肛门成形　直肠修复形成肛门，将直肠置于肛提肌与外括约肌中心，并将肌肉与肠壁缝合固定数针，同时重建会阴体。

【手术要点】

1. 泄殖腔畸形修复术均需做耻骨上膀胱造瘘。术后 2 周伤口愈合后，应扩张肛门及阴道。新阴道不随身体发育成比例地扩大，因此，阴道扩张要持续到青春期。

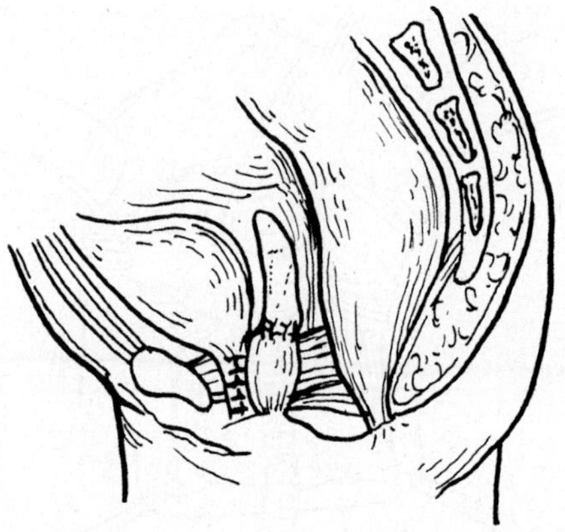

图 93-51　回肠代阴道成形

2. 近年来有人应用张力应力原理，于泄殖腔内置入气囊导管，每日用气囊扩张共同管，待扩张至一定程度后进行手术。手术原则是将直肠在进入泄殖腔处切断，将已扩大的泄殖腔一分为二，其前部形成尿道，后半缝合形成阴道，然后充分游离直肠，至能无张力地达到肛门为止，并行肛门成形术。

【术后处理】

1. 将双腿分开，暴露切口，以保持干燥。经常保持肛门周围清洁，每次便后用盐水棉球清洁局部，以免切口被尿、粪浸泡发生感染。

2. 全麻后 24 小时进食。开腹手术者，术后应持续胃肠减压、禁食、补液。术后 2~3 天，待肠道功能恢复后进食。

3. 为防止感染，应给予抗生素和甲硝唑。

4. 一般手术后 1~2 天拔除肛管，如发现自肛管周围流出粪便，可提早拆除。

5. 留置导尿管于术后 3~7 天拔掉，直肠尿道瘘修补的患儿手术后 2 周去掉膀胱造瘘管。

6. 术后 2 周开始用扩肛器扩张肛门，同会阴肛门成形术。

7. 对结肠造瘘于根治术后 2~3 周行闭瘘手术。

8. 手术后初期，患儿不能控制排便，随肛门括约肌的收缩能力渐渐恢复而好转。术后每隔 3~6 个月应定期随诊，便于指导排便训练和生物反馈训练及进行心理咨询。

六、腹腔镜辅助下骶会阴直肠肛门成形术

适用于高中位肛门闭锁。本术式优点：

(1) 不开腹。通过腹腔镜在盆腔游离直肠盲端，切断结扎尿道瘘后，将直肠盲端通过括约肌中心，拖出至肛穴开口，进一步减少对盆腔和肛门直肠周围组织、神经的损伤，改善治疗效果。

(2) 新生儿期手术可不需结肠造瘘，一期肛门成形。

【禁忌证】

1. 早产儿或体重 <2kg 的小婴儿。

2. 高度腹胀者。

3. 初次手术后腹腔严重粘连者。

【麻醉与体位】

气管插管麻醉。头低平卧位，皮肤消毒范围包括腹部、会阴及下肢。

【Trocar 位置】

新生儿脐与剑突之间的中线上，开放性放置第一个 Trocar 后，在腹腔镜监视下，在两侧腹各放置一个 5mm Trocar（图 93-52）；3 个月以上婴儿，于脐和两侧下腹放置 3 个 5mm Trocar。

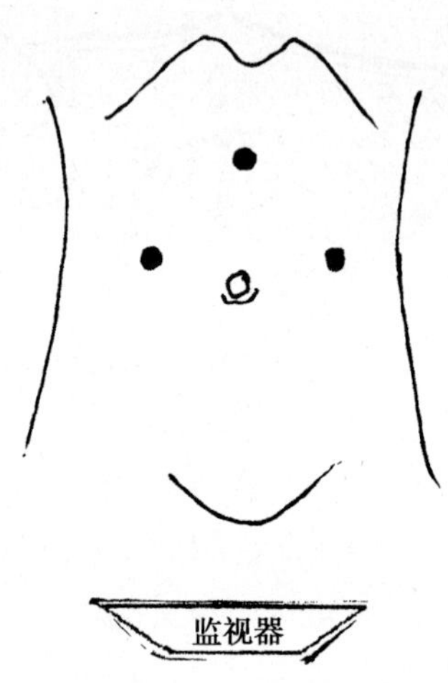

图 93-52　Trocar 置入

【手术步骤】

1. 直肠减压　可通过留置导尿管进入直肠盲端冲洗减压（图 93-53）；或用大号注射针头经腹壁穿刺直

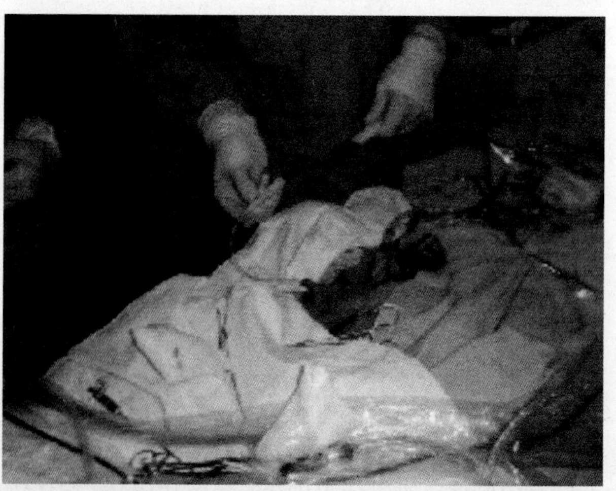

图 93-53　经导入直肠尿道瘘的导尿管洗肠的方法进行直肠减压

肠盲端抽吸减压。

2. 游离直肠　切开直肠和乙状结肠系膜的两叶腹膜层，分离显露直肠上动脉和乙状结肠动脉，靠近系膜根部结扎离断血管，保留三级血管弓完整，提起直肠，切开腹膜返折，贴近直肠壁向远端分离到直肠逐渐变细（图 93-54），向远端游离至直肠尿道瘘管（图 93-55）。靠近尿道壁处，用缝线结扎切断尿道瘘管（图 93-56）。

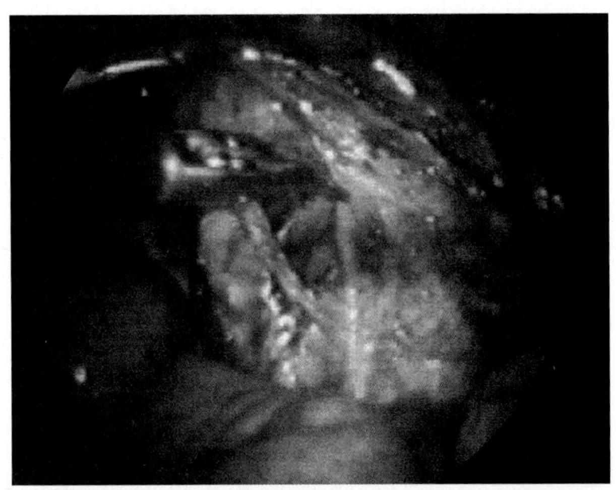

图 93-54　切开腹膜返折，贴近直肠壁向远端分离

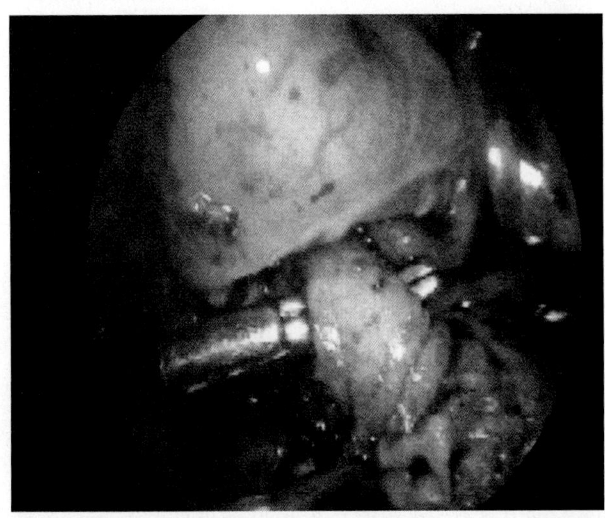

图 93-55　游离直肠尿道瘘

3. 建立盆底隧道　将直肠远端拉入腹腔，把镜头从正中 Trocar 导入，直视盆底，分离并显露盆底肌肉。在电刺激仪引导下，在肛门外括约肌的中心纵向切开皮肤 1.5cm（图 93-57）。刺激肌肉的同时，在腹腔镜下可以清晰地看到盆底肌肉的收缩反应，辨认肌肉的收缩中心。从会阴肌肉的中心向盆底游离，在腹腔镜监视下从盆底肌中心进入建立盆底隧道（图 93-58）。经

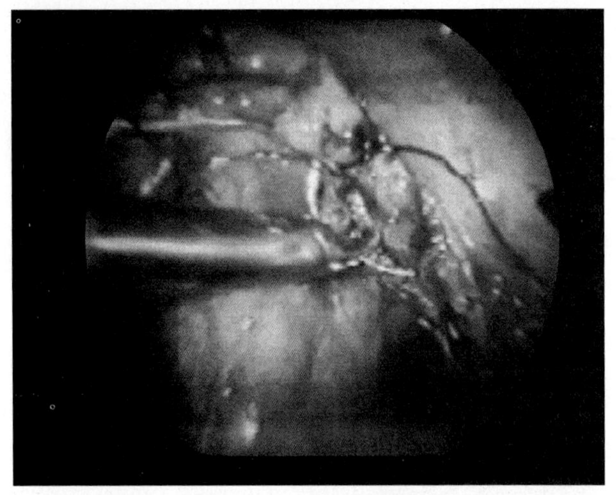

图 93-56　缝扎尿道瘘

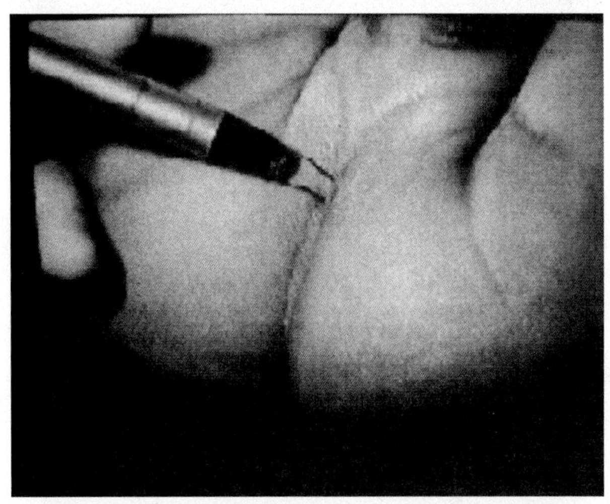

图 93-57　会阴部在电刺激仪引导下确定肛门外括约肌中心，纵向切开皮肤 1.5cm

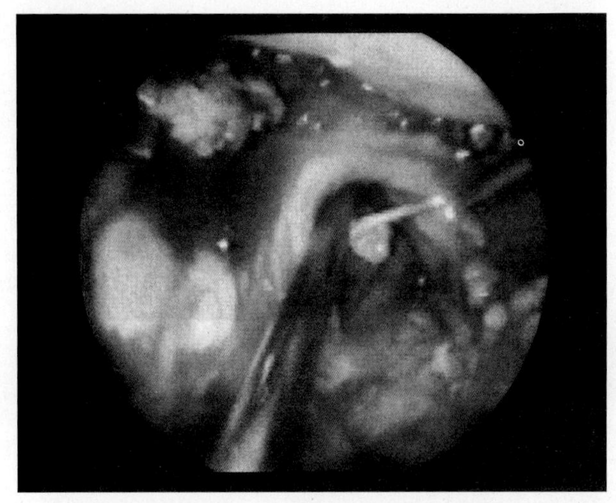

图 93-58　在盆底肌中心形成隧道

隧道导入抓钳，将直肠（结肠）从隧道中拖出（图 93-59）。以 6-0 可吸收线将直肠会阴皮肤相缝合（图 93-60）。

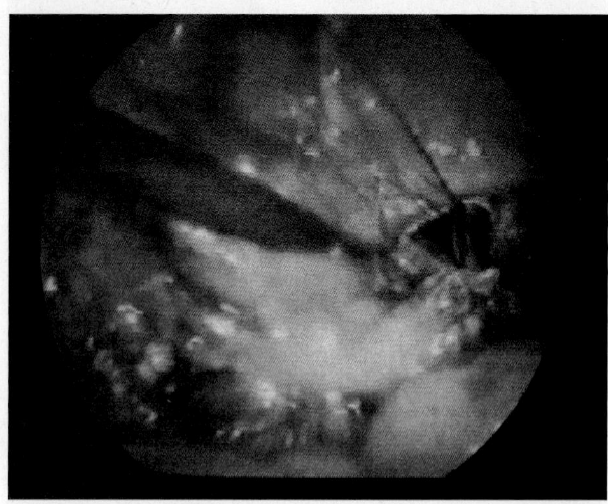

图 93-59　从隧道中拖出直肠

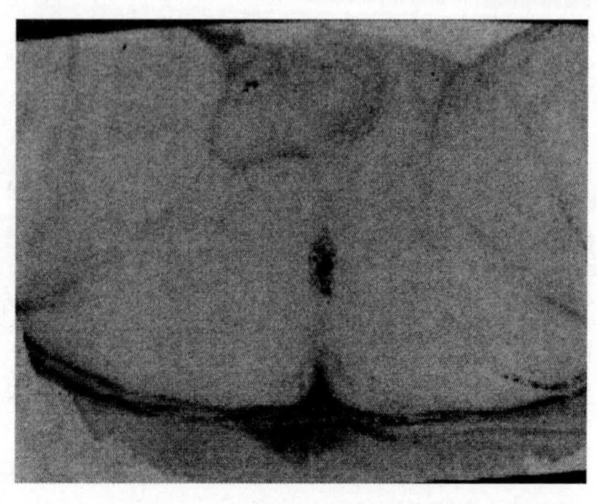

图 93-60　直肠与会阴皮肤相缝合

4. 对新生儿期行乙状结肠造瘘后患儿，如果瘘口远端及部分近端肠管扩张及蠕动功能不良，或者瘘口远端直肠过短，可沿瘘口边缘游离肠管，将其远端直肠切除，然后将近端正常结肠从盆底肌中心拖出。

5. 对一穴肛患儿腹腔内操作后从共同管的后缘至肛穴后缘正中劈开皮肤及肌肉，进入盆腔。先行膀胱颈和尿道成形，然后在腹腔镜引导下将直肠及乙状结肠从盆腔拖出到会阴。切取保留系膜血管壁的远端直肠 10cm 肠袢，缝合关闭近端代替阴道，送回盆腔；远端与尿道开口后方的会阴前庭黏膜相缝合，形成阴道外口。对合缝合两侧的会阴横肌形成会阴体，最后将乙状结肠缝合于盆底肌和肛门外括约肌中心，形成肛门。

【手术要点】

1. 新生儿期手术，没有结肠造瘘，直肠盲端均扩张，占据了盆腔的空间，影响到手术操作，术中必须对直肠进行减压处理。可以通过经腹壁穿刺肠腔方法减压，或经尿道通过尿道瘘管向直肠内插管洗肠减压。

2. 以钛夹夹闭直肠尿道瘘管，较丝线结扎更确切。

【并发症】

1. 术中直肠破裂、胎便污染腹腔　以生理盐水或碘附稀释液冲洗，手术后放置引流管。

2. 尿道腹壁瘘　腹腔引流管中有尿液流出，或腹胀及下腹部切口感染，有尿液不断溢出。与常规开放手术常见的直肠尿道瘘不同，是腹腔镜肛门成形术特有的并发症，与手术后瘘管结扎缝线松脱有关。处理应持续经尿管膀胱引流，可自然愈合。

3. 肛门顽固性狭窄　与术中盆底肌隧道扩张不充分，残留有纤维组织造成肠管周围狭窄环有关。若经扩肛治疗无效，需手术切除狭窄环。

七、手术并发症

1. 肛门失禁　轻者腹泻时有肛周污粪，重者排便不能控制。失禁原因有些属先天性发育缺陷，有感觉和运动功能障碍，也有手术带来的后遗症，如直肠盲端拖出会阴，没有通过耻骨直肠肌环，手术损伤盆丛神经或肛门周围有环状的瘢痕，影响肛门闭合。可通过生物反馈训练、经皮神经电刺激或手术重建括约肌治疗。

2. 肛门狭窄　多由于游离直肠不充分或感染，致直肠回缩，肛门瘢痕愈合，又未及时扩肛所致。术后坚持扩肛是预防肛门狭窄的关键。

3. 直肠黏膜外翻　因肛门口径过大或瘢痕挛缩引起。可每日坐浴，促进瘢痕软化。如外翻较多可予以手术修正。

4. 瘘管复发　因直肠回缩或感染等因素使瘘管复发。复发后不必急于做修补手术，应保持膀胱造瘘口通畅，坚持扩肛，预防狭窄，部分瘘孔可自行愈合。如长期不愈，6 个月后可手术修补。

5. 便秘　早期多因手术创伤、疼痛引起。手术后肛门狭窄和直肠、乙状结肠扩张是术后便秘的主要原因。部分便秘、粪块嵌塞可造成潴留性便失禁。文献报道可能与直肠乙状结肠扩张、动力低下有关，可采取扩肛、洗肠、调节饮食和排便训练等保守治疗。症状严重、保守治疗无效者，应再次手术切除扩张的直肠和乙状结肠。

6. 泌尿系并发症　伴直肠尿道瘘者可能发生尿道狭窄、憩室、尿瘘、神经性膀胱等。尿道狭窄通过扩张尿道可能治愈，对较大的憩室经常尿路感染及并发结石者，应行憩室切除术。

（王维林　王伟）

参考文献

1. 李正，王慧贞，吉士俊．实用小儿外科学．北京：人民卫生出版社，2001：929-941.
2. 吉士俊，王伟，李正．小儿外科手术图谱．北京：人民卫生出版社，2006：221-245.
3. 施成仁，金先庆，李仲智．小儿外科学．4 版．北京：人民卫生出版社，2009：116-118.

第九十四章

胆道闭锁手术

胆道闭锁（bilia atresia，BA）是小儿常见的胆道畸形，是危及患儿生命的严重疾病，非白种人胆道闭锁发病率是白种人的2倍，亚洲发病率高于欧美，病因目前尚不清楚，主要症状为持续存在、进行性加重的黄疸，排陶土色大便和尿色深黄。根据肝外胆管闭锁部位分为三型（Kasai分型，图94-1）：胆总管闭锁（Ⅰ型）、肝总管闭锁（Ⅱ型）、肝门部胆管闭锁（Ⅲ型），Ⅰ、Ⅱ型占10%左右；Ⅲ型占90%左右。手术胆道造影是诊断和分型的金标准。

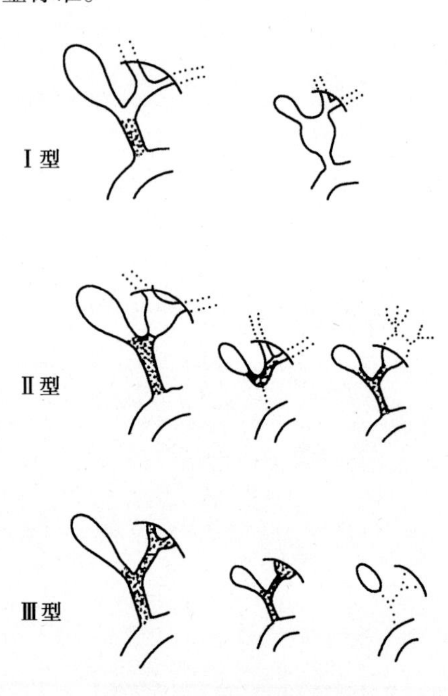

图94-1 胆道闭锁分型

9

手术是治疗胆道闭锁的唯一手段。Kasai Ⅰ型和Ⅱ型BA，采用胆总管（肝总管）空肠Roux-en-Y形吻合术治疗（胆管空肠吻合术）。Ⅲ型曾被认为是不可手术型，病死率很高，20世纪60年代，日本Kasai教授首次开展了肝门肠吻合术治疗这一类型BA，成为BA治疗的一个里程碑。半个世纪来，手术技术及术后管理治疗不断改进提高，使术后退黄率可在70%左右。尽管目前小儿肝移植在发达国家已经成为治疗该病的重要手段，并且取得了良好的效果，但是许多学者仍然主张对于胆道闭锁的治疗首先选择肝门肠吻合手术，如果手术后胆汁引流效果不好，出现肝功能衰竭时，再选择肝脏移植。

【适应证】

1. 明确诊断为胆道闭锁的患儿；

2. 年龄小于3个月，最大不超过5个月，对Ⅰ、Ⅱ型闭锁可在适当条件下放宽；

3. 肝功能Child分级B级以下。

【禁忌证】

1. 肝功能Child分级C级、肝功能不全，肝硬化腹水者；

2. 合并其他严重先天性畸形，心肺功能不良者；

3. 年龄大于5个月。

【患者评估与手术规划】

（一）患者评估及术前准备

1. 全面检查肝、肾功能，血常规，血小板计数，出、凝血时间。

2. 纠正贫血或低蛋白血症。

3. 术前2天注射维生素K_1。

4. 术前3天口服或静脉给予广谱抗生素。

5. 术前1天禁食、补液。

6. 术前2天液状石蜡10ml，保留灌肠2次。

（二）肝门空肠吻合术、胆管空肠吻合术

胆管空肠吻合术：适于Ⅰ、Ⅱ型BA，这两型BA伴有肝外胆道扩张，将扩张胆道盲端横断，与空肠端-侧吻合，保留近端的自然胆道。

肝门空肠吻合术：适于Ⅲ型BA，这一类型BA肝外胆道呈纤维条索状，需切除肝门部纤维块，部分患者断面有毛细胆管存在，将空肠与肝门行Roux-en-Y吻合，以期肝门有开放的胆管引流胆汁。

一、胆管空肠吻合术

【麻醉】

全身麻醉。

【体位】

仰卧位，于背部置一棉枕，垫高上腹部。

【切口】

右上腹横切口，右侧达肋下缘，左侧超越左腹直肌外缘（图 94-2）。

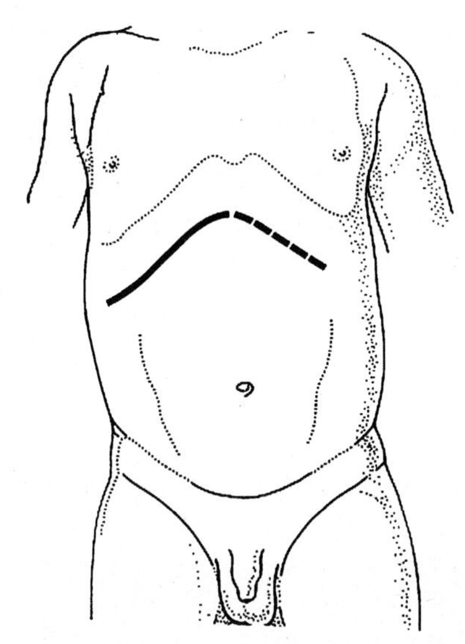

图 94-2　切口选择

【探查、造影】

先于右上腹肋缘下做一长 4cm 左右小切口入腹，首先探查肝脏的大小、硬度、有无结节，脾脏大小，有无腹水及其量和性状；胆道闭锁患儿的肝脏表面粗糙，呈绿色，脾脏增大，晚期伴有腹水；然后探查胆道，了解胆囊大小、充盈情况、位置；探查有无多脾畸形、内脏转位等并发畸形情况。

将胆囊底从右肋缘下切口提出，切开胆囊，胆道闭锁时胆囊内为白胆汁。胆囊腔插管注入 38% 泛影葡胺行胆道造影（图 94-3）。对Ⅱ型胆道闭锁，胆总管闭锁者，行胆总管穿刺并注入造影剂造影。通过造影明确诊断，确定 BA 的类型、肝内胆管形态，了解胆道系统的畸形情况和解剖关系。

【手术步骤】

1. 处理肝外胆管　首先游离切除胆囊，Ⅰ、Ⅱ型 BA 常伴有肝外胆管（肝总管、胆总管）扩张，手术时切开扩张的胆管表面的腹膜，暴露其前壁，再游离其侧壁、后壁，向远端游离至其盲端；切开扩张胆管的前壁，可见黄色胆汁溢出，吸净胆汁及其内沉淀物，用电刀横断切除其远端，保留部分近端，保留近端的部位以切除盲端后近断端直径 1.0cm 以上为宜。如果扩张的近端胆管中无胆汁溢出，提示近端胆管闭锁可能，行 Kasai 手术。

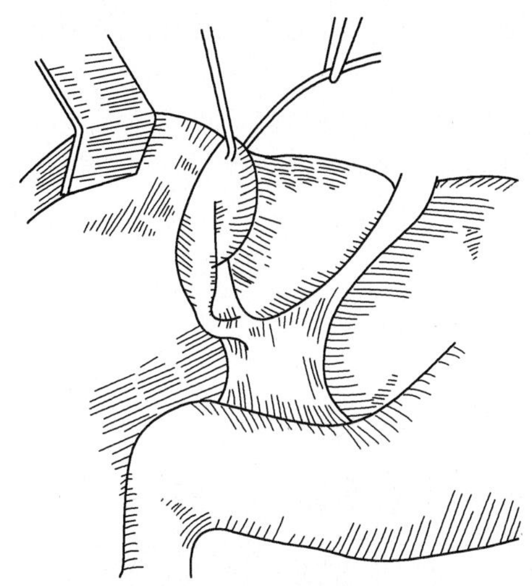

图 94-3　胆囊置管胆道造影

2. 重建胆道

(1) 空肠肝支形成：距 Treitz 韧带远端 10cm 处将空肠切断，远端缝合关闭，将近端与远侧 20~35cm 处空肠行端 - 侧吻合（图 94-4）。

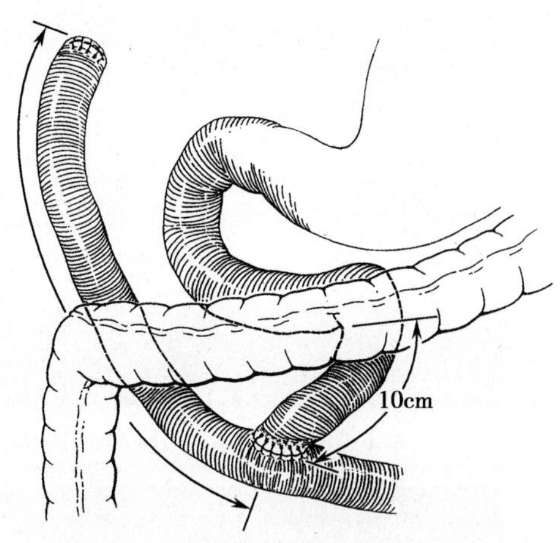

图 94-4　空肠肝支形成及结肠后隧道

(2) 结肠后隧道形成：松解肝结肠韧带，切开结肠中动脉右侧无血管区的腹膜，分离成直径 2cm 隧道，结肠后经结肠系膜无血管区将空肠提至肝门下，缝合闭锁结肠系膜裂孔（图 94-4）。

(3) 胆管 - 空肠吻合：根据扩张胆管保留部分的直径，切开肝支空肠端系膜对侧肠壁。用 5-0 可吸收缝线，先将近端保留的扩张胆管 3 点处管壁与肠管切口的内侧角相缝合，然后用此线把胆管的后壁与肠管的后壁连续或间断缝合，再用另一针线从近 3 点处开始，

9

把胆管的前壁与肠管的前壁连续缝合，在吻合口的外角处与前缝线会合，打结。在无张力情况下，将胆总管(或肝总管)与空肠肝支行端-侧吻合(图 94-5)。缝合空肠系膜与横结肠之间的裂隙，以防术后发生内疝。

(4) 关闭系膜裂孔，彻底冲洗腹腔，取肝活检，按层缝合腹壁，关腹。可以不放置引流管。

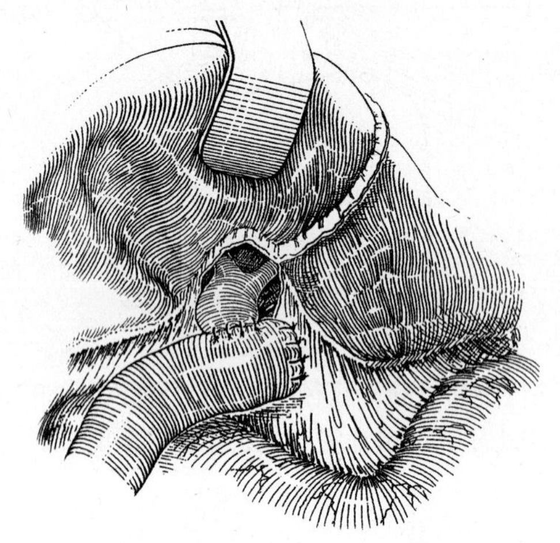

图 94-5 胆管空肠吻合效果图

【手术要点】

1. 处理扩张的胆管：这关系到手术的效果和成败。①游离切除扩张的胆管时，注意观察扩张的胆管内容物，有黄色胆汁流出才能进行胆肠吻合。②扩张的胆管切除范围：切除扩张的胆管时应保留近端部分扩张的胆管，一般以断端直径 1~2cm 为宜，这样可使胆道重建简便而顺利，可减少术后吻合口狭窄的几率。

2. 注意Ⅰ、Ⅱ型 BA 与胆总管囊肿的鉴别：Ⅰ、Ⅱ型胆道闭锁常常伴有盲端扩张，需与严重梗阻或伴有狭窄部蛋白栓的胆总管囊肿鉴别。胆道闭锁的扩张直径较小，肝内胆管有不同程度的发育不良(树枝、云雾、混合型三型，图 94-6A~C)，高张力下造影远端盲端光滑，肝脏明显瘀胆或肝硬化改变。胆总管囊肿患儿，囊肿较大，肝内胆管发育良好，常有不同程度的肝内胆管扩张。

3. 另外，如造影显示肝门部与胆囊相通的囊肿，而肝内胆管未显影，给予适当加压造影，肝内胆管仍未显影，且囊内胆汁为无色者，应按Ⅲ型 BA 进行手术。

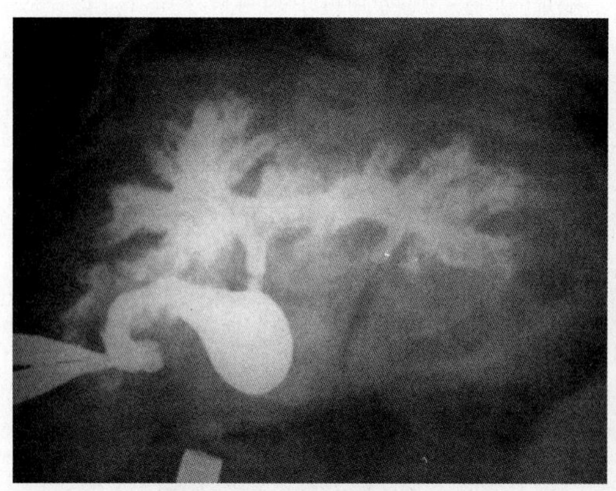

A. Ⅰ型闭锁造影示肝内胆管呈树枝型

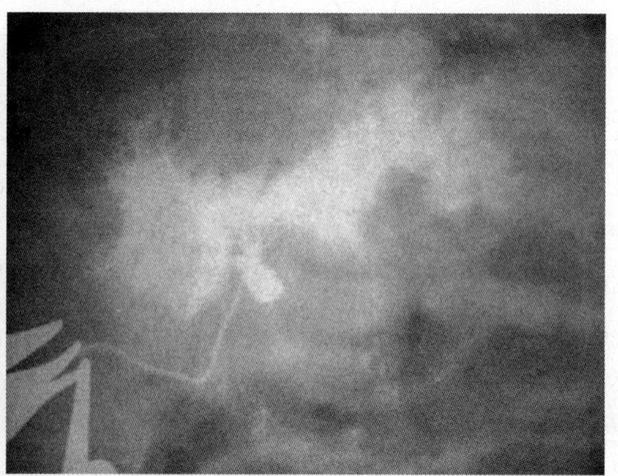

B. Ⅱ型闭锁造影示肝内胆管呈云雾型

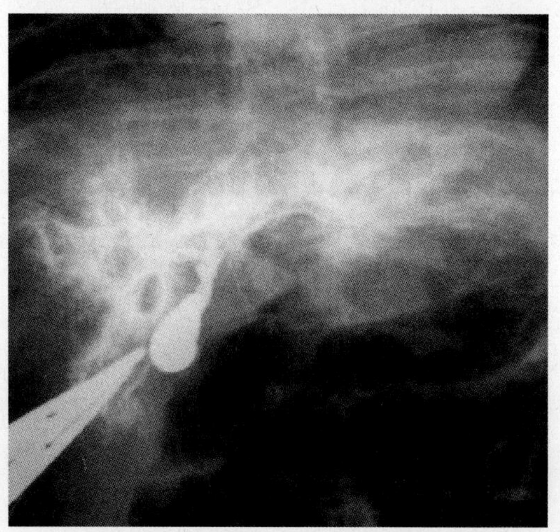

C. Ⅲ型闭锁造影示肝内胆管呈混合型

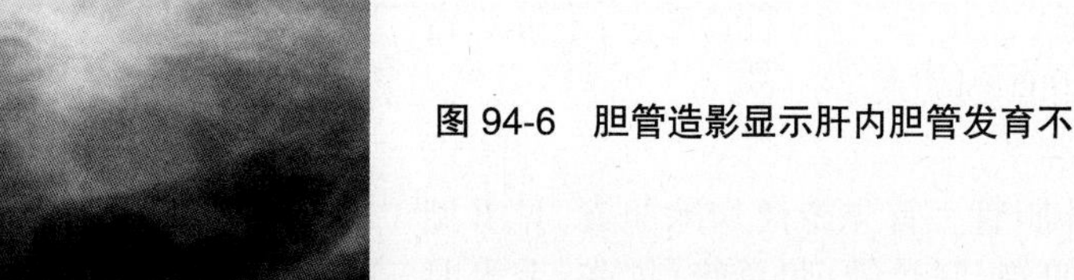

图 94-6 胆管造影显示肝内胆管发育不良

【术中注意事项及异常情况处理】

1. 注意肝内胆管发育程度 表现为造影显示不同分型。按 Masaki Nio 报告分型有树枝型、云雾型、混合型。理论上树枝型胆管发育较好，能显示左右肝管；云雾型肝内胆管模糊，呈片状云雾样，肝内胆管发育不良；混合型介于两者之间。

2. 胆道造影 通过造影确认诊断、了解胆道的解剖关系，指导手术操作，并依据造影进行扩张的胆管切除范围及胆道重建设计。这也是手术成功进行的关键步骤之一。

3. 如术中找不到胆总管时，应向肝门部剥离，有时在该处可见扩张胆管（或肝管）的盲端。

4. 如术中发现肝外胆道完整无异常，说明黄疸为胆汁黏稠阻塞胆管所引起，应行胆道冲洗，即在胆囊上剪开一小口，插入导尿管，用生理盐水冲洗胆道，并用手指轻轻按摩胆道，能获得良好效果。

5. 患儿横结肠系膜发育异常，如过短或无血管区面积太小，不能容纳到肝门部的空肠时，则应考虑采用结肠前胆总管（或肝管）空肠 Roux-en-Y 吻合术。

【术后处理】

1. 术后禁食、胃肠减压，按患儿体重及全身状况，每日经静脉补给适量液体。术后 2~3 天待肠管功能恢复，开始进全量流食。

2. 给予抗生素静脉滴入，按控制球菌、杆菌及厌氧菌混合感染联合用药，持续 2 周。

3. 为预防切口感染、裂开及吻合口瘘，定期给予输血、血浆或白蛋白，术后即给予维生素 K、维生素 A、维生素 B、维生素 C。

4. 保护肝脏功能，静脉滴注 ATP、辅酶 A，当经口进食后给予中药消炎利胆药。

5. 实验室检查：每周复查一次血浆蛋白、血红蛋白、血总胆红素、结合胆红素、非结合胆红素水平和肝脏功能。

二、肝门空肠吻合术

【麻醉及体位】

同胆管空肠吻合术

【切口】

右上腹肋缘下横切口，左侧起自左腹直肌外缘，右侧至腋前线肋下缘。如果手术需要可向两侧延长。

【探查、造影】

基本同胆管空肠吻合术。Ⅲ型胆道闭锁患儿胆囊常常发育不良，胆囊内胆汁多为白胆汁；肝外胆管呈纤维条索样，造影时胆囊管为盲端或胆总管开放而肝总管不显影时，可诊断为 Kasai Ⅲ型 BA。

【手术步骤】

1. 显露 切断肝脏两侧的三角韧带、镰状韧带，将肝脏拖出切口，并于肝脏后面置入大块纱垫，可清楚显露肝门，在直视下清晰地行肝门部解剖和肝肠吻合（图 94-7）。

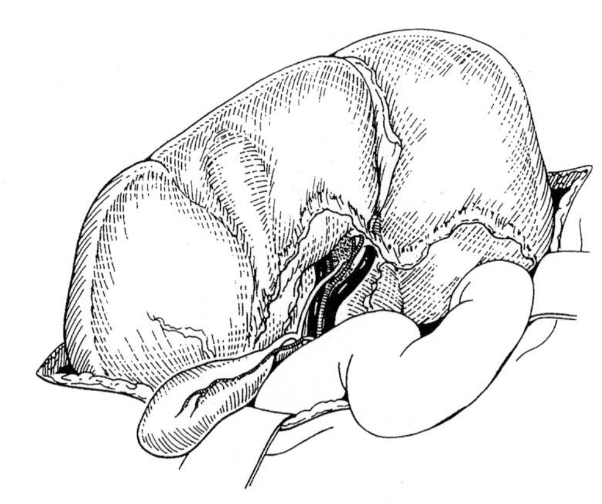

图 94-7 将肝脏经切口拖出显露肝门

2. 肝门纤维组织块游离切除 首先游离胆囊，至胆囊管与肝门纤维块的交界处切除胆囊；沿胆囊管游离至肝门纤维块，提起纤维块边缘向肝门中心处游离；然后，剪开十二指肠韧带表面腹膜，由十二指肠向肝门方向剥离，细心解剖胆管区，避免损伤韧带中的小血管，以免手术视野不清。游离纤维块边缘要达到肝动脉及门静脉分支，将它与左右肝动脉和门静脉分支分离，特别注意要游离切断门静脉后方向肝门发出的细小分支，然后用剪刀正中横断纤维块，接着分别提起左右断端，在纤维块与肝门的纤维板之间用剪刀游离切除纤维块，用止血纱布压迫断面止血（图 94-8~图 94-10）。

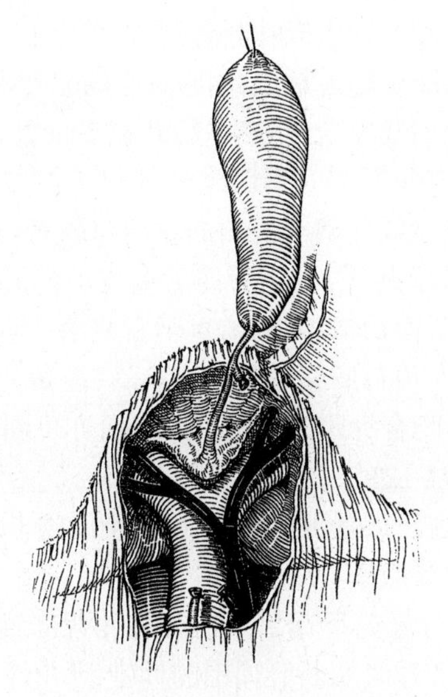

图 94-8 游离显示纤维块边缘

9

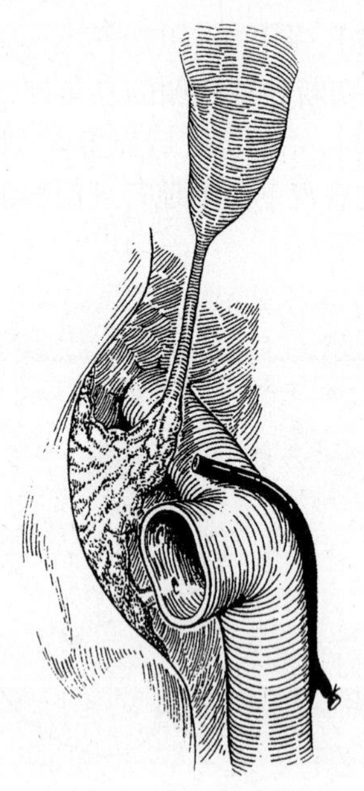

图 94-9　纤维块切除深度

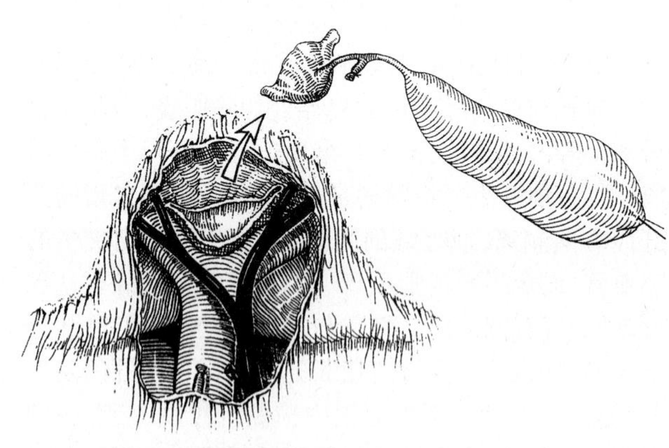

图 94-10　纤维块切除完成

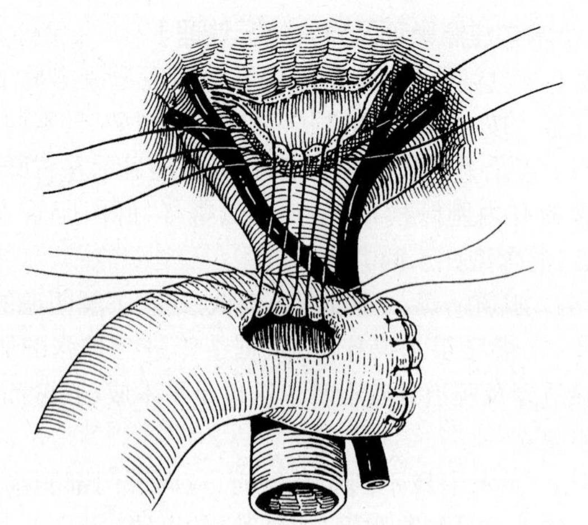

图 94-11　肝门肠吻合缝线位置

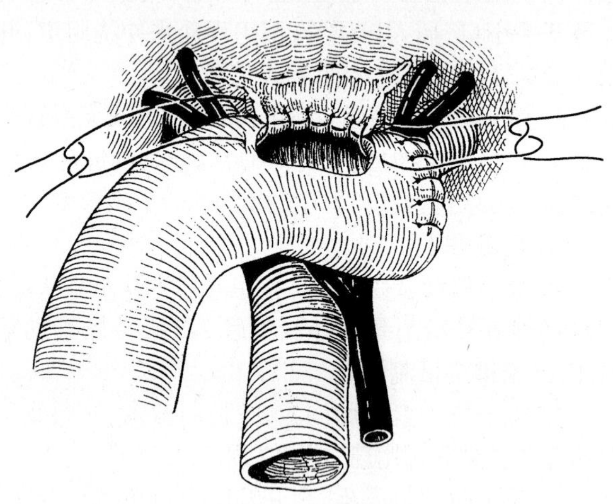

图 94-12　肝门肠吻合后壁吻合完成

3. 重建胆道

(1) 空肠肝支形成：同胆管空肠吻合术。

(2) 结肠后隧道形成：同胆管空肠吻合术。

(3) 肝门肠吻合：距离空肠断端 2cm 处，根据肝门的范围将空肠肝支对系膜缘纵行切开 2.0~2.5cm。用 5-0 可吸收缝线先缝合肝门的左角与肠管切口的内侧角，然后借用此线，将肠管的后壁与门静脉后方的肝纤维块的断面边缘相吻合，直至右侧角。再用另一针线从肝门左角与肠管的前壁吻合，在右角处与前缝线汇合打结。吻合针距 2mm，缘距 2mm；亦可间断缝合(图 94-11、图 94-12)。

(4) 关腹、放置引流管：同肝管空肠吻合术。

【手术要点】

1. 充分暴露肝门　术前在患儿背部置枕垫抬高上腹部。手术时切断肝周围的韧带，于肝上置入大纱垫，避免肝脏回缩，利于暴露肝门部，便于肝门解剖，肝门肠吻合。

2. 纤维块切除　纤维块切除时深度不能过深，在纤维块与肝门的纤维板之间分离切除纤维块，以恰好不损伤肝实质为宜；切除边缘至两侧门静脉的二级分叉水平剪断纤维组织。肝门部纤维块游离切除和预防断面大量渗血是手术成功的关键，一方面纤维块的后前侧有门静脉和肝动脉走行，必须将门静脉的上侧壁游离才能充分显露肝门。在游离门静脉时要注意结扎门静脉向肝门发出的细小分支，避免切除肝门纤维块时，发生大量渗血，导致腹腔镜下肝门肠吻合困难。另外，胆道闭锁患儿的肝门处常常因炎症反应，存在粘连，在将纤维块与肝动脉和门静脉分支分离时，利用腹腔镜放大视野，显示分辨纤维块的界限，贴纤维块电切游离。

3. 肝门切面止血　肝门部纤维块切除后断面渗血时，用止血纱布压迫断面止血。不宜用电凝或结扎止血，如果有较大的出血点，用 3mm 的弯钳尖夹住出血点电凝止血；应用温盐水冲洗，并用热盐水纱布或用止血纱布压迫创面5~10分钟，多可达到止血目的。

4. 肝门肠吻合的确切与否直接关系到术后的远期效果。为了有利于吻合，助手可向下牵拉门静脉以暴露肝门纤维块的切面边缘，准确将肠壁与纤维块的外缘相吻合，让纤维块的断面完全位于吻合口内。采用5-0可吸收缝线分别连续缝合前壁和后壁，可节省时间，而且缝合紧密。

【术后处理】

1. 术后补液，支持治疗。

2. 术后持续胃肠减压，禁食2~3天，肠道功能恢复后逐渐恢复正常饮食。观察尿、粪便颜色变化。

3. 抗生素的应用，术后应用静脉滴注抗生素，如头孢菌素类、奥硝唑，或根据胆汁细菌培养结果选用抗生素，持续2~4周，以后改为口服抗生素1个月[可用利奈唑胺(斯沃)10mg/(kg·d)，q8h口服]。

4. 注意保护肝脏功能，可静脉应用复方甘草酸苷注射液10ml/d。

5. 术后每日液状石蜡保留灌肠2次，每次10ml，连用1周。

6. 定期测定肝功能、血胆红素、血浆蛋白、胆汁酸等，每周1次。

7. 利胆药的应用

(1) 熊去氧胆酸：术后2天开始口服，10mg/kg每日3次，直到血中胆红素正常时停药。

(2) 合成肾上腺皮质激素：术后第1天开始给药一次(地塞米松1mg/kg，入壶)；术后第2天开始给予甲泼尼龙4mg/kg，每天1次，连用3天；3天后开始减量，每3天总量减量4mg，共减量3次后改等剂量口服；仍以每3天总量减量4mg减量至0mg停药。

(3) 经上述处理胆汁仍引流不畅时，可给予地诺前列酮(前列腺素E_2，PGE_2)100μg/kg，每周2次，口服。

(4) 茵栀黄口服液：10ml每日3次。

8. 再手术 术后10~14天，如黄疸不见消退、高热，应根据胆汁排出情况及肝脏病理改变，慎重考虑再次手术，或创造条件准备肝移植。

【术后并发症】

1. 近期并发症

(1) 急性肝功能衰竭：胆道闭锁患儿，特别是生后3个月以上手术的晚期患儿，术前均有不同程度的肝功能损伤，由于麻醉及手术的打击，使黄疸加重，肝功能损害加重，可出现肝性脑病、腹水、上消化道出血。肝功能衰竭是肝门肠吻合术后近期主要的并发症。

预防和治疗：①严格掌握手术适应证，对存在禁忌证的患儿，不实施肝门肠吻合术；②精准解剖，减少术中出血；③术前、术后加强保肝治疗；④注意预防感染。

(2) 切口裂开：多因BA患儿腹水、低蛋白血症、营养不良、切口感染、腹胀、哭闹等因素引起，多发生在术后5~7日。

预防及治疗：改善营养状态，纠正输血、低蛋白血症；保肝及抗感染治疗；在术中可酌情选用腹壁减张缝合。一旦发现切口裂开，立即无菌包扎，于手术室在全麻下行Ⅱ期缝合，并放置腹腔引流。

(3) 吻合口瘘：原因有①吻合不确切；②吻合口局部张力过高；③BA患儿肝功能不全、低蛋白血症等影响吻合口愈合。吻合口瘘出现后，应放置引流管持续引流，给予营养支持治疗，部分瘘口可自行愈合；如果瘘口长期不愈合，待情况好转后行修补术。

(4) 胆管炎：是肝门肠吻合术后最常见又难以解决的并发症，有报道其发生率高达48%。按发病时间分为早期和晚期两大类。术后1~3个月内发生者为早期胆管炎，原因：①由于食物反流，消化道内细菌逆行到肝门处引起；②梗阻性黄疸的易感染因素，因胆道闭锁患儿术前长时间的胆管梗阻，影响肝脏巨噬细胞(Kupffer cell)的吞噬功能，易患细菌性败血症；③肝内胆管异常。上行性的致病菌可分为需氧菌及厌氧菌两种，多为混合感染，有报道真菌也是致病菌之一。

胆管炎的临床表现及诊断：①发热，体温常在38.5℃以上；②皮肤出现黄染或黄染加重、大便颜色变浅甚至呈陶土色，尿色加深；③血中胆红素增高；④感染血象，CRP升高。

预防及治疗：①抗生素的应用。依据胆汁细菌培养或血培养结果，选用有效抗生素。②增强抗病能力，定期给予免疫球蛋白。③服用中药消炎利胆制剂。中药茵陈蒿汤或茵栀黄口服液具有消炎利胆作用。④由于60%以上的胆管炎在2岁以内发病，故2岁以内，抗生素、利胆药、维生素应继续服用，如临床出现发热、黄疸时改用静脉滴入。关于晚期胆管炎的防治尤为重要，由于胆管炎反复发作，导致胆管上皮细胞变性、再生，胆管狭窄、肝脏功能受损，肝内胆管结石、肝硬化门静脉高压等严重后果，故应定期复查，及早处理。

2. 晚期并发症 门静脉高压致食管胃底静脉曲张、消化道出血及脾功能亢进。有报道门静脉高压的发生率约为40%~60%，术后合并胆管炎、黄疸再发者发生率更高。门静脉高压是胆道闭锁术后死亡的主要原因之一。

临床表现及诊断：①术后6个月以上肝脾明显增大；②出现没有消化道溃疡及胃炎引起的消化道出血；③经食管钡餐及食管镜检查，发现食管静脉曲张。

胆道闭锁术后门静脉高压的治疗：随着胆道闭锁术后长期存活病例的增加，自20世纪70年代以来，对门静脉高压的治疗主要以内镜下硬化疗法(endoscopic injection sclerotherapy,EIS)及静脉结扎术(endoscopic variceal ligation,EVL)为主,而采用脾切除加分流术或脾切除加断流术者日渐减少。

(郑珊)

参考文献

1. Nio M,Sano N,Ishii T,et al. Long-term outcome in type I biliary atresia. J Pediatr Surg,2006,41(12):1973-1975.
2. Liu SL,Li L,Cheng W,et al. Laparoscopic hepatojejunostomy for biliary atresia. J Laparoendosc Adv Surg Tech A,2009,19(sumpplement1):S31-36.
3. 李龙,侯文英,刘树立,等.胆道闭锁与十二指肠乳头异位的关系探讨.中华小儿外科杂志,2009,30(1):28-30.
4. 王果,李振东.小儿外科手术学.2版.北京:人民卫生出版社,2010.

第九十五章

精索静脉曲张手术

精索静脉曲张是指精索蔓状静脉丛扩张、伸长、迂曲而形成的阴囊内血管性团块。其主要危害是导致男性不育。过去一直认为,该病好发于青春期少年及成年人,儿童罕见。近年来,随着对本病的认识和关注,发现在儿童期亦有较高的发生率。只是多数病情较轻,随着年龄的增长,症状逐渐加重。

一、发病率

儿童期原发性精索静脉曲张的发病率,各家报道不一,可能与被统计的患者年龄长幼不一致有关系。Oster 等报道,1 072 名 6~19 岁男生中,本病发病率为 16.2%;Berger 报道为 9.0%;Steeno 等报道本病发病率为 14.7%。国内章氏报道 800 名 9~14 岁在校男生本病发病率为 7.87%。山东省立医院调查 2 000 名 7~12 岁在校男生,本病发病率为 7.64%。说明在儿童期本病并不少见。

儿童期原发性精索静脉曲张,99% 发生在左侧。继发性精索静脉曲张多由腹腔、盆腔、腹膜后肿瘤或迷走血管压迫和髂静脉阻塞等疾病引起,在儿童很少见。

二、精索静脉的应用解剖

精索静脉由引流睾丸、附睾及输精管的许多小静脉组成,被包绕在精索内、外两鞘膜与提睾肌组成的肌纤维鞘内,分为三组①精索组:由位于前侧的蔓状精索内静脉丛组成,是睾丸、附睾血液回流的主要途径,也是组成精索的主要部分;②输精管组:位于中间,收集输精管、附睾尾部及邻近的小部分睾丸静脉,与输精管伴行;③提睾肌组:位于精索后侧,引流附睾尾部及部分精索内静脉的外侧支。三组之间有广泛的交通支相连。精索组在腹股沟外环平面,分为精索内、外静脉。精索外静脉于腹股沟管的中下部离开蔓状血管,汇入腹壁下深、浅静脉。与精索静脉曲张发病关系最为密切的是精索内静脉。其在腹股沟管内环处汇合为 1~2 支,进入腹膜后间隙。80% 变为一支主干,20% 仍为两支。沿腰大肌前面上升。左侧呈直角注入左肾静脉,右侧 90% 以锐角注入下腔静脉。输精管组及提睾肌组静脉分别回流至髂内静脉及髂外静脉。

三、病因及发病机制

1. 原发性左侧精索静脉曲张的病因尚不十分清楚。目前有以下几种学说:

(1) 精索内静脉瓣膜缺乏或功能不全,造成血液反流、精索静脉曲张。

(2) 左精索内静脉解剖走行异常。

(3) 胡桃钳(Natcracker)现象。通过局部解剖发现,左肾静脉位于主动脉与肠系膜上动脉之间。有人视这两支动脉似胡桃钳样压迫左肾静脉,影响左精索静脉的回流,称为上胡桃钳现象。这些血管解剖的一种变异,压迫精索内静脉,可致精索静脉曲张。

(4) 精索包膜萎缩或松弛。认为组成精索包膜的肌纤维鞘有泵压作用,促使血液回流,并有限制静脉过度扩张的作用。如果包膜的肌纤维组织发生萎缩和松弛,就可能影响血液的回流,产生精索静脉曲张。左侧精索静脉曲张的发病因素是综合性的,主要是静脉瓣膜缺乏或发育不良,以及左精索静脉的解剖走行异常。其他可视为辅助因素。

2. 右侧精索静脉曲张发病机制　单纯右侧精索静脉曲张罕见。临床上大多见单纯左侧或双侧。过去认为,双侧精索静脉曲张占所有精索静脉曲张的 15%,近年来的统计高达 60%,可能与过去忽略了右侧的轻度和亚临床精索静脉曲张有关。有人认为,双侧精索静脉间有丰富的交通支,右侧精索静脉曲张继发于左侧精索静脉曲张。

四、病理

早期精索静脉曲张的病理变化为静脉单纯伸长、扩张、迂曲。后期因静脉长期淤滞,可形成静脉结石、静脉内膜营养不良,进而继发静脉炎等。

精索静脉曲张的主要危害是对睾丸组织的病理损害，导致生育力低或不育。由此认为，精索静脉曲张是引起男性不育的重要原因之一。

随着近年来对儿童期精索静脉曲张发病的重视，发现儿童患者的睾丸组织已出现明显的病理损害。

五、精索静脉曲张对未来生育的影响及预后

精索静脉曲张引起生育力低下的原因，有以下几方面：①有害物质的作用：含有肾及肾上腺有害代谢产物（前列腺素、5-羟色胺、儿茶酚胺等）的血液逆流入精索内静脉，并与对侧静脉血相混，进入双侧睾丸。损害生精上皮，抑制精子形成，引起不成熟精子的过早脱落，并影响精子的活力。②睾丸热损伤：精索静脉曲张时，睾丸局部温度较正常提高1~2℃。长期温度升高影响精子的发生。③精索静脉曲张时，静脉回流受阻致血液淤滞，影响动脉供血，导致精子发生所需的氧和营养物质缺乏。④内分泌紊乱：精索静脉曲张亦损害睾丸间质细胞，引起内分泌紊乱。睾酮下降，卵泡刺激素（FSH）及黄体生成素（LH）升高。

精索静脉曲张是引起男性不育的重要原因之一。约50%成年患者有婚后不育。此时再对不育进行治疗，仅有48%的患者可恢复生育能力。近年，有学者对比研究儿童早期手术治疗者与成人期不育后再治疗者的生精功能，发现前者的改善明显高于后者。故为防止不育，提倡对本症尽早手术治疗。

六、临床分型

精索静脉曲张分为二型，即临床型与亚临床型。

1. 典型的临床型精索静脉曲张有其特异表现。对儿童早期患者，可结合Valsalva试验进行诊断：即嘱患者立位屏气，使腹压增加，观察和触摸阴囊局部有无静脉团块出现或增大，从而发现较轻的和隐匿的精索静脉曲张。依据此项试验，将临床型精索静脉曲张分为四级：

0级：一般检查和Valsalva试验均未见精索静脉曲张的团块。

Ⅰ级：一般检查无静脉曲张团块，Valsalva试验可发现较少的静脉团。

Ⅱ级：一般检查能摸到静脉曲张团块，但看不见；Valsalva试验团块增大，外观血管显露。

Ⅲ级：静脉曲张团块大而易见。

2. 亚临床型精索静脉曲张　是指有血液逆流入精索静脉中，一般的临床物理检查不能发现的精索静脉曲张，需借助其他仪器才能诊断。多是在对常规查体未发现精索静脉曲张的不育患者，做进一步检查时才发现。按亚临床型精索静脉曲张的程度，分为滞留型和分留型。滞留型可发展为分留型。通常滞留型多见。有人认为，只有分留型才可能伴有不育。研究发现，精索静脉曲张是一进行性加重的疾病，亚临床型可发展为临床型精索静脉曲张。

亚临床型精索静脉曲张常用的检查方法有①精索静脉造影术：此法对亚临床型精索静脉曲张检出率最高。但因其有一定的创伤性，应用受到限制。②彩色多普勒超声：是一种无创伤、简单、敏感、诊断精确的方法，可同时显示图像及睾丸血流，对亚临床型精索静脉曲张的检出率与静脉造影相似。易为患者接受，是目前多数人首选的方法。

七、临床表现

原发性精索静脉曲张在青春启动期或之前发病，随年龄的增长而逐渐加重。儿童期多属轻者。临床症状不明显，多无任何不适感。多在体格检查或洗澡时偶被发现。

(1) 阴囊坠胀和疼痛：儿童期少见。多在青春期后出现，表现为患侧阴囊区下坠感。久站后偶有坠胀性痛。发生静脉炎时疼痛加重，有烧灼感。

(2) 阴囊肿物：儿童期肿物多较小，往往不易发现。个别仔细的家长在为孩子洗澡时偶然发现而就诊。儿童患者阴囊肿物明显者，仅占5%~10%。

(3) 青春期后，有些患者因缺乏对该病的认识，思想压力过重，可出现神经衰弱症状。严重者婚后出现性功能障碍。

(4) 主要体征是患侧阴囊包块（静脉团）。立位体检可见患侧阴囊松弛、下垂，睾丸低于对侧。肿物位于睾丸上方，无压痛，无波动感。扪之有虫样感。压缩或平卧时包块可减小或消失。重度患者，患侧睾丸较对侧小，质软，睾丸容积亦较对侧小。

继发性精索静脉曲张多见于成人。平卧时阴囊肿块多不能消失。

八、诊断

根据临床表现，诊断本病应无困难。对可疑者可行精索静脉造影术、彩色多普勒超声、红外线测温器及锝扫描等协助诊断，当不会漏诊。

若怀疑继发性精索静脉曲张，需摄腹部平片、做静脉尿路造影、腹部CT或膀胱镜等检查。

临床上，精索静脉曲张应与腹股沟斜疝、睾丸鞘膜积液、睾丸肿瘤等鉴别。

九、治疗

本病治疗的目的，是解除精索静脉曲张对睾丸组

织的病理损害，保护睾丸的生精及内分泌功能。虽然不是所有精索静脉曲张患者都无生育力，但为预防或减轻此后果，根本方法是及时手术治疗，尤其是对睾丸变小、质地变软的患者。

亚临床型精索静脉曲张是否需要治疗，曾有争议。但近年来的研究进展发现，亚临床型患者手术后效果比临床型更显著。大多数学者倾向早期治疗。目前常用的手术方法有以下几种：

(1) 精索内静脉高位结扎术：手术经腹股沟外上方斜切口。在内环水平以上腹膜外找到精索内静脉主干，予切断及结扎。阻断来自肾静脉的血流。远端精索静脉将通过侧支循环回流入心。此法多年来一直被认为是一简单、有效的方法。

(2) 精索静脉高位结扎分流术：分流的途径主要有三种：①精索静脉与腹壁下静脉端 - 端吻合；②精索静脉与大隐静脉端 - 端吻合；③精索静脉与髂外静脉端 - 侧吻合。有人将此术式与单纯结扎术做过对比，其近期效果无显著差异，远期优越性尚无定论。

(3) 经皮精索内静脉栓塞：局麻下经皮行股静脉插管，至左或右精索内静脉。造影证实静脉瓣有缺损和逆流后，即注入吸收性明胶海绵及钢圈行永久性栓塞。再造影证实栓塞完全，拔管。此法 1978 年由 Lima 首创，临床上应用少。

不管用何种手术方法，均应强调尽早治疗，即在发病初期生精上皮损害尚轻时进行治疗。要求广大临床医生足够重视儿童期患者，摒弃以往认为本病在儿童期少见的观点。对该病早发现、早治疗，以防止和减少不育，优生优育。

(吴荣德)

参考文献

1. 章如光，史才 . 青春发育前期精索静脉曲张的调查 . 中华小儿外科杂志，1992，13(6)：364.
2. 郭宗远，吴荣德，于启海，等 . 小儿精索静脉顺行静脉造影 . 中华小儿外科杂志，1997，18(1)：37.
3. 吴荣德，郭宗远，高英茂，等 . 儿童精索静脉曲张的睾丸病理组织学研究 . 中华泌尿外科杂志，1996，17(7)：428.
4. R.Dale M，Dalsy K，Keith K，et al. Subclinical varicocele：the effectiveness of varicocelectomy. J Urol，1991，145(4)：789-791.
5. G.Belloli，S.Dagostino，F.Zen，et al. Fertility rate after successful correction of varicocele in adolescence and adulthood. Eur J Pediatr Surg，1995，5：216-218.
6. G.Belloli，S.Dagostino，L.Musi，et al. Adolescent varicocele：operative anatomy and tricks for successful correction. Eur J Pediatr Surg，1995，5：219-221.

9

第十篇

整形外科手术

第九十六章

皮片移植术

皮片移植术是一种修复创面和缺损的方法，常用于各种创伤后皮肤缺损、三度烧伤、慢性溃疡及某些晚期挛缩性瘢痕。皮片根据厚度不同分为刃厚皮片、中厚皮片、全厚皮片和真皮下血管网皮片四种（图 96-1）：

1. 刃厚皮片　亦称薄皮片仅含有少量真皮层，皮片很薄，移植后容易成活，供皮区不遗留瘢痕。但成活后耐磨性差，收缩性大。主要用于大面积三度烧伤后消灭创面，不适用于功能部位植皮和整形手术。

2. 中厚皮片　约包括真皮层的 1/3~2/3，可进一步分为薄中厚皮片和厚中厚皮片。亦较易成活，且由于含有丰富的弹力纤维，成活后耐磨性好，收缩性不大，尤其是厚中厚皮片，用于治疗新鲜创伤皮肤缺损、关节部位瘢痕挛缩以及三度烧伤早期切痂植皮，效果较好。供皮区如果未伤及真皮和皮下组织，一般不会遗留瘢痕，否则，将遗留瘢痕或者蟹足样肿。皮片成活后有色素沉着。

3. 全厚皮片　包括表皮和真皮全层，成活后弹性、色泽和耐磨性等均与正常皮肤相似。但由于皮片较厚，供皮区创面不能自愈，所以适用于小范围的植皮。

4. 真皮下血管网皮片　皮片中保留真皮下血管网，成活较难，但成活后回缩很少，更接近原位皮肤。

取皮部位因需要而异，一般较大面积植皮时，可由大腿或腹部取皮。对于大面积三度烧伤，上述部位不能供皮时，则常以头皮作为主要供皮区。面部植皮时，以上臂内侧、颈部和上胸部皮肤为好，因为这些部位皮肤较薄，色泽与面部相近。

【手术指征】

1. 新鲜创伤皮肤缺损，软组织床条件较好者，经清创后，可以用大块皮片封闭创面，以免感染。

2. 三度烧伤，若面积不大，而供皮区丰富者，可以早期切痂，用整块皮肤覆盖，在消灭创面的同时兼顾整形。对大面积三度烧伤，则可酌情分期切痂植皮。

3. 三度烧伤脱痂后，肉芽创面经清洁处理，可行

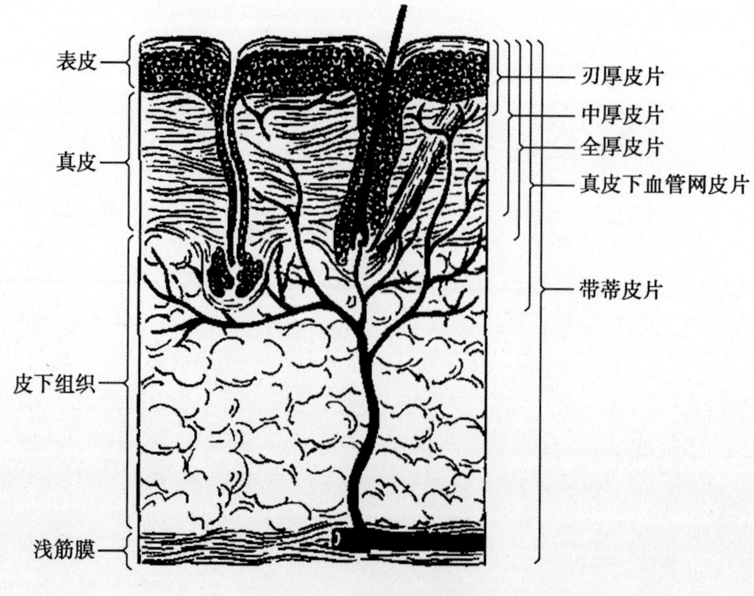

图 96-1　皮片厚度类型

10

点状或“邮票”状植皮，以消灭创面。若肉芽创面新鲜，供皮区较充裕，亦可以采用大块皮片移植，以减少瘢痕形成。

4. 凡影响功能的陈旧性瘢痕挛缩，经瘢痕组织切除后，软组织床条件较好者，均可采用中厚皮片移植，以矫正畸形，改善功能。

5. 对各种慢性溃疡，一般直接植皮多难成活，需经处理后待肉芽创面较新鲜健康后再植皮或将溃疡切除后植皮。

【术前准备】

除了新鲜创伤外，应根据手术的大小做必要的准备。择期手术者，在全身方面，应注意纠正贫血和低蛋白血症，适当改善营养状况，有糖尿病的患者要控制好血糖。肉芽创面植皮，必须使创面清洁，无水肿。若肉芽创面已经苍老，应事先给予高渗盐水湿敷，去除苍老肉芽后方可植皮。

供皮区皮肤，于手术前一日洗净，剃除毛发。头皮重复取皮时，因头皮刚愈合，表皮菲薄，剃刮易造成损伤，故可用发剪将头发剪除。

【麻醉】

成人用局部浸润麻醉，每 100ml 0.5% 普鲁卡因或利多卡因中加入 0.1% 肾上腺素 0.1~0.2ml，以减少创面渗血。儿童可以用静脉复合麻醉或强化麻醉加局部浸润麻醉。若用切皮及取皮，局部浸润麻醉应选用长针头，采用 2 点对角扇形注药法（图 96-2），将麻醉药物注射于皮肤内，使皮肤微微隆起，不要注射至皮下组织层。避免在切皮区内注射，以致针孔溢水，影响胶水的黏着。

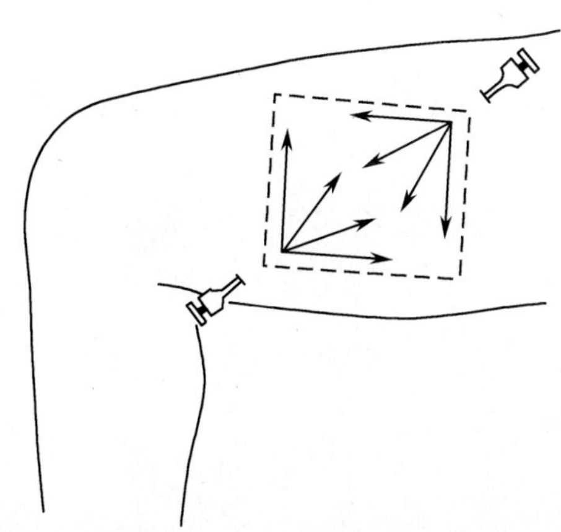

图 96-2　2 点对角扇形注药法

【手术步骤】

1. 切取皮片　根据治疗目的和植皮要求，事先应周密计划，在选定部位切取大小、形状和厚度适宜的皮片。

(1) 刃厚皮片切取法：取皮部位不受限制，手法取皮常用滚轴刀。操作时，术者右手持刀，左手持一小木板固定供皮区一端的皮肤，由助手固定另一端，将皮肤绷紧。切皮刀与皮肤成 15°~30°（角度越大皮片越厚，反之越薄）。先以较大的角度启开少许皮肤，然后将刀片稍稍放平，用拉锯式均匀移动切取（图 96-3）。透过切下的皮片可隐约看到刀片，皮片的里层可见有一薄层白色的真皮组织，即为刃厚皮片的适宜厚度。将切下的皮片用剪刀剪成小块（供皮区缺乏时，可剪成米粒大小，以节省皮片），置于等渗盐水纱布上，立即进行移植。

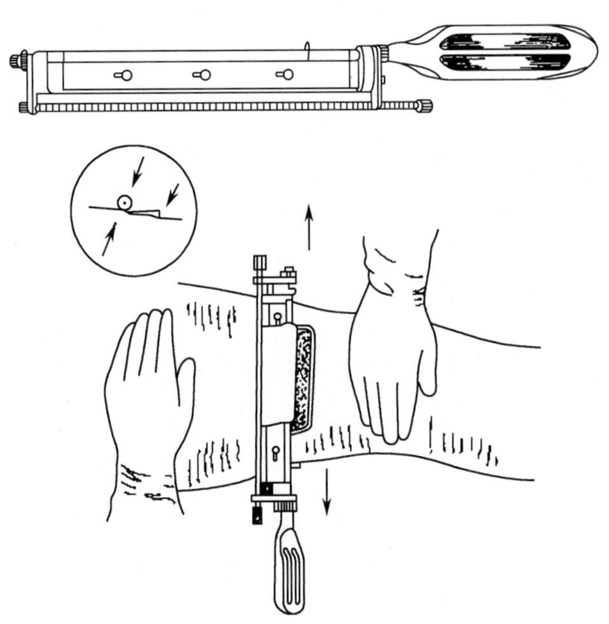

图 96-3　滚轴刀取皮

(2) 中厚皮片切取术：小面积的中厚皮片，亦可以用滚轴刀或剃刀切取。操作方法基本同上，只是在切取时要适当加大刀片与皮肤的角度，以增加皮片的厚度。

较大面积的中厚皮片应用取皮鼓切取（图 96-4）。用取皮鼓切取的中厚皮片均匀，适用于覆盖较大面的创面，常用于整形。取皮前，用纱布蘸乙醚擦洗供皮区皮肤和取皮鼓的鼓面，清除油垢后，再分别于供皮区和鼓面涂一层胶水（或选用双面取皮胶纸）。待胶水完全干燥后，术者左手持鼓柄，右手持刀架，将鼓面的前端轻压在皮肤上约 2~3 分钟，使鼓面前端与皮肤粘紧，然后慢慢将鼓面稍向前、向上轻轻转动，将少许皮肤粘起成一皱褶，再将刀片落下，以拉锯式进行切割，边切边向前向上转动并向下按压鼓面，即可顺利地将皮片切下。为保证皮片厚度适宜，除切皮前注意调整刻度外，在切开少许皮肤后，应注意检查皮片厚度是否适合，如偏厚或偏薄，可将刀片抬起，重新调整刻度。

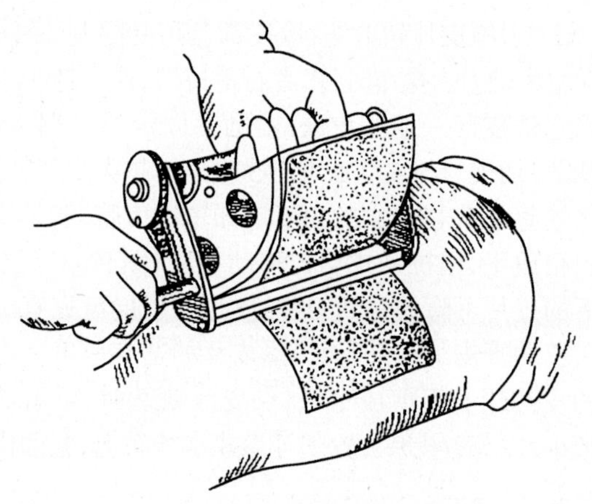

图 96-4 取皮鼓切取中厚皮片

为减少刀架与皮肤接触时的摩擦,切皮前可于刀架压盖上涂少量液体石蜡。但切勿使油与鼓面(胶水)接触,以免影响胶水的黏着。切皮时助手应注意鼓面两侧,将被拉起的皮肤轻轻压下,以防切至皮下。若需切取面积很大的整块皮片,可以连续取皮,即第一鼓皮片切满后,将取皮鼓取下,暂不切断皮片,紧靠第一鼓皮片,重新涂胶水(或粘取皮胶纸),按上述方法切取第二鼓皮片,将两鼓皮片连在一起,使其成为T形或L形。

对于大面积皮肤剥脱伤,可充分利用已经丧失血液供应的皮肤,经处理后移植。具体方法是:将剥脱的皮肤切下,用大量生理盐水清洗后,置于0.1%的苯扎溴铵溶液中浸泡5~10分钟,再以无菌生理盐水冲洗干净,然后将皮肤的表面紧贴于鼓面上,并由助手用两把有齿血管钳固定,鼓面朝上,按上述方法将皮下脂肪和部分真皮层切除,即成整张的中厚皮片,再移植于经清创处理后的创面上。挫伤部分的皮肤应予以切除,以免影响皮片质量(图 96-5)。

(3) 全厚皮片切取法:皮前应先划出皮片的大小和形状(一般采用梭形,以便缝合供皮区创面)。切开皮肤后,先在一端的皮角缝一针牵引线并提起,然后用10#或15#刀片在皮下软组织与皮肤分界线均匀切割,防止过深过浅。若切下的皮片仍带有少许皮下组织时,可以用剪刀修剪干净,不可将带脂肪组织的皮片进行移植(图 96-6)。

(4) 真皮下血管网皮片切取法:取皮方法同全厚皮片,修剪皮片时要保留真皮下血管网,术者最好在手术放大镜下修剪皮片,确保完整保留真皮下血管网。

另外,电动切皮机取皮操作简单,在供区和切皮机上涂一层液体石蜡,调节好电动切皮机刻度,手持并压于供皮区,向前推进,即可取皮片,其长度视需要而定(图 96-7)。

2. 供皮区的处理

(1) 切取刃厚皮片和中厚皮片后,供皮区立即用0.005%的肾上腺素盐水纱布或热盐水纱布压迫止血,然后覆盖凡士林纱布和无菌敷料加压包扎。术后视渗出情况,可于术后48~72小时更换外层敷料,内层敷料予以保留,待其干燥翘起后,用线剪逐渐将其剪除。若切取的皮片有剩余,可以用等渗盐水清洗后,再回植供皮区。

(2) 全厚皮片和真皮下血管网皮片切取后,分层

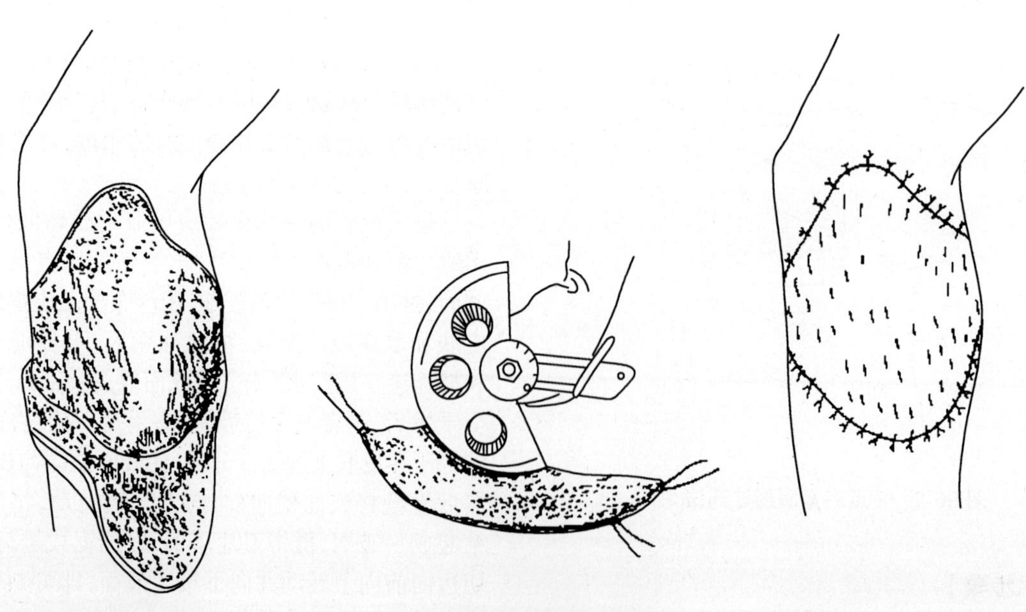

图 96-5 撕脱皮反取皮后回植

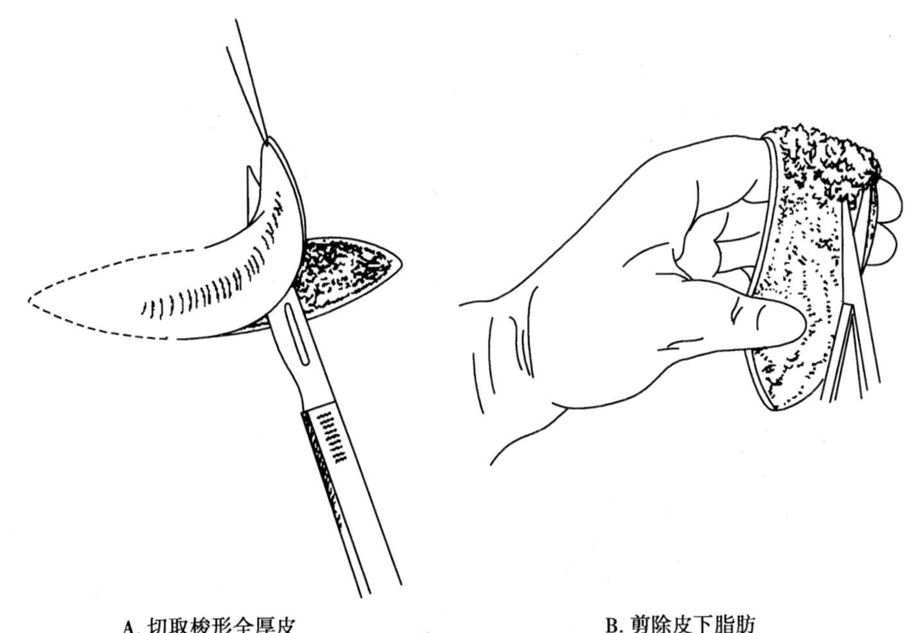

图 96-6　全厚皮片切取法

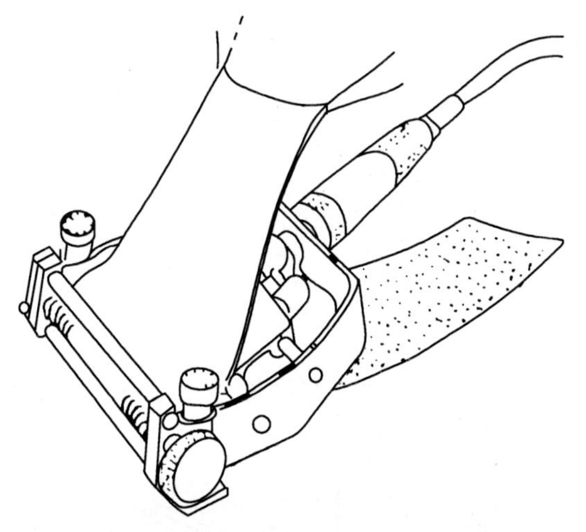

图 96-7　电动切皮机取皮

缝合皮下组织和皮肤。若创面较大，缝合有困难时，可酌情另取中厚皮片移植于其上，以消灭创面。

3. 皮片的移植　植皮的方法和要求依据创面情况不同而异。有菌创面的植皮，以消灭创面为主，而无菌创面的植皮，则常以整形为主。两者有所侧重，但又不能截然分开。

(1) 新鲜创面的植皮：包括无菌创面，如瘢痕组织切除和三度烧伤切痂，或已有污染的创面，如新鲜创伤的皮肤缺损，均可以直接以大块中厚皮片移植。手术时，先将皮片周边与创缘缝合数针初步固定，剪除多余的皮片，然后与创缘严密缝合。将来皮片成活后，仅残留少许线形瘢痕。大块皮片移植，必须有良好的软组织床，不论是瘢痕组织切除后的无菌创面，还是新鲜创伤的创面，都不能在有神经、大血管、肌腱和骨骼等裸露的创面上行游离植皮。否则，不仅皮片难以成活，并可造成感染和上述组织的坏死。对大面积皮肤剥脱伤，创面污染较严重者，在行整块皮片移植时，可用手术刀将皮片戳穿若干小孔，以利于引流，或采取"邮票"状植皮(图 96-8)。

(2) 肉芽创面的植皮：新鲜肉芽创面行刃厚皮片或中厚皮片移植均易成活。新鲜肉芽创面的主要标志是肉芽致密，血供丰富，色鲜红，易出血，分泌物少，无水肿。三度烧伤刚脱痂时植皮极易成活，若皮源充足，对于这种肉芽创面亦可以用整块中厚皮片移植。

(3) 衰老的肉芽创面，则显苍白，植皮前可以用 2%~3% 高渗盐水湿敷数日，待肉芽肿消失，血运改善后再行植皮。晚期已显著衰老的肉芽创面，如慢性溃疡，可将其切除至正常组织后，行大块整张游离皮片或形成新的肉芽创面后再植皮。对于血运较差的部位可于切除溃疡后，采用带蒂皮瓣移植。凡肉芽创面已经不够新鲜者，均不宜采用大块皮片移植，而应采用点状或"邮票"状植皮。可先将皮片置于等渗盐水湿纱布上，深面朝上平铺，连同纱布剪成所需大小(图 96-8A、B)，再以适当间隔移植于创面上(图 96-8C)。为了便于移植，小皮片的纱布可暂不去掉，待日后任其自行脱落或移除。注意应将皮片的真皮层敷在创面上，不要反植。

植皮前，用等渗盐水纱布，轻轻蘸去创面上的分泌物，但不可擦拭，以免创面出血，影响皮片成活。

对大面积三度烧伤，自体皮来源缺乏时，可采用异体皮与自体皮相嵌植皮法。先将大块异体皮片戳

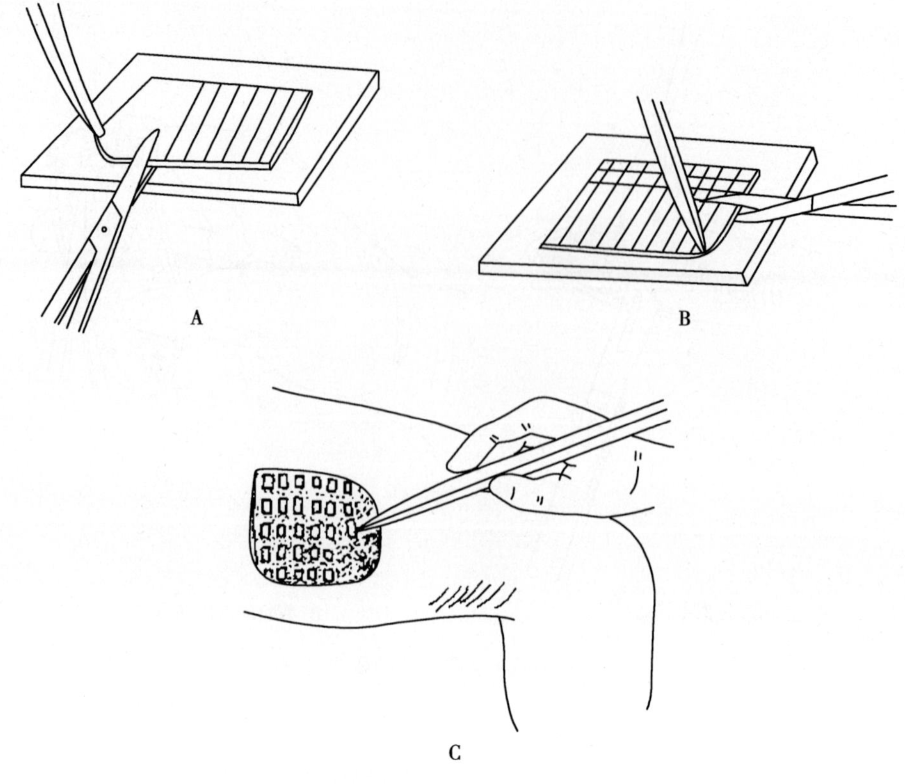

图 96-8　“邮票”状植皮

成筛孔状(孔距约 0.5~1.5cm)，缝于切痂后的创面上，立即或 2~3 天后，再将点状的自体皮片移植到筛孔中，争取在异体皮未排斥前，自体皮片的上皮已逐渐向四周生长，覆盖异体皮所覆盖的创面。另外，可以采用微粒皮移植法，将切取的皮片用微粒皮机制成微粒状，均匀散在生理盐水纱布上覆盖于创面，微粒皮成活后形成皮岛，再逐渐向四周生长，连成片状愈合(图 96-9)。

植皮后，用凡士林油纱和无菌敷料覆盖。四肢新鲜创面的植皮，可用加压包扎，并用石膏托适当制动，如创面高低不平，可均匀地填充线头纱布，然后盖上较厚的敷料，再加压包扎。包扎时，先用胶布固定敷料，再用绷带包扎，以防皮片滑动。包扎压力应均匀，松紧适当。指蹼间植皮，先将大小适中的纱布卷，夹于指蹼间，再加压包扎固定。对不适于加压包扎的眼睑和口唇等部位，可用打包加压法：即事先将缝合皮片的线头留长(图 96-10A)，于皮片上置一层油纱和一定量的纱布，然后用预留线头结扎纱布包堆，以维持适当压力(图 96-10B、C)。

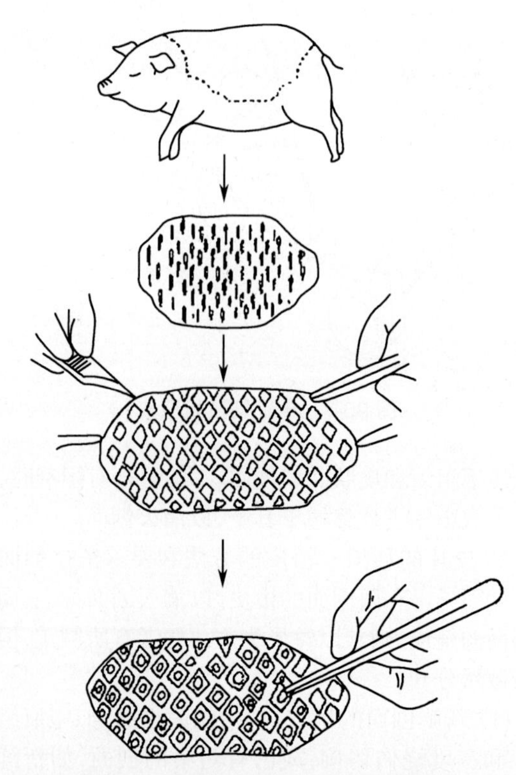

图 96-9　异体皮与自体皮相嵌植皮法

【术后处理】

适当抬高患肢，防止肢体肿胀影响皮片成活。新鲜创面的植皮，若术后恢复顺利，可于术后 7~10 天拆线。肉芽创面的植皮可于术后 3~4 天时更换外层敷料。换药时机太早，皮片愈合不牢，容易撕脱；换药太晚，恐创面分泌物过多，影响皮片成活。换药时动作要轻柔，若敷料与创面粘连较紧，可先用等渗盐水湿润再移除，以防皮片被撕脱。

如无感染，术后 2 周左右供皮区即可愈合。去除

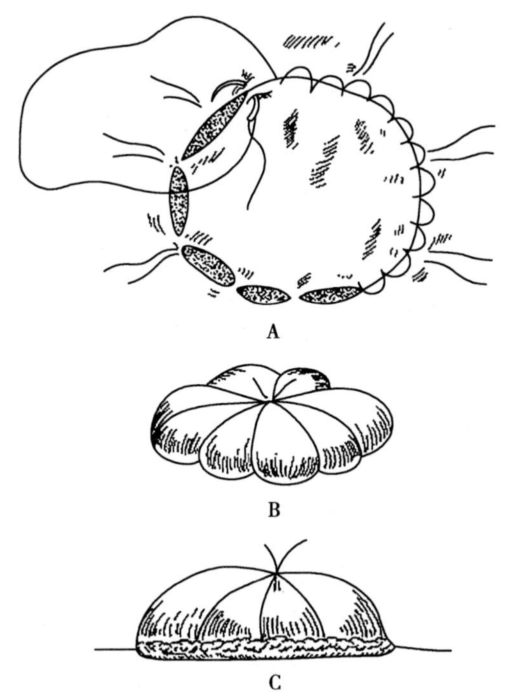

图 96-10　游离植皮打包加压固定

包扎后，再用无菌敷料纱布保护数日。若发生感染，应及时更换敷料。

【注意事项】

影响游离植皮皮片成活的主要原因如下：

1. 皮片与软组织床的贴合是否紧密，是植皮能否成功的重要条件。植皮后，除由皮肤细胞自身所储存的少量糖原外，最初 1~2 天主要通过皮片内扩张的毛细血管网，从创面渗出液中吸收营养维持生存。早者，手术后 1~2 天时即可初步获得血液供应。若皮片与组织接触不良，则将影响血液循环的建立。故手术时必须清除可见的坏死组织，彻底止血，以免坏死组织或血肿存于皮片下，妨碍皮片成活。大块皮片移植时，应适当加压包扎（但压力不要过大），使皮片与创面紧密贴合，并适当制动。

2. 新鲜创面的游离植皮，四周应严密缝合，皮片大小要适宜，张力不宜过大或过松。张力过大，不利于功能恢复；过松，包扎时容易发生褶皱，甚至因贴合不紧，而发生皮下积液，影响皮片成活。

3. 在肉芽创面上植皮时，一般的感染对皮片影响不大，但严重的铜绿假单胞菌和溶血性链球菌感染，则对植皮不利，因此，术前应加以控制。肉芽创面是否新鲜也是游离植皮成活的重要条件。衰老的肉芽创面植皮后，难以建立血液循环，需先处理，再择期植皮。因此，对新鲜的肉芽创面应抓紧时机，争取尽早植皮。

4. 凡有大血管、神经、肌腱和骨骼外露部位，均不宜直接行游离植皮，应设法用健康软组织覆盖后，再行游离植皮或采用带蒂皮片移植术。

（徐军）

参考文献

1. 汪良能，高学书．整形外科学．北京：人民卫生出版社，1979.
2. 郭恩覃．现代整形外科学．北京：人民军医出版社，2000.
3. 张涤生．张涤生整复外科学．上海：上海科学技术出版社，2002.
4. 黄志强．外科手术学．3 版．北京：人民卫生出版社，2005.
5. 盛志勇．手术学全集：整形与烧伤外科手术学．2 版．北京：人民军医出版社，2005.
6. 王炜．整形外科学．杭州：浙江科学技术出版社，1999.

第九十七章

局部皮瓣转移术

皮瓣由具有血液供应的皮肤及其皮下组织组成，根据皮瓣的血供来源，可以分为随意皮瓣和轴型皮瓣。局部皮瓣是随意皮瓣的一种，它利用缺损区域周围的皮肤组织，通过旋转、推进、易位等方式，达到修复组织缺损的目的。局部皮瓣内大多不含轴型血管，血供主要依靠蒂部真皮层、真皮下层以及皮下层的血管网。因此，为了保证皮瓣的血供，局部皮瓣的长宽比（皮瓣的长度与蒂部宽度之比）一般为(1.5~2)：1。在头面部等血供丰富的位置，长宽比可达到(3~3.5)：1，而在血供较差的部位长宽比一般仅为(1~1.5)：1。

【适应证】

1. 无法直接缝合，周围皮肤正常，且具有一定的弹性、松动性和可移动性的创面。

2. 有骨、软骨、肌腱、重要血管神经暴露，且周围皮肤组织较松动的创面。

3. 位于功能部位或负重部位的创面，如关节、足底等部位。

4. 营养不良的溃疡创面，且周围皮肤组织比较松动者。

5. 肿瘤切除后需要放疗的创面。

【禁忌证】

1. 严重感染或炎症未得到控制的创面。

2. 缺损区域周围组织营养不良、没有弹性和可移动性者。

3. 缺损区域面积过大，局部组织量不足，局部皮瓣难以覆盖者。

4. 供区术后可能出现严重继发畸形者。

【手术方式】

详见以下各节介绍。

【手术后处理】

1. 剥离面较大的皮瓣，需放置引流片或引流管，以防止血肿。

2. 局部适当加压包扎，插入皮瓣的皮下蒂处压力不要过大，关节处需要制动。

3. 注意观察皮瓣血运。

【手术并发症】

1. 皮瓣感染或血肿。

2. 切口裂开或愈合不良。

3. 皮瓣坏死或部分坏死。

第一节　推进皮瓣

推进皮瓣可设计在缺损区域的一侧或两侧，经切开分离后，经同一平面向缺损区域滑行推进，从而覆盖缺损。形状上，皮瓣可以设计成矩形或三角形；血供上，皮瓣可设计为单蒂的或是双蒂的。

【手术方式】

1. 单蒂矩形推进皮瓣

(1) 皮瓣设计：在缺损的一侧正常皮肤上设计与缺损同宽的平行切口线，其长度可根据缺损的大小以及周围组织的移动度决定（图 97-1）。最好使皮瓣的移动方向和皮肤的最大延伸线一致。

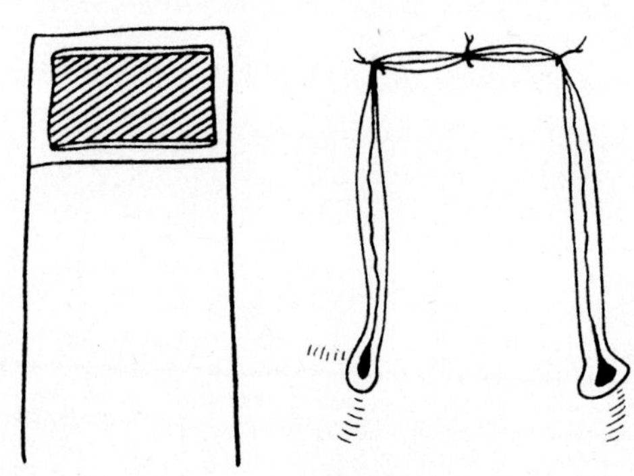

图 97-1　推进皮瓣设计

(2) 沿切口线切开皮肤及皮下，自皮下浅筋膜层分离并掀起皮瓣，至蒂部皮下组织可适当保留得厚一些，以保证皮瓣的血供。

(3) 将皮瓣向缺损区滑行推进，覆盖创面。

10

(4) 如果皮瓣推进时张力较大,或推进后蒂部有明显的“猫耳”,可以用以下几种方法:①继续向蒂部远端及两侧潜行分离,注意应该在较深的层次进行分离,以保证蒂部血供不受影响。②在皮瓣蒂部两侧,向外侧各切除一小块三角形皮肤,皮瓣经游离后向前推进(图 97-2)。③在皮瓣蒂部两侧,向内各做一减张切口,但需要注意蒂部的宽度,不要损伤皮瓣血供(图 97-3)。

(5) 对于较大的缺损,可在缺损两侧各做一推进皮瓣,由两侧向中央推进,修复创面(图 97-4)。

(6) 在特殊部位,推进皮瓣的设计可以沿着自然交接线或皮纹走行,以便于隐藏术后瘢痕(图 97-5)。

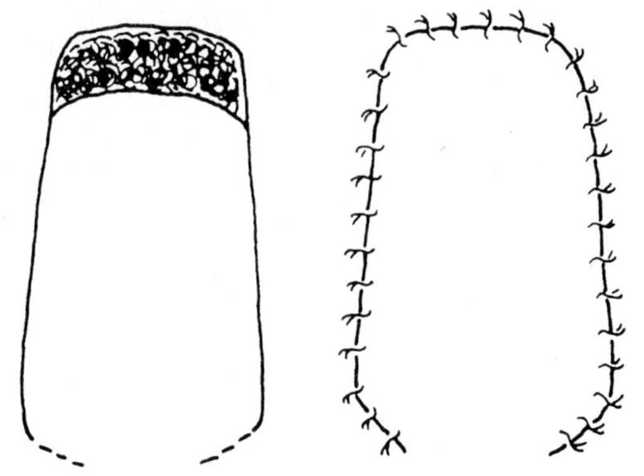

图 97-3 在皮瓣蒂部两侧,向内各做一减张切口,皮瓣经游离后向前推进

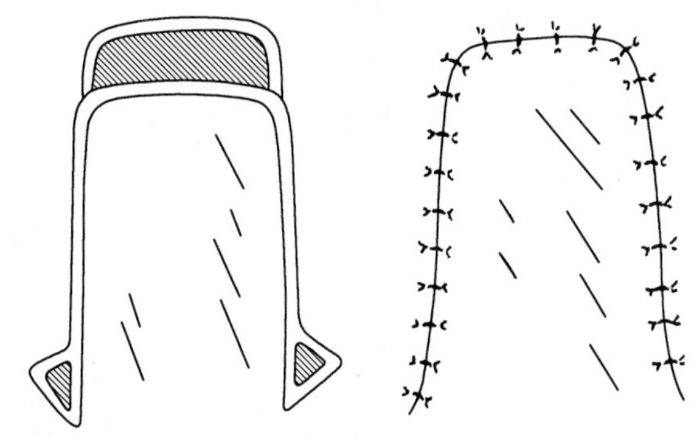

图 97-2 在皮瓣蒂部两侧,向外侧各切除一小块三角形皮肤,皮瓣经游离后向前推进

2. 双蒂推进皮瓣

(1) 皮瓣设计:在缺损边一侧正常皮肤处设计如图所示双蒂皮瓣(图 97-6),皮瓣长度应略长于创面,宽度可根据局部组织的移动度决定。

(2) 沿切口线切开皮肤及皮下,自皮下浅筋膜层分离并掀起皮瓣,至蒂部皮下组织可适当保留得厚一些,以保证皮瓣的血供。

(3) 皮瓣供区大多不能直接缝合,可植皮修复。

(4) 如果创面较大,可于缺损区域两侧各设计一

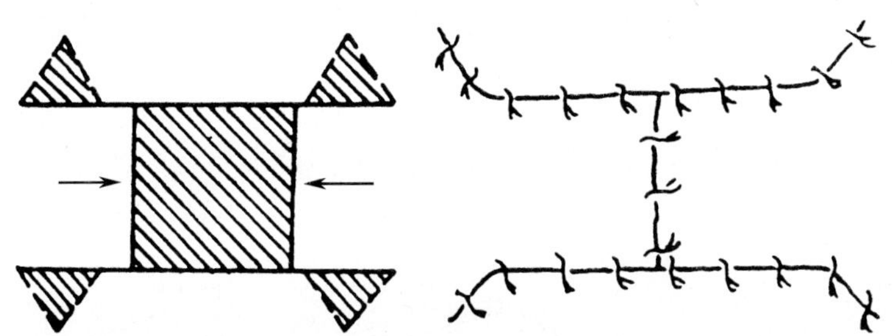

图 97-4 对于较大的缺损,可在缺损两侧各做一推进皮瓣,由两侧向中央推进,修复创面

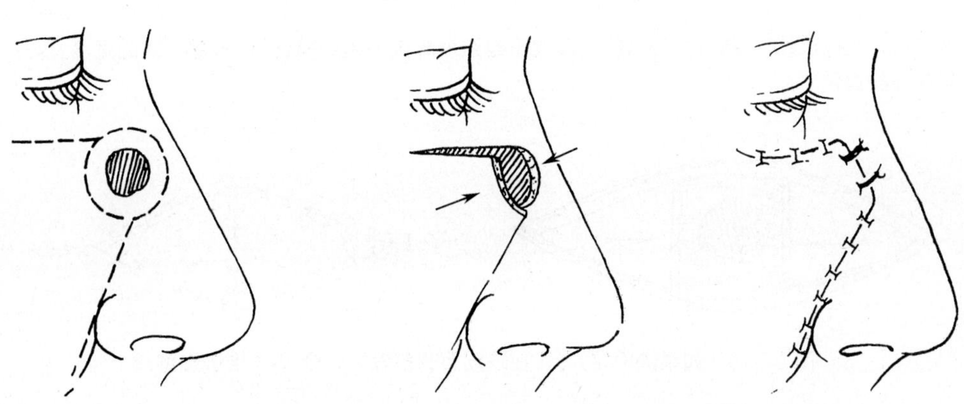

图 97-5 在特殊部位,推进皮瓣的设计可以沿着自然交接线或皮纹走行

10

个对称的双蒂皮瓣，游离后由两侧向中央分别推进，修复创面(图 97-7)。

3. V-Y 推进皮瓣

(1) 皮瓣设计：皮瓣可设计成 V-Y 推进或者 Y-V 推进(图 97-8)。前者用于增加组织长度，后者用于增加组织宽度。切口方向应尽量与皮纹方向一致。

(2) V-Y 推进皮瓣的血供由皮下组织蒂供应。沿切口线切开皮肤，沿两侧切缘斜行向外，潜行剥离皮下组织形成皮下组织蒂，注意蒂部的宽度，以免损害皮瓣的血供。在保证血供的情况下，尽可能充分游离皮瓣，使其能够无张力地覆盖创面(图 97-9)。

(3) 闭合创面，供区缺损可直接缝合。

(4) 如果缺损较大，根据需要，也可考虑在缺损部位两侧各设计一个 V-Y 推进皮瓣(图 97-10)。

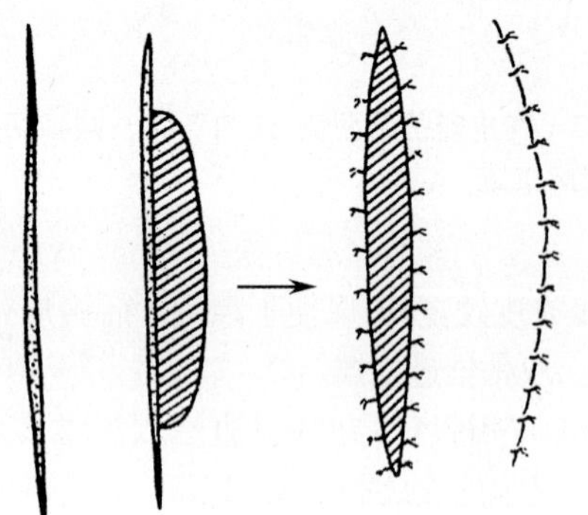

图 97-6　双蒂推进皮瓣的设计，供区大多需要植皮修复

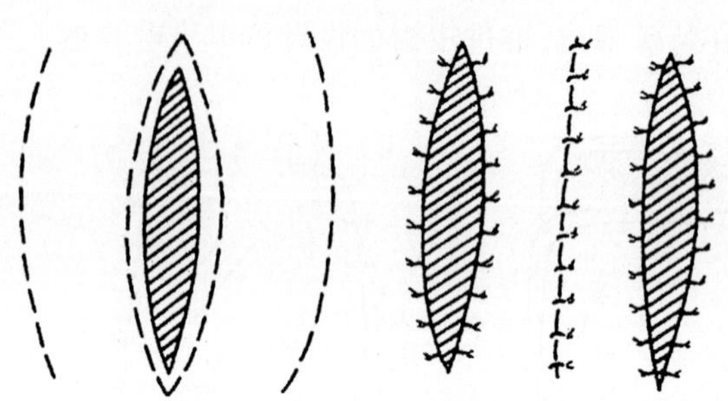

图 97-7　如果创面较大，可于缺损两侧各设计一个双蒂皮瓣，分别向中央分别推进修复创面

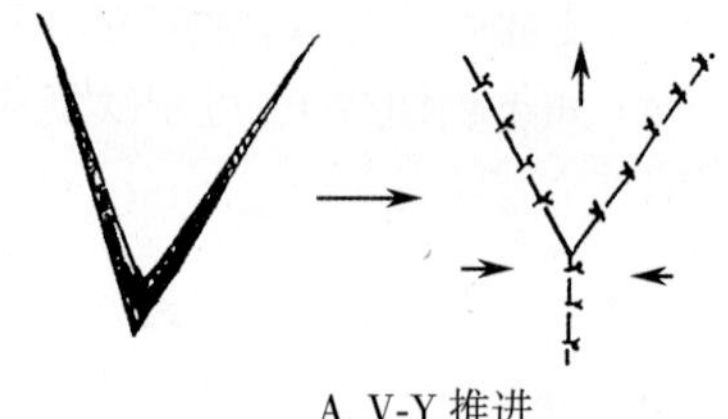

A. V-Y 推进

B. V-Y 推进，皮瓣供区直接缝合

图 97-8　V-Y 推进皮瓣设计

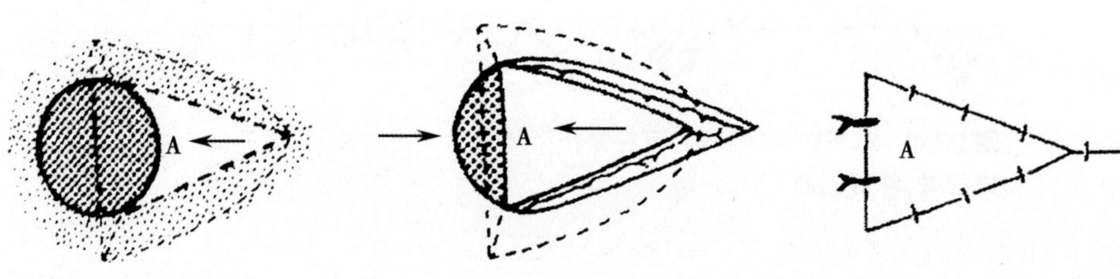

图 97-9　沿两侧切缘斜行向外潜行剥离皮下组织形成皮下组织蒂，保证蒂部一定的宽度，以免影响皮瓣血供

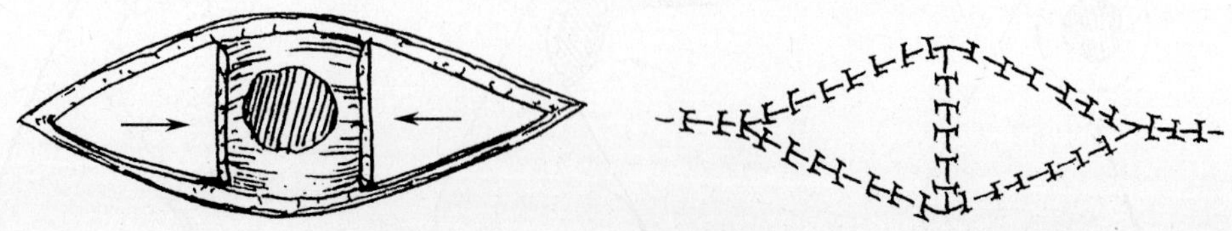

图 97-10　如果缺损较大，可在缺损两侧各设计一个 V-Y 推进皮瓣

第二节　旋转皮瓣

旋转皮瓣即是在缺损区域的一侧设计弧形皮瓣，按顺时针或逆时针方向沿圆弧的周长旋转一定角度后覆盖创面。

【手术方式】

1. 皮瓣设计　在缺损区域周围皮肤松弛的部位设计如图所示皮瓣(图 97-11)，O 点为皮瓣旋转点。旋转弧 AO 的长度取决于缺损周围皮肤的弹性和移动性，一般为缺损区域宽度的 4 倍。O 点至皮瓣最远点的长度应该大于 O 点至缺损最远点的长度(约长 20%)，用布条或纱布比量后决定会更加准确。

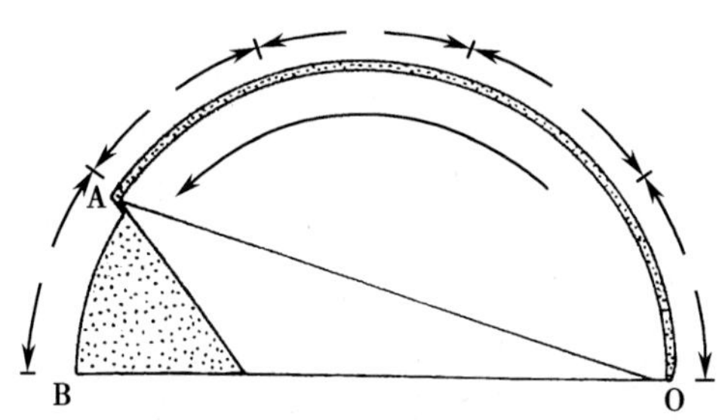

图 97-11　旋转皮瓣设计

2. 切开皮瓣边缘后，于深筋膜浅层剥离皮瓣。向创面处旋转皮瓣，闭合创面(图 97-12)。必要时，可于缺损区域另一侧做皮下潜行分离，以利于闭合创面。

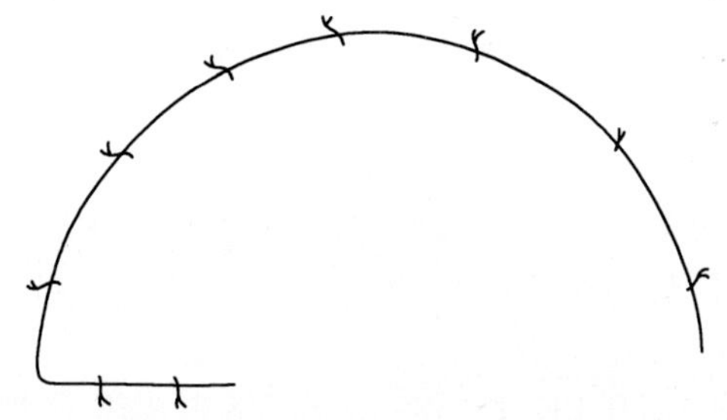

图 97-12　旋转皮瓣闭合创面图

3. 如果皮瓣推进时张力较大，可以用以下几种方法：①适当延长弧形切口，并可在其外侧切除一块三角形的皮肤(图 97-13)。②自旋转弧的最远端向内逆切，切断一部分皮瓣蒂部；该方法可使皮瓣的旋转和推进能力都得到加强，但必须注意不要影响到皮瓣的血供(图 97-14)。③在旋转弧的最远端，设计 Z 形皮瓣，易位后可以延长弧形切口线(图 97-15)。

4. 如果缺损面积较大或局部皮肤移动性或弹性较差，在缺损的两侧各做一旋转皮瓣，分别向中间旋转闭合创面(图 97-16、图 97-17)。

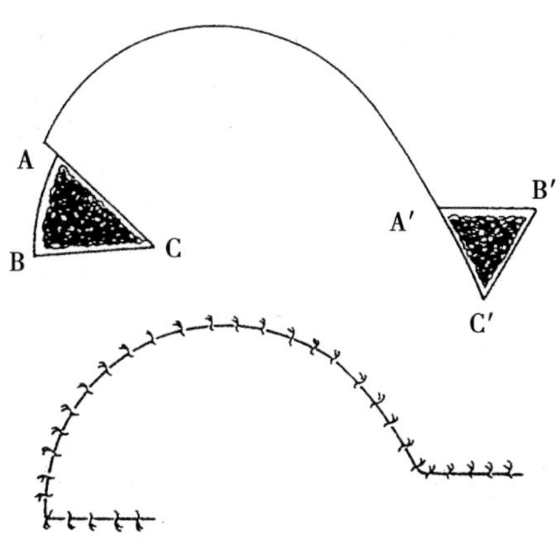

图 97-13　旋转皮瓣减张
适当延长弧形切口，并在其外侧切除一块三角形的皮肤

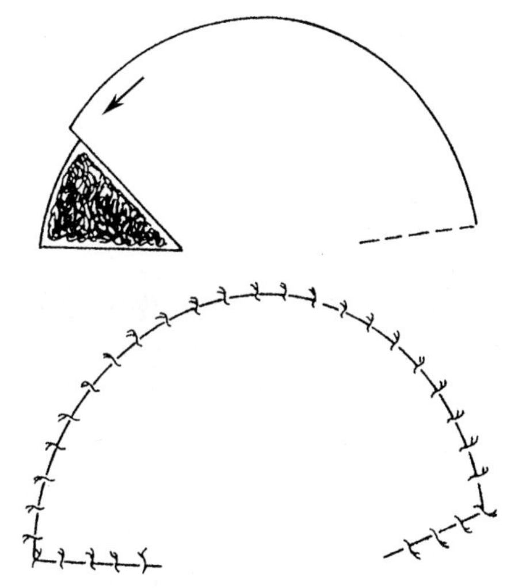

图 97-14　旋转皮瓣减张
自旋转弧的最远端向内逆切，切断一部分皮瓣蒂部

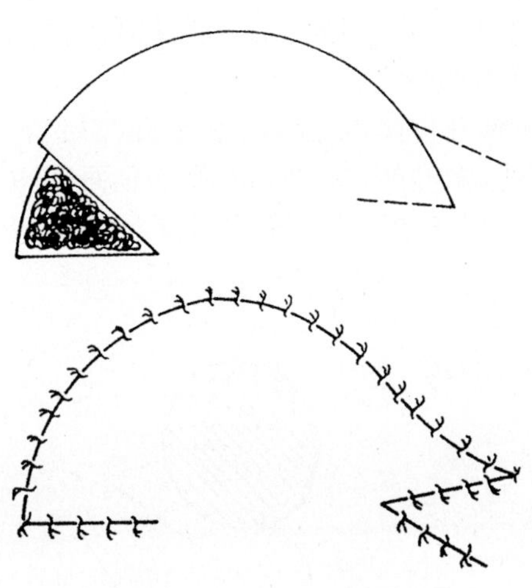

图 97-15　旋转皮瓣减张
在旋转弧的最远端，设计 Z 形皮瓣

10

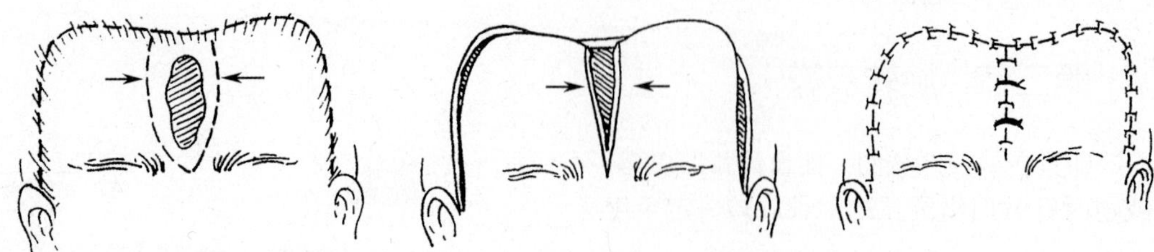

图 97-16 如果缺损面积较大或局部皮肤移动性或弹性较差，可在缺损的两侧各做一旋转皮瓣，分别向中间旋转闭合创面

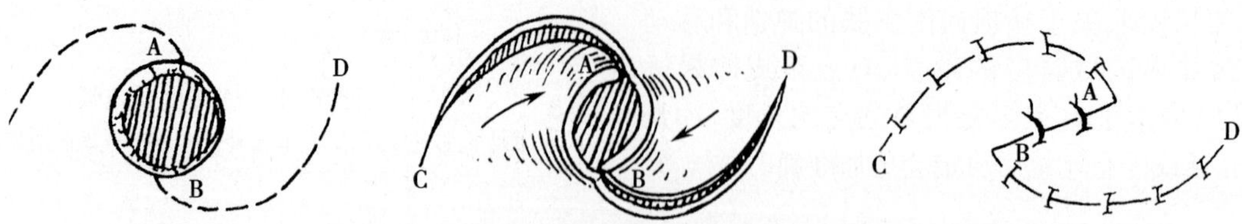

图 97-17 双侧旋转皮瓣修复较大的圆形创面

第三节 易位皮瓣

易位皮瓣形式多样，包括舌形皮瓣、菱形皮瓣、双叶皮瓣等，Z 成形术也属于易位皮瓣的一种，是整形外科中应用最多、最广的一种局部皮瓣。

【手术方式】

1. 舌形皮瓣

(1) 皮瓣设计：舌形皮瓣可以看作是旋转皮瓣的一种变形。在缺损周围皮肤正常且松弛处，设计舌形皮瓣(图 97-18A)。皮瓣易位时的轴点(a)在皮瓣蒂部的外侧角。该点至皮瓣最远点(c)的长度应该大于该点至缺损最远点(b)的长度。用布条或纱布比量后决定会更加准确。皮瓣的长宽比视缺损大小、局部血运和皮肤的松弛情况决定。

(2) 切开皮瓣边缘后，于深筋膜浅层剥离皮瓣。向创面处旋转皮瓣(图 97-18B)，闭合创面(图 97-18C)。必要时，可于缺损区域另一侧做皮下潜行分离，以利于闭合创面。供区直接缝合。如果供区张力较大，需用游离植皮修复。

(3) 如果皮瓣推进时张力较大，可参照旋转皮瓣中所述操作。

2. 菱形皮瓣 菱形皮瓣是根据皮瓣的形状命名的，可用于修复菱形或圆形缺损。有两种设计方法，分别称 Limberg 皮瓣和 DuFourmental 皮瓣。

(1) 皮瓣设计：①Limberg 皮瓣：在缺损一侧设计一菱形皮瓣(图 97-19)。F 为皮瓣的旋转点，DE 在 BD 的延长线上，EF//DC。原则上，DE=BA，EF=AD，但实际中，为了避免皮瓣张力过大，可以适当放大一些皮瓣，使 CE≥CA。②DuFourmental 皮瓣：是 Limberg 皮瓣的一种改良(图 97-20)。将 DE 设计在 CD 和 BD 延长线的角平分线上，DE=AB，EF=AD，∠DEF 一般为 60°，可以根据局部皮肤的弹性和动度做适当调整。其余同 Limgerg 皮瓣。

(2) 切开 DE、EF，潜行剥离并掀起皮瓣，将皮瓣向缺损区旋转推进，闭合缺损区。

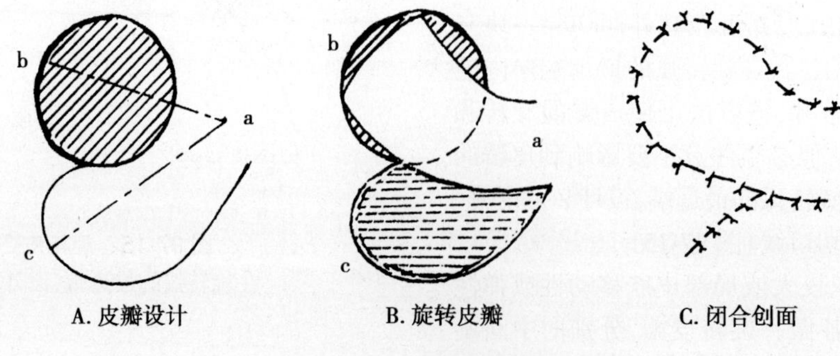

A. 皮瓣设计　B. 旋转皮瓣　C. 闭合创面

图 97-18 舌形皮瓣设计

10

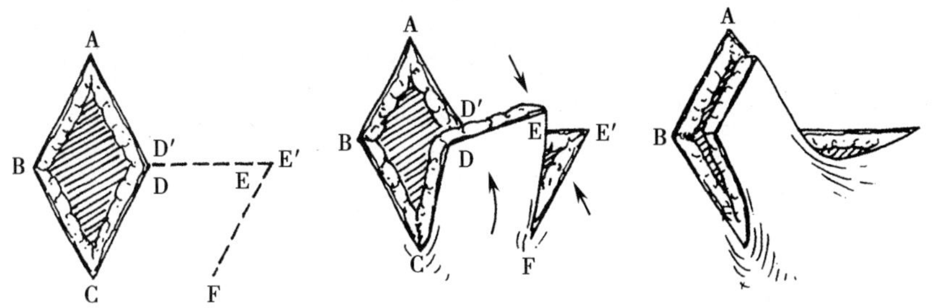

A. 皮瓣设计　B. 剥离旋转皮瓣　C. 对拢皮瓣　D. 闭合创面

图 97-19　菱形皮瓣之一 Limberg 皮瓣

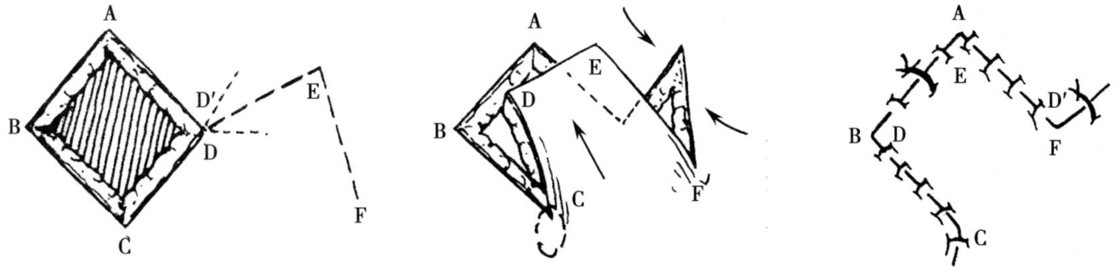

A. 皮瓣设计　B. 剥离旋转皮瓣　C. 闭合创面

图 97-20　菱形皮瓣之二 DuFourmental 皮瓣

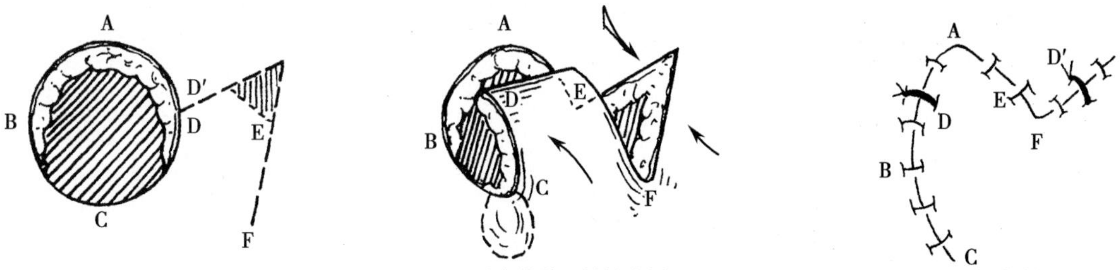

A. 皮瓣设计　B. 适当修剪后旋转皮瓣　C. 闭合创面

图 97-21　适当修剪菱形皮瓣尖端修复圆形缺损

(3) 对于圆形缺损，可以适当修剪皮瓣尖端后修复(图 97-21)。

(4) 对于较大的圆形或不规则缺损，可以联合使用多个菱形皮瓣修复(图 97-22)。

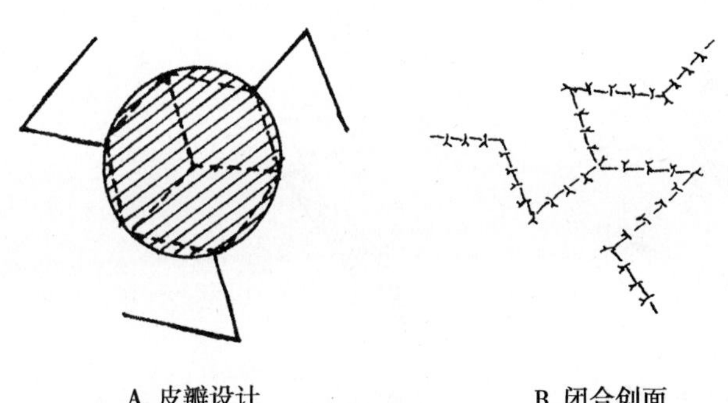

A. 皮瓣设计　B. 闭合创面

图 97-22　联合使用多个菱形皮瓣修复较大缺损

3. 双叶皮瓣　在缺损区附近设计两个舌形皮瓣，以第一个皮瓣修复原发缺损，以第二个皮瓣修复第一个皮瓣转移后的继发缺损，这样的皮瓣称为双叶皮瓣。

(1) 皮瓣设计：在缺损区附近设计两个舌形皮瓣(图 97-23)。标准的双叶皮瓣的第一个皮瓣设计在缺损的切线位上，大小与缺损区域相等或稍大；第二个皮瓣与第一个皮瓣垂直，大小为第一个皮瓣的 1/2。实际中，可以根据皮肤的弹性和活动性进行调整，如何皮肤弹性好，皮瓣可以适当设计得小点；如果弹性稍差，第一个皮瓣的宽度应该等于缺损宽度，而长度应该稍长于缺损宽度。另外，这两个皮瓣之间的角度也可以适当调整，使形成的切口线尽量与皮纹一致(图 97-24)。

(2) 切开皮瓣后，于皮下潜行分离，掀起皮瓣。剥离时注意层次，尤其是皮瓣的蒂部，不要损伤皮瓣的血运。

(3) 将第一个皮瓣转移至缺损区，第二个皮瓣转移至第一个皮瓣转移后的继发缺损区，旋转过程中注意不要使蒂部过度扭曲影响皮瓣血运。以定位针使皮瓣固定于合适的位置后，依次闭合继发缺损区和原发缺损区。

4. Z 成形术（对偶三角瓣）　该皮瓣应用广泛，与前面所述的种种皮瓣不同的是，对偶三角瓣的主要用途并不在于闭合创面，而在于松解挛缩的瘢痕、改变瘢痕的方向以及使移位的组织复位等。

（1）皮瓣设计：皮瓣设计成 Z 字形（图 97-25）。皮瓣的中轴线设计于挛缩的瘢痕上，于其两端设计相互平行的两臂 AC 和 BD，并使 AC=BD。两臂与中轴线的夹角∠CAB 与∠DBA 相等，常见为 60°。设计时需注意两侧三角瓣的蒂部不宜有瘢痕。两侧三角瓣的抵补理论上说，如果中轴线的长度不变，两臂与中轴线

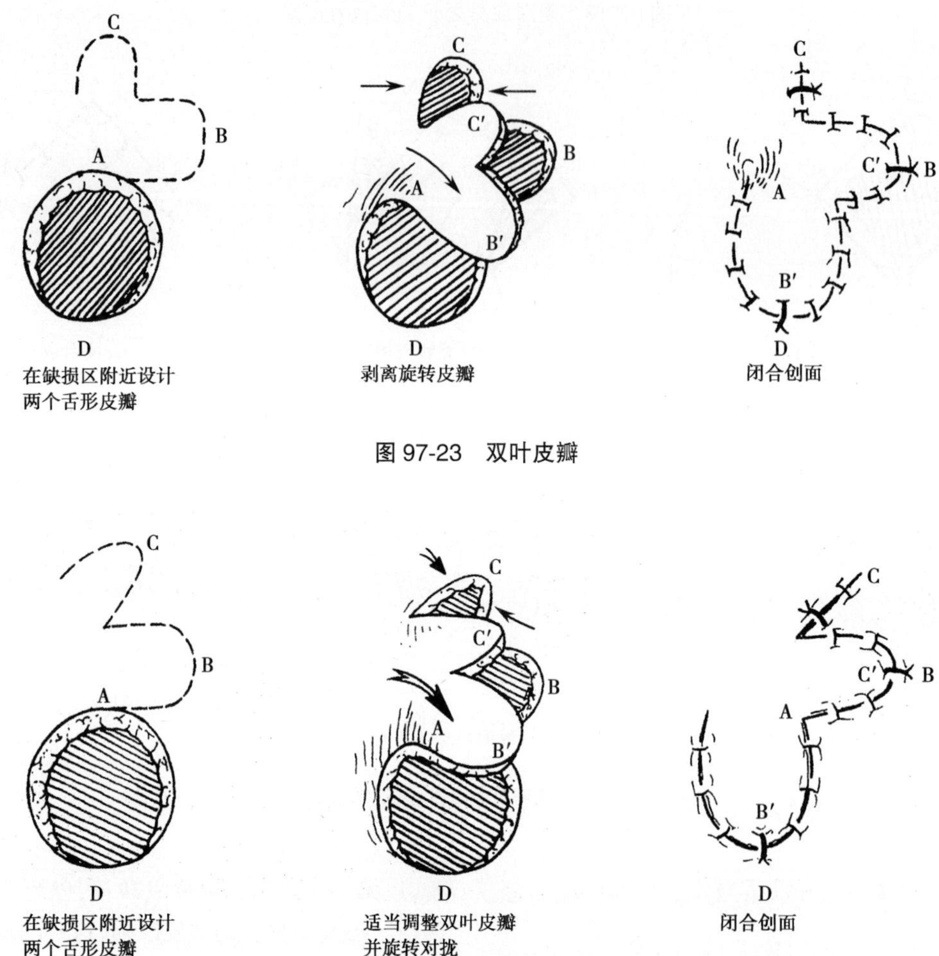

图 97-23　双叶皮瓣

图 97-24　根据实际皮肤的松动性和弹性适当调整双叶皮瓣的设计

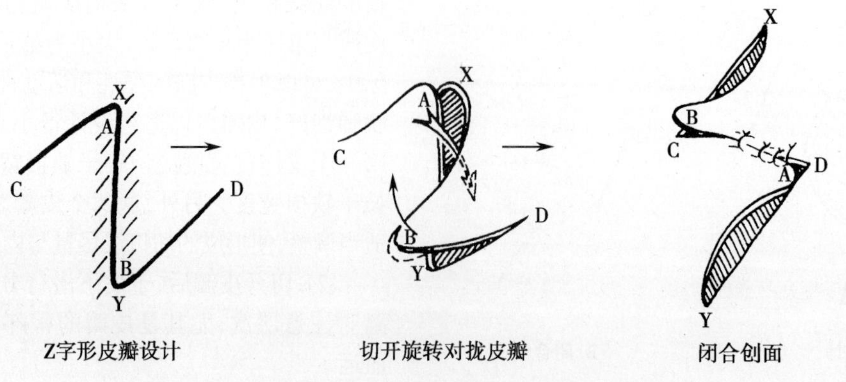

图 97-25　Z 成形术，可以使皮肤在 XY 轴向上得到延长

的夹角越小，瘢痕松解后延长的长度就越短。一般来说，当夹角为 30°时，中轴线可延长 25% 左右，当夹角为 45°时，中轴线延长 50%，而当夹角为 60°时，中轴线可延长约 75%。过大或过小的角度在临床上应用意义不太大。角度过小，中轴线延长的量很少，且皮瓣尖端血运较差；角度过大，则皮瓣蒂部过宽不易转移。

(2) 沿切口线切开后，彻底松解挛缩的瘢痕，并于两侧皮瓣下潜行分离，掀起皮瓣，并互换移植。为保证皮瓣尖端的血运，可将皮瓣的尖端设计成钝角。

(3) 当瘢痕位于较特殊的位置，或者瘢痕两侧皮肤的弹性和松弛度明显不同时，根据实际情况，可以将 Z 字形的两个三角瓣设计成不对等的(图 97-26)。

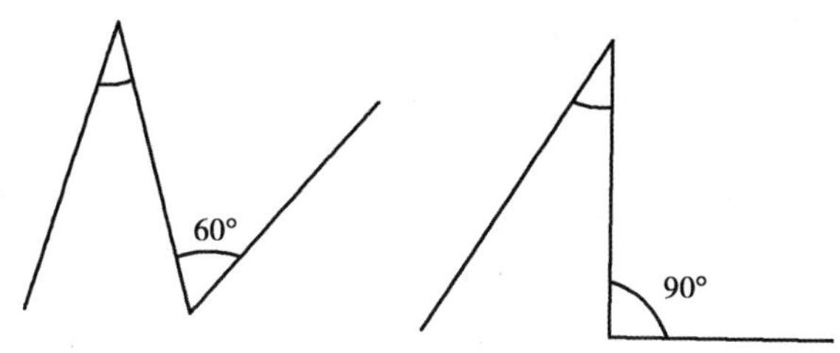

图 97-26　不对等的三角瓣

5. 多 Z 成形术　多 Z 成形术是 Z 成形术的一种衍生。当线性挛缩的瘢痕较长，瘢痕两侧可利用的皮肤宽度又有限时，可以连续应用多个 Z 成形术，用多对小三角瓣代替一对大的三角瓣。

(1) 皮瓣设计：同 Z 成形术，沿挛缩的瘢痕设计皮瓣中轴线，在其两侧设计多对三角瓣，皮瓣与中轴线的夹角一般为 45°~60° (图 97-27)。

(2) 切除并松解瘢痕后，将各三角皮瓣逐一切开、剥离后易位移植。剥离时，注意保留一定厚度的皮下组织以保证皮瓣血运。

(3) 各皮瓣定位，将多余的皮肤做适当的修剪后缝合。

6. 四瓣成形术　类似于 Z 成形术，在瘢痕周围皮肤组织松弛的情况下，对瘢痕松解的效果较好。

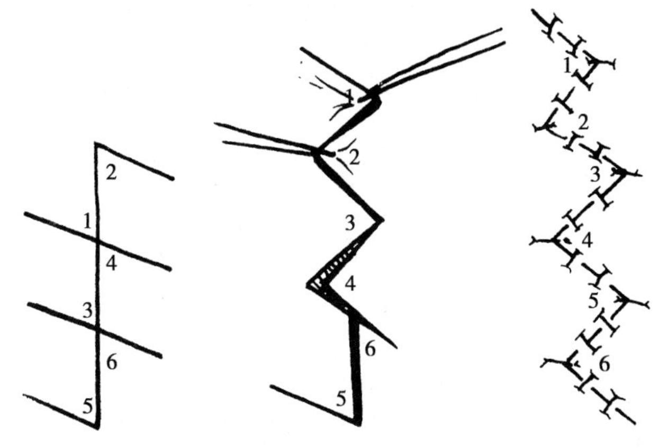

图 97-27　多 Z 成形术

(1) 皮瓣设计：以挛缩的瘢痕为皮瓣中轴线，在其两端各设计一个角度 90°~120° 的皮瓣，然后再沿皮瓣的角平分线将每个皮瓣等分为二，形成四个皮瓣(图 97-28)。如果瘢痕两侧皮肤非常松弛，该角度还可以适当放大。

(2) 切除并彻底松解瘢痕后，沿设计的皮瓣切口线切开皮肤，剥离并掀起皮瓣后，将皮瓣 1 与皮瓣 3 易位，皮瓣 2 和皮瓣 4 易位后定位缝合。

7. 五瓣成形术　五瓣成形术是 Z 成形术与 V-Y 推进皮瓣的结合。多用于一侧有蹼状瘢痕，而另一侧皮肤正常且松弛的部位。

(1) 皮瓣设计：以瘢痕挛缩线为五瓣的中轴线，设计皮瓣(图 97-29)。在皮肤松弛的一侧，以中轴线的中点为顶点，设计三个顶角为 60° 的三角形皮瓣；在另一侧，沿中轴线中点做一垂直于中轴线的垂线，并在其两侧以中轴线为底边，各设计一角度为 60° 的皮瓣；各条切口线的长度均应相等。

(2) 切除并松解中轴线上挛缩的瘢痕，沿设计的皮瓣切口线切开皮肤，剥离并掀起各个皮瓣，将皮瓣 1

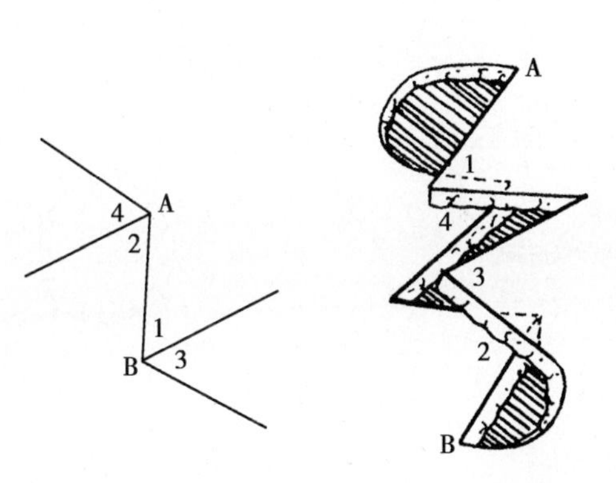

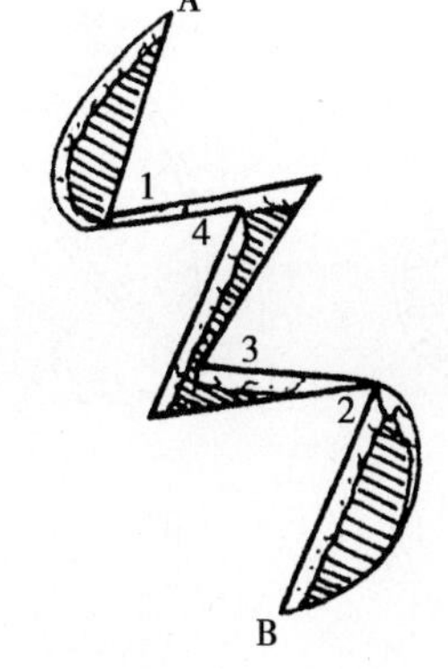

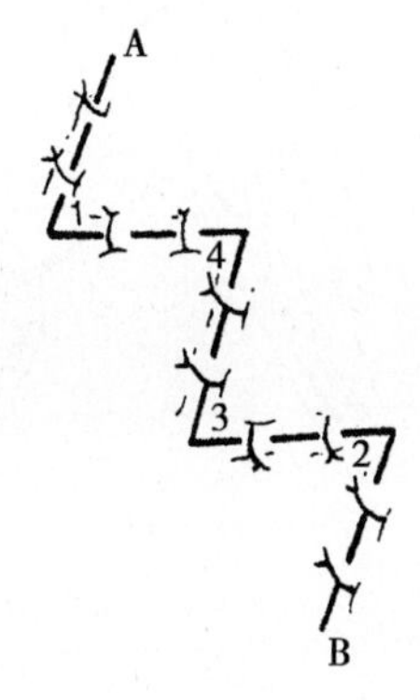

图 97-28　四瓣成形术

与皮瓣3，皮瓣2与皮瓣5易位，并向上推进皮瓣4使之插入皮瓣1和皮瓣2之间。

(3) 各皮瓣定位，将多余的皮肤做适当的修剪后缝合。

8. 矩形瓣　矩形瓣法是联合应用矩形瓣和两个三角瓣的方法，多用于松解片状挛缩的瘢痕。

(1) 皮瓣设计：如图97-30所示。矩形瓣的矩形部分设计在瘢痕处，在其一侧或两侧正常皮肤处设计一对三角形皮瓣。

(2) 沿设计的切口线切开瘢痕部位，彻底松解挛缩的瘢痕。再切开三角皮瓣，剥离并掀起后，将三角皮瓣转移至松解后的创面。供区直接缝合。

9. 插入皮瓣　插入皮瓣的供区与缺损的部分之间有正常的皮肤组织相隔，依靠的是皮下组织蒂供血。皮下蒂可以是随意的，也可以含有知名的血管，通过皮下隧道转移至缺损区域。

(1) 皮瓣设计：按缺损大小，于缺损周围邻近皮肤松弛处设计大小相等或稍大的切口线，并标记出拟分离的皮下蒂的范围(图97-31)。以皮下蒂的基部为旋转点，该点到皮瓣最远点的距离应等于或稍大于该点到缺损区最远点的距离，也可用纱布比量后决定蒂部的长度。

(2) 沿皮瓣四周切开皮瓣，于蒂部皮下深浅层间分离皮下组织蒂，注意蒂部的宽度和厚度，以保证皮瓣血供。

(3) 在皮瓣供区和缺损区之间做皮下隧道，将皮瓣自隧道引入缺损部位。注意转移过程中不要使蒂部受到扭转，皮瓣转移后不能有张力；另外，隧道在分离时需要保证一定的宽度，避免蒂部受到压迫，影响皮瓣血运。

(4) 皮瓣于缺损区边缘缝合，供区一般可以直接缝合。

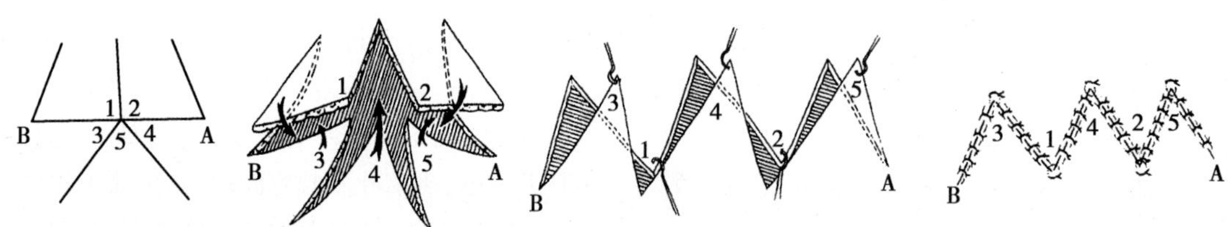

图97-29　五瓣成形术

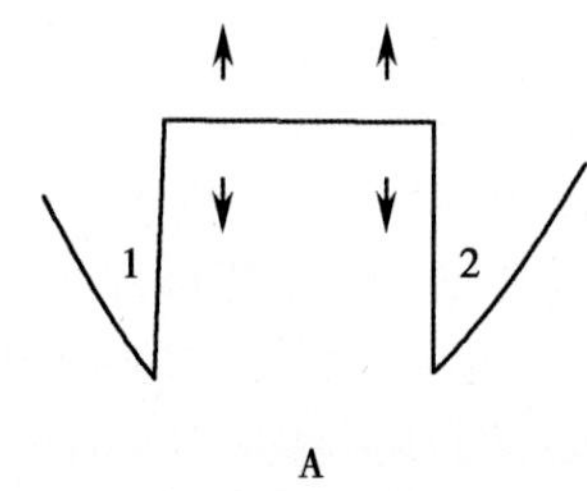

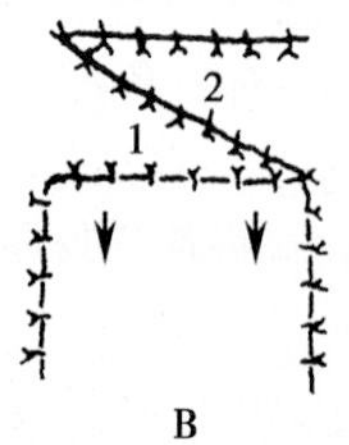

图97-30　矩形瓣

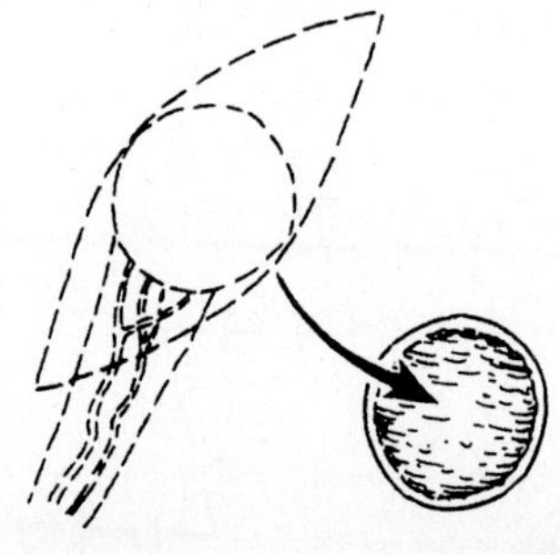

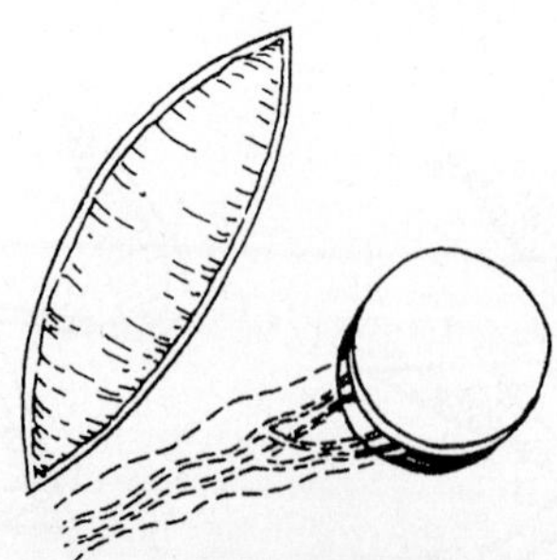

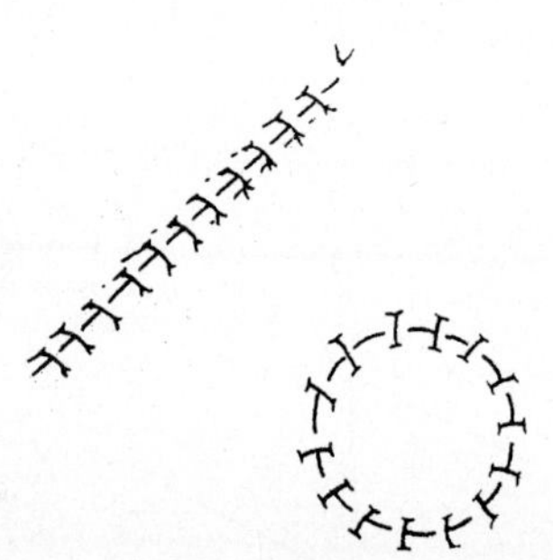

图97-31　插入皮瓣

(徐军)

第九十八章

皮肤软组织扩张术

皮肤软组织扩张术(skin soft tissue expansion)是将皮肤软组织扩张(skin soft tissue expander)埋置于皮肤软组织下,通过注射壶向扩张器内间断注射液体,使其容量逐渐增大,在皮肤软组织深面产生外向性压力,使皮肤面积被扩展或促进组织和表皮细胞分裂增殖及细胞间隙拉大,从而增加皮肤面积,利用新增加的皮肤软组织去修复和器官再造的一种方法。

皮肤软组织扩张术始于20世纪70年代中期美国整形外科医生Radovan研制的第一个真正的皮肤软组织扩张器,我国张涤生等于1985年首次报道了皮肤软组织扩张术在烧伤后继发畸形中的应用。在接下来的几十年时间里,皮肤软组织扩张术的应用得到广大整形外科乃至骨科、颌面外科等医疗工作者的认可,在体表肿物、瘢痕、秃发修复和耳、鼻等器官再造方面表现出了其他手术方式无法比拟的优点。

目前临床上常用的是可控型扩张器,它由扩张囊、连接管和注射壶组成(图98-1)。扩张囊是用硅橡胶制作而成,有形状和容量大小之分,常见的形状有圆形、椭圆形、长方形、肾形,特殊部位可以制作成特殊形状,比如眶周的C形扩张器(图98-2);容量大小有50ml、80ml、100ml、150ml、200ml、400ml、600ml等。连接管是连接扩张囊和注射壶之间的硅胶管,长约5cm,直径2~2.5mm。注射壶是穿刺注水的部位,其结构为顶盖、底盘、防刺穿的不锈钢片等(图98-3),分为单向和双向两种注射壶。

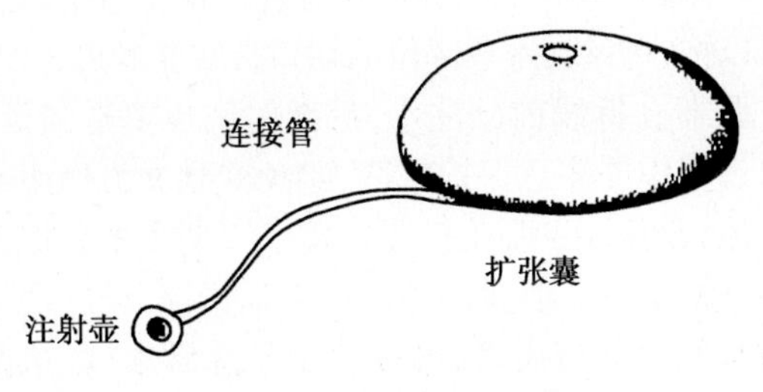

图98-1　可控型扩张器

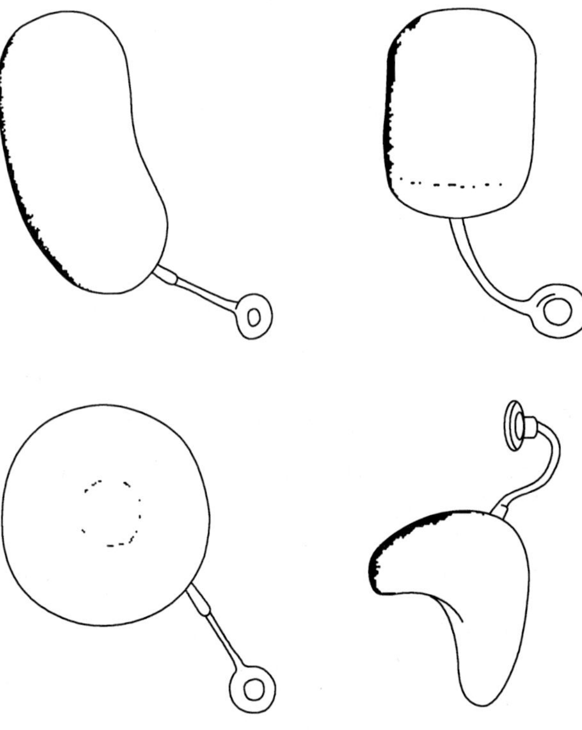

图98-2　常见的扩张囊

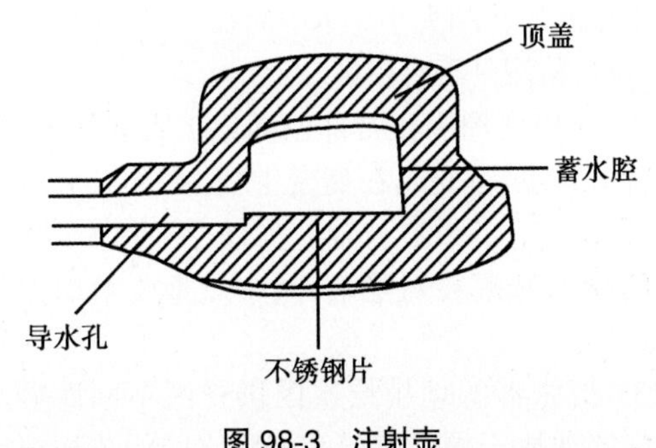

图98-3　注射壶

【手术指征】

由于切除体表肿物或瘢痕后,创面无法直接拉拢缝合,且周围有正常皮肤软组织可以用于扩张,均可以用软组织扩张术。另外,鼻再造、外耳再造、乳腺癌术后乳房再造也可以通过软组织扩张术提供一定量的软组织覆盖。

【禁忌证】

1. 全身或局部有化脓性感染、皮疹；

2. 出血性疾病；

3. 严重的肝肾心功能不全；

4. 恶性肿瘤或已有转移；

5. 不同部位有相应的禁忌证，比如在四肢应用时，有严重的静脉曲张、血管炎、象皮肿及恶性肿瘤或病变超过周径一半者；在头皮应用时，瘢痕或病变范围超过头皮总面积 2/3 时，3 岁以下颅缝未闭合者等。

【术前准备】

1. 术区备皮，充分显露病变或瘢痕范围以及扩张器埋放位置。

2. 根据病变或缺损范围，选择一定大小和形状的扩张器，比如额部选择长方形，耳后选择肾形，乳房选择圆形等。扩张器容量取决于需要修复的创面大小和正常皮肤的面积大小，一般来说，每修复 $1cm^2$ 秃发区的面积需要的扩张量为 3.0~3.5ml，面颈部扩张时修复 $1cm^2$ 的缺损需要 4.5~5.0ml 的容量，躯干和四肢介于两者之间。

3. 修复缺损时，要事先设计如何充分合理利用扩张皮瓣，可以遵循以下原则：充分舒展扩张组织；尽可能减少辅助切口或使切口隐蔽；注意扩张皮瓣的血运方向；扩张皮瓣要注意长宽比；扩张皮瓣远端携带的未扩张皮肤不宜超过 3~5cm 等。

【麻醉】

小儿或埋放多个扩张者，可以全麻下进行，如果成年人埋放 1~2 个扩张器可以局麻下进行。

【手术步骤】

1. 扩张器植入术

(1) 术前根据修复创面及所需软组织量多少，选择扩张器的形状和大小。术中向扩张器注射 10~20ml 生理盐水，检测是否有渗漏。

(2) 在病变周围正常部位标记扩张埋植范围，切口选择在靠近病变或在病变上（比如瘢痕），可以平行也可垂直于扩张器长轴。另外，要考虑尽可能使供区的继发瘢痕相对隐蔽，减少对重要组织器官的损伤。

(3) 扩张器的埋植层次因供受区不同而异。头皮扩张器埋放于帽状腱膜和骨膜之间的疏松组织间隙，额部埋放于额肌深面，颞部埋放于颞浅筋膜浅层，面颊和颈部埋放于 SMAS 浅层，四肢和躯干埋放于皮下组织深层，耳后埋放于耳后筋膜浅层，乳房二期再造时可以埋放于胸大肌深面，也可埋放在皮下组织深面。手术时，垂直皮肤切开直至埋放层次，然后用组织剪钝性分离，分离范围应比扩张器边缘大 1cm。有条件时也可用冷光源拉钩或内镜辅助剥离。腔穴剥离完毕后，要彻底冲洗、止血，确认无明显渗血后，将扩张器放入腔穴，确保扩张器上下面放置正确。用组织剪在皮下浅层剥离一隧道，将注射壶放置于其中，确保注射壶正反位置正确。可以向扩张器内注射少量生理盐水。

(4) 缝合切口时要分层缝合，必要时可以用刀柄或长镊子柄保护扩张器，避免被锐器刺破。术区要放置引流管接注射器负压引流。术区给予敷料覆盖，适度加压包扎。

2. 扩张器注水　扩张器注水宜早不宜晚，一般术后 5~7 天就开始注水。注水间隔可以是每天一次（急速扩张）、2~3 天一次（亚急速扩张）、4~5 天一次（常规扩张）和 7~10 天一次（慢速扩张）。注水量要根据皮肤松弛程度和扩张器容量而定，以注射后扩张器能对皮肤产生一定压力又不阻断皮肤血流为度。注射时一般选用 4 号半针头接注射器，抽取生理盐水，碘附或酒精消毒注射壶部位和左手拇指、示指。注射时左手指固定注射壶，右手持针头垂直注射壶进针，感觉抵达不锈钢片时开始注水。注射完毕后，要再次消毒注射壶部位皮肤。

3. 扩张器取出和扩张皮瓣转移术

(1) 根据病变切除后缺损，术前进行皮瓣设计，设计方式有滑行推进、易位、旋转。

(2) 取原手术切口或手术设计切开皮肤、皮下组织，直达扩张器纤维包膜，用血管钳分开纤维包膜或用切开腹膜的方法切开包膜，取出扩张器及注射壶。扩张器基底部周围的纤维环视具体情况，可以切除或保留待其自然吸收。

(3) 取出扩张器后，根据扩张皮瓣的多少决定切除病变的多少或进行器官再造。扩张皮瓣与切缘分层缝合，皮下留引流管，接负压吸引。纱布、棉垫覆盖，绷带包扎固定。

【术后护理】

一期埋植扩张器术后，适度加压包扎，观察引流情况。术后给予抗生素治疗 3 天，引流管放置 3 天，当引流量减少，颜色呈淡黄透明时，可以拔除引流管。面颈部手术时，术后早期宜进半流食。正常组织内的切口可以按时拆线，瘢痕部位的切口拆线要延迟 3~5 天，若扩张器在拆线前已注水，拆线时间也要适当延迟。注水过程中要注意保护术区，避免受到暴力作用或持续摩擦，避免蚊虫叮咬扩张皮瓣。二期手术后护理基本同一期术后。但要注意皮瓣血运情况，若出现扩张皮瓣远端血运障碍者，可以给予静脉激素，若结痂要注意保护，局部可以油纱覆盖。

【并发症】

1. 血肿　多发生在术后24小时内，少数发生在术后14天内和第二期手术后。预防措施有：术中尽可能不用肾上腺素，彻底止血后，方能放入扩张器或闭合切口；负压引流管放置在腔穴最深处，且固定确实，保持持续负压状态；术区尽可能减少活动，适当加压包扎；术后可以给予全身或局部止血药物。一旦出现血肿，应在无菌条件下清除血肿并彻底止血。

2. 扩张器外露　多见于切口破裂外露和扩张顶部皮肤破溃外露。预防措施有：剥离层次要准确且均匀，剥离范围要比扩张器大1cm；扩张器植入腔穴后要使其舒展铺平；切口要分层缝合；扩张器注水不能一次过量，若发现皮瓣苍白应及时停止注水，观察一段时间后仍无改善者要及时抽出部分生理盐水。一旦出现扩张皮瓣有变薄破溃迹象，应控制每次的注水量，或进一步剥离腔穴后将扩张器向深部埋植；如果已经出现外露，及时行二期手术。

3. 感染　多由于无菌操作不严格、扩张器外露、血肿等原因造成。预防措施有：严格无菌操作；术区及其附近有皮肤感染灶时应暂缓手术；积极处理全身感染；向扩张器内注射含有抗感染药物的液体；积极处理血肿、扩张器外露等并发症。如果出现感染症状，应全身和局部应用抗生素，局部可以持续冲洗，如果上述处理仍不能控制感染，应取出扩张器。

4. 扩张器不扩张　多由于扩张器质量问题，或术中损伤，或连接管折叠，或注射壶翻转等原因造成。预防措施有：术前一定要仔细检查扩张器是否存在渗漏及破裂；操作中避免锐器与扩张器接触；连接管放置不要屈曲折叠；注射壶距离扩张器要有一定距离，且皮下固定。如果不是因为质量或破损造成的扩张器不扩张，可以手术调整连接管折叠、注射壶翻转的问题。

5. 皮瓣坏死　造成皮瓣血运障碍的原因有皮瓣长宽比过大、损伤了主要供血血管、蒂部受压等。预防措施有：严格皮瓣设计原则；皮瓣远端不要超过扩张区；扩张器要充分展开并保持一定的张力。如果皮瓣远端出现青紫等回流不畅的表现，可以在其远端轻微加压包扎以利回流；如果远端皮瓣已经缺血坏死，可行清创植皮。

（徐军）

参考文献

1. 郭恩覃．现代整形外科学．北京：人民军医出版社，2000.
2. 张涤生．张涤生整复外科学．上海：上海科学技术出版社，2002.
3. 王炜．整形外科学．杭州：浙江科学技术出版社，1999.

10

第九十九章

轴型皮瓣移植术

轴型皮瓣的概念是 McGregor 在 1973 年研究开发腹股沟皮瓣时首先提出的。按皮瓣的血供形式,分为轴型皮瓣和随意型皮瓣。轴型皮瓣中,沿皮瓣长轴走行有解剖学上知名的一组动静脉血供系统,因而可根据其供血范围切取皮瓣,而不受长宽比例的限制。可以形成只保留血管蒂的岛状皮瓣,也可以作为游离皮瓣,与受区血管进行血管吻合,而进行远位移植。

第一节　肩胛皮瓣

肩胛皮瓣由肩胛下动脉的分支旋肩胛动脉及其伴行静脉供养。其解剖位置恒定、血管蒂长、管径粗,而且供区隐蔽,易于切取,因此临床上较为常用。

【应用解剖】

旋肩胛动脉是肩胛下动脉的分支,在肩胛下动脉起点稍下方,肩胛肌下缘附近发出,弯向上后方,经过三边孔(由大小圆肌和肱三头肌长头共同形成的间隙),穿出后分为浅支和深支。深支供养肌肉和肩胛骨等组织,浅支在小圆肌下缘附近分为升支、横支和降支。升支朝向肩胛冈方向行进,沿途发出分支分布于肩胛区上部皮肤;横支向内走行,可延伸至脊柱缘附近,沿途发出分支分布于肩胛区中部皮肤;降支斜向内下方行进,可达肩胛下角附近,分布于肩胛区下部皮肤。旋肩胛动脉干的外径为 2.0~3.6mm,干长为 3.4~7.8cm,为增加血管蒂的长度,可向近端分离直至肩胛下动脉。伴行静脉多为两支,位于动脉两侧,旋肩胛静脉浅支和深支汇合后的肩胛下静脉干外径为 2.0~3.6mm(图 99-1)。

【适应证】

用以修复四肢中小范围的皮肤软组织缺损比较理想,皮瓣切取方便,供区隐蔽。宽度 <10cm,供区可直接缝合,不需植皮,不遗留严重的瘢痕及功能障碍。也可将皮瓣进行去表皮处理后,充填皮下软组织缺损凹陷畸形,如 Rhomberg 综合征、外伤或放疗所致局部萎缩。

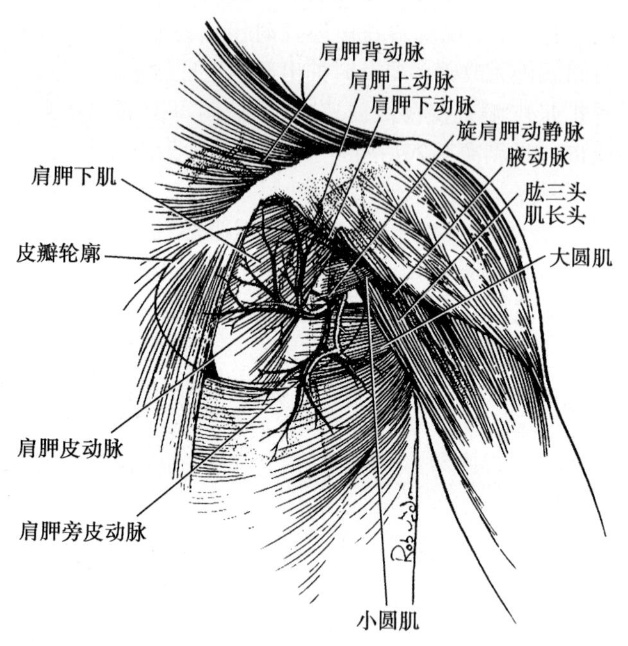

图 99-1　肩胛皮瓣相关解剖

【麻醉与体位】

一般在全麻下进行,侧卧位,上肢包括在消毒范围内。

【手术步骤】

1. 皮瓣设计　三边孔通常可以通过触摸确定,一般位于肩胛冈中点与肩胛下角连线的上 2/5 处(图 99-2)。皮瓣切取的范围,其外缘可至腋上 2cm,内缘距离后正中线 2cm,上缘距肩胛冈 2cm,下缘距离肩胛下角 2cm。皮瓣宽度 <10cm,供区可以直接拉拢缝合。

2. 显露血管　先在皮瓣外上缘及外下缘做切口,切开皮肤及筋膜,向上牵开三角肌后缘,辨认小圆肌、肱三头肌长头及大圆肌。为便于向前面较深层次解剖,应将肱三头肌长头向外牵开,小圆肌向上牵开,大圆肌向下牵开。这时可见旋肩胛动、静脉从三边孔中的纤维脂肪组织内穿出,紧贴小圆肌下缘进入皮下组

10

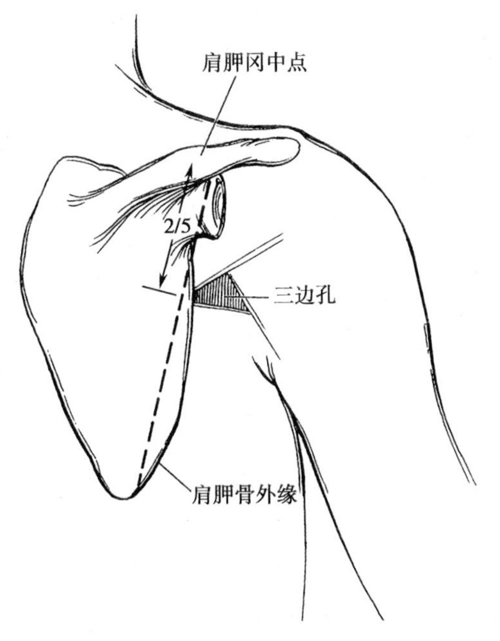

图 99-2　三边孔的位置

织。沿旋肩胛血管向三边孔深处逆行解剖，结扎切断旋肩胛动脉向供养肌肉和肩胛骨的深部分支，直至其在肩胛下血管的起点处（图 99-3）。

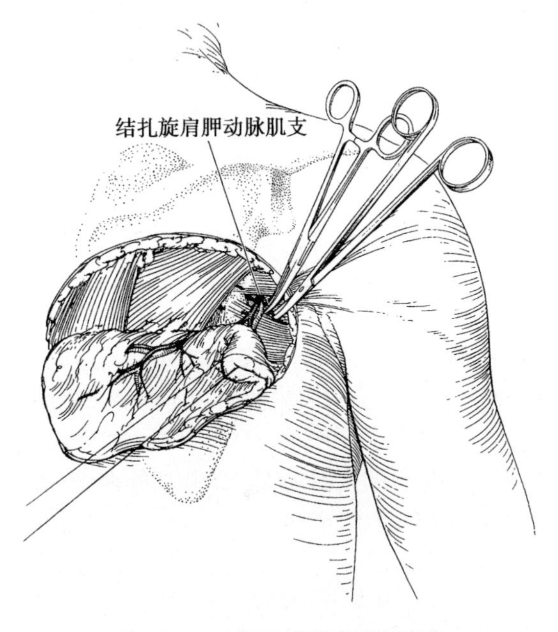

图 99-3　分离显露旋肩胛血管束

3. 切取皮瓣　保护好分离出的血管蒂，沿设计范围切开皮肤、皮下组织及筋膜，行筋膜下剥离。皮瓣完全剥离后，待受区准备就绪后即可断蒂。

4. 关闭供区　向两侧进行皮下潜行分离，彻底止血后，将皮缘直接拉拢缝合，皮下留置引流。

【术后处理】

1. 患肢包扎制动；

2. 常规应用解痉剂及抗凝剂；

3. 常规应用抗生素。

第二节　前臂皮瓣

前臂皮瓣又称桡动脉皮瓣，属于动脉干网状血管轴型皮瓣。1979 年，杨果凡首先应用于临床，并获得成功，被称为"中国皮瓣"。血管蒂由桡动脉、桡静脉或头静脉组成。其解剖位置恒定、血管蒂长、管径粗，切取比较容易，而且皮瓣厚度较薄，可广泛应用于创面修复及器官再造。但是供区外观影响较大，而且需要切取一个主干动脉，故选择时应慎重。

【应用解剖】

桡动脉在肘窝部平桡骨颈水平由肱动脉分出，在肱桡肌深面沿肱桡肌与桡侧腕屈肌之间向下走行，至腕部经拇长展肌腱及拇短伸肌腱深面转向手背。以是否被肱桡肌覆盖为依据，桡动脉分为掩盖部和显露部。桡动脉在前臂的行程中，向尺桡两侧发出多条细小皮支，其中掩盖部皮支的数目为 0~10 支，以 1~6 支居多；而显露部皮支有 4~18 支，以 7~12 支居多。因此皮瓣设计应以显露部为主，尽量避免设计在掩盖部。如连同显露部与掩盖部一并切取，通过丰富的血管网则可保证血供，不需要顾虑。深静脉一般有两条，与桡动脉伴行；浅静脉位于皮下浅筋膜中，不与动脉伴行。临床上，头静脉最为常用。头静脉起自手背静脉网桡侧部，向上绕过前臂桡侧缘至前臂掌侧面，沿前臂桡侧上行，沿途接受前后两面的属支，在肘窝处多数通过肘正中静脉，汇入贵要静脉；少数经臂头静脉回流。此外，桡神经浅支与前臂皮瓣关系密切。在皮瓣切取过程中，应注意保护，尽量防止损伤，避免出现指背麻木。桡神经浅支属皮神经，在肱骨内外上髁连线及其上下发出。在肘关节前面下降，被肱桡肌所覆盖，至旋后肌下缘，与桡动脉毗邻，在其桡侧继续下降，在腕上约 7~8cm 处与桡动脉分离，经肱桡肌腱深面，转向前臂背侧穿过深筋膜，在浅筋膜内继续下行跨过腕背韧带，分为 4~5 支指背神经（图 99-4）。

【适应证】

1. 需要用皮瓣修复的面部缺损，特别是对面部严重烧伤畸形、颌颈部挛缩及颏胸粘连的病例，尤为适宜。

2. 伴有神经、血管、肌腱缺损的前臂瘢痕挛缩，如电烧伤后遗畸形及缺血性挛缩所致的畸形。

3. 伴有骨、关节、肌腱裸露的四肢新鲜创伤，亦可应用于伴有皮肤、血管及神经缺损，需要重建远端血运的四肢复杂创伤，或断肢再植的病例。

4. 可行游离移植，再造鼻、舌、拇指、阴茎、食管、

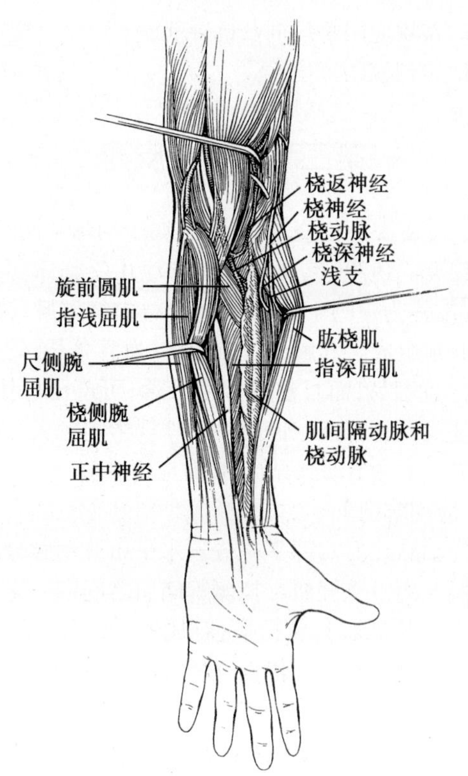

图 99-4　前臂皮瓣的相关解剖

气管等器官。

5. 需要用皮瓣修复的手部创伤、电烧伤及晚期畸形的整复。

6. 可作为"桥梁皮瓣",应用此皮瓣的桡动脉、头静脉进行桥接移植。

【禁忌证】

1. 尺动脉有损伤或变异,桡动脉切取后,手部血运无保障者,不能切取前臂皮瓣。因此,术前应常规做Allen试验,以保证在皮瓣切取后,单一尺动脉能够满足手部的正常血液供应。

2. 头静脉炎或栓塞,静脉回流无保障者。

3. 前臂有炎症者。

【麻醉与体位】

一般选用全身麻醉,根据受区部位亦可选用硬膜外麻醉或臂丛麻醉。取仰卧位,供区上肢水平外展。

【手术步骤】

1. 根据受区所需皮瓣大小、形状以及血管蒂的长度,设计皮瓣,用亚甲蓝画线标记。同时标记出桡动脉、头静脉走行。

2. 自腕部驱血,在上臂中段束气囊止血带。

3. 先切开尺侧及近端切口的皮肤、皮下组织及深筋膜。结扎并切断贵要静脉的掌侧属支及前臂正中静脉的交通支。如选用头静脉作为皮瓣的回流静脉,应将其分离并加以保护,否则结扎切断。在深筋膜与肌膜之间向桡侧行锐性剥离,直至桡侧腕屈肌及其肌腱外侧缘。在分离过程中,掌长肌肌腱包埋在深筋膜内,应将其游离出来,注意保护腱膜不受损害;同样也要保护屈指肌腱腱膜的完整性。而后向桡静、动脉深面进行解剖,小心细致地将桡神经浅支与桡静、动脉分开(图 99-5)。

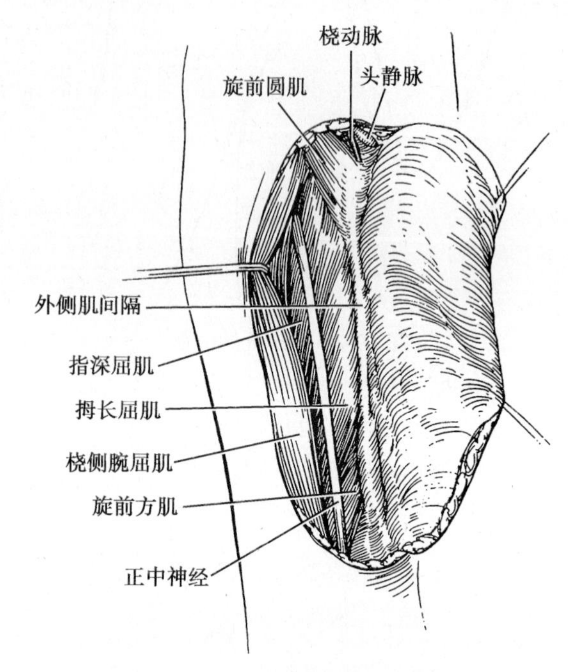

图 99-5　切开皮瓣尺侧,剥离皮瓣

4. 而后切开桡侧及远端切口的皮肤、皮下组织及深筋膜。结扎并切断头静脉背侧属支及远侧前臂正中静脉。首先在远端切口桡侧腕屈肌腱与肱桡肌腱之间分离显露桡动静脉。而后沿深筋膜与肱桡肌肌膜之间做锐性分离,直至肱桡肌内侧缘。向外侧牵拉肱桡肌及肌腱,向肱桡肌深面分离,小心解剖血管蒂,注意勿损伤桡动脉发出的桡侧皮支。结扎切断血管蒂远端,掀起皮瓣(图 99-6、图 99-7)。

5. 放松止血带,彻底止血后,观察动脉搏动及皮瓣血运。皮瓣可供转移或断蒂。

6. 前臂皮瓣供区行断层游离植皮,加压包扎。

【术后处理】

1. 患肢适度抬高;

2. 常规应用解痉剂及抗凝剂;

3. 常规应用抗生素。

【术后并发症】

1. 皮片下积血,影响皮片成活;

2. 虎口区皮肤暂时性或永久性麻木。

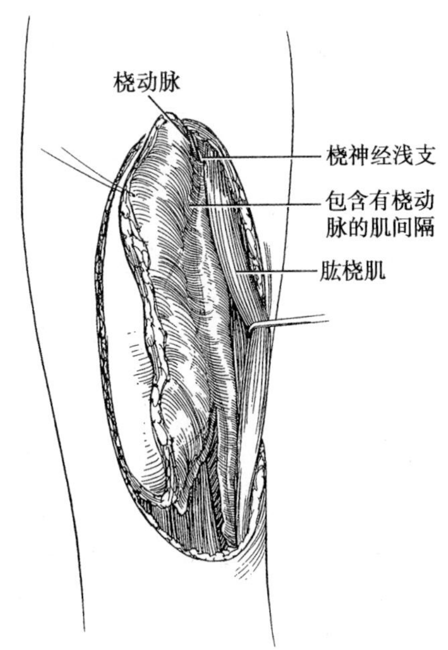

图 99-6　切开皮瓣桡侧，剥离皮瓣及血管蒂

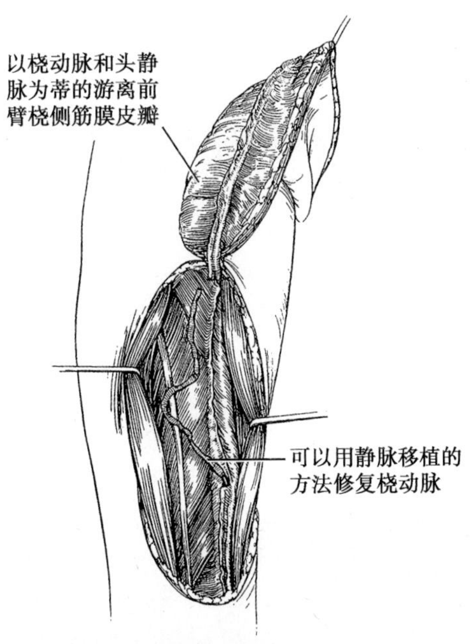

图 99-7　结扎切断血管蒂远端，皮瓣切取完成

第三节　股前外侧皮瓣

股前外侧皮瓣又称旋股外侧动脉皮瓣，其血管蒂是旋股外侧动、静脉及其降支。

【应用解剖】

旋股外侧动脉大多起自股深动脉，少数直接由股动脉发出。旋股外侧动脉发出后，旋向外下，通常分为升支、横支和降支。降支发出后与股外侧肌神经伴行（多在动脉前方经过），经股直肌与股外侧肌之间的血管神经束筋膜鞘中通过，继而向下外方斜行，在髂前上棘与髌骨外缘连线中点附近分为内侧支和外侧支。内侧支沿股外侧肌内缘下行，沿途发出分支供养股直肌、股中间肌和股内侧肌下部，终末支到达膝关节参与膝关节动脉网的形成。外侧支循股外侧肌向后外侧行进，发出一些分支供养股外侧肌，称为肌支；另一些分支进入肌肉后再浅出肌筋膜浅面，进入皮下组织中，称为肌皮动脉穿支；少数分支直接由降支外侧支分出，经肌肉间隔穿出，进入皮下，称为直接皮动脉，供养股前外侧区的皮肤。肌皮穿支一般有 1~8 支，平均 2.5 支。第 1 肌皮穿支动脉较为粗大，外径约为 0.6mm，它是股前外侧皮瓣的主要血管，大多集中在以髂前上棘与髌骨外上缘连线中点为圆心、半径 3cm 的圆圈的外下象限内。第 2 以下的肌皮穿支动脉呈阶梯状向外下方发出，其外径约为 0.4~0.6mm。旋股外侧动脉降支血管蒂长可达 10~12cm，外径约为 2.1mm。伴行静脉常为两条，其名称与动脉相同，75% 的旋股外侧静脉汇入股静脉，其余汇入股深静脉，此处较为粗大的一支静脉外径约为 2.3mm（图 99-8、图 99-9）。

【适应证】

1. 适合于较大创面的修复，如较大的创伤、瘢痕挛缩等，皮瓣面积可达 12.5cm × 38.0cm。

2. 适合于较深层的组织缺损。此皮瓣切取时，可带上深筋膜以及部分肌肉组织，对于凹陷性缺损，需用大量组织充填的部位较为合适。对于头部缺损，阔筋膜可替代帽状腱膜；对于四肢，阔筋膜可参与重建肌腱。

3. 适合于需要薄型皮瓣修复者。以穿支为中心，把穿支 3cm 以外的筋膜、皮下脂肪完全修薄，使之成为带轴型血管的超薄皮瓣，可用于修复颜面、颈肩、手背、足背等部位的缺损。

4. 皮瓣切取时，可同时切取股外侧皮神经，构成带感觉神经的皮瓣，用于修复足底、足跟、手掌等感觉恢复要求较高部位的缺损。

【禁忌证】

大腿前外侧部广泛瘢痕或有炎症者。

【麻醉与体位】

仰卧位，全麻或硬膜外麻醉。

【手术步骤】

1. 皮瓣设计　髂前上棘与髌骨外上缘连线中点与腹股沟韧带中点的连线的下 2/3 即为旋股外侧动脉降支的体表投影，其肌皮穿支大多集中在以髂前上棘与髌骨外上缘连线中点为圆心、半径 3cm 的圆圈的外下象限内。因此，皮瓣设计时应根据缺损的大小形态设计，并将肌皮穿支包含在皮瓣内（图 99-10）。

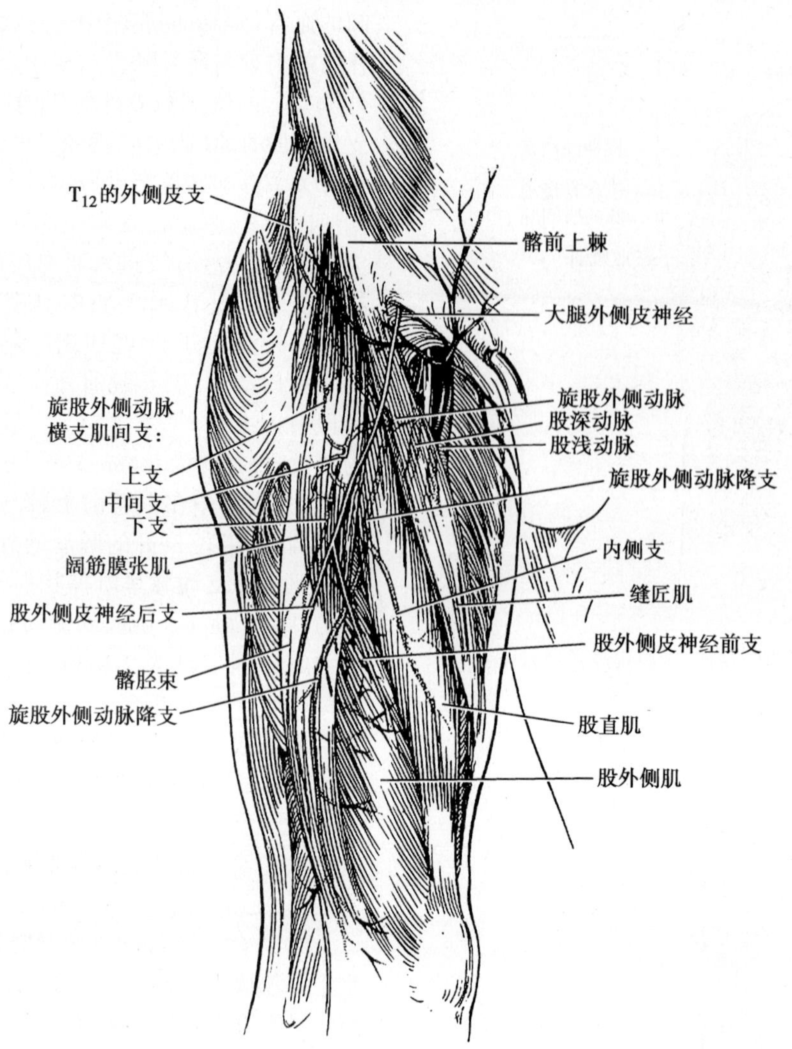

图 99-8 旋股外侧动脉解剖示意图

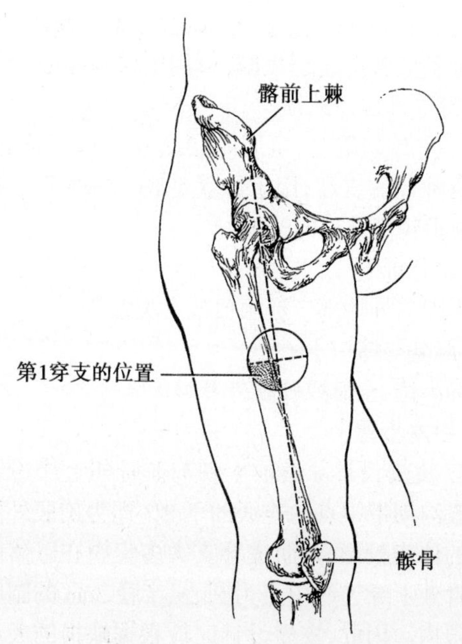

图 99-9 旋股外侧动脉降支肌皮穿支穿出位置

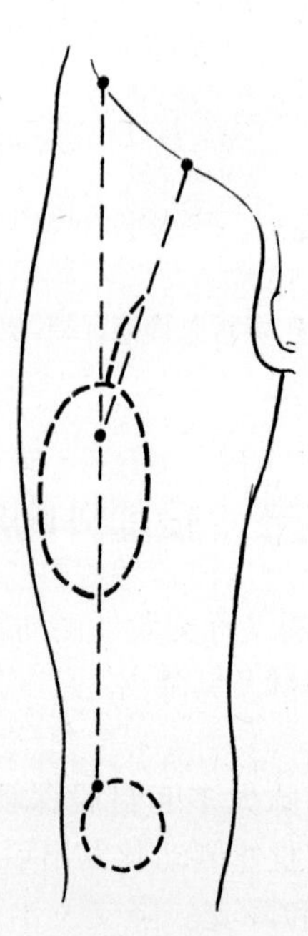

图 99-10 股前外侧皮瓣设计示意图

10

2. 显露血管　切开皮瓣内侧缘皮肤，切口向股动脉搏动处延长，切开皮肤、皮下组织及阔筋膜。将皮瓣向外掀起，参照术前多普勒测定的穿支点，在股外侧肌边缘向外侧寻找肌皮穿支或肌间隙穿支。于股直肌与股中间肌间隙向深面分离，向内侧牵拉股直肌，显露旋股外侧动脉降支神经血管束，向下分离至第1旋股外侧动脉肌皮穿支，自其进入肌肉处与穿出肌膜之间的表面切断股外侧肌，将旋股外侧动脉肌皮穿支从肌肉中分离出来。分离时结扎切断至肌肉的分支，亦可保留血管束周围的一部肌袖，以保护血管不受损伤。如果皮瓣较大则需要保留2~3个旋股外侧动脉肌皮穿支，而后向上分离旋股外侧动脉降支及其伴行静脉，直至起始部。亦可自上而下先显露旋股外侧动脉降支，进而向下寻找并分离出旋股外侧动脉肌皮穿支(图99-11、图99-12)。

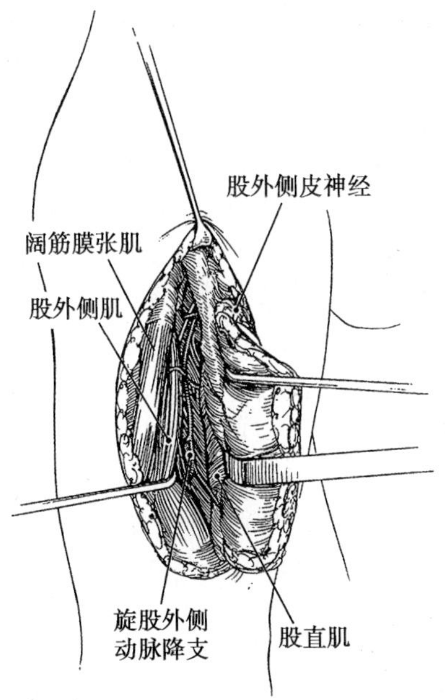

图99-12　显露旋股外侧动脉降支

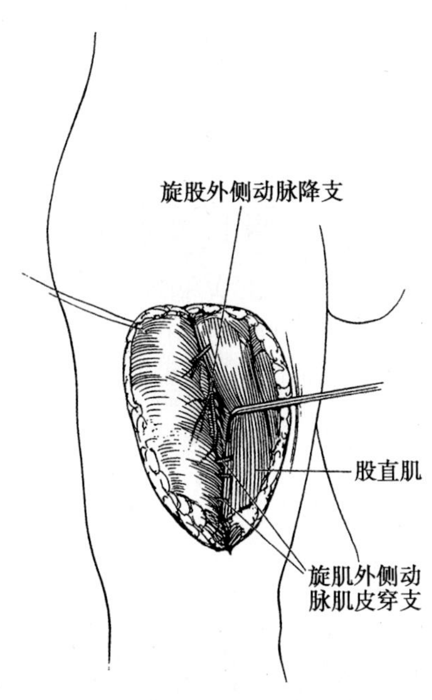

图99-11　显露旋股外侧动脉肌皮穿支

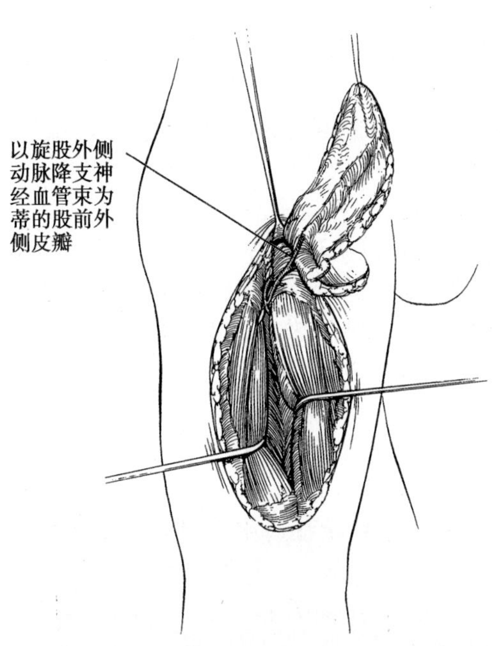

图99-13　股前外侧皮瓣剥离

3. 切取皮瓣　血管蒂分出后，再切开皮瓣的下缘及外后缘，在阔筋膜下游离皮瓣，继而切开皮瓣上缘。至此，皮瓣游离切取完成，待受区准备就绪后，即可按需要的长度切断血管蒂(图99-13)。

4. 关闭供区　供区创面小者，可直接拉拢缝合，创面大者可行断层皮片游离移植。

【术后处理】

1. 患肢适度抬高；

2. 常规应用解痉剂及抗凝剂；

3. 常规应用抗生素。

【术后并发症】

皮片下积血，影响皮片成活。

第四节　小腿外侧皮瓣

小腿外侧皮瓣又称腓动脉皮瓣，由腓动、静脉供养，可以形成皮瓣，也可形成肌皮瓣、骨皮瓣及肌骨皮瓣。以腓动脉近端为蒂可行顺行岛状转移，以远端为蒂逆行岛状转移，也可以通过血管吻合行游离移植，还可以利用远端血管吻接另一个皮瓣或组织瓣，形成二级串联皮瓣，用以修复大型复杂缺损。

【应用解剖】

腓动脉在腓骨颈下方1~2cm处由胫后动脉发出，

在比目鱼肌深面向外下方行进，至小腿中部腓动脉在腓骨长肌与跗长屈肌之间下行。进入跗长屈肌肌腹后继续下行，至踝上 8cm 处分为两条终末支，一支是外踝后动脉，自外踝上方的后内侧向外走行；另一支是穿动脉，向前穿过骨间膜至外踝上方的前内侧。腓动脉主干在踝关节平面与胫后动脉的内踝后动脉及胫前动脉的外踝前动脉有较为粗大的交通支，这是设计逆行岛状皮瓣的解剖学基础。腓动脉在行进中沿途发出弓形动脉(肌骨膜支)、肌支、滋养动脉及皮支，分布于肌肉、腓骨和小腿皮肤。

腓动脉皮支直接由腓动脉发出，经跗长屈肌进入外侧肌间隔，离开肌间隔浅行并分布于小腿外侧部皮肤，其数目大约有 4~8 支，以第 2、3、4 支最为重要，多集中出现在腓骨头下方 13~17cm 和 18~21cm 处，可循其逆向分离至腓动脉干。

该皮瓣静脉系统包括伴行静脉和小隐静脉两组。伴行静脉与相伴动脉同名，分支分布相同，多见两条，位于动脉两侧同行，最终汇入腓静脉。小隐静脉起自足背静脉弓的腓侧端，经外踝后方继之上升到小腿后部，沿后正中线(腓肠肌间沟)上行，达腘窝部穿深筋膜注入腘静脉，是小腿外侧皮瓣的主要静脉血管蒂(图 99-14)。

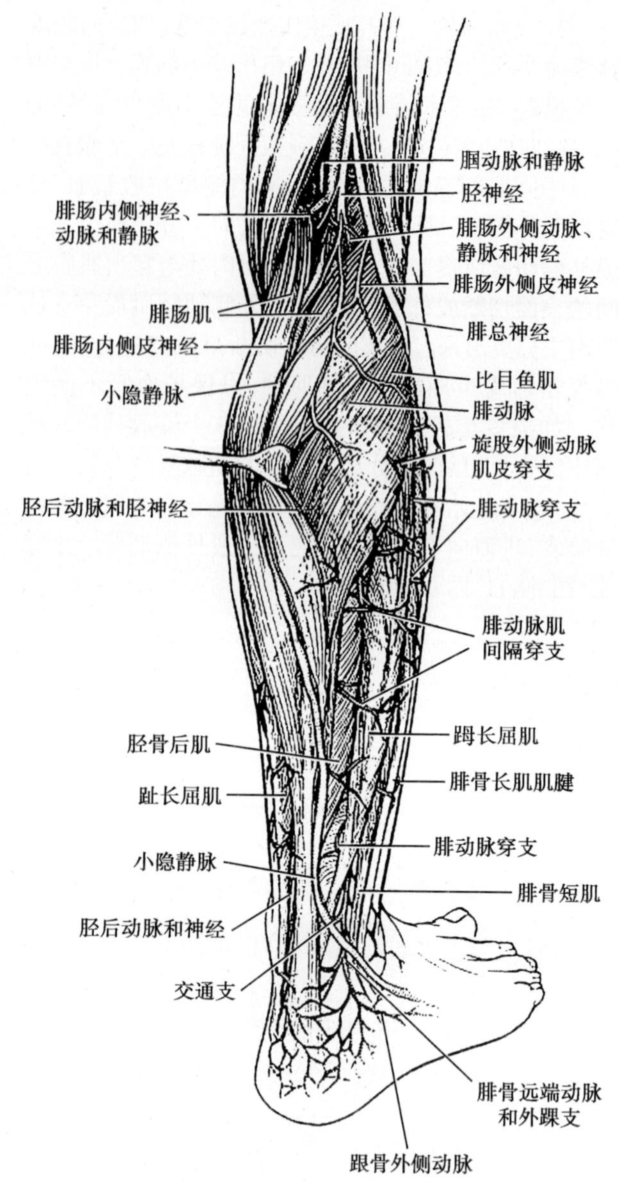

图 99-14　腓动脉解剖示意图

【适应证】

小腿外侧皮瓣具有供皮面积大、皮肤质地好、血管解剖位置较为恒定、供区比较隐蔽、不牺牲主要血管等优点，是临床上常用的皮瓣之一。可以形成皮瓣，也可形成肌皮瓣、骨皮瓣及肌骨皮瓣，应用比较广泛。

1. 顺行岛状转移适用于小腿上部及膝关节部的创面修复。

2. 逆行岛状转移适用于踝关节及足部创面的修复。

3. 吻合血管的游离移植适用于前臂、手部虎口及面部的修复。

4. 肌皮瓣转移适用于胫骨慢性骨髓炎的治疗，用肌瓣充填残腔。

5. 骨皮瓣适用于骨与软组织同时缺损的修复。

6. 交腿皮瓣适用于修复对侧小腿软组织缺损。

【禁忌证】

1. 小腿供瓣区有炎症及小腿静脉曲张严重者。

2. 男性患者供区多毛者不适用于修复面部缺损。

【麻醉与体位】

一般选用全身麻醉，根据受区部位亦可选用硬膜外麻醉。术中取仰卧位，膝关节微屈，小腿稍外旋。

【手术步骤】

1. 皮瓣设计　腓动脉走行的体表投影是腓骨小头与外踝的连线，亦即皮瓣的轴心线，其主要皮支的浅出点约在腓骨小头下方 13~17cm 和 18~21cm 处。术前应常规应用超声多普勒血流仪探测并标记腓动脉走行及皮支浅出点。根据受区情况，确定皮瓣的形状及大小、血管蒂的长度。

2. 从踝部开始驱血，在大腿中 1/3 以上束止血带。

3. 先做前缘切口，按皮瓣设计切开皮瓣前缘，直抵深浅筋膜之间。循此平面锐性剥离，结扎并切断从腓骨长肌与趾长伸肌之间的前外侧肌间隔发出的筋膜穿支血管，并继续向后剥离。注意参照术前标记的皮穿支点，寻找从外侧肌间隔发出的腓动脉皮穿支，并加以保护。沿皮支穿出的间隙切开腓肠肌及比目鱼肌，显露位于腓骨后侧的腓动、静脉，并沿血管纵行分开跗长屈肌，显露腓血管的远侧段。小心细致地将胫神经与腓血管分离开，结扎血管分支，必要时可保留少许肌袖，注意保护腓动脉发出的皮支及肌皮支(图99-15)。

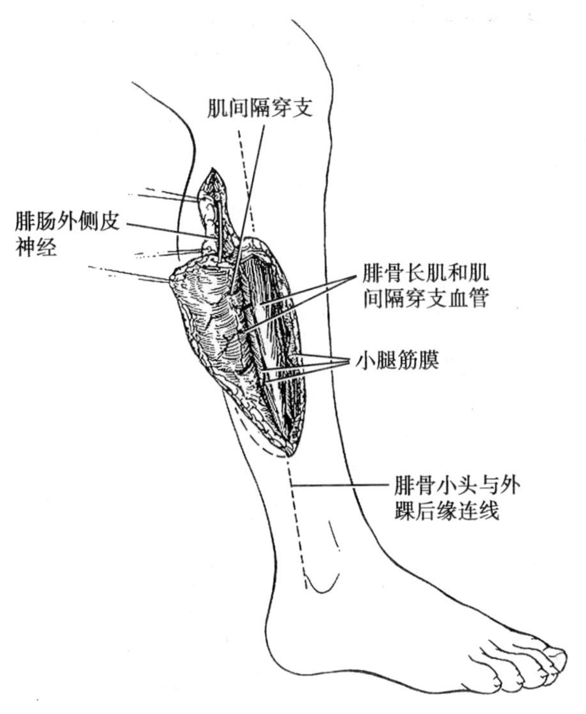

图 99-15 小腿外侧皮瓣前侧剥离

4. 而后切开后缘切口 切开皮瓣后缘，在深浅肌膜之间向前分离，直至外侧肌间隙出，与前方切口会合。至此，除腓血管及小隐静脉两端未离断外，整个皮瓣均已掀起(图 99-16)。

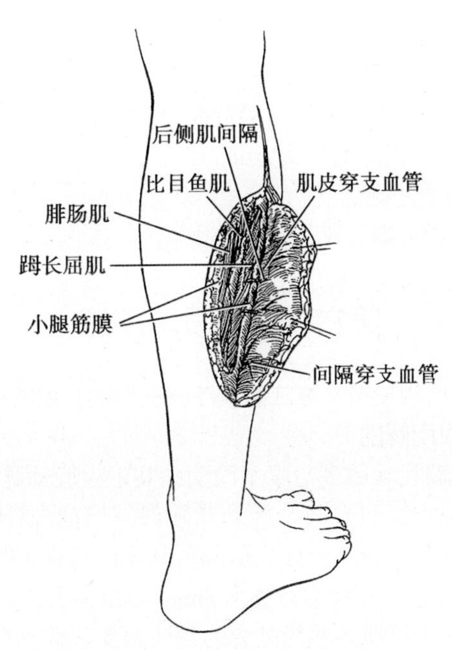

图 99-16 小腿外侧皮瓣后侧剥离

5. 如做顺行转移，则结扎切断远端血管束，再向近端游离，直至起始部。如做逆行转移，则结扎切断近端血管束，再向远端游离，至外踝上方，避免损伤与内踝后动脉及外踝前动脉的交通支，以保证皮瓣血供(图99-17)。

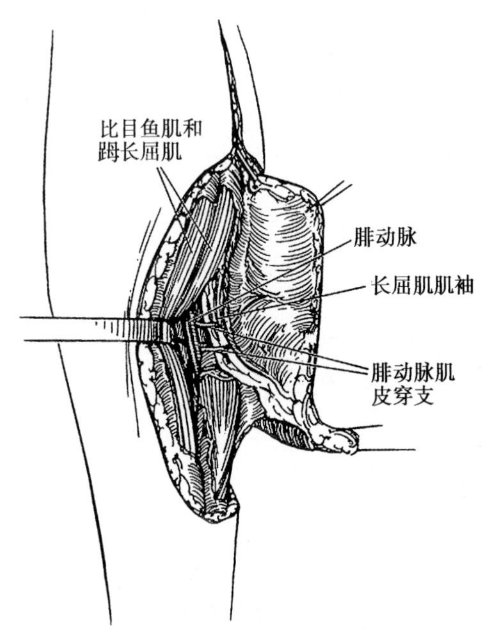

图 99-17 小腿外侧皮瓣切取

6. 如携带部分踇长屈肌或腓肠肌，可形成肌皮瓣；如携带一段腓骨，则可形成骨皮瓣。

7. 供瓣区行中厚游离植皮。

【术后处理】

1. 行岛状转移者应将患肢适度抬高，防止蒂部受压；

2. 常规应用解痉剂及抗凝剂；

3. 常规应用抗生素。

【术后并发症】

皮瓣坏死，足部肿胀。

第五节 胸三角皮瓣

胸三角皮瓣又称胸廓内动脉前穿支皮瓣，该皮瓣的境界：上界是锁骨下缘，下界是第 4 肋和胸大肌外侧缘，内侧界是胸骨旁线，外侧界相当于胸三角肌间沟。该部位血供丰富，主要来源有胸廓内动脉前穿支以及胸肩峰动脉、颈横动脉的分支。

【应用解剖】

胸三角皮瓣的血管蒂是胸廓内动脉前穿支，主要是第 1~4 肋间隙的前穿支。胸廓内动脉由锁骨下动脉的第一段发出，向下行经锁骨后方与胸膜顶前方进入胸腔，走行于胸前壁内面，距胸骨外缘 1.25cm 处垂直下行，经上 6 个肋软骨、肋间肌后面，在胸横肌和胸膜壁层前方下降到第 6 肋间隙时，主干分为腹壁上动脉和肌膈动脉。它所经过之肋间隙发出肋间支和前穿支。穿支数目在每个肋间隙内 1 或 2 条不等。第 2 和第 3 肋间穿支出现频率最高，也较粗大，是皮瓣的轴心动脉。穿支进入皮下组织后，向外行走，在皮下组织内可长达 10~12cm。与胸肩峰动脉的分支、旋肱后动脉的分支以及同侧相邻穿支之间存在丰富的吻合交通。动脉的伴行静脉是皮瓣的回流静脉（图 99-18）。

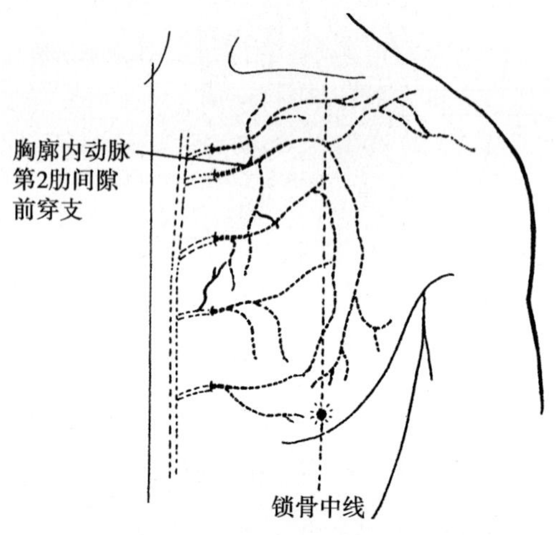

图 99-18　胸廓内动脉前穿支分布

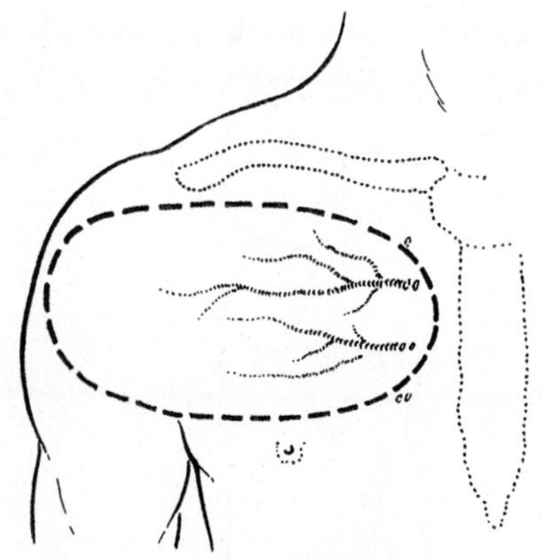

图 99-19　胸三角皮瓣设计示意图

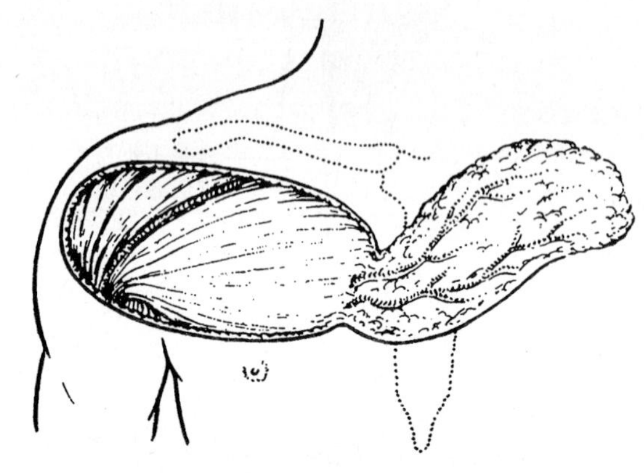

图 99-20　胸三角皮瓣剥离

【适应证】

修复颈部、下颌部、口内、面颊部、颞部皮肤软组织缺损，咽及食管再造。

【禁忌证】

1. 局部有炎症者；

2. 瘢痕体质者。

【麻醉与体位】

一般选用全身麻醉，或高位硬膜外麻醉。术中取仰卧位，头略高，面向健侧。

【手术步骤】

1. 首先用超声多普勒探测轴心血管走行，标记胸廓内动脉穿支出肋间隙点及血管走行，画出皮瓣轮廓（图 99-19）。

2. 从肩峰处切开皮肤，锐性分离三角肌区，连同深筋膜一起从皮瓣远端向近端分离到胸骨外缘旁开 2cm 处（图 99-20）。

3. 待受区准备完毕后，将皮瓣转移至受区。若修复面部，皮瓣近端可卷成皮管，跨越颈部修复面部软组织缺损。供区创面用中厚皮片游离移植修复。皮瓣下方必要时可放置引流管，术后头胸部妥善固定，术后 24~48 小时拔出引流。

4. 胸三角皮瓣也可一期应用皮肤软组织扩张器进行扩张，二期行皮瓣转移。经过扩张的皮瓣厚度变薄，应用更为方便；另外，如皮瓣切取不是太宽，供区可直接拉拢缝合，不需要植皮。

【术后处理】

皮瓣及头部固定必须确实可靠，务使皮瓣无张力及扭曲，防止皮瓣蒂部受压。

【术后并发症】

皮瓣远端坏死、感染、血肿等。

第六节　腹股沟皮瓣

腹股沟皮瓣又称旋髂浅动脉皮瓣或称髂腰皮瓣。

【应用解剖】

旋髂浅动脉多与腹壁浅动脉共干由股动脉发出，占 48%；35% 腹壁浅动脉动脉缺如，只有旋髂浅动脉由股动脉发出；二者独立从股动脉发出者占 17%。旋髂浅动脉干外径约为 0.8~1.8mm，发出后行于阔筋膜深面，在缝匠肌内侧缘处分为深浅两支。浅支分出后很快穿出阔筋膜，在腹股沟韧带下方与其平行，或与其交叉,然后向外上方斜行,最后分布于腹部外侧和股前部上份的皮肤。深支最初在阔筋膜深面循腹股沟韧带下方斜向外上方行进,多在髂前上棘附近穿出深筋膜,分布于股前部上份和臀部皮肤,并且有分支滋养肌肉。腹股沟皮瓣的静脉系统有深浅两组,深组是与旋髂浅动脉的伴行静脉,外径约为 0.8mm,汇入股静脉;浅组是旋髂浅静脉,外径约为 2~3mm,汇入大隐静脉(图 99-21)。

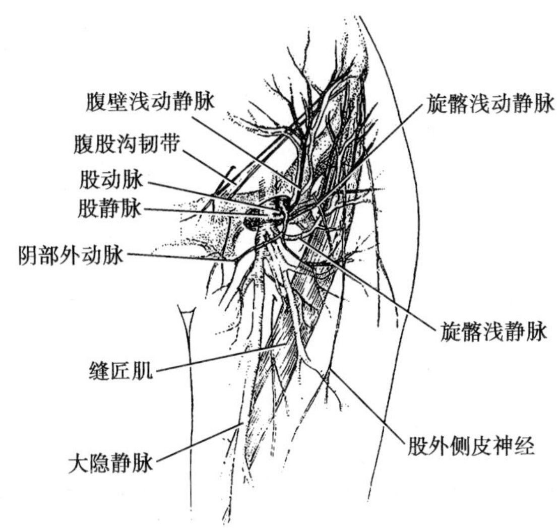

图 99-21 旋髂浅动静脉解剖示意图

【适应证】

1. 岛状转移修复会阴部及大粗隆等邻近部位的缺损;

2. 作为带蒂皮瓣,修复手、腕、前臂广泛及复杂的急诊创伤,以及烧伤或创伤后软组织缺损及继发畸形的晚期修复;

3. 游离移植可用于四肢、面颈部等缺损的修复,但由于血管管径较为细小,一般不做首选。

【禁忌证】

供瓣区有瘢痕或炎症者。

【麻醉与体位】

一般选用硬膜外麻醉或腰麻。取仰卧位,同侧臀腰部可垫以软垫,使躯体略向对侧倾斜。

【手术步骤】

1. 内侧路径

(1) 用超声多普勒探测旋髂浅动脉及腹壁浅动脉的走行,并标记之。

(2) 在腹股沟韧带下方、股动脉搏动处稍内侧,做长约 6~8cm 弧形切口。不宜过深。首先找到大隐静脉,再沿股静脉外侧找到股动脉及向上发出的旋髂浅动脉主干及其深浅两支,明确其分支情况及有无变异(图 99-22)。

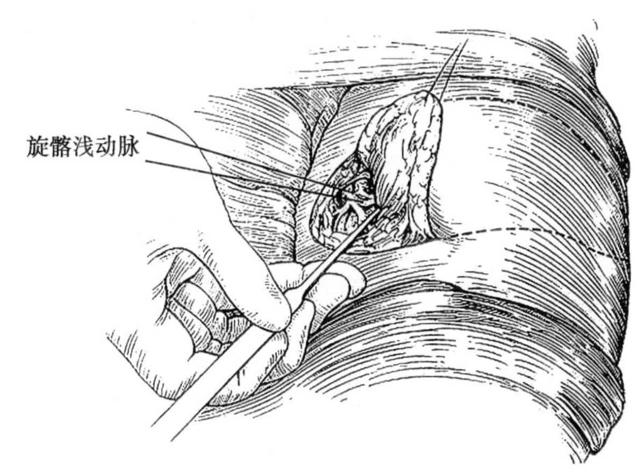

图 99-22 首先做内侧切口,解剖旋髂浅动脉起点

(3) 按血管所见特点,画出切取皮瓣的轮廓。而后做皮瓣外侧切口,在浅筋膜深层剥离,直至缝匠肌外侧缘,寻找并结扎进入缝匠肌的肌支。在分离旋髂浅动脉干附近时,可以包括缝匠肌的肌膜及部分肌纤维,以避免损伤该血管。最后切开皮瓣的上方及下方切口,切开全层皮肤,直抵深筋膜层浅面,紧贴其上做锐性分离,将整个皮瓣完全掀起,只保留血管蒂,待受区准备好后,即可行岛状转移,或切断血管蒂行吻合血管的游离移植(图 99-23,图 99-24)。

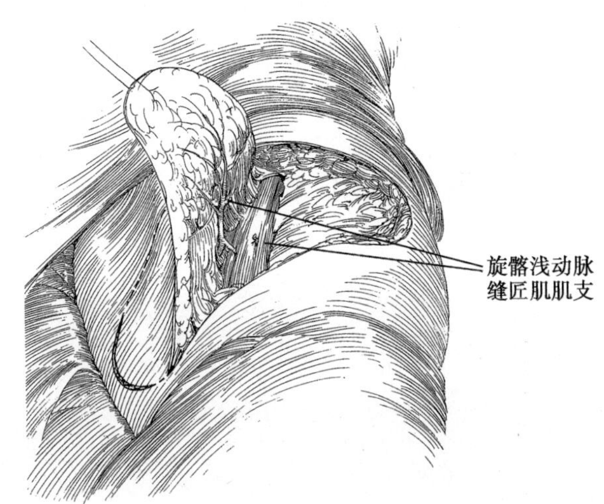

图 99-23 切开皮瓣外侧,结扎缝匠肌分支

(4) 供区 <10cm,多可直接拉拢缝合,封闭创面。如不能拉拢缝合,可行中厚皮片游离移植。

2. 外侧路径 与内侧路径相同,首先参照超声多普勒探测的结果,标记旋髂浅动脉干及其浅支的走行,并根据需要设计皮瓣。由皮瓣外侧向内侧进行剥离,同样必须注意避免损伤血管蒂。外侧路径主要用于切取带蒂皮瓣,其缺点是在皮瓣剥离前不能评估血管蒂的情况。

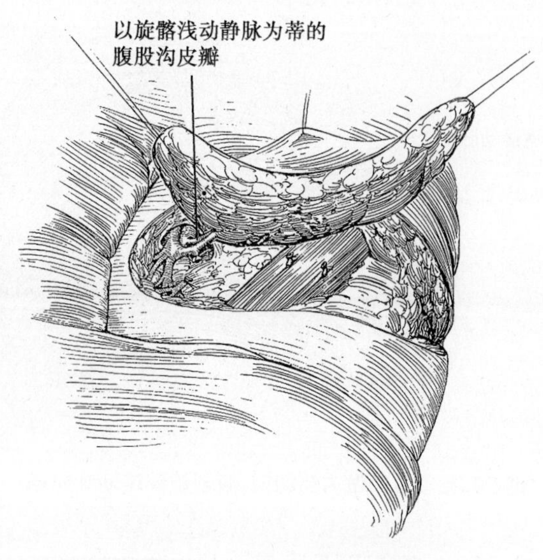

图 99-24　腹股沟皮瓣切取

【术后处理】

1. 注意观察皮瓣血运，带蒂转移时应防止蒂部扭曲，受压或张力过大。

2. 适度固定制动，防止牵拉撕脱。

【术后并发症】

皮瓣坏死，皮瓣下血肿。

（徐军）

第一百章

肌皮瓣移植术

肌皮瓣是包含皮肤、皮下组织、深筋膜和肌肉的复合组织瓣，是以肌肉的优势动、静脉为蒂，利用肌肉作为载体，携带其上的皮肤组织，转移修复缺损。

第一节 横行腹直肌肌皮瓣

腹直肌肌皮瓣以腹壁上血管或者腹壁下血管为蒂。1977 年，Drever（1977）首先描述以腹直肌及其滋养动脉为蒂的垂直方向的岛状肌皮瓣，修复乳房下瘢痕切除后的皮肤缺损；1982 年，Hartrampf 应用单侧腹直肌为蒂的下腹部横行肌皮瓣乳房再造，同时起到了腹部整形的效果；1981 年，Taylor 对腹直肌及腹壁血供的解剖学研究发现，腹壁下动脉在脐旁有较粗大的穿支供养腹部皮肤，并因此将以腹壁下血管为蒂的腹直肌肌皮瓣改造成皮肤组织瓣，称之为脐旁皮瓣或者腹壁下动脉穿支皮瓣，可带蒂转移或者吻合血管游离移植。

【应用解剖】

腹直肌位于腹前壁正中线两旁的腹直肌鞘内，为一上宽下窄的带形多腹肌。以肌腱起于耻骨联合和耻骨嵴，止于胸骨剑突和第 5~7 肋软骨。全肌被 3~4 条横行的腱划分成多个肌腹，并借腱划与腹直肌前鞘紧密结合，难以分离。肌肉后面腱划不明显，与肌鞘后壁易分离，从半环线以下缺如。

腹直肌皮瓣的主要血供来源腹壁上、下动脉、静脉及其分支（图 100-1）。由于该肌皮瓣血供属多源性，除主要血管供应外，还有其他血管如肋间动脉、腹壁浅部的血管参加供应。腹壁下动脉为主要供血血管，它比腹壁上动脉更长，直径更大。

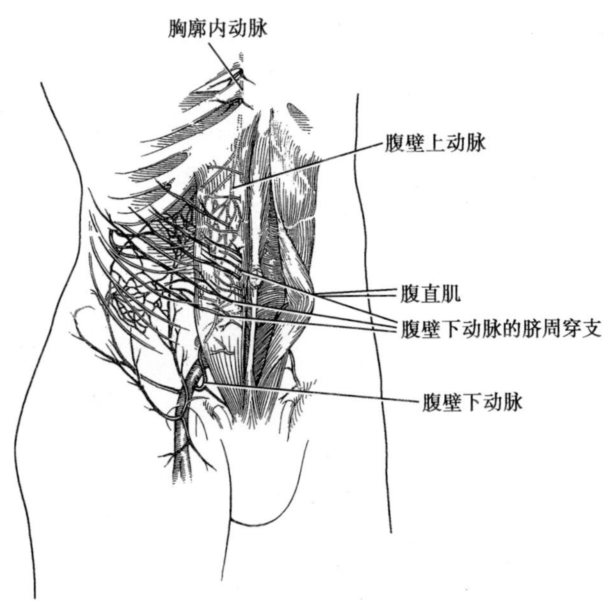

图 100-1 腹直肌皮瓣血供示意图。腹壁下动脉为主要供血动脉

腹直肌上部的血供来自胸廓内动脉的腹壁上动脉。腹壁上动脉为胸廓内动脉的直接延续，经剑突尖与肋弓之间，在腹直肌的后面进入肌肉，于脐附近以螺旋微动脉与腹壁下动脉的分支吻合。腹壁上动脉与肌膈动脉的分叉处，平对第 5~7 肋软骨平面。动脉起点至肌门（入肌点）的血管长度为 4.6cm，动脉起始处外径约 2.1mm；肌门动脉的外径约 1.9mm。伴行静脉为 1~2 条，外径为 1.4~2.2mm。

腹直肌下部的血供来自腹壁下动脉。此动脉在腹股沟中点处起自髂外动脉，斜向上内，行经腹直肌外侧缘走向肌的后面，在腹直肌鞘后壁半环线下缘处进入腹直肌。腹壁下动脉自起点到肌门血管，长 9.0cm，起点外径 2.5mm，肌门处外径为 2mm。动脉入肌处（肌门）与耻骨结节之间的距离为 9.6cm。肌门距前正中线约 3.4cm，肌门的高度均在半环线以上。腹壁下静脉与动脉伴行，多为 2 支，内侧支较粗，外侧支较细，在注入处分别为 3.6mm 和 2.7mm。

穿支血管沿腹壁上动脉或者腹壁下动脉的走行，自腹直肌外侧缘 2~3cm 处的腹直肌前鞘穿出。在脐周 3~5cm 范围内，有一簇较大的脐周血管穿支穿过腹直肌前鞘后，于皮下组织中外侧或者浅层走行，与肋骨平行，代表腹壁下动脉的终末血管穿支。设计肌皮瓣时，应该至少包括一个穿支。

腹直肌肌皮瓣可设计为多种形式：垂直腹直肌肌皮瓣、横行上腹直肌肌皮瓣、横行下腹直肌肌皮瓣及脐周轴型皮瓣（图 100-2）。如果需要较长的皮瓣，皮瓣的轴可以从脐到肩胛下角的直线延伸（皮下组织瓣沿此轴线安置，将包括从起源到终末支的脐周血管穿支）。因为腹壁下动脉和其他浅、深血管系统有交通，可以设计成各种皮瓣和范围，甚至越过中线。虽然设计多样，但是横行切开腹壁使供区畸形最小。

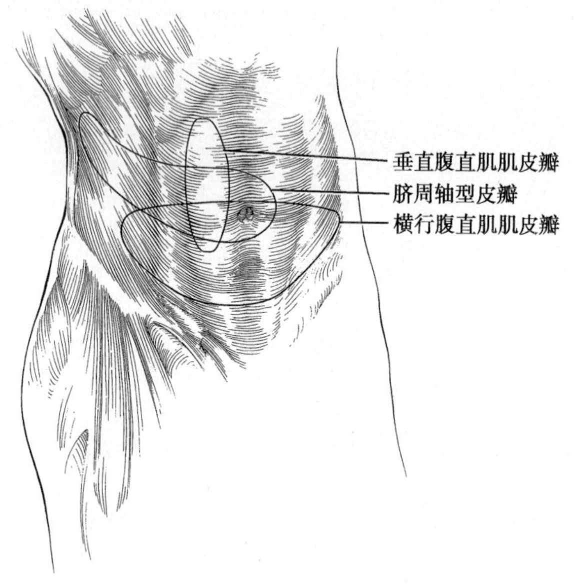

图 100-2　腹直肌肌皮瓣各种设计范围的示意图

皮瓣既可以带蒂移植，还可以游离移植。肌皮瓣可以去表皮或者完全去除皮肤全层，将同侧或者对侧（Ⅳ区）腹壁下动脉（和静脉）和受区适当血管（如对侧胸廓内动脉）相吻合。扩大的腹直肌肌皮瓣或者标准垂直腹直肌肌皮瓣可以使同侧腹壁上动脉和受区适当血管（如股浅动脉）相吻合。

【适应证】

1. 修复面颈部、胸部、会阴部、躯干部大面积软组织缺损；

2. 修复感染创面（如骨髓炎创面），清除死腔；

3. 增强缺损区域的血供（如放射性损伤）；

4. 修复裸露的关节和假体。

【禁忌证】

腹直肌皮瓣切取肌肉后，会影响腹前壁的坚固性和收缩力，青壮年体力劳动者慎用。

【麻醉与体位】

全身麻醉或者硬膜外麻醉。仰卧位。

【手术步骤】

1. 术前以超声多普勒血流仪探测血管走行并加以标记，根据受区情况确定转移的方式。以对侧腹壁上动脉为蒂的岛状肌皮瓣转移为例：

2. 肌皮瓣设计　根据血管走行方向及软组织缺损的情况，于下腹部画出皮瓣切取范围，剑突外侧 3cm 至皮瓣上缘连线为蒂部切口线。

3. 肌皮瓣切取（图 100-3）　按设计切口线切开皮瓣四周皮肤、皮下组织及腹直肌前鞘。注意保留 1cm 宽的内侧腹直肌前鞘，以便术后修复。用手指由外向内将腹直肌从腹直肌后鞘中游离出来，注意不要损伤肌肉深面的腹壁下动脉。在半月线处切断腹直肌及腹壁下动脉，小心向上游离肌皮瓣至肋缘下。

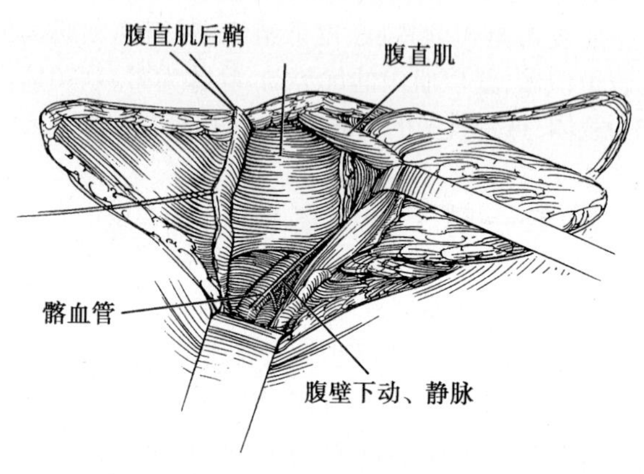

图 100-3　肌皮瓣掀起

4. 肌皮瓣转移　切断蒂部肌肉，但不损伤血管蒂，以利于肌皮瓣旋转。将肌皮瓣转移至受区，分层缝合。游离腹外斜肌后将其向内侧推进，与残留的腹直肌前鞘缝合。供区皮肤直接拉拢缝合。

【术后处理】

1. 供区腹带加压包扎。

2. 如果切取范围大，注意保持屈膝屈髋体位。

3. 其他术后处理同带蒂组织移植或游离组织移植。

【术后并发症】

1. 腹壁肌力下降，腹壁薄弱，腹壁疝，皮瓣坏死等；

2. 腹部遗留瘢痕。

第二节　臀大肌肌皮瓣

1975 年，Fujino 首次采用臀大肌肌皮瓣游离移植进行乳房再造。1979 年，Hilton 提出臀大肌可分别以臀上动脉及臀下动脉为蒂，形成臀大肌上部肌皮瓣和臀大肌下部肌皮瓣供作移植，从而提高了该肌皮瓣应用的灵活性。由于臀大肌肌皮瓣血供丰富，可提供的组织量大，具有两套主要滋养血管，可独立切取上部肌皮瓣和下部肌皮瓣，故临床应用广泛。

【应用解剖】

臀大肌为四方形扁厚肌，起于髂嵴后部，骶尾骨背面和骶结节韧带。肌纤维斜向外下，上半部与下半部浅层纤维止于髂胫束，下部深层纤维止于股骨粗隆。臀大肌主要由臀上动脉和臀下动脉供血。臀上动脉经梨状肌上缘进入臀部后即分为深浅两支。深支与臀上神经伴行，走行于臀中肌深面，供应臀中肌和臀小肌；浅支在梨状肌与臀中肌间隙穿出后分成数支，呈扇形分布至臀大肌上半部。臀下动脉是髂内动脉前干终末支之一，它和臀下神经伴行经梨状肌下缘穿出后，肌支支配臀大肌下半部，皮支在臀大肌下缘浅出后供应股后侧皮肤。两者在肌肉内有丰富的吻合。

臀上部如果臀上动脉皮瓣范围在(13~15)cm×(25~30)cm，可以直接关闭供区(注意肌皮瓣可以设计成很小的皮岛，而基底携带大量皮下脂肪)。臀下部如果臀下动脉皮瓣范围在(10~15)cm×(25~30)cm，可以直接关闭供区。延伸的臀下皮瓣是指包含股后皮神经的直接皮支和臀下动脉一起被掀起的皮瓣，如果其范围(6~15)cm×(12~34)cm内，供区可以直接关闭(图100-4)。

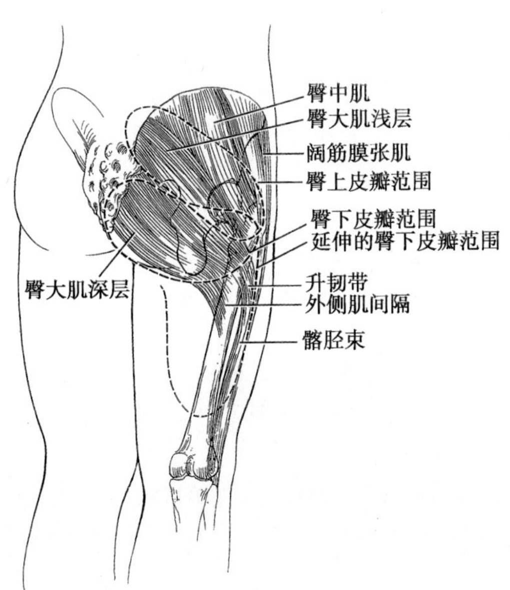

图100-4　臀大肌上部肌皮瓣、下部肌皮瓣和延伸的下部肌皮瓣范围示意图

【适应证】

1. 带蒂肌皮瓣转移可用于修复邻近部位皮肤肌肉软组织缺损，及治疗骶尾部、坐骨结节、股骨大转子区压疮。

2. 双侧臀大肌肌瓣带蒂转移可用于肛门括约功能重建。

3. 肌皮瓣游离移植可用于乳房再造、头颈部缺损(如半侧颜面萎缩)修复。

【禁忌证】

切取臀大肌皮瓣后，伸髋关节力量和稳定性减弱，经常直立活动的患者慎用。

【麻醉与体位】

硬膜外麻醉。患者俯卧位。

【手术步骤】

臀大肌上部肌皮瓣：

1. 肌皮瓣设计　以臀上动脉为轴设计皮瓣。先用亚甲蓝画出体表投影(图100-5)，即髂后上棘与股骨大转子尖端的连线，连线上、中1/3交点为轴点。从轴点到皮瓣最远点的距离应稍大于从轴点到缺损最远点的距离。皮瓣远端大小与形状在旋转后能较好闭合创面。

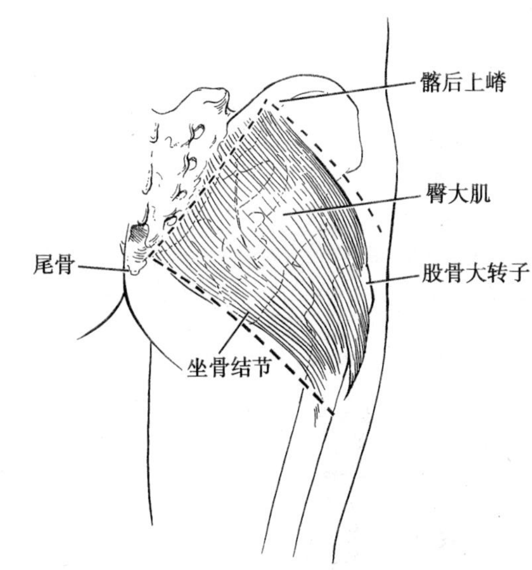

图100-5　臀大肌的体表投影示意图

2. 显露臀上动脉浅支　按设计先做皮肤外上方切口，在髂后上棘与股骨大转子连线上寻找臀大肌和臀中肌间隙，钝性分离两肌之间的疏松结缔组织，掀起臀大肌即能见到走行于肌肉深面的臀上动脉浅支。根据血管走行，做皮瓣内下方切口，在臀上动脉和臀下动脉之间循肌纤维劈开臀大肌。

3. 掀起皮瓣　沿肌肉深面血管向内追踪，小心分离臀上动脉浅支血管蒂部，做内侧切口，形成以臀上动脉浅支为血管蒂部的岛状肌皮瓣(图100-6)。

4. 如做成游离肌皮瓣，则循浅支解剖一段血管蒂，于适当部断蒂即可供吻合血管远位移植。

臀大肌下部肌皮瓣

1. 肌皮瓣设计　画出体表投影(图100-5)，以臀下动脉为轴，在髂嵴与坐骨结节连线的中、下1/3交点处稍内侧，距髂嵴约12cm，距坐骨结节5cm，此点相当于臀下动脉出梨状肌下孔处。

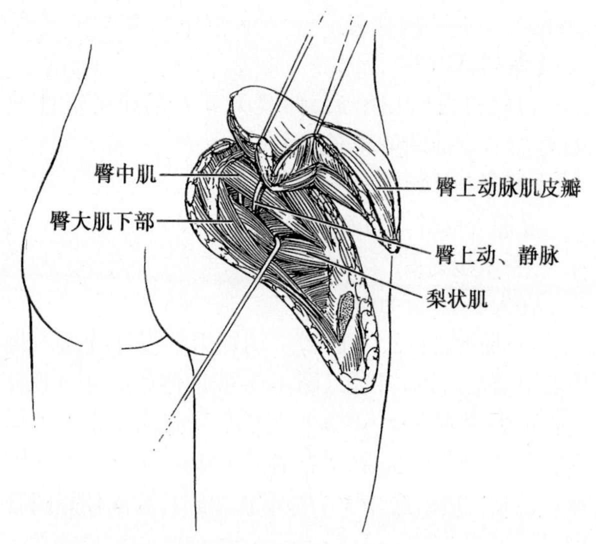

图 100-6　以臀上动静脉为血管蒂的岛状肌皮瓣

2. 显露臀下动脉　在皮瓣上界切口至大粗隆处切开皮肤和筋膜，钝性分离臀大肌，在梨状肌下缘解剖臀下血管束及臀下神经，并加以保护。

3. 掀起皮瓣　按设计由外向内切开皮肤、筋膜，切断臀大肌下部在各处的附着处，掀起以臀下神经为蒂的臀大肌下部肌皮瓣，供岛状转移（图 100-7）。

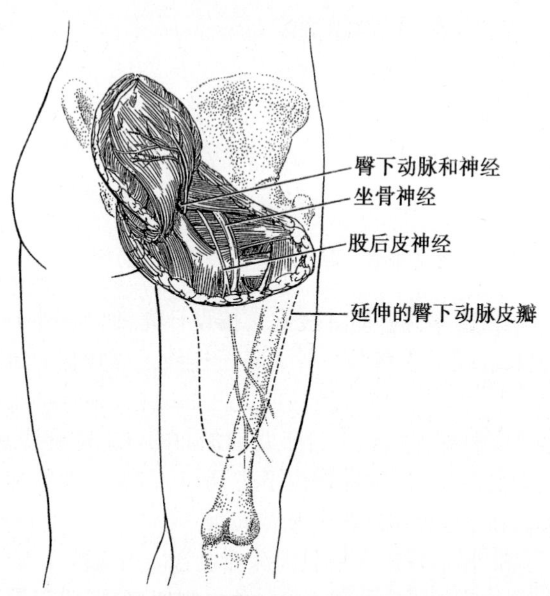

图 100-7　以臀下动静脉为血管蒂的岛状肌皮瓣

延伸的臀大肌下部肌皮瓣　皮瓣的设计和切取同臀大肌下部肌皮瓣基本相同（图 100-5、图 100-7）。不同点在于大腿后侧股后皮神经支配的皮肤区，直接供血动脉为臀下动脉。

【术后处理】

1. 俯卧位 1 周以上。

2. 同其他带蒂组织移植或者游离移植。

3. 常规应用抗生素

【术后并发症】

伸髋肌力减弱，供区遗留瘢痕。

第三节　背阔肌肌皮瓣

背阔肌皮瓣是身体上可供游离移植或带蒂移植范围最广、功能最多的皮瓣。1976 年 Baudet 首先报道了背阔肌皮瓣游离移植成功的经验。该供区血管分布恒定，可制成移植的皮瓣、肌皮瓣、肌瓣、骨肌皮瓣。虽然移植后供区功能障碍不明显，但背阔肌为维持脊柱平衡及臂内收内旋的肌肉，且为呼吸肌的辅助肌肉，对某些功能不全的患者，有其存在的意义。因此，儿童应慎用此皮瓣。

【应用解剖】

背阔肌为三角形阔肌，位于腰背部和腋部，以腱膜起于下 6 个胸椎和全部腰椎棘突、骶正中及髂嵴后，斜向外上，以扁腱止于肱骨结节间沟，主要血供来自肩胛下动脉的胸背动脉。该动脉向下越过大圆肌，沿背阔肌前缘深面与前锯肌之间向下内行，到肩胛骨下角稍上方进入肌肉。入肌前血管蒂长约 5~8cm，有同名静脉神经伴行。胸背动、静脉通常情况下分为外侧支及内侧支，分布于背阔肌的内侧或外侧。内侧支及外侧支各有 2~3 个分支，在背阔肌肌腹中部内表面的肌腹下前进，该血管称之为胸背动脉的节段动、静脉，构成背阔肌各独立又互相吻合的血供系统，可制成节段背阔肌皮瓣移植（图 100-8）。

【适应证】

1. 带蒂移植；
2. 面颈部、胸腹壁软组织缺损；
3. 屈肘、伸肘功能的重建；
4. 乳房再造；
5. 颈部或者部分胸段食管的再造；
6. 慢性脓胸空腔的充填；
7. 游离移植；
8. 面颈部、上下肢、躯干部皮肤、皮下组织缺损的修复；
9. 头皮撕脱伤等头皮皮肤缺损的修复；
10. 肢体运动功能丧失的肌肉移植、运动功能重建；
11. 脓胸、慢性骨髓炎等死腔的充填及治疗；
12. 咽喉腔的再造或部分食管缺损的修复与再造；
13. 面部瘫痪肌肉动力重建；
14. 骨肌皮瓣用于修复面部、胸部、四肢的骨、皮肤缺损。

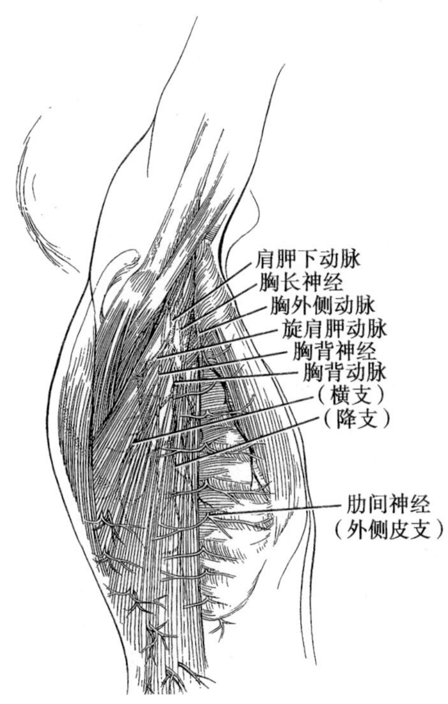

图 100-8 背阔肌的血供示意图

【禁忌证】

胸背动脉发育异常者慎用。

【麻醉与体位】

一般选用全身麻醉，患者侧卧位，患侧向上。

【手术步骤】

1. 血管神经的体表投影 于腋窝后壁下方，触及背阔肌前缘，在背阔肌前缘后 2.5cm 处画一平行于背阔肌前缘的垂线，该线即是胸背动脉、静脉、神经及其外侧支的体表投影。

2. 切口设计 沿胸背动脉的体表投影线设计肌皮瓣。于体表投影与骶髂关节上缘之间的弧线构成肌皮瓣的纵轴。皮瓣切取范围较受区缺损范围大 1.5~2cm，亚甲蓝在皮瓣纵轴两侧标记切取皮瓣的范围，可达 15cm×35cm。若皮瓣宽度在 6~8cm，受区可拉拢缝合。多用于游离移植，也可带蒂移植。

3. 显露血管 沿前部切口线切开皮肤和肌肉，注意缝合皮缘与肌筋膜。在背阔肌与前锯肌之间的疏松结缔组织中找到胸背动脉，并加以保护（图 100-9）。

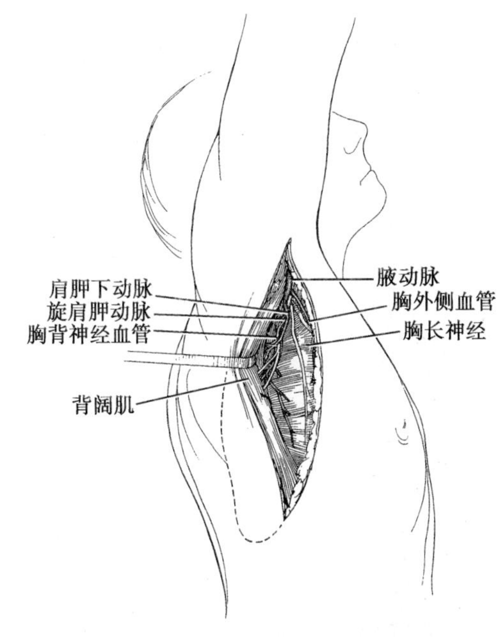

图 100-9 背阔肌与前锯肌之间显露胸背动脉

4. 皮瓣转移 断去部分肌肉，以利肌皮瓣顺利转移。经皮下或者开放隧道带蒂转移，或者游离移植至受区。供区拉拢缝合，或中厚皮片覆盖。

【术后处理】

1. 同其他带蒂组织移植或者游离组织移植术后处理。

2. 常规应用抗生素。

【术后并发症】

1. 术侧上肢肌力下降。

2. 背部遗留瘢痕。

（徐军）

索　引

F

G

H

J

K

L

M

N

P

Q

R

S

T

W

X

Y

Z

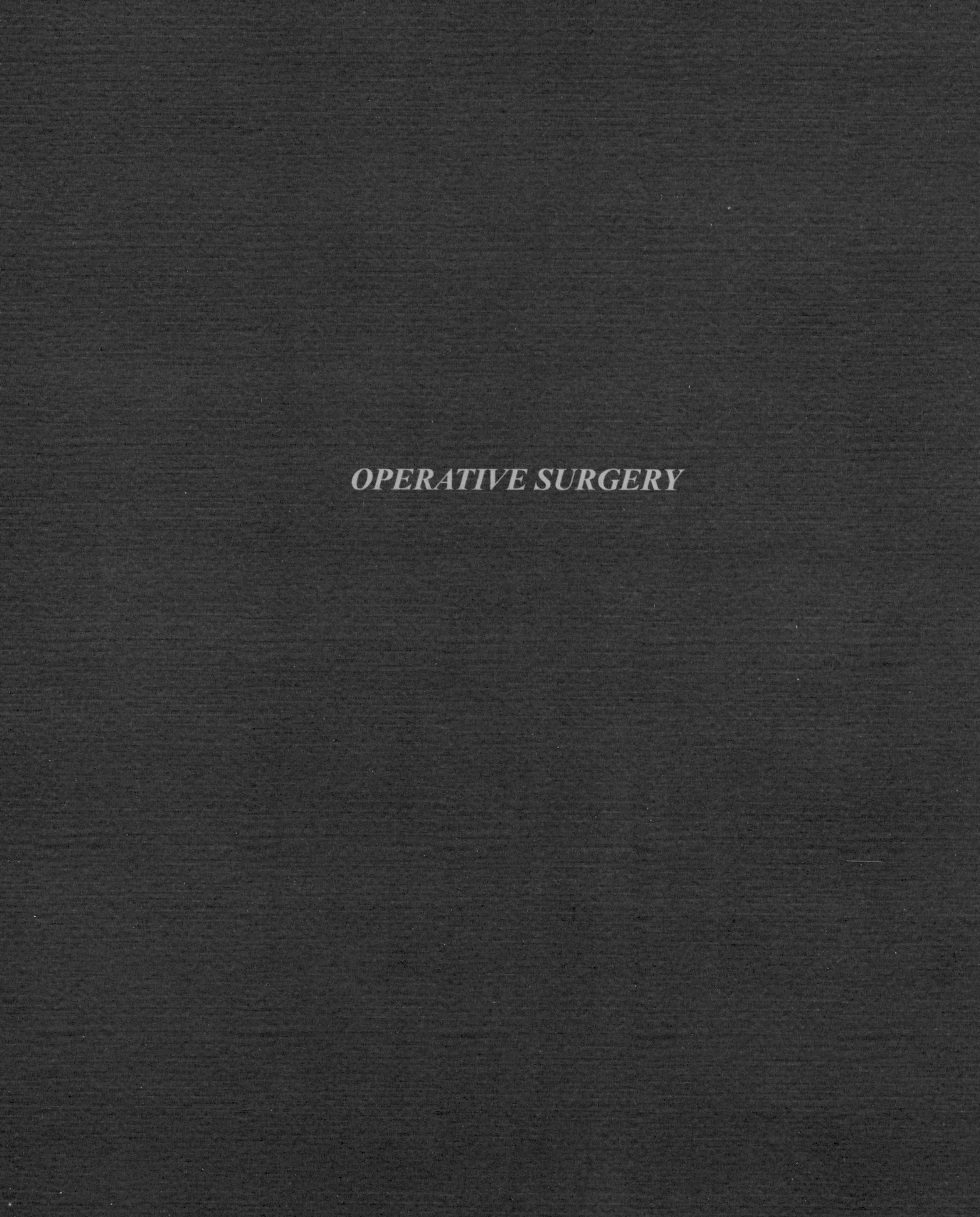
OPERATIVE SURGERY